胃肠病理学

(第3版)

注 意

本书提供了药物的准确的适应证、副作用和疗程计量，但有可能发生改变。读者须阅读药商提供的外包装上的用药信息。作者、编辑、出版者或发行者对因使用本书信息所造成的错误、疏忽或任何后果不承担责任，对出版物的内容不做明示的或隐含的保证。作者、编辑、出版者或发行者对由本书引起的任何人身损伤或财产损害不承担任何责任。

出版者

胃肠病理学
Gastrointestinal Pathology
An Atlas and Text
（第3版）

主　译　回允中
原　著　CECILIA M. FENOGLIO-PREISER，MD
　　　　AMY E. NOFFSINGER，MD
　　　　GRANT N. STEMMERMANN，MD
　　　　PATRICK E. LANTZ，MD
　　　　PETER G. ISAACSON，DM，DSc，FRCPath

北京大学医学出版社

图书在版编目（CIP）数据

胃肠病理学：第3版/（美）芬诺格利奥-普赖瑟（C.M Fenoglio-Preiser）主编；回允中等译.
—北京：北京大学医学出版社，2010.12
书名原文：Gastrointestinal Pathology：An Atlas and Text，3rd ed.
ISBN 978-7-81116-983-6

Ⅰ. ①胃… Ⅱ. ①芬…②回… Ⅲ. ①胃肠病—病理学 Ⅳ. ①R573

中国版本图书馆CIP数据核字（2010）第157013号

Gastrointestinal Pathology：An Atlas and Text，3rd ed.
Copyright © 2008 by Lippincott Williams & Wilkins. All rights reserved.
Lippincott Willianms & Wikins/Wolters Kluwer Health did not participate in the translation of this title.
This translation is published by arrangement with Lippincott Williams & Wilkins，USA. This book may not be sold outside the People's Republic of China.
本书中文版由美国Lippincott Williams & Wilkins出版公司授权北京大学医学出版社在中国出版。
Simplified Chinese Translation Copyright © 2010 by Peking University Medical Press

北京市版权局著作权合同登记号：图字：01-2008-2469

胃肠病理学（第3版）

主　　译：回允中
出版发行：北京大学医学出版社（电话：010-82802230）
地　　址：(100191) 北京市海淀区学院路38号　北京大学医学部院内
网　　址：http://www.pumpress.com.cn
E - mail：booksale@bjmu.edu.cn
印　　刷：北京画中画印刷有限公司
经　　销：新华书店
责任编辑：冯智勇　　责任校对：金彤文　　责任印制：张京生
开　　本：889mm×1194mm　1/16　印张：82　字数：2635千字
版　　次：2011年2月第1版　2011年2月第1次印刷　印数：1—2000册
书　　号：ISBN 978-7-81116-983-6
定　　价：838.00元
版权所有，违者必究
（凡属质量问题请与本社发行部联系退换）

译(校)者名单

主 译

回允中

译(校)者

北京大学病理学系

郑 杰　石雪迎　刘翠苓　柳剑英　贺慧颖　梅 放　陈阿静
李 方　王玉湘　苏 静　郭丽梅　朱 翔　黄 欣

北京大学人民医院病理科

回允中　戴 林　谢大鹤　钱利华　廖晓耘　鲍冬梅　陈定宝
陈云新　孙昆昆　王功伟　郑红芳　高松源　张晓波　田萌萌

首都医科大学附属北京安贞医院病理科

陈 东

译者前言

Dr. Fenoglio-Preiser 等编写的第 3 版《胃肠病理学》(Gastrointestinal Pathology: An Atlas and Text, 3rd ed.) 的中文译本就要与广大读者见面了。本书 1989 年初版面世，1997 年再版，不断更新，日臻完善，受到了广大病理医师的青睐。最新一版的《胃肠病理学》是一部最先进的综合性胃肠病理学巨著。本书的特点是：(1) 内容丰富，书中涉及到成人和儿童胃肠病理学的各个方面，囊括了胃肠道每一个解剖部位的非肿瘤性和肿瘤性疾病，以及累及多个解剖部位的疾病。本书将解剖学、临床、放射学、病理生理学和微生物学信息整合到病理标本的分析中，使读者能够清楚理解每一种胃肠疾病的过程。(2) 大量具有代表性的图表、大体照片、放射学和内镜影像以及组织学图片，可将读者引入"看图识病"的视觉世界。我赠予 Dr. Fenoglio-Preiser 的小肠海绵状血管瘤的大体和镜下照片也被收入其中（见第 1245 页，图 19.57）。(3) 为许多胃肠疾病提供了可供参考的临床处理意见，并且特别提出重要而疑难的病理诊断术语的临床意义。

Dr. Fenoglio-Preiser 是一位享有国际盛誉的著名病理学家，曾经担任过北美加拿大病理学会主席和国际病理学会主席。Dr. Fenoglio-Preiser 是吴秉铨教授的好友，经过吴秉铨教授推荐，20 世纪 90 年代初我受 Dr. Fenoglio-Preiser 的邀请访问美国辛辛那提大学医学中心病理与实验医学系，有幸在她的外科病理学实验室工作长达 3 年之久。Dr. Fenoglio-Preiser 学识渊博，治学严谨，风度翩翩，具有大家风范。这里我想说几件小事。(1) 阅读免疫组化切片时，她一定是先看阳性对照和阴性对照切片，口中念道"Positive is positive"，"Negative is negative"，随后再看其他切片，从不漏过。(2) 带领大家共同阅览切片，在遇到困难的病例举棋不定时，有时她会拿出一枚硬币戏称要抛向空中，让大家猜猜是什么诊断，从而引起一片哄笑。(3) Dr. Fenoglio-Preiser 家中二楼有一个壁柜，推开壁柜可以进入书房，这个特别的书房中堆满书稿。她告诉我只要她进入书房，就以壁柜代门，"闭门谢客"，将自己封闭在这一写作空间内专心致志地写作，不受外界干扰，也没有时间限制。大师就是这样造就出来的。

诊断外科病理学领域宽广，病理诊断需要专业病理医师已经成为人们的共识。可惜，我们的病理医师多数没有经过专业训练，是所谓的"未分化"的病理医师。众所周知，胃肠病理在日常病理诊断中占有很大的比重，我们缺乏专业的胃肠病理医师。Dr. Fenoglio-Preiser 在胃肠病理学方面造诣很深，将她编写的第 3 版《胃肠病理学》放在案头，无异于请到了一位胃肠病理学"专家"和"大师"，每当签发胃肠病理报告遇到诊断困难时，翻开这部胃肠病理学巨著，我想不难从中找到答案。

将这部病理学巨著译成中文是我的责任，也是我多年以来的夙愿。希望它能成为病理学界同仁案头必备的参考书，对于培训胃肠病理医师，提高胃肠病理诊断水平起到一定的作用。除了各级病理医师以外，本书还适用于对胃肠疾病感兴趣，并想进一步了解胃肠病理学的临床医师，包括消化科医师、放射科医师、内科医师和外科医师。

翻译水平有限，敬请读者不吝指正。

回允中

北京大学人民医院　北京五洲女子医院

2011 年 1 月 28 日

前　言

　　本书第 3 版的面世经过了很长一段时间，这是因为与第 2 版相比，这一版的内容得到了明显的充实。扩充内容是应读者的要求。由于应用动物疾病模型和遗传学研究，我们对于许多疾病的病理生理学有了更加深入的理解，扩充内容也是知识积累的结果。动物模型极大地增强了我们对于炎症性肠病和运动障碍的理解。遗传学研究有助于增长我们对于易患的许多类型肿瘤的认识，还有可能作为预后和治疗效果的标志。最近 10 年影像学和内镜诊断以及治疗技术也有了长足的发展，随之出现了新的类型的标本，包括黏膜内切除标本和数量日益增加的细胞学样本。在这一时期内，我们对于许多疾病的理解也在不断地加深，有诸多的争论，而且出现了一些新的疾病。

　　因为我们知识的增加，所以如果对前一版本不做某些改变，要维持本书部头的大小是难以办到的（而且费用也有限制）。因此，某些章节已被删除，例如 AIDS 和细胞学两章以及单独的有关每一个部位的正常解剖学和组织学一章。这些材料已经并入其他章节中。我们还删除了许多放射学照片，以便为其他组织学照片和线条图提供篇幅。为了避免重复叙述，我们增加了有关内分泌病变内容的一章，以提供较多的空间用于增加新的内容。某些章节已经全面修改，尤其是探讨胃肠间质瘤、胃肠血液学疾病和运动障碍的内容。我们还加进了与第 2 版相匹配、但不在本书印刷版本中的 CD 的内容。

　　我们打算将本书编写成一部综合性的、对于探讨整个胃肠道所有部位活检以及细胞学和切除标本有帮助的教科书，因此，它包括了在其他书中没有涵盖的有关胃肠道良性和肿瘤性疾病的信息。我们试图以符合多数读者阅读或精读需要的方式来编排这些材料。因为我们相信"一图顶千词"（"a picture is worth a thousand words"），本书充实了插图说明、线条图和表格。如同前一版一样，我们已经尝试将有关正常解剖学和组织学、流行病学、临床特征和经过、病理学和预后特征结合在一起。在良性和恶性胃肠道疾病的许多领域内，我们已经加进了大量新的遗传学信息。涵盖的疾病包括累及儿童和成人的疾病。

　　有关"良性器官"（"benign organ"）的每一章在编排上有些类似。每一类良性病变均先讨论正常解剖学和组织学，随后讨论先天性和获得性病变、感染性疾病、药物相关性疾病和由于血流改变引起的疾病，以及许多其他疾病。这些章节还含有关于黏膜活检诊断的基本信息。我们希望本书的第 3 版能够满足大学医学中心和其他各类医院的需要。我们期望我们的读者将会继续发现，本书对于清楚了解胃肠道疾病大有裨益，而无需从多部教科书中寻找答案。我们希望读者能够发现，大量的插图说明和表格具有教育意义。我们还希望本书对于"全科病理医师"（generalist）和胃肠病理医师均有实用价值。我们相信，本书对于病理医师、胃肠病医师、放射科医师、内科医师和外科医师均有用处，不论他们是临床医师、临床教师还是科研人员。

Cecilia M. Fenoglio-Preiser，MD
Amy E. Noffsinger，MD
Grant N. Stemmermann，MD
Patrick E. Lantz，MD
Peter G. Isaacson，DM，DSc，FRCPath

第1版前言

本书原本是一本胃肠道疾病图谱。鉴于目前尚没有一部胃肠道病理学书籍能将有关解剖学、疾病、临床表现、影像学和病理学分析等信息整合起来，因此，这本图谱逐渐发展成为一部综合性的有图解说明的胃肠道病理学教科书，书中有大体和显微镜下照片、线条图、影像照片和电子显微镜照片。我们试图讨论和图解说明可能出现在整个胃肠道的一系列的病变，并引用大量来自医学教科书和杂志中的文献。

本书是这样编纂的：每一个解剖学部位（食管、胃、小肠、大肠和肛门）均被分为3章，即正常解剖学、累及这个部位的非肿瘤性病变和肿瘤。阑尾作为单独一章，因为它具有小肠和大肠两者的特征，而且罹患某些独特的疾病。另外，有一些章节专门描述炎症性肠病、息肉病综合征、内分泌细胞、间叶性肿瘤、淋巴组织增生性病变以及细胞学特征，因为讨论的疾病涉及多个解剖学部位。有关非肿瘤性疾病的一些章节编排类似，首先讨论胚胎性（先天性）疾病，随后讨论炎症和其他疾病。

我们没有像现今许多胃肠道病理学教科书那样集中讨论黏膜活检，而是将其归入所有胃肠疾病的切除标本、黏膜活检标本以及细胞学标本中。我们期望读者将会发现，本书有关胃肠道疾病各个方面的讨论将有助于清楚了解这些疾病过程，从而减少查找多部教科书的需要。我们还期望读者能够发现，图解说明材料具有教育意义。

我们相信，对于对胃肠道疾病感兴趣的病理医师、胃肠病医师、放射学医师、内科医师和外科医师，特别是在这些领域内从事教学的人员，本书会大有裨益。

Cecilia M. Fenoglio-Preiser，MD
Patrick E. Lantz，MD
Margaret B. Listrom，MD
Michael Davis，MD
Franco O. Rilke，MD

致　　谢

许多病理医师为本书提供了图片。我们再次应用了第 1 版和第 2 版中的某些照片，对此表示感谢。作者们想要感谢 New Mexico 大学医学院病理学系的住院医师为第 1 版所做的准备工作，Cincinnati 大学的住院医师在第 2 版和第 3 版的准备期间所做的工作，他们提供的一些病例引起了我们的注意。我们还想感谢所有为本书提供其他图解照片材料的人。尤其要感谢他们为单张图片所写的图片说明。

最后，我们想感谢我们的家人，他们不断提供精神上的支持以及多年来对于修订本书的忍耐。没有所有这些人的特殊贡献，本书第 3 版将不会成为现实。

目　录

译者前言 ·· i
前　言 ··· iii
第1版前言 ·· v
致　谢 ··· vii

1 胃肠道的一般特征和标本评估 ··· 1
2 食管非肿瘤性疾病 ··· 11
3 食管肿瘤 ··· 85
4 胃非肿瘤性疾病 ··· 135
5 胃肿瘤 ··· 233
6 小肠非肿瘤性疾病 ··· 275
7 小肠上皮性肿瘤 ··· 471
8 阑尾非肿瘤性疾病 ··· 497
9 阑尾肿瘤 ··· 525
10 运动障碍 ··· 543
11 炎症性肠病 ··· 593
12 息肉病和遗传性癌症综合征 ··· 691
13 结肠非肿瘤性疾病 ··· 735
14 结肠上皮性肿瘤 ··· 899
15 肛门非肿瘤性疾病 ··· 1037
16 肛门肿瘤性病变 ··· 1067
17 胃肠道神经内分泌病变 ··· 1099
18 胃肠道淋巴组织增生性疾病 ··· 1161
19 间叶性肿瘤 ··· 1203

索　引 ··· 1267

1 胃肠道的一般特征和标本评估

孙昆昆 译　回允中 校

概述

从许多方面来看胃肠道（GI）都是一个值得注意的器官。胚胎的内胚层将会形成将来的胃肠道。胃肠道具有多种细胞类型，这些细胞散在分布于两个层面：垂直面允许人们辨认肠壁的不同层次，而水平面发展为食管、胃、小肠、结肠和肛门。虽然这些细胞类型彼此相似，但是每个解剖部位均有重要的组织学差异，使其能够执行特殊的生理功能。这些细胞群之间的相互作用调控随后的基因表达和器官发生的方式[1]。

胃肠道的生理学功能也很引人注意。作为机体的消化器官，它能摄取吞下的任何物质并将其转化为有用的营养，或者排出残留的废物。这些过程起始于口腔，终止于肛门。虽然胃肠道可以消化摄入的物质，并将其分解成更小的可以吸收的化学物质，但其本身能够耐受这些过程并避免被自体消化。复杂的神经肌肉间的相互作用使得胃肠道可以将食物和液体从胃肠的一个节段转移至另外一个节段，同时可以调控食物通过，使得在每一个恰当的部位都能最大化地消化和吸收。即使在一个器官也存在不同的差异，例如小肠，以致不同的物质在小肠的不同部位和通过不同的细胞成分被优先吸收。并非所有经口摄入并咽下的东西均有益于患者的健康。因此，胃肠道是外界和身体其他部分主要的接触面。尽管胃肠道持续地接触毒物和感染性微生物，但是它常常能够排出这些病源，而其本身却不受任何伤害。并不奇怪，这些防御过程的破坏常常导致疾病发生。这种情况一般发生在肠壁的完整性受到损坏时。胃肠道也是主要的免疫器官。它是产生黏膜免疫性的主要部位，因此，可以应用口服疫苗。这些免疫过程主要发生于小肠。最后，胃肠道还是主要的内分泌器官。

在人类，胃肠道被分为四个主要的器官：食管、胃、小肠和大肠。这四个部分被括约肌所分隔，括约肌控制内容物从一个器官进入到下一个器官。器官之间的交界可以通过黏膜性质突然改变和出现括约肌来识别。

胚胎学

在发育期间，三个胚层（内胚层、中胚层和外胚层）之间和内部发生复杂的相互作用。其中每一个胚层均可以相互诱导其他胚层的发生。内胚层诱导中胚层[2]。它还可以促成背侧-腹侧结构的交换[2]。在胚胎的 2~4 周，内胚层和外胚层彼此有联系。内胚层构成卵黄囊的顶部，发生未来的肠管，形成胃肠道的主要上皮内衬、胆道、肝和胰腺。原肠临时由前肠、中肠及后肠组成。原肠周围的内脏中胚层形成肌层和结缔组织。胚胎发育期间形成大量的诱导子，它们具有共同的重叠表达方式和丰富的功能。这一系统的核心是由一组结构相似的基因组成的，称为同源盒基因（homeobox genes）。每一个部位的胚胎学在相关的章节中详细讨论。

多潜能的神经祖细胞产生不同的衍生物，包括神经元、神经胶质和神经节，这是由于局部环境信号不同造成的。这些祖细胞的分化取决于它们所遇到的特殊的分子，或者在迁移过程中，或者在终末分化所形成的器官内，这将在第 10 章详细讨论。

到了妊娠第 8 周，出现大量的内分泌细胞。GI 内分泌细胞成分的变化出现得早。近端十二指肠和远端结肠/直肠内分泌细胞的密度均比其他部位高。内分泌细胞的数量随着年龄的增加而增加，与肠的生长大体上平行。到了妊娠的第 2 个三月期，内分泌细胞充分发育成熟。内分泌系统将在第 17 章详细讨论。

在妊娠的第 2 个月,形成周围淋巴结。在胎儿肠管的内胚层上皮附近还可见到单核细胞集聚。

细胞增生

胃肠道在不断地发育和增生。它的黏膜从食管至结肠有所不同,含有多种类型的细胞。由肛门和食管鳞状上皮的基底层、胃的黏液颈部位或由来自肠隐窝基底的干细胞形成新的细胞(图 1.1)。细胞然后由增生带移出,分化成各种细胞系。肠上皮分化的类型受其环境中其他细胞的影响[3]。最终,细胞脱落至管腔内或发生凋亡。十二指肠和空肠细胞的生存期是 5~7 天,回肠是 4~5 天,而大肠是 4~6 天。食管、胃、小肠和结肠细胞增生的详细情况在相关章节讨论。

肠可以改变其细胞更新率并适应手术、营养和其他毒性刺激以及生理和疾病状态。干细胞具有三个普遍的特征:(1)能够发生非对称性分裂,产生一个仍然是干细胞的子系干细胞和另外一个进入不可逆分化通路的子系细胞;(2)增生潜能;(3)在特定环境中保存位置的能力[4,5]。某些干细胞具有单向潜能,产生一种单一的分化表型,而其他一些干细胞则具有多向潜能,能够分化成多种细胞类型。

有趣的是,并非所有产生胃肠上皮的干细胞均为胃肠干细胞。现在看来,骨髓干细胞似乎可以补充到损伤部位形成宿主细胞系,包括伴有混合性胃肠表型的细胞。幽门螺杆菌感染后胃癌的发生过程是这种现象最好的例证,这将在第 5 章讨论。

胃肠结构

一般来说,肠由四个同心层组成,从管腔向外分别为:黏膜层、黏膜下层、固有肌层和浆膜层或外膜(图 1.2)。这些层次在组织学上易于区分,也可以通过应用超声影像学区分。超声影像学和组织学特征密切相关,我们可以应用超声来提供有关胃肠道状况的诊断信息。

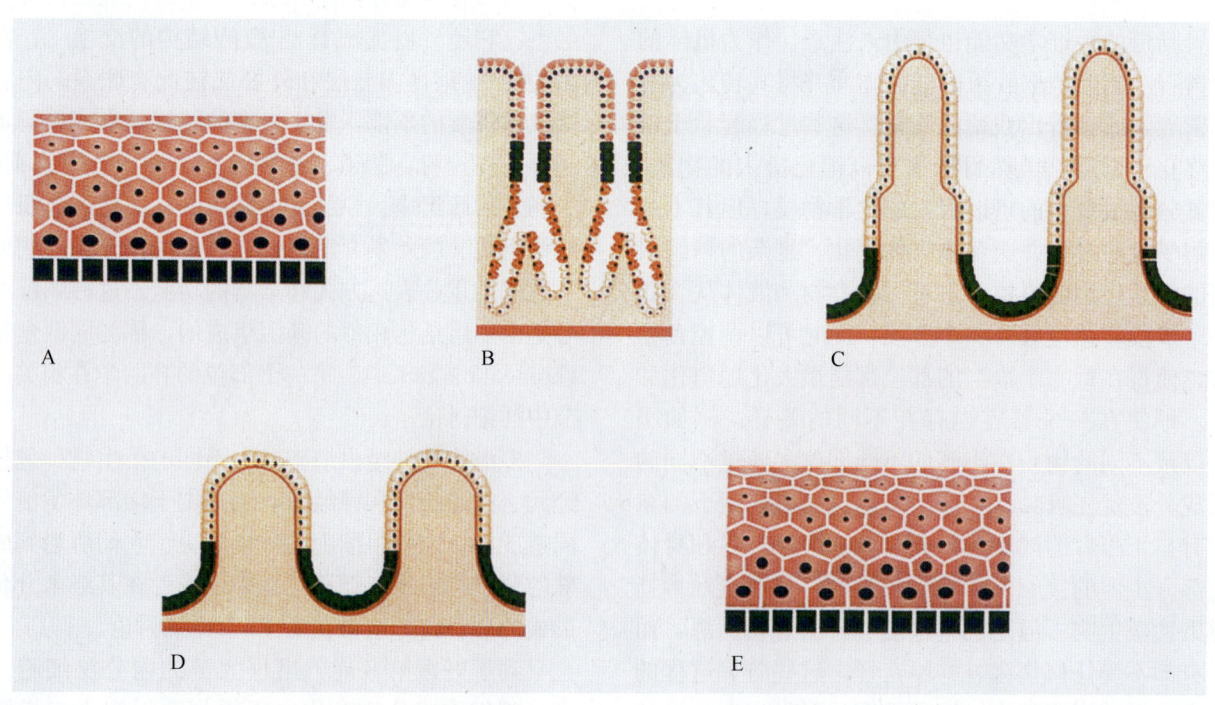

图 1.1 图示胃肠道不同部位的增生带(绿色)。**A**:食管的增生带局限于复层鳞状上皮的基底细胞层。**B**:胃的增生发生于腺体的颈部,细胞向腺体小凹和基底两个方向迁移。**C**:小肠的增生发生于隐窝基底的 1/3。**D**:结肠的增生局限于隐窝基底的 1/3~1/2。**E**:如同食管一样,肛门的增生发生于上皮的基底层。

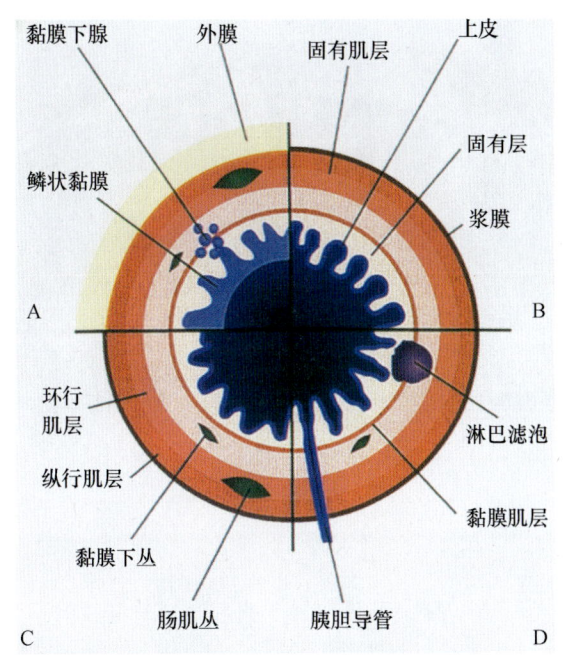

图1.2 尽管胃肠道所有部位的基本结构相似,但是的确存在功能和组织学的差异。4个象限图示对比(A)食管、(B)胃、(C)小肠和(D)大肠。

黏膜

黏膜由被覆上皮、固有层和黏膜肌层组成,固有层含有富于具有免疫功能细胞的疏松结缔组织。胃、大肠和小肠以及阑尾的固有层最为明显,而食管和肛门的固有层最不明显。黏膜肌层的平滑肌细胞主要呈环状排列,虽然也可以出现一些纵行的肌纤维。

上皮可以内陷形成腺体,延伸至(1)固有层(例如,胃的黏膜腺)(图1.2)、(2)黏膜下层[例如食管的黏膜下腺(图1.2)或十二指肠的Brunner腺],或(3)延伸至胃肠外器官的导管,例如胰腺导管和肝管。黏膜和黏膜下层可以突入胃肠腔而形成皱襞(图1.2)。另外,也可以出现绒毛(图1.2)。

不同部位的胃肠上皮差异很大。鳞状上皮被覆食管和肛门的黏膜(图1.3)。胃的上皮分为表面上皮、小凹上皮和和腺上皮(图1.3)。小肠黏膜由隐窝和含有肠上皮细胞的绒毛组成。结肠含有类似的细胞,但是缺乏绒毛。被覆食管的鳞状上皮保护食管,以免受到通过其表面的未消化的食物的伤害。同样,肛门的鳞状上皮保护黏膜使其免受通过的固体废物的伤害。胃黏膜通过分泌酸而促进消化。唯有从十二指肠至回肠的小肠被覆上皮适合营养物的进一步消化和吸收。结肠主要吸收水分。胃肠道不同部分的特征在相应的章节讨论。

固有层形成黏膜腺体之间的组织。它表现为纤细疏松的结缔组织,含有淋巴细胞、浆细胞(图1.4)、嗜酸性粒细胞、少数中性粒细胞和肥大细胞。多数细胞是浆细胞和淋巴细胞,多数浆细胞分泌IgA;然而,也可出现分泌IgM、IgG和IgE的细胞。固有层还含有许多巨噬细胞,在黏膜免疫、抗原呈递、清除外源性致病性抗原或微生物、免疫球蛋白的产生以及免疫调节方面起着重要作用[6]。

肠道相关淋巴组织(gut-associated lymphoid tissue,GALT)主要位于黏膜固有层。它呈弥漫性分布,或表现为孤立的(图1.5)或聚集的结节,在回肠和阑尾称为回肠淋巴集结(Peyer patches)。较大的淋巴组织聚集含有生发中心。回肠淋巴集结出现在小肠肠系膜的对侧缘。这些淋巴细胞结节常常跨越黏膜肌层(图1.5),进入浅表黏膜下层,在黏膜肌层内形成裂隙。在食管、胃幽门以及沿着小肠和大肠可以出现孤立的结节。淋巴滤泡周围形成丛状毛细血管和毛细淋巴管[7]。滤泡内的多数细胞是淋巴细胞、巨噬细胞和浆细胞。回肠淋巴集结上方的基底膜比邻近的上皮区域的基底膜具有更多的孔隙,在抗原刺激期间有利于淋巴细胞的双向通过[8]。固有层还含有血管和无髓神经纤维。

肥大细胞是一种重要但不均一的固有层和黏膜下层的组成成分。肥大细胞和其他类型细胞之间存在特殊的接点;这些接点有利于细胞之间的联系。肥大细胞常常邻近血管或淋巴管,接近神经或在其内,位于表面上皮下,尤其是接触环境抗原的胃肠道上皮下[9,10]。许多细胞对于肥大细胞介质起反应,在其表面出现组胺受体可以验证这一点。伴有表面组胺受体的细胞包括淋巴细胞、巨噬细胞、中性粒细胞、嗜碱性粒细胞、嗜酸性粒细胞、平滑肌细胞和壁细胞。神经肽和激素影响肥大细胞,导致肥大细胞释放其介质。

肥大细胞启动急性炎症,并使慢性炎症扩散。这些细胞可能也是抗原呈递细胞。在某些IgE-依赖性炎症反应中,肥大细胞是唯一或主要的反应发起者,而在另外一些反应中,它们可能影响先前存在的炎症。根据它们的部位和数量,肥大细胞参与各种各样的GI疾病。最重要的包括食物的变态反应、嗜酸性细胞增多症、免疫缺陷综合征、速发过敏性

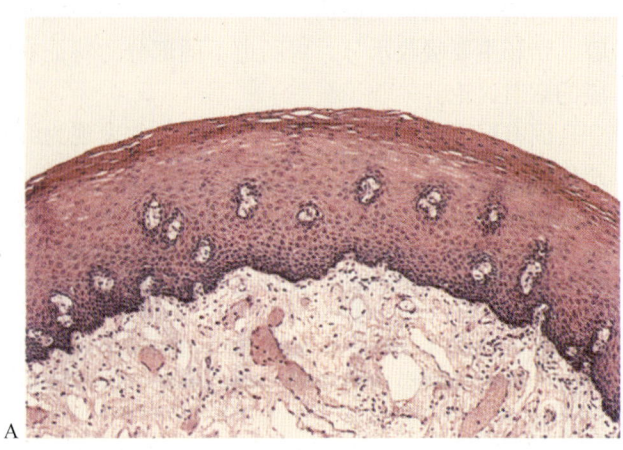
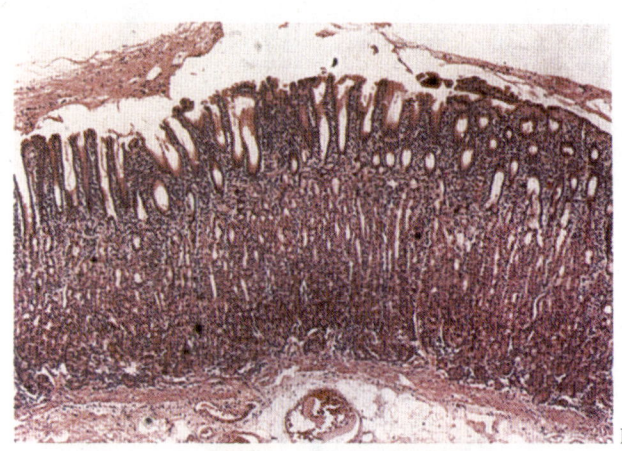
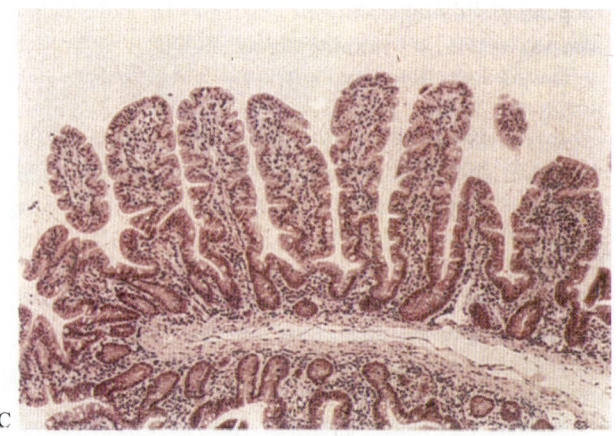
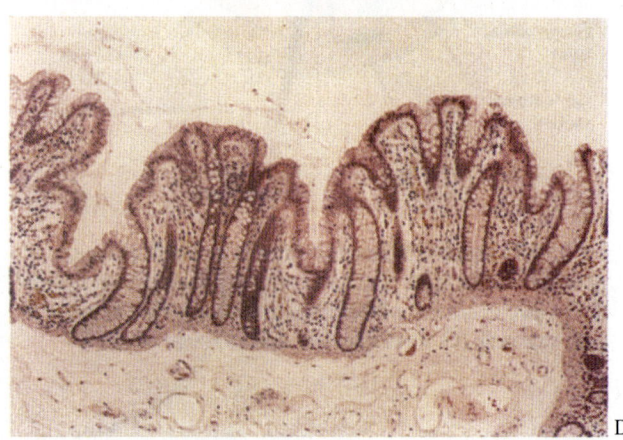

图 1.3 胃肠上皮。**A**：食管被覆非角化性复层鳞状上皮。**B**：胃上皮排列成小凹和腺体。小凹内衬小凹上皮，在胃的所有区域具有相似的表现。腺体含有许多类型的细胞，不同区域胃的腺体含有不同类型的细胞。**C**：小肠黏膜由隐窝和绒毛组成。**D**：结肠缺乏绒毛，由平行排列的隐窝组成，被覆柱状吸收细胞、杯状细胞和内分泌细胞。

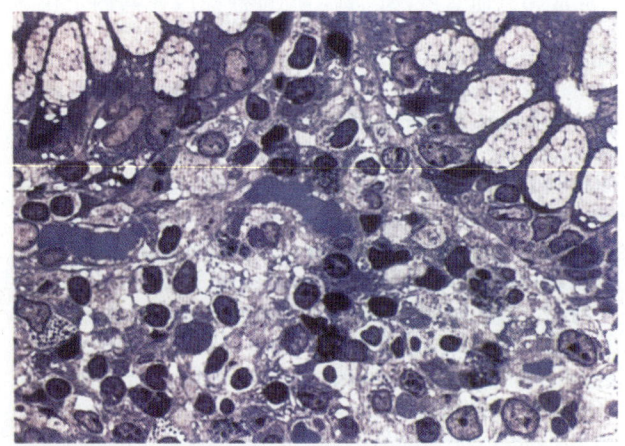

图 1.4 小肠的厚切片，显示固有层含有大量淋巴细胞、浆细胞和巨噬细胞。

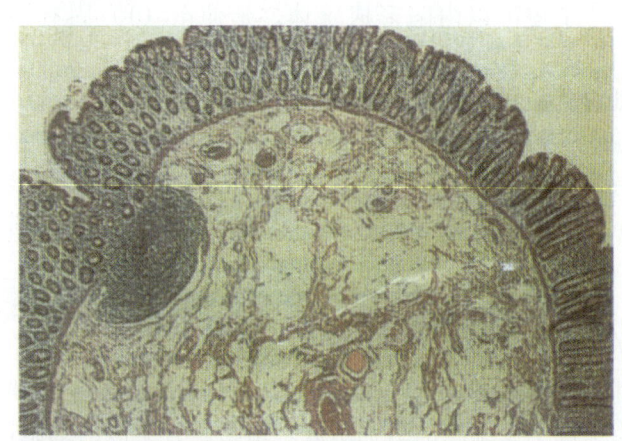

图 1.5 结肠黏膜通过黏膜肌层与黏膜下层分开，淋巴滤泡造成黏膜肌层中断。黏膜下层有明显的胶原束和大的血管。

反应、宿主对于寄生虫和肿瘤的反应、免疫学上非特异性炎症和纤维性病变以及组织重建。肥大细胞在血管生成、伤口愈合、消化性溃疡病，以及包括移植物抗宿主病和炎症性肠病等其他慢性炎症性疾病中也很重要。

嗜酸性粒细胞也可以出现于固有层内。嗜酸性粒细胞在上皮交界处的组织中最丰富，例如胃肠道。嗜酸性粒细胞内的颗粒具有染色上的特征。嗜酸性粒细胞的外膜表达 IgG、IgE 和 IgA 受体[11]。嗜酸性粒细胞还具有补体成分和细胞因子的受体。在活化的反应中，它们本身产生和释放许多介质[11]。嗜酸性粒细胞对于宿主既有有利作用，又有伤害作用。它们在宿主防御方面具有的功能包括吞噬作用以及杀伤细菌和其他微生物，但是它们还能介导过敏反应，嗜酸性粒细胞的氧化产物可以损伤细胞。嗜酸性粒细胞最具破坏性的氧化产物是阳离子蛋白（cationic proteins）[11]。

黏膜下层

与黏膜层相比，黏膜下层胶原致密，细胞稀少。然而，在某些区域可能含有疏松的组织。这里可见较多的血管、淋巴管、神经、神经节，以及偶有淋巴细胞聚集。黏膜下层还含有脂肪。

固有肌层

固有肌层是一层连续的结构，由 2 层平滑肌组成，从上部食管延伸至肛管（图 1.6）。唯一的例外出现在胃，胃有 3 层结构。在两个相邻器官的交界处，平滑肌重排形成括约肌，包括咽食管、食管胃、幽门、回盲部以及肛门括约肌。这些括约肌的功能依赖于肌肉系统的生理和药理特征及其神经支配。内层的肌纤维通常呈向心性环行排列（环行肌层），而外层的肌纤维纵行排列（纵行肌层）。除了在形成厚的条索的区域（例如结肠带）以外，盲肠和部分结肠的纵行肌非常薄弱。

从食管至肛门内括约肌，环行肌具有电合胞体（electric syncytium）的作用。合胞体这一特性是由连续的肌纤维细胞膜之间的融合膜（nexuses）形成的。这些连接的功能是作为细胞内的通路，用于传导相邻细胞之间的刺激。即使缺乏神经的作用，这种合胞体的特性也能允许刺激的三维播散[12]。平滑肌细胞还含有间隙连接（gap junction）或融合膜，在电子学上与邻近的细胞相耦合[12]。

肌肉结构含有 Cajal 间质细胞（interstitial cells of Cajal，ICCs）。Cajal 间质细胞有 3 个主要功能：(1) 作为胃肠道肌肉的起搏器[13]；(2) 促进电子事件的主动传播；(3) 介导神经传递。它们还可以作为机械性刺激感受器（mechanoreceptors）[13]。这些细胞在运动障碍时可能出现异常，这将在第 10 章讨论；而且它们能够引起被称为胃肠间质瘤（GI stromal tumors，GISTs）的肿瘤，这将在第 19 章讨论。

固有肌层的细胞含有许多感受器，允许它们在消化过程中对于神经信号以及其他刺激性和抑制性信号起反应。环行肌层收缩造成管腔变窄；纵行肌层收缩使消化管缩短。当肠梗阻或持续性肠腔扩张时，肌肉通过肥大和增生而体积增大。肠肌部分切除后也能出现平滑肌增生。梗阻导致肌层和神经的许多改变。

外膜或浆膜

外膜由疏松结缔组织组成，含有脂肪、胶原以及弹力组织（图 1.7）。如果它有间皮被覆，则称为浆膜。浆膜出现在胃、非后腹膜的部分小肠、阑尾和腹膜返折以上部分的大肠。

血管

血管和淋巴管均从周围组织进入肠。最大的动脉经过胃肠壁，在黏膜下丛中纵行排列。黏膜下丛分出小动脉和毛细血管进入黏膜、肌层以及外膜或浆膜。黏膜含有不规则的毛细血管丛，在腔面上皮下可见其最末端的分支（图 1.8）。在肌层内，血管

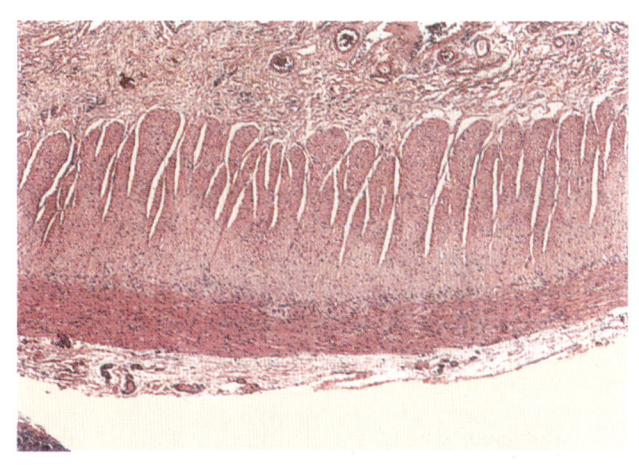

图 1.6 苏木素和伊红染色的切片显示固有肌层的环行和纵行的平滑肌。

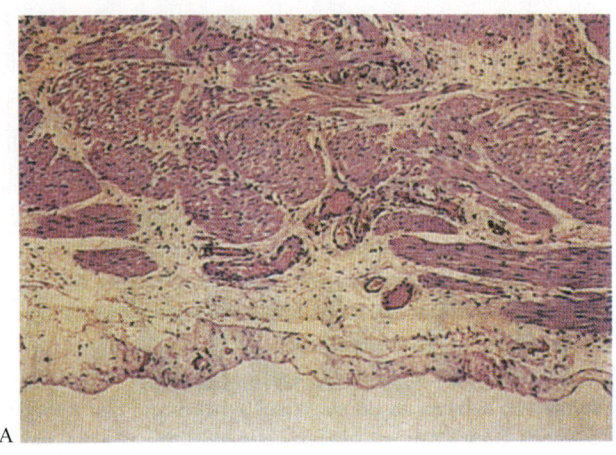 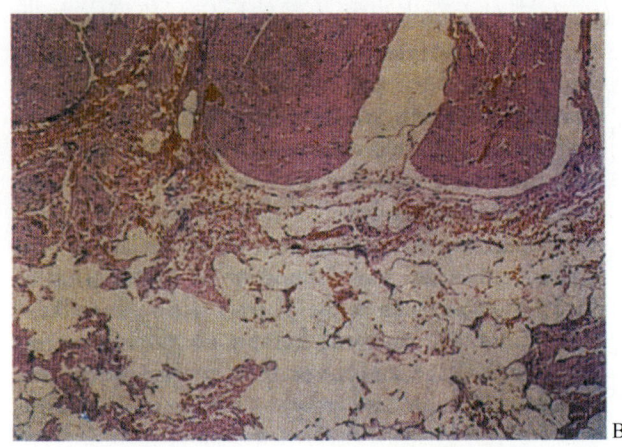

图1.7 被覆间皮的小肠轮廓清楚的浆膜表面（A）与由不规则的疏松结缔组织组成的食管外膜（B）形成鲜明对比。

平行排列于肌纤维间。来源于黏膜的静脉在黏膜下层吻合，并与从肠外来的动脉伴行。外膜或浆膜的静脉出现瓣膜。胃肠道各个部位血管的解剖学在相关章节描述。

肠黏膜能够大量接受腹部其他器官的血液灌注[14]，这一特征对于从这个部位吸收营养物质至关重要。血管收缩受黏膜下神经元的支配，刺激神经元导致黏膜下小动脉血管舒张。这增加了黏膜血液的流量[15]。小肠血流受三种机制决定：内在的（肌源性和局部代谢性）、外在的（交感神经）以及循环的血管活性因子[14]。

一氧化氮（NO）不断从动脉和小动脉内皮释放（图1.9）[16]。血管，尤其是动脉，还含有大量的超氧化物歧化酶（SOD）。这种酶调节NO活性。NO作为一种重要的细胞内信号，引起平滑肌的松弛，包括血管系统的平滑肌[17]。NO还有助于对抗血管壁的血栓形成。

淋巴管

肠有丰富的淋巴管供应，但是其分布随着肠的部位不同而不同，尤其是在黏膜内的分布。淋巴管分布最丰富的部位是小肠，小肠淋巴管主要具有营养吸收作用。较大的黏膜下淋巴管有大量分支，并含有许多瓣膜。较小的黏膜和黏膜下淋巴管可能难以发现，因为它们常常塌陷，并与周围的结缔组织混合。有时，它们还难以与小的毛细血管鉴别。然而，每一种类型的脉管都有不同的特征。来源于黏膜下的淋巴管通过胃肠道壁，最终引流至区域淋巴结。

神经分布

肠的神经系统（enteric nervous system，ENS）是周围神经系统最复杂的部分，将在第10章详细讨论。

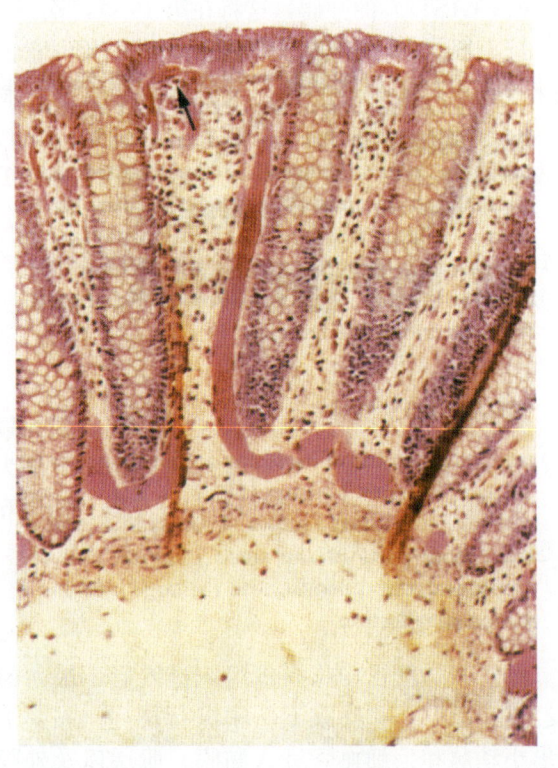

图1.8 充满血液的毛细血管穿透表面上皮，局部有丰富的毛细血管网（箭头）。

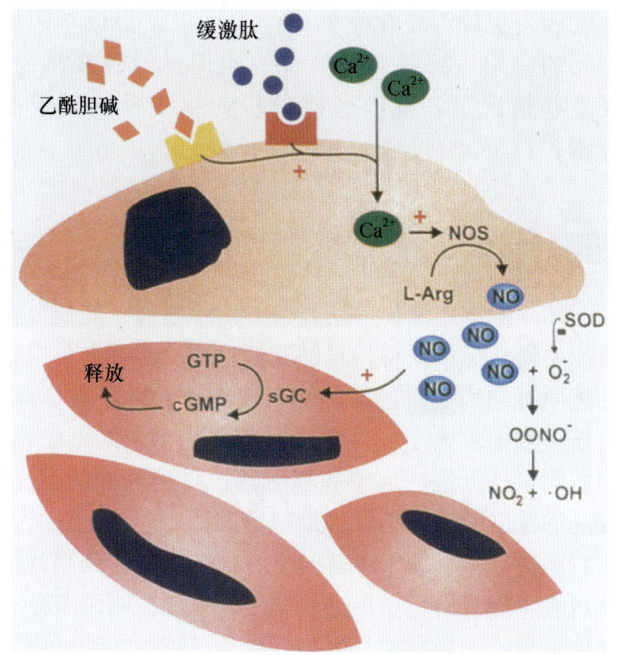

图 1.9 一氧化氮（NO）调节血管舒张。NO 是通过激活钙依赖型一氧化氮合成酶（NOS）在内皮细胞内产生的。诸如乙酰胆碱和缓激肽等刺激 NO 的生成。NO 通过一个将鸟苷三磷酸（GTP）转化为环鸟苷一磷酸（cGMP）的过程作用于平滑肌细胞，影响其舒张。NO 释放进入间质，在与超氧化物分子相互作用之后可能引起自由基的损害。这一过程受到超氧化物上超氧化物歧化酶作用的抑制。

内分泌细胞

胃肠道是人体最大的内分泌"器官"，含有大量各种类型的内分泌/旁分泌细胞，是脑外第二个最丰富的调节肽的来源。见于肠的某些类型的内分泌细胞还出现于胰腺，因此所有这些细胞有时也被称为胃肠胰系统（gastroenteropancreatic system）。这个系统将在第 17 章详细讨论。

胃肠标本类型

胃肠病理学标本主要有三种类型：活检标本、切除标本和细胞学标本。胃肠标本的描述对于熟悉临床胃肠病学和获取标本程序的病理医师来说十分容易。目前，内镜检查、诊断影像学和治疗仪器可以从一些位置获得活检或小的切除标本，这在以前不进行较多的切除则是无法得到的。因此，胃肠病医师、外科医师、内镜医师以及放射学医师目前均可给病理学实验室提供标本。重要的是，这些人应该理解不同类型的标本所能提供的信息，以及不同类型标本的局限性是什么。

活检被用来证实特殊的诊断，或随访特殊病变或疾病的进展。活检还被用于决定炎症性肠病的范围，或判断其严重程度，确定治疗反应，发现癌或其癌前病变。活检也可以为了其他特殊的目的而获取组织，包括微生物培养、生物化学检查、超微结构检查以及分子标记物的评估。病理医师和临床医师之间有效的沟通总是有利于标本的解释，相关的信息通常是由申请单或常规的临床病理讨论会提供的。

重要的是临床医师要指出活检来源的准确部位，因为这提供了标本来源于某些部位的重要信息。例如，在胃的近端和胃窦部出现的胃炎具有不同的临床意义和病因学。发生在食管的肠化生的意义不同于发生在胃的肠化生。远端结肠的炎症和近端结肠的炎症可能有不同的含义。因此，临床医师不要把从胃或结肠多个部位所取的标本放入同一个标本瓶内至关重要；否则，将会丢失重要的信息。在结肠尤其是这样，因为结肠炎的分布能够提供重要的诊断信息。它还有助于了解在内镜下活检的部位是正常还是异常。

切开活检（例如癌的活检）仅仅代表病变的一部分，纯粹是诊断性活检。相反，切除活检（例如息肉切除术）可能既是治疗性的又是诊断性的。临床医师根据病变的大小决定进行切开活检或切除活检，在某些病例还取决于其生长方式。

理想的是，一旦进行了活检，就应该在处理标本时进行定位，这样有利于评估某种测量例如小肠隐窝和绒毛的比例，或者评估食管乳头的长度。然而，收到的标本即使没有定位，在几个平面上检查多个活检标本通常能够提供足够的信息，没有特别仔细定位也有可能做出活检的诊断。

某些胃肠病变会被取样进行细胞学检查，但是除了在食管感染的诊断方面可能具有作用以外，在美国，脱落细胞学起不到与胃肠活检解释同样的作用。然而，细胞学检查可能是诊断恶性肿瘤的重要辅助技术。细胞学样本在胃肠道因狭窄而难以活检的部分尤其有用。细胞学制片也可用于存在大体病变的区域，因为表面的大片区域可以通过细胞学刷片取样。细胞学检查有助于证实肿瘤的存在。这种方法已被更加广泛地用于中国和日本等国食管癌或胃癌的筛查。它不常用于结肠和直肠病变的诊断。

切除被用于手术治疗癌或癌前病变、危及生命的缺血、严重的溃疡性疾病、梗阻和假性梗阻，以及其他不同的疾病。收到的新鲜状态的切除标本应该尽可能快地检查，以便确定标本是否需要特殊处理，例如微生物培养、超微结构检查、要求冰冻切片或特殊固定进行组织化学染色、生物化学分析、印片、固定前进行细胞遗传学研究或分子学研究。病理医师必须能够检查整个标本。如果对于病理学评估没有影响的话，习惯上常常切取小块新鲜肿瘤（或是其他疾病）和正常黏膜用于将来的研究。这项工作应该在病理医师的监督下进行，并且遵循"健康保险易行和责任法案"（HIPAA，Health Insurance Portability and AccountabilityAct）章程。在病理医师检查标本之前，切取任何组织都可能导致重要材料的丢失，这种材料对于恰当解释标本是必需的。

标本固定

活检组织应该放在适量的固定液中，固定液至少应该是标本容量的5倍。组织学实验室最常用的固定液是10%缓冲福尔马林，因为它很稳定，而且适用于当前应用的多数组织化学和免疫组织化学染色。然而，福尔马林固定的确能够引起多数组织收缩。在某些情况下，要求比较准确地描绘细胞学特征，可以应用另外的含有重金属的固定液，例如Bouin、B5或Hollende溶液。这些固定液引起的组织收缩轻微，可以分析不大扭曲的细胞核。然而，应该指出的是，后一种固定液可能影响从活检标本中分离高质量核酸的能力。另外，这些固定液往往不是常规应用。

重要的是，在某些情况下标本需要在没有固定的状态下送检，以便可以应用特殊的方法进行处理。例如，在怀疑淋巴瘤时，应该获取新鲜组织进行流式细胞学分析、冰冻以及其他的特殊研究。在患有运动障碍的患者，例如Hirschsprung病，送检的新鲜组织可以用于酶的组织化学检查以评估神经结构。显示组织中的脂肪也需要新鲜组织，例如在某些脂质贮积性疾病。最后，某些遗传学或染色体研究可能需要快速获得新鲜组织。如果所有新鲜组织均被用于特殊研究，应该有固定于福尔马林中的备份的标本。

对于可能需要进行超微结构检查的标本，选择戊二醛作为固定液。需要超微结构检查的状况可能包括寻找微孢子菌，评估贮积性疾病，或者是染色体肌病。超微结构检查也可以用于诊断某些肿瘤，尽管随着免疫组织化学的广泛应用以及最近基因标记物的应用，超微结构检查的应用已经越来越少。在这些情况下，也应送检备份的福尔马林固定的标本。

切除标本处理

切除标本应该纵向切开，并清除血液、粪便以及可能妨碍从标本获得信息的其他物质。检查人员应该描述所有的病变，包括肿瘤、溃疡或其他异常区域。应该注意记录大小、外观以及任何病变的解剖关系。应该测量从近端、远端和辐射状边缘到肿瘤的距离。浸润的深度应该评估，如果超出脏器，应该记录其范围。触摸标本有助于了解整个肿瘤的范围。用墨汁涂抹边缘可能有助于做出这些测定。应该注明结节是否大体可见。如果标本是因为缺血而进行的切除，应该在肠系膜血管中寻找血栓。

如果标本含有明显的病变则应该照相。这些照片对于显示肿瘤边界和其他临床关注的讨论会是非常宝贵的。它们还可以作为宝贵的教学资源。它们便于临床医师认识日常所遇到的疾病的大体表现。它们还有助于了解与内镜和（或）放射学表现的相互关系。癌应该从表面和切面两个方面照相，以显示肿瘤浸润的范围。通过向血管内注入墨汁或其他化合物，能够更好地显示血管病变。在标本照相时应该适当地定位，为了定位，还应该包括一些正常组织。照相桌面应该清洁。

切除的标本应该放入10%中性缓冲福尔马林液中固定，固定液的容积至少是组织的10倍。肠标本应该用大头钉固定，使病变尽可能平整，定位良好。如果标本钉于软木板上，可将纱布或纸巾置于标本下面作为固定液的衬垫。在取材之前，组织应该充分固定。所取的组织块应该能够用于评估病变的性质和范围。如果患者术前已经接受了放疗和（或）化疗，残留的癌可能并不明显，为了发现残留的肿瘤，可能需要在所有可疑的区域取块。对于接受新辅助化疗的食管、胃和直肠癌患者的切除标本尤其是这样。当提交切片时，在大体描述中注明每一张切片的来源非常重要。

有时活体染色可以用于评估大体标本，尽管这最常用于研究领域。这样的例子包括患有鳞状细胞病变的食管切除标本的Lugol染色，胃切除标本的碱性磷酸酶染色来显示肠化生的区域（见第4章），或者用活体染色来辨认异常的隐窝灶。

内镜下黏膜切除（endoscopic mucosal resection，EMR）标本需要特殊处理，以便在显微镜下确定切除的边缘是否完全[18]。标本应该展开并固定于软木板上。深部和侧缘应该用墨汁标记。在甲醛中固定24小时以后，标本应该以2mm的间隔纵向切开。如果深部和侧缘阴性，应该认为肿瘤完全切除；如果切缘由非化生性黏膜组成，则认为Barrett食管已完全切除。

患有浸润性十二指肠腺癌的患者通常采用胰腺十二指肠切除术（即Whipple切除术；切除胃的远端、十二指肠、胆管远端以及胰头）进行治疗，这种标本需要特殊处理。首先应将胃和十二指肠置于固定液中，最好用福尔马林，以便能固定到深部组织。不主张将一个探针从胆总管切面经过胆管插入到十二指肠腔内。金属探针损害并破坏这些导管的内衬上皮，随后切片常常显示内衬上皮完全丢失。累及壶腹和胆管远端的肿瘤应该全部取块。应该根据它们进入壶腹的区域，做平行于胆管和胰腺导管长轴的切面。应用这种方式，可以追溯和重建整个远端管道系统，不止一张切片能够见到导管。此外，应该检查壶腹部周围的整个黏膜表面。在许多病例，可以看见残留的腺瘤性上皮累及邻近的十二指肠黏膜、壶腹部，或者胆道和（或）胰腺导管。

大体检查，如果发现肿瘤累及浆膜表面或者邻近的胰腺，应该从这些区域取材，记录局部浸润的范围。胰腺应该取材，包括手术切缘，以便检查胰腺导管系统。发生于十二指肠和壶腹部的癌，远离壶腹的胰腺导管不常伴有非典型性改变，而且切缘上通常没有非典型性改变。同样，应该检查胆总管的切端，寻找内衬细胞的非典型性。另外，当肿瘤起源于十二指肠时，胆总管切端的内衬细胞通常不能发现异型增生性或肿瘤性改变。然而，在胆管壁上可以发现从原发部位延伸而来的浸润性癌。应该仔细检查十二指肠和胰腺之间的结缔组织，寻找淋巴结。起源于十二指肠或壶腹部的腺癌最先转移至胰十二指肠淋巴结，然后转移到较远部位。

发生于长期Crohn病或溃疡性结肠炎的浸润性癌大体可以形成明显的病变，类似于其他小肠癌。然而，癌也可以引起肠壁狭窄或弥漫性增厚，类似于炎症性肠病的大体表现。因为通过大体检查可能难以发现这些癌，所以我们主张对于切除的标本多做切片进行检查。理想的做法是，切片应该取自大体异常肠管的全长，但这可能并不实用，尤其是当很长一段肠管受累时。炎症性肠管至少每5 cm取一张切片。

切片定位

无论是来自活检还是来自切除标本的切片均应适当定位，通常要求切面垂直于黏膜。这有助于评估黏膜的厚度及其组成成分。然而，在某些情况下可能希望得到一张表面的切片。通过这种方法可以发现单个隐窝腺瘤或异常隐窝灶，因为这样可以在每张切片上评估更多的隐窝。标本固定好后才能取材。用于组织学检查的标本的厚度不要超过3mm，因为太厚放不进包埋盒，而且也不能得到充分固定。

淋巴结分离

尽管所有病理医师都同意病理分期和分级是最重要的肿瘤预后因素之一，但还是没有充分关注淋巴结的仔细分离。在胃肠道，令人满意的做法是在标本新鲜的状态下将脂肪组织从固有肌层分离出来。多数淋巴结与固有肌层非常接近，可以采用将脂肪从肌肉上完全清除的方式，然后分离以发现淋巴结。沿着血管结构寻找淋巴结常常会有帮助，因为许多淋巴结沿血管分布。检查远离标本的脂肪通常不是非常有效，检查网膜没有用处，因为网膜内没有淋巴结。用Bouin透明液或者用Carnoy溶剂固定可以除去脂肪，有助于更好地显示淋巴结。

如果患有多发性癌或溃疡性结肠炎伴有异型增生的患者进行了全结肠切除，将肠管和淋巴结从近到远分成4个部分很有帮助，将从每一段肠管上分离出来的淋巴结单独处理。这样可以对每一种癌进行准确分期，应该体现出多发性癌。获得尽可能多的淋巴结也很重要，因为某些肿瘤的分期方法是根据出现的阳性淋巴结的数目，如同胃癌一样（见第5章）。如果淋巴结数目不足，就可能出现肿瘤分期不足的问题。

有关处理和报告胃肠标本的详细指导准则见美国病理学会所提供的准则[19-21]。

参考文献

1. Ettensohn CA: The regulation of primary mesenchyme cell patterning. *Dev Biol* 1990;140:261.
2. Nieuwkoop PD: Short historical survey of pattern formation in the endo-mesoderm and the neural anlage in the vertebrates: the role of vertical and planar inductive actions. *Cell Mol Life Sci* 1997;53:305.
3. Simon-Assmann P, Bouziges F, Arnold C, et al: Epithelial-mesenchymal interactions in the production of basement membrane components in the gut. *Development* 1988;102:339.

4. Gordon JI: Understanding gastrointestinal epithelial cell biology: lessons from mice with help from worms and flies. *Gastroenterology* 1993; 104:315.
5. Potten CS, Loeffler M: Stem cells: attributes, cycles, spirals, pitfalls, and uncertainties—lessons for and from the crypt. *Development* 1990; 110:1001.
6. Bland PW, Kambarage DM: Antigen handling by the epithelium and lamina propria macrophages. *Gastroenterol Clin North Am* 1991;20:577.
7. Bhalla DK, Murakami T, Owen RL: Microcirculation of intestinal lymphoid follicles in rat Peyer's patches. *Gastroenterology* 1981;81:481.
8. McClugage SG, Low FN, Zimny ML: Porosity of the basement membrane overlying Peyer's patches in rats and monkeys. *Gastroenterology* 1986;91:1128.
9. Galli SJ, Dvorak AM, Dvorak HF: Basophils and mast cells: morphologic insights into their biology, secretory patterns, and function. *Prog Allergy* 1984;34:1.
10. Metcalfe DD, Kaliner M, Donlon MA: The mast cell. *CRC Crit Rev Immunol* 1981;2:23.
11. Weller PF: The immunobiology of eosinophils. *N Engl J Med* 1991;324: 1110.
12. Gabella G: Structure of muscles and nerves in the gastrointestinal tract. In: Johnson LE (ed). *Physiology of the Gastrointestinal Tract*, 2nd ed. New York: Raven Press, 1987, pp 335–342.
13. Faussone-Pellegrini MS: Histogenesis, structure, and relationships of interstitial cells of Cajal (ICC): from morphology to functional interpretation. *Eur J Morphol* 1992;30:137.
14. Granger DN, Kvietys PR, Korthuis RJ, et al: Microcirculation of the intestinal mucosa. In: Schultz SG, Wood JD, Rauner BB (eds). *Handbook of Physiology, Sect. 6: The Gastrointestinal System. Motility and Circulation.* Bethesda, MD: American Physiology Society, 1989, pp 1405–1420.
15. Vanner S, Surprenant A: Cholinergic noncholinergic submucosal neurons dilate arterioles in the guinea pig colon. *Am J Physiol* 1991;261: G136.
16. Vallance P, Collier J: Biology and clinical relevance of nitric oxide. *BMJ* 1994;309:453.
17. Vanhoutte PM, Boulanger CM, Mombouli JV: Endothelium-derived relaxing factors and converting enzyme inhibition. *Am J Cardiol* 1995;76:3E.
18. Mino-Kenudson M, Brugge WR, Puricelli WP, et al: Management of superficial Barrett's epithelium related neoplasms by endoscopic mucosal resection: clinicopathologic analysis of 27 cases. *Am J Surg Pathol* 2005;29:680.
19. Compton CC, Henson DE, Hutter RV, et al: Updated protocol for the examination of specimens removed from patients with colorectal carcinoma. A basis for checklists. *Arch Pathol Lab Med* 1997;121:1247.
20. Compton CC, Sobin LH: Protocol for the examination of specimens removed from patients with gastric carcinoma. A basis for checklists. *Arch Pathol Lab Med* 1998;123:9.
21. Compton CC: Protocol for the examination of specimens from patients with carcinoma of the ampulla of Vater. A basis for checklists. *Arch Pathol Lab Med* 1997;121:673.

2 食管非肿瘤性疾病

郑红芳　张晓波　译　　廖晓耘　校

食管的发育

食管发生于原始前肠的颅侧部分，在约 2.5 mm 的发育阶段（大约第 3 孕周时）变成一个可识别的位于胃和咽部之间的环状狭窄（图 2.1）[1]。其向头部的方向延伸生长逐渐变成管腔样的结构。早期，食管和气管两者的头侧部分位于一个共同的管腔内。发生在最上节段的增殖性上皮的侧脊把内腔分成前腔和后室部分。原始的间叶细胞发展成为间隔，最终分隔了食管和气管。食管和气管一旦分隔，食管就位于背侧，气管和肺芽位于腹侧（图 2.1 和 2.2）。

最早的可识别的食管由两到三层假复层柱状上皮构成（图 2.3）。这些细胞层次增厚并变成空泡状（图 2.4），最终空泡消失。这种空泡化过程中的异常解释了一些食管囊肿的形成。黏液分泌细胞代替了纤毛上皮[2]。含糖原的、非角化性复层鳞状上皮代替了黏液上皮。鳞状上皮首先出现于食管中段，然后蔓延至近端和远端，至第 5 孕周时蔓延至食管的其余部分。伴随鳞状上皮的发育，黏膜下腺体开始出现；出生后完全成熟[2]。这些发育过程中的变化提示食管上皮的胚胎性残余细胞巢可能在成人食管中持续存在，并导致一些先天性畸形。

大体解剖学特征

食管始于咽部的环咽肌，止于第 10～11 胸椎相对的中线左侧的胃食管交界处（GEJ）。成人食管通常长约 25～35 cm。对于内镜检查者来说，食管始于距切牙 15 cm 处，止于胃食管交界处或 Z 线胃皱襞出现的地方（图 2.5）。食管伴随脊柱走行，与气管、左主支气管、主动脉弓、降主动脉和左心房紧密贴附（图 2.6）。它通常分为三个部分。正常食管在环状软骨起始处沿着主动脉弓的左侧、在左主支气管交叉处、在第 5 胸椎和左心房穿过横膈处有狭窄（图 2.7）。这些狭窄具有临床意义，因为食物和药丸停留在狭窄处，使之易于形成溃疡。食管通过由膈肌形成的食管裂孔进入腹部。腹内部分的食管长 1.5 cm。胃食管交界处的右侧有平滑肌，而左侧形成了一个锐角，被称为 His 切迹或 His 角。

保持食管在休息时处于闭合状态的括约肌群位于食管近端和远端。食管上部括约肌与其通过横膈部位之间的食管是可以移动的，在纵隔和肺发生疾病时可能导致食管移位。食管下段括约肌（LES）的压力能使神经性和强直性肌肉收缩与抑制收缩导致松弛的各种神经和内分泌以及旁分泌的影响之间达到平衡。食管下段括约肌可保持食管腔闭合，阻止休息时食物反流并调节食物进入胃内。食管下段括约肌的最远部分界定为胃食管交界处。食管黏膜光滑，不具特征，有光泽，表现为粉褐色。鳞柱交界处表现为齿状线，称作 Z 线（图 2.5）。大体上，Z 线是由长达 5 mm、宽 3 mm 的红色腺上皮小突起组成的，这些小突起向粉白色的鳞状上皮延伸。

食管局部血供包括 4 组动脉：（1）甲状腺动脉干和锁骨下动脉分支供应上段食管；（2）支气管动脉和源于降主动脉上方的食管弓动脉供应食管的上、中段；（3）肋间动脉和来源于胸主动脉下段的食管周动脉供应远端食管；（4）膈下动脉、胃左动脉和胃短动脉的分支供应食管的横膈段。动脉在固有肌层内穿行，产生多个分支穿过黏膜下神经丛[3]。这些小动脉供应间的广泛吻合使得食管很少发生梗死。

静脉引流也证实了血液局域性的分配。食管静脉形成了完善的黏膜下丛，汇入甲状腺、奇静脉、半奇静脉和胃左静脉，从而将体循环和门静脉循环连接起来。食管下静脉通过奇静脉分支和

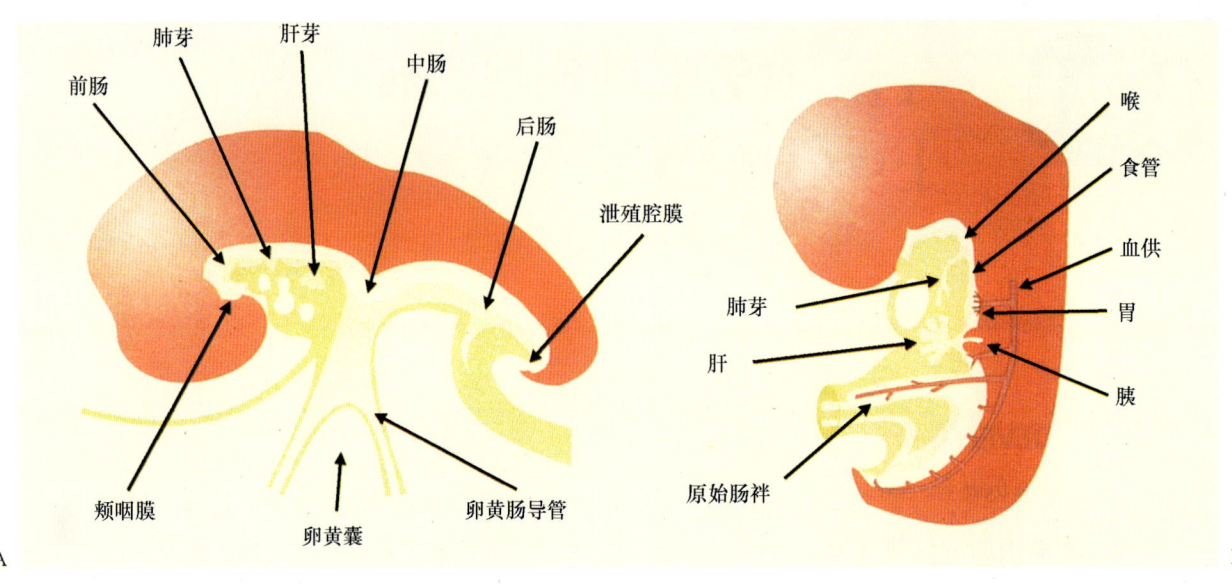

图 2.1　肠道的胚胎发生。A：第 1 个月末的胚胎显示原始胃肠道分为前肠、中肠和后肠。B：一个 5 mm 长的胚胎。注意原始肠祥的发生。

左膈下静脉汇入体循环。较低部分也通过胃左静脉汇入门静脉系统，通过胃短静脉汇入脾静脉。奇静脉上升至胸段的两侧，引流到食管中段。前后下咽丛、喉上静脉和颈内静脉、甲状腺下静脉和肋间静脉引流到近端食管。这些静脉最终汇入上腔静脉。

有 7 组淋巴结引流到食管（图 2.8）。邻近食管的淋巴结包括气管旁、支气管旁、食管旁、心包和后纵隔淋巴结。上、下颈深部淋巴结距离食管的位置较远。总之，颈部食管引流入颈内静脉和上支气管淋巴结。胸部食管引流入上、中和下纵隔淋巴结。它也引流入支气管旁和后纵隔的食管旁淋巴结，然后进入胸导管。远端食管引流入胃食管交界处的心包淋巴结。膈下部分汇入胃左和胃周淋巴结[4]。黏膜下和固有肌层内有两套肌肉内淋巴管。丰富的黏膜淋巴丛与不甚广泛的黏膜下丛连接，并与固有肌层内纵向排列的淋巴管相通。由于这种排列，食管癌易于通过黏膜内和黏膜下淋巴丛早期和广泛播散（见第 3 章）。

交感和副交感神经支配食管黏膜、腺体、血管和

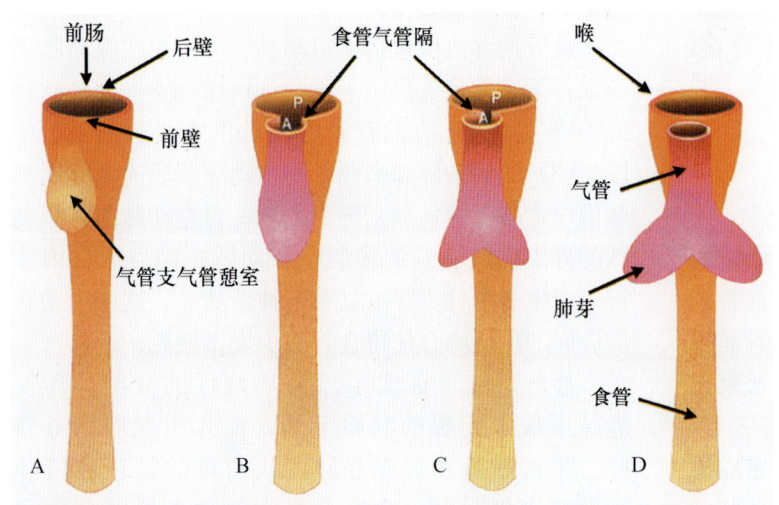

图 2.2　分隔的形成过程。A：胚胎性前肠开始是一个单个的管道，气管支气管憩室起源于此。B：前肠的近端部分分为后面的食管和前面的气管树。C：缩窄处上皮和间叶成分向内生长形成分隔。D：这种向内生长最终在气管和食管之间形成一个完整的隔膜。

2 食管非肿瘤性疾病 **13**

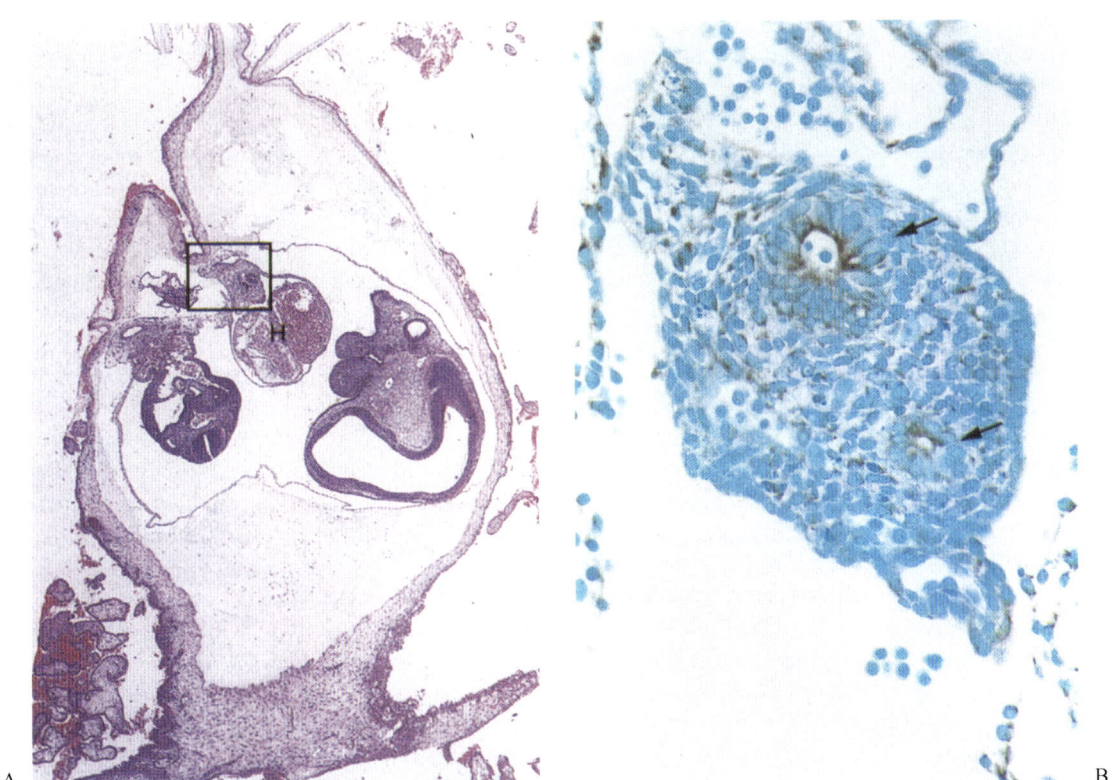

图 2.3　一个约 12 周的胎儿的切片。**A**：HE 染色切片显示羊膜囊内伴有心脏（H）和胃肠道形成的胎儿。切片中方框代表的是已经分离的支气管和食管。**B**：图 A 中方框标出区域的高倍放大。免疫组化 CK 染色。两个不同的管腔是食管和气管（箭头）。不成熟的间叶成分围绕在两个管腔的周围。

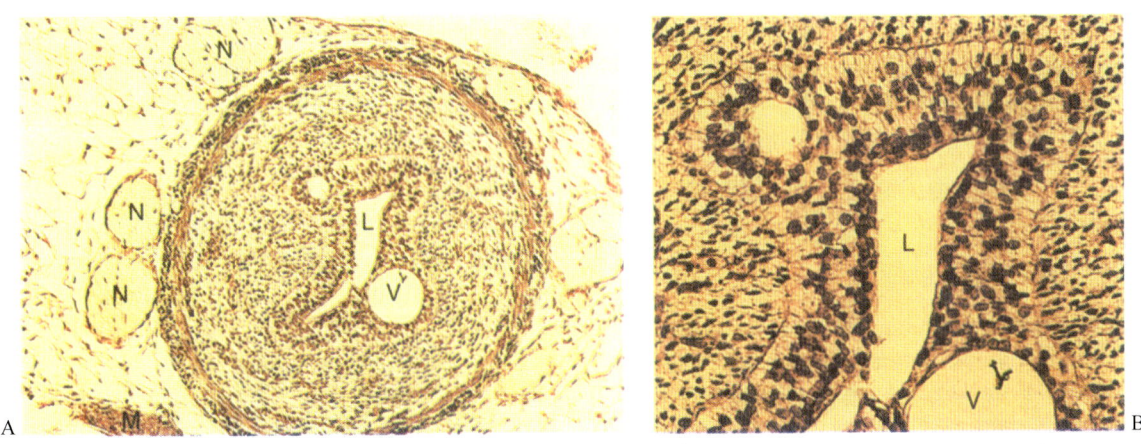

图 2.4　60 mm 长胎儿食管的横切片。**A**：黏膜内衬由假复层上皮细胞构成。L 代表中心管腔；N 代表正处于发育中的神经组织。上皮空泡（V）开始形成。**B**：假复层上皮的高倍放大。由于胞浆内糖原聚集上皮细胞变得透明。黏膜下组织是由不成熟的间叶组织构成。可见两个上皮内空泡（V）。

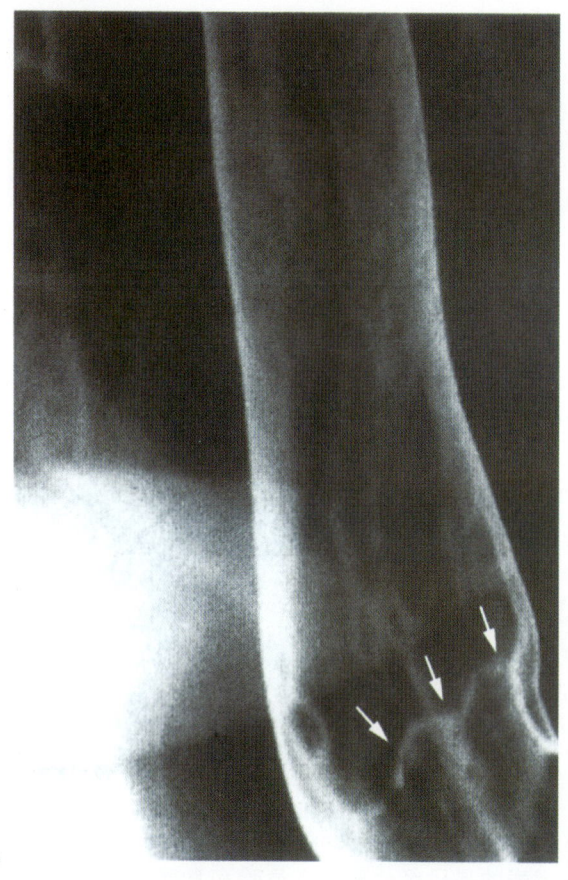 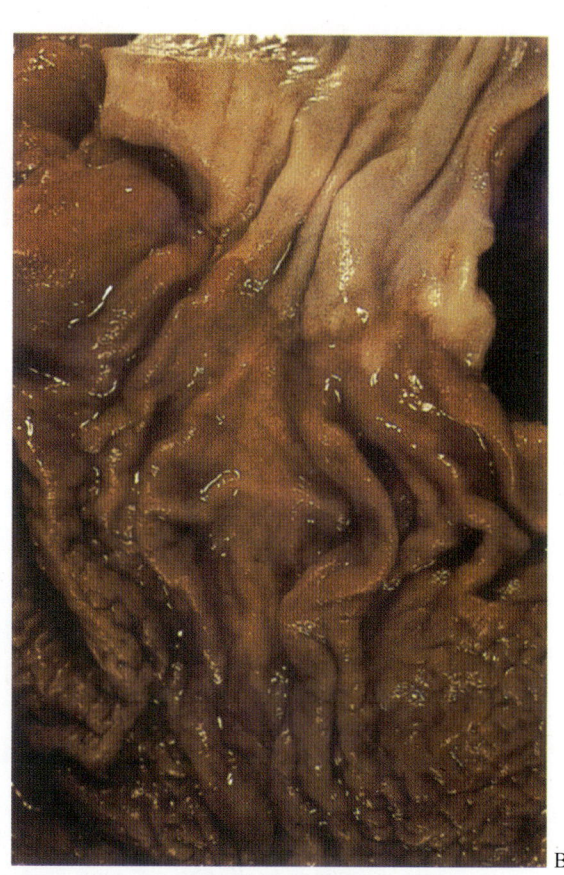

图 2.5　胃食管的 Z 线。A：双重对比食管造影显示白色的锯齿状线（箭头）代表 Z 线。B：Z 线位于食管灰粉色鳞状黏膜与胃的光滑的棕色腺性黏膜的交界处。

肌肉组织。丰富的肾上腺素能、胆碱能和肽能神经支配食管平滑肌，并且具有几种神经介质的功能，特别是在食管下段括约肌[5-7]。食管下段括约肌的功能部分是由神经性氮氧合成酶调节的[8]。氮氧化物是食管下段括约肌舒张的一个主要的调节者。它也起着启动其他介质释放和功能增强的作用。食管肌壁内 Cajal 细胞在食管下段括约肌中的氮氧化物依赖性神经传导中也起重要作用[9]。

黏膜防御功能

上皮前、上皮和黏膜下防御保护食管免受伤害。上皮前防御包括食管下段括约肌和食管肌层的协同作用，以最大限度地减少胃内容物反流并促进反流物的排空。鳞状上皮的微嵴能使黏液附着于表面，提供一个保护层[10]。食管上皮也受管腔内的黏液-碳酸氢盐屏障以及来自黏膜下和涎腺分泌物的疏水性表面活性剂保护。其他的涎腺成分，包括黏液、非黏液蛋白、上皮生长因子（EGF）、前列腺素 E_2 和碳酸酐酶也能显著地增强上皮前屏障。

上皮防御包括多糖、细胞膜的渗透功能、细胞连接以及调节细胞内 pH 的离子运输过程[11]。复层鳞状上皮在功能上能阻止上皮表面所通过的物质造成的破坏（图 2.9）。黏膜下防御主要通过对神经、肥大细胞和血管自身的反应来调节血供进行。

组织学特征

鳞状上皮黏膜层

绝大部分食管被覆鳞状上皮，除了远侧终端。正常的鳞柱交界处（SCJ）位于横膈水平。鳞状上皮性黏膜包括三种成分：鳞状上皮、固有膜和较厚的黏膜肌层（图 2.10 和 2.11）。鳞状上皮由非角化性复层鳞状上皮构成（图 2.10 至 2.12）。基底部由几层立方形嗜碱性细胞构成，细胞核深染，并沿着基底膜有

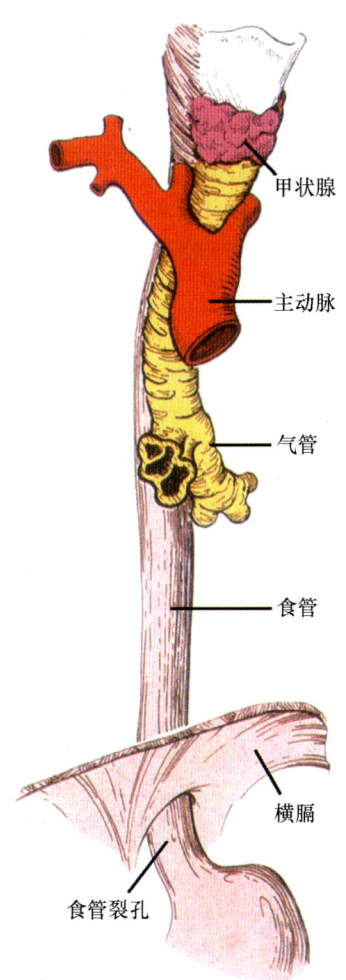

图2.6 食管起始于咽部向下延伸处。食管上部与喉和甲状腺密切相关。其中段经过气管、支气管和主动脉弓，食管下1/3随着主动脉下降，并穿过横膈食管裂孔。

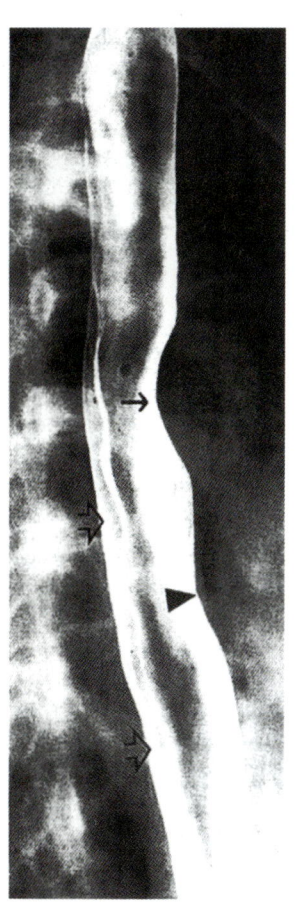

图2.7 正常的双重食管造影显示来自主动脉（箭号）、左主支气管（箭头）的压痕和椎间盘（开放的箭头）的压痕。

序排列。它的上限界定为核被等同于细胞核直径的距离分隔开的部位。核分裂象罕见，除非是存在某种类型的损伤（食管炎）。基底细胞可产生子代细胞，并在逐渐向表层移动和剥落的过程中逐渐分化。上皮细胞更新的周期平均为7天[12]。正常情况下，基底细胞占据上皮下部的10%~15%，1~4个细胞的厚度。然而，大多数没有胃食管反流证据的个体，食管远端3cm处的基底细胞增生大于15%[13]。基底细胞层之上含糖原的细胞在靠近表面时逐渐变得扁平（图2.13）。应用PAS染色可发现细胞内糖原，有利于辨认（图2.14）。靠近食管的腔面，细胞的极向从垂直变为水平。这种改变伴随着上皮细胞形态从圆形到椭圆的转化。食管黏膜可以含有少数角质透明颗粒，尽管通常缺少颗粒层和角质层；这个发现提示食管曾经有过损伤。

内分泌细胞散在分布于基底细胞之间；黏膜腺体或导管没有内分泌细胞。也可见黑色素细胞（图2.15）[14]。鳞状上皮的中下层偶尔还可出现CD3+的上皮内淋巴细胞[15]。由于这些淋巴细胞与上皮细胞交错分布，其细胞核变得卷曲，因此被称为"弯曲细胞"（squiggle cells）。呈递抗原的S100阳性的Langerhans细胞位于基底层的上方（图2.16）[15]。

乳头是固有膜的突起，以较规则的间隙向鳞状上皮延伸，造成鳞状上皮下缘不规则。正常情况下这些乳头的高度不超过鳞状上皮高度的50%~60%。测量乳头高度的方法是从周围鳞状上皮的基底膜到乳头顶部的基底膜。乳头和固有膜含有血管、淋巴管、纤维组织和弹性组织，而且偶尔可见炎细胞。固有膜位于两层相对较厚的黏膜肌层之上。黏膜部分是由表皮生长因子（EGF）维持的，EGF是一种促细胞分裂的多肽，它有助于维持组织癌症时食管黏膜易受伤害。

正常胃食管交界处的组织学

正常胃食管交界处的组织学是一个有争议的话题。传统的教学认为正常的Z线就是鳞状上皮和贲门上皮的交界处，贲门黏膜是胃最近端的部分[17]。目前争论的焦点是正常情况下远端的食管黏膜是否包含贲门黏膜以及贲门黏膜是否含有壁细胞。一些人认为任何壁细胞的出现都应排除贲门上皮的组织学诊断[18]。另一些人则认为只要存在典型贲门上皮的其他结构特征，贲门腺体偶尔可以出现壁细胞[19]。有人推荐应用诸如"泌酸贲门"或"贲门-泌酸"或"移行黏膜"之类的术语去描述偶尔有壁细胞的贲门黏膜[18]。由于没有公认的大体上辨认胃食管交界处的标准，所以组织学方面的争议就更加复杂了。因而，难以确定正常情况下Z线恰好位于胃食管交界处还是位于胃食管交界处的稍近端[20]。另外，上消化道很容易因为损伤而发生化生性改变。

目前大多数学者同意贲门上皮的范围比以前报道的要短。如果贲门上皮存在的话，它向Z线下方延伸或向食管延伸很少超过几个毫米。一些人认为贲门是在出生时就已存在了的正常结构[21,22]，而另一些人则认为贲门黏膜的发生是对胃食管反流性疾病（GERD）的化生性反应[23-25]。因而，仍不清楚是否存在正常结构的细小的带状贲门黏膜，它是属于食管，属于胃的近端，还是属于两者。当黏膜下食管腺或内衬鳞状上皮的导管上方有贲门黏膜或贲门-泌酸黏膜覆盖时，那就可以确认是在食管内而不是在胃的近端。当缺乏这种标志时，定位就不那么清楚了，也

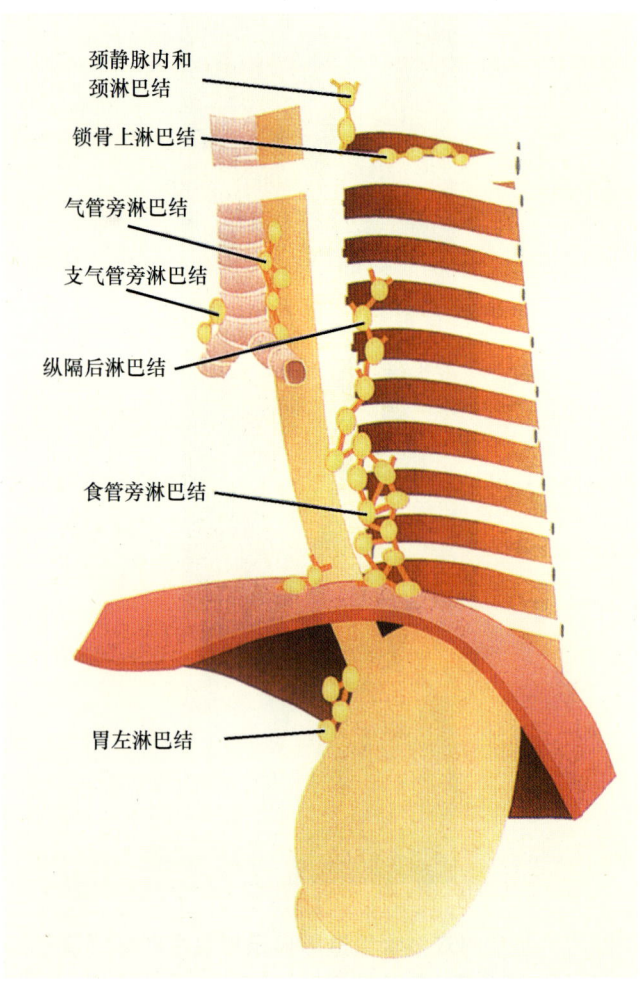

图2.8 食管的淋巴结引流。相关内容文中有进一步描述。

的完整性和细胞的成熟。表皮生长因子受体（EGFR）具有酪氨酸激酶活性[16]，能与表皮生长因子结合。这可能造成在应用抗EGFR治疗多种类型的

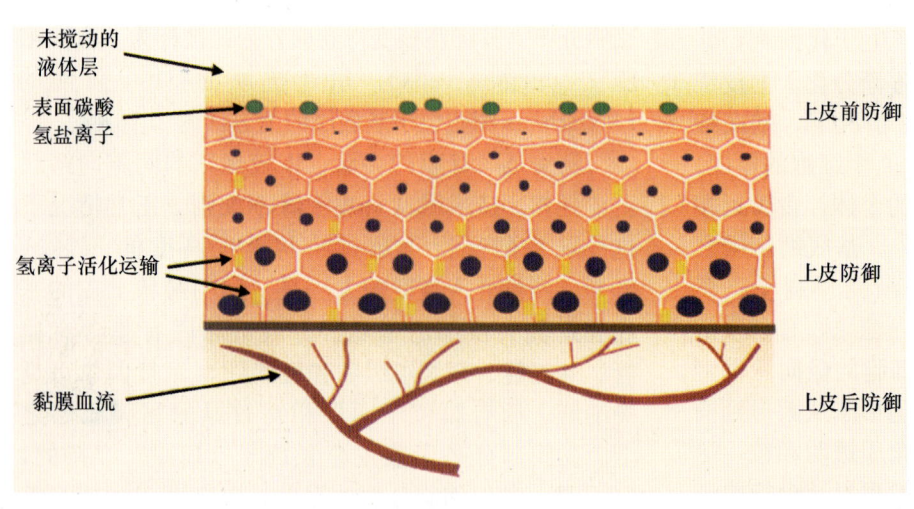

图2.9 食管黏膜的正常保护机制示意图。相关内容文中有进一步描述。

2 食管非肿瘤性疾病   17

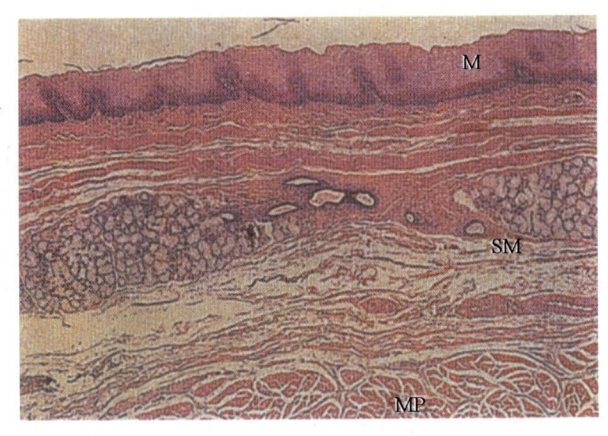

图 2.10　正常食管的低倍镜下所见，显示黏膜（M）、黏膜下（SM）和固有肌层（MP）。

许最好将其看成是胃食管交界处。贲门黏膜范围的变化可能反映了存在一些潜在的疾病，诸如胃食管反流性疾病或幽门螺杆菌胃炎[25]，并且暗示胃食管交界处是一种动态的结构，可能会随着时间而发生改变。

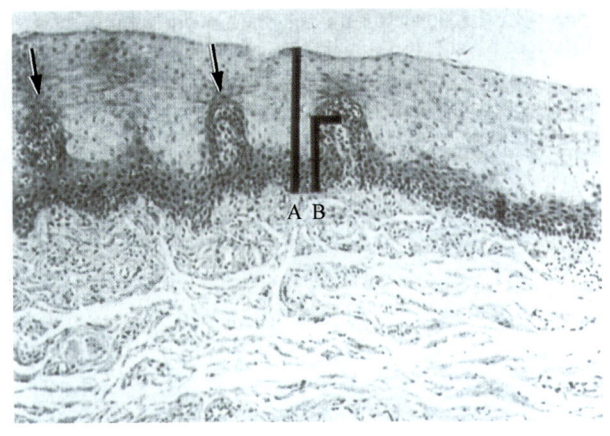

图 2.12　食管乳头高度的测量。邻近扁平鳞状上皮的基底膜（A）与乳头顶部的基底膜（B）之间的距离是整个上皮高度的1/2。

以我们的观点，贲门黏膜是由表面分泌黏液的柱状上皮构成的，类似于胃小凹上皮。这种上皮向下凹陷形成小凹，具有分支或开口于复合腺管。在贲门黏膜的近端腺管随意分支并显示清楚的小叶结构（图

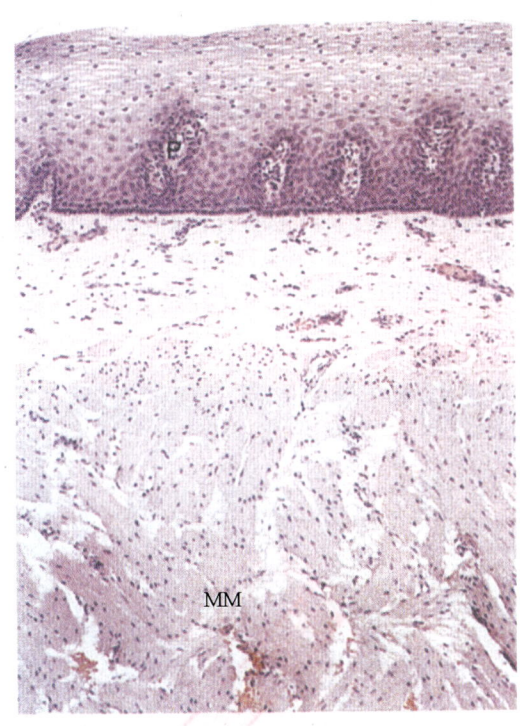

图 2.11　正常食管的组织学。可以确认食管复层鳞状上皮层有如下几层：细胞呈卵圆形的基底层，细胞呈立方形的中间层，以及细胞核扁平的鳞状上皮的外层。含有小血管和炎细胞的乳头状固有层（P）陷入上皮。图片的下部可见黏膜肌层（MM）的平滑肌纤维。

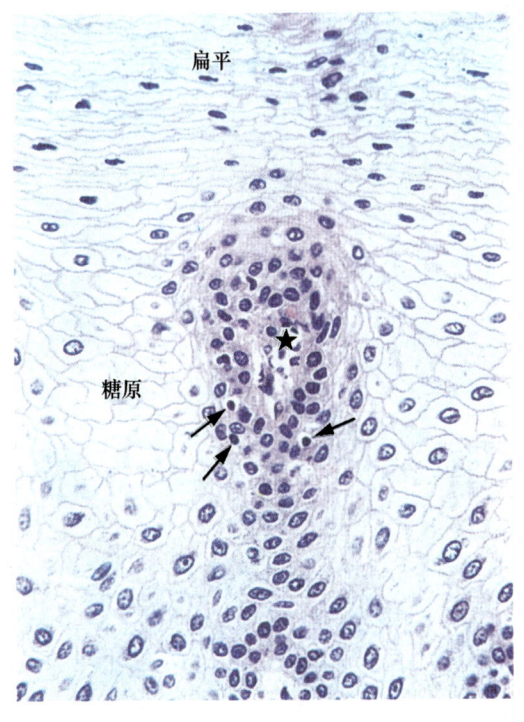

图 2.13　食管鳞状上皮 HE 染色照片显示各层所见。星号显示的是一个乳头的中心。乳头周围是高核浆比的小的基底细胞。细胞逐渐变大，获得细胞浆内糖原，最终在表面变得扁平。正常情况下，上皮内可出现少数淋巴细胞（箭头）。

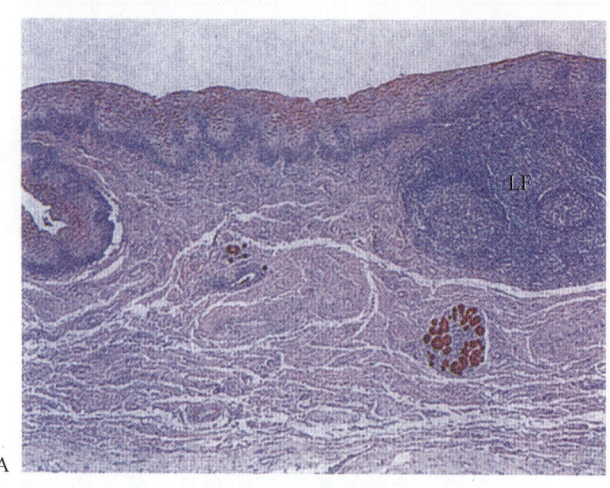 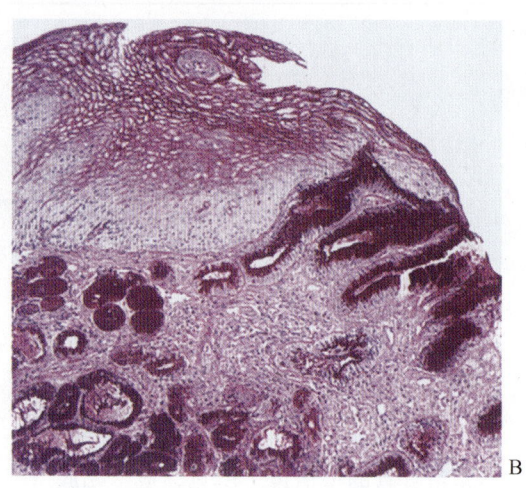

图2.14　A：PAS染色将表浅富含糖原的角化细胞与基底层上皮截然分开。黏膜下腺体PAS也呈阳性。也可有淋巴滤泡出现。B：胃食管交界处PAS染色。注意食管浅表部分和黏膜下的腺体PAS染色均呈强阳性。食管远端的基底层比其他部分要厚，在这张图片中表现为表面粉染的富含糖原的上皮下方的淡染带。

2.17）。远端腺体分支较少，小叶排列也不明显。腺体含有产生黏液的细胞，而且可能含有壁细胞甚或少数主细胞。还有丰富的内分泌细胞。这些细胞中也可能混有胰腺外分泌细胞，这种改变在后面的章节中描述。

固有膜

固有膜（lamina propria）是位于黏膜肌层上方的黏膜非上皮部分。它由疏松结缔组织构成，含有血管、神经、炎细胞和分泌黏液的腺体。有淋巴细胞（多数是产生免疫球蛋白的B细胞）、浆细胞，偶尔也可有淋巴滤泡存在。

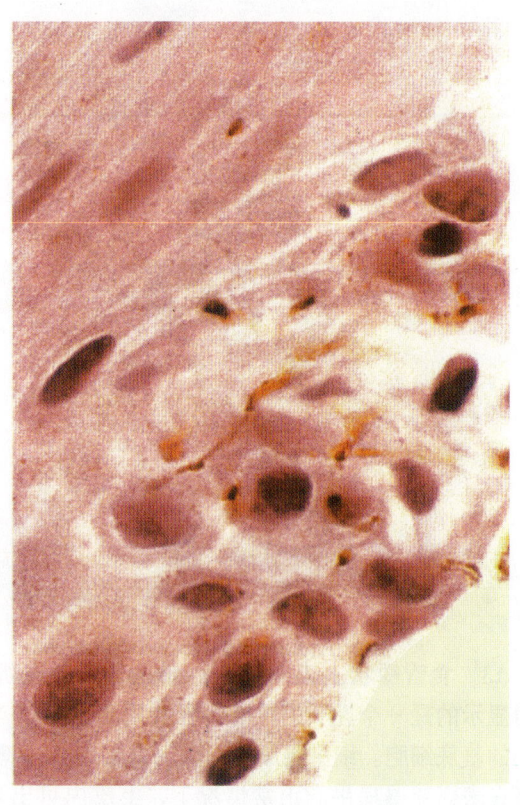

图2.15　食管的黑色素细胞。

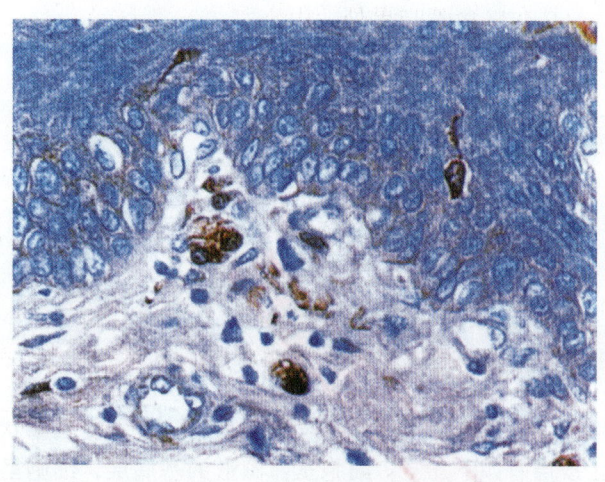

图2.16　S100染色显示正常食管黏膜中散在分布的树突状Langerhans细胞。黏膜下神经和神经节也呈阳性反应（邻苯二胺-亚甲基蓝复染）。

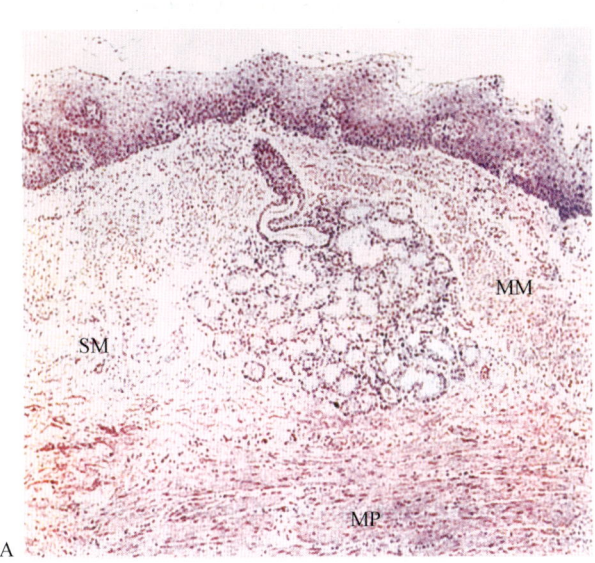 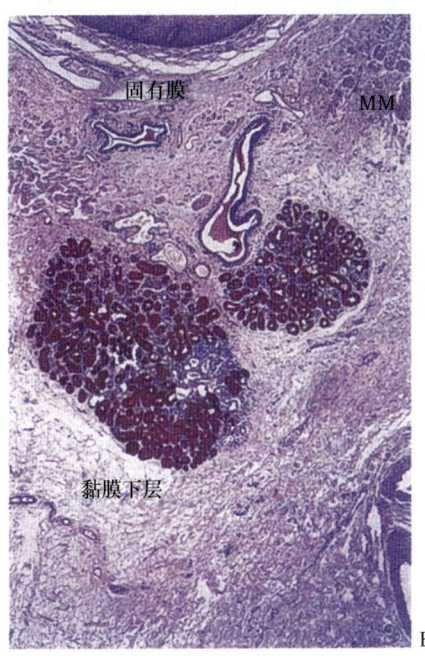

图 2.17　黏膜下腺体。**A**：黏膜腺体将其分泌物通过黏膜肌层（MM）内穿行的导管，排空进食管腔内。SM 标记指的是黏膜下；MP 标记指的是固有肌层。**B**：食管的 PAS 染色。注意黏膜下腺体中的腺泡 PAS 呈阳性。

黏膜肌层

黏膜肌层（muscularis mucosae）始于环状软骨，在远端变厚。近端由孤立的或者不规则排列的肌束组成，而不是连续排列成片。在食管中段和下段，黏膜肌层形成一个连续的纵向和横向的纤维束，可能比胃肠道其他部位的黏膜肌层显得要厚一些（图 2.11），特别是在胃食管交界处。由于黏膜肌层看起来较厚，在活检标本中可被误认为是固有肌层。

黏膜下层

黏膜下层（submucosa）是黏膜肌层下方的一个比较宽的区域。其由疏松结缔组织组成，含有血管、神经、黏膜下神经节、淋巴管和黏膜下腺体（图 2.17）。黏膜下层疏松结缔组织网中含有广泛的分支的淋巴管丛，可以解释食管癌早期广泛的黏膜下播散的原因。它也含有丰富的血管供应。

黏膜下腺体有两种类型：称为表浅或黏膜黏液腺的单管黏液腺以及深层或黏膜下腺体。前者位于固有膜，仅局限于食管近端和远端较狭窄的区域。它们能分泌中性黏液，由于与胃贲门部腺体非常类似，也被称为贲门腺。相反，深层或黏膜下腺体位于黏膜下层，沿着食管的纵轴分布。这些腺体产生酸性黏液并能将分泌物通过导管排出，这些导管被覆柱状上皮，周围绕以肌上皮细胞[26]。黏膜下腺体含有腺泡和小管。从 2~4 个小叶汇入共同的内衬复层柱状上皮的斜向穿过黏膜肌层的导管。疏松结缔组织通常围绕这些导管。不同的个体其位置和数目是可变的，可能是纯黏液性、纯浆液性，或是混合性腺体。黏膜下层腺体内衬 4 种类型的细胞：黏液性细胞、浆液性细胞、肌上皮细胞和嗜酸性细胞。黏液性细胞含有中性涎黏蛋白和硫黏蛋白。这些腺体周围可以有淋巴细胞围绕。

固有肌层

固有肌层（muscularis propria）由发育良好的环行和纵行肌群组成。在其上部，肌纤维呈斜向分布，实为横纹肌。在食管中 1/3，横纹肌逐渐变成平滑肌。食管下段括约肌是一个定义不清的解剖学结构，由食管裂孔向上延伸 2cm、向下延伸 3cm，由较厚的平滑肌组成。

外膜层

食管没有胃肠道其他部位存在的浆膜层，所以最外层的部分称为外膜（adventitia）。其由伴有纵向分

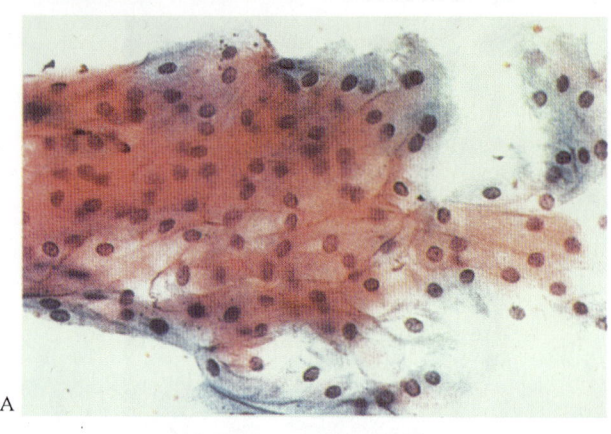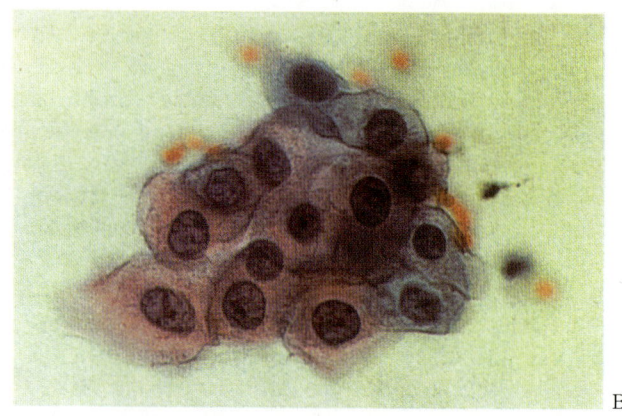

图 2.18　正常食管。**A**：正常非角化性表浅鳞状上皮细胞（除非特别说明，所有的图片都是源自食管刷片并经巴氏染色）。**B**：正常中间层的鳞状上皮细胞。

布的血管、淋巴管和神经的疏松结缔组织组成；并逐渐融入纵隔的疏松结缔组织中。在胃食管交界处有大量的弹力纤维将食管与横膈联系起来。

正常食管的细胞学

正常情况下食管细胞由食管黏膜脱落下来。这些细胞包括非角化性表浅鳞状上皮细胞、中间层细胞和罕见的副基底层细胞（图 2.18）。见于食管细胞学标本中的某些鳞状细胞来自口咽部。偶尔可见良性。上皮珠大量出现提示有炎症性或糜烂性病变。化生性鳞状上皮可以从上皮下的黏液腺和其导管脱落下来。良性柱状胃型细胞（图 2.19）来自食管远端或来自与嵌入斑片或 Barrett 食管（BE）有关的岛状胃黏膜。外源性异物，特别是植物细胞可以出现，尤其是在食

管腔发生阻塞时。也可以发现呼吸系统来源的细胞，诸如含有灰尘的巨噬细胞和纤毛性支气管上皮细胞。这些细胞常常是被咽下的，尽管食管支气管或食管气管瘘或含有支气管黏膜的先天性异常也可能是这类细胞出现的原因。

异位

颈部嵌入斑片

嵌入斑片（inlet patch）可发生于 1‰～21‰ 的人群[27-29]，在 1 岁以内发病率最高[27-29]。随后其发病率下降，提示有些疾病随着年龄而退化。已有两种病理机制用来解释这种改变。如较早前提到的，胎儿食管被覆柱状上皮，柱状或纤毛上皮的残留可以持续存在导致嵌入斑片的形成。其他的理论提示嵌入斑片的形成是成年胃食管反流性疾病患者食管鳞状上皮发生化生性改变替代的结果[30]。在斑片和 Barrett 食管中黏液和细胞角蛋白（CK）染色结果相似，支持与胃食管反流性疾病有关的理论[30]。嵌入斑片位于环状软骨下方和上括约肌区，通常在食管上括约肌的 3 cm 之内。大多数病变是无症状的。由异位的胃黏膜分泌的胃酸和胃蛋白酶可以引起一些消化道症状，形成溃疡、肉芽组织、网状、狭窄、食管气管瘘或穿孔[31]。尽管非常罕见，但也可能发生腺癌[32]。

嵌入斑片易见，为天鹅绒样、卵圆形、粉红色的黏膜，与周围界限清楚，大小从几毫米到环绕食管全周不等。组织学上，病变由贲门、胃窦和（或）被覆胃小凹上皮的嗜酸性腺体组成（图 2.20）。在患有幽

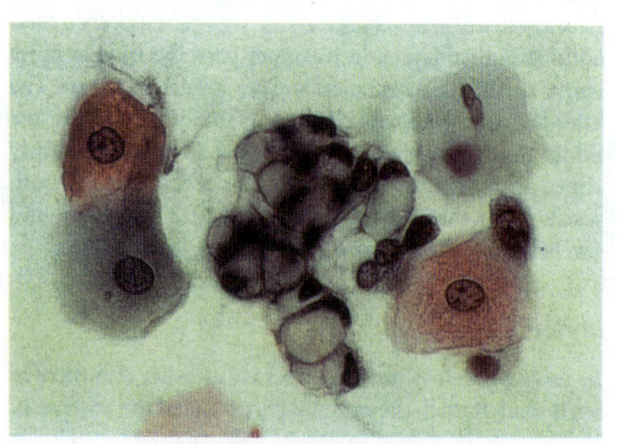

图 2.19　食管胃交界处的正常细胞。

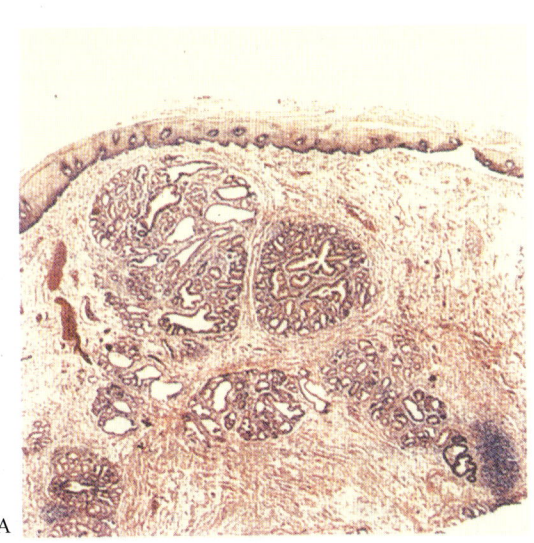
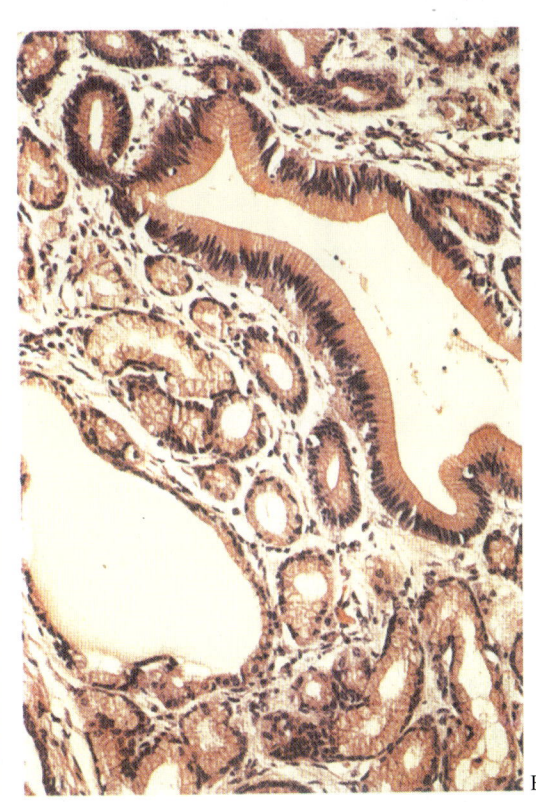

图 2.20　嵌入斑片。**A**：低倍镜显示食管上段"息肉"含有小叶状的胃上皮巢。**B**：高倍镜显示胃上皮细胞。

门螺杆菌感染的患者中，幽门螺杆菌可导致异位上皮的移居。可发生肠和胰腺上皮化生[28,29]。与一些较大的损害不同，较小的病变中可伴随大量淋巴组织增生，提示淋巴细胞在疾病的退变中起作用。病灶周围可以伴有明显的炎症反应，特别是在有消化性溃疡时。

远离嵌入斑片的异位胃黏膜

胃黏膜异位也可以发生在食管中段或远端，通常是在有先天性畸形时，包括重复畸形或憩室。它也可以在闭锁修复后发生[33]。由于其常常含有泌酸黏膜，所以可以出现消化性溃疡。

异位胰腺

异位胰腺（heterotopic pancreas）常发生在食管远端。其通常与 18 号染色体三体、13 号染色体三体、食管闭锁和食管重复畸形有关。并发症包括脂肪坏死、出血、溃疡、憩室形成、囊性变、炎症和罕见的恶变。异位胰腺常表现为黏膜下肿块，含有正常表现的胰腺腺泡和导管（图 2.21 和 2.22），尽管可以出现任何胰腺组织成分，但是没有胰岛。由于异位胰腺不能通过胰腺导管将分泌物排进食管腔而引起一些损伤。阻塞的导管最终发生扩张和破裂，释放蛋白酶进入周围的组织中。随后发生炎症和坏死。异位胰腺

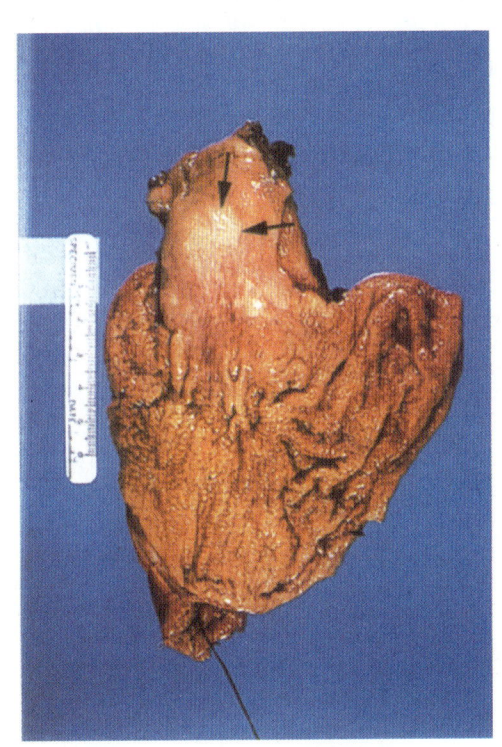

图 2.21　胃食管交界处的异位胰腺表现为黏膜下肿块（箭头）。

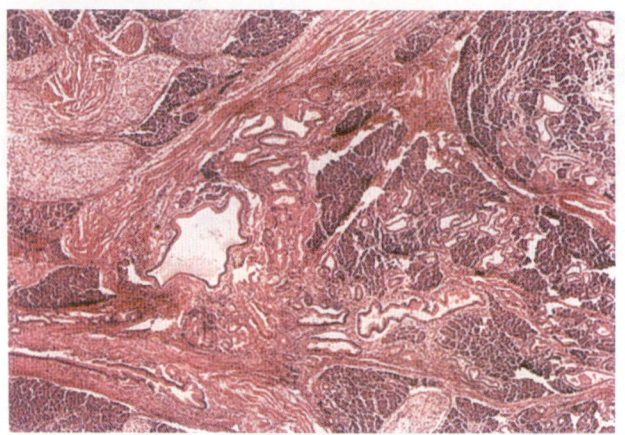

图2.22 图2.21中病变的组织学图像，显示有胰腺腺泡和导管。

不同于胰腺化生，这将在后面的章节中讨论。后者通常是局灶性的改变，仅由混有贲门或泌酸黏膜的胰腺腺泡组成。胰腺化生从不出现胰腺导管。

其他的异位组织

异位食管皮脂腺大体上为多发性小的黄色黏膜斑块，典型者出现在食管中段和远端。成熟的皮脂腺位于鳞状黏膜下（图2.23）。这种病变是一种发育异常，没有任何临床意义[34]。食管内可出现斑块状的纤毛柱状上皮。这些是胚胎性残留物，在未成熟的婴儿特别常见。很少见于成人，除了在嵌入斑片、重复畸形和（或）支气管源性囊肿中可以发现以外，在食管中也可出现异位的甲状腺组织，可以是单独发生或与支气管错构瘤并存。

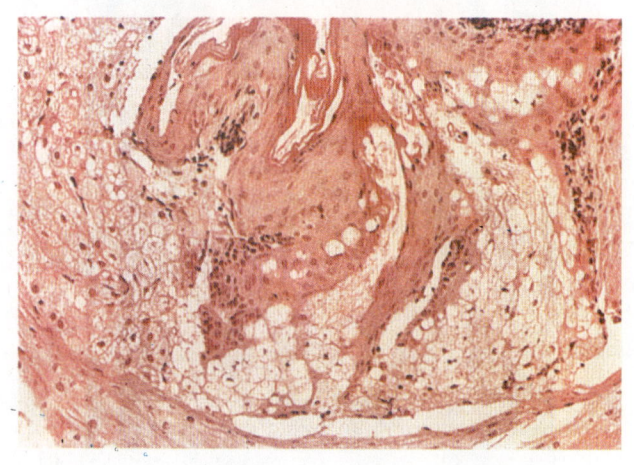

图2.23 食管鳞状上皮下方的异位皮脂腺。

先天性发育异常

先天性食管闭锁、食管瘘和食管狭窄（气管食管瘘）

流行病学和病理生理学

在出生人口中，完全性食管闭锁的发病率大约是1/3000。伴有普通的气管食管瘘的闭锁的发生率是1/800～1/1500。食管狭窄大约是出生人口的1/25 000[35]。食管闭锁男性比女性常见。发育未成熟的婴儿和单卵双生的婴儿发生食管闭锁的风险高于其他婴儿。偶尔食管闭锁发生于兄弟姐妹之中[36]。危险因素包括产前接触过铅、药物和一些物理因素，孕妇患有糖尿病以及母亲年龄小于20岁[38]。遗传因素包括Down综合征、18号染色体三体和各种其他染色体异常[39]。妊娠前3个月形成重要的器官，此时发生严重的病因学损伤常可引起许多相关的异常[40]。

在食管发育不全中，原始的前肠近端发育成气管而不是食管[41]。由于原始的前肠不能再通而发生食管闭锁；气管食管瘘发生于肺芽不能完整地从前肠分离出来。食管瘘的程度不同，取决于残留下来保持前肠上皮一致性的上皮数量。食管远端部分可以含有呼吸性上皮成分，意味着是前肠上段和下段间的移行区域，上段前肠分化为气管，而下段前肠则分化为食管下段[41]。

对一些有关动物模型和患有食管闭锁综合征的患者的研究提示，sonic hedgehog信号通路中基因改变的重要性。这些基因包括编码转录因子的 N-myc 和 SOX2，以及编码一个同源性解螺旋酶DNA结合基因的 CHD7，其对于染色体的结构和基因表达是非常重要的[42]。还有一些其他对于食管气管发育起着重要作用的基因（表2.1）；这些基因的异常也可以解释部分病例的食管气管畸形。

表2.1 正常食管气管发育必需的基因

基因	人类染色体定位
Foxf1	16q24
Gli2	2q14
Gli3	7p13
Hoxc4	12q13.3
RARα	17q21
RARβ	3p24
Shh	7q36
Tbx4	17q21-q22

临床特征

食管闭锁可能在如下情况下发现，例如产前发现胃泡小或缺如，孕妇羊水过多，或食管内有液体并出现盲端（图 2.24）。出生时为单脐动脉应警示临床医师有发生食管闭锁的可能。婴儿出生后最初的几个小时或几天内出现典型的反流、过多的流涎、窒息、吸入、发绀和呼吸窘迫。鼻胃管不能通过进入胃内可以证实诊断。胃和小肠内的气体提示存在远端气管食管瘘。多数食管狭窄的患者在食用固体食物时会出现咽下困难和反流的症状。

大约 1/3 的食管闭锁婴儿伴有累及心血管、胃肠道、神经系统、泌尿生殖或骨骼系统的其他先天性畸形[43]。这里简要描述一些比较复杂的伴发症。VATER 综合征包括脊柱缺陷、肛门闭锁、气管食管瘘和肾发育不良[44]。VATER 相关综合征的定义是至少要有 3 种 VATER 畸形。少数 VATER 综合征患儿可有其他缺陷，包括膈肌、生殖系统、心血管和神经管缺陷；口裂；膀胱外翻；小肠闭锁和脐膨出。VACTERL 畸形是一种综合征的亚型，具有 VATER 综合征与桡骨或其他的肢体缺陷[43]。10 000 个出生的婴儿中约有 1.6 个患有本病[43]。神经管和中轴前中胚层发育缺陷可能导致各种各样的改变[45]。VACTERL 患儿多半是男婴，有较高的围产期死亡率，并且平均出生体重要低于正常人群[46]。VACTERL 综合征胎儿母亲先前的胚胎死亡率高于正常人群。家族性 X 连锁 VACTERL 及 X 连锁 VACTERL-H 综合征的患儿由于导水管狭窄可致脑积水。

食管闭锁还与 CHARGE 综合征有关（包括眼缺损、先天性心脏病、鼻后方闭锁、生长发育迟滞、生殖器增生和耳畸形）[47]。眼-指-食管-十二指肠（Oculodigitoesophageoduodenal）综合征，也被称为 Feingold 综合征，是一种联合有手足畸形、小头畸形、食管/十二指肠闭锁、眼睑裂和学习障碍的显性遗传性疾病。畸形图显示异常染色体位于 2p23-24[48]。Bartsocas-Papas 综合征是由单侧或双侧肾发育不全、食管闭锁、膈肌发育不全、阴茎发育不全或肛门闭锁等组成[49]。

病理学特征

食管闭锁和狭窄有 6 种公认的类型（图 2.25 和 2.26）。在食管闭锁中，肥厚的食管和气管肌群紧密地混合在一起，而且肌层中含有肠肌外的神经丛。这是食管和气管不完全分离的一种表现。在食管上段有横纹肌而下段没有。伴随的先天性食管神经异常可导致食管运动障碍[50]。

食管狭窄有几种类型。狭窄长度从 2 cm 到 20 cm 不等，通常位于食管中段或远端。第一种类型狭窄，节段性狭窄和食管壁弹力缺失形成局灶性肌层肥大。少数病例的肌层肥大可累及整段食管。肌层肥大可能是由于肌间神经丛的炎症性损伤引起的，伴有产生一氧化氮的肌肉松弛神经的丢失[51]，而且可能与肥厚性幽门狭窄共存。第二种类型的狭窄，食管壁内有软骨性气管支气管残留和呼吸上皮，是胚胎期间食管和气管分离之前，颅脑延伸期间气管支气管原基隔离的结果。第三种类型的狭窄，是发生在食管壁的膜性横膈和网状结构阻塞了管腔，膜性横膈是含有中心小孔的纤维肌肉组织。这些异常可经外科手术治疗，但是当修补病变时患者经常发生残留食管的运动障碍，因

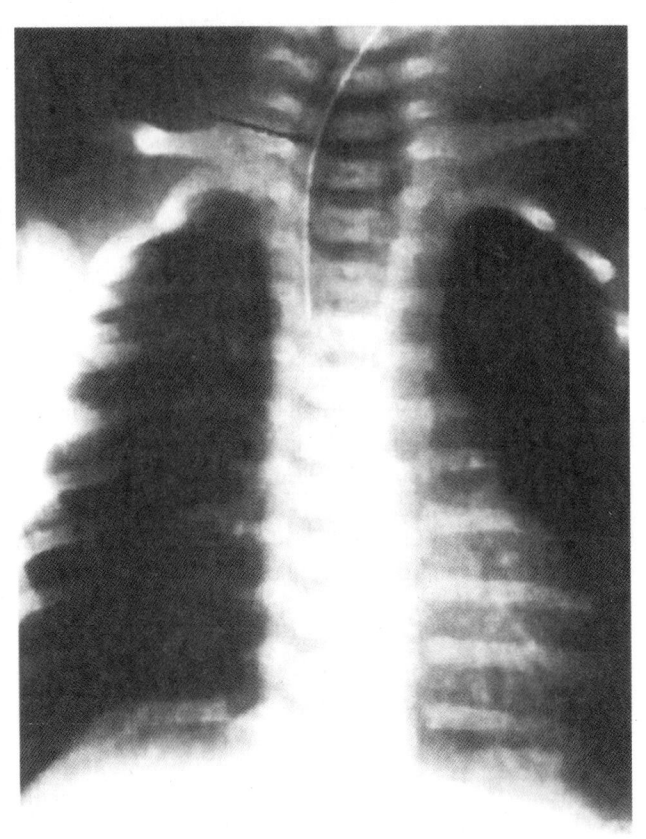

图 2.24 食管闭锁的 X 线片。饲管（箭头）终止于气体扩充的近端食管囊。

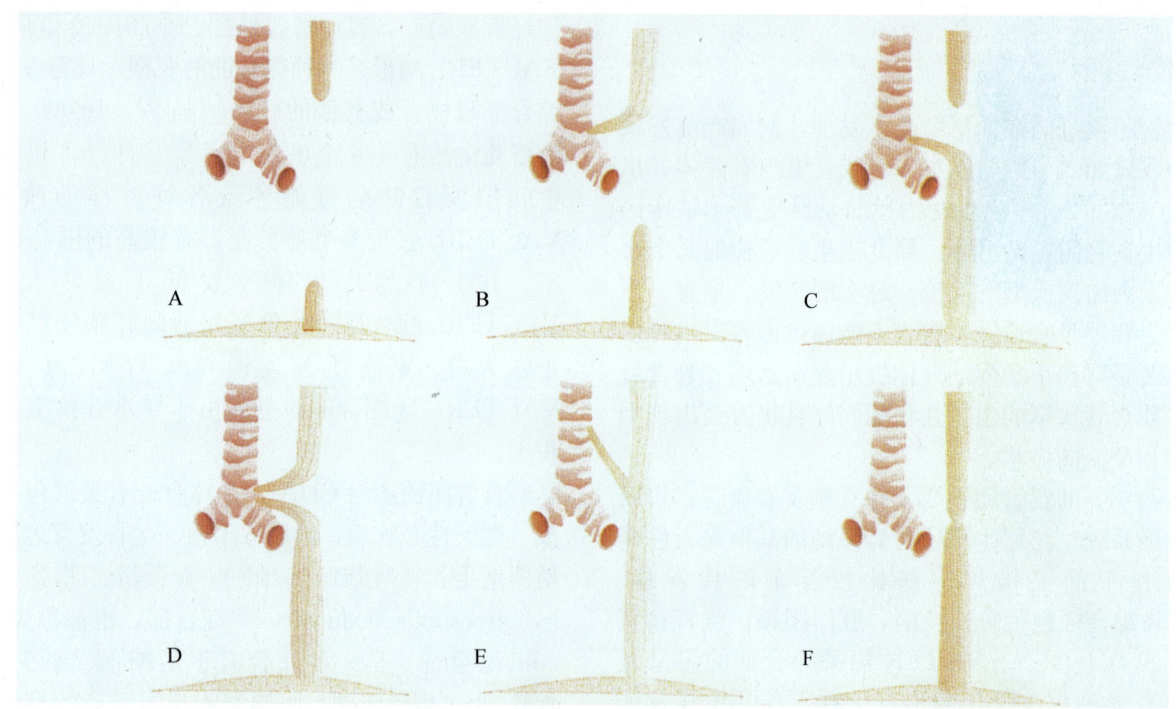

图 2.25 食管闭锁和狭窄。**A**：第一种类型的闭锁，部分食管仅为细的没有管腔的条索，上方盲端与咽部连接，下方通向胃组织。最常见的是，食管闭锁位于食管与气管分叉处或附近。**B**：第二种类型的闭锁少见。食管的近端和远端是完全分隔的。上段与气管连接。**C**：第三种类型的闭锁是最常见的畸形。下食管囊与气管或主支气管交通。**D**：第四种类型，上、下食管囊都与气管交通。**E**：气管分叉处的食管狭窄。气管食管瘘也在图示中。**F**：单纯性食管狭窄。

为剩余的食管可能有神经异常。这种运动异常往往导致胃食管反流性疾病，伴有胃食管反流性疾病所有的并发症[52]。食管再次狭窄也常发生，并导致吸入和呼吸系统感染。

先天性支气管食管瘘

支气管肺畸形较气管食管畸形少见，源于肺与食管原基分隔不全或多余的食管肺芽。如果肺与食管之间的联系缺乏，那么肺组织表现为一个隔离的器官。肺叶外隔离症解剖学上仍与肺隔离，并且有独立的胸膜。其常与食管邻近，也可能是相通的。少数情况下，肺叶内隔离与食管相通，表现为支气管食管瘘[53]。患者常在婴儿时就出现纵隔肿块。气管支气管软骨上皮性错构瘤是一种少见的相关性病变[54]，也来源于食管与气管的异常分离。它们含有气管支气管内衬上皮、软骨，有时也有异位的甲状腺组织或异源性胰腺组织。这些病变极其罕见，常发生在食管的远端[54]。

重复畸形

在所有的胃肠道重复畸形（duplications）中食管重复仅占 10%～20%。其发病率约是 1/8000[55]。胎儿食管上皮有三种类型：柱状上皮、纤毛柱状上皮或鳞状上皮，可发生三种主要类型的重复畸形：囊肿、憩室（在后面的章节讨论）和管状畸形。囊肿在重复畸形中约占 80%。重复畸形常在婴儿和幼年时发生，常常伴有吞咽困难、恶心、呕吐、体重下降、疼痛、出血、厌食、呼吸困难、哮喘或周期性咳嗽、肺炎等症状。

重复囊肿是位于食管后方的单房性含有液体的囊肿[55]，在食管壁内发生（图 2.27）或表现为带蒂的管腔内病变[56]。平均直径为 5 cm 左右。典型的食管重复畸形囊壁的肌肉层与食管壁的固有肌层相连续。食管重复囊肿与其他的胸腔内被覆呼吸性柱状上皮

支气管源性囊肿

支气管源性囊肿（bronchogenic cysts）位于前部，主要表现为气管食管分离缺陷和异常的来自于前肠的支气管芽。它们发生在纵隔、肺内或腹部。组织学上，包含软骨、平滑肌细胞和小的浆液黏液性涎腺腺体，并且通常被覆纤毛性、分泌黏液的呼吸性上皮细胞。其他的支气管源性囊肿可被覆呼吸性鳞状上皮，但缺乏软骨。

食管环和食管蹼

食管远端含有两个标定食管前庭近端和远端界限的食管环[57]。它们可单独或混合发生。肌性环位于食管的近端，与食管下段括约肌的上端相对应。它是一条宽约4~5 mm的匀称的增生性肌带，被覆鳞状上皮，在前庭联合处起着限制管状食管腔的作用。黏膜环或Schatzki环在人群中的发病率约占6%~14%，并且总是伴有食管裂孔疝。黏膜环是一条窄的、2 mm宽的横向的黏膜皱褶，突向食管腔内。其常位于鳞柱交界处，上段被覆鳞状上皮，下段被覆柱状上皮。黏膜环的核心含有结缔组织、黏膜肌层的纤维以及血管。固有肌层通常不参与其组成。由于同时存在炎症反应，黏膜环可能会发生狭窄[57]。表2.2对食管环和食管蹼作了对比。

食管蹼的发病率大约是0.7%~16%。先天性食管蹼的特征是在食管上段和中段出现被覆鳞状上皮的一个或多个薄的水平分布的膜状物。与食管环不同，食管蹼很少环绕整个管腔，它不突出于前壁，而是突

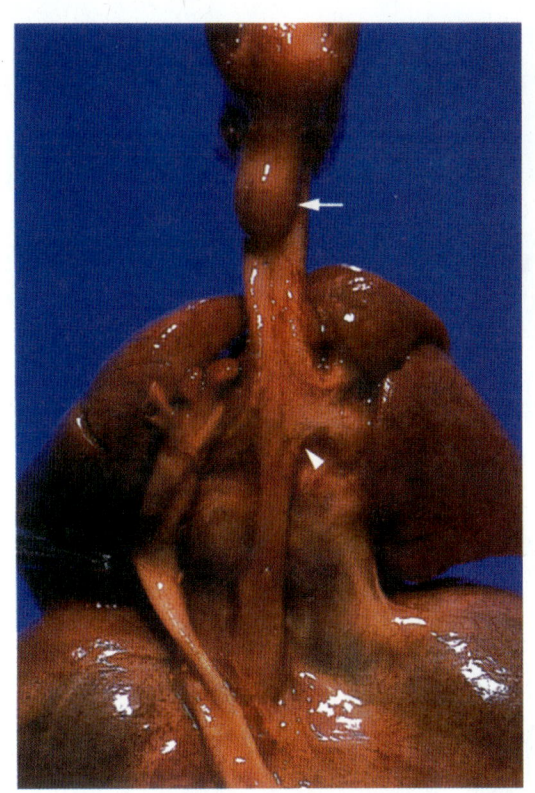

图2.26　气管食管瘘。从后侧看出生时有食管闭锁的新生儿的胸部和上腹部器官。上段食管盲端终止于圆钝的食管囊（箭号标记），在隆凸处远端食管与气管交通（箭头）。

（图2.28）、肠道立方上皮、复层鳞状上皮或胃上皮的囊肿难以鉴别。管状重复畸形常位于食管壁内并与真性的食管腔平行。与重复囊肿不同，管状重复是与食管任一端或两端的真性食管管腔相通。重复畸形通常有双层的固有肌层。

表2.2　食管环与食管蹼的对比

类型	流行病学	病理学	发病机制
环状软骨后蹼	伴有缺铁性贫血	薄层黏膜	● 自身免疫性 ● 铁缺乏
低位食管黏膜环	10%的尸检	中心为疏松的蜂窝组织，两面被覆薄层鳞状上皮	伴有食管裂孔疝 ● 先天性 ● 继发于食管炎
低位食管肌环	4%的尸检	肥厚的肌层，黏膜薄	正常解剖学的过度增大
环形的消化道狭窄	罕见，合并Barrett食管	纤维性，炎性组织	消化性食管炎

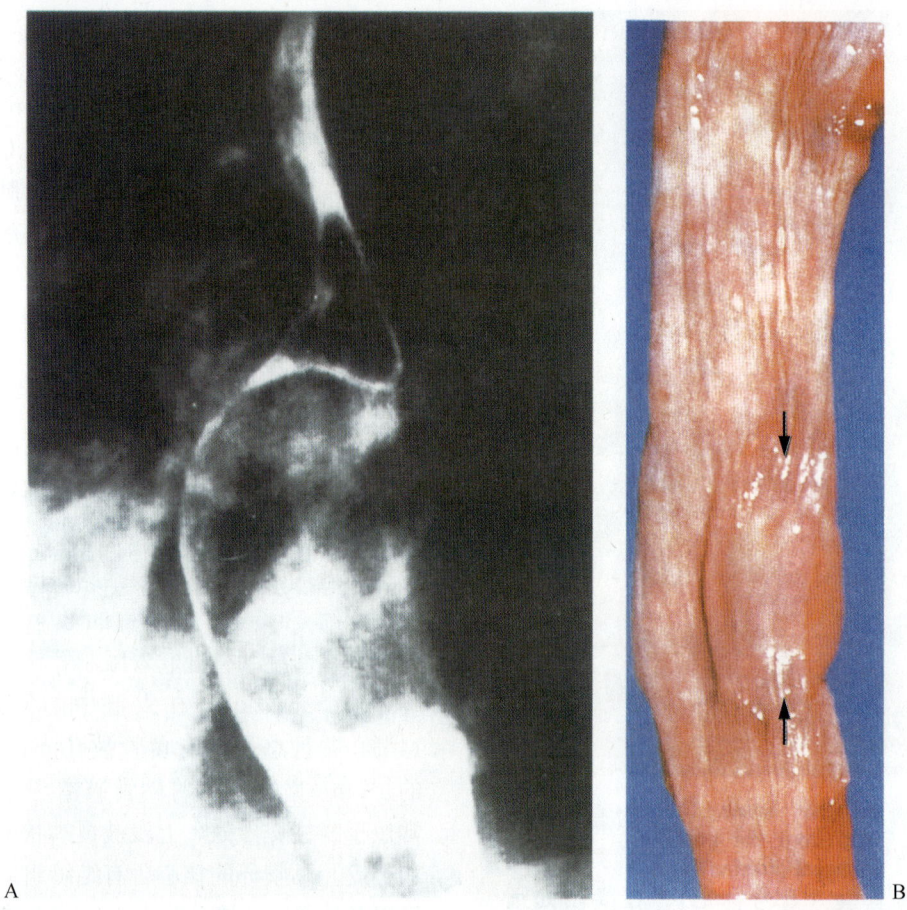

图 2.27 重复囊肿。A：近端食管壁内大的缺陷的 X 线片。B：另一个患者的囊肿（箭头）大体图片显示黏膜下隆起的香肠形肿块。

出于侧壁。食管蹼的厚度很少超过 2 mm。发生炎症后的食管蹼可并发多种类型的食管炎。因此，它们倾向于多发并且分布范围贯穿整个食管。组织学上，食管蹼由一薄层具有不同程度炎症的结缔组织构成，两面都被覆复层鳞状上皮。胃黏膜可能在远端食管蹼的表层下方。食管蹼的被覆上皮可能会发生肿瘤性的转化。

颈蹼、吞咽困难和缺铁性贫血并存被称为 Plummer Vinson 综合征或 Patterson Kelly 综合征[58]。它发生于中年妇女，伴有缺铁性贫血、舌炎、脾肿大、咽炎和食管炎。这种综合征的患者不是全都伴有食管蹼。相反，由于缺乏铁元素[59]，患者可有非推进性食管蠕动，这就解释了无食管蹼患者铁替代治疗后出现症状逆转的原因[59]。患者常有其他异常，其中一些患者有自身免疫性病因学，包括自身免疫性胃炎、溃疡性结肠炎、甲状腺疾病、Sjögren 综合征和乳糜泻[60]。起源于近端食管前壁的隔板样黏膜蹼偶尔延伸至侧壁或环周。它们有时为多发性。大多数位于环状软骨后方的 2～3 cm 内。

弥漫性食管壁内假憩室病

弥漫性食管壁内假憩室病（Diffuse Esophageal Intramural Pseudodiverticulosis，DEIP）在尸检中的发生率大约为 15%～17%。患病年龄从 8 岁到 83 岁不等[61]；男性较女性多见。本病有几种已知的相关情况，但由于多数是共同的，所以这种相互关系可能是偶然的而不是病因学的。可能的易感因素包括饮酒过度、食管反流、白色念珠菌病、疱疹病毒性食管炎、运动障碍和鳞状细胞癌。炎症、黏液或鳞状上皮碎屑引起的导管闭塞可以形成食管憩室。大约 75% 的患者出现食管狭窄。患者表现为吞咽困难和急性团块（例如大药丸、食团等）阻塞症状。这些症状可能是由并存的食管炎或食管狭窄引起的，而不是由假憩室病本身引起的[62]。

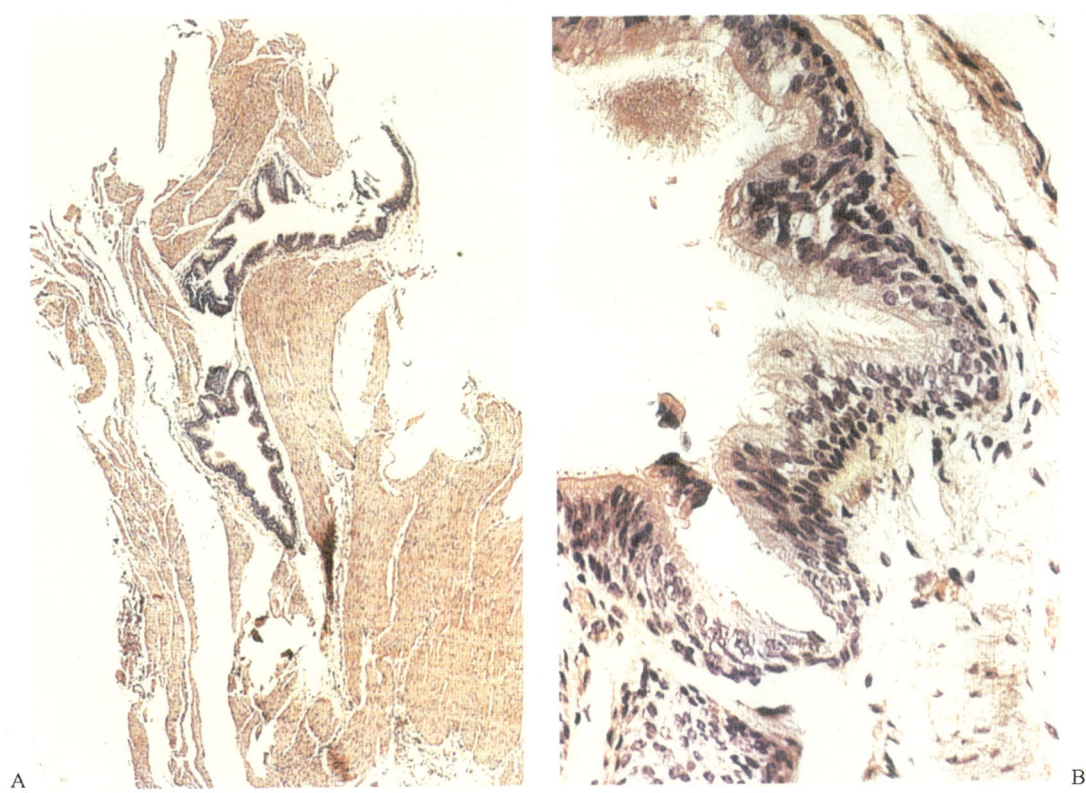

图 2.28　重复囊肿。A：食管固有肌层内被覆上皮的壁间囊肿。B：被覆纤毛呼吸性上皮。

多发性囊状扩张的黏膜下腺体导管形成无数的 1~3 mm 大小的烧瓶状憩室，开口针尖大，沿着食管壁均匀地呈线性分布（图 2.29）。它们大都发生于近端。食管壁内囊肿延伸到食管腔外 3 mm 或不到 3 mm。扩张的导管被覆复层鳞状上皮，这些上皮可能是增生性的（图 2.30）。腔内可能含有脱落的鳞状上皮细胞或炎细胞。包括细菌、真菌在内的微生物以及寄生虫，可能继发性寄居在囊腔内。非特异性急性或慢性炎症常环绕腺泡和导管。炎症可导致随后的黏膜下纤维化或狭窄的形成。

憩室

食管憩室（diverticula）呈一种外翻的囊状结构，包含所有或部分食管壁。可以根据它们的位置（咽食管、胸部或膈周）、发病机制（先天性、牵引性或搏动性）、真性或假性、先天性还是后天获得性这些因素进行分类（图 2.31）。鉴别先天性与后天获得性憩室的最重要的特征是获得性憩室缺乏完整的固有肌层。Zenker（下咽部）憩室是最常见（占 70%）的食管憩室。21% 的食管憩室发生在食管中部；8.5%

的食管憩室发生在膈上。组织学上，除了发生于 Barrett 食管的区域以外，所有的获得性食管憩室都被覆鳞状上皮。先天性食管憩室包含食管壁的所有成分，包括固有肌层，可以内衬柱状上皮、纤毛上皮或鳞状上皮。

Zenker 憩室（咽食管憩室）

Zenker 憩室（Zenker diverticula）患者一般为 60~70 岁的老年人。男性多发，男女比约为 2∶1。本病常发生于食管近端（图 2.32），在咽部食管交界处食管壁的薄弱部位黏膜外翻突出。大多数发生自下括约肌和环咽肌纤维之间的后部或后侧部，穿过名为 Killian 三角的稀疏的肌性三角区。这些搏动性的憩室源自于在吞咽过程中不协调的肌肉收缩。随着憩室进一步扩大，其突出于食管后壁和椎骨之间，导致食管近端的前壁移位，有时可导致食管压迫。

典型的患者表现为吞咽困难、口臭和反流几天前所进食物。可发生吸入和继发性肺炎。继发性细菌感染导致憩室炎。Zenker 憩室和颈部食管蹼或食管裂孔疝有时可并存。穿孔可导致纵隔炎。Zenker 憩室

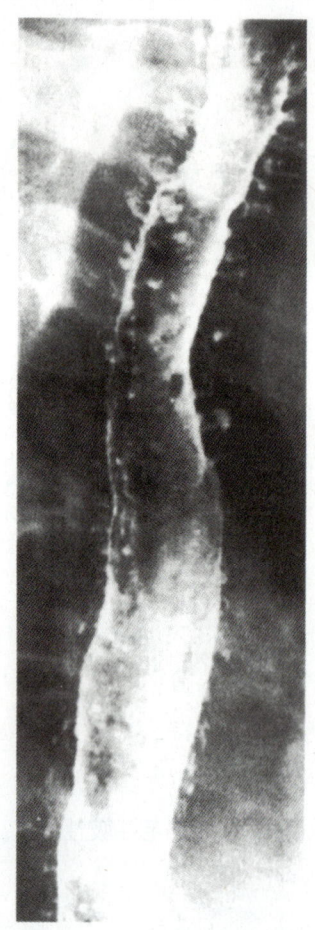

图 2.29 食管壁间假憩室病。食管的双重造影显示食管腔内有多个不规则的薄的外翻突起,其中一些有烧瓶状的底部。其代表了扩张的黏膜下腺体。

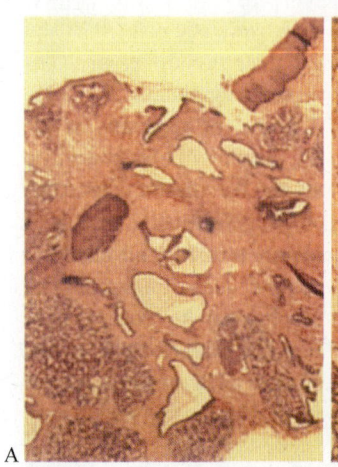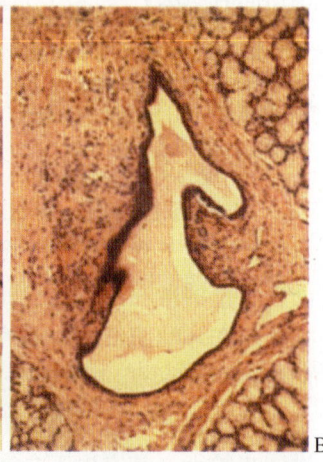

图 2.30 弥漫性食管壁间假憩室病。A:低倍镜显示囊性扩张的导管穿行在黏膜下腺体小叶间。一些导管已经发生鳞状上皮化生。B:高倍镜显示其中一个导管内可见浓缩的分泌物和衬覆扁平立方上皮。导管周围伴有轻度炎症浸润。

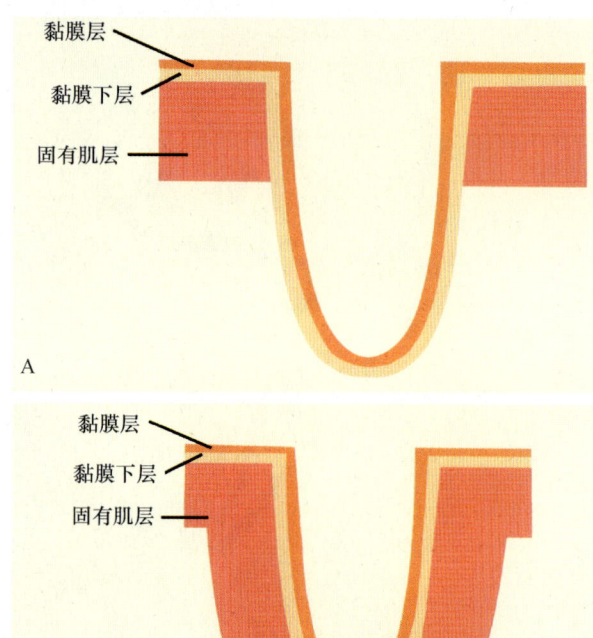

图 2.31 先天性与获得性憩室的对比。A:假性或获得性憩室倾向于出现外突的上皮或黏膜,穿过固有肌层。在某些情况下,黏膜下层紧贴黏膜层。B:相反,先天性或真性憩室表现为消化道全层疝出的结构,包括固有肌层。

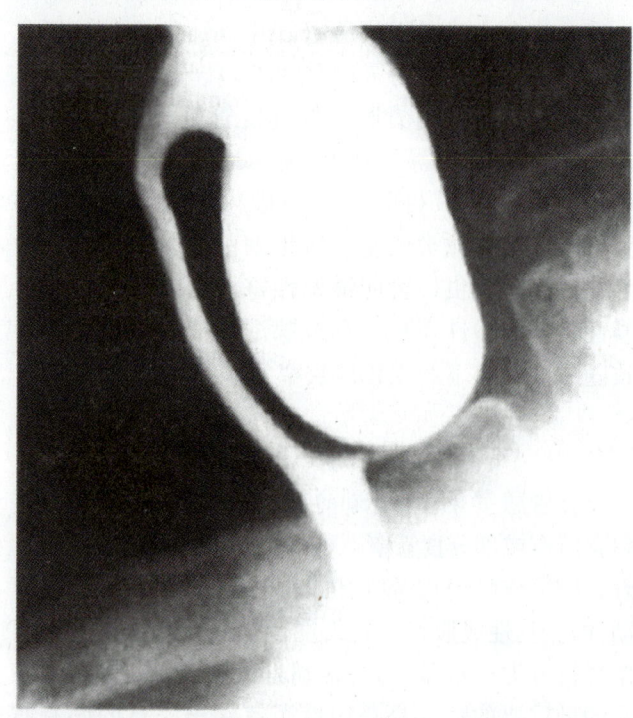

图 2.32 Zenker 憩室。食管吞钡试验的侧位显示憩室为一个大的袋状结构。

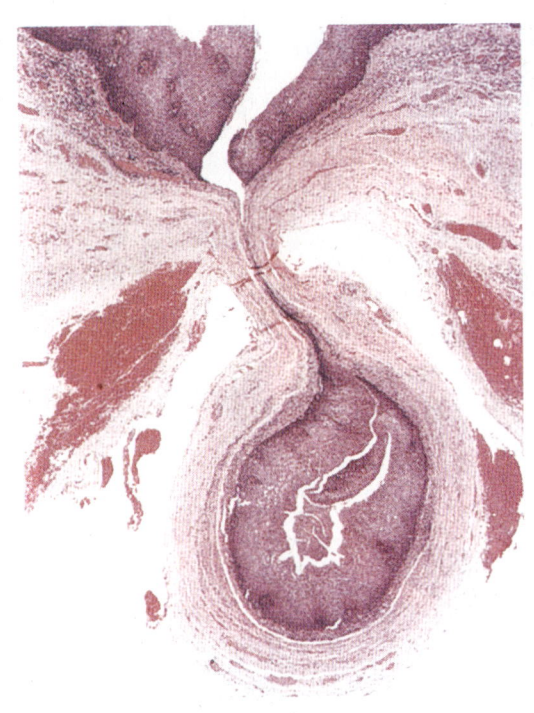

图 2.33　Zenker 憩室的组织学图像。黏膜、黏膜下层和部分固有肌层疝入食管旁组织。因此憩室由肌壁、黏膜下层和增生的鳞状上皮组成。

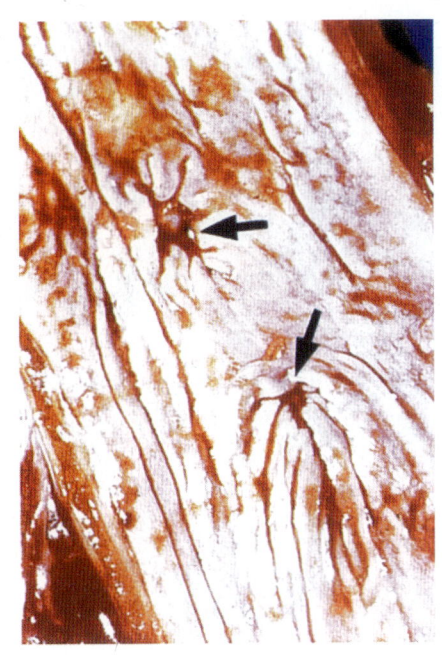

图 2.34　食管憩室。两个食管牵拉性憩室（箭头）的黏膜面的图片。

被覆鳞状上皮（图 2.33）。肌层变薄，食管壁出现不同程度的炎症。有时伴有显著的淋巴滤泡形成。也可发生溃疡。继发于长时间的炎症刺激，鳞状细胞癌的发病率约为 0.31%～0.7%[63]。

中段食管憩室

发生在气管分叉水平的食管憩室较食管颈部的憩室少见。除了并存的憩室病以外，中段食管憩室（midesophageal diverticula）几乎总是被偶然发现的。病变可单发或多发（图 2.34），通常发生于与纵隔炎相关的病变，导致食管壁受牵引而向外突出。其他的源于运动障碍的食管憩室，包括贲门失弛缓症或弥漫性食管痉挛。这些宽开口的憩室（图 2.35）是由具有不同程度炎症的鳞状黏膜和黏膜下层组成的，伴有变薄的固有肌层。

膈上憩室

膈上憩室（epiphrenic diverticula）非常罕见，常发生在中年人，是一种获得性病变。它们几乎总是搏动性憩室，是由于食管内压力增加将黏膜推向肌肉薄弱处引起的。它们常与其他疾病并存，包括食管裂孔疝、横膈膨升、癌症和（或）食管运动障碍[64]。憩室远端有肥厚的肌肉，支持功能性或解剖性梗阻在其发病中具有重要作用。患者可有胸骨后疼痛、吞咽困难和体重减轻的症状。其并发症包括吸入性肺炎和肺脓肿、憩室病、食管阻塞、食管穿孔、纵隔炎或出血。膈上憩室常发生于食管远端的 10 cm 内。这种憩室可呈球形，开口宽，而且与食管中段病变不同，病变范围可以较大。憩室含有鳞状黏膜和黏膜下层，但是没有固有肌层（图 2.36）。慢性炎症常见。由于与其他憩室同样的原因（例如，管腔内容物的淤积）导致的慢性炎症，膈上憩室也可发生癌变。

胰腺化生

胰腺化生（pancreatic metaplasia）常发生于 Barrett 食管[65]、贲门炎和嵌入斑片的病人。中位年龄为 52 岁，范围从 18 岁到 89 岁不等。鳞柱交界处所取的活检标本中 24%～60% 可见胰腺化生[65-67]。这些腺体常位于黏膜深层，最大径从 0.1 mm 至 0.5 mm 不等[65]。它们表现为小的成簇密集排列的细胞，或与邻近的化生性胃腺体混合而令人难以察

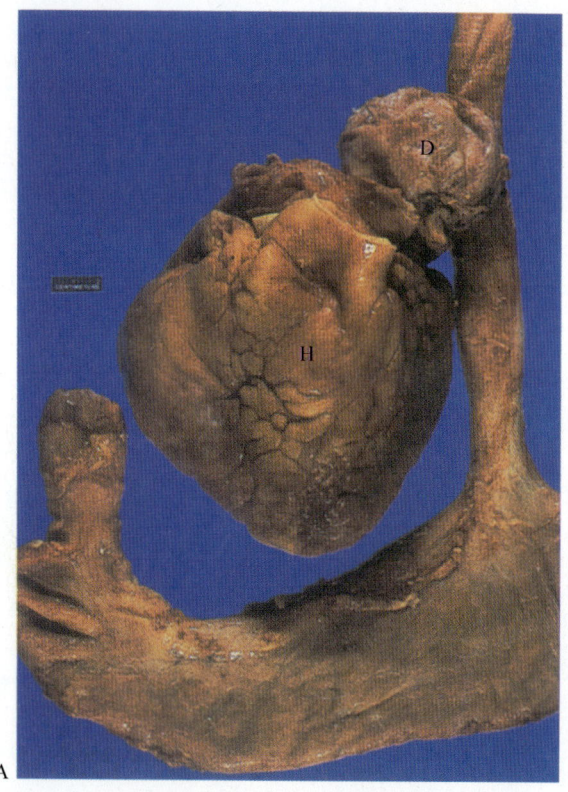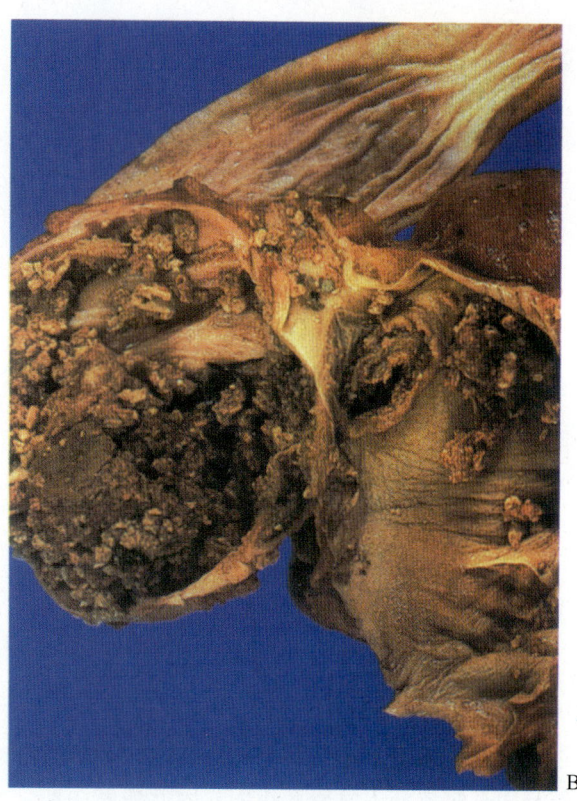

图 2.35　食管憩室。**A**：切开的心脏（H），未切开的食管和胃。显示从食管中段突出的大的囊状膨出物（D）紧贴于心脏。**B**：切开的标本显示一个含有坏死碎屑的大的憩室。憩室贴附于心包。

觉，或形成清楚的结节突出于黏膜之中。锥形的胰腺腺泡细胞顶部和细胞中间有丰富的嗜酸性粗颗粒，细胞基底部呈嗜碱性。细胞核小，位于基底，圆形，比较一致，偶尔可见清楚但较小的核仁。胰脂肪酶和淀粉酶染色腺泡细胞呈阳性反应。黏液细胞可与单个小叶内的胰腺腺泡细胞混合。内分泌细胞也可出现。胰腺化生部位缺乏胰腺导管、导管周围平滑肌纤维和胰岛细胞。

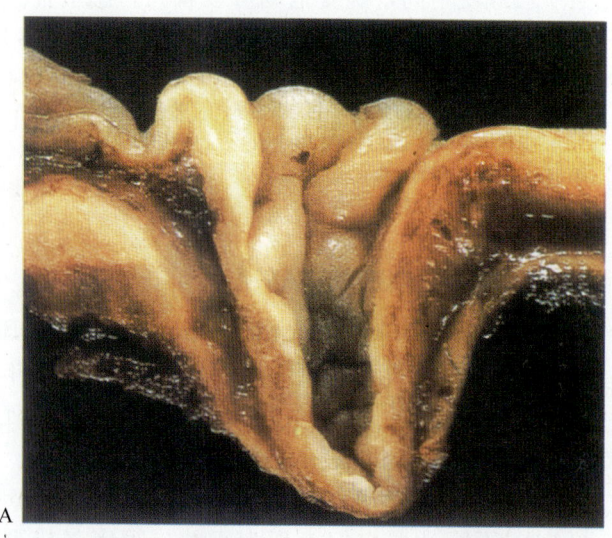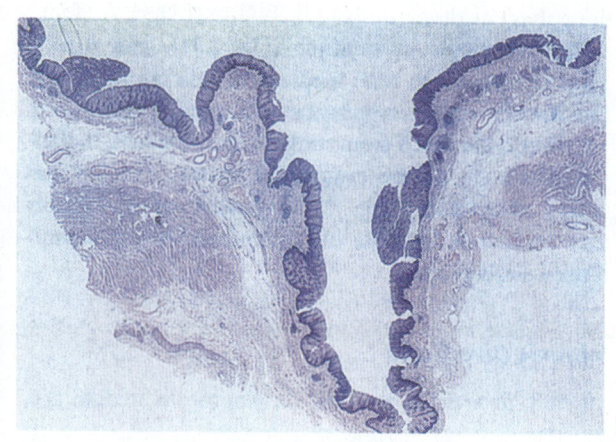

图 2.36　食管憩室。**A**：憩室的矢状切面，被覆棕色的鳞状上皮黏膜，外层变薄。**B**：图 A 的组织学切片。

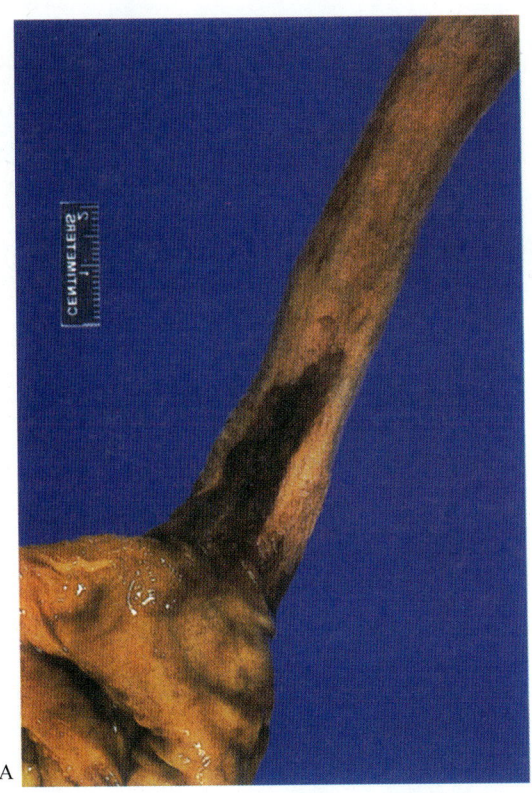 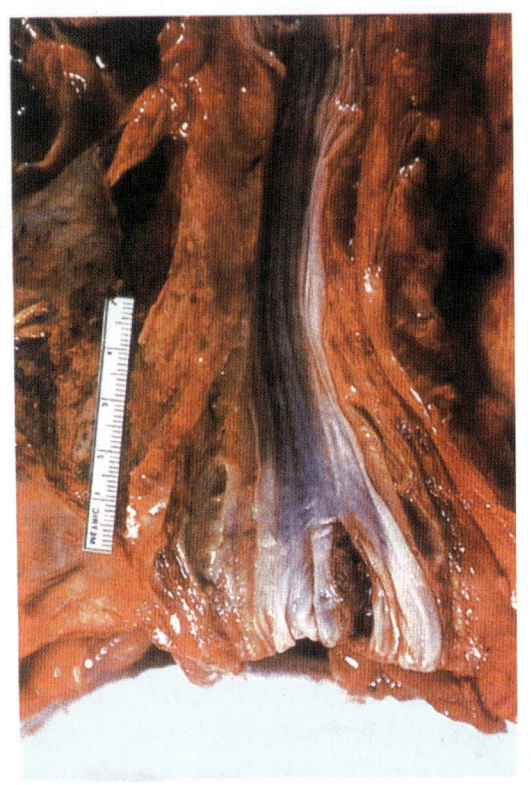

图 2.37　食管撕裂和穿孔。**A**：Mallory-Weiss 撕裂。这种撕裂常骑跨于胃食管交界处。也可见较深的溃疡。这种撕裂发生在已有食管炎的区域。**B**：伴有自发性透壁破裂的 Boerhaave 综合征。

黏膜撕裂、溃疡和穿孔

食管穿孔可发生于许多疾病背景（图 2.37）（表 2.3）。一家大医院的回顾性研究发现 10 年间有 26 例食管穿孔，其中仅 6 例是自发的，而 19 例是由仪器检查时引起的，其中大部分是因为贲门失弛缓症而行充气扩张[68]。因外来异物引起的穿孔常发生在生理弯曲处。自发性透壁穿孔符合 Boerhaave 综合征的诊断。自发性壁间撕裂符合 Mallory-Weiss 撕裂的诊断。当发生食管穿孔时，空气自由进出纵隔并蔓延至邻近组织，导致颈部可触及气肿、纵隔破裂音和胸腔积气。随着时间的发展，继发性感染可导致纵隔脓肿、脓气胸以及胸膜和肺化脓。

表 2.3　食管穿孔的起因

无论任何起因的食管炎
穿透伤
医源性损伤
　　气体性扩张
　　气管插管
　　　　手术中
　　　　内镜
外来异物
爆破伤
呕吐后（贲门黏膜撕裂综合征）
钝器伤（车祸等）
食管憩室
食管癌
腐蚀伤
硬化疗法
黏膜烧蚀疗法

Mallory-Weiss 综合征

Mallory-Weiss 综合征一词指的是由于食管或胃食管黏膜撕裂引起的消化道无痛性出血（图 2.37），常常伴有剧烈呕吐。有时，呕吐物沉积于以往发生溃疡的撕裂处。较小的外伤，甚至打嗝也能引起部分食管撕裂，通常发生于贲门上[69]。大多数患者为男性，有饮酒史和（或）滥用水杨酸盐，或食管裂孔疝病史。少数发生于儿童[70]，甚至婴儿。出血的危险因素包括门静脉高压或凝血障碍。这些撕裂约占上消化道出血的 5%～10%[71]。单发或多发的撕裂伤多沿着食管末端的长轴线分布,穿过胃食管交界处或位于胃体。超过75%的撕裂伤局限于胃内;平均长约1.5cm。这些撕裂伤的深度不定,通常仅位于黏膜;很少蔓延至固有肌层。距撕裂处一段距离可出现黏膜下血肿。这种组织学改变反映了撕裂时间关系。如果是急性的,可能很少伴有急性炎症反应。随着时间的推移,撕裂处周围可见急性和慢性炎症细胞浸润。以前的撕裂伤可能伴有瘢痕。Mallory-Weiss综合征引起的出血常可自发地停止;少于5%的患者可再次出血。

Boerhaave 综合征

Boerhaave 综合征(Boerhaave syndrome)典型的患者多为中年男性,常有饮酒史。这种疾病也可发生于儿童,甚至婴儿[72]。典型的临床症状是严重呕吐伴有持续的难以忍受的胸痛。有时可发生呕血。临床和影像学检查可显示胸腔内器官的病变。一些非特异性症状常可延误正确的诊断。死亡率约为31%。内脏内部及其外在支持组织之间压力突然发生改变,是胃肠道破裂普遍的发病机制[73]。发病前的背景不同,内脏器官由于食物、饮料、气体或任何几种的混合而过度扩张。其他的发病前的事件包括腹部破裂、大便时用力、分娩、癫痫、哮喘、长时间打嗝和神经系统疾病。

裂缝的特征是呈线性、纵向并且最常发生于左后侧部位,胃食管交界以上1~3cm(图 2.37)。撕裂长度在1~20cm,平均长2cm。黏膜部分的撕裂总是比肌肉部分长。为了患者存活,必须立即施行外科修补术。破裂修补后经常发生持续的反流[73]。

食管炎

概述

食管炎(esophagitis)有很多起因(表 2.4),最常见的原因是由于胃食管反流、感染和药物。食管活检可证实食管炎的起因,评估炎症的后果,追寻潜在的疾病,评价治疗反应。不管起因如何,大多数食管炎均有共同的组织学特征。因而,要证实一种特异的病因可能是困难的,除非能发现特异性的诊断特征,诸如病毒包涵体。此外,任一患者发生的食管炎均可有多种病因。

食管的炎症可以是急性的、慢性的或混合性的。轻微的食管损伤可导致可逆性的黏膜改变和短暂的炎症反应。与急性损害有关的改变包括气球样细胞和炎

表 2.4 食管炎的起因

胃食管反流
尿毒症
摄入物质
药物
腐蚀性物质
食物
移植物抗宿主疾病
感染
放射
吸烟
系统性失调
Behçet 综合征
Crohn 病
表皮松解症
天疱疮
结节病
硬皮病
外伤
气管插管
血管性疾病
食管运动障碍
修复性食管气管瘘
硬化疗法

细胞(特别是单核细胞)以及嗜酸性细胞的出现。可有基底细胞增生和乳头延长以及血管湖形成。严重的食管炎可出现溃疡、糜烂和中性粒细胞浸润。慢性炎症可导致黏膜下纤维化或缩窄。长期的反流性食管炎可导致 Barrett 食管形成。

各种起因引起的食管炎都可出现多核上皮巨细胞,它是一种非特异性修复性反应。黏膜含有多核(平均每个细胞有3个核,范围2~9个不等)的鳞状上皮细胞。它们常局限于基底部,但有时可同时累及基底和表面上皮。细胞核有一个或多个嗜酸性核仁,核周有空晕,但没有核内包涵体、深染或非典型性核分裂象[74]。在病毒感染的食管中也可见多核巨细胞,但免疫染色或遗传学试验可以将非特异性巨细胞改变与病毒诱导的区分来。

食管炎患者的细胞学检查可见有非特异性急性或慢性炎细胞,如中性粒细胞、嗜酸性细胞、淋巴细胞、浆细胞、组织细胞和红细胞等的混合。如果出现上皮细胞,常有退变。

反流性食管炎

"胃食管反流"一词指的是胃有时包括十二指肠

的内容物逆行反流到食管。"胃食管反流性疾病"一词指的是由于胃食管反流引起症状或组织病理学改变。反流性食管炎（reflux esophagitis）描述了胃食管反流性疾病患者食管黏膜的病理学改变。

人口统计学/流行病学

胃食管反流性疾病可发生于所有年龄的患者，甚至包括儿童和婴儿。其发病率约为3％～36％。男女发病率相等，但男性好发食管炎和Barrett食管。胃食管反流性疾病的发病率在白人中较其他人种高一些。胃食管反流性疾病也存在地理差异，非洲和亚洲的发病率非常低，而在北美和欧洲发病率高一些[75]。然而，胃食管反流性疾病在亚洲的发病率正逐渐增加。亚洲最常见的胃食管反流性疾病的类型是非糜烂性的反流。种族和地域人口统计学的差异提示了遗传和环境因素在胃食管反流性疾病的易感性方面均具有重要的作用[76]。

胃食管反流性疾病的易感因素包括吸烟、腹内或胃内压力增加（包括妊娠、腹水、肥胖），以及胃排空延迟。糖尿病、酒精性神经病变、贲门失弛缓症、硬皮病等引起的食管运动失调也是胃食管反流性疾病的易感因素。食管裂孔疝和食管狭窄患者特别容易发生胃食管反流性疾病。它也发生在手术操作之后。糜烂性食管炎在泌酸过多患者中尤其常见，例如Zollinger-Ellison综合征[77]。发生于婴儿和儿童的胃食管反流性疾病常常伴有先天性食管或胃畸形。胃食管反流性疾病也与囊性纤维化有关[78]。

病理生理学

胃食管反流性疾病是一种多因素的疾病（表2.5）。大多数患者食管下段括约肌的平均静止压力比未患胃食管反流性疾病的患者要低。这就使得酸反流至食管，导致食管炎的发生。炎症进一步削弱了食管下段括约肌的张力，增加了食管接触酸的机会[79]。患者本身清除反流物不够充分或速度减慢，胃排空延迟和（或）胃容积增加。反流物的本质和数量、与食管黏膜接触的时间长短以及反流发作的次数决定了是否会发生胃食管反流性疾病[80]。胃食管反流性疾病可以来源于酸性和碱性分泌物反流（图2.38）。仅由酸引起的反流变化相对较小，但当混有胃蛋白酶或胆汁酸时，可导致较为严重的损害[81]。胃蛋白酶需要一个酸性的pH环境充分发挥其损害性作用[82]。患者年龄、营养状况和其他的因素也影响黏膜抵御损害

表2.5　胃反流的起因或易感因素

食管下段括约肌压力差消失
食管末端压力消失
食管下段括约肌位置异常
食管裂孔疝
某些食物、酒精
吸烟
幽门狭窄
平滑肌药物
阿托品
β-肾上腺素
氨茶碱
硝酸盐
钙通道拮抗剂
平滑肌松弛剂
食管下段括约肌医源性破坏
外科手术
肌切开术
气球扩张
胃成形术
胃造瘘术摄食
鼻插管鼻饲
妊娠
食管运动障碍（黏膜清除不充分）
　　胶原性血管疾病
　　小肠假性梗阻综合征
　　自身免疫性神经病
　　糖尿病
Zollinger-Ellison综合征
食管黏膜抵御功能减弱
感染
先前化疗
胃压力增加
胃扩张异常
十二指肠内容物反流
食管和胃结构异常

和自身修复损害的能力。反流期间产生的自由基也能促成反流性食管炎的发生。这些自由基破坏细胞膜，因而改变了黏膜屏障。脂质过氧化物随着食管炎的级别的增加而增加；其在Barrett食管患者中含量最高[83]。

反流性食管炎和幽门螺杆菌感染的关系

有关胃食管反流性疾病和幽门螺杆菌感染的关系的研究常常得出矛盾的结论。这是由于幽门螺杆菌感染和胃食管反流性疾病之间的关系是复杂的，并且这些患者常常应用质子泵抑制剂（PPI）治疗，使得关

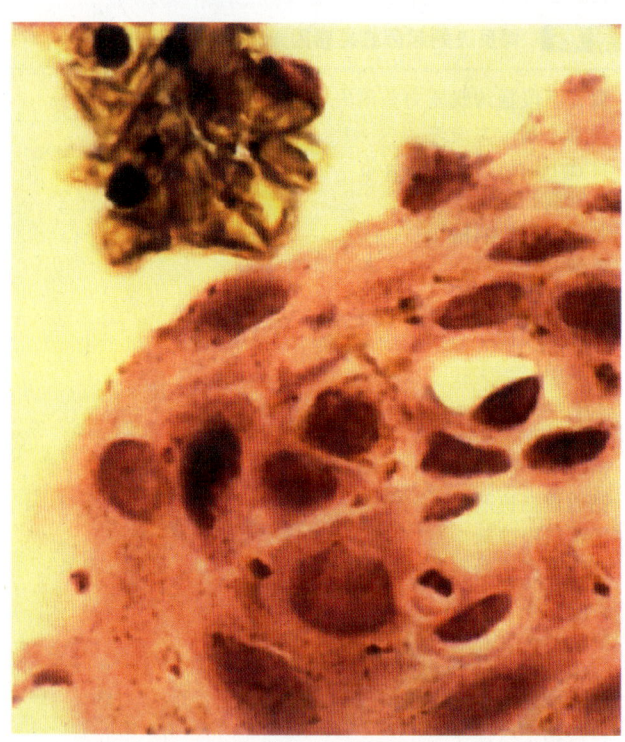

图 2.38 胆汁反流性食管炎。食管黏膜表面有胆汁晶状体被覆于鳞状上皮上。

系更加复杂化。争议的中心是胃酸分泌、HP 感染和胃食管反流性疾病之间的联系。在胃溃疡和胃体胃炎患者中，HP 感染的影响显著不同，胃酸分泌方式具有广泛差异。许多患者胃酸分泌是被抑制的，不再产生导致胃食管反流性疾病所必需的胃酸。在一些患者中，清除细菌导致泌酸能力明显恢复，可以产生足够的酸，从而胃内液体反流增强对食管黏膜的侵袭[84]。相反，十二指肠溃疡患者一般具有以胃窦部为主的 HP 感染性胃炎和保存良好的分泌胃酸的黏膜。这些患者的 HP 感染可能引起泌酸机制对于刺激反应过高，增加酸的分泌。这组患者中，HP 感染能增加胃液对食管黏膜的侵袭力。

目前西方国家流行病学的发展趋势提示一种相反的关系，即胃食管反流性疾病发病率增高和 HP 感染发病率降低[85]。胃食管反流性疾病患者中的低 HP 感染率、HP 清除后的胃食管反流性疾病的发病率增加，伴有某些相关类型的胃炎（萎缩性胃体炎）导致一种普遍认同的观点，即 HP 在食管中发挥保护性作用，可以阻止胃食管反流性疾病及其并发症的发生[85]。然而，正如所记载的一样，这些资料和它们的解释是矛盾的，使得这一题目始终引人关注。

临床特征

大多数人发生过短暂性轻微的反流性疾病，包括儿童和成人。特别是早产儿[86]。反流程度严重时才会出现症状。50％的有症状的患者可有并发症，包括食管炎、食管狭窄或 Barrett 食管。成人患者可有多种症状，包括烧心、反流、嘴里有苦味、吞咽困难、吞咽疼痛、恶心、呕吐、嗝逆、胸部心绞痛样表现和声嘶。反流可引起一系列症状，包括哮喘、慢性喉炎或咽炎、声门下狭窄和口腔疾病。一些患者可因食管溃疡而出现出血症状。并发症的发病高峰在 50～70 岁[87]。最严重的并发症是在 Barrett 食管的背景上发生癌变。

胃食管反流的婴儿和儿童的临床经过和预后是不同的，取决于疾病初发时的年龄。一些儿童可出现哮喘症状。患胃食管反流性疾病的婴儿也可出现阻塞性窒息。严重的龋齿也常见。儿童复发性胃食管反流性疾病最常见的并发症是由于热量丧失、呕吐、复发性支气管炎或反复的肺吸入而引起的肺炎导致不能健康成长。一些儿童需采用胃食管的胃底折叠术和（或）幽门成形术来减轻症状。

大体和内镜特征

食管疾病的严重程度不同，其大体表现也各不同。大约 1/3 有慢性胃食管反流性疾病症状的患者其内镜检查是正常的[88]。低级别的食管炎仅有组织病理学证据。红斑和红色条纹是内镜检查最先见到的异常。然后出现糜烂和溃疡；这些改变主要发生在远端，而在近端逐渐消失。食管脆而易碎，弥漫性发红和出血（图 2.39）；病变容易出血。当疾病进展时，溃疡融合，甚至于环周。食管缩窄和 Barrett 食管是严重慢性炎症的特征。长时间反流可导致食管缩短。可出现炎性息肉。鳞状上皮和柱状上皮的区别变得不那么明显了。有几种内镜分类用来评估食管黏膜的改变。最常见的两种是 Savary-Miller MUSE 系统和 Los Angeles 分类[89,90]。

组织学特征

食管活检可用于证实胃食管反流性疾病的诊断，记录其并发症，包括食管炎、Barrett 食管，或发生肿瘤；排除并存的感染。由于食管炎倾向于一种斑片状的结构，所以单一的活检很容易漏诊。目前的经验是在刚过 Z 线的末端取材以检查贲门炎（见后），在

2 食管非肿瘤性疾病

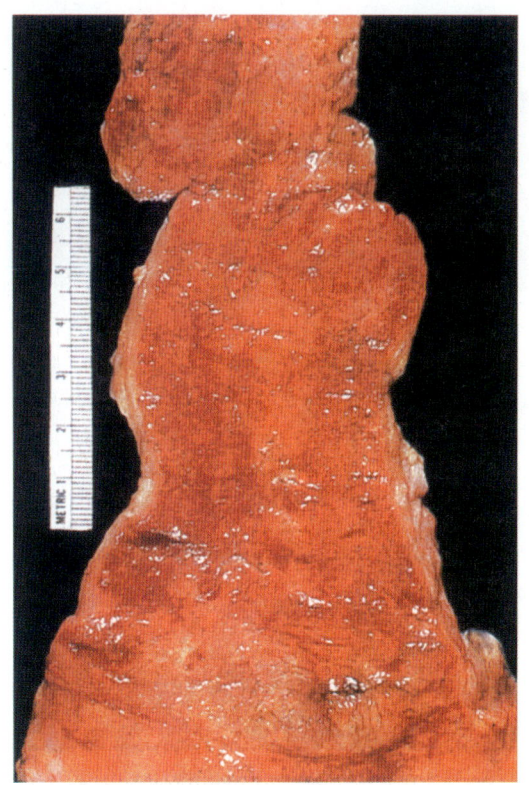

图 2.39　反流性食管炎。Z 线区遭到破坏。急性出血性溃疡性反流性食管炎显示有多个区域出现溃疡和红斑。

Z 线的近端活检探查食管炎，距 Z 线近端 3 cm 以内检查增生性改变，这些改变对于预测胃食管反流性疾病比远端活检更有意义。

反复发病引起的组织损害以及修复引起的组织学改变，反映了检查时疾病的活动性，并有以往损害导致的改变。食管炎可完全治愈，或可进展为后面讨论的多种并发症。有烧心症状的患者，食管活检常仅见基底细胞增生而没有炎症反应。基底细胞增生可进展为症状明显的食管炎。反流性食管炎有四个阶段：（1）急性期（坏死、炎症反应和肉芽组织形成）；（2）修复期（基底细胞增生和乳头延伸）；（3）慢性期（纤维化和 Barrett 食管形成）；（4）并发症（异型增生和腺癌）。

检查胃食管反流性疾病的活检组织时，应评估多种组织学特征（表 2.6）。对于胃食管反流性疾病的诊断，以下特征没有一种是绝对的标准，但每一种对于怀疑诊断都是有帮助的。在缺乏用药史或没有特异性微生物的情况下，活检组织显示食管炎，很有可能是由于胃食管反流性疾病引起的，特别是食管末端的活检组织。

表 2.6　急性食管炎的组织学特征

基底部增生（>15%～20%）
基底细胞间水肿
细胞核增大
基底细胞出现核分裂象
乳头延长（>75%）
微静脉扩张（血管湖）
上皮内嗜酸性细胞
多形核白细胞
淋巴细胞
嗜酸性细胞
棘层增厚
气球样细胞
糜烂或溃疡

上皮增生

正常基底细胞仅有 1～4 层细胞厚度；一般不超过整个上皮厚度的 15%。在胃食管反流性疾病的背景下，基底层厚度比例从 10% 增加到 50% 以上；乳头高度能增加到整个上皮厚度的 50% 以上，甚至到 75%[91]。内镜检查食管黏膜正常以及内镜下有食管炎病变的患者都可以看见这种改变。再生性改变的特征是细胞核增大，深染，并有局限于基底层的核分裂象（图 2.40）。可见明显的核仁。在增生的细胞中表皮生长因子受体（EGFR）的表达增强[92]。

基底层和乳头高度的准确评估需要定向好的标本。将上皮的厚度分为三层是有帮助的。乳头不应该延伸至上 1/3。下面的 1/3 被分为两部分，基底层应该局限在下面的 1/2 区域内。PAS 染色对于鉴别基底层和表层是有帮助的，能更准确地测量基底细胞增生的程度（图 2.41）。在细胞层次不够清楚的标本中，如果能看到至少 3～4 个乳头彼此平行排列，即使切面不是正切的，基底部的厚度也是可以评估的。在正切方向切片中，切片中乳头数目增加，对于评估是有帮助的。在这种背景中可看到重叠的毛细血管。当活检标本很小，或几乎没有固有膜，或标本放置方向不当时，评估基底细胞增生和乳头延伸十分困难，我们建议应在三个水平上检查活检标本以增加诊断的准确性。

如果发生明显的鳞状上皮增生，伸长的上皮脚延伸到下面的固有膜，这种病变称为棘层肥厚（图 2.42）。广泛的棘层肥厚，也被称为假上皮瘤样增生，可能提示浸润癌的存在。上皮表现为明显的再生性，胞浆嗜碱性，核浆比例增加，糖原缺失，核分裂活性

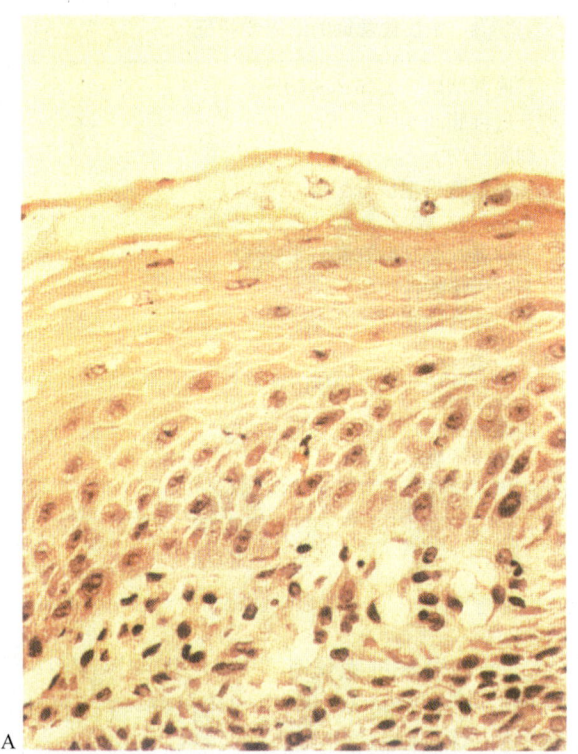 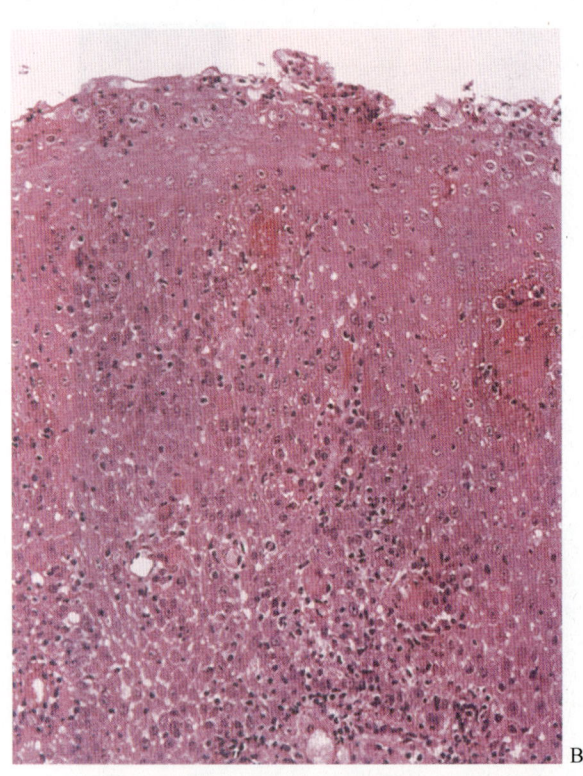

图 2.40 食管炎。**A**：伴有基底细胞增生的食管炎，并且固有膜内可见带状的炎细胞浸润。**B**：黏膜血管扩张，充血。食管炎的组织学改变与内镜下所见相符。上皮内见多量炎细胞浸润。上皮细胞缺乏糖原。

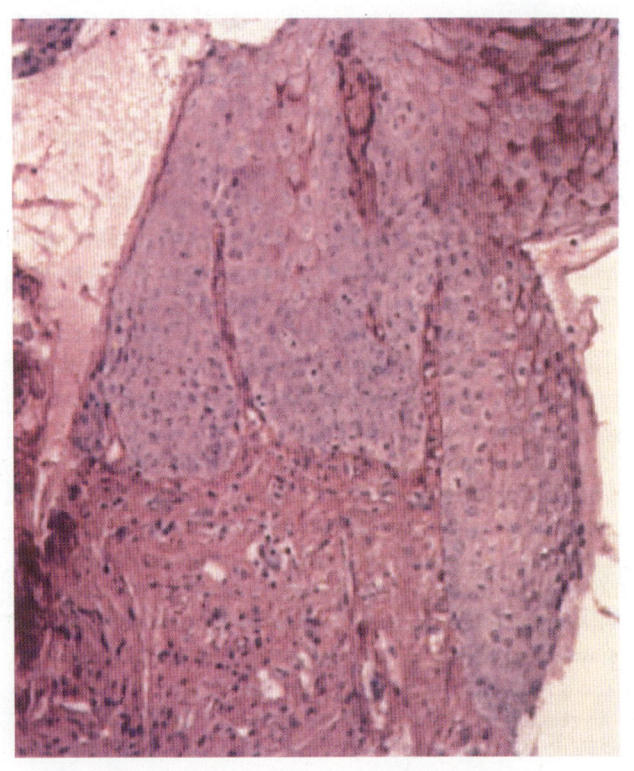

图 2.41 PAS 染色证实下方的基底膜具有规则性，上皮细胞缺乏糖原。

增加。然而，反应性细胞或多或少地保留它们的极性，缺乏异常核分裂象。缺乏见于高级别异型增生中的单个细胞角化。细胞核内可见明显的核仁，但细胞核的大小相对一致，在表浅的细胞层中可看到一些鳞状细胞成熟的证据。上皮和下面间质的界限清楚，除非有广泛的炎症发生。

上皮下的间质可出现炎症反应，但不应该出现纤维组织增生的改变。非常小的或细胞定向不清的活检标本，特别是伴有显著炎症和与炎症相关的非典型性时，可能无法诊断。如果完全不能鉴别反应性非典型性和异型增生，可以做出不能确定异型增生的诊断。在这种情况下，可建议一旦反流治愈后再次活检，以排除溃疡和炎性癌症的存在。作为一种诊断特征，增生的敏感性仅是 60%～70%[93]。基底细胞增生是一种可逆性的改变，经治疗可消失。增生也可伴发于其他类型的食管炎，所以对胃食管反流性疾病并不是特异的。

气球细胞

气球细胞（balloon cells）常发生在血管乳头状突起周围上皮簇的中部[94]。见于约 2/3 的胃食管反流性疾病的病例中（图 2.43）。增大的杯状细胞胞浆

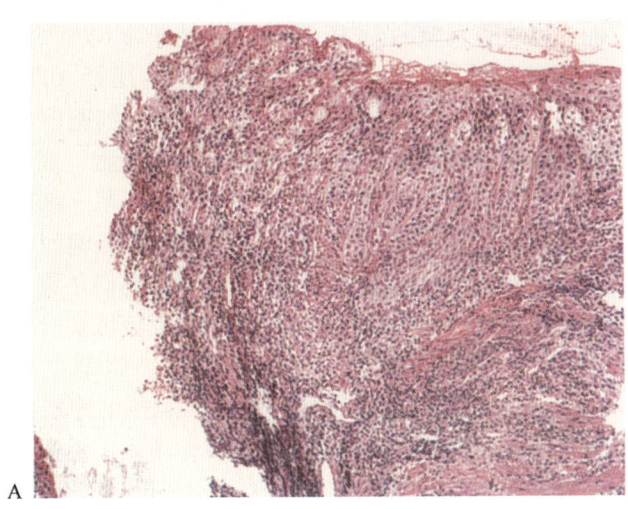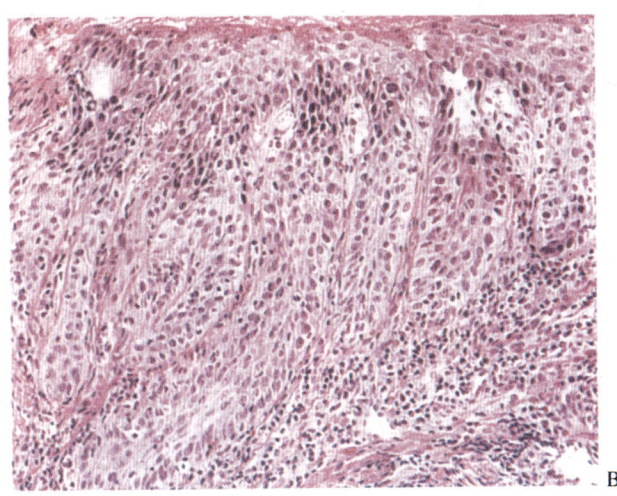

图 2.42 食管炎。**A**：可见棘层肥厚和不成熟的鳞状上皮。注意上皮延伸到下面的固有膜。淋巴管扩张和淋巴细胞浸润上皮层。**B**：图 A 的高倍镜观，显示棘层增厚伸长，糖原缺失的鳞状上皮延伸。上皮嵴之间的扁平细胞是乳头内受压的上皮细胞。增生病变的下面可见慢性炎细胞浸润。

肿胀；细胞内含有不规则的皱缩的细胞核或出现核碎片。由于表面上皮失去正常 PAS 染色强阳性的特性，气球样细胞可经 PAS 染色而凸显出来。PAS 染色也可帮助鉴别糖原棘层肥厚症患者中所见的增大的鳞状上皮和气球样细胞。气球样细胞的出现并不能确定胃食管反流性疾病的诊断，因为它们可以发生于任何受损伤的黏膜，无论任何原因。虽然如此，缺乏其他更多的特征，气球样细胞的出现可能是唯一提示某种类型损伤发生的线索。

血管改变

乳头毛细血管扩张（有时称血管湖）（图 2.44）

和出血是胃食管反流性疾病的早期组织学改变，但不具有特异性。这些血管湖相当于内镜下所见的红色条纹。高达 83% 的胃食管反流性疾病患者可发生毛细血管扩张，这与对照组患者仅 10% 的发生率形成鲜明的对比[80]。这种改变常常发生在没有炎症的情况下。扩张和充血的小静脉可达延长乳头的顶部。这种病变可以伴有黏膜内红细胞外渗。这种改变也可发生在许多其他类型的食管炎。

炎症

淋巴细胞。正常的黏膜和固有膜都可有少量的淋巴细胞，所以这种表现对食管炎的诊断没有帮助。然

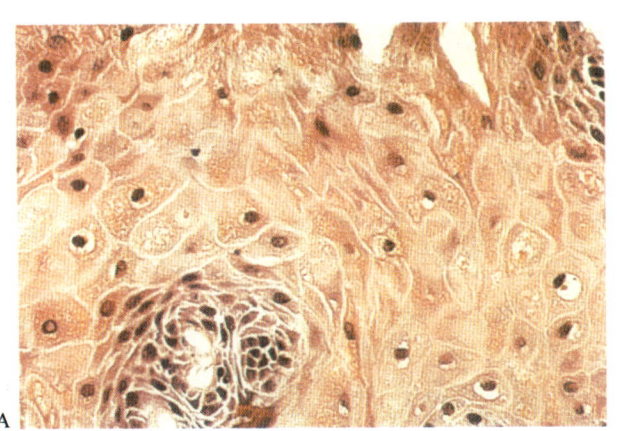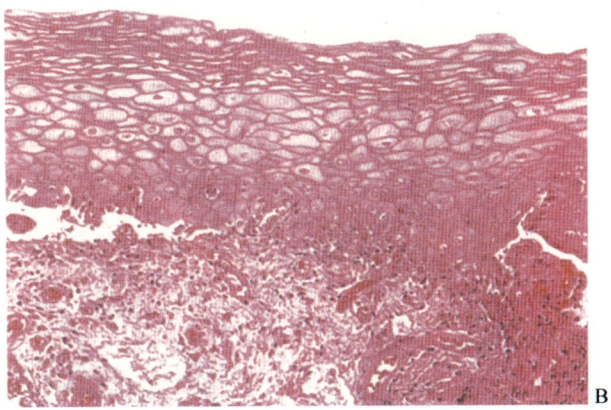

图 2.43 气球样变性。**A**：鳞状上皮细胞空泡状水肿变性表现为胞浆空泡变性。**B**：上皮比一般的淡染。其下的固有膜出血，并且上皮与下面的固有膜分离。

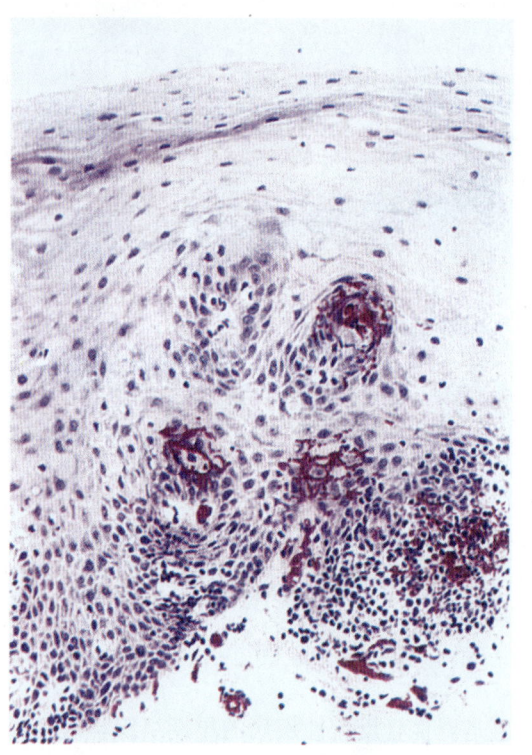

图 2.44 食管炎患者常发生血管湖和红细胞外渗。病变由乳头区开始，向外延伸。

而，胃食管反流性疾病的患者中是非常明显的[95]。食管炎的活检诊断要求平均每个高倍视野（HPF）要有 6 个以上的淋巴细胞[96]。由于淋巴细胞核的轮廓不规则延伸，因此有时被称为"弯曲细胞"或"核不规则的细胞"。弯曲细胞几乎没有细胞浆。细胞核的形状通常是弯曲的以适应存在于鳞状细胞间（图 2.45）。弯曲细胞显示 T 细胞表型[96]。它们是胃食管反流性疾病的部分炎症反应，但不是反流性食管炎的一个独立的标记物[95]。小部分淋巴细胞是上皮内 S100 阳性的抗原呈递细胞。偶尔，单核细胞浸润非常严重，以至于引起局灶性淋巴组织增生，类似于淋巴瘤。

中性粒细胞。鳞状上皮或固有膜内出现孤立的中性粒细胞，都是各种病因引起的急性食管炎的证据。中性粒细胞出现在 20% 或不到 20% 的反流性食管炎患者的食管黏膜上皮内，它是一个相对不敏感的标志。直到炎症严重和上皮形成溃疡时才出现中性粒细胞浸润。大量中性粒细胞集聚提示活检取自溃疡或糜烂区域。距离溃疡或糜烂区域越远，中性粒细胞数目越少。中性粒细胞最常见于 Z 线附近。

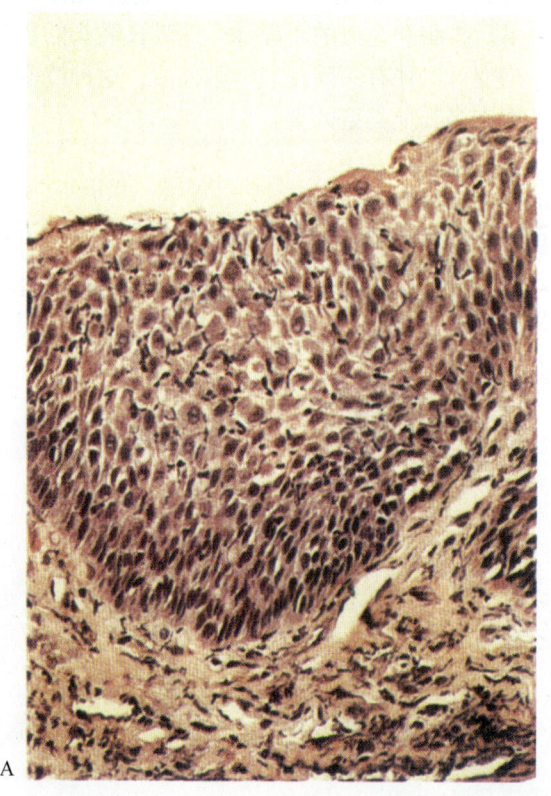
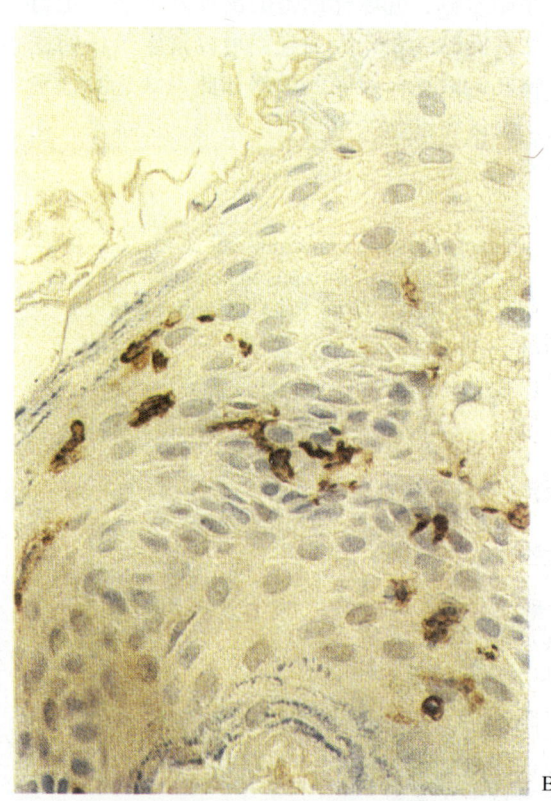

图 2.45 反流性食管炎的上皮内淋巴细胞浸润。A：位于上皮之间的淋巴细胞数量增加。B：LCA 免疫标记上皮间多量的淋巴细胞（棕色）。

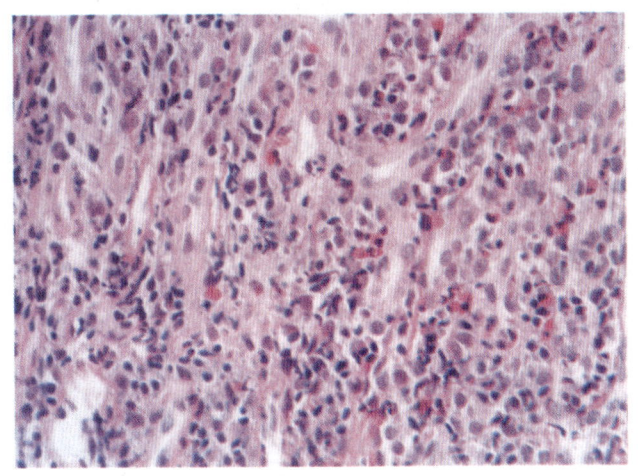

图 2.46 反流性食管炎中的嗜酸性细胞。上皮不成熟，缺乏糖原。上皮内多量嗜酸性细胞浸润。

表 2.7	伴有嗜酸性细胞的食管病变

原发性嗜酸性细胞病变
　　嗜酸细胞性食管炎
继发性嗜酸性细胞病变
　　嗜酸细胞性胃肠炎
　　高嗜酸性细胞综合征
继发性非嗜酸性细胞病变
　　感染
　　胃食管反流性疾病
　　肿瘤
　　血管炎
　　结缔组织疾病

嗜酸性细胞。 在上皮或固有膜内出现中等量的嗜酸性细胞（至少6个）强烈提示胃食管反流性疾病的诊断（图 2.46）[97]。儿童胃食管反流性疾病中嗜酸性细胞的浸润比在成人中更多见。其发生在早期，可以没有基底细胞增生的表现。黏膜内嗜酸性细胞浸润的其他原因列在表 2.7 中。在小的内镜活检标本中很容易鉴别嗜酸性细胞，甚至在活检标本定向不是很好的时候。60%症状严重的成年患者可以有嗜酸性细胞浸润，但上皮内嗜酸性细胞可以仅在局灶出现，在连续切片中寻找嗜酸性细胞非常必要，嗜酸性细胞的出现与疾病的严重程度无关[95,97]。由于仅在 40%～50% 的胃食管反流性疾病中发现嗜酸性细胞的存在，所以嗜酸性细胞对于胃食管反流性疾病来说并不是一个敏感的标记。显著的食管内嗜酸性细胞增多（>20 个上皮内嗜酸性细胞/HPF）和嗜酸性细胞微脓肿并不是胃食管反流性疾病的特征，而是嗜酸性细胞性食管炎的组成部分，这将在后面章节讨论。

胃食管反流性疾病中的糜烂、溃疡和瘘

反流性食管炎的黏膜改变不同，从前面已经讨论过的病变到急性食管炎、糜烂、表面溃疡（图 2.47～2.49）到炎症反应的蔓延，以致瘘的形成。鉴别食管糜烂还是溃疡的方法是看病程的深度。糜烂是表面的病变，局限于固有膜和黏膜肌层，除了最表浅的黏膜下层受损以外其他都未受损。与溃疡有关的坏死、出血和炎症蔓延至下面的黏膜下层和固有肌层。糜烂或溃疡区域附近的上皮常含有中性粒细胞、嗜酸性细胞和多量的淋巴细胞浸润。糜烂或溃疡（图 2.49）常含有肉芽组织、炎性渗出和溃疡基底部的纤维素样坏死。淋巴浆细胞浸润，常形成淋巴细胞聚集，成簇排列在糜烂或溃疡区域的周围。溃疡边缘的上皮常常变薄。基底细胞增生显著，常常占据整个黏膜的厚度，并且可能有显著的棘层肥厚。这些改变常常偶尔伴有奇异的上皮细胞或间质细胞。

糜烂或溃疡可孤立存在或融合在一起；它们常常共存。在反流性食管炎中受损的黏膜很容易继发感染。因此，溃疡和邻近的组织应仔细检查看是否存在真菌或病毒感染。如果出现明显的溃疡，可能形成纵嵴（图 2.48）。这种纵嵴由增生性、角化过度、棘皮增厚的鳞状上皮和扩张的固有膜组成；凹陷处代表线性溃疡。交错的纵嵴和溃疡在贲门突然终止；在近端它们常逐渐进入周围的鳞状上皮。化脓性肉芽肿常发生。

食管的消化性溃疡也可发生在反流性食管炎的背景上；同发生在别处的消化性溃疡相似。这些溃疡侵蚀肌层，并导致穿孔。消化性溃疡表现为大的卵圆形病变，界限清楚，边缘抬高而中心可见深在坏死。愈合时可形成狭窄。大约 10% 伴有严重的反流性食管炎。纤维化常见，并可蔓延至黏膜下层或更深的部位，有时可能蔓延至食管周围组织。尽管消化性狭窄几乎总是累及食管远端，但偶尔也可累及食管近端。近端狭窄长度平均约 2～4 cm。严重的反流性食管炎、反流性食管炎患者鼻饲插管或 Zollinger-Ellison 综合征患者可发生广泛的狭窄。

鉴别诊断

鉴别诊断包括食管炎本身和伴有各种反应性改变的肿瘤。前一章节讨论了提示反流性食管炎诊断

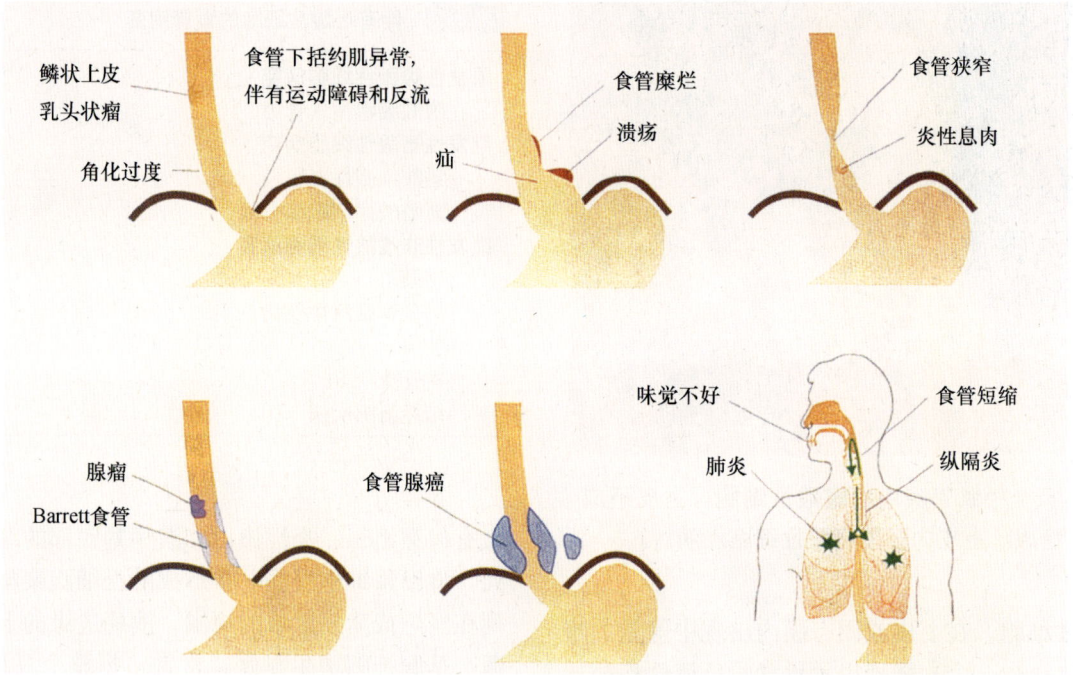

图 2.47　反流性食管炎的并发症。LES，食管下段括约肌。

的组织学特征，但是正如所介绍的一样，没有一个是特异性的，因为它们是对于各种损伤引起的共同的改变。鉴别诊断中所需考虑的疾病包含在表 2.4 中。

胃食管反流性疾病患者活检的反应性改变可能伴有明显的非典型性（图 2.50），以至要与浸润性和非浸润性肿瘤进行鉴别诊断。当基底细胞增生占据整个黏膜厚度时，表现为高度的反应，可能类似于鳞状细胞异型增生。反应性病变的黏膜在结构上一致，相对规则有序，乳头也一致。相反，异型增生性病变表现为无序（不规则），很少见伸长的乳头，如果存在，在结构上也是不规则的。增生的鳞状上皮细胞可以出现非典型性，但它们是比较一致的彼此类似的非典型性。增生细胞的细胞核增大，常有光滑的核膜，核仁明显，染色质松散，几乎没有细胞核重叠现象。细胞保持正常的极性，缺乏异常的核分裂象。

再生明显的鳞状上皮表现为片状或不规则的巢状，假上皮瘤样增生，溃疡基底可见奇异的间质细胞，或在肉芽组织或溃疡基底出现增大的反应性内皮细胞，都类似于浸润性癌。常规组织学检查和标记内皮细胞和 CK 的免疫组化染色，可以鉴别一些修复性病变和恶性肿瘤。奇异的间质细胞呈单个或两三个一组分布，总是出现在明显的肉芽组织中。细胞核正常或在大小上几乎正常，无相互重叠现象。如果非典型性局限于内皮细胞标记阳性的细胞，可以肯定是炎症性病变。出现孤立的 CK 标记阳性的细胞，高度提示为浸润性癌，特别是如果 CK 阳性的细胞伴有明显的非典型性或位于纤维组织增生性间质中。然而，一些间质细胞偶尔也可表达 CK 抗体，所以应谨慎解释其免疫反应。另外，孤立的良性上皮细胞可落入严重的炎性间质中。一些伴有明显非典型性和重度炎症性病变的病例，明确诊断可能需要延迟到炎症反应消退以后。

化脓性肉芽肿可类似于食管癌，特别是如果肉芽肿变大并呈息肉样时。这些增大的病变可经息肉切除术切除。CK 染色和血管标记可以作出正确诊断。最后，显著的淋巴细胞增生可能类似于淋巴瘤，但免疫组化可用于证实炎症性浸润的多克隆性本质。

贲门炎

正如前面所提到的，贲门如何定位，它是一种正常结构还是一种化生性病变，均有明显的争议。贲门黏膜是否含有胃壁细胞也是有争议的。我们认为贲门黏膜是分叶状的分泌黏液的腺体，含有或不含有胃壁细胞。不管怎么看待贲门，贲门炎（carditis）的诊

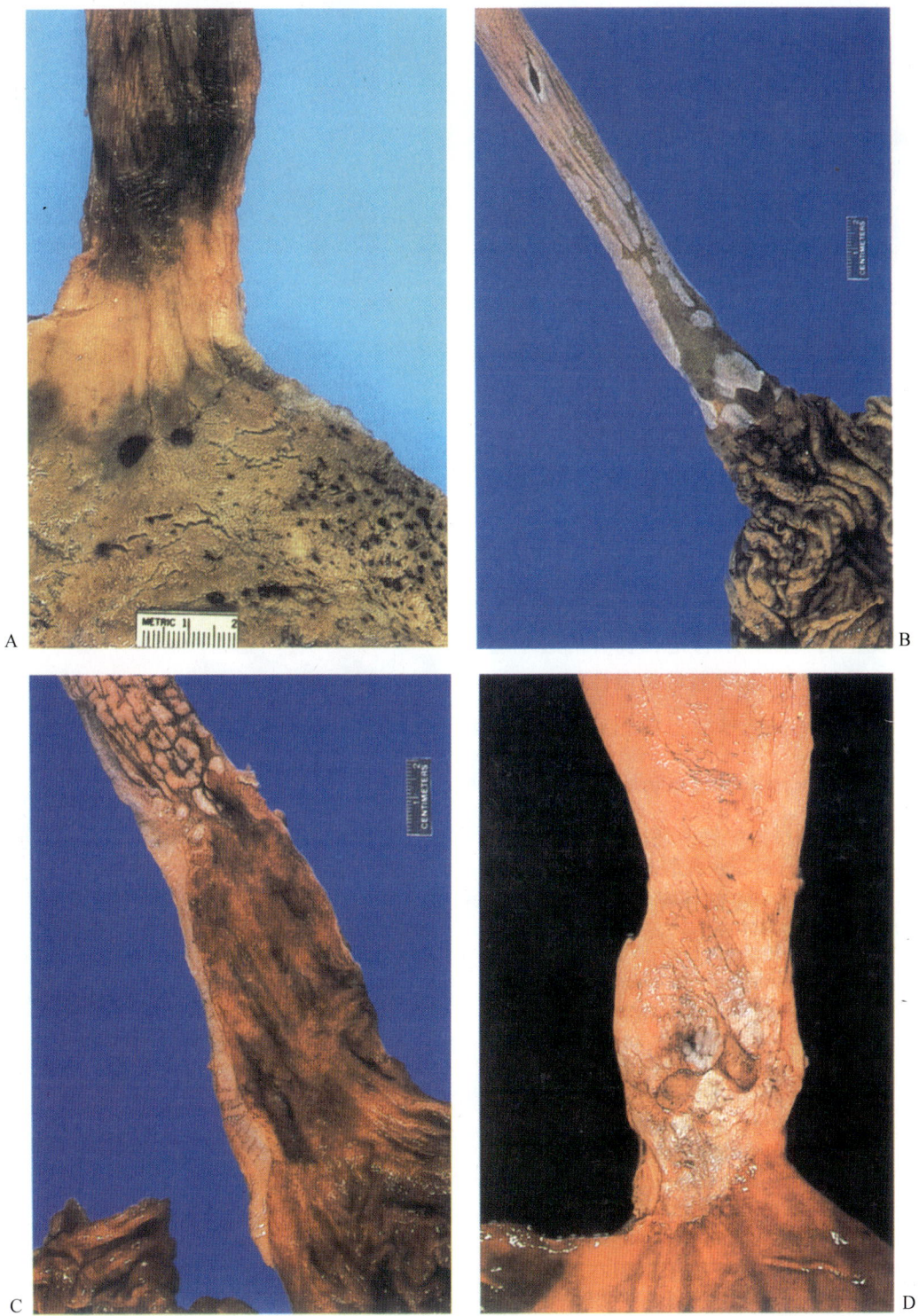

图 2.48 反流性食管炎的大体特征。**A**：这张照片显示应激性胃炎和反流性食管炎。胃皱襞延伸超过棕色区胃的远端部分，终止于出血区。Z 线结构破坏。其上黏膜出现溃疡、出血和糜烂。**B**：可见有多个连续和非连续的线性糜烂和溃疡区。组织学上，最远端的正好在 Z 线上方的食管中心的病变为 Barrett 食管。在周围黏膜中残留的糜烂性病变常呈棕褐色。与正常相比，由于角化过度，食管远端的上皮也显得更白。**C**：严重的 Barrett 食管发生在反流性食管炎的背景上。可见胃黏膜皱襞的末端，近端红色上皮延伸到食管。沿着食管的纵轴，恰好位于胃食管交界处上方有两个线性溃疡。近端可见两三个糜烂。黏膜较近端的部分可见嵴和谷底。嵴顶部的白色上皮黏膜与角化过度有关。**D**：角化过度区和溃疡。这个特殊的病例，Z 线区保留，无 Barrett 食管的证据。

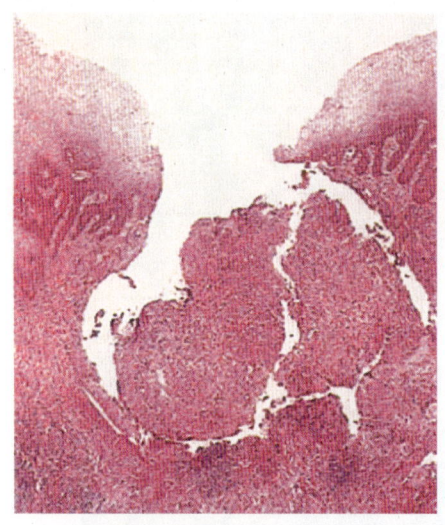

图 2.49　食管溃疡。溃疡底被肉芽组织充填。邻近的鳞状黏膜可见反应性增生。

断总是很容易的。正如病名所提示的一样，贲门炎是贲门型上皮发生的炎症，不管是在食管的远端还是在胃的近端。这种炎症本质上常是慢性的，由淋巴细胞和浆细胞组成。急性贲门炎可见有急性炎细胞浸润。

主要的问题在于贲门炎是不是胃食管反流性疾病、幽门螺杆菌感染性胃炎，或者是二者的一部分。回答是两者都是，因为胃食管反流性疾病和幽门螺杆菌感染性胃炎二者在贲门上皮部分有相似的组织学特征，鉴别其起因需要评估贲门炎在食管或胃中并存的病变背景。如果仅靠一块活检鉴别贲门炎的起因是困难的。多块活检，检查鳞状上皮和（或）胃上皮可确定贲门炎的起因。如果在食管鳞状上皮活检中，有胃食管反流性疾病的典型特征，那么贲门炎极有可能是胃食管反流性疾病的一部分。在这种情况下，在胃内不会出现相似的症状。早期的研究提示，与 pH 值监控的研究结果相比，对于胃食管反流性疾病，慢性贲门炎可能是比累及鳞状上皮的炎症更敏感的标记物[98]。这种背景下的贲门炎的特征是固有膜内有淋巴细胞、嗜酸性细胞或浆细胞浸润（图 2.51）。常常可见胃小凹增生。表面可呈绒毛状。随着距离鳞柱交界处距离的增加，炎症一般减轻。胰腺化生也常见；在幽门螺杆菌感染性胃炎中胰腺化生不常见。胰腺腺泡常常融合在贲门腺中，不易发现。

有人认为如果内镜检查鳞柱交界正常，那么贲门炎与 HP 感染有关；而鳞柱交界不规则，伴有短柱状的片段和舌状结构，则常常与胃食管反流性疾病引起

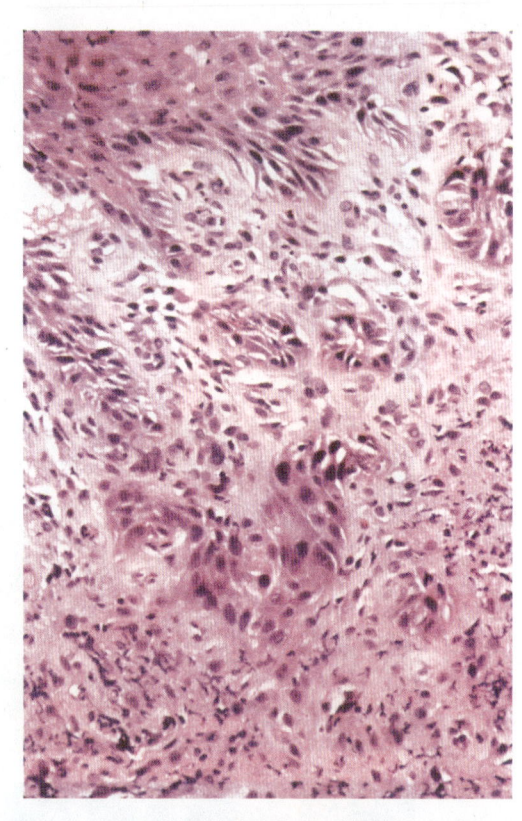

图 2.50　本例为严重的反流性食管炎，棘层上皮增厚，可见明显的炎症性非典型性，类似于浸润性鳞状细胞癌。然而，单个细胞可见有丰富的胞浆，核不相互重叠，未见异常核分裂象。也可见有细胞间水肿。

的贲门炎有关[99]。遗憾的是，鳞柱交界常常不为解释活检标本的病理医师所认知。HP 感染常开始于胃的远端，逐渐向近端移动。在胃活检中出现慢性胃炎，慢性贲门炎更有可能是 HP 感染。

感染性食管炎

概述

由于器官移植导致免疫防御改变的患者数目增加、癌症过分的治疗、人口老龄化、类固醇激素和其他免疫抑制剂应用的增加以及 AIDS 的流行，感染性食管炎（infectious esophagitis）的发病率有所增加。各种临床背景促使患者更容易患上感染性食管炎。这些包括胃食管反流性疾病、全身虚弱、年龄增大、免疫缺陷状态、慢性酒精中毒、糖尿病和食管运动障碍。某些恶性疾病能增加患病的风险，特别是血液系统恶性肿瘤。胃食管反流性疾病或解剖学异常也使患者更容易患上感染性食管炎。

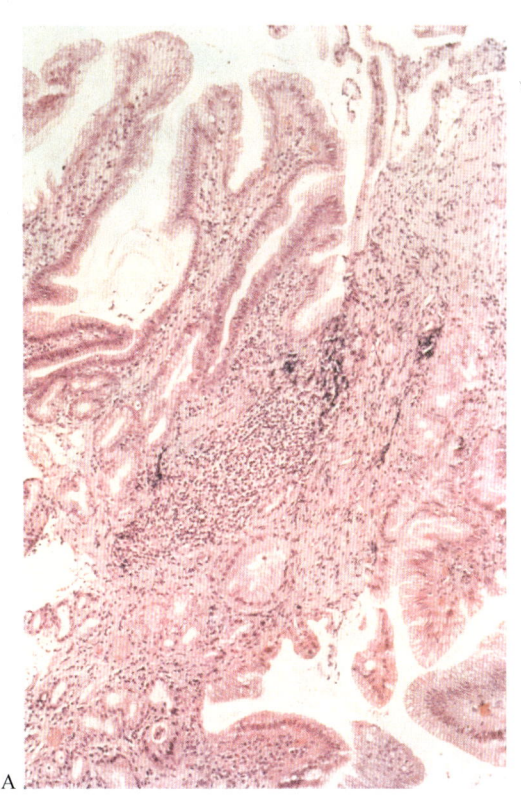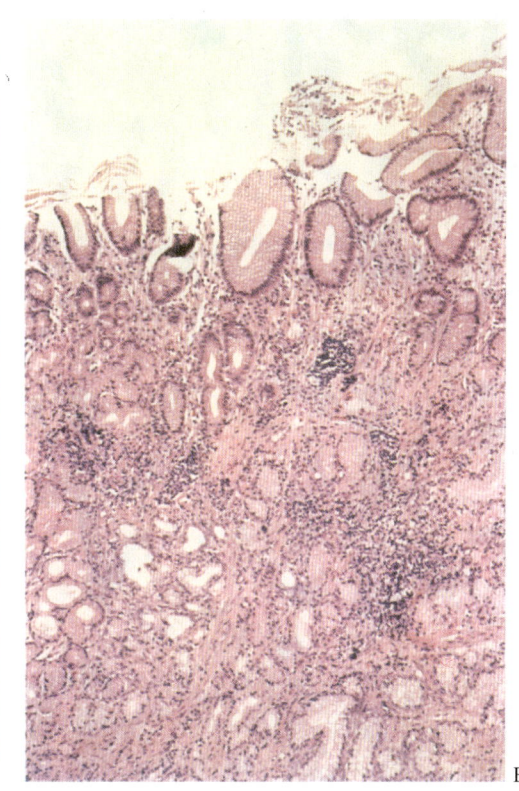

图 2.51 贲门炎。图（A、B）中贲门黏膜有重症炎症。图 A 中可见绒毛状的表面，呈小叶状的腺体没有图 B 中明显。图 B 表面平坦，腺体有明显的分叶。

在食管活检中出现细菌并不总是提示感染的存在。正常食管的微生物环境类似于口咽部[100]。微生物被吞咽下或经内镜检查时带入食管。在食管腔内常可见圆形的或小的卵圆形的成对或呈四分体的细菌。在正常的食管或由于其他原因引起的食管炎的食管腔内均可见细菌（图 2.52）。散在分布于黏膜层或食管腔内的细菌可能不是病理性的。相反，细菌侵犯下层组织常常是病理性的。经食管镜刷片取活检是可疑感染患者首选的诊断程序。因为不同的感染定位于不同的部位，溃疡底和溃疡边缘以及两者间的部位都应取活检（图 2.53）。在西方国家，念珠菌、巨细胞病毒（CMV）和疱疹病毒感染是感染性食管炎最常见的原因。

细菌性食管炎

细菌性食管炎（bacterial esophagitis）的定义是组织病理学表现为细菌侵犯食管黏膜或更深层的组织，不伴有真菌、病毒感染或肿瘤性病变。食管的细菌感染是很少见的，常发生于粒细胞减少显著的病人或从邻近组织来的广泛的感染。由于胃食管反流性疾病、放射性因素、化疗或鼻饲插管，细菌性食管炎常累及以前受损的食管黏膜，导致细菌侵及固有膜、黏膜下层，甚或侵入脉管系统。细菌性食管炎最常见的原因包括金黄色葡萄球菌、表皮葡萄球菌、链球菌株。少见的细菌性食管炎是由克雷伯菌属或嗜酸性乳酸菌属感染引起的。细菌性食管炎也可合并白喉（即在食管上段黏膜形成伪膜）、炭疽[101]、梅毒、布鲁菌病、细菌性血管瘤病[102]。通常可有几种细菌感染并存，支持多种微生物感染的本质。

细菌性食管炎可出现吞咽疼痛、吞咽困难、胸痛或上消化道出血的症状。最显著的并发症包括穿孔、食管瘘和脓毒血症；发生菌血症的风险与食管炎的严重程度相关。组织切片经 Gram 染色，并且用油镜观察，最易见到细菌。组织学上，细菌感染可引起中性粒细胞渗出、细胞坏死和变性。然而，在严重的粒细胞减少患者的食管内可见到不伴有显著急性炎症反应的溃疡和伪膜形成。特异性细菌感染的特征在后面讨论。

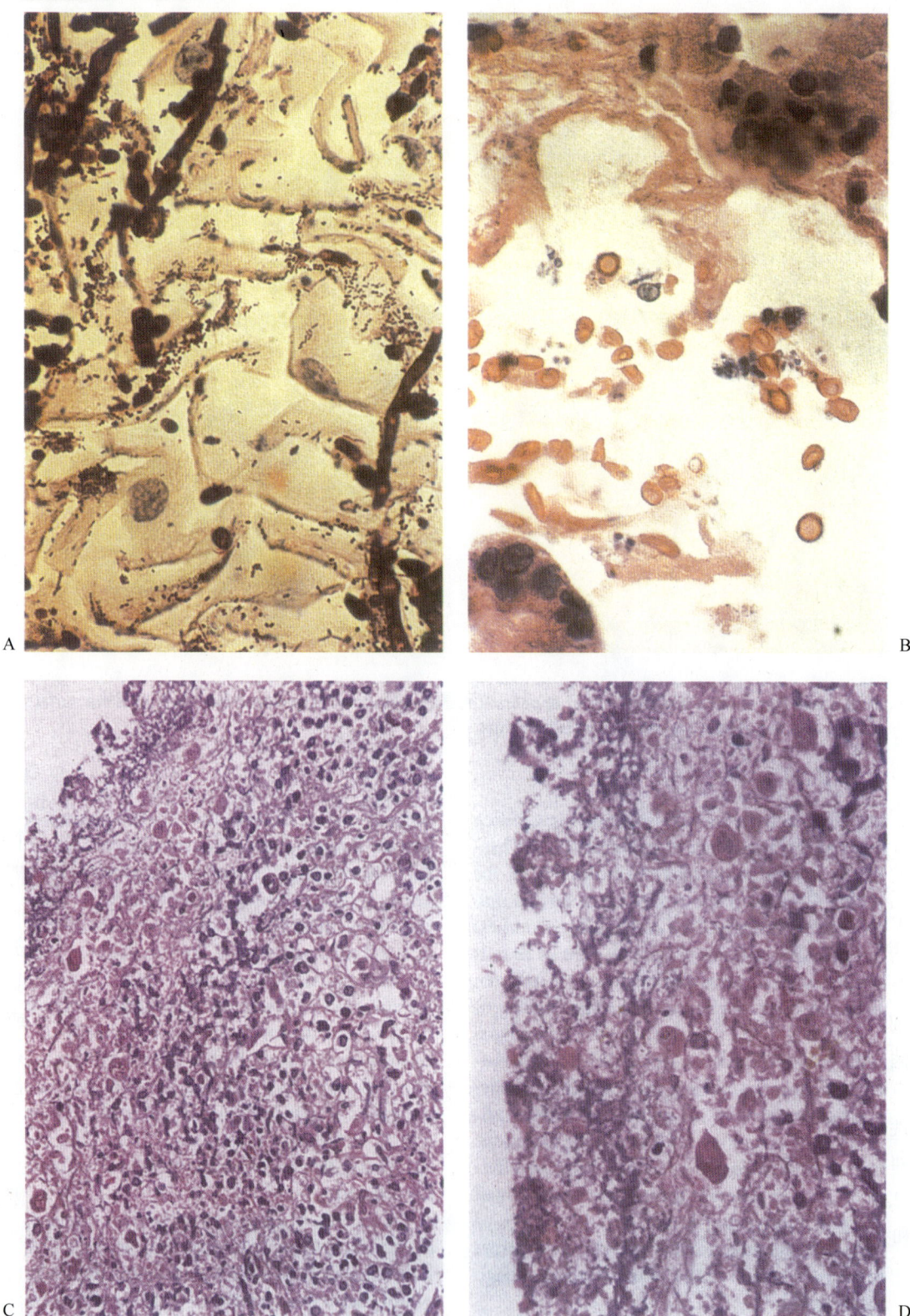

图 2.52 食管中的微生物。**A**：脱落上皮细胞的高倍放大，可见真菌菌丝和孢子以及多量的球杆菌。**B**：管腔内可见红细胞渗出和小簇状的 Gram 阴性的归属于 Vionella 菌属的双球菌。**C**：食管溃疡区覆盖着坏死碎屑。图的右侧可见大量变性的上皮细胞和核固缩的坏死碎屑。**D**：图C中病变边缘细菌的高倍放大，图 A～D 中的微生物没有一个是病原性的，而是口腔内菌群经吞咽或内镜检查带入食管的，或如图 C 和 D 中微生物非特异性移居在坏死组织中。

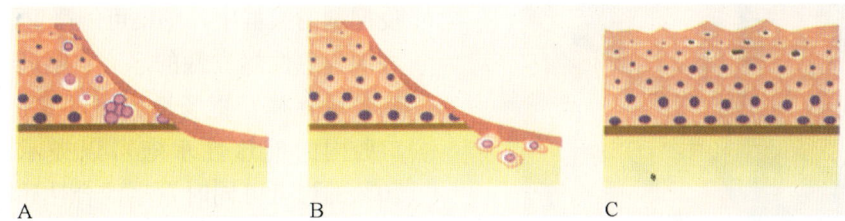

图 2.53　几种食管病毒感染特征的比较。**A**：疱疹病毒和水痘病毒感染。疱疹病毒包涵体一般累及溃疡附近区域的上皮。溃疡基底的间叶组织是阴性的。**B**：巨细胞病毒（CMV）感染。巨细胞病毒包涵体一般出现在间叶细胞，特别是巨噬细胞、内皮细胞和溃疡基底部的成纤维细胞，而不见于上皮细胞。**C**：人乳头状瘤病毒感染。没有见到疱疹病毒或巨细胞病毒感染的真正的病毒包涵体。相反，在上皮表面部分可见挖空细胞非典型性。这些病毒细胞病变效应的不同的定位决定应取活检的部位，这取决于可疑感染的性质。

食管结核的危险人群包括来自不发达地区的移民和免疫功能低下的个体。患者主要表现为吞咽困难、体重减轻、发烧、胸痛和咳嗽。纵隔疾病破裂引起气管支气管树和食管之间的瘘形成[103]。纵隔结核性淋巴结炎可以表现为食管的黏膜下肿瘤。结核性食管炎通常累及中段食管。大体上，结核性病变可呈溃疡性、增生性（假瘤样）表现，或是二者都有[104]。由于纵隔或胸腔病变常常直接蔓延至食管，所以活检取材的位置常常不够深，不足以提供诊断性材料。当活检标本能诊断本病时，其组织学特征类似于其他部位的有干酪样肉芽肿病变的结核，含有上皮样组织细胞、巨细胞和抗酸杆菌（图 5.24）。食管的细胞学涂片有利于检查感染性病变。对于临床上怀疑但没有典型的组织学特征的病例，应用聚合酶链反应（PCR）可以明确诊断[105]。

放线菌是一种常出现在口腔内的厌氧性 Gram 染色阳性的菌群，可寄居在受伤的黏膜组织。如果这种细菌入侵，可产生窦道、瘘管和囊肿。诊断依赖于确认特征性的硫黄颗粒。集落周围的丝状物呈棒状。通常，集落周围有急性炎症性渗出。

病毒性食管炎

食管黏膜常有病毒感染，特别是免疫抑制个体。这些病毒包括单纯性疱疹病毒（HSV）、巨细胞病毒、EB 病毒（EBV）、水痘病毒和人乳头瘤病毒（HPV）。多核性上皮巨细胞反应提示病毒感染的诊断。然而，如前所述，巨细胞在非病毒感染的食管炎中也可见到。偶尔，某些病毒感染可产生模糊的肉芽肿样病变，特别是 CMV、HSV 感染，这与其他类型的肉芽肿性食管炎容易混淆。

疱疹病毒性食管炎

单纯性疱疹病毒（HSV）引起的食管炎的发病率大约是 0.5%～6%，主要累及由于 AIDS、移植或化疗而引起免疫抑制的人群。然而，免疫机能完全的个体和新生儿也可获得这种感染。原发性感染常见于伴有播散性单纯性疱疹病毒的新生儿[106]；在成人本病常常表现为潜伏感染的再次激活。食管是胃肠道中发生病毒感染最常见的部位。在免疫机能完全的人群，单纯性疱疹病毒感染是一种自限性的疾病；在免

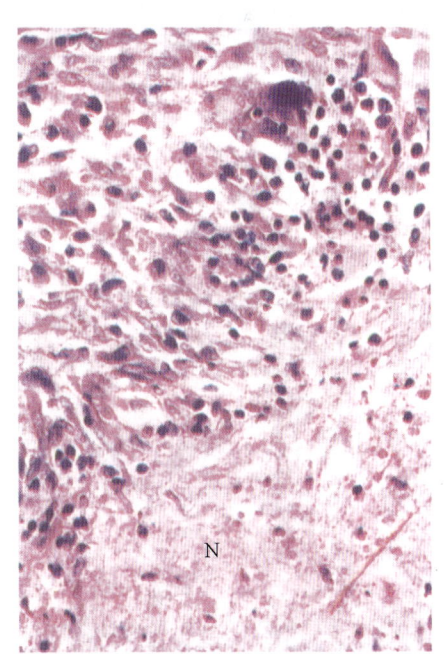

图 2.54　结核病。干酪性肉芽肿伴有中心坏死（N）和外周多核巨细胞，这是分枝杆菌感染的标志。

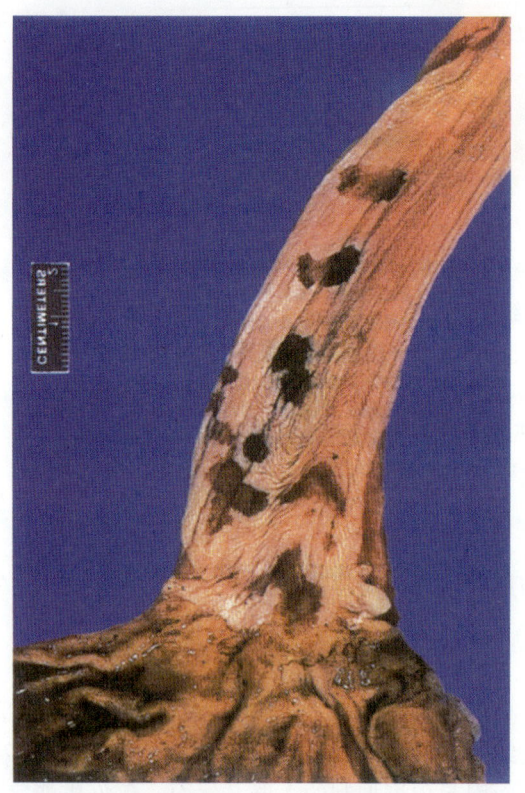

图 2.55 疱疹性食管炎。可见多个凿空性溃疡。

疫抑制的人群中，感染可能严重，并且迁延。患者可表现为急性爆发性的恶心、呕吐、吞咽疼痛、发烧、胸骨后疼痛、胃肠道出血，或自发性食管穿孔[107]。口腔内的疱疹性水疱可以提示本病的诊断。高达70%的患者可同时发生混合性感染[108]。免疫抑制患者发生严重的并发症，包括黏膜组织坏死、重复感染、出血、狭窄、单纯性疱疹病毒性肺炎、气管食管瘘和播散性感染[107]。

病变开始表现为伴有红斑样基底的散在的囊泡，逐渐破裂、糜烂，并进展为孤立的或融合的靶样或口疮性溃疡，伴有散在的凿空状红斑性或黄色隆起的边缘（图2.55）。典型者，溃疡表浅，周围是正常表现的黏膜。严重病变可出现黏膜大片脱落。也可出现伪膜。疱疹性溃疡常常止于胃食管交界处。疱疹性食管炎可以单独发生，或发生于先前由于鼻胃管插管、腐蚀引起的损伤，或其他感染，或胃食管反流性疾病。

单纯性疱疹病毒易于感染鳞状上皮，应该在食管溃疡的边缘和残余的鳞状上皮岛取材以确定诊断。在黏膜下腺管和腺泡也可见到疱疹性病变。从疱疹性溃疡的基底取材仅显示非特异性炎、坏死碎片、肉芽组织、脱落的上皮细胞。特征性的改变包括核重叠、多

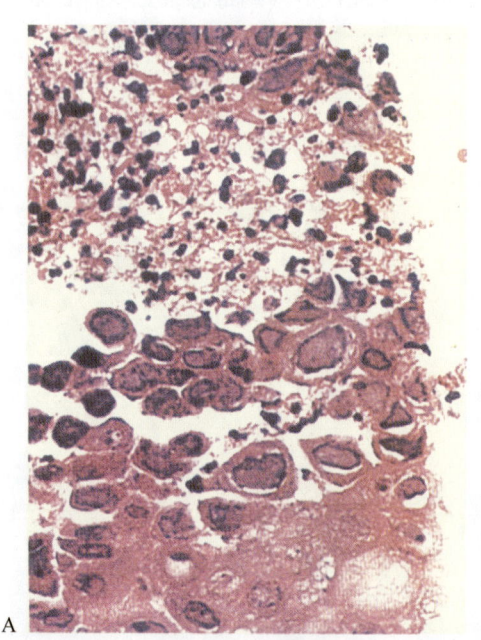
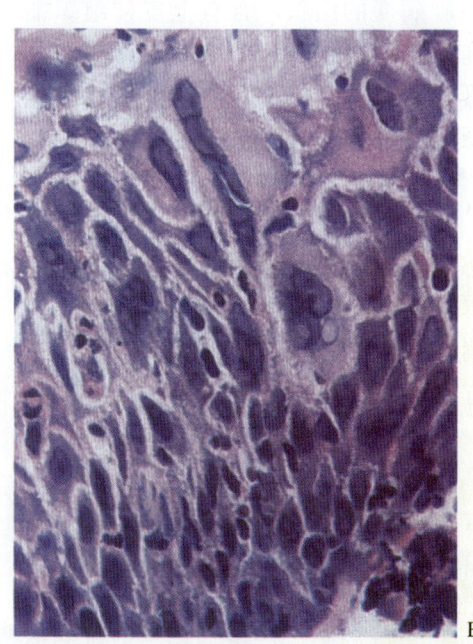

图 2.56 疱疹性食管炎。A：表面鳞状上皮可见溃疡区，松解的鳞状上皮细胞内含有显著的毛玻璃样细胞核，核染色质靠边。B：上皮可见典型的多核合体鳞状细胞，周围核固缩，伴有炎症和毛玻璃样核。可见 Cowdry A 型的包涵体。

核巨细胞、气球样变性和嗜酸性 Cowdry A 型核内包涵体（图 2.56 和图 2.57）。后者有一个透明区，外缘是深染的浓缩的染色质。Cowdry A 型核内包涵体不如 Cowdry B 型包涵体常见，后者伴有气球样变性，核增大，呈弱嗜碱性毛玻璃样表现。与免疫抑制患者有大量的病毒包涵体不同，免疫机能完全的人群中仅见有少量的病毒包涵体[109]。可见有急性或慢性炎症（图 2.58）。溃疡附近出现伴有脑回状细胞核的大的单核细胞聚集，提示本病的诊断[110]。单纯性疱疹病毒的组织学特征是非特异性的，在带状疱疹病毒感染的人群中也可见到。免疫染色和基因探针可用于二者的鉴别。疱疹性溃疡可以继发细菌、真菌或巨细胞病毒感染，在严重的免疫抑制的患者中，食管炎可由多重感染所致。鉴别疱疹性食管炎还是其他类型的食管炎是非常重要的，因为治疗每种感染都有特异性的药物。

水痘带状疱疹病毒（水痘病毒）

水痘带状疱疹病毒（Varicella Zoster Virus, VZV）是一种 DNA 病毒，形态学上类似于单纯性疱疹病毒，可引起水痘、带状疱疹，在免疫抑制严重的成人还可引起严重的食管炎。对于免疫抑制的儿童，感染水痘带状疱疹病毒是非常严重的，内脏播散的致死率大约是 7%~30%[111]。食管受累可能先于皮肤病变发生[112]。上皮细胞、血管内皮细胞和间质细胞内可有多量嗜酸性核内包涵体，与单纯性疱疹病毒感染病变中所见的难以区分（图 2.59）。

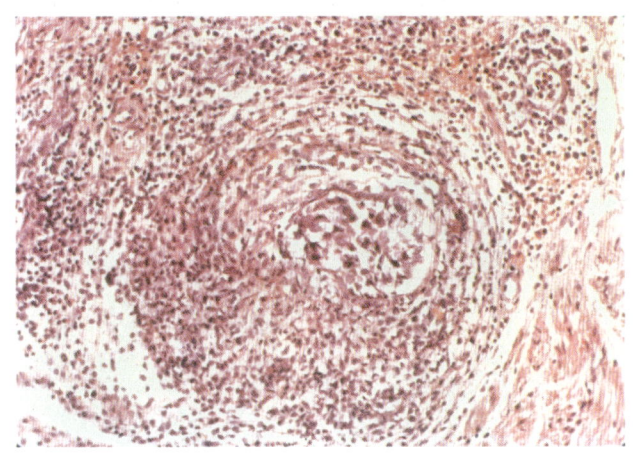

图 2.58 疱疹性食管炎中可见由多量的淋巴细胞围绕的微小肉芽肿样病变。

细胞肿胀，伴有胞浆稀少和空泡形成，基底层与固有膜分离。其他的形态学特征包括水肿和气球样变性。应用抗 VZV 抗原的单克隆抗体进行免疫组化染色或分子探针检测可以鉴别单纯性疱疹病毒和水痘带状疱疹病毒。

巨细胞病毒

巨细胞病毒（cytomegalovirus, CMV）感染常可引起食管炎，特别是身体虚弱者、年老者或免疫抑制人群。然而，其也可累及免疫机能完全的人群。播散性巨细胞病毒感染在外周血中可见循环的含有巨细胞病毒包涵体的血管内皮细胞。突出的症状是恶心、呕吐、发热、上腹痛、腹泻、体重减轻，然而，吞咽疼痛和胸骨后疼痛比在单纯性疱疹病毒感染少见[113]。巨细胞病毒可感染整个胃肠道；食管受累可能是胃肠道受累的第一个表现。罕见的是，巨细胞病毒感染可引起食管大量出血。

巨细胞病毒感染表现为食管中段或远端多发性、散在的、界限清楚的、表浅的扁平匍行或卵圆形溃疡（图 2.60）。溃疡可以非常广泛，延伸 10~15 cm 的距离。巨大溃疡可穿透食管引起食管瘘。AIDS 患者可发生假瘤性巨细胞病毒性食管炎。特征性的细胞病变包括显著的嗜酸性核内包涵体，细胞增大，偶尔可见嗜碱性颗粒状胞浆包涵体。组织学特征与单纯性疱疹病毒感染（表 2.8）中所见的不同，因为巨细胞病毒感染的细胞病变是特征性地发生在溃疡基底部肉芽组织内的腺上皮（图 2.61）、内皮细胞、巨噬细胞和成纤维细胞，而不出现在鳞状上皮内。间质内的细胞常

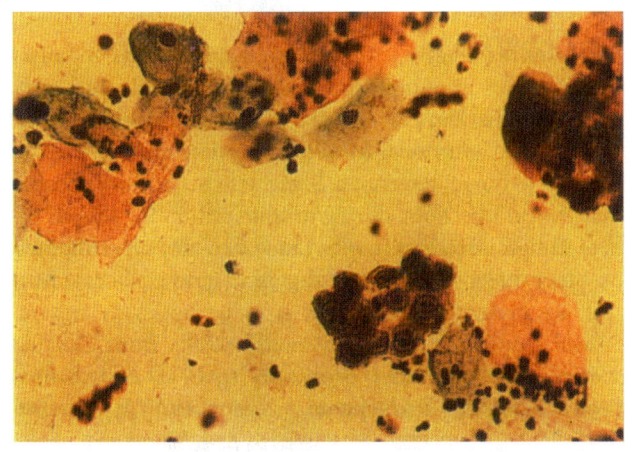

图 2.57 疱疹性食管炎的细胞学标本内可见嗜酸性核内包涵体和多核巨细胞。

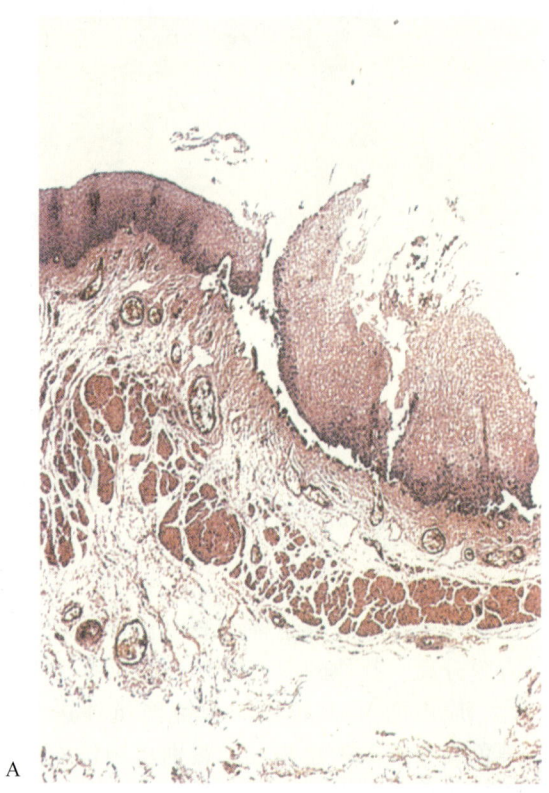
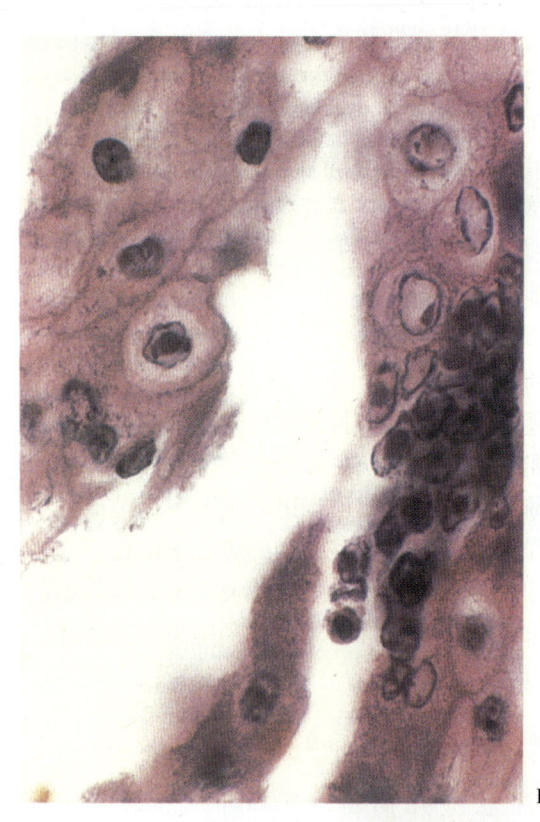

图 2.59　一个患水痘带状疱疹性食管炎的女孩，死于播散性水痘。水痘性肝炎是引起死亡的直接原因。然而，这位患者也被证实患有暴发性水痘性食管炎。A：表浅溃疡区可见上皮和其下组织分离。B：远离活动性溃疡区域的鳞状上皮细胞中可见多核性上皮巨细胞。

增大（巨大细胞）伴有显著的核内包涵体，因此，活检应该取自溃疡基底部而不是在上皮部位取材。本病也可通过食管刷片（图 2.62）发现特征性的病毒包涵体而做出诊断。血管周围可见巨噬细胞聚集[110]。如同单纯性疱疹病毒感染一样，应用针对病毒的特异性抗体或基因探针可以确立本病的诊断（图 2.63）。原位杂交反应通常显示许多探针阳性的细胞，这些细胞在 HE 染色切片中可能不被发现，特别是免疫抑制人群。

其他病毒感染

乳头瘤状病毒属于趋上皮 DNA 病毒家族，主要累及皮肤和黏膜。他们可引起增生性病变和明确的乳头状瘤和湿疣。这将在第 3 章中进一步讨论。EB 病毒是疱疹病毒家族中的一种双链 DNA 病毒，可引起传染性单核细胞增多症。吞咽疼痛和呕血可累及伴有传染性单核细胞增多症的健康人群。EB 病毒感染也可发生在 AIDS 患者[114]。食管溃疡约 3~5 mm 大小，边缘带有红斑，基底呈胶冻样。与单纯性疱疹病毒不同，EB 病毒感染引起的溃疡深，线性，多位于食管中段。他们类似于 AIDS 患者口腔内的毛白斑病变[115]。这些病毒可经免疫组化、超微结构检查或原位杂交证实。

真菌性食管炎

如同病毒性食管炎一样，真菌性食管炎倾向于感染身体虚弱或免疫抑制人群。癌症患者、放疗、化疗、中性粒细胞减少者易于发生真菌感染。运动障碍患者也易患真菌感染。某些患者因严重疾病在住院期间可引起医源性真菌感染。真菌感染可以（并且通常是）合并其他感染，如果要对患者进行满意的治疗，应该诊断出存在的所有的微生物。真菌性食管炎最常见的是由念珠菌菌属引起的，虽然其他的真菌在少数情况下也能引起食管炎，例如组织胞浆菌、芽生菌、毛孢子菌、曲霉、隐孢子菌、球孢子菌、镰刀菌和毛霉菌。这类真菌可能会形成大的食管真菌球。

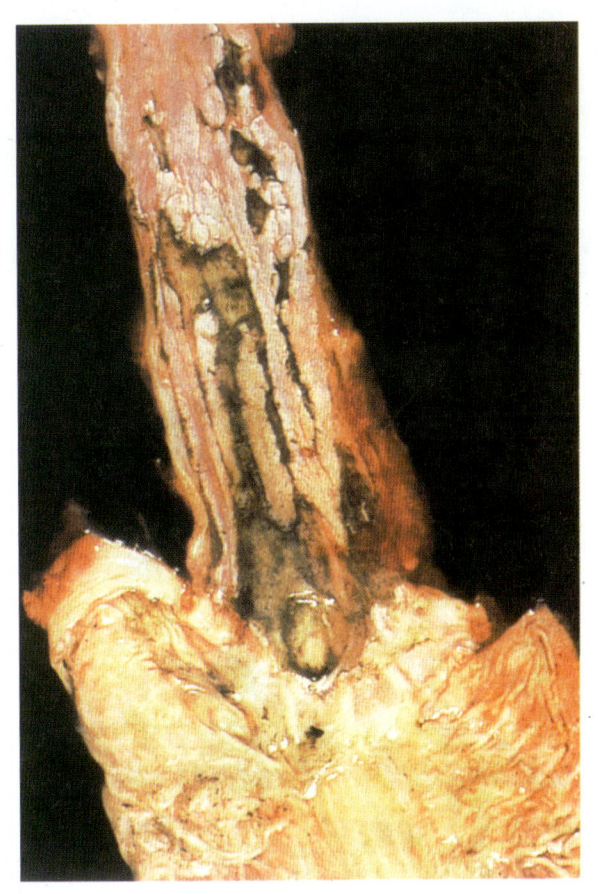

图 2.60　巨细胞病毒性食管炎的大体图片。可见散在的线性和卵圆形溃疡。

念珠菌感染

念珠菌菌株是共生的微生物（常见于口腔）和病原菌。酵母菌能生成圆形或卵圆形的真核细胞，以出芽的方式无性繁殖。其他的形态学特征包括假菌丝（呈线性排列的芽体或芽孢）和偶尔可见真正有分隔的菌丝。白色念珠菌是引起真菌性食管炎的主要起因，但其他的念珠菌属包括热带念珠菌、平滑念珠菌、近平滑念珠菌、形状念珠菌、克鲁斯念珠菌也可以是致病性的念珠菌。其中热带念珠菌的侵袭性强于白色念珠菌。

念珠菌可引起急性、亚急性和慢性炎症。最常见的形式是免疫抑制患者突然发作的急性念珠菌性食管炎。患者可表现吞咽困难、吞咽疼痛和胸痛症状。罕见的并发症包括狭窄或瘘形成、穿孔、形成广泛的坏死以致整个食管黏膜剥脱、念珠菌性脓血症。亚急性念珠菌性食管炎不常见，经过缓慢，表现为具有免疫活性人群中的无症状感染。患者的症状与食管狭窄或假憩室病有关。慢性念珠菌性食管炎罕见，常发生于慢性皮肤黏膜念珠菌病的患者。这些患者可有其他的胃肠道异常，包括吸收障碍和壁细胞功能缺失[116]。念珠菌感染可致严重的疾病和死亡，特别是那些高风险患者。慢性皮肤黏膜念珠菌病与肿瘤有关，特别是胸腺瘤。

在真菌移居和毒力方面，真菌附壁、黏附、形态发生（从芽孢转化为丝状生长阶段）和聚集是重要的因素。白色念珠菌进入宿主组织时，会复制（移居）或向宿主深部移动（浸润），蛋白水解作用可以促进这一过程[117]。具有完整免疫系统的患者其感染部位周围可见炎症反应，通常能够限制念珠菌穿透上皮。念珠菌感染后可发生许多并发症。

典型者，白色隆起，呈纵向排列，散在性或融合性，<1 cm 的斑块或膜覆盖于质脆的、红斑性、溃疡性黏膜上，特别是在食管的中段和远端（图

表 2.8　各种病毒感染的组织学特征

病毒	大体特征	部位	组织学
HSV VZV	多发性散在浅溃疡	食管（HSV）常见部位	溃疡基底部活检：仅见肉芽组织；炎症；坏死；上皮气球样变，溃疡边缘上皮内包涵体
CMV	类似于 HSV	累及胃肠比食管常见	细胞病变效应累及黏膜下腺体、内皮、间质成纤维细胞；鳞状细胞感染少见
HIV	可类似 HSV 和 CMV	食管受累少有报告	没有特异性的改变
HPV	正常或乳头状瘤	偶尔累及食管	挖空细胞形成，湿疣或正常表现，通过抗原或分子生物学实验发现病毒
EBV	深，线性溃疡	食管中段	类似于口腔白斑

CMV，巨细胞病毒；EBV，EB 病毒；HSV，单纯性疱疹病毒；HPV，人乳头状瘤病毒；VZV，水痘带状疱疹病毒。

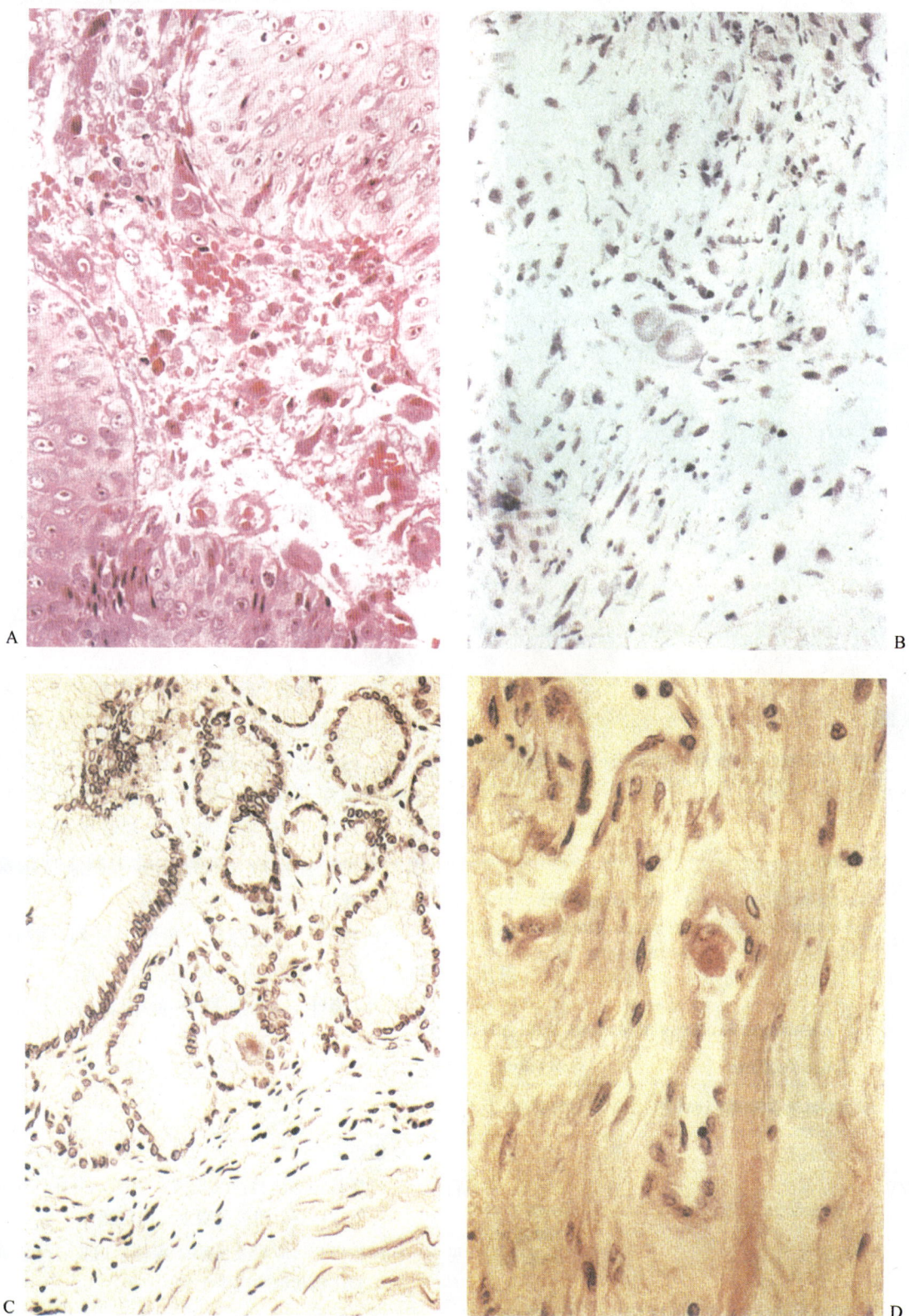

图 2.61 巨细胞病毒感染的组织学特征。巨细胞病毒引起严重的食管炎。**A**：在间质内可见多个巨细胞病毒核内包涵体。**B**：间质细胞内包涵体的高倍放大。**C**：黏膜下腺体上皮内的核内包涵体。**D**：内皮细胞内的核内包涵体。

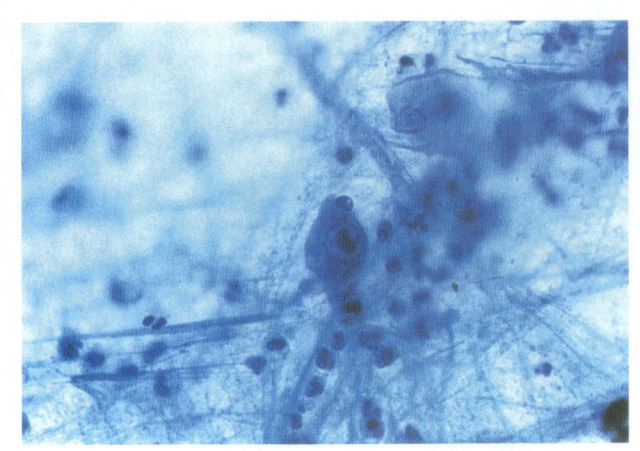

图 2.62 从一个患巨细胞病毒感染的患者食管内取的细胞刷片，显示间质细胞内有典型的病毒包涵体。

2.64)。也可发生糜烂、溃疡和狭窄。真菌密集地附着于食管黏膜上，不易除去。病变晚期，食管可能狭窄，伴有绒毛状或卵石样外观，大体上易与假憩室病、食管狭窄、静脉曲张或癌混淆。在慢性病例可见呈脐形的疣状病变。罕见的是，真菌性食管炎可呈现息肉样多结节的外观，类似于成簇的葡萄。黏膜桥也可形成。严重的食管念珠菌病能引起整个食管黏膜坏死[118]。

在组织中，念珠菌菌株表现为孢子（直径 4 μm）与没有真正分支的假菌丝的混合。HE 染色着色差，但 PAS 或六亚甲基四胺银染色可清晰地显示出来（图 2.65）。没有分支的假菌丝可以变得很大（直径可达 2 μm），相互交错，形成大的丛状结构。真菌斑块由假菌丝和出芽的孢子组成，位于纤维素性渗出物和坏死碎屑中。出现假菌丝或形成真菌丝才可作出真性感染的诊断。溃疡基底的炎性渗出常含有出芽的酵母，没有假菌丝或组织浸润的证据。念珠菌寄居在表面，特别是在失去生命力的组织，并不意味着临床上有明显的疾病。经过抗真菌制剂治疗的患者体内仅有芽孢。直接从斑块上刷片进行细胞学检查（图 2.66）能够明显提高真菌的检出率，但需要活检以确定真菌是否是浸润性的。在病理报告中指出真菌的类型（例如是酵母还是假菌丝，是在渗出物中还是侵入到组织中）是有帮助的。

念珠菌感染可类似于其他真菌感染。念珠菌和曲霉的主要鉴别特征是菌丝的宽度不同，曲霉有真正的二分叉分支的菌丝，而念珠菌菌株有芽生孢子。组织胞浆菌和念珠菌的主要鉴别点是前者缺乏假菌丝。如果只有酵母形成而没有假菌丝，由于形态学特征重叠，仅仅依靠组织学检查不可能将念珠菌与荚膜组织

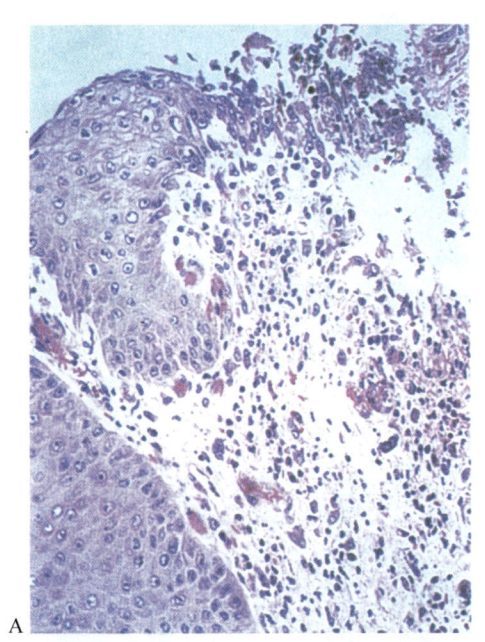
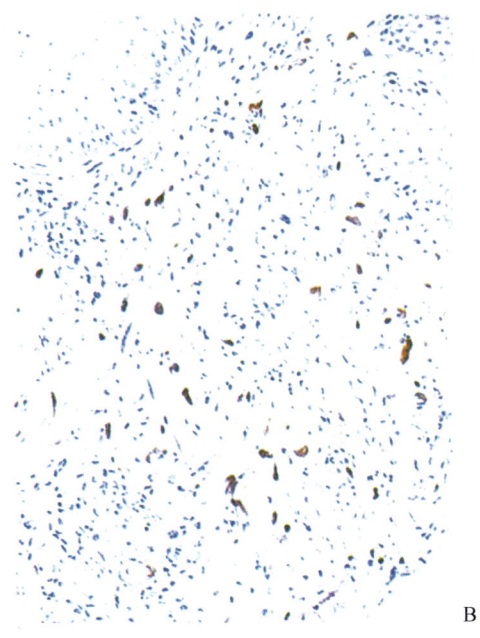

图 2.63 巨细胞病毒的检测。**A**：HE 染色切片可见食管溃疡形成。上皮仍然完整，没有病毒感染的证据。溃疡下的间质内含有非典型细胞。**B**：原位杂交发现病毒阳性的细胞比仅用 HE 染色检查要多。

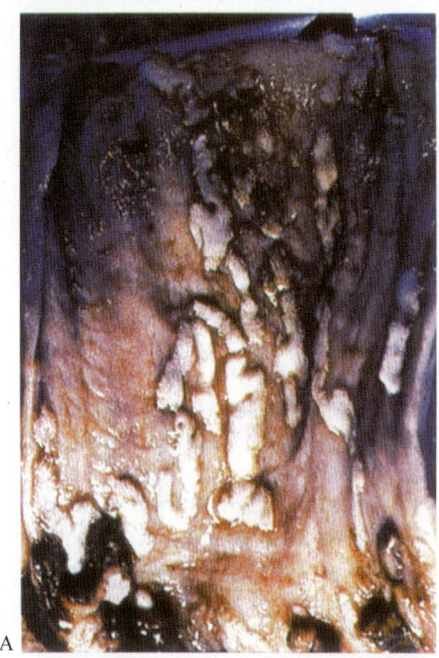 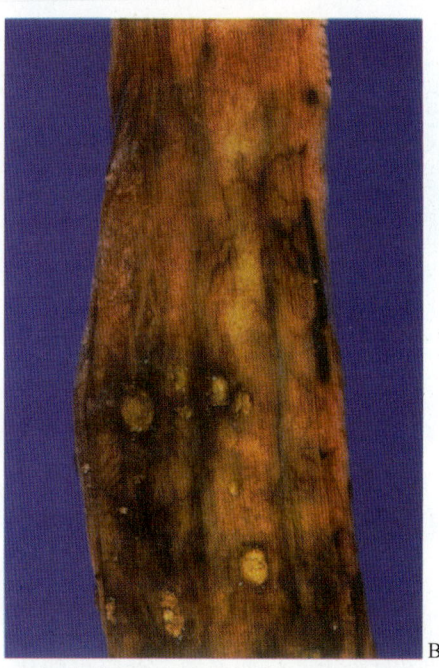

图 2.64 食管念珠菌病的大体特征。**A**：食管黏膜被覆难以除去的致密黏附的白斑是其特征。也可见到糜烂和溃疡。糜烂和溃疡可以融合，形成图 A 中所见到的线性条纹。**B**：某些患者，念珠菌病变比较分散，而且合并其他病变，本例合并食管静脉曲张。

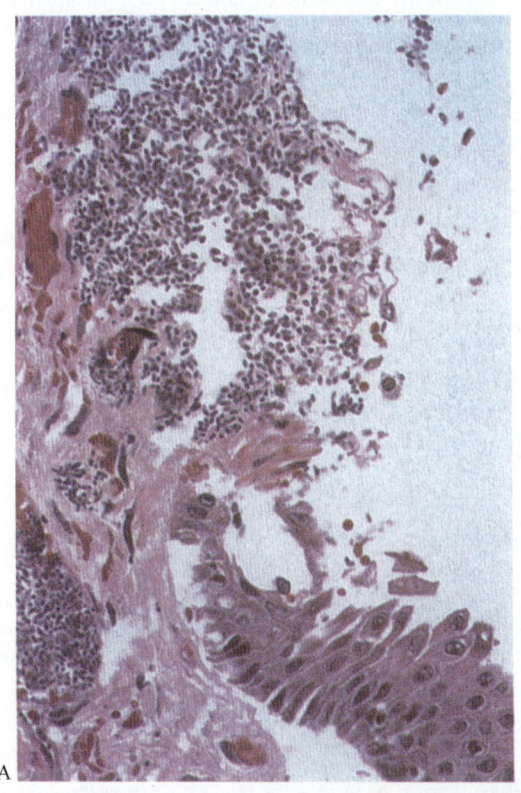 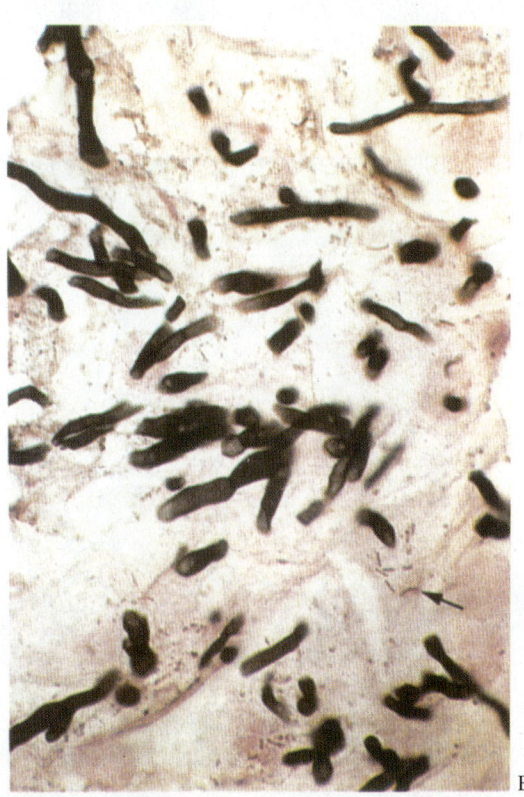

图 2.65 念珠菌。**A**：食管黏膜含有许多念珠菌孢子和少数菌丝。**B**：银染色证实有分隔的菌丝。较小的棒状结构是来自口腔的杆菌（箭头）。

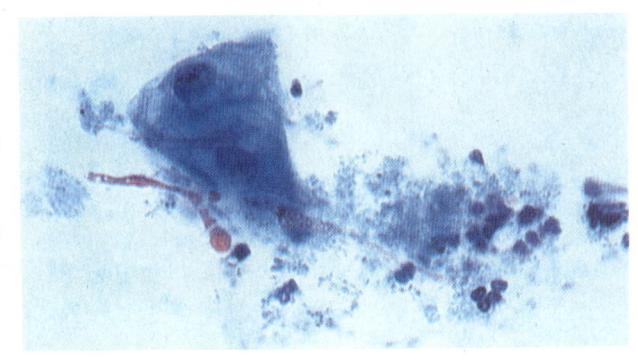

图 2.66 在念珠菌性食管炎患者的食管刷片中见到的典型的真菌菌丝。

胞浆菌鉴别开来。

曲霉病

曲霉遍布世界各地，在环境中普遍存在。他们由一种名为分生孢子的孢子繁殖。感染一般发生于免疫抑制的患者。医源性的曲霉感染发生于住院病人。吸入孢子是最常见的感染方式。几种曲霉可感染食管，包括烟曲霉、黑曲霉和黄曲霉。侵入组织的前提条件包括识别宿主组织的特异性受体表达和分泌便于真菌入侵的蛋白酶[119]。患者可有疼痛、吞咽困难、体重下降。可同时发生黏膜念珠菌病。病变一般从黏膜扩展到固有肌层（图 2.67）。当发生血管浸润时，血栓形成和梗死可引起包括穿孔在内的继发性损害。曲霉的特征是有成 45°角、二分叉分支的纤细而有分隔的菌丝，伴有光滑而平行的壁，直径约 2~4 μm。如果出现特征性的分生孢子，则有助于鉴别诊断。曲霉与藻菌不同，后者宽，无分隔，分支成直角或钝角。

其他真菌感染

北美芽生菌病（North American blastomycosis）是由皮炎类芽生菌引起的。其在美国是密西西比河和俄亥俄河流域的一种地方病。芽生菌病主要感染肺组织、皮肤、骨组织和泌尿生殖道。伴有播散性疾病的患者也可出现胃肠道受累。大体上，食管感染可引起黏膜水肿、易碎，伴有线性溃疡或狭窄[120]。芽生菌比组织胞浆菌大。在固定良好的组织，可以见到多核。这种病变黏液染色偶尔呈弱阳性。活检显示多形核白细胞渗出，含有酵母和肉芽组织形成。

组织胞浆菌病（histoplasmosis）发生于中美洲和其他一些地方的流行区。这种真菌生长在一种富于鸟和蝙蝠粪便的高氮土壤中。生活在这种病区的人群可反复感染，但一般都无症状。常通过吸入进入身体。免疫抑制或身体虚弱的病人可发生肺外播散。本病也能由肺脏或纵隔淋巴结直接扩散至食管。在伴有播散性疾病的患者中，食管受累可高达 13%。

患者可出现吞咽困难，是继发于纵隔淋巴结肿大或硬化性纵隔炎引起的食管受压。纵隔肉芽肿可以牵拉食管引起憩室。大体上，可出现溃疡或结节状病变。真菌感染人群发生在菌丝体阶段，但在体温时转化成酵母期。酵母呈卵圆形，大小约 (1.5~2.0) μm×(3.0~3.5) μm，在受感染组织

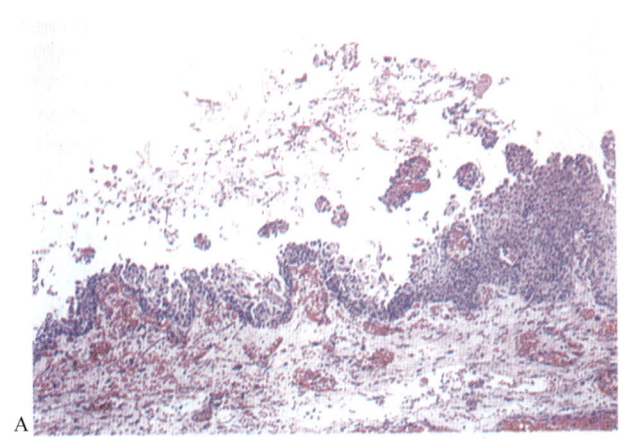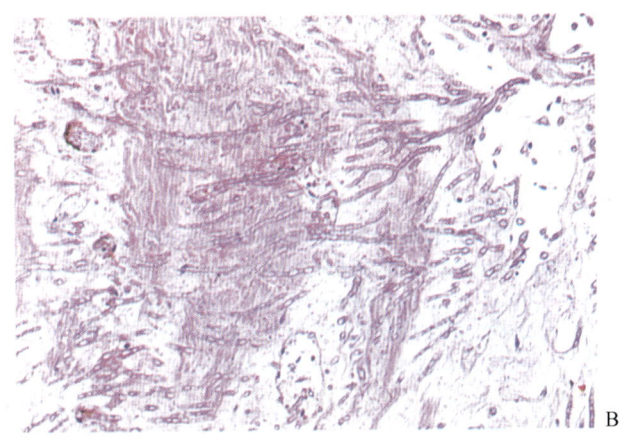

图 2.67 食管曲霉病。A：低倍镜下呈现糜烂性食管炎的表现。B：高倍镜下可见有分支的菌丝浸润固有肌层。

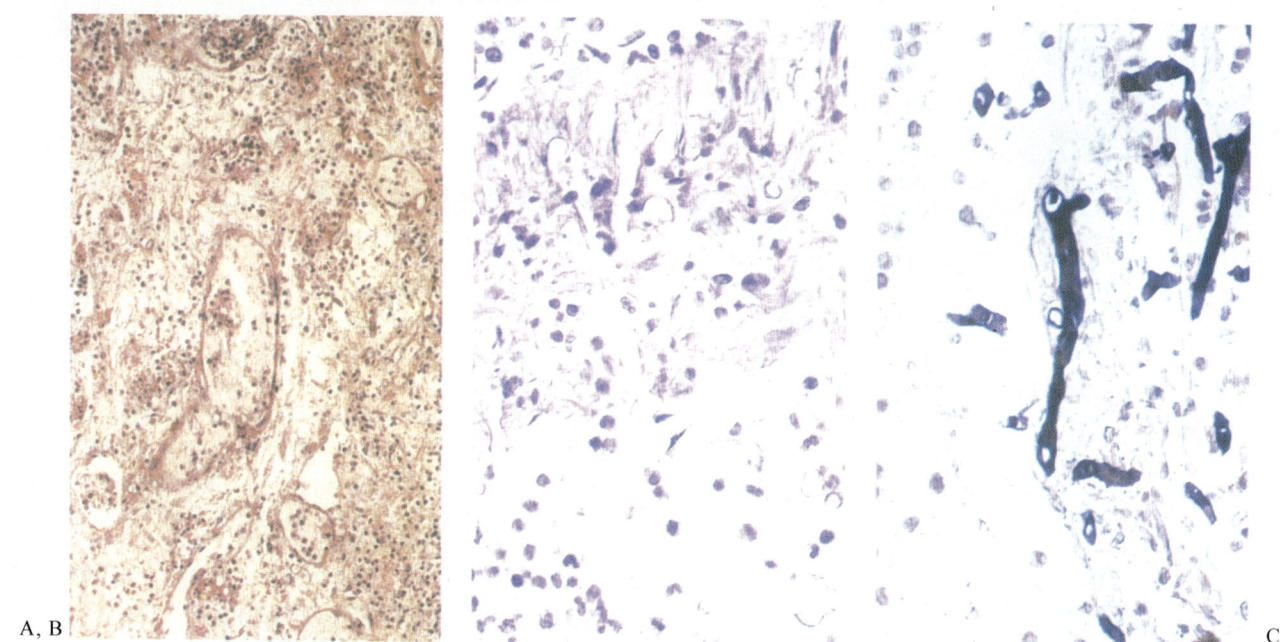

图 2.68　毛霉菌性食管炎。**A**：HE 染色切片显示炎症和明显坏死的食管组织。可以辨认毛细血管的轮廓。在浸润部位可模糊地辨认出浅灰色的不规则结构。**B**：高倍放大可见黏膜水肿。不规则形的真菌浸入黏膜的血管肌壁。真菌几乎不能辨认，除非在黏膜壁上有线性缺损区。**C**：银染色可明确地勾画出本例组织中的微生物。毛细血管中可见有分支的菌丝。

的巨噬细胞内经出芽繁殖。组织胞浆菌有僵硬的细胞壁。在固定时，胞浆收缩，与僵硬的细胞壁之间出现空隙。

感染性藻菌类（infectious phycomycetes）包括伞状菌、酒霉菌和毛霉菌属。毛霉菌比其他感染常易引起广泛的坏死和溃疡（图 2.68）。这些感染主要局限于有严重免疫抑制的宿主。食管感染是由于吞咽吸入有机体，从管腔直接累及黏膜所致，或由邻近组织直接蔓延而来，或血源性播散所致。在 HE 染色切片中藻菌类很难辨认，但黏液染色很容易识别。它们有不规则的宽的、未分隔的、随意分支的菌丝，伴有钝角到直角的分支。有时菌丝直径 3～4 μm，宽的菌丝大部分直径可达 10～15 μm。不规则的分支不同于曲霉均匀一致的锐角分支。大而中空的菌丝的横切面易被误认为粗球孢子菌中空的小球。这种有机体有浸润血管的倾向，导致继发性缺血。

寄生虫感染

食管寄生虫感染比其他类型的感染少见。其中包括 Chagas 病（见第 10 章）、滴虫、肺孢子虫[121]、隐孢子菌[122] 和利什曼原虫[123]。食管受累也可并发阿米巴肝脓肿和肝棘球绦虫囊肿。

AIDS 患者的食管疾病

AIDS 患者常常首先表现为食管症状，或者是由于 HIV 感染本身，或者是由于其他感染。常见的临床表现包括吞咽困难和严重的吞咽疼痛。念珠菌性食管炎导致大部分食管疾病，随后发生 CMV 和疱疹病毒感染、特发性食管溃疡，以及 Kaposi 肉瘤和淋巴瘤。食管念珠菌病十分常见，以至于食管念珠菌感染成为 AIDS 的一条诊断标准[124]。在食管疾病的鉴别诊断中，还必须考虑 EBV 和寄生虫以及细菌感染（包括鸟型分支杆菌）。应用蛋白酶抑制剂治疗 HIV，对于改善 HIV 相关性食管疾病的预后具有明显的影响[125]。

急性 HIV 感染导致多发性散在的食管口疮样溃疡[126]。这些发生在 HIV 感染合并单核细胞增多症样发热性疾病之后一个月左右。出现多发性下咽部和食管溃疡导致体重进行性下降。吞咽困难和吞咽疼痛进一步损害了患者已经变差的营养状况。食管显示不同程度的炎症反应、糜烂，以及食管溃疡（图 2.69～

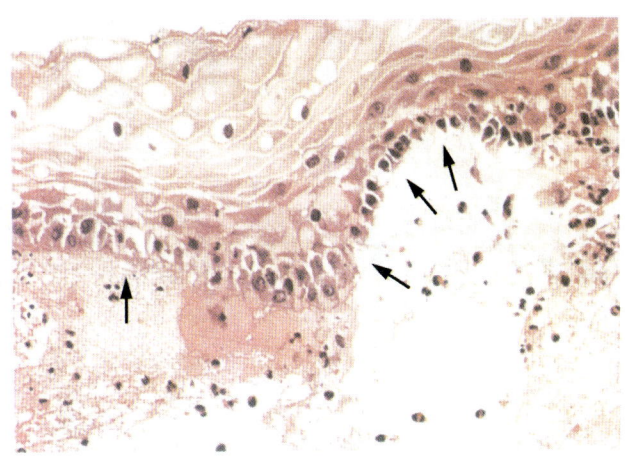

图 2.69 非特异性食管改变。基底与间质的交界处（箭头）呈现明显的上皮下水肿。这个区域还可以见到多形核白细胞浸润。

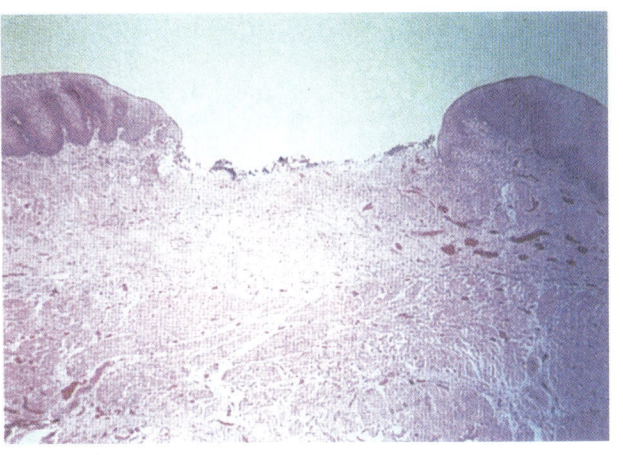

图 2.71 AIDS 患者特发性食管溃疡。AIDS 患者常常具有界限清楚的深凿性溃疡和糜烂，但是没有明显的微生物。

2.71）。溃疡常常变得很大，有时候被称作巨大食管溃疡[127]。HIV 感染的儿童和成人都可以发生溃疡，溃疡进行性增大可以危及生命，侵蚀血管并限制从口腔摄取营养。另外，可以仅见灶状水肿，伴有少量凋亡细胞（图 2.69）。黏膜下可见密集的中性粒细胞浸润以及少量单核细胞，一直延伸到固有肌层[128]。超微结构下，在单核细胞内可见逆转录病毒样病毒粒子，直径 120~160nm，含有 60~100nm 的棒状核心[128]。原位杂交技术显示在单核细胞内有 HIV 序列，有时候也出现在上皮细胞内。在使用叠氮胸苷（AZT）和二脱氧胞苷抑制 HIV 复制的患者中，溃疡直径可达 1.5 cm。在 HIV 感染的患者中胃食管反流性疾病并不常见，可能是由于在疾病晚期多数出现胃酸过少。

嗜酸细胞性食管炎

嗜酸细胞性食管炎（eosinophilic esophagitis）在儿童已经得到公认，但是它也可以发生于成人，而在成年患者常常诊断不足[129]。75% 以上的患者是男性。在成人中，高发年龄是 20~40 岁。大部分患者具有变应性疾病的家族史，包括哮喘、食物过敏或者过敏性皮炎。虽然怀疑食物和过敏原是致病因素[130,131]，但是它的发病机制还很不清楚。排除饮食，成分营养法以及类固醇治疗嗜酸性食管炎常常有反应。有人推测，抗原的敏感性通过呼吸道增加，致敏的个体随后吞咽或食入这些过敏原，发生过敏反应，导致食管嗜酸性细胞浸润。另外，食管嗜酸性细胞增多可能反映了肺组织通过两个组织共有的通讯 T 细胞和嗜酸性细胞而引起的炎症反应。肺组织也可以发生嗜酸性细胞浸润，但不发生在胃或肠，提示肺和食管异常有密切的免疫相关性。肥大细胞和 CD3$^+$ T 细胞的数量也明显增多。嗜酸细胞性食管炎可能是白介素-5-T$_H$2 细胞和肥大细胞相关性疾病，类似于哮喘[132]。

成人在临床上表现为进行性吞咽困难、拒绝进食、呕吐，以及腹痛。儿童则表现为拒食和不能健康生长[131]。有些患者出现梗阻症状，可能导致食物填塞。外周血常常出现嗜酸性细胞增多。许多嗜酸细胞性食管炎患者被转诊给胃肠病医师，由于有难治性

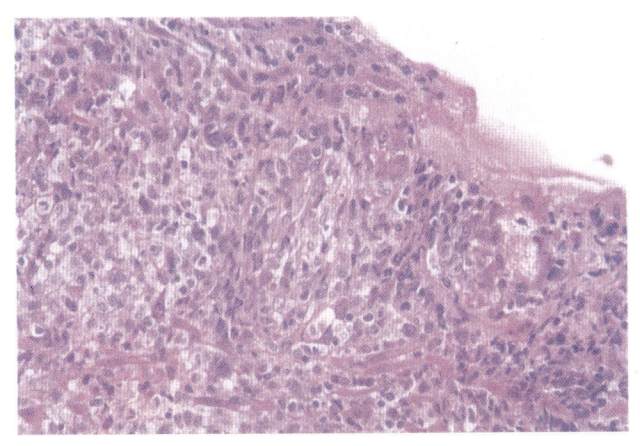

图 2.70 HIV 阳性患者中的非特异性溃疡，伴有肉芽组织形成。间质和内皮细胞具有明显的细胞学非典型性。

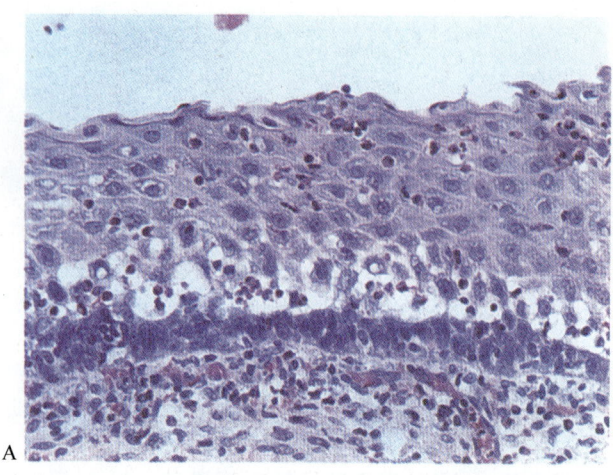
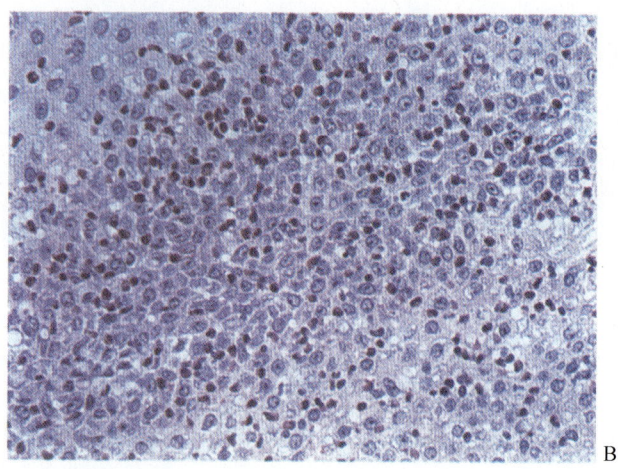

图 2.72　嗜酸细胞性食管炎。**A**：黏膜内有重度嗜酸性细胞浸润。嗜酸性细胞位于鳞状上皮全层，并且形成小簇状聚集以及小脓肿。还可以出现明显的基底上水肿。**B**：黏膜有大量嗜酸性细胞浸润。

GERD 症状，对于抑酸剂和（或）促运动治疗没有反应。内镜检查可见 91% 的患者有食管异常[133]。食管狭窄常见，可以是局灶性狭窄，也可以是长段（小口径）狭窄。其他常见的表现是皱褶、多发性食管环、食管蹼、垂直皱褶、黏膜呈颗粒状、黏膜易碎的白色斑点或分泌物以及息肉样病变[132]。这些炎性伪膜含有大量浸润鳞状黏膜的嗜酸性细胞[134]。某些患者具有白色黏膜斑片，类似念珠菌感染。食管环也可能是由于黏膜肌纤维收缩引起的，或许是对肥大细胞及嗜酸性细胞分泌的乙酰胆碱的活化作用的反应[135]。

主要的组织学特征是致密的嗜酸性细胞浸润，累及近端和远端食管鳞状黏膜。嗜酸性细胞的密度一般为 >20/HPF（图 2.72）[129]。但是，嗜酸性细胞可以多达 120/HPF[133]。嗜酸性细胞主要集中在黏膜腔面浅表部分以及乳头周围区域。常常形成嗜酸性小脓肿，这相当于内镜下的白色斑点。嗜酸性细胞增多常常伴有基底细胞增生、水肿以及上皮乳头延长[129]。

食管嗜酸性细胞浸润的鉴别诊断集中在反流性食

表 2.9　嗜酸细胞性食管炎和胃食管反流性疾病（GERD）的鉴别要点

典型特征	嗜酸细胞性食管炎	GERD
临床		
出现过敏	非常常见	正常（可能增加）
性别倾向	男性	男性
腹痛，呕吐	常见	常见
食物填塞	常见	不常见
内镜下所见		
内镜下皱褶	非常常见	偶尔
pH 检测	通常正常	异常
组织学特征		
近端受累	有	没有
远端受累	有	有
上皮增生	有	有
嗜酸性细胞数量	>20~24/HPF	0~7/HPF

管炎（表 2.9）、过敏性食管炎、寄生虫感染、嗜酸性细胞增多症、特发性嗜酸性性食管炎以及嗜酸性胃肠炎；这些疾病有些可能彼此重叠。组织学特征对于区分 GERD 和嗜酸细胞性食管炎有帮助。在嗜酸细胞性食管炎中嗜酸性细胞增多比在 GERD 中明显，嗜酸性细胞密度常常超过 20/HPF。相反，GERD 中嗜酸性细胞密度常常 <5/HPF。此外，浅层嗜酸性细胞和（或）嗜酸性细胞小脓肿（嗜酸性细胞 >4/HPF）是嗜酸细胞性食管炎的特征，而在 GERD 中不常见。较深嗜酸性细胞浸润的病例可能是常见的嗜酸性胃肠炎的食管表现，反之，仅有黏膜病变可能就是单纯性嗜酸性食管炎。因此，在一些患者中，嗜酸细胞性食管炎可能为嗜酸细胞性胃肠炎谱系的一端，伴有胃肠道其他部位的嗜酸性细胞增多，以及外周血嗜酸性细胞增多。

热损伤

热损伤（thermal injury）常发生在进食滚烫的液体或者温度分布不均匀的微波食品的时候。内镜下显示，带状薄的紧密黏附的白色伪膜与带状粉色黏膜交替分布，形成糖果棒样外观，从食管上部延伸到鳞柱交界处。组织学上，黏膜的特征是表层为干性坏疽，伴有无核不具活性的鳞状上皮，紧密黏附在下方有活性的鳞状上皮细胞上。缺乏炎症提示热损伤这个诊断，与见于感染性或反流性食管炎的炎症性反应不同。热损伤最重要的并发症见于那些喝了冬青茶的人，冬青茶是发生食管鳞状细胞癌的危险因素（见第 3 章）。

放射性食管炎

肺部、头颈部、食管、纵隔以及脊柱癌症患者接受放射治疗，可以出现放射性食管炎（radiation esophagitis）。损伤的范围取决于放射的类型、剂量、治疗时间、组织的敏感性以及同时进行的其他治疗，尤其是放射敏感性化疗，还有患者自身的多种因素[136,137]。放射剂量在 4200～4500 cGy 以下时很少发生损伤。食管受到 6000 cGy 照射的患者 1% 会出现食管炎。放射导致的组织损伤包括 4 个时相：急性期（治疗后的最初 6 个月），亚急性期（7～12 个月），慢性期（放疗后 2～5 年），晚期（5 年以后）。

损伤的范围从急性自限性食管炎到危及生命的食管穿孔都可以出现。放射性食管炎的患者出现吞咽困难、吞咽疼痛或者食管蠕动异常。症状常常发生在放射性损伤开始的时候。症状类似于消化性食管炎、机会性感染或者药物引起的黏膜炎。在大剂量放疗后会

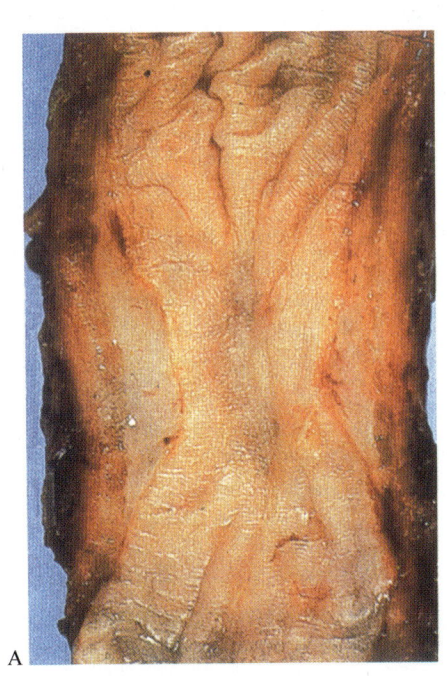
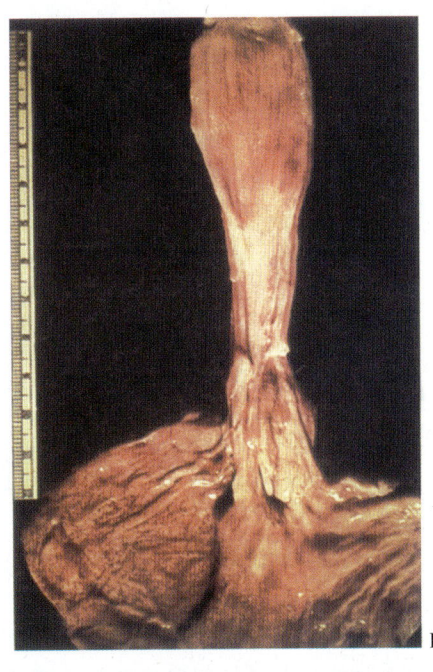

图 2.73　放射性治疗之后出现狭窄。A：食管狭窄造成黏膜皱缩。由于食管癌而进行放射治疗。注意黏膜皱缩为沙漏状，覆盖在下方的黏膜下组织之上。B：食管癌放射治疗后的晚期狭窄。管腔几乎完全阻塞。近端食管扩张。

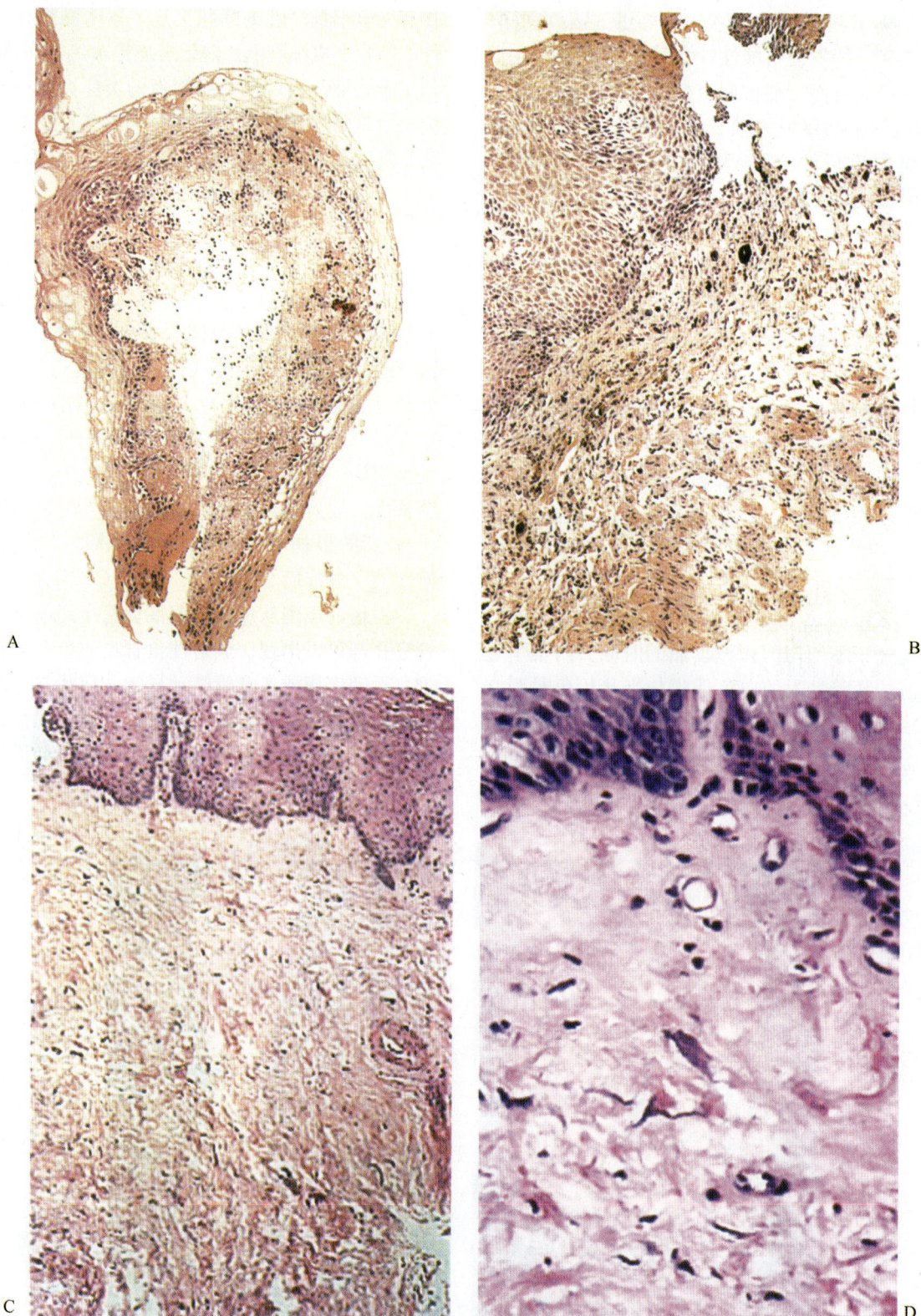

图 2.74 放射性食管炎。**A**：早期食管损伤表现为气球样变性、水肿以及急性和慢性炎症。**B**：高倍镜下显示溃疡边缘具有明显的放射性成纤维细胞。**C**：固有膜纤维化以及血管玻璃样变。**D**：玻璃样变性组织内出现不规则的星形成纤维细胞。

出现食管狭窄和食管环（图 2.73），特别是在最初治疗后的 13～21 个月之间出现。狭窄的长度取决于放疗区域的大小。放射性溃疡或狭窄与癌鉴别十分重要。

急性放射性食管炎可以累及食管的任意部位。患者出现多发性散在的小溃疡，或者具有独特的颗粒状黏膜。还可以出现食管狭窄及皱褶增厚。同时进行放疗和化疗的患者可以出现严重的食管炎、狭窄，少数情况下可以出现瘘管。继发性神经损伤导致蠕动异常。晚期并发症包括原发性食管癌，可以在放疗数年后发生。

不同层次的食管壁对放射敏感性不同。鳞状上皮和脉管系统敏感性最高。肌肉和纤维结缔组织相对而言对于放射具有耐受性。急性放射性食管炎以基底细胞坏死、黏膜下水肿、毛细血管扩张以及内皮细胞肿胀为特征（图 2.74）。最初治疗的 2 周以后形成表浅糜烂。这些可以融合形成大的表浅溃疡。在水肿的肉芽组织内可见明显的上皮细胞和内皮细胞。可以形成伪膜。患者偶尔出现提示病毒感染的多核上皮巨细胞。奇异性（放射）成纤维细胞提示本病的诊断（图 2.74）。再生上皮可能类似于异型增生[138]。黏膜表面再上皮化发生上皮增生。这些改变出现在最近一次射线照射后 3～4 周内[136]。在亚急性期出现较深的溃疡和食管瘘管。溃疡可以变得很大，直径可达 5 cm。溃疡可以穿孔到相邻的结构，可能导致出血[139]。这个阶段的诊断线索包括出现血管改变及放射性成纤维细胞。可以出现黏膜桥。组织学上，固有膜具有慢性炎症，其上被覆正常上皮。这些是放射性食管炎的晚期结局。

最典型的放射性损伤见于晚期阶段。上皮显示非特异性改变，包括棘层增厚、过度角化以及角化不全。黏膜肌层正常或者出现纤维化。黏膜下一般都有纤维化；可以出现明显的瘢痕或缩窄区域。黏膜下腺体萎缩，腺泡消失。偶尔，导管含有浓缩分泌产物，类似于食管壁内假憩室病。还可以出现血管玻璃样变、黏膜下纤维化以及肌肉变性。黏膜下出现扩张的毛细血管和厚壁玻璃样变的小动脉，有时出现泡沫细胞（图 2.75）。内皮细胞增大，奇异。出现慢性溃疡，在基底处可有肉芽组织。动脉闭塞后缺血引起出血，随后出现含铁血黄素沉着。慢性小动脉炎可能导致透壁性缺血、穿孔或瘘管形成。食管狭窄表现为显著的食管壁增厚和黏膜下膨胀。

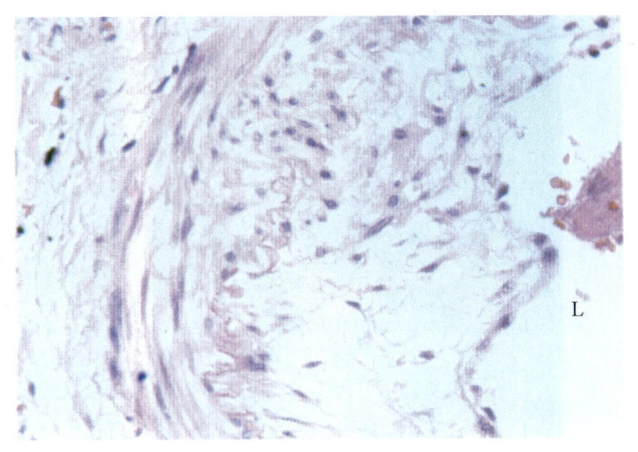

图 2.75　血管内膜和中层发生泡沫样变性。L 代表血管腔。

腐蚀性食管炎

腐蚀性食管炎（caustic esophagitis）一般都是由于成年人自杀服食或者儿童误食强碱或强酸造成的。摄入的腐蚀剂常常包括碳酸钠、氢氧化铵和漂白剂。排水管清洁剂（NaOH）、脱钙剂（蚁酸）以及自动洗碗机的清洁剂（硅酸盐）也是很有腐蚀性的物质，是造成儿童损伤的原因。损伤的严重程度取决于摄入物品的种类和数量、浓度、物理状态以及接触的时间[140,141]。最严重的损伤发生在食管腔的狭窄部位。严重的腐蚀性食管炎导致食管出血、穿孔以及死亡。液体会造成范围较广的持续性腐蚀性食管炎，而颗粒性制剂造成的病变较为局限。碱性物质造成的食管损伤比酸性物质更为严重，因为碱性物质会穿透组织[142]。pH 12.5 是碱性物质会造成损伤的临界点。pH 大于 13 的物质会造成损伤，并发深部溃疡和狭窄。碱性物质会造成液化性坏死，伴有强烈的炎症反应以及黏膜、黏膜下和固有肌层的皂化[142]。血栓导致缺血性坏死，随后发生细菌或真菌感染。浅表坏死层在损伤后 2～4 天脱落，有时形成被覆着肉芽组织的较深的溃疡（图 2.76）。鳞状黏膜完全分离导致黏膜管型形成，可被患者呕吐出来，这种情况被称作"表层脱落性食管炎"（esophagitis dissecans superficialis）[143]。其他改变包括肿胀、出血、炎性渗出以及溃疡形成。表面被覆的黏膜可以表现为正常、炎症、溃疡、肥大或者萎缩，取决于做检查时距离急性期的时间长短，以及是否为重复性损伤。细胞形态正常，没有明显的反应性非典型性。腐蚀性灼伤可以按照表 2.10 所列的等级分级。如果患者存活下来，黏

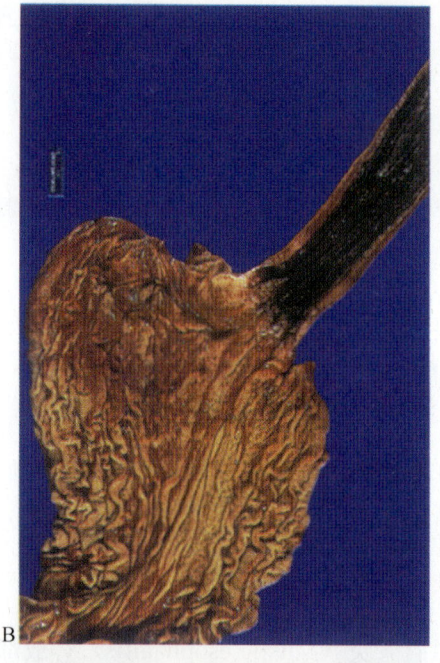
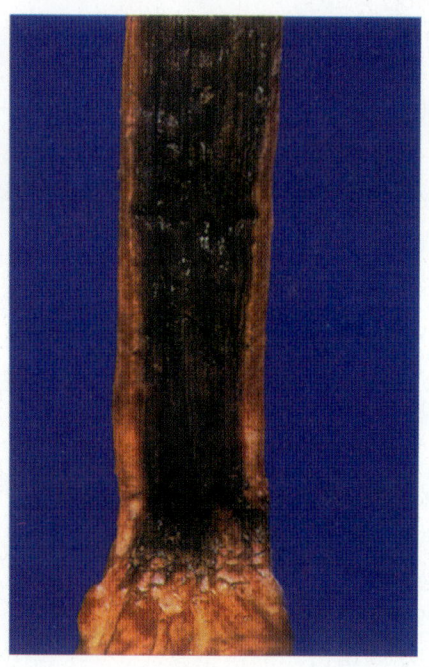
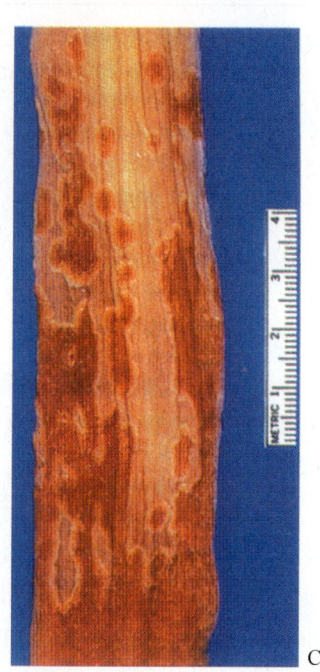
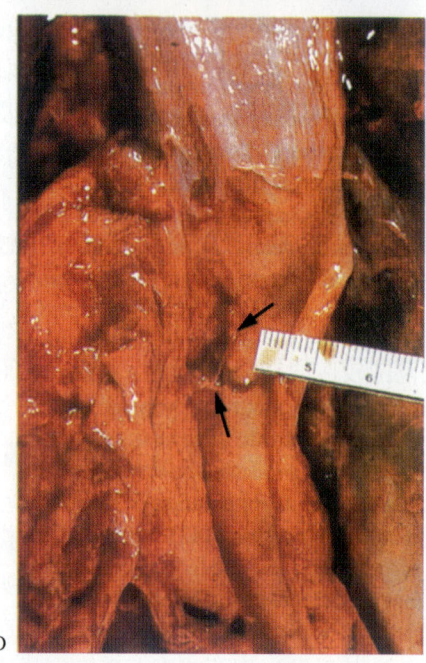

图 2.76 腐蚀性食管炎。**A**：自杀时服食腐蚀性物质。整个食管黏膜弥漫出血、水肿。近端胃也显示糜烂性胃炎。**B**：高倍放大显示充血和黏膜溃疡。食管壁增厚及水肿。**C**：一个服食了含有砒霜灭鼠药自杀的年轻女孩的食管。出现多发性急性溃疡和糜烂。**D**：服食碱液后食管穿孔（箭头）。

膜再上皮化，发生纤维化。腐蚀引起凝固性坏死（图2.77），形成实性保护性焦痂，可以延缓损伤，以及限制酸的渗透[144]。

狭窄，尤其是局灶性狭窄必须与癌鉴别，因为这些部位可以发生癌。狭窄表现为致密均一的黏膜及黏膜下纤维化，累及整个食管。评价这些病变的最有效的方法之一是用内镜对病变的表面进行刷片，因为致密的纤维化瘢痕组织活检非常困难。持续的局灶性狭窄造成近端食管扩张和肥厚。食管气管瘘是晚期并发症。其他远期并发症包括食管运动障碍、GERD、Barrett 食管以及发生癌；癌的潜伏期可以长达 12～40 年。

药物相关性食管炎

药物导致的食管炎的发生率并不清楚，因为许多病例都没有被发现。估计每年每 10 万人中有 3.9 人

表 2.10	腐蚀性食管和胃灼伤的分级
分级	病理学改变
1级	黏膜浅层受累
2级	黏膜全层受累,伴或不伴有黏膜下受累;没有延伸到食管或胃周围组织
3级	食管全层损伤,并且累及食管周围和胃周围组织;纵隔或腹腔内器官可能受累

表 2.11	与食管损伤有关的最常见的药物
抗生素（脱氧-四环素，氯林可霉素，复方新诺明）	
非甾体抗炎药	
硫酸铁	
氯化钾（缓释）	
抗坏血酸（维生素C）	
叠氮胸苷（AZT）	
茶碱	
奎纳定	
葡萄糖酸盐（或酯）	
Alendronate（fosamax）	
Empromium bromide（在美国不能应用）	

受累。老年患者尤其容易出现药物损伤，因为他们服用更多的药物，食管运动功能更容易发生改变，随着年龄增加唾液分泌减少，以及常常处于半卧位。表2.11中列举了与食管损伤相关的药物。另外还有10%左右的其他药物，在个案报告中有描述。如果同时服用多种药物，它们的作用可以叠加。例如，二碳磷酸盐化合物和非甾体抗炎药（NSAIDs）共同服用的时候会增加胃肠损伤的危险性。

药物通过三种机制造成损伤：(1) 药物药理反应的一个正常的副作用；(2) 药物治疗反应的并发症；(3) 药丸性食管炎（见下）。药物治疗反应的并发症包括接受免疫抑制剂、化疗及抗生素治疗的患者发生病毒或真菌性食管炎，以及特定药物免疫反应引起的疾病，例如 Stevens-Johnson 综合征。导致食管损伤的药物特性包括它们的化学性质（酸碱度）、溶解度以及他们和黏膜接触的时间。一些药物导致损伤是因为他们溶解后呈酸性（铁盐、四环素、多西环素、阿司匹林）；而另一些药物形成碱性溶液（苯妥英）。酸性药物的作用由于胃酸反流而加重。一些药物会降低食管下部括约肌压力，从而容易发生反流性食管炎。一些延缓食管排空的疾病会增加药物导致损伤的危险性。包括食管运动障碍，食管裂孔疝，狭窄，食管蹼和食管环；卧位的时候服用药丸；进食药物的时候喝水较少；或者外部结构异常（心脏增大，淋巴结疾病，或者甲状腺增大）。如果药物黏附在食管上，这会延长黏膜接触高浓度有害物质的时间，造成局部表面损伤。这些作用如同异物影响食管腔一样，尤其是在摄入液体较少的情况下。随着药物的溶解，食管局灶性损害进一步发展，从炎症到严重出血甚至穿孔[146]。

药物损伤的临床特征受患者年龄、并发的其他疾病以及药物本身特性的影响。最常见的临床症状是胸骨后疼痛，以及（或）吞咽疼痛。严重的并发症包括大量出血、穿孔，甚至死亡。服用铁剂、NSAIDs、钾盐、奎纳定、盐酸阿普洛尔这些药物可以合并食管狭窄[147]。化疗引起呕吐，导致 Mallory-Weiss 综合征、壁内血肿以及食管穿孔。

最常见的大体异常是溃疡，可以是很小的口疮样溃疡，也可以是巨大的圆形溃疡（可达10cm）。这些病变倾向于累及中远端食管。大部分溃疡常常是浅表性的，容易愈合，除了氯化钾造成的溃疡，由氯化钾造成的溃疡常常较深，甚至造成穿孔。NSAIDs 也常常造成大的浅表性散在的中段食管溃疡，周围黏膜正常。服用二碳磷酸盐化合物的患者在远端食管会出现融合性糜烂或多发性较深的大溃疡。内镜下，有时在溃疡内可以看到残留的药物。服用活性炭治疗自杀患者的时候，会出现炭沉着。表现为远端食管和胃出现线样黑色病变。

药物导致的食管炎没有特征性的病理学改变，因

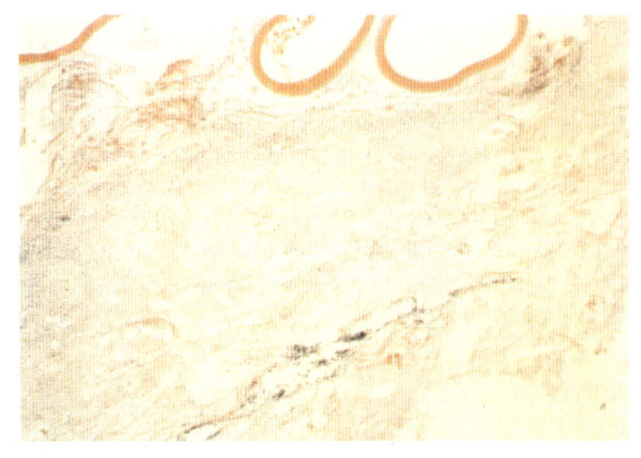

图 2.77　食管壁显示广泛凝固性坏死，没有炎症。

为不同的药物损伤食管有不同的作用机制。溃疡的组织学特征是非特异性的，取决于病变发生了多长时间。有时，在表面可以看到呈晶体形式的药物残留（二碳磷酸盐化合物或者铁剂），或者混合在炎性渗出或变色的黏膜（铁剂或者Lugol）中。当黏膜嗜酸性细胞增多时，可以出现凋亡改变。氯化钾肠衣片导致水肿、气球样变、出血性糜烂以及狭窄。四环素可以造成显著的棘层水肿性食管炎[148]。药物导致的变应性食管炎会出现大量的脱颗粒的嗜酸性细胞。化疗药物直接破坏复制期的细胞，导致黏膜炎（黏膜的急性炎症）、溃疡、糜烂、狭窄，以及形成瘘管。早期改变包括基底层黏膜中凋亡小体增多。之后会出现非特异性食管炎，伴或不伴溃疡。基底细胞增生，核具有非典型性，以及大量的核分裂象，其中一些可以是非典型性核分裂象，是化疗后恢复的特征。上皮及间质细胞均有非典型性，核浆比常常较低，提示病变不是异型增生或癌。紫杉酚造成明显的核分裂停滞，伴有坏死和溃疡。有丝分裂停滞的同时，还出现聚合微管聚集而成的成束的中间丝，形成环行的有丝分裂象。长春新碱破坏肌神经丛，形成假梗阻综合征。二碳磷酸盐化合物造成溃疡性和糜烂性食管炎，同时还有上皮多核巨细胞，类似于病毒性细胞病理改变。过多服用维生素E将导致食管角化，形成类似维生素A缺乏的组织学改变[149]。炭沉着表现为黏膜下组织内的粗糙的黑色异物聚集，可以持续数十年。在秋水仙碱毒性作用下，食管可以有明显的改变，在基底层有大量的核分裂象和核分裂停滞[150]。

其他方面健康的新生儿的食管炎

这是一种发生于新生儿的非常严重的食管炎，以不伴胃肠炎的环行食管溃疡为特征。诊断后病变常常在48～72小时之内消失，达到临床和组织上的快速痊愈。病因不明，但是病变的分布（上部食管更严重）、很早发生（几乎在出生的时候）、极快恢复以及缺乏胃或肠病变，这些都提示可能来源于外伤，可能是由于围产期咽部、食管和（或）胃吸入[151]。

Barrett食管

定义

Barrett食管（Barrett Esophagus，BE）过去的定义是任何一种柱状上皮（胃上皮或肠道上皮）覆盖于远端食管。现在的定义需要内镜下以及组织学的标准都符合。内镜检查要求出现呈橙红粉色的柱状黏膜，从胃食管交界处向近端延伸到管状食管。组织学检查要求取自内镜下所见的粉色柱状黏膜的活检，出现伴有杯状细胞的化生性或肠化的柱状上皮[152]。应用这种方法的理由具有实际意义，因为除了肠化生的柱状上皮外，异型增生和癌实际上从不发生在其他柱状上皮。Barrett食管一般被分为长节段Barrett食管（LSBE）和短节段Barrett食管（SSBE），前者柱状黏膜伸展到胃食管交界处以上3cm或更多，而后者特化的柱状上皮局限在胃食管交界处以上2～3cm以内[153]。

流行病学/发病率

和GERD相似，BE在不同地域、时区、种族有不同的发病率。BE大约累及1.6%的人群[154]。在老年人中发病率大约为9%。但是，50岁以上的无症状男性退伍军人中25%患有BE，他们在进行上消化道内镜检查时同时还进行结肠镜检查[155]。大部分寻求医疗帮助的患者常常患有症状严重的GERD，伴有管溃疡、狭窄和出血。多达44%的BE患者患有反性食管炎[153,156]。患病年龄呈双峰分布，一个高峰是0～15岁，另一个高峰是40～80岁[153,157,158]。BE好发于白人男性；在黑人中不常见。男、女比例为4：1[153]。具有并发症的BE患者常常是老年人。虽然BE在东方人中罕见，但是发生率在增加，可能是由于饮食习惯的西方化以及老年人口和肥胖人口的快速增长[76]。也存在家族性病例。可能源于家族BE遗传易感性，以及具有发生反流的共同条件。患有BE的同时还可能化疗[159]或服食碱性液体[160]。乳糜泻患者BE的发病率要高于普通人群[161]。在没有症状的人口中，BE的实际发生率比从有症状患者进行内镜检查得到的数据中所预期的发生率要高得多。明尼苏达州Olmstead县一项解剖研究发现，733例尸检中有7例（1%）发现BE病变。经过年龄、性别校正的美国人群的实际的发生率是每10万人中376人患有此病，或许是在此期间内镜下诊断每10万人中27例的17倍[162]。

发病机制

BE是由于GERD长期存在造成的获得性化生性改变。它是由反流性物质共同作用形成的，这些物质包括胃酸、胆汁盐、溶血磷脂以及活化的胰酶。这些物质的相互作用最终决定了损伤、修复和转化的程度，以及不同临床表型的最终转归，包括食管炎、BE、狭窄、异型增生或癌。在这种异常环境中，不成熟的多潜能干细胞分化为不同类型的上皮，包括柱状上皮，这种上皮更能耐受酸的消化，比原本的鳞状上皮更新更快[163,164]，BE病变一旦确立，就是一种具有高度增生活性的黏膜[165]。

BE的发生是一个多阶段的过程，至少分为三个独特的阶段。在开始阶段，有遗传易感性的个体（大部分是白人男性）由GERD发展成为反流性食管炎。形成具有肠道柱状上皮特征的化生性上皮。BE的化生性柱状细胞有三种起源[166]：（1）由鳞状上皮化生而来，类似于阴道黏蛋白沉积症；（2）来自于移行带的混合性鳞状上皮细胞/柱状上皮细胞（类似于宫颈化生）；（3）来自于食管腺体的柱状上皮细胞，可能与溃疡修复有关。有人提出，循环中来源于骨髓的干细胞（BDSCs）是胃内针对HP性胃炎反应的化生细胞的来源[167]。反流性炎症引起的BDSCs的增加可能是BE的另一个潜在来源。

在形成阶段，持续暴露在反流环境下的化生性上皮分布于远端食管表面的多个区域。随着时间的推移，导致鳞状交界处向口腔侧迁移[168]。随后就是长期的具有多种表现的进展期。在进展期，化生性上皮依然可以保持静止，没有临床意义，也可能发展到出现异型增生，甚至出现浸润性腺癌（进展到异型增生以及浸润性癌的过程在第3章深入讨论）。

这个多阶段的过程包括食管鳞状上皮或BE上皮的暂时性以及永久的分子改变。这些改变受多种因素和信号传导通路的影响[169]，包括个体以及环境因素。还不清楚为什么只有少部分GERD患者形成BE，以及什么个体因素和合并因素造成在反流的情况下出现化生。长期接触胃酸可以增加绒毛蛋白（villin）的表达，并与微绒毛的表现有关。在肠道分化中的另一个重要因子是CDX2，这是一个属于尾部相关同源异形盒基因家族的转录因子[170]。CDX2在胃肠道中的表达具有肠道特异性，十二指肠是一个严格的分界[171]。

胆酸像肿瘤促进剂一样可以促进细胞增生。活化的CCK2受体可以刺激细胞增生。它能产生许多体液介质，包括EGF配体［转换生长因子α（TGF-α）、肝素-结合表皮因子样生长因子以及三叶肽TFF1］[172-174]，并能促进BE的发展，尤其是对于接受抑制胃酸分泌治疗的患者，这些患者的胃泌素水平增加[175]。胃泌素还可以激活环氧合酶，这种酶在抑制细胞凋亡、促进细胞增生、恶性细胞的浸润以及促进血管的生成中起作用[176]。在BE增生中起作用的另一个因子是被酸激活的有丝分裂原蛋白激酶（MAPK）的活化作用[169]。MAPK通路的激活会增加细胞的存活以及降低细胞凋亡[169]。分子标记物会在第3章讨论。

大体和内镜下特征

BE病变为牛肉红色和天鹅绒样，与淡粉褐色光滑的鳞状黏膜不同。鳞柱交界处常常位于距离门齿30 cm以内，常常与食管裂孔疝、狭窄、弥漫性食管炎或食管溃疡共存。大体上，BE有几种独特的表现：环形、岛状以及指状或舌状突起（图2.78）。岛状BE伴随的上皮损伤不如环形BE那么严重，可能是病变的早期阶段，随后可以发展成环形BE[177]。有时化生性上皮的远端边缘与相邻的胃黏膜难以区分，似乎融合在一起。出现胃皱褶就是胃的开始。SSBE患者可见短舌状或片状红色黏膜，位于胃食管交界处上方2 cm以内。

由于在内镜下肠上皮化生同其他柱状上皮难以区分，所以需要应用多种其他内镜检查方法来评估黏膜。包括放大内镜、内镜视觉同步成像、彩色内镜、内镜共焦成像、分光镜内镜以及体内荧光显微内镜。这些高级的成像方法可以使内镜观察者在胃上皮的背景下分辨出肠上皮化生；在肠上皮化生的背景下发现具有异型增生的病灶以及早期的肿瘤形成；以及区分早期浸润癌和黏膜异型增生性改变[178,179]。

内镜医师一般在以下区域取活检：胃皱褶上部边缘远端，尤其是胃小弯侧；GEJ上部1~2 cm处；SCJ上方的黏膜舌状延伸或者不规则区域；食管原本的SCJ和鳞状上皮。通过对胃皱褶上缘进行活检，可以确定是否具有胃炎，尤其是HP导致的胃炎，以及确定可能存在的肠上皮化生。胃皱褶上缘进行的活检可能就是位于食管裂孔疝范围内。这些部位的活检能发现局限性贲门炎、局灶性肠上皮化生、反应性改变、急性炎症，以及可能存在于鳞状黏膜的嗜酸性细胞。

Barrett食管的组织学改变

BE患者的病理学评估存在两个主要的难题：BE的过诊断以及BE背景下异型增生的过诊断。在这里讨论BE的诊断。异型增生及其类似病变的诊断在第

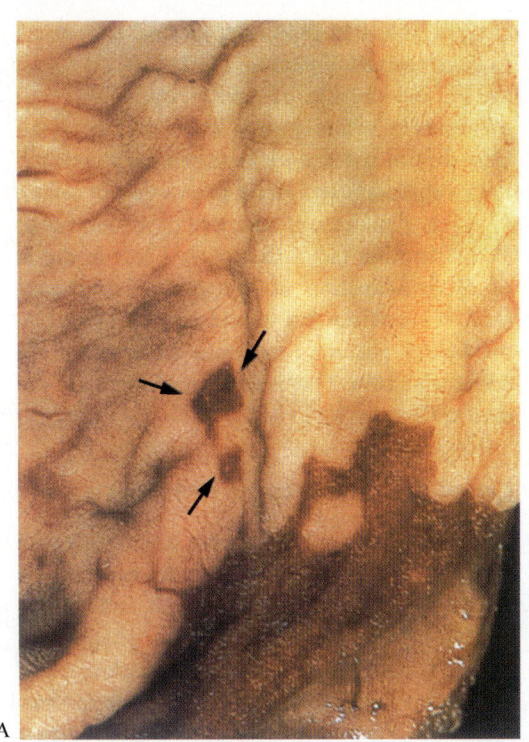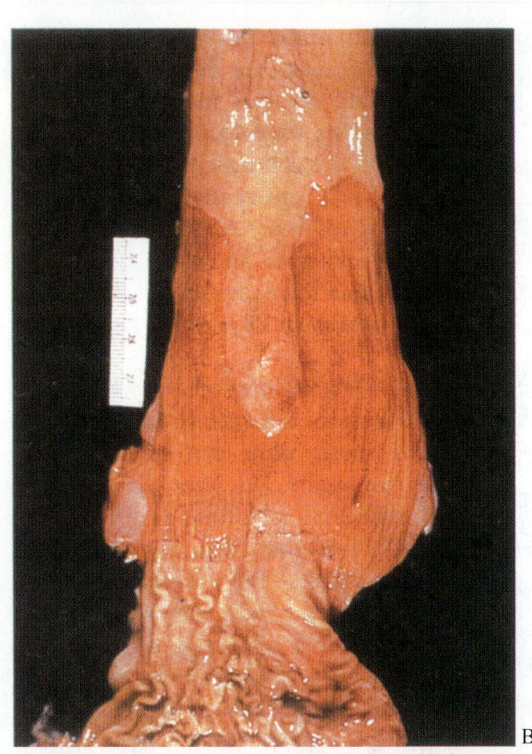

图 2.78　Barrett 食管。**A**：红棕色 Barrett 食管上皮岛被灰白色鳞状上皮黏膜围绕（箭头）。**B**：环形 Barrett 食管。与岛状 Barrett 食管不同，环形 Barrett 食管完全环绕食管黏膜，虽然可能有舌状鳞状上皮延伸到病灶内。

3 章中讨论。被覆柱状上皮的食管具有多种不同的表面结构和组织学表现，后者和出现的腺体黏膜类型相关。像早前提出的一样，BE 的诊断需要在取自食管柱状上皮区域的活检中证实肠上皮化生[152]。化生性 BE 上皮相似于小肠吸收细胞（完全性小肠化生）和不完全小肠化生（类似结肠上皮）。在后一种情况下，细胞缺乏明显的刷状缘以及小肠吸收细胞特征性的酶。现在有不完全化生是否比完全性化生具有更高危险性的争论，但是由于这两种亚型都有发生肿瘤的危险性，所以没有提出亚型分类。如果食管活检中可以看到杯状细胞，就可以作出 BE 的诊断。

多个部位活检以及多个水平的检查有助于识别这种片状病变。覆盖黏膜表面和胃小凹的上皮一般包括混合存在的胃小凹细胞和肠上皮细胞（图 2.79）。肠上皮细胞包括杯状细胞、肠柱状细胞、内分泌细胞（包括 5-羟色胺、生长抑素、降钙素、胰多肽以及分泌素）[180, 181]，有时还有 Paneth 细胞。多数肠柱状细胞是所谓的中间细胞或假吸收细胞，这些细胞兼具吸收和分泌细胞的特征。在表面可以出现绒毛状结构。在一些 BE 患者食管内可以发现幽门螺杆菌，但是只有在胃中同时出现才会出现在食管内。这会加重 BE 中炎症的严重性。

在 HE 染色切片中，杯状细胞核上具有圆形的黏液泡，很容易辨认（图 2.79 和图 2.80）。由于杯状细胞具有酸性黏液，这些黏液在 pH 2.5 时奥辛蓝染色呈深蓝色，因此，没有必要进行常规奥辛蓝染色[181a]。在正常食管黏膜下腺体及其导管也可以看到奥辛蓝染色阳性细胞。这些黏膜下腺体容易和 BE 病变区别，因为它们呈圆形，聚集成小叶结构，而且类似于小涎腺以及奥辛蓝染色（pH 2.5）弥漫阳性。整个食管腺体小叶染色强，不同于 BE 典型的单个散在的杯状细胞的强阳性染色。

组织学上，要仔细观察潜在的 BE 相似病变，尤其是假杯状细胞。这些柱状细胞是过度扩张的胃小凹细胞。它们含有的黏液滴比典型的小凹细胞要大，而比普通的杯状细胞要小。它们出现在 GEJ 以及远端食管的表面上皮。可以同时具有或者缺乏真正的杯状细胞。这些细胞 pH 2.5 时奥辛蓝染色强阳性；基于这个原因它们有时被称作"柱状蓝"（columnar blues）（图 2.81）。但是，假杯状细胞比真正杯状细

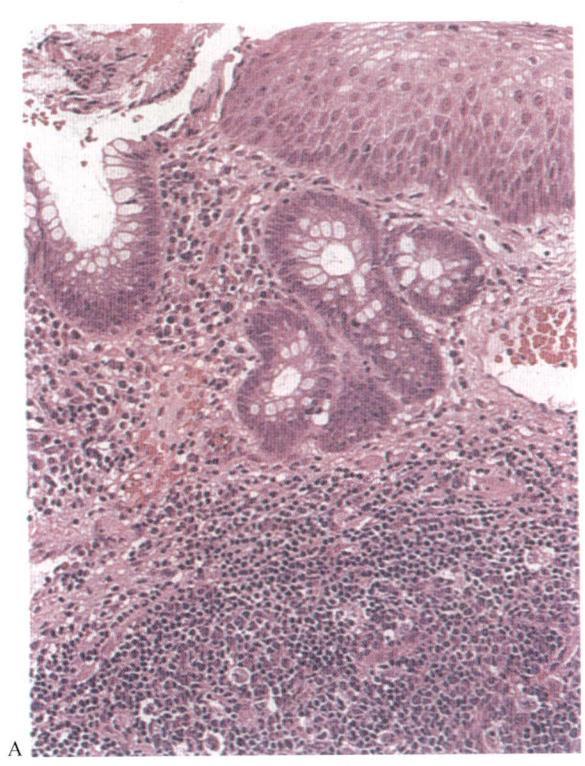
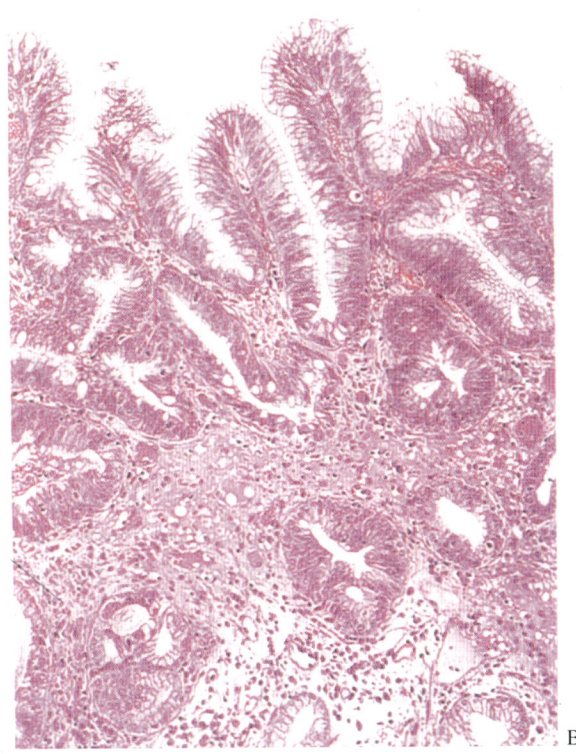

图 2.79　Barrett 食管。**A**：特化的肠道上皮。位于表面的鳞状上皮与出现杯状细胞的特化的上皮融合。在鳞状上皮下方还可以见到数个肠化性特化上皮形成的腺体。可以见到明显的淋巴细胞聚集，包括成熟淋巴细胞和组织细胞。**B**：特化的 Barrett 上皮区域中的绒毛样改变。杯状细胞和胃小凹细胞混合在一起。

胞染色浅。**如果只出现奥辛蓝染色阳性的柱状细胞，而没有真正的杯状细胞，不能作出 BE 的诊断。**由于对真正的杯状细胞来说，奥辛蓝染色缺乏特异性，现在在探求一种更具有特异性的肠道杯状细胞的标记物。其中包括硫黏蛋白和涎黏蛋白染色。对于真正的杯状细胞，硫黏蛋白标记物染色不是特别敏感（敏感

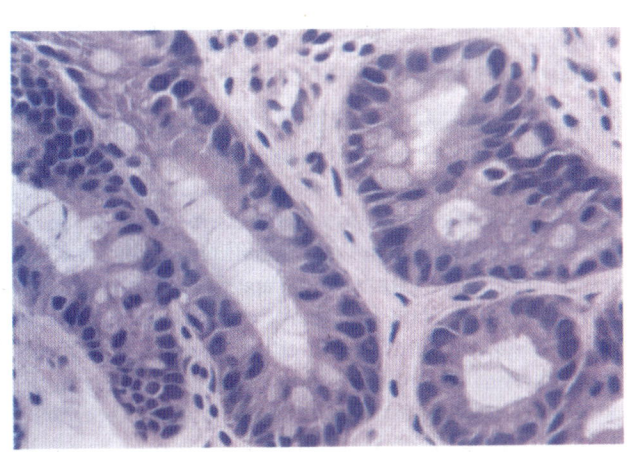

图 2.80　Barrett 食管。在这幅图中只显示了肠型上皮。可见数个核分裂象。

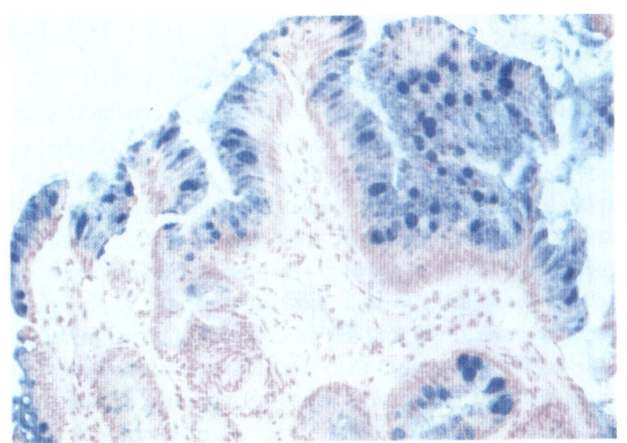

图 2.81　Barrett 食管。奥辛蓝/PAS 染色，pH 2.5。注意杯状细胞呈深蓝染色，并且具有大而扩张的黏液滴。这些细胞与"柱状蓝"不同，"柱状蓝"细胞染色要浅得多，并且没有明显的黏液滴。

性为62%），但是更具有特异性（特异性90%）。而涎黏蛋白或硫黏蛋白也可以出现在少数患者没有杯状细胞的表面上皮内[182]，这与胃型表面上皮细胞只含有中性黏液这一普遍接受的概念相矛盾。另一个有希望的标记物是MUC2，对于BE中的肠上皮化生具有特异性[183]。

需要注意的是，远端食管黏膜肌增生，而且在某些区域富于胶原的纤维组织取代了黏膜肌。了解这些特征在两种情况下很重要：首先是在正确解释可能累及黏膜下腺体改变的时候，其次是在正确分期恶性肿瘤浸润的时候（在第3章讨论）。成纤维细胞或肌肉的异常会使黏膜下腺体的导管变形，导致腺体扩张。纤维组织内出现不规则的压缩性导管，加之出现非典型性上皮细胞，导致陷于富于胶原的纤维组织内的正常或者具有非典型性的食管腺体与浸润性癌难以区分[184]。免疫组化染色可以有所帮助，尤其是如果可以证实黏膜下腺体正常双细胞群（normal two-cell population）的时候。

短节段Barrett食管和贲门肠上皮化生的病理学特征

GEJ的肠上皮化生可以是SSBE，其发生癌的危险性每年最多是0.5%，也可以是近端胃的肠上皮化生，其发生恶性肿瘤的危险性似乎要远远小于前者[20]。这两种情况不能被可靠地区别开，因为胃和食管肠上皮化生的形态学以及组织化学特征彼此类似，而且用于定位黏膜标示GEJ的粗大皱襞位置不是很精确，相差在数毫米之内。贲门肠上皮化生的意义现在还不清楚，但是多达25%的没有BE的个体可以出现[153]。因此，它是否反映了GERD还不确定。最近的数据显示LSBE和SSBE以及GEJ肠上皮化生具有类似的免疫组化表型，而与胃窦的肠上皮化生免疫组化表型不同[185]，提示LSBE和SSBE是相关的疾病，它们与HP感染造成的肠上皮化生不同。与世界其他地区不同，在北美肠上皮化生相对少见，因此，在贲门出现肠上皮化生很可能是由于GERD引起的。对于白人男性这种推测可能是正确的，因为这个人群是发展成BE相关性癌的主要群体。

SSBE和内镜下明确的肠上皮化生比LSBE常见得多；因此，SSBE可以被认为是大部分癌的前期病变[186]。短的肠化片段进展为腺癌的危险性尚不清楚。推测如果发现肠上皮化生，患者就具有发生肿瘤的危险性。食管和胃贲门腺癌的发生率的增加速度超过其他任何一种癌，GEJ的短段肠上皮化生是这种现象的基础。所有食管腺癌中有42%与SSBE有关，因为SSBE比LSBE常见[187]。

除了关于GEJ处有肠上皮化生是否表示BE病变这个问题，更重要的问题可能是活检是否异常，是否与GERD相关，是不是倾向于发生腺癌[153]，在GEJ任意一侧发生的肠上皮化生都是不正常的。实际上可以应用几种方法。一种方法是分为3种类别：（1）柱状上皮被覆的食管，具有特定的肠上皮化生；（2）柱状上皮被覆的食管，没有特定的肠上皮化生；（3）GEJ特定的肠上皮化生[188]。应用这个分类方法，可以看到具有特定肠上皮化生的柱状上皮被覆的食管和腺癌有关系，以及GEJ的特定的化生可能和腺癌有关系。当使用这些三分法时，还不清楚胃食管交界处的特定肠上皮化生是否和GERD有关系[188]。另外一个方法是，把活检中不同形式的化生作为衡量转化为异型增生性细胞的危险性或者至少是具有恶性潜能的标记，而不考虑这种化生发生的部位。对于GEJ有肠上皮化生的患者，保守的方法是假设这个病例是SSBE，依照BE指南管理患者[153]。可以用**GEJ肠上皮化生**（intestinal metaplasia of the GEJ）这个术语来描述Z线处的肠上皮化生[153]。当组织学上确认之后，BE的出现可以作为进一步监测癌的标志。

Barrett食管的免疫组织化学/分子学特征

有人提出把角蛋白（CK7/CK20）染色作为区分贲门肠上皮化生和SSBE的方法[189,190]。BE特定的肠上皮化生的表层和深部腺体常常显示CK7强阳性，而浅表腺体和表层上皮细胞CK20阳性[189,190]。相反，胃体肠上皮化生却不常显示所谓的"Barrett CK7/20"表型。然而，BE以及SSBE的角蛋白染色结果有显著的多样性，因而敏感性和特异性都比较差。

其他被检测的标记物包括与Das-1抗体（针对结肠上皮细胞的一种单克隆抗体）的反应性[185]，以及结肠型黏蛋白的表达，诸如MUC2[193]、CDX2[194]、绒毛蛋白（villin）、蔗糖酶异麦芽糖酶[195]、肠型碱性磷酸酶[196]、Ⅳ型双肽酶。至少已经检测到12种

表 2.12	MUC 基因表达
MUC1	肠杯状细胞和肠上皮细胞
MUC2	肠杯状细胞
MUC3	肠上皮细胞
MUC5AC	胃小凹和黏液颈细胞
MUC6	胃、胃窦和胃底上皮

MUC 基因（MUC1～MUC12），每种基因都编码一种特定的黏液核心多肽[197]，分别表达在正常胃肠道的不同部分（表 2.12）。一项应用基因表达排序的近期研究提示，BE 病变是一个不完全的上皮分化，与胃上皮和鳞状上皮都有相似之处。此外，还有一些具有独特表达的基因[198]。但是，对于这个研究的批评是这些上皮不是显微分割的，而且和以前了解的一样，Barrett 黏膜包括一些异源性细胞。现在还没有发现能区分 SSBE 和胃的肠上皮化生的特异性的生物学标记物[199]。

远端食管的鳞状上皮化生

BE 治疗后出现远端食管的鳞状上皮化生。表现为正常表现的新生鳞状上皮或者多层的不成熟鳞状上皮化生。新生鳞状上皮出现在原来 BE 病变所占据的区域，常常表现为被 Barrett 上皮环绕的鳞状上皮岛。这些鳞状上皮细胞大部分起源于始祖细胞，与 Barrett 上皮自我更新的细胞不同，虽然这些鳞状细胞偶尔起源于既可以分化为鳞状细胞又可以分化为 Barrett 上皮细胞的干细胞[199a]。

BE 患者在 GEJ 出现类似宫颈所见的鳞状上皮化生[200]。常常表现为假复层上皮；纤毛常常出现在管腔表面[201]。这些上皮细胞兼具鳞状上皮和柱状上皮的形态学以及细胞化学特征，可能为 BE 的前驱病变[200]。可能是多潜能干细胞受到刺激，经过多层上皮的中间阶段后，朝向柱状上皮表现分化。

多层上皮一般具有 4～8 层细胞（图 2.82）。基底细胞具有小圆形到椭圆形的细胞核，位于中心的小核仁以及丰富的嗜酸性胞浆，具有类似于正常食管鳞状上皮细胞基底层或副基底层的特征。核的假复层改变常见。缺乏细胞间桥。多层上皮的副基底层和浅表层显示柱状分化程度增加，其特征是出现具有透明或微泡状的胞浆，以及类似于基底细胞的

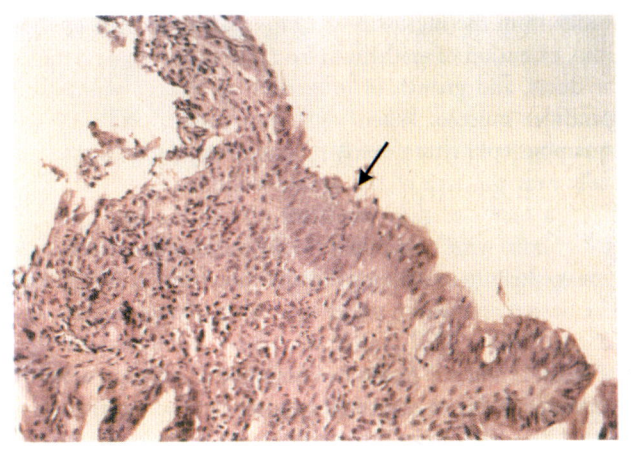

图 2.82 多层上皮。从胃食管交界处所取活检，图的右侧显示表面为柱状上皮。箭头下方显示多层上皮。

朝向基底的细胞核。大部分病例含有少数浅表柱状细胞，具有类似于杯状细胞的扩张的胞浆。上皮兼有复层鳞状上皮和柱状上皮特征性是角蛋白表达[202]。超微结构显示表面细胞内兼有鳞状细胞和柱状细胞的特征[200]。这种多层的上皮细胞常常毗邻黏膜腺体导管上皮。多层上皮具有高度的增生能力，就像 Ki67 免疫反应以及诸如 TGF-α 和 EGFR 等生长因子强表达显示的那样。这种上皮还可以作为发展成多层上皮和 BE 的多潜能细胞的潜在起源。其他人认为这是一种化生性改变，而这种改变的成熟类型可以为假复层纤毛上皮，具有类似于支气管黏膜的免疫表型[201]。

Barrett 食管治疗后的病理学改变

治疗 BE 的目的是消除异常上皮，从而去除进展为恶性的危险性。外科治疗以及质子泵抑制剂治疗都可以使病变消退，而且 SSBE 比 LSBE 更容易出现消退[203]。可以根除 BE 的新技术包括光力学治疗、激光治疗以及内镜下黏膜切除。

这些治疗之后常常进行活检以评价治疗效果。如果已出现的柱状上皮被去除，并且当食管上皮修复的时候酸分泌减少，可以出现鳞状上皮修复。治疗之后的组织学改变显示部分鳞状上皮覆盖于原来的化生性柱状上皮之上。鳞状上皮再覆盖是由于毗邻的鳞状上皮向内生长，黏膜下腺体导管上皮延伸，以及腺体黏膜内始祖干细胞的生长。病变消退的时候，可以看到鳞状上皮覆盖在柱状上皮的上面，尤其是邻近鳞柱交界处的区域。黏膜可以出现

结痂以及黏膜增生伴有棘层增厚。许多病例显示肠型上皮被鳞状上皮岛覆盖（图2.83）。鳞状上皮岛下的Barrett上皮显示KI67增生指数明显低下，并且cyclin D和p53阳性程度比相邻的BE区域低，可能是由于与管腔内容物接触下降造成的[204]。这就提出了一个问题：这些被掩盖的化生性上皮今后发生肿瘤的危险性到底有多少？然而，低级别（图2.84）和高级别异型增生可以出现在这些被覆盖的区域[204]。鳞状上皮岛下Barrett上皮具有异型增生的患者在食管其他区域也常常伴有异型增生。此外，有报道显示在氩胞浆融合[205]、光力学治疗[206]或者激光治疗[207]之后，发生食管腺癌，表现为不能切除或者已经转移。应用化学或者热治疗技术均能促使上皮消融，但在内镜检查时不能发现隐匿在鳞状上皮下的癌。鳞状上皮下有残留的黏膜腺体，可以是非肿瘤性的也可以是异型增生的，可能需要深部活检进行组织学检查，以排除具有被掩盖的肿瘤性腺体[208]。由于具有发生癌的危险性，内镜下黏膜切除变得越来越普遍，尤其是当BE伴有高级别异型增生性改变或者早期浸润性癌时。

肿瘤发生

BE患者可以发生增生性息肉、鳞状上皮乳头状瘤、异型增生以及在少数情况下可以发生腺瘤。然而，BE重要性在于具有发展成腺癌的倾向（见第3

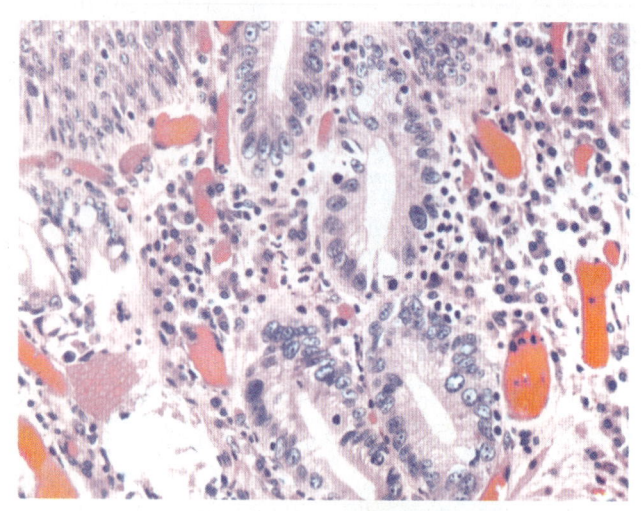

图2.84　图2.83中箭头所示区域的高倍放大，显示腺体具有深染而重叠的细胞核，其中有些核的轮廓不规则。

章）。Barrett食管患者的处理包括仔细检查食管活检，以寻找异型增生的证据。细胞学在评估Barrett化生中也具有作用，可以监测肿瘤的发生。但是，不能单纯依赖细胞学而不进行活检确定，因为单纯用细胞学检查不能评估确切的部位以及病变的范围。

食管静脉曲张

食管静脉曲张（esophageal varices）是由于门静脉系统的入口压力增加造成原来已有的血管管腔扩张。食管黏膜下静脉网是门腔静脉系统的一部分，收集来自胃左冠状静脉的血液；主要通过奇静脉排出，虽然有些是通过甲状腺下静脉排入上腔静脉。一般情况下，这个静脉网是闭合的，但是当门静脉系统压力增加时静脉网就有血液灌注。门静脉高压时间越长，出现较大的静脉曲张的危险性越大[209]。在门脉高压的情况下，固有膜静脉的数量增加[210]。由于血流阻力的增加，静脉也可以变粗大。

门脉高压还可以触发黏膜氮氧合酶的过表达，伴有黏膜肌及上皮变薄，这些都可能促使食管静脉曲张以及破裂[211]。静脉淤血以及随后的缺氧也可以造成上皮坏死以及形成溃疡，从而增加了静脉曲张出血的危险性。曲张静脉内的压力增加导致血管直径增加，从而管壁变薄。当扩张的压力超过曲张血管管壁的弹性范围时，就会造成出血。静脉曲张破裂几乎全都发生在曲张静脉没有保护的管腔侧[212]。

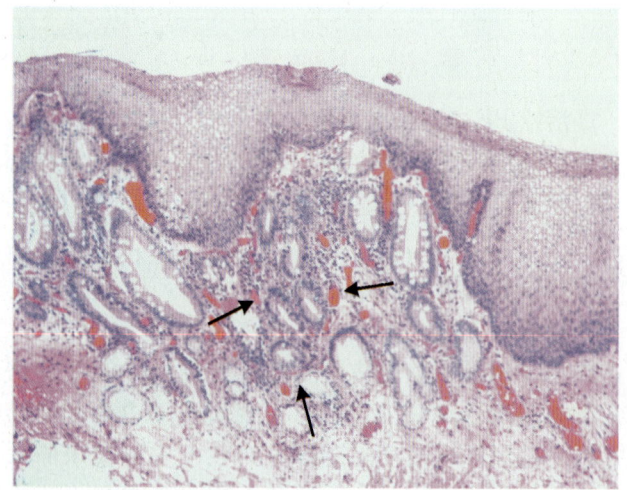

图2.83　治疗后的Barrett食管（BE）。Barrett上皮位于角化不全鳞状上皮的下方。大部分上皮是非肿瘤性BE上皮。但是在箭头所指的中心区域有低级别的异型增生。

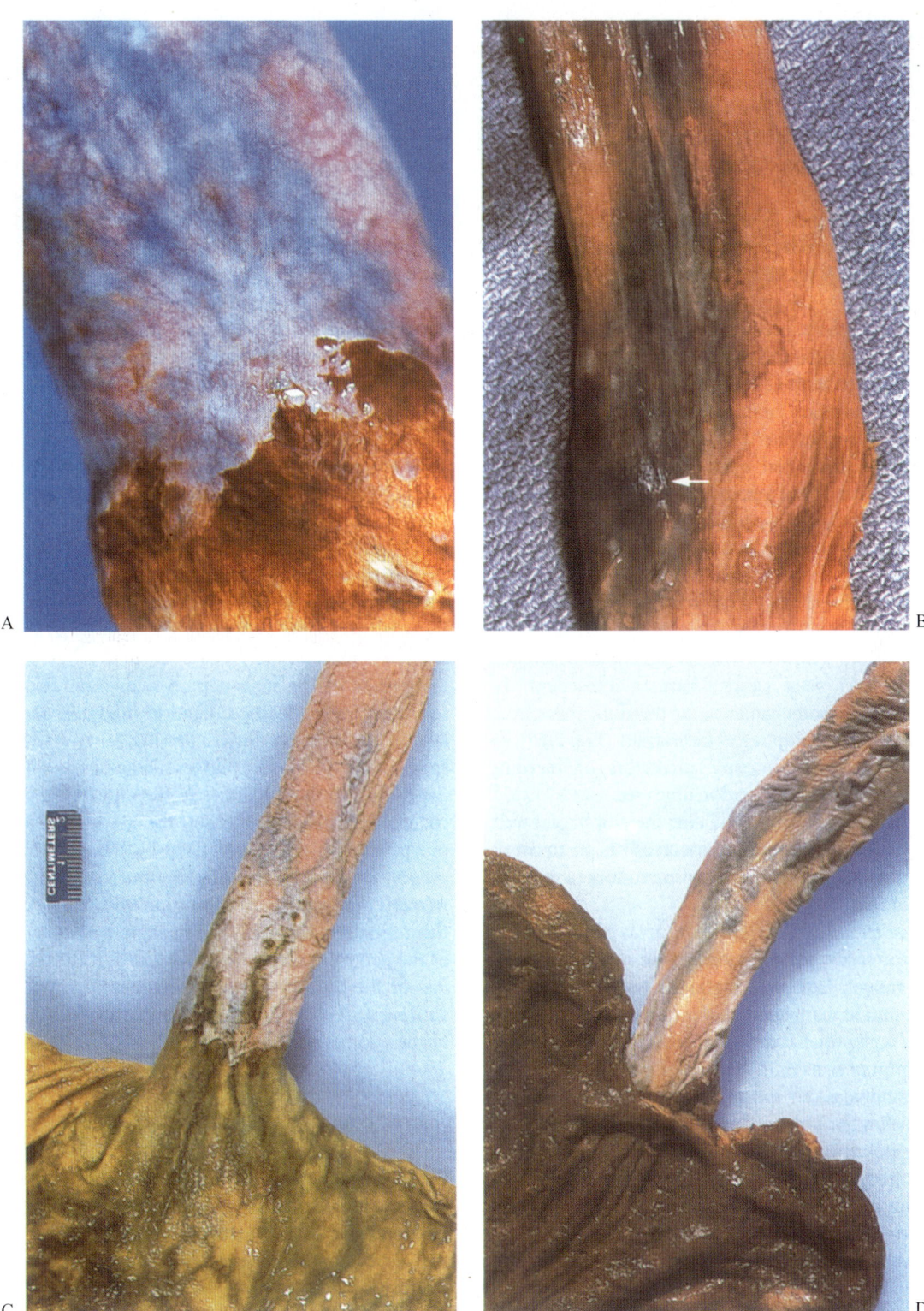

图 2.85 静脉曲张。**A**：在这个翻转的胃食管交界处，可见扭曲扩张的黏膜下静脉。**B**：可见明显的小血管穿过黏膜。在食管左侧，还可以见到出血性食管炎区域。向近端线样扩张（箭头）的大的隆起区域是静脉曲张周围的出血，形成小的黏膜下血肿。还可以见到近端扩张的血管。**C**：可以见到从胃食管交界处伸展出来的明显扩张的扭曲的血管，可以累及近端胃和远端食管。朝向近端曲张血管逐渐变少。扩张血管的上方可以发生线样溃疡。**D**：这些曲张静脉的扩张和扭曲的静脉显得更加明显。胃表现为糜烂性胃炎。

静脉曲张破裂之前，常常没有症状，一旦破裂就会造成大量呕血。食管静脉曲张出血占所有上胃肠道出血的 10%～30%[213]。

25%～35%的肝硬化患者出现食管静脉曲张出血，占这些患者出血事件的 80%～90%[214]。30%～40%的首次出血事件就是致命性的；70%的幸存者会再次出血[214]。如果患者在最初的出血事件中存活下来，他们继续存活一年的可能性大约为 30%。如果食管静脉曲张发生出血，多达 2/3 的患者常常可以自发停止，至少是暂时性的停止。但是，这些自发停止出血的患者中 30%～40%的人在 2～3 天内仍然具有再次出血的危险性，60%的患者在一周内再次出血。

食管静脉曲张破裂没有明显的诱发事件。但是，一些患者具有前期呕吐的病史。在一些患者，出血是由于伴随的胃炎、食管裂口（图 2.85），或者消化性溃疡。内镜下出血的征兆包括大的静脉曲张以及内镜下的红色征象[215]。导管的长期放置会削弱食管壁，促使溃疡形成，甚至导致瘘管发生。食管静脉曲张的团块也可能形成食管假瘤[216]。

食管静脉曲张在内镜下显示为毛细血管扩张、樱桃红色斑点、红色征象、条状标记、小静脉曲张或者静脉曲张。红色条状标记直径一般为 1～2mm，如果位于上皮下或黏膜下的大的扩张血管的顶部，这些血管常常>5 mm[215]。发育充分的静脉曲张表现为蓝色的、蜿蜒的线样黏膜隆起，在主动脉弓下方最明显，尤其是接近远端食管的位置。偶尔，血管通道表现为破裂。静脉曲张在病理学检查的时候（解剖或者切除标本）难以发现，因为这个时候血管已经塌陷，除非应用一些特殊的方法保持血管充盈，或者往血管内注入塑胶或凝胶溶液。在一些病例中，透视可以显现这些病变。

扩张的深部固有静脉取代了浅表的静脉网，并且显示位于上皮下。在组织学上，静脉曲张表现为扩张的上皮内或上皮下充满血液的管腔（图 2.86 和图 2.87）。在食管壁深部的血管表现为块状增厚和硬化。血栓罕见，但是常常出现静脉周围水肿以及相邻上皮的坏死和出血，黏膜下炎症也比较常见。发现陈旧性血栓、出血、含铁血黄素沉着、炎症以及纤维化，都提示以前出现过破裂。上皮坏死发生在极度扩张的浅表的黏膜下静脉曲张上方。存活者最终出现纤维化，以及溃疡表面再次上皮覆盖。最终出现严重的狭窄。

患者常常用硬化剂治疗，会引起血管周围刺激性炎症、血栓形成以及纤维化。硬化治疗引起静脉血栓形成，尤其是黏膜下静脉，导致严重坏死。这就导致了广泛性浅表损伤以及局限性深部组织坏死。在第 1 周内患者形成溃疡。溃疡通常局限于黏膜下，但是也可以发生透壁性溃疡。机化血栓在 HE 染色下常常难以识别，但是应用弹力组织染色可以勾画这种病变。晚期出现纤维化，并且常常是透壁性纤维化。神经丛的破坏可以导致继发性食管运动障碍，并且造成局部刺激反应下降，使患者容易发生胃食管反流。偶尔，在组织内可以看到硬化剂。硬化治疗的并发症包括食管炎、坏死、溃疡、撕裂（图 2.88）、穿孔以及菌血症。

由于硬化性治疗并发症的发生率较高，所以内镜下结扎可以作为一个替代的治疗方法。这种治疗方法是用小的弹性"O"形环把曲张的静脉结扎死。结扎后的改变取决于结扎后时间的长短。结扎后短期内表现为基底被带子压迫的息肉。第 2 天出现血栓，导致黏膜和黏膜下的坏死，以及浅表溃疡，但没有固有肌层的受累。在 0～5 天息肉出现缺血性坏死的程度不同。如果结扎带过早脱落，息肉可能坏死，出现扩张的曲张静脉血管。完全治愈之后，会出现黏膜下纤维化[217]。

血管异常

除了食管静脉曲张，其他食管血管畸形都很少见。它们表现为中段或远段 1/3 食管的孤立性隆起的可视血管，被覆正常表现的黏膜[218]。这些是 Dieulafoy 溃疡或者永存动脉患者的食管同类病变（见第 4 章）。

缺血

食管缺血（图 2.89）罕见，因为食管富于血管。但是治疗食管静脉曲张的治疗剂、放疗以及一些系统性疾病，诸如动脉硬化和抗心肌磷脂抗体综合征都可以导致缺血。食管小血管疾病由黏膜下动脉狭窄组成，这种疾病常常伴有晚期动脉硬化（图 2.90）。由于平滑肌壁肥大，或者内膜增生以及纤维化，都可以导致管腔变窄。在相邻的结缔组织内有富于蛋白的水肿液和纤维蛋白的混合物。裂隙样坏死从下方开始累及上皮，导致局灶组织坏死和表

2 食管非肿瘤性疾病 71

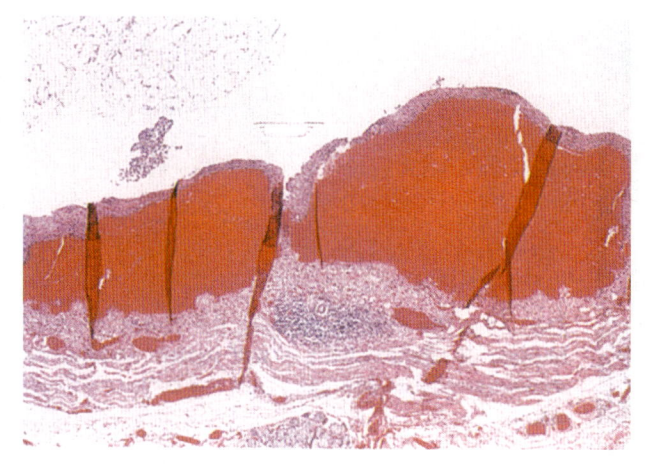

图 2.86 可见明显的上皮下血管湖。

层脱落,在较浅溃疡及糜烂基底露出部分梗死的结缔组织间质。

称为特发性急性食管坏死(idiopathic acute esophageal necrosis)的疾病被认为具有缺血的基础。大部分患者具有严重的基础疾病(高血糖症,严重的心脏病,组织缺氧以及休克)[219]。诊断时的平均年龄为 65.2 岁,年龄范围从 26 岁到 83 岁;男性较女性更容易发生[220]。大体上表现为具有易碎的剥脱黏膜的红斑;白色渗出物;以及浅表溃疡。可以进展为表面具有血凝块的黑色食管。在严重的病例,可以见到食管壁的全层坏死、缺乏复层鳞状上皮、坏死组织,以及肌肉纤维紊乱。鉴别诊断包括严重的反流性疾病、外源性染料摄入、碱液食入、恶性黑色素瘤、黑变病、食管假黑变病以及食管缺血[219]。

血管炎

原发性血管炎,诸如结节性动脉周围炎(periarteritis nodosa),可以引起食管血管性疾病。黏膜受损的范围取决于病变的严重性。病理学特征类似于肠道相同的病变(见第 13 章)。Behçet 综合征最常累及末端回肠或盲肠。少数例外的情况下才累及食管;当累及食管的时候,会引起严重的食管炎,伴有多发性小糜烂、溃疡以及食管中段狭窄[221]。各个食管溃疡可以在黏膜下相互连通。也可以出现狭窄和穿孔[221]。如果进行活检,大部分病变没有特异性的特征,只有坏死和炎症。可以出现血管炎[221]。常常缺乏肉芽肿。Behçet 病的特征将在第 6 章讨论。

营养和代谢性疾病

淀粉样变性(amyloidosis)和糖尿病(diabetes)可以累及食管,但是由于他们主要是改变食管的运动性,所以将在第 10 章中讨论这两个疾病。在晚期血色素沉着病(hemochromatosis)患者中,铁色素沉积在食管黏膜下腺体。在尿毒症时,上皮内、上皮之间以及上皮下出现角化不良的变性上皮改变,伴有细胞核增大,以及显著的空泡变性。渐进性坏死导致溃疡。随后,整个上皮层剥落。纤维性渗出以及中性粒细胞覆盖在溃疡上方。颗粒性嗜酸细胞变性提示黏膜下水解以及坏死。平滑肌细胞发生水肿变性以及胞浆带状分布。毛细血管和静脉发生血管扩张,伴有局灶

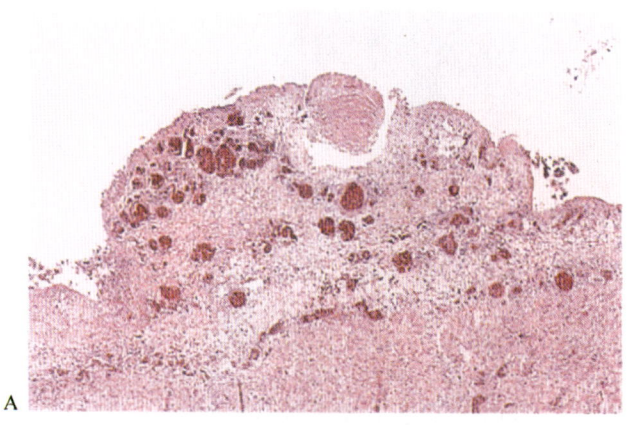 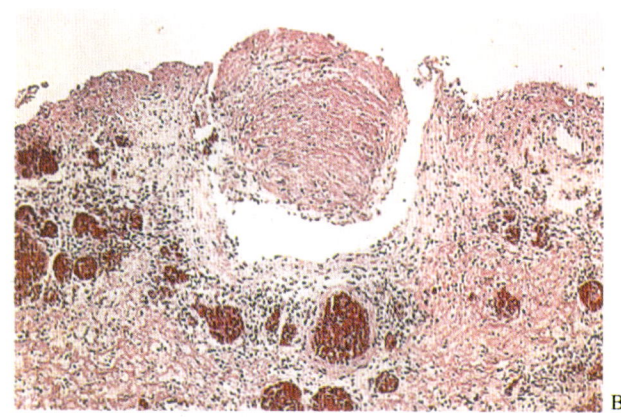

图 2.87 食管静脉曲张中血管扩张。A:低倍镜下可见"息肉样"的残余食管组织。中心区域可见机化的纤维蛋白。B:高倍镜下显示机化的凝血块和血管扩张。

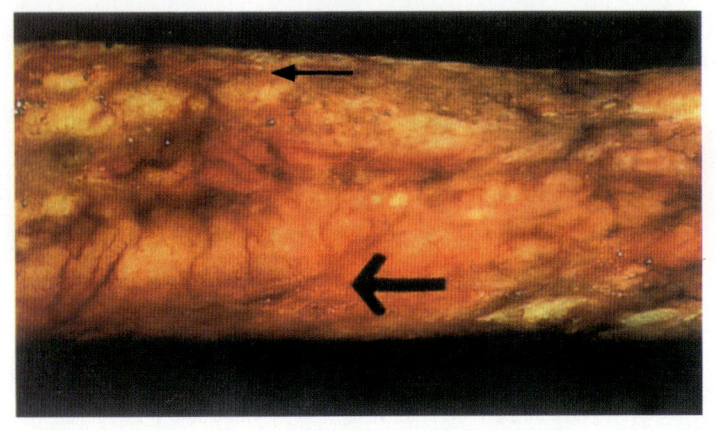

图 2.88 因为扩张的血管发生破裂,被覆在静脉曲张上的黏膜被侵蚀。小箭头指示小的破口,而大箭头旁是大的破口。

性不完全性血栓形成。这些损伤是由尿毒症患者血液循环中的代谢产物造成的。

炎症性肠病

食管 Crohn 病是一种罕见的并且难以同其他类型食管炎鉴别的食管病变(图 2.91),尤其是在不知道患者具有 Crohn 病病史的情况下。Crohn 病很少最初在食管发病;而肠道疾病则发生较晚。大体和内镜下可见单个或多个糜烂、口腔溃疡、溃疡、炎症、瘘管以及狭窄。组织学上可见急性和慢性炎症、溃疡、窦道,有时还可以见到肉芽肿[222]。这种肉芽肿没有坏死,与结节病样肉芽肿类似。其内可见炎症细胞浸润。如果食管出现肉芽肿,应该查找可能的原因,进行鉴别诊断,以免忽略了特异性并且罕见的病变。应该针对真菌以及抗酸杆菌进行特殊染色,以排除肉芽肿是由感染造成的可能性。也常常能见到肌肉肥大和神经增生。在一些病例中仅能见到肉芽肿。一些患者只显示食管壁深处有灶状的非特异性炎症,这些不能作出明确诊断。食管不规律狭窄可以类似食管癌。

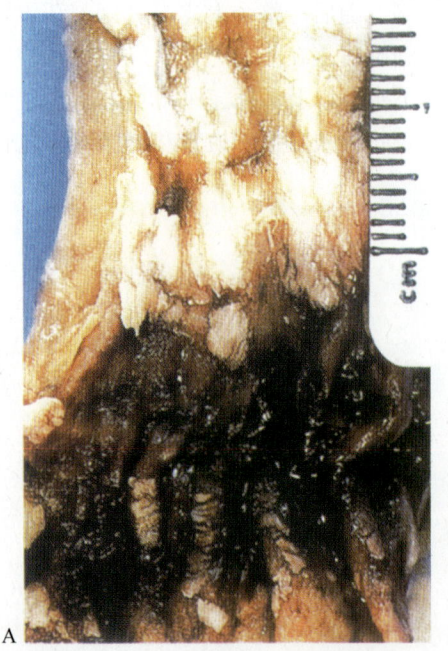 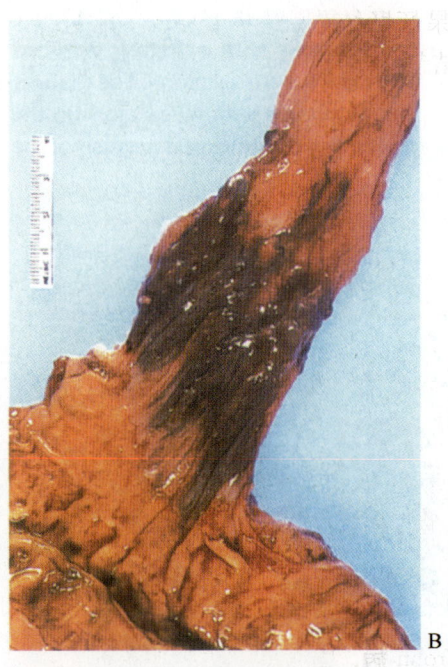

图 2.89 胃食管交界处的梗死。A:界限清楚的黏膜出血区域和两侧没有改变的鳞状上皮及腺上皮形成明显对比。B:显示新鲜的急性梗死,与 A 显示的梗死修复状态不同。

2 食管非肿瘤性疾病　73

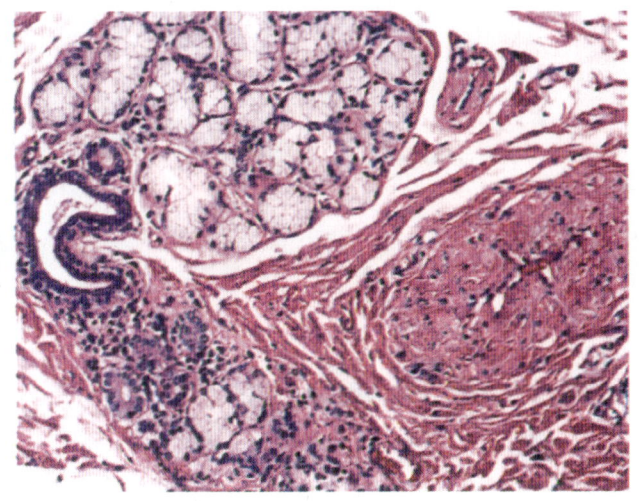

图 2.90　由于动脉硬化，黏膜下小的肌性动脉内膜增厚。图中还可以见到黏膜下腺体和导管。

溃疡性结肠炎患者可以伴有食管炎，但是这种食管炎常常是由共存的 GERD 引起的。

结节病

结节病（sarcoidosis）可以累及食管，并且是肉芽肿性食管炎的鉴别诊断之一。固有的食管受累显示特征性的非干酪性上皮样肉芽肿，常常位于食管固有膜或黏膜下。如果怀疑结节病，活检必须深达黏膜下。然而，食管结节病极为罕见，必须首先排除其他原因引起的食管肉芽肿。

皮肤病变累及食管

许多原发性皮肤病均可发生在食管（表 2.13），这是一个毫无疑问的事实，因为皮肤和黏膜都被覆鳞状上皮。这些疾病包括大疱性表皮松解，药物导致的疾病，例如 Stevens-Johnson 综合征，以及多种类型的抗体介导的类天疱疮和天疱疮。在某些患者，食管疾病在没有皮肤疾病时也可发生。

天疱疮

Desmogleins（DSGs）是鳞状上皮桥粒核心区域的一种糖蛋白成分，是各种类型天疱疮（Pemphigus）的靶抗原（图 2.92）[222]。抗 DSGs 抗体干扰它们的黏合功能。根据自身抗体类型以及临床表现和病史特征可以区分不同类型的天疱疮。叶状天疱疮（PF）和寻常天疱疮（PV）的抗体分别直接作用于 DSG-1 和 DSG-3 的细胞外区域[223]。当干细胞从基底层的起源部位朝向表面迁移的过程中，上皮与邻近上皮之间的紧密桥粒连接形成、破坏以及再形成，同时经过分化的过程，在表面达到分化的顶点。这种鳞状细胞支架可能由于抗 DSG 抗体损害桥粒而被中断。黏膜裂隙内液体积聚形成大疱。血循环中自身抗体的水平和疾病的活动性相关。

寻常天疱疮

寻常天疱疮（pemphigus vulgaris）是天疱疮中最常见的类型，主要发生在中年和老年犹太人，以形成

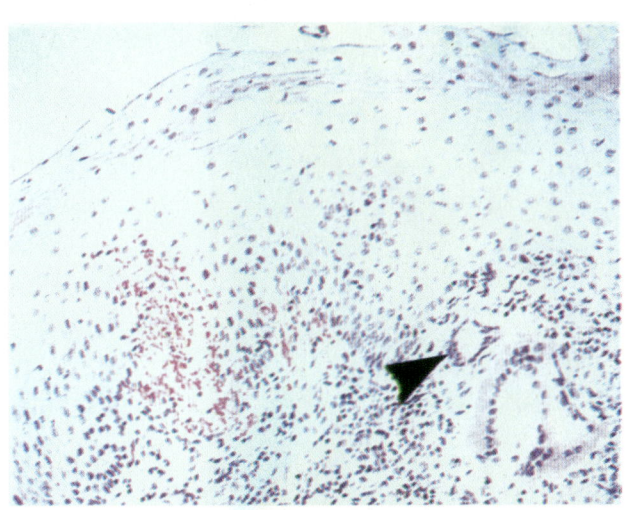

图 2.91　食管 Crohn 病，固有膜内可见多核巨细胞（箭头）。（Courtesy of Dr. D. Schmutz-Moorman, Klinikun der Phillips Universität, Marburg, West Germany.）

表 2.13　累及食管的皮肤病

黑棘皮病
Behçet 综合征
良性黏膜类天疱疮
Darier 病
疱疹性皮炎
大疱性表皮松解
多形性红斑
Kaposi 肉瘤
扁平苔藓
天疱疮
硬皮病
毒性表皮坏死松解（Lyell 病）
手掌足底胼胝症

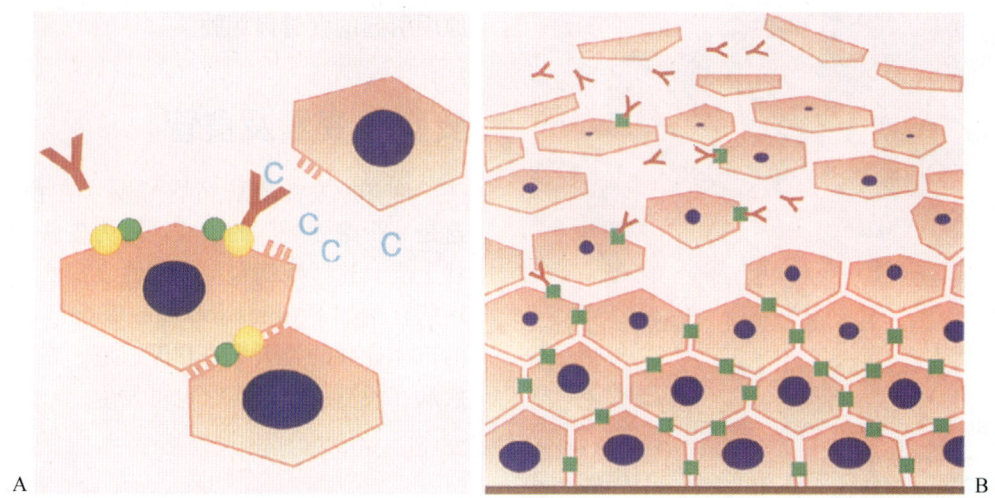

图 2.92　寻常天疱疮的病理生理学。**A**：以抗细胞成分抗体为中介，自身免疫直接作用于两个二硫键相连的蛋白，这种蛋白对于细胞间黏附有作用。自身抗体和细胞表面抗原连接激活补体途径（C）。**B**：作为免疫攻击的结果，出现棘层松解。

较软的水疱和（或）糜烂为特征。如前所述，寻常天疱疮是一种自身免疫性疾病，但是它也可能由药物引起，包括 D-青霉胺以及血管紧张素转换酶抑制剂[224]。所有寻常天疱疮患者最初具有抗 DSC-3 抗体，但是也可以产生抗 DSC-1 抗体[225]。食管受累并不常见。患者出现质软的皮肤和黏膜水疱。黏膜水疱可以累及各种黏膜，包括食管[226]。典型的食管病变包括剥脱性糜烂、溃疡以及水疱。可以发生食管出血、食管环、狭窄，以及形成上皮脱落物。黏膜发生棘层松解，导致细胞彼此分离并且形成基底上裂隙（图 2.93）。还可以出现食管嗜酸性棘细胞间水肿。食管活检直接免疫荧光电子显微镜检查显示，免疫球蛋白（Ig）G 和 C3 定位于棘层松解细胞游离面的桥粒上[227]。

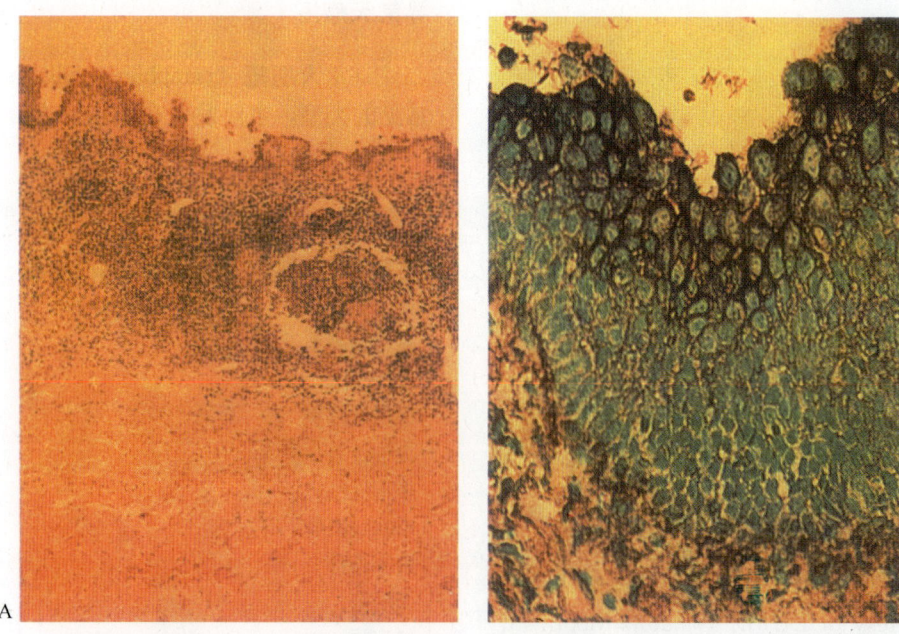

图 2.93　寻常天疱疮。**A**：HE 染色切片中显示由于棘层松解和表皮分解，覆盖的黏膜脱失。**B**：抗体局限在角化细胞抗体之间的细胞内区域。

叶状天疱疮

叶状天疱疮（pemphigus foliaceous），或浅表性天疱疮，也是一种中年或者老年人所患的疾病，但是没有犹太人好发的倾向。这些患者产生抗 DSG-1 抗体[225]。某些病例是由于接触含有巯基的药物引起的，例如青霉胺[228]。一种称为 fogo selvagem 的地方性天疱疮，发生在巴西、哥伦比亚以及突尼斯[229]。地方性和非地方性 fogo selvagem 在临床上、组织学上以及免疫学上都具有相似性[228]。地方性 fogo selvagem 的特征包括地理、时区以及病例的家族性集聚；在儿童以及年轻成人发生率比较高；并与特异性的 HLADR 等位基因有关[229]。在地方性发病区域，正常个体的 DSG-1 抗体水平也比较高，提示抗体的产生是由于接触了某些环境因素[229]。叶状天疱疮最典型的病变是剥落以及嵴状斑块。完整的水疱不常见。叶状天疱疮黏膜受累罕见。

增殖性天疱疮

增殖性天疱疮（pemphigus vegetans）可以累及食管，表现为严重的吞咽疼痛。在食管黏膜出现多发性白色斑块样病变，伴有红斑性基底。取自食管黏膜层的活检显示具有大细胞核的圆形上皮细胞和大量炎症细胞，包括嗜酸性细胞。

副肿瘤性天疱疮

副肿瘤性天疱疮（paraneoplastic pemphigus，PNP）是一种非典型性天疱疮，具有寻常天疱疮以及多形性红斑的特征，但在临床上不同于这两种疾病。本病伴有多种恶性肿瘤以及 Castleman 病[230]。自身抗体直接作用于桥粒斑蛋白 1（desmoplakin 1），这是一种常见于所有上皮桥粒胞浆板块的蛋白[230]。副肿瘤性天疱疮患者还可以产生 DSG-3 抗体，也可以产生抗桥粒斑蛋白血小板溶素（plakins）家族其他成员的抗体。PNP 的特征包括：(1) 疼痛性黏膜糜烂和多形性皮疹；(2) 上皮内棘层松解，基底细胞空泡形成，角质细胞坏死以及空泡性界面反应；(3) 沿着上皮基底膜的 IgG 和 C3 沉着；(4) 天疱疮特征性的与皮肤和黏膜上皮结合的血清自身抗体，这种抗体还可以和单层柱状上皮以及移行上皮结合；(5) 来自角化细胞的 4 种蛋白组成的复合物与自身抗体产生免疫沉淀反应[231]。

类天疱疮

类天疱疮（pemphigoid）是一组不同类型的水疱性疾病，以发生在黏膜和皮肤的大疱和溃疡为特征。类天疱疮分为两种类型：大疱性类天疱疮和瘢痕性类天疱疮（黏膜类天疱疮）。大疱性类天疱疮的患者一般为皮肤病变；大约 1/3 具有黏膜病变。所有瘢痕性类天疱疮的患者都具有黏膜病变，1/3 具有皮肤病变。类天疱疮罕见，倾向于发生在老年人。男性发生率是女性的 2 倍。大疱性类天疱疮是 IgG 结合到基底膜区域后补体反应的结果[232,233]。靶蛋白是 BP，BP 是一种与基底角化细胞基底膜有关的 180～230 kd 的蛋白[234]。嗜酸性细胞、中性粒细胞和肥大细胞在大疱性类天疱疮的发病机制中均起作用。

大疱性类天疱疮的平均发病年龄大约为 60 岁，大部分病例发生在 41～80 岁[235]。食管病变突然出现，可以持续数天。它们可以反复发生在相同部位，常常发生在吞咽食物造成的轻微损伤之后。大体表现包括大疱、食管环以及明显的狭窄，常常出现在上部食管。组织学表现相对没有特异性，包括炎症和多发性上皮下大疱，以及基底膜有 IgG 和补体沉着。在一些病例中，发生上皮剥落。瘢痕性类天疱疮患者除了 IgG 外，血循环中还有明显的 IgA 抗基底膜抗体。

表皮松解性大疱

表皮松解性大疱（Epidermolysis Bullosa，EB）是一组不同类型的遗传性因素所致的大疱样水疱性疾病，表现为皮肤和黏膜脆弱。在不同类型的 EB 中都可以看到胃肠道受累，包括营养不良性 EB（dystrophic EB，DEB）累及食管，或交界性 EB（junctional EB，JEB）引起的幽门狭窄[236]。即使轻微的损伤就可以把黏膜从黏膜下层撕裂，导致严重的瘢痕和慢性不愈合的损伤。EB 至少具有 10 种不同基因的突变，这些基因编码形成皮肤及黏膜基底膜的蛋白。这些蛋白包括角蛋白中间丝、层粘连蛋白 5、Ⅶ型胶原以及网蛋白（plectin）[236,237]。

营养不良性表皮松解性大疱（DEB）是一种遗传性疾病，是由于Ⅶ型胶原结构异常造成的，Ⅶ型胶原结构异常使胶原以及锚定的纤维不能正确排列[238]。食管大疱发生在食管近端、远端被食物损伤的部位以及贲门水平。大疱发生在儿童期。导致吞咽困难、口腔摄入不良以及营养不良。皮肤和黏膜病变都通过纤维化愈合，导致木乃伊化以及复发性食管狭窄[239]。内镜检查不是一个恰当的处理方法，因为这项检查可能导致新的大疱形成。替代的方法是通过皮肤表现和食管造影来诊断这种疾病。扩张带来穿孔的高危险性。

交界性表皮松解性大疱（JEB）在临床上和遗传学上都是一种异原性的常染色体异常性疾病，其表型取决于受影响的特定性的基因/蛋白系统，以及这些基因内基因缺陷的类型和组合[237]。已经公认 JEB 有 3 种主要类型：（1）典型的致命型 JEB，伴有 3 种基因中一种基因的两个等位突变，这 3 种基因是 LAMA3、LAMB3 或 LAMC2，编码层粘连蛋白 5 的 α3β 和 γ2 多肽；（2）JEB 一个罕见的亚型，表现为伴有先天幽门闭锁的新生儿水疱（JEB-PA）[239]，伴有网蛋白以及 α6 和 β4 整合素基因的遗传性病变[237,238]；（3）普通性萎缩性良性表皮松解性大疱，是相对罕见的非致命性 JEB 的亚型，除了皮肤脆弱以外，还伴有广泛的萎缩性皮肤改变、秃头症、指甲营养失调以及牙齿发育异常。皮肤脆弱是一种常染色体隐性遗传性疾病，大部分患者可以见到Ⅶ型胶原突变，Ⅶ型胶原是半桥粒的跨膜成分。它们还可以显示 LAMB3 基因的突变[237]。

获得性表皮松解性大疱（epidermolysis bullosa acquisita，EBA）以出现Ⅶ型胶原自身抗体为特征。这种疾病主要发生在皮肤。食管疾病来自大疱形成，之后出现溃疡和水肿。本病最终导致严重的狭窄或者形成食管环[240]。还可以引起穿孔[241]。

多形性红斑

多形性红斑（erythema multiforme）是一种急性良性自限性的黏膜皮肤的发疹，伴有潜在的感染，特别是 HSV。其可以先行或者同时伴有低热、不适以及其他可以提示上呼吸道感染的症状。多形性红斑也可以是药物反应造成的。黏膜受累被归为 Stevens-Johnson 综合征。在内镜下可以见到弥漫性红斑，易碎，以及白色斑块，这些可能被误认为是念珠菌病的改变。病变可以类似于消化性食管炎。食管病变从轻微到严重不等，食管病变的严重程度对应于皮肤疾病的严重程度。角化细胞出现坏死，伴有均匀的粉色胞浆以及固缩的细胞核。活检显示固有膜具有明显的炎症，嗜酸性细胞增多，以及上皮下大疱；明显的溃疡；或者炎性肉芽组织。

扁平苔藓

扁平苔藓（lichen planus）是一种常见的疾病，病因不明，常常发生在口腔。食管扁平苔藓非常罕见。成年期间开始发病；大约 2/3 患者为女性。金制剂，噻嗪类药物以及抗疟疾的药物可以导致这种病变[242]。患者出现吞咽困难和吞咽疼痛。大体特征包括食管红斑，丘疹，溃疡，糜烂，狭窄以及食管环。病变可以表现为累及食管远端 1/3 的微小丘疹；偶尔整个食管受累。黏膜下有富于 $CD3^+$ T 细胞的带状淋巴细胞浸润，伴有空泡变性，基底层上皮退变，以及表面角化不全[243]。鳞状上皮不同程度的萎缩或者棘层增厚，伴有网嵴延长。纤维炎性渗出以及肉芽组织提示有共存的溃疡或糜烂。免疫荧光检查显示在固有膜上层具有密集的纤维状纤维蛋白原[243]。

黑棘皮症

黑棘皮症（acanthosis nigricans）是一种与众不同的皮肤病，以色素沉着过多的柔软的斑块为特征。病变累及皮肤和黏膜。组织学上鳞状上皮表现为过度角化，多发性乳头状瘤病，以及乳头状突起之间的微小的不规则的棘层增厚。食管病变常常没有色素沉着[244]。

移植物抗宿主病

移植物抗宿主病（Graft Versus Host Disease，GVHD）一般累及皮肤、肝脏以及胃肠道。严重的急性 GVHD 发生在不匹配的异源性移植之后，中断使用药物环孢霉素和 tacrolimus 之后，或者异源性移植物供者淋巴细胞输入之后。慢性 GVHD 损伤食管，但是慢性 GVHD 的表现比急性 GVHD 轻微。食管症状包括吞咽困难、胸骨后疼痛等。急性 GVHD 表现为黏膜脱落性溃疡或者狭窄。GVHD 常常累及上 1/3 食管，形成局灶性或者弥漫性黏膜易脆、大小疱、黏膜脱落、溃疡、食管环和狭窄（图 2.94）[245]。GVHD 还可以导致食管管型[246]。诊断基于组织学表现和出现单个细胞坏死（凋亡），以及辨认不出特异性感染原，虽然可以出现重复感染。黏膜有 $CD8^+$ T 淋巴细胞浸润。可以出现黏膜下纤维化。尽管这些表现是 GVHD 的典型表现，但是常常能看到的仅仅是非特异性炎症和（或）肉芽组织。

黑变病

在尸体解剖检查时 4%～8% 的正常食管标本，21% 的连续上消化道内镜检查，以及 29.9% 的食管黑色素瘤手术标本中，在食管上皮-间质交界处均可见黑色素细胞[247,248]。亚洲人比西方人更为常见，癌症患者较普通人常见。癌症患者可能是由于肿瘤诱导

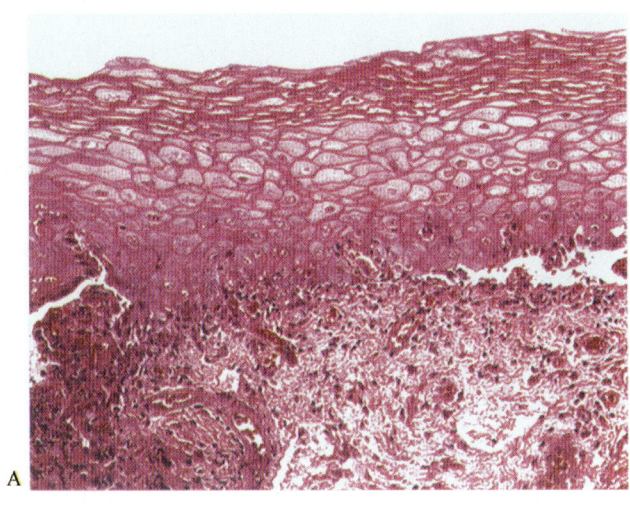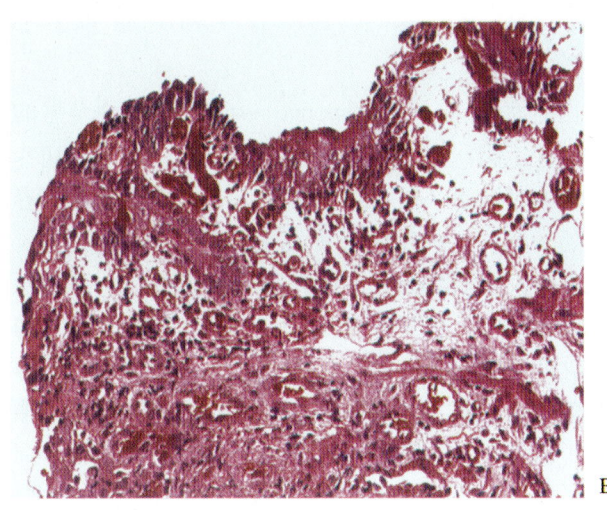

图 2.94　移植物抗宿主病（GVHD）。**A**：对进行了骨髓移植的患者所取的活检。在基底细胞层中单细胞坏死很明显。**B**：在这例严重的 GVHD 病例中，食管黏膜表现为剥脱、炎症、充血以及水肿。(Case donated by Drs. Sale, Myerson, and Schulman, Fred Hutchinson Cancer Center, Seattle, WA.)

或是产生一些刺激黑色素细胞增生的因子（图 2.95）[248]。可见单个或多个、散在的、1～3 mm、圆形或椭圆形、棕色或棕黑色黏膜斑片或线样条纹，常常位于食管中段。黑变病区域由黏膜基底层中数量增加的黑色素细胞形成，同时在单个黑色素细胞内黑色素的含量也可以增加，并且黑色素迁移到角化细胞，间质巨噬细胞和成纤维细胞内黑色素的量也有增加。这些色素黑色素染色呈阳性反应。

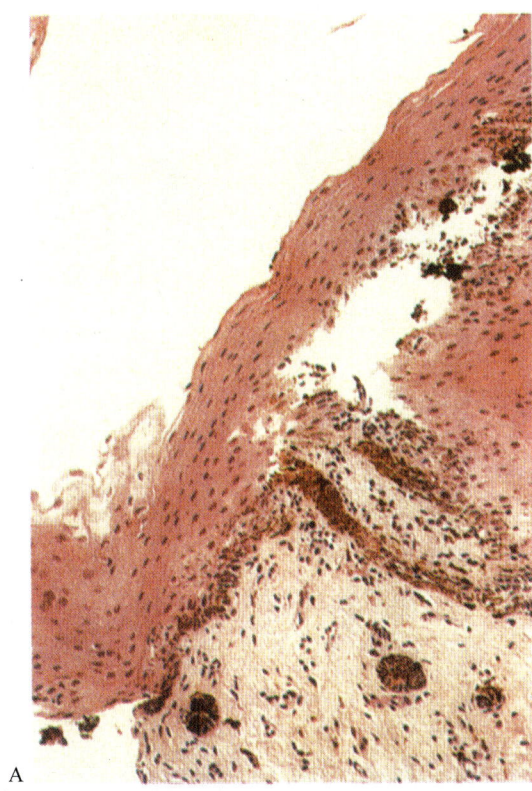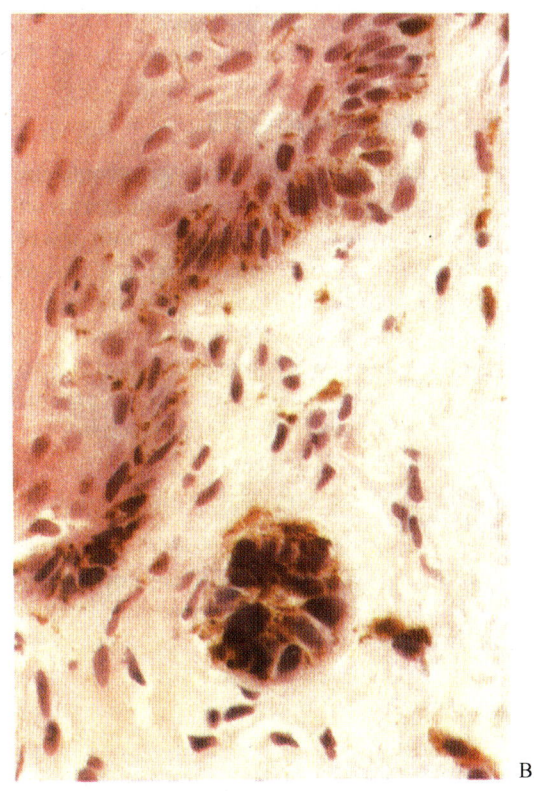

图 2.95　食管黑变病。**A**：低倍镜下显示在基底层有明显的色素沉着。棘层增厚的区域的横切面，色素沉着尤其明显。**B**：高倍镜下显示在上皮基底部分出现黑色素。在下方的间质内也可以出现噬黑色素细胞。

白色海绵痣

白色海绵痣（white sponge nevus）是一种罕见的黏膜良性疾病，为常染色体显性遗传[249]。大部分病变在出生的时候就存在，或者在婴儿期、儿童期或青春期开始发病。这种疾病常常发生在任何性别的白人。以出现粗大的较深的乳白色黏膜皱褶为特征。黏膜触之易碎及出血。病变表现为小的疣状或者大的湿润的类似念珠菌病的白色病变。青春期后大小和数量增加，之后就稳定下来。病变特征为不规则的棘层增厚，伴有除了未受累的基底层外的黏膜全层的鳞状细胞海绵样水肿。可以出现核分裂象，但是没有核的非典型性。见到角化不全性角栓似乎为确诊性证据。表面破碎导致浅层鳞状上皮细胞显得粗糙[249]。缺乏炎症反应。

痣

痣（nevi）是一类黑色素细胞性病变，由树突状黑色素细胞和上皮下间质组织组成。可以发生在食管[250]，食管痣表现为蓝色色素沉着的线样斑片。固有膜内有拉长的，有时是比较小的分枝状S100阳性的黑色素细胞。它们具有长的树突状胞浆突起，以及胞浆内棕色黑色素颗粒。还可以出现慢性炎症、纤维化以及肉芽组织。被覆的食管上皮没有黑色素沉着。鉴别诊断包括碱液摄入后的炭沉着、含铁血黄素色素沉着、假黑变病、严重的金属沉积以及黑变病。

Wegener 肉芽肿病

Wegener 肉芽肿病（Wegener granulomatosis）的特征性病变为肉芽肿性血管炎、肾脏疾病以及上、下呼吸道疾病。食管受累可以出现继发于严重的坏死性及糜烂性食管炎的严重吞咽疼痛，是由于下方的血管炎造成的[251]。小血管及中等大小的血管管壁出现坏死性肉芽肿性炎。出现数量不等的多核巨细胞。受累血管可以被机化的血栓闭塞。

良性息肉

食管和GEJ的息肉样病变不常见，包括巨大纤维血管性息肉；鳞状上皮乳头状瘤；息肉样间叶肿瘤，例如脂肪瘤和平滑肌瘤；纤维性息肉；化脓性肉芽肿；以及增生性/炎症性息肉。间叶病变将在第19章讨论。

炎症性息肉

炎症性息肉（inflammatory polyps）是最常见的食管息肉，常常伴有反流性食管炎。大部分发生在男性，反映出本病与反流性食管炎的关系。类似的病变发生在吻合口部位，放射照射之后，或者任何严重的糜烂性或溃疡性食管炎中。病变可以是单一的，也可以是多发的，并且常常由肉芽组织组成。当再次被上皮覆盖时，他们看起来像黏膜赘生物。食物通过时这些病变易受损出血。可以被覆鳞状上皮或腺上皮黏膜，取决于产生病变的环境。有些炎症性息肉出现假肉瘤性间质。间质内出现大的多形性非典型性细胞，会引起人们的注意。但是，这些细胞 vimentinin 强阳性，而 cytokeratin、CD34、CMV、S100 和 HMB45 阴性。

炎性纤维性息肉

炎性纤维性息肉（Inflammatory Fibroid Polyps，IFPs）可以发生于GERD[252]或者HIV感染。病变几乎总是为单发的，而症状取决于病变的位置。表现为孤立的隆起，通常表现为有蒂的糜烂或者溃疡性病变，常常具有明显的黏膜下成分。病变最大直径可达5 cm。显微镜下病变表现为细胞成分不定（图 2.96）、水肿以及富于血管。IFPs 包括纤维组织，增生的血管，以及炎症细胞、成纤维细胞、肌成纤维细胞和组织细胞。

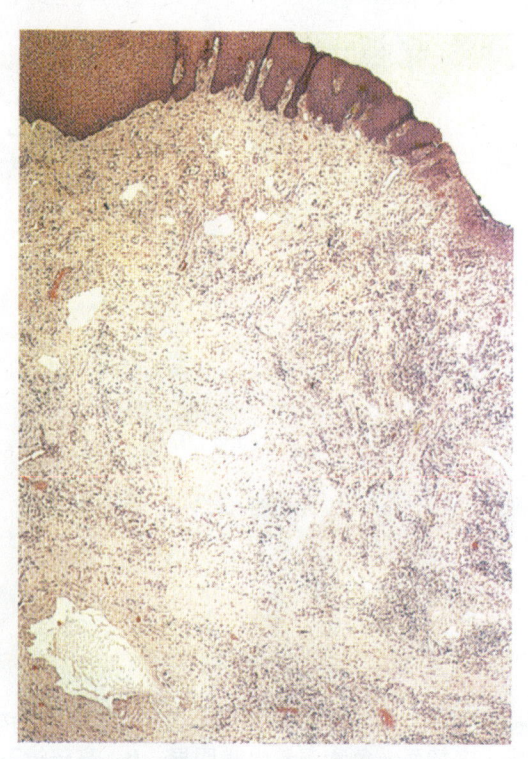

图 2.96 食管炎性息肉。病变被覆鳞状上皮。病变中心由血管、纤维结缔组织以及炎症细胞组成。

与更常见的胃中发生的炎性纤维性息肉（见第 4 章）类似。这种病变必须和肉瘤样癌相鉴别（见第 3 章）。

巨大纤维血管性息肉

巨大纤维血管性息肉（giant fibrovascular polyps）占所有食管肿瘤的 0.5%~1%。75% 的患者为男性，年龄常常在 40~70 岁。这个病变是有蒂的缓慢生长的腔内肿瘤样病变，常常发生在上部食管[253]，就在上部食管括约肌的下面。临床上的鉴别诊断包括癌和腔内的肌瘤。病变大小不同，平均长度 15 cm。纤维血管性息肉由以下成分构成：成熟的纤维组织核心，偶尔还有黏液样间质，其内具有分散的薄壁血管，以及数量不等的脂肪组织，表面被覆非角化性鳞状上皮。这些病变需要切除以免阻塞上呼吸道或食管。

增生性息肉

增生性息肉（hyperplastic polyps）一般都合并 GERD，因此通常发生在远端食管以及 GEJ。常常伴有溃疡性或糜烂性食管炎。中年男性好发，这也反映出大部分病变是发生在 GERD 患者中这个事实。其他潜在的病因包括药物、感染、吻合术或息肉切除术、呕吐以及光力学治疗。病变表现为一个对周围黏膜损伤的再生性反应[254]。患者平均年龄为 53.9 岁，虽然病变偶尔可见于儿童。增生性息肉可以是单发的，也可以是多发的，一般小于 1 cm，但是可以出现大如 3 cm 的病变。增生性息肉以出现增生性胃小凹上皮、增生性鳞状上皮或者这两种黏膜的混合增生为特征。大部分病变含有炎症多少不等的以贲门为主的黏膜；混合型最不常见。这些病变常常与发生在胃的病变相似。在少数病例中可见肠上皮化生和低级别异型增生。

糖原棘皮症

糖原棘皮症（glycogen acanthosis）表现为散在的隆起结节状白色斑块样食管病变，直径常常小于 1 cm（图 2.97）。其直径很少大于 3 mm。当病变扩展的时候，融合成为更大的斑块。出现弥漫性食管糖原棘皮症是 Cowden 病（见第 12 章）的内镜下标志，而且是一个典型的症状。糖原棘皮症还可以伴有乳糜泻[255]。病变表现为小圆形黏膜隆起，是鳞状上皮的局灶性增厚。黏膜有增生性变大的鳞状上皮细胞聚集，沿着纵嵴分布，细胞内糖原的数量增加（图 2.98）。由于细胞浆内含有丰富的糖原，通过 PAS 染色反应，可以突

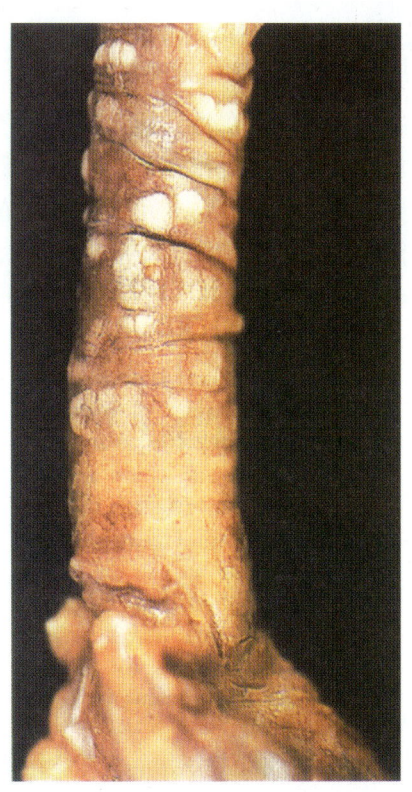

图 2.97　糖原棘皮症。已翻转的食管显示特征性的棕白色隆起性糖原棘皮症结节。这个病变可能会与念珠菌病的炎性伪膜相混淆。糖原棘皮症与黏膜白斑病没有关系，没有恶性潜能。

出病变。病变没有炎症及基底细胞增生。

黄斑瘤/黄瘤

黄斑瘤（xanthelasma）也被称为黄瘤（xantho-

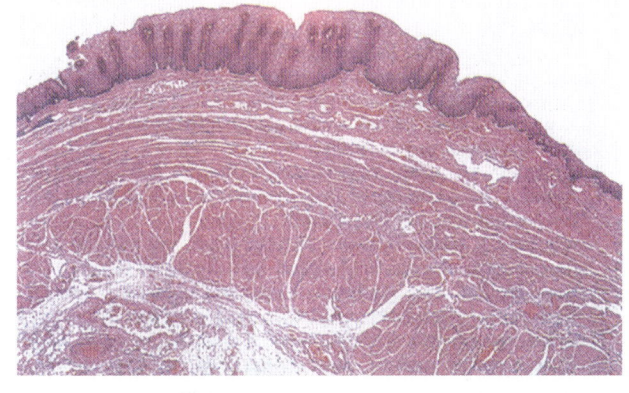

图 2.98　糖原棘皮症。这个病变是由增厚的表皮组成。表皮增厚是由于鳞状细胞数量增加以及单个细胞内的糖原含量增加造成的。

ma）或者脂质岛（lipid islands），是一种没有症状的偶然发现的病变，有时在上消化道内镜检查时可以见到。这种病变最常发生在胃（见第 4 章），但是也可以发生在食管，只是发生在食管非常罕见[256]。表现为黄白色界限清楚的单个或多发的黏膜结节或斑块。他们由聚集的大的含有胆固醇和脂蛋白的泡沫样组织细胞组成。可以被慢性炎症细胞环绕。这些细胞具有小的位于中心的有时有轻微偏心的细胞核。

与外科处理相关的异常

在长距离的食管闭锁、食管切除或者腐蚀性或消化性损伤所致的严重的食管狭窄的患者中，食管置换手术治疗是不可避免的。一般植入小肠或结肠，虽然偶尔也植入胃。移植物置于皮下或胸骨后，或者左胸。应用组织设计的食管是由食管器官样结构、上皮细胞包绕的间叶轴心构成的，对于替换原来的食管是一个较好的选择，因为它能维持正常的组织学结构[257]。

并发症与管腔开放、管道的完整性、出血、溃疡、吻合口瘘、瘘管形成、狭窄以及缺血有关。移植物可以出现缺血性坏死。移植节段的组织学呈现正常的、炎症性或者梗死性的结肠或小肠的组织学表现。当对移植物进行黏膜活检随访的时候，在没有并发症的患者中可以发现没有明显的组织学改变。远端 1/3 可以出现充血和中性粒细胞浸润。可以显示纤维组织增生，伴有反应性血管以及炎症细胞，包括组织细胞、淋巴细胞、中性粒细胞和嗜酸性细胞，混有相当数量的成纤维细胞。引流区域的淋巴结可显示反应性增生。

参考文献

1. Langman J, ed: *Medical Embryology, Human Development—Normal and Abnormal*, 3rd ed. Baltimore: Williams and Wilkins, 1975.
2. Johns BAE: Developmental changes in the esophageal epithelium in man. *J Anat* 1952;86:431.
3. Potter SE, Holyoke EA: Observation of the intrinsic blood supply of the esophagus. *Arch Surg* 1950;61:944.
4. Akijama H, Tsurumaru M, Kawamura T, Ono Y: Principles of surgical treatment for carcinoma of the esophagus: analysis of lymph node involvement. *Ann Surg* 1981;194:438.
5. Aggestrup S, Uddma R, Jensen ST, et al: Regulatory peptides in the lower esophageal sphincter of pig and man. *Dig Dis Sci* 1986;31:1370.
6. Goyal RK, Rattan S: Neurohumoral, hormonal and drug receptors for the lower esophageal sphincter. *Gastroenterology* 1978;74:598.
7. Kravitz JJ, Snape WJ, Cohen S: The effect of histamine and histamine antagonists on human lower esophageal sphincter function. *Gastroenterology* 1978;74:435.
8. Ny L, Alm P, Ekstrom P, et al: Nitric oxide synthase-containing peptide-containing, and acetylcholinesterase-positive nerves in the cat lower oesophagus. *Histochem J* 1994;26:721.
9. Ward SM, Morris G, Reese L, et al: Interstitial cells of Cajal mediate enteric inhibitory neurotransmission in the lower esophageal and pyloric sphincters. *Gastroenterology* 1998;115:314.
10. Sperry DG, Wassersug RJ: A proposed function for microridges on epithelial cells. *Anat Rec* 1976;185:253.
11. Orlando RC: Esophageal epithelial resistance. *J Clin Gastroenterol* 1986;8:12.
12. Eastwood GL: Gastrointestinal epithelial renewal. *Gastroenterology* 1977;72:962.
13. Weinstein WM, Bogoch ER, Bowes KL: The normal human esophageal mucosa: a histological reappraisal. *Gastroenterology* 1975;68:40.
14. Ohashi K, Kato Y, Kanno J, Kasuga T: Melanocytes and melanosis of the oesophagus in Japanese subjects—analysis of factors effecting their increase. *Virchows Arch A Pathol Anat* 1990;417:137.
15. DeNardi FG, Riddell RH: The normal esophagus. *Am J Surg Pathol* 1991;15:296.
16. Sporn MB, Roberts AB: The epidermal growth factor family. In: Sporn MB, Roberts AB (eds). *Peptide Growth Factors and Their Receptors I*. Berlin: Springer-Verlag, 1990, pp 100–367.
17. Owen DA: Stomach. In: Sternberg SS (ed). *Histology for Pathologists*. New York: Raven Press, 1992, pp 533–545.
18. Chandrasoma P: Pathophysiology of Barrett's esophagus. *Semin Thorac Cardiovasc Surg* 1997;9:270.
19. Goldblum JR, Vicari JJ, Falk GW, et al: Inflammation and intestinal metaplasia of the gastric cardia: the role of gastroesophageal reflux and H. pylori infection. *Gastroenterology* 1998;114:633.
20. Spechler SJ: Intestinal metaplasia at the gastroesophageal junction. *Gastroenterology* 2004;126:567.
21. Glickman JN, Fox V, Antonioli DA, et al: Morphology of the cardia and significance of carditis in pediatric patients. *Am J Surg Pathol* 2002;26:1032.
22. De Hertogh G, Van Eyken P, Ectors N, et al: On the origin of cardiac mucosa: a histological and immunohistochemical study of cytokeratin expression patterns in the developing esophagogastric junction region and stomach. *World J Gastroenterol* 2005;11:4490.
23. Chandrasoma P: Controversies of the cardiac mucosa and Barrett's oesophagus. *Histopathology* 2005;46:361.
24. Kilgore SP, Ormsby AH, Gramlich TL, et al: The gastric cardia: fact or fiction? *Am J Gastroenterol* 2000;95:921.
25. Oberg S, Peters JH, DeMeester TR, et al: Inflammation and specialized intestinal metaplasia of cardiac mucosa is a manifestation of gastroesophageal reflux disease. *Ann Surg* 1997;226:522.
26. Hopwood D, Logan KR, Milne G: Mucosubstances in the normal human oesophageal epithelium. *Histochemistry* 1977;54:67.
27. Borhan-Manesh F, Farnum JB: Incidence of heterotopic gastric mucosa in the upper oesophagus. *Gut* 1991;32:968.
28. Jacobs E, Dehou MF: Heterotopic gastric mucosa in the upper esophagus: a prospective study of 33 cases and review of literature. *Endoscopy* 1997;29:710.
29. Tang P, McKinley MJ, Sporrer M, Kahn E: Inlet patch: prevalence, histologic type, and association with esophagitis, Barrett esophagus, and antritis. *Arch Pathol Lab Med* 2004;128:444.
30. Lauwers GY, Mino M, Ban S, et al: Cytokeratins 7 and 20 and mucin core protein expression in esophageal cervical inlet patch. *Am J Surg Pathol* 2005;29:437.
31. Sanchez-Pernaute A, Hernando F, Diez-Valladares L, et al: Heterotopic gastric mucosa in the upper esophagus ("inlet patch"): a rare cause of esophageal perforation. *Am J Gastroenterol* 1999;94:3047.
32. von Rahden BH, Stein HJ, Becker K, et al: Heterotopic gastric mucosa of the esophagus: literature-review and proposal of a clinico-pathologic classification. *Am J Gastroenterol* 2004;99:543.
33. De La Hunt MN, Jackson CR, Wright C: Heterotopic gastric mucosa in the upper esophagus after repair of atresia. *J Pediatr Surg* 2002;37:E14.
34. Hoshika K, Inoue S, Mizuno M, et al: Endoscopic detection of ectopic multiple minute sebaceous glands in the esophagus: report of a case and review of the literature. *Dig Dis Sci* 1995;40:287.
35. Katzka DA, Levine MS, Ginsberg GG, et al: Congenital esophageal stenosis in adults. *Am J Gastroenterol* 2000;95:32.
36. Hausmann PF, Close AS, Williams LP: Occurrence of tracheoesophageal fistula in three consecutive siblings. *Surgery* 1957;41:542.
37. Levine F, Muenke M: VACTERL association with high prenatal lead exposure: similarities to animal models of lead teratogenicity. *Pediatrics* 1991;87:390.

38. Depaepe A, Dolk M, Lechat MR: The epidemiology of tracheo-oesophageal fistula and oesophageal atresia in Europe. *Arch Dis Child* 1993;68:743.
39. Digilio MC, Marino B, Bagolan P, et al: Micro-deletion 22q11 and oesophageal atresia. *J Med Genet* 1999;36:137.
40. Kimble RM, Harding J, Kolbe A: Additional congenital anomalies in babies with gut atresia or stenosis: when to investigate, and which investigation. *Pediatr Surg Int* 1997;12:565.
41. Merei JM, Farmer P, Hasthorpe S, et al: Timing and embryology of esophageal atresia and tracheo-esophageal fistula. *Anat Rec* 1997;249:240.
42. Brunner HG, van Bokhoven H: Genetic players in esophageal atresia and tracheoesophageal fistula. *Curr Opin Genet Dev* 2005;15:341.
43. Jones KL: *Smith's Recognizable Patterns of Human Malformation*, 4th ed. Philadelphia: WB Saunders, 1988, pp 602–606.
44. Quan L, Smith DW: The VATER association: vertebral defects, anal atresia, tracheoesophageal fistulas with esophageal atresia, radial and renal dysplasia. A spectrum of associated defects. *J Pediatr* 1973;82:104.
45. Khoury MJ, Cordero JF, Greenberg F, et al: A population study of the VACTERL association: evidence for this etiologic heterogeneity. *Pediatrics* 1983;71:815.
46. Rittler M, Paz JE, Castilla EE: VATERL: an epidemiologic analysis of risk factors. *Am J Med Genet* 1997;73:162.
47. Valente A, Brereton RJ: Oesophageal atresia and the CHARGE association. *Pediatr Surg Int* 1987;2:93.
48. Celli J, van Beusekom E, Hennekam RCM, et al: Familial syndromic esophageal atresia maps to 2p23-p24. *Am J Hum Genet* 2000;66:436.
49. Hennekam RCM, Huber J, Variend D: Bartsocas-Papas syndrome with internal anomalies: evidence for a more generalized epithelial defect or new syndrome? *Am J Med Genet* 1994;53:102.
50. Cheng W, Bishop AE, Spitz L, et al: Abnormal enteric nerve morphology in atretic esophagus of fetal rats with adriamycin-induced esophageal atresia. *Pediatr Surg Int* 1999;15:8.
51. Singaram C, Sweet MA, Gaumnitz EA, et al: Peptidergic and nitrinergic denervation in congenital esophageal stenosis. *Gastroenterology* 1995;109:275.
52. Lindahl H, Rintala R, Sariola H: Chronic esophagitis and gastric metaplasia are frequent late complications of esophageal atresia. *J Pediatr Surg* 1993;28:1178.
53. Hruban RH, Shumway SJ, Orel SB, et al: Congenital bronchopulmonary foregut malformations. *Am J Clin Pathol* 1989;91:403.
54. Goldman RL, Ban JL: Chondroepithelial choristoma (tracheobronchial rest) of the esophagus associated with esophageal atresia: report of an unusual case. *J Thorac Cardiovasc Surg* 1972;63:318.
55. Arbona JL, Fazzi JG, Mayoral J: Congenital esophageal cysts: case report and review of literature. *Am J Gastroenterol* 1984;79:177.
56. Craig SR, Wallace WH, Scott DJ, et al: A pedunculated intraluminal foregut reduplication cyst of the proximal esophagus. *Ann Thorac Surg* 1998;65:1777.
57. Tobin RW: Esophageal rings, webs, and diverticula. *J Clin Gastroenterol* 1998;27:285.
58. Hoffman RM, Jaffe PE: Plummer-Vinson syndrome. A case report and literature review. *Arch Intern Med* 1995;155:2008.
59. Bredenkamp JK, Castro DJ, Mickel RA: Importance of iron repletion in the management of Plummer-Vinson syndrome. *Ann Otol Rhinol Laryngol* 1990;99:51.
60. Dickey W, McConnell B: Celiac disease presenting as the Paterson-Brown Kelly (Plummer-Vinson) syndrome. *Am J Gastroenterol* 1999;94:527.
61. Graham DY, Goyal RK, Sparkman J, et al: Diffuse intramural esophageal diverticulosis. *Gastroenterology* 1975;68:781.
62. Castillo S, Aburashed A, Kimmelman J, et al: Diffuse intramural esophageal pseudodiverticulosis. New cases and review. *Gastroenterology* 1977;72:541.
63. Huang B-S, Unni KK, Payne WS: Long-term survival following diverticulectomy for cancer in pharyngooesophageal (Zenker's) diverticulum. *Ann Thorac Surg* 1984;38:207.
64. Benacci JC, Deschamps C, Trastek VF, et al: Epiphrenic diverticulum—results of surgical treatment. *Ann Thor Surg* 1993;55:1109.
65. Krishnamurthy S, Dayal Y: Pancreatic metaplasia in Barrett's esophagus. An immunohistochemical study. *Am J Surg Pathol* 1995;19:1172.
66. Integlia MJ, Krishnamurthy S, Berhane R, et al: Pancreatic metaplasia of the gastric mucosa in pediatric patients. *Am J Gastroenterol* 1997;92:1553.
67. Doglioni C, Laurino L, Dei Tos AP, et al: Pancreatic (acinar) metaplasia of the gastric mucosa. Histology, ultrastructure, immunocytochemistry, and clinicopathologic correlations of 101 cases. *Am J Surg Pathol* 1993;17:1134.
68. Port JL, Kent MS, Korst RJ, et al: Thoracic esophageal perforations: a decade of experience. *Ann Thor Surg* 2003;75:1071.
69. Merrill JR: Snore-induced Mallory-Weiss syndrome. *J Clin Gastroenterol* 1987;9:88.
70. Powell TW, Herbst CA, Usher M: Mallory-Weiss syndrome in a 10-month-old infant requiring surgery. *J Pediatr Surg* 1984;19:596.
71. Wilcox CM, Clark WS: Causes and outcome of upper and lower gastrointestinal bleeding: the Grady Hospital experience. *South Med J* 1999;92:44.
72. Inculet R, Clark C, Girvan D: Boerhaave's syndrome and children: a rare and unexpected combination. *J Pediatr Surg* 1996;31:1300.
73. Salo JA: Spontaneous rupture and functional state of the esophagus. *Surgery* 1992;112:897.
74. Singh SP, Odze RD: Multinucleated epithelial giant cell changes in esophagitis: a clinicopathologic study of 14 cases. *Am J Surg Pathol* 1998;22:93.
75. Sonnenberg A, El-Serag HB: Clinical epidemiology and natural history of gastroesophageal reflux disease. *Yale J Biol Med* 1999;72:81.
76. Goh KL: Changing epidemiology of gastroesophageal reflux disease in the Asian-Pacific region: an overview. *J Gastroenterol Hepatol* 2004;19:S22.
77. Miller LS, Vinayek R, Frucht H, et al: Reflux esophagitis in patients with Zollinger-Ellison syndrome. *Gastroenterology* 1990;98:341.
78. Button BM, Roberts S, Kotsimbos TC, et al: Gastroesophageal reflux (symptomatic and silent): a potentially significant problem in patients with cystic fibrosis before and after lung transplantation. *J Heart Lung Transplant* 2005;24:1522.
79. Biancani P, Billett G, Hillemeier C, et al: Acute experimental esophagitis impairs signal transduction in cat lower esophageal sphincter circular muscle. *Gastroenterology* 1992;103:1199.
80. Jones MP, Sloan SS, Rabine JC, et al: Hiatal hernia size is the dominant determinant of esophagitis presence and severity in gastroesophageal reflux disease. *Am J Gastroenterol* 2001;96:1711.
81. Fiorucci S, Santucci L, Chiucchiu S, et al: Gastric acidity and gastroesophageal reflux patterns in patients with esophagitis. *Gastroenterology* 1992;103:855.
82. Kauer WK, Peters JH, DeMeester TR, et al: Mixed reflux of gastric and duodenal juices is more harmful to the esophagus than gastric juice alone. The need for surgical therapy re-emphasized. *Ann Surg* 1995;222:525.
83. Wetscher GJ, Hinder RA, Klingler P, et al: Reflux esophagitis in humans is a free radical event. *Dis Esophagus* 1997;10:29; discussion 33.
84. Dent J: Is Helicobacter pylori relevant in the management of reflux disease? *Aliment Pharmacol Ther* 2001;15:16.
85. Blaser MJ: Hypothesis: the changing relationships of Helicobacter pylori and humans: implications for health and disease. *J Infect Dis* 1999;179:1523.
86. Kaijser M, Akre O, Cnattingius S, Ekbom A: Preterm birth, low birth weight, and risk for adenocarcinoma. *Gastroenterology* 2005;128:607.
87. Nebel OT, Fornes MF, Castell DO: Symptomatic gastroesophageal reflux: incidence and precipitating factors. *Dig Dis Sci* 1976;21:953.
88. Biller JA, Winter HS, Grand RD, et al: Are endoscopic changes predictive of histologic esophagitis in children? *J Pediatr* 1983;103:215.
89. Armstrong D, Monnier P, Savary M, et al: Endoscopic assessment of esophagitis. *Gullet* 1991;1:63.
90. Kusano M, Ino K, Yamada T, et al: Interobserver and intraobserver variation in endoscopic assessment of GERD using the "Los Angeles" classification. *Gastrointest Endosc* 1999;49:700.
91. Ismail-Beigi F, Horton PF, Pope CE: Histological consequences of gastroesophageal reflux in man. *Gastroenterology* 1970;58:163.
92. Fujiwara Y, Higuchi K, Takashima T, et al: Increased expression of epidermal growth factor receptors in basal cell hyperplasia of the oesophagus after acid reflux oesophagitis in rats. *Aliment Pharmacol Ther* 2002;16:52.
93. Collins BJ, Elliott H, Sloan JM, et al: Oesophageal histology in reflux oesophagitis. *J Clin Pathol* 1985;38:1265.
94. Jessurun J, Yardley JH, Giardiello FM, et al: Intracytoplasmic plasma proteins in distended esophageal squamous cells (balloon cells). *Mod Pathol* 1988;1:175.
95. Wang HH, Mangano MM, Antonioli DA: Evaluation of T-lymphocytes in esophageal mucosal biopsies. *Mod Pathol* 1994;7:55.
96. Mangano MM, Antonioli DA, Schnitt SJ, et al: Nature and significance of cells with irregular nuclear contours in esophageal mucosal biopsies. *Mod Pathol* 1992;5:191.

97. Brown LF, Goldman H, Antonioli DA: Intraepithelial eosinophils in endoscopic biopsies of adults with reflux esophagitis. *Am J Surg Pathol* 1984;8:899.
98. Bowrey DJ, Williams GT, Carey PD, et al: Inflammation at the cardio-oesophageal junction: relationship to acid and bile exposure. *Eur J Gastroenterol Hepatol* 2003;15:49.
99. Wolf C, Seldenrijk CA, Timmer R, et al: Does carditis have two different etiologies? *Dig Dis Sci* 2001;46:2424.
100. Pei Z, Bini EJ, Yang L, et al: Bacterial biota in the human distal esophagus. *Proc Natl Acad Sci USA* 2004;101:4250.
101. Mansour-Ghanaei F, Zareh S, Salimi A: GI anthrax: report of one case confirmed with autopsy. *Med Sci Monit* 2002;8:CS73.
102. Chetty R, Sabaratnam RM: Upper gastrointestinal bacillary angiomatosis causing hematemesis: a case report. *Int J Surg Pathol* 2003;11:241.
103. Rubies-Prat J, Soler-Amigo J, Plans C: Pseudotumoral tuberculosis of the esophagus. *Thorax* 1979;34:824.
104. Damtew B, Frengley D, Wolinsky E, et al: Esophageal tuberculosis: mimicry of gastrointestinal malignancy. *Rev Infect Dis* 1987;9:140.
105. Fujiwara T, Yoshida Y, Yamada S, et al: A case of primary esophageal tuberculosis diagnosed by identification of Mycobacteria in paraffin-embedded esophageal biopsy specimens by polymerase chain reaction. *J Gastroenterol* 2003;38:74.
106. Whitley RJ: Neonatal herpes simplex virus infections. *J Med Virol* 1993;1:13.
107. Rattner HM, Cooper DJ, Zaman MB: Severe bleeding from herpes esophagitis. *Am J Gastroenterol* 1985;80:523.
108. McBane RD, Gross JB Jr: Herpes esophagitis: clinical syndrome, endoscopic appearance, and diagnosis in 23 patients. *Gastrointest Endosc* 1991;37:600.
109. Ashenburg C, Rothstein FC, Dahms BB: Herpes esophagitis in the immunocompetent child. *J Pediatr* 1986;108:584.
110. Greenson JK, Beschorner WE, Boitnott JK, et al: Prominent mononuclear cell infiltrate is characteristic of herpes esophagitis. *Hum Pathol* 1991;22:541.
111. Feldman S: Varicella zoster infections of the fetus, neonate and immunocompromised child. *Adv Pediatr Infect Dis* 1986;1:99.
112. Takatoku M, Muroi K, Kawano-Yamamoto C, et al: Involvement of the esophagus and stomach as a first manifestation of varicella zoster virus infection after allogeneic bone marrow transplantation. *Intern Med* 2004;43:861.
113. Weber JN, Thom W, Barrison I, et al: Cytomegalovirus colitis and oesophageal ulceration in the context of AIDS: clinical manifestations and preliminary report of treatment with foscarnet. *Gut* 1987;28:482.
114. Miller G: Epstein-Barr virus: biology, pathology and medical aspects. In: Fields BN, Knipe DM, (eds). *Virology*, 2nd ed. New York: Raven Press, 1990, pp 1921–1958.
115. Kitchen VS, Helbert M, Francis ND, et al: Epstein-Barr virus infections: biology, pathogenesis, and management. *Ann Intern Med* 1990; 31:1223.
116. Kirkpatrick CH: Chronic mucocutaneous candidiasis. *J Am Acad Dermatol* 1994;31:S14.
117. Ogawa H, Nozawa Y, Rojanavanich V, et al: Fungal enzymes in the pathogenesis of fungal infections. *J Med Vet Mycol* 1992;30:189.
118. Abildgaard N, Haugaard L, Bendix K: Nonfatal total expulsion of the distal oesophagus due to invasive candida oesophagitis. *Scand J Infect Dis* 1993;25:153.
119. Tronchin G, Bouchara JP, Larcher G, et al: Interaction between aspergillus fumigatus and basement membrane laminin—binding and substrate degradation. *Biol Cell* 1993;77:201.
120. McKenzie R, Khakoo R: Blastomycosis of the esophagus presenting with gastrointestinal bleeding. *Gastroenterology* 1985;88:1271.
121. Grimes MM, LaPook JD, Bar MH, et al: Disseminated *Pneumocystis carinii* in a patient with acquired immunodeficiency syndrome. *Hum Pathol* 1987;18:307.
122. Kazlow PG, Shah K, Benkov KJ, et al: Esophageal cryptosporidiosis in a child with acquired immune deficiency syndrome. *Gastroenterology* 1986;91:1301.
123. Datry A, Similowski T, Jais P, et al: AIDS-associated leishmaniasis: an unusual gastro-duodenal presentation. *Trans R Soc Trop Med Hyg* 1990;84:239.
124. Centers for Disease Control: Revision of the case definition of acquired immunodeficiency syndrome for national reporting – United States. *Ann Intern Med* 1985;103:402.
125. Bini EJ, Micale PL, Weinshel EH: Natural history of HIV-associated esophageal disease in the era of protease inhibitor therapy. *Dig Dis Sci* 2000;45:1301.
126. Rabeneck L, Popovic M, Gartner S, et al: Acute HIV infection presenting with painful swallowing and esophageal ulcers. *JAMA* 1990;263:2318.
127. Blitman NM, Ali M: Idiopathic giant esophageal ulcer in an HIV-positive child. *Pediatr Radiol* 2002;32:907.
128. Bonacini M, Young T, Laine L: Histopathology of human immunodeficiency virus-associated esophageal disease. *Am J Gastroenterol* 1993; 88:549.
129. Parfitt JR, Gregor JC, Suskin NG, et al: Eosinophilic esophagitis in adults: distinguishing features from gastroesophageal reflux disease: a study of 41 patients. *Mod Pathol* 2006;19:90.
130. Orenstein SR, Shalaby TM, Di Lorenzo C, et al: The spectrum of pediatric eosinophilic esophagitis beyond infancy: a clinical series of 30 children. *Am J Gastroenterol* 2000;95:1422.
131. Teitelbaum JE: Natural history of primary eosinophilic esophagitis: a follow up of 30 adult patients for up to 11.5 years. *J Pediatr Gastroenterol Nutr* 2004;38:358.
132. Khan S, Orenstein SR, Di Lorenzo C, et al: Eosinophilic esophagitis: strictures, impactions, dysphagia. *Dig Dis Sci* 2003;48:22.
133. Straumann A, Rossi L, Simon HU, et al: Fragility of the esophageal mucosa: a pathognomonic endoscopic sign of primary eosinophilic esophagitis? *Gastrointest Endosc* 2003;57:407.
134. Fox VL, Nurko S, Furuta GT: Eosinophilic esophagitis: it's not just kid's stuff. *Gastrointest Endosc* 2002;56:260.
135. Mann NS, Leung JW: Pathogenesis of esophageal rings in eosinophilic esophagitis. *Med Hypotheses* 2005;64:520.
136. Berthrong M, Fajardo LF: Radiation injury in surgical pathology. *Am J Surg Pathol* 1981;5:153.
137. Greco FA, Brereton HD, Kent H, et al: Adriamycin and enhanced radiation reaction in normal esophagus and skin. *Ann Intern Med* 1976;85:294.
138. Yang Z-Y, Hu Y-H, Gu X-Z: Non-cancerous ulcer in the esophagus after radiotherapy for esophageal carcinoma—a report of 27 patients. *Radiother Oncol* 1990;19:121.
139. Silvain C, Barrioz T, Besson I, et al: Treatment and long-term outcome of chronic radiation esophagitis after radiation therapy for head and neck tumors—a report of 13 cases. *Dig Dis Sci* 1993;38:927.
140. Cello JP, Fogel RP, Boland R: Liquid caustic ingestion spectrum of injury. *Arch Intern Med* 1980;140:501.
141. Zargar SA, Kochhar R, Nagi B, et al: Ingestion of corrosive acids. Spectrum of injury to upper gastrointestinal tract and natural history. *Gastroenterology* 1989;97:702.
142. Leape LL, Ashcraft KW, Scarpelli DH, et al: Hazard to health—liquid lye. *N Engl J Med* 1971;284:578.
143. Stevens AE, Dove GAW: Esophageal cast: esophagitis dessicans superficialis. *Lancet* 1960;ii:1279.
144. Ashcraft KW, Padula R: The effect of dilute corrosives on the esophagus. *Pediatrics* 1974;53:226.
145. Song HY, Han YM, Kim HN, et al: Corrosive esophageal stricture—safety and effectiveness of balloon dilation. *Radiology* 1992;184:373.
146. Schreiber JB, Covington JA: Aspirin-induced esophageal hemorrhage. *JAMA* 1988;259:1647.
147. McCord GS, Clouse RE: Pill-induced esophageal strictures: clinical features and risk factors for development. *Am J Med* 1990;88:512.
148. Banisaeed N, Truding RM, Chang C: Tetracycline-induced spongiotic esophagitis: a new endoscopic and histopathologic findings. *Gastrointest Endoscopy* 2003;58:292.
149. Wang CH: Cornification of esophagus induced by excessive vitamin E. *Nutrition* 1993;9:225.
150. Gilbert JD, Byard RW: Epithelial cell mitotic arrest—a useful post-mortem histologic marker in cases of possible colchicine toxicity. *Forensic Sci Int* 2002;126:150.
151. Deneyer M, Goossens A, Pipeleersmrichal M, et al: Esophagitis of likely traumatic origin in newborns. *J Pediatr Gastroenterol Nutr* 1992;15:81.
152. Sampliner RE: Practice Parameters Committee of the American College of Gastroenterology. Updated guidelines for the diagnosis, surveillance, and therapy of Barrett's esophagus. *Am J Gastroenterol* 2002;97:1888.
153. Spechler SJ: Barrett's esophagus and esophageal adenocarcinoma: pathogenesis, diagnosis, and therapy. *Med Clin North Am* 2002;86:1423.
154. Ronkainen J, Aro P, Storskrubb T, et al: Prevalence of Barrett's esophagus in the general population: an endoscopic study. *Gastroenterology* 2005;129:1825.

155. Gerson LB, Shetler K, Triadafilopoulos G: Prevalence of Barrett's esophagus in asymptomatic individuals. *Gastroenterology* 2002;123:461.
156. Winters C Jr, Spurling TJ, Chobanian SJ, et al: Barrett's esophagus. A prevalent, occult complication of gastroesophageal reflux disease. *Gastroenterology* 1987;92:118.
157. Hassall E, Weinstein WM, Ament ME: Barrett's esophagus in children. *Gastroenterology* 1985;89:1331.
158. Qualman SJ, Murray RD, McClung HJ, et al: Intestinal metaplasia is age related in Barrett's esophagus. *Arch Pathol Lab Med* 1990;114:1236.
159. Peters FTM, Sleijfer DT, Vanimhoff GW, et al: Is chemotherapy associated with development of Barrett's esophagus. *Dig Dis Sci* 1993;38:923.
160. Spechler SJ, Schimmel EM, Dalton JW, et al: Barrett's epithelium complicating lye ingestion with sparing of the distal esophagus. *Gastroenterology* 1981;81:580.
161. Maieron R, Elli L, Marino M, et al: Celiac disease and intestinal metaplasia of the esophagus (Barrett's esophagus). *Dig Dis Sci* 2005;50:126.
162. Cameron AJ: Epidemiology of columnar-lined esophagus and adenocarcinoma. *Gastroenterol Clin N Am* 1997;26:487.
163. Skinner DB, Walther BC, Riddell RH, et al: Barrett's esophagus. Comparison of benign and malignant cases. *Ann Surg* 1983;198:554.
164. Hamilton SR, Smith RR: The relationship between columnar epithelial dysplasia and invasive adenocarcinoma arising in Barrett's esophagus. *Am J Clin Pathol* 1987;87:301.
165. Hong MK, Laskin WB, Herman BE, et al: Expansion of the Ki-67 proliferative compartment correlates with degree of dysplasia in Barrett's esophagus. *Cancer* 1995;75:423.
166. Jankowski J, Harrison RF, Perry I, et al: Barrett's metaplasia. *Lancet* 2000;356:2079.
167. Houghton J, Stoicov C, Nomura S, et al: Gastric cancer originating from bone marrow-derived cells. *Science* 2004;306:1568.
168. Hamilton SR, Yardley JH: Regeneration of cardiac type mucosa and acquisition of Barret's mucosa after esophagogastrostomy. *Gastroenterology* 1977;72:669.
169. Souza RF: Molecular and biologic basis of upper gastrointestinal malignancy—esophageal carcinoma. *Surg Oncol Clin N Am* 2002;11:257.
170. Suh E, Traber PG: An intestine-specific homeobox gene regulates proliferation and differentiation. *Mol Cell Biol* 1996;16:619.
171. Silberg DG, Swain GP, Suh ER, et al: Cdx1 and cdx2 expression during intestinal development. *Gastroenterology* 2000;119:961.
172. Miyazaki Y, Shinomura Y, Tsutsui S, et al: Gastrin induces heparin-binding epidermal growth factor-like growth factor in rat gastric epithelial cells transfected with gastrin receptor. *Gastroenterology* 1999;116:78.
173. Sun W, Tsuji S, Tsuji M: Gastrin upregulates HB-EGF and cyclooxygenase-2 in rate gastric mucosa. *Gastroenterology* 1999;116:1401.
174. Khan ZE, Wang TC, Varro A, et al: Transcriptional regulation of the TFF1 gene by gastrin. *Gastroenterology* 2001;120:A101.
175. Haigh CR, Attwood SE, Thompson DG, et al: Gastrin induces proliferation in Barrett's metaplasia through activation of the CCK2 receptor. *Gastroenterology* 2003;124:615.
176. Molina MA, Sitja-Arnau M, Lemoine MG, et al: Increased cyclooxygenase-2 expression in human pancreatic carcinomas and cell lines: growth inhibition by nonsteroidal anti-inflammatory drugs. *Cancer Res* 1999;59:4356.
177. Herlihy KJ, Orlando RC, Bryson JC, et al: Barrett's esophagus: clinical, endoscopic, histologic, manometric, and electrical potential difference characteristics. *Gastroenterology* 1984;86:436.
178. Chak A, Wallace MB, Poneros JM: Optical coherence tomography of Barrett's esophagus. *Endoscopy* 2005;37:587.
179. Georgakoudi I, Van Dam J: Characterization of dysplastic tissue morphology and biochemistry in Barrett's esophagus using diffuse reflectance and light scattering spectroscopy. *Gastrointest Endosc Clin N Am* 2003;13:297.
180. Layfield LJ, Ulich TR, Lewin KJ, et al: Serotonin and polypeptide hormone production in Barrett's esophagus. *Surg Path* 1988;1:131.
181. Buchan AMJ, Grant S, Freman HJ: Regulatory peptides in Barrett's oesophagus. *J Pathol* 1985;146:227.
181a. Wright CL, Kelly JK: The use of routine special stains for upper gastrointestinal biopsies. *Am J Surg Pathol* 2006;30:357.
182. Gottfried MR, McClave SA, Boyce HW: Incomplete intestinal metaplasia in the diagnosis of columnar lined esophagus (Barrett's esophagus). *Am J Clin Pathol* 1989;92:741.
183. Warson C, Van De Bovenkamp JH, Korteland-Van Male AM, et al: Barrett's esophagus is characterized by expression of gastric-type mucins (MUC5AC, MUC6) and TFF peptides (TFF1 and TFF2), but the risk of carcinoma development may be indicated by the intestinal-type mucin, MUC2. *Hum Pathol* 2002;33:660.
184. Rubio CA, Riddell R: Musculo-fibrous anomaly in Barrett's mucosa with dysplasia. *Am J Surg Pathol* 1988;12:885.
185. Glickman JN, Wang H, Das KM, et al: Phenotype of Barrett's esophagus and intestinal metaplasia of the distal esophagus and gastroesophageal junction: an immunohistochemical study of cytokeratins 7 and 20, Das-1 and 45 MI. *Am J Surg Pathol* 2001;25:87.
186. Riddell RH: The biopsy diagnosis of gastroesophageal reflux disease, "carditis," and Barrett's esophagus, and sequelae of therapy. *Am J Surg Pathol* 1996;20:S31.
187. Hirota WK, Loughney TM, Lazas DJ, et al: Specialized intestinal metaplasia, dysplasia, and cancer of the esophagus and esophagogastric junction: prevalence and clinical data. *Gastroenterology* 1999;116:277.
188. Spechler SJ, Goyal RK: The columnar-lined esophagus, intestinal metaplasia, and Norman Barrett. *Gastroenterology* 1996;110:614.
189. Ormsby AH, Vaezi MF, Richter JE, et al: Cytokeratin immunoreactivity patterns in the diagnosis of short-segment Barrett's esophagus. *Gastroenterology* 2000;119:683.
190. Ormsby AH, Goldblum JR, Rice TW, et al: Cytokeratin subsets can reliably distinguish Barrett's esophagus from intestinal metaplasia of the stomach. *Hum Pathol* 1999;30:288.
191. Mohammed IA, Streutker CJ, Riddell RH: Utilization of cytokeratins 7 and 20 does not differentiate between Barrett's esophagus and gastric cardiac intestinal metaplasia. *Mod Pathol* 2002;15:611.
192. Glickman JN, Ormsby AH, Gramlich TL, et al: Interinstitutional variability and effect of tissue fixative on the interpretation of a Barrett cytokeratin 7/20 immunoreactivity pattern in Barrett esophagus. *Hum Pathol* 2005;36:58.
193. Chinyama CN, Marshall RE, Owen WJ, et al: Expression of MUC1 and MUC2 mucin gene products in Barrett's metaplasia, dysplasia and adenocarcinoma: an immunopathological study with clinical correlation. *Histopathology* 1999;35:517.
194. Lord RV, Brabender J, Wickramasinghe K, et al: Increased CDX2 and decreased PITX1 homeobox gene expression in Barrett's esophagus and Barrett's-associated adenocarcinoma. *Surgery* 2005;138:924.
195. Wu GD, Beer DG, Moore JH, et al: Sucrase-isomaltase gene expression in Barrett's esophagus and adenocarcinoma. *Gastroenterology* 1993;105:837.
196. Matsukura N, Suzuki K, Kawachi T, et al: Distribution of marker enzymes and mucin in intestinal metaplasia in human stomach and relation to complete and incomplete types of intestinal metaplasia to minute gastric carcinomas. *J Natl Cancer Inst* 1980;65:231.
197. Corfield AP, Carroll D, Myerscough N, Probert CS: Mucins in the gastrointestinal tract in health and disease. *Front Biosci* 2001;6:D1321.
198. van Baal JW, Milano F, Rygiel AM, et al: A comparative analysis by SAGE of gene expression profiles of Barrett's esophagus, normal squamous esophagus, and gastric cardia. *Gastroenterology* 2005;129:1274.
199. Morales CP, Spechler SJ: Intestinal metaplasia at the gastroesophageal junction: Barrett's, bacteria, and biomarkers. *Am J Gastroenterol* 2003;98:759.
199a. Paulson TG, Xu L, Sanche C, et al: Neosquamous epithelium does not typically arise from Barrett's epithelium. *Clin Cancer Res* 2006;12:1701.
200. Shields HM, Zwas F, Antonioli DA, et al: Detection by scanning electron microscopy of a distinctive esophageal surface cell at the junction of squamous and Barrett's epithelium. *Dig Dis Sci* 1993;38:97.
201. Takubo K, Vieth M, Honma N, et al: Ciliated surface in the esophagogastric junction zone: a precursor of Barrett's mucosa or ciliated pseudostratified metaplasia? *Am J Surg Pathol* 2005;29:211.
202. Boch JA, Shields HM, Antonioli DA, et al: Distribution of cytokeratin markers in Barrett's specialized columnar epithelium. *Gastroenterology* 1997;112:760.
203. Gurski RR, Peters JH, Hagen JA, et al: Barrett's esophagus can and does regress after antireflux surgery: a study of prevalence and predictive features. *J Am Coll Surg* 2003;196:706.
204. Hornick JL, Blount PL, Sanchez CA, et al: Biologic properties of columnar epithelium underneath reepithelialized squamous mucosa in Barrett's esophagus. *Am J Surg Pathol* 2005;29:372.
205. May A, Gossner L, Gunter E, et al: Local treatment of early cancer in short Barrett's esophagus by means of argon plasma coagulation: initial experience. *Endoscopy* 1999;31:497.

206. Overholt BF, Panjehpour M, Haydek JM: Photodynamic therapy for Barrett's esophagus: follow-up in 100 patients. *Gastrointest Endosc* 1999;49:1.
207. Bonavina L, Ceriani C, Carazzone A, et al: Endoscopic laser ablation of nondysplastic Barrett's epithelium: is it worthwhile? *J Gastrointest Surg* 1999;3:194.
208. Biddlestone LR, Barham CP, Wilkinson SP, et al: The histopathology of treated Barrett's esophagus: squamous reepithelialization after acid suppression and laser and photodynamic therapy. *Am J Surg Pathol* 1998;22:239.
209. Cales P, Desmorat H, Vinel JP, et al: Incidence of large oesophageal varices in patients with cirrhosis: application to prophylaxis of first bleeding. *Gut* 1990;31:1298.
210. Arakawa M, Masuzaki T, Okuda K: Pathomorphology of esophageal and gastric varices. *Semin Liver Dis* 2002;22:73.
211. El-Newihi HM, Kanji VK, Mihas AA: Activity of gastric mucosal nitric oxide synthase in portal hypertensive gastropathy. *Am J Gastroenterol* 1996;91:535.
212. Terblanche J, Burroughs AK, Hobbs KEF: Controversies in the management of bleeding esophageal varices. *N Engl J Med* 1989;320:1393.
213. Laine L: Upper gastrointestinal tract hemorrhage. *West J Med* 1991;155:274.
214. North Italian Endoscopic Club for the Study and Treatment of Esophageal Varices: Prediction of the first variceal hemorrhage in patients with cirrhosis of the liver and esophageal varices. A prospective multicenter study. *N Engl J Med* 1988;319:983.
215. Paquet KJ: Causes and pathomechanisms of oesophageal varices development. *Med Sci Monit* 2000;6:915.
216. Jonsson K, Rian RL: Pseudotumoral esophageal varices associated with portal hypertension. *Radiology* 1970;97:593.
217. Polski JM, Brunt EM, Saeed ZA: Chronology of histological changes after band ligation of esophageal varices in humans. *Endoscopy* 2001;33:443.
218. Jaspersen D, Korner T, Schorr W, et al: Extragastric Dieulafoy's disease as unusual source of intestinal bleeding: esophageal visible vessel. *Dig Dis Sci* 1994;39:2558.
219. Haviv YS, Reinus C, Zimmerman J: "Black esophagus": a rare complication of shock. *Am J Gastroenterol* 1996;91:2432.
220. Benoit R, Grobost O: Black esophagus related to acute esophageal necrosis: a new case. *Presse Med* 1999;28:1509.
221. Yashiro K, Nagasako N, Hasegawa K, et al: Esophageal lesions in intestinal Behçet's disease. *Endoscopy* 1986;18:57.
222. Amagai M, Karpati S, Prussick R, et al: Autoantibodies against the amino-terminal cadherin-like binding domain of pemphigus vulgaris antigen are pathogenic. *J Clin Invest* 1992;90:919.
223. Anhalt GJ, Labib RS, Voorhees JJ, et al: Induction of pemphigus in neonatal mice by passive transfer of IgG from patients with the disease. *N Engl J Med* 1982;306:1189.
224. Kuechle MK, Hutton KP, Muller SA: Angiotensin-converting enzyme inhibitor-induced pemphigus: three case reports and literature review. *Mayo Clin Proc* 1994;69:1166.
225. Ishii K, Amagai M, Hall RP, et al: Characterization of autoantibodies in pemphigus using antigen-specific enzyme-linked immunosorbent assays with baculovirus-expressed recombinant desmogleins. *J Immunol* 1997;159:2010.
226. Rosenberg FR, Sanders S, Nelson CT: Pemphigus: a 20-year review of patients treated with corticosteroids. *Arch Dermatol* 1976;112:962.
227. Joly P, Thomine E, Dusade P, et al: Esophageal involvement in pemphigus vulgaris: a direct and indirect immunoelectron microscopic study. *Eur J Dermatol* 1994;4:320.
228. Stanley JR: Pemphigus. In: Freedberg IM, Eisen AZ, (eds). *Dermatology in General Medicine*. New York: McGraw-Hill, 1999, pp 690–702.
229. Warren SJ, Lin MS, Giudice GJ, et al: The prevalence of antibodies against desmoglein 1 in endemic pemphigus foliaceus in Brazil. *N Engl J Med* 2000;343:23.
230. Anhalt GJ: Paraneoplastic pemphigus. *Adv Dermatol* 1997;12:77.
231. Su WPD, Oursler JR, Muller SA: Paraneoplastic pemphigus: a case with high titer of circulating anti-basement membrane zone autoantibodies. *J Am Acad Dermatol* 1994;30:841.
232. Weigand DA, Clements MK: Direct immunofluorescence in bullous pemphigoid: effects of extent and location of lesions. *J Am Acad Dermatol* 1989;20:437.
233. Gammon WR, Merrit CC, Lewis DM, et al: Leukocyte chemotaxis to the dermal epidermal junction of human skin mediated by pemphigus antibody and complement: mechanism of cell attachment in the in vitro leukocyte attachment method. *J Invest Dermatol* 1981;76:514.
234. Venning VA, Frith PA, Bron AJ, et al: Mucosal involvement in bullous and cicatricial pemphigoid: a clinical and immunopathological study. *Br J Dermatol* 1988;118:7.
235. Ahmed AR, Newcomer VD: Bullous pemphigoid: clinical features. *Clin Dermatol* 1987;5:6.
236. Pfendner E, Rouan F, Uitto J: Progress in epidermolysis bullosa: the phenotypic spectrum of plectin mutations. *Exp Dermatol* 2005;14:241.
237. Pfendner EG, Nakano A, Pulkkinen L, et al: Prenatal diagnosis for epidermolysis bullosa: a study of 144 consecutive pregnancies at risk. *Prenat Diagn* 2003;23:447.
238. Lin MS, Mascaro JM Jr, Liu Z, et al: The desmosome and hemidesmosome in cutaneous autoimmunity. *Clin Exp Immunol* 1997;107:9.
239. Berger TG, Detlefs RL, Donatucci CF: Junctional epidermolysis bullosa, pyloric atresia, and genitourinary disease. *Pediatr Dermatol* 1986;3:130.
240. Stewart MI, Woodley DT, Briggaman RA: Epidermolysis bullosa acquisita and associated symptomatic esophageal webs. *Arch Dermatol* 1991;127:373.
241. Horan TA, Urschel JD, Maceachern NA, et al: Esophageal perforation in recessive dystrophic epidermolysis bullosa. *Ann Thorac Surg* 1994;57:1027.
242. Lefer LG: Lichen planus of the esophagus. *Am J Dermatopathol* 1982;4:267.
243. Abraham SC, Ravich WJ, Anhalt GJ, et al: Esophageal lichen planus: case report and review of the literature. *Am J Surg Pathol* 2000;24:1678.
244. Rogers DL: Acanthosis nigricans. *Semin Dermatol* 1991;10:160.
245. McDonald GB, Sullivan KM, Schuffler MD, et al: Esophageal abnormalities in chronic graft-vs-host disease in humans. *Gastroenterology* 1981;80:914.
246. Nakshabendi IM, Maldonado ME, Coppola D, et al: Esophageal cast: a manifestation of graft-versus-host disease. *Dig Dis* 2000;18:103.
247. Ohashi K, Kato Y, Kanno J, et al: Melanocytes and melanosis of the oesophagus in Japanese subjects—analysis of factors effecting their increase. *Virch Archiv A Pathol Anat* 1990;417:137.
248. Piccone VA, Klopstock R, Leveen HH, et al: Primary malignant melanoma of the esophagus associated with melanosis of the entire esophagus. *J Cardiovasc Surg* 1970;59:864.
249. Krajewska IA, Moore L, Howard-Brown J: White sponge nevus presenting in the esophagus—case report and literature review. *Pathology* 1992;24:112.
250. Lam KY, Law S, Chan GS: Esophageal blue nevus: an isolated endoscopic finding. *Head Neck* 2001;23:506.
251. Spiera RF, Filippa DA, Bains MS, et al: Esophageal involvement in Wegener's granulomatosis. *Arth Rheum* 1994;37:1404.
252. Staples DC, Knodell RG, Johnson LF: Inflammatory pseudotumor of the esophagus: a complication of gastroesophageal reflux. *Gastrointest Endosc* 1978;24:175.
253. Patel J, Kieffer RW, Martin M, et al: Giant fibrovascular polyp of the esophagus. *Gastroenterology* 1984;87:953.
254. Abraham SC, Singh VK, Yardley JH, et al: Hyperplastic polyps of the esophagus and esophagogastric junction: histologic and clinicopathologic findings. *Am J Surg Pathol* 2001;25:1180.
255. Suoglu OD, Emiroglu HH, Sokucu S, et al: Celiac disease and glycogenic acanthosis: a new association? *Acta Paediatr* 2004;93:568.
256. Gencosmanoglu R, Sen-Oran E, Kurtkaya-Yapicier O, et al: Xanthelasmas of the upper gastrointestinal tract. *J Gastroenterol* 2004;39:215.
257. Grikscheit T, Ochoa ER, Srinivasan A, et al: Tissue-engineered esophagus: experimental substitution by onlay patch or interposition. *J Thorac Cardiovasc Surg* 2003;126:537.

3 食管肿瘤

王功伟 译　　钱利华 校

食管的四层组织成分都可以发生肿瘤，即黏膜层、黏膜下、肌层以及外膜。食管可以发生多种类型的恶性肿瘤，但70%~90%以上为鳞状细胞癌（SCCs）及其亚型，或者是Barrett食管（BE）背景下的胃食管交界部（GEJ）腺癌。本章的重点是上皮性肿瘤。世界卫生组织（WHO）上皮性肿瘤分类见表3.1[1]。WHO食管癌分期见表3.2。间叶性肿瘤在第19章中讨论。血液肿瘤在第18章中讨论。神经内分泌肿瘤在第17章中讨论。食管上皮性肿瘤多数为恶性而不是良性。食管鳞状细胞癌是世界上第8位常见肿瘤，是第6位常见的癌相关死亡原因[2]。腺癌在GEJ及其近端不常见，但是北美[3]和欧洲[4]的发病率逐渐增加。

良性鳞状上皮乳头状瘤

鳞状上皮乳头状瘤（squamous papillomas）是食管良性外生性肿瘤，分为两个主要类型：与人类乳头状瘤病毒（HPV）有关的类型常常称为湿疣；以及与HPV感染无关的类型，常常称为鳞状上皮乳头状瘤。这些病变的发生率从0.01%~1%不等[5,6]。鳞状上皮乳头状瘤可以发生在由于反流或其他原因所致的食管炎基础上。有些是黏膜刺激（来自胃酸反流）和HPV感染[7]协同作用的结果。当乳头状瘤的组织学呈湿疣样表现时[5,8,9]最有可能是HPV感染的证据。此时，HPV16型最为常见，其次是HPV18、6b和11型。

食管鳞状上皮乳头状瘤可以没有症状或表现为吞咽困难、胃灼热或呕血。患者年龄范围2~86岁，男女比例24:9。食管乳头状瘤病累及儿童并伴有喉乳头状瘤病时一般与HPV感染有关[10]。HPV相关性食管乳头状瘤在成人少见。黑棘皮症是一种少见的遗传性病变，与多发性食管乳头状瘤以及手掌和足底的迟发型过度角化病（胼胝）有关。

鳞状上皮乳头状瘤通常发生在食管下段，一般是单发性的外生性、分叶状、质地软、部分有蒂、粉白色的病变，表面光滑或略粗糙。大小为直径0.2~1 cm，平均大小0.4~0.5 cm[5,11]。有些患者出现多发性病变，数量从2个到20个以上[5]。良性增生的增生性（增厚和棘皮病性）复层鳞状上皮被覆于不甚明显的结缔组织轴心，轴心内含有间质细胞和薄壁血管（图3.1）。鳞状细胞从基底层向表层顺序成熟（图3.2）。基底层细胞成分可以较显著，但是缺乏明显的细胞学非典型性。远端乳头状瘤的鳞状上皮可出现反流性食管炎特征。

食管乳头状瘤有几种特殊的结构类型[5]。**外生性病变**具有光滑、指样、乳头状和尖细结构，中央纤维血管轴心延伸到乳头表面（图3.1）。**内生性病变**由良性鳞状上皮增生构成，表面上皮向内或乳头状瘤样增生。**钉齿型**表面具有钉齿样结构，颗粒细胞层的明显程度不一，并有显著过度角化。这些不同的组织学类型可单独存在或与其他形态混合出现[5]。

食管湿疣出现HPV感染特征性的细胞学改变，包括巨细胞、多核细胞、浅表性挖空细胞以及细胞核大小不等（图3.3）。出现鳞状细胞成熟及角化失衡，包括过度角化、棘层肥厚、乳头状瘤病和角化不良。乳头状瘤是良性病变，极少或没有恶性潜能。

乳头状瘤病

乳头状瘤病（papillomatosis）由多发的食管微小鳞状上皮乳头状瘤构成。该病可累及食管的任何部分，大多累及远端食管。这种病变极为少见，似乎不足内镜检查的1%。多发性乳头状瘤为小而不规则

表3.1　WHO食管上皮性肿瘤分类

上皮性肿瘤
鳞状上皮乳头状瘤
上皮内肿瘤形成
　　鳞状上皮
　　腺上皮
　　　　扁平
　　　　腺瘤
癌
　　鳞状细胞癌
　　疣状（鳞状细胞）癌
　　基底细胞样鳞状细胞癌
　　梭形细胞（鳞状细胞）癌
　　腺癌
　　黏液表皮样癌
　　腺样囊性癌
　　小细胞癌
　　未分化癌
　　其他
类癌

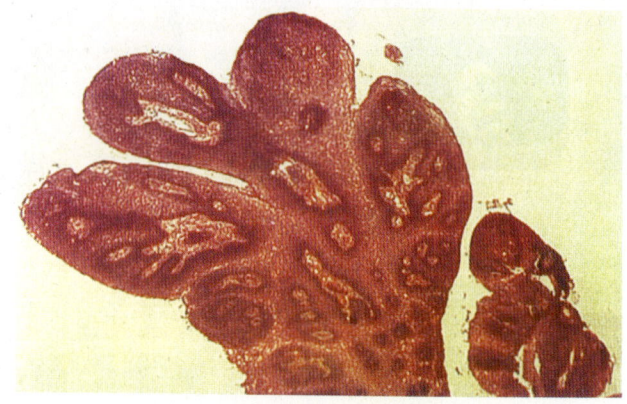

图3.1　食管乳头状瘤由血管结缔组织轴心被覆增生性鳞状上皮构成，表层可见挖空细胞。(Courtesy of Dr. Barbara Winkler, New York, NY.)

的疣状黏膜突起。组织学上类似于单发性乳头状瘤。食管乳头状瘤病是由于 HPV 感染、胃食管反流、鼻饲插管时间过长或使用自膨式金属支架引起的慢性炎症所导致。一例具有多发性息肉的特殊患者，出现 HPV-16 和 HPV-33 感染。她也患有胃癌，切除胃癌之后，食管息肉完全消退[12]。

鳞状细胞癌及其癌前病变

在全球范围内，食管鳞状细胞癌（squamous cell carcinoma，SCC）是男性第6、女性第9位常见的恶性肿瘤[2]。食管 SCC 具有显著的地域性[13]和种族

表3.2　食管癌 TNM 分类

T—原发肿瘤	
TX	原发肿瘤不能评价
T0	没有原发肿瘤证据
Tis	原位癌
T1	肿瘤浸润固有层或黏膜下
T2	肿瘤浸润肌层
T3	肿瘤浸润外膜
T4	肿瘤浸润邻近结构

N—局部淋巴结	
NX	局部淋巴结不能评价
N0	没有局部淋巴结转移
N1	有局部淋巴结转移

M—远处转移	
MX	远处转移不能评价
M0	没有远处转移
M1	存在远处转移
	对于食管下段的肿瘤：
	M1a 腹腔淋巴结转移
	M1b 其他远处转移

分期、分组

期	T	N	M
0期	Tis	N0	M0
I期	T1	N0	M0
ⅡA期	T2 或 T3	N0	M0
ⅡB期	T1 或 T2	N1	M0
Ⅲ期	T3	N1	M0
	T4	任何 N	M0
Ⅳa期	任何 T	任何 N	M1a
Ⅳb期	任何 T	任何 N	M1b

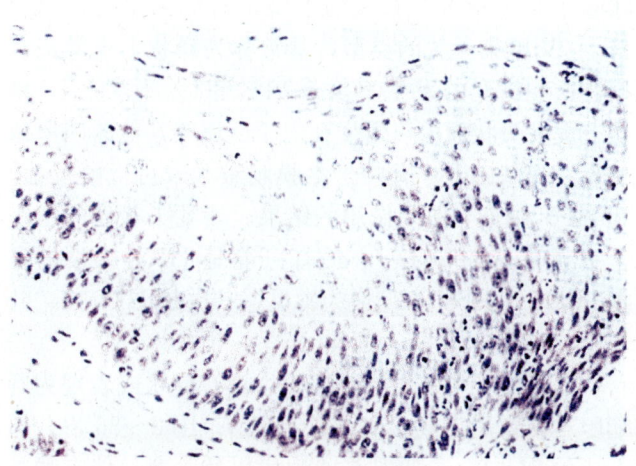

图3.2　人类乳头状瘤病毒6型和11型所致的一个成人多发性鳞状上皮乳头状瘤病变，累及上呼吸道。上皮细胞病变包括挖空细胞和轻度细胞核非典型性。

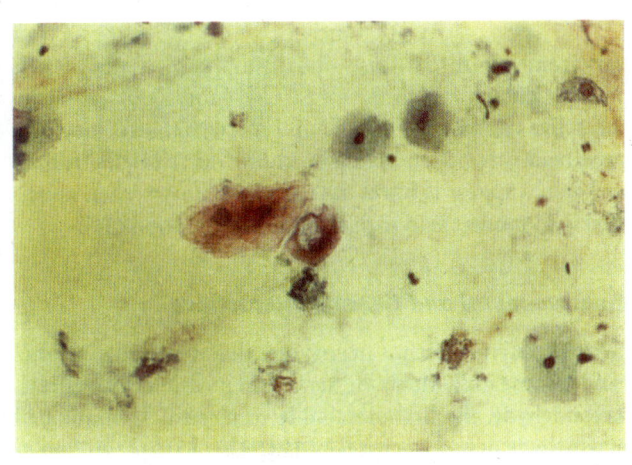

图3.3 鳞状细胞的细胞学特征，出现挖空细胞的核周空晕。

性[2,13]差异。食管 SCC 在美国[3]和西欧相对不常见。美国白人男性的年发病率是 2.2/10 万，而黑人男性是 13.2/10 万[3]；法国诺曼底为 18.2/10 万[13]；中国上海为 8.2/10 万，中国林县为 183.3/10 万[13]。食管癌发病率增加最明显的区域是河南、河北和山西省交界的华北中部。中国东北是亚洲 SCC 地区的东端，这一地域始于东土耳其，延伸穿过前苏联南部共和国、伊朗和伊拉克[14]。其他高风险地区包括智利、南非的特兰斯凯、日本和巴西[13]。由于多种危险因素相互作用，难以权衡单个因素的影响；然而，之前的食管炎对于所有食管癌患者是常见的。从高风险国家到低风险国家的移民在第一代中仍然保留高风险，但在第二代下降至东道国水平[15]。有关发病率的下降可归结于减少了对于原产国特有的环境致癌因素的接触。然而，第一代移民风险持续存在表明，由于这些致癌因素所致的解剖学变化在新环境中并不能逆转。

男、女比例从中国林县的 1.5∶1 到法国诺曼底的 17∶1[13]。在美国，食管癌年龄标准化发病率在黑人（15/10 万）和夏威夷人中最高[5,8]，在菲律宾人中最低（2.9/10 万）[16]。食管癌的发病率随年龄增加，在高危地区，发病高峰是 50～60 岁[13]。在高风险群体中（如中国），35 岁或以下患者大约占食管癌的 7.4%。时间趋势研究表明，多数人群中，食管鳞状细胞癌的发病率是稳定或是下降的。例如，1992—2001 年间美国黑人 SCC 的年发病率已下降 5.8%[17]，而美国白人 SCC 的发病率已经低于食管腺癌[3]。西方国家烟草使用减少，加上新鲜水果和蔬菜消费的增加可能导致了这种下降[19]。

食管 SCC 的发病率与社会经济状况较低关系密切，不论群体的风险水平如何[20]；儿童时期的经济状况是成人 SCC 风险的预测因素[14]。这表明烟草消费的增加[21]以及与贫困相关的营养不良是这种癌发生常见的共同特征。美国黑人男性发病率的增加归结于使用烟草和酒精的增加，而这些因素的危害性因缺乏水果和蔬菜的保护作用而有所增加[19]。

病因学

遗传学和环境因素在食管 SCC 发生中均发挥作用。与食管 SCC 和腺癌有关的环境因素归纳于表 3.3 中。

酒精和烟草

过度饮用诸如 Whiskey 和 Calvados 等烈酒可出现剂量依赖性 SCC 风险增加[19,22]。联合使用酒精和烟草可使 SCC 风险成倍增加。在布列塔尼，非吸烟的高剂量饮酒者的相对风险是 49.6，非饮酒的大量使用烟草者的相对风险是 7.8，两种物质均大量使用的男性的相对风险是 155.6[23]。因为使用酒精和烟草以及营养不良所致的 SCC 高风险患者难以抵御整个上呼吸消化道（UADT）的区域性癌变，包括食管[24]。标准癌症治疗后 10 年，第二个上呼吸消化道

表3.3　食管癌环境危险因素

	鳞状细胞癌	腺癌
酒精摄入	是	可能
烟草使用	是	是
HPV 感染	是	否
水果和蔬菜不适当摄入	是	否
硝酸盐和亚硝基化合物高摄入	是	否
热损伤	是	否
腐蚀损伤	是	否
失迟缓症	是	否
Barrett 食管	否	是
肥胖	否	是
先前放疗	是	是
出生体重低	否	是

HPV，人类乳头状瘤病毒。

SCC 的发生率估计是 5%～40%[25]。一项前瞻性家族性研究发现,在诊断上呼吸消化道(8.24)和肺(2.0)的标准癌症之后,食管癌 10 年标准发病率有所升高[26]。半数的多中心癌是同步发生。非同步癌多数发生于 3 年内。

饮食/个人因素

食管 SCC 患者可分为两个重叠的危险组:一组是吸烟和酗酒,另一组是饮食缺乏绿色多叶蔬菜、柑橘类水果、微量营养素以及微量元素[27]。缺乏的微量元素包括钼、锰、锌、铁、硅、钡、钛、镁。土壤中矿物质缺乏可导致真菌浸润增加和真菌毒素污染食物。钙、核黄素、维生素 A 和维生素 C 缺乏在食管癌发生中也起作用,因为这些维生素在维持黏膜完整和正常上皮分化中起作用。这些物质缺乏导致食物中致癌物容易损伤食管黏膜,例如特兰斯凯的真菌毒素[28]和中国的 N-亚硝基化合物[29]。

有关饮食补充对 SCC 风险的影响已在高风险的华人社区中进行了研究。这些微量营养素中包括 β-胡萝卜素、维生素 E、硒、锌、钼、维生素 A、核黄素以及维生素 C。总之,有证据表明这些补充物可使 SCC 风险较小,或不明确,或降低[27]。既然接触饮食性致癌因素始于儿童,那么对于高风险人群中的成人来说,补充微量营养物对于癌症仅有适度保护作用则并不奇怪。

热饮品所致的热损伤长久以来被认为是 SCC 的危险因素,包括东亚的热茶和南美的 maté 茶[27,30]。热损伤与茶及 maté 茶成分的作用难以区分,但是许多研究极为支持热饮品的确为 SCC 发生的风险之一[27]。

在中国的高风险和低风险地区中,食物的亚硝胺含量差别较大。发霉、发酵的盐渍食物含有高水平亚硝基化合物,它是高风险地区的主要膳食成分[27]。这些高风险地区土壤的钼含量低,生产出的作物含有高水平硝酸盐成分,可转变为潜在致癌的亚硝基化合物。亚硝胺类是较强的烷化剂,可以产生多种烷基 DNA 衍生物,尤其是涉及 O^6-甲基鸟嘌呤,它可与胸腺嘧啶优先错配,而不是胞嘧啶,导致 GC 到 AT 的突变[31]。O^6-甲基鸟嘌呤-DNA-甲基转移酶(MGMT)主要抵御烷化诱导的致癌作用。有些 SCC 患者由于异常甲基化而出现 MGMT 失活[32]。维生素 C 抑制这种转化。

增加或降低食管癌风险的饮食因素在不同文化之间有所不同。在印度,大量食用辣椒是 SCC 独立的危险因素[33]。辣椒素是辣椒的活性成分和代谢产物,可能是最接近的致癌物/诱变物。相比之下,地中海饮食 SCC 风险可能较低,即使有中-高程度的饮酒[34]。

环境和遗传相互作用

代谢酒精酶的遗传多态性使得有些个体易受其有害影响。乙醛是酒精最初的代谢产物,被醛脱氢酶-2(ALDH2)消除[35]。ALDH2 多态性影响酒后血中的乙醛浓度[36]。*ALDH2*2* 是一种失活的突变等位基因,在东方人中常见,与循环中乙醛水平增加有关,饮酒者偶尔可引起疼痛性面部发红[37]。具有这种突变等位基因的患者对这种反应产生耐受性,饮酒者中存在这种不活跃的基因型可增加其患 SCC 风险[38]。酒精对于 SCC 风险的影响也可以通过密码子 399 上 *XRCCI* 的多态性加以修正。XRC-CI 蛋白可促进碱基切除修复或单链断裂修复。饮酒者中 *Arg/Arg XRCCI* 基因型与 *Arg/Gln* 或 *Gln/Gln* 基因型的 SCC 比值比(OR)是 2.78(1.15～6.67)[39]。最近的资料表明硒摄入量低且具有 AL-DH2 Lys/Lys 和 *XRCCI* 399 Gln/Gln 基因型的个体发生 SCC 的风险增加,尤其是存在吸烟和饮酒的情况下[40]。

烟草中的芳香烃需要通过 I 阶段酶(CYP450s)代谢活化,然后通过 II 阶段酶(GSTM1)进行解毒[41]。Val/Val *CYP1A1* 基因型患者 SCC 风险增加(OR=6.33,CI 95% 1.86～23.7);伴有 *GSTM1*$^-$ 时,这种风险有增加(OR=12.7,CI 95% 1.97～81.8)[47]。*Cyclin D1* G870A 的多态性也影响吸烟者的 SCC 风险[42]。一项有关中国北部患者的研究发现具有 G/G *cyclin D1* 基因型的吸烟者比具有 G/A 或 A/A 基因型者的 SCC 风险低。

低叶酸和叶酸代谢障碍也与胃肠癌症的发生有关。5,10-亚甲基四氢叶酸还原酶(MTHFR)中的基因多态性在叶酸代谢中起主要作用。这种基因呈多态性,*MTHFR 677TT* 基因型与酶活性的减少有关,且与食管 SCC 风险的增加密切相关[43]。

职业因素

某些职业与 SCC 风险增加有关。包括仓库工人和各种食品工业工人以及职业接触石棉、金属粉尘、硫化产品、柏油、石油化学、燃烧产品的工人[44]。

从事酒精饮料生产和配送人员的 SCC 危险也有增加，例如法国的卡尔瓦多斯地区[45]。

放射暴露

因各种恶性肿瘤进行放射治疗患者的食管 SCC 风险有增加。例如，乳腺癌治疗后风险从 5 年开始增加[46]。多数放射诱发性癌症发生于食管上、中段，肿瘤可以多发。

感染

HPV DNA 可见于浸润性 SCC、原位癌区域、癌旁增生性上皮以及癌旁组织学表现正常的细胞[47]。HPV 感染发病率最高的地区包括中国、日本和南美部分地区。虽然 6，7，9，11，13，16，18，24，30，33，51，52，57 和 73 型 HPV 均得以证实，但以 HPV 16 最为常见[47]。p53 基因第 72 号密码子的多态性与中国北部 HPV 相关性食管癌显著相关（$P=0.001$）[48]。53% 的 HPV 阳性患者是 Arg/Arg 携带者，与之相比，HPV 阴性癌症为 26%，对照组为 23%。细胞涂片中可怀疑有 HVP 感染，如图 3.3 中所示。

真菌常常污染高风险地区食用的谷物和食品。真菌来自多种菌属，镰孢菌和曲霉菌是最常见的两种，它们各自的毒素，即伏马菌素 B1 和黄曲霉毒素均为致癌物。林县的玉米（谷物）、小米和其他种植谷物以及腌制的蔬菜中发现了这些成分。真菌使硝酸盐转变为亚硝酸盐减少，并促使亚硝胺形成[22]。

由克氏锥虫（*Trypanosoma cruzi*）感染所导致的慢性 Chagas 病可以引起失弛缓症，且与 SCC 发生有关[49]。既然感染通常发生在幼儿时期，所致的癌症可以早在 20～30 岁时出现。

遗传性危险因素

常染色体显性遗传家族综合征掌跖角化病（PPK）（胼胝症）使得患者容易发生食管 SCC。PPK 导致不完全性黏膜角化[50]，改变了黏膜的完整性，增加了对环境致癌物的易感性。这些患者食管恶性肿瘤发生的平均年龄是 61 岁。PPK 家族成员 50 岁时发生食管癌的风险是 50%，65 岁发生食管癌风险是 90%～95%[50]。这些患者发生恶性黑色素瘤、乳腺癌和肺癌、白血病、肝癌、恶性淋巴瘤和结直肠腺瘤的风险也有增加[50,51]。累及口腔、舌、口咽及胃部多发性癌症的出现提示共同的环境因素有助于所有这些肿瘤的发生。吸烟的 PPK 患者尤其容易发生 SCC[51]。PPK 是由 17q25 染色体上食管癌胼胝症（TOC）部分突变所致[52]。在散发性食管癌中，靠近 TOC 位点部分也发生多形性微卫星标记物的杂合子缺失（LOH）[52,53]。PPK 患者发生慢性食管炎，随后出现异型增生、原位癌和浸润癌。其他组织学改变包括异常角化细胞成熟，出现嗜碱性包涵体和表面角化[54]。肿瘤性鳞状细胞病变形成类似于那些没有胼胝症的病变。

由Ⅶ型胶原突变导致的隐性营养不良型大疱性表皮松解症是遗传性 SCC 的一种不常见的原因。这些病变在北欧血统的人中常见。

易感疾病

慢性食管炎是 SCC 最常见的癌前病变[56]。食管炎有多种原因，正如在第 2 章中讨论的。与胃食管反流病（GERD）有关的 SCC 发生在 BE 上限边缘的黏膜[57]。与腐蚀性烧灼有关的 SCC 发生在最初损伤后的 30～45 年，通常在中段食管[58]。导致 SCC 风险增加的运动障碍包括失弛缓症和硬皮病。失弛缓症患者发生食管炎的原因是餐后固体食物存留[59]。积食也增加憩室的 SCC 风险，包括 Zenker 憩室[60]和膈上憩室。伴有自身免疫性萎缩性胃炎的胃酸缺乏症与 SCC 风险增加有关[61]，因 CagA 阳性幽门螺杆菌导致的多发性胃炎也同样。这种影响在胃萎缩的患者中最为显著，如同检测胃蛋白酶原Ⅰ组水平降低一样[62]。从日本到美国的移民中食管 SCC 和幽门螺杆菌诱导性胃癌平行下降支持这种相关性[63]。伴发 Plummer-Vinson 综合征的食管炎与下咽部和颈部食管 SCC 风险的增加有关[64]。与乳糜泻也有相关性[64]。

异型增生

食管 SCC 经历慢性食管炎、低级别和高级别异型增生（也称为上皮内肿瘤形成）以及浸润癌序列。由此，组织学或细胞学标本可含有多种组织学异常，包括正常或接近正常的食管黏膜、萎缩、食管炎、角化不良、角化不全、基底细胞增生、单纯增生、混合性棘突底部增生、不同程度的异型增生以及浸润癌。一般来说，病变进展时上皮增厚和乳头拉长（图 3.4 和图 3.5）。异型增生定义为明确的肿瘤性鳞状细胞局限于基底膜之上的黏膜内，是

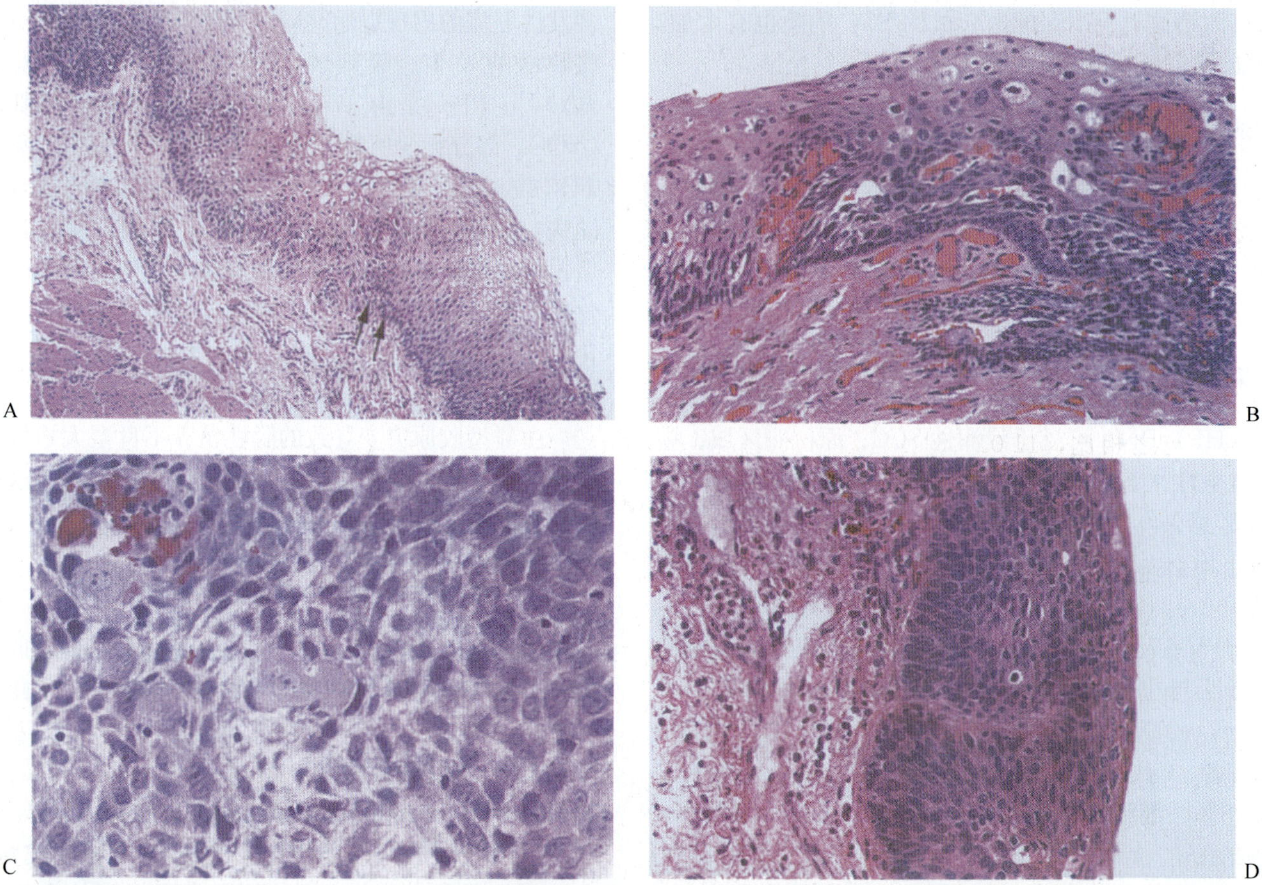

图 3.4 鳞状上皮异型增生。**A**：低级别异型增生。图片右侧较重。注意箭头左侧开始不规则出芽，上皮排列紊乱。**B**：轻度异型增生。杂乱的非典型鳞状上皮细胞位于上皮基底部。**C**：中度异型增生。可见角化不良细胞及核浆比增大和核仁明显的细胞。**D**：重度异型增生。非典型细胞几乎扩展至游离面。

SCC 直接的癌前病变。异型增生传统上分成轻、中和重度。然而，由于观察者之间区分这三级的一致性通常较差，因此多数人支持应用低级别和高级别异型增生的两级方法。后者包括以前原位癌的上皮病变。异型增生分级越高，病变发展成浸润癌的可能性越大。

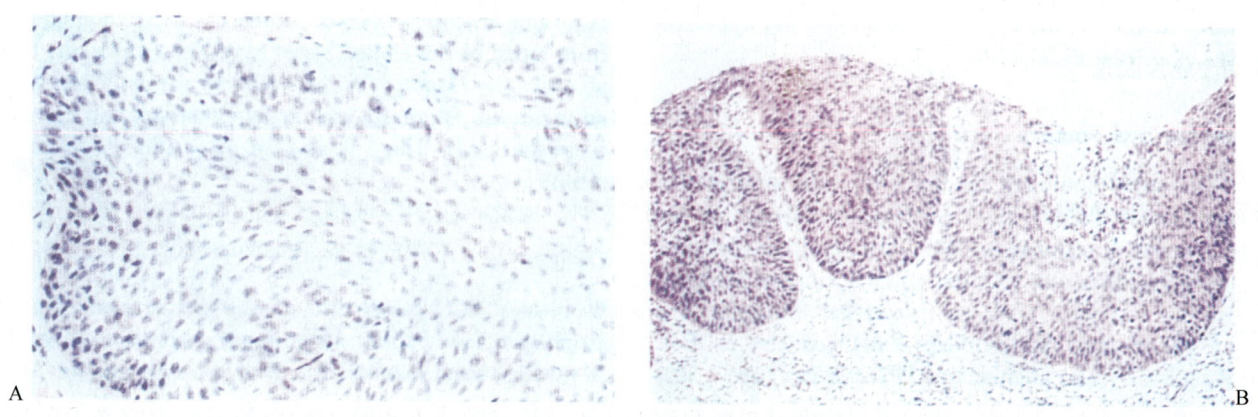

图 3.5 食管上皮异型增生。**A**：中度异型增生。**B**：重度异型增生——原位癌。

以下证据支持异型增生为 SCC 发生过程中一个步骤的观点。异型增生的发生率与风险水平相关。例如，在中国林县采用内镜筛查显示高级别异型增生见于 7.9% 的男性和 9.8% 的女性。相比之下，中度风险的阿根廷男性和女性分别为 2.4% 和 2.5%，并且在中国低风险地区筛查为 0%[14]。异型增生和癌症的年龄分布支持从轻度异型增生到重度异型增生、再到浸润癌是一个连续过程。随访研究表明浸润癌发生于异型增生区域。进行前瞻性评估时，500 例的高级别异型增生中国人中 20% 进展为癌，与之相比，11 011 例黏膜正常个体中仅为 0.12%[14]。异型增生区域与周围浸润癌具有相似的分子异常。

与其他肿瘤一样，当病变从早期的癌前病变进展到浸润癌时出现顺序获得的分子异常[1]。被认为是最重要的部分见图 3.6。一项有关中国患者异型增生的研究发现基因不稳定性，包括癌前病变中的 LOH 和微卫星不稳定性（MSI）[65]。LOH 在 3p, 5q, 9p, 9q, 13q, 15q, 17p 号染色体的 10 种不同标记物上被证实。这项研究在低级别和高级别异型增生中也发现了 MSI，其发生率随病变严重程度而增加。p53 突变见于异型增生和原位癌[66]。相同突变存在于周围浸润癌，提示 p53 突变是食管癌发生的早期事件。一项有关日本人中致癌机制的研究发现，在同时发生的多中心性 SCC 中具有不同的 p53 突变，但是相同的 p53 突变见于每一处浸润癌旁的异型增生上皮[67,68]。p53 突变也见于从食管炎到异型增生过渡的区域，且为食管 SCC 发生的最早期改变[1]。

异型增生通常不会引起症状，从原位癌进展到疾病的更高级阶段需要 3~5 年的时间。高达 25% 的鳞状上皮异型增生患者会在 8 年内发展成癌。由于 SCC 的逐步进展，现已证明在高风险地区的无症状患者中进行食管细胞学筛查是具有成本效益的。对高风险中国人群中 12 877 名对象的细胞学检查发现 6% 的病例是高级别异型增生，3% 是癌[69]。食管癌人群基础筛查项目不适于低风险地区，如北美和欧洲。然而，对高风险个体（如酗酒者）进行选择性细胞筛查可比一般欧洲国家人群在更早期阶段发现 SCC，如同日本针对酗酒者应用内镜和碘染色的研究中所揭示的一样[70]。

异型增生有几种内镜下表现，包括质脆，不规则糜烂和隆起性息肉样病变，伴或不伴有糜烂，或者容易出血的充血性粗糙区。异型增生通常累及中、下段食管，不影响其活动性。异型增生大体上可见部分直径为 0.5~5 cm。异型增生在界限清楚、广泛或多灶性病变中较为少见。弥漫性病变可以界限不清。大体改变可非常细微，仅仅表现为轻度黏膜凹陷，但是 Lugol 黏膜染色有助于发现异型增生，因为正常黏膜着色，但异型增生黏膜不着色[1]。异

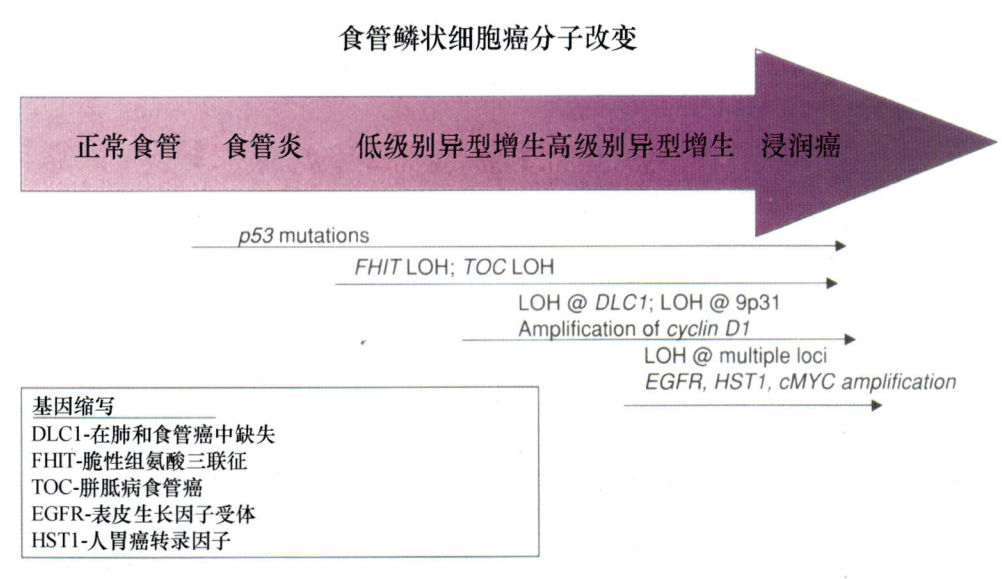

图 3.6　图示上皮从正常进展至浸润癌时依次获得的分子异常。

型增生与浸润癌可相互融合或彼此分离。与较大或晚期肿瘤相比较，在微小癌或早期癌中发现异型增生的可能性更大，因为较大的癌很可能过度生长掩盖癌前病变。

组织学检查是诊断异型增生所必需。异型增生以结构和细胞学异常为特征。表现为不成熟细胞无序增生，细胞核深染，染色质异常团块状，以及细胞核多形性（图3.4）。常常出现细胞核浆比值增加，极向消失。细胞核常有重叠。核分裂象常见，且多为异常核分裂象。异常细胞局限于黏膜中1/3时为低级别异型增生，异常细胞扩展至上皮上1/3或累及黏膜全层时为高级别异型增生，并且出现比低级别病变更为显著的上皮非典型性。在原位癌（高级别异型增生的高端）中，非典型细胞占据上皮全层，没有表面成熟表现。异型增生的细胞也可以蔓延到其下黏膜下层的腺体和导管。而导管蔓延容易向深部浸润[71]，这种表现本身并非浸润。异型增生的鳞状细胞也可以Paget样方式扩散到周围正常食管黏膜。这种Paget样细胞低分子量角蛋白染色为阳性，黏液染色阴性，增生指数较高。

含有非典型上皮细胞的棘皮症性上皮芽在低级别和高级别异型增生中均可见到。它们表现规则且大小、形状、长度和宽度相同或不同（图3.5）。不规则出芽最常见于浸润癌周边的重度异型增生区域[72]，且微小浸润癌一般从其尖端发生。与HIV感染有关的异型增生表现为挖空细胞改变。周围固有层常见淋巴细胞浸润，并与异型增生的严重程度有关。

日本和西方病理医师对于食管鳞状细胞病变的诊断标准不同。对于西方病理医师来说，诊断癌的最重要标准是浸润，而日本医师认为细胞核及结构特征更为重要。在日本，食管鳞状细胞癌的诊断依据细胞核分级，且包括西方认为的非浸润性低级别异型增生。由于这种差异使得在发病率和预后判断上存在显著不同。针对这些差异出台了Vienna分类（表3.4）[73]，尽管这个分类还没有被广泛接受。它与局部肿瘤切除的治疗建议相对应。

有关早期鳞状细胞肿瘤的形成存在几个诊断陷阱。异型增生必须与再生性改变或假上皮瘤样增生区域鉴别。疱疹性食管炎、化疗或放疗以及溃疡周边再生部分所致的组织学改变可被误诊为早期鳞状细胞肿瘤。再生性和肿瘤性改变的区别概括在表3.5中。炎

表3.4 Vienna分类

1类	无异型增生/肿瘤形成
2类	不能确定异型增生/肿瘤形成
3类	非浸润性肿瘤：低级别（低级别异型增生） 低级别异型增生或腺瘤包含轻度和中度异型增生
4类	非浸润性肿瘤：高级别（高级别异型增生） a. 高级别腺瘤/异型增生（重度异型增生） b. 非浸润癌（原位癌） c. 可疑浸润性恶性肿瘤
5类	浸润性肿瘤 a. 黏膜内癌：累及固有层 b. 浸润到黏膜下或更深

表3.5 有助于区分反应性和肿瘤性鳞状上皮的特征

反应性改变	肿瘤性改变
基底细胞增生	高度非典型细胞
糖原枯竭	角化上皮
浓染的空泡状核仁	细胞形状奇异
核与浆的比值正常或增加	核与浆的比值增加
核仁明显	异染色质显著
核分裂活性增加	嗜酸性核仁
嗜双色细胞浆	细胞核轮廓不规则
存在炎症	
存在致病因素（如HSV等）	
非角化上皮	
上皮水肿	
血管阻塞	

HSV，单纯疱疹病毒。

症或溃疡如果广泛，有助于证实上皮为再生性的。然而，必须仔细检查，因为异型增生性上皮可呈溃疡或炎症性表现。如果不能区别真正的异型增生性病变和再生性病变，可采用不确定异型增生来诊断现有的病变。随后的活检，尤其是炎症已经得到治疗的活检，常常有助于明确这些病变的本质。p53免疫染色也有助于区别异型增生与反应性改变。这个实验虽然并不特异，但是出现大量p53免疫反应

细胞（而不是散在的阳性细胞）很可能是异型增生而不是反应性病变。

放疗和（或）化疗，尤其是新辅助化疗情况下，均可诱发类似于异型增生的黏膜改变。单个细胞轮廓可以不规则，含有浓染的细胞核以及异常核分裂象。后者通常呈环状，在肿瘤细胞中没有发现这个特征，这有助于避免过诊断为异型增生或癌。

诊断中的最后一个陷阱是活检检查并不代表黏膜改变。这通常是由于活检浅表，其中并不含有固有层，以至于没能包括浸润癌所造成的改变，并且活检非常浅表有可能错过肿瘤沿黏膜基底部的Paget样扩散。

早期食管癌

日本和中国使用早期食管癌（early esophageal cancers）一词，用来命名局限于黏膜或黏膜下的肿瘤性病变，而不管淋巴结状况。对于这些病理医师来说，早期食管癌包括异型增生和浅表性浸润癌，伴或不伴淋巴结转移。有症状和（或）异常放射学特征的小部分早期食管癌大多为隆起性病变。早期病变预后好，向晚期癌的进展缓慢[74]。从黏膜受累到黏膜下浸润需要略多于1年的时间，从黏膜下浸润到晚期病变需要6.6±3.2个月，从黏膜病变进展到晚期病变需要21.1±6.8个月[75]。

早期癌可以是多中心的，或由大片的浸润性或微浸润性癌伴有不同程度上皮异型增生组成。已经确立了早期癌的几种大体类型：扁平、粗糙、疣状、息肉样和溃疡浸润型[76]。多数表现为红色斑片或地图样糜烂。多中心性食管SCC发生率为7%～28%[76,77]。扁平的早期病变在内镜或切除标本中很难发现。标本Lugol染色可显示异常区域，评价病变范围，并可发现多处病变的存在。

早期食管癌的几种组织学类型是：（1）经典型SCC；（2）SCC伴有基底细胞样特征和膨胀性生长；（3）SCC伴有梭形细胞特征[76,78]。浸润到黏膜下层的肿瘤细胞似乎比异型增生的细胞大。异型增生区域常常围绕浸润性病灶。基底细胞样肿瘤往往出现显著的外围细胞核栅栏，浸润性细胞往往比普通SCC小。基底细胞样肿瘤一般浅表，没有转移，因此比其他组织学类型预后要好[78]。最早期的浸润性病变似乎从黏膜的基底部掉落下来。被覆黏膜或有或没有被上皮内肿瘤形成取代全层（图3.7）。从非浸润进展到浸

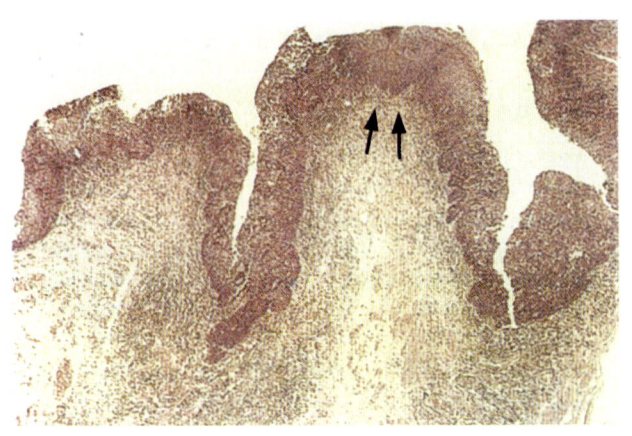

图3.7 原位癌和早期鳞状细胞癌。上皮内肿瘤形成伸出短的指突深入下面的固有层。病变伴有明显的淋巴细胞浸润。可见小片近乎正常的上皮（箭头）。（Case courtesy of Masaki Mori, Department of Surgical Oncology, Medical Institute of Bioregulation, Kyushu University, Beppu, Japan.）

润性病变伴有淋巴细胞反应增加（图3.7）。

在切除标本中确认浅表浸润癌一般没有诊断问题。然而，小的内镜活检诊断可能具有挑战性。区分癌与食管炎背景中再生性鳞状上皮的假上皮瘤样增生难度最大。再生性鳞状上皮细胞一般不出现异常核分裂象或极向消失。

如果为浅表性癌并且没有淋巴结转移时，可采用内镜黏膜切除（endoscopic mucosal resection，EMR）治疗，因为这种手术比食管切除术的致死率要小，并且死亡风险也小。这种手术目前在日本广泛应用。通过单一或多个碘不着色区域来确定切除目标。EMR术后复发率为2%～4%，但可以重复EMR治疗。

SCC患者的生存率与肿瘤范围有关，现有多个系统可以评价疾病分期。表3.6显示用于SCC分期的不同方法，任何一种方法都在某些方面具有优势。美国癌症联合会分期及最终结果和WHO分类采用T（肿瘤）N（淋巴结）M（转移）系统[1]（表3.6）。当前面加上"p"时，pTNM的意思是依据病理所见。如果前面加"yp"时，ypTNM的意义代表对以前已经治疗过肿瘤的病理学回顾[80]。监测、流行病学和最终结果（SEER）登记所采用的简化系统一般用于有关发病率和死亡率的流行病学研究，因为所产生的数据可与来自国际癌症研究机构大量人群的国际登记资料进行对比[13]。Tachibana

表 3.6　食管鳞状细胞癌分期系统的比较

AJCC（第 6 版）	修订 Dukes[a]	SEER
0 期 TisN0M0	A	局部
Ⅰ 期 T1N0M0	A	局部
ⅡA 期 T2N0M0	A	局部
T3N0M0	B	局部
ⅡB 期 T1N1M0	C1	区域
T2N1M0	C1	区域
Ⅲ 期 T3N1M0	C1	区域
T4 任何 N M0	CⅡ（>3+淋巴结）	区域
Ⅳ 期 任何 T 任何 N M1	CⅡ（>3+淋巴结）	远处

AJCC, 美国癌症联合会；SEER,（癌症）监测、流行病学和最终结果。

[a] From Parenti AR, Rugge M, Frizzera E et al: p53 overexpression in multistep process of esophageal carcinogenesis. Am J Surg Pathol 1995；19：1418.

等[81]提出一个经过修订的 Dukes 系统来规避应用 TNM 系统时的国际差异。这些系统中未包含一个变量，即肿瘤大小，尽管它是淋巴结阴性癌症患者 1 年和 2 年生存率的独立预后因素[82]。受累淋巴结的数量也与死亡率有关[82]。

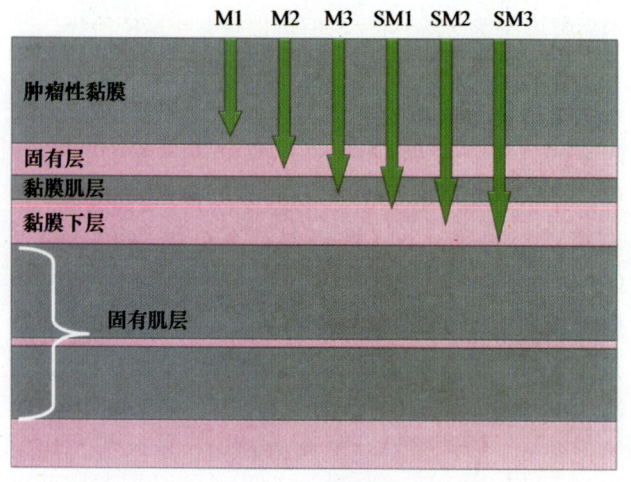

图 3.8　黏膜和黏膜下浸润分期系统图解。

在诸如中国和日本等国家中，SCC 早期诊断的比例很高，对早期癌预后更具甄别力的评判是将其分成黏膜和浸透黏膜下等 3 个级别来进行（图 3.8）[83]。浸透越深，淋巴结转移的可能性越大，正如 Araki 等所展示的，他们发现 35.7% 的 SM3 癌淋巴结有转移，相比之下 SM1 为 8.3%。此分期系统通常用于评价 EMR 标本。其他一些日本研究也发现大约 30% 浸透黏膜的肿瘤有淋巴结转移[84]。

多变量分析提示增加黏膜下癌复发相对风险的因素是壁内转移、血管浸润和淋巴结转移[85]。黏膜下 SCC 切除后患者 5 年生存率是 44%～96%，预后最好的是那些没有血管浸润、壁内转移或淋巴结受累的患者。同时具有这三种情况的患者预后最差[85]。如果食管高级别异型增生患者出现转移，或者发现血管和（或）淋巴管浸润，可能存在未被发现的浸润癌。切除标本应当广泛取材以便发现浸润灶。如果没有发现浸润灶，仍有可能存留于患者体内。

浅表扩散癌

浅表扩散癌（superficial spreading carcinoma）的定义为肿瘤长度大于 5 cm，主要由上皮内癌构成，有或没有局限性黏膜下浸润。肿瘤长度可达 14 cm，常常位于食管中段。与其他早期鳞状细胞病变一样，病变可以浅表和扁平、稍有隆起、轻度凹陷或者浅表性明显凹陷[86]。这些肿瘤可出现高分化或中分化鳞状细胞癌的组织学表现，或者呈基底细胞样表现。浅表扩散性癌可能是多中心的。识别这些病变很重要，因为切除食管时很难确定切缘是否干净[87]。浅表扩散性食管鳞状细胞癌患者的平均年龄是 56～63 岁，这种病变最常见于女性。

晚期鳞状细胞癌

临床特征

食管 SCC 通常生长缓慢。因为食管高度扩张，并且肿瘤在食管腔狭窄到产生症状之前可以长得相当大，所以具有浸润性病变的患者可以没有症状。有症状的食管 SCC 患者出现吞咽困难、吞咽疼痛、体重减轻、咳嗽、窒息、疼痛及脱水[88]。通常患者没有吞咽困难的主诉，但没有意识到饮食习惯上出现的细微改变。其他症状包括发热、贫血、呕血、黑便、声嘶或食物"卡在喉咙"的感觉。持续性打嗝可能提示喉神经麻痹或者误吸,为晚期病变的不祥征象。局部肿瘤扩展至食管以外常常导致胸骨后或肩背部疼痛。大动脉侵蚀可导致迅速出血。通过气管-食管瘘误吸食管内容物是晚期 SCC 患者常见的一个死亡原因。颈部或锁骨上可触及明显的淋巴结。

患者也可发生各种副肿瘤综合征。常见肿瘤诱发性高血钙症[89]。它是由于骨组织释放钙所致,原因是肿瘤产生甲状旁腺激素相关蛋白(PTHrP)[90]。出现高血钙症是预后差的指征[91]。肥厚性骨关节病累及某些食管 SCC 患者[92],但也可以是伴发的慢性阻塞性肺疾病所致,该病与大量消费烟草有关。发生于 II 期 SCC 患者的急性血管炎是由循环免疫复合物或者肿瘤相关抗原所致的一种现象[93]。肿瘤切除后血管炎可消退。

AJCC 将食管分为 3 个部分[79]。颈部食管从咽-食管交界到胸廓入口,距门齿大约 18 cm。中段食管从胸廓入口到 GEJ 上方 10 cm 处,距门齿大约 31 cm,位于第 8 胸椎下缘水平。食管下段从该点到 GEJ,或者距门齿大约 40 cm。在大量使用烟草和酒精的男性中,癌症可发生于下咽部和颈部食管。SCCs 并发 Plummer-Vinson 综合征发生在女性(男:女=1:10)环咽肌区域,平均年龄 45~50 岁。乳腺癌放疗后出现的癌一般发生在食管上段和中段。高风险人群的 SCCs 多数发生在食管的中下 1/3。

病理学特征

食管 SCCs 表现为蕈样、溃疡、浸润或狭窄性

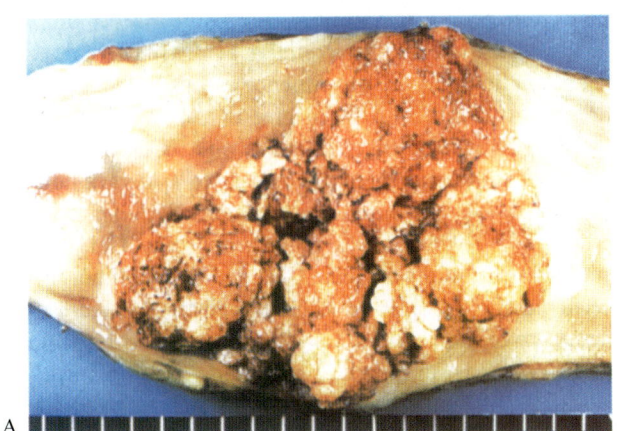
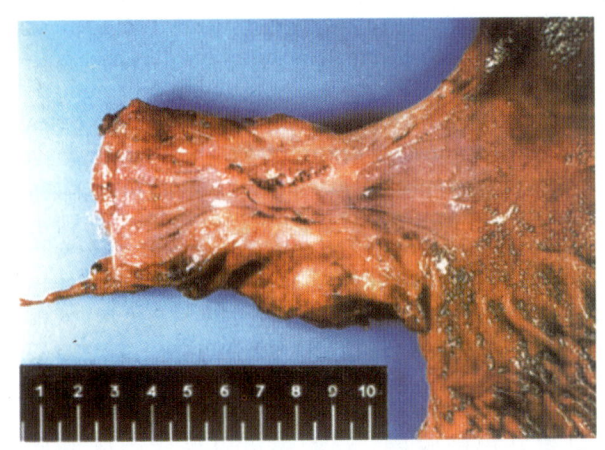
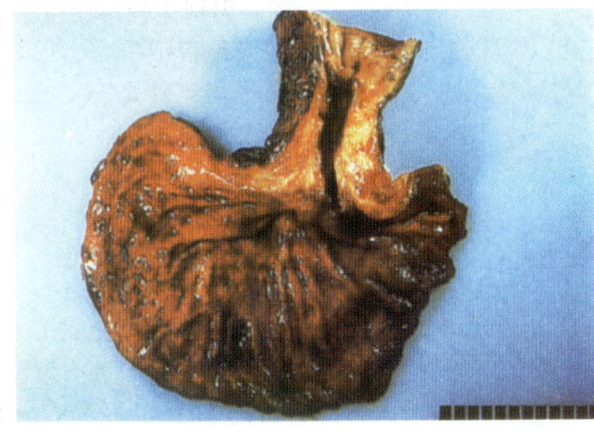
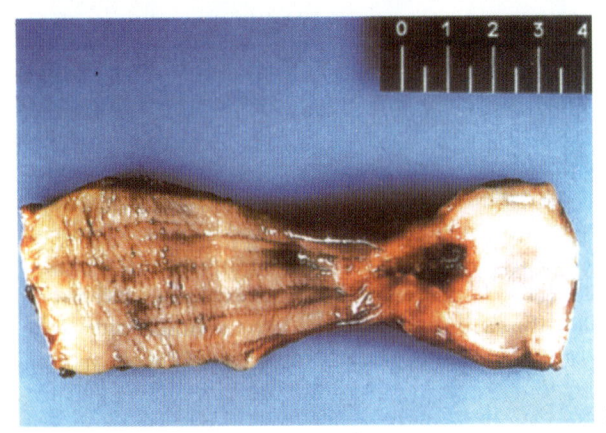

图 3.9 鳞状细胞癌的大体特征。**A**:胸中段食管较大的蕈样及息肉样赘生物。**B**:胸下段食管肿瘤性的卵圆形溃疡。食管壁受侵犯并且增厚。**C**:胸下段食管溃疡性癌,扩展至贲门。**D**:硬化性的溃疡性癌,肿瘤的近端有扩张。

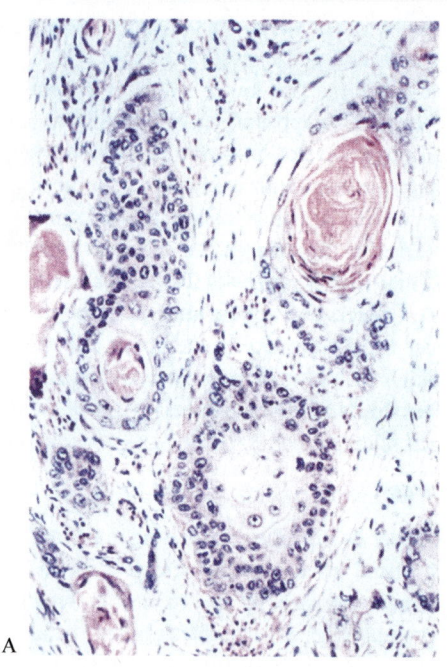 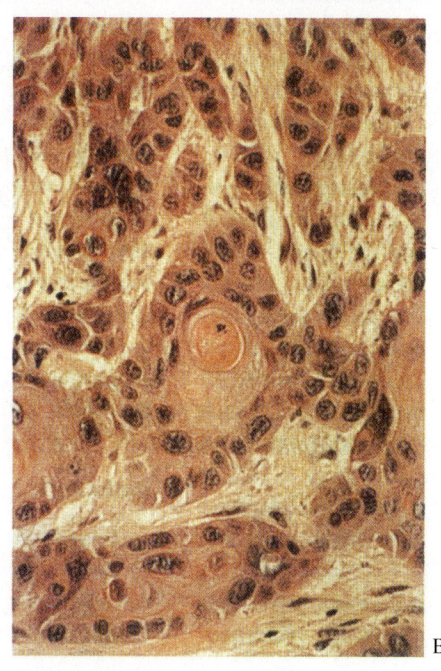

图 3.10　高分化角化性鳞状细胞癌。**A**：注意浸润性细胞巢具有明显中央角化。**B**：显著的高核浆比值。

病变。也可出现混合性大体生长方式。进展期肿瘤长度可以达到 10 cm。蕈样癌或者表现为较大的、腔内性、具有不同程度溃疡的肿物，边缘隆起或外翻，少数或者表现为息肉样、不规则的巨大肿块（图 3.9）。病变可以境界清楚；壁内黏膜下蔓延在大体上可以不明显。肿瘤基底部的浸润范围不一，并不一定反映突出的肿块的大小。溃疡癌出现不规则非内翻性、并且有时为匐行性的边缘，并且具有粗糙的出血性中央火山口。溃疡沿食管长轴生长，肿瘤可累及周围脏器。浸润癌可以导致食管壁增厚。食管僵硬，伴有裂隙样硬化区。近端食管扩张。极少数情况下，其结构类似于胃癌的皮革胃。乳头状或者疣状病变常常发生在近端食管。鉴别诊断包括乳头状瘤、肉瘤样癌和疣状癌。

活检不能确定浸润范围，但在 81%～100% 的病例可以得到阳性的诊断，取决于活检的数量。在高达 80% 的早期病例，内镜超声检查（EUS）可以确认肿瘤浸润至黏膜下层或固有肌层[94]。EUS 对于辨认浅表病变最有用处，这种病变最好单独通过手术治疗。EUS 检测淋巴结受累比采用断层扫描更为准确[95]。细针针吸可增强 EUS 检测淋巴结病变的能力，其准确性超过 90%[96]。

SCCs 发生在之前存在异型增生的区域，穿透基底膜浸润到固有层或更深层组织。组织学上，普通 SCCs 出现不同级别的分化，从含有明确鳞状细胞巢和角化珠的高分化角化性癌到没有角化细胞或棘细胞的未分化肿瘤。根据肿瘤与成熟的非肿瘤性鳞状细胞的相似程度将其分为高分化、中分化和低分化病变（图 3.10～3.12）。当病变不太成熟时，肿瘤的多形性程度增加，缺少角化和细胞间桥。角化程度和明显的细胞间桥与细胞学非典型程度和细胞核多形性成负相关，尽管偶尔可以见到高度非典型细胞有明显的角化。多数肿

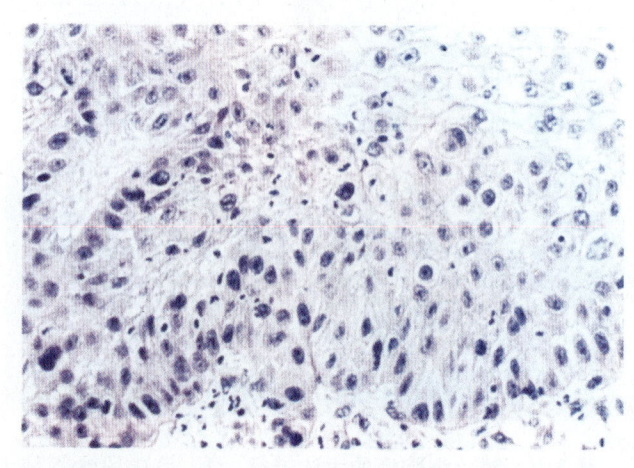

图 3.11　中等分化的浸润性鳞状细胞癌。注意缺乏明显的非典型性、角化和角珠形成。

含有多角形、圆形、梭形或少数非角化性小细胞。低分化癌通常含有丰富的基底细胞样细胞，肿瘤内分化程度常有不同。多数低分化 SCCs 中含有一些鳞状分化的病灶，如角化不良性上皮巢、角化珠或者细胞间桥。一般表现为成片的浸润性细胞，伴有明显的中央坏死区。偶尔，低分化肿瘤中单个细胞坏死导致假的腺泡结构，但黏液染色阴性。肿瘤内分化程度通常不一。在未分化病变中，看不到角化细胞或棘细胞，很难确认是鳞状细胞肿瘤。多数肿瘤至少含有局灶性鳞状分化的组织学表现，即上皮巢、角化珠或细胞间桥。细胞角蛋白 14 免疫染色有助于确认肿瘤是否为鳞状细胞来源[97]。

肿瘤细胞浸润食管壁时可形成边缘圆形的片状细胞巢，或者出现边缘针状的星状细胞巢。具有星状结构的肿瘤最有可能出现深部浸润、淋巴管浸润、淋巴结转移以及纤维组织增生，而且比那些边缘圆形的肿瘤预后更差[98]。向下浸润的肿瘤更有可能出现血管和淋巴管浸润（图 3.13）。

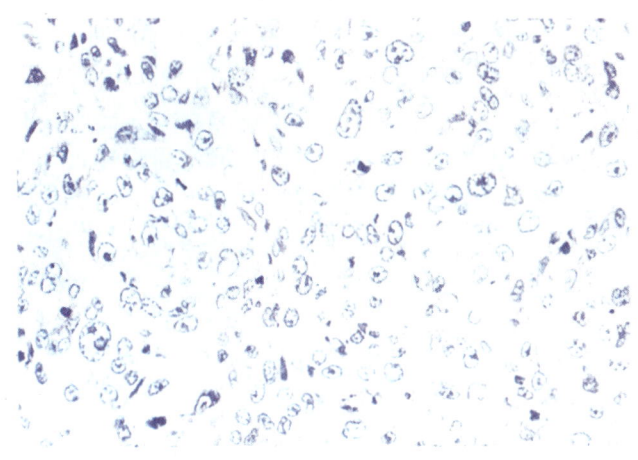

图 3.12 低分化浸润性鳞状细胞癌。注意高度非典型性以及核分裂指数增加。

瘤为高到中分化病变。高分化角化性癌中，大的分化性鳞状细胞所占比例较大（图 3.10），少部分为小的基底细胞样细胞，后者通常位于肿瘤细胞巢的周边。肿瘤含有鳞状细胞巢、角化不良细胞和角珠。分化不良的肿瘤由富于细胞性肿块构成，

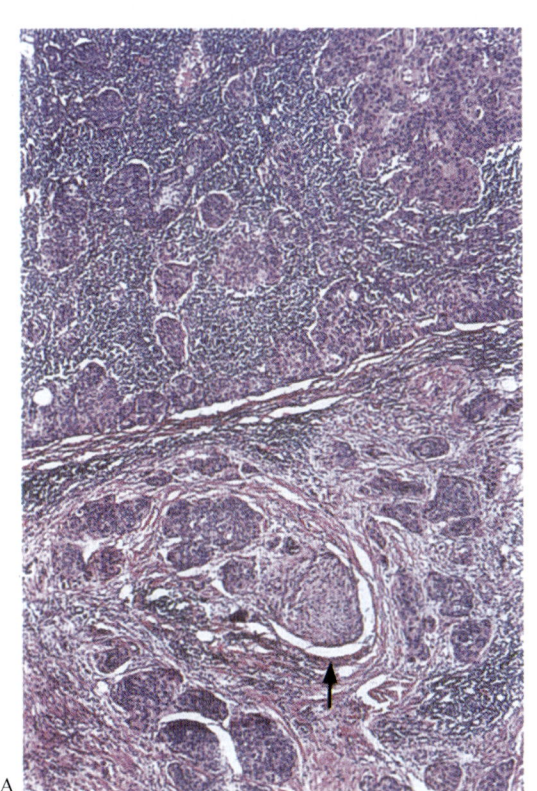
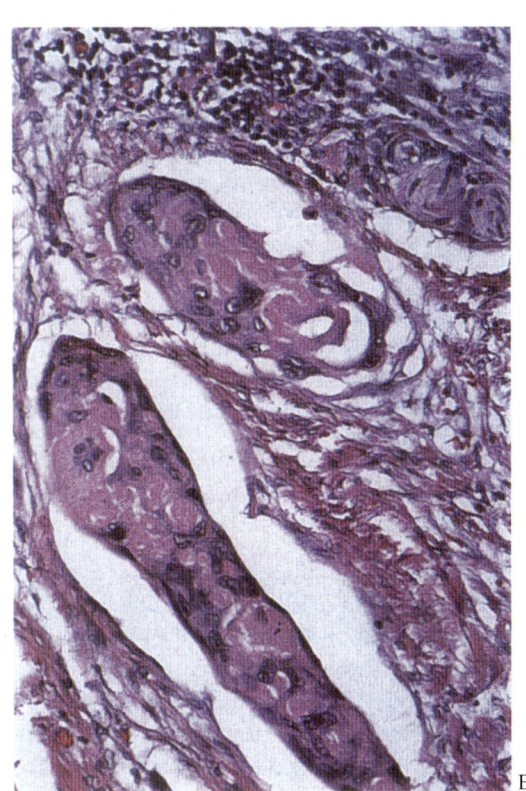

图 3.13 中度分化的鳞状细胞癌累及局部淋巴管和淋巴结。**A**：淋巴结继发受累，为中低分化肿瘤（箭头）。**B**：淋巴管内肿瘤。

细胞。含有大量细胞成分的标本一般来自 SCCs。相矛盾的是，较大的蕈样生长结构常常出现标本材料不足；在这种情况下假阳性结果少见。高分化癌脱落的是高度非典型和部分角化的细胞，伴有奇异性、大小不等而又深染的细胞核（图 3.16）。可以见到恶性角珠形成。中低分化鳞状细胞癌脱落单个或成团不成熟非典型细胞，核浆比值增加，细胞核淡染或浓染，含有大量异染色质（图 3.17）。

肿瘤播散

SCC 在食管壁内播散，浸润固有肌层，并且扩展至食管周围组织。可以发生纵隔炎、胸膜瘘和脓胸。根据肿瘤部位，可出现气管、支气管、主动脉、胸腔、肺、甲状腺、淋巴结、心包、大血管和（或）神经浸润。恶性气管食管瘘发生于 28％ 的患者中[100]。最终，肿瘤与周围结构相固定，包括横隔、主支气管、主动脉弓或颈部大静脉。此时，肿瘤不能手术切除。

壁内的淋巴管、血管内播散常见；淋巴管播散形成远离主体肿瘤的黏膜下结节，见于高达 16％ 的食管癌[85]。食管淋巴管引流到纵隔淋巴管，导致病变早期出现局部扩散。在西方人群中，高达 61％ 的患者在诊断时出现局部扩散和淋巴结受累[101]。19％~60％ 的病例出现颈部淋巴结受累，21％~64％ 出现纵隔淋巴结受累，47％ 累及腹部淋巴结。颈部肿瘤转移到锁骨下、气管周围、锁骨上、食管旁和后纵隔淋巴结。上段和中段食管肿瘤常常累及食管旁、后部和气管支气管淋巴结。下段食管肿瘤播散到食管旁、腹腔、脾和肝动脉淋巴结。然而，淋巴结转移的部位并非都反映了原发肿瘤的部位，因为 40％ 的颈部食管肿瘤转移到腹部淋巴结；38％ 的下段食管癌转移到颈部淋巴结[101]。胸腔外淋巴结转移代表远处转移。远端癌中，阳性淋巴结的数量多于上段或中段食管癌。下段食管癌中同时出现颈部、纵隔和腹部淋巴结转移远远多于上段和中段食管癌。在某些病例中，锁骨上、颈部或腹部转移可先于原发肿瘤出现。

病变的血行转移发生晚，常常在淋巴结转移之后。最常见的转移部位包括肝（35％~72％）、肺（20％~60％）、肾（25％~26％）、骨（9％~20％）、肾上腺（5％）、腹膜（2％）和少见的中枢神经系统转移（2％）[101]。

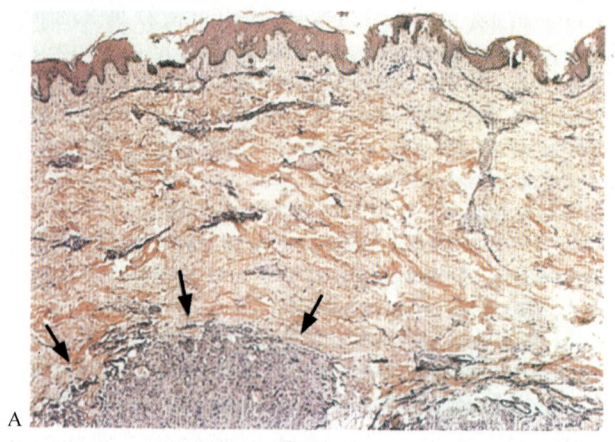
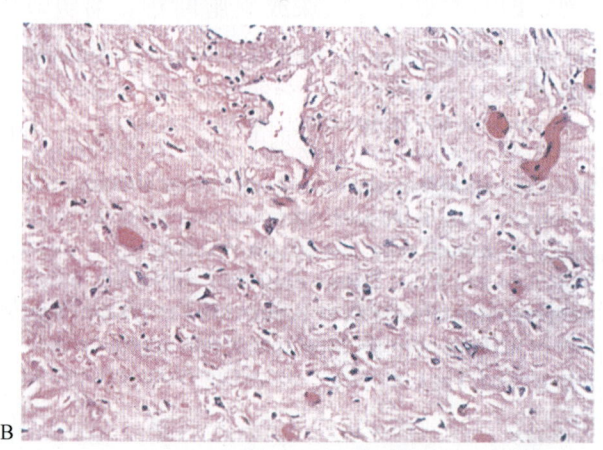

图 3.14 放疗后的食管。**A**：低倍镜下显示食管壁深部的复发性肿瘤（箭头）。浅表组织明显硬化。被覆上皮增生，但非肿瘤性。**B**：高倍镜下可见致密硬化性的黏膜下组织，伴有非典型性星形放射状的成纤维细胞。

术前进行化疗或放化疗的患者，可以显示肿瘤完全消失、部分消退伴有肿瘤与间质之比降低，或者有残留的无变化的肿瘤细胞，有时导致狭窄出现（图 3.14、3.15）。术前治疗 3~6 天的组织检查显示明显的凋亡改变，有或没有坏死。多数肿瘤细胞出现广泛变性。肿瘤可完全消失，形成部分重新上皮化的溃疡，含有肉芽组织，重度淋巴细胞浸润。可出现钙化。固有肌层纤维化可致肌束收缩。肿瘤消退可以分级[99]，尽管并不常常应用。

细胞学特征

正如上面提到的，食管的细胞学评估很重要。从上皮内鳞状细胞癌脱落的恶性上皮细胞可通过食管冲洗获得。这些细胞类似于那些没有角化的宫颈原位癌

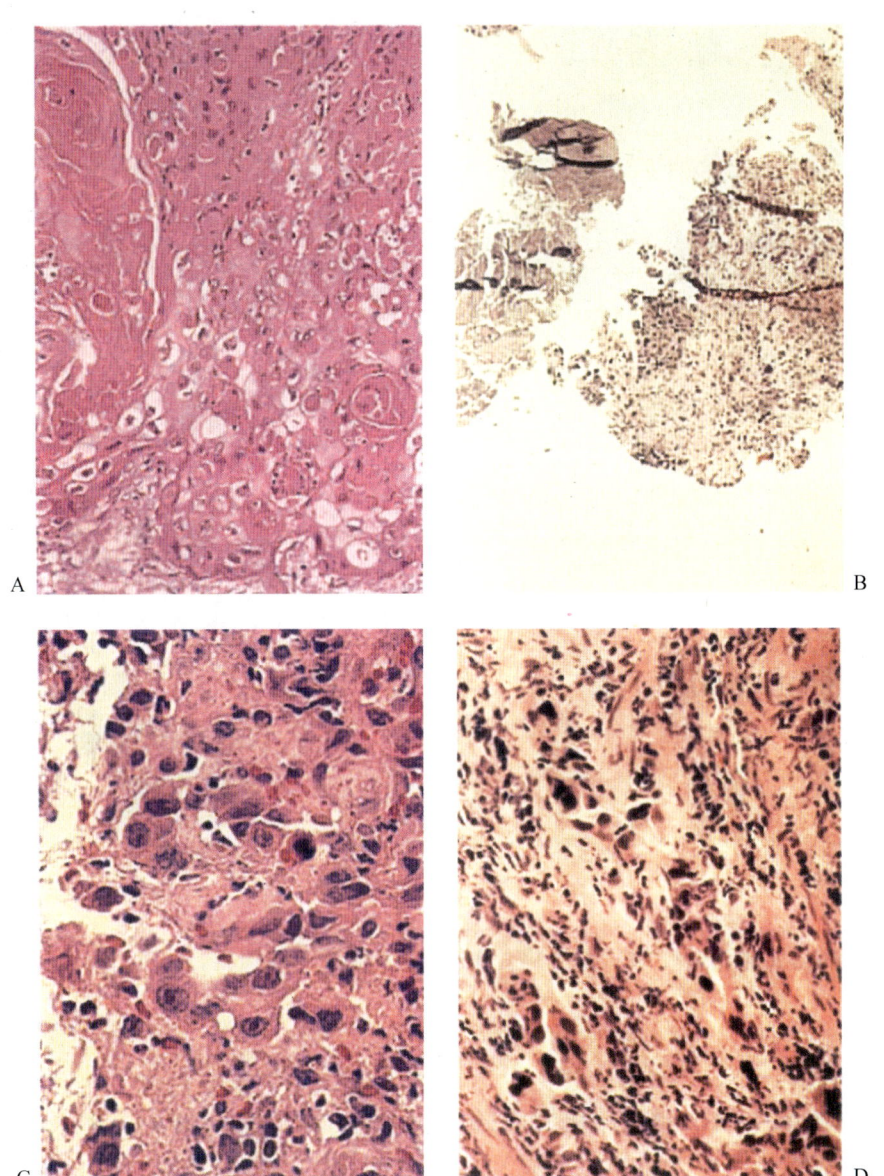

图 3.15 放疗后的鳞状细胞癌。**A**：肿瘤大部分存活，虽然肿瘤细胞胞浆呈空泡状，且有些细胞核出现固缩。**B**：活检取自放疗后数年 SCC 患者的硬化区。组织碎片含有鳞状上皮细胞以及细胞丰富的间质。**C**：高倍镜下，肿瘤上皮成分出现明显的细胞学非典型性以及结构不规则。**D**：间质内含有浸润性鳞状细胞巢和放疗继发的非典型性间质细胞。

分子改变

SCC 诱发和进展是由控制细胞循环、细胞生长、DNA 修复和肿瘤播散基因的遗传学和表观遗传改变所致（图 3.18）。下面是一个简明的免疫染色摘要可能有助于异型增生的诊断和食管 SCC 预后的判定。p53 表达异常常见于食管 SCC 肿瘤发生的早期[102]。高级别异型增生的 p53 表达率显著高于低级别异型增生，低级别异型增生的 p53 表达率显著高于正常食管黏膜[103]。一项研究显示，p53 表达对于生存没有影响[104]，另一项研究认为 p53 表达是抗放射治疗的标志[105]，还有研究发现对于接受放化疗或单独接受放疗的患者，p53 表达没有预测价值[106]。Cyclin D 产生过度或者在错误时间产生可激发不适当的细胞分裂。出现 Cyclin

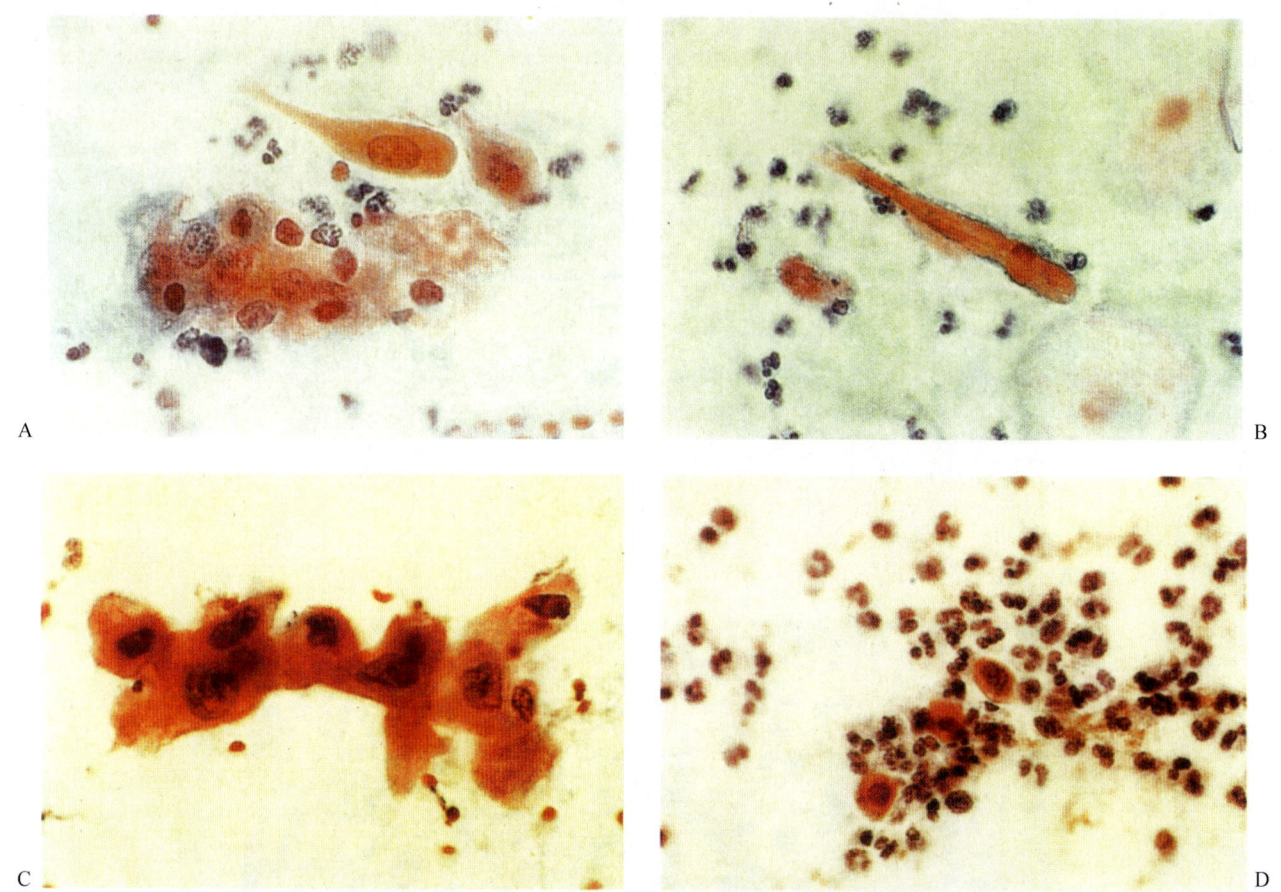

图 3.16　食管高分化鳞状细胞癌。A～D：形状不一的细胞，呈单个或小团状。

扩增的肿瘤往往浸润较深[107]。Cyclin D 过度表达的发生率从高分化癌的 22% 增加到低分化肿瘤的 54%[107]，但是它并不是一个有用的预后标志物。然而，在单因素和多因素分析中，Cyclin B1 表达与预后差有关[108]。

表皮生长因子受体（EGFR）、c-erbB2、Int-2、转化生长因子（TGF-α）和人类胃癌转化因子（HST-1）的表达对 SCC 具有预后意义。EGFR 过度表达见于 40.65%～71% 的食管 SCC[109]（图 3.18），并且与淋巴结转移和深部浸润有关。食管 SCC 中 TGF-α 的免疫活性为 35%～78%[109,110]，并且与 TGF-α 阴性的癌相比其生存率更低（$P < 0.01$）。EGFR 和 TGF-α 均有过度表达的癌生存最差[111]。HST-1 扩增大约累及 50% 的 SCC，与血行播散有关[112]。血管内皮生长因子（VEGF）可使内皮细胞选择性有丝分裂，它的表达与肿瘤周围微血管密度有关。在多数研究中，VEGF 阳性食管 SCC 的生存期缩短[113]，但并非全部[114]。

基质丝氨酸蛋白酶（MSPs）引起的细胞外基质成分降解对于肿瘤浸润是必不可少的。食管 SCC 胰蛋白酶（一种基质丝氨酸蛋白酶）生成可能与浸润深度、TNM 分期和复发有关[115]。基质金属蛋白酶（MMP）在这一过程中也起一定作用。胰蛋白酶激活基质裂解蛋白，后者是一种基质金属蛋白酶。两种蛋白酶均有表达，复发和死亡的可能性增加。细胞浆肝素酶的过度表达与预后差有关，这种酶可以裂解肝素硫酸蛋白多糖的碳水化合物链[116]。其表达与浸润深度、TNM 分期和淋巴结转移有关。

预后因素

食管 SCC 预后受患者年龄和性别[117]、营养情况[118]、肿瘤部位[119]、大小和分期、增殖率[119]、组织学分化、生长方式、肿瘤可切除性[120]以及出现微小转移（可由免疫组化证实）的影响[121]。与老年人相比，年轻人食管 SCC 明显要大，更有可

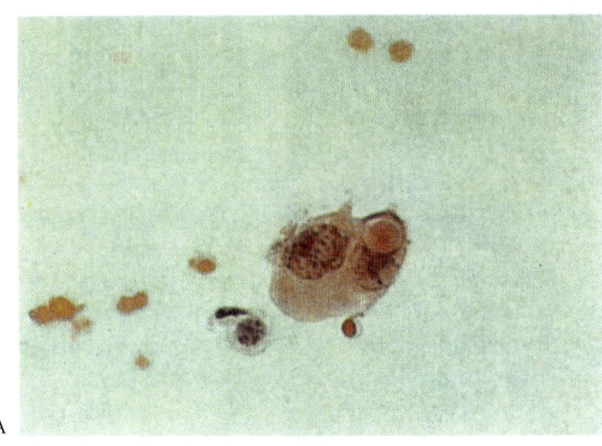
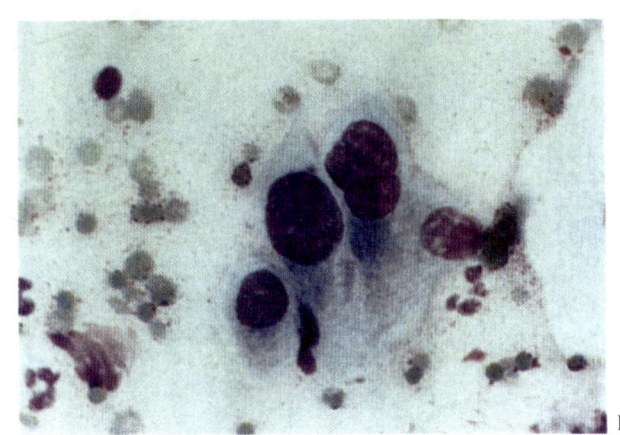
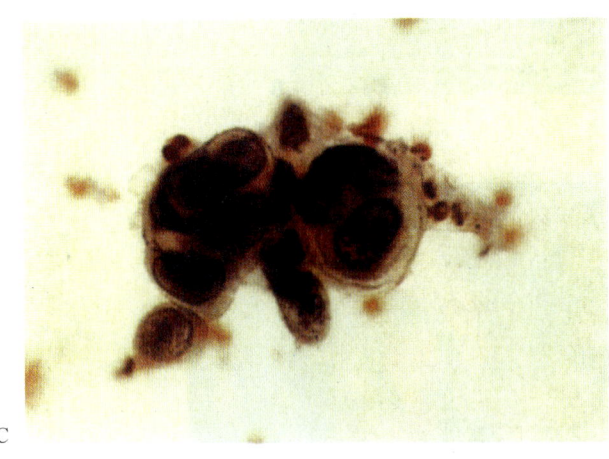

图 3.17 食管中低分化鳞状细胞癌。**A**：两个大的浓染细胞；一个已经吞噬一个红细胞。**B**：成团的浓染细胞（May-Grunwald-Giemsa）。**C**：低分化鳞状细胞癌。

能出现淋巴结转移[122]。因 SCC 而行食管切除的患者，其长期预后不如腺癌患者，术后死亡率较高，肿瘤早期阶段淋巴结转移发生率更高。在一项研究中，大约 68% 的食管癌进行了切除。其中，SCC 的 5 年生存率为 30.3%，与之相比，腺癌为 42.3%[123]。

肿瘤分期 是一个重要的预后因素。在西方国家，多数 SCC 在晚期才被发现，预后非常差。SEER 登记提示食管 SCC 中仅有 23% 的男性和 29% 的女性具有局部病变；只有 7% 的男性和 10% 的女性 5 年存活[124]。0 期病变的 5 年生存率超过 95%，Ⅰ期是 50%~80%，ⅡA 期是 30%~40%；ⅡB 期是 10%~30%，Ⅲ期病变是 10%~15%[125]。姑息化疗的Ⅳ期病变患者平均生存不足 1 年[126]。浸润整个食管壁或者扩展至食管以外的肿瘤预后极差。出现恶性气管-食管瘘的患者在瘘管形成后平均生存 1.4 个月[127]。疾病特异性生存率也与淋巴结转移的出现和数量有关。淋巴结阴性患者 5 年生存率是 92.2%，与之相比，1~4 个淋巴结阳性的患者是 58.4%，5 个或更多淋巴结阳性的患者是 21.3%[128]。在一项研究中，31.7% 最初常规组织学检查淋巴结阴性的食管 SCC，通过免疫组化检查发现淋巴结有微小转移[129]。免疫组化检查发现的微小转移与 HE 染色发现的转移同样预后不好。8% 的患者胃受累，预后极差。

肿瘤生长方式 也影响患者预后。乳头状病变侵袭性弱，分期低于其他鳞状细胞癌。其 5 年生存率是 71%，与之相比，其他生长方式为 11%。非整倍体发生率为 42%~72%[130,131]。62% 的二倍体肿瘤患者 5 年存活，相比之下，非整倍体肿瘤患者是 34%[130]。具有异源性 DNA 结构的肿瘤比同源性 DNA 结构的肿瘤更常见有淋巴结转移[130]。倍体还与组织分

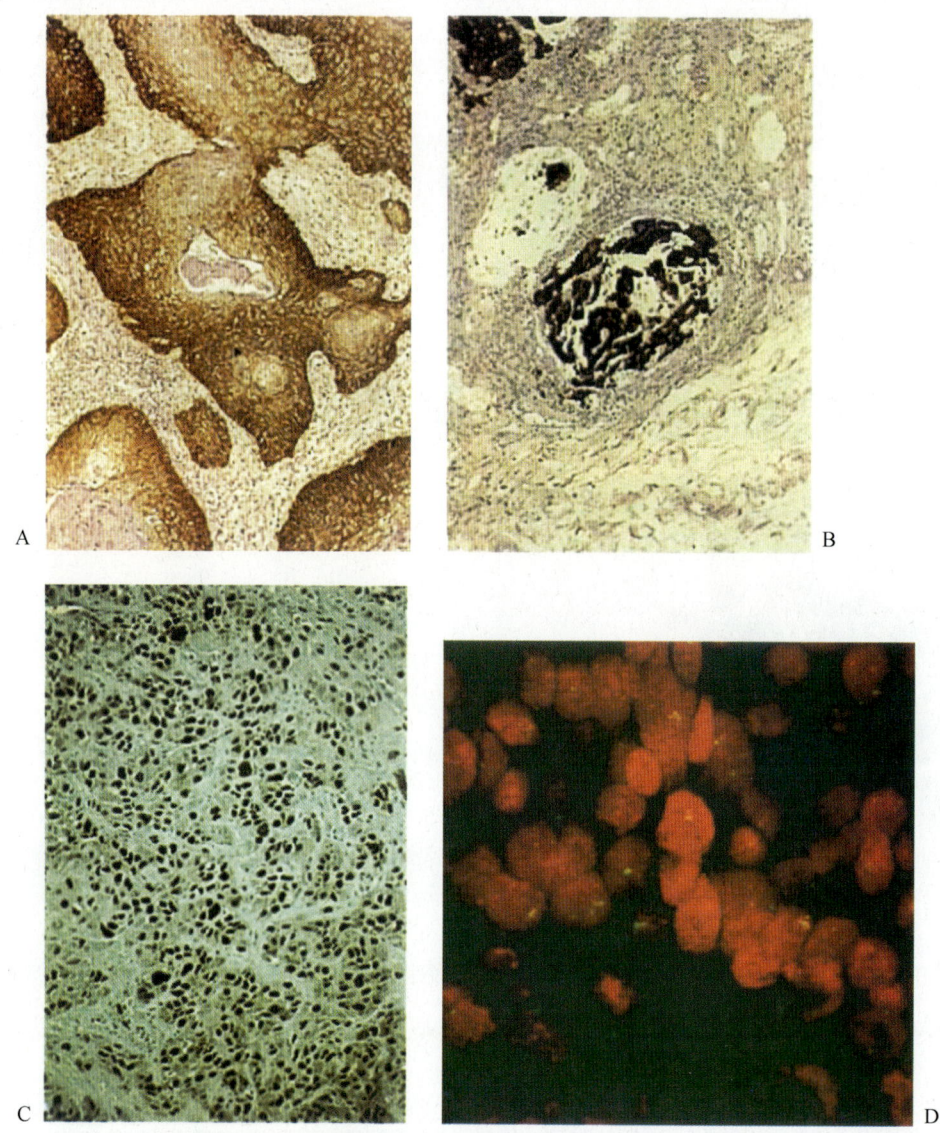

图 3.18 预后标记物。**A**：鳞状细胞癌表皮生长因子受体（EGFR）染色。肿瘤强阳性，尤其是在肿瘤与间质的交界处。**B**：血管内低分化 SCC 的 EGFR 免疫活性。**C**：p53 免疫染色显示许多免疫反应细胞。**D**：Cyclin D 荧光原位杂交显示肿瘤细胞中出现多数基因拷贝。细胞核碘化丙啶染色，表现为红色。Cyclin D 用荧光探针标记，表现为黄色。许多细胞中可见两个以上拷贝（黄点）。

级[131]、远处转移[131]、分裂活性[131]和出现其他遗传变异[132]有关。

治疗

唯一有可能治愈食管 SCC 的治疗方法是彻底手术切除，包括局部淋巴结切除[133]。肿瘤浸润深度和淋巴结状况决定肿瘤的可切除性。妨碍食管切除的关键因素是主动脉和（或）气管支气管浸润。在一些医学中心，心包、横膈或者胃部的局部浸润并不妨碍手术切除[134]。伴有早期气管支气管系统浸润的晚期肿瘤得益于可减少肿瘤负荷的术前放疗[135]。术后早期死亡率大约是 10%，是由于呼吸道并发症、脓胸、切口开裂以及出血所致。

在评价有关治疗资料时，重要的是要知道在日本实施的食管切除术及广泛淋巴结切除明显不同于其他国家。这影响预后和肿瘤分级。涉及颈部、纵隔和腹部[137]的广泛淋巴结清扫能够更好地发现转移性病变。因此，有些作者建议将颈部淋巴结情况增加到 N 分类中，并入ⅡA和ⅡB期。然后根据受累淋巴结数量，将 N 期的生存分成 N1 和 N2 期[138]。

出现系统性疾病是食管切除术后多数治疗失败的原因。作为补充的辅助和新辅助放化疗可以改善单一手术的结果。在评价这些方法的一项回顾性研究中，对 34 个随机对照试验和六元分析得出的结论是，对于适合食管癌切除手术的患者单独手术（即没有新辅助或辅助治疗）是恰当的[139]。以顺铂为主的术前化疗试验出现矛盾的结果[140,141]。化疗可以减少 SCC 转移[142]。术前使用氟尿嘧啶、紫杉烷类（紫杉醇或多西紫杉醇）或者伊立替康治疗的患者中，15%～30%的肿瘤至少缩小 50%[125]。相似的结果见于 35%～55% 采用顺铂结合这些药物治疗的患者[143]。化疗可以减轻许多患者的症状，效果一般仅维持几个月，生存期通常较短。

肿瘤复发是切除病变患者最常见的死亡原因。癌复发可在局部、淋巴结、远处部位，或遍及喉部和（或）腹部[144]。容易复发的因素包括男性、中低分化、出现淋巴结转移、ⅡB期或更晚以及切除不彻底。切除不够充分的常见原因是未能识别黏膜下扩展的范围。黏膜下扩展至切除边缘会增加吻合口开裂的危险，这是一个潜在致死性的并发症。因此，外科医师通常将切除线置于远离可见癌边缘的地方。即使采用这种方法，多达 35% 患者的肿瘤边缘有残留癌。鉴于这个原因，许多外科医师采用冰冻切片来监测手术切缘，检测未知的黏膜下肿瘤扩展。

鳞状细胞癌的特殊变型

存在几种鳞状细胞癌变型（表 3.7）。

未分化癌

未分化癌（undifferentiated carcinoma）在光镜下缺乏明确的分化特征，尽管存在某些超微结构和免疫组化的鳞状分化特征[1]。这种肿瘤占食管癌的 20%[145]，属于低分化 SCCs（图 3.19）。未分化癌往往瘤体很大，穿透食管外膜，扩散到局部淋巴结，预后差。这些肿瘤免疫组化表达与其高度恶性本质相一致，包括细胞-细胞黏附分子（E-cadherin, thrombomodulin）表达减少，Ki-67 高表达，以及 p21 不表

表 3.7 鳞状细胞癌的组织学类型

传统的鳞状细胞癌
肉瘤样癌
疣状癌
基底细胞样癌
伴有淋巴细胞间质的癌
EB 病毒相关性癌
腺棘癌
腺鳞癌
未分化癌

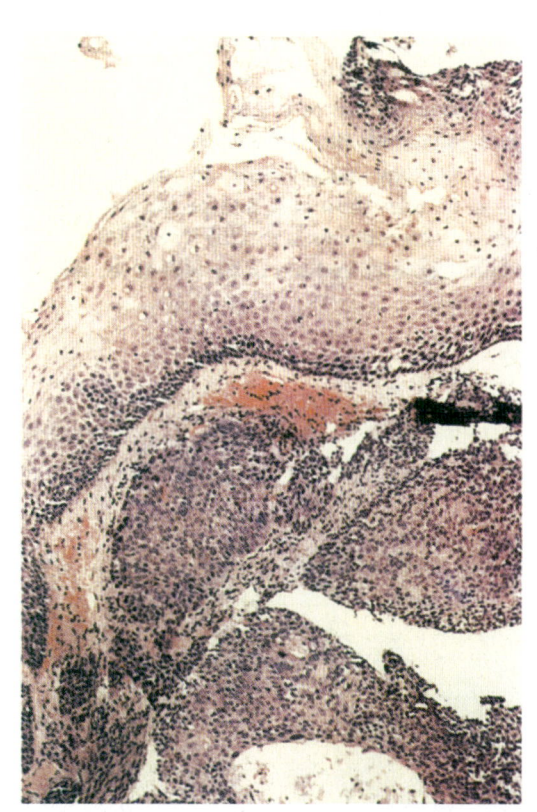

图 3.19 未分化鳞状细胞癌。未分化鳞状细胞癌位于几乎正常的鳞状上皮的下方。

达[147]，尤其是化疗后。

疣状癌

疣状癌（verrucous carcinoma）是一种特殊的高分化 SCC 类型。这种肿瘤罕见，一般与慢性食管炎有关，通常发生在远端食管[148]。相关的病变包括

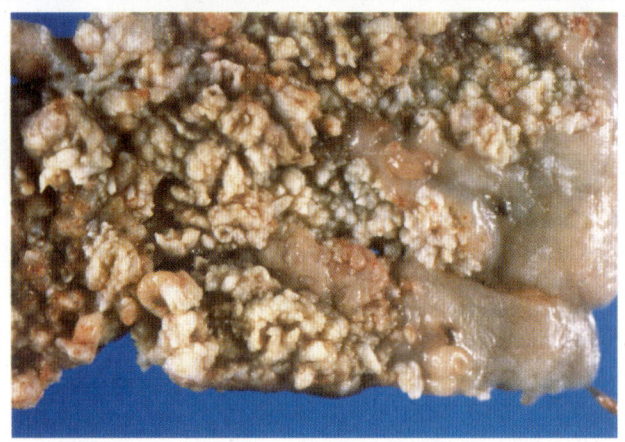

图 3.20　疣状癌。注意肿瘤呈多发性、疣状外生性生长。部分病变是尖锐湿疣。

贲门失弛缓症、胃食管反流疾病、腐蚀性损伤和食管憩室。因为它生长缓慢，症状发作隐匿，在发生吞咽困难和发现病变之间通常延迟很长时间。大体上，这些肿瘤表现为外生性疣状、乳头状、鞋钉样或菜花样肿物（图 3.20）。肿瘤由分化很好的角化性鳞状上皮构成，其细胞学非典型性可以非常轻微，以致类似于良性鳞状上皮增生（图 3.21）。肿瘤表现为推挤而非浸润性边缘。浅表活检仅仅出现非特异性棘皮病、角化不全和角化过度，很难做出正确诊断。食管壁浸润为其显著特征，可通过超声波来检测。可能需要完全切除标本来证实诊断。病状和死亡是由局部浸润所致。这种肿瘤的转移潜能很低。

鳞状细胞癌伴有淋巴细胞间质

伴有淋巴细胞间质的 SCC 是食管 SCC 的少见变型，有些肿瘤含有 EBV DNA 序列[149]。肿瘤分化差，浸入肌层，局部可有坏死（图 3.22）。弥漫性炎细胞浸润分隔肿瘤细胞巢，包括淋巴细胞、浆细胞、中性粒细胞、巨噬细胞以及嗜酸性细胞。浸润的淋巴细胞由围绕肿瘤细胞巢的大量 T 细胞和少量 B 细胞构成[149]。周边可见明确的淋巴滤泡，有或者没有生发中心。不进行上皮和（或）淋巴细胞分化的免疫染色很难区分肿瘤性上皮与淋巴细胞间质。这些肿瘤类似于胃的髓样癌。

Barrett 食管内的鳞状细胞癌

SCC 可以发生在 Barrett 食管上方的鳞状上皮黏膜[150]，常见于高级别鳞状上皮异型增生区域。浸润性 SCC 和鳞状细胞异型增生与 Barrett 黏膜之间被正常鳞状上皮分隔开。这些肿瘤类似于其他 SCCs。

梭形细胞癌

梭形细胞癌（spindle cell carcinoma）的同义词包括伴有梭形细胞特征的息肉样癌、假肉瘤、癌肉瘤、化生癌、伴有间叶性间质的癌以及肉瘤样癌。

梭形细胞癌为双相性肿瘤，特征为典型的 SCC

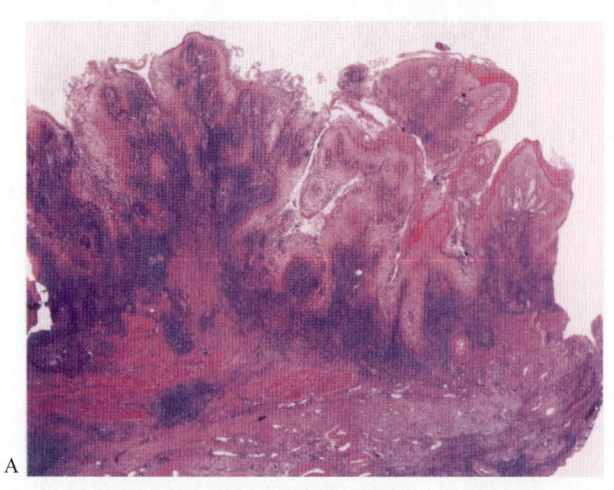
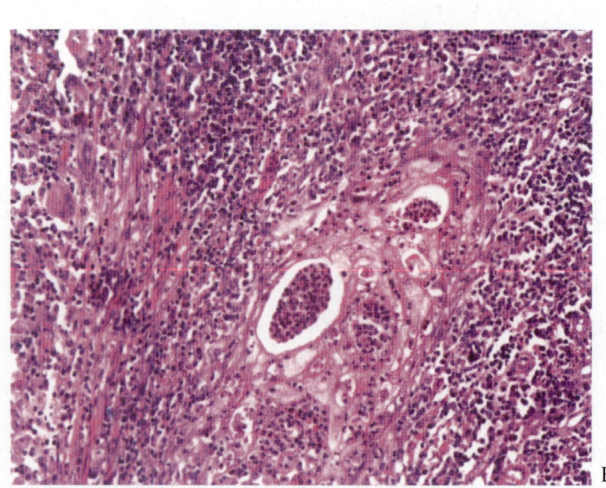

图 3.21　疣状癌。A：病变表现为高分化鳞状细胞癌（左侧），发生于湿疣样病变（见图片右侧）。B：局部淋巴结中的转移癌分化不好。

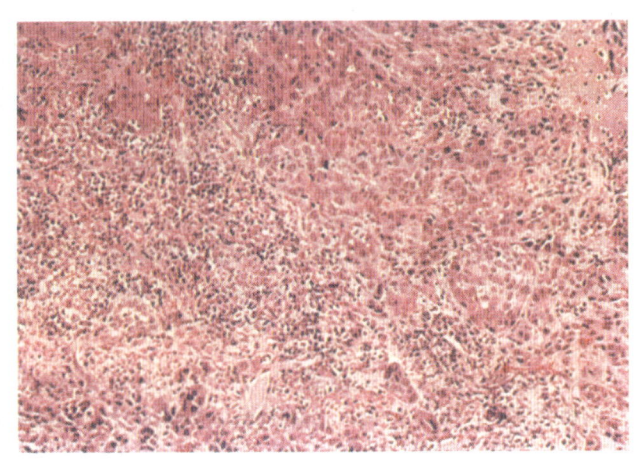

图 3.22　浸润癌伴有淋巴细胞间质。可见浸润性低分化鳞状细胞癌。肿瘤伴有大量炎症细胞。

结构或原位癌混合有梭形细胞成分。这些癌出现不同程度的"间叶性"分化[151-153]。多数观察者认为肿瘤的上皮和间叶性成分来自共同祖细胞的不同分化。梭形细胞癌占食管恶性肿瘤的 0.3%～1.75%[151]。有些肿瘤发生在 Barrett 食管（BE）背景中。多数梭形细胞癌患者表现为缓慢发生的吞咽困难和体重减轻。常常出现呕吐、反酸、上腹部或胸骨后疼痛。由于肿瘤呈息肉样生长，早期就会出现症状，因此比典型的 SCC 发现时的分期要低。少数患者出现白细胞增多和粒细胞增生，原因是癌的上皮和间叶性成分产生的高血清水平的粒细胞集落刺激因子（G-CSF）。肿瘤切除后外周白细胞计数和脑脊液水平恢复正常[154]。

梭形细胞癌一般为息肉样，7% 发生在食管的上 1/3，82%～93% 发生在食管的中下 1/3。多数病变为较大的分叶状肿物，伴有黏膜糜烂（图 3.23）。病变大小为 1～15 cm[151,153]。肿瘤基底宽，有少数以细蒂附着，长度可达 2 cm。偶尔肿瘤可为扁平，伴有表面溃疡，类似于较典型的 SCC[153,155]。周围黏膜可出现多个卫星结节[155]。切面上，肿瘤灰白，质地软，鱼肉样。诊断时，80% 局限于食管壁。病变晚期可发生局部淋巴结、肝和皮肤转移[153]。

梭形细胞癌的特征是具有明确可识别的鳞状细胞成分，包括浸润性 SCC 和（或）周围黏膜的鳞状细胞异型增生。然而，表面坏死或肿瘤生长可以侵蚀所

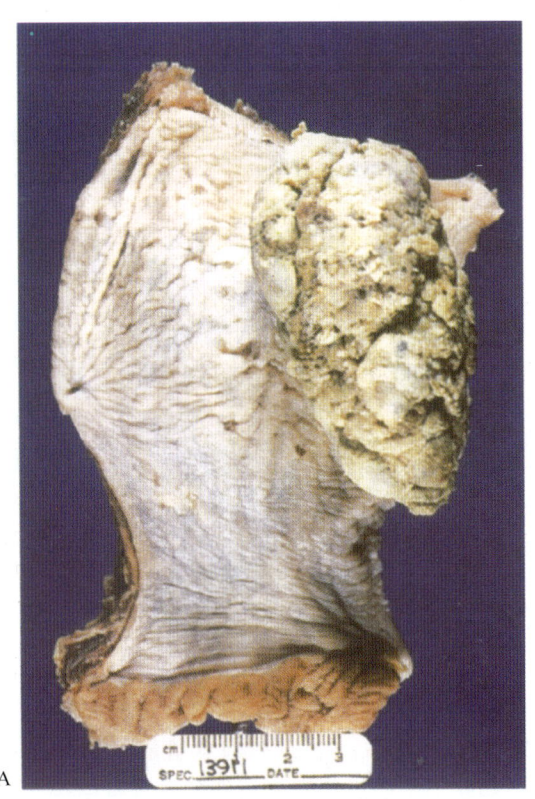
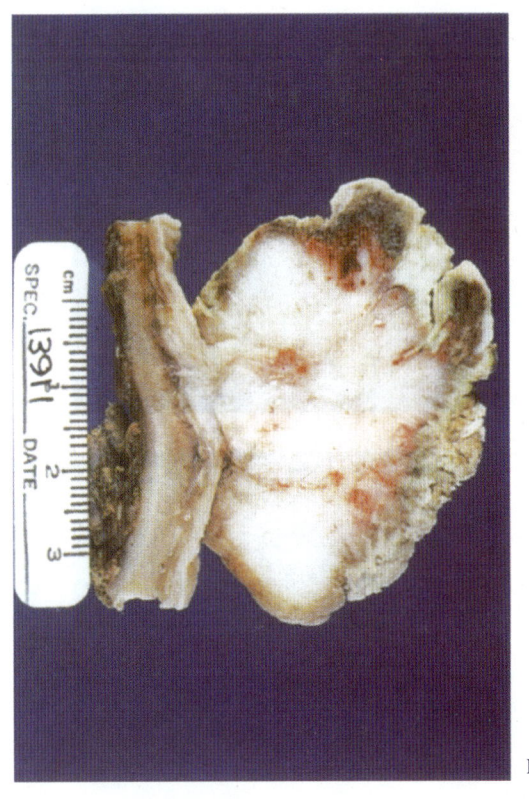

图 3.23　肉瘤样癌。A：息肉样的外生性梭形细胞癌。B：切面表现为外生性肿瘤，限于黏膜以上的区域。通过一个小蒂附着于黏膜。

有残留的上皮内肿瘤。浸润性 SCC 表现为高分化至低分化。可出现其他类型的癌，包括基底细胞样癌、神经内分泌癌、腺癌、腺样囊性癌或未分化癌[151,155]。梭形细胞癌的上皮成分最常见于基底部和周围黏膜。肿瘤不同区域的核分裂活性可能相当活跃。

梭形细胞成分通常构成肿瘤的主体（图 3.24～3.26）。从极少或没有多形性的梭形细胞增生到出现伴有奇异性巨细胞的明显多形性区域，后者类似于恶性纤维组织细胞瘤的表现。核分裂象常见。有些肿瘤出现软骨、骨或横纹肌母细胞分化。也可出现与破骨细胞类似的多核细胞成分[153]。上皮部分与梭形细胞区域通常界限清楚。两种细胞群之间常常存在移行区。水肿、黏液样或胶原性间质内混有炎细胞和显著的血管成分。肉瘤成分比上皮成分的增生程度要高，非整倍体级别也高，使得肉瘤表型具有生长优势，成为肿瘤的主体部分[156]。

鳞状细胞成分通常表达高分子量细胞角蛋白（图 3.26），而梭形细胞成分不同程度表达细胞角蛋白、vimentin（图 3.26）、desmin 和 SMA。50%～65% 的梭形细胞区域细胞角蛋白呈阳性。细胞角蛋白染色可呈弥漫强阳性，或者散在和弱阳性。肉瘤样区域 vimentin 抗体强阳性，有时上皮区域着色。E-cadherin 在上皮细胞中有表达，梭形细胞缺乏

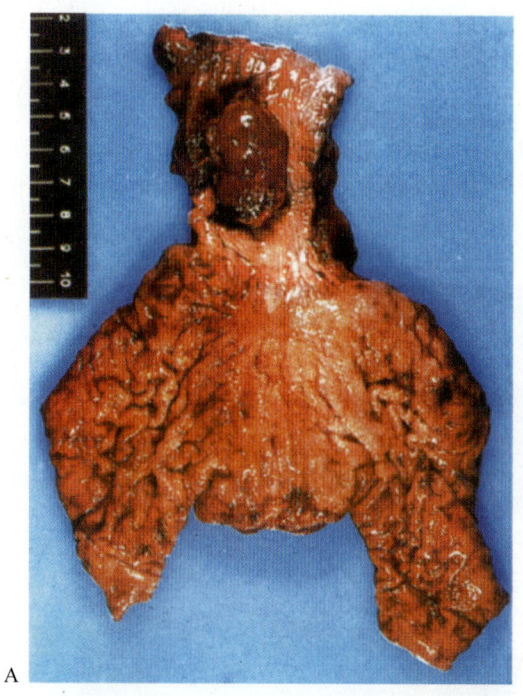

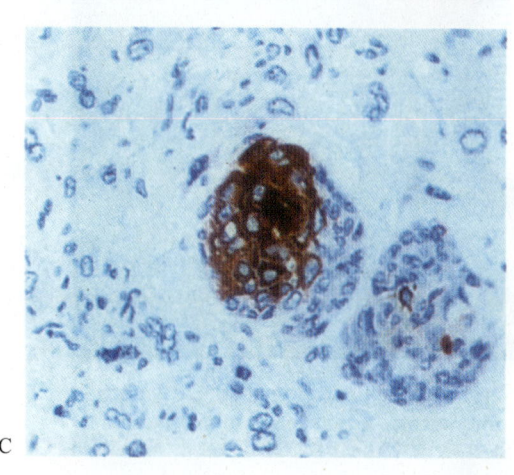

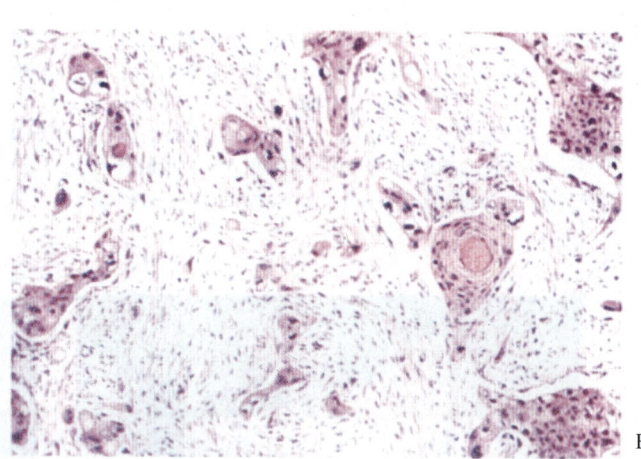

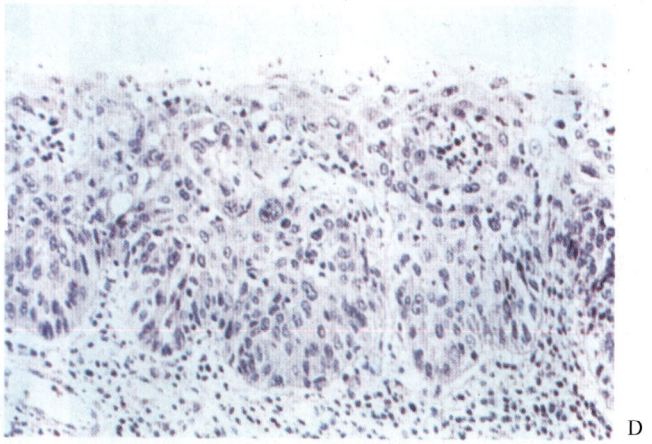

图 3.24　肉瘤样癌。A：下胸部食管的息肉样带蒂病变。B：鳞状细胞癌巢位于富于细胞的具有中度非典型性的间质中。C：上皮细胞巢细胞角蛋白呈阳性。注意间质为阴性。D：邻近肿瘤的上皮内 SCC。

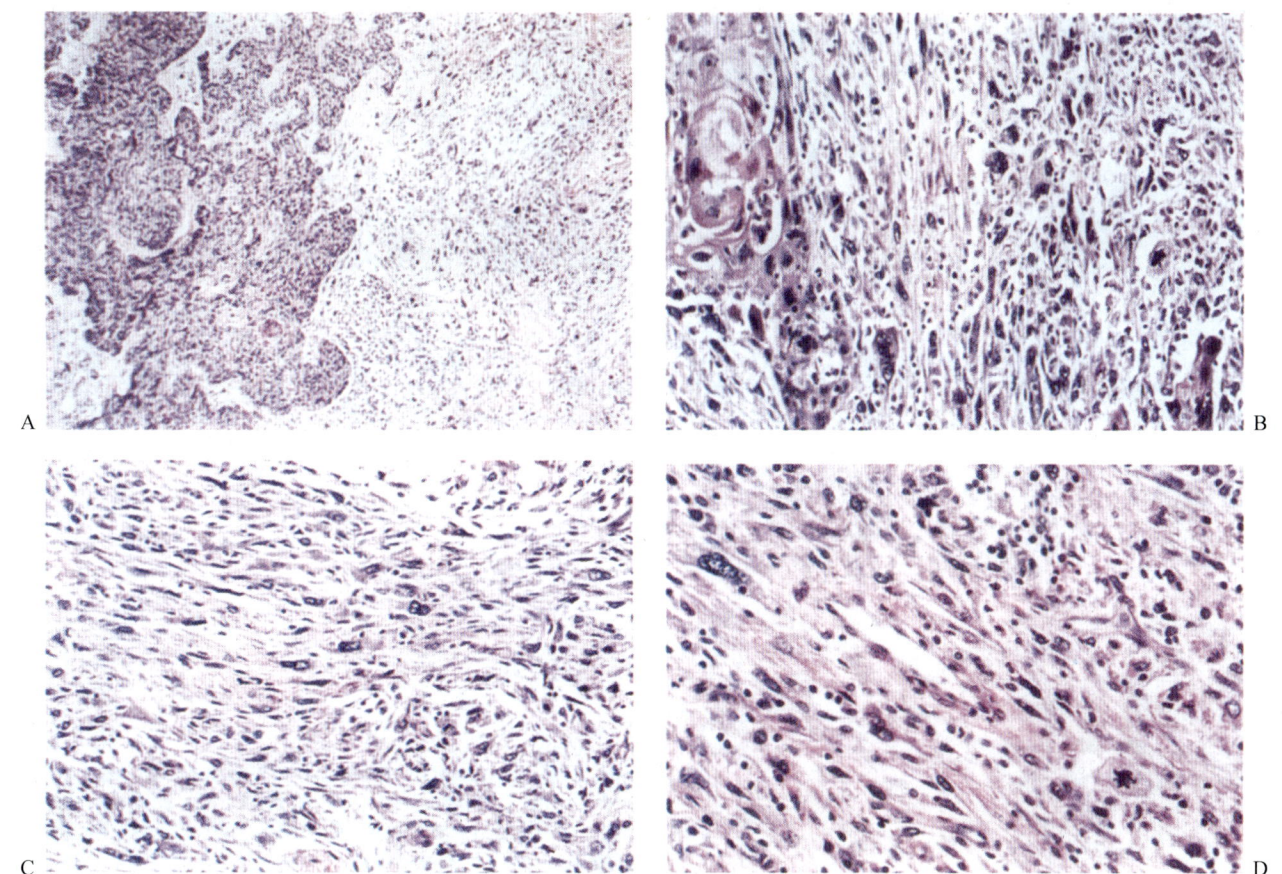

图 3.25 肉瘤样癌。**A**：可见上皮成分出现不同程度分化。**B**：肿瘤细胞表现为间叶细胞特征，伴有明显细胞学非典型性。上皮成分位于左侧。**C**：这个区域内的肉瘤性成分类似于纤维肉瘤。**D**：这里的肉瘤性成分类似于恶性纤维组织细胞瘤。

表达[159]。

鉴别诊断包括真正的肉瘤、恶性黑色素瘤和炎性假瘤。肌源性标记物弥漫强阳性支持平滑肌肉瘤的诊断，尽管有时平滑肌肿瘤细胞角蛋白抗体可以阳性，并且有些肉瘤样癌可以表达肌抗原。恶性黑色素瘤标记物包括 melan-A、HMB45 和 S100。炎性假瘤缺乏肉瘤样癌特有的细胞学间变和异常核分裂象。

梭形细胞癌患者的预后类似于单纯 SCC 患者。肿瘤转移到局部淋巴结和肺、肝、脑及肾上腺。转移可只含有肉瘤样或上皮成分，或者二者混合[151]。

基底细胞样癌

基底细胞样癌（basaloid carcinoma）是 SCC 的一种罕见变型，在上呼吸消化道较常见。这种癌大约占原发性食管恶性肿瘤的 0.3%～4.5%[156,157]，男性比女性常见（男：女＝7：1）。通常发生在 50～60 岁，但年龄范围广，从 27 岁到 88 岁，平均 62 岁。吞咽困难是最常见症状。大体和内镜特征类似于典型 SCC。肿瘤可发生于整个食管[156]。这些肿瘤通常为蕈样，也可以是溃疡和浸润性。肿瘤大小 10～90 mm[156]。早期病变类似于黏膜下肿瘤，因为病变常常被覆正常上皮，这一特征使得内镜活检难以诊断。

这些浸润性肿瘤起源于鳞状上皮基底层的全能干细胞[158]。非浸润区的中层和浅表细胞表现为正常成熟，这一特征可以区分基底细胞上皮内肿瘤形成和鳞状细胞上皮内肿瘤形成。正常基底细胞所特有的栅栏样结构在浸润区保留下来。核分裂指数高（每 10 高倍野 15～40 个）。分叶状结构是以粉刺样坏死和小叶间纤维组织增生为特征。筛状结构以腺样鳞状透明变为特征，可见基底膜物质，胶原 IV

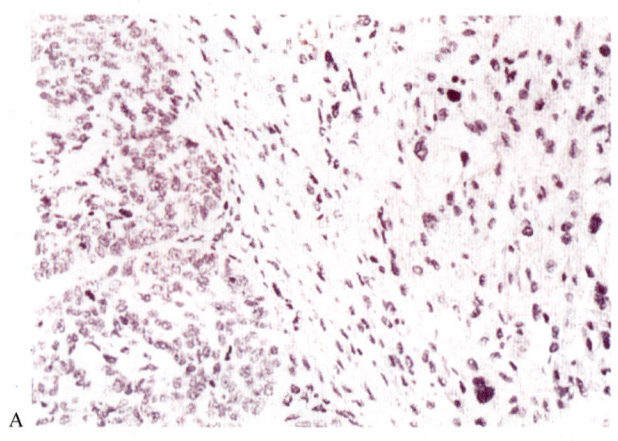
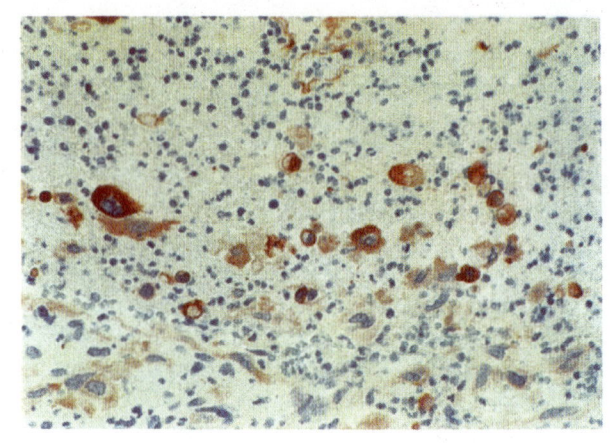
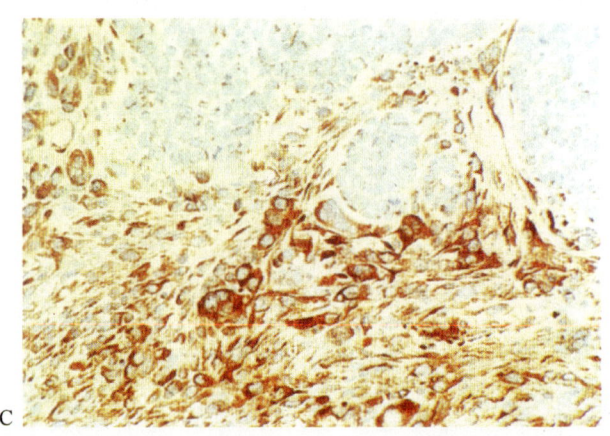

图 3.26 肉瘤样癌。**A**：恶性上皮（左侧）和间质成分（右侧）。**B**：间质区域内的单个细胞抗角蛋白抗体呈阳性。**C**：抗 vimentin 抗体分布于多数间质细胞，也见于上皮细胞。

和层粘连蛋白阳性[157]。粉刺样坏死累及上皮内成分及其浸润巢。小叶和巢的边缘圆形光滑。小巢往往为实性，但是大的小叶常常有中央粉刺样坏死。细胞核出现开放的染色质构型，并含有小核仁。偶尔肿瘤细胞呈蛇纹或带状排列，类似于神经内分泌分化。毗邻的黏膜常见有鳞状细胞异型增生、原位癌或者浸润癌[158]，但也可出现腺癌或者小细胞癌成分。每种成分与其他成分通常可以明显区分开来，它们可以单独转移。

分子量广谱的细胞角蛋白抗体，例如 AE1/AE3 和 AE1，可以呈现不同的染色方式，有些区域强阳性，其他区域阴性[78]。90％的肿瘤 CK14 阳性[159]。存在小细胞成分时，神经元特异性烯醇化酶（neuron-specific enolase，NSE）弥漫到中度反应，而嗜铬素和其他神经内分泌标记物阴性。基底细胞样癌的鉴别诊断包括小细胞癌。两种肿瘤均可与鳞状成分共

表 3.8 基底细胞样癌与腺样囊性癌

表现	基底细胞样癌	腺样囊性癌
性别	男性最常见	女性最常见
年龄	往往累及老年人	往往累及年轻人
临床持续时间	往往较短	往往很长时间
肌上皮细胞	非常少见	特征性存在
细胞学特征	轻度多形性	细胞学良性
核分裂象	许多	很少
并存异型增生	有	缺乏

存，同样被认为是起源于多潜能干细胞或具有多方向分化能力的基底细胞。区分基底细胞SCC和小细胞未分化癌非常重要，因为治疗不同[157]。

腺样囊性癌与SCC基底细胞样变型之间存在混乱。这些病变可通过表3.8中所显示的特征来相互鉴别。基底细胞样癌为侵袭性肿瘤，预后类似于SCC[156]。它们形成较大肿瘤，伴有淋巴结转移，常常血行扩散至肺和肝[160]。这些肿瘤预后差，部分与诊断时临床分期晚有关。在不同的淋巴结中，其转移可仅仅显示基底细胞样成分，或者出现基底细胞样和鳞状成分。如果肿瘤主体以小细胞成分为主，转移可只有小细胞成分[156]。

胃食管交界处腺癌

对于跨越胃食管交界处（GEJ）的癌，或许不能确定是来源于胃贲门还是远端食管。两处癌均与胃食管反流性疾病（GERD）及Barrett食管（BE）有关。贲门癌与Barrett食管相关性腺癌具有相同的长期趋势、流行病学背景和分子概况[161-163]，而在这些方面不同于非贲门胃癌[164]。下面将贲门癌和Barrett食管相关性腺癌作为胃食管交界处癌一并讨论。

腺癌通常发生于Barrett食管的食管远端。BE相关性癌占食管腺癌的90%以上。其余来源于异位残留或黏膜下腺体。有关BE的起源和形态学在第2章中详细讨论。不是所有的胃食管交界处癌均来源于食管。有些来源于贲门或者较为远端的胃癌向近端蔓延而累及食管。BE中存在异型增生有助于证实为食管来源的癌，但是对于晚期的腺癌，先前的BE已被取代，因而不能确认。

根据病变和近端胃皱襞的关系，Siewert等将胃食管交界处癌分成3组：食管胃交界处Ⅰ（AEG Ⅰ）腺癌，相当于远端食管癌；食管胃交界处Ⅱ（AEG Ⅱ）腺癌，相当于真正的贲门癌；食管胃交界处Ⅲ（AEG Ⅲ）腺癌，相当于贲门下癌[165]。在这种以治疗为依据的分类当中，AEG Ⅱ型和Ⅲ型被当作胃癌。然而，正如上面提到的一样，我们认为Barrett食管相关性癌（AEG Ⅰ）和贲门癌（AEG Ⅱ）在患者特征（肥胖、中年白人男性伴有反流性病变以及没有幽门螺杆菌胃炎）、长期发病趋势以及分子概况等方面十分相似，它们实质上是相同的癌。

流行病学

从20世纪70年代中叶以来，美国GEJ腺癌发病率的增长已经超过350%[3]。发病率的增加具有明显的性别、地域和种族差别。1996—1998年期间，白人男性中这种癌的3年平均发病率为4.0，女性为0.5。调查11项SEER登记发现，在西雅图，从1974—1975年到1996—1998年白人男性比例增加了800%，相比之下，在犹他州，相同时间段内仅仅增加300%[166]。黑人男性的发病率虽然较低，但上升显著。黑人中这种癌的3年平均发病率是0.8，白人中是4.0。类似的发病率增加也发生在英国[167]。从20世纪70年代以来，芬兰的发病率增加了10倍。然而，芬兰的发病率（1.1/10万）低于美国和英国[168]。与西方国家相比，在过去的40年间，日本GEJ腺癌的发病率已经稳定，且这些肿瘤仅占所有食管癌的0.67%[169]。

易感因素

胃食管反流性疾病（GERD）的严重程度在有癌的Barrett食管患者中比没有癌的Barrett食管患者要重[170]，抗反流治疗并不会降低癌的风险[171]。癌症风险随GERD持续时间而增加[172]。由于GERD在早产儿中很常见，由此可以解释出生体重小于2000g成人的GEJ癌风险增加11倍。食管裂孔疝的存在及其大小也直接与BE和腺癌有关[174]。反流物中胆酸的存在被认为是发生BE相关性腺癌的关键[175,176]。

肥胖一向与食管腺癌有关[177]，可能是由于肥胖病人GERD的风险增加[178]。然而，最近研究发现，对于没有GERD的患者，肥胖与GEJ癌的发生独立正相关[177,179]。在男性，身体质量指数（BMI）和GEJ癌之间的关系为剂量依赖性[180]，17%的病例BMI超过对照人群所限定的最高十分位数值[181]。吸烟和酒精一直与GEJ癌直接相关[247,248,251]，但其风险不像SCC那样高，在有些研究中并不具有统计学意义[172,177,181,182]。

已经有人提出唾液亚硝酸盐和胃反流物相互作用可激活Barrett黏膜中诱发突变的亚硝基化合物[183]。进入Barrett食管部分，亚硝酸盐水平有显著下降，提示此处亚硝酸盐还原为一氧化氮（NO）。腔内高浓度NO产生亚硝基和氧化应激，损伤DNA并抑制DNA修复。GEJ癌风险的降低与抗氧化剂的高摄取有关[184]，原因是这一过程受到抑制[185]。

幽门螺杆菌是远端至贲门部胃癌的确切危险因素（见第5章）。相比之下，幽门螺杆菌与GERD及GEJ癌呈负相关[186,187]。在西方国家，在远端胃癌发生率减低的同时，GEJ 癌反而增加[3]。幽门螺杆菌诱导性胃炎所致的胃酸下降可阻止 GERD 的发生及其化生和肿瘤性后果[188]。与未经治疗的患者比较，成功去除幽门螺杆菌感染可使 GERD 的发生率加倍[189]。

通过松弛食管括约肌从而助长 GERD 的药物，例如抗胆碱能药物，可增加患食管腺癌的风险[190]，而抑制前列腺素合成和阻止前列腺素诱导免疫抑制的药物可以防范 BE 相关性癌[191]。

遗传学因素

对于发生在 BE 背景下的癌似乎存在遗传学易感性。这些癌几乎总是发生在白人男性，这一事实提示在疾病发生过程中涉及未知的遗传学因素。另外，有家族性疾病存在，似乎具有常染色体显性遗传模式[192,193]。遗传多态性对于决定肿瘤发生风险也有重要作用。现已表明，谷胱甘肽 S 转移酶 P1（*GSTP-1*）的多态性与 BE 相关性腺癌具有相关性[194]。*GSTP-1* 负责多种致癌物的解毒，致癌物解毒方面的遗传性差异在 BE 及其相关性癌的发生中具有重要作用。*MTHFR 677TT* 变型和食管腺癌之间也有相关性[43]。许多遗传性改变使 BE 区的肿瘤发生具有特征性。其中最为常见和最早出现的是 p53 和 p16 的改变[195,196]。其他改变列在表 3.9 中。

异型增生

由于异型增生（dysplasia）常常邻近浸润癌的区域，所以出现异型增生是随后发生食管腺癌风险增加的标志以及有浸润癌并存的潜在性标记。其风险水平与高级别异型增生的范围有关[197]，但是最近的研究提示，浸润癌同样可伴有局灶高级别异型增生和广泛弥漫性异型增生[198]。5%~10% 的 BE 患者出现异型增生[199]，其发病率随 BE 持续时间的延长而增加。一项随访 20 年的 BE 患者群组研究发现，存在异型增生的患者中癌症比例是每年 1/274 患者，与之相比，没有异型增生的是每年 1/1114 患者[197]。异型增生诊断是 BE 患者治疗的决定性因素[199]。

异型增生诊断中的问题包括取样误差造成的麻烦、反应性改变和异型增生的鉴别、观察者对于异型增生诊断阐释的差异、区别高级别异型增生和浸润癌的困难。异型增生没有特殊的大体和镜下特征，除非存在肿块。扁平异型增生比息肉样病变更常见。异型

表 3.9　涉及 Barrett 食管相关性致癌作用的基因和遗传学产物

肿瘤抑制基因	
p53	在异型增生和浸润癌中常有突变
p16	在异型增生中过度甲基化
FHIT	在异型增生中有改变
APC	突变发生在异型增生-癌序列的晚期
Rb	在浸润癌中缺失
细胞周期调节因子	
Cyclin D1	浸润性腺癌中常有过度表达
MDM2	多种浸润癌有过度表达和（或）扩增
生长因子受体	
EGFR	75% 以上的浸润癌有过度表达
TGF-A	浸润癌有过度表达
c-erbB2	浸润癌有扩增；预后因素
细胞黏附分子	
E-cadherin	在异型增生和浸润癌中表达缺失
P-cadherin	在浸润癌中表达上调
α-Catenin	在浸润癌中表达缺失
β-Catenin	浸润癌的细胞核表达
蛋白酶类	
UPA	浸润癌的预后因素

增生的黏膜可轻度隆起，有或者没有溃疡区。大体上，异型增生病灶与周围 BE 或者胃黏膜通常不能鉴别。因此，一般需要多处随机活检方可发现。Levine 等[200]提出的草案中要求内镜医师对 BE 的三个层面依照象限进行活检。然而，假设采用巨型活检钳，一段 2 cm BE 的表面积是 14 cm²，如此取样也只能取到受累黏膜的 3.5%[201]。因此，所报告的在高级别异型增生食管切除中发现确切浸润癌的发生率为 0~75% 并不奇怪[202]。

取材加上观察者之间对异型增生的组织学诊断缺乏一致性而使问题更加复杂，尤其是低级别异型增生（见下文）。因为细胞学非典型性是确定异型增生的特征，所以某些内镜医师将细胞涂片作为活检的补充。遗憾的是，细胞学检查可能漏掉从黏膜底部落下的 BE 相关性腺癌，这与溃疡性结肠炎所见类似。由于识别异型增生困难，新的影像方法已经产生。其中包

括高分辨率内镜可以增强瞄准小病变活检的能力，以及染色内镜和光学相干断层扫描（OCT），后者类似于超声检查，但测量的是回声光的时间延迟，而不是声音[203]。

如上所述，对于异型增生病变的阐释可能十分困难，因为组织学和细胞学异常形成了一个从相对轻度非典型性到明显异型增生乃至浸润癌的连续谱系。因此，无异型增生与低级别异型增生、低级别与高级别异型增生以及高级别异型增生与浸润癌之间的界限并非都很明确。组织学上，异型增生的定义为局限于基底膜内的良性肿瘤性上皮改变。异型增生的分类与炎性肠病中所使用的类似，即将异型增生分为高级别、低级别和不确定类别。对于低级别和不确定类别，观察者之间和观察者自身的一致性较差。尽管对于高级别异型增生的一致性较好，但实际的差别仍然存在[204]。辅助免疫组化方法可以提高识别异型增生性黏膜的能力（见下文）。然而，免疫组化不能区分低级别和高级别异型增生，但可以明确需要重复活检和（或）仔细随访的患者。

一项大宗同组研究发现，偶发性癌不常伴有Barrett食管，但在伴有低级别异型增生的男性其风险明显增高[205]。低级别异型增生患者在6年时没有癌或者高级别异型增生的为90%，而10年时为80%。这表明不要急于确诊，仔细随访可以解决因不同阐释而产生的疑问。取材不充分可导致异型增生程度的诊断不足。即使按照推荐原则实施活检，大约1/3切除的高级别异型增生中大约1/3术前没有怀疑到浸润癌。低级别异型增生诊断不足的发生率不能确定，因为这一诊断没有手术切除要求。因此，低级别异型增生诊断需要长期随访。高级别异型增生诊断具有重要意义。老年肥胖男性（普通的Barrett食管）的过度诊断会产生可观的但不必要的手术和死亡，而诊断不足会使癌症从早期可治阶段进展到不能手术阶段。

异型增生的诊断依据细胞学和结构改变，包括不同程度的上皮排列紊乱、细胞学非典型性和结构变形的组合。虽然结构和细胞学异常均为异型增生的特征，但是通常以结构异常或细胞学异常为主（图3.27、3.28）。异型增生的上皮可以呈管状或绒毛状，可含有乳头状折叠、形状不规则或背靠背结构的腺体。异型增生性排列密集的细胞黏液分泌减少，伴有细胞核不规则、增大、深染及染色质成块状。也可出现细胞核浆比值增加、异常核分裂象以及细胞核复层。低级别病变进展到高级别异型增生时，结构和细胞学异常增加。特殊病变描述见下文。

无异型增生

BE中反应性化生的腺体在大小和分布上可以不规则，可见扩大的增生带，其中所含细胞的细胞核增大拥挤，主要为中心性分布的核仁以及大量核分裂象。由于梯度细胞分化从腺体基底延伸到表面，因此，异常改变仍然局限于腺体的下部，而其较上部分几乎没有异常，表层细胞通常表现正常。然而，重要

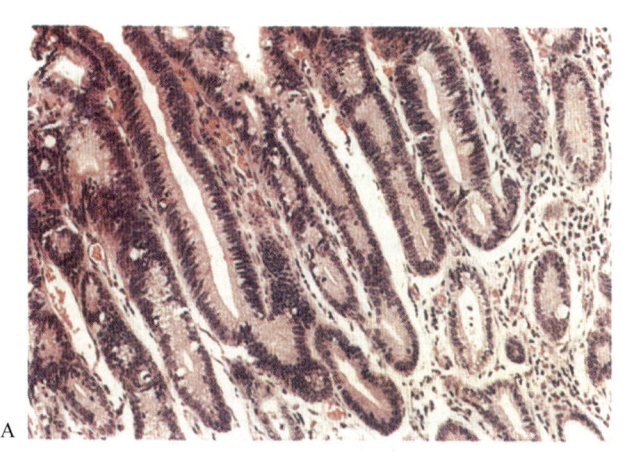 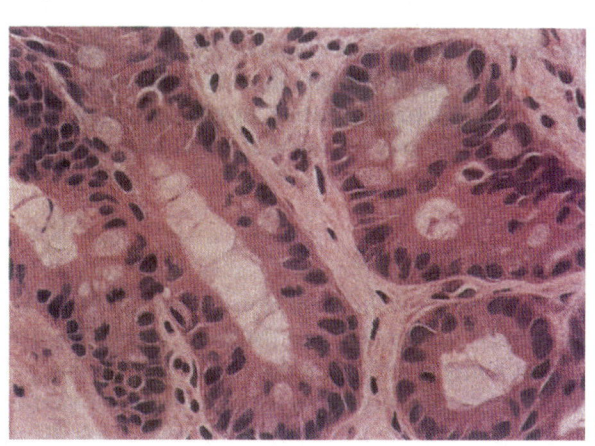

图3.27 Barrett食管低级别异型增生。**A**：多数腺体呈异型增生。一些残留的非异型增生的细胞见于右下角。异型增生的细胞核向管腔内延伸大约接近1/2。**B**：不同病变的高倍放大显示细胞核极向消失和异型增生的杯状细胞。

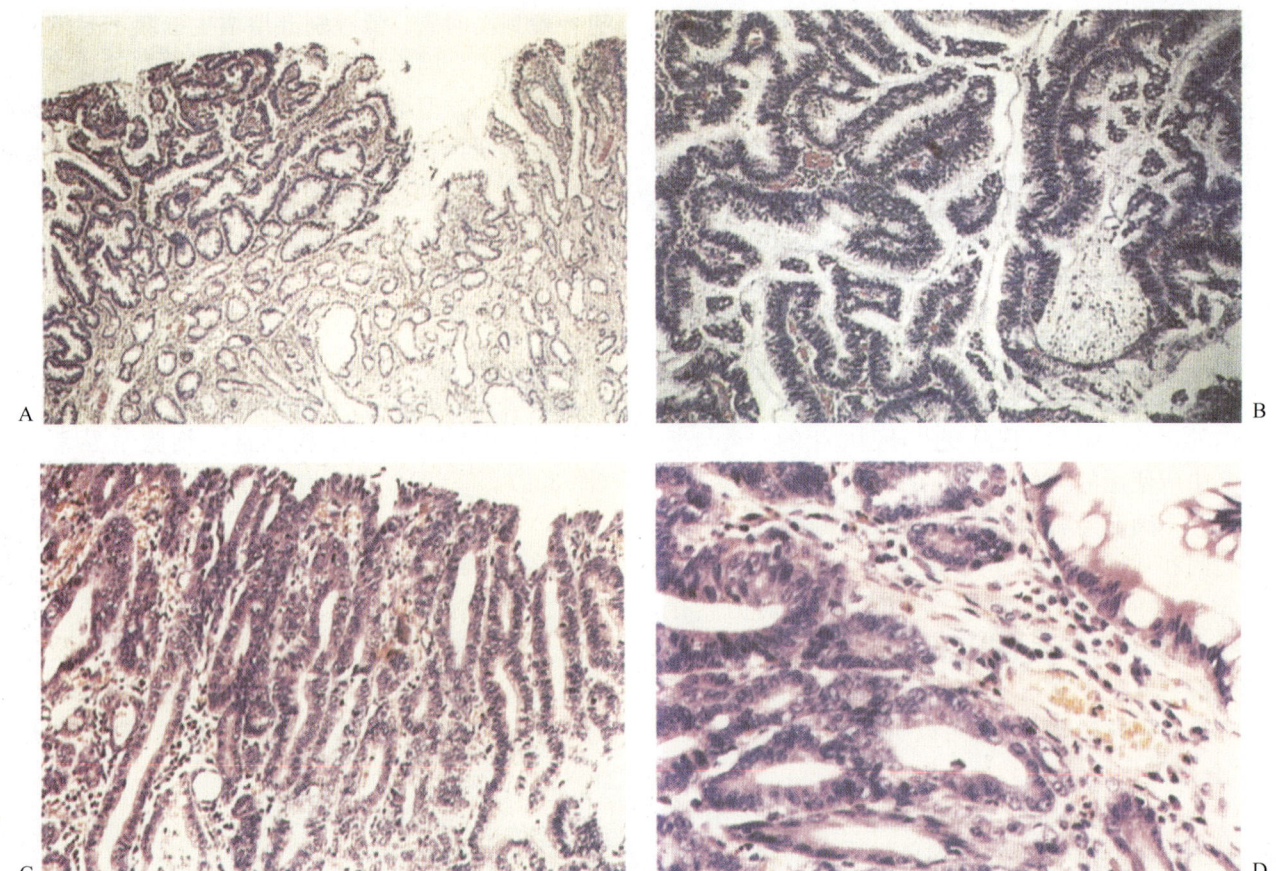

图3.28 高级别异型增生。A：息肉样异型增生区域类似于结肠腺瘤。病变发生在大范围的Barrett化生区域。注意图片右侧绒毛状改变。B：图A病变异型增生部分的高倍放大。注意明显的细胞核复层。C：重度异型增生累及黏膜上部的细胞。细胞开始丧失极向，腺体开始相互融合。D：左侧异型增生的腺体和右上Barrett食管。注意结构杂乱。

的是要注意，当腺体基底层而不是在较高水平出现高度细胞学非典型性时，仍有理由做出异型增生的诊断（见下文）。不应依据绒毛变或腺体分支来诊断异型增生，因为这些改变在反应性或异型增生性病变中均可出现。

不确定异型增生

慢性反流引起的炎症造成Barrett食管中出现重叠的炎症、再生和异型增生性改变。因而此时难以区别反应性改变与低级别异型增生，尤其是出现溃疡的时候，因为细胞学和结构改变均可出现。"不确定异型增生"一词描述的是这些改变所产生的不确定性。绒毛增生伴有轻度非典型性表面上类似于绒毛性腺瘤，导致诊断混乱，尤其是当少有黏液的小凹细胞类似于小肠吸收细胞的时候。也可出现增

生带扩大。接近表面时，再生性上皮的腺体通常出现梯度分化，与异型增生性病变中增生带到表面的转变形成对比。然而，对于涉及到腺窝全长的增生，不能辨别增生细胞向上（如再生）还是向下（如异型增生）延伸。当有关病变的真正性质存在疑问时，可诊断为不确定异型增生，抗反流治疗一疗程后进行重复活检。支持反应性与异型增生性病变的特征列在表3.10中。

低级别异型增生

低级别异型增生的特征是轻微或没有结构异常，但其细胞的非典型性比BE更加明显。细胞核增大，复层，但细胞核没有到达顶面，仍然局限于细胞的下3/4。增大的细胞核拥挤、深染。杯状细胞常有黏液减少，可出现营养障碍（图3.27）（杯状细胞营养障

表 3.10	反应性与异型增生性上皮特征

反应性与异型增生性上皮共同特征
　核分裂象增加
　　细胞核增大
　　深染
　　细胞内黏液减少
　　增生带扩大
支持反应性改变的特征
　　圆形或卵圆形细胞核
　　细胞核外形光滑
　　细胞核间隔均匀且不重叠
　　颗粒状染色质
　　细胞的核仁一致
　　周围活动性炎症
支持异型增生的特征
　　细胞多形性
　　细胞核外形不规则
　　不同程度深染
　　细胞核复层、重叠和拥挤
　　细胞核极向消失
　　非典型性核分裂象
　　凋亡活性显著
　　腺体出芽

碍本身并不构成异型增生的诊断）。因为食管远端黏膜常常类似于胃黏膜，正常情况下腺体下部即可出现背靠背结构。肠化生累及这些先前存在的腺体时会出现背靠背表现，加之反应性改变（核分裂象增加和细胞核深染），可造成错误地诊断为高级别异型增生。这并不比累及上部黏膜的背靠背结构更令人担心，此处黏膜颈部和腺隐窝通常被疏松间质分隔。异型增生常类似于早期结肠管状腺瘤。

由于异型增生常常累及黏膜表面，此区域特征性地出现核分裂象和 Ki-67 标记细胞（图 3.29）。如果不只是单个细胞阳性，那么 p53 免疫组化染色也有助于确认异型增生（图 3.29）。

高级别异型增生

可通过细胞学或结构标准，或者两者结合来诊断高级别异型增生，因为其细胞具有恶性特征。细胞核复层直达腺腔表面，细胞核丧失其正常极向。结果是，细胞核长轴不再垂直于小凹基底膜。细胞核增大，深染，大小及形状不一，核仁明显，细胞核与细胞浆的比值增加，异常核分裂象数目增加。相对于胞浆腔面而言，中期细胞分裂可能表现为水平而不是通常的垂直定向。通常缺乏杯状细胞及黏液细胞（图 3.28）。结构变形可十分明显，包括小凹分支或侧面出芽、黏膜表面绒毛状结构，或者腺体内上皮搭桥成为筛状背靠背腺体结构（图 3.30）。高级别异型增生的结构变形可极为明显，以至于无法与浸润癌鉴别。常常导致诊断困难的这种结构包括背靠背的腺体密集排列在一起，或者固有层内出现界限不清的腺体。在此情况下，可以诊断"高级别异型增生，不除外浸润癌"。识别黏膜内的癌依据出现单个细胞、小的不规则细胞团或者肿瘤细胞团浸润固有层。多部位活检可增加检出浸润性病灶的机会。

小凹异型增生伴有表面成熟

我们观察过许多病例，尤其是在我们的会诊材料中，小凹基底部细胞的特征与异型增生区表现一致（表 3.10），但是到达表面时细胞成熟。这些区域缺

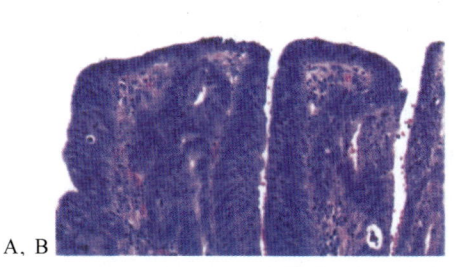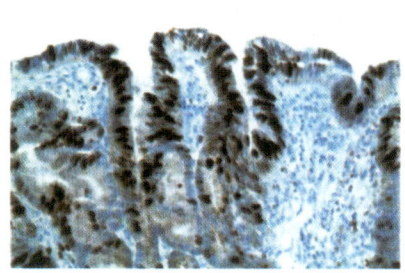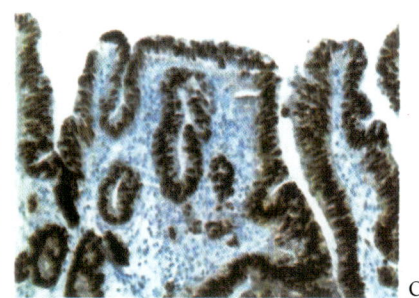

图 3.29 Barrett 食管的异型增生。**A**：高级别异型增生区。**B**：Ki-67 染色以表面上皮占优势。**C**：许多细胞表达 p53。

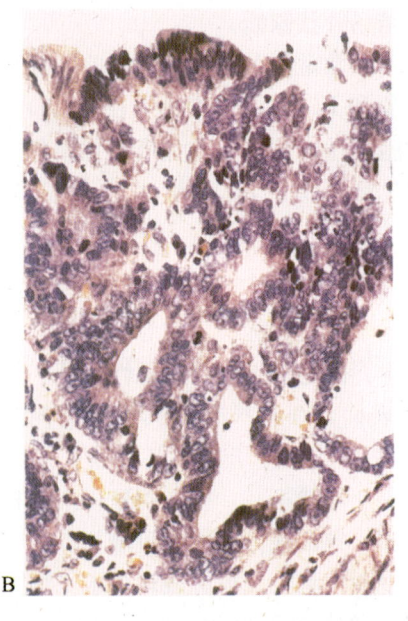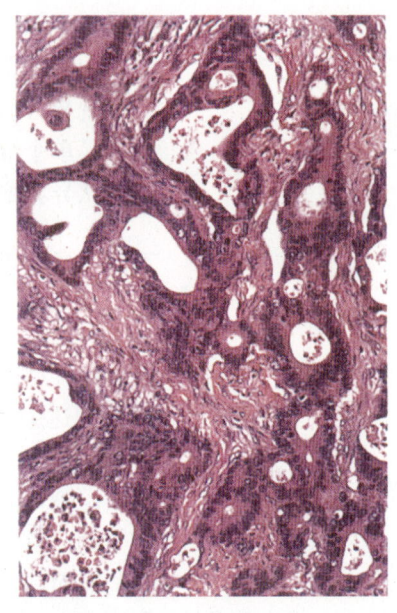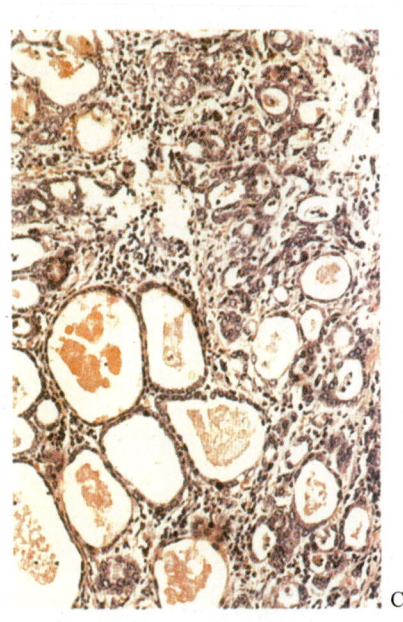

图 3.30　高分化癌。**A**：本图所示病变既可以是原位癌，亦可以是重度异型增生。注意病变周围缺乏纤维组织增生。腺体高度非典型性，核的极向消失。**B**：浸润性高分化癌，周围是纤维组织增生的间质。腺体形状不规则和背靠背腺体形成。**C**：浸润癌的微腺体结构（右上角）。

乏急性炎症、溃疡或糜烂。基底细胞最常见的特征包括核大、细胞核极向消失、细胞大小和形状明显不同、细胞核重叠、核分裂活性增加以及杯状细胞营养障碍。

最近，Lomo 等对类似病变进行了评估，他们称这种改变为基底小凹异型增生样非典型性（basal crypt dysplasialike atypia，BCDA）。他们发现这种改变的发生率为 7.3%，通常伴有高级别异型增生、p53 免疫染色高百分比、增生率高以及非整倍体[206]。这些作者认为 BCDA 可能是有待进一步研究的异型增生的变型。我们将这些病变诊断为至少是低级别异型增生，原因在于细胞学改变的本质，即使出现表面成熟。

腺瘤（息肉样异型增生）

息肉样异型增生不常见。由于多数 GEJ 腺瘤为个案报告，所以不清楚其确切的发生率。一项回顾性研究发现，250 例 BE 相关性异型增生中仅有 5 例腺瘤，与高选择性人群中 2% 的发生率相一致[207]。多发性息肉病例已有报道[208]。与结肠的病变一样，息肉表现为管状、绒毛管状或绒毛状结构；出现不同程度的异型增生（图 3.31），并且可含有浸润癌区域。

异型增生的自然病史

BE 进展为恶性是一个多步骤的过程，涉及从化生到低级别异型增生再到高级别异型增生乃至浸润癌。最初没有诊断异型增生的患者极少发展成浸润癌。与之相比，如果活检出现高级别异型增生，那么高达 60% 的患者存在或将要发生浸润癌。因此，高级别异型增生是最接近的癌前病变，但并不一定都发展成浸润性腺癌，并且难以预测哪一个病例会发展成浸润癌。在有些病例中，高级别异型增生多年没有进展[209]。如果高级别异型增生伴有肿块，其风险增加[210]。活检出现高级别异型增生的病例中，大约有 1/3 同时存在腺癌；在检查切除标本之前，可能并没有怀疑到浸润癌[202,210]。这对于高分化管状腺癌尤其如此。形成这些肿瘤的腺体可呈极其"良性"的表现，即使在浸润前缘，也极少有肿瘤细胞分离出来，正确诊断这种病变的唯一方法是见到固有层及固有层以外的浸润。

早期浸润性腺癌可以发生于整个 BE 的任何部位。出现高级别异型增生是手术干预的指征，但对于如何治疗高级别异型增生的患者并没有达成共识[211]。多数人认为应该即刻重新活检以决定是否同时并存

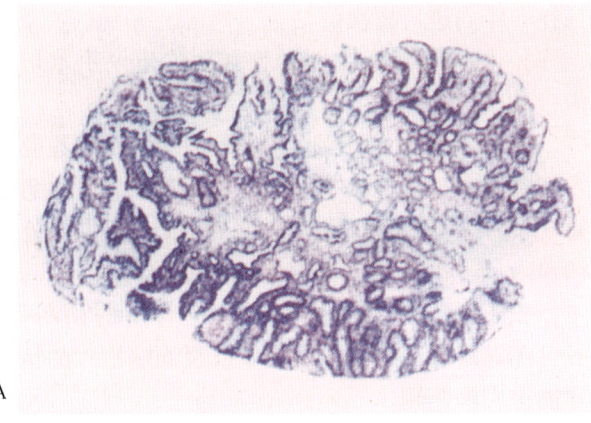
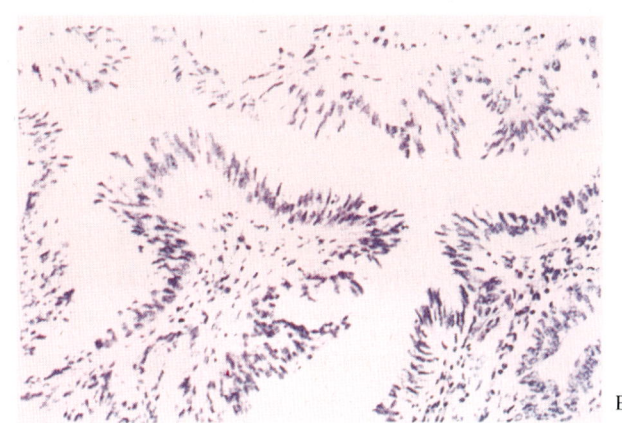
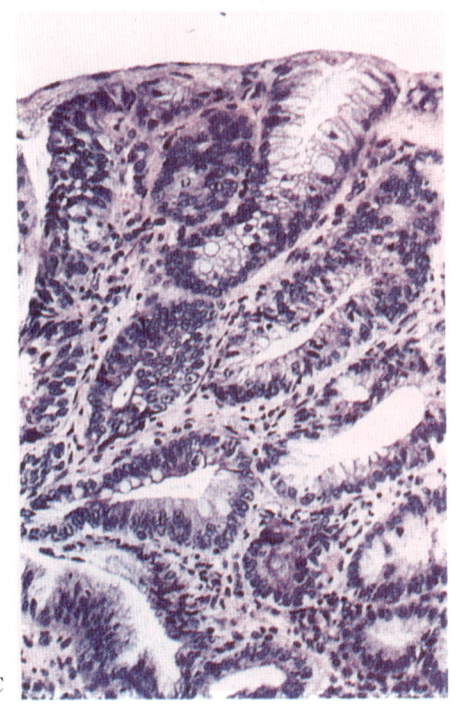

图 3.31　Barrett 食管中的腺瘤。**A**：圆形无蒂的腺瘤，没有溃疡或明显非典型性的证据。**B**：低级别管状腺瘤。**C**：腺瘤的中度异型增生和大量核分裂象。

癌。如果诊断为高级别异型增生并存在非相关性癌，该诊断应当得到熟悉 BE 改变和在该领域具有丰富经验的病理医师确认。

对于 BE 中发生高级别异型增生或早期癌的患者，如果由一个包括外科医师、胃肠病医师及病理医师在内的细致的多学科团队来处理，可获得最佳治愈机会。外科手术由 BE 长度决定。有些个体第一次切除后可发生第二个癌。第二个肿瘤发生于残留的 BE 中。这些发现提示对于进行手术切除的患者，应该切除全部 BE，以避免将来发生另一种癌。

评价异型增生的辅助方法

由于鉴别再生性改变与异型增生有困难，而且并不是所有异型增生个体都发生癌，所以产生了众多辅助试验来预测哪些病变最有可能发展成为癌。下面讨论一些比较有前景的方法。

在异型增生黏膜组织中至少存在 3 种细胞周期异常。这些包括从细胞周期 G0 期进入 G1 期的细胞动员、G1/S 期过渡的调控丧失以及在 G2 期细胞聚集[212]。细胞增生从腺体的下部转移到上部黏膜和黏膜表面。细胞增生标记物，如 PCNA 和 Ki-67，可以突出这种向表层黏膜的移动（图 3.29）。

流式细胞异常与异型增生及癌症的相关性较好[210]。DNA 非整倍体随肿瘤性病变严重程度而增加[212]。然而，即使组织学上没有异型增生或异型增生不确定的标本中也可含有非整倍体细胞[213]。细致的定位研究证实早期癌发生在单一非整倍体群体中[212]。小活检中出现异常 DNA 结构可将不确定异型增生的诊断变更为明确的异型增生，或者提示重新活检。

p53 免疫反应有助于异型增生的诊断，因为异型增生向浸润癌进展时其过度表达增加。片状强阳性见于 9% 的低级别异型增生、55% 的高级别异型增生和 87% 的腺癌[214]。非肿瘤性黏膜仅仅出现单个阳性细胞。p53 免疫反应可以预测低级别到高级别异型增生的进展[215]。

最近研究提示，许多癌症 α-甲基酰基辅酶 A 消旋酶（AMACR）过度表达，而且在检测异型增生方面具有高度敏感性，尤其是高级别异型增生[216]。还不清楚这种标记物在区分反应性增生和真正异型增生中的作用如何。

高级别异型增生与浸润癌的鉴别

在小的活检中区分浸润癌和异型增生会有困难。复杂腺体排列可以是低级别或高级别异型增生的特征，可类似于浸润癌表现。如果 BE 出现溃疡，单个腺体可以落入溃疡区，与黏膜肌混合，难以确定是否发生浸润。食管出现肿物提示潜在的癌，即使组织学上没有见到。

Barrett 食管患者的监测和治疗

监测计划的目的在于发现早期的腺癌。监测计划中患者 BE 相关性癌诊断较早，比出现症状才发现的癌预后要好。在一项研究中，监测病例与有症状病例的分期如下：0 期或 I 期：76% 与 15%；II 期：17% 与 35%；III 期或 IV 期：6% 与 50%（$P<0.001$）。监测病例的 3 年生存率是 80%，有症状病例是 31%（$P=0.008$）[217]，其他研究中证实了类似的发现[218]。因此，现在普遍认为对于 BE 患者的监测有助于早期发现腺癌。由美国胃肠病协会（AGA）推荐的监测协议[219]如下：

1. 建议对 BE 患者实施异型增生和早期癌常规内镜监测方案，除非因合并症禁忌。

2. 从受累食管段随机活检，每 1~2 cm 取 4 个部位，内镜下发现的病变另外取材。

3. 最初评估时没有异型增生或明确病变的患者应该在 1 年内重新检查，以减少取材错误的机会。如果第二次监测活检中没有异型增生表现，那么患者应该在 5 年内进行再次评估。

4. 如果发现高级别异型增生，建议手术切除或内镜黏膜切除。

5. 具有多发高级别异型增生病灶的患者应该手术切除所有被覆柱状上皮的食管。如果患者愿意，可每 3 个月进行内镜监测，并且每 2 cm 至少 8 处随机活检。

6. 只有当患者有望拥有一个合理的预期寿命，并且能够耐受高级别异型增生或浸润癌治疗的情况下才能够实施监测。

美国胃肠内镜学会的建议在以下方面与之不同[220]：

1. 对于最初两次检查没有异型增生的 BE 患者，建议间隔 3 年随访检查，而不是 5 年。

2. 低级别异型增生患者只要异型增生持续存在，就应当间隔 12 个月随访。

3. 异型增生程度不能确定并且存在急性炎症表现时，应当在抑酸治疗 8 周后重复活检。

各种内镜消融治疗可用于治疗 BE 状况下的异型增生。这些方法包括光动力疗法、氩离子血浆凝固、Nd-YAG 激光、多极电凝以及 EMR。另外，其他方法如冷冻疗法和射频消融目前也在进行临床试验[203]。除 EMR 以外，所有这些方法基本上都将病变破坏，没有用来评价消融技术彻底性的病理标本。

胃食管交界处的浸润性腺癌

食管交界处（GEJ）的浸润性癌患者的症状一般与胃食管反流性疾病（GERD）引起的症状有关。肿瘤发生时吞咽困难加重。晚期病变患者体重减轻、出血、乏力、胸痛以及呕吐。多数肿瘤发生在远端，在 GEJ 处扩展到胃。癌可以发生在 BE 内的任何地方，尽管早期 Barrett 癌经常与 BE 特化黏膜和鳞状上皮相连（图 3.32），提示在鳞柱交界处的黏膜最容易发生癌。多数 GEJ 癌发现于晚期，除非是处于监测计划中的患者。晚期病变可为扁平、溃疡、息肉或蕈状。也可出现类似于皮革胃的弥漫浸润性病变。肿瘤大小不一，最大直径可达 10 cm。

组织学上，发生在 BE 和胃贲门的癌症的生长方式（膨胀或浸润）、分化程度以及手术时的扩散程度几乎相同。与在胃中一样，癌组织既可以是肠型，也可以是弥漫型。前者，镜下结构以管状（图

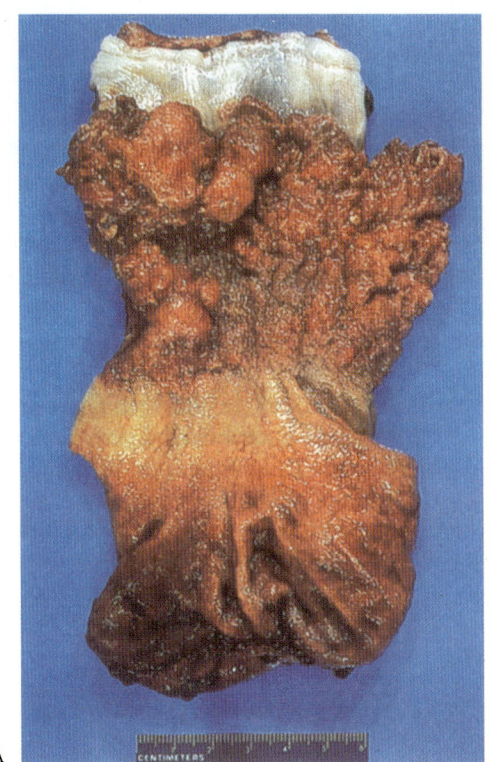
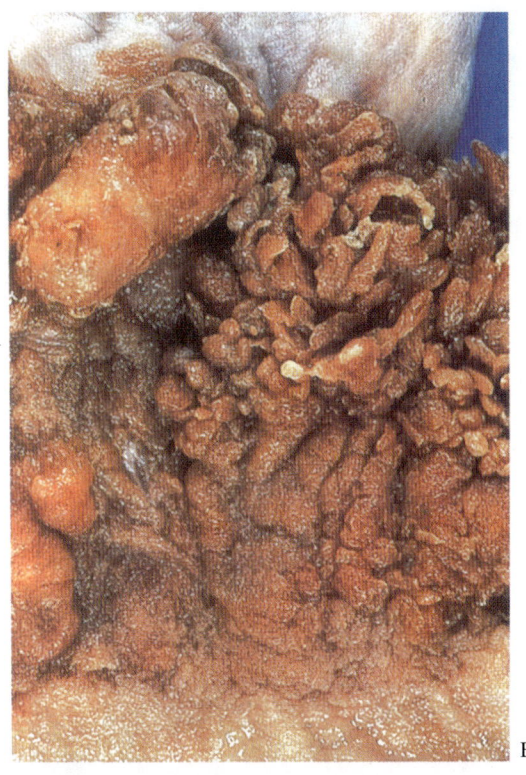
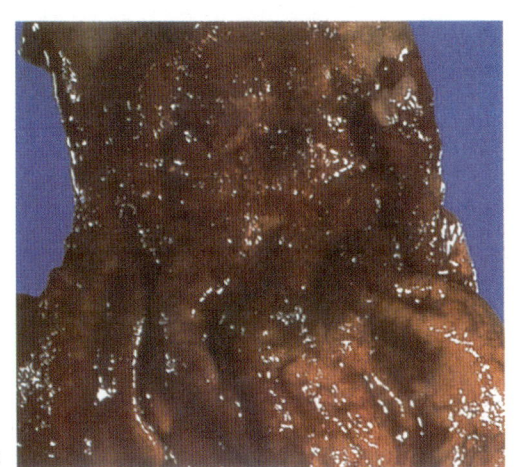
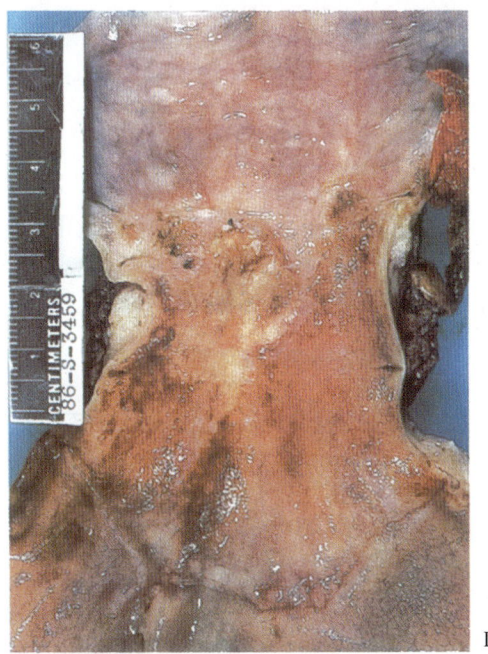

图 3.32　食管乳头状腺癌。**A**：胃食管交界处外生性乳头状肿瘤。珍珠白色黏膜面为鳞状上皮黏膜。**B**：高倍放大显示众多乳头状突起。**C**：蕈状大肿物几乎占据整个食管圆周。患者的 Barrett 食管相对较短，呈红色，位于胃皱褶末端的上方。这种病变难以察觉，但是通过标本触诊更容易评判。**D**：扁平溃疡性病变靠近正常鳞状上皮与 Barrett 上皮的结合处。位于大片 Barrett 食管上。

3.33）、乳头状（3.34）或胶样为主。高分化肠型癌的表面一般与上皮内肿瘤形成类似，通过检查病变的基底部才能确诊。低分化肿瘤的细胞常常成实性片状生长，没有明显的腺体分化（图3.34）。弥漫型癌呈皮革胃生长结构，浸润食管壁，导致管腔狭窄[221]。弥漫型癌以印戒细胞为主，伴有纤维组织增生间质。个别肿瘤出现肠型和弥漫型混合的组织学表现。

与发生在胃贲门的癌不同，发生于BE的腺癌可为多灶和多形性，周围的BE可伴有异型增生[222]。周围上皮可出现一系列上皮性癌前病变，包括增生、再生、不同程度的异型增生及原位腺癌。有些肿瘤产生大量黏液，个别病例含有鳞状或内分泌分化区域。鳞状细胞癌可发生于BE，或单独存在，或与腺癌分开。这些肿瘤发生于BE中残留的鳞状上皮岛或者来自鳞柱交界处近端的鳞状上皮[223]。有些肿瘤分化较好，以至于仅能通过黏膜下浸润来确认是癌。GEJ癌可以产生多种激素，包括胃泌素、蛙皮素、P物质、生长抑素和血清素；生长抑素和血清素最为常见[224]。

对于曾用各种内镜消融技术治疗的患者，这些肿瘤可发生在鳞状上皮的下方（图3.35）。这些肿瘤大体上在黏膜表面看不到，因为鳞状上皮可以完整。看到或触及黏膜下肿物可引起怀疑。

如果发生溃疡，含有明显内皮细胞或间质细胞的肉芽组织可类似于浸润癌。采用细胞角蛋白染色来区分浸润细胞和间质细胞会产生误导，因为间质细胞偶尔这些抗体可以染色。溃疡愈合后重复食管活检可能

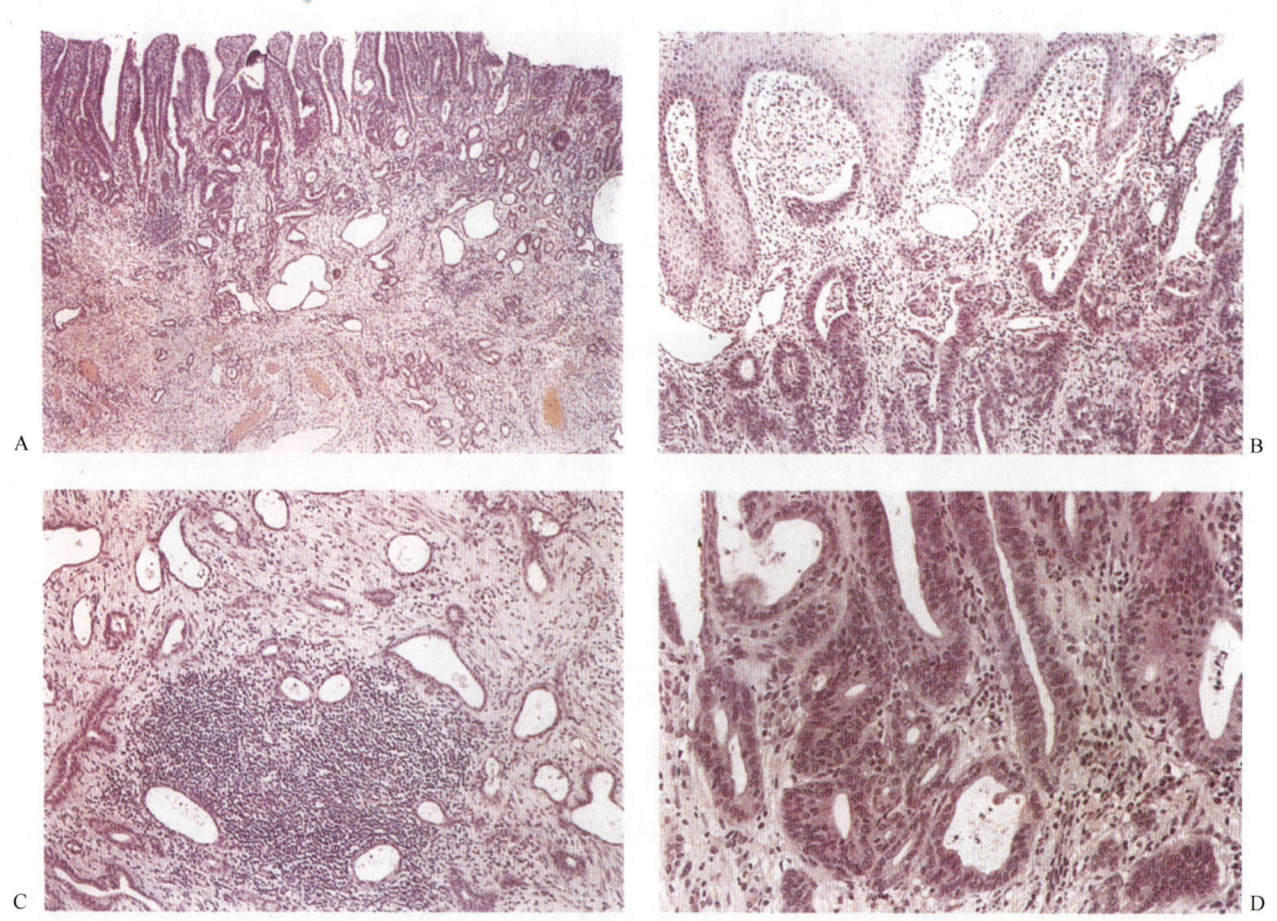

图3.33 高分化腺癌。**A**：其表面上皮形成绒毛状结构。高分化癌从黏膜底部落下。有些腺体分化如此之好以至于难以作出癌的诊断，除非明显浸润食管壁。**B**：高分化腺癌延伸至棘层增生的鳞状上皮下方。**C**：图A中高分化区域的高倍放大。注意增生的纤维组织围绕单个腺体。**D**：另一个浸润癌病灶的高倍放大，腺体更为拥挤，细胞非典型性明显，极向消失。

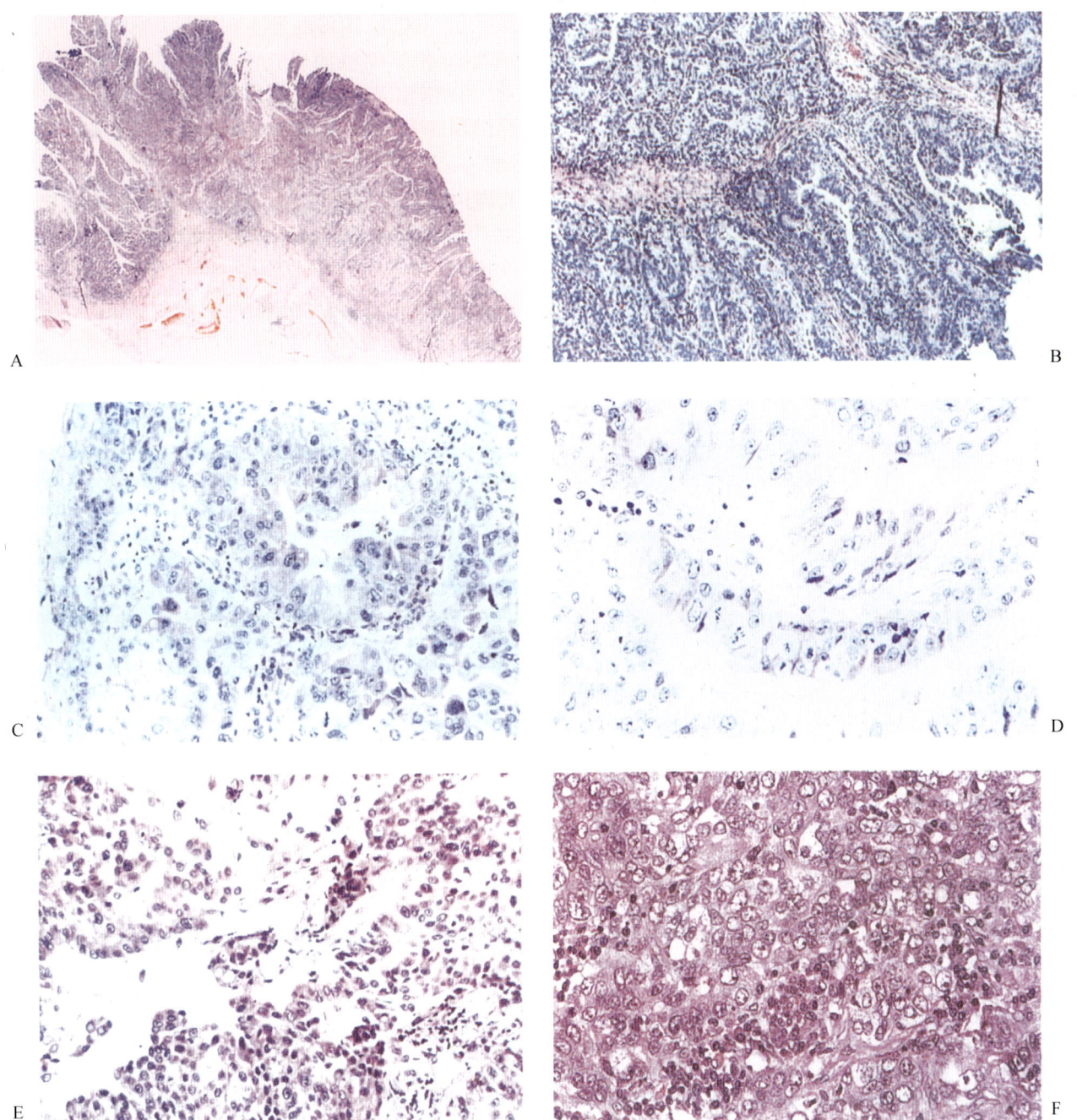

图 3.34 乳头状腺癌。**A**：整体结构呈不规则的突起和乳头。**B**：这些突起由分泌黏液的柱状上皮构成，以纤维血管轴心为依托。**C**：腺样分化区。**D**：乳头状分化区。**E**：中分化腺癌。**F**：低分化腺癌，由成片细胞构成，没有明显腺腔。组织化学方面，这些肿瘤产生黏液。

显示反应性非典型性消退。

如果患者切除前曾经治疗，GEJ 癌的组织学表现可有改变。新辅助化疗可以完全破坏 GEJ 癌，仅仅留下致密的无细胞间质，或者对组织学表现少有影响。致密间质中出现非常奇异的肿瘤细胞小岛是常见的新辅助化疗效应（图 3.36）。局部淋巴结中出现无细胞黏液湖代表不再存活的黏液癌转移部位（图 3.36）。如果黏液湖不含有存活细胞，在检查多个层面之后，将肿瘤分期为 ypN0。

细胞学涂片有助于证实与 BE 相关的肿瘤性改

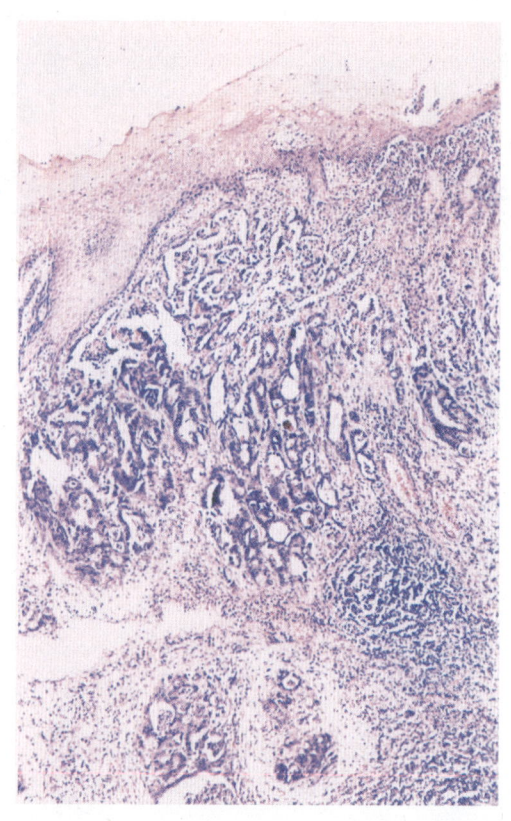

图 3.35 发生于鳞状上皮下方的腺癌。

变。源自食管腺癌的细胞通常成团分布（图 3.37），如果原发肿瘤分化较好并且有脱落的乳头状碎片则可以识别。分化不好腺癌的脱落细胞，可能无法与低分化鳞状细胞癌区别。来自食管原位腺癌的恶性细胞形态学上与浸润性腺癌没有区别。然而，细胞学具有从取材困难区域安全获得诊断材料的优势。

BE 相关性腺癌也可含有卵黄囊和滋养细胞分化区域[225,226]。这些少见肿瘤为较大的、膨胀性、出血和坏死性肿物[225]。绒癌常常含有细胞滋养层和合体滋养层细胞。卵黄囊分化区域出现腺体和乳头状结构，被覆柱状上皮。这些区域缺乏黏液，但胞浆内可见抗淀粉酶的 PAS 阳性小体。绒癌区域产生人类胎盘催乳素和人类绒毛膜促性腺激素（hCG）。卵黄囊分化区域产生甲胎蛋白。癌组织产生 hCG 并不局限于绒癌，鳞状细胞癌也可产生 hCG，常常出现在以低分化和多形性细胞为主的肿瘤最为浸润的区域。

腺癌弥漫浸润食管壁，常常出现神经周围（图 3.38）、淋巴管（图 3.39）和血管浸润，以及通过食管壁直接播散。淋巴结转移见于 51%～74% 的病例[227]。淋巴结转移的发生率与肿瘤浸润深度有关。一项 90 例早期癌的研究中，36 例黏膜肿瘤没有转移，29 例累及黏膜肌层或黏膜下浅层的癌有 3 例（10%）转移，25 例侵入黏膜下深部的癌有 9 例转移（36%；$P < 0.001$）[228]。另一项研究显示，67% 的食管壁内癌有淋巴结转移，89% 的透壁癌有淋巴结转移[229]。心脏周围淋巴结转移发生率最高（40%），其次为胃小弯淋巴结（29%），脾/胰腺淋巴结为 11%。胸腔内淋巴结受累仅占病例的 7%[230]。远处转移，如腹腔干或上纵隔转移，几乎总是发生在有多个局部淋巴结阳性的患者。不足 5% 的病例跳过淋巴结发生转移[231]。

复发累及颈部（7.9%）、纵隔（21%）和腹部淋巴结（24%）。60% 的病例中淋巴结复发发生在切缘以外的部位。对于有淋巴结转移的患者，如果少于 4 个淋巴结受累，其预后较好[231]。当类似数量的淋巴结出现转移性病变，对于转移局限于淋巴结、原发肿瘤在 3 cm 以内的患者，其预后好于有更多远处淋巴结受累的患者[232]。

BE 相关性癌的预后与肿瘤分期、分化程度、淋巴管及其他血管状况有关。GEJ 癌分期采用与食管 SCC 相同的系统（表 3.2）。侵入越深，预后越差[229,233]。肿瘤分期越高，生存率越低。一项研究显示，0 期、Ⅰ 期、ⅡA 期、ⅡB 期、Ⅲ 期和 Ⅳ 期肿瘤的 3 年生存率分别是 100%、85.7%、53.6%、45%、25.2% 和 0%。5 年总体生存率是 23.5%[171]。早期癌有最佳的治愈机会。例如，浸润癌局限于黏膜下层的患者 5 年生存率高达 63%[234]。

55 岁以下患者比下一个 10 年的年龄组预后稍差。此后，年龄与生存呈负相关[233]。对生存率有不利影响的其他因素包括出现血管或神经周围浸润以及浸润性生长方式。如果出现 Crohn 样淋巴细胞反应和（或）肿瘤周围致密淋巴细胞反应其生存机会提高[233]。淋巴管浸润与 GEJ 癌预后差有关，统计学显示，不同变型在发生上有所不同[235]。与累及贲门和近端胃组织的癌相比，局限于食管的癌出现淋巴管浸润的可能性较小。

目前多种免疫组织化学方法有助于病理医师确认 GEJ 癌的表型和评价其预后。GEJ 癌具有多种基因改变（表 3.9；图 3.40）。相关主题的文章较多，并且还在增加。下面是有关该主题的一个简短而必要但并非全面的评述。

BE 或 BE 相关性癌的诊断需要在受累组织中确

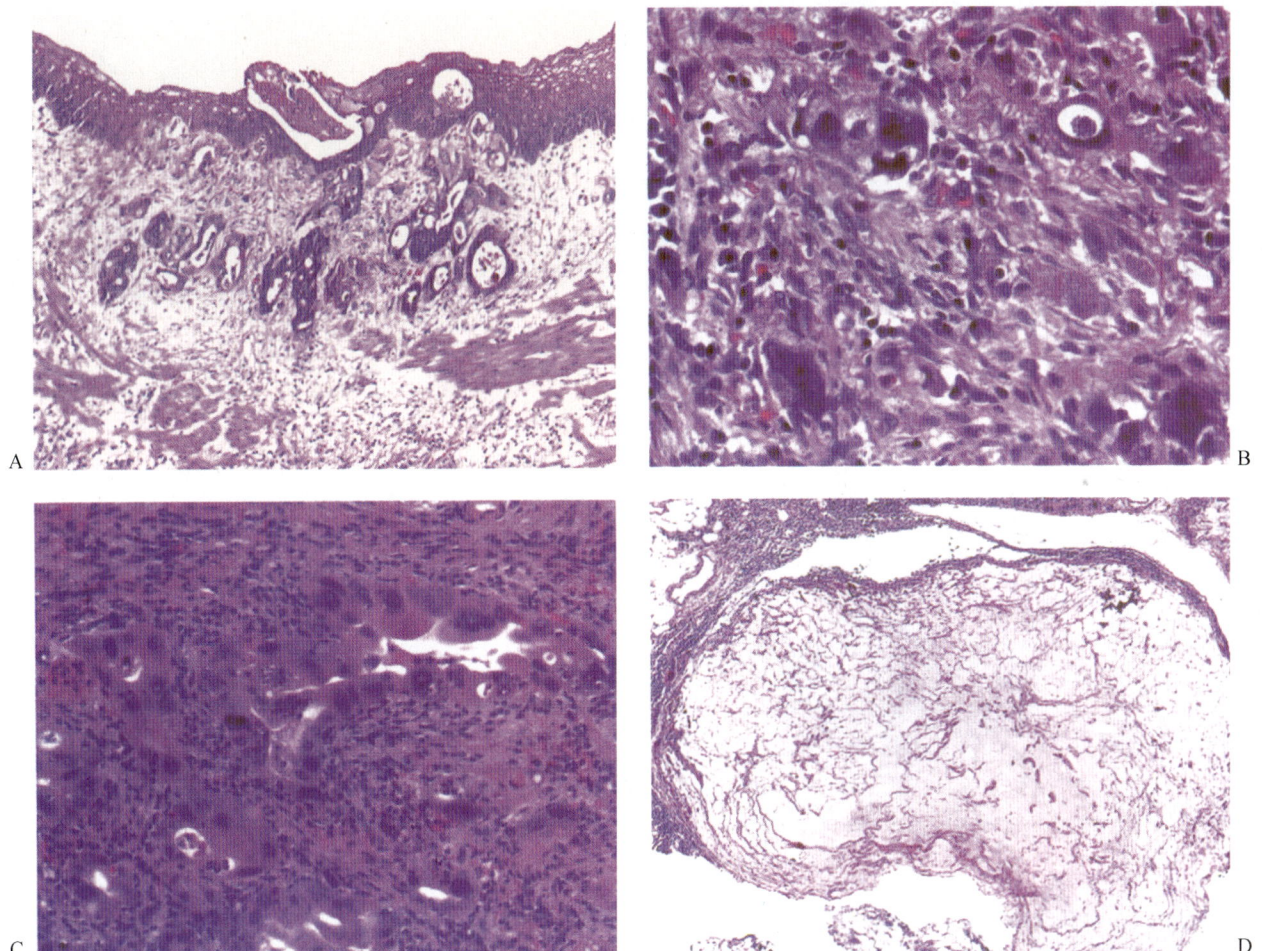

图 3.36 采用新辅助放化疗的胃食管交界处腺癌。**A**：残留小灶浸润癌。肿瘤及被覆鳞状上皮出现放化疗效应。**B**：高倍放大显示纤维组织增生的间质中存在单个奇异细胞。**C**：腺体区域的高倍放大。**D**：局部淋巴结内无细胞的黏液湖。

认肠化生。有几种标记物可以满足这一需要，包括两种刷状缘蛋白：绒毛蛋白（villin）[236]和蔗糖酶-异构麦芽糖酶（sucrase-isomaltase，SI）[237]。发生在BE的低分化癌villin比SI更有可能表达[237]。Cdx2是同源盒基因，调控肠特异性基因转录，在BE细胞核中有一致的表达[238,239]。与villin和SI同样，进展到异型增生和未分化癌的特征是在连续的上皮中有Cdx2表达，提示Cdx2转录是化生发生中的早期步骤。细胞角蛋白7/20和黏液核心蛋白（MUC）已经被推荐作为区分远端食管癌和近端胃癌的标记物，但是不同研究者的结果并不一致[240,241]。表达EGFR的浸润性GEJ腺癌为低分化的可能性更大，比EGFR阴性癌的进展更快[242,243]。环氧化酶（COX-2）表达增加是BE进展为异型增生和癌的特征表现[244,245]。与局部复发（$P=0.05$）和远处转移（$P=0.02$）显著相关[246]。

对于可以手术的病例，进展期GEJ癌的主要治疗方法是手术切除；然而，与SCC一样，对于高级别异型增生和早期癌患者可以有其他选择。肿瘤侵入黏膜下层时应选择根治性切除治疗。切除水平依据Barrett段的长度和胃受累的范围。细致的术中病理评估可以保证切除所有的Barrett黏膜[247]。EMR用于切除高级别异型增生、黏膜癌以及浅表浸润癌[248]。EMR的致病率和死亡率远低于食管切除术，但其重大缺陷为手术不够彻底，需要持续的内镜随访。进展期病变患者可得益于EGFR靶向治

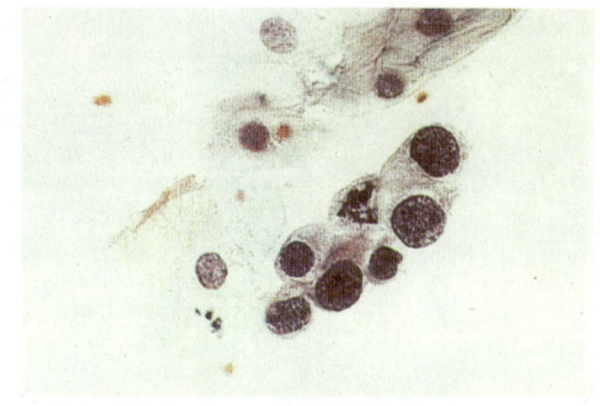
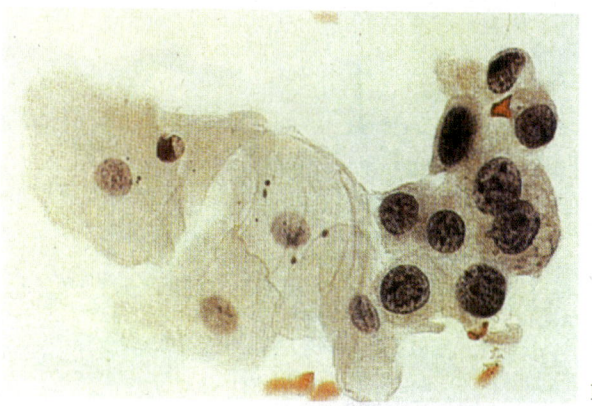
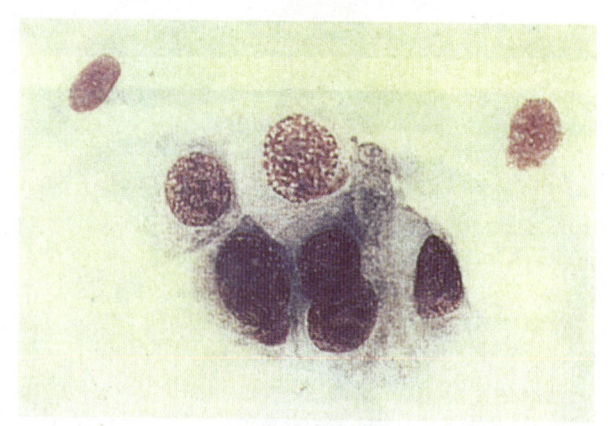

图3.37 食管胃吻合处食管腺癌复发。A：癌细胞细胞核大，颗粒状胞浆偏心性分布。核分裂象明显。B：具有颗粒状细胞浆的癌细胞团，细胞核一致。C：同一病例 May-Grünwald-Gienmsa 染色。

疗。疗效与肿瘤的蛋白表达无关，并且与 EGFR 突变无关[249]。

食管近端腺癌

食管近端发育异常部分可以是少数腺癌的部位。片状异位性胃上皮（见第 2 章）可以出现化生性改变，并且可以发展成异型增生和浸润癌[250,251]。腺癌也可发生于上段食管的气管支气管残件[252]。

发生在黏膜下腺体的肿瘤

黏膜下腺瘤

黏膜下腺瘤（submucosal adenomas）发生于与

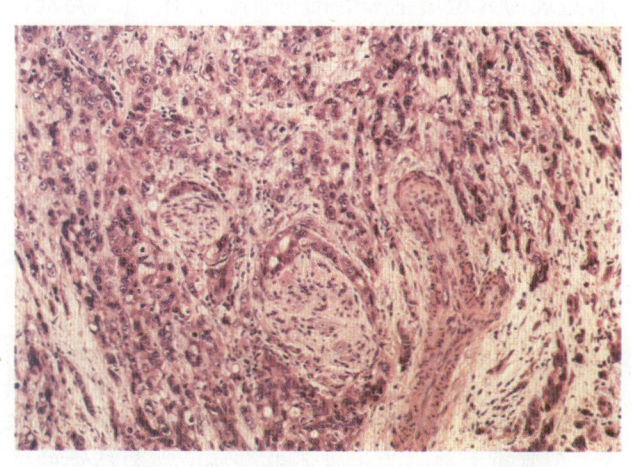

图 3.38 胃食管交界处腺癌的神经周围浸润。

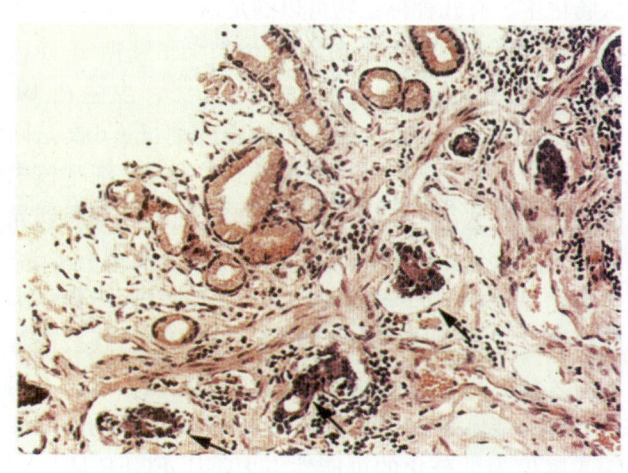

图 3.39 Barrett 食管发生的癌蔓延到淋巴管（箭头）。

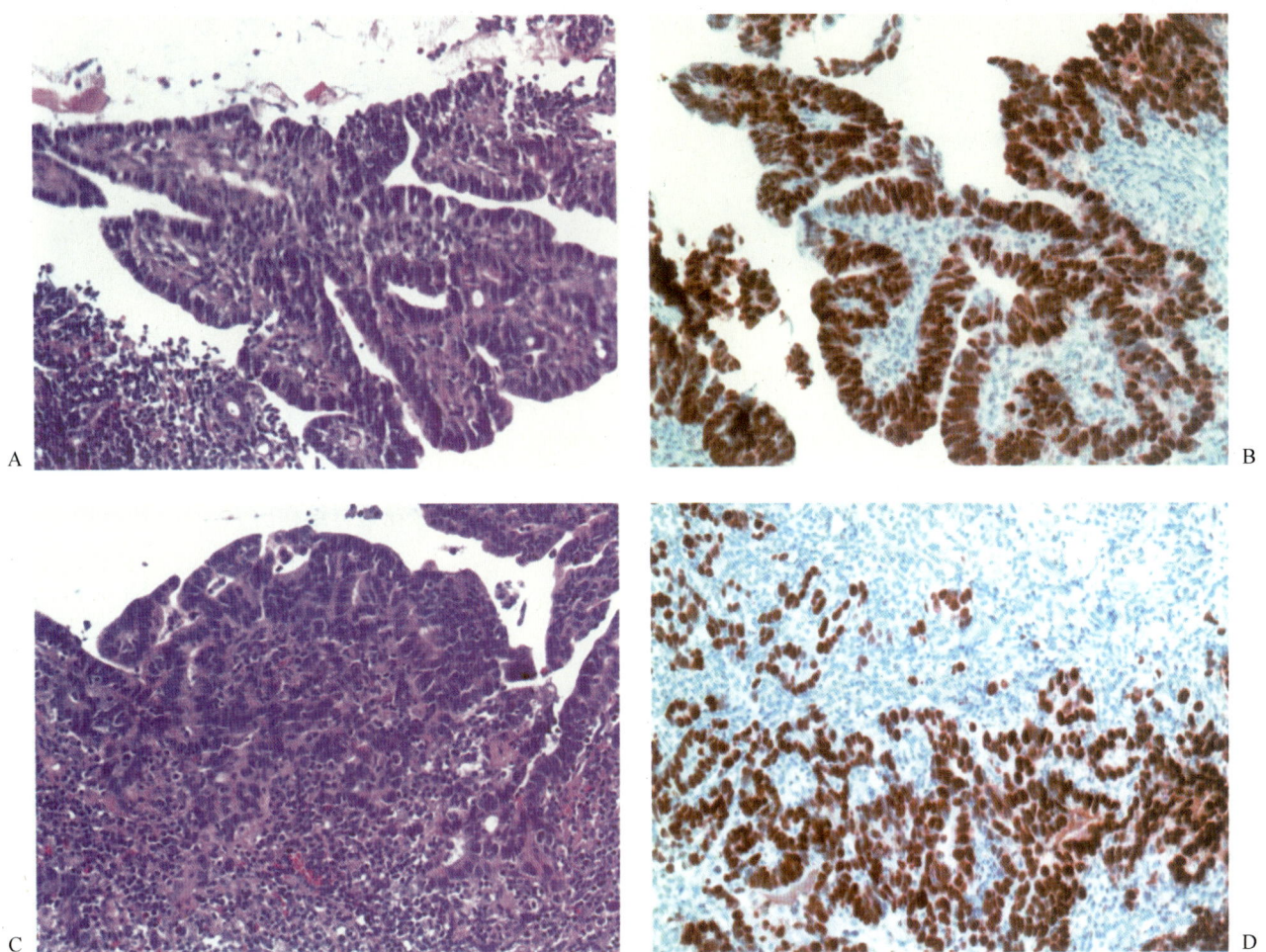

图 3.40 发生在高级别异型增生区域的腺癌。A：高级别异型增生的 HE 染色。B：相同区域 p53 免疫染色。C：浸润癌区域 HE 染色。D：p53 染色。所有细胞均为阳性。

BE 无关的黏膜下腺体的导管[253]。病变表现为食管息肉，常常被覆完整的鳞状上皮黏膜。腺瘤呈球形，直径大约 1cm。组织学上，病变保留黏膜下腺体的小叶结构，但有腺泡增生，可以形成囊肿。此种病变有时称为浆液性囊腺瘤，因为与胰腺病变类似。组织学上可能显示轻度非典型性[254]。

腺样囊性癌

腺样囊性癌（adenoid cystic carcinoma）是食管的少见肿瘤，类似于涎腺发生的同类肿瘤。然而，比涎腺的类似肿瘤更具有侵袭性。已经报道的病例不足 50 例[255-258]。肿瘤在女性比男性更常见。进行性吞咽困难和梗阻是常见的症状表现，通常持续 2 周到 6 个月。肿瘤诊断时的远处转移率较高，诊断后平均生存仅 9 个月。然而，已有例外的长期生存的报道。此类患者出现症状较早，此时肿瘤较小且局限。另外，此类肿瘤往往是分化较好的病变。

腺样囊性癌最常发生在食管中 1/3（63%），下 1/3 不常见（30%），上 1/3 极少见（7%）。通常为蕈状或息肉样病变，尽管有时出现溃疡和浸润性生长方式。腺样囊性癌组织学类似于同类涎腺肿瘤。病变含有两种细胞类型：内衬导管的上皮细胞和肌上皮细胞[257,258]。肿瘤具有膨胀性或浸润性边缘。依据组织学结构可将肿瘤分为管状、筛状、实性以及基底细胞样变型（图 3.41）。管状结构的特征为导管样结构，或者大的细胞团块围绕呈花边样结构的微囊腔分布。

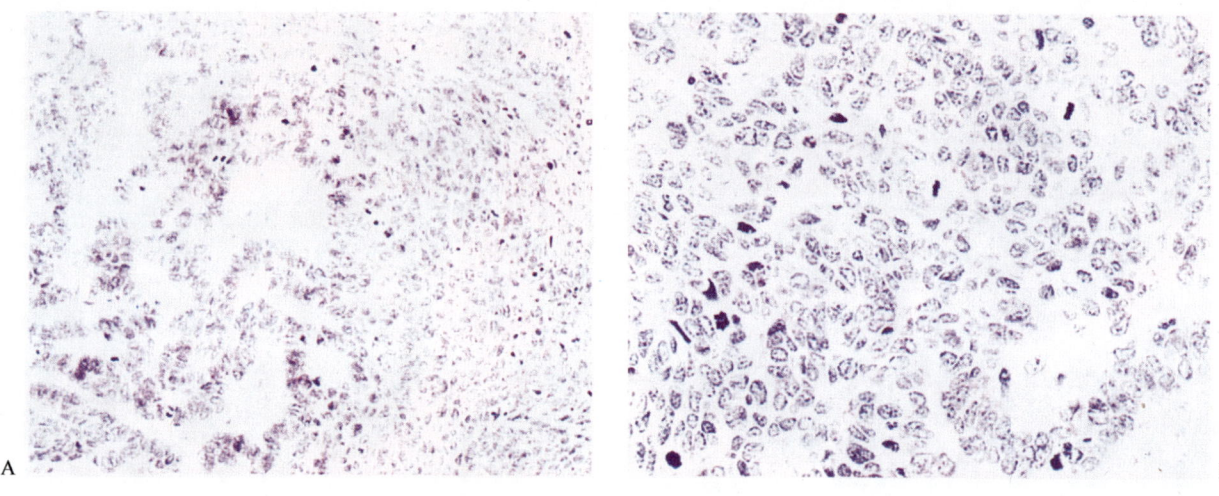

图 3.41　食管腺样囊性癌。A：表现为基底细胞样和花边样结构。B：注意核分裂指数高。

这种结构比涎腺病变中常见的筛状结构更为多见。微囊腔并非真正的腺腔，而是由嗜酸性 PAS 阳性的抗淀粉酶的基底膜物质重叠而成。被覆上皮中可见并存的原位鳞状细胞癌。与涎腺起源的肿瘤相比，食管肿瘤往往表现为更具有多形性，核分裂指数较高。

上皮膜抗原（EMA）、癌胚抗原（CEA）以及细胞角蛋白染色为局灶阳性，尤其是围绕管状和筛状结构周围的细胞以及一些基底细胞样区域。S100 抗体在极少数管状结构可以染色，实性部分呈弥漫性染色。肿瘤细胞 vimentin 染色阴性。上皮细胞边缘以及筛状和管状结构的腔面Ⅳ型胶原和 Laminin 阳性。

腺样囊性癌对于外科病理医师存在某种挑战，尤其是活检标本。这些病变多数位于黏膜下，被覆鳞状上皮黏膜完整，内镜活检有可能漏掉肿瘤。第二个诊断难点是不能依据没有代表性的小活检进行正确的肿瘤分类。由于食管肿瘤为实性或基底细胞样的极为常见，因此小活检可能提示为小细胞癌或未分化癌的诊断，除非还存在更多筛状或管状区域。

黏液表皮样癌

这些不常见的食管癌是由鳞状上皮和分泌黏液的细胞弥漫混合而成[259]，最常发生在食管的中上 2/3。截至 2000 年，此种类型的病例报道不足 100 例。这些侵袭性癌一致性地表达 CEA。这种癌少见，限制了对其预后的对比研究，但是发表的报告提示其预后与 SCC 类似，1 年、2 年及 5 年生存率分别是 46％、39％和 0％[260]。黏液表皮样癌一般为高分化肿瘤，不要与伴有鳞状化生的腺癌（腺棘癌）混淆。

肿瘤由实性鳞状细胞巢、分泌黏液的细胞（腺腔形成或为印戒细胞样）以及组织学特征介于两种细胞之间的细胞构成（图 3.42）。上皮细胞巢近似同心性结构，表现为分泌黏液的细胞位于肿瘤细胞巢的中心，并围绕多层非角化或极少有角化的鳞状上皮。黏液染色显示腺腔内及鳞状细胞巢中均有黏液存在。肿瘤细胞侵入外膜，患者死于广泛转移[260]。

腺鳞癌

腺鳞癌（adenosquamous carcinoma）少见，鉴别诊断包括黏液表皮样癌。腺鳞癌可发生于食管黏膜下的腺体或导管，有些病例中可证实为导管上皮来源。其发生也可以是 BE 中多潜能细胞分化的结果。肿瘤由腺癌和鳞状细胞癌混合组成。当腺鳞癌发生在这些结构时，黏液染色显示食管腺体的组织化学表型[261]。这些肿瘤高度恶性，尤其是分化差的时候，并且可以 Paget 样方式扩散。它们比黏液表皮样癌的侵袭性要强，两者需要鉴别[262]。区分这两种肿瘤类型的几个特征是：(1) 腺鳞癌往往播撒至

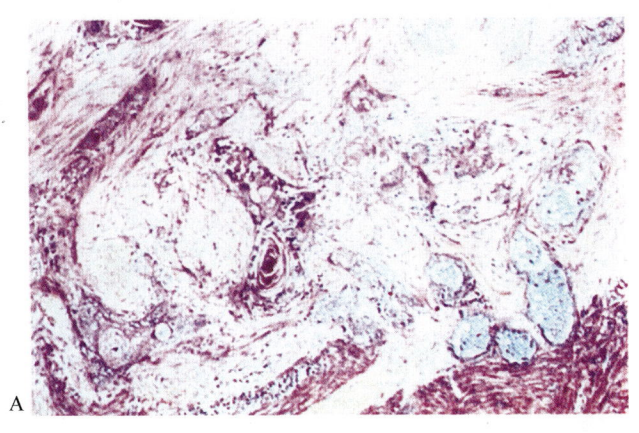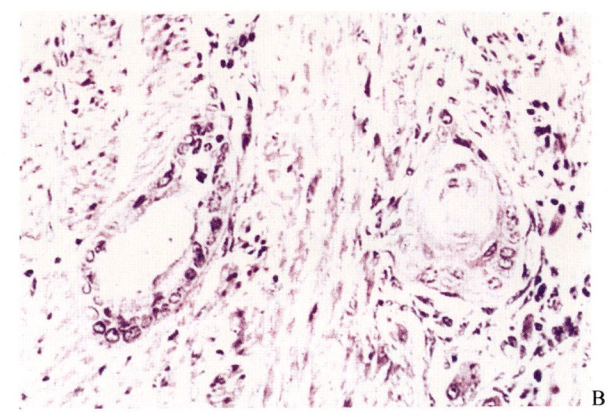

图 3.42 黏液表皮样癌。**A**：恶性细胞巢伴有腺样和鳞状分化。显示角珠形成和腔内黏液物质。**B**：两个细胞巢在黏膜内播散，一个由鳞状细胞构成，另一个具有腺样特征。

整个黏膜表面；（2）腺鳞癌中存在明确独立的鳞状细胞癌病灶，常常含有局灶黏液生成（图 3.43）；（3）角化是腺鳞癌的特征，而在黏液表皮样癌中极为少见；（4）浸润和转移性腺体结构伴有丰富黏液产生发生于腺鳞癌，尽管有明确腺体存在时黏液产生并不为诊断腺鳞癌所必需；（5）重度细胞核多形性是腺鳞癌的特征。

Paget 病

Paget 样播散见于鳞状细胞癌、Barrett 食管发生的腺癌（图 3.44）、腺鳞癌或者极少数胃癌向近端播散。Paget 样细胞巢可远离肿瘤主体播散，甚至可以累及黏膜下腺体的导管。大体上，病变表现为黏膜不规则。Paget 病发生也可表现为黏膜下腺体的导管上皮内肿瘤形成。细胞在上皮下部呈单个或成团生长，不同于恶性黑色素瘤，单个细胞通常不出现在上部黏膜。如果原发肿瘤包含腺样或黏液分化，那么肿瘤细胞可含有黏液或 CEA 阳性物质。肿瘤细胞可通过短且发育不良的桥粒与周围角化细胞相连。在标本中发现 Paget 病提示附近黏膜可能存在浸润癌。

恶性黑色素瘤

食管恶性黑色素瘤（malignant melanoma）占食管原发恶性肿瘤的 0.1%～0.5%[263,264]，大约 0.5% 的恶性黑色素瘤起源于食管[265]。皮肤恶性黑色素瘤转移到食管比食管原发恶性黑色素瘤更加常见[266]。男性受累略多于女性[267]。患者平均年龄是 60 岁，年龄范围广泛，从 7 岁到 80 岁[268]。本病几乎总是累及白人。食管恶性黑色素瘤患者通常主诉吞咽困难和体重减轻。原发性食管黑色素瘤在中下胸段食管最为常见；肿瘤直径平均 7 cm[267]。它们通常表现为扩张食管段内的息肉样腔内肿物。肿瘤颜色常常是灰白或黑色。卫星结节相对不常见。

食管恶性黑色素瘤类似于皮肤相应病变。在肿瘤之间及肿瘤内部，肿瘤细胞的大小及形状不同。肿瘤由不等量色素性上皮样、梭形以及奇异性细胞混合而

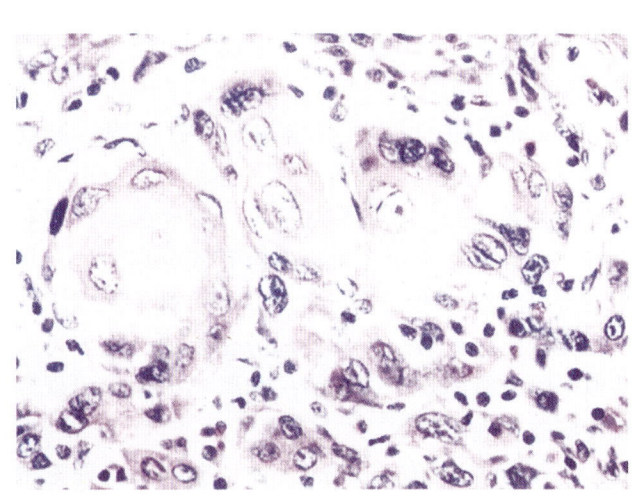

图 3.43 腺鳞癌。腺癌当中的高分化鳞状化生灶。

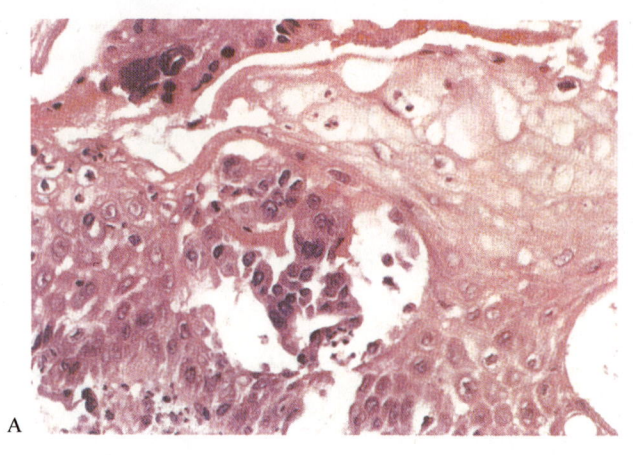 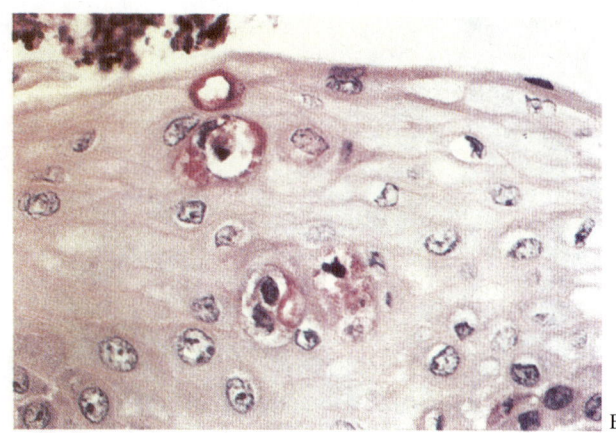

图 3.44　Paget 样扩散。A：腺癌黏膜内播散至周围鳞状上皮。肿瘤也见于黏膜下。B：活检 PAS 染色显示鳞状上皮表层中 PAS 阳性的非典型性细胞。

成（图 3.45）[267]。梭形细胞成束状排列使得肿瘤呈肉瘤样结构。个别肿瘤出现明显多形性，伴有大量奇异细胞。也可见到小细胞、印戒细胞和气球细胞。宿主炎症反应通常较轻。周围原位纵向生长方式常常围绕主要病变。重要的是区分原发性和转移性黑色素瘤。相邻鳞状上皮黏膜出现黑色素沉着（图 3.46）（巢状生长结构，交界性改变）可提示诊断，但是缺乏这些改变不能排除原发性食管恶性黑色素瘤[269]。如果肿瘤过度生长盖过这些癌前特征，那么很难确认为原发性食管肿瘤，即使已经仔细检查了皮肤、其他黏膜和眼部。

考虑恶性黑色素瘤诊断时，有几种抗体可帮助证实诊断。包括 Melan-A、HMB45 和 S100。Melan-A 具有黑色素细胞病变特异性，比 HMB45 更为敏感，但是在检测梭形细胞和纤维组织增生性黑色素瘤方面不如 S100 有用。

预后极差，与食管鳞状细胞癌相差无几。比皮肤黑色素瘤预后差，可能是由于食管丰富的血管和淋巴管供给。食管黑色素瘤一般采用食管切除术治疗，并且切除所有可识别的食管旁淋巴结或局部转移。黑色素瘤放射耐受。遗憾的是，这些明显少见的肿瘤往往为晚期肿瘤，具有侵袭性生物学行为和不良预后。手术后平均生存约 8 个月。根治性手术切除后预后最好，5 年生存率是 4.2%。

其他原发性肿瘤

食管原发性恶性非上皮性肿瘤仅占食管肿瘤的 0.4%～0.99%。包括第 19 章描述的间叶性肿瘤和第 18 章描述的血管性肿瘤。

碰撞瘤

两个独立发生的肿瘤彼此相邻时就发生碰撞瘤（collision tumors）。当构成肿瘤的表型不同，并且两种成分明显分离时，可以诊断碰撞瘤。如果两个肿瘤类型均有转移，转移病灶中两种生长类型也保持明确分离。在病变演化的早期阶段，两种成分可以表现为分开的两个非碰撞瘤。随着进一步生长，肿瘤相互紧密混合。碰撞发生在鳞状细胞癌和（或）腺癌，以及肉瘤、淋巴瘤、黑色素瘤或转移性病变之间[271,272]。然而，食管同时出现间叶性及上皮性肿瘤十分罕见。

Spagnolo 和 Heenan 提出如下的碰撞瘤诊断指导：（1）两种成分在起源部位上必须明确分离（如鳞状细胞癌来源于食管鳞状上皮，腺癌起源于胃黏膜）；（2）两种成分之间至少应有些分离，以便即使在结合处密切混合，也可以识别两种来源；（3）在碰撞区域，除了两种成分密切混合外，可以见到一些过渡模式，如在鳞癌和腺癌碰撞中出现黏液表皮样表现[272]。

Costa[273] 提出碰撞瘤的三种可能解释：理论上致癌物质与彼此相邻组织学不同的两种组织发生反应，使其均发生肿瘤。发生于具有肿瘤遗传倾向或

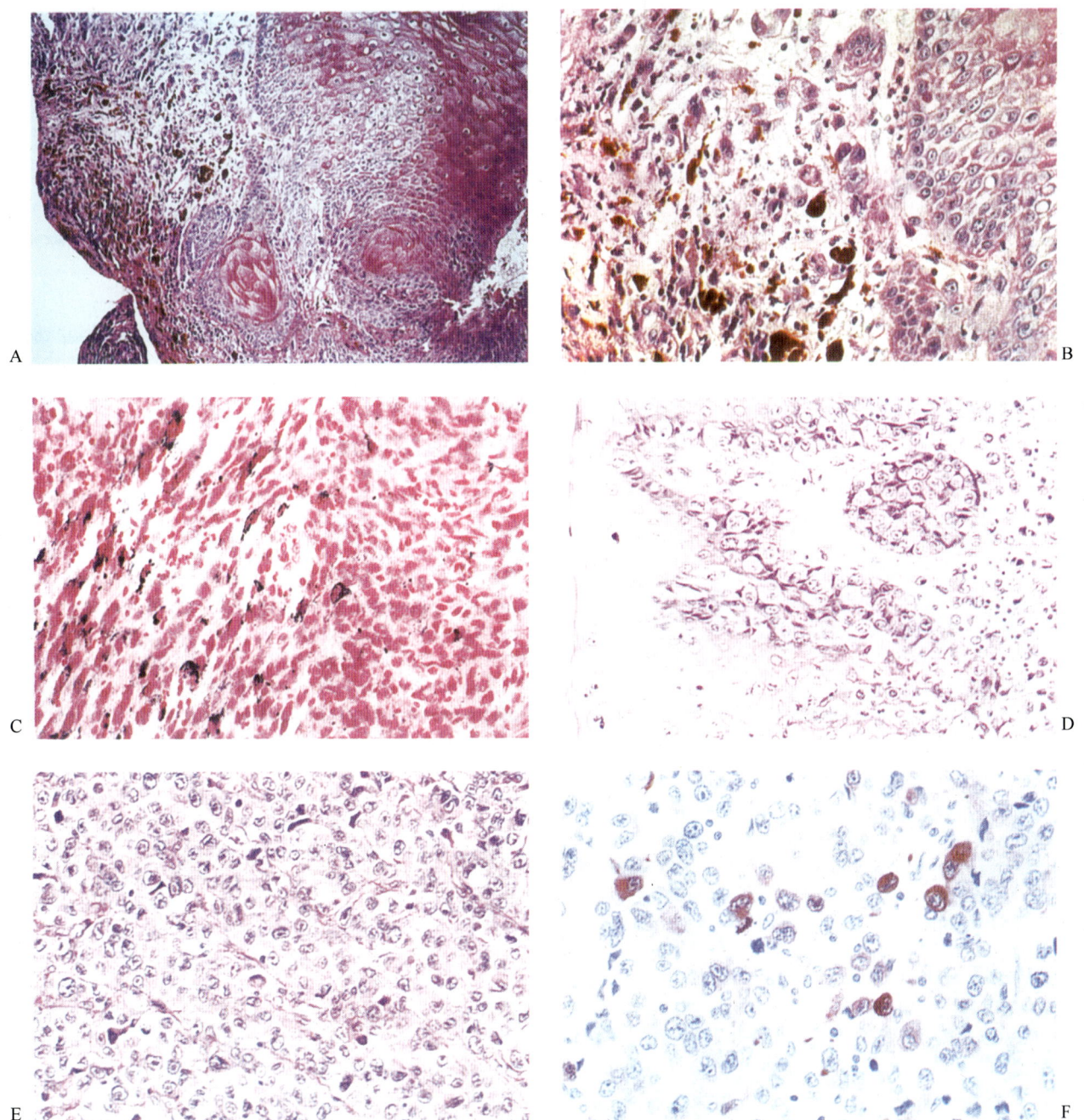

图 3.45　食管恶性黑色素瘤。**A**：内镜活检标本。固有层内大量色素细胞提示黑色素瘤诊断。**B**：奇异性肿瘤细胞具有数量不等的色素。**C**：梭形细胞成分的 Fontana Masson 染色。**D**：食管黑色素瘤周边 Paget 样纵向放射状生长。**E**：恶性黑色素瘤细胞的上皮样特征。**F**：散在 S100 免疫组化染色阳性细胞。

接触某些药物（可在多种组织中致癌）的患者。第二种可能是由水平重振（horizontal recruitment）现象所致，即这些由宿主细胞构成的肿瘤被周围先前存在的肿瘤诱导成恶性。第三种可能是一种肿瘤的生长创造了可直接或间接促成第二种肿瘤发生的环境。另外，第一种病变可以是原发性病变；第二种

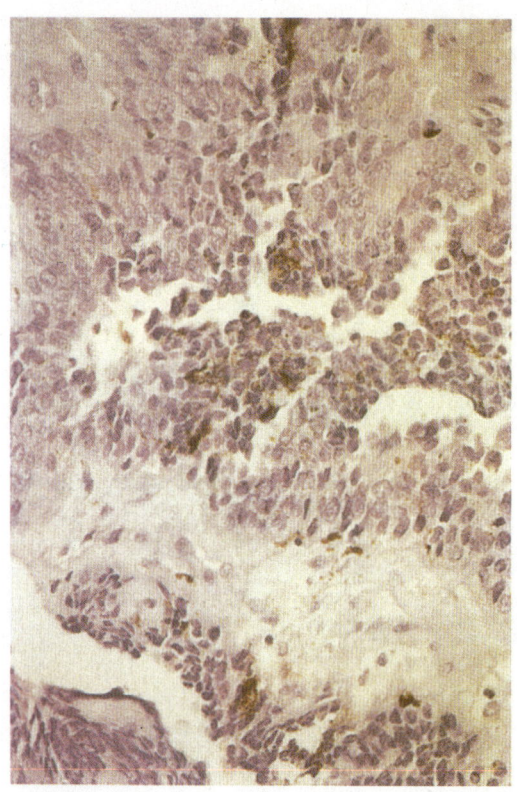

图 3.46 恶性黑色素瘤相邻部位的食管黑色素沉着。其下的黏膜下层也含有小细胞性恶性黑色素瘤。

为转移性病变。

继发性恶性肿瘤

继发癌累及食管，或者直接蔓延或者通过转移。来源于肺、咽、喉、甲状腺或胃的癌可直接蔓延到食管。乳腺、肾、睾丸、前列腺和胰腺肿瘤都可以转移到食管。尤其是乳腺癌可以导致狭窄[274]或食管壁向心性狭窄，黏膜可以完整，原因是黏膜下淋巴管浸润出现典型的所谓癌性淋巴管炎表现。转移性乳腺癌也可表现为失弛缓症。黑色素瘤转移到胃肠道见于43.5%的患者[248]。

瘤样病变

许多食管病变形成大小不等的肿块，临床和内镜下类似于肿瘤（表 3.11）。这些在第 2 章中描述。

表 3.11 食管瘤样病变

炎性纤维性息肉

化脓性肉芽肿

囊肿/重复

假上皮瘤性增生

胰腺化生

先天性残留形成肿块

异位组织（胰腺、胃、皮脂腺、甲状腺）

食管切除标本的处理

食管切除标本应该纵向打开。解剖者应该描述所有病变，包括肿瘤、溃疡、Barrett 食管区域或其他颜色改变。应该测量肿瘤与近、远端和径向切缘之间的距离。应该评估浸润深度，如果出现食管以外蔓延，应予记录。对于是否存在大体上累及淋巴结应该做出评述。在不干扰病理学评估情况下，常规切除小块新鲜肿瘤以及正常黏膜用作以后研究。应当遵守健康保险和责任条例（Health Insurance Portability and Accountability Act，HIPAA）规则。如果有兴趣研究 SCC 及其癌前病变，可以用 Lugol 碘溶液喷洒食管黏膜或用 Lugol 溶液浸泡来突出黏膜异常区域。这种方法可以发现小病变，不被 Lugol 碘染色，可能是异型增生或多中心癌区域。大体检查完成以后，应将食管平铺并钉于软木板上，倒置漂浮于 10% 福尔马林中，固定过夜。

切除标本一旦进行切块处理，应该注意记录所有病变的大小、外观及解剖关系。进行切块评价这些病变的性质及范围。大体评估应该包括肿瘤大小测量，因为这有助于决定预后。触摸标本有助于划定整个肿瘤范围。边缘的状况，包括软组织（尤其是黏膜下）和远、近边缘必须确认。用墨汁涂染边缘对此有帮助。应在食管和贲门周围的脂肪组织中仔细寻找淋巴结，应该确认所取淋巴结与肿瘤之间的距离。重要的是提交切片时应该标注每个切片在大体描述中的位点。

对于鳞状细胞病变，重要的是记录多处病变的存在，包括相关原位癌区域。应该检查边缘，不仅要查找浸润性病变，还要查找黏膜内病变或 Paget 样扩散的证据。

关于腺癌，应该描述肿瘤的范围。如果切缘中存在 Barrett 上皮，也应该记录在案，因为关系到以后发生癌的危险。

如果患者经过了术前化疗和（或）放疗，残留癌可以不明显，需要将整个可疑区域取材，以便发现残留肿瘤。

EMR 标本需要特殊处理，以便确定镜下切缘是否完整。应该将完整的标本拉平，钉在木块上。深部和侧缘应该用墨汁标记。福尔马林固定 24 小时后，将标本间隔 2 mm 纵向切开。零碎切除也应该采取类似方法处理，虽然一般不可能固定单个组织碎片。如果深部和侧缘为阴性，为完全性肿瘤切除；如果边缘为非化生性黏膜，为完全性 BE 切除。

参考文献

1. Gabbert HE, Shimoda T, Hainaut P et al: Squamous cell carcinoma of the oesophagus in pathology and genetics. Tumours of the digestive system. In: Hamilton SR, Aaltonen LA (eds). *WHO Classification of Tumors.* Lyons, France: IARC Press, 2000, pp 10–19.
2. Parkin DM, Pisani P, Ferlay J: Estimates of the worldwide incidence of 25 major cancers in 1990. *Int J Cancer* 1999;80:827.
3. Devesa SS, Blot WJ, Fraumeni JF Jr: Changing patterns in the incidence of esophageal and gastric cancer in the United States. *Cancer* 1998;83:2049.
4. Newham A, Quinn MJ, Babb P, et al: Trends in the subsite and morphology of oesophageal and gastric cancer in England and Wales 1971-1998. *Alimen Pharmacol Ther* 2003;17:665.
5. Carr NJ, Monihan JN, Sobin LH: Squamous cell papilloma of the esophagus: a clinicopathologic and follow-up study of 25 cases. *Hum Pathol* 1994;25:536.
6. Orlowska J, Jarosz D, Gugulski A, et al: Squamous cell papillomas of the esophagus: report of 20 cases and literature review. *Am J Gastroenterol* 1994;89:434.
7. Odze R, Antonioli D, Shocket D, et al: Esophageal squamous papillomas: a clinicopathologic study of 38 lesions and analysis for human papillomavirus by the polymerase chain reaction. *Am J Surg Pathol* 1993;17:803.
8. Carr NJ, Monihan JM, Sobin LH: Squamous cell papilloma of the esophagus: a clinicopathologic and follow-up study of 25 cases. *Am J Gastroenterol* 1994;89:245.
9. Carr NJ, Bratthauer GL, Lichy JH, et al: Squamous cell papillomas of the esophagus: a study of 23 lesions for human papilloma virus by in situ hybridization and polymerase chain reaction. *Hum Pathol* 1994;25:536.
10. Sablich R, Benedetti G, Bignucolo S, et al: Squamous cell papilloma of the esophagus. Report of 35 endoscopic cases. *Endoscopy* 1988;20:5.
11. Mosca S, Manes G, Manaco R, et al: Squamous papilloma of the esophagus: long-term follow-up. *J Gastroenterol Hepatol* 2001;16:857.
12. Kato H, Orito E, Yoshinouchi T, et al: Regression of esophageal papillomatous polyposis caused by high risk type human papilloma virus. *J Gastroenterol* 2003;38:579.
13. Parkin DM, Whelan SL, Ferlay J, et al (eds). *Cancer Incidence in Five Continents,* Vol. VIII, IARC Publication No. 155. Lyon, France: IARC Press, 1998, pp 543–545.
14. Munoz N, Day NE: Esophageal cancer. In: Schottenfeld D, Fraumeni JE Jr (eds). *Cancer Epidemiology and Prevention.* New York: Oxford University Press, 1996, pp 681–706.
15. Thomas DB, Karagas MR: Cancer in first and second generation Americans. *Cancer Res* 1987;47:5771.
16. Miller BA, Kolonel LN, Bernstein L, et al: Racial/ethnic patterns of Cancer in the United States 1988-1992. SEER Monograph, National Cancer Institute. NIH Pub. 96-4104, Bethesda, MD, 1996.
17. Jemal A, Clegg LX, Ward E, et al: Annual report to the nation on the status of cancer. 1975-2001, with a special feature regarding survival. *Cancer* 2004;101:3.
18. Frank PI, Morris JA, Frank TL, et al: Trends in smoking habits. *Fam Pract* 2004;21:33.
19. Ziegler RG. Alcohol-nutrient interactions in cancer etiology. *Cancer* 1986;58:1942.
20. MacKillop WJ, Zhang-Salomans J, Boyd CJ, Groome PA: Associations between community income and cancer in Canada and the United States. *Cancer* 2000;89:901.
21. Jha P, Peto R, Zatonski W, et al: Social inequalities in male mortality from smoking: indirect estimation from national death rates in England and Wales, Poland and North America. *Lancet* 2006;368:367.
22. Valsecchi MG: Modeling the relative risk of esophageal cancer in a case-control study. *J Clin Pathol* 1992;45:347.
23. Tuyns AJ, Pequignot G, Jensen OM: Le cancer de l'oesophage en Ille-et-Vilaine en fonction des niveaux de consommation d'alcool et tabac. Des risques qui se multiplient. *Bull Cancer* 1977;64:45.
24. Pesko P, Rakic S, Milicevic M, et al: Prevalence and clinicopathologic features of multiple squamous cell carcinoma of the esophagus. *Cancer* 1994;73:2687.
25. Winn DM, Blot WJ: Second cancer following cancers of the buccal cavity and pharynx in Connecticut, 1935-1982. *Natl Cancer Inst Monogr* 1985;68:25.
26. Hemminki K, Jiang YW: Familial and second esophageal cancers: a nation-wide epidemiologic study in Sweden. *Int J Cancer* 2002;98:106.
27. Cheng KK, Day NE: Nutrition and esophageal cancer. *Cancer Causes Control* 1996;7:33.
28. Van Rensberg SJ, Benade AS, Rose EF, et al: Nutritional status of African populations predisposed to esophageal cancer. *Nutr Cancer* 1983;4:206.
29. Lu SH, Ohshima H, Fu HM, et al: Urinary excretion of N-nitrosamino acids and nitrate by inhabitants of high and low risk areas of esophageal cancer in northern China: endogenous formation of nitroso-orolin and its inhibition by vitamin C. *Cancer Res* 1986;46:1485.
30. Victora CG, Munoz N, Day NE, et al: Hot beverages and oesophageal cancer in southern Brazil: a case-control study. *Int J Cancer* 1987;39:710.
31. Toorchen D, Topal MD: Mechanisms of chemical mutagenesis and carcinogenesis: effects of DNA replication of methylation at the 06-guanine position of dGTP. *Carcinogenesis* 1983;4:1591.
32. Zhang L, Lu W, Miao X, et al: Inactivation of DNA repair gene 06-methylguanine-DNA methyltransferase by promoter hypermethylation and its relation to p53 mutations in esophageal squamous cell carcinoma. *Carcinogenesis* 2003;24:1039.
33. Gaur D, Arora S, Mathur M, et al: High prevalence of p53 gene alterations and protein overexpression in human esophageal cancer. *Clin Cancer Res* 1997;3:2129.
34. Bosetti C, Gallus S, Trichopoulou A, et al: Influence of Mediterranean diet on the risk of cancers of the upper aerodigestive tract. *Cancer Epid Biomarkers Prev* 2003;12:1091.
35. Bosron WF, Li TK: Genetic polymorphism of human liver alcohol and aldehyde dehydrogenases, and their relation to alcohol metabolism and alcoholism. *Hepatology* 1986;6:502.
36. Yokoyama A, Muramatsu T, Ohmori T, et al: Esophageal cancer and aldehyde dehydrogenase-2 genotypes in Japanese males. *Cancer Epidemiol Biomarkers Prev* 1996;5:99.
37. Yokoyama A, Muramatsu T, Ohmori T, et al: Reliability of a flushing questionnaire and the ethanol patch test in screening for aldehyde dehydrogenase-2 and alcohol-related cancer risk. *Cancer Epidemiol Biomarkers Prev* 1997;6:1105.
38. Yokoyama A, Muramatsu T, Ohmori T, et al: Alcohol and aldehyde dehydrogenase gene polymorphisms influence susceptibility to esophageal cancer in Japanese alcoholics. *Alcohol Clin Exper Res* 1999;23:1705.
39. Lee JM, Lee YC, Yang SY, et al: Genetic polymorphisms in XRCC1 and risk of esophageal cancer. *Int J Cancer* 2001;95:240.
40. Cai L, You N-C Y, Lu H, et al: Dietary selenium intake, aldehyde dehydrogenase-2 and x-ray repair cross-complementing 1 genetic polymorphisms and the risk of esophageal squamous carcinoma. *Cancer* 2006;106:2345.
41. Nimura Y, Yokoyama S, Fujimori M, et al: Genotyping of CYP1A1 and GSTM1 genes in esophageal cancer patients with special reference to smoking. *Cancer* 1997;80:852.

42. Zhang J, Li Y, Wang R, et al: Association of cyclin D1(G870A) polymorphism with susceptibility to esophageal and gastric cardia carcinoma in a northern Chinese population. *Int J Cancer* 2003;105:281.
43. Larsson SC, Giovannucci E, Wolk A: Folate intake, MTHFR polymorphisms and the risk of esophageal, gastric and pancreatic cancer: A meta-analysis. *Gastroenterology* 2006;131:1271.
44. Parent ME, Siemiatycki J, Fritschi L: Workplace exposures and esophageal cancer. *Occup Environ Med* 2000;57:325.
45. Pottier D, Launoy G, Cherie L, et al: Esophageal cancer at the department of Calvados. Geographic and social inequality factors. *Bull Cancer* 1989;76:1111.
46. Zablotska LB, Chak A, Das A, Neugat AI: Increased risk of squamous cell esophageal cancer after adjuvant radiation therapy for breast cancer. *Am J Epidemiol* 2005;161:330.
47. Syrjänen KJ: HPV infections and esophageal cancer. *J Clin Pathol* 2002;55:721.
48. Li T, Lu Z-M, Guo M, et al: p53 codon 72 polymorphism(C/G) and the risk of human papillomavirus-associate carcinomas in China. *Cancer* 2002;95:2571.
49. Lopes ER: Megaesophagus, megacolon and cancer. *Rev Soc Brasil Med Trop* 1988;21:91.
50. Marger RS, Marger D: Carcinoma of the esophagus and tylosis-a lethal genetic combination. *Cancer* 1993;72:17.
51. Stevens HP, Kelsell DP, Bryant SP, et al: Linkage of American pedigree with palmoplantar keratosis and malignancy (palmoplantar ectodermal dysplasia type III) to 17q24. Literature survey and proposed updated classification of keratodermas. *Arch Dermatol* 1996;132:640.
52. Risk JM, Mills HS, Garde J, et al: The tylosis esophageal cancer (TOC) locus: more than just a familial cancer gene. *Dis Esophagus* 1999;12:173.
53. Langan JE, Cole C, Huckle E, et al: Novel microsatellite markers and single nucleotide polymorphisms refine the tylosis with oesophageal cancer (TOC) minimal region on 17q25 to 42.5kb: sequencing does not identify the causative gene. *Hum Genet* 2004;114:534.
54. Ashworth MT, Nash JRG, Ellis A, et al: Abnormalities of differentiation and maturation of the esophageal squamous epithelium of patients with tylosis: morphologic features. *Histopathology* 1991;189:303.
55. Horn HM, Tidman MJ: The clinical spectrum of dystrophic epidermolysis bullosa. *Br J Dermatol* 2002;146:267.
56. Crespi M, Munoz N, Grassi R, et al: Precursor lesions of oesophageal cancer in a low-risk population in China: comparison with high-risk populations. *Int J Cancer* 1984;34:559.
57. Ribet ME, Mensier EA: Reflux esophagitis and carcinoma. *Surg Gynecol Obstet* 1992;175:121.
58. Hopkins RA, Postlethwait RW: Caustic burns and carcinoma of the esophagus. *Ann Surg* 1981;194:146.
59. Brucher BLDM, Stein HJ, Bartels H, et al: Achalasia and esophageal cancer: incidence, prevalence and prognosis. *World J Surg* 2001;35:745.
60. Bradley PJ, Kochaar A, Quraishi MS: Pharyngeal pouch carcinoma: real or imaginary risks? *Ann Otol Laryngol* 1999;108:1027.
61. Ye W, Nyren O: Risk of cancers of the oesophagus and stomach in patients hospitalised for pernicious anemia. *Gut* 2003;52:938.
62. Ye W, Held M, Lagergren J, et al: Helicobacter pylori infection and gastric atrophy: risk of adenocarcinoma and squamous cell carcinoma of the esophagus and adenocarcinoma of the cardia. *J Natl Cancer Inst* 2004;96:388.
63. Goodman MT, Stemmermann GN: Cancer registration and incidence in Hawaii. *Eur J Cancer* 1991;27:1701.
64. Jessner W, Vogelsang H, Püspők A, et al: Plummer-Vinson syndrome associated with celiac disease and complicated by postcricoid carcinoma and carcinoma of the tongue. *Am J Gastroenterol* 2003;98:1208.
65. Lu N, Hu N, Li W-J, et al: Microsatellite alterations in esophageal dysplasia and squamous cell carcinoma from laser capture microdissected endoscopic biopsies. *Cancer Lett* 2003;189:137.
66. Shi ST, Yang GY, Wang LD, et al: Role of p53 gene mutations in human esophageal carcinogenesis: results from immunohistochemical and mutation analyses of carcinomas and nearby cancerous lesions. *Carcinogenesis* 1999;20:591.
67. Ito S, Ohga T, Saeki H, et al: p53 mutation profiling of multiple esophageal carcinoma using laser capture microdissection to demonstrate field carcinogenesis. *Int J Cancer* 2005;113:22.
68. Yasuda M, Kuwano H, Watanabe M, et al: p53 expression in squamous dysplasia associated with carcinoma of the oesophagus: evidence for field carcinogenesis. *Br J Cancer* 2000;83:1033.
69. Shen O, Liu SF, Dawsey SM, et al: Cytologic screening for esophageal cancer: results from 12,877 subjects from a high-risk population in China. *Int J Cancer* 1993;54:185.
70. Yokoyama A, Ohmori T, Makuuchi H, et al: Successful screening for early esophageal cancer in alcoholics using endoscopy and mucosa iodine staining. *Cancer* 1995;76:926.
71. Takubo K, Takai A, Takayama S, et al: Intraductal spread of esophageal squamous cell carcinoma. *Cancer* 1987;59:1751.
72. Rubio CA, Liu F, Zhao H: Histologic classification of intraepithelial neoplasias and microinvasive squamous carcinoma of the esophagus. *Am J Surg Pathol* 1989;13:685.
73. Schlemper RJ, Riddell RH, Kato Y, et al: The Vienna classification of gastrointestinal neoplasia. *Gut* 2000;47:251.
74. Li J-Y, Ershow AG, Chen CJ, et al: A case-control study of cancer of the esophagus and gastric cardia in Linxian. *Int J Cancer* 1989;43:755.
75. Nabeya K: Markers of cancer in the esophagus and surveillance in high risk groups. In: Sherlock P, Morson BC, Barbara L, et al (eds). *Precancerous Lesions of the Gastrointestinal Tract*. New York: Raven Press, 1983, pp 71–86.
76. Bogomoletz, Molas G, Gayet B, Potet F: Superficial squamous cell carcinoma of the esophagus. A report of 76 cases and review of the literature. *Am J Surg Pathol* 1989;13:535.
77. Kanamoto A, Yamaguchi J, Nakanishi Y, et al: Clinicopathological study of multiple superficial oesophageal carcinoma. *Br J Surg* 2000;87:1712.
78. Tsang WY, Chan JKC, Lee KC, et al: Basaloid-squamous carcinoma of the upper aero-digestive tract and so-called adenoid cystic carcinoma of the oesophagus: the same tumor type? *Histopathology* 1991;19:35.
79. Greene FL, Balch CM, Page DL, et al (eds). *AJCC Cancer Staging Manual*. 6th ed. New York: Springer-Verlag, 2002, pp 91–95.
80. Brierley JD, Greene FL, Sobin LH, Wittekind C: The "y" symbol: an important classification tool for neoadjuvant cancer treatment. *Cancer* 2006:106:2526.
81. Tachibana M, Kinugasa S, Dhar DK, et al: Dukes' classification as a useful staging system in resectable squamous cell carcinoma of the esophagus. *Virchows Arch* 2001;438:350.
82. Eloubeidi MA, Desmond R, Arguedas MR, et al: Prognostic factors for the survival of patients with esophageal carcinoma in the US: the importance of tumor length and lymph node status. *Cancer* 2002;95:1434.
83. Soetikno R, Kaltenbach T, Yeh R, et al: Endomucosal resection for early cancer of the upper gastrointestinal tract. *J Clin Oncol* 2005;23:4490.
84. Araki K, Ohno S, Egashira A, et al: Pathologic features of superficial squamous cell carcinoma with lymph node and distal metastases. *Cancer* 2002;94:570.
85. Tachibana M, Kinugasa S, Dhar DK, et al: Prognostic factors after extended esophagectomy for squamous cell carcinoma of the thoracic esophagus. *J Surg Oncol* 1999;72:88.
86. Yuasa N, Miyachi M, Yasui A, et al: Clinicopathological features of superficial spreading and nonspreading squamous cell carcinoma of the esophagus. *Am J Gastroenterol* 2001;96:232.
87. Soga A, Tanaka O, Sasaki K, et al: Superficial spreading carcinoma of the esophagus. *Cancer* 1982;50:1641.
88. Murray GF, Keagy B: Esophagus. In: Manning H, van Schaik M (eds). *Clinical Surgery*. St. Louis: Mosby, 1987, pp 1161–1169.
89. Geddes LG J, Dorn RA, Wadleigh RG: Hypercalcemia in patients with esophageal cancer. *J Exp Clin Cancer Res* 1999;18:61.
90. Broadus AE, Mangan M, Ikeda K, et al: Humoral hypercalcemia of cancer. Identification of novel parathyroid hormone-like peptide. *N Engl J Med* 1988;319:556.
91. Pinel N, Berthon C, Everad F, et al: Prognosis of hypercalcemia in aerodigestive tract cancers: a study of 136 cases. *Oral Oncol* 2005;41:884.
92. Barber PV, Lechler R: Hypertrophic osteoarthropathy: two unusual causes. *Postgrad Med J* 1983;59:254.
93. Mita T, Nakanishi Y, Ochiai A, et al: Paraneoplastic vasculitis associated with esophageal carcinoma. *Pathol Int* 1999;49:643.
94. Dittler HJ, Siewert JR: Role of endoscopic ultrasonography in esophageal carcinoma. *Endoscopy* 1993;25:561.
95. Van Dam J. Endosonographic evaluation of the patient with esophageal cancer. *Chest* 1997;112:184S.
96. Vasquez-Sequeiros E, Norton ID, Clain JE, et al: Impact of EUS-guided fine-needle aspiration on lymph node staging in patients with esophageal carcinoma. *Gastrointest Endosc* 2001;53:751.

97. Chu PG, Lyda MH, Wess LM: Cytokeratin 14 expression in epithelial neoplasms: a survey of 435 cases with emphasis on its value in differentiating squamous cell carcinomas from other epithelial tumours. *Histopathology* 2001;39:9.
98. Nakanishi Y, Ochiai A, Kato H, et al: Clincopathologic significance of tumor nest configuration in patients with esophageal squamous cell carcinoma. *Cancer* 2001;91:1114.
99. Mandard AM, Dailbard F, Mandard JC, et al: Pathologic assessment of tumor regression after preoperative chemoradiotherapy of esophageal carcinoma. *Cancer* 1994;73:2680.
100. Altorki NK, Migliore M, Skinner DB: Esophageal carcinoma with airway obstruction: evolution and choices of therapy. *Chest* 1994;106:742.
101. Sons HU, Borchard F: Esophageal cancer: autopsy findings. *Arch Pathol Lab Med* 1984;108:983.
102. Fagundes RB, Mello CR, Tollens P, et al: p53 protein esophageal mucosa of individuals at high risk of squamous cell carcinoma of the esophagus. *Dis Esophagus* 2001;14:185.
103. Parenti AR, Rugge M, Frizzera E, et al: p53 overexpression in multistep process of esophageal carcinogenesis. *Am J Surg Pathol* 1995;19:1418.
104. Takeno S, Nogichi T, Kikuchi R, et al: Prognostic value of cyclin B1 in patients with esophageal squamous cell carcinoma. *Cancer* 2002;94:2974.
105. Miyata H, Doki Y, Shiozaki H, et al: CDC25B and p53 are independently implicated in radiation sensitivity for human esophageal cancers. *Clin Cancer Res* 2000;6:4839.
106. Kajiyama Y, Hattori K, Amano T, et al: Histopathologic effects of neoadjuvant therapies for advanced squamous cell carcinoma of the esophagus: multivariate analysis of predictive factors and p53 overexpression. *Dis Esophagus* 2002;15;61.
107. Jiang W, Kahn SM, Tomita N, et al: Amplification and expression of human cyclin D gene in esophageal cancer. *Cancer Res* 1992;51:2980.
108. Nozoe T, Korenaga D, Kabashima A, et al: Significance of cyclin B1 expression as an independent prognostic indicator of patients with squamous cell carcinoma of the esophagus. *J Cancer Res Clin Oncol* 2002;129:691.
109. Yoshida K, Kuniyasu H, Yasui W, et al: Expression of growth factors and their receptors in human esophageal carcinoma: regulation of expression by epidermal growth factor and transforming growth factor alpha. *J Cancer Res Clin Oncol* 1993;119:401.
110. Yoshida K, Kyo E, Tsuda T, et al: EGF and TGF-α, the ligands of hyperproduced EGFR in human esophageal carcinoma cells, act as autocrine growth factors. *Int J Cancer* 1990;45:131.
111. Ozawa S, Ueda M, Ando N, et al: High incidence of EGF receptor hyperproduction in esophageal squamous cell carcinoma. *Int J Cancer* 1987;39:333.
112. Chikuba K, Saito T, Uchino S, et al: High amplification of hst-1 gene correlates with haematogenous recurrence after curative resection of oesophageal carcinoma. *Br J Surg* 1995;82:364.
113. Kitadai Y, Haruma K, Tokutomi T, et al: Significance of vessel count and vascular endothelial growth factor in human esophageal carcinoma. *Clin Cancer Res* 1998;4:2195.
114. Rosa AR, Schirmer CC, Gurski RR, et al: Prognostic value of p53 protein expression and vasular endothelial growth factor expression in resected squamous cell carcinoma of the esophagus. *Dis Esophagus* 2003;16:112.
115. Yamamoto H, Iku S, Itoh F, et al: Association of trypsin expression with recurrence and poor prognosis in human esophageal squamous cell carcinoma. *Cancer* 2001;91:1324.
116. Ohkawa T, Naomoto Y, Takaoka M, et al: Localization of heparanase in esophageal cancer cells: respective roles in prognosis and differentiation. *Lab Invest* 2004;84:1289.
117. Lu JP, Xian MS, Hayashi K, et al: Morphologic features in esophageal carcinoma in young adults in North China. *Cancer* 1994;74:573.
118. Vanoverhagen H, Berger MY, Meijers H, et al: Influence of radiologically and cytologically assessed distant metastases on the survival of patients with esophageal and gastroesophageal junction carcinoma. *Cancer* 1993;72:25.
119. Kawamura T, Goseki N, Koike M, et al: Acceleration of proliferative activity of esophageal squamous cell carcinoma with invasion beyond the mucosa. Immunohistochemical analysis of Ki-67 and p53 antigen in relation to histopathologic findings. *Cancer* 1996;77:843.
120. Chan KW, Chan YET, Chan CW: Carcinoma of the esophagus. An autopsy study. *Pathology* 1986;18:400.
121. Izbiki JR, Hosch SB, Pichlmeier U, et al: Prognostic value of histochemically identifiable tumor cells in lymph nodes of patients with completely resected esophageal cancer. *N Eng J Med* 1997;337:1188.
122. Nozoe T, Saeki H, Ohga T, Sugimachi K: Clinicopathologic characteristics of esophageal carcinoma in younger patients. *Ann Thorac Surg* 2001;72:1914.
123. Siewert JR, Stein HJ, Feith M, et al: Histologic tumor type is an independent prognostic parameter in esophageal cancer: resections from a single center in the western world. *Ann Surg* 2001;234:360.
124. Miller RA, Ries LAG, Hankey BF, et al: Cancer Statistics Review 1973-1989, National Cancer Institute. NIH Pub. No. 92-2789. Washington, DC: National Institutes of Health, 1992, pp VIII.3-9.
125. Enzinger PC, Mayer RJ: Esophageal cancer. *N Eng J Med* 2003;349:2241.
126. Enzinger PC, Ilson DH, Kelson DP: Chemotherapy in esophageal cancer. *Semin Oncol* 1999;26:12.
127. Gschossmann JM, Bonner JA, Foote RL, et al: Malignant tracheoesophageal fistula in patients with esophageal cancer. *Cancer* 1993;72:1513.
128. Tachibana M, Kinugasa S, Yoshimura H, et al: Clinical outcomes of extended esophagectomy with three-fold lymph node dissection for esophageal squamous cell carcinoma. *Am J Surg* 2005;189:98.
129. Natsugoe S, Mueller J, Stein HJ, et al: Micrometastasis and tumor cell microinvolvement of lymph nodes from esophageal squamous cell carcinoma: frequency, associated tumor characteristics, and impact on prognosis. *Cancer* 1998;83:858.
130. Böttger T, Störkel S, Stöckle M, et al: DNA image cytometry, a prognostic tool in squamous cell carcinoma of the esophagus? *Cancer* 1991;67:2290.
131. Kaketani K, Saito T, Kobayashi M: Flow cytometric analysis of nuclear DNA content in esophageal cancer. Aneuploidy as an index of highly malignant potential. *Cancer* 1989;64:887.
132. Watanabe M, Kuwano H, Tanaka S, et al: Flow cytometric DNA analysis is useful in detecting multiple alterations in squamous cell carcinoma of the esophagus. *Cancer* 1999;2322.
133. Natsugoe S, Shimazu H, Baba M, et al: Recurrence of thoracic esophageal cancer after lymph node dissection in three areas with special reference to the relationship between recurrence and the number of metastatic lymph nodes. *Jpn J Gastroenterol Surg* 1991;24:2888.
134. Takashima S, Takeuchi N, Shiozaki H, et al: Carcinoma of the esophagus: CT vs. MR imaging in determining resectability. *AJR Am J Roentgenol* 1991;156:297.
135. Siewert JR, Holscher AH, Dittler HJ: Preoperative staging and risk analysis in esophageal carcinoma. *Hepatogastroenterology* 1990;37:382.
136. Isono K, Onoda S, Ishikawa T, et al: Studies on the causes of death from esophageal carcinoma. *Cancer* 1982;49:2173.
137. Isono K, Sato H, Nakayama K: Results of nation-wide study of the three field lymph-node dissection of esophageal cancer. *Oncology* 1991;48:411.
138. Kato H, Tachimori Y, Watanabe H, Toshifumi T: Evaluation of the new (1987) TNM classification for thoracic esophageal tumors. *Int J Cancer* 1993;53:220.
139. Malthaner RA, Wong RKS, Rumble RB, et al: Neoadjuvant and adjuvant therapy for resectable esophageal cancer: a systematic review and meta-analysis. *BMC Med* 2004;2:35.
140. Kelsen DP, Ginsberg R, Pajak TF, et al: Chemotherapy followed by surgery compared with surgery alone for localized esophageal cancer. *N Eng J Med* 1998;339:1979.
141. Medical Research Council Oesophageal Cancer Working Party: Surgical resection with or without chemotherapy in oesophageal cancer: a randomized control trial. *Lancet* 2002;359:1727.
142. Ilson DH, Sirott M, Saltz L, et al: A phase II trial of interferon alpha-2, 5-fluorouricil, and cisplatin in patients with advanced esophageal cancer. *Cancer* 1995;75:2197.
143. Ilson DH, Forastiere A, Arquette M, et al: A phase II trial of paclitaxel and cisplatin in patients with advanced carcinoma of the esophagus. *Cancer* 2000;6:316.
144. Carlisle JG, Quint LE, Francis IR, et al: Recurrent esophageal carcinoma-CT evaluation after esophagectomy. *Radiology* 1993;189:271.
145. Dawsey SM, Lewin KJ, Liu FS, et al: Esophageal morphology from Linxian, China—squamous histologic findings in 754 patients. *Cancer* 1994;73:2027.
146. Matsumoto M, Natsugoe S, Nakashima S, et al: Biological evaluation of undifferentiated carcinoma of the esophagus. *J Surg Oncol* 2000;7:204.

147. Fischer HP, Wallner F, Maier H, et al: Coexpression of intermediate filaments of squamous cell carcinoma of upper aerodigestive tract before and after radiation and chemotherapy. *Lab Invest* 1989;61:433.
148. Osborn NK, Keate RF, Trastek VF, Nguyen CC: Verrucous carcinoma of the esophagus. Clinicophysiologic features and treatment of a rare entity. *Dig Dis Sci* 2003;48:463.
149. Mori M, Watanabe M, Tanaka S, et al: Epstein-Barr virus carcinoma of the esophagus and stomach. *Arch Path Lab Med* 1994;118:998.
150. Rosengard AM, Hamilton SR: Squamous cell carcinoma of the esophagus in patients with Barrett esophagus. *Mod Pathol* 1989;2:2.
151. Iezzoni JC, Mills SE: Sarcomatoid carcinomas (carcinosarcomas) of the gastrointestinal tract. *Semin Diag Pathol* 1993;10:176.
152. Gal AA, Martin SE, Kernan JA, et al: Esophageal carcinoma with prominent spindle cells. *Cancer* 1987;60:2244.
153. Handra-Luca A, Terris B, Couvelard A, et al: Spindle-cell squamous carcinoma of the oesophagus: an analysis of 17 cases, with new immunohistochemical evidence of clonal origin. *Histopathology* 2001;39:125.
154. Ota S, Kato A, Kobayashi H, et al: Monoclonal origin of an esophageal carcinosarcoma producing granulocyte-colony stimulating factor. *Cancer* 1998;82:2102.
155. Robertson NJ, Rahmin J, Smith ME: Carcinosarcoma of the oesophagus showing neuroendocrine, squamous and glandular differentiation. *Histopathology* 1997;31:236.
156. Lauwers, Grant LD, Scott GV, et al: Spindle cell squamous carcinoma of the esophagus: analysis of the ploidy and proliferative activity in a series of 13 cases. *Hum Pathol* 1998;29:863.
157. Takubo K, Mafune K, Tanaka Y, et al: Basaloid-squamous carcinoma of the esophagus with marked deposition of basement membrane substance. *Acta Pathol Jap* 1991;41:59.
158. Guarino M, Micoli G: Basaloid-squamous carcinoma of the upper aerodigestive tract. *Histopathology* 1992;20:462.
159. Ohashi K, Horiguchi S, Moriyama S, et al: Superficial basaloid squamous carcinoma of the esophagus. A clinicopathological and immunohistochemical study of 12 cases. *Path Res Pract* 2003;199:713.
160. Cabrera E, Fernandes F, Gomez-Roman J, Val-Bernal JF: Basaloid squamous carcinoma of the esophagus: immunohistochemistry and flow cytometric DNA analysis in two cases. *Int J Surg Pathol* 1996;3:267.
161. Dolan K, Morris AI, Gosney JR, et al: Three different subsite classifications for carcinomas in the proximity of the GEJ, but is it all one disease? *J Gasatroenterol Hepatol* 2004;19:24.
162. Flucke IJ, Steinborn E, Dreis V, et al: Immunoreactivity of cytokines (CK7, CK29) and mucin peptide care antigens (MUC1, MUC2, MUC5AC) in adenocarcinomas, normal, and metaplastic tissues of the distal oesophagus, oesophago-gastric junction and proximal stomach. *Histopathology* 2003;43:127.
163. Ectors N, Driessen A, De Hertog G, et al: Is adenocarcinoma of the esophagogastric junction or cardia different from Barrett adenocarcinoma? *Arch Path Lab Med* 2005;128:183.
164. Stemmermann GN, Nomura AMY, Kolonel LN, et al: Gastric carcinoma in a multiethnic population. *Cancer* 2002;95:744.
165. Siewert JR, Holscher AH, Becker K, et al: Cardia cancer: attempt at a therapeutically relevant classification. *Chirurg* 1987;58:25.
166. Kubo A, Corley DA: Marked regional variation in adenocarcinomas of the esophagus and gastric cardia in the United States. *Cancer* 2002;95;2096.
167. Newnham A, Quinn MJ, Babb P, et al: Trends in subsite and morphology of oesophageal and gastric cancer in England and Wales. *Aliment Pharmacol Ther* 2003;17:665.
168. Voutilainen ME, Juhola MT: The changing epidemiology of esophageal cancer in Finland and the impact of the surveillance of Barrett's esophagus in detecting esophageal adenocarcinoma. *Dis Esophagus* 2005;18:221.
169. Hongo M: Barrett's esophagus and carcinoma in Japan. *Aliment Pharmacol Ther* 2004;20:50.
170. Blot W: Esophageal cancer trends and risk factors. *Semin Oncol* 1994;21:403.
171. Streitz JM, Ellis FH, Gibb P: Adenocarcinoma in Barrett's esophagus: a clinicopathologic study of 65 cases. *Ann Surg* 1991;213:122.
172. Pera M, Pera M: Recent changes in the epidemiology of esophageal cancer. *Surg Oncol* 2001;10:81.
173. Kaijser M, Akre O, Cnattingius S, Ekbom A: Preterm birth, low birth weight and risk of esophageal adenocarcinoma. *Gastroenterology* 2005;128:607.
174. Avidan B, Sonnenberg A, Scnell TG, et al: Hiatal hernia size, Barrett's length, and severity of acid reflux are all risk factors for esophageal adenocarcinoma. *Am J Gastroenterol* 2002;97:1930.
175. Pera M, Trastek VF, Carpenter HA, et al: Influence of pancreatic and biliary reflux on the development of esophageal carcinoma. *Ann Thorac Surg* 1993;55:1386.
176. Miwa K, Hattori T, Miyazaki I: Duodenogastric reflux and foregut carcinogenesis. *Cancer* 1995;75:1426.
177. Lindblad M, Rodriguez LAG, Lagergren J: Body mass, tobacco and alcohol risk of esophageal, gastric cardia and gastric non cardia adenocarcinoma among men and women in a nested case-control study. *Cancer Causes Control* 2005;16:285.
178. La Vecchia C, Negri E, Lagiou P, Trichopolous D: Oesophageal adenocarcinoma: a paradigm of mechanical carcinogenesis? *Int J Cancer* 2002;102:269.
179. Chow WH, Blot WJ, Vaughn TL, et al: Body mass index and risk of adenocarcinoma of the esophagus and gastric cardia. *J Natl Cancer Inst* 1998;90:150.
180. Ryan A, Rowley S, Fitzgerald A, et al: Adenocarcinomas of the oesophagus and gastric cardia: male preponderance in association with obesity. *Eur J Cancer* 2006;42:1151.
181. Vaughn TL, Davis S, Kristal A, Thomas DB: Obesity, alcohol and tobacco as risk factors for cancers of the esophagus and gastric cardia: adenocarcinoma versus squamous cell carcinoma. *Cancer Epidemiol Biomarkers Prev* 1995;4:85.
182. Kim R, Weissfeld JL, Reynolds JC, Kuller LH: Etiology of Barrett's metaplasia and esophageal adenocarcinoma. *Cancer Epidemiol Biomarkers Prev* 1997;6:369.
183. Suzuki H, Iijima K, Scobie G, et al: Nitrate and nitrosative chemistry within Barrett's esophagus during acid reflux. *Gastroenterology* 2001;120:387.
184. Terry P, Jagergren J, Weimin YE, et al: Inverse association between intake of cereal fiber and risk of gastric cardia cancer. *Gastroenterology* 2001;120:387.
185. Sihvo EIT, Salminen JT, Rantanen TK, et al: Oxidative stress has a role in malignant transformation in Barrett's oesophagus. *Int J Cancer* 2002;102:551.
186. Chow WH, Blaser MJ, Blot WJ, et al: An inverse relation between cagA(+) strains of Helicobacter pylori infection and risk of esophageal and gastric cardia adenocarcinoma. *Cancer Res* 1998;58:588.
187. Yamaji Y, Mitsushima T, Ikuma H, et al: Inverse background for Helicobacter pylori antibody and pepsinogen in reflux oesophagitis compared with gastric cancer: analysis of 5732 Japanese subjects. *Gut* 2001;49:335.
188. El-Serag HB, Sonnenberg A: Opposing time trends of peptic ulcer and reflux disease. *Gut* 1998;43:327.
189. Labens J, Blum AL, Bayerdorfter E, et al: Curing Helicobacter pylori infection in patients with duodenal ulcer may provoke reflux esophagitis. *Gastroenterology* 1997;112:1412.
190. Lagergren L, Bergstrom R, Adami HO, Nyren O: Association between medications that relax the lower esophageal sphincter and risk of esophageal adenocarcinoma. *Ann Int Med* 2000;133:165.
191. Vaughn TL, Dong LM, Blount P, et al: Nonsteroidal anti-inflammatory drugs and risk of neoplastic progression in Barrett's oesophagus: a prospective study. *Lancet Oncol* 2005;6:945.
192. Eng C, Spechler SJ, Ruben R, Li FP: Familial Barrett esophagus and adenocarcinoma of the gastroesophageal junction. *Cancer Epidemiol Biomarkers Prev* 1993;2:397.
193. Jochem VJ, Fuerst PA, Fromkes JJ: Familial Barrett's esophagus associated with adenocarcinoma. *Gastroenterology* 1992;102:1400.
194. van Lieshout EM, Roelofs HM, Dekker S, et al: Polymorphic expression of the glutathione-S-transferase P1 gene and its susceptibility to Barrett's esophagus and esophageal carcinoma. *Cancer Res* 1999;59:586.
195. Barrett MT, Sanchez CA, Prevo LJ, et al: Evolution of neoplastic cell lineages in Barrett oesophagus. *Nat Genet* 1999;22:106.
196. Neshat K, Sanchez CA, Galipeau PC, et al: p53 mutations in Barrett's adenocarcinoma and high grade dysplasia. *Gastroenterology* 1994;106:1589.
197. Buttar NS, Wang K, Sebo TJ, et al: Extent of high grade dysplasia in Barrett's esophagus correlates with risk of adenocarcinoma. *Gastroenterology* 2000;120:1630.
198. Dar MS, Goldblum JR, Rice TW, Falk GW: Can extent of high grade dysplasia in Barrett's oesophagus predict the presence of adenocarcinoma at esophagectomy? *Gut* 2003;52:486.

199. Spechler SJ. Barrett's esophagus. *Semin Oncol* 1994;21:431.
200. Levine D, Haggit R, Blount P, et al: An endoscopic biopsy protocol can differentiate high-grade dysplasia from early adenocarcinoma in Barrett's esophagus. *Gastroenterology* 1993;105:40.
201. Boyce HW. Barrett esophagus-endoscopic findings and what to biopsy. *J Clin Gastroenterol* 2003;36:S6.
202. Tschanz ER: Do 40% of patients resected for Barrett esophagus with high-grade dysplasia have unsuspected adenocarcinoma? *Arch Pathol Lab Med* 2005;129:177.
203. Canto MI: Diagnosis of Barrett's esophagus and esophageal neoplasia: East meets West. *Dig Endosc* 2006;18:S36.
204. Montgomery E: Is there a way for pathologists to decrease interobserver variability in the diagnosis of dysplasia? *Arch Pathol Lab Med* 2005;129:174.
205. Dalai GS, Shakelle PG, Jensen DM, et al: Dysplasia and risk of further neoplastic progression in a regional Veterans Administration Barrett's cohort. *Am J Gastroenterol* 2005;100:775.
206. Lomo LC, Blount PL, Sanchez CA, et al: Crypt dysplasia with surface-maturation. A clinical, pathologic and molecular study of a Barrett's esophagus cohort. *Am J Surg Pathol* 2006:30:42.
207. Thurberg BL, Duray PH, Odze RD: Polypoid dysplasia in Barrett's esophagus: a clinicopathologic, immunohistochemical, and molecular study of five cases. *Hum Pathol* 1999;30:745.
208. Wong RS, Temes RT, Follis FM, et al: Multiple polyposis and adenocarcinoma arising in Barrett's esophagus. *Ann Thorac Surg* 1996;61:216.
209. Haggitt RC: Barrett's esophagus, dysplasia and adenocarcinoma. *Hum Pathol* 1994;25:982.
210. Rice TW, Falk GW, Achcar E, Petras RE: Surgical management of high grade dysplasia in Barrett's esophagus. *Am J Gastroenterol* 1993;88:536.
211. Spechler SJ: Dysplasia in Barrett's esophagus: limitations of current management strategies. *Am J Gastroenterol* 2005;100:927.
212. Reid BJ, Sanchez CA, Blount PL, et al: Barrett's esophagus: cell cycle abnormalities in advancing stages of neoplastic progression. *Gastroenterology* 1993;105:119.
213. Fennery MB, Sampliner RE, Way D, et al: Discordance between flow cytometric abnormalities and dysplasia in Barrett's esophagus. *Gastroenterology* 1989;97;815.
214. Younes M, Lebovitz RN, Lechago LV, et al: p53 protein accumulation in Barrett's metaplasia, dysplasia and carcinoma: a follow-up study. *Gastroenterology* 1993;105:1637.
215. Keswani RN, Noffsinger A, Waxman I, Bissonnette M: Clinical use of p53 in Barrett's esophagus. *Cancer Epidemiol Biomarkers Prev* 2006;15:1243.
216. Dorer R, Odze RD: AMACR immunostaining is useful in detecting dysplastic epithelium in Barrett's esophagus, ulcerative colitis and Crohn's disease. *Am J Surg Pathol* 2006;30:871.
217. Fountoulakis A, Zafirellis KD, Dolan K, et al: Effect of surveillance of Barrett's oesophagus on the clinical outcome of oesophageal cancer. *Br J Surg* 2004;91:997.
218. Corley DA, Levin TR, Habel LA, et al: Surveillance and survival in Barrett's adenocarcinoma: a population-based study. *Gastroenterology* 2002;122:633.
219. Wang KK, Wongkeesong M, Buttar NS: American Gastroenterological Association medical position statement: role of the gastroenterologist in the management of esophageal carcinoma. *Gastroenterology* 2005;128:1468.
220. ASGE guideline: the role of endoscopy in the surveillance of premalignant conditions of the upper GI tract. *Gastrointest Endosc* 2006;63:570.
221. Chejfec G, Jablokow VR, Gould VE: Linitis plastica carcinoma of the esophagus. *Cancer* 1983;51:2139.
222. Kalish RJ, Clancy PE, Orringer MB, et al: Clinical, epidemiologic and morphologic comparison between adenocarcinomas arising in Barrett's esophageal mucosa and in the gastric cardia. *Gastroenterology* 1984;86:451.
223. Paraf F, Flejou JF, Potet F, et al: Esophageal squamous carcinoma in five patients with Barrett's esophagus. *Am J Gastroenterol* 1992;87:746.
224. Banner BF, Memoli VA, Warren WH, et al: Carcinoma with multidirectional differentiation arising in Barrett's esophagus. *Ultrastruct Pathol* 1983;4:205.
225. Kikuchi Y, Tsuneta Y, Kawai T, et al: Choriocarcinoma of the esophagus producing chorionic gonadotropin. *Acta Pathol Jpn* 1988;38:489.
226. Wasan HS, Schofield JB, Krausz T, et al: Combined choriocarcinoma and yolk sac carcinomas arising in Barrett's esophagus. *Cancer* 1994;73:514.
227. Paraf F, Flejou J, Pignon J, et al: Surgical pathology of adenocarcinoma arising in Barrett's esophagus. Analysis of 67 cases. *Am J Surg Pathol* 1995;18:183.
228. Liu L, Hofstetter WL, Rashid A, et al: Significance if the depth of tumor invasion and lymph node metastasis in superficially invasive (T1) esophageal adenocarcinoma. *Am J Surg Pathol* 2005;29:1079.
229. Clark GWB, Peters JH, Ireland AP, et al: Nodal metastasis and sites of recurrence after en-bloc esophagectomy for adenocarcinoma. *Ann Thorac Surg* 1994;58:646.
230. Aikou T, Shimazu H, Takao T, et al: Significance of lymph nodal metastases in the treatment of esophagogastric adenocarcinoma. *Lymphology* 1992;25:31.
231. Feith M, Stein HJ, Siewert JR: Pattern of lymphatic spread of Barrett's cancer. *World J Surg* 2003;27:1052.
232. de Manzoni G, Pedrazzani C, Verlato G, et al: Comparison of old and new TNM systems for nodal staging in adenocarcinoma of the gastro-oesophageal junction. *Br J Surg* 2004;91:296.
233. Torres C, Turner JR, Wang HH, et al: Pathologic prognostic factors in Barrett's-associated adenocarcinoma. *Cancer* 1999;85:52.
234. Menke-Pluymers MB, Schoute NW, Mulder AH, et al: Outcome of surgical treatment of adenocarcinoma of Barrett's oesophagus. *Gut* 1992;33:1454.
235. von Rahden BHA, Stein HJ, Feith M, et al: Lymphatic vessel invasion as a prognostic factor in patients with primary resected adenocarcinomas of the esophagogastric junction. *J Clin Oncol* 2005;23:874.
236. Regalado SP, Nambu Y, Iannettoni MD, et al: Abundant expression of the intestinal protein villin in Barrett's metaplasia and esophageal adenocarcinomas. *Mol Carcinog* 1998;22:182.
237. Wu GD, Beere DG, Moore JH, et al: Sucrase-isomaltase expression in Barrett's esophagus and adenocarcinoma. *Gastroenterology* 1993;105:837.
238. Phillips RW, Frierson HF, Moshaluk CA: CDx2 as a marker of epithelial intestinal differentiation in the esophagus. *Am J Surg Pathol* 2003;27:1442.
239. Moons LMG, Bax DA, Kuipers EJ, et al: The homeodomain protein CDX2 is an early marker of Barrett's oesophagus. *J Clin Pathol* 2003;57:1063.
240. Taniere P, Borghi-Scoazec G, Saurin JC, et al: Cytokeratin expression in adenocarcinoma of the esophagogastric junction—a comparative study of adenocarcinomas of the distal esophagus and of the proximal stomach. *Am J Surg Pathol* 2002;26:1213.
241. van Lier MGF, Bomhof FJ, Leenderste, et al: Cytokeratin phenotyping does not help in distinguishing oesophageal adenocarcinoma from cancer of the gastric cardia. *J Clin Pathol* 2005;58:722.
242. Gramlich TL, Fritsch C, Cohen C, et al: Oncogene expression and amplification in Barrett adenocarcinoma. *Int J Surg Pathol* 1997;4:203.
243. Wilkinson NW, Black J, Roukhadze E, et al: Epidermal growth factor receptor expression correlates with histologic grade in resected esophageal adenocarcinoma. *J Gastrointest Surg* 2004;8:448.
244. Lagorce C, Paraf F, Vidaud D, et al: Cyclooxygenase-2 is expressed frequently and early in Barrett's oesophagus and associated adenocarcinoma. *Histopathology* 2003;42:457.
245. Shimizu D, Vallböhmer D, Kuamochi H, et al: Increasing cyclooxygenase-(cox-2) gene expression in the progression of Barrett's esophagus to adenocarcinomas correlates with that of Bcl-2. *Int J Cancer* 2006;119:765.
246. Buskens CJ, van Rees BP, Sivula A, et al: Prognostic significance of elevated cuclooxygenase-2 expression in patients with adenocarcinoma of the esophagus. *Gastroenterology* 2002;122:1800.
247. Rusch VW, Levine DS, Haggit R, Ried BJ: The management of high-grade dysplasia and early cancer in Barrett's esophagus: a multidiscipline problem. *Cancer* 1994;74:1225.
248. Mino-Kenudson M, Brugge W, Puricelli W, et al: Management of superficial Barrett's epithelium-related neoplasms by endoscopic mucosal resection: clinicopathologic analysis of 27 cases. *Am J Surg Pathol* 2005;29:680.
249. Dragovich T, McCoy S, Urba S, et al: Phase II trial of erlotinib in gastroesophageal (GEJ) and gastric carcinoma: SWOG 0127. *J Clin Oncol* 2006;24:4922.
250. Lauwers GY, Scott GV, Vauthey JN: Adenocarcinoma of the upper esophagus developing in cervical ectopic gastric mucosa: rare evidence of malignant potential of so-called inlet patch. *Dig Dis Sci* 1998;43:901.
251. Sperling RM, Grendell JH: Adenocarcinoma arising in an inlet patch of the esophagus. *Am J Gastroentrol* 1995;90:150.
252. Bergmann M, Charnas RM: Tracheobronchial rests in the esophagus: their relation to some benign strictures and certain types of cancer in the esophagus. *J Thorac Surg* 1958;35:97.

253. Takubo K, Esaki Y, Watanabe A, et al: Adenoma associated by superficial squamous cell carcinoma of the esophagus. *Cancer* 1993;71:2435.
254. Tsutsumi M, Mizumoto K, Tsujiuchi, et al: Serous cystadenoma of the esophagus. *Acta Pathol Jpn* 1990;40:153.
255. Akamatsu T, Honda T, Nakayama J, et al: Primary adenoid cystic carcinoma of the esophagus. Report of a case and its histochemical characterization. *Acta Pathol Jpn* 1986;36:1707.
256. Epstein JI, Sears DL, Tucker RS, et al: Carcinoma of the esophagus with adenoid cystic differentiation. *Cancer* 1984;53:1131.
257. Bell-Thompson J, Haggit RC, Ellis FH Jr: Mucoepidermoid and adenocystic carcinomas of the esophagus. *J Thorac Cardiovasc Surg* 1980;79:438.
258. Sweeney EC, Cooney T: Adenoid cystic carcinoma of the esophagus: a light and electron microscopic study. *Cancer* 1980;45:1516.
259. Hagiwara N, Tajiri T, Miyashita M, et al: Biological behaviour of mucoepidermoid carcinoma of the esophagus. *J Nippon Med Sch* 2003;70:401.
260. Sasajima K, Watanabe M, Takubo K, et al: Mucoepidermoid carcinoma of the esophagus. Report of two cases and review of the literature. *Endoscopy* 1990;22:140.
261. Azzopardi JG, Menzies T: Primary oesophageal adenocarcinoma; confirmation of its existence by the finding of mucus gland tumors. *Br J Surg* 1962;49:497.
262. Ming S-C: *Tumors of the Esophagus and Stomach. An Atlas of Tumor Pathology*. 2nd Series, Fasc. 7, Washington, DC: AFIP, 1973.
263. Caldwell CB, Bains MS, Burt M: Unusual malignant neoplasms of the esophagus: oat cell carcinoma, melanoma and sarcoma. *J Thorac Cardiovasc Surg* 1991;1-1:100.
264. Guzman RP, Wightman R, Ravinsky E, et al: Primary malignant melanoma of the esophagus with diffuse melanocytic atypia and melanoma in-situ. *Am J Clin Pathol* 1989;92;802.
265. Scotto J, Fraumeni JF, Lee JAH: Melanomas of the eye and other noncutaneous sites: epidemiological aspects. *J Natl Canc Inst* 1976;56:489.
266. Patel JK, Didolkar MS, Pickren JW, et al: Metastatic pattern of malignant melanoma. A study of 216 autopsy cases. *Am J Surg* 1978;135:807.
267. Mills SE, Cooper PH: Malignant melanoma of the digestive system. In: *Pathology Annual*, Part 2, Vol. 18. Norwalk, CT: Appleton-Century-Crofts, 1983, pp 1–26.
268. Basque GJ, Boline JE, Holyoke JB: Malignant melanoma of the esophagus: first report in a child. *Am J Clin Pathol* 1970;53:609.
269. Chello M, Marchese AR, Panza A, et al: Primary malignant melanoma of the oesophagus with left atrial metastasis. *Thorax* 1993;48:185.
270. Blessing K, Sanders DS, Grant JJ: Comparison of immunohistochemical staining of the novel antibody melan-A with S-100 and HMB-45 in malignant melanoma and melanoma variants. *Histopathology* 1998; 323:139.
271. Manier JW, Reyes CN: Collision tumour of the stomach. Report of two cases. *Gastroenterology* 1974;67:1011.
272. Spagnola DV, Heenan PJ: Collision carcinoma at the esophagogastric junction: report of two cases. *Cancer* 1980:46:2702.
273. Costa J: Critical commentary to: Collision tumors of squamous cell carcinoma and leiomyoma of the esophagus. *Pathol Res Pract* 1993;189:475.
274. Polk HC Jr, Camp FA, Walker AW: Dysphagia and esophageal stenosis. Manifestation of metastatic mammary cancer. *Cancer* 1967;20;2002.

4　胃非肿瘤性疾病

陈　东　译　　回允中　校

胚胎学

　　大约在妊娠第 4 周时，由梭形的前肠隆突发育成胃。胃发生于颈部，在随后的 8 周中下降到腹部，扩大的胸部内容物将胃推挤到尾部。胚胎的第 6～7 周形成胃的弯曲。同时，位于背侧的胃旋转至左侧。第 9 周，在胃的上部出现憩室，随后与胃的弯曲融合并延长。胃旋转 90°，使大弯位于左侧，胃的远端被腹侧肠系膜、胆管与卵黄动脉固定[1]。

　　胃的发生比肠道其他部分复杂，因胃的不同区域具有不同类型的上皮。这些区域组成了复杂的上皮系统，是高度组织、不断更新的结构。胚胎分化由几种信号级联系统调节，其中一个重要的信号级联是从转录因子 Sonic hedgehog（Shh）开始，Shh 与其受体 Patched（Ptc）结合。Shh 信号系统能帮助维持正常胃的腺体结构[2]。Shh 在胃的壁细胞中表达，而其受体 Ptc 表达于主细胞[3]。

　　胃最初被覆复层或假复层上皮，后被立方细胞取代。因为分泌物聚集，小滴和空泡融合形成胃腔。最早出现分化的细胞类型是颈部黏液细胞，它是其他类型细胞的祖细胞。第 5～7 周胃小凹形成，第 11～14 周胃腺体开始形成[1]；胃腺逐渐出现分支，这一过程一直延续到出生。到了第 9～11 周出现壁细胞（图 4.1）。在胚胎的第 2 周开始出现内分泌细胞；到了第 11 周可见所有的内分泌细胞。到了胚胎第 2 个月末，胃周围的中胚层分化形成胃的结缔组织和固有肌层。到了第 20 周形成黏膜肌层。

胃的生理学

　　胃主要具有运动、分泌、消化和黏膜屏障功能，其中某些功能将在这里简要概述。

黏膜屏障

　　胃的生理学上有一个难以置信的现象是，胃能够抵抗其腔内酸性内容物的有害影响。为此，胃具有一个复杂的黏膜细胞保护系统，它能保护胃而又不抑制胃酸分泌。黏膜防御包括上皮前、上皮和上皮后机制（图 4.2）。附着的黏液提供了一个稳定而静止的层面，它通过黏膜的碳酸氢盐中和表面的胃酸，而且对于腔内胃蛋白酶具有通透屏障作用[4]（表面黏液具有疏水性和防水性）。表面活性磷脂是由颈部黏液细胞和壁细胞产生的。壁细胞每向胃腔内分泌一个 H^+，就通过基底膜释放出 1 个 HCO_3^-[5]。黏膜毛细血管吸收 HCO_3^- 并转运到表面胃小凹细胞的基底部分。然后，HCO_3^- 分泌到上面的黏膜层，被黏液中的糖蛋白捕捉，使静止层的 pH 从胃腔中的 2.0 增加到黏膜表面的 7.0。这就形成了一个 pH 的梯度，当 H^+ 进入静止的黏液层时，大多在黏液被中和[6]。pH 梯度的维持取决于碳酸氢盐的分泌率和黏液胶层的厚度[6]。黏液还有润滑胃的作用，有利于食物沿着胃的内衬移动，而不引起黏膜磨损。黏液中的糖蛋白通过保持黏液凝胶的黏弹性和通透性在抗损伤方面具有重要作用。胃小凹细胞分泌脂质进入黏液，覆盖胃腔表面的内衬上皮，保护胃黏膜免受水溶性 H^+ 和胃蛋白酶的作用[7]（胃蛋白酶可以破坏这种糖蛋白层的聚合结构，溶解表面黏液凝胶，并将降解的糖蛋白亚基释放入胃腔）。

　　充足的黏膜血流对于维持黏膜屏障至关重要，它可将氧和营养素带到胃腔表面，并从同样的区域清除 H^+[8]。自主神经系统、肽能神经[8]、一氧化氮[9]、前列腺素[10]、表皮生长因子（EGF）和转化生长因子-α（TGF-α）均能调节胃黏膜的血流。黏膜血流中

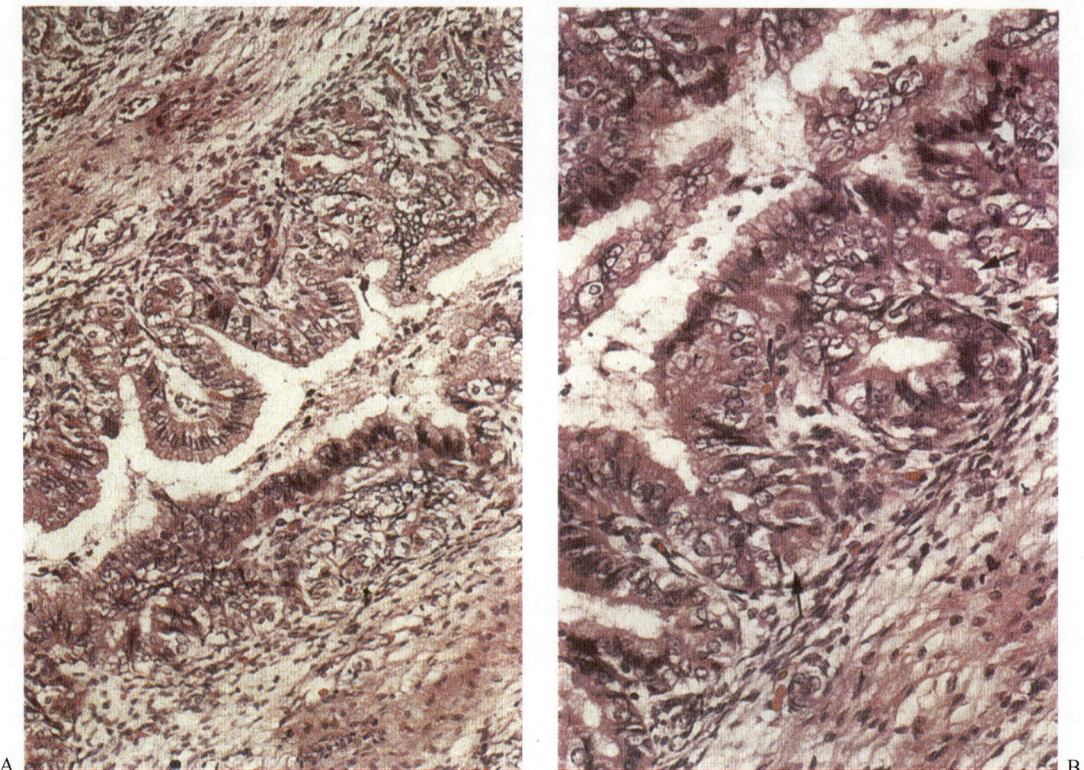

图 4.1　10 周胎儿的胃黏膜。**A**：中倍显示形成完好的胃腔，内衬柱状上皮细胞，伴有原始的腺体。黏膜肌层刚开始形成。**B**：高倍显示壁细胞（箭头）。

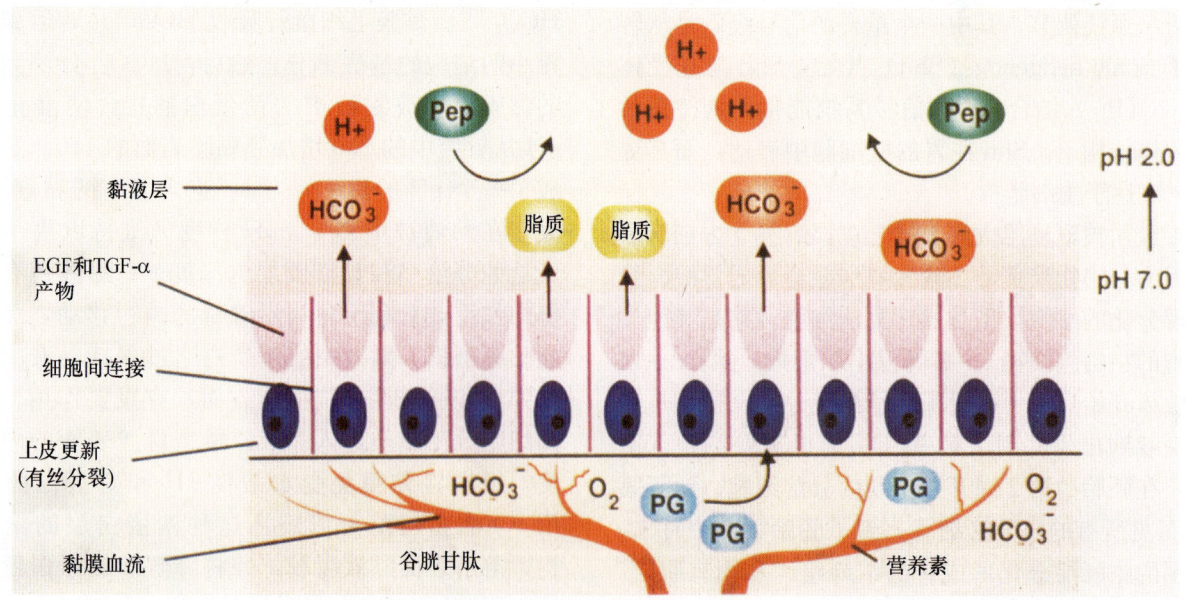

图 4.2　黏膜防御。表面上皮上方为含有 pH 梯度的黏液层。HCO_3^- 与由内衬上皮分泌的脂类一起注入黏液层。上皮通过细胞间紧密连接结合在一起。上皮细胞位于完整的基底膜上并产生表皮生长因子（EGF）和转化生长因子-α（TGF-α）。壁细胞产生的碳酸氢盐通过固有膜的血流带到表面内衬的细胞。黏膜血流还带来了氧和营养素。前列腺素（PG）在间质内形成。间质含有抗氧化剂，例如谷胱甘肽、肽酶（peptidase, Pep）和胃蛋白酶。

断（如应激性胃炎）导致黏膜内 pH 降低和溃疡形成。连接复合体、基底外侧膜和基底膜也是胃黏膜屏障的主要结构成分[11]。胃黏膜中生来就有细胞保护剂（前列腺素、免疫球蛋白、谷胱甘肽等巯基供体以及神经肽）[10,12]。前列腺素通过调节黏液和碳酸氢盐分泌，抑制胃酸分泌，调节黏膜血流，维持表面磷脂活性以及调节 EGF 和 TGF-α 的保护作用[43]，起到保护胃黏膜的作用[10]。前列腺素还可通过抑制巨噬细胞释放的肿瘤坏死因子（TNF）[14]以及来自肥大细胞的 TNF 加上其他炎症性介质[15]来调节炎症反应。

保护胃黏膜的另一个方面是其具有增生并迅速取代损伤的表面上皮细胞的能力。胃黏膜上皮在细胞生成和丢失之间维持动态平衡（图 4.3 和 4.4）[16]。表面上皮每 4～8 天更新一次。胃肠道和非胃肠道的激素、生长因子、神经介质、分泌物、腔内食物以及吸收的营养素都能够调节胃黏膜的生长[17]。EGF、TGF-α 和胰岛素样生长因子能直接刺激胃黏膜的生长[17,18]。因为 EGF 能稳定胃酸，并刺激上皮迁移、DNA 合成以及黏液的形成，它适合参与胃黏膜的修复，TGF-α 与 EGF 具有 35% 的同源性，并且类似其有丝分裂作用[19]。EGF 和 TGF-α 还能调节壁细胞的功能，并抑制胃酸的分泌[20]。

存在于黏液颈区的祖细胞可以产生多种类型的细胞。一类细胞迁移至胃腔表面并分化成胃小凹细胞。其他细胞系则从黏液颈区向下迁移，慢慢分化成壁细胞、主细胞、黏液细胞和内分泌细胞（图 4.3）。成熟的壁细胞和主细胞不再分裂。壁细胞、主细胞和内分泌细胞比表面细胞更新缓慢，每 1～3 年更新一次。

胃酸和胃蛋白酶的分泌

有三个单独的途径刺激胃酸分泌：(1) 神经通

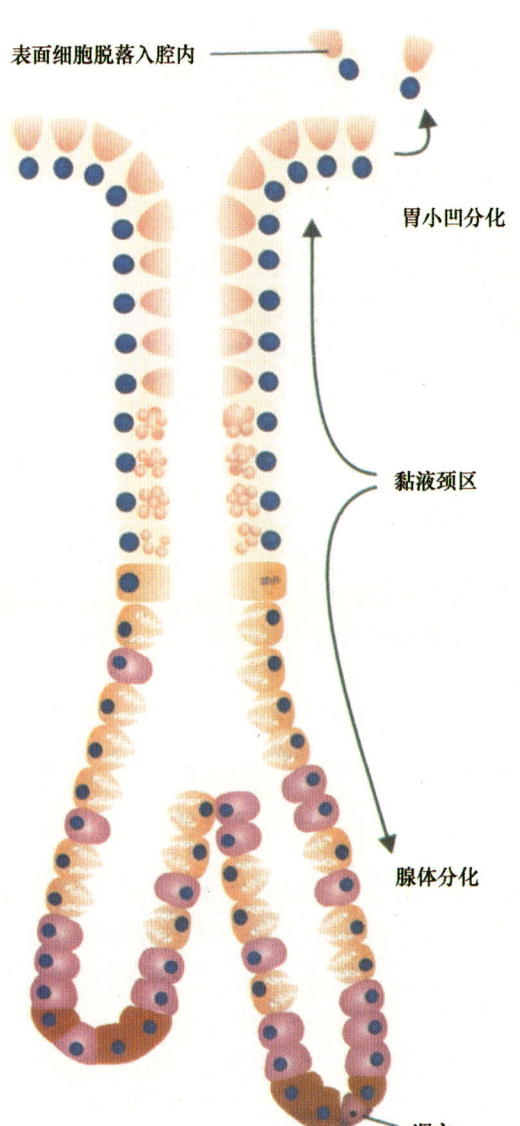

图 4.3 黏膜更新。黏液颈部含有干细胞，是黏膜上皮的增殖区。从这里开始，胃小凹细胞分化并向表面迁移，之后脱落。这个区域的其他细胞向下迁移形成胃腺、贲门腺和胃窦幽门腺的上皮。这些腺细胞通过凋亡消失。

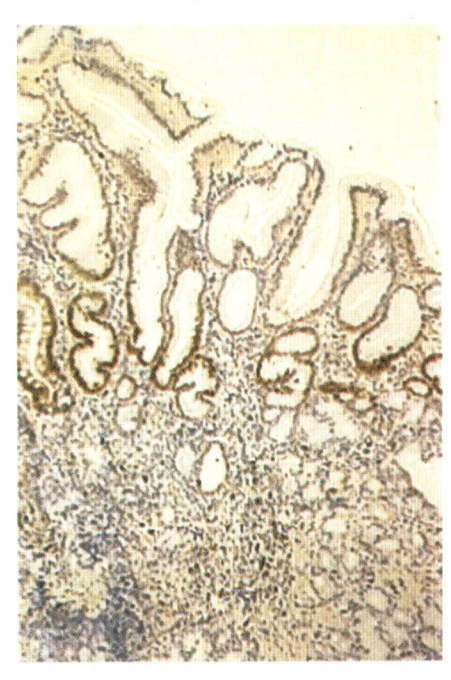

图 4.4 Ki-67 免疫染色显示胃黏膜的增殖区。

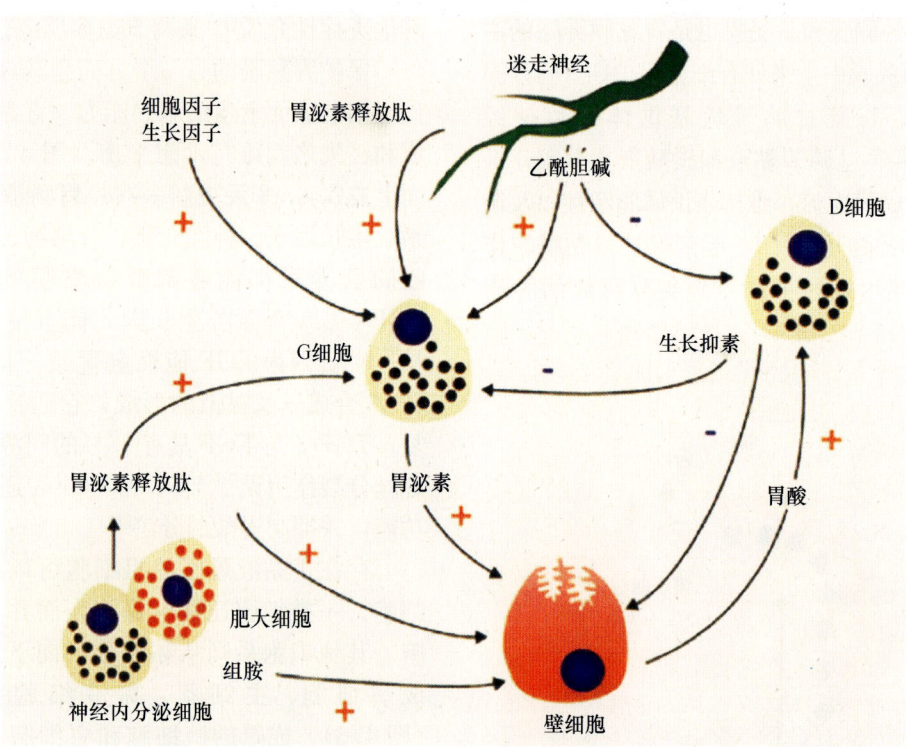

图 4.5 G 细胞是壁细胞分泌的核心。迷走神经释放的乙酰胆碱和胃泌素释放肽以及胃黏膜的细胞因子和生长因子对于 G 细胞具有正面影响。黏膜神经内分泌细胞也产生胃泌素释放肽，正面影响 G 细胞。刺激迷走神经释放乙酰胆碱，负面影响于 D 细胞，抑制生长抑素功能。生长抑素负面调节 G 细胞活性，抑制胃泌素的形成。G 细胞一旦受到刺激，通过释放胃泌素可直接作用于壁细胞，或通过产生组胺的肠嗜铬样细胞间接作用于壁细胞。肥大细胞或神经内分泌细胞释放的组胺对于胃酸分泌有正面影响。生长抑素对于胃酸分泌有负面影响，并形成部分反馈通路，通过壁细胞分泌胃酸促进 D 细胞的功能。

路：传送如胃壁节后神经释放的乙酰胆碱（ACh）等介质；(2) 内分泌通路：传递如胃泌素等激素；(3) 旁分泌通路：传递如组胺等组织因子（图 4.5）[21]。两种或三种促胃泌素的相互作用能增强胃酸分泌反应。从固有膜肥大细胞和肠嗜铬样（ECL）细胞释放的组胺与泌酸细胞上的 H_2 受体结合，导致胆碱能和胃促泌素受体上调，使其对于随后各种促泌素刺激更加敏感。ACh 与泌酸细胞上的毒蕈碱胆碱能受体结合，刺激胃酸分泌。胃窦黏膜的乙酰胆碱抑制生长抑素的产生，生长抑素是一种能够抑制胃泌素释放的肽[22]。

当胃窦处在碱性状态时，胃窦部 G 细胞释放胃泌素，通过壁细胞上的胃泌素受体和 ECL 细胞释放的组胺刺激胃酸分泌[23]。刺激迷走神经还能释放胃泌素释放肽，促使 G 细胞产生胃泌素和刺激 ECL 细胞释放组胺。由主细胞合成的胃蛋白酶原[24]直到其被分解成胃蛋白酶前是没有消化能力的，这是一种在酸性环境中能够最大限度发生的反应。胃可以产生两种免疫学独特的胃蛋白酶原：胃蛋白酶原 1（PG1）和胃蛋白酶原 2（PG2）。PG1 只存在于胃底主细胞和黏液颈细胞，而 PG2 是由主细胞、黏液颈细胞、贲门和幽门腺以及十二指肠腺（Brunner glands）产生的[25]。PG1 和 PG2 的血清水平反映产生它们的细胞数量。在发生自身免疫性胃炎时，

PG1 水平低于 20 mg/dl，说明胃底腺的体积明显减少。

胃的运动功能

除了分泌、消化、激素和黏膜屏障功能以外，胃还具有三种特殊的运动功能：（1）储存和容量的适应；（2）混合胃内容物；（3）向前推进胃内容物，或胃排空。当胃排空时，胃可能处于其最小的状态。胃充满液体或食物会增加胃腔体积而不增加胃的压力。胃的运动受外在神经和内在肠肌神经丛的调节，肠肌神经丛含有胆碱能神经、肾上腺素能神经和非胆碱能神经、非肾上腺素能神经。

解剖

胃位于腹腔内，从食管下端第 11 胸椎水平的 Z 线延伸，越过右侧中线，终止于十二指肠。连接食管与胃的开口被称为贲门；从胃到肠的开口被称为幽门。胃有两个弯曲：大弯是胃的下缘，呈凸形，从胃食管交界延伸到十二指肠。与小弯相比，大弯较易自由活动。呈现凹面的小弯是胃的上缘。胃通常呈 J 形（图 4.6），其大小和形状取决于体位和胃的充盈程度。胃的前面毗邻腹壁和肝左叶的内面。胃的后面紧邻胰腺、脾的血管、左肾和肾上腺。位于肝内面的胃小弯由肝胃韧带和小网膜悬吊起来。大网膜从大弯向下部延伸。胃底接触左侧横膈圆顶，大网膜左上缘通过胃脾韧带与脾附着。

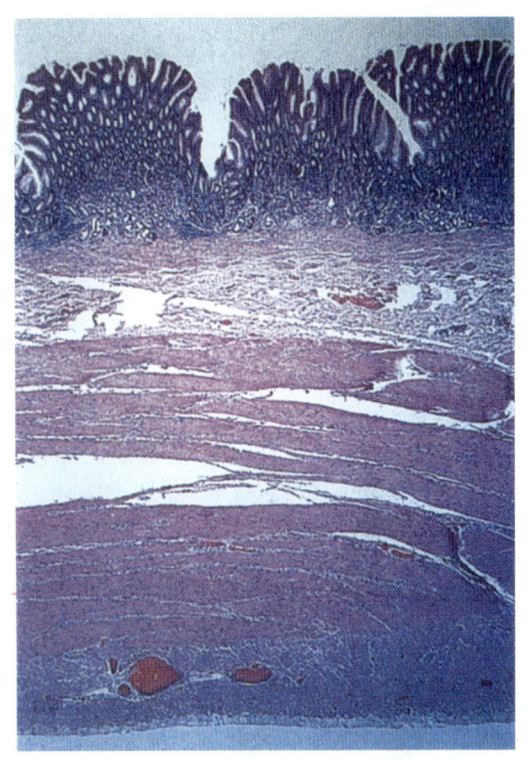

图 4.7　正常胃的全层切片，4 层结构易于辨认。

胃壁有 4 层结构：黏膜、黏膜下、固有肌层和浆膜（图 4.7）。除了幽门以外，胃壁质地稍硬但是柔韧，厚度通常不超过 0.5 cm。胃常分为 4 个解剖区域：贲门、胃底、胃体和窦幽门区（图 4.8）。贲门是一个狭窄的定义不清的区域，大体上没有特色，组织学检查通过存在贲门腺而被确认。其解剖学在第 2 章中讨论。胃底是胃体突出于食管胃交界水平线以上的部分（图 4.8）。它与构成大部分胃的胃体融合。胃体是从称为幽门窦的胃的远端部分，通过小弯切迹，即角切迹划界的。许多纵形的灰粉色黏膜皱襞与小弯平行（图 4.9），这是胃体黏膜的特征。

胃窦呈三角形，占据邻近幽门括约肌的胃的远侧 1/3，沿着小弯延伸 5～8 cm，而沿着大弯延伸 6 cm，几乎达到贲门[26]。胃窦比胃的其他部位更牢固地固定在黏膜下层。明显增厚的远端肌壁形成幽门括约肌，通过幽门括约肌形成一个狭窄的管道。幽门管长 2.5 cm。胃的不同分区不是固定的解剖学实体，其个体之间的变化范围随着年龄和疾病过程的不同而不同。

胃的固有肌层与胃肠道其他部位的不同之处在

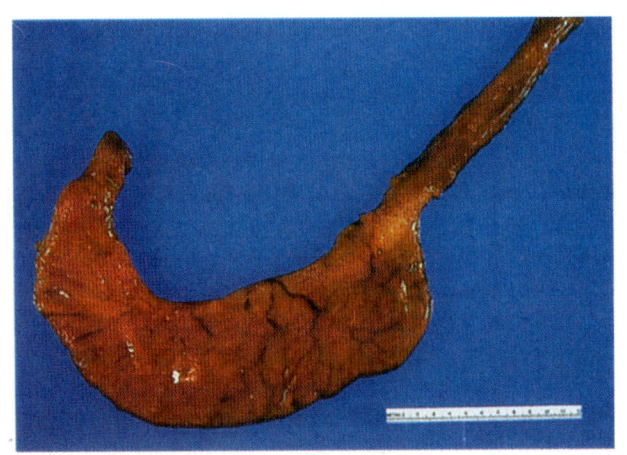

图 4.6　未切开的胃呈典型的 J 形，可见食管和十二指肠。

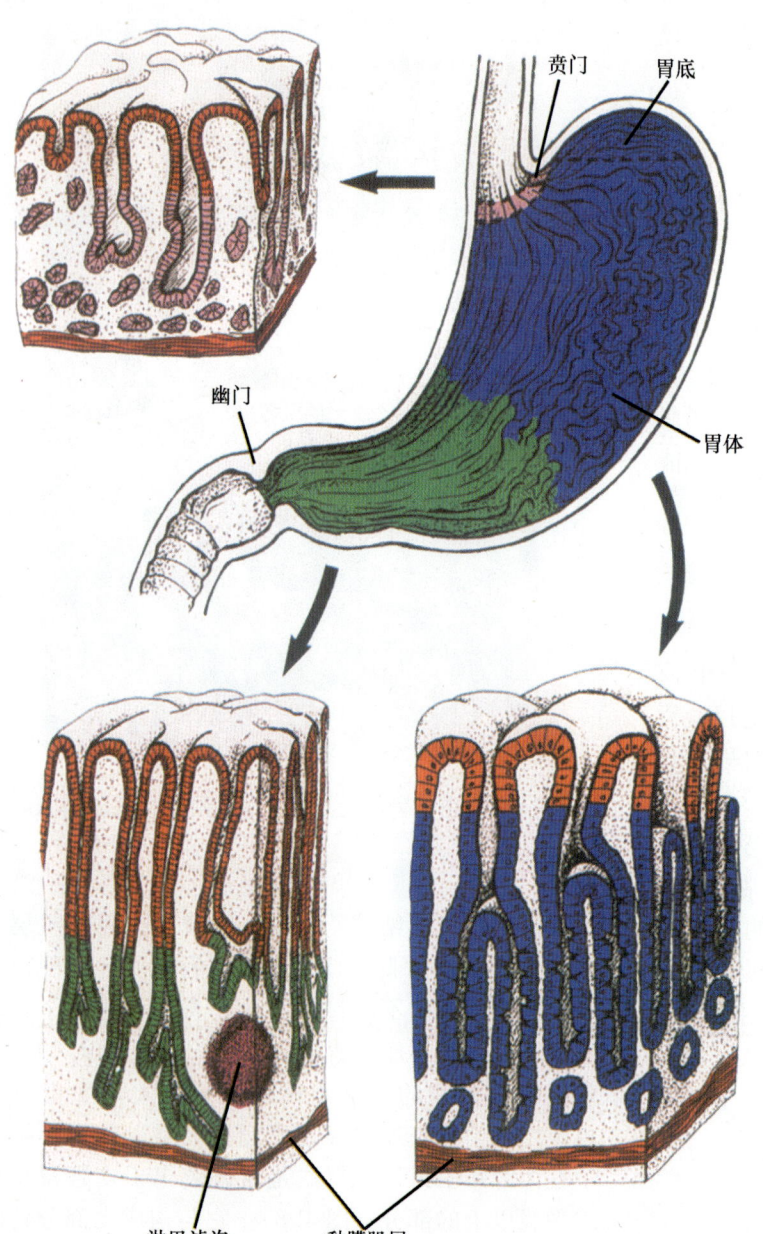

图 4.8 胃的 4 个解剖区域和 3 个组织学区域的示意图。胃的不同区域胃小凹（红色）的深度和腺体的构成是不同的。腺体的颜色相当于腺体解剖区域的颜色。粉色、绿色和蓝色区域腺体的组织学结构不同。整个胃的胃小凹（红色）相似。

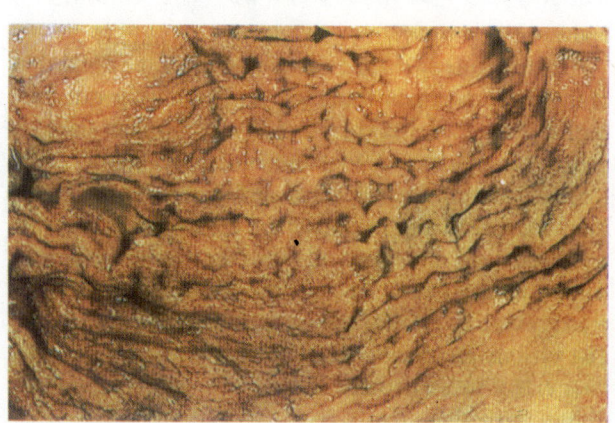

图 4.9 胃的皱襞。当正常的胃被切开时，皱襞表现为粗的黏膜折叠。

于，它是由排列成 3 个不同方向的肌纤维组成的：外纵、中环和内斜。只有中层环行肌是完整的。在 3 层肌肉中，中层环行肌最强而有力，在括约肌的近端和远端它变得肥大。幽门肌由 2 层组成：厚的内环层和薄的外纵层。黏膜肌层由 2 层或 3 层肌肉构成。

胃有来自腹腔动脉、肝动脉和脾动脉的丰富的血液供应。黏膜毛细血管位于上皮下。毛细血管网引流到上皮下小静脉，小静脉汇入黏膜下静脉。静脉血通过门脉系统引流到肝。胃右和胃左静脉引流到胃小弯。胃左静脉起源于胃的前后表面。在胃左静脉到达门静脉之前，食管静脉汇入其中。从胃窦幽门区前后表面引流的静脉形成胃右静脉，胃右静脉直接注入门静脉。丰富的血液供应可以解释为什么胃缺血很少发生以及为什么胃出血会危及生命。

胃的淋巴分布与结肠相似。黏膜浅层缺乏淋巴管，而深层腺体之间存在淋巴管[27]。淋巴管汇入较厚的淋巴通道，穿入黏膜肌层并进入较大的黏膜下淋巴丛。由此汇入到内外固有肌层之间的淋巴丛[27]。淋巴一般沿着主要的动脉和静脉分布。胃的淋巴引流到沿着胃大弯和胃小弯、贲门以及脾门分布的淋巴链上的许多淋巴结。有4个引流区域。最大的引流区域来自于食管下段和大部分胃小弯（图4.10），它与胃左动脉伴行并引流到胃左淋巴结。幽门部淋巴引流到胃右淋巴结和肝淋巴结（图4.10）。贲门淋巴引流到围绕食管-胃交界的贲门周围淋巴结，胃左淋巴结的输出淋巴管引流到腹腔淋巴结。近侧胃大弯的淋巴引流到脾门的胰脾淋巴结。远侧胃大弯的淋巴引流到大网膜的胃网膜右淋巴结和胰头部位的幽门淋巴结。胃小弯幽门部分的淋巴引流到胃右淋巴结，然后引流到沿着肝总动脉走行的肝淋巴结。所有4组淋巴结最终输入腹腔干周围的腹腔淋巴结。

胃受自主神经系统的交感神经和副交感神经，以及肽能神经系统支配。副交感神经供应来自迷走神经及其分支。胃壁神经纤维生成并释放的许多神经肽调节胃的功能[28]。

薄的半透明浆膜（脏层腹膜）包裹胃的表面。正常情况下，浆膜呈粉褐色，光滑且有光泽。

正常胃的组织学

组织学上，胃有3种主要上皮成分：胃小凹和表面被覆上皮、黏液颈部上皮以及腺上皮。腺体和小凹的性质以及相对厚度确定了胃的每一个区域（图4.8）。胃小凹（或表面）上皮被覆整个胃的表面，而且短而直的狭窄胃小凹彼此平行排列。胃的腺体排入胃小凹的底部，根据腺体成分将胃分成贲门、泌酸和幽门部。分泌胃酸和胃蛋白酶原的泌酸性黏膜大约占胃黏膜的80%，包括胃体和胃底黏膜。由于存在特化的分泌胃酸的腺体，所以胃体和胃底黏膜比贲门黏膜和幽门黏膜要厚一些。胃底部的小凹比其他区域的小凹短，仅占黏膜厚度的25%（图4.8）。胃窦幽门黏膜构成胃远端的20%，并且含有分泌黏液的腺体和内分泌细胞。贲门黏膜从食管下段向远端延伸。不同区域之间的移行带逐渐转化，交界性黏膜显示混合性的组织学特征，宽度常达到1 cm。每一种类型的胃上皮细胞产生一种特殊的细胞学产物（表4.1）。

表面上皮（小凹上皮）

整个胃黏膜被覆高柱状的小凹上皮。它由分泌黏液和碳酸氢盐的单层细胞构成，细胞核不规则，

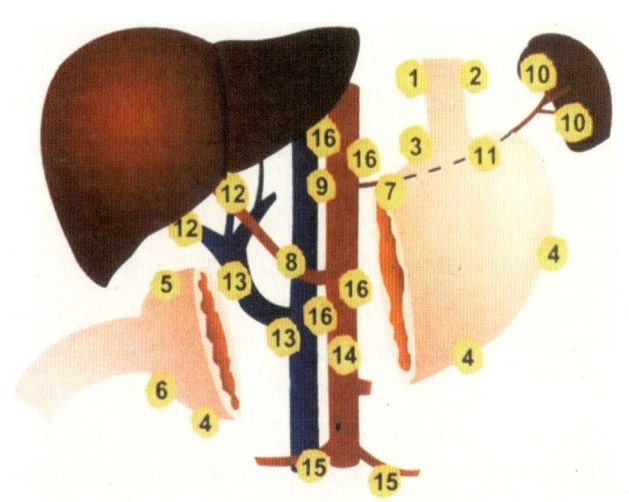

图4.10 胃淋巴结引流区域。几组淋巴结包括胃周淋巴结（1～6）、胃左淋巴结（7）、沿脾动脉淋巴结（10，11）、沿肝-十二指肠韧带淋巴结（12）、主动脉旁淋巴结（9，16）和腹腔内淋巴结（8，13～15）。

表4.1 胃上皮细胞及其产物

细胞类型	产物
表面细胞	黏液，碳酸酐酶，TGF-α，EGFR
黏液颈细胞	黏液，胃蛋白酶原，弱脂酶，TGF-α
壁细胞	HCl，内因子，碳酸酐酶，TGF-α，组织蛋白酶
主细胞	胃蛋白酶原，碳酸酐酶，脂酶
内分泌细胞	激素（见第17章）
贲门和胃窦细胞	黏液，蛋白酶，组织蛋白酶，溶菌酶

EGFR，表皮生长因子受体；TGF-α，转化生长因子-α

142 胃肠病理学

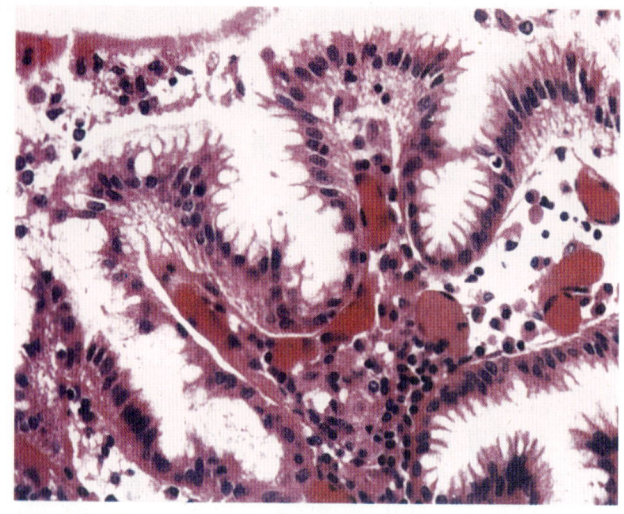

图 4.11 分泌黏液的小凹细胞覆盖胃的表面并内衬胃小凹的上部。

位于基底，有一个不明显的核仁（图 4.11 和 4.12）。核上胞浆内有卵圆形、球形、有界膜包裹

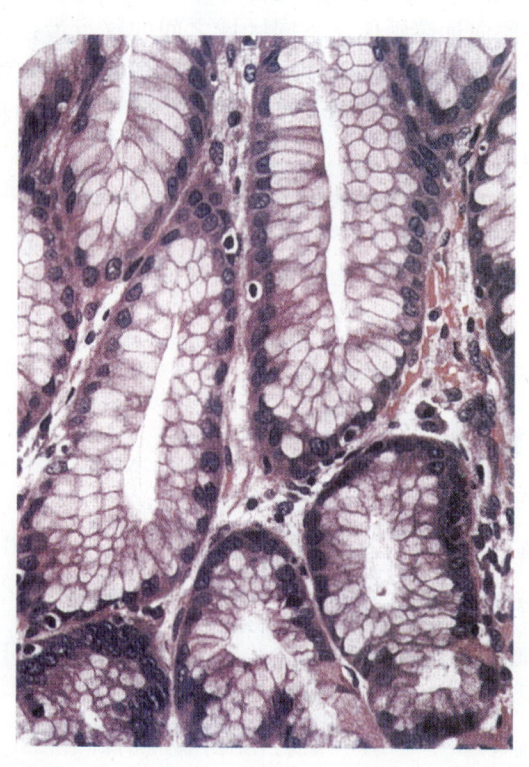

图 4.12 胃小凹的内衬上皮。不同成熟程度的小凹细胞位于胃小凹内。随着细胞向表面迁移，其黏液成分含量有所增加。胃小凹上皮的特征是核位于基底部，核上有黏液聚集。

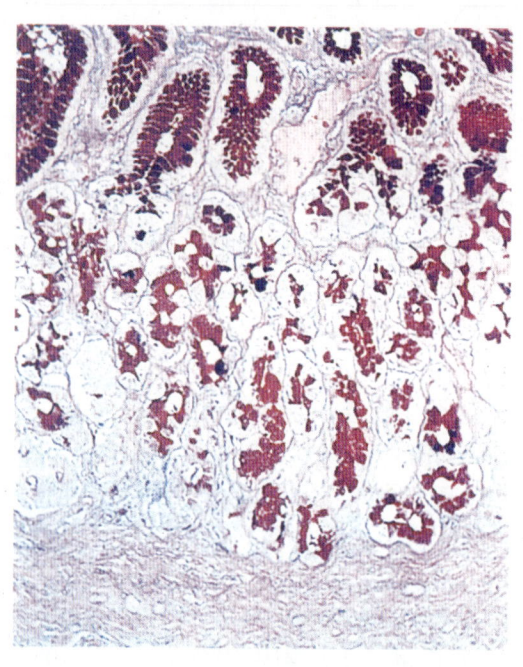

图 4.13 贲门 Alcian 蓝-PAS 染色。

的含有黏液的颗粒。黏液 PAS 染色强阳性（图 4.13）；黏液卡红染色呈阴性或仅为弱阳性。表面黏液细胞之间有许多点状桥粒和缝隙连接，维持细胞间的交通，调节细胞分化[29]，并帮助维持黏膜屏障的完整性。表面黏液细胞在黏液颈部形成，向上迁移，并向表面突出。

胃腺

胃腺有 3 种类型：胃底腺、贲门腺和幽门腺。贲门和胃窦腺体含有黏液，两者的比较见表 4.2。贲门黏膜在第 2 章详细讨论。贲门腺和幽门腺的细胞边界不清，胞浆呈空泡状，含有中性黏液（图 4.14 和 4.15）。与胃小凹细胞不同，黏液充满了基底部的胞浆，并使细胞核移位和变扁。幽门腺含有 2 种主要的细胞类型：分泌中性黏液的高柱状细胞和散在的内分泌细胞。还可出现少数壁细胞和主细胞。泌酸黏膜的特征是含有长而紧密排列的胃腺和短的小凹。与贲门腺和幽门腺不同，胃腺笔直而不卷曲。多达 3 个胃腺注入一个胃小凹的基底。泌酸黏膜含有 6 种不同类型的细胞：表面小凹细胞、峡部黏液细胞、壁细胞、黏液颈细胞、主细胞和内分泌细胞（图 4.16 和 4.17）。腺颈部含有未分化细胞、黏液颈细胞和壁细胞；腺体基底部含有壁细胞、主细胞和内分泌细胞。

表 4.2　胃窦腺和贲门腺的比较

	贲门腺	胃窦腺
内容物	中性黏液	中性黏液
结构	卷曲，偶尔有分支，松散排列	卷曲，广泛分支，比贲门腺密集
固有膜	丰富	没有贲门腺丰富
细胞类型	高柱状黏液细胞，一些内分泌细胞	高柱状黏液G细胞，肠嗜铬细胞
囊性扩张	可能存在	常缺乏
胃小凹	长度可变，可达黏膜的50%	黏膜高度的1/3

黏液颈细胞

黏液颈细胞位于胃腺的颈部和峡部（图4.18）。它们和小凹上皮连续并且与之相似，但是胞浆内黏液颗粒较少。它们来自核分裂活跃的颈部干细胞。这些细胞高而形状不规则，核位于基底部，能产生酸性糖蛋白，与小凹上皮分泌的中性黏液不同。黏液颈细胞在常规切片中可能难以辨别，但应用PAS染色可以明确显示。黏液颈细胞的主要功能是黏膜增生和再生。除非发生再生，核分裂象罕见。

壁细胞

壁细胞大约占胃腺细胞的1/3。它们来源于峡部较低区域的祖细胞，慢慢向下迁移到腺体的深部。存在介于不成熟与成熟壁细胞之间的中间类型的壁细胞。由于壁细胞体积大，呈锥形，细胞核位于中心，胞浆强嗜酸性或透明，所以易于识别。其逐渐变细的顶端往往突入腺腔，而较宽的基底面位于基底膜上（图4.19）。壁细胞产生盐酸、内因子、TGF-α以及组织蛋白酶B和H。在非分泌状态下，一个广泛封闭的平滑膜系统，即管泡状系统，占据了邻近细胞内小管的胞浆。酸性分泌物刺激能引起管泡与小管和顶端分泌膜融合，导致顶端膜面积扩大多达40倍。微绒毛变得更加突出[30]。小管来自滑面内质网，含有氢离子泵和独特的H^+,K^+-ATP酶，通过顶端膜能将H^+交换为K^+[31]。当胃酸分泌受到抑制时，情况逆转。当细胞回到静止状态时，小管萎陷，微绒毛减少，而胞浆的管泡结构再次变得明显。

壁细胞的基底外侧膜携带组胺、胃泌素和乙酰胆碱受体（图4.20）。与这些受体结合的配体刺激H^+分泌到腔内以及HCO_3^-分泌到间质组织。有一个同时存在的现象，K^+和Cl^-迁移通路与以膜内的质子泵为动力的H^+-K^+交换协调进行。壁细胞的基底外侧摄取氯化物，由HCO_3^--Cl^-阴离子交换机制介导[31]。

主细胞

主（酶原）细胞由峡部的干细胞产生。这些三角形的矮柱状细胞含有粗糙的颗粒，淡灰蓝色，胞浆嗜碱性，有一个或多个小核仁。主细胞占胃腺的20%～26%，位于胃腺的深部（图4.19）。胞浆基底含有丰富的粗面内质网，条纹状嗜碱性表现。主细胞产生脂酶和胃蛋白酶的前体胃蛋白酶原。刺激胃酸分泌的同样的因子能够刺激胃蛋白酶原分泌。分泌颗粒在Golgi体形成，通过细胞排粒作用释放。

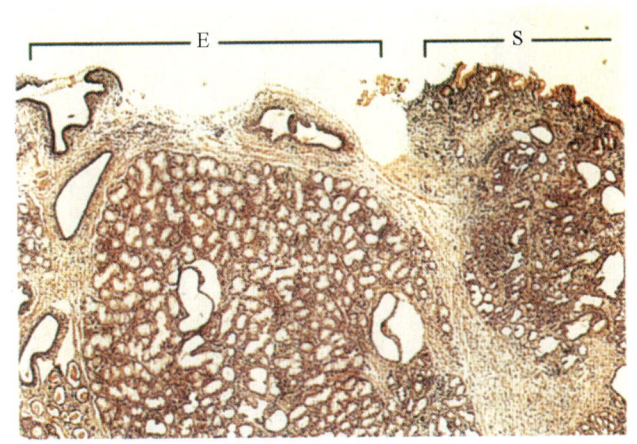

图4.14　低倍镜显示用方括号带E标记的食管和用方括号带S标记的贲门腺的交界。黏膜下腺体上面被覆食管上皮和胃上皮。虽然大导管存在，但食管内衬已经剥落。注意，S标记下面腺体的结构与E标记下面的腺体相似。

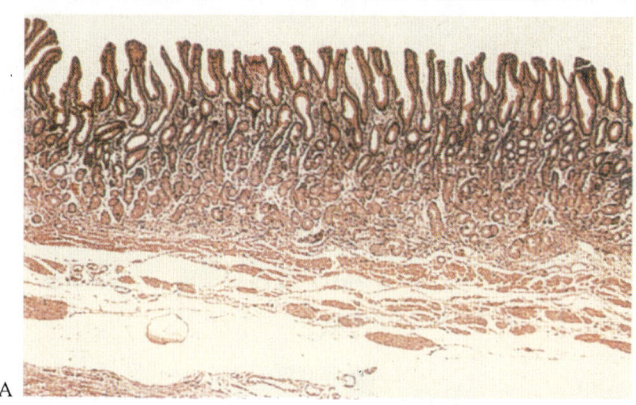
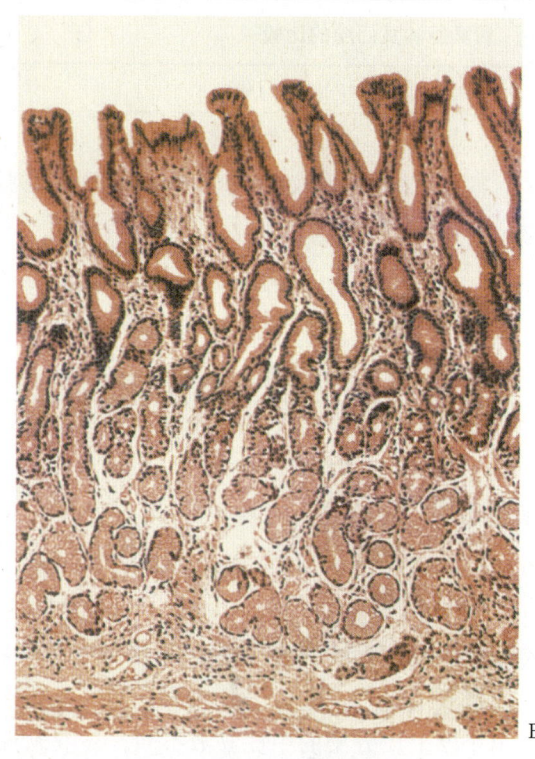

图 4.15　正常胃窦腺体。**A**：正常胃窦低倍镜观察。**B**：高倍放大显示黏膜腺体。

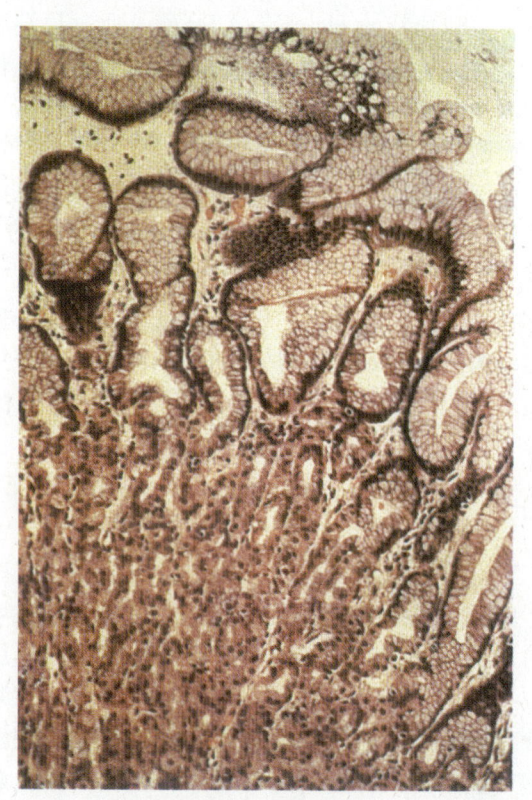

图 4.16　正常泌酸黏膜。照片下部为密集排列的含有主细胞、壁细胞和内分泌细胞的胃腺。

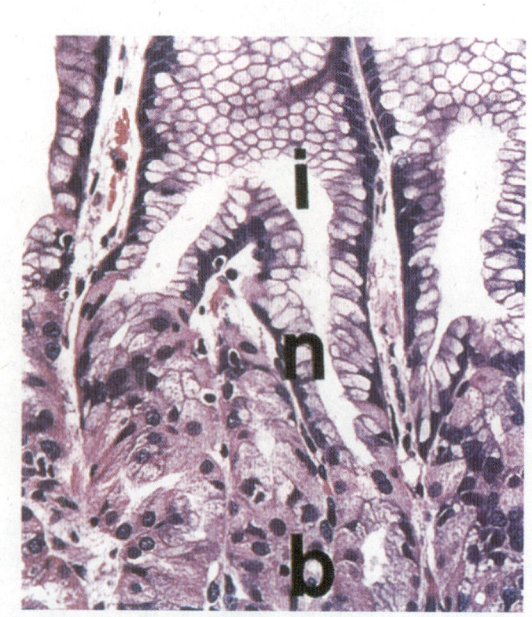

图 4.17　显示胃腺的基底（b）、颈部（n）和峡部（i）。

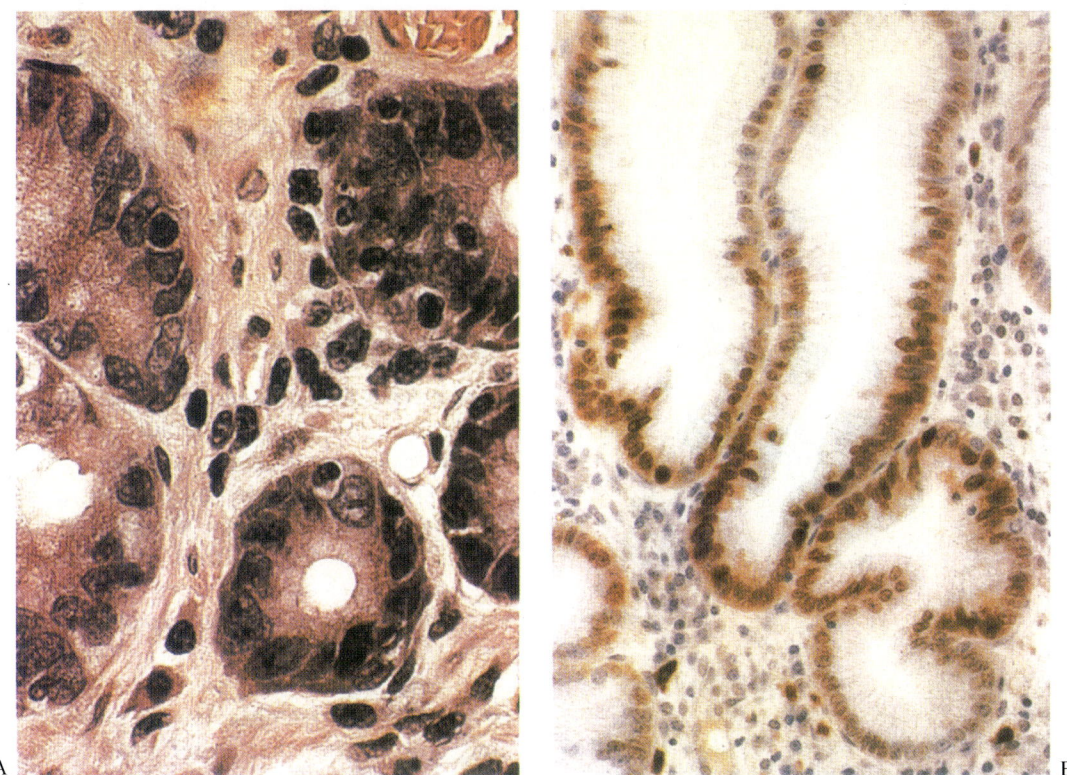

图 4.18 黏液颈细胞。**A**：黏液颈部高倍放大，显示高柱状的胃小凹上皮或其下的腺上皮细胞缺乏分化特征。缺乏核分裂象。**B**：Ki-67 免疫组化染色显示其为增生性。

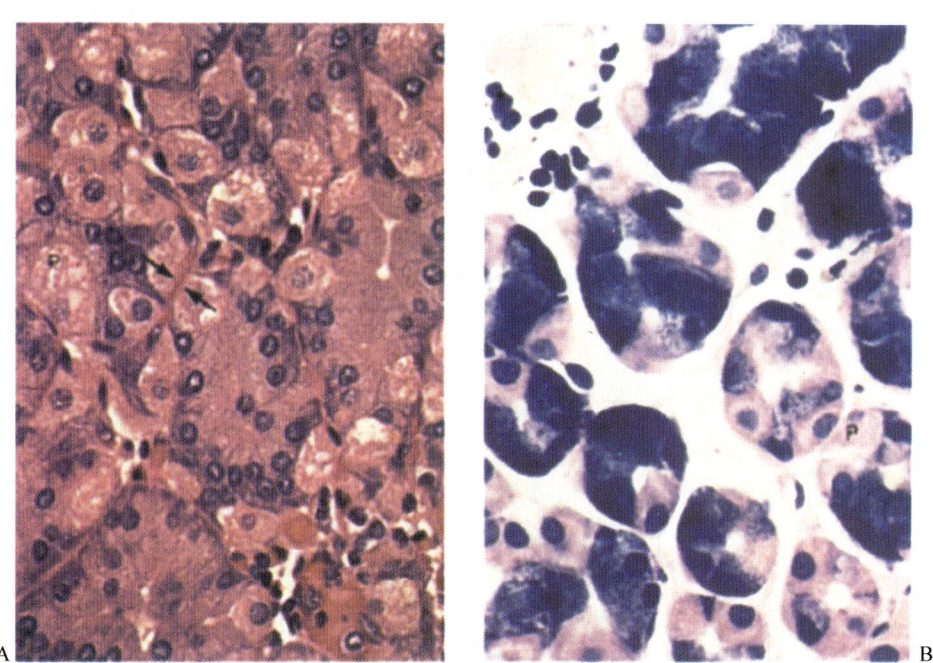

图 4.19 正常胃腺。**A**：肥胖的嗜酸性细胞是壁细胞，主细胞呈嗜碱性，注意壁细胞的下方有明显的毛细血管（箭头）。**B**：泌酸黏膜 Giemsa 染色，壁细胞（P）特别明显。

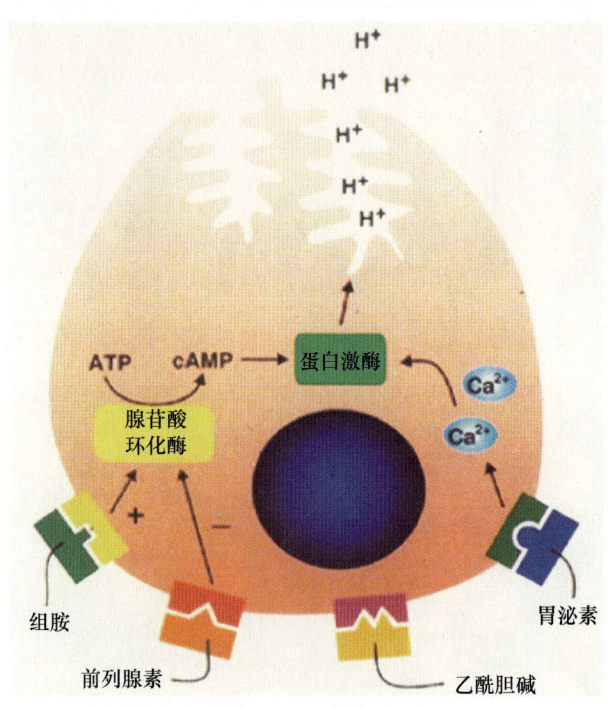

图 4.20 壁细胞沿其基底膜分布有许多受体，包括组胺、前列腺素、乙酰胆碱和胃泌素的受体。配体结合各自的受体，通过环腺苷一磷酸（cAMP）激活蛋白激酶。Ca^{2+} 参与这一过程。这些事件导致细胞分泌 H^+、ATP、三磷酸腺苷。

酶原细胞通过坏死或凋亡而退变。凋亡细胞被邻近的酶原细胞或突破胃腺基底膜的固有膜的巨噬细胞所吞噬。

胃窦和幽门腺

在胃窦和幽门区，胃小凹约占黏膜的 40%。这些小凹有分支，可能不垂直于表面。深部黏膜含有弯曲的管状腺体，内衬模糊的颗粒状分泌黏液的细胞，常类似于黏液颈细胞。

内分泌细胞

胃含有突出的和多样化的内分泌细胞群，在第 17 章将进一步讨论。

胃的移行区

胃的移行区是不同类型黏膜之间的交界区：胃窦/胃体、胃体/贲门和胃窦/十二指肠。移行区是黏膜类型逐步合并的动态区域，所以可能很难确定每一个移行区的确切位置。胃窦/胃体移行区通常位于胃小弯的五分之二；在胃大弯，它接近幽门处[26]。确定从胃体进入胃窦的最有用的标准是：缺乏主细胞和从胃体的单管状腺变为胃窦的分支状腺[32]。特别是当发生炎症、萎缩和（或）化生性改变时，可能难以确定胃黏膜的起源位置。区分非萎缩性胃窦炎和伴有幽门腺化生的萎缩性胃体炎可能有困难。

固有膜和单核细胞

胃的表面、小凹和腺体由发育完善的固有膜支持，固有膜含有纤细的网状组织网，偶尔含有胶原和弹性纤维，集中在上皮基底膜和血管的下面。胃小凹之间的表浅黏膜的固有膜比下部黏膜的固有膜丰富。它含有许多类型的细胞，包括成纤维细胞、巨噬细胞、浆细胞和淋巴细胞。淋巴细胞主要是产生 IgA 的 B 细胞，也有分泌 IgM 的细胞。上皮内有 T 淋巴细胞，但比小肠少见得多。这些细胞可能有核周空晕，表面上看类似于内分泌细胞，固有膜还有少量 T 细胞、中性粒细胞和肥大细胞。淋巴滤泡提示慢性胃炎的诊断。固有膜还含有毛细血管、小动脉和无髓神经纤维。

淋巴管出现在邻近黏膜肌层的固有膜深部和黏膜肌层内。固有膜的上部和中部缺乏淋巴管。相反，整个黏膜含有丰富的毛细血管，其中多数位于胃腺和表面上皮基底膜的附近。

神经肌肉关系

黏膜肌层厚度从 30 μm 到 200 μm 不等。在下面讨论的某些病变中，黏膜肌层增生并延伸到其上的黏膜。固有肌层由平滑肌细胞组成，并含有神经纤维和肠肌神经丛。还有间质 Cajal 细胞（interstitial cells of Cajal，ICC），Cajal 细胞彼此之间并且与固有肌层的平滑肌细胞和神经末梢接触[33]。它们位于肠肌神经丛和环行肌内[33]，具有胃起搏器的作用。

浆膜

浆膜是胃的最外层，由结缔组织和与腹膜连续的间皮组成。

结构异常

重复

胃重复（gastric duplications）仅占胃肠道重复的 3.8%～10%[34]。女性受累比男性常见。65% 的患者生后第 1 年发现，常伴有呼吸窘迫或表现为胸腔内或胃外的肿块[34]。偶尔，病变出现在成人[35]。35% 的患者伴有发育异常（表 4.3）[36]。并发症包括溃疡、出血、破裂、瘘管形成，以及在少数情况下发生癌[37]。远端重复造成胃出口梗阻、疼痛、呕吐、发热、体重减轻或出血[34]。

胃重复表现为壁内圆柱状或囊性肿块，大小从 1.3 cm 至 12 cm 不等。重复的胃与胃的其余部分有共同的血液供应及共同的肌肉系统。多数重复发生在胃大弯[34]，三分之一累及胃的远端。重复可能完全或不完全，相互交通或不交通。重复的胃内衬消化道黏膜，可以与正常胃黏膜相似或不同。胃和小肠上皮可以共同出现在同一重复中。正如可有呼吸道黏膜、软骨或黏膜下腺体一样，还可出现胰腺组织。

表 4.3　与胃重复共存的病变

食管重复	副脾
异位胰腺	脾形状异常
胃肠道旋转不良	尿路异常
Meckel 憩室	Turner 综合征
胸椎畸形	动脉导管未闭
肺隔离症	室间隔缺损

右位胃

患有内脏逆位的患者，胃位于中线的右侧，称为右位胃。食管膈裂孔也位于右侧；十二指肠的第一部分位于左侧。每 6000～8000 例分娩中大约出现 1 例右位胃[38]。只累及胃和十二指肠的内脏逆位（其余胸腔和腹脏的内脏器官位置正常）极其罕见[38]。胃或完全位于肝的后面或在其上方。尽管胃的位置异常，但结构和功能是正常的。

腹裂畸形

腹裂畸形的发生率从 1968 年的 0.006‰ 上升到 1977 年的 0.089‰。处于不利的社会地位的年轻妇女分娩腹裂畸形孩子的危险性最高[39]。推测腹裂畸形是由于在胎儿第 5～11 周期间腹壁血管损伤造成的胚体壁间充质分化缺陷引起[40]。腹裂畸形可能合并过早萎缩或异常的右脐静脉持续存在[40]。部分胃、小肠和结肠通过腹壁缺损疝出到脐的外侧。由于没有腹膜囊或囊残留覆盖凸出的腹腔内容物，疝出的器官暴露于羊水中，导致胃壁增厚、浆膜水肿和纤维素性渗出。

先天性裂孔疝

先天性食管周围裂隙或先天性细长的食管裂孔可能导致先天性裂孔疝，伴有腹部内容陷入到胸腔（图 4.21）。这种缺陷是由胸膜腹膜皱襞未能发育或胸膜

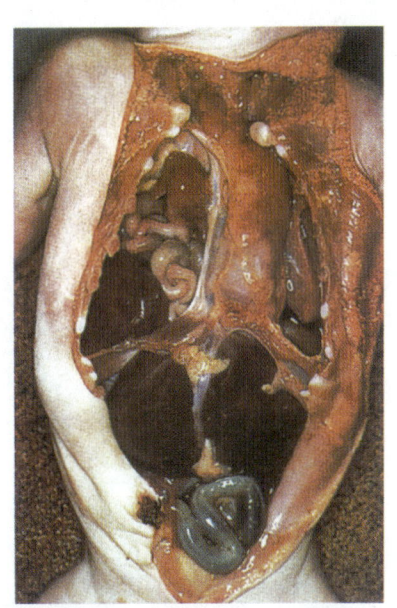

图 4.21　先天性右侧横膈缺损。小肠疝入右侧胸腔，伴有部分右肺萎陷和气管向左侧偏位。大的胸腺位于气管之上。

腹膜管未能关闭引起的。尿路异常常见于伴有先天性后外侧横膈缺陷的患者，包括肾缺如、发育异常、发育不全或肾积水。

后天性裂孔疝

自由活动的胃可以通过先天的和手术造成的膈肌缺损脱出并逐渐进入胸腔。活检可能取自裂孔疝部位的某些改变，包括存在不同程度炎症的贲门或泌酸黏膜，伴有水肿、淋巴管扩张和显著的肌肉增生、黏膜皱襞展开或呈条纹状。可能出现鳞状化生。

憩室

先天性憩室

胃憩室罕见，发生率 0.02%～0.18%[41]。多数发生在胃的后壁，在邻近贲门的部位[41]。先天性憩室表现为孤立性、边界清楚的圆形、卵圆形或梨形的囊袋，通过一个狭窄的或广基的开口与胃腔相通（图 4.22）。

后天性憩室

后天性憩室几乎总是起源于胃的远端，作为胃窦炎症的并发症。急性炎症后的纤维化引起组织牵拉，而黏膜疝入胃壁。因此，应该仔细评估胃窦憩室，以除外存在诸如胃炎、消化性溃疡或肿瘤等潜在性病变。

闭锁、胃蹼和隔膜

膜性胃窦蹼造成的先天性胃出口梗阻极为罕见，其发生率占活产儿的 0.0001%～0.0003%[42]。伴随的肠外异常发生率高以及有明显的幽门闭锁的家族史，支持闭锁和胃蹼是由潜在的遗传学改变引起的这一理论。50% 以上的病例羊水过多。胃闭锁可能伴有 21 三体、大疱性表皮松解症或食管以及肛门闭锁[43, 44]。遗传性多发性胃肠道闭锁累及从幽门到直肠的胃肠道，以常染色体隐性方式遗传。它们可能伴有免疫缺陷综合征[44, 45]。

多数胃闭锁患者的症状在生后最初几天出现，伴有无胆汁的呕吐和腹胀。1 型胃闭锁（最常见的类型）由内蹼或隔膜组成，将胃和十二指肠完全分开。2 型胃闭锁（最罕见的类型）是由细的纤维条索将胃盲袋与远端部分小肠盲袋连接在一起组成的。3 型闭锁由胃盲袋和远端肠盲袋组成，其间没有组织介入[44, 45]。

远端胃窦黏膜皱襞有不同程度的炎症，中央有一个直径 1～10 mm 的孔，垂直于胃窦的长轴。在隔膜水平浆膜可能有切迹。隔膜的两侧被覆胃窦黏膜，覆盖黏膜下的隔膜核心。异位胰腺组织有时位于胃蹼和隔膜中[44, 45]。在成人，隔膜和胃蹼合并炎症性病变[35]。

幽门狭窄

幽门狭窄儿童和成人均可发生，表现为几种类型。

婴儿肥厚性幽门狭窄（先天性幽门狭窄）

这种疾病在第 10 章中讨论，因为它主要是一种运动相关性疾病。

后天性幽门狭窄

成人的肥厚性幽门狭窄主要是由于伴随胃窦炎和（或）消化性溃疡的炎症引起的，或发生于固有的神经肌肉异常。由于局灶性或弥漫性胃的肌肉肥大和增生、黏膜厚度增加以及 G 细胞增生，部分性胃梗阻可以导致胃的大小和重量的增加。幽门变形导致胆汁

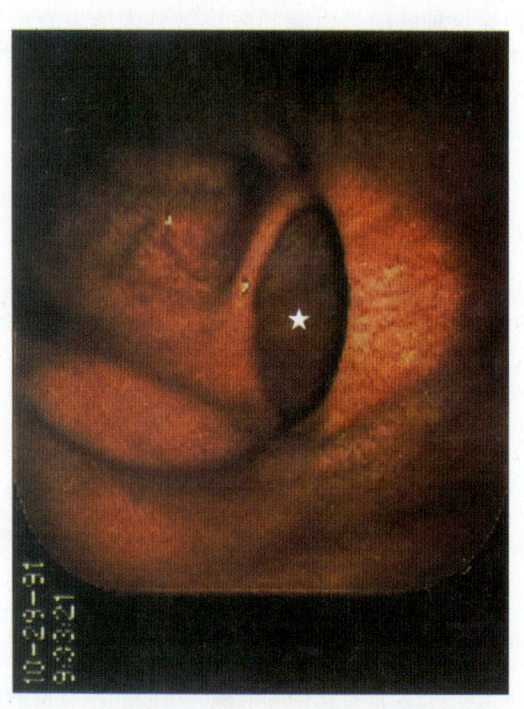

图 4.22　胃憩室。内镜表现。憩室开口用星号表示。注意胃本身和憩室的内衬黏膜相似。

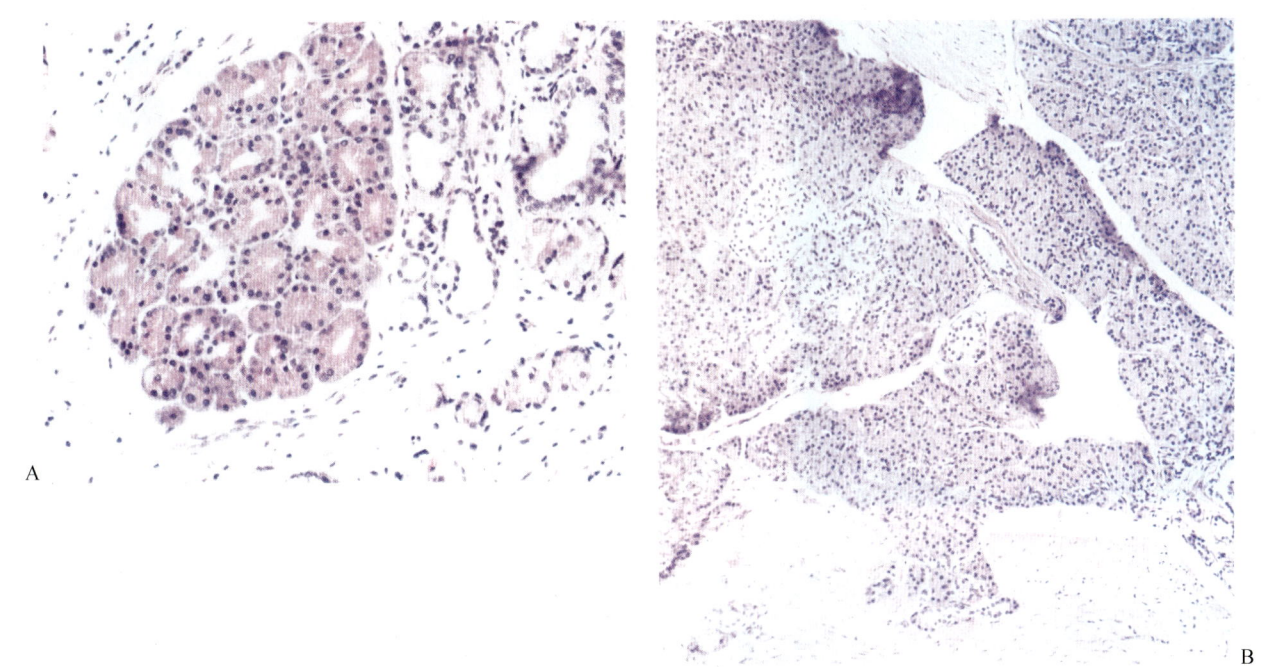

图 4.23　胰腺化生与异位胰腺的比较。**A**：胰腺化生由胰腺腺泡组成，融入周围的胃黏膜。**B**：异位胰腺通常累及黏膜下层，而且可能含有胰腺小叶、胰岛和小管（未显示）。

反流和继发性碱性反流性胃炎。

幽门圆枕增生

　　局灶性幽门肥厚（focal pyloric hypertrophy）（幽门圆枕增生）是非常罕见的病变，表现为环行肌局部区域肥厚，累及邻近幽门圆枕的胃小弯部位。这种病变可能是获得性幽门狭窄的一种类型，或可能是持续到成年的先天性幽门狭窄。有人推测，这种病变来自慢性胃炎或反复的痉挛性幽门收缩[46]。

异位

　　由于先天性异位或继发于化生，正常组织位于异常部位。先天性异位不同于化生性（获得性）病变，因为它们通常保留正常组织结构，而化生性病变往往由单一细胞类型构成，缺乏正常组织形态（图4.23）。先天性异位起因于胚胎形态生成运动期间细胞的停留。然后，先天移位的组织沿着正常器官的谱系分化，以适应局部环境。

异位胰腺

　　异位胰腺（heterotopic pancreas）是最常见的胃的异位组织。它占所有胰腺异位的25%~30%[47]。异位胰腺通常偶然发现，常常见于胃窦，其次是幽门、胃大弯和食管胃交界处。如果发生肿瘤或胰腺炎，异位组织可能出现症状。异位胰腺通常表现为一个孤立性的黏膜下半球状有脐凹的肿块，直径0.4~4.0 cm。单个或多个导管进入胃腔，形成一个对称性的锥体或短圆柱形乳头样突起（图4.24）。异位胰腺还可以表现为大的黏膜下黏液囊肿。多发性或带蒂的胰腺异位少见。大约75%的胰腺异位位于黏膜下层（图4.25），其余的累及固有肌层。较大病变的横切面显示为典型的胰腺特征性的黄褐色分叶状组织。病变越深，其表现往往越不规则。胰腺小叶由数量不定的胰腺腺泡、导管、胰岛、类似于十二指肠腺的腺体以及增生的平滑肌纤维混合组成。胰岛含有不同数量的产生胰多肽和胰岛素的细胞[48]。如果只有胰腺腺泡存在，这种病变可能是胰腺化生灶（见下），尤其是如果这种细胞位于黏膜内。有时可见异位胰腺和胃组织共同存在于黏膜下层（图4.26）。

　　当存在胰腺腺泡和导管时，诊断异位胰腺不成问题。然而，仅仅含有平滑肌和（或）胰腺导管的病变可被误诊为腺肌瘤。提示病变为异位胰腺组织而不是腺肌瘤的线索是，导管周围有大致正常排列的肥大的环形和纵形的平滑肌细胞（图4.25）。继发性改变，诸如胰腺炎、囊肿形成或肿瘤[胰岛细胞瘤、导管异型增生（图4.27）和腺癌]，也可能会造成混淆，特

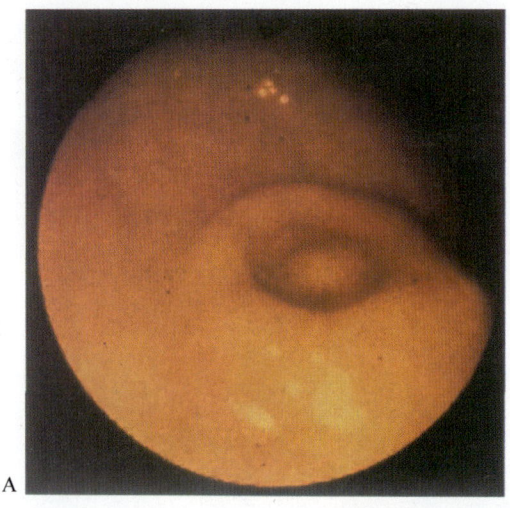
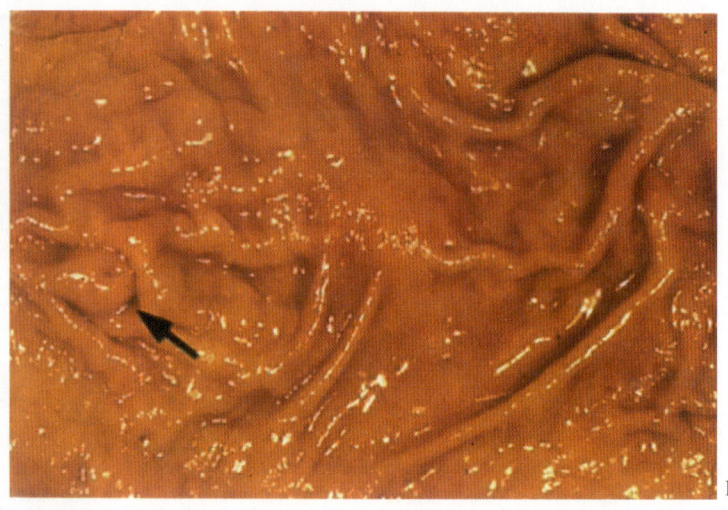
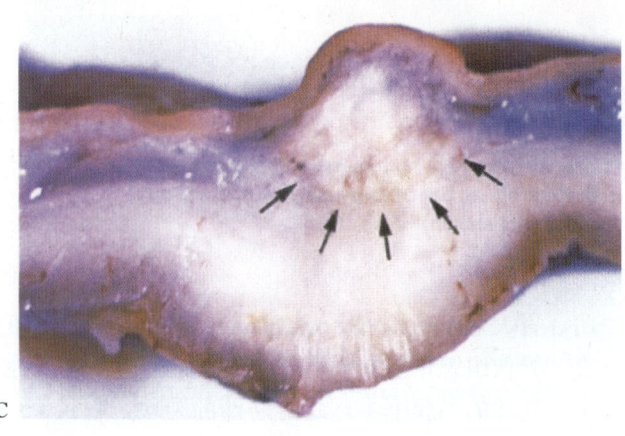

图 4.24 异位胰腺。异位胰腺形成界限明显的黏膜下肿块，内镜（A）以及大体检查（B）可见。黏膜下肿块破坏了胃的皱襞（箭头），表现为伴有中央脐凹的半球形病变。C：胃壁横切面显示黏膜下白色质硬的肿块，如箭头所示。

别是当其下组织受到破坏时[49]。扩张的导管形成黏膜下黏液池，含有上皮簇和不同程度的炎症，邻近的黏液没有明显的胰腺组织，可能提示黏液癌的诊断。在缺乏明显的细胞非典型性和间质纤维组织增生时，不应诊断为浸润癌。

异位胃腺

多达 14% 的胃黏膜下有弥漫性或局限性的胃异位[50]。这些异位的胃腺或是先天性来源，或是深在性囊性胃炎的区域（下面讨论）。先天性胃异位通常含有泌酸黏膜，伴有排列成正常结构的胃小凹上皮。

异位十二指肠腺

异位十二指肠腺可以伴有异位胰腺，或异位可能仅仅含有十二指肠腺和平滑肌。异位的腺体位于幽门和胃窦，组织学类似于十二指肠腺增生（见第 6 章）。

双幽门

双幽门是消化性溃疡患者的一种获得性疾病。幽门前溃疡穿透幽门壁，十二指肠穿孔，形成一个新的内衬黏液的管道。也有罕见的先天性双幽门病例存在[51]。

幽门黏膜脱垂

胃窦黏膜可以脱垂到十二指肠，有时形成蘑菇形的十二指肠或胃假性息肉（图 4.28）。它单独发生或合并胃炎或以前做过胃的手术。黏膜水肿（炎症的结果）容易发生胃黏膜脱垂。当水肿加重时，组织不能回到正常的位置，发生进行性胃出口梗阻。由于胃的出口阻塞，胃黏膜脱垂患者通常发生痉挛性腹痛、胃排空延缓或呕吐。依据梗阻持续的时间和严重性以及血管损害的程度，脱垂的黏膜显示不同程度的炎症、水肿和坏死。小凹增生、小凹变形、伴有囊性锯齿状

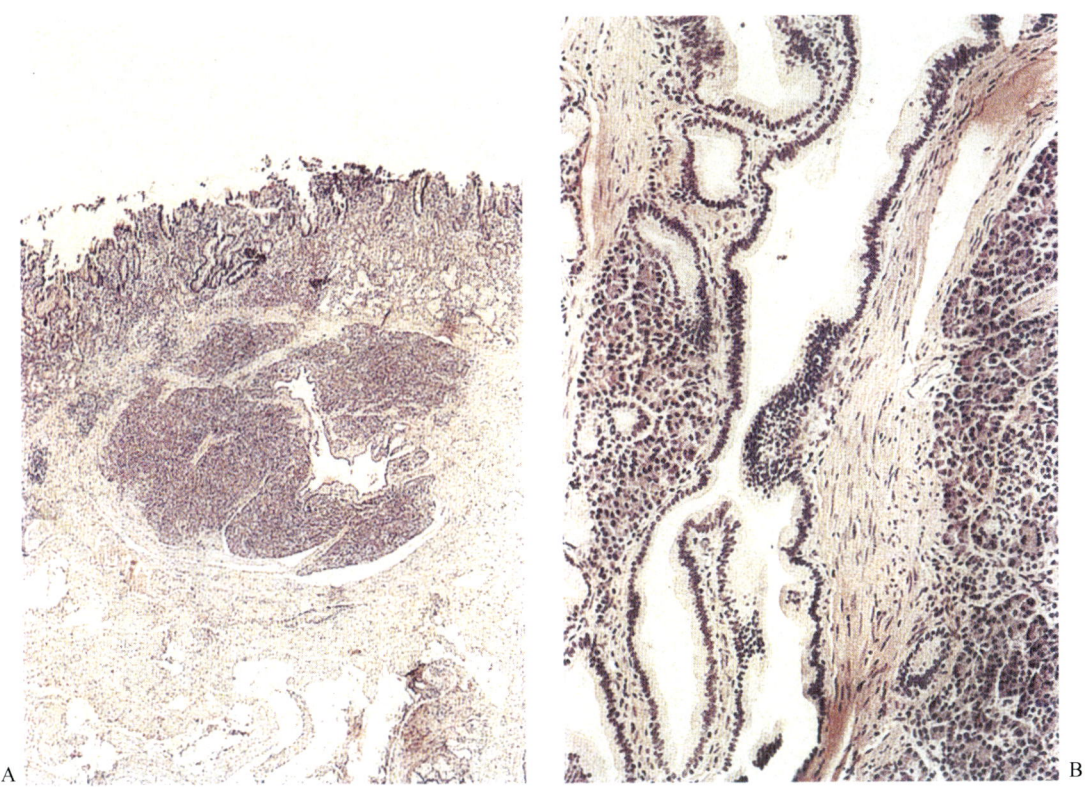

图 4.25 异位胰腺。**A**：分叶状黏膜下腺体结构，中心可见导管。纤细的纤维血管组织条索将单个小叶分开。**B**：导管和导管两侧胰腺腺泡的高倍放大，导管周围也有明显的平滑肌纤维。

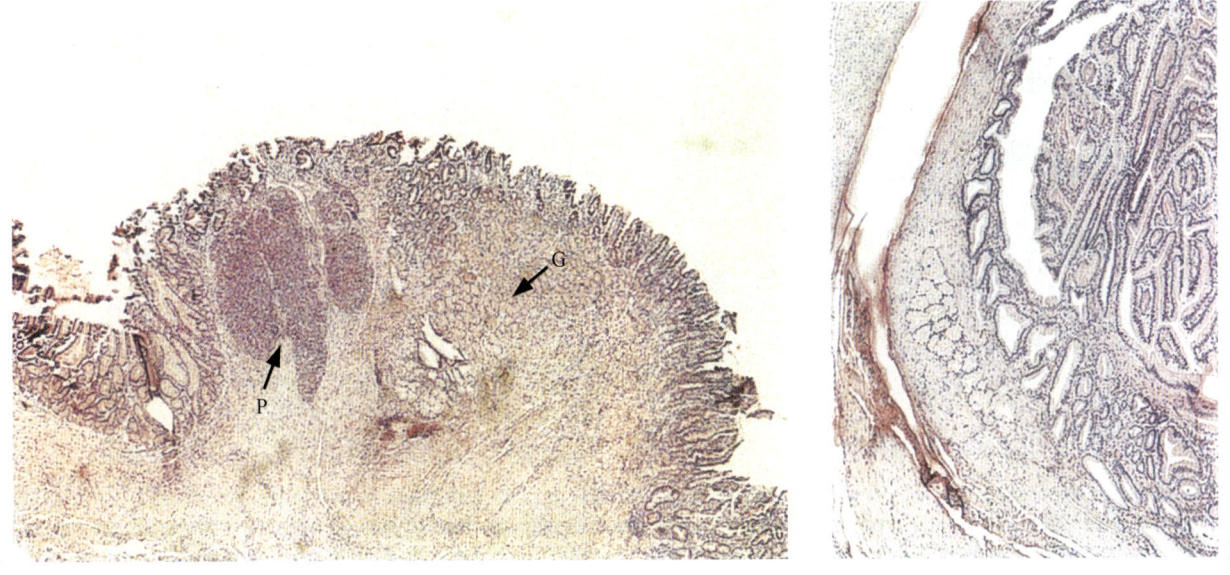

图 4.26 异位胰腺合并异位胃组织。**A**：低倍镜显示并排排列的异位胰腺组织（P）（箭头）和胃小凹上皮（G）（箭头）。**B**：高倍放大显示胃上皮细胞的组织学特征。

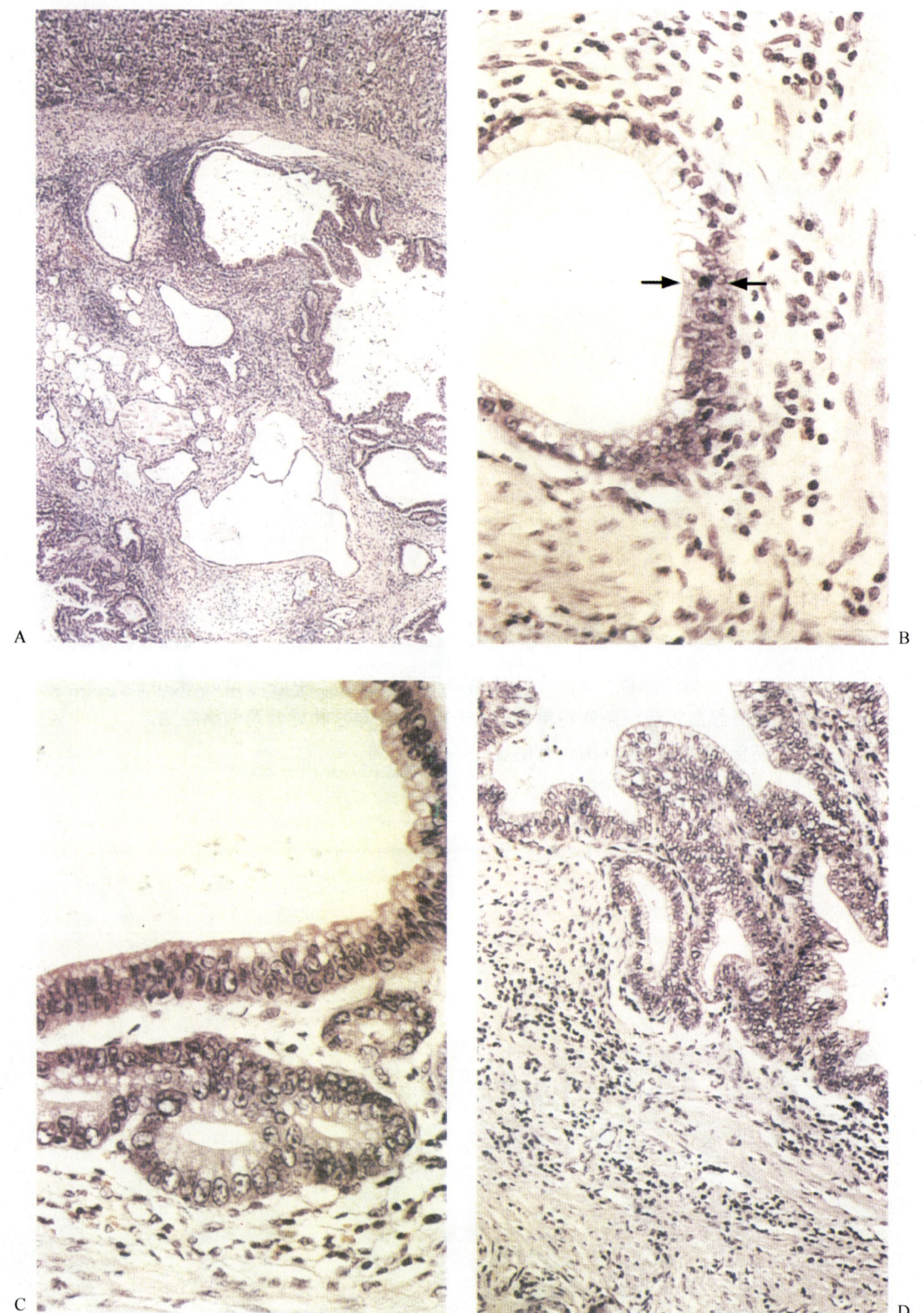

图 4.27 异位胰腺伴有上皮异型增生。**A**：胃壁内有许多囊性结构。有些囊腔内衬扁平上皮，其内有明显的黏液积聚，另一些囊腔内衬良性肿瘤性上皮细胞。**B**：一个腺体的高倍放大，箭头上方为核位于基底部的大致正常的上皮细胞；箭头下方为核浆比例增加、有突出核仁的深染的肿瘤性上皮细胞。**C**：肿瘤性上皮高倍放大，显示细胞非典型性，核呈复层以及明显的核仁。**D**：另外一个具有较复杂腺体结构的区域。注意，缺乏向周围组织浸润和纤维组织增生性反应。腺体仍然有完整的平滑肌纤维包绕。

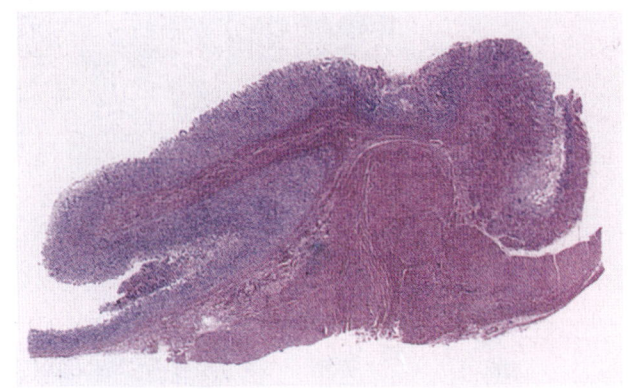

图 4.28　胃黏膜脱垂。脱垂的黏膜呈蘑菇形结构，位于幽门区的上方。

分支、表面呈绒毛状、黏膜肌层增生、固有膜内看见平滑肌、糜烂、溃疡、腺体萎缩以及各种炎症均可能发生。

扭转

也称胃扭转（gastric torsion），见于儿童和成人，通常存在左横膈异常[52,53]。胃扭转表现为急性或慢性。急性表现包括出血、缺血和梗死[52,53]。多数患者为患有慢性疾病的老年人。患者反复发生上腹疼痛、呕吐，偶尔呕血。

胃扭转的发生有几种形式。最常见的类型是器官轴向扭转（organoaxial volvulus），大约占60%的病例。胃围绕小弯的纵轴扭转，造成胃部颠倒（图4.29），引起近端和远端梗阻。向前旋转比向后旋转常见。30%的病例为系膜轴向扭转（mesenteroaxial volvulus）。它的发生是围绕着从胃大弯的中心到肝门这一条线上的扭转。系膜轴向扭转和器官轴向扭转可以共存。胃还可以围绕胃肝网膜的垂直轴扭转，这样形成的扭转不是真正的扭转。当发生扭转时，胃出现进行性膨胀，这是由于积累的分泌物不能向前通过，或由于扭转造成远端和近端梗阻以致引起反流。由于梗阻、绞窄和缺血性坏死可能导致死亡，后者是由于胃的血管系统受压所致。

胃过小

胃过小是一种罕见的先天性异常，往往与其他异常并存，例如中肠旋转不良、贲门异常和无脾[54]。发育不全的食管下端括约肌功能不良，引起胃食管反流。症状出现在婴儿期，包括生长迟缓、呕吐以及反复发生的吸入性肺炎。钡餐检查显示胃呈小管状。组织学检查显示胃壁发育不全[55]。胃小，往往不能旋转，各个部位没有一个明确的界限。这种疾病可能是由于胃系膜未能发育引起的。

胃黏膜活检

内镜检查进行黏膜活检和（或）细胞学采样，经常用于最初辨认和追踪患有各种胃疾病的患者，包括胃炎、胃萎缩、消化性溃疡和肿瘤性增生。胃黏膜活检还常用来评价胃是否存在幽门螺杆菌（helicobacter pylori，HP）。常规胃活检也可以显示特殊类型的胃炎（嗜酸性胃炎、淋巴细胞性胃炎和肉芽肿性胃炎）、

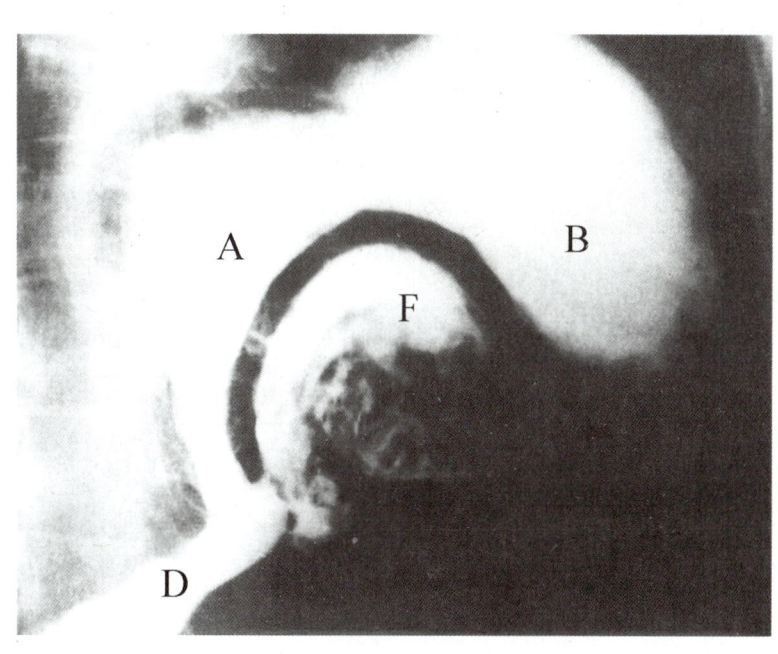

图 4.29　钡餐检查显示胃呈器官轴向扭转。大而宽的可透射线的曲线缺损，位于小弯壁的上方和大弯壁的下方。F，胃底；B，胃体；A，胃窦；D，十二指肠。

巨大皱襞性疾病或息肉。胃活检可以提供有关胃炎相关性和萎缩相关性病变的分级、范围以及局部解剖方面的信息，这些信息有助于评估患者发生胃癌的危险。如前所述，胃的不同区域组织学结构不同，加之胃的许多疾病均呈片块状分布，所以充分的评估常常需要检查来自胃体、胃窦以及任何内镜下可见病变的活检标本。尽管在常规临床实践中很少能够做到，Sydney系统要求从胃的5个部位（胃窦的大弯和小弯、胃体的大弯和小弯以及胃切迹）采取活检标本[56]。胃肠医师一般从胃窦和胃体取几个活检。这些活检标本最好分别置于单独的容器内送检。

必须注意，内镜操作可能引起不同程度的水肿、血管扩张、固有膜局部出血以及表面细胞变平。因为缺乏上皮变性和急性炎症，所以这些改变通常容易和黏膜疾病区别。胃活检的系统检查有助于诊断胃的各种疾病，并提供确立鉴别诊断的方法，以便考虑特殊疾病的诊断，且不致遗漏重要的疾病。应通过观察各种黏膜部分来确定活检来自哪个部位。但由于存在萎缩和（或）化生，可能难以确定活检的精确部位。在消化性十二指肠炎，胃上皮可能出现在十二指肠；肠上皮化生发生于胃炎和Barrett食管，而幽门腺可出现在某些类型胃炎的胃的近端。

胃的炎症性疾病大致可以分成胃炎（gastritis）和胃病（gastropathy）。两者之间的主要区别是胃炎存在炎症，而在胃病缺乏炎症表现。胃炎通常由感染、自身免疫或过敏反应，或药物引起。确定胃炎是全胃炎还是仅仅累及胃窦或胃体，是局灶性或弥漫性，以及是表浅性或占据整个黏膜厚度，有助于弄清

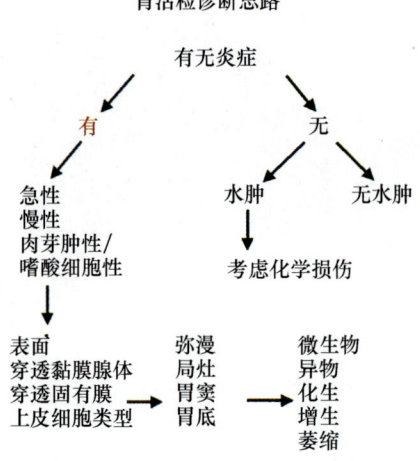

图4.30 诊断流程。一旦确定了出现变化的部位，可以应用这种方法。评估是否存在炎症，如果存在，确定炎症类型和部位。如果缺乏炎症，可能需要考虑化学损害。

胃炎的病因。可以评估的其他变化包括确定是否存在下面任何改变：表面上皮损害、浅表间质出血、化生（肠上皮化生、胰腺化生或胃窦化生）、内分泌细胞增生、上皮内淋巴细胞增多、肉芽肿、凋亡或微生物。胃病由低血容量、应激、缺血、摄入药物或酒精、慢性充血或来自十二指肠的碱性反流引起。我们发现有用的诊断方法显示在图4.30和4.31中。我们并不认为有必要应用特殊染色来确定是否有幽门螺杆菌感染或存在肠上皮化生，这与其他人的观点一致[57]。较详细的评估Sydney系统可能有用，这在下一节中进一步讨论。

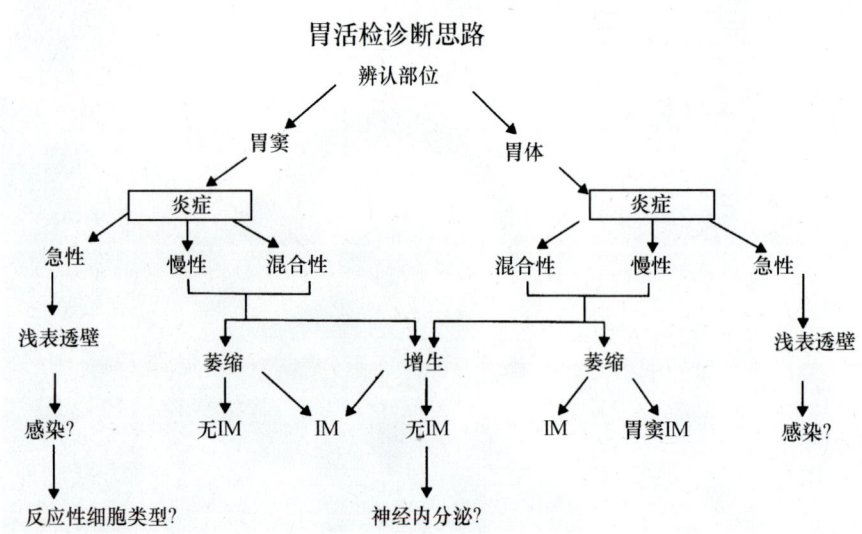

图4.31 胃活检的诊断方法。在这个方法中，开始辨认主要受累的胃部位，因为易于累及胃窦和胃体的疾病不同。然后根据炎症的特征，黏膜表现正常、萎缩还是增生，以及是否含有其他类型的细胞来判断疾病。IM，肠上皮化生。

表 4.4 急性胃炎的原因

药物	辐射	急性酒精中毒	多器官衰竭
尿毒症	某些食物	严重的烧伤	门脉高压症
缺血	脓毒症	碱性反流[a]	充血性心力衰竭
休克	创伤	胆汁反流[a]	呼吸衰竭
腐蚀性因子	某些感染	大手术	颅内压增高

[a] 急性炎症少见。

急性胃炎

急性胃炎（伴有急性黏膜损伤）由多种疾病引起，伴有多种病因和不同的组织学形态（表 4.4）。由于症状没有特异性，病因不同，以及本病弥漫（或局限），所以临床症状、内镜所见以及组织学特征很少彼此相关。急性胃炎表现为出血性、非出血性、糜烂性或非糜烂性改变。

急性出血性、糜烂性胃炎（应激性胃炎）

急性糜烂性胃炎合并严重的生理障碍，包括脓毒症、广泛的烧伤、头部损伤、严重创伤以及多器官衰竭。它还发生于摄入非甾体抗炎药（NSAIDs）、阿司匹林或酒精之后。急性胃炎常常表现为腹部不适、疼痛、胃灼热、恶心、呕吐和呕血。应激出现3～7天之后开始出血。出血从隐血到大量出血，来源于无数小而散在的黏膜损害溃疡灶（图 4.32）。Curling 溃疡（应激性溃疡）发生在严重烧伤后24～72小时的患者，主要在胃的近端。

病理生理学

与应激性溃疡发生有关的主要因素包括胃酸过多和黏膜保护减少。后者是由于黏液分泌、黏膜血流以及 DNA 和前列腺素合成减少，黏膜屏障被破坏。事实上，黏膜缺血是应激相关性损伤常见的共同特征。心功能不全、出血、休克以及脓毒症远离上皮下毛细血管血流的再分配，造成黏膜缺氧。最初的损伤恢复之后，缺氧可能持续，尤其是当黏膜小动脉收缩时，进一步降低了组织的氧合作用[58]。保持黏膜屏障需要有充分的微循环，它能提供营养和清除废物，特别是氧自由基。受损的黏膜屏障造成酸的逆向弥散，导致组织酸中毒、血管损坏、黏膜充血以及坏死。在再灌注期间，黏膜损伤明显增加，这是由于浸润的中性粒细胞产生氧自由基毒性产物引起缺血造成的[59,60]。此外，激活的白细胞释放介质，减少黏膜血流量并增加血管通透性[61,62]。氧自由基产生的损伤由于黏膜排空转化为谷胱甘肽（GSH）的内源性抗氧化剂而

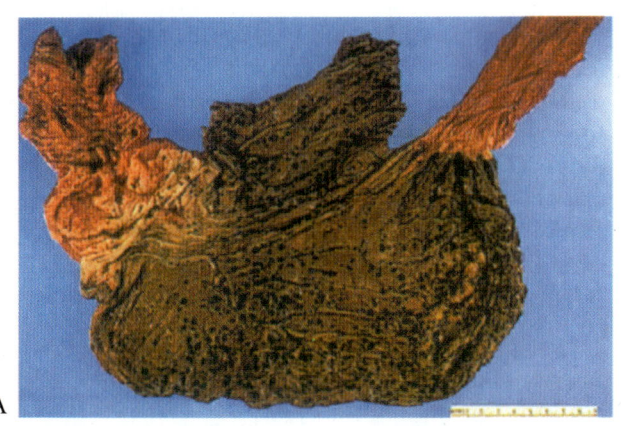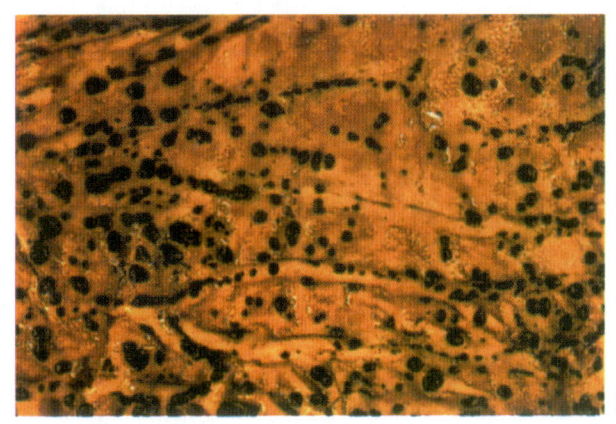

图 4.32 应激性溃疡。A：死于严重头部外伤的患者，可见多发性小点状出血性溃疡。还可见到散在的小淤斑。B：单个病变的高倍放大。

进一步增强[63]。谷胱甘肽氧化/还原周期，由谷胱甘肽过氧化物酶催化，还原成 H_2O_2，并破坏产生高反应性羟基的链反应。谷胱甘肽具有自然净化剂的作用，它的超氧阴离子能够保护蛋白免受氧化。谷胱甘肽在修复其他自由基清除剂和抗氧化剂方面也有重要作用，例如使维生素 E、C 处于还原状态[64]。前列腺素能够减轻初期的损伤[65]。氧化应激作用导致上皮生长因子受体（EGFR）磷酸化及其配体产物，表皮生长因子（EGF）和双调蛋白（amphiregulin）增加[66]。黏液样帽通过保护固有膜免受腔内酸的侵蚀促进黏膜恢复，降低损伤程度[65]。

许多因素有助于急性胃黏膜损伤的修复。重新形成上皮需要上皮迁移穿过完整的基底膜。这在损伤之后数分钟至数小时内发生，以确保表面上皮连续性的迅速修复，并抑制胃酸反向扩散[65]。此外，黏液颈部细胞从增生区迁出，并逐渐分化成成熟的胃小凹细胞。胃黏膜血流增加[65]。如果这些受到抑制，黏膜细胞失去保护，黏膜进行性损伤，形成比初期损伤更深的溃疡。

病理学特征

糜烂性胃炎和应激性溃疡通常表现为多发性病变，位于胃的任何部位，虽然主要见于泌酸黏膜（图4.32）。病变严重时延伸到胃窦。应激性溃疡往往表浅，直径通常小于 15 mm。溃疡基底呈灰黄色并有出血，再生的边缘略微隆起，充血。病变之间的胃黏膜弥漫性充血，含有许多小的淤点状出血。另外，黏膜

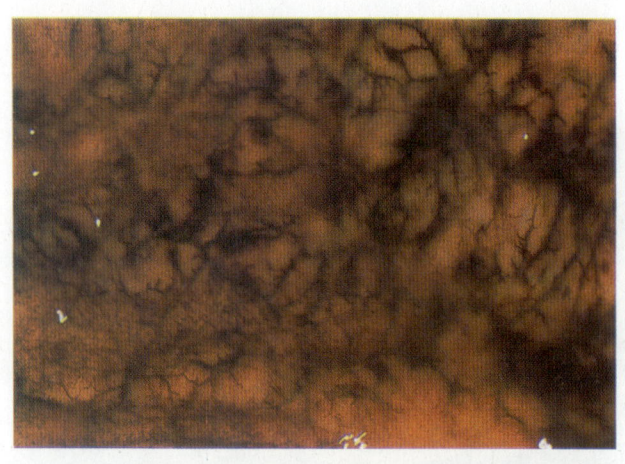

图 4.33　死于多器官衰竭患者的胃黏膜的大体照片。注意明显充血的血管和新生血管形成的区域。针尖大小的出血从不同大小的血管蔓延，造成血液从胃的表面弥漫性渗漏。

表 4.5	急性糜烂性胃炎的病理学改变
急性期	
血管充血	
固有膜出血	
浅表性坏死	
胃小凹和腺体多形核白细胞浸润	
溃疡和糜烂	
浅表性纤维素沉积	
愈合期	
上皮再生伴有核增大	
小凹变长	
黏液减少	
核分裂象增多	

弥漫性出血，而没有散在的受损害区域。早期病变以明显充血的血管为中心，血液渗漏到周围的组织（图4.33）。在较严重的病例，出现广泛的出血性黏膜糜烂或溃疡。少数病例表现为深在性线性溃疡，与较散在的圆形浅表性病变共存。Curling 溃疡和 Cushing 溃疡往往较深和单发。

组织学特征取决于基本损伤的严重程度和持续时间，组织学特征往往不如大体特征明显。急性胃炎相关性特征列于表4.5 内。黏膜改变从充血、表面糜烂和急性炎症到明显的黏膜坏死（图4.34），脱落，最终形成瘢痕。活检见到的病变一般处于早期。较严重的改变通常见于尸检。轻度应激性胃炎与活检创伤可能难以区分。较严重的病变显示血管高度充血扩张，伴有浅表固有膜出血（图4.34），常与急性炎症有关（图4.34）。

糜烂表现为散在的浅表性卵圆形或圆形黏膜坏死和组织缺损区，其深度不超过黏膜肌层，边界清楚，边缘常隆起，水肿，及浅表上皮坏死（图4.34）。胃小凹和腺腔可见大量嗜中性粒细胞浸润（图4.35）。最深部的腺体往往没有炎症，缺乏真正的肉芽组织。相反，受损的腺腔内含有蛋白渗出液、碎屑、中性粒细胞和红细胞。黏膜浅表有纤维素沉积（图4.34）。急性期缺乏慢性炎症。轻微的损伤只有轻微的修复性成纤维细胞反应发生。去除致病因子数天至数周后病变愈合。

愈合期（表4.5）的特征是黏液颈部多潜能干细胞增生，小凹延长，表面上皮呈假复层或合体细胞表现，而且血管充血（图4.35）。干细胞在上面分化成

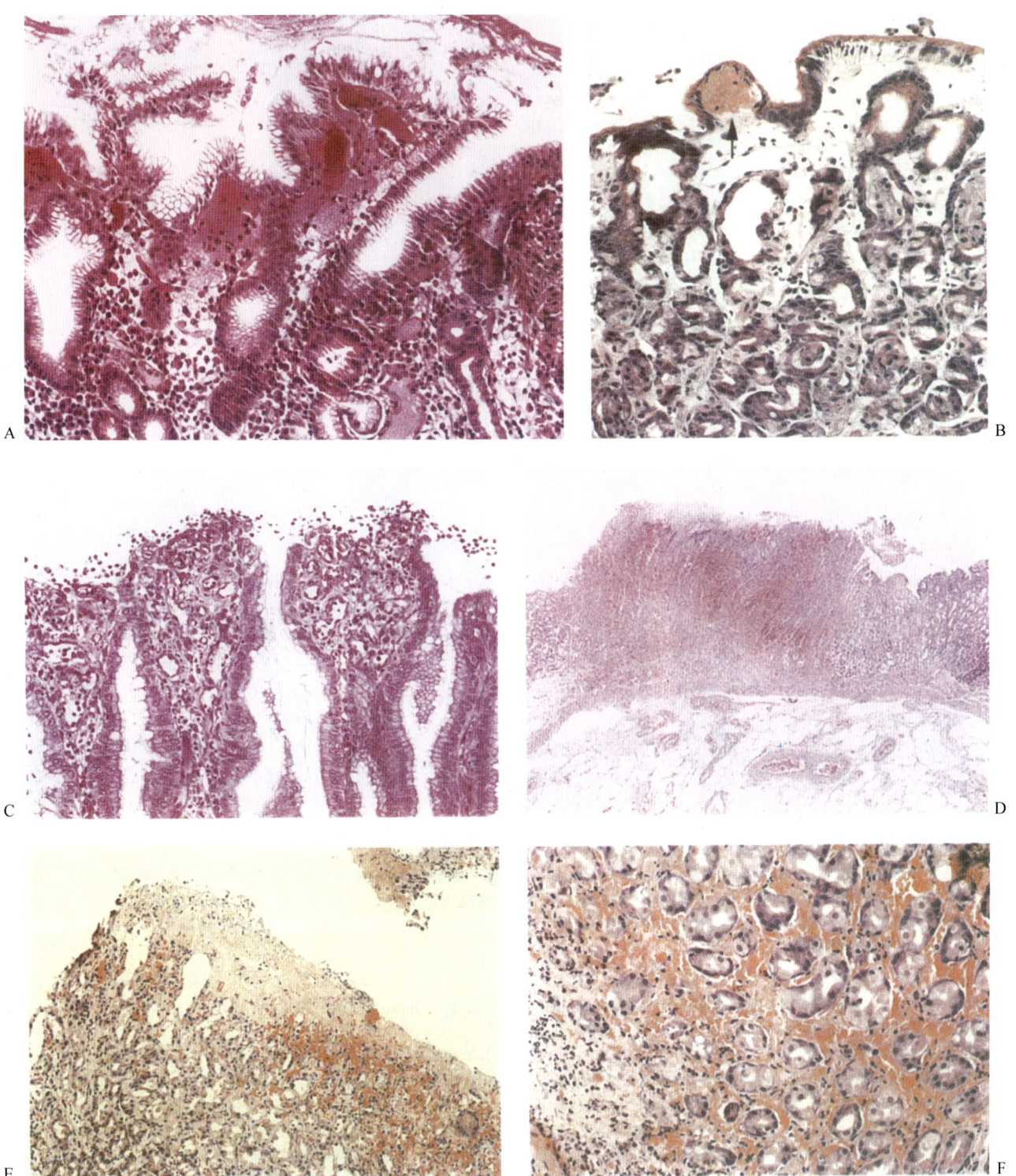

图 4.34 急性糜烂性胃炎的早期改变。**A**：最早的改变包括表浅固有膜血管扩张，上皮仍然完整。**B**：小血栓形成（箭头）和表浅固有膜明显水肿。**C**：随着疾病进一步发展，胃表面糜烂，伴有表面上皮丧失。**D**：较大的病变，出现广泛的穿透黏膜的坏死。**E**：部分表面上皮变性，在表面黏膜形成无定形的粉染纤维素性碎屑。腺体普遍扩张，周围的固有膜有外渗的红细胞浸润。**F**：外渗红细胞的高倍放大。

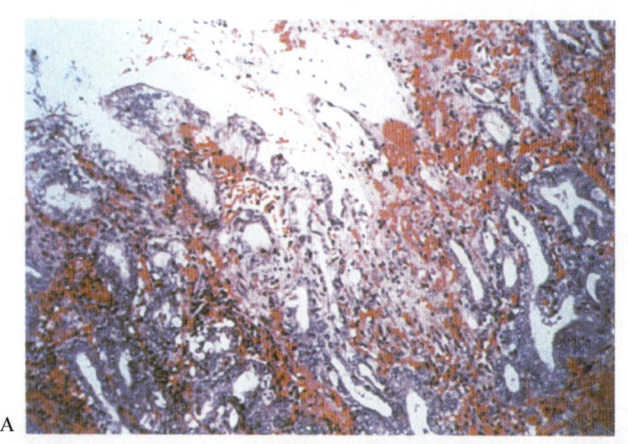
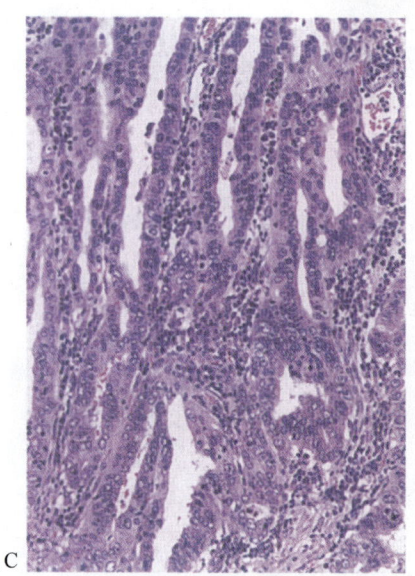
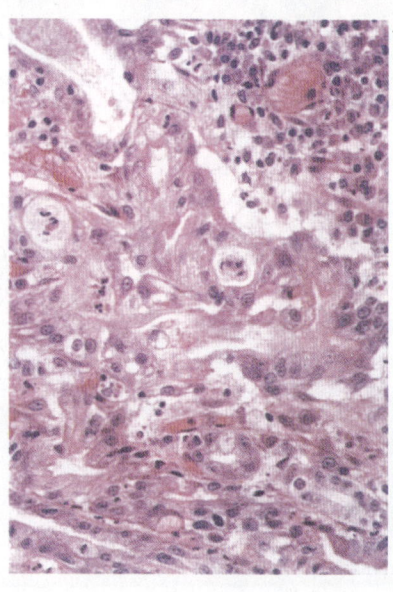
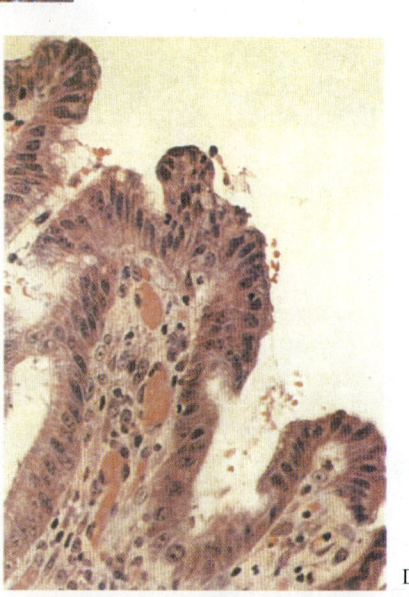

图 4.35 进展的糜烂性胃炎。A：黏膜表面糜烂，黏液颈部深染和再生。B：随着疾病进一步发展，可见黏液颈部明显扩大，伴有显示明显修复性非典型性的再生细胞。C：表面细胞呈合体细胞性表现。D：最后，整个表面再上皮化，虽然上皮表现不成熟，而且核浆比例增大。某些残留的合体细胞小结依然存在。

小凹细胞，在下面分化为特殊的腺上皮细胞，几天之内重新构建一个正常黏膜结构。增生的黏液颈部细胞含有丰富的嗜碱性胞浆，核分裂象增加，核浆比增加，而且表现为黏液减少。尽管可能有令人担忧的细胞学特征（图 4.35），再生上皮的细胞核仍然位于基底，含有空泡状的染色质和突出的孤立性嗜酸性核仁。通常缺乏肿瘤特征性的多形性和非典型性核分裂象。残留的成簇的中性粒细胞可能位于胃小凹内，周围的固有膜可能有炎症。必须注意不要将再生性改变误诊为癌。非典型性再生上皮仍然保留正常腺体结构。如果腺体向上彼此平行规则排列，垂直于黏膜表面，有急性炎症以及如果固有膜与腺体分开，即使上皮呈高度非典型性，作出恶性肿瘤的诊断应该非常小心。

只要刺激因素消失，浅表糜烂常能完全愈合，没有瘢痕形成。在伴有较深病变的患者，胃腺很少能够完全再生。相反，会有轻度黏膜瘢痕形成（图 4.36）。

酒精引起的胃炎

酒精引起损伤的程度取决于摄入的酒精量以及其与黏膜接触的时间[67]。通常，胃内酒精浓度超过 10% 才可引起胃的损伤。同时存在 HP 感染可能加重酒精引起的损伤。与胃黏膜表面接触的酒精损害黏液合成和分泌，并损害上皮细胞，引起上皮细胞坏死和脱落，使其下的黏膜暴露于酒精和胃腔的胃酸中[68]。胃酸反向弥散增加胃黏膜的血流量、毛细血管的通透性和胃酸的分泌。毛细血管通透性增加导致

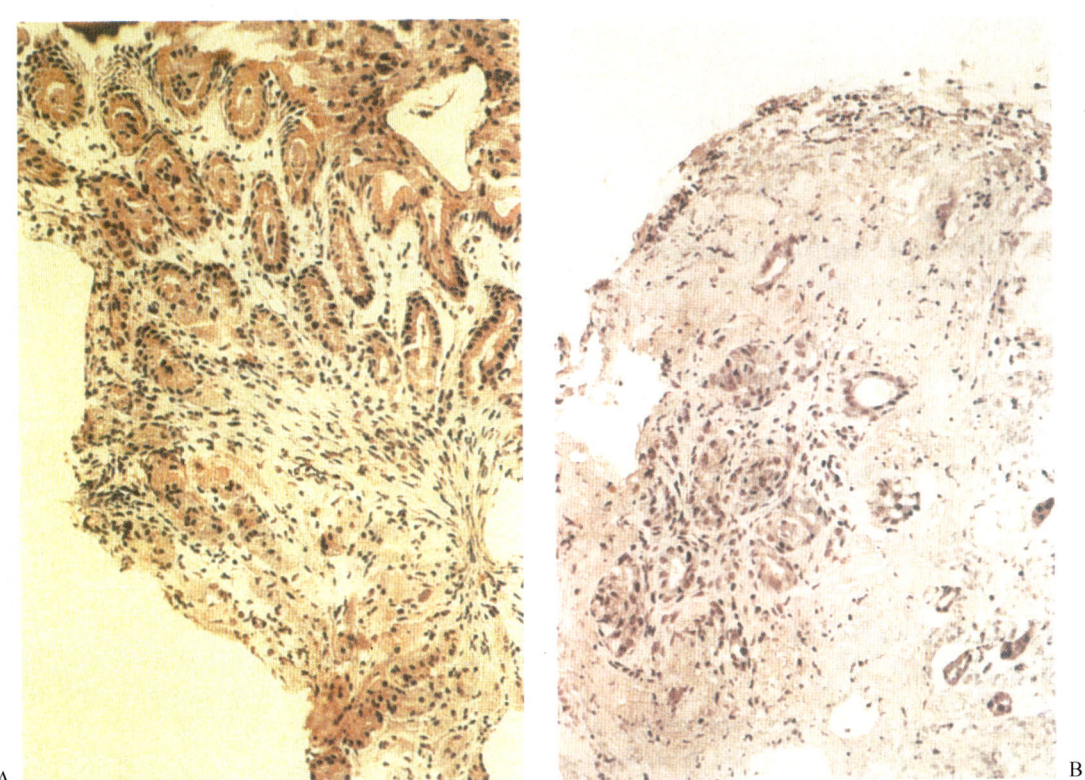

图 4.36 糜烂愈合。**A**：固有膜局部区域纤维化，造成腺体变形。**B**：本图显示较广泛的固有膜纤维化和胶原生成，只有少数萎缩的腺体残留。在这一特殊的标本，表面没有重新形成的上皮，表明存在急性和较慢性的反复发生的损害。

间质水肿。从肥大细胞、内皮细胞和中性粒细胞释放的血管活性介质，引起静脉收缩和血浆漏出。中性粒细胞产生超氧阴离子和超亚氯酸，其方式与应激性胃炎类似[69]。随后动脉和小动脉迅速扩张，导致显著的充血、水肿、出血。细胞易位、缺血和细胞膜损伤，造成局部水肿、缺氧、出血和细胞坏死（图4.37）。酒精渗入充血的组织可以引起溶血、血管充血、蛋白质沉积、血液淤滞、血栓形成以及毛细血管

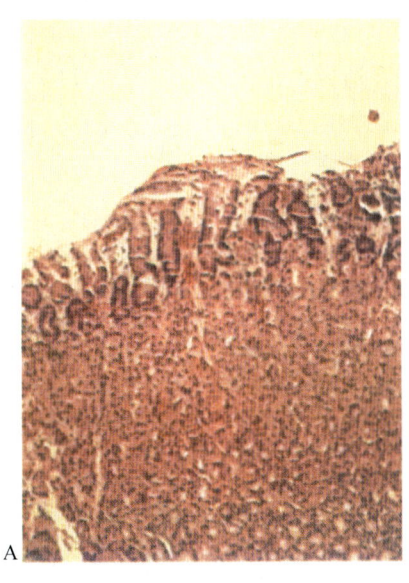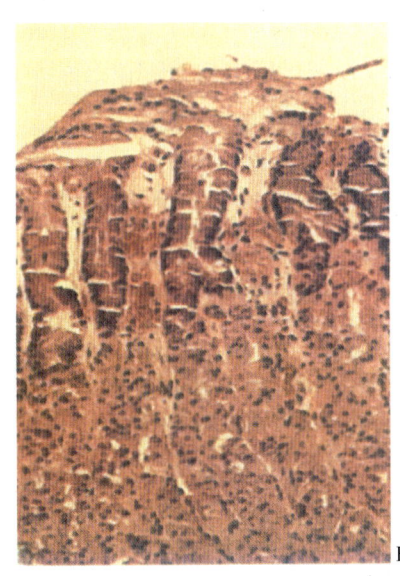

图 4.37 酒精引起的胃损伤。**A**：低倍镜显示泌酸黏膜表面损伤。**B**：高倍放大显示表面上皮缺失，水肿，血管充血，而且几乎没有炎症。

渗漏[70]。受酒精刺激的神经肽影响血管、白细胞和上皮，并有助于激活炎症性介质[71]。

酗酒者可显示多个部位的上皮下出血，邻近的非出血性黏膜明显水肿，仅有轻微的炎症。水肿可能严重到足以延伸至黏膜下层[72]。固有膜出血上方的胃小凹上皮可能出现黏液缺失，而且显示局灶性核的极性丧失。某些患者可能会出现微小的糜烂，特别是那些在短时间内摄入大量酒精的患者。这些病变类似于应激性胃炎，主要累及胃的近端。这些患者可能有胃小凹上皮的局灶性坏死，伴有胃小凹局灶性中性粒细胞浸润。长期摄入酒精，黏膜表皮生长因子（EGF）和其他生长因子表达增强[68]，导致细胞增生。增生的黏液颈部细胞分化，取代受损的细胞。

药物引起的胃炎和胃病

许多药物能够引起胃糜烂、出血和坏死，其中最常见的是非甾体抗炎药（NSAIDs）和阿司匹林。这种损伤的发病机制不同。某些药物引起的溃疡和应激引起的溃疡有着共同的病理学改变，但是最初导致细胞损伤的因素可能有所不同。事实上，无论是静脉注射还是口服给药，许多药物能够引起类似的变化，提示无需接触黏膜就可引起损害。

阿司匹林/非甾体抗炎药

阿司匹林相关性损伤的性质取决于服药是短期还是长期。在1个小时内一次性服用阿司匹林可引起上皮下出血，而规律摄入阿司匹林24小时后许多个体出现胃的糜烂。因为黏膜逐渐适应，能够抵抗损害，长期摄入导致的损害常比短期摄入轻。适应性反应包括中性粒细胞浸润减少和广泛的上皮增生[73]。阿司匹林引起的损害是由于其毒性作用，以及通过降低黏膜防御功能[74]。阿司匹林的物理化学性能有助于其迅速吸收，在黏膜内蓄积，以及破坏黏膜的屏障效应。阿司匹林的水杨酸盐进入胃上皮内，干扰ATP酶依赖性的进程，而且导致细胞膜的通透性增加，最后发生渗透性肿胀和细胞死亡。此外，小的阿司匹林碎片可能埋入黏膜，这些碎片引起圆形糜烂或溃疡，周围绕以出血区。相邻的糜烂由线性黏膜裂缝连接。然后阿司匹林颗粒进入裂缝，被黏液包绕，直至它们溶解。

非甾体抗炎药

非甾体抗炎药（NSAIDs）是明显可见的胃损伤的一种常见的原因，在美国是造成某些最严重的药物损伤的原因[75]。内科医师按处方应用的非甾体抗炎药通常引起胃的损伤。然而，摄入超剂量的非甾体抗炎药还会引起明显的胃肠道损伤[76]。长期治疗的患者31%～68%发生胃十二指肠病变；高达25%的患者发生胃溃疡[77]。应用非甾体抗炎药的绝大多数个体是60岁或60岁以上的老人。这些患者特别容易发生胃肠道出血和胃溃疡，部分原因是老年人黏膜前列腺素水平下降[78]。

非甾体抗炎药对局部黏膜直接产生毒性作用，并抑制硫化氢的形成[79]和环氧合酶的作用。后者导致前列腺素合成的减少。如前所述，前列腺素对于维持黏膜屏障的完整性是至关重要的。多数非甾体抗炎药是弱有机酸，在强酸环境的胃中非离子化，呈脂溶性，可以自由弥散进入上皮，提高细胞内的pH值。受损的黏膜变得有渗漏，允许胃酸反向扩散，发生消化性损害，糜烂、出血以及其他损伤。并存的HP感染能增加黏膜对于非甾体抗炎药介导的损伤的易感性，并增加溃疡形成和出血的危险性[80]。

在摄入非甾体抗炎药后7天之内引起急性黏膜病变，其机制见图4.38。在胃的微循环中，血流改变和白细胞-内皮的相互作用造成微血管闭塞，使黏膜血流进一步减少。炎症细胞还释放各种前凝血剂、炎症介质、蛋白酶和氧自由基，进一步破坏内皮和其下的结缔组织[81]。非甾体抗炎药的作用见表4.6[74]。

非甾体抗炎药引起几种类型的损伤：急性出血性胃炎、糜烂、化学性胃病（在下一节讨论）、溃疡和穿孔。因为非甾体抗炎药直接引起局部毒性作用，所以病损呈片块状，在与黏膜接触的部位损害严重。因此，损伤较常见于胃的下垂部分（沿着大弯的胃窦和胃体）。胃溃疡比糜烂具有更大的临床意义，因为溃疡呈慢性经过，而且可能引起穿孔和明显的出血。

急性出血性胃炎的特征是破坏表面上皮，伴有水肿、浅表固有膜内出血以及不同程度的炎症，类似于应激性胃炎。炎症的程度往往轻微。然而，如果发生糜烂或溃疡，会出现中性粒细胞浸润。出血性糜烂通常在几天之内愈合。还可能出现明显的嗜酸性粒细胞增多，同时上皮凋亡可能增加。内镜医师取自被认为是糜烂的胃窦病变的活检，常常是化学性胃病的区

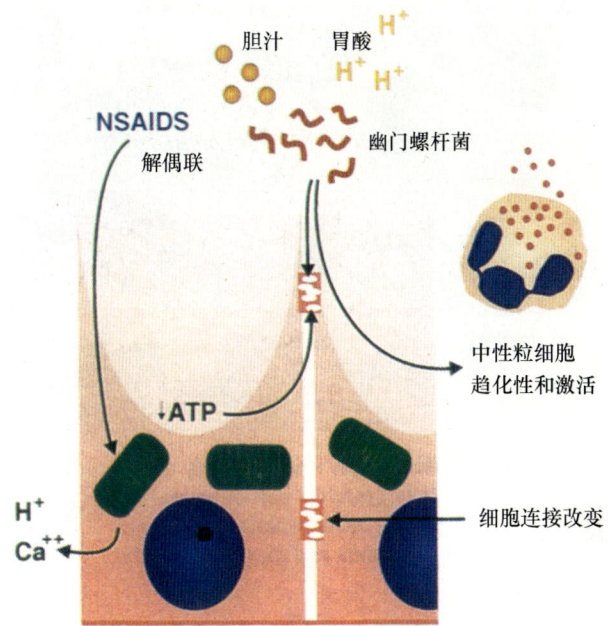

图 4.38 非甾体抗炎药损伤机制示意图。在非甾体抗炎药吸收后,线粒体氧化磷酸化解偶联导致三磷酸腺苷(ATP)水平下降,反过来又引起细胞间连接的完整性丧失和黏膜通透性增加。同样是由于线粒体氧化磷酸化解偶联,Ca^{++}和H^+从线粒体中流出,进一步减少ATP的储存和促进氧自由基的损害。受损的细胞释放花生四烯酸,但是通过抑制环氧合酶,非甾体抗炎药能够阻止花生四烯酸转化成前列腺素。结果,胃黏膜的损害比普通的情况时间要长。黏膜变得容易受到腔内侵袭因素的损害,其中包括胃酸、胃蛋白酶、胆汁和幽门螺杆菌。

表 4.6 非甾体抗炎药物的作用

破坏胃的黏膜屏障
改变细胞膜的通透性,使H^+反向扩散
增加胃酸分泌
离子陷入造成上皮细胞集中
透壁电位差异改变
引起表面细胞损害和丢失
细胞连接改变
抑制胃黏膜分泌
胃蛋白酶介导的黏液蛋白分解作用增强
黏液H^+的通透性增加
抑制活性碳酸氢盐分泌
表面磷脂改变
胃黏膜血流改变
抑制前列腺素合成
降低表面疏水性

域,伴有中到重度毛细血管扩张。上皮可能出现明显的非典型性(图4.39和4.40)。在缺乏服用非甾体抗炎药病史的情况下,诊断非甾体抗炎药引起的胃炎可能存在问题,但是出现类似于应激性胃炎或化学性胃病的改变,尤其是如果出现嗜酸性粒细胞增多,可以支持本病的诊断。

质子泵抑制剂

质子泵抑制剂(PPI)可引起G细胞、ECL细胞和壁细胞的改变。G细胞和ECL细胞出现轻度增生(但不是类癌),可能为弥漫性、线性或微结节状[82]。微结节状增生多半发生在伴有HP感染的患者。壁细胞的变化包括细胞大小和数量增加,从而导致肿胀(图4.41),以及顶端细胞膜隆起突入腺腔,使正常情况下圆形或管状的腺腔呈锯齿状表现[83]。这种变化累及90%以上每天服用20～40 mg奥美拉唑(omeprazole)、为期1年的患者。壁细胞突起似乎与高胃泌素血症有关[83, 84]。因此,壁细胞突起不是PPI疗法特有的表现,它还可以见于HP胃炎、胃溃疡、病理性肥胖、Zollinger-Ellison综合征或胃癌患者[83]。

长期治疗的患者可能发生细小的胃底腺息肉(fundic gland polyp,FGP)样病变。它们含有直径0.25～7 mm的腺体囊肿(图4.41)。腺体囊肿内衬扁平的壁细胞和主细胞;还可能含有胃小凹细胞。停止PPI治疗后病变可能消失,重新引入这种治疗后病变再次出现[85]。虽然FGPs与PPI之间似乎有关,但是数据并不一致,而且也并非所有的患者都发生息肉。此外,某些PPI相关性胃底腺囊肿缺乏表面胃小凹扩张,这是FGPs的一个标志。PPI还能轻度增加胃窦黏膜凋亡小体的数目[86]。

类固醇

消化性溃疡病和皮质类固醇之间的关系已经争论多年。应用类固醇的患者,发生胃溃疡和出血的危险性似乎轻微增加;同时应用类固醇和非甾体抗炎药的患者,上消化道出血的危险性增加了10倍。类固醇刺激G细胞增生[87],间接增加壁细胞的胃酸产量。它们还能降低上皮更新和黏液分泌,从而削弱黏膜屏

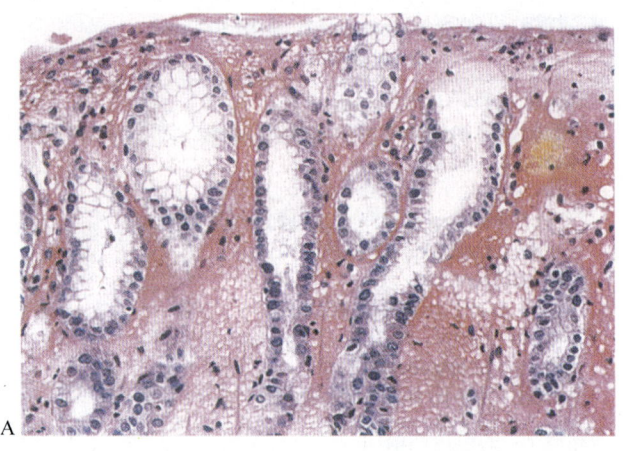
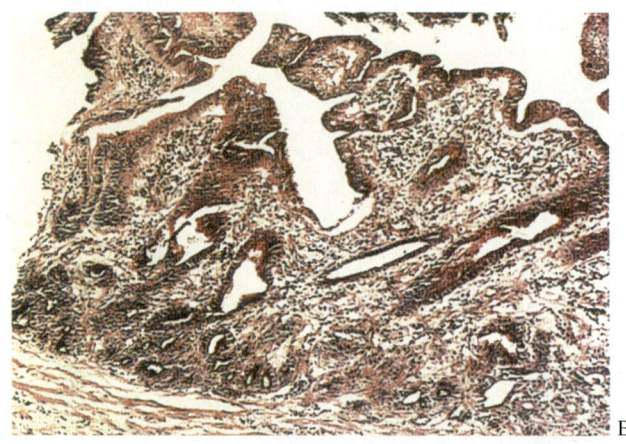

图 4.39　非甾体抗炎药的损害。**A**：服用非甾体抗炎药患者的胃体活检标本。内镜下显示患者有多发性点状出血的证据。活检显示病变主要累及表面黏膜，伴有水肿，毛细血管扩张，几乎没有炎症细胞浸润。**B**：黏膜出现再生，伴有腺体丧失，而且残存的胃小凹不规则。

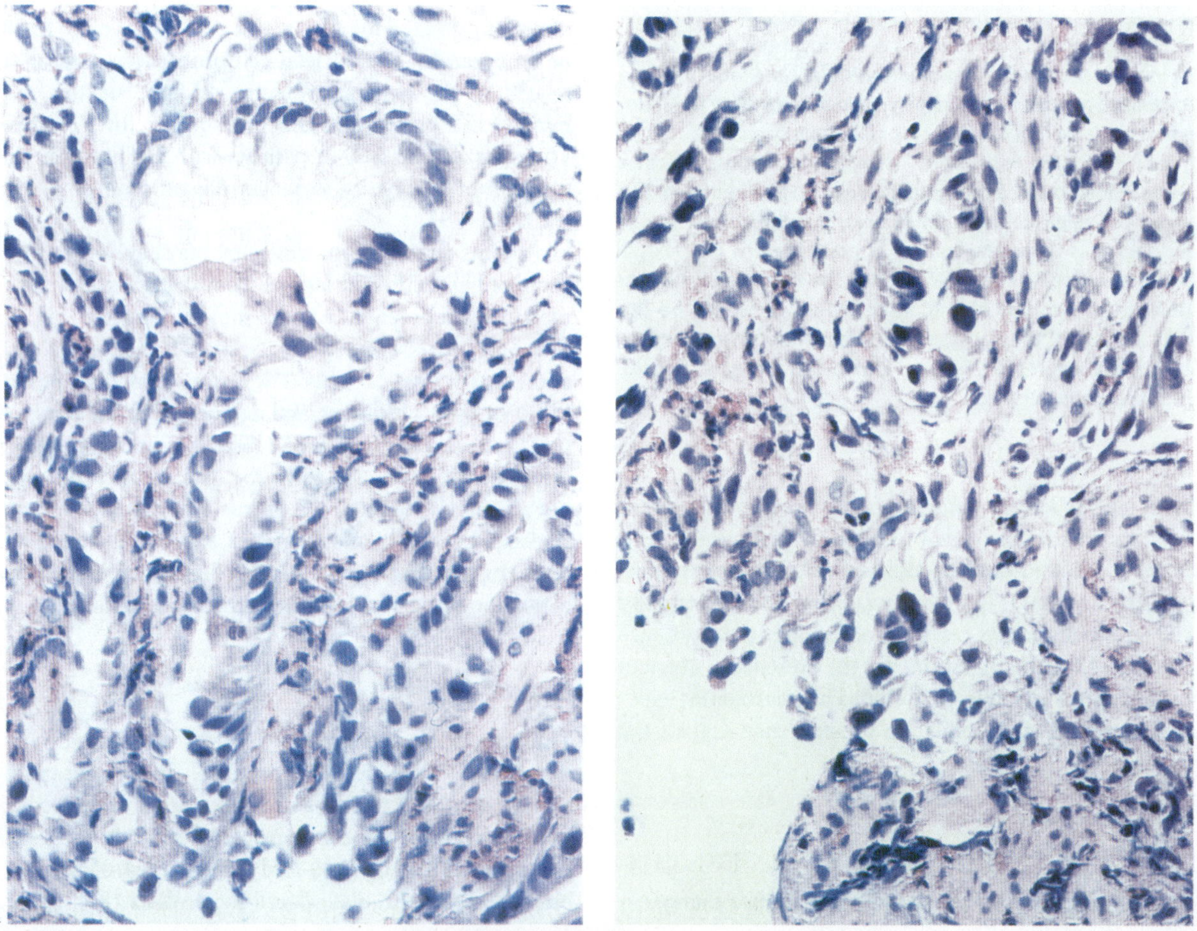

图 4.40　非甾体抗炎药损伤。**A**：发生在非甾体抗炎药损伤后的再生性变化，在细胞学上可能令人担忧。非典型性主要累及黏液颈部的细胞。其再生性、非肿瘤性本质的一个线索是胃小凹细胞明显成熟。**B**：当活检组织破碎不能看到胃小凹细胞成熟时，诊断比较困难。

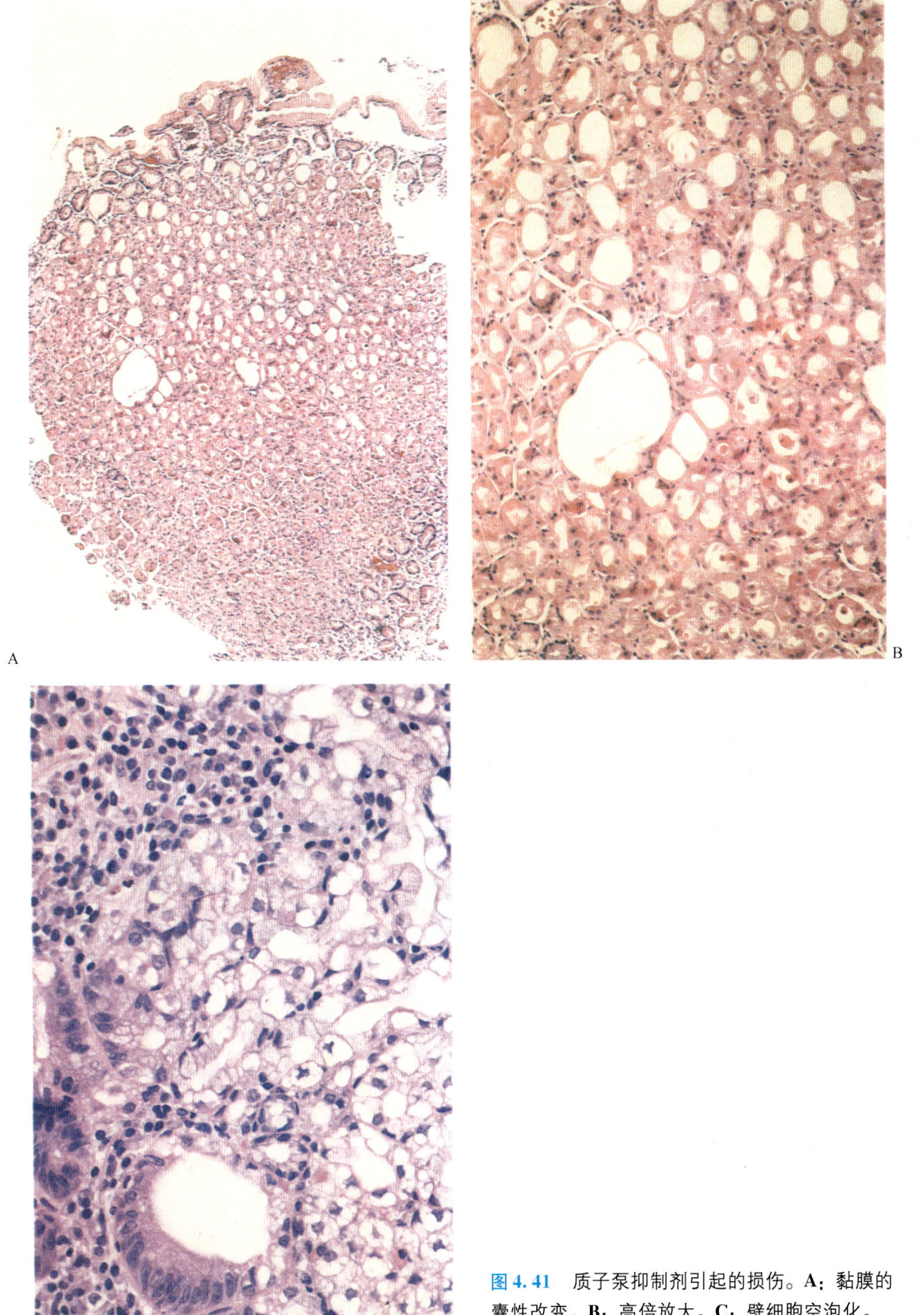

图 4.41 质子泵抑制剂引起的损伤。A：黏膜的囊性改变。B：高倍放大。C：壁细胞空泡化。

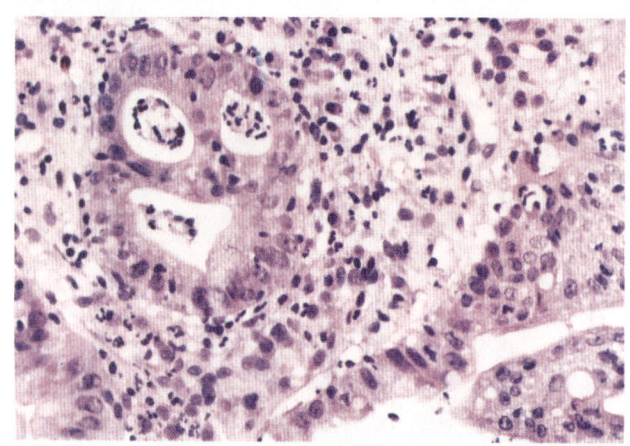

图 4.42　应用类固醇治疗的再生障碍性贫血患者。固有膜和腺体有急性炎症，腺体含有凋亡碎片。

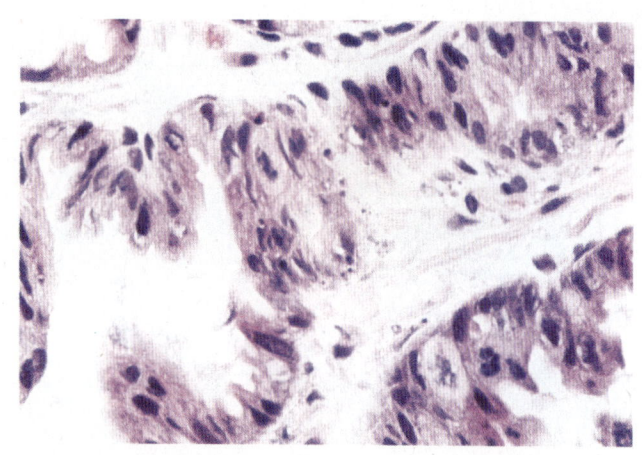

图 4.43　化疗相关性胃的改变，显示核分裂活性增加和增大的非典型性细胞。核浆比例并不增加。

障的保护作用。固有膜内可能有急性炎症细胞，而腺腔内有凋亡碎片（图 4.42）。

化疗

　　经过化疗的患者由于直接损害黏膜、呕吐（可能导致食管-胃的撕裂）、药物引起的免疫抑制以及血小板减少，可能发生许多并发症。顺铂、阿霉素、亚硝基脲和长春新碱可以引起明显的恶心和呕吐。化疗引起的免疫抑制可能导致多种胃部感染。肝动脉灌注化疗（HAIC）可以引起胃溃疡[88,89]和令人担忧的上皮再生性非典型性，由于出现含有巨核的双核和多核细胞，所以容易与癌混淆（图 4.43），上皮再生性不典型增生易与胃癌混淆。HAIC 非典型性与肿瘤形成特征的比较见表 4.7。出现环状核分裂象提示药物损伤，而不是肿瘤的特征。5-氟脱氧尿苷可以引起上皮坏死，伴有炎症和上皮再生[90]。上皮细胞胞浆呈空泡状和泡沫状。引起严重上皮非典型性的其他药物包括 5-氟尿嘧啶（5-FU）联合应用甲酰四氢叶酸或丝裂霉素。这些药物引起的非典型性使得非常难以准确诊断浅表胃黏膜的刷片标本。应用 vinorelbine 容易形成结石[91]，可能是由于毒素性肠肌神经丛损伤。

铁丸胃炎

　　大量口服铁剂的个体可以发生急性胃炎。补充铁剂可能引起糜烂、溃疡、梗死样的胃黏膜坏死，以及溃疡愈合时发生狭窄。大体检查可见灰色或蓝色的黏膜斑片。特征性的组织学改变是浅表性水肿、炎症和

表 4.7　肝动脉灌注化疗（HAIC）非典型性和肿瘤形成的比较

特征	HAIC	肿瘤形成
细胞学特征	奇异增大的细胞	均匀一致的间变
核：浆比例	低	高
核分裂象	几乎没有	多
非典型性的部位	腺体	黏液颈部和胃小凹
肉芽组织的非典型性	有	无
间质细胞的非典型性	有	无
腺体结构	保存	扭曲
胞浆空泡形成	存在	缺乏

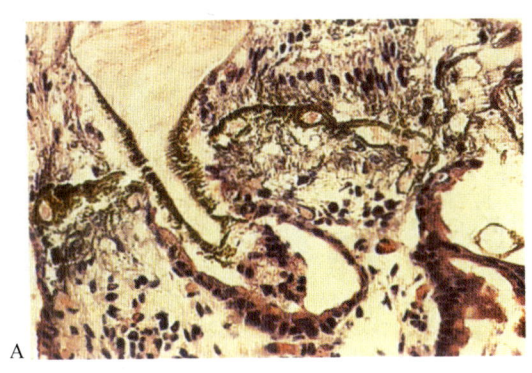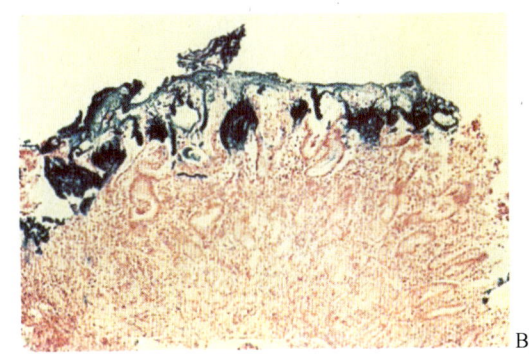

图 4.44　摄入高剂量铁引起的变化。A：注意固有膜表面损害和水肿。胃黏膜的表面有一层铁沉积，并延伸到胃小凹的上部。B：同一活检标本 Prussian 蓝染色低倍镜下显示铁主要位于胃黏膜并延至胃小凹。

坏死。上皮表面可能覆盖一层铁染色阳性的褐色色素（图 4.44），并延伸到浅表胃小凹。某些色素可能呈结晶状。铁主要存在于细胞外。铁色素可能位于肉芽组织、受损上皮的顶端，在腺体或固有膜内，或在黏膜下层（图 4.45）[92]。局灶上皮或间质细胞铁沉积不如固有膜和表面沉积常见，除非患者曾经输血或有酒精性肝病。化学性胃病的特征可能也会存在[93]。这些变化不同于含铁血黄素沉着病，因为含铁血黄素沉着病或血色素沉着病患者缺乏显著的炎症（除非与胃炎并存），而且铁主要位于细胞内，特别是较深腺体的上皮。不存在糜烂。

前列腺素治疗

输入前列腺素 E 用来治疗先天性心脏病和其他新生儿和成人疾病，可引起继发于胃小凹增生和胃小凹延长的胃出口的梗阻，并导致明显的胃窦增生[94]。

服用可卡因

滥用可卡因可以引起较新类型的胃的损害，其毒性比盐酸可卡因强[95]。受累的患者往往是年轻男性。可卡因引起明显的血管收缩、局灶性缺血和穿孔[95, 96]。可能出现肉芽肿，推测是由于应用不相关的物质来减少药量引起的（图 4.46）。

胃黏膜钙质沉着病

少数患者浅表胃黏膜有结晶沉积，包括铝、磷、钙和氯。它们发生在长期进行含有铝的抗酸治疗或胃溃宁治疗的移植患者[97]。沉积物恰好位于小凹上皮下方，有时被巨噬细胞包绕。它们显示不同程度的钙化，常出现折光（图 4.47）。可能与胃炎共存。

其他药物

在高钾血症接受治疗患者的胃中，可能出现聚苯乙烯磺酸钠树脂结晶。钠离子从树脂中释放并在胃酸环境中与氢离子交换。树脂通过肠道时，氢离子与钾离子交换，然后在粪便中连同其余的已经发生改变的树脂一起清除，从而降低血清钾的水平。这种晶体具有特征性的折光性晶状镶嵌结构，类似于鱼鳞，这可将彼此相似的聚苯乙烯磺酸钠树脂结晶与消胆胺结晶区分开来[98, 99]。这种结构在苏木素和伊红染色的切片上不太清楚，而在抗酸、Alcine 蓝或 Diff-Quik 染色的切片上则清楚可见。这种结晶没有偏振。晶体总是位于腔内，或黏附于完整的表面上皮，或与有溃疡或糜烂患者的炎性渗出物混合存在[98, 99]。在某些情

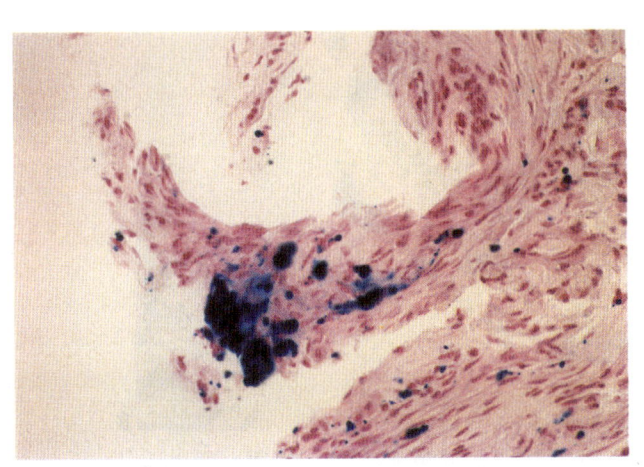

图 4.45　铁丸胃炎。注意铁主要沉积在黏膜下层。

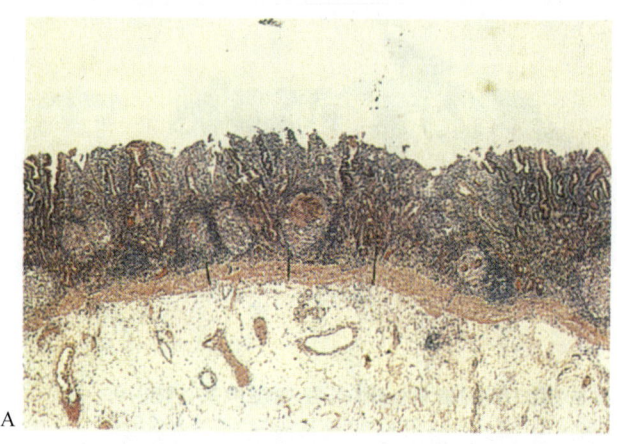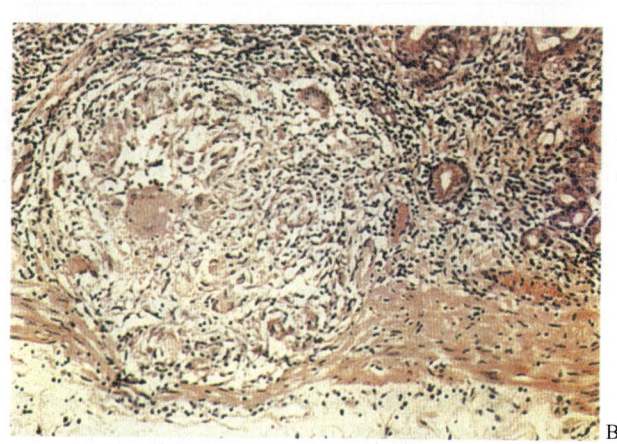

图 4.46　可卡因成瘾者的肉芽肿性胃炎。**A**：黏膜基底部可见许多肉芽肿，恰好在黏膜肌层的上方。肉芽肿周围有明显的单核细胞浸润。**B**：其中一个肉芽肿的高倍放大显示位于基底部，并出现含有巨细胞的肉芽肿反应。

况下，聚苯乙烯磺酸钠结晶可与黏液分泌物和血凝块积聚在一起，形成胃结石。

应用秋水仙碱的某些患者会发生胃炎或胃窦糜烂。秋水仙碱损害引起的最具有鉴别诊断意义的特征是出现大量停留于分裂中期的上皮核分裂象[100]，特别是在黏液颈部的增生区。分裂中期核分裂象表现为上皮细胞增大，染色质集中在细胞中心形成环状结构（环状核分裂象）。这些变化伴有明显的胃小凹细胞增生，导致上皮细胞密集、增大和变形；上皮呈假复层；以及细胞极性消失。然而，与大的细胞相比，细

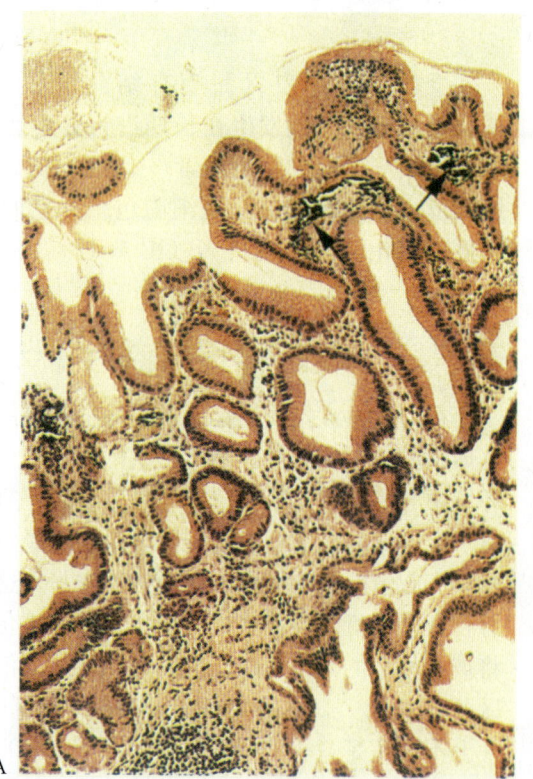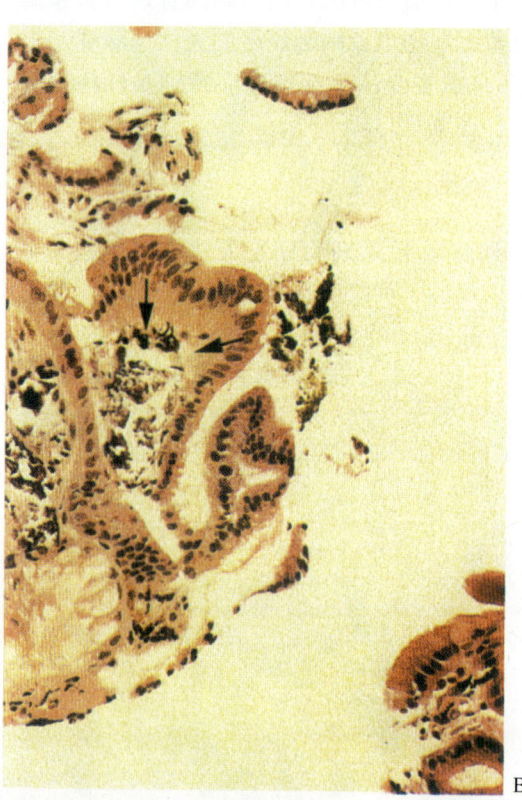

图 4.47　黏膜钙质沉着。**A**：胃黏膜低倍照片显示表面出现深的色素性晶状物质（箭头），Von Kossa 染色阳性。**B**：高倍放大显示这些黏膜沉积物的细节（箭头）。

胞核小，深染，并压缩到细胞的周围。这些变化在胃窦部较胃体部普遍[100]。

噻氯匹定有时引起淋巴细胞性胃炎，而甲基多巴治疗有时可导致自身免疫性胃炎的发生[101]。白介素4（IL-4）和肿瘤坏死因子（TNF）均为用于治疗晚期癌症患者的药物，能够引起急性胃黏膜损伤和出血性坏死[102]。某些药物改变胃的运动，包括抗胆碱能药、肾上腺素能药、多巴胺能药、麻醉药和红霉素。

急性腐蚀性胃炎

由于意外或自杀而摄入腐蚀剂，可以引起广泛的急性胃炎（图4.48）。引起损伤的腐蚀剂的种类与导致食管损伤的腐蚀剂类似（见第2章）。摄入腐蚀剂导致快速而广泛的胃黏膜坏死。由于消化性出血和黏膜坏死，黏膜表面可呈黑色。损伤通常局限于幽门前区，由于腐蚀剂停滞于此，胃黏膜与之接触时间较长。然而，如果只是摄入小剂量的腐蚀剂，损伤可能位于胃的较近端的部分。初期表现为黏膜出血及水肿。损伤可以向胃壁深处延伸，伴有肌层坏死的患者可能发生穿孔。严重的急性改变是凝固性坏死（图4.49）。损伤呈斑片状，最严重的损伤发生于黏膜接触的部位。强碱引起的食管损伤通常比胃严重；而酸的损伤则相反。

如果患者于急性损伤后存活，纤维化引起进行性狭窄。如果疾病进展，可能发生完全梗阻。腐蚀性胃炎可以合并穿孔、腹膜炎或大量出血。有人将腐蚀性

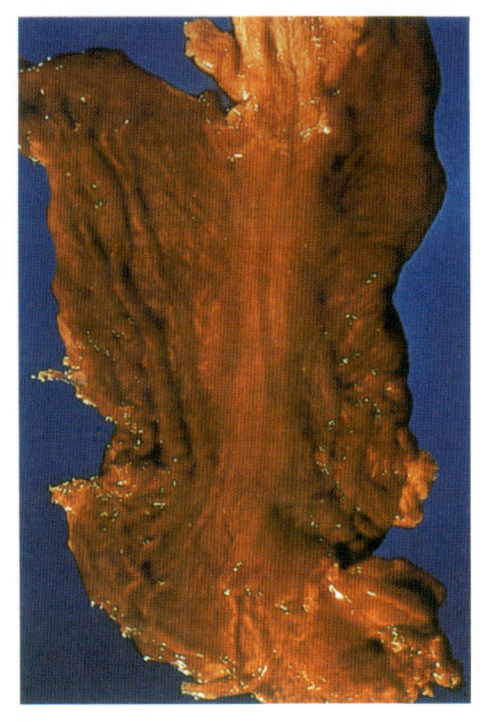

图4.48 一自杀患者摄入酸而引起的腐蚀性胃炎。

胃炎分为三级，其方式类似于腐蚀性食管烧伤的分级（表2.10）。

缺血性胃炎

虽然急性（应激性）胃炎可见局部缺血引起的许多改变，但是胃梗死罕见，因为胃具有丰富的血管系统。严重的弥漫性动脉硬化加上吸烟及系统性高血

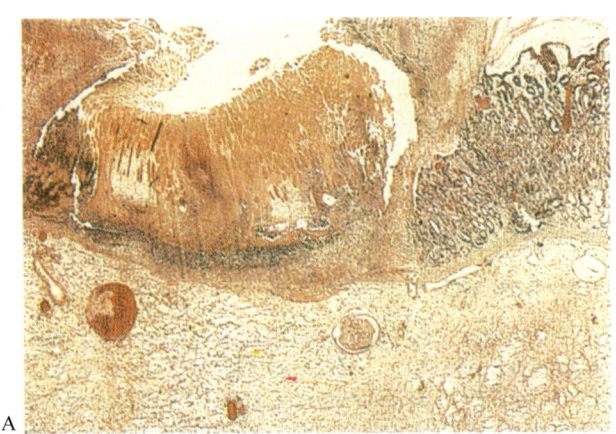
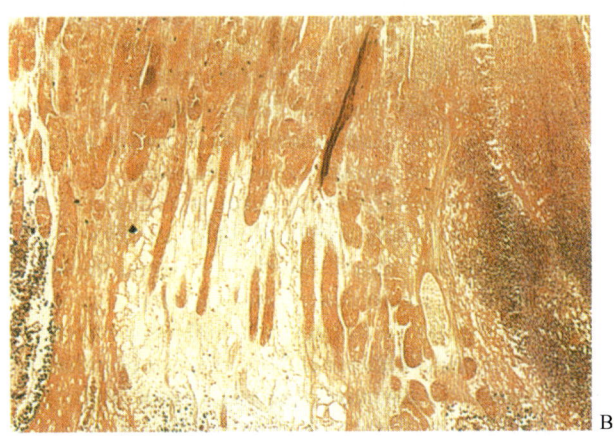

图4.49 摄入碱液企图自杀的患者标本。A：大部分胃已完全坏死。A中见病变局灶性分布于胃黏膜。B：高倍放大显示胃黏膜凝固性坏死和水肿。

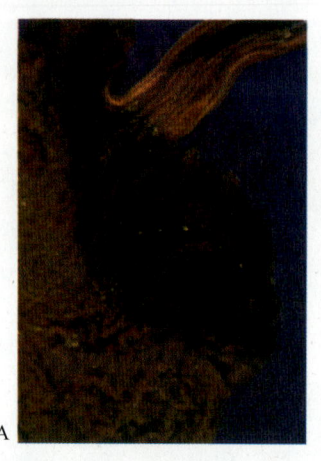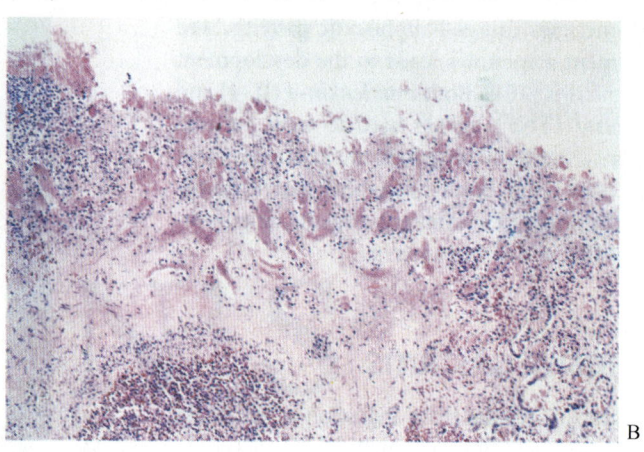

图 4.50　贲门和胃底上部的缺血性坏死。A：该患者死于严重的心血管衰竭。患者吸烟，患有高血压，有胃手术史。手术期间死亡。B：可见凝固性坏死，累及胃的腺体。

压[103]可以导致严重的胃损伤，甚至引起胃梗死（图4.50）。血管炎、细菌性胃炎、有胃手术史、弥散性血管内凝血（DIC）或扭转[103]，可以继发轻度缺血。缺血性胃炎的特征是凝固性坏死（图4.50），其范围反映了缺血的程度和持续时间。透壁性梗死罕见，且通常为终末期改变。组织学特征与肠的改变相似，在第6章深入讨论。

放射性胃炎

接受剂量超过 4000 rads 放射疗法的患者可出现急性和慢性胃炎的改变，伴有上皮坏死和浅表溃疡的区域[104]。胃的放射性损伤表现为三种类型之一：

1. 急性放射性胃炎发生于接触放射后数天到数月。早期出现炎症，但最终减轻。可能出现广泛的黏膜坏死和表浅性溃疡。内皮肿胀，血管腔变小。黏膜下层毛细血管出现扩张。当黏膜愈合时，出现再生，但是不同程度的萎缩、纤维化、水肿和动脉内膜炎持续存在。细胞学特征可能类似于许多化疗药物引起的改变。实际上，许多癌症患者显示放化疗的复合性影响。

2. 接触放射后 1~2 个月，某些患者发生深在的急性溃疡，并可出现穿孔。这种溃疡是长期血管损伤和缺血的结果。放射性损伤的组织学特征是明显的血管改变和在周围纤维性间质中出现放射性成纤维细胞[104]。

3. 接触放射后 1 个月到数年可能发生慢性溃疡，与消化性溃疡无法区分。有关病因最好的线索是临床病史，不同平常的明显的胃窦纤维化，伴有黏膜下血管闭塞性动脉内膜炎或出现泡沫状巨噬细胞，以及出现非典型性的深染的成纤维细胞（"放射性成纤维细胞"）。黏膜下毛细血管扩张，动脉壁玻璃样变伴有内膜纤维化。患者也可以发生严重的萎缩性胃炎。即使出现黏膜再生，胃酸排出量仍然减少，许多患者发生胃酸过少。

感染性胃炎

正常情况下，胃含有微生物 $<10^3/ml$，多数从口腔而来。胃的 pH 值决定胃细菌的含量；pH 水平低于 4.0，可以杀死大部分细菌。如果 pH 值不在这个水平或低于这个水平，胃本身不能杀灭细菌，可能产生异常的菌丛。正常胃的运动和排空也能保护胃以防细菌感染。当发生运动障碍或幽门梗阻时，可能积累厌氧微生物。在胃腔发现口腔细菌的情况并不少见。这些细菌具有典型的双球菌或四联球菌的形态，随其他口腔内容物吞咽入胃，或经由内镜带到胃内。这些微生物没有临床意义。

幽门螺杆菌

传播

幽门螺杆菌（HP）感染的发生呈世界性分布，其发生率有明显的地域差异。成人幽门螺杆菌感染的流行情况不同，在某些人群中不到15%，而在不发达地区可达100%。在同一地区的不同种群之间也有明显差异[105]。发展中国家人群中感染HP比发达国家要早得多。HP感染的流行与社会经济状况低下有关[106]。人胃是微生物的主要储存器，它是通过口-口途径、而且还可能通过胃-口途径和粪-口途径传播[107]。感染容易从一个家庭成员传给另一个成员，特别是在住房密集的区域。5岁以下的儿童最容易感染HP。伴有腹痛、上消化道症状以及组织学检查有急性和（或）慢性胃炎证据的患儿，16.8%～55%的胃活检可见HP感染[106]。在发展中国家，到了25岁感染的流行可高达75%。发达国家HP感染率最近有所下降，主要归结于生活条件的改善、生存密度和家庭成员的减少。尽管目前HP感染的发生率有所下降，但是世界上至少仍有50%的人群有HP感染[108]。

反复发生的感染常是持续性感染，而不是获得新的感染。也可发生超过一种HP菌株的感染[109]。当AIDS患者感染HP时，本病可以表现为突出的致病特征，而且可能出现大量的微生物。

发病机制

HP非常适合于生存在胃的特殊的生态环境中，这个环境独特的特征是允许HP进入黏膜屏障的黏液之中，黏附于上皮，逃避免疫反应，增生并寄居于胃黏膜。HP感染的最终结果反映了菌种特异性、环境和宿主相关的因素。当HP被摄入后，它们必须逃避胃腔的杀菌活性而进入黏液层。螺丝样的细菌活动和酶的产生（特别是脲酶和脂酶）在感染早期非常重要[110,111]。细菌蛋白酶消化胃黏液[194-197]有助于细菌的活动，脲酶通过在细菌周围产生碱性微环境而保护HP免受胃酸的作用[110,111]。

正常情况下，HP存在于稳定的胃黏液层。这种微生物向下进入上皮表面，很容易通过其上的黏性环境，到达胃小凹细胞膜的顶部（图4.51）。细菌粘连素识别细胞表面特异性蛋白，有利于其寄居于上皮。最具特征性的粘连素BabA是一种78kD的细菌外膜蛋白，能与岩藻糖Lewis B血型抗原结合[112]。Lewis血型末端碳水化合物的结构出现在MUC1碳水化合物侧链的末端和分泌性黏液上。MUC1具有明显的多形性，有证据表明功能等位基因差异影响感染的易感性[113]。HP也能与MUC5AC结合，这是胃小凹

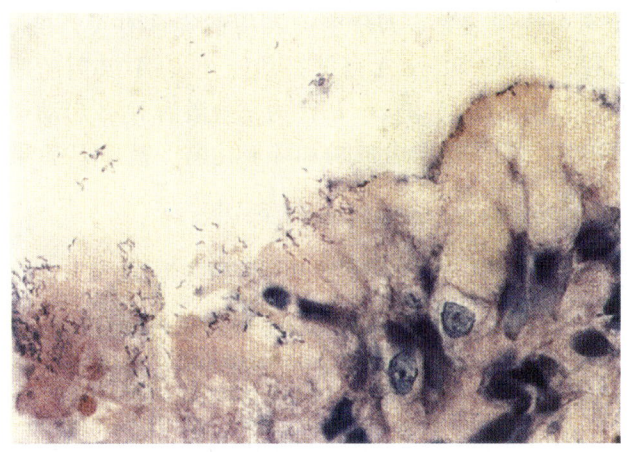

图4.51 幽门螺杆菌性胃炎。Diff-Quik染色切片显示螺旋形细菌紧密附着于上皮表面以及位于细胞间隙。球形和螺旋形细菌均出现于游离面。

细胞产生的主要黏蛋白[114]。这种结合具有特异性，加上受体分布的局限性，导致HP寄居组织的局限性。未能黏附于上皮的细菌迅速从黏膜清除。HP容易黏附在细胞间的连接处或其附近，穿过连接复合体沿着细胞膜的侧面向下移动。这就破坏了活体细胞之间的紧密连接，允许包括胃酸在内的腔内容物在细胞间流通。

大多数HP菌株分泌空泡化细胞毒素VacA[115]。这种毒素进入上皮细胞膜，形成一种选择性六聚物负离子的电压依赖性通道，通过这个通道可以释放碳酸氢盐和有机负离子，可能为HP提供营养素[116]。VacA[117]还能抑制T淋巴细胞活性[118]。某些VacA基因变异比另外一些能引起较严重的疾病[119]。

大多数HP具有cag致病岛（cag pathogenicity island，cag PAI），cag PAI含有29个不同的基因[120]。其中某些基因促进CagA蛋白定位到胃小凹细胞[121]。CagA一旦进入细胞，即发生磷酸化并与SHP-2酪氨酸磷酸酶结合[122]，导致宿主生长因子样细胞反应，细胞因子生成和细胞增生[123]。这些细胞因子动员白细胞移向免疫攻击的区域。一种EPIYA基因重复多态现象影响磷酸化依赖性CagA活性的强度和持续时间[124]。CagA在破坏顶部连接复合体方面也起主要作用[125]。CagA阳性菌株与上皮细胞凋亡增加有关[126]。

OipA（outer inflammatory protein A，外层炎性蛋白A）基因编码一种外膜蛋白，是一个炎症相关基因，它接近而不是位于CagA PAI内。oipA的功能

状态与临床表现、HP 密度和胃的炎症有关。Cag PAI、babA2 和 vacA 可能是功能性 oipA 基因的取代标记物。OipA 和 cag PAI 为完全激活 IL-8 启动子所必需。氮氧化酶合成酶和环氧化酶-2 被 HP 感染所诱发；这些酶能够调整炎症反应。

宿主对于幽门螺杆菌的反应

在几乎所有被感染的人中，HP 感染均可引起胃的炎症（胃炎），严重程度因个体而异。这种损害是由感染及其伴随的炎症引起的。胆汁反流和饮食刺激可以进一步增强有害细菌的作用。另外，抗 HP 抗体与胃黏膜有交叉反应，能够引起进一步的损害[129]。某些 HP 感染患者产生一种直接针对壁细胞 H$^+$-K$^+$-ATPase 泵的自身抗体反应，导致胃体萎缩[129]。

最初，中性粒细胞迁移到感染部位，随后 T 淋巴细胞和 B 淋巴细胞、浆细胞以及巨噬细胞也出现在感染部位。细菌脲酶产物以及一氧化氮合成酶和环氧合酶的诱导，可能有利于中性粒细胞浸润和单核巨噬细胞激活[130]。HP 感染通过黏膜单核细胞和 T 细胞的抗原刺激，产生明显的细胞和体液反应。炎症细胞产生许多细胞因子（TNF-α、干扰素-γ 以及白介素 1、6 和 8）、前列腺素、蛋白酶和氧的反应性代谢产物，从而引起上皮坏死和黏膜损伤。IL-8 是胃上皮表达的一种有效的中性粒细胞活化化学因子，在炎症反应中起重要作用[127, 128]。含有 cag PAI 的 HP 诱导的 IL-8 反应比 cag 阴性菌株强烈[131]。某些细胞因子促进白细胞与内皮细胞黏附，而另外一些细胞因子吸引其他的白细胞黏附到感染部位。诸如黏膜 IgA 等局部体液反应介质能够吸引嗜酸性粒细胞，然后嗜酸性粒细胞脱颗粒。受刺激的 B 细胞分化为产生 IgM、IgA 和 IgG 抗体的细胞[132]。IgA 促进补体依赖性吞噬作用，并通过多形核中性粒细胞（PMNs）杀死 HP。分泌性 IgA 与 IgG 协同促进抗体依赖性细胞介导的细胞毒性，这些是由多形核中性粒细胞、单核细胞和淋巴细胞诱导的。高水平抗 HP 的 IgG 抗体与严重的胃窦炎和胃窦 HP 寄居密度有关[132]。

HP 感染导致分泌不足、分泌过多或正常的胃酸分泌，取决于疾病所处的阶段。当胃炎向近端延伸累及（并破坏）泌酸黏膜时，导致胃酸过少。胃酸分泌增加经由几种机制[133]。伴有壁细胞总数增加和胃酸过多的患者显示胃炎局限于胃窦，因为高水平的胃酸能够保护胃体免于细菌黏附和出现炎症。

幽门螺杆菌的识别

HP 是一种 Gram 阴性、非孢子性、微量需氧的能动的细菌，长 1～3 μm，宽 0.3～0.6 μm，具有特征性的带鞘的鞭毛，末端呈球形圆盘状结构。HP 表现为弯曲、迂回和微螺旋形（图 4.51）。它们游离于黏液层中，附着在表面胃小凹细胞，或位于上皮细胞之间（图 4.51）。这些微弱嗜酸性的微生物彼此非常相似，而且可能由于黏液、污染的口腔菌丛或上皮细胞膜而变得模糊不清。在治疗期间，HP 可能丧失其典型的螺旋形状而表现为新的形式，包括 U 形、环形、不规则杆状或球形[134]。组织学上，球形 HP 表现为实性、圆形、嗜碱性的点样结构，直径 0.4～1.2 μm。它们与非病原性细菌、真菌孢子和隐孢子虫相似[134]，但是应用免疫组织化学染色可以正确诊断。

HP 的诊断试验包括微生物培养、组织学或细胞学检查、快速脲酶检测和血清学研究。组织学检查相当于甚或超过培养，特别是当阳性时。然而，感染的本质是呈斑块状，要求最少检查两处活检：一处来源于胃窦，一处来源于胃底，尤其是对于感染轻微的个体。活检数量越多，诊断的概率越高。黏膜活检具有优点，它允许检查黏膜是否存在胃炎或其他病变。仔细检查 2 个来源于胃窦和 2 个来源于胃体的 4 个标本，正确诊断感染的可能性很高[135]。HP 细菌通常容易在 HE 染色切片上显示，但是感染可以呈灶状或斑块状，或可能仅有少量的微生物，尤其是存在肠上皮化生的情况下[136]。

许多特殊染色有助于检测 HP，包括 Dieterle 银染色、Warthin-Starry、Gram、甲苯胺蓝、Giemsa、Wright-Giemsa、Brown-Hopps、吖啶橙或 Diff-Quik 染色。此外，有多种好的免疫组织化学试剂可以检测这种微生物。这些对于球形 HP 尤其有用。每个实验室都有检测 HP 的最擅长的染色。虽然某些实验室的胃活检常规应用特殊染色以显示这种微生物，但是我们只是常规检查 HE 染色切片，因为这种微生物一般容易发现，尤其是在重度感染时。特殊染色只能将诊断率提高 1%[137]。如果我们应用特殊染色，我们喜欢应用免疫组织化学染色检测 HP。如果有慢性活动性胃炎而在 HE 切片上未发现微生物，或如果临床医师特别要求除外 HP 感染而在 HE 染色切片上未见 HP 细菌，我们才应用特殊染色。

在常规制备的细胞学标本上也能识别 HP。胃黏膜刷片样本的表面积大于活检标本，因此可以作为一

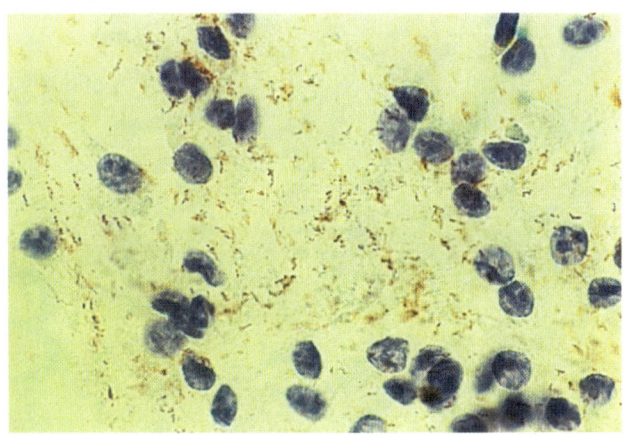

图 4.52 在胃涂片的裸核细胞中有许多幽门螺杆菌。

种有用的辅助诊断试验。在应用 HE、（改良）Giemsa、Papanicolaou 染色（图 4.52）以及银染色（Warthin-Starry 和 Steiner）的涂片上，显微镜下检查容易发现 HP。应用抗 HP 多克隆抗体的免疫组织化学检查可以辨认 HP。

因为培养、细胞学和组织学检查以及快速脲酶检测都需要进行内镜检查，所以花费少而又无创伤的诊断试验得到了发展；最流行的是脲呼吸实验（urea breath test）。口服碳标记的脲后 HP 产生脲酶。脲酶活化释放碳，碳被吸收入血，转换成碳酸氢盐，并呼出放射标记的 CO_2。这种检测快速而且很容易操作。其适应证是初次诊断 HP 感染和随访感染根除的患者。

HP 能引起抗体反应，可以进行血清学试验。血清酶联免疫吸附试验（ELISA）检测 HP 抗体，能够判断现在或过去的感染。这种试验的敏感性是 80%～100%，特异性是 75%～100%[138]。根据菌株不同，其敏感性可能存在差异。血清学试验对于检测感染消除没有用处。粪便抗原检测可用于患者随访，以确定治疗 8 周后感染是否根除。对于儿童特别有用[139]。

幽门螺杆菌与胃疾病的关系

HP 感染在几种胃疾病的发生中起着重要作用（表 4.8）。在非萎缩性胃炎中发生胃溃疡的危险性最高，而癌与严重的萎缩性胃炎有关。患者的结局反映了宿主易感性、微生物致病力的差异，或二者兼有。胃炎、胃溃疡和胃癌的发生均涉及环境、宿主、遗传和微生物因素之间的相互作用。

表 4.8　幽门螺杆菌相关性疾病

急性胃炎
慢性胃炎
慢性活动性胃炎
滤泡性胃炎
萎缩性胃炎
淋巴细胞性胃炎[a]
肉芽肿性胃炎[a]
胃和十二指肠溃疡
某些类型的自身免疫性胃炎
增生性息肉[a]
肠上皮化生
G 细胞增生
巨大皱襞性胃炎
胃腺癌
胃 MALToma
Menetrier 病[a]

[a] 罕见；MALT，黏膜相关淋巴组织。

胃炎

HP 最易寄居在胃窦，但是它们可以感染胃的任何部位，从而引起胃炎。治疗时，细菌从胃窦迁移到胃体，胃窦炎发病降低。胃体胃炎在胃癌或有胃癌家族史的患者更加显著[140]。vacA 阳性的 HP 菌株感染导致急性胃炎，伴有胞浆肿胀和空泡形成、微乳头状改变、黏液丧失、近腔面胞浆糜烂以及表面小凹细胞脱落。再生的细胞形成多层细胞结构，细胞间界限不清，形成合体细胞性息肉样赘生物（图 4.53）。急性胃炎早期，黏液颈部（图 4.54）和固有膜出现明显

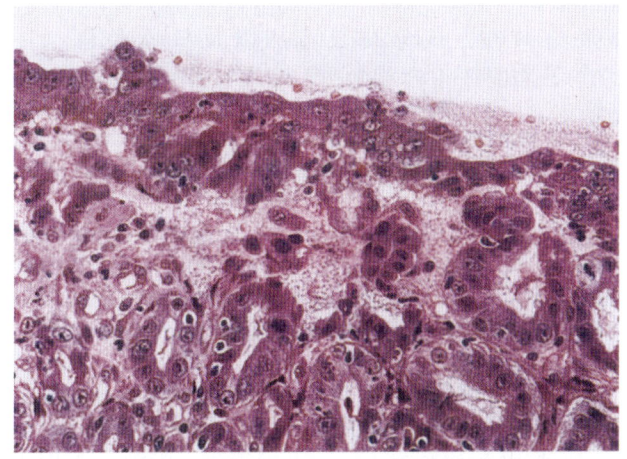

图 4.53 慢性活动性胃炎表面的再生上皮。这种上皮细胞类似于急性胃炎所见，当慢性胃炎活动时发生，而且表面上皮丢失。

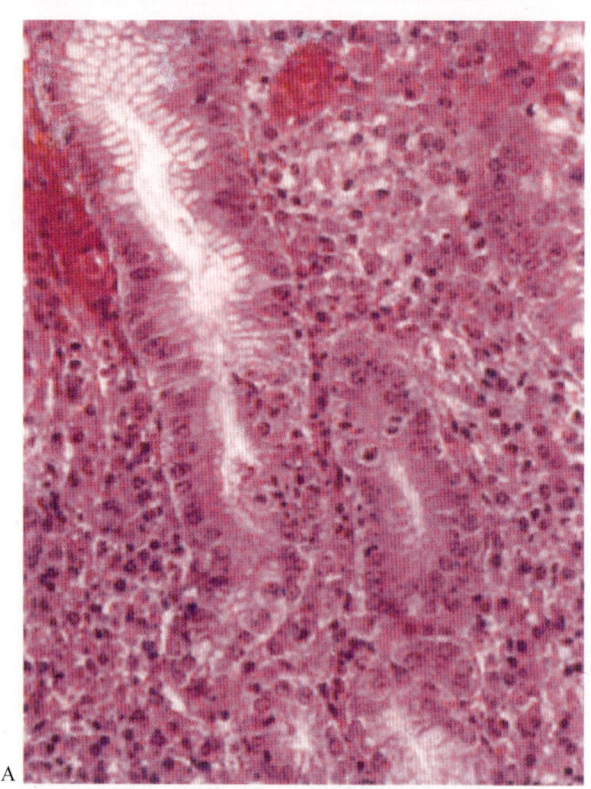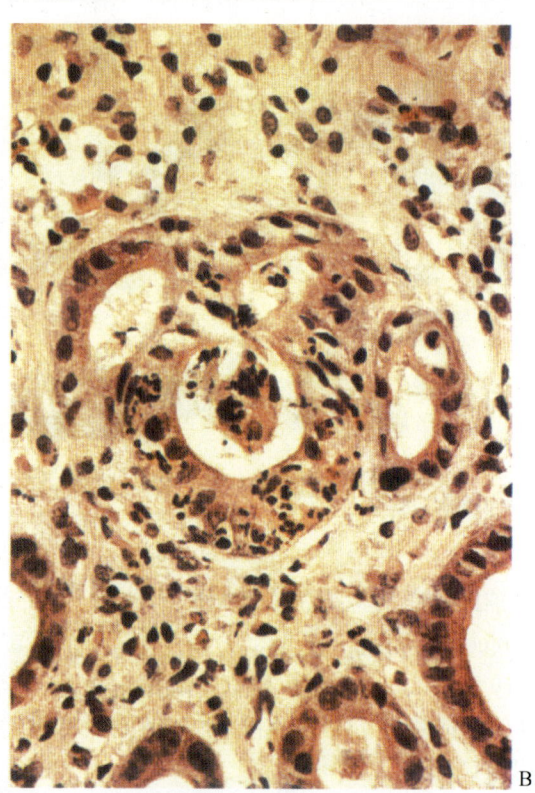

图 4.54 活动性幽门螺杆菌性胃炎。大量中性粒细胞浸润黏液颈部，引起小凹脓肿和细胞的细胞毒性损伤。A：小凹的纵切面。B：小凹的横切面。

的嗜中性粒细胞浸润。当病变严重时，它们聚集于小凹腔形成小凹脓肿。黏膜厚度正常，或者由于浅表固有膜淋巴浆细胞浸润而有轻度膨胀。此时，这种病变可以称为慢性活动性胃炎（chronic active gastritis）或活动性慢性胃炎（active chronic gastritis）。嗜酸性细胞也可出现。再生小凹基底的特征是黏液丧失、胞浆嗜碱性、核分裂象增加以及核染色深（图4.55），有时严重到非常类似异型增生。如果小凹和腺体彼此平行，其间为固有膜，即使是出现严重的腺体或细胞的非典型性，在做出胃癌的诊断之前应该非常谨慎。

中性粒细胞和 HP 破坏上皮细胞，引起黏液颈细胞增生，以其取代将死的细胞。严重感染的其他改变包括上皮细胞脱落、微小糜烂、较大的糜烂和溃疡。在 HP 感染的背景上形成的糜烂，一般缺乏见于应急性溃疡或阿司匹林或 NSAID 相关性溃疡患者的均一性嗜酸性坏死。实际上，胃黏膜组织学表现正常的个体，从未见过 HP。然而，与 HP 数量有关的炎症细胞数量上的明显差异并不少见。

急性胃小凹炎（acute foveolitis）可能伴有一种上皮改变，称为"透明"细胞改变 ["malgun" (clear) cell change]。透明细胞（malgun cells）具有增大的常染色质的细胞核，胞浆丰富，PCNA 和细胞角蛋白 8 表达增加，表明核分裂和代谢活跃。透

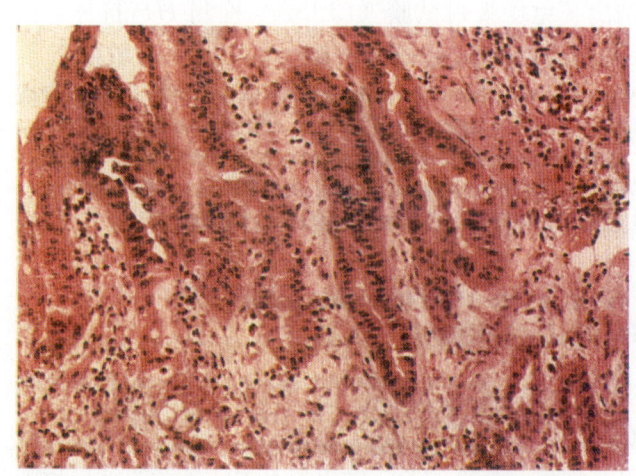

图 4.55 活动性慢性胃炎的再生。泌酸黏膜的黏液颈部显示明显的再生。表面完全糜烂，黏膜表面可见明显的淋巴细胞和浆细胞带状浸润。

明细胞可能代表基因组损伤与修复的形态学改变[141]。

消除HP可使中性粒细胞迅速消失,嗜酸性粒细胞消失较慢。相反,黏膜表面改变迅速,在HP消除几天之内上皮细胞恢复正常形态和腺腔结构。然而,发生的任何萎缩仍然保留,如同淋巴细胞积聚一样。这些特征是曾经受过HP感染的胃黏膜的一种持久性的成分。

在静止的浅表性胃炎(quiescent superficial gastritis),急性炎症、水肿和血管充血消失,而上皮恢复到正常状态。然而,固有膜单核细胞数目增加。慢性浅表性胃炎进展到下一阶段,即慢性萎缩性胃炎,要经历15~20年的时间[142]。因为慢性胃炎的发生是一个斑块状的病变,所以在一个胃中常常共存慢性胃炎演变的所有阶段,称为多灶性萎缩性胃炎(multifocal atrophic gastritis),本病与其他类型的慢性胃炎将在下面一起讨论。黏膜深部,接近黏膜肌层,可出现淋巴细胞积聚,有时形成淋巴滤泡。当形成淋巴滤泡时,伴或不伴有滤泡中心(图4.56),这种病变称

为滤泡性胃炎(follicular gastritis)[143]。胃窦的淋巴滤泡可能变得非常明显,特别是在儿童[144],有时导致黏膜结节状改变。淋巴细胞积聚是对细菌的一种免疫反应。它们的出现为HP感染提供了一种有用的标记。当HP感染得到治疗时,淋巴细胞的数目可以减少。HP相关性黏膜相关淋巴组织(MALT)病变和由此发生的淋巴瘤的特征在第18章进一步讨论。

HP感染的患者大约1%发生肉芽肿性胃炎(granulomatous gastritis),通常发生在伴有少数微生物的患者。胃黏膜固有膜内可见小的结节病型肉芽肿,有时可见HP[145]。肉芽肿发生在疾病后期,在宿主被微生物致敏之后。被巨噬细胞摄入的抗体包被的细菌可以刺激组织细胞反应[145]。

弥漫性胃窦炎(diffuse antral gastritis, DAG)经常被认为是伴有胃窦和十二指肠溃疡的消化性溃疡疾病的一部分,因为它与胃泌素、胃酸和胃蛋白酶的增加有关[146]。胃酸过多对于HP是一个不利的环境,将其限制于胃窦内。这种胃炎的特征是胃窦有致密的单核细胞浸润,包含成熟的淋巴细胞和浆细胞。滤泡性胃炎常见。上皮可以出现黏液减少,而且可能有小凹延长。

偶尔,HP感染导致胃体的胃皱襞增大,内镜的形态提示肥厚性胃炎/胃病[147]。HP引起的黏膜皱襞增厚称为巨大皱襞性胃炎(giant fold gastritis)。它与Menetrier病(将在下面章节讨论)的不同之处在于其黏膜较薄,而且小凹增生不明显[148]。另外,超微结构检查有胃壁细胞的改变[148]。

胃溃疡

大约95%的十二指肠溃疡患者和70%~93%的胃溃疡患者有HP感染[149]。由于HP感染黏膜变薄,尤其是在胃酸增多的人群,对于胃蛋白酶的损害敏感,这可以解释HP感染和消化性溃疡疾病的关系[149],下面进一步讨论。

胃癌

HP感染与胃癌和MALT淋巴瘤之间有明确的相关关系,分别在第5章和第18章详细讨论。

胃食管反流性疾病

有人提出HP感染对于某些人实际上可能是有益的。这种假设是基于在某些国家根除HP后胃食管反流性疾病、Barrett食管和食管腺癌的发病率增

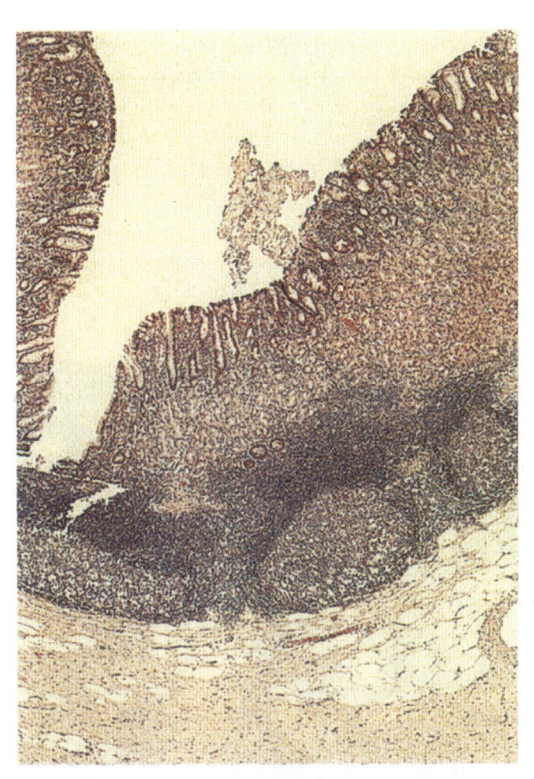

图4.56 滤泡性胃炎。胃黏膜单核细胞浸润。黏膜基底部由于伴有明显生发中心的显著的淋巴组织增生而膨胀。

表 4.9　Heilmannii 螺杆菌和幽门螺杆菌感染的比较

	Heilmannii 螺杆菌	幽门螺杆菌
微生物的区别	长 3.5～7.5 μm	长 3 μm/宽 0.5 μm
	宽 0.5 μm	弯曲或螺旋状
	多达 12 个双极带鞘的鞭毛	4～6 个单极带鞘的鞭毛
	紧密的螺旋，规则的螺旋结构	紧密的螺旋不明显
	产生脲酶	产生脲酶
	不能在体外培养	在稍需氧的条件下可培养
胃炎的部位	胃窦/胃底	胃窦/胃底
	不黏附于胃上皮细胞	在胃黏液内/黏附于上皮
病理学特征	轻度慢性活动性胃炎	慢性活动性胃炎
	应用与幽门螺杆菌相同的染色可见	应用银染色、HE、Diff-Quik、Giemsa 和免疫染色可见
宿主种类	狗、猫、猪、灵长类	人、雪貂、猫、狗、猪、兔

HE，苏木素和伊红。

加，这一方面在第 2 章有进一步讨论。

治疗

治疗 HP 的目的是完全消除这种微生物。三联疗法是联合应用两种或两种以上的抗菌剂和一种抗分泌剂。主要的抗菌剂是阿莫西林、克拉霉素、甲硝唑、四环素和铋。然而，某些患者对于抗菌药物产生耐药性，这种耐药性发生的频率取决于所用的药物而不同。首次治疗失败后，清除微生物比较困难，通常是由于对于抗菌药产生耐药性。二线治疗应用四联疗法，即在以铋剂为基础的三联疗法和大剂量的甲硝唑治疗的基础上，联合应用质子泵抑制剂或 H_2-受体拮抗剂[150]。

其他螺杆菌感染

Heilmannii 螺杆菌（helicobacter heilmannii）以前称为人胃螺旋菌（gastrospirillum hominis），属于螺杆菌科[151]，见于多达 1.1% 的胃活检病例[152]。这种感染可从宠物获得[153]。它是一种 Gram 阴性、产生脲酶的细菌，其长度是 HP 的 2 倍，紧密的螺旋结构比 HP 明显[154]。这种微生物往往有 5～8 个明显的螺旋，与 HP 容易区别。它不同于 HP 的特征列在表 4.9 中。Heilmannii 螺杆菌累及儿童和成人，发生率为 0.3%～0.7%[154,155]。然而，与 HP 紧密黏附于胃上皮不同，Heilmannii 螺杆菌常常游离于胃腔内，或在胃小凹和幽门腺颈部的深部，几乎不与上皮附着（图 4.57）。这

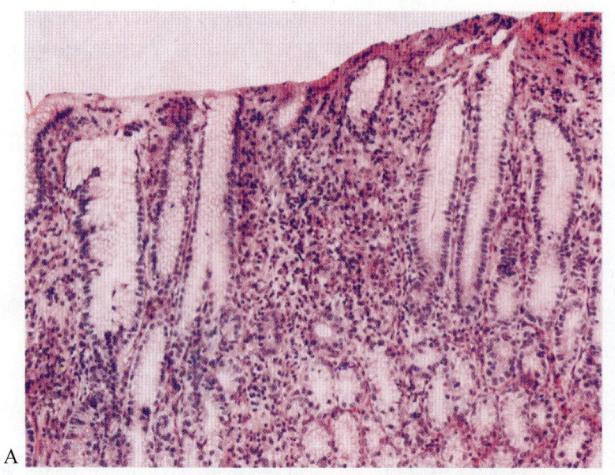
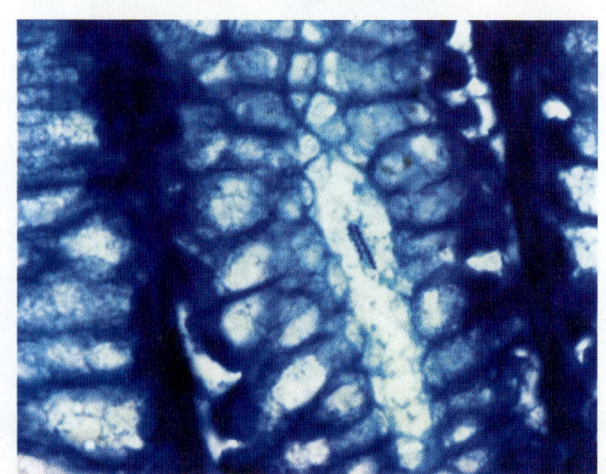

图 4.57　Heilmannii 螺杆菌胃炎。A：HE 染色切片显示有慢性活动性胃炎。B：Diff-Quik 染色显示细菌有明显的紧密螺旋结构。

种微生物的数目常比 HP 感染少，因此可能容易漏诊。一项研究表明，检查细胞学印片标本的诊断率高于活检标本的诊断率[156]。这种微生物可引起慢性活动性胃炎，但是通常比 HP 引起的胃炎要轻。可以出现明显的淋巴细胞积聚[157]，并可发生溃疡。在胃呈局灶性寄居，并局限于胃窦。应用与检测 HP 同样的染色方法可以发现 Heilmannii 螺杆菌。可出现的其他改变包括小凹增生、血管充血和水肿，这些改变类似于化学性胃病[156]。Heilmannii 螺杆菌感染很少导致胃癌或 MALT 淋巴瘤。

化脓性胃炎

多数化脓性（蜂窝织炎性）胃炎的发生早于抗生素出现的年代。本病一般累及严重衰竭的个体。患者表现为明显的恶心、呕吐和严重的急性非绞痛性上腹痛。常发生腹膜炎或胸膜渗出。临床经过类似于内脏穿孔的患者。除非切除胃的受累部位，病死率接近100%。某些患者发生脓肿，最常见的微生物属于链球菌类。

胃表现为扩张、胃壁变厚、僵硬和变紫。明显的黏膜下水肿导致皱襞变平和充血，也可出现纤维素性浆液性粘连。某些病例黏膜可有局灶性坏死，而在另外一些病例，黏液脓性渗出完全取代了黏膜。伴有或不伴有微脓肿的急性炎症和出血累及黏膜下层。累及胃壁血管的广泛血管内血栓形成导致继发性缺血性坏疽性坏死，伴有透壁性炎症。固有肌层出现不同程度的炎症和坏死。Gram 染色证实组织内细菌的存在。

气肿性胃炎

气肿性胃炎是化脓性胃炎的一种类型，由产气微生物感染引起，最常见的是梭状芽孢杆菌、大肠杆菌、链球菌、肠杆菌和绿脓杆菌[158]。易于患病的状况包括以前有手术史、滥用酒精、摄入腐蚀剂、胰腺炎和癌[158]。临床特征包括急腹症、全身中毒以及放射学检查有胃壁气泡的证据。大约 2/3 的气肿性胃炎患者死于本病；长期并发症包括胃纤维化伴有狭窄形成。

由于存在许多不同大小的充满气体的壁内空间，触摸胃壁时有破裂声。在晚期病例，胃壁表现为增厚、坏疽和坏死。

最明显的组织学所见包括黏膜下层增厚、水肿伴

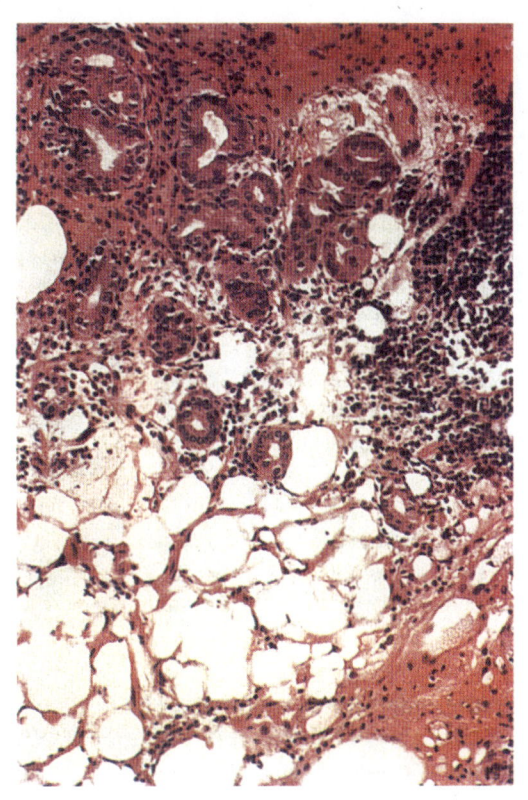

图 4.58 气肿性胃炎。胃黏膜片显示胃黏膜出现炎症和部分坏死。黏膜深部可见大而扩张的充满气体的腔隙。

有透壁性中性粒细胞聚集、浆膜表面化脓、片块状黏膜坏死和积气症（图 4.58）。这种感染很少扩散到邻近器官。

梅毒

二期和三期梅毒均可累及胃，但是梅毒患者发生胃疾病者比例<1%[159]。患者发生糜烂性胃炎或胃溃疡，边缘隆起呈结节状。糜烂最初发生于幽门，引起患者表现为胃出口梗阻。浸润性疾病引起胃皱襞增厚和水肿。HE 染色切片的组织学特征通常具有提示性，但是不能诊断为梅毒。弥散性胃炎具有密集的浆细胞浸润，有时伴有明显的血管周围套袖改变。伴随浆细胞出现的是数量不等的中性粒细胞和淋巴细胞。淋巴细胞可以形成淋巴上皮病变，类似于黏膜相关淋巴组织淋巴瘤（MALT 瘤）。中性粒细胞浸润胃小凹（图 4.59）。发生不同程度的腺体破坏和反应性非典型性。炎症延伸到黏膜下层，伴有水肿和纤维化，常出现血管炎[160]，然而常缺乏其他部位梅毒病变典型的增

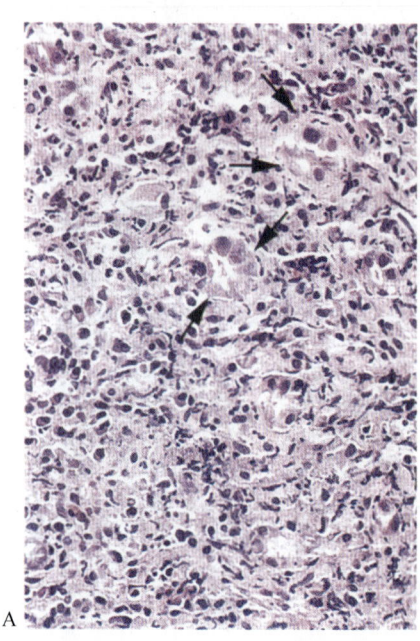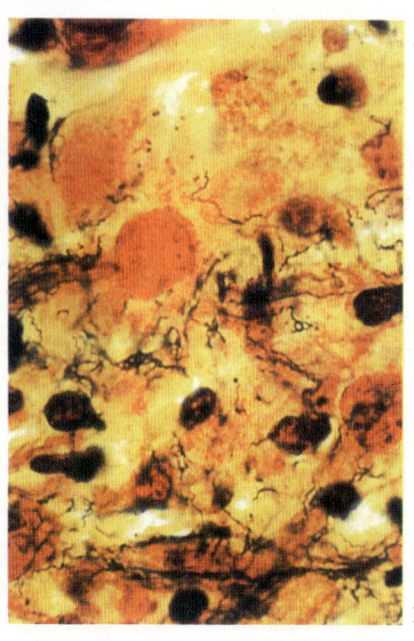

图 4.59　梅毒性胃炎。**A**：组织似乎全部由炎症细胞组成，残存腺体罕见（箭头）。炎症浸润由浆细胞和淋巴细胞组成。**B**：活检银染色显示黏膜固有膜内有许多银染色的螺旋体。（Case courtesy of Dr. D. Schwartz, Department of Pathology, Emory University, Atlanta, GA.）

生性动脉内膜炎或增生性静脉内膜炎。这可能反映了多数胃活检取材表浅，并不包括存在这些血管的黏膜下层。可能出现境界不清的肉芽肿性病变。银染色（图 4.59）暗视野检查，免疫组织化学染色和聚合酶链反应（PCR）都能证实螺旋体[161]。银染色对于梅毒螺旋体并不特异，因为它们也可以染螺杆菌，不过微生物的形态学足够能够区分它们，而不容易混淆。

三期梅毒病变表现为浸润性、溃疡性或树胶肿。疾病晚期，固有肌层和黏膜下层严重受累，胃纤维化，呈现葫芦状胃或革袋胃的表现。梅毒性胃炎可能合并鳞状上皮化生，伴有随之发生的鳞状细胞癌[162]。

结核病

与 10 年前相比，结核性胃炎在北美和西欧非常少见。不到 1％ 的肺结核或播散性结核患者（图 4.60）胃部受累。原发性胃结核更为罕见[163]。胃结核病相对罕见来自三个因素：胃缺乏淋巴滤泡、高胃酸度以及微生物在胃迅速通过。

胃结核病产生多发性浅表溃疡和融合性干酪性肉芽肿，引起局部组织破坏，几乎没有反应性纤维化。胃壁增厚，溃疡形成，以及出现瘘管。结核病通常累及胃窦和十二指肠，其分布类似于梅毒和 Crohn 病。少数情况下，广泛的融合性肉芽肿使幽门增厚，造成胃的出口梗阻。肉芽肿累及黏膜、黏膜下或浆膜。胃周淋巴结常常含有肉芽肿。诊断依据是在肉芽肿内发现抗酸细菌，虽然它们可能非常稀少。在特殊染色阴性的病例，通过 PCR 可以确定细菌的 DNA。

病毒感染

通过组织学、细胞学检查，或通过培养可以诊断病毒感染。免疫组织化学试剂和基因探针有助于发现病毒和作出特异性诊断。

以前接触巨细胞病毒（cytomegalovirus，CMV）的患者，许多器官常常潜伏病毒而没有组织损伤的证据。当患者年龄增大，发生严重的疾病或出现免疫抑制时，潜伏感染再次活化。这种感染最常见于器官移

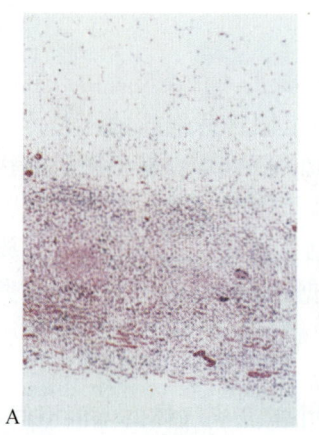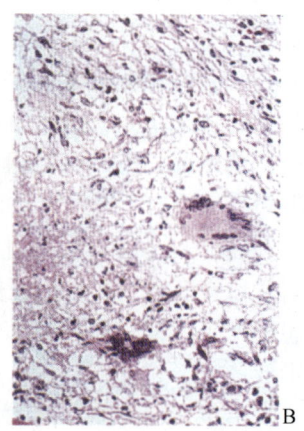

图 4.60　结核累及胃的浆膜面。**A**：注意干酪性肉芽肿。**B**：高倍放大显示干酪性坏死区域和巨细胞。抗酸染色显示有少量微生物存在。

植和 AIDS 患者。感染可以发生在 22 个月大的儿童[164]。患者表现为上腹痛、恶心和呕吐，并发症包括出血、溃疡、胃出口梗阻和穿孔。少见的表现包括胃结肠瘘[165]和儿科类型的 Menetrier 病[164]。胃的表现可以正常或糜烂性胃炎。严重的病例胃皱襞增厚和水肿，伴有胃窦扩张性减低，类似于胃窦恶性肿瘤[166]。

胃巨细胞病毒感染呈现两种主要组织学形态的一种：或为轻微的感染，或为显著的巨细胞病毒性胃炎。在多数轻微类型的病变中，黏膜几乎完全正常，伴有少数含有病毒包涵体的细胞。巨细胞病毒包涵体累及黏液颈细胞和间叶细胞，包括内皮细胞、巨噬细胞、成纤维细胞和平滑肌细胞（图 4.61）。为了发现病毒包涵体，通常必须检查多个连续切片。在有高度感染可能性的患者，还可常规进行免疫组织化学染色。严重巨细胞病毒感染的患者显示明显的胃炎，伴有炎症和溃疡，以及许多突出的核和胞浆内病毒包涵体。深部组织活检或切除标本显示含有巨细胞病毒的平滑肌或神经节细胞；这些患者可能发生胃运动障碍。

单纯疱疹病毒与频繁累及食管不同，很少累及胃黏膜。疱疹病毒性胃炎表现为黄色斑块或被交错的溃疡分隔的水肿性黏膜结节。结节和溃疡基底活检显示上皮细胞含有典型的嗜酸性核内包涵体和气球样胞浆（图 4.62）。这种感染局限于上皮，不累及间叶细胞。带状疱疹病毒也可能感染胃。

真菌感染

虽然某些真菌能引起肉芽肿性胃炎，但真菌感染常表现为急性胃炎。表 4.10 列举了需与肉芽肿性胃炎鉴别诊断的疾病。感染播散或真菌侵犯胃血管后出血可致死亡，尤其是伴有消化性溃疡的患者。

念珠菌感染

多数真菌性胃炎病例的原因是念珠菌感染。感染发生于衰竭、免疫抑制、酗酒者或缺乏胃酸的个体[167]，这种感染大体表现为局限性，有时表现为散在性的灰黄色、奶油样黏膜斑块，或见于消化性溃疡（图 4.63），或为念珠菌感染，或为在消化性溃疡的继发性寄居。最常见的是念珠菌寄生于溃疡底的表面，这种发现几乎没有临床意义，因为这种微生物并不感染邻近的正常组织。在健康人，当溃疡愈合

表 4.10　胃肉芽肿性疾病

异物性肉芽肿	食物肉芽肿
	缝线肉芽肿
	钡肉芽肿
	高岭土肉芽肿
	滑石粉肉芽肿
	铍肉芽肿
	用于切断药瘾者应用药物的物质
感染性肉芽肿	结核病
	梅毒
	胞内分枝杆菌
	Whipple 病
	组织胞浆菌病
	毛霉菌
	南美芽生菌病
	异尖线虫病
	幽门螺杆菌
特发性肉芽肿	Crohn 病
	结节病
	孤立性肉芽肿性胃炎
肿瘤性肉芽肿	胃癌相关性
	胃淋巴瘤相关性
	Langerhans 细胞组织细胞增生症
其他肉芽肿	儿童慢性肉芽肿性疾病
	嗜酸性肉芽肿
	过敏性肉芽肿病和血管炎
	浆细胞肉芽肿
	瘤样淀粉样变性
	类风湿性结节

时则念珠菌消失。另外，真菌通过侵犯溃疡基底的动脉壁而使消化性溃疡加重，并引起动脉破裂和大量出血。在这种情况下，真菌对患者的发病率和死亡率有重要意义。

组织学检查显示消化性溃疡表面有真菌孢子和（或）假菌丝。在侵袭性疾病，假菌丝侵入其下组织（图 4.64）。大体可见的结节是由于微脓肿形成引起的，其中假菌丝侵入邻近的血管并有血栓形成，然后融合形成线性溃疡，推测是继发于缺血。少数情况下形成真菌结石（fungal bezoars）。当诊断胃念珠菌感染时，应该注明真菌是否浸润组织，或仅仅是寄居于黏膜或溃疡表面，真菌是孢子、假菌丝还是两者均有。

其他真菌感染

胃的其他真菌感染包括曲霉菌、毛霉菌、球孢子

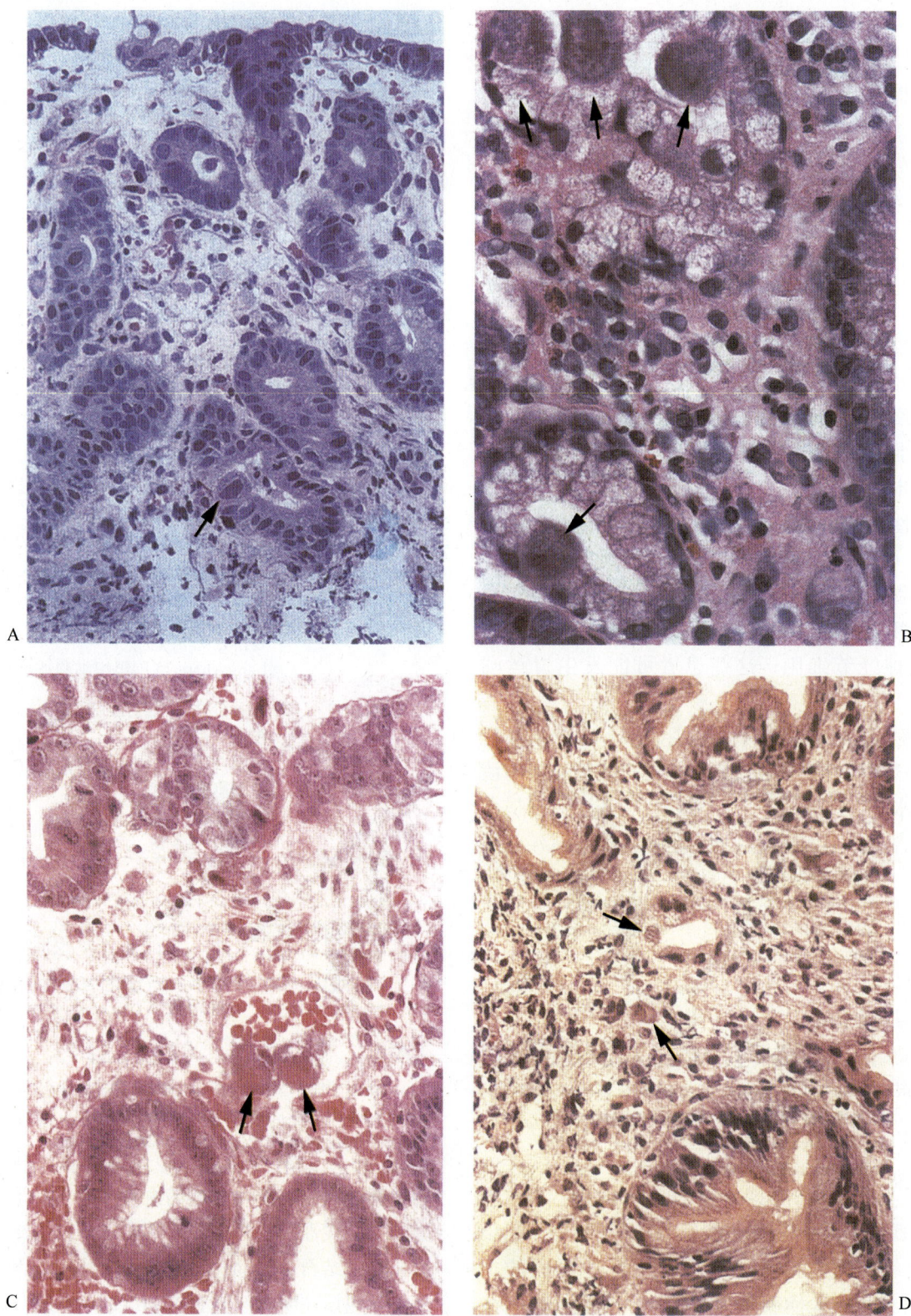

图-4.61 巨细胞病毒性（CMV）胃炎。A：肾移植患者伴有轻微的巨细胞病毒感染。在黏液颈细胞内可见小的核内包涵体（箭头）。B：接受肝移植患者的胃活检。可见许多巨细胞病毒包涵体（箭头）。这些包涵体位于胞浆内和胞核内。C：肾移植患者胃活检，显示内皮细胞内的核内包涵体（箭头）。D：轻微感染显示存在弥散性胃炎。少数核内包涵体出现在上皮细胞以及间质细胞内（箭头）。

4 胃非肿瘤性疾病   179

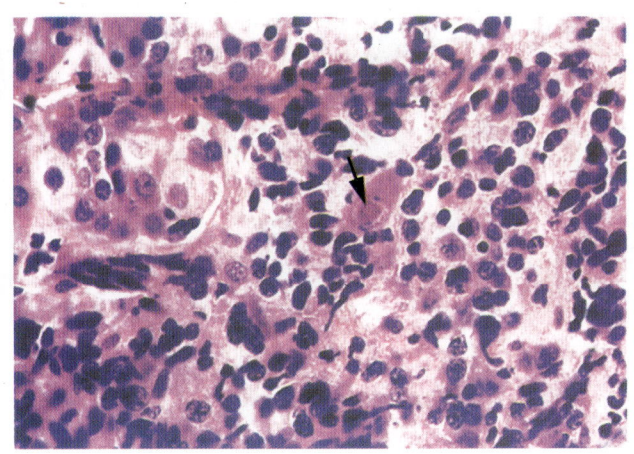

图 4.62　单纯疱疹病毒包涵体（箭头）见于伴有慢性胃炎的 AIDS 患者的退变上皮细胞内。

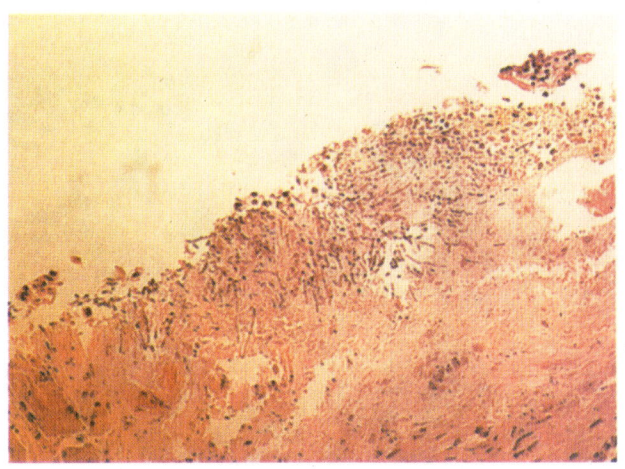

图 4.64　胃念珠菌病。菌丝位于坏死性胃溃疡的基底。

菌、组织胞浆菌[168]、新型隐球菌[169]、卡氏肺囊虫[170]和光滑球拟酵母菌。如同念珠菌一样，这些微生物有时产生真菌结石。接合菌（zygomycotic）胃感染，以前称为藻菌病或毛霉菌病，并发慢性营养不良。胃组织胞浆菌病并发播散性疾病，产生类似于胃癌、胃溃疡、息肉或肥厚性胃病的表现。侵犯血管导致出血和死亡。瘤样结节和溃疡穿孔都可发生。这些感染的组织学特征与发生在其他部位的感染类似。

寄生虫感染

胃寄生虫感染的患者可能显示黏膜嗜酸性粒细胞增多，或仅为非特异性胃炎。诊断依靠发现特异性微生物。

异尖线虫病

胃异尖线虫病（anisakiasis）发生于生食鱼[171]或腌鲱鱼[172]的人群。被感染的鱼有时生活在淡水，有时生活在咸水中，例如鲑鱼、鲱鱼、鳕鱼、绿鳕和鲭鱼。当人们食用受感染的鱼时，幼虫进入胃、小肠或结肠

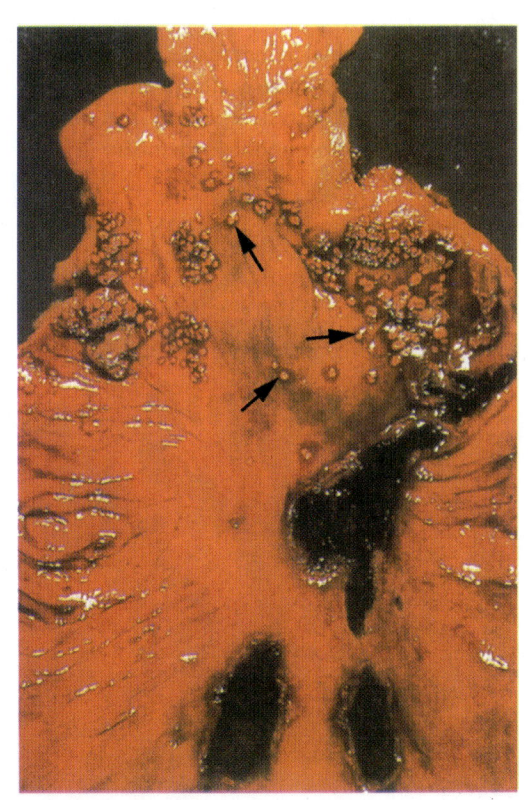

图 4.63　胃念珠菌病。可见 3 个溃疡，每个均可见真菌寄居。另外，许多白色斑块密集地黏附于黏膜。箭头指向其中 3 个斑块。注意有明显的萎缩。

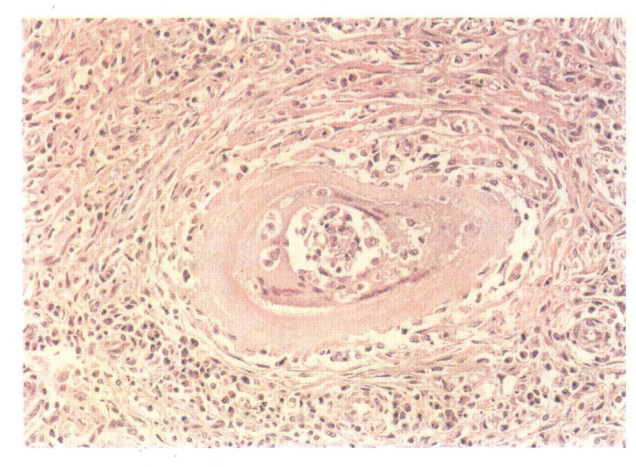

图 4.65　胃异尖线虫病。

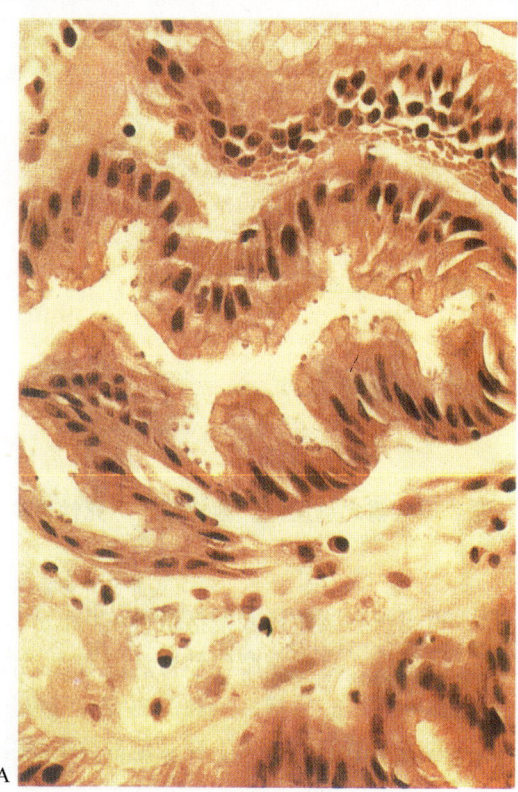
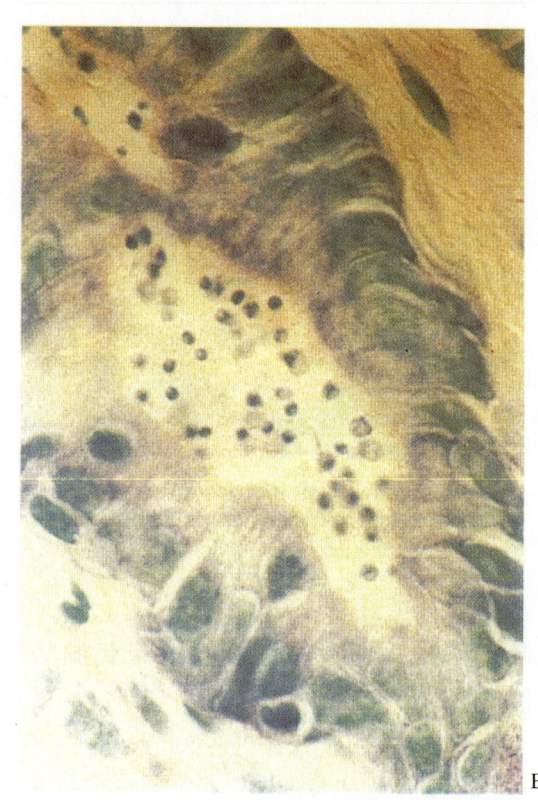

图 4.66　胃隐孢子虫病。A：HE 染色切片。B：Giemsa 染色切片。

黏膜，引起急性局灶性炎症。患者表现为难以忍受的腹痛，通常发生在食入幼虫后 12 小时内。与其他蠕虫不同，异尖线虫病容易累及胃而不是肠。胃穿孔可能引起网膜肉芽肿。内镜可以去除幼虫[173]。严重的急性感染表现为蜂窝织炎，胃壁有大量嗜酸性粒细胞、中性粒细胞、浆细胞、淋巴细胞和组织细胞浸润，有时出现巨细胞。

其他寄生虫感染

胃隐孢子虫病（cryptosporidiosis）（图 4.66）是 AIDS 流行带来的一种疾病，病理学特征类似于肠隐孢子虫病。人蛔虫感染部位接近小肠，包括胃。由于蛔虫在胃窦大量集聚，患者可能出现胃出口梗阻[174]。贾第虫可发生于胃窦，大约 9% 的患者伴有十二指肠感染[175]。胃的阔节裂头绦虫感染患者表现为巨幼红细胞贫血。胃黏膜显示不同程度的慢性胃炎和萎缩。其他罕见的胃寄生虫感染包括类圆线虫（图 4.67）、弓形虫病、血吸虫病和丝虫。

立克次体感染

立克次体感染累及伴有全身性疾病患者的胃。组织学改变轻微，如果不了解患者的情况容易忽略。黏膜发生淤点性出血。小血管有轻度非特异性慢性炎症反应。超微结构或免疫组织化学检查证实微生物位于内皮细胞内[176,177]。

AIDS 患者胃的改变

AIDS 患者可以发生几种胃的异常改变，其中最

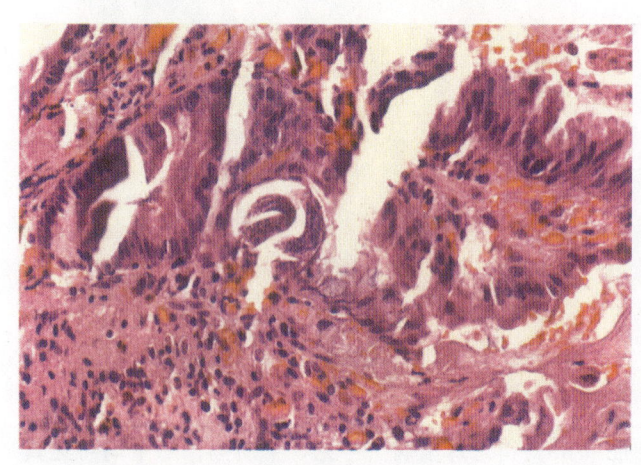

图 4.67　胃类圆线虫感染发生在伴有广泛播散性感染的患者。

常见是巨细胞病毒性胃炎。伴有 HP 感染的患者常有严重的疾病,并见大量的微生物存在。HP 寄居于细胞表面,也寄居于固有膜,产生明显的炎症反应。这种感染还可引起明显的胃皱襞增大。炎症随着治疗而消退。蜂窝织炎性胃炎有时导致致命的暴发性胃炎。胃窦黏膜的隐孢子虫或梅毒感染导致孤立性胃窦狭窄。胃的其他罕见的感染包括肺囊虫病和弓形虫病。

某些患者发生 AIDS 胃病(AIDS gastropathy),本病的特征是壁细胞总数、胃酸和胃蛋白酶原分泌减少,而黏液分泌增多。这种疾病是由抗壁细胞抗体介导的。胃酸过低的患者容易发生胃肠道细菌感染。

化学性胃病(反应性胃病)

化学性胃病是胃活检中做出的第 2 个最常见的诊断[178]。化学性胃病由损害胃腔表面的物质引起。非甾体抗炎药和碱性反流是其最常见的原因。内镜检查存在胃炎,但是组织学检查几乎没有炎症的证据。所有的化学性胃病彼此类似,在缺乏可辨认的胆汁或相关临床病史的情况下,确定准确的病因是不可能的。提示存在化学性胃病的线索列在表 4.11 中。最常见的诊断特征包括胃小凹伸长和扭曲,常常伴有反应性改变和小凹黏液减少。仅有轻度的慢性炎症而没有急性炎症,除非患者伴有共存的 HP 胃炎、非甾体抗炎药引起的溃疡或应激性胃炎。

尿毒症胃病

尿毒症患者可以发生胃黏膜异常,由于尿素和其他代谢产物能够破坏黏膜屏障[179]。尿毒症容易刺激

表 4.11 提示出现化学性损伤的线索

胃小凹扩张
黏液减少
浅表水肿
无微生物存在[a]
无化生
无息肉
无增大的皱襞
肌纤维从黏膜肌层延伸到黏膜
绒毛状转

[a] 化学性胃病可以合并幽门螺杆菌感染,造成组织学特征混淆。

黏液颈部干细胞分化为壁细胞和 ECL 细胞,导致壁细胞总数增加,小凹细胞产物减少,黏液胶层变薄,以及胃酸分泌增多。胆盐形成异常和高胃泌素血症能增加胃酸的损伤作用。胃出现黏膜内出血,大小从瘀点到大的瘀斑不等。在少数情况下,发生胃黏膜坏死,伴有活动性溃疡形成。组织学特征与应激性胃炎重叠。可以出现浅表性胃炎、糜烂和溃疡。早期文献描述尿毒症患者的胃黏膜内还可以有 Kayexalate 结晶。

碱性反流性(胆汁反流性)胃炎

碱性反流性胃炎发生于幽门括约肌功能异常的患者,常常由于以前手术、长期摄入酒精或年老引起。十二指肠碱性分泌物和胆汁均可损伤胃黏膜。胆盐增加黏膜对于 H^+ 的通透性[180],导致 H^+ 反向扩散。最严重的损伤发生在胃窦。反流的量常常与症状的严重性有关,但是内镜检查和组织学特征彼此之间却很少相关。

碱性反流性胃炎的组织学特征相当轻微而常被忽略。这些特征包括腺体延长、扭曲和胃小凹细胞过多;小凹增生;以及黏膜绒毛转化(图 4.68)。再生的腺体比普通腺体成角明显。小凹细胞显示轻度黏液

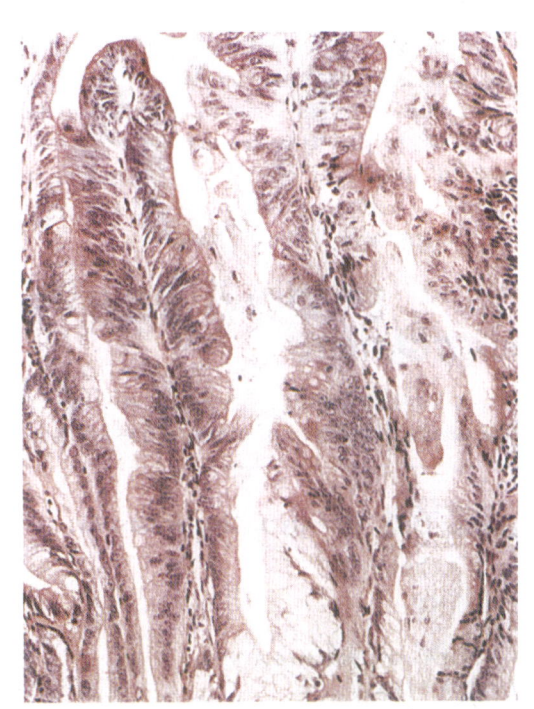

图 4.68 碱性反流性胃炎。某些患者黏膜表面发生明显的绒毛转化伴有小凹增生,正如这张照片所示,这种改变可能相当明显。上皮呈腺瘤性增生。

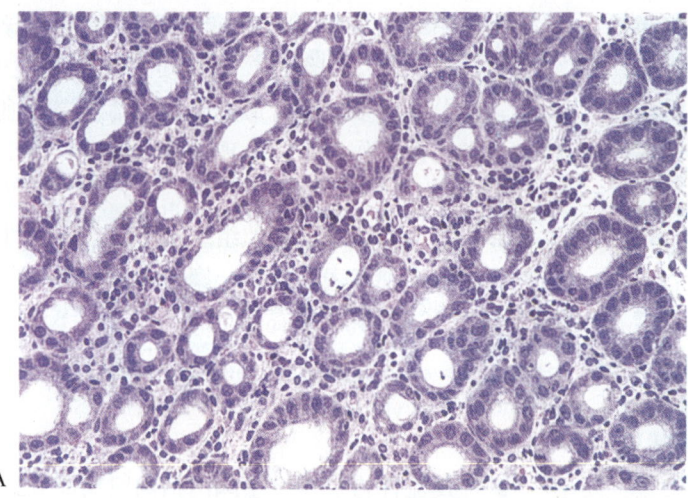 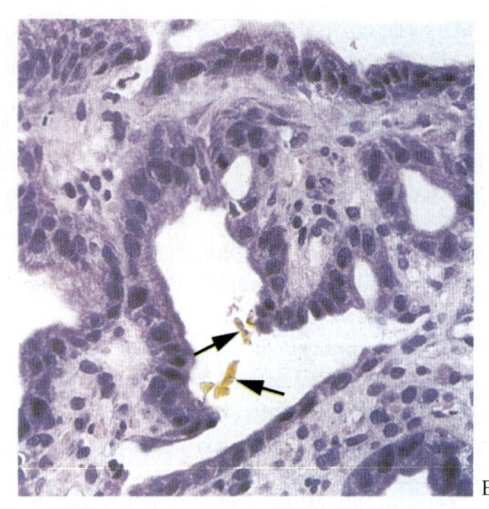

图 4.69 碱性反流性胃炎。A：虽然黏膜内慢性炎症细胞数量可能轻度增加，初看起来黏膜似乎并无异常。B：同一活检不同区域高倍放大，显示一个不规则的腺体内含有胆汁结晶（箭头）。黏液颈部和游离面均有腺上皮再生。固有膜单核细胞数目轻度增加。

减少和空泡形成。其他改变包括浅表固有膜毛细血管充血和血管扩张、水肿和平滑肌纤维数目增加，有时延伸到固有膜上方。慢性炎症细胞和中性粒细胞的数目一般稀少[181]。缺乏炎症与上皮增生的程度形成鲜明对比。胃腔表面或腺体内可以出现胆汁（图4.69）。腺体萎缩发生于行胃窦切除术的患者，因为胃窦黏膜产生胃泌素的 G 细胞丧失。然而，胃酸的产量仍然没有改变[181]。肠上皮化生和（或）萎缩可以发生于慢性长期患病者。

慢性胃炎

慢性非特异性胃炎有许多病因（表 4.12），具有类似的或重叠的组织学特征。因此，慢性胃炎的临床症状、内镜特征和组织学表现之间的关系不明。然而，可以描述 3 种独特类型的慢性胃炎：慢性弥漫性胃窦炎、慢性胃底胃炎以及慢性多灶性胃炎（图 4.70）。弥漫性胃窦炎和多灶性胃炎有时称为 B 型胃炎（B type gastritis），而且两者均以 HP 作为共同的病因学因素。这两种类型胃炎之间的主要区别是弥漫性胃窦炎为非萎缩性，而多灶性胃炎可以进展为萎缩性胃炎。这些类型的胃炎具有特殊的组织学、临床、流行病学和病原学参数（表 4.13）[182, 183]。根据组织学特征，可以将慢性胃炎进一步分为活动性或非活动性胃炎。多灶性萎缩性胃炎通常合并长期的 HP 感染，但它极少合并其他病变。

表 4.12 慢性胃炎病因学

慢性酒精中毒
年龄增加
吸烟
胆汁和碱性分泌物反流
自身免疫损伤
分泌过多
胃切除术
环境因素，包括饮食
HP 感染

表 4.13 胃底胃炎与胃窦胃炎的对比

胃底胃炎	B 型胃窦胃炎
胃底，不累及胃窦	胃窦，然后向近端扩散
免疫因素	饮食，胃腔内因素
恶性贫血	恶性贫血罕见
胃酸低下或缺乏	胃酸过多
壁细胞抗体	无壁细胞抗体
内因子抗体	无内因子抗体
高胃泌素血症（由于没有累及胃窦）	胃泌素水平低下或正常
无家族倾向	具有家族倾向
壁细胞和主细胞破坏	无壁细胞和主细胞破坏
倾向于持续和进展	进展不快
常见胃萎缩	常见消化性溃疡
HP 不起作用	HP 起作用

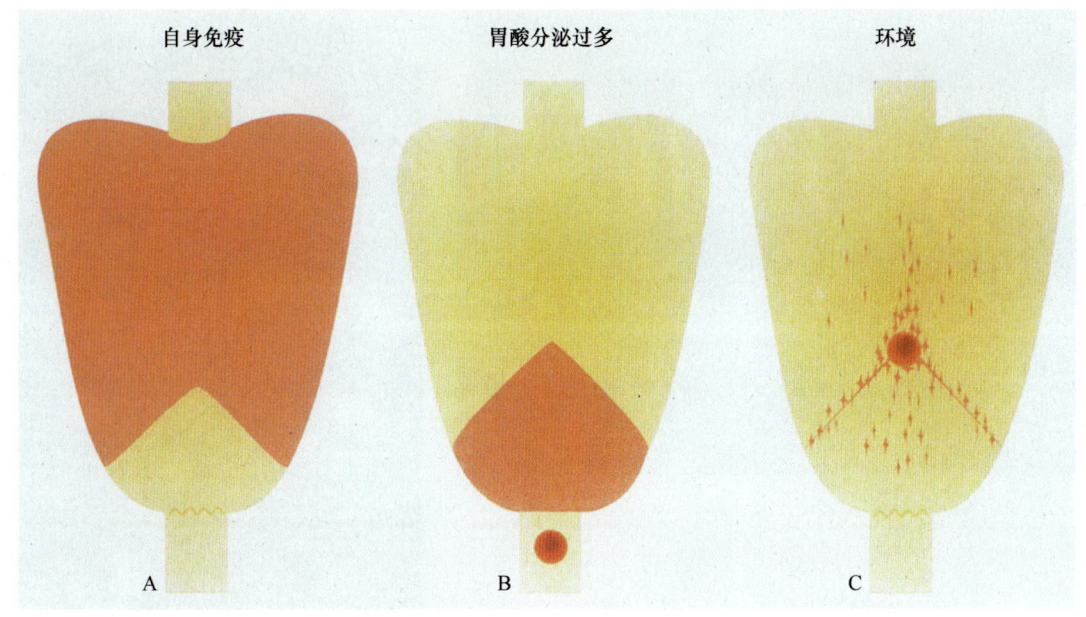

图 4.70 不同类型慢性胃炎显示不同的胃的定位。A：自身免疫性胃炎主要累及胃底和胃体，而不累及胃窦。B：胃酸分泌过多性胃炎主要累及胃窦，并伴有十二指肠溃疡。C：多灶性萎缩性胃炎开始于胃体和胃窦交界处，然后向近端和远端扩散。这种类型伴有沿着胃小弯的胃溃疡。

幽门螺杆菌相关性慢性胃炎

HP 感染后胃黏膜可能出现炎症。首先发生急性胃炎，然后发生慢性活动性胃炎（图 4.71）。早期，慢性炎症仍然局限于浅表黏膜（图 4.72）。浅表固有膜淋巴浆细胞增多，然后向腺体间隔延伸达到不同的距离。随着时间的推移，炎症融合，直至占据整个黏膜的厚度。上皮和固有膜均有一定数量的 T 细胞增生。中性粒细胞、嗜酸性粒细胞、嗜碱性粒细胞、B 细胞、巨噬细胞、单核细胞、浆细胞和肥大细胞浸润黏膜，导致黏膜损伤。当感染得到治疗后，黏膜再生并恢复正常；如果破坏的腺体没有再生，它们以前在固有膜占有的间隙可能被成纤维细胞和细胞外基质取代，导致功能性黏膜不可逆性丧失，这种改变可以诊断为萎缩（atrophy）（图 4.73 和 4.74）。当发生萎缩时，肠上皮化生区域取代原本的胃黏膜。这可能是一种适应性反应，因为 HP 不能寄居于化生的细胞，化生的细胞缺乏前面讨论的必需的细菌黏附因子。然而，HP 黏附于不完全肠上皮化生的部位已有报道[184]。事实上，这些细胞是混合性上皮，具有胃表面黏液细胞和肠上皮化生细胞的共同特征[185]。肠上皮化生减少的部位有利于 HP 的生长。然而，在持续感染的部位，炎症及其伴随的修复过程继续进行。结果，胃形成一种混合性的形态结构，正常但有炎症的区域（胃炎）与伴有膨胀的萎缩性斑块和化生的区域交替出现，形成多灶性萎缩性胃炎（multifocal atrophic gastritis，MAG）[186]。

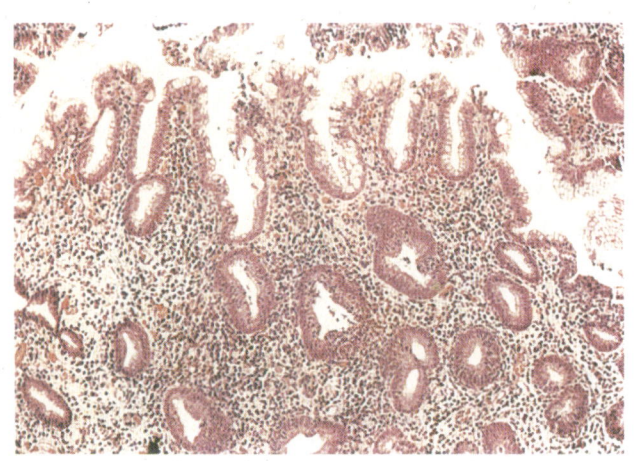

图 4.71 慢性活动性胃炎。黏液颈部深染，伴有急性炎症细胞浸润。

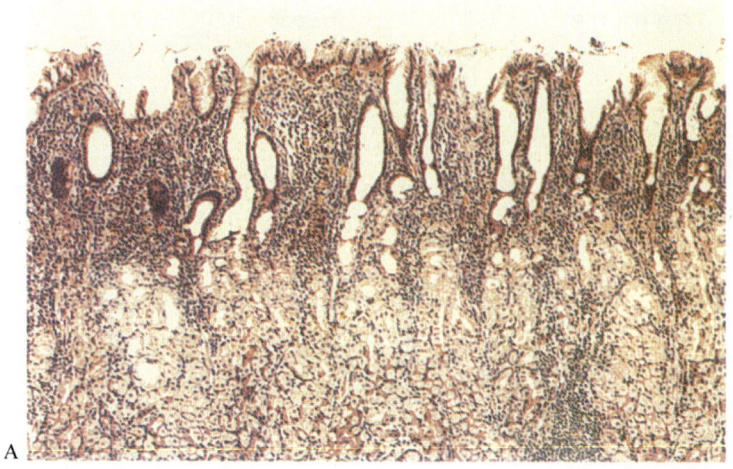
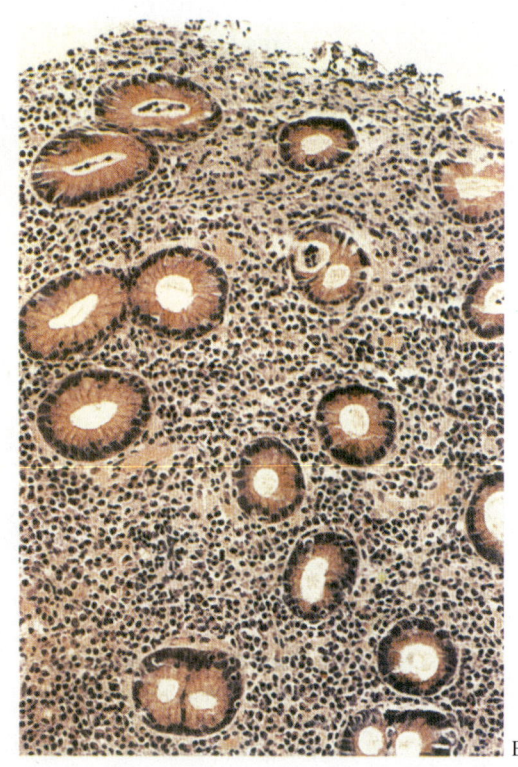

图 4.72 浅表性胃炎。A：胃黏膜的浅表部分有带状单核细胞浸润。B：高倍放大显示存在大量淋巴细胞和浆细胞。

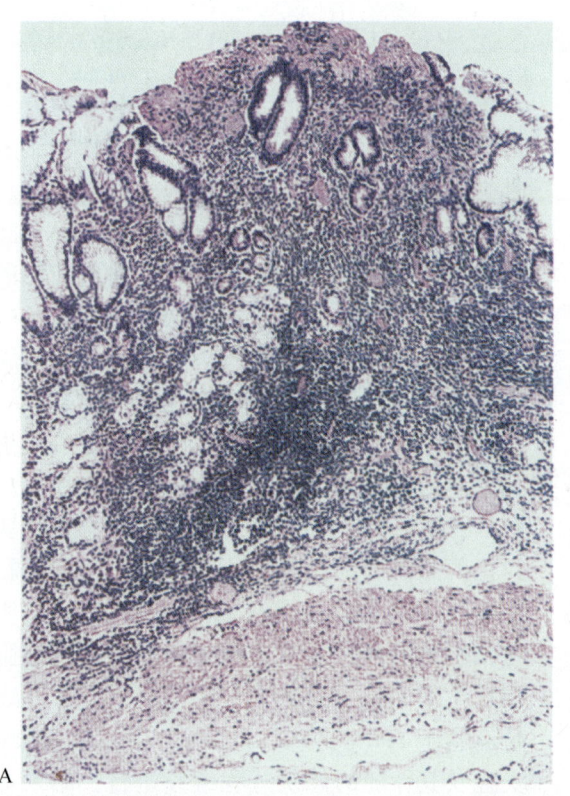
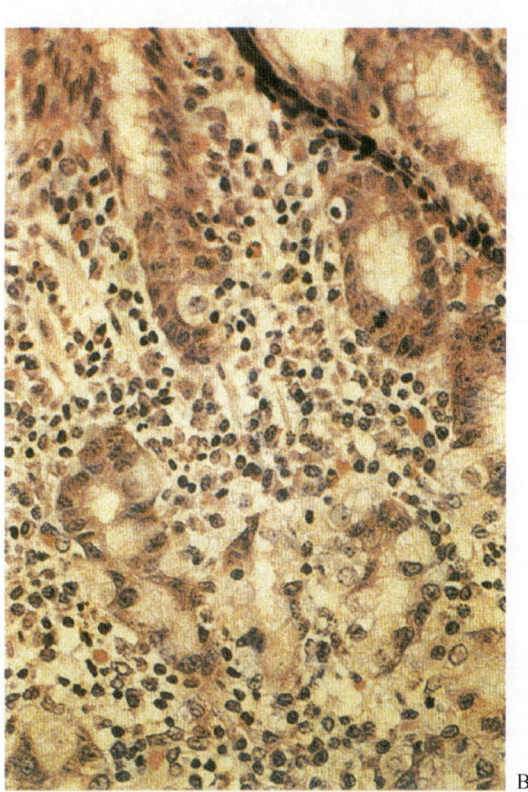

图 4.73 发生于 HP 感染情况下的萎缩性胃炎。A：胃黏膜的小凹、黏液颈和腺体区域丧失，伴有单核细胞和中性粒细胞浸润。在黏膜基底也有淋巴细胞聚集。B：腺体破坏区域高倍放大显示上皮脱落。

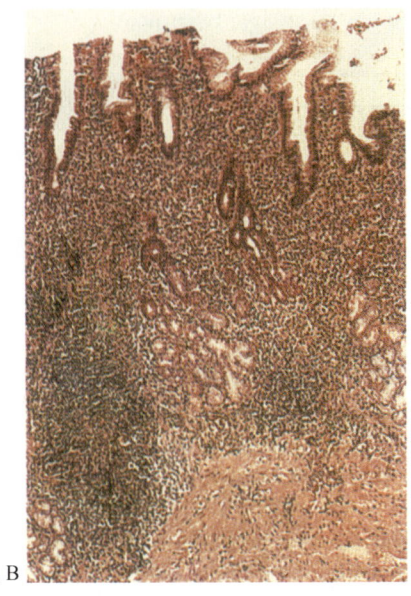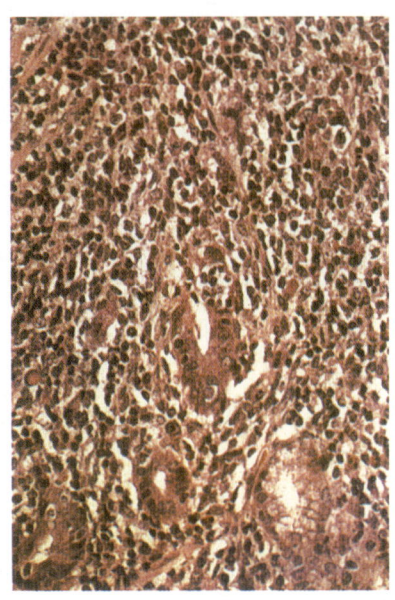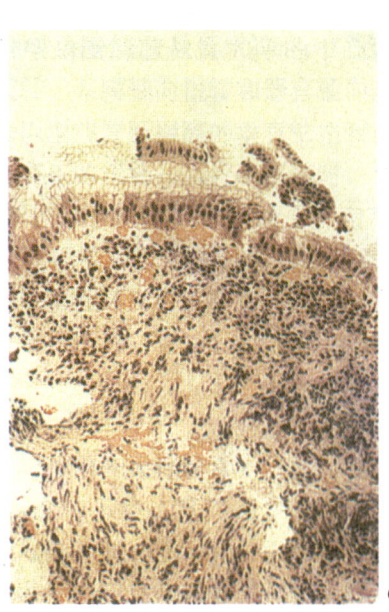

图 4.74　萎缩性胃炎。这三张图片显示不同程度的萎缩性胃炎。**A**：活动性慢性胃炎伴有腺体缺失。黏膜含有明显的淋巴细胞聚集。**B**：图 A 中病变高倍放大显示固有膜有明显的单核细胞浸润，黏液颈部被多形核白细胞活动性破坏。**C**：这个活检来自明显萎缩的胃，胃小凹和腺体均消失，残存的全部是被覆小凹上皮的单层黏膜内衬。

在发生胃癌的高危人群中，MAG 是最常见的慢性萎缩性胃炎的类型，并与 HP 感染密切相关[187]。盐和硝酸盐摄入量高及吸烟是其发生的原因[188,189]。萎缩的发生决定了 HP 相关性胃炎的两种主要不同的结果。没有萎缩的个体，发生十二指肠溃疡而不是胃癌的危险性增加[187]。发生萎缩的个体处于胃溃疡的危险之中，主要位于角切迹周围的胃小弯，而且可以发生肠上皮化生、异型增生和肠型胃腺癌[187]。胃炎进展到胃癌涉及一系列的界限分明的阶段，这在第 5 章详细讨论。

MAG 首先出现在角切迹的胃小弯处[187]。之后，萎缩灶沿着小弯和胃窦胃体交界的两侧分布，呈现倒置的 V 字形。在未经治疗患者，萎缩可以蔓延到胃体。组织学上，MAG 由浅表性胃炎、再生性上皮改变、腺体丧失、肠上皮化生和萎缩组成。

萎缩性胃炎

胃萎缩是一种癌前病变[56]，尤其是在胃癌流行的人群，发生于各种因素引起的胃损伤之后。萎缩性胃炎的流行和严重程度及其在胃内的分布，存在着明显的地域和人种差异。它的特征不同，主要决定于它所起源的临床状况、病变部位和病因、环境以及宿主因素。根据是否出现急性炎症，还可以把萎缩性胃炎分为活动性和非活动性。

因为广泛萎缩和化生似乎能增加胃癌的危险性，所以在活检中确定这些病变的严重性十分重要[187]。然而，萎缩性胃炎的定义存在争议，其严重程度的分级并不一致，尤其是当其仅为轻度或中度病变时[190]。在胃窦部评估轻度萎缩比在胃体困难。这是由于胃窦部胃小凹往往较长，而且正常情况下的胃窦的腺体就位于疏松的结缔组织间质内。由于胃窦出现致密的炎症浸润，一般合并 HP 胃炎并使固有膜扩大，所以诊断可能更加困难。相反，正常情况下泌酸黏膜的腺体排列紧密，衬以壁细胞和主细胞，占据了从颈部到腺体的最深部分。在萎缩性胃炎晚期，腺体消失，炎症消退，固有膜的细胞构成恢复到正常，小凹彼此之间先前存在的网状纤维塌陷。

大量文献报道主要在定义和量化胃萎缩[56,186,191]，尤其是在认识到萎缩是癌发生过程中的一个早期阶段之后[187]。有人推荐"萎缩性胃炎"这一术语局限于这样的病例，即有腺体丧失，被细胞外基质和成纤维细胞取代，和（或）当出现肠上皮化生时[186]。我们同意这种观点。

表 4.14　Sydney 系统对于各个组织学特征的定义和分级指导

特征	定义	分级指导
慢性炎症	固有膜淋巴细胞和浆细胞增加	密度轻度、中度或重度增加
活动性	固有膜、胃小凹或表面上皮细胞间中性粒细胞浸润	胃小凹和表面浸润小于 1/3 为轻度；1/3～2/3 为中度；大于 2/3 为重度
萎缩	胃窦或胃体特异性腺体丧失	轻、中或重度丧失
肠上皮化生	上皮肠上皮化生	累及黏膜小于 1/3 为轻度；1/3～2/3 为中度；大于 2/3 为重度
HP	HP 密度	散在的微生物小于表面的 1/3 为轻度；大簇或连续成层的微生物超过表面的 2/3 为重度；处于前两者之间为中度

　　Sydney 胃炎修订分类为胃活检不同组织病理学改变的分级提供了指导[56]。它的目的在于根据部位、形态学和病因学为胃炎提出标准而又一致的组织学解释，包括通过 5 种组织学改变（慢性炎症、中性粒细胞活性、腺体萎缩、肠上皮化生和 HP 密度）进行形态学成分的分级（表 4.14）[56]。如果选择应用这个系统，病理学报告应当注明每一种组织学改变存在与否，如果存在，可以应用这已经发表的指导原则对于每一个变数进行轻度、中度或重度的分级[56]。在非化生区域应该评估 HP 的密度。

　　根据估计腺体厚度及其与整个黏膜厚度的关系，胃萎缩的程度可以分为轻度、中度或重度。通过检查含有黏膜肌层的适当定位的活检，容易做到这一点。萎缩程度的增加伴有腺体囊性扩张、上皮的非典型性和肠上皮化生。所有的腺体丢失可以诊断为重度萎缩性胃炎（图 4.75）。经常发生肠或幽门腺化生。当上皮化生和（或）腺体丢失至少累及胃活检材料面积的 50% 时，可以明确诊断为萎缩[192]，假如有足够的黏膜标本，可以应用最新 Sydney 分类系统推荐的标准[56]。三个特征，即腺体长度与总的黏膜厚度的比例、分泌区域占腺体的比例，以及每 40× 显微镜下视野腺体横切面的数目，总是能够将萎缩与非萎缩性病变区别开来，特别是如果避开肠上皮化生和淋巴滤泡的区域[191]。多数伴有肠上皮化生的患者都有足够的非化生的区域，可以用于评估萎缩的程度。当整个胃均被肠上皮化

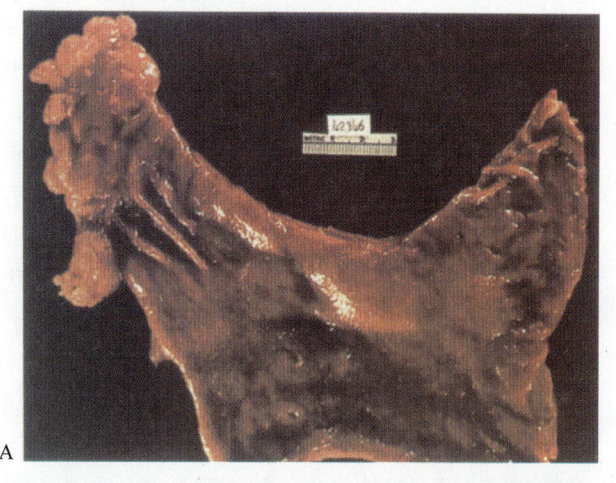

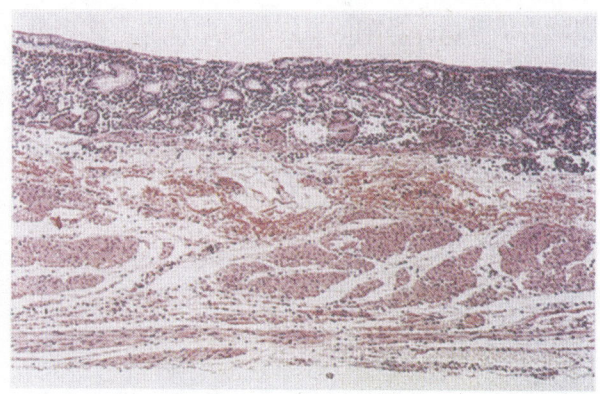

图 4.75　重度萎缩性胃炎。A：胃皱襞几乎完全丧失。B：明显的腺体丧失和黏膜变薄。残存少数几个腺体。

生取代的患者，可给予最高的萎缩评分[191]。存在萎缩的一个值得注意的因素是存在肠上皮化生，因为这两种病变常常一起发现，而当其缺乏肠上皮化生时，轻度或局灶性萎缩容易被忽略。

　　胃窦和自身免疫性胃炎均显示显著的炎症细胞浸润，包括浆细胞、淋巴细胞和数目不等的嗜酸性粒细胞，存在于固有膜的所有层面。开始，慢性炎症填充于腺体破坏和丧失留下的间隙，因此正常黏膜厚度得以维持。浆细胞倾向于位于固有膜的浅层，而淋巴细胞位于黏膜的较深部位。特异性上皮的慢性进行性萎缩导致分泌胃酸和分泌胃蛋白酶原的细胞几乎全部丢失，在胃体形成自身免疫性胃炎（A型胃炎），而在胃窦则为B型胃炎。随着黏膜变薄和腺体消失，小凹的基底最终位于黏膜肌层上。必须注意，不要将在腺体稀少、黏膜间质丰富背景中孤立的残存的细胞误诊为早期弥漫性癌，尤其是在活检时。

自身免疫性胃炎

　　少数（大约20%）慢性胃炎病例属于A型或自身免疫性胃炎。自身免疫性胃炎是由免疫介导的壁细胞破坏引起的，因此局限于胃体和胃底。它显示特征性的胃酸过低，并伴有神经内分泌细胞增生，这在第17章讨论。本病的经典类型易于累及具有斯堪的那维亚和北欧血统的人。它在其他种群中很少发生。自身免疫性胃炎好发于伴有A型血型的蓝眼睛的个体，提示本病具有遗传因素。

　　自身免疫性胃炎患者常有恶性贫血和内因子自身抗体，以及针对其他器官的自身抗体（表4.15）[193-196]。接受甲基多巴治疗的患者可能产生壁细胞抗体（parietal cell antibodies，PCAs）[101]和慢性自身免疫性胃炎。停药后这种改变消失。最近，HP感染被认为是自身免疫性胃炎的一种原因。伴有HP感染的患者多数具有针对壁细胞小管膜和小凹上皮腔膜的自身抗体[129,197]。小管膜抗体的靶目标是H^+，K^+-ATP酶质子泵[197]。

　　自身免疫性胃炎患者有壁细胞抗体（PCAs）、抗内因子的自身抗体和胃泌素受体[198,199]。PCAs的靶点是H^+-K^+-ATP酶质子泵的催化亚基。抗内因子抗体具有两种类型，最常见的一种可抑制维生素B_{12}吸附于内因子；另外一种结合成内因子-维生素B_{12}复合物，干扰其在小肠的吸收[200]。因此，许

表4.15　自身免疫性疾病伴有自身免疫性胃炎

Graves病	特发性肾上腺机能减退
Hashimoto甲状腺炎	特发性甲状旁腺功能减退
甲状腺毒症	胰岛素依赖性糖尿病
疱疹样皮炎	幼年性自身免疫性甲状腺病
乳糜泻	

多自身免疫性胃炎患者发生恶性贫血，多继发于维生素B_{12}缺乏。

病理学特征

　　泌酸黏膜的破坏出现于多年之后，最终导致黏膜萎缩，伴有胃酸低下或缺乏以及血清PG1水平降低。PG1水平低于20 mg/dl是本病的特征[201]。伴有严重疾病的患者黏膜常常扁平，在胃窦部位突然终止。黏膜有单核细胞浸润，含有淋巴细胞（T和B细胞）、浆细胞和嗜酸性粒细胞，以胃腺为中心，最终导致胃腺破坏（图4.76）。中性粒细胞不是炎症的主要成分。壁细胞和主细胞丢失以及萎缩的程度随疾病不同阶段而不同。病变的萎缩前期阶段活检显示，固有膜浸润细胞明显，富于浆细胞。T细胞浸润胃腺导致淋巴上皮病变[202]。变化的过程是从浅表性胃炎到萎缩性胃炎，最后到胃萎缩。壁细胞和主细胞的斑片状丧失伴有腺体之间间隙增加，当出现中度或重度萎缩时，容易识别。当胃腺丢失时，淋巴上皮病变消失，固有膜炎症倾向于轻度。最后，胃底黏膜被幽门和（或）肠腺体取代（图4.77和4.78），小凹可以增生（图4.77），而且可能发生胰腺化生。如果患者同时有未经治疗的恶性贫血，上皮细胞可以出现巨幼红细胞。黏膜和表浅黏膜下层可以出现潴留囊肿。在严重的病例，整个胃壁萎缩，甚至包括肌层。与HP感染共存的患者，显示两种疾病的组织学特征。

　　胃腺癌可累及1%～3%的自身免疫性胃炎患者，中间经过肠上皮化生和异型增生的阶段（图4.77和4.79）[203]。自身免疫性胃炎还可导致G细胞增生、多灶性胃ECL增生、ECL小巢形成和多灶性类癌，这在第17章讨论（图17.12）。

幼年性恶性贫血

　　幼年性恶性贫血罕见，它有3种不同的类型。一类幼年性恶性贫血发生于儿童晚期和青春期，除了患

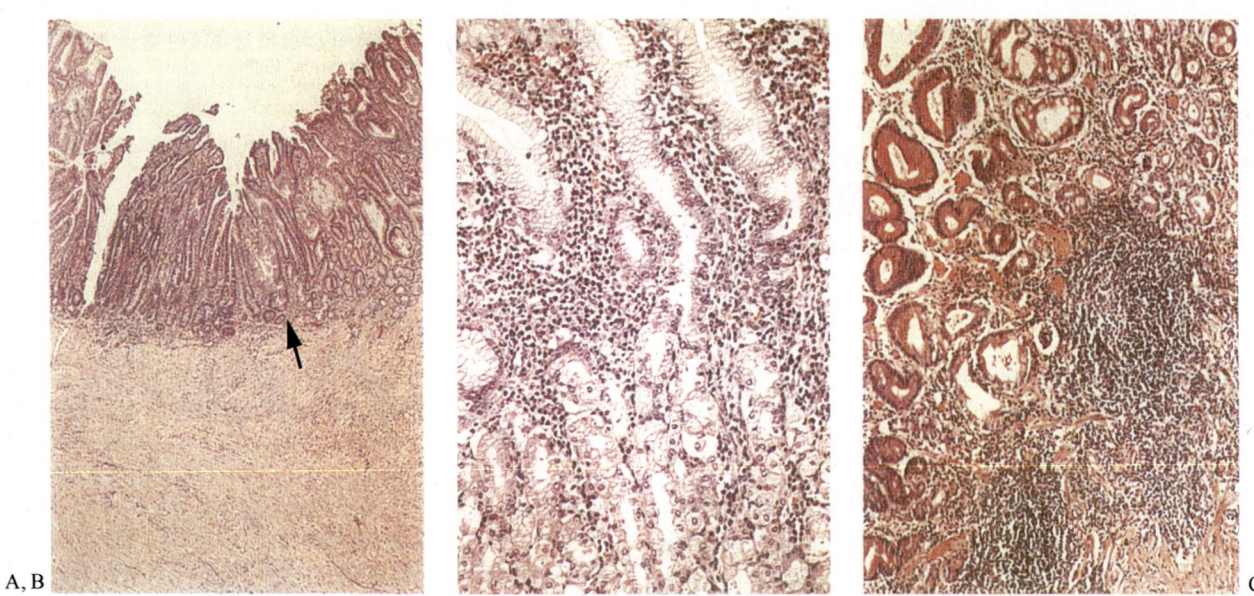

图 4.76　自身免疫性胃炎。**A**：低倍放大照片显示胃黏膜小凹延长和腺体丧失，还可见到局灶性肠上皮化生（箭头）。**B**：泌酸黏膜高倍放大显示壁细胞丢失。**C**：黏膜还有 *HP* 相关性胃炎的证据，伴有密集的淋巴细胞聚集，排列成滤泡结构。

者的年龄以外，其各个方面似乎均类似于成人疾病。所谓"真正的"幼年性恶性贫血是由于壁细胞未能形成内因子引起的。组织学上正常的胃，胃酸是由壁细胞产生的。未能产生内因子的原因尚不清楚。第 3 种类型的幼年性恶性贫血是由于维生素 B_{12}-内因子复合体未能吸收引起的。

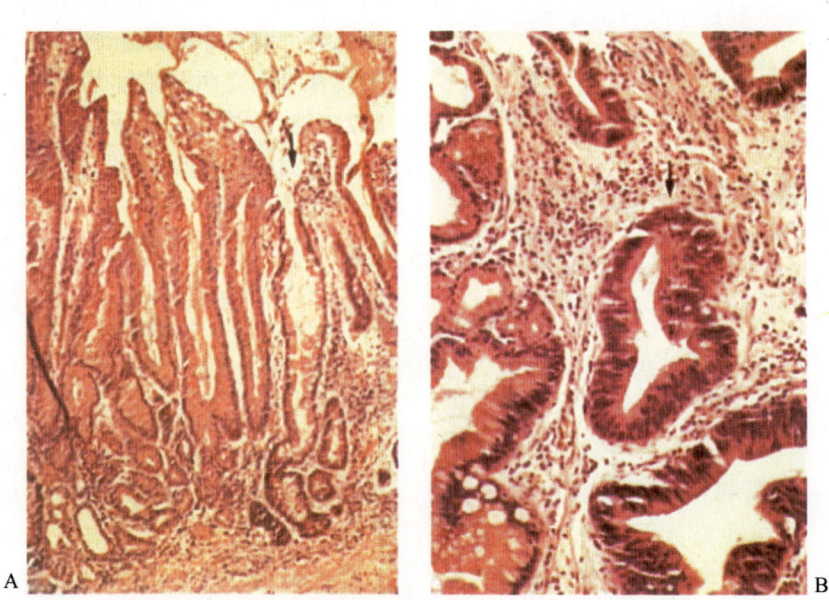

图 4.77　自身免疫性胃炎。**A**：患者常发生小凹增生，推测是对胃泌素分泌的反应。一个化生性腺体位于增生小凹的右侧（箭头）。**B**：在肠上皮化生的区域有时发生异型增生（箭头）。照片左下角可见一个化生性腺体。

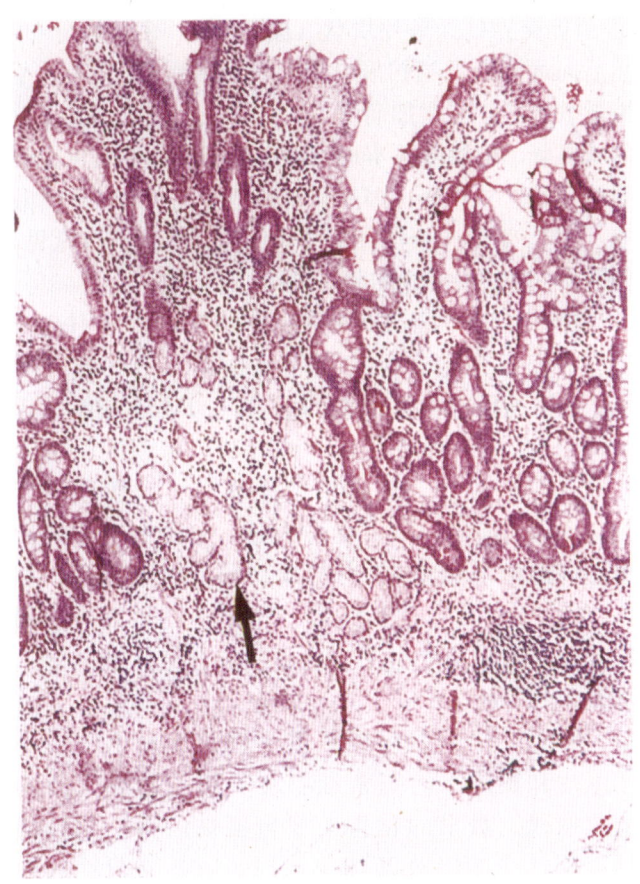

图 4.78 胃体黏膜伴有局灶性幽门腺化生（箭头）。黏膜的其余部分由绒毛状肠上皮化生组成。除非知道这个切片的部位，否则难以看出它是胃体黏膜。

萎缩性自身免疫性全胃炎

萎缩性自身免疫性全胃炎是胃窦和胃底胃炎的特殊类型，与系统性自身免疫疾病有关。这种胃炎的特征是黏膜炎症显著，甚至持续到腺体严重萎缩阶段。这和其他两种主要的慢性萎缩性胃炎不同，它们的炎症倾向于随着黏膜的萎缩而减轻。全胃炎显示胃体和胃窦弥散受累，既不伴有 HP 感染，也不伴有自身免疫性胃炎相关性神经内分泌细胞增生。患者年龄从 1 岁到 75 岁，女性略占优势。所有的患者均有系统性自身免疫疾病，包括自身免疫性小肠结肠炎、系统性红斑狼疮、难治性口炎性腹泻、自身免疫性溶血性贫血以及致残性纤维肌痛[205]。黏膜炎症影响黏膜厚度，略微倾向于累及深部腺体。常常伴有凋亡小体，其形态类似于移植物抗宿主病[205]。腺体萎缩、淋巴浆细胞浸润和中性粒细胞浸润弥漫累及胃部。胃腺体内可能出现微脓肿。也可以有明显溃疡形成的区域。这些患者没有高胃泌素血症，而且并不发生神经内分泌细胞病变。

胃体萎缩

胃体萎缩可发生于胃窦切除术后。胃窦 G 细胞丧失导致壁细胞选择性丧失、萎缩和幽门腺和（或）

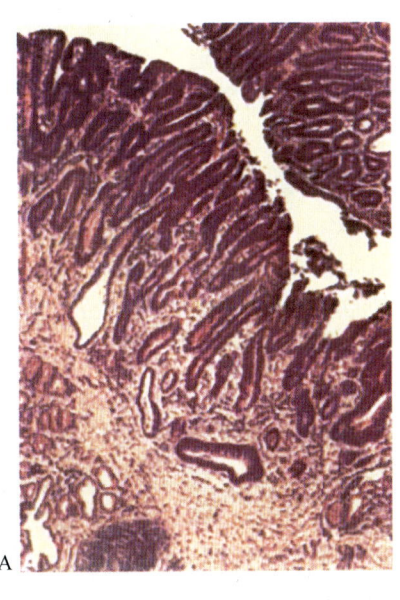 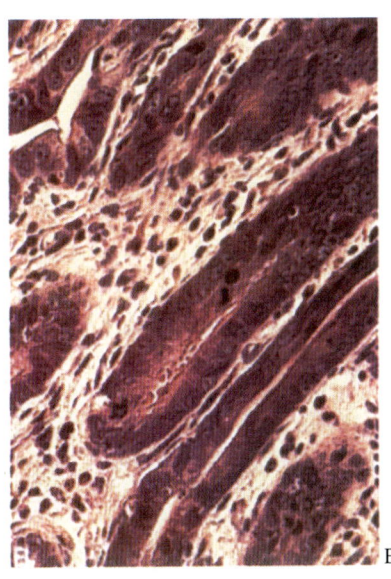

图 4.79 自身免疫性胃炎伴有胃弥散性异型增生。A：低倍放大显示腺体被异型增生的上皮广泛取代。B：高倍放大显示异型增生的腺体，细胞核形状异常，核仁明显，有许多核分裂象，其中某些是非典型性核分裂象。

肠上皮化生。

胃炎的化生

应用形态学、组织化学和酶的类型能够辨认发现胃的五种主要类型的化生：肠上皮、幽门腺、胰腺、纤毛和鳞状上皮化生。前三种类型的化生最常见。

幽门腺化生

幽门腺化生（有时也称为假性幽门腺化生）最常发生在自身免疫性胃炎背景下。它开始于泌酸黏膜特异性细胞的丧失（图4.78）。当这些特异性细胞丢失时，它们被比较单一的腺上皮取代。最后，化生的腺体与胃窦腺体不能区分。幽门腺化生首先累及最接近胃窦交界处的腺体，在损害泌酸黏膜的情况下，产生胃窦膨胀。至于化生细胞确实是化生，还是溃疡形成后发生在胃和胃肠道其他部位的一种新的细胞谱系，尚有某些争论。这种细胞邻近溃疡，因此称作溃疡相关性细胞谱系（ulcer-associated cell lineage，UACL）。UACL产生表皮生长因子（EGF）和三叶肽，促进黏膜增生和愈合[206, 207]。

肠上皮化生

胃肠上皮化生（Intestinal Metaplasia，IM）相当常见。认为它是对于慢性损伤的一种反应，常常由HP感染引起。发生IM的危险因素与高危人群发生胃癌的危险因素类似。因此，与其他国家相比IM多发生于吸烟者和亚洲人。饮食中新鲜水果和蔬菜不足加之高盐和亚硝酸盐常见于亚洲人和吸烟者[208]。当对正常黏膜进行常规活检时，13%的连续行上消化道内镜检查的美国白人，以及50%的西班牙人和黑人的胃具有肠上皮化生的证据[209]。

一个比较有争议的问题是贲门IM的意义。曾经认为IM与胃癌和食管癌的发生有关。然而，虽然胃IM增加患胃癌的危险性，而且危险性的增加与化生的程度成正比[208]，但是这种危险性远远低于Barrett食管（BE）进展为癌的危险性[210]，至少在美国是这样。因此，重要的是要区分Barrett食管的IM和胃型IM。食管胃交界处的IM在第2章有详细讨论。

正如早期提到的一样，IM常常合并MAG。随着时间的推移，胃萎缩面积增大，常伴有胃的IM，取代伴有HP感染的慢性活动性胃炎。IM开始于胃窦-胃体交界处，呈片块状（图4.80）、多灶性分布，然后向远端和近端扩展，累及胃窦和胃底。IM的范围随着患者年龄增加而增大，常常融合而取代大部分的胃黏膜。胃切除标本通过碱性磷酸酶活性染色能够明确显示这种病变，因为只有肠型上皮表达碱性磷酸酶（图4.80）。IM与胃癌共存比与胃溃疡共存常见，但是两种病变中IM的分布相同。

IM可能起因于DNA亚硝基化脱氨作用引起的突变、炎症细胞产生的氮氧化物以及干细胞在对HP感染的反应中复制的胃腺[208]。IM还可能是胃pH值提高的一种改变，一种有利于细菌生长的上皮取代泌酸黏膜，这种细菌能够产生内源性诱变剂。Sox2下调和Cdx2异位表达，一种属于末端相关性同源框基因家族[211]的肠特异性转录因子，在IM的发生中具有重要作用。Cdx2表达可以导致肠特异性基因转录的激活，从而引导化生区域的肠上皮发生和分化。

肠上皮化生发生时，胃黏膜（表面上皮、小凹上皮和腺体）的正常细胞被类似小肠或大肠的上皮取代。最早的化生改变包括黏液染色阴性的伴有刷状缘的吸收肠细胞，与Alcian蓝阳性的杯状细胞交替出现（图4.81和4.82）。在伴有不太广泛的IM的年轻个体，化生的腺体类似正常小肠上皮。开始，仅有上皮类型的改变，随后黏膜获得小肠绒毛状结构，小凹基底常含有Paneth细胞（图4.83）。IM区域的Paneth细胞没有见到像小肠均匀一致的分布。在某些病例，它们局限于胃窦胃体的边缘，而在胃的远端缺乏IM。它们可以位于化生腺体的浅表部位；超微结构检查发现，某些Paneth细胞含有Paneth细胞颗粒和黏液空泡[208]。

在HE染色切片上易见到杯状细胞。而且，常应用Alcian蓝/PAS染色辨认杯状细胞，因为它将所有的酸性黏液染成蓝紫色，而中性黏液染成红色，容易操作和解释。某些化生细胞仅仅分泌涎黏蛋白，而且含有"全部的"正常小肠消化酶（蔗糖酶、海藻糖酶、碱性磷酸酶）。这种类型化生的特征是（肠）MUC2表达微弱，而且缺乏胃（MUC1、MUC5AC和MUC6）黏液和CK免疫反应[213]。这些细胞在其从胃到肠表型的分化过程中有完全的转换，被称为小肠上皮化生、完全性化生，或Ⅰ型化生。

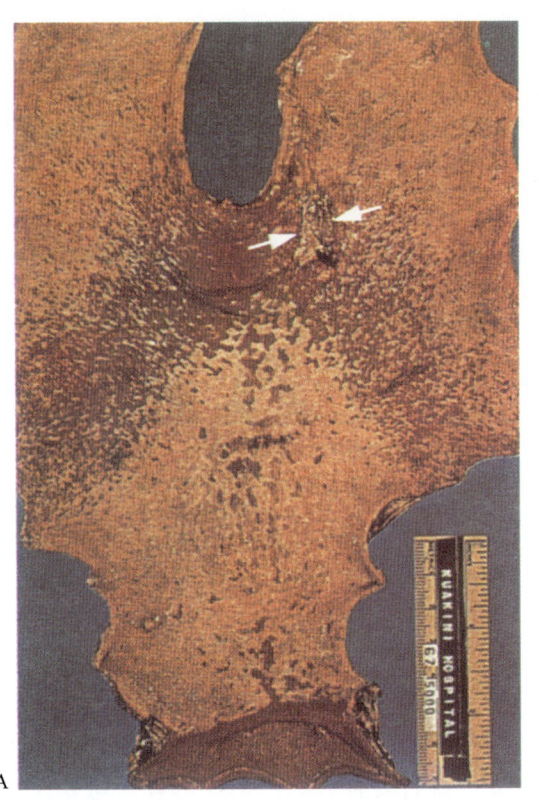 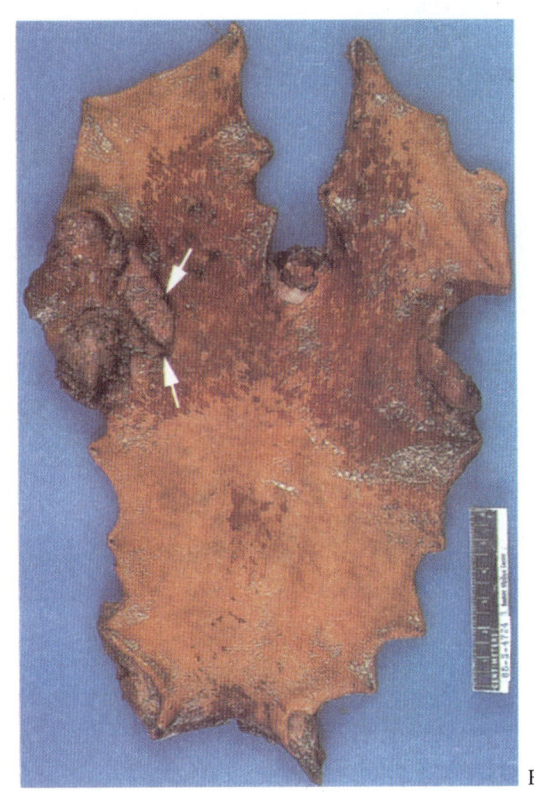

图 4.80 肠上皮化生。两个胃标本均沿胃大弯打开，并用碱性磷酸酶染色以突出肠上皮化生的区域。**A**：注意在胃体-胃窦交界处化生性病变呈倒置 V 形结构，远离这个边缘可见点状染色区域。十二指肠也有明显的碱性磷酸酶染色。在化生上皮和原本泌酸黏膜的交界处有一个良性胃溃疡（箭头）。**B**：同样制备的标本，显示胃炎向近端明显延伸。在胃窦沿着胃大弯的部位还可见片块状化生性病变。随着泌酸黏膜被广泛取代，易见到低胃酸或胃酸缺乏的发生。在化生区域可见一息肉样癌（箭头）。

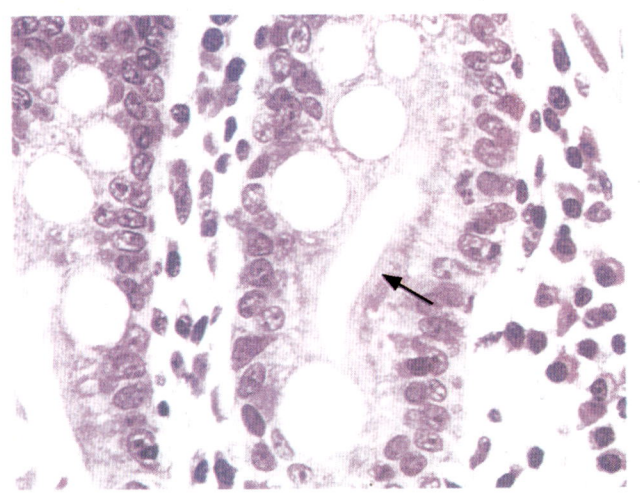

图 4.81 Ⅰ 型肠上皮化生。可见吸收细胞的刷状缘（箭头），同样可见许多杯状细胞。

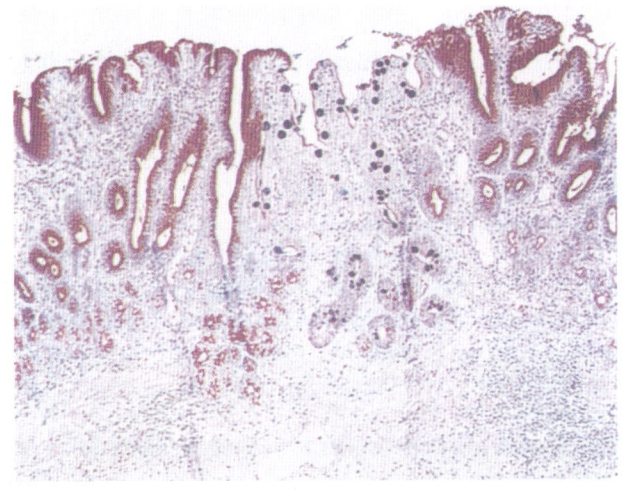

图 4.82 Alcian 蓝/PAS 染色。胃黏膜染成红色，表明存在中性黏液。肠上皮化生的酸性黏液呈蓝色。

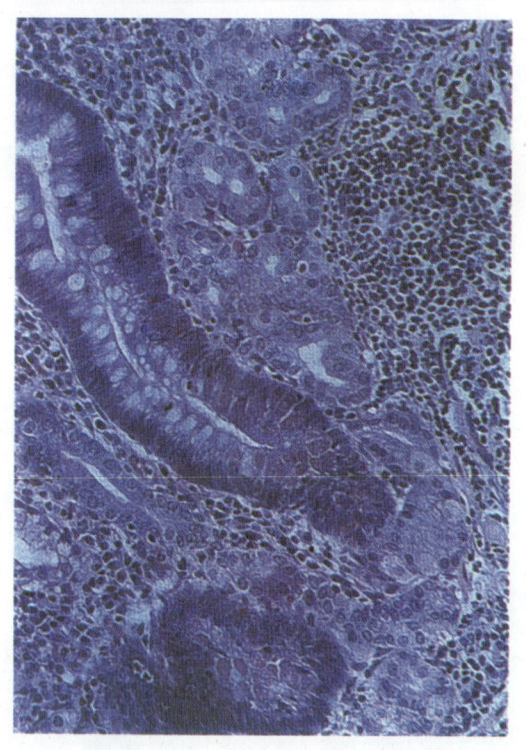

图 4.83 慢性胃炎伴有肠上皮化生。这个化生的腺体有杯状细胞、吸收细胞和明显的 Paneth 细胞存在。

后来，随着疾病变得广泛，肠细胞消失而被胞浆内含有丰富黏液小滴的柱状细胞取代。这些化生细胞缺乏发育良好的刷状缘，分泌涎黏蛋白和硫黏蛋白[214]。它们缺乏完全的消化酶类。这种化生称为结肠上皮化生、Ⅱ型化生或不完全性化生。不完全性化生强烈表达 MUC1、MUC5AC、MUC6、MUC2、Das-1（一种大肠抗原）和 CK7。不完全性肠上皮化生显示一种混合性胃和肠的表型，反映异常的分化过程，此表型与正常成人胃肠道上皮的任何表型均不同[213]。几种类型的化生上皮可以发生在同一个胃内。肠上皮化生可与萎缩性胃炎并存或独立存在。不完全性化生常常伴有异型增生和癌的区域。

在不同类型的化生中，内分泌细胞群随着非内分泌细胞的表型而改变。在胃窦炎的患者，当腺体从混合性胃-肠表型向纯粹的肠表型转变时，胃泌素和生长抑制素神经内分泌细胞的比例减少，肠型内分泌细胞相应增加，它们产生肠高血糖素（glicentin）、胃抑多肽（gastric inhibitory polypeptide）和类高血糖素样肽 1（glucagonlike peptide 1）[215]。胃泌素阳性细胞出现在幽门腺化生的区域。

位于胃黏膜小凹间顶部的是由成簇的未分化柱状细胞组成的独特的细胞亚群[216]。这些细胞不同于正常小凹细胞和化生细胞，而与萎缩性胃炎密切相关，尤其是在出现分泌硫黏蛋白的肠上皮化生时，这种病变称为胃尖端病变（gastric tip lesions），可以将这种类型的化生与发生于肠上皮化生区域的肠型胃腺癌联系起来[216]。组织学上，可见大的柱状假复层细胞，核位于中心，缺乏小凹细胞典型的突出的杯状黏液聚集。这种细胞成簇分布，每簇可以多达 25 个细胞，并且显示突然转化为邻近正常的小凹上皮。

有关各种肠上皮化生的作用，随后发生癌的危险，以及诊断为胃的肠上皮化生的患者应该如何处理，尚无一致意见。这个问题的答案取决于患者是否有胃癌家族史，是否来自高危险地区，是否生活在高危险地区，或者是否是癌发生高危家族中的一员，以及活检是否具有异型增生的证据。可以假设，任何具有前面所提到的癌症危险因素增加的患者，或者具有广泛化生的患者，均处在胃癌的高危之中，应当接受定期筛查。肠上皮化生的程度可能比化生的亚型更为重要[208]。如果在活检中发现肠上皮化生，要描述化生的类型，评估化生性病变是局灶性还是弥散性，并注意是否存在异型增生。Sydney 系统指导原则[56]可以用于肠上皮化生的分级。肠上皮化生与胃癌的关系在第 5 章详细讨论。

纤毛细胞化生

纤毛细胞可以出现在伴有胃溃疡，异型增生或腺癌患者的肠上皮化生区域的深部，以及远离主要病变的部位（图 4.84）[217]。纤毛细胞显示胃窦表型的某些证据，可由Ⅱ型胃蛋白酶原活性证实[208]。这些细胞的纤毛常出现结构异常。纤毛细胞内衬囊性扩张的腺体，这可能是一种适应机制，针对从囊肿排出的半流体的黏稠物质和炎症细胞。当囊肿扩大时，潴留黏液的内在压力导致细胞萎缩和纤毛消失[217]。

胰腺（腺泡）化生

胰腺化生出现于 12% 的具有自身免疫性胃炎的患者，常发生于贲门，而且经常与其他类型化生共存[218]。胰腺腺泡细胞也可发生于肠上皮化生或萎缩部位的胃窦黏膜。化生病灶含有单个或多发性胰腺巢和小叶，直径可达 1.7 mm（图 4.85）。化生组

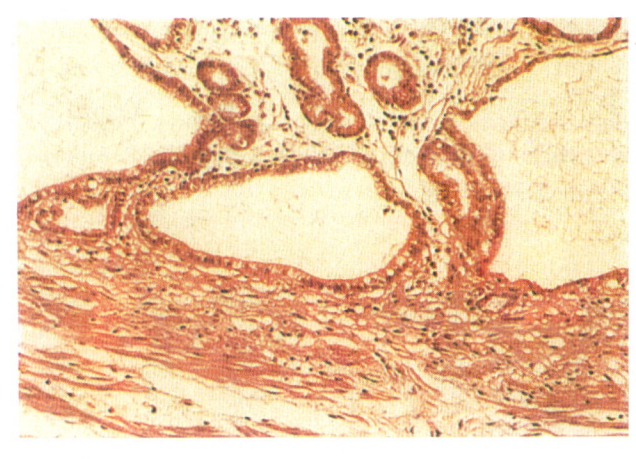

图 4.84 纤毛化生。纤毛化生囊肿位于黏膜肌层附近。在 HE 染色切片上难以看到纤毛。

双分泌细胞（amphicrine cells）。

化生细胞可能来源于异常分化的干细胞[219]。PDX-1 是一种同源域转录因子，在胰腺内分泌和外分泌分化以及胃窦内分泌细胞分化中具有重要作用。因此，胰腺化生和与胃体萎缩性胃炎有关的内分泌细胞增生均表达 PDX-1[220]。

肉芽肿性胃炎

由于胃肉芽肿可以合并许多病变（表 4.10）[221]，所以其诊断依赖于临床表现和组织学表现，有时需要应用特殊染色或其他辅助诊断技术，以确定患者是否有原发性胃肉芽肿性疾病或某些其他疾病。肉芽肿含有上皮样细胞和淋巴细胞，偶尔伴有巨细胞、嗜酸性粒细胞和中性粒细胞，伴或不伴有坏死。胃肉芽肿一般有两种类型：表现为对于无活动力的异物（例如食物）的反应，以及对于微生物产生的 T 细胞免疫反应的一部分。激活的 T 淋巴细胞产物能将巨噬细胞转变为上皮样细胞和多核巨细胞。

特发性肉芽肿性胃炎

织不与胃腺体混合。在少数情况下，单个散在的腺泡细胞或呈小灶状分布于胃腺体中。较大的小叶含有小管或小的囊性间隙，类似于扩张的导管。胰腺化生与异位胰腺不同，它的导管周围缺乏一层平滑肌细胞。腺泡细胞呈倒锥体形，胞浆基底强嗜碱性，胞浆中部和顶端有许多小的嗜酸性颗粒，PAS 染色弱阳性，具有折光性。这些颗粒含有胰蛋白酶、淀粉酶和脂酶。细胞核圆形，相对较小，位于中央或基底部，有一个明显的核仁。生长抑素、胃泌素或 5-羟色胺染色阳性的内分泌细胞与腺泡细胞混合存在。还可出现含有酶原和神经内分泌颗粒的

当排除伴有肉芽肿形成的其他疾病时，才能做出特发性肉芽肿性胃炎的诊断。有症状的患者常大于 40 岁，伴有上腹痛、出血、体重减轻和继发于幽门梗阻的呕吐。组织学改变与结节病类似，以致

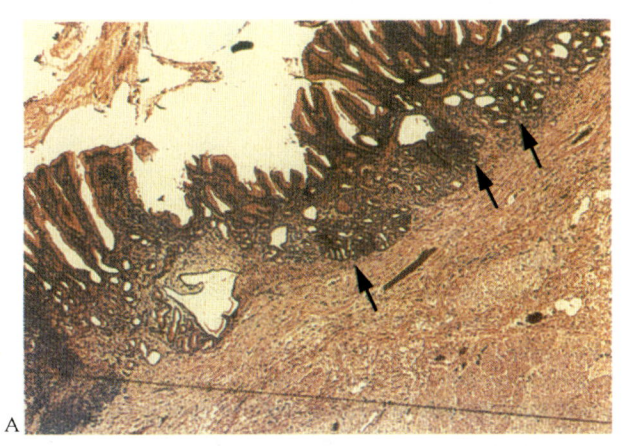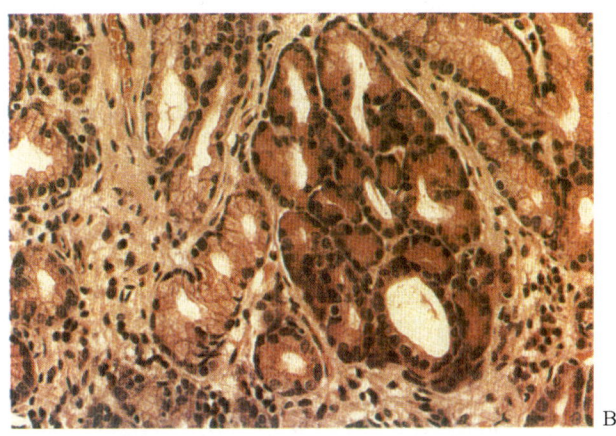

图 4.85 自身免疫性胃炎的胰腺化生。A：这个胃显示有明显的胰腺化生和囊性改变。许多胰腺小叶位于黏膜基底部分（箭头）。B：一个化生区域的高倍放大，显示胰腺腺泡周围的胃窦幽门腺体。

可能无法做出明确的形态学诊断。突出的改变包括由透壁性非干酪样肉芽肿引起的胃窦狭窄和僵硬。炎症和纤维化很少超过黏膜层。可以发生溃疡，类似于消化性溃疡，但是缺乏 Crohn 病典型的裂隙状溃疡和裂隙。有 1/3 的病例局部淋巴结受累。至于特发性肉芽肿性胃炎是一种独特的疾病，还是孤立性或局限性胃的结节病或 Crohn 病，仍然存在争议。在美国，多数胃肉芽肿患者最后显示具有炎症性肠病（IBD）或结节病，后一种诊断随着时间的推移可能更明确。

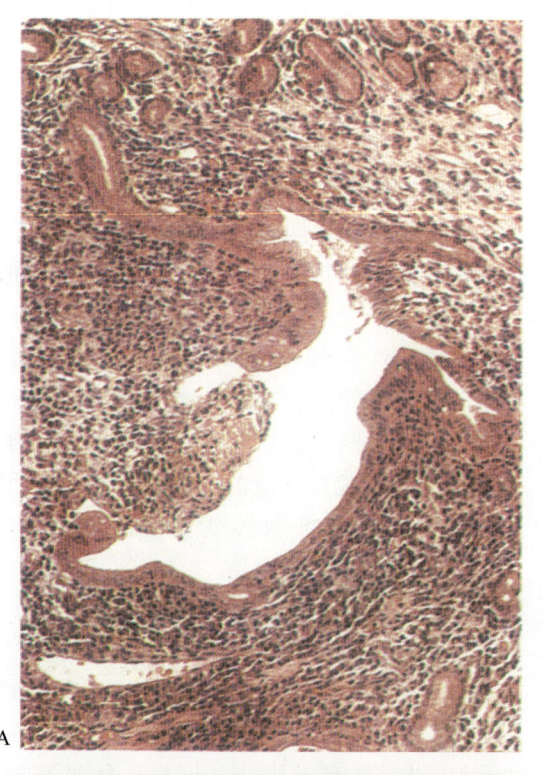

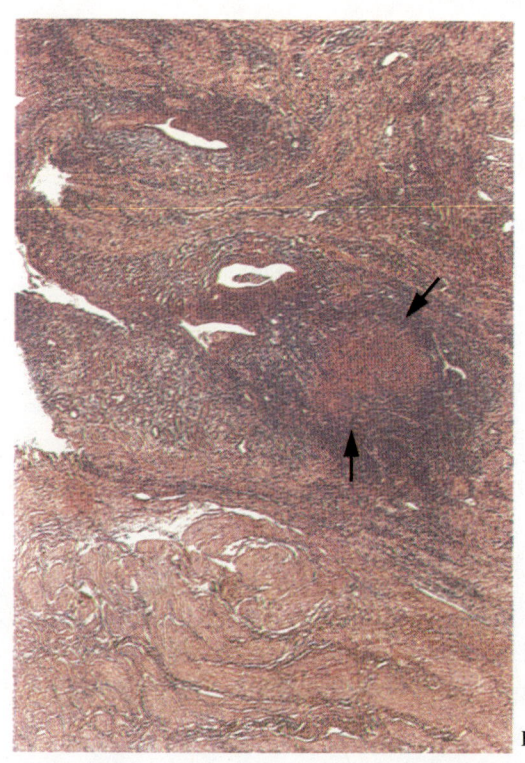

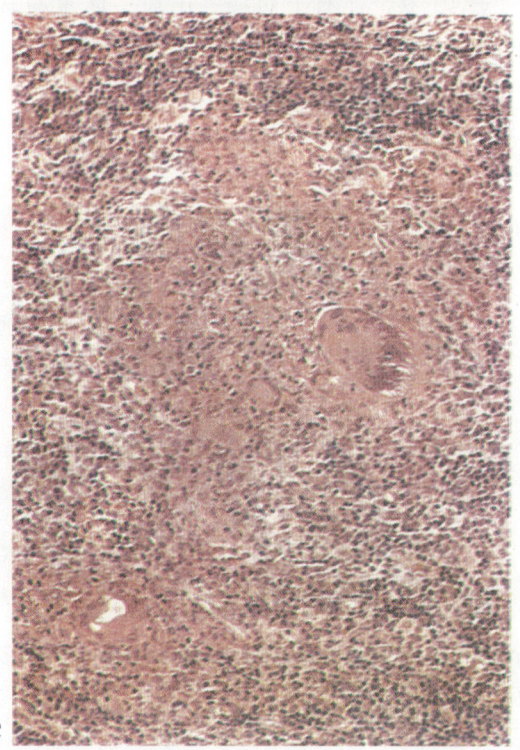

图 4.86　伴有活动性疾病的胃 Crohn 病患者。**A**：腺上皮显示再生性改变。周围的固有膜有淋巴细胞和浆细胞浸润。**B**：低倍镜显示胃黏膜内大的肉芽肿（箭头）。肉芽肿本身被明显的单核细胞套袖围绕，未见干酪样坏死或异物的证据。**C**：肉芽肿的高倍放大显示有几个巨细胞和上皮样组织细胞。

Crohn 病

伴有胃受累的 Crohn 病常常也有十二指肠疾病。在严重的胃 Crohn 病患者，内镜检查可见异常，包括鹅卵石样的黏膜结节、口疮性溃疡、线性或葡行性溃疡、胃窦皱襞增厚、胃窦狭窄、蠕动迟缓和十二指肠狭窄[222]。当疾病明显以及在肠道其他部位也出现本病时，胃 Crohn 病容易诊断。然而，如果胃受累是本病的第一个表现时，诊断就比较困难。发育充分的胃 Crohn 病显示小凹（小凹脓肿）或腺体有斑片状、伴有急性炎症的局灶性炎症改变，可以出现神经增生和淋巴细胞集聚（图 4.86）。肉芽肿周围常有明显的淋巴浆细胞浸润，不同于结节病和孤立性肉芽肿性胃炎，它们往往缺乏伴随的非特异性炎症。胃 Crohn 病在第 11 章进一步讨论。

结节病

胃结节病（sarcoidosis）少见，只有当胃肉芽肿发生在其他器官有结节病的背景下，例如肝、肺或肺门淋巴结，以及在肉芽肿内缺乏微生物时，才能明确诊断为胃结节病。无症状的胃受累大约发生于 10% 的结节病患者。有症状的患者表现为胃溃疡、出血、幽门狭窄和胃出口梗阻。内镜改变从伴有或不伴有结节的远端胃炎到溃疡形成和幽门狭窄[223]。肉芽肿的组织学特征类似于身体其他部位的结节病。与 Crohn 病相比，结节病往往伴有较少的淋巴细胞和浆细胞，除非患者伴有慢性胃炎（图 4.87）。

食物肉芽肿

胃出现肉芽肿总是应当及时寻找异物。当小的食物颗粒或其他物质通过黏膜缺损进入黏膜下层时，形成异物肉芽肿（foreign body granuloma）。这些异物肉芽肿常易于与上面讨论的见于疾病的肉芽肿鉴别。它们常有呈栅栏状排列的组织细胞和异物巨细胞。胃酸导致坏死，黏膜缺损面积增加，因此可有较多的食物进入。这些食物颗粒（尤其是不溶性的谷类食物）位于胃壁的深部，引起肉芽肿（图 4.88 和 4.89）。它们表现为无定形的嗜酸性物质，有时含有植物细

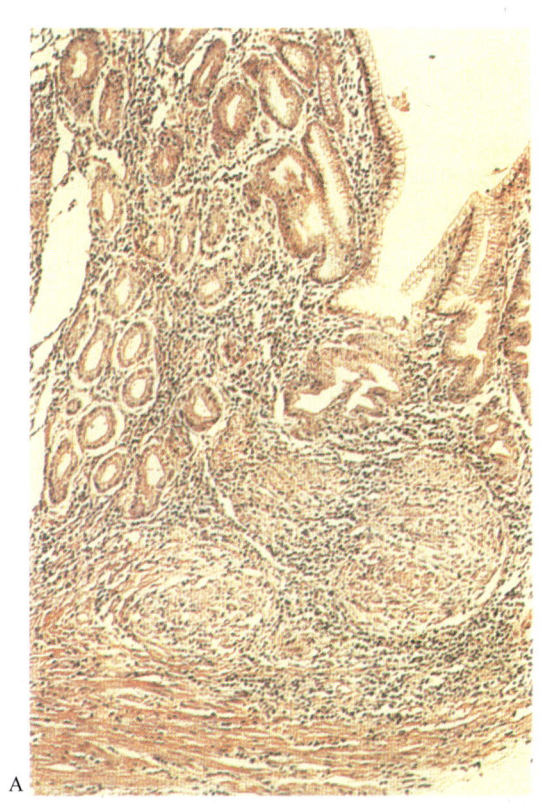 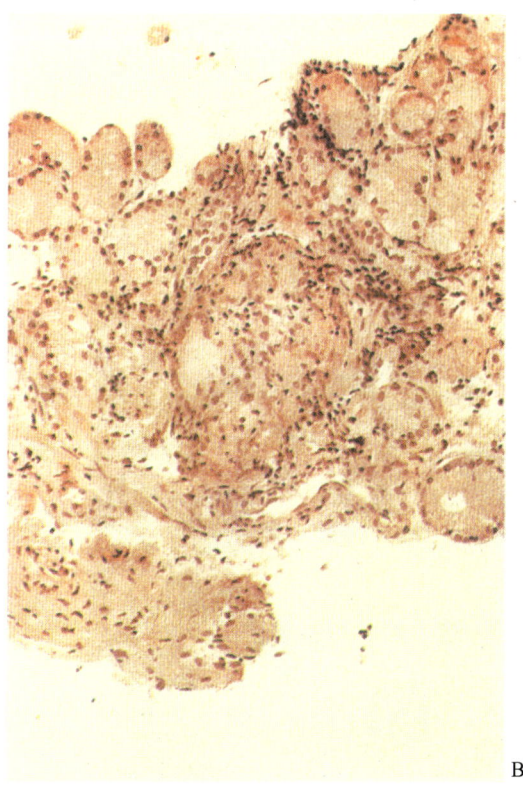

图 4.87　胃结节病。A：低倍镜显示胃黏膜内有几个非干酪性肉芽肿。注意黏膜缺乏图 4.86 所示 Crohn 病肉芽肿周围致密的浸润。B：来自不同患者的另外一肉芽肿，几乎无伴随炎症。

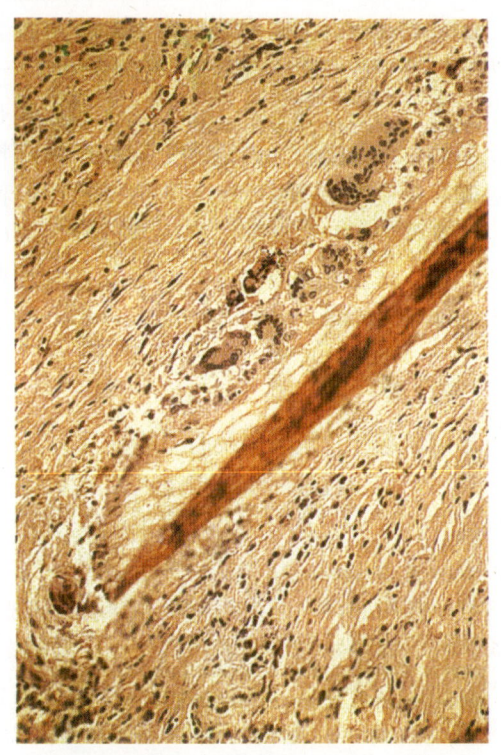

图 4.88　固有肌层的食物肉芽肿。注意照片中心有砖砌样结构的植物纤维，被明显的多核巨细胞围绕。

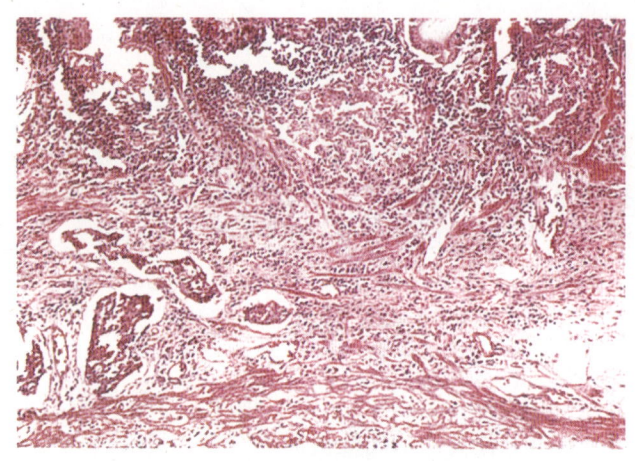

图 4.90　合并胃癌的肉芽肿性胃炎。

胞，通过其厚的、砌砖样的细胞壁可以确认。食物颗粒周围有栅栏状排列的上皮样组织细胞和异物巨细胞，肉芽肿可以纤维化或钙化。

其他肉芽肿

胃也可发生钡肉芽肿（barium granulomas）。出现含有折光性、灰绿色、泡沫样胞浆的巨噬细胞聚集。寄生虫周围也可形成肉芽肿。

明显的肉芽肿性胃炎也可以合并胃的恶性肿瘤（癌或淋巴瘤）（图 4.90）。类似于结节病的肉芽肿，可以累及胃壁的全层或引流到区域淋巴结。肉芽肿有可能起于对肿瘤的免疫反应。

嗜酸细胞性胃肠炎

嗜酸细胞性胃肠炎是一种不常见的病变，累及一段或几段胃肠道，常常累及胃和小肠[224]。它常发生于 10～50 岁患者之间。75% 的患者发生在 50 岁以前；某些患者有潜在的结缔组织疾病[225]或 Eustoma rotundatum（一种北海鲱鱼的寄生虫）感染[224]。多数患者具有过敏史、外周血嗜酸性粒细胞增多、哮喘、湿疹或食物过敏[226]。

嗜酸性粒细胞浸润倾向于累及肠壁的特定层面。它们可能仅累及黏膜、黏膜下（最常见的部位）、固有肌层或浆膜。症状可以不同，取决于受累的部位和程度。以黏膜病变为主的患者表现为餐后恶心、呕吐、腹痛和食物耐受不良。主要累及肌层的病变导致固有肌层增厚和僵硬以及胃出口梗阻。主要累及浆膜的病变最不常见。通常以一种形

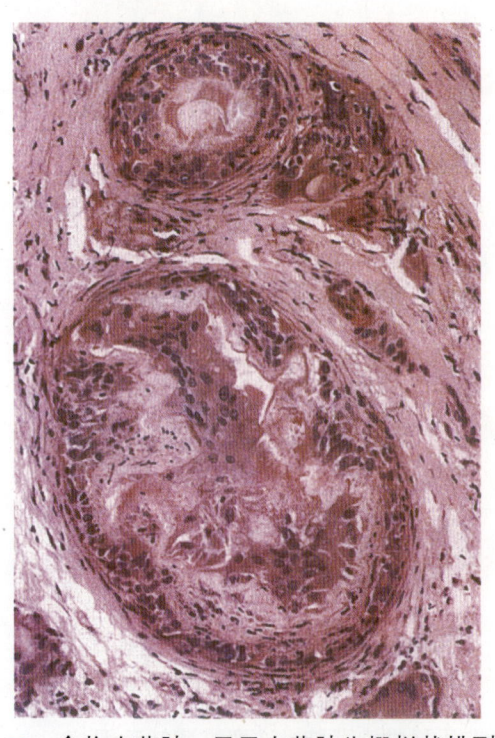

图 4.89　食物肉芽肿。显示肉芽肿为栅栏状排列的上皮样组织细胞，病变中心有细的嗜酸性条索。这是溶解的物质，沉积于肉芽肿的壁上。

4 胃非肿瘤性疾病　197

层的深部活检，因为每一块活检组织均可显示嗜酸性粒细胞、淋巴细胞以及组织细胞浸润的程度存在明显的不同。固有肌层可能显示明显的肌纤维增生，并被密集集聚的嗜酸性粒细胞分开。嗜酸性粒细胞浸润的区域可见 Charcot-Leyden 结晶。某些患者可发生稀疏的胃肉芽肿和累及小动脉的急性血管炎，具有过敏性肉芽肿病的特征[227]。固有肌层受累合并炎症后狭窄。表 4.16 列出胃嗜酸性粒细胞增多的鉴别诊断。

过敏性胃炎

食物引起的过敏反应常可累及胃，尤其是儿童[228]。它常表现为广泛的过敏性胃肠炎。患者表现为食欲减退、恶心、呕吐、腹泻、体重减轻、外周血嗜酸性粒细胞增多、血清 IgE 升高、个人或家族性过敏史以及上腹痛。在过敏的个体，特殊抗原直接作用于黏膜，产生胃黏膜水肿、红斑和点状出血[228]。肥大细胞脱颗粒补充中性粒细胞，随后是单核细胞[229]。弥漫性嗜酸性粒细胞浸润累及固有膜以及表浅和小凹上皮，引起上皮损害，伴有局灶上皮脱落和糜烂、黏液缺失和再生。糜烂周围的黏膜显示小凹增生（图 4.92）。过多的组胺释放可能导致胃腺增生。

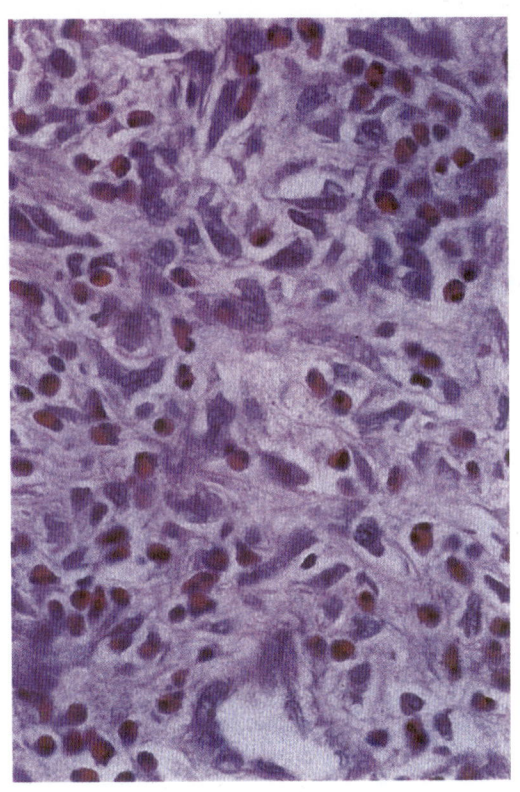

图 4.91　嗜酸细胞性胃肠炎。注意相当数量的嗜酸性粒细胞分布于整个固有膜内。

式为主，某些患者可有混合性形态。患者对于类固醇治疗常有迅速反应。

黏膜水肿，毛细淋巴管扩张，以及致密的、但呈斑片状分布的嗜酸性粒细胞浸润取代和破坏胃小凹和腺体（图 4.91）。浸润一般是每个高倍视野含有 10～50 个嗜酸性粒细胞[227]。常常可见伴有分泌 IgE 的浆细胞增加。发生上皮坏死和变性，但是溃疡罕见。在胃活检中可以诊断黏膜嗜酸性胃炎，但是由于它呈斑片状分布，所以应该评估多处活检，包括取到黏膜下

淋巴细胞性和痘疹状胃炎

最近描述的一种类型的胃炎是胃小凹和表面上皮有致密的 T 淋巴细胞浸润。胃的大体检查可能正常，但在内镜下可以发现其最严重类型，痘疹状胃炎（varioliform gastritis）[230]。淋巴细胞性胃炎（lymphocytic gastritis）可累及 0.83%～4.5% 的个体，主要发生于中老年男性[230]。本病可合并多种疾病，包括乳糜泻、HP 感染、Crohn 病、HIV 感染、Menetrier 病、淋巴细胞性小肠结肠炎、炎性息肉、过敏反应、自体造血细胞移植、使用噻氯匹啶、淋巴瘤以及食管癌[230-235]。然而，这种病变最常见于乳糜泻与 HP 感染的患者[235]，大约 20% 的病例病因不明，某些患者发生溃疡或低蛋白血症[236]。

胃的表现可以正常或可能表现为胃皱襞增厚，常伴有多发性散在的黏膜结节、溃疡、糜烂或直径 3～10 mm 的隆起。这些病变表面被覆黏液，并有中央脐凹，周围充血，故名痘疹状胃炎[230,231]。糜烂愈合之后隆起持续存在，类似无蒂的增生性息肉。本病可累及整个胃，某些患者发生肥厚性淋巴细胞性胃炎。

表 4.16　胃嗜酸性粒细胞增多

过敏反应	消化性溃疡
药物反应	Crohn 病
寄生虫反应	异物
过敏性肉芽肿病	腺瘤
慢性肉芽肿性疾病	癌
痘疹状胃炎	Langerhans 细胞组织细胞增生症
炎性纤维性息肉	T 细胞淋巴瘤
	嗜酸细胞性胃肠炎

A B

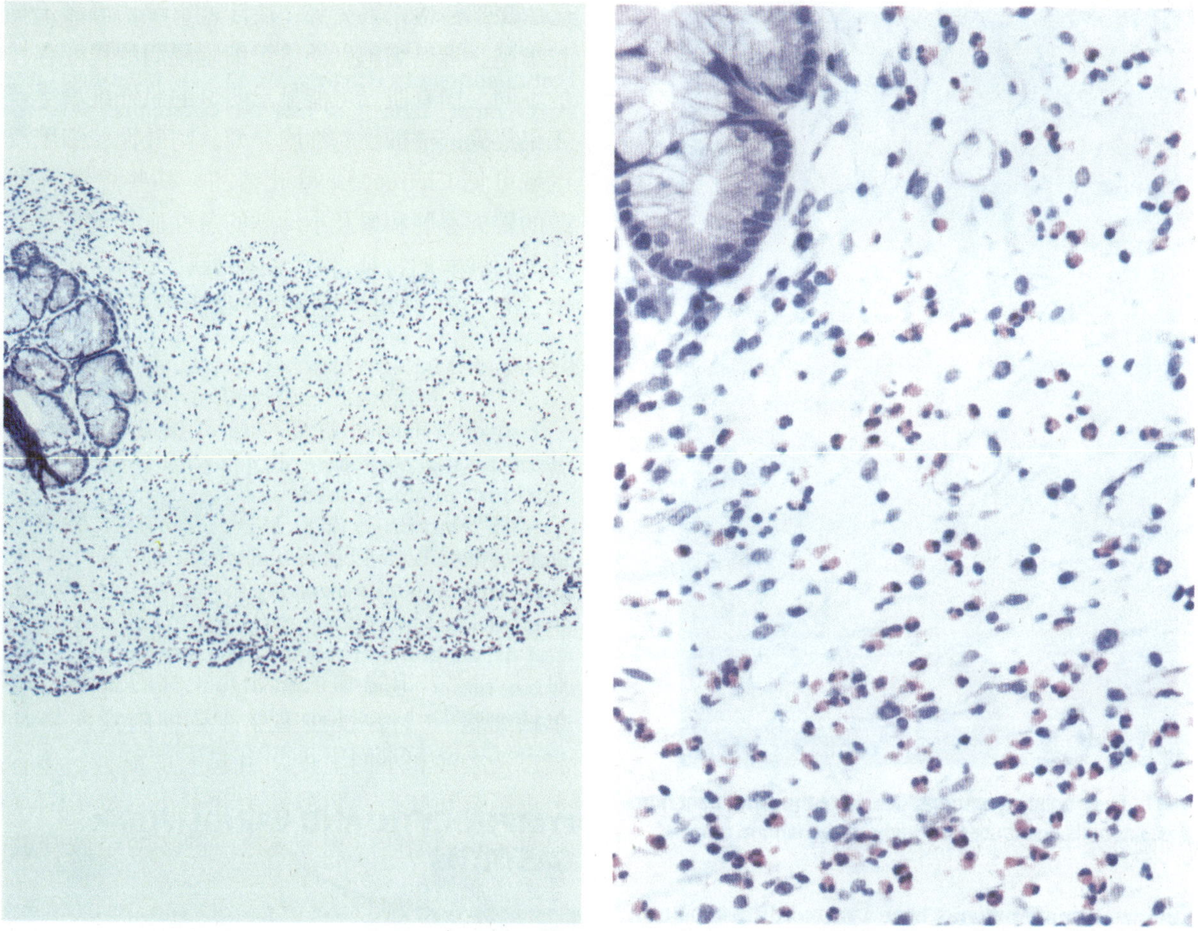

图 4.92 儿童过敏性胃炎。**A**：低倍镜下见炎症所致局灶黏膜破坏。**B**：高倍放大可见黏膜内嗜酸性粒细胞增多。

A, B C

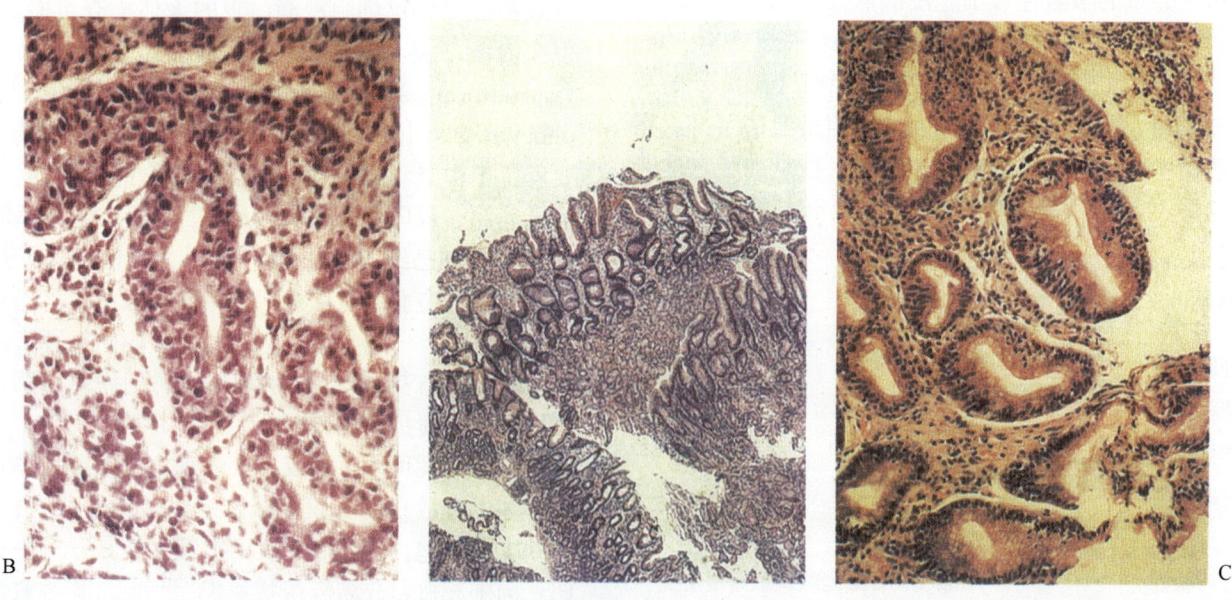

图 4.93 淋巴细胞性胃炎。**A**：此活检低倍镜显示黏膜内大量细胞浸润，固有膜和上皮内细胞数量都有增加。**B**：另一例活检低倍镜显示尽管炎症不明显，但病变类似。**C**：图 B 高倍放大显示上皮内淋巴细胞。

表 4.17　淋巴细胞性胃炎与黏膜相关淋巴组织（MALT）淋巴瘤比较

特征	淋巴细胞性胃炎	MALT 淋巴瘤
淋巴细胞数目	明显增加	明显增加
淋巴细胞分布	上皮内单个细胞或呈线样排列	上皮内 3 个或更多淋巴细胞成簇排列
淋巴细胞类型	成熟 T 淋巴细胞	恶性 B 淋巴细胞
淋巴细胞周围空晕	常见	少见
明显的上皮破坏	无	有
淋巴细胞非典型性	无	有
弥漫性固有膜浸润并被非典型性淋巴细胞破坏	无	有

淋巴细胞性胃炎的特征是上皮内淋巴细胞增多，每 100 个上皮细胞内至少有 25 个淋巴细胞，并有轻度的小凹增生[230,231]。上皮内淋巴细胞增多常非常明显，很少需要计数淋巴细胞数目。上皮内淋巴细胞是小圆形细胞，有时周围可有空晕。淋巴细胞浸润表面上皮的基底部分和胃小凹（图 4.93），本病不累及深部腺体。浸润的淋巴细胞可呈片块状分布，以致不同的活检上皮内淋巴细胞增多的程度可能不同。乳糜泻患者胃窦上皮内淋巴细胞增多可能明显，而 HP 感染患者胃体上皮内淋巴细胞增多明显[235]。在乳糜泻患者，胃上皮内淋巴细胞的数量与小肠疾病组织学改变的严重程度有关，而限制谷蛋白导致上皮内淋巴细胞明显减少。上皮内淋巴细胞增多可能伴有明显的固有膜淋巴浆细胞浸润。胃小凹表现为皱缩和扩张，其腔内可能含有大量黏液并混有嗜中性粒细胞，形成小凹脓肿。除非有溃疡或糜烂，一般不会出现嗜中性粒细胞。胃小凹增生可能形成巨大的胃皱襞。上皮内淋巴细胞可使上皮出现空泡，呈透明细胞外观，尤其是在核周部位。类似于这种形态的其他疾病包括内分泌细胞增生、营养不良的杯状细胞以及组织固定时产生的人工假象。免疫组织化学染色可以区分这些可能性的病变。另外，淋巴细胞性胃炎（尤其是当出现淋巴上皮病变时）需与 MALT 淋巴瘤鉴别（见第 18 章）（表 4.17）。淋巴细胞性胃炎缺乏细胞非典型性，其细胞为 T 淋巴细胞，易与 MALT 淋巴瘤的 B 淋巴细胞病变区分。

移植物抗宿主病

移植物抗宿主病（graft versus host disease,GVHD）发生在同种异体骨髓移植或输血之后，尤其是在免疫受损的患者[237]。上消化道 GVHD 发生在下消化道之前[238]。孤立性胃 GVHD 患者表现为恶心、呕吐和上腹痛，不伴有腹泻。早期，内镜检查胃的表现正常；内镜检查之后组织学检查发现 30％～80％的患者有 GVHD 的证据[237,238]。在较严重的病例，胃表现为不同程度的充血和萎缩。组织学上，黏膜含有凋亡细胞（图 4.94），主要见于黏液颈部，也可发生腺体脓肿。凋亡小体出现在胃窦和泌酸黏膜，其体积小，而且不如结肠的凋亡小体明显（见第 13 章）。炎症稀少，腺体内出现颗粒状嗜酸性物质。即使出现的凋亡小体数目很少，在适当的情况下，凋亡小体的出现对于 GVHD 具有诊断意义[237,239]。

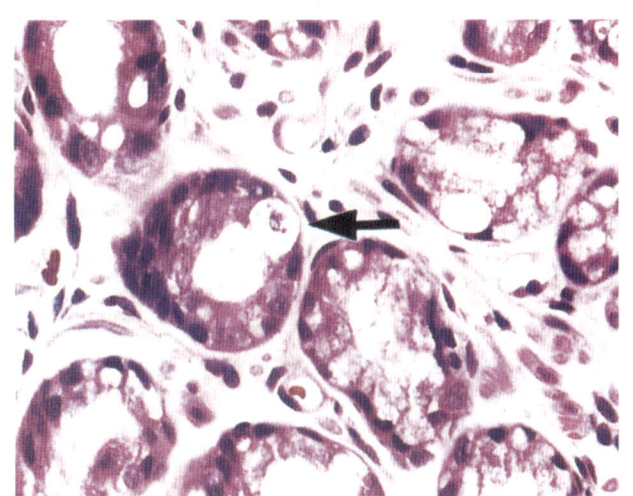

图 4.94　移植物抗宿主病（GVHD）。单个细胞坏死（箭头）是诊断 GHVD 的必要条件。(Case courtesy of Drs. Sale, Schulman, and Myerson, Fred Hutchinson Cancer Research Center, Sale, Seattle, WA.)

表 4.18	胃黏膜凋亡增加相关性疾病
移植物抗宿主病	
巨细胞病毒感染	
严重的 T 细胞免疫缺陷	
HIV 感染	
条件性化疗	
癌症化疗	
放射线	
Crohn 病	
质子泵抑制剂	
非甾体抗炎药	

GVHD 诊断中一个需要解释的问题是，移植物细胞减灭疗法引起的组织学改变可能与 GVHD 相同。然而，细胞减灭疗法引起的改变可能比典型的 GVHD 更加弥漫[237]。因为这种混淆的特征，所以在移植后的早期应该慎重，避免诊断 GVHD。另外一种容易混淆的特征是应用 PPI 治疗，它可能增加胃窦而不是胃底凋亡小体的数目[240]。表 4.18 列举了胃活检中凋亡小体增加相关性疾病。GVHD 可能与幽门螺杆菌或其他感染引起的胃炎和（或）化学性胃病共存。

胶原性胃炎

胶原性胃炎（collagenous gastritis）罕见，男性、女性、儿童和成人均可发生[241-244]。本病可孤立发生，或可能与胶原性结肠炎[245]和（或）胶原性十二指肠炎、淋巴细胞性结肠炎[241]、Sjögren 综合征[243]以及溃疡性结肠炎[244]共存。患者年龄从 11 岁到 77 岁，平均 40 岁[242]。胶原性胃炎患者有两种亚型：（1）发生在儿童和年轻人的胶原性胃炎，患者表现为严重的贫血，内镜下呈结节状表现，病变局限于胃黏膜；（2）成人胶原性胃炎伴有胶原性结肠炎，患者伴有慢性水样腹泻[242]。某些患者表现为呕吐和上胃肠道出血，而另外一些患者没有症状或有非特异性症状。少数患者食用无谷蛋白饮食得以改善[241]。其他患者伴有慢性进行性疾病[246]。我们曾见过一例患有严重的胶原性胃炎、十二指肠炎以及结肠炎的患者，需要全胃肠外营养来维持他的营养需要。胶原性胃炎病因不明，但可能是由免疫介导的病变引起。胃局部免疫激活的征象包括上皮 HLA-DR 过度表达，上皮内 $CD3^+$ 淋巴细胞以及固有膜内 $CD25^+$ 细胞增加[247]。

内镜检查异常包括出现红斑、黏膜出血以及黏膜结节状改变，病变累及胃体，而不累及胃窦。胃的组织学改变类似于胶原性口炎性腹泻（小肠）或胶原性结肠炎。诊断标准包括上皮下胶原层厚度 >10 μm，固有膜内淋巴浆细胞增多，上皮内淋巴细胞浸润以及上皮损害[246]。上皮下胶原带的分布与厚度在活检标本内和不同活检标本之间存在差异，通过三色染色可使病变更加明显。胶原带的厚度 13~96 μm 不等，平均 40 μm。胶原带不连续也不规则，其中含有扩张的毛细血管和单核细胞。每 100 个表面上皮细胞内 $CD3^+$ 的 T 淋巴细胞数从 14 个至 30 个以上不等，平均 20 个。可能会出现斑片状的慢性活动性胃炎。

固有膜内含有数量不等的嗜中性粒细胞、嗜酸性粒细胞和肥大细胞。上皮损害呈斑片状，伴有表面细胞扁平、反应性上皮改变以及出现局灶上皮脱落。脓肿形成罕见。再生性表面上皮改变可能相当严重，以致担心是否要做出不确定异型增生的诊断[246]。胃还可能显示斑片状的腺体萎缩，伴有胃腺短缩。然而，壁细胞和主细胞仍然存在。胃体内还可能有线性或微结节状内分泌细胞增生[246]，这种改变可能是由质子泵抑制剂治疗引起的。另外，长期疾病可能发生肠上皮化生。随着时间延长，病变扩散至表面，固有膜深层平滑肌增生。

消化性溃疡

"消化性溃疡"指的是因为接触胃酸或胃蛋白酶而引起的任何深部黏膜的破坏。这些溃疡发生在泌酸黏膜附近的区域。在少数情况下，溃疡发生在分泌胃酸黏膜本身。消化性溃疡的几个主要病因是：胃酸分泌过多，例如 Zollinger-Ellison 综合征；服用非甾体抗炎药；以及伴有 HP 感染。以前，多数消化性溃疡是由 HP 感染引起的。HP 产生的脲酶和其他因子破坏黏膜屏障，以致发生溃疡。不是所有的 HP 感染都能导致溃疡发生。VacA- 和 CagA- 阳性的 HP 感染比 VacA- 和 CagA- 阴性者更容易产生消化性溃疡[159,248]。vacA2m2/cagA- 阳性的 HP 菌株与消化性溃疡病（peptic ulcer disease, PUD）的危险密切相关[249]。吸烟也可增加消化性溃疡的发病率。在西方国家，幽门螺杆菌在胃消化性溃疡病中的重要性已经有所下降，而被应用非甾体抗炎药取代。

多种环境与遗传因素与消化性溃疡的危险性有关。胃溃疡的发生率不同，取决于地理位置、年龄和性别。有证据显示胃和十二指肠消化性溃疡的遗传因素包括：家族集聚现象增加（血缘亲属比配偶多见），双胞胎[250]、血型以及亲属中胃蛋白酶原水平升高[251]。消化性溃疡明显减少，这是由于吸烟减少[252]，HP 感染的发生率减少，以及广泛应用积极的胃酸抑制疗法引起的。目前在西方国家，消化性溃疡倾向于累及应用非甾体抗炎药的老年人。伴有慢性胃窦炎或慢性全胃炎的中年男性（年龄 41～60 岁）发生消化性溃疡的可能性最高[253]。在伴有胃泌素瘤或系统性肥大细胞增多症（由于组胺分泌增加）以及在少数遗传性综合征患者，包括 I 型多发性神经内分泌肿瘤（MEN-1），消化性溃疡也可以作为散发性病变发生。特异性胃蛋白酶原 C 基因多肽性可能预测胃溃疡的危险性[254]。消化性损伤也可以合并其他紊乱，包括感染或药物损害，此时黏膜屏障受损和黏膜溃疡形成。

幽门前和十二指肠溃疡发生在胃酸分泌增加和胃窦炎的情况下，而胃溃疡与胃酸分泌减少以及黏膜防御功能减弱有关（图 4.95）。溃疡部位与胃炎的严重程度有关。胃窦溃疡最常沿胃小弯发生；随着胃体炎症严重性增加，溃疡部位移向近端。胃溃疡距离幽门越远，越容易发现累及胃体的萎缩性胃炎。这不同于十二指肠和幽门前溃疡，它们与以胃窦为主的胃炎有关，而不进展为胃体炎[255, 256]。

阵发性上腹痛于餐后或饮酒后加重，常发生在夜间，是消化性溃疡最常见的临床症状。出血大约发生在 20% 的患者，5% 为大量出血。出血特别容易发生在服用非甾体抗炎药的老年患者[257]。内镜直视检查发现出血血管或新近出血的征象，预示可能进一步出血，而且死亡率增加。由于并存水肿，当溃疡修复和发生纤维化时幽门狭窄，近幽门的溃疡可以引起梗阻。溃疡深度不同；它可以穿透胃壁，延伸到邻近的器官。吸烟的患者穿孔的危险性增加，并与吸入香烟的数量有关[258]。

胃溃疡通常为孤立性，虽然大约 30% 的患者伴有十二指肠溃疡，6%～13% 患者有多发性胃溃疡[259]。胃的消化性溃疡可发生在胃的任何部位，但是一般发生于小弯侧，通常在胃窦-胃交界处。消化

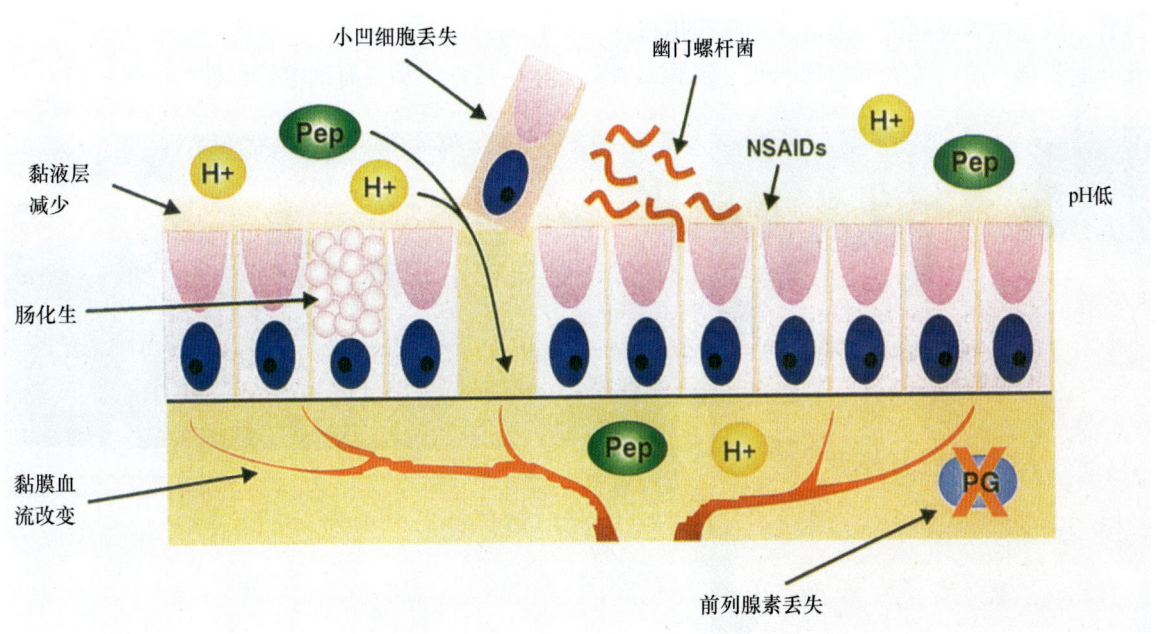

图 4.95 消化性溃疡病的侵袭性因子和病因学。许多侵袭性因子容易造成胃黏膜的消化性损伤。两个主要病因是 HP 感染和应用非甾体抗炎药（NSAIDs）。两者均损害黏膜，机制已在别处讨论。这可能导致细胞间连接削弱和小凹损伤，然后胃蛋白酶（Pep）和胃酸（H$^+$）弥散到其下的固有膜。前列腺素在维持黏膜完整性方面具有重要作用，这种作用可被非甾体抗炎药抑制，进一步造成黏膜损伤和修复失效。

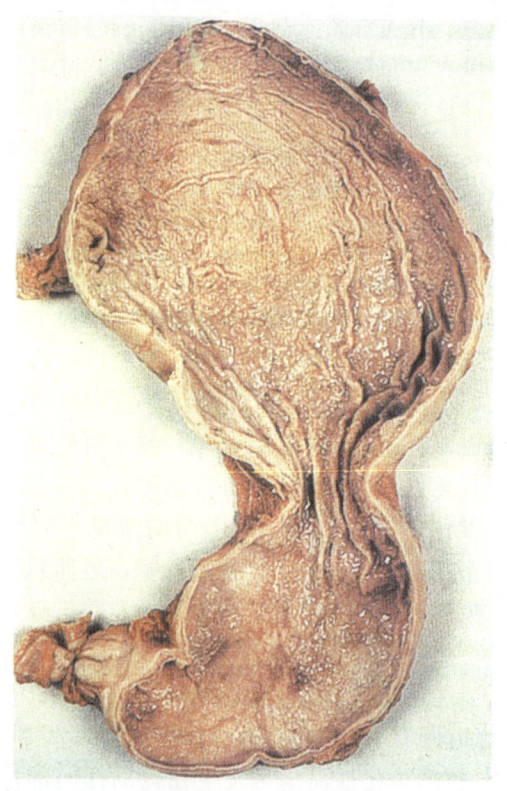

图 4.96 "葫芦状"胃的大体照片。

现为充血，可能出现纤维素性粘连。偶尔，一个大的位于小弯高处的胃溃疡愈合，形成瘢痕、狭窄、"葫芦状"胃（图 4.96）。少见的是，胃溃疡可以沿着胃小弯从贲门向着胃切迹延伸，形成一个"沟壕溃疡"（trench ulcer）[260]。

急性消化性溃疡常常较深，直径大于 0.5 cm，穿透黏膜肌层，溃疡底部几乎没有纤维组织。直径大于 3.0 cm 的溃疡有时称为巨大胃溃疡（giant gastritic ulcers）。它比较小的溃疡容易穿透胃壁[261]。此外，巨大溃疡比较小溃疡显微镜下发现恶变的危险性大[261]。慢性溃疡由急性溃疡发展而来。然而，急性期很难见到，除非在疾病早期侵蚀大血管导致明显出血。慢性溃疡经过反复的溃疡形成，显示急性与慢性特征。

良性溃疡一般为圆形到卵圆形的深凿状病变，与胃壁垂直（图 4.97），周围黏膜充血、水肿，溃疡边缘高耸，有时形成唇样，赋予溃疡以烧瓶状外观。这种唇样结构不表现为卷曲或堆积。远离溃疡的黏膜还常常出现萎缩，伴有黏膜皱襞变平（图 4.98）。除非发生出血，溃疡基底光滑，奶油色或灰白色，清洁，并被厚的纤维组织包绕（图 4.99）。溃疡基底瘢痕引起黏膜皱襞周围起皱，呈放射状或车辐状排列（图 4.98）。

慢性溃疡具有四个特征性的区带：（1）多形核白

性溃疡的结果是血管侵蚀引起的出血、穿孔、溃疡穿入邻近器官，以及由于炎症或瘢痕造成的幽门出口梗阻。穿孔一般表现为溃疡基底部出现圆孔。浆膜面表

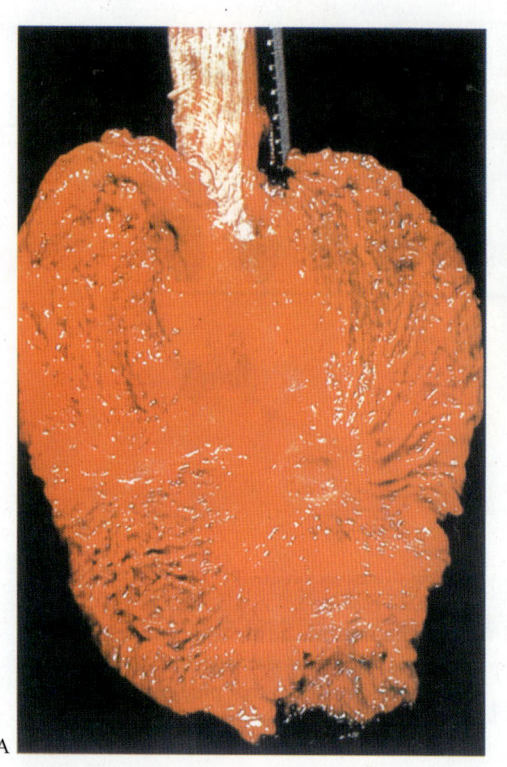

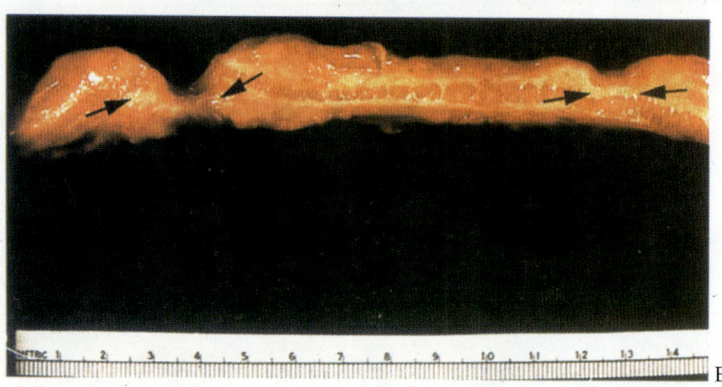

图 4.97 胃溃疡。A：胃体的两个消化性溃疡。B：胃横切面显示左侧巨大溃疡穿透固有肌层（箭头）。较小的溃疡位于右侧（箭头），穿透黏膜下层。

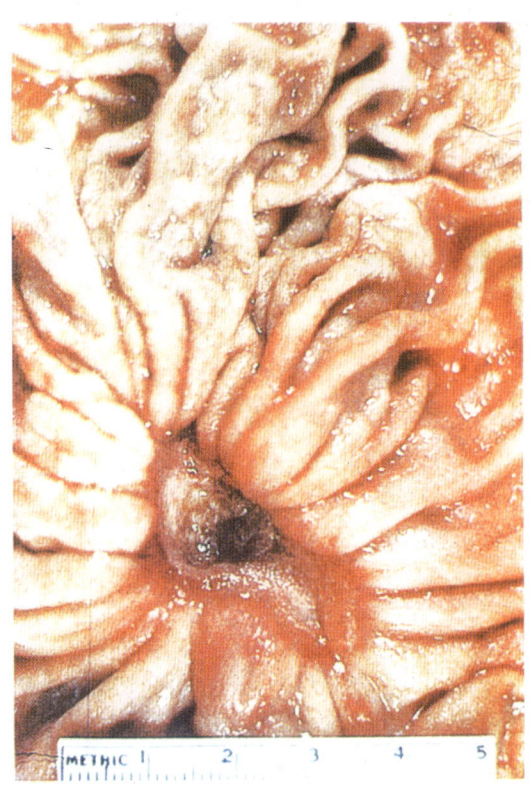

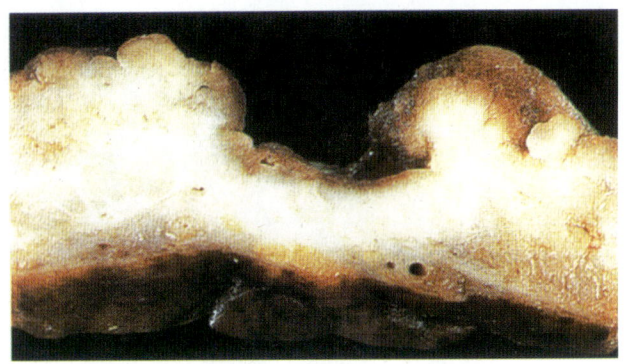

图 4.99　溃疡横断面，周围绕以白色纤维组织。

图 4.98　慢性良性溃疡。胃皱襞呈明显的放射状排列。

细胞，(2) 凝固性坏死层，(3) 肉芽组织，(4) 溃疡基底纤维化（图 4.100 和 4.101）。常出现黏膜肌层和黏膜下层断裂，用三色染色可以显示。溃疡基底的血管可能显示闭塞性动脉内膜炎；这种变化侵蚀血管，其范围决定出血量（图 4.102）。由于急性炎症和组织丧失或瘢痕形成，固有肌层可能中断。念珠菌可以寄生在溃疡基底。如果微生物没有侵及下面组织，则无临床意义。

急性消化性溃疡并不含有上述四层结构，多形核白细胞渗出取代上皮，中等量的肉芽组织充填于溃疡中心。其余的黏膜再生，伴有不成熟的细胞，偶见核分裂象，缺乏瘢痕组织。除非急性出血导致死亡或手术切除，急性溃疡很少进行组织学检查。胃溃疡出血时组织学检查通常发现溃疡口有受侵蚀的小动脉。受累动脉平均直径 0.7 mm，范围 0.8～3.4 mm。受侵蚀动脉的管径越大，越有可能引起死亡[458]。血管可以显示动脉瘤样扩张、明显的动脉炎和（或）闭塞性动脉内膜炎。

消化性溃疡通过上皮从溃疡边缘迁移并覆盖溃疡基底富于血管的肉芽组织开始愈合，黏膜被溃疡边缘向内迁移而来的单层上皮取代（图 4.103）。增生的黏膜向下生长并延伸覆盖溃疡表面。这种单层细胞可以延伸并覆盖整个小的溃疡（<2 cm）的表面。许多因素刺激上皮迁移，包括解痉性多肽、EGF 和 TGF-β，并可通过抑制 E-cadherin 表达刺激上皮迁移[262]。出现单纯的黏液腺体和幽门化生区域。正如前面提到的一样，幽门腺化生可能并不完全是一种化生性病变，而更可能是由被称为溃疡相关性细胞谱系的干细胞发展而来的新的细胞谱系，这种细胞生成许多产物，能促进黏膜愈合和修复[207]。这种细胞生长，表

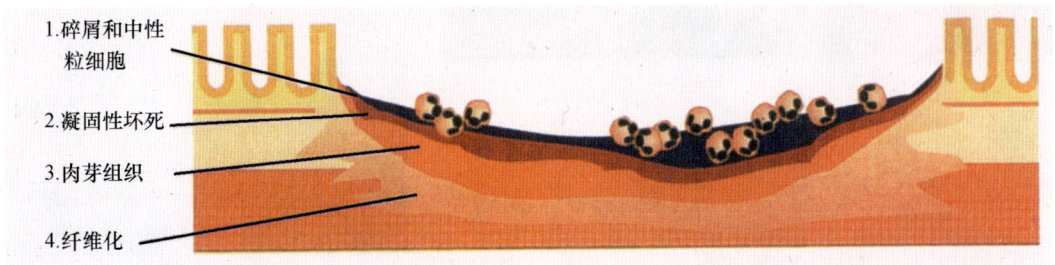

图 4.100　慢性胃消化性溃疡组织学上特征性的四层结构。第一层由碎屑和中性粒细胞组成，其下为凝固性坏死区域，然后是肉芽组织，最下为纤维化。

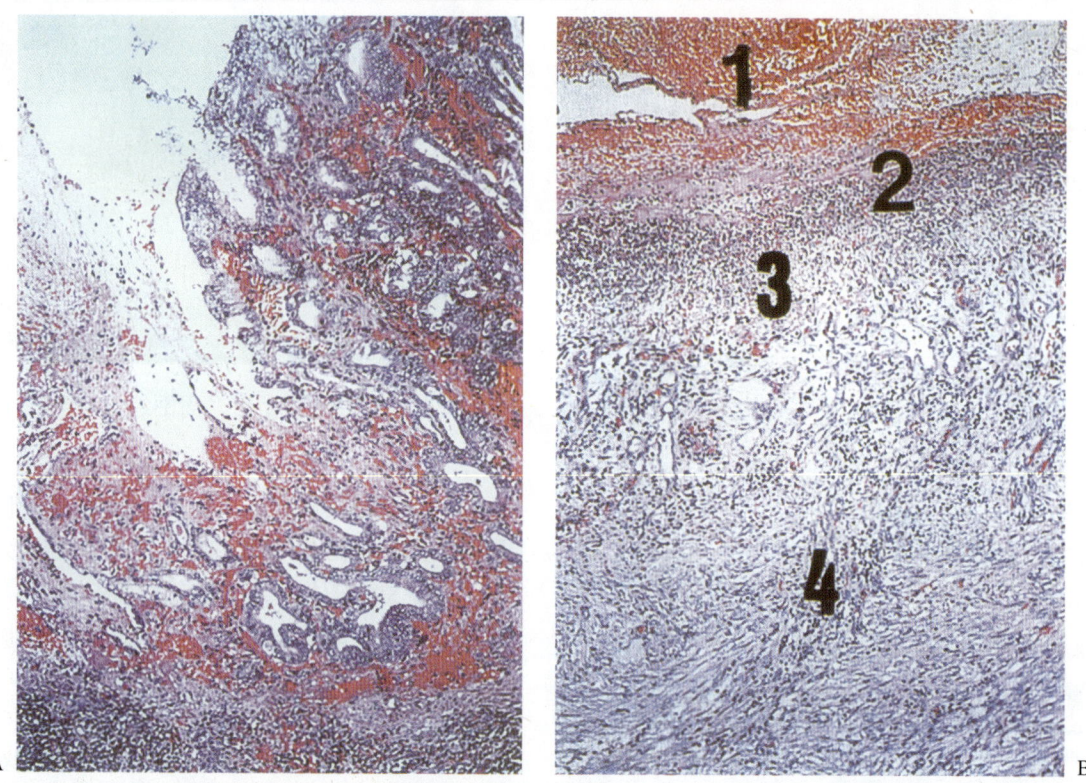

图4.101 胃溃疡组织学切片。**A**：溃疡边缘显示胃炎和再生上皮。**B**：溃疡基底显示见于多数消化性溃疡的典型的四层结构：1. 纤维素性脓性碎屑，2. 坏死层，3. 肉芽组织，4. 纤维化。

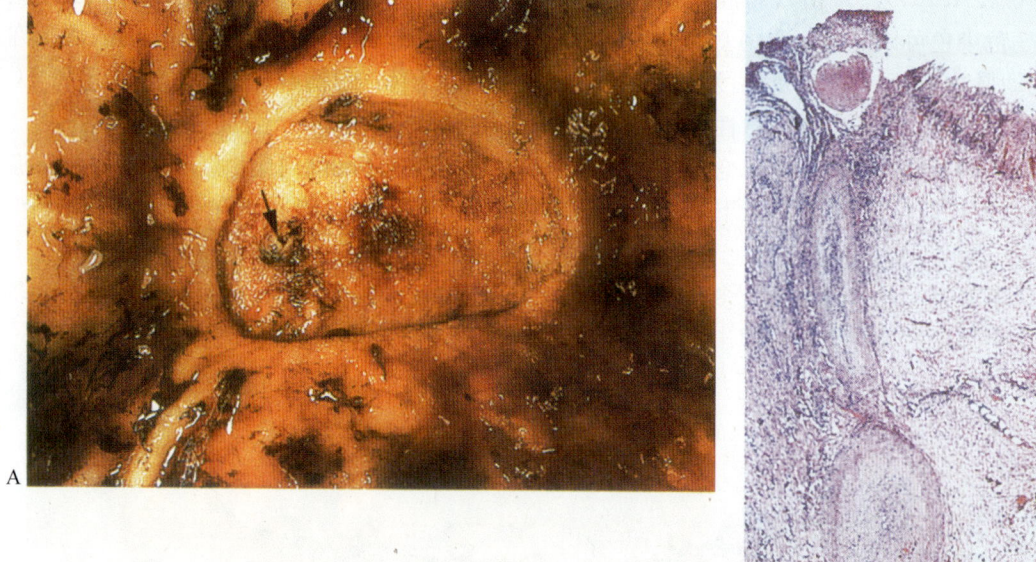
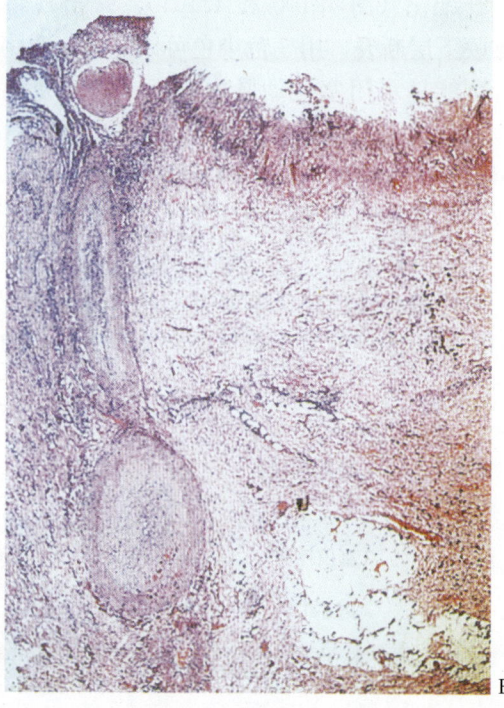

图4.102 大动脉穿过溃疡基底。**A**：大的胃溃疡侵蚀动脉（箭头）引起大量胃肠道出血。**B**：显示闭塞性动脉内膜炎，表面有纤维性凝块形成。

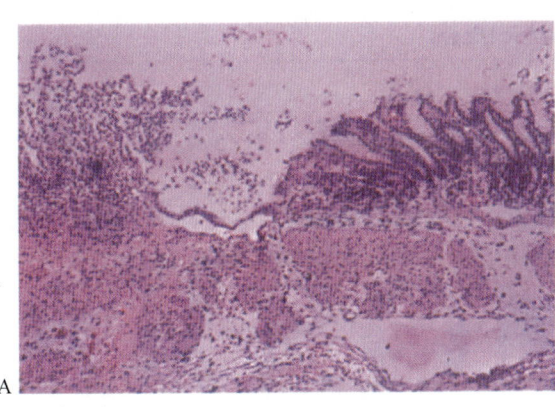 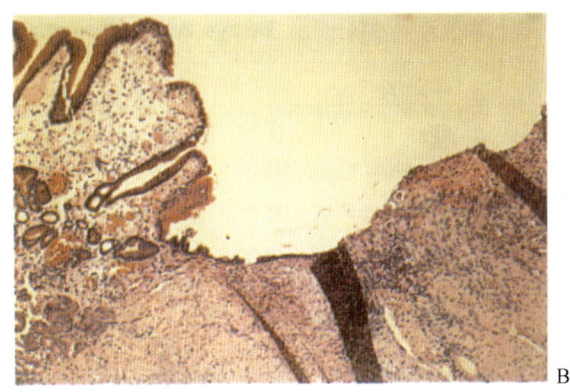

图 4.103　胃溃疡愈合。**A**：溃疡通过边缘上皮迁移和向内生长而愈合。这张照片可见由图的右侧部分黏膜延伸而来位于肌肉上方的单层上皮，并向炎症碎屑延伸。**B**：愈合过程进一步进展，溃疡基底几乎完全形成完整内衬。急性炎症消失，但是周围的黏膜出现水肿和充血。

现为增生的细胞芽，直到细胞到达黏膜表面[207]。溃疡发生之后许多基因上调，导致形成一连串的级联基因产物，促进血管生成、黏膜恢复和愈合[263]。后期，间质细胞产生其他生长因子，刺激上皮增生和分化。迁移细胞的细胞周期受到抑制，直到它们与来自溃疡对侧的细胞相会，此时，突然出现增生并向下形成新的腺体。黏膜岛可能陷入黏膜下纤维或肉芽组织中，可能被误认为浸润癌。远离溃疡的黏膜表现正常或有慢性胃炎（图 4.104）。还可能有明显的慢性炎症细胞聚集（Crohn 样反应）伴有神经增生（图 4.105），如果不知道有陈旧溃疡存在，这样的患者可能提示 Crohn 病的诊断。

消化性溃疡下方的浆膜往往出现纤维化，脂肪坏死，或者显示间皮增生。纤维化和脂肪坏死可使胃壁增厚，发生粘连，并可见陷入炎症病变中的广泛的间皮增生。这些改变可能类似于癌，但缺乏细胞非典型

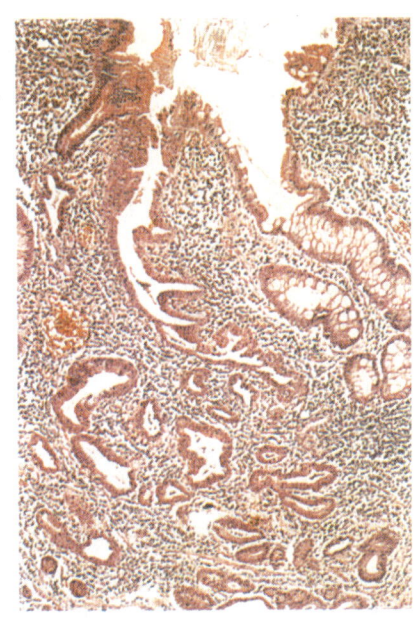

图 4.104　胃溃疡周围的胃炎。没有显示溃疡。

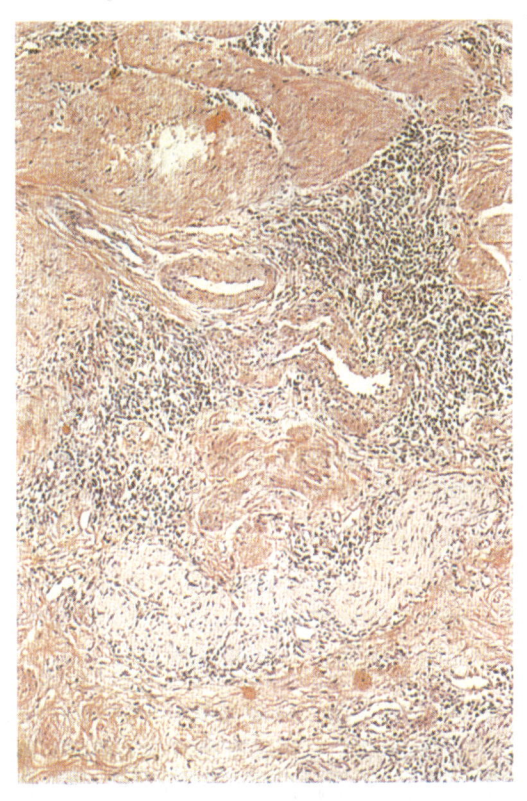

图 4.105　远离消化性溃疡部位的胃壁常常显示继发性改变，包括慢性炎症细胞聚集、纤维化以及神经肌肉增生。神经肌肉改变可能导致运动异常。

表 4.19　良性和恶性胃溃疡比较

特征	良性	恶性
年龄	年轻	年老
病史长短	长，可以短	短，可以长
溃疡样症状	通常出现	可以出现
部位	胃窦或小弯，100%为良性	贲门和胃体，50%为恶性
放射学表现	溃疡基底位于胃壁外	溃疡基底位于胃壁内
胃 pH	偏低	不定
大体表现	凿孔样，边缘突出	碗状，边缘倾斜
皱襞	黏膜皱襞向溃疡集中	黏膜皱襞中断

性，而且 calretinin 阳性免疫染色有助于正确诊断。区域淋巴结增大，呈反应性表现。

胃溃疡与胃癌的组织学区别

癌性溃疡往往为浅表、不规则的碗状溃疡，边缘卷曲或堆积、倾斜，基底坏死、变平，皱襞扭曲，但是不向溃疡集中，即使集中，也很快就中止。表4.19 比较了良性胃溃疡和恶性胃溃疡的大体特征。

病理医师面临的最困难的任务之一，就是区分恶性细胞和总是出现在邻近溃疡的胃炎区域的再生性非典型上皮细胞。慢性溃疡口的基底或侧面显著的纤维组织增生可能造成再生的腺体变形，提示为来自癌的浸润。在这些情况下，在做出癌的诊断之前，重要的是要辨认恶性肿瘤典型的细胞学特征。

当在活检标本中不能明确区分再生性上皮与癌时，如果临床高度怀疑有癌存在，应该考虑在炎症消退后再取活检检查。然而，如果临床特征提示病变为良性或反应性，则应对患者进行 4~6 周的药物治疗，然后重新评估并再取活检。一种有用的做法是，任何组织学上诊断为良性的慢性溃疡都应得到胃肠医师的随访，直至溃疡完全愈合。

应用细胞角蛋白免疫组化染色可能有助于确定是否有单个细胞浸润固有膜。然而，做出这样的诊断时还需十分小心，因为孤立的非肿瘤性细胞可以残存，从坏死的腺体陷入到胃溃疡基底的肉芽或纤维组织中。同时，残存的上皮可以来自伴随的胃炎。另外，细胞角蛋白阳性偶尔见于非上皮细胞，尤其是靠近腹膜的表面，因为存在浆膜下的间皮细胞。这些细胞角蛋白阳性的梭形间皮下细胞与胃黏膜没有联系，通常不能显示上皮的其他特征，例如上皮膜抗原（EMA）

的免疫反应性。间皮细胞 vimentin 和 calretinin 染色也呈阳性反应。

通过检查固有肌层可以进一步区分慢性溃疡和溃疡性癌。较深的溃疡及其瘢痕导致纤维化从而取代肌层，而较深癌的固有肌层往往保存完整，没有纤维化，肌层甚至可能变得明显。

肥厚性增生性胃病

胃黏膜含有两种上皮成分：浅表胃小凹上皮以及胃小凹和较深的腺上皮，后者含有胃的每一个部分所特有的上皮。如果黏膜厚度超过 1.5 mm，就应考虑肥厚或增生。弥漫性黏膜膨胀将导致巨大皱襞（肥厚性胃病），产生明显的大体异常（图 4.106）。相反，局部膨胀就会形成散在的息肉样病变。增生可以累及任何一种或两种黏膜成分。当单一成分增生时，其余部分可以表现为正常、增生或萎缩。因此，表面可能表现为增生，而腺体则可以是增生、萎缩或数目正常（图 4.107）。同样，下面的腺体可能表现为增生，而小凹正常、增生或萎缩（表 4.20）。因此，胃黏膜膨胀（gastric mucosal expansions）可以根据膨胀的成分以及是弥漫性膨胀还是局限性膨胀进行分类。

共存在四种明确的肥厚性胃病：伴有蛋白缺失和胃酸过少的典型 Menetrier 病、肥厚性高分泌性蛋白缺失性胃病、肥厚性高分泌性胃病，以及伴有蛋白丢失的高分泌性高胃泌素血症（Zollinger-Ellison 综合征）。独特的临床特征可以解释基本的病变，但是个别患者可能显示不完全表现的特殊综合征。其他患者具有典型的临床或实验室所见，但是组织学特征不一致。另外，某些伴有肥厚性胃皱襞的患

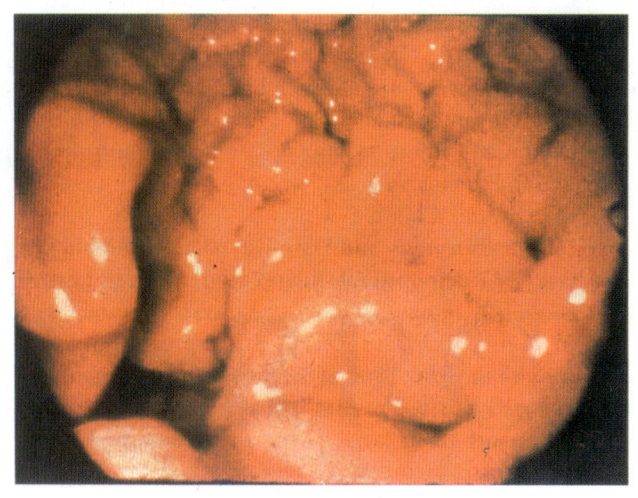

图 4.106 内镜所见肥厚性胃黏膜。胃皱襞的大小和数量增加。

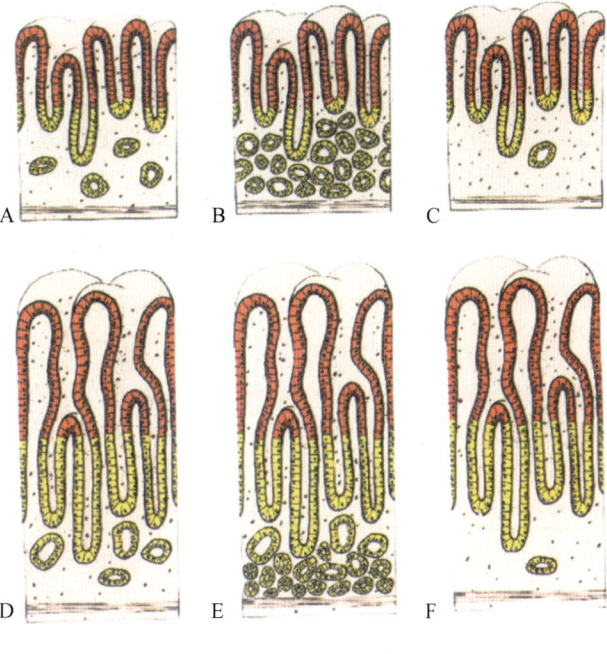

者很难分类。

因为多数患者表现为典型的临床综合征,通过实验室[264]、放射线和内分泌检查可以发现,所以外科病理医师在胃巨大皱襞性疾病的诊断中作用有限。黏膜活检可以证实是否存在上述的本病典型的类型,并可排除可能扩展到胃壁的肿瘤的存在。然而,胃活检不足以充分诊断本病,因为所有巨大皱襞疾病均可造成黏膜扩张,而且难以获得全层黏膜活检,除非应用较大的镊子钳取。一般来说,Menetrier 病的活检或者含有纯粹的小凹,提示小凹局灶性增生,或者为增生性息肉的尖端,或者黏膜表现正常。Zollinger-Ellison 综合征或肥厚性/高分泌性胃病,活检表现多半正常,因为小凹可能正常,膨胀的腺体成分不易评估。Zollinger-Ellison 综合征唯一的提示是在黏膜高处发现壁细胞,甚至接近表面,这种现象在其他病变通常观察不到。

图 4.107 图示胃萎缩和增生。**A**:小凹萎缩,腺体正常。**B**:小凹萎缩,腺体增生。**C**:小凹萎缩,腺体萎缩。**D**:小凹正常,腺体正常。**E**:小凹正常,腺体增生。**F**:小凹正常,腺体萎缩。**G**:小凹增生,腺体正常。**H**:小凹增生,腺体增生。**I**:小凹增生,腺体萎缩。(小凹为红色,腺体为黄色)。

表 4.20 巨大胃皱襞的形态学和临床表现

病变	表面黏液细胞	胃体腺体组分	胃泌素	溃疡	蛋白丢失
正常变异	正常	正常	−	−	−
Zollinger-Ellison 综合征	正常	增生	+	+	−
肥厚性高分泌性胃病	增生	增生	−	+	−
Menetrier 病	增生	萎缩	−	−	+
肥厚性高分泌性蛋白缺失性胃病	增生	增生	−	−	+

胃黏膜的正常变异

某些个体可以出现肥厚的、但其他方面形成完好的胃皱襞。当进行组织学检查时，发现这些皱襞是由明显的黏膜下轴心被覆正常黏膜组成的，没有增生或炎症的证据。

Menetrier 病

Menetrier 病（Menetrier disease）通常发生在 40～60 岁的男性[265]，某些病例为家族性[266]。少数情况下，这种病变与结肠和胃的幼年性息肉病共存。Menetrier 病起病隐匿，症状逐渐变得明显。症状包括上腹痛、胀满、食欲减退、呕吐、体重减轻、贫血以及外周性水肿时隐时现。出现弥漫性增大的胃皱襞和明显的黏液分泌亢进。严重的低蛋白血症、低白蛋白血症，胃酸过少，甚至出现胃酸缺乏，并倾向于发生外周性水肿，所有这些改变均可出现。并不是所有表现均在同一时间出现。多达 61% 的成人患者出现嗜酸性粒细胞增多。在成人，Menetrier 病可以类似于淋巴细胞性胃炎[265]，特别需要注意的是，大约 1/3 的淋巴细胞性胃炎患者表现为体重减轻、食欲减退、蛋白丢失和外周水肿。肠外表现包括严重的或反复发生的肺部感染和肺水肿。某些患者过早出现血栓性心血管疾病，容易发生心肌梗死、肺栓塞、小肠梗死和静脉血栓形成。其他相关的疾病包括与食管癌或胃癌共存。

Menetrier 病可以发生于儿童和婴儿，但在婴儿罕见[267]。儿科病例与巨细胞病毒感染、变态反应和自身免疫反应有关[268]。诸如牛奶等蛋白有时能助长本病的发生。伴有巨细胞病毒感染的儿童发生非典型性淋巴细胞增多和短暂的肝、脾肿大，而且在血、尿和胃组织内可以发现巨细胞病毒[269]。在幼儿，本病通常为自限性，蛋白丢失可以自行逆转，与成人 Menetrier 病不同，幼儿 Menetrier 病病程一般较长而且严重，以致可能需要行胃切除。患有本病的儿童 88% 可见明显的眼眶周围或颜面水肿。呕吐（78% 的病例）、腹痛（45% 的病例）以及食欲减退是另外一些常见的症状。仅有 12% 的患儿出现明显的上胃肠道出血，与成人 20%～40% 的发生率有所不同。嗜酸性粒细胞增多也可发生，可能是由于病毒损伤后黏膜出现的变态反应。

在所有的病例，高度增厚的胃壁以出现显著增大的黏膜皱襞为特征。增大的皱襞高度从 1～3 cm 不等，类似于脑回，偶见结节状或息肉状外观（图 4.108）。本病主要累及胃体和大弯，一般不累及胃窦，而儿童恰好与此相反。增大的胃皱襞可局部发生或弥散存在。

Menetrier 病最显著的组织学特征是小凹增生和腺体萎缩。小凹细胞内衬变长、扭曲，和囊性增生的胃小凹。腺腔表面可见大量的黏液积聚。分泌黏液的细胞取代腺体和变长的小凹，并延伸到黏膜基底形成囊性结构（图 4.109）。它们还可以延伸到浅表黏膜下层，形成深在性囊性胃炎（gastritis cystica profunda）。囊肿使黏膜厚度进一步增加。伸展的黏膜覆盖变长的黏膜下层。还有浅表水肿和不同程度的固有膜炎症。浸润的炎症细胞包括中性粒细胞、嗜酸性粒

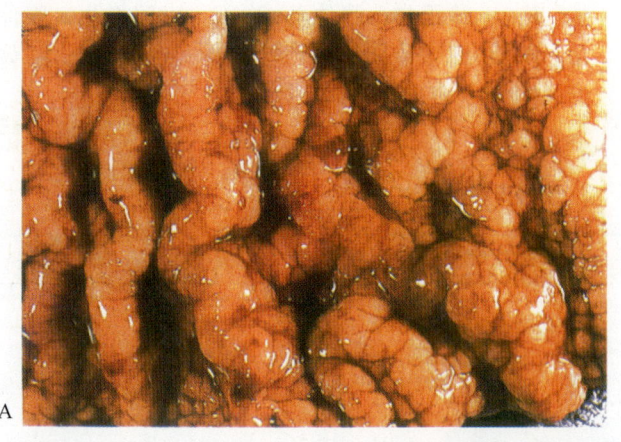
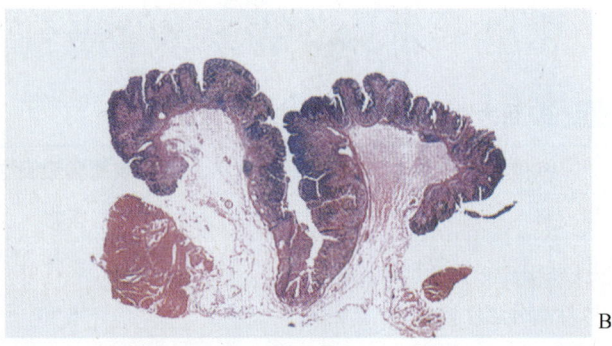

图 4.108　Menetrier 病。**A**：这个患者胃黏膜的特征是具有明显的脑回样皱襞。**B**：胃壁切面低倍放大，相当于两个脑回样皱襞。黏膜显著膨胀，被覆水肿性黏膜下轴心。

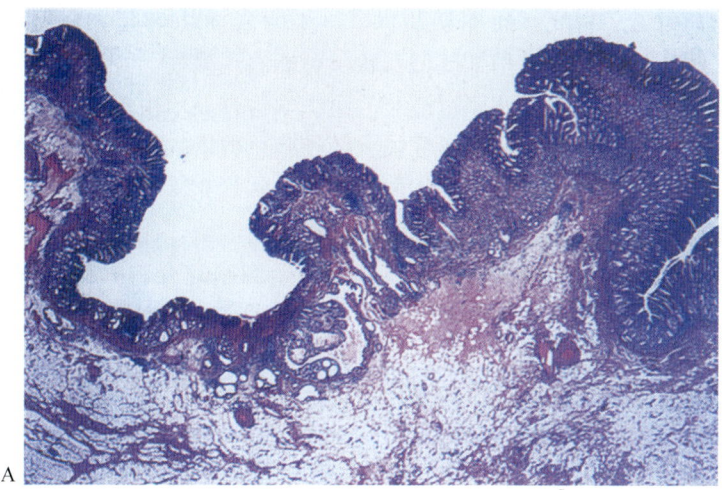
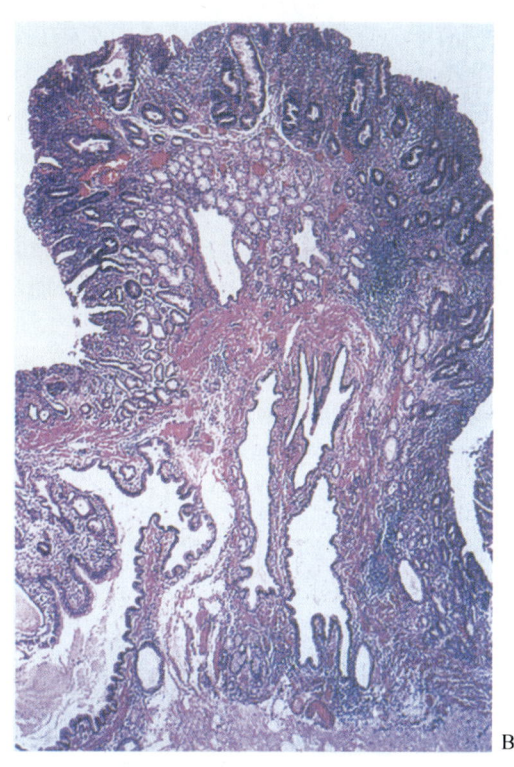

图 4.109　临床上患有 Menetrier 病患者的切除标本。A：小凹延长是病变组织的特征。胃的腺体部分出现囊肿。B：囊肿延伸至黏膜下层。

细胞和淋巴细胞，偶见浆细胞。黏膜肌层肥大和增生，平滑肌细胞延伸至固有膜。蛋白缺失与小凹增生、水肿和浅表炎症有关。随着病程进展，出现黏膜萎缩，伴有浅表炎症和水肿消失。延伸的小凹成分逐步取代腺体成分，导致胃酸进行性减少，从而损伤壁细胞并导致胃酸分泌减少。不常发生肠上皮化生，异型增生罕见。Menetrier 病可以合并胃腺癌，但是出现这种情况的概率难以估计。

黏膜活检证实小凹增生，并可排除胃皱襞增大的其他原因。从肥大皱襞小凹所取的活检显示小凹增生和小凹扭曲，以及表浅炎症。然而，因为小凹细胞增生也可见于其他病变，所以出现增生的黏膜细胞并不足以明确 Menetrier 病的诊断（表 4.21）。因此，将组织学与临床所见联系起来十分重要。

Menetrier 病有 TGF-α 过度表达，导致胃底部胃窦转录因子 Pdx-1 上调。受累的腺体和散在的胃泌素细胞表达 Pdx-1，提示泌酸黏膜程序重排，出现较为明显的胃窦结构。类似于 Menetrier 病的这种改变见于 TGF-α 转基因小鼠，TGF-α 过度表达可以诱导 Pdx-1 表达[270]。这些发现十分有趣，因为根据报告，一个应用 EGFR 阻断的患者病情减轻，伴有壁细胞再度出现[271]。

Zollinger-Ellison 综合征

继发于高胃泌素血症的胃黏膜肥厚和胃酸分泌过多是 Zollinger-Ellison 综合征（Zollinger-Ellison Syndrome，ZES）的特征，是高分泌性胃病的原型。高胃泌素血症常常起因于位于胰腺或肠壁的分泌胃泌素的肿瘤（胃泌素瘤，gastrinoma）[272]。5％的 ZES 患者具有胃 G 细胞增生，但不是真正的增生[272]。对于胃泌素瘤和 G 细胞增生的进一步描述见第 17 章。胃泌素水平增加刺激胃酸分泌以及壁细胞、胃酶细胞、ECL 细胞和小凹上皮的生长。

表 4.21　胃小凹增生的原因

化学性胃病
增生性息肉
Menetrier 病
幼年性息肉病
Cronkite-Canada 综合征
邻近溃疡和吻合口的再生

所有十二指肠溃疡病的患者0.1%发生ZES，每年每百万人口的发生率是0.2～0.4例。本病发病年龄为7～90岁[272]，多数患者在20～50岁被诊断出来。无明显的性别差异。最常见的症状是腹痛。腹泻发生于33%～75%的患者。某些患者缺乏ZES的所有特征。可能缺乏消化性溃疡，腹泻伴有脂肪痢可能是唯一的临床表现。胃酸分泌可能轻度增加，与普通十二指肠溃疡无法区分。

ZES引起泌酸黏膜显著的改变，包括黏膜增生，伴有明显的皱襞形成；壁细胞总的数目增多以及ECL细胞增生，可能导致类癌的发生，特别是在MEN-1型患者（见第17章）。巨大皱襞覆盖胃体和胃底，而不累及胃窦。皱襞表面均匀肥大，粗颗粒状，或呈细鹅卵石状。可能出现溃疡，特别是多发性溃疡。肥厚胃皱襞的组织学检查显示由于壁细胞增生引起腺体明显变长。壁细胞总数增加是一个渐进性的过程，逐渐增加向下直达基底，充满腺体全长。壁细胞也可延伸至黏液颈部或更高区域，比通常表现更接近于表面。在某些病例，壁细胞完全占据黏膜腺体。大量的壁细胞也可以出现在胃窦，这个部位通常缺乏壁细胞。胃小凹长度正常或缩短（图4.110）。

还可以出现胃底腺息肉，可能不是本病自身造成的结果，而是由于长期给予质子泵抑制剂引起的病变，70%以上的ZES患者胃壁内可见泌酸黏膜囊肿，

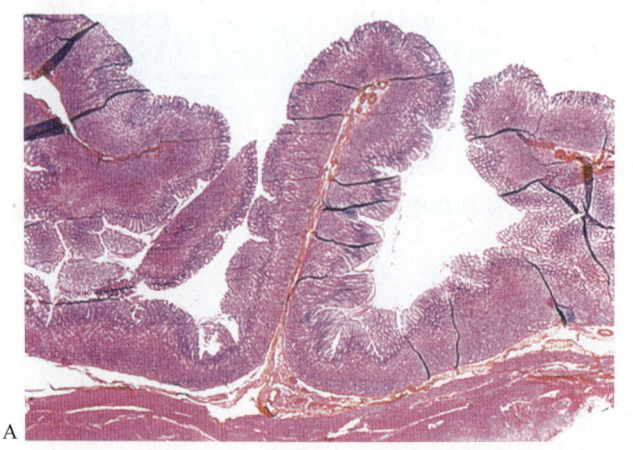
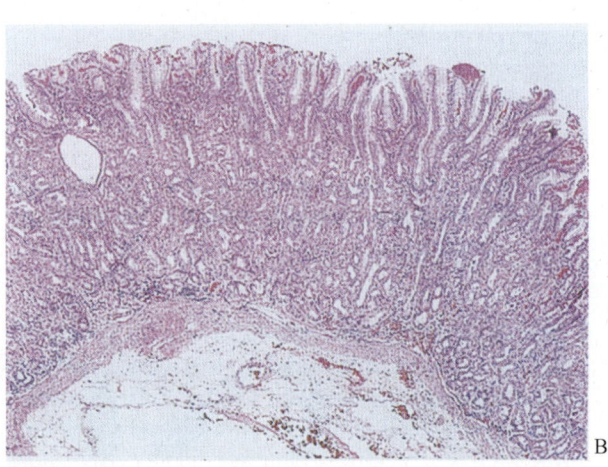
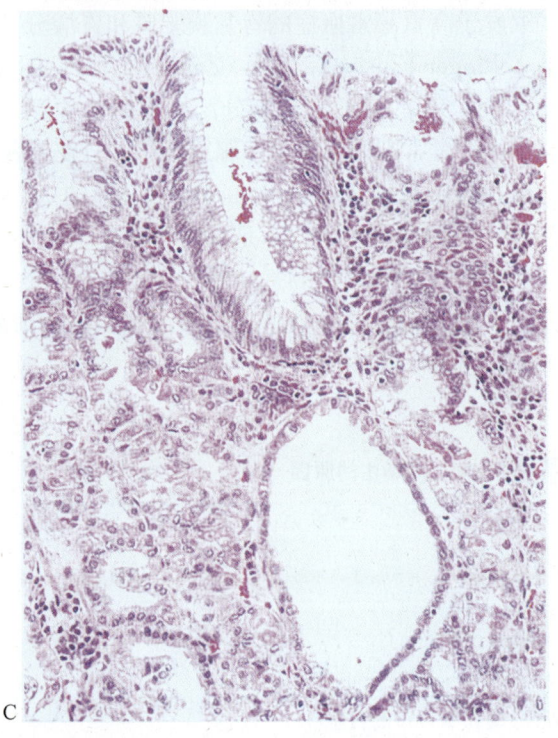

图4.110 Zollinger-Ellison综合征。**A**：增厚的结节状黏膜，伴有膨胀的腺体，被覆增大的皱襞。**B**：黏膜含有增生的腺体成分和短缩的胃小凹。**C**：壁细胞肥大，增生，而且位置高出正常的胃颈部。

即使是在内镜检查缺乏可见的息肉或结节的情况下[272]。这些黏膜囊肿直径 0.3~1.1 mm。囊性改变的严重程度与血清胃泌素水平有关[272a]，而且这种囊肿比胃底腺息肉常见，胃底腺息肉可能起源于这种囊肿。囊肿一般内衬壁细胞、高柱状的小凹细胞和（或）不能确认细胞谱系的立方形或扁平细胞。囊肿的较上部分接近胃小凹的上皮，但是它们偶尔可能内翻而进入深部。

肥厚性高分泌性胃病

肥厚性高分泌性胃病表现为胃体腺性增生，表面成分正常，以及不伴有高胃泌素血症的消化性溃疡病。胃黏膜呈现伴有明显皱襞的弥漫性结节状改变，类似于 ZES。然而，缺乏 ZES 特征性的壁细胞肥大和增生。

伴有蛋白丢失的肥厚性高分泌性胃病

伴有蛋白丢失的肥厚性高分泌性胃病是一种最罕见的巨大皱襞疾病，表现为巨大的胃皱襞，分泌过多，蛋白丢失，其临床表现类似于一种介于 Menetrier 病和 ZES 之间的交叉病变。多数患者的主诉为上腹痛、乏力、厌食、体重减轻、水肿和呕吐。根据定义，多数患者存在低白蛋白血症和肠蛋白丢失。偶尔，同时存在胃溃疡。组织学检查，出现小凹增生伴有深在囊肿，腺体轻度萎缩，淋巴细胞和浆细胞数目增多。尚不清楚本病是否不同于 Menetrier 病，或者仅为 Menetrier 病病程发展中的一个阶段，在这个阶段蛋白丢失和水肿特别明显，在腺体成分伴有壁细胞丢失和胃酸过少发生之前，临床表现非常重要。

幽门螺杆菌相关性肥厚性胃病

伴有 Menetrier 病特征的肥厚性胃病可能合并 HP 感染，推测肥厚性胃病是 HP 胃炎的一种特殊类型。患者表现为胃皱襞肥大和蛋白丢失性肠病[273]。抗生素治疗可以恢复正常结构[274]。活检显示出现一种慢性或慢性活动性胃炎，伴有或不伴有溃疡形成。由于水肿和炎症引起黏膜厚度增加，胃小凹与腺体比例正常。增大胃皱襞的鉴别诊断列在表 4.22 中。

局灶性肥厚性疾病

许多疾病可以引起局灶性黏膜增生。局灶性息肉样修复性黏膜增生偶尔发生在胃溃疡愈合处或接近手术吻合口的部位。

表 4.22　增大胃皱襞的鉴别诊断

Menetrier 病	系统性肥大细胞增多症
Zollinger-Ellison 综合征	前列腺素治疗
痘疹状胃炎	感染（结核病，梅毒）
癌（皮革胃）	结节病
淋巴瘤	Crohn 病
肉芽肿性疾病	嗜酸性胃炎
过敏性胃炎	

局灶性小凹增生是一种非肿瘤性再生病变，它是在黏膜受损的情况下发生的代偿性上皮细胞更新和表面细胞脱落，最常见于 HP 感染或化学性胃病。这个过程产生的胃窦病变直径可达 5 mm（图 4.111），通常为多发性[275]。胃小凹结构正常，但内衬小凹的细胞变长。这种细胞含有深染的细胞核，并有一个扩大的增生区域，伴有核分裂活性增加。胃小凹细胞的不成熟性表现为黏液缺失，呈立方形以及核浆比例增高。在定向完好的胃活检标本中，同一个胃小凹可能有多达 4 个以上的横切面。需要鉴别诊断的主要疾病是增生性息肉（见下）。

胃息肉

胃息肉通常是偶然发现的。它们可能为肿瘤性或为非肿瘤性，大多数（80%~90%）是非肿瘤性的。可能是多发性或孤立性，某些是合并息肉病综合征（见第 12 章）。非肿瘤性息肉主要有两种类型，即增生性息肉和胃底腺息肉。肿瘤性息肉在第 5 章讨论。

胃底腺息肉

根据我们的经验，胃底腺息肉（fundic gland polyps，FGPs）是外科病理实践中最常遇到的良性息肉。它们散发发生，见于家族性腺瘤性息肉病（familial adenomatous polyposis，FAP）或合并应用质子泵抑制剂的患者（见药物损伤一节）。散发性和 FAP 相关性息肉分别来自独特的 wnt 信号通路改变。散发性息肉含有活化的 β-catenin 突变，而 FAP 相关性息肉具有双等位基因 APC 突变[276,277]。

发生于泌酸黏膜的 FGPs 是无蒂息肉，可为单发性或多发性。发生在家族性腺瘤性息肉病的 FGPs 可能形成数百个息肉，呈地毯状分布，息肉直径通常小

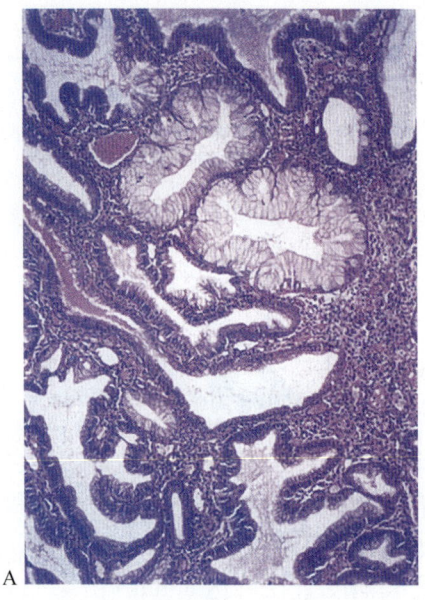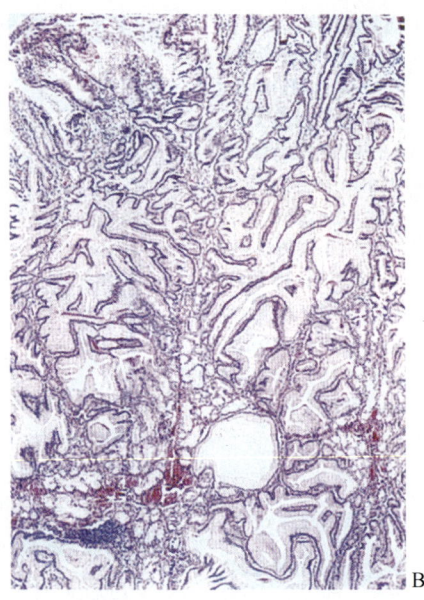

图 4.111　局灶性胃小凹增生。**A**：胃炎患者显微镜下胃小凹增生的区域。**B**：伴有广泛胃小凹增生的患者，具有分支状、非常不规则形状的腺体。

于 5mm，基底无蒂，表面光滑呈圆顶状。其中某些息肉可能是腺瘤，而另外一些是 FGPs。与腺瘤不同，FGPs 的颜色与周围黏膜相同[278]。FGPs 可以在几周内发生和消失。扭转或机械性牵拉导致自行脱落，可能造成某些息肉消失[278]。

FGPs 是泌酸黏膜深部腺体成分的局灶性增生性膨胀（图 4.112）。位于上面的胃小凹变短或消失。病变含有囊性扩张的、不规则变形的泌酸腺体，伴有或不伴有腺体增生，固有膜内平滑肌增加，而且缺乏增生的胃小凹细胞。腺体内衬正常的泌酸细胞，包括混合存在的壁细胞、主细胞和黏液颈细胞。这种腺体似乎是钉在正常或轻度萎缩的黏膜表面。FGPs 可能是由进行性扩张和内折的腺体出芽，从而形成不规则的扭曲腺体和小囊肿发展而来的。这些病变一般是良性的。然而，FAP 可能含有异常增生的区域。

增生性息肉

增生性息肉的发生是胃对于损伤的反应，诸如来自幽门螺杆菌感染或自身免疫性胃炎，或发生在残胃、溃疡或手术吻合口的周围。它们还可以发生在慢性胃食管反流患者胃的近端。多数增生性息肉发生于

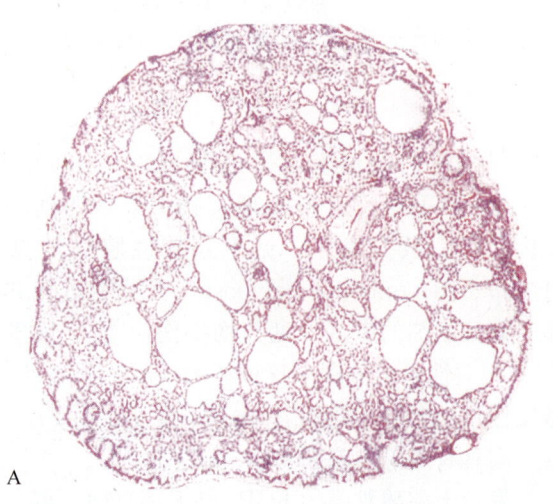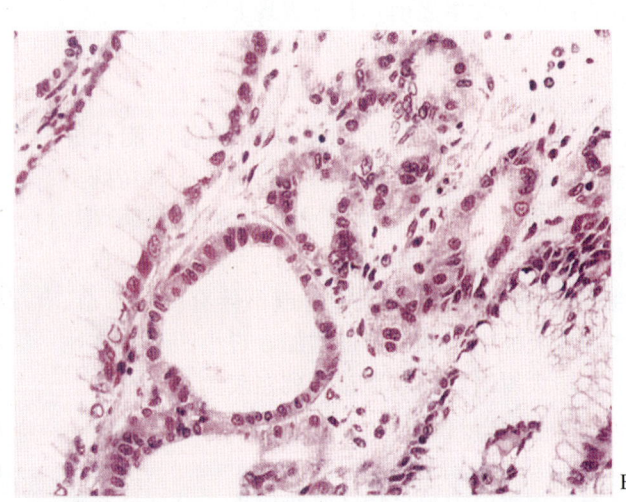

图 4.112　胃底腺息肉。**A**：胃底腺扩张，形成许多小囊肿。**B**：高倍镜下见小囊肿内衬壁细胞和主细胞。

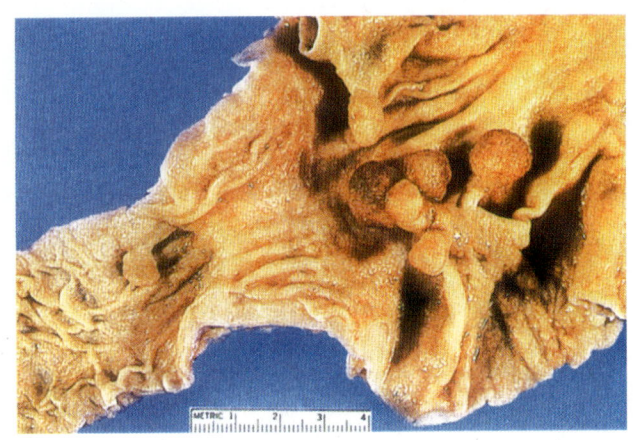

图 4.113 胃多发性增生性息肉。

胃体 (图 4.113) 和胃窦。增生性息肉一般较小，为光滑的无蒂病变，直径 <2.0 cm。少数息肉巨大（可达 13 cm）并类似于癌[279]。较大的息肉可以表现为分叶状和（或）有蒂，常伴有表面糜烂。息肉蒂部可以扭转，导致浅表溃疡、出血、幽门脱垂，或者间歇性梗阻。

多数增生性息肉发生在慢性胃炎的背景下。肠上皮化生（作为萎缩性胃炎周围的一部分）可以出现。认为这是胃小凹细胞过度的再生性反应。腺体一般并不参与息肉的形成。增生性息肉主要根据两种特征分类。第一个特征是明显变长、有内折和分支的胃小凹，导致螺旋状或锯齿状的外观。高柱状分泌黏液的胃小凹细胞内衬过度增生、变长而扭曲的小凹，由表面向深部延伸至间质。可能出现类似于杯状细胞的肥大的小凹细胞。小凹也可膨胀形成大小和形状不一的囊肿 (图 4.114)，囊肿可能非常明显。腺上皮可能见于息肉的较深部分。通常为胃窦型腺体，即使是息肉发生在胃体或胃底。偶尔可见泌酸性腺体黏膜。

第二个主要变化是间质高度水肿，其中有浆细胞、淋巴细胞、嗜酸性粒细胞、肥大细胞、巨噬细胞以及数量不等的中性粒细胞浸润 (图 4.115)。固有膜内平滑肌纤维呈分支状排列，这些病变具有丰富的血管。类似于肉芽组织的增生的血管出现在接近表面的糜烂区。接近溃疡区域的腺体可能呈现背靠背结构，但或缺乏或仅有轻度的上皮非典型性，其本质常为再生性 (图 4.115)。溃疡区域中性粒细胞浸润显著。修复性改变在表面上类似于低级别的异型增生或腺瘤。

这种息肉可能含有上皮异常增生的区域，异常增生可以是高级别的或是低级别的 (图 4.116)。异型增生的发生率从 1% 到 20% 不等，而且最常见于较大的息肉[280]。异型增生性改变一般比局灶糜烂性息肉广泛。这些异型增生的区域可以发生浸润癌。增生性息肉的肿瘤部位和非肿瘤部位均可含有克隆性 ras 突变[281]。增生性息肉发生恶变总的概率可能小于 2%。如果在活检时发现增生性息肉内有异型增生，重要的是要确定异型增生是局限于增生性息肉还是比较弥漫性的肿瘤性病变的一部分。如果病变局限于息肉，而且息肉已经通过息肉切除术切除，那么这种病变可能已经治愈。

增生性息肉的鉴别诊断包括 Menetrier 病、幼年性息肉病和 Cronkite-Canada 综合征。Menetrier 病通常是一种比较广泛的疾病，并有特征性的临床表现。与幼年性息肉病的区别通常依靠出现结肠息肉和临床特征。与 Cronkite-Canada 综合征的鉴别可能十分困难，尽管它是非常罕见的疾病，且具有外胚层的特征 (见第 12 章)。

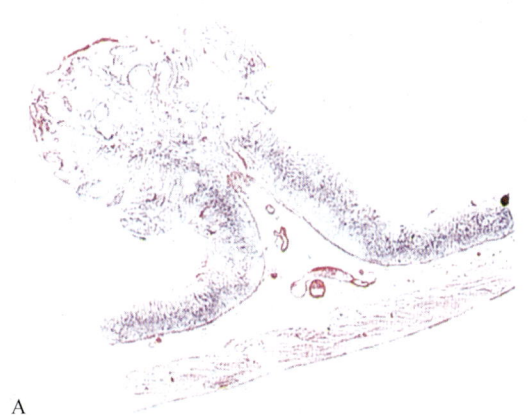 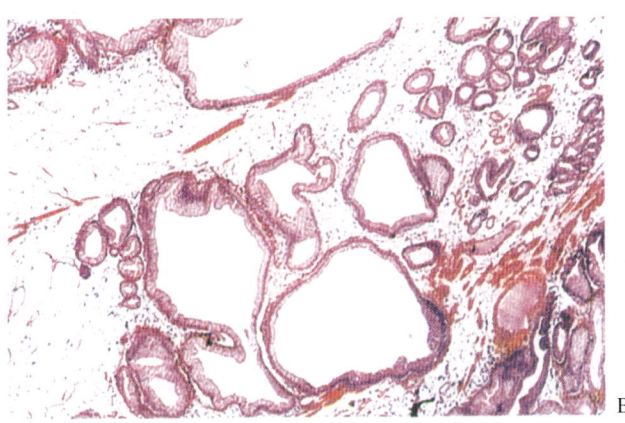

图 4.114 增生性息肉。A：注意腺瘤性间质中出现多发性囊肿。B：高倍放大显示囊性腺体内衬胃的黏液细胞。

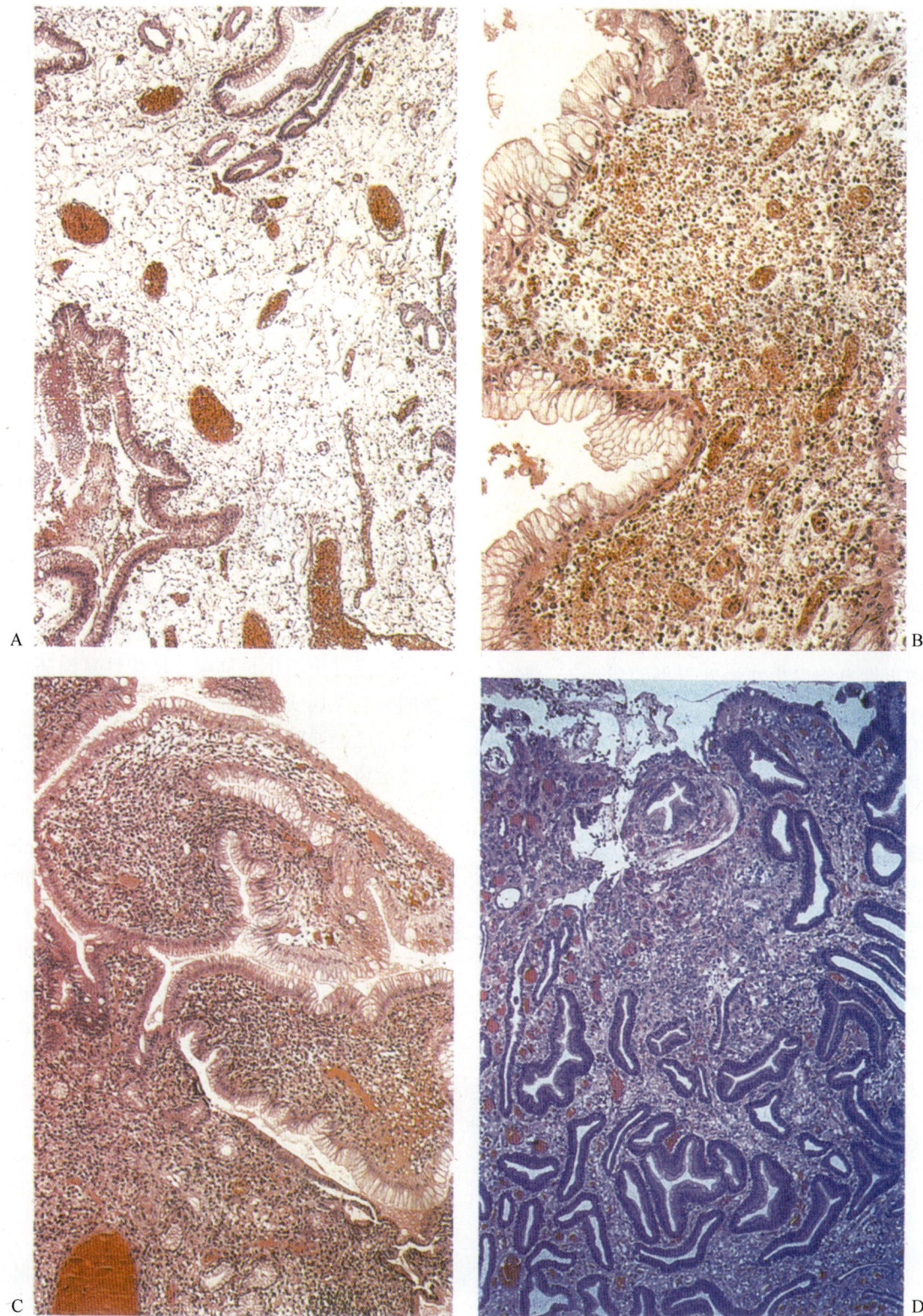

图 4.115 增生性息肉。**A**：增生性息肉常常含有水肿性间质，将不规则的增生性腺体分开，腺体通常内衬小凹上皮。**B**：在某些情况下，小凹上皮增生形成乳头状内折。此外，严重的充血性病变可能伴有固有膜内红细胞外渗。**C**：其他病变由于缺乏水肿和有炎症细胞浸润，固有膜细胞显得比较丰富。**D**：增生性息肉糜烂，而且可能含有显著的肉芽组织和急性炎症的区域。

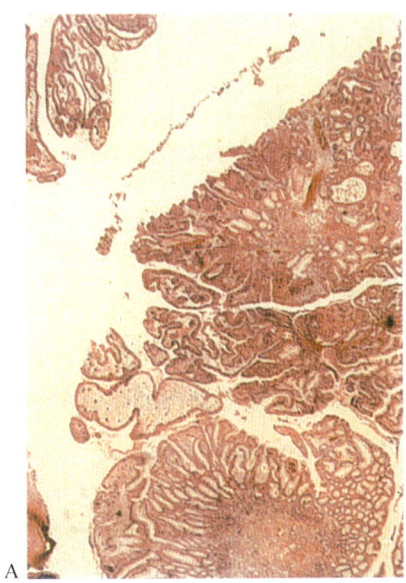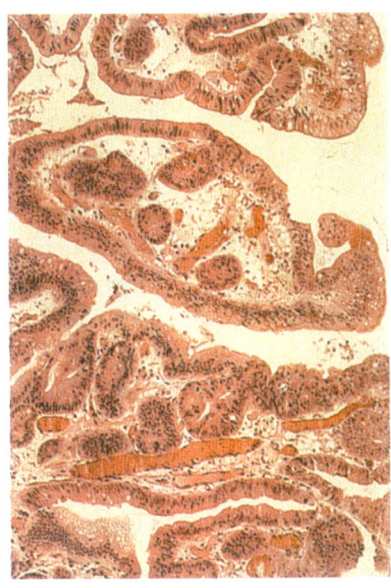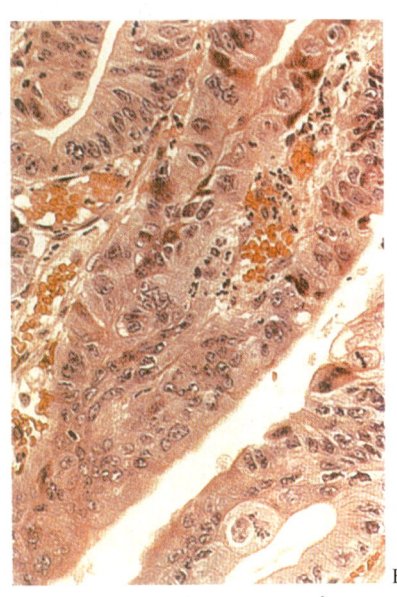

图 4.116　具有异型增生的增生性息肉。**A**：低倍镜显示存在良性息肉样碎片（下方）。息肉的其他部分显示较为复杂的结构形态。**B**：高倍放大显示一个富于细胞的区域存在腺瘤性上皮。**C**：在其他区域，细胞明显呈恶性改变，可以诊断为高级别异型增生。

孤立性错构瘤性息肉

孤立性错构瘤性息肉（isolated hamartomatous polyps）是由杂乱排列于平滑肌组织结构内的胃腺构成的突出的黏膜下肿块，偶尔有局灶性成熟淋巴组织聚集。整个病变被正常的固有膜支撑。腺体表现可以正常或呈囊状扩张。还可见到类似于小凹上皮的黏液细胞以及少数胃窦或贲门型腺体，含有这个黏膜部位固有的内分泌细胞。这种病变不同于 Peutz-Jeghers 综合征的表现，Peutz-Jeghers 综合征通常不是黏膜下病变，而是靠近黏膜基底，可能向黏膜下延伸（见第 12 章）。此外，孤立性胃错构瘤一般缺乏见于 Peutz-Jegher 息肉的分支状肌束。

炎性纤维性息肉

炎性纤维性息肉（inflammatory fibroid polyps，IFPs）累及胃肠道的所有部位[282]。多数病变发生于成人，也有一些发生于儿童[282]。患者的平均年龄是 63 岁。IFPs 可以没有症状，或由于胃出口梗阻而引起腹痛[283]。这种病变的本质属于反应性。伴随的病变包括幽门螺杆菌性胃炎[284]、胃溃疡、腺瘤[285]或癌[286]。大体上，IFPs 表现为无蒂、质硬、灰褐色的息肉样物或蒂不完整的病变，可为孤立性或多发性。多数病变发生在胃窦，从不到 1 cm 到 12 cm 不等。

IFPs 起源于黏膜下层，通常由正常的黏膜所覆盖（图 4.117），大体类似于平滑肌瘤或胃肠道间质肿瘤。大约 1/4 的病例出现被覆黏膜糜烂。这种病变可延伸至固有肌层甚至到达浆膜。

组织学上，IFPs 是由结构疏松的间质组织构成的。主要的细胞类型包括梭形的成纤维细胞样细胞，混有炎症细胞和增生的血管，分布于水肿性的间质中。成纤维细胞或肌成纤维细胞旋涡样围绕薄壁血管呈同心圆或洋葱皮样排列。血管状态和细胞构成不同（图 4.118），可能非常明显。增生的细胞均匀一致，含有丰富的胞浆和淡染梭形的细胞核。组织内有数量不等的嗜酸性粒细胞和淋巴细胞浸润。许多血管表现不同，某些为伴有玻璃样变的厚壁血管。可以出现多核巨细胞。IFPs 逐渐进入到周围组织中。

这种病变的发展经过几个阶段。结节期（平均大小 0.4 cm）是在疏松的黏液样间质中含有由不成熟成纤维细胞构成的结节。纤维血管期（平均大小 1.5 cm）表现为同心圆排列的成熟成纤维细胞，伴有内皮增生和嗜酸性粒细胞浸润。较大息肉期（平均大小 4.8 cm），由于胶原化或血管受损，组织学表现进展为硬化或水肿期。

这种病变的鉴别诊断包括嗜酸性胃肠炎，嗜酸性胃肠炎一般累及年轻患者，以弥漫性嗜酸性粒细胞浸

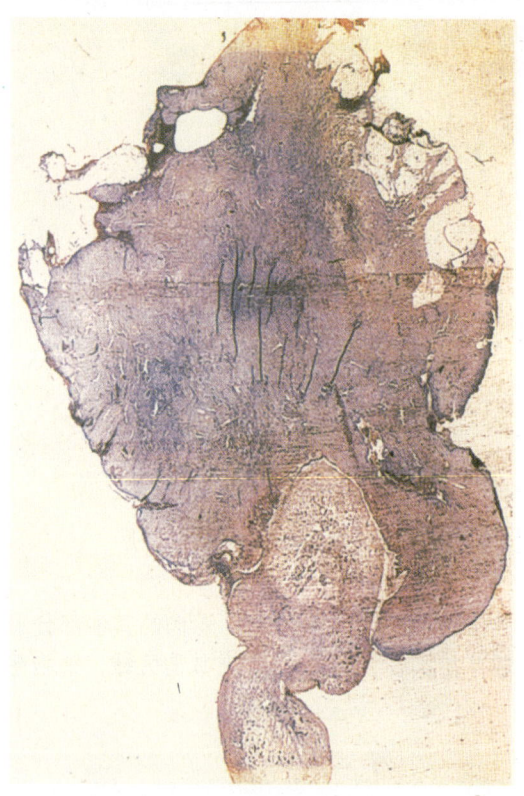

图 4.117　炎性纤维性息肉。这个带蒂的病变几乎完全由间叶组织组成；没有见到腺体。不同部位细胞构成不同，取决于水肿和炎症浸润的程度。

润为特征，受累的肠段可能较长，而不是相对局限性的病变。另外，有外周血嗜酸性粒细胞增多，而且嗜酸性胃肠炎的病变并不显示 IFPs 中所见到的明显的成纤维细胞或血管增生。需要鉴别的其他疾病包括胃肠道间质肿瘤（GISTs）和其他间叶性病变。IFPs 中的梭形细胞 vimentin 和 CD34 免疫反应弥漫阳性。组织细胞标记物可能局灶阳性。α-SMA 可能呈局灶阳性。在梭形细胞 Cytokeratin、desmin、S-100、Ⅷ因子和 Ki67 呈阴性反应。

深在性囊性胃炎

这种罕见的病变主要累及老年男性，并且经常见于从前做过手术的胃。囊肿发生在胃体和胃窦的黏膜下或黏膜肌层（图 4.119）。它们来源于移位的产生黏液的胃腺。有时，主细胞和壁细胞散在分布于分泌黏液的上皮内。还可出现胃小凹细胞。这种异常是由原先的溃疡或胃手术造成黏膜进入黏膜下引起的[287]。移位腺体周围通常有正常表现的固有膜，这为诊断提供了一个线索。共存的含铁血黄素沉着和纤维化支持以往有过损伤。这种病变有一种变型，即异位幽门腺伴有内翻性向下生长的结构（heterotopic pyloric glands with an inverted downgrowth pattern），这种病变由胃小凹上皮和管状腺体组成，伴有丰富的胃泌素免疫反应细胞[60]。

血管异常

胃的血管病变包括肿瘤性和非肿瘤性疾病两种（表 4.23）。所有病变一般均表现为上胃肠道出血。这里只讨论非肿瘤性病变。血管肿瘤在第 19 章讨论。

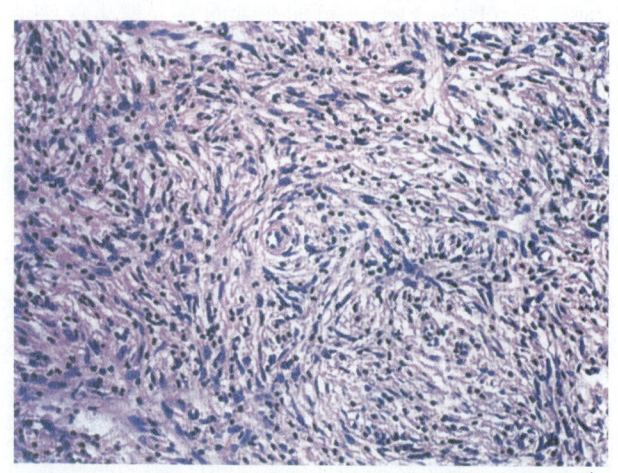

图 4.118　炎性纤维性息肉。疏松的纤维血管组织增生和慢性炎症细胞浸润。慢性炎症细胞中混有嗜酸性粒细胞。

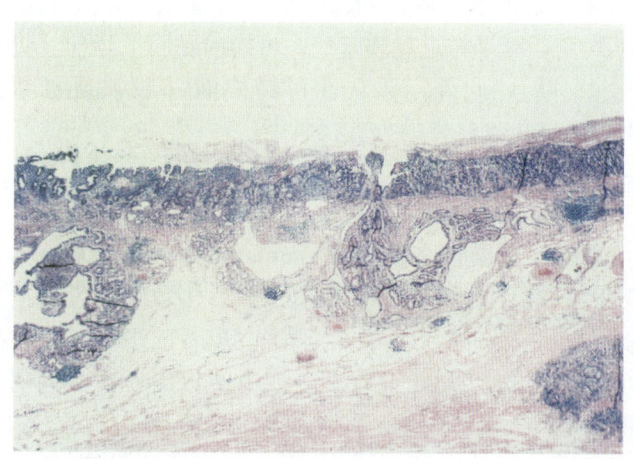

图 4.119　发生在胃癌患者的深在性囊性胃炎。小叶状胃黏膜位于黏膜下层的上部。部分表面上皮异型增生。

4 胃非肿瘤性疾病 217

表 4.23　胃血管病变

非肿瘤性	肿瘤性
血管曲张	Kaposi 肉瘤
门脉高压性胃病	血管瘤
胃窦血管扩张	血管肉瘤
血管发育异常	血管球瘤
管径持续性动脉扩张	血管外皮细胞瘤
毛细血管扩张	

胃静脉曲张

胃静脉曲张比食管静脉曲张少见，累及大约 20% 的门静脉高压患者[288]，通常伴有食管静脉曲张。胃静脉曲张一般位于贲门食管交界的周围，并且常有出血。其组织学特征类似于食管静脉曲张，食管静脉曲张在第 2 章详细讨论。

门脉高压性胃病（充血性胃病）

门脉高压性胃病（portal hypertensive gastropathy，PHG）是一种累及胃微血管系统的血管病，发生于成人和儿童门脉高压患者[289]。在肝硬化患者中，轻度 PHG 十分常见，而重度 PHG 仅见于 10%~25% 的患者[289]。本病严重的病例表现为出血。这种病变的标志是黏膜和黏膜下毛细血管和静脉扩张，严重的 PHG 出现典型的镶嵌表现。黏膜呈现"牛肉样"红色，伴有多发性点状出血、红斑、溃疡和糜烂。患者表现为黏膜血流量增加。血管充血，而不是腐蚀，损伤黏膜。

组织学上，黏膜毛细血管和静脉扩张（图 4.120 和 4.121），而且存在黏膜下静脉扩张。黏膜下血管可能表现为增厚和异常。这些改变发生在缺乏糜烂或炎症的情况下。普萘洛尔（propranolol）和各种颈静脉肝内门脉分流术被用于治疗 PHG[289]。鉴别诊断包括胃血管扩张，这是见于肝硬化患者的另外一种常见病变。

胃窦血管扩张（西瓜形胃）

胃窦血管扩张（gastric antral vascular ectasia，GAVE）的临床特征、大体表现和组织学特征均不同于门脉高压性胃病。然而，这两种疾病均常见于肝硬化患者。GAVE 临床表现为出血，一般累及老年女

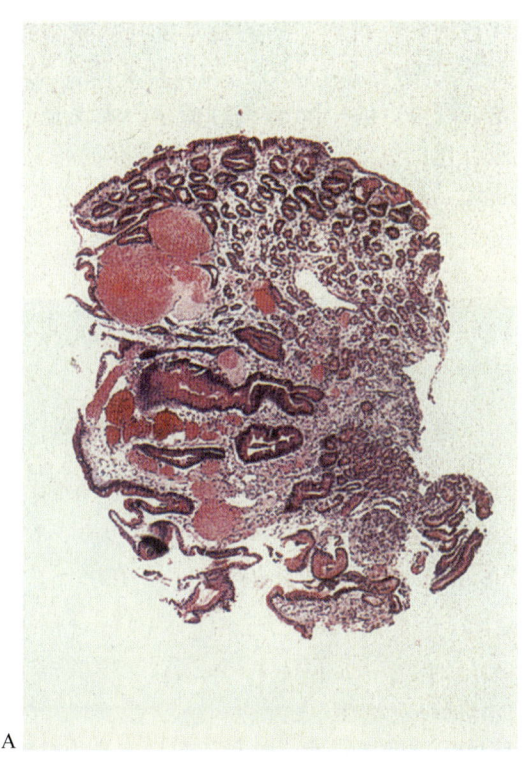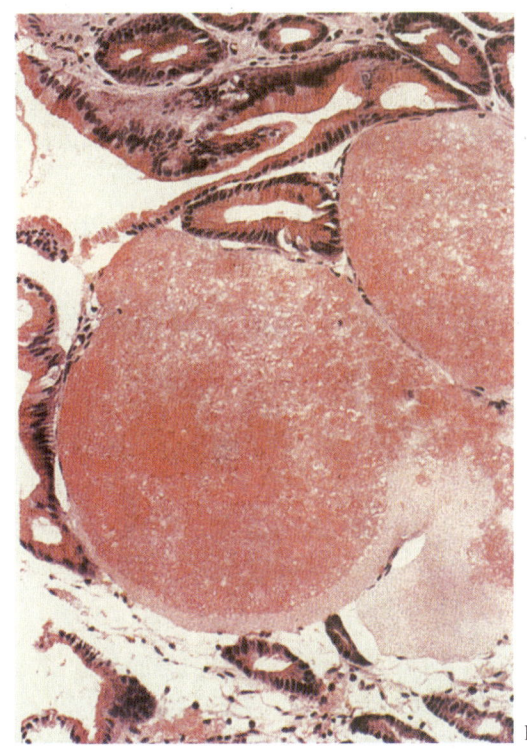

图 4.120　门脉高压性胃病。A：低倍镜显示黏膜毛细血管明显扩张和充血。B：图 A 所示病变高倍放大，显示内衬内皮细胞的显著扩张的腔隙，其内充满未凝固的血液。

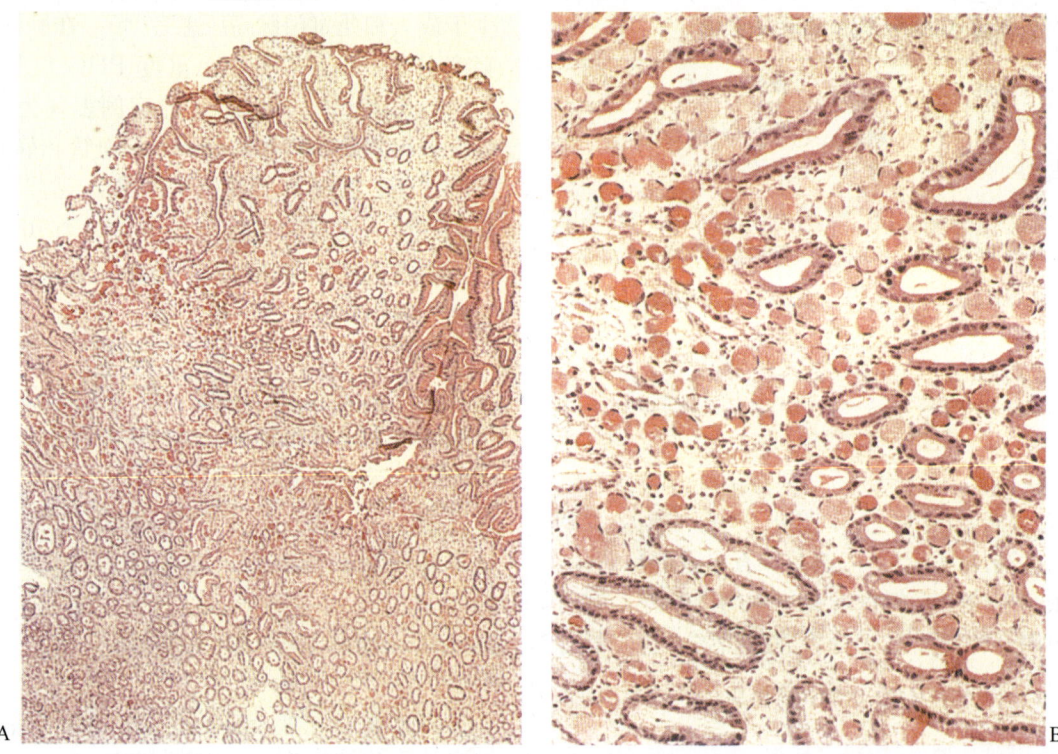

图 4.121　门脉高压性胃病。**A**：在某些患者，门脉高压性胃病表现为弥漫性累及胃黏膜的多发性黏膜毛细血管扩张。**B**：高倍放大。

性，平均年龄 66.5 岁[290]。GAVE 与多种疾病有关，包括肝硬化、慢性心脏病、食欲过盛、骨髓移植和自身免疫性结缔组织疾病。与门脉高压性胃病的血流动力学紊乱不同，在 GAVE 的发病机制中，运动障碍可能具有重要作用。可以想象，胃窦黏膜脱垂进入十二指肠可能引起一些改变。

GAVE 的特征是胃的远端出现黏膜红斑聚集。扩张的红斑可能比较弥漫，偶尔累及胃的近端。如果红斑出现在镶嵌结构的背景上，病变很可能是 PHG 而不是 GAVE，GAVE 的背景黏膜表现正常，没有镶嵌现象。GAVE 最具特征性的表现是几乎平行的、深红色的纵纹，位于增生黏膜皱襞的嵴上，并且穿过胃窦，形成"西瓜胃"的形态[291]。这些条纹相当于明显扩张扭曲的黏膜毛细血管（图 4.122 和 4.123）。

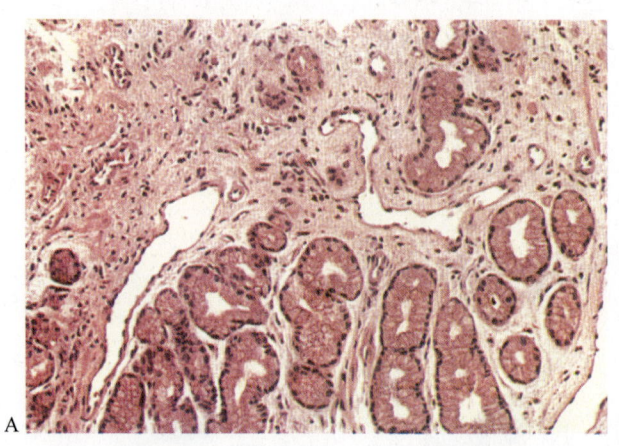
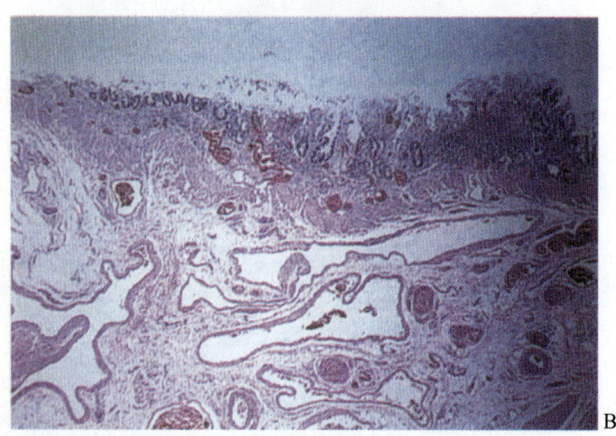

图 4.122　胃窦血管扩张。**A**：胃活检显示部分活检组织腺体正常间隔增宽。这种间隔增宽是由黏膜周围毛细血管硬化引起的，同时也累及固有膜。**B**：同样的病变可见于黏膜下层。血管不规则增厚和玻璃样变性，还可出现黏膜充血。

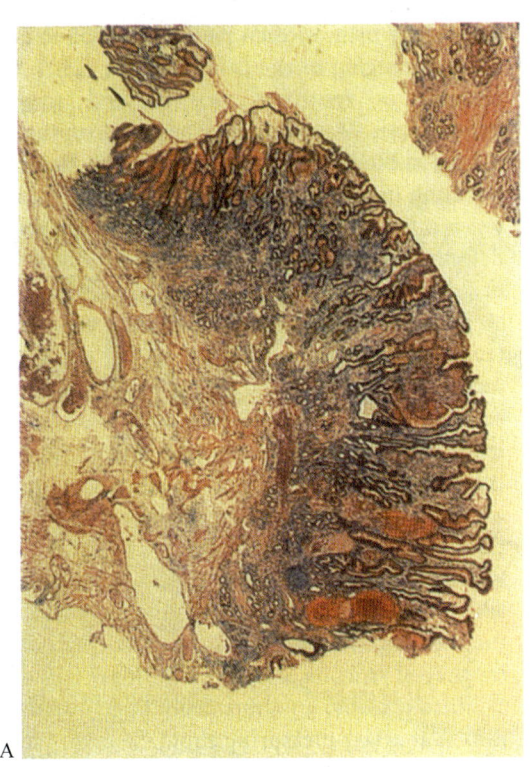 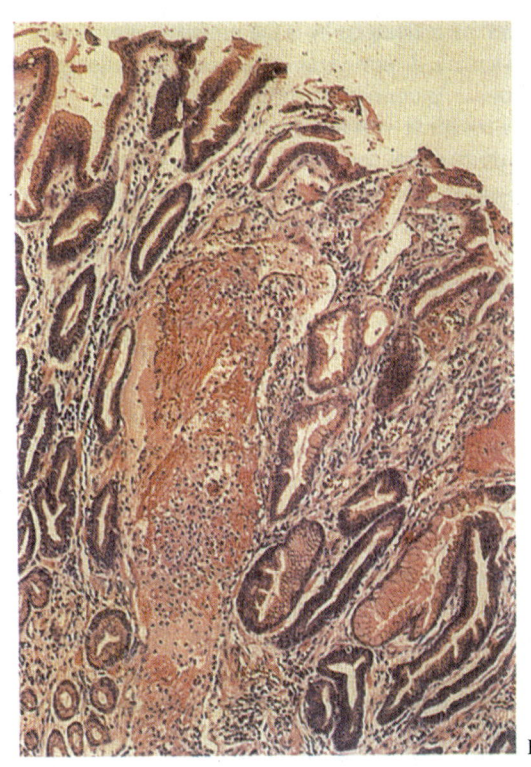

图 4.123 胃窦血管扩张（GAVE）。**A**：胃活检显示明显的血管充血，伴有血栓形成。周围腺体再生。黏膜下血管扩张和硬化。**B**：高倍放大显示形成血栓的血管。

扩张的黏膜毛细血管常含有纤维素性血栓，并被玻璃样变性的纤维组织围绕，固有膜内纤维肌性组织增生。玻璃样变性的纤维组织为同质性的淡粉色物质，位于固有膜和黏膜下扩张毛细血管的周围。出现玻璃样变性和纤维素性血栓对于鉴别 GAVE 和重度 PHG 非常重要（表 4.24）[291]。胃酸、胃内食物或其他因素造成的上皮损伤，可能破坏充血血管上方黏膜的黏膜屏障，而且可以解释纤维素性血栓的出现。这种病变通常显示固有膜浅层有片块状轻度慢性炎症。还可见到伴有肠上皮化生的萎缩性胃炎。黏膜肌层常增厚和增生，可能是黏膜脱垂的结果。黏膜下血管扩张和充血，但是没有明显的血管畸形。

血管发育异常

血管发育异常的患者表现为胃肠道大量出血或贫血。这种病变引起的出血可以是大量的并反复发

表 4.24 门脉高压性胃病（PHG）与胃窦血管扩张（GAVE）的比较

特征	PHG	GAVE
部位	胃底和胃体	胃窦
扩张的程度	轻到中度扩张	显著扩张
存在肝硬化	总是	30%的患者
存在玻璃样变性纤维组织	无	有
存在血栓形成	无	有
血管梭形细胞增生	无	有
贫血和出血	发生率低	发生率高
内镜病变	弥漫性红斑	表现为微血管
性别	较常累及男性	主要累及女性

生。如果内镜检查能够发现病变，则表现为鲜红色，扁平而且非常局限，或呈羊齿样改变。选择性动脉造影是确定诊断的最好方法。有关血管发育异常的病因学尚有争议。支持后天性来源的理由包括，它与主动脉狭窄、潜在的胃肠道炎症性疾病以及遗传性假血友病（von Willebrand's disease）有关。在某些病例，诸如血管破坏等机械性因素可能具有作用，伴有胃蠕动增强或腔内压力增加，引起血液分流到黏膜下动静脉系统。这种病变还可能继发于老年患者血管退行性改变，从而引起正常血管结构进行性扩张。

多数血管发育异常是黏膜和黏膜下病变，大体并非明显可见。在切除标本中有助于辨认血管发育异常的方法是将不透X线的墨汁染料注入标本，然后拍摄标本的X线片，之后再做切片。血管发育异常由数目异常的、扩张扭曲的、内衬内皮细胞的动脉和静脉组成，在扩张的先前存在的动脉、静脉、小静脉和毛细血管之间可见少许平滑肌（图4.124）。这些血管的分布和形态学异常，可能是真正的动静脉畸形。

最早的异常包括黏膜下静脉扩张，可能出现在缺乏黏膜疾病的情况下。随着疾病的进展，黏膜异常变得比较明显，伴有黏膜和黏膜下扩张和变形的血管数目增加，最终导致黏膜结构变形和糜烂。血管腔隙可能内衬一层内皮细胞，并与胃腔分离。黏膜下层的血管壁呈不规则增厚。本病存在变形和发育异常的血管，是与血管瘤或毛细血管扩张的鉴别点。

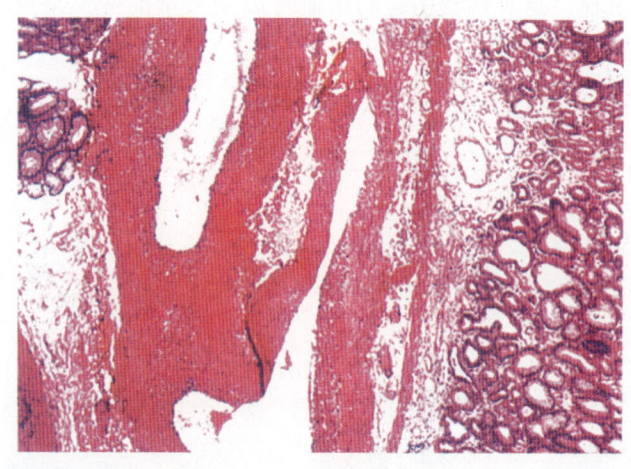

图4.124 血管发育异常累及胃黏膜。发生异常的动静脉交通。

管径持续性动脉（Dieulafoy病变）

本病有不同的命名，称为管径持续性动脉、蜿蜒状动脉瘤或Dieulafoy病变，倾向于累及中年和老年男性。患者年龄16～91岁，中位年龄52～54岁[292]。本病表现为反复发生的、大量的、有时是致死性的呕血。当大的黏膜下动脉经过黏膜下蜿蜒进入黏膜表面时，发生大量出血和破裂。这种病变被认为是先天性异常，与有缺陷的动脉退化或伸长，甚至深部伸长的黏膜下血管发生卷曲有关[293]。

因为这种病变扁平，所以难以发现。然而，血管造影具有特征性的表现。尽管可以见到出血区域，但内镜检查常看不到这种病变。当内镜下可以辨认时，这种病变中心退色呈白色，周围正常胃黏膜突出，形成火山口结构。大的异常黏膜下血管从微小的黏膜缺损突出（图4.125）。在血管穿出黏膜的周围区域通常并不出现溃疡。在多数情况下，出血部位位于胃食管交界处6cm以内，通常位于胃小弯[293]。

组织学上，直径大约1.5mm的异常大的扭曲肌性动脉通过黏膜下进入黏膜（图4.126），通常伴有浅表糜烂（图4.127）。常有静脉伴行。动脉壁可能显示中膜肥厚和外膜纤维化，但是这种病变一般缺乏炎症、动脉瘤形成、动脉粥样硬化或营养不良性钙化。弹力纤维组织染色显示动脉壁结构正常，仅有轻度内膜增生和内弹力板复制。如果黏膜溃疡基底的动脉壁被侵蚀，即会引起出血。即使出血量大，溃疡常极小。上面的溃疡通常缺乏典型消化性溃疡病的明显的炎症，而且浅表，并不累及固有肌层或伴有胃壁纤维化。溃疡基底的部分动脉通常显示局灶性坏死和破裂。突出开放的动脉可能有血栓附着。动脉迫使黏膜向上，在这些动脉和真正的固有肌层之间存在宽的黏膜下区域，这是一种特征性的改变。

血液透析相关性毛细血管扩张

毛细血管扩张一般是指先前存在的血管的扩张，而血管瘤是指新的血管生长。胃的毛细血管扩张发生在某些长期血液透析的患者[294]。毛细血管扩张区域小而扁平，略带红色，边缘呈羊齿状。几种因素可能容易造成本病的发生。长期水和钠过载可能导致静脉压力升高，引起黏膜下静脉扩张。另外，透析患者在长期控制高磷血症的基础上接受氢氧化铝治疗。已知铝化合物可以引起皮肤毛细血管

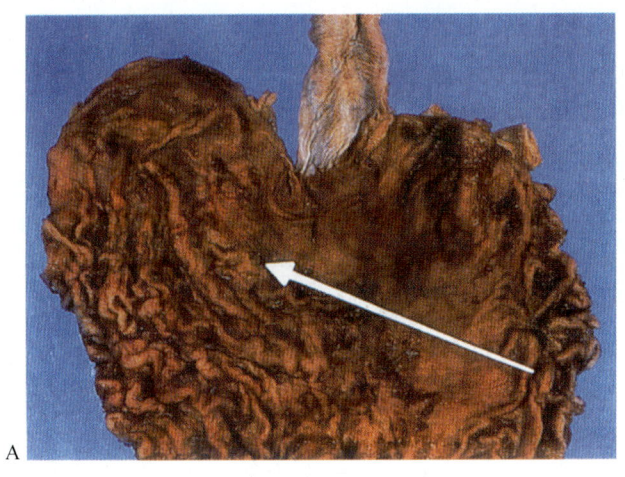
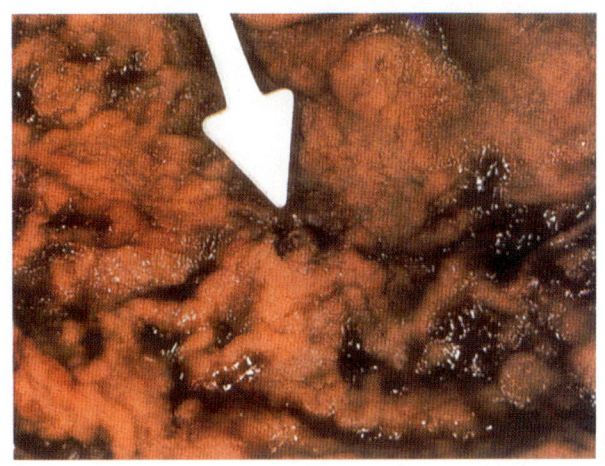

图 4.125　管径持续性动脉。**A**：打开的标本黏膜部位没有特殊所见。胃内完全充满血液，箭头所指为病变。**B**：高倍放大显示明显的血管侵蚀表面。必须仔细寻找这样的病变。它们的特征是位于胃的近端，一般非常难以发现。

扩张[295]。血液透析还可促进患者发生动脉粥样硬化[296]，动脉粥样硬化可能容易累及胃肠道血管系统发生异常。

胃撕裂、穿孔、瘘管、破裂和血肿

胃的上部容易见到发生于食管下部同样类型的撕裂、穿孔、线状糜烂和瘘管（见第 2 章）（图 4.128）。它们合并手术治疗、异物、外伤、消化性溃疡性疾病、严重或持续性呕吐、感染、肿瘤、化学损伤以及肺部感染。可以累及成人和新生儿。可以发生在由于反复诱发呕吐引起进食障碍的年轻女性患者。婴儿胃破裂的原因尚不完全清楚，虽然有人推测病原因素是内毒素和肌肉缺损。胃壁内血肿可能发生在伴有凝血病、以前手术、出血性良性胃溃疡或外伤的患者。

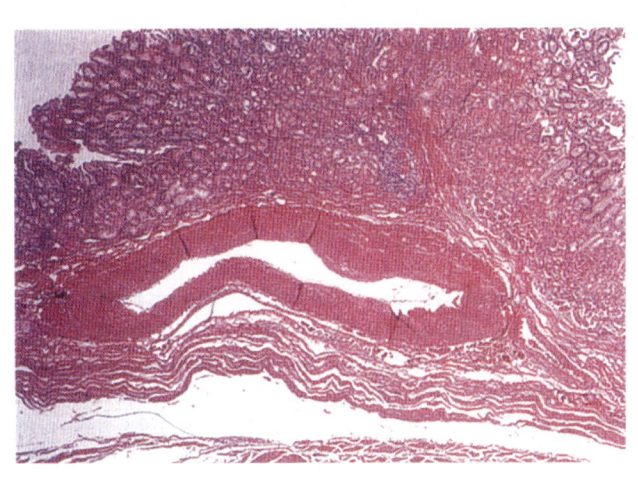

图 4.126　管径持续性动脉。注意胃黏膜下出现罕见的大血管。本例其上黏膜仍然完整。

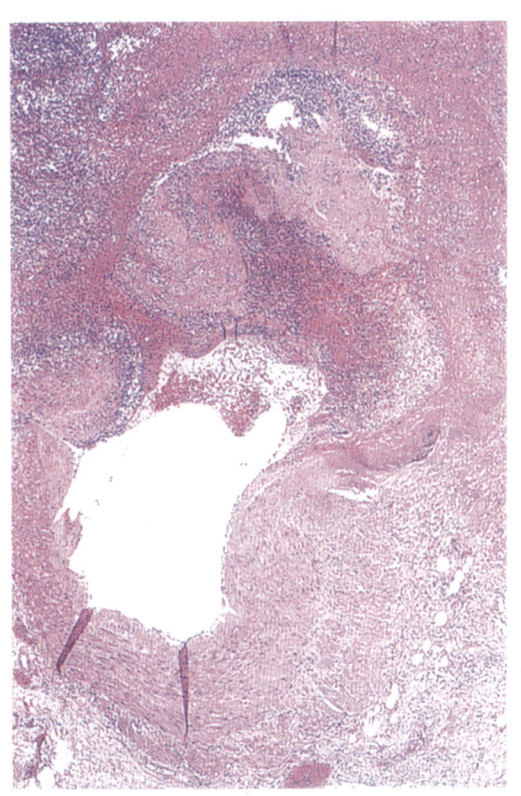

图 4.127　为图 4.125 中血管的组织学切片。注意血管非常大。可见新鲜血液和机化血栓。

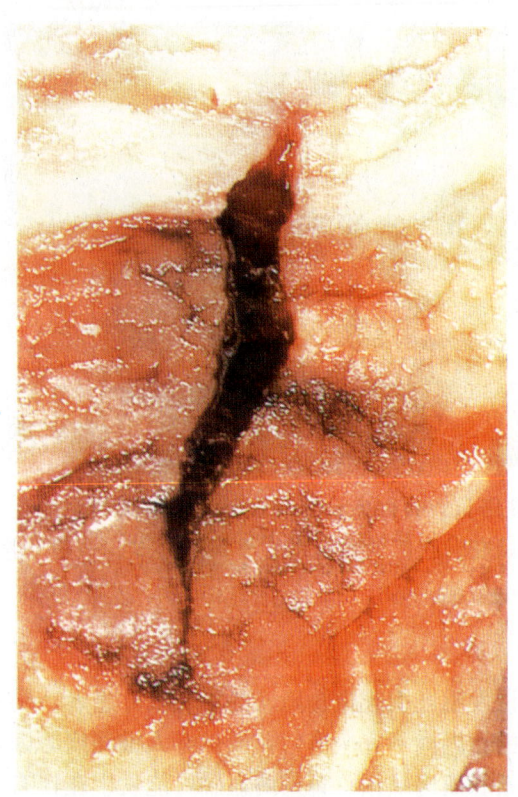

图 4.128 胃 Mallory-Weiss 撕裂，发生在以前行 Nissen 胃底折术的患者。

胃的铁质沉着

大约 4% 的胃活检显示有铁质沉着的证据[93]。胃的铁质沉着有三种方式：(1) 伴有间质细胞显著铁质沉着的非特异性胃铁质沉着，包括巨噬细胞和局灶性上皮细胞在内；(2) 铁丸性胃炎（iron pill gastritis）（在本章药物引起的胃炎一节中讨论过）；(3) 胃窦和胃底腺上皮内显著的铁质沉着。前两种类型的铁质沉着呈局灶性和片块状，并且伴有不同程度的炎症；第三种铁质沉着显著而弥漫，是见于血色素沉着病中铁质沉着的特征[93]。

血色素沉着病（hemochromatosis）是一种引起肝和胰腺明显损伤的铁过载性疾病。根据微结节性色素性肝硬化、糖尿病和皮肤色素沉着临床三联征，可以诊断本病。最严重的铁过载发生在遗传性疾病，而继发性血色素沉着病是由铁过载引起的。血色素沉着病患者 6 号染色体上有一个易感基因，与 HLA 位点紧密连锁。过多的铁主要聚集在实质细胞的胞浆内（图 4.129）。这与系统性含铁血黄素沉着病（systemic hemosiderosis）患者铁质沉着在单核细胞内不同。

系统性疾病累及胃

炎症性肠病

炎症性肠病患者可能有胃的异常。Crohn 病相关性胃病变在肉芽肿性胃炎一节中讨论。溃疡性结肠炎患者也可发生胃炎[297]。这些改变包括多发性小溃疡、腺体脓肿和上皮内淋巴细胞增多。胃病变的严重程度反映结肠疾病的活动性。

淀粉样蛋白

胃淀粉样蛋白沉着发生在大约 1‰ 的系统性淀粉样变（systemic amyloidosis）患者。某些患者与小肠淀粉样变并存[298]。胃肠受累可能导致血管损害、瘤样沉积、管壁增厚、长期恶心和呕吐、体重减轻、胃轻瘫以及胃出口梗阻[298]。其他患者完全没有症状，仅在由于其他原因做胃活检时发现有淀粉样蛋白存在。在淀粉样变的早期，淀粉样蛋白倾向于聚集在小的黏膜下和浆膜血管的内膜和中膜（图 4.130）。固有膜和固有肌层不同程度受累，而上皮表现正常。原发性淀粉样变比继发性淀粉样变淀粉样蛋白沉积明显。实质的淀粉样蛋白沉积主要累及黏膜肌层和固有肌层[298]，引起胃皱襞增厚。淀粉样蛋白也可围绕在胃腺体周围。在瘤样淀粉样变（tumoral amyloidosis）中，整个胃壁被大的无细胞的嗜酸性肿块取代，完全破坏了胃的基本组织学结构（图 4.131）。淀粉样蛋白聚集可能被巨噬细胞围绕。

糖尿病

迄今为止，糖尿病最常见的胃的合并症是糖尿病性胃轻瘫（diabetic gastroparesis），这种病变是由外周自主神经病引起的。它将在第 10 章中进一步讨论。

肥大细胞贮积病

肥大细胞在皮肤和实质器官积聚是系统性肥大细胞贮积病的特征[299]。胃肠症状包括恶心、呕吐、腹痛和腹泻。由于来自肥大细胞的组胺水平增加，引起壁细胞总数增加，从而引起胃酸过多症和消化性溃疡[299]。内镜特征包括出现糜烂和胃十二指肠溃疡，伴有出血倾向、胃皱襞增厚、黏膜水肿、荨麻疹样病变，以及由于门静脉高压偶尔出现静脉曲张。因为胃

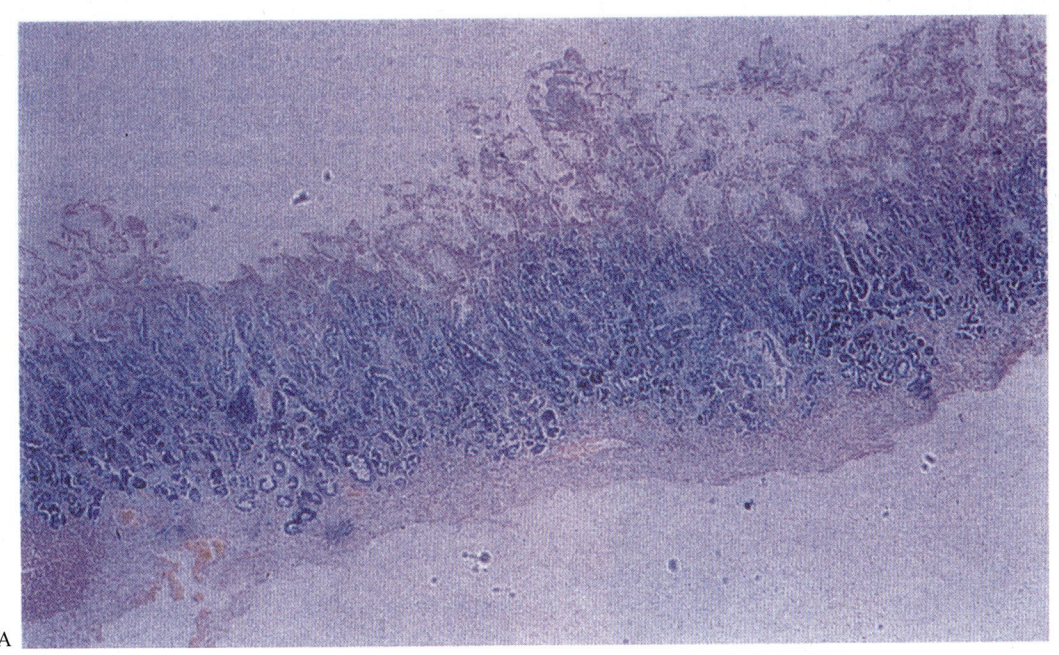

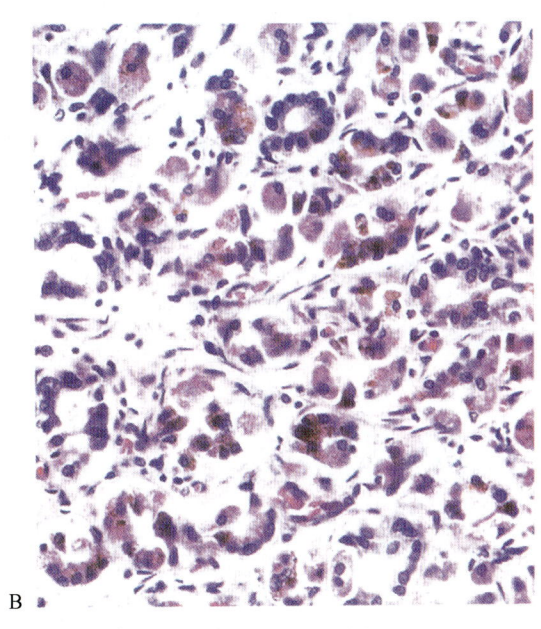

图 4.129　血色素沉着病。**A**：血色素沉着病患者常显示胃肠道上皮内有明显的铁质沉着。在胃内，铁质沉着在黏膜腺体成分内，Prussian 蓝染色可以显示。**B**：苏木素和伊红染色切片显示腺上皮内有色素存在。

皱襞肥大，所以肥大细胞贮积病包括在巨大皱襞疾病的鉴别诊断中。组织学上，胃壁有大量肥大细胞浸润。这些细胞可用类胰蛋白酶（tryptase）免疫组织化学反应来显示。

Sjögren 综合征

原发性 Sjögren 综合征（Sjögren syndrome）患者大约 50% 累及胃[300]。某些患者表现为中度慢性萎缩性胃炎，而多数患者表现为浅表性胃炎。大约 10% 的病例可以检测出抗胃壁细胞抗体。

高钙血症

高钙血症患者经常在不同部位出现营养不良性钙化。在胃内，它表现为黏膜内钙质沉着，常围绕单个的胃腺，或偶尔游离在固有膜内。组织学上，可见到纤细的钙化区域（图 4.132）。通过应用 Von Kossa 染色可以证实它们真正的性质。

瘤样病变（假瘤）

许多病变可能表现为假瘤。其中某些较常见的病

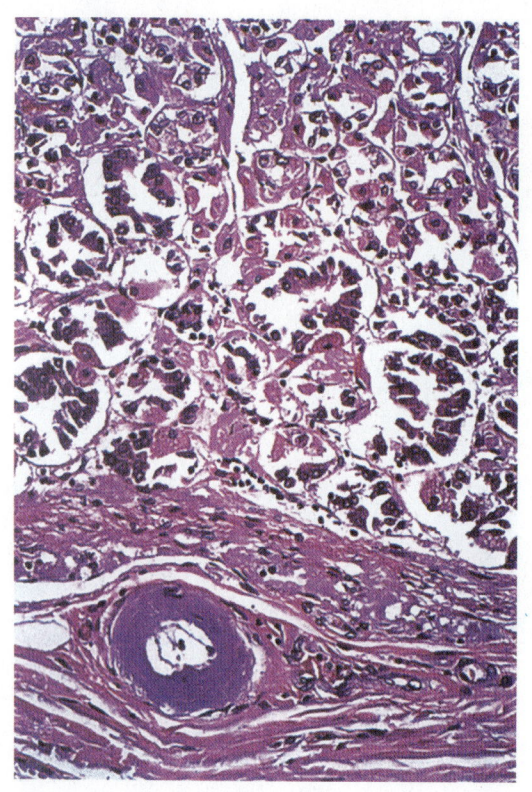

图 4.130　淀粉样变性累及黏膜下层血管、固有膜和黏膜肌层。

变讨论如下。

胃黄斑瘤（黄色瘤）

内镜医师见到的黄斑瘤（xanthelasma）表现为

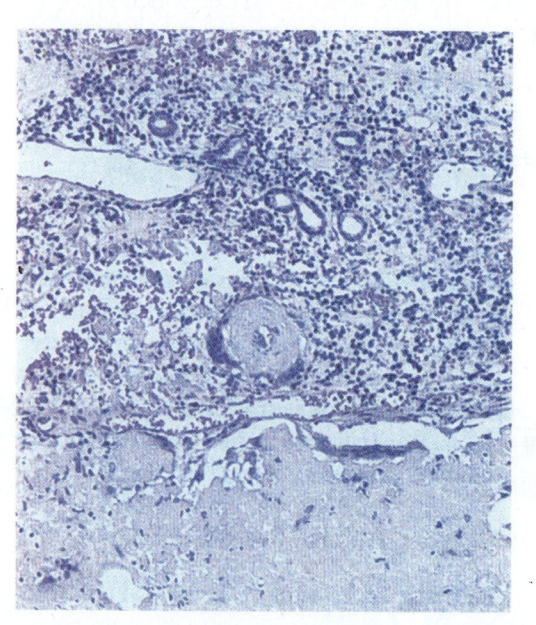

图 4.131　胃的瘤样淀粉样变。血管周围嗜酸性无细胞结构的物质呈同心圆排列。

单个或多发性、界限非常清楚的、圆-卵圆形的黄白色病变，大小 1～2 mm，很少超过 5 mm。它们可能发生在胆汁淤积和高胆固醇血症的情况下。在组织学上病变由含有脂质的巨噬细胞（黄色瘤细胞）聚集组成，这些细胞在紧接表面上皮下的固有膜上层呈砌砖样排列（图 4.133 和 4.134）。淋巴细胞、浆细胞和巨噬细胞伴有泡沫细胞。巨噬细胞含有泡沫样、细空泡状胞浆，PAS 染色阴性。这种脂质岛的病因学尚不清楚，但在正常胃内从不出现。患者常有十二指肠反流、不同程度的胃炎、胃的手术，甚或伴有胃癌的证据。巨噬细胞标记物 KP1 染色这些脂质岛阳性，而泡沫细胞含有低密度脂蛋白（LDLs）和氧化 LDLs。

伴有假肉瘤性间质的再生性病变

再生性病变，无论是表现为息肉样还是围绕在溃疡区域的周围，由于有明显的反应性上皮细胞和（或）肌成纤维细胞，均可含有假肉瘤性间质。在胃内时，病变通常累及中年或老年患者。这种反应性细胞含有大的细胞核和明显的核仁。反应性细胞常常有炎症细胞伴随。这些反应性细胞细胞角蛋白阴性，可与未分化癌鉴别。总的说来这种病变呈反应性，它不同于间叶性肿瘤，因为细胞一般较大，而且缺乏核分裂象。Vimentin 免疫染色通常强阳性。

粪石和异物

多种因素容易造成粪石形成。胃肠运动障碍或梗阻有利于粪石的形成。因此，粪石往往合并糖尿病、肌强直性肌营养不良、硬化治疗和服用减少胃肠运动的药物，例如类罂粟碱或神经肌肉阻滞剂。多数异物是来自儿童意外吞咽、精神病患者故意吞咽或走私者吞咽违禁品。粪石患者的主诉是厌食、上腹胀满、恶心或呕吐。咽下诸如针或牙签等尖锐物体可能合并溃疡形成、出血和腹膜炎。粪石由摄入的物质累积而成，形成一个胃腔内肿块。多数粪石是由摄入的不能消化的器官样物质形成的，例如毛发（毛粪石，trichobezoars）、植物（植物粪石，phytobezoars）、药物或由它们混合而成（植物毛粪石，trichophytobazoars）。毛粪石一般发生在有情感障碍的年轻女孩，她们咀嚼并吞咽长发，最终形成一个毛球，导致幽门出口梗阻。

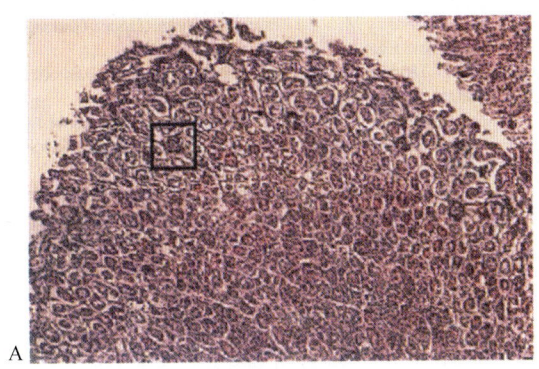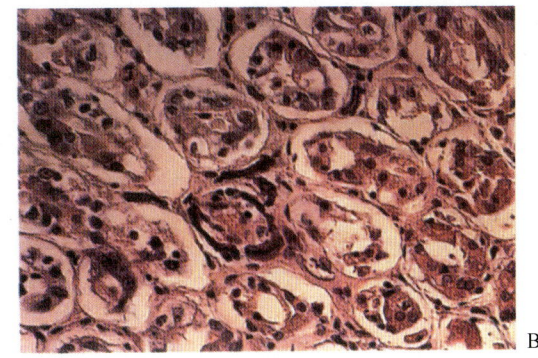

图 4.132 高钙血症的黏膜钙化。**A**：低倍镜显示几个腺体由于显著的嗜碱性染色而非常突出。方框勾画出了一个这样的腺体，这个区域的高倍放大显示在图 B 中。**B**：营养不良性钙化位于固有膜内以及腺体周围。患者有甲状旁腺增生引起的高钙血症。

胃肠手术的后果

胃手术后可有许多组织学改变（表 4.25）。切缘溃疡、吻合口溃疡和手术溃疡这些术语指的是发生在手术导致的胃出口的溃疡。它们通常发生在十二指肠溃疡术后。目前，吻合口溃疡已不常见，由于废弃了作为溃疡主要手术的单纯胃肠吻合术，吻合口溃疡已经基本消失。

慢性胃炎常见，尤其是采用 Billroth II 式手术，将胃与空肠吻合时。胃炎常常严重，伴有萎缩、幽门和肠上皮化生，有时伴有异型增生。在吻合口的近端有胃小凹增生、表面水肿、肌性固有膜、轻微的炎症和继发于胃窦切除、胃泌素丧失所致的腺体萎缩。这些病变的发生有许多因素，包括慢性胆汁反流、继发于黏膜脱垂的吻合口缺血、当吻合口重建时发生的黏膜变形。手术之后 G 细胞明显增生或许可以用来解释发生残胃癌的危险性增加。这些病变可能开始于胃小凹增生，是对于胰腺或十二指肠分泌物的反应。

反复损伤可能导致释放促炎因子，促炎因子刺激平滑肌，而后又刺激成纤维细胞增生。第一个大体可见的病变是息肉样胃小凹增生，然后发展成较大的增生性息肉肿块，见于胃切除术的部位。大体上，这种

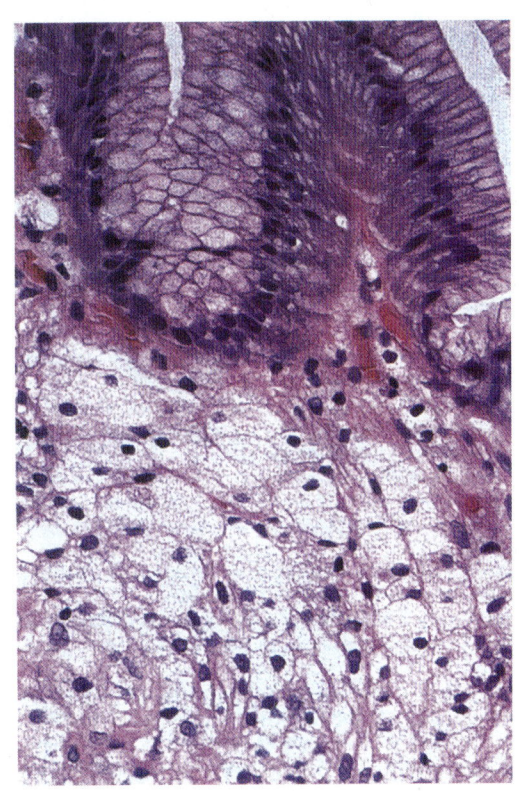

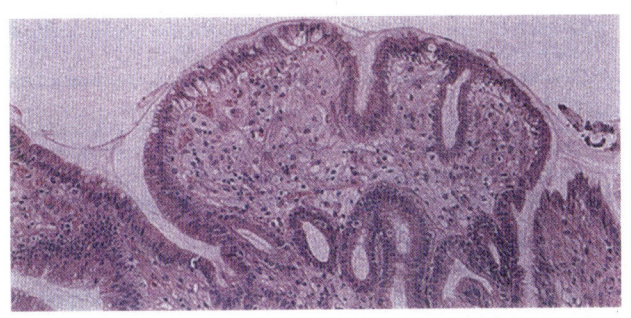

图 4.133 胃黄斑瘤。固有膜有明显的黄色瘤细胞聚集，造成黏膜结构紊乱，它充满于腺体之间，腺体间距增宽。

图 4.134 胃黄色瘤高倍放大显示固有膜中泡沫细胞聚集。这些细胞有别于印戒细胞癌，因为细胞核小并有大量的胞浆。此外，细胞核常位于中央。在可疑的病例，可用 KP1 染色以确定它们的真正性质。

表 4.25　残胃病变

慢性碱反流性胃炎
囊性腺体扩张（类似于胃底腺息肉）
表面（胃小凹）增生
萎缩性胃炎
肠上皮化生
增生性息肉
深在性囊性胃炎
胃黄斑瘤
异型增生
癌
吻合口溃疡

病变表现为孤立的无蒂息肉，或表现为胃吻合口一侧线性排列的息肉。胃小凹深度或直径增加，呈小囊状扩张，增加的间质表现为水肿和（或）炎症，胃腺间隔增宽。病变基底含有纤维结缔组织，取代或使黏膜肌层膨胀。组织学上，这些增生性病变类似于增生性息肉，因为它们含有增生性的非异型增生性胃小凹细胞。肥厚的黏膜肌不规则破损，穿过囊性腺体进入黏膜下层，形成深在性囊性胃炎。显微镜下这种病变表现为局限性的皱襞肥大，常类似于 Menetrier 病。这些病变的自然病史尚有争议，至于它们是否为慢性间质性胃炎和吻合口癌的中间阶段尚不清楚。

参考文献

1. Arey LB: *Developmental Anatomy*. Philadelphia: WB Saunders, 1974, p 245.
2. Van den Brinck GR, Hardwick JCH, Nielsen C, et al: Sonic hedgehog expression correlates with fundic gland differentiation in the adult gastrointestinal tract. *Gut* 2002;51:628.
3. Dimmler A, Brabletz T, Hlubek F, et al: Transcription of sonic hedgehog, a potential factor for gastric morphogenesis and gastric mucosa maintenance is upregulated in acidic conditions. *Lab Invest* 2003; 83:1829.
4. Allen A, Flemstrom G, Garner A, Kivilaakso E: Gastroduodenal mucosal protection. *Physiol Rev* 1993;73:823.
5. Engel E, Peskoff A, Kauffman GL Jr, Grossman MI: Analysis of hydrogen ion concentration in the gastric gel mucus layer. *Am J Physiol* 1984;247:G321.
6. Wallace JL, Whittle BJR: The role of extracellular mucus as a protective cap over gastric mucosal damage. *Scand J Gastroenterol* 1986;21:79.
7. Allen A, Cunliffe WJ, Pearson JP, Venables CW: The adherent gastric mucus gel barrier in man and changes in peptic ulceration. *J Intern Med* 1990;732:83.
8. Holzer P, Livingston EH, Guth PH: Sensory neurons signal of an increase in rat gastric mucosal blood flow in the face of pending acid injury. *Gastroenterology* 1991;101:416.
9. Jacobson E: Circulatory mechanisms of gastric mucosal damage and protection. *Gastroenterology* 1992;102:1788.
10. Robert A: Role of endogenous and exogenous prostaglandins in mucosal protection. In: Allen A, Flemstrom G, Garner A, et al (eds) *Mechanisms of Mucosal Protection in the Upper Gastrointestinal Tract*. New York: Raven Press, 1984, pp 377–393.
11. Pabst MA, Wachter C, Holzer P: Morphologic basis of the functional gastric acid barrier. *Lab Invest* 1996;74:78.
12. Konturek PK, Brzozowski T, Konturek SJ, Dembinski A: Role of epidermal growth factor, prostaglandin, and sulfhydryls in stress-induced gastric lesions. *Gastroenterology* 1990;99:1607.
13. Ishikawa T, Sarfeh IJ, Tarnawski A, et al: Epidermal growth factor protects portal hypertensive gastric mucosa in ischemia/reperfusion: the role of capillary endothelia and prostaglandins. *Surgery* 1992;112:341.
14. Kunkel SL, Wiggins RC, Chensue SW, Larrick J: Regulation of macrophage tumor necrosis factor production by prostaglandin E2. *Biochem Biophys Res, Commun* 1986;137:404.
15. Hogaboam CM, Bissonnette KY, Chin, BC, et al: Prostaglandins inhibit inflammatory mediator release from rat mast cells. *Gastroenterology* 1993;104:122.
16. Silen W, Ito S: Mechanisms for rapid re-epithelilization of the gastric mucosal surface. *Ann Rev Physiol* 1985;47:217.
17. Chen MC, Lee AT, Soll AH: Mitogenic response of canine fundic epithelial cells in short-term culture to TGFα and IGF-1. *J Clin Invest* 1991;87:1716.
18. Beauchamp RD, Barnard GA, MacCutchen CN, et al: Localization of TGFα and its receptor in gastric mucosal cells. Implications for regulatory role in acid secretion and mucosal renewal. *J Clin Invest* 1989;84:1017.
19. Sporn MB, Roberts AB: Autocrine growth factors and cancer. *Nature* 1985;313:745.
20. Marti U, Burwen SJ, Jones AL: Biological effects of epidermal growth factor, with emphasis on the gastrointestinal tract and liver: an update. *Hepatology* 1989;9:126.
21. Hirschowitz BL: Neural and hormonal control of gastric secretion. In: Schultz SG, Forte JG (eds). *Handbook of Physiology*, Vol. III. Washington, DC: American Physiology Society, 1989, p 128–146.
22. Uvnas-Wallensten K, Efendic S, Johansson C, et al: Effect of intraluminal pH on the release of somatostatin and gastrin into antral, bulbar and ileal pouches of conscious dogs. *Acta Physiol Scand* 1980;110:391.
23. Modlin IM, Tang LH: The gastric enterochromaffin-like cells: an enigmatic cellular link. *Gastroenterology* 1996;111:783.
24. Samloff IM: Pepsinogens I and II: purification from gastric mucosa and radioimmunoassay in serum. *Gastroenterology* 1982;82:26.
25. Sano J, Miki K, Ichnose M, et al: In situ localization of pepsinogens I and II mRNA in human gastric mucosa. *Acta Pathol Jpn* 1989;39:765.
26. Stave R, Bandtzaeg P, Nygaard K, Fausa O: The transitional body-antrum zone in resected stomachs. Anatomical outline and parietal-cell and gastrin-cell characteristics in peptic ulcer disease. *Scand J Gastroenterol* 1978;13:685.
27. Listrom MB, Fenoglio-Preiser CM: The lymphatic distribution of the stomach in normal, inflammatory, hyperplastic and neoplastic tissues. *Gastroenterology* 1987;93:506.
28. Neutra MR, Padykula HA: The gastrointestinal tract. In: Weiss L (ed) *Modern Concepts of Gastrointestinal Histology*. New York: Elsevier, 1984, pp 1–30.
29. Kyoi T, Ueda F, Kimura K, et al: Development of gap junctions between gastric surface mucous cells during cell maturation in rats. *Gastroenterology* 1992;102:1930.
30. Helander HF: The cells of the gastric mucosa. *Int Rev Cytol* 1981;70: 217.
31. Jons T, Warrings B, Jons A, Drenckhahn D: Basolateral localization of anion exchanger 2 (AE2) and actin in acid-secreting (parietal) cells of the human stomach. *Histochemistry* 1994;102:255.
32. Grossman MI: The pyloric gland area of the stomach. *Gastroenterology* 1960;38:1.
33. Faussone-Pellegrini MS, Pantalone D, Cortesini C: An ultrastructural study of the smooth muscle cells and nerve endings of the human stomach. *J Submicrosc Cytol Pathol* 1989;21:421.
34. Bartels RJ: Duplication of the stomach: case report and review of the literature. *Am Surgeon* 1967;33:747.
35. Luks FI, Shah MN, Bulauitan MC, et al: Adult foregut duplication. *Surgery* 1990;108:101.
36. Ildstad ST, Tollerud DJ, Weiss RG, et al: Duplication of the alimentary tract. Clinical characteristics, preferred treatment and associated malformations. *Ann Surg* 1988;208:184.
37. Kay S, Mills S: The stomach. In: Sternberg S (ed). *Diagnostic Surgical Pathology*. New York: Raven Press, 1994, pp 1071–1085.

38. Hewlett PM: Isolated dextrogastria. *Br J Radiol* 1982;55:678.
39. Torfs CP, Velie EM, Oechsli FW, et al: A population-based study of gastroschisis: demographic, pregnancy, and lifestyle risk factors. *Teratology* 1994;50:44.
40. de Vries PA: The pathogenesis of gastroschisis and omphalocele. *J Pediatr Surg* 1980;15:245.
41. Kurgan A, Hoffman J: Aetiology of gastric diverticula—an hypothesis. *Med Hypoth* 1981;7:1471.
42. Moore CC: Congenital gastric outlet obstruction. *J Pediatr Surg* 1989;24:1241.
43. Achiron R, Hamiel-Pinchas O, Engelberg O, et al: Aplasia cutis congenita associated with epidermolysis bullosa and pyloric atresia: the diagnostic role of prenatal ultrasonography. *Prenat Diagn* 1992;12:765.
44. Bell MJ: Infantile pyloric stenosis. Experience with 305 cases at Louisville Children's Hospital. *Surgery* 1968;64:983.
45. Bell JM, Ternberg JL, Keating JP, et al: Prepyloric gastric antral web: a puzzling epidemic. *J Pediatr Surg* 1978;13:307.
46. Aaron JM, Newman A, Heaton JW: Torus hyperplasia of the pyloric antrum presenting as a gastric pseudotumor. *Gastroenterology* 1973;64:634.
47. Dolan RV, Remine WH, Dockerty MB: The fate of heterotopic pancreatic tissue: a study of 212 cases. *Arch Surg* 1974;109:762.
48. Tomita T, Kanabe S: Islet tissue in the heterotopic pancreas. *Arch Pathol Lab Med* 1983;107:469.
49. Barbosa J, Dockerty MB, Waugh JM: Pancreatic heterotopia: review of the literature and report of 41 authenticated surgical cases of which 25 were clinically significant. *Surg Gynecol Obstet* 1946;82:527.
50. Yamagiwa H, Matsuzaki O, Ishihara A, Yoshimura H: Heterotopic gastric glands in the submucosa of the stomach. *Acta Pathol Jpn* 1979;29:347.
51. Sufian S, Ominsky S, Matsumoto T: Congenital double pylorus. *Gastroenterology* 1977;73:1154.
52. Miller D, Pasquale M, Seneca R, Hodin E: Gastric volvulus in the pediatric population. *Arch Surg* 1991;126:1146.
53. Patel NM: Chronic gastric volvulus: report of a case and review of the literature. *Am J Gastroenterol* 1985;80:170.
54. Shackelford GD, McAlister WH, Brodeur AE, et al: Congenital microgastria. *Am J Roentgenol Radium Ther Nucl Med* 1973;118:72.
55. Neifeld JP, Berman WF, Lawrence W Jr, et al: Management of congenital microgastria with a jejunal reservoir pouch. *J Pediatr Surg* 1980;15:882.
56. Dixon MF, Genta RM, Yardley JH, et al, and the Participants of the International Workshop on the Histopathology of Gastritis, Houston 1994: Classification and grading of gastritis: the updated Sydney system. *Am J Surg Pathol* 1996;20:1161.
57. Wright CL, Kelly JK: The use of routine special stains for upper gastrointestinal biopsies. *Am J Surg Pathol* 2006;30:357.
58. Stark ME, Szurszewski JH: Role of nitric oxide in gastrointestinal and hepatic function and disease. *Gastroenterology* 1992;103:1928.
59. McCord JM: Oxygen-derived free radicals in postischemic tissue injury. *N Engl J Med* 1985;312:159.
60. Hernandez LA, Grisham MB, Twohig B, et al: Role of neutrophils in ischemia-reperfusion-induced microvascular injury. *Am J Physiol* 1987;253:H699.
61. Kozol R, Kopatsis A, Fligiel SEG, et al: Neutrophil-mediated injury to gastric mucosal surface cells. *Dig Dis Sci* 1994;39:138.
62. Andrews FJ, Malcontenti C, O'Brien PE: Sequence of gastric mucosal injury following ischemia and reperfusion: role of reactive oxygen metabolites. *Dig Dis Sci* 1992;37:1356.
63. Stein HJ, Hinder RA, Oosthuizen MJ: Gastric mucosal injury caused by hemorrhagic shock and reperfusion: protective role of the antioxidant glutathione. *Surgery* 1990;108:467.
64. Ross D: Glutathione, free radicals and chemotherapeutic agents: mechanism of free radical induced toxicity and glutathione-dependent protection. *Pharmacol Ther* 1988;37:231.
65. Silen W, Ito S: Mechanisms for rapid re-epithelialization of the gastric mucosal surface. *Annu Rev Physiol* 1985;47:217.
66. Miyazaki Y, Hiraoka S, Tsutsui S, et al: Epidermal growth factor receptor mediates stress-induced expression of its ligands in rat gastric epithelial cells. *Gastroenterology* 2001;120:108.
67. Kvietys PR, Twohig B, Danzell J, Specian RD: Ethanol-induced injury to the rat gastric mucosa. *Gastroenterology* 1990;98:909.
68. Trier JS, Szabo S, Allan CH: Ethanol-induced damage to mucosal capillaries of rat stomach. *Gastroenterology* 1987;92:13.
69. Masuda E, Kawano S, Nagano K, et al: Endogenous nitric oxide modulates ethanol-induced gastric mucosal injury in rats. *Gastroenterology* 1995;108:58.
70. Pihan G, Rogers C, Szabo S: Vascular injury in acute gastric mucosal damage: mediatory role of leukotrienes. *Dig Dis Sci* 1988;33:625.
71. Holzer P, Livingston EH, Guth PH: Sensory neurons signal an increase in rat gastric mucosal blood flow in the face of pending acid injury. *Gastroenterology* 1991;101:416.
72. Laine L, Weinstein WM: Histology of alcoholic hemorrhagic "gastritis": a prospective evaluation. *Gastroenterology* 1988;94:1254.
73. Romano M, Lesch CA, Meise KS, et al: Increased gastroduodenal concentrations of transforming growth factor a in adaptation to aspirin in monkeys and rats. *Gastroenterology* 1996;110:1448.
74. Schoen RT, Vender RJ: Mechanisms of nonsteroidal anti-inflammatory drug-induced gastric damage. *Am J Med* 1989;86:449.
75. Levy M, Miller DR, Kaufman DW, et al: Major upper gastrointestinal tract bleeding: relation to the use of aspirin and other nonnarcotic analgesics. *Arch Intern Med* 1988;148:281.
76. Lewis JD, Kimmel SE, Localio AR, et al: Risk of serious upper gastrointestinal toxicity with over-the-counter nonaspirin nonsteroidal anti-inflammatory drugs. *Gastroenterology* 2005;129:1865.
77. Langman MJS: Epidemiologic evidence on the association between peptic ulceration and antiinflammatory drug use. *Gastroenterology* 1989;96:640.
78. Lee M, Feldman M: Age-related reductions in gastric mucosal prostaglandin levels increase susceptibility to aspirin-induced injury in rats. *Gastroenterology* 1994;107:1746.
79. Fiorucci S, Antonelli E, Distrutti E, et al: Inhibition of hydrogen sulfide generation contributes to gastric injury caused by anti-inflammatory nonsteroidal drugs. *Gastroenterology* 2005;129:1210.
80. Aalykke C, Lauritsen JM, Hallas J, et al: Helicobacter pylori and risk of ulcer bleeding among users of nonsteroidal anti-inflammatory drugs: a case control study. *Gastroenterology* 1999;116:1305.
81. Wallace JL, McKnight W, Miyasaka M, et al: Role of endothelial adhesion molecules in NSAID-induced gastric mucosal injury. *Am J Physiol* 1993;265:G993.
82. Klinkenberg-Knol EC, Nelis F, Dent J, et al: Long term omeprazole treatment in resistant gastroesophageal reflux disease. Efficacy, safety and influence on gastric mucosa. *Gastroenterology* 2000;118:661.
83. Krishnamurthy S, Dayal Y: Parietal cell protrusions in gastric ulcer disease. *Hum Pathol* 1997;28:1126.
84. Aprile MR, Azzoni C, Gibril F, et al: Intramucosal cysts in the gastric body of patients with Zollinger-Ellison syndrome. *Hum Pathol* 2000;31:140.
85. Choudhry U, Boyce HW Jr, Coppola D: Proton pump inhibitor-associated gastric polyps: a retrospective analysis of their frequency and endoscopic, histologic and ultrastructural characteristics. *Am J Clin Pathol* 1998;110:615.
86. Welch DC, Wirth PS, Goldenring JR, et al: Gastric graft-versus-host disease revisited. Does proton pump inhibitor therapy affect endoscopic gastric biopsy interpretation? *Am J Surg Pathol* 2006;30:444.
87. Delaney JP, Michel HM, Bonsack ME, et al: Adrenal corticosteroids cause gastrin cell hyperplasia. *Gastroenterology* 1979;76:913.
88. Petras RE, Hart WR, Bukowski RM: Gastric epithelial atypia associated with hepatic arterial infusion chemotherapy. Its distinction from early gastric carcinoma. *Cancer* 1985;56:745.
89. Weidner N, Smith JG, LaVanway JM: Peptic ulceration with marked epithelial atypia following hepatic arterial infusion chemotherapy. A lesion initially misinterpreted as carcinoma. *Am J Surg Pathol* 1983;7:261.
90. Doria MI, Doria LK, Faintuch J, Levin B: Gastric mucosal injury after hepatic arterial infusion chemotherapy with floxuridine-a clinical and pathologic study. *Cancer* 1994;73:2042.
91. Ferrero JM, Francois E, Frenay M, Namer M: Occurrence of a gastric phytobezoar after chemotherapy with vinorelbine. *Presse Med* 1993;22:638.
92. Haig A, Driman DK: Iron-induced mucosal injury to the upper gastrointestinal tract. *Histopathology* 2006;48:808.
93. Marginean EC, Bennick M, Cyczk J, et al: Gastric siderosis. Patterns and significance. *Am J Surg Pathol* 2006;30:514.
94. Peled N, Dagan O, Babyn P, et al: Gastric-outlet obstruction induced by prostaglandin therapy in neonates. *N Engl J Med* 1992;327:505.
95. Lee HS, LaMaute HR, Pizzi WF, et al: Acute gastroduodenal perforations associated with use of crack. *Ann Surg* 1990;211:15.

96. Escobedo LG, Ruttenber J, Agocs MM, et al: Emerging patterns of cocaine use and the epidemic of cocaine overdose deaths in Dade County, Florida. *Arch Pathol Lab Med* 1991;115:900.
97. Greenson JK, Trinidad SB, Pfeil SA, et al: Gastric mucosal calcinosis. Calcified aluminum phosphate deposits secondary to aluminum-containing antacids or sucralfate therapy in organ transplant patients. *Am J Surg Pathol* 1993;17:45.
98. Abraham SC, Bhagavan BS, Lee LA, et al: Upper gastrointestinal tract injury in patients receiving Kayexalate (sodium-polysterene sulfonate) in sorbitol: clinical endoscopic and histopathologic findings. *Am J Surg Pathol* 2001;25:637.
99. Rashid A, Hamilton SR: Necrosis of the gastrointestinal tract in uremic patients as a result of sodium-polysterene sulfonate (Kayexalate) in sorbitol: an underrecognized condition. *Am J Surg Pathol* 1997;21:60.
100. Iacobuzio-Donahue CA, Lee EL, Abraham SC, et al: Colchicine toxicity: distinct morphologic findings in gastrointestinal biopsies. *Am J Surg Pathol* 2001;25:1067.
101. Feltkamp TE, Mees EJD, Niewenhuis MG: Autoantibodies related to treatment with chlorthalidone and methyldopa. *Acta Med Scand* 1970;187:219.
102. Krigel RL, Padavic-Shaller KA, Rudolph AA, et al: Hemorrhagic gastritis as a new dose-limiting toxicity of recombinant tumor necrosis factor. *J Natl Cancer Inst* 1991;83:129.
103. Casey KM, Quigley TM, Kozarek RA, Raker EJ: Lethal nature of ischemic gastropathy. *Am J Surg* 1993;165:646.
104. Goldgrabber MB, Rubin CE, Palmer WL, et al: The early gastric response to irradiation. A serial biopsy study. *Gastroenterology* 1954;27:1.
105. Malaty HM, Evans DG, Evans DJ, Graham DY: Helicobacter pylori in Hispanics: comparison with blacks and whites of similar age and socioeconomic class. *Gastroenterology* 1992;103:813.
106. Kilbridge PM, Dahms BB, Czinn SJ: Campylobacter pylori-associated gastritis and peptic ulcer disease in children. *Am J Dis Child* 1988;142:1149.
107. Parsonnet J, Shmuely H, Haggerty T: Fecal and oral shedding of Helicobacter pylori from healthy infected adults. *JAMA* 1999;282:2240.
108. Smith VC, Genta RM: Role of *Helicobacter pylori* gastritis in gastric atrophy, intestinal metaplasia and gastric neoplasia. *Microsc Res Tech* 2000;48:313.
109. Hirschl AM, Richter M, Makristathis A, et al: Single and multiple strain colonization in patients with Helicobacter pylori associated gastritis: detection by microrestriction DNA analysis. *J Infect Dis* 1994;170:473.
110. Slomiany BL, Bilski J, Sarosiek J, et al: Campylobacter pyloridis degrades mucin and undermines gastric mucosal integrity. *Biochem Biophys Res Commun* 1987;144:307.
111. Smoot DT, Mobley HLT, Chippendale GR, et al: Helicobacter pylori urease activity is toxic to human gastric epithelial cells. *Infect Immun* 1990;58:1992.
112. Ilver D, Arnqvist A, Ogren J, et al: Helicobacter pylori adhesin binding fucosylated histo-blood group antigens revealed by retagging. *Science* 1998;279:373.
113. Vinall LE, King M, Novelli M, et al: Altered expression and allelic association of the hypervariable membrane mucin MUC1 in *Helicobacter pylori* gastritis. *Gastroenterology* 2001;123:41.
114. Linden S, Nordman H, Hedenbro J, et al: Strain and blood group-dependent binding of *Helicobacter pylori* to human gastric MUC5AC glycoforms. *Gastroenterology* 2002;123:1923.
115. Montecucco C, Papini E, de Bernard M, et al: *Helicobacter pylori* VacA vacuolating cytotoxin and HP-Nap neutrophil activating protein. In: Achtman M, Suerbaum S (eds). *Helicobacter Pylori: Molecular and Cellular Biology*. Wymondham, United Kingdom: Horizon Scientific Press, 2001, pp 245–263.
116. Szabo I, Brutsche S, Tombola F, et al: Formation of anion-selective channels in the cell plasma membrane by the toxin VacC of Helicobacter pylori is required or its biological activity. *EMBO J* 1999;18:5517.
117. Galmiche A, Rassow J, Doye A, et al: The n terminal 34 kDa fragment of *Helicobacter pylori* vacuolating cytotoxin targets mitochondria and induces Cytochrome c release. *EMBO J* 2000;19:361.
118. Gebert B, Fischer W, Weiss E, et al: *Helicobacter pylori* vacuolating cytotoxin inhibits T lymphocyte activation. *Science* 2003;301:1099.
119. Atherton JC, Peek RM Jr, Tham KT, et al: Clinical and pathological importance of heterogeneity in vacA, the vacuolating cytotoxin gene of *Helicobacter pylori*. *Gastroenterology* 1997;112:92.
120. Censini S, Lange C, Xiang Z, et al: *cag*, a pathogenicity island of *Helicobacter pylori* encodes type-I specific and disease-associated virulence factors. *Proc Natl Acad Sci USA* 1996;3:14648.
121. Segal ED, Cha J, Lo J, et al: Altered states: involvement of phosphorylated CagA in the induction of host cellular growth changes by *Helicobacter pylori*. *Proc Natl Acad Sci USA* 1999;96:14555.
122. Higashi H, Tsutsumi R, Muto S, et al: SHp-2 tyrosine phosphatase as an intracellular target of *Helicobacter pylori* CagA protein. *Science* 2002;295:683.
123. Mimuro H, Suzuki T, Tanaka J, et al: Grb2 is a key mediator of Helicobacter pylori CagA protein activities. *Mol Cell* 2002;278:745.
124. Naito M, Yamazaki T, Tsutsumi R, et al: Influence of EPIYA-repeat polymorphism on the phosphorylation-dependent biological activity of Helicobacter pylori CagA. *Gastroenterology* 2006;130:1181.
125. Amieva MR, Vogelmann R, Covacci A, et al: Disruption of the epithelial apical junctional complex by Helicobacter CagA. *Science* 2003;1430.
126. Moss SF, Sordillo EM, Abdalla AM, et al: Increased gastric epithelial apoptosis associated with colonization with CagA+ *Helicobacter pylori* strains. *Cancer Res* 2001;61:1406.
127. Yamaoka Y, Kikuchi S, El-Zimaity HMT, et al: Importance of *Helicobacter pylori* oipA in clinical presentation, gastric inflammation and mucosal interleukin 8 production. *Gastroenterology* 2002;123:414.
128. Yamaoka Y, Kwon DH, Graham DY: A M,34,000 proinflammatory outer membrane protein (oipA) of Helicobacter pylori. *Proc Natl Acad Sci USA* 2000;97:7533.
129. Negrini R, Savio A, Appelmelk BJ: Autoantibodies to gastric mucosa in *Helicobacter pylori* infection. *Helicobacter* 1997;Suppl 1:S13.
130. Fu S, Ramanujam KS, Wong A, et al: Increased expression and cellular localization of inducible nitric oxide synthase and cyclooxygenase 2 in *Helicobacter pylori* gastritis. *Gastroenterology* 1999;116:1319.
131. Naumann M, Wessler S, Bartsch C, et al: Activation of activator protein I and stress response kinases in epithelial cells colonized by *Helicobacter pylori* encoding the *cag* pathogenicity island. *J Bol Chem* 1999;274:31655.
132. Kreuning J, Lindeman J, Biemond I, Lamers CBHW: Relation between IgG and IgA antibody titres against Helicobacter pylori in serum and severity of gastritis in asymptomatic subjects. *J Clin Pathol* 1994;47:227.
133. Hunt RH: Hp and pH: implications for the eradication of Helicobacter pylori. *Scand J Gastroenterol* 1993;196:12.
134. Chan WY, Hui PK, Leung KM, et al: Coccoid forms of Helicobacter pylori in the human stomach. *Am J Clin Pathol* 1994;102:503.
135. Bayerdorffer E, Oertel H, Lehn N, et al: Topographic association between active gastritis and Campylobacter pylori colonization. *J Clin Pathol* 1989;42:834.
136. Warren JR: Gastric pathology associated with Helicobacter pylori. *Gastroenterol Clin North Am* 2000;29:705.
137. Appelman HD: Gastritis: terminology, etiology and clinicopathological correlations. *Hum Pathol* 1994;25:1006.
138. Taha AS, Boothman P, Nakshabendi I, et al: Diagnostic tests for Helicobacter pylori: comparison and influence of non-steroidal anti-inflammatory drugs. *J Clin Pathol* 1992;45:8.
139. Suerbaum S, Michetti P: *Helicobacter pylori* infection. *New Engl J Med* 2002;347:1175.
140. Stolte M, Meining A: Helicobacter pylori gastritis of the gastric carcinoma phenotype: is histology capable of identifying high risk gastritis? *J Gastroenterol* 2000;35:98.
141. Jang J, Lee S, Jung Y, et al: Malgun (clear) cell change in *Helicobacter pylori* gastritis reflects epithelial genomic damage and repair. *Am J Pathol* 2003;162:1203.
142. Sobala GM, Axon ATR, Dixon MF: Morphology of chronic antral gastritis: relationship to age, Helicobacter pylori status and peptic ulceration. *Eur J Gastroenterol Hepatol* 1992;4:825.
143. Genta RM, Hamner HW: The significance of lymphoid follicles in the interpretation of gastric biopsy specimens. *Arch Pathol Lab Med* 1994;118:740.
144. Hassall E, Dimmick JE: Unique features of *Helicobacter pylori* disease in children. *Dig Dis Sci* 1991;36:417.
145. Dhillon AP, Sawyer A: Granulomatous gastritis associated with Campylobacter pylori. *APMIS* 1987;97:723.

146. Faraji EI, Frank BB: Multifocal atrophic gastritis and gastric carcinoma. *Gastroenterol Clin North Am* 2002;499.
147. Niemala S, Karttunen T, Kerola T: *Helicobacter pylori*-associated gastritis. Evolution of histologic changes over 10 years. *Scand J Gastroenterol* 1995;30:542.
148. Murayama Y, Mayagawa J, Shinomura Y, et al: Morphological and functional restoration of parietal cells in *Helicobacter*-associated enlarged fold gastritis after eradication. *Gut* 1999;45:653.
149. Nomura A, Stemmermann GN, Chyou P-H, et al: Helicobacter pylori infection and the risk for duodenal and gastric ulceration. *Ann Intern Med* 1994;120:977.
150. Hojo M, Miwa H, Nagahara A, Sat N: Pooled analysis on the efficacy of the second line treatment regimens for Helicobacter pylori infections. *Scand J Gastroenterol* 2001;36:690.
151. O'Rourke J, Grehan M, Lee A: Non-pylori *Helicobacter* species in humans. *Gut* 2001;49:601.
152. Hilzenrat N, Lamoureux E, Weintraub I, et al: *Helicobacter heilmannii*-like spiral bacteria in gastric mucosal biopsies. Prevalence and clinical significance. *Arch Pathol Lab Med* 1995;119:1149.
153. Meining A, Kroher G, Stolte M: Animal reservoirs in the transmission of Helicobacter heilmannii. *Scand J Gastroenterol* 1998;33:795.
154. McNulty CAM, Dent JC, Curry A, et al: New spiral bacterium in gastric mucosa. *J Clin Pathol* 1989;45:585.
155. Oliva MM, Lazenby AJ, Perman JA: Gastritis associated with Gastrospirillum hominis in children: comparison with Helicobacter pylori and review of the literature. *Mod Pathol* 1993;6:513.
156. Debongnie JC, Domnnay M, Manesse J: Gastrospirillum hominis (Helicobacter heilmanii). A cause of gastritis, is sometimes transient, better diagnoses by touch cytology? *Am J Gastroenterol* 1995;90:411.
157. Singhal AV, Sepulvada AR: *Helicobacter helmannii* gastritis. A case study with review of the literature. *Am J Surg Pathol* 2005;29:1537.
158. Moosvi AR, Saravolata LD, Wong DH, Simms SM: Emphysematous gastritis: case report and review. *Rev Infect Dis* 1990;12:848.
159. Sachar DB, Klein RS, Swerdlow F, et al: Erosive syphilitic gastritis: dark-field and immunofluorescent diagnosis from biopsy specimen. *Ann Intern Med* 1974;80:512.
160. Fyfe B, Poppiti RJ, Lubin J, Robinson MJ: Gastric syphilis—primary diagnosis by gastric biopsy: report of four cases. *Arch Pathol Lab Med* 1993;117:820.
161. Chen CY, Chi KH, George RW, et al: Diagnosis of gastric syphilis by direct immunofluorescence staining and real-time PCR testing. *J Clin Microbiol* 2006;44:3452.
162. Sexton RL, Dunkley RE, Kreglow AF: Gastroscopic study of 100 cases of early syphilis. *Trans Am Ther Soc* 1937;87:73.
163. Bhansali AK: Abdominal tuberculosis: experiences with 300 cases. *Am J Gastroenterol* 1977;67:324.
164. Khoshoo V, Alonzo E, Correa H, et al: Menetrier's disease with cytomegalovirus gastritis. *Arch Pediatr Adol Med* 1994;148:611.
165. Aqel NM, Tanner P, Drury A, et al: Cytomegalovirus gastritis with perforation and gastrocolic fistula formation. *Histopathology* 1991;18:165.
166. Garcia F, Garau J, Sierra M, Marco V: Cytomegalovirus mononucleosis-associated antral gastritis simulating malignancy. *Arch Intern Med* 1987;147:787.
167. Gotlieb-Jensen K, Andersen J: Occurrence of Candida in gastric ulcers. Significance for the healing process. *Gastroenterology* 1983;85:535.
168. Schulz DM: Histoplasmosis: a statistical morphologic study. *Am J Clin Pathol* 1954;24:11.
169. Washington K, Gottfried MR, Wilson MI: Gastrointestinal cryptococcosis. *Mod Pathol* 1992;4:707.
170. Dieterich DT, Lew EA, Bacon DJ, et al: Gastrointestinal pneumocystosis in HIV-related patients on aerosolized pentamidine: report of five cases and literature review. *Am J Gastroenterol* 1992;87:1763.
171. Yokogawa M, Yoshimura H: Clinicopathologic study on larval anisakiasis in Japan. *Am J Trop Med Hyg* 1967;16:723.
172. Verhamme MA, Ramboer CHR: Anisakiasis caused by herring in vinegar: a little known medical problem. *Gut* 1988;29:843.
173. Rosset JS, McClatchey KD, Knisely AS: Anisakis larval type I in fresh salmon. *Am J Clin Pathol* 1982;78:54.
174. Siurala M: Gastric lesion in some megaloblastic anemias with special reference to the mucosal lesion in pernicious tapeworm anemia. *Acta Med Scand* 1954;151:1.
175. Oberhuber G, Kastner N, Stolte M: Giardiasis: a histological analysis of 57 cases. *Scand J Gastroenterol* 1997;32:48.
176. Weber DJ, Walker DH: Rocky Mountain spotted fever. *Infect Dis Clin North Am* 1991;5:19.
177. Ruiz-Beltran R, Herrero-Herrero JI, Walker DH, Cunado-Rodrigiez A: Mechanisms of upper gastrointestinal hemorrhage in Mediterranean spotted fever. *Trop Geogr Med* 1990;42:78.
178. Carpenter HA, Talley NJ: Gastroscopy is incomplete without biopsy: clinical relevance of distinguishing gastropathy from gastritis. *Gastroenterology* 1995;108:917.
179. Quintero E, Kaunitz J, Nishizaki Y, et al: Uremia increases gastric mucosal permeability and acid back diffusion injury in the rat. *Gastroenterology* 1992;103:176.
180. Bushnell L, Bjorkman D, McGreevy J: Ultrastructural changes in gastric epithelium caused by bile salt. *J Surg Res* 1990;49:280.
181. Dixon MF, O'Connor HJ, Axon ATR, et al: Reflux gastritis: distinct histopathological entity? *J Clin Pathol* 1986;39:524.
182. Sipponen P, Kekki M, Siurala M: Age-related trends of gastritis and intestinal metaplasia in gastric carcinoma patients and in controls representing the population at large. *Br J Cancer* 1984;49:521.
183. Villako K, Siurala M: The behaviour of gastritis and related conditions in different population samples. *Ann Clin Res* 1981;13:114.
184. Genta RM, Gürer IE, Graham DY, et al: Adherence of *Helicobacter pylori* to areas of incomplete intestinal metaplasia in the gastric antrum. *Gastroenterology* 1996;111:1206.
185. Ota H, Katsuyama T, Nakajima S, et al: Intestinal metaplasia with adherent Helicobacter pylori: a hybrid epithelium with both gastric and intestinal features. *Hum Pathol* 1998;29:846.
186. Genta RM: Helicobacter pylori, inflammation, mucosal damage and apoptosis: pathogenesis and definition of gastric atrophy. *Gastroenterology* 1997;113:S51.
187. Correa P: Human gastric carcinogenesis; a multistep and multifactorial process – first American Cancer Society award lecture on cancer epidemiology and prevention. *Cancer Res* 1992;52:6735.
188. Nomura A, Yamakawa H, Ishidate, et al: Intestinal metaplasia in Japan: association with diet. *J Natl Cancer Inst* 1982;68:401.
189. Tredaniel J, Boffeta P, Buiatti et al: Tobacco smoking and gastric cancer: a review and metaanalysis. *Int J Cancer* 1997;72:565.
190. Offerhaus GJA, Price AB, Haot J, et al: Observer agreement on the grading of gastric atrophy. *Histopathology* 1999;34:320.
191. Ruiz B, Garay J, Johnson W, et al: Morphometric assessment of gastric antral atrophy: comparison with visual evaluation. *Histopathology* 2001;39:235.
192. Genta RM: Atrophy and atrophic gastritis: one step beyond the Sydney system. *Ital J Gastroenterol Hepatol* 1998;20:S273.
193. Irvine WJ: The association of atrophic gastritis with autoimmune thyroid disease. *Clin Endocrinol Metab* 1975;4:351.
194. Valnes K, Brandtzaeg P, Elgjo K, et al: Local immunoglobulin production is different in gastritis associated with dermatitis herpetiformis and simple gastritis. *Gut* 1987;28:1589.
195. Sengi M, Brrelli O, Pucarelli I, et al: Early manifestations of gastric autoimmunity in patients with juvenile autoimmune thyroid diseases. *J Clin Endocrinol Metab* 2004;89:4944.
196. De Block CE, De Leeuw IH, Bogers JJ, et al: Autoimmune gastropathy in type I diabetic patients with parietal cell antibodies: histological and clinical findings. *Diabetes Care* 2003;26:82.
197. Claeys D, Faller G, Appelmelk BJ, et al: The gastric H^+K^+ ATPase is a major autoantigen in *Helicobacter pylori* gastritis with body mucosal atrophy. *Gastroenterology* 1998;115:340.
198. Carmel R: Reassessment of the relative prevalences of antibodies to gastric parietal cell and to intrinsic factor in patients with pernicious anemia—Influence of patient age and race. *Clin Exper Immunol* 1992;89:74.
199. DeAizpurua HJ, Ungar B, Toh B-H: Autoantibody to the gastrin receptor in pernicious anemia. *N Engl J Med* 1985;313:479.
200. Ardeman S, Chanarin I: Intrinsic factor antibodies and intrinsic factor mediated vitamin B12 absorption in pernicious anemia. *Gut* 1966;6:436.
201. Samloff IM, Varis K, Ihamaki T, et al: Relationships among serum pepsinogen I, serum pepsinogen II and gastric mucosal histology. A study in relatives of patients with pernicious anemia. *Gastroenterology* 1982;83:204.
202. Torbenson M, Abraham SC, Boitnott J, et al: Autoimmune gastritis: distinct histological and immunohistochemical findings before complete loss of oxyntic glands. *Mod Pathol* 2002;15:102.
203. Elsborg L, Mosbech J: Pernicious anaemia as a risk factor in gastric cancer. *Acta Med Scand* 1979;206:315.

204. Imerslund O, Bjorrstad P: Familial vitamin B12 malabsorption. *Acta Haematol* 1963;30:1.
205. Jevremovic D, Torbenson M, Murray JA, et al: Atrophic autoimmune pangastritis: a distinctive form of antral and fundic gastritis associated with systemic autoimmune disease. *Am J Surg Pathol* 2006;30:1412.
206. Plaut AG: Trefoil peptides in the defense of the gastrointestinal tract. *N Engl J Med* 1997;336:506.
207. Wright NA, Pike C, Elia G: Induction of a novel epidermal growth factor secreting cell lineage by mucosal ulceration in human gastrointestinal stem cells. *Nature* 1990;343:82.
208. Stemmermann GN: Intestinal metaplasia of the stomach. *Cancer* 1994;74:556.
209. Fennerty MB, Emerson JC, Sampliner RE, et al: Gastric intestinal metaplasia in ethnic groups in the southwestern United States. *Cancer Epidemiol Biomarkers Prev* 1992;1:293.
210. Fennerty MB: Gastric intestinal metaplasia on routine endoscopic biopsy. *Gastroenterology* 2003;125:586.
211. James R, Erler T, Kazenwadel J: Structure of the murine homeobox gene cdx-e. Expression in embryonic and adult intestinal epithelium. *J Biol Chem* 1994;269:15229.
212. Tsukamoto T, Inada N, Tanaka H, et al: Down-regulation of agastric transcription factor, Sox2 and ectopic expression of intestinal homeobox genes, Cdz1 and Cdx2: inverse correlation during progression from gastric/intestinal-mixed to complete intestinal metaplasia. *J Cancer Res Clin Oncol* 2004;130:135.
213. Piazuelo MB, Hague S, Delgado A, et al: Phenotypic differences between esophageal and gastric intestinal metaplasia. *Mod Pathol* 2004;17:62.
214. Siurula M, Lehtola J, Ihamaki T: Atrophic gastritis and its sequelae. Results of 19-23 years' follow-up examinations. *Scand J Gastroenterol* 1974;9:441.
215. Otsuka T, Tsukamto T, Mizoshita T, et al: Coexistence of gastric- and intestinal-type endocrine cells in gastric and intestinal mixed intestinal metaplasia of the human stomach. *Pathol Int* 2005;55:170.
216. Newbold KM, MacDonald F, Allum WH: Undifferential columnar cells on the gastric interfoveolar crest: a previously undescribed observation. *J Pathol* 1988;155:311.
217. Rubio C, Hayashi T, Stemmermann G: Ciliated gastric cells: a study of their phenotypic characteristics. *Mod Pathol* 1990;3:720.
218. Doglioni C, Laurino L, Dei Tos AP, et al: Pancreatic (acinar) metaplasia of the gastric mucosa. Histology, ultrastructure, immunocytochemistry, and clinicopathologic correlations of 101 cases. *Am J Surg Pathol* 1993;17:1134.
219. Krishnamurthy S, Integlia MJ, Grand RJ, Dayal Y: Pancreatic acinar cell clusters in pediatric gastric mucosa. *Am J Surg Pathol* 1998;22;100.
220. Leys CM, Nomura S, Rudzinski E, et al: Expression of PDX-1 in human gastric metaplasia and gastric adenocarcinoma. *Hum Pathol* 2006;37:1162.
221. Fenoglio-Preiser C: Creating a framework for diagnosing the benign gastric biopsy. *Curr Diag Pathol* 1998;5:2.
222. Danzi JT, Farmer RG, Sullivan BH, et al: Endoscopic features of gastroduodenal Crohn's disease. *Gastroenterology* 1976;70:9.
223. Gould SR, Handley AJ, Barnardo BE: Rectal and gastric involvement in a case of sarcoidosis. *Gut* 1973;14:971.
224. Johnstone JM, Morson BC: Eosinophilic gastroenteritis. *Histopathology* 1978;2:335.
225. Caldwell JH, Mekhjian HS, Hurtubise PE, et al: Eosinophilic gastroenteritis with obstruction: immunological studies of seven patients. *Gastroenterology* 1978;74:825.
226. Cello JP: Eosinophilic gastroenteritis: a complex disease entity. *Am J Med* 1979;67:1097.
227. Talley NJ, Shorter RG, Phillips SF, Zinsmeister AR: Eosinophilic gastroenteritis: a clinicopathological study of patients with the disease of the mucosa, muscle layer, and subserosal tissues. *Gut* 1990;31:54.
228. Goldman H, Proujansky R: Allergic proctitis and gastroenteritis in children. Clinical and mucosal biopsy features in 53 cases. *Am J Surg Pathol* 1986;10:75.
229. Wershil BK, Furuta GT, Wang ZS, Galli SJ: Mast cell-dependent neutrophil and mononuclear cell recruitment in immunoglobulin E-induced gastric reactions in mice. *Gastroenterology* 1996;110:1482.
230. Haot J, Jouret A, Willette M, et al: Lymphocytic gastritis-prospective study of its relationship with varioliform gastritis. *Gut* 1990;31:282.
231. Wolber R, Owen D, DelBuono L, et al: Lymphocytic gastritis in patients with celiac sprue or sprue-like intestinal disease. *Gastroenterology* 1990;98:310.
232. Dixon MF, Wyatt JI, Burke DA, Rathbone DI: Lymphocytic gastritis—relationship to Campylobacter pylori infection. *J Pathol* 1988;154:125.
233. Haot J, Bogomoletz QV, Jouret A, Mainguet P: Menetrier's disease with lymphocytic gastritis. *Hum Pathol* 1991;22:379.
234. Wolber RA, Owen DA, Anderson FH, Freeman HJ: Lymphocytic gastritis and giant gastric folds associated with gastrointestinal protein loss. *Mod Pathol* 1991;4:13.
235. Wu T-T, Hamilton SR: Lymphocytic gastritis: association with etiology and topology. *Am J Surg Pathol* 1999;23:153.
236. Farahat K, Hainaut P, Jamar F, et al: Lymphocytic gastritis: an unusual cause of hypoproteinaemia. *J Int Med* 1993;234:95.
237. Snover DC, Weisdorf SA, Vercellotti GM, et al: A histopathologic study of gastric and small intestinal graft-versus-host disease following allogeneic bone marrow transplantation. *Hum Pathol* 1985;16:387.
238. Weisdorf DJ, Snover DC, Haake R, et al: Acute upper gastrointestinal graft-versus-host disease: clinical significance and response to immunosuppressive therapy. *Blood* 1990;76:624.
239. Washington K, Bentley RC, Green AM, et al: Gastric graft-versus-host disease: a blinded histologic study. *Am J Surg Pathol* 1997;21:1037.
240. Welch DC, Wirth PS, Goldenting JR, et al: Gastric graft-versus-host disease revisited. Does proton pump inhibitor therapy affect endoscopic gastric biopsy interpretation? *Am J Surg Pathol* 2001;30:444.
241. Stancu M, Petris G, Palumbo TP, Lev R: Collagenous gastritis associated with lymphocytic colitis and celiac disease. *Arch Pathol Lab Med* 2001;125:1579.
242. Lagorce-Pages C, Fabiani B, Bouvier R, et al: Collagenous gastritis: a report of six cases. *Am J Surg Pathol* 2001;25:1174.
243. Freeman HJ: Topographic mapping of collagenous gastritis. *Can J Gastroenterol* 2001;475.
244. Vesoulis Z, Lozanski G, Ravichandran P, Esber E: Collagenous gastritis: a case report, morphologic evaluation and review. *Mod Pathol* 2000;13:591.
245. Castellano VM, Munoz MT, Colina F, et al: Collagenous gastrobulbitis and collagenous colitis. Case report and review of the literature. *Scand J Gastroenterol* 1999;34:632.
246. Winslow JL, Trainer TD, Colleti RB: Collagenous gastritis: a long term follow-up study with the development of endocrine cell hyperplasia, intestinal metaplasia and epithelial changes indeterminate for dysplasia. *Am J Clin Pathol* 2001;116:753.
247. Cote JF, Hankard GF, Faugre C, et al: Collagenous gastritis revealed by severe anemia in a child. *Hum Pathol* 1998;29:883.
248. Peek R, Miller G, Tham T, et al: Heightened inflammatory response and cytokine expression in vivo to cagA- Helicobacter pylori strains. *Lab Invest* 1995;73:76.
249. Tham KT, Peek RM, Atherton JC, et al: *Helicobacter pylori* genotypes, host factors and gastric mucosal histopathology in peptic ulcer disease. *Hum Pathol* 2001;32:264.
250. Fiocca R, Villani L, Luinetti O, et al: Helicobacter colonization and histopathological profile of chronic gastritis in patients with or without dyspepsia, mucosal erosion and peptic ulcer-a morphological approach to the study of ulcerogenesis in man. *Virch Arch A Pathol Anat Histopathol* 1992;420:489.
251. Rotter JI, Peterson G, Samloff IM, et al: Genetic heterogeneity of hyperpepsinogenic I and normopepsinogenic in duodenal ulcer disease. *Ann Intern Med* 1979;91:372.
252. Stemmermann GN, Marcus EB, Buist AS, MacLean CJ: Relative impact of smoking and reduced pulmonary function on peptic ulcer risk. A prospective study of Japanese men in Hawaii. *Gastroenterology* 1989;96:1419.
253. Sipponen P, Seppala K, Aarynen M, et al: Chronic gastritis and gastroduodenal ulcer: a case control study on risk on coexisting duodenal or gastric ulcer in patients with gastritis. *Gut* 1989;30:922.
254. Azuma T, Teramae N, Hayakuma T, et al: Pepsinogen C gene polymorphisms associated with gastric body ulcer. *Gut* 1993;34:450.
255. Hopkins R, Girardi L, Turney E: Relationship between Helicobacter pylori eradication and reduced duodenal and gastric ulcer recurrence: a review. *Gastroenterology* 1996;110:1244.
256. Stadelmann K, Elster K, Stolte M, et al: The peptic gastric ulcer – histophotographic and functional investigations. *Scand J Gastroenterol* 1971;6:613.
257. Hawkey CJ: Review article: aspirin and gastrointestinal bleeding. *Aliment Pharmacol Ther* 1994;8:141.
258. Svanes C, Sereide JA, Skarstein A, et al: Smoking and ulcer perforation. *Gut* 1997;41:177.

259. Oi M, Oshida K, Sugimora S: The location of gastric ulcer. *Gastroenterology* 1959;36:45.
260. Kamada T, Fusamoto H, Majuzawa M, et al: "Trench ulcer" of the stomach. *Am J Gastroenterol* 1975;63:486.
261. Chua C, Jeyaraj P, Low C: Relative risks of complications in giant and nongiant gastric ulcers. *Am J Surg* 1992;164:94.
262. Playford RJ: Peptides and gastrointestinal mucosal integrity. *Gut* 1995;37:595.
263. Wong WM, Playford RJ, Wright NA: Peptide gene expression in gastrointestinal mucosal ulceration: ordered sequence or redundancy? *Gut* 2000;46:286.
264. Meuwissen SM, Ridwan BU, Hasper HJ, Innemee G: Hypertrophic protein-losing gastropathy. *Scand J Gastroenterol* 1992;27:1.
265. Wolfsen HC, Carpenter HA, Talley NJ: Menetrier's disease: a form of hypertrophic gastropathy or gastritis? *Gastroenterology* 1993;104:1310.
266. Cantanzaro C: Chronic hypertrophic gastritis: report of two cases in siblings. *Am J Gastroenterol* 1962;37:525.
267. Knight J, Matlak M, Condon V: Menetrier's disease in children: report of a case and review of the pediatric literature. *Pediatr Pathol* 1983;1:179.
268. Fishbein M, Kirschner BS, Gonzales-Vallina R, et al: Menetrier's disease associated with formula protein allergy and small intestinal injury in an infant. *Gastroenterology* 1992;103:1664.
269. Eisenstat D, Griffiths A, Cutz E, et al: Acute cytomegalovirus infection in a child with Menetrier's disease. *Gastroenterology* 1995;109:592.
270. Goldenring JR, Ray GS, Soroka CJ, et al: Overexpression of transforming growth factor-alpha alters differentiation of gastric cell lineages. *Dig Dis Sci* 1996;41:773.
271. Burdick JS, Chung E, Tanner G, et al: Treatment of Menetrier's disease with a monoclonal antibody against the epidermal growth factor receptor. *N Engl J Med* 2000;343:1697.
272. Isenberg JI, Walsh JH, Grossman MI: Zollinger-Ellison syndrome. *Gastroenterology* 1973;65:140.
272a. Aprile MR, Azzoni C, Gibril F, et al: Intramucosal cysts in the gastric body of patients with Zollinger-Ellison syndrome. *Hum Pathol* 2000;31:140.
273. Chaloupka JC, Gay BB, Caplan D: Campylobacter gastritis simulating Menetrier's disease by upper gastrointestinal radiography. *Pediatr Radiol* 1990;20:200.
274. Bayerdorffer E, Ritter MM, Brooks W, et al: Healing of protein losing hypertrophic gastropathy by eradication of Helicobacter pylori: is Helicobacter pylori a pathogenic factor in Menetrier's disease? *Gut* 1994;35:701.
275. Koch HK, Lesch R, Cremer M, Oehlert W: Polyps and polypoid foveolar hyperplasia in gastric biopsy specimens and their precancerous prevalence. *Front Gastrointest Res* 1979;4:183.
276. Abraham SC, Park SJ, Mugartegui L, et al: Sporadic fundic gland polyps with epithelial dysplasia: evidence for preferential targeting for mutations in the adenomatous polyposis coli gene. *Am J Pathol* 2002;161:1735.
277. Torbenson M, Lee JH, Cruz-Correa M, et al: Sporadic fundic gland polyposis: a clinical histological, and molecular analysis. *Mod Pathol* 2002;15:718.
278. Hizawa K, Iida M, Matsumoto T, et al: Natural history of fundic gland polyposis without familial adenomatosis coli: follow-up observations in 31 patients. *Radiology* 1993;189:429.
279. Mukada T, Kashiwagura J, Itasaka K, et al: Giant hyperplasiogenous polyp of the stomach simulating malignant polyp. *Tohoku J Exp Med* 1984;142:125.
280. Ginsberg GG, Al-Kawas FH, Fleischer DE, et al: Gastric polyps: relationship of size and histology to cancer risk. *Am J Gastroenterol* 1996;91:714.
281. Dijkhuisen SMM, Entius MM, Clement MJ, et al: Multiple hyperplastic polyps in the stomach: evidence for clonality and neoplastic potential. *Gastroenterology* 1997;112:561.
282. Johnston JM, Morson RC: Inflammatory fibroid polyp of the gastrointestinal tract. *Histopathology* 1978;2:349.
283. Stolte M, Finkenzeller G: Inflammatory fibroid polyp of the stomach. *Endoscopy* 1990;22:203.
284. Nishiyama Y, Koyama S, Andoh A, et al: Gastric inflammatory fibroid polyp treated with Helicobacter pylori eradication therapy. *Int Med* 2003;42:263.
285. Kim YI, Kim WH: Inflammatory fibroid polyps of gastrointestinal tract: evolution of histologic patterns. *Am J Clin Pathol* 1988;89:721.
286. Mori M, Tamura S, Enjoji M, Sugimachi K: Concomitant presence of inflammatory fibroid polyp and carcinoma or adenoma in the stomach. *Arch Pathol Lab Med* 1988;112:829.
287. Fonde EC, Rodning CB: Gastritis cystica profunda. *Am J Gastroenterol* 1986;81:459.
288. Furuse A, Koseni K, Takeshita M, et al: Retrograde gastric varices in a patient with total cavopulmonary. *Ann Thorac Surg* 1993;55:1574.
289. Pique JM: Portal hypertensive gastropathy. *Bail Clin Gastroenterol* 1997;11:257.
290. Ma CK, Rosenberg BF, Wong D, et al: Gastric antral vascular ectasia: the watermelon stomach. *Surg Pathol* 1988;1:231.
291. Jabbari M, Cherry R, Lough JI, Daly DS, et al: Gastric antral vascular ectasia: the watermelon stomach. *Gastroenterology* 1984;87:1165.
292. Miko TL, Thomazy VA: The caliber persistent artery of the stomach: a unifying approach to gastric aneurysms, Dieulafoy's lesion and submucosal arterial malformation. *Hum Pathol* 1988;19:914.
293. Eidus LB, Rasuli P, Manion D, Heringer R: Caliber-persistent artery of the stomach (Dieulafoy's vascular malformation). *Gastroenterology* 1990;99:1507.
294. Dave PB, Romeu J, Antonelli A, Eiser AR: Gastrointestinal telangiectasias. A source of bleeding in patients receiving hemodialysis. *Arch Intern Med* 1984;144:1781.
295. Theriault G, Cordier S, Harvey R: Skin telangiectases in workers at an aluminum plant. *N Engl J Med* 1980;303:1278.
296. Lindner A, Charra B, Sherrard DJ, et al: Accelerated atherosclerosis in prolonged maintenance hemodialysis. *N Engl J Med* 1974;290:697.
297. Tobin JM, Siha B, Ramani P, et al: Upper gastrointestinal mucosal disease in pediatric Crohn's disease and ulcerative colitis. A blinded control study. *J Pediatr Gastroenterol Nutr* 2001;32:443.
298. Menke D, Kyle RA, Fleming CR, et al: Symptomatic gastric amyloidosis in patients with primary systemic amyloidosis. *Mayo Clin Proc* 1993;68:763.
299. Cherner JA, Jensen RT, Dubois A, et al: Gastrointestinal dysfunction in systemic mastocytosis. *Gastroenterology* 1988;95:657.
300. Ostuni PA, Germana B, Dimario F, et al: Gastric involvement in primary Sjogren's syndrome. *Clin Exp Rheumatol* 1993;11:21.

5 胃肿瘤

钱利华 译　　回允中 校

胃肿瘤为一组多样性的肿瘤，多数为腺癌。诸如淋巴瘤、神经内分泌肿瘤以及间质瘤等不常见的胃的恶性肿瘤，将在第17～19章中讨论。

贲门远侧腺癌及其解剖学前期病变

胃分为三个部分：贲门、胃体和幽门窦。贲门癌和食管Barrett相关性腺癌具有类似的背景、时间变化趋势、分子表型以及行为模式。这两种癌构成了胃食管交界部（gastroesophageal junction, GEJ）癌，这已在第3章中讨论。发生于贲门远侧的癌，其流行病学背景和动态变化趋势明显不同于发生于贲门的癌。非贲门部的胃癌以前是全球范围内最常见的癌，但在美国和西欧其发病率已经急剧下降，目前在白人男性中，非贲门部的胃癌少于胃食管交界部癌[1]。远端胃癌在发展中国家及其移民当中仍然非常常见。

流行病学

胃癌的发病率具有明显的时间和地理性差异[2]，在高发病率与低发病率国家之间，其发病率的差异在10倍以上（表5.1）。英格兰和威尔士是非贲门部胃癌发病率随时间下降的最好的例子，在1971年到1998年之间，男性的发病率从8.5/10万人下降为4.1/10万人，在同样时间内，女性发病率从3.8/10万人下降为1.7/10万人[3]。从高危险国家到低危险国家的第一代移民，继续出现其本国的高发生率，而其子女和孙辈接近东道国的发病率[4]。上述情况支持这样一种概念，即在生命早期接触环境产生的癌前病变可以持续到成人阶段，通过较好的环境不能使癌前病变逆转。

在所有人群当中，年龄特异性胃癌的发生率在50岁以后有显著升高，在日本的宫城县，高峰在80岁，为673/10万人；相反，在低危险性的洛杉矶，80岁白人男性为103/10万人[2]。高危险性和低危险性人群之间发病率的广泛差异在25岁就已经显现出来，此时宫城县及朝鲜男性的比例分别为2.1/10万人和4.1/10万人；相比之下，洛杉矶白人男性的比例为0.3/10万人。这一点支持高危人群的环境危害开始于早年。在50岁以上的所有人群当中，男性胃癌的发病率大约是女性的2倍，但在年轻人，男女发病率的比例为1或更小。年龄相关的男女发病率比例的差异，提示宿主因素可以影响患这种癌的危险程度。

自从第二次世界大战以来，通过以下白人男性胃癌的年龄校正死亡率可以更好体会美国胃癌发生率的迅速下降：1950—1969年为16.34/10万人，而1970—1994年为7.33/10万人[5]。自从1973年以来，胃癌发病率在高危险性和低危险性国家都有减少，见表5.2[2]。在西方国家，较早期的胃癌减少出人意料，原因是先进的食物冷藏、全年摄取新鲜水果和蔬菜以及近来治疗幽门螺杆菌感染。

贲门远侧发生的胃癌其表现并非单一性疾病，而是累及不同部分胃组织的几种病变，其组织学表现不同。Lauren[6]最初辨认出远端胃癌的发生有两种类型，其结构和行为有所不同：一种为肠型，由肠型腺体组成；而另外一种为弥漫型，由非黏附性细胞依托纤维组织增生性间质构成。肠型（intestinal type）容易出现血管播散和肝转移。弥漫型（diffuse type）预后不良，不易出现肝转移，容易经腹膜播散。在发达国家，这两种类型胃癌的发病率均有减低，接触类似的环境、年龄、性别、血型以及遗传倾向决定患者将会发生肠型胃癌或者弥漫型胃癌。已经证明，区分肠型与弥漫型胃癌对于流行病学研究以及评价肿瘤预后是有价值的。这些癌也可以出现混合类型以及特殊亚

表 5.1 地理分布差异，每 10 万男性的年龄标准化胃癌发病率

高发病率：	中国，长乐	145.0
	日本，山形	91.6
	韩国，釜山	72.5
中度发病率：	哥斯达黎加	40.1
	白俄罗斯	40.5
	意大利，罗马涅	32.3
	葡萄牙	38.3
	哥伦比亚，卡利	30.5
低发病率：	美国，犹他州	4.6
	美国，新墨西哥	4.4
	瑞士，日内瓦	7.8

型，但是这种简单分类的实际优势已经持续很长时间。

两种类型的胃癌均可发生于高危险人群，但在低危险性人群中弥漫型肿瘤的比例有所增加。美国 SEER（Surveillance, Epidemiology, and End Result）登记的一项胃癌回顾性分析发现，在 1973—2000 年间，弥漫型癌的发病率增加，而在同一时间段，肠型癌的发病率有所减低[7]。类似的趋势可能是近来日本胃窦癌比胃中 1/3 部位的癌减少的原因[8]，因为较近端胃弥漫性癌的比例较高。肠型与弥漫型胃癌典型的不同归纳在表 5.3 中。

易感因素和环境

处于胃癌高危险的人群集中于发展中国家经济状况低下的阶层。癌诱导的最初阶段发生于伴有幽门螺杆菌感染的儿童[9]。生活于拥挤、卫生条件较差的大家庭中的最小儿童的危险性最高[10]。胃癌的家族性集群是由于经受相同的环境危害[11]以及具有相同的遗传学因素引起的[12]。

遗传性因素

有多种类型的遗传及表观遗传性改变在胃癌易感或其发生过程中起作用（表 5.4）。其中包括癌基因活性、生长因子和生长因子受体、肿瘤抑制基因失活、DNA 修复基因和细胞黏附分子，以及细胞周期调节基因的改变。遗传学因素与环境危害相互作用，以两种方式增加胃癌的危险性：(1) 种系突变是明确但不常见的家族性癌症综合征的原因；(2) 调节细胞周期的基因或加速致癌物解毒的酶的多态性也可影响胃癌的危险性。其他类型的改变见于散发性肿瘤。

遗传性的胃癌易感综合征大约占胃癌的 10%。某些遗传学事件已知，但并非全部易感性都完全清

表 5.2 胃癌发生率的时间趋势，选定的国家登记

	男性		女性	
	1973—1977[a]	1993—1997[b]	1973—1977	1993—1997
巴西（圣保罗）	45.7	21.2	19.0	10.3
哥伦比亚（卡利）	46.3	30.5	27.3	18.8
美国（衣阿华州）	7.5	6.0	3.1	2.1
日本（宫城）	88.0	69.0	42.0	27.1
芬兰	29.7	12.6	15.5	7.0
波兰（华沙）	31.4	22.9	12.9	8.4
意大利（瓦雷泽）	38.5	23.6	19.1	11.2
西班牙（纳瓦拉）	34.8	12.7	18.2	6.4
联合王国（牛津）	20.0	10.7	10.7	4.0

[a] From Kolonel LN, Hanken J, Nomura AMY, et al: Multiethnic studies of diet, nutrition and cancer in Hawaii. In: Hayashi Y, Nagao M, Sugimura T (eds). Diet, Nutrition and Cancer. Tokyo, Japan: Scientific Societies Press, 1986, pp29-40.

[b] From Henson DE, Dittus C, Younes M, et al: Differential trends in the intestinal and diffuse types of gastric carcinoma in the United States, 1973—2000. Arch Pathol Lab Med 2004; 128: 765.

表 5.3 肠型与弥漫型胃癌比较

	肠型	弥漫型
流行病学类型	"流行性" 见于高危人群	"地方性" 在多数国家发病率类似
特征性部位	胃窦	胃体
大体表现	息肉样，蕈伞型	皮革胃
组织学	黏附，细胞形成腺腔	失去黏附，印戒细胞
远处病变	散在的肝转移	弥漫性，经腹膜播散
前期病变	多灶性萎缩性胃炎	浅表性胃炎
年龄，性别	大于60岁的男性	女性，较年轻的男性
预后	生存率较好	差

楚。遗传性非息肉病结肠癌综合征（hereditary non-polyposis colon cancer syndrome，HNPCC）是环境危害与种系突变相互作用的一个例子。具有这种常染色体显性遗传疾病的个体，发生结肠以外部位癌的危险性增加，包括胃癌在内。HNPCC是由于错配修复基因的种系突变所致。携带这些突变的韩国病人中，患胃癌的危险性是普通韩国人群的3.2倍，在韩国所有的男性癌症中，胃癌占25%[12]。在西方国家，HNPCC相关性胃癌的发病率已经下降，与此同时，散发性癌的发病率也有下降[13]。正如预期的一样，如果DNA修复有缺陷，则难以抵御基因毒性的危害。芬兰HNPCC登记已经确认了51个HNPCC家族中有45例胃癌病人[14]，并且发现22例中胃癌是唯一的癌。在这些HNPCC家族中，胃癌发生时的平均年龄比结肠癌大6岁。与散发性胃癌一样，但不同于多数芬兰家族性胃癌，HNPCC癌为肠型，发生于胃的远端。

表 5.4 胃癌发生中的遗传学变化类型

突变
染色体缺失
扩增和（或）过度表达
CpG 岛甲基化
微卫星不稳定性
遗传多态性
端粒酶活性

家族性腺瘤性息肉病（familial adenomatous polyposis，FAP）可以累及胃和大肠。如同结肠一样，胃癌先前出现异型增生。异型增生可呈扁平或息肉样病变，包括腺瘤、增生性息肉以及胃底腺息肉。日本FAP病人发生的胃腺瘤和癌比西方FAP病人常见，这一现象支持环境影响因素的作用[15,16]。它可能反映出日本人接触胃癌危险因素的机会较多。

E-cadherin/CDH1 基因种系突变最先被认为是新西兰 Maori 家族的家族性胃癌的缘由[17]，以后发现呈现全球性分布[18,19]。这种类型的家族性癌现在称为遗传性弥漫性胃癌（hereditary diffuse gastric cancer，HDGC）。E-cadherin 是一种细胞黏附蛋白。基因突变引起其功能丧失（以及细胞膜上正常表达缺失；图5.1），导致细胞失去黏附性，出现散发性弥漫性胃癌和乳腺小叶癌的特征。因此，伴有这种基因种系突变的家族性胃癌为弥漫性胃癌，以及 HDGC 家系也显示乳腺小叶癌发生率升高也就不足为奇了[20]。携带 HDGC 突变的无症状的病人，可采用预防性胃切除进行治疗，因为内镜检查时不能发现早期病变[21]。在胃切除术时可见多发性浅表性黏膜癌（图5.1）。内镜活检偶然可以发现类似的病变，应当提醒病理医师存在 HDGC 突变的可能性[22]。Lynch等[13]提出，这些浅表的肿瘤性病灶为广泛的场效应，源于启动子的过度甲基化，并且浸润和转移所需的基因失调非常少见。

BRCA1/2 突变携带者一生中患乳腺癌和卵巢癌的危险性有显著增加。这些突变也与包括胃在内的其他多种部位有关。瑞典家庭癌症数据库评估分类家庭

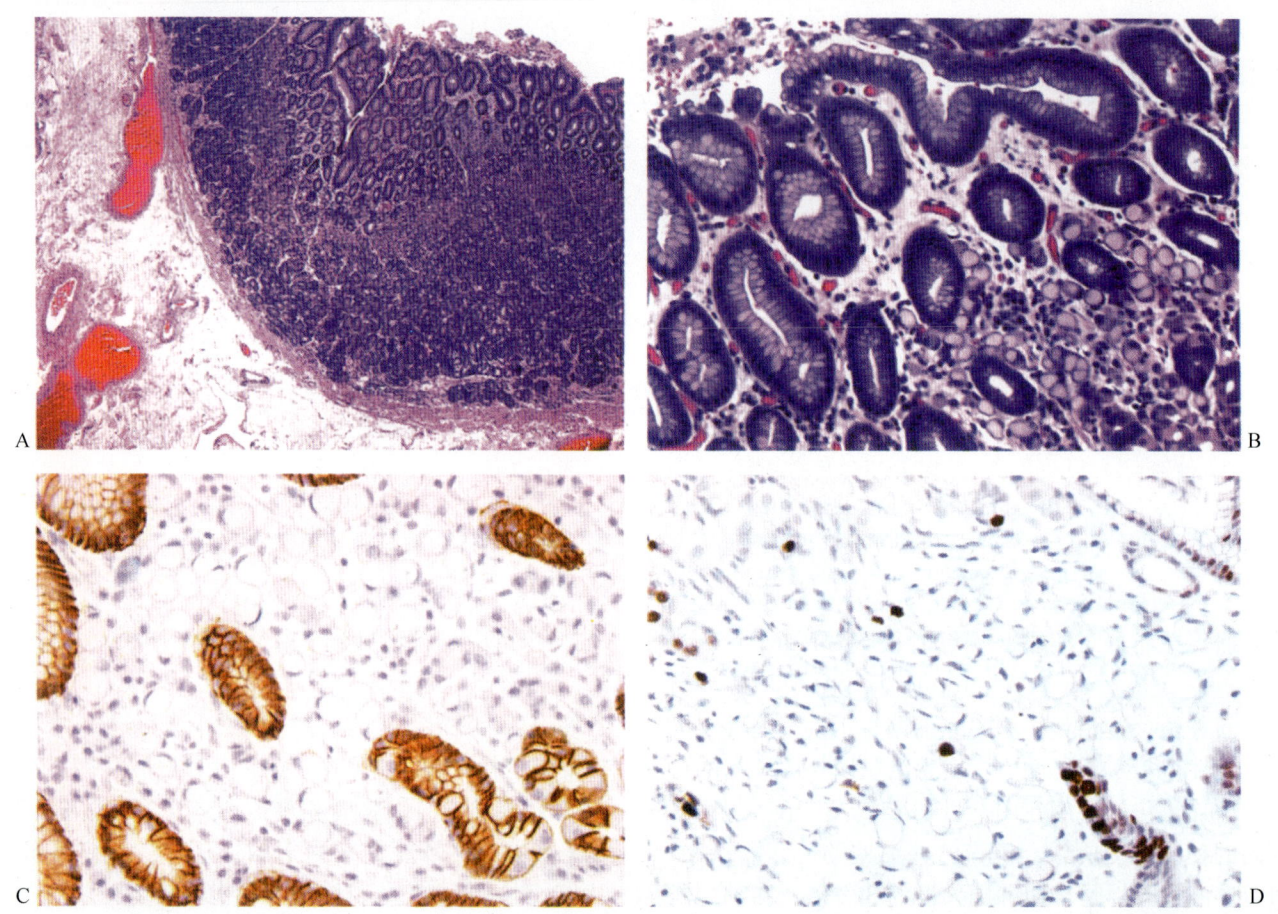

图 5.1 遗传性弥漫性胃癌，发生于一例具有明显弥漫性胃癌家族史的年轻男性。**A**：低倍镜下粗略观察，黏膜表现大致正常。**B**：高倍放大，显示黏膜内多灶性弥漫性（印戒细胞）胃癌。**C**：E-cadherin 免疫染色显示非肿瘤性腺体着色，而固有膜内的肿瘤细胞以及腺体内少数孤立的肿瘤细胞不着色。**D**：Ki-67 免疫染色显示肿瘤细胞增生指数低。部分非肿瘤性腺体显示某种程度的增生（右下）。

成员（$n=944723$）中的癌症发病率，并与瑞典普通人群进行比较，发现乳腺癌及卵巢癌家族的男性成员中，70 岁之前发生胃癌的危险性增加 2 倍[23]。

p53 种系突变在诊断为 Li-Fraumeni 综合征的家族中为遗传性的。在这些家族中，癌症发生于不同的部位[24]。具有这种综合征的日本家族胃癌的发生率比受累的美国家族常见，提示与环境因素具有相互作用[25]。Peutz-Jeghers 综合征病人发生胃肠及其他部位癌症的相对和绝对危险性极高。这种综合征发生胃癌的相对危险性为 213（95% 可信区间［CI］=96～368）[26]。在一个日本 Peutz-Jeghers 家族中，已经确认一例黏液性胃腺癌与 STK11 基因种系突变有关[27]。

环境与遗传多态性之间的相互作用

在 1966 年以前，大量研究已经发现弥漫型胃癌与 A 型血密切相关[28]。A 型血在癌的发生过程中似乎不太可能产生直接作用，而是可能作为一种尚未明确突变的标记物，或者是一种遗传多态性，通过调节宿主对于环境危害的反应来增加患癌的危险性。例如，编码促炎细胞因子的 interleukin-1（IL-1）B 基因具有高度多态性[29]。胃癌病人大多具有 IL-1B-31T/IL-1RN* 表型。这种病人通过 IL-1 的过表达，对于幽门螺旋杆菌感染产生尤为强烈的炎症反应。胃癌危险性程度的不同主要取决于感染微生物的特殊基因型与不同的 IL-B 表型的相关性，当 vacAs1 菌株伴有 IL-B-511* T 时，其差异比（OR）为 87（CI=11～697）。相反，当幽门螺旋杆菌菌株 vacAm1 伴有这种表型时，差异比存在，但降为 7.4（CI=3.2～17）。肿瘤坏死因子-α（TNF-α）是另外一种促炎蛋白，在感染幽门螺旋杆菌病人的胃黏膜中有所增加。TNF-α-308* 等位基因能够增加 TNF-α 产物。在具有高危性 IL-1B 和 TNF-α 基因型的人群中，罹患多灶性萎缩性胃炎和胃癌的危险性增加[31]。

谷胱甘肽-S-转移酶（GST-1）是一种催化多种致癌物结合的酶，其变异可以减轻由于吸烟或摄入致癌物引起胃癌的危险。μ型 GST-1 非变异型占日本人群的 40%，伴有胃癌危险轻度增加[32]。在胃癌和 N-乙酰基转移酶基因（N-acetyl transferase gene，NAT-1）变异之间已经发现了类似的相关性[33]。芳香族和杂环胺致癌物可被 NAT-1 乙酰化，但是伴有这种酶变异型的病人却缺乏这种功能。细胞色素 450 2E1（CYP2E1）也参与环境致癌物的代谢。有两项报告提示，这种基因的多态性与吸烟相互作用可以增加患胃癌的危险性[34]。最后，黏液可以保护胃的内衬免受环境损害。MUC1 基因为多态性基因，具有小的 MUC1 基因型的个体患胃癌的危险性增加[35]。

新近来自朝鲜人的研究显示，DNA 修复基因 XRCC1 的多态性既可增强也可减低高危人群中患胃癌的危险[36]。一种单体型（194/Trp，280/Arg，399Arg）的携带者患胃癌的危险减低，而携带另外一种单体型（194/Arg，280/Arg，399Arg）的个体患胃窦癌的危险增加。XRCC1 的多态性与二磷酸腺苷核糖转移酶（ADPRT）的多态性相互作用，通过这种途径 ADPRT 和 XRCC1 的多态性使宿主对胃癌易感，这可能是由于 ADPRT 和 XRCC1 的相互作用降低以及碱基切除修复减弱，尤其是在吸烟者[36a]。

其他遗传学因素

除了上面列出的遗传学因素以外，还有许多躯体改变在胃癌发生中起作用。这些改变包括癌基因、肿瘤抑制基因和错配修复基因的零星改变。这些遗传学变化包括其他癌症中的许多改变。遗传不稳定性、CpG 岛甲基化、端粒酶活性以及 p53 突变倾向于出现在胃癌发生的早期。一些较常见的改变列于表 5.5 中。

表观遗传学改变在胃癌中也常见，其中最多见的是癌症相关基因启动区的 CpG 岛甲基化。胃癌及其前体普遍存在 DNA 甲基化以及随后的基因沉默，出现这些改变的肿瘤属于 CpG 岛甲基化（CpG island methylator phenotype，CIMP）表型。出现 CIMP 表型时，一般缺乏常常见于胃癌的基因突变，例如 p53[36b]。在有 EB 病毒的情况下，基因常有过度甲基化，包括 p16 和 hMLH1[36c]。E-cadherin 启动子甲基化常见于幽门螺杆菌性感染[36d]。Sonic hedgehog 为前肠发育中的一种重要基因，也常有过度甲基化[36e]。

环境因素

环境因素可以直接或负面影响胃癌的危险性。有些环境危害参与诱发远端胃癌；其他环境因素保护胃组织，避免接触这些危害。患胃癌的危险性最终取决于哪些因素占优势。

表 5.5 散发性胃癌中选定的遗传学改变

肿瘤抑制基因	
p53	在异型增生和浸润癌中常有突变
p16	在异型增生和癌中缺失或过度甲基化
FHIT	在异型增生和浸润癌中有改变
APC	在异型增生-癌序列的早期发生突变
Rb	在浸润癌中缺失
DCC	在浸润癌中缺失
错配修复基因（通过突变或过度甲基化发生改变）	
hMLH1	导致 MSI 表型
hMLH2	导致 MSI 表型
hMSH2	导致 MSI 表型
hMSH3	导致 MSI 表型
hMSH6	导致 MSI 表型
癌基因	
Cyclin D1	在浸润性腺癌中常有过度表达；扩增，预后因素
生长因子及其受体	
EGFR	75% 以上的浸润癌有过度表达
TGF-α	浸润癌有过度表达
c-erbB2	少数浸润癌中有扩增；预后因素
c-met	浸润癌常有扩增和过度表达
K-sam	弥漫型癌常有异常
细胞黏附分子	
E-cadherin	异型增生和浸润癌表达缺失，尤其是弥漫型癌
α-catenin	浸润癌表达缺失
β-catenin	有些浸润癌有细胞核表达，反映异常 Wnt 信号

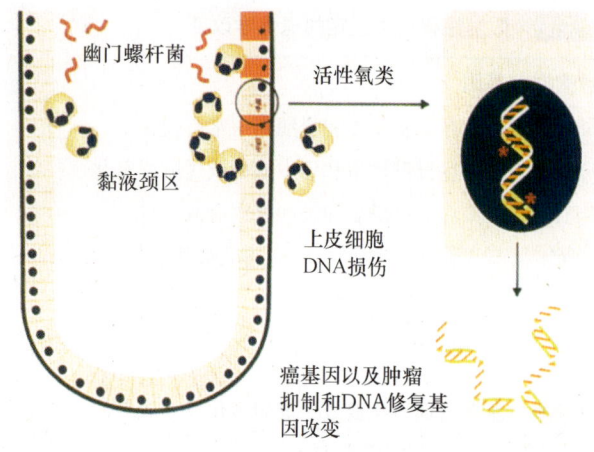

图 5.2 幽门螺杆菌增加胃癌危险性的机制。

幽门螺杆菌感染

幽门螺杆菌感染通常是导致胃癌发生的踏板。感染发生于童年[37]。受感染的儿童携带感染及其解剖学后果直至中年和老年[9]。幽门螺杆菌性胃炎可能累及高危人群的75%，但是受感染个体发生胃癌的不超过5%[38]，说明感染并非单独起作用。前瞻性研究显示，远端胃癌与抗幽门螺杆菌的高水平抗体之间具有一致的相关性[39]。这些研究发现，幽门螺杆菌抗体水平最高的无症状的个体最容易发生胃癌。与其他幽门螺杆菌株比较，cagA 株伴有抗体水平增高，炎症反应较强，而且发生胃癌的危险性较高[39]。幽门螺杆菌感染可能增加胃癌危险的一个机制是，复制的细胞接触到来自炎症细胞的活性氧类，这些炎症细胞是幽门螺杆菌性胃炎的一部分（图5.2）。

幽门螺杆菌感染的最初表现为重度浅表性胃炎，随后出现多灶性萎缩性胃炎和肠化生（见第4章）。病变开始于胃窦-胃体交界处，并沿胃窦小弯分布。随着时间的推移，萎缩病灶扩大并融合，以致老年人的泌酸黏膜大多被化生的肠上皮所替代。处于胃酸生成最低点的幽门螺杆菌感染病人，发生癌的危险性最大[40]。胃酸缺乏可能有利于菌群通过饮食胺的亚硝基化反应产生致癌物[41]。

饮食

饮食方式可以增加或减低患胃癌的危险。在实验动物饮食中添加亚硝基化合物可以产生胃癌及其前体病变肠化生[42]。流行病学研究显示，肠化生的发生与人类硝酸盐/亚硝酸盐的摄入直接相关[43]。硝酸盐/亚硝酸盐的摄入也与人类患胃癌危险直接相关[44]。在摄入的饮食中，日本的咸鱼和北方国家整个冬季摄入盐化的亚硝基化食物是饮食习惯增加胃癌危险的例子。相反，新鲜果汁和蔬菜具有抗亚硝基的效应，能够保护胃组织避免出现内生性和外生性诱变亚硝基化合物。新鲜水果和蔬菜起抗氧化剂作用，并含有大量叶酸、抗坏血酸、胡萝卜素和维生素E。日本和欧洲人群的流行病学研究提示，未经加工的绿色和黄色蔬菜可以保护胃以免胃癌的发生[45]，一项日本群体研究显示，增加新鲜食物并减少腌渍食物的摄入可以降低患胃癌的危险，即使是出现萎缩性胃炎[46]。全年能够获得新鲜产品可以减少应用盐来保存蔬菜。随着家庭普遍应用制冷设备时代的到来，不再需要食用烟熏和腌制的肉类。这两种因素是第二次世界大战以后西方国家胃癌发生率急剧下降的原因。

吸烟

一项有关吸烟与胃癌相关性的37例综合对照分析得出的结果并不一致[47]。这种不一致性令人诧异，与之相比，吸烟与胃溃疡密切相关[48]，而胃溃疡与肠化生、幽门螺杆菌性胃炎以及胃癌关系密切。然而，同样的分析发现，10项前瞻性群体研究中每一项均明确显示胃癌危险有所增加，增加的幅度依次为1.5～2.5，4项研究显示有剂量效应。因此，吸烟相关性危险的程度较低，但在全球的胃癌中可能占11%[47]。

辐射

胃癌发生率剂量依赖性的增加见于日本原子弹爆炸幸存者，提示电离辐射在胃癌发生中可能起一定作用[49]。另外，年轻病人放疗时如果上腹部淋巴结包括在放射野之内，可能增加其发生胃癌的危险性，同样也可发生于淋巴瘤和睾丸癌的治疗当中[50]。

先前胃手术

因消化性溃疡而实施胃次全切除的胃肠吻合是发生残胃癌明确的危险因素（图5.3）[51]。建立胃肠吻合后17～20年癌症可能并不明显。在吻合口部位先有胃炎和增生性息肉表现[52]。危险增加的原因在于胆汁和胰液反流进入残胃，这一假说得到啮齿动物实验的支持，当十二指肠内容流入胃内后，依次发生胃炎、增生、化生以及腺癌[53]。由于胃次全切除术不再常规用于治疗消化性溃疡，这一危险因素在不久的将来将会消除。早期胃窦癌常常进行次全胃切除，在

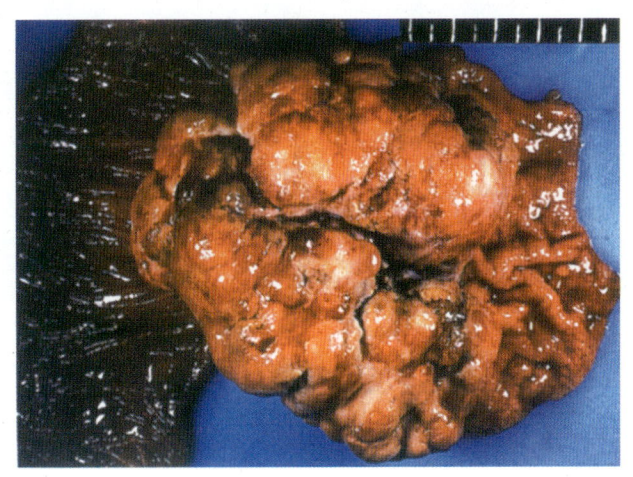

图5.3 发生于残胃的较大的息肉样胃癌。小肠黏膜见于左侧。

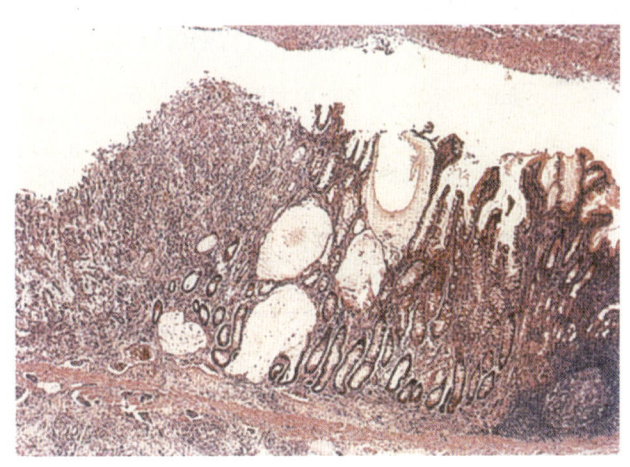

图5.4 胃的肿瘤性进程。照片右侧为明显的滤泡性胃炎区域。有一个朝向图片中心的肠化生转变。异型增生见于肠化生部分，直至最终发生肠型浸润性癌，见于照片的最左侧部分。注意黏膜肌层下方的淋巴管内有瘤栓。

亚洲高危险国家积极筛查发现的无症状个体中这种手术非常常见，可能成为残胃癌的危险因素[54]。早期癌手术与发生残胃癌之间的间隔可能比消化性溃疡手术的要短。肠造口术后胃癌的另外一种可能的来源是，用于治疗病态肥胖的 Roux-en-Y 胃空肠吻合术。术后有4例女性发生胃癌的报告，分别发生于术后5、5、13和22年[55]。由于肥胖症治疗手术已经相当常见，我们预期这种癌的数量可能会有增加。丧失功能的胃段容易受到反流的胆汁以及碱性分泌物的影响，随后发生胃炎[56]。

易感性的胃病变

胃癌并不发生于原本正常的黏膜。胃炎通常为诱导胃癌的第一步，无论潜在的原因如何。具有多态性的个体尤其易受外源或内源性致癌物的影响，严重的浅表性胃炎可能是诱导癌症唯一的解剖学前体病变。

多灶性萎缩性胃炎和肠化生

高危人群特征性的肠型胃癌先前出现一系列的改变，开始为炎症，经过萎缩和肠化生（intestinal metaplasia, IM）到异型增生，并最终发生浸润癌[57]（图5.4和5.5）。这些改变开始于童年的幽门螺杆菌感染。多量白细胞反应累及浅表固有膜以及胃腺颈部的黏液上皮，如同第4章所讨论的一样，随后在窦体交界处出现灶状萎缩和肠化的黏膜。这些表现在青少年和年轻人变得比较明显。化生性腺体以及与之相邻的黏膜表现为细胞增生增加。多灶性萎缩性胃炎（MAG）病灶扩大、融合，并向近端和远端扩展，结果到了50～70岁，除了胃体大弯近端的少部分黏膜以外，所有黏膜均可能被肠化生性的上皮覆盖。肠化生（IM）有两种类型："完全"性（"complete" form）化生完全再现小肠型细胞。有偏离这种形态的部位依赖性变异。有些肠化腺体缺少 Paneth 细胞、丧失合成某些多糖蛋白复合物（glycocalyceal）酶的能力，或者可能产生类似于结肠的黏液，即所谓的"不完全"性（"incomplete" form）肠化生[58]。普遍认为不完全性肠化生患癌的危险性高于完全性肠化生，但早期胃癌最常见的部位是胃窦-胃体交界处，这个部位主要为完全性肠化生。不完全性肠化生多见于胃窦大弯的远侧，这个区域是晚期化生累及的部分。癌的危险性随着肠化生的程度而增加；出现不完全性肠化生与广泛性肠化生（extensive IM）是同义语。

多灶性萎缩性胃炎发生肠化生的机制复杂。肠发生过程中，胃肠道特殊器官结构和功能的发生与维持受 CDX 调控，它是果蝇尾部基因（drosophila caudal gene）的同系物[59]。CDX1 和 CDX2 在正常胃组织中不表达，但其 mRNAs 在化生的腺体中有表达。CDX2 先于 CDX1 表达，似乎能够启动肠化生。胃的壁细胞表达 CDX2 的转基因小鼠，其胃黏膜腺体完全被各种肠细胞所替代，包括杯状细胞和吸收细胞[60]。Houghton 和 Wang 提出了激活这种基因的机制[61]。他们发现，在出现幽门螺杆菌性胃炎时，循环中的骨髓干细

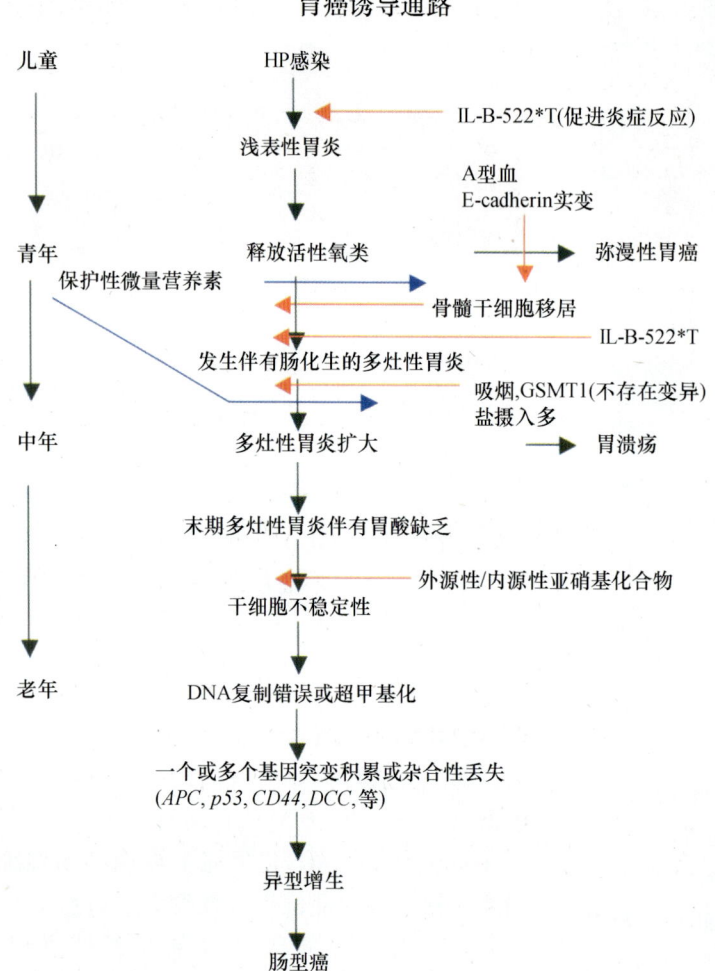

图 5.5 胃癌诱导通路图解。

胞被召集并进入胃黏膜的复制区。幽门螺杆菌性胃炎病人的胃黏膜中出现这些干细胞，可能是胃癌异质性的原因，并且出现肠/胃杂合表型的细胞[62,63]。

血清胃蛋白酶原水平反映胃黏膜肠化的程度。胃蛋白酶原是一种酶原，经胃酸活化产生胃蛋白酶。其产生有两种方式：Ⅰ型胃蛋白酶原（PGI）只在泌酸黏膜生成，而Ⅱ型胃蛋白酶原（PGII）则在整个胃和十二指肠腺生成。肠化生取代泌酸黏膜，导致血清 PGI 水平减低[64]。PGI 水平 < 30 ng/ml 或者 PGI/PGII 比值 < 2 作为筛查项目的临界点，用以确定具有广泛肠化的病人，这些病人处于发生胃癌的高度危险之中[65]。如果结合幽门螺杆菌的血清抗体水平，PGI 水平的预后意义也有所改善，如表 5.6 所示，改编自一项病例对照研究[66]。类似趋势见于 PGI/PGII 比值。

自身免疫性胃炎

正如第 4 章中讨论的一样，与多灶性萎缩性胃炎相比，自身免疫性胃炎（autoimmune gastritis）是公认的胃癌前期病变，但不常见。在多数伴有恶性贫血的病人中，自身免疫性胃炎和幽门螺杆菌性胃炎可以共存，两种抗体的滴度与病程呈负相关[67]。本病缺乏胃窦炎症和萎缩，借此可与晚期多灶性萎缩性胃炎鉴别开来。与这种类型胃炎有关的胃癌发生于胃窦或萎缩的胃体，相对危险范围从 2.2 到 5.6[68]。危险的增加源于几个因素：（1）胃酸缺失适宜细菌生长，细菌可从饮食胺生成内源性亚硝基化合物；（2）胃泌素生成大量增加以应对长期的胃酸缺乏。高胃泌素血症的营养作用导致由于壁细胞和主细胞缺失本已扩大的复制部分细胞更新加速；（3）这些复制的细胞接触来自炎症细胞的活性氧类。

胃溃疡

为多灶性萎缩性胃炎扩展早期的一个阶段，此时胃窦近端肠化黏膜接触由依旧完整的泌酸黏膜产生的

表 5.6　根据胃癌的组织学类型、血清I型胃蛋白酶原（PGI）和幽门螺杆菌（HP）抗体状况经年龄、性别和种族校正后的优势比

所有的癌	肠型	弥漫型	贲门远端
HP/CagA 阴性，PGI 正常	1.0	1.0	1.0
HP/CagA 阴性，PGI 低	5.4 (2.61～11.2)	5.06 (2.43～10.97)	8.92 (1.48～53.6)
HP/CagA 阳性，PGI 正常	4.86 (2.9～8.13)	3.64 (2.05～6.45)	14.84 (9.51～54.4)
HP/CagA 阳性，PGI 低	9.21 (4.95～17.13)	6.91 (3.53～13.53)	40.74 (9.51～174.6)

胃酸。肠化黏膜缺少正常胃窦的保护性黏液屏障，因此容易出现消化性溃疡。胃溃疡病人患胃癌的危险性显著增加。这不足为奇，因为胃溃疡和胃癌具有某些共同的危险因素：幽门螺杆菌性胃炎、饮食多盐、吸烟[48]，并且在西方国家的发病率减低[69]。正如预期的一样，在保留泌酸功能的病人中，胃溃疡病人的平均年龄比胃癌病人年轻 10 岁。溃疡重新上皮化，溃疡边缘腺体复制区域扩展，大量易受损伤的增生细胞接触具有遗传毒性的危害。相反，迁移到溃疡基底上方的再生性上皮细胞被阻滞于细胞周期的分裂后期，这是早期胃癌常常发生于与溃疡交界的胃黏膜而不是溃疡基底的原因。

溃疡癌（ulcer cancer）一词定义为由先前存在的消化性溃疡发生的胃癌（图 5.6 和 5.7）。发生于

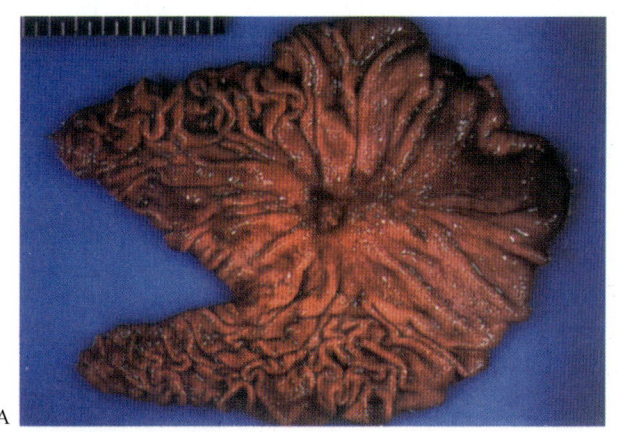
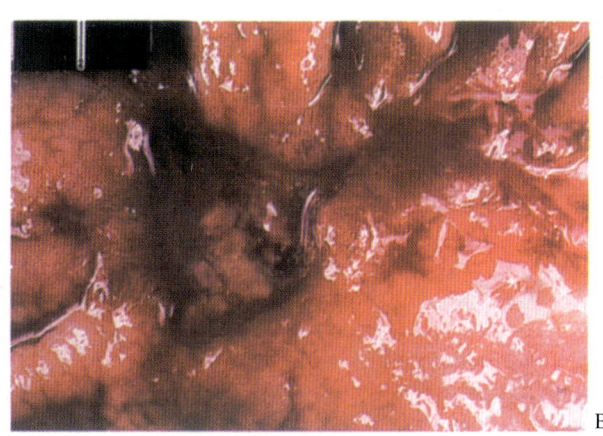
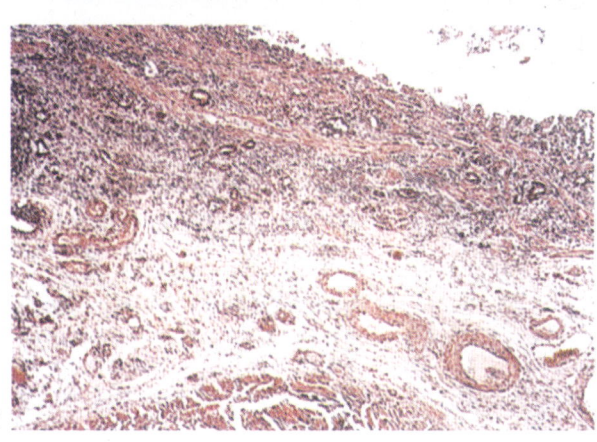

图 5.6　溃疡癌。A：较大的位于中央的胃溃疡。B：近观。C：溃疡基底。恶性腺体位于黏膜肌层及其下方。

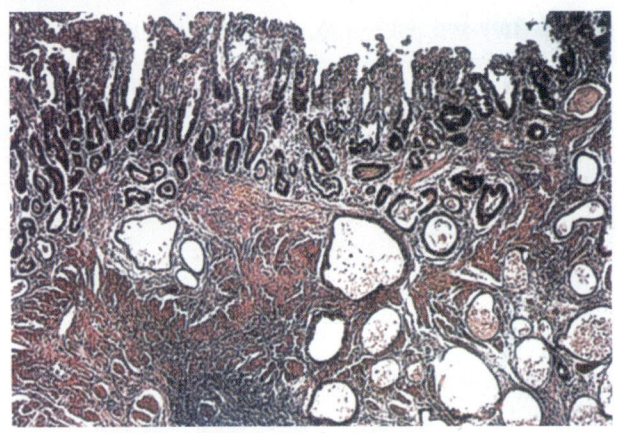

图 5.7 胃愈合性消化性溃疡中的浸润癌。高分化腺癌浸润固有肌层，后者与黏膜肌层融合。

这种情况下的肿瘤占所有胃癌的不足 1%。诊断溃疡癌的病例，必须显示先前存在慢性消化性溃疡的明确证据，而且有并存恶性病变的证据。大约 5% 内镜检查为良性的溃疡，最终证实为恶性，但有些病变可能需要多次活检才能发现潜在的恶性病变[70]。当肿瘤发生于愈合溃疡的上皮时，可能发生低估浸润深度的情况，此时由于瘢痕存在而不再能够辨认黏膜下层和固有肌层。

增生性息肉

增生性息肉（hyperplastic polyps）占所有胃息肉的 75%～90%[71]。病变发生于多发性或自身免疫型萎缩性胃炎常常出现的胃小凹增生。增生性息肉也可见于胃肠吻合口胃的一侧。增生性息肉病人患胃癌的危险增加，但胃癌极少发生于其内。相反，它们是慢性胃炎的副产物，而慢性胃炎是诱导胃癌的根本原因。少数情况下，胃癌发生于增生性息肉，在此之前发生异型增生（图 5.8）。

异型增生

在肿瘤形成过程中，异型增生是显微镜下第一个可以发现的解剖学改变。异型增生可表现为细胞学改变或结构紊乱。胃的异型增生有两种主要生长方式：扁平、大体不明显的异型增生，或为腺瘤的息肉样病变。异型增生细胞可以是胃型或肠型，或者为杂合型。

非息肉性异型增生

黏膜异型增生区域的特征为组织学和细胞学异常，必须与再生性（反应性）非典型增生区别开。非典型再生性改变常常伴有活动性炎症，没有显著的结构或分化异常（图 5.9）。相反，异型增生的细胞出现一种或多种细胞核的异常（增大、深染、形状不规则、异常核分裂象），并形成有分支的异常腺体，偶尔出现背靠背的结构（图 5.10 和 5.11）[71]。辨认异型增生对于处理高危人群中的病人非常重要，而确定分级是主观的，在分级选择上相互差异较大。一个专题讨论会集中解决有关胃上皮异型增生不同分级定义的国际间差

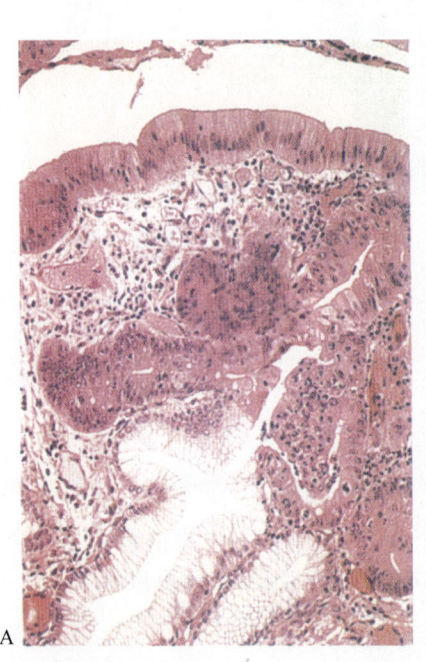
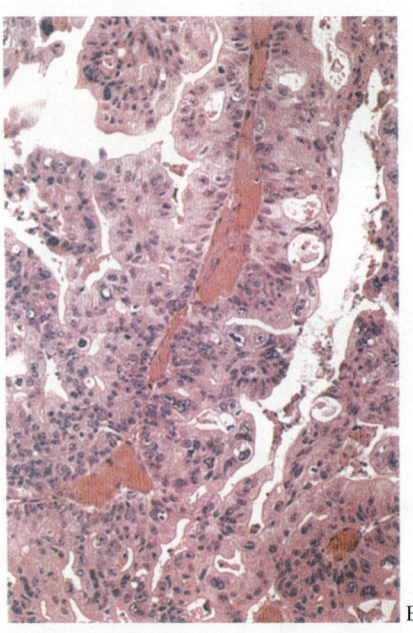

图 5.8 发生在增生性息肉的异型增生。A：低级别异型增生从表面播散至腺体深部，取代正常胃小凹上皮。B：高倍镜下显示另一个高级别异型增生区域。细胞深染，多形性，结构杂乱。腺体开始出现背靠背排列，提示黏膜内癌。

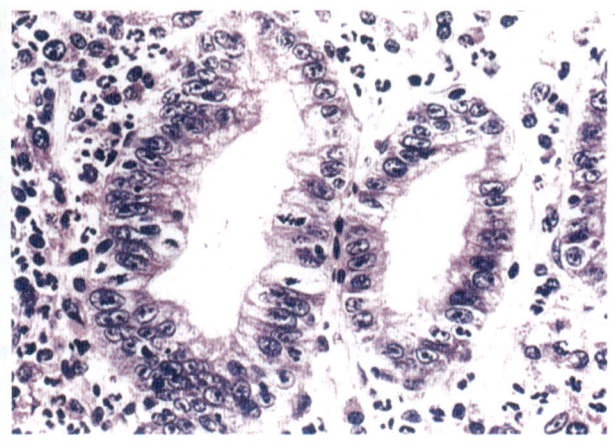

图 5.9　再生性增生。核浆比例及核分裂象增加，同时出现大的核仁和间质炎症细胞。

表 5.7	胃异型增生和相关病变的 Padova 分类
无异型增生	
反应性胃小凹增生	
肠化生	
肠化生，完全型	
肠化生，不完全型	
不能确定的异型增生	
胃小凹增生	
增生性肠化生	
非浸润性肿瘤［扁平或隆起（同义词：腺瘤）］	
低级别	
高级别	
包括没有浸润的可疑癌（腺体内）	
包括没有浸润的癌（腺体内）	
可疑浸润癌	
浸润癌	

异问题，形成 Padova 分类[72]，列于表 5.7 中。

病理医师对于高级别异型增生的诊断已达成相当高的共识，但对于低级别异型增生的共识仅为"一般"程度，而对于不能确定的异型增生则难以达成共识[73]。我们认为，确认异型增生并将其划分为高级别或低级别已经足够。对于低级别异型增生，胃黏膜结构一般保留，尽管有时也可出现异常，包括假性绒毛、不规则分支的乳头状内折、隐窝延长伴有锯齿状结构，以及囊性改变（图 5.10）。营养不良性杯状细胞也可出现。在隐窝基底部的幽门腺分支，从正常表现到明确异型增生。我们也见到过异型增生发生于胃小凹细胞的病例（图 5.12）。高级别异型增生（high-grade dysplasia）这一术语取代"原位癌"（carcinoma in situ）。胃的重度异型增生表现为多层细胞核、异常核分裂象增加、极性紊乱和腺体密集。有关胃上皮异型增生诊断的问题有三个：（1）必须能够区别异型增生与非典型再生性改变；（2）能够分清高级别与低级别异型增生；（3）应将异型增生与浸润癌区分开。免疫组化检测、p53 过度表达和 Ki-67 染色（图 5.13）检测向黏膜表面扩展的细胞增生，以及肿瘤抑制基因功能异常可能有助于区分异型增生和非典型再生性改变。

胃腺瘤

胃腺瘤（gastric adenomas）比增生性息肉少见，

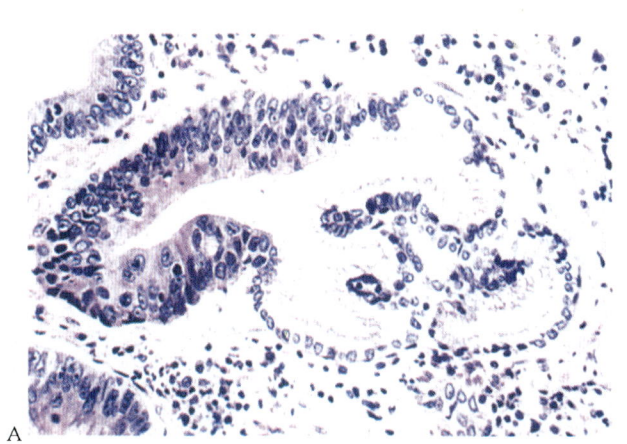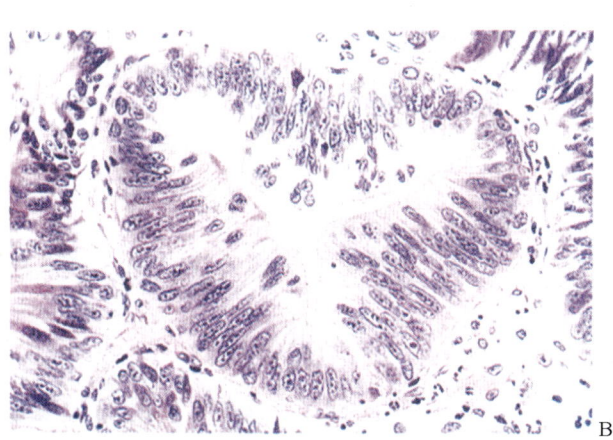

图 5.10　胃异型增生。A：胃腺体部分被肿瘤性上皮取代。B：本图显示轻度异型增生的特点是细胞密集且拉长，细胞核一般位于基底部，少有核分裂象，少有细胞分层，细胞核呈多形性。

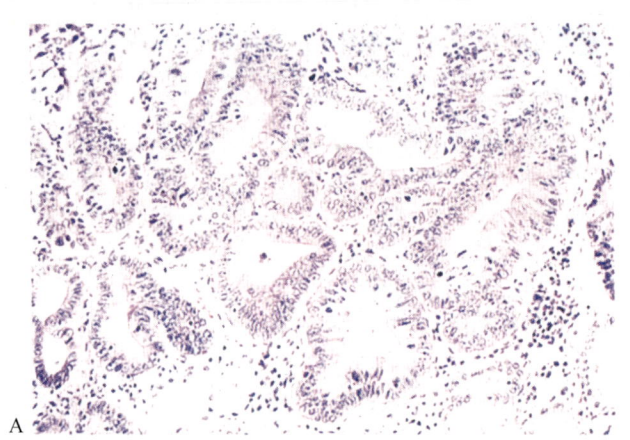 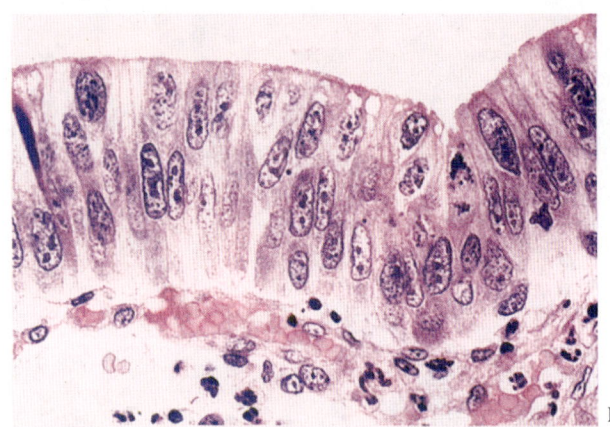

图 5.11 重度异型增生。**A**：胃异型增生，出现结构扭曲和重度异型增生性上皮。可见多数核分裂象。**B**：细胞层次增多，细胞核可达腔面。

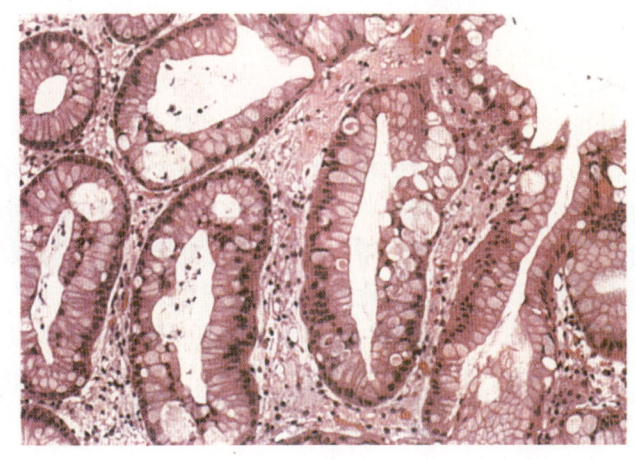

图 5.12 胃小凹异型增生。胃小凹上皮结构紊乱，有些极性丧失，细胞核呈假复层。注意没有炎症表现。

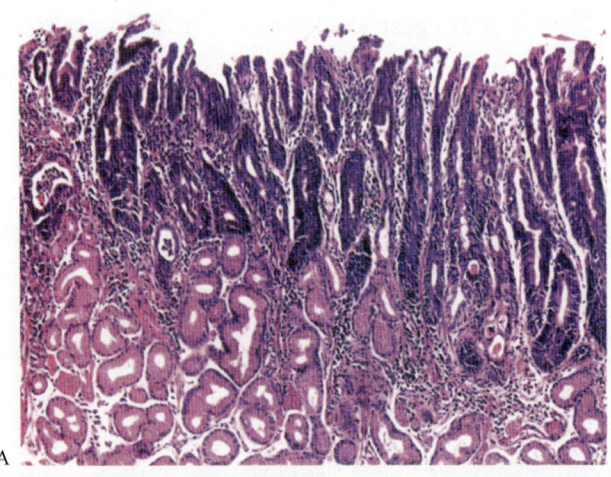 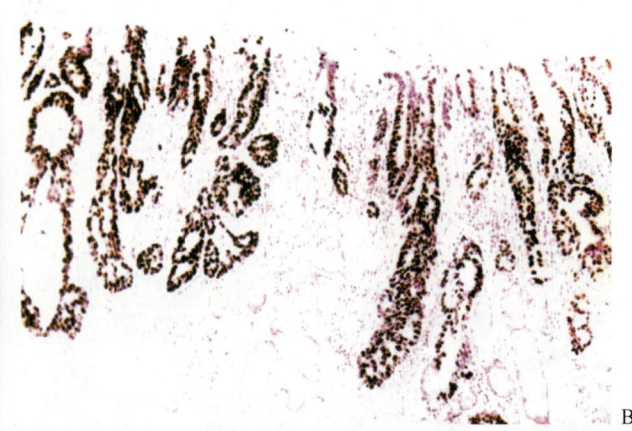

图 5.13 高级别异型增生替代胃小凹。**A**：苏木素-伊红染色切片。**B**：p53 免疫染色显示，几乎所有肿瘤细胞的细胞核均有标记。

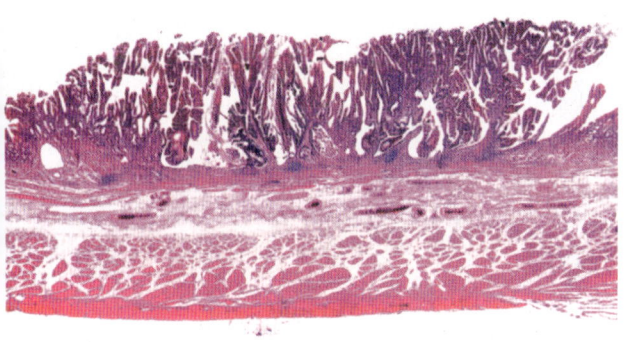

图 5.14　扁平绒毛状腺瘤。

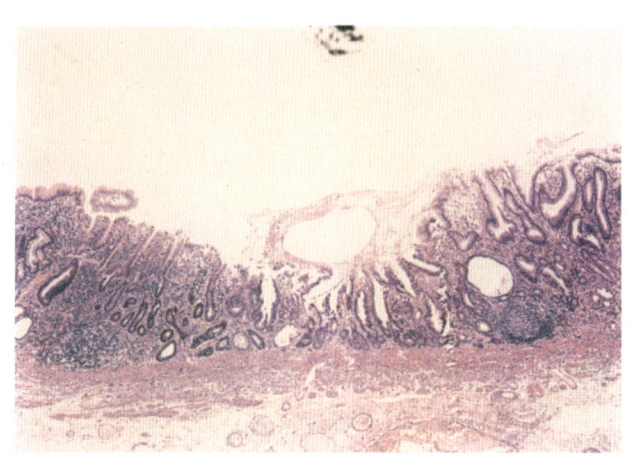

图 5.16　凹陷性腺瘤。腺瘤表现为中央黏膜凹陷。

与结肠腺瘤不同，胃腺瘤一般都有家族性腺瘤性息肉。病变可呈扁平（图 5.14）或带蒂（图 5.15）。一项韩国高危病人的内镜研究发现，这些病变 74.5% 发生于胃远端 1/3。局灶恶性区域见于 6.7% 的腺瘤，除 1 例外均发生于胃的远端[74]。

胃和结肠息肉具有某些共同的特征。大体上，病变表面呈分叶状或乳头状，常常被覆红色的柔软光滑的黏膜（图 5.15）。异常上皮位于表面及胃小凹的管控部分。随着异型增生程度的增加，可出现细胞复层、细胞核极性进行性消失以及细胞密度增加。细胞核靠近管腔，最终继发网眼形成（lumina form）。较大的病变可有明显的绒毛状结构（图 5.14）。当有创伤时，腺瘤表面的改变可能类似于增生性息肉。胃腺瘤含有许多类型异型增生的细胞，包括肠上皮细胞、杯状细胞、内分泌细胞以及 Paneth 细胞。世界卫生组织（WHO）将胃腺瘤分为三种亚型：管状、乳头状和乳头状-管状。相比之下，日本作者将腺瘤分为两型：隆起性腺瘤和凹陷性腺瘤[75]。凹陷性腺瘤（图 5.16）比隆起性腺瘤大得多，而且比隆起性腺瘤更容易出现高级别异型增生。我们还见过发生于胃的锯齿状腺瘤（图 5.17）。这些病变过于罕见，其形态学表现是否反映了如同在结肠一样的潜在的遗传学改变（见第 4 章）鲜为人知。

胃癌的组织发生

异型增生区域可维持不变、消退[76]或者经过几年后进展为浸润性肠型胃癌[77]。相反，年轻病人的浸润性弥漫性胃癌可以发生于没有明显异型增生的黏膜（图 5.1），尽管可出现原位癌，这在下面讨论。有关决定胃癌表型及其源自正常胃上皮进展速

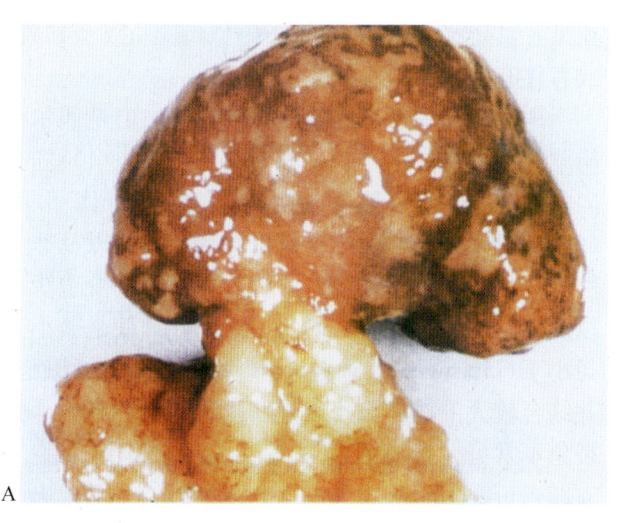

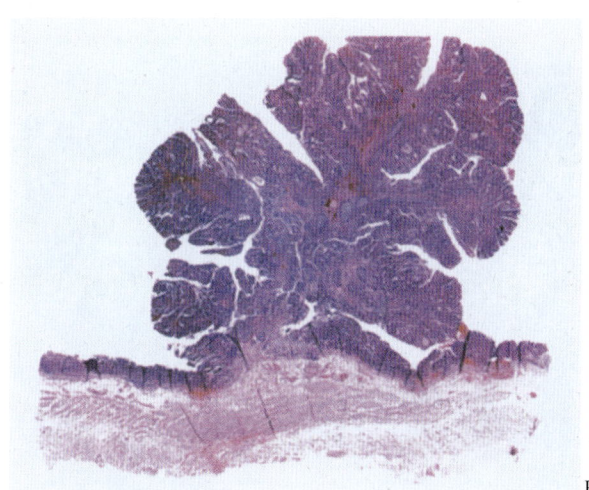

图 5.15　胃腺瘤。A：带蒂的腺瘤被覆红色黏膜。B：图 A 的整个腺瘤切片，显示肿瘤细胞增生。

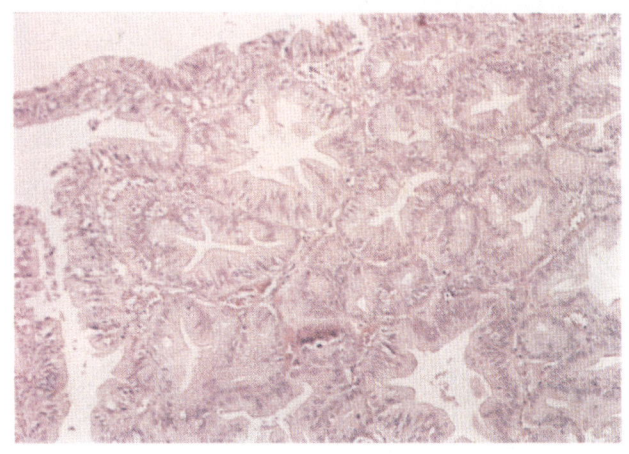

图 5.17　发生于肠化背景中的锯齿状腺瘤。

度的因素较为复杂。浸润性可直接发生自胃腺颈部的复制部分、肠化腺体隐窝或者异型增生区域复制的表面细胞。发生细胞可决定早期癌的表型，但诱导后突变可以引起相当多的异质性，使得难以确定晚期癌的母细胞。胃癌遗传学和表观遗传学改变的类型及数量影响早期浅表性病变到广泛播散性病变的进展速度。

早期胃癌

早期胃癌的定义是局限于黏膜或黏膜下层的癌，不管有无淋巴结转移（图5.18）。这一概念形成于日本，那里的公众筛查项目发现了许多无症状的早期癌患者。近年来，早期癌已占日本胃癌的大多数[78]。在 1965—1970 年间，胃癌中早期癌所占不足 20%，但是到了 1988 年，所占比例达到 57%。在 1962—

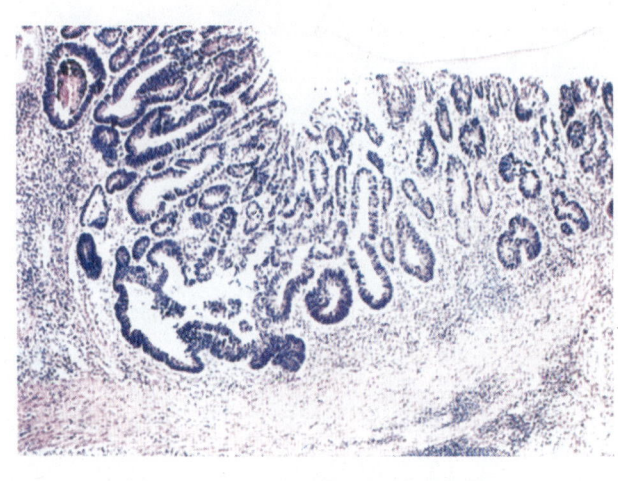

图 5.18　早期胃癌伴有黏膜浸润。

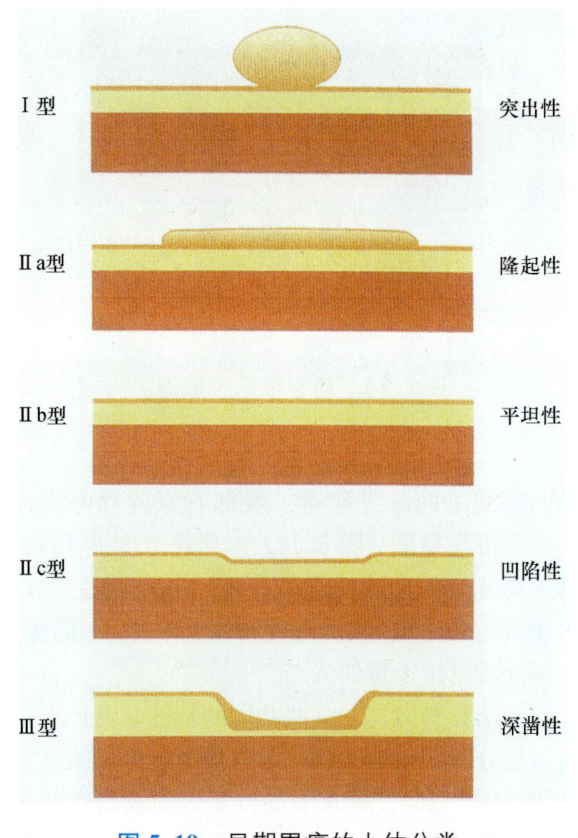

图 5.19　早期胃癌的大体分类。

1991 年间，这些筛查项目中发现的早期胃癌的大小显著减小[78]。

早期胃癌的结构存在较大差异。由日本内镜协会提出的早期胃癌不同类型的大体分类目前已被广泛接受[79]。这种分类将早期胃癌分为 3 种主要类型，其中一种有 3 种亚型，如图 5.19 所示。图 5.20 显示两个此类肿瘤的大体表现。浅表播散癌为早期癌的一个亚型，其定义为肿瘤直径大于 4 cm，局限于黏膜内，或者伴有黏膜下微小浸润[80]。

内镜活检一般容易诊断早期胃癌，但是偶尔会有问题。最常见的问题包括如下几个方面：（1）固有膜内的少数印戒细胞可能容易被漏掉（图 5.21）；（2）高级别异型增生可能难以与肠型胃癌以及非典型性腺体再生鉴别。多部位活检，尤其是病变边缘活检以及细胞学刷片标本一般足以诊断，即使是微小（直径小于 5 mm）癌。通过多形性以及深染的细胞核，并结合较大的核仁，可以确认真正的恶性细胞。核分裂象不常见。含有吞噬黏液或脂质的组织细胞（图 5.22）可类似于黏膜内恶性印戒细胞。胃活检肉芽组织中出现大而奇异的内皮细胞时，可能类似于恶性肿

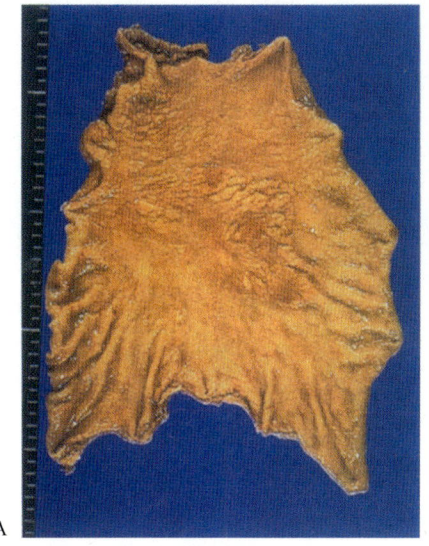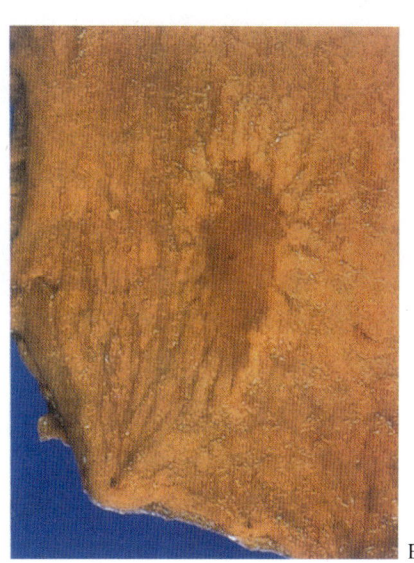

图 5.20　早期胃癌。**A**：Ⅱa 型癌。肿瘤为轻度隆起的斑块样病变，位于标本中央。**B**：Ⅱc 型癌。病变稍微凹陷，低于周围黏膜水平。(Photographs courtesy of Dr. Onja Kim, ANSA Medical Center, Seoul, Korea.)

瘤。有关细胞浆黏液的特殊染色或者细胞角蛋白免疫染色有时有助于解决这些问题。

　　诊断浸润癌必须确认穿透黏膜肌层，伴有黏膜下层浸润。内镜活检不能确定浸润深度。检测为早期癌的病变可能是伴有惰性生物学行为的肿瘤，或者可能为侵袭性病变，恰好在早期阶段被发现。在一组 56 例早期癌病人中，16 例平均随访 29 个月没有出现进展，出人意料地进展缓慢[81]。支持这一点的是，有

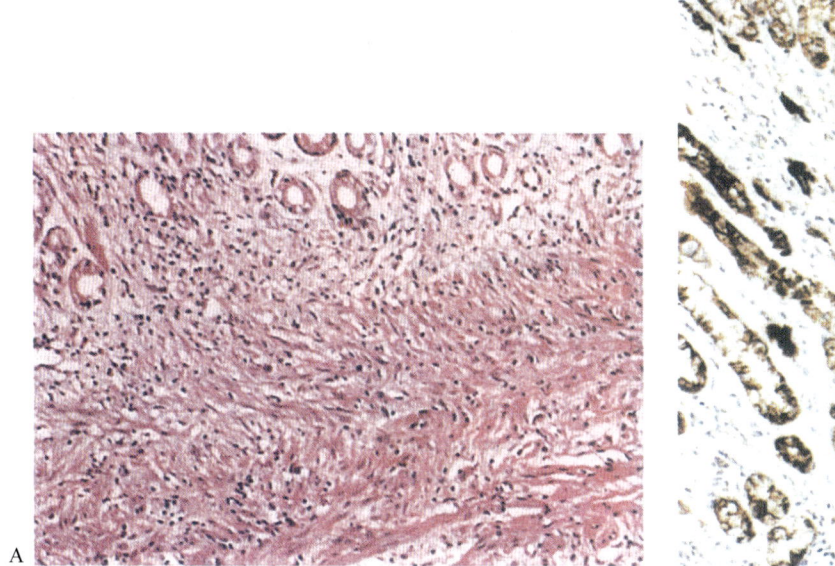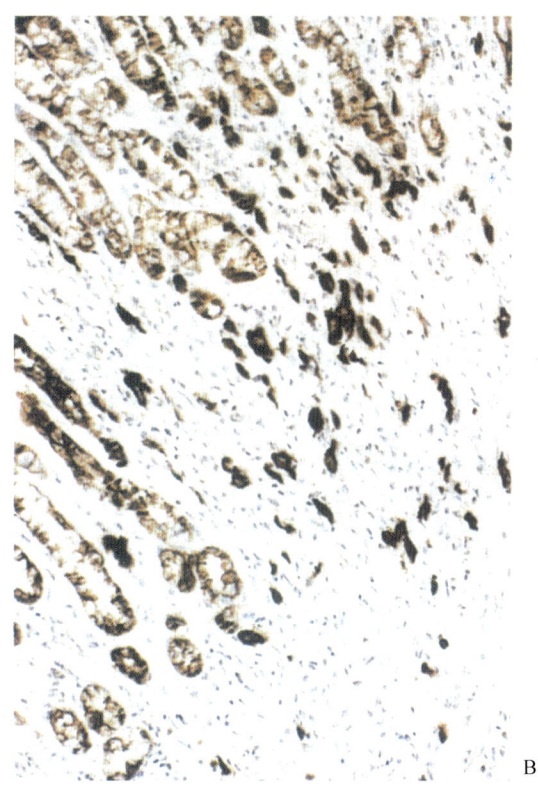

图 5.21　弥漫性癌。**A**：固有膜深部散在分布轻度非典型性细胞。这些细胞可能容易被误认为是慢性炎症细胞。**B**：细胞角蛋白染色证实为浸润癌。

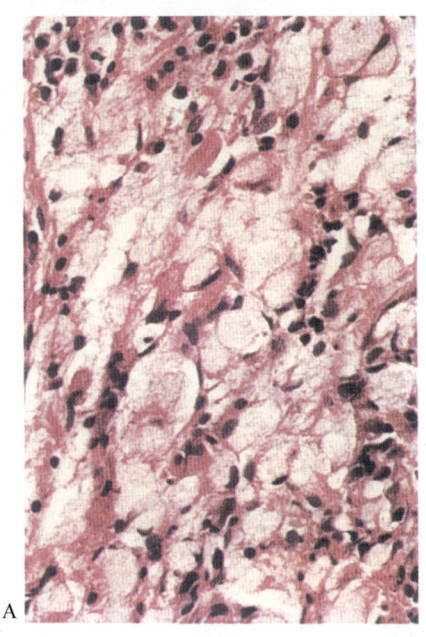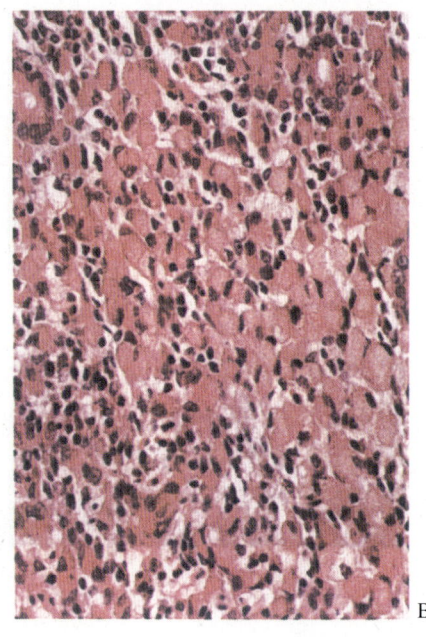

图 5.22 固有膜巨噬细胞与弥漫性癌的比较。A：固有膜巨噬细胞含有大量泡沫样胞浆和位于周边的小细胞核。B：弥漫性癌。浸润性的印戒细胞见于固有膜内。这些细胞具有泡沫样嗜酸性胞浆和位于周边的细胞核。这些细胞中细胞核的非典型性比 A 图明显。对于有疑问的病例，应用组织细胞标记物和细胞角蛋白进行免疫组化染色可以明确细胞类型。

两例男性在诊断为黏膜癌的 6 年和 8 年后进行胃切除，在此期间没有深部浸润[82]。

早期胃癌可出现淋巴结转移[78]，并且正如所料，其发生率与肿瘤浸润黏膜下层的深度有关[83]。淋巴结转移还与肿瘤大小及溃疡的出现直接相关[79]。在日本，淋巴结转移的发生率从 15％ 到 30％ 不等[79]，但是如果应用细胞角蛋白免疫组化染色检测隐匿性微小转移，其发生率可能升高 2～3 倍[84]。尽管隐匿性转移的生物学意义目前尚不清楚，但在所有研究中，出现明显转移都是不利的。增加早期胃癌复发危险的其他因素包括血管浸润[85]和分化较差[86]。在日本，早期癌术后 10 年存活率黏膜癌为 99％，黏膜下层癌为 91％[78]。法国一项早期胃癌研究中，7 年存活率黏膜癌为 93％，黏膜下层癌为 83％，提示早期诊断的意义并非只是亚洲现象[87]。

能够诊断早期胃癌使得临床医师可以制订保护功能的治疗方法，为病人提供比胃切除更好的生活质量，并能消除胃次全切除后近端胃发生胃癌的危险。这些治疗方案包括内镜黏膜切除（endoscopic mucosal resection，EMR）[88]以及楔形切除，包括或不包括淋巴结切除[89]。任何一种方法的选择均取决于肿瘤复发的概率。目前认可的 EMR 的适应证包括高分化癌没有溃疡形成、隆起性病变（Ⅱa 型）＜2 cm，或者扁平病变（Ⅱb 和 Ⅱc 型）＜1 cm。在检查 EMR 标本时，病理医师必须确认侧面和深部切缘没有肿瘤成分。对于 EMR 治疗的病人，要定期监测残留肿瘤复发或者异时癌的发生，因为原有肿瘤的解剖学前体病变存在于残留的胃组织中。

EMR 治疗后，应该采用随访活检来确定没有残留的肿瘤成分。Mitsuhashi 等对 EMR 术后活检进行了一个回顾性分析。组织学改变包括炎症、间质水肿、胃小凹增生、血管扩张、上皮非典型性、核分裂活性增加、透明细胞改变以及印戒细胞样表现。许多变化继发于 EMR 术后的缺血。其中最令人担忧的是透明细胞样改变和印戒细胞样改变的区域，因为这些变化与肿瘤最难区别。然而，这些反应性特征常常包裹于非纤维组织增生性的间质当中[89a]。

晚期胃癌

大体特征

最初的胃癌分类，即 Borrmann 分类，是基于肿瘤的大体表现[90]。确定了四种生长方式：息肉样、蕈伞性、溃疡性和浸润性（图 5.23～5.26）。四种类型中的任何类型可以并存。息肉样癌突向胃腔，没有大的溃疡区域。蕈伞性肿瘤的形状不规则，呈外生性生长有溃疡表现。溃疡性肿瘤外形不规则，边缘隆起。溃疡边缘僵硬，溃疡底部有坏死。浸润性肿瘤为扁平片状病变，有或者没有浅表溃疡区域。透壁浸润伴有特征性的纤维组织增生性反应使得胃壁明显僵硬。在

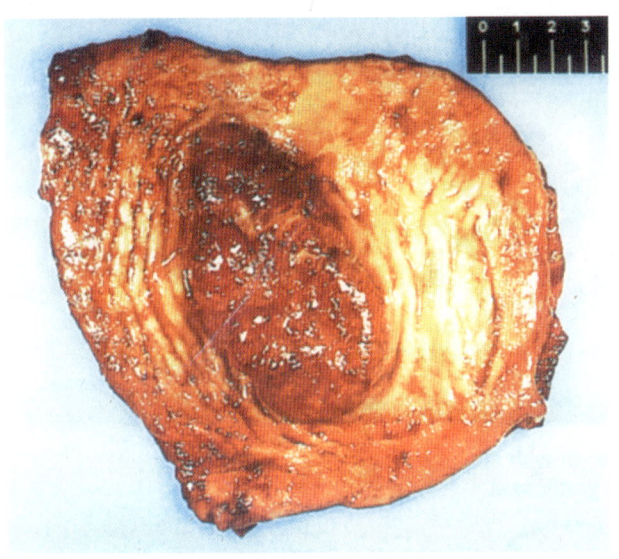

图 5.23　Borrmann Ⅰ 型。息肉样胃癌。较大的赘生性肿块，没有明显出血或坏死。

一大组胃癌病例中，每种亚型的比例如下：息肉样 7%；溃疡性 25%；蕈伞性 36%；浸润性 26%[91]。

溃疡性胃癌可通过以下几种方式与良性消化性溃疡区分：其边缘不规则且隆起；周围组织坚硬、增厚且不均匀；溃疡底部坏死、粗糙且常常呈结节状；溃疡周围黏膜皱襞的形状及分布比良性溃疡周边更加不规则（见第 4 章）。另外，良性溃疡常常浸透并取代固有肌层，而癌组织在肌束之间浸润，因而固有肌层增厚。恶性溃疡常常大于良性溃疡。令人遗憾的是，有些恶性溃疡仅仅根据大体表现难以与良性溃疡区分，重要的是，所有内镜检出的溃疡都应当按规则实

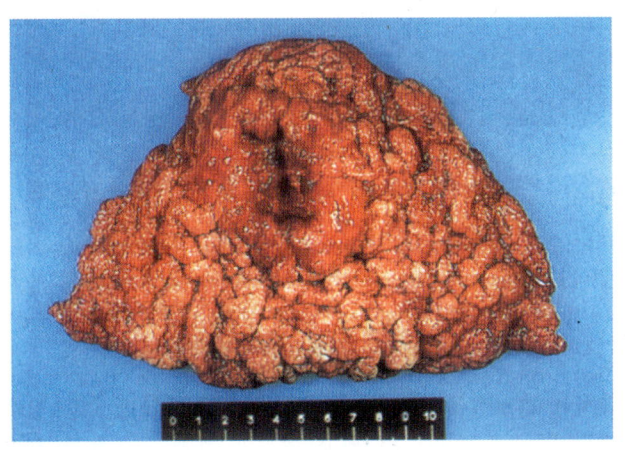

图 5.24　Borrmann Ⅱ 型。蕈伞性癌伴有广泛表面溃疡和出血。

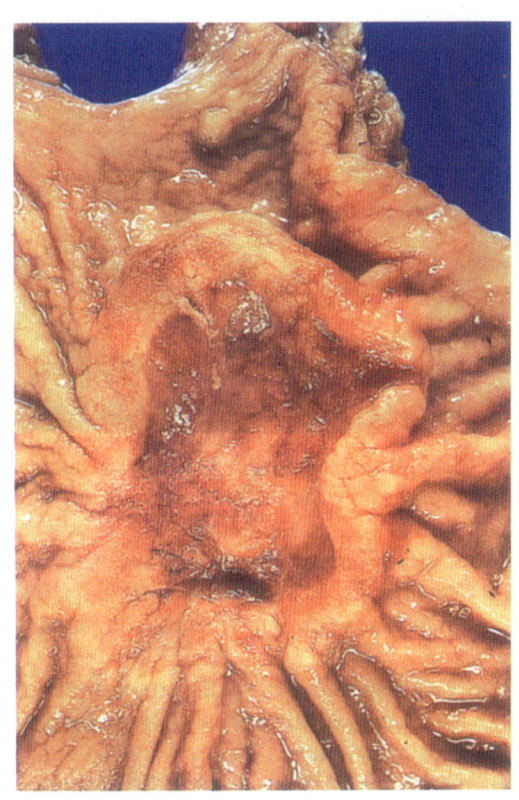

图 5.25　Borrmann Ⅲ 型。溃疡性胃癌边缘隆起，但没有明显的腔内生长。

施活检，即使是愈合性溃疡。

弥漫性（浸润性）肿瘤在黏膜和黏膜下层浅表播散，导致黏膜皱襞变平。当其向胃壁扩展时常常伴有致密结缔组织反应，使得黏膜与固有肌层固定。浸润的细胞常常累及整个胃，表现为皮革胃或"皮革囊"胃。皮革胃常累及幽门（图 5.26）。肿瘤浸润加上显著的纤维组织增生引起胃僵硬，是患这种肿瘤时常常发生早期饱腹感的原因。

从 1975—1985 年间，对 171 721 例日本病人切除胃癌的部位分析发现，远端 1/3 为最常见的胃癌发生部位，其次为中 1/3、上 1/3 和整个胃组织[92]。女性容易发生累及整个胃的肿瘤，正如所预期的一样，因为出现这种生长方式的弥漫性胃癌最常见于女性。其他的病变分布可见于任何高危人群，但在后几年里，中 1/3 和上 1/3 胃癌所占比例有所增加。这种变化趋势的实质尚不清楚。可能是由于将所见到的较为近端的病变作为筛查程序的结果，或者由于技术的进步，使得晚期近端胃癌可选择积极的手术治疗。每个 5 年阶段内手术病例数量的增加均可用来说明这一问题。

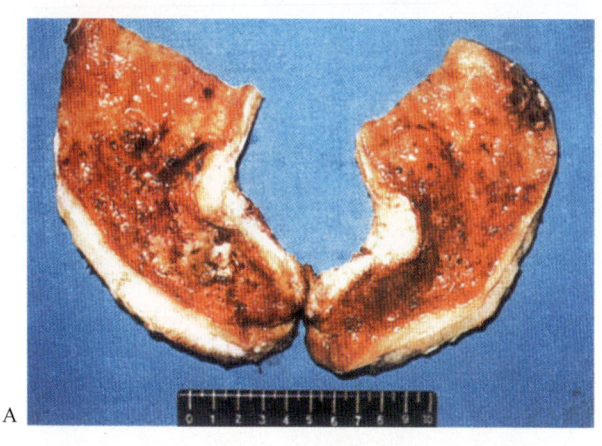 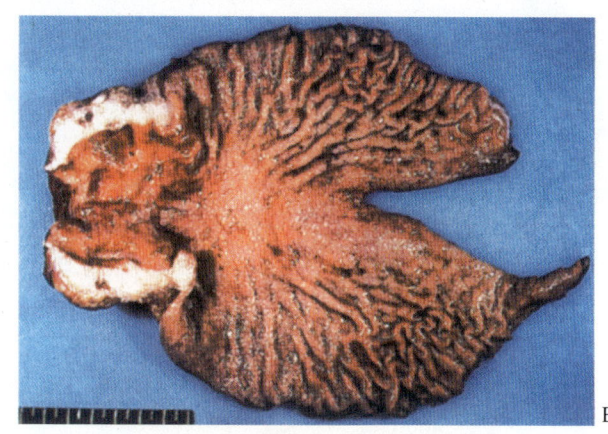

图 5.26　Borrmann Ⅳ 型。**A**：胃壁增厚，可见不规则的黏膜溃疡。**B**：癌组织累及胃窦，显示胃壁均匀增厚。

多灶性晚期胃炎改变累及胃表面广泛区域，导致发生多发性的原发性胃癌。这一点对于选择 EMR 治疗的病人特别值得关注。多中心性肿瘤累及 3.5%～15% 的胃癌病人。2 个、3 个、4 个或更多的早期癌可见于同一胃组织内[78]。多发性胃癌最多见于高危人群当中 65 岁以上的男性。染色内镜（chromoendoscopy）有助于识别意外的同步发生的多中心性肿瘤；治疗后需要继续监测，以便发现非同步性癌。

临床特征

出现症状的胃癌通常为晚期肿瘤，与亚洲或其他高危地区相比，在西方未经筛查人群中其症状的出现大多在诊断癌之前。伴有慢性胃溃疡的早期癌为例外情况。由美国外科医师学会进行的一项 18265 例胃癌的回顾性研究发现，以下常有重叠的症状最为常见：体重减轻（61.6%）、腹痛（51.6%）、恶心（34.3%）、吞咽困难（26.1%）以及黑便（20.2%）。体重减轻是不好的征象表现，与生存率差有关。早期饱腹可能是幽门梗阻或胃膨胀的结果。溃疡性肿瘤失血可能引起贫血和疲劳。坏死的蕈样肿瘤的感染可引起发热。有些病例中，胃癌向远处播散为其症状表现。可以表现为锁骨上淋巴结肿大。患有弥漫性胃癌的绝经前女性，可以出现腹水或因子宫内膜转移而引起阴道出血[94]。

内镜检查、活检及细胞学

上消化道内镜检查为评估胃癌提供了最初的方法。Winawer 等研究了 63 例的胃腺癌病人[95]，发现 90% 的病人内镜检查做出了正确诊断。结合细胞学刷片和活检分析，组织学检查的准确性在外生性癌为 92%，相反，在浸润性病变仅为 50%。与胃的其他部位相比，贲门和胃窦远端到切迹部位取样较难。在亚洲人群中，对于胃癌中度危险人群的内镜诊断率进行了评估，在 905 例有症状的病人中发现了 10 例（1.1%）胃癌[96]。活检诊断准确性随着取材数量增加而增加。在难以区分良恶性溃疡的情况下，需要对溃疡边缘进行象限活检。一旦诊断胃癌，在决定治疗之前可以采用内镜超声检查（endoscopic ultrasonography，EUS）来评估肿瘤的分期。这种方法确定肿瘤浸润深度的准确性可达 82%[97]，但在检测淋巴结转移方面则准确性差一些[98]。

刷片细胞学在诊断胃恶性肿瘤方面起关键作用。为了增加诊断的敏感性，常常实施多部位活检来对细胞学取样进行补充。然而，对于细胞学的作用已经提出质疑，原因是有可能出现个别的假阳性结果，并且活检具有极高的敏感性[99]。明显的胃腺癌不论其亚型如何，均具有特殊的细胞病理学特征（图 5.27）。恶性上皮细胞常常表现为大于正常细胞，出现细胞大小不一、细胞核不均、显著的细胞核非典型性，包括细胞核外形上明显的不规则压痕、深染、不规则分布的异染色质、多核、核仁肥大、偶见异常核分裂象、印戒细胞表现（图 5.27）以及微小空泡状胞浆。与胃炎中的异常良性细胞相比较，其染色质常常较粗糙或呈显著颗粒状[100]。细胞核变形也是一个非常重要的恶性特征，可以在细胞团中进行评估。细胞内细胞（吞噬）现象可以比较显著，可能出现裸核。偶尔可

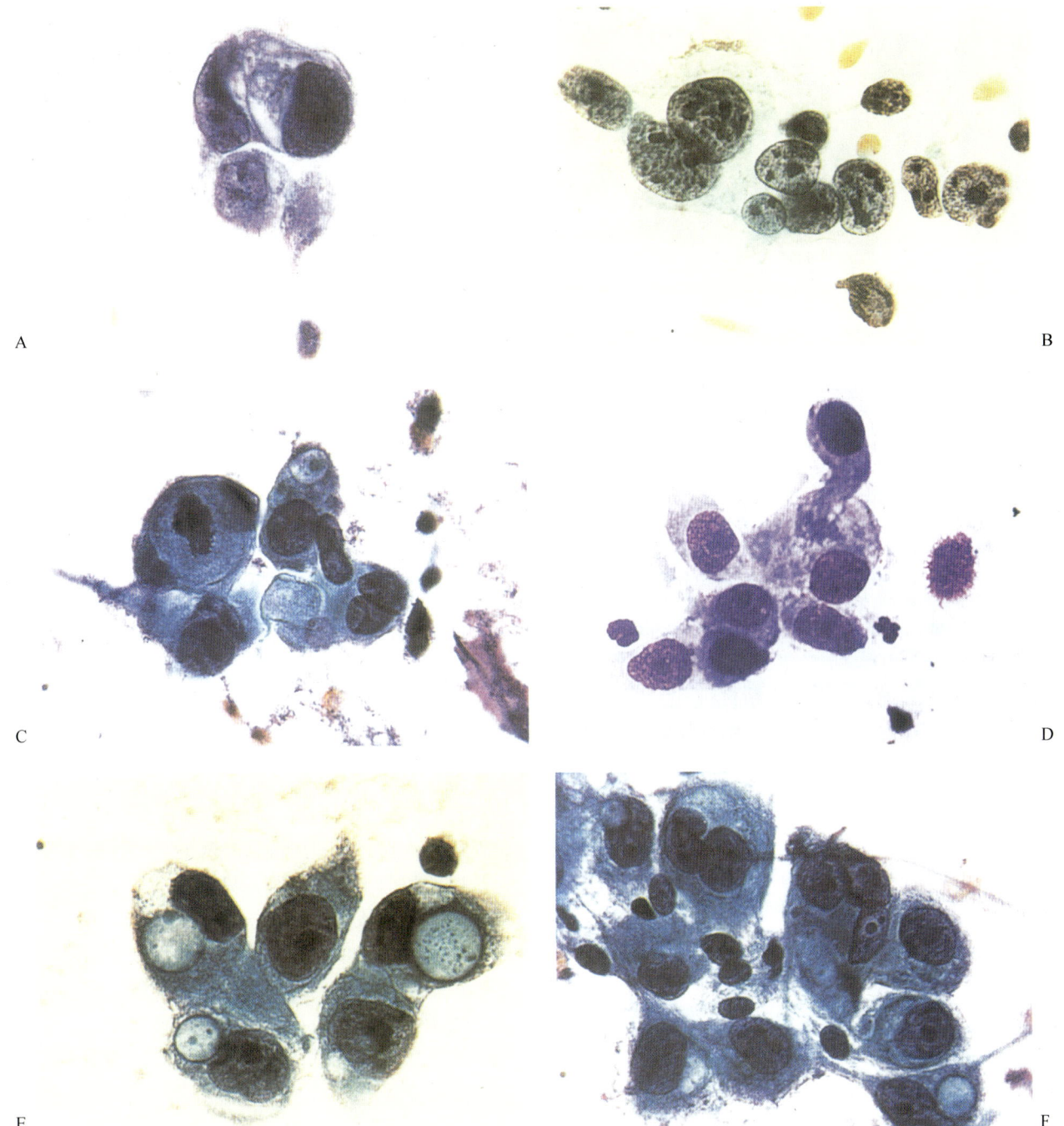

图 5.27　胃腺癌。**A**：癌细胞团，细胞核大小不等。可见一个较大的细胞伴有空泡状胞浆，而较小的细胞其胞浆呈颗粒状。**B**：这些单个癌细胞的细胞核大小差异较大。注意大核仁。**C**：可见胞浆内分泌泡和细胞核边界重叠。**D**：肠型胃癌的 May-Grünwald-Giemsa 染色。细胞保留其柱状表现。核仁较大，嗜碱性。**E**：印戒细胞癌的细胞核仁明显。**F**：可见散在的印戒细胞。

以出现鳞状化生表现（图 5.28）。

背景中常常分布有碎片和受损的红细胞。低分化癌的肿瘤细胞以单个分布为主，而对于乳头状或高分化腺癌，其更具黏附性的细胞呈片状分布。

胃癌没有必要划分细胞学亚型[101]。如果肿瘤为乳头状、腺管状以及某些 Lauren 肠型黏液性癌和弥漫型印戒细胞癌，那么细胞学分型的特异性比例在前者大于 90%，而后者为 85%[102,103]。然而，对于空

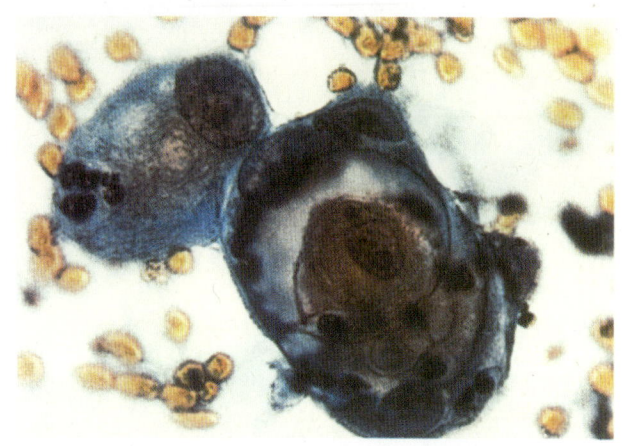

图 5.28 胃腺癌。可见一个角化性的细胞内细胞结构以及单个具有泡沫状胞浆的腺上皮细胞。

泡状细胞尤其应当仔细评估，因为印戒细胞容易被看成是杯状细胞。核仁大小和细胞核的形状有助于鉴别诊断。除非细针吸取结合了内镜检查，早期胃癌是不能通过细胞学来确诊的，因为目前没有可以区分早期和晚期胃癌的特征性表现[104]。伴有广泛坏死和狭窄的晚期癌可能不会提供足够的诊断材料。

依据报告，在内镜检查时进行细针吸取活检的印片细胞学检查比胃癌和食管癌细胞学刷片的敏感性稍高[105,106]。采用这种方法时，将内镜活检组织置于干净玻璃片上轻轻按压几次，常规制备印片。印片的细胞学特征不同于细胞学刷片，因此细胞病理医师应当熟悉这两种方法的差异。除了细胞学异常以外，也应考虑到单个细胞的比例，因为在印片当中，恶性肿瘤的单个细胞可能超过 20%[107]。同样的印片技术可以用于切除胃癌的分期，因为一分为二的淋巴结可以采用这种方法来评估有无恶性细胞。

镜下特征

对于胃癌来说，不同肿瘤之间以及在同一个肿瘤内差异极大。这种差异源于发生癌的胃和肠化腺体具有复杂细胞成分[108,109]。另外，诱导后的胃癌突变产生偏离的细胞类型克隆，当肿瘤从早期[86]进展为晚期时这种类型的细胞数量增加。在 HE 染色切片中如果见到杯状细胞或 Paneth 细胞，或发现肠特异性神经内分泌细胞，则可认为显然是具有肠的特征。通过检测肿瘤细胞的分泌产物、生物学标记物或者超微结构特征，也可显示来源于肠。有些病例肿瘤细胞为胃型（图 5.29），或者可从肠化类型的前驱病变还原为胃的表型[110]。因此，尽管提出了许多种组织学分类，但是对于一个肿瘤中可能出现的细胞变异，尚没有一种令人满意的解释。最有帮助的是依照肿瘤类型的大类来粗略评估其预期行为。

胃癌分类

Lauren 分类将胃癌分为两大组织学类型：肠型（图 5.30）和弥漫型（图 5.31）[6]。85%～90% 的胃癌适合这种分类。其余的胃癌由具有混合性肠型-弥漫型特征的癌以及不常见的亚型（例如生殖细胞癌、鳞状细胞癌）构成。具有黏附性的肿瘤细胞形成可以辨认的腺体，不论其细胞学分化程度以及起源细胞如何，均可纳入肠型胃癌。在高危人群的胃癌中大约占到 60%，最多见于胃窦，一般发生于肠化的黏膜。它们与散在的远处转移有关，因为容易出现淋巴管和（或）血管浸润。

弥漫型胃癌由缺乏黏附性的细胞构成，肿瘤细胞穿透胃壁，单个细胞包裹于纤维组织增生性的间质中。病变表现为多层的印戒细胞分布于黏膜浅表部分，但在胃壁深部印戒细胞数量较少，而以多形性细胞为主。细胞周期标记物可能无法标记浅表的印戒细胞，相反，可以标记浸润胃壁深部的缺乏黏附性的细胞。可以见到少数不明显的发育不全的腺体（图 5.32）。弥漫型癌具有的纤维组织增生性反应可能比诱发它的癌细胞更为明显。浸润性细胞几乎没有分化，以致类似于组织细胞，只能通过某些细胞角蛋白免疫染色来确认（图 5.33）。当不能确认胃壁中致密的结缔组织是溃疡愈合的瘢痕还是弥漫型癌诱发的纤维组织增生反应时，应当采用这些染色。弥漫型癌很少形成散在转移，而是容易出现腹膜播散。当病变播散至肠系膜和腹膜时，肿瘤细胞可能极不明显，难以发现，除非将切片应用细胞角蛋白抗体染色（图 5.34）。这就是多数病例表现为腹水或者 Krukenberg 卵巢转移的原因。

如前所述，弥漫型胃癌发生于 E-cadherin 基因种系突变背景之下。在检查标本过程中，如果发现肿瘤发生于非常年轻的个体，并且出现多部位的黏膜内弥漫型（印戒细胞）癌时，应当怀疑这种遗传综合征。另外，与这种类型疾病有关的肿瘤可能出现原位改变，其特征是印戒细胞的细胞核深染，并且相对衬覆胃小凹和腺体的基底膜而言，这些细胞缺乏极性。除此以外，腺体和胃小凹可出现 Paget 样播散，特征为出现双层结构，内层由良性黏液性细胞构成，其下方

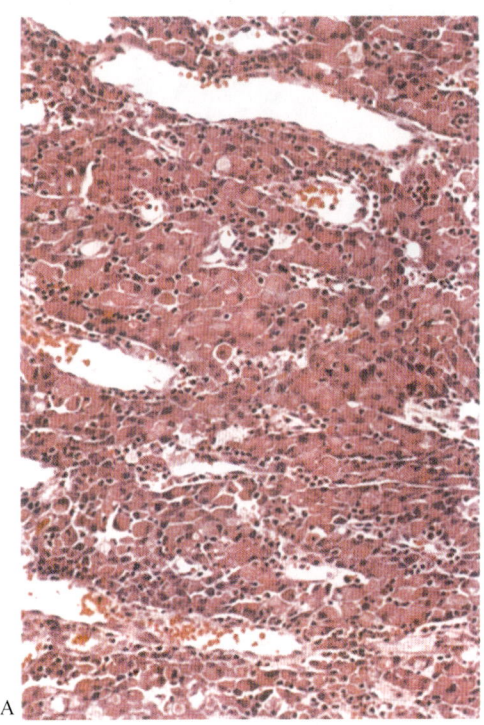 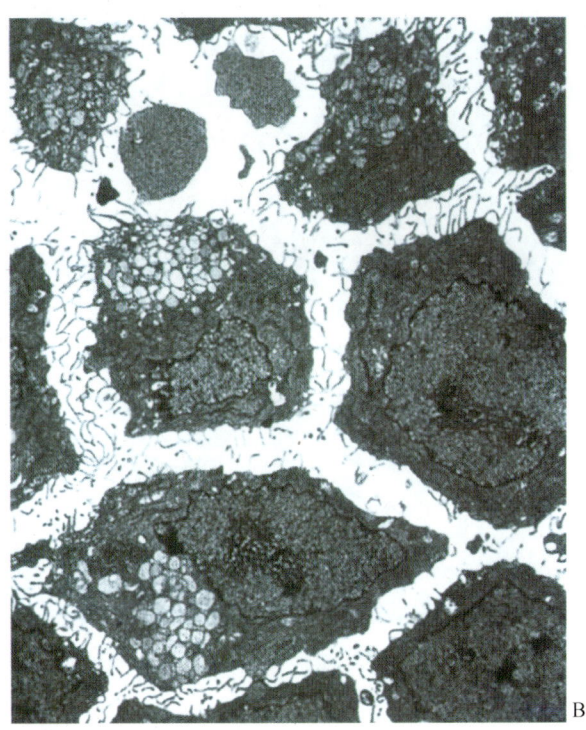

图 5.29 胃癌的胃小凹分化。**A**：肿瘤细胞的胞浆呈嗜酸性表现。细胞核位于周边。**B**：超微结构检查发现肿瘤细胞与胃小凹细胞类似，伴有明显的顶端黏液小球以及胞浆向侧面延伸。

为一层连续或不连续的印戒细胞（图 5.35）。而且，发生在这种情况下的肿瘤丧失 E-cadherin 胞膜着色（图 5.1），不同于许多保留 E-cadherin 免疫活性的非遗传性弥漫型癌（图 5.36）。

Lauren 分类简单，可以用于大宗流行病学研究，但不大适合预测胃癌不同组织学亚型的预后。为了适合这种需要，表 5.8 中列出的 WHO 推荐的国际胃癌组织学分类[110]已经有所改进。在这个分类中，腺癌

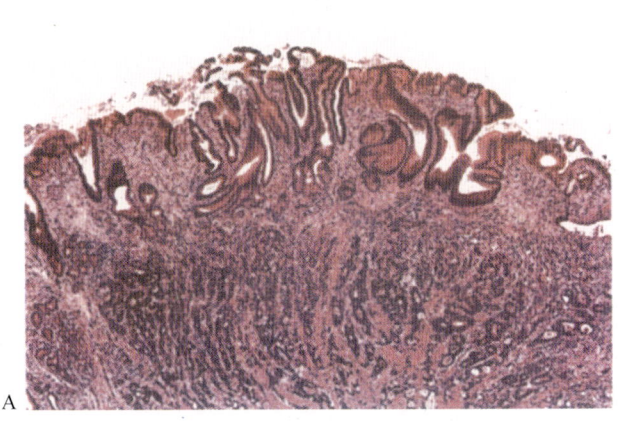 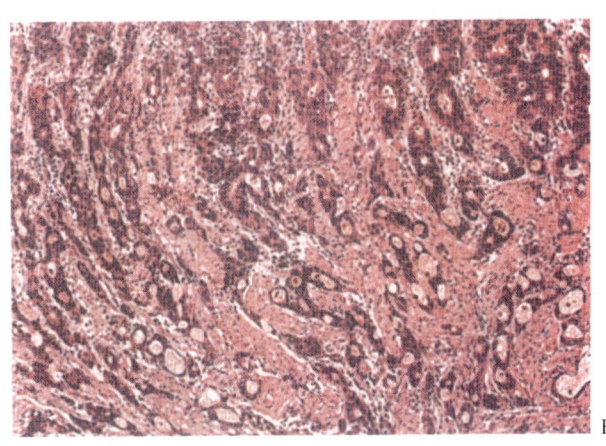

图 5.30 肠型腺癌。**A**：肠型癌累及黏膜下并浸润固有肌层。注意肿瘤由形成完好的腺体构成，类似于发生在小肠和大肠的癌。**B**：高倍显示形成完好的腺体和相互黏附的肿瘤细胞簇。

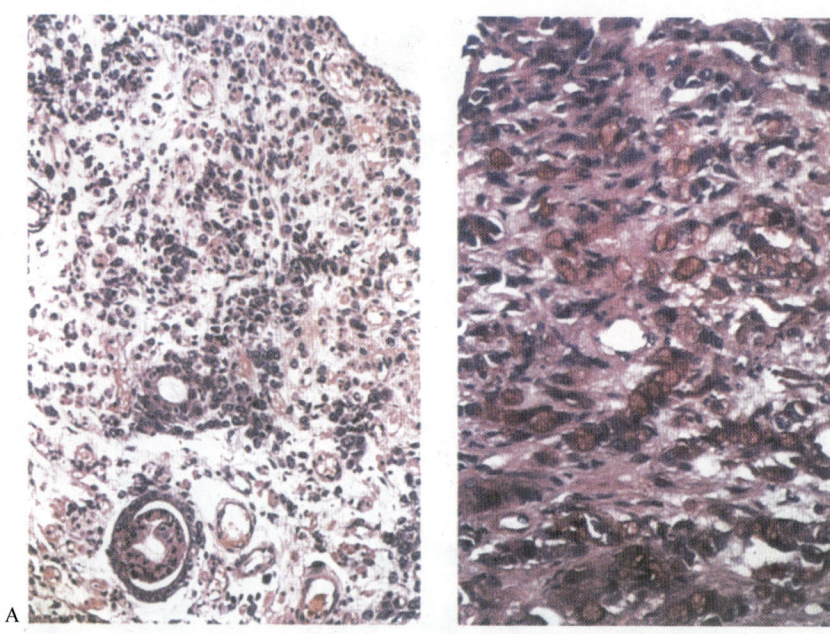

图 5.31 弥漫型腺癌。**A**：固有膜内含有单个浸润的无黏附性细胞。照片底部可见少数再生的残留胃腺。**B**：淀粉酶消化后的 PAS 染色显示肿瘤细胞胞浆抗淀粉酶 PAS 染色阳性。

被分为高分化、中高分化和低分化癌。高分化癌（well-differentiated carcinomas）具有可以辨认的形成完好的腺体。低分化肿瘤（poorly differentiated tumors）缺乏形成完好的腺体，由明显多形性的细胞组成，排列成小簇或实性巢片。中高分化肿瘤（moderately well-differentiated tumors）介于上述两种肿瘤之间。WHO 分型考虑到了传统的组织病理学特征，多数肿瘤可以归入以下四种类型：乳头状、腺管状、黏液性和印戒细胞癌。

腺管状癌（tubular carcinomas）（图 5.37）含有扩张的或分支的腺管。可以出现腺泡结构。单个肿瘤细胞可以是柱状、立方形，或由于腔内存在黏液而变成扁平细胞。可以出现透明细胞。细胞非典型性程度从低度[111]到高度[112]不等。低分化肿瘤有时被称为实性癌（solid carcinoma）。

乳头状癌（papillary carcinomas）（图 5.38）是高分化伴有指样突起的外生性肿瘤，被覆圆柱形或立方形细胞，由纤细的血管轴心支撑。肿瘤细胞往往保留其极性。细胞非典型性程度不同，可以是重度非典型性。浸润性肿瘤边缘与周围结构的界限通常非常清

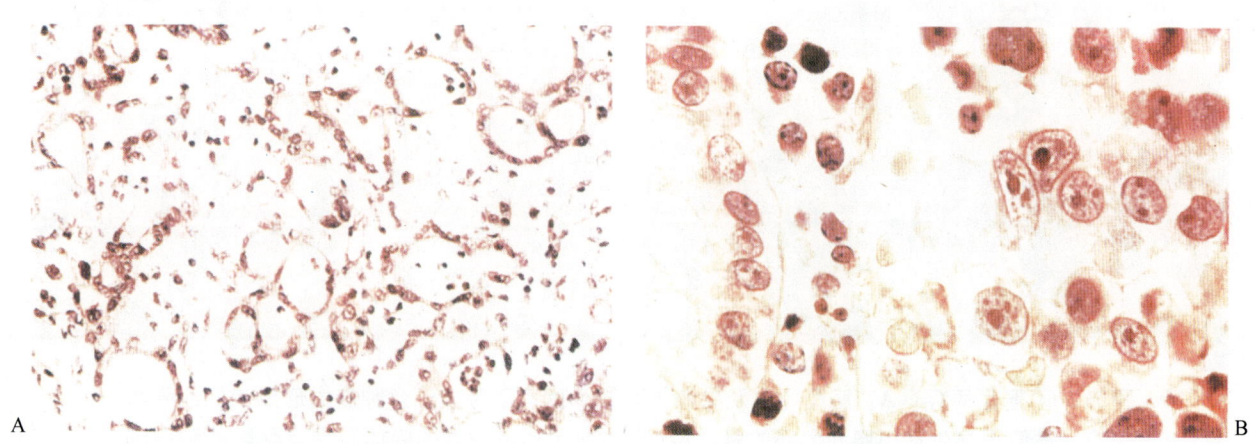

图 5.32 弥漫型癌。**A**：弥漫型癌的微腺体结构。**B**：弥漫型癌的巨大核仁。

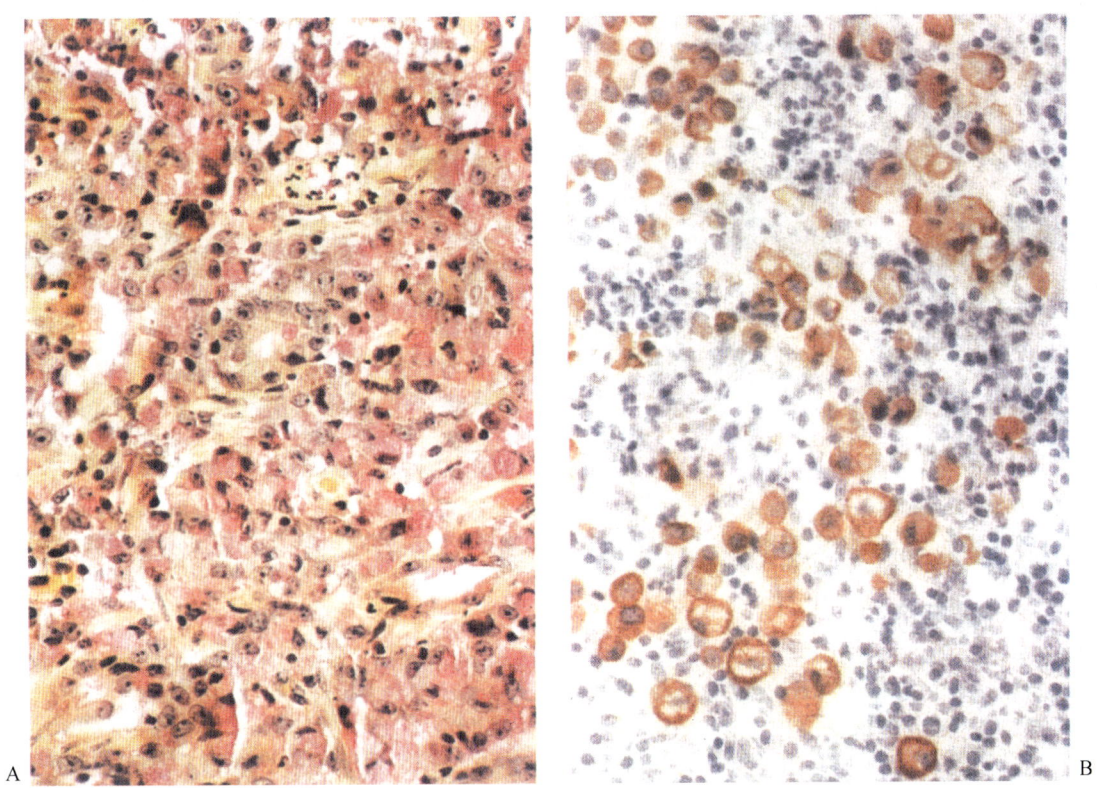

图 5.33　印戒细胞癌。**A**：黏液卡红染色可见明显的肿瘤细胞。**B**：细胞角蛋白免疫组化染色显示大量浸润的印戒细胞。

楚。肿瘤浸润可以伴有急性和慢性炎症细胞。

黏液癌（mucinous carcinomas）（图 5.39）有时被称为胶样癌（colloid carcinomas）。根据定义，肿瘤的 50％ 以上含有细胞外黏液湖。可表现为两种形式中的一种：（1）腺体内衬分泌黏液的上皮细胞，周围聚集有细胞外黏液 ；（2）不规则的细胞巢随意飘浮于黏液湖中。如果有印戒细胞存在也并非主要的组织学结构。有时肿瘤由几乎无细胞成分的大黏液湖构成（图 5.40）。

印戒细胞癌（signet ring cell carcinomas）是肿瘤成分 50％ 以上由含有黏液的细胞构成的肿瘤，黏液将细胞核推挤到细胞壁的周边。典型的印戒细胞在肿瘤的浅表部分最多，呈层状分布。印戒细胞癌通常表现为浸润性生长方式和纤维组织增生，在 Lauren 分类中称为弥漫性癌。浸润性 Borrmann Ⅳ 型癌（infiltrating Borrmann type Ⅵ carcinomas）通常为印戒细胞肿瘤。胃壁较深部分的肿瘤细胞其胞浆内黏液较少，细胞核比较居中。间质浸润可能相当广泛，以致在常规 HE 切片中难以发现。有些黏液染色方法（PAS、Alcian 蓝、黏液卡红）或细胞角蛋白抗体免疫组化染色可以用于检测这些细胞。我们更喜欢后一种方法，因为它能检出较大比例的肿瘤细胞。

胃癌的少见类型

髓样癌：伴有淋巴细胞浸润的胃髓样癌与两种病变有关：EBV 感染[113]和微卫星不稳定性（microsat-

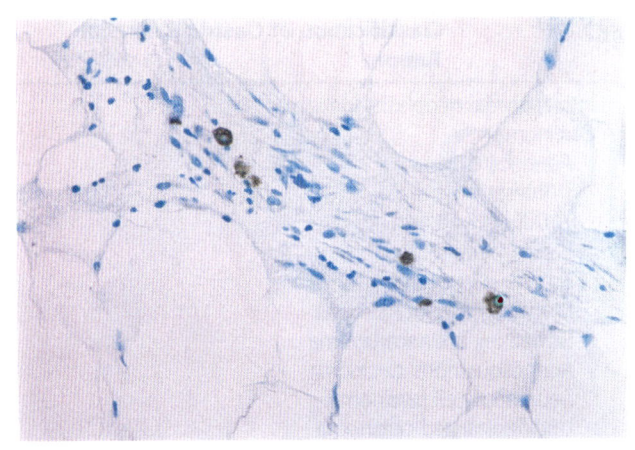

图 5.34　单个癌细胞浸润肠系膜，细胞角蛋白抗体染色。

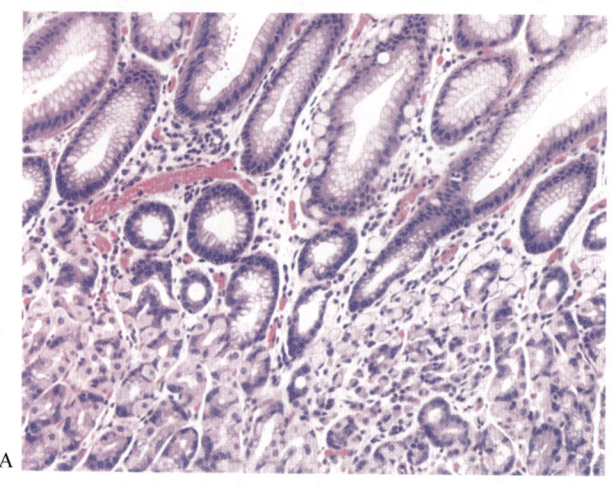 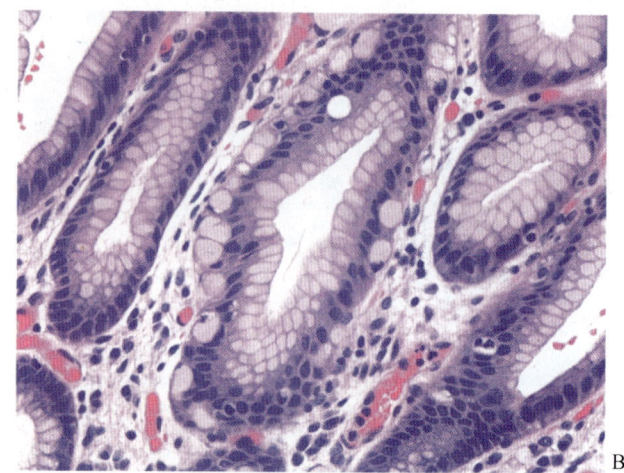

图 5.35 遗传性弥漫型胃癌。**A**：这张照片显示早期浸润性弥漫型胃癌沿胃腺呈 Paget 样播散。**B**：Paget 样播散的高倍放大。印戒细胞在完整胃腺体细胞核的下方浸润。

ellite instability，MSI)[114]。现已明确，5%～15%的胃癌含有 EBV DNA，这些癌具有特殊的临床病理学特征（图 5.41）。髓样癌最常见于男性，发生于胃体，但也可发生于胃的其他部位。大体上，这些癌多数表现为溃疡性斑片样病变，尽管也可出现乳头状结构。在 HE 染色切片中如果出现两种生长结构中的一种，则可怀疑为 EBV 相关性胃癌，但诊断必须通过原位杂交来证实，即癌细胞的细胞核中有病毒存在（图 5.42）。两种类型都有明显的淋巴细胞浸润，在大约一半的病例中，淋巴浸润极为密集，最好通过细胞角蛋白染色来识别肿瘤性上皮细胞（图 5.41）。这种类型的 EBV 相关性肿瘤大约占髓样癌的 90%。髓样癌的另外一种生长类型是由细长的相互交错的腺体构成，以纤细的间质作为依托，即所谓的花边样结构（lacelike pattern）[115]。如果两种结构在同一肿瘤中均可见到，那么花边样结构在肿瘤的浅表部位最容易见到，这种分布可以解释为花边样结构为这种癌的早期特征[116]。病人同时发生多中心性癌，而 EBV DNA 序列仅见于一种癌时，提示这种相关性仅限于特殊类型癌的表型。在以分期为依据的评估当中，EBV 相关性癌病人的存活期与其他胃癌类似。含有 EBV 的胃癌诊断时的分期低于其他癌，因为它们比 EBV 阴性癌更少出现淋巴结转移（$P = 0.0018$）[117]。EBV 相关性癌直径大于 10 cm 而没有淋巴结转移的情况并不少见（图 5.41）。

表 5.8 胃上皮性肿瘤的 WHO 组织学分类
上皮内肿瘤——腺瘤
癌
腺癌
肠型
弥漫型
乳头状腺癌
管状腺癌
黏液腺癌
印戒细胞腺癌
腺鳞癌
鳞状细胞癌
未分化癌
其他
类癌（高分化内分泌肿瘤）

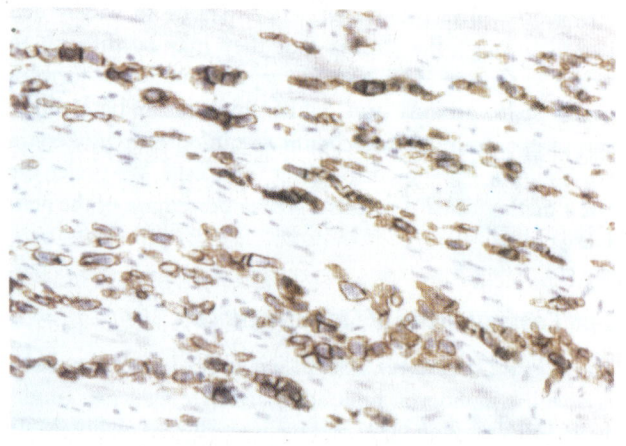

图 5.36 弥漫型胃癌 E-cadherin 染色。注意肿瘤细胞为阳性，与图 5.1 中的肿瘤不同。

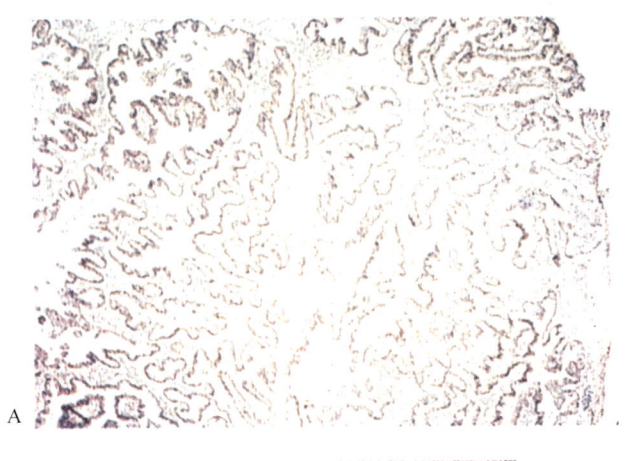
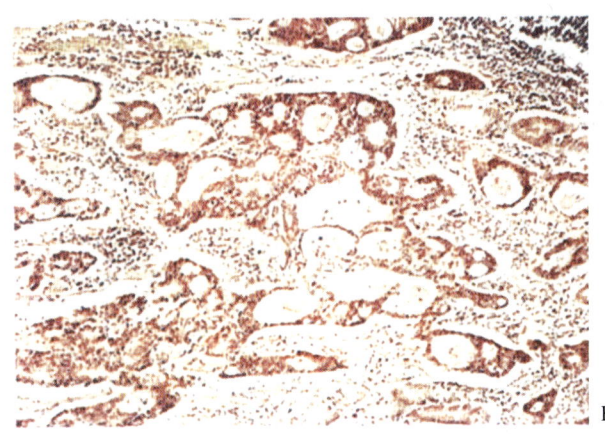
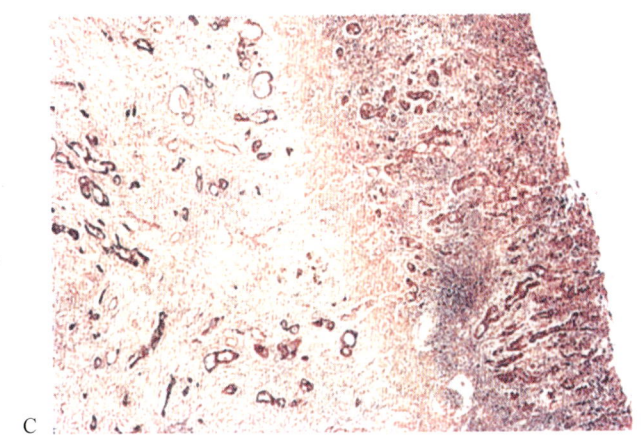

图 5.37　腺癌，腺管状亚型。**A**：高分化。**B**：中分化。**C**：显著的纤维组织增生。

大量 T 淋巴细胞浸润是具有微卫星不稳定性（MIS）散发性低分化胃癌的一个特征[118]。这些肿瘤多见于老年病人的胃窦，预后相对较好。这种类型胃癌病人的生存优势归结于异常肿瘤特异性肽类诱导淋巴细胞至肿瘤，从而导致免疫反应增强[114]。

Paneth 细胞癌：Paneth 细胞癌发生于完全肠化的区域[119]，伴有明显的纤维组织增生性反应。肿瘤细胞含有鲜红色的胞浆颗粒，通过溶菌酶抗体染色颗粒更为突出（图 5.43）。这些癌过于少见，难以评估其对生存率的影响。患有这种癌的一例患者没有淋巴结转移，但在胃大部切除术后 7 年死于腹膜转移。

幽门贲门癌：幽门贲门腺型癌可能是一种特殊的组织学类型。这种类型的癌一般境界清楚，呈蕈伞、溃疡或纤维化性表现，一般发生于胃窦或贲门。显微镜下，细胞以透明表现为主（图 5.44），因为存在胞浆空泡，其内含有 PAS 阳性抗淀粉酶的中性黏液。腺体内衬细胞的乳头状内折可为其突出特征。

胃的壁细胞和壁细胞样癌（嗜酸细胞腺癌）：含有类似壁细胞成分的胃癌极为少见。这种肿瘤一般较大，伴有淋巴结转移。组织学上，肿瘤为实性或髓

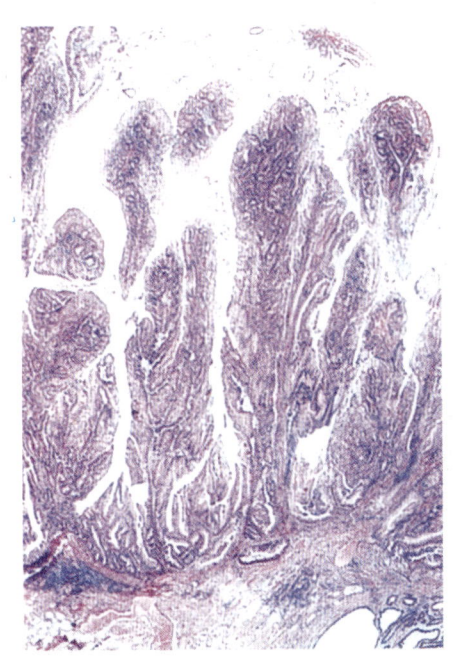

图 5.38　腺癌，乳头状亚型。长乳头状叶片状结构为其主要特征。

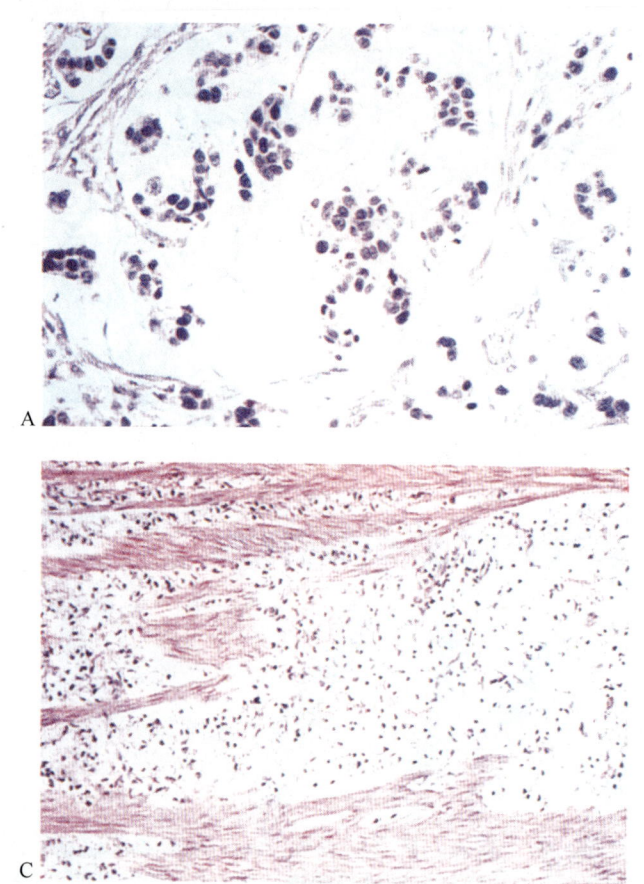
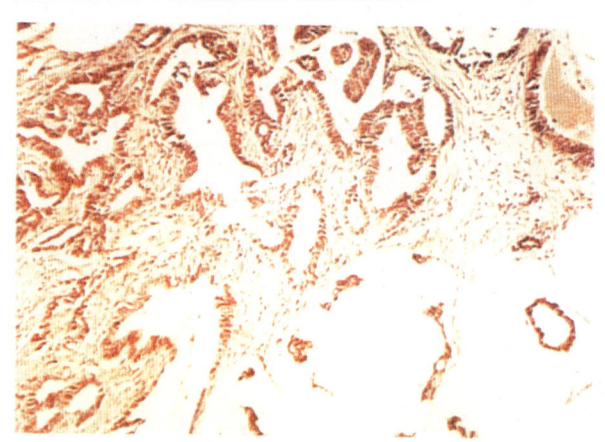

图5.39 黏液癌。A：黏液湖含有巢状和条索状肿瘤细胞。B：黏液癌混有管状癌。C：低分化癌伴有印戒细胞成分和肌层浸润。

样，偶尔出现管状分化。肿瘤细胞含有大量颗粒状胞浆，缺乏黏液和神经内分泌颗粒（图5.45）。直接针对H^+,K^+-ATP酶泵和人乳脂球蛋白-2的抗体染色肿瘤细胞呈阳性反应。电镜检查可见肿瘤细胞还含有明显的胞浆内小管[120]。与Paneth细胞癌一样，这些癌在临床上过于少见，难以评估其行为表现。有些报告中称其预后较好[121]，但其他报告出现侵袭性播散[120]。富于线粒体的高分化腺癌被称为嗜酸细胞腺癌，它不同于壁细胞癌，因为缺乏抗壁细胞抗体[122]。

腺鳞癌和鳞状细胞癌：腺鳞癌为少见肿瘤，其中腺癌和鳞状成分并存（图5.46）。两种成分之间可有过渡。腺鳞癌不同于含有散在良性鳞状化生表现的肿瘤。后一种是指腺癌伴有鳞状化生。腺鳞癌的预后比腺癌差，可能是由于这些癌诊断时一般处于晚期，并出现血管浸润[123]。胃贲门的单纯性鳞状细胞癌大多由于食管原发性病变扩展到胃所致。其余的鳞状细胞癌可发生于胃黏膜的鳞状化生区域或者以鳞状成分为主要组织学特征的腺鳞癌。单纯性鳞状细胞癌的发生与三期梅毒、环磷酰胺治疗后[124]有关，并可见于残胃癌[125]。出现鳞状表型的所有胃癌大概占胃癌的不足0.5%。

胃腺癌伴有生殖细胞肿瘤特征：伴有绒癌特征的多数肿瘤为不同分化程度的腺癌与绒癌混合存在（图5.47）。这些肿瘤中略少于30%为单纯性绒癌，与妊娠和性腺癌难以区分。极少数情况下，腺性成分可为

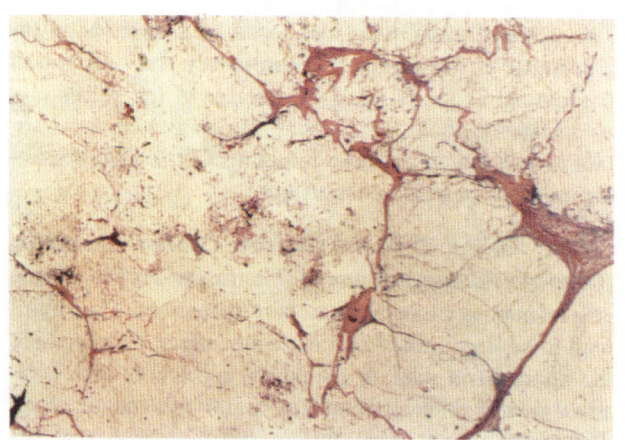

图5.40 胶样癌。这种肿瘤含有大片细胞稀少的黏液湖，浸润胃壁。

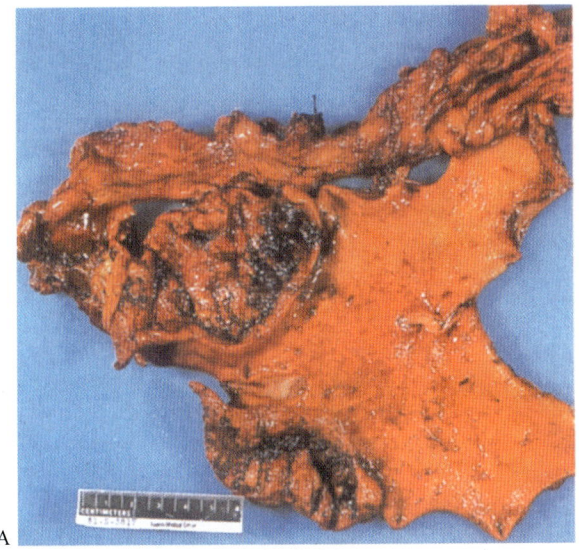
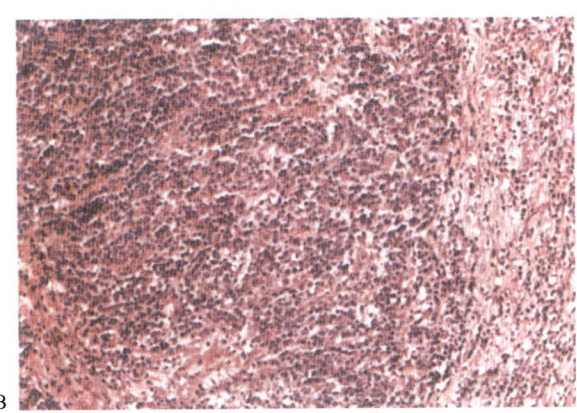
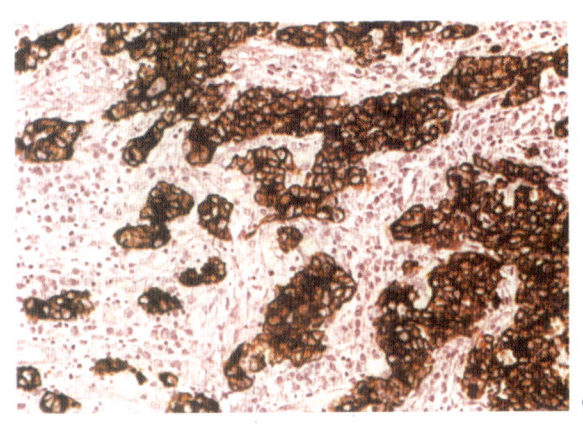

图 5.41 髓样癌。**A**：胃切除标本含有较大的蕈伞型肿物，表面有溃疡和出血。**B**：肿瘤细胞条索周围有致密的淋巴细胞浸润。**C**：细胞角蛋白染色切片容易识别肿瘤细胞。

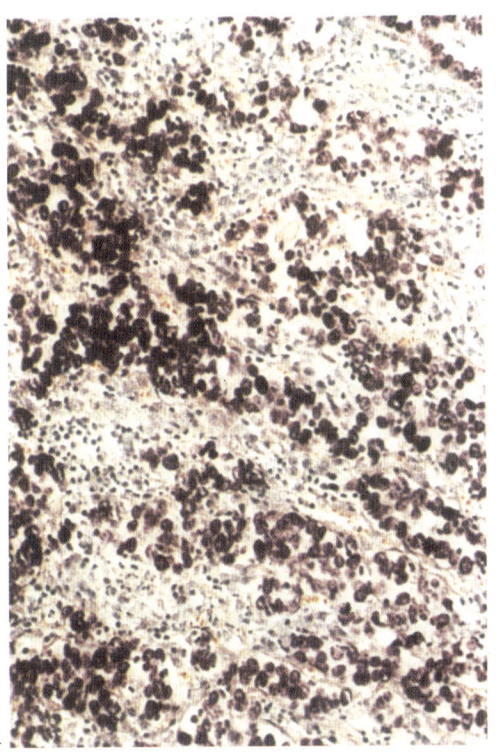
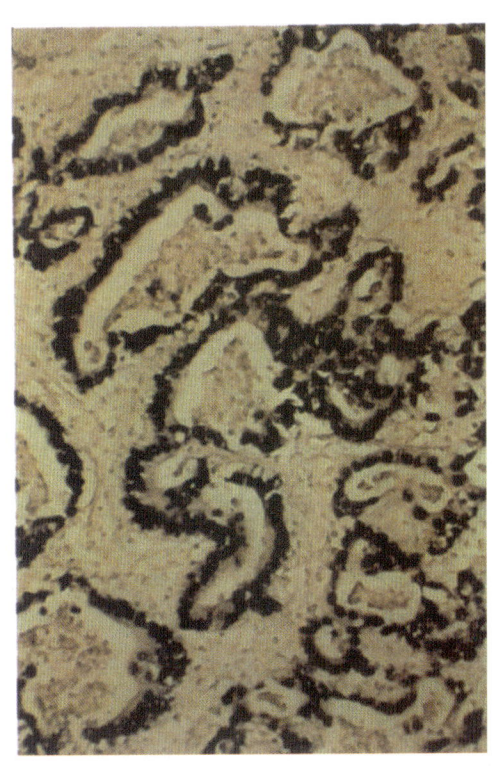

图 5.42 胃癌中的 Epstein-Barr 病毒（EBV）。**A**：髓样癌的 EBV 原位杂交。**B**：EBV DNA 见于少数没有淋巴细胞间质的胃癌。

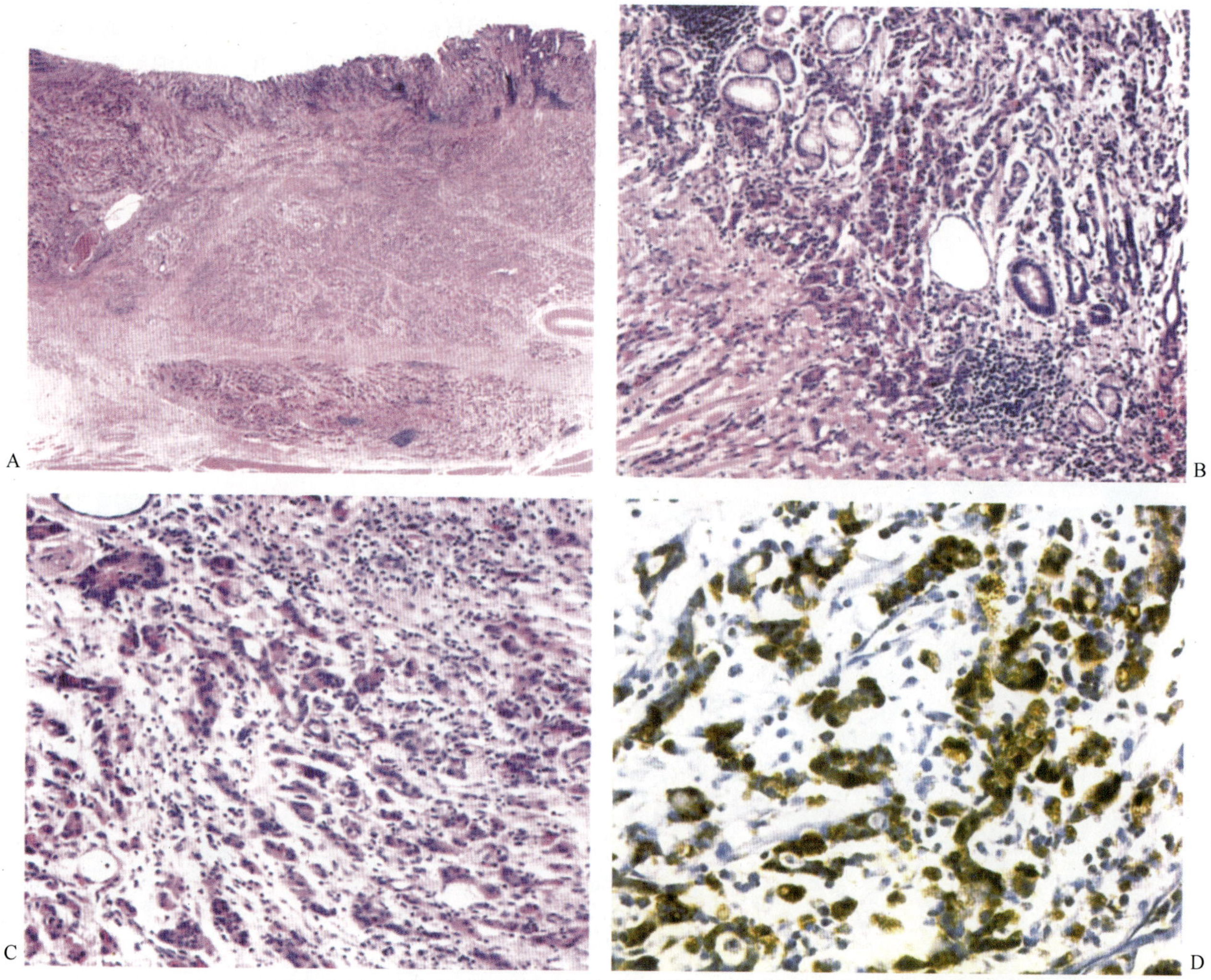

图 5.43 Paneth 细胞癌。**A**：低倍镜下表现为浸润癌。**B**：邻近的黏膜区域可见肠化生。**C**：高倍镜下可见 Paneth 细胞的嗜酸性颗粒。**D**：肿瘤细胞溶菌酶抗体染色。

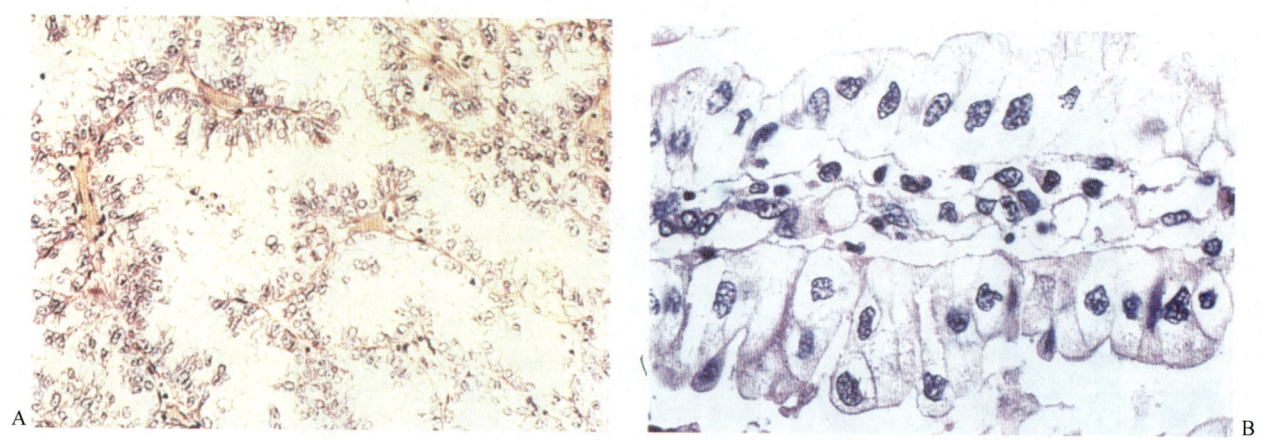

图 5.44 幽门贲门癌。**A**：腺体内衬具有透明胞浆的大细胞。**B**：胞浆呈弥漫空泡状。

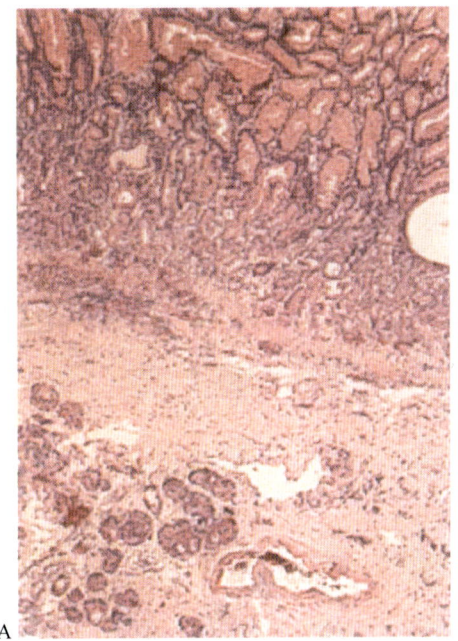
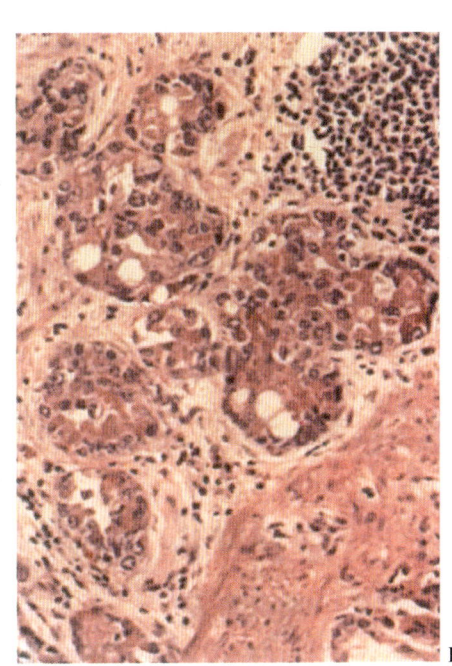

图 5.45 胃癌的壁细胞分化。**A**：浸润癌延伸至黏膜下。**B**：这些腺体内衬细胞具有轻度嗜酸性颗粒状胞浆，类似于上方黏膜中的非肿瘤性壁细胞。

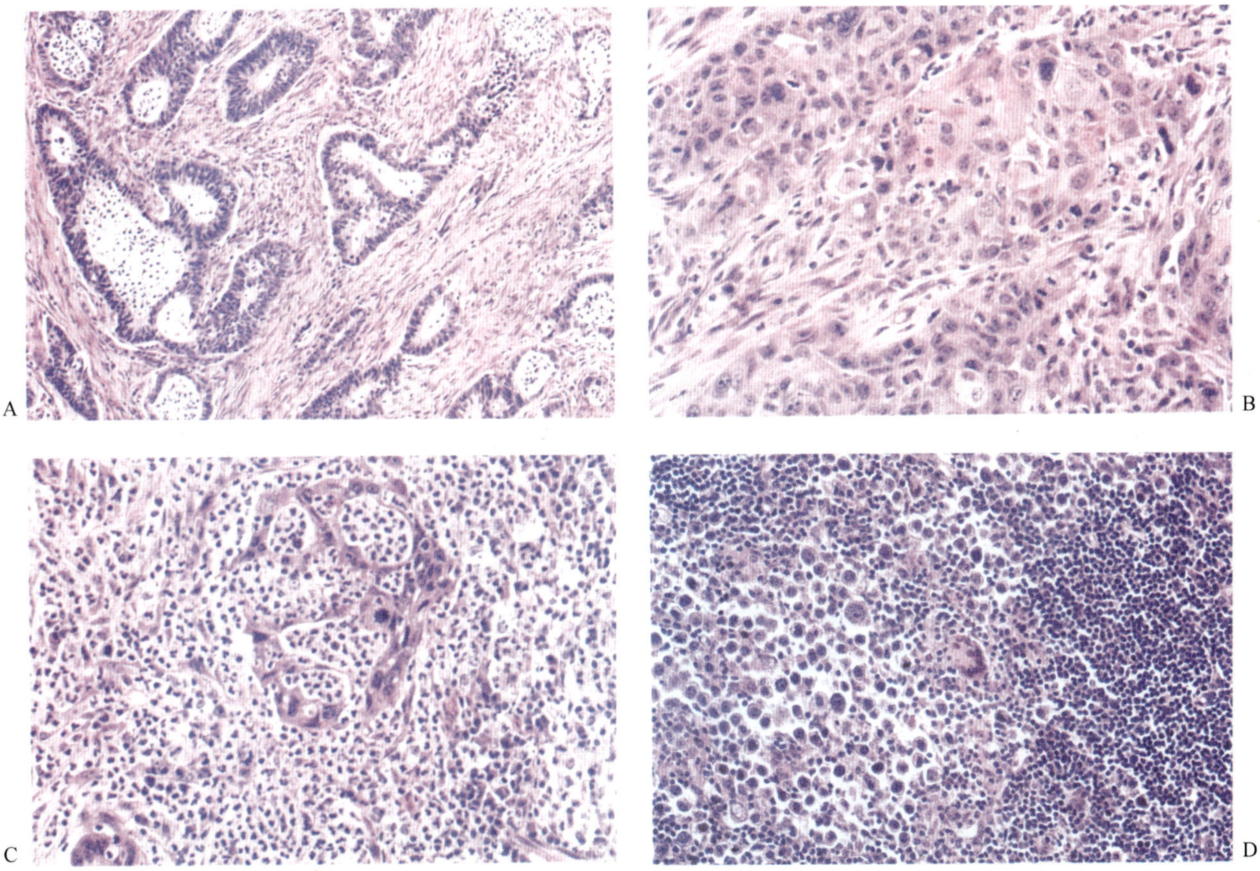

图 5.46 腺鳞癌。**A**：腺癌区域。**B**：鳞状分化区域。**C**：另一区域出现腺癌和鳞状细胞癌两种成分。**D**：淋巴结转移癌分化差，类似于套区淋巴瘤。

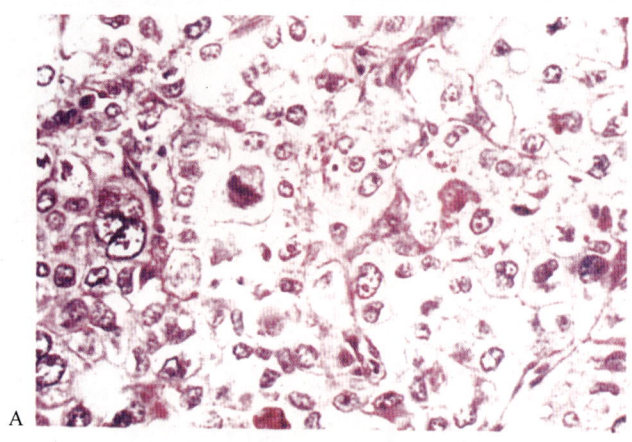
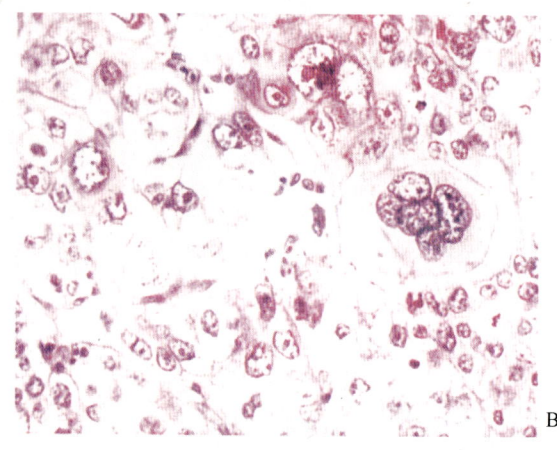

图 5.47 伴有绒癌的胃癌。**A**：低分化腺癌混有绒癌成分。**B**：大的滋养细胞样细胞见于右侧。**C**：这些细胞人绒毛膜促性腺激素染色阳性。

早期癌表现。组织学上，从滋养细胞区域到比较典型的腺性表型之间可有过渡。肿瘤在两种性别中都可发生（男女比例＝2.1），累及 25～80 岁以上的个体，平均年龄为 55～58 岁[126]。循环中高水平人绒毛膜促性腺激素（hCG）可引起男性乳腺发育和 Leydig 细胞增生或女性分泌性乳腺改变和异常子宫出血。非肿瘤性胃窦黏膜含有产生 hCG 的细胞[127]，含有 hCG 的细胞可以见于 8.2％的晚期癌和 6％的早期癌[128]。这种肿瘤的腺癌成分 hCG 一般为阴性（图 5.47），但细胞角蛋白、癌胚抗原（CEA）和甲胎蛋白（α-fetoprotein，AFP）为阳性。众所周知，人类许多恶性肿瘤可产生 hCG 或其亚单位，因此，出现 hCG 免疫反应不足以诊断绒癌。表达 hCG 的胃癌预后较差[128]。

极少数胃癌含有类似于内胚窦瘤[129]和胚胎癌的成分。可发生于男性或女性。如同绒癌一样，可以伴有腺癌成分。肿瘤性的生殖细胞与上皮成分之间可有移行。出现 Schiller-Duval 小体和透明小体可便于识别内胚窦成分。

肝样癌和产生甲胎蛋白的胃癌：肝样癌具有肝细胞癌的组织学和免疫组化特征。可发生于多种器官，包括胃[130,131]。由于胎儿肝为 AFP 的主要来源，而且肝细胞癌特征性地产生 AFP，所以普遍认为 AFP 为其他部位肝细胞分化的标记物[131]。白蛋白（albumin，ALB）mRNA 也代表肝细胞分化[132]。并非所有原发于胃的肝样癌都产生 AFP[133]，而且也并非所有产生 AFP 的胃癌都具有肝样分化[133]。多数肝样癌含有特征性的产生肠型黏液的管状癌的区域[131]。这些癌中的管状和肝样成分出现共同的 p53 突变和 X 染色体失活[131]。同样，产生 ALB mRNA 的肝样癌可以产生或者不产生 AFP[132]，提示诊断肝样腺癌应当以其形态学为基础，不管其是否有 AFP 产生。与 AFP 阴性癌相比较，产生 AFP 的癌出现较高的 Ki-67 标记指数和较低的凋亡指数，反映这些肿瘤具有侵袭性行为和预后较差[133]。

癌肉瘤和间质骨化生：癌肉瘤极为少见，一般见于老年男性[134]。与食管癌肉瘤一样，常常表现为大的息肉样或蕈伞性肿物，含有癌和肉瘤成分。肉瘤成分一般呈梭形细胞形态，出现分化时大多表现为平滑肌特征。已有几例软骨肉瘤和横纹肌肉瘤的报告。近来报告，胃的癌肉瘤出现神经内分泌分化，强调了这些肿瘤的异质性[135]。肉瘤成分有时上皮标记物染色阳性。胃癌的纤维组织增生性间质中出现骨样和成熟骨组织时必须与癌肉瘤鉴别[136]。间质骨化发生于胃到直肠的胃肠道癌，可能是由于肿瘤产生骨形成蛋白所致[137]。

胃癌伴有独特的宿主反应：与其他原发部位肿瘤一样，胃癌可以伴有明显的嗜酸细胞增多。肿瘤相关性组织嗜酸细胞增多常见于癌组织当中，但其原因尚不得而知[138]。一项 25 例早期胃癌研究发现，这些肿瘤间质中的嗜酸细胞明显多于周围正常黏膜[139]。其浸润的程度与肿瘤大小、组织学类型或肿瘤出现坏死无关。与活化的嗜酸细胞密切接触的肿瘤细胞出现细胞病理改变。这一表现可用以解释分期调整的胃癌中，肿瘤间质具有多量嗜酸细胞的死亡危险性低于那些没有这种表现的肿瘤[140]。

结节病样肉芽肿（sarcoidlike granulomas）见于包括胃癌在内的许多癌组织周围的间质及其局部引流淋巴结[141,142]。近来研究发现，14 例癌中有 4 例胃腺癌（28.5%）伴有这种结节病样反应[142]。癌相关性肉芽肿在其形态学和血管紧张素 I 转换酶的表达方面类似于结节病表现，但是存在一些差异。结节病当中 $CD4^+$ 的辅助 T 淋巴细胞在数量上一般大于 $CD8^+$ 的 T 淋巴细胞，而针对肿瘤的结节病样反应中 $CD8^+$ 的 T 细胞所占比例较大，其数量甚至可以超过 $CD4^+$ 的细胞。尽管结节病样反应可能为 T 细胞介导的针对肿瘤的免疫反应，但是出现这种反应的胃癌十分少见，难以评价其对预后的影响。

胃癌的播散

未经筛查人群中的多数病人以及筛查过人群中的极少数病人在诊断时已为晚期。可直接向周围器官播散，包括胰腺、横结肠、肝门、腹壁或食管[143]。在完整黏膜下方的壁内播散常见（图 5.48），如同淋巴管浸润一样（图 5.48）。淋巴管播散发生较早，正如上面提到的一样，甚至在小的黏膜下癌也可以见到。淋巴管和血管浸润导致预后较差[144]，常常见于晚期

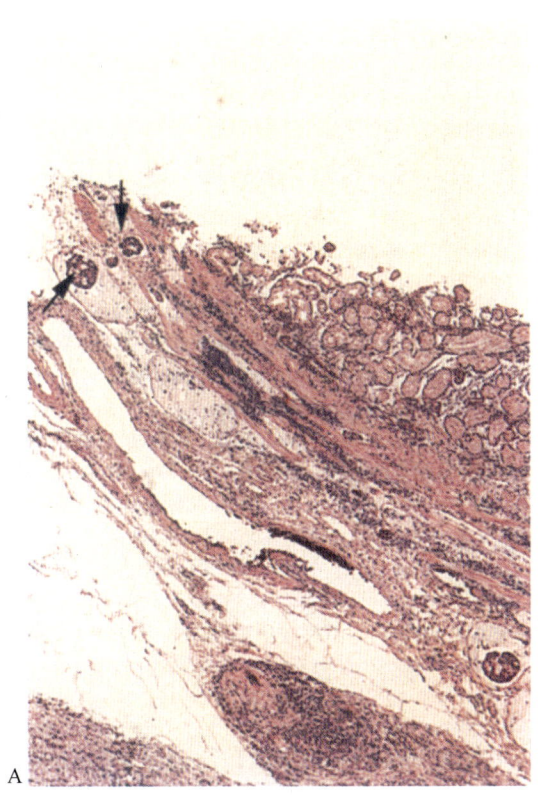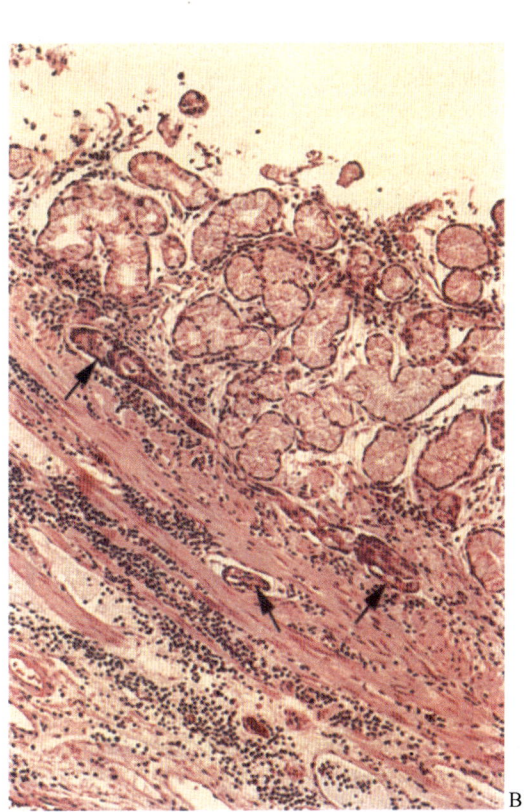

图 5.48 胃癌的壁内播散。A，B：图示病例中均可见完整的被覆上皮。这些切缘的淋巴管内出现胃癌（箭头），而在大体上难以发现。

病例[145]。手术切缘应当进行冰冻切片检查，因为大体评估不准确，边缘受累发生于15%的病例。

胃癌手术后辅助治疗失败的出现促使研究者更好地界定影响病人预后的手术前景。关注点集中在有关壁内浸润程度的评估，因为它与切缘出现肿瘤成分有关。近端切缘浸润在肿瘤浸透浆膜比在肿瘤限于黏膜、黏膜下或者固有肌层情况下更为多见。对于仅局限于黏膜、黏膜下或固有肌层的病变，超出肿瘤近端或远端3 cm不会出现肿瘤浸润。病理医师应当尽可能识别靠近放射状边缘（定义为肿瘤浸润最深处周围的手术剥离面）的癌组织。中心位于胃小弯或大弯的深部穿透性癌可具有放射状边缘，位于大、小网膜的结缔组织，并非浆膜面。镜下切缘受累几乎与早期复发或死亡同义。

淋巴结切除的范围是另外一个关注部分。淋巴管播散发生较早。淋巴结切除的目的是检测和去除转移灶，以便改善生存机会和准确疾病分期。日本胃癌研究协会将胃的区域淋巴结分为四组[143]，如表5.9所示。某些胃癌死亡率的下降归功于普遍采用的广泛淋巴结切除，包括所有N1和N2组淋巴结（R-2切除）。这些淋巴结分组大致上与目前美国癌症联合会（AJCC）的分期手册有重叠[146]，尽管在AJCC系统中对于N级别的评估是以累及淋巴结的数量为基础，而非淋巴结的部位。因此，病理医师在切除标本中寻找尽可能多的淋巴结并准确记录这些淋巴结的部位非常重要。前哨淋巴结技术可以预测淋巴结受累的范

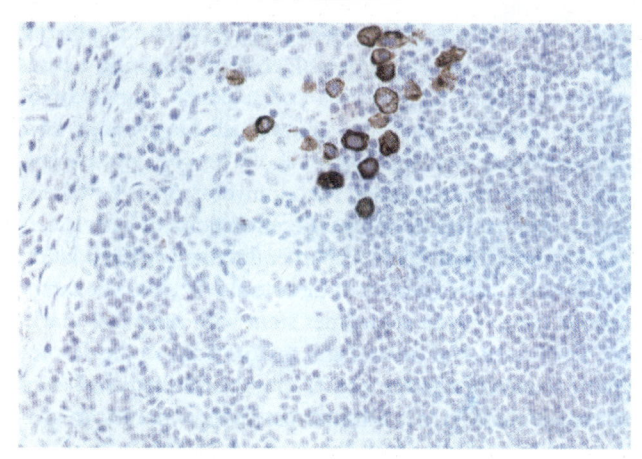

图5.49 弥漫性胃癌的局部淋巴结微小转移癌，经细胞角蛋白免疫染色后更为明显。

围[147]。一项应用放射性同位素和染料标记方法进行的前哨淋巴结定位研究发现，在41例局部淋巴结受累病例中有40例（98%）前哨淋巴结阳性[148]。这些令人欣喜的结果需要通过更为大量的研究来证实。

在标准HE染色中未曾预料到的微小转移癌可以通过免疫化学方法（图5.49）[148]和分子标记物来识别[149]，但其临床意义尚不明确。一项研究提出识别淋巴结中的微小转移癌可以预测预后[148]。另一项免疫组化染色研究发现，因胃食管连接部癌而切除的50例病人中有44例（88%）出现骨髓微小转移癌[150]。这一数据比来自这个部位的临床骨转移的发生率高得多。可能需要大量的前瞻性研究来确定检测淋巴结和骨髓微小转移癌的预后意义。

年龄、性别和组织学类型显著影响远处播散的方式。发生于老年男性胃远端1/3的肠型胃癌常常转移至肝，在那里形成分散的肿物[151]。主要发生在绝经前女性的弥漫型癌以腹膜播散为主。来自胃癌的卵巢转移（Krukenberg瘤）就是通过这种途径转移的（图5.50）。虽然典型的Krukenberg瘤来自弥漫型胃癌的播散，但是肠型肿瘤也可发生卵巢转移，一般见于伴有广泛播散的老年女性[151a]。在相同的年龄组中，经腹膜播散也可以解释子宫内膜和宫颈的转移[152]。腹膜受累加上淋巴管阻塞可导致出现腹水，这是某些病例出现的症状。血源性转移甚至可以发生在没有淋巴管受累的情况下，可种植到肝、肺、骨和皮肤。直接扩散至胰腺、结肠和其他邻近器官也很常见。癌穿透浆膜表面时，大网膜及盆腔陷凹处可有大量腹膜种植。

表5.9 所有部位的胃癌的局部淋巴结分组

1组（N1）：左和右侧主要淋巴结
　　　　　胃小弯沿线淋巴结
　　　　　胃大弯沿线淋巴结
　　　　　幽门上淋巴结
　　　　　幽门下淋巴结
2组（N2）：胃左动脉沿线淋巴结
　　　　　肝总动脉沿线淋巴结
　　　　　腹腔动脉周围淋巴结
　　　　　脾门淋巴结
3组（N3）：肝十二指肠韧带淋巴结
　　　　　胰头后方淋巴结
　　　　　肠系膜根部淋巴结
4组（N4）：结肠中动脉沿线淋巴结
　　　　　主动脉旁淋巴结

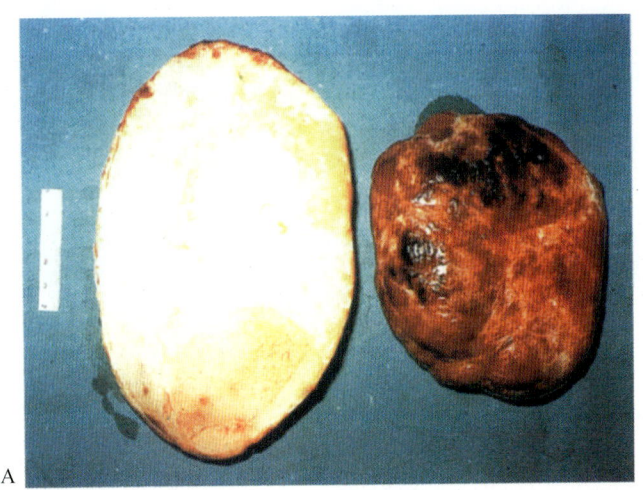
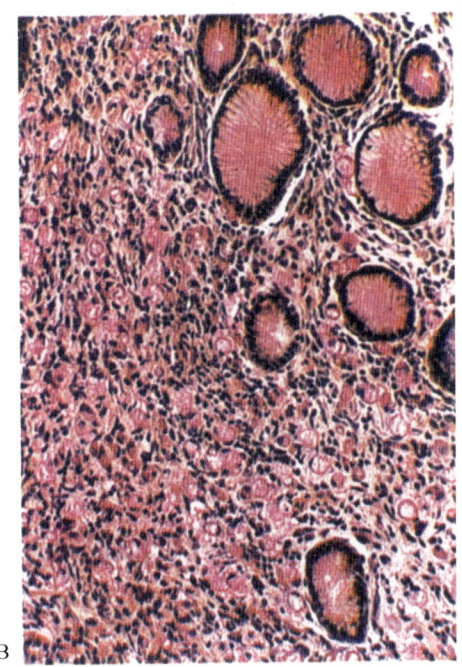
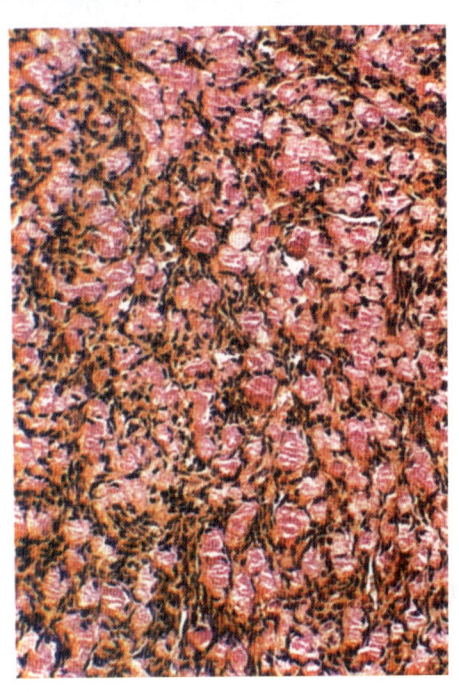

图 5.50　Krukenberg 瘤。**A**：卵巢增大见于患有胃弥漫型印戒细胞癌的 46 岁女性。**B**：原发性肿瘤（左）和转移癌（右）的镜下表现。

有关胃癌的预后最好通过诊断时的分期来判定。WHO 发表的 TNM 系统[110]（T，原发肿瘤的范围；N，淋巴结转移的范围；M，出现远处转移）是目前全球标准的分期分类，概括于表 5.10 中。年龄校正的 5 年生存率，Ⅰ 期癌大约为 95%[78]，而 Ⅳ 期癌中仅有 7% 的病人为 5 年幸存者[153]。淋巴结转移的出现及数量是决定生存率的重要因素[154]，正确判定淋巴结分期毫无疑问依赖于外科医师切除淋巴结的数量[155]。较为广泛的淋巴结切除可能是日本（95%）和美国（78%）Ⅰ 期癌病人 5 年生存率明显不同的原因[153]。

通过对 1985—1996 年间 50 169 例胃癌胃切除手术病人的分析，反映了美国胃癌的管理标准。其中不足一半的病例可以按照 WHO 系统进行分期[153]。这项研究发现，只有 33 806 个病例（67%）具备 TNM 分期所需的充足的淋巴结资料，在有淋巴结计数的病例中，25% 的病例不足 7 个淋巴结。这些病人都不符合 ⅢB 期，因为 ⅢB 期的定义为 7 个或 7 个以上的淋巴结出现转移。这项报告的结论是，在美国胃癌病人的治疗不足是一个问题。然而，应当强调的是，草率的病理报告可能是分期错误的重要原因。总的说来，在美国专门治疗癌症的医院获取淋巴结的状况要明显

表 5.10　胃肿瘤的 WHO TNM 分类

T—原发肿瘤	分期	分组
TX—原发性肿瘤不能评估	0 期	TisN0M0
T0—没有原发肿瘤的证据	ⅠA 期	T1N0M0
Tis—原位癌	ⅠB 期	T2N0M0
上皮内肿瘤没有浸润固有膜		T1N1M0
T1—肿瘤侵及固有膜或黏膜下	Ⅱ 期	T1N2M0
T2—肿瘤侵及固有肌层或浆膜下		T2N1M0
T3—肿瘤穿透浆膜（脏层腹膜）		T3N0M0
T4—肿瘤侵及邻近器官*	ⅢA 期	T2N2M0
*脾、横结肠、肝、膈、胰腺、腹壁、肾上腺、肾、小肠、腹膜后		T3N1M0
		T4N0M0
	ⅢB 期	T3N2M0
	Ⅳ 期	任何 T，任何 N，M1
		T4N1~3M0
		T1~3N3M0

N—局部淋巴结
NX—局部淋巴结不能评估
N0—没有淋巴结转移
N1—1~6 个淋巴结有转移
N2—7~15 个淋巴结有转移
N3—15 个以上淋巴结有转移

M—远处转移
MX—远处转移不能评估
M0—没有远处转移
M1—远处转移

好于一般的医院，但将其中一家医院与日本两家医院直接比较发现，比较准确的分期是日本胃癌病人预后较好的原因[155]。浸润深度是胃癌分期中最为重要的 TNM 变量[144]，所幸的是，它与淋巴结评估相比少有误差。

TNM 系统中未包括的病理学变量也影响胃癌的生存率，包括肿瘤大小、部位和组织学类型。一项日本胃癌病人根治性切除术后的回顾性多因素生存率分析发现，除了浸润深度以外，癌的大小以及位于胃的近端 1/3 是治疗和复发间隔时间的独立预测因子[156]。

免疫组化标记物

目前常常应用免疫组化染色来评估胃癌表型的差异，识别可能影响预后的肿瘤特征，并确定这些特征是否会对化疗药物产生或多或少的反应。

表型标记物

标记物可以用来识别发生癌的不同的胃和肠细胞，但是由于去分化和诱导后的改变能够出现其他特性，从而造成特异性丧失，使得辨认特异性癌的前体细胞变得更加复杂。然而，有关癌的大量分析

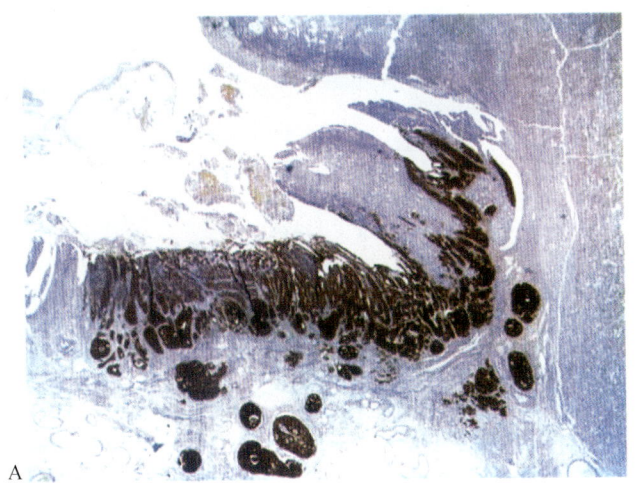 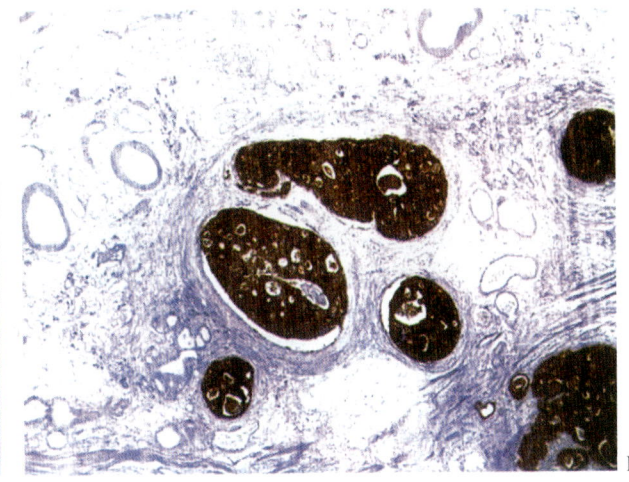

图 5.51　胃腺癌上皮生长因子受体（EGFR）阳性。A：注意并非所有的肿瘤细胞均为阳性。肿瘤中部可见 EGFR 完全阴性的区域。B：EGFR 阳性克隆容易浸润血管。

提供了如下可能：近端胃癌源自贲门、食管远端或胃体，而远端胃癌源自肠化生细胞或者残留的胃窦腺体。CK20 是胃窦上皮的标记物，而 CK7 一般标记贲门的柱状细胞[157]。胃食管交界处的腺癌大多表达 CK7，胃窦部的腺癌大多表达 CK20[158]。胃肠道不同部位的黏蛋白核心肽核心（mucin core peptide cores，MUC）表达有差异。其中两种，即 MUC1 和 MUC5AC 在贲门远端的癌比贲门癌更为常见[159]。

蔗糖酶是一种正常小肠上皮糖萼的二糖酶，可见于肠化的胃黏膜。它在胃癌中的表达不太一致，最多见于高分化肠型癌，提示这些癌源自化生的肠细胞。在高分化和低分化肿瘤中，蔗糖酶表达的频率随着浸润深度的增加而增加，但这种现象在分化较差的肿瘤中出人意料的明显[160]。这就提示某些来自胃干细胞的晚期肿瘤可能出现诱导后化生。

PGII 产生于所有的胃腺。大约 40% 的胃癌表达这种产物[161,162]，提示这些癌是胃起源而非化生性起源。这可能会被误导，因为 PGII 表达最常见于完全肠化胃黏膜的低分化晚期癌。与蔗糖酶同样，诱导后的变化可能改变癌的表型，在这种情况下，从肠的表型逆转回胃的表型。

预后和治疗性标记物

生长因子的扩增，例如上皮生长因子（EGF）及其受体（EGFR），伴有较高的增生指数，当与诸如 TGF-α 和 p185$^{c\text{-}erb\text{-}2}$ 等其他生长因子有共同表达时，这种效应增加[163]。EGFR 过表达与较常出现转移和预后不良有关[164]。生长因子对于肿瘤进展的影响通过细胞周期异常而加强。因此，TGF-α-EGFR 自主分泌环依赖性腺癌在出现 p53 异常表达时，可表现为侵袭性增加[165]。出现 EGFR 和其他肿瘤标记物克隆异质性的晚期癌预后尤其不好，伴有选择性血管浸润优势成分的扩增（图 5.51）。

Met 癌基因编码肝细胞生长因子受体，并刺激各种靶细胞的有丝分裂、血管形成和形态生成。胃癌具有这种基因异常[165a]。重要的是，与癌中其他酪氨酸激酶异常一样，*met* 癌基因也是引人注目的治疗靶点[165a]。

Wnt 信号通路也是胃癌中常见的异常表现。TC1 在胃癌中有上调，它是 Wnt 信号通路的一个新型调节剂。TC1 在胃癌的低分化和侵袭性生物学行为方面起作用[165b]。Cyclin D1 为 Wnt 信号目标，调节细胞周期从 G1 向 S 期进展[166]。Cyclin D1 在正常胃黏膜中没有表达，但在 40% 的胃癌当中有表达[167]。肿瘤出现 Cyclin D 扩增但没有过度表达的病人，其 5 年生存率不如没有 Cyclin D 扩增的病人，尽管 Cyclin D1 扩增与淋巴结转移或组织学分级之间没有相关性（尚未发表的资料）。

可以预言，肿瘤抑制因子的缺失也可刺激异常细胞生长，但是在这一方面，许多有关 p53 研究的结果是相互矛盾的[168]。p53 表达与突变状态并非完全相关，因为它并不能检测这个基因的缺失或者无义突变。所观察到的有关 p53 免疫组化表达对于预后影响的差异[168]，与生长因子或细胞周期因子不太一致。然而，与单独生长因子扩增相比，p53 表达伴有生长因子扩增的癌分期可能较高。

可以预料，标记从浸润前到浸润癌的因子也与预后不良有关。MMP7 的免疫组化表达与淋巴管浸润和生存率较差有关[169,170]。Fascin[171,172] 和自主分泌运动因子（autocrine motility factory，AMFr）[173]，这两种运动因子的表达也与生存率较差有关。癌可通过血管内皮生长因子（VEGF）来刺激血管生成，从而增加播散的机会。胃癌表达 VEGF 家族中的两个成员，即 VEGF-C 和 VEGF-D，与淋巴管浸润和死亡率增加有关[174,175]。

其他几种生物标记物与胃癌的侵袭性生长和预后较差有关，包括硫氧还蛋白（thioredoxin）——一种公认的癌基因[176]、微卫星稳定性以及非 CIMP 表型[36b]。如上所述，met 异常与胃癌进展具有独立相关性，尤其是与 AMFr 和尿激酶型纤溶酶原激活物受体共同表达时。雄激素受体（AR）激活能够增强 VEGF 基因转录，并可具有抗凋亡活性。大约 17% 的胃癌表达 AR，其发生率没有性别差异。表达 AR 的胃癌比没有 AR 表达的胃癌更容易出现淋巴结转移和预后不良[177]。环氧合酶（cycloxygenase-2，COX-2）过度表达与深部浸润和淋巴结转移相关[178]。COX-2 常常伴有 HER-2 或肿瘤 Smad4（一种细胞内传感器）表达减低，提示通过 HER-2 和 SMAD 系统的信号传导可以调节 COX-2 表达。这种基因具有多态性，其中某些伴有基因表达减低。具有纯合性亚型 1195AA COX2 基因型的慢性胃炎病人比杂合性以及纯合野生型病人进展为胃癌的危险性高 2 倍以上[178a]。

治疗

多数晚期胃癌几乎无限的异质性妨碍了化疗方案的制订。治疗晚期胃癌仍然主要依靠外科手术。姑息而非治愈，这是辅助治疗的主要目的[177]。因胃癌伴有广泛淋巴结转移而手术切除的病人，多数会出现疾病复发。没有随机试验显示对这一部分病人有益，而且没有一种药物被证实对术后化疗有效[179]。这不足为奇，因为针对特殊癌基因的药物治疗有效，而其他细胞得以存活，作为复发肿瘤的温床。

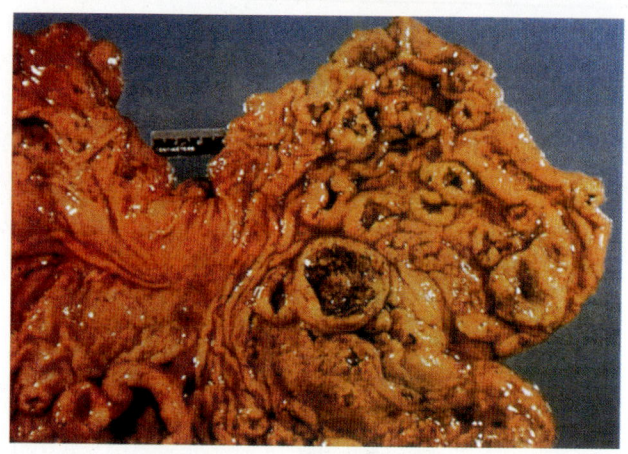

图 5.52 胃的转移性黑色素瘤。黏膜表面含有许多溃疡性出血性肿瘤结节。

胃的转移癌

胃可以是源自其他部位癌的接受者，最为常见的原发来源为黑色素瘤、肺癌和乳腺癌。肿瘤可以形成多发性散在分布的溃疡性结节，播散性黑色素瘤就可以出现这种表现（图 5.52），诊断非常明确。相反，来自乳腺癌的转移在临床和解剖学上可能类似于皮革胃[180]，而且，胃的转移癌可以是原发性乳腺癌的症状表现[180,181]。近来一项研究发现，转移到胃的 51 例乳腺癌病人中，14 个病例出现这种转移性表现[180]。小叶癌是乳腺癌转移到胃的常见类型（图 5.53）。这些病例中多达四分之一的内镜活检呈阴性，原因是转移癌可能位于深层。小叶癌伴有纤维组织增生，而且缺乏黏附性的生长方式，可能与

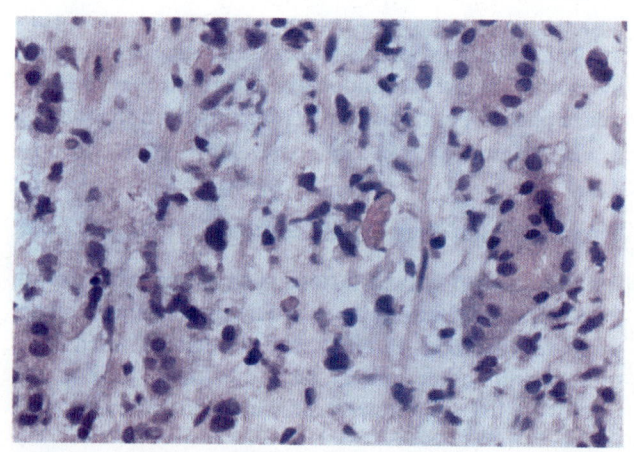

图 5.53 乳腺小叶癌转移至胃黏膜。类似于原发性弥漫性胃癌。

弥漫性胃癌极为类似,这两种肿瘤之间的鉴别十分困难。不论性别如何,胃癌均可出现 ER 阳性[182],而且弥漫性胃癌可以转移到乳腺[183],所以并不容易诊断。一项有关胃活检阳性的原发性胃癌与具有乳腺癌病史的病人的对比研究发现,在有乳腺癌的 28 例病人中 14 例(50%)肿瘤为 ER 阳性,相反,46 例胃癌中仅有 1 例(2%)ER 阳性[184]。与胃癌相比,乳腺癌 E-cadherin 染色多半呈阴性表达,即使是这种比较仅限于弥漫型胃癌和乳腺小叶癌情况下($P = 0.01$)。这些表现提示,胃活检出现 ER 阳性、E-cadherin 阴性的癌可以诊断为乳腺癌转移,而不是原发性胃癌。

胃切除标本的处理

胃切除标本离体后应尽快送到病理科。应当将胃沿胃大弯打开并钉在软木板或蜡板上,倒置漂浮于 10% 中性缓冲福尔马林溶液中至少 12 小时。如果标本固定充分,肿瘤的大体边界容易判断,而且容易识别预料之外的多中心性的小肿瘤。然而,如果进行碱性磷酸酶染色,应将标本固定于先前冷却至 4℃的福尔马林溶液中,因为这种酶是不耐热的。这种方法一般用作研究,常规情况下并不需要。

固定标本的大体描述应当包括切除类型(近端次全、远端次全或全胃切除)、胃大弯及小弯的长度、附带的食管和(或)十二指肠的长度、肿瘤的轴向和横向直径以及胃内肿瘤的部位。肿瘤的大体结构也应当注明(例如蕈伞样、溃疡性、弥漫性等)。所有病变都应当描述和取材,包括溃疡、息肉或隆起性病变。应当准确描述这些病变与主要瘤体的部位关系。在许多情况下,图解或照片有助于记录肿瘤与切缘的距离及其与胃组织中其他病变的相互关系。

取材之前将标本切缘用墨水进行标记。将切缘进行环形切块,以便除外手术切缘大体并不明显的壁内播散。肿瘤应当切取 2~4 块,取决于肿瘤的大小。其中至少一块应当包括胃壁全层,以便确定浸润的最大深度。取材应当包括肿瘤近端和远端大块完整的非肿瘤性黏膜,以便辨认前期病变,包括肠化生、萎缩性胃炎以及异型增生的区域。病理医师应当从小弯和大弯的远、近端获取尽可能多的淋巴结,分别确认距离肿瘤 <3 cm 或 >3 cm 的淋巴结。

组织学检查应当包括以下几个方面:(1)肿瘤的 TNM 状况;(2)采用 Lauren 或 WHO 分类确定的癌的组织学类型及其分化程度;(3)血管及神经周围浸润的出现及范围;(4)非肿瘤性胃黏膜的组织学表现;(5)有无淋巴结转移。每份报告至少应当包括准确评判 TNM 分期所需要的信息、肿瘤在胃内的部位、肿瘤的组织学分类以及评估其分化程度。EMR(内镜黏膜切除)标本的处理应当按照第 3 章所讨论的进行。

参考文献

1. Devesa SS, Blot WJ, Fraumeni JF Jr: Changing patterns in the incidence of esophageal and gastric carcinoma in the United States. *Cancer* 1998;83:2049.
2. Parkin DM, Whelan SL, Ferlay, et al: *Cancer Incidence in Five Continents*, Vol. VIII, No. 155. Lyon, France: IARC Scientific Publications, 2002, pp 546–548.
3. Newnham A, Quinn MJ, Babb P, et al: Trends in the subsite and morphology of oesophageal cancer in England and Wales 1971–1998. *Aliment Pharmacol Ther* 2003;17:665.
4. Kolonel LN, Hanken J, Nomura AMY, et al: Multiethnic studies of diet, nutrition and cancer in Hawaii. In: Hayashi Y, Nagao M, Sugimura T (eds). *Diet, Nutrition and Cancer*. Tokyo, Japan: Scientific Societies Press, 1986, pp 29–40.
5. Devesa SS, Grauman DJ, Blot WJ, et al: *Atlas of Cancer Mortality in the United States 1950–94*. NIH Publication No. 99-4564. Washington, DC: National Institutes of Health, 1999, pp 36–37.
6. Lauren T: The two histologic main types of gastric carcinoma: diffuse and so-called intestinal type. *Acta Pathol Microbiol* 1965;64:31.
7. Henson DE, Dittus C, Younes M, et al: Differential trends in the intestinal and diffuse types of gastric carcinoma in the United States, 1973–2000. *Arch Pathol Lab Med* 2004;128:765.
8. Liu Y, Kaneko S, Sabue T: Trends in reported incidences of gastric cancer by tumor location, from 1975–1989 in Japan. *Int J Epidemiol* 2004;33:808.
9. Stemmermann GN, Fenoglio-Preiser CM: Gastric carcinoma distal to the cardia: a review of the epidemiological pathology of the precursors to a preventable disease. *Pathology* 2002;34:494.
10. Mendall MA, Goggin PM, Molineaux N, et al: Childhood living conditions and Helicobacter pylori seropositivity in adult life. *Lancet* 1992;39:896.
11. El-Omar EM, Oien K, Murray LS, et al: Increased prevalence of precancerous changes in relatives of gastric cancer patients: critical role of H. pylori. *Gastroenterology* 2000;118:22.
12. Park YJ, Shin K-H, Park J-G: Risk of gastric cancer in hereditary non-polyposis colorectal cancer in Korea. *Clinical Cancer Res* 2000;6:2994.
13. Lynch HT, Grady W, Suriano G, Huntsman D: Gastric cancer: new genetic developments. *J Surg Oncol* 2005;90:114.
14. Aarnio M, Salovaaro R, Aaltonen LA, et al: Features in gastric cancer in hereditary non-polyposis colorectal cancer syndrome. *Int J Cancer* 1997;89:1021.
15. Utsonomiya Y, Maki T, Iwanuma T, et al: Gastric lesions in familial polyposis coli. *Cancer* 1974;34:745.
16. Iida M, Yao T, Ito H, et al: Natural history of fundic gland polyposis in patients with familial polyposis coli/Gardener's syndrome. *Gastroenterology* 1985;89:1021.
17. Guilford P, Hopkins J, Harraway J, et al: E-cadherin germline mutations in familial gastric cancer. *Nature* 1998;392:402.
18. Gayther SA, Gorringe KL, Ramus SJ, et al: Identification or germ-line E-cadherin mutations in gastric cancer family of European origin. *Cancer Res* 1998;58:1086.
19. Keller G, Vogelsang H, Becker I, et al: Germline mutations of E-cadherin (CDH1) and TP53 genes rather than RUNX and HPP1, contribute to genetic predisposition of German gastric cancer patients. *J Med Genet* 2004;41:401.

20. Brooks-Wilson AR, Kaurah P, Suriano G, et al: Germline E-cadherin mutations in hereditary diffuse gastric cancer: assessment of 42 families and review of genetic screening data. *J Med Genet* 2004;41:508.
21. Newman EK, Mulholland MW: Prophylactic gastrectomy for hereditary diffuse gastric cancer syndrome. *J Am Coll Surg* 2006;202:612.
22. Oliveira C, Moreira H, Seruca R, et al: Role of pathology in the identification of hereditary diffuse cancer: report of a Portuguese family. *Virchows Archiv* 2005;446:181.
23. Bermejo JL, Hemminki K: Risk of cancer at sites other than breast in Swedish families eligible for BRCA1 or BRCA2 mutation testing. *Ann Oncol* 2004;15:1834.
24. Varley JM, McGown G, Thorncroft M, et al: An extended Li-Fraumeni kindred with gastric-carcinoma and a codon 175 mutation on TP53. *J Med Genet* 1995;32:942.
25. Horio Y, Suzuki H, Ueda R, et al: Predominantly tumor-limited expression of a mutant allele in a Japanese family carrying a germline p53 mutation. *Oncogene* 1994;9:1231.
26. Giardiello FM, Brensinger JD, Tersmette AC, et al: Very high risk of cancer in familial Peutz-Jeghers syndrome. *Gastroenterology* 2000;119:1447.
27. Shinmura K, Goto M, Tao H, et al: A novel STK11 germline mutation in two siblings with Peutz-Jeghers syndrome complicated by primary gastric cancer. *Clin Gen* 2005;67:81.
28. Correa P, Sasano N, Stemmermann GN, Haenszsel W: Pathology of gastric carcinoma in Japanese populations: comparison between Miyagi Prefecture, Japan and Hawaii. *J Natl Cancer Inst* 1973;51;1449.
29. El-Omar E, Carrington M, Chow WH, et al: Interleukin-1 polymorphism associated with increased risk of gastric cancer. *Nature* 2000; 404:398.
30. Figueiredo C, Machado JC, Carlos J, et al: Helicobacter pylori and interleukin 1 genotyping: an opportunity to identify individuals at high risk for gastric carcinoma. *J Natl Cancer Inst* 2002;94:1662.
31. Machado JC, Figueiredo C, Canado P, et al: A proinflammatory genetic profile increases the risk of chronic atrophic gastritis and gastric cancer. *Gastroenterology* 2003;125:364.
32. Katoh T, Nagata N, Kuroda, et al: Glutathione S-transferase M1(GSTM1) and T1(GSTT1) genetic polymorphism and susceptibility of gastric and colorectal cancer. *Carcinogenesis* 1996;17;1855.
33. Boissey RJ, Watson MA, Umbach DM, et al: A pilot study investigating the role of NAT-1 and NAT-2 polymorphisms in gastric adenocarcinoma. *Int J Cancer* 2000;87:507.
34. Park GT, Lee OY, Kwon SJ, et al: Analysis of CYP1E1 polymorphism for the determination of genetic susceptibility to gastric cancer in Koreans. *J Gastroenterol Hepatol* 2003;18:1257.
35. Carvalho F, Seruca R, David I, et al: MUC1 polymorphism and gastric cancer-an epidemiological study. *Glycoconj J* 1997;14:107.
36. Lee SG, Kim B, Choi J, et al: Genetic polymorphisms of XRCC1 and risk of gastric cancer. *Cancer Lett* 2002;187:53.
36a. Miao X, Zhang X, Zhang L, et al: Adenosine diphosphate ribosyl transferase and x-ray repair cross-complementing 1 polymorphisms in gastric cardia cancer. *Gastroenterology* 2006;131:420.
36b. Kusano M, Toyota M, Suzuki H, et al: Genetic, epigenetic and clinicopathologic features of gastric carcinomas and the CpG island methylator phenotype and an association with Epstein-Barr virus. *Cancer* 2006;106:1467.
36c. Chang M-S, Uozaki H, Chong J-M, et al: CpG island methylation status in gastric carcinoma with and without infection of Epstein-Barr virus. *Clin Cancer Res* 2006;12:2995.
36d. Leung WK, Man EPS, Yu J, et al: Effects of Helicobacter pylori eradication on methylation status of e-cadherin gene in noncancerous stomach. *Clin Cancer Res* 2006;3216.
36e. Wang L-H, Choi Y-L, Hua X-Y, et al: Increased expression of sonic hedgehog and alteration methylation of its promoter region in gastric cancer and its related lesions. *Mod Pathol* 2006;19:675.
37. Goodman KJ, Correa P: The transmission of Helicobacter pylori: a critical review of the evidence. *Int J Epidemiol* 1995;24:875.
38. Nomura AMY, Stemmermann GN, Chyou H, et al: Helicobacter pylori infection and gastric cancer among Japanese Americans in Hawaii. *N Engl J Med* 1991;325:1132.
39. Forman D: Gastric cancer and Helicobacter pylori: a combined analysis of 12 case-control studies nested in prospective cohorts. *Gut* 2001;49:347.
40. Nomura AMY, Kolonel L, Miki K, et al: Helicobacter pylori, pepsinogen and gastric adenocarcinoma in Hawaii. *J Infect Dis* 2005;191:2075.
41. Mirvish SS: Etiology of gastric cancer. Intragastric nitrosamide formation and other theories. *J Natl Cancer Inst* 1983;71:629.
42. Sugimura T, Fujimura S: Tumor production in the glandular stomach of rat by N-methyl-N'-nitro-N-nitrosoguanadine. *Nature* 1967;216:943.
43. Stemmermann GN, Nomura AMY, Chyou PH, et al: Impact of diet and smoking on the risk of developing intestinal metaplasia of the stomach. *Dig Dis Sci* 1990;35:433.
44. Nomura AMY: Stomach cancer. In: Schoenfeld D, Fraumani J (eds). *Cancer, Epidemiology and Prevention*, 2nd ed. Oxford University Press, 1996, pp 707–724.
45. Butiatti E, Palli D, De Carli A, et al: A case-control study of gastric cancer in Italy: association with nutrients. *Int J Cancer* 1990;45:896.
46. Inoue M, Tajima K, Kobayashi S, et al: Protective factor against progression of atrophic gastritis to gastric cancer—data from a cohort study in Japan. *Int J Cancer* 1996;66:309.
47. Tridaniel J, Boffeta P, Butiatti E, et al: Tobacco smoking and gastric cancer: a review and meta-analysis. *Int J Cancer* 1997;72:565.
48. Stemmermann GN, Marcus EB, Buist AS, et al: Relative impact of smoking and reduced pulmonary function on peptic ulcer risk. *Gastroenterology* 1989;96:1419.
49. Kato H, Schull WJ: Studies of mortality of A-bomb survivors. *Radiat Res* 1982;90:395.
50. Brumback RA, Gerber JE, Hicks DJ, et al: Adenocarcinoma of the stomach following radiation and chemotherapy in young patients. *Cancer* 1984;54:994.
51. Stael von Holstein CCS, Anderson H, Eriksson SBS, Huldt B: Mortality after remote surgery for benign gastroduodenal disease. *Gut* 1995;37:612.
52. Stemmermann GN, Hayashi T: Hyperplastic polyps of the gastric mucosa adjacent to gastroenterostomy stomas. *Am J Clin Pathol* 1979;71:341.
53. Mukaisho KI, Miwa K, Kumagai H, et al: Gastric carcinogenesis by duodenal reflux through gut regenerative cell lineage. *Dig Dis Sci* 2003;48:2153.
54. Kamanishi M: How is it possible to prevent gastric mucosal injury and remnant cancer after distal gastrectomy? *J Gastroenterol* 2005;40:661.
55. Toledano MT, del Olmo JCM, Castano JG, et al: Gastric pouch carcinoma after gastric bypass for morbid obesity. *Obes Surg* 2005;15:1215.
56. Flickinger EG, Sinar DR, Pories WJ, et al: The by-passed stomach. *Am J Surg* 1985;149:151.
57. Correa P, Haenszel W, Cuello C, et al: A model for gastric cancer epidemiology. *Lancet* 1975;2:58.
58. Matsukura N, Suzuki K, Kawachi T, et al: Distribution of marker enzymes and mucin in intestinal metaplasia of the stomach and relation of complete and incomplete types of metaplasia to gastric cancer. *J Natl Cancer Inst* 1980;65:231.
59. Chiba T: Key molecules in metaplastic gastritis: sequential analysis of CDX1/2 homeobox gene expression. *J Gastroenterol* 2002;38:2975.
60. Mutoh H, Hakamoto Y, Sato K, et al: Conversion of gastric mucosa to intestinal metaplasia in CDX2-exoressing transgenic mice. *Biochem Biophys Res Commun* 2002;294:470.
61. Houghton J, Wang TG: Helicobacter pylori and gastric cancer: a new paradigm for inflammation-associated epithelial cancers. *Gastroenterology* 2005;128:1567.
62. Ota H, Katsuyama T, Nakajima S, et al: Intestinal metaplasia and adherent Helicobacter pylori: a hybrid epithelium with gastric and intestinal features. *Hum Pathol* 1998;29:846.
63. Otsuka T, Tsukamoto T, Mizoshita T, et al: Coexistence of gastric and intestinal-type endocrine cells in gastric and mixed intestinal metaplasia of the stomach. *Pathol Int* 2005;55:170.
64. Stemmermann GN, Samloff IM, Nomura AMY, Walsh JH: Serum pepsinogen and gastrin in relation to extent and location of intestinal metaplasia in patients with atrophic gastritis. *Dig Dis Sci* 1980;25:680.
65. Urita Y, Hike K, Torii N, et al: Serum pepsinogens as a predictor of the topography of intestinal metaplasia in patients with atrophic gastritis. *Dig Dis Sci* 2004;49:795.
66. Nomura AMY, Kolonel L, Miki K, et al: Helicobacter pylori, pepsinogen and gastric carcinoma in Hawaii. *J Infect Dis* 2005;191:2075.
67. Ma JY, Bork K, Sjostrand E, et al: Positive correlation between H,K adenosine triphosphatase auto-antibodies and Helicobacter pylori antibodies in patients with pernicious anemia. *Scand J Gastroenterol* 1994;29:961.
68. Brinton LA, Gridley G, Hrubec R, et al: Cancer risk following pernicious anemia. *Br J Cancer* 1989;59:810.

69. Sonnenberg A: Changes in physicians visits for gastric and duodenal ulcer in the United States during 1958–84. *Dig Dis Sci* 1987;32:1.
70. Graham DY, Schwartz JT, Cain D, et al: Prospective evaluation of biopsy number in the diagnosis of esophageal and gastric cancer. *Gastroenterology* 1982;82:228.
71. Jarvis LR, Whitehead R: Morphometric analysis of gastric dysplasia. *J Pathol* 1985;147:143.
72. Rugge M, Correa P, Dixon MF, et al: Gastric dysplasia. The Padova classification. *Am J Surg Pathol* 2000;24:167.
73. Montgomery E: Is there a way for pathologists to decrease the interobserver variation in the diagnosis of dysplasia? *Arch Pathol Lab Med* 2005;129:174.
74. Park DI, Rhee Pl, Kim JG, et al: Risk factors suggesting malignant transformation of gastric adenoma: univariate and multivariate analysis. *Endoscopy* 2001;33:501.
75. Tamei N, Kaise M, Nakayoshi T, et al: Clinical and endoscopic characterization of depressed gastric adenoma. *Endoscopy* 2006;38:391.
76. Saraga E-P, Gardiol D, Costa J: Gastric dysplasia. A histologic follow-up study. *Ann Surg Pathol* 1987;11:788.
77. Coma del Corral MJ, Pardo-Mindan FJ, Razquin S, et al: Risk of cancer in patients with gastric dysplasia. *Cancer* 1990;65:2078.
78. Hirota T, Ming SC, Itabashi M: Pathology of early gastric cancer. In: Nishi M, Ichikawa H, Nakajima Y, et al (eds). *Gastric Cancer*. Tokyo: Springer-Verlag, 1993, pp 66–85.
79. Murakami T: Pathomorphologic diagnosis. Definition and gross classification of early gastric cancer. In: *Early Gastric Cancer*. Gann Monograph on Cancer Research, No. 11. Tokyo: University Press, 1972, pp 53–55.
80. Kodama Y, Inokuchi K, Soejima K, et al: Growth patterns and prognosis in early gastric cancer. *Cancer* 1983;51:320.
81. Tskuma H, Mishima T, Oshima A: Prospective study of "early gastric cancer." *Int J Cancer* 1983;31:421.
82. Adachi Y, Mori M, Sugimachi K: Persistence of mucosal gastric carcinomas for 8 and 6 years in two patients. *Arch Pathol Lab Med* 1990;114:1046.
83. Son HJ, Song SY, Kim S, et al: Characteristics of submucosal gastric carcinoma with lymph node metastases. *Histopathology* 2005;46:158.
84. Arigami T, Natsugoe S, Uenosono Y, et al: Lymphatic invasion using D2-40 monoclonal antibody and its relation to lymph node micrometastasis in pN0 gastric cancer. *Brit J Cancer* 2005;92:688.
85. Maehara Y, Kakeji Y, Oda S, et al: Tumor growth patterns and biological characteristics of early gastric cancer. *Oncology* 2001;102.
86. Nakamura T, Yao T, Kabashima A, et al: Loss of phenotypic expression is related to tumor progression in early gastric differentiated adenocarcinoma. *Histopathology* 2005;47:357.
87. Borie F, Rigau V, Fingerhut A, et al: Prognostic factors for early gastric cancer in France: Cox regression analysis of 332 cases. *World J Surg* 2004;28:686.
88. Otsuka K, Murakami M, Aoki T, et al: Minimally invasive treatment of stomach cancer. *Cancer J* 2005;11:63.
89. Shimomiya S, Seo Y, Yasuda H, et al: Concepts, rationale and current outcomes of less invasive strategies for early gastric cancer: data from a quarter-century of experience. *World J Surg* 2005;29:58.
89a. Mitsuhashi T, Lauwers GY, Ban S, et al: Post-gastric endoscopic mucosal resection surveillance biopsies: evaluation of mucosal changes and recognition of potential mimics of residual adenocarcinoma. *Am J Surg Pathol* 2006;30:650.
90. Bormann R: Makroskopischen formen des vorschritteten Magenkrebses. In: Henke-Lubarsch O (ed). *Handbuch der speziellen pathologischen Anatomie und Histologie*, Vol 4/1. Berlin, 1926.
91. Ming SC: Classification of gastric carcinoma. In: Filipe MI, Jass J (eds). *Gastric Carcinoma*. Edinburgh: Charleston-Livingstone, 1986, pp 197–199.
92. Liu Y, Kaneko S, Sabue T: Trends in reported incidences of gastric cancer by tumour location, from 1975 to 1989. *Int J Epidemiol* 2004;33:808.
93. Wanebo HJ, Kennedy BJ, Chmiel J, et al: Cancer of the stomach: a patient case study by the American College of Surgeons. *Ann Surg* 1993;218:583.
94. Stemmermann GN: Extrapelvic carcinoma metastatic to the uterus. *Am J Obstet Gyn* 1961;82:1261.
95. Winawer SJ, Sherlock P, Hajdu SI: The role of gastrointestinal endoscopy in patients with cancer. *Cancer* 1976;37:440.
96. Chan Y-M, Goh K-L: Appropriateness and diagnostic yield of EGD: a prospective study in a large Asian hospital. *Gastrointest Endosc* 2004;59:517.
97. Willis S, Truong S, Gribnitz S, et al: Endoscopic ultrasonography in the preoperative staging of gastric cancer: accuracy and impact on surgical therapy. *Surg Endosc* 2000;14:951.
98. Karpeh M, Brennan M: Gastric carcinoma. *Ann Surg Oncol* 1998;3:650.
99. Cook IJ, de Carle DJ, Haneman B, et al: The role of brushing cytology in the diagnosis of gastric malignancy. *Acta Cytol* 1988;32:4.
100. Drake M: Gastric cytology: normal and abnormal. In: *Gastroesophageal Cytology*. Basel: Karger, 1985, p 125.
101. Moreno-Otero R, Marron C, Cantero J, et al: Endoscopic biopsy and cytology in the diagnosis of malignant gastric ulcers. *Diag Cytopathol* 1989;5:366.
102. Thompson H: Gastric cytology. In: Filipe MI, Jass JR (eds). *Gastric Carcinoma*. Edinburgh: Churchill Livingstone, 1986, pp 217–220.
103. Rilke F: Malignant lesions of the stomach: cytohistologic correlations. *Acta Cytol* 1979;23:517.
104. Drake M: Early cancer and precancer of esophagus and stomach. In: *Gastroesophageal Cytology*. Basel: Karger, 1985, pp 211–215.
105. Young JA, Hughes HA: Three year trial of endoscopic cytology of the stomach and duodenum. *Gut* 1980;21:241.
106. Yoshii Y, Takahashi J, Tamaoka Y, et al: Significance of imprint smears in cytologic diagnosis of malignant tumours of the stomach. *Acta Cytol* 1970;14:249.
107. Young JA, Hughes HE, Dole DJ: Morphological characteristics and distribution patterns of epithelial cells in the cytological diagnosis of gastric cancer. *J Clin Pathol* 1982;35:585.
108. Stemmermann GN: A comparative study of the histochemical patterns of non-neoplastic and neoplastic gastric epithelium. *J Natl Cancer Inst* 1967;39:375.
109. Sasano N, Nakamura K, Arai M, et al: Ultrastructural cell patterns in human gastric carcinoma compared with normal gastric mucosa. Histogenic analysis of mucin histochemistry. *J Natl Cancer Inst* 1969;43:783.
110. Fenoglio-Preiser CM, Carneiro F, Correa P, et al: Gastric cancer. In: Hamilton SR, Aaltonen LA (eds). *World Health Organization Classification of Tumours. Pathology and Genetics. Tumours of the Digestive System*. Lyon, France: IARC Press, 2000, pp 38–52.
111. Endoh Y, Tamura G, Motoyama T, et al: Well-differentiated adenocarcinoma mimicking complete type metaplasia in the stomach. *Hum Pathol* 1999;30:826.
112. Nishikura Y, Watanabe H: Gastric microcarcinoma: its histopathological characteristics. In: Siewert JH, Roder JD (eds). *Progress in Cancer Research*. Bologna, Italy: Monduzzi Editore, 1997.
113. Shibata D, Tokunaga M, Uemura Y, et al: Association of Epstein-Barr virus with undifferentiated gastric carcinomas with intense lymphoid infiltration. *Am J Pathol* 1991;139:10.
114. Chiaravalli AM, Feltri M, Bertolini V, et al: Intratumor T cells, their activation status and survival in gastric carcinomas characterized for microsatellite instability and Epstein-Barr virus infection. *Virch Arch* 2006;488;344.
115. Uemura Y, Tokunaga M, Arikawa J, et al: A unique morphology of Epstein-Barr virus-related early gastric carcinoma. *Cancer Epidemiol Biomarkers Prev* 1994;3:607.
116. Moritani S, Kushima R, Sugihara H, Hattori T: Phenotypic characteristics of Epstein-Barr-virus-associated gastric carcinoma. *J Cancer Res Clin Oncol* 1996;122:750.
117. Tokunaga M, Land CE: Epstein-Barr virus involvement in gastric cancer: biomarker for lymph node metastases. *Cancer Epidemiol Biomarkers Prev* 1998;7:449.
118. Serruca R, Santos NR, David L, et al: Sporadic gastric carcinomas with microsatellite instability display a particular clinicopathological profile. *Int J Cancer* 1995;64:32.
119. Lev R, De Nucci TD: Neoplastic Paneth cells in the stomach. *Arch Pathol Lab Med* 1989;113:129.
120. Yang GY, Liao J, Casai ND, et al: Parietal cell carcinoma of the gastric cardia: immunophenotype and ultrastructure. *Ultrastruct Pathol* 2003;27:87.
121. Byrne D, Holley MP, Cuschieri A: Parietal cell carcinoma of the stomach: association with long-term survival after curative resection. *Br J Cancer* 1998;58:85.
122. Takubo K, Honma N, Sawabe M, et al: Oncocytic adenocarcinoma of the stomach. *Am J Surg Pathol* 2002;26:458.
123. Mori M, Iwashima A, Enjoji M: Adenosquamous carcinoma of the stomach. *Cancer* 1986;57:333.
124. McClaughlin GA, Cave-Bigely DFJ, Tagore V, et al: Cyclophosphamide and pure squamous carcinoma of the stomach. *Br Med J* 1080;1:524.

125. Ruck P, Wehrmann M, Campbell M, et al: Squamous cell carcinoma of the gastric stump: case report and review of the literature. *Am J Surg Pathol* 1989;13:317.
126. Jindrak K, Bochetto JF, Alpert LI: Primary gastric choriocarcinoma. Case report with a review of the world literature. *Hum Pathol* 1976;7:595.
127. Manabe T, Adachi M, Hirao K: Human chorionic gonadotropin in normal, inflammatory and carcinomatous tissue. *Gastroenterology* 1985;89:1319.
128. Ito H, Tahara E: Human chorionic gonadotropin in human gastric cancer. *Acta Pathol Jap* 1983;33:287.
129. Motoyama T, Saito K, Iwafuchi M, et al: Endodermal sinus tumor of the stomach. *Acta Pathol Jap* 1985;35:497.
130. Kodama, Kameya T, Hirota T, et al: Production of alpha-fetoprotein, normal serum proteins and human chorionic gonadotropin in stomach cancer: histologic and immunohistochemical analyses of 35 cases. *Cancer* 1981;48:1647.
131. Akiyama S, Tamura G, Endoh Y, et al: Histogenesis of hepatoid adenocarcinoma of the stomach: molecular evidence of identical origin with coexistent tubular carcinoma. *Int J Cancer* 2003;103:510.
132. Supriatna Y, Kishimoto T, Uno T, et al: Evidence for hepatocellular differentiation in alpha fetoprotein negative gastric adenocarcinoma with hepatoid morphology: a study with *in situ* hybridisation for albumin mRNA. *Pathology* 2005;37:211.
133. Koide N, Nishio A, Igarashi J, et al: α-Fetoprotein-producing gastric cancer: histochemical analysis of cell proliferation, apoptosis and angiogenesis. *Am J Gastroenterol* 1999;94:1658.
134. Cho KJ, Myong MH, Choi DW, et al: Carcinosarcoma of the stomach: a case report with light microscopic, immunohistochemical and electron microscope study. *APMIS* 1990;98:991.
135. Kuroda N, Oonishi K, Iwamura S, et al: Gastric carcinosarcoma with neuroendocrine differentiation as the carcinoma component and leiomyomatous and myofibroblastic differentiation as the sarcomatous component. *APMIS* 2005;114:234.
136. Yasuma T, Hashimoto K, Miyazawa R, Hiyama Y: Bone formation and calcification in gastric cancer. Case report and review of the literature. *Acta Pathol Jap* 1973;23:155.
137. Kypson AP, Morphew E, Jones R, et al: Heterotopic ossification in rectal cancer: rare finding with a novel proposed mechanism. *J Surg Oncol* 2003;82:132.
138. Ercan I, Cakir B, Basak T, et al: Prognostic significance of stromal eosinophilic infiltration in cancer of the larynx. *Otolaryngol Head Neck Surg* 2005;132:869.
139. Caruso RA, Giuffre G, Inferrera C: Minute and small early gastric carcinoma with special reference to eosinophilic infiltration. *Histol Histopathol* 1993;8:155.
140. Cuschieri A, Talbot IC, Weeden S: Influence of pathological tumour variables on long-term survival with resectable gastric cancer. *Br J Cancer* 2002;86:674.
141. Bigotti G, Coli A, Magistrelli P, et al: Gastric adenocarcinoma associated with granulomatous gastritis. Case report and review of the literature. *Tumori* 2002;88:163.
142. Kurata A, Terado Y, Schulz A, et al: Inflammatory cells in the formation of tumor-related sarcoid reactions. *Hum Pathol* 2005;36:546.
143. Japanese Research Society for Gastric Cancer: The general rules for gastric study in surgery and pathology. *Jpn J Surg* 1981;11:127.
144. Okada M, Kojima S, Murakami M, et al: Human gastric carcinoma: prognosis in relation to macroscopic and microscopic features of the primary tumor. *J Natl Cancer Inst* 1983;71:275.
145. Noguchi Y: Blood vessel invasion in gastric carcinoma. *Surgery* 1990;107:140.
146. Greene FL, Page DL, Fleming ID, et al (eds): *American Joint Committee on Cancer Staging Manual*, 6th ed. New York: Springer Verlag, 2002, pp 99–102.
147. Gipponi M, Solari N, Di Somma FC, et al: New fields of application of the sentinel node biopsy in pathologic staging of solid neoplasms: a review of the literature and surgical prospectives. *J Surg Oncol* 2004;85:171.
148. Karube T, Ochiai T, Shimada H, et al: Detection of sentinel lymph node micrometastases in gastric cancer based on immunohistochemical analysis. *J Surg Oncol* 2004;87:32.
149. Pelise M, Castells A, Gines A, et al: Detection of lymph node micrometastases by gene promoter hypermethylation in samples obtained by endosonography-guided fine-needle aspiration biopsy. *Clin Cancer Res* 2004;10:4444.
150. O'Sullivan GC, Sheehan D, Clarke A, et al: Micrometastases in esophagastric cancer: high detection rate in resected rib segments. *Gastroenterology* 1999;116;543.
151. Esaki Y, Hirayama R, Hirokawa K, et al: A comparison of patterns of metastasis in gastric cancer by histologic type and age. *Cancer* 1990;65:2086.
151a. Lerwill MF, Young RH: Ovarian metastases of intestinal-type gastric carcinoma. A clinicopathologic study of 4 cases with contrasting features to those of the Kruckenberg tumor. *Am J Surg Pathol* 2006;30:1382.
152. Imachi M, Tsukamoto N, Amagase H, et al: Metastatic adenocarcinoma of the uterine cervix from gastric cancer. *Cancer* 1993;71:3472.
153. Hundahl SA, Phillips JL, Menck HR: The National Cancer Data base report on poor survival of US gastric carcinoma patients treated with gastrectomy. *Cancer* 2000;88:921.
154. Siewert JR, Bottcher K, Stein HJ, et al: Relevant prognostic factors of gastric cancer: ten-year results of the German Cancer Study. *Ann Surg* 1998;228:449.
155. Noguchi Y, Yoshikawa T, Tsuburaya A, et al: Is gastric carcinoma different between Japan and the United States? A comparison of patient survival in three institutions. *Cancer* 2000;89:2237.
156. Otsuji E, Toshiaki K, Ichikawa D, et al: Time of death and pattern of death in the recurrence following curative resection of gastric carcinoma: analysis based on depth of invasion. *World J Surg* 2004;28:866.
157. Ectors N, Driessen A, De Hertog G, et al: Is adenocarcinoma of the esophagogastric junction or cardia different from Barrett adenocarcinoma? *Arch Pathol Lab Med* 2005;128:183.
158. Taniere P, Borghi-Scoazec G, Saurin J-C, et al: Cytokeratin expression in adenocarcinomas of the esophagogastric junction. A comparative study of adenocarcinomas of the distal esophagus and proximal stomach. *Am J Surg Pathol* 2002;103:1439.
159. Kim MA, Lee SH, Yang H-K, Kim WH: Clinicopathologic and protein expression differences between cardia carcinoma and noncardia carcinoma of the stomach. *Cancer* 2005;103:1439.
160. Nakamura W, Inada K, Hirano K, et al: Increased expression of sucrase and intestinal type phosphatase in human gastric carcinoma with progression. *Jpn J Cancer Res* 1998;89:186.
161. Stemmermann GN, Samloff IM, Hayashi T: Pepsinogens I and II in carcinoma of the stomach: an immunohistochemical study. *Appl Path* 1985;3:375.
162. Fiocca R, Cornsaggia M, Villani L, et al: Expression of pepsinogen II in gastric cancer, its relation to local invasion and lymph node metastases. *Cancer* 1988;61:956.
163. Suzuki T, Tsuda T, Haruma K, et al: Growth of gastric carcinomas and expression of epidermal growth factor. Transforming growth factor-a, epidermal growth factor receptor and p185$^{c-erb-2}$. *Oncology* 1995;52:3856.
164. Tokunaga A, Onda M, Okuda T, et al: Clinical significance of epidermal growth factor (EGF), EGF receptor and c-erB-2 in human gastric cancer. *Cancer* 1995;75:1418.
165. Espinoza J, Tone LG, Beto JB, et al: Enhanced TGFα-EGFR expression and p53 alterations contributes to gastric tumor aggressiveness. *Cancer Lett* 2004;212:33.
165a. Peruzzi B, Bottaro DP: Targeting the c-met signaling pathway in cancer. *Clin Cancer Res* 2006;12:3657.
165b. Kim B, Koo H, Yaang S, et al: TC1 (C8orf4) correlates with Wnt/β-catenin target genes and aggressive biological behavior in gastric cancer. *Clin Cancer Res* 2006;12:3541.
166. Tam SW, Theodorus AM, Shay JW, et al: Differential expression and regulation of cyclin D1 in normal and human gastric tumor cells: association with Cdk4 is required for cyclin D function in G! progression. *Oncogene* 1994;9:2663.
167. Gao P, Zhou GY, Liu Y, et al: Alteration in cyclin D1 in gastric carcinoma and its clinicopathologic significance. *World J Gastroenterol* 2004;10:2933.
168. Fenoglio-Preiser CM, Wang CM, Stemmermann GN, Noffsinger A: Tp53 and gastric cancer: a review. *Hum Mutat* 2003;3:258.
169. Kitoh T, Yanai H, Saitoh T, et al: Increased expression of matrix metalloproteinase-7 in invasive early cancer. *J Gastroenterol* 2004;39:434.
170. Liu XP, Kawauchi S, Oga A, et al: Prognostic significance of matrix metallopreinase-7(MMP-7) expression at the invasive front in gastric cancer. *Cancer Res* 2002;93;291.
171. Hashimoto Y, Skcel M, Adams JC: Roles of fascin in human carcinomas motility and signaling: prospects for a novel biomarker. *Int J Biochem Cell Biol* 2005;37:1787.

172. Hashimoto K, Shimada Y, Kawamura J, et al: The prognostic relevance of fascin expression in human gastric carcinoma. *Oncology* 2004;67: 262.
173. Taniguchi K, Yonemura Y, Nojima, et al: The relation between the growth patterns of gastric carcinoma and the expression of hepatocyte growth factor (c-met), autocrine motility factor and urokinase-type plasminogen activator factor. *Cancer* 1997;82:2112.
174. Jüttner S, Weissmann C, Jones T, et al: Vascular endothelial growth factor-D and its receptor VEGFR-3: two novel independent prognostic markers in gastric adenocarcinoma. *J Clin Oncol* 2006:24:228.
175. Kitadai Y, Kodama M, Cho S, et al: Quantitative analysis of lymphangiogenic markers for predicting human gastric cancer in lymph nodes. *Int J Cancer* 2005;115:388.
176. Grogan TM, Fenoglio-Preiser CM, Zeheb R, et al: Thioredoxin, a putative oncogene product, is expressed in gastric cancer and associated with increased cell proliferation and increased cell survival. *Hum Pathol* 2000;31:475.
177. Kominea A, Konstantinopoulos N, Kapranos N, et al: Androgen receptor (AR) expression is an independent unfavorable prognostic factor in gastric cancer. *J Cancer Res Clin Oncol* 2004;130:253.
178. Okano H, Shinohara H, Miyamoto A, et al: Concomitant overexpression of cycloexygenase-2 in Her-2-positive and Smad-reduced human gastric carcinoma is associated with poor outcome. *Clin Cancer Res* 2004;10:6938.
178a. Liu F, Pan K, Zhang X, et al: Genetic variants in cyclooxygenase expression and risk of gastric cancer and its precursors in a Chinese population. *Gastroenterology* 2006;130:1975.
179. Catalano V, La Bianca R, Beretta GD, et al: Gastric cancer. *Oncol Hematol* 2005;54:209.
180. Taal BG, Peterse H, Boot H: Clinical presentation, endoscopic features and treatment of gastric metastases from breast cancer. *Cancer* 2000;89:2214.
181. Clavien PA, Laffer U, Torhorst J, Harder F: Gastrointestinal metastases as the first manifestation of disseminated breast cancer. *Eur J Surg Oncol* 1990;16:121.
182. Matsuyama S, Ohkura Y, Eguchi H, et al: Estrogen receptor beta is expressed in human stomach adenocarcinoma. *J Cancer Res Clin Oncol* 2002;128:319.
183. Quereshi SS, Shrikhande SV, Tanuja S, Shukla PJ: Breast metastases of gastric signet ring cell carcinoma. *J Post Grad Med* 2005;51:125.
184. VanVelhuysen M-LF, Taal BJ, van der Hoeven JJM, Peters JL: Expression of estrogen receptor and loss of E-cadherin are diagnostic of metastases of breast cancer. *Histopathology* 2005;46:153.

6 小肠非肿瘤性疾病

陈定宝 译　　回允中 校

胚胎学和发育

原肠胚形成发生于受精之后 2 周，引起大量的胚胎重排。它将相对一致的细胞球转变为多层的有机体，伴有可以辨认的机体轮廓。有些细胞分裂比其他细胞快速，导致胚胎形状的改变。细胞集中在胚胎中线上。当细胞拥挤在一起时，它们向着未来的头部和尾部彼此推挤，胚胎变长。

在胃肠的发生中有两个主要的步骤：肠管形成和个别器官形成，每一个器官均具有它们自己的特殊的细胞类型[1]。这些事件由同源框或 Hox 基因调节[2]，尤其是仅在肠有表达的 Cdx1 和 Cdx2。这两种基因对于从前肠到后肠的模式转化以及确定沿着隐窝绒毛轴的增生和分化模式十分重要[3]。它们在肠分化中的重要性不仅是对于正常肠的发生，而且对于胃和 Barrett 食管的肠化生也是重要的，如同在第 2 章至第 4 章中所讨论的那样。其他信号级联系统在肠的发生中也起着主要作用。其中包括 Hedgehog、Hh、Bmp、FGF 和 Wnt 信号通路[4-8]。它们在多步骤的发生过程中起作用。先天性异常，包括与编码 hedgehog 信号成分种系突变/缺失有关的旋转不良，在参考文献 8 中有述。

内胚层是胃肠上皮内衬的前体，内胚层的发生需要同源异型基因 MIXER、SOX17α 和 SOX17β 的表达[9]。在发生期间，内胚层、中胚层和外胚层之间发生多种相互作用。内胚层诱导中胚层，在其上形成背侧-腹侧结构。在胚胎 2～4 周时内胚层和外胚层彼此接触，内胚层形成卵黄囊顶部。这种接触导致生长因子的上调，包括转化生长因子（TGF）-α、TGF-β、表皮生长因子（EGF）和肝细胞生长因子（HGF），所有这些生长因子均刺激细胞增生。在第 3 周至第 8 周形成原始肠管，随后从头至尾的和侧面的折叠在背侧与内衬卵黄囊腔的内胚层结合。羊膜和卵黄囊通过神经原肠管（neuroenteric canal）交通（图 6.1）。神经原肠管闭锁和脊索向前生长，并逐渐插入内胚层。然后神经管与外胚层分离。中胚层围绕脊索，分隔外胚层和内胚层[10]。[如果中胚层没有向内生长，而且神经和胃肠成分没有分开，则出现胃肠道重复伴有脊髓和（或）脊椎缺陷]。围绕原始肠管的内脏中胚层形成肌肉和结缔组织层。从前的卵黄囊延长，在发育的神经系统的下方前面形成原始的前肠，而后面形成原始的后肠。中央部分发育成中肠，中肠与卵黄囊自由交通（卵黄肠管，vitellointestinal duct）。前腹壁与颅侧、尾侧和侧面折叠同时发育，造成卵黄囊缩小，使其位于体腔内（图 6.1）。前肠最初较短，与发育中的脊椎紧靠并列，并由一个短的肠系膜悬挂。前肠形成食管、胃、十二指肠直到 Vater 壶腹、肝、胰腺和呼吸系统，而且具有自己的来自腹腔干的动脉血液供应[11]。

十二指肠远至胆管以及空肠、回肠、盲肠、升结肠和横结肠近端 1/2～2/3 由中肠衍化而来，并由肠系膜上动脉供血。在大约 5～12 mm 阶段，中肠伸长，变成管状且离开脊椎轴生长。然后卷曲，诱导背侧肠系膜发育。在胎儿第 5 周期间，中肠呈 U 形，悬挂于围绕肠系膜上动脉分布的背侧肠系膜上。肠袢的尖端与卵黄管相通，卵黄管迅速减小，在胎儿第 5 至第 6 周，肠的长度增加，加之腹腔间隙被胎儿肝不成比例地占据，导致肠管疝入脐带内内衬间皮的囊内[11]。盲肠发生于尾支，而卵黄肠管位于尖端。少部分尾支位于卵黄肠管附着处与盲肠之间，形成回肠末端。在胎儿第 10 周和第 12 周之间，中肠开始滑回进入腹部，这个过程以 3 个阶段完成（图 6.2）。第一个阶段是围绕肠系膜上动脉 90°逆时针旋转。第二个阶段大约发生在第 10 周，此时有足够的空间适合

275

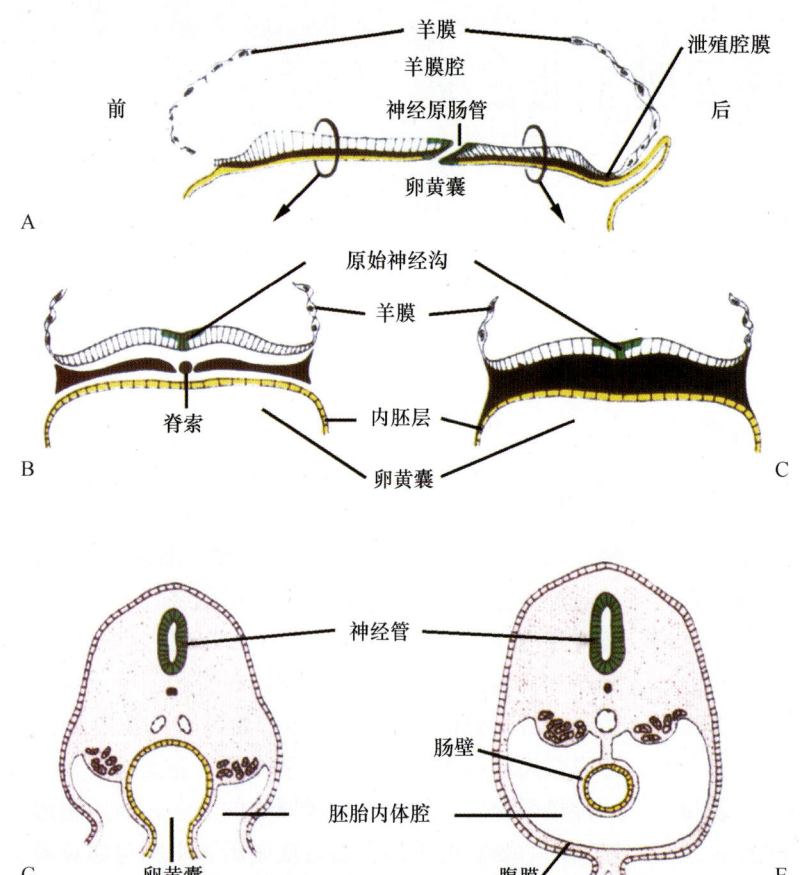

图 6.1 早期胚胎发生图解。A~E 显示肠管形成过程。

肠回到腹腔。小肠的颅侧袢再次进入腹部，首先通过肠系膜上动脉的右侧，进一步旋转 180°，因而总共旋转 270°。小肠袢充满腹部中心。

虽然在解剖学上可以辨别胚胎早期的肠道发生，但在妊娠晚期之前并不出现功能性吸收细胞。肠的分化沿着由近到远的梯度发生。在胚胎发生早期，上皮从原始的内胚层小管发生[12]，表现为多层的未分化内胚层细胞片块，伴有短的微绒毛。较深层的细胞并不显示任何的极向；核分裂象遍布整个上皮。从妊娠第 9 周开始，绒毛形成伴有间质浸润，伸入绒毛核心。在第 9 周和第 10 周之间，复层上皮转化为单层柱状上皮[13]。形成隐窝的祖细胞局限于绒毛间区域[14]。到了第 20 周时，绒毛长且变细，而且此时肌层明显。肠上皮细胞沿着整个绒毛长度增生，直到出生前几天才停止。

小肠各种各样的功能需要排列在特殊部位的多种类型细胞来完成。肠上皮细胞的分化取决于细胞沿着垂直轴和水平轴分布的位置。其与细胞从隐窝基底迁移至绒毛顶部的结构相适应。水平轴是指细胞从十二指肠向远端延伸至回肠在肠道所处的位置（图 6.3）。沿着垂直轴和水平轴功能上的差异反映了两者具有不同的基因表达结构和不同的上皮细胞类型[15]。一种特定细胞谱系的完全分化细胞可能表达不同系列的基因产物，取决于其在肠道所处的位置[15]。小肠远端刷状缘酶基因表达的方式类似于近端肠管，但要延迟几天。由此建立了一种由近至远的基因表达的梯度[9]。基因表达区域差异的基础来自转录因子的不同，这些转录因子与基因的启动子和增强子部位相互作用。在发生期间，同源盒基因参与形成分化梯度，然后在成熟的组织中保持这种状态。在出生前 4~5 天，上皮完成其形态学分化成为肠上皮细胞、杯状细胞、内分泌细胞和 Paneth 细胞[16]。这种分化过程似乎依赖于 Math1 和 Cdx2 的表达[17,18]。

大约在妊娠的中期出现原始肠淋巴组织结构。在出生时，回肠淋巴集结（Peyer patches）是体内密度

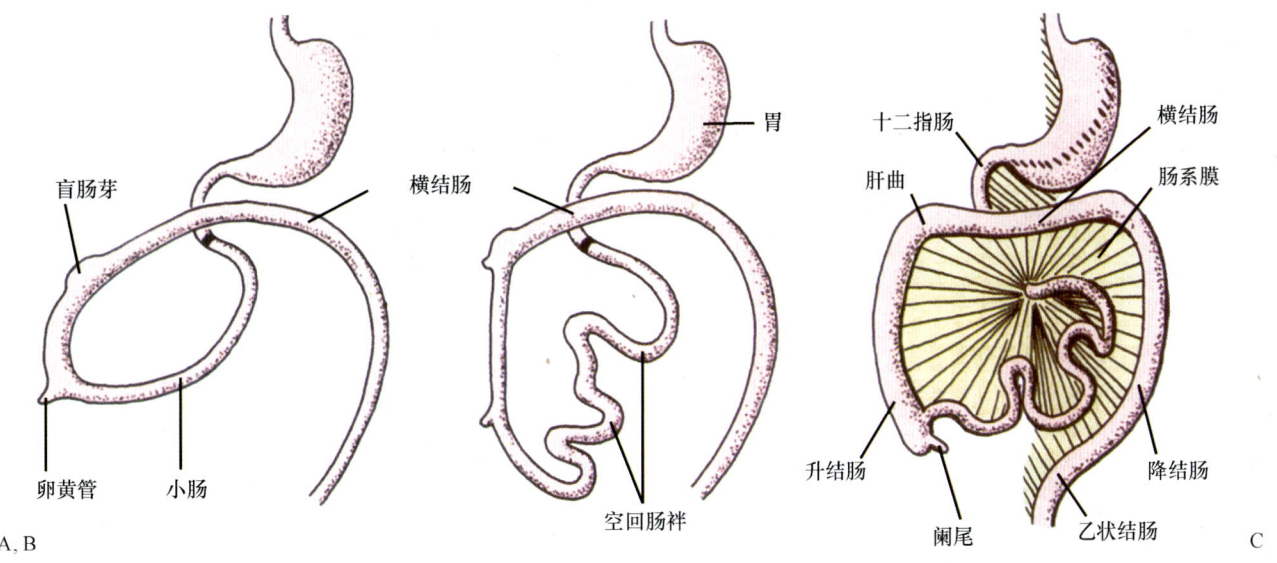

图 6.2　A：肠旋转。图示 180°逆时针旋转后的原始肠袢。横结肠在十二指肠前方通过。B：270°逆时针旋转后的肠袢。注意肠袢卷曲。C：肠袢的最后位置及其相关的肠系膜。

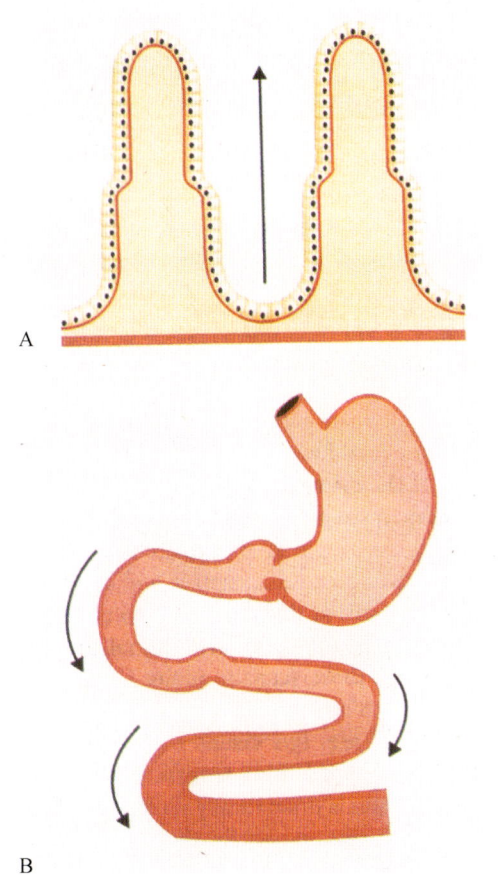

图 6.3　垂直轴和水平轴分化的对比。A：垂直轴的分化，从隐窝基底到绒毛顶部。B：水平轴的分化，从十二指肠近端到回盲瓣。

最大的增生淋巴组织。到了妊娠第 16 周时，T 细胞和 B 细胞聚集形成早期回肠淋巴集结，而到了第 19 周时出现具有结构的回肠淋巴集结。从妊娠第 11 周，T 细胞聚集在固有层和上皮，随后数量有所增加。出生后，回肠淋巴集结的数量明显增加，反映了宿主免疫系统对于通过肠道的环境抗原开始反应。

小肠黏膜屏障

黏膜表面是个体与环境接触的部位。肠黏膜与食物抗原不断接触，肠道共生的细菌构成正常的肠内菌丛，是通过肠道进入宿主的潜在病原体。正常时肠道上部细菌计数低，当向远端延伸时细菌计数增加。由于肠道运动，黏液以及胰液、胆汁和胃酸的抗菌作用，细菌数目保持较低状态（图 6.4）。这种常住的微小菌丛能够维持稳定的环境，并能通过产生抗菌物质和短链脂肪酸清除病原微生物。它还能刺激黏膜上皮生长[19]。

小肠黏膜形成屏障以屏蔽抗原、病原体和从外部世界到肠道环境的其他有害物质。单层柱状上皮通过紧密连接连接在一起，位于完整的基底膜上。细胞间的紧密连接不能透过大分子和细菌，有助于维持上皮的完整性和阻止异物进入。紧密连接是特化的膜的结构域，位于细胞的尖端，它不仅形成主要屏障以阻止细胞旁溶质的转运（屏障功能，barrier function），

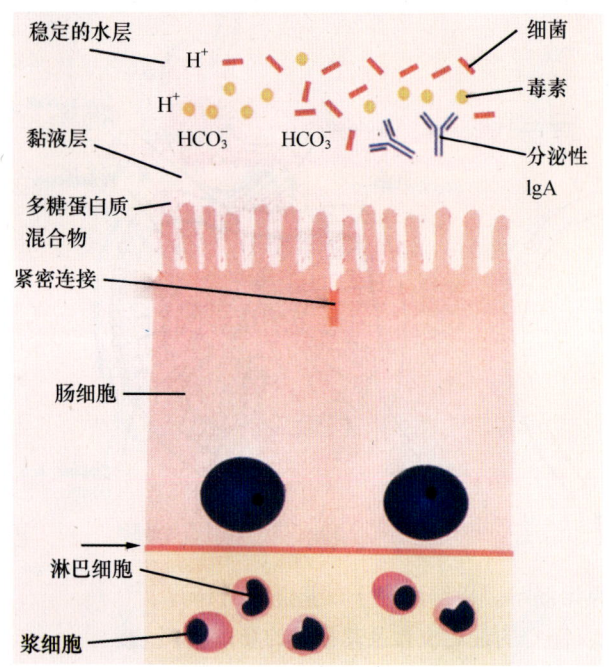

图6.4 黏膜屏障。黏膜屏障由几种非特异性防护组成，包括形成完整单层细胞的上皮。它位于完整基底膜的上方（箭头），紧密连接封闭上面的细胞间隙。微绒毛被多糖蛋白质混合物覆盖。其上为黏液层，随后是稳定的水层。上皮泵出碳酸氢盐、水、氢离子和黏液，以及分泌免疫球蛋白进入其上的稳定层。这些物质与肠腔的细菌、毒素或抗原相互作用。上皮的下面是固有层，含有丰富的免疫细胞。

而且能够限制膜脂和蛋白的侧面渗透，以保持细胞的极性（闸门功能，gate function）[20]。紧密连接复合体围绕细胞顶极形成完整的环。紧密连接的渗透性是可塑的，可因细胞外刺激而改变，包括微生物和药物[21]。上皮覆盖一层稳定的结构，厚度为400～500 μm。分子可以弥散到这一层[22]。

十二指肠近端以类似于在胃内见到的方式将碳酸氢盐转运至黏附的黏液层，从而提供保护屏障以免受到由胃蛋白酶和胃酸引起的损伤。黏液层下方为碱性的pH环境，起着缓冲和润滑的作用。黏液保护黏附至上皮的微生物，并抵抗腔内酶的消化。免疫复合物、化学试剂、可溶性介质、组胺、淋巴因子和神经递质刺激黏液分泌[23]。一氧化氮在调节上皮液体的分泌中起着重要的作用[24]。分泌的黏液中含有清蛋白、免疫球蛋白特别是分泌性IgA、溶菌酶、乳铁蛋白以及表皮生长因子（EGF）。肠腔内分泌性IgA与非特异性宿主防御具有协同作用，宿主防御作用包括黏液、杀菌素、防御素以及溶解的细胞[25]，它们能够通过中和或排除抗原、毒素和微生物对宿主起到保护作用[26]。粒细胞、巨噬细胞和Paneth细胞具有黏膜内巨噬细胞作用。

肠上皮容易受到表达特异性黏附分子的肠病原体、酶以及集中在上皮表面的其他特异性机制的损害，这将在下一节描述。因此，肠道具有进化的保护机制，其中固有层通过建立免疫屏障与微生物和其他异物起反应。这种免疫屏障包括肠相关性淋巴组织和全身性免疫系统。黏膜占据免疫屏障最主要的位置。与身体任何其他部位相比，肠黏膜含有较多的淋巴细胞，并能产生较多的抗体。这些免疫反应导致一连串的事件，目的在于灭活和清除入侵的抗原或微生物。

特异性免疫学反应包括回肠淋巴集结或上皮细胞内的IgA产物和淋巴细胞的致敏作用[27]。肠上皮细胞可以呈递抗原，表达分泌性成分，以及将免疫球蛋白转送至肠腔。肠上皮细胞还可以产生和分泌白细胞介素样物质，激活T细胞对肠腔抗原的反应[28]。分泌性IgA包被微生物和毒素，抑制其与黏膜黏附或相互作用，而且促进其迅速排除。IgA主要是通过替代的途径，还介导抗体依赖性的细胞介导的细胞毒性，导致病原体被杀灭，而且还可激活补体[29]。

在新生儿，肠黏膜的功能尚不成熟。微绒毛膜的不成熟性、胃酸的排出量低、蛋白水解活性降低以及黏液产物的改变都是肠屏障削弱的原因，从而促进大分子的摄取和脓毒症的发生。这一阶段肠的免疫机制也不发达（图6.5）。唾液、粪便和血清中IgA的浓度低于成人[30]。因此，新生儿特别容易发生肠道感染。出生1个月之后，IgA发挥了它的作用，此时固有层内出现免疫球蛋白。胃肠道免疫防御的重要性对于免疫受损患者尤其明显，特别是AIDS患者，它们容易受到胃肠道感染的损害。

由于小肠屏障和转运功能重要，所以小肠损伤必须尽可能快的修复。胃肠道黏膜通过重建和增生而愈合[31]。细胞外基质、隐窝周围的肌成纤维细胞和生长因子调节这些过程。黏膜重建的最初阶段是，连接成片的肠上皮细胞跨过黏膜缺损从伤口的上皮迅速向剥脱的基底膜迁移。一旦迁移的细胞没有修复伤口，它们便开始增生（图6.6）。基质-细胞骨架连接参与这种细胞迁移。存活的上皮细胞吞噬邻近的死亡细胞。如果祖细胞受到损伤则导致萎缩，例如放射损伤。反之，如果表面细胞损伤，则细胞增生增加且细

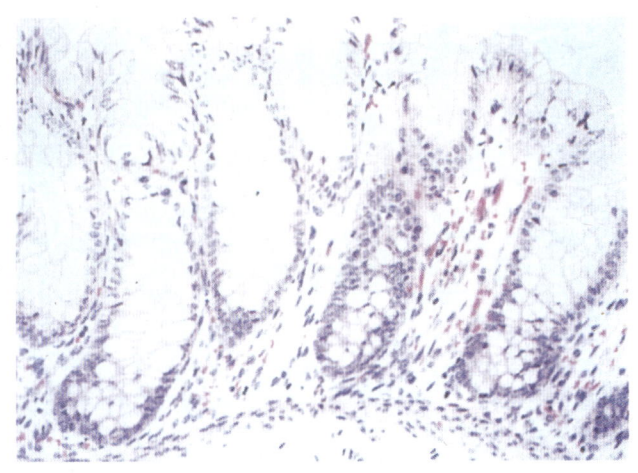

图 6.5　新生儿的黏膜固有层。固有层细胞稀少，几乎没有淋巴细胞和浆细胞。

胞以较快的速度迁移出隐窝，形成内衬隐窝的不成熟的细胞群。

大体特征

人类小肠从胃幽门延伸到回盲瓣，长度大约为 7 m。C 形的十二指肠以其凹面包裹胰腺头部。十二指肠长度大约为 20～25 cm，除了第一部分以外，均位于腹膜后。十二指肠的第一部分的长度大约为 5 cm，从幽门到右侧向后上升。它位于胰头前上方、胆囊下方以及胆总管、胃十二指肠动脉和门静脉的前方。第二部分长度大约为 7 cm，被腹腔的结肠下腔隙的腹膜覆盖，将其与盘绕的小肠分开。横结肠及其肠系膜通过其中。右肾门和右肾脉管位于其后，腰椎椎体和下腔静脉位于中间。

在距离幽门环大约 9～10 cm 的 Vater 壶腹处，胆总管和胰腺导管从后内侧进入十二指肠的第二部分（图 6.7）。大多数患者，胆总管和胰腺导管在引流入壶腹部之前汇合（图 6.8），但在大约 10% 的病例，胆管和胰腺导管分别开口进入肠腔。大约 30% 的患者较近端有一个副胰腺导管引流入十二指肠腔。胆管和胰腺导管均具有其自身的肌层。通过这个部位十二指肠的横切面可看到十二指肠壁各层均含有许多分支的导管（图 6.9）。Vater 壶腹部的 Oddi 括约肌长约 9.5 mm[32]。

十二指肠的第三部分在第 3 腰椎椎体水平呈弓形横穿腔静脉和主动脉，长度为 7～9 cm。肠系膜的根部斜形穿过其末端部分。肠系膜上动脉和静脉也通过这个部位。在多数情况下，它与胰腺钩状突有关。十二指肠的第四部分长度不同，而且难以与第三部分区分。它弯曲达到十二指肠空肠曲的左侧，附着于十二指肠悬韧带，亦即 Treitz 韧带。

虽然十二指肠具有相当固定的长度，但其余小肠的长度尚未确定。尸检测量提示成人小肠的长度在 300～900 cm，平均约为 600 cm。生存期间所做的其他测量要短得多，长度为 280 cm。支撑小肠的肠系膜从起始部呈扇形展开，仅长 15～20 cm。肠系膜沿着一条斜线从左至右通过后腹壁，从十二指肠空肠曲直

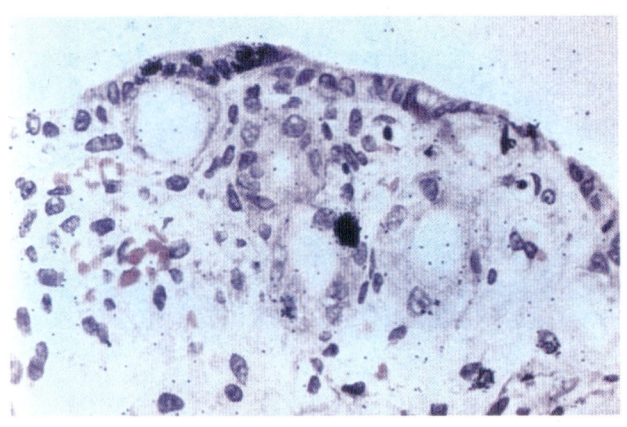

图 6.6　小肠受损区域的放射自显影照片。正常绒毛结构丧失，覆盖黏膜缺损的表面上皮细胞不成熟，呈立方形。缺乏杯状细胞。通过充满其中的放射性颗粒显示增生的细胞。

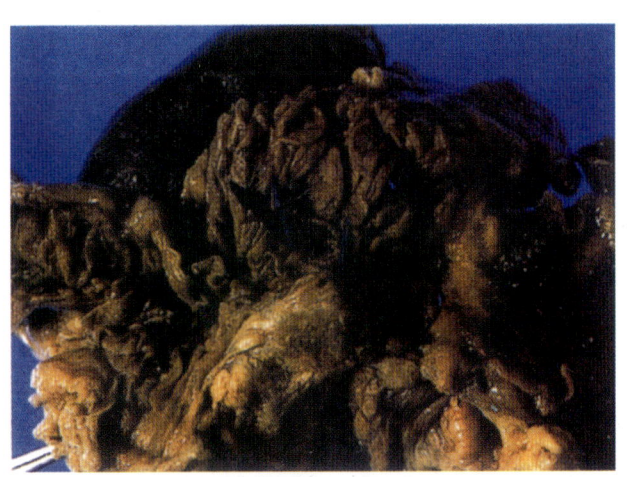

图 6.7　正常的 Vater 壶腹。开放的十二指肠，胆囊位于其后。通过邻近 Vater 壶腹的绿色和蓝色探针显示胆总管。孤立的蓝色探针是 Wirsung 副胰管。

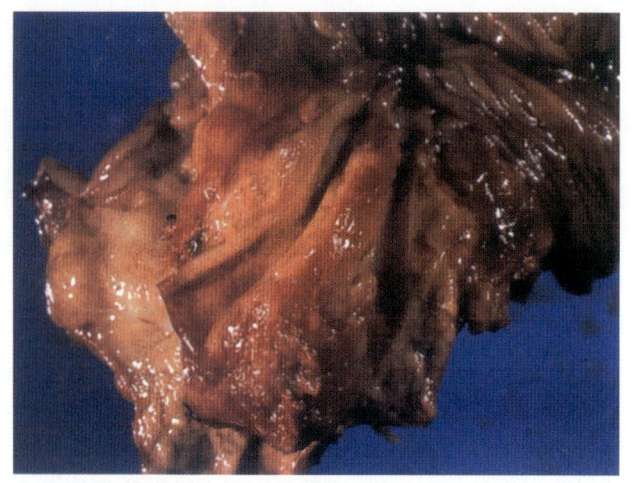

图 6.8　Vater 壶腹。胰腺导管和胆管分别进入并被打开，显示其开口于十二指肠。

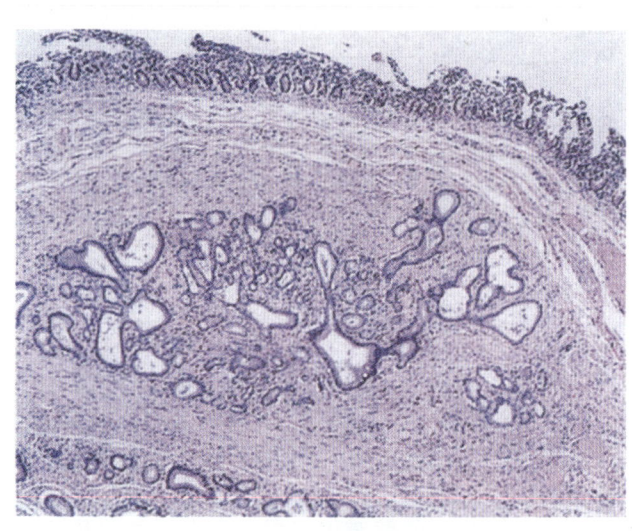

图 6.9　黏膜下分支状导管的周围绕以肌层。正常情况下这个部位的结构可能非常复杂。

达右髂窝。

小肠的三个部分，即十二指肠、空肠和回肠之间没有可以辨认的分界线。传统上，空肠是 Treitz 韧带之后近端的 40 cm，而回肠是小肠远端的 60 cm。空肠肠腔比回肠宽，由于有明显的环状黏膜皱襞，故其肠壁较厚，称为 Kerckring 皱襞（图 6.10）。这些皱襞与小肠长轴平行，在十二指肠中段和空肠之间最为明显，而在回肠远端则缺乏。它们含有黏膜及其下方的黏膜下层。

血液供应

十二指肠由腹腔动脉和肠系膜上动脉供血（图 6.11）。腹腔干分支成胃十二指肠动脉。肠系膜上动脉供应空肠、盲肠和阑尾，有几个主要分支穿过肠系膜（图 6.12）。10～15 条空回肠动脉起源于左侧肠系膜动脉，其起始部在腹腔动脉下方 1～2 cm。每条动脉分为两个分支，汇入附近的分支，形成一系列的动脉弓。在直小血管穿入小肠壁之前，这些血管依次分支并形成第二个动脉弓系列[33]。回结肠

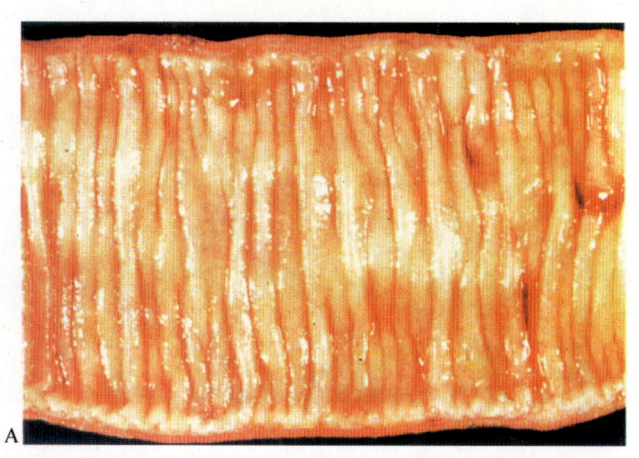

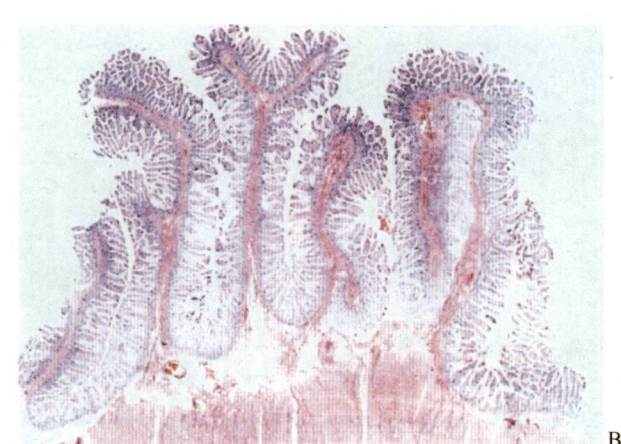

图 6.10　正常小肠。A：小肠表面覆盖有许多规则的伴有黏膜下轴心的皱折（环形皱襞）。B：黏膜和黏膜下层的脑回状结构相当于 Kerckring 皱襞的组织学表现。

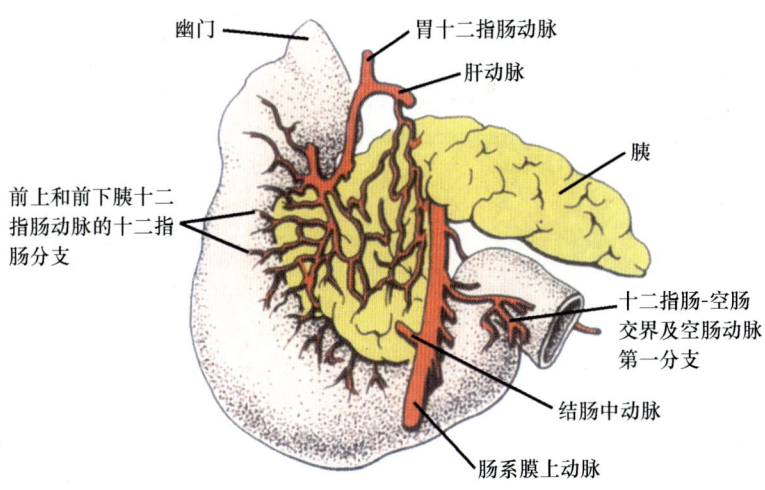

图 6.11　十二指肠动脉供血图解。

动脉起源于肠系膜上动脉的下段，供应回肠末端、盲肠、阑尾和升结肠的近端。它与右结肠动脉吻合。这种分支与随后的分支形成复杂的动脉弓结构。

壁内动脉进入肠的浆膜，且穿过固有肌层形成广泛的黏膜下血管丛（图 6.13）。黏膜下动脉丛形成小动脉，供应黏膜、黏膜下层和肌层。然而，黏膜毛细血管床与固有肌层是分离的。黏膜肌层的毛细血管床有两层[34]。这两组动脉均进入黏膜。黏膜肌层的腺腔侧有一些分支，围绕隐窝形成毛细血管网。其他的与绒毛连续，在分支形成致密的毛细血管网之前，在其基底部进入绒毛。丰富的含血的毛细血管网分支通过固有层，与上皮基底膜紧密相连（图 6.14 和 6.15）。绒毛血管化的程度比隐窝明显[35]。黏膜接收大约 75% 的血流。肠道可以自动调节其血流，这意味着它能维持一种稳定的血流，尽管动脉血压有波动。进食之后，小肠血流增加超过 100%，血流大部分转移到黏膜。

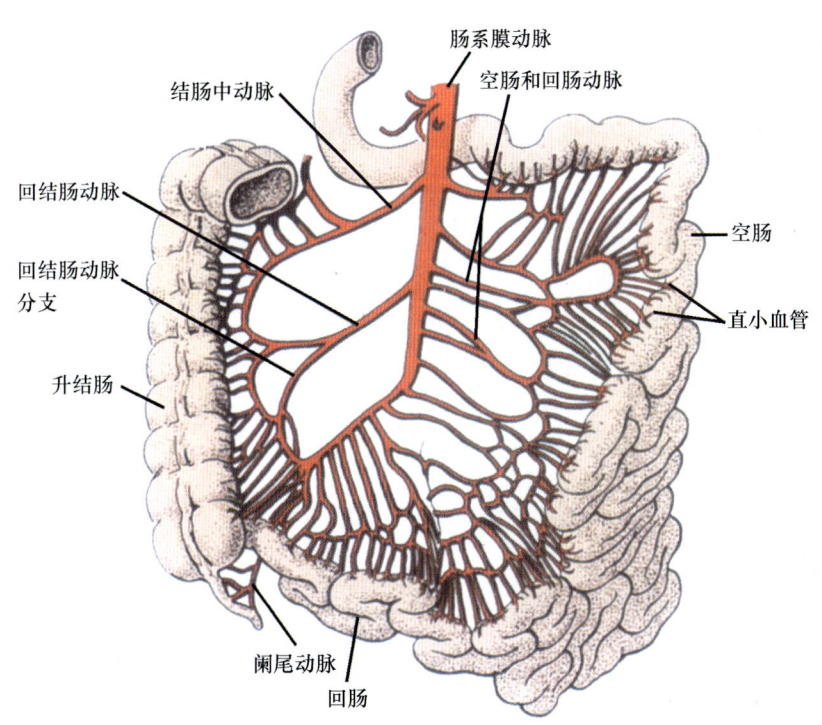

图 6.12　肠系膜上动脉分布。

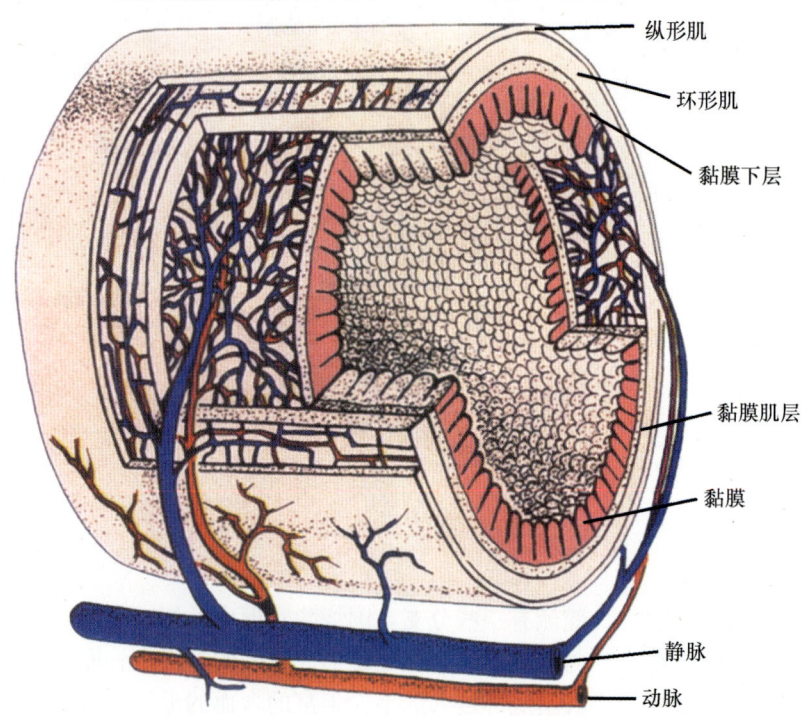

图 6.13 黏膜下血管丛图解。

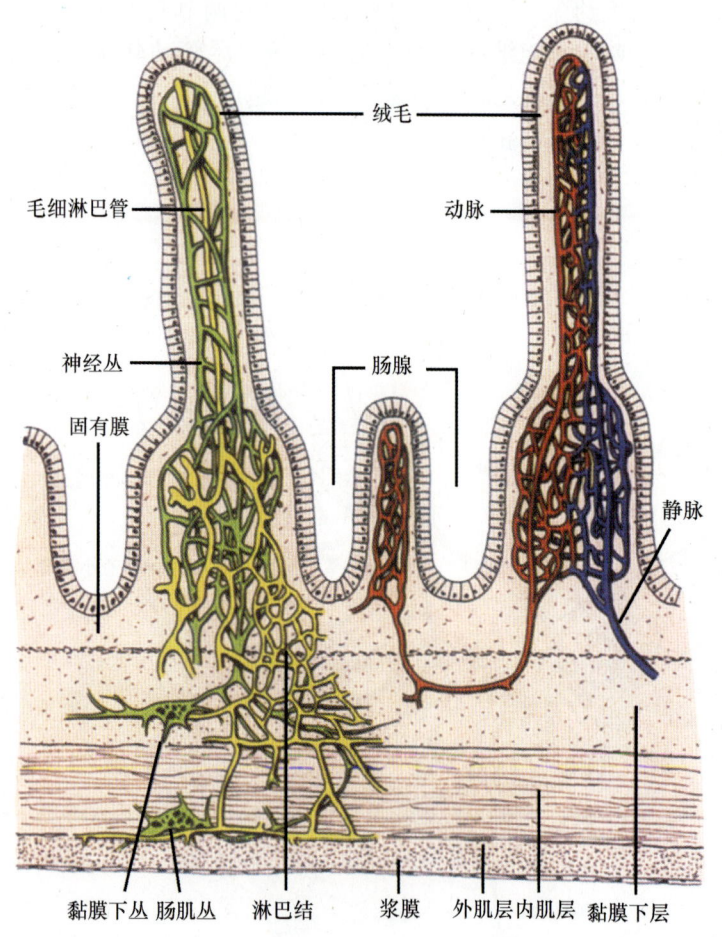

图 6.14 小肠动脉（红色）、静脉（蓝色）、淋巴管（黄色）和神经（绿色）分布图解。

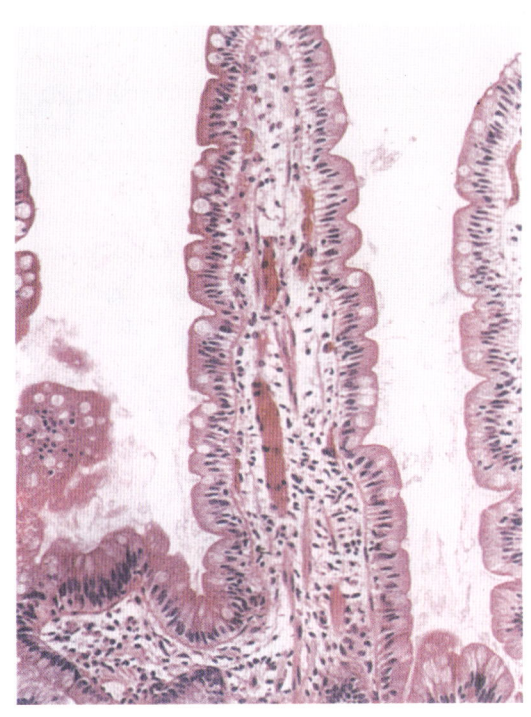

图6.15 小肠绒毛内扩张的毛细血管，显示明显的毛细血管结构。

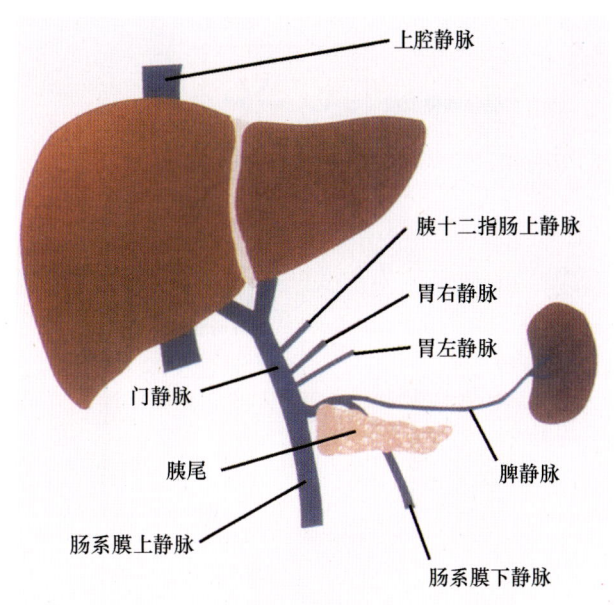

图6.16 门脉系统图解。

绒毛毛细血管引流入单一小静脉，始于绒毛的顶端。每个绒毛形成一两个静脉。这些静脉向下走行，最终在隐窝基底部汇入静脉，并且引流到黏膜下丛的静脉。这些脉管延续通过固有肌层和浆膜，与经由肠系膜上静脉引流到门静脉的其他静脉汇合。肠系膜上静脉接受由十二指肠远端、空肠、回肠、阑尾和盲肠，以及升结肠和横结肠引流而来的血液。十二指肠的静脉引流与其动脉供应平行。胰十二指肠下静脉引流至胃网膜右静脉。引流到胃肠道的主要静脉形成门脉系统（图6.16）。门静脉由脾静脉和肠系膜上静脉连接形成。门静脉直接接受由胃左和胃右静脉、胰十二指肠上静脉、副胰静脉和幽门静脉注入的血液。门静脉内的血液被运至肝，在肝内营养被吸收和处理。

淋巴管和淋巴滤泡

淋巴管引流始于中央乳糜管，引流到黏膜下淋巴管丛（图6.14和6.17）。CD38是参与信号转导和黏附的一种Ⅱ型跨膜糖蛋白，是小肠乳糜管的新的标记物[36]。粗大的近端绒毛含有2～5个乳糜管，而纤细的较远端的绒毛仅仅含有一个乳糜管。乳糜管直径为5～15 μm，沿着绒毛纵轴方向彼此平行排列。被覆的内皮细胞含有裂孔，与附近的内皮细胞具有重叠的区域。乳糜微粒和脂肪小滴可以通过裂孔（图6.18）[37]。乳糜管壁是由内皮细胞和一层有平滑肌纤

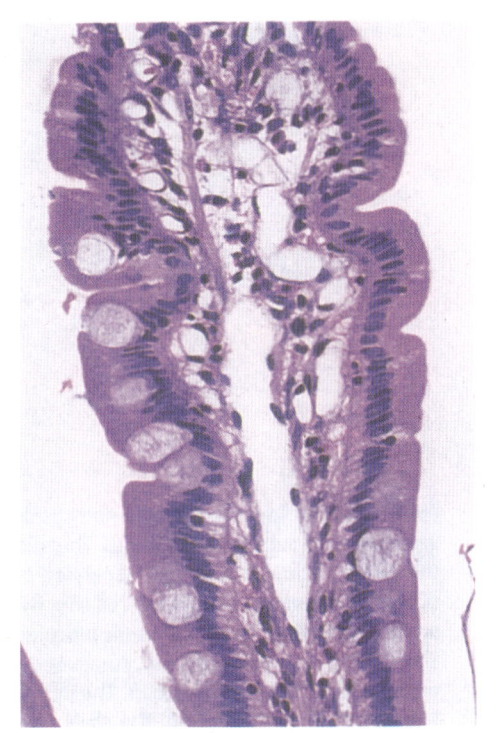

图6.17 扩张排空的脉管腔是这个绒毛的中央乳糜管。

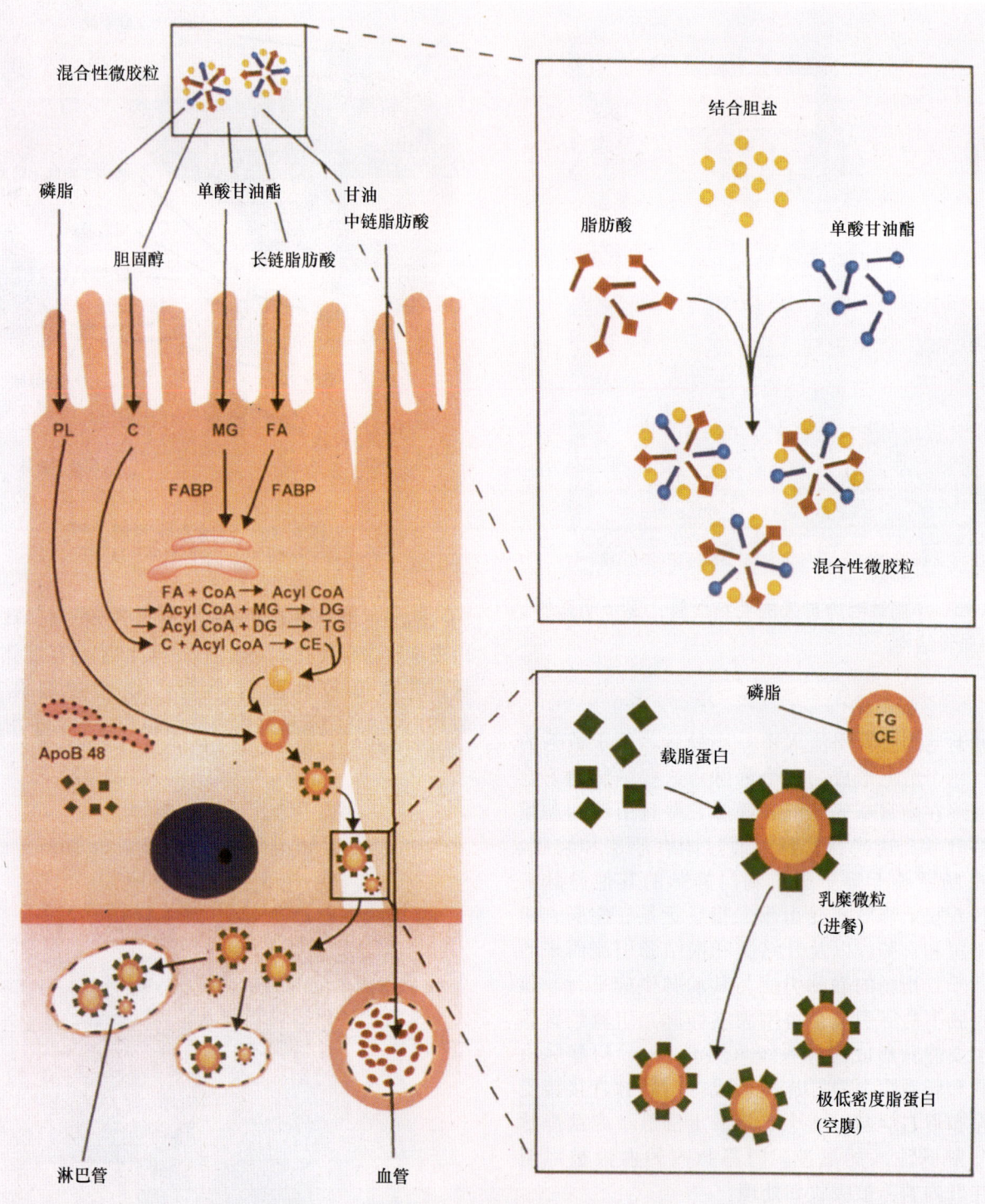

图 6.18　脂肪分解产物，即脂肪酸（FA）和单酸甘油酯（MG），与胆盐形成小分子聚集，称为微胶粒。微胶粒在由稳定水层分隔的大量水和水-微绒毛界面之间来回移动。在肠腔内水解之后，磷脂（PL）和胆固醇（C）也被转运入细胞。在肠上皮细胞内，脂肪酸和胆固醇被脂肪酸结合蛋白和固醇载体蛋白（SP）转运至内质网。由三酰甘油和胆固醇酯组成的集聚的前乳糜微粒移入 Golgi 器，发生最终的糖基化。三酰甘油和胆固醇酯被覆薄层蛋白，形成乳糜微粒。之后乳糜微粒迁移至侧膜，通过膜融合的突起穿过侧膜，进入细胞外间隙。乳糜微粒通过基底膜和固有层间隙进入乳糜管。在摄食期间，乳糜管的内皮细胞分开，以利于乳糜微粒转运。

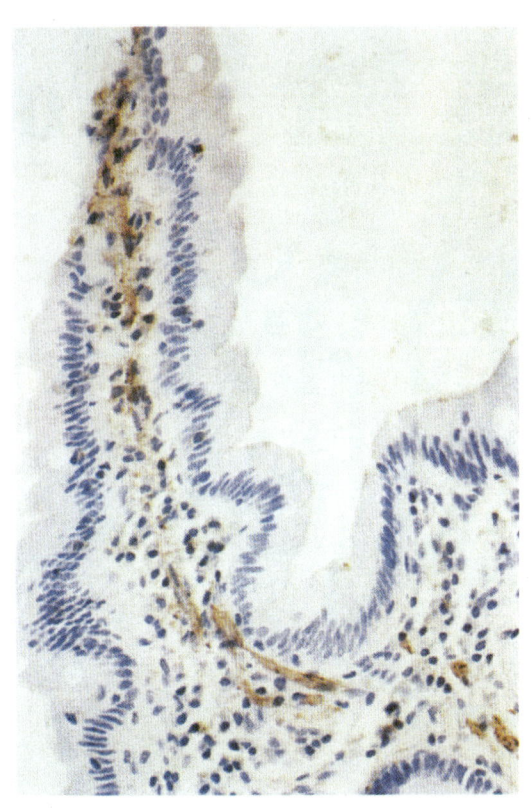

图6.19 固有层内的肌纤维。应用平滑肌肌动蛋白抗体染色，苏木素复染。

维黏附其上的网状纤维鞘组成的（图6.17和6.19）[38]。由于平滑肌细胞的活动，绒毛间断性收缩和变短。这种收缩使淋巴液从中央乳糜管进入基底淋巴管。中央乳糜管还完全由上皮下的毛细血管网围绕（图6.17）。乳糜管彼此相互吻合，形成扩张的窦。在禁食状态下，难以看到乳糜管。

在滤泡间区的上部有许多淋巴管盲端。这些盲端逐渐融合，并在回肠淋巴集结滤泡的侧面和底部形成增生的淋巴窦。在滤泡周围淋巴管网和滤泡间区之间，可见许多高内皮细胞的小静脉（high endothelial venules，HEV），在圆顶和滤泡中与毛细血管相连。HEV与滤泡周围淋巴管密切相关，有利于液体迅速引流并在淋巴细胞移入淋巴管期间阻止大分子漏出 HEV 外。绒毛的基底部的淋巴管向管壁较厚的淋巴管排空并连接形成一个扁而宽的窦（绒毛内淋巴窦）。从每个窦的基底部，几个淋巴管垂直下降引流到黏膜下层淋巴管，横穿黏膜肌层下方形成一个两层的网。黏膜下层淋巴管丛引流到大的浆膜下淋巴管[39]，继而引流到大的肠系膜淋巴管，最终流入乳糜池。

引流的淋巴结由沿着脾动脉的胰脾组、沿着胃十二指肠动脉的幽门组和肠系膜上淋巴结组成。小的胰十二指肠淋巴结沿着相同名字的动脉散在分布。淋巴管还向上引流到小的幽门淋巴结，向下引流到腰部主动脉前淋巴结。幽门淋巴结沿着肝总动脉引流到肝淋巴结。其余的引流到肠系膜根部上方淋巴结，在肠系膜上动脉分布之后，引流到它所供应的区域。肠系膜小淋巴结沿着邻近肠壁的肠系膜直小血管排列，而较大的淋巴结沿着肠动脉弓排列。肠系膜大约有200个淋巴结。两组主要的回肠结肠淋巴结引流末端回肠和盲肠的淋巴液：一组接近肠壁，而另一组在回肠结肠动脉的起始部位。

神经支配

小肠的神经支配类似于大肠，在第13章中描述。固有的神经分布在第10章讨论。

组织学特征

一般结构

小肠上皮分为两种形态学和功能上独特的部分：肠腺和绒毛。绒毛是成人小肠的特有结构，呈指状或叶状黏膜外翻，被覆上皮细胞，其下是结缔组织核心，含有高度富于细胞的固有层、毛细血管网、乳糜管和神经。位于绒毛基底部的单管状内陷（肠腺，crypts of Lieberkühn），向下延伸至黏膜肌层，但不穿透黏膜肌层（图6.20和6.21）。几个隐窝开口于绒毛间的凹陷。

小肠不同部位绒毛的高度和形状不同。十二指肠绒毛变异性最大。十二指肠近端绒毛比其他部位较短而宽，与空肠相比，常常出现数目增多的矮小和叶状或分支状的绒毛。空肠绒毛从基底到顶部的宽度变化极小。回肠绒毛比空肠绒毛变宽和变短（图6.21）。在不同族群和地域中，绒毛的形态学也有变化。当与英国或北美人的活检进行比较时，发现泰国、非洲、印度、越南南部和海地人的绒毛较短和较粗，具有叶状形式的绒毛比例增多，而且固有层细胞更加密集[40]。尚不清楚这种差异是真正的种族差异还是由于前述区域接触的地方性感染而引起的。

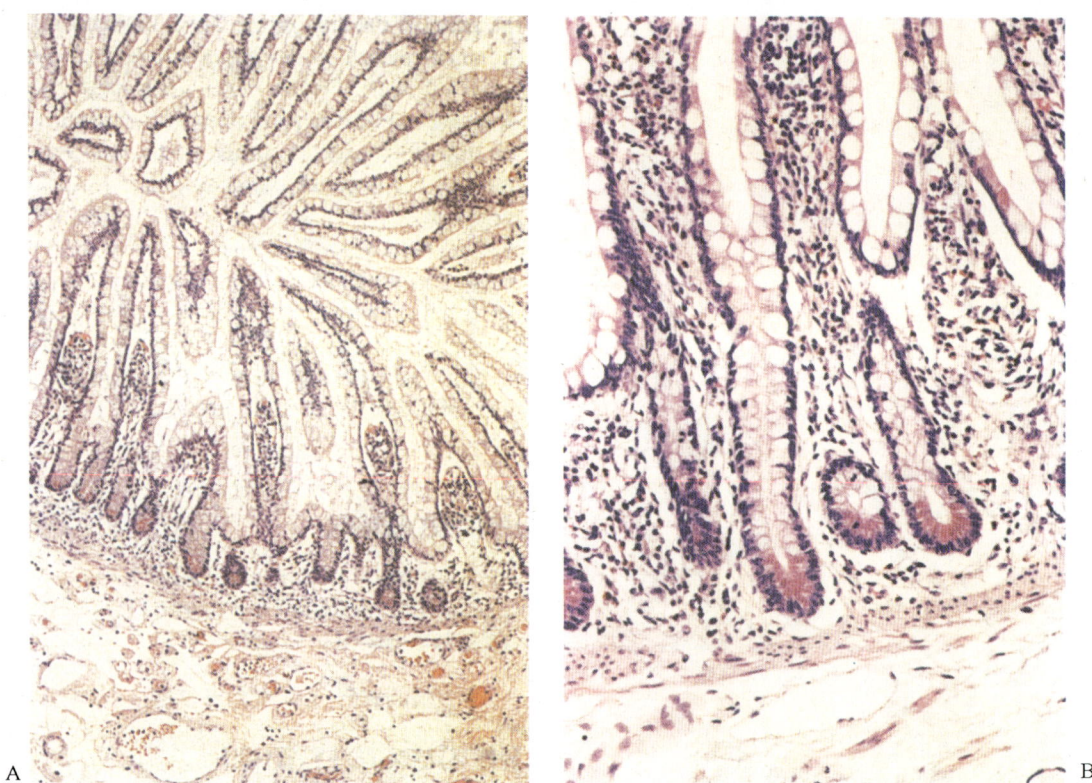

图 6.20　回肠黏膜。**A**：腺体和绒毛。腺体含有许多杯状细胞，借此容易确认这个区域为回肠。**B**：高倍镜下显示腺体明显的 Paneth 细胞分化。

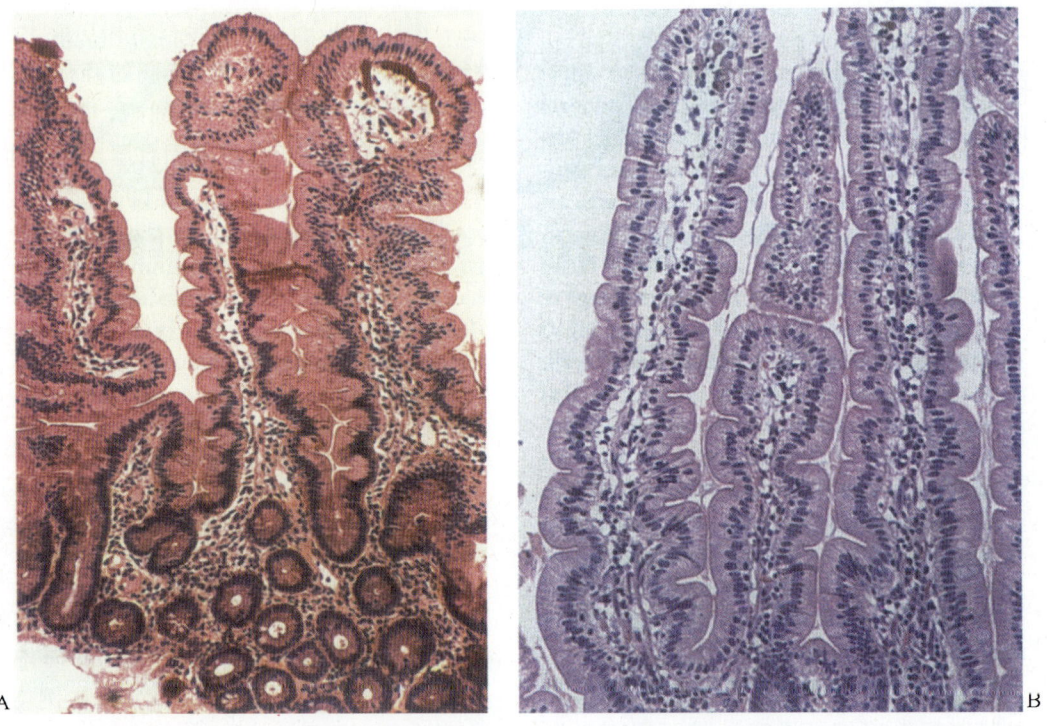

图 6.21　近端回肠（A）与空肠（B）绒毛的对比。与近端相比，部位越远的绒毛形状越不规则。

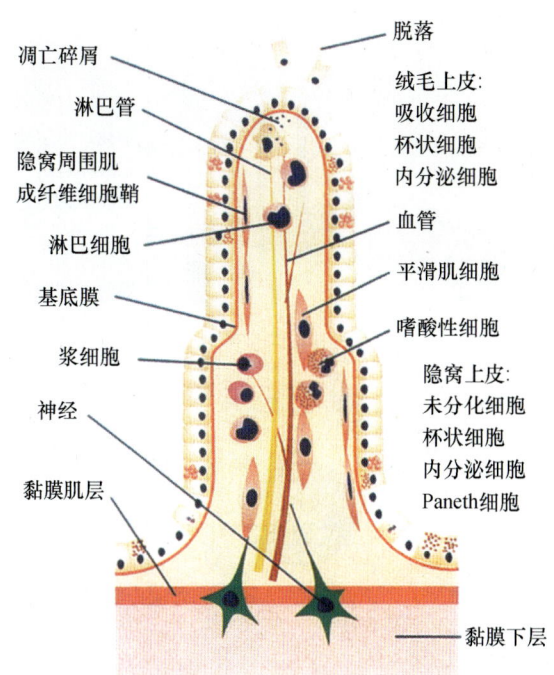

图 6.22 绒毛结构的概括图解。

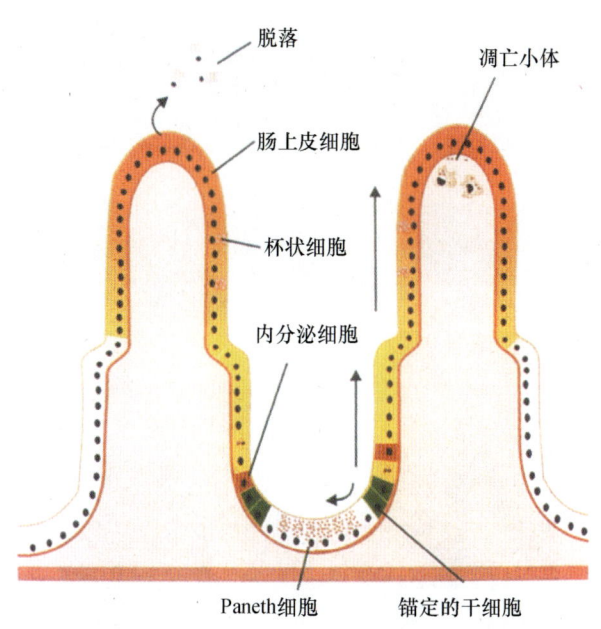

图 6.23 黏膜更新。黏膜由一群锚定干细胞持续性生成新的上皮细胞。这些细胞产生被覆隐窝和绒毛的所有上皮细胞。大多数细胞向上迁移，进行性分化为肠上皮细胞、杯状细胞和内分泌细胞，以及少部分其他细胞群。在表面，成熟和衰老的细胞经由从基底膜脱落突出入腺腔，或进行凋亡，凋亡小体进入下面的固有层，在其中由巨噬细胞所吞噬。与向上迁移相反，有些细胞向下迁移，分化成 Paneth 细胞和内分泌细胞。

在方向正确的切面中，绒毛高度与隐窝长度的比例是最易评估的一种特征，借此可以分析小肠的吸收功能。在成人，绒毛高度大约是隐窝长度的 3 倍或 3 倍以上，而在儿童这种比例较低，较典型的为 2∶1。老年人的绒毛高度也较低[41]。十二指肠隐窝与绒毛的比例为 3∶1 到 7∶1，而回肠隐窝与绒毛的比例是 4∶1。淋巴组织区域上面的绒毛常常较矮或缺乏。每个绒毛均含有伴有毛细血管网静脉的小动脉和中央淋巴管以及许多神经纤维（图 6.22）。

每个隐窝均由单克隆细胞组成；每个绒毛均由几个隐窝供给细胞。被覆上皮具有异源性的细胞群，包括 Paneth 细胞、未分化隐窝细胞、内分泌细胞、盖细胞（cap cells）、丛细胞（tuft cells）、杯状细胞、吸收细胞（肠上皮细胞）以及 M 细胞。每种类型的细胞均具有不同的结构特征和功能（见下）。上皮与其下的间质保持密切的联系。

细胞增生和分化

维持肠上皮的完整性以及确保其持续性的更新对于黏膜的防御是重要的。因此，在人体内肠道是具有最迅速增生率的器官之一[42]。在细胞新生和细胞死亡之间，规律的细胞更新保持平衡。当黏膜受损伤时，受损伤细胞的替代确保黏膜的完整性。新的上皮细胞来源于位于隐窝较低部分的锚定的增生干细胞群（图 6.23 和 6.24）[43-45]。这些多潜能干细胞产生子代细胞，在向上迁移至绒毛或淋巴圆顶的过程中经历 3 次或 4 次分裂[44]。

在大多数人的小肠，细胞增生和迁移的时间大约为 5~6 天，而在回肠为 3 天。分化的肠上皮细胞存活略多于 2 天[46]。绒毛顶部的细胞经过 Fas 介导而发生凋亡[47]和脱落，并被逐入肠腔；绒毛的边缘也可能见到脱落的细胞[48]。凋亡细胞死亡的发生不伴有任何黏膜屏障完整性的明显破坏[49]。

核分裂象可见于隐窝深部，但在正常情况下从不出现于绒毛。干细胞生成四种主要类型的上皮细胞：吸收细胞（肠上皮细胞）、杯状细胞、内分泌细胞和 Paneth 细胞[44]。这些细胞的产生和成熟受控于同源盒基因，包括 MATH1、Cdx1 和 Cdx2[3,17,18]以及 Wnt 信号通路[45]。MYC-MAD-MAX 网是肠上皮细胞成熟的另一种关键调节因子[45]。

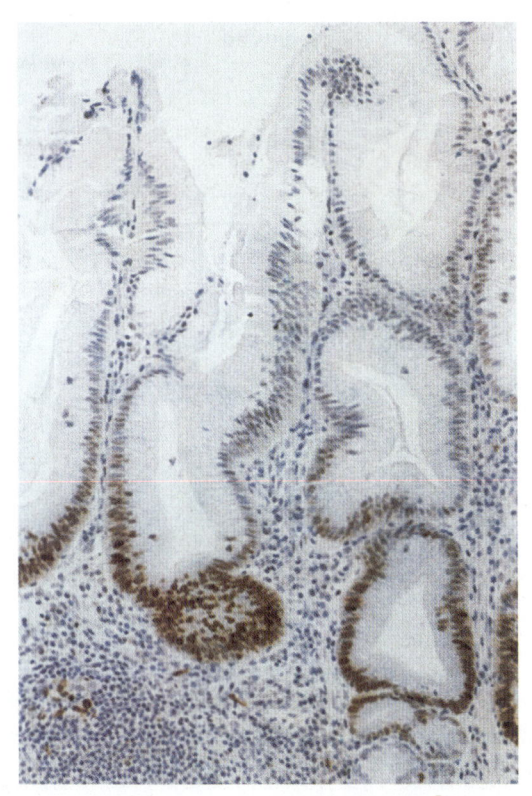

图 6.24　黏膜增生。十二指肠隐窝基底部的上皮显示细胞核棕染的细胞群，相当于增生的细胞。另外，增生的细胞见于固有层。

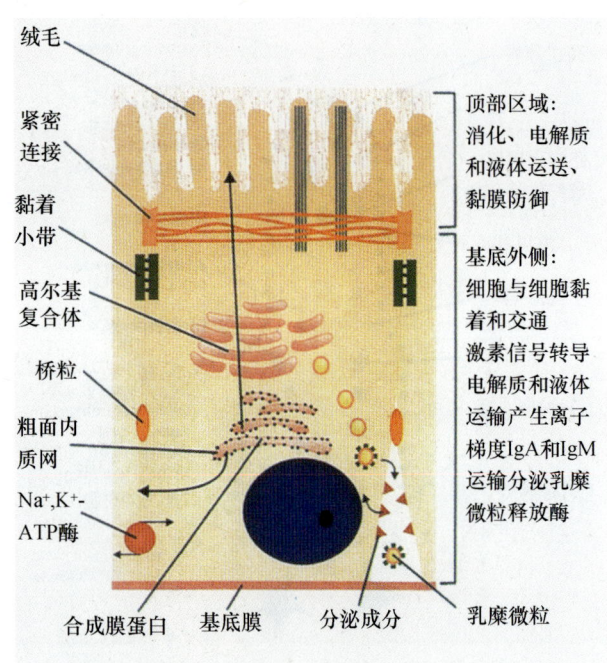

图 6.25　肠上皮细胞为具有高度极性的细胞，伴有独特的顶部、侧面、基底外侧和基底部分，其中每一部分均有特殊的作用。

新生成的细胞从隐窝迁出，分化，被认为是成熟性表面细胞的功能特征。吸收性肠上皮细胞的前体占隐窝细胞的 90%，而成熟的吸收细胞占位于近端肠绒毛细胞的 95%[43,44]。其他三种原始上皮表型占全部细胞数目的一少部分，但也非常重要。细胞迁移以线性形式发生，细胞从其在隐窝基底发生的部位直接向上或向下垂直移动。增生和细胞分化的过程在局部组成完好，维持在这种进展性分化的上皮细胞内。当细胞成熟时，肠上皮细胞获得消化酶。基因表达谱研究显示，不同基因在隐窝和绒毛中有不同的表达。隐窝中上调和绒毛顶部下调的基因包括那些与细胞周期、RNA 处理和蛋白翻译有关的基因。相反，与细胞骨架装配、脂质摄取和酶生物合成有关的基因显示相反的结构[50]。

还有特殊的特化性肠上皮细胞，例如 M 细胞，来源于多潜能干细胞。M 细胞在从胃肠道黏膜获取抗原中起着主要作用，这将在下一节中描述。

肠上皮细胞（吸收细胞）

肠上皮细胞（enterocytes）是具有高度极性的细胞，具有两种结构和功能不同的浆膜域：顶部的微绒毛膜和基底侧面膜。顶部域包括刷状缘并延伸至紧密连接，形成围绕膜的条带，在邻近的上皮细胞之间形成相对不渗透的连接。细胞膜的其余部分组成基底侧面域。基底侧面膜含有大量的 Na^+，K^+-ATP 酶和腺苷酸环化酶，而且在转运至顶部膜之前，是二聚体 IgA 黏附受体的部位。它也是从肠上皮细胞将乳糜微粒及其他物质转运到绒毛间隙和固有层的部位（图 6.25）。这种活动受限于顶部表面的紧密连接，通过紧密连接维持这些差别并防止膜成分的侧移[51]。

肠上皮细胞不断合成新的细胞膜和表面被覆成分，并将其转运至微绒毛的表面。当在内质网中合成水解酶、在高尔基复合体内糖基化并转运至刷状缘插入刷状缘膜时，微绒毛显示双向细胞交换，伴有不同的内部吸收和转运代谢（图 6.25）。有些肠病是由于膜蛋白交换的损伤，包括微绒毛包涵体病、先天性蔗糖酶-异麦芽糖酶缺乏症和成人乳糖酶缺乏性疾病。

成熟的刷状缘被覆细胞的顶部，由紧密排列的微绒毛和终末网组成（图 6.26）。微绒毛长度不同，当细胞向隐窝绒毛轴上方迁移时长度增加。成熟的微绒

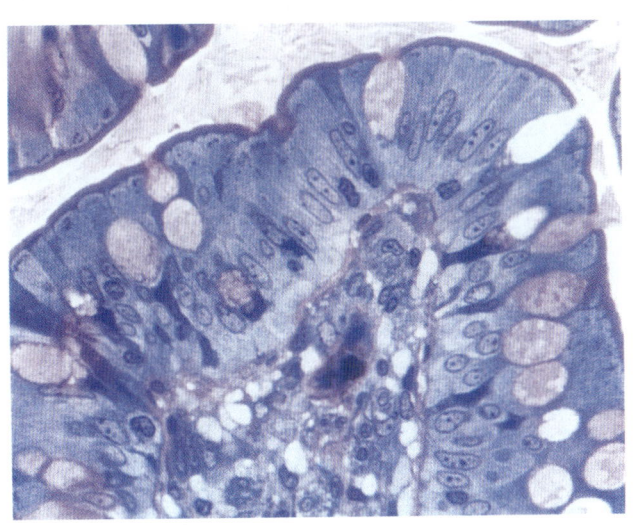

图 6.26　肠上皮细胞。这幅照片是一张厚切片，显示游离面的成熟的肠上皮细胞和杯状细胞。肠上皮细胞由明显的相当于刷状缘的紫色边缘覆盖。

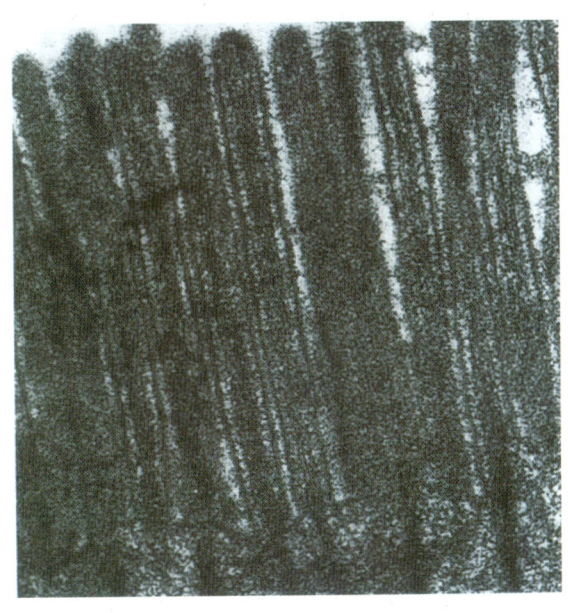

图 6.28　正常小肠。吸收细胞的纹状缘由大量紧密排列的平行的微绒毛组成。

毛长度大约为 1.5~2 μm，直径为 100 nm。这些结构 PAS 染色阳性（图 6.27）。每个微绒毛均含有一个中心束，大约有 20 条垂直排列的有极性的肌动蛋白丝，从微绒毛的顶部蔓延至终末网的基底部（图 6.28）。这些中心束通过肌动蛋白结合的丝束蛋白（fimbrin）与绒毛蛋白（villin）横向连接。微绒毛中心的其他主要肌动蛋白结合蛋白是肌球蛋白 1（myosin 1）[52]。

肌球蛋白 1 与钙调蛋白（calmodulin）一起形成双螺旋桥，将肌动蛋白束与质膜横向连接起来[53]。微绒毛含有多种刷状缘酶，在蛋白、脂肪和碳水化合物的消化和吸收中起着关键性作用。称为终末网的复杂吻合的网状细丝，围绕微绒毛小根。它是由肌动蛋白细丝网与肌球蛋白 2、非红系样血影蛋白（spectrin）、α-辅肌动蛋白（α-actinin）和原肌球蛋白（tropomyosin）横向连接组成的[52]。这种细丝网在细胞的边缘与连接复合体相连。

细胞间空隙是一个动态区域。当细胞处于静止状态时，这个区域保持塌陷，是一个潜在的腔隙。相反，在具有活性的转运细胞中细胞间空隙扩张，尤其是最基底部分的转运细胞[54]。连接复合体是一系列的细胞间连接，出现在细胞间空隙的尖端。这种复合体的最基底部的成分通常是桥粒，是一种斑点状结构，类似于邻近上皮细胞之间的点状接头或黏着点[55]。附着小带（zonula adherens，ZA），或中间连接，是位于较尖端的环状黏着结构。从 ZA 延伸到终末网的细丝，形成部分细胞骨架。紧密连接或闭合小带位于细胞侧面的最尖端部分，围绕每个上皮细胞，形成垫圈状密封结构，通过形成半渗透屏障，限制通过细胞旁通路物质的运动[56]。细胞骨架与紧密连接相互作用的信号，可以调节细胞旁溶质和水的渗透性。不同微丝相关蛋白与细胞形态学、运动性及其他细胞特化的功能有关。

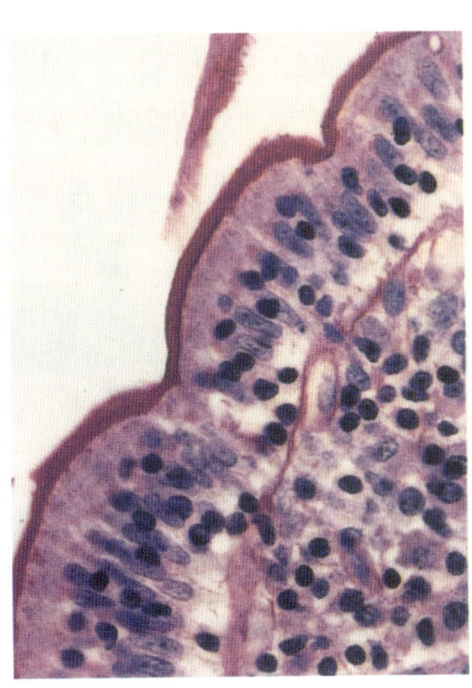

图 6.27　正常空肠。PAS 染色显示刷状缘。

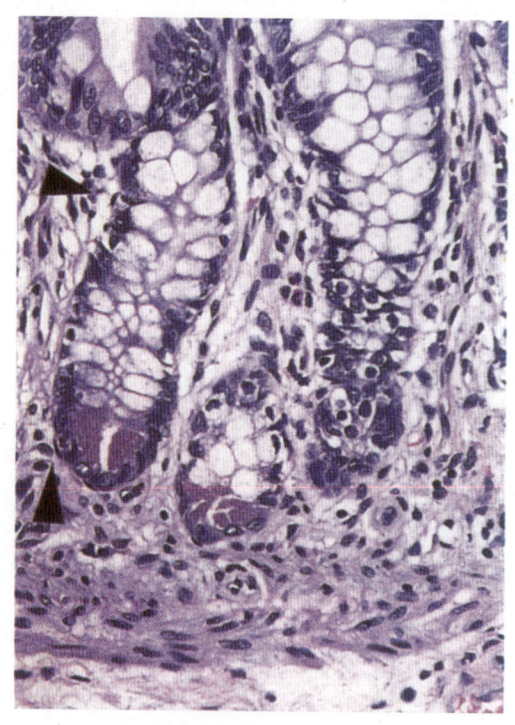

图6.29 隐窝周围成纤维细胞是扁平的梭形细胞，与隐窝基底膜并列（箭头）。注意隐窝基底的Paneth细胞，可以通过其顶部嗜酸性颗粒辨认。

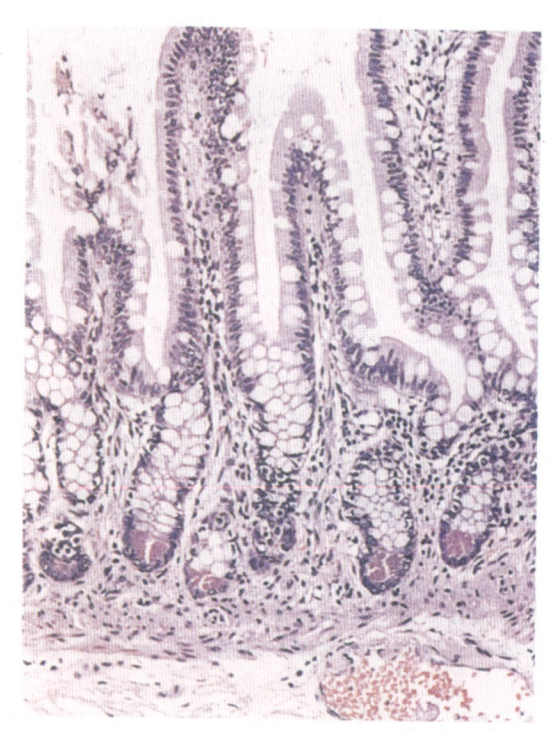

图6.30 腺腔表面杯状细胞数目减少。

杯状细胞

杯状细胞（goblet cell）在黏膜保护方面起着重要作用。它们分泌黏液、离子和水进入其上的黏胶，保护上皮细胞表面。杯状细胞还能产生三叶草肽[57]，它在防止肠损伤和促进伤口愈合方面具有重要作用[58]。杯状细胞发生于隐窝（图6.29）和表面的吸收细胞之中，但当向绒毛尖端进展时，其数量进行性减少（图6.30）。在绒毛的尖端，肠上皮细胞与杯状细胞的比例大约是8:1。杯状细胞数目随着小肠长度的增加而增多，在回肠下端数量最多。杯状细胞的形状主要呈柱状，黏液小滴聚集在核上的胞浆内。这个区域的中心还含有Golgi器，其周边为粗面内质网。当黏液小滴聚集时，核上胞浆膨胀，因此这一部分的细胞像一个桶或一个酒杯。当空泡向肠腔开放时，有黏液流出（图6.31）。杯状细胞的微绒毛类似于肠上皮细胞的微绒毛，虽然其数目较少。杯状细胞的终末网发育不好，造成黏液从顶部胞浆排除。细胞核位于基底部，其表面部分因胞浆黏液小滴而呈扁平状（图6.31）。

滤泡相关性上皮

滤泡相关性上皮（Follicle-Associated Epithelium，FAE）是一个细胞厚度的一层上皮，形成肠淋巴细胞聚集和肠腔环境之间的界面（图6.32和6.33）。与隐窝和绒毛上皮相比，这个区域杯状细胞较少，没有内分泌细胞，而有丰富的上皮内淋巴细胞

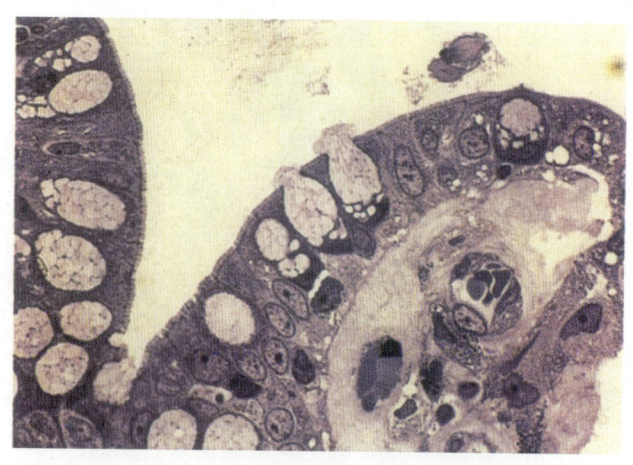

图6.31 浅表黏膜的厚切片，伴有几个明显的杯状细胞，其中两个排出黏液进入上面的腺腔。

化程序。滤泡相关性上皮和绒毛肠上皮细胞在功能上也有所不同，因为滤泡相关性上皮的吸收和消化功能下调[62]。滤泡相关性上皮的上皮细胞来源于隐窝，当向淋巴滤泡圆顶顶端移动时，它们分化成肠上皮细胞和 M 细胞。滤泡相关性上皮缺乏见于隐窝和绒毛的上皮下肌成纤维细胞，而且滤泡相关性上皮下面的基底层也不同于其余的黏膜[63]。

M 细胞（Membranous cells）是独特的上皮细胞亚型，仅仅存在于滤泡相关性上皮细胞中，见于圆顶的周围，这个部位是上皮细胞在隐窝的出口[64]。肠 M 细胞的名称来自由淋巴细胞凹入基底侧面形成腔内微小皱襞或膜状突起（图 6.32）。其主要的结构特征包括如下几点：与邻近见到的吸收细胞相比，微绒毛较少而短且不规则，糖萼较少，溶酶体较少；有一个与免疫活性细胞有关的密闭的空间，位于 M 细胞与附近上皮之间的呈袋样延伸的细胞间隙内；突入的淋巴细胞和巨噬细胞的顶端形成薄的胞浆缘（M 细胞及其封入的淋巴细胞和浆细胞之间没有连接；这一薄层胞浆缘只不过是肠腔和免疫活性细胞之间的屏障）；以及许多细胞内吞的空泡，在胞浆缘的顶端尤其丰富。这些特征利于微生物及其他肠腔颗粒的通过，正常情况下微生物及其他肠腔颗粒被保留在肠上皮细胞内由密集排列的微绒毛和厚的糖萼形成的空间中。另外，M 细胞顶端膜含有丰富的配糖体，作为阳离子分子的连接部位，而且可能是凝集素样微生物表面相互作用的部位。因此，某些病原性微生物选择性地黏附于 M 细胞，例

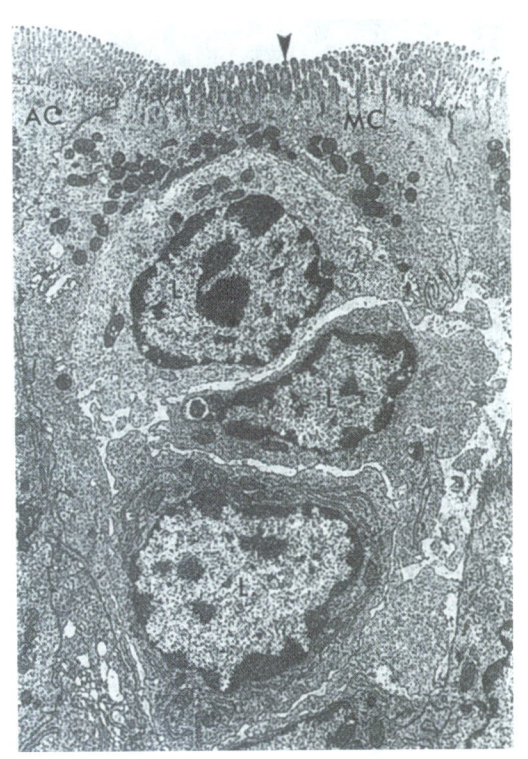

图 6.32　电子显微镜照片，一个 M 细胞（MC）位于吸收细胞（AC）的右侧面。与邻近的吸收细胞相比，M 细胞的特征是微绒毛较短且较宽（箭头）。淋巴细胞（L）常常见于 M 细胞的中心腔隙中。(Courtesy of Dr. James L. Madara, University of Chicago, Chicago, IL. Reprinted with permission from author.)

(intraepithelial lymphocyte，IEL)[59-61]。与沿着隐窝-绒毛轴的细胞相比，滤泡相关性上皮具有不同的分

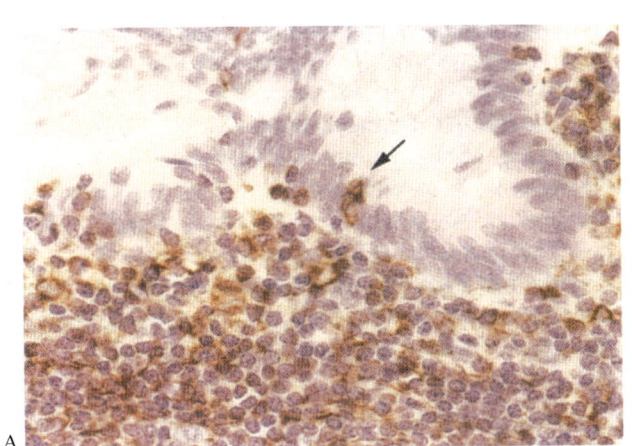
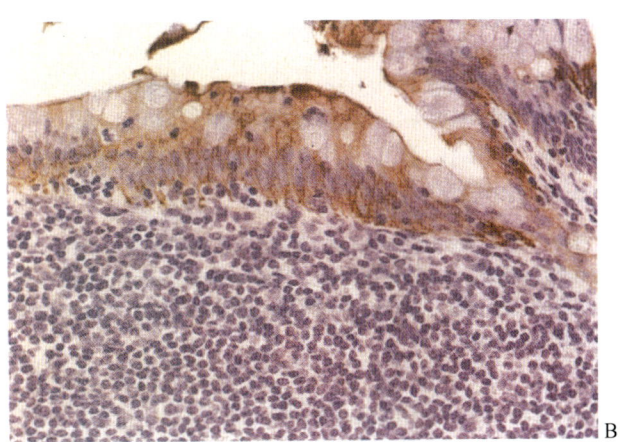

图 6.33　M 细胞。A：M 细胞（箭头）见于回肠淋巴集结上面的上皮细胞中。应用 vimentin 免疫染色可显示 M 细胞。B：吸收细胞 CK 染色阳性，但圆顶上皮细胞内的 M 细胞阴性。

如轮状病毒。

最近的资料提示，当细胞迁移至圆顶表面时短暂地表达 M 细胞的表型[63]。在慢性回肠炎或当个体接触病原体或抗原时，M 细胞的数目增多[65]。在组织切片中，vimentin 和 CK18 表达可以识别 M 细胞（图 6.33）[66]，因为邻近的肠上皮细胞 vemintin 染色阴性。

M 细胞利于吸收和转运种类繁多的大分子和微生物[67]。细胞吞饮的物质被转运至顶部的内体小管和空泡[68]，然后将颗粒转运至定居在 M 细胞基底侧面膜内陷的淋巴细胞中[69]。M 细胞转运的抗原首先与上皮内小袋中的抗原呈递细胞和淋巴细胞相互作用[70]。这种经上皮运输将免疫原直接转运到有结构的黏膜淋巴组织，即诱导黏膜免疫反应的部位[71]。因此，M 细胞形成肠免疫系统输入核心的一种关键成分，但是 M 细胞还是潜在的病原体及其他有害物质进入而且可能破坏上皮屏障的通路。M 细胞还可破裂并释放淋巴细胞进入胃肠道。在淋巴滤泡顶部，M 细胞崩解干扰被覆的上皮细胞，允许肠腔内容物进入淋巴组织。这种机制可能是口疮性溃疡发生的原因[72]。淋巴滤泡上面的肠上皮细胞也不如其他细胞稳定，从生理学上讲，这在疾病发生的过程中也可能具有重要的意义，例如口疮性溃疡[73]。

Paneth 细胞

Paneth 细胞聚集在隐窝的基底部，由头冠至尾侧其数量呈梯度改变，在尾侧见到的 Paneth 细胞数目较多。Paneth 细胞大约占小肠上皮细胞的 1%[74]，其来源于隐窝基底部的共同干细胞[74]。在其发生期间，可见中间类型的细胞。Paneth 细胞每 30 天更新一次，其更新速度比隐窝其他细胞缓慢得多。这些强嗜酸性的锥形细胞具有酶原细胞或分泌细胞的细胞学特征（图 6.34）。其顶端被覆不规则的微绒毛。核上 Golgi 复合体含有大的嗜酸性颗粒，有界膜，位于顶部，具有折光性。Paneth 细胞红染的程度取决于所用的固定液。如果应用诸如 Bouins 等酸性固定液，则细胞可呈较弱的嗜酸性。Paneth 细胞将其颗粒释放到隐窝腔，在那里参与黏膜免疫。这种颗粒含有涉及宿主防御的各种蛋白，包括溶菌酶、分泌性磷脂酶 A_2 以及 α-防卫素（α-defensins），也称为隐窝素（cryptdins）[75]。

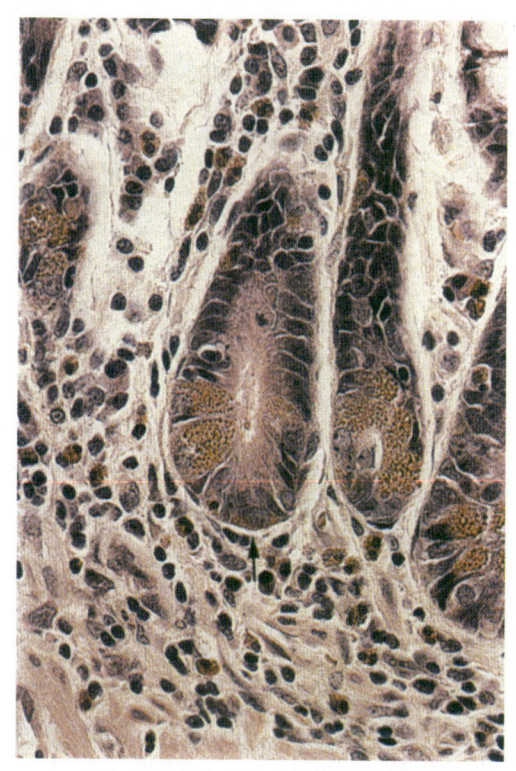

图 6.34 Paneth 细胞。几个隐窝的横切面显示存在 Paneth 细胞，其核上有明显的颗粒。

内分泌细胞

在小肠至少可以见到 16 种不同的内分泌细胞亚群。这种细胞群连同其发生的增生性病变一起，在第 17 章讨论。

未分化隐窝细胞

未分化隐窝细胞（undifferentiated crypt cell）是隐窝下部最丰富的细胞。这些细胞呈柱状，核位于基底，具有短的微绒毛，其数量比吸收细胞少。终末网和糖萼形成不完整。分泌性颗粒可见于胞浆顶部。

隐窝周围的肌成纤维细胞

肠上皮下肌成纤维细胞紧贴基底膜，接近上皮细胞的基底面（图 6.29）。这些细胞位于隐窝和绒毛上皮下，但滤泡相关性上皮下没有肌成纤维细胞[63]。上皮细胞下肌成纤维细胞的复制和迁移与上皮细胞的复制和迁移同步，由此保证了黏膜结构的完整性和功能的有效性[76]。肌成纤维细胞通过加固基底层而在绒毛上皮的分化中起着关键的作用[77]。通过分泌促炎细胞因子和花生四烯酸代谢物，其在维护肠黏膜中也起作用。肌成纤维细胞对于其他黏膜细胞的旁分泌作用，在黏膜的免疫生理学和调节多种上皮细胞功能中也是重要的，包括上皮的修复和屏障功能[78-80]。

淋巴组织

肠道相关性淋巴组织被认为起第二淋巴器官的作用[81]，虽然近期有证据表明小肠上皮是胸腺外 T 细胞分化的主要部位[82]。在小肠，有结构的肠道相关性淋巴组织主要由回肠淋巴集结（Peyer patches，PP）和肠系膜淋巴结组成[81]。其他形式的淋巴组织聚集包括位于黏膜内的孤立性淋巴滤泡（isolated lymphoid follicles，ILF）、位于黏膜肌层内的黏膜下淋巴组织聚集（submucosal lymphoid aggregations，SLA）。孤立性淋巴滤泡和黏膜下淋巴组织聚集均被认为是小肠黏膜的正常成分，而且认为它们是孤立性回肠淋巴集结。在小肠的远端，所有这些淋巴组织结构的数目增加。黏膜下淋巴组织聚集是其上孤立性淋巴滤泡在黏膜下的延伸[83]。典型的孤立性淋巴滤泡类似于组成回肠淋巴集结的滤泡单位。孤立性淋巴滤泡有不同的变型，或完全局限于黏膜，或延伸至黏膜肌层的表层纤维中。在大多数情况下，这些黏膜变型不含有生发中心，提示其在正常情况下不具有活性。这些结构可能是储备的黏膜淋巴组织，在黏膜受到抗原刺激的情况下可被激活。这些淋巴组织聚集和回肠淋巴集结不同于淋巴结，因为其缺乏被膜，没有髓质，并且没有输入淋巴管或被膜。最近描述的淋巴结构是充满淋巴细胞的绒毛，将在下面讨论。

回肠淋巴集结和淋巴组织聚集

回肠淋巴集结（PP）是杂乱分布于小肠壁周围的淋巴组织聚集[84]。其将黏膜肌层分开，部分位于黏膜，部分位于黏膜下层，常常具有生发中心（图6.35）。在人生的头 10 年，回肠淋巴集结的数目和大小增加，至青春期达到最大值[84]。在小肠随着向远端进展，回肠淋巴集结数目增多，而到了回肠淋巴集结融合。十二指肠也可含有结构完整的淋巴小结，从表面延伸至黏膜的基底部。回肠淋巴集结最明显的部分是生发中心，周围是 B 细胞冠。生发中心（图6.36 和 6.37）在儿童比成人更为多见。

回肠淋巴集结含有 3 种主要的区域：滤泡 B 细胞区、滤泡旁 T 细胞区以及上面描述的滤泡相关性上皮（图 6.38）。在回肠淋巴集结内，淋巴滤泡上面上皮的基底膜多孔。在免疫反应过程中，这种多孔性可能有利于淋巴细胞的双向通过[85]。淋巴细胞及其他单核细胞经常迁移进出圆顶上皮细胞的间隙。紧贴滤泡相关性上皮的上皮下组织，含有 IgM+ B 细胞、CD4+ T 细胞、Ia+ 树突状细胞以及巨噬细胞，准备

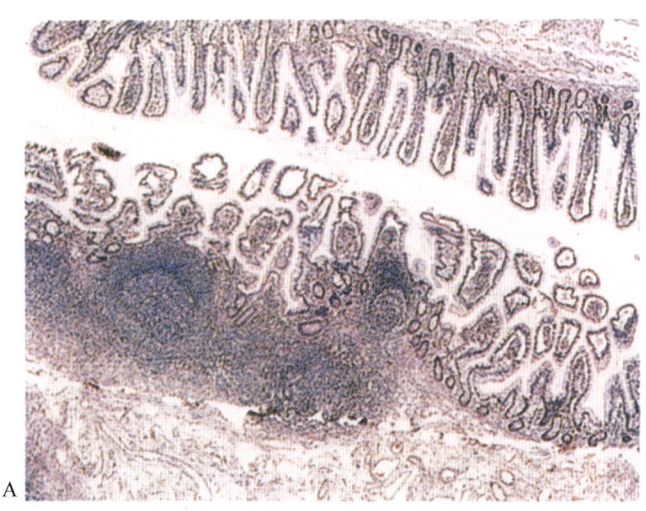
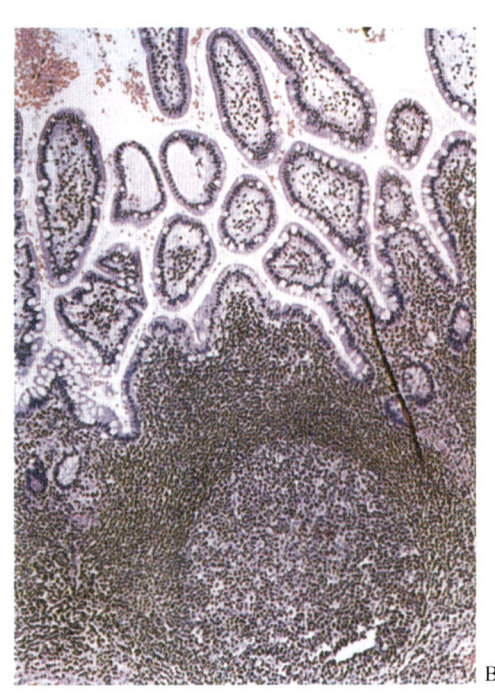

图 6.35　正常回肠。A：回肠含有回肠淋巴集结聚集的淋巴小结。B：高倍镜下显示生发中心，伴有明显的小淋巴细胞套。

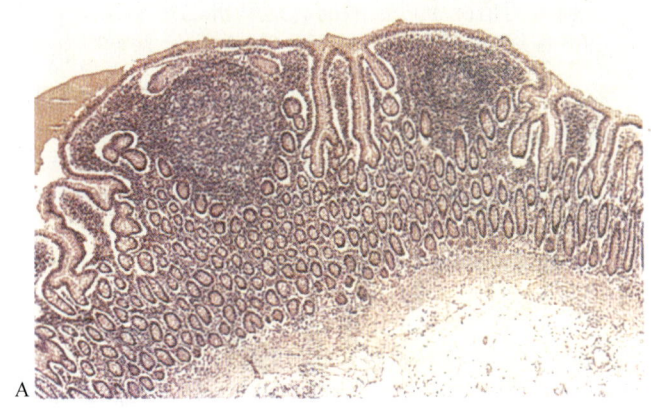

图6.36 淋巴滤泡。**A**：略呈正切的黏膜伴有几个淋巴滤泡。**B**：含有可染小体巨噬细胞的明显的生发中心和明显的淋巴细胞边缘。

有效地加工抗原和形成抗体[86]。

回肠淋巴集结是淋巴细胞循环的重要部位[81]。回肠淋巴集结来源的淋巴细胞产生固有层的浆细胞。在回肠淋巴集结内，还有循环的小淋巴细胞。局限于回肠淋巴集结的B细胞和T细胞，由这些细胞与内衬毛细血管后高内皮细胞小静脉（HEV）的内皮细胞相互作用来调节[87]。

回肠淋巴集结至少含有3种不同的非淋巴细胞群：圆顶区域的清除巨噬细胞（scavenger macrophages）、在T细胞区域紧邻圆顶上皮下方的树突状细胞

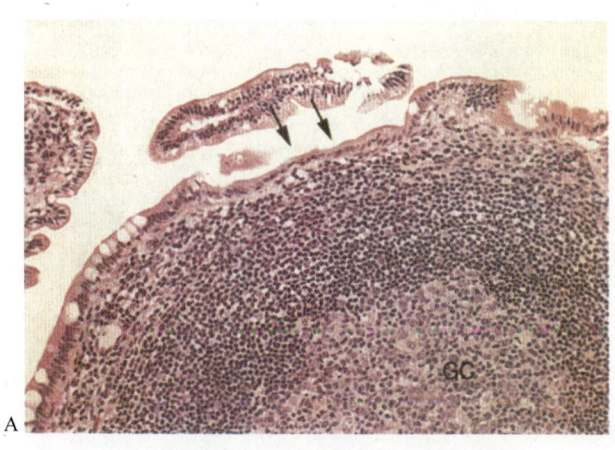
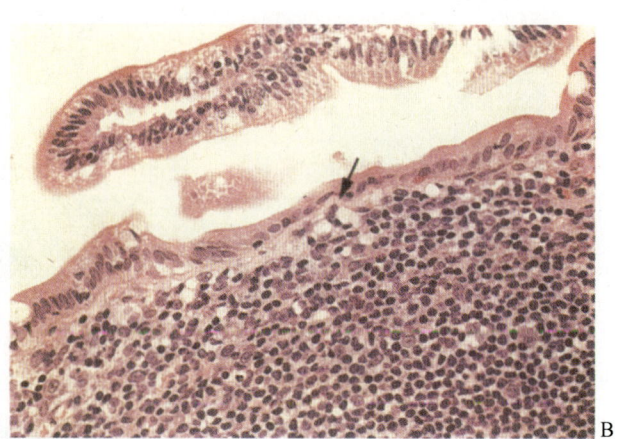

图6.37 回肠淋巴集结。**A**：扁平上皮位于回肠淋巴集结表面的上方（箭头）。可见明显的淋巴细胞套区，在照片的下部分可见生发中心（germinal center，GC）。**B**：高倍镜下显示上皮内淋巴细胞（箭头）。

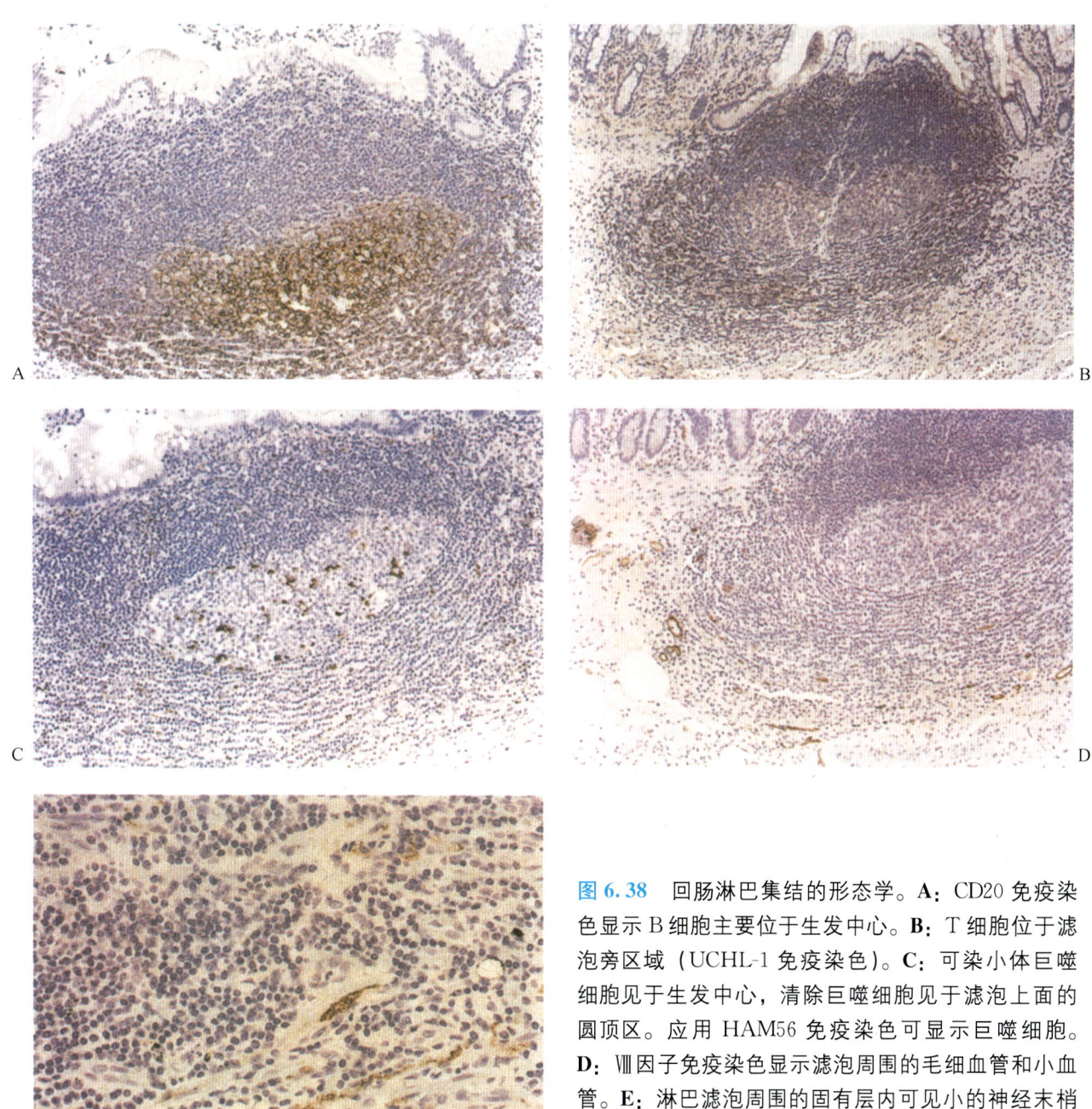

图 6.38　回肠淋巴集结的形态学。**A**：CD20 免疫染色显示 B 细胞主要位于生发中心。**B**：T 细胞位于滤泡旁区域（UCHL-1 免疫染色）。**C**：可染小体巨噬细胞见于生发中心，清除巨噬细胞见于滤泡上面的圆顶区。应用 HAM56 免疫染色可显示巨噬细胞。**D**：Ⅷ因子免疫染色显示滤泡周围的毛细血管和小血管。**E**：淋巴滤泡周围的固有层内可见小的神经末梢（突触素免疫染色）。

(dendritic cells)，以及 B 细胞滤泡生发中心的可染小体巨噬细胞（tingible body macrophages）。巨噬细胞可能含有细菌，尤其是靠近圆顶淋巴组织的巨噬细胞。含有滤泡中心 B 细胞、多量辅助性 T 细胞和人类白细胞抗原（HLA）-DR⁺ 巨噬细胞的混合性细胞区，位于 M 细胞和形成滤泡套区的小淋巴细胞之间。上面的上皮含有上皮内 B 细胞和抑制性 T 淋巴细胞。回肠淋巴集结上皮内淋巴细胞的分布不同于绒毛中的上皮内淋巴细胞（IEL），其中圆顶上皮的淋巴细胞集聚成簇，常常见于肠上皮细胞核水平之上。

滤泡侧面有弥漫性的小淋巴细胞、巨噬细胞和浆细胞聚集。还可见到不同数量的嗜酸性粒细胞。滤泡下面可见富于 T 细胞的细胞群，其中辅助性 T 细胞与抑制性 T 细胞之比为 8∶1。固有层和回肠淋巴集结的免疫细胞参与免疫球蛋白的合成和 T 细胞功能。

CD4⁺ 和 CD8⁺ 细胞均可见于回肠淋巴集结的圆

顶部，这个部位易于见到 B 细胞。B 细胞可群集成簇。B 细胞迁移至回肠淋巴集结滤泡中心的速度比 T 细胞快。相反，CD4⁺ T 细胞聚集在滤泡间区。圆顶上皮的细胞分布不同于黏膜非回肠淋巴集结区，其中以 T 细胞毒性/抑制性细胞为主，几乎没有 B 细胞。回肠淋巴集结外的隐窝通常缺乏淋巴细胞。

如果迁移的淋巴细胞没有参与免疫反应，则继续迁移通过回肠淋巴集结，并经由输出淋巴管离去[88]。然后，淋巴细胞向回肠淋巴集结下的黏膜下淋巴管移动。回肠淋巴集结能够储存淋巴细胞和调节淋巴细胞迁移[89]。在引流到外周循环血中之前，回肠淋巴集结的淋巴细胞的迁移方式是从肠系膜淋巴管到肠系膜淋巴结、肠系膜上导管以及胸导管。这种动态的淋巴细胞再循环利于有效地监测外来入侵和机体自身免疫系统的改变[89]。

充满淋巴细胞的绒毛

充满淋巴细胞的绒毛（Lymphocyte-Filled Villi，LFV）是最近描述的类似于回肠淋巴集结的结构。鉴别充满淋巴细胞的绒毛和典型的绒毛的形态学特征是可见充满大部分固有层的密集排列的淋巴细胞，以及其上面的上皮内可见高密度的上皮内淋巴细胞（Intra-epithelial Lymphocytes，IEL）。这些上皮内淋巴细胞富于 CD4⁺ T 细胞，常常成簇出现，但大多数细胞不表达表面免疫球蛋白、CD3 或 T 细胞受体。多数细胞 CD25⁺。充满淋巴细胞的绒毛还含有主要组织相容性复合体（MHC）Ⅱ型阳性的树突状细胞，以及数量不等的 B 细胞成分。这些结构上面的上皮类似于滤泡相关性上皮，包括存在 M 细胞。这些特征提示充满淋巴细胞的绒毛的上皮类似于滤泡相关性上皮。然而，充满淋巴细胞的绒毛缺乏高内皮细胞的小静脉（HEV）和明显的淋巴滤泡。这些结构局限于空肠[83]。

上皮内淋巴细胞

上皮内淋巴细胞（IEL）是位于上皮中的一种独特而又异质性的淋巴细胞群[90]。它们表达 T 细胞受体（TCR）-αβ 和 -γδ，具有不同于外周淋巴组织的功能和表型特征。还有一种上皮内功能性杀伤淋巴细胞（functional killer lymphocytes）群[91]。上皮细胞和上皮内淋巴细胞之间细胞与分子的相互干扰（cross talk），在交互生长和激活这些细胞以及维持肠的自身稳定中似乎具有重要作用。上皮内淋巴细胞在分泌细胞因子，表达 MHC 和黏附分子，以及维护黏膜防御完整性中起作用[92,93]。它们还具有细胞毒性活性，这在防御肠腔病原体的入侵和破坏转化的上皮中具有重要作用[94,95]。

上皮内淋巴细胞通常位于上皮的基底部分。淋巴细胞直径 3～11 μm，具有小而致密的细胞核，不同于较淡染和呈空泡状的肠上皮细胞核（图 6.39 和 6.40）。上皮内淋巴细胞核浆比例小。淋巴细胞与周围上皮细胞之间缺乏黏附连接，因此可能易于迁入和迁出上皮细胞[96]。小肠含有大量的上皮内淋巴细胞，估计大约每 6～10 个上皮细胞就有 1 个上皮内淋巴细胞[97]。回肠上皮内淋巴细胞数量较少。与绒毛的上皮内淋巴细胞不同，淋巴滤泡上面的上皮内淋巴细胞主要为 B 细胞来源。隐窝和绒毛的上皮内淋巴细胞群似乎存在着差异，这有利于不同类型的上皮内淋巴细胞与肠上皮细胞的相互作用。与隐窝相比，特殊的是绒毛中可见数量增多的携带 γδTCR 的 T 细胞[98]。

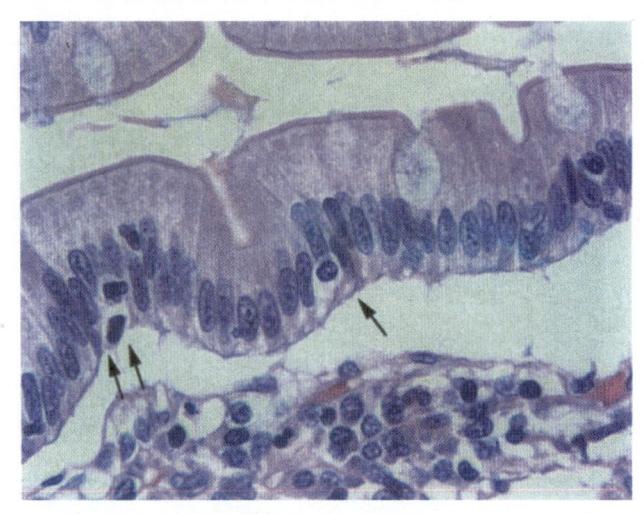

图 6.39　上皮内淋巴细胞。图片中可见人工假象，其中上皮与下面的固有层分离。可见单个上皮内淋巴细胞，如箭头所示，双箭头提示几个淋巴细胞。

固有层

固有层为支撑肠上皮提供支架。它含有营养上皮和供应免疫细胞支持结构的血管。大多数细胞位于隐窝而不是绒毛部位。这些细胞的组成为免疫细胞，尤其是浆细胞和淋巴细胞（图 6.40）。多数为含有 IgA 的浆细胞，虽然也可出现含有 IgM、IgD、IgG 和 IgE 的细胞。含有 IgM 的细胞是第二个数量最多的细胞[99]。在肠黏膜，IgA 细胞与 IgM 细胞的比例为 (15～20)∶1。

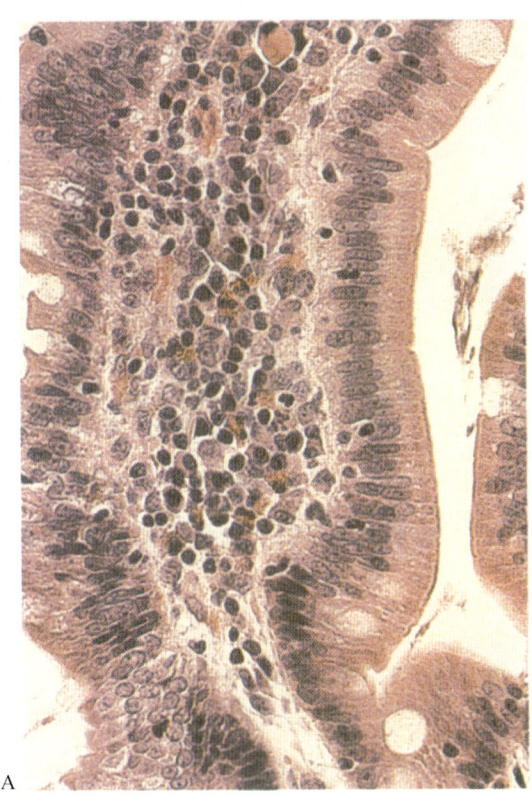
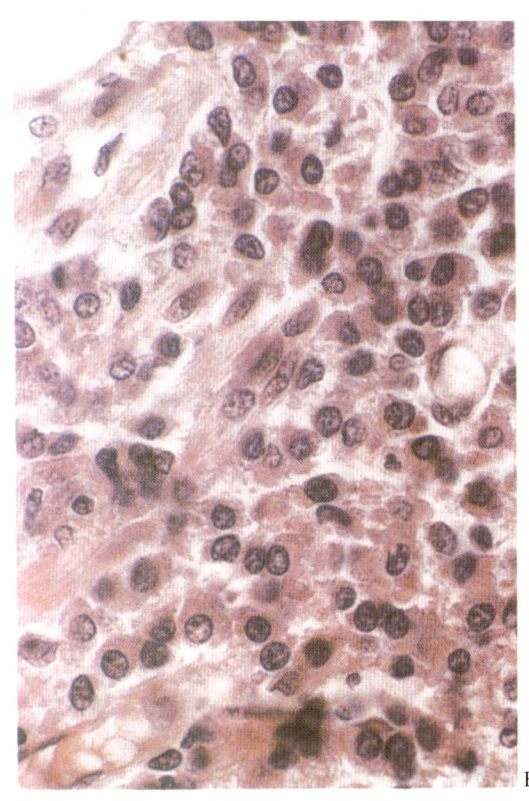

图 6.40　固有层的免疫细胞。**A**：固有层含有大量淋巴细胞和浆细胞，以及嗜酸性粒细胞和肥大细胞。另外，可见上皮内淋巴细胞。**B**：高倍镜下显示固有层内的浆细胞和淋巴细胞。

正常情况下，浆细胞从不浸润上皮细胞。抗原刺激后固有层内浆细胞数量增多，这种刺激来自循环淋巴细胞池的补充和固有层内新近补充的细胞的增生。固有层多数 T 淋巴细胞显示辅助性诱导性的表型，而仅有 30%～40% 为抑制性毒性 T 细胞。

许多巨噬细胞聚集在绒毛顶部的固有层内。巨噬细胞将其伪足伸入被覆的上皮，并内吞老化肠上皮细胞的凋亡成分。固有层基底部含有大量树突状细胞，尤其是在小肠。这些细胞将抗原呈递给黏膜 CD4⁺ T 细胞。多形核白细胞（PMN）少见。

据估计，在空肠固有层中每 1 mm² 可见 100～200 个嗜酸性粒细胞（图 6.41）[100]。然而，这个数字差异很大，取决于人们居住的地理位置。在世界上，伴有环境变态反应（例如花粉）发生率高的地区，嗜酸性粒细胞的数量可能增加，尤其是在变态反应高发的季节。嗜碱性粒细胞并不十分明显。

在正常成人的空肠，每 1 mm² 的黏膜肥大细胞可能高达 300 个[101]，而儿童回肠的固有层为每 mm² 可有 750 个肥大细胞[102]。大量的肥大细胞位于黏膜的表层部分。肥大细胞可被 CD25、CD117 或类胰蛋白酶（tryptase）免疫染色显示。这种细胞均匀分布于整个肠壁，有些细胞与神经结构有关。

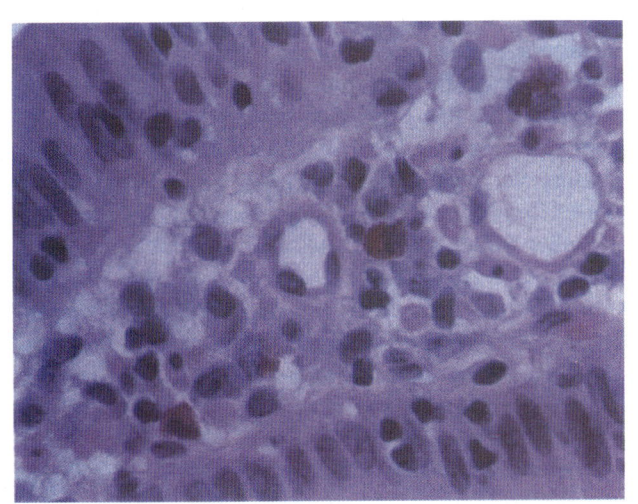

图 6.41　固有层内的嗜酸性粒细胞和肥大细胞。

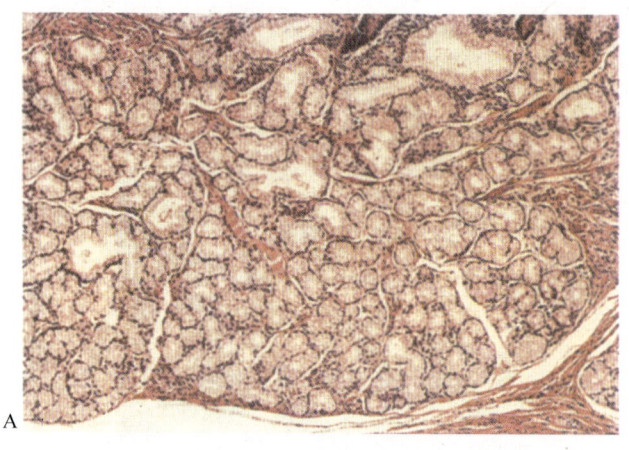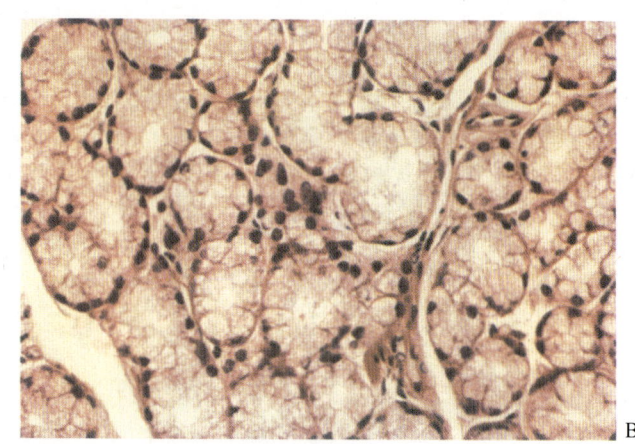

图6.42 十二指肠腺。**A**：十二指肠黏膜下几乎完全充满高度分支管状的十二指肠腺体。当这些腺体向深处穿透进入黏膜固有层时，黏膜肌层可被破坏。**B**：高倍镜下显示十二指肠腺胞浆透明。

十二指肠腺

在十二指肠第一部分的黏膜下和黏膜基底部，十二指肠腺（brunner glands）形成连续系列性的分支状或卷曲的管状腺体。十二指肠第一部分的十二指肠腺相对较大，黏膜肌层的平滑肌束偶尔位于腺泡小叶之间。单个腺体的导管直接开放入十二指肠腔或入肠腺。偶尔，一小群腺体可见于表面上皮内，尤其是在消化性十二指肠炎的患者。从十二指肠近端至远端，十二指肠腺的大小和数目逐渐减小（图6.42）。十二指肠第二部分在Vater壶腹水平，十二指肠腺散在分布。十二指肠第三部分仅仅可见少数小腺体[103]。

十二指肠腺中可见三种形态学不同的细胞类型：具有位于中心的细胞核以及位于基底部的均匀的玻璃样嗜酸性胞浆的细胞、具有基底部透明胞浆的细胞，以及具有基底部细胞核和小而透明的核周空泡的细胞。腺体产生中性糖蛋白，黏液卡红不着色，但PAS染色阳性。十二指肠腺产生MUC6、重碳酸盐、表皮生长因子、三叶草肽、杀菌因子、蛋白酶抑制物以及表面激活脂质[104]。十二指肠腺还含有贮存生长抑素、胃泌素、胆囊收缩素（CCK）以及YY肽的内分泌细胞。

神经结构

复杂的神经元通路调节胃肠道的功能。黏膜和黏膜下神经组织在第10章描述。

Vater壶腹

Vater壶腹位于十二指肠的第二部分。胆总管和胰腺大导管通过Vater壶腹。这个部位的黏膜呈高度多样性。复杂的腺体聚集位于黏膜下并通过黏膜肌层进入上面的黏膜。腺体被平滑肌细胞和疏松的间质围绕（图6.43）。这个部位是十二指肠最薄弱的部分，因此是最常发生憩室的部位。

先天性异常

肠错位

肠错位（intestinal malpositions）包括旋转不良、定位不良、反向旋转、旋转不完全、固定异常以及内脏左右易位等疾病。肠旋转不良或不旋转（图6.44）是由于胚胎期肠围绕肠系膜上动脉逆时针旋转失常或中断引起的。正常旋转和定位或者不完全或者发生紊乱。不旋转是由于早期旋转中断，以至于十二指肠-空肠袢维持在腹部的右侧。盲肠位置不定，但通常位于左上腹部（图6.44）。旋转不完全反映的是十二指肠-空肠袢围绕肠系膜上动脉部分旋转之后发生旋转中断。典型旋转的变型也可发生。这些变型包括十二指肠和结肠旋转颠倒、十二指肠旋转颠倒以及正常结肠旋转颠倒。在旋转颠倒中，背侧和腹侧肠袢向左旋转而不是向右旋转。盲肠位于右髂窝，但小肠位于横结肠的表面（图6.44），常常疝入右结肠系膜[104]。小肠也可完全没有旋转。当肠管返回腹腔时，小肠旋转180°，但未能继续旋转到在Treitz韧带固定的正常位置。超出180°的旋转程度存在相当大的差异。短的小肠和肠系膜节段常常沿着一条线固定于后

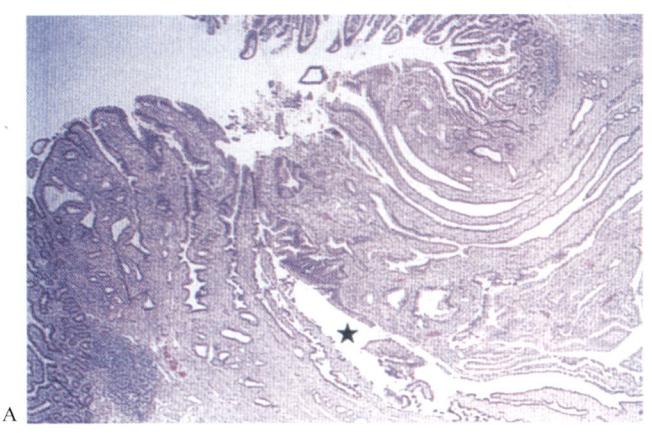

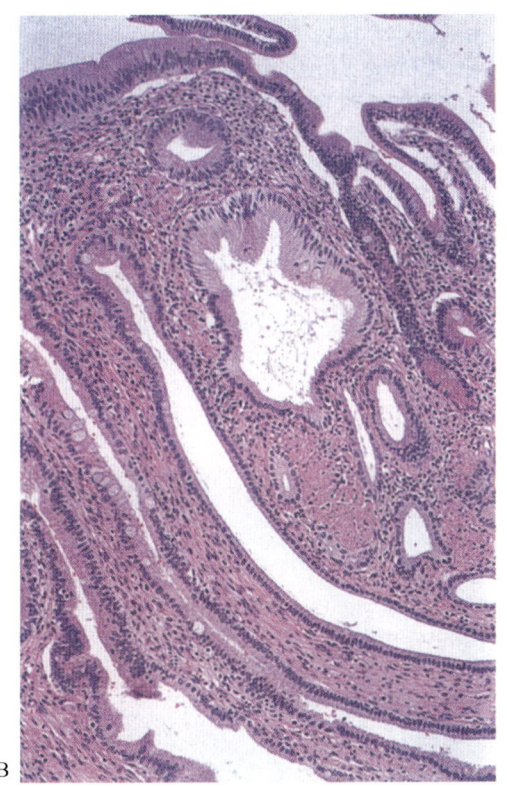 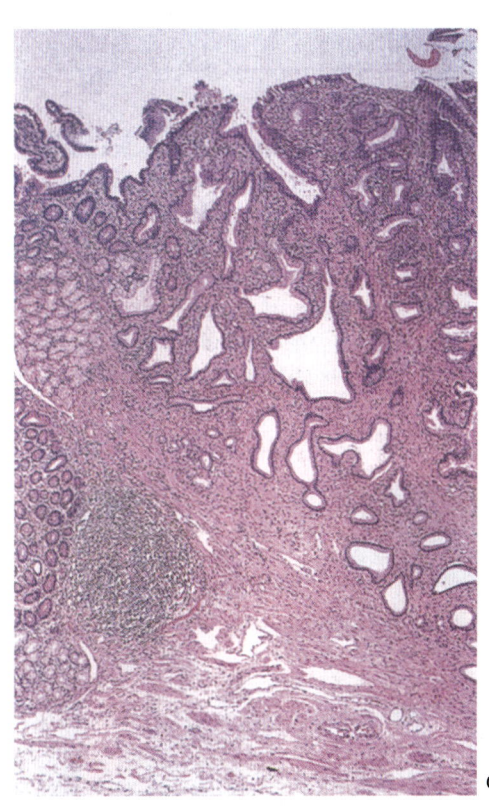

图 6.43　Vater 壶腹。**A**：低倍镜下显示存在许多分支的腺体，进入壶腹区域。星号代表一个较大导管的横切面。**B**：星号右侧的区域。**C**：星号左侧区域的高倍镜下所见。

腹膜，一般局限于右上腹部。这条固定线并非牢固地锚定在小肠上，而是取代肠系膜上动脉作为一个新的旋转点。在肠和其他腹部结构之间形成的纤维条带或黏附，试图固定活动的小肠（图 6.45）。这些结构常常与十二指肠交叉和压迫十二指肠，造成十二指肠梗阻。旋转异常还可合并发育缺陷，此时，肠占据腹外部位，例如发生先天性膈疝或腹壁缺陷[105]。

在每 6000 例成活的新生儿中，大约发生 1 例肠错位[106]。3% 的患者具有相关的异常（表 6.1）。患者表现为十二指肠梗阻、间歇性肠扭转或急性危及生命的中肠扭转的体征和症状，其特征是呕吐胆汁、腹部膨胀、直肠出血或肠套叠。由于肠系膜淋巴管梗阻，婴儿还可发生吸收障碍，伴有脂肪泻和蛋白丢失性肠病。患有旋转不良的成人通常具有终生非特异性腹部不适的病史，包括在儿时发生的急性症状[107]。

旋转不良表现为明显的腹腔内肠的错位。肠管常常位于一侧，表现为未旋转肠的大的包块（图 6.44）。从十二指肠到脾曲，整个肠道仍未固定，由单一的肠系膜支持，基底部很窄，使肠道易于扭转和缠绕。

表 6.1　与小肠旋转不良有关的异常
胆道闭锁或狭窄
十二指肠闭锁或狭窄
Prune-Belly 综合征
膈疝
环状胰腺
内疝
十二指肠旁疝
中肠扭转和面部异常
脐突出和腹裂
肠闭锁
颅面部异常（尤其是伴有宫内接触鸦片制剂或海洛因的婴儿）
13、18 和 21 三体
内脏左右易位

内脏左右易位

内脏左右易位是指器官位于其正常部位的镜影位置。当发生完全性内脏左右易位时，胸腔和腹腔器官均易位。当其为不完全性易位时，则仅仅累及腹部器官。局限性内脏左右易位（limited situs inversus）仅仅发生于胃和十二指肠。内脏左右易位发生于 1/1400 活产的新生儿，是 Kartagener 综合征的组成部分。

许多患有内脏左右易位和神经管缺陷的儿童，其母亲患有胰岛素依赖性糖尿病。部分性内脏左右易位常常伴有其他畸形，包括无脾、十二指肠狭窄以及心脏缺陷。伴随的主要胃肠异常包括环形胰腺、中肠扭转、十二指肠闭锁以及膜性的十二指肠隔膜。内脏左右易位不改变器官的功能和组织学。伴有 Kartagener 综合征的一组患者，其预后可能比其他患者稍差。这些患者具有异常的纤毛，因此可以产生黏而浓稠的支气管和鼻窦分泌物，导致慢性鼻窦炎和支气管扩张。

脐突出

脐突出（omphaloceles）由腹部内容形成的外部包块组成，被覆可变的半透明的腹膜和（或）羊膜。脐突出是由于在胎儿发育期间，前腹膜壁形成不完

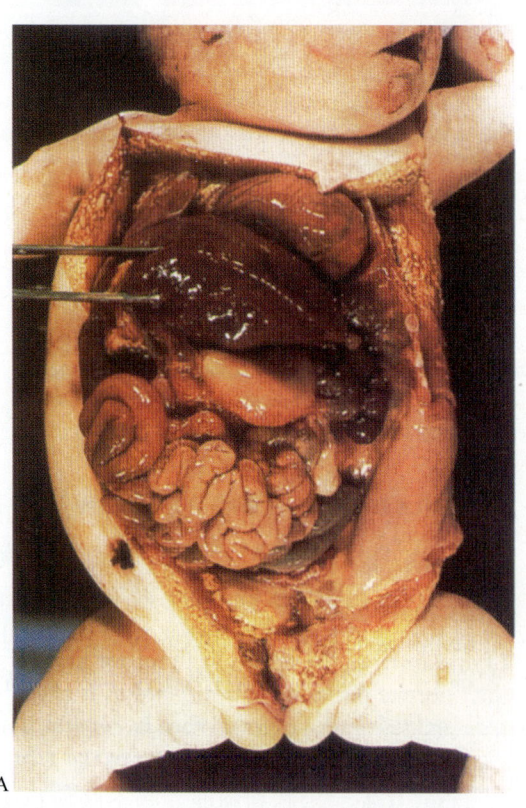
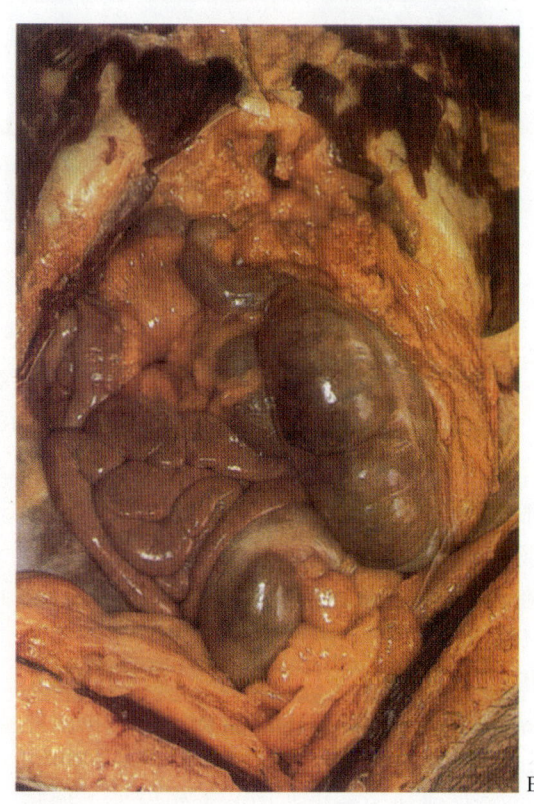

图 6.44　旋转不良。A：小肠位于下腹部，缠结成一团，将结肠推挤至右侧。B：一个未旋转的小肠包块位于腹腔右侧。盲肠位于左侧。

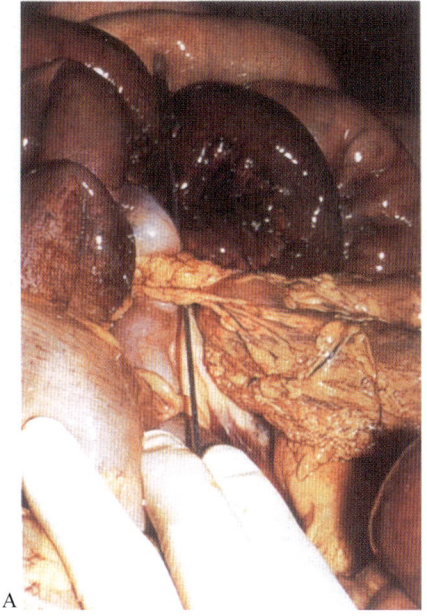
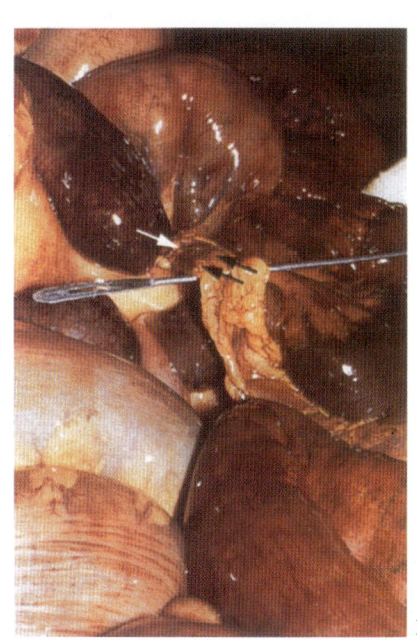

图6.45 肠带。同一肠带及其后果的几个视野。A：肠系膜疝入肠带（探针）下面的肠系膜缺陷。周围的肠袢表现为缺血和红斑，继发于肠带周围发生的肠扭转。B：用探针将肠带提起。暗黑色的肠袢在其周围缠绕（箭头）。

全，加之在胎儿第10周末腹部脏器未能返回腹腔所致。在活产儿中，脐突出发生率为2.52/60 000～2/3000。在不同的地区，脐突出的发生率存在明显的差异，整个不列颠岛的发病率尤其高。在英国和爱尔兰，脐突出倾向于伴有无脑畸形和脊柱裂。男女发生率之比为3∶1；然而，在伴有神经管缺陷的脐突出病例中，女性占有明显优势。高达54%的脐突出婴儿伴有畸形（表6.2），相比之下，仅有5%的患者伴有腹裂[108,109]。伴有脐突出的许多胎儿具有异常的核型。在不含有肝的脐突出中，染色体异常特别常见[110]。

罕见的OEIS（omphalocele, cloacal extrophy, imperforate anus, spinal defects）综合征每200 000～400 000例妊娠中发生1例。OEIS的散发性病例或发生于双胞胎或发生于分次妊娠的兄弟姐妹，提示有些病例具有遗传学基础。有些伴有脐突出和Miller-Dieker综合征的患者，具有17p13.3缺失，提示这个位点的一个基因在侧面闭合或中肠从体蒂返回腹腔的过程中具有重要作用。18三体发生于有些患者。OEIS伴有母体糖尿病或服用乙内酰脲或安定的病史[111,112]。

OEIS综合征是由发育早期单一的局限性中胚层缺陷引起的，其原因是脐下的间充质、泄殖腔隔和尾侧椎骨异常。在胎儿第3周，4个躯体皱襞（1个头侧皱襞、2个侧面皱襞和1个尾侧皱襞）将前胸和腹壁限定。这些皱襞向中心迁移，通常在妊娠第18周时在脐环处融合。皱襞迁移或发育停止导致前壁缺陷和脐环增宽。

脐突出婴儿的平均出生体重和胎龄均低。羊膜和

表6.2 脐突出相关性缺陷
心脏异常
肠闭锁
染色体缺陷
泌尿生殖系异常（泄殖腔或膀胱外翻）
颅面部缺陷
膈畸形
肝和胆管畸形
Beckwith-Wiedemann综合征
巨舌
巨人症
低血糖
脐带畸形
Cantrell五联症
心脏异位
胸骨裂
膈缺陷
心脏疾病
脐突出
OEIS综合征
脐突出
泄殖腔外翻
肛门闭锁
脊柱缺陷

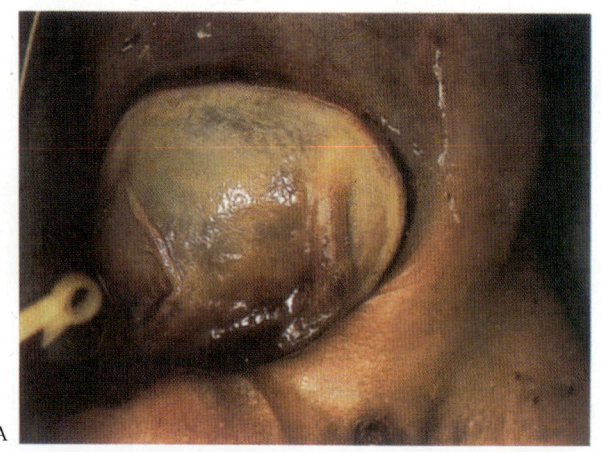
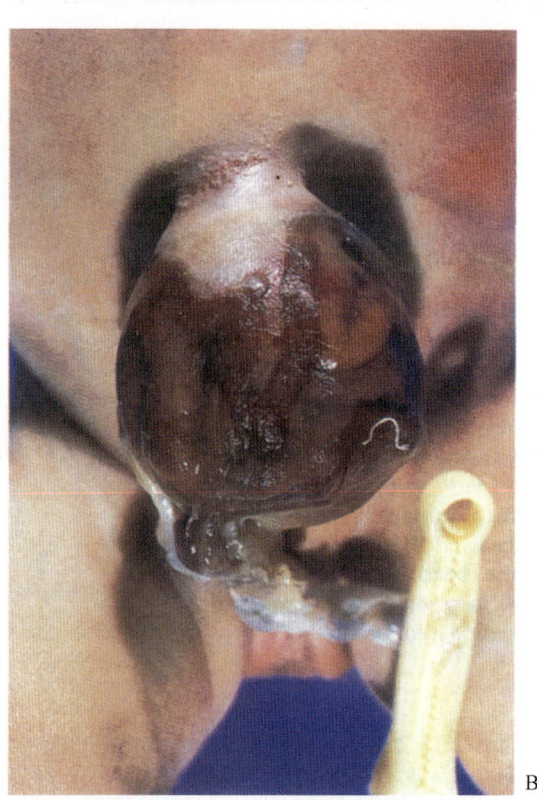

图 6.46 脐突出。A：大的腹部缺损被覆白色厚膜，延伸到脐带的基底部（暗红色结构用夹子夹住）。见不到脐突出内的器官。B：腹壁缺陷比 A 中见到的小，透明囊被覆疝入的肠管。腹壁附着附近形成略带白色的膜。在这种略带白色的病变周围和透明膜状囊内是红斑性区域。病变与脐带连续，其上有脐带夹。

腹膜保护发育中的肠袢，不受腹裂时因接触羊水引起的损伤。脐突出的大小从仅仅几个厘米至病变几乎累及整个前腹壁（图 6.46）。腹腔内脏见于囊内，最初囊内潮湿、半透明，但随着时间进展而变得干燥、纤维化、不透明、脆而易碎以及容易破裂，伴有继发性脏器突出。透过有光泽的包膜常常可见其内容物。腹部皮肤可以覆盖囊的基底，脐带通常黏附至其顶端或略向侧面。大的脐突出最大径可达 5 cm 或更大，其中可以含有胃、肝、脾、胰腺和肠。其中还可能含有重复的肠段。较小的脐突出通常仅仅含有肠管。

除非伴有共存的先天性畸形，移位器官的功能和组织学多半正常。被覆突出的内脏器官的囊的内衬，内面为腹膜而外面由羊膜组成。

腹裂

腹裂（gastroschisis）是腹部脏器通过腹壁缺陷在脐带根部形成的持续性疝。腹腔器官继续保留在腹腔以外。突出的腹部内容物没有腹膜囊或残余的羊膜覆盖。腹裂的发生率在上升，每 10 000 例新生儿的发生率从 1980 年的 0.48 例上升到 1993 年的 3.16 例[113,114]。年轻、社会地位低下的女性生育患有腹裂儿童的危险性最高[115]。腹裂的危险性增加还与分娩期内应用消遣药（recreational drugs）或吸烟[113]、接触水杨酸盐和放射线有关[116]。腹裂主要发生在男性婴儿。常常为孤立性病变[109]。16%～20% 的腹裂婴儿伴有先天性畸形，包括肠道完全闭锁[113,117,118]。

腹裂可能是由于胎儿第 5～11 周时腹壁血管损伤和缺血，导致胚体壁间充质分化缺陷而引起的[118]。缺血是由于宫内脐肠系膜右动脉破裂引起的。肠管暴露于有炎症的羊水中[119]导致内脏周围炎和早产。损伤的肠管常常发生继发性运动障碍和吸收障碍，甚至可以出现在手术修复之后。其他合并症包括由共存的旋转不良引起的梗阻、憩室炎、缺血和穿孔。在突出的肠管伴有胃黏膜异位的患者，可能发生胃肠道出血。

腹裂可能仅仅累及肠管或影响许多其他器官。部

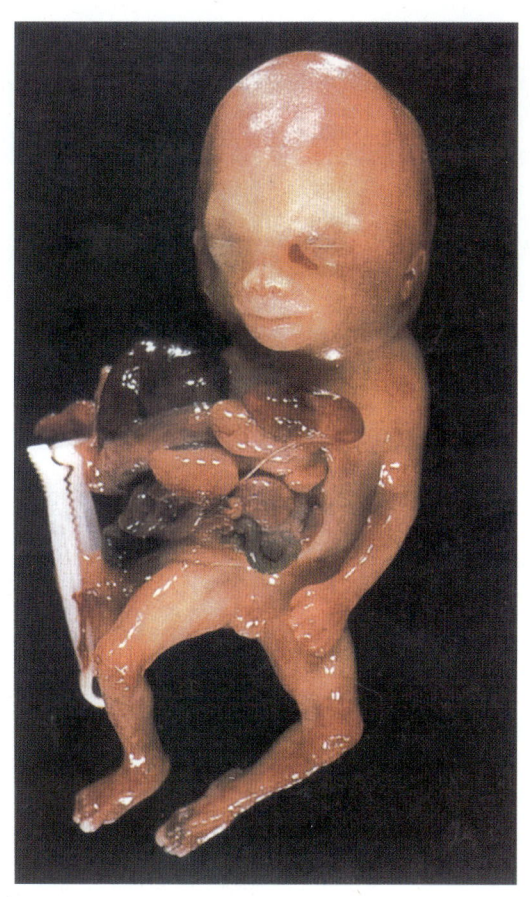

图 6.47　腹裂。这个婴儿显示大多数腹部内容外疝，包括肝、脾和肠。

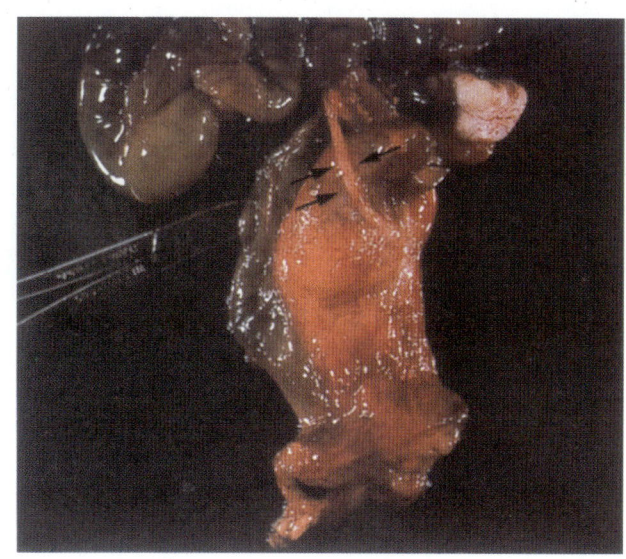

图 6.48　羊膜索综合征。胎儿显示多种畸形，包括肢体缺失、腹壁缺陷、腹裂和羊膜索（箭头）。

分胃、小肠和结肠通常通过腹壁缺陷疝入脐带右侧（图 6.47）。所有腹裂婴儿均具有并存的肠未旋转和肠固定的异常。小肠一般表现为增厚和缩短。

脐突出和腹裂均伴有母体血清和羊水甲胎蛋白（AFP）水平增高。在羊水中还几乎总是可以检测到乙酰胆碱酯酶，虽然比开放性神经管缺陷患者的浓度要低得多[120]。产前超声检查常常可以准确诊断腹裂。

各种器官的组织学可能正常（罕见）或可能出现反映存在相关的先天性异常、异位、闭锁、胎粪腹膜炎或内脏周围炎的改变。后两种疾病导致胃肠壁增厚、浆膜水肿以及纤维蛋白渗出和纤维化。肠道固有肌层也可肥大。腹裂中可出现主要由中性粒细胞和单核细胞组成的急性炎症，可导致产后肠道功能障碍。从功能上讲，常常可见由炎症引起的吸收障碍和运动减弱。

在缺乏主要染色体和结构异常的病例，长期预后良好[121]。患者的预后部分取决于腹裂是孤立性病变还是伴有其他畸形。腹裂和脐突出手术的目的均为在单一时期内关闭腹壁。另外一种方法是应用修复材料进行分期闭合，同时保持足够的营养支持。

索

腹膜索（peritoneal bands），称为 Ladd 索，从盲肠、升结肠或经十二指肠后壁延伸到肝的下方，压迫十二指肠并引起部分性梗阻、血管受压和肠缺血。索是盲肠和升结肠肠系膜不完全吸收的结果。肢体壁畸形，也称为羊膜索综合征（amniotic band syndrome）（图 6.48），能够引起体壁、四肢和肠管畸形。

闭锁和狭窄

肠闭锁和狭窄引起肠梗阻。闭锁的发生比狭窄常见。其发生率为 1/6000～1/2000 例活产新生儿[122]。闭锁是由于黏膜膈膜闭合，而狭窄或是由于肠段狭窄或是由于肠腔膈膜具有小的中心开口造成的。十二指肠闭锁是最常见的小肠闭锁，其次是空肠和回肠闭锁。十二指肠闭锁比十二指肠狭窄少见。空回肠闭锁在每 500～2000 例活产新生儿中发生 1 例。有些患者具有多发性闭锁[123]。

肠闭锁可以散发或以家族形式发生。大多数肠闭锁结果产生某种形式的缺血性损伤[124]或分娩期内窒息[125]，发生在肠道已经形成但产生节段性肠坏死，随后伴有纤维化或组织丢失之后[125]。在闭锁部位出现胎粪、胆汁、鳞屑和胎毛（图 6.49）支持为宫内

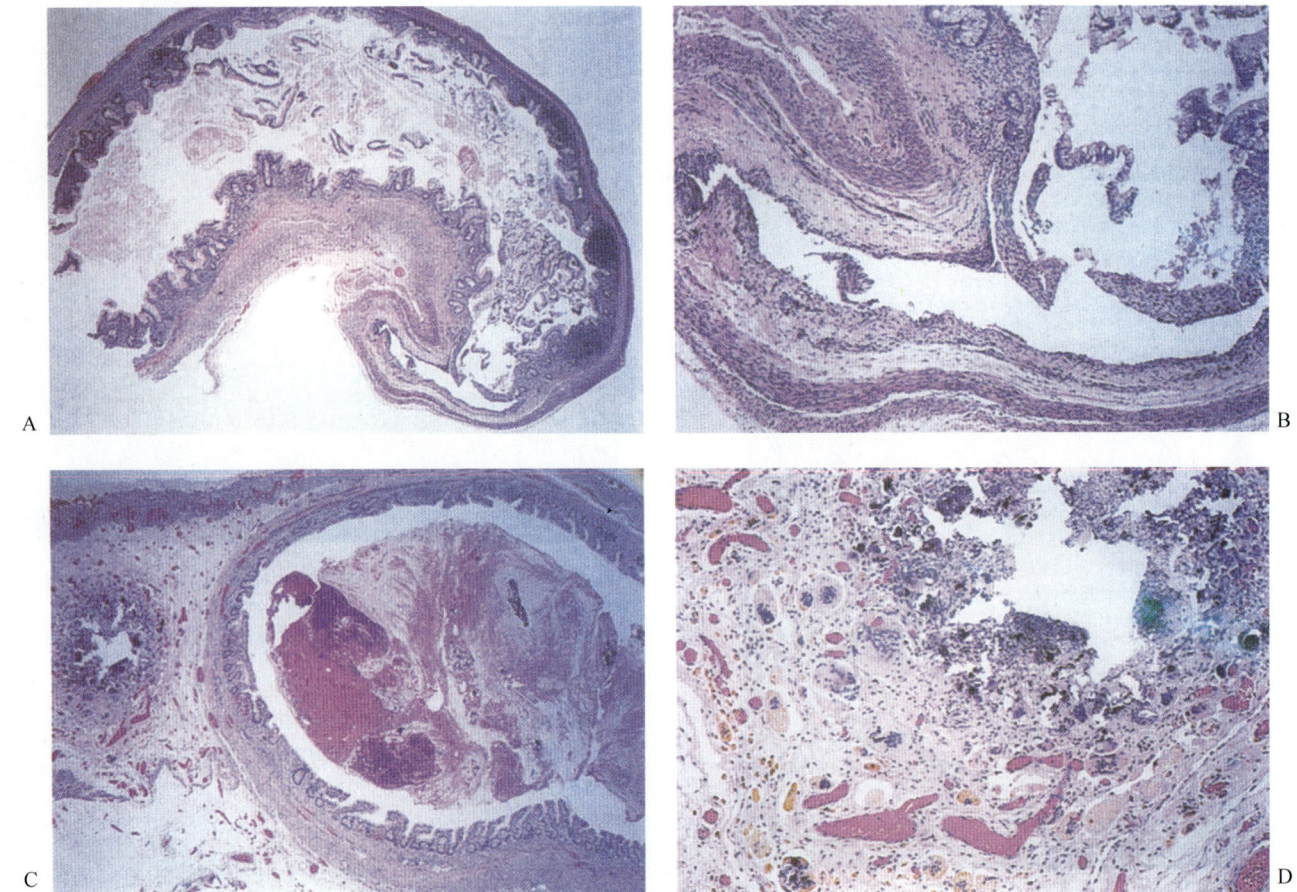

图 6.49 肠闭锁。**A**：闭锁的盲端见于右侧。**B**：闭锁肠壁纤维化。**C**：闭锁的盲端区域位于右侧，伴有左侧狭窄区域。闭锁部位充满胎粪。**D**：狭窄部位周围可见肉芽肿反应。

损伤。小肠闭锁可能并发于妊娠中三月羊膜穿刺术[126]、Meckel 憩室引起的宫内套叠或胎儿感染（水痘和梅毒）。胎儿在母体内接触可卡因，因为血管破裂可能易患肠道闭锁[127]。双胞胎小肠闭锁的比率比单胎婴儿高，可能是由于单合子双胞胎血管破裂所致。相关的先天畸形发生于不足 10% 的空回肠闭锁患者，与小肠闭锁患者中相关的先天异常的发生率为 35% 形成对比（表 6.3）[128,129]。家族性空肠闭锁可能伴有肾发育不良。苹果皮闭锁（apple-peel atresia）可能是由于肠系膜附着处狭窄、肠扭转和肠系膜上动脉远端至其近端分支闭合引起的[130]。在所有类型的空回肠闭锁中，苹果皮闭锁伴有其他异常的比例最高[130]。在伴有小肠闭锁的婴儿中，囊性纤维化的发生率增高[131]。回肠闭锁可与结肠神经节细胞缺乏症（aganglionosis）并存[132]。

大多数十二指肠闭锁位于壶腹后部位或 Vater 壶腹。在妊娠第 15 周时，超声检查通过发现羊水过多、缺乏羊水、闭锁肠管近端扩张、胎粪性腹膜炎以及腹水可以诊断十二指肠闭锁。母体血清 AFP 水平升高和羊水过多发生于 50% 的妊娠第 2 个三月期的病例[133]。常见窘迫或缺血的体征。大约 50% 的肠闭锁婴儿是早产儿。

小肠闭锁出现在新生儿期。呕吐胆汁（除非还出现并存的食管闭锁）通常发生于出生后的最初几个小时。部分梗阻引起间断性症状。当梗阻位于 Vater 壶腹近端时，呕吐物缺乏胆汁染色。X 线检查发现腹部平片出现双泡也能提示十二指肠闭锁，尤其是当气体出现在扩张的胃和近端十二指肠时。

相反，因为狭窄允许一些肠内容物通过，所以出现在生命的晚期。有些十二指肠狭窄（duodenal stenosis）的患者一直没有症状，而其他一些患者则出现间歇性或延迟性十二指肠溃疡、裂孔疝相关症状、胃炎、胃十二指肠反流、运动障碍、十二指肠憩室和肠胃结石的病史[134]。

| 表 6.3 | 与小肠闭锁和狭窄相关的病变 |

肠管旋转不良
Meckel 憩室
肠扭转
食管闭锁
VACTERL 综合征
其他小肠闭锁
肛门闭锁
胆管闭锁
环状胰腺
穿孔
胰腺脂肪过多症
眼畸形
小头
脊柱裂
腹尿道畸形
免疫缺陷状态
先天性巨结肠
先天性心脏病
细胞遗传学改变
    13 号染色体内部缺失
    4 号环状染色体
    21 三体（Down 综合征）
母体病变
    羊水过多
    分娩期出血

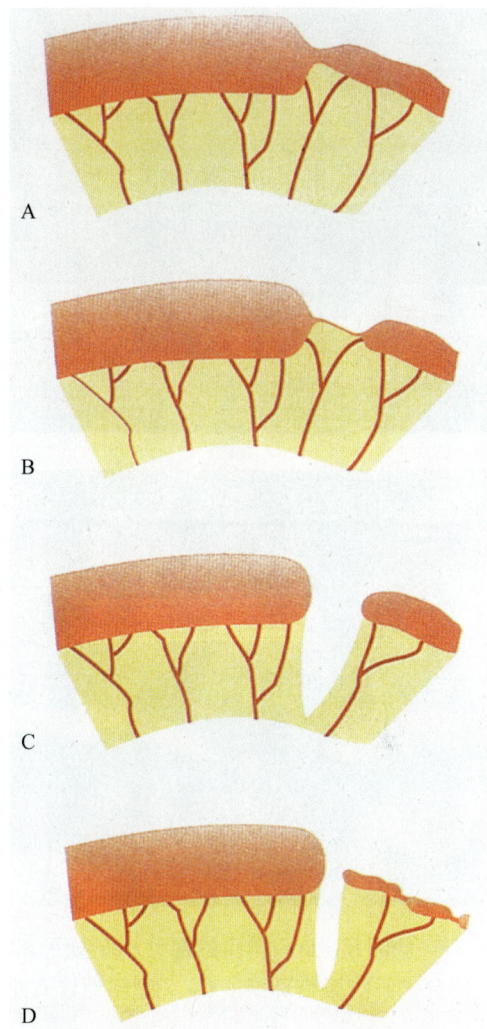

图 6.50 不同类型的闭锁。A：1 型，无孔的间隔，每一侧均被黏膜被覆，与正常肠管连续。B：2 型，细的纤维肌索替代肠管，伴有或不伴有肠系膜缺陷。C：3 型，完全分开，相应的肠系膜缺陷，分隔肠的两个盲端。D：4 型，其特征是出现闭锁部位。不同类型的闭锁可以并存，可为单发或多发。

    闭锁（atresia）是由于完全闭塞，而狭窄（stenosis）是肠管节段性缩窄或肠腔膈膜伴有中心小孔。闭锁的肠段完全缺失，保留具有盲端的近端部分，而与远端部分分开一段距离。另外，远端和近端部分通过实性纤维条索连接，或有闭合的黏膜膈膜。有些患者患有多发性闭锁[135]。肠闭锁分为 4 种主要类型（图 6.50 和 6.51）。狭窄存在两种主要类型。在 1 型病变中可见与 1 型闭锁相同的分隔，但分隔是不完全性的，其中心有一个孔。在 2 型病变，胃肠道呈均一性缩窄，累及不同长度的肠管（图 6.52）。所有肠管层次结构正常。

    闭锁或狭窄肠段的两侧内衬正常小肠黏膜。当检查盲段肠管时发现，环状皱襞高度降低和黏膜肌层增厚。在复杂性闭锁，近端肠管表现为扩张和坏疽。环状皱襞因间质水肿而增宽。绒毛可能表现为缩短或仅仅出现单管状腺体。绒毛和隐窝还常常出现坏死或溃疡形成，仅仅伴有几个残留的肠腺。其结果是黏膜含有肉芽组织、肉芽肿、异物巨细胞、成纤维细胞和吞噬含铁血黄素的巨噬细胞。闭锁部位或其附近的营养不良性钙化和炎症提示先前有损伤。盲段肠管可能含有致密的纤维化、胎粪、角化鳞状细胞、胎毛、胆色素和黏液。闭锁部位之间的黏膜组织学检查正常。固有肌层最终明显肥大，肠肌丛可见炎症或变性改变。

环状胰腺

    环状胰腺（annular pancreas）是十二指肠发育不足引起的先天性异常，由环状胰腺组织围绕十二指肠第二部分组成（图 6.53），见于新生儿期或 30～50

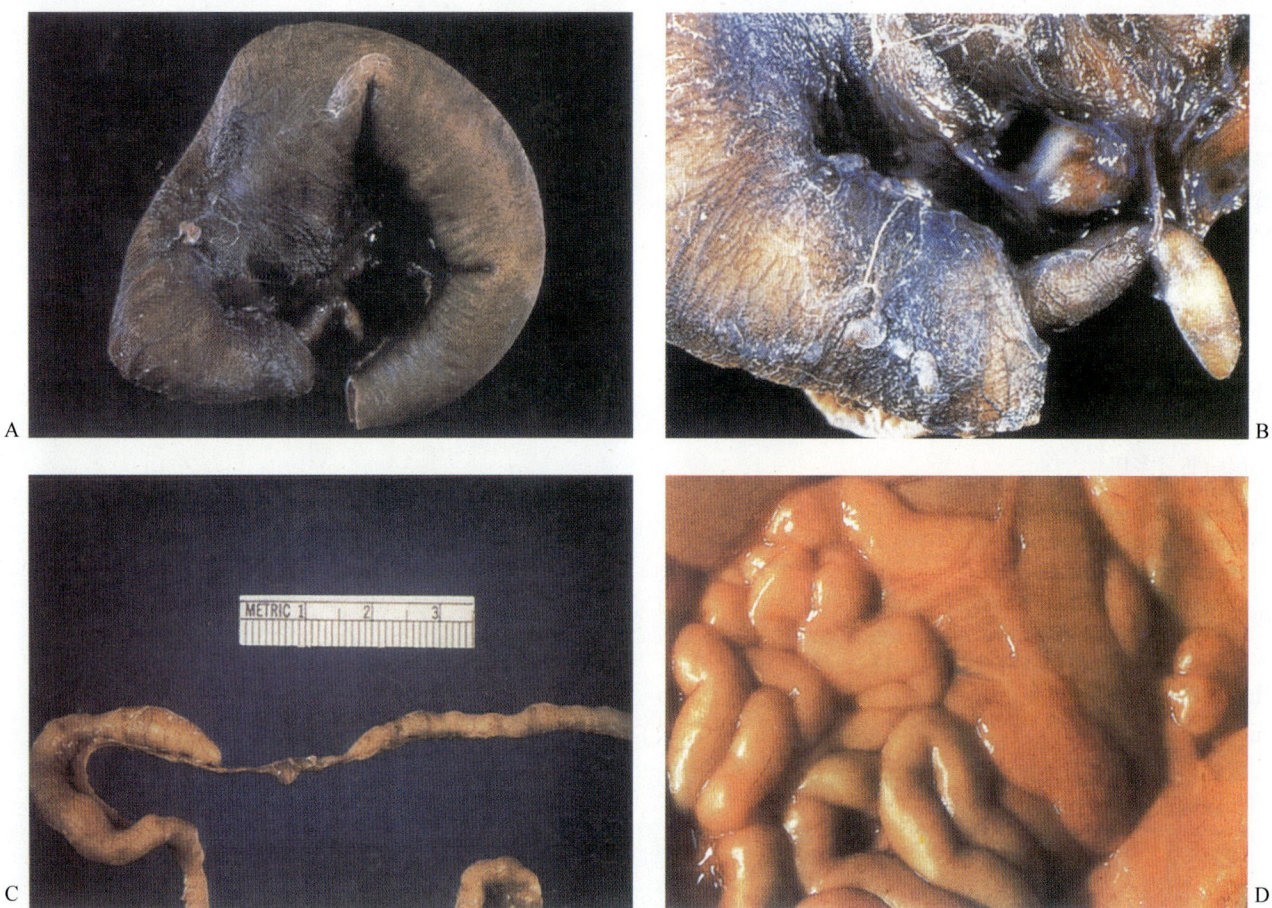

图 6.51 肠闭锁。A：切除的部分小肠显示闭锁部位近端肠管扩张。B：小肠闭锁部分闭合，显示肠段明显缩窄，部分被纤维条带环绕。C：2 型闭锁伴有细的纤维肌轴心。D：原位 2 型闭锁。没有出现肠系膜缺陷。

岁的成人[136]。环状胰腺的发生率为每 20000 人中 1 例。环状胰腺可能是较常见的胚胎发生异常的一部分，伴有 21 三体、气管食管瘘或心肾畸形[136]，或单独发生。80％的婴儿环状胰腺伴有其他异常，与成人环状胰腺 20％伴有其他异常有所不同。新生儿表现为十二指肠梗阻。成人表现为十二指肠狭窄、消化性溃疡、上腹疼痛和慢性胰腺炎，或偶然发现病变。消化症状起因于胃潴留、十二指肠部分梗阻引起的胃窦过度膨胀以及继发性高胃泌素血症、胃酸过多和消化性溃疡。虽然胰腺位置异常，但胰腺组织学完全正常。如果患者发生十二指肠狭窄或消化性溃疡，则可发生继发性炎症改变。

肠源性囊肿、先天性憩室和肠重复

先天性憩室（congenital diverticula）、肠重复（duplications）和肠源性囊肿（enterogenous cysts）是相关性病变，包含所有 3 个肠壁层次（图 6.54）。

肠重复是不同长度的肠管完全性或部分性重复。重复囊肿（duplication cyst）是局限性重复，并入肠壁或埋在浆膜内。它们常常与旋转异常或椎体缺陷共存。这些先天性畸形累及肠管的肠系膜侧，与原来的肠管具有共同的血供。它们可以具有自己的肠系膜，但较为常见的是包含在正常肠管的肠系膜内。区分这一组病变的主要特征是其大体表现（图 6.54 和 6.55）。肠重复轴的长度通常比囊肿或憩室长，表现为管状肠重复，可以与原来的肠腔相通或不通。壁厚而充满黏液。最初的表现包括肠梗阻、肠套叠和肠旋转。重复囊肿可单发或多发，大小变化很大。球形肠重复与肠管不相通，通常充满透明的分泌物。炎症和坏死可导致瘘管形成。

肠重复

39％的肠重复累及前肠；61％来源于中肠或后肠。大约 50％的病例发生于回盲瓣。小肠重复偶尔

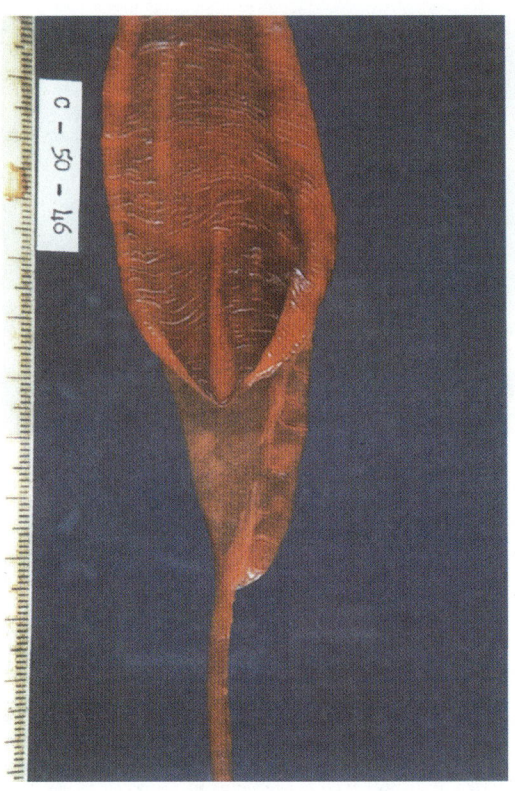

图 6.52　2 型肠闭锁，已被剖开。

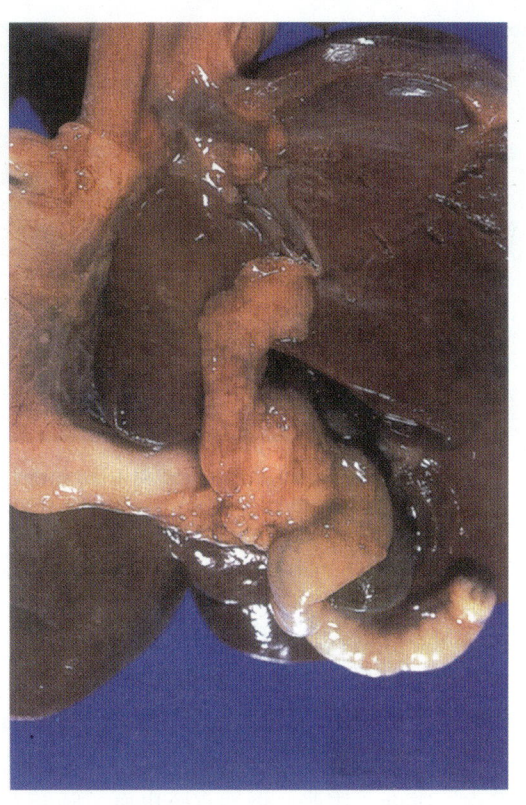

图 6.53　环状胰腺。环状胰腺围绕十二指肠第二部分缠绕。注意胰腺组织呈分叶状表现。

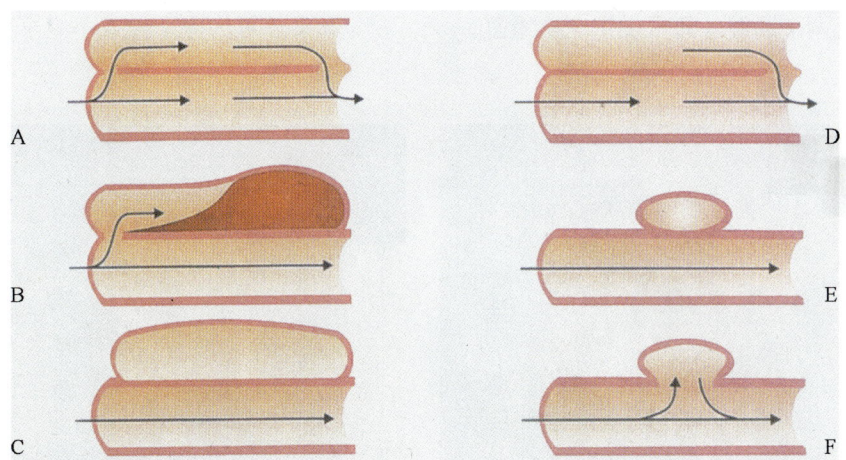

图 6.54　肠重复、肠源性囊肿和先天性憩室的对比。A～D 组是真性肠重复，其中明显的肠段部分是肠重复。箭头代表肠内容物的流向。**A**：重复肠段的近端和远端均与肠腔相通。导致肠内容物经由两个肠腔自由流动。**B**：肠重复的近端部分与原来的肠管相通。肠重复远端部分的末端是盲端。导致肠内容物进入肠重复，然后积累起来，引起肠扩张和炎症。**C**：重复肠段与原来的肠管不通，结果没有肠内容物流入肠重复肠腔。如果重复肠段的内衬产生明显的分泌物，分泌物可以积累并形成囊性扩张。**D**：肠重复的近端与原来的肠腔不相通，但其远端部分与肠腔相通。肠内容物不进入肠重复，重复肠段产生的分泌物自由流出重复肠段，且流入主要的肠腔。**E**：肠源性囊肿。在这种情况下，重复的肠管是局限性重复的肠段，位于肠壁内。与原来的肠腔不交通。肠源性囊肿因分泌物积累可以增大。**F**：先天性憩室。这种病变的肠重复相对局限，但与肠腔相通。憩室的壁含有所有普通类型肠壁的各层，可与获得性憩室鉴别。

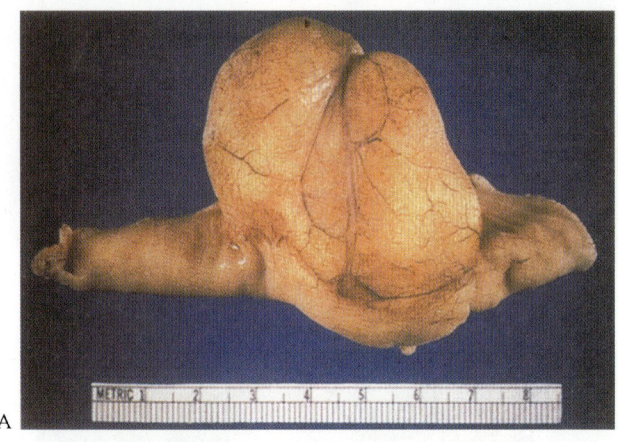 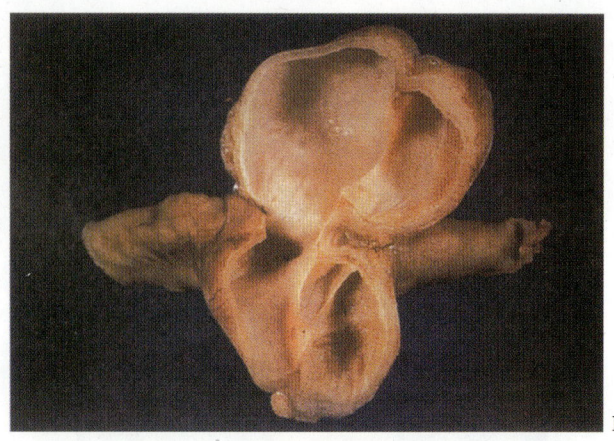

图 6.55 肠源性囊肿。**A**：大的囊性扩张的肿块从肠的肠系膜部分膨出。与肠腔没有交通。其内充满黏液性分泌物。**B**：同一标本剖开显示其内部结构。

为多发。大多数患者为男孩。肠重复通过近端、远端或二者开口可与肠腔相通（图 6.54 和 6.56）。在其他病例，重复肠段不与肠腔相通（图 6.56）。临床表现取决于肠重复发生的形式。患者表现为腹部肿物、腹痛发作、呕吐、腹胀、慢性直肠出血、肠套叠、穿孔和梗阻。如果这种异常含有异位胃上皮，尤其可能引起出血。回盲部重复可以作为慢性或复发性肠套叠的引发点。大体可见两个肠腔。还可发生三次重复。

解释肠重复的假说包括胚胎期憩室持续存在、胚胎纵向皱襞融合（最流行的理论）[137]、双胞胎流产[138]、子宫内肠缺血[139]、内胚层-神经胚层黏附以及在胚胎移动期间胚胎组织分离。发育中小肠系膜的小憩室和上皮岛可以解释孤立性肠重复的存在。广泛的肠重复与包括膀胱在内的多种异常有关，推测是累及几个发育中器官的畸形形成的结果。

肠重复可为完全性或不完全性，累及长的或短的

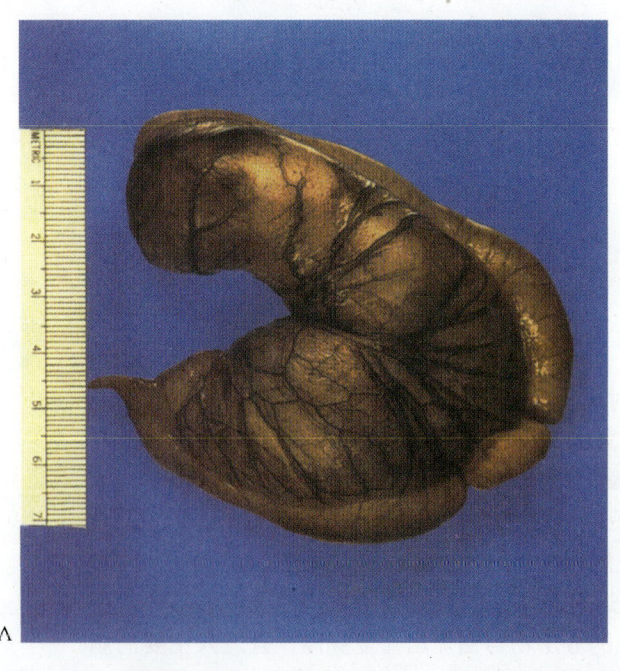 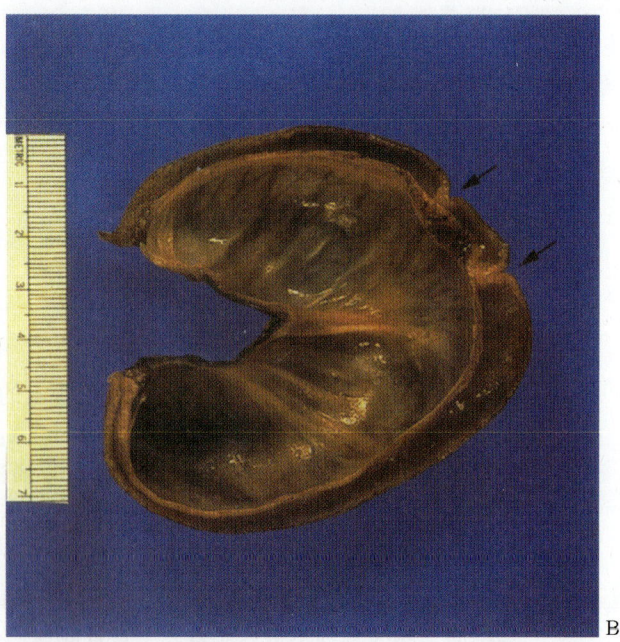

图 6.56 肠重复。**A**：未剖开的标本。原来的肠腔与其余的胃肠（GI）道相通，位于较小肠腔的左侧。**B**：剖开的两种结构，显示广泛扩张的原来的胃肠腔以及在 C 形结构周围和边缘处的较小的肠腔。重复肠段出现几个闭锁的区域（箭头）。

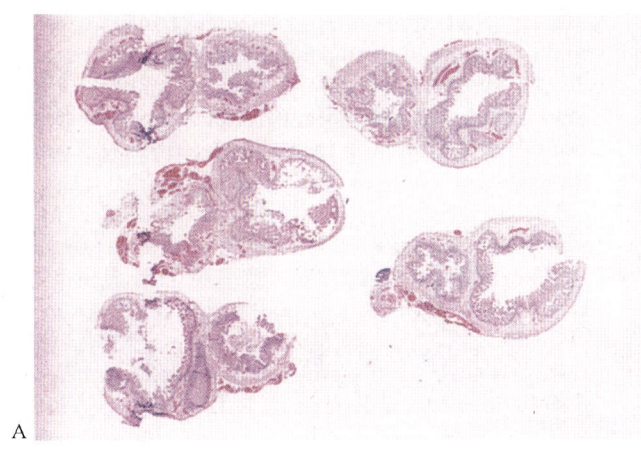

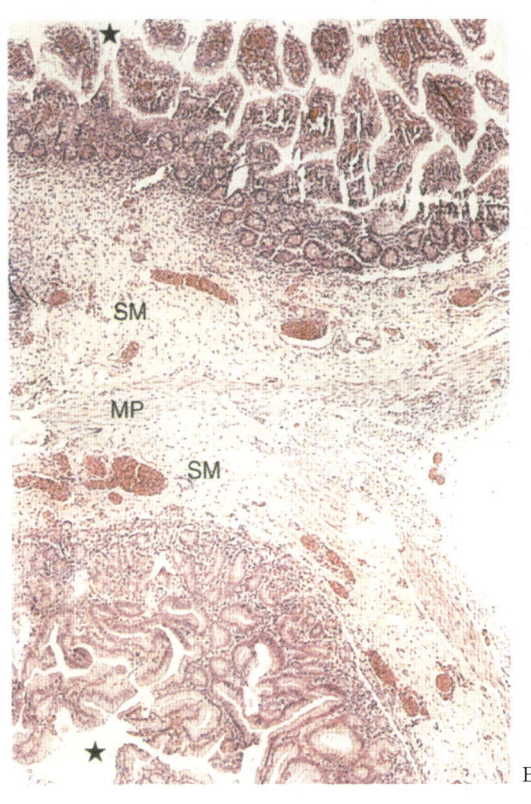

图 6.57 肠重复。A：通过重复肠段的横切面显示两个并列的完整肠壁。它们具有共同的固有肌层。B：高倍镜下可见带状固有肌层延伸到重复肠段之间的隔膜。每一部分肠腔均由星号显示，变薄的固有肌层（MP）将两个黏膜下层（SM）分开。

肠段，与肠腔相通或不相通。交通性肠重复开口在近端、远端或在两端。大体上，肠重复表现为中空的、圆柱状、卵圆形或球形囊性肿物，大小从几个毫米直到15厘米[140]。

诊断肠重复的三个标准是与胃肠道紧密附着、有平滑肌层和内衬消化道黏膜。在这些标准中，只有出现平滑肌层是界定这种病变所绝对必需的。囊肿内的压力可能导致肌肉成分萎缩，导致其呈不完全性。一般来说，重复肠段有肠上皮内衬（图6.57），但是它也可以含有异位组织，包括甲状腺、胰腺和胃黏膜（图6.58）、类似于回肠淋巴集结的淋巴细胞集聚、支气管纤毛上皮、肺组织和软骨。可见正常的黏膜下层和内环肌层以及肠肌丛。

先天性憩室

与肠腔交通宽广的重复囊肿称为先天性憩室。在肠重复、肠源性囊肿和先天性憩室这三种相关性病变中，后者最少见，累及所有个体的1%～2%。先天性憩室患者出现下面一组症状：腹痛、腹胀、压迫感、疼痛和可能由憩室炎引起穿孔；溃疡形成和出血，通常由分泌胃酸的异位胃黏膜引起；或肠套叠引起突发性疼痛和出血。十二指肠憩室可以很大，引起梗阻性黄疸、胰腺炎、十二指肠梗阻、瘘、出血和穿孔[141]。先天性憩室也可保持无症状，只是在成人时偶然发现。

先天性憩室表现为局灶性膨出（图6.59），有时为多发性。有些先天性十二指肠憩室向上通过胃后方，经在膈膜单独的开口进入右侧胸腔，并附着在有

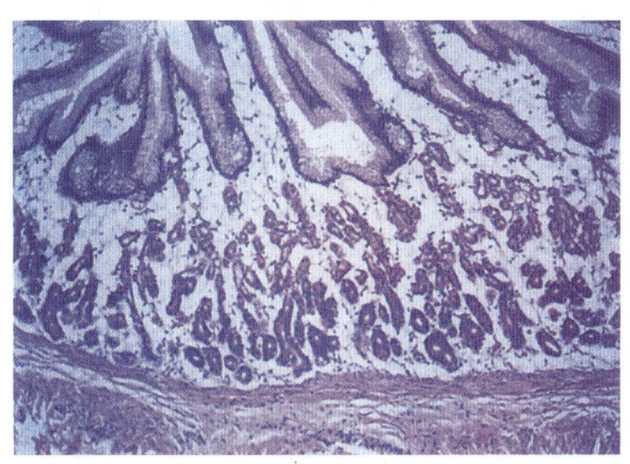

图 6.58 小肠重复。可见结构异常的隐窝。表层的腺体类似于见于胃小凹的腺体。组织化学染色显示黏液为小肠黏液。可见胃腺体。

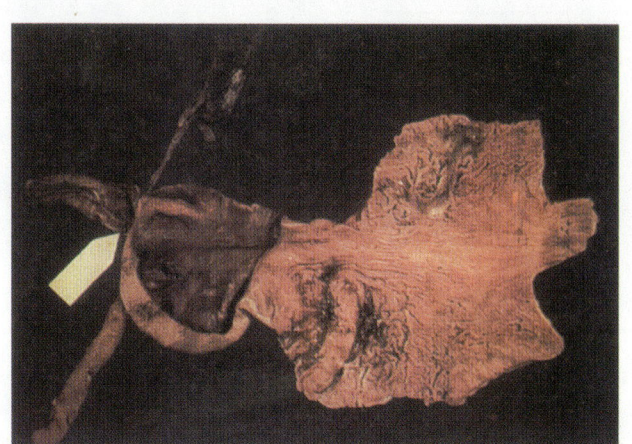

图 6.59　先天性十二指肠憩室，在一个肠带的近端（箭头）。

缺陷的胸椎上。先天性憩室由肠的所有三个层次组成（图 6.60）。内衬上皮通常为起源部位的上皮。有些憩室含有异位组织，类似于见于肠重复和肠源性囊肿的异位组织。含有泌酸性黏膜的憩室可能发生消化性溃疡。如果憩室开口阻塞，可发生憩室炎。

Meckel 憩室

Meckel 憩室（Meckel diverticulum）是脐肠系膜或卵黄肠管的持续性残留，发生于 1%～4% 的人群。导管没有完全萎缩形成开放的卵黄肠管，使得回肠肠腔和脐带之间自由相通。Meckel 憩室男女发病率相等，但男性多半伴有症状。总体上，仅仅 5% 的 Meckel 憩室产生症状。除非发生并发症，Meckel 憩室不产生临床后果（图 6.61 和 6.62）。如果 Meckel 憩室含有分泌酸的上皮并引起消化性溃疡，则可发生出血。憩室炎可继发于消化性溃疡或憩室开口梗阻。肠梗阻发生于 25% 的有症状的患者，没有憩室炎。梗阻由肠套叠、肠扭转、憩室中带形成的粘连、压迫，或存在肿瘤或异位组织、肠石或粪石引起。

Meckel 憩室总是位于回肠远端肠系膜的对侧缘（图 6.63）。在婴儿，它通常位于回盲瓣近端大约 30 cm；在成人，它通常位于距回盲瓣 100 cm 以内。顶部纤维带可将憩室和脐带或其他腹部结构连接起来。Meckel 憩室还可通过先天性条索或先前发生的憩室炎形成的粘连与其他肠袢或肠系膜连接。

Meckel 憩室的长度从 2 cm 到 15 cm 不等（图 6.63），但宽度通常 < 2 cm，具有狭窄的腔。大小、部位和形状常有变异。Meckel 憩室可与肠重复并存。有时可发生巨大 Meckel 憩室。这些巨大憩室表现为圆形、梭形扩张，类似于肠重复而不是囊样憩室，有时被称为脐肠系膜囊肿。

憩室内衬正常小肠上皮，常见异位胰腺组织（图 6.64）。后者通常表现为结节性肿物，邻近憩室顶部。胰腺组织有时作为肠套叠的引发点，或可引起梗阻。异位胃黏膜（图 6.65）导致消化性溃疡、出血或穿孔，尤其是当出现泌酸性黏膜时。其他异位组织包括

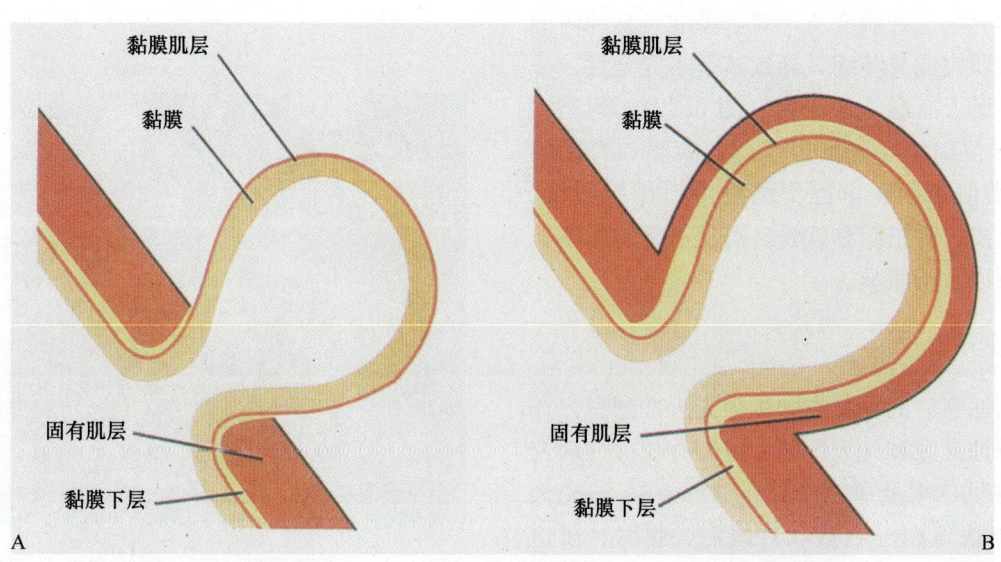

图 6.60　比较获得性憩室和先天性憩室。A：获得性憩室。其中的黏膜和黏膜下层、数量不等的固有肌层和浆膜层（未显示），疝入肠壁的薄弱区域。B：先天性憩室。内衬肠壁所有三个层次。

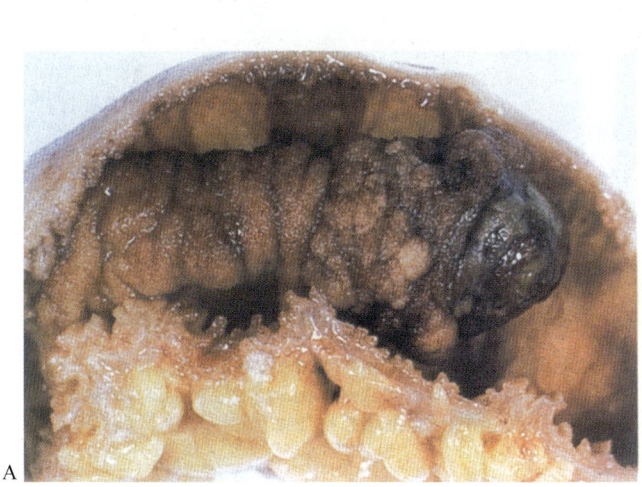
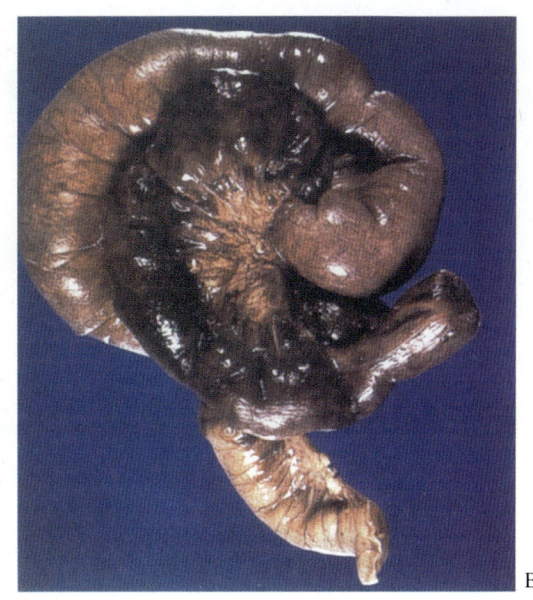

图 6.61　Meckel 憩室的并发症。**A**：内翻性 Meckel 憩室引起肠套叠。**B**：肠套叠的外部表现，其中的 Meckel 憩室作为引发点。

十二指肠、空肠、结肠或胆管上皮。憩室还可发生肿瘤。

脐瘘

脐瘘（umbilical fistula）是卵黄管的持续残留。瘘管从脐通向小肠。它占卵黄管畸形的 2%。脐带是卵黄囊的融合，含有卵黄管和体蒂，具有成对的脐动脉、脐静脉和尿囊。脐带含有原始的间叶组织（Wharton 胶），外面被覆一层羊膜。正常情况下，卵黄管在宫内妊娠的第 5 周和第 9 周之间消失。当卵黄管未能消失时，则形成脐瘘。脐瘘表现为持续性脐排液。当在小肠腔内见到染料时可以证实诊断。

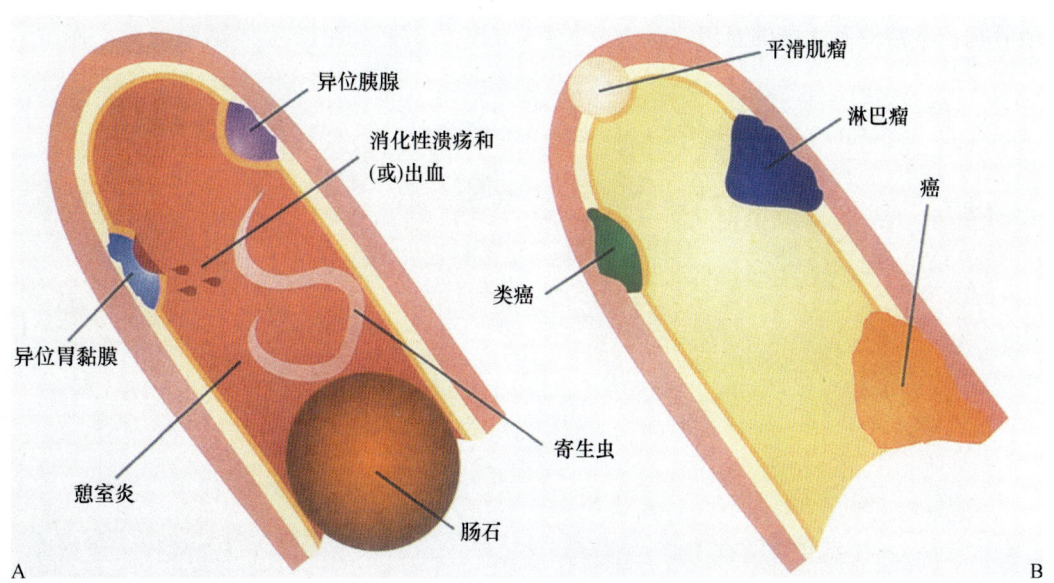

图 6.62　Meckel 憩室的并发症。**A**：导致梗阻和憩室炎和（或）出血的并发症。**B**：憩室可以发生某些肿瘤。

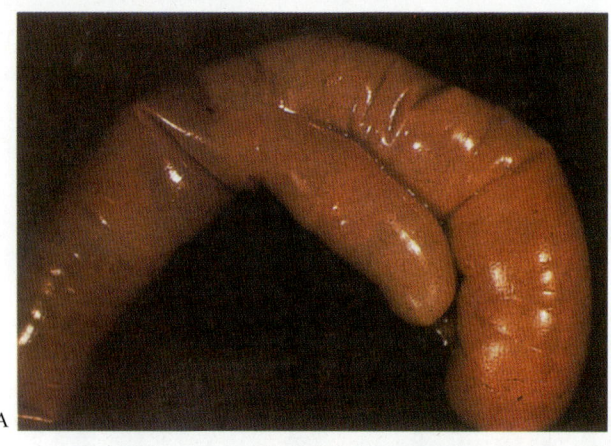
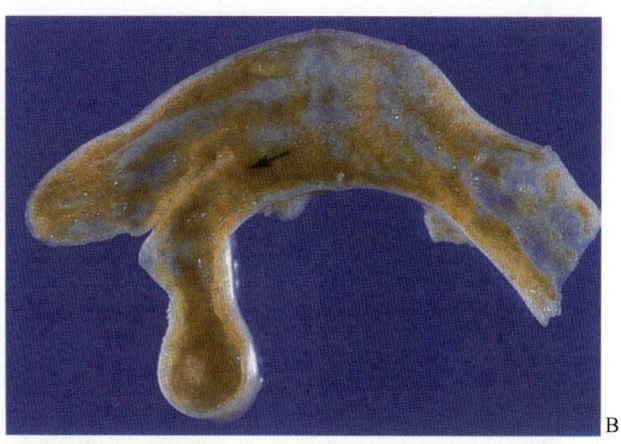

图 6.63　Meckel 憩室。**A**：典型的 Meckel 憩室发生于回肠远端肠系膜的对侧缘。**B**：经 Meckel 憩室开口的横切面。憩室位于垂直于肠长轴的平面。箭头显示憩室的开口。憩室的内衬类似于原来的肠道。

先天性异位的胃黏膜

异位胃上皮发生于小肠是先天性异常或化生的结果。获得性胃黏膜（小凹或幽门化生）通常伴有消化性十二指肠炎或慢性炎症性疾病。先天性异位胃黏膜可单独存在（图 6.66）或合并其他先天性异常，例如 Meckel 憩室（图 6.65）、肠重复和异位胰腺。

先天性异位的胃上皮常常保持无症状，仅仅是偶然发现。多数异位胃黏膜病例在上消化道内镜检查时表现为十二指肠息肉。然而，最近报告了一个罕见的广泛胃异位的病例，表现为多发性、地毯样、非息肉状病变，累及一个小儿小肠的大部分[142]。十二指肠球部一般呈结节状，常常伴有无蒂的息肉，最大直径<1.5 cm。它们通常被正常形态的黏膜包绕。有症状的病变表现为肠梗阻、消化性溃疡或肠套叠。异位组织可以表现为实性或囊性。伴有中心凹陷的较大病变可类似于浅表溃疡性十二指肠癌[143]。

十二指肠活检通常显示完整的十二指肠绒毛和被散在的被覆小凹上皮的胃腺形成的肿块打乱的十二指肠腺体。先天性胃黏膜通常由泌酸黏膜组成。结构完整，由表层小凹上皮和腺体组成。后者含有主细胞和壁细胞。还可出现胃窦腺体。腺体成分显示其正常的分布关系（图 6.66）。少数情况下，异位组织发生类似于原来胃的疾病。其中包括小凹增生、增生性息肉（图 6.67）和泌酸腺体黏膜囊肿。图 6.68 对异位胃

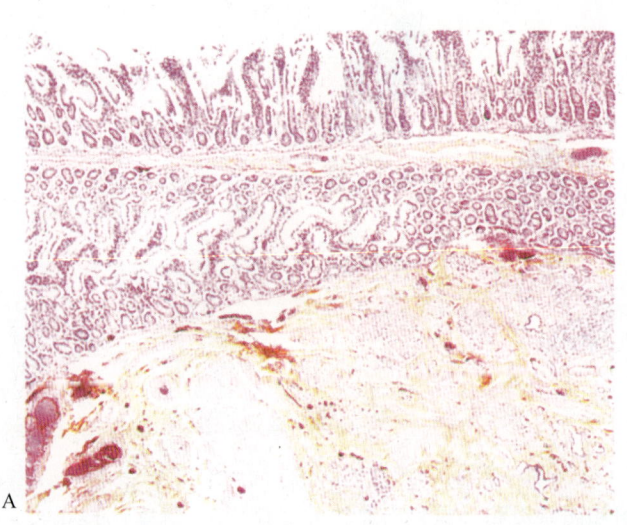
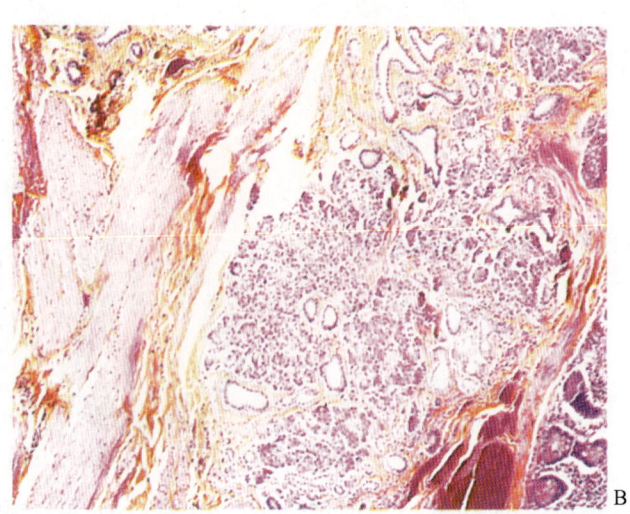

图 6.64　Meckel 憩室的异位胰腺。**A**：异位胰腺组织位于黏膜内衬下层。**B**：异位胰腺组织的胰腺腺泡和导管。

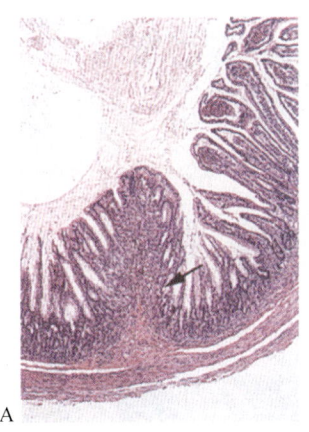 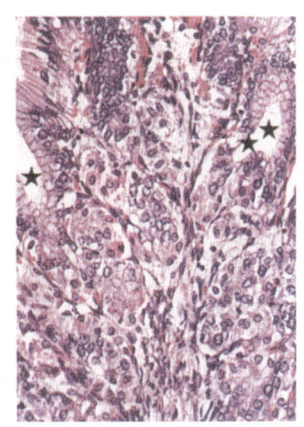 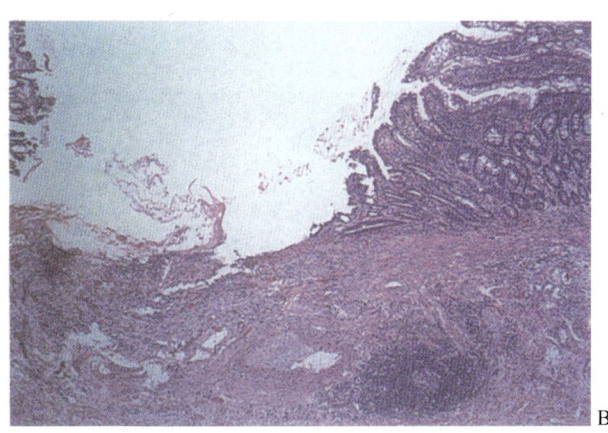

图 6.65　Meckel 憩室内的异位胃黏膜。**A**：低倍镜下显示 Meckel 憩室的内衬。主要由小肠上皮组成。箭头代表肠上皮和胃上皮的连接处。**B**：高倍镜下显示被覆表面的胃小凹上皮（星号），形成完整的黏膜颈部（双星号），以及含有壁细胞和主细胞的形成完好的腺体。**C**：另一个 Meckel 憩室，邻近伴有泌酸性胃上皮的区域伴有消化性溃疡。

黏膜和胃黏膜化生作了对比。

异位胰腺

异位胰腺组织发生于 0.55%～13.7% 的十二指肠或空肠狭窄、肠重复以及 Meckel 憩室。尤其常见于常染色体三体，特别是累及 13 和 18 号染色体。多数病例没有症状。大体和内镜检查发现病变通常界限清楚。异位胰腺表现为肿物性病变，切面实性、褐色

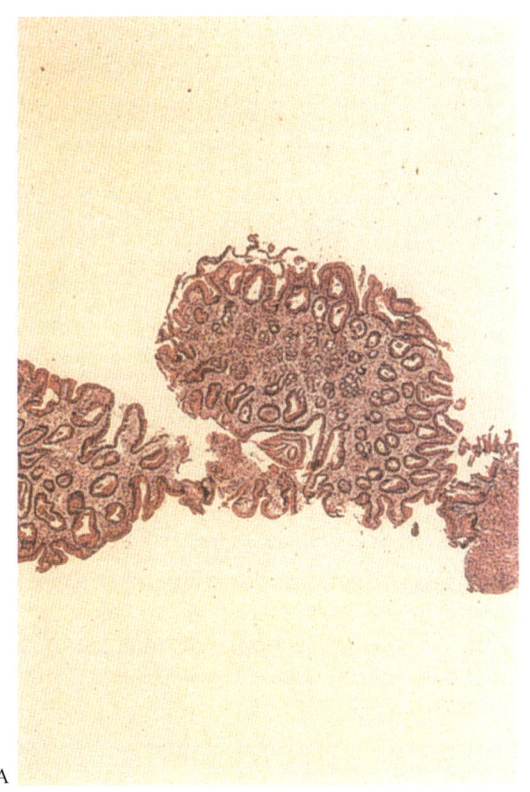 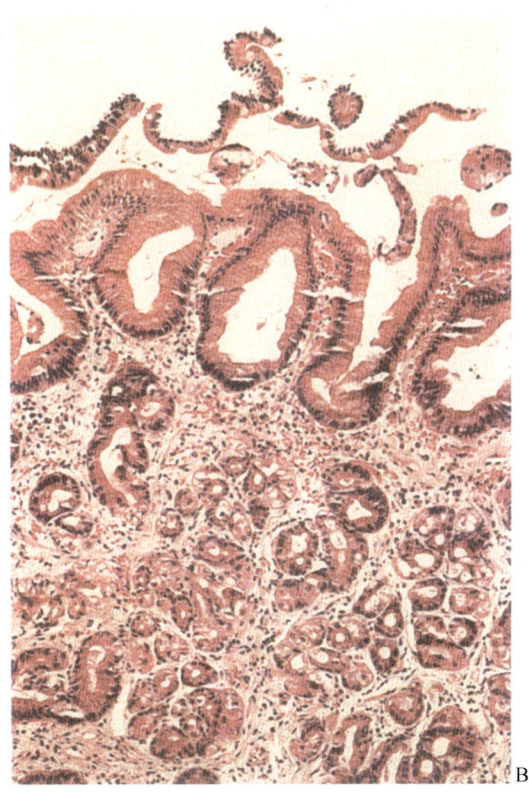

图 6.66　先天性异位胃上皮。**A**：十二指肠"息肉"活检。活检组织是典型的泌酸性黏膜。**B**：高倍镜下显示表面被覆小凹上皮，并出现伴有壁细胞和主细胞的泌酸性腺体。

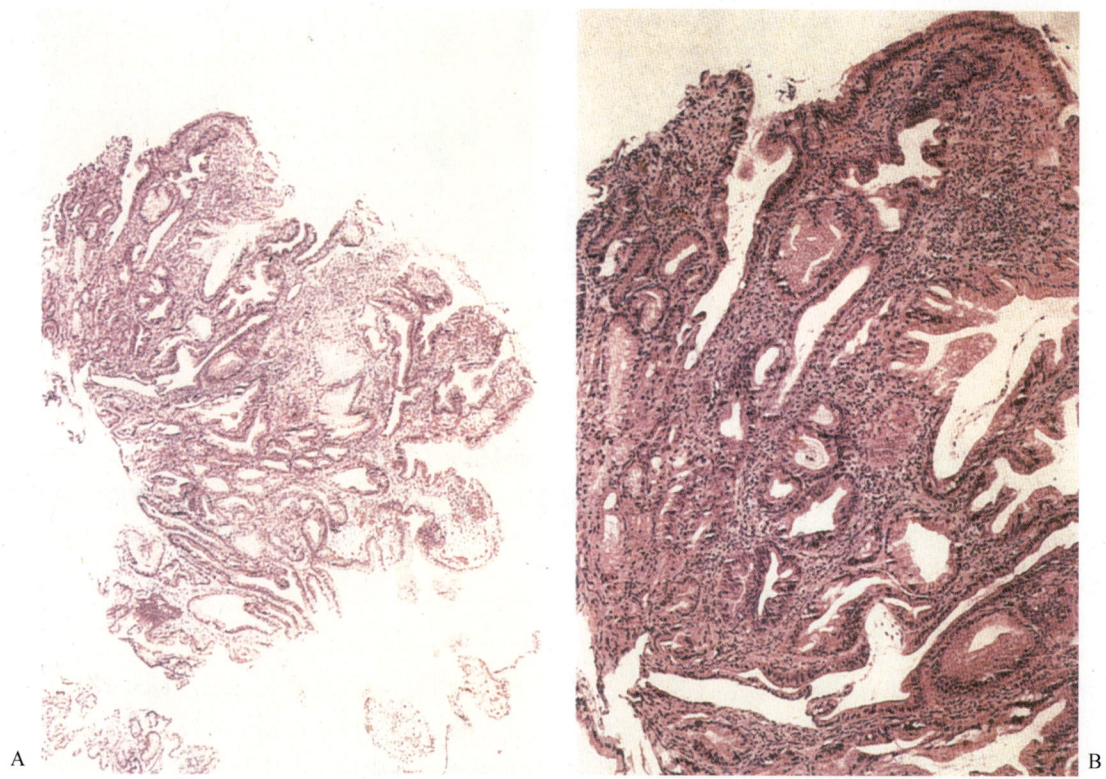

图 6.67 发生于异位胃黏膜的增生性息肉。A：息肉切除标本的低倍镜下图像。B：高倍镜下显示不规则的胃腺体。

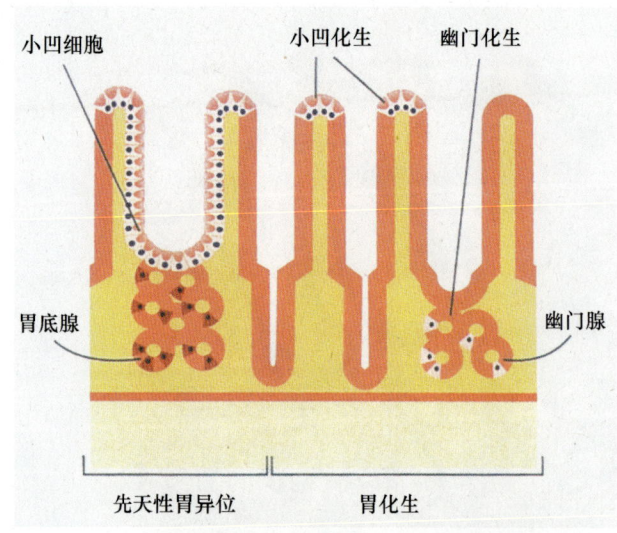

图 6.68 先天性胃黏膜异位和胃黏膜化生的对比。先天性异位的胃上皮通常显示排列有序的小凹上皮，被覆泌酸性腺体。相反，胃黏膜化生缺乏表层上皮、胃小凹和腺体这三种成分。它有两种形式：常常伴有消化性十二指肠炎的小凹化生；常常合并慢性炎症性疾病的幽门化生，例如 Crohn 病。小凹化生完全缺乏黏膜颈部和腺体；幽门化生缺乏小凹细胞和黏膜颈部。

或囊性，分叶状表现，取决于胰腺导管是否扩张。黏膜中心可见凹陷，通常相当于胰腺导管进入肠腔的部位。病变位于黏膜、黏膜下层、透壁或位于浆膜层（图 6.69 和 6.70），可与异位的十二指肠腺体和（或）胃组织并存[144]。

胰腺腺泡、导管或胰岛可单独出现或彼此合并发生。当病变仅仅含有被胰腺导管环行和纵行肌围绕的导管时（图 6.70），有时被错误地被称为腺肌瘤。然而，导管周围有序排列的二种肌层可以用于鉴别这两种病变。异位胰腺可发生炎症或发生恶性肿瘤，常常导致不同大小和形状的十二指肠壁囊肿。在慢性胰腺炎的情况下，囊肿被平滑肌和增生的肌成纤维细胞包围，而且可能导致十二指肠狭窄[145]。

十二指肠腺错构瘤

十二指肠腺错构瘤（brunner gland hamartomas）是非常少见的息肉样或结节性病变，发生于 30～60 岁的患者。难以确定其真正的发生率，因为这种病变易与十二指肠腺体增生混淆。它们含有混合性的肌肉、腺体和脂肪成分，包括异位的胰腺腺泡和导管。

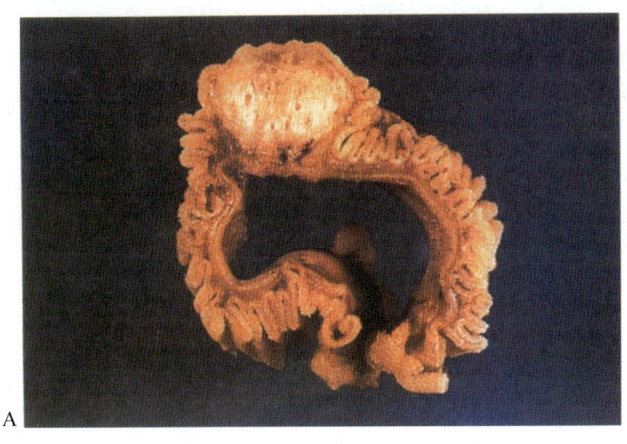 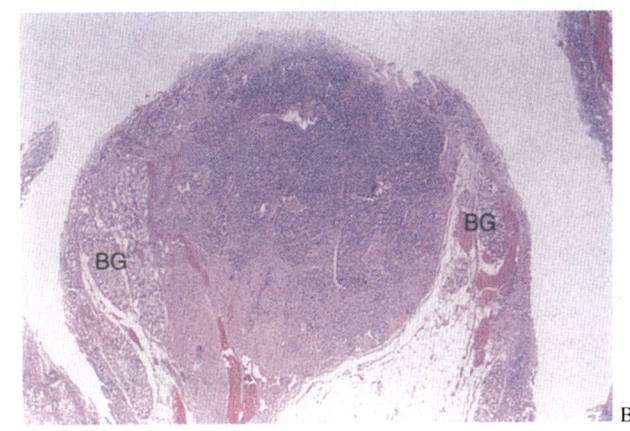

图 6.69 异位胰腺。**A**：黏膜下异位胰腺组织形成的十二指肠"息肉"的横切面。病变中可见明显的胰腺导管。**B**：组织学特征。BG 代表周围的十二指肠腺体。

在罕见的情况下，可以引起上消化道大量出血。这些病变通常完全位于黏膜肌层下方。腺泡或导管扩张使其呈囊性表现。

腹膜包裹

腹膜包裹（peritoneal encapsulation）是指肠管被腹膜包裹。在胚胎第 10 周肠袢疝入脐带，之后肠袢返回腹腔期间结肠系膜形成副腹膜，这可能是腹膜包裹的成因。小肠大部分由背侧肠系膜覆盖。它能使腹部脏器突出且逆时针移动，与后腹壁融合。另外，当卵黄囊腹膜随着肠管回到腹腔时，部分形成副腹膜。

这种病变通常无症状，为偶然发现。然而，患者可出现痛性痉挛、梗阻、腹痛、呕吐以及便秘与腹泻交替出现[146]。腹膜包裹可以类似于左侧结肠系膜疝。腹膜包裹的大小可达 20 cm。薄的腹膜样囊包裹整个小肠。囊的位置游离，不与肠系膜、壁层腹膜或其他腹部器官粘连。被包裹的肠袢常常具有其自身的肠系膜。被包裹的器官组织学正常。膜的组织学为纤维带。

鉴别诊断包括硬化性包裹性腹膜炎（sclerosing encapsulated peritonitis），通常为腹膜透析或其他腹部治疗的并发症。硬化性包裹性腹膜炎的特征是增厚的略呈灰白色的纤维膜被覆小肠壁。还必须与腹部茧（abdominal cocoon）鉴别，其中可见整个或部分小肠以蛇腹丝网样方式卷起，被致密的白膜包裹。

获得性解剖学变型

十二指肠憩室

十二指肠憩室（duodenal diverticula）见于 1%～6% 的放射学检查和平均 8.6% 的尸检病例[147]。本病合并消化性溃疡病、胆总管结石病[148]、十二指肠梗阻以及遗传性或系统性疾病，例如 Marfan 综合征。大多数十二指肠憩室的形成是慢性消化性溃疡疾病的结果[149]（图 6.71）。溃疡性病变引起固有肌层纤维

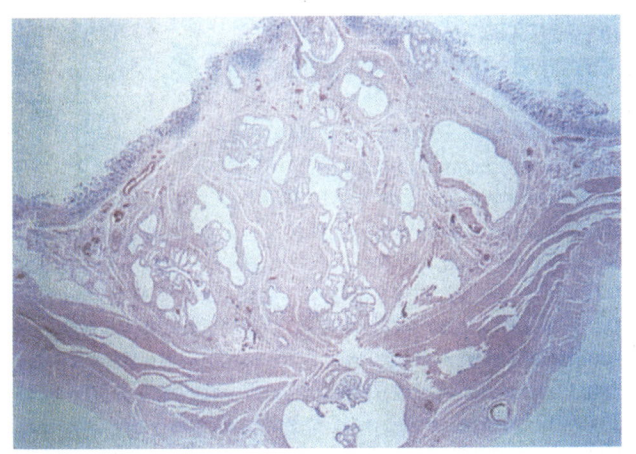

图 6.70 异位胰腺。这一病变是异位胰腺，最初被诊断为腺肌瘤。它由胰腺导管组成，周围是较小的小管和明显增生的肌纤维。见不到腺泡或胰岛。

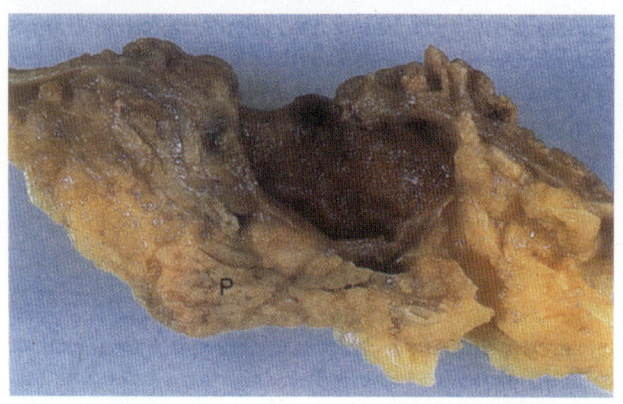

图 6.71　先天性十二指肠憩室。一个大的十二指肠憩室延伸到下面的胰腺（P）。上面的十二指肠黏膜出现溃疡，溃疡边缘扁平。

化和异常收缩。其发生率随着年龄增加而增加；很少发生于 40 岁之前。憩室通常累及十二指肠第二部分乳头旁的部位，通常为孤立性，位于内侧。发生在肠壁薄弱部位的憩室逐渐膨出，并随着时间而增大。憩室壁由具有不同程度炎症的黏膜和黏膜下层组成，仅仅伴有散在的肌细胞。

空肠憩室和回肠憩室

空肠憩室是一种异源性病变，发生于 1.3%～4.6% 的人群[150]。由单发或多发性憩室组成，主要累及空肠（图 6.72）。然而，十二指肠和回肠均可受累[150]。空肠憩室较常见，发生率比回肠憩室高 7 倍[151]；男性的发生率是女性的 2 倍。多发生于 40 岁以上的个体[150]；82% 的患者无症状。在手术、尸检或放射学检查时，偶然发现有明显的憩室。神经肌肉异常通常与空肠憩室共同存在，包括 Fabry 病、内脏肌病或神经病、硬皮病和神经元包涵体病[150]。因而，患者常常患有假性梗阻或继发于细菌过度生长的吸收障碍。切除憩室可以治愈吸收障碍。小肠憩室可穿孔、出血、出现炎症和形成其他并发症。这些并发症导致的发病率和死亡率可高达 40%。

小肠憩室开始时为沿着肠系膜边缘成对小的膨出物。黏膜经由肌层沿着脉管穿行的路径疝出。另外，局部区域肌肉纤维化和萎缩可使肠壁变得薄弱，肠壁局部形成小囊袋。隐匿的运动异常引起肌肉收缩不协调，可导致局部区域腔内压力增加，黏膜疝入薄弱的部位。然后成对的突出物增大直至突出物相遇，它们可沿着肠系膜沿线融合，从而形成单一的薄壁憩室。憩室大小通常 <1 cm，虽然可以较大。空肠憩室倾向于在空肠近端较大，而在消化道远端则变得较小且较少见。一个患者可有多达 400 个直径 1～22 cm 的憩室[150]。

组织学上，憩室内衬黏膜、黏膜肌层和黏膜下层，但通常缺乏固有肌层。黏膜通常显示某种程度的隐窝增生、绒毛萎缩和慢性炎症，可能是由肠道淤积和细菌过度生长引起的。含有脂质的组织细胞常常位于黏膜内、黏膜下和沿着邻近憩室颈部周围固有肌层的淋巴管分布[152]。肠壁的组织学有时显示潜在的肌病或神经病（见第 10 章）或仅有固有肌层纤维化[150]。

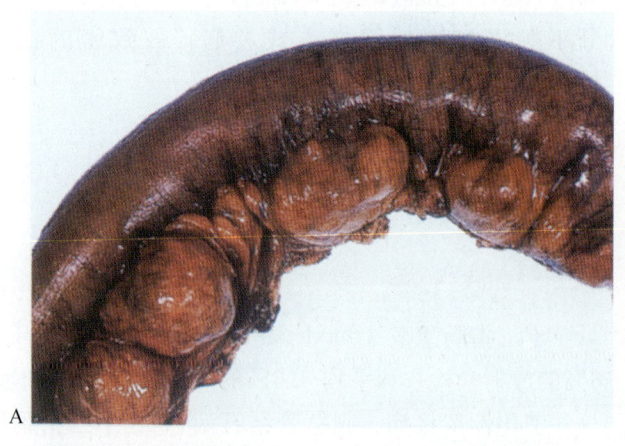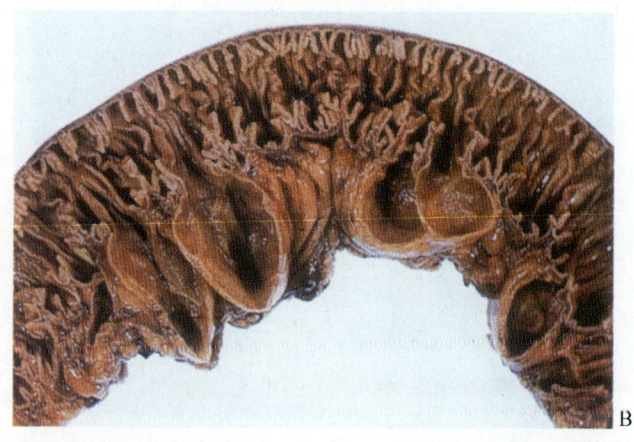

图 6.72　空肠憩室。A：沿着空肠肠系膜边缘的多发性突出物是空肠憩室的特征。B：切面显示薄壁憩室突出物。

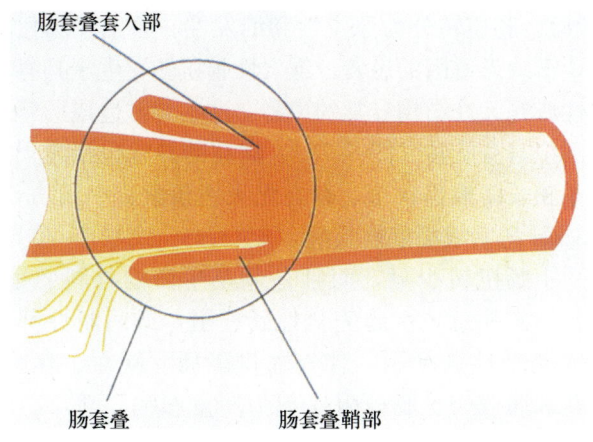

图 6.73 肠套叠图解显示肠套叠套入部与肠套叠鞘部以及总体肠套叠的关系。

肠套叠

肠套叠（intussusception）是由于部分肠管（肠套叠套入部）陷入下一部分肠管，后者形成包绕的鞘（肠套叠鞘部）（图 6.73~6.76）。肠套叠可以分为原发性（没有可以辨认的原因）或继发性（由于先前存在的病变），是儿童早期最常见的急腹症之一。2/3 的病例发生于婴儿，发病高峰在出生后 3~5 个月之间[153,154]。肠套叠是儿童肠梗阻最常见的原因[155,156]，每年每 1000 例活产新生儿中有 1.5~3.8 例发生肠套叠。发病率在世界不同地区变化很大[157]。有些患者具有明显的肠套叠家族史[158]。奇怪的是，医师家族中肠套叠的发病率似乎较高[159]。在美国，好发于男性，男女之比为 2：1。有两个季节性发病高峰，一个为冬季，一个为夏季[160]。患者一般营养良好，没有胃肠疾病病史。

继发性肠套叠最常见于 6 岁或 6 岁以上的儿童。诱发因素包括肿块、粪石、Meckel 憩室、运动异常、炎性纤维性息肉或继发于腺病毒或其他感染的局部淋巴组织增生（图 6.76 和 6.77）。它还可发生于轮状病毒接种[161]和 AIDS 感染[162]后的某些患者。

肠套叠造成内部的套入部和包被的鞘部之间的肠系膜缩窄，阻止静脉流出和动脉供应，导致继发性缺血。结果，肠套叠持续性肿胀，引起肠梗阻，而且可能引起坏疽或穿孔。有些肠套叠自发减小。套入的肠管可能显示肠套叠的特征、诱发因素的病理学改变和继发性缺血。

组织学改变不同，取决于肠套叠是急性、慢性还是慢性肠套叠急性发作。在慢性或复发性肠套叠患者，黏膜肌层有时向上弯曲，代表是肠套叠的引发点、浆膜下甚或壁内血管可以显示"牵拉的人工假象"，限定在与黏膜肌层同一个方向上。可以想象类似的牵拉力作用于黏膜、固有肌层和浆膜下血管。复发性肠套叠可以引起黏膜下血管明显增生，可能提出有无原发性血管肿瘤的可能性[163]。其特征是还可见到明显的肌肉肥大和神经增生。多数肠套叠显示不同程度的缺血。缺血的组织学特征类似于由其他原因引起的胃肠缺血。它们反映了损伤持续时间的长短和血管发生损伤的程度。在伴有腺病毒感染的儿童，淋巴组织明显增生，在引发点淋巴组织增生上面的上皮受

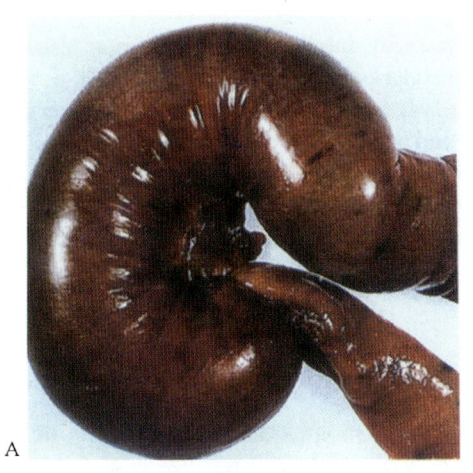
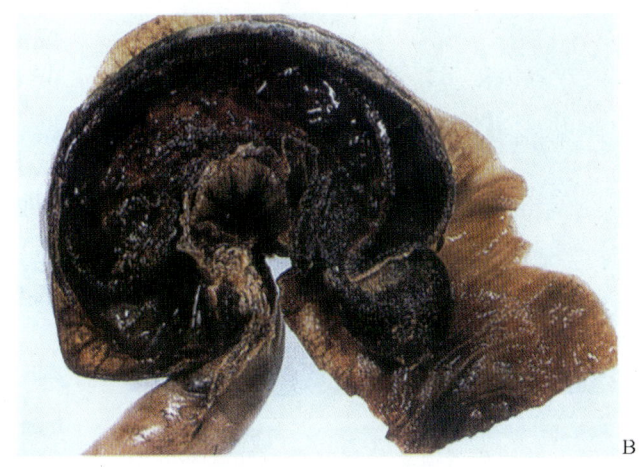

图 6.74 肠套叠。A：小肠肠套叠的外部表现，伴有继发性的坏疽性坏死。B：剖开的标本。

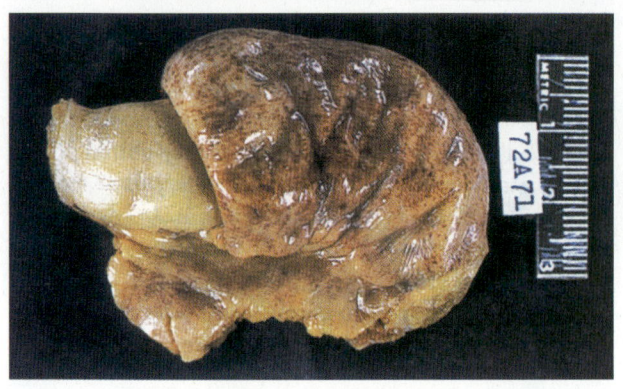

图 6.75　肠套叠。鞘部显示早期缺血性改变，表现为浆膜表面出现斑点，颜色灰暗，与染色较淡的套入部不同。

损甚或坏死。核内病毒包涵体表现为略带红色的小球，周围有空晕，或表现为界限不清的粉红色模糊的细胞核。

肠扭转

肠扭转（volvulus）占所有肠梗阻病例的 5%~10%。当肠袢的任何部分自身环绕时发生肠扭转（图

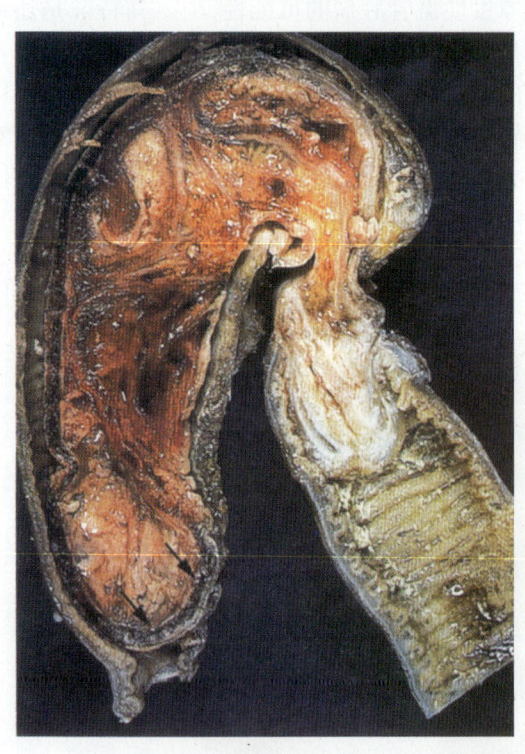

图 6.76　8 岁儿童腺病毒诱导的肠套叠。肠套叠的引发点（箭头）为继发于感染的淋巴组织增生部位。一个肠袢完全套入另一个肠袢。

6.78）。肠扭转分为原发性和继发性。原发性肠扭转发生于缺乏诱因的患者。继发性肠扭转发生于具有获得性或先天性结构异常的患者，这些异常造成肠管易于围绕自身旋转（图 6.79）。潜在的异常包括先天性肠系膜长而根部狭窄、存在先天性条索、小肠增长、Meckel 憩室或炎症性疾病。

小肠扭转少见，而且是危及生命的外科急症。肠扭转发病急，引起完全性肠梗阻，或间断性部分性或完全性肠梗阻，伴有血供障碍、缺血、坏疽、穿孔和腹膜炎。肠梗阻表现为严重腹痛、恶心、呕吐胆汁、腹胀和直肠出血。由于肠系膜缠绕静脉回流闭塞而动脉灌注持续，患者常常虚脱。多达 50% 的血容量可能积聚在肠扭转内。较少发生顽固性便秘、心动过速和发热[164]。大约 50% 的患者具有复发性类似小发作的病史[165]。大约 37% 的患者在切除时可见明显的小肠坏疽。组织学上，组织可见不同程度的缺血。

瘘

肠瘘发生于小肠和邻近器官或皮肤之间，原因是潜在的疾病或先前的手术。肠肠瘘（enteroenteric fistulae）是胃肠道两个部分之间的交通。Bouveret 综合征（Bouveret syndrome）由胆囊十二指肠瘘或胆总管十二指肠瘘组成，是由于胆石排入十二指肠球部之后阻塞胃出口而引起的。多数患者自发地排出腐蚀的胆石，没有任何并发症。然而，如果胆石最大径＞2.5 cm，则可能停留在肠内，引起梗阻、穿孔或"胆石性肠梗阻"（gallstone ileus）的症状。消化性溃疡或十二指肠癌也可腐蚀胆囊或胆管而形成瘘。

腹主动脉和肠道之间的原发性瘘少见，是致命的。主动脉肠瘘（aortoenteric fistulae）通常是由累及主动脉（通常为动脉粥样硬化或植入主动脉旁路移植物之后）或消化道（癌、消化性疾病、感染或创伤）的疾病引起。肠瘘还可发生于溃疡性疾病，不管病因如何。

穿孔

肠穿孔可自发性发生或发生在创伤之后。穿孔的基础病变因国家而不同。在卫生条件差的国家，潜在的感染性疾病可导致穿孔，包括伤寒溃疡、肠结核病和寄生虫病。在西方国家，异物、缺血、

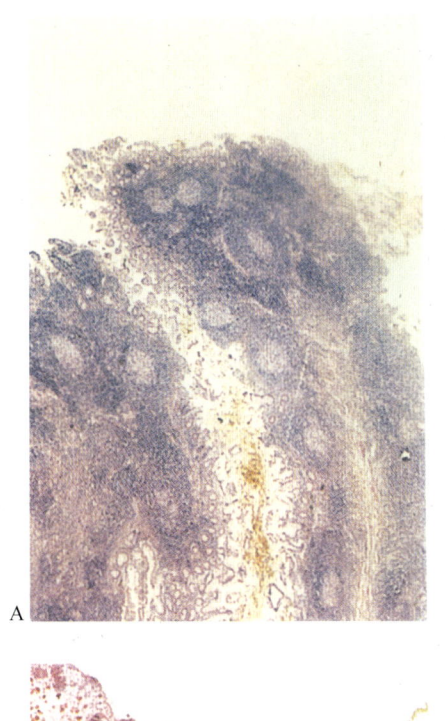
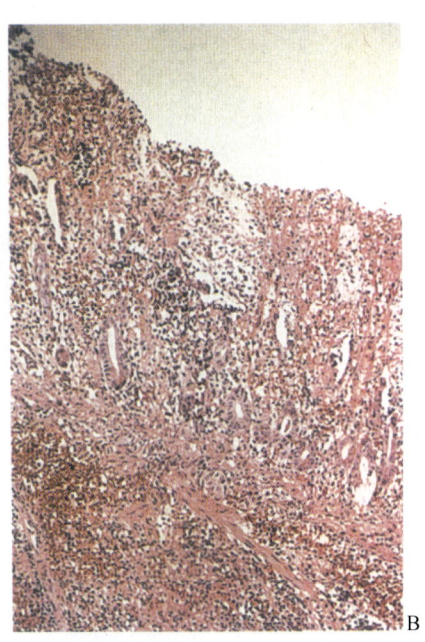
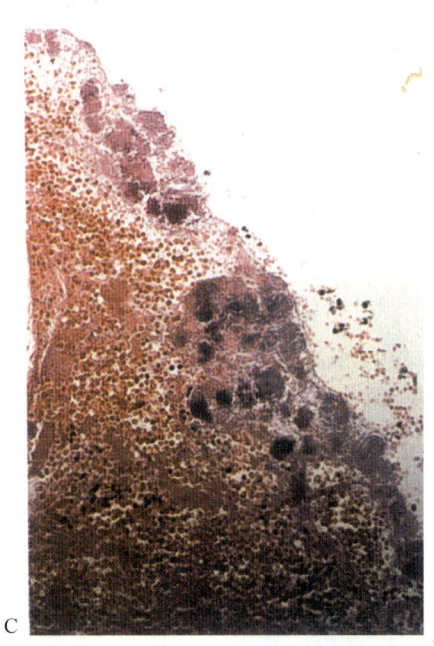
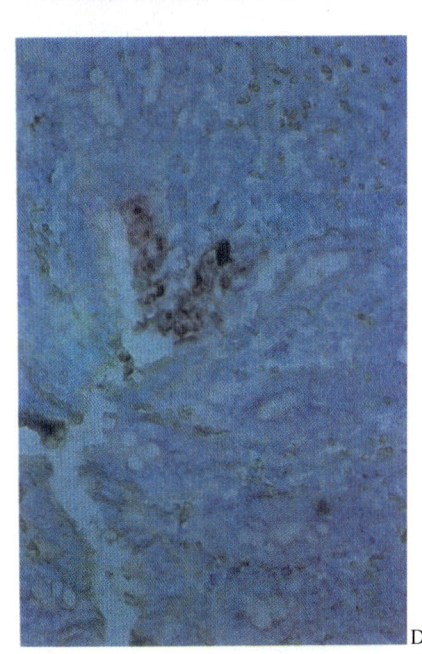

图 6.77 显示图 6.76 中病变的组织学特征。**A**：低倍镜下显示明显的淋巴组织增生。**B**：上皮的缺血性坏死。**C**：可见细菌过度生长。**D**：腺病毒原位杂交（红色）。

Crohn 病、肿瘤、憩室、创伤和放射治疗是最常见的穿孔原因。

粘连

任何时候，腹膜或肠的浆膜面出现炎症、纤维性带或纤维蛋白带均可引起肠袢之间彼此粘连（图6.80）或与腹膜表面粘连。粘连常常合并先前的小肠透壁性炎症，如同在缺血、穿孔、Crohn 病、先前手术或放射治疗中所见到的一样。肠梗阻、肠扭转和缺血均可合并粘连。粘连表现为肠壁的浆膜面出现不同的纤维性或炎症性组织带。这些改变可伴有不同程度的间皮增生。

Vater 壶腹狭窄（乳头狭窄）

乳头狭窄并发于胆石嵌塞、胆管感染、壶腹炎症、先前内镜逆行胰胆管造影术、内镜括约肌切开术和异位胰腺。反复尝试插管引起的乳头创伤可导致水肿和括约肌痉挛以及胰液流出暂时闭塞，从而增加胰腺内压力和出现并发症的危险性。多数患者为中年女性。

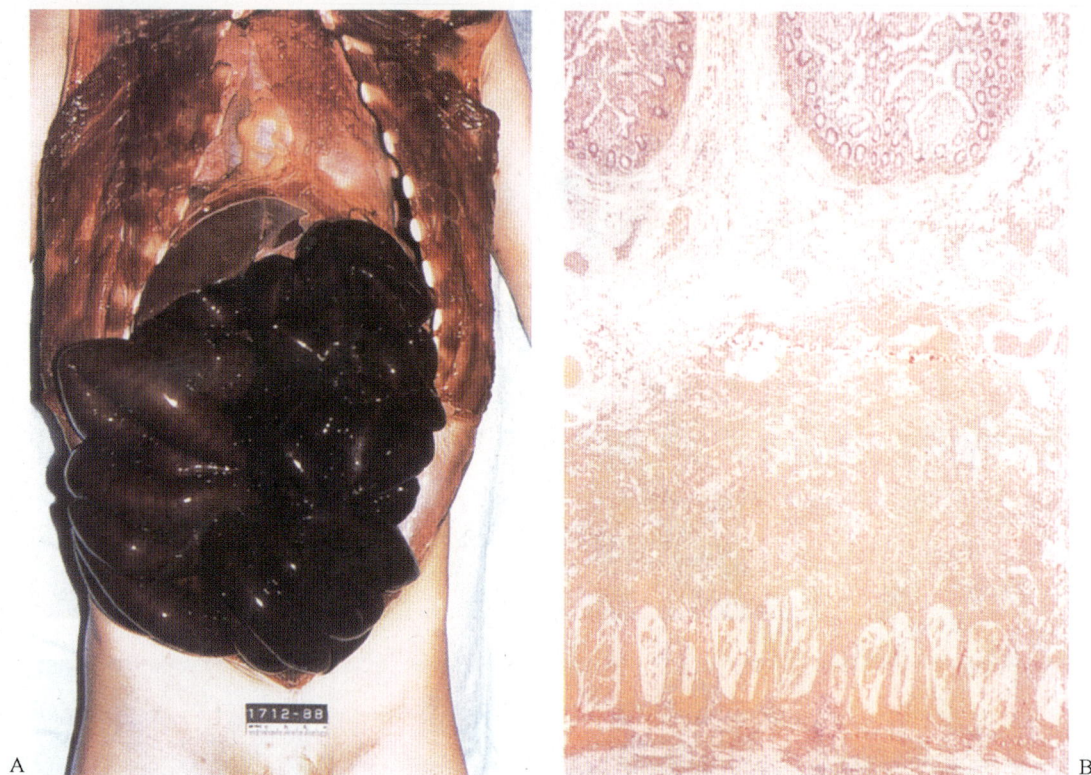

图 6.78　肠扭转。**A**：肠围绕肠带旋转，引起大肠和小肠梗死。**B**：急性凝固性坏死。组织缺乏炎症性反应。

乳头狭窄的组织学特征包括水肿伴有急性和（或）慢性炎症、腺体增生、肉芽组织、肉芽肿性炎和黏膜下纤维化（图 6.81）。常常可见黏膜增生、再生伴有明显的非典型性。在这种情况下必须慎重以免做出恶性诊断，除非出现明确恶性的所有的组织学特征。出现纤维组织增生性反应提示癌的存在。然而，值得注意的是，愈合的憩室炎可以伴有纤维性反应。如果见到急性和慢性炎症、明显的增生和（或）间质水肿的证据，建立恶性诊断尤其应该小心（图 6.81）。

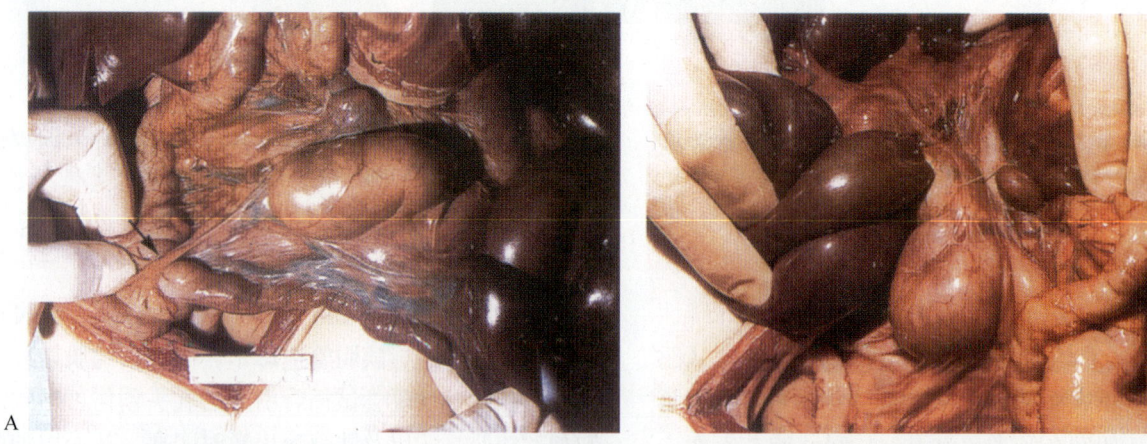

图 6.79　肠扭转围绕肠带。**A**：这个成人死于小肠坏疽性坏死。坏死的原因是围绕先天性条索的扭转和肠扭转，由位于拇指旁的线性结构所提示（箭头）。**B**：组织展开显示各种腹腔内结构之间的条索和粘连。

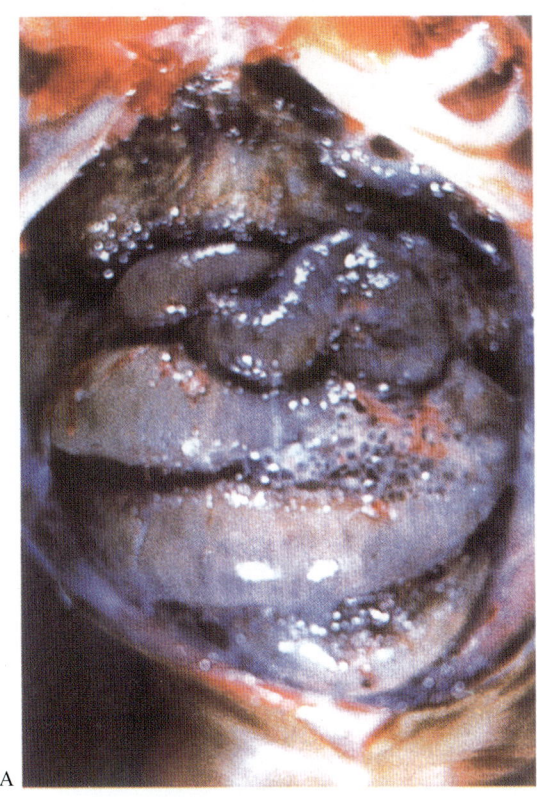 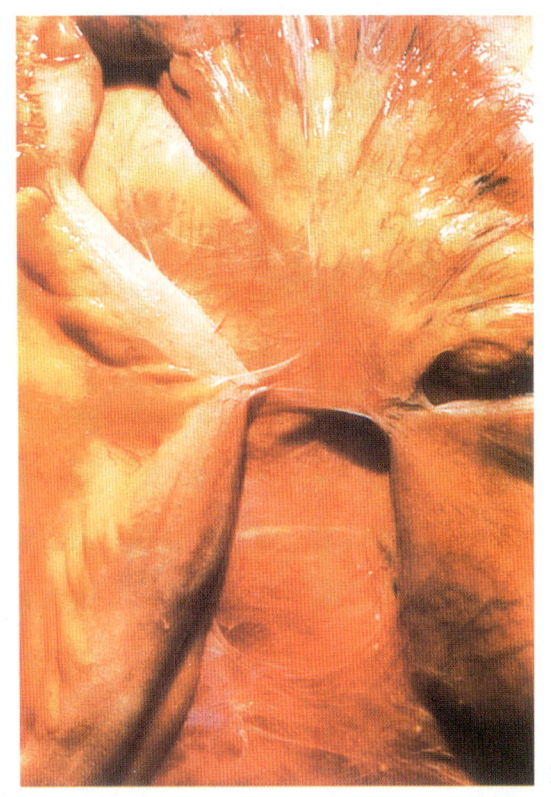

图 6.80 粘连。**A**：坏死性小肠结肠炎患儿打开的腹腔。肠管暗黑色，显示出血和梗死。另外，纤维蛋白性粘连造成肠袢彼此黏附。泡形物为肠壁囊样积气症的斑块。**B**：一个先前有过手术的患者形成完全的纤维性粘连。

其他狭窄

小肠狭窄合并许多病变，包括异位胰腺、缺血、消化性损伤、辐射、药物损伤、尤其是非甾体抗炎药（NSAID）、Crohn 病、感染以及创伤。

糜烂性十二指肠炎

糜烂性十二指肠炎（erosive duodenitis）可发生于严重应激的患者或大量饮酒者。十二指肠第一部分最容易发生应激诱导的损伤，类似于应激性胃炎（见第 4 章）。十二指肠呈弥漫性出血和发红，胃通常伴有类似的改变（图 6.82）。可见出血。糜烂性十二指肠炎开始表现为局限性小肠水肿区（图 6.83）。这些病变进展伴有红细胞外渗，并发生糜烂和形成完整的溃疡。溃疡特别容易发生于明显应激的情况下。早期的肠上皮细胞损伤是胞浆空泡形成，最终上皮缺失。肠上皮细胞含有增大而深染的细胞核，伴有明显的核仁、合胞体改变和胞浆簇。绒毛变性，上皮黏液减少并呈立方形。绒毛缩短和隐窝增生以适应细胞的丢失。绒毛与隐窝之比达到 1∶1。中性粒细胞、淋巴细胞、浆细胞、有时嗜酸性粒细胞浸润黏膜和固有层（图 6.84）。最后，炎症进展为隐窝脓肿（图 6.85）。间质可显示明显的毛细血管扩张，还可见明显的淋巴滤泡。常常很难鉴别应激性十二指肠炎和消化性十二指肠炎的非特异性作用。

伴有幽门螺杆菌感染的慢性十二指肠炎

胃的幽门螺杆菌（*Helicobacter pylori*）感染与十二指肠球部的多种改变有关。这些改变包括上皮内淋巴细胞增多[166]、慢性十二指肠炎、慢性活动性十二指肠炎、胃黏膜化生相关性十二指肠炎[167]和十二指肠溃疡（在后一节讨论）。内镜检查，十二指肠可能表现正常或可见黏膜水肿、红斑、淤斑状出血或糜烂。这些改变在邻近消化性溃疡的部位特别明显。

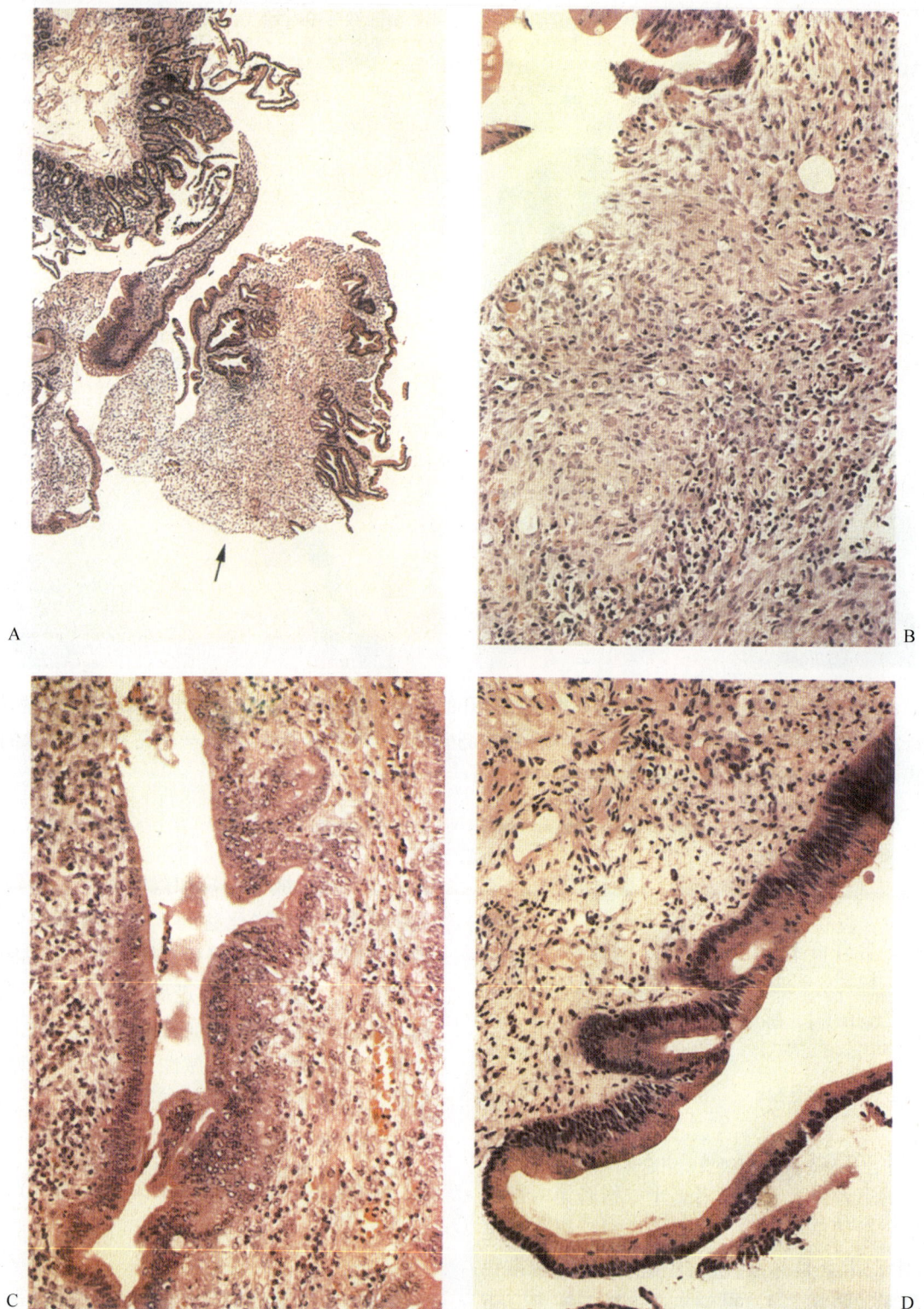

图 6.81 硬化性乳头炎。**A**：低倍镜下，内镜检查切除的息肉组织。取自 Vater 壶腹周围的区域。在图片的上部，可见大体正常的十二指肠黏膜。较下面的 3 个碎片是异常的。最大的一片（箭头）由被覆小肠上皮的水肿组织组成。在有些区域，腺体明显密集。**B**：水肿、炎症组织的高倍镜下所见。**C、D**：这 3 片组织被覆上皮的高倍镜下所见，如果分开检查，可能诊断为区域性异常增生。图片 C 中由于标本正切可能怀疑为重度异常增生。提示异常增生的特征是腺体密集、核呈栅栏状排列以及核浆比例高。伴随的炎症改变的强度和逐渐过渡到较成熟的上皮提示这是一个反应性病变，而不是肿瘤性病变。**D**：表层腺体类似于腺瘤性上皮，内衬腺体的上部，并逐渐与表现较正常的上皮混合。

6 小肠非肿瘤性疾病 323

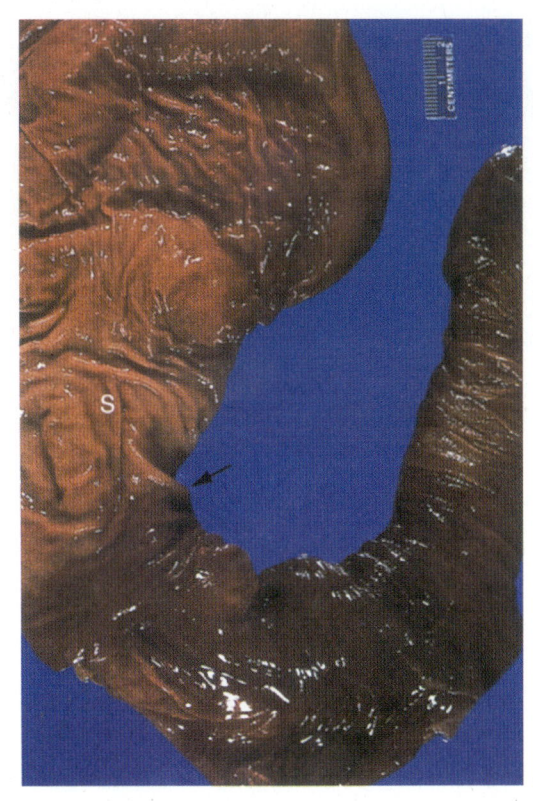

图 6.82 糜烂性十二指肠炎。胃（S）位于图片的左上部分；箭头指示胃十二指肠交界处。十二指肠第一部分呈明显的红斑，可见几处点状糜烂。

诊断慢性十二指肠炎相当主观，因为诊断标准尚未完好建立，而且十二指肠绒毛结构正常时变化很大。然而，人们有这样的概念，即固有层总的细胞成分是增加的。如果出现急性炎症，出现上皮内淋巴细胞增多，或如果有小凹化生，则诊断较为确定。由于急性炎症通常呈片块状，所以必须检查多个切面或水平以发现其存在。表面上皮可表现为变性和继发于炎症的隐窝再生。十二指肠上皮内淋巴细胞（IEL）的数目为每 100 个肠上皮细胞 3 个到 42 个不等，平均为 18.5 个。这不同于对照组的平均 6.6 个[166]。上皮内淋巴细胞是 T 细胞，其增多呈片块状分布。这种水平的上皮内淋巴细胞增多类似于乳糜泻（celiac disease）的所见，但是绒毛结构正常。即使当幽门螺杆菌局限于胃时，也可以发生十二指肠上皮内淋巴细胞增加[166]。治疗胃的感染可使上皮内淋巴细胞减少[168]。

十二指肠消化性疾病

消化性十二指肠炎

消化性十二指肠炎（peptic duodenitis）和消化性十二指肠溃疡是对胃酸分泌增加反应的不同时期，常常是由以胃窦为主的幽门螺杆菌胃炎引起的。在吸烟者、慢性肾病患者和酗酒者，十二指肠溃疡的发病率也增加。动力障碍也易于发生活动性十二指肠溃疡，因为黏膜与胃酸长时间接触。难治性溃疡的相关因素列于表 6.4。严重的消化性十二指肠炎也可发生于 Zollinger-Ellison 综合征的患者。

消化性十二指肠炎通常局限于十二指肠球部。内镜检查表现从单纯性红斑到黏膜脆而易碎和结节状不

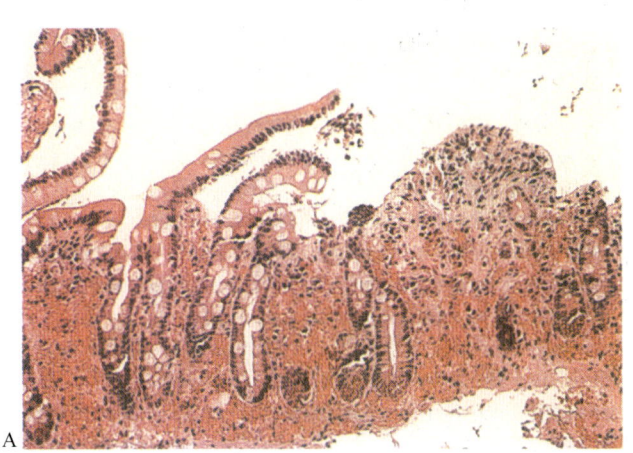 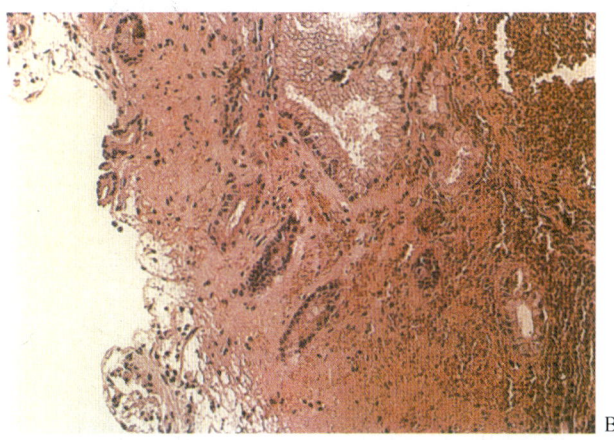

图 6.83 由饮酒引起的糜烂性十二指肠炎。**A**：充血的十二指肠黏膜显示表层上皮人工形成的剥脱。红细胞外渗入固有层。还可见局灶性腺体脱落。**B**：较严重的疾病显示无定形的嗜酸性物质充满固有层，组织弥漫性充血，伴有红细胞浸润。表面上皮被破坏。

表 6.4 难治性溃疡的相关因素
Zollinger-Ellison 综合征
肠壁被溃疡穿透
吸烟
应用非甾体抗炎药物
胃出口梗阻或十二指肠狭窄
术后胃窦旁路，无迷走神经切断术

等。血液分流到绒毛尖端引起红斑，这种改变是由盐酸诱导的[169]。严重的病例表现为糜烂和溃疡。另外，可见黏膜萎缩、增厚或不规则。

消化性十二指肠炎的主要所见包括下面任何一项或所有表现：(1) 上皮或固有层内的炎症细胞；(2) 由于变性、再生或出现小凹化生而引起的肠上皮细胞形态学改变；(3) 黏膜出血和水肿；(4) 十二指肠腺体增生（图 6.86）和小凹化生。小凹化生的分布可以广泛或成片块状。炎症可以包括中性粒细胞、淋巴细胞、浆细胞和嗜酸性粒细胞。患者还可发生淋巴组织增生（图 6.87）。Whitehead 等提出根据炎症严重程度和绒毛结构，将十二指肠炎分为 3 级[170]。

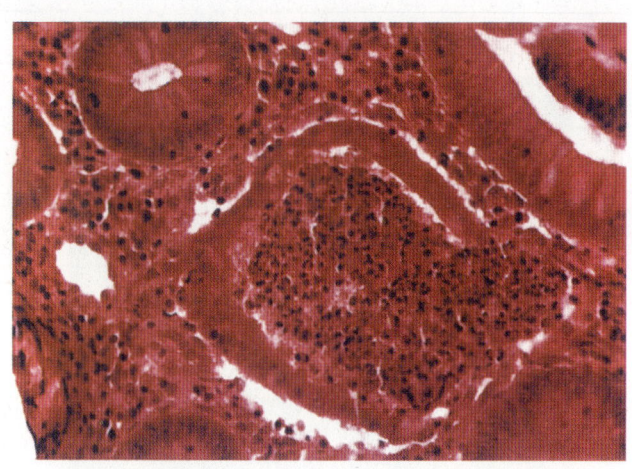

图 6.85 伴有活动性再生的活动性十二指肠炎患者的隐窝脓肿。

在最严重的十二指肠炎，绒毛呈扁平状（图 6.87）。表层上皮和刷状缘逐渐变得不甚明显，核呈假复层，黏膜糜烂和小凹化生。中性粒细胞蔓延至隐窝和十二指肠腺导管。淋巴组织聚集和增生、血管扩张和水肿均可出现。

出现小凹细胞化生（foveolar cell metaplasia，即胃表面上皮化生，gastric surface epithelial metaplasia）是有助于诊断消化性十二指肠炎的线索（图 6.87）。小凹化生可能是对十二指肠酸过多或幽门螺杆菌感染的适应性反应[171]，可防止溃疡形成，因为这种上皮能够将黏膜中的 H^+ 转运返回胃肠腔（见第 4 章）。如果胃中存在幽门螺杆菌，经由在胃的相同的特异性黏附机制（第 4 章），有些幽门螺杆菌可移生于十二指肠小凹细胞化生区域。化生细胞在组织学上与胃的小凹细胞相同，因此并不奇怪它们表达胃的黏液表型而不表达肠的黏液[171]。幽门螺杆菌黏附于小凹细胞，可引起急性或慢性活动性十二指肠炎，并发生十二指肠消化性溃疡[172]。在重度十二指肠炎患者，高密度的 cagA 阳性菌株是十二指肠溃疡病的重要决定因素[173]。支持幽门螺杆菌在十二指肠溃疡病中具有主导作用的最有说服力的理由是，感染成功治愈之后复发率明显降低，随后黏膜愈合[174]。

幽门螺杆菌感染和消化性十二指肠炎患者常见十二指肠腺体增生。其特征是正常表现的十二指肠腺体呈结节状增生，具有伴有导管和间质成分的小叶状结构。大量的十二指肠腺体可能延伸至上面的黏膜。组织学上，腺体与正常十二指肠腺体相同，只是其数目和大小增加。小叶结构保留，但其大小不等，并有纤

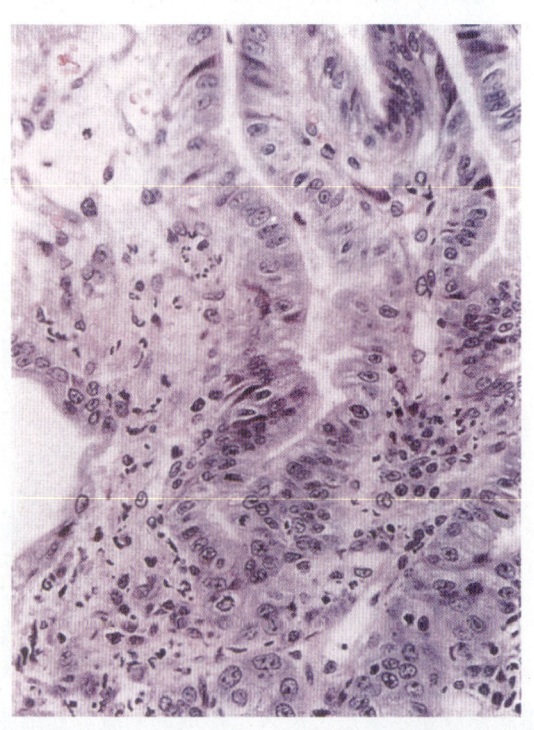

图 6.84 十二指肠炎。上皮显示高度反应和炎症。可见合体细胞形成。

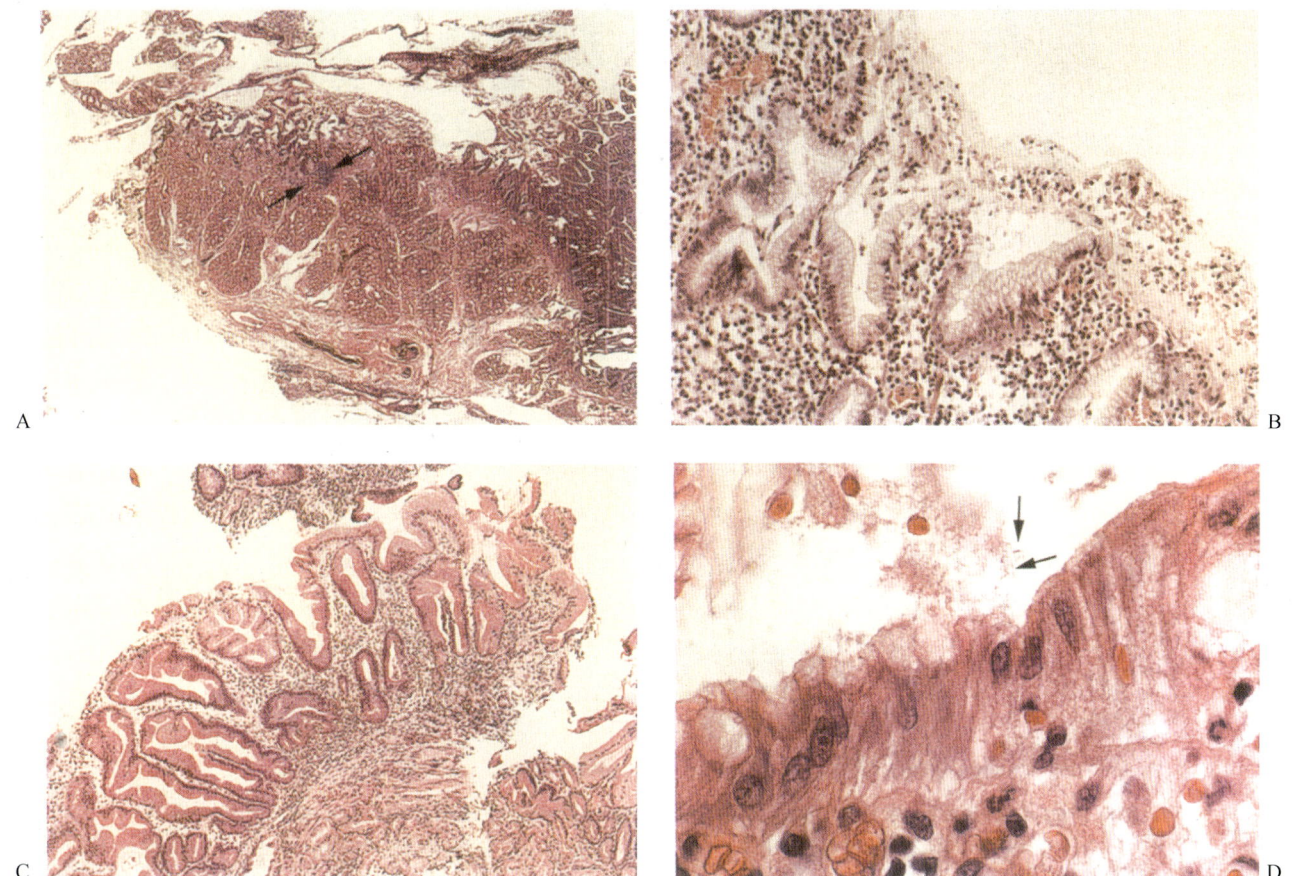

图 6.86 消化性十二指肠炎。**A**：低倍镜下显示十二指肠腺体增生、糜烂和表面上皮变形以及淋巴细胞聚集（箭头）。**B**：被覆上皮高倍镜下显示小凹化生糜烂。见不到杯状细胞或肠上皮细胞。**C**：十二指肠绒毛几乎完全被胃表面（小凹）上皮代替。**D**：高倍镜下显示小凹上皮不同程度的化生性改变。幽门螺杆菌可见于上面的渗出物中（箭头）。

维肌束穿越病变。较大的息肉样病变可形成表浅性糜烂或可出血或引起梗阻，需要通过内镜或手术切除[175]。少数情况下，增生的十二指肠腺体可以发生异常增生区域[176]。当后者发生在伴有小凹化生和十二指肠腺体增生的患者时，化生和增生的腺体均可显示细胞学非典型性，以至于有人认为这些病变可能是十二指肠腺癌的前体病变[176]。

应该注意的是，除了小凹化生以外，消化性十二指肠炎的许多组织学特征都是非特异性的。类似的表现可见于 Crhon 病、应激诱导的十二指肠炎、乳糜泻、NSAID 诱导的损伤和某些感染患者。

消化性溃疡病

近10年来，重要的发现是胃消化性溃疡主要是由于胃防御的改变引起的，而十二指肠溃疡则是由于胃酸过多引起的。幽门螺杆菌在这两个部位消化性溃疡的发生中均具有重要作用。宿主防御机制和出现胃酸、胃蛋白酶水平增高以及幽门螺杆菌之间存在着复杂的关系（图 6.88）。与具有正常内镜检查所见的患者相比，幽门螺杆菌的确明显地常见于消化性溃疡病和十二指肠炎患者。dupA 是一种新的幽门螺杆菌编码基因，与十二指肠溃疡病发生的危险性增加有关[177]。近10年来，十二指肠溃疡病减少可能是由两种因素引起的，如同第4章所讨论的幽门螺杆菌感染的发生率降低，以及广泛应用胃酸抑制疗法。

消化性十二指肠炎可从伴有表层黏膜丢失的糜烂性十二指肠炎进展为明显的十二指肠溃疡。导致十二指肠溃疡形成的序列经过包括黏膜炎症、黏膜碳酸氢盐屏障削弱、表层上皮细胞损伤、血清胃泌素水平增高伴有反馈控制缺陷、壁细胞数可能增加以及十二指

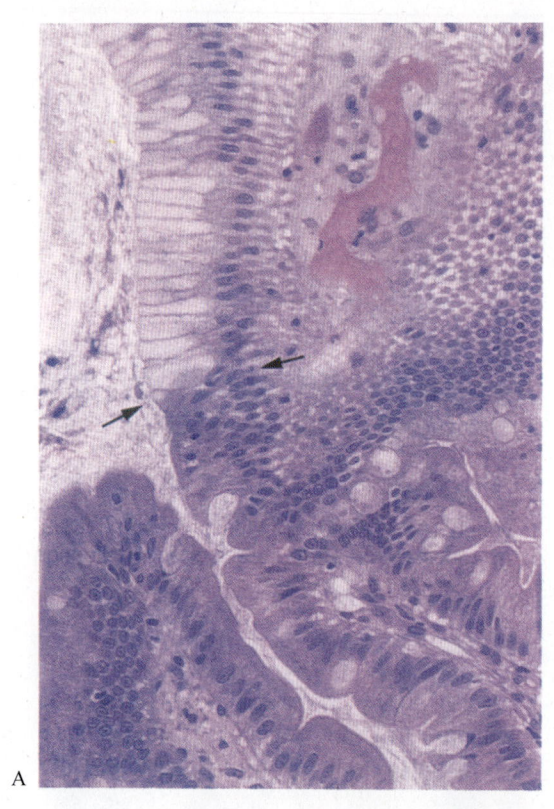 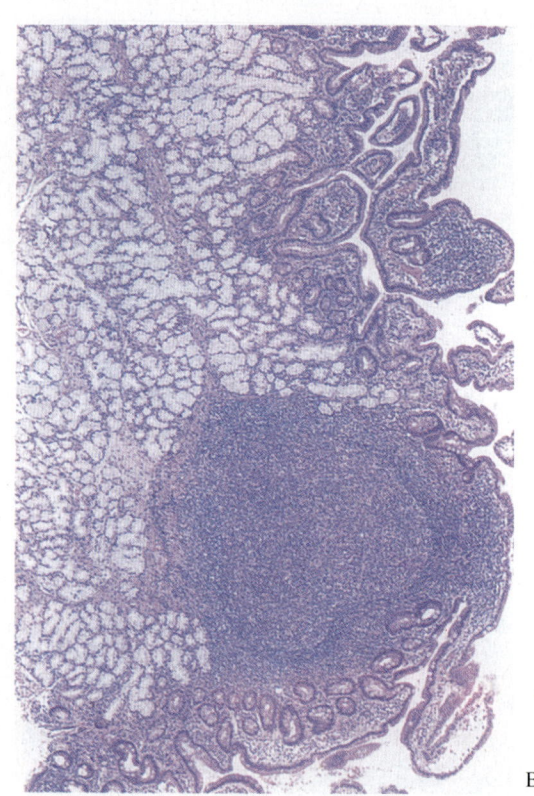

图 6.87　消化性十二指肠炎。**A**：箭头上方发生完全的化生性上皮与含有肠上皮细胞和杯状细胞的形成完整的小肠被覆细胞混合存在。**B**：明显的淋巴滤泡表现为一个息肉。

肠上部发生胃的化生。幽门螺杆菌的移生进一步削弱黏膜防御功能，在消化性溃疡病的发生中起着主要作用[178]。

十二指肠溃疡患者可表现为消化不良和间断性腹痛。与胃溃疡相比，十二指肠溃疡更易于穿孔（图6.89）、出血或引起梗阻。在相当数量的病例，出血表现为上消化道大出血。再出血发生于 13.6%～32% 的患者，有时是大量出血，易于累及老年患者（尤其是应用 NSAID 者），而且较常发生于可见血管的患者（图 6.89）[179]。儿童十二指肠溃疡的表现形式可能不典型。只有大约 50% 的儿童有消化不良，大约 61% 有夜间痛，腹痛发生于 70% 的患者，出血发生于大约 33% 的患者。囊性纤维化的儿童患者尤其易于发生十二指肠溃疡，因为十二指肠碳酸氢盐分泌减少。大多数十二指肠溃疡发生于十二指肠第一部分，通常紧邻幽门远端。

多发性十二指肠溃疡具有不同的临床特征和病理生理学改变，是溃疡谱系中较具侵袭性的一种[180]。十二指肠第二部分和第三部分或空肠的消化性溃疡、十二指肠第三部分或空肠第一部分的复发性穿透或穿孔性溃疡，或出现多发性溃疡（图 6.89）应该怀疑 Zollinger-Ellison 综合征。

难治性溃疡愈合缓慢，最初愈合后可迅速复发，或具有长期的临床经过，症状加重以及短时间缓解或不缓解。瘢痕导致十二指肠球部变形及狭窄形成。较大的溃疡愈合时间较长，一旦愈合复发也较常见。

大体上，十二指肠溃疡呈环形或卵圆形，最大直径通常＜3.0 cm（图 6.90）。位于球后的溃疡比位于其他部位的溃疡更容易出血[181]，因为两个相当大的动脉（即胰十二指肠动脉和胃十二指肠动脉）位于其附近。溃疡穿透十二指肠壁导致其中一个或两个血管被侵蚀（图 6.91），从而产生大量出血。穿孔引起弥漫性腹膜炎。溃疡瘢痕可导致狭窄前憩室（prestenotic diverticulum）形成。十二指肠溃疡的组织学特征类似于胃溃疡（见第 4 章）。周围黏膜通常可见消化性十二指肠炎的证据。通常还可出现胃窦炎，即幽门螺杆菌胃窦炎。这些病变可局限于胃，但也可移生在小凹化生的区域。

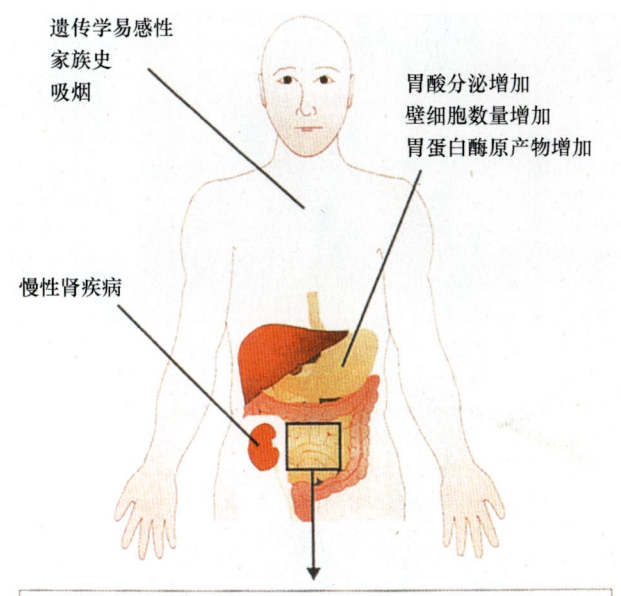

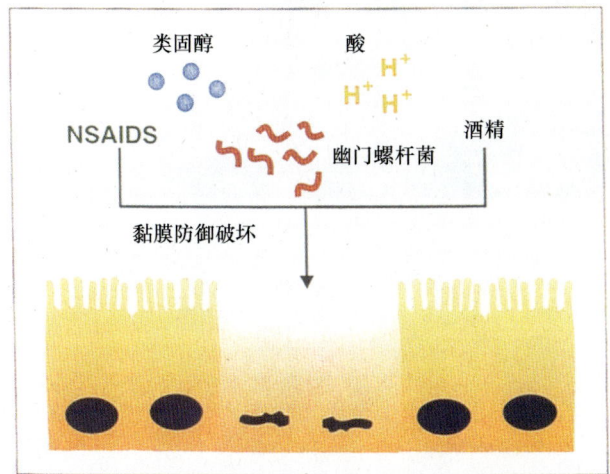

图 6.88 十二指肠溃疡病的发病机制是多因素的，涉及宿主因素及环境因素。大多数患者显示胃酸分泌增多，壁细胞数量增多，以及胃蛋白酶原生成增多。环境因子通过破坏黏膜防御功能进一步引起损伤，例如类固醇、非甾体抗炎药物（NSAID）、酒精或幽门螺杆菌。

缺血性肠炎

当组织血液供应中断时，一系列的化学反应导致细胞功能障碍、水肿，最终细胞死亡。组织缺氧导致无氧代谢和乳酸酸中毒。产生少数的高能量键，细胞丧失了维持自身稳定所需的能量[182]（图 6.92）。缺血性损伤引起一系列的改变，从黏膜通透性增加到明显的坏死。缺血性肠炎的临床严重性差异很大，从大量有时是致死性的出血性梗死到平稳的短暂而轻微的缺血性发作。血管闭塞和低血压以及血管收缩期是大多数肠缺血病例的原因。因此，缺血可由肠内部或外部疾病引起。小肠缺血性坏死主要累及伴有潜在性心血管疾病的老年人。然而，肠缺血可以累及包括婴儿在内的任何年龄的个体。肠缺血可合并外周血管疾病、各种血管病、某些感染、肠套叠和扭转，以及在某些药物治疗时发生。

所有类型的缺血性改变（见表 6.5）均有一个共同的特征，即血液供应不能满足局部组织完成正常功能和（或）维持正常结构的需要。血流长期中断必然导致细胞死亡，因为氧和代谢物质运输减少以及无氧代谢的细胞毒性终末产物可能积累。小肠血液供应必须减少 50% 以上，才能引起可以发现的组织损伤[183]。缺血的程度和时间取决于几个因素，包括肠血管构成的性质、肠腔内细菌的致病力以及缺血持续的时间。缺血性损伤最先可以发现的征象是毛细血管通透性增加。随着缺血持续存在，可以见到上皮细胞发生损伤。黏膜细胞脱落的比例增加，未脱落细胞胞浆和胞膜的损伤导致胞浆消化酶的漏出和黏膜被胰蛋白酶消化。小动脉痉挛和灌注压降低造成缺血性损伤的程度加重。当黏膜屏障具有缺陷时，可发生坏死和随后的细菌侵犯。缺血的基本病理学反应是黏膜凝固性坏死。如果回流再建，则可发生急性炎症。

在缺血性损伤中没有一种病变是关键的事件。细胞能量储存减少和毒性代谢物积累均可引起细胞死亡。损伤逆转需要血流重建（再灌注），因为它可使细胞再生并清除毒性代谢产物。然而，奇怪的是缺血组织的再灌注也能损伤组织（图 6.93）[184]。事实上，大多数发生于肠缺血的损伤是发生在再灌注的期间，由于活化的中性粒细胞及其他炎症细胞产生反应性的氧代谢产物。再灌注损伤的严重性取决于前期缺氧的持续时间，部分性肠缺血比完全性肠缺血缺氧严重[185]。氧骤然再次输入缺氧组织，释放的氧自由基级联破坏内在的防御功能。许多是由次黄嘌呤-黄嘌呤氧化酶系统衍生而来[186]。过氧化物和过氧化氢增加黏膜和血管的通透性，补充和活化中性粒细胞，并且作为前体经由 Fenton 和髓过氧化物酶反应损伤羟基（图 6.93）[186]。侵袭性腺腔因素（例如胰腺的蛋白酶，尤其是胰蛋白酶）是黏膜损伤以及增强细菌转运和发生脓毒症的原因。

中性粒细胞-内皮细胞之间相互作用是缺血性微血管损伤的先决条件[187]。缺氧诱导内皮细胞产生各种黏附分子，包括整合素（integrins）、免疫球蛋白超家族成分和选择素（selectins）。这些有力的化学吸引剂和化学激活因子将白细胞和血小板吸引到再灌

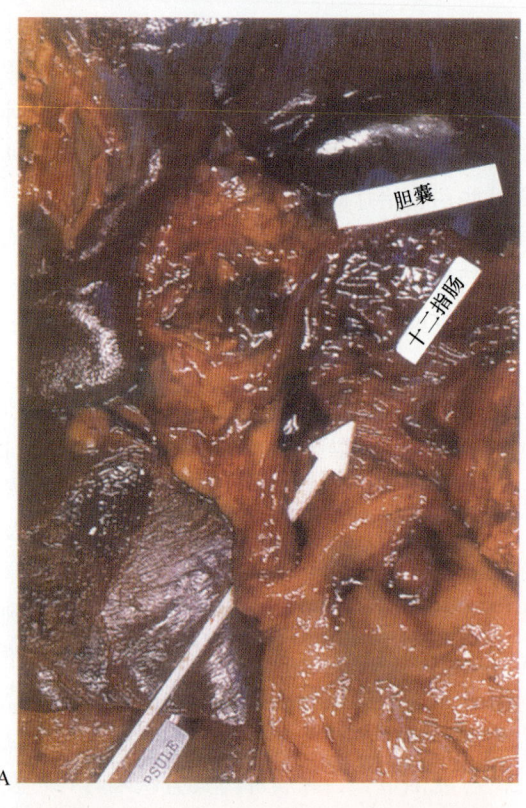
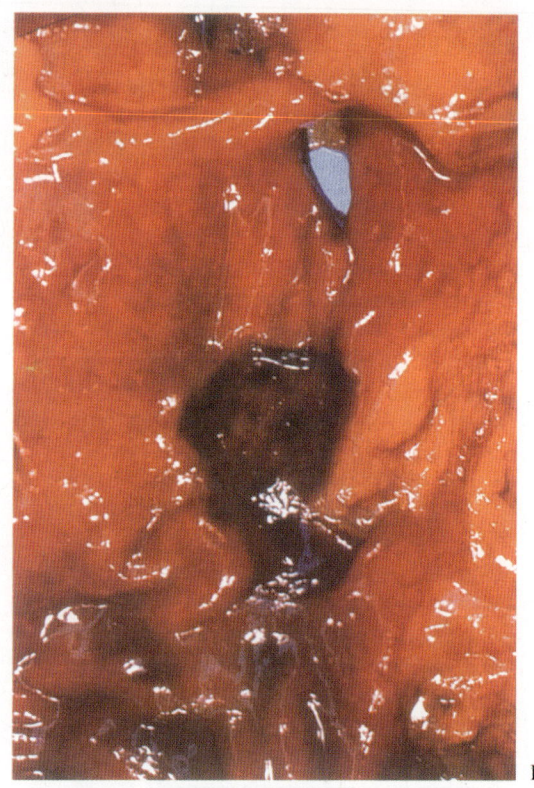
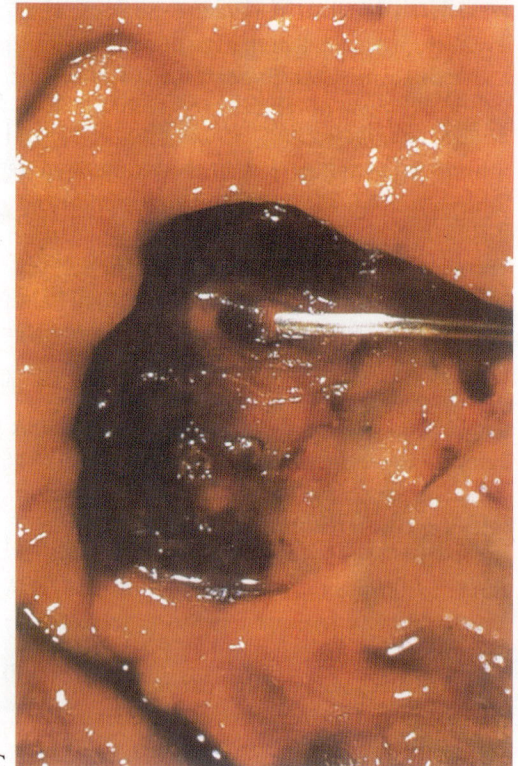

图 6.89 消化性十二指肠溃疡的大体表现。A 和 B 来自尸检时切除的同样的标本。患者有许多溃疡，累及胃、食管和十二指肠。塑料箭头插入穿孔的十二指肠溃疡。B：高倍镜下显示不同的溃疡存在颗粒性基底。图 A 和 B 显示的标本来自 Zollinger-Ellison 综合征患者。C：来自不同患者的图片显示存在含有探针的明显可见的大血管。

注组织，并促进其黏附、经内皮细胞迁移和活化。因此，可见黏膜大量的中性粒细胞浸润。中性粒细胞浸润还是反应性氧代谢产物（reactive oxygen metabolites，ROM）的主要来源，包括 O_2^-、H_2O_2、$OH·$、$HOCl$ 和某些 n-氯胺。

急性肠系膜梗死由肠系膜动脉闭塞（图 6.94）、

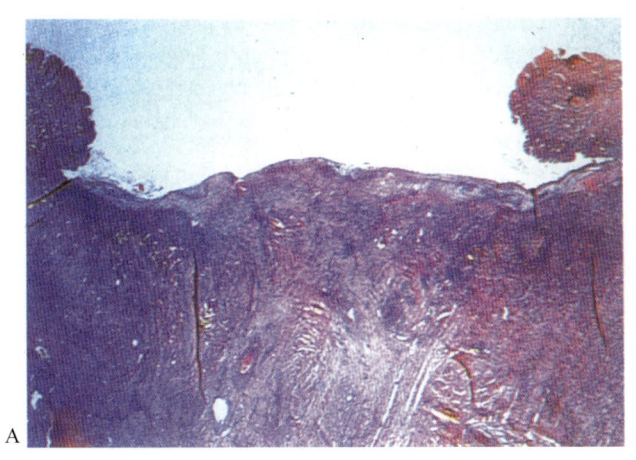 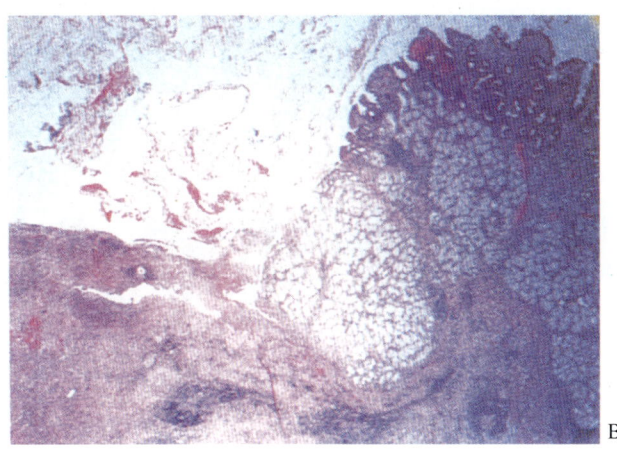

图 6.90 十二指肠溃疡。**A**：溃疡可见伴有典型的悬垂的边缘。具有与胃溃疡相同的分带（见第 4 章）。**B**：溃疡向深部延伸至十二指肠肠壁。可见十二指肠腺体增生。

未闭塞性低血流状态、肠系膜静脉血栓（图 6.95）或血管炎引起。肠系膜动脉血栓形成和栓塞（图 6.96 和 6.97）发生的概率大致相等。血栓几乎总是位于动脉粥样斑块的上面，占据血管近端几个厘米。反之，栓子位于分叉部位或在分支远侧。缺血还可合并多种其他病变，最终造成肠血管供应的管腔闭塞（表 6.5）。

低血流量状态缺血（非闭塞性缺血）

低血流量状态通常由心输出量减少引起，发生于原发性心脏病（梗死或心律失常）、血容量减少、休克、血管分流或合并肠系膜血流量低和肠系膜动脉血管狭窄之后。发生低血流量状态的患者通常为老年人，常常伴有动脉粥样硬化性血管疾病。即使在休克期间表层黏膜的血液供应维持得相当良好，在 1～2 小时之内仍可发生缺氧性损伤。几种发病机制是缺血性坏死的原因，包括血管收缩伴有抗血流能力的增加、黏膜以外血流的重新分布、经由毛细血管前括约肌平滑肌纤维舒张造成的毛细血管滤过增加，以及绒毛内肠的逆流机制，将绒毛顶部的氧分流出去（图 6.98）[188]。这能解释为什么绒毛顶部最先缺氧，并能解释早期和轻微损伤为什么总是最先发生于绒毛顶部（图 6.99）。

动脉闭塞性疾病

动脉闭塞性疾病继发于动脉粥样化斑块引起的狭窄、血栓形成、栓塞或出血。闭塞还可由主动脉动脉瘤、主动脉壁夹层形成、附壁血栓和外部肿瘤压迫血管形成的梗阻引起。闭塞可累及一个或所有的肠动脉分支。动脉粥样化性闭塞进展缓慢，足以形成侧支循环，结果导致患者在出现症状之前，常常患有累及所

表 6.5　肠缺血的原因

急性血管闭塞
　　动脉或静脉血栓形成
　　栓子
低血流量状态（心输出量低，低血压/休克）
动脉粥样硬化
机械性
　　肠套叠
　　肠扭转
　　疝
坏死性小肠结肠炎
血管炎和血管病
高凝血状态
药物
　　口服避孕药
　　可卡因
　　洋地黄和血管加压药
　　氯化钾
血管受压
　　肠扭转
　　肠套叠
　　腹腔干受压
淀粉样变
胶原性血管疾病
放射性损伤
糖尿病

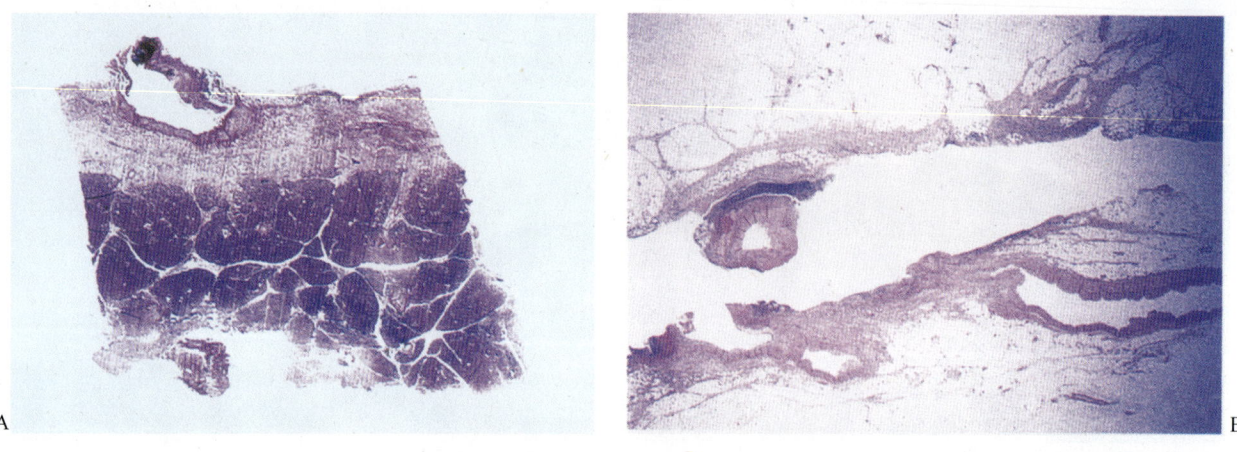

图 6.91　穿透性十二指肠溃疡。**A**：溃疡床底部已侵蚀一个肠管外的大血管。基底部结构为胰腺，其周围因炎症反应已形成纤维化。**B**：侵蚀到浆膜脂肪，暴露主要血管的几个分支。

有肠系膜动脉的严重的疾病。继发于单一血管的动脉粥样化性闭塞的肠梗死少见[189]（大约50%的50岁以上的患者患有动脉粥样化性狭窄或腹腔干闭合）。在糖尿病患者，这种疾病多半是最严重的。肠系膜上动脉受累比肠系膜下动脉常见。最严重的动脉粥样硬化性病变累及肠系膜上动脉和肠系膜下动脉近端2cm处。栓塞性闭塞占肠系膜血管闭塞病例的1/3[190]。大块、急性且常常是致命性的栓塞通常由心内附壁血

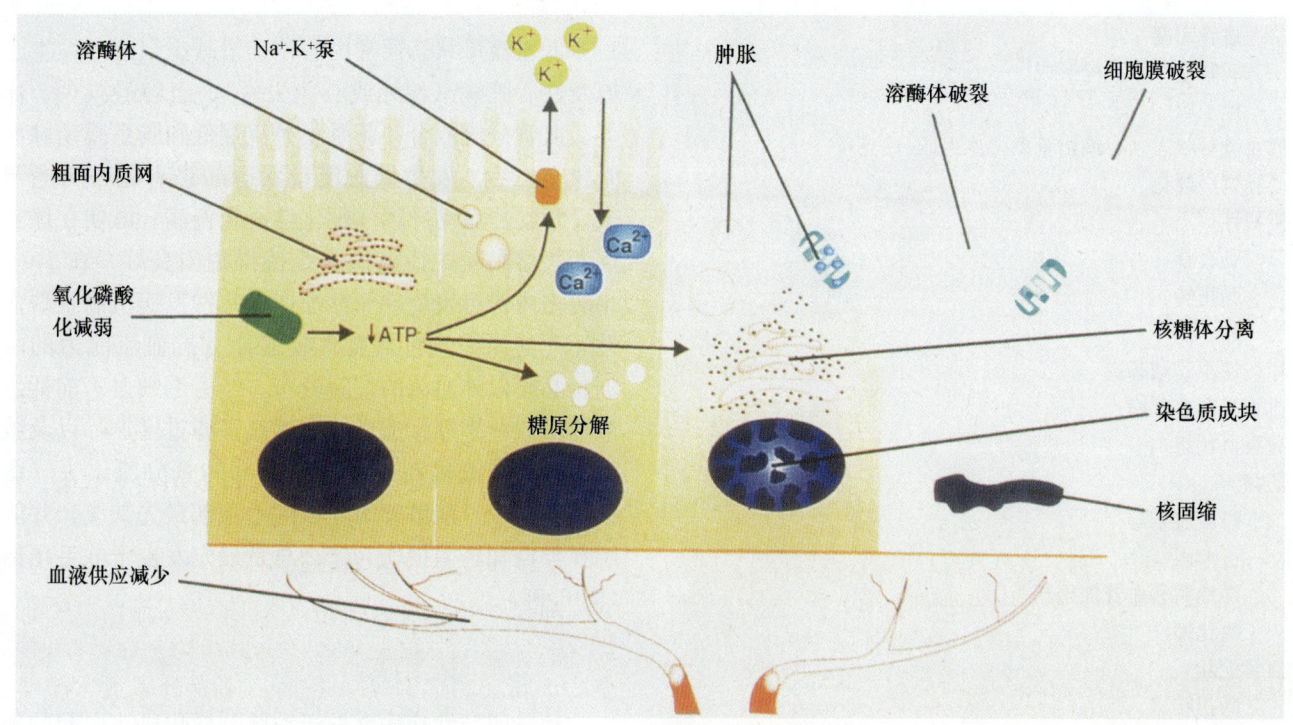

图 6.92　肠缺血。当动脉血到达肠黏膜不足时，可发生肠缺血，这是由于存在血栓、栓塞、动脉粥样化斑块、血管痉挛、低血流量状态或静脉流出梗阻引起的。结果氧化代谢减弱，导致三磷酸腺苷（ATP）减少、糖酵解增加、酸中毒以及核染色质和其他细胞器改变。ATP减少还引起钠-钾泵的功能降低，伴有钙离子和水流入以及钾的流出。结果细胞肿胀，细胞内细胞器也肿胀。由于细胞器损伤，核糖体减少和蛋白合成减少，干扰修复过程。

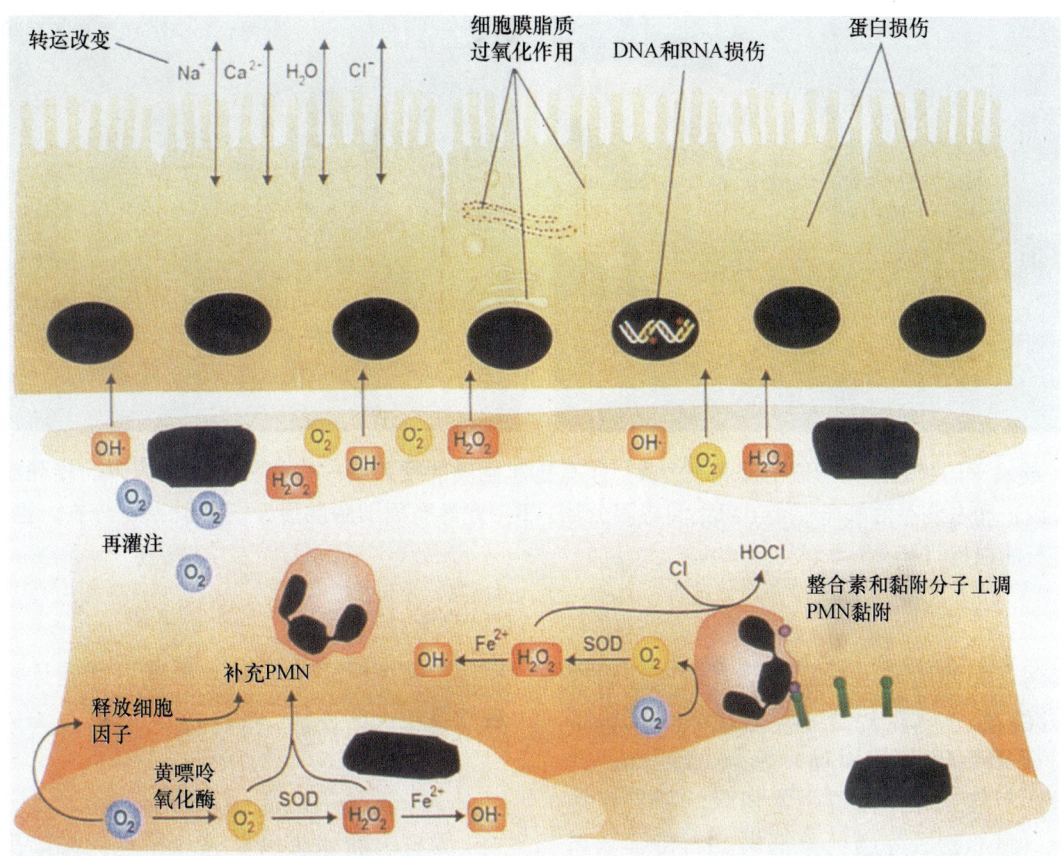

图 6.93 缺血期间,细胞三磷酸腺苷(ATP)转化为一磷酸腺苷并进一步代谢分解为次黄嘌呤,其作为黄嘌呤氧化酶的可氧化底物。黄嘌呤氧化酶(XO)是核酸降解的限速酶。在次黄嘌呤和黄嘌呤的氧化期间,XO 生成 H_2O_2 和 O^{2-}。经由 Fenton 反应也能生成自由基,尤其是在细胞再灌注期间。自由基补充多形核白细胞(PMN)至再灌注区域。中性粒细胞黏附内皮细胞,继而增加中性粒细胞和内皮细胞上整合素和黏附分子的转运。自由基还能弥漫进入局部组织,引起肠上皮细胞异常,伴有细胞膜脂质过氧化作用,并损伤 DNA、RNA 和蛋白质,改变细胞的转运机制。

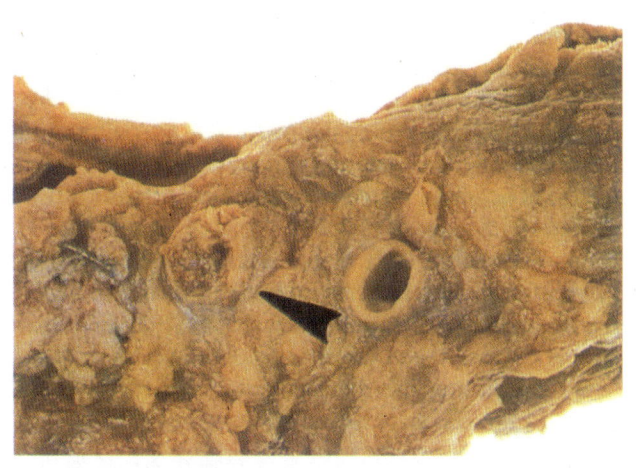

图 6.94 形成血栓的肠系膜上动脉。箭头指向肠系膜上动脉从主动脉的开口。

栓合并心脏病引起。胆固醇栓子由主动脉斑块迁移而来,尤其是在导管插入之后,导致局部或广泛性腹腔内缺血。瓣膜性心内膜炎可有小的真菌栓子脱落。肠损伤发生于全部循环停止的几分钟内。

肠系膜上动脉骤然闭塞引起闭塞血管供应区域的出血性梗死(当出现侧支血液供应时可以缓解)。梗死区域可从空肠近端延伸至横结肠,形成缺血性小肠结肠炎的形态[36]。然而,累及区域通常很小,在正常肠管和缺血部分之间可见明显的界限(图 6.100)。

一般来说,诊断急性、弥漫性、透壁性缺血性肠坏死并不困难。这些患者突然出现症状,最常见的表现是定位不清的腹部绞痛,随着疾病的进展腹痛变得恒定而持续。疼痛是由固有肌层痉挛引起

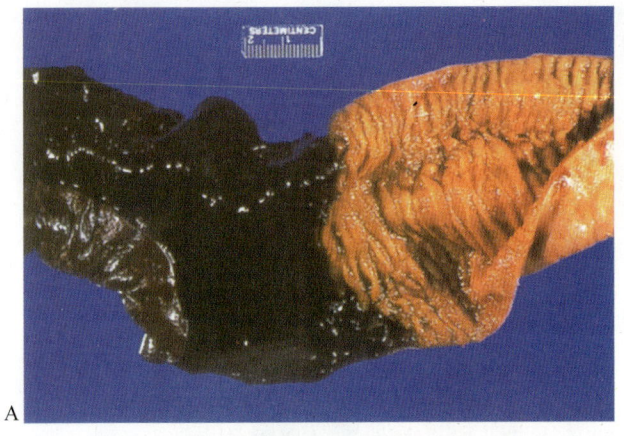
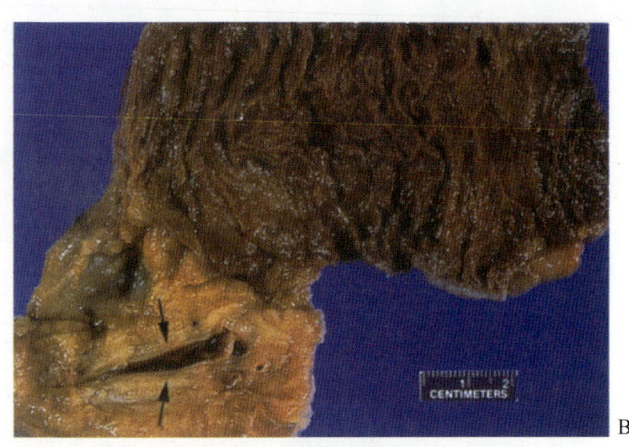

图 6.95　继发于门静脉血栓形成的肠梗死。A：伴有正常黏膜的梗死肠段交界处的大体照片。梗死组织（左侧黑色组织）和右侧存活的非梗死组织之间界限分明。B：分离肠周围脂肪显示门静脉系统分支，已被剖开，其内含有长的血栓（箭头）。

的。发生腹泻，粪便明显呈血性。随着缺血性肌肉失去收缩功能，痉挛大多停止。然后患者出现腹部触痛、反跳征阳性以及外周循环衰竭的证据。此时，肠管通常不能恢复，需要手术切除。随着疾病进一步发展，腹部膨胀等肠征象消失。当持续缺血和发生梗死时，患者常常出现白细胞计数升高、发热和腹膜炎的体征。

肠系膜静脉血栓形成

　　肠系膜静脉血栓形成是相对少见的疾病，主要发生于 50～70 岁的老年人[191]。肠系膜静脉血栓形成的发生率在普通住院人群中为 0.003%，在尸检人群中为 0.05%[192]。静脉血栓形成占所有肠系膜缺血和梗死病例的 5%～15%（图 6.101）[193]。在任何一个患者中均可能存在多种病因学因素。例如，一个需要脾切除的患者先前可能患有累及凝血系统的异常，术中可能伤及局部静脉，并可发生因脾切除而引起的短暂性血小板增多症。在较年轻患者中出现肠系膜静脉血栓形成，提示患者具有高凝血状态。25%～50% 的病例没有易感原因，而将其归类为原发性静脉血栓形成。不管血栓形成的原因如何，血液从肠流出受阻，引起肠系膜动脉压力升高，动脉血流缓慢，导致缺血发生。管腔内压力增加进一步妨碍黏膜的存活力。

　　所有肠系膜血栓形成中大约 95% 累及肠系膜上静脉，引起小肠或近端结肠缺血或梗死[191]。在少部分病例，血栓形成在很长一段时间内发生，可以从受累肠段形成侧支静脉引流。根据病因不同，肠系膜静脉血栓形成可以始于门静脉并返回至肠系膜静脉及其分支，或始于较小的外周肠系膜静脉分支，之后进入门静脉。蔓延性门静脉血栓形成引起门脉高压。血栓常常发生在静脉弓的远端并向近端蔓延。

图 6.96　门静脉组织学切片显示存在机化的血栓。

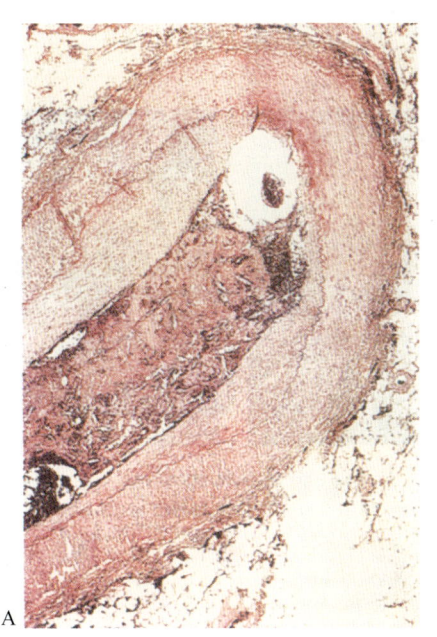
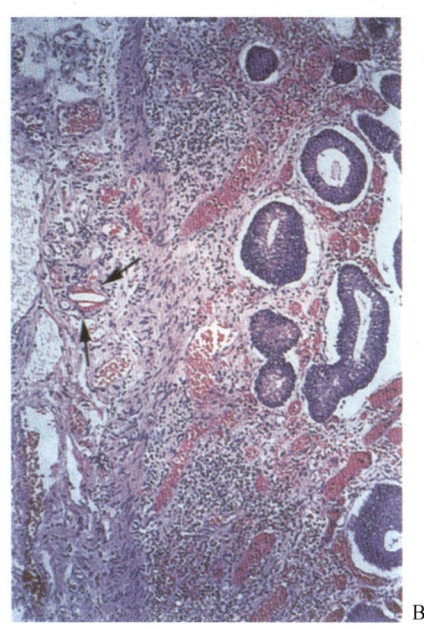

图 6.97　动脉粥样化性栓子。A：肠系膜上动脉横切面显示存在大的动脉粥样化性栓子。B：栓子延伸到较小的血管，在黏膜肌层正下方（箭头）。

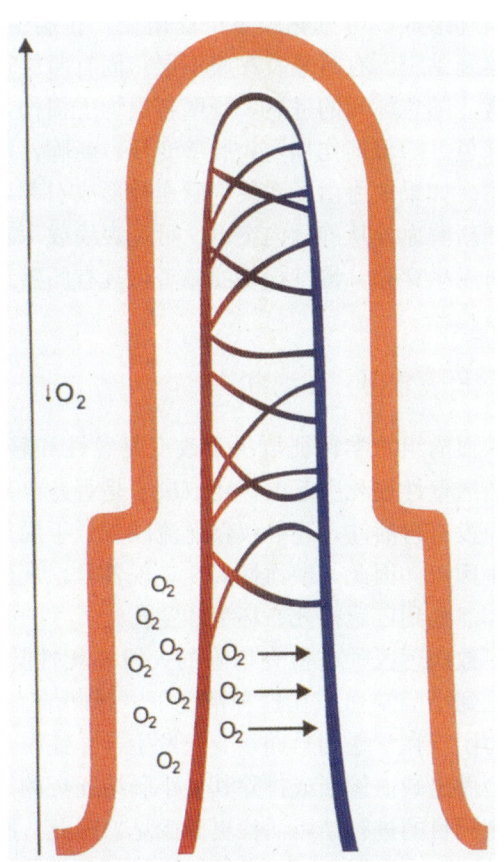

图 6.98　逆流机制线条图，显示发生在绒毛根部的分流。在缺氧期间，将氧从绒毛顶部转向隐窝基底部。

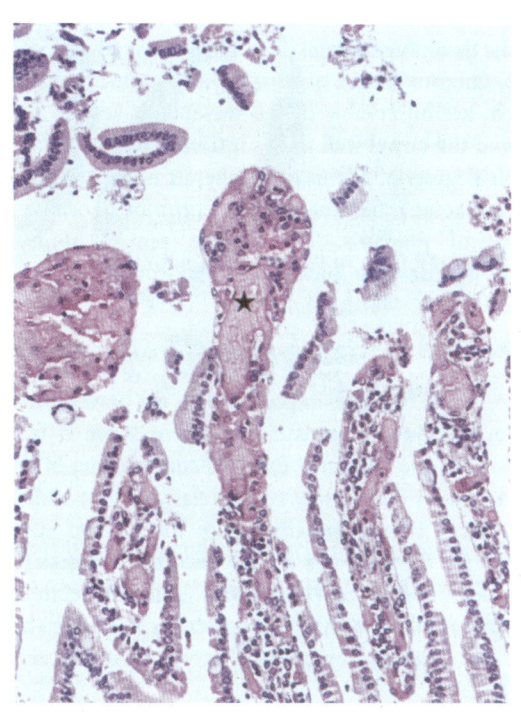

图 6.99　早期缺血显示明显的毛细血管充血和绒毛顶部上皮脱失。其中一个剥脱的绒毛顶部用星号表示。孤立地看，这些改变可能类似于自溶。没有发生再灌注，因此缺乏急性炎症细胞。

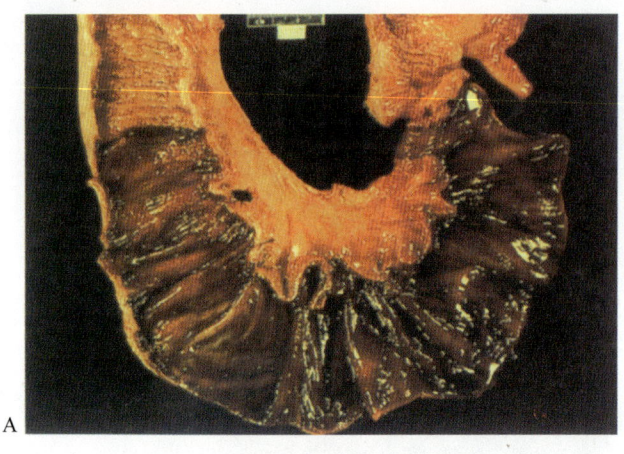 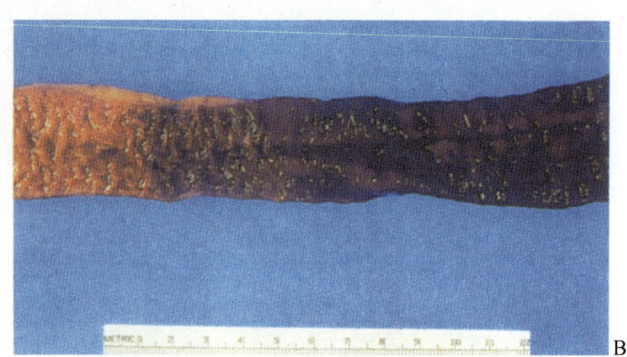

图 6.100 小肠缺血。A：充血的梗死区域，邻近的黏膜易脆，粉褐色。B：梗死区域，其邻近的黏膜较少受累，有渐进性充血。

患者表现为非特异性所见的征候群。临床表现以腹部绞痛逐渐增强为特征。随着新的血栓形成进一步阻塞侧支，患者发生恶心、呕吐、急腹症和直肠出血。此时需要手术治疗。脾静脉或门静脉受累伴有血栓蔓延可能导致门脉高压[191]。伴有静脉闭塞的患者易于呈亚急性经过，出现几天或几周的腹痛。血性腹水常见。

肠系膜静脉血栓形成的诊断通常能够在急腹症剖腹术时做出。在手术时，浆膜和黏膜表面呈花斑状、出血和变色，伴有纤维素性渗出沉积其上。透壁性出血性梗死的区域肠管变薄，附近区域显示片块状缺血。肠系膜通常增厚、出血和水肿，而且含有许多条索样形成血栓的静脉。动脉外观通常正常。在肠系膜静脉血管系统中，可见许多新近形成的、机化的和部分再通的血栓，肠壁显示透壁性出血和不同程度的水肿和缺血性坏死，伴有溃疡形成和急性炎症。血栓形成不伴有静脉炎。动脉一般不受累及。患者可发生 Budd-Chiari 综合征。

静脉回流的机械性梗阻

当肠管绕曲、扭转或肠套叠时，或当发生肠绞窄和疝时，静脉回流受阻。在动脉供应受累之前，血管结构外部受压引起相对薄壁和压力低的静脉系统梗阻，结果肠管充血、出血和水肿。接着迅速发生缺血性坏死。组织学特征除了缺乏血栓外，类似于肠系膜静脉血栓形成。

缺血性损伤的大体特征

肠缺血的病理学特征类似，无论潜在的原因是什么。缺血的特征是在本质上表现为节段性。在早期，缺血肠管水肿、苍白，伴有黏膜下充血、出血和灶状黏膜脱落（图 6.102）。随着疾病的进展，浆膜变为暗黑色和紫色，或暗红色，并出现大量肠腔内出血。浆膜失去其正常光泽，外观暗淡。黏膜可见坏死、结节和溃疡形成。可见黏膜下广泛出血。在病变早期，仅仅累及黏膜，有时累及黏膜下层；固有肌层通常保持正常。随着坏死的进展，肠壁各层均受损伤，浆膜呈紫绿色。随着损伤加重，肠壁变薄、变脆，形成膜样渗出。如果缺血由肠系膜静脉血栓形成引起，可见陈旧和新鲜血栓从静脉内突出。可见表浅或深在的溃疡。可发生穿孔。慢性损伤的患者可具有肠壁纤维化和狭窄。

缺血性损伤的组织学特征

缺血的组织学特征取决于改变是急性和轻微的，还是由透壁性梗死引起的。还取决于是否有全部血管闭合而没有再灌注，还是仅仅血流减少低于局部需要并发生回流。因此，缺血性病变表现各异，从斑片状充血和溃疡到广泛梗死、坏疽和穿孔。

多数病理医师在检查切除的大段坏死性肠管时，均可见到小肠缺血。在这种情况下，诊断缺血容易。诊断的困难在于遇到早期病变或发生合并症时。在小肠活检做出缺血诊断或排除其他小肠结肠炎的病因比为了相同目的进行结肠活检更为少见。因此，肠缺血活检的特征将在第 13 章广泛讨论。

因为黏膜是肠壁最脆弱的部分，所以最先受损伤（图 6.103）。早期上皮损伤是能量依赖性过程丧失的

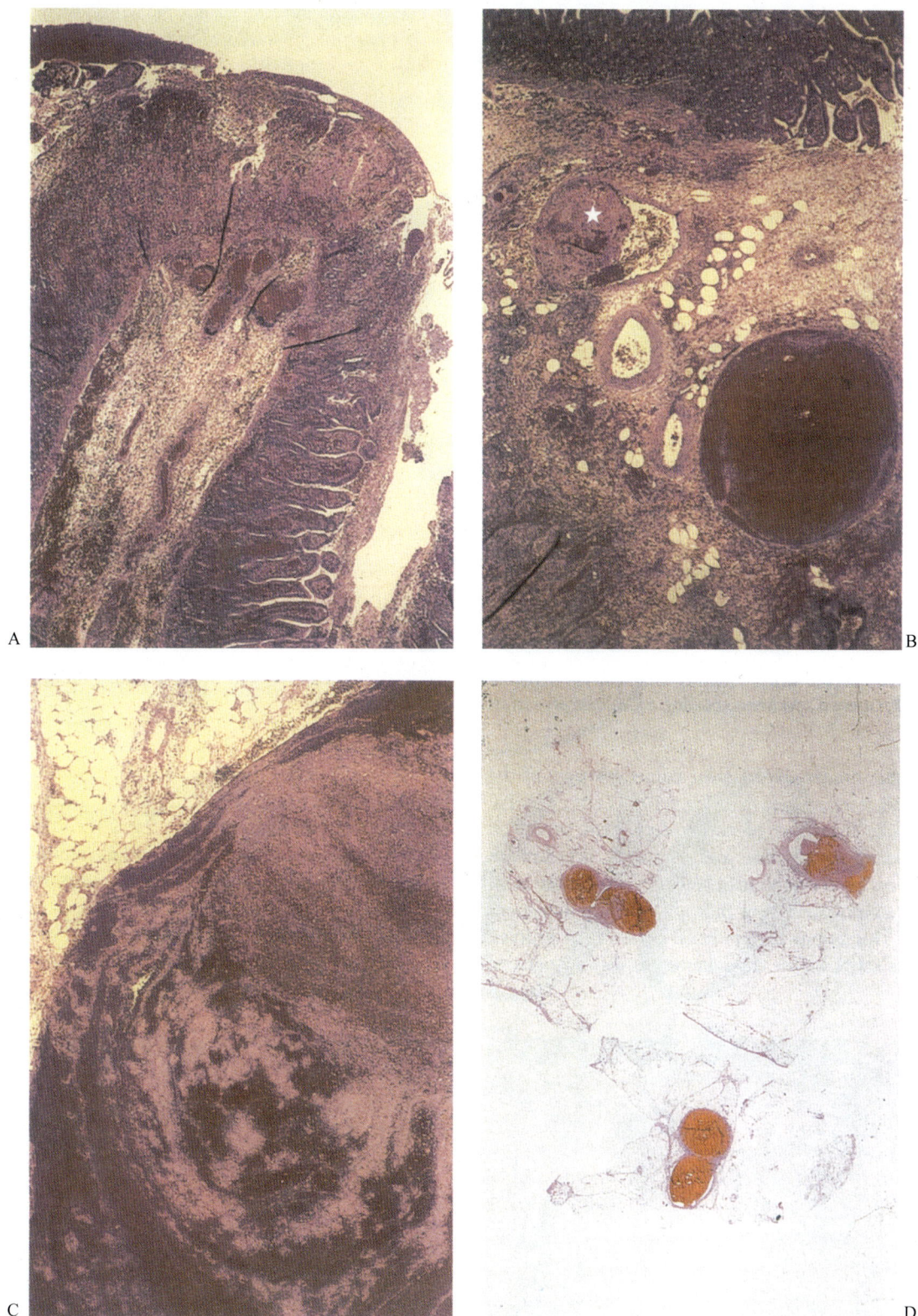

图 6.101 S 蛋白缺陷患者的门静脉血栓形成。来自图 6.95 标本的组织学特征。**A**：患者发生缺血伴有再灌注损伤。可见腺体脱落、绒毛上皮脱失、绒毛充血和炎症。**B**：高倍镜下显示黏膜下层充血和黏膜下静脉血栓形成（星号）。**C**：高倍镜下显示血管内血栓的 Zahn 线（lines of Zahn，血栓表面的皱痕）。**D**：肠系膜脂肪含有许多形成血栓的门脉血管系统的分支。

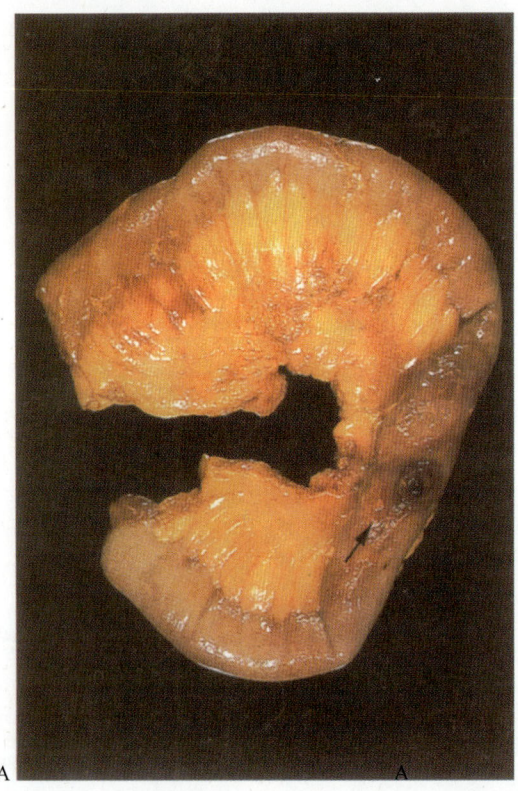
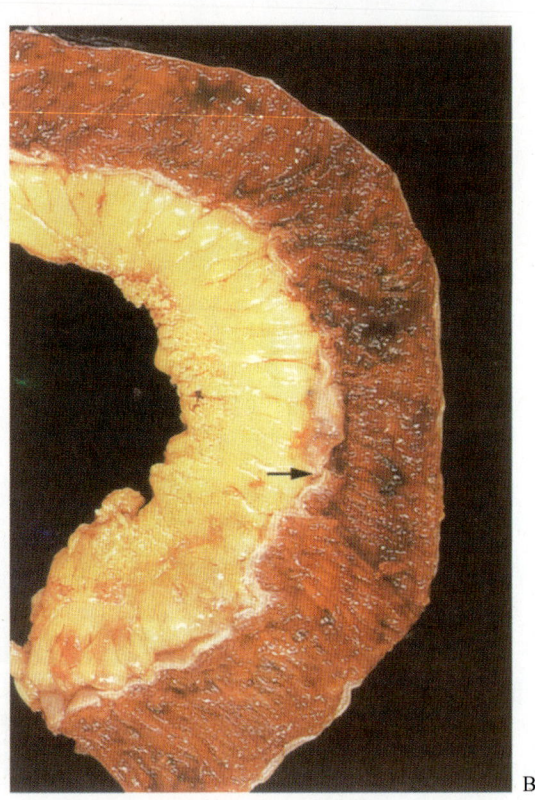

图 6.102　肠缺血的大体特征。**A**：没有剖开的伴有穿孔的标本（箭头）。**B**：剖开的标本显示局部区域缺血（箭头）。

结果，引起细胞间水肿和上皮分离。在肠上皮细胞的基底侧发生有膜包被的胞浆空泡，空泡黏附于基底膜上。由此开始了上皮的分离过程。在肠上皮细胞显示不可逆性损伤之前，这一过程开始。这个过程由绒毛顶部进展至隐窝基底。随着缺血加重或时间延长，或二者皆有，绒毛被覆的上皮脱离基底膜，直到上皮细胞完全丢失（图 6.104）。在全部血管闭塞的 1 小时内，绒毛上 2/3 剥脱。然后，绒毛轴心解离。隐窝细

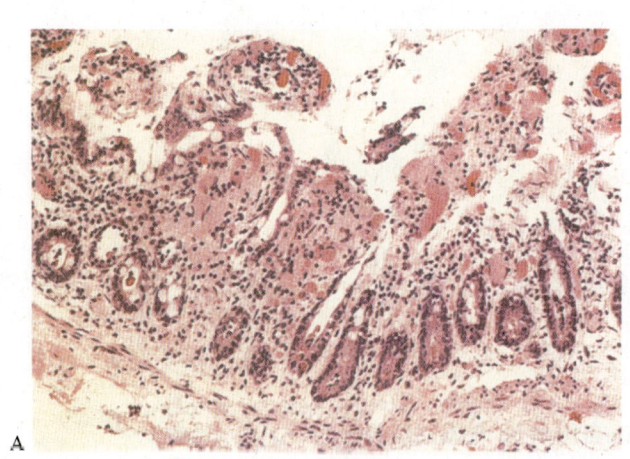
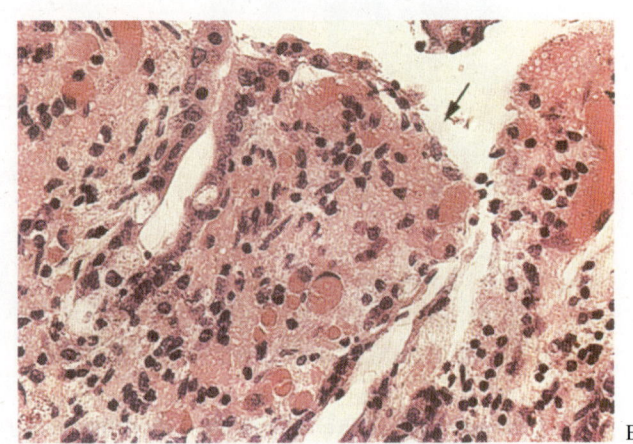

图 6.103　缺血性肠炎。**A**：中倍放大显示被覆绒毛的表层上皮丢失。大多数隐窝只能通过腺体基底残留的细胞来辨认。**B**：表层区域高倍放大显示水肿、血管充血和变性及顶端上皮剥脱（箭头）。

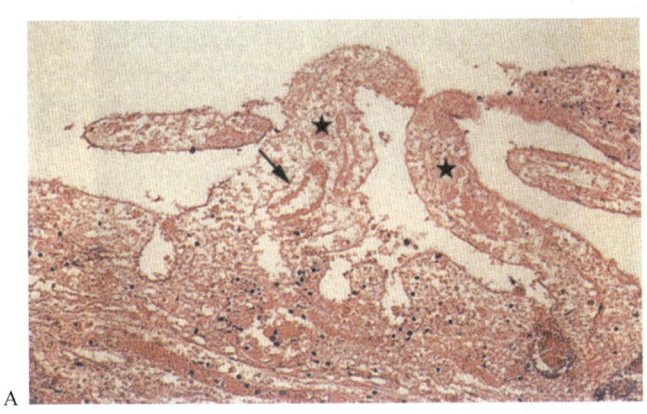

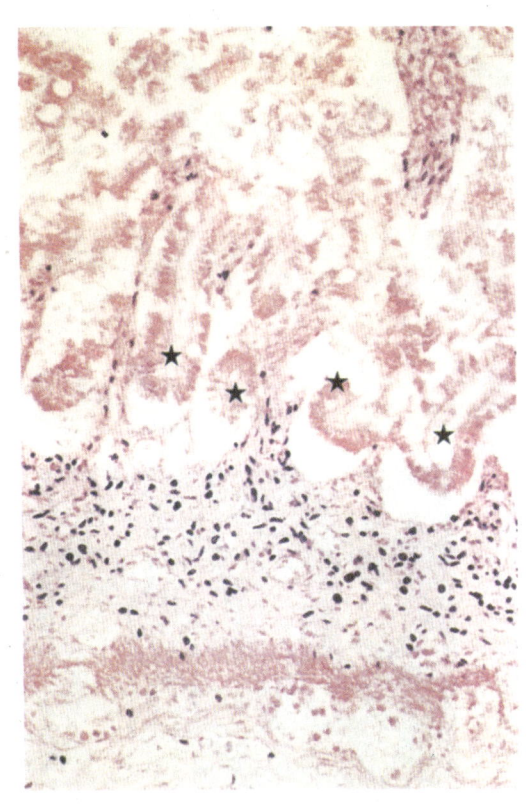

图 6.104　小肠梗死。**A**：伴有透壁性凝固性坏死的小肠完全坏死。可见先前存在的绒毛轴心鬼影（星号）。死亡的肠上皮细胞鬼影由箭头提示。没有炎症，因为没有发生再灌注。**B**：缺氧相关性凝固性坏死。几个隐窝的切面由星号提示。上皮剥脱，细胞核缺乏典型的嗜碱性表现。这张图片显示上皮对缺氧作用的敏感性增加。下面间质的间质细胞仍然含有完整的细胞核。

胞常常保持完整，几乎没有组织学损伤的证据。在另外一些情况下，可见隐窝再生不良（绒毛萎缩，干扰正常细胞的周转）。偶尔，隐窝明显扩张。后来，上皮细胞明显变薄，由于固有层肿胀和出血，隐窝受压并萎缩。急性完全性闭塞 5 小时后，整个肠壁几乎完全坏死。

　　在完全闭塞的病例，毛细血管充血伴有红细胞外渗和凝固性坏死，而不伴有急性炎症。病理学所见是明确的，但类似于自溶，因为缺乏中性粒细胞浸润。较长时间的缺血最终破坏隐窝基底和其下的肌肉系统。当缺血病变累及整个肠壁厚度时，发生明显的穿孔。黏膜毛细血管出现纤维素性血栓可以作为诊断缺血有用的特征（图 6.105），但是只有在发生上皮破坏时才有明显的纤维素性血栓。在严重的损伤中，隐窝完全脱落，如果损伤愈合则有纤维化发生。纤维化的程度取决于缺血性损伤的范围。

　　如果维持部分血流，那么在缺血性损伤的基础上又加上了再灌注的影响。早期间质变化为固有层水肿，常常伴有出血和中性粒细胞迁移至上皮表面，尤其是在绒毛顶部。常常有明显的毛细血管扩张。可出现由坏死上皮、纤维素和炎症细胞组成的伪膜（图

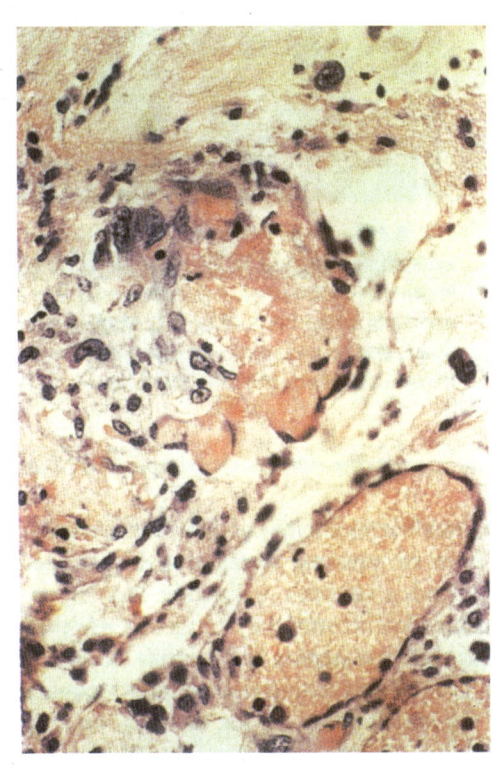

图 6.105　在血管系统中，缺血伴有局灶性纤维素性血栓。

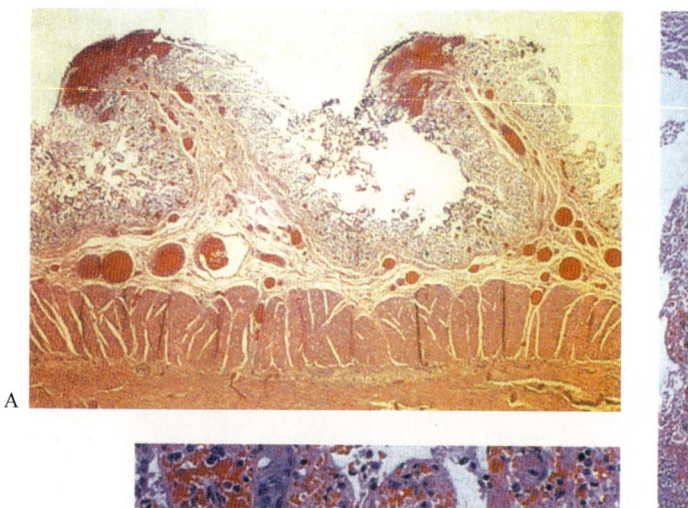
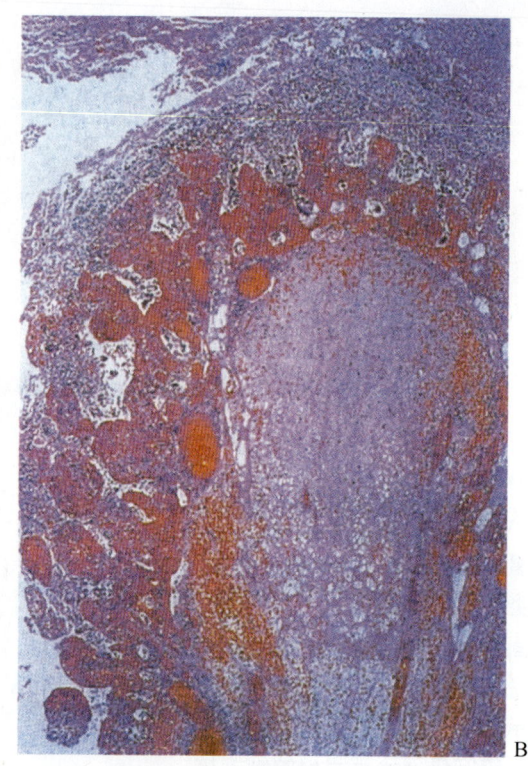
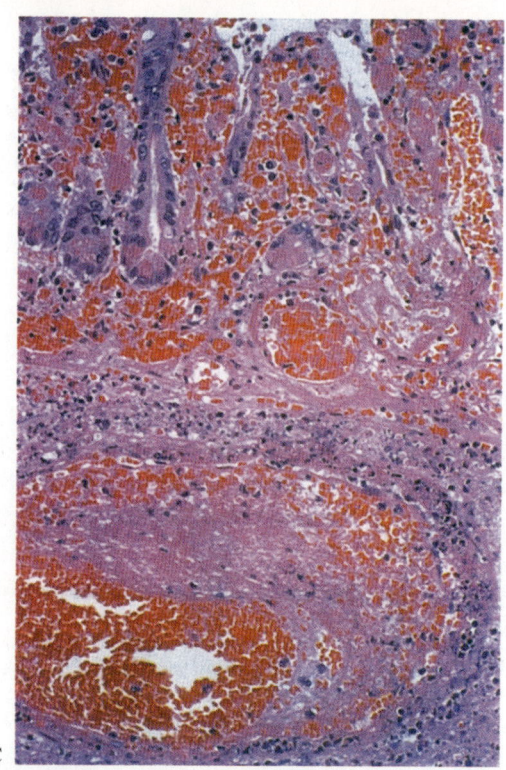
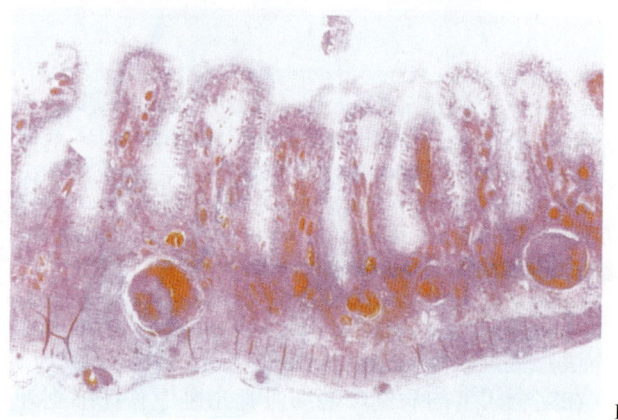

图 6.106 急性缺血。**A**：早期可见皱襞顶部出血性坏死。上皮广泛剥脱。**B**：皱襞顶部广泛出血性梗死。整个黏膜结构完全梗死，伪膜被覆肠管表面，黏膜下层结构水肿和出血。**C**：小肠可见明显坏死。黏膜表现为出血和毛细血管扩张，下面的血管内可见机化的血栓。**D**：小肠严重而广泛的透壁性梗死。

6.106）。在严重损伤的病例，缺血性病变蔓延至黏膜下层和固有肌层以及浆膜（图 6.106）。如果缺血仅仅累及一小段肠管，通过侧支循环可以开始愈合，此时梗死病灶较小，导致在变性改变的基础上出现再生性改变。

从小肠切除或活检标本中，通常找不到明显缺血性损伤的病因，除非见到血管炎或血栓。重要的是要鉴别缺血和溃疡引起的血管损伤与原发性血管疾病。为了做出这种鉴别，必须检查没有溃疡或仅仅显示轻微缺血性损伤征象的肠管，以便确定是否存在潜在的血管疾病或其他改变。

亚急性缺血性肠病患者黏膜内可见孤立性杯状细胞，可能类似于印戒细胞癌，尤其是由于胃肠道印戒细胞肿瘤可能具有欺骗性的良性表现[194]。这些细胞一般见于广泛坏死伴有黏膜脱落的区域。它们通常位于隐窝腔内，伴有炎性碎屑，在隐窝死亡细胞的附近。在隐窝的基底部，正在死亡的细胞和剥脱的印戒细胞样细胞之间常常连续。印戒细胞样细胞是变性的杯状细胞，通常伴有其他正在死亡的细胞，具有肠上皮细胞、内分泌细胞和 Paneth 细胞的特征。这些细胞局限于部分存活黏膜的缺血部位。

缺血性损伤的修复

即使在绒毛极度损伤时，如果组织有充足的重新供氧，愈合启动得也很迅速[195]。修复的发生分为几个阶段。在第一阶段，新生的上皮层从隐窝和绒毛的下 1/3 再生（图 6.107）。细胞增生并向上迁移，被覆残余的绒毛轴心。如果绒毛轴心完全破坏，黏膜将变得单纯，类似于结肠组织，甚或出现完全缺乏隐窝的区域。12 小时之后，可见扁平上皮，但到 24 小时，上皮和细胞呈立方或柱状，并开始出现明显的小肠绒毛。8 天之后，再生的小肠黏膜显示不同程度的正常形态学表现[196]，取决于原来损伤和结构丢失的程度。

并发症

早在最初损伤之后的 2~8 周，缺血之后的修复性改变即可导致狭窄形成。伴有浆膜缺血的透壁性梗死能够引起相邻器官之间的粘连。广泛的肠梗死导致全身性酸中毒和低血压，伴有继发性心、肾和肺衰竭，脓毒症，狭窄和死亡（图 6.108）。

缺血性狭窄可为单发或多发，长度可达数厘米。通常呈界限清楚的集中的病变。肠壁增厚、纤维化且略带白色。通常可见黏膜坏死。黏膜下可含有肉芽组织和丰富的新生血管。黏膜可见溃疡，含有炎性息肉或呈愈合性，伴有变形的黏膜皱襞。还可见裂隙。肠壁散在炎症细胞，整个肠壁可见淋巴细胞聚集。所有这些特征类似于出现在 Crohn 病患者的狭窄。先前出血的区域可见含铁血黄素沉着，可以用来鉴别缺血和 Crohn 病。有助于鉴别这两种病变的其他特征列在表 6.6 中。

坏死性小肠结肠炎

坏死性小肠结肠炎（necrotizing enterocolitis, NEC）发生于所有年龄组，从早产的新生儿到老年人。缺血可能是病理学过程的原因，但其机制尚不清楚，通常不能证实有血管闭塞。常常可见并存的细菌感染，这常常是由于梭状芽胞杆菌引起的。继发于细菌毒素可以发生播散性血管内凝血。

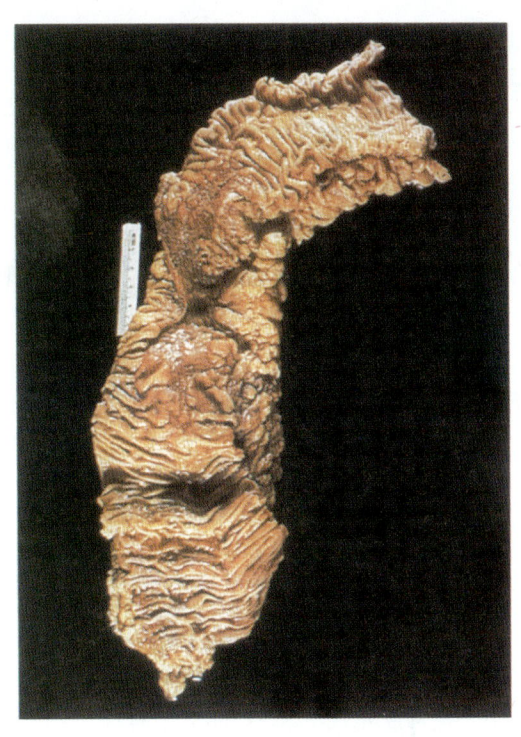

图 6.108　缺血性狭窄。

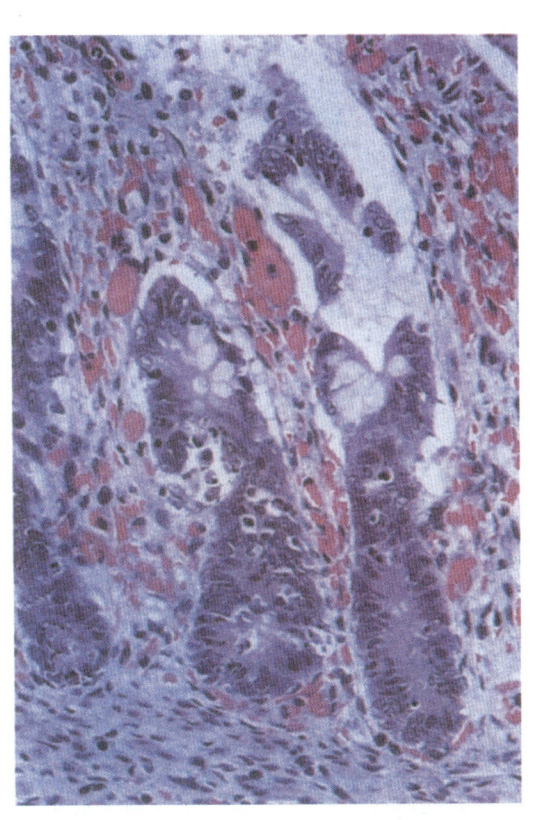

图 6.107　缺血性损伤之后的早期再生性改变。绒毛上皮完全剥脱。隐窝内衬深染的细胞，这些细胞开始增生并替代先前破坏的上皮。

表 6.6　缺血性狭窄与 Crohn 病的比较

特征	缺血	Crohn 病
狭窄部位	通常为远端回肠	远离远端回肠
与正常小肠界限清楚	可见	缺乏
远离狭窄的口疮性溃疡	缺乏	常常出现
透壁性炎症	可能出现	出现，为其特征
黏膜下淋巴细胞聚集	可能出现	出现，为其特征
含铁血黄素沉着	可以出现	缺乏
血管炎	可以出现	可以出现
裂隙	可以出现	可以出现

新生儿坏死性小肠结肠炎

新生儿坏死性小肠结肠炎是新生儿的破坏性疾病，发病迅速，发生于 6% 的早产婴儿[197]。20%～40% 的病例为致死性。幸存的婴儿后期患有短肠综合征和（或）营养不良。存活的婴儿早在急性发作后 5 周可形成狭窄。在新生儿坏死性小肠结肠炎的发病机制中 4 种主要因素起着关键作用，包括早产、建立经肠喂食、肠黏膜缺血和肠腔出现细菌（图 6.109）。有些患者缺乏 Paneth 细胞[198]。致病因素包括肠功能紊乱和内毒素血症。在大多数病例，由于胎儿窒息造成心输出量减少而引起肠缺血。

在灌注压力减少和动脉缺氧期间，新生儿肠管维持氧吸收能力有限，尤其是在进食时[199]。另外，早产新生儿肠管酶的成分不能完全消化脂肪、碳水化合物和酪蛋白，以致大量蛋白以凝乳的形式存留在肠腔内。这有利于肠道细菌的生长，尤其是那些产生有毒毒素的细菌。黏膜损伤使蛋白和细菌毒素进入门脉循环，然后进入肝，损伤肝细胞和 Kupffer 细胞。如果肝功能损害严重，则内毒素进入体循环，引起休克。还可发生 Gram 阴性细菌移生，进一步加剧了循环不足和休克[197]。回肠末端和右半结肠易于受累。

新生儿坏死性小肠结肠炎的大体表现可以明显，受累肠段表现为扩张、坏死、出血、易碎和坏疽（图 6.110）。肠的外表面可见粗糙的浆膜渗出物和相邻肠袢之间的粘连。因为损伤的性质为缺血性，所以病变或为弥漫性，或为局灶性。可以出现小肠积气征（图 6.110 和 6.111）。

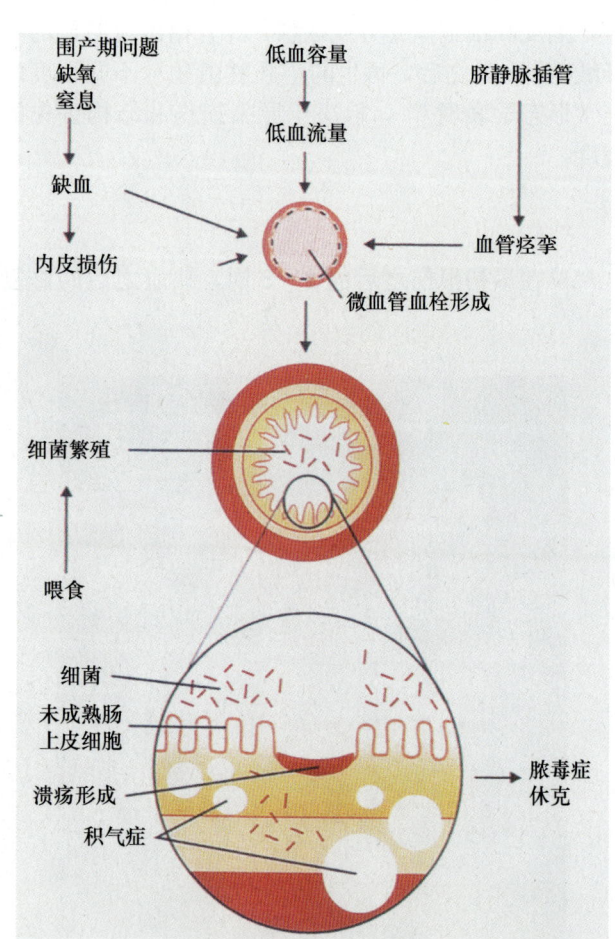

图 6.109　新生儿小肠结肠炎的发病机制。多种因素在这种儿科疾病中起作用。对于多数病例常见的是一段时间缺氧导致的缺血。共存的低血容量导致低血流量状态和合并潜在的缺氧。脐静脉插管可引起局部血管痉挛并进一步妨碍管腔内血液的流动。同时，缺氧损伤呈进行性，小肠上皮失去其正常的屏障功能，存在的细菌侵入下面的组织，导致脓毒症和休克。

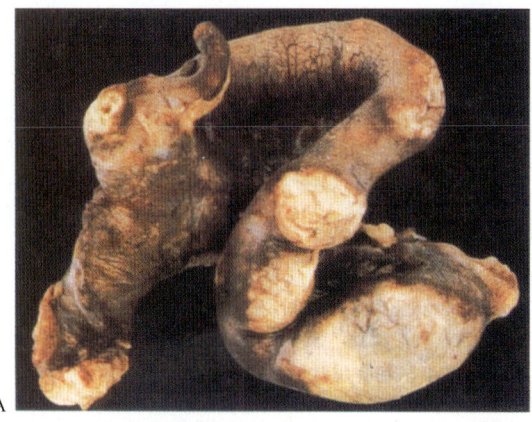
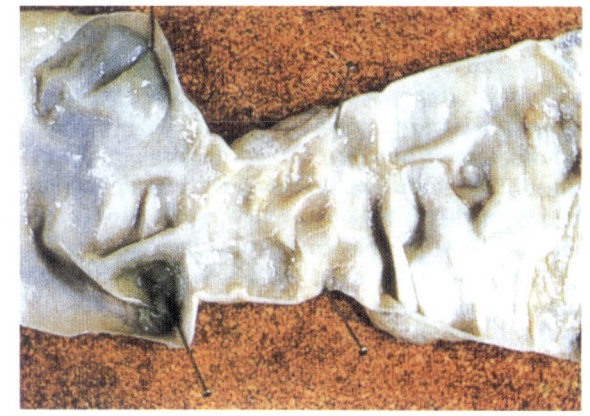
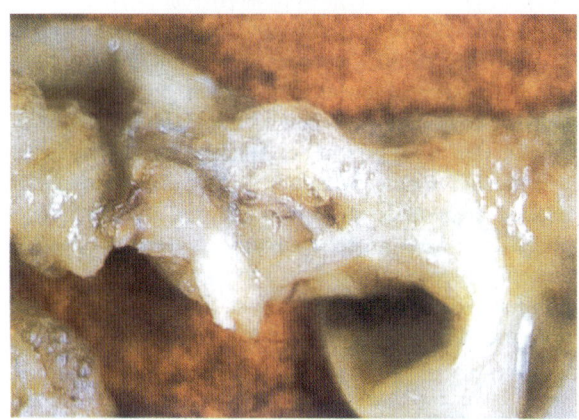

图6.110 坏死性小肠结肠炎。**A**：重度坏死性小肠结肠炎儿童的切除标本。小肠许多区域灰暗，是出血性梗死的区域。另外，多灶性略带白色的区域是伴有伪膜形成的多部位的透壁性坏疽区域。**B**：肠积气征可见于狭窄的区域。**C**：高倍放大显示黏膜表面呈球状改变，是肠壁内陷入的气体。

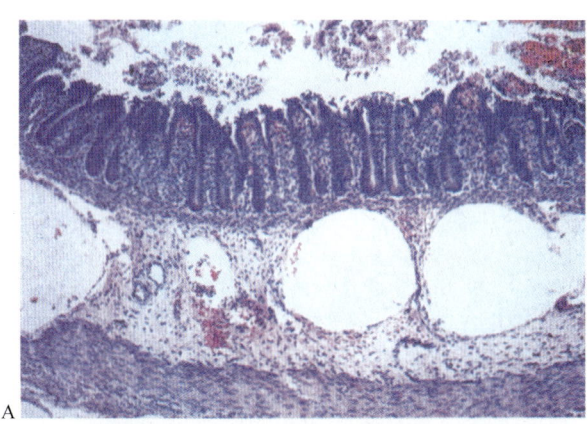
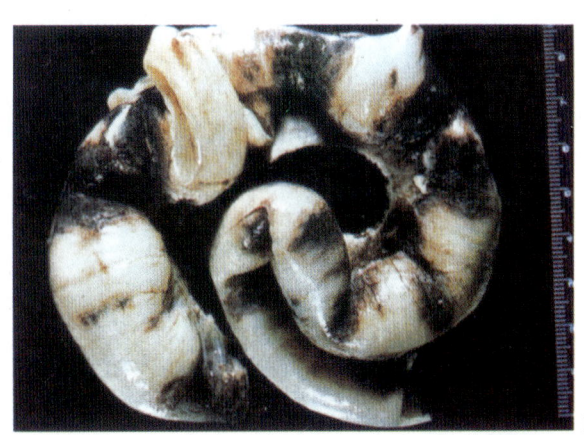
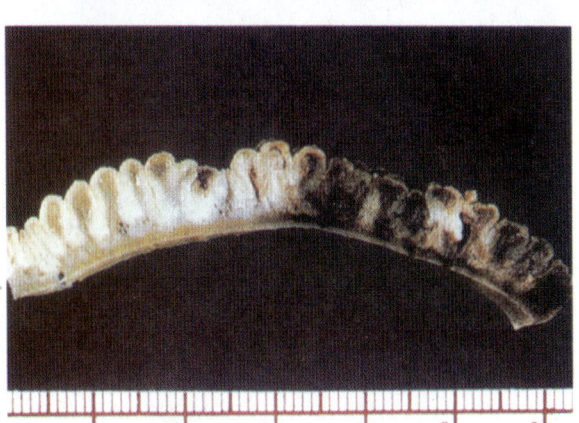

图6.111 坏死性小肠结肠炎。**A**：黏膜已经再生。绒毛明显缩短。隐窝增生伴有再生表现。肠腔内可见某些溶解的残留的伪膜。充满气体的囊肿可见于黏膜下，相当于肠积气征。**B**：Pig bel 显示片块状节段性受累，正如浆膜面所见。**C**：Pig bel。肠壁横切面显示黏膜下水肿。棕绿色斑点融合形成较大的坏死区域。(B and C Courtesy of Robin Cooke, M. D., Department of Pathology, Royal Brisbane Hospital, Brisbane, Australia.)

热带坏死性小肠结肠炎

热带坏死性小肠结肠炎发生于热带和亚热带地区所有年龄的患者。其发病机制是饮食因素和感染。缺血总是最初的损害。Pig bel（坏死性肠炎的一种类型）见于新几内亚的巴布亚人（图 6.111），就是这组病变的一个例子。这种病变在后面的部分进一步描述。

急性节段性梗阻性肠炎

急性节段性梗阻性肠炎的特征是发热、白细胞增多、呕吐大量的胆汁、严重的腹痛和出现肠梗阻的征象。应用抗生素治疗之后许多患者最终可以恢复。本病可为自限性。有些患者行手术探查证实有节段性缺血。这种儿科疾病可能是随后发生的某些短肠综合征病例的原因，伴有节段性透壁性纤维化[200]。

腹腔干压迫综合征

腹腔干压迫综合征（肠系膜血管压迫）导致腹痛、血管狭窄和缺血。它由肠系膜血管受压引起（表

表 6.7	肠系膜血管压迫
后腹膜血肿	
后腹膜纤维化	
后腹膜肿瘤	
肠系膜淋巴结肿大	
转移癌	
淋巴瘤	
感染性疾病	

6.7）。肠通常发生缺血性损伤。如果压迫是由肿瘤压迫血管系统引起的，肿瘤还可蔓延至肠壁。

动脉粥样化栓塞后的肠缺血

合并动脉粥样化斑块来源的胆固醇栓子可以产生一系列的临床征候群，取决于器官和受累血管的大小。栓子通常来源于主动脉，患者表现为腹部疼痛和继发于肠缺血的黑粪症。这样的患者进行腹主动脉导管插入术，有时导致动脉粥样化栓子散落，遍及腹部动脉循环。这样一种不幸的事件，不仅在胃肠道，而

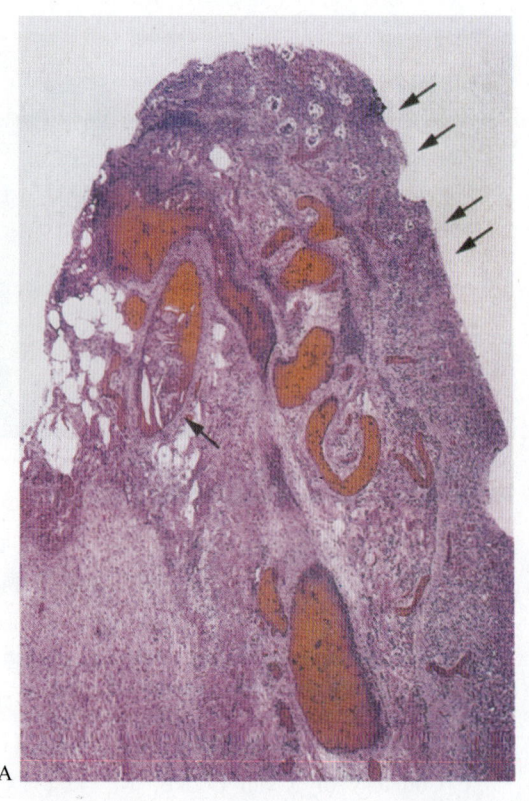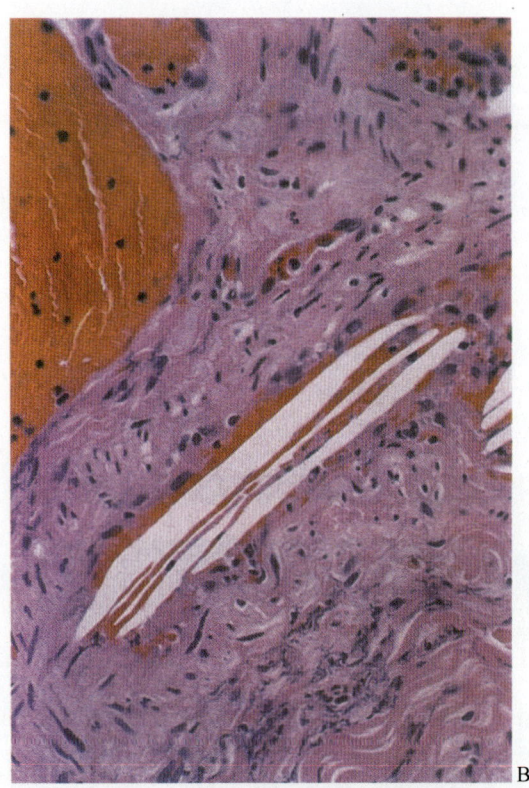

图 6.112　动脉粥样化栓子引起的缺血。A：缺血性小肠部分伴有局部上皮完全缺失（箭头）。血管高度扩张。一个血管含有伴有裂隙状空隙的栓子是胆固醇栓子（箭头）。B：中等大小血管内栓子的胆固醇裂隙的高倍放大。

且在脾、肾和肾上腺均可产生明显的改变。因为栓子停留在小血管，加之侧支循环的出现，所以很少发生全层梗死。伴有疾病愈合的患者可发生狭窄。受累区域的血管有各种不同的改变。最初，动脉粥样化栓子、胆固醇结晶或无定形的碎屑充满血管，由此引起异物巨细胞反应，继而出现向心性内膜纤维化、管腔缩窄和不同程度的再通（图6.112）[201]。

透析患者的肠梗死

肾病晚期进行透析的患者，由于出现高血压、严重的潜在性心脏病以及在超滤透析期间频繁丢失大量液体，所以发生非闭塞性肠梗死的危险性增高。患者有低血压发作；常常出现阴离子间隙和代谢性酸中毒。可以发生多发性梗死。

血管炎的胃肠道缺血

血管炎症可以合并许多导致缺血性肠炎、穿孔、出血、梗死、溃疡和狭窄的病变。小肠和大肠均可受累。结节性多动脉炎就是较大血管疾病的例证。其他类型的血管炎也可累及肠管，包括Henoch-Schönlein病、Wegener肉芽肿病和Churg-Strauss病。不是由原发性血栓性病变引起的导致缺血的静脉性疾病，可能发生于系统性红斑狼疮[202]、Behçet病[203]、坏死性巨细胞肉芽肿性静脉炎[204]、小肠结肠淋巴细胞性静脉炎[205]以及肠系膜静脉特发性肌内膜增生[206]。血管炎常常根据受累血管的大小分类，见表6.8。

结节性多动脉炎

25%~79%的结节性多动脉炎（polyarteritis nodosa, PAN）患者表现为腹痛、腹泻、粪便隐血阳性、恶心、呕吐和呕血[207]。还可发生脂肪泻、穿孔、狭窄、溃疡性肠炎、缺血和肠套叠[208]。36%的PAN患者仅有胃肠道表现。男性患病比女性多4倍，最常见于20岁到40岁之间。患者常常患有其他自身免疫性疾病，最常见的是类风湿性关节炎和系统性红斑狼疮。免疫复合物沉积在血管内，导致受累组织发生纤维素性坏死和血栓形成、闭塞、缺血以及出血性病变。微小动脉瘤和血管狭窄发生于中等大小的肠系膜动脉。25%~30%的病例肠系膜血管受累。沿着肠系膜动脉的结节性肿胀具有特征性的表现，但不常见。

表6.8　胃肠血管炎

累及大血管
　　Takayasu动脉炎[a]
　　巨细胞动脉炎[a]
　　风湿性多动脉炎[a]
主要累及大和中等大小的血管
　　Crohn病
主要累及小和中等大小的血管
　　放射损伤
　　结节性多动脉炎
　　Kawasaki病[a]
　　儿童动脉纤维肌肉结构不良
　　Buerger病
　　真菌性血管炎
　　Danlos-Ehlers综合征
主要累及小血管，ANCA相关性
　　Wegener肉芽肿病
　　Churg-Strauss综合征
　　显微镜下多血管炎
主要累及小血管
　　Henoch-Schönlein综合征
　　Behçet综合征
　　过敏性血管炎
　　闭塞性血栓性血管炎[a]
　　白细胞破裂性（Leukocytoclastic）血管炎
　　系统性红斑狼疮
　　类风湿性关节炎
　　低补体血症性血管炎
　　巨细胞病毒血管炎
　　立克次体血管炎
　　冷球蛋白血症
主要累及静脉和小静脉
　　肠系膜炎症性静脉闭塞性疾病
　　弥漫出血性胃肠病

ANCA，抗中性粒细胞胞浆抗体。
[a] 累及胃肠道者非常罕见。

切除标本常常显示片块状坏死、沿着肠系膜对侧缘的界限清楚的黏膜溃疡、狭窄，而且可能有穿孔。主要的组织学所见通常局限于较小的肠系膜动脉以及小和中等大小的黏膜下动脉。首先发生血管水肿，继而出现血管壁各层的急性炎症（图6.113），后来发生血管中层和弹力内膜的纤维素性坏死，引起扩张和断裂。这使异常血管易于形成血栓和管腔狭窄。弹力组织破坏导致动脉瘤扩张或破裂。这种病变容易发生在有血栓形成和管腔狭窄的异常血管。弹力组织破坏导致动脉瘤样扩张或破裂。整个动脉周径均可受累，

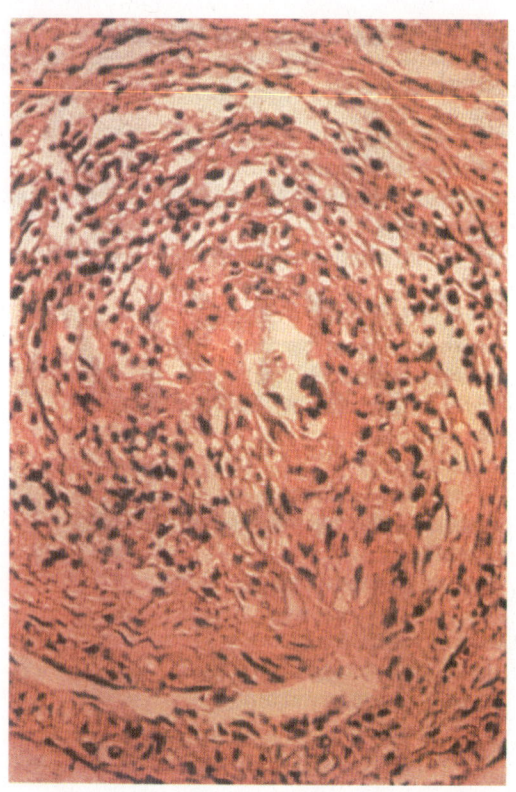

图 6.113　结节性多动脉炎。血管炎症。

但是受累的性质常呈偏心性或呈节段性。弹力组织染色显示弹力纤维断裂和溶解。淋巴细胞、组织细胞、多形核白细胞和嗜酸性粒细胞浸润肠壁，是对血管炎的反应。巨细胞缺乏。

Henoch-Schönlein 紫癜

Henoch-Schönlein 紫癜（Henoch-Schönlein Purpura，HSP）是多系统病变，特征是对称性、非创伤性、非血栓性、无痛性紫癜性皮疹，主要累及腿和臀部皮肤，伴有关节炎、肾炎、血尿和胃肠损伤[209]。本病主要为儿科疾病，特征是 IgA 免疫复合物沉积在血管基底膜下面。抗原刺激可来源于呼吸道感染、叮咬、免疫接种和药物。多达 85% 的患者肠道受累。患者最初可表现为孤立性的胃肠道疾病，但随后累及其他器官。任何肠段均可受累，但最常累及空肠和回肠。患者表现为急腹症，包括疼痛和胃肠出血[210]。

大体上，肠管出现小而表浅的梗死，伴有弥漫性水肿、斑点、充血和出血。白色脓性渗出物覆盖有红斑的黏膜[211]。糜烂和溃疡均可出现。可见处于不同阶段的几个缺血性区域。透壁性梗死和穿孔罕见。肠系膜可以表现为局灶性充血。

组织学检查，可见血管充血、出血、坏死和炎症（图 6.114）。坏死性小血管炎主要累及黏膜和黏膜下层上部的毛细血管小静脉，而不累及较大的肠系膜血管。肠管受累部分的小静脉显示急性白细胞破裂性（leukocytoclastic）血管炎、血管壁纤维素样坏死以及多形核白细胞浸润周围组织[211]。纤维素样坏死可见于缺血性黏膜坏死区域附近受累的小静脉管腔内

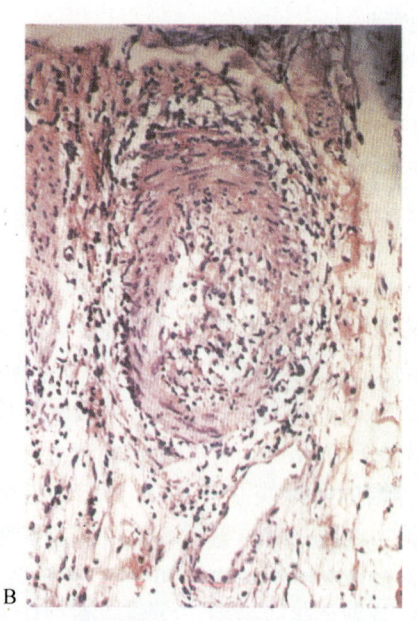
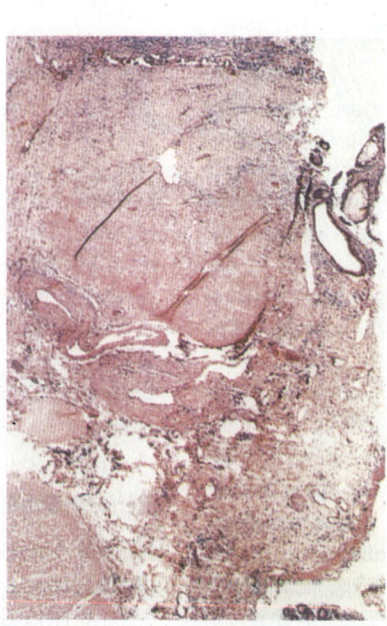
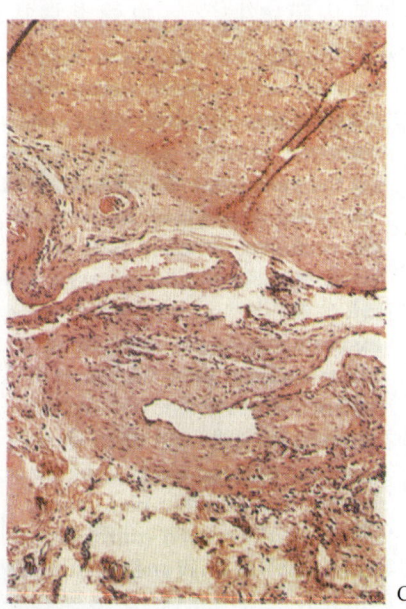

图 6.114　Henoch-Schönlein 紫癜。A：黏膜下血管可见白细胞破碎性血管炎。B：低倍镜照片显示照片右侧存在黏膜以及变形、穿透的血管，伴有纤维化和炎症。C：穿透的血管的高倍镜下所见。

芽肿性血管炎累及小或中等大小的动脉和静脉。肉芽肿性炎的组成为栅栏状排列的上皮样组织细胞围绕坏死灶排列[213]。多核巨细胞是血管炎症性浸润的突出特征。抗中性粒细胞胞浆抗体（c-ANCA）具有诊断意义，尤其是在同时伴有肾疾病的患者。

Sjögren 综合征

Sjögren 综合征（Sjögren Syndrome）与过敏性血管炎有关。主要的组织学所见符合 4 种主要的血管炎类型：急性坏死性血管炎、白细胞破碎性血管炎、淋巴细胞性血管炎和闭塞性动脉内膜炎。急性坏死性血管炎累及小和中等大小的动脉。整个血管壁有急性和较轻程度的慢性炎症细胞浸润。其特征性的表现是管壁出现纤维素样坏死。这种病变类似于急性期结节性多动脉炎（PAN）的表现，但缺乏结节性多动脉炎中见到的动脉瘤形成。白细胞破碎性血管炎患者显示毛细血管和小静脉有多形核白细胞浸润以及血管壁纤维素样坏死，伴有红细胞外渗。淋巴细胞性血管炎患者显示毛细血管和小静脉有淋巴浆细胞浸润，缺乏血管壁坏死。非炎症性闭塞性血管炎累及中等大小的血管。

类风湿性关节炎及其他胶原血管疾病

大约 10% 的类风湿性关节炎（rheumatoid arthritis，RA）患者具有胃肠受累。血管炎患者通常患有严重的关节炎、类风湿结节和具有高滴度的类风湿因子。通常可见皮肤血管炎的征象。患者还可发生由于应用 NSAID 或金治疗引起的并发症。RA 患者的肠梗死通常由出现系统性血管炎引起，此时肠壁或肠系膜的血管也可受累（图 6.116）。偶尔，RA 患者还患有增生性动脉内膜炎，其特征是内膜增生而没有血管壁的坏死或炎症。RA 还可表现为多发神经病，或皮肤梗死伴有溃疡形成，以及指（趾）坏疽。在严重的病例，血管炎通常可累及任何器官[214]。胃肠道受累罕见，但一旦发生则是致命性的。胃肠道出血、腹腔内出血、缺血性黏膜溃疡、小肠和大肠梗死、肠穿孔和全结肠炎均有报道。硬皮病患者，尤其是与 Raynaud 病有关的患者，在潜在血管炎的基础上，可以发生缺血性小肠结肠炎。

系统性红斑狼疮的动脉炎和静脉炎可以导致大量的下部肠道出血。组织学检查显示黏膜溃疡伴有坏死性血管炎[215]。少数并发症包括梗死和脓毒症。可见纤维素样坏死。由破裂的黏膜毛细血管渗出引起的黏膜内出血可以形成血泡。

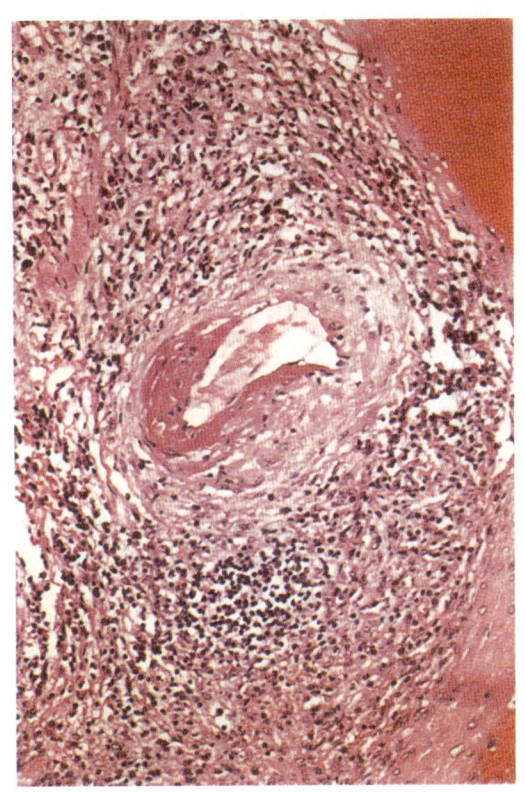

图 6.115　Henoch-Schönlein 紫癜。血管显示纤维素样坏死。

（图 6.115）[211]。免疫荧光检查证实血管壁内有 IgA 沉积具有诊断意义。

过敏性血管炎

过敏性血管炎是小血管（小动脉、毛细血管和小静脉）的炎症，是对沉积抗原的过敏性反应，例如药物、接种、微生物或异物蛋白。免疫复合物沉积在小血管壁上，激活补体级联放大。中性粒细胞浸润血管壁，释放溶菌酶，导致纤维素沉积和坏死[212]。活检通常显示缺血、白细胞碎片（白细胞破碎性）和小血管壁纤维素样坏死。与中等大小肌性动脉受累不同，小血管特异性受累可将过敏性血管炎与结节性多动脉炎鉴别开来，这两种血管炎最常累及胃肠道。

Wegener 肉芽肿病

Wegener 肉芽肿病（Wegener granulomatosis）典型的临床表现是持续性炎症性鼻窦疾病，同时伴有系统性发热、不适和游走性关节炎。本病累及男性和女性的概率相等，典型者累及上、下呼吸道和肾，但可累及任何器官系统。Wegener 肉芽肿病的特征是肉

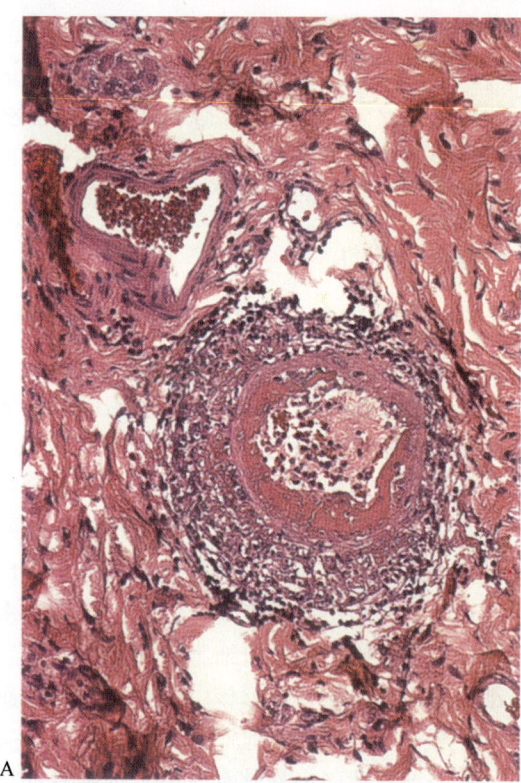 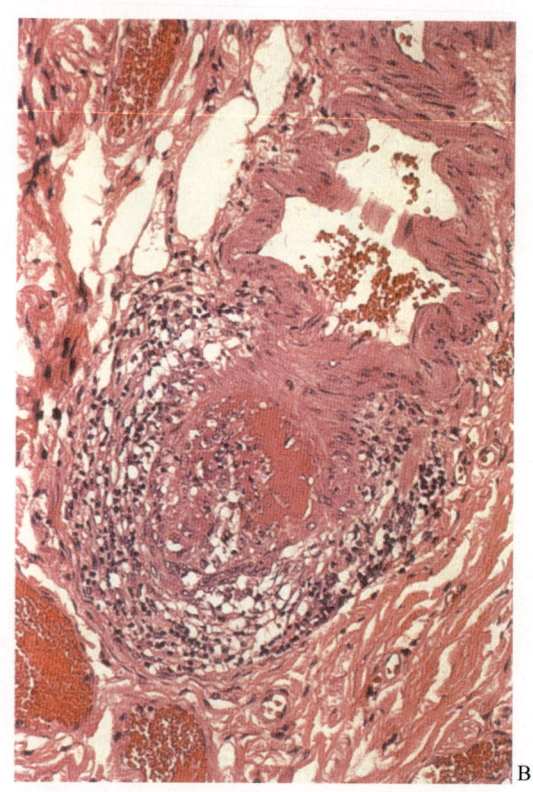

图 6.116　类风湿性关节炎的血管炎。A 和 B 为来自同一因缺血性小肠结肠炎而切除的标本。A：一个小动脉的横切面显示存在明显的、主要为向心性血管周围的炎症，伴有坏死性血管炎。管腔内有明显的纤维素沉积。可见细胞脱落。B：另一个伴有腔内增生的血管，由于反应性增生细胞而造成管腔闭塞。炎症细胞分布照片的底部。

Ehlers-Danlos 综合征

Ehlers-Danlos 综合征（Ehlers-Danlos syndrome）为常染色体显性遗传性疾病，伴有累及心血管、胃肠道和呼吸系统的异常。在Ⅳ型疾病血管变得非常脆弱。本病由Ⅲ型胶原缺陷引起。胃肠血管受累表现为壁内出血、大量出血、缺血性坏死和穿孔[216]。主要的组织学特征包括动脉扩张伴有动脉瘤形成和动脉瘤破裂，通常局限于中等大小和较小的动脉（肌性动脉），虽然多发性动脉瘤扩张也可累及较大的肌性动脉，包括肠系膜动脉。胶原纤维表现紊乱和松散，破坏肌性动脉的中层。中层出血发生于结构破坏的部位。动脉壁中异常胶原缺损的周围酸性黏多糖沉积增多，提示二者之间存在相互作用。肌纤维和胶原纤维异常还可引起黏膜肌层解离，实际上已经辨认不出黏膜肌层，尤其是在小肠，而且可以形成憩室。

Kawasaki 病

Kawasaki 病（Kawasaki disease）是儿童早期的急性系统性血管炎，特征是发热、皮疹、黏膜炎症和冠状动脉损伤[217]。大多数患者小于 3 岁。本病急性期的标志是明显的免疫调节的改变，包括 $CD8^+$ 细胞减少、循环中活化的（DR^+）$CD4^+$ 细胞的增多以及外周血中明显的多克隆 B 细胞活化。胃肠道受累常常是最初的症状，表现为腹泻和（或）蛋白丢失性肠病。

弥漫出血性胃肠病

弥漫出血性胃肠病表现为累及胃和小肠黏膜小血管的血管病，呈弥漫性出血[218]。由于内皮细胞肿胀和增生、中性粒细胞黏附于血管壁和渗出，以及纤维素性血栓造成部分血管闭塞，活检显示固有层内毛细血管和毛细血管后小静脉管腔狭窄。这些改变局限于黏膜，而黏膜下层、固有肌层或浆膜见不到这些改变。内皮细胞组织学异常，表现为基底层冗长，并出现具有肌样特征的异常内皮细胞[218]。

节段性中层溶解性血管炎

胃肠节段性中层溶解性血管炎（segmental mediolytic arteritis，SMA）累及老年患者腹部浆膜和肠壁的肌性动脉和小动脉。这种病变是由对于休克或严重缺氧的不恰当的血管痉挛性反应引起的[219]。组织学上，SMA 的特征是动脉平滑肌的胞浆成分转化为含有水肿液的迷宫样扩张的空泡。空泡破裂，破坏平滑肌细胞。纤维素沉积和出血发生在中层的外膜与中膜交界处。炎症程度多样，局限于外膜周围的组织。透壁性中膜溶解导致动脉壁裂隙形成，由一层浆液纤维蛋白连接[219]。

肠系膜炎症性静脉闭塞性疾病（淋巴细胞性静脉炎）

非血栓性肠系膜血管闭塞是肠梗死罕见的原因。患者通常为有高血压的老年患者，伴有近期腹部症状发作。患者常常缺乏系统性疾病的证据。在欧洲用于治疗静脉曲张的一种药物 rutoside 可以并发本病。组织学上，大体异常的缺血区域以及大体正常的区域均可见血管周围有明显而致密的成片的淋巴细胞。本病选择性地累及黏膜下、浆膜下和肠周围组织的静脉和小静脉[220]。动脉和小动脉完全不受累。静脉炎显示不同的进展阶段。有些静脉管壁具有淋巴细胞浸润，而没有管腔损害；另外一些静脉具有密集的透壁性淋巴细胞浸润，伴有内膜下局灶闭塞性纤维增生性病变和管腔内血栓（图 6.117）。有些静脉再通。伴随淋巴细胞浸润可能出现少量的中性粒细胞或嗜酸性粒细胞[220,221]。在纤维增生性病变中可见局灶性坏死区域和孤立性巨细胞。小肠结肠淋巴细胞性静脉炎的鉴别诊断包括药物引起的过敏性反应、见于系统性红斑狼疮和 Behçet 病的累及小静脉的血管炎、小肠结肠炎症的继发性影响、良性淋巴组织增生性病变、肠系膜静脉肌内膜增生以及坏死性肉芽肿性静脉炎。

肠系膜静脉特发性肌内膜增生（idiopathic myointimal hyperplasia of mesenteric veins）可能是淋巴细胞性静脉炎的终末阶段。肠系膜静脉特发性肌内膜增生的特征是在黏膜下和肠系膜出现奇异的厚壁肥大的静脉。发生于静脉高压的患者。静脉动脉化。患者常常在手术后恢复，提示这种病变为自限性或具有惰性本质[220,221]。往往非常难以确定炎症性静脉改变是缺血的原因还是缺血的结果。

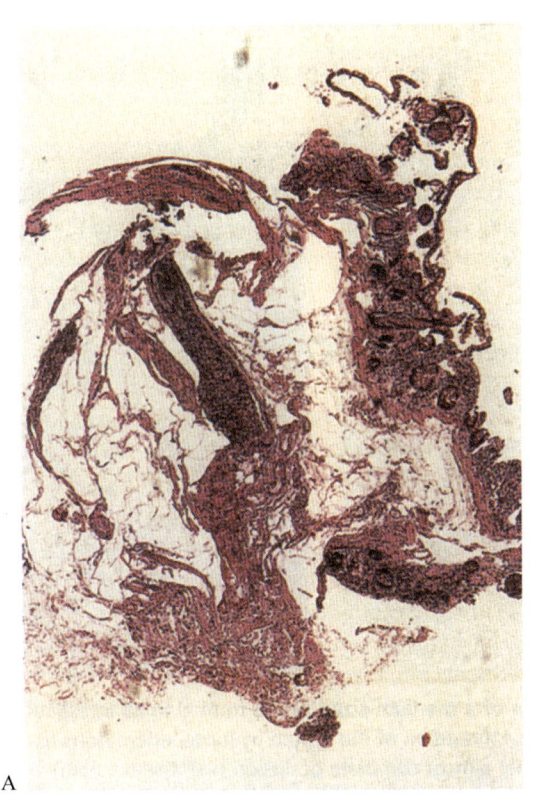 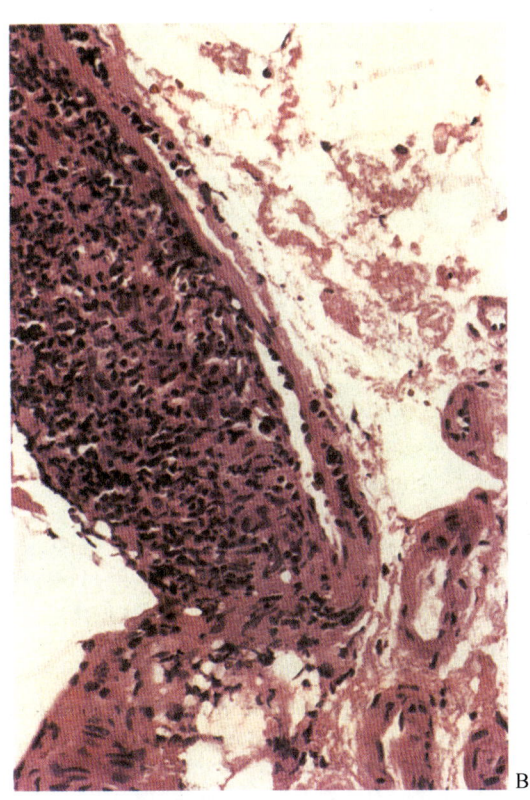

图 6.117 淋巴细胞性静脉炎。**A**：低倍镜下显示右侧黏膜和明显的黏膜下血管，由于单核细胞浸润而呈致密的嗜碱性。**B**：高倍镜下显示由于混合性单核细胞浸润而造成血管壁完全消失。

原因不明的多灶性溃疡性和狭窄性肠炎

原因不明的多灶性溃疡性和狭窄性肠炎（cryptogenic multifocal ulcerating and stenosing enteritis, CMUSE）为肠道的孤立性病变。虽然伴有补体2缺乏且与结节性多动脉炎可能有关，但其病理生理学仍不清楚[222,223]。100%的患者具有肠道症状；70%显示肠外症状；20%的患者体重减轻；10%的患者有发热、健康状况改变、多动脉炎以及肠系膜动脉动脉瘤[222,223]。哮喘和干燥综合征（sicca syndrome）可能与本病共存。特征性的消化性病变包括1～25cm空肠或近端回肠部位的狭窄。其余小肠表现正常。在所有的病例，溃疡均为浅表性，仅仅累及黏膜和黏膜下层。狭窄伴有包括嗜酸性粒细胞的非特异性炎症浸润。55%的病例显示血管壁变性，伴有纤维性动脉内膜炎。经过手术切除的患者可以完全恢复。然而，许多患者需要类固醇治疗。CMUSE不同于慢性溃疡性非肉芽肿性空肠炎，因为缺乏绒毛萎缩和吸收障碍。

闭塞性血栓血管炎

大多数闭塞性血栓血管炎（Buerger病）患者为重度吸烟的男性，表现为进行性外周小动脉疾病和游走性血栓性静脉炎。Buerger病遍布全球，但在中东和远东比北美或西欧更加流行[224]。本病通常累及上肢和下肢的小和中等大小的动脉及静脉，患者具有反复发作的累及上肢的下肢血栓性静脉炎病史。胃肠血管病变累及较小的黏膜下和浆膜血管。较大的肠系膜血管受累虽然罕见[225]，但可引起低度肠缺血，伴有痉挛性腹痛或继发于缺血性坏死、跳跃性溃疡和肠穿孔的急腹症[225]。病变偶尔累及小肠。

组织学特征反映疾病的阶段。在急性期，血栓形成伴有血管炎和血栓内的微脓肿。可见高度富于细胞和炎症性的血栓，血管壁相对较少受累。胃肠病变显示内皮细胞增生、血管内膜向心性增厚、轻度纤维化、明显的透壁性炎症或变性（图6.118），以及机化的血栓。通常可见内弹力层破坏。亚急性病变表现比急性病变少有特征，终末期病变可能难以与陈旧的机化血栓鉴别。血管周围可能有轻度炎症。内弹力层完整（有别于其他形式的血管炎病变），而且它和中层缺乏动脉粥样化或钙化。患者可能伴有急性和（或）慢性缺血的区域。缺乏中层坏死和中等大小血管受累有别于见于结节性多动脉炎的病变。

感染引起的血管疾病

有几种感染累及胃肠的血管系统，损伤血管壁并

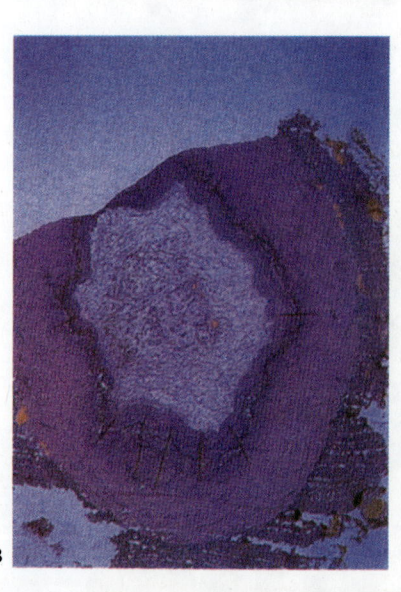 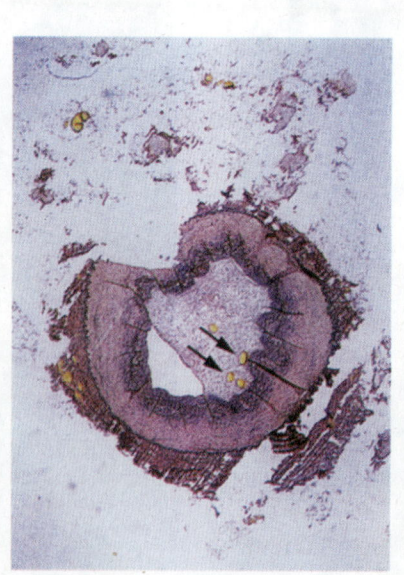 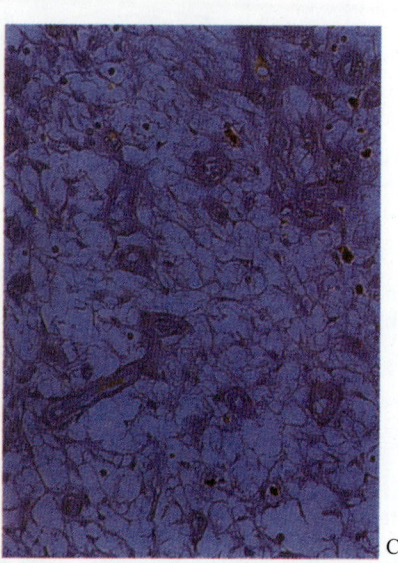

图6.118 Buerger病。A~C显示来自Buerger病患者小肠切除的部分中等大小的血管。**A**：管腔被疏松、水肿的组织完全阻塞。**B**：另外一个血管的横切面几乎完全闭塞（van Gieson染色）。它显示内弹力膜再现。血管腔内的物质是血栓再通的区域。可见几个扩张的血管结构（箭头）。**C**：A中显示的血管中心部分的物质的高倍放大，可见疏松的修复性组织，含有许多增生的毛细血管。

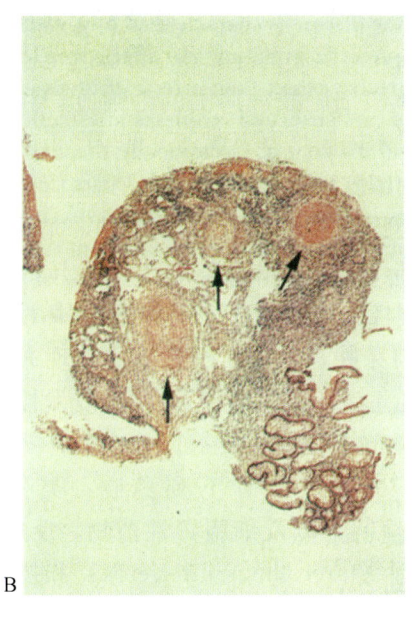
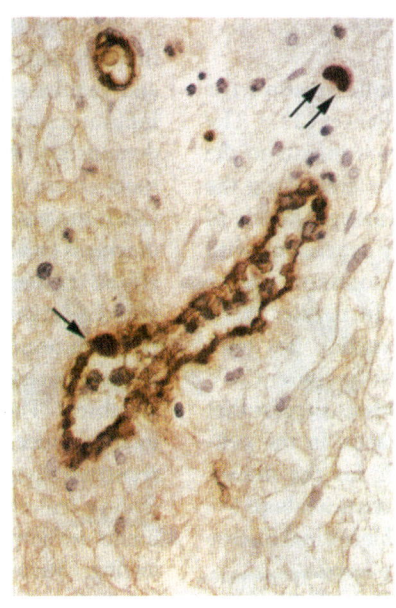
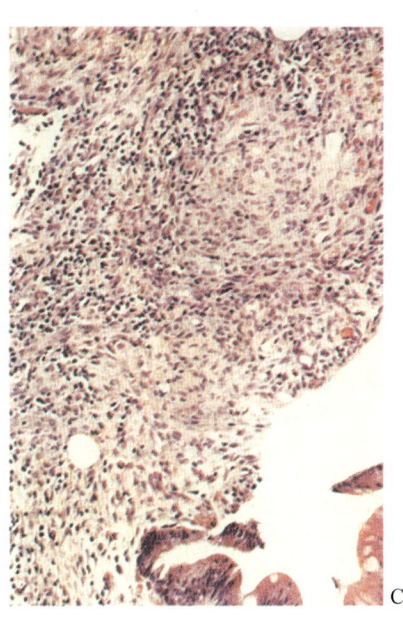

图 6.119　巨细胞病毒（CMV）血管炎。**A**：回肠末端活检显示黏膜下层大而异常的血管结构（箭头）。黏膜的表面部分完全剥脱和溃疡形成。**B**：标本中一个较小血管的免疫染色，应用血管（Ⅷ因子相关抗原）和 CMV 的双重染色。CMV 感染的细胞是内皮细胞（箭头）。第二个感染的细胞见于图片的右上部分（双箭头）。这个细胞是单核细胞。**C**：CMV 小肠结肠炎。由于组织细胞聚集造成下面的血管结构消失，致使标本呈疏松、模糊的肉芽肿性表现。CMV 免疫染色发现在周围的组织中存在免疫反应细胞。

引起继发性缺血。真菌和巨细胞病毒（CMV）是最常见的病原体。伴有曲霉病或念珠菌病的虚弱患者可能发生真菌侵犯血管和真菌性动脉瘤。真菌完全阻塞血管腔，被血小板和纤维素包被，最终形成血栓。血管内真菌引起炎症反应，导致血管壁的继发性损害和红细胞外渗以及血管炎。

CMV 因为具有侵犯内皮细胞的能力，可引起内皮细胞炎且易于形成血栓。以组织细胞聚集而没有巨细胞为特征的肉芽肿样病变可能围绕血管壁（图 6.119）。在受累血管的内皮细胞内不是总能发现病毒包涵体，可能是由于取材的问题。然而，病毒包涵体可见于附近的其他部位。应用免疫染色可以显示病毒包涵体。

糖尿病性微血管病

糖尿病性微血管病（diabetic microangiopathy）最一致的形态学特征是出现小动脉硬化（图 6.120）和玻璃样变 PAS 阳性的厚壁血管以及黏膜下管径较小血管不同程度的管腔狭窄[229]。血管增厚继发于基底膜物质沉积。小肠可能广泛受累，导致腹泻和吸收障碍。血管没有炎症且 Congo 红染色阴性。没有内皮细胞增生。

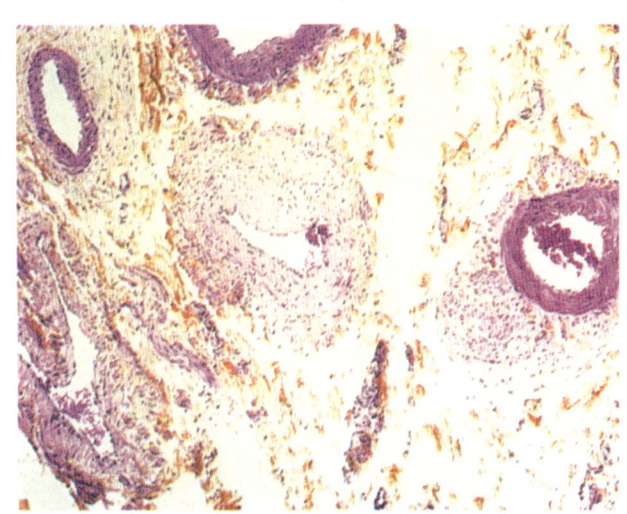

图 6.120　小动脉硬化累及肠道血管系统。这些明显增厚和纤维化的血管出现在小肠黏膜下。

Behçet 病

Behçet 于 1937 年首次报道口生殖器和眼部炎症（或溃疡）综合征[227]。本病发生于所有年龄的男性和女性，从婴儿到老年人。在沿着从远东到土耳其的古老丝绸之路地区本病的发病率高。受累器官的部位有些地域依赖性，日本人回盲部疾病相对较常见[228]。有些病例的性质为家族性[229]，虽然尚未发现易感的遗传学异常。可能有关的病因包括 CMV[230] 或 Epstein-Barr[231] 感染。另外有人提示，这些患者的中性粒细胞存在高水平的截断肌动蛋白（truncated actin）对于本病可能具有特异性[232,233]。胃肠受累发生于大约 5% 的患者，大约 1%～2% 的患者患有小肠疾病[234]。

通常认为这种疾病是由于累及小血管和大血管的血管炎引起的。然而，较近期的资料提示本病主要是中性粒细胞性血管炎，侵犯血管的滋养血管[235]。肠受累最常发生于 30～50 岁的男性。患者主要是发生回肠末端和盲肠溃疡。增大的溃疡和新近形成的溃疡与愈合的溃疡并存。溃疡为局限性或弥漫性，常常穿透浆膜，导致肠穿孔。本病倾向于不规则地破坏周围组织。水肿样肿胀伴有溃疡边缘周围火山口形成，形成特征性的"领扣"（collar-stud）表现。穿孔和重度出血是本病最严重的并发症。

本病的病理学特征是血管炎，在本质上通常为淋巴细胞性血管炎，累及小的静脉和小静脉的范围比累及动脉广泛。单核细胞浸润周围的毛细血管和小静脉，有些血管显示内膜增厚。偶尔可见较严重的坏死性炎症，伴有白细胞破碎。常常难以见到血管炎，导致诊断困难。小肠受累通常累及回肠末端，尤其是淋巴组织聚集的部位和回肠淋巴集结[236]。Behçet 溃疡含有非特异性慢性炎，黏膜下结缔组织呈破坏性（图 6.121）。缺乏肉芽肿。溃疡周围黏膜的表现通常正常。手术治疗的患者疾病复发率高[236]。复发性疾病的组织学特征类似于原发性疾病。首选联合药物治疗，应用任何一种或所有下列药物：类固醇、NSAID 和免疫抑制剂以及细胞毒性药物。反应停、他克罗姆干扰素（tarcrolimus interferon）和抗肿瘤坏死因子单克隆抗体近期均已引起关注[237,238]。

出现局灶溃疡、瘘和狭窄，并位于回盲部，可能类似于 Crohn 病。因此，组织学特征是非特异性的，必须依靠临床医师根据出现的特征性的口腔、生殖器和眼的病变来提示诊断。诊断 Behçet 病需要存在复发性口腔溃疡。其他有助于诊断的临床特征包括眼部受累、关节炎、结节性红斑和复发性生殖器溃疡。注意，其中有些病变也可见于 Crohn 病，如同第 11 章讨论的那样。

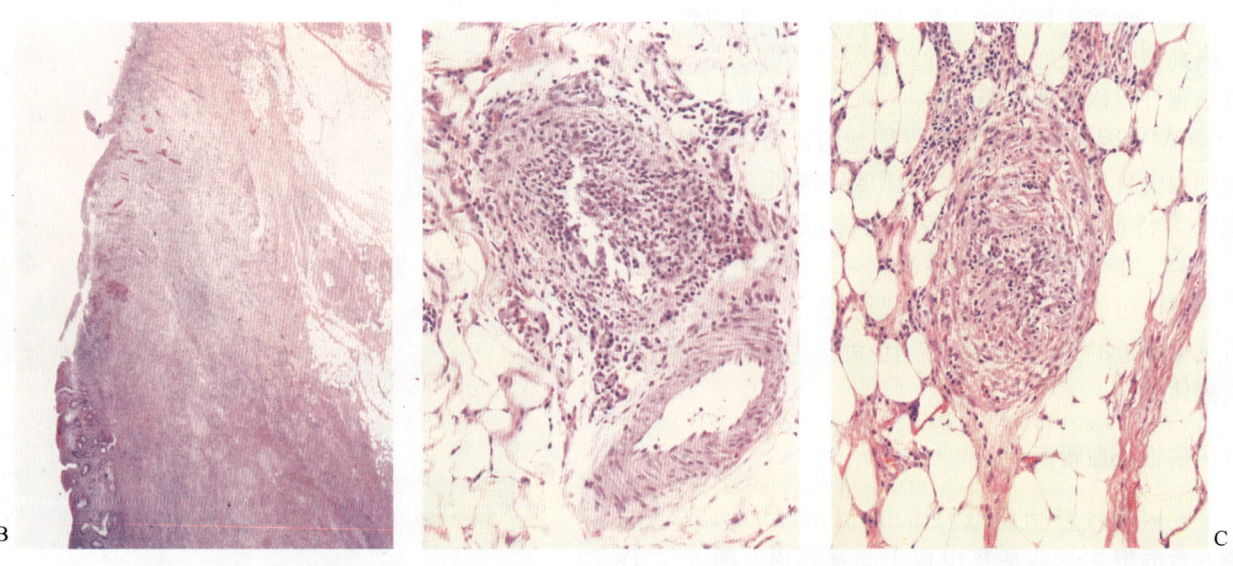

图 6.121 Behçet 病。**A**：显示回肠溃疡部位，邻近的黏膜可见缺血性改变。**B**：急性血管炎。**C**：愈合的血管炎。

其他血管炎

累及肠系膜动脉的其他疾病包括 Takayasu 动脉炎（无脉病）、Crohn 病（见第 11 章）和冷球蛋白血症（cryoglobulinemia）。这些疾病发生于儿童和青少年，严重的腹痛通常提示这些疾病的存在。Takayasu 病可能与炎症性肠病有关。

Churg-Strauss 综合征患者有时累及胃肠道。这些患者常常患有过敏性鼻炎、鼻息肉病和哮喘以及嗜酸性粒细胞浸润肺。外周神经病也常见[239,240]。这种小血管的 ANCA 阳性血管炎类似于几种其他疾病的所见，但出现嗜酸性粒细胞作为血管炎浸润的一部分，或向血管外浸润到周围组织，强烈支持诊断。血管外肉芽肿可见于这种病变和 Wegener 肉芽肿病[241]。许多药物也可引起血管炎和缺血性并发症。Köhlmeier-Degos 综合征累及皮肤和胃肠道。小动脉和中等大小动脉内膜可发生进行性闭塞性硬化，导致小肠梗死[242]。坏死性血管炎可合并 AA 淀粉样变[243]。

继发于血栓形成的胃肠缺血

溶血性尿毒症综合征（hemolytic uremia syndrome，HUS）发生于年轻成人，表现为贫血、血小板减少和肾衰竭。发生肠道受累的患者表现为由血管内微血栓引起的小肠结肠炎。HUS 对于胃肠的作用和血栓性血小板减少性紫癜（thrombotic thrombocytopenic purpura，TTP）类似。HUS 在第 13 章有较详细的讨论。TTP 是一种特发性疾病，包括血小板减少症、微血管病性溶血性贫血（没有明显的凝血因子消耗）、发热、肾功能不全和明显的神经功能障碍。这种病变引起肠道血管血栓形成，伴有继发性缺血性损伤（图 6.122 和 6.123）。

高胱氨酸尿症（homocystinuria）是一种隐性遗传性先天性代谢缺陷，可能酷似 Marfan 综合征。可以发生血管异常，特征是中等大小动脉血栓形成，随后是纤维弹力层重新构建。从而导致内膜成纤维细胞增生和管腔狭窄，缺乏炎症或纤维素样坏死。尿中出现高半胱氨酸对于本病具有诊断意义。

Köhlmeier-Degos 病（恶性萎缩性丘疹病，malignant atrophic papulosis）主要累及皮肤，但大约 50% 的病例发生小肠疾病[244]。本病通常发生于年轻成人，虽然在婴儿和大于 55 岁者已有诊断。主要累

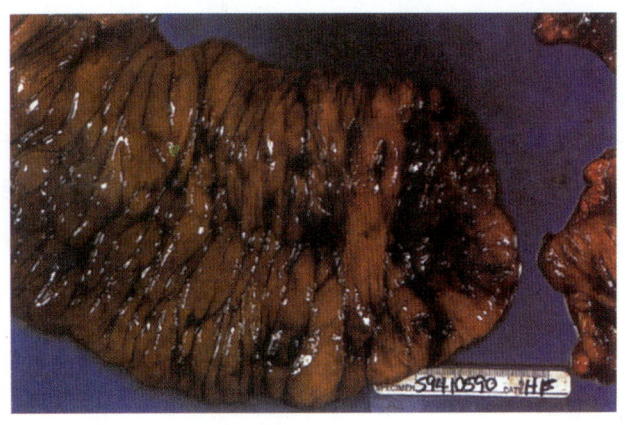

图 6.122　血栓性血小板减少性紫癜。由于不可控制的肠出血而切除的标本。肠道显示缺血性肠炎。整个小肠可见许多溃疡。

及年轻人。患者可能发生严重腹痛，有时伴有呕吐，提示腹膜炎、肠梗阻或胰腺炎。肠穿孔是最常见的死因。由于广泛肠道受累还可发生吸收障碍[242]。特征性的胃肠病变由与血栓有关的圆锥形梗死组成。动脉和静脉均可见血栓形成。其他血管可能显示纤维素样坏死和血管周围出血的证据。小血管和中等大小血管的内膜可发生进行性闭塞性硬化，导致局部区域的梗死[242]。较大的动脉发生增生性改变，类似在血栓形成性动脉病终末期的所见。

伴有血液易凝状态（hypercoagulable states）的患者常常具有抗心脂抗体[245]、狼疮抗凝物[246]、C 蛋白或 S 蛋白缺乏[247]、抗凝血酶Ⅲ或肝素辅助因子功能障碍[249]、Leiden 因子Ⅴ突变和纤维蛋白溶解功能障碍[249]。这些患者由于出现缺血性坏死，可以表现为原发性急腹症。患者通常表现为弥漫性血管内静脉血栓形成。罕见的是，多发性骨髓瘤患者可以表现为肠梗死，由于血管系统中存在结晶的免疫球蛋白所致[250]。

伴有不同细菌感染的患者可发生败血症和广泛的播散性血管内凝血，表现为出现瘀斑状皮疹和黏膜出血。在严重病例，整个胃肠道均可出现缺血，随后患者易于发生其他脓毒性病变。由于黏膜屏障破坏，可伴有肠道细菌的血行播散。产生毒素的细菌，如肠出血性大肠杆菌和梭状芽胞杆菌，可破坏毛细血管内皮细胞，引起严重的肠壁水肿、红细胞外渗和出血。之后发生缺血性坏死。

因缺血切除标本的处理

因缺血切除肠管或者是由于出现穿孔，或者是由

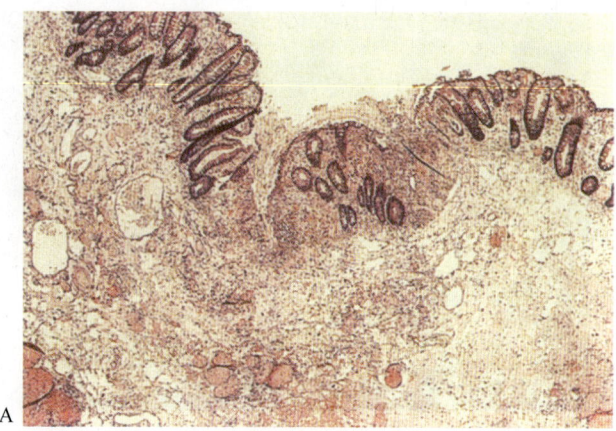
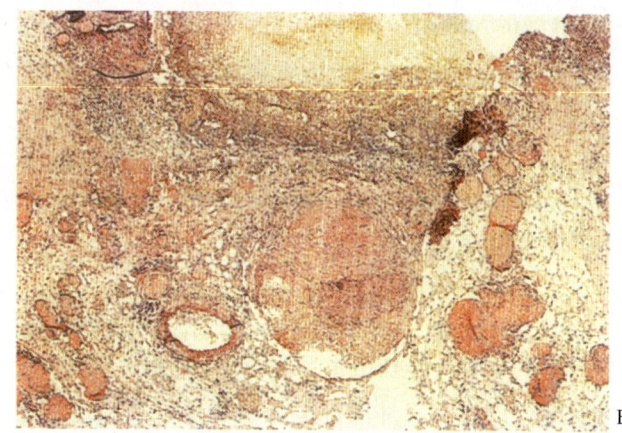
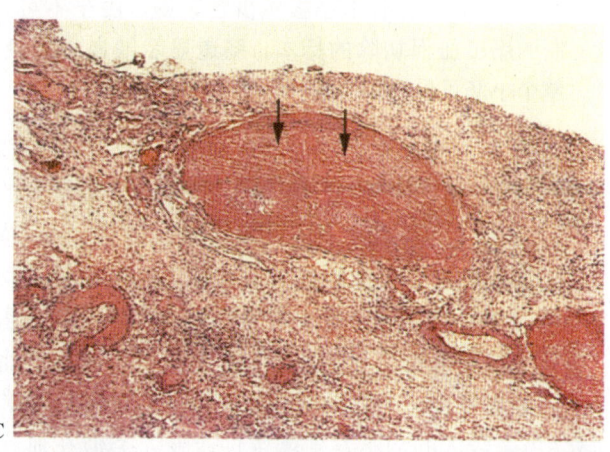

图 6.123 血栓性血小板减少性紫癜。**A**：小肠缺血和明显萎缩。绒毛完全消失。可见灶状的腺体脱落。**B**：紧邻溃疡下面的部分黏膜下层。血管明显扩张，含有血湖。**C**：溃疡下面的部分黏膜下层。卵圆形血管含有明显的Zahn线（箭头）。

于危及生命的肠缺血性坏死的并发症。当肠出现梗死或穿孔时，临床医师已经意识到存在缺血。然而，切除标本提供的某些信息临床医师可能知道或不知道，这些信息对于患者未来的治疗可能极其有用。标本的切缘总是应该取材，不管外科医师指出的是近切缘还是远切缘，因为任何一个切缘存在无活力组织均可导致将来的手术并发症。切片还应该取自受累最严重部分的肠管，以确定缺血性损伤的范围及其累及肠壁的深度。穿孔部位应该取材。切片应取自肠系膜血管，以确定是否存在以下情况：(1) 动脉粥样硬化性改变累及血管系统；(2) 其他主要血管的病理改变；(3) 血栓；(4) 栓子。如果存在血栓或栓子，则应该尽力确定其发生的时间。

当检查来自肠壁的组织学切片时，应该尽力确定缺血的原因。因此，应该仔细检查黏膜下血管，寻找存在的血管炎、血栓或栓子。还应该检查黏膜和黏膜下层，寻找存在的病毒包涵体。特别应该分析意外发生肠缺血患者的病因，尤其是在较年轻的患者。肠切除常常能为诊断存在的潜在疾病提供第一线索。最难以辨认的疾病可能是在没有CMV感染普通危险因素的患者发生的CMV诱导的缺血。应该在单核细胞和内皮细胞内寻找病毒包涵体。如果在血管周围见到模糊的肉芽肿样病变，则希望进行免疫染色寻找病毒的存在。穿孔和（或）溃疡深部的附近常常可见微小的病毒包涵体，在没有明显缺血原因的患者，可能也要对这种区域进行染色。报告应该特别说明切缘的存活力、累及的深度和是否存在血栓、栓子、血管炎或CMV。

慢性溃疡性空肠炎

许多疾病可以引起小肠溃疡（表 6.9）。慢性溃疡性空肠炎罕见，也称为非肉芽肿性慢性特发性小肠结肠炎或慢性溃疡性非肉芽肿性空肠回肠炎[251]，通常为迅速致死性的疾病，病因尚有争议。患者通常为中年人，表现为腹痛、食欲减退、体重下降、发热、腹泻、吸收障碍、脂肪泻、低白蛋白血症、蛋白丢失性肠病、乳糜泻、淋巴瘤、低丙种球蛋白血症、肺纤

表6.9　小肠溃疡的原因

感染：细菌、真菌、病毒、寄生虫
Crohn病
急性空肠回肠炎
乳糜泻
肿瘤：癌、淋巴瘤、肉瘤、转移性肿瘤
缺血
尿毒症
胃酸过多综合征
药物
　　砷
　　金
　　汞
　　非甾体抗炎药
　　氯化钾
　　皮质类固醇
放射线
Behçet综合征
消化性溃疡
特发性黏膜肠病
移植物抗宿主病

维化和多发性肌炎。与乳糜泻共有的特征包括严重的吸收障碍、大量的腹泻、绒毛萎缩和黏膜重度的单核细胞浸润，但去除饮食中的谷胶不能确保临床状况改善，因为这种改变通常发生于难治性口炎性腹泻。临床特征类似于Crohn病，因为在某些活检中存在肉芽肿，而且某些患者临床上对抗炎药有反应。

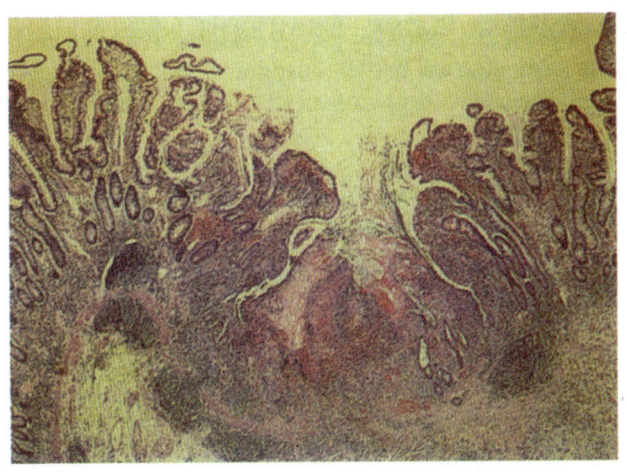

图6.124　溃疡性空肠炎。可见界限清楚的浅表溃疡延伸至黏膜下的较上部分。

患者的十二指肠和近端空肠发生界限清楚的非特异性溃疡（图6.124）。这种溃疡类似于缺血或其他溃疡性疾病的表现。多形核白细胞和慢性炎症细胞浸润固有层，黏膜显示不同程度的绒毛萎缩（图6.124）。肠上皮细胞缺乏明显的细胞学异常。可以发生胃黏膜化生[252]。少数情况下，患者出现类似于小肠表现的结肠病变。这些患者患有T细胞淋巴瘤，这在第18章进一步讨论。

药物作用

药物以多种方式影响小肠的结构和功能。药物可能直接作为黏膜的毒素，抑制黏膜的酶，干扰微团形成，改变饮食离子或其他药物的物理化学状态，引起缺血，通过干扰神经传递或阻断受体位点而改变肠的运动，以及发生结构的改变。药物损伤来自药物本身或食物与药物相互作用的副产物。

抑制肠转运或引起吸收障碍的药物

与吸收障碍有关的药物包括砷、双胍、甲氨蝶呤、甲基多巴、硫唑嘌呤和新霉素[253,254]。新霉素引起绒毛杵状变、刷状缘断裂、微绒毛丧失、固有膜炎症和气球样变性。微团破坏和胰脂酶减少导致吸收障碍。某些促孕制剂可引起发育不全型隐窝萎缩，导致肠上皮不成熟并引起继发性吸收障碍。酒精引起黏膜和微血管损伤[255]。它直接损害隐窝和绒毛，导致吸收障碍。环己氨磺酸盐引起可逆的吸收障碍。组织学上，肠道有炎症，显示隐窝发育不全和绒毛轻度萎缩以及杯状细胞缺失。红霉素引起腹泻，胃肠运动活性增加，并抑制肠的吸收。秋水仙碱引起规律性的脂肪泻、巨幼红细胞性贫血和木糖吸收异常[256]。化疗药物可以引起乳糖不耐受症[257]。

嗜酸性粒细胞增多-肌痛综合征（eosinophilia-myalgia syndrome，EMS）通常发生在食入L-色氨酸之后。患者表现为明显的嗜酸性粒细胞增多、肝的外形（hepatic profile）异常和肌痛。有些患者发生结缔组织病，类似于硬皮病[258]，伴有运动异常和腹泻。胃肠受累导致明显的吸收障碍伴有脂肪泻、低白蛋白血症和体重减轻。弥漫性嗜酸性粒细胞浸润发生于小肠、胃和结肠[259]。胃肠嗜酸性粒细胞增多症的鉴别诊断通常包括寄生虫感染、淋巴瘤、结节性多动脉炎、过敏性胃肠炎、嗜酸性胃肠炎、系统性肥大细胞增多症和Crohn病。

引起血管炎或抑制肠血流的药物

肾移植后环孢素治疗可引起泛发性微血管性小肠病[260]。高浓度的钾盐和氢氯噻嗪可引起静脉平滑肌痉挛，形成缺血性溃疡、纤维化和狭窄。服用口服避孕药使肠系膜上静脉易于形成血栓。麦角胺诱导的血管狭窄导致小肠溃疡形成。滥用可卡因通过阻断重新摄取释放的去甲肾上腺素而导致肠道缺血，并引起血管狭窄和血流减少。患者表现为突发性、痉挛性腹痛和血性腹泻。严重和长时间的缺血发作最终导致肠坏死、穿孔、腹膜炎或脓肿形成。一种独特类型的可卡因损伤发生于所谓的可卡因躯体填塞者综合征（cocaine body packer syndrome）。躯体填塞者，或"运毒者（mule）"，摄入多个小的药袋，药袋可能破裂而引起死亡。可卡因还可从半渗透的包装袋中漏出，通过黏膜而被吸收[261]。

抗肿瘤药和抗增生性药

抗肿瘤药常常引起厌食、腹泻和小肠形态学改变，继发于增生部位大量细胞的死亡。细胞死亡在用药后1小时内随着凋亡而变得明显；死亡细胞的数量在用药后第一个8小时内达到高峰[262]。死亡细胞或死亡细胞碎片被附近的正常肠上皮细胞和黏膜巨噬细胞吞噬[263]。抗肿瘤药还可降低隐窝核分裂的比例、绒毛高度和绒毛宽度。形态学改变在表面上类似于乳糜泻的表现。上皮细胞的黏液减少。表面上皮细胞为泡沫状，刷状缘丢失，增大的多形性细胞核含有明显的核仁。几天之后，淋巴细胞和嗜酸性粒细胞浸润固有层。在损伤严重的病例，所有的隐窝均受累，并发生明显的糜烂或溃疡。在治疗停止之后出现再生，通过出现核分裂活性和核的大小明显不同可以辨认。核分裂出现在黏膜的各个水平，甚至是在绒毛表面。这些改变通常发生于2周之内，但炎症和毛细血管扩张持续可达1个月之久。维生素B_{12}或叶酸盐缺乏的患者可出现巨幼红细胞核，尤其是进行长期化疗的患者（图6.125）。应用辅助CTLA-4单克隆抗体治疗的患者，可发生自身免疫性全身动脉炎，其特征为口疮性溃疡、较大的溃疡、隐窝基底部上皮内淋巴细胞增多、凋亡增多以及固有层内单核细胞浸润[264]。

通常用于治疗原发性或转移性肝肿瘤的肝动脉灌注疗法可以并发十二指肠病变。这些病变由大的孤立性溃疡或息肉样炎症区域组成，引起特征性的显著的

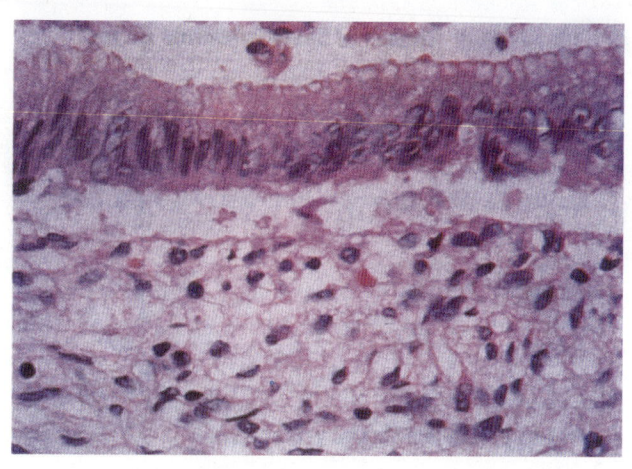

6.125　接受长期化疗的癌症患者的巨幼红细胞改变。

结构变形和细胞多形性。这些改变累及上皮、间质和内皮细胞。

非甾体性抗炎药物

非甾体抗炎药物（nonsteroidal anti-inflammatory drugs，NSAID）引起各种小肠病变（表6.10）[265]。60%~70%的患者可发生肠病，伴有出血和蛋白丢失。老年人和先前患有胃肠异常而正在服用NSAID的患者发生肠病的危险性最大[266]。即使是在对照人群，内镜检查的异常可发生于开始NSAID治疗的2周之内[267]。NSAID肠病的发生是多步骤的过程，涉及生物化学和亚细胞细胞器的损害，随后出现相对非特异性的组织反应。在大多数患者可见肠道通透性增加。还可能造成黏膜血流和前列腺素水平减少，并使中性粒细胞功能降低[265]，所有这些均可干扰黏膜屏障的完整性。NSAID还可引起剂量依赖性药物-肠上皮细胞的内收（adducts）作用[268]。这些

表6.10　非甾体抗炎药诱导的小肠病变

加重十二指肠消化性溃疡病
隔膜（狭窄）
溃疡
穿孔
出血
NSAID肠病
　　蛋白丢失性肠病
　　胆酸吸收障碍
肠的通透性增强

相互关系在每个患者各有不同，受特异性宿主反应、药物剂量、给药途径、选择的药物以及同时伴有服用阿司匹林、酒精和其他药物的影响。与最近引入的选择性 COX-2 抑制剂相比，非选择性环氧合酶（cyclooxygenase，COX）抑制剂很可能是肠损伤的原因，例如消炎痛或萘普生[269]。

在十二指肠，药物引起糜烂、溃疡和非特异性炎症。如果存在幽门螺杆菌，药物的作用可能增加。在内镜检查时可见远端糜烂、溃疡和狭窄[270]。多发性黏膜隔膜性狭窄，也叫黏膜隔膜病（mucosal diaphragm disease），现在被认为是 NSAID 损伤的特异性病征。环状线性溃疡可能是隔膜的前体。较小的溃疡常常围绕较大的溃疡。隔膜样狭窄存在三种结构：（1）正常的环状皱襞非常明显，其中由轻度糜烂的黏膜、黏膜肌层和含有致密胶原束的黏膜下层组成的纤细变长的皱折阻塞肠腔；（2）由圆顶状聚集的玻璃样变胶原组成的宽基底、僵硬的狭窄占据黏膜下层，并与黏膜肌层交错排列；（3）普通的扁平狭窄。黏膜可以显示非特异性炎症，黏膜嗜酸性粒细胞增多，上皮内淋巴细胞数量增多，以及隐窝基底凋亡细胞数目增多。在患有溃疡的患者，变形和慢性损伤黏膜的下方可有幽门化生的区域。

免疫抑制剂

进行免疫抑制治疗的患者可发生各种胃肠并发症，其中有些具有缺血性基础。溃疡和出血同时伴有感染和穿孔也可发生。**消炎痛**（indomethacin）抑制黏膜产生碳酸氢盐，引起局部溃疡、肠穿孔和组织嗜酸性粒细胞增多。还可发生绒毛坏死、出血和中性粒细胞浸润。这使十二指肠黏膜易于发生消化性溃疡并促进细菌的转运。**皮质类固醇**（corticosteroids）可使淋巴组织减少，包括肠相关淋巴组织。淋巴滤泡和圆顶的大小减小。圆顶上皮发生灶状小的糜烂，伴有 M 细胞坏死[271]。回肠淋巴集结的滤泡区域可见 B 细胞严重减少。这些组织学改变对于黏膜免疫反应和宿主抗微生物感染具有深远的影响，因为 M 细胞在黏膜防御中具有重要作用。

重金属

重金属中毒的临床特征包括恶心、呕吐、痉挛性腹痛和严重的水性、血性腹泻。长期接触铁制剂之后损伤肠道，并可引起肠穿孔。其他重金属可引起变性改变，包括镉、汞和锆。金可引起小肠结肠炎、深部溃疡和组织嗜酸性粒细胞增多（见第 13 章）。铅可通过改变肠上皮细胞表面被覆上皮的生化特性，引起小肠毒性，然后导致微绒毛损伤[272]。摄入低水平的铝即可出现毒性。患者发生肠病、脑病、骨的疾病和贫血[273]。镉的毒性导致 Paneth 细胞数目减少；保留的 Paneth 细胞呈空泡状[274]。

其他药物和化学诱导的损伤

在难治性癫痫患者，应用 levetiracetam 可以并发小肠结肠炎[275]。应用碘化聚乙烯吡咯酮（povidone iodine）进行腹膜灌洗可导致硬化性包裹性腹膜炎[276]。应用抗凝剂可以合并肠的血管瘤[277]。用于治疗麻风的氯苯吩嗪可能引起贮存结晶的组织细胞增生症，可能类似于血液恶性肿瘤。这种结晶在冰冻切片呈红色，并显示亮红色的双折射性[278]。

食物相关性疾病

伴有食物相关主诉的患者向其诊断医师提出了挑战，因为常常难以证实入侵因子的潜在本质。患者讲述的症状通常模糊不清，常常为慢性和迟缓发病。在临床上一般可将患者分为几组：（1）IgE 依赖性介导过敏反应的患者；（2）食用感染食物的患者；（3）食用含有金属或毒素食物的患者；（4）食用某种配方的婴儿。

接受水解产物配方的婴儿可以发生坏死性小肠结肠炎。这种配方激活肠的肥大细胞，从而刺激局部免疫机制和炎症细胞，并增加上皮细胞的通透性[279]。黏膜可见慢性炎症细胞浸润。某些食物添加剂经由过敏反应可以引发胃肠疾病。6 号黄色染料是见于糖果、食物和许多药物的人工染色剂，它可作为胃肠过敏原并导致过敏性胃肠炎，伴有大量嗜酸性粒细胞浸润的黏膜炎症[280,281]。

当食物在锡、锑或铜的容器中储藏或烹调时，可以发生重金属中毒。患者出现包括腹泻在内的胃肠症状。食用有毒蘑菇的患者，在食用后 1~8 小时发生胃肠症状。快速作用的毒素通常在 1 小时内可以影响患者，患者发生腹泻和腹痛。患者常常能够记起食用了具有金属味道的食物。

海味的神经毒素

摄入海味的神经毒素产生三种类似的综合征：麻痹性甲壳类动物病（paralytic shellfish disease）、鱼肉毒（ciguatera）和河豚中毒（puffer-fish intoxication)。神经毒素由腰鞭毛虫（dinoflagellate）产生，与其相关的海藻是引起红潮的原因[282]。毒素阻断有髓鞘和无髓鞘神经的电压控制的钠通道。这些疾病常常误诊，被认为是由鱼类过敏、胃肠炎或非特异性神经疾病引起的。麻痹性甲壳类动物中毒是由于摄入含有毒素的双壳软体动物（蛤贝、蛤肉、牡蛎和扇贝）引起的，这种毒素是由腰鞭毛虫的膝沟藻属类产生的。胃肠症状包括恶心、呕吐、腹痛和腹泻。美国报告鱼肉毒是世界范围内最常见的鱼类来源的疾病，而且是最常见类型的非细菌性食物中毒。鱼肉毒发生于食用鱼、牡蛎或蛤肉之后。胃肠症状发生在最初3～6小时之内，包括恶心、水样腹泻、呕吐和腹痛。它是由鱼肉毒素或腰鞭毛虫产生的毒素引起的。河豚中毒发生于食用毒素污染的海味4～10小时之内。这些相关疾病的毒素引起绒毛和黏膜下血管严重充血，伴有红细胞外渗到固有层内。也可发生微绒毛变性，随后发生绒毛尖端局部细胞脱落。

鲭鱼类鱼肉中毒

世界范围内发病率最高的鱼中毒是由于摄入腐败的鲭鱼类，例如金枪鱼、鲐鱼和银汉鱼。Gram阴性肠道细菌通常是变形杆菌属或克雷伯杆菌属，伴有产生脱羧组氨酸的秋刀鱼毒素——一种组胺样物质[283]。鲭鱼类毒素是鱼肉细菌降解的代谢副产物[284]。胃肠症状包括恶心、腹泻，呕吐较少见。临床可以做出诊断，没有特异的实验室检查来诊断这种疾病。受累的患者均述说食用过的鱼带有金属、苦涩或辛辣的味道。

带有细菌的食物引起的疾病

许多与食物有关的疾病均由食用感染的食物引起，这在下面讨论。

热损伤

糜烂性十二指肠炎和十二指肠溃疡可发生于严重烧伤的患者（图6.126）。炎症病变具有缺血的基础，其病理生理学类似于应激性溃疡。胃十二指肠糜烂发生于损伤5小时以内[285]。在最初24小时之内，黏膜屏障破坏，部分由短暂的肠低灌注和肠通透性增加所介导。早期缺血导致肠上皮细胞膜破坏，细菌和肠腔内毒素进入系统循环。另外一种类型的热损伤发生在胃肠枪伤，沿着弹道由热引起凝固性坏死。

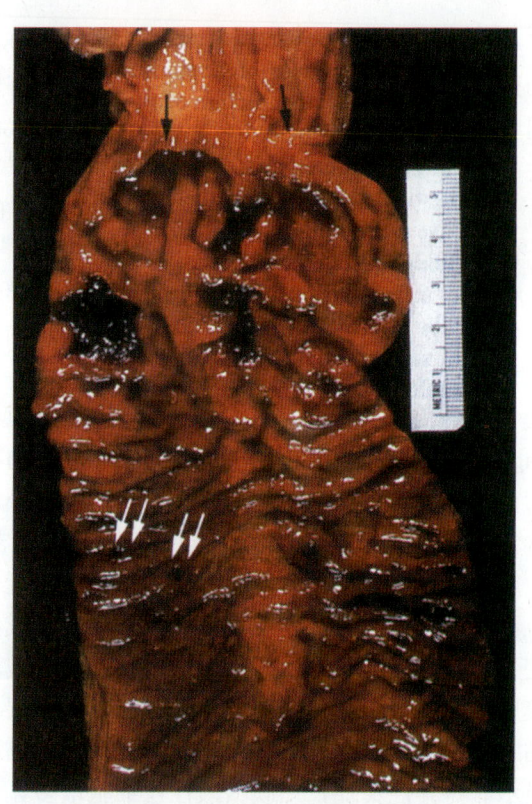

图6.126 住宅着火被困患者的应激性溃疡（Curling ulcers）。箭头标记胃十二指肠交界处。几个大的地图状溃疡出现在十二指肠内，表现为黑色不规则的地图状的区域。另外，可见较小的点状溃疡（双箭头）。十二指肠黏膜还显示明显的充血。

放射损伤

小肠比大肠对放射损伤更敏感。放射损伤的程度与许多因素有关（表6.11）[286]。接受放射的患者常常有急性而短暂的腹泻、恶心、呕吐和痉挛性腹痛。由于黏膜迅速再生，这些症状通常在数周内消退。少数患者经历疾病慢性加重的过程，称为严重的晚期放射性肠病（severe late radiation enteropathy）。其特征是腹泻、疼痛、吸收障碍、小肠梗阻、急性或慢性胃肠出血、肠穿孔和假性梗阻。肠道假性梗阻的发生继发于神经肌肉损伤、血管闭塞和肠壁纤维化[286]。

急性放射性肠炎的严重性决定随后慢性疾病的严重性。影响预后的因素为黏膜和血管损伤以及宿主对肠腔内抗原和病原体的防御。小肠被固定的部分损伤通常最为严重，因为这一部分肠管接受恒定的最大放射剂量。因此，十二指肠、近端空肠和回肠末端可能出现最严重的损伤。

表 6.11　促进放射损伤的因素

放射的剂量≥45 000 rads
放射的途径（加速分次给予能够增加晚期放射性肠病的发生率）
存在其他疾病
　　糖尿病
　　高血压
　　严重的动脉粥样硬化
　　先前肠道损伤
　　心血管疾病
先前的手术
先前的放射
阿霉素及其他化疗作用
在放疗期间肠腔是空的

急性缺血性损伤患者的肠黏膜呈现红色并有炎症，伴有水肿和纤维素性腹膜炎。当浆膜发生粘连时，浆膜表面失去光泽，呈白色外观。最终肠管表现为明显增厚、纤维化和有硬结，伴有狭窄形成（图6.127）。异常肠管与未损伤肠管的移行难以觉察，准确辨认损伤与未损伤肠管的交界非常困难。

急性放射作用本质上主要是损害黏膜，范围从轻度上皮变性到重度肠坏死和溃疡形成。内皮细胞凋亡是引起肠道损伤的主要病变。血管损伤的范围从孤立性内皮细胞损伤到毛细血管和小静脉完全闭塞。毛细血管内皮细胞肿胀，血管呈毛细血管扩张性改变。照射后立即引起血管通透性增加，导致间隙区和血管壁水肿和纤维素沉着。血管损伤导致上皮干细胞功能紊乱[287]。

急性上皮改变的严重程度不同。在有些病例损伤并不明显，而在其他病例可发生明显的溃疡。形态学改变包括肠上皮细胞的柱状外形和核的极向丢失、上皮变性、黏膜上皮剥脱、核固缩和核碎裂、隐窝解体、黏膜水肿（图6.128）、增大的奇异细胞核、缺乏核分裂象、黏液缺失、隐窝基底凋亡明显以及隐窝脓肿伴有明显的嗜酸性粒细胞浸润。在照射事件，核分裂活性减少发生较早，且至少持续72小时。因为核分裂活性减少，所以没有细胞从隐窝基底迁移取代黏膜表面丢失的细胞。这就导致了表面糜烂、溃疡形成和黏膜萎缩。Paneth细胞常常极其明显。还可见内分泌细胞的数量相对增加。这是真正的内分泌细胞增生还是由于内分泌细胞未受放射损害而明显增加，尚不清楚。固有层淋巴细胞减少，可见中性粒细胞浸润。后来出现其他慢性炎症细胞。因为放射损伤的机制类似于缺血和再灌注损伤，所以缺血和急性放射损伤的组织学特征有重叠是可以理解的。在治疗7~10天之后，上皮表面可以减少多达40%。

放射损伤之后，可见隐窝的增生活性增加，这个过程部分由 EGF 以及 TGF-α 和 TGF-β 表达增强来调节[288]。局部溃疡周围可见绒毛肥大的区域。结构完全恢复通常发生于治疗停止的2~3周之内，但绒毛萎缩和异常隐窝可能持续存在，导致亚临床吸收异常。绒毛变形和溃疡形成是晚期损伤的特征。

TGF-β 由上皮细胞、炎症细胞、成纤维细胞、内皮细胞和平滑肌细胞产生，是慢性放射性肠病发生的原因[289]。慢性放射性肠病是一种进行性的疾病，由潜在的血管损伤引起，发生于照射之后数月到数年。特征性改变包括黏膜下和浆膜结缔组织的纤维化和玻璃样变，可见毛细血管扩张和玻璃样变的血管，伴有内皮细胞下泡沫细胞和黏膜损伤（图6.129）。许多增大的非典型性间叶细胞散在分布于纤维化的黏膜下和浆膜，这些细胞具有奇异而深染的细胞核。这些"燕尾性"或"放射性成纤维细胞"含有异常的细胞核，有时类似于核内包涵体。肌性动脉发生明显的内膜增厚，伴有纤维化和管腔

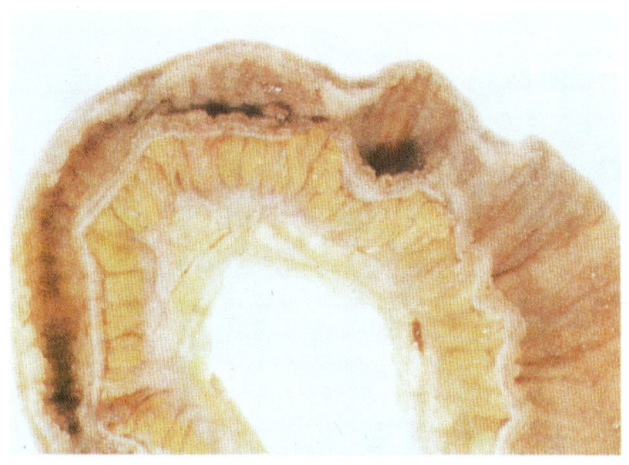

图6.127　小肠的放射性狭窄。肠管表面上类似于Crohn病，除了肠壁不如Crohn病那样增厚和标本缺乏明显的脂肪之外。

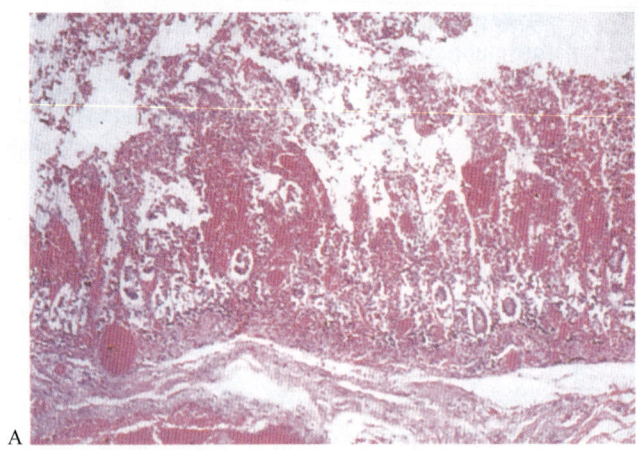

图6.128 急性放射损伤。**A**：黏膜可见出血、坏死和毛细血管扩张。绒毛脱落。**B**：高倍放大显示固有层严重的出血性坏死。如果患者没有放射病史，这种特征的本质可以解释为缺血。它们具有共同的病理生理学改变（见正文）。

狭窄，导致动脉内膜炎性管腔闭塞。较小的血管显示明显的玻璃样硬化和闭塞性血管炎。进行性的血管损伤伴有内膜纤维化，导致缺血。缺血的并发症包括溃疡、狭窄、穿孔、瘘、吸收障碍和假性梗阻。其他改变包括固有肌层萎缩，伴有间质纤维化。纤维化和实质萎缩替代组织是本病晚期的特征。替代的上皮进入黏膜下层形成囊性深在性肠炎（enteritis cystica profunda）。淋巴管扩张是由淋巴管梗阻引起的，淋巴管梗阻可能是黏膜下纤维化的结果。在表现为假性梗阻的患者，神经元增生、神经节改变和肌肉变化是明显的[290]。运动异常可能有利于肠道细菌移生[291]。另外，狭窄容易发生肠道

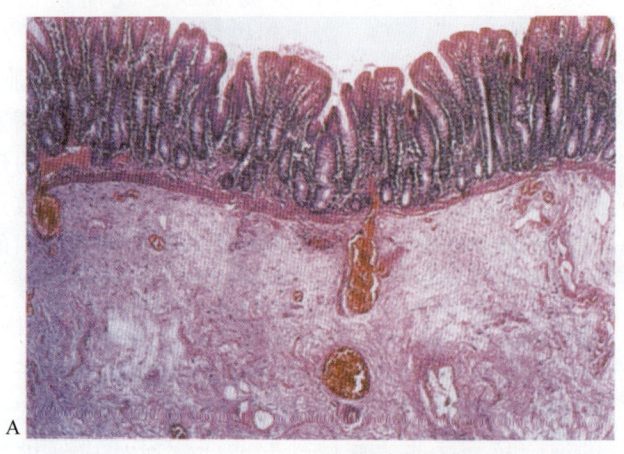
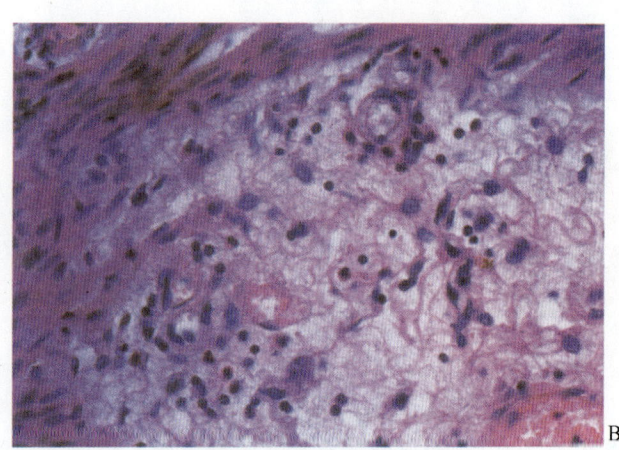

图6.129 慢性放射损伤。**A**：黏膜表面呈轻度变形。黏膜下层明显增厚和纤维化。**B**：高倍放大显示出现小血管、黏膜下层纤维化和非典型性成纤维细胞。

停滞和盲袢综合征（blind loop syndrome）。在继发于胃放射损伤作用的胃酸过少患者和由于同时化疗而引起的部分性免疫抑制患者中，这些作用可能增强。

因为TGF-β过表达在慢性损伤的形成中具有重要作用，应用干扰素治疗可以阻止慢性改变[292]。预防性应用EGF还可减轻缺血性损伤[293]。另外，应用碱性成纤维细胞生长因子治疗可以阻止内皮细胞的损伤[287]。

感染性疾病

细菌损伤的机制

许多因素容易造成微生物移生于肠道，这是腹泻、营养不良、脓毒症和肠外感染的原因。强有力的肠蠕动将肠内容物向前推入结肠，不利于细菌的移生。不断分泌的黏膜层能够增强这种蠕动防御功能，分泌物覆盖黏膜表面，并能机械性地防止微生物与肠上皮细胞表面接触及黏附其上。肠腔内的胰酶能够降解细菌的毒素。细菌性肠道病原体具有几种独特的致病特征（表6.12）。特异性的细菌致病方式决定其与肠黏膜相互作用的方式，并影响所产生的临床综合征。

因为细菌黏附至上皮细胞是移生至肠道和致病的重要的先决条件（图6.130），所以细菌形成了几种

表6.12 小肠损伤中细菌的致病机制

摄入已形成的细菌酶或毒素（例如葡萄球菌）
胃肠移生后合成的肠毒素（例如霍乱、志贺菌属、沙门菌属、耶尔森菌属）
组织损伤性细胞毒素的合成（例如志贺菌属）
黏膜侵入（例如志贺菌属、沙门菌属）

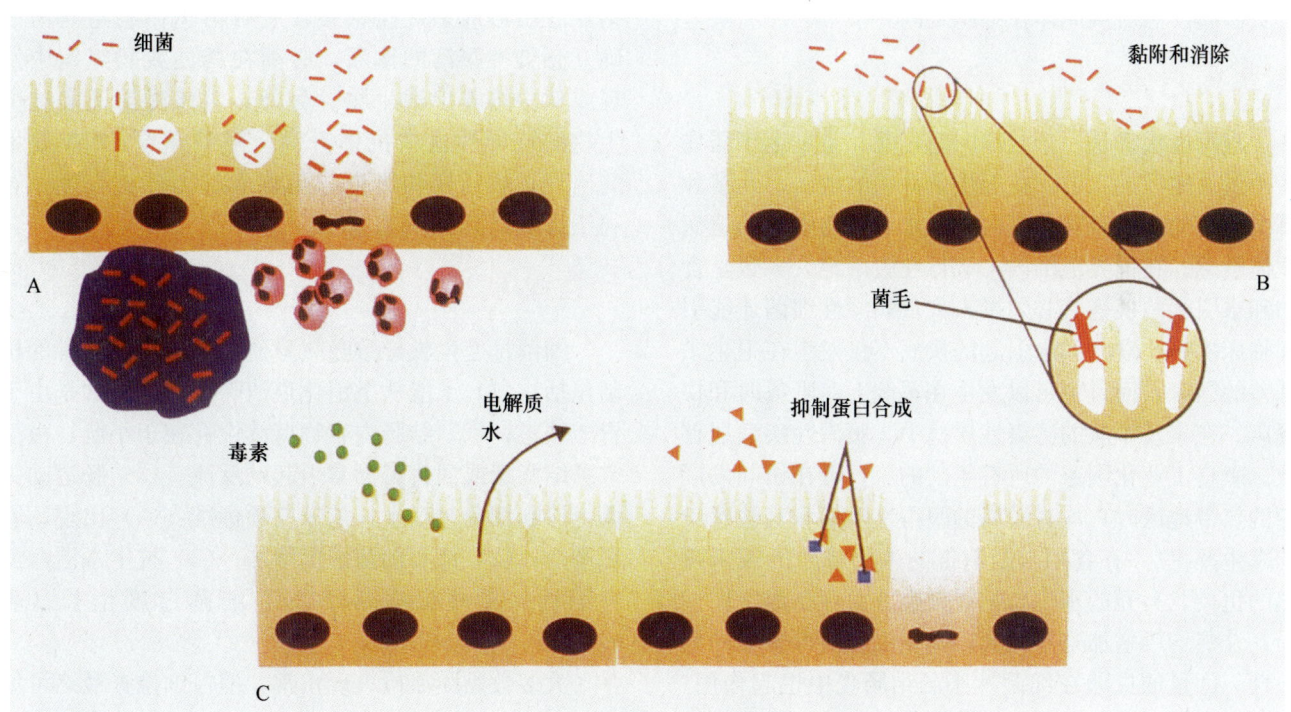

图6.130 细菌与肠黏膜的相互作用。A：细菌可直接侵入上皮细胞或细胞间连接，包被在吞噬细胞囊泡内并繁殖。最后，当出现临界数量的微生物时，细胞溶解并重新启动这一过程。有些细菌直接进入下面的淋巴滤泡，在那里隐居并繁殖。细胞溶解吸引炎症细胞浸润，炎症细胞主要由中性粒细胞组成。B：细菌也可直接黏附至上皮，而不侵犯肠上皮细胞。或通过菌毛黏附，菌毛可识别肠上皮细胞膜上的特异性受体，或形成黏附并消除病变。C：细菌还通过生成毒素产生一些作用。两组主要的毒素均可引起电解质和水分泌（以圈代表）的增多。以霍乱毒素为例，或抑制蛋白合成，导致细胞死亡，如同三角形所提示的那样。

黏附于肠上皮细胞的机制[294]。肠上皮细胞黏附是由于细菌表面表达的配体（有时被称为黏附素，adhesin）与上皮细胞表面受体之间的特异性相互作用[295]。多种细菌均形成由质粒编码的从细菌表面呈放射状排列的黏附菌毛，并识别黏膜细胞的特异性配糖体[296]。其他细菌黏附至上皮细胞是以肠上皮细胞的外膜包裹细菌的方式。给人的印象是细菌栖息在肠上皮细胞的支架上。细菌毒素与肠上皮细胞表面的受体相互作用，并激活细胞信号转导机制，引起液体和电解质分泌以及产毒性腹泻。

细菌易位意味着有活力的细菌从胃肠腔通过黏膜进入远隔部位，例如肠系膜淋巴结、脾、肝、肾和血液[296]。细菌易位的机制包括正常生态微生物平衡的破坏、伴有Gram阴性肠道杆菌的过度生长、宿主防御功能的损害以及黏膜屏障的物理性破坏。有些入侵的细菌经由M细胞越过肠屏障[296]。其他细菌进入细胞并陷入吞噬细胞空泡内，在那里它们利用抗吞噬的策略继续繁殖并抵抗细胞的防御机制[297]。还有一些细菌从吞噬细胞的空泡内逃逸侵入细胞浆间隙，例如志贺菌属。然后病原体在细胞之间穿梭。

发生感染的流行病学背景

腹泻性疾病是一个全球问题，尤其是发生于居住在不发达地区的人群。在卫生条件差的地区，儿童和首次免疫的旅行者对重度污染的水和食物中的肠道病原体敏感。在世界范围内，流行性腹泻绝大多数是食物和水引起的疾病。必须摄入大量病原性细菌才能引起临床疾病。食物和水引起的疾病不仅发生在卫生条件差的国家，而且也可以发生在军舰上、野餐时和快餐店。在累及军队的感染性疾病中，腹泻性疾病居首位。来自工业化国家的所有年龄的旅行者在访问发展中的热带地区时，均有较高的腹泻性疾病和其他感染的发生率[298]。在食用未经消毒的牛奶或生的或未煮熟的鱼类、有壳的水生动物或肉类方面存在地区性差异，这些均可增加某些细菌、寄生虫和病毒感染的危险性。大量的虫卵在细菌性小肠结肠炎中也起作用。食物供应的全球化也增加了食物广泛污染的机会。表13.11列出了应该引起怀疑的食物广泛污染的因素。腹泻性疾病在日托托儿所、医院和长期保健场所内均可增加。医院的腹泻在加强护理中心（ICU）和儿科病房尤其流行，对于卧床患者及其看护者是一个日益增加的难题。

在过去几十年内，大量抗体的合成已经导致细菌对于抗生素的抵抗力增加[299]。耐药细菌菌珠的出现是医院内感染增加的原因[300]。国际旅行的增加为新的细菌遗传学变异的发生提供了机会[301]。最后，免疫缺陷发生率的增加，无论是AIDS、免疫抑制治疗、年老还是其他改变，均将患者置于危及生命的感染的危险之中。

胃肠感染的形式

多数腹泻性疾病是非炎症性疾病，通常发生在小肠的上部，是由肠毒素或其他特异性地改变绒毛顶部吸收功能的病变引起的。产毒细菌感染的患者表现为痢疾综合征，其特征是发热、腹痛和含有血液、黏液和中性粒细胞的次数频繁的少量的大便。相反，侵袭性细菌感染的患者通常有结肠感染和腹泻，是主要的临床表现。黏膜中性粒细胞浸润是急性侵袭性疾病的特点。产毒性微生物引起的形态学损伤不如侵袭性细菌严重。另外一种类型的肠道感染导致伤寒肠热病（enteric fever），常常在病程的早期伴有便秘。微生物进入回肠淋巴集结和区域淋巴结，之后形成系统性感染，最后再返回肠道。为了确立感染性腹泻的诊断，必须在粪便或肠组织中发现或从中培养出微生物。另外，应该能够证实抗微生物的特异性血清抗体升高。随着重组DNA技术的出现，热易变和热稳态肠毒素基因已被克隆，有利于诊断产毒细菌的菌株。

细菌过度生长综合征（盲袢综合征）

细菌过度生长导致吸收障碍。细菌增殖异常的机制包括：（1）未能从上消化道清除细菌，通常是由于胃酸缺乏；（2）结肠内容物持续性存在于小肠，由于空肠结肠瘘或回盲瓣异常引起的反流；（3）肠运动失调。诊断细菌过度生长依靠三项标准：（1）出现肠容积增加；（2）证实细菌浓度增加；（3）抗生素治疗反应阳性。多种疾病易于发生细菌过度生长（表6.13）。

大多数黏膜活检表现正常，但仔细检查最终可见斑片状轻度的组织学异常，单一随机活检容易漏诊，或由于病变轻微以致易于被忽视。在严重的病例可见一系列的改变，从斑片状绒毛增宽和变扁到绒毛完全萎缩，伴有隐窝增生或发育不全。许多微生物，包括细菌和原虫，黏附至黏膜并被包埋在上皮上面不移动的黏液层中（图6.131）。固有层单核细胞数目常常增多。

表 6.13　易于发生细菌感染和过度生长的疾病

狭窄（先天性、放射性、结核病、Crohn 病、血管性）	免疫缺陷状态
小肠停滞	黏膜屏障功能破坏
Billroth Ⅱ 式胃切除术的输入袢	药物
十二指肠憩室	酒精
小肠憩室病	放射
手术盲袢（端-侧吻合）	感染
手术再循环袢（端-端吻合）	缺血
导致粘连的多种剖腹术	毒血症
梗阻	热损伤
肠假性梗阻	甲状腺功能低下
炎性病变	胰腺功能不全
肿瘤	回肠瓣切除
神经节阻断剂	结缔组织疾病
淀粉样变	结节性淋巴组织增生
胰腺功能不全	肠袢之间的瘘

识别特异性病原体可依据其位于特异性组织的部位，如同在结肠那样（表 13.12）。

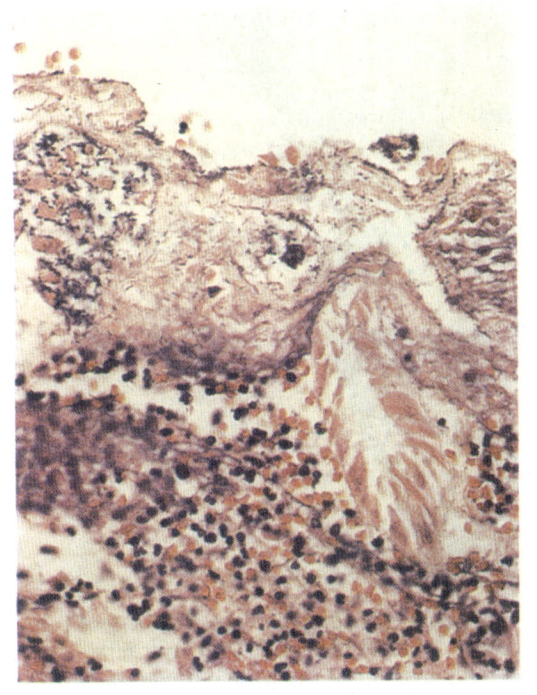

图 6.131　细菌过度生长。注意在脓性膜内存在明显的细菌聚集，在失去活性组织区域的上面。

特异性细菌感染

大肠（埃希）杆菌感染

大肠（埃希）杆菌是 Gram 阴性微生物，组成胃肠正常菌群的一部分。当黏膜屏障被破坏时，它们播散至邻近结构。这种微生物易于定居在坏死的组织内。患者由于潜在的疾病而常常患有宿主防御功能降低。存在几种类型的大肠杆菌感染（表 6.14）[302]。然而，根据 Gram 染色或常规培养不能彼此鉴别。作为肠道病原体，大肠杆菌菌珠的特征需要血清分型、组织培养、免疫化学方法或 DNA 杂交研究，这些技术并不总是常规应用。

表 6.14　病原性大肠杆菌的类型

肠道病原性	黏附至上皮；损伤机制不明
肠道产毒性	产生毒素激活腺苷酸环化酶和鸟氨酸环化酶
肠道侵犯性	侵犯结肠上皮
肠道黏附性	黏附至刷状缘并破坏微绒毛；没有侵犯；绒毛萎缩少见
肠道出血性	作用机制不明

致肠病性大肠杆菌（enteropathogenic E. coli，EPEC）是新生儿严重致死性腹泻爆发的原因[303]，是发展中国家脱水性婴儿腹泻的主要细菌性病因，并可引起旅行者腹泻。通过摄入污染的食物或水获得这种微生物。死亡的危险因素包括患者年龄小和细菌菌珠的致病力。几乎所有死亡均发生在2岁之前。这种微生物是非侵袭性的；也不产生毒素。它们经由特殊的黏附机制移生在小肠近端，在肠上皮细胞的胞浆膜上产生特征性黏附-消除病变。因为EPEC移生在十二指肠，所以通过十二指肠抽吸物培养可以检测到EPEC[304]。

肠道出血性大肠杆菌（enterohemorrhagic E. coli，EHEC）引起出血性结肠炎、溶血性尿毒症综合征和血栓性血小板减少性紫癜；这在第13章讨论。

肠道黏附性大肠杆菌（enteroadherent E. coli）是非产毒性细菌，并不侵犯黏膜[302]。它们通过特异性受体，亲和性地黏附于上皮的刷状缘（图6.132）。感染患者小肠的组织学常常是正常的。伴有这种感染的儿童可发生长期慢性腹泻[305]。少数情况下，可形成绒毛萎缩。这种病变可类似于乳糜泻。

肠道产毒性大肠杆菌（enterotoxigenic E. coli，ETEC）产生一种类似于霍乱毒素的肠毒素[306]。在不发达国家，它们是旅行者腹泻和婴儿腹泻的主要原因。本病由食用污染的食物或水，或通过接触感染的病人而引起。一旦摄入细菌，细菌进入小肠，移生于上皮表面。ETEC黏附至肠上皮细胞的刷状缘，不损伤刷状缘。黏附是特异性的，菌毛和伞毛移生因子抗原决定宿主的特异性。细菌一旦进入小肠，产生两种毒素：一种是类似于霍乱毒素的热易变毒素，而另一种是激活鸟氨酸环化酶并酷似活化的液体分泌物的热稳态毒素，不损伤肠上皮细胞[307]。本病常常始于上部肠道的不适，随后发生水样腹泻。临床经过可能极其轻微或非常严重，类似于霍乱并产生严重脱水和米汤样粪便。症状包括突发性痉挛性腹痛、恶心、腹鸣和不适。然后发生急性水样腹泻，继之脱水伴有低热和寒战。

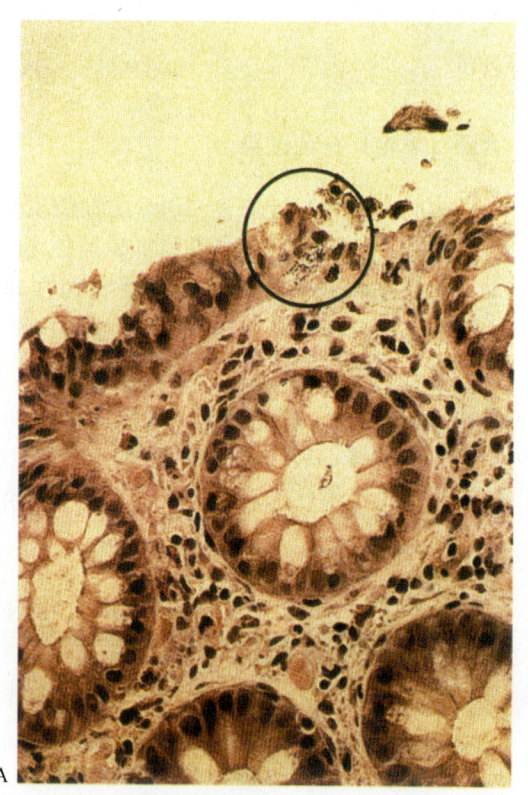 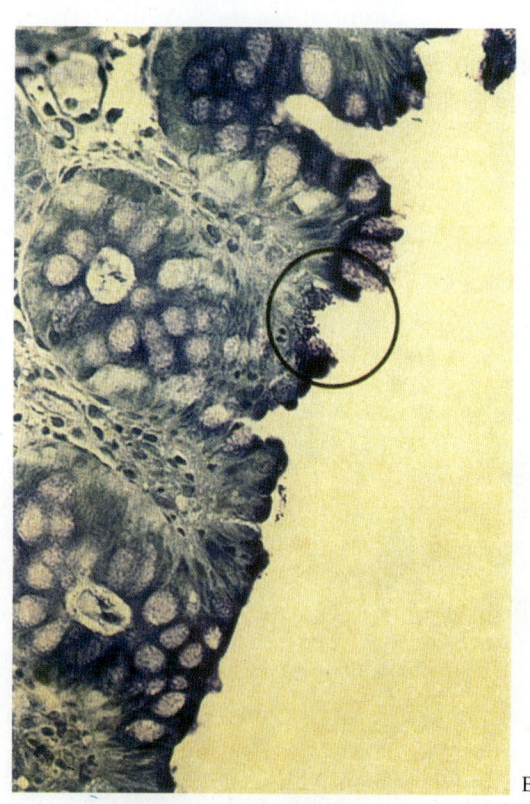

图6.132　肠道黏附性大肠杆菌。**A**：HE染色切片显示黏膜剥脱区域的细菌黏附在上皮表面。伴有黏附性微生物的上皮丢失区域包含在圈内。下面的固有层和隐窝表现正常。**B**：Giemsa染色切片显示在剥脱区域存在黏附的细菌。伴有黏附性微生物的上皮细胞脱失区域包含在圈内。（这张特殊的图片来自结肠，但是类似的病变发生于回肠末段。）

肠道侵袭性大肠杆菌（enteroinvasive E. coli，EIEC）感染出现的症状包括腹泻、里急后重、发热和痉挛性疼痛。微生物进入上皮细胞并在其内繁殖。临床上，大多数患者表现为水样非血性腹泻。这种微生物在美国少见，在泰国相对常见[308]。

肠道聚集性大肠杆菌（enteroaggregative E. coli，EAEC）被认为是发展中国家婴儿持续性腹泻的重要因素，而且是旅行者腹泻的原因。质粒编码 EAEC 聚集性黏附特性的基因。超微结构检查可见 EAEC 菌珠具有 4 种形态学各异的伞毛，伞毛调节细胞黏着并引起黏膜损伤[309]。典型的疾病表现为水性黏液样分泌物腹泻，伴有低热，几乎没有呕吐。腹泻可持续几周。通过从粪便中分离微生物和 HEp-2 分析证实聚集黏附性结构可以诊断本病。

沙门菌属感染

沙门菌属微生物是 Gram 阴性杆菌，产生 5 种临床症状：（1）胃肠炎（70% 的感染）；（2）菌血症伴有或不伴有胃肠受累（10%）；（3）伤寒或伤寒肠热病；（4）关节、骨和脑膜的局部感染（5%）；（5）无症状携带者状态。多数沙门菌属菌种可以产生任何一种上述症状，但是某些血清型较常出现特异性的临床表现[310]。沙门菌属通常引起轻度的自限性疾病，但是年幼、老年和免疫受损的患者可能发生严重的并发症、脓毒症和死亡。本病的类型反映了细菌固有的致病力、摄入微生物的数量、细菌存活和（或）复制的能力、上部肠道正常菌群的存在以及宿主的状态。沙门菌属类一般分为伤寒和非伤寒类。

伤寒沙门菌（Salmonella typhi）感染几乎总是在人与人之间传播[311]。除了副伤寒沙门菌（Salmonella paratyphi）外，多数其他沙门菌属类感染均来源于环境因素，主要为家禽和家畜。目前在美国伤寒热罕见，表明卫生状况良好、居住宽松以及家庭和工业污水的公众标准高。

伤寒热（typhoid fever）通过污染的食物或水传播。人类是唯一已知的伤寒沙门菌的宿主，经粪-口途径传播。在美国其年发生率为每 100 000 人 0.2 例。较高发生率发生在供应污染水和废物处理不充分的地区。受害者常常为儿童和年轻成人。然而，近期描述一个医院爆发抗-fluoroquinolone 肠道沙门菌属感染，是在护理院老年人之间发生的[312]。在男性同性恋中，伤寒热还可通过性传播[312a]。

在经过 1 周的潜伏期后的 2～3 周期间内，患者通常保持相对没有症状。之后患者出现发热、腹痛和头痛。常见腹部皮疹、谵妄、肝脾肿大和白细胞减少。腹泻始于感染的第 2 和第 3 周。首先为水样，但可呈血性，可发生穿孔。伤寒热是慢性系统性疾病，未经治疗患者的死亡率为 15%，经过治疗的患者死亡率为 1%。通常需要 3 个月的漫长的恢复阶段。胃肠并发症包括穿孔、大量肠出血（4%～7%）、腹膜炎和麻痹性肠梗阻[313]。穿孔引起 25%～33% 的本病患者死亡[314]。如果患者恢复，肠道病变愈合伴有轻度纤维化，很少形成狭窄。

非伤寒类菌种（肠炎沙门菌、鼠伤寒沙门菌、慕尼黑沙门菌、鸭沙门菌、副伤寒沙门菌和吉夫沙门菌）导致较轻微的自限性胃肠炎，伴有恶心、呕吐、发热和水样腹泻。

沙门菌是条件性细胞内寄生菌，能够穿透、侵犯许多细胞，并在其中存活和繁殖。质粒编码毒性因子，涉及黏附、侵犯和在上皮内的生长[315]。沙门菌黏附至 M 细胞和肠上皮细胞的表面，几乎引起完全破坏，如同在第 13 章描述的一样[316]。当 2 个或 2 个以上细胞被破坏时产生黏膜缺陷，容易造成深部感染[317]。如果细菌在肠上皮细胞之间穿过，紧密连接分开，细菌通过之后再闭合。沙门菌的内陷由受体介导，可能涉及到表皮生长因子受体。一旦进入细胞，细菌被有界膜包被的胞浆空泡包裹，之后繁殖。当细菌从空泡内释放出来之后，播散至区域淋巴结、脾和肝，细菌在这些部位进一步繁殖[316]。

沙门菌属可感染胃肠道的任何部分，但回肠、阑尾和右半结肠容易受累。肠壁表现为增厚。肿胀而隆起的溃疡性回肠淋巴集结形成典型的大体表现，即小的纵向排列的（卵圆形）回肠末端溃疡（图 6.133）。

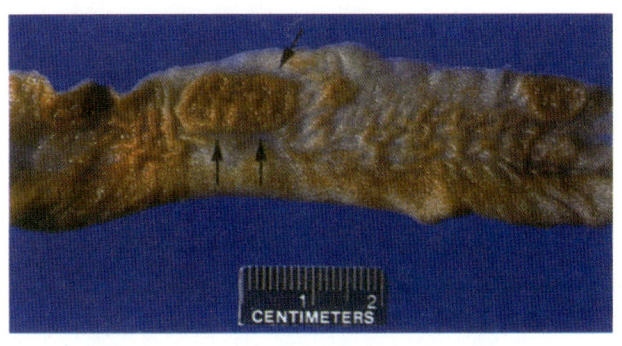

图 6.133 沙门菌属肠炎。注意回肠淋巴集结上面有明显的纵向溃疡（箭头）。

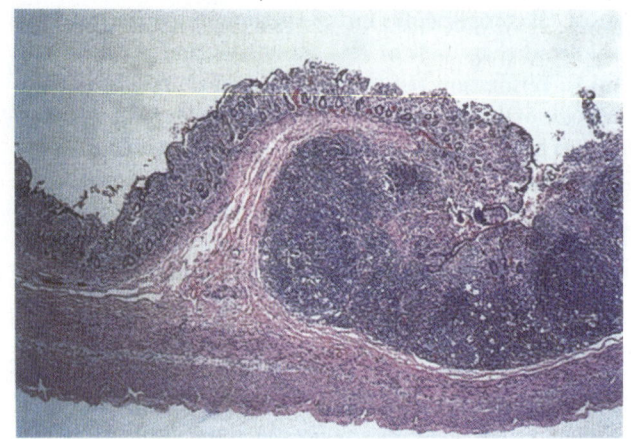

图6.134 图6.133中标本的组织学改变,可见明显的回肠淋巴集结淋巴组织增生,周围是萎缩的小肠,并可见浅表溃疡伴有周围再生。

其他溃疡的性质呈口疮样、线性、圆盘形或完全增厚。在小肠近端溃疡较不明显。随着小肠壁进行性受累,肠管变得壁薄如纸,易于穿孔。在有些病例,肠道大体表现可能正常或仅仅有轻微的红斑。

缩短水肿的绒毛含有中性粒细胞浸润,同时伴有隐窝增生。可见明显的血管充血和淋巴浆细胞浸润,同时可见伴有丰富嗜酸性胞浆的组织细胞,其内含有核碎片和红细胞。回肠淋巴集结增生(图6.134),随后是滤泡相关性上皮出现急性炎症。水肿、纤维素性渗出和血管血栓形成预示发生组织坏死和溃疡,导致淋巴滤泡高于黏膜表面(图6.135)。由于滤泡相关性上皮溃疡,淋巴组织从黏膜下层延伸至黏膜表面,排出大量的杆菌进入肠腔。最终淋巴滤泡由于巨噬细胞浸润而变得模糊。结构变形非常严重,以至于可能出现类似于应激性肠疾病(irritable bowel disease,IBD)的表现。

单核细胞成分增生排列呈弥漫性和结节状结构。结节区域位于病变的周围,而弥漫性增生位于中心。结节分为两种类型:一种结节含有生发中心,由中心细胞、中心母细胞和巨噬细胞混合组成,周围是破碎的受挤压的套区。第二种结节是主要类型的结节,由均匀一致的成片的单核细胞/巨噬细胞组成,多数结节含有大量凋亡小体和细胞碎片,边缘是小淋巴细胞。其中某些区域可能含有灶状无定形嗜酸性碎片和细胞核位于周边的细胞。滤泡间和弥漫的区域主要为吞噬性巨噬细胞,呈圆形至不规则形(偶尔为新月形),还含有混杂性成熟表现的小淋巴细胞。偶尔还可见浆细胞和免疫母细胞。中性粒细胞出奇地少见,即使是在溃疡区域。这种炎症反应蔓延至固有肌层,甚至可以到达浆膜。在小肠壁非增厚区域可见小的黏膜糜烂,也由淋巴组织浸润组成,伴有生发中心形成和单核细胞/巨噬细胞聚集,可能是早期病变[318]。

区域淋巴结可显示坏死性淋巴结炎,由于单核细胞/巨噬细胞增生,可有明显的窦和副皮质区扩大,与在受累肠段所见相同。在许多区域,被膜下窦扩张,其内充满单核细胞,中心受压或消失。可见激活的吞噬性巨噬细胞,其中多数含有凋亡碎片。坏死区

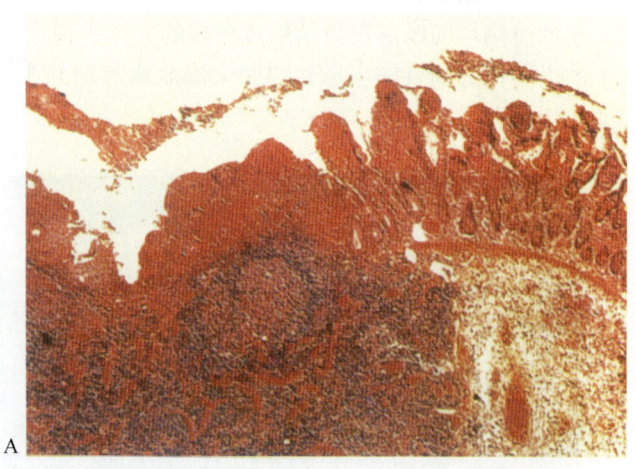
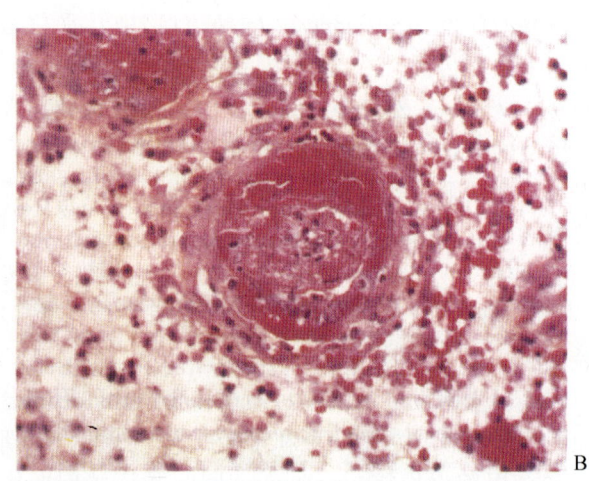

图6.135 沙门菌属肠炎。**A**:回肠淋巴集结上面的区域呈重度炎症、充血和溃疡。部分损伤由缺血引起,由于标本内可见小的血栓,如同B中所示。重度炎症伴有黏膜溃疡。**B**:在肠黏膜下层可见有血栓形成的血管。

呈圆形而非星形，周边是泡沫状巨噬细胞，均匀地与淋巴结其余部分的细胞成分混合[318]。

与这些改变最类似的是由耶尔森菌属感染引起的改变。这两种疾病均集中在回盲部，而且黏膜和区域淋巴结均由于淋巴细胞和组织细胞增生而变形。然而，穿透性溃疡和上皮样肉芽肿仅仅发生在耶尔森菌属感染，而且耶尔森菌属感染坏死的区域通常呈星形而不是圆形。

葡萄球菌感染

葡萄球菌食物中毒是一种与食物中毒有关的爆发性、但是自限性的胃肠炎。葡萄球菌能够产生外毒素，外毒素是有力的肠毒素，从而引起急性腹泻性疾病。在严重的病例，患者有非特异性小肠结肠炎，伴有黏膜重度充血、坏死和溃疡形成[319]。缺乏有活力的细菌。

弯曲菌感染

弯曲菌属是螺旋状和具有高度能动力的 Gram 阴性杆菌。弯曲菌属存在许多种类，虽然典型地仅有3种对于人类是致病的：空肠弯曲菌（Campylobacter jejuni）、结肠弯曲菌（Campylobacter coli）和胎儿弯曲菌（Campylobacter fetus）。各个国家之间不同弯曲菌感染的发生率不同。弯曲菌是最常分离出的肠道粪便病原体之一。一项研究发现每100 000人中有134例伴有腹泻[320]。美国腹泻的发生率在1岁以下的儿童和10～29岁的人中最高[321]。因为本病累及年轻成人，最初的临床表现容易与溃疡性结肠炎或Crohn病混淆。水引起的弯曲菌肠炎爆发与市政水系统和地表水有关。空肠弯曲菌是旅行者腹泻和饮用山区未经处理水的徒步旅行者所患腹泻性疾病的常见原因。目前在落基山脉地区，弯曲菌肠炎的发生比贾第鞭毛虫病多3倍[322]。本病的发生率在夏季最高。爆发还与食用污染的牛奶、肉、家禽和蔬菜有关[323]；本病在人与人之间传播，也可由宠物传播而来。目前本病发生的危险70%来自感染的鸡肉[323]。

弯曲菌形成的疾病有几种类型：（1）无症状感染，（2）急性肠炎，（3）急性结肠炎。本病的类型反映了患者感染的微生物的类型。例如，空肠弯曲菌多半引起急性自限性胃肠炎，而胎儿弯曲菌则引起系统性疾病，而且常常为致死性。急性肠炎是最常见的表现。摄入微生物和出现症状之间的潜伏期从1天到7天不等。典型的发病开始为发热和不适，随后24小时内出现恶心、呕吐、腹痛和腹泻。在有些患者，肿大的肠系膜淋巴结引起症状[324]。肉眼血便常见，多数患者1天至少有8次或更多次排便。本病某些患者发生的头痛和肌痛通常比其他类型的感染性小肠结肠炎严重。严重的合并症，包括毒血症、脑膜炎、中毒性巨结肠、伪膜性结肠炎、大量胃肠出血、关节炎、心内膜炎以及生殖系和泌尿系感染，可以发生于虚弱的患者。然而，本病通常为自限性。20%的患者可以复发。这种微生物还可引起死亡[325]，尤其是在免疫受损的患者。弯曲菌感染的一种并发症是Guillain-Barré综合征，它是由神经和空肠弯曲菌抗原之间的交叉反应引起的[326]。大多数感染患者完全恢复，或为自发性恢复，或在抗生素治疗之后。

弯曲菌黏附于肠上皮细胞对于肠炎的发生很关键。当微生物侵犯细胞表面时，上皮被损伤，细菌侵入细胞。这种微生物还能产生与细胞膜特异性受体结合的毒素，从而损伤细胞[327]。

弯曲菌感染的内镜检查特征包括斑片状黏膜炎症、充血、血性渗出物、节段性黏膜水肿、正常血管结构消失和溃疡形成。病变类似于炎症性肠病。大体上，可见弥漫性、血性、水肿性小肠结肠炎，伴有多发性浅表性回肠溃疡，直径可达1cm，紧靠回盲瓣并累及回盲瓣本身。溃疡有时与回肠淋巴集结所在的区域一致。

肠炎和结肠炎的活检均显示非特异性急性和慢性改变，类似于其他感染。小肠病变包括固有层炎症和水肿、中性粒细胞浸润、杯状细胞减少伴有隐窝脓肿以及出血性坏死。其他组织学特征包括出血性溃疡、红斑、隐窝炎、绒毛增宽和变扁、黏膜萎缩，以及类似于在慢性溃疡性结肠炎、非特异性结肠炎或感染性结肠炎所见到的特征。溃疡基底具有急性炎症、肉芽组织和明显的血管结构，但缺乏纤维化[328]。直肠病变也常出现。与慢性溃疡性结肠炎不同，这种改变倾向于节段性分布。可见形成不好的黏液肉芽肿。肉芽肿中出现化脓灶可将这种病变与Crohn病区别开来。如果在坏死期检查组织，上皮可见再生性改变。因为活检通常为非特异性，为了确立诊断通常需要细菌培养或其他诊断技术。

弧菌感染

11种弧菌可引起人类感染[329-334]，但大多数感染来源于副溶血弧菌、嗜盐弧菌和霍乱弧菌。弧菌是能动的Gram阴性弯曲杆状细菌，生活在海水或含盐的水中。霍乱的季节性发病部分与在海洋生物和海藻中存在能生存而不能培养的微生物有关。在这种环境中，霍乱弧菌表现为孢子样结构；当其重新暴露于较有利的环境中时，恢复到感染的状态。孢子样类型的弧菌被鱼、软体动物和甲壳动物食入。嗜盐弧菌感染常常发生于从事甲壳类工业工作的人中，尤其是在处理新鲜海味时被刺伤的人中。副溶血弧菌感染是食物中毒的主要原因，由生鱼片或感染的牡蛎传播。海水温度升高似乎是引起持续性疾病爆发的原因[335]。

霍乱弧菌感染可能轻微，也可能是高度致死性的疾病。本病的致病力与编码引起危及生命的霍乱腹泻的基因有关。霍乱肠毒素是分泌性肠炎和产毒性腹泻的致病因素。霍乱毒素引起黏膜中环腺苷一磷酸（AMP）水平升高。这具有引起隐窝细胞分泌和绒毛细胞抗吸收的作用，形成本病最突出的特征：液体大量丢失。

霍乱的临床表现不同，从无症状携带者到患有极其严重腹泻的患者。在急性期，来自小肠的水分泌大于结肠吸收丢失水的能力，导致大量的液体、钠、钾和碳酸氢盐的丢失。在世界的某些地区，霍乱是死亡的首要原因，因为大量液体缺失导致酸中毒和肾衰竭。死亡可发生于发病的3～4小时之内，在疾病最严重时粪便的排出量超过1L/h。有人观察到当给予足够的液体补充时，日排出量为15～20 L。潜伏期从6小时到48小时，恢复发生在2～7天。未经治疗，死亡率为50%～75%[336]。

虽然霍乱发生广泛，但组织病理医师在其诊断中所起到的作用不如微生物学家大。大体上，肠道表现为轻度水肿，仅仅为轻度异常。肠黏膜表现完整，伴有黏液缺失，隐窝扩张。如果出现杯状细胞，则其表现为空的，固有层显示轻度水肿和血管扩张。偶尔可见炎症细胞，但缺乏明显的炎症。细胞之间空隙增宽，在绒毛上皮细胞中最为明显，而微绒毛缘空泡和线粒体改变通常发生在隐窝[337]。

嗜盐弧菌感染可产生3种主要临床综合征：原发性败血症、伤口感染和不伴有败血症或伤口感染的胃肠疾病[338]。本病的特征是有24小时的潜伏期，之后突然发生败血症、发热、寒战、低血压、恶心、呕吐、血性腹泻和皮疹。感染症状和持续时间不像霍乱那样严重。皮肤病变具有独特性。出血性大泡进展为坏死性溃疡。

气单胞菌感染

气单胞菌是兼性厌氧的Gram阴性细菌，普遍存在于新鲜和含盐的水和土壤中。还可通过饮用未经处理的水和创伤引起感染，通常累及具有肢体裂伤而又接触土壤的患者。这种微生物已从日托托儿所的急性腹泻儿童和患有旅行者腹泻的成人分离出来。本病还可发生于新生儿。嗜水气单胞菌、索比亚气单胞菌和豚鼠气单胞菌均可引起一系列的胃肠疾病，从自限性腹泻到急性持续性痢疾[339]。典型症状包括低热、水样粪便常常伴有隐血，以及腹部痉挛性疼痛。儿童表现为严重腹泻，而成人疾病倾向于呈慢性经过，患者表现为呕吐和腹部痉挛性疼痛。气单胞菌产生肠毒素、细胞毒素和溶血素。组织学改变从类似于乳糜泻的改变到固有层的水肿以至显著的小肠结肠炎（图6.136）。通过粪便培养可以作出诊断。

毗邻单胞菌感染

类志贺毗邻单胞菌（*Plesinomonas shigelloides*）是兼性厌氧的Gram阴性杆菌，在多达17%的腹泻患者的粪便中可以检出这种细菌[339]。它与食用生鱼和出国旅游有关，通常是到墨西哥。大多数感染的患者表现为自限性腹泻，伴有血性和黏液性粪便。少数情况下，可发生严重的小肠结肠炎、假性阑尾炎、骨髓炎和菌血症。

梭状芽胞杆菌感染

各种梭状芽胞杆菌菌珠正常时居住在大肠，偶尔在回肠。因为结肠梭状芽胞杆菌感染比小肠常见，所以这种感染在第13章讨论。然而，有几种独特类型的小肠梭状芽胞杆菌疾病将在本章提及。

坏死性肠炎

坏死性肠炎（enteritis necroticans）是一种危及生命的感染性疾病，由C型产气荚膜梭状芽胞杆菌引起，这是一种产生β毒素的梭状芽胞杆菌菌株，能够引起坏死和脓毒症[340]。本病的特征是近端空肠节段性坏死，如果没有早期诊断和治疗，死亡率高。在第二次世界大战后，首先在德国北部食用大量肉类和蔬菜的先前饥饿的儿童和成人中报告。本病很少发生在发达国家；当发生时，通常累及糖尿病患者[341]。

这种疾病也被称为Darmbrand肠炎[342]、坏死性空肠炎。这种病变突然始于近端空肠，通常向远端蔓

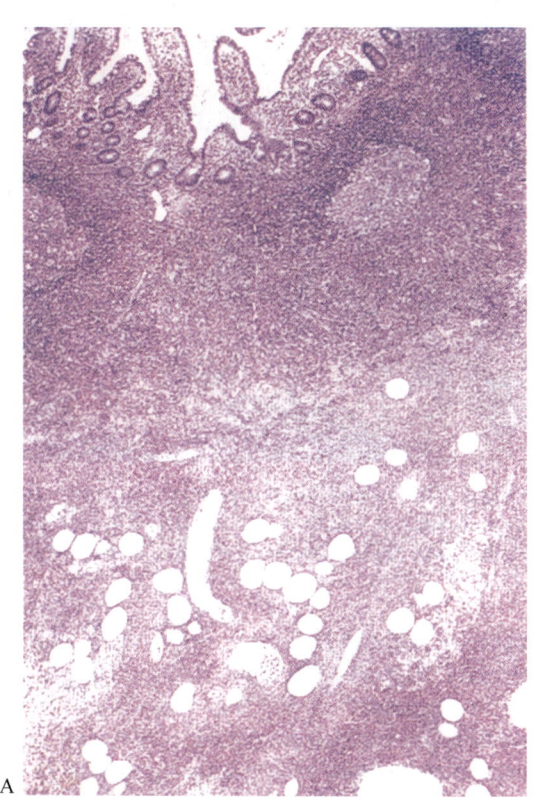 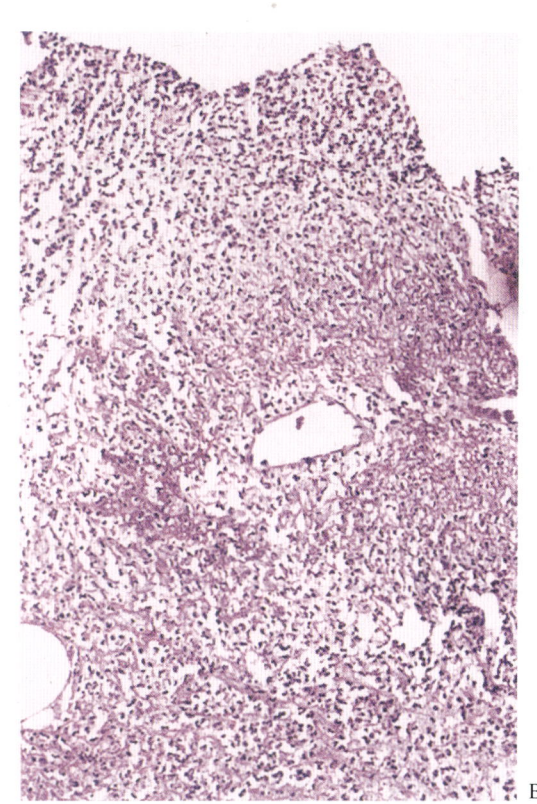

图 6.136　气单胞菌肠炎。**A**：这一病例显示存在明显的淋巴组织增生和明显的炎症浸润，含有大量的急性炎症细胞。**B**：高倍镜下可见上述改变。

延至回肠。本病表现为腹痛、呕吐、腹泻和进行性脱水。受累肠管扩张、水肿、增厚、僵硬和明显充血。瓣膜聚合处变得非常明显，黏膜表面形成洗衣板外观。当坏死的黏膜剥脱时，留下广泛的溃疡区域。在较严重的病例具有透壁性炎症。

组织学上，可见严重的黏膜坏死，伴有出血，由于明显的黏膜下水肿和纤维化，或纤维性浆膜渗出而致肠壁增厚。炎症区域可见伪膜和纤维素性血栓。增厚的瓣膜之间的黏膜表现可能正常，而瓣膜表面损伤较重。这种形态提示梭状芽胞杆菌感染。几乎没有中性粒细胞反应[342]。

Pig Bel

Pig bel（坏死性肠炎的一种类型）是一种类似的疾病，它是巴布亚、新几内亚的地方病。这种疾病是由于魏氏梭状芽胞杆菌和产气荚膜梭状芽胞杆菌感染引起的[343]，是儿童最常见的死亡原因。患者因食用感染的猪肉而患病。患者出现的症状持续几天。这些症状包括严重的进行性腹痛、呕吐、带有血迹的粪便和便秘。小肠显示节段性坏死，始于绒毛顶部，并向基底部进展。本病累及十二指肠至盲肠。同时，可以累及小肠多个节段，由正常表现的未受累部分分隔。相邻肠袢之间打结和黏附发生于 50% 的病例。在手术时，小肠表现扩张，膨胀的肠管管壁增厚，浆膜表面呈红色。在大约 25% 的病例，浆膜面存在一个或多个黄色斑点。这些是全层梗死的区域（图 6.111）。

组织学上，可见缺血性改变伴有绒毛坏死。可见大量细菌。在坏死的黏膜和黏膜下层之间存在界限清楚的交界区域。交界部位的血管可见血栓形成。梗死边缘可见中性粒细胞聚集。黏膜可见中性粒细胞、单核细胞和嗜酸性粒细胞浸润。动脉壁水肿并有炎症细胞浸润，显示均质性或颗粒状的嗜酸性表现，通常与纤维素样坏死有关。

耶尔森菌感染

耶尔森菌小肠结肠炎（Yersinia enterocolitica，YE）和耶尔森菌假结核病（Yersinia pseudotuberculosis，YP）是兼性厌氧的非乳糖发酵性 Gram 阴性球形杆菌。感染的发生率在寒冷季节最高。在西欧和北欧，YE 和 YP 是细菌性肠炎的一种常见原因，而在北美和澳大利亚报告的病例数目也有增加。传播通常发生在食用污染的肉类、蔬菜、水和牛奶之后[344]。猪是人类感染的重要宿主。然而，这种微生物也已从多种其他动物分离出来。传播还发生在从狗和猫以及从人到人的经过输血的传播。据报告比利时是本病增加最多的国家，与食用未加工的猪肉密切相关。大多数感染为自限性。然而，免疫损害和虚弱的患者以及铁过载的患者病情较重。

耶尔森菌属类的致病性是由细菌染色体编码的毒性因子的数量或由毒性质粒 pYV 决定的[345,346]。染色体编码蛋白有利于细菌黏附于肠道、穿透黏膜、存活和增殖。毒性因子包括各种黏附素（adhesin）、扩散因子（invasin）和黏附侵入位点。另外，pYV 蛋白组成Ⅲ型分泌系统，类似于致病性大肠杆菌和沙门菌。"高致病岛"（high pathogenicity island，HPI）仅仅出现于高致病性耶尔森菌菌株。耶尔森菌的 HPI 携带基因簇，参与耶尔森菌铁载体（siderophore yersiniabactin）的生物合成、转运和调节。高致病岛的主要功能是获取细菌生长和播散所需要的铁分子[347]。肠腔细菌黏附至滤泡相关上皮区域的 M 细胞或吸收细胞。细菌一旦进入细胞内，即被有膜的囊泡包被[348]。耶尔森菌小肠结肠炎经由肠上皮细胞胞浆进入固有层，这种方式类似于沙门菌。仅有致病性菌株侵入固有层。耶尔森菌小肠结肠炎的微生物在回肠淋巴集结淋巴滤泡内繁殖，之后引流到肠系膜淋巴结，最终引起系统性感染。

耶尔森菌易于累及回盲部和阑尾区域，引起一系列的临床和病理学改变，从自限性小肠结肠炎到可能致命的系统性感染。弥漫性小肠结肠炎是最常见的临床表现，通常发生于年龄小于 5 岁的儿童[349]。患者表现为胃肠炎、腹泻、低热、腹痛、回肠炎、结肠炎、弥漫性肠系膜淋巴结炎、假性阑尾炎、脓毒症[350,351]、肠穿孔和溶血性尿毒症综合征。年龄较大的儿童和成人发生肠系膜淋巴结炎，类似于急性阑尾炎。免疫抑制宿主常常发生严重的、致命性的耶尔森菌菌血症。处于铁过载状态的患者，例如血色素沉着病或输血性高铁血症，特别容易发生毒性感染[352]。菌血症引起的感染后表现包括结节性红斑、大疱性皮肤病变和反应性关节炎。

大体上，耶尔森菌感染类似于 Crohn 病。表现为肠壁增厚、炎症、充血、溃疡和水肿。患者发生弥漫性、局灶性或口疮样黏膜溃疡。虽然可能出现多处

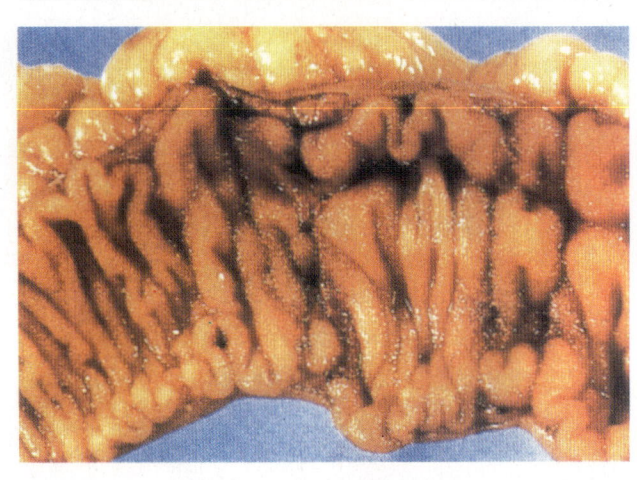

图 6.137　耶尔森菌。经培养证实的耶尔森菌感染患者的大体表现。由于存在肉芽肿，黏膜皱襞过度明显。

溃疡，但是溃疡通常不是很深。肠的浆膜表现暗淡和充血（图 6.137）。固有肌层增厚。明显肿大的肠系膜淋巴结可能缠结，且含有略带黄色的微脓肿。小肠和大肠均可受累，最严重的改变以回盲部和阑尾为中心。

耶尔森菌小肠结肠炎和耶尔森菌假结核病的组织学特征有相当程度的重叠。这两种感染均可形成黏膜溃疡、隐窝炎、伴有明显淋巴细胞袖套的肉芽肿性炎症、淋巴组织增生、透壁性淋巴组织聚集和淋巴结受累。受累的肠管表现充血、水肿和溃疡，伴有明显增大的淋巴滤泡。淋巴组织增生界限清楚的区域含有明显的生发中心。滤泡性回肠炎可以持续数月。滤泡上面的黏膜发生小的点状口疮样溃疡，直径为 1～2 mm[351]，类似于 Crohn 病的病变。这些溃疡被脓性纤维素性渗出物和大量的 Gram 阳性球杆菌覆盖。可见界限清楚的淋巴组织增生，伴有明显的生发中心，增生的淋巴滤泡上方可见口疮样小溃疡。肠壁和淋巴结内可见上皮样肉芽肿，伴有中心坏死（图 6.138）。肉芽肿位于黏膜和黏膜下，但也可以发生于浆膜。固有肌层和浆膜有多形性细胞成分浸润，包括嗜酸性粒细胞。急性血管炎或肠套叠可以引起缺血（图 6.139）。整个小肠发生隐窝增生，伴有绒毛萎缩[351]。狭窄罕见。这些改变在表面上类似于猫抓热的表现。

最重要的鉴别诊断是 Crohn 病，Crohn 病在组织学上可能难以与耶尔森菌感染鉴别。培养、血清学检查和多聚酶链式反应（PCR）分析可以证实耶尔森菌是本病的原因。支持诊断 Crohn 病的特征包括明显的

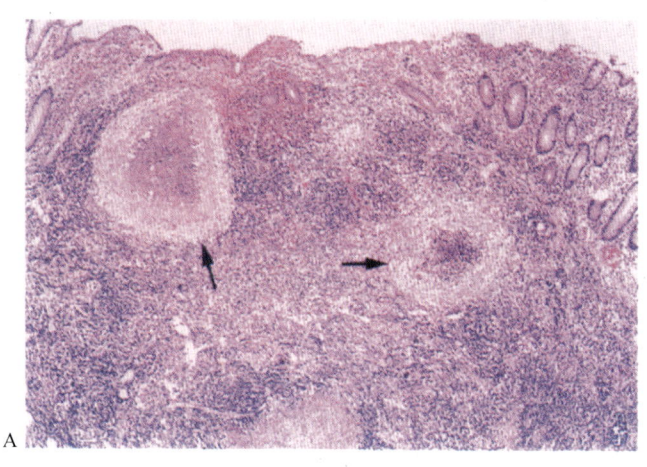
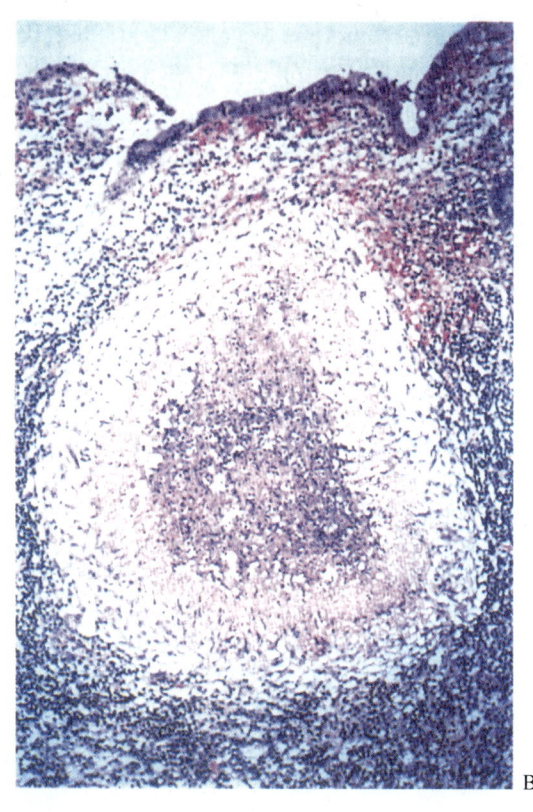

图 6.138　耶尔森菌小肠结肠炎。A 和 B 显示明显的坏死性肉芽肿，这是耶尔森菌感染的特征。A：含有两个肉芽肿（箭头）。上面的上皮萎缩并有溃疡形成。B：高倍放大显示栅栏状排列的组织细胞，没有异物巨细胞。整个肉芽肿被明显的淋巴细胞袖套包绕。

神经增生和慢性改变的证据，包括隐窝变形和黏膜肌层增生。

结核病

在结核病的发病率经过几十年稳定地下降之后，20 世纪 80 年代美国制定了雄伟的计划以减少这种疾病的发生。然而，尽管有这些计划，结核病的控制仍被忽视，导致本病的复燃[353]。在 20 世纪 80 年代中期和 20 世纪 90 年代早期之间，公共健康基础设施恶化、控制感染的公共机构不足、城市人口密集、HIV 流行以及移民等因素的协同作用导致结核的复燃，包括多药耐药菌株的感染。

目前在北美结核病并不常见，但在亚洲仍然流行，成为主要的健康问题。2000 年，美国疾病控制与预防中心接到 16 377 例（每 100 000 人 5.8 例）结核病报告，发生率减少 45%，是美国历史上最低的发病率[354]。在美国，50% 的结核病病例发生于外国出生的人[355]，他们仅占总人口的 10%[356]。在移民人群中，结核病是潜伏感染传入的主要原因，随后造成本病复燃[357]。在美国生活 5 年或不到 5 年的移民结核病的发生率是在美国生活 5 年以上移民的 3 倍[358]。由于对于公共卫生实践认识不足，美国疾病控制与预防中心和医疗机构要求采取强有力的措施来监测和治疗美国移民的潜伏感染[359]。除了移民以外，HIV 感染者、少数民族、无家可归者、禁闭的人、嗜酒者和穷人的感染率增加。处于感染危险的其他人可能包括在医院工作的人和军人。黑人比其他种族的人容易感染结核病[360]。新近有关细菌基因型研究的进展为结核感染的发病机制、传播、耐药和再感染提供了较好的解释[361]。

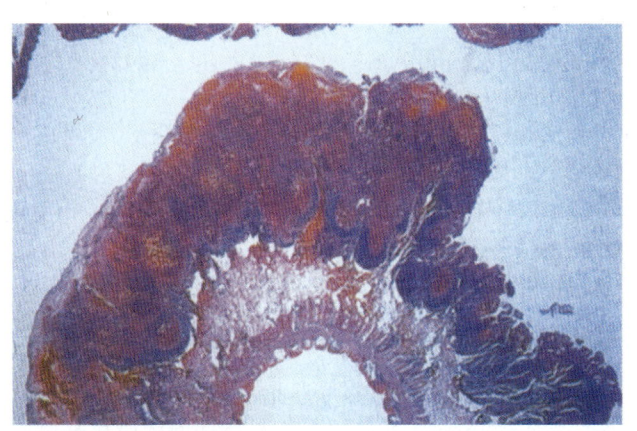

图 6.139　耶尔森菌肠炎。耶尔森菌肉芽肿性小肠结肠炎引起肠套叠和继发性缺血性坏死。

胃肠受累的严重性与肺部感染的严重性有关,最常见于伴有肺空洞病变和痰结核菌阳性的患者。咽下的微生物通过小肠黏膜并不引起局部病变,仅仅停留在区域淋巴结。逆行播散可以引起溃疡性小肠病变。

肠结核病的并发症包括严重的小肠结肠炎、出血、穿孔、梗阻、瘘管形成、狭窄、吸收障碍和严重的分泌性腹泻。后者是由位于梗阻近端扩张肠袢细菌过度生长引起的。它还可由区域淋巴结肉芽肿所致的肠系膜淋巴管梗阻引起。慢性非特异性腹痛是最常见的主诉。其他表现包括发热、体重减轻和不适。临床鉴别诊断包括癌、结核病、Crohn 病和耶尔森菌感染。

AIDS 患者可能发生泛发性结核病,高达 50% 的死亡患者在死前未能诊断[362]。这是由于发生在 AIDS 患者的泛发性结核病常常缺乏典型的特征。炎症病灶显示坏死区域,伴有大量中性粒细胞、大量抗酸杆菌,几乎没有上皮样组织细胞,而且没有 Langhans 巨细胞[362]。

90%的患者累及回盲部(图 6.140 和 6.141);其他受累部位以发生率递减的顺序为升结肠、阑尾、空肠、十二指肠、胃、乙状结肠和直肠。这是沿着淋巴组织的分布。回盲瓣区域常常由于存在肿块而变得模糊,肿块由肠系膜脂肪、纤维组织、淋巴结和其他炎症改变组成。阑尾和远端回肠通常增厚和狭窄,伴有黏膜溃疡和表面纤维素沉着。结肠壁可能被炎症病变广泛破坏,以至于不能分清楚回盲瓣位于哪一侧。

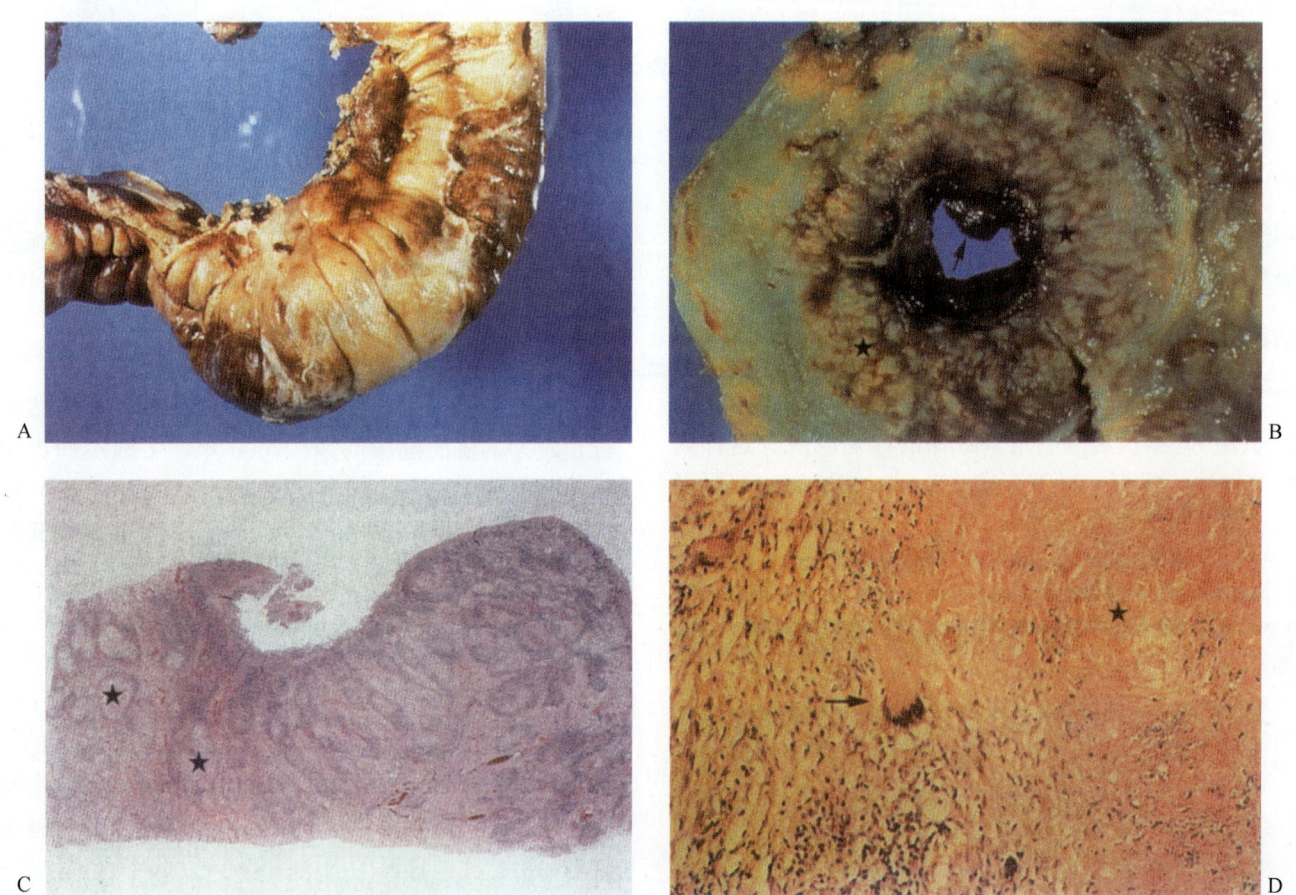

图 6.140 回盲部结核。**A**:切除标本的大体照片显示透壁性炎症。难以分清回盲瓣。浆膜组织明显充血和水肿,可见纤维素性粘连。**B**:标本的横切面显示透壁性坏死和肠壁被大量肉芽肿替代,其中几处用星号提示。肠腔严重破坏并狭窄。一个肥大的病变突入肠腔(箭头)。**C**:肠壁的低倍放大照片显示融合性肉芽肿,其中一些用星号提示。肉芽肿呈现中心淡染,而周围是蓝色的边缘。**D**:高倍放大显示部分的肉芽肿,伴有中心性干酪样坏死(星号)和周围的巨细胞(箭头)。

6 小肠非肿瘤性疾病 371

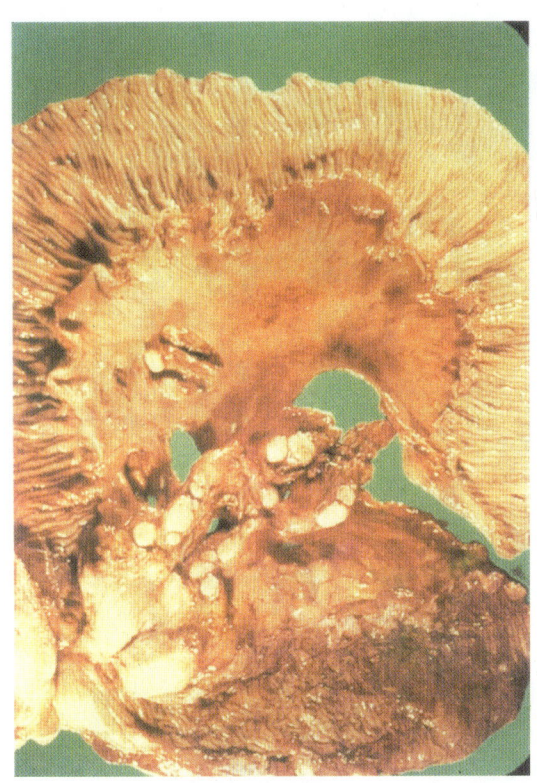

图 6.141 结核性回肠结肠炎，显示淋巴结广泛受累。

经典的肠结核病表现为三种形式中的一种：（1）溃疡性（ulcerative form）结核（60%的病例），显示多发性浅表性溃疡，具有毒性过程，死亡率高；（2）肥大性（hypertrophic form）结核（10%的病例），大体上类似于 Crohn 病，因为有瘢痕性、纤维化和堆积性肿块性病变；（3）溃疡肥大性（ulcerohypertrophic form）结核（30%的病例），其中肠壁增厚和溃疡，炎症性肿物以回盲瓣为中心[363]。肠的切面脆而易碎，容易见到坏死性肉芽肿。

结核结节总是始于回肠淋巴集结或淋巴滤泡，可使黏膜呈鹅卵石样表现。随着疾病的进展，结核结节围绕整个肠壁（图 6.140）。多发性结核结节还可散布于浆膜和肠系膜（图 6.142）。本病的溃疡开始时表现为外缘参差不齐的潜行性溃疡。溃疡可以单发或多发，或大或小（图 6.143）。与 Crohn 病不同，结核性溃疡倾向于呈环状分布，其长轴与肠腔垂直，没有裂隙形成。溃疡可含有抗酸杆菌（AFB），即使在缺乏肉芽肿的情况下。非溃疡性黏膜通常表现为明显的水肿和局灶性出血。增生性病变引起明显的肠壁增厚，伴有溃疡和梗阻（图 6.140）。当溃疡愈合时形成纤维化、缩窄和狭窄。不规则狭窄区域的长度可为几个厘米。这种改变形成了本病的肥大性结构。伴有明显干酪样坏死的巨细胞肉芽肿在溃疡性病变比增生性病变常见。肉芽肿分布遍及整个肠壁（图 6.140）。虽然典型的结核病伴有肉芽肿，但它仅仅是回盲部肉芽肿的几个原因之一（表 6.15）。区域性肠系膜淋巴结肿大，含有干酪样坏死的区域（图 6.144）。应用特殊染色，在结核结节和淋巴结内可见孤立的微生物，或可通过组织培养发现。

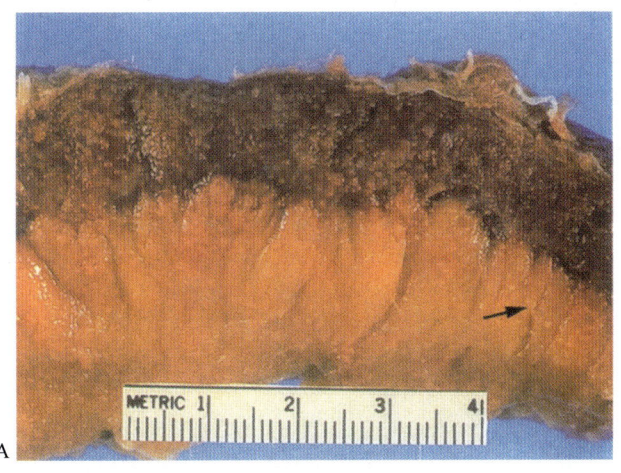
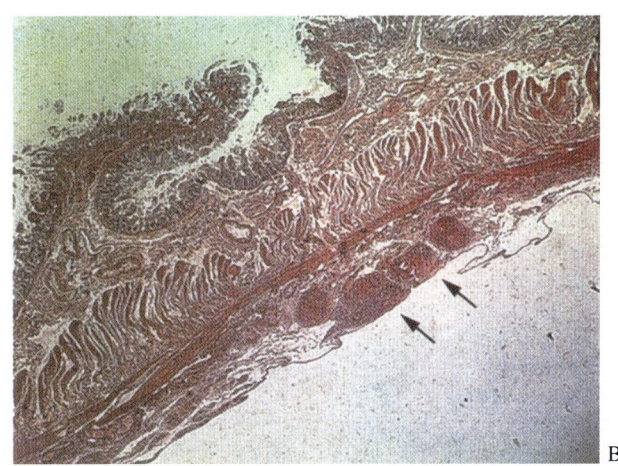

图 6.142 粟粒型结核病。粟粒型结核病的大体和显微镜下特征。A：标本横切面伴有许多略带白色的黏膜结节，是回肠淋巴集结内的结核结节。肠管周围的脂肪也有大量 1~2 mm 略带白色的结节，其中一个用箭头提示。还可见到纤细的粘连。B：通过几个浆膜结核结节（箭头）的组织学切片。这张照片中见不到黏膜和黏膜下结核结节。

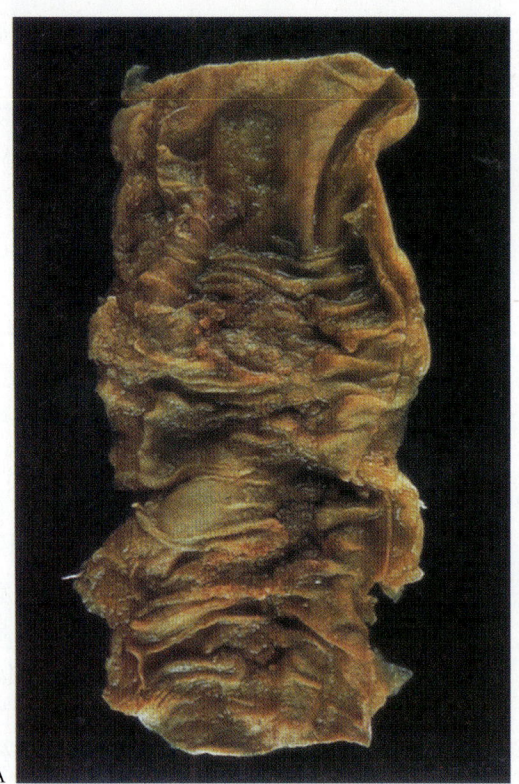
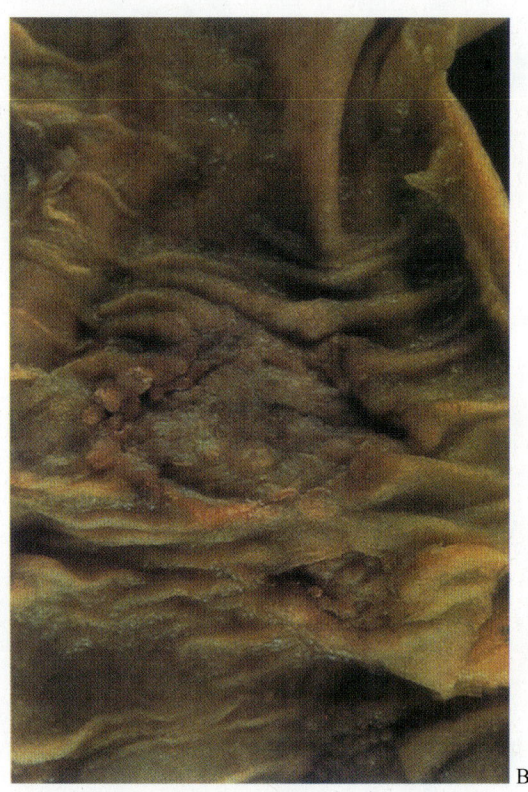

图 6.143　结核性肠炎。**A**：切除的标本显示存在结核性溃疡。**B**：高倍放大的溃疡。

表 6.15　肠肉芽肿

结节病
Crohn 病
感染
结核病
放线菌属
组织胞浆菌病
耶尔森菌
血吸虫病
高度传染性类圆线虫病
鸟胞内分枝杆菌
结核分枝杆菌
牛分枝杆菌
沙门菌属
弯曲菌属
布鲁菌
异物（滑石粉、缝线、钡）
来自穿孔或瘘的粪便
肠裹样积气症
组织细胞增生症
软化斑
细胞损伤伴有黏液溢出

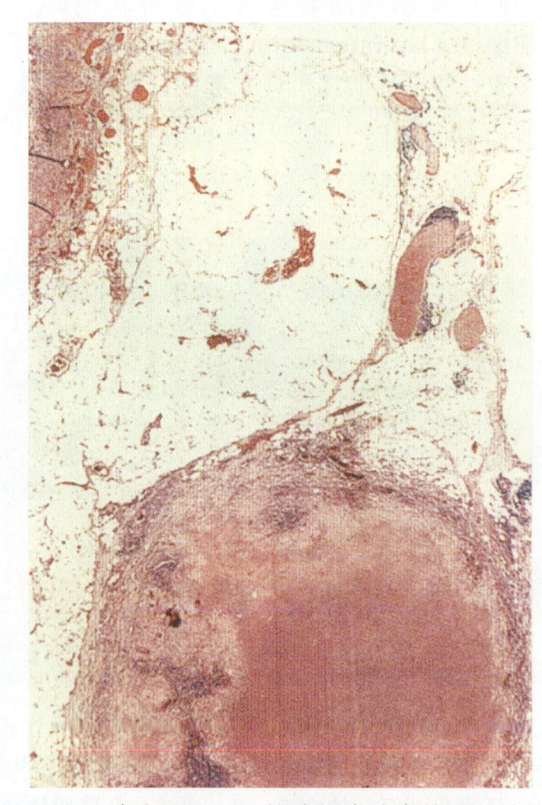

图 6.144　来自图 6.143 切除标本分离的淋巴结的组织学切片。淋巴结几乎完全被干酪性肉芽肿替代。

由于微生物稀少，有时在怀疑为结核病的病例难以检查到细菌，即使是在抗酸杆菌（AFB）染色的切片。在这种情况下，应用福尔马林固定石蜡包埋组织进行双重 PCR 反应检查分枝杆菌 DNA，在治疗肉芽肿性小肠结肠炎患者方面可能具有价值[364]。

鸟胞内分枝杆菌感染

鸟胞内分枝杆菌（Mycobacterium avium-intracellulare，MAI）是一种高度流行的（普遍存在的）AIDS 相关性病原体，累及 15%～40% 的 AIDS 患者。人从环境中接触烟雾、水、食物和土壤获得微生物。与结核病不同，结核病好像是由于先前已有的感染再次激活引起的，播散性 MAI 通常来自初次感染。呼吸道或胃肠道无症状的移生期常常出现在播散性疾病之前，提示微生物是经由肠道从环境获得的，之后发生播散。胃肠道受累是肺的 2 倍。播散性疾病通常发生于初次感染的数月之后。

有 MAI 移生的健康人正常情况下并不发生活动性疾病。感染的主要危险因素是免疫功能紊乱的水平，通过 CD4$^+$ 细胞计数可以反映出来。76%～90% 的 MAI 感染发生于 AIDS 病程的晚期，此时 AIDS 的诊断已经确立，CD4$^+$ 细胞计数 < 60/mm^3。MAI 可从没有胃肠症状的 AIDS 患者的粪便中排出。

MAI 的致病性因素尚未确立。微生物穿透胃肠黏膜，机制不明，在固有层内被巨噬细胞吞噬。巨噬细胞不能杀死细菌，细菌在细胞内繁殖并充满其中。随着细菌不断的复制造成宿主细胞破裂。这个过程导致出现成片的充满抗酸杆菌的巨噬细胞。细菌通过黏膜下组织播散，淋巴引流将细菌带到区域淋巴结。在淋巴结内，同样的过程被再次重复。分枝杆菌在巨噬细胞内复制，之后脱出并再次形成成片的感染细胞，并最终取代淋巴结的正常组织学结构。组织破坏少见，MAI 感染的大多数体征和症状均由细胞因子的形成而引起[365]。

有症状的 MAI 感染通常呈惰性表现，伴有恶心、慢性腹泻、腹痛、类似于 Whipple 病的吸收障碍、发热、出汗、寒战、体重减轻、淋巴结肿大、肝脾肿大和全血细胞减少。胰腺周围和肝门淋巴结明显受累可以继发梗阻性黄疸。肠梗阻可由肠套叠引起，继发于回肠淋巴集结增生和淋巴结受累[366]。营养不良或重复感染可引起死亡。MAI 还可产生类似于 Crohn 病的临床和放射学表现，尤其是在伴有末端回肠炎的患者。在尸检时，高达 60% 的 MAI 感染患者具有胃肠受累，虽然在死前很少能够发现微生物[366]。在抗酸染色切片上可见大量杆菌，位于巨噬细胞内和细胞外。

MAI 感染发生于整个胃肠道，但最常见于十二指肠[365]。黏膜表现水肿，红斑，而且脆而易碎，有时伴有多发性略带黄色的线形和卵圆形糜烂，以及（或）2～3 mm 白色或红斑性斑丘疹结节，并有明显的黏膜皱襞（图 6.145）。还可见到细小的白色黏膜结节。区域淋巴结肿大（图 6.145）。苏木素和伊红（HE）染色切片显示黏膜萎缩，伴有绒毛粗钝、变形和增宽，这是由于固有层内有大量肥胖的 PAS 阳性的巨噬细胞弥漫性浸润引起的，巨噬细胞伴有颗粒状或泡沫样胞浆。腺体结构通常保持完整，虽然隐窝间质被具有淡染胞浆的大细胞弥漫性浸润所分隔。如果出现淋巴细胞、浆细胞和中性粒细胞，数量也很稀少。区域淋巴结含有类似的浸润。偶尔可见界限不清的上皮样肉芽肿，含有淋巴细胞及少数多核巨细胞。高达 30% 的病例可见小面积的坏死[367]。

当病变明显时，在低倍镜下观察 HE 染色切片容易发现浸润（图 6.146）。在十二指肠刷片中也可能检测到微生物。检测局部受累可能需要应用特殊染色。MAI 在组织学上类似于 Whipple 病（见下），两种疾病的黏膜均含有巨噬细胞，伴有 PAS 阳性胞浆颗粒。然而，分枝杆菌比 Whipple 杆菌大几倍，而且与 Whipple 杆菌的不同之处在于它们是抗酸杆菌。与传统的结核性感染不同，MAI 的巨噬细胞充满抗酸微生物，这种微生物在胞浆内密集成簇排列。巨细胞和干酪样坏死区域通常缺乏 MAI。

放线菌病

伊氏放线菌是一种丝状细菌，是口腔正常菌群的一部分。当吞咽的微生物在胃中未被破坏时，发生腹部感染。伊氏放线菌可引起严重小肠感染，尤其是在回盲瓣。排便习惯改变、低热、不适、体重减轻、腹痛和可触及的腹部肿物均可能导致误诊为癌。受累肠管表现为增厚，伴有多发性化脓灶和瘢痕组织。感染通常累及肠壁全层，延伸到周围组织。溃疡可能极小，但常常形成瘘管。组织学上，可见广泛的纤维化和肉芽组织，含有泡沫样组织细胞、脓肿和瘘管。典型的细菌菌丛苏木素深染，常常出现典型的硫黄颗粒排列。

布鲁菌病

布鲁菌病（Brucellosis）是世界某些地区相当常见的疾病，经由食用污染的生牛奶、通过接触感染动

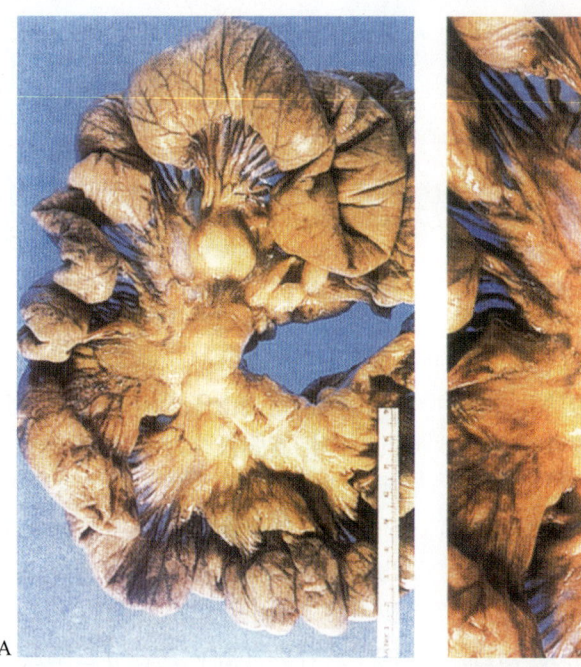

图 6.145　鸟胞内分枝杆菌感染。**A**：大体标本显示肠系膜脂肪明显萎缩和突出的区域淋巴结，表现为肿大和缠结。**B**：较高倍放大显示已被切开的融合缠结的肠系膜淋巴结。

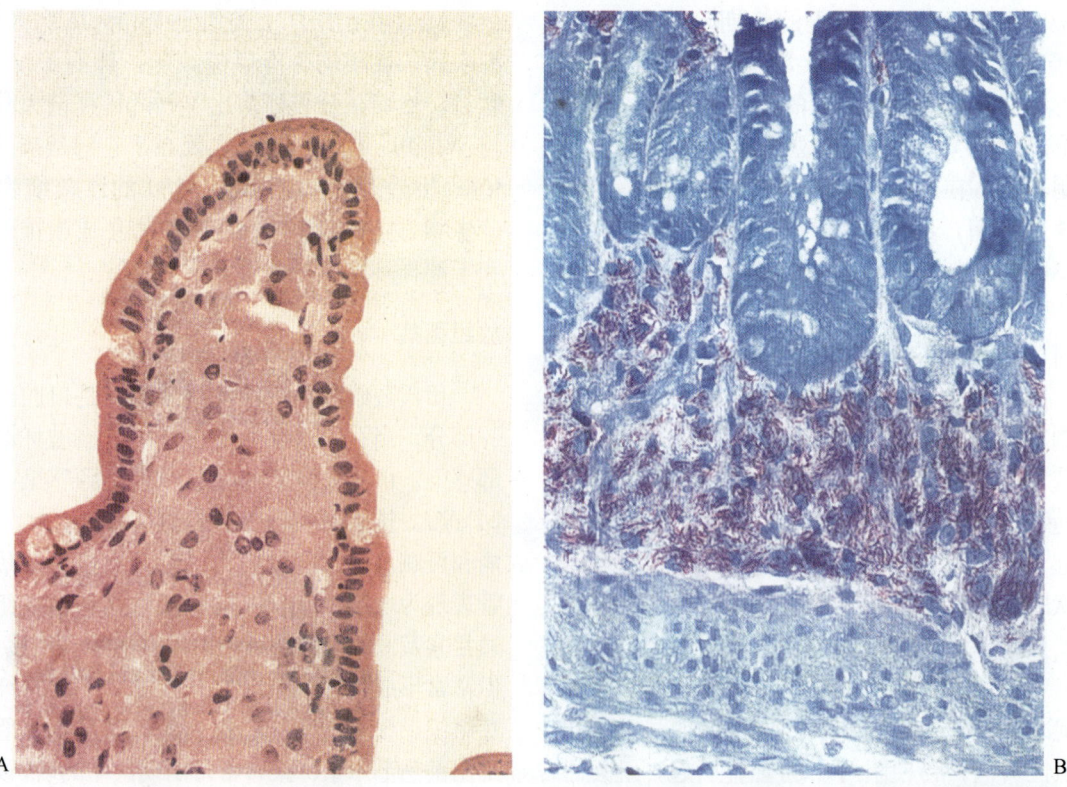

图 6.146　鸟胞内分枝杆菌感染。**A**：小肠固有层含有大量聚集的单核细胞，具有巨噬细胞的组织学特征。这些细胞完全充满并取代正常固有层。**B**：抗酸染色显示明显的含有微生物的单核细胞集聚，位于肠腺基底和黏膜肌层之间。

物的胞衣产物传播到人，经由胎盘传播[368]，或可能经由母乳传播[369]。在美国，本病通常发生在西班牙和葡萄牙人，可能与从墨西哥非法进口未消毒的牛奶制品有关，在墨西哥布鲁菌病是地方病。布鲁菌病由羊流产布鲁菌、流产布鲁菌、猪流产布鲁菌和犬布鲁菌引起[370]。细菌移生在接种部位或继发性部位，引起慢性肉芽肿性感染。

这种微生物不同于其他细菌，它不显示典型的毒性因素，例如外毒素或内毒素产物[370]。相反地它倾向于通过抑制凋亡而侵入人类宿主并持续存在[371]。在巨噬细胞摄入细菌之后，细菌侵犯黏膜。摄入之后的大多数细菌被吞噬溶菌酶融合清除。存活的细菌在含有细菌的间隔内逐渐发育，并迅速发生酸化作用。细菌在内质网内进行复制，之后借助于溶血素的作用释放出来并诱导细胞坏死。细菌释放之后被转移至区域淋巴结，然后播散到全身[370]。

本病具有易变的表现，最常见的表现是发热、恶臭的排汗和骨关节病。生殖系统也常常受累[370]。很少累及小肠[372]。这些改变由慢性非特异性炎症和血管炎组成。本病的诊断需要从血液或组织中分离细菌[370]。

李斯特菌病

单核细胞增多性李斯特菌（Listeria monocytogenes）是一种Gram阳性细菌，它可能是一种食物携带的病原体，主要累及妊娠妇女、新生儿、免疫缺陷的个体和老年人[373]。这种微生物可从人类肠道分离出来，但它较常见于反刍动物的胃肠道。本病发生于食用污染的色拉、墨西哥式奶酪、生牛奶、冰淇淋、生肉、香肠和海味之后[374,375]。一旦摄入，细菌破坏肠道屏障，有时引起人类宿主的胃肠炎。之后微生物播散至全身，引起败血症、脑膜炎、宫内感染，以及偶尔发生腹泻[375]。李斯特菌通过将其表面蛋白internalin结合至跨膜蛋白E-cadherin而进入肠道上皮，上皮基底外侧面有E-cadherin表达[376]。李斯特菌是绝对的细胞内病原体，它定居在胞浆内。这种微生物分泌的成孔蛋白李斯特菌溶素（listeriolysin）O是重要致病决定因素，它允许细菌从宿主细胞空泡逃逸而到达宿主细胞胞浆。

Whipple病

Whipple病（Whipple disease）是一种少见的多系统疾病（图6.147），是由新近辨认出来的细菌的系统性感染引起的，这种细菌最初被命名为Tropheryma whippelii[377]。后来名称略有改变，称为Tropheryma whippeli。在尸检研究中，其发生率<0.1%。Whipple病发生于全球所有年龄的人，但典型的患者为中年白人男性[378]。Whipple病可以发生在地区性群居者或同胞兄弟姐妹，但是Whipple病的传播和遗传学易感性的作用仍不清楚。序列研究提示，免疫逃避和宿主相互作用在这种持续性细菌病原体的生活方式中具有重要作用。持续性单核细胞或巨噬细胞功能紊乱可能易于发生感染，因为当细菌被吞噬时，巨噬细胞似乎不能降解细菌[379]。不能降解细菌抗原可能与白介素（IL）-12生成减少有关，IL-12减少可能导致T细胞产生干扰素γ减少和巨噬细胞活性缺陷。IL-12减少可以阻止有效1型辅助性T细胞免疫反应的发生[378]。另外，这种细菌具有独特的细胞壁，位于固有层内，在那里引起细胞反应，这种反应几乎完全由巨噬细胞和这些细胞内残余的细菌壁积累组成。巨噬细胞内微生物的复制与宿主细胞凋亡有关，宿主细胞表达和释放IL-16。血清IL-16水平和凋亡标记物升高与Whipple病的活性有关，成功治疗之后降至正常水平[378]。

Whipple病的特征分为两个阶段：前驱阶段和时间很长的稳定状态阶段。前驱阶段的特征是出现游走

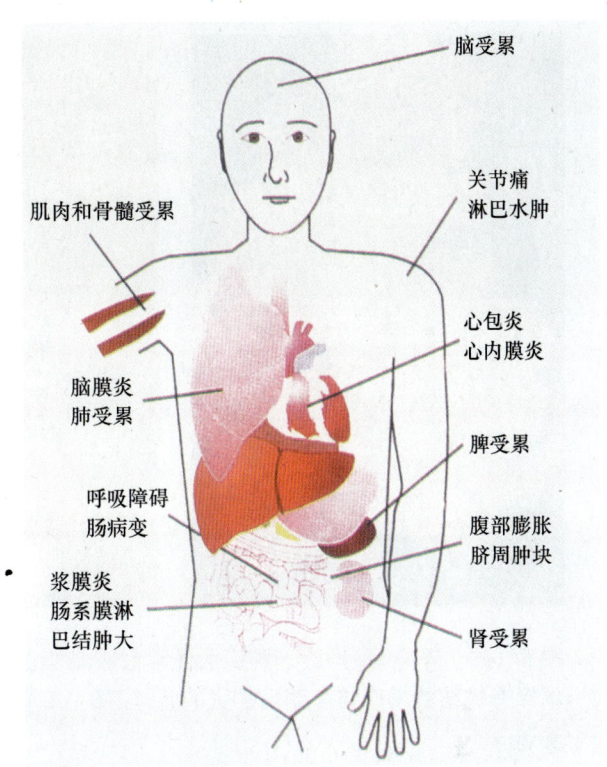

图6.147　线条图显示Whipple病的各种表现。

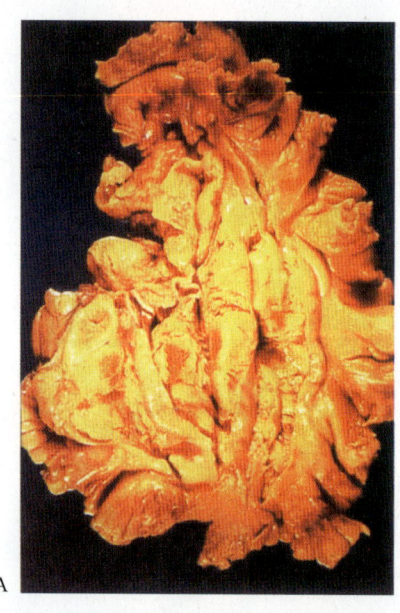 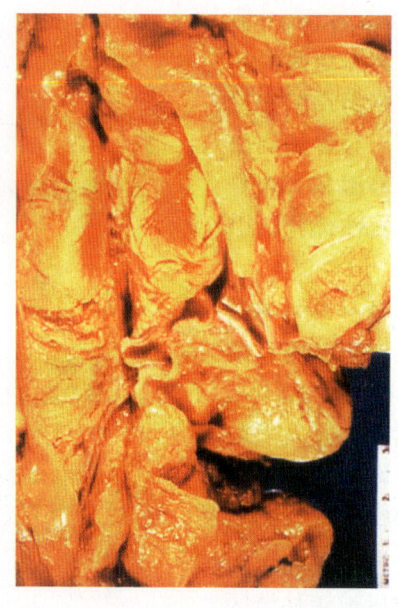 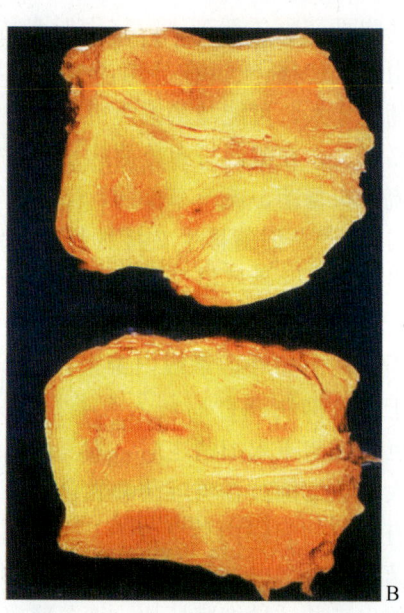

图 6.148 Whipple 病。这种疾病通常也叫肠脂肪营养不良，由于大体表现类似于本图所示。**A**：切除标本伴有缠结的淋巴结和明显扩张的肠袢。**B**：标本较高倍放大显示肠脂肪硬结。**C**：淋巴结横切面被脂肪浸润。

性多关节痛和关节炎。稳定状态的特征是腹泻、腹痛、体重减轻、吸收障碍、低热、皮肤色素沉着、心包炎、主动脉瓣赘生物、外周淋巴结肿大、贫血和水肿。腹泻通常为水样，恶臭，而且常常伴有脂肪痢[380,381]。淋巴结肿大累及大约 50% 的患者。中枢神经系统疾病累及大约 10% 的患者。前驱阶段和稳定状态阶段之间的平均时间为 6 年[378]。然而，如果患者先前接受过免疫抑制治疗，则可发生较迅速的临床进展。巨噬细胞浸润心内膜导致瓣膜狭窄或关闭不全。腹部可以膨胀或有轻微触痛，有时可以触及脐周肿物，是肿大的肠系膜淋巴结。某些患者发生肝脾肿大。大约 15% 的患者没有本病典型的体征和症状。如果不经治疗，本病为致死性[378]。

Whipple 病常常累及空肠和回肠，但通常不累及十二指肠[381]。水肿的黏膜呈现粗糙的颗粒状外观，可能含有黄白色斑块。可见肠壁增厚和上皮下略带黄色的脂质沉着。还可见少数黏膜溃疡和瘀斑性出血（图 6.148 和 6.149）[381]。大体检查肠系膜和后腹膜淋巴结增大，灰白，有时直径可达 3~4 cm（图 6.150）。略带黄色的腹膜斑块和肠系膜脂肪明显浸润是本病晚期的特征。

诊断依靠发现充满固有层巨噬细胞的多发性圆形、杆状或镰刀形 PAS 阳性的抗淀粉酶包涵体。在上皮细胞内和上皮细胞之间可见一些杆菌[379]。PAS 阳性物质还见于平滑肌、内皮细胞和成纤维细胞内。由于巨噬细胞聚集，造成绒毛粗钝和变形（图 6.151）。在严重的病例，可有不完全性或完全性绒毛萎缩。最常见的是，巨噬细胞位于腺腔上皮细胞基底膜的正下方，随着向黏膜下的进展巨噬细胞数目减少。这种累及方式支持细菌由肠腔侵入组织的说法。巨噬细胞之间可有淋巴细胞、中性粒细胞和嗜酸性粒细胞浸润。少数情况下，可见坏死和纤维化。黏膜和腹腔内淋巴结可见广泛的脂肪沉着和肉芽肿。淋巴结失去其正常结构而呈纤维化改变。可见三种类型的肉芽肿（即异物肉芽肿、脂肪肉芽肿和上皮样肉芽肿）。肉芽肿还可见于其他组织，例如脾、肌肉、支气管黏膜、肺实质、肾、胃肠黏膜和骨髓。虽然几种疾病的巨噬细胞可能彼此类似（表 6.16），但是脂肪沉着通常只出现在 Whipple 病。MAI 感染与 Whipple 病的比较见表 6.17。一项研究显示，90% 的患者伴有这些特征性的组织学表现[382]。应用抗杆菌的抗体或通过 PCR 反应可以证实诊断[377]。

治疗可能影响本病的组织学改变，主要的改变包括 PAS 阳性的巨噬细胞数目减少和黏膜炎症类型的改变，从弥漫性到斑块状。另外，PAS 阳性的巨噬细胞的细胞学方面也有改变[382]。

6 小肠非肿瘤性疾病 377

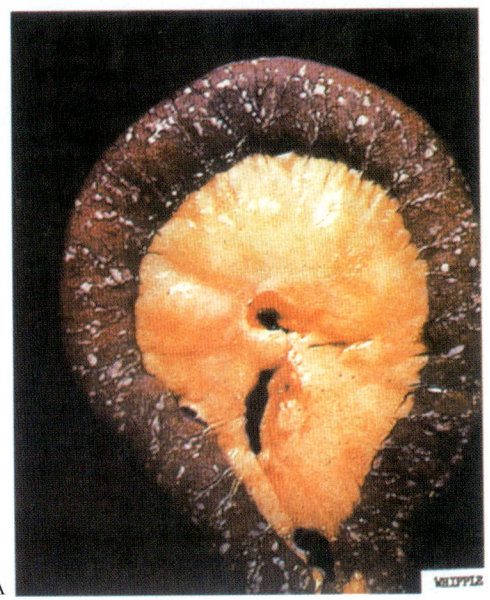
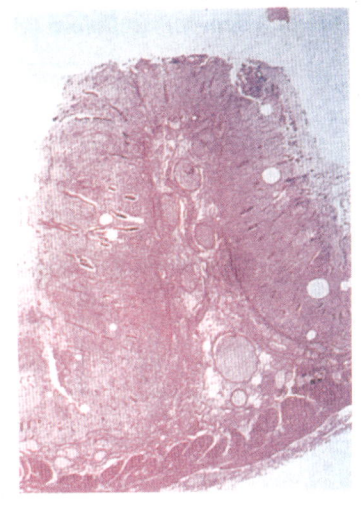
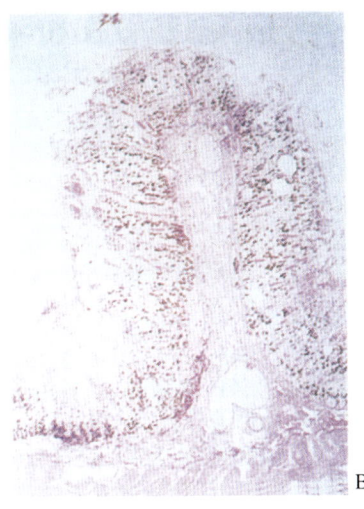
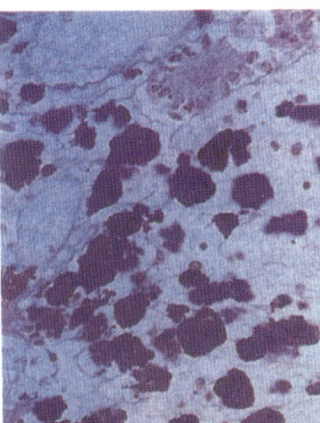

图 6.149　Whipple 病。**A**：肠管充血、肠系膜硬结以及明显的浆膜淋巴管网。**B**：小肠受累显示正常结构明显消失，伴有黏膜增厚以及正常隐窝和绒毛消失。**C**：同一区域的 PAS 染色，显示黏膜内深嗜品红性巨噬细胞集聚。**D**：黏膜浸润的高倍放大显示组织细胞性细胞。**E**：更高倍放大显示 PAS 染色阳性的细胞浸润。

热带口炎性腹泻

热带口炎性腹泻（tropical sprue）由以下一种或多种因素引起：（1）营养缺乏，（2）可传播的微生物，和（或）（3）微生物生成的或饮食中含有的毒素。多数人认为本病的本质是感染（表 6.18）。几种

表 6.16　固有层内巨噬细胞聚集

	PAS	银染色	抗酸染色	结构	巨噬细胞内物质
MAI 感染	+	+	+	正常	细菌
Whipple 病	+	−	−	萎缩	细菌
组织胞浆菌病	+	+	−	不定	真菌
慢性肉芽肿性疾病	+	−	−	正常	蜡样质
T 细胞缺陷	+	−	−	部分绒毛萎缩	?
移植患者	+	−	−	通常正常	?
黄色瘤	+	−	−	正常	脂质
贮积性疾病	+	−	−	正常	脂肪或糖蛋白，取决于疾病细胞碎片
复合性免疫缺陷	+	−	−	绒毛萎缩	

MAI，鸟胞内分枝杆菌。

表 6.17　鸟胞内分枝杆菌（MAI）感染与 Whipple 病

	MAI	Whipple 病
菌毛	增宽	增宽
乳糜管	不扩张	扩张
PAS	＋	＋
AFB	＋	－
表现	小肠呈黄白色颗粒状外观	红斑性斑点
脂质沉着	－	＋
对四环素的反应	没有	好
吸收障碍、发热、恶病质	＋	＋
游走性关节炎	－	＋

微生物是可疑的病原体，但任何一种对于所有的患者都不是共有的。特征性的临床表现包括营养缺乏、食欲减退、腹胀和持续性腹泻。患者发生苍白、虚弱、口腔水肿和夜盲。因为缺乏乳酸酶，许多患者出现牛奶不耐症；其他的患者发生酒精不耐症[383]。当发生严重的慢性腹泻、脂肪痢、巨红细胞性贫血、舌炎和

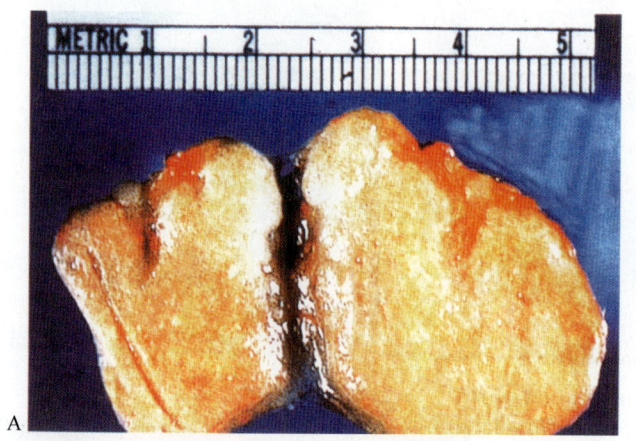

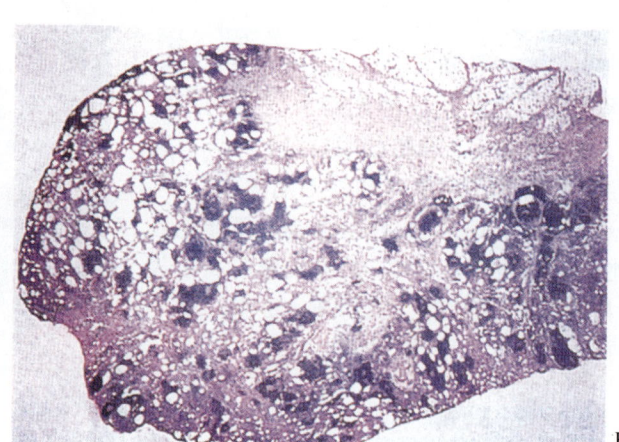

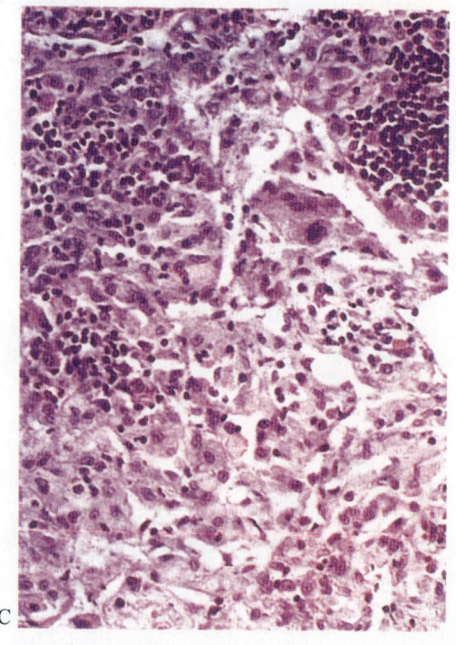

图 6.150　肠系膜淋巴结 Whipple 病。**A**：略带黄色变色的大体表现。**B**：淋巴结的组织细胞聚集和脂肪取代。淋巴结正常的基本结构被破坏。**C**：充满泡沫状胞浆的组织细胞。

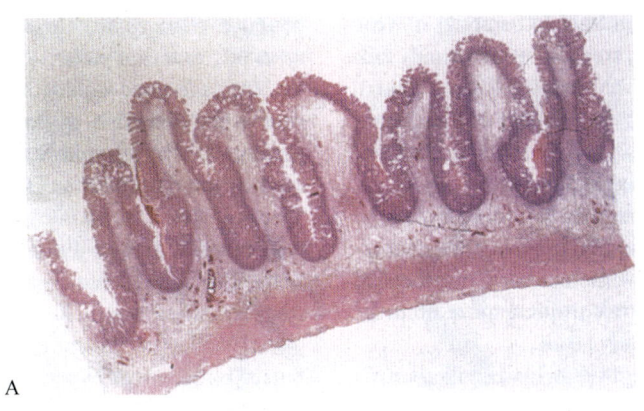

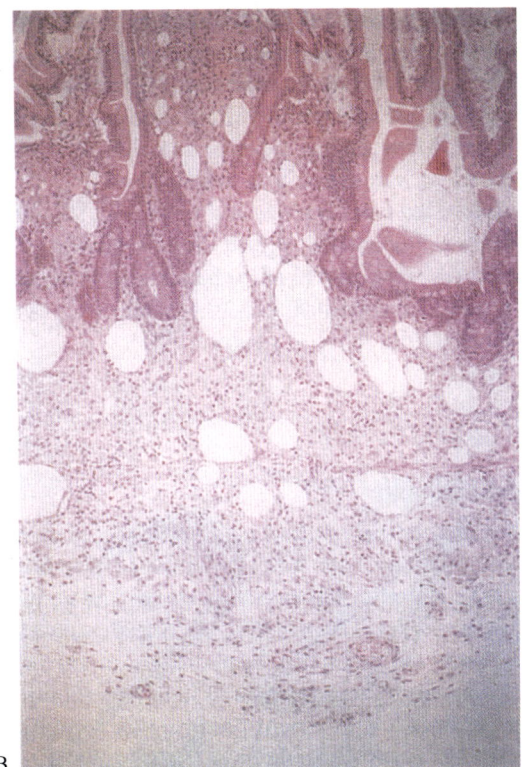
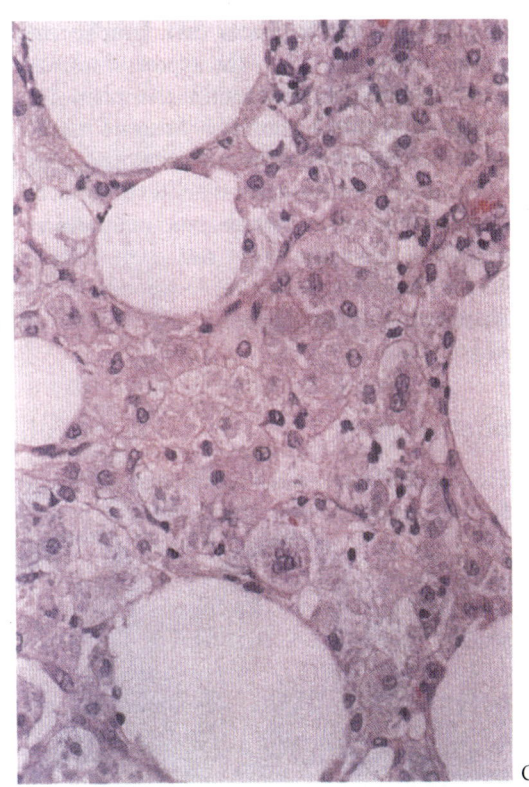

图 6.151 Whipple 病。**A**：整体切片显示 Whipple 病占据黏膜和黏膜下层。**B**：黏膜基底部高倍放大显示组织细胞浸润和明显的脂质聚集。组织细胞类似于鸟胞内分枝杆菌（MAI）感染患者的表现。然而，可见由于脂肪有机化学物质浸出产生的开放的腔隙，这种腔隙仅仅发生于 Whipple 病，实际上从不见于 MAI 感染。**C**：高倍放大显示充满脂质的组织细胞。

表 6.18　支持热带口炎性腹泻感染起源的因素
复发和缓解的形式
流行性的本质
与家庭密切相关；属于旅行者疾病的范畴
从流行地区通过人携带到温带
大的宿主在本土人群中
季节性流行
移居国外的人患病

消瘦时，所有这些都是由于脂肪、碳水化合物、维生素 B_{12} 和叶酸吸收障碍引起的。

热带口炎性腹泻具有明显的地理分布，发生于四种人群：（1）世界上本病是地方性和流行性疾病地区的本土人群；（2）来自温带的旅行者和观光者，从地方病流行区返回；（3）以前居住在地方病流行区的白人，返回到温带地区居住；（4）地方病流行区的居民迁移至温带地区。多数移居国外的人可以觉察本病的发作，症状通常为急性水样非血性腹泻、不适、发热和虚弱[383]。诊断评估热带口炎性腹泻需要与寄生虫性腹泻性疾病鉴别。与细菌或病毒性感染不同，其病程短暂，热带口炎性腹泻在返回温带后通常不能恢复。需要进行空肠活检以确定存在特征性的形态学异常并排除其他疾病，例如乳糜泻、Whipple 病或淋巴瘤。本病首先出现在空肠，向远端播散累及回肠。在早期，空肠黏膜表现正常或仅有轻度异常，伴有上皮内淋巴细胞数量增多。如果急性期没有完全缓解，则发生慢性热带口炎性腹泻。

热带口炎性腹泻的组织学特征包括绒毛萎缩、隐窝增生和慢性炎症细胞浸润上皮细胞，尤其是浆细胞、淋巴细胞、嗜酸性粒细胞和组织细胞。绒毛表现增厚、缩短和增宽，形成分叶状结构。黏膜完全扁平见于 10% 以下的患者（图 6.152）。肠上皮细胞的形状和排列异常。固有层和上皮有明显的单核细胞浸润。淋巴细胞浸润呈灶状分布于隐窝上部和隐窝绒毛区域。隐窝肠上皮细胞的核表现为巨幼红细胞样。基底膜通常增厚，形成增厚的胶原板。

其他细菌感染

淋巴结外猫抓病（cat-scratch disease）是由巴尔

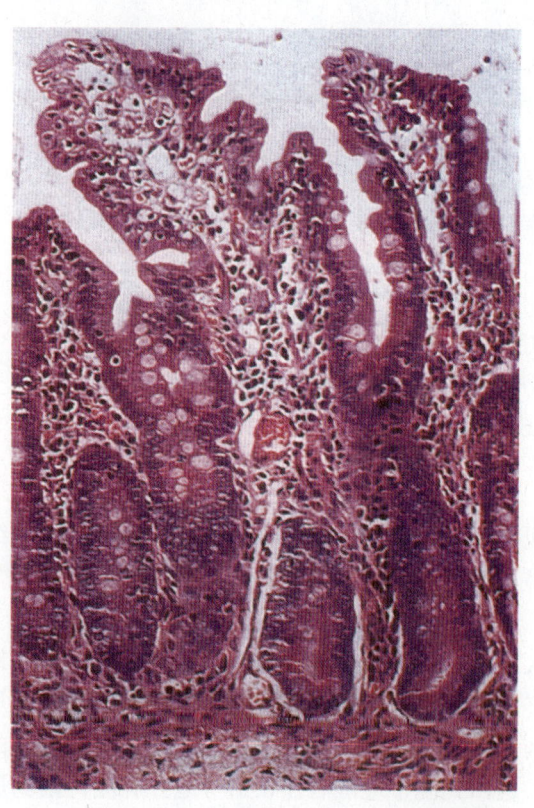

图 6.152 早期热带口炎性腹泻伴有明显的隐窝增生。

通体属（Bartonella henselae）感染引起的，很少累及肠道，但它可能产生与伤寒性肠炎相同的组织学改变。坏死区域中性粒细胞丰富、巨噬细胞稀少为诊断提供了线索，如同在 Warthin-Starry 或其他银染色中发现微生物一样。危及生命的慢性肠炎可能合并 Gram 阴性 Stenotrophomonas maltophilia 感染[384]。迄今为止，它仅仅在免疫损害的宿主或有恶性肿瘤的患者引起腹泻性疾病。这种感染的特征是小肠糜烂。

蜡样芽胞杆菌（Bacillus cereus）是一种形成芽胞的 Gram 阳性杆菌，引起胃肠道和非胃肠道感染。在工业化的国家，蜡样芽胞杆菌是食物传播性疾病数量增加的原因[385]。蜡样芽胞杆菌感染的发生率有地域差异，引起的细菌性食物中毒从 0.8% 到 17.8% 不等；在美国报告仅占食物中毒的 1.3%[386]。许多不同类型的食物可被污染，如同在参考文献 385 中总结的那样。经过 8~16 小时的潜伏期以后，患者发生腹痛、痉挛和水样腹泻。症状持续 12~24 小时。细菌在小肠的营养细胞内产生肠毒素，而催吐毒素可从食品中直接分离出来[387]。

真菌性疾病

念珠菌感染

小肠念珠菌感染累及多达 20% 的伴有播散性念珠菌感染的尸检患者[388]。然而发现感染局限于小肠的极其罕见[388]。从病史上看，念珠菌血症累及应用抗生素、血液透析或接受化疗药物的患者；伴有严重术后并发症、癌症和腹部穿透伤的免疫损害患者；以及留置血管通路装置的患者。最近，由医院内感染引起的病例数目在增加[389]。症状较常见于住院患者，尤其是儿童。少数情况下，念珠菌类感染与新生儿坏死性小肠结肠炎有关[390]。

自身免疫-多种内分泌腺病-念珠菌病-外胚层营养不良（autoimmune-polyendocrinopathy-candidiasis-ectodermal dystrophy）是一种常染色体隐性遗传性疾病，其特征是：(1) 不同程度的内分泌衰竭，累及甲状旁腺、肾上腺皮质、性腺、胰腺 β 细胞、胃的壁细胞和甲状腺；(2) 慢性黏膜皮肤念珠菌病；(3) 牙釉质和指甲营养不良、脱发、白癜风、角膜病和肝炎。18% 的患者伴有吸收障碍[391]。在患者疾病病程中，有时可以发生念珠菌病。所有的念珠菌种均可能感染免疫损害的宿主，虽然播散性热带念珠菌比白色念珠菌具有更高的发生率。毒性较大的热带念珠菌的

表 6.19　热带念珠菌和白色念珠菌的比较

特征	热带念珠菌	白色念珠菌
同时累及胃、小肠、结肠	常见	不常见
黏膜下受累	常见	不常见
血管受累	常见	不常见
肠壁浸润边缘的坏死带	存在	缺乏
中性粒细胞减乏症	不常见	常见

侵袭性较强[392]。这两种感染的比较见表 6.19。

在非鳞状细胞的部位念珠菌难以移生，例如小肠。由于小肠蠕动粪便迅速通过，而且通过细菌的拮抗作用阻止念珠菌与黏膜相互作用，从而减少真菌移生的可能性[393]。由于胃肠念珠菌感染引起的症状主要与组织浸润有关，虽然过敏机制和真菌生长的副产品均可能引起功能异常。

真菌感染分为两种主要类型：非侵袭性（图6.153）和侵袭性（图 6.154）。在非侵袭性感染，真菌生长在失活的组织中。念珠菌通常移生在盲袢、细菌停滞的部位和坏死区域。真菌不引起损伤；真菌芽孢和菌丝位于纤维素脓性渗出物内，在坏死或失活组织的上方，不侵犯完整的组织。患者表现为恶心、急性和慢性腹泻、腹痛以及各种过敏性反应。侵袭性感染累及免疫损害或慢性虚弱的患者，或黏膜完整性被破坏的患者。这样的患者发生系统性真菌感染。微生物常常侵犯血管系统（图 6.155），导致缺血和念珠菌脓毒症。如果患者先前存在缺血，则本病可能恶化。念珠菌性肠炎（monilial enteritis）可以累及肠道多个部位，而且可见多发性念珠菌性溃疡或穿孔。组织学上，念珠菌表现为 4～6 μm 的芽生酵母样结构，混合无间隔的假菌丝，PAS 和银染色阳性（图6.154）。

组织胞浆菌病

荚膜组织胞浆菌（*Histoplasma capsulatum*）是一种分布于全世界范围内的二态性真菌。该病是美国最常见的系统性地方性真菌病，发生于这个国家的中心地区，从墨西哥海岸到大西洋。这种真菌生长在含有高氮成分的土壤中，尤其是鸟粪和蝙蝠粪丰富的土壤。在应用抗体和（或）补体进行调理之后，或在微生物经由真菌黏附素 HSP60s[395] 直接与巨噬细胞表面的整合蛋白（integrin）结合之后[394]，巨噬细胞摄入酵母。微生物通过吞噬体发生内在化，之后在巨噬细胞胞浆内与溶酶体融合。一旦进入溶酶体，组织胞浆菌通过几种机制逃避破坏。组织胞浆菌分泌的抗原主要是 M 抗原，被认为是降解过氧化氢的过氧化氢酶[396]，它可消除宿主细胞产生的过氧化氢的有害作用。完整而有活力的真菌在巨噬细胞的吞噬溶酶体内这种不利环境中的生存，需要合成组织胞浆菌蛋白，说明微生物在促进其自身的生存中具有积极的作用。可能是通过调节微环境的 pH、降低其酸性来完成这种作用的。真菌蛋白泵可以执行这种功能[397]。另外，组织胞浆菌经由不同的非调理吞噬（nonopsonophagocytic）机制进入巨噬细胞的模式，可以帮助微生物避免或抑制宿主的防御。

大量吸入芽孢导致系统性疾病，即使是在有免疫活性的个体。免疫抑制患者发生的感染尤其严重。胃肠受累常常见于播散性疾病，可发生于任何部位，包括食管、胃以及小肠和大肠。患者表现为痉挛性腹痛、恶心、呕吐、腹泻、咽下困难、食欲减退、呕血、黑粪症和便秘。肠道溃疡发生于播散性疾病，常常导致穿孔和腹膜炎。胃肠疾病患者不常见肺部

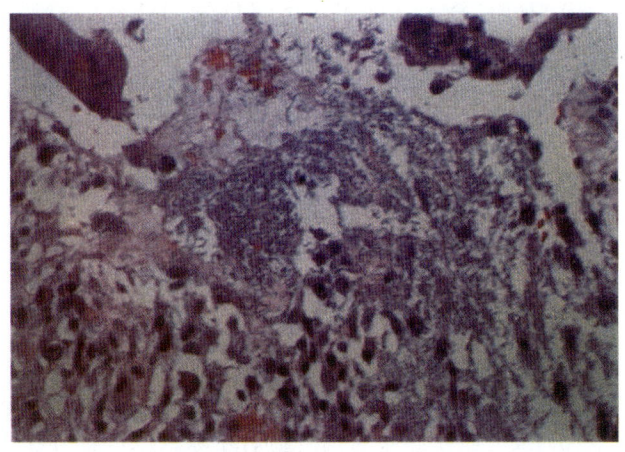

图 6.153　念珠菌移生的坏死性肠组织。可见许多念珠菌芽孢和未成熟的菌丝。

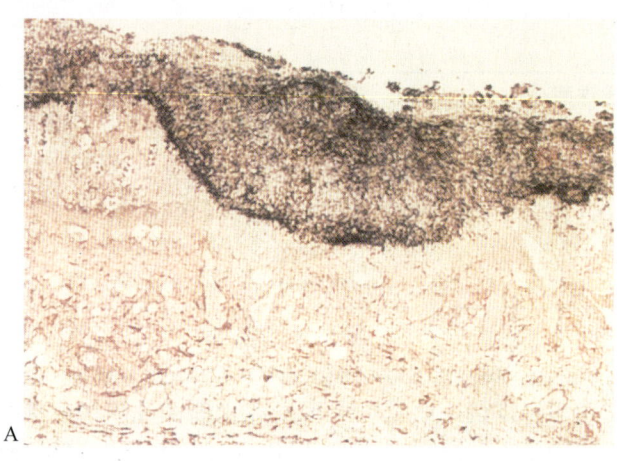

图 6.154 表浅侵袭性念珠菌病。A：低倍放大显示明显的念珠菌膜，位于溃疡表面之上。分枝状菌丝开始侵入组织。B：高倍放大。A 和 B 均为 Grocott 染色。

症状[398]。

1/3 的病例主要累及回肠末端。在严重的病例，可发生穿孔和腹膜炎。胃肠肿物或溃疡可类似于炎症性肠病或癌。系统性表现常常伴有这些症状，包括体重逐渐减轻、疲劳和虚弱。伴有播散性组织胞浆菌病的 AIDS 患者常常发生急性严重的症状，伴有休克、呼吸衰竭和弥漫性血管内凝血[399]。

大体上，可见溃疡、局限性和弥漫性肉芽肿、假性息肉（图 6.156）和类似于黄色瘤的区域。病变通常表现为散在的略带黄色的隆起性斑块，可发生继发性溃疡并形成广泛的组织破坏，甚至穿孔。组织学表现从几无反应（在免疫损害的患者或应用细胞毒性药物治疗的患者）到严重的单核细胞浸润伴有纤维化。微生物位于结构完整的肉芽肿内（图 6.157）或散在分布于固有层的巨噬细胞内，形成类似于 Whipple 病的结构。然而，这种微生物大，圆形，容易与 Whipple 杆菌鉴别。在严重的病例，真菌充满巨噬细胞。荚膜组织胞浆菌的包膜 PAS 阳性。

其他真菌感染

曲霉类（*Aspergillus species*）是世界范围内普遍存在的环境病原体。住院患者接触出现在流通空气中或建筑物附近的曲霉时，会在住院人群中引起一个独特的问题。这种感染一般发生于严重虚弱或免疫损害的宿主，尤其是伴有严重中性粒细胞减少症的患者。曲霉易于侵犯血管引起血管炎、血栓形成、缺血和梗死（图 6.158 和 6.159）。当组织缺血时，可发

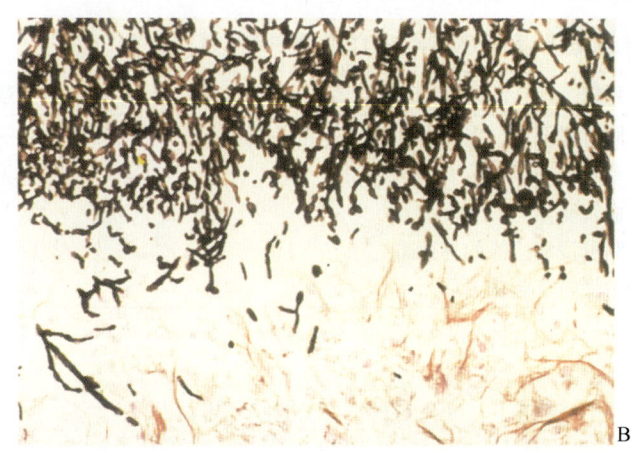

图 6.155 血管内侵袭性念珠菌。血管壁的下缘部分被破坏。许多透明的空隙（箭头）相当于菌丝的横切面。

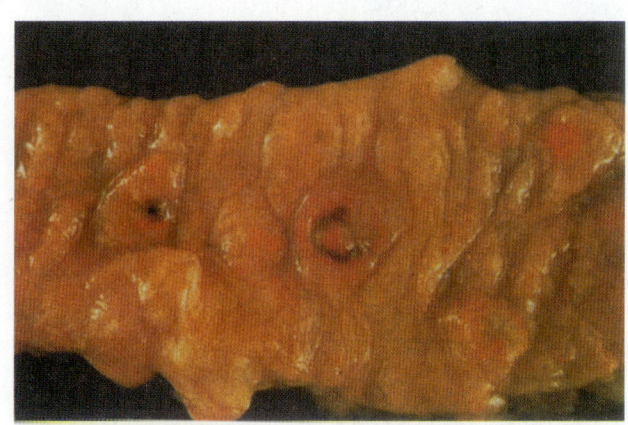

图 6.156 组织胞浆菌病。肠切除标本显示结节状溃疡性病变，弥漫性分布于整个肠壁，正常黏膜皱襞结构消失。

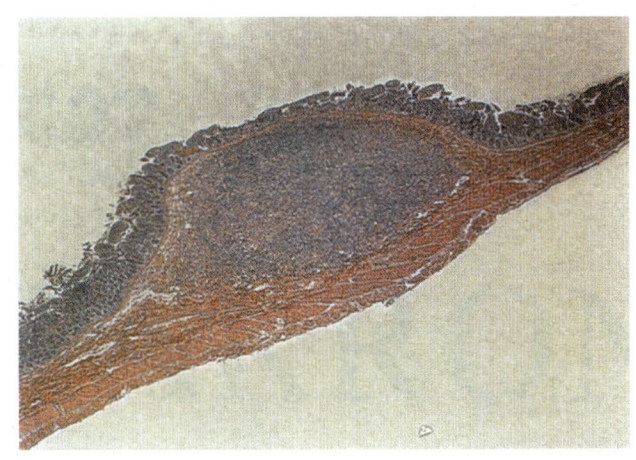

图 6.157 显示在图 6.156 中病变的组织学切片，提示黏膜下存在肉芽肿。

生穿孔和腹膜炎。辨认特征性的菌丝可以做出诊断。

毛霉菌（Mucor）实际上是分布广泛的藻菌，伴有无间隔的菌丝。毛霉菌感染易于发生在慢性虚弱的个体、糖尿病患者和严重营养不良的儿童[400]。组织学上，毛霉菌有多形性、不规则直角分枝的菌丝，菌丝宽大且无隔膜，直径为 $10\sim20\ \mu m$。在 HE 切片中易于见到。这种真菌易于侵犯血管，引起血栓形成和缺血。毛霉菌形成散在的黏膜糜烂和深在性溃疡，当感染播散至肠壁时，引起出血、坏死和穿孔。组织学上，溃疡基底含有坏死组织，周围有一圈中性粒细胞，偶见巨细胞，而经过化疗的患者炎症可能不明显。

类球孢子菌病（Paracoccidioidomycosis）感染

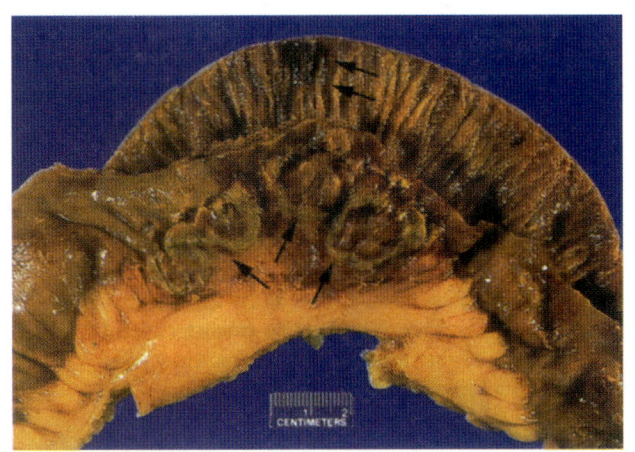

图 6.158 伴有急性髓性白血病患者的曲霉感染。箭头指示的不规则坏死区域是由侵袭性曲霉引起的缺血性坏死区域。黏膜病变由双箭头提示。

发生于大肠和小肠[401]。类球孢子菌病的溃疡性病变具有特征性卷曲的边缘，基底可见白色渗出物和小的出血点。这些是由多发性肉芽肿的形成引起的。引流淋巴结常常受累。这种真菌体积较大，在 HE 染色切片中容易发现，应用真菌染色更加显而易见。真菌周围常常被肉芽肿反应包围，伴有化脓性炎症。在组织中真菌的独特特征是偶见大细胞，当被对切时可见周围有从薄壁的圆形母细胞突出的出芽，有时类似于轮子。

马尼非青霉菌（Penicillium marneffei）是二态性真菌，在这种真菌地方性流行的地区居住或旅行的个体可以引起播散性感染，例如东南亚、中国南部和香港特别行政区[402]。本病可感染有免疫活性和免疫损害的宿主，但多数病例发生于 AIDS 患者。在泰国 HIV 感染的患者中，它是第 3 个最常见的机会性感染[403]。最常见的表现是发热、贫血、体重减轻和皮肤病变，但是胃肠症状也常见[403]。这种微生物感染肠道，从食管到结肠。内镜检查发现存在黏膜溃疡或出血性瘤样肿块[404]。从溃疡边缘活检显示淋巴细胞和充满酵母的巨噬细胞，类似于组织胞浆菌病。然而，马尼非青霉菌比组织胞浆菌具有更多的形态学变化。通过银染色可以显示特征性的中心分隔和长的香肠形结构，缺乏通过狭窄颈部黏附的出芽，可将马尼非青霉菌与荚膜组织胞浆菌区分开来[402]。

病毒感染

许多类型的病毒可以引起胃肠炎（表 6.20）；其中某些在表 6.21 中进行了比较。用于辨认胃肠病毒感染的诊断方法包括病毒培养、电子显微镜检查、免疫电子显微镜检查、粪便标本酶联免疫吸附试验（ELISA）、基因探针以及在少数情况下应用活检诊断。

表 6.20 病毒性肠炎的病因学

轮状病毒家族	星状病毒
Norwalk 病毒家族	冠状病毒
呼吸道肠道病毒	登革热
埃可病毒	麻疹
腺病毒	人类免疫缺陷病毒
巨细胞病毒	细小病毒
单纯疱疹病毒	环曲病毒
杯状病毒	瘟病毒属

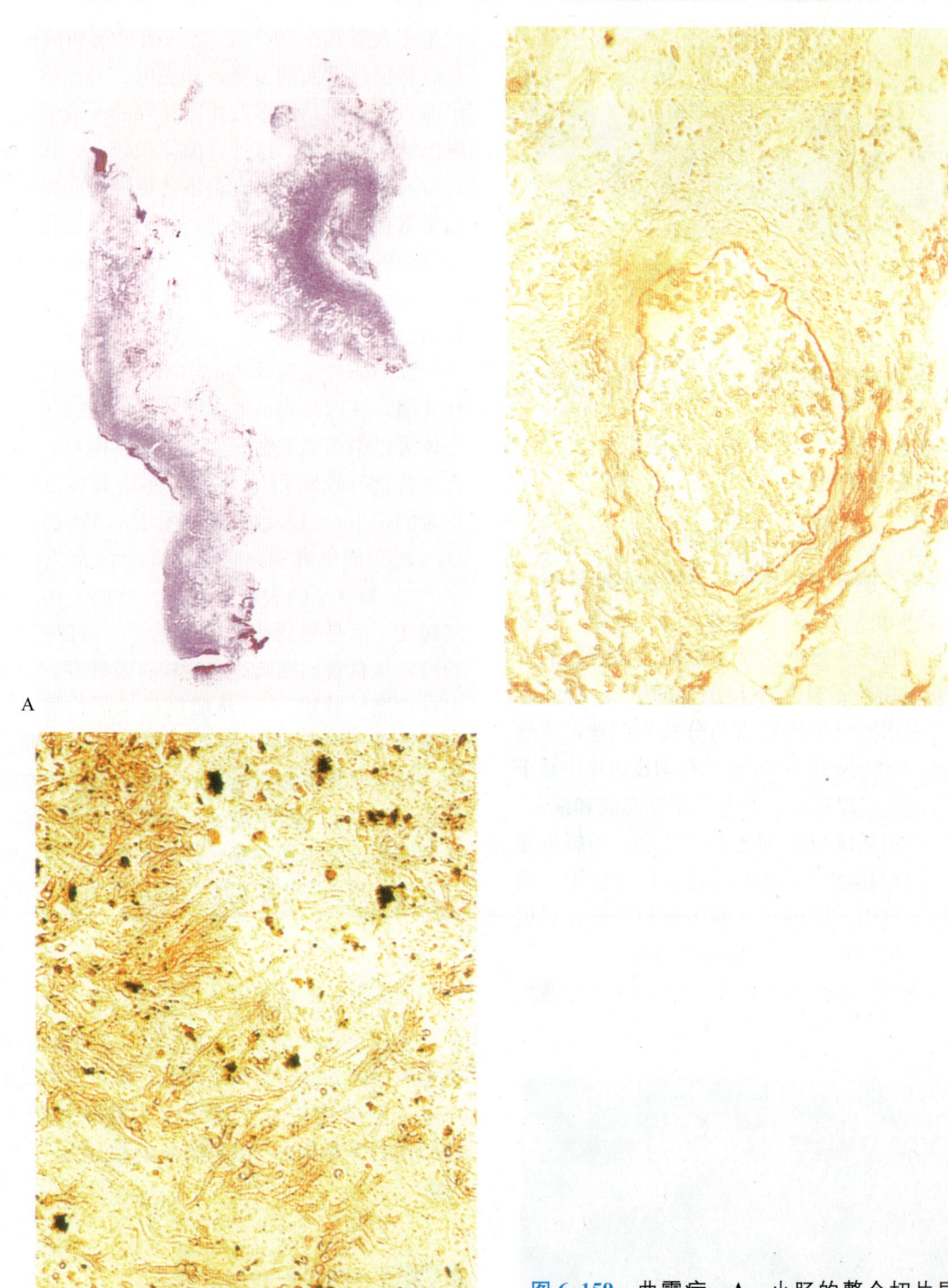

图 6.159 曲霉病。**A**：小肠的整个切片显示弥漫性缺血性坏死。**B**：通过一个血管的横切面，其内含有许多曲霉特征性的分枝状菌丝。**C**：腔内曲霉菌丝的高倍放大。

轮状病毒感染

轮状病毒是 2 岁以下儿童严重腹泻的主要原因。大多数感染的患者年龄在 5 个月到 4 岁之间[405]。在年幼儿童估计每年发生 1.4 亿例感染和 1 百万例死亡。由于轮状病毒感染，日托儿童腹泻的危险性增加[406]。轮状病毒感染还发生在免疫抑制的成人以及

表 6.21 人类胃肠炎病毒的病毒学特征

病毒	病毒粒子直径 (nm)	病毒学特征	基因组核酸	医学重要性	流行病学特征	临床特征	实验室诊断试验
轮状病毒，A 型	70~75	双壳，车轮样壳体；节段性；4 种常见的血清型	RNA	是	世界范围内婴儿和幼儿地方性严重腹泻的主要原因（在温带的冬季）	脱水性腹泻 5~8 天；呕吐和发热非常常见	免疫分析，电子显微镜检查，PAGE（聚丙烯酰胺凝胶电泳）
肠腺病毒	70~80	形态学上像其他腺病毒；40 和 41 型引起胃肠炎	DNA	是	婴儿和幼儿的地方性腹泻	持续 5~12 天的长期腹泻；呕吐和发热	免疫分析，电子显微镜检查，PAGE
Norwalk 病毒	27~32	圆形伴有粗糙的表面轮廓；类似于杯状病毒的单一结构蛋白	RNA	是	大龄儿童和成人的地方性呕吐和腹泻；发生于家庭、团体和疗养院；常常与甲壳类动物、其他食物或水有关	急性呕吐、腹泻、发热、肌痛和头痛，持续 1~2 天	免疫分析，电子显微镜检查
Norwalk 样病毒（小圆形有结构的病毒）	27~35	实例是雪山病毒、夏威夷病毒、Taunton 病毒和 Otofuke 病毒	RNA	是	类似于 Norwalk 病毒的特点	急性呕吐、腹泻、发热、肌痛和头痛，持续 1~2 天	免疫分析，电子显微镜检查
杯状病毒	27~38	圆形，经典性结构，杯状，表面有切迹	RNA	部分性	通常为儿科腹泻；在成人，与甲壳类动物和其他食物有关	在儿童为轮状病毒样疾病；在成人呈现 Norwalk 病毒样特点	免疫分析，电子显微镜检查
星状病毒	27~32	圆形，经典性结构，表面完整，伴有明显的星体	RNA	部分性	在儿童和疗养院发生腹泻	水样腹泻，常常持续 2~3 天，偶尔较长	免疫分析，电子显微镜检查

移植和老年患者。这种感染具有高度接触传染性，只要接触少量病毒儿童即可发生感染。病毒在环境中生存完好，难以灭活。轮状病毒为全球性分布。患者出现发热、严重的呕吐和水样腹泻，常常导致脱水和酸中毒。致死病例显示严重的心脏和中枢神经系统受累[407]。

感染通常在1~2天的时间内从近端小肠向回肠播散。轮状病毒感染绒毛顶部成熟的肠上皮细胞和回肠淋巴集结上面圆顶上皮的分化性肠上皮细胞，尤其是M细胞[408]。病毒在肠上皮细胞内成熟，在内质网中繁殖。病毒颗粒累积并溶解细胞，引起上皮细胞脱落、隐窝增生和固有层内圆形细胞浸润[408]。隐窝深度与绒毛高度之比增加。严重感染引起绒毛结构的大体破坏，导致吸收不良。这种改变持续3~8周。

检查粪便通常可以做出诊断。负反差电子显微镜检查可见70 nm的车轮状颗粒（图6.160）。免疫电子显微镜检查增加了常规超微结构检查的敏感性。其他诊断试验包括免疫电泳、补体固定、病毒RNA电泳、放射性免疫测定和快速乳胶凝集技术。PCR扩增提供了识别粪便标本中生物体的方法。还有直接抗病毒的抗体，可以检测组织中的病毒。

在南美试验证实了其有效性后，1998年轮状病毒疫苗在美国被许可用于婴儿接种[409]。此后，美国

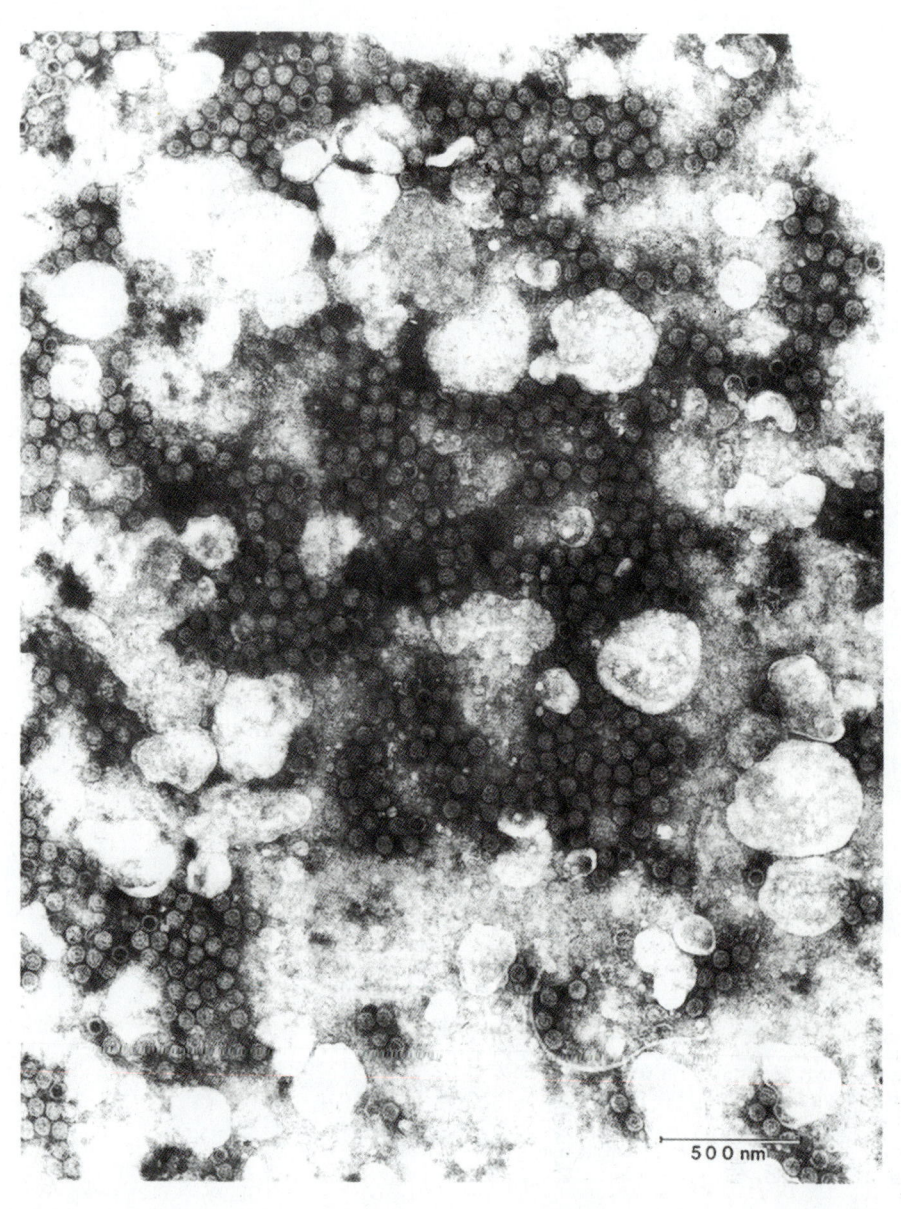

图6.160 粪便样本中轮状病毒颗粒的电子显微镜（EM）照片。

儿科学会和美国家庭医学学会均推荐为健康婴儿常规接种。迄今为止，唯一的并发症是罕见的肠套叠病例[410]。自那时起，已经出现其他高度有效的疫苗，似乎与肠套叠比例增加并不相关[411]。

Norwalk 及相关病毒的感染

在美国，90%以上的急性胃肠疾病爆发是由杯状病毒引起的[412]。Norwalk 病毒是人类杯状病毒的原型，应用免疫电子显微镜检查在人类粪便中可以发现[413]。病毒呈全球性分布，感染成人和学龄儿童，但不感染婴儿和幼儿。在娱乐性野营和军队中，在军舰上，在社区或家庭中，在中小学、大学和疗养院，在医院的病房，在自助餐厅以及在运动队的成员中，大约 40%的胃肠炎爆发是由 Norwalk 病毒及相关病毒引起的。本病主要通过人-人接触和摄入污染的饮料或游泳水、烹调不好的或生的甲壳类以及污染的食物传播的[414]。还可发生空气传播。病毒的潜伏期为 12~48 小时，本病病程为 1~2 天。Norwalk 病毒感染的症状包括低热，伴有腹泻、食欲减退、吸收不良、恶心、呕吐、腹部痉挛、不适、肌痛和头痛。与轮状病毒感染不同，由 Norwalk 病毒引起的胃肠炎实际上更具流行性，通常导致比较短暂而轻微的疾病，全年均可发生感染。

Norwalk 病毒通过结合存在于上皮的特异性组织-血液组抗原，侵入上部肠道黏膜[415]。损害局限于十二指肠-空肠交界部位的小肠。接受 Norwalk 病毒的自愿者，在病毒潜伏期之后的 12~48 小时内发生组织学异常。这些异常包括黏膜炎症、肠上皮细胞的变化、绒毛缩短、隐窝增生和上皮细胞核分裂象增加。固有层细胞成分增加，含有单核细胞和中性粒细胞。这种改变至少持续 4 天，至 6~8 周在急性疾病之后消失[416]。诊断试验包括免疫电子显微镜检查、病毒及其抗体的放射性免疫测定，以及 PCR 检测 Norwalk 病毒 DNA。

肠的腺病毒感染

肠的 40 型和 41 型腺病毒容易在儿童之间相互传播，是引起婴儿和幼儿需要住院治疗的病毒性腹泻的第 2 个最常见的原因。这种病毒呈世界范围分布。腺病毒疾病通常发生于小于 2 岁，尤其是 1 岁以下的小儿[417]，可能来源于日托中心。严重的感染发生于免疫缺陷的个体和骨髓移植受体，有时引起死亡。这种感染还发生于小肠移植后的儿童[418]。感染没有季节性。腺病毒感染通常持续 5~12 天，形成持久的水样腹泻。呕吐和发热不如轮状病毒感染明显[417]。少数感染伴有致死性疾病和肠套叠。诊断通常通过超微结构检查粪便、病毒培养、放射性免疫测定或应用 DNA 探针来确立。超微结构上，上皮细胞含有不规则的六边形的病毒粒子，直径平均为 73~80 nm，常常形成类结晶的排列。

腺病毒感染通常局限于回肠，因为病毒倾向于感染淋巴组织（图 6.77）。病理医师不大可能收到来自腺病毒感染患者的标本，除非患者发生肠套叠，在这种病例中，伴随的淋巴组织增生可能具有提示作用。组织学改变相对不具特异性，包括绒毛萎缩和炎症。中性粒细胞和单核细胞浸润上皮和固有层。病变多数局限于绒毛，但少数腺体也可坏死和有炎症。许多绒毛上皮细胞含有核内嗜酸性包涵体，周围有透明的空晕。原位杂交（图 6.77）或 PCR 证实病毒的存在。肠套叠的患者在病毒性改变的基础上可能伴有缺血性改变。

星状病毒感染

星状病毒（astrovirus）出现于世界范围内，可能与流行性胃肠炎和地方性儿童腹泻有关[419]。星状病毒在新生儿护理和儿科病房、社区点以及疗养院均可引起腹泻爆发。爆发有时发生于日托工作人员。由于星状病毒感染引起的腹泻在 7 岁以下的幼儿比在成人常见。小于 1 岁的婴儿尤其易于感染。腹泻通常发生于冬季月份[420]。临床上，这种感染类似于轮状病毒疾病，虽然本病不太严重。

病毒感染绒毛上部分的肠上皮细胞和上皮下的巨噬细胞。之后，当脱落的细胞释放入肠腔并崩解时，释放出病毒颗粒。上皮细胞在 5 天内自身得以修复[421]。超微结构上，星状病毒直径为 27~30 nm，显示非常具有特征性的五角或六角的星形表面结构，没有中空结构。应用间接荧光可以检测星状病毒抗体。到 5 岁时大多数儿童获得了抗病毒抗体。

巨细胞病毒感染

巨细胞病毒（cytomegalovirus，CMV）是一种普遍存在的疱疹病毒，在许多器官引起各种各样的临床症状。处于播散性胃肠感染最高危险性的人群包括新生儿、同种异体移植的受者、HIV 感染的个体、免疫抑制的患者、孕妇、年龄很小或很大者，或营养不良、恶性肿瘤患者。因短肠综合征而行肠移植的患者尤其易于发生 CMV 感染[422]。在这些患者中，PCR 分析肠活检可能有助于在选择性患者中进行优先治疗[423]。

在孤立性胃肠受累的患者中，CMV 肠炎的表现从轻微的食欲减退到明显的出血和穿孔。临床表现通常是非特异性的，包括发热、腹痛、腹泻、呕吐、食欲减退、体重减轻、胃肠出血以及偶尔发生穿孔。CMV 肠炎的死亡率与年龄超过 65 岁和住院治疗时间增加呈负相关，但不受感染的解剖部位的影响[424]。整个小肠均可受累，虽然有些患者为局限性的回盲部受累。组织学上，病变的范围从不伴有组织反应的孤立性包涵体到明显的溃疡形成、中毒性巨结肠和穿孔。CMV 的病理学特征在第 13 章进一步讨论。

HIV 感染

全世界有 3 千万以上的人感染 HIV-1。流行病学调查显示，发生 AIDS 的主要危险人群不同，取决于地理位置。在非洲和亚洲，主要的危险人群是异性之间的性活动；女性感染比男性常见[425]。相反，在美国 70% 以上的病例发生于同性恋或两性恋的男性，另外 15% 发生在静脉内药物应用者。其他高危人群包括娼妓、血友病患者、HIV 阳性母亲生的儿童、输入感染的血液或血液制品的患者，以及与以上任何人群接触的异性恋者[426]。HIV 感染的母亲通过胎盘、在分娩时通过产道或通过乳汁传播病毒。AIDS 主要累及拉丁美洲和非洲裔的美国人[427]。在美国，AIDS 患者人群在男性、黑人和穷人中分布不均衡。1994 年，女性占美国所有病例的 18%。现在，性传播是女性感染的主要途径[428]。

近些年来，AIDS 的发生率和死亡率明显下降，可能是由于对于危险人群的认识有了增加以及采用了高活性抗逆转录酶病毒治疗（highly active antiretroviral treatment, HAART）。在 HIV 感染的过程中，胃肠并发症得到普遍认识；然而，在采用高度活性的抗逆转录酶病毒治疗的时代，这些并发症已经显著减少。接受 HAART 的患者，HIV 感染相关性机会性感染的数目明显减少[429]。虽然能够明显有效地抑制机会性感染，但在高达 10% 的病例中抗逆转录病毒药物伴有胃肠道的副作用。目前，药物引起的副作用和非机会性疾病是 HIV 阳性患者胃肠症状最常见的原因[430]。

多种肠道致病菌也能引起 AIDS 患者的腹泻。患者可患有一种或多种感染，包括空肠念珠菌或胎儿念珠菌、顽固性念珠菌、产气肠细菌、沙门菌属、弗氏志贺菌（Shigelia flexneri）、克雷白杆菌属，其他 Gram 阴性杆菌以及鸟型分枝杆菌。检查到的最常见的病毒是 CMV。患者还可能有真菌或寄生虫感染。见于 AIDS 肠病的炎症的程度与黏膜 p24 抗原水平以及临床症状有关，支持 HIV 的病因学作用。

HIV 肠病患者常常发生绒毛结构破坏，伴有绒毛长度减少和隐窝增生。这种变化改变了隐窝与绒毛的比例，并导致小肠表面积减少。另外，上皮的形态学从柱状变成立方形，符合上皮细胞损伤的改变。这些上皮细胞改变伴有固有层炎症、上皮细胞内淋巴细胞增多、上皮细胞空泡形成以及凋亡增加（图 6.161）[431]。

某些上皮改变是由伴发的感染引起的，而另外一些改变被认为是免疫介导的。HIV 可见于肠黏膜内，病毒本身在肠病中可能是重要的。另外，营养因素可能引起继发于主要营养素缺乏的肠病[431]。肠 HIV 感染的其他方面在第 13 章讨论。

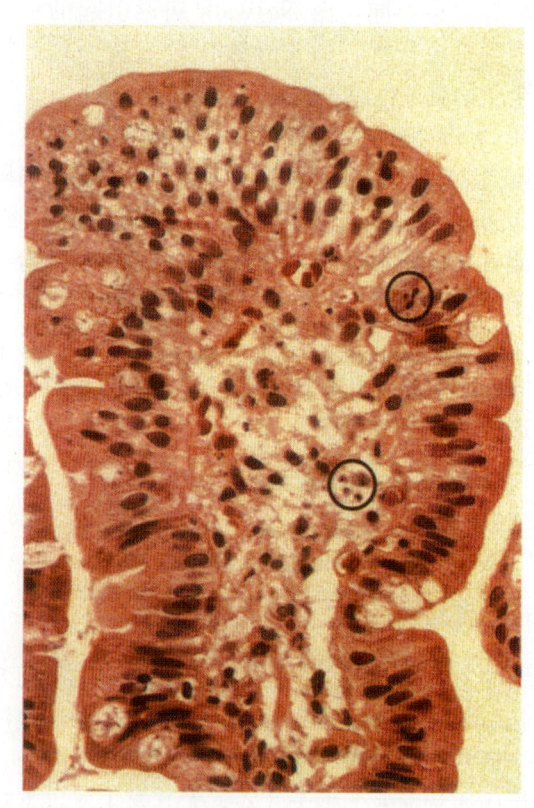

图 6.161 HIV 肠病。小肠黏膜上皮内淋巴细胞数目增多和上皮细胞以及固有层内单核细胞凋亡。凋亡区域应用圆圈画出。

寄生虫感染

原虫和蠕虫是相当多人患病和死亡的原因（表6.22）。全世界人群中25%以上有肠道寄生虫感染。寄生虫感染最常见于发展中国家，因为过度拥挤、营养缺乏和卫生设施不足。在美国，1987年通过州诊断实验室检查的216 275份粪便标本的一项调查发现，寄生虫感染为20.1%。百分率最高的是原虫（蓝氏贾第鞭毛虫）（7.2%），结肠内阿米巴和微小内蜓阿米巴（各占4.2%），人酵母菌（2.6%），溶组织内阿米巴（0.9%）和隐孢子虫（0.2%）。最常见到的蠕虫是线虫：钩虫（1.5%）、毛首鞭形线虫（1.2%）和似蚓蛔线虫（0.8%）。其他不常见的蠕虫包括肝吸虫和后睾吸虫（0.6%）、粪圆线虫（0.4%）、微小膜壳绦虫（0.4%）、蛲虫（0.4%）和绦虫（0.1%）[432,433]。

寄生虫具有复杂的生活周期，每个阶段均显示独特的生物化学、抗原性和形态学特征。人类经由多种途径受到原虫和蠕虫感染，包括摄入、直接穿透完整的皮肤或昆虫叮咬。之后，寄生虫寄生在宿主内的特殊部位。寄生虫居住在细胞内、血管内、组织内或胃肠腔内。人类是许多寄生虫的中间宿主和终末宿主。在许多寄生虫的生活周期中，经由中间宿主传播具有重要作用。

原虫感染

贾第鞭毛虫

蓝氏贾第鞭毛虫（*Giardia lamblia*）呈世界范围分布，其感染在美国和加拿大是最常报告的寄生虫疾病[434]。它是水传播腹泻爆发的主要原因。贾第鞭毛虫感染在夏季和秋季增多。在美国，贾第鞭毛虫病常常发生于落基山脉的居民和旅游者。地表水被野生动物的粪便污染。多数群体获得性感染发生在地表水（小河、江河和湖泊）作为主要水源和加氯消毒法是主要消毒方法的地区。包囊在冷水和温水中仍然存活1~3个月，在城市水系统存在的氯浓度中可以存活。贾第鞭毛虫卵囊还可见于高达40%的公园、儿童经常游玩的地方的土壤中[435]。在日托中心和同性恋者之间，通过粪-口传播、摄入污染的食物或饮料以及人-人传播发生感染[436]。贾第鞭毛虫还可在参加游泳班的人之间传播[437]。家庭宠物，尤其是狗，携带贾第鞭毛虫[438]。低丙种球蛋白血症、免疫缺陷综合征、胃酸过少或胃酸缺乏的患者发生感染的危险性增加。

这种感染可为自限性和无症状，或可持续数年，引起严重的腹泻、痉挛性腹痛、吸收不良和儿童不能正常发育。最常见的表现是经过1~3周的潜伏期之后，出现5~7天的急性腹泻发作。急性期疾病严重程度不同。有些患者为突然爆发性发病，表现为频繁的水样恶臭的大便，而另外一些患者仅仅出现几次稀便。其他患者表现为腹部痉挛、腹痛或膨隆、排气、倦怠、进行性体重减轻和吸收不良[439]。少数情况下，

表6.22　小肠寄生虫感染

原虫
蓝氏贾第鞭毛虫
隐孢子虫
贝氏等孢子球虫
肉孢子虫
球虫样小体
微孢子虫目
克氏锥虫
内脏利什曼病

蠕虫
线虫
似蚓蛔线虫
毛首鞭形线虫
菲律宾毛细线虫
蛲虫
毛圆线虫
毛线虫
弓蛔虫感染
十二指肠钩虫
粪圆线虫
真圆虫属
血管圆线虫属
异尖线虫

绦虫
牛肉绦虫
猪肉绦虫
阔节裂头绦虫
微小膜壳绦虫

吸虫
血吸虫
肠吸虫
布氏姜片虫
棘口吸虫
异形异形吸虫
横川后殖吸虫

出现发热和呕吐。慢性贾第鞭毛虫病患者有间断性腹泻，不如急性期疾病严重。偶尔，可发生过敏性和其他炎症现象。

贾第鞭毛虫存在两种形态学结构：运动性滋养体或滋养期以及感染性包囊（图 6.162）。摄入之后，包囊在十二指肠脱囊，形成两个子滋养体。蓝氏贾第鞭毛虫的卵圆形厚壁包囊最初含有两个核，当包囊通过肠道时发生分裂形成 4 个核。成熟包囊脱落入粪便中。胞浆常常从囊壁回缩，呈现双层壁表现。

通过检查粪便、十二指肠抽吸物或十二指肠活检可以诊断贾第鞭毛虫感染。最常见的诊断是通过在粪便中发现特征性的包囊做出的。然而，粪便检查仅仅在某些不明感染的患者具有诊断意义。相反，大多数十二指肠抽吸物呈阳性。在感染的急性期，这些抽吸物中滋养体的数目常常是高的，随着清除期滋养体的数目减少[440]。如果既检查粪便标本又检查十二指肠抽吸物，贾第鞭毛虫检查的敏感性增加。贾第鞭毛虫

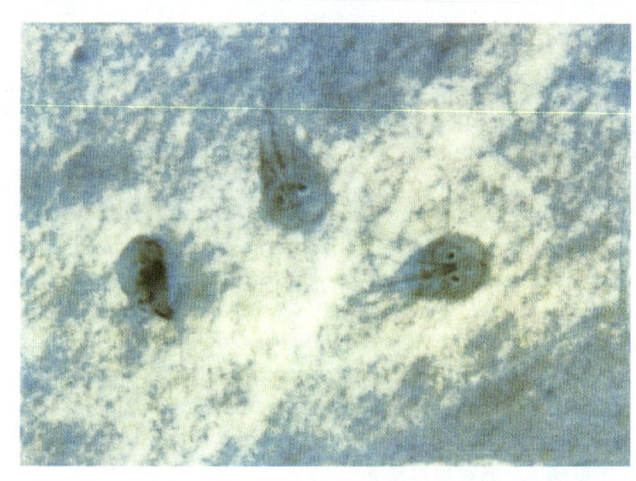

图 6.163　贾第鞭毛虫病。图示三色染色涂片中蓝氏贾第鞭毛虫滋养体，呈梨形，有类似于眼镜的成对的核。

特异性免疫学检查可以作为粪便检查的补充，因为大多数个体可形成抗寄生虫的抗体。

贾第鞭毛虫呈梨形，其大小大约相当于上皮细胞核，具有两个核。在纵切面上可见一个明显的核。这种寄生虫的数量常常很多。在 HE 切片上，贾第鞭毛虫呈灰色或弱嗜碱性（图 6.163 和 6.164）。贾第鞭毛虫应用腹部吸盘将其黏附至吸收细胞的微绒毛，通过其背侧表面摄取营养。贾第鞭毛虫覆盖肠上皮细胞的表面（图 6.164），干扰微绒毛并妨碍消化酶与肠内容物的相互作用。在少数情况下，滋养体可见于黏膜和固有层。

具有免疫活性患者的小肠活检显示三种结构之一：（1）没有改变，即使出现微生物；（2）绒毛结构正常，但上皮细胞内淋巴细胞数目和固有层内含有免疫球蛋白的细胞增多，伴有含有 IgA 和 IgG 的细胞数目相对增多；（3）绒毛完全萎缩，伴有刷状缘酶的缺乏、隐窝增生、不同程度的炎症、上皮内大量淋巴细胞和固有层内大量含有 IgA 和 IgM 的细胞。黏膜内出现灶状中性粒细胞浸润。在滋养体计数高的个体，固有层细胞浸润常常最多[440]。可以出现类似于乳糜泻的扁平黏膜，但是罕见。部分性绒毛萎缩的发生率从 23% 到 50% 不等，取决于许多因素，包括地域和感染的阶段。当滋养体数目下降时，隐窝变长以修复萎缩的绒毛。患者可发生结节状淋巴组织增生。活检显示固有层缺乏浆细胞的患者通常伴有低丙种球蛋白血症。在少数情况下，微生物可以见于胃或结肠[439]。

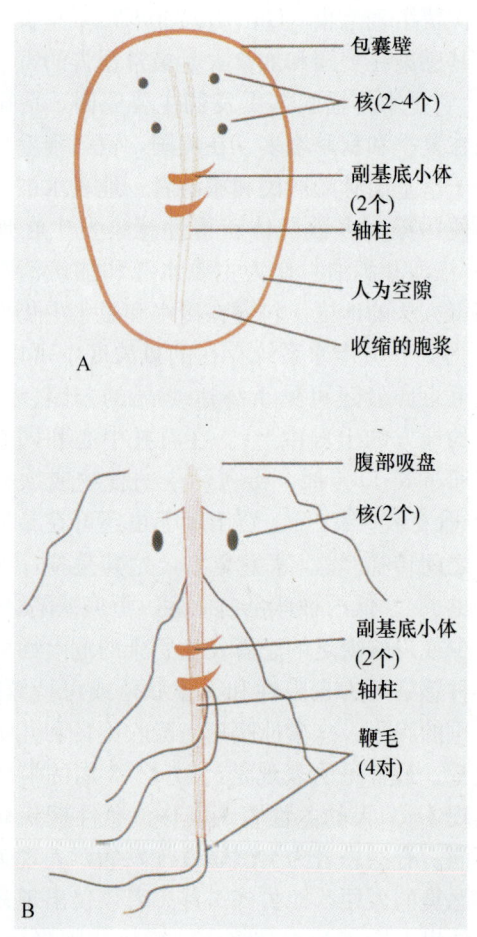

图 6.162　贾第鞭毛虫。A：包囊。B：滋养体。

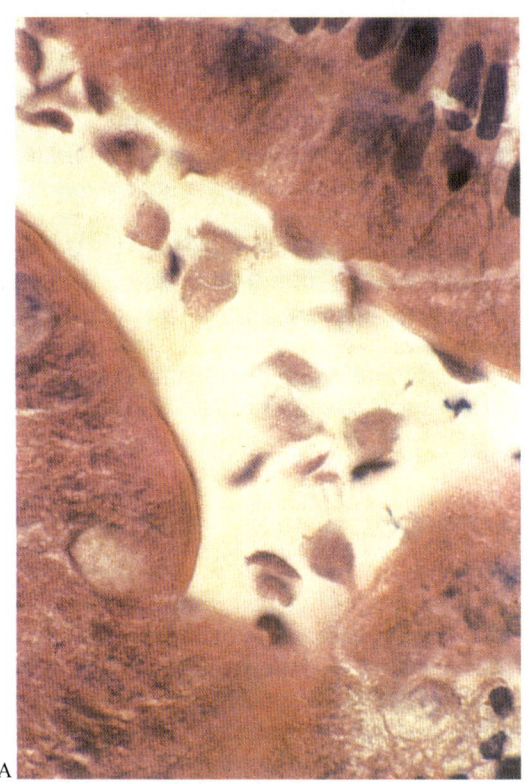 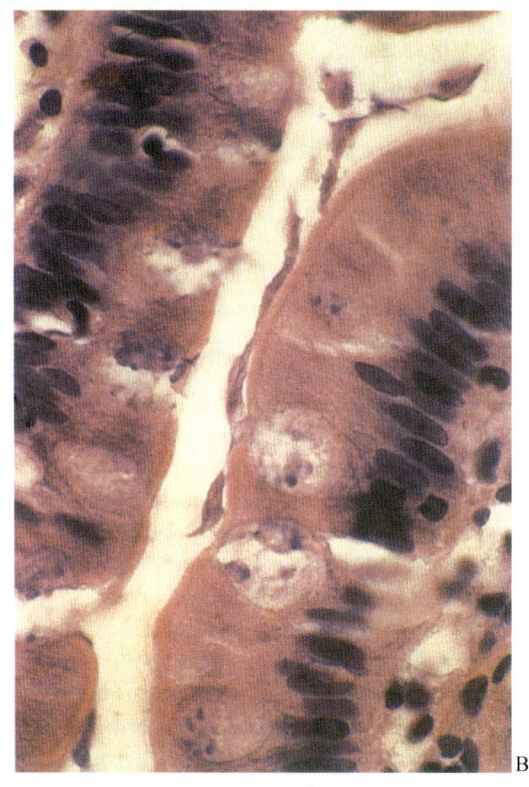

图 6.164　贾第鞭毛虫病患者的十二指肠活检。**A**：显示许多滋养体，呈典型的扁平外观。**B**：显示大量滋养体，可见其侧面黏附于肠上皮细胞的多糖-蛋白质复合物。

隐孢子虫属感染

　　隐孢子虫属是一种球菌状生物体，感染胃肠上皮细胞，在免疫活性患者，引起自限性腹泻，但在 AIDS 患者则潜在地危及生命[441]。在免疫活性患者，占所有腹泻疾病的 6%，可见于高达 24% 的 AIDS 和世界范围内腹泻的患者[442]。伴有自限性感染的 HIV 阳性患者比伴有持续性感染患者具有更明显高的 CD4 计数。后者后来 CD4 的细胞计数＜100/mm³，通常＜50/mm³。虽然 *cryptosporidium parvum* 最常感染人类，但 *cryptosporidium felis*、*cryptosporidium muris* 和 *cryptosporidium meleagridis* 也可见于免疫受损的患者[443,444]。隐孢子虫在儿童、动物训练者、发展中国家的居民和到热带国家的旅游者中引起自限性腹泻[445]。隐孢子虫已被加入引起日托中心腹泻的微生物的列表中。食物、水及其他来源在卵囊传播中起作用[446]。微生物的传播通过粪-口或手-口污染、人到人、经由宠物、经由污染的食物以及通过水传播爆发。许多社区感染来源于公共水源，即使已用氯消毒，因为隐孢子虫可对抗氯的处理。

　　人类一旦摄入卵囊即被感染，卵囊迁移至胃肠道，在那里开始其生活周期，释放感染的子孢子。隐孢子虫在单一宿主细胞内可以完成其发育（有性和无性）的所有阶段[441]。子孢子黏附至肠上皮细胞膜的顶部，这一过程是由宿主细胞的特异性配体介导的[447]。这种黏附诱导宿主细胞膜肌动蛋白细胞骨架重组和子孢子周围的宿主细胞膜突出形成空泡，其中的微生物仍然在细胞内，而不在胞浆外[447]。在每个空泡的基底部，宿主细胞细胞骨架成分的电子致密带有利于寄生虫从宿主细胞摄取营养。内部的子孢子随后成熟且进行无性繁殖产生裂殖子。裂殖子释放入肠腔之后，或感染其他上皮细胞或成熟为配子体，即有性形式的隐孢子虫。在肠道内发生受精之后生活周期重复，产生薄壁的卵囊，形成孢子并再次释放子孢子。这个周期导致自家感染和重度持续性感染，在感染患者的粪便中有大量脱落的卵囊[441]。

　　在具有免疫活性个体，本病通常表现为急性、轻至中度的自限性疾病，持续 3~4 天[446]，虽然可能持续多达 4 周。患者具有非特异性的临床表现，包括排出水样、非血性粪便，呕吐，食欲减退，腹部痉挛和腹痛，以及可能有吸收不良和体重减轻。AIDS 患者与具有免疫活性的患者不同，不能清除微生物，以致感染常常持续存在于患者的余生。近端小肠感染的患者一般从轻度腹泻开始，进展为大量的、引起虚弱的水样腹泻，伴有脱水、吸收不良和明显的体重减轻。常常发生继发性吸收不良，与重度感染个体吸收的表面积减少有关。胃十二指肠受累可产生胃流出道部分梗阻。AIDS 患者常常同时存在胃肠感染；症状的轻重和组织学所见反映了存在的所有微生物的本质和强度。

临床诊断主要依靠在新鲜粪便中发现直径约5μm的抗酸卵囊（图 6.165）。免疫荧光方法的敏感性和特异性超出了常规的染色方法。酶免疫分析试剂盒是检测粪便样本隐孢子虫的简单、迅速、而且主观性较小的方法[448]。

隐孢子虫可以累及食管、胃、胆管和肠道。诊断隐孢子虫感染需要仔细观察所有的上皮表面，包括肠腺腔的表面，寻找有无特征性的微生物（图 6.165）。微生物可能表现为成簇的球形或卵圆形嗜碱性（带蓝色的）或黄褐色小体，直径为 2～4μm，黏附于上皮表面。内镜黏膜活检检测微生物的敏感性随着解剖部位不同而不同：胃（11%）、十二指肠（53%）、回肠末端（91%）以及结肠（60%）[449]。低密度感染可能伴有正常的十二指肠组织学表现，而高密度感染合并重度炎症和绒毛萎缩。黏膜可含有急性炎症和上皮内淋巴细胞增多。感染的细胞显示一系列的细胞损伤，从仅有轻微损伤和细胞内微生物碎片到灶状坏死，导致不同程度的绒毛和隐窝萎缩。

在组织切片中，应用改良的 Kinyoun 染色最容易看到隐孢子虫。应用 Giemsa 和 Gram 染色微生物染成深蓝色，PAS 染色阳性，以及 Gomori 乌洛托品银（Gomori methenamine silver, GMS）染色阴性。联合抗酸-三色染色对于检测微生物可能有用[450]。针对隐孢子虫卵囊囊壁的荧光素标记的 IgG 单克隆抗体非常敏感，可以检测组织切片或胃肠刷片中的少量微生物。

隐孢子虫可能容易被忽略或误认为是黏液小滴。相反，黏附于上皮的细胞碎片和黏液可被误认为是隐孢子虫。然而，与类似的顶部黏膜小滴不同，黏液卡红染色隐孢子虫阴性。目前本病尚无有效的治疗方法[441]。

小孢子虫感染

小孢子虫构成单独的门类，它普遍存在，形成孢子，为绝对的细胞内原虫，可引起多种疾病，包括肠炎和脑炎。微孢子门的独特特征包括：（1）缺乏线粒体；（2）卵片发育（merogonic）和孢子生殖的（sporogonic）生活周期，引起孢子母细胞的产生，孢子母细胞变成成熟的孢子；（3）孢子伴有螺旋状的极性细丝；每个类别螺旋的数目是独有的[451]。小孢子虫病（microsporidiosis）具有广泛的宿主，包括多数无脊椎动物和所有的脊椎动物。小孢子虫是存在于鸟、节肢动物、鱼和有些哺乳动物体内的病原体。多数动物需要通过摄入病原体造成感染。小孢子虫主要

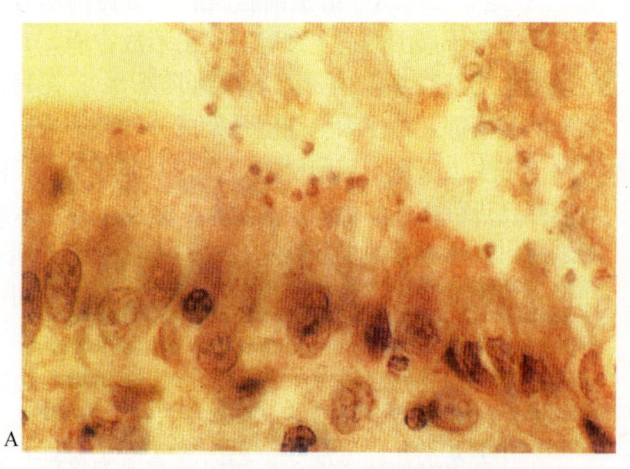 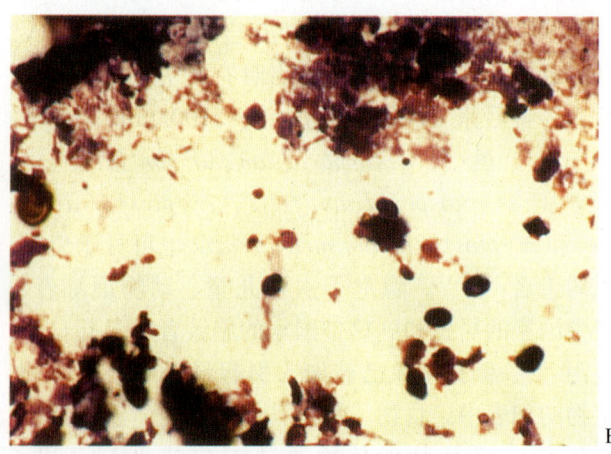

图 6.165 隐孢子虫。A：隐孢子虫微生物表现为小（2～3μm）圆形嗜苏木素小体，邻近或黏附于黏膜表面。B：在隐孢子虫腹泻，通过应用改良的抗酸染色在粪便涂片中发现特征性的卵囊可以做出诊断。卵囊直径通常为 3～6μm，染色呈鲜粉红色，具有可辨认的外壁。

为水传播，但也可发生食物传播性疾病。这些感染主要但不是全部发生于严重免疫损害的 AIDS 患者。AIDS 患者小孢子虫感染的发生率从 15% 到 39% 不等[452,453]。小孢子虫感染患者通常为同性恋者，具有外国旅游或居住在热带地区的病史。小孢子虫是促使所有 HIV 感染患者成病的重要原因。人类感染来源于以下微生物：Enterocytozoon bieneusi，Enterocephalitozoon cuniculi，Nosema，Pleistophora 和 Encephalitozoon（脑胞内原虫）。目前认识到的脑胞内原虫有 3 种：Encephalitozoon hellem、Encephalitozoon cuniculi 和 Encephalitozoon intestinalis。Enterocytozoons 和 Encephalitozoons 引起大多数小孢子虫感染。

小孢子虫病（microsporidiosis）的临床表现各种各样，包括肠道、胆道、肺、眼、肌肉和肾的疾病[453]。这种微生物还能引起无症状疾病。内镜检查，小孢子虫感染患者通常不显示散在的溃疡形成或肿块性病变，但在解剖显微镜下绒毛常常表现异常。E. hellem 和 E. intestinalis 的表现较像典型的哺乳动物小孢子虫。E. cuniculi、E. hellem 和 E. intestinalis 不仅接触传播，而且感染巨噬细胞，从巨噬细胞播散进入呼吸道和其他器官[454]。

肠炎微孢子虫感染

肠炎微孢子虫（Enterocytozoon bieneusi）感染的主要特征是持续性腹泻，伴有粪便量增多，每 24 小时多达几升。慢性腹泻（持续多达 30 个月）引起严重消耗[451]以及液体和电解质失衡。在 AIDS 腹泻患者，其发病率为 10%～34%。小孢子虫感染患者通常为男性，具有与男性有性关系、外国旅游或热带地区居住史。CD4 细胞计数通常 <50/mm^3。虽然 E. bieneusi 感染小肠的全长，但易于累及近端小肠。如果感染不引起肠炎、溃疡或其他组织学异常，可能无法发现病变。感染通常为局灶性，孢子可能非常稀少。黏膜活检可显示黏膜巨噬细胞或浆细胞增多。

超微结构检查可以辨认 E. bieneusi 生活周期的两个阶段：（1）增殖期（卵片发育）和（2）孢子形成期（孢子生殖）。在增殖期，微生物表现为小的电子透明的圆形物体，含有 1～6 个核。孢子形成期开始出现成堆的电子致密盘，后来端-端聚集形成弯曲的极管。核继续分裂，形成较大的微生物，伴有多达 12 个核，周围是几个卷曲的极管。这些大的多核结构分裂成孢子母细胞（未成熟孢子），之后发育成成熟孢子。成熟孢子电子密度很高；伴有单个核，并且具有一个特殊的管状突出装置，用于将孢子内容物注入到宿主细胞，称为孢子原浆（sporoplasm）。它由几个卷曲的极管、一个锚管和一个极胞体（polaroplast）组成。每个孢子还含有后部极性空泡和极性细丝，伴有 5～7 个重叠的卷曲极管，在横切面上表现为一系列的双联体。当释放至粪便中时，则可感染孢子。在细胞内，孢子分化成滋养体，进行无性繁殖形成裂殖子（merozoites）。裂殖子侵入新的宿主细胞，某些类型发育成雄性和雌性小配子。受精形成卵囊，卵囊或者排出，或者在原位形成子孢子，重复这一周期。

通过辨认粪便、小肠活检、肠吸取物或黏膜刷片印片中的孢子可以诊断小孢子虫。应用改良的嫌色细胞染色检查粪便孢子是最简单的方法，而且可能是诊断肠道感染最敏感的方法[455]。

这种寄生虫一般呈局灶性分布于十二指肠黏膜，虽然可以发生广泛的感染（图 6.166）。细胞损伤的程度与感染的强度相一致。有些患者发生绒毛萎缩、隐窝增生、上皮细胞内淋巴细胞增多以及刷状缘酶的活性丢失。受累的绒毛可能变钝或呈球形。肠上皮细胞可能含有不规则深染的细胞核和空泡状胞浆。在严重的感染，密集而不规则形的变性坏死细胞呈紊乱聚集，常常含有裂殖子和孢子，群集于绒毛顶部。绒毛顶部和感染的黏膜带最后剥脱入肠腔。不同程度的淋巴细胞浸润伴随上皮细胞改变，但通常缺乏中性粒细胞。微生物成簇位于核上胞浆内，可能造成肠上皮细胞核凹陷，当用低倍镜扫描时易于发现微生物。成簇的黑色折光性卵圆形孢子，宽约 0.7～1.0 μm，长约 1.0～1.6 μm，比寄生虫少见。其周围是内部单位膜、电子透明的孢子内壁和薄的电子致密孢子外壁。孢子常常见于变性的肠上皮细胞内。

一个有助于诊断的特征是在孢子的一端出现 PAS 阳性的极帽。应用抗酸染色孢子也呈阳性。Gram 染色对于检测微生物也有用处。由于孢子呈深蓝色或略带红色染色，与背景的棕黄色形成对比，所以易于识别。有人应用 Warthin-Starry、改良的三色或 Giemsa 染色识别这种寄生虫。联合抗酸-三色染色可以用于检测微生物[450]。应用半薄切片（图 6.167）组织学结构比较清晰，有助于识别伴有稀少感染个体的微生物和识别寄生虫发育的较早期阶段，因为可见特征性的裂。诊断是根据增殖期孢子的超微结构特征、分裂方式以及宿主细胞-寄生虫界面的性质。超

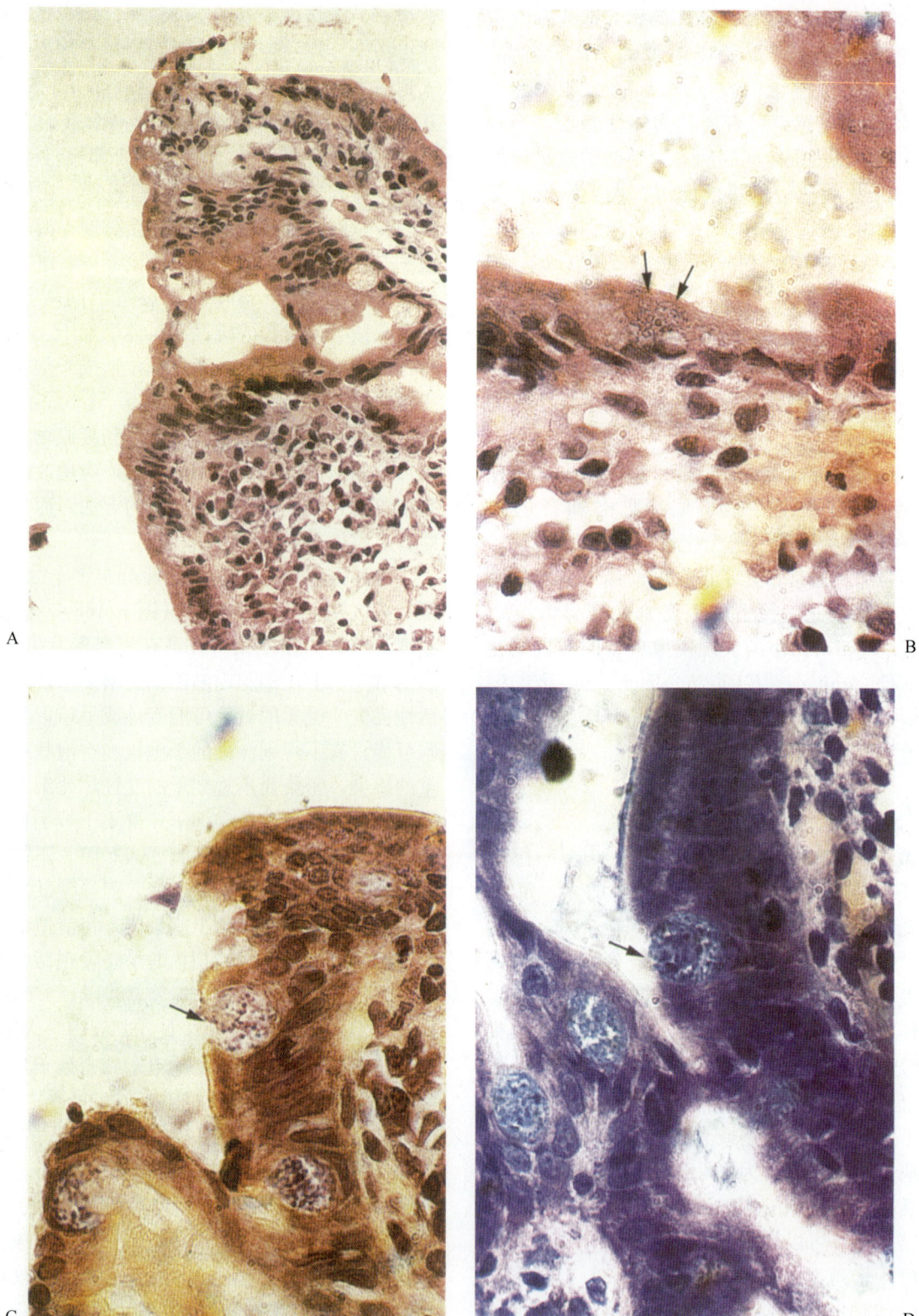

图 6.166 微孢子虫。**A**：中倍镜下 HE 染色切片显示小肠黏膜萎缩和慢性炎症细胞轻度增加。**B**：较高倍放大显示扁平上皮细胞伴有轻微增加的嗜碱性改变（箭头）。**C**：Gram 染色显示含有大量微生物的寄生虫囊泡（箭头）。**D**：Giemsa 染色标本显示上皮内的天青蓝色微生物（箭头）。

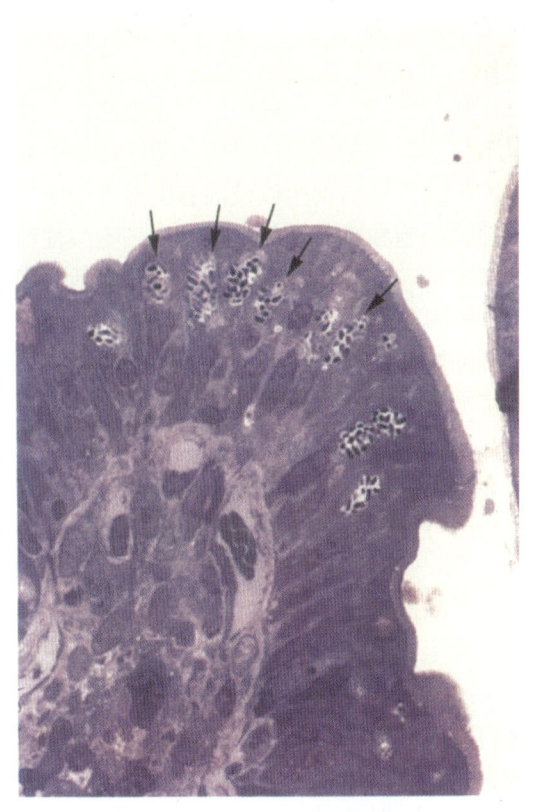

图 6.167 微孢子虫。环氧树脂包埋厚切片，甲苯胺蓝染色，显示核的上部有许多寄生虫囊泡（箭头）。

微结构检查在鉴别由 E. bieneusi 和 E. intestinalis 引起的肠微孢子虫病时特别有用，如同参考文献 455 中描述的一样。通过应用抗体或 PCR 扩增小的亚单位 RNA 也可检测这种微生物。

即使仔细检查，微孢子虫也常常被忽视，因为其体积小、位于细胞内以及应用普通的组织染色效果不好。上面讨论的染色可在非常小的微孢子虫孢子以及其他细胞内容物和背景碎片之间形成明显的对比。

因为有些微孢子虫易于播散，加之其对药物的敏感性存在差异，所以病理医师和微生物学家要求增加微孢子虫的分类。应用烟曲霉素可以治疗这种感染[456]。

肠分隔微孢子虫感染

根据报告肠分隔微孢子虫（Enterocytozoon intestinalis）是 AIDS 患者第二种最常流行的微孢子虫感染。E. intestinalis 引起严重腹泻、消耗综合征和系统性疾病。最初的症状通常局限于胃肠道，但是这种微生物可能播散并感染肝胆管、呼吸道和泌尿系组织，引起肾衰竭和鼻窦炎[457]。

E. intestinali 的生活周期具有 4 个阶段：分裂体、母孢子、孢子母细胞和孢子。如同 E. bieneusi 一样，孢子含有极管，将有界膜的孢子原浆注入未感染的宿主细胞。最早阶段的分裂体是卵圆形的单核微生物，大小为 $2.7\ \mu m \times 1.5\ \mu m$，通过二元方式复制。核分裂有时超过胞浆分裂，导致双核和 4 核结构。因此，成簇的微生物聚集于宿主细胞胞浆的空泡内。第二个阶段是母孢子，通过二元方式进行分裂，每个母孢子产生 2 个或 4 个孢子母细胞[455]。孢子母细胞是单核微生物，形成极管，随着其成熟，这些细胞器变得更加明显。转化为最后或第四阶段的孢子，出现明显的厚膜。孢子约为 $2.0\ \mu m \times 1.2\ \mu m$ 大小，含有单个的核和极管以及一些其他细胞器。借助前附着器黏住细胞膜感染靶细胞，并且通过极管将孢子母细胞注入宿主细胞。随后卵片发育。

E. bieneusi 和 E. intestinalis 通过其在肠道内的部位可以区别。E. bieneusi 仅仅感染上皮细胞，通常在绒毛顶部。相反，E. intestinalis 感染绒毛顶部和隐窝较深处的上皮，此外，还感染固有层内的成纤维细胞、巨噬细胞和内皮细胞。

组织学上，可见微孢子虫的典型特征。绒毛变钝和炎症程度变化很大，可能出现或缺乏。超微结构检查，不同发育阶段的寄生虫成簇出现在寄生虫囊泡内，囊泡被原纤维基质分隔，每个孢子似乎都位于自己的间隔内。孢子含有极丝，伴有 5~7 个卷曲。

贝氏等孢子球虫感染

大多数贝氏等孢子球虫（Isospora belli）感染累及热带和亚热带国家的患者，尤其是在非洲和南美洲。贝氏等孢子球虫感染是 15% 海地 AIDS 患者和 0.2% 美国 AIDS 患者腹泻的原因。这种微生物通过摄入污染的食物或水或经由同性恋传播。在具有免疫活性的宿主，本病本身表现为自限性吸收不良，持续 3~5 周[458]。发热、不适、腹部绞痛、恶心、体重减轻和水样腹泻通常发生于免疫受损的宿主。AIDS 患者的腹泻可能持续数月，而且比具有免疫活性的患者严重，这些患者可呈消耗性[459]。大约 50% 的患者发生外周血嗜酸性粒细胞增多。吸收不良出现在疾病经过的后期。症状类似于隐孢子虫感染，两种感染之间的鉴别很重要，因为等孢子球虫感染应用正确的抗生素疗法容易治疗。

如同隐孢子虫病一样，贝氏等孢子球虫感染发生在摄入感染类型（孢子形成的卵囊）之后。脱囊发生于小肠近端，导致从每个囊内释放出 8 个子孢子。后者侵犯上皮细胞，成熟成为滋养体。在裂殖生殖（无性生殖）阶段，每个滋养体分裂为许多裂殖子，当裂殖子从寄生的细胞内释放出来时，侵犯其他上皮细胞。每个裂殖子之后可以通过一次或多次重复的无性分裂周期，或通过成熟为大（雌性）配子和小（雄性）配子（gametes）进入有性生殖阶段。配子受精形成合子（zygotes），合子成熟为卵囊，释放进入肠腔。然后这些结构进入粪便（图 6.168），或在其通过小肠期间形成孢子，并释放滋养体寄生在肠上皮细胞内，开始下一次的循环。这种寄生虫生活周期的所有阶段，即无性（滋养体、裂殖体和裂殖子）和有性（大配子母细胞）阶段，均可见于上皮细胞胞浆内，总是包裹在寄生虫的囊泡内。未形成孢子的（不成熟）卵囊排泄入粪便，在 48～72 小时内变成成熟的感染性卵囊，但也可长期保持休眠状态。

因为等孢子球虫病患者的卵囊间断性脱落，所以应该多次检查粪便标本以增加发现微生物的可能性。新鲜粪便标本中的卵囊通过蔗糖浮集法集中，应用 Kinyoun 抗酸染色更加明显。等孢子球的虫卵囊（长 25～30 μm）比隐孢子虫（4～5 μm）大，当脱落在粪便中时，为有薄壁包裹的 2 个大的孢子母细胞或单个大的合子（一个不成熟的卵囊）。粪便标本最好在室温下放 1～2 天待卵囊成熟后再进行检查。虽然这种微生物易于感染小肠，但可蔓延至胃、食管、胆道和大肠，仅在少数情况下播散至肠外淋巴结、肝或脾。

这种病原体可见于小肠的肠上皮细胞内，或在少数情况下见于结肠黏膜内。贝氏等孢子球虫引起黏膜绒毛中度萎缩、隐窝增生以及固有膜淋巴细胞、浆细胞、中性粒细胞和嗜酸性粒细胞浸润。嗜酸性粒细胞可能非常丰富，以致提示嗜酸性肠炎的诊断。扁平黏膜绒毛尖端可能呈棒状，固有膜血管间隙明显扩张，并有过多的胶原沉着。上皮细胞一般保持完整，只是有灶状空泡形成。仔细检查通常发现存在处于不同阶段的有性和无性生活周期的微生物。寄生的细胞被破坏，而邻近的细胞则保持完整，表现正常。偶尔，细胞外裂殖子可见于肠腔内和固有膜内的淋巴管附近或其内[460]。少数情况下，裂殖体可见于固有膜和黏膜下。肠系膜淋巴结也可受累。

这种微生物在常规 HE 切片上难以见到，但在 Giemsa 染色切片上明显可见。在上皮内常常可见许多明显的球虫微生物。HE 染色微生物模糊，而用 Giemsa 或 HE 加 Alcian 蓝染色则呈深蓝色。PAS 染色也呈强阳性，但难以与宿主杯状细胞区别。在过染的 Giemsa 染色切片中最容易见到大的裂殖体。裂殖子呈香蕉形，可见于所有水平的肠上皮细胞浆内。其特征性的表现为核位于中心，核仁大，核周空晕，且位于厚的寄生虫（PAS 阴性）囊泡内。游离的裂殖子和配子体比细胞内微生物更难发现。

艾美球虫感染

艾美球虫（*Eimeria*）感染类似于其他球虫感染。临床特征和组织学特征基本上相似。禽艾美球虫裂殖子感染的上皮细胞，其内微丝终末网被破坏，裂殖子扩散出现在肠上皮细胞的表面。明显的形态学改变导致微绒毛丢失和广泛的胞浆膨出进入隐窝腔，还可侵犯肠上皮细胞和杯状细胞。大量的肥大细胞浸润黏膜。裂殖子还可见于肠腔内的肥大细胞和淋巴细胞内[461]。超微结构检查，这种微生物缺乏见于等孢子球虫内的结晶样小体。

环孢子虫感染

在海地人的 AIDS 患者中，环孢子虫（*Cyclospora*）感染高达 11%[402]，它们还常常累及从海地和墨西哥返回的北美旅行者。这种微生物已在由于公共水源引起的腹泻大爆发和社区感染中发现，因为这种微生物可以耐受氯消毒过程。本病发生于正常和免疫

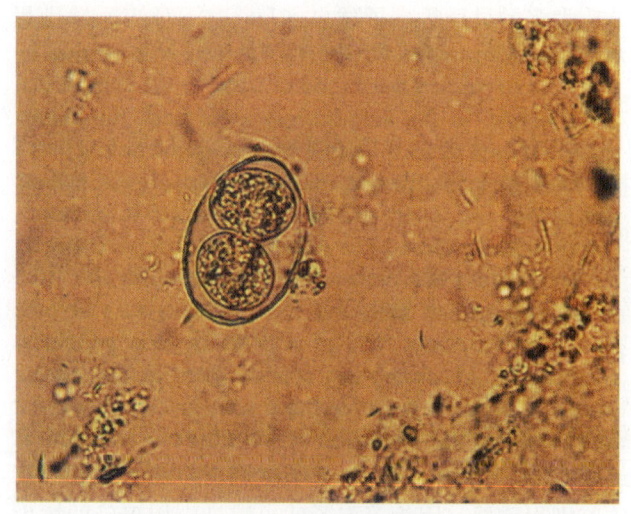

图 6.168 等孢子球虫。等孢子球虫相对较大（15～20 μm）的卵囊为薄壁、含有孢子形成后的孢子囊。

表 6.23　蠕虫对比

特征	线虫	绦虫	吸虫
形状	圆形，没有节段	带状，节段性	叶状，没有节段
体腔	+	−	−
性别	单独的	雌雄同体	雌雄同体
小钩	−	+	−
吸管	−	+	+

受损的个体，其特征是严重的间断性水泻、恶心以及食欲减退和疲劳。在自行恢复之前，时好时坏可达数周至数月[463]。本病经过2～12周之后，突然发生消退，而且微生物从粪便标本中消失。症状类似于等孢子球虫或隐孢子虫感染的患者。

囊的直径为10μm，排出的新鲜粪便在紫外线下检查发现其蓝色自体荧光易于辨认[463]。这种辨认方法可能比改良的抗酸染色或碘染色敏感而且可靠。这种微生物应用改良的抗酸染色进行染色，而不应用苏木精、环六亚甲基四胺银或PAS染色。

这种微生物在肠的活检中通常不能发现，虽然可见于十二指肠抽吸物中[463]。伴有这些感染的患者显示轻度至中度急性和慢性炎症、表面上皮紊乱、不同程度的绒毛萎缩和隐窝增生、固有膜内浆细胞增加以及局灶性嗜中性粒细胞浸润。表面肠上皮细胞出现灶状空泡形成和刷状缘丧失，尤其是绒毛顶部。肠上皮细胞形状变成柱状，隐窝增生。

蠕虫感染

表6.23对于线虫（圆形肠虫）、吸虫和绦虫进行了比较。

蛔虫感染

蛔虫感染是最流行的肠虫感染，大约25％的人群感染[464]。这种肠虫为世界范围分布，虽然最常见于亚洲、非洲和美洲的热带和亚热带地区。蛔虫病是当儿童在地上玩时从污染的土壤中摄入成熟的虫卵，或当从粪便污染的食物和水中摄入虫卵时而获得感染的（图6.169）。含有蛔虫的数目决定发病率和传播的动态。接触率和由于宿主免疫防御而引起的感染丧失率之间的平衡，决定感染的强度。环境因素在疾病传播中也起作用。蛔虫卵在干燥条件下保持休眠。

人蛔虫（Ascaris lumbricoides）是最大的圆形肠虫，长达40cm。这些肠虫的平均生存期为1年或不足1年，雌性一般比雄性生存时间长。蛔虫具有称为外阴腰部的收缩区域（生殖腰带，genital girdle），位于身体前部和中部1/3的交界处。卷曲的尾部形成

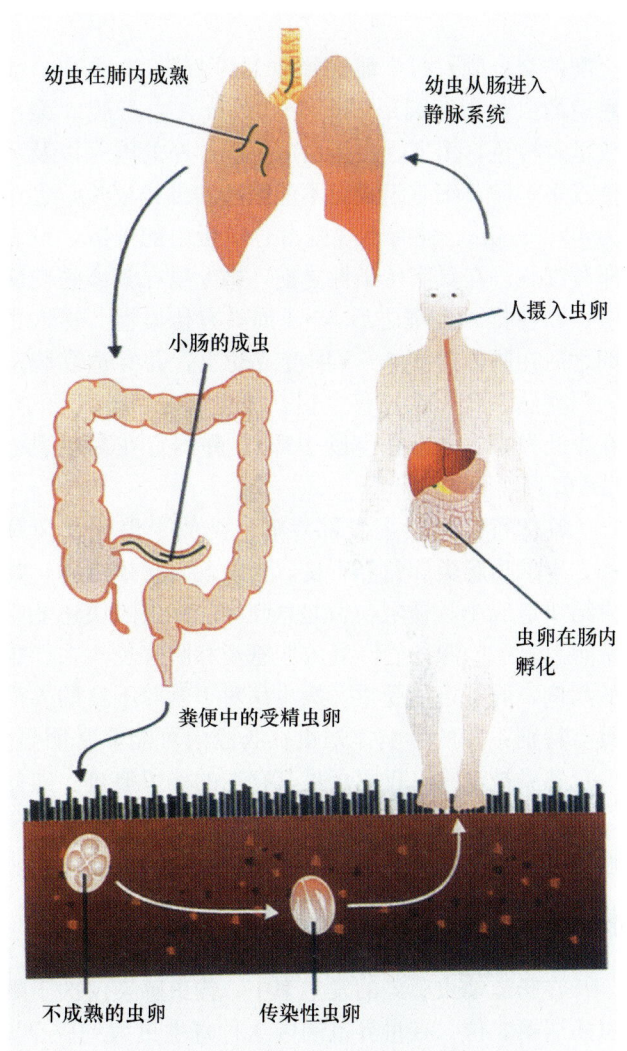

图 6.169　人蛔虫的生活周期（见正文）。

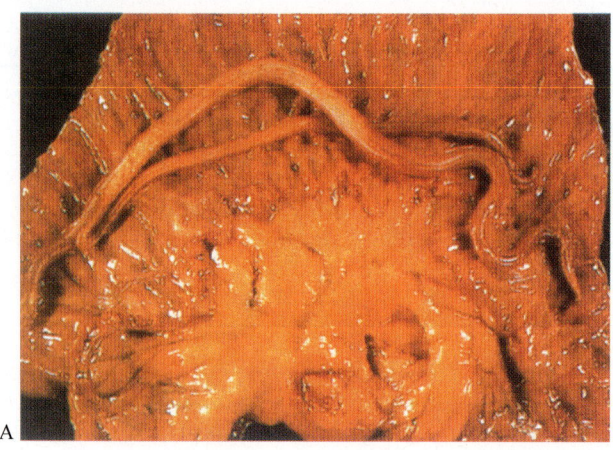 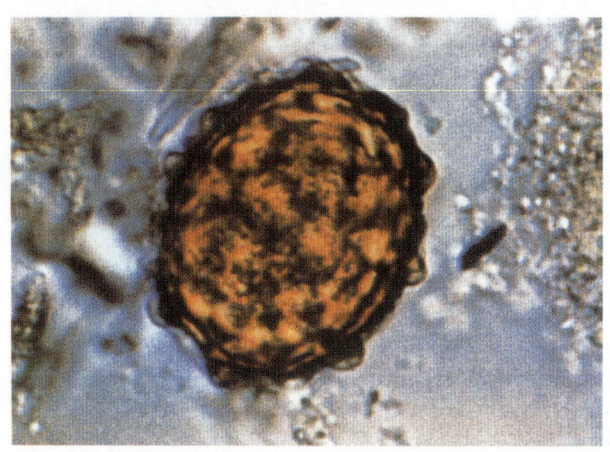

图 6.170 人蛔虫。**A**：这种生物体长达 35 cm，比其他圆形肠虫大得多，类似于蚯蚓。**B**：蛔虫感染的诊断通常是通过发现粪便中外表面有皱的特征性的虫卵而做出的。(B courtesy of Dr. Dickson Despommier, Department of Parasitology, Columbia University, NY.)

交配的交合刺。每个雌性释放大约 200 000 个卵。能繁殖的虫卵为卵圆形，长 6～40 μm，由于胆汁染色故呈黄棕色，由富含白蛋白的外膜、厚的内壳以及一个或多个卵黄细胞组成。不能繁殖的虫卵较长，大小为 40～90 μm，伴有不规则富含白蛋白的外膜，没有卵黄细胞。在具有传染性之前，微生物在其卵壳内成熟。卵在排入土壤之后 3～4 周具有传染性。摄入虫卵之后在肠内需要 2～3 周变成幼虫，并穿透黏膜进入门静脉系统。在迁移之后，成虫（一百至几百个）在小肠发育（通常在空肠中部），并固定在黏膜表面（图 6.170）。

临床特征包括上腹部疼痛，类似于消化性溃疡病、十二指肠炎和营养不良。当出现大量蛔虫时，蛔虫结块造成小肠梗阻，引起急腹症。蛔虫团块还能阻塞胆总管和胰腺导管，导致胆管炎和胰腺炎。在严重的病例，肝脏可能受累。蛔虫病对于营养不良的人群具有特别不好的影响。蛔虫在肠腔内可能非常明显。一旦感染被清除，仅仅可见其存在的残留痕迹。这些可能表现为小的息肉样结构，位于黏膜下，并被反应性的纤维组织包绕（图 6.171）。

钩虫感染

在肠道蠕虫感染的发生率中，钩虫感染仅次于蛔虫病居第二位。在世界范围内这种寄生虫大约感染 9 亿人[465]。在钩虫组中，最重要的线虫包括十二指肠钩虫（*ancylostoma duodenale*）和美洲钩虫（*necator americanus*）。钩虫引起慢性血液丢失、肠道吸收障碍、腹痛和血性腹泻。慢性感染患者表现为缺铁性贫血（当肠虫量多和铁的摄入受限时，贫血可能严重）、血白蛋白减少、血液丢失以及不明确的腹部不适或疼痛。患者常常患有外周血嗜酸性细胞增多以及嗜酸性肠炎。嗜酸性细胞增多是由对幼虫分泌物的过敏反应引起的。

犬钩虫（*Ancylostoma caninum*）在拥有狗的患者中引起疾病。传染性丝状幼虫通过光脚或其他暴露的皮肤表面侵犯皮肤（图 6.172）。在幼虫侵入的部位形成紫癜状、丘疹状或小泡状出疹。通过一系列的发育阶段之后，犬钩虫迁移到肺，偶尔引起肺部症状、浸润和嗜酸性细胞增多。成虫长度为 8～10 mm，出现在近端小肠并固定于黏膜（图 6.173）。在胃肠活检或十二指肠抽吸物中发现 1 cm 长的蠕虫常常可以诊断犬钩虫，尤其是在有严重寄生虫感染症状的患者。黏膜可能表现为出血、糜烂、充血和水肿。还可通过检查粪便发现特征性的虫卵而做出诊断（图 6.173）。组织学上，除了存在蠕虫以外，最明显的病理学所见是局灶性或弥漫性嗜酸性细胞增多和肠壁水肿。在寄生虫黏附区域的附近，固有膜嗜酸性细胞数目增多尤其明显。钩虫叮咬部位引起溃疡。有些患者发生局灶性隐窝增生、绒毛萎缩和炎症。患者可以出现区域淋巴结肿大，因为存在伴有中心嗜酸性细胞脱颗粒和退化产物的肉芽肿。蠕虫常常见于短而狭窄的回肠部分内。

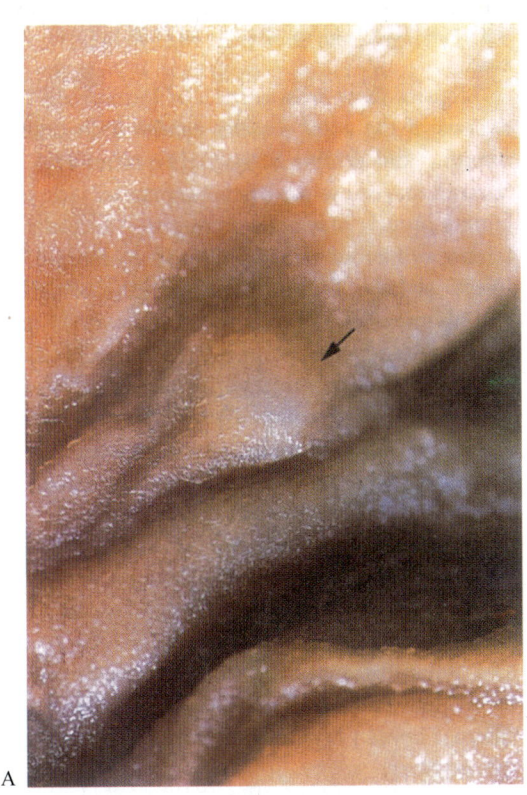 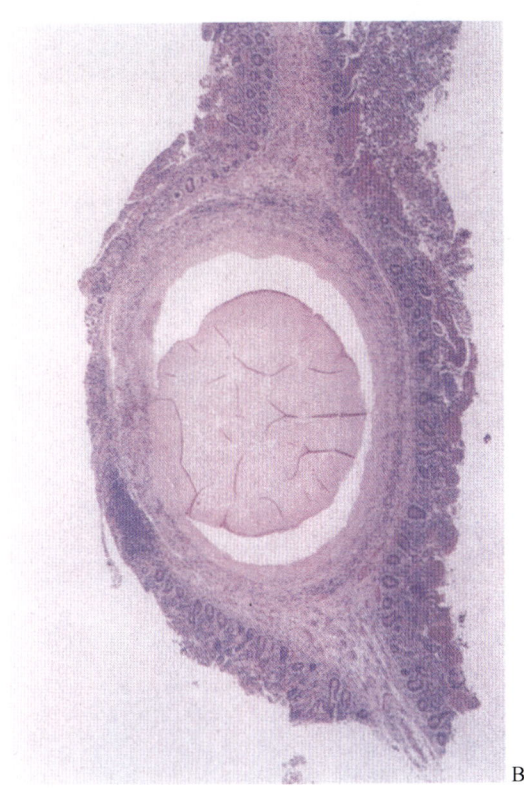

图 6.171　死于心肌梗死患者的慢性寄生虫感染。**A**：可见半透明隆起的病变（箭头）。**B**：组织学特征显示黏膜下囊肿，内衬中心性环状纤维组织和炎症细胞。中心含有嗜酸性物质。

类圆线虫病

粪类圆线虫（*Strongyloides stercoralis*）感染广泛流行于全世界。500万人患有这种线虫感染[466]。感染多半发生于将废物用作肥料的地区。主要见于热带和亚热带地区，粪类圆线虫也是其他地区的地方性流行病。在美国，最流行的类圆线虫病发生在肯塔基州和田纳西州的东部[467]。地方流行的区域还见于欧洲的中部和南部[468]。类圆线虫是东南亚最常见的肠道寄生虫，引起慢性虚弱性疾病。从这一地区返回的个体或军人可出现长期的症状[469]。战争囚犯尤其容易发生这种感染。在美国，寄生虫感染出现在第二次世界大战和越南战争多年之后的老兵。当老兵人群年龄增大，或因其他疾病进行免疫抑制和（或）细胞毒性治疗，播散性类圆线虫病变得明显。播散性的高度传染发生于T细胞免疫性免疫的患者，与应用类固醇、肿瘤、营养不良、年龄大或AIDS有关。

杆状幼虫可见于被人粪污染的土壤，幼虫在土壤中经过4个阶段变为雄性（0.7 mm长）和雌性（1~2 mm长）成虫。如果气候条件不利，杆状幼虫则直接变成丝状或类圆线虫性幼虫，长约400 μm。这些幼虫在外部环境中生存不超过2周，但在人体内可以继续发育（图6.174）。丝状幼虫通过穿透皮肤进入人体。这种幼虫通过脉管到达肺。幼虫在肺通过肺泡到达支气管、气管和喉。之后进入食管，迁移至它们喜欢居住的部位十二指肠和空肠转变为成虫。在雌虫受精之后，雄虫迅速随粪便排出，而雌虫则穿入肠黏膜。在肠黏膜内，雌虫每天排出多达30个虫卵。这些虫卵发育成杆状幼虫。只有当幼虫孵出时才能离开黏膜到达肠腔，并随粪便排出。因此，在粪便中虫卵非常少见。杆状幼虫可在24小时内转变为丝状幼虫，之后可通过肠黏膜（内部自身感染）或通过肛周皮肤（外部自身感染）再次侵入宿主。

雌性成虫寄居在十二指肠和空肠黏膜。然而，在严重感染，成虫可见于整个小肠和大肠。通过自身感染，蠕虫本身可在宿主内生存数十年。慢性感染的原因是宿主不能从小肠清除成虫，不能阻止由丝状幼虫引起的慢性再次感染，或不能破坏返回肠

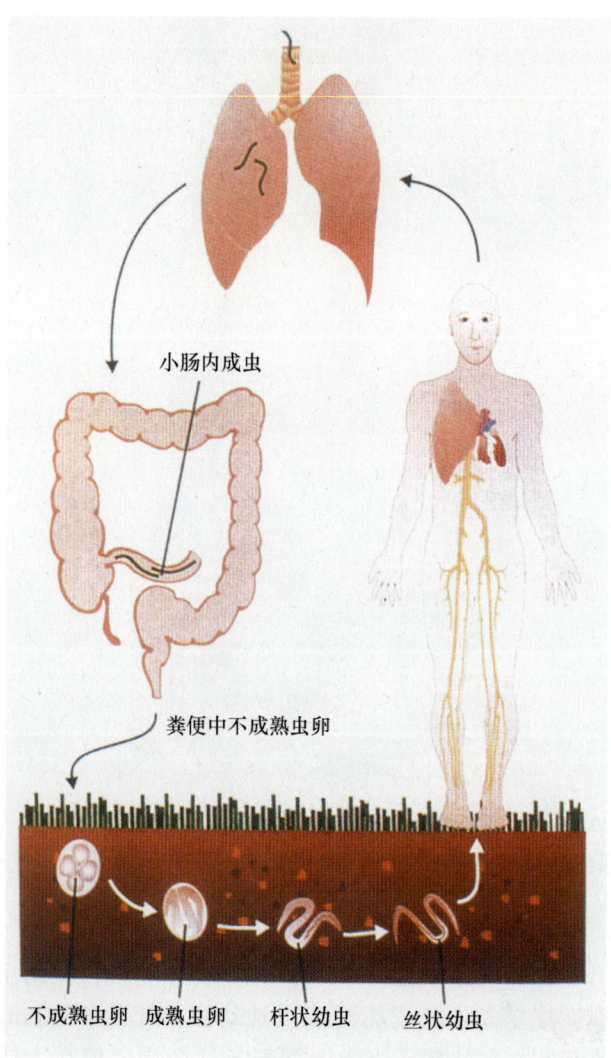

图 6.172 钩虫的生活周期（见正文）。

绿褐色伪膜。幼虫、成虫和虫卵可能见于隐窝内。在剖腹手术或尸检时，可见肿块位于肠壁内或黏附至肠壁，常常缠绕在大网膜的周围。病变常常以回盲瓣为中心。这种改变偶尔类似于 Crohn 病。

活检显示蠕虫的横切面。雌性成虫的后部具有特征性的单一肠管和双生殖管（图 6.175）。在感染的早期，黏膜可以显示浅表节段性溃疡形成，固有膜可见充血和水肿，含有大量中性粒细胞和嗜酸性细胞。在晚期，单核细胞浸润黏膜，包括淋巴细胞和浆细胞。如果炎症为透壁性，可发生腹膜炎。大多数急性病变发生于小肠，但类似的改变可发生于胃和结肠。隐窝增生伴有不同程度的绒毛萎缩、伴有固有膜炎症。在严重吸收障碍的患者，小肠绒毛萎缩、肿胀或融合，可见肉芽肿和纤维化。隐窝变形和糜烂与存在成虫、杆状幼虫和虫卵有关。有些患者发生炎性假瘤或"肠虫瘤，helminthomas"，通常位于回盲部。伴有中心坏死的较小的肉芽肿的特征是嗜酸性细胞袖套（图 6.176）。在坏死的中心出现 Charcot-Leyden 结晶，提醒检查者存在慢性高度传染性类圆线虫病的可能性。当肠虫试图进一步迁移至肠壁时，在肿物内可见肠虫的路径。

血管类圆线虫病

腹部血管类圆线虫病是由哥斯达黎加血管圆线虫（angiostrongylus costaricensis）感染引起的，哥斯达黎加血管圆线虫是一种在中南美洲流行的微生物。其生活周期涉及一个终末宿主（野生啮齿动物）和一个中间宿主（蛞蝓）。当摄入被蛞蝓第 3 阶段幼虫污染的蔬菜时，人类感染发生。幼虫穿透胃肠壁，在淋巴管和淋巴结内成熟，通过回盲部血管系统迁移。哥斯达黎加血管圆线虫引起明显的嗜酸细胞性坏死性动脉炎，伴有血栓形成，由于动脉炎和动脉血栓形成引起缺血性坏死，而且出现许多嗜酸性细胞肉芽肿[470]。

菲律宾毛细线虫感染

菲律宾毛细线虫（Capillaria philippinensis）是一种微小的线虫，它能引起人类严重的腹泻。感染这种寄生虫的人常常生活在菲律宾和泰国，那里的人常常生食淡水鱼。鱼-鸟循环在感染中具有作用。这种线虫寄居于大肠和小肠。雄虫长 1.5～3 mm，雌虫长 2.5～5 mm。毛细线虫与鞭虫和旋毛虫密切相关[471]。这种寄生虫是通过存在特征性的虫卵做出诊断的。虫

道的幼虫。大多数丝状幼虫位于肠道淋巴管内，并聚集在肠系膜和腹膜后淋巴结内。幼虫可见于许多组织中。

类圆线虫感染从无症状的病例到出现严重的疾病，尤其是在伴有严重感染的患者。症状包括腹泻、吸收障碍、体重减轻、嗜酸性细胞增多、腹痛、恶心、呕吐、便秘、胃肠出血和肛门瘙痒[469]。可穿透真皮引起皮疹（皮蚴游走症）。伴有播散性类圆线虫病的患者，小肠近端和肺有大量的寄生虫。有些患者继发性死于小肠和大肠的广泛溃疡。通过在粪便检查、十二指肠抽吸物、痰、支气管肺泡灌洗、脑脊液、腹水或尿，或在活检中发现寄生虫，诊断高度传染综合征。血清学试验也可发现这种疾病。

肠表现为出血和黏膜表面粗糙，被覆脆而易碎的

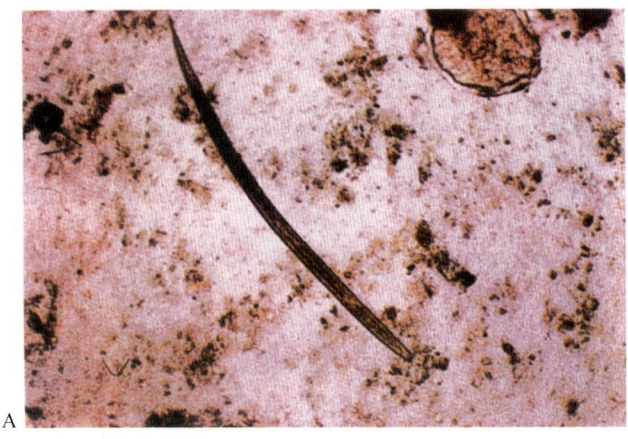
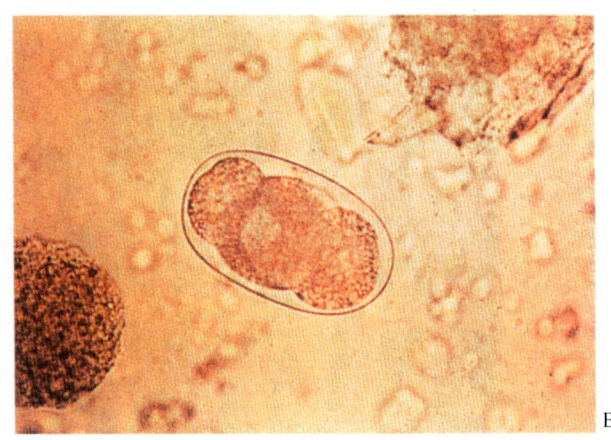
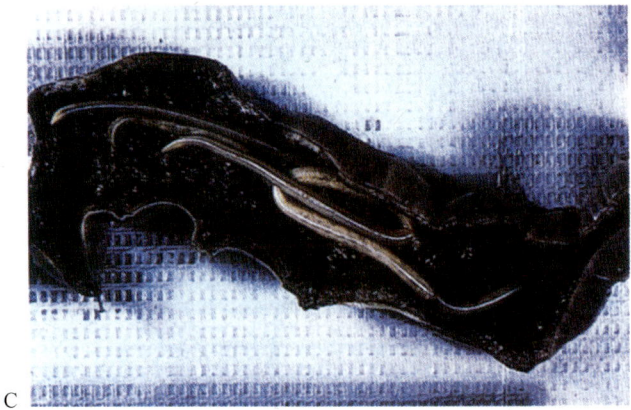

图6.173 钩虫。**A**：由虫卵发生的第一阶段杆状钩虫幼虫，通常见于粪便内。**B**：见于粪便中的典型的钩虫卵具有薄壳、两端钝圆和多分叶状内容物。美洲钩虫和十二指肠钩虫的虫卵不能区分。**C**：Pig bel（一种坏死性肠炎）患者伴蛔虫和钩虫感染。（A and B courtesy of Dickson Despommier, Ph. D., Department of Parasitology, Columbia Presbyterian Medical Center, New York, NY. C courtesy of Robin Cooke, M. D., Department of Pathology, Royal Brisbane Hospital, Brisbane, Australia.）

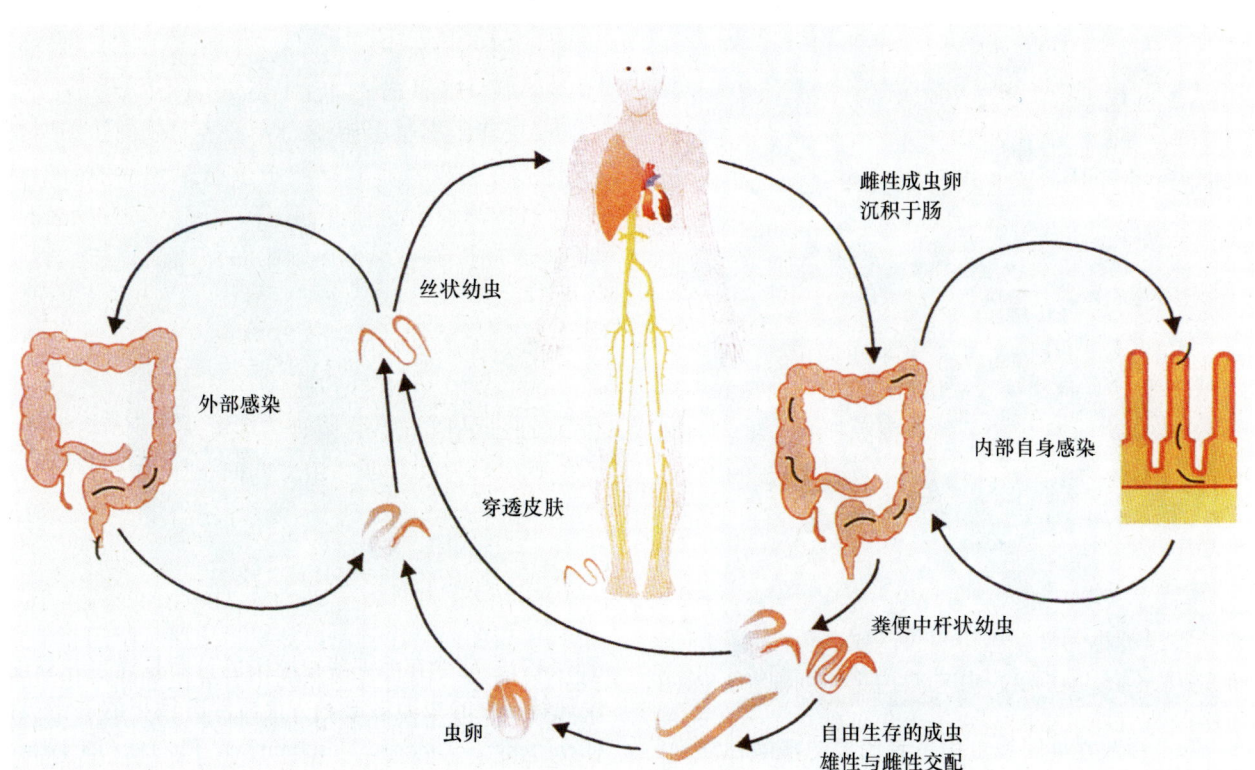

图6.174 类圆线虫病伴有外部感染以及自身感染（见正文）。

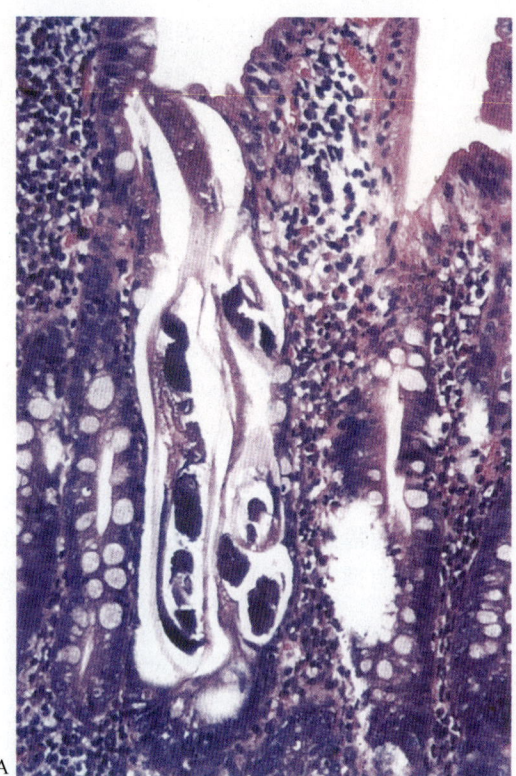
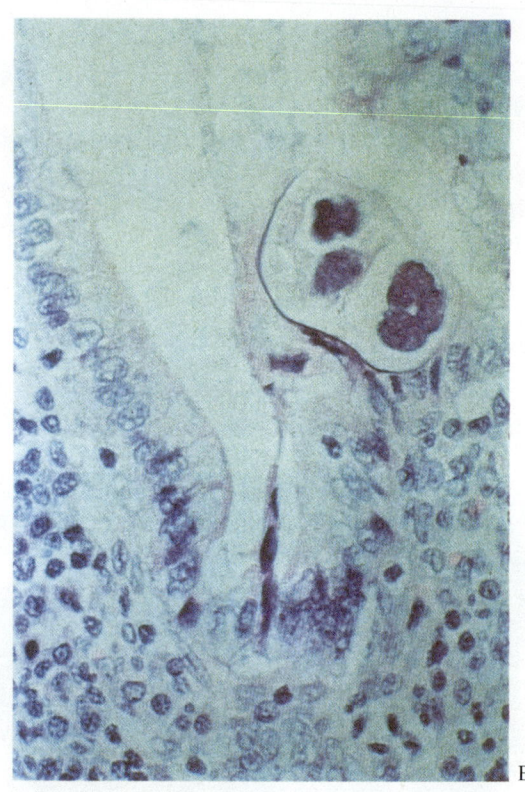

图 6.175　小肠类圆线虫感染。**A**：几个蠕虫的纵切面，位于隐窝内。**B**：横切面显示单一肠管和双生殖管（见正文）。

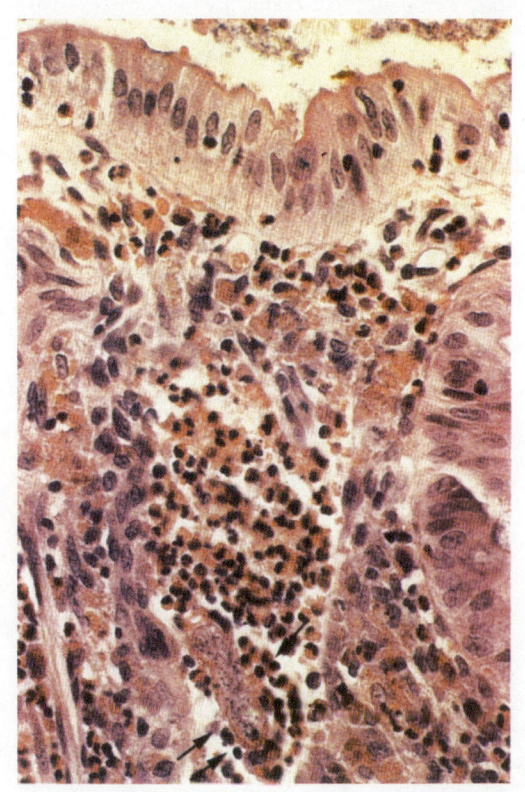

图 6.176　播散性类圆线虫病患者明显的嗜酸性细胞增多。可见部分蠕虫（箭头）。注意固有膜密集的嗜酸性细胞。

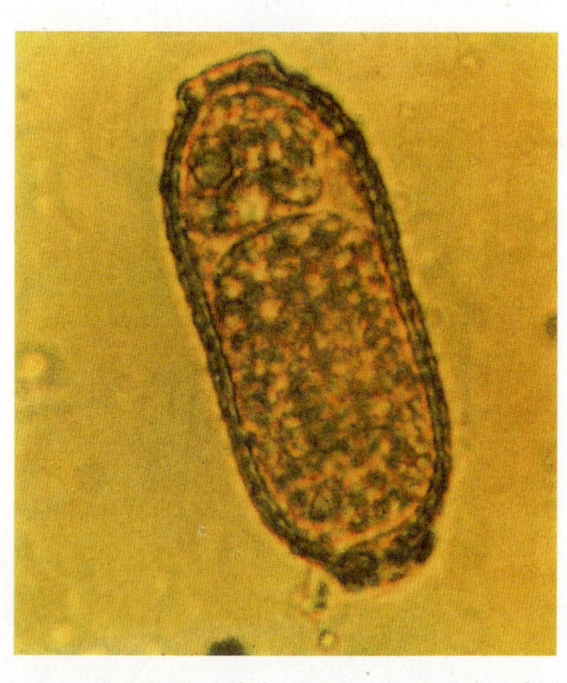

图 6.177　菲律宾毛细线虫感染的诊断是通过在粪便中发现特征性的虫卵做出的，虫卵伴有微小的扁平极凸。(Courtesy of Dickson Despommier, Ph. D., Department of Parasitology, Columbia Presbyterian Medical Center, New York, NY.)

卵为桶状，两极具有扁平的塞子（图 6.177），并存在发育完全的幼虫。菲律宾毛细线虫的虫卵平均 36 μm×19 μm 到 45 μm×21 μm，类似于毛首鞭虫，其平均 50 μm×20 μm。有些患者具有两者感染。

本病急性发病，伴有严重的吸收障碍，死亡率为 35%。患者发生腹泻、不适、食欲减退、恶心和呕吐，可死于极度营养不良、脱水或继发性细菌感染。症状发作和死亡之间的时间间隔通常为 2~3 个月。

大体上，表现为小肠增厚、硬结和充血，并含有大量液体[472]。在空肠和回肠上部可见无数的成虫、幼虫和虫卵。偶尔，还可能出现在十二指肠内。胃、食管和结肠见到的寄生虫并不常见。严重感染的患者有许多蠕虫包埋在小肠黏膜内。组织学上，可见寄生虫位于肠腔内、肠腺（crypts of Lieberkühn）内以及固有膜内。肠绒毛发生继发性改变，包括绒毛萎缩、消失和上皮脱落。大约 50% 的活检发现有蠕虫存在。

绦虫感染

绦虫（Tapeworm）是带状、节段性、雌雄同体的肠虫，寄居在许多物种的肠道。在西方，感染人类常见的种类包括牛肉绦虫（beef tapeworm，Taenia saginata）和猪肉绦虫（pork tapeworm，Taenia solium）。通过吸盘或位于头或头节的钩黏附于黏膜。牛肉绦虫具有小而无钩的头节，伴有 4 个明显的吸盘和 1000~2000 个节片。

节片（图 6.178）发育形成绦虫链样链体。当每个节片受孕时，可以释放出虫卵。成虫每天产生多达 20 000 个虫卵，经由粪便播散入环境。一旦黏附在黏膜上，绦虫则从黏膜中吸血。失血量随着寄生虫的种类不同而不同。因为绦虫缺乏胃肠道，所以成虫吸收每个节段体表预先消化的食物[473]。

牛肉绦虫、猪肉绦虫和阔节裂头绦虫（diphyllobothrium latum）的成虫属于感染人类最大的寄生虫；可达 10~15m 长。这三种肠虫是通过摄入幼虫感染的。牛肉绦虫和猪肉绦虫的豌豆大小的幼虫（囊尾蚴）感染各种组织，分别包括牛和猪的肌肉组织。当食用生的或未烹调好的感染性肉类时，包囊被释放入人类的小肠。摄入的组织含有成活头节的包囊，幼虫可以发育成成虫。牛肉绦虫、猪肉绦虫和阔节裂头绦虫妊娠大约需要 3 个月。人类是牛肉绦虫成虫阶段唯一的终末宿主，寄居在空肠上部可以长达 25 年。中间宿主（牛和猪）通过摄入被绦虫卵污染的人类粪便而获得感染。

最常见的症状是轻微的上腹部不适、恶心和饥饿感。还可发生体重减轻、腹泻、易怒和食欲增加。密集排列的绦虫节片片段引起梗阻、黄疸或胰腺炎，取决于其存在的部位。

猪肉绦虫寄居在人类肠腔，人是它的唯一终末宿主。当幼虫侵入人体时，这种状况被称为囊尾蚴病（cysticercosis）。猪肉绦虫感染最常发生于墨西哥、非洲、东南亚、南美和东欧。新近发现新墨西哥州和科罗拉多州的猪中也有猪肉绦虫。当猪肉绦虫卵被猪或人摄入时，幼虫在小肠（空肠上部）内孵育，穿透肠壁并进入循环。之后被血液带至身体的任何器官。一旦进入毛细血管即被包在囊内。当蠕虫被包在囊内时，不发生进一步发育，在猪体内终生可以维持在这种阶段，或在人体内维持长达 10 年之久。成虫长度大约为 3m。球形头节含有顶突，伴有两排小钩；节片数通常小于 1000 个。

裂头绦虫病（diphyllobothriasis）见于许多国家，尤其是将未经处理的污水排入淡水湖的国家。生活周期从淡水被含有寄生虫卵的人类粪便污染开始（图 6.179）。阔节裂头绦虫具有不同的中间宿主，最后的中间宿主是许多淡水鱼。人通过吃生的或未烹调好的鱼而感染本病。成虫通过位于头节上的成对的钩黏附至回肠和空肠黏膜。它可生活数十年并达到 10m 长，伴有 3000~4000 个节片黏附在颈部。

短小绦虫感染

短膜壳绦虫（hymenolepis nana），即短小绦虫（dwarf Tapeworm），是美国最常见的本地发生的绦

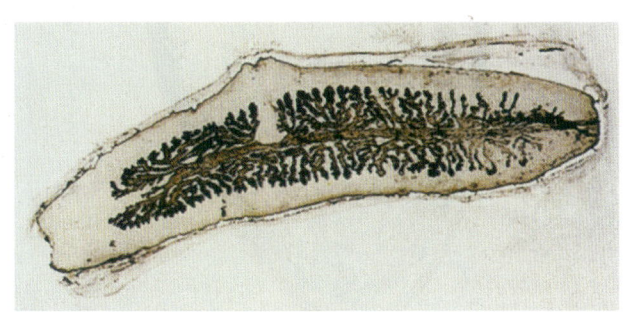

图 6.178 通过子宫侧面主要分支的数目可将牛肉绦虫节片与猪肉绦虫节片区分开来。这个节片注入墨汁，显示分支超过 15 个，这是牛肉绦虫的特征。(Courtesy of Dickson Despommier, Ph. D., Department of Parasitology, Columbia Presbyterian Medical Center, New York, NY.)

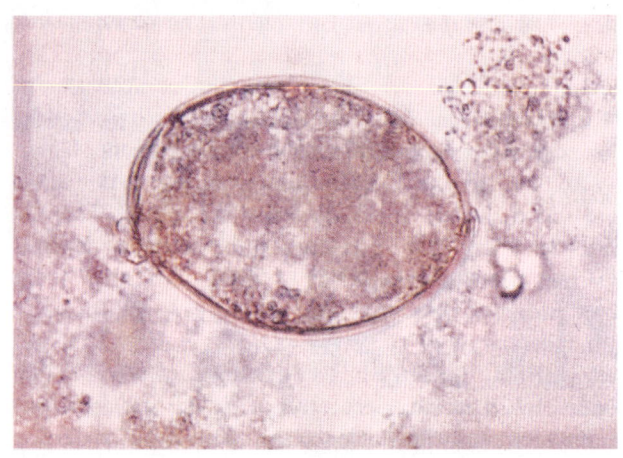

图6.179 排入粪便的阔节裂头绦虫卵，呈卵圆形，勉强辨认得出卵盖。它类似于肺吸虫卵，肺吸虫卵较大。(Courtesy of Dickson Despommier, Ph. D., Department of Parasitology, Columbia Presbyterian Medical Center, New York, NY.)

虫疾病。大多数感染发生于儿童和住院病人。感染通过口-粪途径传播。被感染的儿童和老鼠是最常见的宿主。在有些国家，25%的农村人口具有短膜壳绦虫感染，可能是因为食用了污染水[474]。大多数感染保持无症状或仅仅伴有轻微感染症状。节片和虫卵（图6.180）脱落入粪便。有些患者发生严重绞痛性腹痛、腹泻、便秘、呕吐、虚弱或体重减轻。少部分患者发生贫血。大约40%伴有感染的患者维生素B_{12}水平降低，因为绦虫可与宿主竞争维生素。

布氏姜片虫病

布氏姜片虫病（Fasciolopsiasis）是由大的吸虫布氏姜片虫感染引起的。姜片虫感染通常发生于胆道，但偶尔可以出现在其他器官[475]。本病是通过在粪便中发现虫卵做出诊断的（图6.181）[475]。本病主要局限于东南亚，但是由于许多个体出行旅行，所以也见于其他国家。包括布氏姜片虫在内的几种吸虫，是当人摄入例如水栗子等污染的水生植物时感染的（图6.182）。

布氏姜片虫寄居在肠道上部。这种吸虫扁平，为雌雄同体，直径2mm，产生不含胚的卵，然后在26～32℃的水中孵育3～7周。摄入感染性的微生物后，这种寄生虫通过肠壁进入腹腔到达肝脏，幼虫通过被膜进入肝实质，在胆管内生长为成虫。当寄生虫在宿主组织内迁移至其正常部位时，可发生姜片虫及其他吸虫的异常定位[476]。生活周期见图6.182。猪和人类是感染的宿主。

布氏姜片虫感染通常无症状。然而，伴有数以百

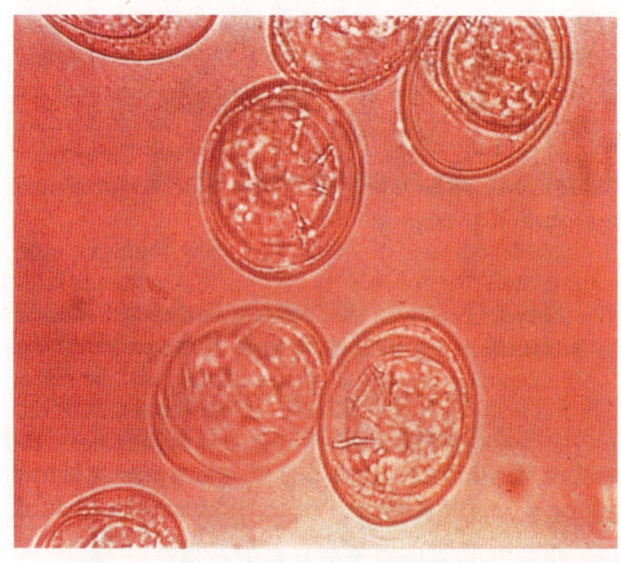

图6.180 排入粪便的短膜壳绦虫卵，它以胚胎和环绕胚胎的极性细丝上存在6个小钩而辨别。(Courtesy of Dickson Despommier, Ph. D., Department of Parasitology, Columbia Presbyterian Medical Center, New York, NY.)

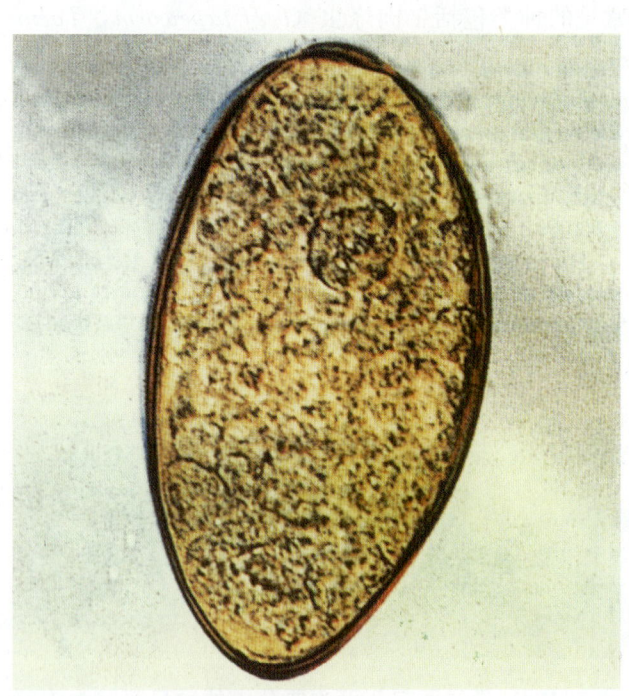

图6.181 肝姜片虫成虫寄居在肝内胆管并排卵，卵可见于粪便中。这里见到的卵大（130-150μm），卵圆形，有勉强可辨认的卵盖。(Courtesy of Dickson Despommier, Ph. D., Department of Parasitology, Columbia University, New York, NY.)

蠕虫瘤（蠕虫假瘤）

蠕虫瘤（Helminthomas）这一术语用于描述由线虫穿透肠壁引起的瘤样炎症性肠肿块，通常位于回盲瓣部位[477]。蠕虫通常属于结节线虫属类及其他密切相关的类圆线虫家族的类别。裂头蚴钩虫和蛲虫偶尔也可侵入黏膜和黏膜下层，引起局限性出血，但是它们通常不再进一步穿透组织[478]。

多发性结节出现于回肠末端、盲肠和升结肠（图6.183）。可与周围器官和大网膜粘连，并常常附着在炎症性肿块上。有时肿块完全位于肠壁外。肿块大小不同，但直径通常在 4～6 cm。切面通常可见脓肿或瘘管。蠕虫常常仍位于肿块内。偶尔，病变表现为香肠形肿块，类似于成对的阑尾。可以发生脂肪坏死。患者出现的症状类似于阑尾炎、回盲部结核或 Crohn 病或癌。可见炎性假瘤的组织学特征，常常含有许多嗜酸性粒细胞。

旅行者腹泻

从工业化国家到发展中国家旅行的人，每年报告有 20%～70% 的人患有与其旅行相关的某些疾

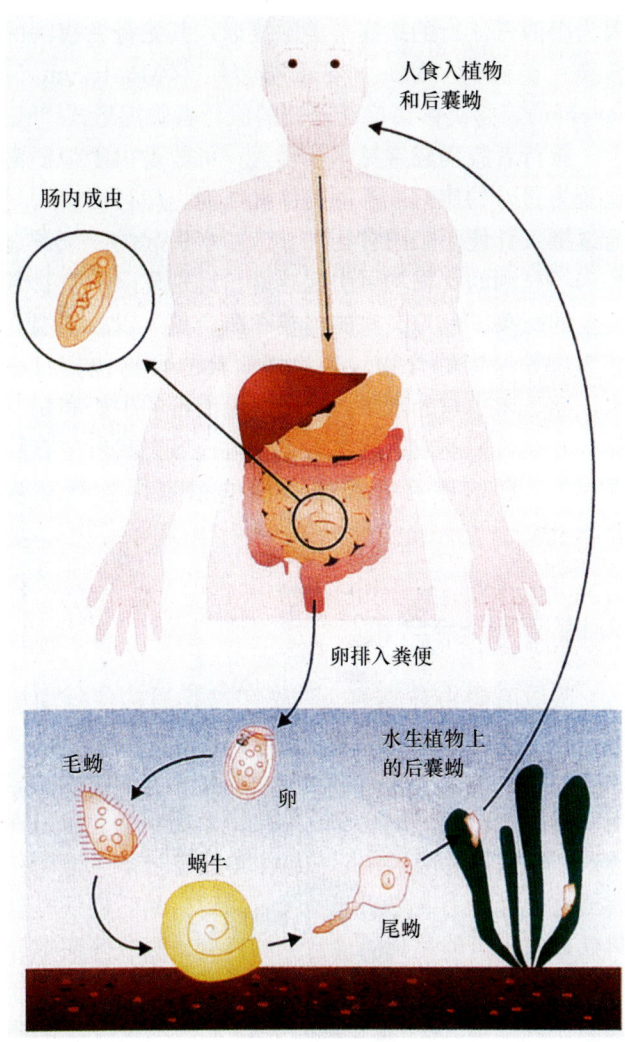

图 6.182　姜片虫的生活周期（见正文）。

计或数以千计吸虫的患者可发生肠道梗阻、对寄生虫代谢产物的过敏反应或黏膜损伤。症状包括恶心、腹泻、上腹痛和胃肠出血。组织学上，最严重的病变发生于十二指肠和空肠。少数情况下，回肠、胃和结肠也可受累。大的成虫黏附至肠道黏膜，引起显著的炎症反应，伴有脓肿形成。可见囊性肿块，其内含有坏死物质、炎症碎屑和含铁血黄素渗出物，没有大体可见的寄生虫。死亡成虫的周围可见嗜酸性粒细胞。其他表现包括在前腹壁、脐周区域或髂窝出现肿块，或肠套叠。常常出现外周血嗜酸性粒细胞增多。

血吸虫病

血吸虫感染发生于小肠和大肠。与小肠相比，病理医师更容易在结肠标本中见到这种寄生虫；因此，这种感染在第13章中讨论。

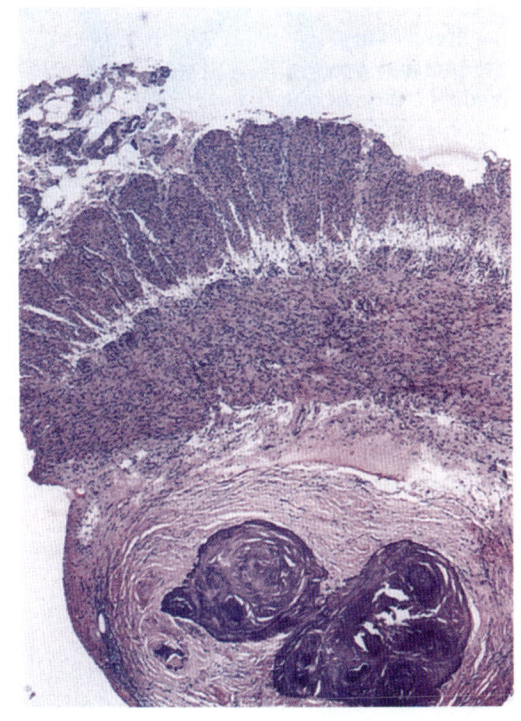

图 6.183　小肠蠕虫瘤的横切面。保留的全部是结节性同心圆纤维化的区域，其中含有钙化。患者患有播散性血吸虫病和慢性蛔虫感染。不再能见到致病的寄生虫结构。

病[479,480]。腹泻是到发展中国家的旅行者最常见的健康问题。其发生率不同，取决于旅行目的地和旅行者不注意饮食的次数[481]。高度危险的目的地包括拉丁美洲、中东和亚洲的大多数发展中国家。中等危险的目的地包括欧洲南部国家和少数加勒比海岛屿。低度危险的目的地包括加拿大、北欧、澳大利亚、新西兰、美国和许多加勒比海岛屿。牵涉到各种感染（表6.24）；这些感染引起不同的临床表现。在持续2周以内的伴有腹泻的旅行者中，50%~75%可以找到病因。然而，随着腹泻持续时间的增加，辨认病因因素的可能性减少[482]。旅行者腹泻的病因学存在季节性差异。冬季旅行者受到致病因素的影响要比秋季旅行者少见得多。冬季旅行者腹泻的主要原因是弯曲杆菌株，不同于秋季的产肠毒素的大肠杆菌和沙门菌属[483]。

表 6.24	旅行者腹泻的原因
细菌性	
产肠毒素的大肠杆菌	
沙门菌	
志贺杆菌	
空肠弯曲杆菌	
副溶血性弧菌	
嗜水气单胞菌	
小肠结肠炎耶尔森菌	
类志贺毗邻单胞菌	
霍乱弧菌	
河流弧菌	
寄生虫性	
蓝氏贾第鞭毛虫	
溶组织内阿米巴	
隐孢子虫	
脆弱双核阿米巴	
贝氏等孢子球虫	
结肠小袋纤毛虫	
粪类圆线虫	
病毒性	
轮状病毒	
Norwalk样病毒	
腺病毒	
星状病毒	
杯状病毒	
冠状病毒	
肠道病毒	
真菌性	
人芽生菌	

因为墨西哥流行的疾病与美国接近，其旅行者腹泻的转换一般称为"Montezuma报复"（Montezuma's revenge），是美国最广泛研究的旅行者腹泻形式[484]。

旅行者腹泻较常见于年轻人，可能是由于他们喜欢较为冒险的旅行或不同的饮食习惯。旅行者腹泻是通过摄入粪便污染的食物和（或）水引起的。烹调过和未经烹调的食物均可引起感染。特别危险的食物包括生的蔬菜、色拉、生的肉类和海产品，以及室温下作为快餐保留的食物。其他高危险的食物包括自来水、冰、未去皮的水果、未经巴氏消毒的牛奶和奶制品。在旅行期间或返家之后不久，一般突然发生自限性腹泻。影响旅行者腹泻预后的宿主因素列在表6.25中。

吸收障碍综合征

吸收障碍由黏膜前、黏膜和黏膜后的疾病引起（表6.26）。在黏膜前的疾病，消化和吸收缺陷由胰腺或其他系统性疾病和胆盐浓度减少引起。黏膜缺陷由解剖或生化性上皮改变、存在微生物和炎症或浸润性病变引起。黏膜后疾病包括由淋巴管梗阻、血管疾病或充血性心力衰竭引起的吸收障碍。黏膜疾病是外科病理医师可能见到的最常见的病变。吸收障碍综合征发生于所有年龄的患者，不同年龄的发生率取决于病因。乳糜泻（celiac disease）是发达国家吸收障碍最常见的原因，几乎任何年龄均可发现。感染性疾病、乳糖酶缺乏和营养缺乏是发展中国家吸收障碍最常见的原因。理想的情况是，在试图做出特异性的诊断之前，病理医师应该了解相关的临床信息，包括实验室或血清学实验结果。有利于病理医师对于活检标本做出最有用的解释的信息列在表6.27中。

表 6.25	影响旅行者腹泻预后的宿主因素
药物	
洋地黄	
锂	
利尿剂	
免疫抑制剂	
免疫缺陷	
胃酸减少	
中风	
炎症性肠病	
先前对于旅行者腹泻高易感性	

表 6.26 吸收障碍的原因

消化不充分
 胃切除后的脂肪痢
 胰脂肪酶激活缺陷
 慢性胰腺炎
 胰腺癌
 囊性纤维化
 胰腺切除
肠道胆盐浓度降低（伴有微团形成受损）
 肝实质疾病
 胆汁郁积（肝内或肝外）
 盲袢综合征
 胆盐肠肝循环障碍
 回肠切除或炎症
 分解或沉淀胆盐的药物
继发于外科手术的吸收表面不足
淋巴管梗阻
 肠道淋巴管扩张
 Whipple 病
 淋巴瘤
原发性黏膜吸收缺陷
炎症或浸润性病变
 局限性肠炎
 淀粉样变性
 硬皮病
 淋巴瘤
 放射性肠炎
 嗜酸性粒细胞性肠炎
 热带口炎性腹泻
 感染性肠炎
 胶原性口炎性腹泻
 非特异性溃疡性空肠炎
 肥大细胞增多症
 皮肤病性病变（例如疱疹样皮炎）
生物化学或遗传学异常
 乳糜泻
 双糖酶缺乏
 低 γ 球蛋白血症
 无 β 脂蛋白血症
 单糖吸收障碍
细胞分裂失败
 放射
 秋水仙碱
内分泌和代谢性病变
 糖尿病
 甲状旁腺功能减退
 肾上腺功能不全
 甲状腺功能亢进
 Zollinger-Ellison 综合征

（续表）

 胰腺功能不全（Zollinger-Ellison 综合征，促胃泌素瘤）
 类癌综合征
心血管疾病
 缩窄性心包炎
 充血性心力衰竭
 肠系膜血管功能不全
 血管炎

在内镜观察之后，小肠活检可以通过吸引囊（suction capsule）或钳取获得。吸引膜方法需要影像学引导，而且比较常应用的钳取活检昂贵。内镜可见局灶性或片块状病变，并可进行活检。这种技术还利于观察胃肠道，并避免接触与吸引膜活检有关的放射线。然而，吸引膜活检仍然优于有些胃肠医师进行的内镜活检，尤其是在小于 2 岁的儿童。

十二指肠或空肠是活检恰当的部位，但活检应该取自十二指肠第二部分以远部分，以避免常见于十二指肠球部和近端的、由于明显的 Brunner 腺或非特异性或消化性十二指肠炎引起的人工假象。可惜的是，活检常常来自十二指肠近端，这个部位对于解释绒毛状结构并不理想。应该注意，小肠活检正常并不能除外许多吸收障碍性病变。伴有吸收障碍而小肠绒毛结构正常的病变列在表 6.28 和表 6.29 中。

某些因素有利于活检诊断的准确性，包括：（1）仔细的活检操作和定位；（2）向病理医师提供准确的临床信息；（3）病理医师了解正常小肠组织学的范围；（4）熟悉可能表现为吸收障碍的小肠疾病的谱系。

表 6.27 提供给病理医师解释小肠吸收障碍活检的信息

患者年龄
患者性别
种族
定居的国家
旅行史
活检的原因
应用的药物
相关疾病的历史
 AIDS
 肿瘤
 感染
 代谢性疾病
 免疫缺陷
 先前的手术

表 6.28　近端空肠活检表现正常的吸收障碍

- 疱疹样皮炎以外的皮肤病
- 胰腺炎
- 酒精中毒
- 肝硬变
- 肝炎
- 缺铁性贫血
- 溃疡性结肠炎
- 胃切除后不伴有细菌过度生长
- 胃肠道外的恶性肿瘤
- 霍乱
- 胆道梗阻

小肠活检的处理

什么时候需要进行小肠活检是由临床医师决定的，但是利用和（或）固定已知组织标本的最佳方法则应该由病理医师和临床医师共同决定。一旦决定了组织学诊断需要提供的最理想的信息，就可以决定最理想的固定，包括决定是否需要进行生物化学、微生物学、电子显微镜或免疫表型研究。

一个完整的、定位完好的活检标本有助于确立正确的诊断。由胃肠医师直接定位比较理想，但在常规临床实践中不切实际。标本定位的理想方法是将黏膜的基底放在滤纸上，置于固定液瓶内上下颠倒自由漂浮，绒毛向下悬挂，这样人工变形最轻。这利于较准确地评估绒毛高度和隐窝长度，以确定这两种测量的比例。通过在解剖显微镜下扫描也能获得正确的定位。通过这种方法还可获得绒毛结构的最初印象。但是，它在临床实践中的应用受到限制。在多数医院，充分的定位是通过有经验的组织学技师直立包埋活检标本而获得的。

虽然 Bouin、Hollande 或 B5 固定液很少产生收缩人工假象，并可获得满意的核的结构，但多数病理科应用中性缓冲的福尔马林作为固定液。应用福尔马林充分固定，可以进行组织学检查，并能较多地保存 DNA 用于辅助研究。福尔马林价格低廉，而且易于废弃。在病理医师之间，有关应该制备和进行组织学检查的切片数目和水平面，尚无一致的意见。检查多个切片和水平面，可以增加发现片块状改变和定位完好的绒毛的可能性。

评估小肠活检

当评估活检时，通常最好按照标准化模式，以便不要遗漏能引起潜在临床综合征的疾病（图 6.184）。这包括检查：（1）绒毛高度、隐窝长度和总体结构；（2）腔面；（3）表面上皮；（4）隐窝；（5）固有膜组成；（6）出现的异常沉积物；（7）肠壁其他各层的改变。组织学所见可能有利于诊断特异性疾病（表 6.30）。

绒毛的评估

绒毛的评估涉及到估计隐窝长度和绒毛高度之间的比例。由于绒毛向不同方向弯曲，而且其结构有所不同，从纤细的指状到叶状，应该遵循的原则是：如果在任何切片上出现 4 个一排的指状绒毛，那么应该认为这个活检是正常的（图 6.185）[485]。在成人，绒毛高度大约为隐窝长度的 3 倍或 3 倍以上，而在儿童

表 6.29　伴有正常绒毛但具有诊断性特征的吸收障碍

疾病	特异性组织学特征
无 β-脂蛋白血症	含有脂质的空泡性肠上皮细胞，累及绒毛上 2/3；棘红细胞
Crohn 病	非干酪性肉芽肿
X 连锁免疫缺陷	固有膜缺乏浆细胞
脂质贮积性疾病	空泡状神经节细胞、毛细血管和巨噬细胞
淀粉样变性	Congo 红阳性物质位于肌层和血管
慢性肉芽肿性疾病	固有膜内色素沉着性空泡状巨噬细胞
黑变病	固有膜内棕色色素沉着性巨噬细胞
系统性肥大细胞增多症	肥大细胞浸润固有膜
血色素沉着病	铁沉积在上皮和巨噬细胞内
鸟胞内分枝杆菌	PAS 阳性抗淀粉酶的巨噬细胞，含有抗酸微生物

低倍：
分析总的结构
分析绒毛高度和隐窝长度
分析肠壁其他各层
有无任何异常沉积物
分析血管

高倍：
分析表面上皮
分析固有膜成分
分析腔内成分

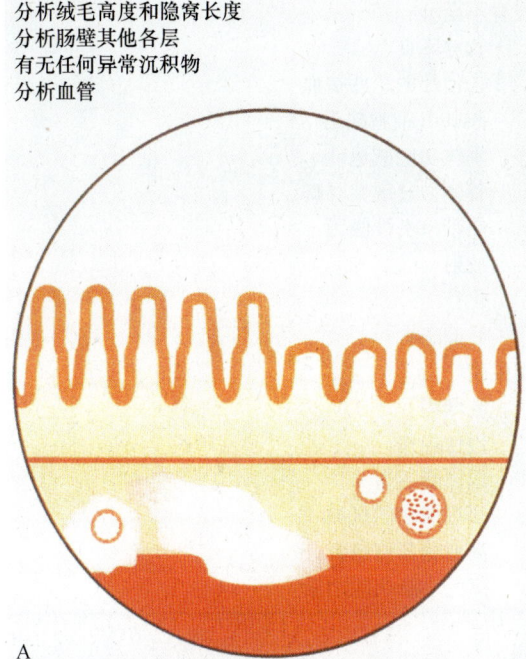
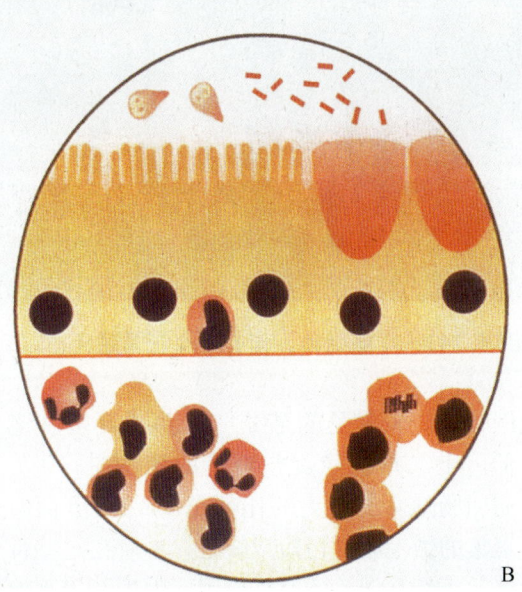

图 6.184 解释黏膜活检方法示意图。**A**：低倍镜下评估。在这种评估期间，可以确定总体结构以及绒毛表现正常还是具有黏膜损伤的表现，例如显示在右侧的绒毛萎缩。还可检查是否存在异常浸润，例如显示在黏膜下和血管周围的淀粉样物。其他评估标记在示意图中。**B**：高倍放大，检查腔内是否存在细菌或寄生虫，如同所显示的滋养体和幽门螺杆菌。寻找上皮化生的证据，例如显示在右侧的两个小凹上皮细胞。检查上皮是否存在上皮内淋巴细胞以及固有膜内是否存在肿瘤或炎症浸润。

表 6.30 小肠活检的特异性组织学所见

疾病	组织学诊断
Whipple 病	PAS 阳性（非抗酸）；固有膜内特征性的巨噬细胞
嗜酸细胞性胃肠炎	嗜酸性粒细胞浸润（50～70/hpf）
肠淋巴瘤	固有膜内恶性淋巴细胞
寄生虫病	辨认寄生虫
真菌性疾病	辨认真菌
病毒性疾病	辨认病毒
巨球蛋白血症	固有膜内玻璃样变肿块
普通可变性低丙种球蛋白血症	固有膜内缺乏浆细胞，淋巴组织增生
重度维生素 B_{12} 或叶酸缺乏	上皮巨红细胞症
肠淋巴管扩张	淋巴管扩张
急性放射性肠炎	巨红细胞症，凋亡增多
移植物抗宿主病	许多凋亡图像
血色素沉着病	铁沉积在上皮和间质内
输血性铁质沉着	铁沉积在巨噬细胞内
Crohn 病	隐窝炎，隐窝脓肿，肉芽肿
消化性十二指肠炎	小凹化生
肥大细胞增多症	肥大细胞数目增多
淀粉样变性	肠壁淀粉样物沉积
胶原性口炎性腹泻	不同厚度的上皮下胶原带

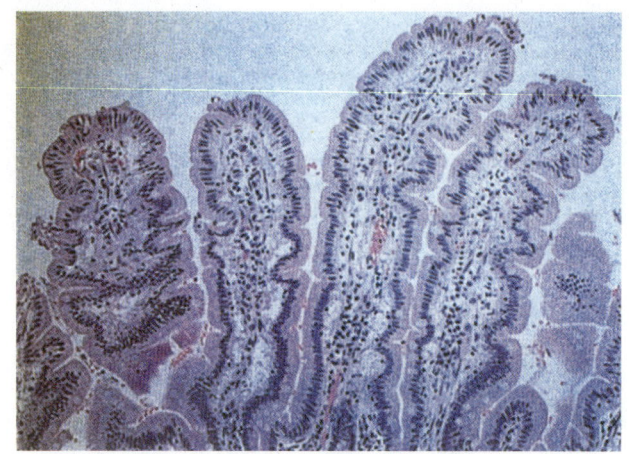

图 6.185 空肠活检，伴有 4 个正常绒毛。

这个比例较低，较常见的是 2∶1。绒毛高度在老年人也较低。十二指肠隐窝与绒毛的比例是 3∶1 到 7∶1，而回肠隐窝与绒毛的比例是 4∶1。下面有淋巴细胞聚集的绒毛常常粗短或缺乏，不应在这些部位评估。绒毛正切是误诊的常见原因，因为其表现增宽而又缩短。正切切片通过隐窝或绒毛出现多层细胞核或绒毛融合可以辨认出来（图 6.186）。绒毛改变有三种结构，概括如下。

绒毛萎缩和隐窝增生 这是外科病理医师最常见到的损伤类型，因为它是乳糜泻以及许多其他疾病的典型表现（表 6.31）。绒毛的肠上皮细胞是损伤的靶点，受损的肠上皮细胞从绒毛上脱落比正常肠上皮细胞迅速，导致每个单位面积肠黏膜的肠上皮细胞数目减少。肠上皮细胞丢失伴有凋亡增加。上皮细胞丢失导致隐窝代偿性增生，伴有隐窝基底核分裂象增加。当上皮替代不能弥补细胞丢失时，则发生绒毛萎缩，

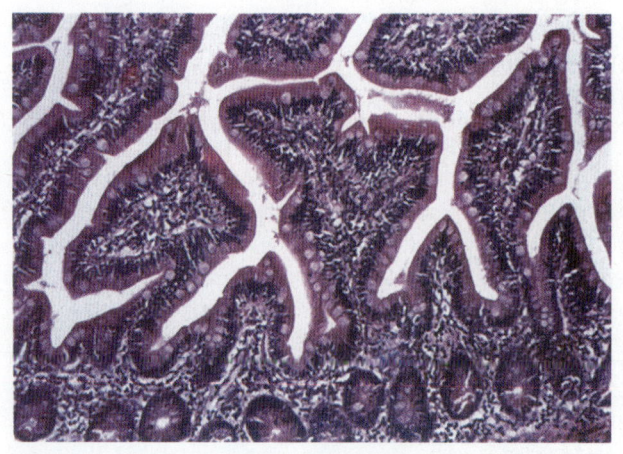

图 6.186 正切的绒毛。由于正切，绒毛呈融合状。

表 6.31	绒毛萎缩
发育不全型	
营养不良	
未治疗的恶性贫血	
Paneth 细胞缺乏	
垂体功能减退	
谷蛋白过敏性肠病	
热带口炎性腹泻	
放射	
化疗	
肿瘤患者	
增生型	
乳糜泻	
慢性损伤	
尿回肠通道	
邻近溃疡的区域	
高血糖素瘤患者	
广泛小肠切除之后	

绒毛与隐窝的比例降低（图 6.187）。随着绒毛高度的降低，绒毛在形态学上变得异常。缩短的叶状或起皱的绒毛取代正常的指状绒毛，在严重的病例，围绕单个隐窝开口的黏膜堤均为残留的绒毛。尽管绒毛明显萎缩，隐窝长度可以增加到总的黏膜高度保持正常的程度。然而，更常见到的是，总的黏膜厚度减少[485]。绒毛萎缩程度的分级方法见表 6.32。它还可以用于乳糜泻的 Marsh 分类（见下）。

表 6.32	绒毛萎缩的分级
轻度	
● 多数绒毛呈分支状，增宽或融合；某些绒毛保持正常	
● 表面上皮细胞表现异常；极向丢失；上皮细胞内淋巴细胞增多	
● 正常增生成分以外的核分裂象增多	
● 固有膜内急性和慢性炎症细胞增多	
中度（部分绒毛萎缩）	
● 绒毛增宽和缩短	
● 表面上皮细胞呈立方形	
● 大量上皮内淋巴细胞	
● 固有膜内单核细胞增多	
重度（几乎全部绒毛萎缩）	
● 绒毛几乎完全缺乏	
● 明显的单核细胞浸润	

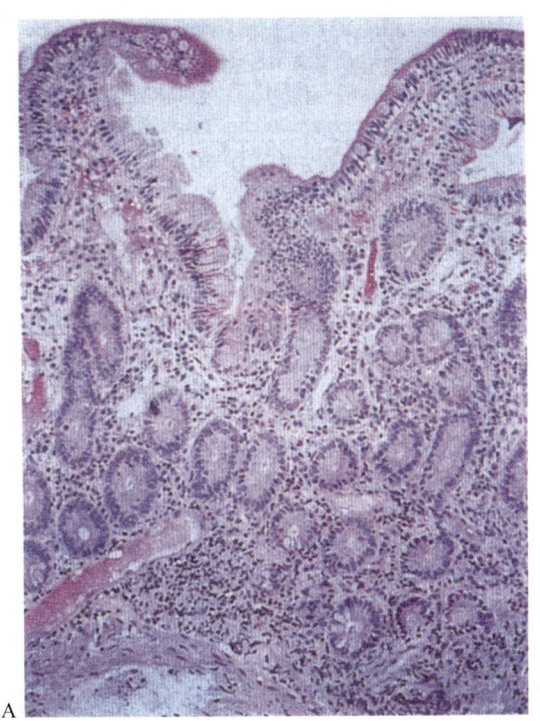
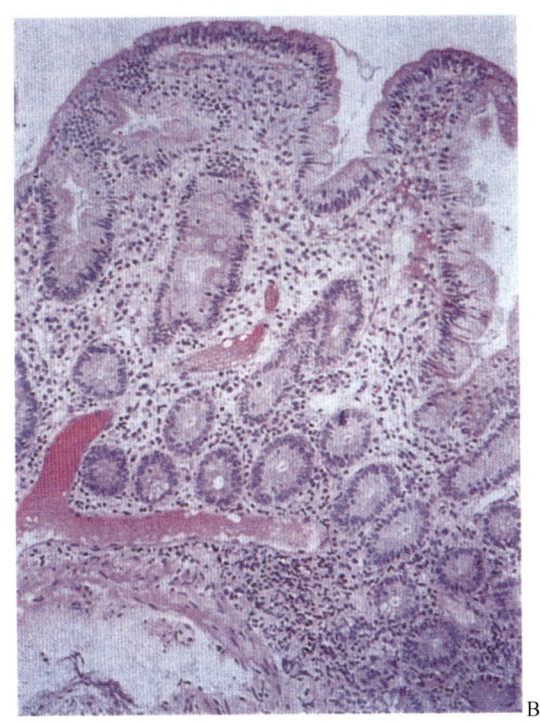
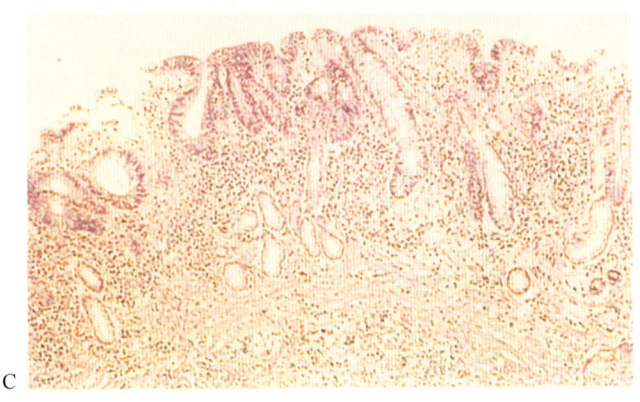

图 6.187　绒毛萎缩。**A**：轻度。**B**：中度。**C**：重度。

绒毛萎缩伴隐窝发育不良　这种类型的损伤，隐窝是受损的主要部位。隐窝破坏导致可能成熟和构成绒毛的细胞数目减少。结果是绒毛和隐窝均发生萎缩。绒毛高度非常低加之隐窝长度减少，给人以黏膜总体上萎缩的印象。然而，隐窝与绒毛的比例可能保持正常，因为隐窝和绒毛轴部分的测量均异常且减少。这种形态见于进展性乳糜泻、放射性损伤、细胞毒性药物诱导的损伤以及维生素 B_{12} 和叶酸缺乏（表 6.31）。

绒毛增生　这种少见的结构见于肠切除后、高血糖素瘤患者或邻近溃疡或狭窄的区域。近期在肥大性嗜酸细胞性胃肠病中也有描述[486]。如同绒毛萎缩/隐窝发育不良一样，隐窝长度与绒毛高度之比倾向于保持正常，但与绒毛萎缩/隐窝发育不良不同，黏膜总体的高度增加。绒毛可能表现为增厚，固有膜单核细胞可能增多。

肠上皮细胞改变

肠上皮细胞改变包括细胞形状和大小的不同以及刷状缘的改变。肠上皮细胞由于其高度降低而呈立方形或扁平状。还可显示核的不规则性、极向丧失、嗜碱性、空泡化以及合体细胞形成。再生的表层细胞可呈丛状排列。中性粒细胞浸润上皮提示炎症性病变，例如 Crohn 病、非甾体性抗炎药（NSAID）诱导的损伤或消化性炎症。上皮内淋巴细胞增多提示由 T 淋巴细胞介导的原发性绒毛异常或感染。可以染色的铁见于输血性铁质沉积、血红蛋白沉着病、少数铁转运异常和 AIDS。在无 β-脂蛋白血症，肠上皮细胞形成特征性的空泡。小凹化生发生于消化性十二指肠炎。肠上皮细胞的顶端边缘或肠腔可能含有寄生虫。肠上皮细胞还可含有病毒包涵体。紧邻上皮下的胶原带可能表现为增厚。

严重的维生素 B_{12} 和叶酸缺乏、急性放射损伤和化疗均可抑制 DNA 合成，并导致损伤上皮取代和巨红细胞症（图 6.125）。隐窝核分裂活性降低，上皮细胞变大和不同程度的绒毛异常，从轻度改变到绒毛完全丧失。巨红细胞症可呈不规则分布，不同的隐窝或不同的绒毛改变不同。在叶酸或维生素 B_{12} 治疗后或停用药物治疗之后，黏膜恢复正常。放射改变也可恢复正常，取决于放射剂量和潜在的血管损伤的程度。

隐窝改变

在增生性形态的黏膜萎缩中，隐窝变长并显示核分裂象增多（图 6.188），不同于发育不良形态黏膜萎缩的隐窝缩短和巨红细胞症。隐窝脓肿可能预示存在消化性疾病、药物损伤、感染或 Crohn 病。凋亡增多是化疗诱导的疾病、移植物抗宿主病（GVHD）、AIDS 肠病和 T 细胞介导的细胞损伤的特征。其他隐窝改变包括 Paneth 细胞和内分泌细胞数目的变化。Paneth 细胞的形态学异常发生于肠病性肢皮炎[487]。

固有膜改变

固有膜的评估应该包括正常细胞群的改变、淋巴管和血管的改变以及异常沉积物的存在。任何固有膜炎症浸润的特征均可帮助确定患者吸收障碍的病因。应该注意，轻度的淋巴浆细胞增多可见于正常的十二指肠活检。慢性炎症细胞明显增多发生于许多疾病，包括乳糜泻、消化性十二指肠炎、药物损伤、感染和非特异性慢性十二指肠炎。急性炎症提示消化性十二指肠炎、药物诱导的损伤和 Crohn 病。隐窝脓肿提示急性肠炎或 Crohn 病。嗜酸性细胞（表 6.33）见于 Crohn 病以及许多其他病变。（新近建立了有关胃肠嗜酸性细胞疾病数据库的网站，www.cincinnatichildrens.org/eosinophils.）可以出现病毒或寄生虫。肥大细胞增多见于肥大细胞增多症、过敏反应和 Crohn 病。在许多小肠疾病中浆细胞可有改变，但在乳糜泻

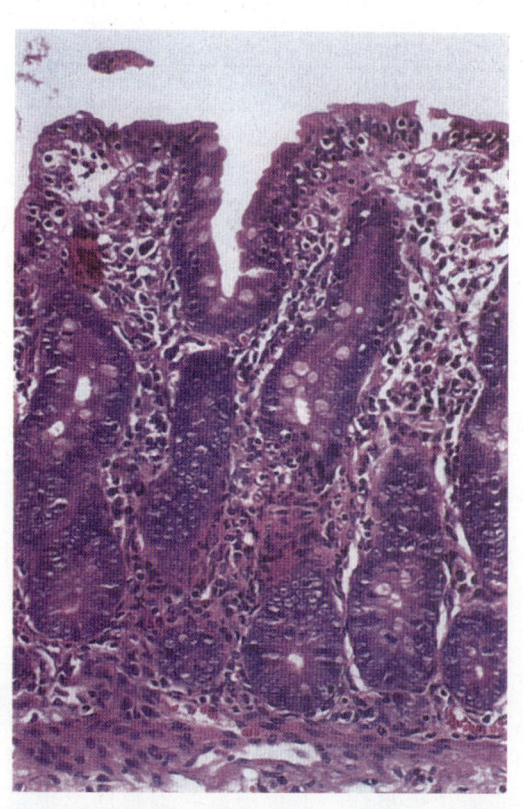

图 6.188　绒毛萎缩，隐窝增生。注意，几乎辨认不出绒毛结构。绒毛增宽并变平。表面被覆的上皮细胞含有大量上皮内淋巴细胞。隐窝变长，并含有核分裂象。这个活检来自乳糜泻患者。

表 6.33　以明显的嗜酸性细胞增多为特征的肠道病变
炎性纤维性息肉
寄生虫感染
淋巴瘤
Hodgkin 病
Crohn 病
嗜酸细胞性胃肠炎
过敏性肠炎
谷蛋白敏感性肠病
镁缺乏
维生素 E 缺乏
硒缺乏
消化性十二指肠炎
炎性假瘤
油中毒综合征
L-色氨酸相关性肌痛综合征
嗜酸细胞增多综合征和嗜酸细胞性白血病
同种异体移植物排斥
牛奶不耐性及相关性肠炎
肉芽肿
腹膜透析
褐色肠综合征
血免疫球蛋白 E 过多症

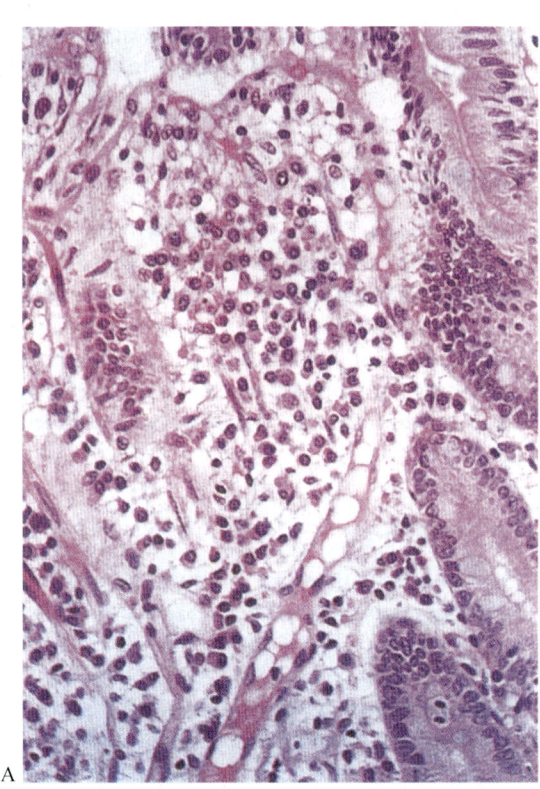 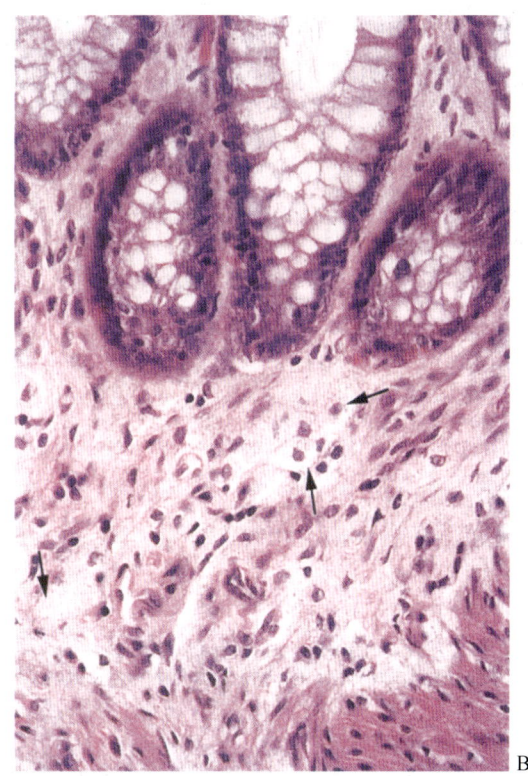

图 6.189 固有膜浸润。**A**：乳糜泻伴有固有膜浆细胞增多。**B**：在鸟胞内分枝杆菌感染患者，泡沫样组织细胞造成固有膜膨胀，并压迫腺体和隐窝（箭头）。

中浆细胞是突出的细胞类型（图 6.189）。当浆细胞明显增多足以引起绒毛异常时，则应该考虑淋巴组织增生性病变的诊断。淋巴细胞增多还可合并许多疾病，包括乳糜泻、Crohn 病、自身免疫性疾病和某些感染。当淋巴细胞呈现非典型性时，可能存在淋巴瘤。可见淋巴滤泡，当伴有浆细胞数量减少时，提示存在免疫缺陷综合征。在非特异性炎症反应中，巨噬细胞的数目可以增多。如果形成这种表现，则应考虑肉芽肿、Crohn 病、耶尔森菌属感染、Whipple 病、组织胞浆菌病或分枝杆菌感染（表 6.15）。贮积性疾病也可合并黏膜巨噬细胞增多。扩张的淋巴管是淋巴管扩张和肠梗阻的特征。放射、淀粉样变、某些感染以及血栓形成或栓塞性疾病可以引起血管异常。

确定哪种细胞类型不出现在活检中也是重要的。例如，缺乏浆细胞是免疫缺陷性疾病强有力的指征，尤其是普通可变免疫缺陷症（common variable immunodeficiency）。慢性炎症细胞数目减少可见于进行类固醇治疗或患有其他类型免疫缺陷症的患者。

异常的无细胞浸润

异常的无细胞浸润可位于固有膜内（表 6.34）。

在胶原性口炎性腹泻、胶原性十二指肠炎或胶原性肠炎，表层上皮下面有致密的胶原带（图 6.190）。在 Waldenstrom 巨球蛋白血症，无定形嗜酸性物质位于固有膜内。淀粉样变性引起特征性的嗜酸性沉积物。

表 6.34 肠黏膜沉积物

淀粉样轻链
巨球蛋白
胶原性口炎性腹泻和胶原性小肠结肠炎
婴儿系统性透明变性
脂质蛋白沉积症
黑变病
假性黑变病
黄色瘤
贮积性疾病
  Tangier 病
  Fabry 病
  Tay-Sachs 和其他神经节苷脂贮积病
  Niemann-Pick 病
  Wolman 病
  胱氨酸病
  黏多糖贮积病

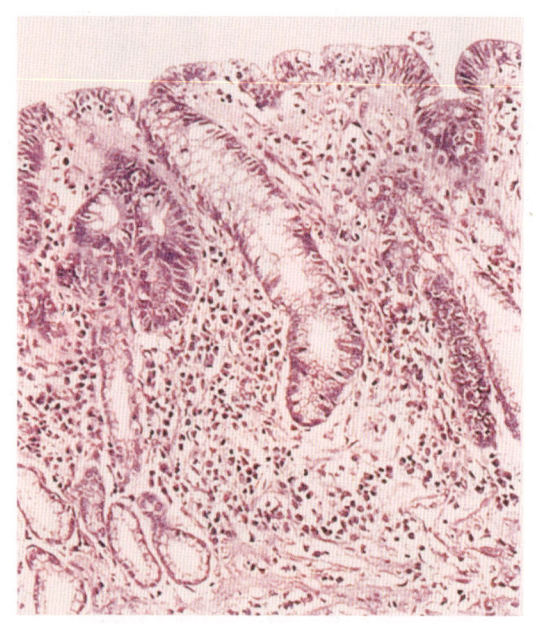

图6.190 胶原性口炎性腹泻，显示腔面下方有增厚的基底膜。

黏膜下改变

在肠的活检中，不总出现黏膜下组织，但是如果出现则应予以评估。影响黏膜下的改变包括纤维化、血管数量或厚度的改变、出现血栓或栓子、淋巴管和神经改变以及出现脓肿、肉芽肿、寄生虫、淀粉样物沉积或肿瘤浸润。应注意的是，在近端小肠的黏膜肌层或黏膜下方，常常可见神经节细胞。神经节细胞的出现并不表示神经元发育不良。

化生

小肠疾病患者可发生几种类型的化生。肠隐窝可被幽门型的胃黏膜细胞取代。这种病变几乎总是发生于黏膜肌层的正上方，被称为幽门化生。它的出现表明慢性损伤已经发生。幽门化生的细胞有时被称为溃疡相关性细胞系细胞（ulcer-associated cell lineage cells）或UACL细胞[488]。三维重建研究提示，这些细胞由隐窝基底突出形成，伴有卷曲的腺泡成分和伸长的导管结构，延伸至表面。溃疡形成好像是UACL细胞形成的信号，提示这种细胞系具有修复功能。腺泡内表皮生长因子/尿抑胃素（urogastrone）和热休克蛋白的存在支持这种观点[488]。化生的细胞还产生三叶草因子（trefoil factors），有助于恢复黏膜的完整性。幽门化生可发生于整个小肠。与幽门化生不同，浅表十二指肠上皮可发生小凹化生，如同本章前面讨论的一样。

乳糜泻

乳糜泻（celiac disease，CD）也叫谷蛋白敏感性肠病（gluten-sensitive enteropathy）和腹腔口炎性腹泻（celiac sprue），是一种吸收障碍性疾病，由于遗传学易感性个体摄入含有谷蛋白的食物而引起肠黏膜受损。去除饮食中的谷蛋白，营养吸收迅速改善，以及特征性黏膜病变也有改善，除非发生了难治性口炎性腹泻（refractory sprue）。

流行病学

乳糜泻是西方人群吸收障碍最常见的原因。在欧洲和北美，乳糜泻的发生率是0.5‰～1‰[489-491]。在日本人、中国人和非洲人中乳糜泻少见。本病在女性比男性常见。现在公认，在普通人群中有相当数目的未诊断的病例，可能是实际诊断病例的10倍[492]。

乳糜泻好像具有很强的遗传学成分，表现为兄妹之间的发生率高于普通人群的发生率[493]。在单卵双胎中，乳糜泻有70%的一致性[494]。大约10%乳糜泻患者的一级亲属也患有这种疾病[495]，虽然相当比例（大约50%）保持无症状，据说有隐性的乳糜泻。当与正常人群相比时，伴有其他自身免疫性疾病患者乳糜泻的发生率增加10～30倍[496]。

发病机制

乳糜泻具有复杂的病因，由环境因素、遗传易感性和免疫因素相互作用引起[497]。

谷蛋白和其他醇溶谷蛋白

乳糜泻是一种自身免疫性肠病，由摄入小麦谷蛋白（麦胶蛋白）、大麦（大麦醇溶蛋白）、裸麦（黑麦精）以及可能还有燕麦（燕麦蛋白）引起。谷蛋白可见于谷类，如小麦和荞麦。谷蛋白还可见于许多加工过的食物，例如肉汁、香肠、啤酒、面包和面包制品。电泳可将其分为4种主要片段：α-、β-、γ-和ω-麦胶蛋白。麦胶蛋白是伴有高脯氨酸和谷氨酸成分的醇溶谷蛋白。所有4种类型的麦胶蛋白似乎均有毒性，虽然α-麦胶蛋白致病性最强[498]。毒性麦胶蛋白含有脯氨酸-丝氨酸-谷氨酰胺-谷氨酰胺和谷氨酰胺-谷氨酰胺-谷氨酰胺-脯氨酸序列。这些序列缺乏非毒性肽[499]。一种由肠酶消化的α-麦胶蛋白生成的33-mer肽高度刺激 $CD4^+$ T细胞[500]。这种肽可抵抗肠刷状缘酶的进一步消化，是一种组织转谷酰胺酶脱酰胺作用的高度特异的底物。这种33-mer的肽不出现在不引起乳糜泻的谷类蛋白中。

在遗传易感性个体，乳糜泻可由病毒激活免疫系统引起，通常是腺病毒。后来，黏膜系统异常地与结合至肠道的麦胶蛋白反应。α-麦胶蛋白含有一个氨基酸区，与腺病毒的54 kDa E1b外壳蛋白同源。另外，乳糜泻患者既往感染腺病毒12的发生率明显高于对照组[501]。

乳糜泻与伴有特异性Ⅱ型HLA分子的所有疾病的相关性最强。本病由环境因素（食用谷蛋白）引起，HLA单倍型具有典型的免疫反应基因的作用，在T细胞或抗原呈递细胞水平有利于麦胶蛋白特异性反应时起作用。多数乳糜泻患者的原始HLA与DQ2有关。少数患者具有单倍型DQ8。在DR3-DQ2纯合子和DR3-DQ2/DR7-DQ2杂合子的个体中，乳糜泻的危险性也有增加[497]。

除了HLA连接之外，乳糜泻还与其他几个染色体部位有关。与2q33连接见于Finnish家族，2q33是调节T淋巴细胞活化的一个区域[502]。与染色体其他区连接也有报告，与5p31-33的连接最为常见[503]。

谷蛋白反应性T细胞可从乳糜泻患者的小肠活检中分离出来，但不能从非乳糜泻对照组中分离出来。这些T细胞 $CD4^+$，表达α/β TCR。在谷蛋白内存在许多不同的T细胞抗原决定簇。固有膜抗原呈递细胞表达HLA-DQ2或-DQ8，呈递与α/β异源二聚体抗原结合的麦胶蛋白肽，致敏性T淋巴细胞（表达α/β TCR）。之后，这些淋巴细胞激活B淋巴细胞产生免疫球蛋白，并刺激其他T细胞产生细胞因子，包括干扰素（IFN）-γ、IL-4、IL-5、IL-6、IL-10、IL-15、肿瘤坏死因子（TNF）-α和TGF-β。

组织转谷氨酶及其他自身抗原

组织转谷氨酶（tissue transglutaminase，tTG）在许多不同的组织均有表达，见于细胞外和细胞内。tTG表达于肠壁上皮的正下方。钙依赖性tTG催化选择性的交联或结合蛋白的谷氨酰胺残基的脱酰胺作用。tTG对于麦胶蛋白谷氨酰胺残基的脱酰胺作用为麦胶蛋白分子与HLA-DQ分子结合做准备[504]。另外，tTG还可将谷氨酰胺残基肽与包括tTG自身在内的其他蛋白的赖氨酸残基交联起来。这可能导致谷蛋白-tTG复合体的形成。这些复合体可使谷蛋白反应性T细胞刺激tTG特异性B细胞，能够解释谷蛋白依赖性tTG自身抗体的产生，这是活动性乳糜泻的特征。另外，tTG催化谷蛋白与细胞外基质蛋白的交联，继而发生半抗原化，利于黏膜内谷蛋白储存。tTG为TGF-β的激活所必需，TGF-β参与肠上皮的分化，调节IgA的表达，并能调整免疫反应[505]。在乳糜泻患者中，可能是通过抑制tTG的交联活性，抗tTG的抗体干扰成纤维细胞诱导的上皮细胞的分化。

细胞介导和抗体介导的免疫反应

未经治疗的乳糜泻患者摄入谷蛋白能够诱导固有膜内 $CD4^+$ TGF-α/β阳性细胞的非增生性活化，伴有上皮间隔内上皮内淋巴细胞（α/β和γ/β阳性的T细胞）的增生性活化。乳糜泻患者具有 $DQ2^+$（或 $DQ8^+$）抗原呈递树突状细胞群，能够有效地捕获和呈递脱酰胺的谷蛋白肽，导致谷蛋白反应性T细胞的活化[506]。活化的 $CD4^+$ T细胞激活B淋巴细胞和浆细胞，产生自身抗体和分泌细胞因子的T淋巴细胞。这些细胞因子不仅损伤肠上皮细胞，而且诱导肠上皮细胞腔面Ⅱ型HLA细胞表面抗原的异常表达，利于这些细胞将其他直接抗原呈递给致敏的淋巴细胞。由DQ2-限制性T细胞产生的细胞因子是Th1型，由IFN-γ的分泌作用支配。由DQ8-限制性T细胞产生的细胞因子属于Th0型。在乳糜泻患者的小肠上皮和固有膜内还观察到γ/δ细胞增加，这些细胞甚至在谷蛋白清除后仍然持续存在。这些细胞通过激活非特异性免疫反应可能具有保护作用，有助于减轻抗原特异性反应[497]。

乳糜泻特征性地导致黏膜内生成IgA、IgM和IgG的浆细胞的聚集。其产生的抗体直接抗麦胶蛋白、转谷氨酶、肌内膜、网状蛋白和肠上皮细胞肌动蛋白。这些抗体的确切生理学作用仍不清楚。

近期有证据提示，麦胶蛋白或其代谢物可直接损伤肠黏膜。在体外接触麦胶蛋白2个小时之内，黏膜HLA-DR和细胞间黏附分子上调，提示可能具有不是免疫介导的早期作用[507]。这种早期作用之后发生 $CD4^+CD25^+$ T细胞的活化，形成免疫学损伤。

在乳糜泻的发病机制中，可能还有上皮内淋巴细胞的作用[508]。事实上，这些细胞在难治性口炎性腹泻和肠病相关性T细胞淋巴瘤的发生中可能起着关键作用[509]。

临床表现

众所周知，乳糜泻伴有胃肠症状和吸收障碍。然而，多年来对这种疾病的非胃肠表现的认识不断增加，例如骨质疏松症、癌和不育症。乳糜泻的临床表现不同，包括以下几种类型：

- **典型性乳糜泻（typical CD）** 这是谷蛋白敏感性肠病的充分表达，伴有吸收障碍的典型特征。充分的表现包括肌内膜和 tTG 抗体的血清学阳性以及诊断性活检。这种类型的疾病通常累及较年轻的患者。

- **非典型性乳糜泻（atypical CD）** 这是谷蛋白敏感性肠病的充分表达，伴有非典型性表现，包括身材矮小、贫血和不育症等。

- **隐性乳糜泻（latent CD）** 患者活检显示小肠绒毛结构正常，但后来发生绒毛萎缩。已经描述有两种变型。第一种变型包括在儿童时期诊断的乳糜泻，而应用无谷蛋白饮食后完全恢复的患者。之后疾病在这些个体中隐伏存在，即使是在服用正常饮食之后。在第二种变型，患者食用谷蛋白，早期活检黏膜表现正常，但后来发生较典型的乳糜泻的特征。隐伏状态转换为活动性疾病，常常是由营养不足、肿瘤的作用或其并发症，或由其他环境诱发因素引起的，尤其是血流内感染、环境的改变或生理上承受的应激反应，例如手术、创伤或妊娠。这种患者表现为空肠渗透性异常和抗肌内膜抗体水平增高。这种患者的活检可以具有上皮内淋巴细胞数目增多[510]，缺乏绒毛改变。

- **潜在性乳糜泻（potential CD）** 这种病变包括活检从无改变，但具有特征性血清学异常的患者。HLA-DQ2 较常见于这些患者，他们常有患有乳糜泻的一级亲属。

- **静止性乳糜泻（silent CD）** 这种病变包括血清自身抗体阳性和活检诊断的无症状的患者。

- **难治性乳糜泻（refractory CD）** 这些患者具有严重而有症状的肠道萎缩，严格地摄入无谷蛋白的饮食至少 6 个月但无反应。

任何一个乳糜泻患者的临床表现均取决于损伤的严重程度和患者发病时的年龄。乳糜泻的典型表现是脂肪泻，伴有腹部绞痛和呕吐。婴儿在断奶之后，初次摄入谷类食品时开始出现症状。营养缺乏的征象，例如贫血，是受累儿童第二个最常见的表现。其他表现包括生长迟缓、成长衰减、身材短小、肌肉废退、张力减退、腹部膨胀和水泻。在具有营养缺乏征象伴有轻度胃肠症状的儿童，或一级亲属患有乳糜泻的儿童，应该怀疑乳糜泻。在伴有 IgA 缺乏、牙釉质发育不良或疱疹样皮炎的儿童，或在患有已知与乳糜泻有关的其他疾病的儿童，也应该怀疑乳糜泻（表 6.35）。

表 6.35 常常伴有谷蛋白敏感性肠病的疾病

疱疹样皮炎
溃疡性结肠炎
结节病
原发性胆管硬化
心包炎
自身免疫慢性活动性肝炎
血管炎
牙釉质缺陷
假性低醛固酮血症
选择性 Ig 缺乏
囊性纤维化
关节炎
IgA 肾病
脾萎缩
大脑后部钙化
癫痫
浮动隐匿性综合征（floating harbor syndrome）
 语言障碍
 发育延迟
 身材矮小
 面部畸形
多腺体自身免疫性综合征Ⅲ
 自身免疫性甲状腺疾病
 胰岛素依赖性糖尿病
 甲状旁腺功能减退
 结节病
自身免疫性眼病变
 脉络膜炎
 视神经乳头炎
肺病变
 空洞性肺病变
 支气管炎
 肺间质纤维化
斑秃
α_1-抗胰蛋白酶缺乏
空洞性淋巴结
肿瘤
肠病相关性 T 细胞淋巴瘤

成人乳糜泻最常在 20～30 岁以及 30～40 岁诊断，但可发生于任何年龄。大约 20% 的病例是在 60 岁以上的个体诊断的[511]。女性受累比男性常见，一般是在较年轻时诊断的。许多成人乳糜泻患者伴有腹泻，但多达 50% 的病例没有腹泻[512]。典型表现包括长期腹泻、肠胃胀气、体重减轻和乏力。体重减轻的程度反映了脂肪痢的严重性，个体能够通过增加热量的吸收来补偿营养不足。乳糜泻患者可能仅仅有轻微的慢性营养不良的征象或非特异性胃肠不适的主诉。患者还可表现为贫血、身材矮小、营养缺乏或胃肠运动障碍而没有腹泻。由于引入了高度敏感的自身抗体实验，表现为典型乳糜泻特征的患者数量已减少。事实上，以前认为缺铁性贫血是非典型性表现的征象，现在是成人乳糜泻患者最常见的表现[512]。缺铁主要是由于铁吸收障碍。由于吸收障碍和矿物质、维生素及其他主要营养素缺乏引起的改变列在表 6.36 中。临床表现常常反映吸收障碍的程度。

非典型性表现包括神经症状、骨质稀少和疱疹样皮炎，没有胃肠表现。最常见的神经所见是共济失调，随后发生癫痫、核磁共振成像（MRI）发现大脑钙化和大脑白质病变、脊髓病、外周神经病、癫痫发作和肌病。在未确诊的乳糜泻女性，乳糜泻还伴有不利的致死性预后[513]。偶尔发生胃肠出血，可能是并发症的指征，例如溃疡性空肠回肠炎或恶性肿瘤。

本病的其他肠外特征包括不明确的腹痛、骨疾病、外周血涂片所见异常、不育症（男性和女性）、闭经、复发性流产或低体重儿以及低血糖症[494]。因为其他病变而进行十二指肠内镜检查发现黏膜有改变的患者高达 8%[494]。7%～15% 的患者是因为有乳糜泻家族史而进行血清抗体实验时发现的。

表 6.36 乳糜泻的肠外症状

缺乏	症状
铁	出血，溶血
维生素 B_{12}	贫血
钙	骨软化，骨痛，压缩性骨折
维生素 E	夜盲
维生素 A	皮肤毛囊角化过度
维生素 B	神经病
垂体，肾上腺，甲状旁腺	内分泌腺体功能减退

当患者摄入无谷蛋白饮食时，症状和组织学特征得以改善。在许多未明确诊断的患者，再次摄入谷蛋白引起症状复发，尤其是缺乏典型胃肠症状的患者。

相关疾病

表 6.35 显示与乳糜泻有关的各种系统性疾病。疱疹性皮炎和乳糜泻均与 IgA 介导的上皮损伤有关。最初认为疱疹性皮炎是常常与乳糜泻伴随发生的一种皮肤疾病，但现在认为疱疹性皮炎是乳糜泻的皮肤表现，累及大约 25% 的患者。在疱疹性皮炎，tTG 还代表自身抗原[514,515]。在这两种疾病的治疗中，重要的是要限制饮食。

另外一种与乳糜泻有关的 IgA 介导的自身免疫性疾病是 IgA 肾病。IgA 肾病患者具有患乳糜泻的危险。然而，在 IgA 肾病患者，乳糜泻型的 HLA-DQ 没有增加。有人提出假定，在 IgA 肾病肠的渗透性增加，可使遗传学上易感的患者患有乳糜泻。

谱系广泛的肝胆管疾病的发生与乳糜泻有关，包括无症状的肝酶升高、非特异性肝炎、非酒精性脂肪肝病以及自身免疫性和胆汁淤积性肝病[516]。丙胺酸转氨酶、天门冬氨酸转氨酶和（或）碱性磷酸酶增加见于多达 47% 的乳糜泻患者[516]。已经提出肝损伤的发生有两种主要机制。首先，乳糜泻可以导致肠道对于有害于肝脏的毒素和抗原的通透性增加。其次，慢性肠黏膜炎症可能是主要的触发因素。在严重肝病的患者，及时诊断和饮食治疗可阻止进展为肝衰竭[517]。

伴随的自身免疫障碍包括胰岛素依赖性糖尿病、自身免疫性甲状腺疾病、Addison 病、Sjögren 综合征、斑秃和类风湿性关节炎。大约 5% 的胰岛素依赖性糖尿病伴有乳糜泻，而且伴有 DQ2 的胰岛素依赖性糖尿病患者 1/3 患有乳糜泻[518]。自身免疫性病变的发生率与接触谷蛋白的持续时间有关[519]。在肠道，淋巴细胞的慢性自身免疫性刺激可能易于增加其他自身抗体的形成。另一个重要的伴随情况是 21 三体（Down 综合征）。在 Down 综合征患者，乳糜泻的发生率是普通人群的 20 倍。

有些乳糜泻患者发生淋巴细胞性结肠炎和（或）淋巴细胞性胃炎（见第 4 章和第 13 章）。乳糜泻和显微镜下结肠炎患者具有某些共同的易感性 HLA-DQ 基因。然而，没有明确相关的病变。淋巴细胞性结肠炎的上皮内淋巴细胞主要为 $CD8^+$ 的细胞，与乳糜泻的上皮内淋巴细胞不同。另外，与乳糜泻患者相比，淋巴细胞性结肠炎上皮细胞异常和单核细胞炎症浸润更加明显。而且，水泻是淋巴细胞性结肠炎的特征，对于无谷蛋白的饮食常常没有反应。

乳糜泻患者患癌症的危险性增加，包括淋巴瘤、口咽癌、食管癌和小肠腺癌[520]。患结直肠癌和肝癌的危险性也有轻微增加[520]。实际上，乳糜泻死亡的主要原因是恶性肿瘤[521]。淋巴组织异常增生和淋巴瘤是乳糜泻最常见的恶性并发症，发生于5%～10%的患者[522]。发现恶性淋巴瘤之前，乳糜泻平均已有8年的病史，但是两种疾病可以同时发现，或在诊断淋巴瘤之后诊断乳糜泻[522]。多数乳糜泻相关性淋巴瘤来源于黏膜T细胞[521]，乳糜泻是可能发生肠病相关性T细胞淋巴瘤（EATL）最常见的背景病变。有明显的证据表明，未受控制的IL-15过度表达能够促进克隆性T细胞增生的发生[523]。严格的无谷蛋白饮食可以导致癌的发生率减少和生存率增加[521]。在乳糜泻发生十二指肠生长抑素瘤（somatostatinomas）的例子也有报告[524]。

乳糜泻的诊断

诊断乳糜泻最重要的是通过辨认其多样性的临床特征来考虑这种病变。在每一个个体，没有一项实验可以明确诊断或排除乳糜泻。如同乳糜泻有一系列的临床表现一样，实验室和组织病理学结果也有连续的改变。IgA肌内膜抗体和IgA组织转谷氨酶抗体以靶抗原tTG为基础。抗网状蛋白和抗平滑肌肌动蛋白抗体是可能见于乳糜泻的另外的自身抗体，但在常规临床实践中一般并不评估。当患者进食含有谷蛋白的饮食时，必须进行所有的实验检查。血清学检查和阳性活检一致时，可以做出乳糜泻的诊断。

肌内膜抗体连接到平滑肌细胞周围的结缔组织[525]。在实验室内，IgA肌内膜抗体（endomysial antibody，EMA）最常通过间接免疫荧光检查人脐带切片发现。检查报告或为阳性或为阴性。IgA肌内膜抗体试验的敏感性为85%～90%，特异性为97%～100%[525]。当患者摄取无谷蛋白饮食时，抗体水平减少，在经过治疗的患者可能检测不到[526]。这种试验的敏感性在小于2岁的儿童比年老患者低。

IgA tTG抗体通过自动酶联免疫吸附试验检测。这种试验比用于检测IgA肌内膜抗体的试验费用低且易于进行。IgA tTG具有95%～98%的敏感性和94%～95%的特异性[512]。如同肌内膜抗体检查一样，其敏感性在小于2～3岁的小儿较低。

IgA抗麦胶蛋白分析具有75%～90%的敏感性和82%～95%的特异性。IgG抗麦胶蛋白分析具有69%～85%的敏感性和73%～90%的特异性[512]。多数报告提示，在婴儿和小于2～3岁的小儿，抗麦胶蛋白抗体试验比EMA检查敏感。然而，高抗麦胶蛋白抗体水平在某些正常个体已有报告[527]。

IgA肌内膜抗体和IgA tTG检测可以交替用作诊断乳糜泻的一线试验。在IgA缺陷患者，推荐IgG tTG试验作为一线血清学试验。在应用无谷蛋白饮食治疗期间，抗体水平减少，可用于评估饮食顺应性。IgA抗麦胶蛋白抗体试验是最常用于监测对于无谷蛋白饮食反应的标记物。在3～6个月的饮食限制期间可达正常基线值。目前，在评估饮食反应中应用IgA tTG的经验是有限的。

在伴有提示性症状而血清学试验阴性的患者，可能有三种情况：（1）患者没有乳糜泻；（2）患者可能有选择性IgA缺乏；（3）试验为"假阴性"，应该重复检查。

其他实验室检查

评估乳糜泻患者进行的生化检查包括血清铁、叶酸盐、白蛋白、钙和钾。肝功能检查也应进行，因为在多达40%的未经治疗的乳糜泻患者中血清转氨酶升高[516]。外周血涂片显示缺铁性贫血的特征，表现为低色素性小细胞性贫血，伴有红细胞平均容积（MCV）、红细胞平均血红蛋白（MCH）和红细胞平均血红蛋白浓度（MCHC）降低。在伴有脾萎缩的患者可见许多靶形红细胞、高铁红细胞、Heinz小体和Howell-Jolly小体。伴有叶酸和维生素B_{12}（少见）缺乏的患者可有巨红细胞症（macrocytosis）和卵形红细胞症（ovalocytosis），伴有外周血涂片中性粒细胞分叶过多。

显微镜下检查粪便发现脂肪痢作为吸收障碍的筛查试验，用于评估早期患者。定量评估粪便脂肪含量对于证明脂肪痢是必需的。然而，这项检查和D-木糖吸收试验并不是特异性的诊断，在乳糜泻患者的检查中并不常规进行。

内镜检查所见

内镜检查活检被认为是诊断乳糜泻的"金标准"。乳糜泻在早期阶段可呈片块状改变，必须对于受累区域进行定向活检。内镜检查所见包括绒毛丧失、镶嵌

表 6.37　修订的乳糜泻 Marsh 分类

Marsh 类型	上皮内淋巴细胞/100 个表面上皮细胞	隐窝	绒毛
0 型（正常）	<30~40	正常	正常
Ⅰ型（浸润性）	>40	正常	正常
Ⅱ型（增生性）	>40	增生	正常
ⅢA 型（部分绒毛萎缩）	>40	增生	轻度萎缩
ⅢB 型（几乎全部绒毛萎缩）	>40	增生	明显萎缩
ⅢC 型（全部绒毛萎缩）	>40	增生	缺乏
Ⅳ型（增生低下）		增生低下	缺乏

状的黏膜结构、十二指肠皱襞呈扇贝状、微结节状和可见多血管状态。内镜检查所见对于乳糜泻不是特异性的，因为类似的改变可能见于嗜酸细胞性胃肠炎、贾第鞭毛虫病、热带口炎性腹泻以及其他疾病的患者[528]。需要进行活检确定损伤的存在和范围。

摄入含有谷蛋白饮食时的小肠组织学特征

小肠活检用于诊断或除外乳糜泻、评估损伤的严重性以及辨认本病危及生命的并发症。当患者摄入普通饮食时活检出现异常，而当摄入无谷蛋白的饮食时组织学特征得到改善，具有诊断意义。随后谷蛋白引起黏膜损伤。由于乳糜泻的组织学改变常呈片块状分布，为了明确诊断应该在内镜下对于正常和异常区域进行多处活检。在十二指肠的第二和第三部分组织学改变最明显。在远端小肠，显微镜下改变和片块状分布不甚明显，尤其是在回肠。

乳糜泻的主要组织学特征包括绒毛扁平、变钝或缺乏；隐窝增生；肠上皮细胞变性；上皮内淋巴细胞增多；以及固有膜内单核细胞和嗜酸性粒细胞增多。然而，乳糜泻的改变不是特异性的，因为类似的病变可发生于感染、过敏和其他免疫性疾病的患者。因此，病理报告应该详细说明隐窝增生和绒毛萎缩的程度，而且评估上皮内淋巴细胞的数目。应用修订的 Marsh 标准（表 6.37）进行标准化有利于与临床医师交流。

组织学特征的不同取决于饮食中有无谷蛋白（表 6.38）。发生于乳糜泻的病变的两个极端是：伴有明显黏膜萎缩的扁平病变（图 6.190 和 6.191）和表面上皮伴有上皮内淋巴细胞增多的相对正常的结构，伴有或不伴有隐窝增生和绒毛萎缩（图 6.192 和 6.193）。组织学改变具有高度特征性，当本病充分发展时，总是能够提示病理医师做出乳糜泻的诊断。然而，不应该单纯依靠组织学所见做出这种诊断，因为其他一些疾病酷似乳糜泻（表 6.39）。

表 6.38　与饮食有关的小肠组织病理学特征

摄入正常饮食
- 吸收障碍综合征
- 扁平空肠活检（缺乏绒毛或绒毛明显变钝）可见：
  表面上皮损伤
  大量上皮内淋巴细胞
  固有膜慢性炎症
  隐窝核分裂象增加
  隐窝变长（增生性结构）

短期无谷蛋白饮食
- 早期出现临床症状改善
- 在几天之内，表面上皮损伤明显减轻
- 上皮内淋巴细胞数目减少
- 慢性炎症减轻
- 轻到中度绒毛萎缩

无谷蛋白饮食>3 个月
- 绒毛逐渐变得正常
- 没有隐窝增生
- 核分裂象减少
- 慢性炎症消失

谷蛋白激发
- 早期，上皮内淋巴细胞和上皮细胞增加
- 最终所有病变重现
- 吸收障碍重现

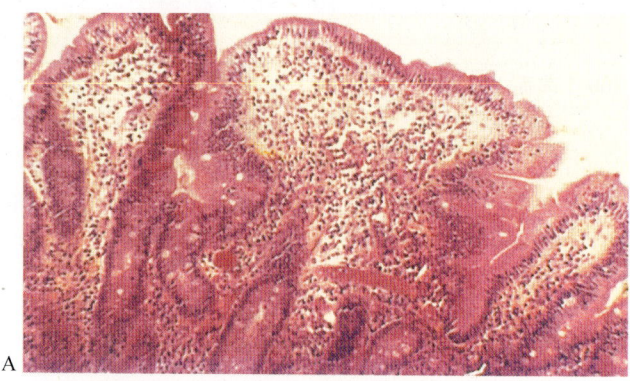
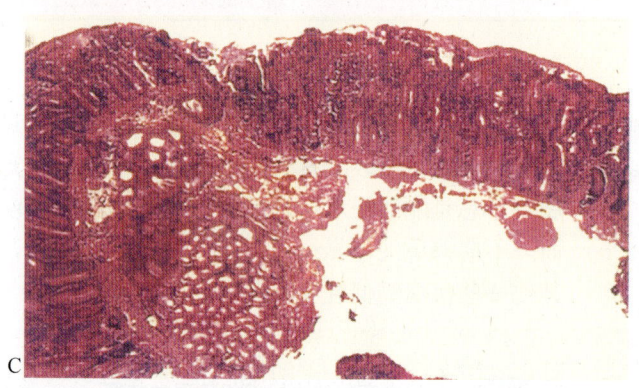
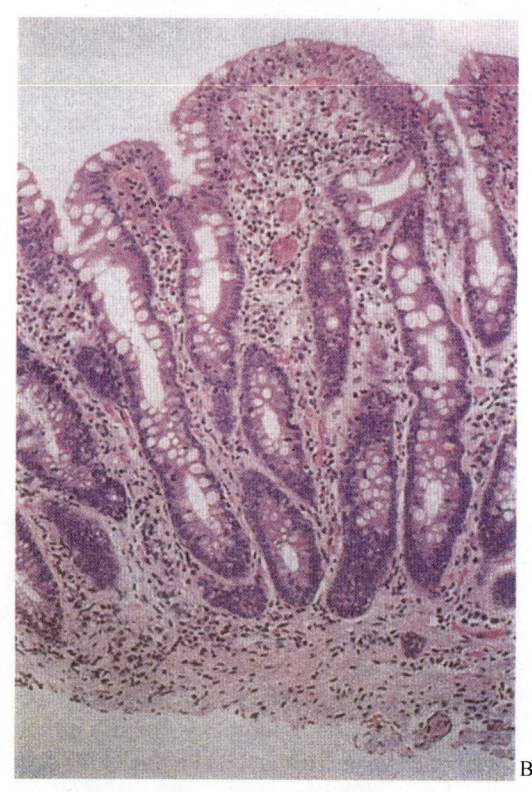

图 6.191　乳糜泻。A：轻度疾病伴有变钝缩短的绒毛和炎症细胞增多。B：乳糜泻变钝的绒毛显示比图 A 中所见的绒毛改变严重。隐窝增生明显。C：严重的绒毛萎缩。可见小部分十二指肠。

组织学改变的严重性与临床体征和症状没有明确关系。然而，小肠疾病的范围与临床上疾病的严重性的确相关。倘若小肠受累的长度短，伴有严重绒毛萎缩的乳糜泻患者也可能没有症状。另一方面，累及较长一段肠管的轻微的组织学改变却可能伴有临床症状。

乳糜泻的特征是上皮内淋巴细胞增多（图 6.192），而且可以见于缺乏绒毛萎缩的乳糜泻。这是乳糜泻敏感的标志，尤其是当上皮内淋巴细胞均匀地分布于绒毛内时[529]，但其特异性相对较低，因此限制了其应用价值。伴有上皮内淋巴细胞计数增多的病变见表 6.40。上皮内淋巴细胞计数应该在 3~4 微米、定位完好的切片上进行。在 HE 染色的切片上，正常小肠上皮的每 100 个肠上皮细胞含有高达 20 个淋巴细胞[530]。淋巴细胞数目轻度增多可见于免疫染色切片。淋巴细胞数目明显增多还见于淋巴滤泡和淋

表 6.39　酷似乳糜泻的伴有扁平黏膜的疾病

感染性胃肠炎	贾第鞭毛虫病
牛奶不耐受	放射性肠病
大豆或大豆蛋白敏感	AIDS 肠病
营养不良	Crohn 病
热带口炎性腹泻	嗜酸细胞性胃肠炎
加西卡（蛋白缺乏病）（Kwashiorkor）	Zollinger-Ellison 综合征
	疱疹性皮炎
微绒毛包涵体病	病毒性肠炎
家族性肠病	淋巴瘤
胶原性口炎性腹泻	缺血性肠病
细菌过度生长综合征	药物作用
移植物抗宿主病	自身免疫性肠炎
普通可变性低丙种球蛋白血症	牛奶和大豆蛋白性肠病

表 6.40　伴有上皮内淋巴细胞增多的病变

乳糜泻	幽门螺杆菌感染
贾第鞭毛虫病	胶原血管疾病
HIV 肠病	自身免疫性肠炎
IgA 缺乏	淋巴细胞性肠炎
盲袢综合征	非甾体性抗炎药
热带口炎性腹泻	病毒性感染
牛奶蛋白不耐受	肠腔停滞
低丙种球蛋白血症	

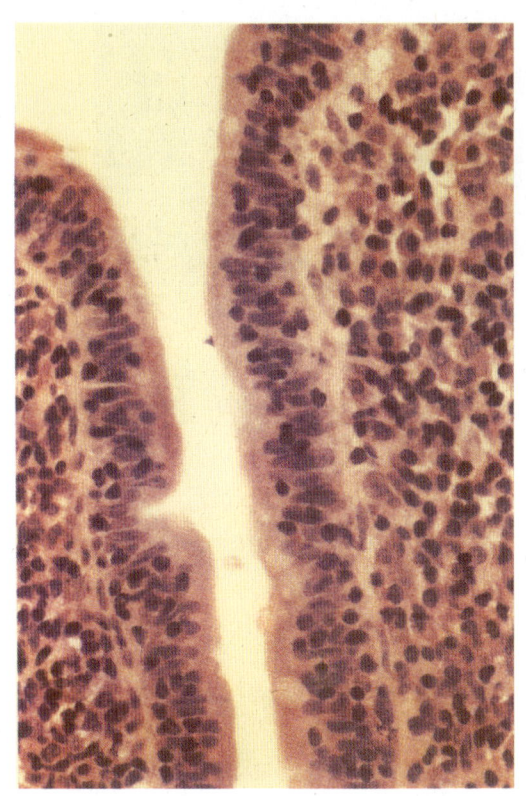

图 6.192 乳糜泻。由于上皮密集和 T 淋巴细胞浸润上皮，活检显示细胞增多。固有膜含有致密的单核细胞和浆细胞浸润。

巴细胞聚集的上方。因此，不应该在这些区域进行上皮内淋巴细胞计数。根据修订的 Marsh 分类诊断乳糜泻（表 6.37），上皮内淋巴细胞明显增多的定义是：每 100 个表面或隐窝上部肠上皮细胞中有 40 个以上的淋巴细胞。有些作者提示，在绒毛顶部的上皮内淋巴细胞成簇（＞12 个）也高度表明是这种疾病[529]。其他作者已经发现，与对照组相比，在乳糜泻的早期绒毛顶部淋巴细胞明显增多，但在对照组和早期乳糜泻患者之间，没有发现上皮内淋巴细胞的分布存在任何差异[531]。

小肠上皮内淋巴细胞的组成为异源性的 T 淋巴细胞群。在正常个体，多数上皮内淋巴细胞为 $CD3^+$ $CD8^+$ T 细胞，主要为 TCR-$\alpha\beta^+$ 细胞，而 $CD4^+$ 的上皮内淋巴细胞仅仅为一小部分。相反，未经治疗的乳糜泻患者表达 TCR-$\gamma\delta$ 的 $CD3^+$ $CD8^-$ 细胞增多。因为上皮内淋巴细胞增多对于乳糜泻的诊断并不特异，所以上皮内淋巴细胞免疫表型显示以 $CD3^+$ $CD8^-$ T 细胞为主可能具有诊断作用[532]。

乳糜泻的肠上皮细胞显示非特异性改变，包括刷状缘变薄、细胞呈立方形、核上胞浆空泡、胞浆嗜碱性、极性丧失和基底部核的定向丧失。当细胞比较密集时，还可表现为假复层（图 6.194 和 6.195）。表面糜烂少见，但可见于严重的乳糜泻病例。杯状细胞正常或偶尔数量增多。上皮下基底膜可以表现正常或增厚。早期组织学改变包括绒毛高度轻度缩短，伴有绒毛宽度明显增加。肠上皮细胞破坏，伴有肠上皮细胞增生和更新明显增多，引起绒毛改变。黏膜功能亢进状态伴有隐窝核分裂象（有时为异常核分裂象）增多，从而代偿表面损伤，在疾病早期维持整体黏膜厚度。隐窝的增生区扩大，肠上皮细胞核分裂活性增加。在隐窝的基底，肠上皮细胞再生，而杯状细胞数量减少。可接受的绒毛长度与隐窝深度的正常比例是 1∶3 或更大，通常甚至达到 1∶4 或 1∶5。低于这个比例被认为是绒毛萎缩。内分泌细胞和 Paneth 细胞数目常常增多，不规则地分布在隐窝内（图 6.196）。这些改变的进展伴有黏膜扁平增加和隐窝细胞扩张。有人认为，内分泌细胞增多是选择性病变，适应伴有吸收区域减少的小肠黏膜的改变。内分泌细胞增生可能是由于乳糜泻出现腹泻。可能发生幽门化生。胃化生的证据是杯状细胞出现胃标记物，可发生于未经治疗的小儿乳糜泻[533]。

可见水肿、血管充血和不同程度的固有膜炎症（图 6.187）。炎症浸润主要由淋巴细胞和浆细胞组成，虽然嗜酸性粒细胞、肥大细胞、嗜碱性粒细胞以及有时中性粒细胞也可见到。乳糜泻不常出现隐窝炎和隐窝脓肿，隐窝炎和隐窝脓肿可能是由于其他病因引起的，例如感染或 Crohn 病。产生 IgA、IgG 和 IgM 的细胞增加 2～6 倍，以产生 IgA 的细胞为主。伴有 IgA 缺乏和乳糜泻的患者显示固有膜内慢性炎症浸润的强度较低。固有膜神经可能增加。

摄入无谷蛋白饮食时的小肠组织学特征

在摄入无谷蛋白饮食之后小肠的形态学恢复，之后在谷蛋白激发时复发，这是许多人采纳的最终诊断标准。停止摄入谷蛋白后重复活检通常显示愈合性肠炎的特征，没有活动性疾病的证据。如果活检不能恢复正常，应该考虑另外两种情况：患者没有遵从饮食限制或存在一些其他疾病。成人在停止摄入谷蛋白后临床症状通常迅速改善，因此在限制饮食之后没有进行重复活检。相反，儿童常常具有容易混淆的诊断表现，因此活检更应规律进行以评估除去饮食中谷蛋白后的反应。

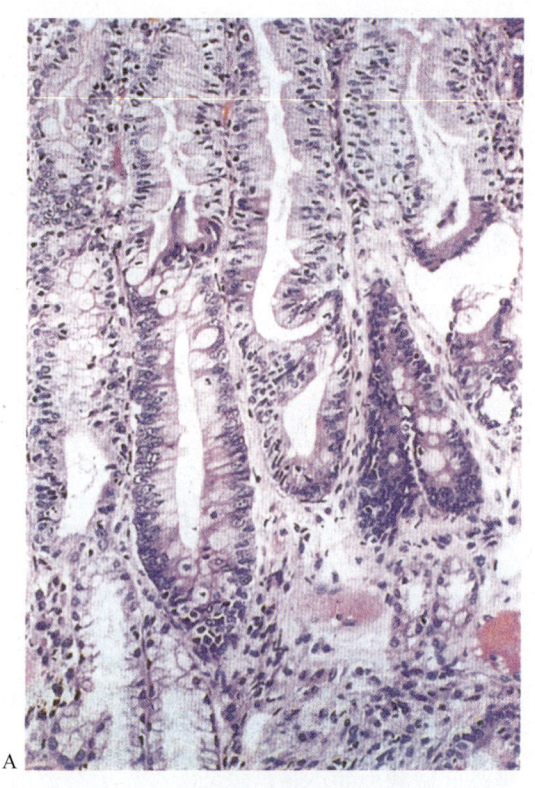
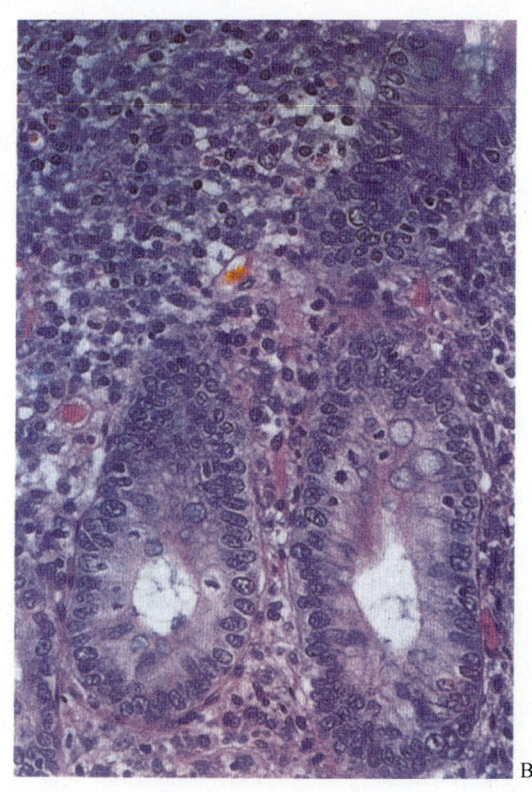
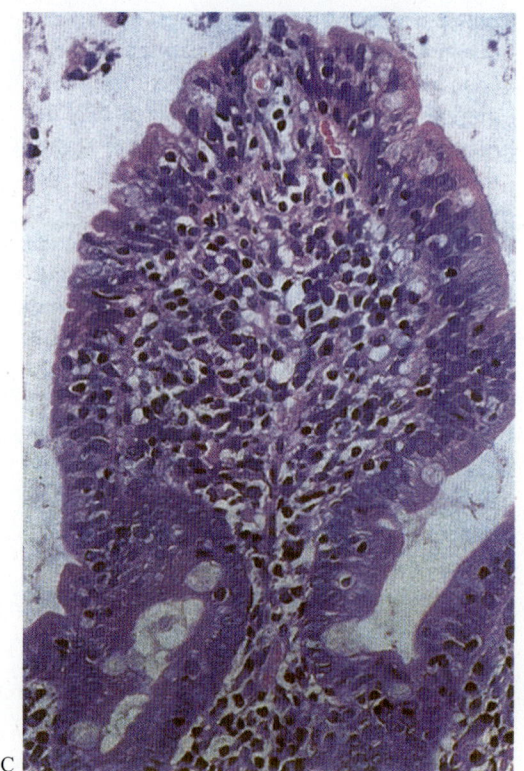

图 6.193　早期乳糜泻。**A**：隐窝增生明显。**B**：可见大量核分裂象。**C**：固有膜和上皮内淋巴细胞增多。

除去饮食谷蛋白最直接的影响是被覆绒毛的肠上皮细胞的改变。随着黏膜愈合，炎症浸润减少，上皮细胞再次呈现柱状，表面微绒毛重新出现。细胞变得较高，可见上皮内淋巴细胞数目进行性减少。在这段时间中，患者的临床症状有所改善。绒毛恢复需要几个月的时间。如果在恢复期活检，肠

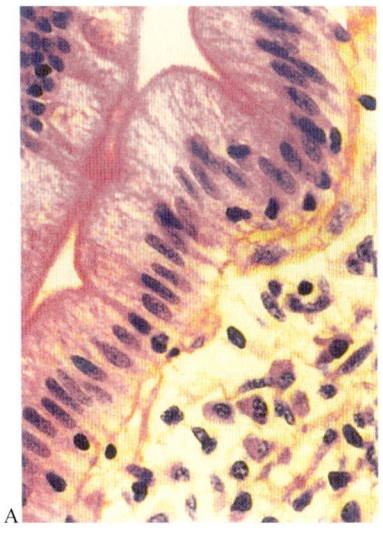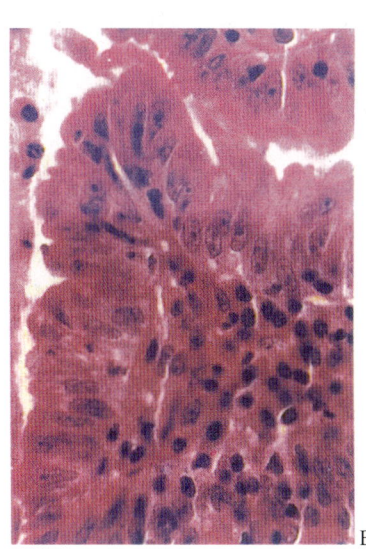

图 6.194　正常黏膜（A）与乳糜泻时黏膜（B）的对比。二者的固有膜和被覆上皮的细胞成分明显增多。乳糜泻的细胞呈栅栏状排列，可见淋巴细胞增多。

上皮细胞可能缺乏某些典型特征，包括上皮内淋巴细胞增多和轻微的上皮损伤，但隐窝可能表现某种程度的增生，绒毛有些萎缩。在严格无谷蛋白饮食的情况下，位于十二指肠空肠交界处的病变恢复正常可能需要几年时间。

表 6.38 中可见临床和组织学对于无谷蛋白饮食反应的时间表。

治疗和预后

治疗乳糜泻患者必须从饮食中清除谷蛋白，一般需要维持终生。对于制定的无谷蛋白饮食的症状反应常常迅速，许多患者在 48 小时内出现反应[534]。在其他患者，达到临床缓解可能需要几周甚或几个月的时间。除了无谷蛋白饮食以外，严重的乳糜泻患者

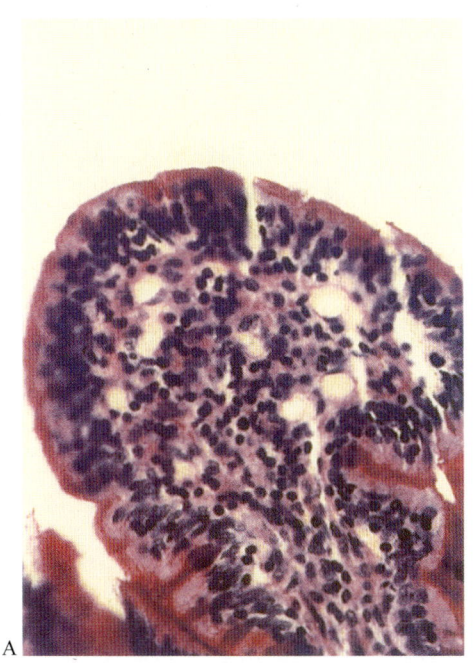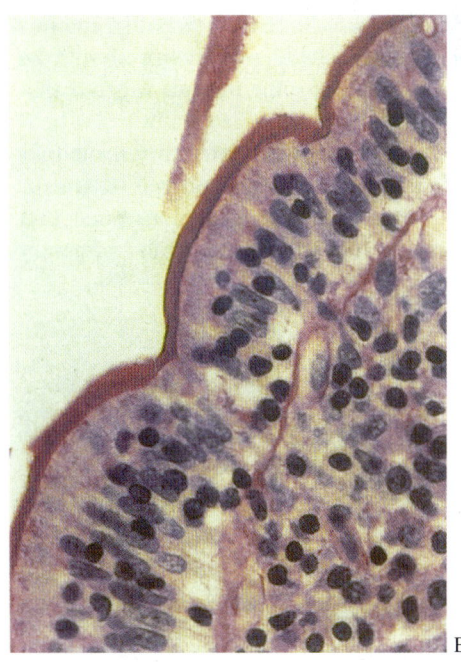

图 6.195　乳糜泻肠上皮（A）与正常肠上皮（B）的比较。两个标本均用 PAS 染色以显示刷状缘，这是消化酶所在的部位。注意乳糜泻标本缺乏明显的刷状缘。

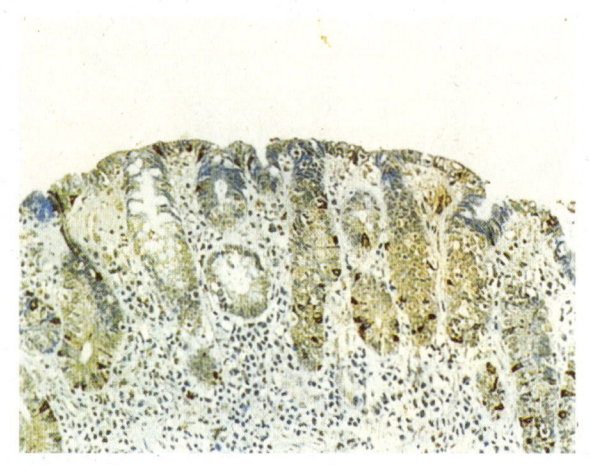

图 6.196 嗜铬素染色显示内分泌细胞增生。

可能需要补充治疗，以纠正与吸收障碍有关的营养缺乏。

早期诊断并严格坚持无谷蛋白饮食的患者预后良好。诊断晚或不遵守饮食限制可能导致营养不良和虚弱。一般来说，经过治疗的成人和儿科患者均具有类似于一般人群的预期寿命[535]。

难治性口炎性腹泻

难治性口炎性腹泻的定义是产生临床症状的绒毛严重萎缩，严格的摄入无谷蛋白饮食至少6个月没有反应。难治性口炎性腹泻与1q22-q44部分性三体密切相关[536]。因为难治性口炎性腹泻是除外性诊断，所以应该排除非故意摄入谷蛋白以及其他原因引起的绒毛萎缩的可能性，包括二糖酶缺乏、蛋白质肠病、自身免疫性肠病和细菌过度生长。某些患者的难治性口炎性腹泻提示患者已经发生溃疡性回肠空肠炎或肿瘤。新近有证据提示，难治性口炎性腹泻可能是异常克隆性上皮内淋巴细胞介导的肿瘤性病变的一种表现。Cellier 等证实，难治性口炎性腹泻患者的上皮内淋巴细胞是单克隆细胞群，缺乏 CD8 的表达，CD8是一种见于正常上皮内淋巴细胞的标记物[506]。这些组织学检查不能发现的单克隆 T 细胞可以命名为隐窝性肠 T 细胞淋巴瘤（cryptic intestinal T-cell lymphoma）。另外有人提出，难治性口炎性腹泻的上皮内淋巴细胞表达 CD30，可能表示预后不良，包括发生明显的淋巴瘤[537]。在某些患者，淋巴细胞诱导的损伤导致肠溃疡形成和淋巴结空洞。在某些但并非全部病例，病变进展为明显的淋巴瘤。

目前，怀疑难治性口炎性腹泻的患者给以糖皮质激素试验性治疗。对于类固醇治疗没有反应的病例，建议寻找 TCR 基因重排和进行 CD8 免疫染色。

胶原性口炎性腹泻

胶原性口炎性腹泻（collagenous sprue）是组织学诊断，其特征是上皮下出现胶原带，厚度大于10微米。胶原性口炎性腹泻通常发生于伴有长期乳糜泻病史的患者，但有人认为它是一种独特的疾病。本病最常累及伴有长期乳糜泻病史的成人。典型的临床病史是，乳糜泻患者最初对无谷蛋白饮食有反应，但后来成为难治性病变。小肠活检显示绒毛不同程度的萎缩及其他乳糜泻的典型特征。另外，上皮下可见明显的胶原带，三色染色显示这种改变更加明显（图6.197）。当病变明显时，黏膜显示隐窝不同程度的增生，伴有 Paneth 细胞缺乏。胶原性口炎性腹泻患者应该给以无谷蛋白饮食试验治疗，但预后不好，许多

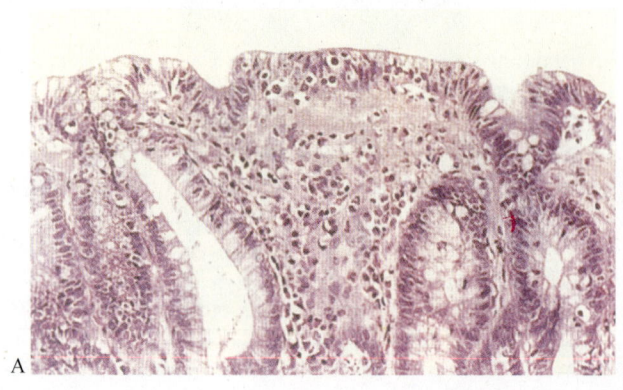 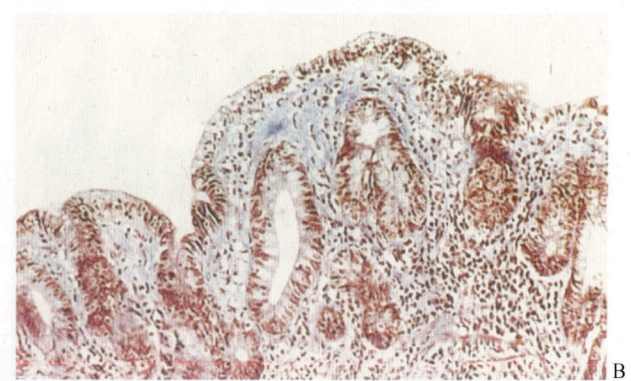

图 6.197 胶原性口炎性腹泻。A：组织学表现显示腺腔上皮下有无细胞的嗜酸带。B：三色染色显示嗜酸带更加明显。

患者发生其他并发症，例如溃疡性空肠回肠炎和淋巴瘤[509]。

溃疡性空肠回肠炎

溃疡性空肠回肠炎是乳糜泻的一种少见而又严重的并发症，特征是多发性慢性小肠溃疡。虽然多数人认为这种疾病是淋巴瘤的同义词，但在少数病例报告中，溃疡性空肠回肠炎却无任何淋巴瘤的证据[538]。

溃疡发生于成人，一般在有吸收障碍多年之后。患者通常表现为严重的吸收障碍的症状、腹痛和并发症，包括梗阻、穿孔和出血。患者常常在疾病过程的晚期得以诊断。可发生肠穿孔和腹膜炎。

线性和浅表溃疡显示横向排列，周围几乎没有纤维化，但在形态学上为非特异性，通常多发，主要位于空肠（图6.124）。组织学上，溃疡基底的组成为肉芽组织和纤维化上面有脓性渗出物。炎症蔓延进入黏膜下甚或肌肉。浆膜可出现水肿和炎症。

手术切除是最有效的治疗。有些患者糖皮质激素和硫唑嘌呤治疗有效。

牛奶不耐受及相关疾病

对于牛奶的不良反应发生于大约0.1%～7.5%的儿童。婴儿一般出现在生后1周至3个月，伴有长期呕吐、吸收障碍、腹泻和脱水[539]。牛奶过敏是这种综合征最常见的原因，但也可能是对大豆、鸡蛋和小麦过敏。

在临床上，可将对于牛奶蛋白的反应分为迅速发病（症状发生于摄入食物的1小时内）或缓慢发病（症状发生于摄入食物1小时之后）。迅速发病的过敏反应是IgE介导的，并不引起胃肠结构性损伤[540]。缓慢发病的反应可能也是IgE介导的，或者可能是T细胞介导免疫反应的结果。这种反应可导致巨噬细胞聚集，伴有细胞因子释放，并直接损伤胃肠组织[540]。

患者发生发热、白细胞增多、发绀、脱水以及代谢性酸中毒。较隐袭性发病的婴儿具有腹泻、蛋白丢失性肠病、由于慢性肠道失血而引起的缺血性贫血、体重减轻和不能正常生长[541]。服用无牛奶的饮食可使异常消退，而服用牛奶可以引起疾病重现。重要的易感因素是年龄小于3岁、短暂性IgA缺乏、特应性以及早期奶瓶喂养。

粪便含有潜血、多形核白细胞和嗜酸性粒细胞。肠黏膜通常变薄，伴有片块状的绒毛萎缩区域，形成类似于乳糜泻的结构[542]。活检标本显示绒毛扁平、水肿、上皮和固有膜有明显的单核细胞浸润，而且伴有少量嗜酸性粒细胞。上皮内淋巴细胞通常比乳糜泻中见到的少[542]。常常有大量含有IgE的浆细胞。当从饮食中除去牛奶、大豆或其他引起激惹的抗原时，组织学变得正常。

淋巴细胞性和胶原性肠炎

淋巴细胞性十二指肠炎和肠炎是远离淋巴滤泡区域的上皮内淋巴细胞数量增多的病变。上皮内淋巴细胞的表型各种各样，多数为细胞毒性T细胞。正如已经提到的一样，上皮内淋巴细胞在许多病变中均可增多，主要见于乳糜泻（表6.40）。当上皮内淋巴细胞增多，但缺乏乳糜泻的表现或其他已知引起这种变化的原因时，我们应用淋巴细胞性肠炎/十二指肠炎（lymphocytic enteritis/duodinitis）这一术语。这些患者常常具有慢性腹泻和（或）吸收障碍。这种病变可能伴有淋巴细胞性胃炎和淋巴细胞性结肠炎。上皮内淋巴细胞缺乏肠病相关性T细胞淋巴瘤出现的非典型性。我们告知发生上皮内淋巴细胞增多的不同病变，以期帮助胃肠医师缩小特异性病因的范围。有些患者最终显示患有乳糜泻，但在其他一些病例，从未发现明显的病因。

在缺乏乳糜泻或接受非甾体抗炎药病史的情况下，我们还见到少数伴有胶原性胃炎和胶原性结肠炎的严重的胶原性肠炎的病例。胶原性胃炎和结肠炎具有典型的特征，而十二指肠显示明显的上皮损伤，腺腔下面胶原沉积，以及严重的黏膜下纤维化，这一特征一般不见于胶原性口炎性腹泻（图6.198）。这些改变的病因尚未确定，患者可表现为严重的营养不良，需要全胃肠外营养。

微绒毛包涵体病

微绒毛包涵体病发生于世界范围内具有不同人种背景的婴儿。本病可能具有家族因素，因为有时它发生于多个兄妹之中[543]。由于观察到本病好像集中在具有Navajo血统的婴儿，遗传学的病因得到进一步的支持[544]。微绒毛包涵体病的发生机制尚不清楚。潜在的缺陷被认为是遗传学改变，导致膜蛋白异常运输至分化的上皮细胞尖端表面[545]。

微绒毛包涵体病婴儿表现为严重的水泻。在某些

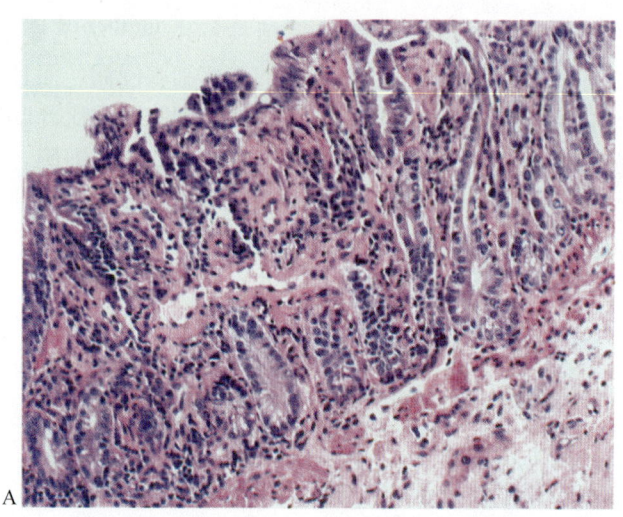
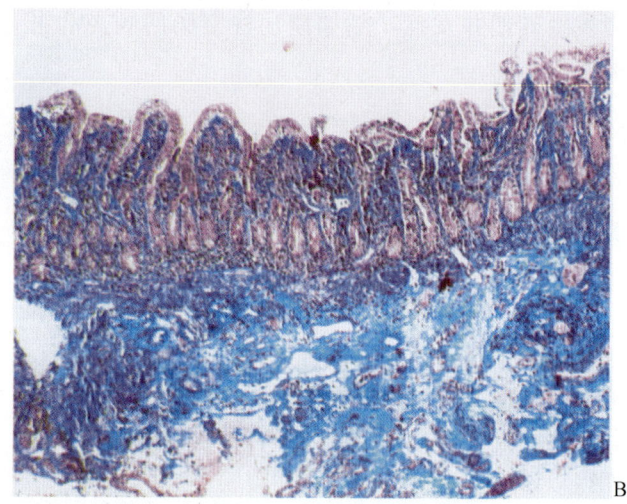

图 6.198　胶原性十二指肠炎，患者还患有胶原性胃炎和胶原性结肠炎。**A**：在呈再生表现的上皮下方可见明显的嗜酸带。另外，黏膜血管周围有纤维化。**B**：三色染色显示广泛的黏膜和黏膜下纤维化。

病例，腹泻可能如水，以致被误认为是尿液。这种疾病粪便的排出量可能超过患有霍乱的患者[545]。因此，受累的婴儿可死于脱水，除非补充足够的液体。

微绒毛包涵体病有先天性和晚期发病两种形式。晚期发病患者的预后比先天性疾病患者要好。先天性疾病患者表现为从出生开始的长期腹泻，发生轻度增生性绒毛萎缩[546]。通过口腔喂食使得本病恶化。婴儿的预后极差，因为他们完全依赖于全胃肠外喂养。在 18 个月之前，婴儿通常死于肝衰竭、脓血症和脱水。所有患者均有水、电解质和营养素的吸收减少。唯一有效的治疗是小肠或多脏器移植[547]。

小肠活检显示绒毛弥漫性萎缩，几乎没有隐窝增生，固有膜内炎症细胞数量正常或减少（图 6.199）。隐窝内可见核分裂象和凋亡增加[548,549]。相对完整的十二指肠隐窝表现为缩短或轻度扩张。肠上皮细胞通常保持柱状或仅仅轻度缩短。被覆绒毛的上皮细胞表现紊乱，伴有局灶性细胞堆积。表面微绒毛或完全缺乏或表现为明显的缩短和紊乱。顶部胞浆含有许多大小不等的空泡小体和少数溶酶体样包涵体。其他肠上皮细胞含有靶样胞浆内微绒毛包涵体（图 6.200）。这些细胞具有伴有微绒毛膜的完整的刷状缘、表面丝状膜、微丝和终末网。微绒毛包涵体靠近顶部表面或较深位于核上胞浆内。微绒毛包涵体出现在十二指肠、空肠、回肠、结肠、胃窦、胆囊和肾小管的上皮。

通过 PAS、癌胚抗原（多克隆）、CD10、绒毛蛋白（villin）或碱性磷酸酶染色可以显示顶部胞浆包涵体[548,549]。PAS 和 CD10 染色显示刷状缘不连续，

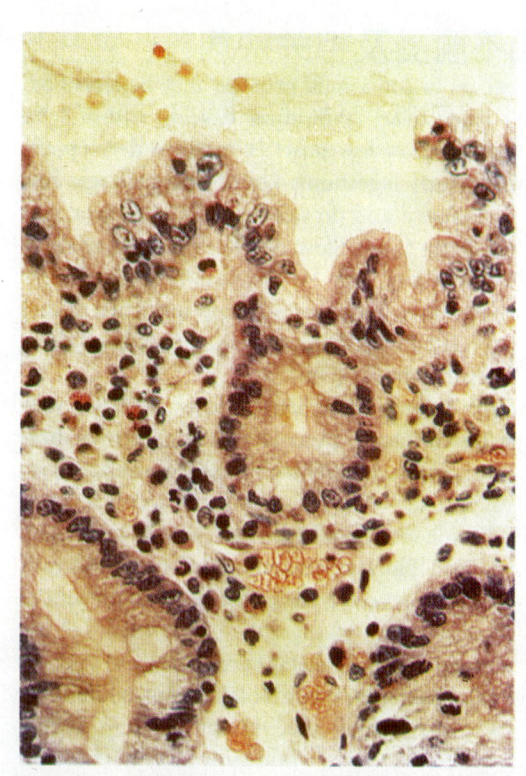

图 6.199　微绒毛包涵体病。患有这种疾病的儿童表现为微绒毛萎缩和隐窝增生低下。刷状缘缺乏。（Courtesy of E. Cutz, The Hospital for Sick Children, Toronto, Ontario, Canada.）

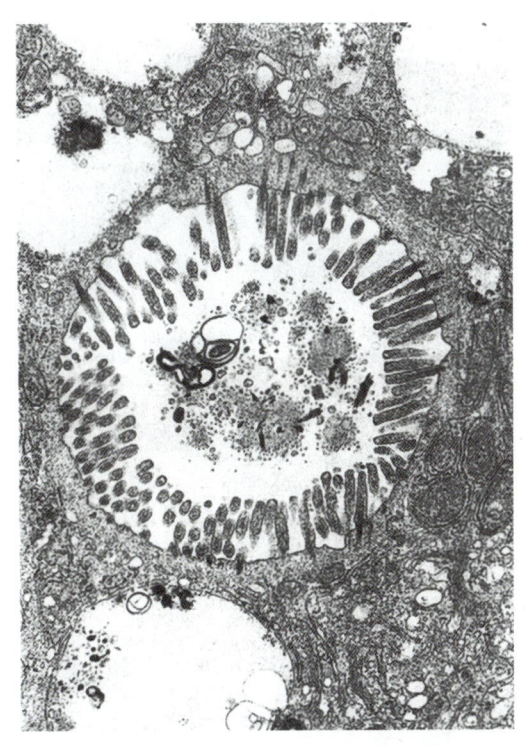

图 6.200 微绒毛包涵体病的超微结构特征（© 1989, reproduced with permission of the author and the Massachusetts Medical Society, all rights reserved：From Cutz E, Rhoads M, Drumm B, et al：Microvillus inclusion disease：an inherited defect of brush-border assembly and differentiation. N Engl J Med 1989；320：646.）

在萎缩绒毛的顶部破坏最严重。表面肠上皮细胞 PAS 和 CD10 染色明显。微绒毛包涵体不出现在每一个细胞内，为了做出诊断，有时必须检查多个蜡块的多个水平。

明确诊断取决于超微结构检查显示小肠和大肠表面上皮胞浆内微绒毛包涵体和发育不好的刷状缘微绒毛（图 6.200）[546]。附近的非肠上皮细胞，例如杯状细胞和 Paneth 细胞，超微结构表现正常。微绒毛包涵体病是由刷状缘组合和分化缺陷引起的。

丛状肠病

丛状肠病是一种慢性水泻综合征，出现于生后前几个月。少数情况下，本病发生于年龄较大的患者。其病因不明。有人认为本病具有遗传学基础，因为它倾向于群集发生在某些家族[550]。另外有人提出，细胞和细胞以及细胞和基质之间存在异常的相互作用。这些包括沿着隐窝-绒毛轴的 α2β1 整合蛋白（integrin）的分布异常、桥粒芯蛋白（desmoglein）免疫组化表达增高以及超微结构桥粒的改变[551,552]。

空肠活检显示部分或全部绒毛萎缩和隐窝增生。固有膜内的炎症细胞没有增多。上皮细胞内淋巴细胞数目正常。本病的典型特征是出现局灶性上皮"丛"，由成簇的紧密排列的肠上皮组成，其胞浆顶端有圆形、泪滴状的突起。

丛状肠病患者具有不同的预后。为了维持足够的营养以利于正常生长和发育，多数患者需要给予全胃肠外营养。

自身免疫性肠病

自身免疫性肠病是一种危及婴儿生命的疾病，几乎全部发生于男性。其特征是难治性腹泻和与免疫性疾病相关征候群，包括膜性肾小球肾炎、胰岛素依赖性糖尿病、溶血性或铁粒幼红细胞性贫血、自身免疫性肝炎、硬化性胆管炎和甲状腺功能减退[553]。婴儿表现为无法解释的长期腹泻发作和对饮食治疗没有反应。这种疾病也可以发生于成人[553]。

患有自身免疫性肠病的婴儿循环血中有抗肠上皮细胞抗体[554]。自身抗原是一种编码在染色体 19p13 上的 75 kD 的蛋白，与肿瘤抑制基因 MCC 同源，因此被命名为 MCC2[555]。少数患者患有自身免疫性系统性家族性综合征：IPEX（immune dysregulation, polyendocrinopathy, and X-linkage, 免疫失调、多发性内分泌病和 X 连锁）综合征。这种综合征也称为 XLAD（X-linked autoimmunity and allergic dysregulation, X 连锁自身免疫和过敏性失调）[556]。患有这种综合征的所有患者均发生自身免疫性肠病。IPEX 综合征是由 X 染色体上的 FOXP3 基因种系突变引起的[557]。FOXP3 控制调节性 $CD4^+$ $CD25^+$ T 细胞的发生，这种 T 细胞对于维持自身组织的耐受性是重要的。正常情况下，小肠固有膜含有 $CD25^+$ $FOXP3^+$ $CD4^+$ 细胞[558]。

小肠活检显示绒毛部分或完全萎缩，隐窝增生，固有膜内单核细胞浸润，以及 MHC Ⅱ 型抗原表达增高[559]。仅有少数患者具有免疫缺陷，虽然认为病因与 T 细胞或 B 细胞调节异常有关。某些患者显示伴有 IgA 缺乏和 T 细胞异常。新近报告一例伴有严重 $FOXP3^+$ 以及 $CD4^+$ 和 $CD8^+$ 的幼稚 T 细胞淋巴细胞减少的患者，这个患者发生非 IPEX 类型的自身免疫性肠病，合并免疫缺陷和复发性感染[560]。

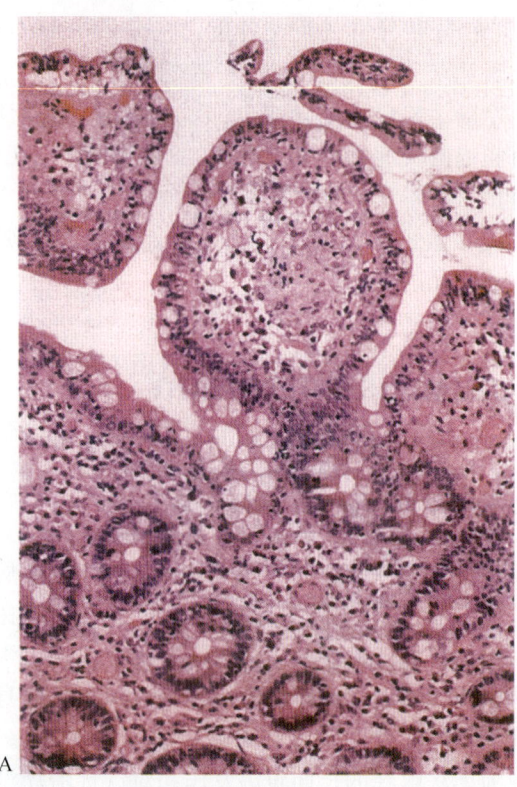
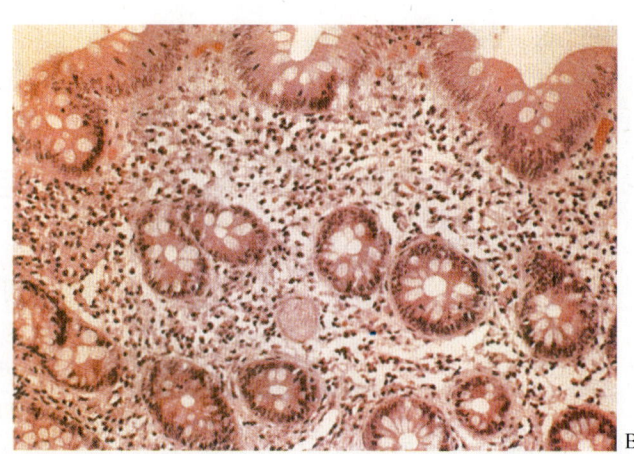

图 6.201　自身免疫性肠炎。**A**：十二指肠活检显示绒毛轻度萎缩和上皮细胞内非常少量的淋巴细胞浸润。**B**：同一个患者的结肠活检显示固有膜内细胞轻度增多和轻度的再生特征，上皮内淋巴细胞增多并不明显。

组织学特征可能非常轻微或可能严重，累及大肠和小肠（图 6.201）。这种改变可呈斑片状分布。最常出现的特征往往是上皮和固有膜内淋巴细胞非特异性增加（图 6.201）。上皮内淋巴细胞不同于见于乳糜泻的淋巴细胞，它们缺乏 δγT 细胞受体，而且易于浸润深部隐窝而不是表面上皮。还可能有轻度绒毛萎缩和隐窝增生，或隐窝紊乱以及凋亡增加[561]，形成类似于移植物抗宿主病的结构。可以出现幽门化生。自身免疫性肠病常常难以治疗，而且可能致死。Tacrolimus 治疗可使本病部分缓解[562]。

肠杯状细胞自身抗体相关性肠病

还有一种类型的自身免疫性肠病，其特征是循环血中存在抗杯状细胞的抗体。患者血清可与正常人体肠道的切片反应显示这些抗体，着染杯状细胞黏液。这些患者的临床表现类似于自身免疫性肠病，但组织学改变不同。肠杯状细胞自身抗体相关性肠病患者具有正常肠道的结构，但黏膜缺乏杯状细胞、Paneth细胞，而且可能缺乏内分泌细胞。隐窝基底可能含有凋亡图像和核分裂象。固有膜常常显示细胞增多，有单核细胞和嗜酸性粒细胞浸润（图 6.202）。类似的表现发生于小肠和结肠。可能有隐窝（但不是表面）上皮内淋巴细胞增多和凋亡小体[563]。

吸收障碍性腹泻

吸收障碍性腹泻是新近发现的常染色体隐性遗传性疾病，表现为先天性吸收障碍性腹泻，而且肠内分泌细胞几乎完全缺乏。在出生之后的前几周，患者按照标准牛奶配方摄食之后出现呕吐、腹泻和严重的血氯过多性代谢性酸中毒。它是由 *NEUROG3* 基因突变功能丢失引起的。组织学检查显示小肠结构正常，但内分泌细胞严重发育不全。肠上皮细胞、Paneth细胞和杯状细胞表现正常，上皮内或固有膜没有炎症细胞浸润。然而，内分泌细胞几乎完全缺失，存在的少数内分泌细胞形态学上表现异常。应用嗜铬素免疫染色可以明显显示这些特征[564]。

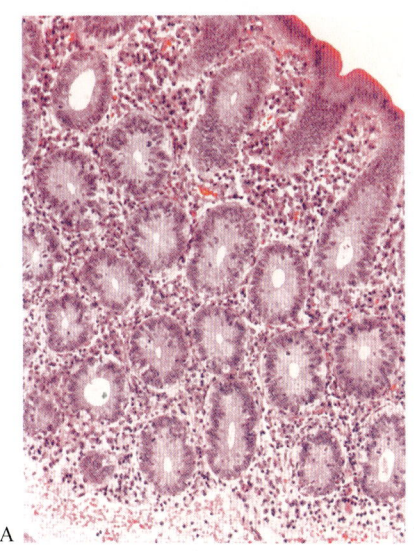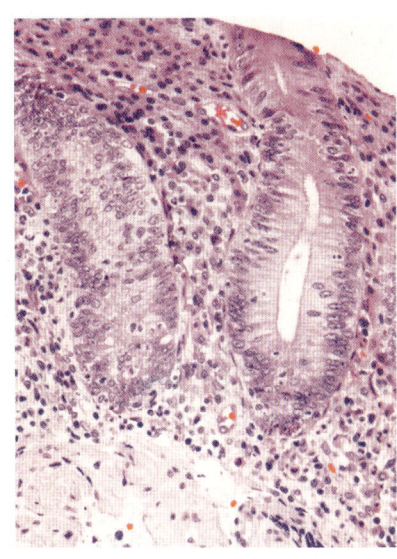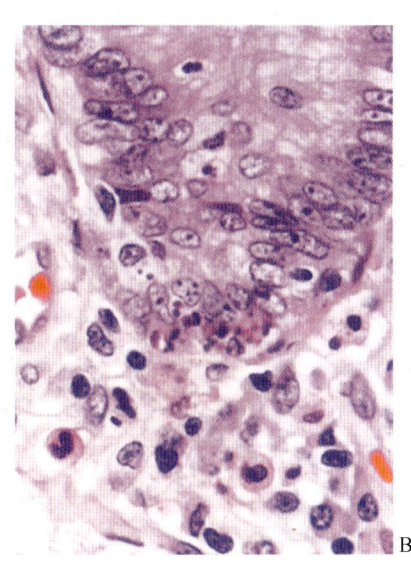

图 6.202 抗杯状细胞抗体肠病。图片来自结肠，但相同的特征见于小肠。**A**：活检低倍放大表现为反应性，伴有固有膜细胞成分增多。注意杯状细胞完全缺乏。**B**：高倍放大显示固有膜浸润的细节。隐窝含有几个凋亡小体和核分裂象，但没有杯状细胞。**C**：隐窝基底高倍放大显示缺乏内分泌细胞和杯状细胞以及凋亡碎片。在这种放大倍数下固有膜嗜酸性粒细胞也很明显。

脂质吸收障碍

脂质吸收障碍的三种主要类型为无 β-脂蛋白血症、家族性低 β-脂蛋白血症[565]以及糖尿病。几种其他相关的综合征导致肠上皮细胞内脂质聚集，形成与无 β-脂蛋白血症不能区分的组织学结构（表 6.41）[566]。几种脂质吸收障碍综合征的发病机制在图 6.203 中显示。

表 6.41　与肠上皮细胞内脂肪沉积有关的疾病

无 β-脂蛋白血症
家族性低 β-脂蛋白血症
糖尿病
谷蛋白过敏性肠病
牛奶过敏性肠病（及相关疾病）
Anderson 病（乳糜微粒潴留性疾病）
节食状态
乳糜微粒代谢损害
幼年性营养性巨幼红细胞贫血
热带口炎性腹泻
摄入脂肪饮食之后

无 β-脂蛋白血症

无 β-脂蛋白血症（abetalipoproteinemia）是一种隐性遗传性疾病，其特征是血浆中缺乏载脂蛋白 B（apolipoprotein B，apoB）和含有 apoB 的脂蛋白。受累的患者通常为犹太人或地中海人后裔。大约 1/3 的病例是由具有血缘关系的婚姻引起的，家族性研究提示为常染色体隐性遗传疾病[567]。性别比例为 1∶1。

在无 β-脂蛋白血症，由于微粒体甘油三酯转换蛋白（MTP）突变而引起乳糜微粒合成缺陷[568]。MTP 是一种位于肝细胞和肠上皮细胞内质网内的脂质转换蛋白。无 β-脂蛋白血症缺乏 MTP，是由涉及蛋白质大的亚单位的 MTP 突变引起的。MTP 缺乏导致血浆中缺乏 apoB100 和 apoB48，因为肝和肠内含有 apoB 的脂蛋白的合成受到破坏。

患有无 β-脂蛋白血症的婴儿在出生时没有症状。于出生后数月开始出现体征和症状，因为此时开始摄入富于脂质的饮食。最初的主诉是腹泻、腹胀、呕吐、贫血、体重减轻和生长迟缓。脊髓小脑变性、外周神经病和色素性视网膜炎是由缺乏脂溶性维生素（特征是维生素 E 水平极度低下）引起的。本病的胃肠表现常常随着时间而得以改善，部分是由于受累患者（或其父母）学会了避免饮食中的脂肪。

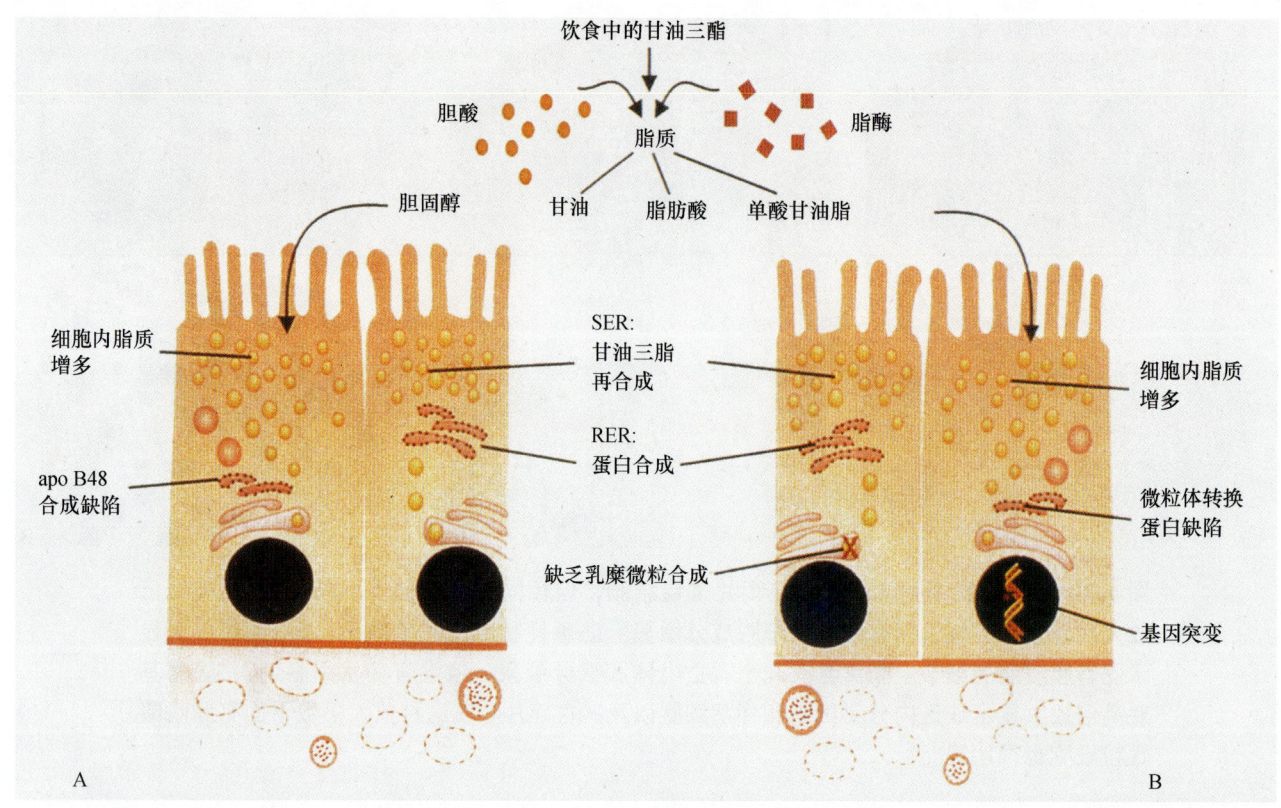

图 6.203 无 β-脂蛋白血症和低 β-脂蛋白血症中脂质分泌阻滞示意图。A：低 β-脂蛋白血症。由于 apo B48 合成缺陷，脂质在细胞内积累。相反，在无 β-脂蛋白血症（B），特异性基因突变导致微粒体转换蛋白缺陷，并缺乏乳糜微粒合成。结果，细胞内脂质增多。RER，粗面内质网；SER，滑面内质网。

外周血中特征性地出现棘红细胞（acanthocytes）。出现血清低脂血症，伴有胆固醇、甘油三酯、低密度脂蛋白（LDL）和乳糜微粒减少。患者血清检测不到载脂蛋白 B。

小肠活检一般显示肠上皮细胞有明显的空泡形成。总的来说，绒毛结构表现正常，但被覆绒毛的肠上皮细胞含有大量细胞内甘油三酯。肠上皮细胞空泡形成，虽然它是无 β-脂蛋白血症病变的特征（图 6.204），但不完全具有诊断性，因为这些改变偶尔也发生于其他病变（表 6.41）[569]。充满脂质、形成空泡的肠上皮细胞淡染，高倍放大显示含有大量小而透明的脂质空泡，充满顶部和核下的胞浆。细胞间隙或乳糜管内没有脂质小滴。除了出现含有奇异形包涵体的巨噬细胞以外，固有膜表现正常。棘红细胞可见于固有膜的毛细血管内。

乳糜微粒潴留病

乳糜微粒潴留病（chylomicron retention disease）也称为 Anderson 病，是一种罕见的常染色体隐性遗传性肠道脂质转运障碍，本病缺乏 apo B48。症状始于出生后的前几个月，包括慢性腹泻、明显的脂肪吸收障碍和生长迟缓[570]。与无 β-脂蛋白血症不同，棘红细胞增多症（acanthocytosis）极少发生，神经肌肉表现非常轻微。空腹甘油三酯水平正常，但脂溶性维生素严重减少，尤其是维生素 A 和维生素 E。血浆胆固醇水平低，但没有低至无 β-脂蛋白血症的水平。Apo B、apo AI 和 apo IV 减少。空腹活检标本载脂蛋白 B 免疫过氧化物酶定位显示充满脂质的肠上皮细胞染色正常至增强[570]。

肠上皮细胞的内质网和 Golgi 复合体内含有大量脂肪颗粒（乳糜微粒）。这种缺陷表现为 Golgi 来源的囊泡向分泌性胞浆膜转运。因此，在细胞间隙和乳糜管内几乎没有脂肪[570]。超微结构特征与无 β-脂蛋白血症不同，肠上皮细胞胞浆顶部可见乳糜微粒和较大的脂质囊泡[571]。

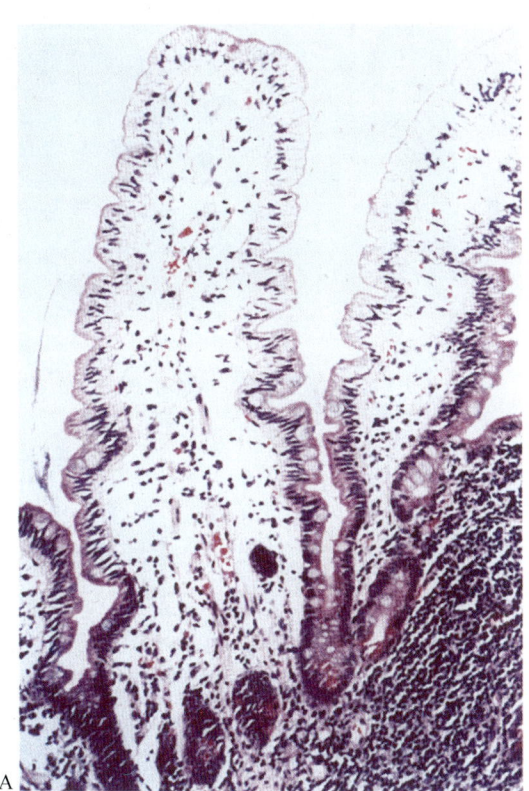 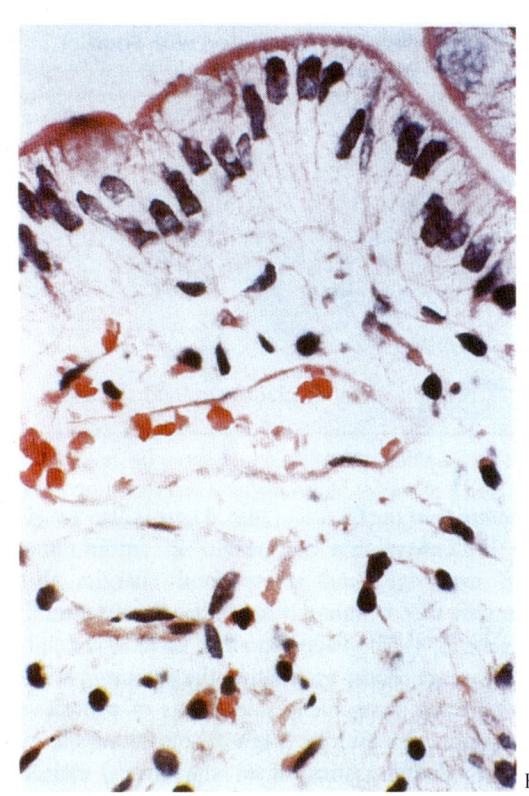

图 6.204 无 β-脂蛋白血症。**A**：中倍照片显示存在基本完整的结构，绒毛和隐窝长度正常。由于上皮细胞内有明显的脂质积累，所以上皮细胞呈透明状。**B**：高倍放大显示核向上移位和呈现透明本质的胞浆。

回肠活检的解释

当患者进行结肠镜检查时，常常进行回肠活检。因此，病理医师常常有机会检查可能出现在回肠黏膜的改变。最常见的改变包括急性炎症和慢性疾病的证据。另外，回肠淋巴集结可能有改变。我们遇到的一个常见的错误是，将正常时出现在滤泡相关性上皮的上皮内淋巴细胞数目增加过诊断为淋巴细胞性肠炎，更严重的是将其作为淋巴瘤的证据。

在炎症性回肠，炎症细胞可以包括淋巴细胞、浆细胞、中性粒细胞、嗜酸性粒细胞、肥大细胞和（或）巨噬细胞，伴有或不伴有表面糜烂或溃疡。这些细胞可出现在上皮细胞腔隙或固有膜内。另外，可有明显的肉芽肿、寄生虫、病毒包涵体或肠上皮细胞的改变。

细菌感染引起的急性回肠炎的改变类似于急性自限性结肠炎的改变（见第 13 章）。因此，有黏膜水肿和多形性炎症浸润，早期以中性粒细胞为主，但随着时间的推移，由单核细胞取代。中性粒细胞可引起隐窝炎或隐窝脓肿以及固有膜炎症。隐窝和绒毛结构一般保持正常，没有明显的隐窝变形。上皮表现为不同程度的变性或再生，这取决于疾病的不同阶段。某些药物诱导的损伤可以引起类似的改变。某些细菌感染引起特征性的肉芽肿性病变（表 6.15）。病毒感染常常引起明显的淋巴组织增生。

慢性回肠炎是通过存在隐窝和绒毛变形以及存在幽门化生确认的。出现不同程度的淋巴浆细胞增多。慢性回肠炎最常见的病因是 Crohn 病（见第 11 章），但也可以是由慢性感染、药物损伤和慢性缺血引起的。另外，本章前面讨论的许多疾病均可引起慢性回肠损伤。

嗜酸细胞性疾病

食物过敏

根据报告高达 45% 的人群对于食物有不良反应[572]。各种肠道抗原在这些病变的发病机制中具有作用，被不严格地称为食物过敏性疾病（food allergic diseases）；许多疾病与食物过敏有关（表 6.42）。

表 6.42	与食物过敏有关的疾病
系统性过敏反应	
鼻炎	
结膜炎	
哮喘	
过敏性肺泡炎	
乳糜泻	
牛奶蛋白肠病	
荨麻疹	
血管水肿	
特应性湿疹	
疱疹性皮炎	

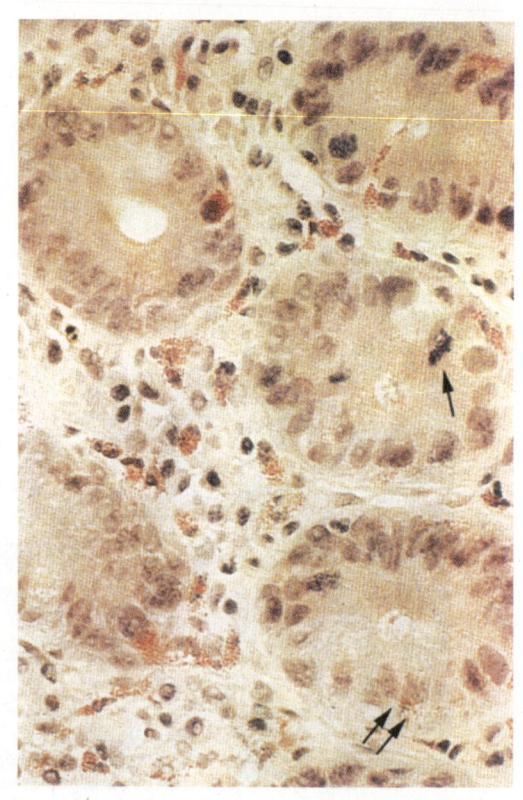

图 6.205　过敏性肠炎。固有膜含有嗜酸性细胞浸润。这种浸润引起轻微的上皮改变,包括核分裂活性增高（箭头）和上皮细胞内嗜酸性细胞脱颗粒（双箭头）,以及固有膜浸润。

与成人相比,牛奶及其他牛奶制品是儿童较常见的过敏。其他常见的致病因素包括坚果、蛋类和大豆制品[573]。幼小婴儿对于食物过敏的易感性增加是由于其整体免疫性不成熟和胃肠道总体不成熟[244]。IPEX 综合征还有一种变型,能够导致自身免疫性肠病、高 IgE 和严重的食物过敏,在断奶之后出现症状。它是由 FOXP3 基因缺失引起的[574]。食物过敏发生于高达 8% 的儿童。组织损伤或由初期的病理学改变引起,或由保护性免疫反应的不可避免的副作用引起。食物过敏的确切诊断需要：(1) 在控制食物激惹之后,出现明确的临床反应；(2) 在去除致病的食物之后,综合症状消除。因此,只有当：(1) 随着从饮食中去除牛奶症状得以消退；(2) 再进食牛奶之后 48 小时之内出现症状；(3) 连续 3 次的诱发试验均呈现阳性；(4) 每次诱发之后,症状有所减轻,才可以接受牛奶过敏的诊断。

食物过敏的临床特征广泛,其部位、严重性和发病时间各不相同[575]。临床所见与部位和肥大细胞脱颗粒的程度有关。过敏性食物反应累及的主要器官是肠道、皮肤和肺。在有些患者,即刻反应的体征和症状始终局限于胃肠道,伴有腹部绞痛、膨胀、恶心、呕吐、腹泻、儿童生长迟缓以及成人体重减轻。破坏黏膜完整性的任何疾病均可造成过敏原进入固有膜,而且利于其与免疫细胞的相互作用,促进食物过敏的发生。

组织学上,活检显示部分绒毛萎缩伴有胞浆空泡形成,尤其是在表面,而且黏膜有嗜酸性细胞浸润。嗜酸性细胞可以聚集在固有膜或蔓延至上皮（图 6.205）。由于这些浸润通常为局灶性,为了作出诊断常常需要多处活检[576]。而且,50% 以上的病例十二指肠球部出现淋巴组织结节状增生。

嗜酸细胞性胃肠炎

嗜酸细胞性胃肠炎（eosinophilic gastroenteritis）是一种用于不同患者的诊断,这些患者具有如下一些共同的特征：(1) 胃肠道症状；(2) 胃肠嗜酸性细胞浸润；(3) 没有诸如寄生虫感染或特异性过敏反应等明显原因而出现的嗜酸性细胞增多。但是,许多患者具有过敏病史,包括枯草热、过敏性鼻炎、湿疹、哮喘、药物过敏或 IgE 水平升高。外周血嗜酸性细胞增多发生于 72%~90% 的患者。有些患者伴有结缔组织病,包括硬皮病、硬皮病变型、多发性肌炎和皮肌炎。有人提出食物不耐受是嗜酸细胞性胃肠炎的病因学因素。然而,大多数病例缺乏诱发疾病的特异性过敏原,有些患者几乎没有过敏特征。这些不一致性最可能的解释是本病是由多种未能识别的抗原引起的[577]。

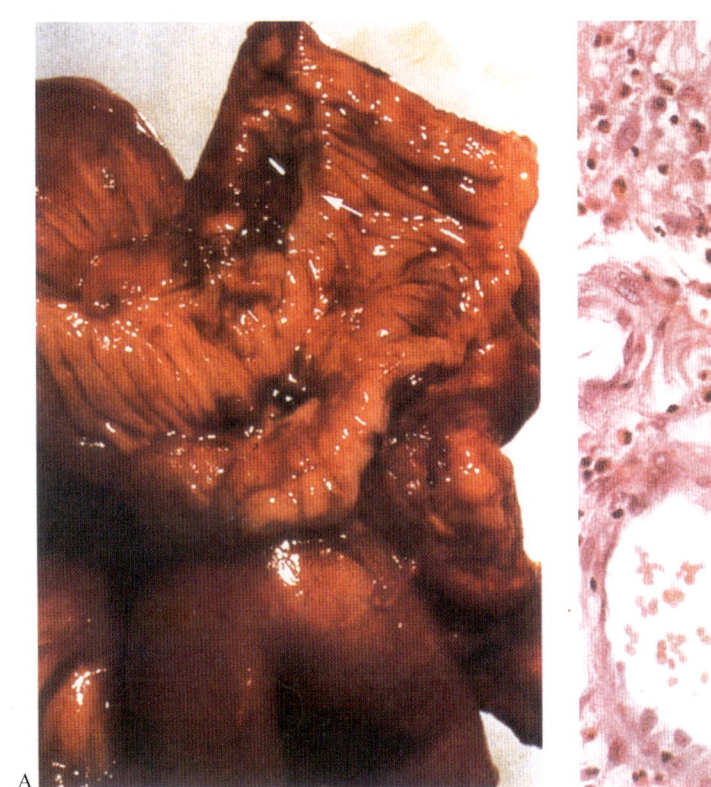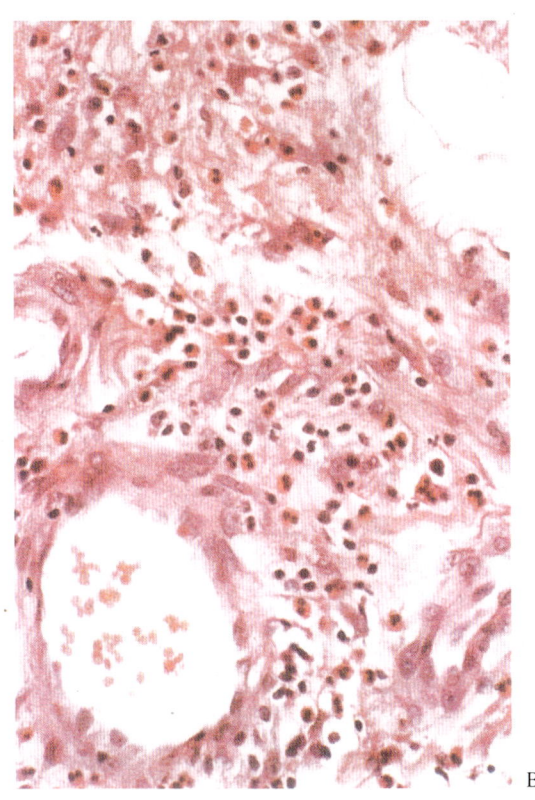

图 6.206 嗜酸细胞性胃肠炎。**A**：切除标本显示小肠肠袢粘连，其间伴有瘘管。在黑色的地图状区域可见瘘管的起端。由于穿孔（箭头）肠管被切除。来自背景的光线显示穿孔的部位。**B**：通过标本的一个区域的组织学切片显示致密的嗜酸性细胞浸润。（Case courtesy of the Department of Pathology, Tygerberg University, Republic of South Africa.）

临床表现差异很大。症状可能包括恶心、呕吐、腹泻、腹痛、生长迟缓、吸收障碍、脂肪泻、蛋白丢失性肠病、继发性缺铁性贫血、低白蛋白血症和肠梗阻。患者还可表现为急腹症，例如急性阑尾炎或肠穿孔。少数死亡病例已有描述。

临床表现取决于部位和受累肠道的范围。胃肠的任何部分均可受累，但胃和小肠是最常见的受累部位。黏膜疾病一般表现为腹泻、出血、吸收障碍和蛋白质丢失性肠病。黏膜下疾病表现为肠道梗阻和腹痛。当嗜酸性细胞浸润浆膜或固有肌层时，发生腹水。如果患者发生腹水，则腹水中含有嗜酸性细胞。多数嗜酸性肠炎患者至少可以部分自行缓解。患者对于短期皮质类固醇治疗反应明显。

嗜酸细胞性胃肠炎的病变通常为片块状和多发性（图 6.206），可呈局限性或弥漫性。胃肠受累长度可达 50 cm，引起弥漫性肠壁增厚。肠管变得明显僵硬和水肿，含有明显的嗜酸性细胞浸润。固有膜和上皮内嗜酸性细胞数目增多，造成不同程度的损伤。嗜酸性细胞的数目不同；其范围常常可以达到每个高倍视野 50 个嗜酸性细胞（图 6.207）。然而，必须记住嗜酸性细胞的出现是非特异性的，因为也可见于其他疾病（表 6.33）。因为在其他疾病组织中嗜酸性细胞可能增多，这有助于发现蔓延到黏膜下层的嗜酸性细胞或发现伴随的水肿（图 6.208）。还有助于发现隐窝或绒毛上皮内嗜酸性细胞。局限性嗜酸性细胞浸润可以引起隐窝增生、上皮细胞坏死和绒毛萎缩。少数病例（大约 10%）发生弥漫性肠炎，伴有绒毛完全萎缩，形成与乳糜泻相同的表现。还可发生不同程度的纤维化、坏死、萎缩和肥大细胞浸润。病变常常侵犯黏膜下层。黏膜下水肿常见，还可发生肠壁破坏和纤维化。少数情况下可见大量脱颗粒的肥大细胞。黏膜肌层的平滑肌纤维深染、增大和不规则，伴有反应性的细胞核，并被炎症细胞分隔。固有肌层通常显示某种程度的嗜酸性细胞浸润。有时肠系膜淋巴结增生，伴有嗜酸性细胞浸润。通过内镜活检确定诊断可能有问题。在大约 10% 的病例，黏膜活检不能诊断，或

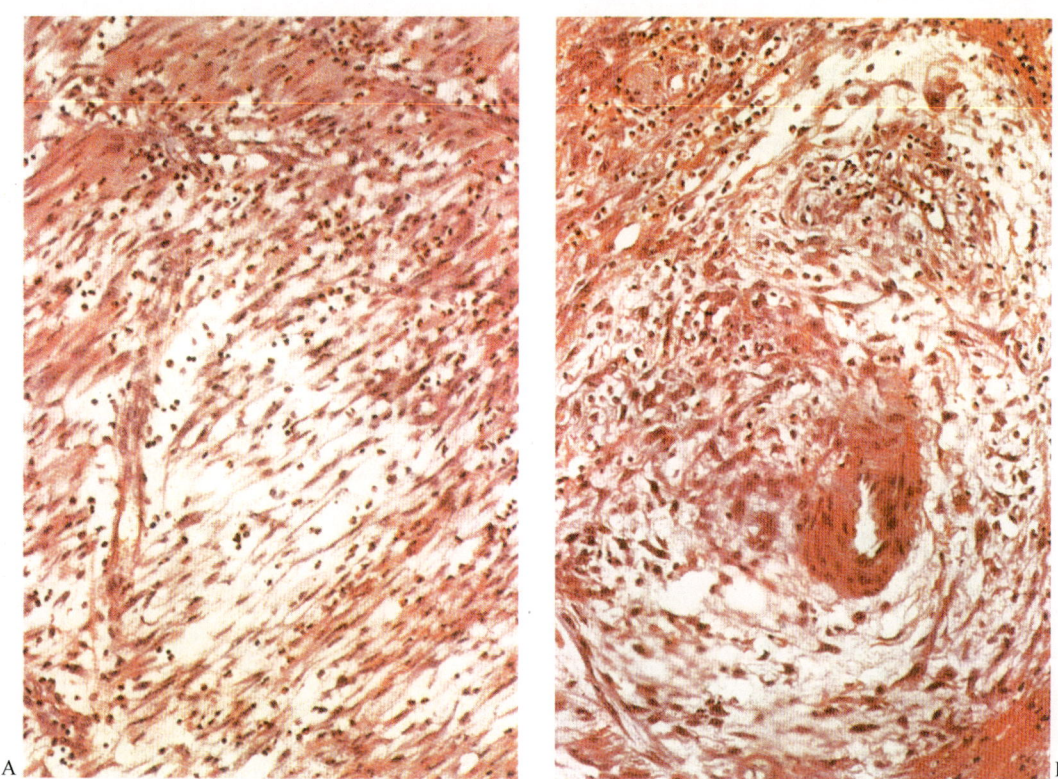

图 6.207 嗜酸细胞性胃肠炎。**A**：中倍显微照片显示固有肌层和黏膜下深部明显的嗜酸性细胞浸润。固有肌层的单个纤维被水肿分隔。**B**：在有些区域，浸润以小血管为中心，伴有明显的水肿。

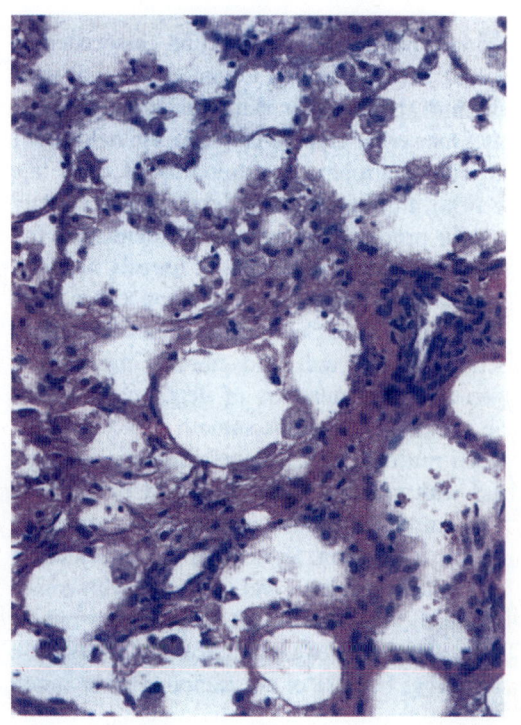

图 6.208 肠积气症，气腔周围可见组织细胞。

者是因为诊断斑片状病变时取材错误，或者是因为黏膜未被累及。在这些情况下，通过多处活检、全层活检或手术切除可以确立诊断。

肥大性嗜酸细胞性胃肠病

肥大性嗜酸细胞性胃肠病（hypertrophic eosinophilic gastroenteropathy）患者通常为儿童，表现为复发性肠梗阻和蛋白丢失性肠病。大体上，回肠和（或）空肠黏膜增厚伴有明显的假性息肉。患者出现小肠绒毛明显伸长，这导致隐窝与绒毛比例是正常小肠的 2～4 倍。绒毛伸长似乎是由凋亡减少引起的。黏膜可为溃疡性，溃疡上方以及固有膜的炎症浸润主要是密集的嗜酸性细胞。嗜酸性细胞也可出现于黏膜下和固有肌层[486]。

肉芽肿性和组织细胞性炎症性病变

许多疾病可以形成小肠肉芽肿（表 6.15）。肉芽肿的本质显著不同，可以从含有或不含有异物的小的

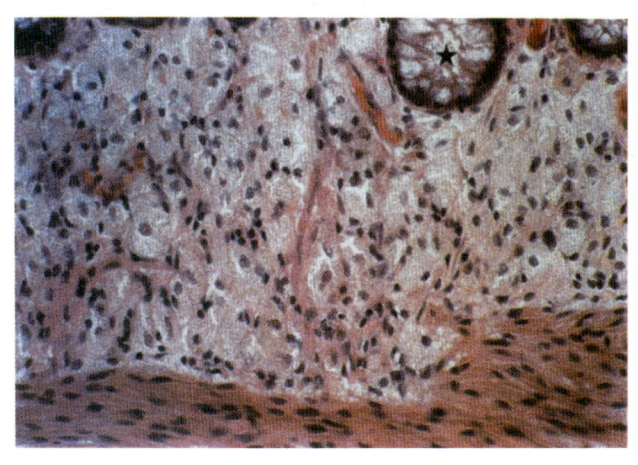

图6.209 局限性黄色瘤。组织细胞聚集位于腺体（星号）的基底下方，从腺体基底到黏膜肌层的距离增宽。微生物特殊染色阴性。

巨噬细胞聚集到典型的肉芽肿形成。小的隐窝相关性黏液肉芽肿合并黏膜损伤。组织细胞可能位于游离面下方或占据固有膜，而且可能含有微生物。血管相关性组织细胞聚集合并感染，尤其是 CMV（图6.119）。组织细胞还围绕气腔，是肠积气症的特征（图6.208），或在没有感染证据的移植患者组织细胞形成小的黏膜聚集。在黄色瘤患者，组织细胞还聚集在固有膜（图6.209）或黏膜下。肉芽肿或组织细胞聚集的病因学不同，取决于它们是密集还是疏松，是弥漫性还是局限性，含有巨细胞还是不含有巨细胞，以及伴有坏死区域还是不伴有坏死区域。在箝闭的（incarcerated）小肠祢，还可见到腹膜菊形团样微小肉芽肿。形成菊形团的细胞 CD68+，有别于反应性间皮增生的区域[578]。

Crohn 病

小肠 Crohn 病常常含有肉芽肿，但是这种疾病的病理学具有明显不同的变化（见第11章）。

结节病

结节病（sarcoid）是一种系统性肉芽肿性疾病，好发于淋巴结，但也可累及包括肠道在内的许多其他器官。由于淋巴结异常引起淋巴管梗阻，继而发生吸收障碍、蛋白质丢失性肠病和淋巴管扩张[579]。在缺乏典型的肝或肺疾病的情况下，做出结节病的明确诊断是不明智的。组织学特征是由缺乏坏死的密集而温和的肉芽肿组成的。这些改变可以累及肠壁和区域淋巴结。出现坏死区域提示存在感染，例如结核病或耶尔森菌感染，尤其是当肉芽肿累及末端回肠时。

异物相关性肉芽肿

肉芽肿发生于异物周围，例如滑石粉或缝线。缝线肉芽肿（suture granulomas）的中心通常含有缝线，周围是栅栏状排列的组织细胞和异物巨细胞。滑石粉肉芽肿（talc granulomas）一般含有异物巨细胞，应用偏振光镜显示典型的双折射结晶，可与其他肉芽肿区分开来。术者手套上的淀粉也能产生肉芽肿，在偏振光镜下通过出现明显的"马耳他十字"（Maltese cross）可以确认。在放射学检查期间，钡偶尔进入肠壁可能引起钡肉芽肿（barium granulomas）。钡显示为独特的双折射颗粒性物质，在集聚的组织细胞中呈淡绿色改变。

黄色瘤

整个胃肠道均可见小的黏膜黄色瘤（xanthomas），但以小肠最为少见。这些病变是指组织细胞积聚于固有膜的表层。这种病变有时在内镜检查中表现为微黄色的结节，可能是先前黏膜轻微损伤的痕迹。比较广泛形式的黄色瘤病（xanthomatosis）是由充满脂质的巨噬细胞积累组成的，形成肠壁的斑块（图6.210）或结节。泛发性或局限性黄色瘤病可以合并运动障碍[580]。胃肠黄色瘤病还发生于患有高胆固醇血症和高甘油三酯血症的患者。一个少见的病例累及 85 cm 的一段小肠。由于间隔规律的充满脂质的巨噬细胞的结节状集聚，使黏膜下、肌层和浆膜表面膨胀，从而造成肠壁变形。

软斑病

软斑病（malakoplakia）是一种独特类型的肉芽肿性病变，可形成瘤样肿块。这种疾病在第13章中有详细的讨论。

营养障碍

严重的营养缺陷可以引起明显的小肠异常。典型的例子是加西卡蛋白缺乏病（kwashiorkor）。这种严重的营养不良很少发生于发达国家，但较轻的类型可见于胃手术之后或慢性虚弱疾病的患者。营养不良由缺乏合适的饮食、代谢不完善以及饮食成分吸收不充分引起的。

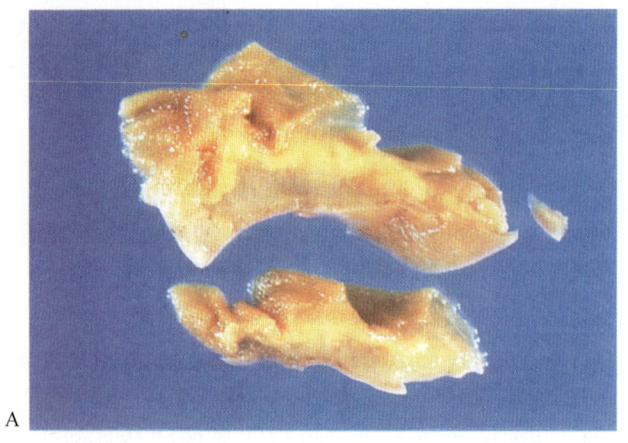
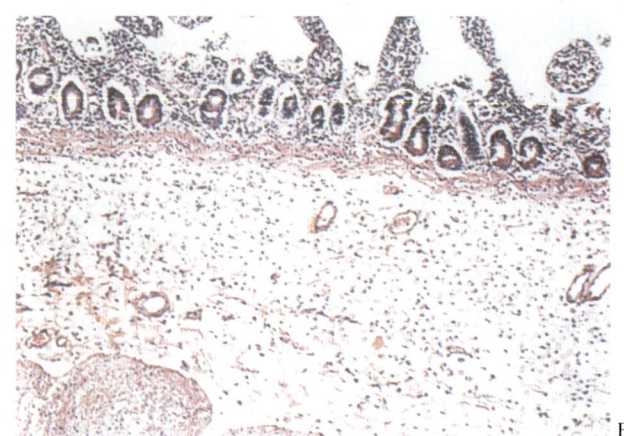
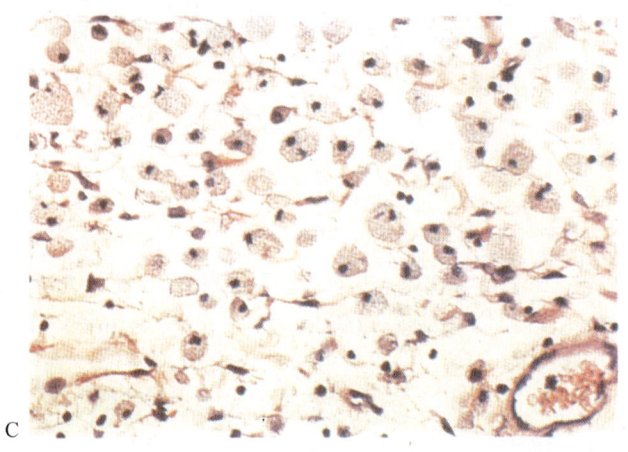

图 6.210 小肠黄色瘤。**A**：大体照片显示黏膜下有明显的透明胶样液体聚集。**B**：组织学检查显示黏膜下有松散排列的弥漫性组织细胞浸润。**C**：高倍放大显示组织细胞彼此间隔增宽。

加西卡蛋白缺乏病

加西卡蛋白缺乏病是不发达国家最常见的儿科疾病之一。它发生于许多非洲部落，尤其是东非和南非，有很高的发病率和死亡率。营养吸收障碍使蛋白质热量营养不良加重，进一步损伤肠道，破坏免疫能力，增加感染的危险性（图 6.211）。腹泻疾病常见。

小肠异常与未经治疗的乳糜泻可能无法区分。组织学上，黏膜呈扁平状。隐窝表现卷曲，长度相对增加，而核分裂指数低于正常。隐窝的改变并不均匀一致。在有些区域绒毛可能萎缩，而在另外一些区域表现正常或增生[581]。上皮细胞的高度减少，核的排列

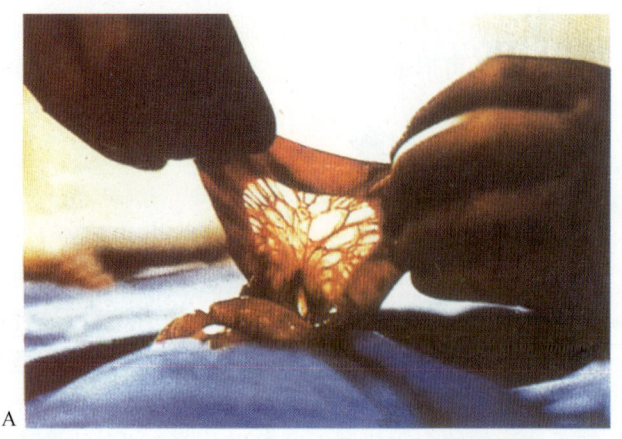
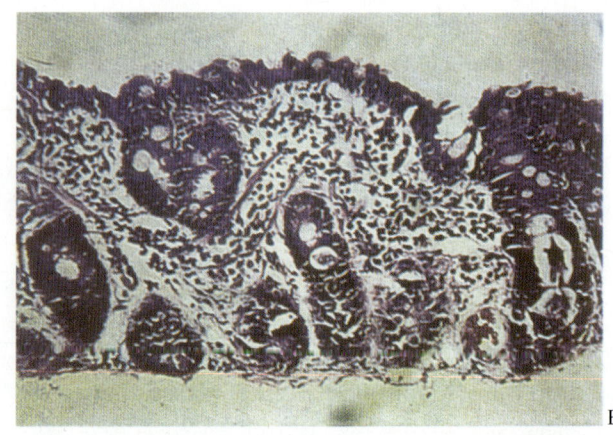

图 6.211 加西卡蛋白缺乏病。**A**：手术时见到的加西卡蛋白缺乏病发育不良的肠管。**B**：严重的绒毛萎缩。

不规则。固有膜有单核细胞浸润，基底膜增厚[582]。出现中性粒细胞浸润提示同时存在感染。患者对正常饮食有反应，伴随肠黏膜表现的改善。

维生素 E 缺乏和褐色肠综合征

维生素 E 缺乏患者会发生嗜酸性肠炎和褐色肠综合征（brown bowel syndrome）。维生素 E 缺乏单独发生或合并其他疾病[583,584]。褐色肠综合征的特征是固有肌层内有脂褐素沉积。患者年龄范围从 20 几岁到接近 80 岁，平均年龄 51 岁。患者表现为上腹部疼痛、轻度腹泻和慢性吸收障碍。

大体上，肠呈不同程度的橘褐色，在回顾性描述时，外科医师常常认为它比普通的肠管要黑。节段性或弥漫性带褐色的颜色改变可从胃肠道的浆膜面以及切面辨认。这种病变较常累及小肠和胃，但它可以累及直肠。偶尔累及整个胃肠道。色素沉着的程度与伴随疾病的严重性之间没有相关性。

黏膜表现通常正常。但是，偶尔绒毛变钝，黏膜下可见轻度水肿。通常没有炎症或纤维化，虽然嗜酸性细胞可以聚集在黏膜下和固有肌层。粗大的、自体荧光性、颗粒状的金褐色色素充满固有肌层、黏膜肌层和血管壁的平滑肌细胞，这种色素称为脂褐素（图 6.212）。脂褐素呈圆形至卵圆形，常常位于核周或定位于细胞的中心。单个色素颗粒不同，从仅仅可见到 2～3 μm 大小。在受累轻微的区域，色素勉强可见。在晚期病例，大量的脂褐素沉着导致相当数量的平滑肌细胞丧失。巨噬细胞也含有色素，尤其是在肌层。这种色素颗粒染色不同（图 6.213；表 6.43）。Fontana-Masson 染色是检查脂褐素最敏感的染色，尤其是当细胞含有少量色素时。褐色肠综合征和黑变病中所见到的色素在表 6.44 中加以比较。

超微结构检查，肌肉细胞的胞浆内有不规则形、电子密度不等的细胞内颗粒，这些颗粒以核周为中心性，不累及周围的胞浆（图 6.214）。平滑肌细丝突然终止或围绕色素伸展。色素沉积有时类似于髓鞘样结构，由单一的单位膜包被。线粒体改变可能是脂褐素色素的来源，因此"平滑肌线粒体肌病"（smooth muscle mitochondrial myopathy）这一术语可以用于

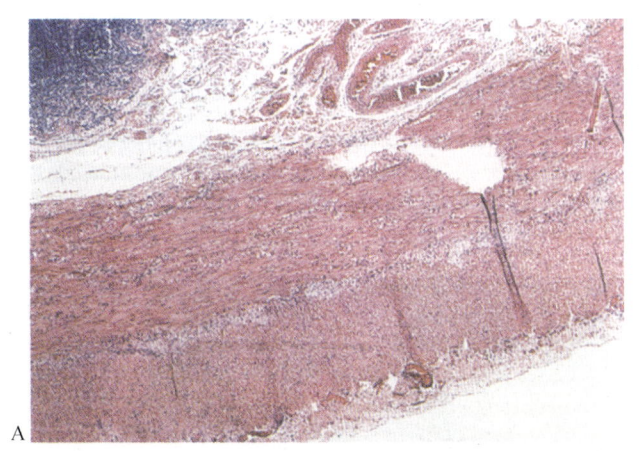

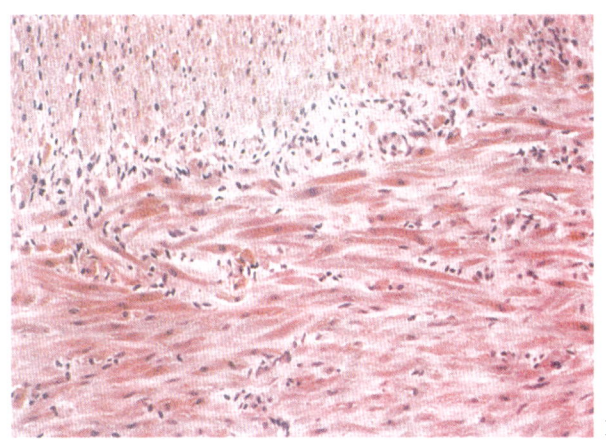

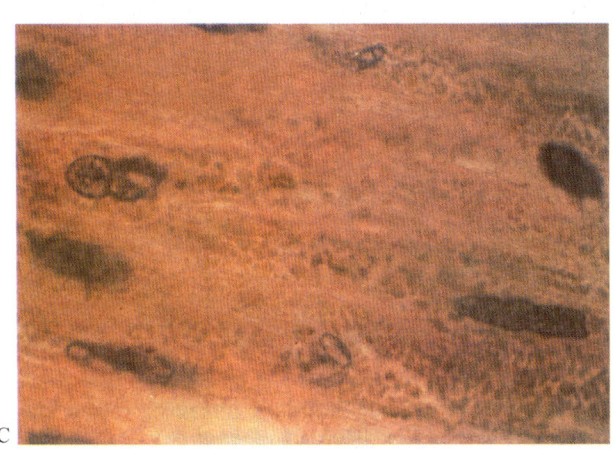

图 6.212 褐色肠综合征。A：低倍放大，显示黏膜的较下方部分，黏膜下层和固有肌层 HE 染色的肌肉细胞染色有轻微的改变。B：固有肌层较高倍放大，显示微弱的褐色染色。C：更高倍放大显示核内细小的颗粒状金褐色色素。

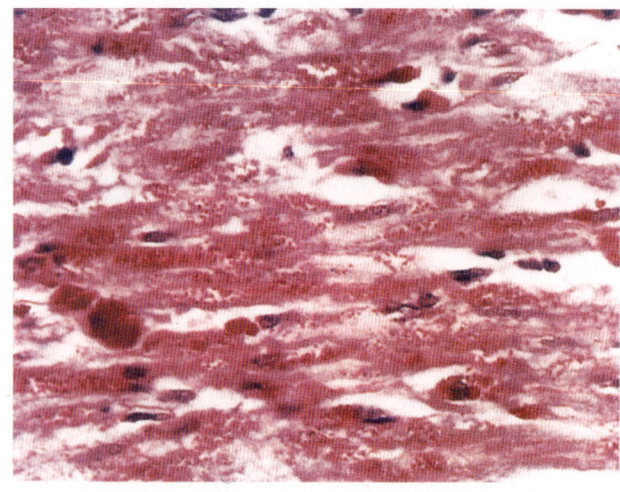

图 6.213 褐色肠综合征。PAS 染色突出显示色素颗粒。

这种疾病[585]。

锌缺乏和肠病性肢皮炎

锌缺乏可分为两组：一组为先天性锌缺乏，称为肠病性肢皮炎（acrodermatitis enteropathica）；另外一组为获得性锌缺乏。肠病性肢皮炎是一种罕见的常染色体隐性遗传性代谢缺陷，导致锌吸收障碍和严重的锌缺乏[586]。锌是 100 种以上酶的正常成分，因此，锌缺乏对于核酸代谢以及蛋白质和氨基酸合成具有全面的不利的影响，最终导致生长停止[587]。腹泻和厌食常见，尤其是婴儿。在刚学会走路的孩子和学龄儿童中常常出现生长迟缓、脱发、体重减轻和复发性感染。不经充分的治疗，本病常常引起死亡。锌缺乏患者的活检显示灶状绒毛缩短，伴有轻度隐窝增生和混合性炎症细胞浸润略为增加。电镜下 Paneth 细胞显示特征性的多形性胞浆包涵体，是肠病性肢皮炎的特征。通过锌治疗超微结构异常可以消失。

表 6.43 褐色肠综合征的染色特征

染色	颜色
没有染色	金黄色
HE	蓝色
PAS	品红
苏丹黑（Sudan black）	黑色
Fontana-Masson	褐色
噻嗪类染料（Thiazine dye）	强嗜碱性
硫酸尼罗蓝（Nile blue sulfate）	蓝色
Ziehl-Nielson（AFB）	粉红色

表 6.44 褐色肠综合征与结肠黑变病比较

	褐色肠综合征	黑变病
部位	小肠平滑肌细胞	巨噬细胞
相关情况	囊性纤维化，胆道闭锁，维生素 E 缺乏，低白蛋白血症	滥用泻药
染色反应		
PAS	++++	++++
Giemsa	+++	+++
Alcian 蓝	−	−
六胺银	++++	++++
抗酸	++	+−
Fontana	++++	++++
Prussian 蓝	−	−
油红 O	+	−

免疫缺陷性疾病

免疫缺陷性综合征患者常常表现为慢性腹泻、吸收障碍和其他肠道异常，以及伴有免疫缺陷的影响，尤其是感染。免疫缺陷性综合征分为原发性和继发性（或获得性）（表 6.45）。原发性免疫缺陷分为几种类型：主要与不能生成抗体有关的原发性免疫缺陷（表 6.46），与淋巴细胞异常有关的原发性免疫缺陷，或涉及中性粒细胞的原发性免疫缺陷。

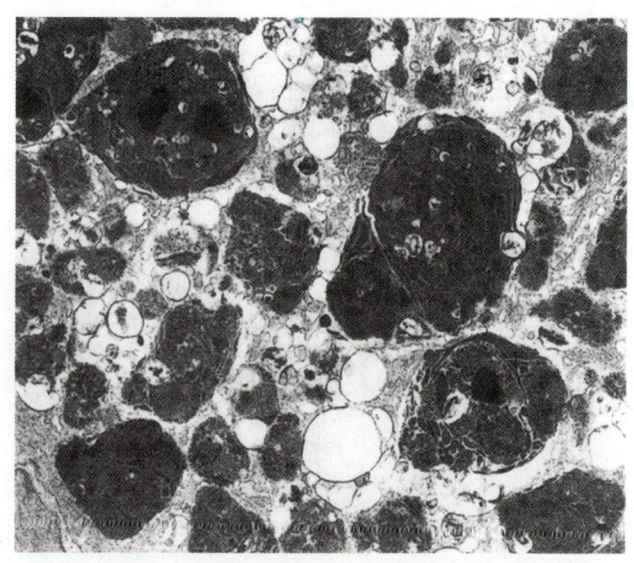

图 6.214 褐色肠综合征的超微结构特征。可见大量含有细胞膜和嗜锇碎片的溶酶体内包涵体。

表 6.45　免疫缺陷性疾病的分类
以抗体缺陷为主（见表 6.46）
以细胞介导免疫缺陷为主
严重的复合性免疫缺陷
慢性黏膜皮肤念珠菌病
Nezelof 综合征
DiGeorge 综合征
Wiskott-Aldrich 综合征
与其他疾病有关的免疫缺陷
慢性肉芽肿性疾病
共济失调性毛细血管扩张症
转钴胺素Ⅱ缺乏症
裸淋巴细胞综合征（bare lymphocyte syndrome）
白细胞黏附缺陷
AIDS

抗体缺陷性病变

选择性 IgA 缺陷

选择性 IgA 缺陷（selective IgA deficiency）是白种人最常见的免疫缺陷，通过供血者筛查评估发现，在普通人群中大约每 600 人出现 1 例[588]。发病率不同，取决于被研究的人群。发表的数字从芬兰的 1/400 到日本的 1/1500 不等[589]。IgA 缺陷在乳糜泻患者中更常见，是普通人群的 10～15 倍。

表 6.46　抗体缺陷状态
X-连锁婴儿无丙种球蛋白血症
X-连锁低丙种球蛋白血症伴有生长激素缺乏
转钴胺素Ⅱ缺乏症和低丙种球蛋白血症
免疫缺陷伴有胸腺瘤
对于 EB 病毒反应遗传学性缺陷之后的免疫缺陷
普通可变免疫缺陷症
免疫球蛋白缺陷伴有正常或 IgM 和 IgD 水平增加
选择性 IgA 缺陷
选择性 IgM 缺陷
其他免疫球蛋白同型的选择性缺陷
轻链缺陷
免疫球蛋白分子分解代谢过度引起的免疫缺陷
免疫球蛋白和淋巴细胞丢失过多引起的免疫缺陷

选择性 IgA 缺陷不产生主要的黏膜免疫球蛋白 IgA。在大多数病例，免疫缺陷的原因还不清楚。本病可能是先天性，或由病毒感染、白细胞减少和药物引起。少数病例是由 14 号染色体上的 IgA 基因缺失引起的[590]。选择性 IgA 缺陷伴有长期的 HLA 单倍型，或包括 C4A 无效等位基因（C4AQ0），HLA Ⅲ 类区的 21-羟化酶基因缺失或罕见的ⅢC 类基因单倍型[591]，尤其是在白人。这些单倍型在黑人和亚洲人罕见。

大多数患者具有 B 细胞成熟缺陷，伴有膜 IgA 阳性的 B 细胞异常终末分化为分泌 IgA 的浆细胞。较少部分的个体具有推定的抑制性 T 细胞免疫调节缺陷，它能选择性地抑制 IgA 的生成[592]。

由于 IgM 代偿性增加，许多患者缺乏临床异常。其他患者，尤其是缺乏 IgG 亚分类的患者，表现为鼻窦和肺疾病、腹泻、吸收障碍、自身免疫疾病或细菌感染，包括胃肠感染[593]。IgA 缺陷患者还常常具有直接抗牛奶和反刍动物血清蛋白、免疫球蛋白、甲状腺球蛋白和胶原的抗体。与 IgA 缺陷有关的疾病列在表 6.47 中。

IgA 缺陷患者活检的表现可能完全正常，固有膜内似乎有完整的淋巴细胞和浆细胞补体，特别是在成人。免疫组化分析免疫球蛋白显示，固有膜的浆细胞产生 IgM 和 IgG，但不产生 IgA。患者还可能有与乳糜泻或细菌感染共存的证据（图 6.215）。少数情况下，在缺乏细菌过度生长或贾第鞭毛虫的情况下，选择性 IgA 缺陷患者表现为黏膜完全扁平（图 6.216）。这种患者可能死于严重的吸收障碍[594]。

表 6.47　与 IgA 缺陷有关的病变
恶性贫血
Addison 病
甲状腺炎
溶血性贫血
特发性血小板减少性紫癜
系统性红斑狼疮
类风湿性关节炎
原发性胆汁性肝硬化
慢性活动性肝炎
乳糜泻
Crohn 病
结节性淋巴组织增生
双糖缺乏
抗牛奶蛋白抗体

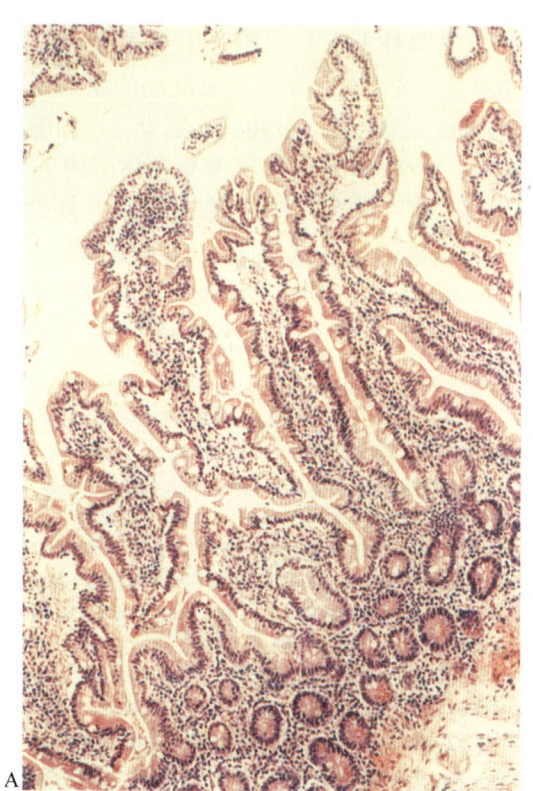 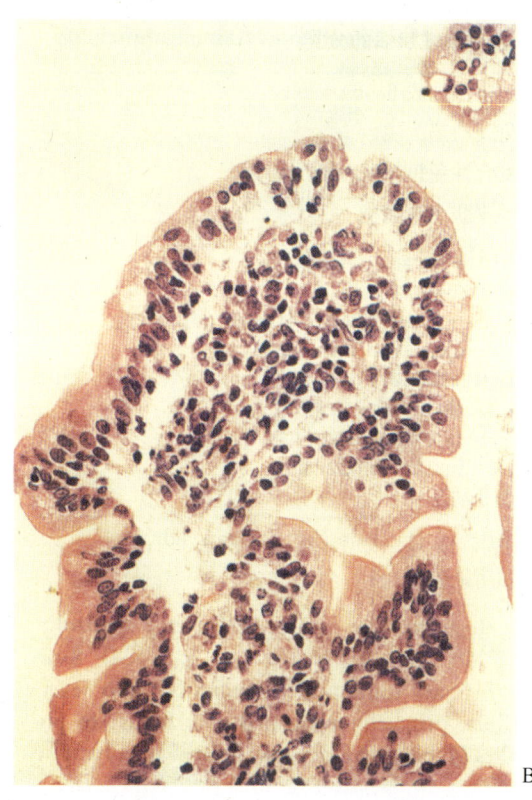

图 6.215　IgA 缺陷合并乳糜泻。**A**：结构基本正常，固有膜浸润轻度增多。**B**：高倍放大显示上皮内淋巴细胞。免疫染色显示产生 IgA 的浆细胞和上皮内淋巴细胞完全缺乏，提示隐性口炎性腹泻的诊断。患者摄入无谷蛋白饮食疗效明显。

普通可变免疫缺陷症

普通可变免疫缺陷症（Common Variable Immunodeficiency，CVI）是一组异质性免疫球蛋白缺陷，具有以下共同特征：（1）大多数免疫球蛋白同种型水平低下；（2）对于抗原不能形成抗体；（3）细胞介导的免疫没有明显缺陷；（4）出现复发性细菌感染。患者受到其有缺陷抗体产物的作用，伴有血清 IgG 减少同时伴有 IgA 和 IgM 减少[595]。显示不同类型 CVI 的其他患者，主要表现为 T 细胞缺陷，抗体缺陷较不明显。这两种临床综合征倾向于相互排斥[595]。

CVI 是第二种最常见的原发性免疫缺陷，位于孤立性 IgA 缺陷之后。每一百万个活体新生儿中 6~12 个受累。本病通常为散发性，但 20% 的患者是与常染色体显性遗传有关的家族性病例[596]。单倍型分析和连锁研究显示，HLA-DQ/DR 位点是主要的受累部位[597]。有报告表明，CVI 与编码 HLA Ⅱ 类分子基因的纯合性之间具有相关性，尤其是 HLA-DQ[598]。在某些患者，存在与 TNF-α⁺ 488A 等位基因的相关性[599]。新近的一项研究发现，32 例成人发病的 CVI 患者，4 例有 ICOS 基因纯合子的缺失，这是一种见于活化 T 细胞上的可诱导的协同刺激因子[600]。

CVI 的主要缺陷是 B 细胞不能分化，伴有免疫球蛋白分泌障碍，但尚不清楚这是由于原发性 B 细胞缺陷还是由于 T 细胞异常引起的。CVI 的 B 细胞不成熟，显示激活标记物的上调受损[601]。某些患者可见 IgV 基因体细胞超突变缺陷，这是一种能够导致免疫球蛋白生成，而且伴有抗原亲和性减少或缺乏的异常[602]。除了 B 细胞异常之外，CVI 患者还显示 T 细胞功能异常。CVI 患者显示 T 细胞增生和活化减少、抗原引起的反应有缺陷以及细胞因子生成减少[603]。

在临床上，CVI 可能类似于 X-连锁无丙种球蛋白血症（图 6.217）。主要的差别在于患者发病年龄通常较大，具有某种较轻的感染。另外，男女分布几乎相等，与 X-连锁无丙种球蛋白血症不同，后者几乎总是发生于男孩。慢性和复发性鼻窦和肺部感染是

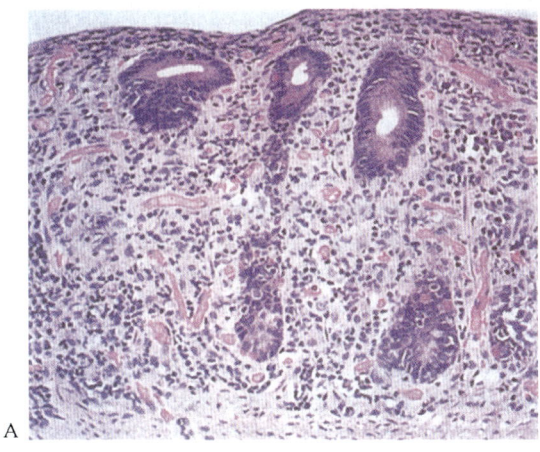
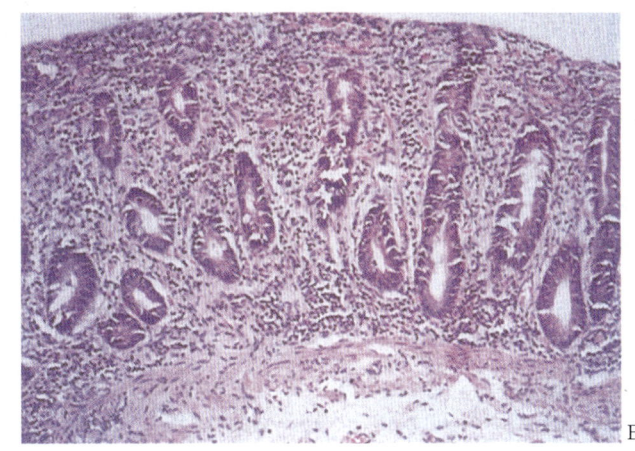
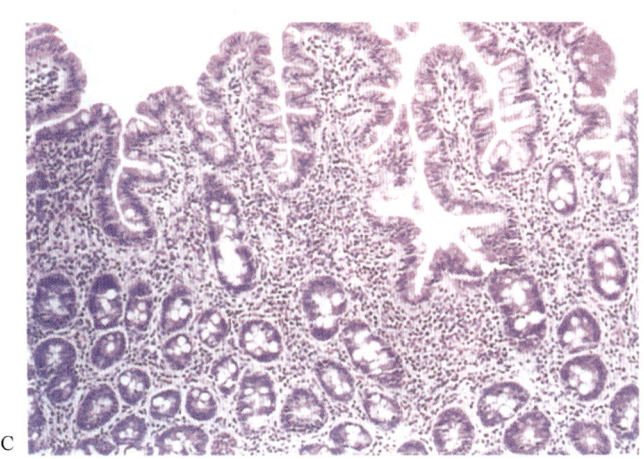
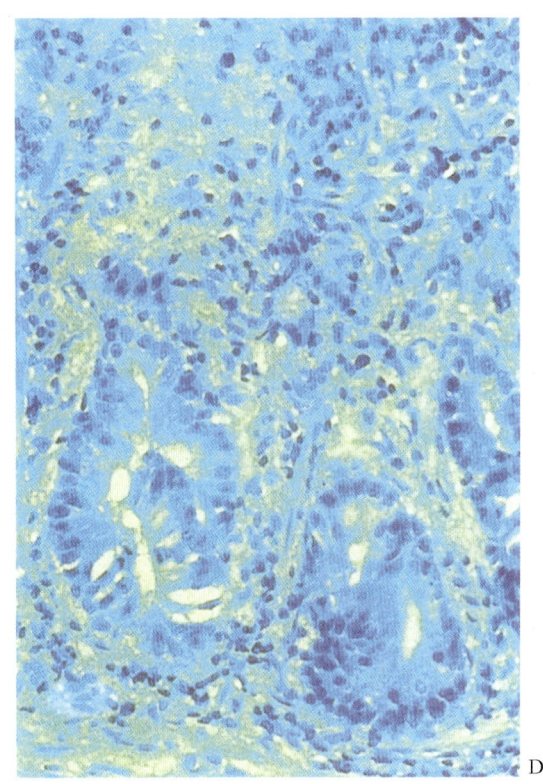

图 6.216　选择性 IgA 缺陷和乳糜泻。**A**：小肠活检取自治疗前的患者。可见黏膜重度萎缩。腺体数目明显减少。**B**：另一个区域显示黏膜腺体萎缩。**C**：治疗之后活检所见。**D**：活检的 IgA 染色。注意固有膜内没有含有 IgA 的细胞出现。正常情况下，这是固有膜内最常见的细胞。

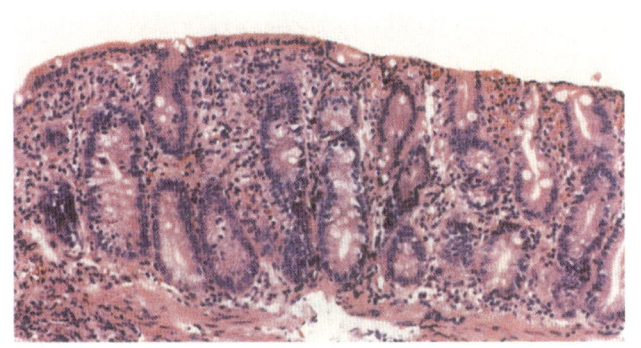

图 6.217　无丙种球蛋白血症。上皮常常变得扁平，具有其他原因引起的绒毛萎缩的特征。

本病的标志[604]。20%～30% 的患者具有轻度至中度吸收障碍，常常是由于同时存在贾第鞭毛虫感染引起的。这种肠病还可伴有空肠刷状缘酶的缺乏[605]。伴有 T 细胞异常的患者具有真菌或原虫感染，有时引起持续性感染，例如伴有类圆线虫病。由于同时存在慢性萎缩性胃炎，大约 33%～50% 的患者伴有胃酸缺乏。患者发生恶性贫血样综合征，伴有内在因子缺陷、胃萎缩、壁细胞丧失和维生素 B_{12} 水平低下。然而，与典型的恶性贫血不同，本病发生年龄较小，胃黏膜缺乏浆细胞浸润，而且缺乏抗壁细胞或抗内在因子抗体。共存的疾病列在表 6.48 中[606]。成人多半发

表 6.48	与普通可变免疫缺陷症有关的疾病
复发性感染	
呼吸道和鼻窦	
胃肠	
吸收障碍伴有脂肪痢和绒毛萎缩	
慢性腹泻	
胆囊炎	
胆管炎	
恶性贫血	
蛋白丢失性肠病	
贾第鞭毛虫感染	
萎缩性胃炎	
胃癌	
淋巴瘤	
支气管扩张	

生并发症,包括淋巴瘤以及小肠癌和大肠癌。由于黏膜炎症和黏膜渗透性增加,可能引起乳糖和谷蛋白不耐受。

黏膜表现各异,从正常到类似于乳糜泻的重度绒毛萎缩[607]。可能出现隐窝变形和隐窝破坏。缺乏浆细胞。还可能存在上皮内淋巴细胞增多。与乳糜泻不同,固有膜仅有少量单核细胞浸润。淋巴组织聚集在固有膜和上皮细胞之间,主要为T细胞而不是不成熟的B细胞。隐窝基底单个细胞坏死(凋亡)增多[608]。活检常常显示肠炎。缺乏浆细胞。肉芽肿性肠病是CVI的另外一种表现,可能是由于潜在的感染引起的。由伴有不成熟B细胞的增生的淋巴滤泡组成的结节性淋巴组织增生,可能见于整个胃肠道。各种感染可以诱发淋巴组织增生。

细胞性和复合性免疫缺陷性疾病

Nezelof 综合征

Nezelof 综合征(Nezelof syndrome)的特征是淋巴细胞减少、淋巴组织缩小、胸腺异常以及血清免疫球蛋白水平正常或增高。婴儿表现为复发性或慢性肺部感染、生长迟缓、口腔或皮肤念珠菌病、慢性腹泻和复发性感染。其他所见包括中性粒细胞减少症和嗜酸性粒细胞增多。选择性 IgA 缺陷以及 IgE 和 IgD 水平明显增高发生于某些患者。本病通常为常染色体隐性遗传性疾病,但是有些儿童显示X连锁遗传模式[604]。包括胃肠道淋巴组织在内的外周淋巴组织,表现为增生低下,显示副皮质区淋巴细胞减少。小肠活检可能显示绒毛萎缩,伴有固有膜内浆细胞和中性粒细胞数量增多。缺乏回肠淋巴集结。

严重的复合性免疫缺陷性疾病

严重的复合性免疫缺陷性疾病(severe combined immunodeficiency disease,SCID)综合征的特征是先天性缺乏所有的适应性免疫功能,在遗传学、酶学、血液学和免疫学特征上存在很大差异[604]。SCID存在多种变型,但所有变型均显示T细胞分化受阻,通常需要紧急治疗,应用同种异体造血干细胞移植,以提供缺少的T细胞祖细胞。已知有9种不同的分子缺陷可以引起SCID,在参考文献609中有所概述。SCID的遗传通常为X-连锁或常染色体隐性缺陷。胃肠改变包括食管闭锁、肛门闭锁、慢性念珠菌病和水泻。伴有这些病变的患者,可以发现严重的免疫缺陷。

有一种类型的 SCID,患者缺乏T细胞但具有正常数量的B细胞。它伴有 CD3 基因的异常缺陷,导致T细胞发生早期停止,伴有成熟T细胞几乎完全缺乏,而且完全缺乏 γ/δ T 细胞[610]。患者缺乏T细胞和B细胞免疫性,而且病毒、真菌、原虫和细菌感染的发生率增加。结果,儿童可以出现严重的胃肠表现,包括慢性腹泻、吸收障碍和感染。胃肠感染是由贾第鞭毛虫、沙门菌、肠病性大肠杆菌、轮状病毒、念珠菌病、球虫病、曲霉病和隐孢子虫病引起的。组织学上,回肠淋巴集结缺乏或极其不发达。活检显示上皮内T淋巴细胞部分减少、部分绒毛萎缩以及固有膜内有许多空泡状 PAS 阳性的巨噬细胞。肠的固有膜缺乏淋巴细胞和浆细胞。

进行骨髓移植的患者缺乏排斥外来组织的能力,因此,具有发生 GVHD 的危险。有些患者发生乳糖不耐受。现今并发症罕见,因为多数患者接受骨髓移植。

慢性肉芽肿性疾病

慢性肉芽肿性疾病(chronic granulomatous disease,CGD)是一种罕见的以男性为主的疾病,伴有X-连锁或常染色体隐性遗传。伴有X连锁的CGD患者,中性粒细胞的细胞色素B有缺陷,而伴有常染色体隐性遗传的CGD患者,涉及到 NADPH 氧化酶系统的异常。这些患者的白细胞缺乏正常的氧消耗,葡萄糖直接氧化或过氧化氢形成。胃肠受累可能引起腹泻、脂肪痢、维生素 B_{12} 吸收障碍，或由于存在肉芽肿而引起的肠梗阻。CGD 患者的中性粒细胞缺乏杀伤过氧化氢酶阳性细菌和某些真菌的能力，例如念珠菌和曲霉，尽管在正常情况下它们具有吞噬微生物的能力。结果，患者易于发生严重感染和多发性脓肿。肠壁可以含有肉芽肿、瘘管、裂隙和脓肿，类似于 Crohn 病。固有膜可含有特征性的暗棕色、充满脂质的组织细胞、巨细胞和肉芽肿[611]。这些改变发生于小肠和大肠。

发于黏膜浸润。

组织学改变包括黏膜绒毛萎缩、明显的黏膜下水肿和固有膜内成簇的肥大细胞浸润（图 6.218）。大量肥大细胞浸润固有膜、黏膜肌层和黏膜下层，伴有腺腔内肥大细胞聚集和腺体破坏的证据。还可出现肥大细胞明显的脱颗粒。嗜酸性粒细胞也可见到。甲苯胺蓝或 Giemsa 染色肥大细胞更加明显。抗类胰蛋白酶和 CD68 抗体染色，肥大细胞病变也呈阳性。肿瘤性肥大细胞具有 CD2 和 CD25 的异常表达，而且有密码子 816 c-kit 突变[614]。

系统性肥大细胞增多症

系统性肥大细胞增多症（systemic mastocytosis）的特征是皮肤、骨、淋巴结和实质器官内肥大细胞增生。患者通常表现为色素性荨麻疹的典型皮肤病学改变。典型症状包括瘙痒症、脸红、心动过速、哮喘和头痛，所有这些均被认为是由于肥大细胞释放组胺引起的[612]。50%～80% 的患者具有胃肠症状，包括消化道溃疡、吸收障碍、脂肪痢、恶心、呕吐、大量的水泻和腹痛[613]。临床特征可类似于炎症性肠病。这些特征的出现是继发于胃酸分泌过多，或由肥大细胞分泌释放组胺和前列腺素引起的。症状常常是由饮酒引起的。高组胺血症引起胃酸分泌增多，可能与 Zollinger-Ellison 综合征一样明显[613]。胃酸水平与组胺血症的程度和胃酸消化性疾病的存在有关，包括消化性十二指肠炎[613]。肥大细胞介导的病变包括肠的通透性增加和平滑肌功能的改变。吸收障碍的出现继

移植物抗宿主病

移植物抗宿主病（Graft Versus Host Disease, GVHD）是一种免疫学疾病，能够导致严重的胃肠损伤。它是免疫活性的供体细胞对于受体组织相容性抗原的反应。GVHD 发生于骨髓或器官移植之后。少数情况下，它发生于免疫缺陷儿童的母体-胎儿细胞转换[615]，或非照射细胞和血液产物的输血[616]。GVHD 还与恶性胸腺瘤有关。

发生 GVHD 反应的必要条件包括以下几个方面：（1）移植物必须含有免疫活性细胞；（2）宿主在遗传学上必须与作为外来抗原的移植物明显不同；（3）宿主一定不能排斥移植物[617]。这些条件允许移入的细胞与宿主通过免疫学介导的过程进行反应。GVHD 的发病率从 <10% 到 >80% 不等，取决于不相容的程度、移植物中 T 细胞的数量、患者年龄以及免疫抑制方案的本质[617]。应该记住，即使在主要组织相容

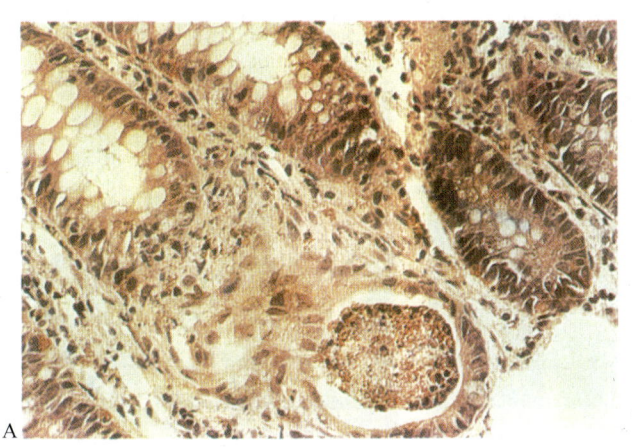 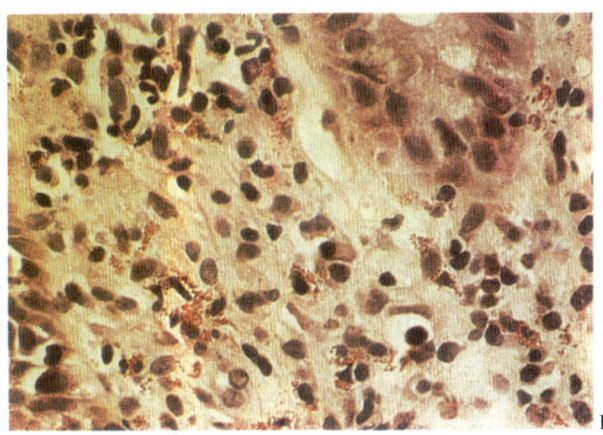

图 6.218 肥大细胞增多症。A：腺腔内聚集的肥大细胞的高倍放大。B：高倍放大显示固有膜内有大量脱颗粒的肥大细胞。

性复合体（major histocompatibility complex，MHC）完全匹配的供体和受体，也可发生 GVHD，这是由于次要组织相容性抗原的不相容。黑人 GVHD 的发生率可能比其他人种高。

在 GVHD 中，CD8[+]、CD3[+] 和 TiA1[+] 的细胞毒性 T 细胞介导上皮细胞死亡[619]。CD8 细胞识别Ⅱ类 MHC 限制性抗原，产生淋巴因子，引起肠病相关 GVHD 的发生[620]。凋亡可通过 Fas/Fas 配体通路发生[621]。

在 HLA 不匹配的受体或不加任何预防的患者，急性 GVHD 在数天内（7～100 天）发生。少数情况下，急性 GVHD 发生于移植后的 100 天以后[618]。它的特征是上皮细胞死亡，主要在胃肠道、肝和皮肤，而慢性 GVHD 伴有这些器官及其他器官的纤维化。临床特征为从轻度至难治性的腹泻、吸收障碍、腹痛、蛋白丢失性肠病和严重的营养不良。

慢性 GVHD 比急性 GVHD 少见，发生于移植后 100 天之后，或表现为急性 GVHD 的延伸，或发生于静止的无病间隔之后。它发生于移植后多达 400 天以上[615]。15%～40% 的长期生存者患有慢性 GVHD。慢性 GVHD 可能是由供体来源的存活的淋巴细胞引起的，这些淋巴细胞对于未知抗原敏感，可能是宿主的次要组织相容性抗原[622]。

GVHD 主要的靶器官包括皮肤、胃肠道、胆管、骨髓和淋巴组织。这些器官细胞更新率高，可以不断表达分化的抗原，导致免疫监测增强。同时，这些器官的细胞可能具有潜伏的病毒，可作为供体免疫监测的靶点。

急性 GVHD 典型的临床表现包括皮疹、恶心、食欲减退、大量水泻、肠出血、肠梗阻、腹部绞痛、压痛、麻痹性肠梗阻、吸收障碍和黄疸。肠受累发生于 70% 的病例[623]。在骨髓移植患者中，肠道感染占 13%，而急性 GVHD 占腹泻病变的 48%。最常见的感染是星形病毒、*C. difficile*、腺病毒和 CMV。腹泻的程度不总是与肠道炎症的严重性有关。肠道疾病的严重性从Ⅰ级至Ⅳ级不等（表 6.49）。中度至重度急性 GVHD 的死亡率高达 50%。

表 6.49　急性移植物抗宿主病的临床分级

分级	受累器官
Ⅰ	Ⅰ期至Ⅱ期皮疹；没有肠道受累；没有肝受累；临床功能没有减少
Ⅱ	Ⅱ期至Ⅲ期皮疹；Ⅰ期肠道受累或Ⅰ期肝受累，或二者皆有；临床功能轻度减少
Ⅲ	Ⅱ期至Ⅲ期皮疹；Ⅱ期至Ⅲ期肠道受累或Ⅱ期至Ⅳ期肝受累，或二者皆有；临床功能明显减少
Ⅳ	类似于Ⅲ级，伴有Ⅱ期至Ⅳ期器官受累和临床功能极度减少

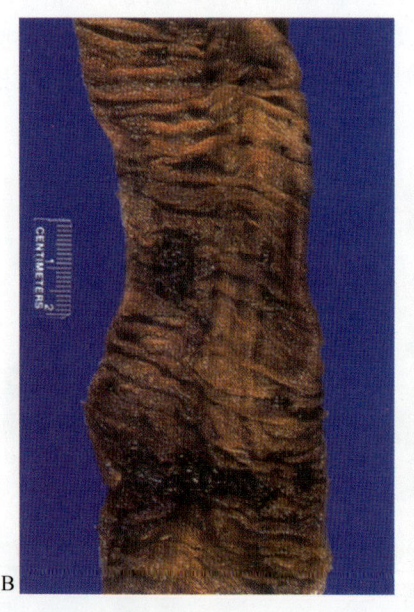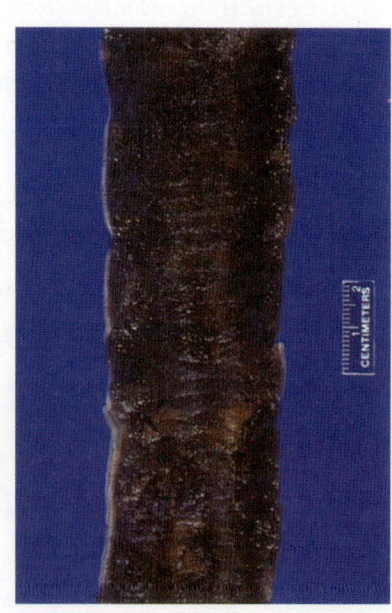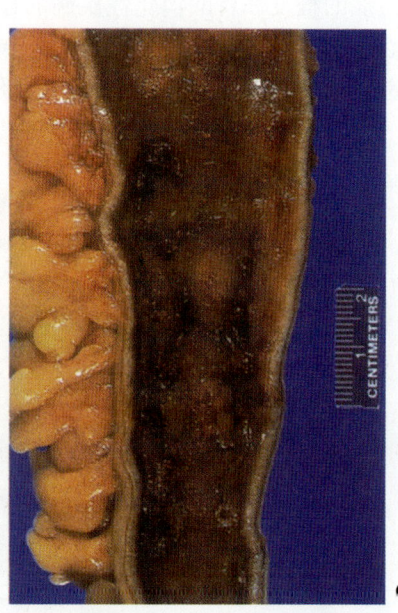

图 6.219　移植物抗宿主病。A～C 显示严重程度逐渐增加。**A**：肠道溃疡形成的区域可见于中度受累的患者。**B**：较弥漫的溃疡形成和明显的红斑。**C**：肠已转变为纤维化，肠管僵硬，几乎没有残留的穿插其间的黏膜。

表 6.50	移植物抗宿主病的组织学病变
分级	组织学
1	个别隐窝轻度坏死
2	隐窝脓肿和隐窝细胞扁平
3	许多隐窝脱离
4	扁平黏膜

表 6.51	伴有凋亡增加的状况
移植物抗宿主病	
排异反应	
化疗	
放疗	
锌缺乏	
禁食	
炎症性肠病	
AIDS 肠病	
胸腺瘤	
某些药物	
病毒感染	
细胞介导的免疫反应	
自身免疫性小肠结肠炎	

黏膜活检为检查肠道 GVHD 提供了敏感的方法。然而，在免疫抑制治疗的前 3 周不应进行活检，因为所有患者在移植之后均将立即显示某种程度的炎症。急性 GVHD 病变不同，从个别隐窝细胞坏死到整个黏膜丢失，最严重的疾病发生在回肠（图 6.219；表 6.50）。凋亡小体是诊断的必要条件（图 6.220）。然而，要记住，凋亡增加或凋亡位于隐窝基底也可发生于其他病变（表 6.51）。这些改变集中在隐窝基底。坏死灶出现在富于细胞的腔隙内，有时被称为"爆米花病变"（popcorn lesion）。随着病变的进展，整个隐窝可与黏膜脱离，造成单个隐窝丧失。黏膜结构进展性丢失，伴有溃疡形成、黏膜剥脱和黏膜下水肿。溃疡愈合导致纤维化和狭窄形成。溃疡可伴有感染，尤其是真菌感染。在慢性 GVHD，可见节段性固有膜纤维化和黏膜下纤维化，并延伸至浆膜。这些病变的发生遍布于胃肠道的全长，从食管延伸至结肠。少数患者排出绳索状的棕褐色物质，类似于脱落的带状黏膜组织，称为直肠黏膜管型（图 6.221）。这种物质的成分难以区分。它通常含有纤维素、多形核白细胞、细胞碎屑、细菌或真菌，几乎没有可辨认的组织。应用细胞角蛋白免疫染色可以证实游离的肠上皮的存在[624]。

类似于移植物抗宿主病的小肠病变

类似于 GVHD 中所见的改变有时发生于没有移植或输血的免疫抑制或免疫缺陷患者。这种病变累及胃肠道的任何部分，但最常累及肠道。患者具有不同的相关疾病，包括淋巴瘤、白血病、复合性免疫缺陷、严重的 T 细胞缺陷和 Hodgkin 病[625,626]。体征和症状类似于发生在骨髓移植后的体征和症状，但其发生较为迅速且伴有较高的致死率。在伴有复合性免疫缺陷症和 GVHD 特征的患者，已经发现有一种新的 T 淋巴细胞群[627]。

组织学上，患者在腹泻期间绒毛几乎全部萎缩。发生明显的混合性炎症浸润，固有膜内有大量的中性粒细胞。隐窝上皮显示单个细胞坏死（凋亡）和大量

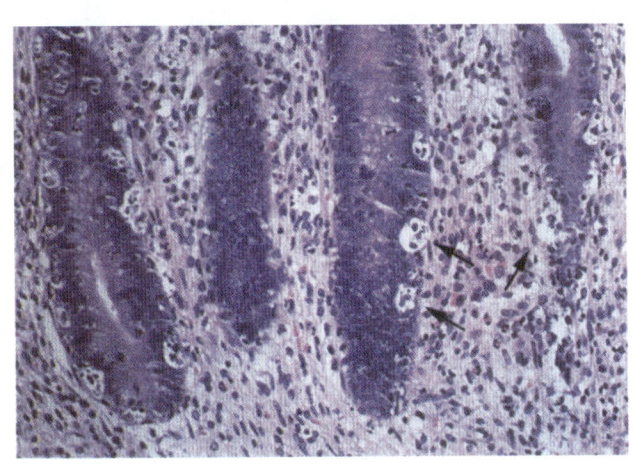

图 6.220 移植物抗宿主病的凋亡。注意在隐窝基底可见明显的凋亡小体（箭头）。

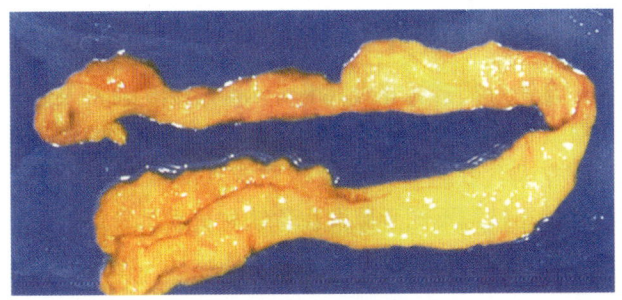

图 6.221 黏膜管型。从移植患者肠道脱落的绳索状结构的大体照片。这是黏膜管型。

上皮内中性粒细胞，伴有隐窝脓肿。淋巴组织结节也可出现于固有膜。可见肥大细胞。淋巴组织结节内的绝大多数细胞显示 T 细胞表型，UCHL1⁺。隐窝上皮内也可见少数 UCHL1⁺ 细胞。可见少数 B 细胞；缺乏浆细胞。有些患者缺乏 B 细胞，尤其是伴有复合性免疫缺陷症的患者。

组织中异常沉积物相关性疾病

血色素沉着病

遗传性血色素沉着病（hereditary hemochromatosis，HH）是一种常染色体隐性遗传性疾病，占医院死亡患者的 1/7000，每年每 20 000 人中有 1 人入院[628]。当本病发生在成人时，患者通常是 HFE 基因错义突变的纯合子（C282Y）[629]。少数伴有编码运铁蛋白受体 2（TfR2）基因突变的患者，还表现为类似于 HFE 突变患者的临床表型。成人疾病一般比儿童疾病轻。多数幼年性病例染色体基因的位置在 1q，从前称为 HFE2 的 hemojuvelin（HJV）基因位于这个部位。有些遗传性血色素沉着病的儿童可能具有编码 hepcidin 的 HAMP 基因突变，hepcidin 是一种在铁吸收中起关键作用的肽[630]。

因为人体没有排泄铁的有效途径，一般认为遗传性血色素沉着病主要的病理生理学是，尽管体内铁的储存已经很高，但依然从饮食中吸收过多的铁。然而，遗传性血色素沉着病患者铁吸收增强的潜在机制仍然没有确定，而且非常复杂，具有许多生化缺陷，总结于参考文献 630 中。

铁沉积在包括肠道在内的许多器官内（图 6.222），导致结构和功能异常。组织学上，可见铁沉积于黏膜整个固有膜的巨噬细胞和上皮细胞内（图 6.222），而且沿血管周围分布。

含铁血黄素沉着病

含铁血黄素沉着病（hemosiderosis）通常发生于口服或胃肠外给予铁或多次输血之后。绒毛的固有膜含有充满含铁血黄素的巨噬细胞（图 6.223）。上皮细胞缺乏铁，不同于原发性含铁血黄素沉着病。

假黑变病

在内镜检查时见到十二指肠黏膜有斑点状的褐色或黑色色素沉着，被称为十二指肠黑变病或假黑变病

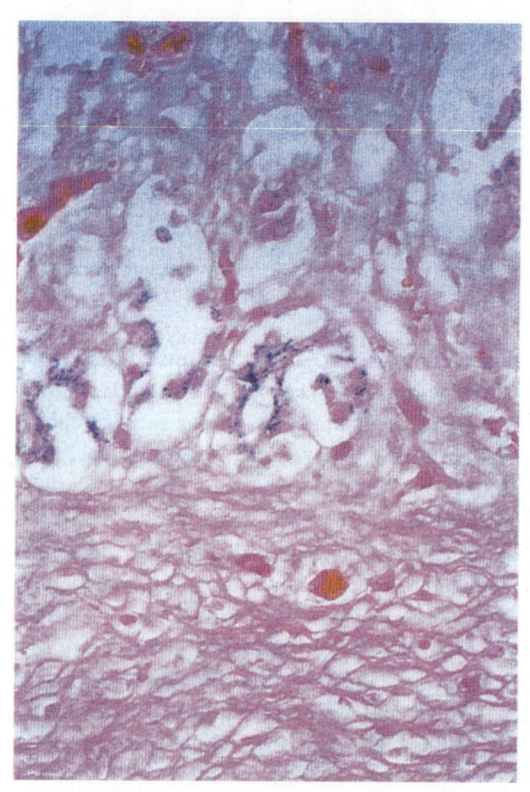

图 6.222　血色素沉着病患者的小肠（尸检）。铁染色证实上皮内存在铁。表现为略带蓝色的染色。

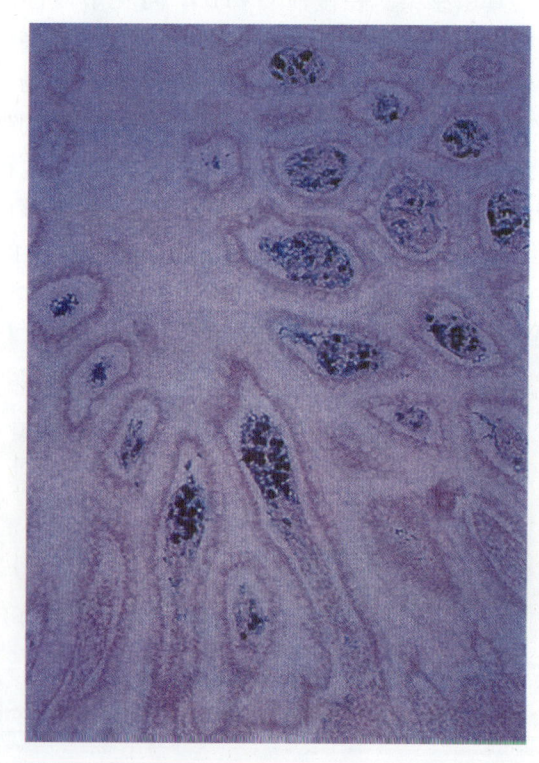

图 6.223　肠含铁血黄素沉着病。铁染色显示肠固有膜内有许多充满含铁血黄素的巨噬细胞。

表 6.52	胃肠淀粉样物的类型
疾病	蛋白
多发性骨髓瘤及其他单克隆 B 细胞和浆细胞增生	免疫球蛋白轻链（AL）
继发性淀粉样变性伴有慢性疾病	血清淀粉样物相关蛋白（AA）
遗传性淀粉样变性	突变性转甲状腺素蛋白，前白蛋白（prealbumin）（AF）
慢性肾疾病	β_2-微球蛋白
"老年性"淀粉样变性	正常的转甲状腺素蛋白

表 6.53	淀粉样变性的类型
原发性淀粉样变性：系统性疾病伴有浆细胞病变（沉积在心、肾、肠、肝和脾），尤其是在血管周围，有时在肌纤维之间（AL 淀粉样物）	
继发性淀粉样变性：系统性慢性疾病；淀粉样沉积物在血管和黏膜内（AA 淀粉样物）	
遗传性家族性淀粉样变性：网状纤维周围沉积物遍及肌纤维和神经丛内；单一器官淀粉样沉积物（AF 淀粉样物）	

（pseudomelanosis）[631]。十二指肠第二部分色素沉着通常最明显，而十二指肠球部受累程度最轻。这种病变发生于 AIDS 患者和维持血液透析的个体。多数患者通过口服补充铁。患者可表现为上腹不适和贫血，这是进行内镜检查的常见原因。黏膜色素沉着可能并不引起症状。巨噬细胞获得黑色素、假黑色素和铁。根据推测十二指肠假黑变病开始伴有黏膜铁的沉积[631]。然而，硫被整合到颗粒中从而改变了其染色特征，以至于铁染色和 Fontana-Masson 染色均呈阳性反应。这些色素包括铁、硫及其他金属物质。

淀粉样变性

在系统性或孤立性淀粉样变性（amyloidosis）患者，胃肠道是淀粉样物常见的沉积部位。淀粉样变性这一术语包括异质性的病变，其特征是细胞外无细胞的玻璃样变沉积物，称为淀粉样物。淀粉样物是由 β-折叠多肽组成的，其中的成分各不相同（表 6.52）。本病可为局限性或系统性，累及任何器官或组织。所有类型的淀粉样变性（表 6.53）均可累及胃肠道[632-634]。如果考虑患者为淀粉样变性，最好的活检部位是胃和直肠，因为胃和直肠比小肠更容易受累。

胃肠淀粉样变性维持无症状，或可能表现为吸收障碍、严重腹泻、体重减轻、腹痛、蛋白丢失性肠病、缺血、穿孔或一系列的胃肠运动障碍[634]。在缺乏慢性炎症性疾病和缺乏家族史的情况下，肠受累最符合原发性（AL）淀粉样变性（表 6.52）。淀粉样变性患者常常患有多发性骨髓瘤、浆细胞瘤或 Waldenstrom 巨球蛋白血症。

淀粉样物 A（amyloid A，AA）造成黏膜形态粗糙，伴有无数细小的颗粒状隆起，反映固有膜由于淀粉样沉积物而膨胀。息肉样突出物和皱襞增厚只发生于轻链蛋白沉积，与黏膜肌层和黏膜下有大量淀粉样物沉积有关。α_2-微球蛋白的转运时间明显延迟，而

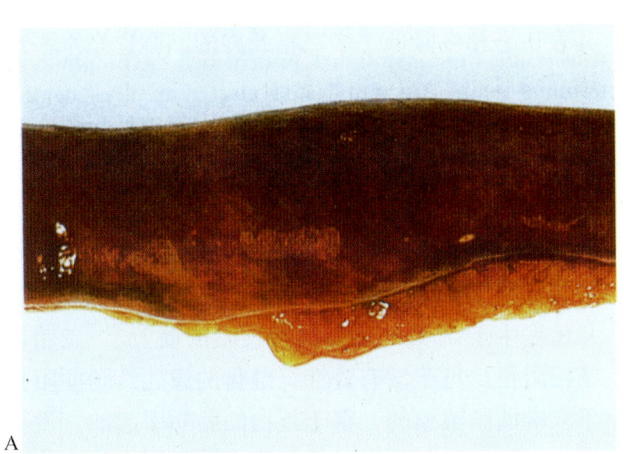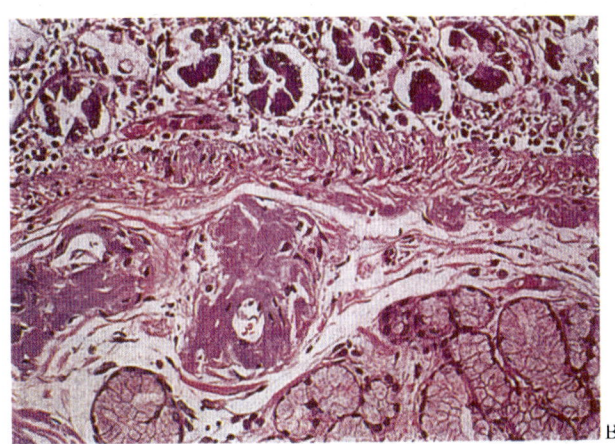

图 6.224　淀粉样变性。A：肠的大体表现显示普通的皱襞丧失。肠壁僵硬，已失去其膨胀性和运动性。B：伴有淀粉样物的小肠的组织学切片，黏膜下血管周围区域以及黏膜肌层有明显的模糊不清的物质。

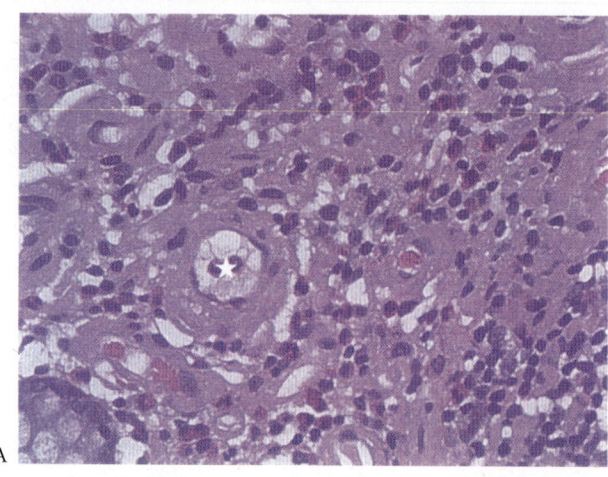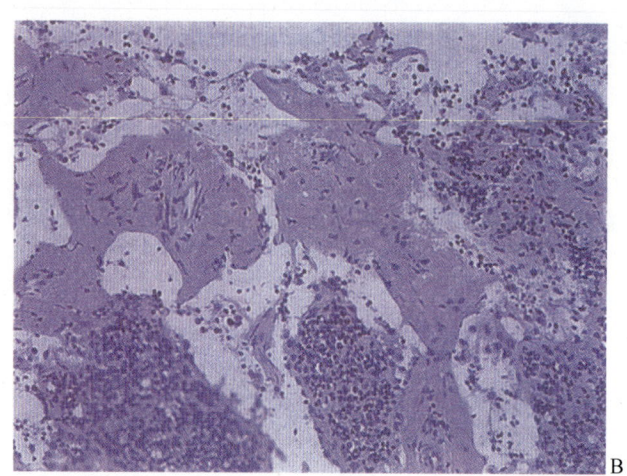

图 6.225　淀粉样变性。A：淀粉样变性的黏膜下改变。注意血管周围明显的嗜酸性沉积物（星号）。周围组织含有明显的嗜酸性细胞和肥大细胞。B：黏膜下淀粉样物沉积。伴有密集的单核细胞浸润。

且由于固有肌层广泛的淀粉样物沉积而引起大肠和小肠扩张[635]。

早期阶段淀粉样变性大体改变并不明显，但在疾病晚期，小肠增厚，外观呈蜡状。它慢慢变成僵硬的肠管，管壁厚度可达 1 cm（图 6.224）。少数情况下，常常被称为瘤样淀粉样物的大的淀粉样沉积物形成肿块并引起肠梗阻。

不管淀粉样变性的特殊类型如何，几乎所有患者均具有所谓的线性结构分布，其中淀粉样沉积物大量沉积在黏膜下血管、肌纤维（图 6.225）和神经干内。所谓的球形结构的淀粉样物沉积少见得多，合并 AA 和 AL 淀粉样变性[636,637]。这种类型可能导致出现多发性十二指肠和空肠息肉。在血管系统，黏膜肌层或固有膜内的任何少见的嗜酸性沉积物，伴有均一性质地且可能掩盖基本的结构特征，均应提出淀粉样物诊断的可能性。然后立即进行特殊染色，例如刚果红，结合偏振光显微镜检查以寻找淀粉样物的存在。血管周围的沉积物（图 6.225）可能引起片块状缺血、梗死、穿孔或出血。因为淀粉样物通常最先出现在黏膜下血管内，所以浅表小肠活检不能检查到其存在。固有膜或黏膜下沉积物引起吸收障碍。在伴有大量淀粉样物沉积的病例，可能仅仅浸润黏膜，患者显示部分绒毛萎缩。

囊性纤维化

囊性纤维化（cystic fibrosis，CF）是一种常染色体隐性遗传性病变，每 100 000～200 000 例活体新生儿中发生 1 例。囊性纤维化是由编码囊性纤维化跨膜传导调节蛋白（cystic fibrosis transmembrane conductance regulator，CFTR）的基因突变引起的。这种基因中 350 种以上不同的点突变已有描述[638]。这些不同的突变形成疾病的谱系，从营养不良、慢性支气管炎、哮喘和不孕症到致死性肺疾病。CFTR 是伤寒杆菌（S. typhi）的受体，认为某些人群选择 CFTR 等位基因的杂合性，因为能防止伤寒的发生[639]。

囊性纤维化患者有明确的上皮异常，因为突变的蛋白不能行使其正常的功能。CFTR 突变导致氯化物转运缺陷，伴有导管上皮不能渗透相关的氯化物，并抑制氯化钠的重吸收，导致高渗性分泌。当分泌低于临界最低点时，形成黏稠的黏液，阻塞导管并引起腺体肿胀、囊性变和萎缩[640]。小肠黏膜显示 CFTR mRNA 水平相对高的表达，而且沿着隐窝至顶部轴其表达呈梯度降低。十二指肠腺的细胞也高水平地表达 CFTR。

传统上，在出现慢性肺疾病、胰腺外分泌不足和异常发汗实验时已能诊断囊性纤维化。临床特征由呼吸道受累决定。胃肠受累及多数患者。最早的症状是子宫内胎粪性肠梗阻，导致穿孔、胎粪性假囊肿、胎粪性腹膜炎、肠道闭锁、肠扭转和肠套叠。这些合并症发生于 50% 的胎粪性肠梗阻的婴儿[641]。胎粪性肠梗阻很少见于没有囊性纤维化的患儿。肠梗阻是由于末端回肠浓缩的、富于蛋白的胎粪引起的。没有并发症的胎粪性肠梗阻显示回肠末端狭窄，伴有串珠状外观。回肠壁肥大、扩张，伴有非常黏的、暗绿色、富于蛋白的胎粪和黏液小丸（图 6.226）。

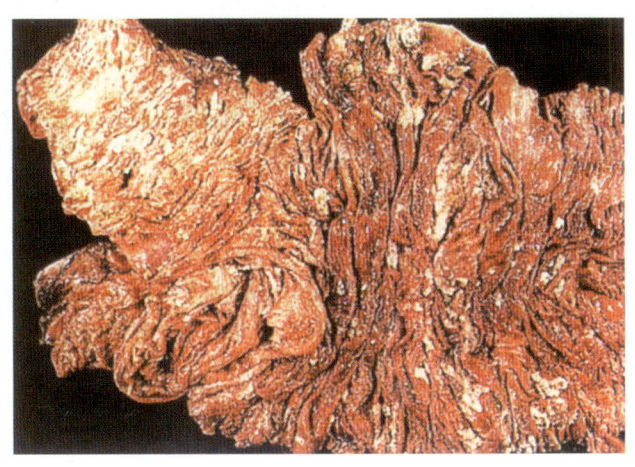

图 6.226　囊性纤维化肠的大体表现。

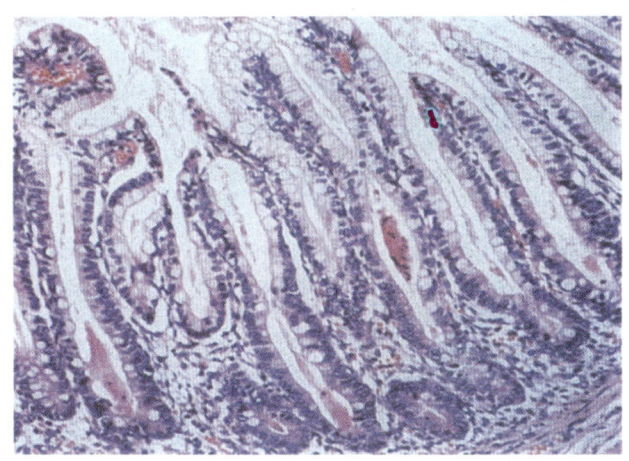

图 6.227　囊性纤维化的组织学特征。绒毛延长。表面被覆黏液，肠隐窝含有浓稠的黏液积聚。

年龄较大的患者表现为严重的厌食、粪便嵌塞、直肠脱垂、积气症、出血、水样粪便和肠套叠[641]。肠套叠通常累及回盲部，是由肠梗阻引起的，黏稠的粪团作为肠套叠的引导点。共存的胃肠病变列在表 6.54 中。许多患者进行胰酶替代治疗，可能引起结肠并发症（见第 13 章）。

黏膜的组织学表现类似于囊性纤维化，不管是否出现肠梗阻。与正常相比，显示绒毛增高（图 6.227）。黏液生成增多导致杯状细胞增大，黏附于腔面的黏液层丰富（图 6.228）。虽然杯状黏膜细胞常常比正常个体的杯状细胞大，但是正常个体和囊性纤维化患者之间存在相当程度的重叠，以致难以可靠地将其区别开来。固有膜有少量炎症细胞浸润。

血管病变

血管病变包括毛细血管扩张、畸形、发育异常和肿瘤性增生。本章涵盖畸形和毛细血管扩张；肿瘤在第 19 章讲述，血管发育异常在第 13 章讲述。

表 6.54　与囊性纤维化有关的病变

牛奶不耐受
乳糜泻
贾第鞭毛虫病
Crohn 病
直肠脱垂
直肠狭窄
肠积气症
纤维性结肠病

血液透析相关性毛细血管扩张

长期接受血液透析的患者胃肠道可以发生毛细血管扩张，累及胃、小肠和结肠[642]。（毛细血管扩张是指先前存在的血管扩张，而血管瘤病则是指形成新的

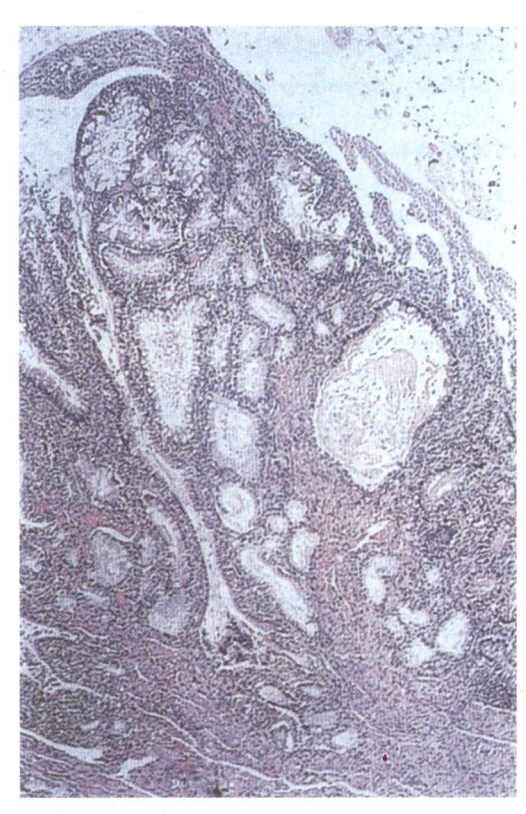

图 6.228　囊性纤维化。显微镜下显示十二指肠炎和肥大的杯状细胞。

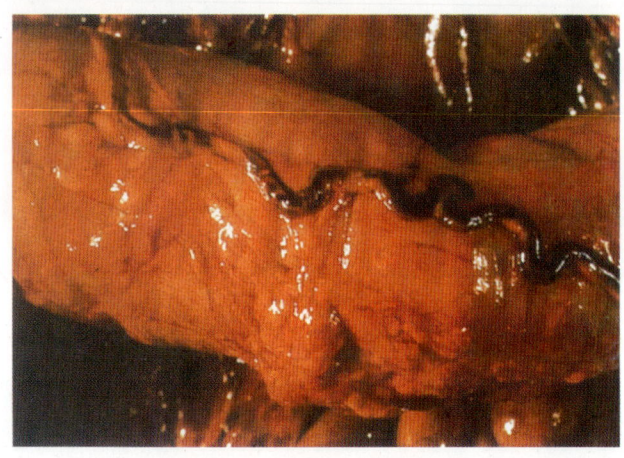

图6.229 肠静脉曲张。慢性肝病伴慢性心脏病患者取出的内脏器官。

血管肿物。）毛细血管扩张区域表现为小而扁平，略带红色，边缘呈蕨样。内镜检查或血管造影可以发现这种病变。几种因素易于发生毛细血管扩张。长期钠和水过载可引起静脉压增高，造成黏膜下静脉扩张。另外，透析患者长期接受氢氧化铝凝胶治疗，以控制高磷酸盐血症。这种化合物引起便秘、肠胀气和皮肤毛细血管扩张[642]。血液透析还能加速动脉粥样硬化，使胃肠血管系统易于发生异常，类似于老年人的血管发育异常（angiodysplasia）（见第13章）。

静脉曲张

静脉曲张发生于小肠或大肠的任何部位（图6.229）。其发生的背景与食管静脉曲张相同，但不常见，而且了解甚少。大约90%的病例是由肝病引起的静脉曲张。粘连、肠造口术或先前的损伤[643,644]有利于静脉曲张的形成，尤其是出现门脉高压时。肠静脉曲张还可以有家族背景[644]。

在门脉高压时，静脉曲张发生于门体循环吻合的部位。常见的冠状-奇静脉系统易于表现为食管胃静脉曲张。发生在脾和肠系膜循环交通其他部位的静脉曲张少见，例如直肠黏膜、脐和脐周围静脉[348]，但有时也可以发生。大体上，静脉曲张表现为散在的大的静脉突入管腔，或者表现为多发性较小的静脉占据固有膜。血管病变很少活检，因为担心出血，但是如果患者发生明显的不能控制的出血，可以将其切除。组织学上，黏膜下和黏膜可见类似于食管静脉曲张或门脉高压性胃病的血管病变。

血管扩张

类似于胃窦血管扩张综合征的血管扩张（见第4章）可以从胃窦蔓延至十二指肠和空肠，而且向上可能达到胃的贲门。血管扩张与门脉高压有关。

淋巴管病变

淋巴管扩张

肠淋巴管扩张（lymphangiectasia）是一种罕见的先天性淋巴管梗阻性缺陷，主要发生于儿童和年轻成人。它的特征是蛋白丢失性肠病、低蛋白血症、水肿、淋巴细胞减少、吸收障碍和乳糜管扩张。它是全身性淋巴系统疾病的一部分。患者还有乳糜胸、乳糜尿、乳糜性腹水或不对称性淋巴水肿，单独发生或混合存在，取决于低蛋白血症的程度[645]。原发性肠淋巴管扩张的相关疾病列在表6.55中。内脏淋巴管发育不全阻塞淋巴回流，引起肠淋巴管压力增加，整个小肠和肠系膜淋巴管扩张。低蛋白血症和脂肪痢的发生是继发于扩张的淋巴管破裂，伴有淋巴液排入肠腔。严重的血浆蛋白成分丢失导致低蛋白血症性水肿。血清白蛋白、免疫球蛋白和其他蛋白水平降低。内镜检查非常具有特征性的改变是绒毛尖端略带白色的肿胀。

肠腔扩张，由于存在扩张的淋巴管造成环状皱襞肿胀且比正常时增宽。肠水肿，浆膜灰暗，被覆纤维素性渗出物。浆膜淋巴管表现为扩张，呈微黄色结

表6.55 原发性肠淋巴管扩张：相关疾病

局限于肠淋巴管的疾病
　　家族性
　　散发性
广泛的淋巴管病变
　　Milroy病——先天性遗传性淋巴水肿
　　广泛淋巴管异常和低蛋白血症
伴随的其他疾病
　　肾病综合征
　　Noonan综合征
　　DiGeorge综合征
　　釉质发育不全
　　黄指甲综合征
　　胸腺发育不全

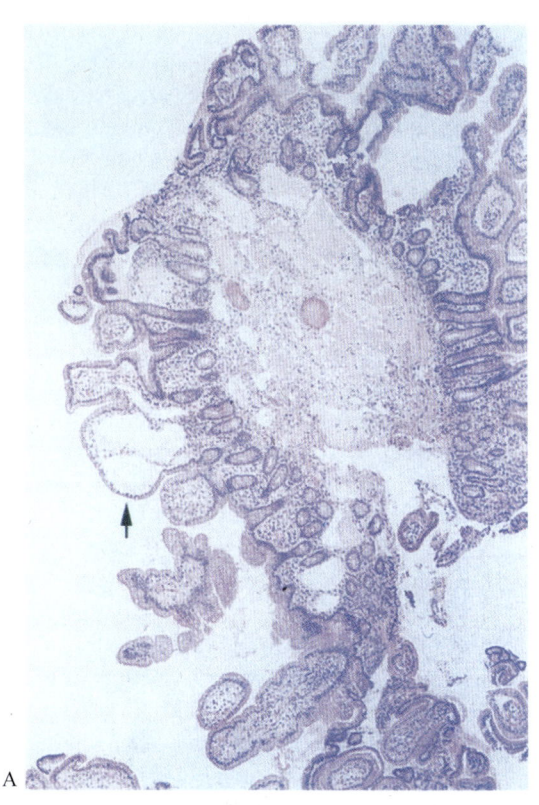
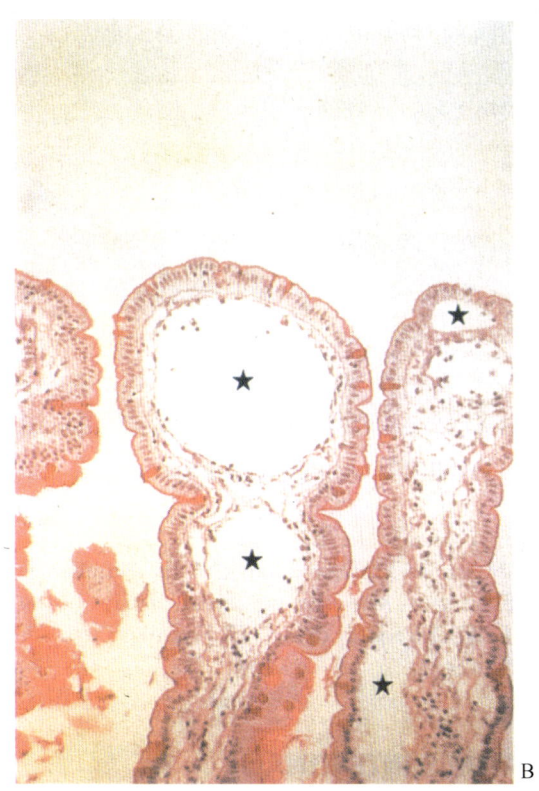

图 6.230 淋巴管扩张。A：整体观察切片显示存在含有扩张乳糜管的（箭头）大的球状绒毛。B：高倍放大显示存在扩张的淋巴腔隙（星号）。

节状，直径<5 mm。绒毛增大，尖端呈球样，黏膜表面呈白色卵石乳头状外观（图 6.230）。淋巴管腔扩张而且内衬内皮细胞，不同于类似疾病（Whipple 病、积气症和假性脂肪过多症）的改变。常见红褐色色素沉着，这是褐色肠综合征的特征。淋巴管扩张通常为弥漫性病变，有时累及结肠[646]。这不同于局限性病变，例如淋巴管瘤或淋巴管囊肿。肠弥漫性受累要避免外科手术。

组织学上，淋巴管扩张性病变为显微镜下淋巴管错构瘤，好发于具有最大量淋巴管组织的小肠。因为病变可为灶状，所以常常需要多处活检以证实其存在。过夜禁食后空肠活检发现淋巴管扩张具有诊断意义。绒毛表现为缩短和增宽。明显扩张的淋巴管造成绒毛增宽，常常引起明显的绒毛融合（图 6.230）。淋巴管内含有泡沫样组织细胞；类似的细胞见于略带黄色的结节和淋巴结。肠系膜淋巴管明显增厚，内弹力层断裂，伴有肌层肥厚。可能出现局灶性急性炎症。患者上皮内淋巴细胞数目减少。淋巴管扩张可局限于固有膜或累及整个黏膜、黏膜下、浆膜和肠系膜。冰冻切片脂肪染色可以证实空泡内的脂质内容物。

淋巴管囊肿

尸检发现，多达 23% 的小肠或其肠系膜有单个或多发性淋巴管囊肿（图 6.231）。患者平均年龄为

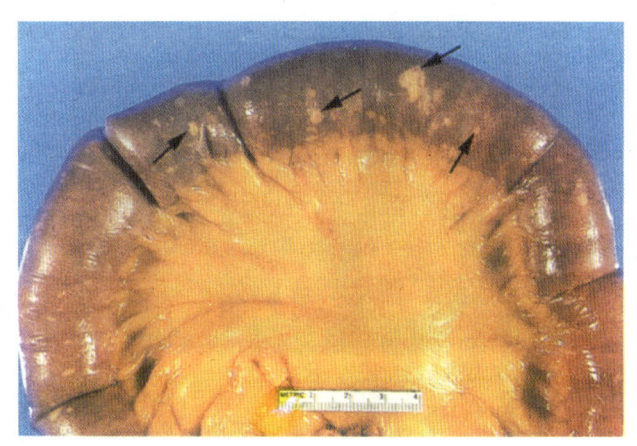

图 6.231 多发性淋巴管囊肿（箭头）。

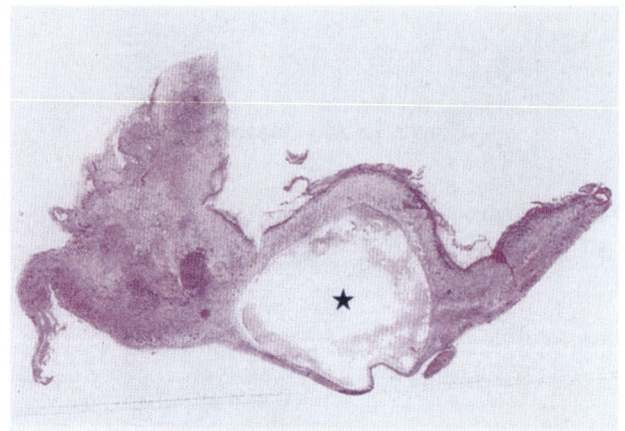

图6.232　淋巴管囊肿（星号）。

74岁，一项研究显示，在小于55岁的个体中没有发现任何病例。患者没有症状，黏膜下结节直径可达1 cm，含有黏稠的黄色奶油状液体。在少数情况下，肠系膜囊肿破裂，或引起肠扭转或肠梗阻。单房性囊肿通常内衬扁平的淋巴管内皮细胞，并含有嗜酸性蛋白性物质（图6.232）。

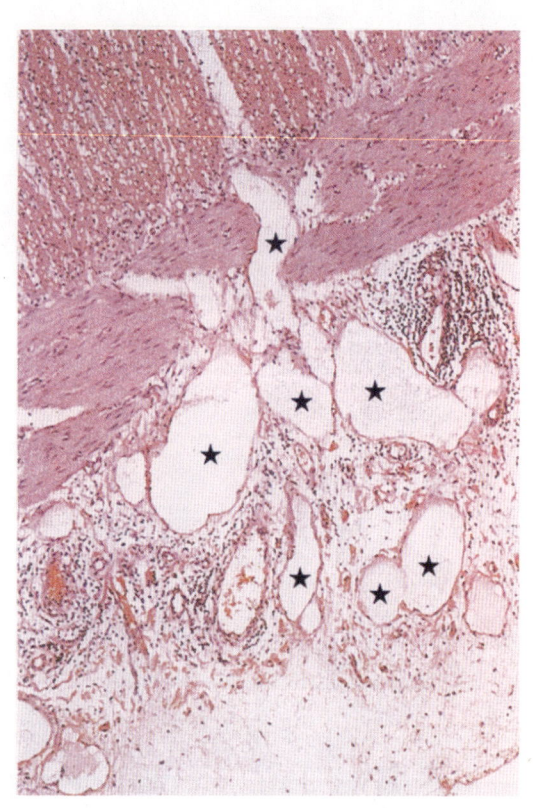

图6.234　继发于梗阻的淋巴管扩张。星号显示扩张的淋巴管腔隙。

淋巴管扩张

淋巴管扩张合并胃肠道或淋巴管引流的梗阻。扩张的淋巴管表现为明显的略带白色的腔隙，并与血管腔并行，如图6.233所示。组织学上，可见弥漫扩张的淋巴管，通常在肠的浆膜面最为严重（图6.234）。淋巴管扩张的继发性原因列在表6.56中。

肠积气症

发生于肠的这种相对少见的病变有两种类型。最常见的类型发生于伴有梗阻性肺疾病的患者，是由气体分离整个大血管及其腹腔分支周围的腔隙引起的。患者一般没有特异性的肠症状。第二种类型的病变是由肠壁内存在形成气体的细菌引起的，这与先前黏膜溃疡和继发性细菌侵犯有关。第二种类型常常累及患有致死性结肠炎或回肠结肠炎的婴儿，或伴有缺血性肠病的成人[647]。这种类型常常具有暴发性的经过。充满气体的囊肿占据浆膜下、黏膜下或二者皆有（图6.235和6.236）。

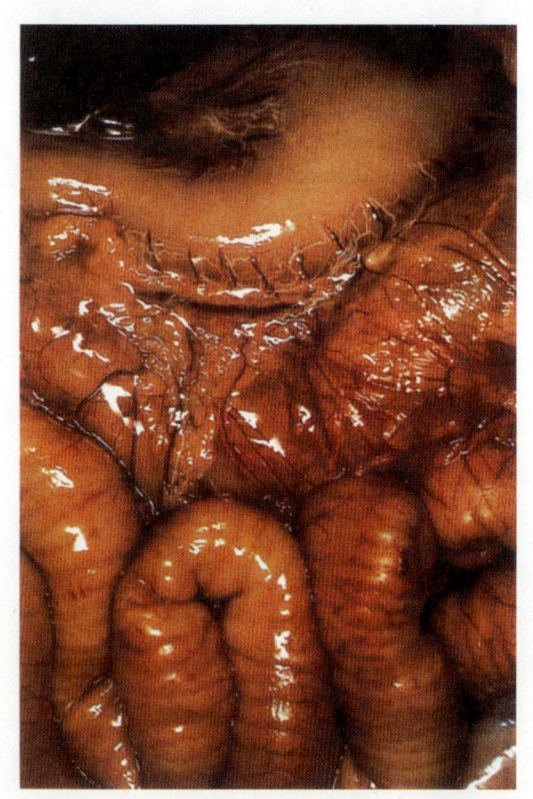

图6.233　淋巴管扩张。这个标本的血管和淋巴管非常密集。淋巴管表现为薄的白色结构，沿着血管走行，血管充血，为略带红色的结构。

表 6.56 肠淋巴管扩张的继发性原因

淋巴结梗阻
　　感染
　　丝虫病
　　结节病
　　结核
　　淋巴瘤
　　癌
急性炎症
　　系统性红斑狼疮
　　嗜酸性肠炎
　　肠系膜结肠周围炎
　　感染性肠炎
　　炎症性肠病
纤维化
　　放射
肠腔内沉淀物
　　低 β-脂蛋白血症
肠腔外压力
　　癌
　　妊娠
　　旋转不良
　　退缩性肠系膜炎
　　淋巴结内恶性肿瘤
淋巴结浸润
　　感染
　　结核
　　Whipple 病
　　炎症
　　Crohn 病
胸导管压力增加
　　缩窄性心包炎
　　右心疾病
　　心肌病
　　类癌综合征
　　房间隔缺损
　　肺动脉瓣狭窄
Behçet 病

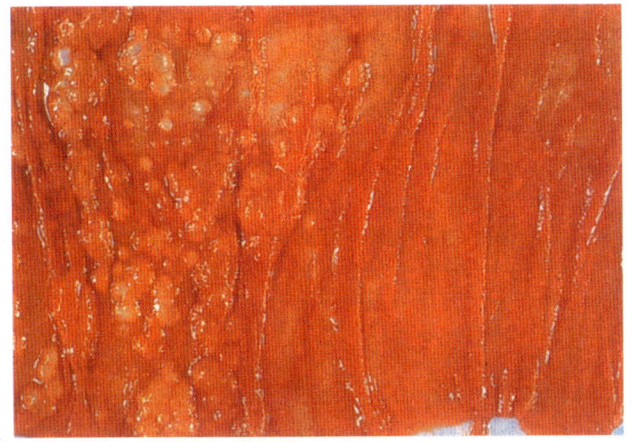

图 6.235　小肠积气症的大体特征。图片左侧有成簇的充满气体的空隙。

肠积气症（pneumatosis intestinalis，PI）累及大肠和（或）小肠，发生于婴儿和成人。临床特征不同，取决于其伴有的基本病变[647]。基本疾病的症状可能决定临床表现。因此，在婴儿，共存的坏死性小肠结肠炎影响临床和病理学特征。在成人，有症状的患者发生腹泻、肠胃气胀以及粪便中有过多的黏液。其他症状包括便秘、直肠出血、经直肠排出黏液、腹部隐约不适、腹痛、肠胃气胀增加、急腹症、吸收障碍和体重减轻[647]。

伴有肠腔狭窄的部分性肠梗阻引起类似于炎症性肠病出现的症状。合并症包括肠扭转、气腹、肠梗阻、肠套叠、腹部张力增加、出血和肠穿孔[647]。

解释肠积气症主要有两种理论。机械性理论提示，气体通过一种或几种途径被压入肠道：（1）肺；（2）创伤；（3）黏膜破裂；（4）吻合术；（5）梗阻；（6）压力增加；（7）蠕动增多。梗阻性肺疾病可能与肠积气症有关，通过咳嗽和肺膨胀过度伴有肺泡破裂。之后气体沿着大血管弥散进入腹膜后，并沿着肠系膜血管进入肠的浆膜。在肠积气症的发生中类固醇可能起着重要作用，因为皮质类固醇能够引起回肠淋巴集结的萎缩。最终黏膜缺陷造成肠管腔内气体弥散进入黏膜下或浆膜下。

第二种理论解释另外一种类型的疾病。微生物可以通过由于黏膜防御功能破坏引起的黏膜缺陷进入肠壁。微生物一旦进入组织就开始增生并产生气体。肠壁气体内含有高水平的氢，支持有肠道感染存在。与肠积气症有关的微生物包括产气荚膜杆菌（*C. perfringens*）、产气大肠杆菌（*E. aerogenes*）和大肠杆菌（*E. coli*）[647]。在组织中或充满气体囊肿的周围，通常不能发现微生物。

当有机会研究肠积气症的大体特征时，通常是因为肠积气症合并另外一种需要切除的病变。因此，大体特征由于基本的疾病而发生改变。大体表现取决于囊性间隙的部位和基本的疾病。肠积气症表现为局限性或弥漫性囊肿，累及黏膜、黏膜下和浆膜（图 6.237）。检查肠的外表面显示存在浆膜下囊肿。囊肿通常位于肠系膜缘的附近。囊肿常常位于扩张的肠袢，大小从几毫米到几厘米不等。囊肿可单个或成簇发生，偶尔好似浆膜气泡。以黏膜下囊肿为主的病变在浆膜或黏膜表面可能无法评估，触摸肠壁可以感觉到捻发音。囊肿还可引起肠腔内黏膜隆起（图 6.236）。如果收到的是新鲜的肠管，大体切面显示薄壁，塌陷的囊肿呈蜂窝状表现，大

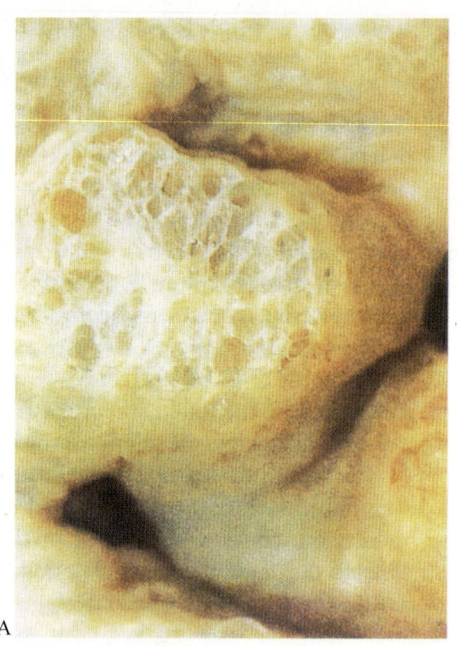 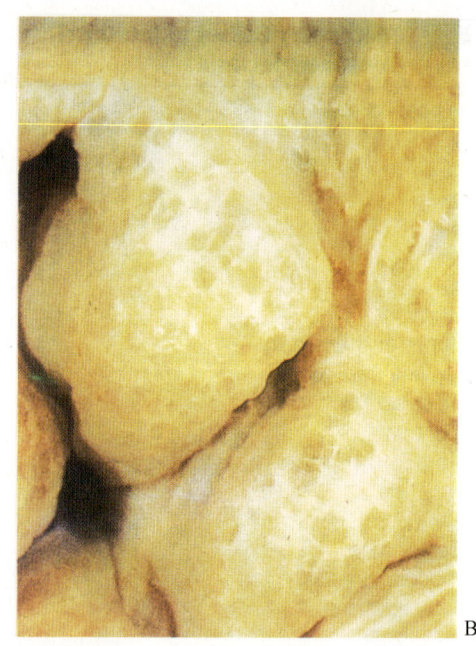

图 6.236　肠积气症。切开（A）和未切开（B）的表面呈花边状外观，继发于充满气体的囊肿。

小从 1 毫米到几厘米。

囊肿可单发或多发，无蒂或有蒂。当囊肿为多发性时，彼此并不交通。组织学上，肠积气症开始时为单发性，一般为无内衬的充满气体的黏膜下腔隙（图 6.237）。少数情况下，囊肿似乎部分内衬内皮细胞。随后，炎症细胞包围囊肿，包括白细胞、嗜酸性粒细胞、浆细胞、淋巴细胞、异物细胞和巨噬细胞。囊肿周围有肉芽肿形成（图 6.238）。炎症和巨细胞形成很可能是对于进入黏膜和黏膜下的肠腔内容物的反应。黏膜表现通常正常，虽然黏膜下囊肿上方的黏膜可能变薄。随着病变纤维组织形成，囊肿变小，最终消失。

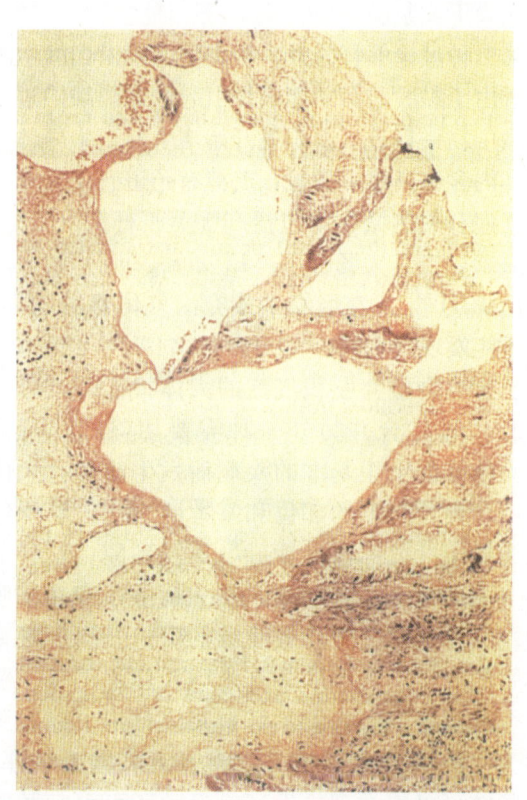

图 6.237　肠积气症的组织学。黏膜活检显示不同大小的充满气体的囊肿。

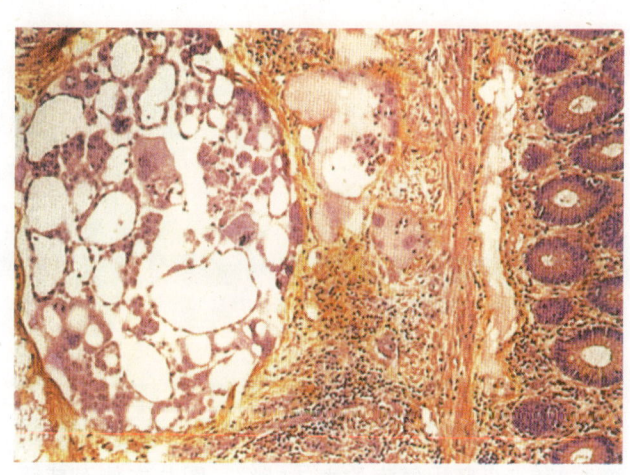

图 6.238　肠积气症。囊肿内衬典型的巨噬细胞和巨细胞。

表 6.57　表现为小肠息肉的病变

炎性息肉
炎性纤维性息肉
Peutz-Jeghers 息肉
幼年性息肉
淋巴组织息肉
腺瘤
异位组织
　　胃
　　胰腺
肿瘤
　　脂肪瘤
　　胃肠间质瘤
　　淋巴管瘤
　　血管瘤

临床上表现为肿块的良性病变

各种类型的息肉可发生于小肠，包括正常时被认为是息肉的病变，例如腺瘤或 Peutz-Jeghers 息肉，以及其他表现为息肉样肿块的病变（表 6.57）。多数息肉样病变保持无症状，是在内镜检查或影像学检查时发现的。有症状的病变引起出血、梗阻或肠套叠。少见的是，包括小肠在内的整个胃肠道可被息肉病综合征累及，包括幼年性息肉病和 Peutz-Jeghers 综合征（见第 12 章）。

炎症性息肉被认为具有两种主要类型：与炎症性肠病有关的炎症性息肉（见第 11 章）和炎性纤维性息肉（inflammatory fibroid polyps，IFPs）。IFP 发生于所有年龄组，通常发生于胃。小肠是第二个最常见的来源部位。小肠病变表现为肠套叠[648]、慢性腹泻或梗阻。这些病变是 CD34$^+$ 血管周细胞的炎症反应性增生[649]。这种病变的病理学特征（图 6.239）在第 4 章深入讨论。

由平滑肌细胞和神经增生组成的反应性纤维肌肉增生性病变（reactive fibromuscular proliferative lesions）发生于小肠壁。平滑肌束杂乱排列，伴有成簇的神经节细胞、扩张的淋巴管和血管以及纤维组织。平滑肌束细微地与黏膜肌层混合。这些病变合并其他病变，例如炎症性肠病。它们形成息肉样病变，被覆平滑肌和正常表现的黏膜。其大小不同，直径从几毫米到 3~4 cm。这种病变是由损伤的黏膜肌层形成的，是一种明显的修复性反应。支持修复性病变的

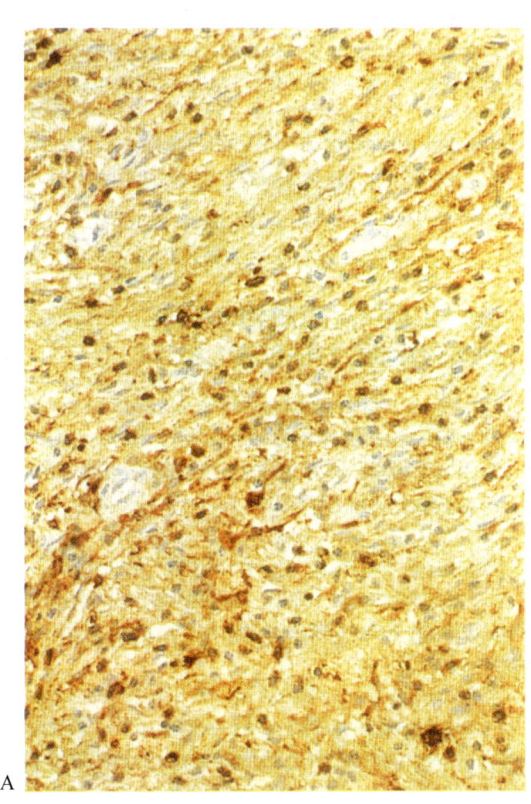 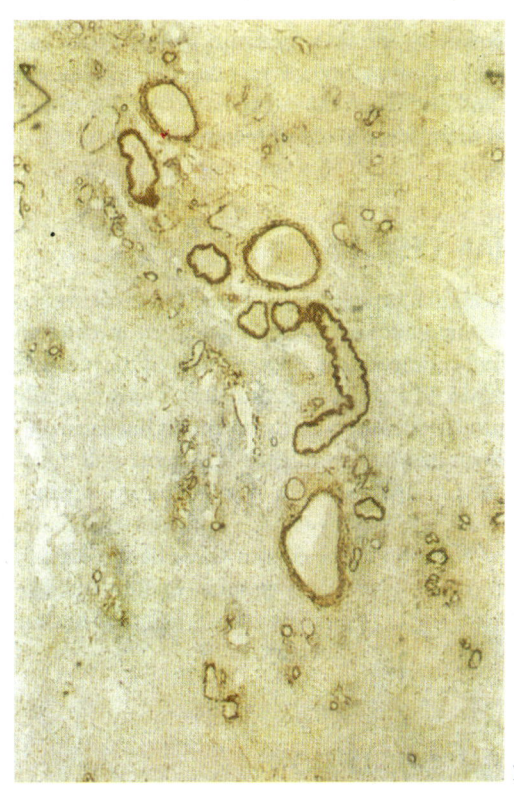

图 6.239　炎性纤维性息肉。A：α$_1$-抗胰蛋白酶免疫染色显示存在许多具有间叶性组织细胞表型的细胞。B：CD34 免疫染色显示存在大量血管。

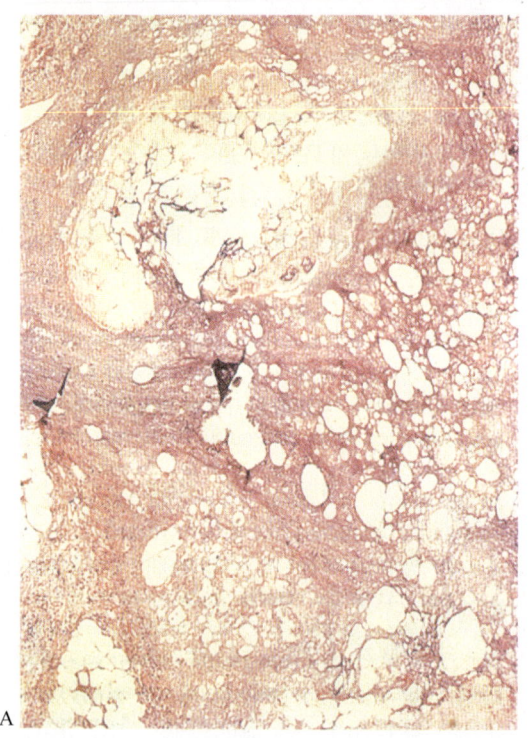 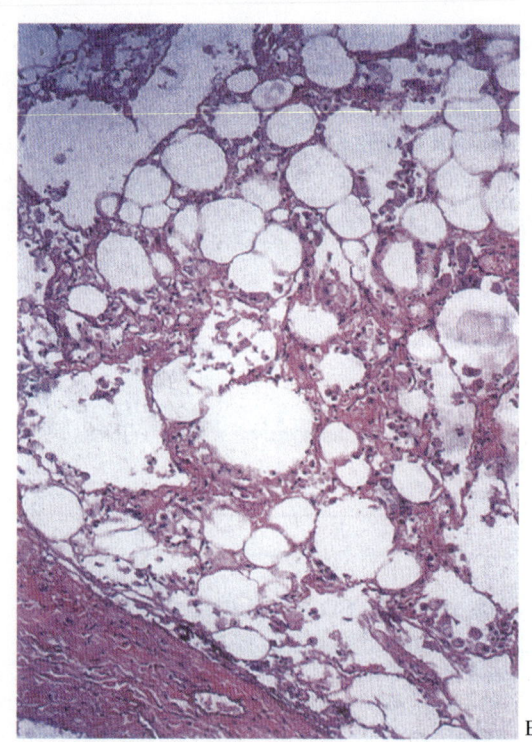

图 6.240 小肠浆膜脂肪的脂肪坏死。A：低倍放大显示证实脂肪坏死的分叶状结构。B：高倍放大显示存在由组织细胞和巨细胞包绕的脂肪细胞。

证据有两个方面：(1) 这种病变常常合并其他疾病；(2) 增生涉及多种类型细胞，包括炎症细胞。

伴有胃肠运动障碍的患者，尤其是有复发性肠套叠的患者，有时发生好像是息肉样的病变，在检查时类似于乳头状腺瘤。然而，组织学检查显示存在由正常黏膜层组成的手风琴样皱襞。皱襞的轴心含有向上疝出的黏膜下组织。通过检查固有肌层或浆膜下区域的血管，常常可见先前肠套叠的证据。

炎性假瘤 (inflammatory pseudotumors) 发生于肠透壁性炎症部位的浆膜表面，尤其是 Crohn 病、耶尔森菌感染和结核感染以及肠扭转和肠套叠。明显的炎症反应可以保护肠壁以免穿孔。反应性增生由成纤维细胞、血管和数量不等的炎症细胞组成。病变总的细胞构成、其黏液样表现、血管构成和炎症细胞的本质不同，取决于病期，而且能将这种炎症性病变与肿瘤鉴别开来。脂肪坏死也常常出现（图 6.240）。

Müller 病变

Müller 病变（Müllerian lesions）可以表现为小肠壁的肿块。这些病变包括子宫内膜异位症和宫颈内膜异位症，前者在第 13 章详细讨论。宫颈内膜异位症 (endocervicosis) 是在异位部位出现良性宫颈内膜腺体。最典型的是累及盆腔腹膜和淋巴结，但也可以出现在小肠。在这个部位，它表现为肠壁结节，切面由不同形状的腺体组成，腺体充满黏液，内衬宫颈内膜型上皮。腺体被纤维组织或固有肌层的平滑肌纤维包绕。不出现子宫内膜样间质。上皮具有 CK7$^+$ CK20$^-$ 的表型，缺乏任何核的非典型性[650]。

其他病变

十二指肠假脂肪瘤病 (duodenal pseudolipomatosis) 在组织学上类似于直肠和胃的假脂肪瘤病。固有膜内可见许多透明、圆形、PAS 阴性、大小不等的空泡。这些空泡可能引起固有膜膨胀，伴有绒毛增宽，而且将隐窝和十二指肠腺分开[651]。这种病变可以类似于 Whipple 病或淋巴管扩张的脂肪沉积。应用特殊染色可以鉴别之。

肠移植发生的改变

全肠移植用于纠正短肠综合征。儿科肠移植的适应证是因腹裂畸形、肠扭转和坏死性小肠结肠炎而广泛肠切除的患者以及伴有功能障碍者，例如肠假性梗

表 6.58	肠移植的合并症
保护诱导的损伤	
移植失败	
缺血性损伤	
感染	
移植排斥	
移植物抗宿主病	
移植后淋巴组织增生性病变	

阻、微绒毛包涵体病和幼年性息肉病[652]。最佳治疗取决于接受治疗的时间，并寄希望于肠最大限度的生长和适应。

肠移植不可避免地涉及到肠壁的横切面，引起固有肠管和供体肠管的去神经支配、淋巴引流中止以及保护诱导的损伤。免疫反应和免疫抑制药物可进一步损害正常肠道功能。移植排斥使肠的通透性增加，导致细菌迁移并引起脓血症。大量的移植淋巴组织出现在回肠淋巴集结，固有膜和肠系膜淋巴结是肠同种移植物具有高度免疫原性特征的原因。表 6.58 列出一些肠移植的主要合并症。

移植物建立淋巴引流之后需要淋巴管再生，这对于小肠的营养功能非常重要，包括乳糜微粒的吸收。如果淋巴管没有再生，将会发生淋巴水肿。淋巴水肿减少非淋巴管依赖性蛋白和碳水化合物的吸收。肠屏障功能受损最终可能导致脓血症和多器官衰竭。

正常情况下，移植物能够部分参与神经成分的再生。当移植失败时，显示肠壁各层均缺乏外在的肾上腺素能和血管周围神经纤维，而内在的神经内分泌介质得以保留。移植后肽能神经及其受体保留[653]。环孢素治疗的患者肠壁可有不典型性改变，使之无法检测 GVHD 或排斥。

排斥的移植物显示水肿，黏膜和黏膜下有细胞浸润，以及上皮损伤。浸润的 T 细胞的数量与组织损伤的程度有关[654]。到了肠全层坏死时，移植的淋巴结完全坏死，可能是由于宿主抗移植物反应或由于应用抗淋巴细胞血清治疗。

早期急性排斥通常发生于 12 天之内，虽然其发生也可能较晚。急性移植物排斥显示不同程度组合的隐窝损伤，以单核细胞为主的黏膜浸润，包括上皮内淋巴细胞，以及隐窝凋亡细胞增多（>2/10 隐窝）。固有膜表现为水肿。随着隐窝肠上皮细胞表达 HLA-DR 的增多，可见 CD3$^+$、CD4$^+$、CD8$^+$ 和 CD25$^+$ 的 T 细胞。排斥表现为斑块状，常常是以回肠为中心性病变，这种病变进展为黏膜溃疡，最终肠壁纤维化[655]。内皮细胞和隐窝损伤发生于 3 天之内。细胞浸润可出现在肌肉和黏膜下，缺乏黏膜改变。在轻度排斥，炎症浸润围绕黏膜深部隐窝基底的小静脉和毛细血管（图 6.241）。这些表现可早在 2 周，也可晚在 12 个月出现。排斥的其他特征包括黏膜肌层和邻近隐窝上皮的隐窝之间有大量淋巴细胞。隐窝之间的血管常常激活，伴有内皮细胞增大，有时腔内可见淋巴细胞。偶尔可见其他炎症细胞，包括浆细胞、嗜酸性粒细胞和中性粒细胞。随着更实质性的累及，炎症浸润变得广泛，呈斑块状或融合性散在分布，伴有不同程度的黏膜水肿和淋巴管扩张。移植后的第 1 个月，由于母细胞性淋巴细胞明显聚集，造成回肠淋巴集结增大。这种浸润主要由单核细胞组成，混有少量嗜酸性粒细胞和中性粒细胞。可能出现黏膜内嗜酸性粒细胞明显增多。

当患者出现广泛的黏膜溃疡时，常常并存 CMV 感染。急性移植物排斥后存活的患者，易患见于其他移植患者的移植后并发症。慢性移植物排斥在组织学上引起绒毛萎缩和 T 细胞浸润，伴有血管病变和肌肉纤维化。固有膜有 CD3$^+$、CD25$^+$ 的淋巴细胞和 CD25$^+$ 的巨噬细胞浸润，破坏表面上皮细胞，最终造成黏膜剥脱[656]。通常可见闭塞性动脉病。闭塞性动脉病可以发生于同种移植物移植后多达 660 天。主要累及浆膜和肠系膜的大动脉，由于肌内膜增生以及内皮下泡沫状巨噬细胞和散在的淋巴细胞集聚，造成部分管腔狭窄。黏膜有局灶性坏死，伴有溃疡、肉芽组织形成和炎性渗出。完整的区域显示斑片状单核细胞浸润和黏膜结构变形，伴有绒毛粗钝、隐窝萎缩和不规则，以及局灶性固有膜纤维化。

排斥经过治疗之后，活检常常显示纤维化伴有灶状腺体丢失，腺体再生伴有修复性非典型性和萎缩，黏膜变薄和绒毛变钝。这些改变较常见于严重的或持续性排斥之后，虽然不总出现。患者可能出现中度至重度嗜酸性粒细胞增多。

小肠移植合并感染的发生率高。这些是由于免疫抑制过度以及原本或移植的小肠屏障功能受损引起的。发生排斥或 GVHD 的小肠移植患者，肠微生物丛可能向潜在的致病微生物转换，而且细菌转位到受体组织。移植物细菌菌落计数比原来的肠道高，在发生 GVHD 的患者，原来的肠内可见大量细菌过度生长。

在出现淋巴细胞浸润伴有活化的淋巴滤泡和明显

458　胃肠病理学

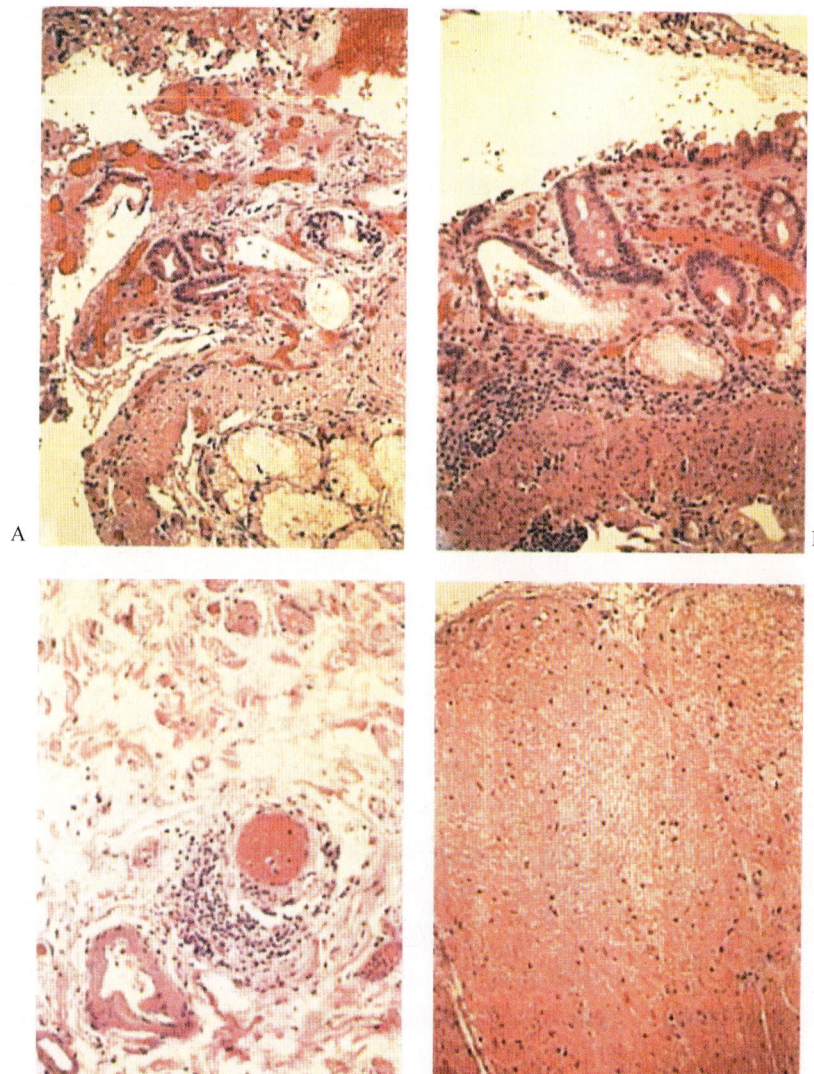

图 6.241　接受小肠-胰腺移植的糖尿病患者轻度排斥。移植失败，切片来自切除的失败的同种移植的十二指肠部分。**A**：标本显示缺血性坏死的证据，推测是血管受损的结果。标本显示有明显的血管充血和位于左侧的表面上皮细胞丢失。**B**：在黏膜肌层上面的黏膜基底部，可见轻度再生特征和几乎难以觉察的浸润。**C**：血管周围轻度炎症。**D**：肌肉显示去神经支配损伤的证据，可能是先前手术的结果。

的内皮时，一个腺体内至少有两个凋亡图像或几个单一的凋亡细胞与临床排斥关系密切。患者可发生移植后淋巴组织增生性疾病，在第18章讨论。

参考文献

1. Montgomery RK, Mulberg AE, Grand RJ: Development of the human gastrointestinal tract: twenty years of progress. *Gastroenterology* 1999; 116:702.
2. Walters JRF, Howard A, Rumble HEE, et al: Differences in expression of homeobox transcription factors in proximal and distal human intestine. *Gastroenterology* 1997;113:472.
3. Silberg DG, Swain GP, Suh ER, Traber PG: Cdx1 and Cdx 2 expression during intestinal development. *Gastroenterology* 2000;119:961.
4. Sancho E, Batlle E, Clevers H: Live and let die in the intestinal epithelium. *Curr Opin Cell Biol* 2003;15:763.
5. Sancho E, Batlle E, Clevers H: Signaling pathways in intestinal development and cancer. *Annu Rev Cell Biol* 2004;20:695.
6. Gregorieff A, Pinto D, Begthel H, et al: Expression pattern of Wnt signaling components in the adult intestine. *Gastroenterology* 2005;129:626.
7. Fukuda K, Yasugi S: Versatile roles for sonic hedgehog in gut development. *J Gastroenterol* 2002;37:239.
8. Lees C, Howie S, Sartor RB, Satsangi J: The Hedgehog signaling pathway in the gastrointestinal tract: implications for development, homeostasis and disease. *Gastroenterology* 2005;129:1696.
9. Henry GL, Melton DA: Mixer, a homeobox gene required for endoderm development. *Science* 1998;281:91.
10. Kessler DS, Melton DA: Vertebrate embryonic induction: mesodermal and neural patterning. *Science* 1994;266:596.
11. Moore TE, Parson A. The developing human. In: *Clinically Oriented Embryology,* 5th ed. Philadelphia: WB Saunders, 1993, pp 628–644.
12. Henning SJ: Functional development of the gastrointestinal tract. In: Johnson LR (ed). *Physiology of the Gastrointestinal Tract.* New York: Raven Press, 1987, pp 285–293.
13. Colony PC: Successive phases of human fetal intestinal development. In: Kretchmer N, Minkows A (eds). *Nutritional Adaptation of the Gastrointestinal Tract.* Nestle: Vevey/Raven Press, 1983, pp 3–18.
14. Calvert R, Pothier P: Migration of fetal intestinal intervillous cells in neonatal mice. *Anat Rec* 1990;227:199.
15. Sweetser DA, Hauft SM, Hoppe PC, et al: Transgenic mice containing intestinal fatty acid-binding protein-human growth hormone fusion genes exhibit correct regional and cell-specific expression of the reporter gene in their small intestine. *Proc Natl Acad Sci USA* 1988; 85:9611.

16. Haffen K, Kedinger M, Simon-Assmann P: Cell contact dependent regulation of enterocyte differentiation. In: Lebenthal E (ed). *Human Gastrointestinal Development*. New York: Raven Press, 1989, pp 19–26.
17. Fang R, Santiago NA, Olds LC, Sibley E: The homeodomain protein Cdx2 regulates lactase gene promoter activity during enterocyte differentiation. *Gastroenterology* 2000;118:115.
18. Yang Q, Bermingham NA, Fiengold MJ, Zoghbi HY: Requirement of Math1 for secretory cell lineage in the mouse intestine. *Science* 2001; 294:2155.
19. Thompson GR, Trexler PC: Gastrointestinal structure and function of germ-free gnotobiotic animals. *Gut* 1971;12:230.
20. Madara J: Regulation of the movement of solutes across tight junctions. *Annu Rev Physiol* 1998;60:143.
21. Clayburgh DR, Shen L, Turner JR: A porous defense: the leaky epithelial barrier in intestinal disease. *Lab Invest* 2004;84:282.
22. Dietschy JM, Sallee VL, Wilson FA: Unstirred water layer and absorption across the intestinal mucosa. *Gastroenterology* 1971;61:932.
23. Perdue MH, McKay DM: Integrative immunophysiology in the intestinal mucosa. *Am J Physiol* 1994;267:G151.
24. Wallace JL, Miller MJS: Nitric oxide in mucosal defense: a little goes a long way. *Gastroenterology* 2000;119:512.
25. Magnusson EK, Sjernstrom I: Mucosal barrier mechanisms. Interplay between secretory IgA, (sIgA), IgG, and mucins on the surface properties and association of salmonellae with intestine and granulocytes. *Immunology* 1982;45:239.
26. Fubara ES, Freter R: Protection against enteric bacterial infection by secretory IgA antibodies. *J Immunol* 1973;111:395.
27. Neutra MR, Phillips TL, Mayer EL, Fishkind DJ: Transport of membrane-bound macromolecules by M cells in follicle-associated epithelium of rabbit Peyer's patch. *Cell Tissue Res* 1987;247:537.
28. Santos LMB, Lider O, Audette J, et al: Characterization of immunomodulatory properties and accessory cell function of small intestine epithelial cells. *Cell Immunol* 1990;127:26.
29. Tagliabue A, Nencioni L, Villa L, et al: Antibody-dependent cell-mediated antibacterial activity of intestinal lymphocytes with secretory IgA. *Nature* 1983;306:184.
30. Tomasi TB, Grey HM: Structure and function of immunoglobulin A. *Prog Allergy* 1972;16:81.
31. Moore R, Carlson S, Madara JL: Rapid barrier restitution in an in vitro model of intestinal epithelial injury. *Lab Invest* 1989;60:237.
32. Habib FI, Corazziari E, Biliotti L, et al: Manometric measurement of human sphincter of Oddi length. *Gut* 1988;29:121.
33. Warwick R, Williams PL: *Gray's Anatomy*, 35th ed. Edinburgh: Longmans, 1973, pp 65–70.
34. Ohtsuka A, Ohtani O, Murakami T: Microvascularization of the alimentary canal as studied by scanning electron microscopy of corrosion casts. In: Motta PM, Fujita H, (eds). *Ultrastructure of the Digestive Tract*. Boston: Martinus Nijhoff, 1988, pp 201–212.
35. Hart TK, Pino RM: Variation in capillary permeability from apex and crypt in the villus of the ileo-jejunum. *Cell Tissue Res* 1985;241:305.
36. Farstad IN, Malavasi F, Haraldsen G, et al: CD38 is a marker of human lacteals. *Virchows Arch* 2002;441:605.
37. Papp M, Rohlich P, Rysmyak I, Toro I: Central chyliferous vessel of intestinal villus. *Fed Proc* 1964;23:T155.
38. Ichikawa S, Okubo M, Uchino S, Hirata Y: The intimate association of nerve terminals with the lacteal endothelium in the canine duodenal villi observed by transmission electron microscopy of serial sections. *Arch Histol Cytol* 1990;53:137.
39. Unthank JL, Bohlen HG: Lymphatic pathways and the role of valves in lymph propulsion from the small intestine. *Am J Physiol* 1988;254:G389.
40. Baker SJ: Geographical variations in the morphology of the small intestinal mucosa in apparently healthy individuals. *Path Microbiol* 1973;39:222.
41. Potten CS, Loeffler M: Stem cells: attributes, cycles, spirals, pitfalls and uncertainties. Lessons for and from the crypt. *Development* 1990; 110:1001.
42. MacDonald WC, Trier JS, Everett NB: Cell proliferation and migration in the stomach, duodenum and rectum of man: radioautographic studies. *Gastroenterology* 1964;46:405.
43. Cheng H, Leblond CP: Origin, differentiation and renewal of the four main epithelial cell types in the mouse small intestine. I. Columnar cells. *Am J Anat* 1974;141:461.
44. Cheng H, Leblond CP: Origin, differentiation and renewal of the four main epithelial cell types in the mouse small intestine. V. Unitarian theory of the origin of the four epithelial cell types. *Am J Anat* 1974;141:537.
45. Potten CS, Chwalinski S, Swindell R, Palmer M: The spatial organization of the hierarchical proliferative cells of the crypts of the small intestine into clusters of "synchronized" cells. *Cell Tissue Kinet* 1982;15:351.
46. Watson AJ, Wright NA: Morphology and cell kinetics of the jejunal mucosa in untreated patients. In: Cooke WT, Asquith P (eds). *Celiac Disease. Clinics in Gastroenterology*, Vol. 3. Philadelphia: WB Saunders, 1974, pp 20–38.
47. Abreu MT, Palladino AA, Arnold ET, et al: Modulation of barrier function during fas-mediated apoptosis in human intestinal cells. *Gastroenterology* 2000;119:1524.
48. Croitoru K, Riddell RH: Reduce, reuse, and recycle: shedding light on shedding cells. *Gastroenterology* 1993;105:1243.
49. Potten CS: Epithelial cell growth and differentiation. II. Intestinal apoptosis. *Am J Physiol* 1997;273:G253.
50. Mariadason JM, Nicholas C, L'Italien KE, et al: Gene expression profiling of intestinal epithelial cell maturation along the crypt-villus axis. *Gastroenterology* 2005;128:1081.
51. Hubbard AL, Stieger B, Bartles JR: Biogenesis of endogenous plasma membrane proteins in epithelial cells. *Annu Rev Physiol* 1989;51:755.
52. Mooseker MS: Organization, chemistry and assembly of the cytoskeletal apparatus of the intestinal brush border. *Annu Rev Cell Biol* 1985;1:209.
53. Coluccio LM, Bretscher A: Mapping of the microvillar 110K-calmodulin complex (brush border myosin I). Identification of fragments containing the catalytic and F-actin-binding sites and demonstration of a calcium ion dependent conformational change. *Biochemistry* 1990;29:11089.
54. Melligott TF, Beck IT, Dinda PK, Thompson S: Correlation of structural changes at different levels of the jejunal villus with positive net water transport in vivo and in vitro. *Can J Physiol Pharmacol* 1975; 53:439.
55. Farquhar MG, Palade GE: Junctional complexes in various epithelia. *J Cell Biol* 1963;17:375.
56. Madara JL, Dharmsathaphorn K: Occluding junction structure-function relationships in a cultured epithelial monolayer. *J Cell Biol* 1985; 101:2124.
57. Itoh H, Beck PL, Inoue N, et al: Goblet cells make more than just mucus. *J Clin Invest* 1999;104:1539.
58. Plaut AG: Trefoil peptides in the defense of the gastrointestinal tract. *New Engl J Med* 1997;336:506.
59. Madara JL: Cup cells: structure and distribution of a unique class of epithelial cells in guinea pig, rabbit, and monkey small intestine. *Gastroenterology* 1982;83:981.
60. Rossner AJ, Keren DF: Demonstration of M-cells in the specialized follicle-associated epithelium overlying isolated follicles in the gut. *J Leukocyte Biol* 1984;35:397.
61. Pabst R: The anatomical basis for the immune function of the gut. *Anat Embryol* 1987;176:135.
62. Brown D, Cremaschi D, James PS, et al: Brush-border membrane alkaline phosphatase activity in mouse Peyer's patch follicle-associated enterocytes. *J Physiol* 1990;427:81.
63. Sierro F, Pringault E, Assman S, et al: Transient expression of M-cell phenotype by enterocyte–like cells of the follicle-associated epithelium of mouse Peyer's patches. *Gastroenterology* 2000;119:734.
64. Owen RL: M cells—entryways of opportunity for enteropathogens. *J Exp Med* 1994;180:7.
65. Smith MW, James PS, Tivey DR: M cell numbers increase after transfer of SPF mice to a normal animal house environment. *Am J Pathol* 1987;128:385.
66. Gebert A, Rothkotter H, Pabst R: Cytokeratin 18 is an M-cell marker in porcine Peyer's patches. *Cell Tissue Res* 1994;276:213.
67. Kraehenbuhl JP, Neutra MR: Defense of mucosal surfaces: pathogenicity, immunity and vaccines. *Curr Top Microbiol Immunol* 1999;236:1.
68. Allan C, Trier J: Structure and permeability differ in subepithelial villus and Peyer's patch follicle capillaries. *Gastroenterology* 1991;100:1172.
69. Pappo J, Ermak TH: Uptake and translocation of fluorescent latex particles by rabbit Peyer's patch follicle epithelium: a quantitative model for M cell uptake. *Clin Exp Immunol* 1989;76:144.
70. Ermak TH, Steger HJ, Pappo J: Phenotypically distinct subpopulations of T cells in domes and M-cell pockets of rabbit gut-associated lymphoid tissues. *Immunology* 1990;71:530.

71. Wick MJ, Madara JL, Fields BN, Normark SJ: Molecular cross talk between epithelial cells and pathogenic microorganisms. *Cell* 1991; 67:651.
72. Cuvelier CA, Quatacker J, Mielants H, et al: M-cells are damaged and increased in number in inflamed human ileal mucosa. *Histopathology* 1994;24:417.
73. Pappo J, Ermak TH: Uptake and translocation of fluorescent latex particles by rabbit Peyer's patch follicle epithelium: a quantitative model for M cell uptake. *Clin Exp Immunol* 1991;76:144.
74. Cheng H, Bjerknes M: Whole population cell kinetics of mouse duodenal, jejunal, ileal, and colonic epithelia as determined by radioautography and flow cytometry. *Anat Rec* 1982;203:251.
75. Ouellette AJ: Paneth cells and innate immunity in the crypt microenvironment. *Gastroenterology* 1997;113:1779.
76. Marsh MN, Trier JS: Morphology and cell proliferation of subepithelial fibroblasts in adult mouse jejunum. II. Radioautographic studies. *Gastroenterology* 1974;66:636.
77. Kedlinger D, Lefebvre O, Duluc I, et al: Cellular and molecular partners involved in gut morphogenesis and differentiation. *Philos Trans R Soc B Biol Sci* 1998;353:847.
78. Beltinger J, McKaig BC, Makh S, et al: Human colonic subepithelial myofibroblasts modulate transepithelial resistance and secretory response. *Am J Physiol* 1999;277:C271.
79. Mckaig BC, Makh S, Hawkey CJ, et al: Normal human colonic subepithelial myofibroblasts enhance epithelial migration (restitution) via TGFβ3. *Am J Physiol* 1999;276:G1087.
80. Powelll DW, Mifflin RC, Valentich JD, et al: Myofibroblasts. II. Intestinal subepithelial myofibroblasts. *Am J Physiol* 1999;277:C183.
81. Keren DF: Structure and function of the immune system of the gastrointestinal tract. In: Ming SC, Goldman H (eds). *Pathology of the Gastrointestinal Tract*. Philadelphia: Saunders, 1992, pp 69–80.
82. Lundqvist C, Baranov V, Hammarström S, et al: Evidence for regional specialization and extrathymic T cell maturation in human gut epithelium. *Int Immunol* 1995;7:1473.
83. Moghaddami M, Cummins A, Mayrhofer G: Lymphocyte-filled villi: comparison with other lymphoid aggregations in the mucosa of the human small intestine. *Gastroenterology* 1998;115:1414.
84. Cornes JS: Number, size and distribution of Peyer's patches in the human small intestine. *Gut* 1965;6:230.
85. McClugage SG, Low FN, Zimny ML: Porosity of the basement membrane overlying Peyer's patches in rats and monkeys. *Gastroenterology* 1986;91:1128.
86. Spalding DM, Williamson SI, Koopman WJ, McGhee JR: Preferential induction of polyclonal IgA secretion by murine Peyer's patch dendritic cell-T cell mixtures. *J Exp Med* 1984;160:941.
87. Chin Y, Carey GD, Woodruff JJ: Lymphocyte recognition of lymph node high endothelium. *J Immunol* 1982;129:1911.
88. Miura S, Tsuzuki Y, Fukumura D, et al: Intravital demonstration of sequential migration process of lymphocyte subpopulations in rat Peyer's patches. *Gastroenterology* 1995;109:113.
89. Nagata H, Miyairi M, Sekizuka E, et al: In vivo visualization of lymphatic microvessels and lymphocyte migration through rat Peyer's patches. *Gastroenterology* 1994;106:1548.
90. Trejdosiewicz LK: Intestinal intraepithelial lymphocytes in lymphoepithelial interactions in the human gastrointestinal mucosa. *Immunol Lett* 1992;32:13.
91. León F, Roldán E, Sanchez L, et al: Human small-intestinal epithelium contains functional natural killer lymphocytes. *Gastroenterology* 2003;125:345.
92. Giacci C, Mahida YR, Dignass A, et al: Functional interleukin-2 receptor on intestinal epithelial cells. *J Clin Invest* 1993;92:527.
93. Colgan SP, Resnick MB, Parkos CA, et al: IL-4 directly modulates function of a model human intestinal epithelium. *J Immunol* 1994;153:2122.
94. Abreu-Martin MT, Targan DR: Regulation of immune response of the intestinal mucosa. *Crit Rev Immunol* 1996;16:277.
95. Sarnacki S, Begue B, Jarry A, Cerf-Bensussan N: Human intestinal intraepithelial lymphocytes, a distinct population of activated T cells. *Immunol Res* 1991;10:302.
96. Dobbins WO: Human intestinal intraepithelial lymphocytes. *Gut* 1986;27:972.
97. Crowe PT, Marsh MN: Morphometric analysis of intestinal mucosa. VI. Principles in enumerating intra-epithelial lymphocytes. *Virchows Arch* 1994;424:301.
98. Kawabata S, Boyaka PN, Coste M, et al: Intraepithelial lymphocytes from villus tip and crypt portions of the murine small intestine show distinct characteristics. *Gastroenterology* 1998;115:866.
99. Crabbe PA, Heremans JF: The distribution of immunoglobulin-containing cells along the human gastrointestinal tract. *Gastroenterology* 1966;51:305.
100. Maluenda C, Phillips AD, Briddon A, Walker-Smith JA: Quantitative analysis of small intestinal mucosa in cow's milk sensitive enteropathy. *J Pediatr Gastroenterol Nutr* 1984;3:349.
101. Strobel S, Miller HRP, Ferguson A: Human intestinal mast cells: evaluation of fixation and staining techniques. *J Clin Pathol* 1981;34:851.
102. Sanderson IR, Leung KBP, Pearce FL, Walker-Smith JA: Lamina propria mast cells in biopsies from children with Crohn's disease. *J Clin Pathol* 1986;39:279.
103. Giacosa A: Morphometry of normal duodenal mucosa. *Scand J Gastroenterol* 1989;24:10.
104. Krause WJ: Brunner's glands: a structural, histochemical and pathological profile. *Prog Histochem Cytochem* 2000;35:259.
105. Dott NM: Anomalies of intestinal rotation: their embryology and surgical aspects: report of 5 cases. *Br J Surg* 1923;11:251.
106. Rescorla FJ, Shedd FK, Grosfeld JL, et al: Anomalies of intestinal rotation in childhood: analysis of 447 cases. *Surgery* 1990;108:710.
107. Gilbert HW, Armstrong CP, Thompson MH: The presentation of malrotation of the intestine in adults. *Ann R Coll Surg Engl* 1990;72:239.
108. Boyd PA, Bhattacharjee A, Gould S, et al: Outcome of prenatally diagnosed anterior abdominal wall defects. *Arch Dis Child Fetal Neonatal Med* 1998;78:F209.
109. Calzolari E, Bianchi F, Dolk H, et al, and EUROCAT Working Group: Are omphalocele and neural tube defects related congenital anomalies? Data from 21 registries in Europe (EUROCAT). *Am J Med Genet* 1997;72:79.
110. Benacerraf BR, Saltzman DH, Estroff JA, et al: Abnormal karyotype of fetuses with omphalocele: prediction based on omphalocele contents. *Obstet Gynecol* 1990;75:317.
111. Hurwitz RS, Manzoni GAM, Ransley PG, Stephens FD: Cloacal exstrophy: a report of 34 cases. *J Urol* 1987;138:1060.
112. Lizcano-Gil LA, Garcia-Cruz D, Sanchez-Corona J: Omphalocele-exstrophy-imperforate-anus-spina bifida (OEIS) complex in a male prenatally exposed to diazepam. *Arch Med Res* 1995;26:95.
113. Nicholls EA, Ford WD, Barnes KH, et al: A decade of gastroschisis in the era of antenatal ultrasound. *Aust N Z J Surg* 1996;66:366.
114. Penman DG, Fisher RM, Noblett HR, Soothill PW: Increase in incidence of gastroschisis in the South West of England in 1995. *Br J Obstet Gynecol* 1998;105:328.
115. Torfs CP, Velie EM, Oechsli FW, et al: A population-based study of gastroschisis: demographic, pregnancy, and lifestyle risk factors. *Teratology* 1994;50:44.
116. Hillebrandt S, Streffer C, Montagutelli X, Balling R: A locus for radiation-induced gastroschisis on mouse chromosome 7. *Mamm Genome* 1998;9:995.
117. Morris-Stiff G, Al-Wafi A, Lari J: Gastroschisis and total intestinal atresia. *Eur J Pediatr Surg* 1998;8:105.
118. Moore T, Khalid N: An international survey of gastroschisis and omphalocele (490 cases). *Pediatr Surg Int* 1986;1:46.
119. Morrison JJ, Klein N, Chitty LS, et al: Intra-amniotic inflammation in human gastroschisis: possible aetiology of postnatal bowel dysfunction. *Br J Obstet Gynecol* 1998;105:1200.
120. Elias S, Simpson JL: *Maternal Serum Screening for Fetal Genetic Disorders*. New York, Edinburgh, Leiden, Melbourne, Toronto: Churchill Livingstone, 1992.
121. Langer JC: Gastroschisis and omphalocele. *Sem Pediatr Surg* 1996;5:124.
122. Paterson-Brown S, Stalewski H, Brereton RJ: Neonatal small bowel atresia, stenosis and segmental dilatation. *Br J Surg* 1991;78:83.
123. Lambrecht W, Kluth D: Hereditary multiple atresias of the gastrointestinal tract: report of a case and review of the literature. *J Pediatr Surg* 1998;33:794.
124. Louw JH: Congenital intestinal atresia and stenosis in the newborn. Observations on pathogenesis and treatment. *Ann R Coll Surg Engl* 1959;25:109.
125. Halles JA Jr: Atresia of the small intestine. Current concepts in diagnosis and treatment. *Clin Pediatr* 1964;3:257.

126. van der Pol JG, Wolf H, Boer K, et al: Jejunal atresia related to the use of methylene blue in genetic amniocentesis in twins. *Br J Obstet Gynaecol* 1992;99:141.
127. Hoyme HE, Jones KL, Dixon SD, et al: Prenatal cocaine exposure and fetal vascular disruption. *Pediatrics* 1990;85:743.
128. Slee J, Goldblatt J: Further evidence for a syndrome of "apple-peel" intestinal atresia, ocular anomalies and microcephaly. *Clin Genet* 1996;50:260.
129. Fonkalsrud EW, DeLorimier AA, Hays DM: Congenital atresia and stenosis of the duodenum. A review compiled from the members of the Surgical Section of the American Academy of Pediatrics. *Pediatrics* 1968;43:70.
130. Seashore JH, Collins FS, Markowitz RI, Seashore MR: Familial 'apple peel' jejunal atresia: surgical, genetic and radiographic aspects. *Pediatrics* 1987;80:540.
131. Roberts HE, Cragan JD, Cono J, et al: Increased frequency of cystic fibrosis among infants with jejunoileal atresia. *Am J Med Genet* 1998;78:446.
132. Janik JP, Wayne ER, Janik JS, Price MR: Ileal atresia with total colonic aganglionosis. *J Pediatr Surg* 1997;32:1502.
133. Weinberg AG, Milunsky A, Harrod MJ: Elevated amniotic fluid alpha-fetoprotein and duodenal atresia. *Lancet* 1975;2:496.
134. Kokkonen ML, Kalima T, Jaaskelainen J, Louhimo I: Duodenal atresia: late follow-up. *J Pediatr Surg* 1988;23:216.
135. Puri P, Fujimoto T: New observations on the pathogenesis of multiple intestinal atresias. *J Pediatr Surg* 1988;23:221.
136. Merrill JR, Raffensperger JG: Paediatric annular pancreas twenty years experience. *J Pediatr Surg* 1976;11:921.
137. Dardik H, Klibanoff E: Retroperitoneal enterogenous cyst: report of a case and mechanisms of embryogenesis. *Ann Surg* 1965;162:1084.
138. Gross RE, Holcomb GM Jr, Farber S: Duplications of the alimentary tract. *Pediatrics* 1952;9:449.
139. Vaage S, Knutrud O: Congenital duplications of the alimentary tract with special regard to their embryogenesis. *Prog Pediatr Surg* 1974;7:103.
140. Grosfeld JL, O'Neill JA, Clatworthy HW: Enteric duplications in infancy and childhood: an 18-year review. *Ann Surg* 1970;172:83.
141. Juler JL, List JW, Stemmer EA, Connolly JE: Duodenal diverticulitis. *Arch Surg* 1969;99:572.
142. Lambert MP, Heller DS, Bethel C: Extensive gastric heterotopia of the small intestine resulting in massive gastrointestinal bleeding, bowel perforation, and death: report of a case and review of the literature. *Pediatr Dev Pathol* 2000;3:277.
143. Yoshimitsu K, Yoshida M, Motooka M, et al: Heterotopic gastric mucosa of the duodenum mimicking a duodenal cancer. *Gastrointest Radiol* 1989;14:115.
144. Tanemura H, Uno S, Suzuki M, et al: Heterotopic gastric mucosa accompanied by aberrant pancreas in the duodenum. *Am J Gastroenterol* 1987;82:685.
145. Suda K, Takase M, Shiono S, et al: Duodenal wall cysts may be derived from a ductal component of ectopic pancreatic tissue. *Histopathology* 2002;41:351.
146. Sieck JO, Cowgill R, Larkworthy W: Peritoneal encapsulation and abdominal cocoon. Case report and review of the literature. *Gastroenterology* 1983;84:1597.
147. Localio A, Stahl WM: Diverticular disease of the alimentary tract. Part II: the esophagus, stomach, duodenum and small intestine. *Curr Prob Surg* 1968;5:1.
148. Hagege H, Berson A, Pelletier G, et al: Association of juxtapapillary diverticula with choledocholithiasis but not with cholecystolithiasis. *Endoscopy* 1992;24:248.
149. Eggert A, Teichmann G, Wiltman DH: The pathological implications of duodenal diverticula. *Surg Gynecol Obstet* 1982;154:62.
150. Krishnamurthy S, Kelly MM, Rohrmann CA, Schuffler MD: Jejunal diverticulosis: a heterogeneous disorder caused by a variety of abnormalities of smooth muscle or myenteric plexus. *Gastroenterology* 1983;85:538.
151. Steiner A, Geist A, Scheinfeld A: Non-Meckelian diverticula of the small intestine. *Int Surg* 1967;47:597.
152. Lee FD: Submucosal lipophages in diverticula of the small intestine. *J Pathol Bacteriol* 1966;92:29.
153. Bissett GS 3rd, Kirks DR: Intussusception in infants and children: diagnosis and therapy. *Radiology* 1988;163:141.
154. Stringer MD, Pablot SM, Brereton RJ: Paediatric intussusception. *Br J Surg* 1992;79:867.
155. Kuruvilla TT, Naraynsingh V, Raju GC, Manmohansingh LU: Intussusception in infancy and childhood. *Trop Geogr Med* 1988;40:342.
156. Schuh S, Wesson DE: Intussusception in children 2 years of age or older. *Can Med Assoc J* 1987;136:269.
157. Reijnen JA, Festen C, Joosten HJ, Van Wieringen PM: Atypical characteristics of a group of children with intussusception. *Acta Paediatr Scand* 1990;79:675.
158. Kurzbart E, Cohen Z, Yerushalmi B, et al: Familial idiopathic intussusception: a report of two families. *J Pediatr Surg* 1999;34:493.
159. Tangi VT, Bear JW, Reid IS, Wright JE: Intussusception in Newcastle in a 25 year period. *Aust NZ J Surg* 1991;61:608.
160. Fanconi S, Berger D, Rickham PP: Acute intussusception: a classic clinical picture. *Helv Paediatr Acta* 1982;37:345.
161. Murphy TV, Gargiullo PM, Massoudi MS, et al: Intussusception among infants given an oral rotavirus vaccine. *N Engl J Med* 2001;344:564.
162. Wood BJ, Kumar PN, Cooper C, et al: AIDS-associated intussusception in young adults. *J Clin Gastroenterol* 1995;212:158.
163. Ramsden KL, Newman J, Moran A: Florid vascular proliferation in repeated intussusception mimicking primary angiomatous lesion. *J Clin Pathol* 1993;46:91.
164. Frazee RC, Mucha P Jr, Farnell MB, Van Heerden JA: Volvulus of the small intestine. *Ann Surg* 1988;208:565.
165. Gibney EJ: Volvulus of the sigmoid colon. *Surg Gynecol Obstet* 1991;173:243.
166. Memeo L, Jhang J, Hibshoosh H, et al: Duodenal intraepithelial lymphocytosis with normal villous architecture: common occurrence in H pylori gastritis. *Mod Pathol* 2005;18:1134.
167. Walker MM, Crabtree JE: Helicobacter pylori and the pathogenesis of duodenal ulceration. *Ann NY Acad Sci* 1998;859:96.
168. Nahon S, Patey-Mariaud de Serre N, Lejeune O, et al: Duodenal intraepithelial lymphocytosis during Helicobacter pylori infection is reduced by antibiotic treatment. *Histopathology* 2006;48:417.
169. Starlinger M, Matthews J, Yoon CH, et al: The effect of acid perfusion on mucosal blood flow and intramural pH of rabbit duodenum. *Surgery* 1987;101:433.
170. Whitehead R, Roca M, Meikle DD, et al: The histological classification of duodenitis in fibreoptic biopsy specimens. *Digestion* 1975;13:129.
171. Van de Bovenkamp H, Korteland-van Male AM, Büller HA, et al: Metaplasia of the duodenum shows a Helicobacter pylori-correlated differentiation into gastric-type protein differentiation. *Hum Pathol* 2003;34:156.
172. Frierson HF, Caldwell SH, Marshal B: Duodenal bulb biopsy findings for patients with non-ulcer dyspepsia with or without Campylobacter pylori gastritis. *Mod Pathol* 1990;3:271.
173. Hamlet A, Thoreson A-C, Nilsson H, et al: Duodenal Helicobacter pylori infection differs in cagA genotype between asymptomatic subjects and patients with duodenal ulcers. *Gastroenterology* 1999;116:259.
174. Rauws EAJ, Tygat GNJ: Cure of duodenal ulcer associated with eradication of Helicobacter pylori. *Lancet* 1990;335:1233.
175. Tan YM, Wong WK: Giant Brunneroma as an unusual cause of upper gastrointestinal hemorrhage: a report of a case. *Surg Today* 2002;32:910.
176. Sakurai T, Sakashita H, Honjo G, et al: Gastric foveolar metaplasia with dysplastic changes in Brunner gland hyperplasia. Possible precursor lesions for Brunner gland adenocarcinoma. *Am J Surg Pathol* 2005;29:1442.
177. Lu H, Hsu P-I, Graham DY, Yamaoka Y: Duodenal ulcer promoting gene of Helicobacter pylori. *Gastroenterology* 2005;128:833.
178. Marshall BJ, McGechie DB, Rogers PA, Glancy RJ: Pyloric Campylobacter infection and gastroduodenal disease. *Med J Aust* 1985;142:439.
179. Branicki FJ, Boey J, Fok PJ, et al: Bleeding duodenal ulcer, a prospective evaluation of risk factors for rebleeding and death. *Ann Surg* 1990;211:411.
180. Hui W, Lam S: Multiple duodenal ulcer: natural history and pathophysiology. *Gut* 1987;28:1134.
181. Kang JY, Nasiry R, Guan R, et al: Influence of the site of a duodenal ulcer on its mode of presentation. *Gastroenterology* 1986;90:1874.
182. Rhodes RS, DePalma RG: Mitochondrial dysfunction of the liver and hypoglycemia in hemorrhagic shock. *Surg Gynecol Obstet* 1980;150:347.

183. Bulkley GB, Kvietys PR, Parks DA, et al: Relationship of blood flow and oxygen consumption to ischemic injury in the canine small intestine. *Gastroenterology* 1985;89:852.
184. Granger DN, Hollwarth ME, Parks DA: Ischemia-reperfusion injury: role of oxygen-derived free radicals. *Acta Physiol Scand (Suppl)* 1986;548:47.
185. Park PO, Haglund U, Bulkley GB, Fait K: The sequence of development of intestinal tissue injury following strangulation ischemia and reperfusion. *Surgery* 1990;107:574.
186. Zimmerman BJ, Granger DN: Oxygen free radicals and the gastrointestinal tract: role in ischemia-reperfusion injury. *Hepatogastroenterology* 1994;41:337.
187. Harlan JM: Leukocyte-endothelial interactions. *Blood* 1985;65:513.
188. Haglund U, Bulkley GB, Granger DN: On the pathophysiology of intestinal ischemic injury. Clinical review. *Acta Chir Scand* 1987;153:321.
189. Skinner DB, Zairms I, Moosa AR: Mesenteric vascular disease. *Am J Surg* 1974;128:835.
190. Sitges-Serra A, Mas X, Roqueta F, et al: Mesenteric infarction: an analysis of 83 patients with prognostic studies in 44 cases undergoing a massive small-bowel resection. *Br J Surg* 1988;75:544.
191. Grendell JH, Ockner RK: Mesenteric venous thrombosis. *Gastroenterology* 1982;82:358.
192. Warren S, Eberhard TP: Mesenteric venous thrombosis. *Surg Gynecol Obstet* 1935;61:102.
193. Williams LF Jr: Mesenteric ischemia. *Surg Clin North Am* 1988;68:331.
194. Biedrzycki OJ, Arnaout A, Coppen MJ, Shepherd NA: Isolated intramucosal goblet cells in subacute ischaemic enteritis: mimicry of signet ring cell carcinoma. *Histopathology* 2005;45:460.
195. Park PO, Haglund U: Regeneration of small bowel mucosa after intestinal ischemia. *Crit Care Med* 1992;20:135.
196. Wagner R, Gabbert H, Hohn P: Ischemia and post-ischemic regeneration of the small intestinal mucosa. *Virchows Arch B Cell Pathol* 1979;31:259.
197. Kanto WP Jr, Wilson R, Breart GL, et al: Perinatal events and necrotizing enterocolitis in premature infants. *Am J Dis Child* 1987;141:167.
198. Coutinho HB, da Mota HC Coutinho VB, et al: Absence of lysozyme (muramidase) in the intestinal Paneth cells of newborn infants with inn necrotizing enterocolitis. *J Clin Pathol* 1998;51:512.
199. Crissinger KD, Granger DN: Mucosal injury induced by ischemia and reperfusion in the piglet intestine: influences of age and feeding. *Gastroenterology* 1989;97:920.
200. Lee HC, Huang FY, Hsu CH, et al: Acute segmental obstructing enteritis in children. *J Pediatr Gastroenterol Nutr* 1994;18:1.
201. Flory C: Arterial occlusions produced by emboli from eroded aortic atheromatous plaques. *Am J Pathol* 1945;21:549.
202. Weiser MM, Andres GA, Rentjens JR, et al: Systemic lupus erythematosus and intestinal venulitis. *Gastroenterology* 1981;81:570.
203. Lee RG: The colitis of Behçet's syndrome. *Am J Surg Pathol* 1986;10:888.
204. Stevens SMB, Gue S, Finckh ES: Necrotizing and giant cell granulomatous phlebitis of caecum and ascending colon. *Pathology* 1976;8:259.
205. Saraga EP, Costa J: Idiopathic enterocolic lymphocytic phlebitis. *Am J Surg Pathol* 1989;13:303.
206. Genta RM, Haggitt RC: Idiopathic myointimal hyperplasia of mesenteric vein. *Gastroenterology* 1991;101:533.
207. Bacon PA: Vasculitis, clinical aspects and therapy. *Acta Med Scand* 1988;715:157.
208. Roikjaer O: Perforation and necrosis of the colon complicating polyarteritis nodosa. *Acta Chir Scand* 1987;153:385.
209. Allen DM, Diamond LK, Howell DA: Anaphylactoid purpura in children (Schönlein-Henoch syndrome). *Am J Dis Child* 1960;99:833.
210. Glasier CM, Siegel MJ, McAlister WH, Shackelford GD: Henoch-Schönlein syndrome in children: gastrointestinal manifestations. *AJR Am J Roentgenol* 1981;136:1081.
211. Banerjee B, Rashid S, Singh E, Moore J: Endoscopic findings in Henoch-Schönlein purpura. *Gastrointest Endosc* 1991;37:569.
212. Lie JT: Vasculitis and the gut. *J Rheumatol* 1991;18:647.
213. Leavitt RY, Fauci AS, Bloch DA, et al: The American College of Rheumatology 1990 criteria for the classification of Wegener's granulomatosis. *Arthritis Rheum* 1990;33:1101.
214. Scott DGI, Bacon PA, Tribe CR: Systemic rheumatoid vasculitis: a clinical and laboratory study. *Medicine* 1981;60:288.
215. Klemperer P, Pollack AD, Baehr G: Pathology of disseminated lupus erythematosus. *Arch Pathol* 1941;32:569.
216. Beighton PH, Murdoch JC, Cotteler T: Gastrointestinal complications of the Ehlers-Danos syndrome. *Gut* 1969;10:1004.
217. Kawasaki T, Kosaki F, Okawa S, et al: A new infantile acute mucocutaneous lymph node syndrome prevailing in Japan. *Pediatrics* 1974;54:271.
218. Fishbein VA, Roscn AM, Lack BE, et al: Diffuse hemorrhagic gastroenteropathy: report of a new entity. *Gastroenterology* 1994;106:500.
219. Slavin R, Cafferty L, Cartwright J: Segmental mediolytic arteritis. A clinicopathologic and ultrastructural study of two cases. *Am J Surg Pathol* 1989;13:558.
220. Haber MM, Burrell M, West AB: Enterocolic lymphocytic phlebitis. *J Clin Gastroenterol* 1993;17:327.
221. Flaherty MJ, Lie JT, Haggitt RC: Mesenteric inflammatory venoocclusive disease. *Am J Surg Pathol* 1994;18:779.
222. Perlemuter G, Chaussade S, Soubrane O, et al: Multifocal stenosing ulcerations of the small intestine revealing vasculitis associated with C2 deficiency. *Gastroenterology* 1996;110:1628.
223. Perlemutter G, Guillevin L, Legman P, et al: Cryptogenic multifocal ulcerous stenosing enteritis: an atypical type of vasculitis or a disease mimicking vasculitis. *Gut* 2001;48:333.
224. Olin JW: Thromboangiitis obliterans (Buerger's disease). *N Engl J Med* 2000;343:864.
225. Kempczinski RF, Clark SM, Blebia J, et al: Intestinal ischemia secondary to thromboangiitis obliterans. *Ann Vasc Surg* 1993;7:354.
226. De Las Casas LE, Finley JL: Diabetic microangiopathy in the small bowel. *Histopathology* 1999;35:267.
227. Behçet H: Ber rezidivierende, apthose, durch einen Virus verursachte Geschw re am Mund, am Auge und an den Genitalien. *Deut Wochenschr* 1937;105:1152.
228. Kasahara Y, Tanaka S, Nishino M, et al: Intestinal involvement in Behçet's disease: review of 136 surgical cases in the Japanese literature. *Dis Colon Rectum* 1981;24:103.
229. Akpolat T, Koc Y, Yeniay I, et al: Familial Behçet's disease. *Eur J Med* 1992;1:391.
230. Sun A, Chang JG, Kao CL, et al: Human cytomegalovirus as a potential etiologic agent in recurrent aphthous ulcers and Behçet's disease. *J Oral Pathol Med* 1996;25:212.
231. Hamzaoui K, Kahan A, Hamza M, Ayed K: Suppressive T cell function of Epstein-Barr virus induced activation in active Behçet's disease. *Clin Exp Rheumatol* 1991;9:131.
232. Yamashita S, Suzuki A, Yanagita T, et al: Analysis of neutrophil proteins of patients with Behçet's disease by two-dimensional gel electrophoresis. *Biol Pharm Bull* 2001;24:119.
233. Yamashita S, Suzuki A, Yanagita T, et al: Analysis of a protease responsible for truncated actin increase in neutrophils of patients with Behçet's disease. *Biol Pharm Bull* 2001;23:519.
234. Choi IJ, Kim JS, Cha SD, et al: Long-term clinical course and prognostic factors in intestinal Behçet's disease. *Dis Colon Rectum* 2000;43:692.
235. Kobayashi M, Ito M, Nakagawa A, et al: Neutrophil and endothelial cell activation in the vasa vasorum in vasculo-Behçet disease. *Histopathology* 2000;36:362.
236. Sayek I, Aran O, Uzunalimoglu B, Hersek E: Intestinal Behçet's disease: surgical experience in seven cases. *Hepatogastroenterology* 1991;38:81.
237. Hassard PV, Binder SW, Nelson V, Sasiliauskas EA: Anti-tumor necrosis factor monoclonal antibody therapy for gastrointestinal Behçet's disease: a case report. *Gastroenterology* 2001;120:995.
238. Evereklioglu C: Managing the symptoms of Behçet's disease. *Expert Opin Pharmacother* 2004;5:317.
239. Masi AT, Hunder GG, Lie JT: The American College of Rheumatology 1990 criteria for the classification of Churg-Strauss syndrome (allergic granulomatosis and angitis). *Arthritis Rheum* 1990;33:1094.
240. Solans R, Bosch JA, Perez-Bocanegra C, et al: Churg-Strauss syndrome; outcome and long-term follow-up of 32 patients. *Rheumatology* 2001;40:763.
241. Frankel SK, Sullivan EJ, Brown KK: Vasculitis: Wegner's granulomatosis, Churg-Strauss syndrome, microscopic polyangiitis, polyarteritis nodosa and Takayasu arteritis. *Crit Care Clin* 2002;18:1.
242. Strole WG Jr, Clark WH Jr, Isselbacher KI: Progressive arterial occlusive disease (Kohlmeier-Degos). *N Engl J Med* 1967;276:195.
243. Oweity T, West AB, Stokes MB: Necrotizing angiitis of the small intestine related to AA-amyloidosis: a novel association. *Int J Surg Pathol* 2001;9:149.
244. Pallesen RM, Rasmussen NR: Malignant atrophic papulosis-Degos' syndrome. *Acta Chir Scand* 1979;145:279.

245. Bick RL, Baker WF: Antiphospholipid and thrombosis syndromes. *Semin Thromb Hemost* 994;20:3.
246. Nachman RL, Silversttein R: Hypercoagulable states. *Ann Intern Med* 1993;19:819.
247. Allaart CF, Poort SR, Rosendaal FR, et al: Increased risk of venous thrombosis in carriers of hereditary protein C defect. *Lancet* 1993;341:134.
248. Demers C, Ginsberg JS, Hirsch J, et al: Thrombosis in antithrombin III-deficient persons: report of a large kindred and literature review. *Ann Int Med* 1992;116:754.
249. Nilsson IM, Ljungner HM, Tengborn L: Two different mechanisms in patients with venous thrombosis and defective thrombolysis: low concentration of plasminogen activator or increased concentration of plasminogen activator inhibitor *BMJ* 1985;290:1453.
250. Ududa H, Emura I, Naito M: Crystalglobulin-induced vasculopathy accompanying ischemic intestinal lesions of a patient with myeloma. *Pathol Int* 1996;46:165.
251. Jeffries GH, Steinberg H, Sleisenger MH: Chronic ulcerative (non-granulomatous) jejunitis. *Am J Med* 1968;44:47.
252. Canavese G, Villanacci V, Zambelli A, et al: Gastric metaplasia and small bowel ulcerogenesis in a case of ulcerative jejunitis not related to celiac disease. *Int J Surg Pathol* 2004;12:415.
253. Riddell RH: The gastrointestinal tract. In: Riddell RH (ed). *Pathology of Drug-Induced and Toxic Disease*. New York: Churchill Livingstone, 1982, pp 515–531.
254. Ziegler TR, Fernández-Estívariz J, Gu LH, et al: Severe villus atrophy and chronic malabsorption induced by azathioprine. *Gastroenterology* 2003;124:1950.
255. Dinda PK, Buell MG, Morris O, Beck IT: Studies on ethanol-induced subepithelial fluid accumulation and jejunal villus bleb formation. An in vitro video microscopic approach. *Can J Physiol Pharmacol* 1994;72:1186.
256. Stemmermann GN, Hayashi T: Colchicine intoxication. A reappraisal of its pathology based on a study of three fatal cases. *Hum Pathol* 1971;2:32.
257. Parnes HL, Fung E, Schiffer CA: Chemotherapy-induced lactose intolerance in adults. *Cancer* 1994;74:1629.
258. Clauw DJ, Danshel DJ, Umhau A, Katz P: Tryptophan-associated eosinophilic connective-tissue disease (a new clinical entity?). *JAMA* 1990;263:1502.
259. DeSchryver-Kecskemeti K, Clouse RE: A previously unrecognized group of "eosinophilic gastroenteritis": association with connective tissue diseases. *Am J Surg Pathol* 1984;8:171.
260. Crane PW, Clark C, Sowter C, et al: Cyclosporine toxicity in the small intestine. *Transplant Proc* 1990;22:2432.
261. Wetli CV, Mittleman RE: The "body packer" syndrome: toxicity following ingestion of illicit drugs packed for transportation. *J Forensic Sci* 1981;26:492.
262. Anilkumar TV, Sarraf CE, Hunt T, Alison MR: The nature of cytotoxic drug–induced cell death in murine intestinal crypts. *Br J Cancer* 1992;65:522.
263. Bennett RE, Harrison MW, Bishop CJ, et al: The role of apoptosis in atrophy of the small gut mucosa produced by repeated administration of cytosine arabinoside. *J Pathol* 1984;142:259.
264. Oble DA, Mino-Kenudson M, Goldsmith J, et al: Autoimmune-like panarteritis is associated with the novel cancer adjuvant a-CTLA-4mAb. *Lab Invest* 2007;87:125A.
265. Bjarnason I, Hayllar J, Macpherson AJ, et al: Side effects of nonsteroidal anti-inflammatory drugs on the small and large intestine in humans. *Gastroenterology* 1993;104:1832.
266. Laine L, Bombardier C, Hawkey CJ, et al: Stratifying the risk of NSAID-related upper gastrointestinal clinical events: results of a double-blind outcomes study in patients with rheumatoid arthritis. *Gastroenterology* 2002;123:1006.
267. Maiden L, Thjodleifsson B, Theodors A, et al: A quantitative analysis of NSAID-induced small bowel pathology by capsule enteroscopy. *Gastroenterology* 2005;128:1172.
268. Atchison CR, West AB, Balakumaran A, et al: Drug enterocyte adducts: possible causal factor for Diclofenac enteropathy in rats. *Gastroenterology* 2000;119:1537.
269. Davies NM, Saleh JY, Skjodt NM: Detection and prevention of NSAID-induced enteropathy. *J Pharm Pharm Sci* 2000;3:137.
270. Yousfi MM, de Petris G, Leighton JA, et al: Diaphragm disease after use of nonsteroidal anti-inflammatory agents; first report of diagnosis with capsule endoscopy. *J Clin Gastroenterol* 2004;38:686.
271. Roy MJ, Walsh TJ: Histopathologic and immunohistochemical changes in gut-associated lymphoid tissues after treatment of rabbits with dexamethasone. *Lab Invest* 1992;64:437.
272. Tomczok J, Grzybek H, Sliwa W, Panz B: Ultrastructural aspects of the small intestinal lead toxicology. *Exp Pathol* 1988;35:49.
273. Lindhom T, Thysell H, Ljunggren L, et al: Aluminum in patients with uremia and patients with enteropathy. *Nieren-Hochdruckkr* 1983;12:192.
274. Phillpotts CJ: Histopathological changes in the epithelial cells of rat duodenum following chronic dietary exposure to cadmium, with particular reference to Paneth cells. *Br J Exp Pathol* 1986;67:505.
275. Bosman T, Vonck K, Claeys P, et al: Enterocolitis: an adverse event in refractory epilepsy patients treated with levetiracetam. *Seizure* 2004;13:76.
276. Keating JP, Neill M, Hill GL: Sclerosing encapsulating peritonitis after intraperitoneal use of povidone iodine. *Aust NZ J Surg* 1997;67:742.
277. Hösli P, Schapira M: Spontaneous duodenal hematoma during oral administration. *N Engl J Med* 2000;343:474.
278. Sukpanichnant S, Srisuthapan N, Kachintorn U, et al: Clofazimine-induced crystal-storing histiocytosis producing chronic abdominal pain in a leprosy patient. *Am J Surg Pathol* 2000;24:129.
279. Miller MJS, Zhang XJ, Gu X, et al: Exaggerated intestinal histamine release by casein and casein hydrolysate but not whey hydrolysate. *Scand J Gastroenterol* 1991;26:379.
280. Jacobson MF: *The Complete Eater's Digest and Nutrition Scoreboard*. Garden City, NY: Anchor Press/Doubleday, 1985.
281. Nagata S, Yamashiro Y, Ohtsuka Y, et al: Quantitative analysis and immunohistochemical studies on small intestinal mucosa of food-sensitive enteropathy. *J Pediatr Gastroenterol Nutr* 1995;20:44.
282. Institute of Medicine: *Naturally Occurring Fish and Shellfish Poisons. Seafood Safety*. Washington, DC: National Academy Press, 1991, p 94.
283. Morrow JD, Margolies GR, Rowald J, et al: Evidence that histamine is the causative toxin of scombroid fish poisoning. *N Eng J Med* 1991;324:716.
284. Edebo L, Lange S, Li XP, Allenmark S: Toxic mussels and okadaic acid induce rapid hypersecretion in the rat small intestine. *APMIS* 1988;96:1029.
285. Czaja AJ, McAlbany JC, Pruitt BA: Acute gastroduodenal disease after thermal injury: an endoscopic evaluation of incidence and natural history. *N Engl J Med* 1974;291:925.
286. Berthrong M, Fajardo LF: Radiation injury in surgical pathology. II. Alimentary tract. *Am J Surg Pathol* 1981;5:153.
287. Paris F, Fuks Z, Kang A, et al: Endothelial apoptosis as the primary lesion initiating intestinal radiation damage in mice. *Science* 2001;293:293.
288. Ruifrok ACC, Mason KA, Lozano G, Thames HD: Spatial and temporal patterns of expression of epidermal growth factor, transforming growth factor alpha and transforming growth factor beta 1-3 and their receptors in mouse jejunum after radiation treatment. *Radiat Res* 1997;1.
289. Wang J, Zheng H, Sung C-C: Cellular sources of transforming growth factor-β isoforms in early and chronic radiation enteropathy. *Am J Pathol* 1998;153:1531.
290. Oya M, Yao T, Tsuneyoshi M: Chronic irradiation enteritis: its correlation with the elapsed time interval and morphological changes. *Hum Pathol* 1996;27:774.
291. Husebye E, Skar V, Høverstad T, et al: Abnormal intestinal motor patterns explain enteric colonization with gram negative bacilli in late radiation enteropathy. *Gastroenterology* 1995;109:1078.
292. Nguyen NP, Antoine JE, Dutta S, et al: Current concepts in radiation enteritis and implications for future clinical trials. *Cancer* 2002;95:1151.
293. Berlanga J, Prats P, Remirez D, et al: Prophylactic use of epidermal growth factor reduces ischemia/reperfusion intestinal damage. *Am J Pathol* 202;161:373.
294. Falkow S, Isberg RR, Portnoy DA: The interaction of bacteria with mammalian cells. *Annu Rev Cell Biol* 1992;8:333.
295. Abrams GD: Surgical pathology of the infected gut. *Am J Surg Pathol* 1987;11:16.
296. Sansonetti PJ: Bacterial pathogens, from adherence to invasion: comparative strategies. *Med Microbiol Immunol* 1993;182:223.
297. Fields PI, Groisman EA, Heffron F: A Salmonella locus that controls resistance to microbicidal proteins from phagocytic cells. *Science* 1989;243:1059.

298. Guerrant RL, Bobak DA: Bacterial and protozoal gastroenteritis. *N Engl J Med* 1991;325:327.
299. Neu H: The crisis in antibiotic resistance. *Science* 1992;257:1064.
300. Cohen M: Epidemiology of drug resistance: implications for post-antimicrobial era. *Science* 1992;257:1050.
301. Krause R: The origin of plagues: old and new. *Science* 1992;257:1073.
302. Levine MM: Escherichia coli that cause diarrhea: enterotoxigenic, enteropathogenic, enteroinvasive, enterohemorrhagic, and enteroadherent. *J Infect Dis* 1987;155:377.
303. Drucker MM, Polliack A, Yeivin R, et al: Immunofluorescent demonstration of enteropathogenic E. coli in tissues of infants dying with enteritis. *Pediatrics* 1970;46:855.
304. Sherman P, Drumm B, Karmali M, Cutz E: Adherence of bacteria to the intestine in sporadic cases of enteropathogenic Escherichia coli-associated diarrhea in infants and young children: a prospective study. *Gastroenterology* 1989;96:86.
305. Rothbaum R, McAdams AJ, Giannella R, Partin JC: A clinicopathologic study of enterocyte-adherent Escherichia coli: a cause of protracted diarrhea in infants. *Gastroenterology* 1982;83:441.
306. Sack RB: Human diarrheal disease caused by enterotoxigenic Escherichia coli. *Annu Rev Microbiol* 1975;29:333.
307. Mezoff AG, Giannella RA, Eade MN, Cohen MB: Escherichia-coli enterotoxin (STa) binds to receptors, stimulates guanyl cyclase, and impairs absorption in rat colon. *Gastroenterology* 1992;102:816.
308. Taylor DN, Echeverria P, Sethabutr O, et al: Clinical and microbiologic features of Shigella and enteroinvasive Escherichia coli infections detected by DNA hybridization. *J Clin Microbiol* 1988;26:1362.
309. Knutton S, Shaw RK, Bhan MK, et al: Ability of enteroaggregative Escherichia coli strains to adhere in vitro to human intestinal mucosa. *Infect Immunol* 1992;60:2083.
310. Centers for Disease Control: Salmonella enteritidis infections and shell eggs—United States. *MMWR Morb Mortal Wkly Rep* 1990;39:909.
311. Musher DM, Musher BL: Contagious acute gastrointestinal infections. *N Engl J Med* 2004;351:2417.
312. Olsen SJ, DeBess EE, McGivern TE, et al: A Nosocomial outbreak of fluoroquinolone-resistant salmonella infection. *N Engl J Med* 2001;344:1572.
312a. Reller ME, Olsen SJ, Kressel AB, et al: Sexual transmission of typhoid fever: a multistate outbreak among men having sex with men. *Clin Infect Dis* 2003;37:141.
313. Gay FP: *Typhoid Fever*. New York: Macmillan, 1918.
314. Chuttani HK, Jain K, Misran RC: Small bowel in typhoid fever. *Gut* 1971;12:709.
315. Jones GW, Rabert DK, Svinarich DM, Whitfield HJ: Association of adhesive, invasive, and virulent phenotypes of Salmonella typhimurium with autonomous 60-megadalton plasmids. *Infect Immun* 1982;38:476.
316. Clark MA, Jepson MA, Simmons NL, Hirst BH: Preferential interaction of Salmonella typhimurium with mouse Peyer's patch M cells. *Res Microbiol* 1994;145:543.
317. Takeuchi A: Electron microscope studies of experimental Salmonella infection. I. Penetration into the intestinal epithelium by Salmonella typhimurium. *Am J Pathol* 1967;50:109.
318. Kraus MD, Amatya B, Kimula Y: Histopathology of typhoid enteritis: morphologic and immunophenotypic findings. *Mod Pathol* 1999;12:949.
319. Bone FJ, Bogie D, Morgan-Jones SC: Staphylococcal food poisoning from sheep milk cheese. *Epidemiol Infect* 1989;103:449.
320. Preliminary FoodNet data on the incidence of foodborne illnesses-selected sites, United States, 2002. *MMWR Morb Mortal Wkly Rep*, 2003;52:340.
321. Riley LW, Finch MJ: Results of the first year of national surveillance of Campylobacter infections in the United States. *J Infect Dis* 1985;151:956.
322. Taylor DN, McDermott KT, Little JR, et al: Campylobacter enteritis from untreated water in the Rocky Mountains. *Ann Intern Med* 1983;99:38.
323. Deming MS, Tauxe RV, Blake PA, et al: Campylobacter enteritis at a university: transmission from eating chicken and from cats. *Am J Epidemiol* 1987;126:525.
324. Skirrown MB: Campylobacter enteritis: a "new" disease. *BMJ* 1977;2:9.
325. Smith GS, Blaser MJ: Fatalities associated with Campylobacter jejuni infections. *JAMA* 1985;253:2873.
326. Sugita K, Ishii M, Takanashi J, et al: Guillain-Barré syndrome associated with IgM anti-G_{M1} antibody following Campylobacter jejuni enteritis. *Eur J Pediatr* 1994;153:181.
327. Florin I, Antillon F: Production of enterotoxin and cytotoxin in Campylobacter jejuni strains isolated in Costa-Rica. *J Med Microbiol* 1992;37:22.
328. Coffin CM, Heureaux PL, Dehner LP: Campylobacter associated enterocolitis in childhood. *Am J Clin Pathol* 1982;78:117.
329. Bode RB, Brayton PR, Colwell RR, et al: A new Vibrio species, Vibrio cincinnatiensis, causing meningitis: successful treatment in an adult. *Ann Intern Med* 1986;104:55.
330. Brenner DJ, Hickman-Brenner FW, Lee JV, et al: Vibrio furnissii (formerly aerogenic biogroup of Vibrio fluvialis), a new species isolated from human feces and the environment. *J Clin Microbiol* 1983;18:816.
331. Davis BR, Fanning GR, Madden JM, et al: Characterization of biochemically atypical Vibrio cholerae strains and designation of a new pathogenic species, Vibrio mimicus. *J Clin Microbiol* 1981;14:631.
332. Hickman FW, Farmer JJ III, Hollis DG, et al: Identification of Vibrio hollisae sp. nov. from patients with diarrhea. *J Clin Microbiol* 1982;15:395.
333. Lee JV, Shread P, Furniss AI, Bryant TN: Taxonomy and description of Vibrio fluvialis sp. nov. (synonym group F vibrios, group EE6). *J Appl Bacteriol* 1981;50:73.
334. Love M, Teebken-Fisher D, Hose JE, et al: Vibrio damsela, a marine bacterium, causes skin ulcers on the damselfish Chromispunctipinnis. *Science* 1981;214:1139.
335. McLaughlin JB, DePaola A, Bopp CA, et al: Outbreak of Vibrio parahaemolyticus gastroenteritis associated with Alaskan oysters. *N Engl J Med* 2005;353:1463.
336. Sommers HM: Infectious diarrhea. In: Youmans GP, Patterson PY, Sommers HM (eds). *Biological and Clinical Basis of Infectious Disease*, 2nd ed. Philadelphia: WB Saunders, 1990, pp 525–529.
337. Mathan M, Chandy G, Mathan VI: Ultrastructural changes in the upper small intestinal mucosa in patients with cholera. *Gastroenterology* 1995;109:422.
338. Kumamoto KS, Vukich DJ: Clinical infections of Vibrio vulnificus: a case report and review of the literature. *J Emerg Med* 1998;16:61.
339. Holmberg SD, Farmer JJ: Aeromonas hydrophila and Plesiomonas shigelloides as causes of intestinal infections. *Rev Infect Dis* 1984;6:633.
340. Zeissler J, Rassfeld-Sternberg L: Enteritis necroticans due to Clostridium welchii type F. *BMJ* 1949;i:267.
341. Gui L, Subramony C, Fratkin J, Hughson MD: Fatal enteritis necroticans (pigbel) in a diabetic adult. *Mod Pathol* 2002;15:66.
342. Hansen K, Jeckeln E, Jochims J, et al: *Darmbrand-Enteritis Necroticans*. Stuttgart: Thieme, 1949.
343. Lawrence G, Walker PD: Pathogenesis of enteritis necroticans in Papua, New Guinea. *Lancet* 1976;1:125.
344. Cover TL, Aber RC: Yersinia enterocolitica. *N Engl J Med* 1989;321:16.
345. Cornelis GR: The Yersinia deadly kiss. *J Bacteriol* 1998;180:5495.
346. Revell PA, Miller VL: Yersinia virulence: more than a plasmid. *FEMS Microbiol Lett* 2001;205:159.
347. Carniel E: The Yersinia high-pathogenicity island. *Int Microbiol* 1999;2:161.
348. Une T: Studies on the pathogenicity of Yersinia enterocolitica. II. Interaction with cultured cells in vitro. *Microbiol Immunol* 1977;21:365.
349. Delorme J, Laverdiere M, Martineau B, et al: Yersiniosis in children. *Can Med Assoc J* 1974;110:281.
350. Simmonds SD, Noble MA, Freeman HJ: Gastrointestinal features of culture-positive Yersinia enterocolitica infection. *Gastroenterology* 1987;92:112.
351. El-Maraghi NR, Mair NS: The histopathology of enteric infection with Yersinia pseudotuberculosis. *Am J Clin Pathol* 1979;71:631.
352. Robins-Browne RM, Prpic JK: Effects of iron desferrioxamine on infections with Yersinia enterocolitica. *Infect Immunol* 1985;47:774.
353. Cantwell MF, Snider DE Jr, Cauthen GM, Onorato IM: Epidemiology of tuberculosis in the United States, 1985 through 1992. *JAMA* 1994;272:535.
354. Division of Tuberculosis Elimination: Surveillance reports: reported tuberculosis in the United States 2000. Atlanta: Centers for Disease Control and Prevention. Available at: http://www.cdc.gov/hchstp/tb/surv/surv2000. Accessed June 1, 2007.
355. Dolin PJ, Raviglione MC, Kochi A: Global tuberculosis incidence and mortality during 1999-2000. *Bull World Health Organ* 2004;72:213.

356. Tuberculosis mortality among US-born and foreign-born populations United States, 2000. *MMWR Morb Mortal Wkly Rep* 2002;51:101.
357. Geiter L (ed): Advancing toward elimination. In: *Ending Neglect; the Elimination of Tuberculosis in the United States.* Washington, DC: National Academy Press, 2000, pp 86–121.
358. McKenna MT, McCray E, Onorato I: The epidemiology of tuberculosis among foreign-born persons in the United States, 1986-1993. *N Engl J Med* 1995;332:1071.
359. Targeted tuberculin skin testing and treatment of latent tuberculosis infection. *Am J Resp Crit Care Med* 2000;161:S221.
360. Stead W, Senner J, Reddick W, Lofgren J: Racial differences in susceptibility to infection by mycobacterium tuberculosis. *N Engl J Med* 1990;322:422.
361. Barnes PF, Cave MD: Molecular epidemiology of tuberculosis. *N Engl J Med* 2003;249:1149.
362. Smith MB, Boyars MC, Veasey S, Woods GL: Generalized tuberculosis in the acquired immune deficiency syndrome. A clinicopathologic analysis based on autopsy findings. *Arch Pathol Lab Med* 2000;124:1267.
363. Anand SS: Hypertrophic ileocaecal tuberculosis in India with a record of fifty hemicolectomies. *Ann R Coll Surg Engl* 1956;19:205.
364. Osaki M, Adachi H, Gomyo Y, et al: Detection of mycobacterial DNA in formalin-fixed, paraffin-embedded tissue specimens by duplex polymerase chain reaction: application to histopathologic diagnosis. *Mod Pathol* 1997;10:78.
365. Horsburgh CR: The pathophysiology of disseminated Mycobacterium avium complex disease in AIDS. *J Infect Dis* 1999;179:S461.
366. Klatt EC, Jensen DF, Meyer PR: Pathology of Mycobacterium avium-intracellulare infection in acquired immunodeficiency syndrome. *Hum Pathol* 1987;18:709.
367. Rotterdam H, Tsang P: Gastrointestinal disease in the immunocompromised patient. *Hum Pathol* 1994;25:1123.
368. Porrecto RP, Haverkamp AD: Brucellosis in pregnancy. *Obstet Gynecol* 1974;44:597.
369. Lubani M, Sharda DC, Helin I: Probable transmission of brucellosis from breast milk to a new born. *Trop Geogr Med* 1988;40:151.
370. Pappas G, Akritidis N, Bosilkovski M, Tsianos E: Brucellosis. *N Engl J Med* 2005;352:2325.
371. Detilleux PG, Deyoe BL, Cheville NF: Effect of endocytic and metabolic inhibitors on the internalization and intracellular growth of Brucella abortus in vero cells. *Am J Vet Res* 1991;52:1658.
372. Akhtar M, Ali A: Pathology of brucellosis: a review of 88 biopsies. *Ann Saudi Med* 1989;9:247.
373. Bojsen-Moller J: Human listeriosis: diagnostic, epidemiological and clinical studies. *Acta Pathol Microbiol Scand* 1972;229:1.
374. Kvenberg JE: Outbreaks of listeriosis/Listeria-contaminated foods. *Microbiol Sci* 1988;5:355.
375. Dalton CB, Austin CC, Sobel J, et al: An outbreak of gastroenteritis and fever due to Listeria monocytogenes in milk. *N Engl J Med* 1997;336:100.
376. Lecuit M, Vandormael-Pournin S, Lefort J, et al: A transgenic model for listeriosis: role of internalin in crossing the intestinal barrier. *Science* 2001;292:1722.
377. Relman DA, Schmidt TM, MacDermott RP, Falkow S: Identification of the uncultured bacillus of Whipple's disease. *N Engl J Med* 1992;327:293.
378. Fenollar F, Puéchal X, Raoult D: Whipple's disease. *N Engl J Med* 2007;356:55.
379. Dobbins WO, Kawanishi H: Bacillary characteristics in Whipple's disease: an electron microscopic study. *Gastroenterology* 1981;80:1468.
380. Enzinger FM, Helwig EB: Whipple's disease—review of the literature and report of 15 patients. *Virchows Arch A Pathol Anat* 1963;336:238.
381. Dobbins WO III: *Whipple's Disease.* Springfield, IL: Charles C Thomas, 1987.
382. von Herbay A, Maiwald M, Ditton HJ, Otto HF: Histology of intestinal Whipple's disease revisited. A study of 48 patients. *Virchows Arch* 1996;429:335.
383. Klipstein FA: Tropical sprue. In: Sleisenger MH, Fordtran JS (eds). *Gastrointestinal Disease*, 4th ed. Philadelphia: WB Saunders, 1989, pp 1281–1286.
384. Hellmig S, Ott S, Musfeldt M, et al: Life-threatening chronic enteritis due to colonization of the small bowel with Stenotrophomonas maltophilia. *Gastroenterology* 2005;129:706.
385. Kotiranta A, Lounatmaa K, Haspasalo M: Epidemiology and pathogenesis of Bacillus cereus infections. *Microbes Infect* 2000;2:189.
386. Kramer JM, Gilbert RJ. In: Doyle MP (ed). Bacillus cereus: *Foodborne Bacterial Pathogens.* New York: Marcel Dekker Inc, 1989, pp 21–70.
387. Andersson A, Granum PE, Rönner U: The adhesion of Bacillus cereus spores to epithelial cells might be an additional virulence mechanism. *Int J Food Microbiol* 1998;39:93.
388. Eras P, Goldskin MJ, Sherlock P: Candida infections of the gastrointestinal tract. *Medicine* 1972;51:367.
389. Wey SB, Mori M, Pfaller MA, et al: Risk factors for hospital-acquired candidemia: a matched case-control study. *Arch Intern Med* 1989;149:2349.
390. Bailey JE, Kliegman RM, Annable WL, et al: T. glabrata sepsis appearing as necrotizing enterocolitis and endophthalmitis. *Am J Dis Child* 1984;183:965.
391. Ahonen P, Myllarniemi M, Sipila I, Perheentupa J: Clinical variation of autoimmune polyendocrinopathy-candidiasis-ectodermal dystrophy (APECED) in a series of 68 patients. *N Engl J Med* 1990;322:29.
392. Walsh TJ, Merz WG: Pathologic features in the human alimentary tract associated with invasiveness of Candida tropicalis. *Am J Clin Pathol* 1986;85:497.
393. Kennedy MJ: Regulation of Candida albicans populations in the gastrointestinal tract: mechanisms and significance in GI and systemic candidiasis. *Curr Top Med Mycol* 1989;3:315.
394. Bullock WE, Wright SD: Role of adherence-promoting receptors, CR3, LFA-1, and p150,95, in binding of Histoplasma capsulatum by human macrophages. *J Exp Biol* 1987;165:195.
395. Long KH, Gomez FJ, Morris RE, Newman SL: Identification of heat shock protein 60 as the ligand on Histoplasma capsulatum that mediates binding to CD18 receptors on human macrophages. *J Immunol* 2003;170:487.
396. Zancope-Oliveira RM, Reiss E, Lott TJ, et al: Molecular cloning, characterization and expression of the M antigen of Histoplasma capsulatum. *Infect Immunol* 1999;67:1047.
397. Schafer MP, Dean GE: Cloning and sequence analysis of an H^+-ATPase-encoding gene from the human dimorphic pathogen Histoplasma capsulatum. *Gene* 1993;136:295.
398. Cappell MS, Mandell W, Grimes MM, et al: Gastrointestinal histoplasmosis. *Dig Dis Sci* 1988;33:353.
399. Wheat LJ, Slama TG, Zeckel ML: Histoplasmosis in the acquired immunodeficiency syndrome. *Am J Med* 1985;78:203.
400. Baker RD, Bassert DE, Ferrington E: Mucor mycosis of the digestive tract. *Arch Pathol* 1957;63:176.
401. Rocha N, Suguiama EH, Maia D, et al: Intestinal malakoplakia associated with paracoccidioidomycosis: a new association. *Histopathology* 1997;30:79.
402. Deng Z, Connor DH: Progressive disseminated penicilliosis caused by Penicillium marneffei: report of eight cases and differentiation of the causative organisms from Histoplasma capsulatum. *Am J Clin Pathol* 1985;84:323.
403. Supparatpinyo K, Khamwan C, Baosoung V, et al: Disseminated Penicillium marneffei infection in Southeast Asia. *Lancet* 1994;244:110.
404. Ko C-I, Hung C-C, Chen M-Y, et al: Endoscopic diagnosis of intestinal penicilliosis marneffei: report of three cases and review of the literature. *Gastrointest Endosc* 1999;50:111.
405. Matson DO, Estes MK: Impact of rotavirus infection at a large pediatric hospital. *J Infect Dis* 1990;162:598.
406. Reeves RR, Morrow AL, Bartlett AV, et al: Child day care increases the risk of clinic visits for acute diarrhea and diarrhea due to rotavirus. *Am J Epidemiol* 1993;137:97.
407. Morrison C, Gilson T, Nuovo GJ: Histologic distribution of fatal rotaviral infection: an immunohistochemical and reverse transcriptase in situ polymerase chain reaction analysis. *Hum Pathol* 2001;32:216.
408. Wolf JL, Dambrauskas R, Sharpe AH, Trier JS: Adherence to and penetration of the intestinal epithelium by reovirus type I in neonatal mice. *Gastroenterology* 1987;92:82.
409. Pérez-Schael I, Guntiñas MJ, Pérez M, et al: Efficacy of the rhesus rotavirus-based quadrivalent vaccine in infants and young children in Venezuela. *N Engl J Med* 1997;337:1181.
410. Centers for Disease Control and Prevention: Intussusception among recipients of rotavirus vaccine-United States, 1998-1999. *JAMA* 1999;282:52.
411. Ruiz-Palacios GM, Pérez-Schael I, Velázquez FR, et al: Safety and efficacy of an attenuated vaccine against severe gastroenteritis. *N Engl J Med* 2006;354:11.
412. Mead PS, Slutsker L, Dietz V, et al: Food-related illness and death in the United States. *Emerg Infect Dis* 1999;5:607.

413. Kapikian AZ:. The discovery of the 27nm Norwalk virus: an historic perspective. *J Infect Dis* 2000;181:S295.
414. Fankhauser RL, Monroe SS, Noel JS, et al: Epidemiologic and molecular trends of "Norwalk-like viruses" associated with outbreaks of gastroenteritis in the United States. *J Infect Dis* 2002;186:1.
415. Marionneau S, Ruvoën N, Moullac-Vaidye B, et al: Norwalk virus binds to histo-blood group antigens present on gastroepithelial cells of secretor individuals. *Gastroenterology* 2002;122:1967.
416. Schreiber DS, Blacklow NR, Trier JS: The mucosal lesion of the proximal small intestine in acute infectious nonbacterial gastroenteritis. *N Engl J Med* 1973;288:1318.
417. Blacklow NR, Greenberg HB: Viral gastroenteritis. *N Engl J Med* 1991;325:252.
418. Berho M, Torroella M, Viciana A, et al: Adenovirus enterocolitis in human small bowel transplants. *Pediatr Transpl* 1998;2:277.
419. Konno T, Suzuki H, Ishida N, et al: Astrovirus-associated epidemic gastroenteritis in Japan. *J Med Virol* 1982;9:11.
420. Esahi H, Breback K, Bennet R, et al: Astroviruses as a cause of nosocomial outbreaks of infant diarrhea. *Pediatr Infect Dis J* 1991;10:511.
421. Gray EW, Angus KW, Snodgrass DR: Ultrastructure of the small intestine in astrovirus-infected lambs. *J Gen Virol* 1980;49:71.
422. Manez R, Kusne S, Abu-Elmagd K, et al: Factors associated with recurrent cytomegalovirus disease after small bowel transplantation. *Transplant Proc* 1994;26:1422.
423. Kusne S, Mañez R, Frye B, et al: Use of DNA amplification for diagnosis of cytomegalovirus enteritis after intestinal transplantation. *Gastroenterology* 1997;112:1121.
424. Page MJ, Dreese JC, Poritz LS, Koltun WA: Cytomegalovirus enteritis. A highly lethal condition requiring early detection and intervention. *Dis Colon Rectum* 1998;41:619.
425. Chin J: Current and future dimensions of the HIV/AIDS pandemic in women and children. *Lancet* 1990;336:221.
426. World Health Organization and Centers for Disease Control: Statistics from the World Health Organization and the Centers for Disease Control. *AIDS* 1990;4:605.
427. Center for Disease Control: Update: trends in AIDS incidence, deaths, and prevalence—United States, 1996. *JAMA* 1997;277:874.
428. Cu-Urvin S, Flanigan TP, Rich JD, et al: Human immunodeficiency virus infection and acquired immunodeficiency syndrome among North American women. *Am J Med* 1996;101:316.
429. Monkemuller KE, Wilcox CM: Investigation of diarrhea in AIDS. *Can J Gastroenterol* 2000;14:933.
430. Bonfanti P, Valsecchi L, Parazzini F, et al: Incidence of adverse reactions in HIV patients treated with protease inhibitors: a cohort study. *J Acquir Immune Defic Syndr* 2000;23:236.
431. Farthing MJG, Kelly MP, Veitch AM: Recently recognised microbial enteropathies and HIV infection. *J Antimicrob Chemother* 1996;37:61.
432. Gyorkos T, Meerovitch E, Pritchard R: Estimates of intestinal parasite prevalence in 1984: report of a five year follow-up survey of provincial laboratories. *Can J Public Health* 1984;78:185.
433. Horwitz MA, Hughes JM, Craun GF: Outbreaks of waterborne disease in the United States. The Centers for Disease Control. *J Infect Dis* 1976;133:588.
434. Kean BH, William DC, Luminais SK: Epidemic of amoebiasis and giardiasis in a biased population. *Br J Vener Dis* 1979;55:375.
435. Saha TK, Ghosh TK: Invasion of small intestinal mucosa by Giardia lamblia in man. *Gastroenterology* 1977;72:4027.
436. Wolfe MS: Giardiasis. *N Engl J Med* 1978;298:319.
437. Harter L, Frost F, Grunenfelder G, et al: Giardiasis in infant and toddler swim class. *Am J Public Health* 1984;74:155.
438. Wright SG, Tomkin AM, Ridley DS: Giardiasis: clinical and therapeutic aspects. *Gut* 1977;18:343.
439. Oberhuber G, Stolte M: Giardiasis: analysis of histological changes in biopsy specimens of 80 patients. *J Clin Pathol* 1990;34:641.
440. Chester AC, MacMurray FG, Restifo MD, Mann O: Giardiasis as a chronic disease. *Dig Dis Sci* 1985;30:215.
441. Chen X-M, Keithly JS, Paya CV, LaRusso NF: Cryptosporidiosis. *N Engl J Med* 2002;346:1723.
442. Guerrant RL: Cryptosporidiosis: an emerging, highly infectious threat. *Emerg Infect Dis* 1997;3:51.
443. Mosier DA, Oberst RD: Cryptosporidiosis: a global challenge. *Ann NY Acad Sci* 2000;916:102.
444. Xiao L, Morgan UM, Fayer R, et al: Cryptosporidium systematics and implications for public health. *Parasitol Today* 2000;16:287.
445. Mackenzie WR, Hoxie NJ, Proctor ME, et al: A massive outbreak in Milwaukee of Cryptosporidium infection through the public water supply. *N Engl J Med* 1994;331:161.
446. Morbidity and Mortality Weekly Report: Outbreaks of diarrheal illness associated with Cyanobacteria (blue-green algae), Chicago and Nepal, 1989 and 1990. *MMWR Morb Mortal Wkly Rep* 1991;40:325.
447. Chen X-M, LaRusso NF: Mechanisms of attachment and internalization of Cryptosporidium parvum to biliary and intestinal epithelial cells. *Gastroenterology* 2000;118:368.
448. Siddons CA, Chapman PA, Rush BA: Evaluation of an enzyme immunoassay kit for detecting Cryptosporidium in faeces and environmental samples. *J Clin Pathol* 1992;45:479.
449. Ungar BL, Ward DJ, Fayer R, Quinn CA: Cessation of Cryptosporidium-associated diarrhea in an acquired immunodeficiency syndrome patient after treatment with hyperimmune bovine colostrum. *Gastroenterology* 1990;98:486.
450. Reisner BS, Spring J: Evaluation of a combined acid-fast-trichrome stain for detection of microsporidia and Cryptosporidium parvum. *Arch Pathol Lab Med* 2000;124:777.
451. Bryan RT, Cali A, Owen RL, Spencer HC: Microsporidia: opportunistic pathogens in patients with AIDS. *Prog Clin Parasitol* 1991;2:1.
452. Gumbo T, Sarbah S, Gangaidzo IT, et al: Intestinal parasites in patients with diarrhea and human immunodeficiency virus infection in Zimbabwe. *AIDS* 1999;13:819.
453. Kotler DP, Orenstein JM: Prevalence of intestinal microsporidiosis in HIV-infected individuals referred for gastroenterologic evaluation. *Am J Gastroenterol* 1994;89:1998.
454. Orenstein JM, Dietrich DT, Lew EA, Kotler DP: Albendazole as a treatment for intestinal and disseminated microsporidiosis due to Septata intestinalis in AIDS patients: a report of four patients. *AIDS* 1993;7:S40.
455. Schwartz DA, Sobottka I, Leitch GJ, et al: Pathology of microsporidiosis: emerging parasitic infections in patients with acquired immunodeficiency syndrome. *Arch Pathol Lab Med* 1996;120:173.
456. Molina J-M, Tournieur M, Sarfati C, et al: Fumagillin treatment of intestinal microsporidiosis. *N Engl J Med* 2002;346:1963.
457. Gunnarsson G, Hurlbut D, DeGirolami PC, et al: Multiorgan microsporidiosis: report of five cases and review. *Clin Infect Dis* 1995;21:37.
458. Ma P, Kaufman D: Isospora belli diarrheal infection in homosexual men. *AIDS Res* 1984;1:327.
459. Nahlen BL, Chu SY, Nwanyanwu OC, et al: HIV wasting syndrome in the United States. *AIDS* 1993;7:183.
460. Comin CE, Santucci M: Submicroscopic profile of Isospora belli enteritis in a patient with acquired immune deficiency syndrome. *Ultrastruct Pathol* 1994;18:473.
461. Daszak P, Ball J, Pittilo RM, Norton CC: Ultrastructural observations on caecal epithelial cells invaded by first-generation merozoites of Eimeria tenella in vivo. *Ann Trop Med Parasitol* 1993;87:359.
462. Pape JW, Verdier RI, Boncy M, et al: Cyclospora infection in adults infected with HIV—clinical manifestations, treatment and prophylaxis. *Ann Intern Med* 1994;121:654.
463. Connor B, Shlim D, Scholes J, et al: Pathologic changes in the small bowel in nine patients with diarrhea associated with a coccidia-like body. *Ann Intern Med* 1993;119:377.
464. Bundy DAP, Cooper ES, Thompson DE, et al: Epidemiology and population dynamics of Ascaris lumbricoides and Trichuris trichiura infection in the same community. *Trans R Soc Trop Med Hyg* 1987;81:987.
465. Croese J, Loukas A, Opdebeeck J, et al: Human enteric infection with canine hookworms. *Ann Intern Med* 1994;120:369.
466. Longworth DL, Weller PF: Hyperinfection syndrome with strongyloidiasis. In: Remington JS, Swartz MN (eds). *Current Clinical Topics in Infectious Diseases*. New York: McGraw-Hill, 1986, pp 1–7.
467. Milder JE, Walzer PD, Kilgore G, et al: Clinical features of Strongyloides stercoralis infection in an endemic area of the United States. *Gastroenterology* 1981;80:1481.
468. Scaglia M, Brustia R, Gatti S, et al: Autochthonous strongyloidiasis in Italy: an epidemiological and clinical review of 150 cases. *Bull Soc Pathol Exot Filiales* 1984;77:328.
469. Genta RM, Weesner R, Douce RW, et al: Strongyloidiasis in US veterans of the Vietnam and other wars. *JAMA* 1987;258:49.
470. Vazquez J, Boils P, Sola J, et al: Angiostrongyliasis in a European patient: a rare cause of gangrenous ischemic enterocolitis. *Gastroenterology* 1993;105:1544.

471. Cross JH: Intestinal capillariasis. *Clin Microbiol Rev* 1992;5:120.
472. Canals BD, Cabrera BD, Dauz U: Human intestinal capillariasis. II. Pathological features. *Acta Med Philipp* 1967;4:84.
473. Despommier DD: Tapeworm infection—the long and the short of it. *N Engl J Med* 1992;327:727.
474. Omar MS, Abu-Zeid HA, Mahfouz AA: Intestinal parasitic infections in schoolchildren of Abha (Asir), Saudi Arabia. *Acta Tropica* 1991;48:195.
475. Meyers WM, Neafie RC: Fascioliasis. In: Binford CH, Connor DH (eds). *Pathology of Tropical and Extraordinary Diseases*. Washington, DC: Armed Forces Institute of Pathology, 1976, pp 524–528.
476. Park CI, Ro JY, Kim H, Gutierrez Y: Human ectopic fascioliasis in the cecum. *Am J Surg Pathol* 1984;8:73.
477. Elmes BGT, McAdam IWJ: Helminthic abscesses: surgical complication of oesophagostomes and hookworms. *Ann Trop Med Parasitol* 1954;48:1.
478. Adams ARD, Seaton DR: Oesophagostomiasis. Presentation of a case. *Trans R Soc Trop Med Hyg* 1963;57:3.
479. Steffen R, Rickenbach M, Wilhem U, et al: Health problems after travel to developing countries. *J Infect Dis* 1987;156:84.
480. Ryan ET, Kain KC: Health advice and immunizations for travelers. *N Engl J Med* 2000;342:1716.
481. Wolfe MS: Diseases of travelers. *Clin Symp* 1984;36:1.
482. Ryan ET, Wilson ME, Kain KC: Illness after international travel. *N Engl J Med* 2002;347;505.
483. Mattila L, Siitonen A, Kyronseppa H, et al: Seasonal variation in etiology of travelers' diarrhea. *J Infect Dis* 1992;165:385.
484. Kean BH: The diarrhea of travelers to Mexico: summary of five-year study. *Ann Intern Med* 1963;59:605.
485. Rubin CE, Dobbins WO III: Peroral biopsy of the small intestine. A review of its diagnostic usefulness. *Gastroenterology* 1965;49:676.
486. Cuperus R, Shäppi MG, Shah N, et al: Hypertrophic eosinophilic gastroenteropathy is associated with reduced enterocyte apoptosis. *Histopathology* 2005;46:73.
487. Wilson ID, McClain CJ, Erlandsen SL: Ileal Paneth cells and IgA system in rats with severe zinc deficiency: an immunohistochemical and morphological study. *Histochemistry* 1980;12:457.
488. Wright NA, Pike C, Elia G: Induction of a novel epidermal growth factor secreting lineage by mucosal ulceration in human gastrointestinal stem cells. *Nature* 1990;383:82.
489. Dewar DH, Ciclitra PJ: Clinical features and diagnosis of celiac disease. *Gastroenterology* 2005;128:S19.
490. Kagnoff MF: AGA Institute medical position statement on the diagnosis and management of celiac disease. *Gastroenterology* 2006;131:1977.
491. Maki M, Mustalahti K, Kokkonen J, et al: Prevalence of celiac disease among children in Finland. *N Engl J Med* 2003;348:2517.
492. Catassi C, Ratsch IM, Fabiani E, et al: Coeliac disease in the year 2000: exploring the iceberg. *Lancet* 1994;343:200.
493. Schuppan D: Current concepts of celiac disease pathogenesis. *Gastroenterology* 2000;119:234.
494. Green PH, Shane E, Rotterdam H, et al: Significance of unsuspected celiac disease detected at endoscopy. *Gastrointest Endosc* 2000;51:60.
495. Marsh MN, Bjarnason I, Shaw J, et al: Studies of intestinal lymphoid tissue. XIV-HLA status, mucosal morphology, permeability and epithelial lymphocyte populations in first degree relatives of patients with coeliac disease. *Gut* 1990;31:32.
496. Kumar V, Rajadhyaksha M, Wortsman J: Celiac disease-associated autoimmune endocrinopathies. *Clin Diag Lab Immunol* 2001;8:678.
497. Kagnoff MF: Celiac disease: pathogenesis of a model immunogenetic disease. *J Clin Invest* 2007;117:41.
498. Ciclitira PJ, Ellis HJ: Investigation of cereal toxicity in coeliac disease. *Postgrad Med J* 1987;63:767.
499. Sjostrom H, Friis SU, Noren O, Anthonsen D: Purification and characterisation of antigenic gliadins in coeliac disease. *Clin Chim Acta* 1992;207:227.
500. Shan L, Molberg O, Parrot I, et al: Structural basis for gluten intolerance in celiac sprue. *Science* 2002;297:2275.
501. Kagnoff MF, Paterson YJ, Kumar PJ, et al: Evidence for the role of a human intestinal adenovirus in the pathogenesis of coeliac disease. *Gut* 1987;28:995.
502. Holopainen P, Naluai AT, Moodie S, et al: Candidate gene region 2q33 in European families with coeliac disease. *Tissue Antigens* 2004;63:212.
503. Greco L, Corazza G, Barbon MC, et al: Genome search in celiac disease. *Am J Hum Genet* 1998;62:669.
504. Molberg O, McAdam SN, Korner R, et al: Tissue transglutaminase selectively modifies gliadin peptides that are recognized by gut-derived T cells in celiac disease. *Nature Med* 1998;4:713.
505. Schuppan D, Dieterich W, Riecken EO: Exposing gliadin as a tasty food for lymphocytes. *Nature Med* 1998;4:666.
506. Ráki M, Tollefsen S, Molberg Ø, et al: A unique dendritic cell subset accumulates in the celiac lesion and efficiently activates gluten-reactive T cells. *Gastroenterology* 2006;131:428.
507. Oberhuber G, Schwarzenhofer M, Vogelsang H: In vitro model of the pathogenesis of celiac disease. *Dig Dis* 1998;16:341.
508. Jabri B, deSerre NP, Cellier C, et al: Selective expansion of intraepithelial lymphocytes expressing the HLA-E-specific natural killer receptor CD94 in celiac disease. *Gastroenterology* 2000;118:867.
509. Cellier C, Delabesse E, Helmer C, et al: Refractory sprue, coeliac disease and enteropathy-associated T-cell lymphoma. *Lancet* 2000;356:203.
510. Marsh MN: Studies of intestinal lymphoid tissue: XIII. Immunopathology of the evolving celiac sprue lesion. *Pathol Res Pract* 1989;185:774.
511. Hankey GL, Holmes GK: Coeliac disease in the elderly. *Gut* 1994;35:65.
512. Farrell RJ, Kelly CP: Celiac sprue. *N Engl J Med* 2002;346:180.
513. Ludvigsson JF, Montgomery SC, Ekom A: Celiac disease and risk of adverse fetal outcome: a population-based cohort study. *Gastroenterology* 2005;129:454.
514. Donaldson MR, Zone JJ, Schmidt LA, et al: Epidermal transglutaminase deposits in perilesional and uninvolved skin in patients with dermatitis herpetiformis. *J Invest Derm* 2007;127:1268.
515. Karpati S: Dermatitis herpetiformis: close to unraveling a disease. *J Dermatol Sci* 2004;34:83.
516. Abdo A, Meddings J, Swain M: Liver abnormalities in celiac disease. *Clin Gastroenterol Hepatol* 2004;2:107.
517. Kaukinen K, Halme L, Collin P, et al: Celiac disease in patients with severe liver disease: gluten-free diet may reverse hepatic failure. *Gastroenterology* 2002;122:881.
518. Sjoberg K, Eriksson KF, Bredberg A, et al: Screening for coeliac disease in adult insulin-dependent diabetes mellitus. *J Intern Med* 1998;243:133.
519. Ventura A, Magazzù G, Greco L, et al: Duration of exposure to gluten and risk for autoimmune disorders in patients with celiac disease. *Gastroenterology* 1999;117:297.
520. Askling J, Linet M, Gridley G, et al: Cancer incidence in a population-based cohort of individuals hospitalized with celiac disease or dermatitis. *Gastroenterology* 2002;123:1428.
521. Corrao G, Corazza GR, Bagnardi V, et al: Mortality in patients with coeliac disease and their relatives: a cohort study. *Lancet* 2001;358:356.
522. Harris OD, Cooke WT, Thompson H, et al: Malignancy in adult coeliac disease and idiopathic steatorrhoea. *Am J Med* 1967;42:899.
523. Mention J-J, Ahmed MB, Begue B, et al: Interleukin 15: a key to disrupted intraepithelial lymphocyte homeostasis and lymphomagenesis in celiac disease. *Gastroenterology* 2003;125:730.
524. Frick EJ, Kralstein JR, Scarlato M, Hoover HC: Somatostatinoma of the ampulla of Vater in celiac sprue. *J Gastrointest Surg* 2000;4:388.
525. Maki M: The humoral immune system in coeliac disease. *Baillieres Clin Gastroenterol* 1995;9:231.
526. Kapuscinska A, Zalewski T, Chorzelski TP, et al: Disease specificity and dynamics of changes in IgA class anti-endomysial antibodies in celiac disease. *J Pediatr Gastroenterol Nutr* 1987;6:529.
527. Uibo O, Uibo R, Kleimola V, et al: Serum IgA anti-gliadin antibodies in an adult population sample. High prevalence without celiac disease. *Dig Dis Sci* 1993;38:2034.
528. Shah VH, Rotterdam H, Kotler DP, et al: All that scallops is not celiac disease. *Gastrointest Endosc* 2000;51:717.
529. Goldstein NS, Underhill J: Morphologic features suggestive of gluten sensitivity in architecturally normal duodenal biopsy specimens. *Am J Clin Pathol* 2001;116:63.
530. Ferguson A, Murray D: Quantitation of intraepithelial lymphocytes in human jejunum. *Gut* 1971;12:988.
531. Jarvinen TT, Collin P, Rasmussen M, et al: Villous tip intraepithelial lymphocytes as markers of early-stage coeliac disease. *Scand J Gastroenterol* 2004;39:428.
532. Mino M, Lauwers GY: Role of lymphocytic immunophenotyping in the diagnosis of gluten-sensitive enteropathy with preserved villous architecture. *Am J Surg Pathol* 2003;27:1237.
533. Shaoul R, Marcon MA, Okada Y, et al: Gastric metaplasia: a frequently overlooked feature of duodenal biopsy specimens in untreated celiac disease. *J Pediatr Gastroenterol Nutr* 2000;4:397.

534. Pink IJ, Creamer B: Response to a gluten-free diet of patients with the coeliac syndrome. *Lancet* 1967;1:300.
535. Kolsteren MM, Koopman HM, Schalekamp G, Mearin ML: Health-related quality of life in children with celiac disease. *J Pediatr* 2001;138:593.
536. Verkarre V, Romana S-P, Cellier C, et al: Recurrent partial trisomy 1q22-144 in clonal intraepithelial lymphocytes in refractory celiac sprue. *Gastroenterology* 2003;125:40.
537. Farstad IN, Johansen F-E, Vlatkovic L, et al: Heterogeneity of intraepithelial lymphocytes in refractory sprue: potential implications of CD30 expression. *Gut* 2002;51:372.
538. Enns R, Lay T, Bridges R: Use of azathioprine for nongranulomatous ulcerative jejunoileitis. *Can J Gastroenterol* 1997;11:503.
539. Parker SL, Leznoff A, Sussman GL, et al: Characteristics of patients with food-related complaints. *J Allergy Clin Immunol* 1990;86:503.
540. Walker-Smith J: Cow's milk allergy: a new understanding from immunology. *Ann Allergy Asthma Immunol* 2003;90:81.
541. Sampson H, Metcalfe D: Food allergies. *JAMA* 1992;268:2840.
542. Phillips AD, Rice SJ, France NE, Walker-Smith JA: Small intestinal intraepithelial lymphocyte levels in cow's milk protein intolerance. *Gut* 1979;20:509.
543. Cutz E, Sherman PM, Davidson GP: Enteropathies associated with protracted diarrhea of infancy: clinicopathological features, cellular and molecular mechanisms. *Pediatr Pathol Lab Med* 1997;17:335.
544. Pohl JF, Shub MD, Trevelline EE, et al: A cluster of microvillus inclusion disease in the Navajo population. *J Pediatr* 1999;134:103.
545. Sherman PM, Mitchell DJ, Cutz E: Neonatal enteropathies: defining the causes of protracted diarrhea of infancy. *J Pediatr Gastroenterol Nutr* 2004;38:16.
546. Cutz E, Rhoads JM, Drumm B, et al: Microvillous inclusion disease: an inherited defect of brush-border assembly and differentiation. *N Engl J Med* 1989;320:646.
547. Oliva M, Perman J, Saavedra J, et al: Successful intestinal transplantation for microvillus inclusion disease. *Gastroenterology* 1994;106:771.
548. Groisman GM, Ben-Izhak O, Schwersenz A, et al: The value of polyclonal carcinoembryonic antigen immunostaining in the diagnosis of microvillus inclusion disease. *Hum Pathol* 1993;24:1232.
549. Groisman GM, Amar M, Livne E: CD10: a valuable tool for the light microscopic diagnosis of microvillous inclusion disease (familial microvillous atrophy). *Am J Surg Pathol* 2002;26:902.
550. Goulet O, Kedinger M, Brousse N, et al: Intractable diarrhea of infancy with epithelial and basement membrane abnormalities. *J Pediatr* 1995;127:212.
551. Reifen RM, Cutz E, Griffiths AM, et al: Tufting enteropathy: a newly recognized clinicopathological entity associated with refractory diarrhea in infants. *J Pediatr Gastroenterol Nutr* 1994;18:379.
552. Patey N, Scoazec JY, Cuenod-Jabri B, et al: Distribution f cell adhesion molecules in infants with intestinal epithelial dysplasia (tufting enteropathy). *Gastroenterology* 1997;113:833.
553. Casis B, Fernandez-Vazquez I, Barnardos E, et al: Autoimmune enteropathy in an adult with autoimmune multisystemic involvement. *Scand J Gastroenterol* 2002;37:1012.
554. Colletti RB, Guillot AP, Rosen S, et al: Autoimmune enteropathy and nephropathy with circulating anti-epithelial cell antibodies. *J Pediatr* 1991;118:858.
555. Ishikawa S, Kobayashi I, Hamada JI, et al: Interaction of MCC2, a novel homologue of MCC tumor suppressor, with PDZ-domain protein AIE-75. *Gene* 2001;267:101.
556. Wildin RS, Smyk-Pearson S, Filipovich AH: Clinical and molecular features of the immunodysregulation, polyendocrinopathy, enteropathy, X-linked (IPEX) syndrome. *J Med Genet* 2002;39:537.
557. Ruemmele FM, Brousse N, Goulet O: Autoimmune enteropathy: molecular concepts. *Curr Opin Gastroenterol* 2004;20:587.
558. Makita S, Kanai Y, Oshima S, et al: CD4+cd25 bright T cells in human intestinal lamina propria as regulatory cells. *J Immunol* 2004;173:3119.
559. Martin-Villa JM, Regueiro JR, DeJuan D, et al: T-lymphocyte dysfunctions occurring together with apical gut epithelial cell autoantibodies. *Gastroenterology* 1991;101:390.
560. Zuber J, Viguier M, Lemaitre F, et al: Severe FOXP3+ and naive T lymphopenia in a non-IPEX form of autoimmune enteropathy combined with an immunodeficiency. *Gastroenterology* 2007;132:1694.
561. Ciccocioppo R, D'Alò S, Di Sabatino A, et al: Mechanisms of villous atrophy in autoimmune enteropathy and coeliac disease. *Clin Exp Immunol* 2002;128:88.
562. Steffen R, Wyllie R, Kay M, et al: Autoimmune enteropathy in a pediatric patient: partial response to tacrolimus therapy. *Clin Pediatr* 1997;36:295.
563. Hori K, Fukuda Y, Tomita T, et al: Intestinal goblet cell autoantibody associated enteropathy. *J Clin Pathol* 2003;56:629.
564. Wang J, Cortina G, Wu SV, et al: Mutant neurogenin-3 in congenital malabsorptive diarrhea. *N Eng J Med* 2006;355:270.
565. Bouma M-E, Beucler I, Aggerbeck L-P, et al: Hypobetalipoproteinemia with accumulation of an apoprotein B-like protein in intestinal cells: immunoenzymatic and biochemical characterization of seven cases of Anderson's disease. *J Clin Invest* 1986;78:398.
566. Roy CC, Levy E, Green PHR, et al: Malabsorption, hypocholesterolemia and fat-filled enterocytes with increased intestinal apoprotein B: chylomicron retention disease. *Gastroenterology* 1987;92:390.
567. Berriot-Varoqueaux N, Aggerbeck LP, Samson-Bouma ME, Wetterau JR: The role of the microsomal triglyceride transfer protein in abetalipoproteinemia. *Annu Rev Nutr* 2000;20:663.
568. Ohashi K, Ishibashi S, Osuga JI, et al: Novel mutations in the microsomal triglyceride transfer protein gene causing abetalipoproteinemia. *J Lipid Res* 2000;41:1199.
569. Joshi M, Hyams J, Treem W, Ricci A Jr: Cytoplasmic vacuolization of enterocytes: an unusual histopathologic finding in juvenile megaloblastic anemia. *Mod Pathol* 1991;4:62.
570. Bouma ME, Beucler I, Aggerbeck LP, et al: Hypobetalipoproteinemia with accumulation of an apoprotein B-like protein in intestinal cells: immunoenzymatic and biochemical characterization of seven cases of Anderson's disease. *J Clin Invest* 1986;78:398.
571. Boldrini R, Biselli R, Bosman C: Chylomicron retention disease—the role of ultrastructural examination in differential diagnosis. *Pathol Res Pract* 2001;197:753.
572. Sampson H, Metcalfe D: Food allergies. *JAMA* 1992;268:20.
573. Guarjardo JR, Plotnick LM, Fende JM, et al: Eosinophil-associated gastrointestinal disorders: a world-wide-web based registry. *J Pediatr* 2002;141:576.
574. Torgerson TR, Linane A, Moes N, et al: Severe food allergy as a variant of IPEX syndrome caused by a deletion in a noncoding region of the FOXP3 gene. *Gastroenterology* 2007;132:1703.
575. Parker SL, Leznoff A, Sussman GL, et al: Characteristics of patients with food-related complaints. *J Allergy Clin Immunol* 1990;86:503.
576. Odze RD, Bines J, Leichtner AM, et al: Allergic proctocolitis in infants: a prospective clinicopathologic biopsy study. *Hum Pathol* 1993;24:668.
577. Lee CM, Changchien CS, Chen PC, et al: Eosinophilic gastroenteritis: 10 years experience. *Am J Gastroenterol* 1993;88:70.
578. Lespi PJ, Drut R: Peritoneal rosetting microgranulomas in an incarcerated small bowel loop. *Histopathology* 1999;34:181.
579. Popovi O, Brki S, Boji P, et al: Sarcoidosis and protein losing enteropathy. *Gastroenterology* 1980;78:119.
580. Beutler SM, Fretzin DF, Jao J, Desser R: Xanthomatosis resembling scleroderma in multiple myeloma. *Arch Pathol Lab Med* 1978;102:567.
581. Stanfield JP, Hutt MSR, Tunnicliffe R: Intestinal biopsy in kwashiorkor. *Lancet* 1965;2:802.
582. Cook GC, Lee FD: The jejunum after kwashiorkor. *Lancet* 1966;2:1263.
583. Rapola J, Santavuori P, Savilahi E: Suction biopsy of rectal mucosa in the diagnosis of infantile and juvenile types of neuronal ceroid lipofuscinoses. *Hum Pathol* 1984;15:352.
584. Gersham GA, Cruickshank JA, Valentine JC: Pigmentation of the intestinal muscle in steatorrhea. *Nature* 1958;181:538.
585. Foster CS: The brown bowel syndrome: a possible smooth muscle mitochondrial myopathy. *Histopathology* 1979;3:1.
586. Bohane TD, Cutz E, Hamilton JR, et al: Acrodermatitis enteropathica, zinc, and the Paneth cell. *Gasteroenterology* 1977;73:587.
587. Danbolt N, Closs K: Acrodermatitis enteropathica. *Acta Derm Venereol (Stockh)* 1942;23:12.
588. Schaffer FM, Monteiro RC, Volanakis JE, Cooper MD: IgA deficiency. *Immunodeficiency* 1991;3:15.
589. Cunningham-Rundles C: Selective IgA deficiency. *J Pediatr Gastroenterol Nutr* 1988;7:482.
590. van Loghem E, Zegers BJ, Bast EJ, Kater L: Selective deficiency of immunoglobulin A2. *J Clin Invest* 1983;72:1918.
591. Schaffer FM, Palermos J, Zhu ZB, et al: Individuals with IgA deficiency and common variable immunodeficiency share polymorphisms of major histocompatibility complex class III genes. *Proc Natl Acad Sci USA* 1989;86:8015.

592. Atwater JS, Tomasi TB Jr: Suppressor cells and IgA deficiency. *Clin Immunol Immunopathol* 1978;9:379.
593. Buckley RH: Breakthroughs in the understanding and therapy of primary immunodeficiency. *Clin Immunol* 1994;41:665.
594. WHO Scientific Group: Primary immunodeficiency diseases: report of a WHO sponsored meeting. *Clin Exp Immunol* 1995;99:1.
595. Dawson J, Bryant MG, Bloom SR, Peters TJ: Jejunal mucosal enzyme activities, regulatory peptides and organelle pathology of the enteropathy of common variable immunodeficiency. *Gut* 1986;27:273.
596. Nijenhuis T, Klasen I, Weemaes CM, et al: Common variable immunodeficiency (CVID) in a family: an autosomal dominant mode of inheritance. *Neth J Med* 2001;59:134.
597. Kralovicova J, Hammarstrom L, Plebani A, et al: Fine-scale mapping at IGAD1 and genome-wide genetic linkage analysis implicate HLA-DQ/DR as a major susceptibility locus in selective IgA deficiency and common variable immunodeficiency. *J Immunol* 2003;170:2765.
598. De La Concha EG, Fernandez-Arquero M, Martinez A, et al: HLA class II homozygosity confers susceptibility to common variable immunodeficiency (CVID). *Clin Exp Immunol* 1999;116:516.
599. Mullighan CG, Fanning GC, Chapel HM, Welsh KI: TNF and lymphotoxin-alpha polymorphisms associated with common variable immunodeficiency: role in the pathogenesis of granulomatous disease. *J Immunol* 1997;159:6236.
600. Grimbacher B, Hutloff A, Schlesier M, et al: Homozygous loss of ICOS is associated with adult-onset common variable immunodeficiency. *Nature Immunol* 2003;4:261.
601. Groth C, Drager R, Warnatz K, et al: Impaired up-regulation of CD70 and CD86 in naive (CD27-) B cells from patients with common variable immunodeficiency (CVID). *Clin Exp Immunol* 2002;129:133.
602. Levy Y, Gupta N, Le Deist F, et al: Defect in IgV gene somatic hypermutation in common variable immuno-deficiency syndrome. *Proc Nat Acad Sci USA* 1998;95:13135.
603. North ME, Webster AD, Farrant J: Defects in proliferative responses of T cells from patients with common variable immunodeficiency on direct activation of protein kinase C. *Clin Exp Immunol* 1991;85:198.
604. Leiva LE, Zelazco M, Carniero-Sampaio, et al: Primary immunodeficiencies in Latin America; the second report of the LAGID registry. *J Clin Immunol* 2007;27:101.
605. Dawson J, Bryant MG, Bloom SR, Peters TJ: Jejunal mucosal enzyme activities, regulatory peptides and organelle pathology of the enteropathy of common variable immunodeficiency. *Gut* 1986;27:273.
606. Ament ME: Immunodeficiency syndromes and the gut. *Scand J Gastroenterol* 1985;20:127.
607. Luzi G, Zullo A, Iebba F, et al: Duodenal pathology and clinical-immunological implications in combined variable immunodeficiency patients. *Am J Gastroenterol* 2003;118.
608. Washington K, Stenzel TT, Buckley RH, Gottfried MR: Gastrointestinal pathology in patients with common variable immunodeficiency and X-linked agammaglobulinemia. *Am J Surg Pathol* 1996;20:1240.
609. Fischer A: Have we seen the last variant of severe combined immunodeficiency? *N Engl J Med* 2003;349:1789.
610. Dadi HK, Simon AJ, Roifman CM: Effect of CD_3 deficiency on maturation of α/β and γ/δ T-cell lineages in severe combined immunodeficiency. *N Engl J Med* 2003;349:1821.
611. Ament ME, Ochs HD: Gastrointestinal manifestations of chronic granulomatous disease. *N Engl J Med* 1973;288:382.
612. Horan RF, Austen KF: Systemic mastocytosis: retrospective review of a decade's clinical experience at the Brigham and Women's Hospital. *J Invest Dermatol* 1991;96:5S.
613. Keller RT, Roth HP: Hyperchlorhydria and hyperhistaminemia in a patient with systemic mastocytosis. *N Engl J Med* 1979;301:465.
614. Valent P, Horny HP, Escribano L, et al: Diagnostic criteria and classification of mastocytosis: a consensus approach. *Leuk Res* 2001;25:603.
615. Grogan TB, Odom RB, Burgess JH: Graft-v-host reaction in a newborn. *Acta Derm Venereol* 1974;54:133.
616. Anderson KC, Weinstein HJ: Transfusion-associated graft-versus-host disease. *N Engl J Med* 1990;323:315.
617. Billigham RE: The biology of graft-v-host reactions. *Harvey Lect* 1966–1967;62:21.
618. Glucksburg H, Storb R, Fefar A, et al: Clinical manifestations of graft-versus-host disease in human recipients of marrow from HLA-matched sibling donors. *Transplantation* 1984;18:295.
619. Burdick JF, Vogelsang GB, Smith WJ, et al: Severe graft-versus-host disease in a liver-transplant recipient. *N Engl J Med* 1988;318:689.
620. Dolstra H, Preijers F, Van de Wiel-van Kemenade E, et al: Expansion of CD8+CD57+ T cells after allogeneic BMT is related with a low incidence of relapse and with cytomegalovirus infection. *Br J Haematol* 1995;90:300.
621. Nagata S: Apoptotic by death factor. *Cell* 1997;88:355.
622. Graze PR, Gale RP: Chronic graft-versus-host disease: a syndrome of disordered immunity. *Am J Med* 1979;66:611.
623. Cox G, Matsui S, Lo R, et al: Etiology and outcome of diarrhea after marrow transplantation: a prospective study. *Gastroenterology* 1994;107:1398.
624. Silva MR, Henne K, Sale GE: Positive identification of enterocytes by keratin antibody staining of sloughed intestinal tissue in severe GVHD. *Bone Marrow Transplant* 1993;12:35.
625. Lee E, Clouse R, Aliperti G, DeSchryver-Kecskemeti K: Small intestinal lesion resembling graft-vs-host disease. *Arch Pathol Lab Med* 1991;115:529.
626. Betzhold J, Hong R: Fatal graft-versus-host disease after a small leukocyte transfusion in a patient with lymphoma and varicella. *Pediatrics* 1978;62:63.
627. Wirt DP, Brooks EG, Vaidya S, et al: Novel T-lymphocyte population in combined immunodeficiency with features of graft-vs-host disease. *N Engl J Med* 1989;321:370.
628. Finch SC, Finch CA: Idiopathic hemochromatosis, an iron storage disease. *Medicine* 1955;34:381.
629. Feder JN, Gnirke A, Thomas W, et al: A novel MHC class I-like gene is mutated in patients with hereditary haemochromatosis. *Nat Genet* 1996;13:399.
630. Pietrangelo A: Hereditary hemochromatosis – a new look at an old disease. *N Engl J Med* 2004;350:2383.
631. Kang JY, Wu AYT, Chia JLS, et al: Clinical and ultrastructural studies in duodenal pseudomelanosis. *Gut* 1987;28:1673.
632. Gertz MA, Kyle RA, Thibodeau SN: Familial amyloidosis: a study of 52 North American-born patients examined during a 30-year period. *Mayo Clin Proc* 1992;67:428.
633. Yamada M, Hatakeyama S, Tsukagoshi H: Gastrointestinal amyloid deposition in AL (primary or myeloma-associated) and AA (secondary) amyloidosis: diagnostic value of gastric biopsy. *Hum Pathol* 1985;16:1206.
634. Isobe T, Osserman EF: Patterns for amyloidosis and their association with plasma cell dyscrasia, monoclonal immunoglobulins and Bence-Jones proteins. *N Engl J Med* 1974;290:473.
635. Gilat T, Spiro HM: Amyloidosis and the gut. *Am J Dig Dis* 1968;13:619.
636. Hemmer PR, Topazian MD, Gertz MA: Globular amyloid deposits isolated to the small bowel. A rare association with AL amyloidosis. *Am J Surg Pathol* 2007;31:141.
637. Demirhan B, Bilzikei B, Kiyici H, Boyacioglu S: Globular amyloid deposits in the wall of the gastrointestinal tract: report of six cases. *Amyloid* 2002;42.
638. Hearst J, Elliott K: Identifying the killer in cystic fibrosis. Understanding the genetic defects underlying cystic fibrosis is only half the battle. Identifying the specific bacterium infecting CF patients is just as important. *Nature Med* 1995;1:661.
639. Pier GB, Grout M, Zaidi T, et al: Salmonella typhi uses CFTR to enter intestinal epithelial cells. *Nature* 1998;393:79.
640. Collins FS: Cystic fibrosis: molecular biology and therapeutic implications. *Science* 1992;256:774.
641. Littlewood JM: Cystic fibrosis: gastrointestinal complications. *Br Med Bull* 1992;48:847.
642. Dave PB, Romeu J, Antonelli A, Eiser AR: Gastrointestinal telangiectasias. A source of bleeding in patients receiving hemodialysis. *Arch Intern Med* 1984;144:1781.
643. Viggiano TR, Gostout CJ: Portal hypertensive intestinal vasculopathy. A review of the clinical endoscopic, and histopathologic features. *Am J Gastroenterol* 1992;87:944.
644. Morini S, Caruso F, De Angelis P: Familial varices of the small and large bowel. *Endoscopy* 1993;25:188.
645. Waldmann TA, Steinfeld JL, Dtucher TF, et al: The role of the gastrointestinal system in "idiopathic hypoproteinemia." *Gastroenterology* 1961;41:197.
646. Cohen W: Intestinal lymphangiectasia. *Radiology* 1967;89:1080.
647. Galandiuk S, Fazio VW: Pneumatosis cystoides intestinalis. *Dis Colon Rectum* 1986;29:358.
648. Johnstone JM, Morson BC: Inflammatory fibroid polyp of the gastrointestinal tract. *Histopathology* 1978;2:349.

649. Willie P, Borchard F: Fibroid polyps of the intestinal tract are inflammatory-reactive proliferations of CD 34-positive cells. *Histopathology* 1998;32:498.
650. Chen TKC: Endocervicosis of the small intestine. *Int J Surg Pathol* 2002;10:65.
651. Cook DS, Williams GT: Duodenal 'pseudolipomatosis.' *Histopathology* 1998;33:394.
652. Todo S, Tzakis A, Abu-Elmagd K, et al: Clinical intestinal transplantation. *Transplant Proc* 1993;25:2195.
653. Bass B, Sayadi H, Harmon J, et al: VIP receptors and content after bowel transplantation. *J Surg Res* 1989;46:431.
654. Garcia B, Zhong R, Wijsman J, et al: Pathological changes following intestinal transplantation in the rat. *Transplant Proc* 1990;22:2469.
655. Oberhuber G, Schmid T, Thaler W, et al: Increased number of intraepithelial lymphocytes in rejected small-bowel allografts: an analysis of subpopulations involved. *Transplant Proc* 1990;22:2454.
656. Brousse N, Canioni D, Rambaud C, et al: Intestinal transplantation in children: contribution of immunohistochemistry. *Transplant Proc* 1990;22:2495.

7 小肠上皮性肿瘤

鲍冬梅 译　　回允中 校

小肠肿瘤的一般特征

小肠良性和恶性肿瘤少见。多数小肠恶性肿瘤是由发生在其他部位的肿瘤转移而来[1]。原发性小肠肿瘤仅占所有原发性胃肠道恶性肿瘤的1%～3%[1-4]，占人所有恶性肿瘤＜2%[1]。发生在这个部位的恶性肿瘤主要包括腺癌、淋巴瘤（在第18章讨论）、类癌（在第17章讨论）和胃肠道间质瘤（在第19章讨论）。Surveillance, Epidemiology, and End Results (SEER) 发现，小肠肿瘤平均年发病率为9.9/1 000 000人[5]。类癌和腺癌是最常见的组织学类型，平均年发病率分别是3.8/1 000 000人和3.7/1 000 000人，其次是间质肿瘤和淋巴瘤[5]。小肠也会发生许多良性病变，包括十二指肠腺体（Brunner gland）病变、腺瘤和各种息肉，这些息肉常常是息肉病综合征的组成成分（见第12章）。表7.1显示WHO小肠肿瘤的分类[6]。

十二指肠腺增生性病变

增大的十二指肠腺病变在内镜下表现为黏膜下肿块。十二指肠增大最常见的是由增生引起的，虽然在少数情况下也能发生肿瘤性病变（图7.1）。十二指肠腺错构瘤（Brunner gland hamartomas）和真正的十二指肠腺腺瘤（true Brunner gland adenomas）确实存在，但是腺瘤比文献中报道的少见得多。这种病变一般累及老年人，发生在十二指肠的后壁。它们通常在上消化道内镜检查时发现，虽然偶尔出现症状，引起呕吐、出血或梗阻。错构瘤和腺瘤通常保持原有的小叶结构（图7.1）。错构瘤具有纤维性间隔，在增生的小叶之间走行。它们可能伴有纤毛囊肿和明显的脂肪组织[7]，也可能看到明显的导管。十二指肠腺瘤的诊断是根据结构和细胞学特征。可能有轻微的结构异常，腺体表现比正常的密集（图7.2）。细胞学上，细胞核增大，可能重叠。这些肿瘤细胞与正常表现的上皮细胞有移行，不易觉察。核分裂象罕见。这种病变可能伴有消化性十二指肠炎（图7.2）。在少数情况下，十二指肠腺腺瘤发生非典型性增生（图7.2）或发生恶性变[8,9]。

非肿瘤性小肠上皮性息肉

小肠可以发生许多非肿瘤性息肉，包括Peutz-Jeghers息肉和幼年性息肉。这些息肉常常是息肉病综合征的一部分，偶尔含有恶性区域。这些息肉在第12章讨论。淋巴组织息肉也可以发生在小肠，这将在第18章讨论。

小肠腺瘤

小肠腺瘤罕见，占所有肠道腺瘤＜0.05%[10]。因为多数腺瘤发生在Vater壶腹附近，推测胆和胰腺分泌物中的致癌物或协同致癌物在其发生中具有作用。胆盐被认为具有肿瘤促进因子的作用，尤其是当与胃酸结合时[11]。然而，尚未证实特殊的食物、化学物质或毒素是产生腺瘤的病因。发生小肠腺瘤唯一明确的危险因素是存在遗传性息肉病综合征（inherited polyposis syndrome）（见第12章）或出现潜在的病变（表7.2）。有一罕见的患有成人多囊性肾疾病和壶腹部腺瘤的孪生姐妹病例，提供了在常染色体显性遗传的多囊肾和壶腹部腺瘤之间存在遗传相关性的可能性[12]。

小肠腺瘤病人的年龄在30岁至90岁之间，高发年龄在60～70岁。腺瘤病人一般比癌或含有癌的腺

表 7.1　世界卫生组织（WHO）小肠肿瘤分类

上皮性肿瘤

腺瘤
　　腺管状
　　绒毛状
　　腺管绒毛状
与慢性炎症性疾病有关的上皮内肿瘤形成（异型增生）
　　低级别上皮内肿瘤形成
　　高级别上皮内肿瘤形成
癌
　　腺癌
　　黏液腺癌
　　印戒细胞癌
　　小细胞癌
　　鳞状细胞癌
　　腺鳞癌
　　髓样癌
　　未分化癌
类癌（高分化内分泌肿瘤）
　　胃泌素细胞肿瘤，功能性（胃泌素瘤）或非功能性
　　生长抑素细胞肿瘤
　　EC 细胞，产生 5-羟色胺的肿瘤
　　L 细胞，胰高血糖素样肽，和产生 PP/PYY 的肿瘤
混合性类癌-腺癌
节细胞性副神经节瘤
其他

非上皮性肿瘤

脂肪瘤
平滑肌瘤
胃肠道间质瘤
平滑肌肉瘤
血管肉瘤
Kaposi 肉瘤
其他

恶性淋巴瘤

免疫增生性小肠病（包括 α-重链病）
西方型 B 细胞 MALT 淋巴瘤
套细胞淋巴瘤
弥漫大 B 细胞淋巴瘤
Burkitt 淋巴瘤
Burkitt 样/非典型性 Burkitt 淋巴瘤
T 细胞淋巴瘤
　　肠病相关性
　　非特异性
其他

继发性肿瘤

息肉
增生性
Peutz-Jeghers
幼年性

MALT，黏膜相关淋巴组织。

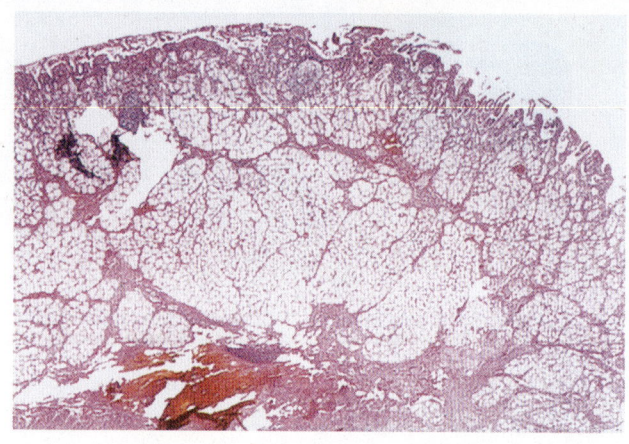

图 7.1　增生性十二指肠腺的组织学特征。病变表现为肿块状。注意病变保留了小叶结构，并有穿过病变的纤维间隔。每一个小叶，尤其是位置较深的小叶，表现为显著的膨胀。增生性小叶占据了增宽的黏膜下层，并向黏膜表面延伸。

瘤病人年轻[13]。腺瘤病人没有性别差异。许多小的腺瘤没有症状，仅仅是因为其他原因作上消化道内镜检查时的偶然发现。也有可能是因为他们有息肉病综合征或有息肉病综合征家族史进行内镜检查时发现的。大的病变会有症状。壶腹部腺瘤表现为胆绞痛、

表 7.2　病人发生小肠上皮性肿瘤的易感因素

乳糜泻
α-链病
Crohn 病
腺瘤
家族性息肉病
Peutz-Jeghers 综合征
多发性癌症综合征（家族性癌症综合征）
幼年性息肉病综合征
遗传性非息肉病结肠癌综合征
神经纤维瘤病
先天性异常
　　肠重复
　　异位胰腺
　　Meckel 憩室
长期的回肠造口术
回肠囊袋
囊性纤维病
消化性溃疡病
吸烟和饮酒
放射接触史

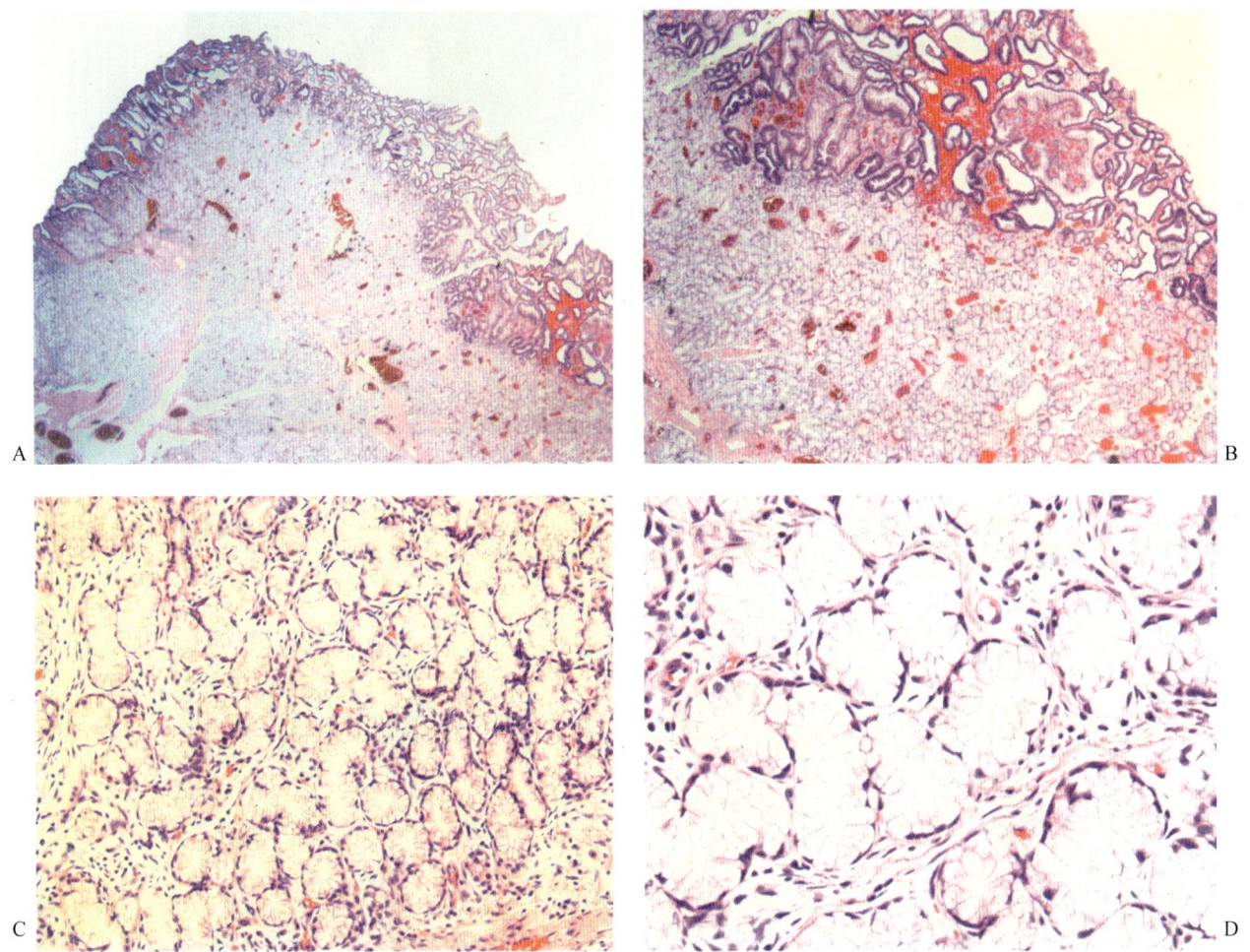

图7.2 十二指肠腺腺瘤。**A**：十二指肠腺上皮明显膨胀。注意，某些区域缺乏纤维间隔。**B**：在这个稍高放大倍数的图片中，缺乏纤维间隔比较明显。这个区域没有小叶结构。被覆黏膜有消化性十二指肠炎。**C**：某些腺体的细胞核浆比例增高。**D**：孤立的细胞丧失了位于基底部的半月形细胞核。

胆道梗阻、胆管炎、黄疸、胰腺炎和（或）疼痛[10]。也有可能发生部分性或完全性肠梗阻、少量出血、痉挛、呕吐、恶心、食欲不振、体重下降、肠套叠或者出血，这取决于腺瘤的大小和位置。绒毛状腺瘤往往较大，而且比较小的管状腺瘤容易出现症状。罕见的分泌性绒毛状腺瘤病人表现为黏液溢出（mucorrhea）和电解质失衡[14]。

腺瘤表现为质软、分叶状、有蒂或无蒂、单个或多发性病变（图7.3）。黏膜可能有污秽的颗粒状外观，但是没有糜烂或溃疡[15]。平坦、均匀的颗粒状结构有助于腺瘤与癌的鉴别诊断。无蒂腺瘤比有蒂腺瘤常见。管状腺瘤最大径从0.5 cm到3 cm不等。绒毛状腺瘤通常较大，可能达到≥8 cm大小。大的绒毛状腺瘤可能环绕肠腔[1]，而且表现为菜花样分叶状无蒂的息肉样肿块。在空肠也可能遇到绒毛状腺瘤。出现多发性小肠腺瘤提示病人有息肉病综合征（见第12章）或有潜在的疾病，例如Crohn病[16]。

腺瘤是显示不同程度异型增生的良性肿瘤。它们实际上是管状腺瘤（图7.4）、管状绒毛状腺瘤或绒毛状腺瘤（图7.5），类似于结肠的对应病变。不成熟的高柱状假复层上皮细胞显示典型的"栅栏状"结构，排列成肿瘤性腺管（图7.5～7.8）。在不成熟的肠上皮细胞中可见分化程度不同的杯状细胞。有时，杯状细胞似乎有营养障碍，出现印戒细胞可以证实这一点。小肠腺瘤也可能含有内分泌细胞（图7.6）、Paneth细胞（图7.7）和鳞状细胞（图7.7），表明这些细胞来源于腺隐窝多潜能干细胞。Paneth细胞可以非常多，尤其是在患有家族性

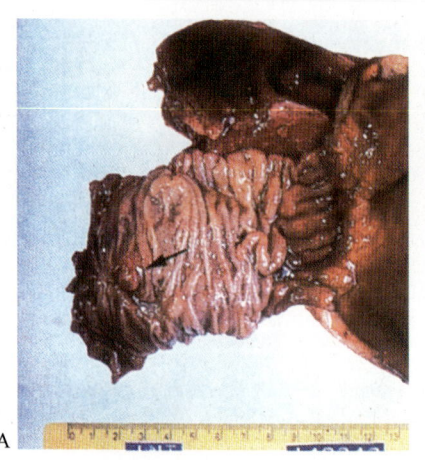
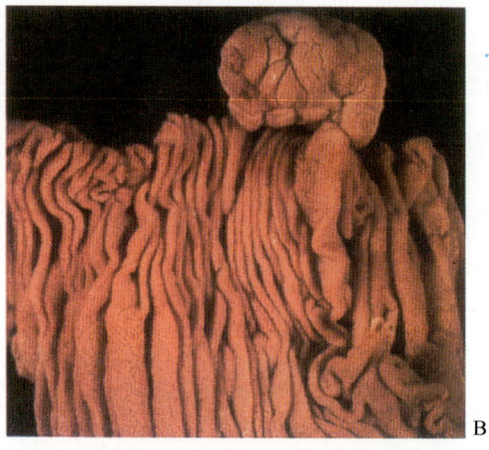

图 7.3 小肠腺瘤的大体表现。**A**：发生在十二指肠第二部分（箭头）的蒂不明显的息肉样腺瘤。十二指肠黏膜右侧及其上方的红色组织是同时切除的胃黏膜。胃黏膜显示有重度的出血性胃炎。**B**：空肠腺瘤表现为不连续的息肉样肿块。

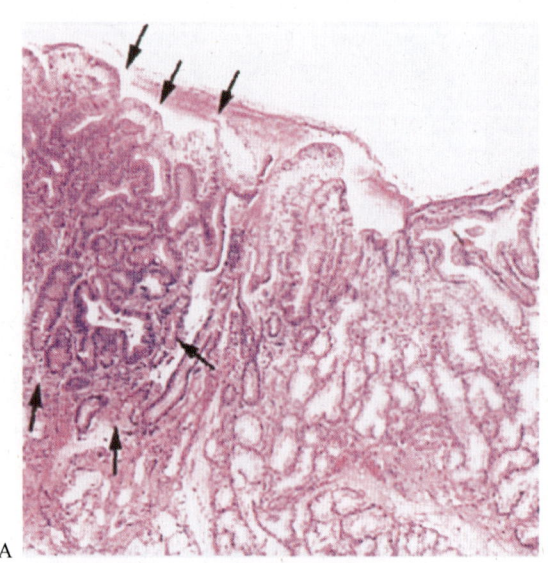
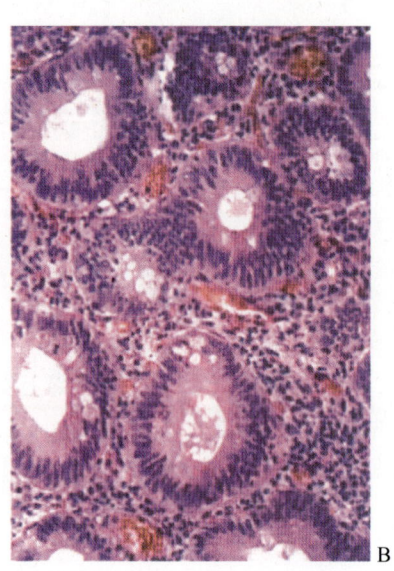
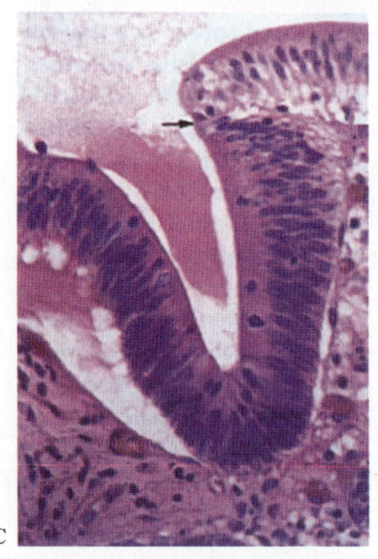

图 7.4 十二指肠腺瘤。**A**：注意十二指肠出现局灶性腺瘤性增生（箭头）。**B**：管状腺瘤。注意出现假复层毛笔形细胞核和少量杯状细胞。可见许多核分裂象。**C**：不成熟的腺瘤性上皮（下面的箭头）与正常小肠表面上皮（上面的箭头）交界处。细胞核出现假复层，形成典型的"栅栏状"的结构。

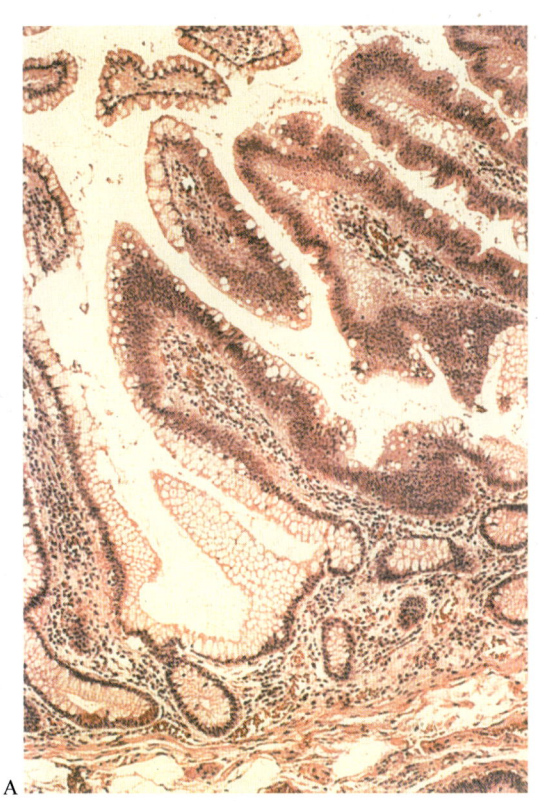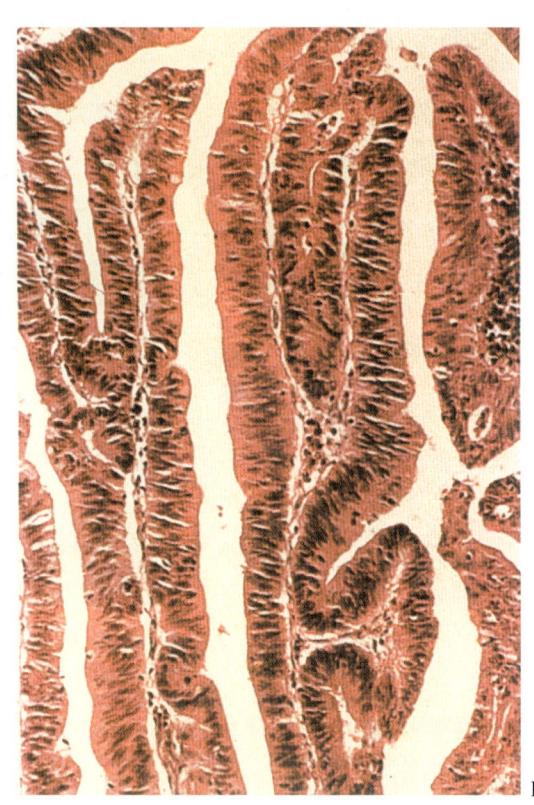

图 7.5　无蒂绒毛状腺瘤。**A**：腺瘤性上皮沿着十二指肠绒毛延伸，并取代原有的正常上皮。**B**：不同的绒毛状病变的高倍放大，显示异型增生程度轻微增高，表现为正常上皮极性部分丧失。肿瘤细胞完全取代正常上皮。

息肉病的病人。腺瘤中出现的所有类型的细胞均有不同程度的细胞核的非典型性，支持每一种类型的细胞都是病变的固有肿瘤性成分而不是陷入的正常细胞这种概念。在小的病变中，腺瘤性上皮可能局限于表面而不累及隐窝。正常的固有膜将肿瘤性腺体分隔开（图 7.4～7.8）。

表面可以出现小的绒毛成分，但是多数病变系由腺管组成，而被归为管状腺瘤（tubular adenomas）（图 7.4）。绒毛状腺瘤（villous adenomas）由指样绒毛或乳头状突起组成，中心含有纤细的固有膜轴心，被覆类似于管状腺瘤的肿瘤性上皮（图 7.5）。偶尔可以见到混合性管状绒毛状腺瘤（mixed tubulovillous adenomas）。

在小肠腺瘤中可以看到肿瘤形成的整个谱系，从低级别异型增生到高级别异型增生以至浸润癌。发现癌的可能性取决于腺瘤的大小和位置[17]。肿瘤越大越可能发现浸润癌，而残留的腺瘤成分可能越少。当异型增生比较严重时，核浆比例增高，上皮极性消失，而且证实细胞的核分裂活性增高（图 7.8 和 7.9）。高级别的异型增生细胞核总是会到达腺腔面。显著的腺体出芽伴有细胞核极性丧失以及不同程度的黏液分化丧失，预示恶性的发生。如果看到重度异型增生伴有模棱两可的固有膜浸润，并有背靠背的腺体

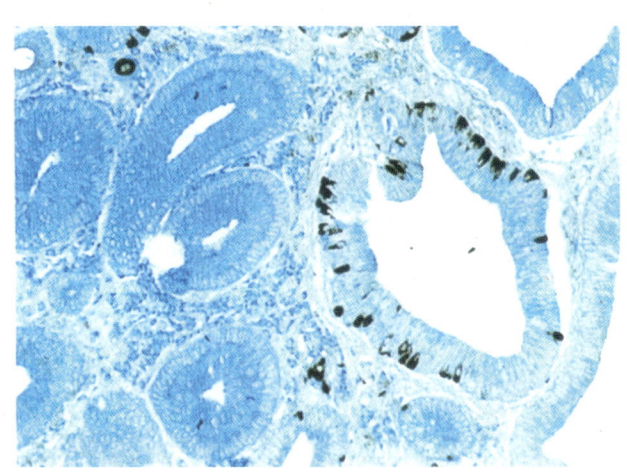

图 7.6　小肠腺瘤嗜铬素免疫染色，显示有许多神经内分泌细胞（深棕色细胞）。

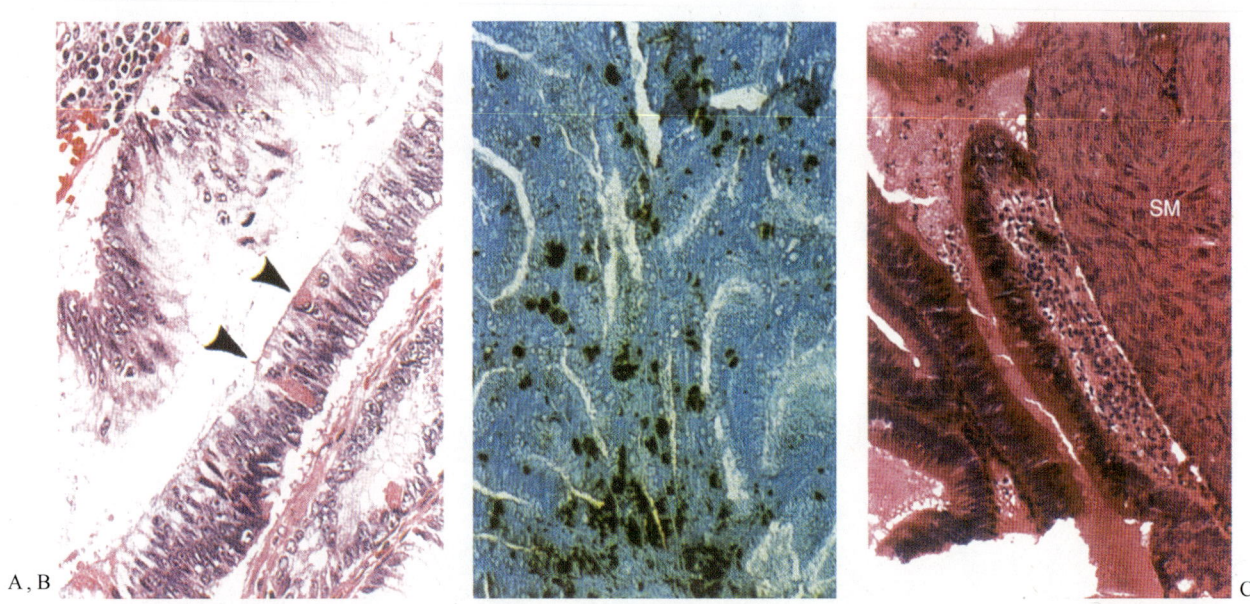

图 7.7 腺瘤的细胞类型。**A**：在这个腺瘤中，异型增生的 Paneth 细胞（箭头所指）比邻近的 Paheth 细胞嗜酸性和颗粒表现明显。这种颗粒比内分泌细胞位于核下的较小的嗜酸性颗粒要大。**B**：溶菌酶免疫染色（深棕色）显示病变内有许多 Paneth 细胞。**C**：在腺瘤中的鳞状上皮桑葚状化生。紧邻邻近的腺瘤性上皮。鳞状上皮具有良性的组织学表现。

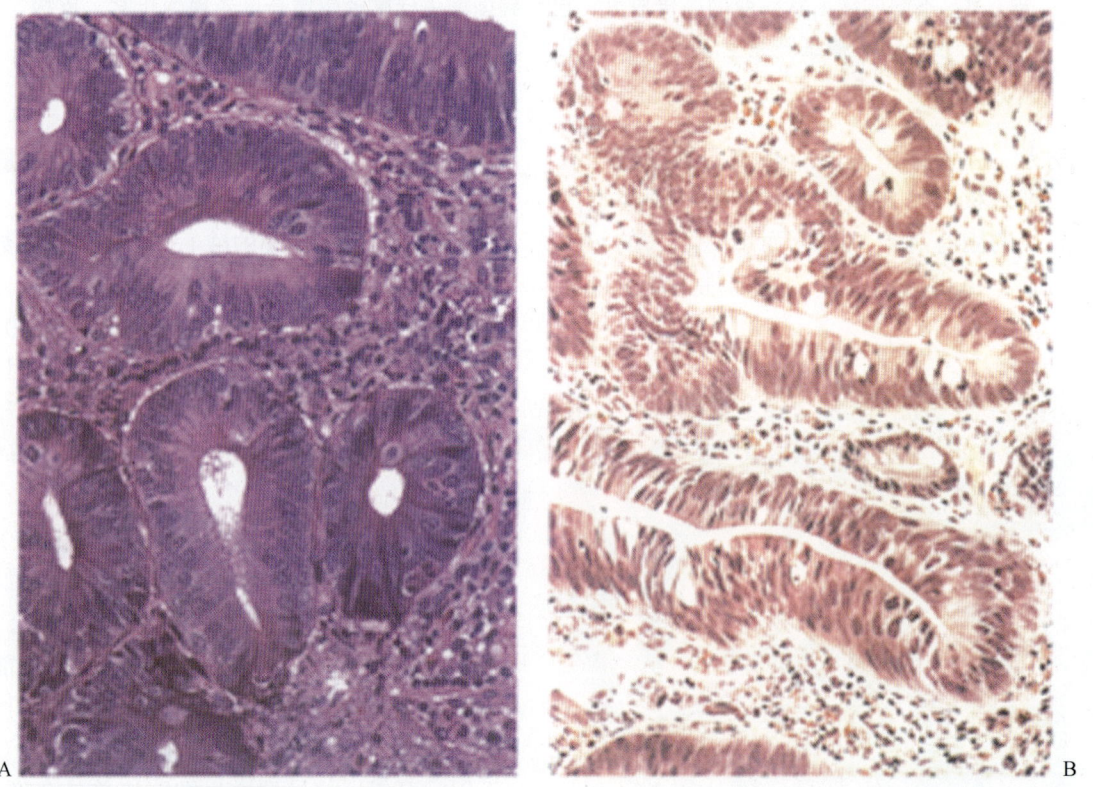

图 7.8 十二指肠腺瘤中的高级别异型增生。**A**：细胞含有圆形而不是毛笔状的细胞核，而且某些细胞极性丧失。**B**：注意腺体内衬细胞的细胞核复层明显。部分细胞开始失去正常极性。正常固有膜将肿瘤性腺体分开。

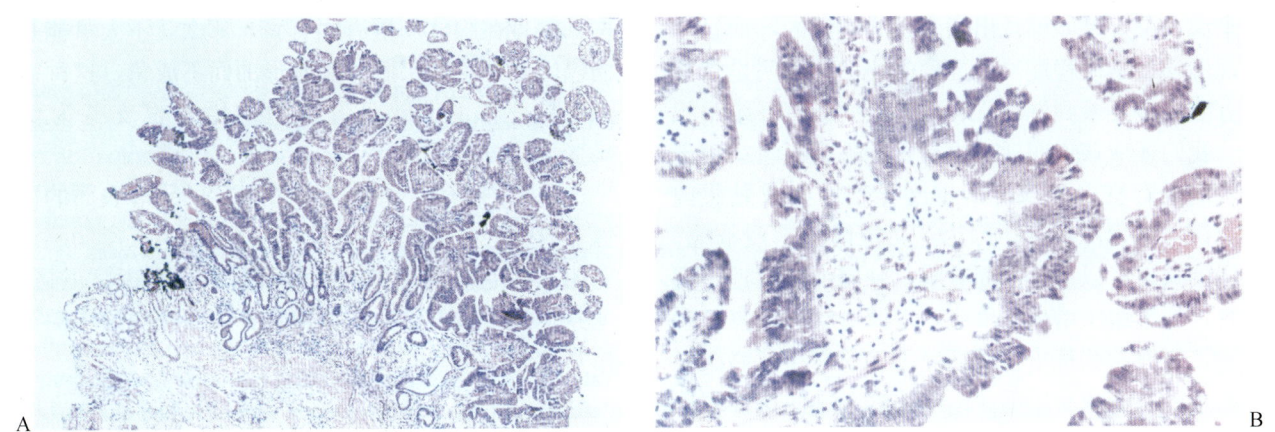

图 7.9　十二指肠绒毛状腺瘤。**A**：低倍放大显示病变的整体结构。**B**：高倍放大显示表面复杂的细胞簇和被覆绒毛状结构固有膜轴心的多层上皮。上皮有高级别的异型增生，但是没有浸润到其下的固有膜。

结构和腺体融合，可以做出黏膜内癌（intramucosal carcinoma）的诊断。

锯齿状腺瘤

我们偶尔遇到过十二指肠锯齿状腺瘤病例，这种病变曾有一例报告[18]。它们类似于大肠的锯齿状腺瘤。这些腺瘤具有锯齿状的腺腔，内衬嗜酸性表现的细胞，含有假复层的细胞核，伴有明显的核仁（图7.10）。在这些病变中，杯状细胞的发育一般不好。十二指肠锯齿状腺瘤太少，以至无法评论这种组织学类型的含义。然而，我们没有看到任何含有高级别异型增生或者癌症的锯齿状腺瘤。

伴有可疑上皮肿瘤形成区域活检的解释

十二指肠肿瘤最初的诊断通常涉及到对于小的活检标本的解释，小的活检标本仅仅是病变表浅部分的很小一部分样本。腺瘤的较深部分很有可能发生浸润性肿瘤，常常不出现在活检组织中。因此，难以除外浸润癌的存在，尤其是在较大的病变。一项十二指肠绒毛状腺瘤的研究发现，56%的病例活检时漏掉了恶性的区域，说明活检对于发现浸润癌的敏感性差[19]。

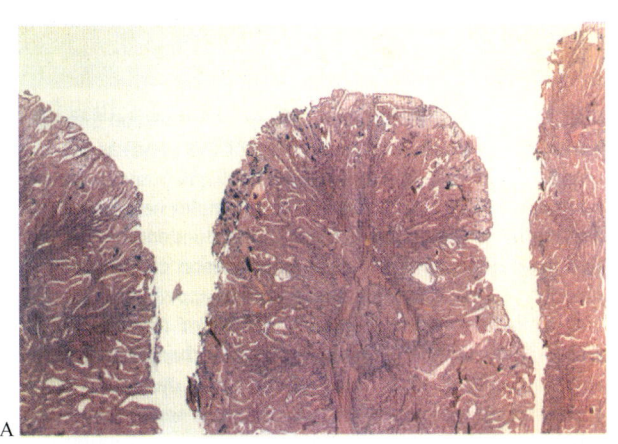
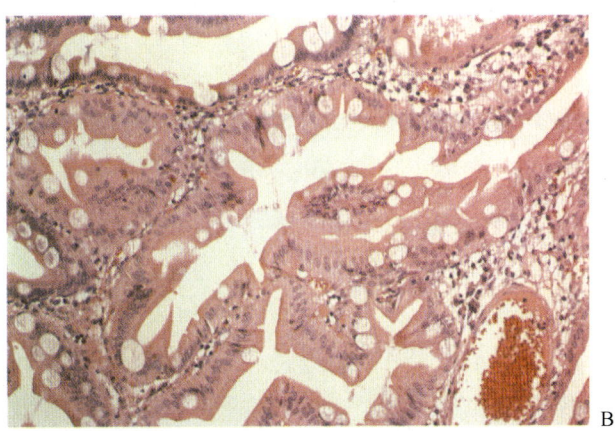

图 7.10　十二指肠锯齿状腺瘤。**A**：低倍放大显示病变，在这个放大倍数下腺体非常密集，但与其他十二指肠腺瘤没有区别。**B**：病变高倍放大显示锯齿状腺瘤具有特征性的嗜酸性上皮和锯齿状结构。

一般来说，最好是能够认出病变是肿瘤性的，而且对于出现的异型增生程度给出准确的评估，说明是否浸润固有膜，是否看到淋巴管、血管浸润或有纤维组织增生。我们还应该说明活检中是否有黏膜下组织用于评估浸润的存在。如果出现重度异型增生或黏膜内癌，应该考虑切除病变，因为这可能隐藏有浸润癌。腺体周围缺乏可以辨认的固有膜，肿瘤细胞附近出现大血管，纤维组织增生性反应，以及血管内或淋巴管内浸润，所有这些都支持浸润癌的诊断。伴有高级别异型增生的肿瘤或有绒毛状结构比缺乏这些特征的腺瘤更有可能隐匿浸润癌[19]。固定或引起梗阻的较大的溃疡性病变通常含有浸润癌。

评估壶腹部病变必须特别小心，因为这个部位的解剖学结构特别复杂，而且正常情况下这个部位的黏膜下就有许多小的分支状腺体（见第6章）。当原位癌或黏膜内癌累及这些黏膜下腺体时，会造成非常明显的诊断误区（图7.11和7.12）。壶腹部腺体受累与浸润性病变容易混淆，在这种情况下需要特别小心，不要过诊断为浸润癌。如果看到分叶状腺体结构，并且在腺体周围有固有膜，那么就不太可能是浸润癌。另外，如果腺体是圆形的而不成角，这种病变多半是良性的。缺乏纤维组织增生也支持为良性病变。

重要的是，不要将出现在糜烂的腺瘤表面的再生性非典型性病变误诊为高级别异型增生或浸润癌。含有明显的毛细血管和纤维素沉积的急性炎症的区域，尤其是在表浅部位，应该警惕在表面糜烂的情况下有修复性非典型性的可能性。

另外一种常常出现诊断错误的区域是有明显的反应性非典型性的区域，这可能出现在十二指肠，尤其是在硬化性（十二指肠）乳头炎病人的Vater壶腹周围区域（见第6章）。有血管内支架（stents）或患胆石症的病人，可能表现为非常明显的壶腹部炎症，常常伴有明显的乳头状增生和反应性非典型性。乳头状增生可能呈息肉样，甚至可能堵塞壶腹，导致胆道或胰腺导管的继发性改变。这些情况给临床造成的明显印象是病人患有肿瘤。我们发现许多反应性非典型性病变被误诊为腺瘤，而且常常

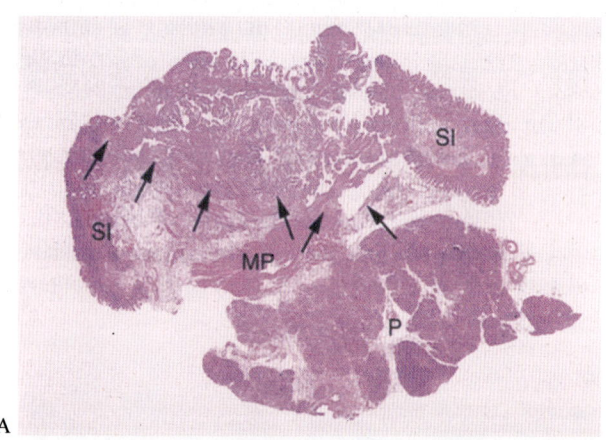

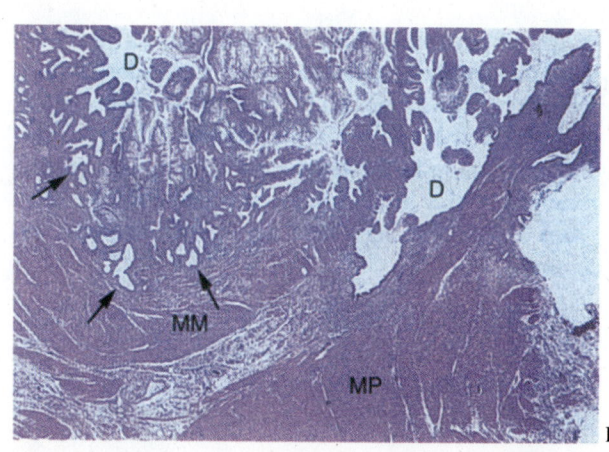

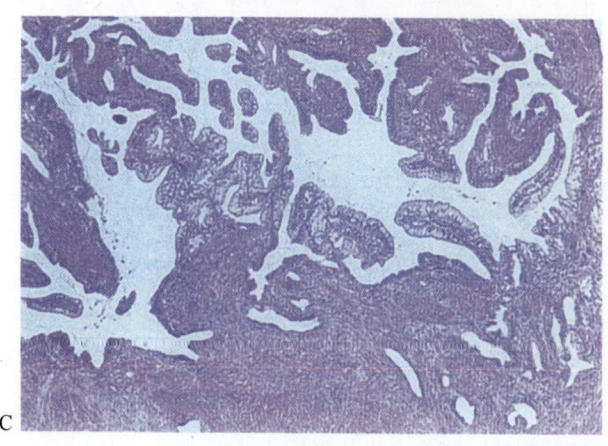

图7.11 壶腹部肿瘤。**A**：通过肿瘤的整个组织切片显示胰腺（P）与十二指肠壁固有肌层（MP）以及周围正常小肠黏膜（SI）的关系。一个复杂的肿瘤累及壶腹部和十二指肠表面（箭头）。**B**：本图是图A中病变的高倍放大。可以看到残留的正常表现的导管（D）以及非肿瘤性腺上皮（箭头）。在其他区域，导管上皮被不同的改变所取代，可表现为乳头状、透明细胞、增生性和异型增生性。固有膜表现正常，肌纤维将不同的腺体成分分开，而且没有肿瘤上皮浸润的证据。MM代表黏膜肌层，MP代表固有肌层。**C**：非肿瘤性腺体显示成角的特征，容易误认为是肿瘤。

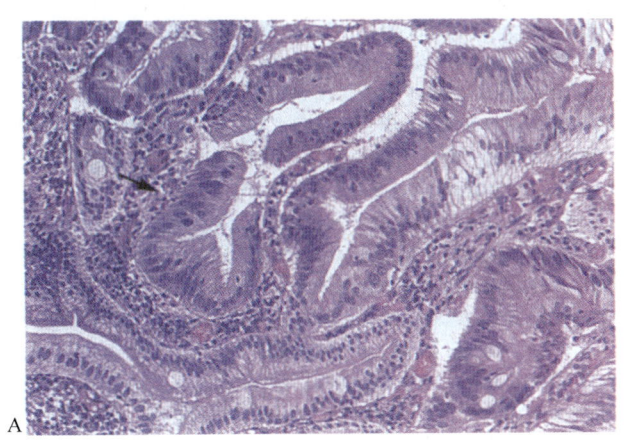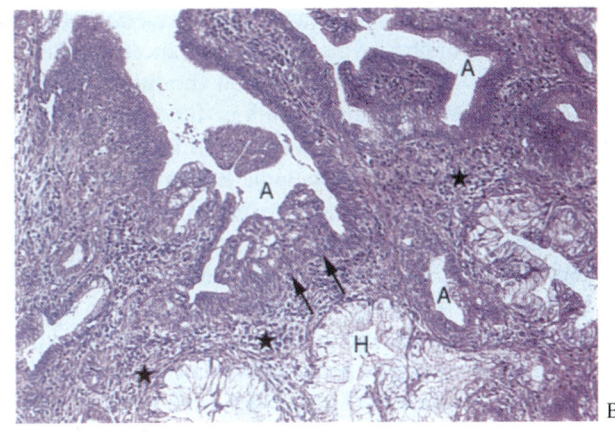

图 7.12　图 7.11 的高倍放大。**A**：腺腔内衬复层上皮。腺体由正常表现的固有膜分隔。部分上皮异型增生更为明显（箭头）。腺体缺乏黏液分化。**B**：这个视野显示腺体增生（H）和灶状腺瘤（A）。其中一个腺瘤含有黏膜内癌（箭头）。正常的固有膜（星号）将增生性和腺瘤性腺体分开，注意缺乏纤维组织增生性间质。这个肿瘤为肝胆管型。

是伴有高级别异型增生的腺瘤。在有急性炎症存在时，诊断异型增生应该非常小心。我们发现 Ki-67 免疫染色可能有助于鉴别反应性和肿瘤性病变。在反应性病变中，通常可以看到增生带从隐窝基底向上延伸。不是所有的细胞都显示出阳性染色。相反，肿瘤性病变常常有非常强的 Ki-67 染色，阳性染色位于表浅部位而不是隐窝基底，尤其是在病变的早期。如果无法鉴别是反应性还是肿瘤性病变，诊断为"异型增生不能确定"是比较合适的。

胃来源的混合性增生性和腺瘤性息肉

少数息肉样病变含有增生性和腺瘤性胃黏膜，发生在异位胃黏膜的区域。增生灶类似于胃增生性息肉的表现。这些增生灶与腺瘤性上皮混合，与小肠腺瘤无法区别[20]。这种病变在组织学上与发生在胃的类似病变相同（见第 4 章）。

癌

流行病学

相对于小肠长度和表面面积而言，小肠腺癌非常罕见。估计美国 2006 年大约有 6000 例小肠癌的新增病例[21]。多数癌发生在十二指肠，由于上消化道内镜和肠镜应用的增加，小肠癌的发病率略有增加。因此，肿瘤常常早期发现。小肠癌一般出现在 50～70 岁，除非病人有潜在的炎症性病变或息肉病综合征。发病中位年龄大约在 55～67 岁。然而，这些肿瘤在小至 12 岁的儿童已有描述[22]。在国际癌症登记协会登记的病人中，小肠癌的发病率大致与结肠癌平行[23]。1993—1997 年间的登记显示美国发病率最高，其次是加拿大和西欧，而非洲和东亚最低。美国小肠癌的种族差异是这种趋势的一个有趣的例子。非裔美国人小肠癌发病率（每百万人口男性 2.4；女性 1.8）是美国白种人（男性 1.2；女性 0.9）的 2 倍，尽管差异不是很大，但其男女两性大肠癌的发病率也高于美国白种人。一项来自 13 个癌症登记处的基于人群的研究发现，在超过 4 百万例第一个原发性恶性肿瘤中有 10946 例小肠恶性肿瘤[24]。其中包括 4096 例小肠癌（37.4%），相比之下有 3991 例类癌（36.5%）、1334 例肉瘤（12.2%）、442 例淋巴瘤（4%）以及 1083 例不能分类的肿瘤（9.9%）。患第二种原发性恶性肿瘤的危险性明显升高，具有统计学意义。结直肠和肝胆系统第二种原发性恶性肿瘤与小肠癌的关系最为密切（$P=0.01$），其次为胰腺癌和卵巢癌（$P=0.02$）以及软组织肉瘤（$P=0.06$）。当小肠癌发生在其他部位的原发癌之后时，也有类似的相关性。根据病变部位进行分析发现，邻近乙状结肠的癌与小肠癌的关系最为密切。这些相关性是由于错配或其他

DNA修复通路有共同的遗传缺陷引起的，而且接触同样的环境。

小肠癌的危险因素包括类似于大肠癌中涉及到的饮食因素、吸烟[25]、饮酒以及其他疾病（表7.2）[26-28]。吸烟者小肠癌腺癌常见，是不吸烟者的4倍。小肠腺癌作为散发性病例发生，或者发生在慢性炎症（Crohn病或者乳糜泻）的基础上，或者在息肉病综合征的背景下。患有家族性腺瘤性息肉病及其变型综合征的患者，小肠腺瘤和腺癌的发生率明显增高。事实上，上消化道癌，尤其是累及壶腹周围区域的癌，是这些病人死亡的主要原因[29]。遗传性非息肉病结肠癌（hereditary nonpolyposis colon cancer，HNPCC）和 hMSH2 或 hMLH1 种系突变的病人，终生发生小肠癌的危险大约为4%，超出正常人群的100倍[30]。与其他息肉病相比，这种肿瘤常常发生在较年轻的患者，常常发生在空肠或回肠以及壶腹周围的区域。

Crohn病发生癌的危险性比普通人群高18倍[31]。Crohn病发生肿瘤的危险性升高，可能是由于应用6-硫基嘌呤治疗引起的[32]。诊断时的平均年龄是48岁，男性好发。肿瘤主要发生在回肠，但是在空肠也可以见到。发生肿瘤的危险与患病时间长短有关。肿瘤常常为多灶性，似乎是由异型增生进展到癌。

乳糜泻也能增加小肠腺癌的发病率，但是腺癌没有肠病相关性淋巴瘤那么常见。乳糜泻相关性小肠腺癌大约占所有小肠癌的10%[33]。腺癌主要累及回肠和空肠上段，虽然偶尔可能发生在空肠远端[34]。在这种情况下，也可能发生同时性或异时性的多发性肿瘤[35]。

腺癌也可以发生于回肠造口术和回肠，回肠造口术与癌发生之间的时间间隔通常为几十年[36]。许多炎症性肠病（inflammatory bowel disease，IBD）病人，在发生腺癌之前或有反流性回肠炎，或有异型增生性改变[36]。回肠袋作为治疗腺瘤性息肉病或溃疡性结肠炎的一部分，也可能发生腺癌，尽管危险性很低[37]。回肠癌也可以发生在无β脂蛋白血症的情况下[38]。最后，壶腹癌可以累及没有息肉病综合征的同胞，提示可能有潜在的遗传学异常[39]。

发病机制

小肠发生腺癌的频率比结肠和直肠要低得多，尽管事实上在人体中小肠有很高的细胞周转率，而且是具有最大表面上皮之一的器官。50%~70%以上的小肠癌发生在壶腹周围区域的十二指肠，虽然十二指肠仅仅占整个小肠的4%。回肠是小肠最长的部分，它最不容易发生肿瘤，除非病人患有Crohn病。

Vater壶腹好发十二指肠癌，可能提示胆囊或者胰腺分泌物的某些成分在其发生中具有一定作用。换句话说，不断有碱性的胆汁和（或）酸性胰液流入可能会引起局部细胞损伤。这些分泌物引起的黏膜损伤进行修复时，伴有核分裂活性增加，可能容易发生肿瘤[40]。

与结肠癌相比小肠癌相对罕见的原因仍不清楚，但是存在几种解释[41-44]：

1. 小肠管腔内的液体成分比大肠多，能够稀释致癌物，减少黏膜与致癌物的接触。

2. 小肠循环时间比结肠循环时间快速，因此腔内潜在的致癌物与黏膜接触时间较短。

3. 大肠有厌氧菌，能使胆盐转化成潜在的致癌物，而小肠通常缺乏厌氧菌[42]（当菌群失调时，例如细菌过度生长征候群，小肠癌的发生率比预期的要高）。Paneth细胞的抗细菌功能可能是小肠腔内相对无菌的原因[43]。

4. 黏膜固有膜内大量的淋巴组织，尤其是回肠淋巴集结，可以提供有力的免疫监测，在发生肿瘤时对抗肿瘤细胞。

5. 小肠黏膜有大量酶，例如苯并芘羟化酶，可以降解肠腔内容物中的毒素[42]。

6. 液态食糜引起的机械性损伤比结肠中坚硬成形的粪便引起的损伤轻。

7. 因为小肠黏膜有隐窝和绒毛的出现，所以小肠黏膜隐窝基底干细胞的位置比大肠黏膜深，这样，小肠干细胞与肠腔中潜在致癌物的接触不像结肠隐窝细胞那样密切。

8. 正常小肠黏膜不表达凋亡抑制蛋白bcl2[44]，因此，受到遗传毒性损伤的细胞可以通过过度凋亡而减少。

小肠癌的分子生物学

有充分的证据表明，在小肠肿瘤从腺瘤到癌的进展过程中有分子异常的聚集。这些变化涉及到癌基因的活化突变和肿瘤抑制基因失活突变，而且与结肠癌的改变具有许多相似之处。此外，发生一系列的表观遗传学的改变，但是在小肠肿瘤不像结肠癌中那样具有特征性。这些改变甚至开始于出现腺瘤之前，而且随着癌的发展和随后的转移，这些改变的频率与数量增加。

分子特征的不同取决于肿瘤的发生是作为家族性腺瘤性息肉病、HNPCC、Peutz-Jeghers 综合征的一部分，还是作为幼年性息肉病的一部分。遗传综合征病人的种系突变易于发生小肠恶性肿瘤，涉及的基因包括 APC、hMSH2、hMLH1、LKB1 和 SMAD4（见第 12 章和第 14 章）。

APC 改变（突变和缺失）发生在家族腺瘤性息肉病（FAP）和散发性肿瘤以及 Crohn 病相关性肿瘤中。APC 和 β-catenin 改变常见于壶腹和十二指肠病变，而微卫星不稳定性（MSI）少见。在 FAP 患者中，有 67% 的腺瘤和 50% 的腺癌出现 APC 突变[45]；而在散发性病例中这种突变的发生率要低得多。

在 HNPCC 患者中错配修复基因的突变率是 81%[46]。肿瘤显示高微卫星不稳定性表型。从十二指肠到回肠呈梯度曲线下降，反映了散发性小肠癌的分布[46]。HNPCC 患者特征性的 MSI 表型发生在大约 20% 的壶腹癌病例。这种发现与较低的 p53 突变和淋巴结转移发生率以及较好的存活率有关[47]。

每一个微卫星标记物的敏感性与结直肠癌相似，因此，推荐用于结肠癌的一系列标记物也适用于评估小肠癌的高微卫星不稳定性（见第 4 章）[46]。多数肿瘤至少丧失一种错配修复蛋白（MLH1、MSH6 或 MSH2）免疫组化表达。含有微卫星重复序列的基因，例如 TGFRβ2、BAX、MSH3 或 MSH6，常常也有继发性突变[46-49]。

K-ras 突变发生于散发性、FAP 相关性[50]和 Crohn 病相关性[48,49,51]肿瘤。这些突变出现在早期，在腺瘤转变为癌的过程中没有显著的升高。壶腹肿瘤 K-ras 突变的发生率不同，取决于它们是肠表型还是胰腺胆管表型。胰腺胆管表型的 K-ras 突变比较常见[47]。p53 基因也发生突变[53]。30% 的腺瘤和大约 50% 的散发性和 Crohn 病相关性腺癌有 p53 蛋白表达[49]。有关 p53 免疫染色预后意义的资料是有冲突的[49]。

在 92% 的腺瘤和 91% 的腺癌 p16 蛋白过表达。p16 表达增加是自相矛盾的，因为它是一种肿瘤抑制基因，这种发现仍有待于进一步评估。在腺瘤和癌中，cyclin D、cyclin E 和 p21 表达也有升高[49,54]。Cyclin D1 过表达与生存率下降有关[49]。它还伴有 β-catenin 异常表达和 K-ras 突变[55]。17% 的腺瘤和 23% 的癌中出现 p27 蛋白缺失。Her-2/neu 表达增加影响 60% 的小肠癌，并且发现它与预后较差有关[56]。DCC 改变常见于结肠癌，但在小肠癌中很少见[48]。

小肠肿瘤也可发生表观遗传学变化。这些主要涉及到许多基因的甲基化。某些甲基化改变伴有 ras 突变，而另外一些甲基化伴有高微卫星不稳定性[57]。因此，微卫星不稳定性表型是由错配修复基因（主要是 MLH1 或者 MLH2）突变引起的，或者是通过 MLH1 启动子高甲基化引起的表观遗传静止造成的。后者倾向于发生在散发性肿瘤，而基因突变出现在 HNPCC 病人。由于突变或高甲基化而造成的基因失活导致蛋白表达丢失。

临床特征

小肠腺癌的临床特征不同，取决于病变的大小及其位置和生长方式。多数小肠恶性肿瘤没有特异性的表现，所以经常导致延误治疗。回肠和空肠肿瘤的早期症状包括不明确的非特异性腹部疼痛。晚期出现绞窄性的腹部疼痛、恶心、呕吐和体重下降。可能发生胃肠道出血和贫血。息肉样病变，尤其是发生在空肠和回肠的息肉，由于肠套叠可能引起慢性、间歇性或急性的肠梗阻（在十二指肠不会发生肠套叠，因为十二指肠在腹膜后的位置不允许其自由移动）。小肠梗阻是由于肿瘤细胞浸润肠壁或大的肿块阻塞肠腔引起的（图 7.13 和 7.14），是晚期肿瘤常见的表现。肿瘤近端肠管扩张。癌也可能导致穿孔[58,59]。

十二指肠肿瘤引起恶心、呕吐、贫血和饭后疼痛。壶腹部肿瘤常常由于胆总管梗阻而引起黄疸，或由于胰腺导管阻塞而引起胰腺炎[160]。因为壶腹部肿瘤倾向于早期出现症状，所以一般比非壶腹部肿瘤要小。十二指肠肿瘤也可能比远端的肿瘤发现得早，这是由于频繁应用上消化道内镜检查的结果。原发性小肠癌病人胃肠道和肠道外其他癌症的发病率高。其他原发性肿瘤最常见的是结肠腺癌，而其他原发部位包括前列腺、女性生殖道、肺、泌尿道、皮肤和乳腺[61,62]。其中某些病人患有 HNPCC 或 FAP。出现多发性肿瘤也可能提示发生转移癌。

大体特征

小肠腺癌最常发生于十二指肠（55.2%），接下

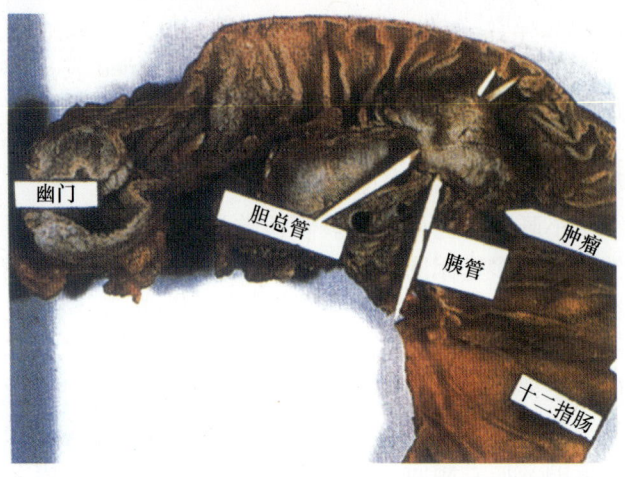

图7.13 突向十二指肠腔的息肉样肿瘤的大体照片。这个切除标本来自一位52岁女性,临床表现为黄疸、腹痛、恶心和呕吐。照片显示十二指肠癌阻塞Vater壶腹部位的导管系统。引流到壶腹部的导管明显扩张。注意胆总管扩张。

来是空肠(17.6%)、回肠(13%)和小肠的其余部分[1]。肿瘤的位置常常可以反映相关病变的本质。家族性腺瘤性息肉病、HNPCC[46]和神经纤维瘤病[63]倾向于发生壶腹癌,而乳糜泻和Crohn病倾向于发生较远端的肿瘤。

肿瘤的大体特征反映了发生部位、存在的潜在病变以及病变的分期。十二指肠癌一般呈息肉样,而不是溃疡性或浸润性的大体表现。如果肿瘤发生在壶腹本身而且很小,十二指肠黏膜可以表现正常,但是肠壁伸展开来似乎有黏膜下肿块。空肠和回肠肿瘤一般

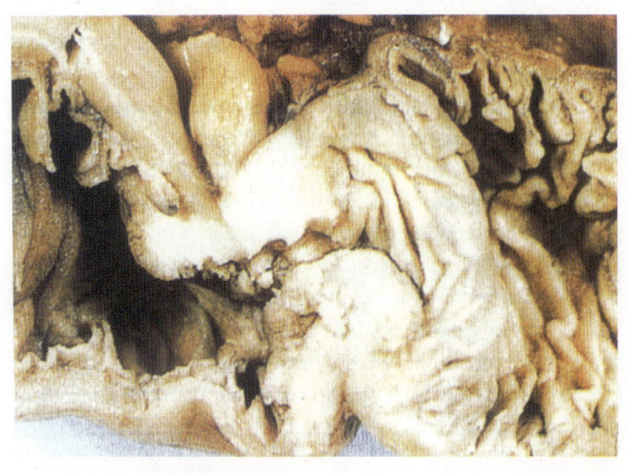

图7.14 癌堵塞回肠腔。胆汁污染了梗阻性病变近端的黏膜,而远端黏膜未被污染。

为晚期病变,表现为扁平、缩窄、溃疡性、浸润性(图7.15)或息肉样的生长方式。肿瘤的最大径从1.2 cm到15 cm不等,最大的病变常常发生于肠的远端,因为早期没有症状。肿瘤常常发生于Crohn病人肠管狭窄区域,使得在手术时或在病理标本中很难发现肿瘤,因为狭窄和浸润癌的大体特征可能彼此相似。发生深在性囊性肠炎可能类似于肿瘤,使得问题更加复杂。发生在回肠袋和回肠造口的肿瘤显示手术干预以及肿瘤的特征。

组织学特征

小肠癌的发生具有与结肠癌同样的从腺瘤(异型增生)到癌的顺序。因此,病变开始表现为腺瘤(或表现为Crohn病异型增生的区域),并呈进行性增大,最终发展成为转移癌。随着肿瘤的增大,细胞学的异常明显增加,结构也变得更加复杂。一旦肿瘤细胞浸润固有膜或穿透黏膜肌层进入其下的黏膜下层,肿瘤就应该诊断为癌[6]。这与结肠癌不同,结肠癌需要浸润到黏膜下层方可诊断为浸润癌。这种差异的基础与小肠和结肠淋巴分布不同有关。除了黏膜肌层区域以外,结肠黏膜缺少淋巴管[64]。相反,中心乳糜管是小肠淋巴系统最表浅的部分,恰好位于管腔上皮的下方,而且黏膜淋巴管非常丰富,便于许多营养素的吸收。

壶腹肿瘤

小肠癌分为壶腹肿瘤(ampullary tumors)和发生在小肠其余部分的肿瘤。壶腹肿瘤包括发生在十二指肠黏膜、壶腹本身、胆总管或胰腺导管的肿瘤。相反,壶腹周围癌(periampullary carcinomas)表现为肿瘤围绕Vater壶腹呈环周的生长方式。最困难的问题是确定累及壶腹的肿瘤是原发于壶腹还是十二指肠,还是从壶腹周围延伸到壶腹。有时,难以确定发生在这个部位的癌的确切来源部位。然而,设法鉴别这几种不同的病变非常重要,因为壶腹癌(20%~50%)和伴有胰腺癌(15%)或胆管癌(17%)病人的5年生存率有明显的差异[1,65,66]。因为分期影响预后,而分期方法取决于部位,所以设法鉴别这些病变也非常重要[67]。在十二指肠黏膜发现残留的腺瘤性上皮,可以明确地诊断为原发性十二指肠腺癌。同样,在胆管发现残留的腺瘤性上皮有助于确定浸润性胆管癌。胰腺的上皮内肿瘤形成则伴随胰腺肿瘤和壶腹肿瘤出现[68]。

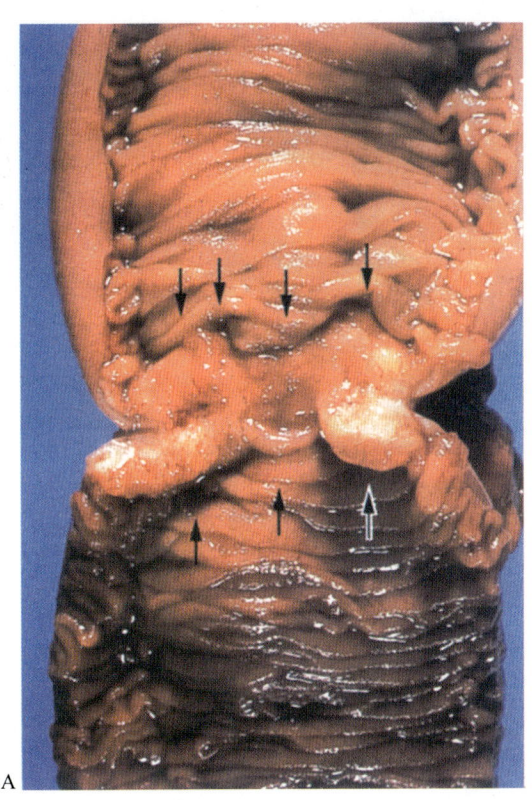
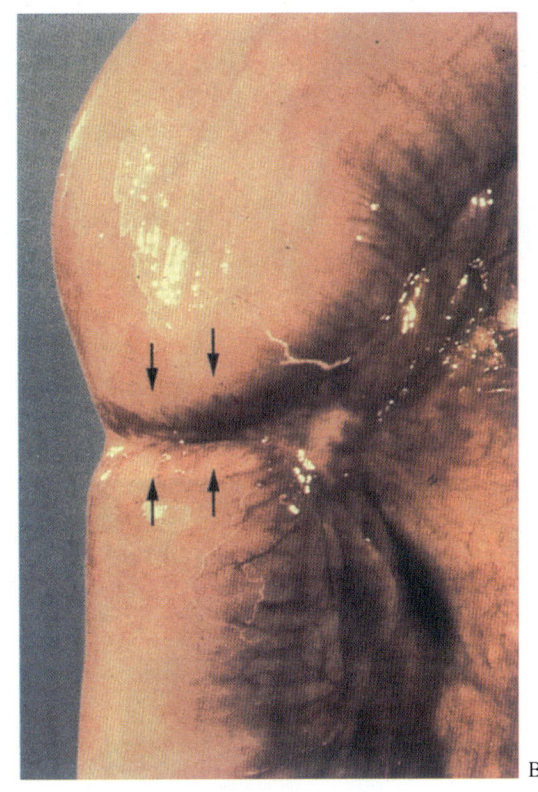

图 7.15　小肠癌的大体特征。**A**：打开的肠腔可见餐巾环样病变（箭头）。近端黏膜局部充血，表现为黏膜变红。**B**：未打开的标本，肿瘤延伸至浆膜面，可以看到明确的切迹，而且肠管血管明显充血（箭头）。

壶腹癌与发生在小肠其他部位的肿瘤不同，壶腹上皮显示十二指肠上皮的特征，又与导管有关。壶腹肿瘤分为几种组织类型：小肠型（intestinal type）发生于十二指肠乳头被覆的肠黏膜（十二指肠来源的小肠型腺癌）（图 7.16 和 7.17）；胰胆管型（pancreaticobiliary type）源于胆道或胰腺导管上皮，穿入十二指肠固有肌层（胰胆管来源的壶腹癌）（图 7.18）；含有两种类型上皮的混合型（mixed type）以及未分化型（undifferentiated type）[69]。小肠型肿瘤要比胰胆管型多。两种类型肿瘤的年龄分布和大小类似，但是小肠型的预后比胰胆管型好[69]。小的小肠型腺癌比胰胆管型肿瘤浸润要少得多。所以，胰胆管型肿瘤淋巴结转移更为常见。小肠型腺癌在组织学上类似于其他部位的小肠癌，含有混合性的 Paneth 细胞和内分泌细胞；常常可以看到残留的腺瘤性上皮。小肠型腺癌常常发生在巨大的乳头状腺瘤[1]。壶腹肿瘤浸润肠壁时可能表现为低分化，但其表面常常有乳头状成分。胰胆管型以伴有少量纤维轴心的乳头状生长方式为特征。胰胆管型腺癌缺乏 Paneth 细胞和内分泌细胞。

当肿瘤很小时，可以根据组织学区分这两种类型的肿瘤，但当肿瘤较大时，仅仅根据组织学特征可能根本无法鉴别十二指肠、胰腺或胆管来源的肿瘤。然而，免疫染色可能会有帮助（见下）。有趣的是，壶腹腺瘤或腺癌常常伴有共存的胰腺导管内肿瘤。后者本质上常常是高级别病变[68]。不管肿瘤发生在壶腹本身还是发生在十二指肠黏膜，情况都是这样。

壶腹外癌

发生在远离壶腹部位的小肠肿瘤类似于大肠癌。壶腹外肿瘤常常比壶腹肿瘤大，因此，癌常常生长过度超出良性成分，以致在发现肿瘤时见不到残留的腺瘤成分。腺癌在最初诊断时通常侵犯淋巴管和神经，并延伸至固有肌层，常常转移至局部淋巴结[70]。

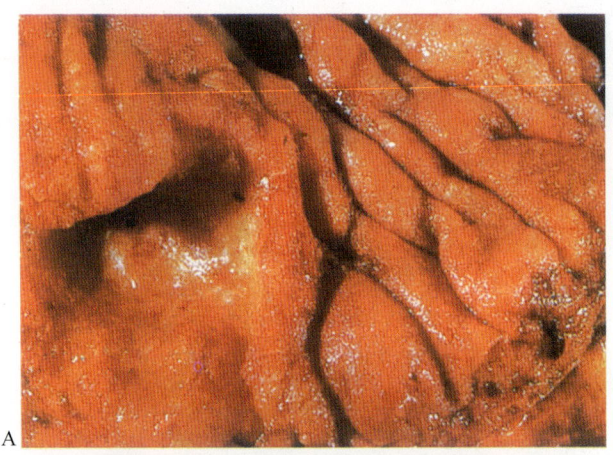
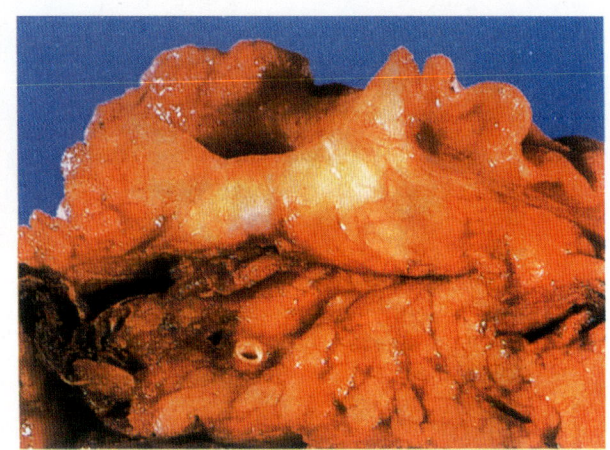
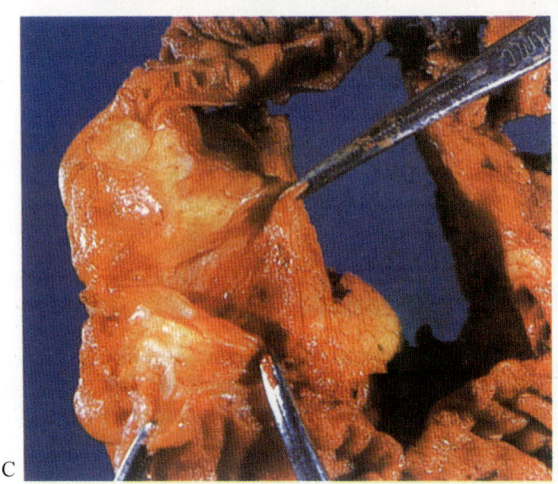
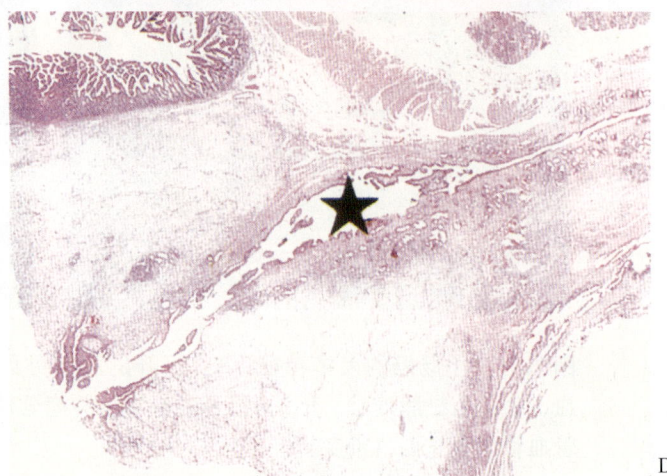

图 7.16　壶腹癌。**A**：肿瘤发生于 Vater 壶腹十二指肠表面，镜下在溃疡壁龛周围隆起的边缘可见残留的腺瘤性上皮。**B**：肿瘤的横切面显示与其下胰腺和胰腺导管的相互关系。**C**：打开的胆总管显示肿瘤与其他壶腹部结构的关系。**D**：胆总管横切面（星号标记）被印戒细胞癌包绕。

小肠壶腹和壶腹外肿瘤的共同特征

小肠癌通常有腺管状结构，虽然某些肿瘤实质上呈乳头状。腺体内衬细胞有明显的细胞和细胞核的多形性以及上皮极性消失。腺体显示不同程度的背靠背、腺体套腺体结构，伴有黏膜下和邻近正常组织的浸润。多数小肠腺癌是中高分化的肿瘤，伴有多少不等的黏液形成。可以出现肿瘤性内分泌细胞（图7.19）和 Paneth 细胞。肿瘤也可能含有良性或恶性鳞状细胞（图 7.20）。鳞状、内分泌或 Paneth 细胞的出现没有预后意义。

十二指肠癌也可能含有混有另一种成分的腺癌、鳞状细胞癌、小细胞癌的区域，证明这几种不同细胞类型是从一种干细胞来源的[71]。大约 20% 的肿瘤分化很差，有时含有印戒细胞（图 7.21）。在这些分化很差的肿瘤应用免疫组织化学染色有助于确定肿瘤的组织学类型。

免疫组织化学特征

小肠腺癌通常产生癌胚抗原（CEA）[72]、CDX2[73] 和绒毛蛋白（villin）。肿瘤环氧合酶-2（cyclooxygenase-2，COX-2）、SPLA-2 和 cPLA2[74] 也常常阳性。COX-2 表达可能与切除的壶腹癌预后不好有关[75]。腺癌的内分泌成分神经内分泌细胞标记物阳性，Paneth 细胞抗溶菌酶抗体染色阳性。

CDX2 有助于辨认十二指肠来源的肿瘤，因为这

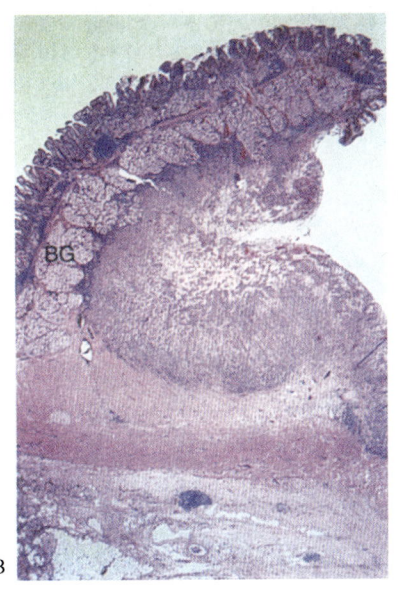
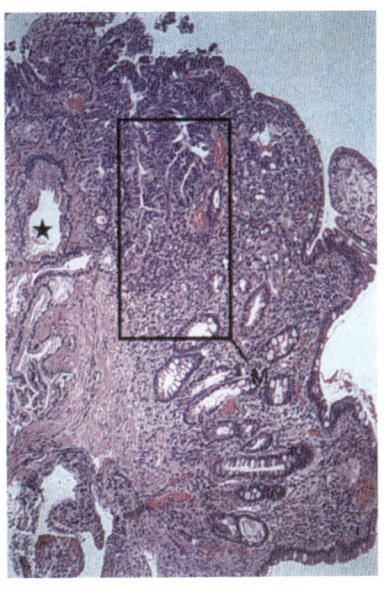
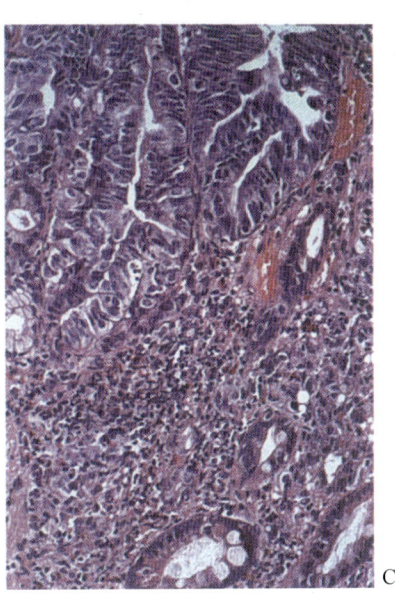

图 7.17 十二指肠腺癌。**A**：中分化癌浸润 Vater 壶腹区域下方组织。部分肿瘤位于十二指肠腺的表浅部分。**B**：肿瘤与正常黏膜交界处的高倍放大。壶腹正常导管用星号标记。**C**：这个区域是 B 图框出区域的更高倍数放大。肿瘤表现为中等分化。有明确的腺体结构。其他部位肿瘤分化较差，呈实性巢状生长（左下）。

种标记物对肠分化具有特异性，而绝大多数胰腺和肝胆管肿瘤是阴性的。Villin 也有助于这种诊断，虽然有时肝胆管肿瘤也能产生 villin。我们喜欢应用 CDX2 和 villin 显示肠的分化。然而必须记住，发生在小肠或结肠的肿瘤以及那些发生在胃或食管肠化生区域的肿瘤，这些标记物也可阳性。但是，发生在胰腺、肝胆管、肺、卵巢和其他非肠道部位的肿瘤应用这些抗体染色通常阴性。

发生在明确遗传性疾病背景下的腺癌

FAP 病人发生十二指肠腺癌的相对危险性比正常人群高 300 倍以上[76]，而且是这些病人的主要死亡原因。发生在这种情况下的肿瘤通常有残留的腺瘤，而且在十二指肠第二和第三部分常常伴有另外的腺瘤。这些病变将在第 11 章进一步讨论。

癌也可能发生在 HNPCC 的背景下，而且这些肿瘤可能是本病的第一个表现。诊断时的中位年龄是 39 岁[46]。肿瘤从高分化到低分化都可以发生。肿瘤可能具有膨胀性而不是浸润性边缘，肿瘤周围可见大量淋巴细胞，形成髓样癌的生长方式[46]。肿瘤也可能有明显的黏液成分。病人一般诊断为局部的疾病，这反映在整体生存率良好[46]。

发生在 Meckel 憩室的癌

Meckel 憩室发生许多并发症（见第 6 章），包括发生肿瘤[77]。Meckel 憩室发生癌的病人年龄从 13 岁到 52 岁不等。间歇性腹部绞痛是最常出现的症状。其他一些病人表现为轻微的非特异性胃肠道症状，例如厌食、恶心、呕吐和便秘。有时在右下腹部可以触

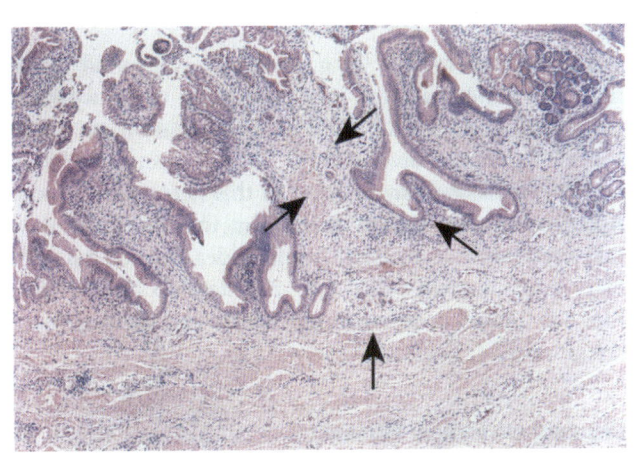

图 7.18 肝胆管型壶腹癌。有从壶腹上皮发生的小的浸润癌（箭头）。

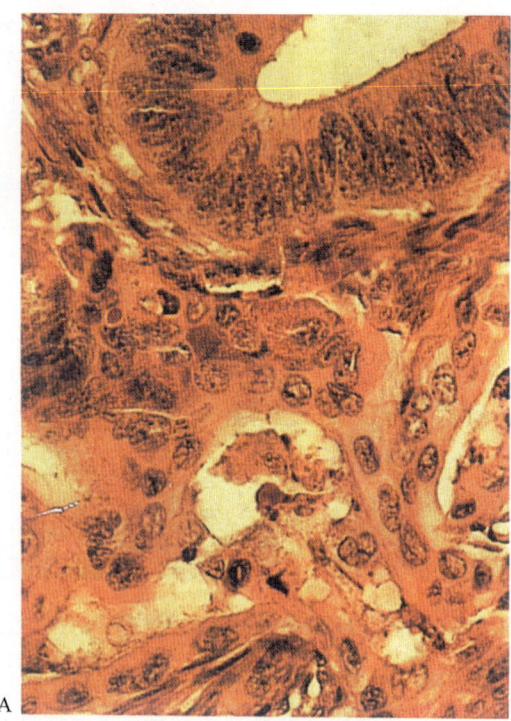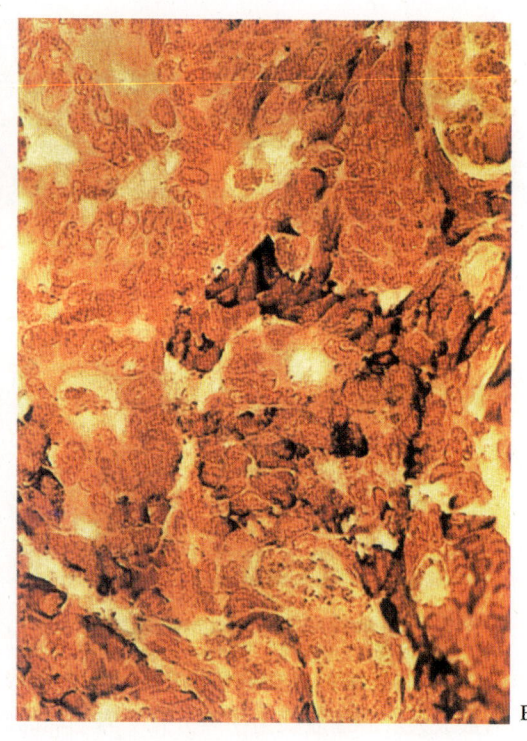

图 7.19 含有内分泌细胞的癌。**A**：苏木素焰红番红染色（hematoxylin phloxine safranin-stained）切片，显示明确的腺体结构。**B**：Grimelius 染色显示大量神经分泌颗粒。

及肿块。肿瘤大小不同，从 1 cm 到 10 cm 以上。肿瘤已被描述为髓样、黏液性、乳头状以及间变性癌。有时类似于胃癌或胰腺癌，因为肿瘤发生在憩室内异位的胃或胰腺组织[78,79]。肿瘤转移至肠系膜和主动脉淋巴结以及转移到肝。肿瘤也可以弥漫播散至整个腹腔。长期存活率一般很差。

发生在异位胰腺的癌

胰腺异位是一种常见的先天性小肠异常。胰腺异位可以单独存在，或位于先天性异常之中，例如肠重复，或较常见是位于 Meckel 憩室内。胰腺的所有肿瘤都可以发生在异位的胰腺组织中。腺癌通常来源于导管，可以转移至区域淋巴结。如同可以发生胰岛细胞瘤或腺泡肿瘤一样，也可以发生导管内乳头状黏液性腺瘤[80]，虽然非常少见。

少见的组织学变型

腺鳞癌（adenosquamous carcinomas）是少见的小肠肿瘤。肿瘤既含有恶性腺体又有恶性鳞状成分，类似于大肠的腺鳞癌。许多病人在初次诊断时表现为转移性疾病[81]。

小肠单纯性鳞状细胞癌（pure squamous cell carcinomas）非常罕见[82]，通常发生于存在先天性异常时，例如肠重复和 Meckel 憩室。鳞状细胞癌也可以发生在溃疡性结肠炎病人的回肠直肠袋中[83]。多数小肠鳞状细胞癌是从其他部位，例如宫颈或肺转移而来的肿瘤。

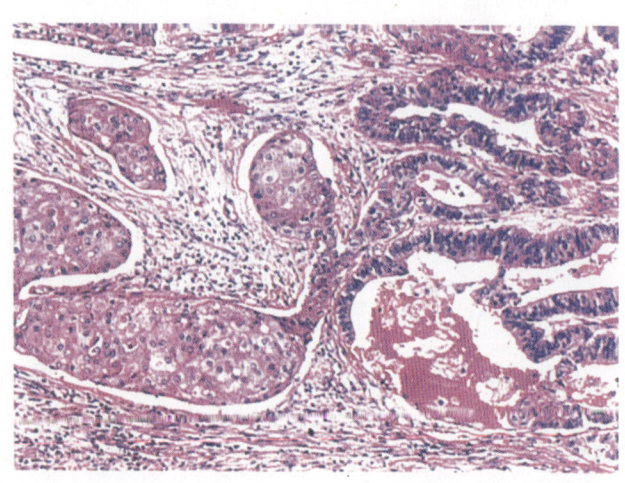

图 7.20 小肠的腺鳞癌。

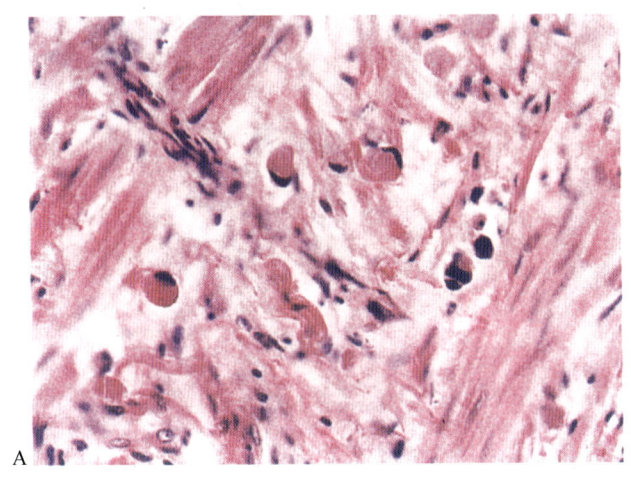 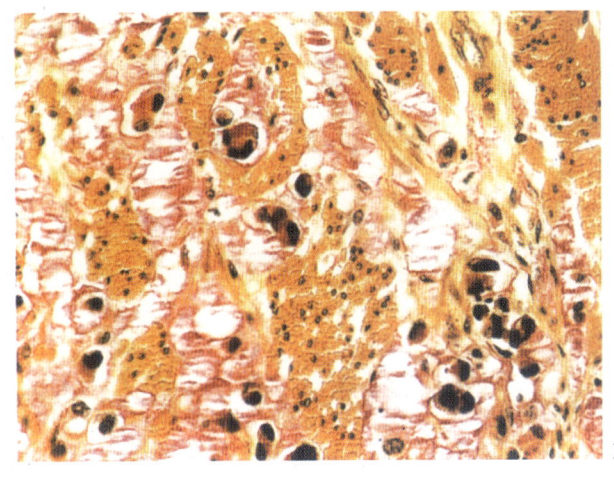

图 7.21　印戒细胞癌。**A**：侵犯固有肌层的印戒细胞癌的组织学特征。充满黏液的单个肿瘤细胞细胞核被推向一边。**B**：黏液卡红染色显示单个肿瘤细胞内存在胞浆内黏液（红色）。

黏液性（胶样）腺癌［mucinous（colloid）adenocarcinomas］和印戒细胞癌（signet ring cell carcinomas）是腺癌的变型，以明显的黏液分泌为特征。这些肿瘤大体上可以表现为胶冻状。在结缔组织中大量的黏液可以形成黏液池。黏液的量占到肿瘤的 50% 或 50% 以上。在黏液性（胶样）肿瘤黏液主要是位于细胞外的黏液；而在印戒细胞癌黏液聚集在细胞内。这些类型的肿瘤，尤其是胶样类型的肿瘤，较常见于 HNPCC 和 Crohn 病的患者。印戒细胞癌好发于比较年轻的病人，是侵袭性很强的肿瘤。

伴有肝样分化（hepatoid differentiation）的小肠癌罕见，这种肿瘤产生少见的肿瘤标记物，例如甲胎蛋白（AFP）。这些肿瘤通常是中到低分化的腺癌，类似于发生于胃的产生 AFP 的肿瘤（见第 5 章）[84,85]。组织学上，肿瘤由实性、乳头状和（或）腺管状增生组成。可以见到透明细胞区域。腺体区域产生黏液，CEA 强阳性[84,85]。多数肿瘤细胞与抗糜蛋白酶（antichymotrypsin）、前白蛋白（prealbumin）、运铁蛋白（tansferrin）和 AFP 的抗体有反应[85]。这些病人血清中 AFP 水平升高。偶尔，细胞内可以出现大小不等的嗜酸性抗胰蛋白酶阳性的玻璃样小体。也可以有胆汁生成。在诊断这种极其少见的病变之前，应该除外从原发性肝细胞癌或肝样胃癌转移而来的小肠肿瘤。

原发性小肠绒癌（choriocarcinoma）罕见。大体上肿瘤表现为广泛的出血和坏死。肿瘤由标准的腺癌混有均匀一致的嗜酸性细胞聚集灶，嗜酸性细胞含有嗜碱性空泡状细胞核。具有奇异性间变细胞核和不规则胞浆的多核合体细胞覆盖小而一致的细胞滋养细胞。细胞滋养细胞也混有多核合体细胞。血管浸润常见。肿瘤产生人绒毛膜促性腺激素（human chorionic gonadotropin，hCG）和人胎盘催乳素（human placental lactogen，hPL）。hCG 免疫反应局限于合体滋养细胞，而 hPL 局限于合体细胞和灶状聚集的细胞滋养细胞[86]。这种肿瘤可以通过出现双重细胞群（合体滋养细胞和细胞滋养细胞）以及 hPL 阳性与巨细胞型腺癌区别开来。应该排除从子宫内、卵巢或睾丸原发性绒癌转移而来的肿瘤（图 7.22）。邻近存在腺癌或间变性大细胞癌以及缺乏其他生殖细胞成分，提示肿瘤来源于多潜能干细胞。

肉瘤样小肠癌（sarcomatoid small intestinal carcinomas）具有双向性，伴有明显的梭形细胞或肉瘤样形态，混有比较典型的腺癌区域。肉瘤样区域细胞角蛋白和波形蛋白均呈阳性反应，而且可以产生黏液。这些病变可以有鱼骨样或席纹样结构，可能类似于少见的胃肠道间质瘤。肿瘤也可以显示横纹肌样[87]或破骨细胞分化[88]。这些病变预后很差。作者见到过少数肿瘤，其行为非常具有侵袭性，伴有显著的淋巴管受累并在诊断时出现转移。这种病变的鉴别诊断包括胃肠道间质瘤、多形性癌、肉瘤和无色素性恶性黑色素瘤。某些肿瘤显示神经内分泌分化。这些在第 17 章讨论。

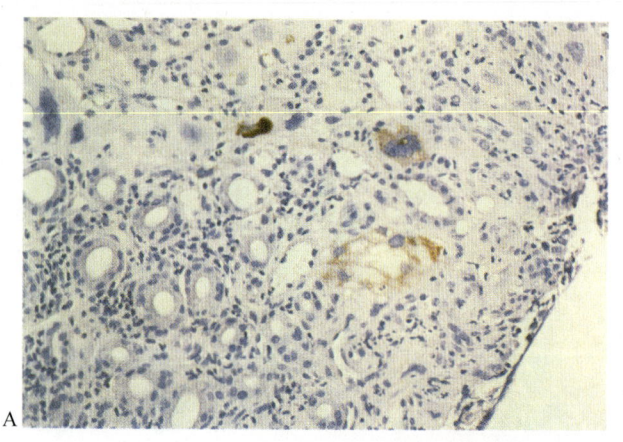 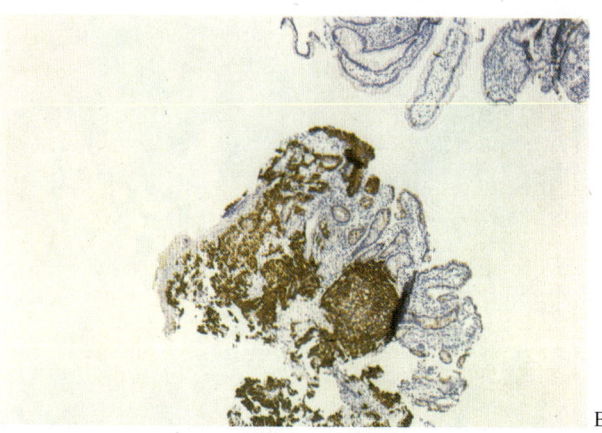

图 7.22 从睾丸转移而来的绒癌。A：HE 染色切片显示既有合体滋养细胞又有细胞滋养细胞。B：肿瘤 CK7 染色。转移性肿瘤阳性，而周围小肠阴性。

小肠癌分期

小肠癌的扩散类似于结肠癌。直接浸润小肠其他肠袢、胃、结肠、胰腺、网膜、肠系膜和后腹膜。因为淋巴管浸润常见，所以区域淋巴结转移也常常出现。十二指肠的区域淋巴结是胰十二指肠、幽门、肝（胆总管周围）、胆囊管、肝门和肠系膜上淋巴结。空肠和回肠的区域淋巴结是肠系膜淋巴结，包括肠系膜上淋巴结。发生在远端回肠的病变也可能转移至回结肠淋巴结，包括盲肠后淋巴结。血行播散和腹膜内播散也常发生。小肠肿瘤的分期仅仅适用于癌，而不适用于其他类型的肿瘤。分期分类见表 7.3 和表 7.4。

预后

小肠癌总的预后与很多因素有关，包括病人年龄、肿瘤部位、肿瘤大小、分期、是否可以切除、组织学类型和分级，以及是否有淋巴管浸润[22]。除了壶腹肿瘤之外，小肠癌病人的预后依然很差，因为病人常常处于病程晚期，在诊断时常常出现转移。小肠肿瘤预后一般不好，一个例外的情况可能是在 HNPCC 情况下发生的癌，因为这些肿瘤常常是二倍体，具有侵袭性较弱的生长特征。发生在 Vater 壶腹区域的早期癌，如果肿物局限于壶腹壁或胆总管或紧邻的周围组织，而没有浸润淋巴结或胰腺组织，预后非常好[89]。淋巴结阴性的壶腹癌病人在行根治性手术治疗后 5 年生存率高达 50%[89]。壶腹癌预后好的原因之一是肿瘤的生长方式常常是

表 7.3　小肠肿瘤的 TNM 分类

TNM 分类	
T—原发性肿瘤	
TX	原发性肿瘤无法评估
T0	无原发性肿瘤证据
Tis	原位癌
T1	肿瘤浸润固有膜或黏膜下层
T2	肿瘤浸润固有肌层
T3	肿瘤通过固有肌层浸润至浆膜下或进入无腹膜被覆的肌肉周围组织（肠系膜或后腹膜扩散≤2 cm）
T4	肿瘤穿透脏层腹膜，或直接浸润其他器官或结构（包括小肠肠袢、肠系膜，或后腹膜扩散＞2 cm，以及经由浆膜到达腹壁；十二指肠肿瘤，浸润胰腺）
N—局部淋巴结	
NX	局部淋巴结无法评估
N0	无局部淋巴结转移
N1	局部淋巴结转移
M—远处转移	
MX	远处转移无法评估
M0	无远处转移
M1	远处转移

分期分组			
0 期	Tis	N0	M0
Ⅰ期	T1	N0	M0
	T2	N0	M0
Ⅱ期	T3	N0	M0
	T4	N0	M0
Ⅲ期	任何 T	N1	M0
Ⅳ期	任何 T	任何 N	M1

表 7.4　TNM 分类：Vater 壶腹

TNM 分类

T—原发性肿瘤
TX　原发性肿瘤无法评估
T0　无原发性肿瘤证据
Tis　原位癌
T1　肿瘤局限于 Vater 壶腹或 Oddi 括约肌
T2　肿瘤浸润十二指肠肠壁
T3　肿瘤浸润胰腺
T4　肿瘤浸润胰腺周围组织，或其他邻近器官或结构

N—局部淋巴结
NX　局部淋巴结无法评估
N0　无局部淋巴结转移
N1　局部淋巴结转移

M—远处转移
MX　远处转移无法评估
M0　无远处转移
M1　远处转移

分期分组

0 期	Tis	N0	M0
Ⅰ A 期	T1	N0	M0
Ⅰ B 期	T2	N0	M0
Ⅱ A 期	T3	N2	M0
Ⅱ B 期	T1，T2，T3	N1	M0
Ⅲ 期	T4	任何 N	M0
Ⅳ 期	任何 T	任何 N	M1

膨胀性而不是浸润性。出现淋巴管或血管浸润的可能性比同样分期的胆管癌或胰腺癌要小[90,91]。现今，由于广泛应用上消化道内镜检查，这些病变也常常被早期发现。

然而，浸润范围超过 Oddi 括约肌的壶腹癌，其预后与发生在小肠其他部位的癌一样差[92]。因为病人需要 Whipple 手术而不仅仅是小肠切除术，所以预后实际上可能更差[22]。发生在胰腺或远端胆管的壶腹癌比发生在十二指肠的癌预后要差[93,94]。

息肉样肿瘤常常比浸润性肿瘤预后要好。患有高分化癌[90,95]或乳头状病变[92]的病人比中分化或低分化肿瘤的病人预后好。肿瘤增生指数也可以作为有用的预后指标。预后不良的独立因素包括切缘受累、出现转移、小血管浸润和肿瘤细胞神经周围浸润[90,92,94-96]。浸润胰腺或伴有淋巴结转移的肿瘤预后特别差。总的中位生存时间是 20 个月。腺癌总体的 5 年生存率是 22%～28%[22]。当肠系膜淋巴结受累时预后非常差。最近的一项研究显示，4% 的病人为Ⅰ期，20% 为Ⅱ期，39% 为Ⅲ期，35% 为Ⅳ期[22]。肝脏是最常见的转移部位。

小肠癌可在局部和远隔部位复发。肿瘤复发最常见的部位包括肿瘤床、局部淋巴结和肝。多数复发出现在根治性切除肿瘤的 2 年之内，但是也可在最初手术后 5 年或 5 年后复发[97,98]。腹膜癌病（peritoneal carcinomatosis）是常见的复发形式，伴有非常差的预后[99]。

治疗

治疗仍然主要依靠手术切除，但是最近 5、6 年间辅助性治疗的应用显著增加[99,100]。总的来说，仅有 50%～60% 的病人可以进行根治性切除，50% 的病人在诊断后 1 年内死亡。腹膜癌病人标准放化疗效果非常不好[100]。通常采取姑息治疗。然而，最近细胞减灭手术和腹腔内化疗成为治疗的选择[101]，而且能够明显改善病人的预后[102]。因此，外科病理医师可能遇到来自细胞减灭手术的多个标本。在这种情况下，不太可能确认肿瘤是发生在小肠而不是阑尾或结肠。

继发性肿瘤

转移性肿瘤和从邻近器官延伸至十二指肠的肿瘤是累及小肠最常见的肿瘤[1]。这些肿瘤的大体和镜下表现均与原发性小肠癌非常类似。没有特异性的组织学特征能用来鉴别小肠腺癌和其他的胃肠道癌，除非能看到残留的腺瘤。用于鉴别原发性与继发性肿瘤的线索列于表 7.5 中。

发生在肠系膜、胰腺、胃或结肠的肿瘤可以扩散至邻近的小肠。高分化胰腺癌呈不规则的管状或腺样生长。腺体内衬圆柱形到立方形的细胞，产生多少不等的黏液。如果肿瘤未分化，则腺体结构比较奇异，上皮间变明显，而且黏液产生减少。肿瘤引起显著的纤维组织增生性反应[103]，并且常常伴有多灶性胰腺上皮内肿瘤形成。

我们见过继发性癌引起十二指肠黏膜的增生性上

表 7.5　鉴别原发性小肠癌与继发性小肠癌的线索

原发性癌	继发性癌
伴有腺瘤性上皮	没有癌前病变证据
局限于黏膜或黏膜下浅层的小的病灶	来源于肠外表面的大的病灶
放射学显示为孤立性病变	癌的组织学表现与其他部位相同
	主要为肠壁内肿块
	多发性病变
	放射学表明为从其他部位扩散而来
	出现广泛的淋巴管受累

皮反应，尤其是胰腺癌（图 7.23），与原发性小肠癌邻近的癌前病变非常相似。被覆绒毛的细胞非典型性特别明显。细胞具有提示恶性的细胞学特征。细胞常常比腺瘤性上皮更加紊乱，而且缺乏腺瘤性上皮特征性的假复层细胞核。尚不清楚这种非典型性是少见的增生性反应，还是原来肠黏膜的转变，或者是肿瘤的 Paget 样播散。

某些类型的肿瘤（例如卵巢癌或腹膜假黏液瘤）具有种植于小肠浆膜面的特征性表现（图 7.24）。转移也可能表现为肠壁内肿块，形成黏膜下结节或斑块。这种转移最后突入肠腔形成息肉样结构或无蒂的病变，可能表现为急性肠梗阻、肠套叠或肠穿孔。也可能表现为溃疡。还可以发生餐巾环样环周性缩窄性病变。导致局灶性浆膜皱缩和肠扭结。发生皮革样型浸润的肠壁转移性恶性肿瘤酷似 Crohn 病或缺血性缩窄。

来自肺、睾丸、肾上腺、卵巢、胃、乳腺、大肠、子宫、宫颈、肝[104]和肾的黑色素瘤（图 7.25）和癌转移到小肠都有报道。其中，黑色素瘤和卵巢肿瘤是最常见的。黑色素瘤可能是小肠最常见的转移性肿瘤，大约占所有小肠转移性肿瘤的 1/3[105]。转移性恶性黑色素瘤可能类似于原发性胃肠道恶性肿瘤。可以表现为癌样、类癌样或肉瘤样。这种病变也可以类似于多形性神经内分泌细胞癌，但是应用特殊染色

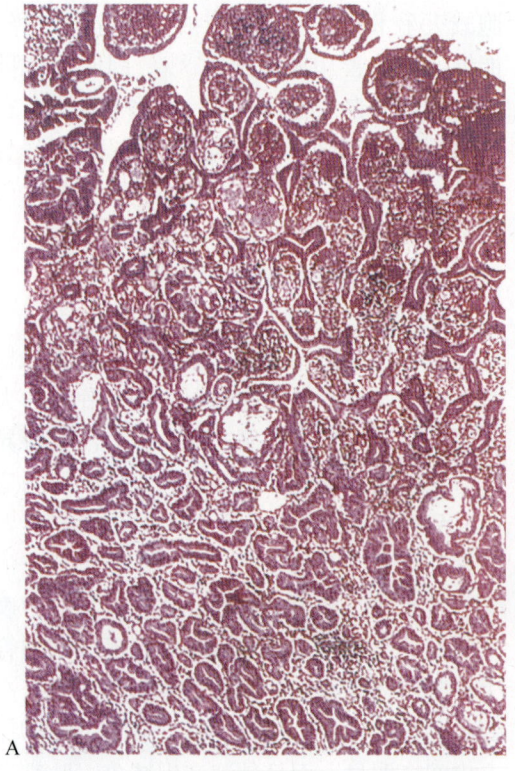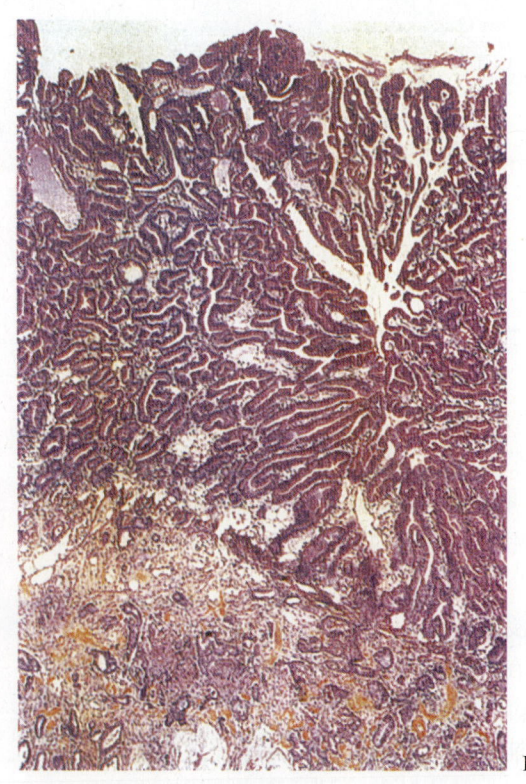

图 7.23　胰腺癌扩散至小肠。本例在本书第一版作为小肠原发性腺癌刊出。随后发现病人有明显的原发性胰腺病变。A：黏膜显示的增生性特征有点类似于腺瘤性上皮。B：黏膜基底部癌的成分逐渐减少。

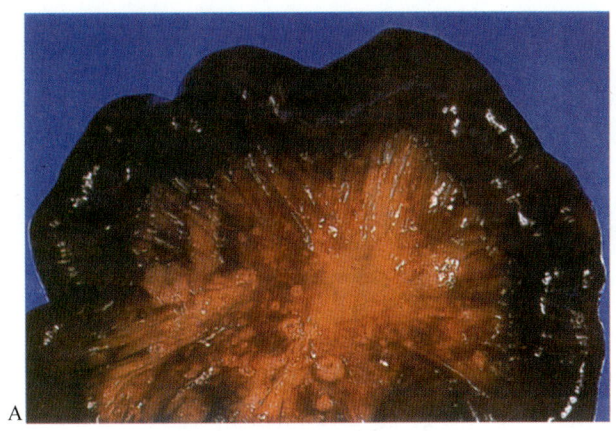
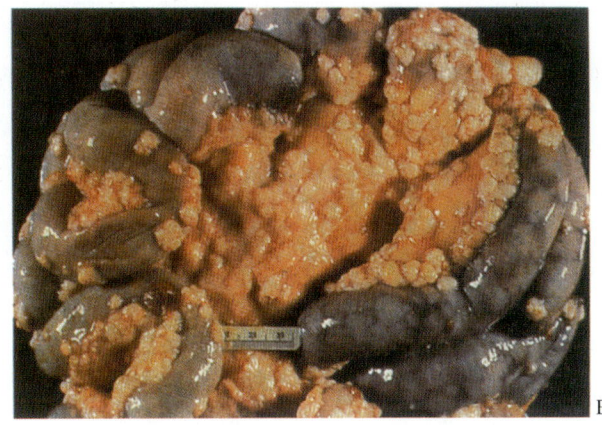

图 7.24　小肠转移癌。**A**：转移灶在肠系膜边缘和肠系膜本身呈簇状。**B**：多发性转移灶出现在整个肠系膜和肠的浆膜面。两个病人都患有原发性妇科恶性肿瘤。

可以做出正确诊断。多发性黑色素性或无黑色素性病变可以累及肠壁的浆膜面。如果病人有黑色素瘤病史或者肿瘤细胞含有黑色素，一般容易诊断。无黑色素黑色素瘤的诊断可能比较困难。肿瘤颜色和质地很少能够提示转移的原发部位，除非在恶性黑色素瘤的病例中，病变可能显示出乌黑的颜色（图 7.25）。转移

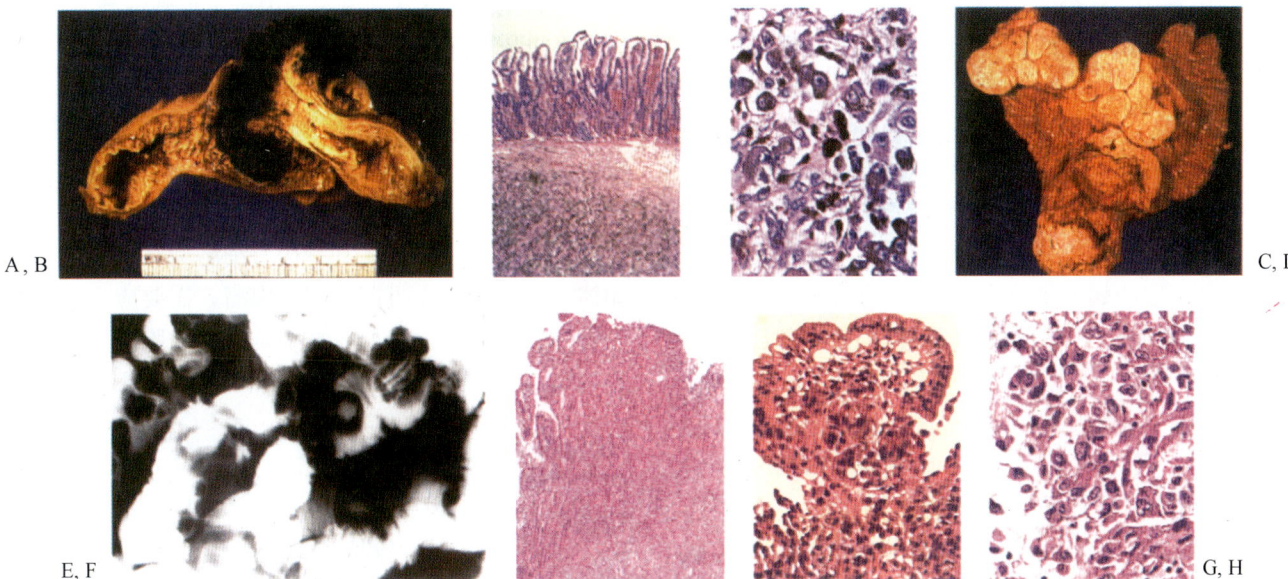

图 7.25　转移性黑色素瘤。**A**：大的黏膜下转移灶作为肠套叠的起端。**B**：低倍镜下检查显示黏膜下肿瘤。**C**：高倍放大显示多形性黑色素细胞，这是图 A 所见大体表现为黑色的原因。**D**：许多转移性黑色素瘤结节累及肠系膜和肠壁。**E**：小肠单一对比检查显示许多靶样病变，代表来自恶性黑色素瘤的溃疡性转移灶。**F**：低倍放大图片显示小肠黏膜被肿瘤细胞广泛替代。**G**：可见高度多形性的细胞弥漫性累及黏膜，包括绒毛的固有膜以及淋巴管内。**H**：肿瘤高倍放大显示高度间变的单个细胞以及明显的嗜双染性胞浆。这个肿瘤 HMB45 阳性、细胞角蛋白阴性以及神经内分泌标记物阴性。

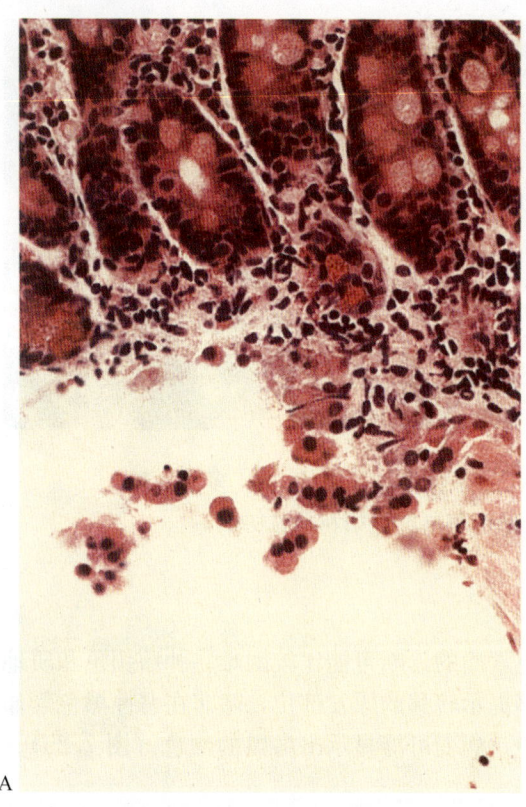
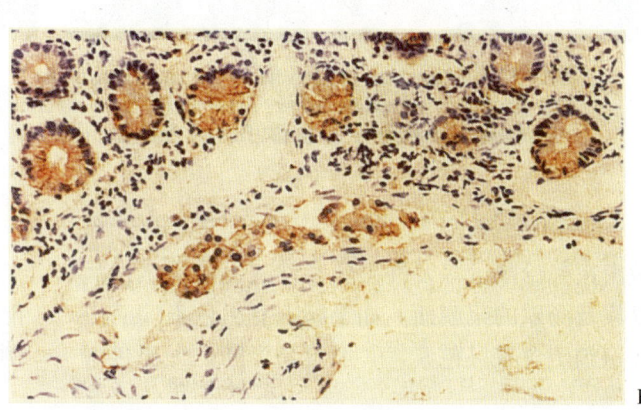

图 7.26　转移性胃癌累及小肠淋巴管。**A**：活检来自一位上腹痛的病人。黏膜基底可见高度非典型性细胞，这个区域的黏膜肌层由于活检操作而剥离。**B**：免疫染色显示深部淋巴管内可以见到细胞角蛋白阳性的细胞。进行免疫染色是因为图 A 黏膜基底的细胞具有非典型性。随后发现病人患有胃癌。

性病变如果呈鱼肉样，则可以怀疑淋巴瘤。

大约 5% 的睾丸肿瘤累及胃肠道，通常是胚胎癌和绒癌。这些病人通常还有广泛的后腹膜淋巴结受累[106]。胃肠道转移的发生是经由受累淋巴结的直接浸润，或是经由淋巴管（图 7.26）或血行播散。如果发生在小肠，那么十二指肠是最常见的受累部位。

逆行性淋巴转移是另外一种转移方式。这最常见于胃、胰腺或结肠癌。浆膜下淋巴管播散表现为伴有纤细灰色淋巴管网的小结节。结肠癌也容易转移至十二指肠，因为淋巴管从右半结肠引流至十二指肠周围淋巴结。如果发生这种转移，十二指肠袢增大、溃疡，而且变形，伴有黏膜糜烂。

血源性播散至小肠较常发生在来源于消化道以外的肿瘤，例如黑色素瘤。偶尔，静脉内可见肿瘤，伴有血栓形成，提示肠内转移继发静脉受累，或者由于静脉浸润和大的肠系膜静脉血栓形成引起逆行性播散。

转移性肺肿瘤，尤其是梭形细胞鳞状细胞癌，在大体上和组织学上可能类似于肉瘤，需要应用特殊染色做出正确诊断。肺癌，特别是鳞状细胞癌的转移似乎容易局限于近端空肠[1]。最后，肉瘤很少转移至小肠[1]。

应用 CDX2、villin、CK7、CK20、CEA、HAM56、HMB45、MELAN-A 和 TTF-1 抗体有助于区分原发性小肠肿瘤与转移性非胃肠道癌。

小肠癌病人标本的处理

胰腺十二指肠切除术

患有浸润性十二指肠腺癌的病人常常行胰腺十二指肠切除术治疗（即 Whipple 切除术：切除胃的远端、十二指肠、远端胆管和胰头）。胃和十二指肠应该最先置于固定液中，最好是福尔马林，能够固定深部的组织。不主张从胆总管切面插入探针通过胆管进入十二指肠腔。金属探针可能损坏而且弄乱这些导管的内衬上皮，随后切片常常显示上皮内衬完全脱失。累及壶腹和远端胆管的肿瘤会造成完全阻塞。当肿瘤累及壶腹区域时，切面应该平行于胆管和胰腺导管的长轴。按照这种方式取材，可以沿着并重建整个远端胆管系统，以至于导管可能不止出现在一张切片上。此外，应该检查壶腹周围的整个黏膜表面。在许多情况下，可以发现残留的腺瘤性上皮累及邻近的十二指肠黏膜、壶腹或胆管和（或）胰腺导管。

大体检查如果发现肿瘤侵犯浆膜面或者邻近的胰腺，应该在这些部位取材，以记录局部浸润的范围。切片应该取自胰腺，包括手术切缘，以便检查胰腺导管系统。发生在十二指肠和壶腹的癌不常伴有远离壶腹的胰腺导管的非典型性改变，切缘通常也没有非典型性改变。相反，发生在胰头的癌常常伴有胰腺上皮内肿瘤形成的区域。同样，应该检查胆总管的断端，寻找内衬细胞的非典型性。至于胰腺胆管，如果肿瘤来源于十二指肠，胆总管切缘的内衬细胞通常不会发现异型增生性或肿瘤性改变。然而，在胆管壁上可能会发现从原发部位扩散而来的浸润癌。应该仔细检查十二指肠和胰腺之间的结缔组织，以便寻找淋巴结。发生在十二指肠或者壶腹的腺癌首先转移至胰腺十二指肠淋巴结，然后再向较远处的淋巴结转移[1]。美国病理医师学会提出的这些标本的检查和报告程序在文献 107 中可以找到。

其他的小肠切除术

发生在十二指肠远端、空肠或回肠的癌常常进行部分切除。切除的肠段应该打开固定，最好应用福尔马林。切片应该显示肿瘤与邻近黏膜和其下浆膜的相互关系。如果切缘与肿瘤之间不到 5 cm，那么应该检查边缘。应该查找肠系膜淋巴结。

发生于 Crohn 病的浸润癌，也可能形成类似于其他小肠癌的大体病变。然而，这种癌也可以形成狭窄区域或肠壁弥漫性增厚，类似于 Crohn 病原本的大体表现。在这种情况下，在手术乃至病理医师检查大体标本时，均有可能辨认不出有癌症。在许多情况下，直到组织学检查时才能做出癌的诊断。

因为大体检查可能很难确定发生在炎症性肠病的癌，所以我们建议对于长期患有 Crohn 病患者的切除标本应该多取材。理想的是，应该沿着大体异常的整个肠管取材，但这可能是不切实际的，尤其是当受累肠管很长时。炎症性肠管至少每 5 cm 应该做一张切片，但是，在 Crohn 病获得的常常是相对较短的切除标本，大体有病变的肠管应该全部取材。

参考文献

1. Fenoglio-Preiser CM, Perzin K, Pascal RR: *Tumors of the Large and Small Intestine, AFIP Fascicle*, 2nd Series. Washington, DC: AFIP, 1990, pp 175–187.
2. Mittal VK, Bodzin JH: Primary malignant tumors of the small bowel. *Am J Surg* 1980;140:396.
3. Treadwell TA, White RR III: Primary tumors of the small bowel. *Am J Surg* 1975;130:749.
4. Weiss NS, Yang CP: Incidence of histological types of cancer of the small intestine. *J Nat Cancer Inst* 1987;78:653.
5. Chow JS, Chen CC, Ahsan H, Neugut AI: A population-based study of the incidence of malignant small bowel tumours: SEER, 1973-1990. *Int J Epidemiol* 1996;25:722.
6. Wright NH, Howe JR, Rossini FP, et al: Carcinoma of the small intestine. In: Hamilton SR, Aaltonen J (eds). *Pathology and Genetics of Tumors of the Digestive System, World Health Organization Classification of Tumors.* Lyon, France: IARC Press, 2000, pp 71–76.
7. Chatelain D, Maillet E, Boyer L, et al: Brunner gland hamartomas with predominant adipose tissue and ciliated cysts. *Arch Pathol Lab Med* 2002;126:734.
8. Zanetti G, Casadei G: Brunner's gland hamartoma with incipient ductal malignancy. Report of a case. *Tumori* 1981;67:75.
9. Cortese AF, McDivitt RW: Carcinoma of the duodenum arising in Brunner's glands. *NY State J Med* 1973;73:1687.
10. Perzin KH, Bridge MF: Adenomas of the small intestine: a clinicopathologic review of 51 cases and a study of their relationship to carcinoma. *Cancer* 1981;48:799.
11. Scates DK, Spigelman AD, Phillips RK, Venitt S: DNA adducts detected by 32P-postlabelling, in the intestine of rats given bile from patients with familial adenomatous polyposis and from unaffected controls. *Carcinogenesis* 1992;13:731.
12. Norton ID, Pokorny CS, Painter DM, et al: Fraternal sisters with adult polycystic kidney disease and adenoma of the ampulla of Vater. *Gastroenterology* 1995;109:2007.
13. Sellner F: Investigations on the significance of the adenoma-carcinoma sequence in the small bowel. *Cancer* 1990;66:702.
14. Reddy RR, Schuman BM, Priest RJ: Duodenal polyps: diagnosis and management. *J Clin Gastroenterol* 1981;3:139.
15. Kim MH, Lee SK, Seo DW, et al: Tumors of the major duodenal papilla. *Gastrointest Endosc* 2001;54:609.
16. Burt RW, Berenson MM, Lee RG, et al: Upper gastrointestinal polyps in Gardner's syndrome. *Gastroenterology* 1984;86:295.
17. Baczako K, Buchler M, Beger HG, et al: Morphogenesis and possible precursor lesions of invasive carcinoma of the papilla of Vater: epithelial dysplasia and adenoma. *Hum Pathol* 1985;16:305.
18. Rubio CA: Serrated adenoma of the duodenum. *J Clin Pathol* 2004; 57:1219.
19. Attanoos R, Williams GT: Epithelial and neuroendocrine tumors of the duodenum. *Semin Diagn Pathol* 1991;8:149.
20. Russin V, Krevsky B, Caroline DF, et al: Mixed hyperplastic and adenomatous polyp arising from ectopic gastric mucosa of the duodenum. *Arch Pathol Lab Med* 1986;110:556.
21. Jemal A, Siegel R, Ward E, et al: Cancer statistics, 2006. *CA Cancer J Clin* 2006;56:106.

22. Dabaja BS, Suki D, Pro B, et al: Adenocarcinoma of the small bowel: presentation, prognostic factors, and outcome of 217 patients. *Cancer* 2004;101:518.
23. Parkin DM, Whelan SL, Ferlay J, et al: *Cancer Incidence in Five Continents*. Vol. VIII. Lyons, France: IARC, 2002, pp 549–551.
24. Scelo G, Boffeta P, Hemminki K, et al: Associations between small intestine cancer and other primary cancers: an international population-based study. *Int J Cancer* 2006;118:189.
25. Chen CC, Neugut AI, Rotterdam H: Risk factors for adenocarcinomas and malignant carcinoids of the small intestine: preliminary findings. *Cancer Epidemiol Biomarkers Prev* 1994;3:205.
26. Selby WS, Gallagher ND: Malignancy in a 19-year experience of adult coeliac disease. *Dig Dis Sci* 1979;24:684.
27. Neugut AI, Jacobson JS, Suh S, et al: The epidemiology of cancer of the small bowel. *Cancer Epidemiol Biomarkers Prev* 1998;7:243.
28. Heiskanen I, Kellokumpu I, Jarvinen H: Management of duodenal adenomas in 98 patients with familial adenomatous polyposis. *Endoscopy* 1999;31:412.
29. Pauli RM, Pauli ME, Hall JG: Gardner syndrome and periampullary malignancy. *Am J Med Genet* 1980;6:205.
30. Vasen HF, Wijinen JT, Menko FH, et al: Cancer risk in families with hereditary nonpolyposis colorectal cancer diagnosed by mutation analysis. *Gastroenterology* 1996;110:1020.
31. Gillen CD, Andrews HA, Prior P, Allan RN: Crohn's disease and colorectal cancer. *Gut* 1994;35:651.
32. Lashner BA: Risk factors for small bowel cancer in Crohn's disease. *Dig Dis Sci* 1992;37:1179.
33. Bruno CJ, Batts KP, Ahlquist DA: Evidence against flat dysplasia as a regional field defect in small bowel adenocarcinoma associated with celiac sprue. *Mayo Clin Proc* 1997;72:320.
34. Nielsen SNJ, Wold LE: Adenocarcinoma of jejunum in association with nontropical sprue. *Arch Pathol Lab Med* 1986;110:822.
35. Begos DG, Kuan S, Dobbins J, Ravikumar TS: Metachronous small bowel adenocarcinoma in celiac sprue. *J Clin Gastroenterol* 1995;20:233.
36. Roberts PL, Veidenheimer MC, Cassidy S, Silverman ML: Adenocarcinoma arising in an ileostomy. *Arch Surg* 1989;124:497.
37. Borjesson L, Willen R, Haboubi R, et al: The risk of dysplasia and cancer in the ileal pouch mucosa after restorative protocolectomy for ulcerative proctocolitis is low: a long term follow-up study. *Colorectal Dis* 2004;6:494.
38. Al-Shali K, Wang J, Rosen F, et al: Ileal adenocarcinoma in a mild phenotype of abetalipoproteinemia. *Clin Genet* 2003;63:135.
39. Austin JC, Organ CH, Williams GR: Vaterian cancer in siblings. *Ann Surg* 1988;207:655.
40. Ross RK, Harnett NM, Bernstein L, Henderson BE: Epidemiology of adenocarcinomas of the small intestine: is bile a small bowel carcinogen? *Br J Cancer* 1991;63:143.
41. Lowenfeld AB: Why are small bowel tumors so rare? *Lancet* 1973;1:24.
42. Wattenberg LW: Studies of polycyclic hydrocarbon hydroxylase of the intestine possibly related to cancer. *Cancer* 1971;28:99.
43. Salzman NH, Chou MM, de Jong H, et al: Protection against salmonellosis in transgenic mice expressing human intestinal defensin. *Nature* 2003;422:478.
44. Potten CS: Stem cells in gastrointestinal epithelium: numbers, characteristics and death. *Philos Trans R Soc Lond B Biol Sci* 1998;353:821.
45. Toyooka M, Konishi M, Kikuchi-Yanoshita R, et al: Somatic mutations of the adenomatous polyposis coli gene in gastroduodenal tumors from patients with familial adenomatous polyposis. *Cancer Res* 1995;55:3165.
46. Schulmann K, Brasch FE, Kunstmann E, et al: The German HNPCC Consortium. HNPCC-associated small bowel cancer: clinical and molecular characteristics. *Gastroenterology* 2005;128:590.
47. Achille A, Baron A, Zamboni G, et al: Molecular pathogenesis of sporadic duodenal cancer. *Br J Cancer* 1998;77:760.
48. Rashid A, Hamilton SR: Genetic alterations in sporadic and Crohn's-associated adenocarcinomas of the small intestine. *Gastroenterology* 1997;113:127.
49. Arber N, Hibshoosh H, Yasui W, et al: Abnormalities in the expression of cell cycle-related proteins in tumors of the small bowel. *Cancer Epidemiol Biomarkers Prev* 1999;8:1101.
50. Scarpa A, Zamboni G, Achille A, et al: ras-Family gene mutations in neoplasia of the ampulla of Vater. *Exp Biol Med* 1994;59:39.
51. Arber N, Shapira I, Ratan J, et al: Activation of c-K-ras mutations in human gastrointestinal tumors. *Gastroenterology* 2000;118:1045.
52. Matsubayashi H, Watanabe H, Yamaguchi T, et al: Differences in mucus and K-ras mutation in relation to phenotypes of tumors of the papilla of Vater. *Cancer* 1999;86:596.
53. Scarpa A, Capelli P, Zamboni G, et al: Neoplasia of the ampulla of Vater. *Am J Pathol* 1993;142:1163.
54. Takashima M, Ueki T, Nagai E, et al: Carcinoma of the ampulla of Vater associated with or without adenoma: a clinicopathologic analysis of 198 cases with reference to p53 and Ki-67 immunohistochemical expressions. *Mod Pathol* 2000;13:1300.
55. Yamazaki K, Hanami K, Nagao T, et al: Increased cyclin D1 expression in cancer of the ampulla of Vater: relevance to nuclear beta catenin accumulation and k-ras gene mutation. *Mol Pathol* 2003;56:336.
56. Zhu L, Kim K, Domenico DR, et al: Adenocarcinoma of duodenum and ampulla of Vater: clinicopathology study and expression of p53, c-neu, TGF-alpha, CEA, and EMA. *J Surg Oncol* 1996;61:100.
57. Kim SG, Chan AO, Wu TT, et al: Epigenetic and genetic alterations in duodenal carcinomas are distinct from biliary and ampullary carcinomas. *Gastroenterology* 2003;124:1300.
58. Ostermiller W, Joergenson EJ, Weibel L: A clinical review of tumors of the small bowel. *Am J Surg* 1966;111:403.
59. Darling RC, Welch CE: Tumors of the small intestine. *N Engl J Med* 1959;260:397.
60. Burt RW, Rikkers LF, Gardner EJ, et al: Villous adenoma of the duodenal papilla presenting as necrotizing pancreatitis in a patient with Gardner's syndrome. *Gastroenterology* 1987;92:532.
61. Ripley D, Weinerman BH: Increased incidence of second malignancies associated with small bowel adenocarcinoma. *Can J Gastroenterol* 1997;11:65.
62. Stemmermann GN, Goodman MT, Nomura AMY: Adenocarcinoma of the proximal small intestine—a marker for familial and multicentric cancer. *Cancer* 1992;70:2766.
63. Costi R, Caruana P, Sarli L, et al: Ampullary adenocarcinoma in neurofibromatosis type 1. Case report and literature review. *Mod Pathol*, 2001;14:1169.
64. Fenoglio CM, Kaye GI, Lane N: Distribution of human colonic lymphatics in normal, hyperplastic and adenomatous tissue. Its relationship to metastasis from small carcinomas in pedunculated adenomas with two case reports. *Gastroenterology* 1973;64:926.
65. Yeo CJ, Sohn TA, Cameron JL, et al: Periampullary adenocarcinoma: analysis of 5-year survivors. *Ann Surg* 1998;227:821.
66. Howe JR, Klimstra DS, Moccia RD, et al: Factors predictive of survival in ampullary carcinoma. *Ann Surg* 1998;228:87.
67. Sobin LH, Wittekind CH (eds). *TNM Classification of Malignant Tumors*, 6th ed. New York: Wiley, 2002, pp 69–71, 90–92.
68. Agoff SN, Crispin DA, Bronner MP, et al: Neoplasms of the ampulla of Vater with concurrent pancreatic intraductal neoplasia: a histological and molecular study. *Mod Pathol* 2001;14:139.
69. Kimura W, Futakawa N, Yamagata S, et al: Different clinicopathologic findings in two histologic types of carcinoma of papilla of Vater. *Jpn J Cancer Res* 1994;85:161.
70. Bridge MF, Perzin KH: Primary adenocarcinoma of the jejunum and ileum. A clinicopathologic study. *Cancer* 1975;36:1876.
71. Barnhill M, Hess E, Guccion JG, et al: Tripartite differentiation in a carcinoma of the duodenum. *Cancer* 1994;73:266.
72. Blackman E, Nash SV: Diagnosis of duodenal and ampullary epithelial neoplasms by endoscopic biopsy. A clinicopathologic and immunohistochemical study. *Hum Pathol* 1985;16:901.
73. Werling RW, Yaziji H, Bacchi CE, Gown AM: CDX2, a highly sensitive and specific marker of adenocarcinomas of intestinal origin: an immunohistochemical survey of 476 primary and metastatic carcinomas. *Am J Surg Pathol* 2003;27:303.
74. Wendum D, Svrcek M, Rigau NV, et al: COX-2, inflammatory secreted PLA2 and cytoplasmic PL2 protein expression in small bowel adenocarcinomas compared to colorectal adenocarcinomas. *Mod Pathol* 2003;16:130.
75. Santini D, Vincenzi B, Tonini G, et al: Cyclooxygenase-2 overexpression is associated with a poor outcome in resected ampullary cancer patients. *Clin Cancer Res* 2005;11:3784.
76. Offerhaus GJ, Giardello FM, Krush AJ, et al: The risk of upper gastrointestinal cancer in familial adenomatous polyposis. *Gastroenterology* 1991;102:1980.
77. Weinstein EC, Dockety MB, Waugh L: Neoplasms of Meckel's diverticulum. *Int Abstr Surg* 1963;116:503.

78. Gray HK, Kernohan JW: Meckel's diverticulum associated with intussusception and adenocarcinoma of ectopic gastric mucosa; report of a case. *JAMA* 1937;108:1480.
79. Brotman SJ, Pan W, Pozner J, et al: Ductal adenocarcinoma arising in duodeno-pyloric heterotopic pancreas. *Int J Surg Pathol* 1994;2:37.
80. Cates JM, Williams TL, Suriawinata AA: Intraductal papillary mucinous adenoma that arises from pancreatic heterotopia within a Meckel diverticulum. *Arch Pathol Lab Med* 2005;129:e67.
81. Ngo N, Villamil C, Macauley W, Cole SR: Adenosquamous carcinoma of the small intestine. Report of a case and review of the literature. *Arch Pathol Lab Med* 1999;123:739.
82. Viamonte M, Viamonte M: Primary squamous-cell carcinoma of the small bowel. Report of a case. *Dis Colon Rectum* 1992;35:806.
83. Schaffzin DM, Smith LE: Squamous-cell carcinoma developing after an ileoanal pouch procedure: report of a case. *Dis Colon Rectum* 2005;48:1086.
84. Sato Y, Tominaga H, Tangoku A, et al: Alpha-fetoprotein-producing cancer of the ampulla of Vater. *Hepatogastroenterology* 1992;39:566.
85. Gardiner GW, Lajoie G, Keith R: Hepatoid adenocarcinoma of the papilla of Vater. *Histopathology* 1992;20:541.
86. Matthews TH, Heaton GE, Christopherson WM: Primary duodenal choriocarcinoma. *Arch Pathol Lab Med* 1986;110:550.
87. Chen Y, Jung SM, Chao TC: Malignant rhabdoid tumor of the small intestine in an adult: a case report with immunohistochemical and ultrastructural findings. *Dig Dis Sci* 1998;43:975.
88. Odeh M, Misselevich I, Oliven A, Boss JH: Small intestinal carcinoma with osteoclast-like giant cells. *Am J Gastroenterol* 1995;90:1177.
89. Talbot IC, Neoptolemos JP, Shaw DE, Carr-Locke D: The histopathology and staging of carcinoma of the ampulla of Vater. *Histopathology* 1988;12:155.
90. Martin FM, Rossi RL, Dorrucci V, et al: Clinical and pathologic correlations in patients with periampullary tumors. *Arch Surg* 1990;125:723.
91. Yamaguchi K, Enjoji M, Tsuneyoshi M: Pancreatoduodenal carcinoma: a clinicopathologic study of 304 patients and immunohistochemical observation for CEA and CA19-9. *J Surg Oncol* 1991;47:148.
92. Neoptolemos JP, Talbot IC, Carr-Locke DL, et al: Treatment and outcome in 52 consecutive cases of ampullary carcinoma. *Br J Surg* 1987;74:957.
93. Yamaguchi K, Enjoji M: Carcinoma of the ampulla of Vater. A clinicopathologic study and pathologic staging of 109 cases of carcinoma and 5 cases of adenoma. *Cancer* 1987;59:506.
94. Dawson PJ, Connolly MM: Influence of site of origin and mucin production on survival in ampullary carcinoma. *Ann Surg* 1989;210:173.
95. Bakkevold KE, Kambestad B: Staging of carcinoma of the pancreas and ampulla of Vater. Tumor (T), lymph node (N), and distant metastasis (M) as prognostic factors. *Int J Pancreatol* 1995;17:249.
96. Sperti C, Pasquali C, Piccoli A, et al: Radical resection for ampullary carcinoma: long-term results. *Br J Surg* 1994;81:668.
97. Willett CG, Warshaw AL, Convery K, Compton CC: Patterns of failure after pancreaticoduodenectomy for ampullary carcinoma. *Surg Gynecol Obstet* 1993;176:33.
98. Pyke CM, Donohue JH, Lewis JE: Late anastomotic recurrence after radical resection of carcinoma of the ampulla of Vater. *Surgery* 1992;111:714.
99. Pilati P, Rossi CR, Mocellin S, et al: Multimodal treatment of peritoneal carcinomatosis and sarcomatosis. *Eur J Surg Oncol* 2001;27:125.
100. Howe JR, Karnell LH, Menck HR, Scott-Conner C: The American College of Surgeons Commission on Cancer and the American Cancer Society. Adenocarcinoma of the small bowel: review of the National Cancer Data Base, 1985-1995. *Cancer* 1999;86:2693.
101. Sugarbaker PH: Cytoreductive surgery and peri-operative intraperitoneal chemotherapy as a curative approach to pseudomyxoma peritonei syndrome. *Eur J Surg Oncol* 2001;27:239.
102. Jacks SP, Hundley JC, Shen P, et al: Cytoreductive surgery and intraperitoneal hyperthermic chemotherapy for peritoneal carcinomatosis from small bowel adenocarcinoma. *J Surg Oncol* 2005;91:112.
103. Kloppel G, Maillet B: Histological typing of pancreatic and periampullary carcinoma. *Eur J Surg Oncol* 1991;17:139.
104. Narita T, Nakazawa H, Hizawa Y, et al: Hepatocellular carcinoma with unusual metastasis to the small intestine. *Acta Pathol Jap* 1993;43:779.
105. Patel JK, Dodolar MS, Pickrin JW, Moore RH: Metastatic pattern of malignant melanoma. *Am J Surg* 1978;135:808.
106. Chait M, Kurtz RC, Hajdu SI: Gastrointestinal tract metastases in patients with germ cell tumor of the testis. *Am J Dig Dis* 1978;23:925.
107. Compton CC: Protocol for the examination of specimens from patients with carcinoma of the ampulla of Vater: a basis for checklists. Cancer Committee, College of American Pathologists. *Arch Pathol Lab Med* 1997;121:673.

8 阑尾非肿瘤性疾病

高松源 译　　戴 林 校

正常胚胎发育

盲肠出现在胚胎第5周，像憩室一样突出于尚未分化为小肠和大肠的原始肠袢末端。阑尾起源于盲肠，并在妊娠中三月时发育成熟[1]。在阑尾长度延伸的同时，阑尾与盲肠的交界点也逐渐变得清晰。纵向褶皱和嵴形成，产生节段性表现；绒毛形成（图8.1），最终退化。上皮细胞由于大量的细胞浆内糖原而显得透明。在胚胎第9周左右，内分泌细胞在上皮下结缔组织中发育，此时腺上皮基底膜尚未完全形成，黏膜肌层尚未发育。

淋巴干细胞迁移到阑尾间质。在胎儿长度大约100 mm时，出现成熟的淋巴细胞[2]；到了第17周，出现集合淋巴组织。当胎儿长度达到150 mm时，初始淋巴滤泡的顶部达到上皮的表面，淋巴细胞侵入上皮。出生后3~6周当异种蛋白（通过摄食）进入肠道后，生发中心发育。巨噬细胞在淋巴细胞出现后不久出现[3]。原始神经结构发育在妊娠的前三个月。

正常大体解剖

阑尾通常源自盲肠中后壁，在回盲瓣下方2.5~3 cm结肠带的汇集处（图8.2）。成人阑尾平均长7 cm；有报告称长度可达20 cm。成年人的阑尾比儿童的稍长。其外径范围0.3~0.8 cm。阑尾管腔直径1~2 mm，呈现圆形、椭圆形、不规则形或裂隙状。成人阑尾的远端闭锁。阑尾通过阑尾系膜以几种形式悬吊附着于盲肠[4]。65%成年人的阑尾位于盲肠的后面，并在回盲瓣附近有一开口进入盲肠。其也可以位于升结肠的旁侧，在回肠前方或后面，在腰肌之上或接近骨盆的边缘[4]。阑尾从盲肠后动脉的分支接受血液供应，其静脉流向门静脉系统，由此解释了肝炎与阑尾炎共存的现象。淋巴系统首先流入阑尾系膜的淋巴结，然后进入右侧结肠周围淋巴结及回盲肠后的淋巴结。

阑尾组织学

除了称为回肠淋巴集结（Peyer patches）的明显的圆形淋巴滤泡之外，阑尾黏膜与大肠黏膜相似。淋巴集结（图8.3）在儿童时期最为显著，随着年龄的增加逐渐变小，而在老年人显著减少或消失。在每个淋巴滤泡的顶部，阑尾上皮改变形成M细胞，其结构与小肠的M细胞相似（见第6章）。隐窝不分支，内衬高的分泌黏液的杯状细胞，从腔面延伸到隐窝基底。隐窝还含有内分泌细胞、Paneth细胞和少量的上皮内淋巴细胞。黏膜肌层通常缺如，有时很难确定黏膜与黏膜下层的界限。

规则排列的淋巴集结位于黏膜与黏膜下层的交汇处（图8.3），且界限清楚的淋巴窦包绕滤泡的侧面和基底部分。这些淋巴窦注入黏膜下集合淋巴管。肠相关淋巴组织中增生的淋巴细胞迁移进入周围的淋巴窦或者毛细血管，并且进入体循环，被重新分配到其他淋巴组织和器官。内分泌细胞群在第17章中讨论。

阑尾的先天性异常

阑尾的先天性异常少见[5]，包括阑尾缺失[6]、阑尾发育不全、阑尾重复、马蹄形阑尾[7]、阑尾异位和憩室。这些疾病的发生伴有正常盲肠或有盲肠发育不全。

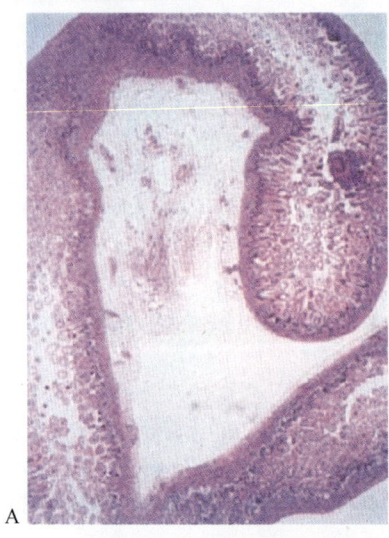
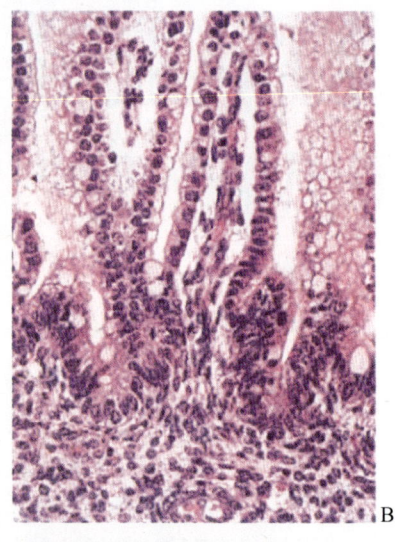

图 8.1 胎儿阑尾。**A**：此时不容易区分回肠、盲肠和阑尾，因为所有这三个部位均有绒毛。**B**：高倍放大的胎儿绒毛，显示出糖原生成性上皮、增生的隐窝和绒毛。切片来自于 A 图中所示标本的远侧盲端。

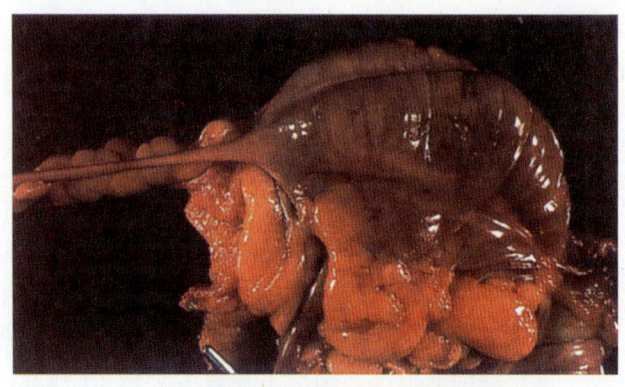

图 8.2 正常阑尾位于三个结肠带的交汇之处。

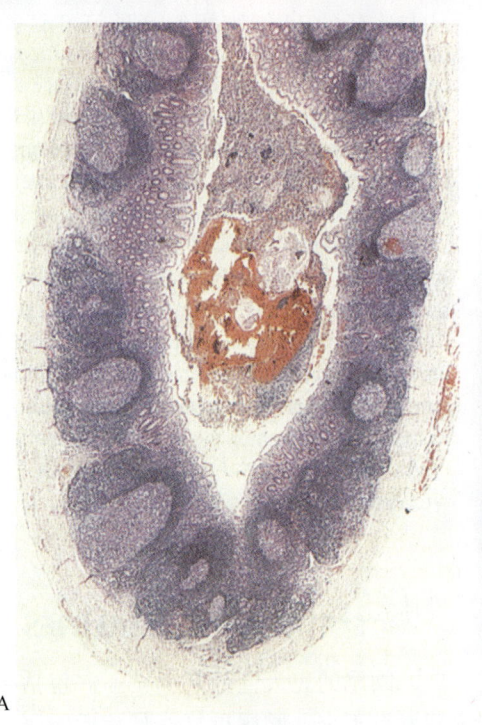
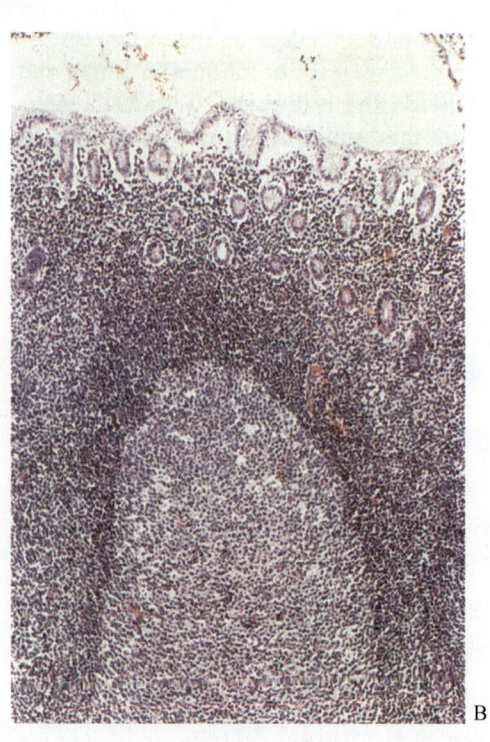

图 8.3 1 岁男婴的阑尾。**A**：低倍放大显示规则排列的淋巴滤泡以及直的管状隐窝。**B**：高倍放大显示单个滤泡。

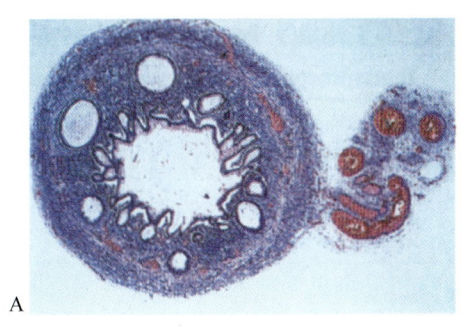
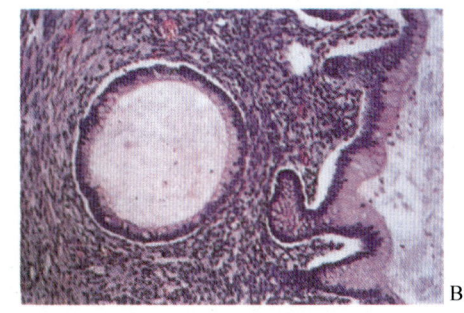

图 8.4　发育不全的阑尾。**A**：固有膜与其下的黏膜下层及固有肌层融合。不存在黏膜肌层。黏膜下层出现很多囊状扩张的腺体。**B**：高倍放大显示固有膜和其下的黏膜下层之间缺少区别。

阑尾缺失

阑尾缺失（或缺如）不同于阑尾发育不全，因为后者阑尾是存在的，只是发育不全，伴有单层的结构及黏液囊肿（图 8.4）。阑尾缺失有 5 种类型（图 8.5）[6]。除了第 4 种类型之外，所有这几种类型都是由于原始盲肠憩室不能分化为阑尾引起的。第 4 种类型是以前发育成形的阑尾在子宫内萎缩造成的。阑尾缺失有时伴有回肠闭锁[8]、摄入酞胺哌啶酮（反应停）[9]或者 18 号染色体三体。18 号染色体三体患者通常有多发性胃肠及胃肠外先天性畸形[6]。

位置异常

阑尾可能位于一些不常发生的位置，通常是由于盲肠可动性、阑尾长度过长、内脏左右易位或肠旋转不良引起的。这可能引起以非典型性方式出现的典型的阑尾炎。

阑尾重复

阑尾重复有 3 种类型：双管阑尾、成对阑尾和副阑尾[10]。"双管"阑尾有两个单独的管道，每一个管道均有内衬黏膜和黏膜下层，但共用同一肌层。成对阑尾有两个对称位置的阑尾位于回盲瓣的两侧，这种类型仅仅发生在多发性先天异常的婴儿。副阑尾是有一个位置正常且表现正常的阑尾，另有一个起源于盲肠的未发育的阑尾作为副阑尾。三重阑尾也会发生[11]。

异位

异位组织很少影响阑尾。然而，异位的胃、食

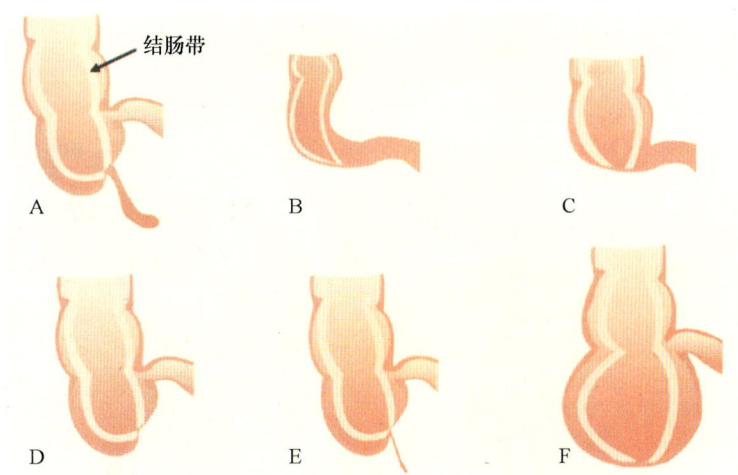

图 8.5　阑尾缺失的类型。**A**：正常阑尾。**B**：盲肠和阑尾缺失。**C**：盲肠退化和阑尾缺失。**D**：盲肠正常和阑尾缺失。**E**：盲肠正常和阑尾退化。**F**：回盲瓣远端的盲肠增大而变形，阑尾缺失。

管、回肠和胰腺组织也可以出现在这个位置。

憩室病

经过组织学检查的阑尾中，憩室占 0.004%～2.8%[5,12]。憩室病可以是先天性的或后天性的，两种类型的憩室病可以是单发的也可以是多发的。与缺乏固有肌层的后天获得性憩室不同，先天性憩室表现为系膜对侧的外突，伴有完整的肌壁（图 8.6）。某些先天性憩室通过纤维带附着于脐上，类似于 Meckel 憩室。

后天性憩室发生的频率是先天性憩室的 10 倍[5]。其发病与性别无关，并沿穿入动脉的区域发生，经常继发于炎症或肿瘤。许多患者伴有肿瘤，尤其是低级别的黏液性肿瘤（图 8.6）[13]。憩室的发生是由于管腔内黏液积聚压力增大而引起。类似的机制可能是囊性纤维化患者阑尾憩室发病率相对高（14%）的原因。

后天性憩室通常为多发性（图 8.6），沿肠系膜和肠系膜对侧缘排列。通常累及阑尾远端，表现为串珠状外观。其大小从 2 mm 至 5 mm 不等。如同结肠憩室一样，后天性阑尾憩室易于发生炎症或穿孔。炎症可以造成憩室扭曲、闭塞或破裂。当炎症性病变延伸到阑尾周围组织时，可以导致脓肿形成。

阑尾套叠、自行离断及阑尾残端倒置

阑尾套叠非常少见，通常出现在年轻男孩[14]。患者的年龄范围从 8 个月至 75 岁不等。阑尾套叠的

表 8.1	阑尾套叠的类型
套叠	肠套叠鞘部
阑尾顶端	阑尾近端
阑尾根部	盲肠
近端阑尾	远端阑尾
完全内翻（内向外翻阑尾）	

好发因素包括存在胎儿圆锥状阑尾，一个不常见的薄的阑尾系膜；或者出现肿块性病变，最典型的是子宫内膜异位、腺瘤、类癌或病毒感染相关性淋巴组织增生。出现的症状和体征类似于急性阑尾炎。这种病变也可能没有症状，仅在偶然情况下发现。

阑尾套叠有 4 种类型（表 8.1）。在有些病例中，远端的阑尾套叠进入近端阑尾；在另一些病例，近端的阑尾套叠进入盲肠阑尾开口或者整个阑尾套叠进入盲肠（图 8.7），表现为一个水肿性或梗死性盲肠"息肉"。套叠也可能在盲肠浆膜表面结肠带的交汇处出现一个脐形凹陷的区域。黏膜表现可能正常、增生、炎症、糜烂或缺血。如果血管供血能力低下，可能发生后一种情况。如果再次发生套叠，黏膜和肌层

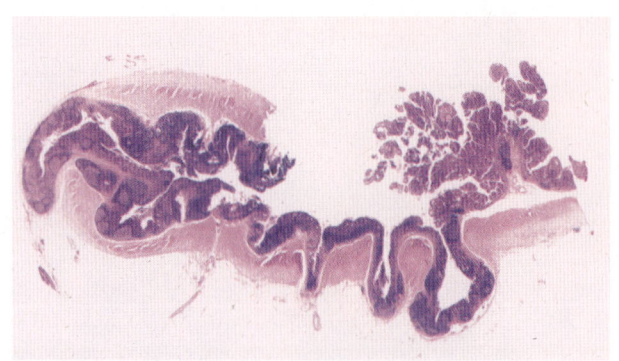

图 8.6　阑尾憩室病伴有阑尾腺瘤。有多发性憩室延伸到阑尾壁。它们缺乏固有肌层，这是典型的获得性憩室。

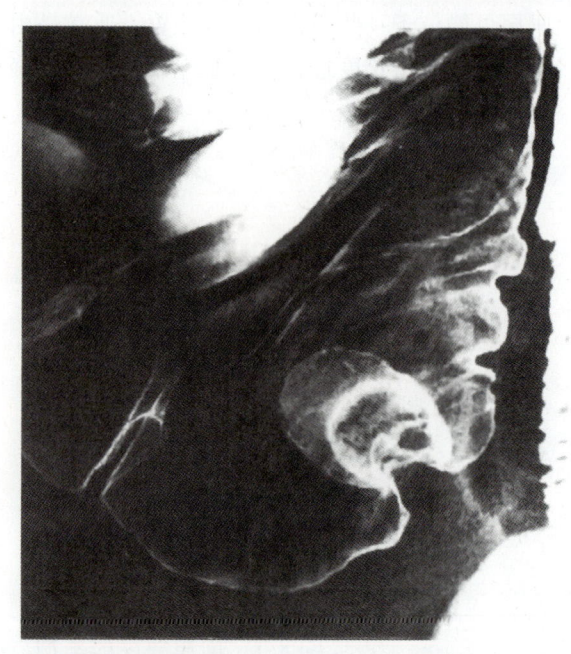

图 8.7　阑尾套叠。双重对比钡剂造影检查显示阑尾残端倒置。

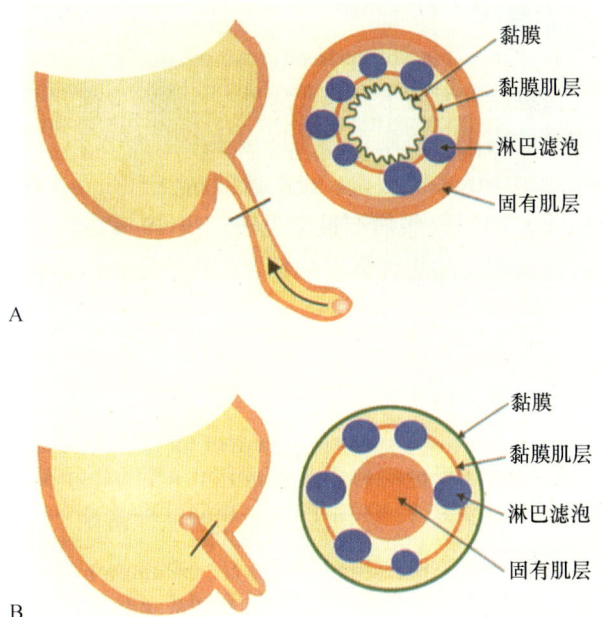

图8.8 阑尾套叠图解。**A**：阑尾的顶端开始向阑尾和盲肠的交汇处移动。一个穿过阑尾的横切面（用黑线标记出来）表示出基本正常的组织学特征。**B**：一旦阑尾套叠进入盲肠，其可以产生一个小息肉。一个通过取自黑线水平的病变的横切面显示出倒置的组织学特征。

可能增生。在套叠中，组织学上可能表现出和正常相反的倒置现象，上皮位于组织的外表面，黏膜下层和固有肌层位于黏膜的内面（图8.8）。黏膜下层变得水肿，固有肌层表现为增生、纤维化或膨胀（图8.9）。肌层彼此之间以及与黏膜下层和黏膜之间维持正常联系。有时肠壁似乎出现两个固有肌层。在这种情况下，仔细检查阑尾以排除潜在的肿瘤或诸如子宫内膜异位等其他病变是很重要的，这些病变可能导致阑尾套叠。阑尾套叠的治疗是外科切除。

偶然情况下，在套叠或肠扭转后阑尾会自行离断。在缺少盲肠其他异常的情况下，盲肠出现瘢痕和含铁血黄素，为出生时阑尾存在提供了一个线索。自行离断后阑尾残端倒置，可能表现为大体或内镜下可见的盲肠息肉。阑尾残端的合并症之一是血管畸形。患者可能出现由于盲肠溃疡而引起的大量出血。组织学上，出现明显扩张的血管。

扭转

阑尾扭转少见，阑尾发生扭转时引起缺血性阑尾炎（图8.10）。组织学上，可见远端炎症伴有局部出血和坏死。当伴有阑尾套叠时，认真检查非常重要，用以除外是否有肿瘤存在，并评价阑尾切除是否充分。

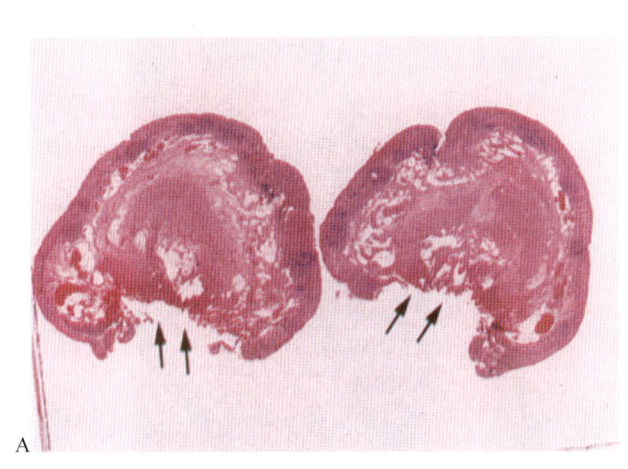 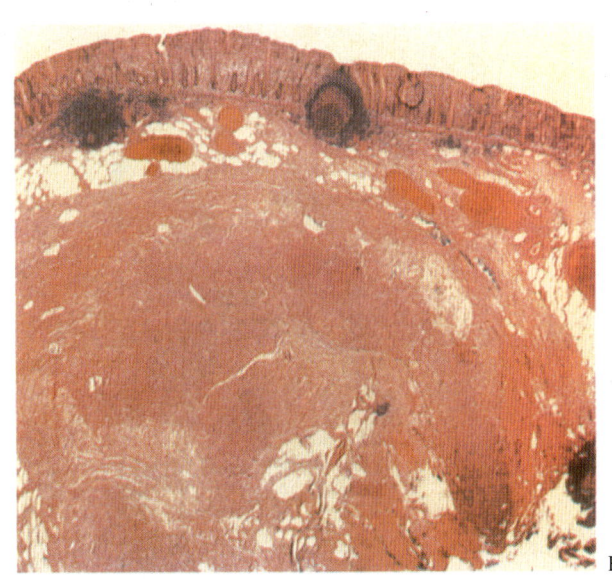

图8.9 阑尾套叠。**A**：病变表现为盲肠息肉。可以看到"息肉切除"标本的烧灼边缘（箭头）。"息肉"的中心由增生的固有肌层组成。外部是水肿的黏膜下层。息肉表面被覆阑尾类型的黏膜，伴有显著的淋巴滤泡。**B**：高倍放大显示黏膜下水肿和明显的淋巴管扩张。

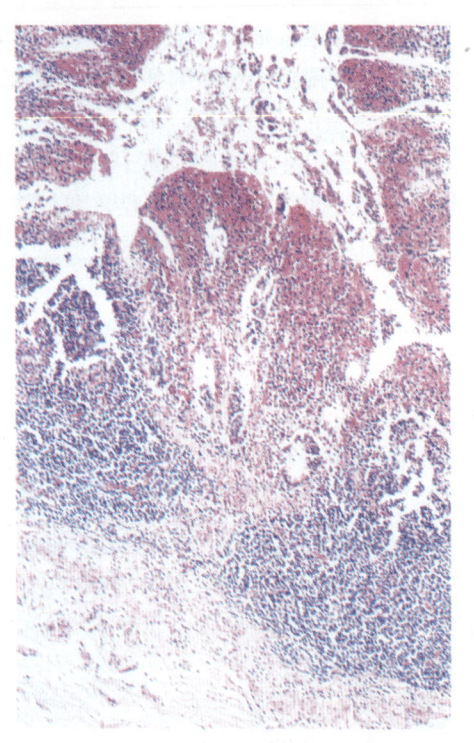

图 8.10 阑尾扭转通常表现出某些缺血的证据。

分隔阑尾

由黏膜和黏膜下层组成的单一性或多发性完全或不完全的隔膜可将阑尾分为许多小腔（图 8.11），是发生阑尾炎的一个因素。炎症通常局限于一个具有隔膜的小腔中。这些病变最常见于 15～19 岁的年龄组中，具有明确的男性好发的特点。这些隔膜是胎儿期残留的隔膜。

"阑尾缺如"

阑尾缺如可能有以下几种原因：（1）发育不全；（2）继往切除术；（3）由以前发作的急性阑尾炎、阑尾套叠或扭转引起的管腔阻塞；（4）阑尾出现在异常部位。盲肠后、回肠后和结肠后阑尾少见，但可引起临床上的混淆，特别是在患者出现急腹症的时候。急性阑尾炎可以消退，仅保留一个细的纤维条索。对于以前经历过外科手术的患者，应注意到阑尾是否切除。三个盲肠带的汇合处是阑尾起始部的唯一标志。

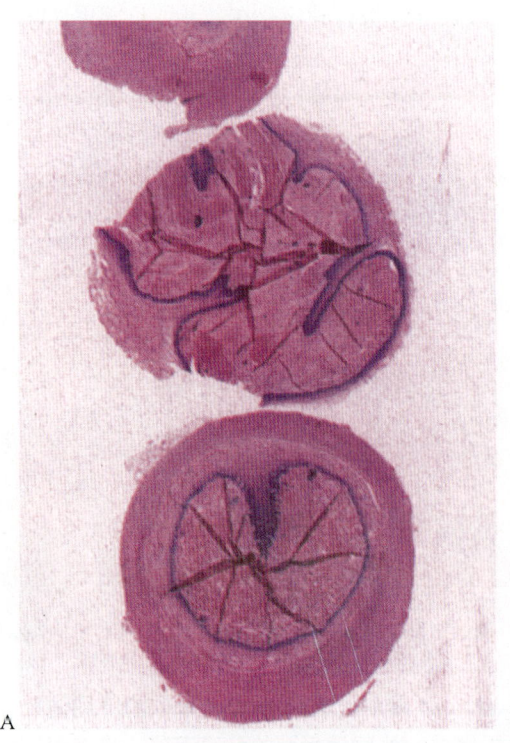 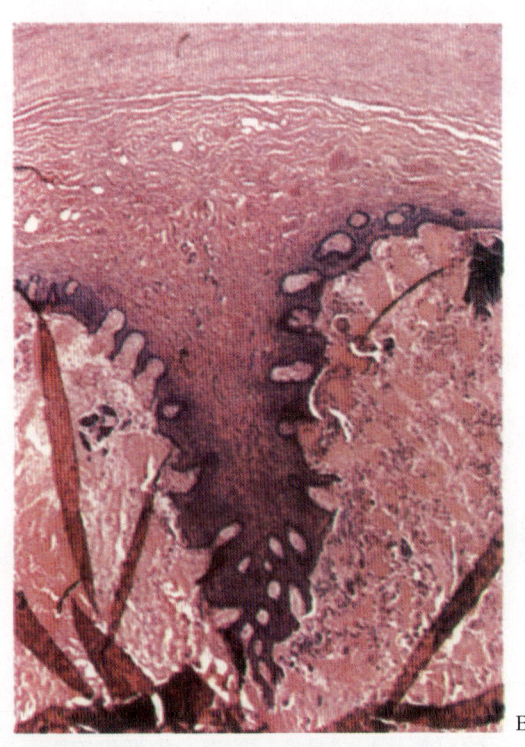

图 8.11 分隔阑尾。A：通过几个不完全隔膜区域的横断面。腔内含有被覆萎缩阑尾黏膜的突起组织。黏膜下层延伸形成了隔膜的中心。B：高倍放大的隔膜。

阑尾炎

人口统计学特征

阑尾炎可以发生在任何年龄，发病高峰年龄是10～30岁。然而，也可以发生在新生儿及老年人。有7%～12%的美国人发生阑尾炎。阑尾炎在西方人群中比在东方人群中发病更为普遍，可能是由于这些人群的饮食不同的缘故[15]。遗传因素也可能在阑尾炎的发病中起重要作用[16]。阑尾炎在男性中的发病比在女性中更为常见，尤其是在幼童时期[17]。

急性阑尾炎也可以发生在新生儿。虽然少见，但其发病率和死亡率均高[18,19]。新生儿阑尾炎通常起因于新生儿坏死性小肠结肠炎、囊性纤维化、先天性巨结肠症或者与母体绒毛膜羊膜炎有关的菌血症[18]。

尽管青少年人群更容易发生阑尾炎，但老年人以及其他年龄组中也可发生。由于预期寿命加长，阑尾炎在老年人群中的发病率可能一直在增加。老年人发生阑尾炎死亡率和并发症均高[20]，可能是由于伴随使用非甾体抗炎药（NSAID）的缘故。非甾体抗炎药可能影响炎症过程以及抑制白细胞反应，增加患阑尾炎的风险[20]。另外，非甾体抗炎药可以掩盖症状，以至于患者出现晚期疾病。

病理生理学

在病因学上，阑尾炎是多因素的疾病。其发生可能与梗阻、缺血、感染及遗传因素有关。本病的发病机制涉及到一系列事件，其开始于表8.2中所列出的任一原因所引起的腔内梗阻。梗阻之后是随之而来的黏膜完整性的丧失、缺血及细菌侵犯。在梗阻后的压力之下分泌物会积累。黏膜也可以开始就被感染累及，那些之前没有梗阻累及的剩余部分的肠道，或者可能受到炎症性肠病（IBD）的影响。细菌、病毒、真菌和寄生虫疾病均可以引起特殊类型的急性阑尾炎。然而，微生物学研究普遍显示并非单一细菌感染，在大多数病例中需氧菌群和厌氧菌群混合存在。最常见的被分离出来的细菌是脆弱类杆菌和大肠埃希杆菌[21]。米勒链球菌也可以检测出来[22]。米勒菌群形成脓肿的危险性是其他细菌的7倍，因此，米勒菌群与其他类型细菌相比更加重要[22]。空肠弯曲杆菌也是引起急性阑尾炎的一个重要因素[23]。

一旦感染被确定，来自炎症的压力及水肿会迅速引起坏疽、穿孔及腹膜炎的发生。感染也可能引起纤维蛋白血栓，阻塞小的阑尾血管，引起继发性缺血。由于阑尾动脉是终动脉，因此，阑尾尤其容易发生缺血。肠神经系统在急性阑尾炎的发病中也可能起到一定的作用。在急性阑尾炎患者中也发现了数量增多的神经纤维、神经鞘细胞及增大的神经节[24]。

临床特征

当右下四分之一腹部出现短期腹痛、腹部强直及缺乏食欲等典型症状时，可以首先考虑阑尾炎的诊断。阑尾炎也可以引起急性的脐周围的绞痛或者呕吐。发热和白细胞增多也可以在早期出现。然而，也有许多疑为急性阑尾炎的病例在手术切除后没有发现组织学上急性阑尾炎的证据。

病理学特征

正常情况下，阑尾黏膜平滑，呈浅黄褐色；浆膜为粉色，平滑而有光泽。当炎症被限制在黏膜层时，阑尾的外表大体正常。浆膜血管的扩张和充血引起局限性或者广泛性充血，并且构成早期可见的外部变化（图8.12～8.14）。充分发展的急性阑尾炎表现出显著性的充血，伴有一个暗淡的（而不是有光泽的）浆膜表面，或者是浆膜呈颗粒状、纤维素性，或者化脓性外表以及血管肿胀，反映出有严重的坏死和炎症。阑尾系膜出现水肿，且周围相邻的结构也可能有炎症出现。从阑尾的切面经常流出脓性物质，有时可以发现一个嵌塞的管腔内粪石。通常可见黏膜坏死和溃疡形成。急性炎症可局限于阑尾的某一部分或者整个阑尾均可受累。有可能会出现黏液囊肿。如果是这样的

表8.2 引起阑尾炎的阑尾梗阻的原因
石头（粪石）
食物
黏液，最常见于囊性纤维化
扭结（成角的阑尾）
寄生虫
阑尾或盲肠肿瘤
子宫内膜异位症
异物
淋巴组织增生，通常继发于病毒感染

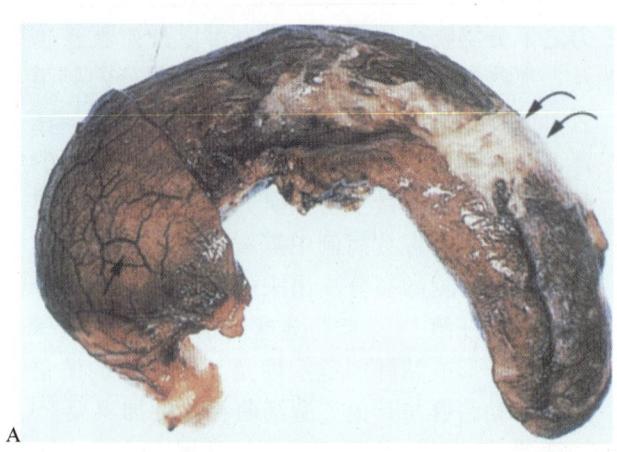
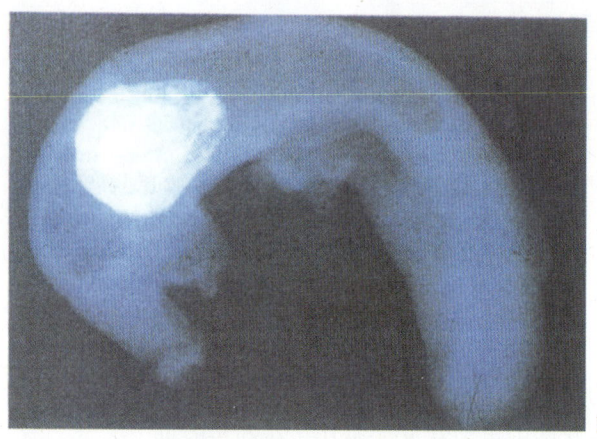

图 8.12　粪石和急性阑尾炎。**A**：大体照片。管腔内粪石的存在引起阑尾近端膨出。可见显著的血管充血和纤维脓性渗出物覆盖在阑尾上（弯曲的箭头）。**B**：标本的放射线照片显示出一个不能被放射线透过的粪石。

话，应该将阑尾全面取材以排除黏液性肿瘤共存的可能性。

当病变发展到坏疽性阑尾炎的时候，阑尾就会变软、变紫、出血或呈墨绿色。有时在阑尾系膜有明显的血栓。这些均可以沿着回盲肠的方向或肠系膜上静脉的方向伸展。也可能出现穿孔。在复杂的病例中，可能围绕穿孔的部位出现脓肿，并且炎症可以延伸到阑尾系膜（图 8.15）。

与阑尾炎相关的组织学改变反映了疾病所持续的时间和严重程度，某些改变根本不能反映临床的疾病。当阑尾腔内存在中性粒细胞但还没有浸润到黏膜的时候，可以应用"急性管腔内阑尾炎"（acute intraluminal appendicitis）这个术语[25]。这可能没有任何意义，因为在阑尾切除标本中偶尔可以见到这种情况。其他的轻微改变包括局部嗜中性粒细胞在腔内和固有膜内聚集。这种情况有时被称作黏膜阑尾炎或早期阑尾炎（mucosal or early appendicitis）。如果炎症局限于黏膜，则不管溃疡存在还是不存在，都可以使用"黏膜阑尾炎"（mucosal appendicitis）这个术语[26-28]。不存在溃疡的单纯性黏膜炎症的临床意义还不确定，因为这些改变可能反映了取样的错误，所以应该更多取材切片来确定阑尾其他部位没有更广泛的炎症。

在充分发展的疾病，可以表现为局灶性糜烂、隐窝炎和隐窝脓肿。然后，炎症扩展到黏膜下层。在炎症过程到达黏膜下层以后，其迅速扩展累及阑尾的其他部分。最终，黏膜糜烂，阑尾壁坏死，且血管内血栓形成。接着发生黏膜下脓肿、水肿和充血。某些阑尾含有显著的嗜酸性粒细胞浸润。在肠壁中外渗的黏液可能引起异物反应，甚至形成小的

图 8.13　急性阑尾炎显示血管充血和浆膜红斑。浆膜表面有白色脓膜覆盖。

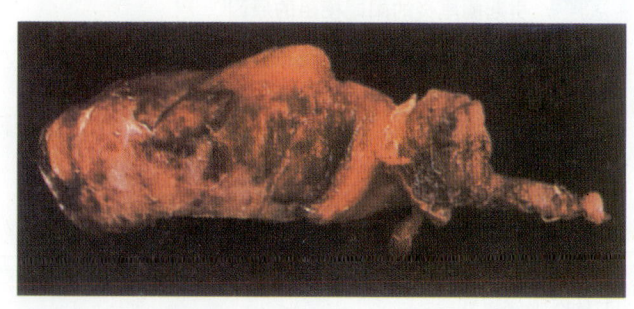

图 8.14　坏疽性阑尾炎。阑尾的外表面出血发红，并有纤维脓性膜。

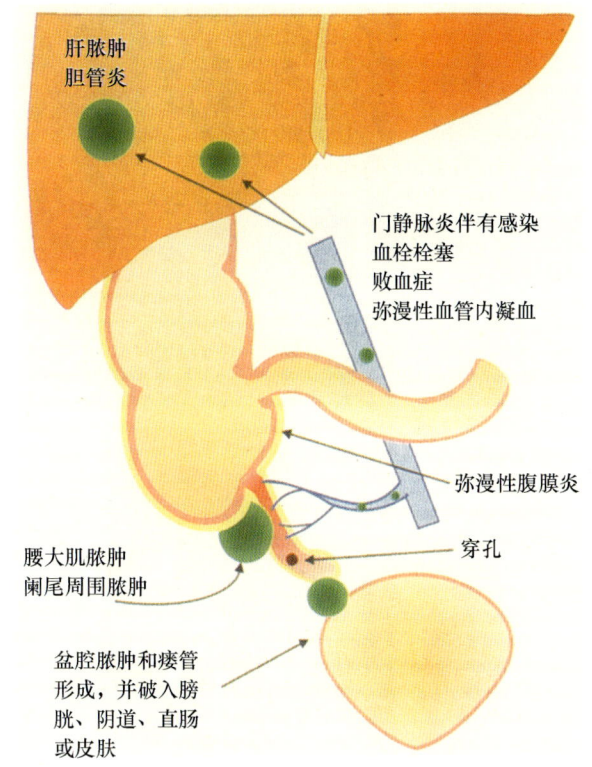

图 8.15 图解说明急性阑尾炎的并发症。

并发症

阑尾炎最常见的并发症是阑尾穿孔，穿孔可以导致广泛的腹膜炎、膈下及阑尾周围脓肿、浆膜积气和化脓性门静脉炎（图 8.15）。受感染的血栓可以累及浆膜和阑尾系膜小血管，并且可以扩展或栓塞远隔部位，如肝脏，可能引起肝的继发细菌感染、胆管炎和肝脓肿[31]。在阑尾和胃肠道其余部位、阴道或膀胱之间可能形成瘘管。

如果穿孔发生较慢，炎症通常穿透阑尾壁产生阑尾周围脓肿，典型的局限于盲肠侧面的右髂窝。此时几乎无法找到残留的阑尾，只在脓肿周围见到一个肉芽肿性或黄色瘤组织构成的肿块。这可能进展为更大的含有肉芽肿的慢性纤维组织肿块。广泛的肉芽肿反应可能引起临床怀疑为盲肠癌。这些肉芽肿常常含有包括粪便在内的异物。在某些病例中，炎症反应导致间皮陷入，最终变成囊肿，类似于良性囊性间皮瘤，尤其是如果间皮细胞出现反应性和不典型性改变时。

特殊类型的感染性阑尾炎

累及大肠和小肠的任何感染均有可能累及阑尾。这种特异性细菌感染的特征与在肠道其他部位见到的感染相似（见第 6 章和第 13 章）。在此简要讨论一下某些较常见的阑尾感染。

衣氏放线菌（actinomyces israelii）是正常口腔菌丛的一部分。不过，同样的微生物可以成为致病性的。当微生物通过胃酸存活下来并到达阑尾的时候，通常寄居在那里并不引起疾病或炎症。然而，有时可见阑尾炎症围绕着微生物，并且推测为放线菌引起的阑尾炎。放线菌性阑尾炎（actinomycotic appendicitis）少见，但其诊断十分重要，因为它可以引起慢性化脓性阑尾炎、阑尾周围炎或阑尾周围肿块。这种感染可以导致肉芽肿性肿块，伴有多发性窦道引流到其上的皮肤，或导致盆腔脓肿。感染也可以通过门脉系统扩展到肝脏，产生肝脓肿。从窦道引流的液体通常含有特征性的"硫黄颗粒"（图 8.18）。HE 染色切片上可见长的深蓝色丝状微生物积聚，常伴有特征性的硫黄颗粒。常存在急性炎症。致密的纤维结缔组织块可能包围放线菌的菌丝体。阑尾切除术后发生窦道和（或）瘘管的任何患者，均应怀疑放线菌性阑尾炎的诊断。在阑尾炎患者中也可以发现图列茨放线菌（actinomyces turicensis）[32]。

黏液肉芽肿。

坏疽性阑尾炎（gangrenous appendicitis）表现为广泛的化脓，通常向深处延伸或穿过阑尾壁伴有整个腔壁的损坏（图 8.16 和 8.17），伴有或不伴有破裂。如果发生穿孔，则紧接着发生剧烈的非特异性炎症过程。在临床上可以怀疑穿孔，但是有时由于炎症的扩展在切除标本中很难见到。消退的阑尾炎（resolving appendicitis）的特征是浆膜下层和固有肌层或者黏膜下层出现明显的淋巴细胞性浸润。但阑尾炎愈合时，推测有一个或两个基本模式："普通"模式，有时伴有管腔内的肉芽组织条索；另一个是黄色肉芽肿模式[29]，可以发展为纤维化。

尽管充分发展的阑尾炎在组织学上容易辨认，表现为黏膜溃疡，阑尾全层嗜中性粒细胞浸润，并延伸到浆膜面。偶尔出现的轻微炎症可能难于做出诊断，因为其病理学改变不显著。E-选择素（E-selectin）是第一诱导性细胞黏附分子，早期阑尾炎可有表达，应用这种染色可能有助于发现轻微的或不明显的疾病[30]，尽管临床所见和病理学异常之间的关系充其量也不过是推测。

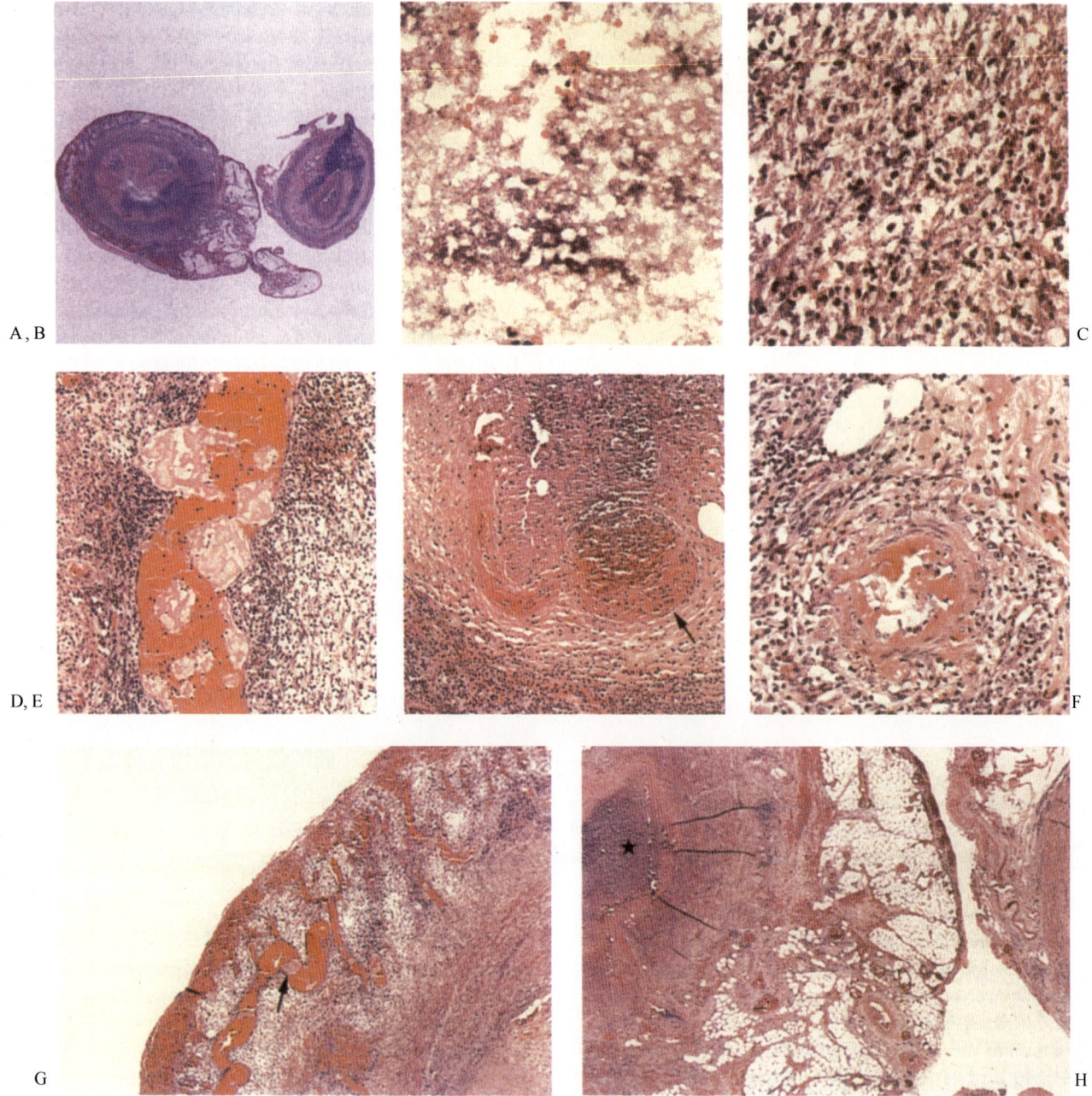

图 8.16 急性阑尾炎。**A**：阑尾横断面显示出全层炎症。**B**：表面渗出物高倍放大，含有坏死碎屑和细菌。**C**：图 B 所示坏死碎屑的下方有急性和慢性炎症。**D**：在扩张和充血的静脉中可见急性和慢性炎症，伴有小血栓形成。**E**：通过较大血管的横切面，血管基底部含有一个机化血栓（箭头）。血管上方是坏死和炎性碎屑。血管下方有一个急性和慢性炎症带。**F**：小血管的横断面显示纤维素样坏死以及急性和慢性炎症。**G**：浆膜显示明显的血管充血和扩张血管中的小血栓（箭头）。**H**：低倍放大显示纤维索条组织延伸进入阑尾系膜脂肪。浆膜表面血管明显充血。这个切面阑尾腔完全坏死（星号）。

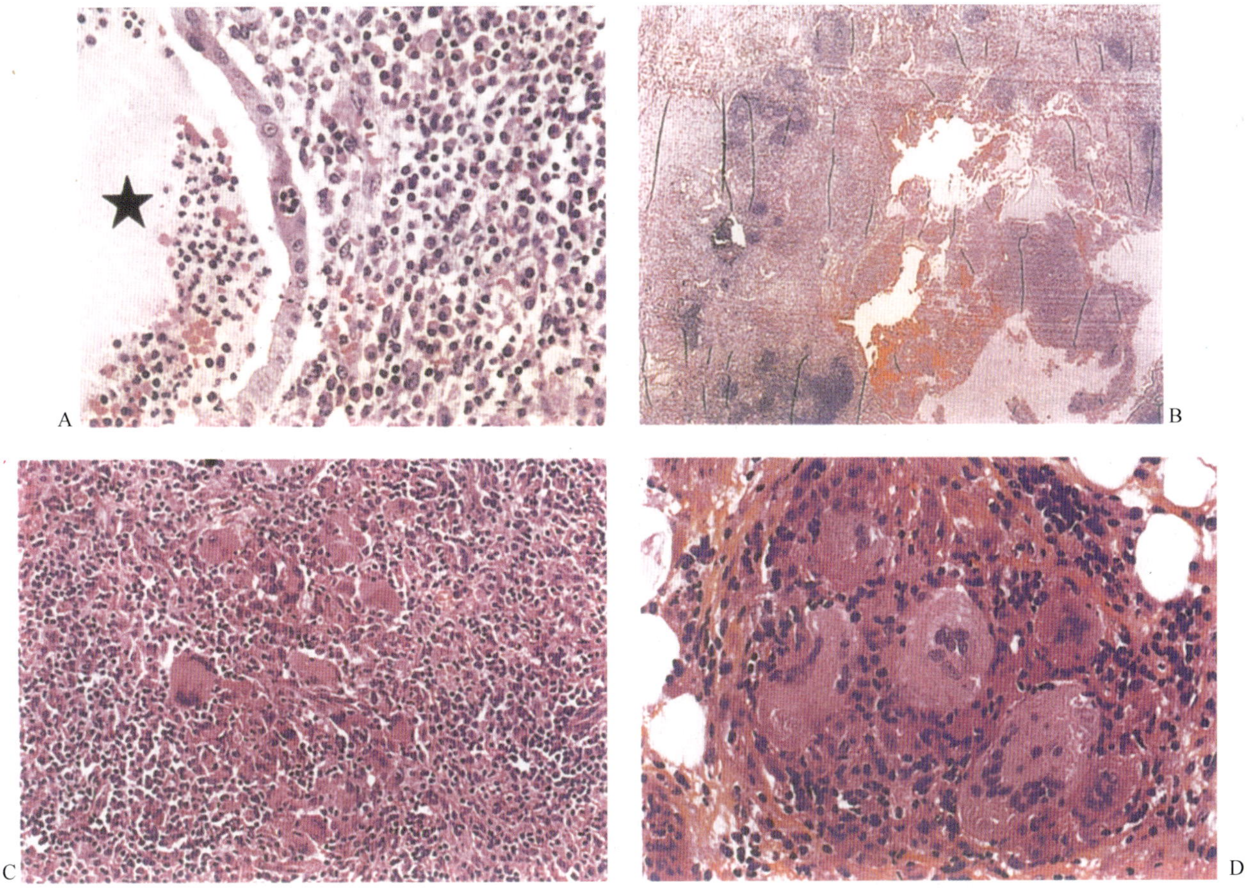

图8.17 阑尾炎（A和B，急性阑尾炎；C和D，慢性阑尾炎）。**A**：在此阶段，可见急性炎症累及阑尾上皮。内衬隐窝的上皮变得扁平和立方形。隐窝腔内出现致密的炎症病变（星号）。出现隐窝炎。上皮对侧是正常固有膜，出现炎症细胞。**B**：坏死。整个上皮脱失，并且被出血和渗出取代。**C**：炎症病变高倍放大显示慢性炎症和巨细胞。**D**：巨细胞高倍放大。

结核性阑尾炎（tubercular appendicitis）可以合并胃肠道其他部位的结核感染或者可以作为一个孤立的疾病发生。由于阑尾存在丰富的淋巴组织，所以阑尾通常受累。儿童结核性阑尾炎比成人进展更快。穿孔的患者容易发生弥漫性腹膜炎[33]。组织学特征与所描述的肠道病变相似（见第13章）。

耶尔森菌感染（Yersinia infections）可以局限于阑尾，产生肉芽肿性阑尾炎（granulomatous appendicitis）。这种感染可以累及儿童和成人。小肠结肠炎耶尔森菌（YE）和假结核性耶尔森菌（YP）均能引起胃肠道疾病。这两种类型的耶尔森菌感染可以共同存在于同一患者中。肉芽肿的性质主要是上皮样和非干酪样，伴有显著的淋巴套。在YP感染性肉芽肿的中心可见明显的微脓肿。这种肉芽肿可以位于阑尾壁的各层，或者局限于黏膜层或黏膜下层。肉芽肿的数量从1个/4倍接物镜视野到>15个/4倍接物镜视野（图8.19）。通常伴有全层混合性炎性浸润，并有显

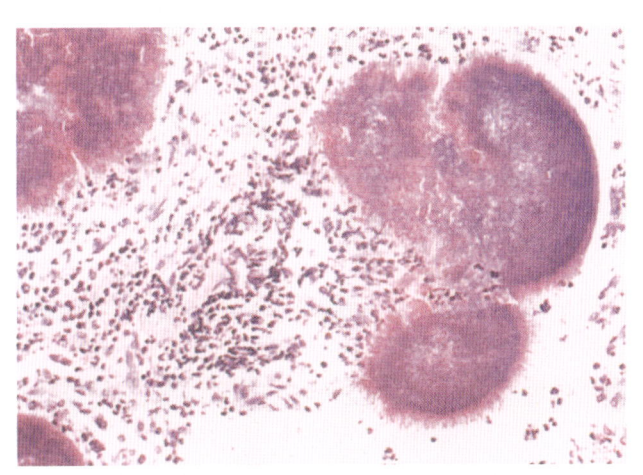

图8.18 放线菌病。出现多发性硫黄颗粒。

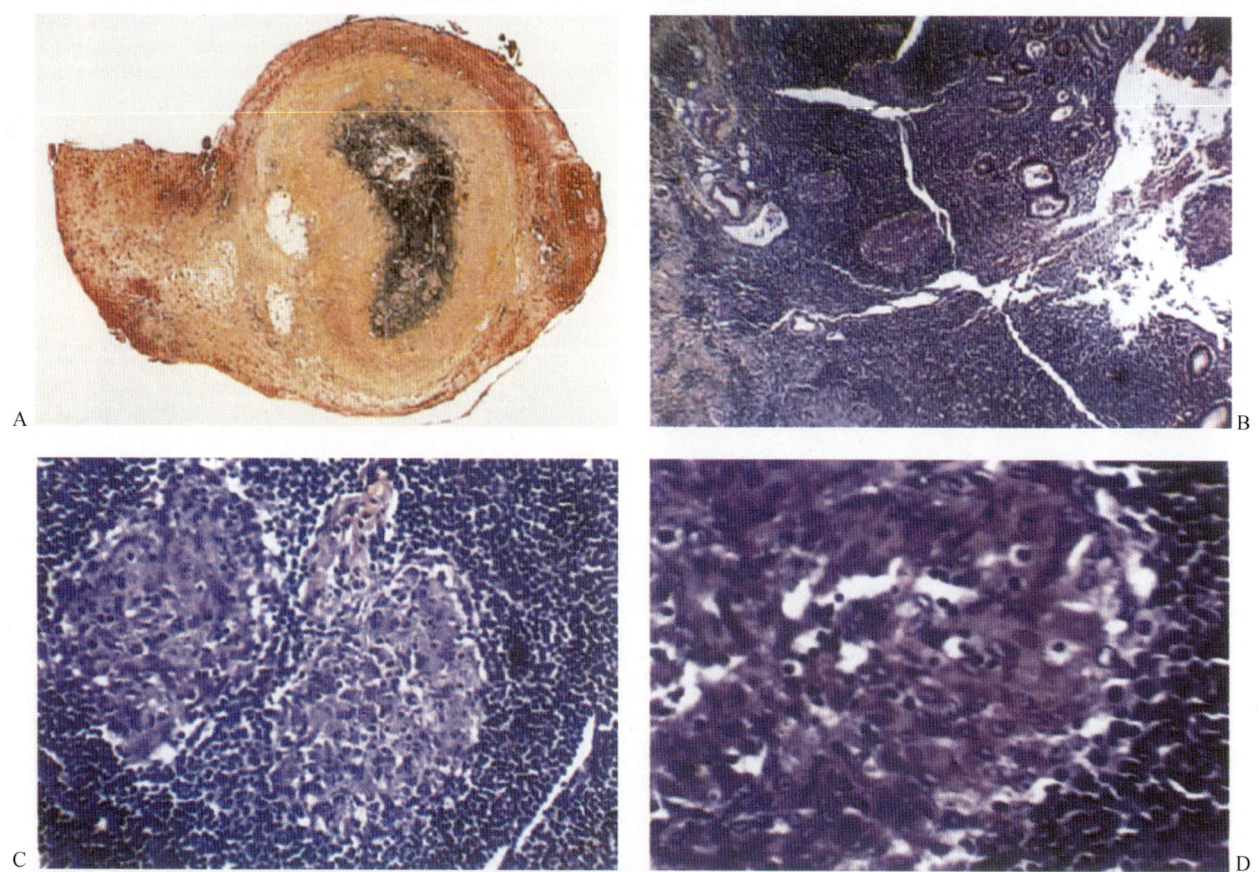

图 8.19 耶尔森菌阑尾炎。**A**：耶尔森菌阑尾炎阑尾横切面，显示阑尾壁增厚以及小的非融合性肉芽肿。**B**：低倍放大照片显示淋巴集结内显著的淋巴滤泡以及炎症从腔内蔓延到黏膜下层。淋巴组织上方有明显的溃疡区域。另外，可见肉芽肿。**C、D**：肉芽肿性病变的逐级高倍放大。

著的淋巴细胞积聚。这种炎症可能扩延到阑尾系膜。可能出现的其他特征包括显著的淋巴组织增生、巨细胞、黏膜溃疡形成、局部性结构变形以及隐窝脓肿[34]。

病毒性阑尾炎（viral appendicitis）患者很少切除阑尾，因为本病具有自限性，而且一旦病毒感染消退阑尾炎也随之消退。病毒感染经常局限在淋巴集结的淋巴组织内，引起淋巴组织增生。增大的滤泡可能暂时阻塞腔内分泌物的流出，形成急性阑尾炎特征性的症状。

常常伴有短暂性阑尾炎的病毒感染包括麻疹病毒感染和腺病毒感染。在淋巴集结的淋巴组织中发现被称为 Warthin-Finkeldey 细胞的巨大的多核巨淋巴网状细胞，可以提示麻疹的诊断（图8.20）。然而，类似的细胞也可以出现在其他病毒感染中。另外，Warthin-Finkeldey 细胞对于病毒感染可能不是特异性的，因为在系统性红斑狼疮的患者中也已经发现。

因此，这种细胞可能只不过是代表反应性淋巴细胞病变[35]。

腺病毒感染患者的阑尾表现正常或有显著的淋巴组织增生，除非发生套叠。最常见的套叠位置是回盲瓣，伴有局灶性淋巴组织增生，具有套叠引点的作用（见第 6 章）。当发生套叠时，增生淋巴组织上面的上皮出现破溃和坏死。存在病毒的线索包括局灶性坏死表现的上皮，显示细胞核极向消失。由于黏液缺失，受累的细胞通常有嗜酸性表现。腺病毒核内包涵体是典型的 Cowdry B 型包涵体，由细胞核斑点组成（图8.20）。也可发现 Cowdry A 型包涵体，其特征为边界清楚的小体被透明带包绕。组织学上，核内包涵体表现为微红色的小体，有晕包绕，或是一个界限不清的紫色斑点，细胞保存完好。如果想证实特异性病毒的存在，可以应用抗病毒抗体，或者应用适当的遗传学探针进行原位杂交。

巨细胞病毒（CMV）感染也可能是阑尾炎的一

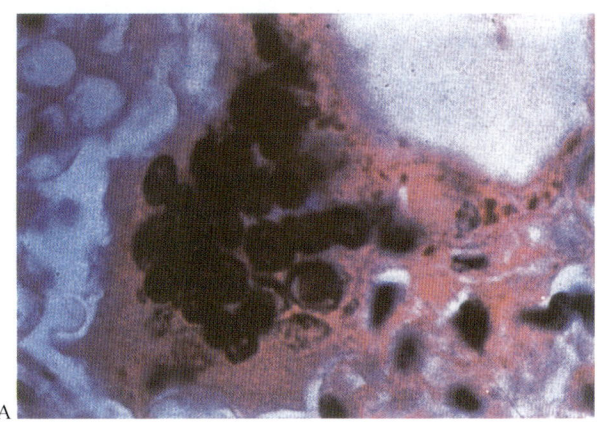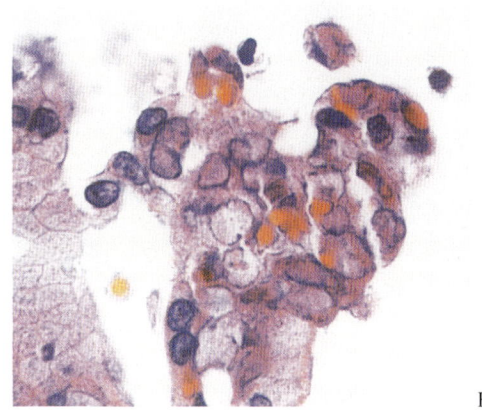

图 8.20　病毒感染。**A**：一个已知麻疹病毒感染患者淋巴组织内的 Warthin-Finkeldey 细胞。图示见于本病的特征性的多核巨细胞。**B**：腺病毒感染。细胞融合呈合胞体，并且含有特征性的核内包涵体。(B courtesy of Dr. Renate Reif, "Assaf Harofe" Medical Center, Tel Aviv Medical School, Zrifin, Isreal.)

种病因，尤其是在免疫功能低下的个体。这种改变和那些在大肠和小肠中所见的改变是相似的。

由于腹部淋巴结肿大、肝炎、脾疾病或肠和阑尾肠相关淋巴组织疾病引起的急腹痛可能是传染性单核细胞增多症的特征[36]。可见致密的淋巴组织增生，滤泡间的固有膜明显膨胀，内含混合性弥漫性增生的免疫母细胞，包括 Reed-Sternberg 样细胞，并混合有大、小淋巴细胞。核分裂象缺乏，淋巴组织广泛增生，以致腺体数目似乎减少。淋巴细胞浸润延伸至其下的黏膜下层。主要的细胞类型是非典型性淋巴细胞，其中多数位于血管周围，产生一种血管炎样结构。在致死性类型的疾病中，黏膜有溃疡形成。

阑尾真菌感染与肠道的类似感染十分相近。它们包括毛霉菌病（图 8.21）、组织胞浆菌病、南美芽生菌病、曲霉病以及念珠菌病。

蛲虫（*enterobius vermicularis*）是阑尾腔中最常见的寄生虫之一，其全球发病率从 0.2% 到 75% 不等[37,38]。这种寄生虫在温带和寒带比在热带常见，而且最常见于北半球的发达国家。在美国，大约 3% 的阑尾标本中含有蛲虫[39]。儿童尤其容易感染，最常见的传播方式是肛门-手指-口途径（图 8.22）。摄入的卵在十二指肠孵化，在这里幼虫蜕皮两次，得以性的成熟。不常沐浴、穿着污染的内衣、居住

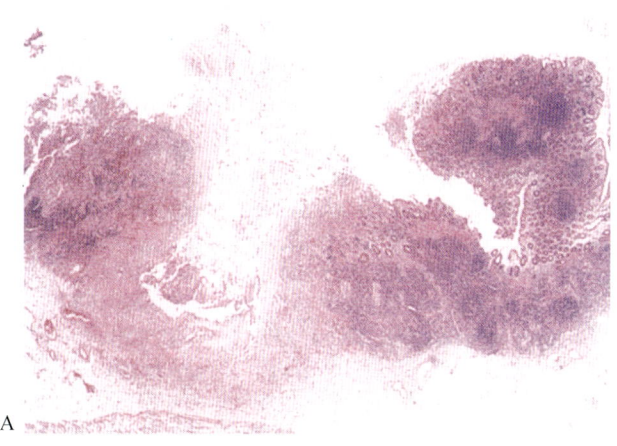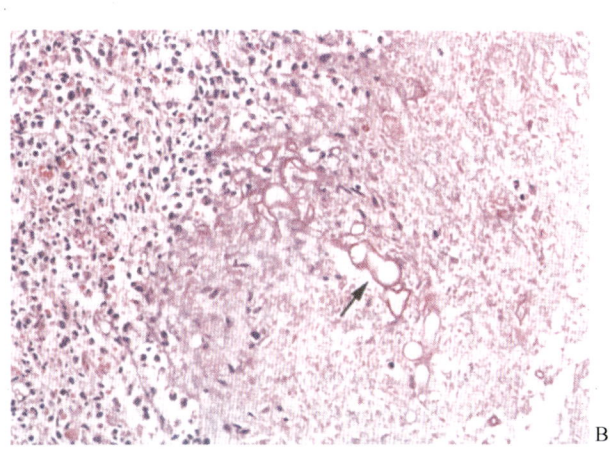

图 8.21　毛霉菌阑尾炎。**A**：10 岁儿童，严重营养不良，其阑尾可见局灶性溃疡。**B**：溃疡中心区域坏死碎屑的高倍放大，显示毛霉菌不规则的分枝状菌丝存在（箭头）。

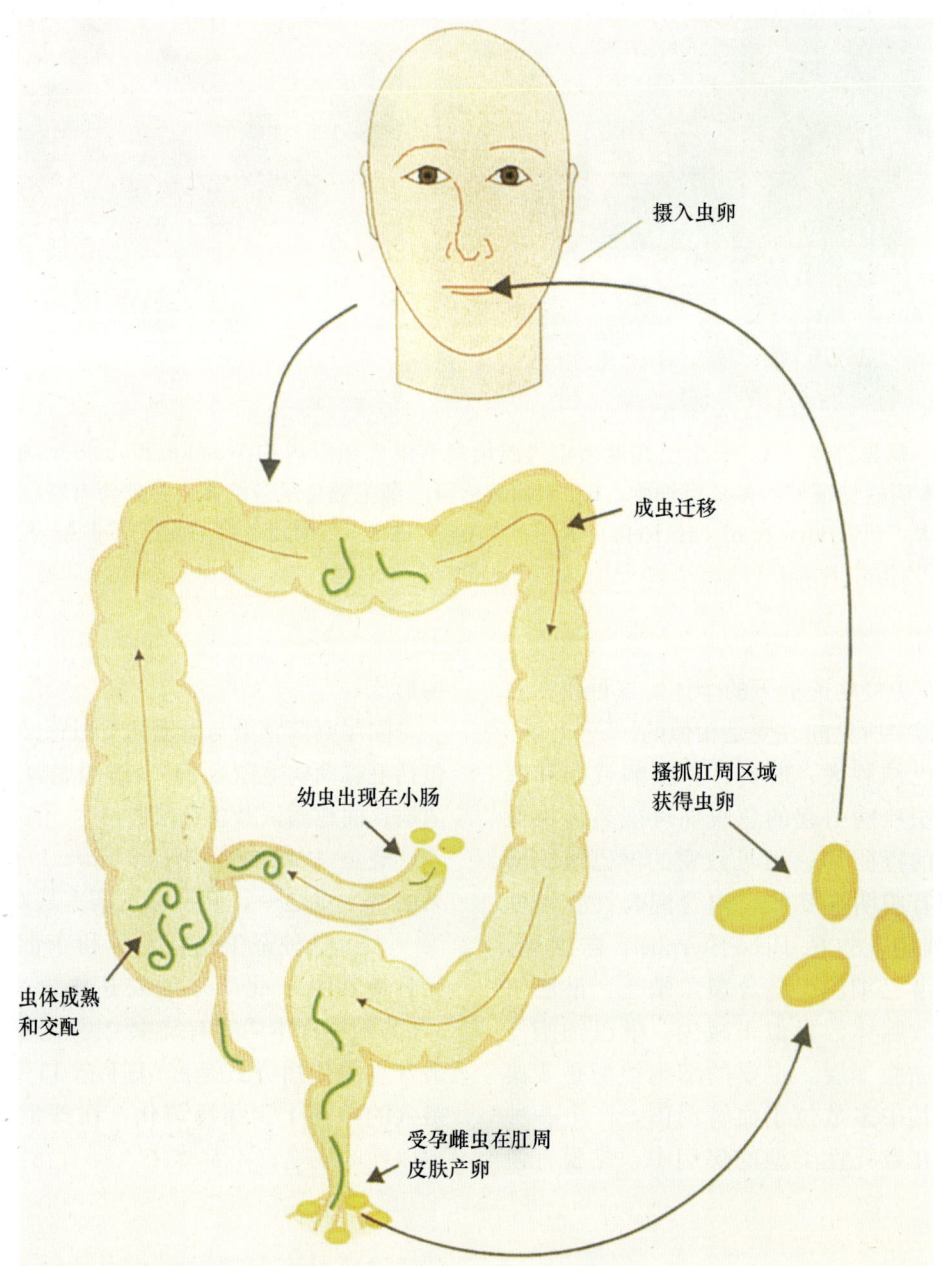

图 8.22 蛲虫生活周期图解。

拥挤以及缺乏日晒等均容易引起疾病的传播。自身感染导致重复感染和大量成虫寄生。症状包括会阴或肛周疼痛和瘙痒。蛲虫也可能在无症状的患者中偶然发现[40]。

雌性成虫长 6~12 mm，雄性成虫 2~5 mm。由于其大体表现，英文通常将它们称为 pinworms 或 thread worms（图 8.23）。成年雌虫有 3 个唇和一对侧生头侧翼膜，肌性食管的终端呈球形，后端变细。生殖系统的横切面呈 T 形，子宫内有特征性的虫卵。成年雄虫有一个位于腹侧的尾翼和单个大的交合刺。成虫寄居在结肠和阑尾中，并在此交配。交配后雄虫很快死去，雌虫移行到肛周和会阴区产卵，产卵后死去。一个妊娠的雌虫大约产 11000 个卵圆形不对称的、几乎是无色的扁卵。粪便检查发现不对称的虫卵大约 50~60 μm，含有完全发育的幼虫。蛲虫虫卵具有高度接触传染性，因为它们在体温下沉积大约 6 个

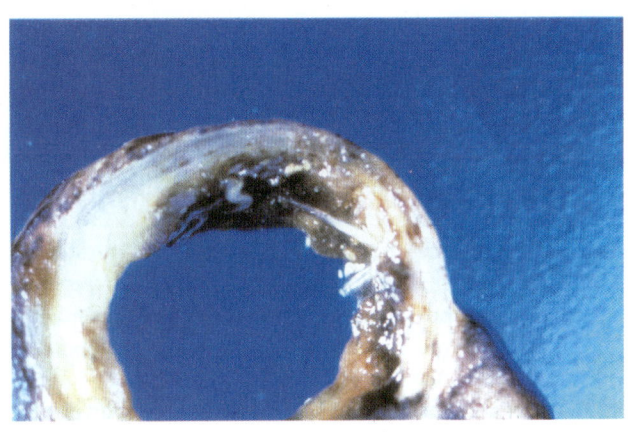

图8.23 蛲虫。9岁女童急性阑尾炎的阑尾横切面。阑尾壁上附着几个虫体。(Picture courtesy of Dr. Lida Crooks, Laboratory Services, Albuquerque, VA Medical Center, Albuquerque, NM.)

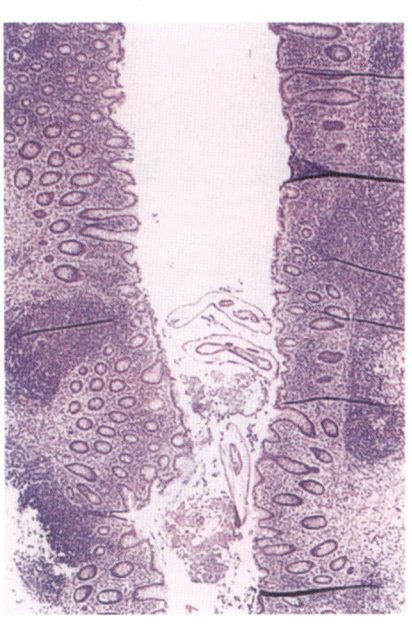

图8.25 蛲虫。阑尾切面显示阑尾腔内虫体。注意除了嗜酸性细胞数量轻度增多以外，黏膜表现基本正常。

小时后即具有传染性，而且不需要中间宿主。虫卵对于常用的消毒剂也是高度对抗的，在环境中可以存活长达2周。在组织中辨认成虫依赖于发现一对角质脊（图8.24），寄生虫的子宫中有典型的虫卵，或特征性的狭窄的少肌型肌肉系统，由2或3层肌肉组成，被4个条索分成4个部分。

位于阑尾腔中的蛲虫常常不引起炎症反应，除了黏膜嗜酸性细胞轻度增多以外（图8.25）。然而，当蛲虫阻塞阑尾腔时会发生急性阑尾炎。严重感染引起结肠、盲肠、阑尾及低位回肠的病变。通常的表现包括表浅性溃疡形成，点状出血，有时发生黏膜或黏膜

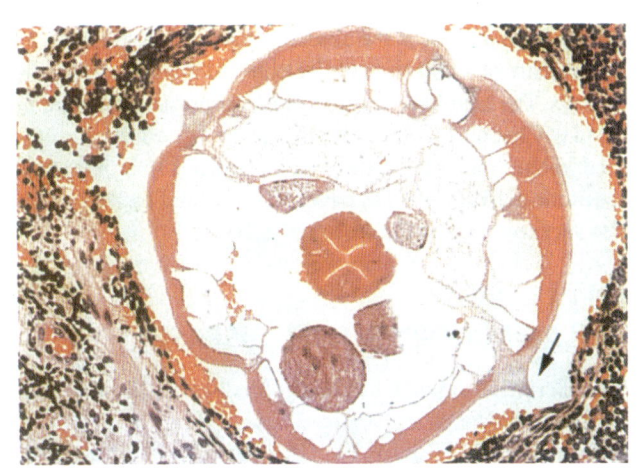

图8.24 蛲虫。阑尾腔中虫体的横切面。注意角质脊（箭头）的特征。

下脓肿。当黏膜出现炎症时，通常围绕寄生虫卵而不是虫体本身。寄生虫很少侵及黏膜，当其侵及黏膜时形成称为蛲虫小结（oxyuris nodules）的肉芽肿。严重的黏膜嗜酸性细胞增多发生在大约2%的感染中。由纤维组织包绕的一圈肉芽组织围绕嗜酸性细胞中心。另外，结节中可见嗜酸性细胞、淋巴细胞、巨细胞和Charcot-Leyden结晶。这种结节最终纤维化及玻璃样变，形成梗阻性肿块，导致继发性梗阻，继而发生急性阑尾炎。在某些情况下，成虫移行到腹膜和网膜，引起异物性炎症反应。

血吸虫病（schistosomiasis）是一种水生吸虫的感染，是范围最广泛的寄生虫病之一，估计全球有三亿人感染[41]。在疫区，1%~15%的阑尾切除标本中发现有血吸虫[42]。并不是所有感染的个体均有症状。在年轻患者阑尾出现虫卵的早期就发生肉芽肿性的阑尾炎，此时急性肉芽肿性炎症包围活的虫卵。接着发生组织坏死，组织中嗜酸性细胞增多以及中性粒细胞渗出。长期对于血吸虫卵的炎症反应可以引起阑尾壁纤维化，导致梗阻性阑尾炎，在组织学切片上虫卵可能出现钙化。虫卵在血管腔内也可形成嵌塞，有时引起出血性缺血性坏死[43]。

蛔虫（图8.26）、片吸虫、裂头蚴病、各种阿米巴、结肠小袋纤毛虫[44]、弓蛔虫、鞭虫、狐毛首线虫[45]、网状线虫[46]、类圆线虫以及肝毛细线虫均可

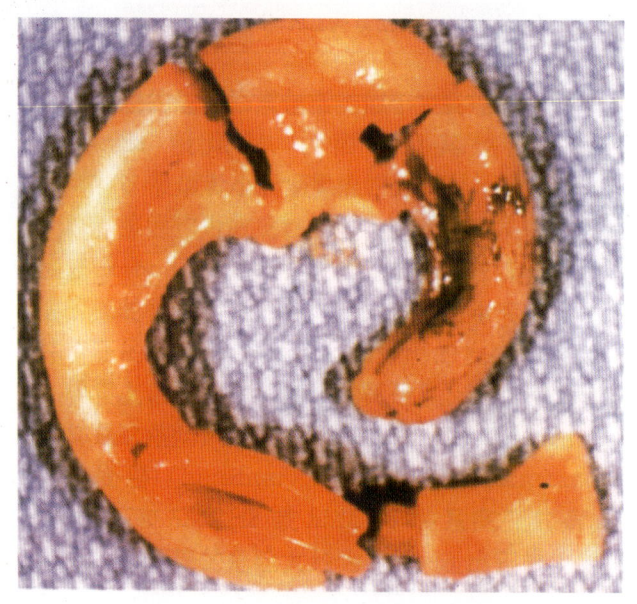

图 8.26 阑尾腔内的蛔虫成虫。

感染阑尾，或者单独发生，或者与肠道其他部位共同感染。这些感染的组织学特征在第 6 章和第 13 章中描述。

认为食用被牛海绵状脑病病原污染的食物可以引起变异的 Creutzfeldt-Jakob 病（vCJD）[47]。这种感染发生在有正常数目淋巴集结的小肠和阑尾[48]。vCJD 临床发作之前，可见对于朊病毒蛋白的免疫反应，尤其是在阑尾淋巴滤泡的生发中心。阑尾没有急性阑尾炎的征象。在 vCJD 的潜伏期阑尾出现朊病毒蛋白，可能为在阑尾切除患者中筛查本病提供机会[49]。然而，应该注意的是，异常的朊病毒蛋白并不是出现在所有的 vCJD 病例中[50]。

"特发性"肉芽肿性的阑尾炎

特发性阑尾炎是一种未被充分了解的疾病，见于 0.1%~2% 阑尾切除标本[51,52]。它可能是其他伴有肉芽肿性疾病的早期表现，例如 Crohn 病、结节病或者寄生虫或细菌感染[53]。在这种情况下，其他疾病表现变得明显之前阑尾已经受累，因此，肉芽肿的病因并不清楚。在另外一些情况下，特发性肉芽肿性阑尾炎实际上可能就是上述疾病。然而，仅仅依靠组织学特征来区别这些不同的病因并不敏感。

有人提出，当在每张阑尾组织切片中发现多达 20 个肉芽肿时，很可能是孤立的特发性肉芽肿性阑尾炎[54]。然而，其他作者发现，每个横切面有 21 个肉芽肿的患者后来在胃肠道的其他部位发生了 Crohn 病，提示对于区分 Crohn 病和特发性肉芽肿性阑尾炎来说，肉芽肿的数量并不是一个可靠的标准[55,56]。当除了肉芽肿之外还有神经增生时，这可能是早期 Crohn 病。

Lamps 等证实，耶尔森菌感染是肉芽肿性阑尾炎的一个重要原因，他们通过联合应用组织学评估和分子技术证实组织中有耶尔森菌 DNA 序列。没有可靠的组织学特征（前面章节描述的）来区分耶尔森菌阴性和耶尔森菌阳性的病例。耶尔森菌感染只能通过聚合酶链反应（PCR）来进行可靠的诊断[53]。

当发现肉芽肿时，应努力通过与其他发现的相互关系来确定其病因。对于怀疑耶尔森菌感染的病例，应通过组织的血清学检测或 PCR 分析来确定（或排除）耶尔森菌是肉芽肿的病因，以有利于正确的治疗。如果不能确定病因，可以做出特发性肉芽肿性阑尾炎的诊断，直到明确其他的病因为止（例如 Crohn 病）。应在注释中反映出这种诊断的临时性。

免疫功能低下患者的阑尾改变

免疫功能低下患者可以发生普通类型的阑尾炎，胃肠道其他部位的感染也可累及阑尾。特别是中性粒细胞减少性小肠结肠炎。诊断线索是在出现溃疡时缺乏急性炎症，这在非中性粒细胞减少的患者是可以见到的。这种疾病的组织学特征在第 13 章中详细描述。还可以见到用于移植患者的药物的副作用（见第 13 章），或 AIDS 患者细胞凋亡活性增加。在 AIDS 患者中，淋巴组织增生也是非常常见的。

炎症性肠病

溃疡性结肠炎（UC）及 Crohn 病（CD）均能累及阑尾，与溃疡性结肠炎相比，Crohn 病更容易累及阑尾。发生在阑尾的溃疡性结肠炎及 Crohn 病的诊断需要结合临床、放射学及形态学所见。检查阑尾切除标本可以为发现炎症性肠病提供初步的线索，尤其是当病变局限于阑尾中时。组织学改变与发生在肠道其

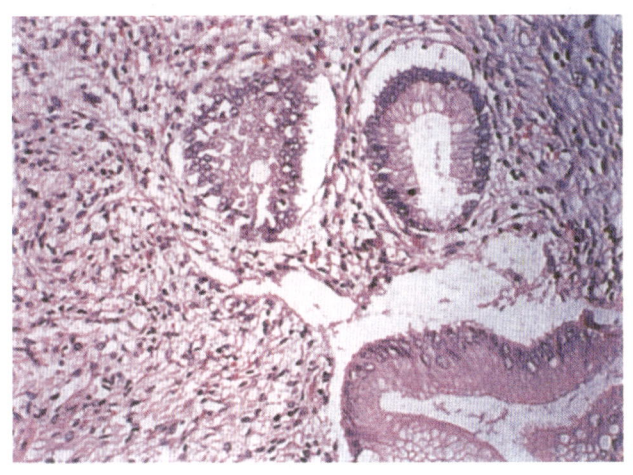

图 8.27　长期化疗的癌症患者的阑尾。纤维化造成阑尾结构明显改变。固有膜中正常的免疫细胞显著减少。

表 8.3	阑尾周围炎的原因
腹主动脉动脉瘤	
发生在阑尾另一节段的阑尾炎	
结肠炎	
憩室炎	
与结肠肿瘤有关的炎症	
炎症性肠病	
盆腔炎症性疾病	
泌尿系疾病	
原因不明	
肠道感染	

他部位的病变相似。炎症性肠病累及阑尾的组织学特征在第 11 章中讨论。

药物作用

如同小肠和大肠一样，阑尾同样可以受到药物影响（见第 6 章和第 13 章）；然而，阑尾受累具有一些独特的特征。化疗严重消耗正常的淋巴组织，导致固有膜细胞稀少和淋巴集结消失（图 8.27）。上皮细胞可能出现坏死或巨大细胞变。在直肠癌和子宫颈癌患者局部区域化疗期间，阑尾炎的发病率增加。沙利度胺与阑尾发育不全有关。

高效抗逆转录病毒治疗（HAART）的引进已经改善了 HIV 感染个体的治疗，应用这种治疗之后，免疫功能得到恢复，临床症状得到改善。虽然这种治疗改变了 HIV 感染的死亡率，但有几篇报告认为 HAART 与急性炎症或感染性病变有关，包括急性阑尾炎[57]。这可能归因于所谓的免疫恢复炎症综合征。在恢复过程中，由于局部淋巴组织增生或阑尾感染而发生阑尾炎。另一种可能性是抗逆转录病毒治疗本身可以引起阑尾炎。

阑尾周围炎

阑尾周围炎的定义是阑尾浆膜炎症而不累及黏膜（图 8.28）。阑尾周围炎最常发生在 12 岁以下的男孩以及 17～21 岁的女性。阑尾周围炎可以分为两种类型：幼年性阑尾周围炎和继发性阑尾周围炎。幼年性阑尾周围炎，炎症到达黏膜下层，但是病变的严重性有一个梯度变化。黏膜下层病变轻微，而接近浆膜层的病变严重程度增加。认为这种类型的阑尾周围炎是从前阑尾炎黏膜炎症消退的结果。继发性阑尾周围炎同时合并腹内感染或其他炎症性病变。阑尾周围炎的常见原因见表 8.3。由沙眼衣原体引起的输卵管炎特别容易引起阑尾周围炎[58]。大多数阑尾周围炎患者发生严重的并发症，提示确立阑尾周围炎的诊断具有临床意义[59]。

组织学所见反映了炎症性病变的持续时间。最常见的是局限于浆膜和固有肌层的急性炎症和水肿。可能伴有间皮增生（如果在阑尾浆膜面仅见散在的中性粒细胞，而边缘有活跃的中性粒细胞，这些改变很可能是阑尾手术处理引起的而非真正的阑尾周围炎）。在某些情况下，有明显的纤维素性渗出物，没有明显的炎症。当炎症性病变消退时，纤维组织和慢性炎症细胞取代急性炎症和水肿，而且纤维条索穿入阑尾系膜（图 8.28）。

进行性纤维性闭塞

阑尾远端纤维性闭塞是自然衰老过程的一部分。纤维化过程从远侧开始向近侧进展（图 8.29），最后导致正常阑尾黏膜和淋巴集结丧失。在纤维化的最初阶段，固有膜中肥大细胞密度增加，伴有神经增生。

神经增生

如前所述，阑尾远端纤维性闭塞可能伴有神经增

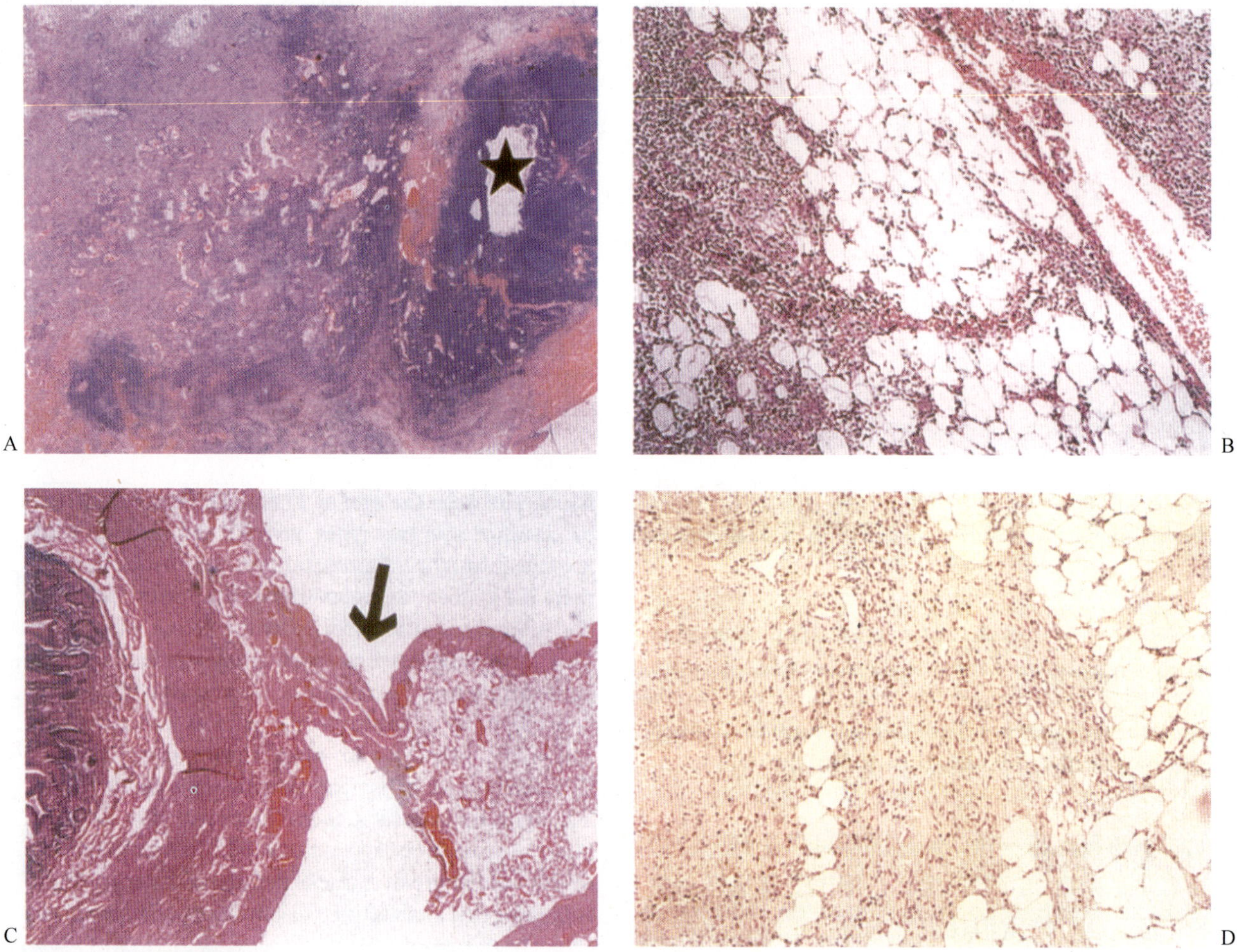

图 8.28 阑尾周围炎。A：急性阑尾周围炎。星号标记阑尾腔。炎症主要在阑尾周围。病人患有憩室炎，伴有憩室破裂。B：高倍镜下显示炎症性病变累及阑尾周围的脂肪组织。C：阑尾周围炎的最后结果是在阑尾和邻近结构之间形成粘连。阑尾周围粘连用箭头表示。D：显示阑尾周围炎晚期阶段增生的成纤维细胞和慢性炎症细胞。

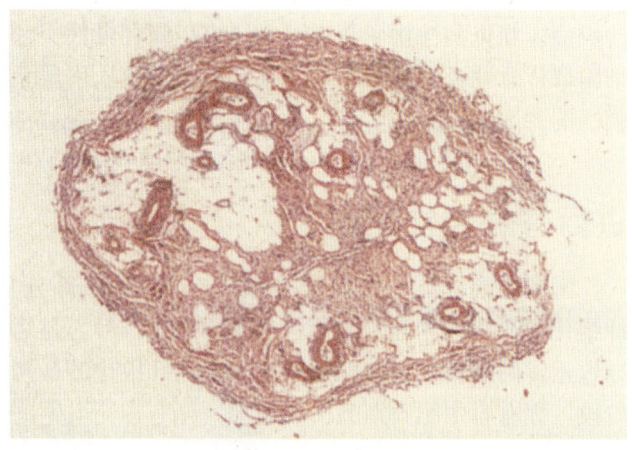

图 8.29 阑尾萎缩伴有纤维性闭塞，图示上皮及其周围固有膜和淋巴滤泡丧失。脂肪浸润和纤维组织内向生长。固有肌层萎缩。

生。神经增生的发病率存在地理学上的差异，它更常见于阑尾炎发病率高的国家。在急性阑尾炎患者中发现神经纤维、神经鞘细胞及增大的神经节数目增加，提示不是所有见于阑尾的神经增生都如同推测的那样是生理学上的老化现象。相反，它可能是曾经发生炎症后神经重塑的结果。肥大细胞产生神经生长因子，它能促进神经增生。

可见三种类型的神经增生：一种伴有远端纤维性闭塞；一种起源于神经丛；另一种累及固有膜。与远端纤维性闭塞有关的神经增生，可见小的神经鞘细胞结节，核呈梭形逗点状，伴有少量不清楚的细胞浆，在黏液样间质中呈洋葱皮样层状聚集，形成模糊的轮状结构（图 8.30）。这些特征可以通过神经标记物免疫染色显示，例如 S100、PGP 9.5 或 Leu-7。黏膜神

8 阑尾非肿瘤性疾病

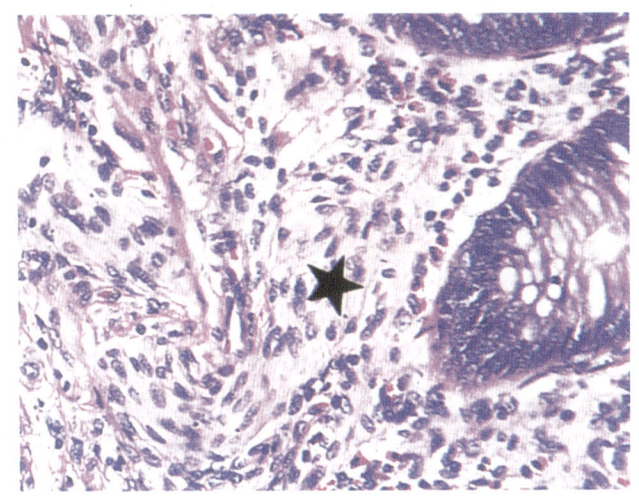

图 8.30 神经增生。增生的神经鞘细胞累及肠腺之间的固有膜（星号）。

经增生可见淡染的梭形细胞在固有膜或闭塞的阑尾中呈灶状聚集[60]。S100、PGP 9.5、Leu-7 或突触素能显示神经元或神经元周围的神经鞘细胞。起源于黏膜神经丛的神经增生容易累及黏膜下神经丛和肠肌神经丛，并能够延伸进入阑尾周围的脂肪组织。

潴留性黏液囊肿

潴留性黏液囊肿（单纯性黏液囊肿，潴留囊肿）是由阑尾腔梗阻引起的，由于黏液积聚造成部分或整个阑尾腔扩张（图 8.31）。我们主张"黏液囊肿"这个术语只用于扩张并含有浓缩黏液的阑尾，其中没有分泌黏液的肿瘤。黏液囊肿无性别差异，最常累及中年人。它们通常发生在急性阑尾炎后，伴有炎症后纤维化、梗阻和进行性的黏液积聚。黏液囊肿通常小而没有症状，但它们可能增大并含有浓稠的凝胶状黏液，可能导致腹痛，伴有或不伴有可触及的肿块。

潴留性黏液囊肿通常为单房薄壁囊肿，内衬扁平萎缩的上皮。内衬上皮可能含有正常表现的杯状细胞。阑尾壁可有局灶性纤维化以及慢性炎症。黏液囊肿破裂产生局限性阑尾周围黏液积聚，这些黏液容易清除并且不再重新聚集。然而，应该仔细寻找肿瘤性上皮，以排除潜在性肿瘤的存在。可能发生肉芽肿性反应（图 8.32）。

黏液球囊肿

黏液球囊肿（myxoglobulosis）是阑尾黏液囊肿的一个亚型，其特征为扩张的阑尾腔内出现黏液性、偶有钙化的珍珠般或鱼子酱样的小球。这种特征性的小球导致了诸如"鱼子"阑尾或"鱼子酱"阑尾这样的术语（图 8.33）。黏液球囊肿占黏液囊肿的 0.35%～0.8%[61,62]。

这种病变在临床上可能表现为急腹症，或可能是剖腹手术或尸检时的偶然发现。大体上，特征性的所见是由钙化的无定形物质组成的一群不透明的白色小球（图 8.33），没有基本的结构。穿孔是不常见的并发症，通常引起腹膜炎。在穿孔的病例中，白色小球被纤维性粘连包绕，积聚在盲肠周围。近端阑尾封闭

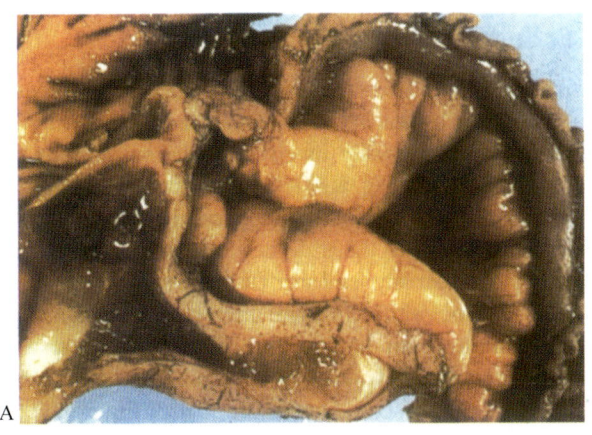 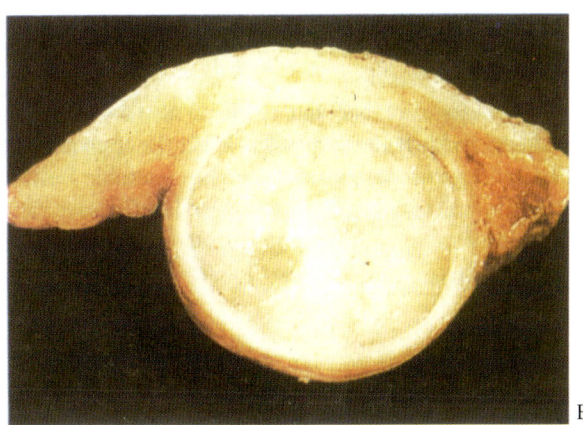

图 8.31 黏液囊肿。A：阑尾纵向剖开，显示阑尾内存在胶状物质。阑尾近端比远端扩张明显。B：黏液囊肿患者阑尾的横切面。阑尾腔内充满胶状黏液物质。没有肿瘤出现。

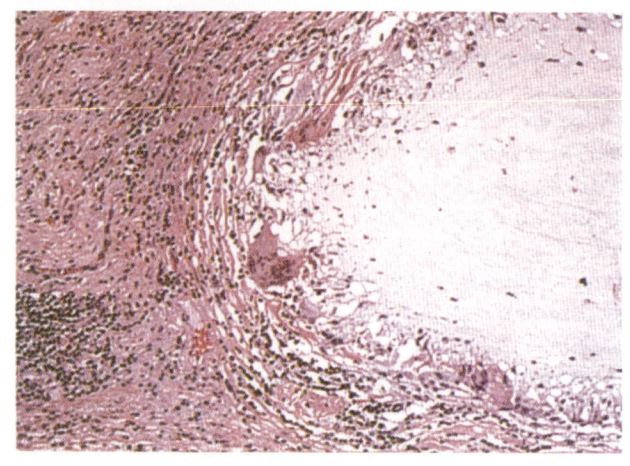

图 8.32 黏液囊肿。阑尾腔中含有黏液以及巨细胞和炎症细胞。这种类型的肉芽肿性反应常见于不同原因引起的黏液囊肿。

的膜可能导致这种病变的发生[63]。

组织学上，"珍珠"或"鱼子酱"由同心圆层状排列的黏液和细胞碎屑组成。导致黏液转化为球形小体的因素尚不清楚。推测是起先形成一个组织核心，围绕这个核心黏液呈同心圆样沉积。这种核心可能来源于阑尾壁黏液和肉芽组织的机化、脱落和坏死。

良性非肿瘤性息肉

小而局限的增生性息肉可以发生在阑尾，与结直肠的增生性息肉相似（图 8.34）。腺体具有锯齿状的管腔，内衬良性上皮，显示细胞成熟有序进展。胶原增厚且没有细胞非典型性。作为比较广泛的综合征的一部分，Peutz-Jeghers 综合征和幼年性息肉也可累及阑尾。它们与发生在其他部位的 Peutz-Jeghers 综合征和幼年性息肉相似（见第 12 章）。这些病变应该与锯齿状腺瘤和无蒂的锯齿状息肉鉴别（见第 14 章）。

淋巴组织增生

淋巴组织增生通常发生在年轻患者（图 8.35），引起梗阻和继发性阑尾炎。病毒感染常常引起淋巴组织增生。病毒引起淋巴组织增生的阑尾很少被切除，除非发生继发性急性阑尾炎，因为这种病变具有自限性，而且淋巴组织增生最终会消退。这种病变的特征是出现增大的淋巴滤泡，含有显著的生发中心，周围绕以良性表现的淋巴细胞套。生发中心可能含有许多含有可染小体的巨噬细胞。

移植物抗宿主病

移植物抗宿主病（graft versus host disease, GVHD）累及阑尾是胃肠道广泛受累的一部分。由于移植前的病变，移植物抗宿主病表现为固有膜细胞极度稀少，伴有淋巴集结消失。如同胃肠道其他部位一样，也可发生特征性的凋亡病变（图 8.36）。由于这种病变发生的环境，可能同时出现巨细胞病毒感染。

血管疾病

累及阑尾的血管疾病通常包括血管曲张、血管畸形、血管肿瘤、血管发育异常以及血管炎（图 8.37）。阑尾坏死性动脉炎的发病率不同，从 0.89% 到 1.9%[64,65]。可以导致黏膜溃疡形成或梗死。常常在没有阑尾炎的情况下出现血管炎。这种病变是系统性结节性多动脉炎的临床病理谱系的一部分。由于每年阑尾切除术的频率很高，所以本病可以在阑尾中被首次诊断。这些血管病变的特征在本书的其他部分讨论。

见于阑尾的妇科异常

子宫内膜异位症

在检查过的阑尾中 1%～8% 会出现子宫内膜异位症[66,67]。大部分的患者在 20～40 岁之间。子宫内膜异位症通常累及浆膜面或肌层（图 8.38）。仅在极少数的情况下累及黏膜。它可以表现为阑尾炎，尤其是当子宫内膜异位组织出血，或发生肠套叠时。大体上，子宫内膜异位可以表现为散在的棕色病灶，虽然它常常是一个偶然的组织学所见，大体检查不能发现。子宫内膜腺体和间质均伴有不同数量的纤维化和含铁血黄素沉积。

阑尾子宫内膜异位症单独发生，或与其他病变并存，例如阑尾内翻。阑尾内翻由肌肉增生引起，肌肉增生刺激阑尾蠕动引起阑尾完全内翻并套叠进入盲肠。少数病例的阑尾子宫内膜异位上皮发生黏液化

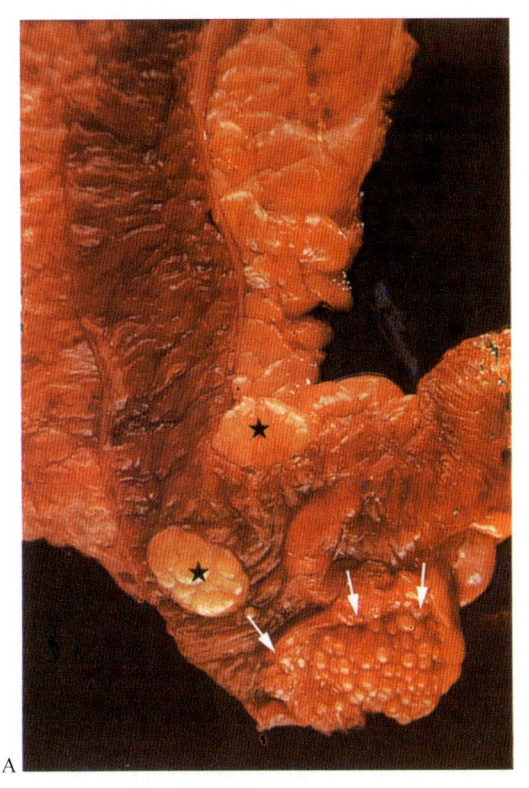
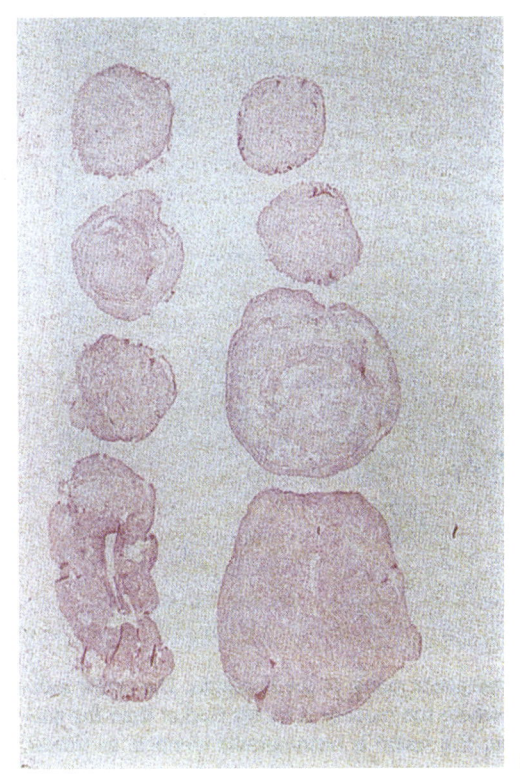
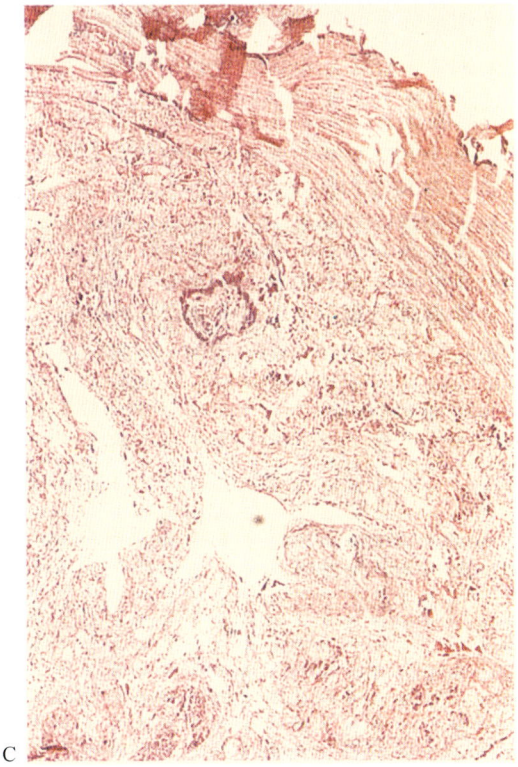

图8.33 "鱼子酱"阑尾。A：打开的回肠结肠切除标本。阑尾位于图片的右下方。阑尾含有圆形白色的小球（箭头）。盲肠/升结肠中的白色肿块（星号）是一个已被切开的脂肪瘤。B：8个小球的横切面显示其无定形的特征。C：高倍放大显示以黏液碎屑为中心的分层状结构。

生，伴有上皮异型增生[66]。子宫内膜腺体出现广泛的黏液上皮和Paneth细胞区域。黏液上皮具有局灶性低级别上皮异型增生。肠上皮和子宫内膜上皮均被典型的子宫内膜间质所包围，雌激素受体蛋白染色强阳性。支持黏液上皮来源于化生的根据是，腺体含有混合性的纤毛性和非纤毛性黏液细胞、杯状细胞、Paneth细胞、纤毛细胞以及非纤毛性子宫内膜细胞，所有这些细胞雌激素受体均呈阳性反应[67]。

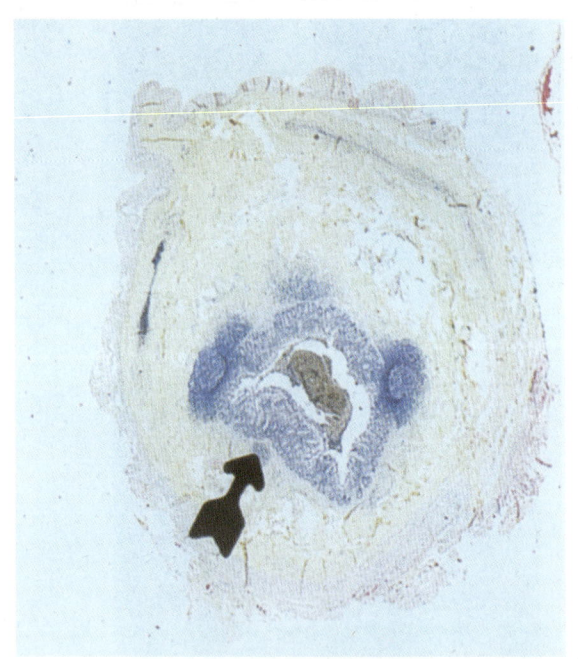

图 8.34 阑尾增生性息肉。箭头显示的区域黏膜比周围区域局灶性增厚。这种病变组织学上与见于结肠的类似病变相似。

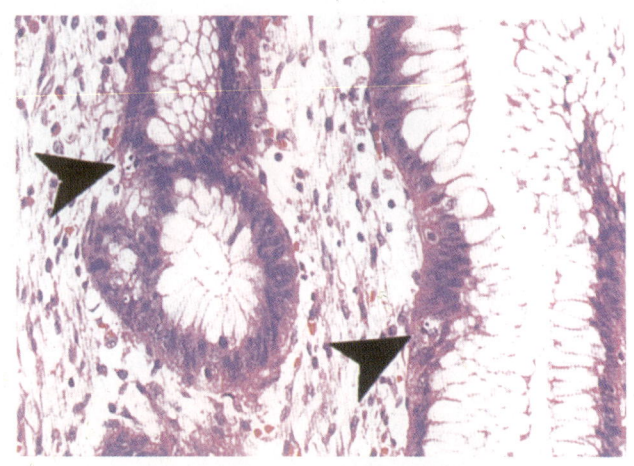

图 8.36 移植物抗宿主病。腺体被细胞稀少的固有膜分开。出现移植物抗宿主病典型的单细胞坏死（箭头）。(Case courtesy of Drs. Shulman, Sale and Myerson, Fred Hutchinson Cancer Center, Seattle, WA.)

输卵管内膜异位症

输卵管内膜异位症是指异位的良性上皮类似于正常输卵管内衬上皮，常常累及腹膜和胃肠浆膜面。它可能是腹膜表面化生的结果[68]。这种病变由乳头状和多数腺体结构组成，结构可能复杂，但是没有细胞学非典型性。可能存在砂粒体。

这种病变与子宫内膜异位症的鉴别相对容易，因为

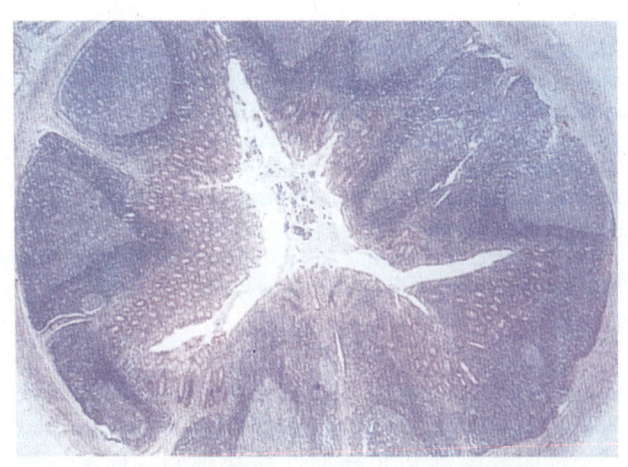

图 8.35 淋巴组织增生。一例成人阑尾的横切面，显示融合增生的淋巴滤泡。

输卵管内膜异位症缺乏子宫内膜上皮和间质、腺体周围出血区以及充满含铁血黄素的巨噬细胞。辨认 Müller 类型细胞分化可将这种病变与中肾管残余和间皮包涵囊肿区别开来。缺乏杯状细胞也能排除胃肠道来源。此外，这种病变 CA-125 和雌激素受体（ER）染色阳性（图 8.39），进一步证实了其 Müller 管来源[69]。

输卵管内膜异位症诊断困难，因为它可能难以与低度恶性（交界性）卵巢癌的浆膜种植鉴别。当缺少以下因素时，支持输卵管内膜异位症的诊断：(1) 过去或现在卵巢表面交界性的腹膜肿块；(2) 间质纤维组织增生，这是一种破坏性的浸润方式，伴有腺体基底膜破坏或中断；(3) 核的非典型性和核分裂象[68]。间皮病变也应该包括在鉴别诊断中，但是应用 cal-retinin、雌激素受体（ER）和孕激素受体（PR）以及 CA-125 抗体进行免疫染色可能容易将这两种病变鉴别开来。

蜕膜岛

蜕膜岛（decidual islands）可以出现在妊娠妇女阑尾的浆膜面（图 8.40）。它们也可以见于黏膜和固有肌层。这些蜕膜岛中含有片状的大的多角形蜕膜细胞。与子宫内膜异位症不同，其中不存在腺体。这种变化有时被误认为是某种类型的肿瘤，但是角蛋白、S100、癌胚抗原（CEA）和上皮膜抗原（EMA）免疫染色通常阴性。蜕膜细胞可以表达波形蛋白、结蛋白和（或）平滑肌肌动蛋白（SMA）。

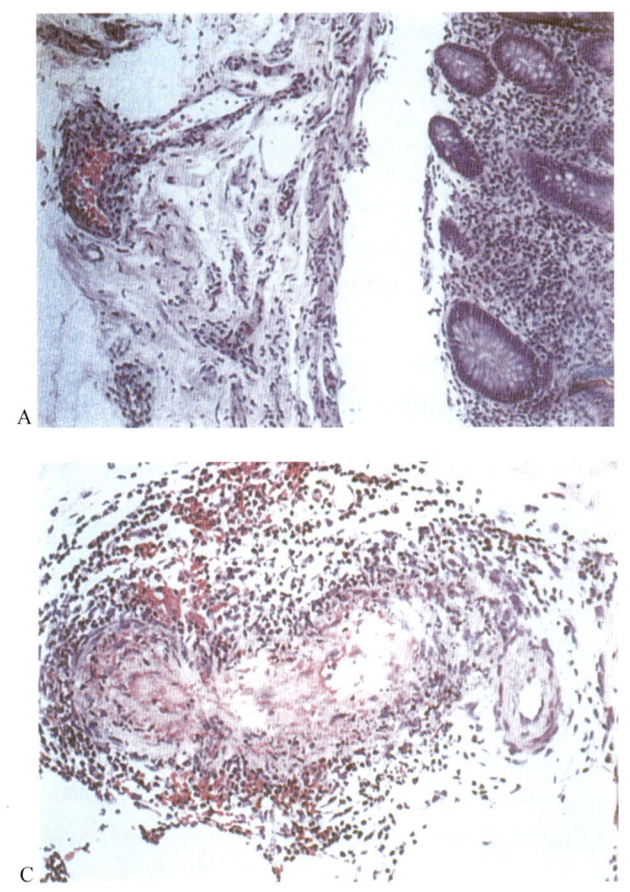
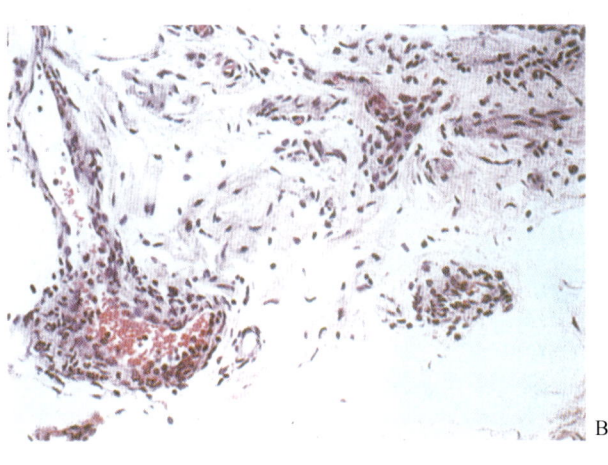

图 8.37 血管炎。**A**：被炎症细胞包围的黏膜下血管。**B**：高倍镜下的混合性炎性浸润。**C**：浆膜血管显示坏死和急性炎症。

间皮囊肿

间皮囊肿（mesothelial cysts）通常累及阑尾尖端（图 8.41）或其发生与阑尾周围的炎性假瘤有关。间皮囊肿常常是多发性，内衬立方形或扁平间皮细胞，取决于压迫性萎缩的程度。间皮细胞含有丰富的胞浆和小的位于中心的细胞核。它们位于间皮下间充质的上方。间皮囊肿的间皮细胞可以表现反应性增生、正常或扁平。这些细胞 PAS 染色、癌胚抗原（CEA）和上皮膜抗原（EMA）阴性，而细胞角蛋白

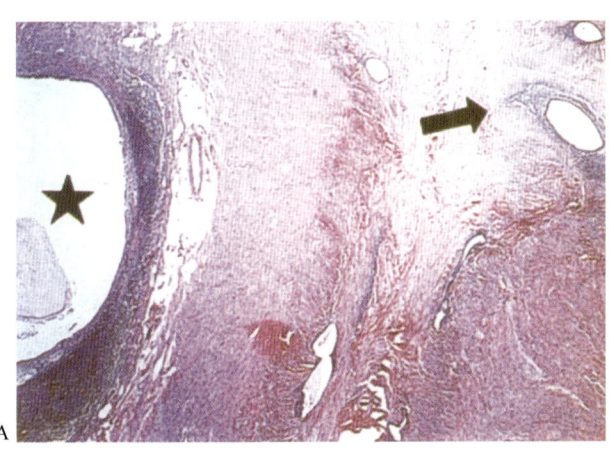
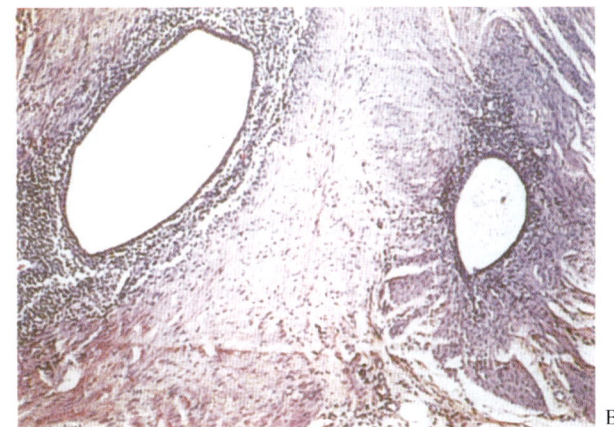

图 8.38 子宫内膜异位症。**A**：阑尾横切面显示阑尾腔（星号）。子宫内膜腺体和间质出现在阑尾壁上（箭头）。**B**：固有肌层内的两个子宫内膜腺体的高倍放大，由子宫内膜间质围绕。

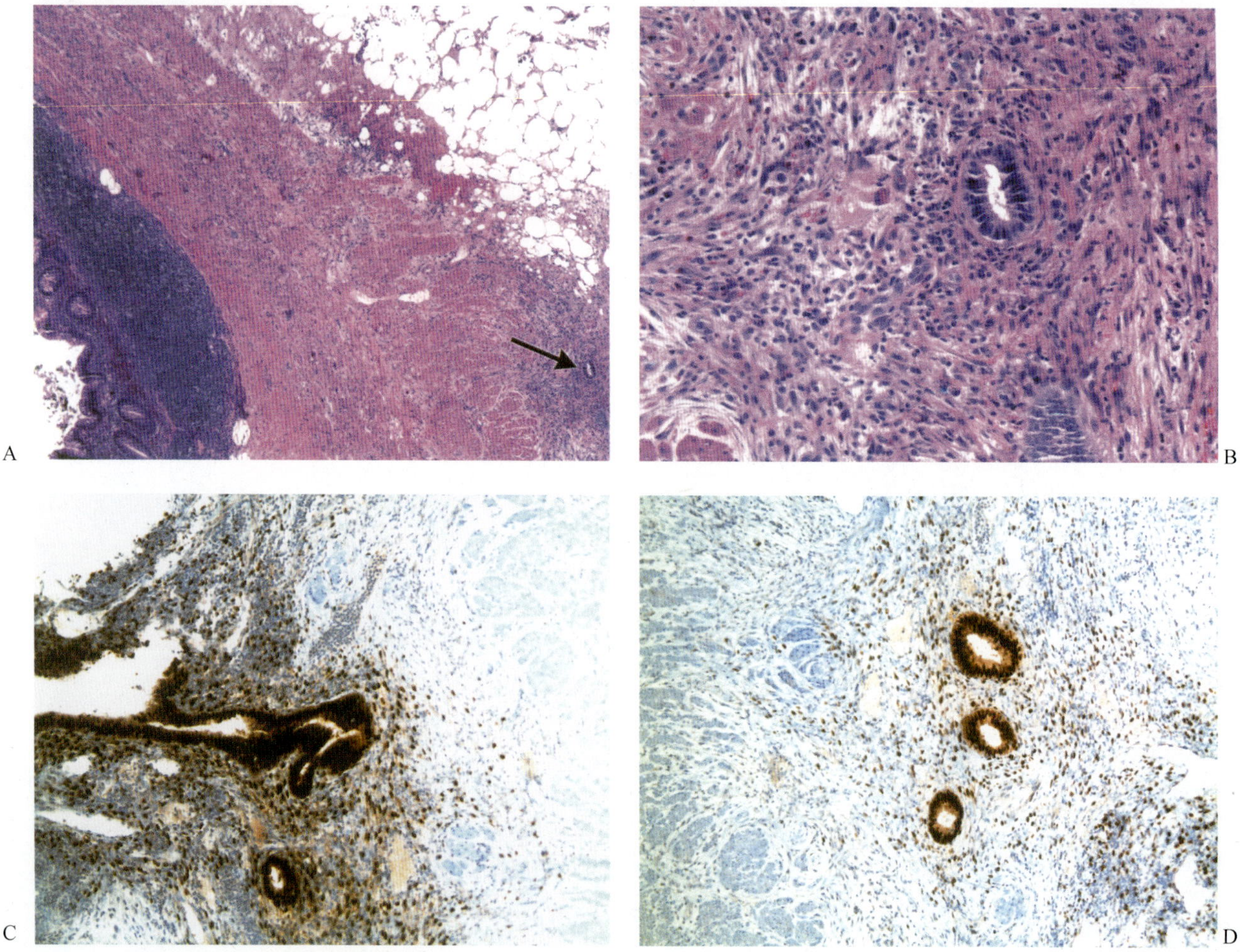

图 8.39 阑尾周围的输卵管子宫内膜异位症。**A**：低倍照片显示阑尾周围组织的腺体被特殊的间质包围（箭头）。**B**：腺体高倍放大。**C**：腺体和间质的细胞核雌激素受体染色强阳性。**D**：某些细胞孕激素受体也呈阳性反应。

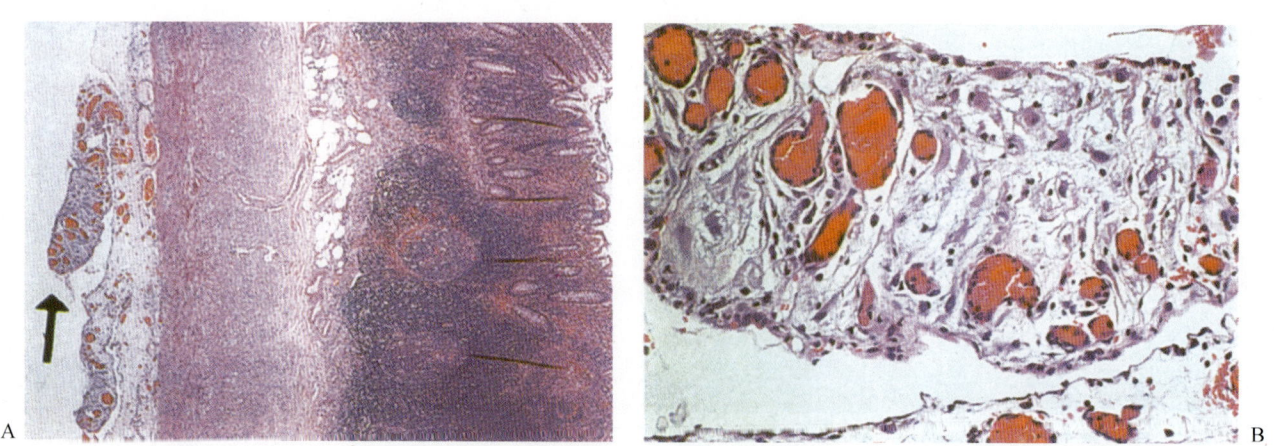

图 8.40 蜕膜结节。**A**：伴有浆膜蜕膜结节（箭头）的阑尾的横切面。**B**：高倍放大显示蜕膜细胞的细节。

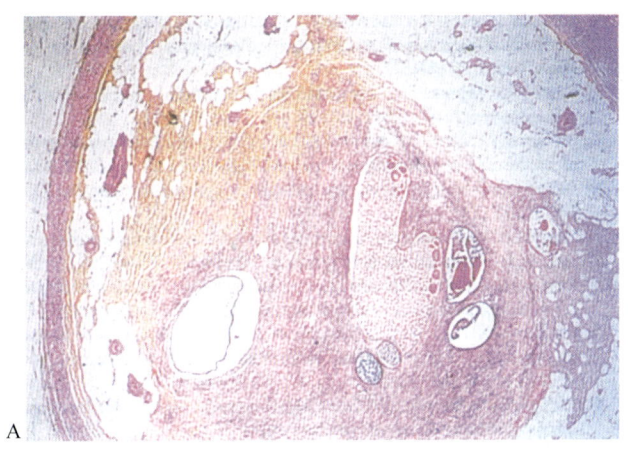 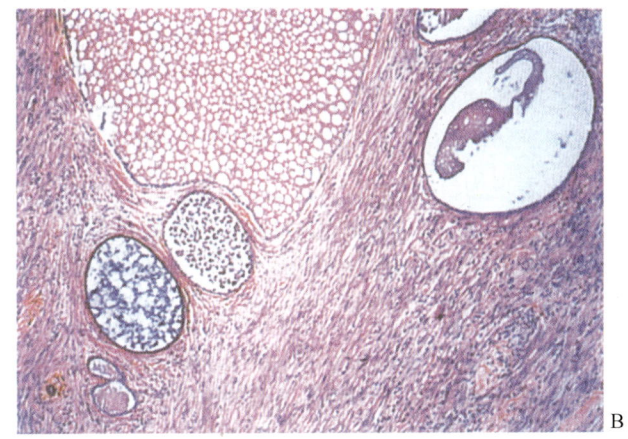

图 8.41　间皮囊肿。**A**：通过阑尾尖端的横切面，显示多发性囊肿。**B**：囊肿含有黏液，内衬间皮细胞。

和 calretinin 阳性。

囊性纤维化

　　囊性纤维化（cystic fibrosis，CF）是白种人最常见的遗传性疾病。囊性纤维化患者胃肠道异常的共同表现是异常的黏液生成。黏液的黏稠度取决于糖原蛋白的结构、氢和钙离子的浓度以及水的含量。在囊性纤维化中这些是异常的。囊性纤维化可以根据阑尾出现的变化来诊断（图 8.42）。高度膨胀的杯状细胞数量增加，内衬整个阑尾隐窝。这些杯状细胞释放异常的黏液成分，阑尾肿胀，随着嗜酸性分泌物的浓集而变得过度扩张。当阑尾腔被浓稠的分泌物阻塞时会发生阑尾炎。由于浓稠黏液的积聚和管腔内压力的增加，可能会发生憩室。患者可以发生阑尾与皮肤之间的瘘管[69]。

黑变病

　　黑变病（melanosis）的定义是脂褐素颗粒积聚在黏膜的巨噬细胞内。这些颗粒是由有界膜的胞浆内小体组成的，伴有电子致密的脂质类物质[70]。这些细胞主要见于黏膜，虽然在黏膜下也可以见到这些细胞积聚。7.4%～46%的阑尾中出现黑变病[71,72]。黑变病也出现在多数小儿患者中，提示它是一种常见的非特异性改变[72]。目前认为本病是由多种不同原因所致的凋亡增加引起的，包括感染[71]和摄入泻药[72]。

　　这种病变的程度明显不同，从少数孤立的组织细胞到明显色素沉着的巨噬细胞的大量聚集（图 8.43）。后者在伴有结肠黑变病的患者中尤其显著。黑变病在阑尾近端部分最为突出，阑尾远端几乎不被累及。

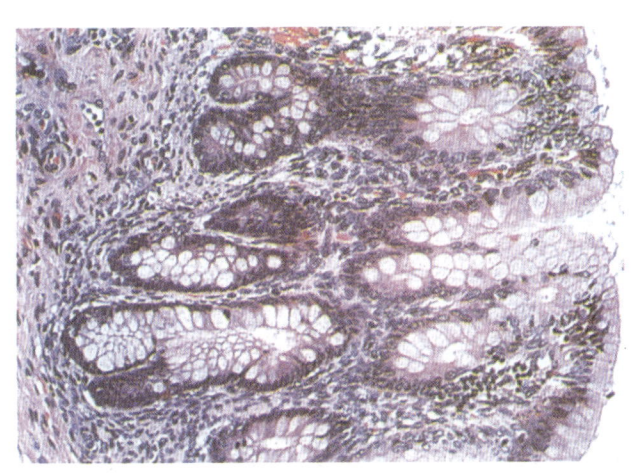 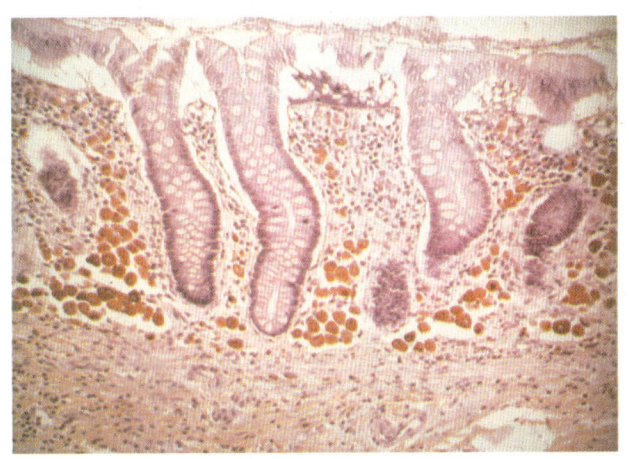

图 8.42　患有囊性纤维化的儿童的阑尾，显示增大的杯状细胞和再生的黏膜。

图 8.43　阑尾的黑变病。注意色素性巨噬细胞明显聚集在固有膜的深部。本例伴有广泛的结肠黑变病。

其他变化

接受阑尾切除术的患者在内镜以及显微镜下观察时可能见到残端的改变。最常见的改变是阑尾残端内翻，可能表现为盲肠息肉。以前接受妇科手术的患者可能出现卵巢组织与阑尾系膜粘连。胃肠道结节病（gastrointestinal sarciod）非常少见[73]，在 Kveim 试验阳性或者出现播散性疾病的临床及组织学证据时最容易诊断。阑尾结节病可能表现为急性阑尾炎。许多浸润性疾病均可累及阑尾，例如嗜酸性肉芽肿、淀粉样变性病、软斑病[74]、Whipple 病[75]以及炎性假瘤。这些疾病的病理学特征类似于本书其他章节描述的特征。

异物

5.5%的阑尾切除标本中会出现异物[12]。异物沉积在阑尾可能引起局灶性阑尾炎，粪石是最常见的异物。其他常见的异物包括钡剂和寄生虫。然而，几乎每种其他类型的异物均有可能出现，例如大头针、指甲、泡泡糖、牙齿和植物种子。异物可能引起黏膜萎缩和异物性肉芽肿。

参考文献

1. Malas MA, Sulak O, Gokcimen A, Sari A: Development of the vermiform appendix during the fetal period. *Surg Radiol Anat* 2004;26:202.
2. Horowitz E: Zur Histogenese des Colon und der Appendix beim Menschen. *Z Anat Entwickl* 1933;101:679.
3. Bockman DE: Functional histology of appendix. *Arch Histol Jpn* 1983;46:271.
4. Wakeley CPG, Gladstone RF: The relative frequency of the various positions of the vermiform appendix as ascertained by an analysis of 5000 cases. *Lancet* 1928;1:178.
5. Collins D: A study of 50,000 specimens of the human vermiform appendix. *Surg Gynecol Obstet* 1955;101:437.
6. Collins DC: Agenesis of the vermiform appendix. *Am J Surg* 1951;82:689.
7. Mesko TW, Lugo R, Breitholtz T: Horseshow anomaly of the appendix: a previously undescribed entity. *Surgery* 1989;106:563.
8. Yokose Y, Maruyama H, Tsutsumi M, et al: Ileal atresia and absence of appendix. *Acta Pathol Jpn* 1986;36:1403.
9. Bremner DN, Mooney G: Agenesis of appendix; a further thalidomide anomaly. *Lancet* 1978;i:826.
10. Narula IM, Pendse AK, Dandia SD: Appendix duplex. *Int Surg* 1974;59:173.
11. Tinckler LF: Triple appendix vermiformis: a unique case. *Br J Surg* 1968;55:79.
12. Collins DC: 71,000 Human appendix specimens, a final report summarizing forty years' study. *Am J Proctol* 1963;14:65.
13. Lamps LW, Gray GF Jr, Dilday BR, Washington MK: The coexistence of low-grade mucinous neoplasms of the appendix and appendiceal diverticula: a possible role in the pathogenesis of pseudomyxoma peritonei. *Mod Pathol* 2000;13:495.
14. Forshall I: Intussusception of the vermiform appendix with a report of seven cases in children. *Br J Surg* 1953;40:305.
15. Rode J, Dhillon AP, Hutt MSR: Appendicitis revisited: a comparative study of Malawian and English appendices. *J Pathol* 1987;153:357.
16. Basta M, Morton NE, Mulvihill JJ, et al: Inheritance of acute appendicitis: familial aggregation and evidence of polygenic transmission. *Am J Hum Genet* 1990;46:377.
17. Gamal R, Moore TC: Appendicitis in children aged 13 years and younger. *Am J Surg* 1990;159:589.
18. Pressman A, Kawar B, Abend M, et al: Acute perforated neonatal appendicitis associated with chorioamnionitis. *Eur J Pediatr Surg* 2001;11:204.
19. Beluffi G, Alberici E: Acute appendicitis in a premature baby. *Eur Radiol* 2002;12:S152.
20. Campbell KL, Debeaux AC: Non-steroidal anti-inflammatory drugs and appendicitis in patients aged over 50 years. *Br J Surg* 1992;79:967.
21. Rautio M, Saxen H, Siitonen A, et al: Bacteriology of histopathologically defined appendicitis in children. *Pediatr Infect Dis J* 2000;19:1078.
22. Hardwick RH, Taylor A, Thompson MH, et al: Association between Streptococcus milleri and abscess formation after appendicitis. *Ann R Coll Surg Engl* 2000;82:24.
23. Campbell LK, Havens JM, Scott MA, Lamps L: Molecular detection of Campylobacter jejuni in archival cases of acute appendicitis. *Mod Pathol* 2006;19:1042.
24. Xiong S, Puri P, Nemeth L, et al: Neuronal hypertrophy in acute appendicitis. *Arch Pathol Lab Med* 2000;124:1429.
25. Stephenson J, Snoddy WT: Appendiceal lesions: observation in 4000 appendectomies. *Arch Surg* 1961;83:661.
26. Pieper R, Kager L, Nasman P: Clinical significance of mucosal inflammation of the vermiform appendix. *Ann Surg* 1983;197:368.
27. Herd ME, Cross PA, Dutt S: Histological audit of acute appendicitis. *J Clin Pathol* 1992;45:456.
28. Butler C: Surgical pathology of acute appendicitis. *Hum Pathol* 1981;12:870.
29. Birch PJ, Richmond I, Bennett MK: Xanthogranulomatous appendicitis. *Histopathology* 1993;22:597.
30. Bittinger F, Brochhausen C, Kohler H, et al: Differential expression of cell adhesion molecules in inflamed appendix: correlation with clinical stage. *J Pathol* 1998;186:422.
31. Milliken NT, Stryker HB Jr: Suppurative pylothrombophlebitis and multiple liver abscesses following acute appendicitis. Report of case with recovery. *N Engl J Med* 1951;244:52.
32. Sabbe LJ, Van De Merwe D, Schouls L, et al: Clinical spectrum of infections due to the newly described Actinomyces species A. turicensis, A. radingae, and A. europaeus. *J Clin Microbiol* 1999;37:8.
33. Rabenandrasana HA, Ahmad A, Samison LH, et al: Child primary tubercular appendicitis. *Ped Int* 2004;46:374.
34. Lamps LW, Madhusudhan KT, Greenson J, et al: The role of Yersinia enterocolitica and Yersinia pseudotuberculosis in granulomatous appendicitis. *Am J Surg Pathol* 2001;25:505.
35. Kubota K, Tamura J, Kurabayashi H, et al: Warthin-Finkeldey-like giant cells in a patient with systemic lupus erythematosus. *Hum Pathol* 1988;19:1358.
36. O'Brien A, O'Briain S: Infectious mononucleosis: appendiceal lymphoid tissue involvement parallels characteristic lymph node changes. *Arch Pathol Lab Med* 1985;109:680.
37. Gatti S, Lopes R, Cevini C, et al: Intestinal parasitic infections in an institution for the mentally retarded. *Ann Trop Med Parasitol* 2000;94:453.
38. Yoon HJ, Choi YJ, Lee SU: *Enterobius vermicularis* egg positive rate of preschool children in Chunchon, Korea. *Korean J Pathol* 1999;38:279.
39. Arca MJ, Gates RL, Groner JI, et al: Clinical manifestations of appendiceal pinworms in children: an institutional experience and a review of the literature. *Pediatr Surg Int* 2004;20:372.
40. Williams DJ, Dixon MF: Sex, Enterobius vermicularis and the appendix. *Br J Surg* 1988;75:1225.
41. Jordan P, Webbe G (eds): *Schistosomiasis: Epidemiology Treatment and Control*. London: Heinemann Medical Books, 1982.
42. Al-Kraida A, Giangreco A, Shaikh MU, Al-Shehri A: Appendicitis and schistosomiasis. *Br J Surg* 1988;75:58.
43. Ramdial PK, Madiba TE, Kharwa S, et al: Isolated amoebic appendicitis. *Virchows Arch* 2002;441:63.
44. Arean VM, Echevarria R: Balantidiasis. In: Marcial-Rojas PA (ed). *Pathology of Protozoal and Helminthic Diseases with Clinical Correlation*. Baltimore: Williams & Wilkins, 1971, p 238.
45. Kenney M, Yermakov V: Infection of man with Trichuris vulpis, the whipworm of dogs. *Am J Trop Med Hyg* 1980;29:1205.
46. Kenney M, Eveland LK, Yermakov V, Kassouny DY: A case of rictularia infection of man in New York. *Am J Trop Med Hyg* 1975;24:596.

47. Aguzzi A, Montrasio F, Kaesar PS: Prions: health scare and biological challenge. *Nat Rev Mol Cell Biol* 2001;2:118.
48. Prinz M, Huber G, Macpherson AJS, et al: Prion infection requires normal numbers of Peyer's patches but not of enteric lymphocytes. *Am J Pathol* 2003;162:1103.
49. Hilton DA, Fathers E, Edwards P, et al: Prion immunoreactivity in appendix before clinical onset of variant Creutzfeldt-Jakob disease. *Lancet* 1998;352:703.
50. Joiner S, Linehan J, Brandner S, et al: Irregular presence of abnormal prion protein in appendix in variant Creutzfeldt-Jakob disease. *J Neurol Neurosurg Psychiatry* 2002;73:597.
51. Lindhagen T, Ekelund G, Leandoer L, et al: Crohn's disease confined to the appendix. *Dis Colon Rectum* 1982;25:805.
52. Naschitz JE, Yeshurun D, Rosner I, et al: Idiopathic granulomatous appendicitis. *J Clin Gastroenterol* 1995;2:290.
53. Lamps LW, Madhusudhan KT, Greenson JK, et al: The role of Yersinia enterocolitica and Yersinia pseudo-tuberculosis in granulomatous appendicitis: a histologic and molecular study. *Am J Surg Pathol* 2001;25:508.
54. Dudley TH Jr, Dean PJ: Idiopathic granulomatous appendicitis, or Crohn's disease of the appendix revisited. *Hum Pathol* 1993;24:595.
55. Richards ML, Aberger FJ, Landercasper J: Granulomatous appendicitis: Crohn's disease, atypical Crohn's or not Crohn's at all? *J Am Coll Surg* 1997;185:13.
56. Huang JC, Appelman HD: Another look at chronic appendicitis resembling Crohn's disease. *Mod Pathol* 1996;9:975.
57. Aldeen T, Horgan M, Macallan DC, et al: Is acute appendicitis another inflammatory condition associated with highly active antiretroviral therapy (HAART)? *HIV Med* 2000;1:252.
58. Mardh PA, Wolner-Hanssen P: Periappendicitis and chlamydia salpingitis. *Surg Gynecol Obstet* 1985;160:304.
59. Fink AS, Kosakowski CA, Hiatt JR, Cochran AJ: Periappendicitis is a significant clinical finding. *Am J Surg* 1990;159:564.
60. Franke C, Gerharz CD, Bohner H, et al: Neurogenic appendicopathy: a clinical disease entity? *Int J Colorectal Dis* 2002;17:185.
61. Gonzalez JEG, Hann SE, Trujillo YP: Myxoglobulosis of the appendix. *Am J Surg Pathol* 1988;12:962.
62. Viswanath YK, Griffiths CD, Shipsey D, et al: Myxoglobulosis, a rare variant of appendiceal mucocele, occurring secondary to an occlusive membrane. *J R Coll Surg Edinb* 1998;43:204.
63. Moyana TN: Necrotizing arteritis of the vermiform appendix. A clinicopathologic study of 12 cases. *Arch Pathol Lab Med* 1988;112:738.
64. Gordon BS: Necrotizing arteritis of the appendix. *Arch Surg* 1951;62:92.
65. Clement PB: Endometriosis, lesions of the secondary muellerian system, and pelvic mesothelial proliferations. In: Kurman RJ (ed). *Blaustein's Pathology of the Female Genital Tract.* New York: Springer Verlag, 1987.
66. Mai KT, Burns BF: Development of dysplastic mucinous epithelium from endometriosis of the appendix. *Histopathology* 1999;35:368.
67. Cajigas A, Axiotis CA: Endosalpingiosis of the vermiform appendix. *Int J Gynecol Pathol* 1990;9:291.
68. McCluggage WG, Clements WD: Endosalpingiosis of the colon and appendix. *Histopathology* 2001;39:465.
69. Rogers TN, Joseph C, Bowley DM, Pitcher GJ: Appendico-cutaneous fistula in cystic fibrosis. *Pediatr Surg Int* 2004;20:151.
70. Rutty GN, Shaw PA: Melanosis of the appendix: prevalence, distribution and review of the pathogenesis of 47 cases. *Histopathology* 1997;30:319.
71. Graf NS, Arbuckle S: Melanosis of the appendix: common in the paediatric age group. *Histopathology* 2001;39:243.
72. Byers RJ, Marsh P, Parkinson D, Haboubi NY: Melanosis coli is associated with an increase in colonic epithelial apoptosis and not with laxative use. *Histopathology* 1997;2:160.
73. Clarke H, Pollett W, Chittal S, Ra M: Sarcoidosis with involvement of the appendix. *Arch Intern Med* 1983;143:1603.
74. Gray GF Jr, Wackym PA: Surgical pathology of the vermiform appendix. *Pathol Annu* 1986;21:111.
75. Misra PS, Lebwohl P, Laufer H: Hepatic and appendiceal Whipple's disease with negative jejunal biopsies. *Am J Gastroenterol* 1981;75:302.

9 阑尾肿瘤

戴 林 译　　回允中 校

阑尾肿瘤在所有肠肿瘤中所占比例小于0.4%。其病理学改变类似于小肠和大肠的相应肿瘤。阑尾肿瘤与肠肿瘤之间最明显的差别是发生于这些部位的特殊类型肿瘤的频率不同，阑尾类癌的发生概率高于癌[1]。小的阑尾肿瘤可以阻塞阑尾腔，常常引起阑尾炎。不过，因为许多肿瘤没有症状，所以在切除阑尾的病理学检查之前很少做出肿瘤的诊断。世界卫生组织（WHO）阑尾肿瘤分类列在表9.1中[2]。表9.2中列出的是可能见于阑尾的黏液性病变。

腺瘤

发生在阑尾的腺瘤有几种类型。最常见的是呈环状累及阑尾黏膜形成的黏液性囊腺瘤（图9.1）。表现为局灶性生长的病变少见，与较常见的结肠相应的病变相似（图9.2）。两种类型的腺瘤都可以表现为管状、管状绒毛状或绒毛状结构。异型增生的程度可以是低级别或高级别。两者都可以发生浸润癌。阑尾腺瘤常常同时伴有结直肠肿瘤形成[3,4]。阑尾肿瘤形成的分子特征与结直肠肿瘤相似[5]。

黏液性囊腺瘤

黏液性囊腺瘤（mucinous cystadenomas）（有时也叫低级别阑尾黏液性肿瘤，low-grade appendiceal mucinous neoplasms）[6]可以发生于男性和女性，许多系列报告显示女性发病率较高。患者年龄27～77岁，平均年龄53岁，中位年龄64岁[7]。大约20%的患者有异时或同时发生的结肠腺癌[8]。肿瘤通常为散发性病变，但也可以并发长期的溃疡性结肠炎。因为黏液积聚阻塞阑尾腔（图9.3），某些患者发生急性阑尾炎。患者也可以出现腹痛、恶心和呕吐，有时右下腹部可以触及包块，发生穿孔或肠套叠（图9.4）。另外一些患者表现为腹膜假黏液瘤或好像是一个卵巢的肿瘤。

黏液性囊腺瘤可以产生大量黏液，使阑尾变成香肠形、囊性或球形充满黏液的肿块（图9.3）。肿瘤的平均直径2.2 cm，范围0.3～9 cm[6]。常常出现憩室，而且可有局部破裂。在阑尾的浆膜面还可以见到大体可见的黏液。囊壁钙化可以产生"瓷性阑尾"（porcelain appendix）的大体表现，或梗阻可能形成黏液球囊肿（myxoglobulosis），这种病变已在第8章讨论。

肿瘤性黏液上皮环形增生取代正常阑尾上皮。这种肿瘤性上皮可以显示肿瘤形成的所有改变，包括低级别异型增生、高级别异型增生和浸润癌。肿瘤性腺体通常内衬单层密集的高柱状腺瘤性上皮，细胞核深染，位于基底部，呈假复层，细胞核染色质粗、位于基底，胞浆透明到嗜酸性（图9.5）。细胞核细长，缺少核仁。核分裂活性通常较低，而且通常局限于腺体的基底部[7]。腺体通常为管状，虽然可以出现绒毛状结构。上皮常常增生，形成波浪状结构。大多数黏液性囊腺瘤显示轻度细胞学非典型性，可以诊断为低级别异型增生。然而，某些病例出现中度到重度非典型增生和丰富的核分裂活性。高级别异型增生的区域（包括原位癌）表现为细胞增生紊乱，极性丧失（图9.6），可以呈现背靠背的腺体结构，其间的固有膜消失。如同在结肠一样，这些变化局限于黏膜肌层以上区域。因为随着异型增生程度的增加浸润癌的可能性增加，所以这些区域应该很好地取材以除外浸润性病变。

非肿瘤性黏膜常常表现为萎缩，而且通常缺乏明显的集合淋巴结（Peyer patches）。黏膜剥脱常见，或者是由于腔内黏液的压迫，或者是由于同时存在的阑尾炎而有溃疡形成（图9.7）。黏膜溃疡可以产生

表 9.1　WHO 阑尾非内分泌性上皮性肿瘤的分类

腺瘤
　　管状腺瘤
　　绒毛状腺瘤
　　管状绒毛状腺瘤
　　锯齿状腺瘤
癌
　　腺癌
　　黏液性腺癌
　　印戒细胞癌
　　未分化癌

肉芽肿反应，随后管壁出现纤维化。腔内黏液可以压迫内衬上皮，使得上皮变扁，以致可能不易辨认出是肿瘤性上皮。应该高度怀疑阑尾可能存在肿瘤的一个特征是阑尾直径增加。良性黏液囊肿（benign mucoceles）直径很少超过 1 cm；较大的病变几乎总是可能为肿瘤。因此，较大的黏液囊肿如果在原来的切片中没有发现肿瘤，应该很好地取材以除外肿瘤的存在。

黏液性囊腺瘤常见上皮或黏液移位，这是由于腔内黏液的压力或共存的阑尾炎造成的。腔内黏液造成的压力增加还可能引起憩室、破裂或瘘管。阑尾壁的破裂部位可以纤维化并明显变薄。有或没有上皮细胞的黏液可以出现在穿孔部位并扩展到阑尾浆膜面（图 9.8）。阑尾浆膜本身可以表现为急性或慢性浆膜炎伴有间皮增生。重要的是要仔细寻找出现黏液和上皮细胞的区域，如果见到要予以报告。伴有和不伴有阑尾外播散的黏液性囊腺瘤的组织学特征是相同的（前者阑尾壁出现裂口是一种例外情况）[6]。黏液外渗可以局限于阑尾周围区域或可能播散至腹膜表面的大部分区域（见下）。表现为明显细胞学非典型性或复杂的上皮内增生的非浸润性病变倾向于比低级别肿瘤有更高的增生率，如果这样的病变进入腹腔其行为将比低级别病变更具侵袭性。我们已经发现，原发性肿瘤及其阑尾外扩展的增生率是重要的预后因素。

肿瘤上皮还可能延伸至憩室（图 9.9），但这并不构成浸润癌，其证据是肿瘤性腺体的周围有固有膜。假如憩室没有破裂，它与分割或破裂引起的浆膜黏液延伸也不具有同样的预后意义。

当阑尾粗大，尤其是与急性阑尾炎共存时，黏液性囊腺瘤常常不易发现。因此，如果发现肿瘤，病理医师应当仔细重新检查阑尾穿孔、黏液积聚以及浸润癌的部位，因为如果发现病变将会改变患者的预后和

表 9.2　阑尾和腹膜的黏液性病变

病变	特征
黏液囊肿	阑尾扩张充满黏液，继发于肿瘤性或非肿瘤性梗阻
黏液性囊腺瘤（低级别黏液性肿瘤）	良性肿瘤，常常呈环状围绕阑尾腔。可能产生黏液囊肿的大体表现。这种病变可能伴有低级别或高级别的异型增生
不能确定恶性潜能的黏液性肿瘤	黏液性肿瘤伴有可疑浸润癌的区域
黏液性腺癌	产生黏液的癌，一般起源于黏液性囊腺瘤，肿瘤通过黏膜肌层浸润至黏膜下层。浸润灶周围出现纤维组织增生性反应，具有恶性细胞学特征
黏液性囊腺瘤伴有黏液分割	低级别或高级别囊腺瘤伴有黏液进入但未穿透阑尾壁
腹膜假黏液瘤	腹腔和（或）盆腔出现黏液积聚。组织学可表现为黏蛋白沉积症、低级别黏液性肿瘤或黏液性腺癌
黏蛋白沉积症	腹腔出现黏液，包括阑尾表面。黏液中没有细胞。这种病变通常合并黏液性囊腺瘤
低级别腹膜黏液性肿瘤	这些病变也常合并黏液性囊腺瘤。腹膜黏液性沉积物中的细胞具有低级别或高级别腺瘤的细胞学特征
腹膜黏液性腺癌	黏液性积聚物中含有细胞学恶性的细胞。这些细胞常常浸润下方组织

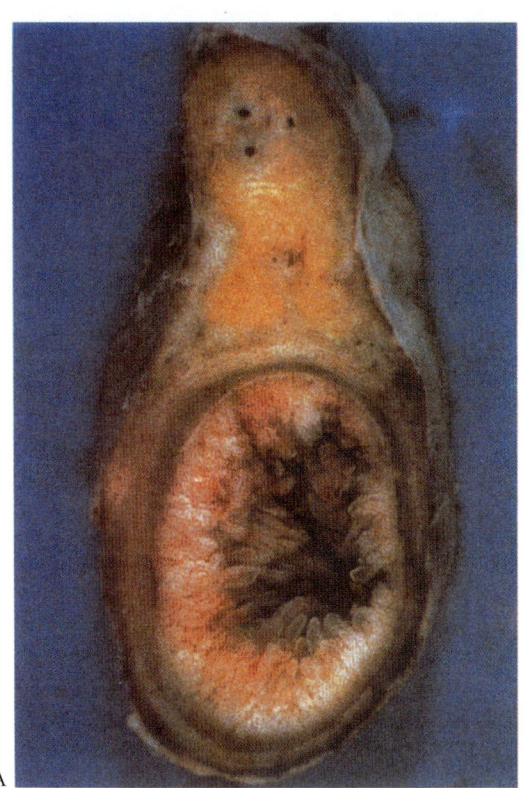 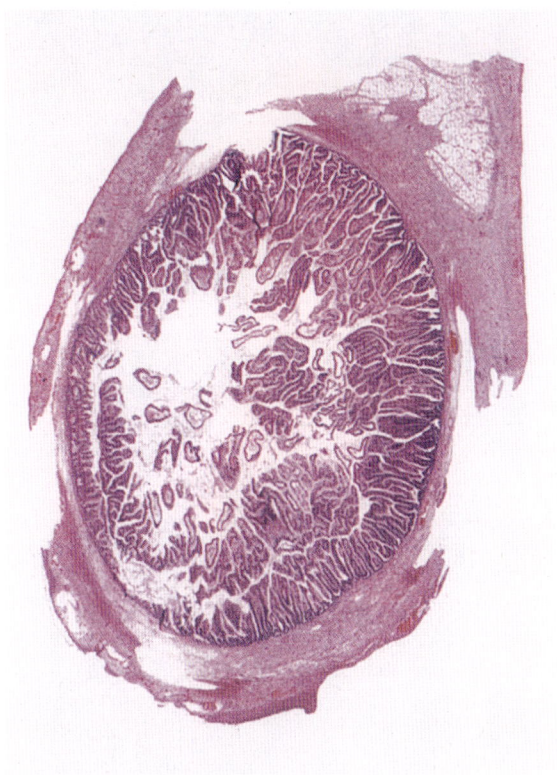

图 9.1 环状腺瘤。**A**：环状阑尾绒毛状腺瘤横切面的大体表现。注意照片中心长的指状绒毛状结构。**B**：这个病变的低倍组织学特征，证明了图 A 显示的绒毛状结构。这个病变局限于黏膜，没有见到浸润的恶性证据。

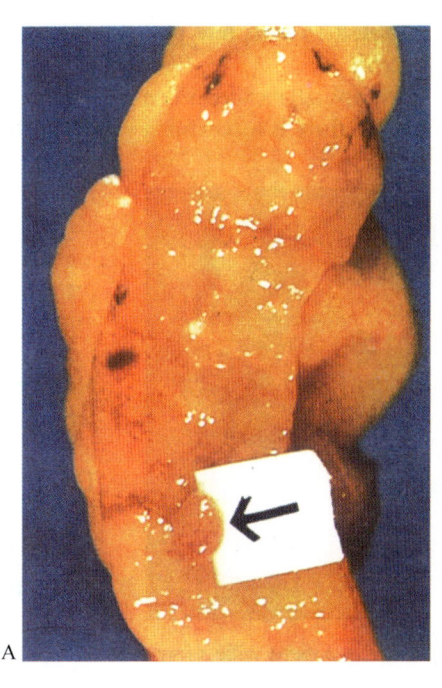 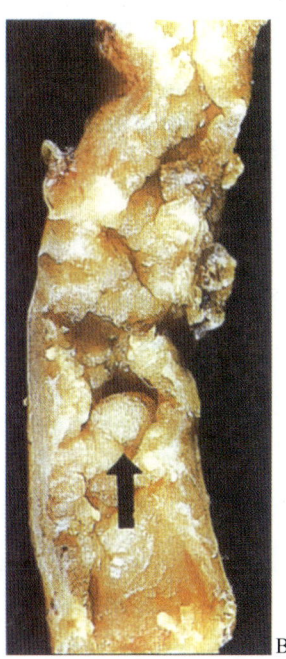

图 9.2 腺瘤。**A**：阑尾腔内的息肉（箭头）。一个纸条被放在息肉的下方以与周围正常黏膜区分。**B**：阑尾小的发白的腺瘤性息肉（箭头），患者因盲肠癌而行回肠结肠切除。

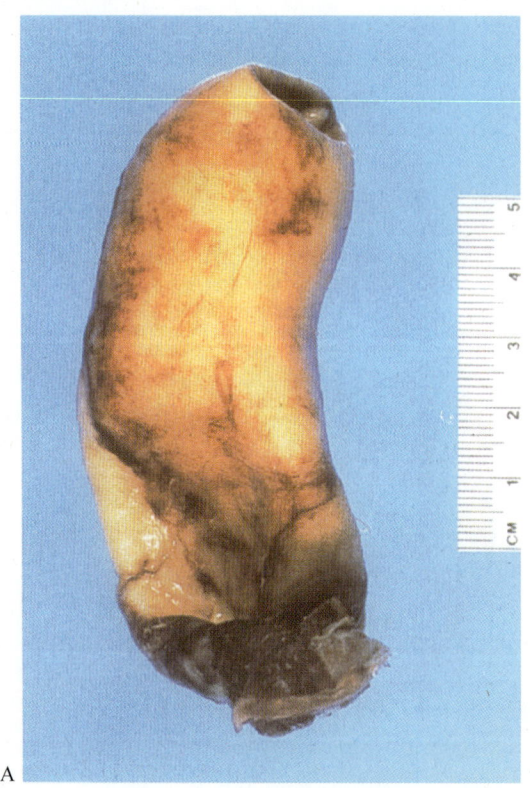
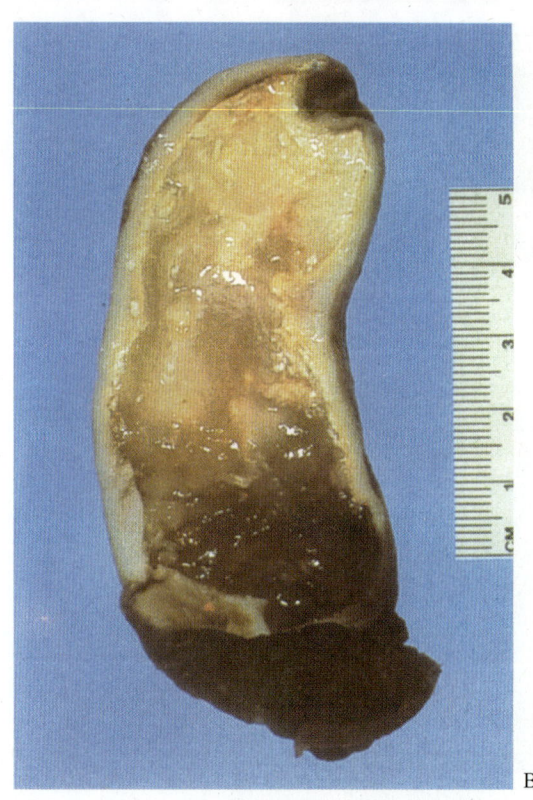

图 9.3 伴有继发性阑尾炎的黏液性囊腺瘤。A：未打开的伴有阑尾炎的标本，表现为浆膜面红斑和粘连。B：打开的标本显示阑尾基底部有一肿块。阑尾的扩张部分充满了浓缩的黏液性分泌物。在图 A 和 B 中标本基底部微暗的颜色与急性阑尾炎有关。

治疗。穿孔部位和浆膜黏液积聚应该取材；整个肿瘤均应进行组织学检查，以除外浸润。应该检查近切缘并做组织学检查。我们在实际工作中还对肿瘤进行 Ki-67 免疫组织化染色，并报告肿瘤核分裂最活跃部位的细胞增生率。

病理学报告应该说明囊腺瘤异型增生的程度，是否存在浸润癌或穿孔，阑尾的外面是否有肿瘤或黏液以及近切缘的情况。这些因素是重要的，因为即使良性肿瘤，黏液溢出阑尾随后也可引起腹膜假黏液瘤。伴有腹膜播散的患者预后尚可，刚刚超过半数的患者在 10 年以后死亡。因为预后不同，有人提出阑尾黏液性交界性肿瘤（mucinous borderline tumor of the appendix）一词来反映不能确定这种病变的行为[9]。这些病变还可以被诊断为黏液性囊腺瘤伴有黏蛋白沉积症（mucinous cystadenoma with mucinosis）或囊腺瘤伴有低级别腹膜黏液性肿瘤（cystadenoma with low-grade peritoneal mucinous tumor），取决于黏液性沉积物中是否有上皮细胞（见下）。与其他的作者看法不同[3,10]，我们不认为伴有阑尾外蔓延的囊腺瘤应该称作阑尾腺癌，因为

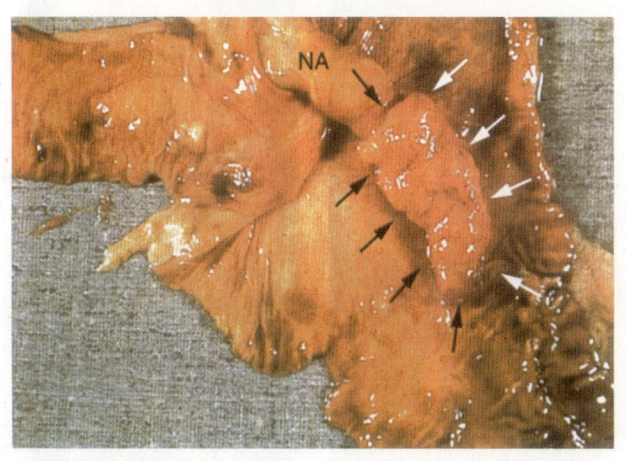

图 9.4 回肠结肠切除标本，患者伴有阑尾远端大而无蒂的非黏液性腺瘤。阑尾已经套入盲肠。箭头指示阑尾腺瘤的区域。近端为正常表现的阑尾（NA）。

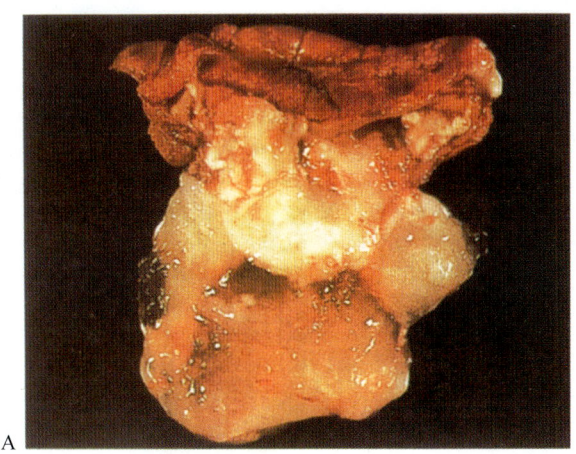
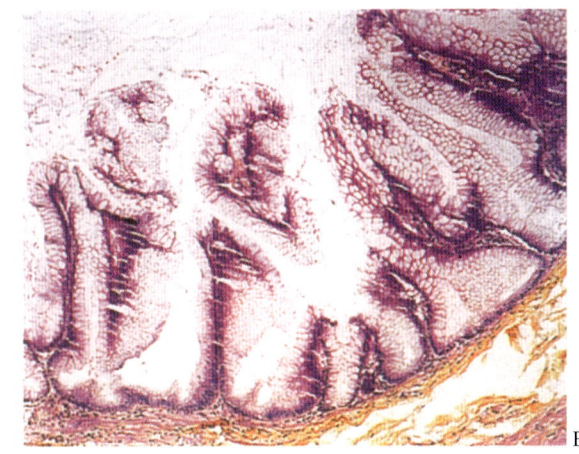
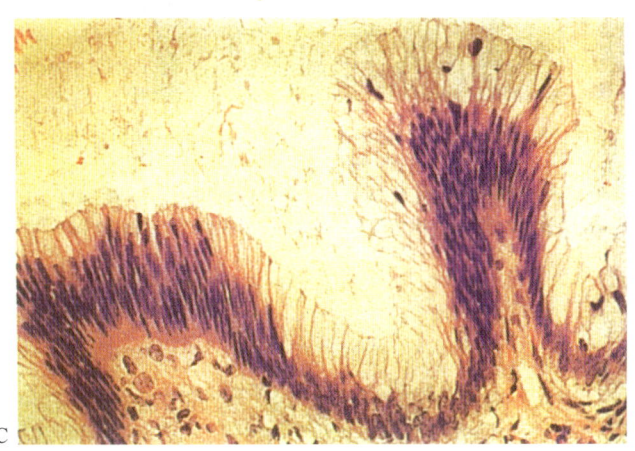

图 9.5　阑尾黏液性囊腺瘤。**A**：大体照片显示阑尾腔内出现白色乳头状赘生物。可见丰富的黏液样物质。**B**：这一病变的显微镜切片。整个阑尾腔内衬乳头状增生的阑尾细胞，类似于大肠高分泌性乳头状腺瘤。**C**：阑尾囊腺瘤。可见腺瘤性上皮特征性的突出的铅笔形细胞核。某些细胞含有丰富的黏液，而另外一些细胞没有黏液。

这些患者比伴有腹膜癌的患者预后要好[6,11]。某些没有阑尾外蔓延证据的肿瘤也可以发生腹膜假黏液瘤。这些病例可以解释为阑尾取材不充分以致未能发现肿瘤蔓延。

黏液性囊腺瘤与类癌共存

偶尔可以见到阑尾黏液性囊腺瘤与阑尾类癌共存。类癌和上皮成分可以并列或可能位于不同部位。Carr 等应用类癌上皮双重肿瘤形成（dual carcinoid epithelial neoplasia）来描述这种现象[12]。通常见不到介于上皮性与内分泌肿瘤之间的组织学表现。类癌可以具有所有阑尾类癌的组织学特征（见第 17 章）。因此，它们可以呈小梁状、管状或杯状细胞型。预后决定于每一种成分的组织学特征。

局限性腺瘤

阑尾可以发生类似于结肠对应病变的孤立性有蒂或无蒂的腺瘤，但是难以评估其发病率，因为这些病变往往没有症状，而且多数病理医师并不沿着阑尾长轴切开阑尾。这种腺瘤累及任何年龄的患者，包括儿

图 9.6　高级别异型增生（原位癌）。肿瘤细胞极向消失，而且这个区域黏液产物减少。

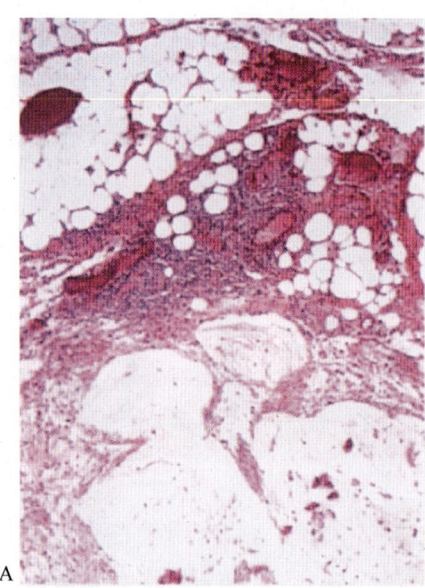 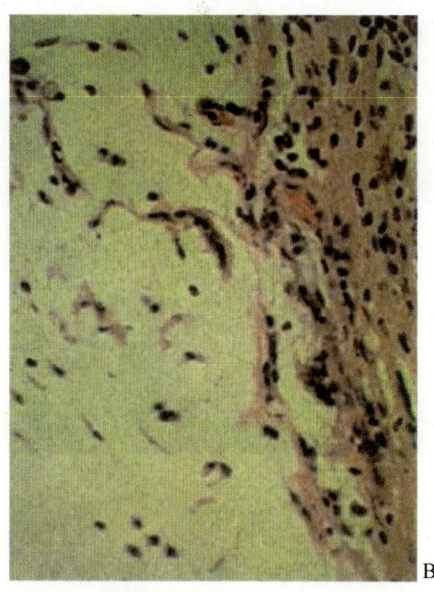

图 9.7 黏液性囊腺瘤囊壁破裂。**A**：黏液湖进入阑尾周围组织。阑尾脂肪组织黏液湖的周边有明显的炎症浸润。**B**：病变周边高倍镜下显示纤维组织、良性变扁的上皮和炎症细胞。在阑尾发现这样一个区域，应该立即在阑尾其余部分寻找黏液性肿瘤。

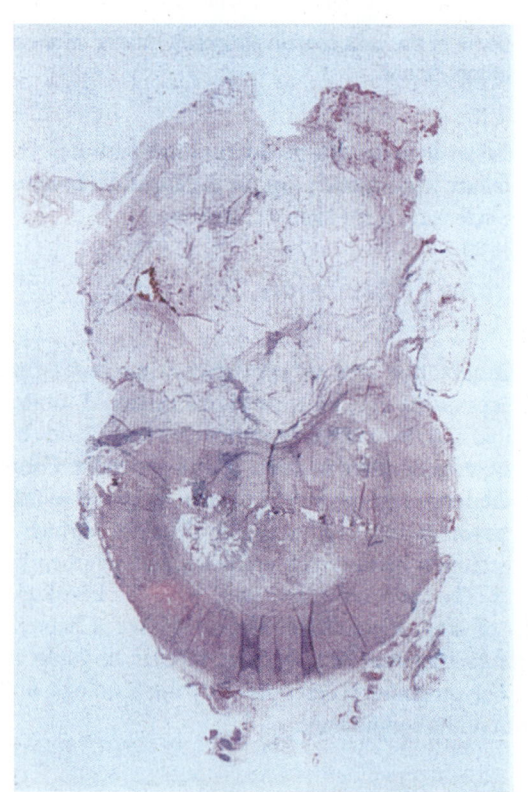 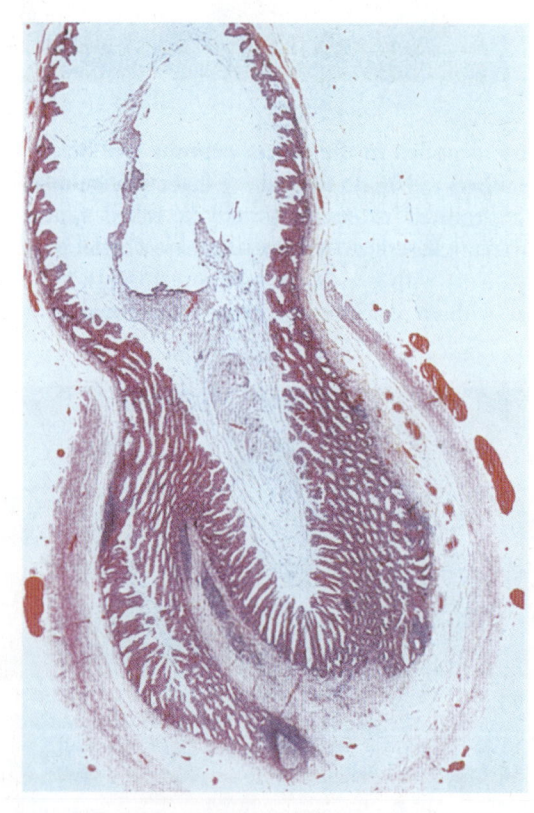

图 9.8 黏液性囊腺瘤伴有破裂。低倍镜下显示肿瘤远端阑尾的横切面。阑尾腔纤维性闭塞。阑尾壁外黏液积聚。

图 9.9 阑尾黏液性囊腺瘤伴有继发性憩室形成。阑尾腔以及憩室内衬绒毛状分泌黏液的上皮。这张照片的左侧阑尾壁由于扩张而明显变薄。

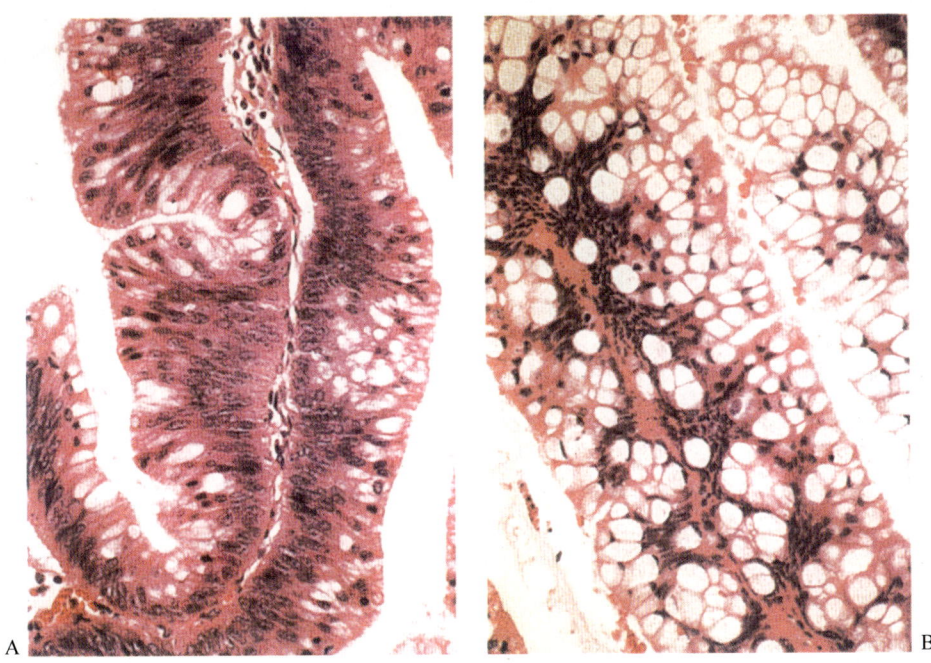

图 9.10　阑尾腺瘤。**A**：阑尾腺瘤的上皮相似于结肠腺瘤。腺瘤的上皮细胞排列成典型的栅栏状，可见小的不成熟的杯状细胞聚集。**B**：肿瘤的其他区域表现明显的杯状细胞营养不良。

童[13]；患者中位年龄是 50 多岁[14]。在伴有家族性息肉病的患者中，腺瘤发生在较年轻的个体。重要的是要记住，阑尾腺瘤的患者常常患有其他部位的原发性肿瘤，包括结肠、乳腺、肾、卵巢和胆囊[14-16]。

孤立性腺瘤（isolated adenomas）一般是在因为其他原因手术切除阑尾时偶然发现的。如果腺瘤通过阑尾口脱入盲肠，也可以在结肠镜检查时发现。较大的无蒂腺瘤可因阑尾管腔阻塞而引起阑尾炎。腺瘤还可以引起阑尾憩室（图 8.6）。这些腺瘤组织学上类似于结直肠的腺瘤（见第 14 章）；遵循同样的顺序腺瘤发展为癌。散发性腺瘤的结构可以是管状、管状绒毛状或绒毛状，伴有不同程度的异型增生（图 9.10）。大体看不见的管状腺瘤发生于家族性息肉病的患者。如同在结肠一样，肿瘤必须通过黏膜肌层浸润至黏膜下层才能诊断为浸润癌。单纯阑尾切除对于治疗不含有浸润癌的阑尾腺瘤患者已经足够。

混合性增生性腺瘤性息肉、锯齿状腺瘤和无蒂锯齿状息肉

混合性增生性腺瘤性息肉、锯齿状腺瘤和无蒂锯齿状息肉可以发生在阑尾。与传统的腺瘤一样，这些病变的组织学特征类似于结肠的相应病变。混合性病变的特征在第 14 章讨论。

锯齿状腺瘤（serrated adenomas）是一种特殊类型的腺瘤性息肉，倾向发生于阑尾和右半结肠[17]。这种息肉的结构类似于增生性息肉（图 9.11），但其细胞学特征与增生性息肉有所不同，锯齿状腺瘤嗜酸性细胞常常不成熟，而且缺乏典型者出现在增生性息肉的膨胀过度的杯状细胞以及增厚的胶原带。上皮细胞中黏液含量比典型的腺瘤多，但是比黏液性囊腺瘤少。细胞核呈假复层排列，细长，不同于增生性息肉典型的位于基底部的圆形细胞核。核分裂活性增加，超过增生性息肉，而且核分裂象可以见于锯齿状腺瘤的游离面[17]。这种病变可以显示高水平的微卫星不稳定性[18]。

无蒂锯齿状息肉（sessile serrated polyps）也可发生于阑尾，虽然很少这样报告，尤其是在旧的文献中。Younes 等人所描述的就是这种病变的一个范例[19]。无蒂锯齿状息肉表面上类似于增生性息肉，但它们往往比普通的增生性息肉更大，有时覆盖广泛的黏膜区域。典型者腺体表现为锯齿状，锯齿延伸比普通的增生性息肉深，可深达隐窝部。腺体的基底部往往延伸至黏膜肌层之上，呈不对称性增生。内衬腺体的细胞没有明显的腺瘤性表现，但是

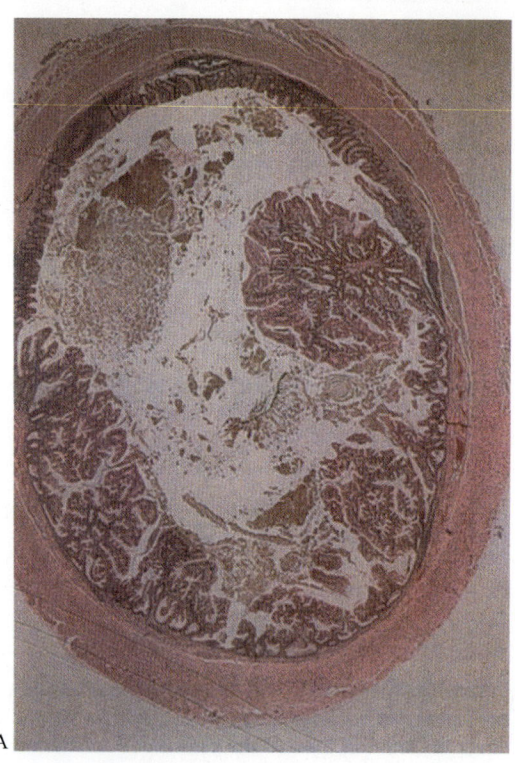 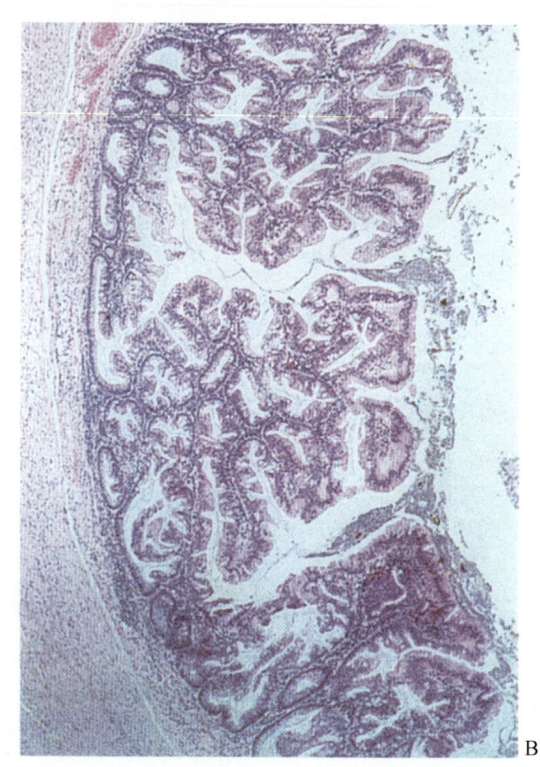

图 9.11　锯齿状腺瘤。**A**：低倍镜显示几乎完全环周的锯齿状腺瘤。**B**：高倍镜下显示腺体伴有锯齿状结构。仔细检查发现内衬锯齿状腺腔的细胞具有典型腺瘤或增生性息肉的组织学特征。

细胞密集，含有不等量的黏液。这些阑尾病变与右半结肠癌密切相关[19]。这三种病变将在第 14 章做详细讨论。

腺癌

阑尾腺癌的发生比类癌或黏液性囊腺瘤少见得多。它们仅仅见于 0.1%～1.35% 的阑尾切除标本[1,8]，仅占所有胃肠道肿瘤的 0.5%[19,20]。腺癌患者的平均年龄是 51.4～60 岁，男女比例为 3：1[8,10,14]。然而，SEER（Surveillance, Epidemiology, and End Results）登记处报告的发病率提示，肿瘤患者没有性别差异[21]。其发病年龄明显大于阑尾类癌患者[22]。伴有家族性息肉病的患者可以在年轻的时候发生阑尾腺癌。阑尾腺癌也可以发生在原来有炎症性肠病的患者[23]。少数阑尾黏液性腺癌可以经由缺陷错配修复通路而发生[74]，有点类似于少数常常具有黏液性组织学表现的结直肠癌（见第 14 章）。

临床表现包括急性阑尾炎、出现腹部肿块或梗阻。表现为急性阑尾炎的腺癌常有提示存在更严重病变的临床线索，包括长期的病史、体重下降、贫血或出现可触及的肿块。某些患者在诊断时已有广泛的腹腔癌病。黏液性肿瘤倾向于出现腹膜假黏液瘤，而非黏液性癌往往表现为阑尾炎。这种肿瘤还可以引起阑尾套叠。这些肿瘤可以发生在黏液性囊腺瘤、局限性腺瘤，在罕见的情况下发生于杯状细胞类癌（见第 17 章）[12]。阑尾肿瘤的 TNM 分类列在表 9.3 中。

大体上，多数阑尾腺癌表现为阑尾根部的息肉样、溃疡性或浸润性肿块（图 9.12），不同于通常发生于阑尾尖端的类癌[11]。肿瘤经常产生大量黏液（图 9.13）。阑尾出现弥漫性的硬结可以提示诊断。肿瘤平均直径大于黏液性囊腺瘤（2.9 cm）[6]。可以出现穿孔或憩室。阑尾腺癌穿孔发生于 50%～62% 的肿瘤[20,25]，从而导致肿瘤播散到腹膜。晚期病变可以表现为包裹阑尾的肿块或造成阑尾消失。肿瘤扩展到盲肠可能难以确定肿瘤起源的精确部位。如果肿瘤的主要部分位于阑尾，或在阑尾发现残存的腺瘤区域，可以确信肿瘤是原发性阑尾病变。

表 9.3　阑尾肿瘤的 TNM 分类

T—原发性肿瘤

TX	原发性肿瘤不能评估
T0	没有原发性肿瘤的证据
Tis	原位癌：上皮内或浸润固有膜
T1	肿瘤浸润黏膜下层
T2	肿瘤浸润固有肌层
T3	肿瘤穿透固有肌层进入浆膜下层或进入非腹膜化的阑尾周组织
T4	肿瘤直接浸润其他器官或结构和（或）穿入脏层腹膜

N—区域淋巴结

NX	区域淋巴结不能评估
N0	没有淋巴结转移证据
N1	1～3 个区域淋巴结转移
N2	4 个或 4 个以上区域淋巴结转移

M—远处转移

MX	远处转移不能评估
M0	没有远处转移
M1	远处转移

分期

0 期	Tis	N0	M0
Ⅰ期	T1 或 T2	N0	M0
Ⅱ期	T3 或 T4	N0	M0
Ⅲ期	任何 T	N1 或 N2	M0
Ⅳ期	任何 T	任何 N	M1

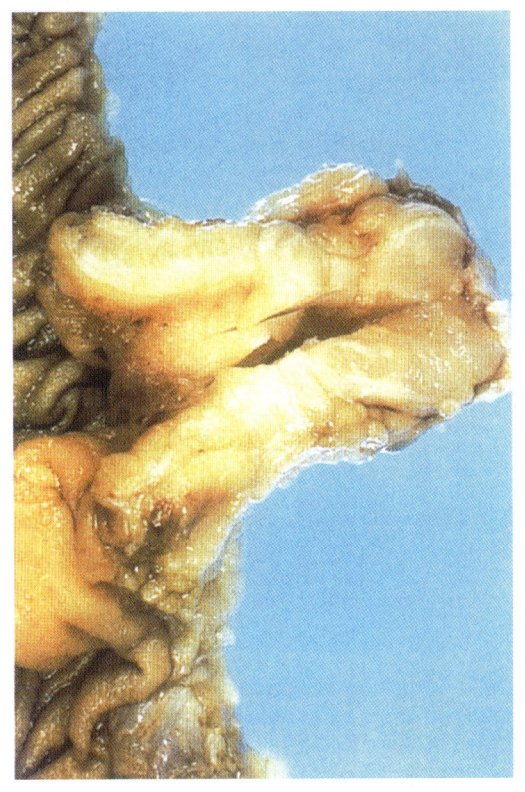

图 9.12　阑尾腺癌。显示由于浸润性白色病变造成阑尾壁消失。阑尾尖端可见肿瘤呈胶样表现。

阑尾腺癌有三种主要的组织学类型。这些类型类似于普通的结直肠癌（图 9.14）、黏液性（胶样）癌（图 9.15）以及印戒细胞癌（图 9.16）。黏液性腺癌大约占阑尾腺癌的 85％。根据定义，至少有 50％ 的肿瘤本质上是黏液性肿瘤[2]。这种肿瘤起源于黏液性

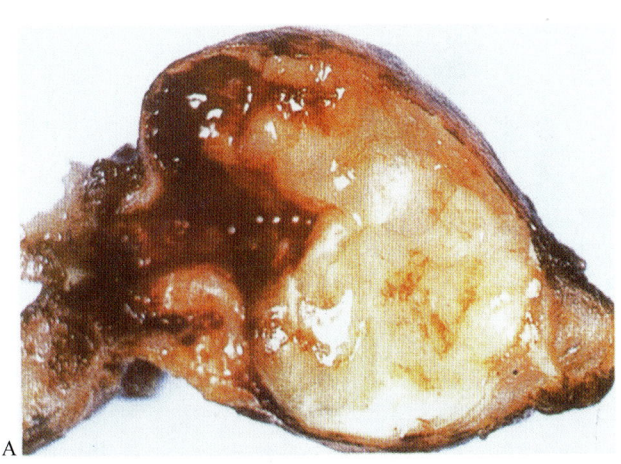
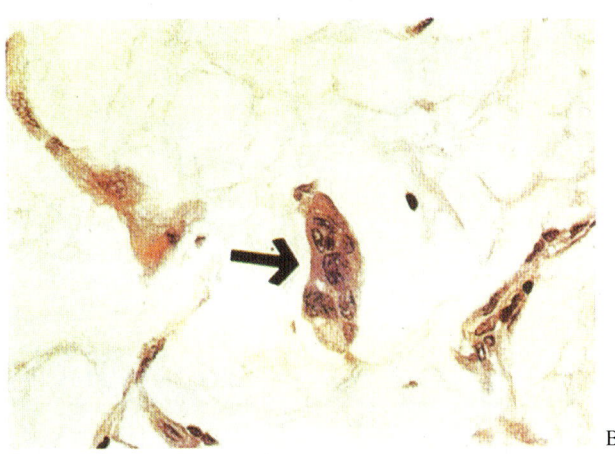

图 9.13　黏液性囊腺癌。A：打开的阑尾腔内可见黏液。B：细胞学上恶性的细胞（箭头）漂浮在阑尾腔中并出现在这个阑尾内衬上皮的其他部位。

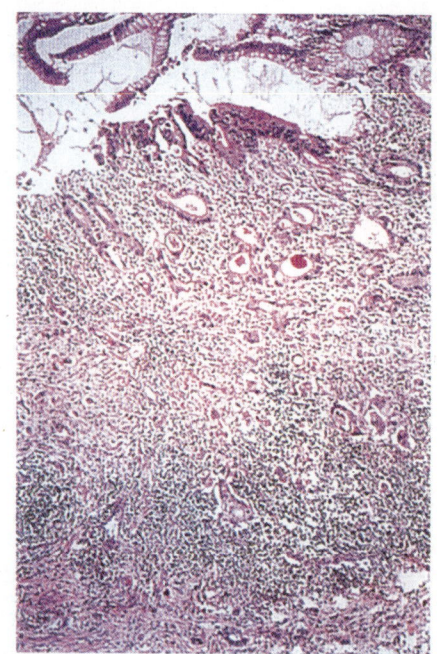

图 9.14 癌浸润阑尾壁。显示在照片上部的癌具有典型的结直肠癌的组织学特征。没有见到明显的黏液分化。

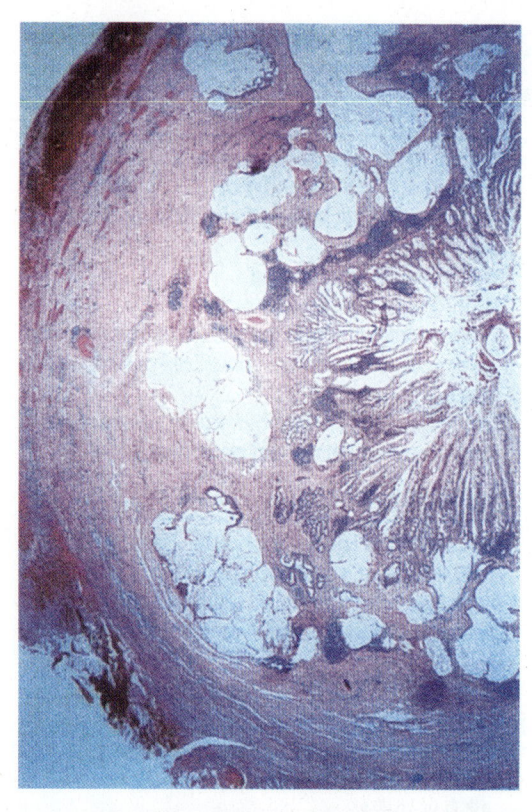

图 9.15 胶样癌。阑尾横切面显示内衬恶性腺体的黏液性囊肿。大的黏液积聚延伸到阑尾壁。

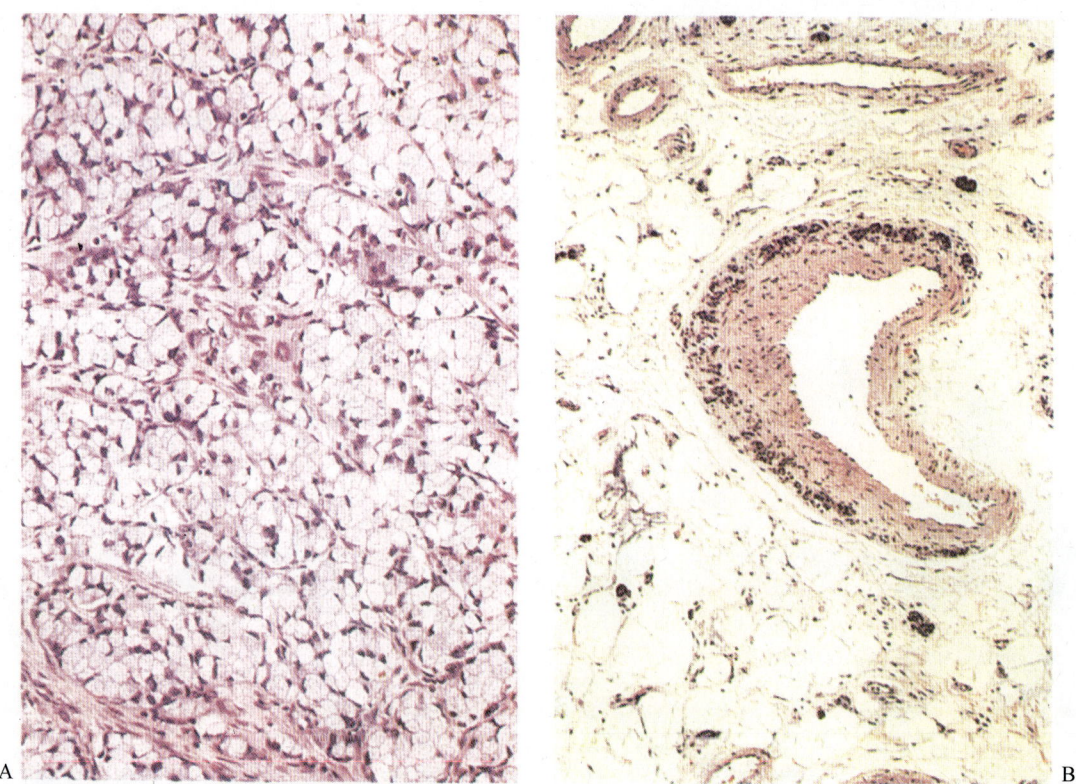

图 9.16 阑尾印戒细胞癌。这个肿瘤造成阑尾消失并有腹腔广泛转移。A：背靠背排列的印戒细胞。B：明显的血管周围淋巴管浸润。

囊腺瘤，可以产生大量的黏液，导致黏液囊肿形成以及阑尾壁内出现黏液性囊腔（图9.15）。当检查病变时，可以明确原来的囊腺瘤伴有浸润区域。在较晚期的肿瘤，由于被肿瘤取代或被伴随的阑尾炎掩盖而看不到前体病变。黏液性肿瘤倾向于高分化，并产生腹膜假黏液瘤。腺癌的乳头状突起可以内衬阑尾腔。肿瘤上皮呈立方形到柱状，细胞核细长，伴有明显的核仁。阑尾壁内可见不规则的腺体，伴有纤维组织增生和被覆高度非典型性黏液上皮的细胞外黏液池。可以出现小的浸润性腺体甚至单个细胞浸润。癌性腺体不同于良性腺体，它们具有恶性特征，包括核浆比例增大，黏膜下、血管或淋巴管浸润，纤维组织增生以及浸润性腺体周围缺少固有膜。肿瘤的破坏性浸润导致肿瘤的阑尾外播散。然而应该记住，呈舌状浸润的高分化肿瘤可能缺乏纤维组织增生性反应。如果不能确定肿瘤是否有浸润，可以诊断为不能确定恶性潜能的黏液性肿瘤（mucinous tumor of uncertain malignant potential）。

不产生黏液的阑尾腺癌（non-mucin-producing appendiceal adenocarcinomas）较黏液性肿瘤少见（图9.14）。这些病变发生在以前存在的腺瘤，因为类似于大肠的相应肿瘤，因此被称为结肠型腺癌。这些病变一般不出现腹膜假黏液瘤。不产生黏液的阑尾腺癌可以出现见于结肠和直肠肿瘤的所有的组织学改变，包括含有小细胞癌区域的肿瘤（见第14和17章）。

阑尾印戒细胞癌（signet ring cell carcinomas）罕见，常常发生于30多岁的年轻人。肿瘤常在晚期被发现，结果许多患者在最初诊断后1年或2年内死于本病。至少有50%的肿瘤组织由印戒细胞组成才能诊断为印戒细胞癌。由增生的印戒细胞组成的肿瘤弥漫性浸润肠壁，通常与腺瘤无关。印戒细胞形成实性肿瘤片块或潜入肠壁。局灶性较大的黏液湖可与成片的印戒细胞共存。后者倾向于早期累及淋巴管（图9.16），而且在发现时往往已经扩散到阑尾外[22]。出现印戒细胞提示有腺类癌（adenocarcinoid tumor）的可能（见第17章），但后者含有大量的内分泌细胞，而且其细胞不具有印戒细胞癌那样的恶性表现。

阑尾高分化黏液性肿瘤的生物学行为明显不同于阑尾结肠型腺癌，几乎所有的黏液性肿瘤患者在诊断时均有腹膜播散[26]，而且疾病进展主要是侵犯腹膜。在诊断时只有2%的患者有淋巴结或肝脏转移[27,28]。相反，阑尾结肠型腺癌的生物学行为如同普通的结直肠腺癌，可转移到区域淋巴结，包括回结肠、十二指肠下和主动脉旁淋巴链，或转移到肝脏，而不是表现为腹膜病变。淋巴结转移出现在大约25%的切除标本中，患者总的5年生存率为46%~60%[29,30]。

阑尾结肠型和黏液型腺癌的生存率是否不同还不清楚。某些报道显示黏液型腺癌患者的生存率较高，而另外一些报道则发现结肠型腺癌生存率较高[29,31,32]，新近研究发现，两型的生存率相同[22]。一个系列研究显示肿瘤总的5年生存率是60%[30]。印戒细胞癌患者的预后明显比黏液型和结肠型腺癌差。54%的印戒细胞癌患者有淋巴结转移[22]，相反，没有印戒细胞形态学改变的患者淋巴结转移率大约在25%[30]。

诊断时疾病的范围是预测生存最重要的因素之一。Ⅳ期患者通常在5年内死于肿瘤。对于最初已经进行阑尾切除的诊断为Ⅱ期或更高分期的阑尾腺癌患者，建议进行结肠部分切除术。对于T1肿瘤患者进行结肠部分切除的价值尚不大清楚。成功进行右半结肠切除和淋巴结清扫患者的5年生存率（73%）明显好于仅仅进行阑尾切除的患者（34%）[25,29,30]。

腹膜假黏液瘤

腹膜假黏液瘤（pseudomyxoma peritonei，PMP）一词是指腹腔充满细胞外黏液的任何病变。PMP可以并发良性和恶性阑尾肿瘤以及其他部位的癌，包括卵巢、结肠、胆囊或胰腺癌[33,34]。另外，腹膜病变也可以起源于腹膜内衬的黏液性化生[35]。因为PMP一词没有特异性，所以不能根据这一术语确定病变是良性还是恶性。有人提出PMP的定义应该局限于起源于阑尾腺瘤的组织学良性的腹膜肿瘤。这些人喜欢用播散性腹膜腺黏蛋白沉积症（disseminated peritoneal adenomucinosis）一词，以区别这种侵袭性较低的病变与真正起源于癌的明显恶性的腹膜癌病（peritoneal carcinomatosis）[27,34]。如同下文所述，我们应用不同的命名来诊断这些病变。

患者年龄23~83岁，平均年龄49岁。本病男性和女性均可发病。PMP患者表现为腹围增加、黏液性腹水、阑尾炎、阑尾脓肿、闭锁、腹股沟疝或卵巢肿瘤。肿瘤在盆腔内广泛积聚引起肠梗阻，盆腔流出道梗阻，环绕胃窦，引起胃的流出道梗阻，或造成回盲瓣区域闭塞。当发生肠梗阻时，肠瘘变得更加常见。

PMP通常是局部持续性存在的癌，不发生转移，以重新分布机制为特征，其中大量黏稠的半固体黏液性肿瘤沉积物出现在左右膈下、腹沟和盆腔，但是胃肠道的腹膜表面相对缺乏这种沉积物。原发性肿瘤只占盆腹腔癌的一小部分。尽管这种病变的大多数病例具有低级别的生物学行为而且没有转移，但是肿瘤进展产生盆腹腔肿物可以导致患者死亡。

肿瘤的大体表现具有特征性，部分地取决于原发性病变是良性还是恶性。本病的标志是网膜呈饼状结构。肿瘤种植表现为具有光泽的黏液性小球，附着于腹膜表面、肠的浆膜面和其他腹腔脏器，包括脾的表面。晚期患者黏液性肿块与纤维组织混合包绕并造成所有腹腔内器官阻塞，充满整个腹腔，出现"胶冻腹腔"（jelly belly）这一术语。所有肠表面相对较少受累；肠的表面不像其余腹膜那样广泛受累，除非过去有多次手术病史，或除非疾病处于非常晚期，整个腹腔充满了黏液性腹水。肿瘤并不浸润腹膜和腹部脏器，除非是恶性肿瘤。

带蒂的表面息肉样PMP发生在良性肿瘤的患者，通常见于小肠、小肠系膜，偶尔见于胃的前面。大多数患者有多发性息肉，直径可达20 mm[35]。息肉成因于肠蠕动，以致最终产生一个细长的蒂。这种肠蠕动不仅导致息肉形成，而且也能反复清除小肠表面的黏液性肿瘤[35]。

PMP的组织学特征不同（表9.2）。某些作者将其进一步分为腺黏蛋白沉积症（adenomucinosis）、混合性腺黏蛋白沉积症（adenomucinosis hybrid）以及黏液性腺癌（mucinous adenocarcinoma）。腺黏蛋白沉积症主要包括产生大量黏液性腹水的侵袭性腹膜肿瘤，这种病变一般起源于良性阑尾囊腺瘤[34]。混合性恶性肿瘤显示腺黏蛋白沉积症合并黏液性腺癌。黏液性腺癌具有明显的恶性细胞学特征，其细胞甚至可以具有印戒细胞的形态学改变。这些特征可在组织学切片和细胞学涂片中辨认出来。细胞学特征可准确地反映组织学改变[36]。细胞学涂片中经常含有丰富的黏液、反应性间皮细胞、不同数量的上皮细胞和成纤维细胞以及慢性炎症。黏蛋白沉积症（mucinosis）可以完全缺乏上皮成分。在低级别黏液性肿瘤中可见核位于基底的上皮细胞条索、单个细胞或紧密排列的

三维细胞簇[37]。我们喜欢应用不同的命名，因为我们相信能够比较特异地描述这些病变存在的组织学特征。见下述。

腹膜黏蛋白沉积症（腺黏蛋白沉积症）

这种病变的特征是出现无细胞的黏液积聚，包裹腹膜和腹腔脏器的表面。经过仔细检查多数切片之后，未能发现肿瘤性上皮细胞。缺少细胞反映了在细胞稀少的病变中的取材问题，并不代表肿瘤缺乏生长能力。病变中可以出现间皮增生。这种病变一般合并阑尾黏液性囊腺瘤。这些病变的预后比含有肿瘤细胞的黏液积聚要好得多。

低级别腹膜黏液性肿瘤

确定这一诊断的特征是出现肿瘤细胞（不同于黏蛋白沉积症）和良性细胞学特征（图9.17）（不同于黏液性腺癌）。不管上皮细胞数量非常稀少还是数量相当丰富，均可做出诊断。细胞通常位于不同组织表面黏蛋白沉积物的周围。在典型的病例，90%以上的球状肿块由黏液而不是细胞组成。这些病变由均匀一致的少到中等量细胞的低级别腺瘤性黏液性上皮构成，这些上皮位于丰富的细胞外黏液性积聚物中。上皮表现为条索或波浪状的腺体。这些腺体内衬单层细胞学良性的腺瘤性上皮，而且覆盖不同部位的表面。某些区域的上皮可能变扁，而且可以出现局灶性成簇排列。可以出现钙化区域。细胞具有轻度非典型性和核分裂活性。没有浸润其下组织的证据。肿瘤可能伴有玻璃样变、纤维化、血管生成、间皮增生（图9.18）和慢性炎症。伴有黏液成分的成纤维细胞和血管增生可能赋予这种病变以黏液瘤样表现。PMP是一种表达MUC2的杯状细胞病变[38]，由于分泌MUC2细胞数量增加以及黏液无处引流而造成细胞外黏液积聚。在未能进行减灭手术和腹腔内化疗的患者，这些低级别肿瘤可以进展为明显的黏液性腺癌[39]。阑尾病变几乎总是局限于腹膜表面，仅在罕见的情况下这种病变见于淋巴结或浸润腹腔或盆腔脏器的实质。

带蒂PMP息肉含有头、蒂和基底，类似于见于腺瘤的形态。组织学上，头部含有无细胞的黏液池，伴有粗钝的纤维性小梁。通过反复寻找可以看到少数腺瘤性上皮细胞。上皮细胞的存在可在没有上皮层的表面进行免疫染色来评估。间皮细胞常常

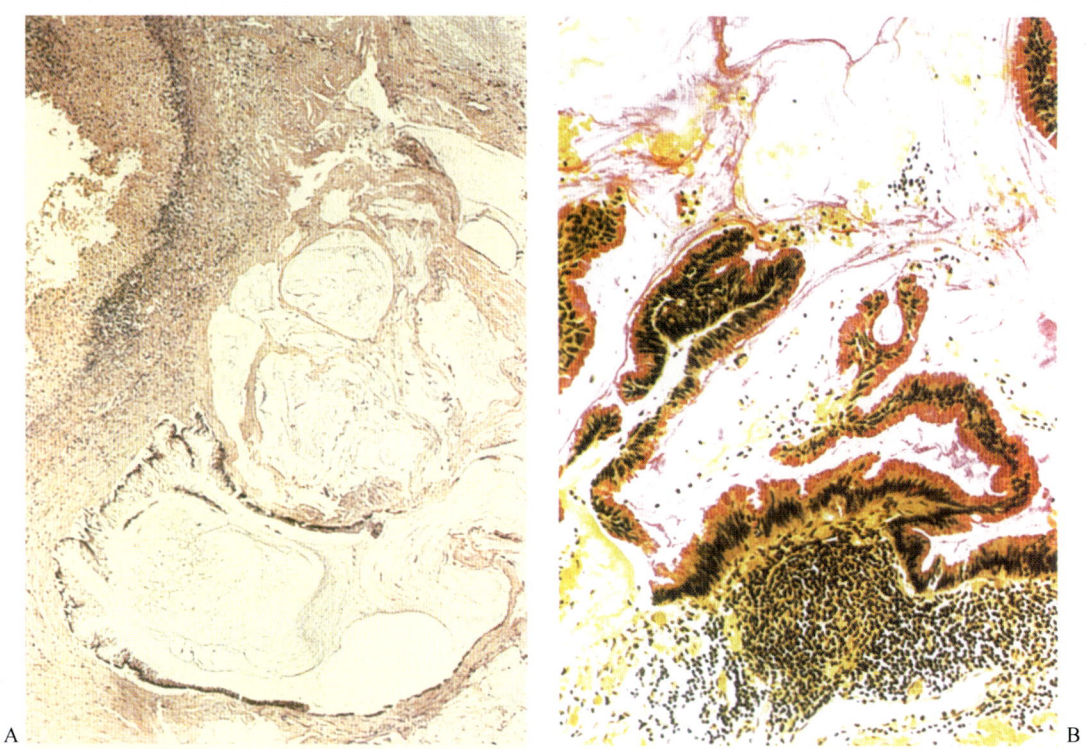

图 9.17　低级别黏液性肿瘤。A：注意肿瘤性上皮种植于腹膜表面。图片下方可见肿瘤性上皮内衬大的充满胶样物的间隙。B：黏液卡红染色显示肿瘤细胞顶部存在明显的黏液。

覆盖这些病变[35]。

腹膜黏液性腺癌

在腹膜黏液性腺癌，黏液沉积常常含有多量增生的上皮，上皮可以排列成巢、不规则形的腺体或单个细胞，全都显示明显的细胞学非典型性（图 9.19）。可以出现多层肿瘤细胞。这些肿瘤细胞被覆于黏液沉积物的表面，漂浮于黏液之中，或浸润脏器实质以及包被肿瘤表面。这些表面包括肠系膜、腹膜、脾、肝和胃。腺体结构的复杂性比低级别黏液性肿瘤明显。肿瘤常见非典型性核分裂象、细胞核明显深染以及失去极性（图 9.19）。偶尔可见印戒细胞。这些病变伴有可以辨认的阑尾或结肠原发性黏液性腺癌。一般来说，阑尾腺癌与结肠对应肿瘤比较，其 Ki-67 染色显示增生率较低，M30 计数较低，而且 CD44 表达也较低。这可能与阑尾腺癌比结肠和直肠腺癌具有比较惰性的生物学行为有关[40]。肿瘤上皮生长因子受体（EGFR）高表达，使得应用抗-EGFR 作为靶向治疗成为具有吸引力的选择。

应该记住，即使阑尾病变是一个明确的癌，黏液中上皮的表现也是靠不住的。因此，如有可能应该试着检查一下阑尾，如果有癌，腹膜病变应该诊断为高分化癌。

腹膜癌病患者有时采用腹腔内化疗，这种疗法可

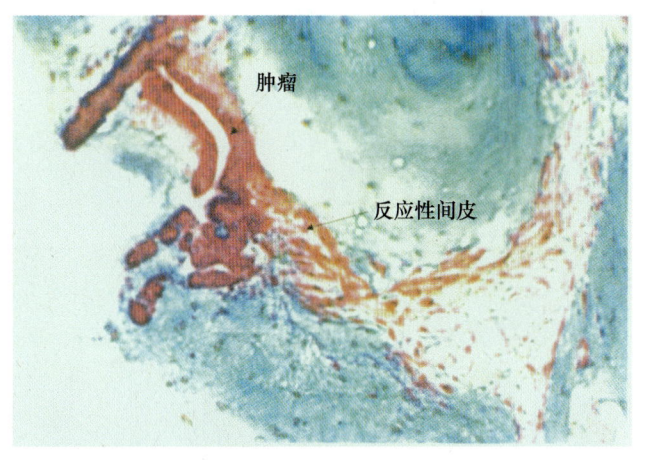

图 9.18　低级别黏液性肿瘤伴有间皮增生。这个标本应用 Alcian 蓝染色显示黏液（蓝色），Cytokeratin 免疫染色显示黏液性肿瘤（红色），以及 Calretinin 免疫染色显示间皮增生（棕色）。

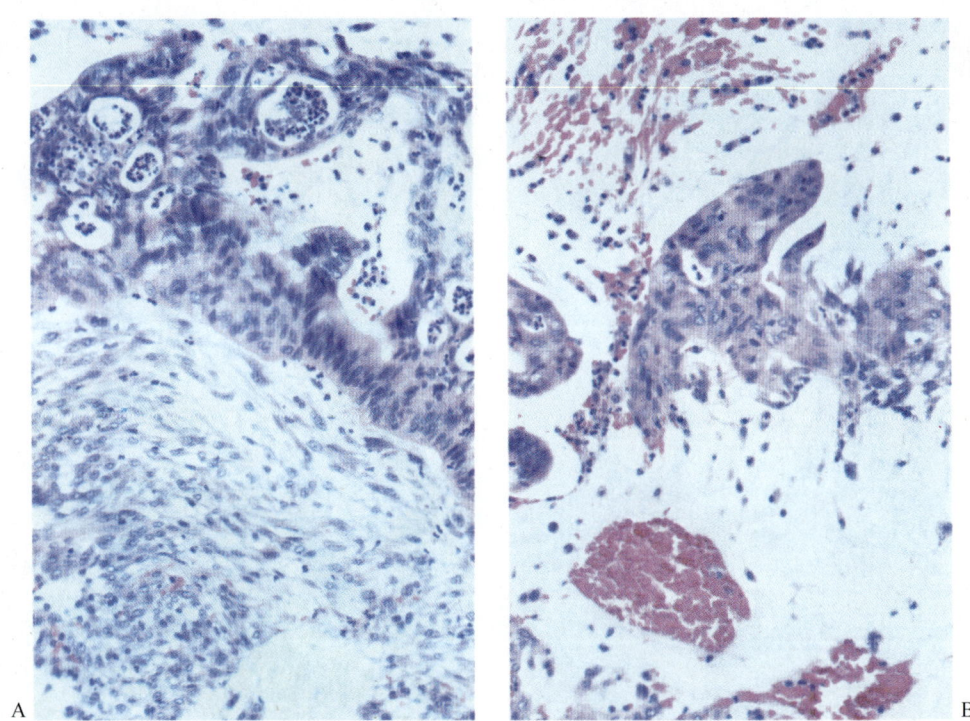

图 9.19　黏液性腺癌。A：肿瘤细胞呈恶性表现，伴有细胞核极性丧失。肿瘤伴有纤维组织增生。B：细胞学表现恶性的细胞随意漂浮于黏液池中。

能改变肿瘤的组织学特征。应用 5-氟尿嘧啶和丝裂霉素 C 腹腔内化疗，能够引起被覆黏液球的非典型性上皮灶的数量明显减少，以及非典型性肿瘤内衬上皮细胞的萎缩和变性[41]。

来源于胃肠道的黏液性腺癌继发累及卵巢（图 9.20）在临床和组织学表现上相似于卵巢原发性肿瘤。在这种情况下，出现的问题是患者是否有两个原发性病变，或者这一发现是否代表疾病是从阑尾播散到卵巢，反之亦然。表 9.4 比较了原发性和继发性卵巢黏液性肿瘤。同时存在阑尾肿瘤或有阑尾肿瘤病史，总是提示卵巢受累实际上是继发性的。在这种情况下，肿瘤的组织学特征通常彼此相似。现今，多数人认为卵巢受累是继发于来自阑尾病变的播散[9,34,38,42]。

某些患者有很好的生存率，尽管腹膜和网膜上出现大量黏液积聚[28,43]。长期生存与肿瘤病变进展缓慢的本质以及很少发生肝或淋巴结转移有关。患者的生存率不同，取决于患者是否有黏蛋白沉积症、低级别腹膜黏液性肿瘤或腹膜黏液性腺癌[11,44]。局限于右下腹部的 PMP 通常并不发生扩散、转移或死亡，但是可以发生于某些黏液已经进入腹腔的低级别黏液性囊腺瘤的患者。相反，如果原来的病变是恶性，就会导致弥漫性进行性腹膜受累，伴有整个腹腔消失和反复发作的肠梗阻、感染或浸润邻近的结构。黏蛋白沉积症和低级别肿瘤患者的 3 年生存率是 77％，而黏液性腺癌是 35％[44]。生存率还与发现肿瘤时患者的年龄、诊断与治疗之间的时间、腹膜病变的范围、

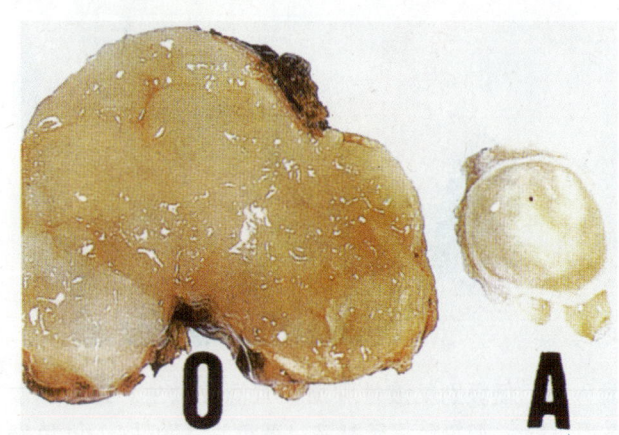

图 9.20　腹膜假黏液瘤。患者伴有卵巢囊腺瘤（O）和阑尾黏液性囊腺瘤（A）。

表 9.4　阑尾和卵巢黏液性肿瘤的比较

特征	阑尾起源	卵巢起源
卵巢受累	表面受累伴有或不伴有浅层间质受累；常为双侧性 当卵巢肿瘤为单侧性时，常为右侧	主要是间质受累 可以是双侧性
印戒细胞	可以出现	通常没有
阑尾肿瘤	有	无
黏液：细胞比例	10：1	1：1
CDX-2	通常阳性	通常阴性
CD20	通常阳性	大约50%阳性
CK7	大约1/3的病例阳性	通常阳性
MUC2	阳性	阴性

手术切除的状态以及化学灌注的长短有关[44]。伴有组织浸润的患者的预后明显不如没有浸润的患者（3年生存率分别为47%和80%）。

当前，这些病变应用细胞减灭手术和腹腔内高温化学治疗[11]。腹膜切开术可以用于清除壁层和脏层腹膜表面的黏液性肿瘤。腹膜切开术的程序包括大网膜切除和脾切除，剥离左侧膈膜，剥离右侧膈膜，小网膜切除/多囊切除术，胃窦切除术，以及盆腔腹膜切除术伴有或不伴有乙状结肠切除。不是所有的患者都要进行以上所有的操作，只有认为需要时才这样做。病理医师收到的标本一般来自所有这些部位或更多部位。初次手术我们平均收到大约20个标本。每一个标本都要分别进行诊断。黏蛋白沉积症的患者预后要好于高级别腺癌，而且具有轻微腹膜表面残存疾病患者治疗的成功率要高于腹部有大量肿瘤残存的患者[11,44]。药物治疗失败的原因是肿瘤对化疗抵抗所致的复发和（或）化疗药物不均匀的分布。手术治疗失败的原因是不能清除腹腔内的肿瘤。

神经瘤

阑尾神经瘤相对常见，其发病率随着年龄增加而增加。某些病例发生在有神经纤维瘤病的患者。至于它们是真正的肿瘤还是只不过是非肿瘤性增生尚有争论，可能是由以前的阑尾炎引起的（见第8章）[45,46]。

某些神经瘤与类癌共存，特别是微小类癌病（micro-carcinoidosis），提示某些神经瘤能够引起类癌。节神经瘤（ganglioneuromas）在这个部位也有报告[47]。这种肿瘤可以是单发性或多发性。

大体检查可能看不见神经瘤。阑尾可能质硬，浅褐色或灰色，常常呈润泽的纤维黏液样外观。显微镜下，阑尾神经瘤呈现三种结构形态。最常见的形态是中心闭塞性神经瘤（central obliterative neuroma）（图9.21），它由疏松排列的梭形细胞团组成，背景为网状的纤细嗜酸细胞突起。在黏膜和附近的神经瘤之间的黏膜肌层不同，可以正常或完全缺失。黏膜内阑尾神经瘤（intramucosal appendiceal neuroma）是另外一种组织学形态（图9.21）。淡染、界限不清的神经组织造成固有膜膨胀，将腺管彼此分开。S100染色的切片显示固有膜内局部强阳性。第三种组织学形态由局限性没有包膜的结节状中心性闭塞性病变组成。梭形的神经鞘细胞形成圆形层状旋涡，S100和神经特异烯醇化酶（NSE）一致阳性。偶尔，5-羟色胺阳性的细胞与增生的梭形细胞混合。阑尾神经瘤中出现神经内分泌细胞，提示它们是神经增生的组成部分[45]。

其他肿瘤

阑尾可以被发生在邻近器官的肿瘤直接扩散所累及，例如盲肠以及可能无法确定肿瘤确切起源部位的

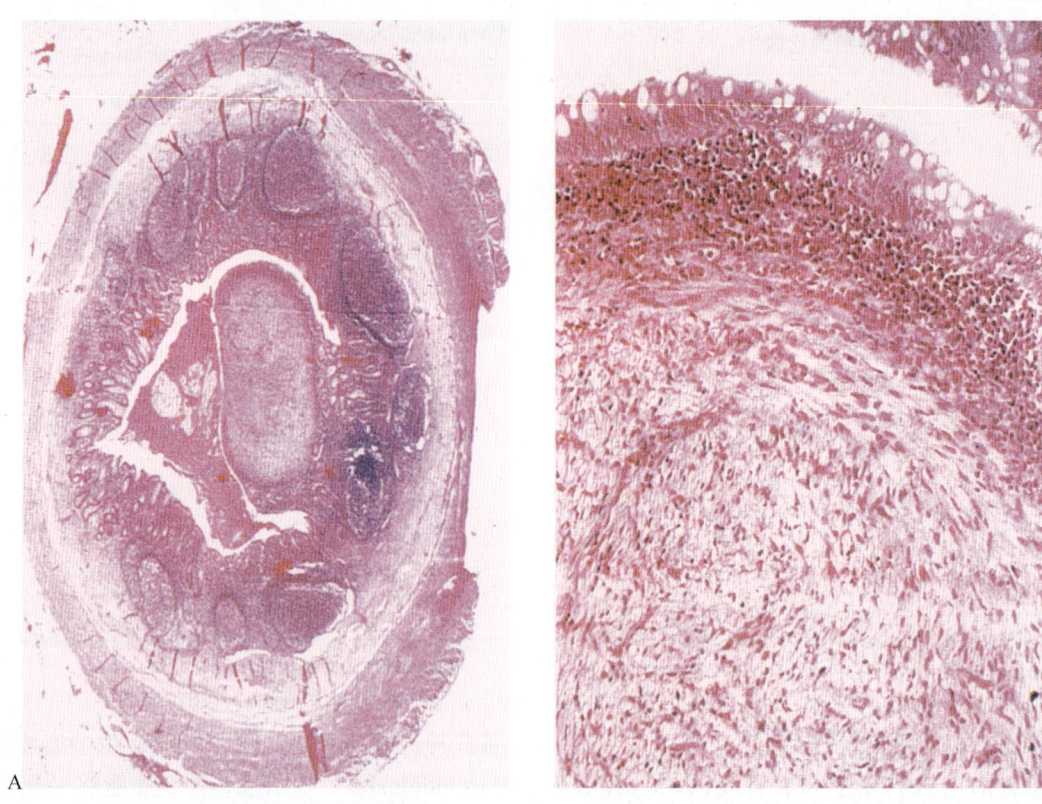

图 9.21 黏膜内神经增生显示存在局灶性神经瘤性肿物。**A**：横切面低倍镜下显示这个病变与残存阑尾的关系。**B**：高倍镜下显示典型的神经鞘细胞增生被正常的固有膜包绕，并被完整的阑尾上皮覆盖。

晚期癌症。转移癌也可以发生在阑尾。转移到阑尾的肿瘤包括卵巢（图 9.22）、乳腺、胃、宫颈肿瘤和肺癌[48,49]。白血病浸润也可以继发性累及阑尾，甚至可以表现为阑尾炎[50]。

间叶性肿瘤和淋巴瘤可以起源于阑尾。它们类似于发生在其他部位的同类肿瘤，已经在第 18 和 19 章中讨论。阑尾间叶性肿瘤包括平滑肌肉瘤、腹膜播散性平滑肌瘤病、Kaposi 肉瘤和颗粒细胞瘤。

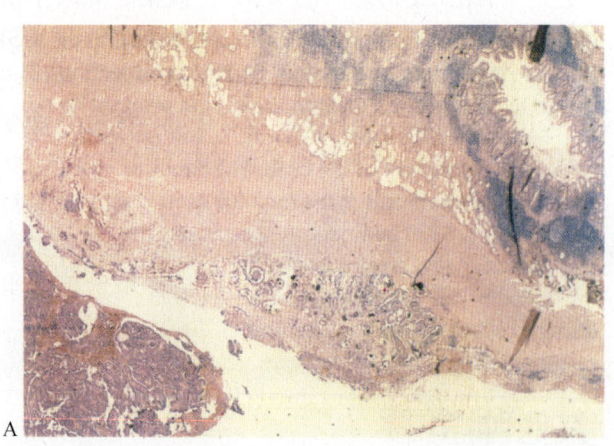
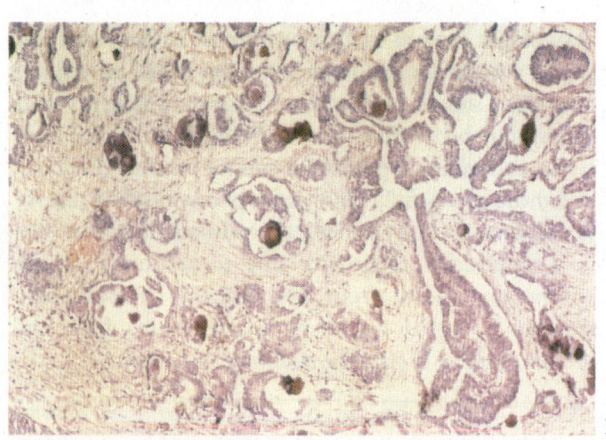

图 9.22 卵巢来源的乳头状浆液性肿瘤转移到阑尾。**A**：肿瘤位于阑尾的浆膜面。**B**：高倍镜下显示砂粒体。

参考文献

1. Collins DC: 71,000 Human appendix specimens, a final report summarizing forty years' study. *Am J Proctol* 1963;4:265.
2. Carr NJ, Arends MJ, Deans GT, et al: Adenocarcinoma of the appendix. In: Hamilton SR, Aaltonen LA (eds). *World Health Organization Classification of Tumours; Pathology and Genetics of Tumours of the Digestive System.* Lyon, France: IARC Press, 2000, pp 94–98.
3. Carr NJ, McCarthy WF, Sobin LH: Epithelial noncarcinoid tumors and tumor-like lesions of the appendix: a clinicopathologic study of 184 patients with a multivariate analysis of prognostic factors. *Cancer* 1995;75:757.
4. Deans GT, Spence RAJ: Neoplastic lesions of the appendix. *Br J Surg* 1995;82:299.
5. Szych C, Staebler A, Connolly D, et al: Molecular genetic evidence supporting the clonality and appendiceal origin of pseudomyxoma peritonei in women. *Am J Pathol* 1999;154:1849.
6. Misdraji J, Yantiss RK, Graeme-Cook FM, et al: Appendiceal mucinous neoplasms. A clinicopathologic analysis of 107 cases. *Am J Surg Pathol* 2003;27:1089.
7. Williams GR, Du Boulay CEH, Roche WR: Benign epithelial neoplasms of the appendix: classification and clinical associations. *Histopathology* 1992;21:447.
8. Wolff M, Ahmed N: Epithelial neoplasms of the vermiform appendix (exclusive of carcinoid). I. Adenocarcinoma of the appendix. *Cancer* 1976;37:2493.
9. Young RH, Gilks CB, Scully RE: Mucinous tumors of the appendix associated with mucinous tumors of the ovary and pseudomyxoma peritonei. A clinicopathological analysis of 22 cases supporting an origin in the appendix. *Am J Surg Pathol* 1991;15:415.
10. Higa E, Rosai J, Pizzimbono CA, Wise L: Mucosal hyperplasia, mucinous cystadenoma, and mucinous cystadenocarcinoma of the appendix. A re-evaluation of appendiceal "mucocele." *Cancer* 1973;32:1525.
11. Ronnett BM, Yan H, Kurman RJ, et al: Patients with pseudomyxoma peritonei associated with disseminated peritoneal adenomucinosis have a significantly more favorable prognosis than patients with peritoneal mucinous carcinomatosis. *Cancer* 2001;92:85.
12. Carr NJ, Remotti H, Sobin LH: Dual carcinoid/epithelial neoplasia of the appendix. *Histopathology* 1995;27:557.
13. Shnitka TK, Sherbaniuk RW: Adenomatous polyps of the appendix in children. *Gastroenterology* 1957;32:462.
14. Appelman HD: Epithelial neoplasia of the appendix. In: Norris HT (ed). *Pathology of the Colon, Small Intestine, and Anus.* New York: Churchill Livingstone, 1983, p 233.
15. Wolff M, Ahmed N: Epithelial neoplasms of the vermiform appendix (exclusive of carcinoid). II. Cystadenomas, papillary adenomas and adenomatous polyps of the appendix. *Cancer* 1976;37:2511.
16. Qizilbash AH: Primary adenocarcinoma of the appendix. *Arch Pathol* 1975;99:556.
17. Longacre TA, Fenoglio-Preiser CM: Mixed hyperplastic adenomatous polyps. A distinctive form of colorectal neoplasia. *Am J Surg Pathol* 1990;14:524.
18. Rudzki Z, Zazula M, Bialas M, et al: Synchronous serrated adenoma of the appendix and high grade ovarian carcinoma: a case demonstrating different origin of the two neoplasms. *Pol J Pathol* 2002;53:29.
19. Younes M, Katikaneni PR, Lechago J: Association between mucosal hyperplasia of the appendix and adenocarcinoma of the colon. *Histopathology* 1995;26:33.
20. Chang P, Attiyeh F: Adenocarcinoma of the appendix. *Dis Colon Rectum* 1981;24:176.
21. *Surveillance, Epidemiology, and End Results: Incidence and Mortality Data, 1973–77: National Cancer Institute Monograph 57.* NIH Publication No. 81-2330. Bethesda, MD: U.S. Department of Health and Human Services, 1981.
22. McCusker ME, Cote TR, Clegg LX, Sobin LH: Primary malignant neoplasms of the appendix: a population-based study from the surveillance, epidemiology and end-results program, 1973-1998. *Cancer* 2002;94:3307.
23. Sonwalkar SA, Denyer ME, Verbeke CS, Guillou PJ: Cancer of appendix as a presenting feature of Crohn's disease. *Eur J Gastroenterol Hepatol* 2002;14:1029.
24. Misdraji J, Burgart LJ, Lauwers GY: Defective mismatch repair in the pathogenesis of low grade appendiceal mucinous neoplasms and adenocarcinomas. *Mod Pathol* 2004;17:1447.
25. Lenriot JP, Huguier M: Adenocarcinoma of the appendix. *Am J Surg* 1988;155:470.
26. Sugarbaker PH: Are there surgical options to peritoneal carcinomatosis. *Ann Surg* 2005;242:748.
27. Sugarbaker PH: New standard of care for appendiceal epithelial neoplasms and pseudomyxoma peritonei syndrome? *Lancet Oncol* 2006;769.
28. Sugarbaker PH, Alderman R, Edwards G, et al: Prospective morbidity and mortality assessment of cytoreductive surgery plus perioperative intraperitoneal chemotherapy to treat peritoneal dissemination of appendiceal mucinous malignancy. *Ann Surg Oncol* 2006;13:635.
29. Nitecki SS, Wolff BG, Schlinkert R, Starr MG: The natural history of surgically treated primary adenocarcinoma of the appendix. *Ann Surg* 1994;219:51.
30. Hesketh K: The management of primary adenocarcinoma of the vermiform appendix. *Gut* 1963;4:158.
31. Cortina R, McCormick J, Kolm P, Perry RR: Management and prognosis of adenocarcinoma of the appendix. *Dis Colon Rectum* 1995;38:848.
32. Lyss AP: Appendiceal malignancies. *Semin Oncol* 1988;15:129.
33. Seidman JD, Elsayed AM, Sobin LH, et al: Association of mucinous tumors of the ovary and appendix. A clinicopathologic study of 25 cases. *Am J Surg Pathol* 1993;17:22.
34. Ronnett BM, Kurman RJ, Zahn CM, et al: Pseudomyxoma peritonei in women: a clinicopathologic analysis of 30 cases with emphasis on site of origin, prognosis, and relationship to ovarian mucinous tumors of low malignant potential. *Hum Pathol* 1995;26:509.
35. Sugarbaker PH, Yan H, Shmookler B: Pedunculated peritoneal surface polyps in pseudomyxoma peritonei syndrome. *Histopathology* 2001;39:525.
36. Jackson SL, Fleming RA, Loggie BW, Geisinger KR: Gelatinous ascites: a cytohistologic study of pseudomyxoma peritonei in 67 patients. *Mod Pathol* 2001;14:664.
37. Shin HJ, Sneige N: Epithelial cells and the cytologic features of pseudomyxoma peritonei in patients with ovarian and/or appendiceal mucinous neoplasms. A study of 12 patients including 5 men. *Cancer* 2000;90:1.
38. O'Connell JT, Tomlinson JS, Roberts AA, et al: Pseudomyxoma peritonei is a disease of MUC2-expressing goblet cells. *Am J Pathol* 2002;161:551.
39. Yan H, Pestieau SR, Shmookler BM, Sugarbaker PH: Histopathologic analysis in 46 patients with pseudomyxoma peritonei syndrome: failure versus success with a second look operation. *Mod Pathol* 2001;14:164.
40. Carr NJ, Emory TS, Sobin LH: Epithelial neoplasms of the appendix and colorectum: an analysis of cell proliferation, apoptosis, and expression of p53, CD44, bcl-2. *Arch Pathol Lab Med* 2002;126:837.
41. Sugarbaker PH, Landy D, Jaffe G, Pascal R: Histologic changes induced by intraperitoneal chemotherapy with 5-fluorouracil and mitomycin C in patients with peritoneal carcinomatosis from cystadenocarcinoma of the colon or appendix. *Cancer* 1990;65:1495.
42. Guerrieri C, Franlund B, Boeryd B: Expression of cytokeratin 7 in simultaneous mucinous tumors of the ovary and appendix. *Mod Pathol* 1995;8:573.
43. Smith JW, Kemeny N, Caldwell C, et al: Pseudomyxoma peritonei of appendiceal origin. *Cancer* 1992;70:396.
44. Stewart JH, Shen P, Russell GB, et al: Appendiceal neoplasms with peritoneal dissemination: outcomes after cytoreductive surgery and intraperitoneal hyperthermic chemotherapy. *Ann Surg Oncol* 2006;13:624.
45. Olsen BS, Holck S: Neurogenous hyperplasia leading to appendiceal obliteration: an immunohistochemical study of 237 cases. *Histopathology* 1987;11:843.
46. Stanley MW, Cherwitz D, Hagen K, Snover DC: Neuromas of the appendix. *Am J Surg Pathol* 1986;10:801.
47. Zarabi M, LaBach JP: Ganglioneuromas causing acute appendicitis. *Hum Pathol* 1998;13:1143.
48. Latchis KS, Canter JW: Acute appendicitis secondary to metastatic carcinoma. *Am J Surg* 1966;111:220.
49. Dieter RA Jr: Carcinomas metastatic to the vermiform appendix: report of three cases. *Dis Colon Rectum* 1970;13:336.
50. Toubai T, Kondo Y, Ogawa T, et al: A case of leukemia of the appendix presenting as acute appendicitis. *Acta Haematol* 2003;109:199.

10 运动障碍

陈云新　田萌萌　译　　谢大鹤　校

概述

正常的胃肠道动力学有赖于完整的神经肌肉功能，包括内源性和外源性神经支配。胃肠道蠕动的外源性神经支配包括有神经节的神经丛中的交感神经（胸腰段）和副交感（迷走）神经。内源性神经调控包括肠神经系统（ENS）、平滑肌细胞和Cajal间质细胞（ICCs），后者既是肠道神经的起搏细胞又是传导细胞[1,2]。胃肠道运动障碍包括一组复杂的临床和病理学变化，其病因包括神经、肌肉、神经肌肉或ICCs的异常（表10.1～10.4）。肠道神经病似乎比肠道肌病更为常见。胃肠道运动障碍可发生于任何年龄，可以是原发的，也可以是全身性疾病的并发症。典型的原发性运动障碍性疾病大都累及儿童，而非成人。相反，继发性运动障碍更常累及成人，如硬皮病相关肌病、糖尿病性神经病、药物损伤或病毒感染。原发性病患可以是家族性的，也可以是散发的；可以仅局限于胃肠道，如先天性巨结肠（Hirschsprung disease, HD），也可以是全身性周围自主性末梢神经病的一部分。家族性病患可以是常染色体隐性遗传，也可以是常染色体显性遗传。

胃肠道运动障碍的临床和（或）病理表现可轻可重。可表现为吞咽困难、恶心、呕吐、弥漫性食管痉挛、胃轻瘫、假性肠梗阻、便秘或肠憩室病。假性肠梗阻被定义为一种罕见的、严重的运动障碍，特征性地表现为反复发作或持续出现肠梗阻的症状和体征，包括在没有明确的肠管闭合性病变的情况下，影像学却可显示在扩张的肠管内出现气液平面[3]。相反，Ogilvie综合征一词则与急性结肠假性梗阻同义。至于巨食管、巨十二指肠、巨空肠、巨结肠和巨直肠等名称都是定义其相应解剖部位的内脏扩张。学界在胃肠道节段性扩张直径的最低标准上尚未取得共识。

小肠假性肠梗阻可导致腹泻、吸收不良和因细菌过度繁殖引起的脂肪泻。一些患者可出现营养不良伴体重显著下降。

胃肠道以外的临床表现取决于基础疾病的性质，有些基础性疾病有助于定义某些特殊的综合征。提示有自主神经功能障碍的症状包括体位性头晕、对强光的视觉适应障碍和出汗功能异常。反复泌尿系感染和膀胱排空障碍提示有全身性内脏神经肌病。此外，还应询问病人的用药史。长期卧床的病人，如痴呆、中风和脊柱损伤的患者，特别容易发生巨结肠和慢性假性肠梗阻。

临床上，胃肠道运动障碍的诊断须通过对胃肠道动力功能进行特殊的生理学检测后做出，包括闪烁扫描术、胃十二指肠空肠测压和体表胃电图。临床医师也常常需要病理医师的帮助，以除外一些浸润性病变，如淀粉样变性和结缔组织病，或证实神经肌肉异常的存在。

虽然临床或大体所见可能非常明显，但其组织学特征常常并不显著，而且还可能与伴随其他疾病的非特异性神经和（或）肌肉的组织学异常相互重叠，例如癌症或从前手术引起的病变。此外，一些患者临床表现为明显的运动障碍，但其组织学改变至今尚无详尽的文字描述，也未被纳入某特殊综合征的范畴。还有一些患者，他们所患之病可能是神经递质异常，未必伴有组织形态异常，最常见的有硝基能神经系统异常、血管活性肠多肽（VIP）异常或P物质阳性的神经异常；病变也可见于肌细胞或ICC。

组织学检查中，常规HE染色常常需要佐以特殊染色和电镜检查（表10.5）。有些组织学改变非常细微，需要进行精确的神经元计数来证实。但计数也有问题，因为神经和神经节的数目受多种因素的影响，包括年龄、部位、其他疾病过程以及切片厚度。一种

表 10.1	胃肠道神经异常

发育异常
  Hirschsprung 病及其变型
    神经节细胞减少症［肠神经元发育不良（IND）A 型］
    神经节细胞减少症（IND B 型）
    神经节细胞减少症伴有神经节瘤病
    神经元不成熟
    肠神经系统缺失
    目前无法归类的各种神经病
  家族性内脏神经病（见表 10.12）
  散发性内脏神经病
    Ⅰ型
    Ⅱ型
  副肿瘤性假性肠梗阻
  孤立性神经节炎
  嗜酸性神经节炎
  肉芽肿性内脏神经病
  巨膀胱-小结肠和肠蠕动迟缓
  重症特发性便秘
  获得性神经节细胞减少症
  神经递质异常
    慢性缓慢通过性便秘
    肛门内括约肌失弛缓症
    失弛缓症
    Allgrove 综合征
    婴儿肥厚性幽门狭窄
  全身性神经性疾病的相关病变
    脊髓灰质炎
    多发性硬化症
    Friedreich 共济失调
    Parkinson 病
    Wallenberg 综合征
    肌萎缩性脊髓侧索硬化症
    Shy-Drager 综合征
  感染性疾病
    带状疱疹
    巨细胞病毒
    EB 病毒
    Chagas 病
    Lyme 病
  药物和毒素
    麻醉药和美沙酮
    三环抗抑郁药
    可乐定
    神经节阻滞剂
    酚噻嗪类
    抗肿瘤药
    茶碱类
    抗逆转录病毒药
    蕈毒素

表 10.2	胃肠道肌肉异常

巨膀胱-小结肠和肠蠕动迟缓
肠肌肉系统发育缺陷
家族性内脏肌病
常染色体显性遗传
    常染色体隐性遗传伴有全胃肠道扩张
    常染色体隐性遗传伴有上睑下垂及眼外肌麻痹
散发性内脏肌病
线粒体性肌病
自身免疫性肠平滑肌炎
遗传性肛门内括约肌肌病
影响骨骼肌的疾病
    肌强直性营养不良
    进行性肌萎缩

快速评估肠 ICC 和神经形态的方法是应用抗体 c-kit 和 NF 68 进行染色。这种方法一小时左右即可完成[4]。但它是否适于推广还有待观察。

治疗运动障碍的方法有多种，包括饮食及药物疗法、外科手术甚至肠移植。促动力药物如 cisapride（西沙比利）、metoclopramide（甲氧氯普胺）和 octreotide（奥曲肽）对部分患者有效。急性假性结肠梗阻患者用新斯的明（neostigmine）治疗可能有效[5]。胃造口和空肠造口等胃肠减压术对某些病例有效。小肠移植是慢性假性肠梗阻病例唯一有确切疗效的治疗方法。移植适应证包括接受全胃肠外营养伴频发败血症者、静脉给药受限而无法提供营养支持者或即将发生肝衰竭者。但在这种临床状态下，小肠移植术的可行性受到置疑。

表 10.3	累及 Cajal 间质细胞的疾病

Hirschsprung 病
肠神经元发育不良 A 型
肠神经元发育不良 B 型
先天性 Cajal 间质细胞增生
神经纤维瘤病
肛门内括约肌失弛缓症
失弛缓症
婴儿肥厚性幽门狭窄
内脏肌病
糖尿病性胃轻瘫

表 10.4　继发性神经肌肉异常

- 硬皮病和其他结缔组织病
- 糖尿病
- 淀粉样变性病
- 放射病
- 巨细胞病毒感染
- Chagas 病

正常的神经肌肉结构

肌肉

消化道固有肌层是由两层平滑肌构成的连续结构，从食管一直延续至肛管（图 10.1）。唯一的例外是胃的固有肌层由三层平滑肌组成。相邻器官的连接处，肌肉层重新排列形成括约肌，包括咽食管交界处、食管胃交界处、幽门处、回盲肠交界处和肛门括约肌。这些括约肌的功能基础是肌肉系统的生理学和药理学特性及其神经支配。内层肌肉的肌纤维通常呈同心圆排列（环行肌层），外层肌肉呈纵行排列（纵行肌层）。在盲肠和部分结肠，纵行肌成分显著减少，只在局部区域形成增厚的肌束（即结肠带）。

表 10.5　用于评估肠道运动障碍的标志物

标志物	
PGP9.5	标记神经
NSE	标记神经、神经节
MAP-2	标记神经
NCAM	标记神经
神经生长因子	标记神经
神经肽 Y	标记神经
神经微丝蛋白	标记神经
突触素	标记神经
Ret	标记神经
乙酰胆碱酯酶活性	标记胆碱能神经
c-kit	标记 Cajal 间质细胞
VIP	标记含 VIP 的神经
P 物质	标记含 P 物质的神经
S100	标记神经鞘细胞和神经胶质
GAFP	标记神经胶质
肌动蛋白	标记平滑肌细胞

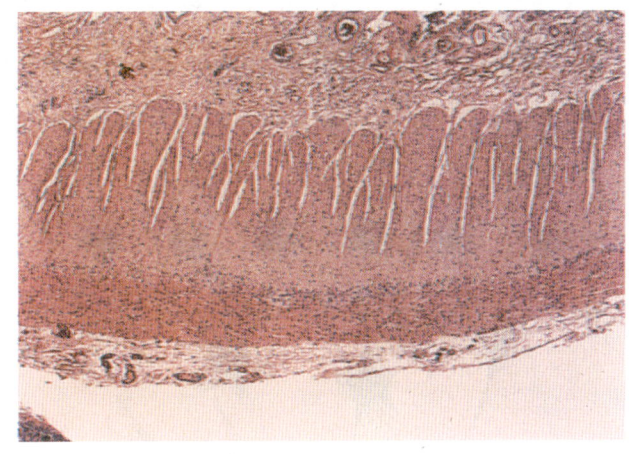

图 10.1　HE 染色切片显示固有肌层的环行肌层和纵行肌层。固有肌层遍及胃肠道各处。

从食管到肛门内括约肌，整个环行肌层的运转就像是一个电合胞体，其结构基础是毗连肌纤维之间的融合膜。这些融合膜的功能是相邻细胞间兴奋传导的细胞内通路。即使没有神经的作用，这些合胞体本身就具有向三维方向传导兴奋的功能[6]。平滑肌细胞也具有缝隙连接或融合膜，可与相邻细胞形成电偶联[6]。肌肉系统中还含有 ICCs，这种细胞是胃肠道肌肉的起搏细胞（见下文），可以促进电生理活动的有效传播。

肌层的细胞含有多种受体，可对神经信号以及消化过程中的各种刺激和抑制信号做出反应。环行肌收缩使肠腔变窄；纵行肌收缩使消化管道变短。当肠道出现梗阻或肠腔发生持续扩张时，平滑肌组织便会通过细胞肥大和数量增多而使其体积增加。平滑肌增生也可见于肠肌层消融后。肠梗阻可导致肌层和神经层细胞数量的变化。

神经支配

肠神经系统（enteric nervous system，ENS）是外周神经系统中最复杂的部分。神经系统的三个部分（交感、副交感和肠神经）至少在四个生理效应系统参与神经调控：内脏平滑肌负责运动和括约肌功能，黏膜负责胃酸分泌以及肠液和电解质平衡，免疫细胞负责黏膜免疫性，以及血管系统。很多涉及到胃肠道动力功能、离子转运和黏膜血流等的复杂的反射活动都是在没有外源性自主神经信号和感觉信号输入的情况下完成的。

ENS 的神经元根据其功能可分为五类：（1）运

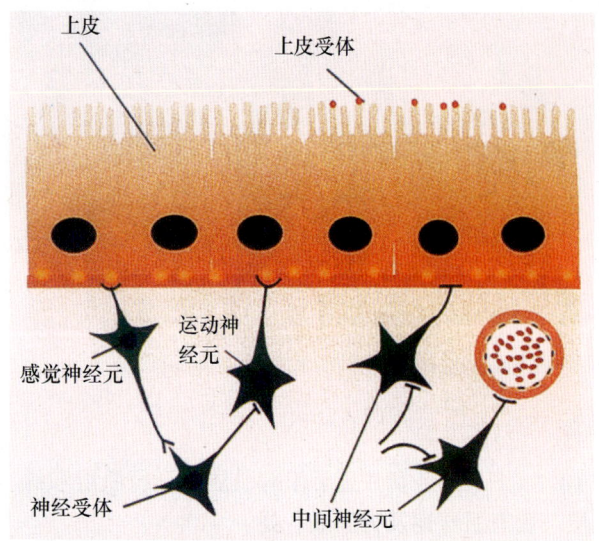

图10.2 图示感觉和运动神经元与中间神经元、上皮细胞、血管及部分黏膜肌层组织的相互作用。

动神经元：是调控消化道管壁的平滑肌张力的传出或效应神经元；(2)血管运动神经元：调控血管肌张力；(3)分泌神经元：调节内分泌和外分泌的效应神经元；(4)感觉神经元：向中枢神经系统传递感觉信息；(5)中间神经元：为神经元与消化道管壁之间的信号传递提供通道（图10.2）。这些神经元在肠肌层和黏膜下层的神经节中混合分布。

肠壁内的ENS包括三种神经节丛：肠肌（Auerbach）丛位于固有肌层的纵行和环行肌层之间，黏膜下（Meissner）丛位于黏膜下层，第三种由外源神经衍化而来，位于靠近黏膜下层的环行肌层的内1/4处，富于ICC[7]。这些神经丛从食管至肛门连续分布，调控黏膜、肌层和血管。黏膜下神经丛与肠肌神经丛相互连接，调控胃肠道运动和离子转运。肠壁内的神经节含有神经细胞、神经胶质（图10.3）以及由神经元突起（部分为外源性、部分为内源性神经元发出）和神经胶质突起构成的神经纤维网。由于神经纤维网中的神经纤维来源不同，其神经构成极为复杂，肠壁内和肠壁外的神经节均可参与调控。

通常，纵行肌所受神经调控较弱[6]。肌内神经支配以括约肌处尤为密集；在整个胃肠道，肛门括约肌处的肾上腺素能神经分布最为密集。其神经纤维大多起源于肠系膜上神经节，也有部分起源于骶骨交感神经链神经节中的神经元。肾上腺素能神经纤维在Oddi括约肌处也很密集。含有VIP的神经纤维在胃食管交界处、幽门和Oddi括约肌的肌组织内含量较多。

据估计，胃肠道神经元的数量甚至多于脊髓[8]。ENS的神经元可根据其递质进行分类，据此，至少有五类神经元：(1)胆碱能类（含乙酰胆碱）；(2)肾上腺素能类（含去甲肾上腺素）；(3)GABA能类（含γ-氨基丁酸）；(4)肽能类（含多肽）；(5)硝基能类。内源性神经纤维是非肾上腺素能非胆碱能性（NANC）肽能神经。肠肌神经丛神经元可根据其银染特性分为嗜银细胞和嫌银细胞。嗜银细胞常为多轴突细胞。嫌银细胞是胆碱能神经纤维，可以直接与肌细胞连接；而嗜银神经元通常不与肌细胞接触。肠肌神经干包含内源性和外源性（交感和副交感神经）的神经纤维。在消化道的多数区段，ENS可独立调控很多胃肠道功能，包括运动功能、血管张力、激素的

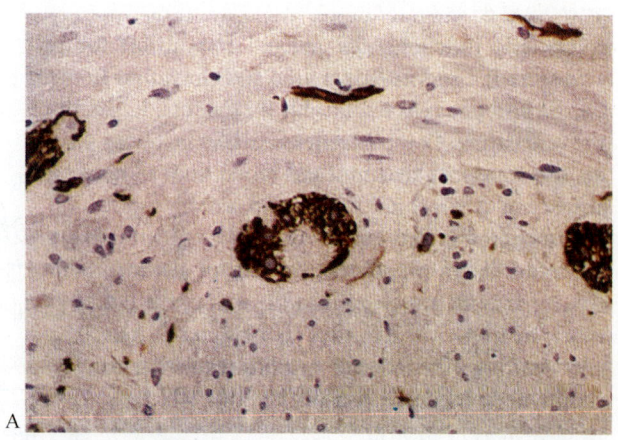
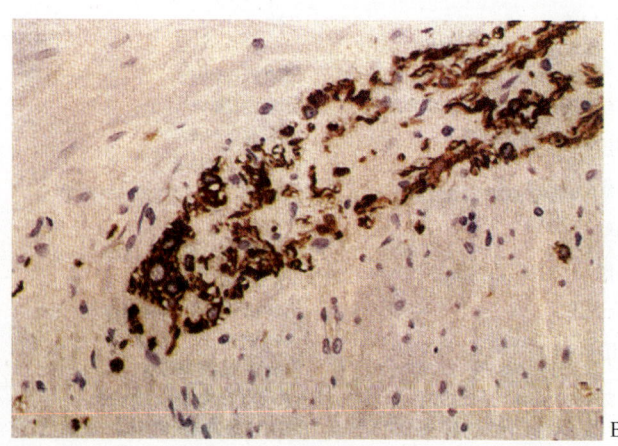

图10.3 GFAP抗体染色显示肠肌神经丛中含有大量胶质成分。A：神经丛横切面。中间阴性的区域为神经节细胞。B：神经丛纵切面。阴性区域为神经元细胞。

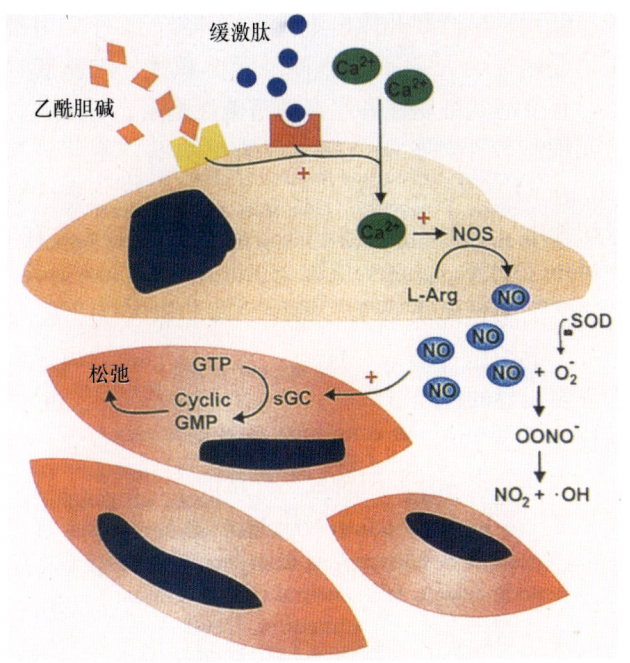

图 10.4 一氧化氮（NO）调节血管舒张。在内皮细胞，NO 由钙依赖性一氧化氮合成酶（NOS）合成。乙酰胆碱和缓激肽等介质参与其合成。NO 通过参与三磷酸鸟苷（GTP）向环磷鸟嘌呤核苷（GMP）的转化，作用于平滑肌细胞，使其舒张。NO 释放入间质，经与过氧化物分子作用后可释放有害的自由基。

分泌和释放，但神经反射活动还要接受中枢神经系统的调节[9,10]。

正常情况下，食物团的传输需要其上游肠管兴奋产生推动力，同时其下游肠管舒张而减小流动阻力。而后，括约肌主动舒张是保证这些区段不会发生功能性梗阻的关键。肠肌神经丛运动神经元（包括兴奋性神经元和抑制性神经元）负责胃肠道张力的即时神经调控。主要的兴奋性运动神经递质包括乙酰胆碱、脑啡肽和速激肽类，如 P 物质和神经激肽 A；主要的抑制性神经递质包括一氧化氮（NO）、VIP 和三磷酸腺苷。神经的 NO 由神经一氧化氮合成酶（nNOS）合成[11]。VIP 和 NO 是非肾上腺素能非胆碱能（NANC）神经调控平滑肌舒张的共同递质，而且，NO 还可能具有 VIP 的部分活性（图 10.4）[12]。硝基能神经元存在于肠肌神经丛内。平滑肌细胞也可以合成 NO[13]。幽门括约肌中 nNOS 的含量最高[13]。肛门内括约肌中 nNOS 的含量也较高[13]。

Cajal 间质细胞

Cajal 间质细胞（Interstitial Cells of Cajal，ICCs）是调节平滑肌收缩的起搏细胞[14]，这些细胞还起到空间协调器[15]和胃肠道肌肉活动的神经调控媒介[16]的作用。ICC 在食管、胃、小肠及大肠、直肠肛门等处广泛存在[17,18]。ICCs 可分为不同的亚群，包括肌肉间 ICC、肠肌神经丛 ICC 和黏膜下 ICC[19]。在食管、胃贲门和胃底处，ICC 存在于固有肌层，肠肌神经丛和黏膜下层没有分布。但在非胃底的胃体、幽门和肠，ICC 存在于肠肌神经丛。黏膜下 ICC 可见于小肠和大肠。因 ICC 细胞表达原癌基因 c-kit[1]，故很容易用免疫组化染色显现之。ICC 有长的细胞突起，呈双极性或多极构型。

肠道神经系统的发育

ENS 起源于迷走神经及神经嵴的骶段[10]。由神经嵴衍生的细胞向原肠迁移，在此期间，其形态与周围的间质细胞还无法区分。神经嵴细胞与细胞外基质的相互作用决定神经嵴衍生细胞的迁移方向。这些到达原肠的前体细胞具有多向分化潜能，是它们迁移所至的肠道微环境限定了发育中肠神经节细胞的表型分化。

肠神经的迁移和分化过程涉及种系决定的微环境因素和特异性黏附分子之间复杂的相互作用，前者包括转录因子、酪氨酸激酶受体癌基因及其配体和细胞外基质[10,20-22]。酪氨酸激酶受体配体中较为重要的配体是生长因子中的神经营养因子家族，它们可促进多种神经元的分化、生长和存活[23]。神经胶质细胞系衍化神经营养因子（glial cell lined-derived neurotrophic factor，GDNF）和 neurturin（GDNF 家族中最新成员之一）在肠神经元前体细胞迁徙到大、小肠及食管的过程中发挥重要作用，这是一个 RET 基因依赖过程[24,25]。GDNF 是肠神经元的趋化因子，可促进神经嵴细胞迁移到整个胃肠道，使这些神经元迁移到位，同时又不会迷散出原肠[26]。动物模型（转基因鼠和基因敲除小鼠）研究对 ENS 发育过程中关键基因的鉴定具有重要意义[21,27-29]（表 10.6）。

在胎儿第 5 周时，食管上段可见迷走神经干。这些神经干在肠壁的外表面延伸；到第 6 周时胃贲门处出现神经母细胞；第 7 周出现于中肠的头支；至第 8 周达到远半结肠和直肠。到第 12 周，神经干已迁移到直肠末端。肠肌神经丛紧贴环行肌外面形成，然后

表 10.6　参与肠神经系统（ENS）发育的基因

基因	基因干预后的肠内的表型
Ednrb（内皮素受体 B）生长因子受体	*Ednrb* 基因敲除小鼠的神经嵴细胞在后肠中不能形成集落
Hox-4 同源框转录因子，前肠表达	转基因动物中出现结肠神经节异常和远端结肠短节段内神经节数量减少。
Mash-1 编码自主神经系统发育所必需的转录因子	此基因敲除可导致食管和胃贲门的无神经节症；胃肠道其他部位的肠神经元早期系列缺失
NCX1 ENS 妊娠中期以后在远端原肠表达的同源框转录因子	该基因纯合子靶向剔除的动物模型中，可出现神经增生或神经节增多
Phox2P 同源框包含的转录因子，由神经嵴细胞迁移至前肠间质时表达	*Phox2* 基因敲除的小鼠在宫内即死亡。前肠及中肠 ENS 均缺失
ret/gdnf/gfrd1 编码 RET 蛋白-酪氨酸激酶受体，由在原肠形成集落的神经嵴衍化的细胞表达。RET 是神经胶质细胞系衍化神经营养因子（GDNF）的受体	此基因敲除后可导致前肠以下整个胃肠道中肠神经元和神经胶质的发育完全停滞
Sox10 编码一种转录因子，系由 ENS 前体细胞在原肠间质形成集落前后所表达	*Sox* 转基因动物的远侧肠管神经节缺失，出生后不久即死亡

出现在纵行肌[30]。从肠肌神经丛中迁移而来的神经母细胞形成黏膜下神经丛；这一过程在胚胎第 3~4 个月完成[30]。神经嵴细胞迁移后即开始增生，神经元成熟（图 10.5），发育中的突起和突触可使神经冲动在神经节内、神经节间、神经节与平滑肌细胞间传导。这一发育过程的不同阶段受阻可导致多种形式的肠肌神经丛异常，从发育不全到成熟不全。神经和神经母细胞的从头至尾有序迁移过程的中断可解释 Hirschsprung 病中的无神经节肠段长度不等的现象。

出生后，正常的肠神经节中含有成熟和不成熟两种神经元。早产婴儿体内不成熟的神经元多于足月婴儿。成熟神经元比不成熟神经元体积大，细胞膜明显，有空泡状细胞核和丰富的嗜碱性胞浆。不成熟神经元细胞较小，核深染，染色质呈块状，胞浆较少（图 10.6）。神经染色可凸显不成熟神经元。在 3 微米切片中，正常成熟结肠的肠肌神经丛每毫米含有 7 个神经节细胞，空肠为 3.6 个，而回肠为 4.3 个[31]。神经节细胞相隔大约为 1 毫米，在正常成人，1~5 个神经节细胞可形成一簇[32]。正常新生儿体内通常有许多明显的神经节细胞，但这些细胞在不成熟时体积较小[30]。

大部分先天性肠肌神经丛异常的病人可归入以下五类之一：（1）神经节细胞缺失症，（2）神经节细胞减少症，（3）神经节细胞增多症，（4）神经节发育不良，（5）无法分类的异常。ENS 发育异常的发病机制包括基因缺失、神经嵴细胞迁移或分化无能、缺氧或炎症等。发育性神经疾病可单独发生或与其他系统性疾病共存，如神经纤维瘤病。

Hirschsprung 病

Hirschsprung 病（Hirschsprung disease，HD）的同义词包括神经元缺失性巨结肠、先天性巨结肠和神经节缺失症。

HD 是一种先天性疾病，特征性地表现为巨结肠、神经增生和神经节缺失症。这种疾病表现为以下几种类型：

● 经典型：无神经节的肠段起始于远端结直肠，并向心性地向邻近扩张的肠管延伸，受累肠管的长度不等（图 10.7）。

● 短节段型：无神经节病变仅累及直肠和直乙状结肠的数厘米肠段，最短者仅 3 cm。所以在肠活检时，如果取材远高于齿状线，可能会错过病变区域。这一型患者占 67%~90%。

● 长节段型：无神经节区超出乙状结肠范围，受累结肠的长度不等，但不会累及到盲肠。这一型所占比例<10%[33]。

● 全结肠神经节缺失症：整个结肠受累，并伴有不同长度的回肠、空肠甚至胃受累。这种类型占 2.6%~14.9%。这种类型几乎全都出现在出生后的前几周。

● 区段性结肠神经节缺失症（同义词：跳跃性节段性 HD）：这种类型的 HD 受累肠段较短（图

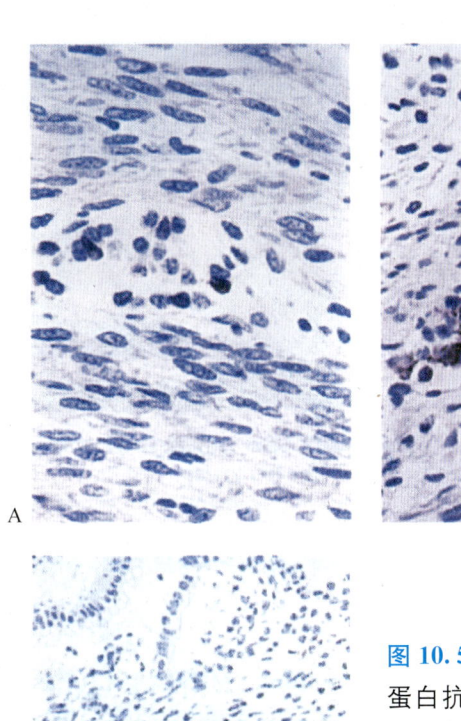

图 10.5 胎儿神经丛神经丝蛋白抗体染色。A：13 周胎儿只有极少数细胞呈免疫反应阳性，注意神经细胞没有树突。B：15 周胎儿的神经母细胞进一步发育，开始出现树突。C：17 周胎儿神经细胞突起发育更成熟，可见黏膜下神经丛的初始形态和神经元突起的纤维状延伸。

10.8）。无神经节肠段的近端和远端都存在神经节细胞。（这种类型的病变实际上可能不是 HD，而是由宫内损伤所致。）

HD 在存活新生儿中的发病率为每 5000～30 000 例中出现 1 例；80% 的患者是男性[34]。将近 4%～6% 的病例是家族性的[34]，尤其是那些累及到盲肠的巨结肠病例。5% 的患者的同胞兄弟姐妹中有 HD 患者[35]。

HD 的病因学和病理生理学

HD 是一种杂合性基因异常，具有常染色体显性、常染色体隐性和多基因性的遗传特征。目前的病因学理论主要有两种学说：神经母细胞迁移抑制假说和肠微环境异常引起神经元不能分化假说。特殊的基因突变可出现在约 50% 的病例中。本病的表型差异多数都与 ENS 正常发育过程中的生物学复杂性有关，还和已经证实的分子改变的多样性有关。因此，不是单一基因的异常就能解释这种疾病的发生。

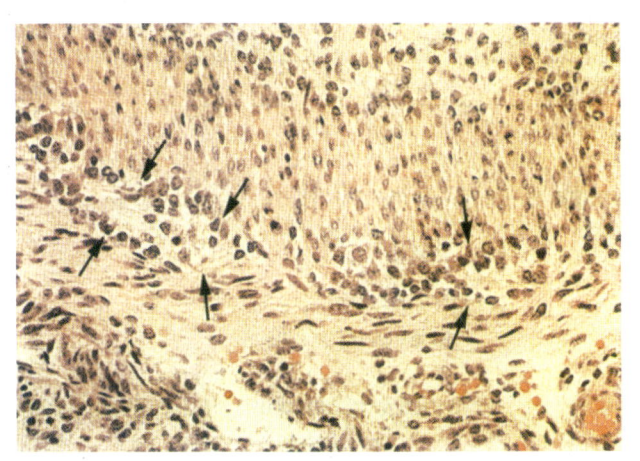

图 10.6 胎儿原肠的 HE 染色。显示不成熟的神经母细胞样细胞，没有清晰可辨的神经节（箭头）。

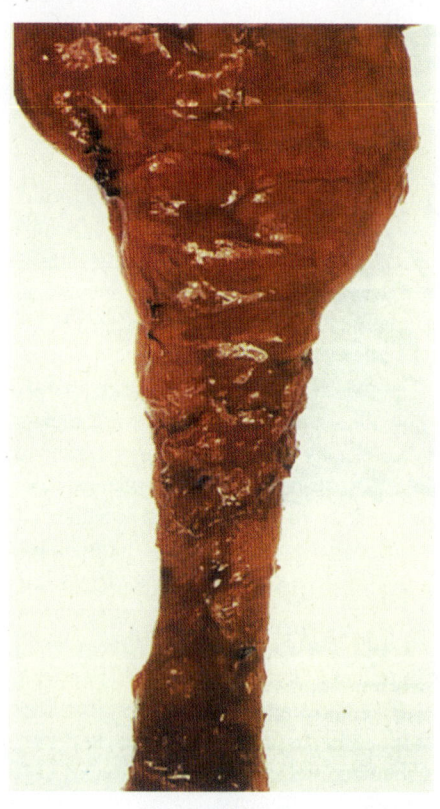

图 10.7 Hirschsprung 病患者的肠大体标本，注意远端肠管呈锥形向远端逐渐收窄。近端肠管扩张。

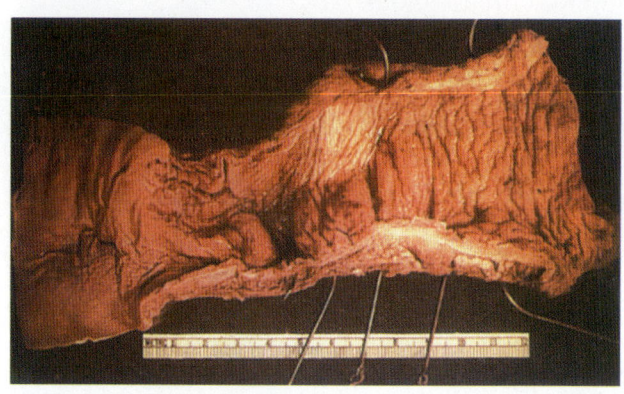

图 10.8 区段性神经节缺失症。图片右侧为远端肠管，左侧为近端肠管。神经节缺失的区段是中间的缩窄部。近端肠管扩张，黏膜纹理等特征消失。

HD 相关的易感基因见表 10.7[36-44]。其他可能异常的基因包括内皮素转换酶（endothelin-converting enzyme）基因和转录因子 *Sox10*[40,41]。在合并或不合并肠神经元发育异常的患者体内，都有一些基因可能参与调控 HD 的表型强度。这些基因可能靠近 21q22[43]，这可以解释为什么 21 三体（先天愚型）的病人易患 HD[43]。HD 患者的神经也不能表达 trkC

酪氨酸受体及其配体神经营养因子，提示神经营养因子是细胞存活和分化所必需的物质，它在 HD 的疾病发生过程中可能也发挥重要作用[45]。

RET 蛋白是酪氨酸激酶受体，具有细胞外钙黏素样和富半胱氨酸结构域、一个穿膜结构域和一个细胞内酪氨酸激酶结构域[46]。*RET* 基因点突变可诱发 HD、多发性内分泌肿瘤（MEN）ⅡA 和ⅡB 型以及家族性甲状腺髓样癌[47]。在 MEN-Ⅱ病例，*RET* 突变可激活、增强其编码蛋白的功能，但在 HD，这些突变却是灭活这种蛋白的功能，致其功能丧失[48]。*RET* 的密码子 618 丝氨酸突变可使 MEN-ⅡA 患者有合并 HD 之倾向[49]。

据载，HD 中可见到 50 种以上的 *RET* 突变，包括错义突变、无义突变、缺失和插入突变。这些突变可在基因的任何位置发生，不存在突变热点[50]。这些突变大致可分为两种：一种是破坏细胞内酪氨酸激

表 10.7 Hirschsprung 病基因突变

突变基因	功能	疾病
ret（细胞内酪氨酸激酶结构域）	酪氨酸激酶受体	短节段 HD
		长节段 HD
ret（细胞外结构域）	酪氨酸激酶受体	长节段 HD
内皮素 B 受体（*EDNRB*）	生长因子受体	短节段 HD
EDN3	EDNRB 配体	Shah-Waardenburg 综合征
胶质细胞系衍化的神经营养因子（*GDNF*）	ret 配体	HD 调控因素
Neurturin	ret 配体	HD 调控因素
SMADIP1	转录因子	伴有小头畸形、面部畸形和智力发育迟缓的 HD 综合征

酶结构域结构的移码突变或错义突变;另一种是细胞外结构域的外显子 2、3、5 或 6 的错义突变[51]。细胞内结构域突变的患者可发生短节段和长节段两类 HD,而细胞外结构域突变的患者都是长节段 HD。相对于散发病例(15%~33%),家族性病例中 RET 基因突变更为常见(50%)。免疫组化显示 HD 患者的肠道中 RET 蛋白表达下降。

RET 基因除了有它的特异性突变之外,还有 RET 基因内的多态性;前者可能导致 HD 的发生,而后者则可导致多种临床表型[52]。c135G/A 多态性或带有这种多态性的连锁不平衡的序列变异均可调控 RET 基因种系突变对疾病表型的影响。当 c135 变异体与种系突变位于同一染色体时,携带者大都与短节段性 HD 相关[52]。

内源性胃肠道神经的变化决定了 HD 的临床表现和病理学特征。一方面,病变中没有 VIP 和 NO,这是 NANC 系统的两种神经介质,可舒张平滑肌,并参与蠕动反射抑制器之构成[53-55]。而另一方面,外源性副交感神经、胆碱能和交感肾上腺素能神经却持续存在。结果,远端无神经节的肠管始终处在无拮抗性壁外刺激的作用下,逐渐狭窄、痉挛,无法完成蠕动。关于 HD 中 ICCs 的研究结论尚不一致。有作者发现 HD 中 ICCs 的数量正常,另有作者则认为其数量减少。

一些 HD 患者合并小肠结肠炎,其发病机制尚不明确。可能与细菌滞留在扩张的结肠腔内引起的毒血症有关。发生小肠结肠炎的危险因素包括 HD 诊断延误、长节段性病变、HD 家族史、女性和 21 三体[56]。

临床特征

HD 是先天性肠梗阻中最常见的类型,通常在生后 24~48 小时即可出现症状。80% 的患者在生后一年内可获诊断;10% 的患者在成年后发病。典型表现为,部分肠段推进运动减弱和抑制性反射导致腹胀、呕吐、严重便秘和近端有神经节的肠段显著扩张。新生儿有梗阻症状但没有巨结肠改变时应当怀疑是 HD 累及了整个结肠。食物摄入减少和吸收不良可导致发育停滞。随着营养状态的恶化,感染可能导致原有的运动障碍进一步恶化。在部分患者,由于有神经节肠段和无神经节肠段之间的压力差,两段肠管交界处可出现黏膜脱垂。老年患者中黏膜脱垂的问题更为突出,可能与病程较长有关。新生儿 HD 患者还可能因合并坏死性小肠结肠炎而出现穿孔。小肠结肠炎具有缺血的基础性病变,并以黏膜溃疡、结肠出血、穿孔、败血症和毒血症为特征。21 三体的患者更易发生 HD 相关性小肠结肠炎[56]。

10%~15% 的患者还合并其他先天性异常或疾病(表 10.8)。10% 的病例伴有 Down 综合征;5% 伴有其他严重的神经异常[57]。

病理学所见

结肠肠管显著扩张、充满液体、肠壁肥厚,其下端与一漏斗形的移行带相连,一直延伸至肛门(图 10.7)。腹部平片显示多个气液平面。肛管和直肠较细且没有内容物,肛门括约肌紧缩。在成人,近端结肠扩张与其下方的直肠之间的移行带光滑,但形态陡峭,再结合临床病史,即可做出 HD 的诊断。

表 10.8 HD 患者可能合并的其他异常

基因异常
Down 综合征
9p 四体
9q 四体
先天异常
耳聋
肠旋转不良
食管肠道闭锁
下丘脑错构母细胞瘤
软骨-毛发发育不全
Dandy-Walker 囊肿
短指(趾)和多指(趾)畸形
先天性肺换气不足
前脑无裂畸形
肛门闭锁
先天性肌营养不良症
婴儿骨硬化症
肿瘤
神经母细胞瘤
神经纤维瘤病
甲状腺髓样癌
嗜铬细胞瘤
其他综合征
Pallister-Hall 综合征
颌动瞬目综合征
Haddad 综合征
Goldberg-Shprintzen 综合征
失弛缓症
多发性内分泌肿瘤综合征 ⅡB 型
Waardenberg-Shah 综合征

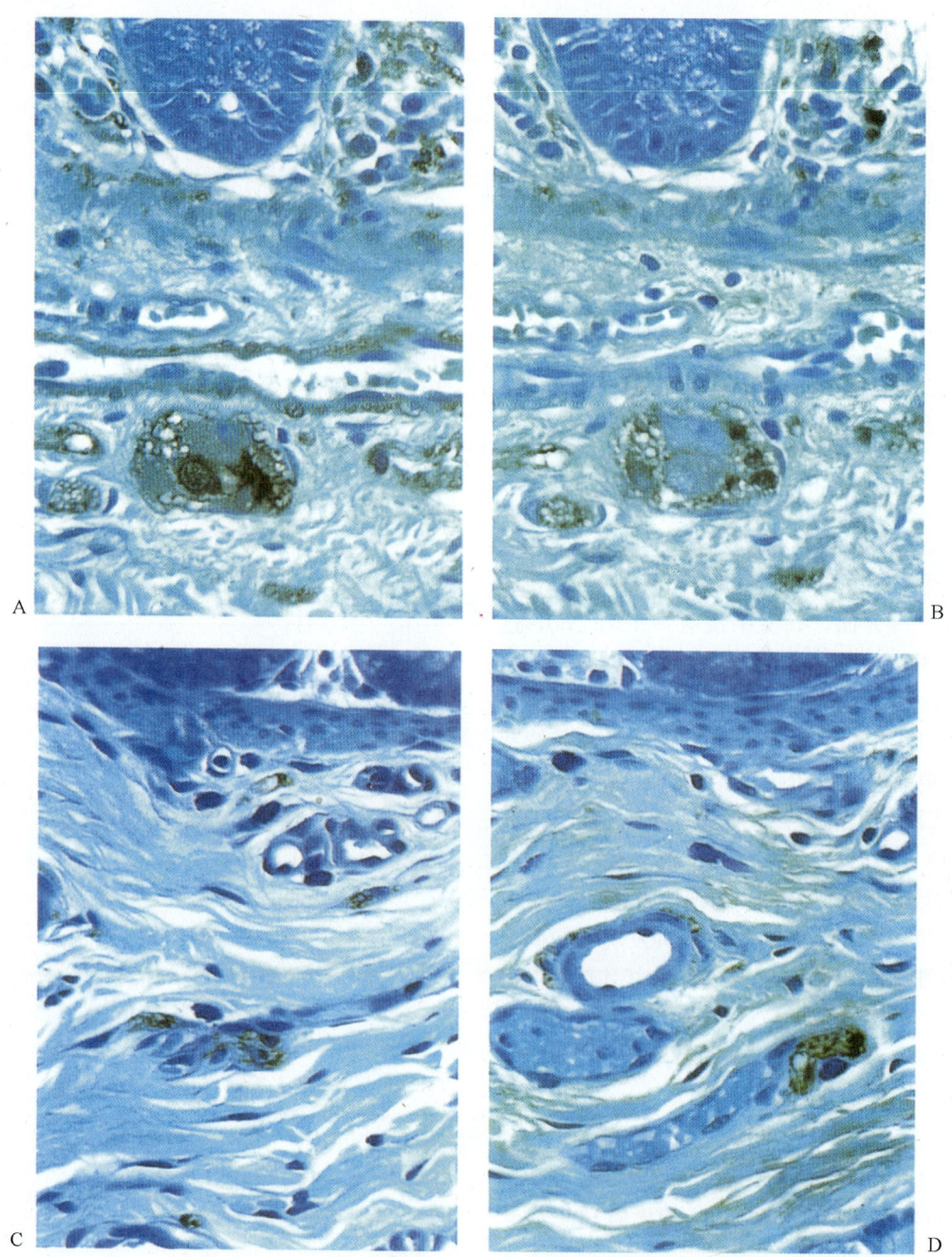

图 10.9　A：神经元特异性烯醇化酶（NSE）染色突显正常结肠黏膜下神经节。B：连续切片的抗-S100 染色，神经节细胞阴性。C：HD 病人的 NSE 染色，神经节细胞缺失，神经纤维增生。高倍视野更明显。D：连续切片的抗-S100 染色，神经纤维阳性。

HD 的诊断很多是通过直肠针吸活检做出的，针吸标本必须包括黏膜层和黏膜下层，而黏膜下层的无神经节状态和肠肌神经丛是完全一致的。活检标本通常是从齿状线上方 2 cm 开始、每间隔 5 cm 取材。在很小的新生儿，活检应从齿状线直上位置开始向上取，高位取材应以安全、不能有穿孔危险为原则。最好取两处活检，这样可以增加获得足够标本的概率，克服取到少神经节区段的可能性，并有助于判断无神经节节段的长度。当表浅的活检不能做出诊断时，需要进行直肠的全层活检。

HD 的典型病变包括神经节缺失（图 10.9）和肥大的无髓鞘的黏膜下的及肠肌神经丛的胆碱能神经数

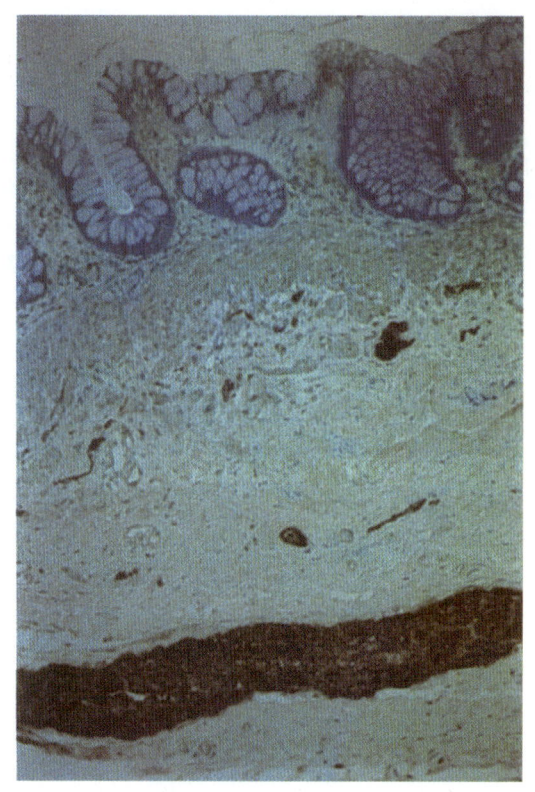

图 10.10　抗-S100 染色显示 HD 中肥大的神经。

目增多（外源性副交感神经部分）（图 10.10）。神经纤维增生虽是 HD 的特征性改变，但需注意它亦可见于其他一些病变（表 10.9）。在远端狭窄的肠管中，两种神经丛中神经节细胞均有缺失，而在移行带的前几厘米神经节细胞数量较少；从漏斗形移行带向上到有正常神经分布的肠管，神经节细胞的数量逐渐增多。移行带范围大都不长，神经节几乎同时出现在肠肌神经丛和黏膜下丛。有些病人的移行带较长；明显的神经干可能延续数个厘米。移行带也可以含有形状异常的神经节。一些移行带内可见结肠神经元发育不全现象（见下文）。

表 10.9　与肠肌神经丛增生有关的疾病

Hirschsprung 病

神经纤维瘤病

多发性内分泌肿瘤形成ⅡB型

Crohn 病

神经元发育不良

神经节增生症伴有神经节瘤病

多种类型损伤导致的神经增生

在早产儿，不易辨认不成熟的神经节细胞，因为其体积小而且核不明显（图 10.6）。它们形成菊形团样结构，围绕中心神经纤维网样间质排列，产生马蹄铁样结构。不成熟的神经节可类似于巨噬细胞、平滑肌细胞和神经鞘细胞。特殊染色可突显神经节。然而需要记住的是，应用神经节标记物可能无法着染不成熟神经节。这些患者无神经节区和移行带内的环行和纵行肌层内，突触素阳性的突触数量也有减少[58]，而且，无神经节区肠壁的肾上腺素能和肽能神经分布也不正常。患者还可以伴有 ICC 数量相对减少[59]，但并非所有研究均见此现象[60]。肥大细胞数量增多，常常与增生的神经直接接触。这产生神经生长因子，刺激神经生长。

无神经节区近端肠壁在手术时常常需要活检，以确认近端切缘是否正常。黏膜下神经干直径>40 μm或神经节形态异常都与神经支配异常和无神经节症密切相关（图 10.11）[61]。如果在冰冻切片中出现增生的神经干或异常的神经节细胞，外科医师就应该再向近端扩大切除，然后再送术中冰冻；依此，直至手术切缘的神经结构完全正常为止，以防术后复发。接受到标本后，需明确无神经节节段的范围；如果在术中未取冰冻，此时则需查清标本近端的情况。患者术后出现症状可能是因为移行带切除不净，残留有神经元发育不良或神经元缺失；也可能是一种术后缺血或感染所引发的继发性病变。

如果发生小肠结肠炎，组织学改变可能包括隐窝扩张伴有黏液缺失、隐窝炎、隐窝脓肿、黏膜溃疡、透壁坏死和穿孔。在有神经节和无神经节的肠段均可发生小肠结肠炎，临床表现与其他类型小肠结肠炎相似，并可出现肠壁积气症。HD 病变中还偶可见到黏膜下血管异常。动脉病变在移行带内最为明显，表现为管壁增厚并可显示奇异性的组织学改变。动脉外膜纤维肌层发育障碍，表现为内弹力板周围胶原增生，中层显著增厚，也可发生闭塞性动脉内膜炎[62]。血管病变可诱发缺血性损伤。

组织学类型

HD 有数种组织学类型。一类与肠神经元发育异常有关。在无神经节肠段的头侧通常都有一少神经节的移行带，但也可见有神经节增生的肠段。

全结肠无神经节症，根据组织学改变可将其分为两组，某些病例在组织学上类似于短节段和长节段病变；而另外一些病例肠壁内无神经节，而且几乎没有

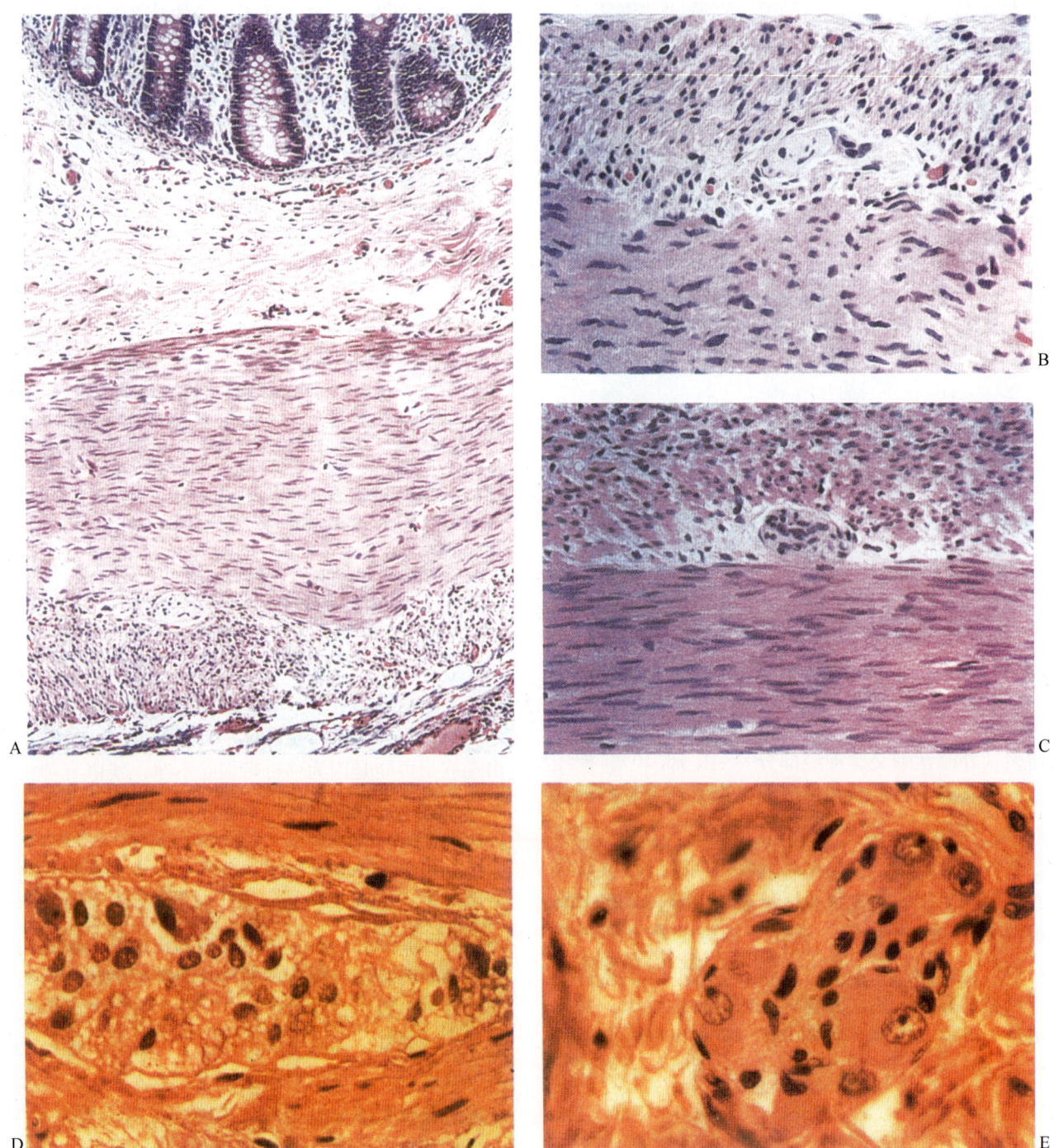

图 10.11 Hirchsprung 病。**A**：肠壁全层切片显示各层结构，但没有神经节细胞。**B**：高倍放大显示移行带肠肌神经丛内的异常神经节细胞，细胞体积小。**C**：高倍放大显示另一结构异常的神经节细胞。**D**：异常神经节与正常神经节（E）对比。

神经纤维的增生。后一种情况可能导致假阴性的诊断。

在 HD 合并肠神经元发育异常（intestinal neuronal dysplasia，IND），IND 位于无神经节移行带内或在其附近。据载，患者之无神经节症可累及整个结肠和末端回肠，甚至同时存在有空肠和胃的 IND。IND 可以解释那些经拉出术治疗的 HD 患者的术后残留症状[63]。

有些全结肠无神经节症患者的实际病变是区段性无神经节症，或曰跳跃性节段性 HD[64]。此时，可见长度不等的少神经节或正常神经节的横结肠或升结肠，形成区段性无神经节结肠。在无神经节区段内可见正常的末梢神经或是跳跃式出现的有神经节肠段[64]。据信，这类病变可能源于缺血。如果活检取到的组织未受病变累及，则可能导致漏诊。

评价 Hirschsprung 病标本的特殊技术

乙酰胆碱酯酶（ACE）染色（图 10.12）可显示黏膜肌层和黏膜下层中增生的胆碱能神经纤维网，这些神经纤维增粗、增厚、走行不规则。黏膜固有层的纤维走行与黏膜表面平行，其中还可见有许多黏膜下小神经纤维和粗细不等的神经干。这种结构模式甚至可见于最远端肠管，包括黏膜皮肤交界区域。ACE 阳性的神经纤维增多经常能见于短节段性或长节段性 HD，但在全结肠无神经节症则可能没有。此外，ACE 染色模式在新生儿也不如在成人醒目，可能导致漏诊。

常规 ACE 染色步骤如下：在齿状线上方 3～4 cm 的肠壁黏膜做两次黏膜吸取活检。其一送床旁快速冰冻检查，另一标本用福尔马林固定进行石蜡包埋。冰冻切片的延误可能会因为酶的降解而导致假阴性结果。冰冻标本应沿垂直于黏膜表面的方向进行切片。多切几张石蜡切片在评估 ACE 活性时可相互补足。表 10.5 中列出各种特殊染色可标记的特殊结构。

治疗和预后

对于有症状的 HD 和 HD 相关性小肠结肠炎，必须给予外科手术治疗。持续便秘是 HD 患者术后最主要的长期症状。病变肠段切除不净、吻合口狭窄、合并 IND、肛门内括约肌失弛缓症亦可导致这些后遗症。

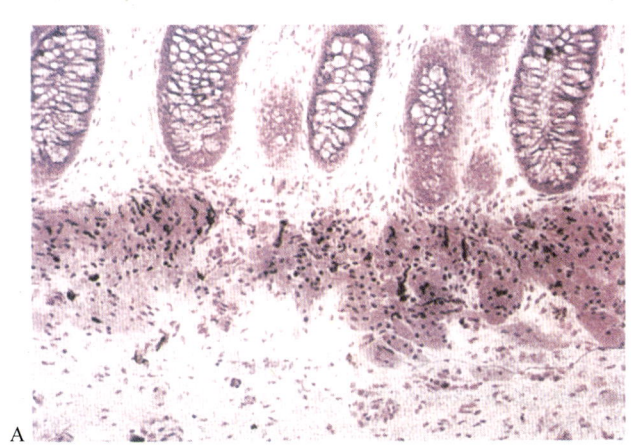
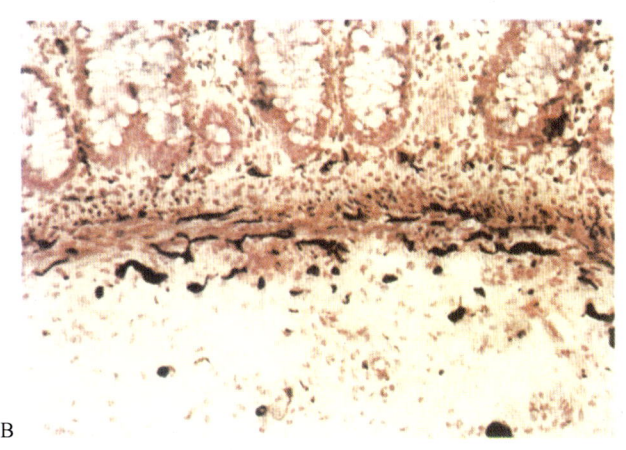

图 10.12 乙酰胆碱酯酶染色。阳性为黑棕色。**A**：正常肠壁的黏膜肌层内含有细束状的乙酰胆碱酯酶阳性的神经纤维，而其上方的黏膜固有层中却没有。**B**：Hirschsprung 病的病变中阳性纤维增粗且不规则，可由黏膜肌层向上延伸至黏膜固有层及腺体周围。（Pictures courtesy of Dr. Kevin Bove, Cincinnati Children's Hospital.）

肠神经元发育异常

肠神经元发育异常（IND）是另一类累及 ENS 的发育异常，通常分为两型：A 型的特征是胃肠交感神经分布减少或发育不成熟，B 型则以神经节细胞数目增多、黏膜下神经丛发育异常和神经元神经纤维分化缺陷为特征[65,66]。IND A 型也称为神经节细胞减少症，而 B 型则被称为神经节细胞增多症。有一种名为神经元过少性疾病（oligoneuronal disease），有时也称为发育低下型神经节细胞异常症[67]的疾病，也可被视为是肠神经元发育异常 A 型的一种形式。对于这些疾病目前知之甚少，所以还没有一个被广泛认同的概念。

肠神经元发育异常 A 型

IND A 型很少见，由神经节细胞减少症导致的症状与 HD 类似。新生儿患者可能有胎便排泄延迟；婴幼儿患者很少自然排便，需要灌肠才行。如此年深日久，经腹壁即可触及粪块。结肠逐渐扩张、积粪。结肠扩张的张力使患者出现间歇性绞痛，大量排气多可获缓解。一些儿童可有排泄物溢出，有时甚至是带血的粪便。诊断神经节细胞减少症大都比较困难。X 线检查、测定通过时间和肛门直肠测压法都不能作为可靠的诊断指标。

这种疾病的特征为支配胃肠道的外源性交感神经发育不成熟或发育不全[68]。神经节细胞减少症有三种类型：(1) 单纯性神经节细胞减少，可以是节段性的，也可以是弥漫性的。(2) 长度不等的神经节细胞减少性病变与无神经节性 HD 病变相邻。(3) 神经节细胞减少病变与其近端肠管的 IND B 型病变共存。神经节细胞减少症的直接原因可能是肠肌神经丛发育不全[65]，深层机制可能为神经营养因子的表达异常或缺失。

IND A 型患者的肠肌层神经节和肠肌神经丛神经元的数量减少，结肠黏膜的 ACE 水平低下或消失，并有黏膜肌层和固有肌层环行肌的继发性肥大。黏膜下层和肠肌层神经节缺失或减少，整个病变区域可能只有一两个神经节以及一些不成熟的神经母细胞样的细胞。一些患者具有不可逆的神经元退化改变。IND A 患者还可伴有 ICCs 的数量减少，这也可能会助成其运动障碍[69]。

神经节细胞减少到什么程度神经节细胞减少症的诊断方可成立，学界尚无共识。Meier-Ruge 建议采用每厘米肠壁内的神经节细胞数比正常减少 10 倍作为诊断标准[66]。在神经节细胞减少症，病变肠管神经节间的距离应比正常肠管大 1 倍左右。神经节细胞减少症（IND A 型）的治疗一般采用病变肠管切除术和肠拉出术。

肠神经元发育异常 B 型

与 IND A 型不同，肠吸取活检中 IND B 的检出率为 0.3%～40%[65,66]。诊断年龄平均为 1.5 岁。这种病变可以单独存在，也可以与其他多种病变并发（表 10.10）[68,70]。MEN（多发性内分泌肿瘤形成）-ⅡB 和 IND B 型患者都有 RET 基因突变。在某些情

表 10.10	可能与肠神经元发育异常有关的病变
肿瘤	
类癌	
家族性胃肠道间质瘤	
脂肪母细胞瘤病	
甲状腺髓样癌	
神经纤维瘤病	
嗜铬细胞瘤	
瘤外综合征	
囊性纤维化	
其他胃肠道异常	
肛门闭锁	
胆十二指肠囊肿	
先天性 Cajal 间质细胞增生	
食管闭锁	
Hirschsprung 病	
肠重复畸形	
肠旋转不良	
微绒毛萎缩症	
久存性脐尿管	
幽门狭窄	
直肠或乙状结肠狭窄	
短肠综合征	
腹外畸形	
主动脉狭窄	
先天性膈疝	

况下，IND 和神经纤维瘤病是家族性发病，而且都与 NFI 基因的串联重复和染色体 t (15; 16) (q26.3; q12.1) 互换易位有关[71]。IND 也可以是复杂性畸形的一种组成成分。

如前所述，临床上，IND B 既可与 HD 类似，又可与之并发。患者表现为恶心、呕吐、腹泻、便秘、肠梗阻、肠套叠和肠扭转。通常为隐袭性发病，进行性发生严重的便秘，导致溢流性尿失禁[66]。很多患者可自愈而获得正常的肠动力[66]。但也有很多患者在围产期就出现严重的腹腔并发症，包括坏死性小肠结肠炎（NEC）、胎粪性肠梗阻或肠穿孔等。这些并发症在早产儿中更为常见。

神经元发育异常可以是弥漫性的，累及小肠和大肠，也可以局限于单一肠段。严重的病例可能累及胃和食管。胃肠道大体表现正常或有不同程度的扩张。

IND B 型的诊断标准也存在争议。从一项研究即可见一斑：三位病理医师对未患无神经节症的儿童进行诊断，只有 14% 达成共识[72]。Smith 还发现，根据 Borchard 描述的诊断标准，只有 11% 的巨结肠患者符合其必备的标准（黏膜下神经丛增生、黏膜下血管周围 ACE 阳性的神经纤维增生以及黏膜固有层内 ACE 阳性表达）[73]。事实上，3～4 岁期间，肠肌神经丛神经节细胞的密度随着年龄的增长而明显下降，这是在诊断 IND B 型时必须要考虑的；此外，切片厚度也会对神经细胞的密度构成影响[74]。

IND B 型的诊断标准包括副交感肠肌和黏膜下神经丛的明显增生，其特征为神经元和神经节数目增加（图 10.13）；巨大的黏膜下神经节，含有 7～15 个神经节细胞；肥大的神经束，含有数量增多的粗大串珠状无序排列的轴索（图 10.13）；黏膜、黏膜下和动脉外膜神经的 ACE 活性增强[66]；固有层和环行肌层内细神经纤维增生；以及黏膜下层、黏膜肌层或黏膜下方出现孤立的神经节细胞（图 10.14）[65-68,72,73]。

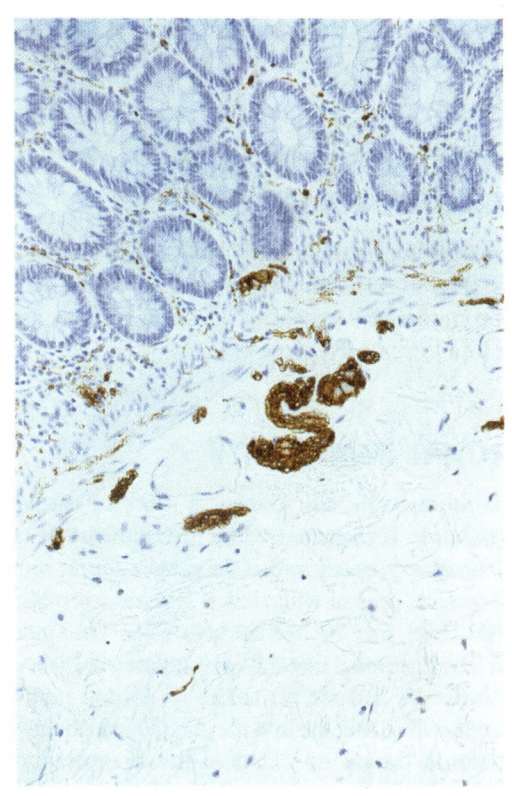

图 10.13 患有肠神经元发育异常 B 型的 4 个月大婴儿，S100 染色突显肥大的神经。

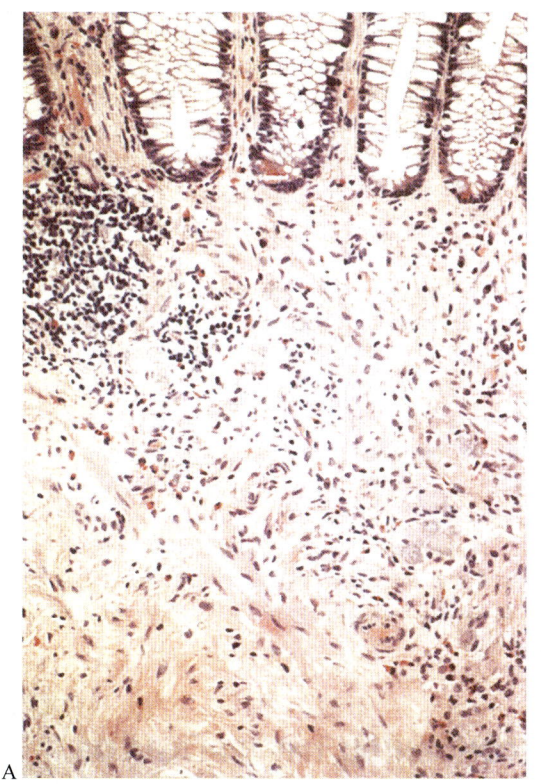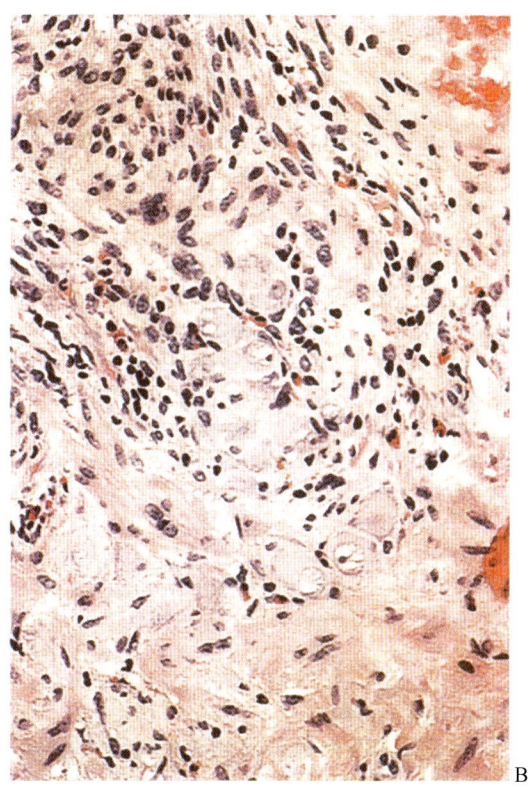

图 10.14 与图 10.13 为同一标本的神经节细胞增多区域。**A**：低倍镜下，可见黏膜下肥大肌纤维间大量聚集的神经节细胞。**B**：高倍镜下显示大量神经节细胞。

肠肌层神经节可以很大，并多与数个结构清晰可辨的神经元相连。巨大的神经节在 IND B 型病变中非常常见，但并不是本病的特征性改变，它还可见于 HD 患者的近端结肠以及一些神经节细胞减少症患者。许多神经元含有奇异的细胞核，胞浆边界不清。这些神经可能显示缺乏 NCAM（神经细胞黏附分子）和烟酰胺腺嘌呤二核苷酸磷酸（NADPH）黄递酶活性[75]。

在内脏肌病或神经病中可能见到炎症性改变，而本病缺乏炎症。环行肌层和纵行肌层也可有明显的肥厚。

在 IND 中只有 5%左右的神经节形成巨大神经节[74]。巨大神经节在 IND B 型的诊断中能否成为特异性标准还有疑问，因为偶可见到巨大神经节出现在没有便秘症状的个体。巨大神经节可以是与年龄无关的改变，但黏膜下神经丛的增生和固有层神经纤维 ACE 活性的增加却是一种年龄依赖性改变，随着肠神经系统的成熟而逐渐消失。因此，4 周龄以内新生儿的神经增生现象明显常见于大龄者[76]。这或许可以解释为什么在有慢性便秘病史的幼儿中常常可以看到神经节细胞增多，但却没有神经纤维的增生。

IND 的患者还可能伴有 ICC 的增生[77]。当 ICC 增生明显时，肉眼即可在整段切除肠管的内环和外纵肌层之间看到增厚的白色纤维带，特别是在神经纤维瘤病Ⅰ型患儿。镜下，这一带状结构的主要成分是随机排列的梭形或卵圆形细胞。细胞核为长形或卵圆形，两端稍尖，染色质着色较深或呈块状聚集，偶见小核仁。这些细胞的胞浆量适中、嗜酸红染；核分裂象少见。这些增生的梭形细胞部分取代肌层，在局部甚至累及内肌层的全层。增生细胞间可见残留的肠肌神经丛。这些增生细胞呈 c-kit 阳性。

与正常结肠相比，IND 患者肠壁内常有大量肥大细胞。肥大细胞可产生神经生长因子，促进交感神经和胆碱能神经元的生长和功能维持，对本病的神经元增生也很重要[78]。在新生儿，我们还见过与神经节细胞增多症伴发的内分泌细胞增生。

IND 患者还常伴有固有肌层的继发性改变，其中一层或另一层出现明显的局灶性萎缩或增生，或两种病变同时存在。这些改变可以是局灶性，也可以是弥漫的；肠的某些部分是环行肌受累，而另外一些部位则是纵行肌受累。这些继发性改变无疑是反映了肌层和神经肌肉接点神经分布的异常。

综上所述，要区分正常变异和病理改变，还需要更好的定量指标用于诊断 IND，特别是对于年龄很小的儿童。Moore 等人提出了一组形态学的评分系统，评分根据包括神经节细胞增生，巨大神经节，神经元成熟度，异位神经细胞，固有层、黏膜肌层以及黏膜下血管外膜的 ACE 活性等。在这个计分方法中，最重要的是神经节细胞增多和固有层神经纤维 ACE 活性增加[79]。成人 IND 最具诊断意义的指标是在 15 张活检切片中出现 6～10 个巨大神经节，每个神经节至少含有 7 个神经细胞[80]。

一些患者，特别是 IND B 型患者，随着 ENS 的成熟，疾病可有所缓解。症状持续者可使用胃肠促动剂、结肠灌洗和导泻等方法治疗。如果保守治疗 6 个月后症状仍持续存在，通常要考虑手术治疗。对于较广泛的 IND 可采用切除术或肠拉出术。

神经节细胞增多症和神经节瘤病

神经节细胞增多症和弥漫性神经节瘤病患者（图 10.15）几乎全都伴有 MEN-ⅡB 和 RET 癌基因突变。这种改变可能与 IND B 有关，也可能就是 IND B 的一种形式。

神经元发育不全

神经元发育不全也称为神经元发育停滞综合征，其特征表现为神经成分不能完全发育成熟，继而导致神经节形态不成熟。临床上，患者出现类似于 HD 和 IND 的症状。这类疾病可与 IND 重叠。神经元成熟障碍的机制尚不清楚。发病机制可能包括：（1）向肠迁移的神经嵴细胞数量不足；（2）肠内神经增殖不充分；（3）由于局部微环境不能支持胎儿期正常的神经元发育，故神经母细胞一旦迁至肠便停止生长或凋亡。其机制也可能是由于神经营养因子缺失，因为大家知道这些营养因子对神经元的发育、成熟分化、存活和功能的维持具有重要意义。此外，ICCs 的缺失或成熟延迟可能也是新生儿假性肠梗阻的发病机制之一。

组织学特征视肠肌神经丛发育停滞阶段的不同而各异。患者表现为几种主要的组织学异常：（1）HE 染色和特殊染色的切片中均看不到肠肌神经丛；

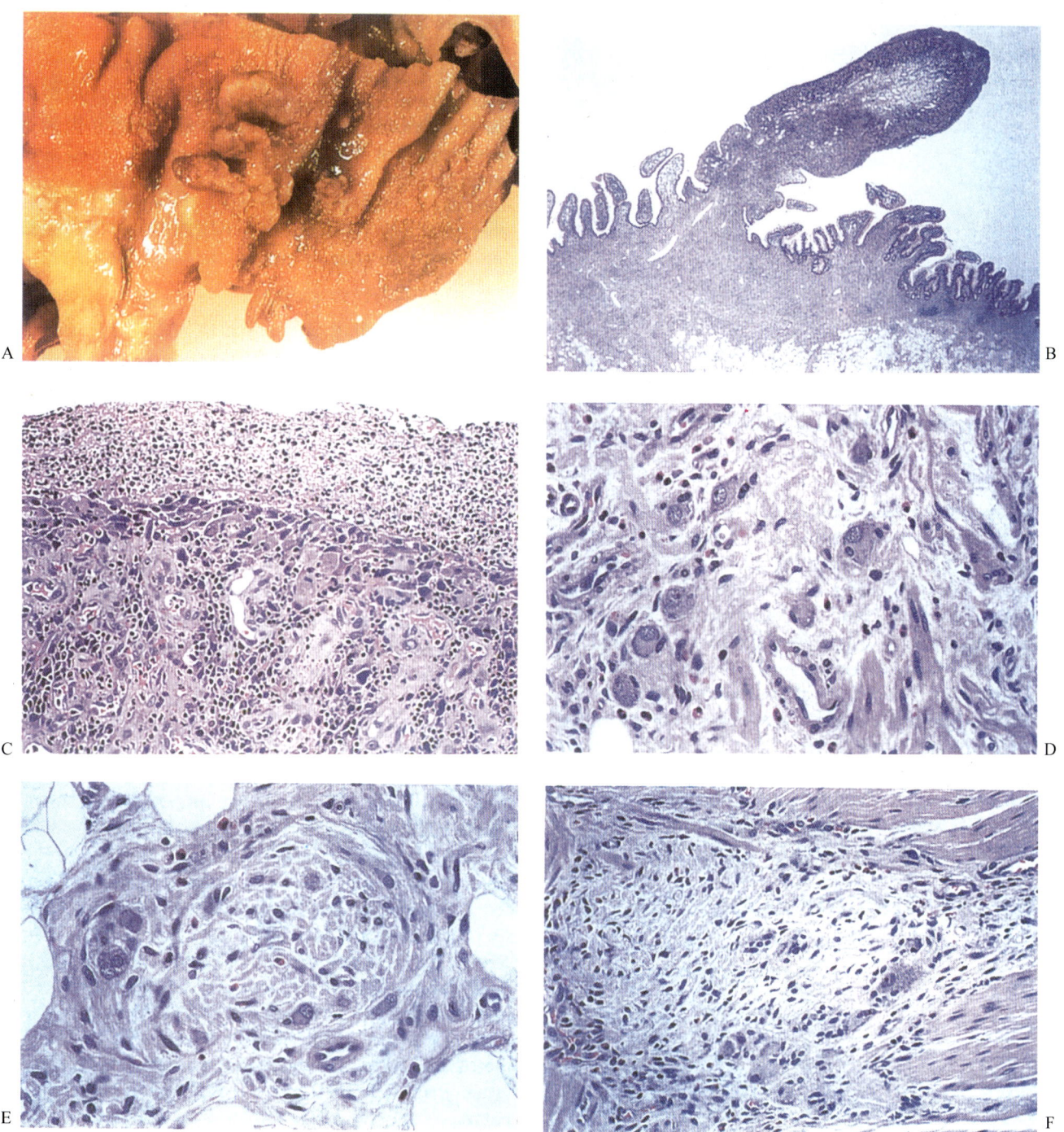

图 10.15 假性肠梗阻、肠神经元发育异常和神经节瘤病的病例。**A**：大体标本显示肠腔内多发息肉。**B**：组织学检查显示细胞增生导致黏膜与黏膜下层界线不清。**C**：息肉基底部横断面切片显示神经节瘤。**D**：高倍镜显示神经组织和神经节细胞。**E**：黏膜下神经节周围纤维化和结构异常。**F**：肠肌神经丛结构异常，多量炎细胞浸润。（Case courtesy of Dr. E. Foucar, Albuquerque, NM.）

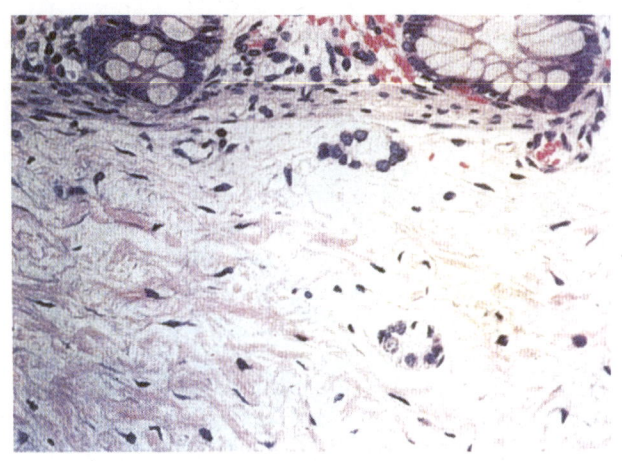

图 10.16　患假性肠梗阻和神经元发育不全的婴儿，黏膜下层含有环状神经节。

(2) 神经元结构（神经节和神经干）数目减少；
(3) HE切片中肠肌神经丛形态正常，但银染或免疫组化染色显示其神经缺失。不成熟的神经元没有神经微丝。神经节细胞也可排列在神经节周围（环状神经节），这种现象可见于早产儿（图 10.16 和 10.17）。其中没有炎症和神经变性。这些现象与 HD 或 IND B 患者之所见不同，本病没有神经增生，但有人注意到，它可能与 IND 并发。

神经元发育不全经保守治疗和随儿童自身的正常发育而自愈，但与 IND 并发者除外，其症状持续存在。

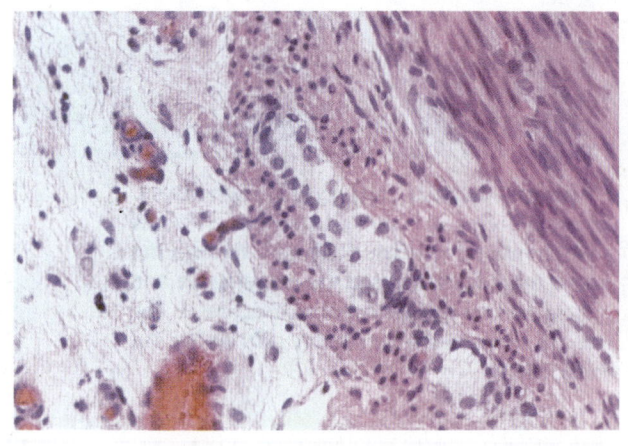

图 10.17　患假性肠梗阻和神经元发育不全的婴儿，与图 10.16 为同一标本。本图显示数个发育不全的神经节细胞排列在肠肌神经丛的周围。

先天性 Cajal 间质细胞增生

前面提到，ICCs 是胃肠道运动的起搏细胞，可启动胃和肠的蠕动。它为病理医师所熟悉是因为胃肠道间质瘤起源于这种细胞（见第 19 章）。这些细胞可以先天性增生，临床表现为儿童消化道运动障碍。近期有一 2 岁女孩病例，她自出生即很少排便。影像检查显示远端结肠僵硬、狭窄。近端结肠扩张，张力弛缓。经回结肠切除术，病理检查显示其右半结肠的固有肌层之间可见连续增生的梭形细胞。这些梭形细胞呈 c-kit 和 CD34 染色阳性，而神经标记物阴性。此外，黏膜下层显示前面讨论的 IND B 型特征性的改变[77]。

肠神经系统缺失

肠神经系统缺失特征性地表现为从胃到结肠的神经和神经节全都缺失。这种极少见的发育异常表现为严重的围产期假性肠梗阻。黏膜下丛、肠肌神经丛或固有肌层中均没有神经或神经节。S100 和 ACE 染色可证实肠神经系统的缺失。稀疏的 PGP 9.5 阳性的外源性神经纤维可见于黏膜下层。在肠的某些区段，可见 ICCs 以正常形式分布在环行和纵行肌层之间，但在其他部分则缺失或有不同程度的破坏。总的来说，本病的预后不佳[81]。

不符合特异性诊断标准的儿童消化道运动障碍

ENS 的损伤可导致多种肠神经病，HD 是其中最具特征性者。临床上有一些假性肠梗阻综合征的患者患病已有数周、数月甚至数年，却没有 HD 或 IND（A 型或 B 型）的典型特征。对临床医师而言，他们的治疗颇具挑战性，经常要寻求病理医师的帮助来明确诊断，以便对患儿采取适当的治疗。病理学特征未必与临床表现相符，反之亦然。

一些需要会诊的病例之所以难以诊断大都是因为他们往往缺少典型的疾病分类学特征（图 10.18）。我们遇到过一些神经元发育不全的病例，肠壁内神经节数目不等，伴有或不伴有明显的神经结构破坏。我们还遇到过增粗的神经纤维增多，伴有或不伴有巨大

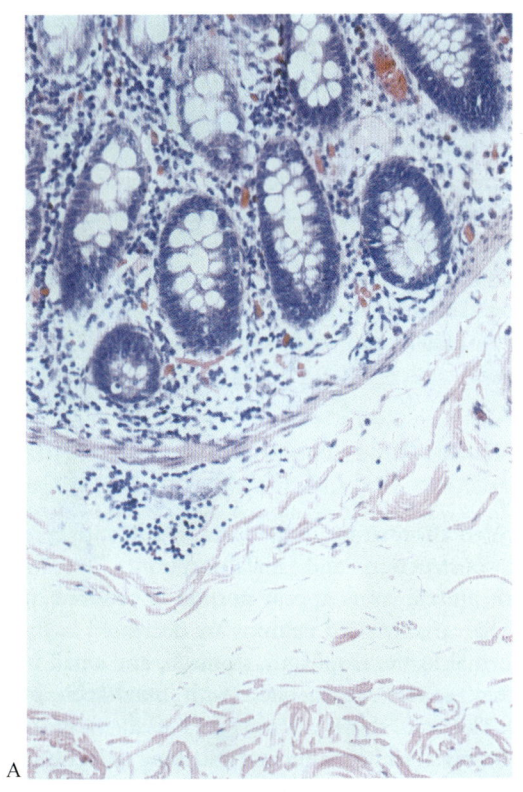
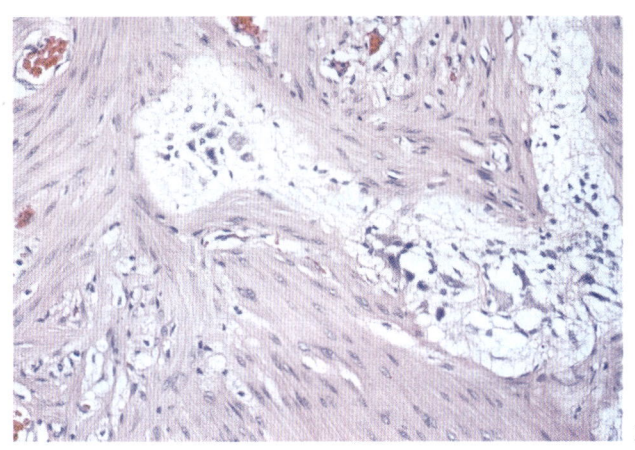

图 10.18　患假性肠梗阻的 1 个月大婴儿的神经病变，本病例目前还无法归类于已知疾病。神经节可见于黏膜下神经丛（A）和肠肌神经丛（B）。神经节在数量上既没有增多也没有减少，但表现为小而皱缩。没有神经增生改变。

神经节或无神经节症的病例；其中有些病例可能具有神经退变、不同程度的炎症和凋亡增加。我们还见过有些病例与肠肌神经丛缺失有关；有些神经节减少或无神经节症患者伴有神经节萎缩和黏膜下高度纤维化，酷似文献描述的节段性 HD 的病变。这些病例大都有肠闭锁的病史，我们认为这样的病例系产前神经损伤，而不是 HD。这类损伤的本质可能是缺血，合并一系列与胎儿肠道发育有关的复杂的肠扭转和肠旋转。继发于肠旋转异常或其他原因的缺血可能损害消化道特别是肠的神经肌肉结构。

胃肠道发育过程的复杂性在某些方面要更甚于其他器官系统，例如胚胎加长、旋转以及头尾梯度分化等。此外，如本章之前所述，ENS 的发育过程十分复杂，受控于多种功能性蛋白的相互作用，包括对神经迁移、生长、分化和存活的调控。这些功能性蛋白中任何一个出现异常都可能导致发育异常，临床上可能出现 HD 样症状，但达不到 HD 的诊断标准。最后，ENS 发育还可能受到其他胚胎事件的负面影响，例如宫内感染可能导致神经节缺失或其他神经异常。

运动障碍患者可能具有以下一种或多种异常：无神经节症、神经节减少症、肠神经元发育异常、包括神经节瘤在内的神经增生、神经核内包涵体、炎症性改变、神经退变或凋亡或 ICCs 的异常。发生在儿童的神经节减少可能是几种实体性病变之一：可能如 HD 患者移行带之所见，或为 IND A 型病变，或是神经元发育不全之相关病变。它也可能与以上疾病都无关，而是代表了肠中神经细胞的迁移或生长失败，或是神经母细胞迁移后的细胞丢失。

儿童运动障碍的诊断很复杂，问题是如何对现有病变做出最好的诊断呢？根据我们目前的经验，HD、IND 或神经发育不全等病变如果具有典型特征可直接诊断。如果病理改变不符合任何特定的诊断，则应予以描述性诊断，列出主要的病变特征，并对这些病变能否解释临床表现做出说明。建立一个标准化的诊断报告模式或许更好、更全面地理解儿童运动障碍。表 10.11 给出具体模式。如果没有条件做 ACE 染色，用银染或 Synaptophysin、S100、NSE、PGP 9.5、NPY 或神经微丝蛋白等抗体做免疫染色亦可突显异常的神经增生。这些抗体只能用于判断神经增生，而不能用于判断神经是否为胆碱能神经。

表 10.11　不符合 HD 或 IND 诊断标准的儿童消化道运动障碍的报告模式

神经节
　　存在
　　缺失
　　数量减少
　　可见巨大神经节（单个神经节中的最大的神经节细胞数）
　　无巨大神经节
　　炎症：有或无
　　成熟或不成熟
　　黏膜肌层或黏膜下部异位神经节细胞：有或无
　　组织学形态正常或皱缩
　　特殊染色表现：注明染色阳性或阴性
神经增生（有或无）
　　HE 染色
　　ACE 染色
Cajal 间质细胞
　　数量正常
　　增生
　　数量减少

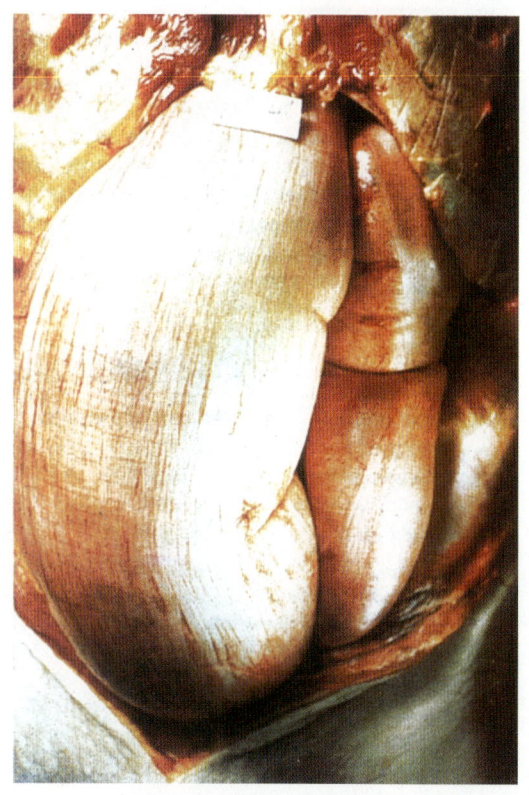

图 10.19　假性肠梗阻病例尸检时扩张结肠的大体形态。结肠扩张显著，经腹部切口膨出。

家族性内脏神经病

遗传性家族内脏神经病是一组少见的遗传性疾病，特征性表现为假性肠梗阻（图 10.19）和肠肌神经丛异常，伴有数种遗传类型和特征性的临床及肠外表现（表 10.12）。神经常见空泡变性（图 10.20）。银染或免疫组化染色可显示肠肌神经丛神经元和神经纤维的数目和形状。

神经元核内包涵体病

这种疾病表现为假性肠梗阻、弥漫性神经异常、轻度自主神经功能不全以及平滑肌的去神经增敏状态[82,83]。典型病例一周排便少于一次，缓泻药和灌肠治疗无效[82]，并有食管、小肠和结肠的动力功能异常。患者还可合并轻瘫、神经源性膀胱障碍和其他器官的萎缩。病变局限于肠肌神经丛，其内的神经元数量显著减少，且有 1/3 含有圆形嗜酸红染的核内包涵体[82]。大部分残存的神经元畸形，神经束中的神经纤维数量减少。这是一种常染色体隐性遗传的内脏神经病，超微结构检查显示其核内包涵体是由随机排列的、直的或微曲的微丝构成，呈串珠状结构，间隔 15～30 nm，直径 17～27 nm。

伴有智力发育迟缓和基底神经节钙化的常染色体隐性遗传性疾病

一些智力发育迟缓患者表现为阵发性假性肠梗阻和吸收障碍。肠道平滑肌层厚度正常或变薄。结肠大小不等的神经元数量明显减少，但在食管、胃和小肠却属正常；其细胞核变性，伴有畸形和固缩。大脑皮质下白质内见有广泛的灶状钙化，基底神经节神经元数量明显减少[83]。

常染色体显性遗传性内脏神经病

一些以小肠假性肠梗阻为主要表现的病例并没有中枢神经、自主神经或外周神经系统受累的证据。特殊染色显示退变神经元和轴索数目减少，很多神经节

表 10.12　内脏神经病的表现

疾病及基因遗传	临床表现	胃肠道病变	镜下形态	银染	肠外病变
家族性					
常染色体隐性遗传伴智力发育迟缓和基底节钙化	CIIP 智力发育迟缓	巨十二指肠；小肠弥漫性扩张；结肠过长	全胃肠道平滑肌萎缩	嗜银神经元数量减少；余者形态畸变、核固缩	基底节和皮质下白质广泛局灶钙化
神经元核内包涵体病（常染色体隐性遗传）	CIIP 弥漫性神经异常 轻度自主神经功能不全 瞳孔和食管平滑肌去神经增敏状态 进行性痉挛状态 共济失调 深腱反射消失 构音困难 胃轻瘫 神经性膀胱	累及食管、胃和小肠扩张和非蠕动性功能减退 广泛结肠憩室	肠肌神经丛神经元退变及数量减少 肠肌神经丛及黏膜下丛神经元核内包涵体由嗜酸性神经微丝构成	肠肌神经丛神经元减少，其余嗜银神经元形状异常，突触减少	中枢和周围神经系统出现神经包涵体
常染色体显性遗传性内脏神经病Ⅰ型	任何年龄的假性肠梗阻患者 可于任何年龄发病 餐后腹痛 腹胀 腹泻 胃轻瘫 便秘	胃排空异常 空肠和回肠的节段性显著扩张 小肠憩室 近端小肠总是受累	平滑肌肥大 肠肌神经丛嗜银神经元减少或退变	退变神经元数目减少，细胞边界不清，银染减弱；一些神经元空泡变或呈串珠状	无
常染色体显性遗传性内脏神经病Ⅱ型	婴儿时期发病	肥厚性幽门狭窄 小肠短缩扩张 肠扭转异常	神经异常 可见神经母细胞固有肌层肥厚 无肌层退变	嗜银细胞缺少；看不见内源性神经元或突起	CNS畸形，鳃盖异位和缺失 一过性动脉导管未闭
散发性内脏神经病					
散发Ⅰ型	与其他类型的CIIP类似		肠肌层神经元减少 无炎症反应 神经元水肿 神经胶质增生 无包涵体	神经元水肿、碎裂、脱散 最终神经元消失	无
散发Ⅱ型	与其他类型的CIIP类似	累及大肠及小肠	嗜银性和嫌银性神经元变性 宽染色缺失，形成印戒细胞样形态 无炎症反应	轴突紊乱或退变	无

CIIP，慢性特发性假性肠梗阻；CNS，中枢神经系统。

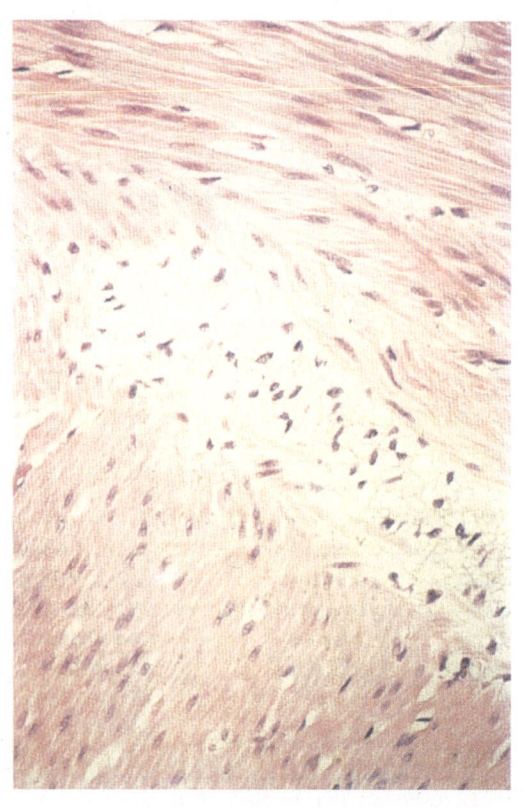

图 10.20 散发性内脏神经病。注意肠肌神经丛的神经成分广泛空泡变性，这种细胞类似于印戒细胞。

只含有 1~2 个神经元，且嗜银性减弱。这些神经细胞肿胀、变形和空泡变，不含包涵体。神经纤维肥大，伴有肿胀或呈串珠状。没有炎症反应但可能有肌肉组织增生[83]。

散发性内脏神经病

散发性内脏神经病至少包括两种独特的形态学病变，可影响胃肠道任何节段的肠肌神经丛。这些病变没有家族性且不累及胃肠道外的结构。疾病主要见于成人。

Ⅰ 型散发性内脏神经病

在Ⅰ型散发性内脏神经病，肠肌神经丛神经元数目减少、细胞肿胀、碎片化并有神经元脱失。神经元形态不规则，轻度凹陷；细胞边界清晰，有很多锥形突起从胞体发出。有的神经元突起增粗、排列紊乱。有些神经元肿胀达正常体积的 2~3 倍，致使细胞变圆、界限不清、突起减少。神经胶质增生取代神经丛。这些区域没有神经元，只有少量轴突残存在神经胶质瘢痕中。这些病变不用银染或免疫组化染色难以评估。本病不同于神经元核内包涵体病，它缺乏核内包涵体和棒状树突，但可见伴有胞浆变性的肿胀神经元，并出现神经胶质增生[83]。

Ⅱ 型散发性内脏神经病

Ⅱ型散发性内脏神经病可累及大肠和小肠，其特征是神经变性。每个神经节内的神经元各不相同，是从接近正常到中心银染色脱失的一个连续的谱系。只在周边有一圈胞浆残留，形态有些类似于印戒细胞。亦可见有轴索排列紊乱和变性，但不见树突肿胀或胶质细胞增生。病变中没有核内包涵体和炎症细胞。一些神经节内的神经元脱失，形成仅含有神经元胞浆残迹的细胞间空隙[83]。

慢通过性慢性便秘

慢通过性便秘，也叫慢性重度特发性便秘或结肠无力，是一种发生在成人的独特的临床综合征。对于这种疾病了解不多，可能有多种潜在病因[82,84,85-93]。据信，最常见的改变是由内脏运动神经病引起的。很多患者都用抗抑郁药和麻醉药来缓解腹痛和相关症状，结果却是使病情越发复杂，因为医师无法判断该病是原发性肠肌神经丛病变，还是长期应用（滥用）导泻剂、抗抑郁药或麻醉药物的结果[94]。如果有使用上述药物的病史，该病例应被归类为药物诱导性运动障碍，而不是特发性疾病。有人认为这些异常是原发的，而不是获得性的器质性病变，因为没有明显的轴索变性、神经鞘细胞增生和炎症反应[94]。

这种疾病主要累及两类患者群：有严重慢性便秘症状的成年女性或有相似表现的儿童。其慢性便秘症状轻重不等。成人重症患者的自然排便可能每周不超过 1 次，不论是否应用缓泻药。患者还可能出现腹痛、腹胀和恶心，很多患者需要手动排便。偶有典型的回肠和大肠假性肠梗阻发生[94]。并发症包括积粪性溃疡、肠缺血、胃肠道出血、肠穿孔和腹膜炎。患者还可出现胃排空异常和胃轻瘫。

不论患者的便秘症状有多严重，其肠道的扩张程度很少能达到诊断巨结肠或巨直肠的水平。如果肠管被切除，则可能发现肠壁收缩、增厚和管腔明显狭窄；同时，也可能表现为肠管扩张和肠壁变薄（图10.21）。可以出现憩室、黏膜皱襞脱垂和（或）积粪性溃疡（图10.22）。

病理医师能碰到这类标本通常都是因为患者的假性肠梗阻或积粪性溃疡已经严重到非切除不可的程度。一些外科医师也会为有严重的、反复发作的粪便嵌塞的患者做结肠切除术。表10.13所列异常均可能出现，其中包括神经元数目减少、体积变小、形状不规则；神经元突起减少；神经节内有大小不等的细胞核聚集，分别来自胶质细胞、神经鞘细胞或不成熟的神经元[94-96]。神经节的密度和体积也有明显减少。部分患者可出现神经元支持组织的增生，通过S100染色可以证实。固有肌层中PGP 9.5阳性的神经纤维数量增加。结肠黑变病也常出现。

副肿瘤性假性梗阻

副肿瘤性假性梗阻可见于神经内分泌或神经肿瘤（肺小细胞癌[97]、类癌、髓母细胞瘤、少突胶质细胞瘤及节细胞神经母细胞瘤[97-99]）患者，原因是与神经组织有交叉反应的自身抗体的产生及其对神经组织的破坏作用[100,101]。病人产生特异性抗神经元的自身抗体（表10.14）[97-101]，其中最常见的抗神经元抗体是抗-Hu抗体，它可识别一组神经系统特异性的RNA结合蛋白，其分子量在35～40kd，在神经元及肿瘤细胞均有表达。抗体可致神经元凋亡，进而引起肠道神经病变[102]。

在诊断原发性恶性肿瘤之前，病人常常表现为胃肠道运动障碍及自主神经功能紊乱。病人表现为体重减轻，累及胃、小肠和结肠的假性梗阻，便秘，胃轻瘫，胃食管反流，食管痉挛或失迟缓症，顽固性吞咽困难，餐后腹胀，恶心，呕吐，腹泻，失禁和（或）胃胀气[97,100]。他们还可能出现相关的外周、感觉和运动神经病、神经源性膀胱障碍、共济失调、脑病、体位性低血压和深腱反射减弱[97]，可为运动障碍性疾病的病因学提供研究思路。

从食管到结肠的肠肌层神经元数目减少，肠肌神经丛出现浆细胞、淋巴细胞和嗜酸性粒细胞浸润（图10.23）。其余神经元出现空泡变性、细胞浆不均匀和细胞突起减少。轴突肿胀，变成碎片，继而消失。损

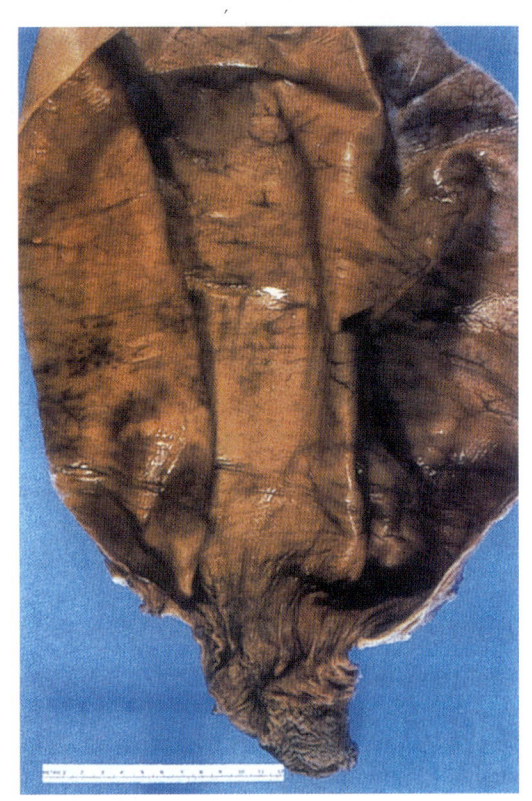

图10.21 特发性便秘。注意缩窄的远端肛门直肠部和显著扩张的巨直肠。

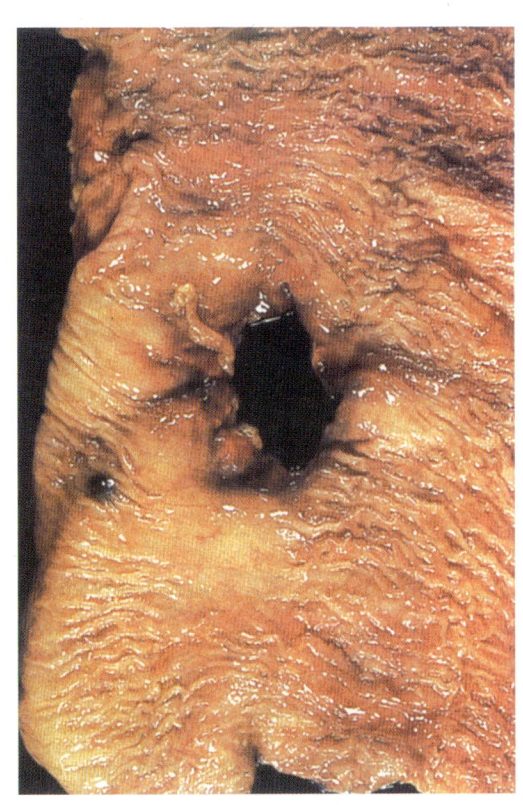

图10.22 重症便秘患者的积粪性溃疡。

表 10.13	慢通过性便秘可能出现的变化
神经节、神经元和（或）轴突数目减少	
神经元或神经节形态异常	
肠肌神经丛中神经密度减低	
固有肌层神经数目增加	
肠肌神经丛神经胶质增生	
VIP 能神经纤维数量增多或减少	
P 物质能神经纤维数量增多或减少	
硝基能神经纤维增多	
甘丙肽增多	
神经肽 Y 增多	
脑啡肽减少	
肠肌神经丛神经微丝着色减弱	
Cajal 间质细胞减少	

VIP，血管活性肠肽。

伤导致神经胶质增生，有时可完全取代神经组织。形态正常的神经元所剩无几。对该病诊断有提示作用的关键性形态特征是肠肌神经丛内出现多量的淋巴细胞及浆细胞浸润。血清学检测抗-Hu 抗体是一种简便的、可识别绝大多数副肿瘤性胃肠道运动障碍综合征的方法[101]。

鉴别诊断包括由药物、感染和自身免疫性神经病引起的中毒性神经损伤，或在没有肿瘤的情况下出现的神经节细胞缺失症。原发性肿瘤的治疗并不一定能够逆转肠道表现，还需要对症及支持治疗。

特发性神经节炎

神经节炎可以是原发的，或可继发于多种疾病。原发性者称为特发性神经节炎。该运动障碍性疾病与无明确病因的胃肠道神经节慢性炎症有关。特发性神经节炎常常累及年轻妇女，平均年龄 25 岁。病因不清。可能的损伤机制包括肠道神经环境中病毒抗原的表达、肿瘤神经抗原的分子拟态以及细胞和体液的自身免疫[103]。在无肿瘤时，本病可能是由直接抗 ENS 的循环中的自身抗体引起。有些病人体内有多种抗神经元自身抗体，特别是抗-Hu 和抗-Yo 蛋白抗体、抗神经递质受体抗体和抗离子通道抗体[103]。

临床症状可反映受累的胃肠道部位（失迟缓症、胃轻瘫、假性肠梗阻及巨结肠）。大龄儿童患者常出现重症便秘及腹痛。有些病人可能伴有智力发育迟缓或精神疾病。运动障碍性疾病最初仅局限在结肠，后来可波及整个肠道。还有一些病人表现为腹痛、恶心、呕吐、营养不良、腹泻、体重减轻及高丙种球蛋白血症[104]。直肠常常会充满粪便，但很少出现粪便嵌塞。侧位 X 线片上骨盆边缘水平的直肠直径常常大于 6.5 cm，盲肠直径常常大于 12 cm。

胃肠道可出现广泛的神经节炎症（神经节炎）伴有神经元的空泡变性及结构破坏。小肠肠壁全层可见弥漫性淋巴浆细胞浸润，但大都以神经微环境为中心；黏膜下及肠肌神经丛受到广泛破坏，进而引起肠

表 10.14	鉴别副肿瘤性假性梗阻的抗体
抗体	靶点
Ⅰ型抗-Hu	神经元
Ⅱ型抗-Ri	神经元
抗-Yo	抗浦肯野细胞细胞浆抗体
N 型电压门控性钙离子通道抗体	N 型电压门控性钙离子通道
P/Q 型钙离子通道抗体	P/Q 型钙离子通道
神经节和肌型烟碱型乙酰胆碱受体抗体	烟碱型乙酰胆碱受体

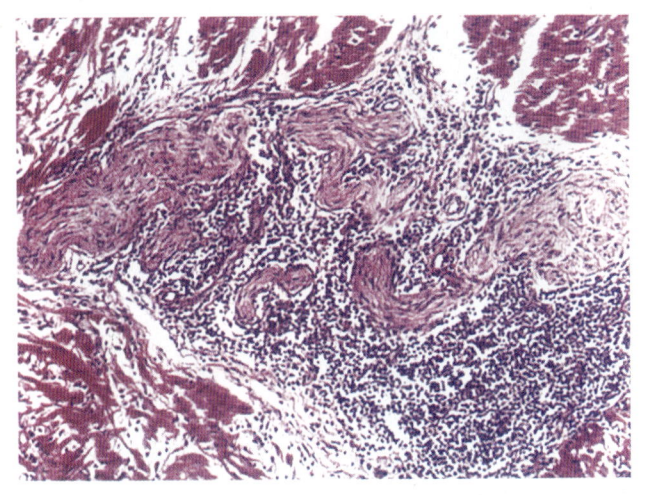

图 10.23　卵巢类癌病人的假性梗阻。注意肠肌神经丛炎症。

肌层神经纤维数目明显减少。神经细胞凋亡可能增多。病变的神经节和神经纤维周围可见 CD4$^+$ 和 CD3$^+$ 的 T 淋巴细胞浸润。但应强调指出，并不是每一例患者都发生神经变性。再有就是某一特殊亚型的神经减少，最常见的是 P 物质阳性神经减少[68]。肌肉组织学的表现各异，或肥大或萎缩，可能都是继发于神经异常的病变[104]。鉴别诊断包括副肿瘤性神经节炎、药物损伤以及主要由病毒或 Chagas 病引起的神经节感染性损伤。

嗜酸性神经节炎

嗜酸性神经节炎（eosinophilic ganglionitis）是一种非常少见的神经节炎。其特征为肠肌神经丛内嗜酸性粒细胞浸润，但无神经变性。该病可累及儿童和成人，表现为假性肠梗阻[68, 105]。

肉芽肿性内脏神经病

肉芽肿性内脏神经病发生于肠，而且合并肺的非小细胞性肺癌[106]。

成人获得性神经节细胞减少症

神经节细胞减少症可分为先天性和获得性两种（表 10.15）。它可能是先天性巨结肠症及肠神经元发育异常的一部分。它也可继发于炎症，如在炎症性肠病、Chagas 病、HIV 或巨细胞病毒感染以及副肿瘤性综合征患者之所见。

肛门内括约肌失弛缓症

肛门内括约肌失弛缓症的特征是肛门内括约肌不能舒张，直肠吸取活检证实有神经节细胞存在[107]。该病以前被称为超短形式的先天性巨结肠症，但现在被视为一种独立的疾病实体。该病主要由肛门内括约肌的神经支配异常引起。正常肛门内括约肌的松弛是由 NO 介导的肠壁内非肾上腺素能非胆碱能神经（NANC）的活化引起的[108]，NO 是参与 NANC 信号通路的神经递质[109]。在肛门内括约肌失弛缓症，肛门内括约肌 NANC 神经功能的丧失是源于一氧化氮合酶（NOS）和 NADPH 黄递酶的异常。还有 ICCs 细胞的减少。该病的诊断主要依靠肛门直肠压力测定，表现为直肠括约肌反射消失。治疗方法是内括约肌切开术或注射肉毒杆菌毒素。

失弛缓症

失弛缓症是可导致神经元变性、食管蠕动停止、食管动力功能受损以及食管下括约肌松弛障碍的一种

表 10.15　神经节细胞减少症的病因

先天性
未能迁移
未能分化
丧失合适的微环境
获得性
感染
药物
炎症性肠病
坏死性小肠结肠炎
手术后状态
放疗后状态
产前缺血

少见的疾病。有时被称作贲门痉挛或巨食管症。在欧洲和美国，每10万人中约有7～13人罹患此病。患者的年龄在21～60岁之间，无性别差异[111]。60岁以后，大约1/3的病人是新诊断的。有些病例是散发的，另外一些是家族性的[112-114]。

失弛缓症可能是遗传、自身免疫和感染综合作用的结果。家族性失弛缓症可能是由于他们有共同的感染或有害环境，也可能是一种基因遗传性疾病。这里所涉及的环境因素主要包括细菌、病毒[115, 116]、食管损伤和胃肠道异常旋转所引起的胎儿缺血性食管损伤[117-119]。

自身免疫被纳入病因学假说，是由于失弛缓症与Ⅱ型人类白细胞抗原（HLA-Ⅱ）的DQw1亚型抗原有关，而且有证据表明在循环血液中可检测到抗肠肌神经丛抗体。在白种人，特发性失弛缓症与（HLA）DQB1*0602和DRB1*15等位基因密切相关。在黑种人，失弛缓症与这两个等位基因虽无相关性，但却与DRB1*12有相关性趋势，这些现象提示，特发性失弛缓症与HLA等位基因之间的相关性具有明显的

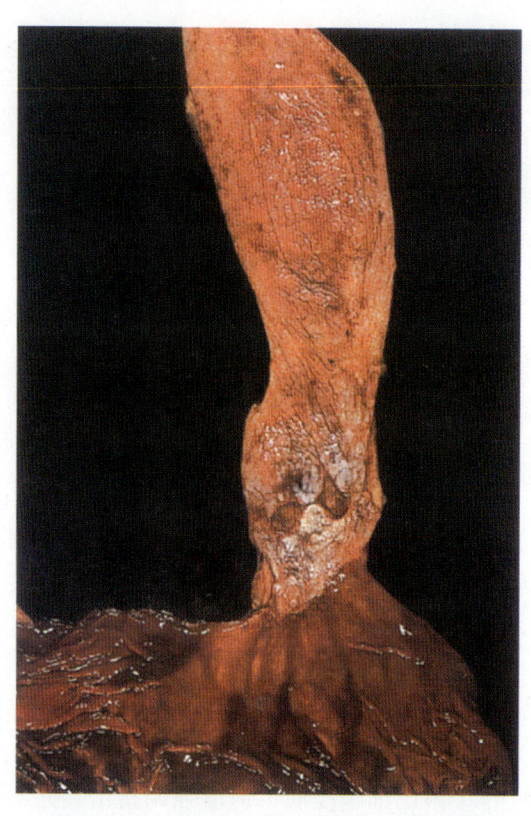

图10.25 失弛缓症伴有食管炎及鳞状上皮增生。远端食管出现明显的白色灶状鳞状上皮增生和两个溃疡。这个失迟缓症病人曾接受食管括约肌切开术治疗，随后发生反流性食管炎。

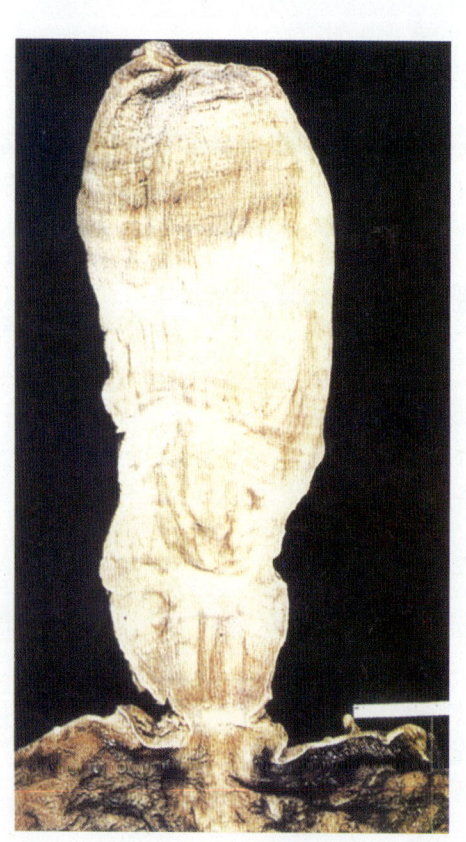

图10.24 失弛缓症病人的扩张食管的大体标本。

种族特异性[113]。HLA抗原在神经节细胞上的表达可以启动由T淋巴细胞介导的自体免疫性破坏过程[113]。一个未知的因素可触发肠肌层神经节上HLA-Ⅱ之亚型抗原DQw1的表达；该抗原被T细胞识别为外来抗原，之后启动其自身免疫攻击，破坏神经元和神经节细胞。该变性过程首先累及可舒张食管平滑肌的NO能抑制性神经元。此外，含有VIP的神经纤维的抑制性也会丢失，导致食管下括约肌张力增高。

由于食管一直不能完全排空而造成扩张（图10.24），咽下的食物在食管内形成柱状积存[120]；临床表现为反复发作的进行性吞咽困难、疼痛、反胃、消化不良、胸骨后发胀、呛入气管及体重减轻[121]。食管扩张可压迫气管。如有胃酸反流形成，则可合并糜烂性食管炎（图10.25），但它也可能继发于食管积存池中的细菌发酵作用。压力测定是该病最敏感的检测方法。有些病人便秘次数增加，而且结直肠功能

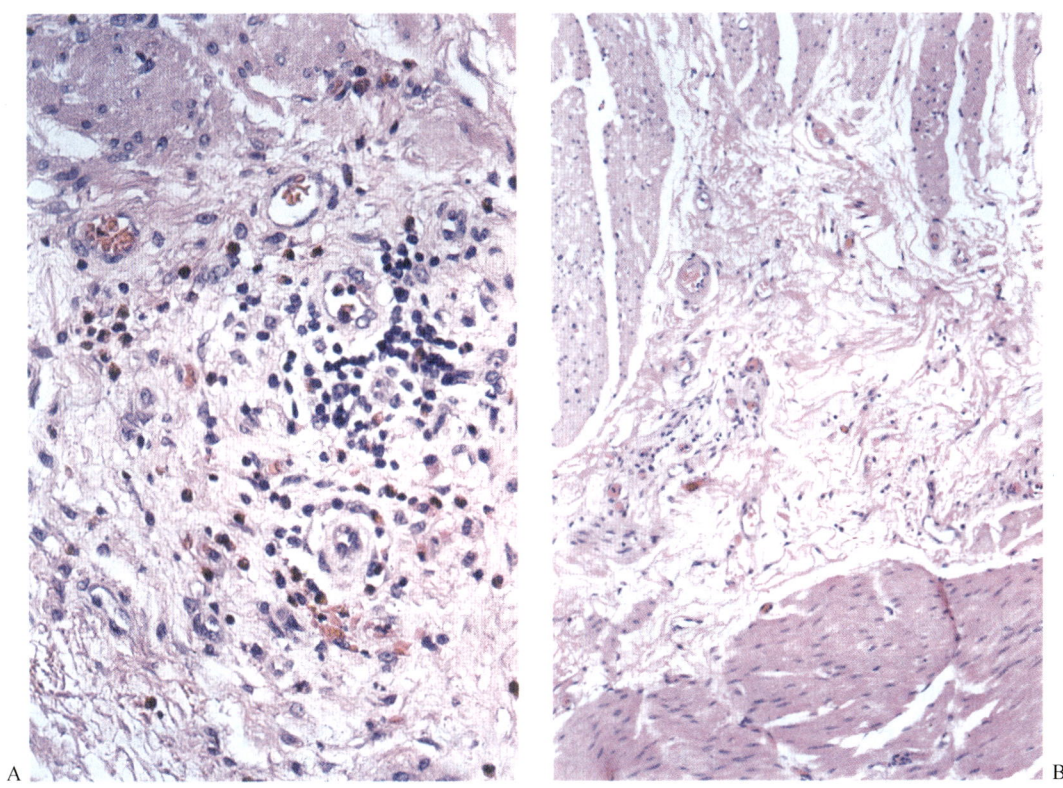

图 10.26　失弛缓症。A：肠肌神经丛慢性炎。B：慢性病例伴有肠肌神经丛纤维化。

异常,提示可能是食管直肠综合征的变型[123]。

　　失弛缓症大体形态特征性地表现为食管极度扩张和明显变长,在食管胃交界处逐渐收窄形成一个短而狭窄的管腔(图10.24)。这样的改变也可延伸到邻近的胃。重症病例可有憩室形成,其直径可达 10 cm 或更大。有些病人形成食管支气管瘘。

　　组织学异常可累及食管肠肌神经丛、背侧迷走神经核及迷走神经干。最早的病变包括肠肌层炎症,伴有神经元及神经节的损伤乃至消失,随后肠肌神经丛纤维化[124]。肠肌神经丛的神经节细胞内可见 Lewy 小体,所见与 Parkinson 病相同。神经节炎主要为淋巴细胞和嗜酸性粒细胞浸润,伴有少量浆细胞和肥大细胞。淋巴细胞浸润也沿神经束分布[125]。肠肌层淋巴细胞大都是 $CD3^+$、$CD8^+$ 的 T 淋巴细胞[125]。这些细胞也表达 TIA-1,提示这些细胞是毒性 T 淋巴细胞。TIA-1 阳性的 T 淋巴细胞的数量随着疾病的进展而逐渐减少[126]。

　　在疾病晚期,炎细胞的浸润呈多灶性,位于肠肌层神经内或其周围(图10.26)。固有肌层内偶可见到明显的嗜酸性粒细胞浸润。据推测,嗜酸性粒细胞主要通过活化和(或)释放毒性蛋白引起神经元丢失。肠肌神经丛因瘢痕组织和浸润的小圆形炎细胞而扩大,并取代坏死的神经元(图10.26)[124,126]。神经胶质细胞(satellite cells,成簇排列在神经元周围的神经胶质细胞)数目增多,可能难与淋巴细胞区分。由于平滑肌纤维肥大和纤维化有时会造成固有肌层明显增厚,可形成小的平滑肌瘤(图10.27)。那些病情严重到非做食管切除不可的患者,可能完全没有肠肌层神经节,特别在扩张的区段[122,124]。某些患者食管近端有残存的神经节细胞,食管中部和远端也可见少数散在分布的神经节细胞。胃近端神经节细胞的数量也可减少。在最严重的病例,食管远侧1/3肠肌层神经节细胞几乎完全消失,其余的神经节细胞变性。Cajal 间质细胞和神经纤维的接点数目也可能减少[127]。固有肌层可表现为萎缩、肥大或正常,取决于疾病的严重程度;这些病变主要累及内环肌层,尤其是远端[124,128]。肌纤维间可见嗜酸性粒细胞浸润。肌纤维亦可见变性和空泡化。这些病变继发于神经和神经节的病变。偶可见有营养不良性钙化。迷走神经干内的神经纤维变性并破碎。食管迷走神经分支有髓

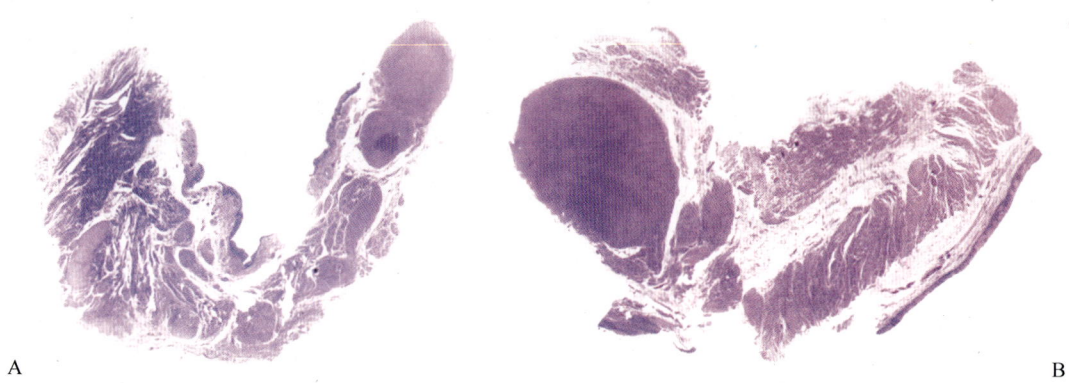

图 10.27　慢性失弛缓症的微小平滑肌瘤。A：食管壁横切面的低倍放大。B：高倍镜下的平滑肌瘤。

鞘异常、轴突膜溃变以及典型的 Waller 变性（断离神经纤维脂肪变性）。

黏膜异常包括弥漫性显著的鳞状上皮增生，伴有乳头瘤病，以及基底细胞增生和上皮内淋巴细胞增多（淋巴细胞性食管炎）[129]。黏膜固有层及黏膜下层可见 CD3 阳性、CD20 弱阳性的淋巴细胞浸润，并在黏膜下层的导管腺周围形成明显的生发中心。随着时间的推移，慢性炎症和溃疡的纤维化将导致食管狭窄。此外，黏膜 p53 染色的阳性率增加，这可能与食管失弛缓症病人的鳞状细胞癌发病率增高有关[129]。

其临床表现酷似 Chagas 病和弥漫性食管平滑肌瘤病。组织学形态与 Chagas 病、自身免疫性神经节炎、药物损伤及副肿瘤性假性梗阻相似。

没有能够逆转或阻止肠道神经元变性的治疗方法。因此，治疗的目的旨在用药物或机械手段减低食管下括约肌的压力，以便咽下食物能够顺利通过。食管肌层切开术及气囊扩张仍是主要的治疗方法。对于手术风险较高的病人可以给予硝酸盐类或钙离子通道阻断剂进行试验性治疗。括约肌内注射肉毒杆菌毒素可以收到较好的效果，特别是在老年人。为了保持缓解，多数病人需要反复注射。

曾接受食管肌层切开术和患有食管反流的患者可表现出所有与反流性疾病相关的病变和并发症（见第 2 章），包括 Barrett 食管和腺癌[124]。长期失弛缓症患者可能发生食管鳞状细胞癌。据估计，患有本病数十年的患者患食管癌的风险要增加 33 倍[111]。肿瘤可发生于食管的任何部位，但最常见于食管中 1/3[111]。小细胞癌也可发生[130]。

Allgrove 综合征的贲门失弛缓症

Allgrove 综合征［失弛缓症、Addison 病和无泪综合征（AAAS）］是一种发生于儿童的罕见的常染色体隐性遗传病。该病和位于 12q13 的 AAAS 基因突变密切相关。该基因编码的蛋白称为 aladin 或 adracalin。

AAAS（achalasia, Addison disease, and alacrima syndrome）常发生于 6 个月内的婴儿，与成人失弛缓症不同，它是多系统疾病的一部分。患儿常表现为呕吐未消化食物、发育迟滞和反复的胸部感染。也可表现为胸痛、进行性吞咽困难、夜间反胃和体重减轻。其他的异常包括自主和运动神经病、身材矮小症、小头畸形、神经性耳聋以及明显的眼部症状[131]。

所有 AAAS 病人均有明显的肠肌神经丛纤维化。肠肌层神经节及 Cajal 间质细胞缺失或明显减少。肠肌层神经节周围有大量 $CD3^+$ 的 T 淋巴细胞浸润。神经的 nNOS（神经型氧化氮合酶）染色阴性，这种所见可能与食管下括约肌不能舒张有关[132]。

继发性失弛缓症

继发性失弛缓症亦名假性食管失迟缓症，占食管运动异常的 2%～4%。其症状是由肿瘤、多种良性病变以及可侵扰其支配神经的各种疾病引起的[133]，其中最常见的是侵及胃贲门的腺癌。继发性失弛缓症也可以合并肿瘤侵犯迷走神经。巨食管症亦可继发于酸碱灼伤所引起的食管狭窄,也可合并淀粉样物质沉积。失弛缓症还可见于多种炎症性疾病,如 Chagas 病。有人提出,失弛缓症合并神经和精神疾病,如 Parkinson 病、抑郁症、遗传性小脑共济失调及神经纤维瘤病。

婴儿肥厚性幽门狭窄(先天性幽门狭窄)

婴儿肥厚性幽门狭窄(infantile hypertrophic pyloric stenosis,IHPS)在所有成活婴儿中的发生率为 0.28%~0.4%[134]。常常累及盎格鲁-撒克逊人,很少见于拉丁美洲人和黑人[135]。该病常常发生在第一胎儿童,男女比例约为 4:1。该病的发病率在丹麦和加拿大等一些国家呈下降趋势,但在英国等一些国家则呈上升趋势[136]。6%~12% 的 IHPS 患婴合并有其他异常[137]。一些儿童表现为 Brachman de Lange 综合征(精神发育阻滞-多种先天畸形综合征)。幽门狭窄还与 9 号染色体长臂重复有关[138]。

该病病因尚不清楚,推测与遗传和环境有关,包括产前服用抗生素[139]。有人推测幽门痉挛可能是其病因,但这只是反映了基础性的神经肌肉异常。胃泌素产生过多[140]、生长抑素异常[142]、ENS 不成熟[141]、缺少 Cajal 间质细胞[142]、固有的黏膜下肽能神经纤维异常或缺少 NO 合成酶,所有这些因素在该病的发病过程中可能都起了作用[143]。确实,带有失活的 NOS 编码基因的转基因小鼠可出现幽门肥大[144]。

一些婴儿在出生时就出现症状,但多数患者在出生开始几周还好,大约一个月后才会因腹部膨隆及喷射性非胆汁性呕吐而入院。幽门环行肌增生肥厚(图 10.28),但这并非与生俱来,而是出生几周后才开始出现,并一直持续生长到第三个月。随着肌肉体积增

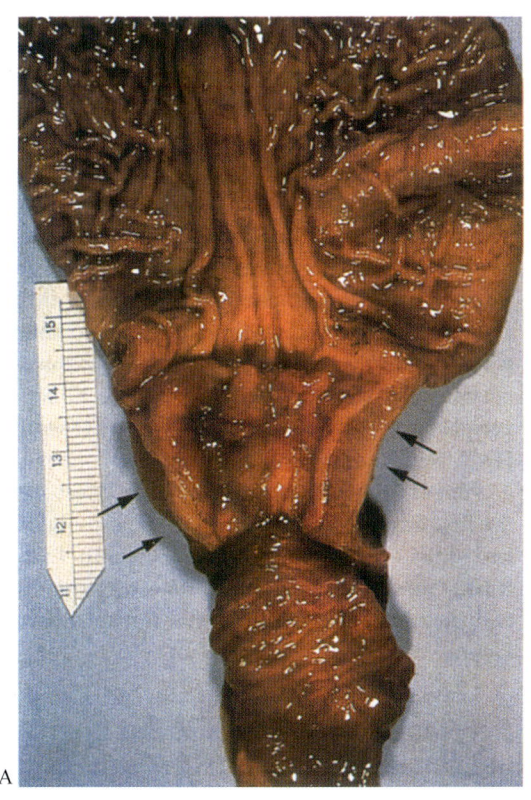 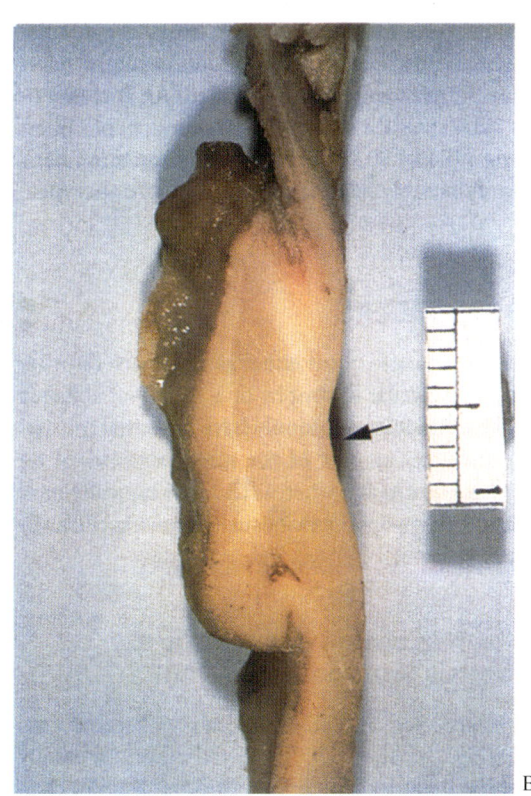

图 10.28　特发性肥厚性幽门狭窄的大体形态。**A**:胃被沿着大弯打开。注意箭头所示明显的幽门环。**B**:胃幽门横断面显示固有肌层明显增生和肥厚(箭头)。(Picture courtesy of Dr. K. Bove, Children's Hospital Medical Center, Cincinnati, OH.)

大，幽门管逐渐变窄变长，其长度可为正常的 2～4 倍，厚度超过 1 cm（正常仅为 4～8 mm），并可在上腹部见到包块。幽门管狭窄会引起胃流出道梗阻。

大体上，向心性球状幽门肥厚的肌肉质如软骨，到十二指肠部突然终止。内环肌层达正常厚度的 4 倍。增生肥大的肌纤维排列紊乱，伴有少量淋巴细胞浸润。外层纵行肌常比正常薄。肠肌神经丛可增大，伴有神经鞘细胞增多。肠肌层神经节细胞及胶质细胞变性、数量减少。ICCs 也减少。黏膜和黏膜下层轻度水肿。病人常常仅做幽门肌切开术，并不切除组织，故病理医师也只有在尸检时才能见到整个病变。儿童经过治疗后可完全恢复。

非括约肌性神经递质疾病

最具特征性的神经递质疾病都牵涉到括约肌（失迟缓症、肛门括约肌失迟缓症和先天性肥厚性幽门狭窄）。这些疾病都与内源性抑制性神经元（一氧化氮、血管活性肠肽及生长抑素）的缺失有关[145]。然而，有些获得性巨结肠-巨直肠和重症慢性便秘患者也表现有神经递质异常。这类疾病主要影响成年人，而且还常伴有黏膜脱垂，提示有运动障碍性疾病存在。固有肌层内 VIP 浓度明显减低，乙酰胆碱酯酶活性下降。环行肌和纵行肌内 VIP 能神经纤维减少，神经丛内神经细胞胞体的免疫染色也减弱。P 物质或 NO 阳性的神经纤维增多或减少[84,89,90,92]。组织学上，固有肌层表现不一，肥大、萎缩或正常。

肌肉疾病

肠道肌肉疾病可以是原发性疾病，或可继发于肌营养不良或各种胶原血管性疾病。成人肠道肌肉运动障碍性疾病常常是全身系统性疾病的一部分；但儿童常常是典型的原发性肠道肌病，临床上主要表现为假性肠梗阻。

巨膀胱-小结肠和肠蠕动迟缓综合征

巨膀胱-小结肠和肠蠕动迟缓综合征（Megacystis-Microcolon and Intestinal Hypoperistalsis Syndroma，MMIHS）是一种少见病（报告的病例不足百例），多为致死性的新生儿先天性疾病；其特征是肠和膀胱扩张，小肠张力弛缓、短而扩张，细小结肠异位或旋转不良，胃肠道普遍蠕动迟缓，肾积水和输尿管积水[146]。本病又名新生儿小左结肠综合征、无动力型肠病、非 Hirschsprung 巨结肠症或新生儿空腔脏器肌病；好发于女孩（女：男 4：1）[146]。该病等同于男性的 Prune-Belly 综合征（先天性腹肌缺如）。属于常染色体隐性遗传性疾病[146]。50% 以上患儿之母患有糖尿病。新近有证据表明，本病系由烟碱乙酰胆碱受体 α_3 亚单位缺乏所致[146]。

巨膀胱-小结肠和肠蠕动迟缓综合征在婴儿出生后第一周就全都有症状。所有病人都出现肠和膀胱假性梗阻。最常见的大体异常包括巨膀胱、双侧肾盂积水、巨输尿管、短肠道、小回肠、小结肠及肠道旋转不良。可形成与食管失迟缓症相似的食管扩张，也可发生子宫神经节瘤。其他相关的胃肠道改变参见表 10.16[146]。

主要的病理学改变发生在肠道的肌肉组织。纵行肌层变薄，肌纤维间结缔组织增生。肠道和膀胱平滑肌细胞空泡化和变性[146]。电镜下，平滑肌细胞的肌丝排列紊乱，胞浆中央轴空变性，间质结缔组织明显增生。胞浆内大量的糖原挤占了收缩纤维的中心位置，提示糖原的能量利用缺陷[147]。未见明显的神经异常。

病人预后大都很差。大多数在生后几天便死于肠道假性梗阻和败血症[146]。有些病人可存活 4 年，但是通常需要全胃肠外营养以维持生命，还可能因肾衰竭而需要进行肾移植。

肠道肌肉组织发育缺陷

一些病人固有肌层完全缺如（图 10.29），病变区域很容易自发破裂。另一些病人则在肌层结构上出

表 10.16　巨膀胱-小结肠相关性胃肠道病变

| 肛门闭锁 |
| 结肠闭锁 |
| 食管闭锁 |
| 无孔肛门 |
| 肠道旋转不良 |
| 肠狭窄 |
| 肠系膜异常 |
| 脐膨出 |
| 幽门肥大 |

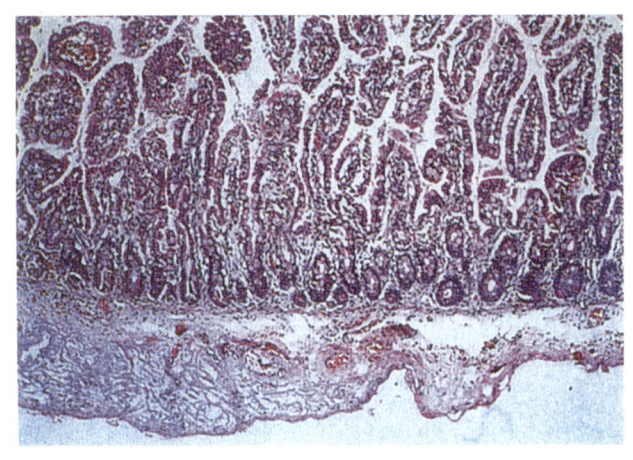

图 10.29　固有肌层先天性缺失。小肠壁明显变薄。可见黏膜肌层、黏膜下层和浆膜层。

现发育异常，病人可表现为慢性便秘和假性肠梗阻[148]。环行肌层 α-SMA 缺陷，提示收缩蛋白异常可能是运动障碍的原因。在组织学或超微结构上未见其他明显的形态学改变[148]。

空腔脏器肌病

空腔脏器肌病是一种可影响胃肠道或累及所有空腔脏器的肌肉疾病，包括整个胃肠道、泌尿道和胆囊。以胃肠道平滑肌细胞变性、肌层变薄和局部纤维化为特征。儿童和成人均可受累，75% 以上的患者为女性[83,149-158]。部分病例是散发的，部分有家族性。在家族性病例，基因传递方式是不一样的（表 10.17）。还有一些病例可能与 Ⅳ 型糖原贮积病[154]、多糖贮积病[142] 或发育异常痣综合征有关[143]。

所有家族性病变形态学异常相同，但肠道和膀胱的受累方式和基因传递模式却各不相同，包括常染色体显性遗传、常染色体隐性遗传、可能还有 X 连锁显性遗传[83]。Ⅰ型家族性内脏肌病是常染色体显性遗传性疾病[156]，特征地表现为食管扩张、巨十二指肠、结肠冗长症和巨膀胱。胃和远端小肠大都正常，但空肠可能有扩张。

Ⅱ 型家族性内脏肌病是常染色体隐性遗传性疾病，以胃和小肠扩张以及全小肠憩室病为特征。病人表现为上睑下垂和外眼肌麻痹，但没有巨膀胱或巨十二指肠。

Ⅲ 型家族性内脏肌病的文献个案见于同一家族，表现为从食管至直肠的全消化道的明显扩张[83]。未见肠外症状。可能是常染色体隐性遗传性疾病。

Ⅳ 型家族性内脏肌病的文献个案见于两同胞，都表现为胃轻瘫和小肠管状狭窄，无憩室，食管和结肠未见明显异常。两个病例的小肠纵行肌重度空泡变性、萎缩，而与此相伴的是环行肌的明显肥厚。环行

表 10.17　家族性内脏肌病的分类

	Ⅰ 型	Ⅱ 型	Ⅲ 型
遗传模式	常染色体显性	常染色体隐性	常染色体隐性？
发病年龄	10 岁以后	青少年	中年
有症状患者的百分比	<50%	>75%	100%
症状	不同，从吞咽困难和便秘到假性肠梗阻	重度腹痛，假性肠梗阻	假性肠梗阻
胃肠外表现	巨膀胱、子宫无力、瞳孔放大	眼睑下垂、外眼肌麻痹、横纹肌轻度变性	无
大体所见	食管扩张、巨十二指肠、结肠冗长和巨膀胱	胃扩张、全小肠轻度扩张、小肠憩室病	从食管到直肠全消化道明显扩张
组织学特征	消化道内、外肌层变性和纤维化	与Ⅰ型相似	与Ⅰ型相似

肌的肥大可引起小肠的管状狭窄。该病可能是通过常染色体隐性遗传。

内脏肌病的临床特征

症状常常在月经初潮之后出现，并持续性反复发作，强度和病程不一[83,149]。有些患者的临床表现到中年才开始显现。症状包括吞咽困难、烧心、胃胀气、疼痛、腹胀、恶心、呕吐、便秘以及交替出现的腹泻和便秘。病人常常是个子矮、低体重、营养不良伴餐后腹痛，故而大都不敢多吃。冗长的结肠常常导致乙状结肠和盲肠扭转。细菌在扩张的十二指肠内大量繁殖可使患者出现吸收不良和腹泻，抗生素治疗常可缓解之。在妊娠过程中可发生重症便秘。部分产妇难产，可能必须要引产。假性肠梗阻可特征性地表现为胃和小肠扩张以及弥漫性小肠憩室，这使得大多数有症状患者的病情更加复杂[149,150]。小肠憩室可发生穿孔，继而引起腹膜炎和腹腔内脓肿[83]。胃肠外表现，如果有的话，主要包括巨膀胱和镜下血尿。临床的鉴别诊断主要包括其他可引起巨结肠的疾病，包括代谢性疾病（如甲状腺功能减低、高钙血症）和系统性疾病（如淀粉样变性病、进行性系统性硬化病及糖尿病）。

病理学所见

典型情况下，病人出现张力弛缓性食管扩张、巨十二指肠、小肠憩室病、结肠冗长和巨膀胱。胃和远端小肠大都正常，但空肠可能扩张。扩张区段的长度变异极大[153]。

所有家族性肌病的形态学异常都是相似的，常规光镜下很容易识别。这些改变主要影响固有肌层[153,154]，但是有些病人的黏膜肌层和（或）血管壁的平滑肌细胞也会出现异常。在固有肌层，病变或以内环层受累为主，或以外纵层为主，抑或两层均等受累。平滑肌纤维的病变形式多样（表10.18）。有些肌纤维可能表现为模糊，边界不清（图10.30）。另外一些肌纤维呈嗜酸深染或呈碎片状，并具有线样外观。肌细胞的变性、坏死将会导致固有肌层的纤维化（图10.31）。固有肌层也可出现平滑肌增生和肥厚，特别在疾病早期。这种变化可能是对固有肌层变性的一种代偿反应。固有肌层和黏膜肌层的肌细胞内可见多量卵圆形、半透明灰色的细胞浆内包涵体，这在常规HE染色的切片上很容易看到，但PAS染色强阳

表10.18	肠家族性肌病的肌肉改变
外观模糊	
着色强度明显减弱	
细胞强嗜酸性	
细胞边界不清	
细胞碎片化	
空泡变性	
细胞脱落和凋亡	
固有肌层纤维化	
细胞浆内包涵体	

性更可凸显之。电镜下，肌细胞结构明显异常。平滑肌特异性肌动蛋白抗体染色显示这些包涵体位于细胞的四周，可能是进行性肌原纤维变性的结果（图10.32）。

在疾病晚期，细胞数量明显减少，伴有广泛的灶状纤维化，三色法染色更可凸显之。有时，胶原沉积在变性的肌细胞周围，形成蜂窝状形态。到最晚期，肌层完全被胶原取代，肠壁变得菲薄[158]。神经元、神经突起、神经末梢和肠肌神经丛全都正常，但Cajal间质细胞可能消失[159]。无炎症和血管炎。

因肠道淤滞所致吸收障碍综合征病人，黏膜固有层的浅层可见灶状慢性炎细胞浸润。如出现肠道黏膜脱垂所致息肉样病变，即可考虑为肌病（图10.33）。在疾病晚期，其肌肉病变酷似硬皮病和糖尿病之所见，但这两种病在临床上可以诊断。

非家族性疾病

散发性内脏肌病在病理形态上表现多样，但其临床特征却是彼此相似。与家族性病变的节段性胃肠道扩张不同，非家族性病变的范围更广泛，经常累及胃肠道和膀胱，同时发生巨膀胱和巨输尿管。因此，病情大都非常严重，手术或药物治疗几乎不能缓解病情。该病可发生于各年龄段。婴儿在出生后几个月就出现假性肠梗阻的症状，并影响到整个胃肠道系统。而成人则可表现为反复性或持续性的肠梗阻，以及吞咽困难、恶心、呕吐、餐后腹痛及胃胀气。大便习惯异常，便秘和腹泻交替出现。可出现重度肠道功能障碍、伴粪便嵌塞、粪便性溃疡或结肠穿孔。穿孔的原因大都是由于肠扭转或肠套叠所引起的血管阻塞性缺血。

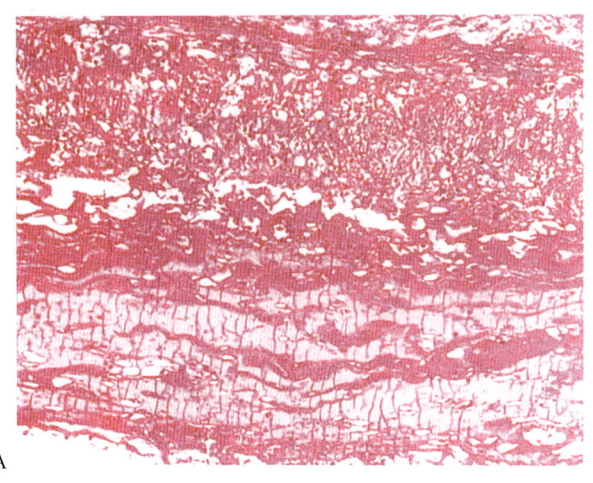
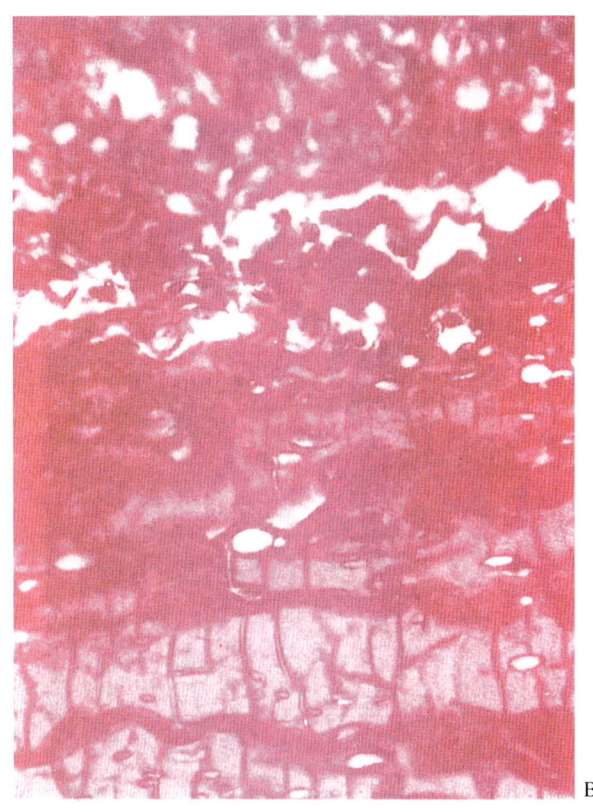

图 10.30 原发性内脏肌病患者表现为假性肠梗阻。**A**：固有肌层明显异常。环行肌和纵行肌层的肌纤维排列紊乱和水肿。**B**：高倍镜下，环行和纵行肌之间的连接部可见明显的收缩带。整个肌层表现模糊。(Courtesy of Dr. Michael Schuffler, University of Washington, Seattle, WA.)

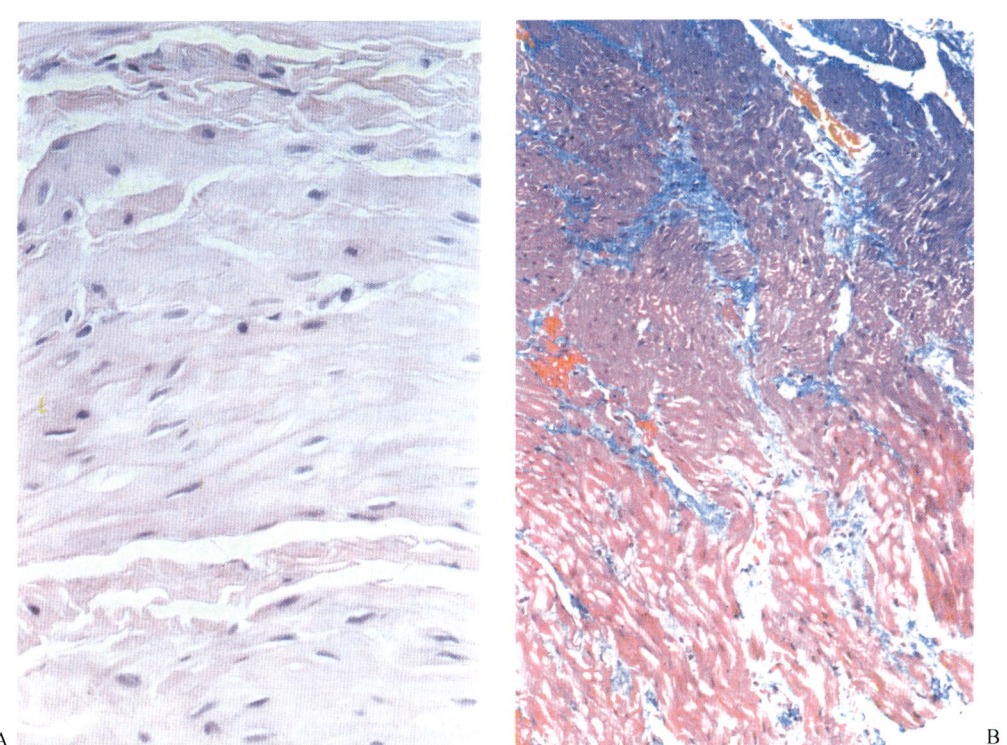

图 10.31 肠道肌病。**A**：HE 染色显示固有肌层平滑肌细胞模糊一片，几乎呈合体细胞样形态。**B**：同一标本不同部位的三色法染色显示固有肌层的纤维化。

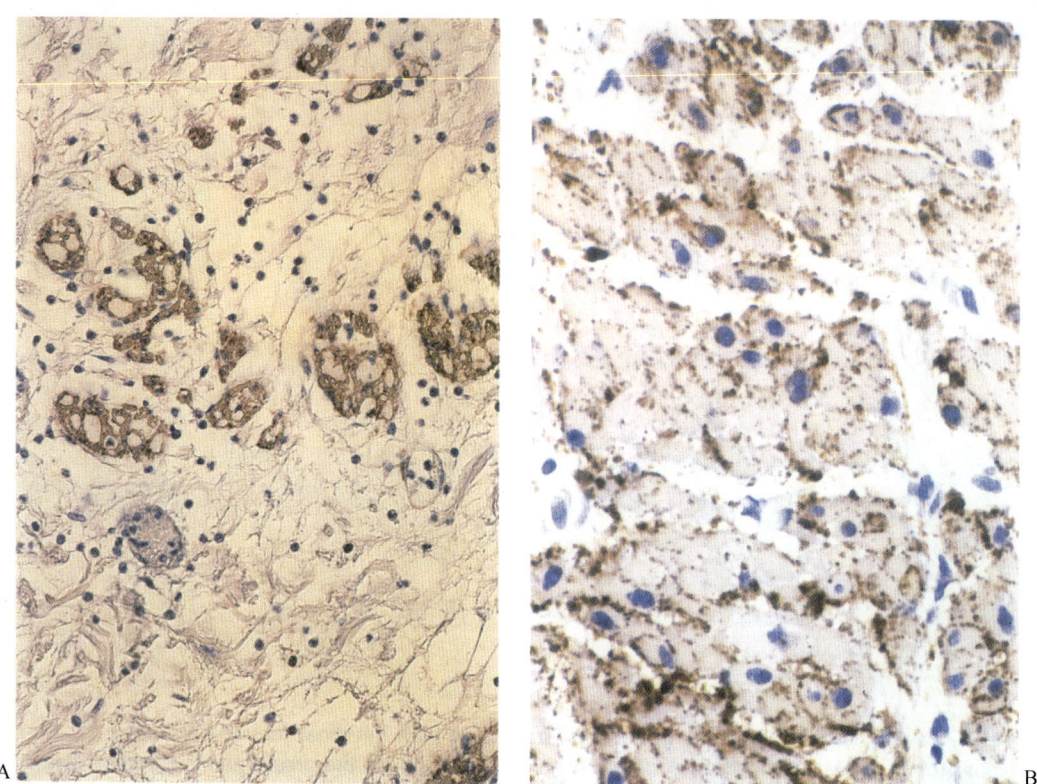

图 10.32　肠道肌病的抗平滑肌肌动蛋白抗体染色，A：免疫染色可凸显平滑肌细胞的萎缩和空泡变性。B：部分患者之细胞内肌动蛋白微丝分布异常，主要位于细胞周边，细胞浆透明。

大体形态和其他类型的慢性假性肠梗阻类似。组织学异常累及平滑肌细胞，包括水肿、断裂和变性，核明显增大、形态不规则，间质纤维化和核周胞浆空泡化（图10.34）。平滑肌细胞可有增生和肥大。与家族性内脏肌病缺少炎症不同，非家族性内脏肌病的各个肌层多可见中等量的多形核白细胞和单核细胞浸润。这些改变在固有肌层最严重，但在黏膜肌层及血管壁也可出现相似的改变。在病变晚期，纤维化取代固有肌层，导致肠壁极度变薄。黏膜有时呈现息肉样突起，是冗长黏膜皱襞的特征，可见于任何类型运动障碍性疾病。这些皱襞由黏膜下层外凸向上延伸而成，表面被覆的是基本正常的黏膜。

不伴神经元损伤的弥漫性淋巴细胞浸润

此病患者表现为腹泻、吸收不良和假性肠梗阻。大体上，可见肠道扩张和肠壁增厚。黏膜固有层、黏膜下层、浆膜及固有肌层内可见弥漫淋巴细胞浸润；肌细胞增生和肥大，伴有肌细胞减少和固有肌层纤维化。神经元和轴索没有明显的形态学异常。淋巴细胞浸润的附近肌细胞消失，这可能是导致假性梗阻的原因。还有一种说法认为淋巴细胞分泌的细胞因子也可能抑制平滑肌的收缩。

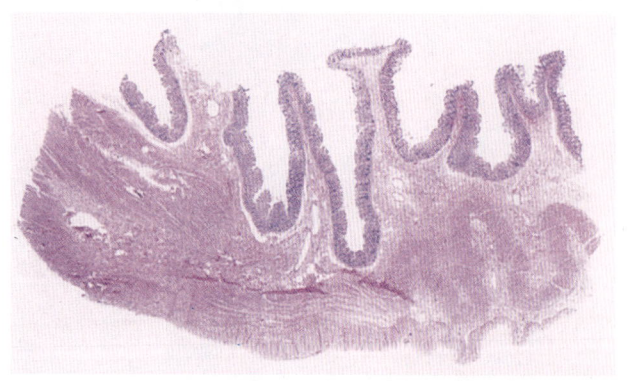

图 10.33　某些运动障碍患者可出现黏膜脱垂，表现为多发性黏膜息肉状突起，黏膜下组织构成其轴心。

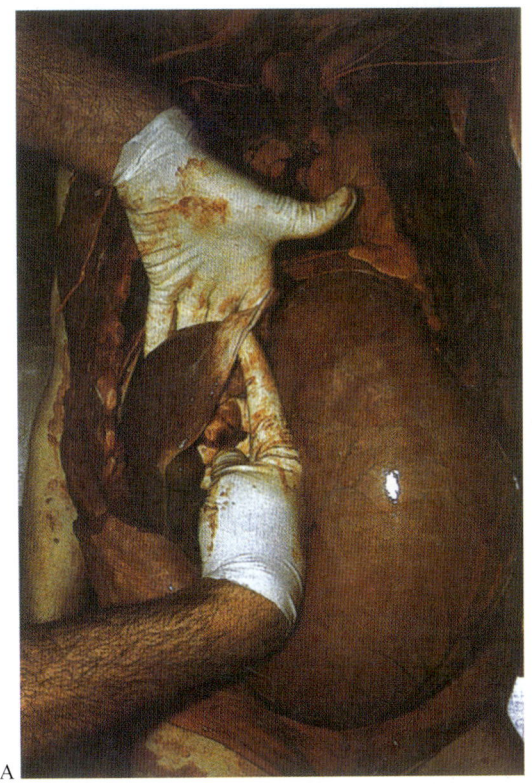
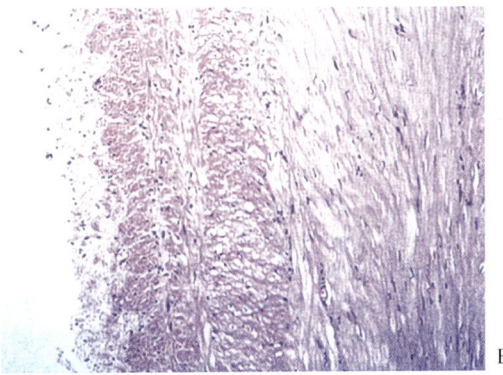
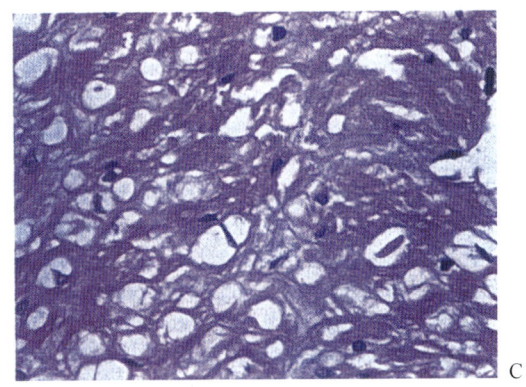

图 10.34　散发性内脏肌病。**A**：累及胃的内脏肌病患者最引人注目的病变是胃高度扩张，肝被推向一侧。胃大弯浆膜的血管清晰可见。**B**：低倍镜下可见固有肌层的外层纵行肌细胞明显空泡变性。**C**：高倍镜下广泛的空泡变性。

线粒体神经胃肠道脑肌病

线粒体脑肌病是一组异质性疾病，主要特征是线粒体 DNA 出现缺陷和多种形式的神经肌肉异常（表 10.19）[160, 161]。该病是由线粒体的结构性、生化性或是遗传性紊乱引起的，多经母系遗传。

线粒体含有称为线粒体 DNA 的 DNA，或 mtDNA[162]；它与核 DNA 不同，是经母系遗传，并表现为 DNA 异质体和有丝分裂分离，且比核 DNA 更容易发生突变[163]。线粒体结构基因上的点突变可导致线粒体蛋白合成障碍[163]、氧化磷酸化和呼吸链断裂以及线粒体蛋白合成减少[164]。突变位点和临床表型之间并无相关[163]。异质体的存在可使同种 mtDNA 突变出现在不同的组织，且受累程度各异，导致明显的症状差异。

线粒体神经胃肠道脑肌病（Mitochondrial Neurogastrointestinal Encephalomyopathies，MINGE）是由胸苷磷酸化酶基因突变引起的常染色体隐性遗传

表 10.19　影响胃肠道的线粒体肌病

Kearns-Sayre 综合征
OGIMD（眼和胃肠道肌营养不良）综合征
MINGE（线粒体神经胃肠道脑肌病）综合征
MEPOPL（线粒体脑病、感觉运动多发性神经病、眼肌麻痹、假性肠梗阻）综合征
POLIP（多发性神经病、眼肌麻痹、白质脑病、假性肠梗阻）综合征

性疾病。该病导致胸腺嘧啶和脱氧尿嘧啶核苷浓度明显增高[160]，继而引起 mtDNA 缺陷（缺失、多点缺失和点突变）[165]。MINGE 病人表现为 mtDNA 多点缺失及位点特异性点突变[166]。Kearns-Sayre 综合征（KSS）是一种散发性疾病，几乎全都与大量的 mtDNA 重排（缺失及比较少见的复制）有关[167]。最常见的分子缺陷是侧翼 13 个碱基对的同向重复序列缺失[164]。

当病人出现不能解释的神经肌肉、胃肠道及非神经肌肉综合征时，就应该考虑到线粒体疾病的可能性。多系统线粒体疾病的特征主要包括胃肠道运动障碍伴有假性梗阻、腹痛、持续性呕吐、胃及十二指肠扩张和十二指肠憩室、眼肌麻痹及外周神经病。线粒体肌病的胃肠道症状可以出现在任何年龄。新生儿会出现肝肿大及肝功能衰竭，婴儿出现发育迟滞及腹泻，儿童及青春期出现肝衰竭及慢性假性肠梗阻。病人可出现慢性营养不良及重度生长停滞。线粒体肌病肌肉活检常出现破碎的红纤维[166]。某些线粒体肌病，特别是那些OGIMD病人，有时会被纳入Ⅱ型家族性内脏肌病范畴（慢性假性肠梗阻伴有眼肌麻痹）。线粒体肌病可以根据生化呼吸链分析或通过线粒体DNA分析进行诊断。

固有肌层的外层萎缩，神经节及平滑肌细胞内可见多量形态异常的线粒体，特别是在小肠[165]。巨大线粒体表现为黏膜下层神经节细胞内出现的圆形、亮红色、有折光性的胞浆内包涵体[167]。平滑肌细胞表现出明显的线粒体DNA耗竭[165]。肝、骨骼肌、胃肠道平滑肌及外周神经的神经鞘细胞可出现小泡状脂肪变性。此外，血管内皮细胞及平滑肌细胞内线粒体的数量也增多[163]。

该病的治疗主要是支持性的，包括全胃肠道外营养及诸如憩室穿孔、细菌感染等并发症的处理。MINGE病人的预后很差，在长期胃肠外营养投入使用之前，病人的平均寿命是30岁[166]。辅酶Q、核黄素、其他维生素、辅助因子及脱氧剂治疗可能有效[161, 162]。这些治疗的目的旨在减轻、延缓和阻止对于呼吸链的损伤[163]。

自身免疫性肠肌炎

这种少见的运动障碍性疾病伴有肠道假性梗阻和弥漫性透壁性淋巴细胞浸润，但不伴有神经损伤[168]。可继发于急性胃肠炎[168]或慢性活动性肝炎。人们之所以关注后者，是因为通过分子拟态性，针对肝炎病毒的免疫反应可产生抗平滑肌抗体[169]。乙型肝炎病毒的DNA序列和肌球蛋白、钙调结合蛋白同源，丙型肝炎病毒序列和波形蛋白及肌球蛋白同源。

这些病人体内可检出几种自身抗体，包括抗中性粒细胞胞浆抗体（ANCA）、抗核抗体、抗DNA抗体及抗平滑肌抗体，这些现象都支持该病是一种自身免疫性疾病。病人的表现方式与其他慢性假性肠梗阻患者相同。

回肠和结肠的黏膜固有层、黏膜下层、固有肌层及浆膜层可见淋巴细胞浸润，并主要集中在固有肌层的血管周围，浸润的细胞主要由$CD3^+$、$CD8^+$，以及某些$CD3^-$、$CD4^+$的淋巴细胞组成，偶见B细胞。固有肌层淋巴细胞浸润的密度之高足以将环行肌遮掩。内层环行肌的平滑肌肌动蛋白免疫反应性消失。随着病情的进展，环行肌层可出现进行性肌坏死。肠肌神经丛内虽可见散在的淋巴细胞浸润，但无神经损害。肌肉组织增生、肥厚和胶原沉积可使固有肌层变厚[168]。

免疫抑制剂治疗可减轻假性梗阻，免疫抑制剂治疗后，炎细胞浸润有所减少，但仍可见到。部分病人需要全胃肠外营养[168]。

遗传性内括约肌肌病

遗传性内括约肌肌病病人常在20～50岁之间出现痉挛性肛部痛，以突发的直肠肛门剧痛为特征，持续几秒至数分钟，然后自行缓解；两次发作之间病人无任何症状。无论白天黑夜，患者随时随地都要经受突发的间歇性剧痛；此外，还要忍受便秘和自然排便困难之苦[84]。该病是常染色体显性遗传性疾病[170]。

肛门内括约肌增厚，顺应性减低。组织学上，肥大的肌细胞出现独特的肌病改变：平滑肌细胞内出现空泡变性及PAS阳性的葡聚糖小体[170]和肌内膜纤维化。

肌营养不良症

食管运动障碍可以合并多种类型的肌营养不良（强直性、眼咽性、口咽性及Duchenne肌营养不良）。强直性肌营养不良是一种缓慢进行性的常染色体显性遗传性疾病，可累及消化道任何部位的平滑肌[171]。Duchenne肌营养不良是一种致死性X连锁隐性遗传性疾病。病人主要表现为严重的吞咽困难[171]，有时严重到不得不忍饥挨饿的地步。病人还经常以送气方式发音。食管上括约肌是病变最严重的部位，表现为咽部肌肉收缩力减弱和括约肌压力减低。大体上，食管肌肉色泽苍白。组织学上，病变主要局限在骨骼肌细胞，细胞与细胞之间病变的严重程度不一，有坏死，也有再生，故骨骼肌纤维的粗细不一，肌纤维内可见内陷的固缩核和大量脂褐素，亦可见有多核肌纤维。肌球蛋白免疫染色

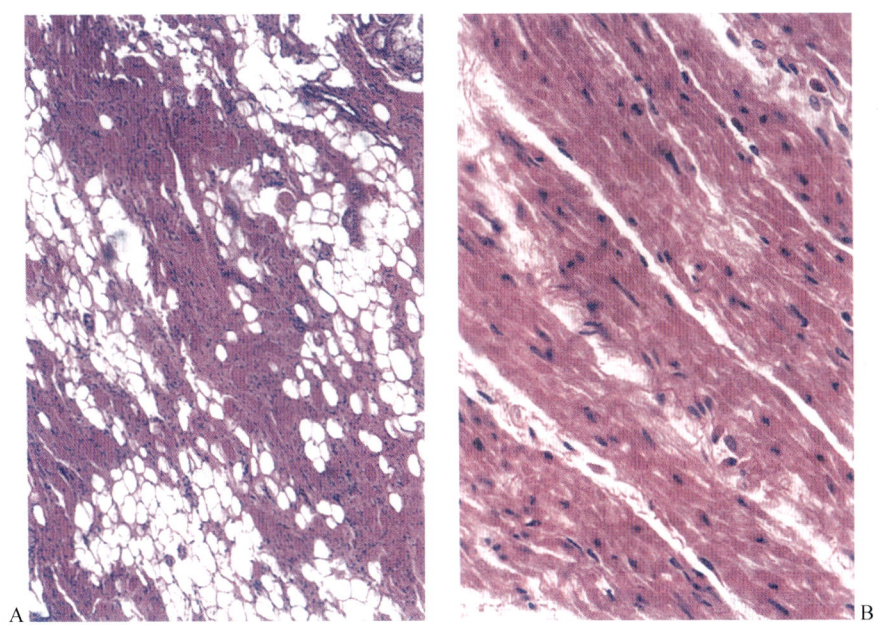

图 10.35　近端食管的肌营养不良症。**A**：上段食管骨骼肌出现明显的脂肪浸润；**B**：远离脂肪浸润处的骨骼肌纤维伊红着色的深度明显不同。

可凸显肌纤维的各种变化。肌纤维被浸润的脂肪分隔开（图 10.35）。炎症大都很轻或没有炎症，神经结构的形态正常。

在这些病人，急性胃扩张和假性肠梗阻常可致命。胃扩张是由于平滑肌细胞内缺少肌营养不良蛋白（dystrophin）引起的。明显的运动功能异常（运动减弱伴有传输延迟）可累及食管、胃、小肠、大肠和肛门括约肌，以食管、胃和结肠最为明显。小肠症状偶可成为主要的临床症状，而且可以发生在典型的肌肉骨骼症状出现之前。病人也可形成巨结肠。

一般情况下，神经表现正常。平滑肌萎缩和纤维化均可发生，这些组织学改变主要发生在食管和胃，大肠和小肠次之[171]。部分平滑肌细胞肿胀、部分坏变及被脂肪组织取代（图 10.35）。固有肌层的环行、纵行平滑肌纤维不同程度地变细、排列紊乱、走行呈波浪状。可出现水肿、平滑肌嗜伊红强染、核固缩及细胞碎片。在慢性病变，肠道平滑肌可能被胶原取代。一般没有炎症。

运动障碍的感染病因

继发性胃肠道神经病和假性梗阻可能是由于感染损伤了神经、平滑肌或两者受损所致。嗜神经病毒感染可损伤肠肌神经丛。这些病毒包括带状疱疹病毒[172]、Epstein-Barr 病毒（EBV）[173]以及巨细胞病毒（CMV）[174]。有些感染源因具有交叉反应抗原性，故可引起对神经组织的自身免疫性攻击，如弯曲杆菌感染。某些急性病毒性胃肠炎也可导致短暂的胃排空延迟，如巨细胞病毒[174]、轮状病毒[175]、诺瓦克或夏威夷病毒感染[176]。病人在病毒感染恢复后，胃运动功能也恢复正常。但据报道，有些病人的假性肠梗阻和腹痛治疗后并不见缓解。Lyme 病病人也可出现假性肠梗阻[177]。

胃肠道巨细胞病毒性神经病很少见。肠肌神经丛神经元或肌纤维内可见病毒包涵体（图 10.36），并可伴有炎症及神经胶质增生。轴索变性可导致轴索广泛消失，残留的轴突肥大，排列紊乱，并有生长的证据。也可见有神经元的损伤及消失。实际上，病变是局灶性的，并不是所有的神经节均受影响。有些患者并没有明显的包涵体，也无明显的黏膜病变，但其肠壁神经却可包藏有潜伏的病毒或残余炎症。HE 染色切片上病毒证据不清楚的病例，可经超微结构检查、免疫组化及原位杂交显示病毒的存在。

Chagas 病

在中非和南非共有大约1800万～2000万Chagas病患者。而且，生活在该地区的人口25%处在传染的高危状态[178]。本病是由克氏锥虫（Trypanosoma cruzi）这种寄生虫引起的，通过锥虫吸血或经输血传染给人类。偶可通过被感染者的血液污染或经实验室的培养物传播；先天性患者则是通过胎盘传染。锥蝽成虫在吸取被感染动物血液时，也将锥虫摄入。锥虫在锥蝽的肠道内繁殖、发育，并积存在粪便中；当锥蝽叮咬人时，其粪便便会遗落在人的皮肤上（图10.37）。之后，锥虫便会穿透皮肤、进入血流，继而侵犯平滑肌和心肌。在疾病的急性期，锥虫以假孢囊的形式寄生于肠道的环行肌和纵行肌内。假孢囊破裂，病原体进入血流。如此循环往复。神经毒素的释放引起炎症和破坏神经节及肠肌神经丛。锥虫（作为抗原）也可引发某种细胞免疫反应，从而进一步损害神经丛。现在的主流观点认为Chagas病就是成于这种自身免疫性损伤，而寄生在组织内的锥虫显然已消失多时[179]。还有一种观点认为这是一种感染引发的免疫性损伤，源头就是宿主未能清除的感染[180]。

该病有两个连续的病期，急性期和慢性期。急性期持续6～8周。慢性期开始几年后，20%～35%的病人在心脏和胃肠道形成了不可逆转的损伤[181]。感染导致了胃肠道运动障碍性疾病，包括

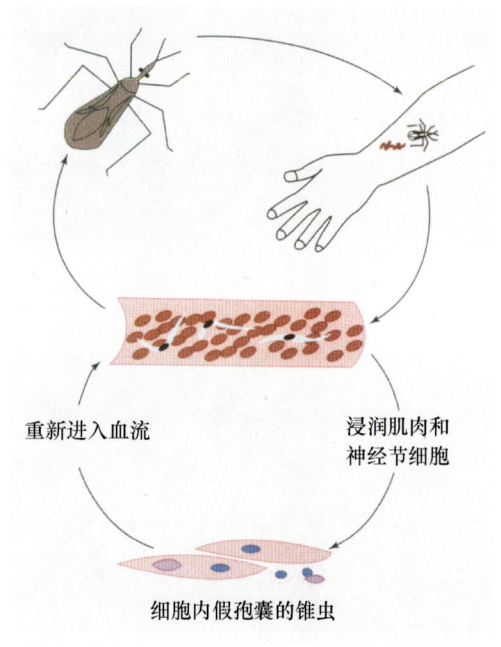

图 10.37　Chagas 病（锥虫）生活周期。

假性梗阻。病人以心脏症状和食管及结肠扩张而就诊[182]。食管病变和失迟缓症中的所见一致。肠道则表现为运动障碍性疾病及假性梗阻。Chagas病性巨结肠可演进成为中毒性巨结肠及小肠结肠炎，常会致死[182]。

组织学形态可反映疾病的分期。在急性期，可在肠肌神经丛内及其周围找到锥虫（图10.38），但很少见到急性期病变；而以肠肌神经丛病变的并发症就诊者更为常见。在早期，可见明显的固有肌层及肠肌神经丛的变性，肠肌神经丛的神经纤维减少。如有90%以上的神经节细胞丢失，就会出现运动障碍和蠕动消失[183]。自主神经支配被破坏可能是寄生虫毒素、各种细胞因子、炎性介质以及由心血管系统病变所导致的缺血等因素综合作用的结果。Cajal 间质细胞数目明显减少[184]。严重的神经改变可导致平滑肌肥大。感染部位的最终转归是纤维化（图10.39）。在慢性期，病变组织内的锥虫不再明显，但还是可以被更敏感的技术如PCR检测到[180]。诊断如有疑问，即可通过PCR检测之。

Chagas病性失迟缓症病人发展成为食管鳞状细胞癌的可能性超过20%。有证据显示，在没有癌变的失迟缓症食管中，有超过60%的样本会出现多发性染色体非整倍体和p53基因缺失。发生在这些食管

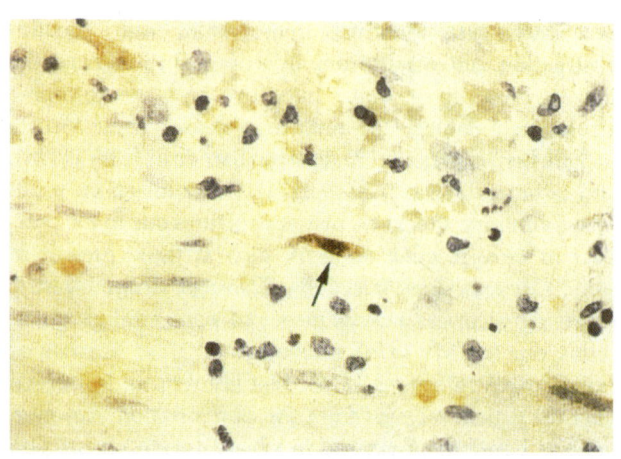

图 10.36　巨细胞病毒在固有肌层引发的免疫反应。其中一个肌纤维（箭头）显示了这种反应，周围组织呈炎症表现。

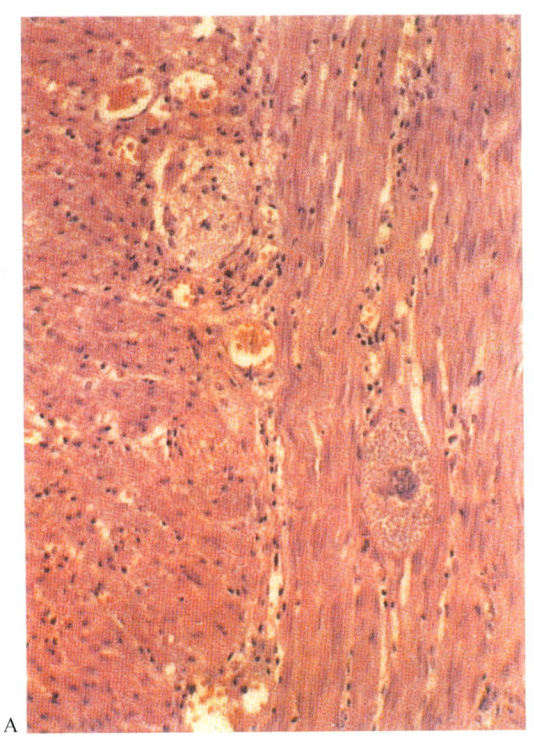 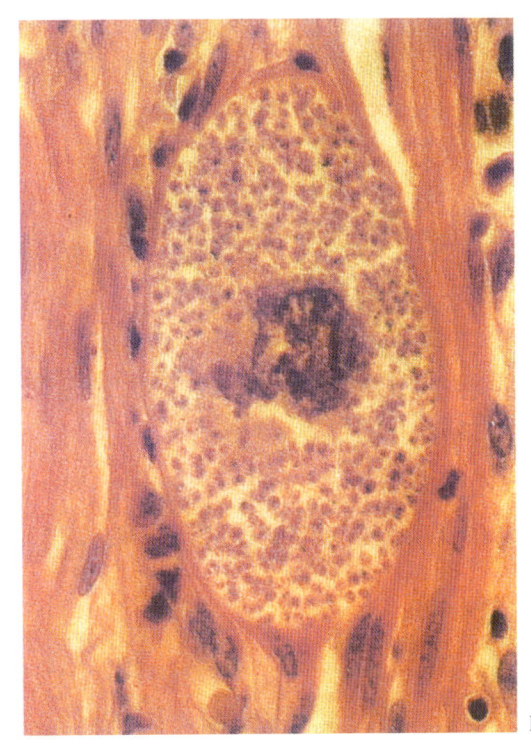

图 10.38 累及小肠的急性 Chagas 病。**A**：肠肌神经丛内可见一病原体。**B**：锥虫的高倍放大。(Courtesy of Dr. Gilles Landman, Brazil.)

的肿瘤 100% 显示多发性染色体非整倍体和 *p53* 缺失[185]。

伴有全身性疾病的运动障碍

硬皮病

硬皮病（scleroderma）是一种全身性自身免疫性结缔组织病，以皮肤和包括消化道在内的多脏器纤维化和变性为特征。根据定义，食管硬皮病是 CREST（皮内钙质沉着、雷诺现象、食管硬化、指端硬皮和毛细血管扩张）综合征的一部分。

硬皮病是一种最常见的可引起整个胃肠道运动障碍的结缔组织病。硬皮病在世界范围内均有分布，女性比男性常见，好发年龄 20~50 岁。种族对疾病的易感性有重要影响，黑人就明显比白人更容易发病。此外，就不同种族的不同 HLA 类型而言，还有遗传背景上的差异。

硬皮病还与 I 型和 II 型主要组织相容性复合体（MHC）等位基因频率增加有关。根据自身抗体的相关性可把病人分为两组：一组是具有抗着丝点抗体（ACAs）者，与局限性硬皮病相关；另一类是具有抗拓扑异构酶 1 抗体（SCL-70）者，与弥漫性硬皮病有关。在部分个体，这些抗体还能特异性地抑制由 M3 毒蕈碱受体介导的胃肠道胆碱能神经传递，这或许可以解释某些硬皮病病人出现的胃肠道功能紊乱。

发病机制

硬皮病的发病机制涉及血管、免疫及纤维化过程。包括胃肠道在内的各器官的进行性纤维化是硬皮病的病理特征。纤维化破坏了受累器官的正常结构，最终导致其功能紊乱和衰竭。纤维化进展的范围和速度决定了病人的临床过程和预后。中、小动脉壁的纤维化也对该病许多临床现象的发生有重要影响。

微血管系统是该病攻击的一线靶点之一[186]。血管病变累及小动脉，病变包括动脉炎、肌内膜增生伴有管腔不规则狭窄、内膜纤维化及内弹力板断裂。毛细血管基底膜增厚。在疾病的早期，

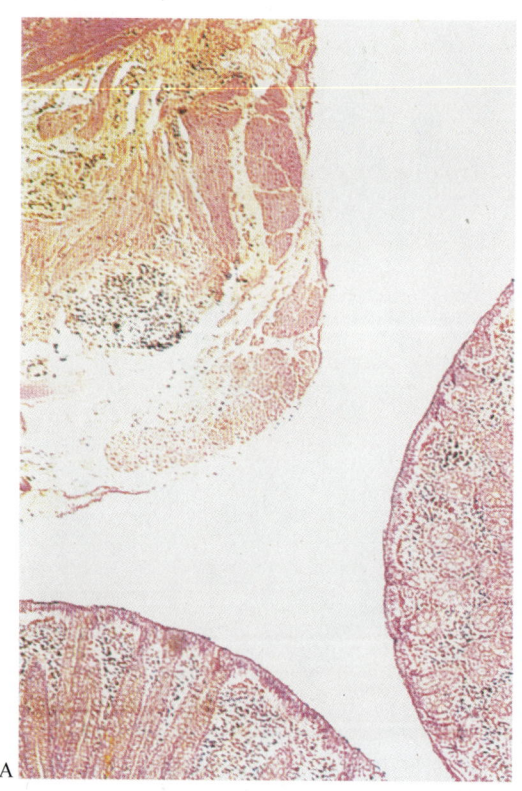 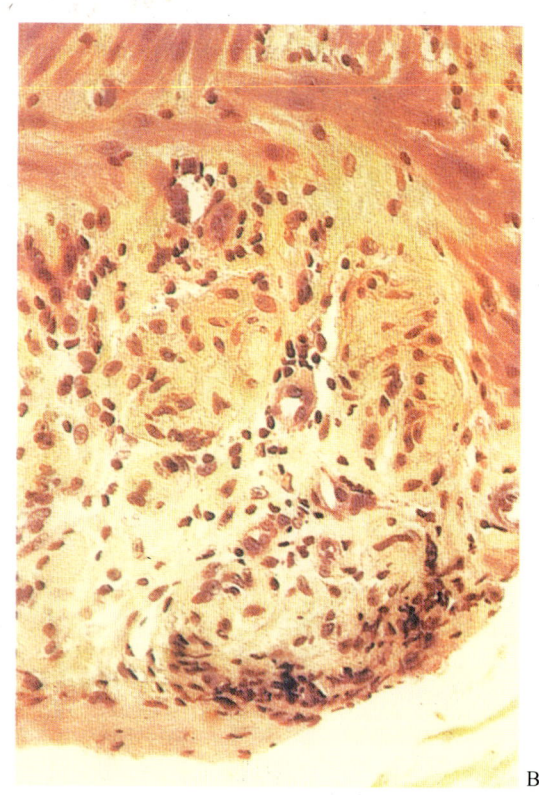

图 10.39 慢性 Chagas 病。**A**：肠肌神经丛纤维化，神经和神经节被破坏。**B**：高倍镜下的纤维化病变。未见病原体。

血管和神经的滋养血管就会有病变发生。缩血管因子内皮素-1 的含量升高及 NO 水平降低可引发血管收缩，继而导致局部缺血以及神经和肌肉功能障碍[186]。平滑肌收缩功能受到损害之前神经萎缩及胶原沉积就已经发生[187]。完全性去神经支配解除了原有抑制因子对小肠平滑肌的控制，导致正常蠕动消失。

临床特征

硬皮病或可表现为局限性疾病，或可表现为系统性疾病。局限性病变仅局限于皮肤，而后者则因胃肠道受累而使病情复杂。食管、小肠、结肠和胃受累的概率依次降低[188]。临床特征则因受累部位的不同而不同。多达 90% 的病人出现食管无效蠕动，继而导致食管排空延迟。食管下括约肌压力进行性减低，胃和食管之间的压力差一旦消失，就会出现胃食管反流，消化性食管炎和其并发症也就接踵而来。胃食管反流主要由三个生理缺陷引起：食管下括约肌压力降低、食管无力蠕动所导致的酸清除无能和胃排空延迟；第 2 章讨论过的所有的胃食管反流并发症随即形成。病人胃食管连接处还可形成下黏膜环（lower esophageal rings）[189]。有些有雷诺现象的病人的食管血管也会因寒冷而发生痉挛（食管雷诺现象）。

胃运动障碍和胃轻瘫可使 50% 以上的病人出现消化不良。胃受累也可表现为出血，原因是包括胃窦血管扩张在内的各种血管病变[191]。全身性硬皮病病人中 40% 在 30～60 岁时会出现肠道症状[188]。小肠受累者会出现厌食、早饱、恶心、呕吐、假性肠梗阻、腹痛、体重减轻、运动功能受损、吸收障碍、脂肪泻、腹泻、便秘和肠穿孔。病人也会出现多发性憩室和巨十二指肠[192]。10%～50% 的病人可见结肠受累，大肠疾病病人可出现结肠或直肠憩室、假性肠梗阻、便秘、腹泻、大便失禁、直肠脱垂、自发性穿孔及梗死；也可形成广口憩室。肛门直肠受累像食管受累一样常见，这可导致大便失禁或直肠脱垂[182]。

特异性的血清学检查有助于准确鉴别现有的各类

胶原性血管病。抗核抗体（ANA）组合尤为有用，硬皮病病人的抗核抗体系列大都为阳性。核内核糖核蛋白（RNP）和着丝粒抗体比较特异，但不是非常敏感。CREST 病人含有的抗核抗体仅限于抗着丝粒 DNA。而抗 SS-A/Ro 特异性的抗核抗体则与血管炎和肾炎相关；抗 SS-dLA 和抗 nRNP 特异性抗核抗体相关疾病的临床过程轻微[193]。

病理学所见

典型的硬皮病的早期改变很难见到，因为没有并发症是不会取活检的。神经丛可出现轻度炎症浸润，但肠肌神经丛除非发生纤维化，否则在组织学上一般都是正常的。神经损伤（图 10.40）和进行性纤维化（图 10.41）会引起平滑肌萎缩。这些改变对固有肌层中环行肌的影响要甚于对纵行肌的影响。在这一期，肌纤维可出现萎缩、碎片化、纤维化，甚至会完全消失。损伤最初是局灶性的，但随着时间的推延，病变日渐广泛，并和神经损伤叠加。黏膜下层和黏膜固有层进行性萎缩并被纤维组织取代，这种纤维化非常像淀粉样变性。变性的平滑肌内可见蜡样色素颗粒沉积。小动脉出现内膜纤维化及弹力组织变性，血管壁因其周围胶原沉积而明显增厚。血管周围组织可见脱颗粒的肥大细胞、巨噬细胞及活化的淋巴细胞浸润。

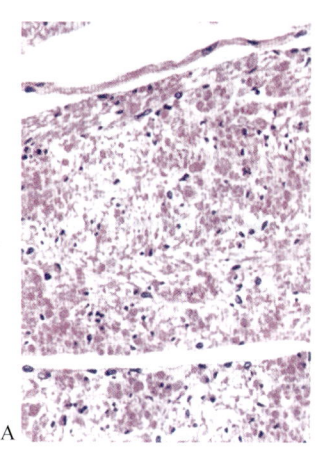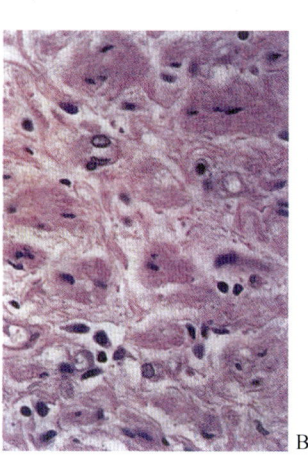

图 10.40　原发性内脏肌病与硬皮病的比较。**A**：原发性内脏肌病的肌纤维粗细不等，提示明显肌萎缩。虽有细胞脱失，但并没有被纤维组织包裹。该切片并没有显示很多空泡变性病变。**B**：相比较而言，在硬皮病，萎缩的肌纤维被纤维组织包绕。

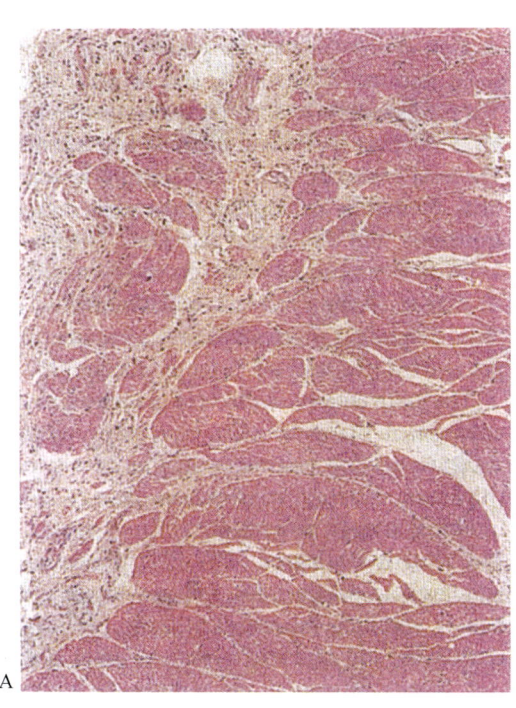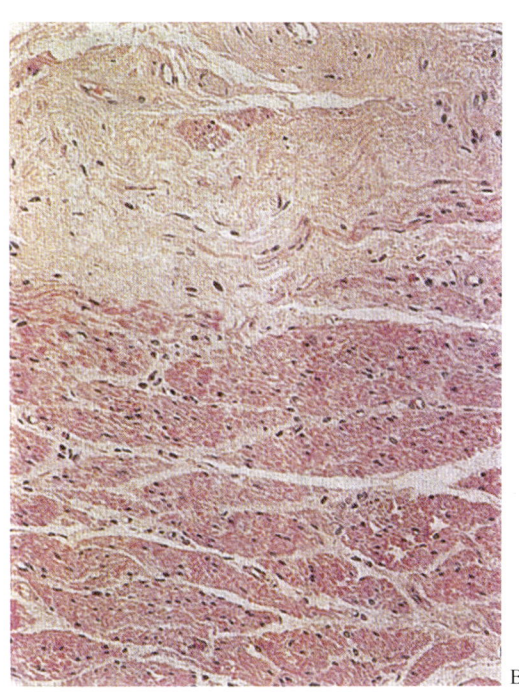

图 10.41　硬皮病。**A**：食管壁的平滑肌层被纤维组织所取代。**B**：高倍放大显示平滑肌被纤维组织蚕食。肌纤维萎缩。

在无合并症的病例，黏膜大致正常。至多就是黏膜固有层水肿及轻度慢性炎。黏膜可出现糜烂和溃疡，特别是在反流性食管炎病人。胃的病变包括胃黏膜萎缩。十二指肠肠腺可出现腺体周围纤维化[194]。肠黏膜的黏膜固有层也可出现非特异性单核细胞增多，这经常是运动功能减弱及菌群失调的一个表现。硬皮病病人也可合并嗜酸细胞性胃肠炎。嗜酸性粒细胞浸润经常出现在黏膜基底部及固有肌层，可导致肌肉坏死（图10.42）。

病理医师可能会收到胃肠活检要求排除硬皮病，但这基本上是不可能的，因为活检大都很表浅，主要取在黏膜层，很少能取到黏膜下层；活检取到固有肌层实际是不可能的。活检组织或表现正常，或仅出现轻度非特异性黏膜炎症或纤维化。吸收不良的病人可能会因为细菌过度繁殖而出现轻度萎缩和炎症。

鉴别诊断

早期的硬皮病根据其出现肠道平滑肌纤维化和没有空泡样蜂窝状病变形态，可与内脏肌病鉴别开来。残余的平滑肌细胞正常或萎缩。与原发性肌病相比，硬皮病的病变更趋斑片状分布。在重症病变，单靠光镜检查无法区分原发性肌病和硬皮病，但临床表现有助于区分这两个疾病，如血清学检测使然。

治疗和预后

由于没有针对硬皮病的有效治疗方法，故其指向是支持性对症疗法。抗反流治疗可有助于减轻反流性食管炎的症状，对预防并发症也很重要。促动力药物治疗可使早期肌肉功能失调获得部分逆转。另外，促动力药还可降低反流物的酸度、提高食管下括约肌的压力及加快胃排空。药物治疗无法使终末期病人（以肌肉重度纤维化为特征）的功能获得重建。对细菌过度生长的治疗方法主要包括抗生素和营养支持。大约19%的病人需完全肠外或肠内营养。

糖尿病

临床上，糖尿病性神经病变包含了一组躯体性和自主性外周神经症状[195]。所谓糖尿病性胃肠病指的是一组全身性与糖尿病相关的胃肠运动障碍性疾病。糖尿病性胃轻瘫是指在没有机械性梗阻情况下发生的与糖尿病相关的迟发性胃排空（图10.43）[195]。糖尿病性胃轻瘫累及20%~50%的糖尿病病人，特别是那些长期卧床而且病情很难控制的病人。

胃肠道糖尿病相关性改变主要通过以下几个机制发生：累及副交感或交感神经系统的内脏神经病、微血管病、血糖和电解质紊乱、对感染和细菌过度繁殖的敏感性增加、胰岛素、促胃动素、胰多肽、生长抑制素、胃泌素和胰高血糖素产量的变化以及缺血的影响[195,196]。急进型动脉粥样硬化体质是引发肠系膜缺血及小肠梗死的一个高危因素。最重要的基本条件可能是内脏自主神经病，因其可引起运动功能降低、肌张力减退及分泌功能减弱。糖尿病性胃轻瘫涉及神经病、肌病及Cajal间质细胞减少。后者可能是由于胰岛素/胰岛素样生长因子（IGF）-Ⅰ的信号减弱引起的，它亦可导致平滑肌萎缩和减少干细胞因子的产生[197]。

糖尿病对胃肠道的影响一般不受重视。许多糖尿病，特别是Ⅰ型糖尿病患者可出现胃肠道问题，包括胃轻瘫、腹泻、便秘、食管及小肠慢通过、巨结肠、慢性恶心、体重减轻及大便失禁[195,199]。糖尿病性胃轻瘫表现为餐后腹胀、上腹部隐痛、恶心、呕吐、胃灼热、胃胀气、早饱、过度嗳气及厌食。症状常常是在不知不觉中发生的。并发症可能是胃石形成及肺吸入。另外，小肠淤滞及细菌过度繁殖可导致脂肪吸收不良、脂肪泻及腹泻。超过24%的糖尿病病人可有（大便）失禁[195]。

病理学所见

糖尿病性腹泻病人的迷走及交感神经都有变性，

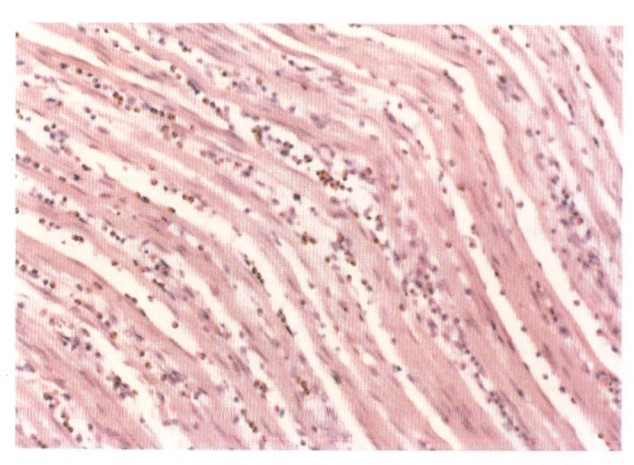

图 10.42 硬皮病。肌细胞间可见明显的嗜酸性粒细胞浸润。

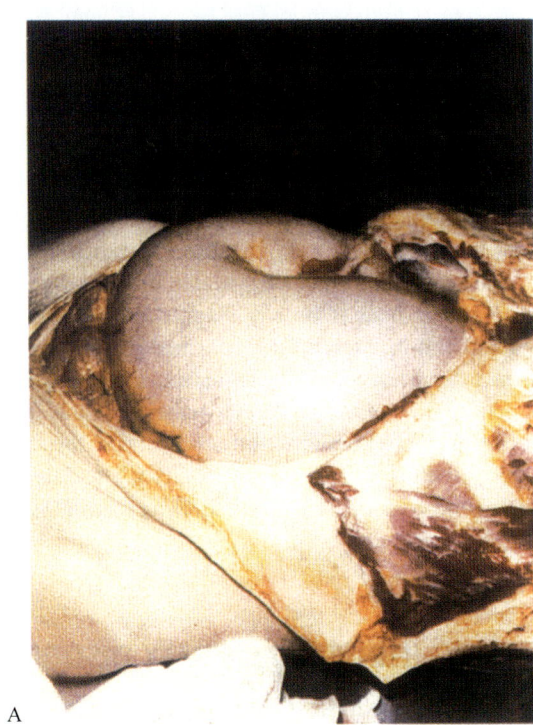 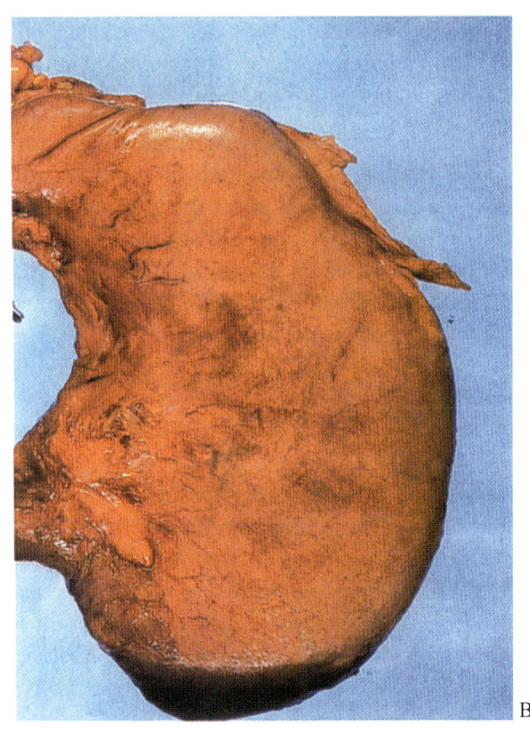

图 10.43　糖尿病性胃病。**A**：重度糖尿病性胃轻瘫病人胃的原位形态，显示胃高度扩张。**B**：胃切除后的标本也明显增大。

其病变形式多样，包括神经的水样变性、细胞水肿造成巨大交感神经元、节后神经元树突肿胀以及神经束膜纤维化（图 10.44）。这些改变并不是始终都影响肠道神经丛。胃经常出现无髓鞘轴索的密度明显减少的现象。糖基化异常可导致胶原的异常沉积伴有弥漫性基底膜增厚，可遍及整个消化道的血管及神经。毛细血管基底膜因有均质多层的嗜酸性物质沉积而增厚。血管病变可引起不同程度的缺血。"M"小体是散在的渐进性坏死的平滑肌细胞，可散在分布于萎缩的平滑肌和纤维化区域，呈均质、圆形、嗜酸性红染；纤维化和"M"小体是糖尿病胃肠道神经病终末期病变的特征。Cajal 间质细胞可减少到正常的 40%[200]。

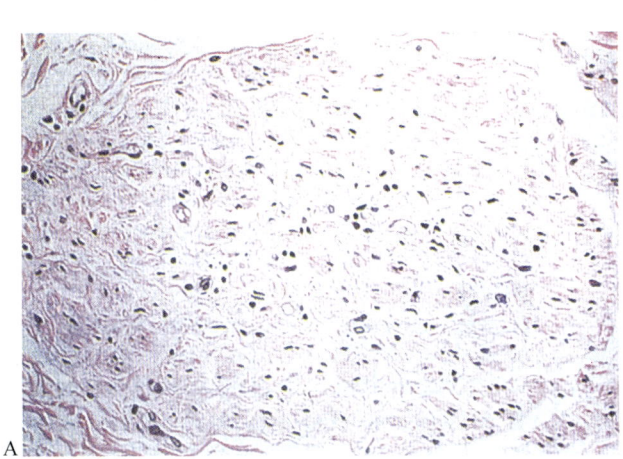 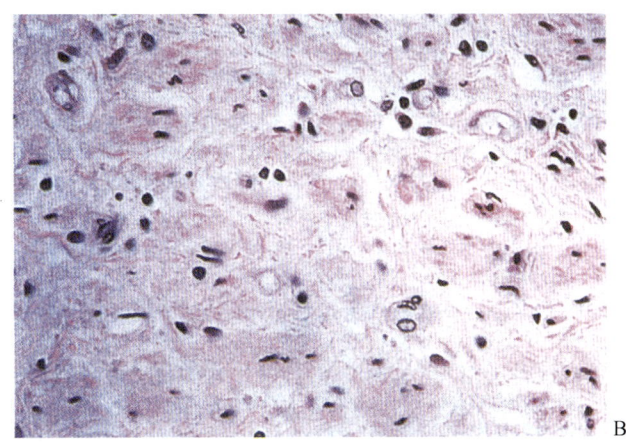

图 10.44　糖尿病。糖尿病病人肠系膜神经出现明显的纤维化（A）和神经萎缩（B）。

淀粉样变性

淀粉样变性由无细胞的嗜酸性红染的蛋白性物质沉积而成。沉积的蛋白具有特征性β折片结构、超微结构及染色特征。淀粉样变性的患病率随着年龄的增长而升高。所有已知的各类淀粉样蛋白都能影响到胃肠道，包括淀粉样蛋白A（AA）、λ-和κ-轻链来源的淀粉样蛋白、甲状腺素转运蛋白（ATTR）源性及β_2微球蛋白-A（β_2M）源性淀粉样蛋白。淀粉样物质的化学类型决定了临床表现的优势特征（表10.20）。淀粉样变病人的肠道运动障碍与两个机制有关：一是淀粉样物质在胃肠道平滑肌的沉积；二是淀粉样物质引起的神经损害。

原发性和继发性淀粉样变病人的胃肠道病变可出现在从食管到肛门整个胃肠道的任何部位[201]。在食管，骨骼肌及平滑肌内淀粉样物质沉积导致食管远端和近端食管括约肌功能减弱[201]。神经异常也可发生。食管淀粉样变性与食管失迟缓症类似。肌病或神经病可导致肠道假性梗阻[202]。肠道淀粉样神经病可导致腹泻、脂肪泻或便秘[201]。胃淀粉样变性表现为呕血及长时间的恶心、呕吐，伴体重减轻、胃轻瘫、胃淀粉样瘤或胃流出道梗阻。大体上，肠的形态可能表现正常，但也可能因肠壁内淀粉样物质的沉积而使肠壁增厚、僵硬。β_2微球蛋白型淀粉样物质在肠壁的沉积可在浆膜出现一种特有的波纹状形态。淀粉样瘤可产生坚硬而巨大的肠壁肿块。

嗜酸性、均质性、半透明的淀粉样物质在黏膜固有层及肠肌神经丛内的肌纤维及血管周围沉积。淀粉样物质的类型决定其沉积的主要部位。轻链型和β_2微球蛋白型淀粉样物质的沉积范围可遍及整个胃肠道，特别是小肠的固有肌层。肌层的轮廓尚存，但绝大多数肌纤维都被沉积的淀粉样物质环绕，继而逐渐萎缩、消失。由于病变累及肠壁深层，故活检很难检查到。和胃肠道其余部位相比，食管很少以这种形式的淀粉样变性受累。AA蛋白主要沉积于肠肌神经丛，而没有明显的肌浸润。家族性淀粉样变性病人可出现神经节细胞的数量明显减少或神经节细胞变性，但肠道神经丛并没有多少淀粉样物质沉积。

淀粉样变性常常在HE染色切片上就可诊断，刚果红染色可验证之；它在偏振光下呈现特征性的苹果绿色双折射光。也可通过超微结构来验证，电镜下，淀粉样物质由大量的直而细的纤维构成，并呈现特征性的疏密周期。用特异性蛋白的免疫染色可区分不同类型的淀粉样蛋白。

药物引起的运动障碍

许多药物都可影响胃肠道的运动功能，并引起神经和（或）肌肉损伤（图10.45和10.46）。可引起运动功能障碍的最常见的药物主要包括三环抗抑郁药、吩噻嗪类、抗胆碱药、阿片制剂、美沙酮[203]、茶碱[204]及抗肿瘤药。所有这些药物都可引起严重的便秘、肠梗阻或假性梗阻。至于是这些药物引起了症状，还是使那些原有的胃肠道运动障碍性疾病显形，现在还不清楚。

缓泻药引起的损伤

泻药性结肠是一种无有效收缩的终末期状态的结肠，可能是由于长期服用泻药（滥用）引起的肠肌神经丛广泛损伤所致。运动障碍性疾病、慢性便秘及假

表10.20 胃肠道淀粉样变

蛋白	相关疾病	淀粉样变的形式
免疫球蛋白轻链（AL）	多发性骨髓瘤和其他单克隆性B细胞和浆细胞增生	原发性淀粉样变：与浆细胞病相关的系统性疾病（沉积在心脏、肾脏、胃肠、肝脏和脾脏），特别是血管周围和肌纤维之间；胃肠道常见的受累部位是黏膜下层
血清淀粉样相关蛋白A（AA）	与慢性疾病相关	继发性淀粉样变：系统性慢性疾病；血管和黏膜可见淀粉样物质沉积；黏膜固有层内淀粉样物质沉积可引起黏膜结节
甲状腺素转运蛋白（AA）前白蛋白（AF）	遗传性淀粉样变	遗传性家族性淀粉样变：小肠经常受累；遍及肌纤维和神经丛的网状淀粉样物质沉积；单器官淀粉样物质沉积

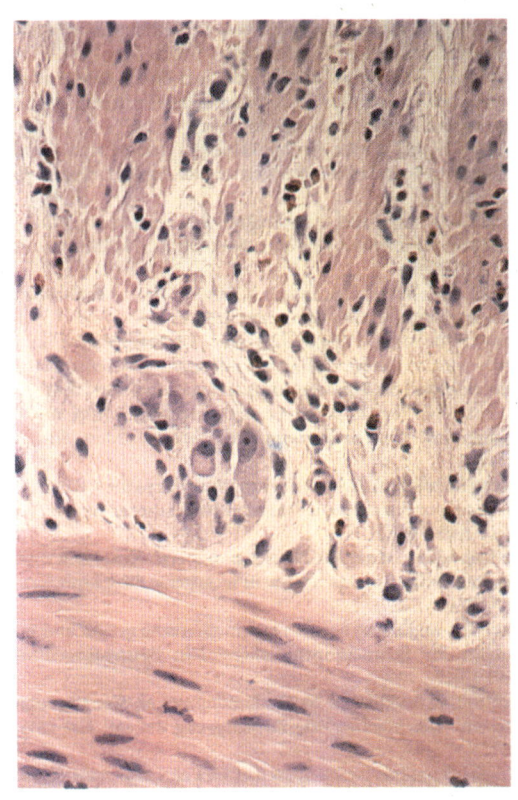

图 10.45　长期应用吗啡病人的标本，可见肠肌神经丛的炎症及变性。

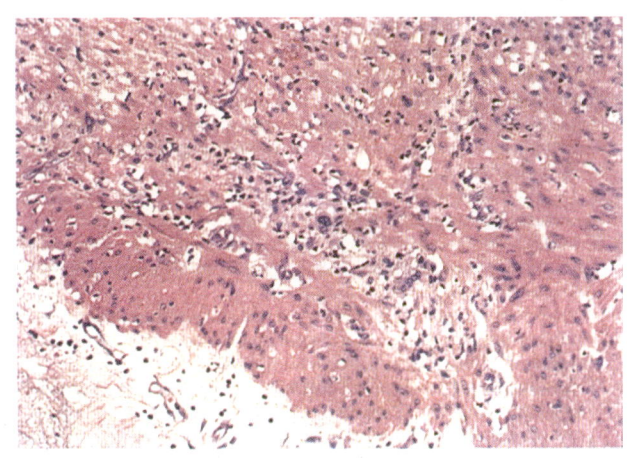

图 10.47　患者为泻药滥用所致中毒性神经损伤，显示肠肌神经丛炎细胞浸润。

性梗阻都会使泻药的长期服用成为棘手问题。泻药性结肠病人很容易出现慢性便秘、胃胀气或腹胀、假性肠梗阻、腹痛及排便不全。这些症状是药物对肠壁神经结构的毒性损伤所致，而肠壁原已有继发性的肌肉损伤。麻醉药的使用经常会加重这些症状。严重的便秘会导致坚硬粪便的形成，继而引起局灶慢性炎症、急性炎症、粪便性溃疡、出血及穿孔。联合用药和既往肠道手术都会使临床特征复杂多变。

在泻药性结肠病变早期，肠黏膜可出现轻度炎症、腺体萎缩。亦可出现嗜酸性粒细胞增多及黏膜溃疡。肠肌神经丛病变有神经元肿胀和着色浅淡。后期可出现神经元丧失、轴突断裂、肠肌神经丛神经胶质增生和神经节空泡化。剩余的神经元出现萎缩，细胞突起呈棒状肿胀。肠肌神经丛常有炎症（图 10.47）。黏膜下神经丛也可出现变性改变，包括轴索肿胀及神经变性。固有肌层的萎缩或增生是继发于神经病变的一种去神经支配性损伤。尽管这些病变被归因于泻药，但它们所代表的很可能是一种原发性的肠道神经丛疾病，先是由它引起便秘，然后才是服用泻药。

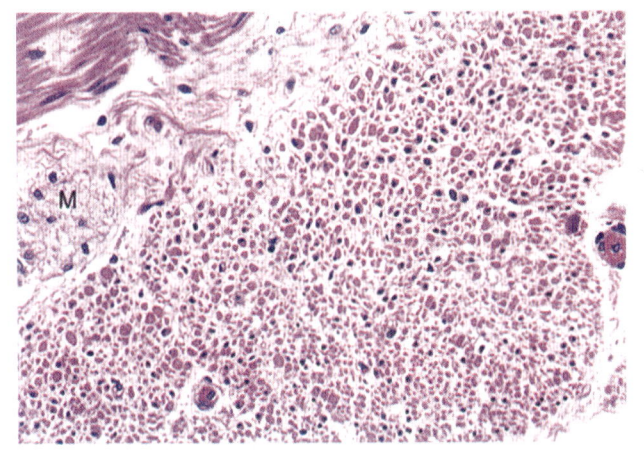

图 10.46　长期服用齐多夫定（AZT）的 AIDS 病人出现严重的肌萎缩。固有肌层外层肌纤维大小不一。许多肌纤维都被纤维组织围绕。肠肌神经丛（M）还算大致正常；图中一小部分内环肌的组织学形态也属正常。

辐射的影响

假性肠梗阻、胃轻瘫或食管运动障碍性疾病都可能是由此前受到辐射所引发。组织学上可出现血管扩张、硬化、浆膜纤维化、黏膜下神经元增生以及肠肌神经丛和固有肌层肌纤维变性。

参考文献

1. Huizinga JD: Gastrointestinal peristalsis: joint action of enteric nerves, smooth muscle, and interstitial cells of Cajal. *Microsc Res Tech* 1999;47:239.
2. Ward SM: Interstitial cells of Cajal in enteric neurotransmission. *Gut* 2000;47:40.

3. Rudolph CD, Hyman PE, Altschuler SM, et al: Diagnosis and treatment of chronic intestinal pseudo-obstruction in children: report of consensus workshop. *J Pediatr Gastroenterol Nutr* 1997;24:102.
4. Bettolli M, Rubin SZ, Staines W, et al: The use of rapid assessment of enteric ICC and neuronal morphology may improve patient management in pediatric surgery: a new clinical pathological protocol. *Pediatr Surg Int* 2006;22:78.
5. Ponec RJ, Saunders MD, Kimmey MB: Neostigmine for the treatment of acute colonic pseudo-obstruction. *N Engl J Med* 1999;341:37.
6. Gabella G: Structure of muscles and nerves in the gastrointestinal tract. In: Johnson LE (ed). *Physiology of the Gastrointestinal Tract*, 2nd ed. New York: Raven Press, 1987, p 335.
7. Rumessen JJ, Peters S, Thuneberg L: Light and electron microscopical studies of interstitial cells of Cajal and muscle cells at the submucosal border of human colon. *Lab Invest* 1993;68:481.
8. Karaosmanoglu T, Aygun B, Wade PR, Gershon MD: Regional differences in the number of neurons in the myenteric plexus of the guinea pig small intestine and colon: an evaluation of markers used to count neurons. *Anat Rec* 1996;244:470.
9. Furness JB: Types of neurons in the enteric nervous system. *J Auton Nerv Syst* 2000;81:87.
10. Gershon MD: *The Second Brain*. Harper Collins, London: 1998.
11. Mashimo H, Goyal RK: Lessons from genetically engineered animal models. IV. Nitric oxide synthase gene knockout mice. *Am J Physiol* 1999;277:G745.
12. Rattan S, Chakder S: Role of nitric oxide as a mediator of internal anal sphincter relaxation. *Am J Physiol* 1992;262:G107.
13. Chakder S, Bandyopadhyay A, Rattan S: Neuronal NOS gene expression in gastrointestinal myenteric neurons and smooth muscle cells. *Am J Physiol* 1997;273:C1868.
14. Thuneberg L: Interstitial cells of Cajal: intestinal pacemaker cells? *Adv Anat Embryol Cell Biol* 1982;71:1.
15. Farraway L, Ball AK, Hunzinga JD: Intercellular metabolic coupling in canine colon musculature. *Am J Physiol* 1995;268:C1492.
16. Daniel EE, Posey-Daniel V: Neuromuscular structures in opossum esophagus: role of interstitial cells of Cajal. *Am J Physiol* 1984;246:G305.
17. Faussone-Pellegrini MS: Histogenesis, structure and relationships of interstitial cells of Cajal (ICC): from morphology to functional interpretation. *Eur J Morphol* 1992;30:137.
18. Hagger R, Gharaie S, Finlayson C, Kumar D: Distribution of interstitial cells of Cajal in the human anorectum. *J Auton Nerv Syst* 1998;73:75.
19. Burns AJ, Herbert TM, Ward SM, Sanders KM: Interstitial cells of Cajal in the guinea pig gastrointestinal tract as revealed by c-Kit immunohistochemistry. *Cell Tissue Res* 1997;290:11.
20. Meijers JH, Tibboel D, van der Kamp AW, et al: A model for aganglionosis in the chicken embryo. *J Pediatr Surg* 1989;6:557.
21. Gariepy CE: Intestinal motility disorders and development of the enteric nervous system. *Pediatr Res* 2001;49:605.
22. Gershon MD, Chalazonitis A, Rothman TP: From neural crest to bowel: development of the enteric nervous system. *J Neurobiol* 1993;24:199.
23. Tsaur ML, Wan YC, Lai FP, Cheng HF: Expression of B-type endothelin receptor gene during neural development. *FESB Lett* 1997;417:208.
24. Eide FF, Lowenstein DH, Reichardt LF: Neurotrophins and their receptors. *Exp Neurol* 1993;121:200.
25. Yan H, Bergner AJ, Enomoto H, et al: Neural cells in the esophagus respond to glial cell line-derived neurotrophic factor and neurturin and are RET-dependent. *Dev Biol* 2004;272:118.
26. Young HM: GDNF is a chemoattractant for enteric neural cells. *Dev Biol* 2001;229:503.
27. Baynash A, Hosoda K, Giaid A, et al: Integration of endothelin-3 with endothelin-B receptor is essential for development of epidermal melanocytes and enteric neurons. *Cell* 1994;179:1277.
28. Hosoda K, Hammer RE, Richardson JA, et al: Targeted and natural (piebald-lethal) mutations of endothelin-B receptor gene produce megacolon associated with spotted coat color in mice. *Cell* 1994;79:1267.
29. Shirasawa S, Yunker AM, Roth KA, et al: Enx (Hox11L1)-deficient mice develop myenteric neuronal hyperplasia and megacolon. *Nat Med* 1997;3:646.
30. Lake BD: Hirschsprung's disease and related diseases. In: Whitehead R (ed). *Gastrointestinal and Esophageal Pathology*. New York: Churchill Livingstone, 1995, p 327.
31. Smith B: Pre- and post-natal development of the ganglion cells of the rectum and its surgical implications. *J Pediatr Surg* 1968;3:386.
32. Aldridge RT, Campbell PE: Ganglion cell distribution in the normal rectum and anal canal. A basis for the diagnosis of Hirschsprung's disease by anorectal biopsy. *J Pediatr Surg* 1968;3:475.
33. Fekete CN, Ricour C, Martelli H, et al: Total colonic aganglionosis (with or without ileal involvement). A review of 27 cases. *J Pediatr Surg* 1986;21:251.
34. Rescorla FJ, Morrison AM, Engles D, et al: Hirschsprung's disease: evaluation of mortality and long-term function in 260 cases. *Arch Surg* 1992;127:934.
35. Russell MB, Russell CA, Fenger K, Niebuhr E: Familial occurrence of Hirschsprung's disease. *Clin Genet* 1994;45:231.
36. Coventry S, Yost C, Palmiter RD, Kaupr RP: Migration of ganglion cell precursors in the ileoceca of normal and lethal spotted embryos, a murine model for Hirschsprung's disease. *Lab Invest* 1994;71:82.
37. Kusafuka T, Puri P: Mutations of the endothelin-β receptor and endothelin-3 genes in Hirschsprung's disease. *Pediatr Surg Int* 1997;12:19.
38. Doray B, Salomon R, Amiel J, et al: Mutation of the RET ligand, neurturin supports multigenic inheritance in Hirschsprung disease. *Hum Mol Genet* 1998;7:1449.
39. Puffenberger E, Hosoda K, Washington S, et al: A missense mutation of the endothelin-B receptor gene in multigenic Hirschsprung's disease. *Cell* 1994;79:1257.
40. Camilleri M: Enteric nervous system disorders: genetic and molecular insights for the neurogastroenterologist. *Neurogastroenterol Motil* 2001;13:277.
41. Pingault V, Bondurand N, Kuhlbrodt K, et al: Sox 10 mutations in patients with Waardenberg-Hirschsprung disease. *Nat Genet* 1998;18:171.
42. Amiel J, Espinosa-Parilla Y, Steffan J, et al: Large scale deletions and SMADIP1 truncating mutations in syndromic Hirschsprung's disease with involvement of midline structures. *Am J Hum Genet* 2001;69:1370.
43. Sarnacki S, Goulet O, Ricour C, et al: Germline mutations of the RET ligand GDNF are not sufficient to cause Hirschsprung disease. *Nat Genet* 1996;14:345.
44. Treanor J, Goodman L, de Sauvage F, et al: Characterization of a multicomponent receptor for GDNF. *Nature* 1996;382:80.
45. Hoehner JC, Wester T, Pahlman S, Olsen L: Alterations in neurotrophin and neurotrophin-receptor localization in Hirschsprung's disease. *J Ped Surg* 1996;31:1524.
46. Schneider R: The human protooncogene ret: a communicative cadherin? *Trends Biochem Sci* 1992;17:468.
47. Romeo G, Ronchetto P, Luo Y, et al: Point mutations affecting the tyrosine kinase domain of the RET photo-oncogene in Hirschsprung's disease. *Nature* 1994;367:377.
48. Eng C: The RET proto-oncogene in multiple endocrine neoplasia type 2 and Hirschsprung's disease. *N Engl J Med* 1996;335:943.
49. Borst MJ, VanCamp JM, Peacock ML, Decker RA: Mutational analysis of multiple endocrine neoplasia type 2A associated with Hirschsprung's disease. *Surgery* 1995;117:386.
50. Attie T, Pelet A, Edery P, et al: Diversity of RET proto-oncogene mutations in familial and sporadic Hirschsprung disease. *Hum Mol Genet* 1995;4:1381.
51. Edery P, Pelet A, Mulligan LM, et al: Hirschsprung's disease: variable clinical expression at the RET locus. *J Med Genet* 1994;31:602.
52. Fitze G, Cramer J, Ziegler A, et al: Association between c135/A genotype and RET proto-oncogene germline mutations and phenotype of Hirschsprung's disease. *Lancet* 2002;359:1200.
53. Kusafuka T, Puri P: Altered mRNA expression of the neuronal nitric oxide synthase gene in Hirschsprung's disease. *Pediatr Surg Int* 1997;32:1054.
54. Tsuto T, Obata-Tsuto HL, Iwai N, et al: Fine structure of neurons synthesizing vasoactive intestinal peptide in the human colon from patients with Hirschsprung's disease. *Histochemistry* 1989;93:1.
55. Koch T, Schulte-Bockholt A, Telford G, et al: Acquired megacolon is associated with alteration of vasoactive intestinal peptide levels and acetylcholinesterase activity. *Regul Pept* 1993;48:309.
56. Teitelbaum DH, Caniano DA, Qualman SJ: The pathophysiology of Hirschsprung's associated enterocolitis: importance of histologic correlates. *J Pediatr Surg* 1989;24:1271.
57. Caniano DA, Teitelbaum DH, Qualman SJ: Management of Hirschsprung's disease in children with trisomy 21. *Am J Surg* 1990;159:402.

58. Kobayashi H, Miyano T, Yamataka A, et al: Use of synaptophysin polyclonal antibody for the rapid intra-operative immunohistochemical evaluation of functional bowel disorders. *J Pediatr Surg* 1997;32:38.
59. Rolle U, Piotrowska AP, Nemeth L, Puri P: Altered distribution of interstitial cells of Cajal in Hirschsprung's disease. *Arch Pathol Lab Med* 2002;126:928.
60. Newman CJ, Laurini RN, Lesbros Y, et al: Interstitial cells of Cajal are normally distributed in both ganglionated and aganglionic bowel in Hirschsprung' disease. *Pediatr Surg Int* 2003;19:662.
61. Monforte-Munoz H, Gonzalez-Gomez I, Rowland JM, Landing BH: Increased submucosal nerve trunk caliber in aganglionosis: a "positive" and objective finding in suction biopsies and segmental resections in Hirschsprung's disease. *Arch Pathol Lab Med* 1998;122:721.
62. Taguchi T, Tanaka K, Ikeda K: Fibromuscular dysplasia of arteries in Hirschsprung's disease. *Gastroenterology* 1985;88:1099.
63. Kobayashi H, Hirakawa H, Surana R, et al: Intestinal neuronal dysplasia is a possible cause of persistent bowel symptoms after pull-through operation for Hirschsprung's disease. *J Pediatr Surg* 1995;30:253.
64. Yunis E, Sieber WK, Akers DR: Does zonal aganglionosis really exist? Report of a rare variety of Hirschsprung's disease and a review of the literature. *Pediatr Pathol* 1983;1:33.
65. Kobayashi H, Hirakawa H, Puri P: What are the diagnostic criteria for intestinal neuronal dysplasia? *Pediatr Surg Int* 1995;10:459.
66. Meier-Ruge W, Gambazzi F, Käufeler RE, et al: The neuropathological diagnosis of neuronal intestinal dysplasia (NIB). *Eur J Pediatr Surg* 1994;4:267.
67. Schärli AF, Sossai R: Hypoganglionosis. *Sem Pediatr Surg* 1998;7:187.
68. DiGiorgio L, Camilleri M: Human enteric neuropathies: morphology and molecular pathology. *Neurogastroenterol Motil* 2004;16:515.
69. Rolle U, Yoneda A, Solari V, et al: Abnormalities of c-kit positive cellular network in isolated hypoganglionosis. *Pediatr Surg* 2002;37:709.
70. Holschneider AM, Meier-Ruge W, Ure BM: Hirschsprung's disease and allied disorders—a review. *Eur J Pediatr Surg* 1994;4:260.
71. Bahuau M, Laurendeau I, Pelet A, et al: Tandem duplication within the neurofibromatosis type I gene (NF1) and reciprocal t(15;16)(q26.3;q12.1) translocation in familial association of NF1 with intestinal neuronal dysplasia type B (IND B). *J Med Genet* 2000;37:146.
72. Koletzko S, Ballauff A, Hadziselimovic F, Enck P: Is histological diagnosis of neuronal intestinal dysplasia related to clinical and manometric findings in constipated children. Results of a pilot study. *J Pediatr Gastroenterol Nutr* 1993;17:59.
73. Smith VV: Isolated intestinal neuronal dysplasia: a descriptive pattern or a distinct clinicopathological entity? In: Hadziselimomic F, Herzog B (eds). *Inflammatory Bowel Disease and Morbus Hirschsprung*. Dordrecht, The Netherlands: Kluwer Academic, 1992, pp 203–214.
74. Wester T, O'Briain DS, Puri P: Notable postnatal alterations in the myenteric plexus of normal human bowel. *Gut* 1999;44:666.
75. Kobayashi H, Hirakawa H, Puri P: Abnormal internal anal sphincter innervation in patients with Hirschsprung's disease and allied disorders. *J Pediatr Surg* 1996;31:794.
76. Meier-Ruge WA, Bronnimann PB, Gambazzi F, et al: Histopathological criteria for intestinal neuronal dysplasia of the submucosal plexus (type B). *Virchows Arch* 1995;426:549.
77. Jeng YM, Mao TL, Hsu WM, et al: Congenital interstitial cell of Cajal hyperplasia with neuronal intestinal dysplasia. *Am J Surg Pathol* 2000;24:1568.
78. Kobayashi H, Yamataka A, Fujimoto T, et al: Mast cells and gut nerve development: implications for Hirschsprung's disease and intestinal neuronal dysplasia. *J Pediatr Surg* 1997;32:543.
79. Moore SW, Laing D, Kaschula ROC, et al: A histological grading system for the evaluation of co-existing NID with Hirschsprung's disease. *Eur J Pediatr Surg* 1994;4:293.
80. Ammann K, Stoss F, Meier-Ruge W: Intestinale neuronale dysplasia des erwachsenen als ursache der chronischen obstipation. Morphometrische charakterisierung der coloninnervation. *Chirurg* 1999;70:771.
81. Huizinga JD, Thuneberg L, Kluppel M, et al: c-kit gene required for interstitial cells of Cajal and for intestinal pacemaker activity. *Nature* 1995;373:347.
82. Krishnamurthy S, Shuffler MD, Rorman CA, Pope CE: Severe idiopathic constipation is associated with a distinctive abnormality of the colonic myenteric plexus. *Gastroenterology* 1985;88:26.
83. Anuras S: Intestinal pseudoobstruction syndrome. *Ann Rev Med* 1988;30:1.
84. Cortesini C, Cianchi F, Infantino A, Lise M: Nitric oxide synthase and VIP distribution in the enteric nervous system in idiopathic chronic constipation. *Dig Dis Sci* 1995;40:2450.
85. Koch TR, Carney JA, Go L, Go VL: Idiopathic chronic constipation is associated with decreased colonic vasoactive intestinal polypeptide. *Gastroenterology* 1988;94:300.
86. Shouten WR, ten Kate FJ, de Graaf EJ, et al: Visceral neuropathy in slow transit constipation: an immunohistochemical investigation with monoclonal antibodies against neurofilament. *Dis Colon Rectum* 1993;36:1112.
87. Park HJ, Kamm MA, Abbasi AM, Talbot IC: Immunohistochemical study of the colonic muscle innervation in idiopathic chronic constipation. *Dis Colon Rectum* 1995;38:509.
88. Hutson JM, Chow CW, Hurley MR, et al: Deficiency of substance P immunoreactive nerve fibres in children with intractable constipation: a form of intestinal neuronal dysplasia. *J Paediatr Child Health* 1997;33:187.
89. Tzavella K, Riepl RL, Klause AG, et al: Decreased substance P levels in rectal biopsies from patients with slow transit constipation. *Eur J Gastroenterol Hepatol* 1996;8:1207.
90. Sjolund K, Fasth S, Ekman R, et al: Neuropeptides in chronic constipation (slow transit constipation). *Neurogastrenterol Motil* 1997;9:143.
91. Porter AJ, Wattchow DA, Hunter A, Costa M: Abnormalities of nerve fibers in the circular muscle of patients with slow transit constipation. *Int J Colorectal Dis* 1998;13:208.
92. Faussone-Pellegrini MS, Infantino A, Matini P, et al: Neuronal anomalies and normal muscle morphology in patients with idiopathic chronic constipation. *Histol Histopathol* 1999;14:1119.
93. He C-L, Burgart L, Wang L, et al: Decreased interstitial cell of Cajal volume in patients with slow-transit constipation. *Gastroenterology* 2000;118:14.
94. Krishnamurthy S, Heng Y, Schuffler MD: Chronic intestinal pseudo-obstruction in infants and children caused by diverse abnormalities of the myenteric plexus. *Gastroenterology* 1993;104:1398.
95. Wedel T, Spiegler J, Soellner S, et al: Enteric nerves and interstitial cells of Cajal are altered in patients with slow-transit constipation and megacolon. *Gastroenterology* 2002;123:1459.
96. Wedel T, Roblick UJ, Ott V, et al: Oligoneuronal hypoganglionosis in patients with idiopathic slow-transit constipation. *Dis Colon Rectum* 2002;45:54.
97. Chinn JS, Schuffler MD: Paraneoplastic visceral neuropathy as a cause of severe gastrointestinal motor dysfunction. *Gastroenterology* 1988;95:1279.
98. Gultekin SH, Dalmau J, Graus Y, et al: Anti-Hu immunolabeling as an index of neuronal differentiation in human brain tumors. *Am J Surg Pathol* 1998;22:195.
99. Schobinger-Clement S, Gerber HA, Stallmach T: Autoaggressive inflammation of the myenteric plexus resulting in intestinal pseudoobstruction. *Am J Surg Pathol* 1999;23:602.
100. Lennon VA, Sas DF, Busk MF, et al: Enteric neuronal autoantibodies in pseudoobstruction with small-cell lung carcinoma. *Gastroenterology* 1991;100:137.
101. Condom E, Vidal A, Rota R, et al: Paraneoplastic intestinal pseudoobstruction associated with high titres of Hu autoantibodies. *Virchows Arch A Pathol Anat* 1993;423:507.
102. Sutton I, Winer JB: The immunopathogenesis of paraneoplastic neurological syndromes. *Clin Sci* 2002;102:475.
103. DiGiorgio R, Bovara M, Barbara G, et al: Anti-HuD-induced neuronal apoptosis underlying paraneoplastic gut dysmotility. *Gastroenterology* 2003;125:70.
104. Smith V, Gregson N, Foggensteiner L, et al: Acquired intestinal aganglionosis and circulating autoantibodies without neoplasia or other neural involvement. *Gastroenterology* 1997;112:1366.
105. Schappi MG, Smith VV, Milla PJ, Lindley KJ: Eosinophilic myenteric ganglionitis is associated with functional obstruction. *Gut* 2003;52:752.
106. Roberts PF, Stebbings WS, Kennedy HJ: Granulomatous visceral neuropathy of the colon associated with non small cell lung carcinoma. *Histopathology* 1997;30:588.
107. Fujimoto T, Puri P, Miyano T: Abnormal peptidergic innervation in internal sphincter achalasia. *Pediatr Surg Int* 1992;7:12.
108. O'Kelly T, Brading A, Mortensen N: Nerve mediated relaxation of the human internal anal sphincter: the role of nitric oxide. *Gut* 1993;34:689.

109. Burleigh DE, D'Mello A: Neural and pharmacologic factors affecting motility of the internal anal sphincter. *Gastroenterology* 1983;84:409.
110. Piotrowska AP, Solari V, Puri P: Distribution of interstitial cells of Cajal in the internal sphincter of patients with internal anal sphincter achalasia and Hirschsprung's disease. *Arch Pathol Lab Med* 2003;127:1192.
111. Meijssen MAC, Tilanus HW, van Blankenstein M, et al: Achalasia complicated by oesophageal squamous cell carcinoma: a prospective study in 195 patients. *Gut* 1992;33:155.
112. Nihoul-Fekete C, Bawab F, Lortat-Jacob S, Arhan P: Achalasia of the esophagus in childhood. Surgical treatment in 35 cases, with special reference to familial cases and glucocorticoid deficiency association. *Hepatogastroenterology* 1991;38:510.
113. Verne GN, Hahn AB, Pineau BC, et al: Association of HLA-DR and -DG alleles with idiopathic achalasia. *Gastroenterology* 1999;117:26.
114. Mayberry JF, Rhodes J: Achalasia in the city of Cardiff from 1926 to 1977. *Digestion* 1980;20:248.
115. Berquist WE, Byrne WJ, Ament ME: Achalasia: diagnosis, management, and clinical course in 16 children. *Pediatrics* 1983;71:798.
116. Smith B: The neurologic lesion in achalasia of the cardia. *Gut* 1970;11:388.
117. Barrett NR: Achalasia of the cardia. Reflections on a clinical study of over 100 cases. *BMJ* 1964;i:1135.
118. Dumars KW, Williams JJ, Steele-Sandlin C: Achalasia and microcephaly. *Am J Med Genet* 1980;6:309.
119. Spiess AE, Kahritas PJ: Treating achalasia: from whalebone to laparoscope. *JAMA* 1998;280:638.
120. Couturier D, Samama J: Clinical aspects and manometric criteria in achalasia. *Hepatogastroenterology* 1991;38:481.
121. Ali GN, Hunt DR, Jorgensen JO, et al: Esophageal achalasia and coexistent upper esophageal sphincter relaxation disorder presenting with airway obstruction. *Gastroenterology* 1995;109:1328.
122. Marshall JB, Diaz-Arias AA, Bochna GS, Vogele KA: Achalasia due to diffuse esophageal leiomyomatosis and inherited as an autosomal dominant disorder. Report of a family study. *Gastroenterology* 1990;98:1358.
123. Shafik A: Anorectal motility in patients with achalasia of the esophagus: recognition of an esophago-rectal syndrome. *BMC Gastroenterol* 2003;17:28.
124. Goldblum JR, Whyte RI, Orringer MB, et al: Achalasia: a morphologic study of 42 resected specimens. *Am J Surg Pathol* 1994;18:327.
125. Raymond L, Lach B, Shamji FM: Inflammatory aetiology of primary oesophageal achalasia: an immunohistochemical and ultrastructural study of Auerbach's plexus. *Histopathology* 1999;35:445.
126. Clouse RE, Abramson BK, Todorczuk JR: Achalasia in the elderly. Effects of aging on clinical presentation and outcome. *Dig Dis Sci* 1991;36:225.
127. Faussone-Pellegrini MS, Cortesini C: The muscle coat of the lower esophageal sphincter in patients with achalasia and hypertensive sphincter. *J Submicrosc Cytol* 1985;17:673.
128. Goldblum JR, Rice TW, Richter JE: Histopathologic features in esophagomyotomy specimens from patients with achalasia. *Gastroenterology* 1996;111:648.
129. Lehman MB, Clark SB, Ormsby AH, et al: Squamous mucosal alterations in esophagectomy specimens from patients with end stage achalasia. *Am J Surg Pathol* 2001;25:1413.
130. Procter DD, Faser JL, Mangano MM, et al: Small cell carcinoma of the esophagus in a patent with longstanding primary achalasia. *Am J Gastroenterol* 1992;87:664.
131. Brooks BP, Kleta R, Caruso RC, et al: Triple–A syndrome with prominent ophthalmic features and a novel mutation in the AAAS gene: a case report. *BMC Ophthalmol* 2004;4:7.
132. Khelif K, de Laet M-H, Chaouachi B, et al: Achalasia of the cardia in Allgrove's (triple A) syndrome. *Am J Surg Pathol* 2003;25:667.
133. Sandler RS, Bozymski EM, Orlando RC: Failure of clinical criteria to distinguish between primary achalasia and achalasia secondary to tumor. *Dig Dis Sci* 1982;27:209.
134. Swann TT: Congenital pyloric stenosis in the African infant. *BMJ* 1961;i:545.
135. Scharli A, Sieber WK, Keisewetter WB: Hypertrophic pyloric stenosis at the Children's Hospital of Pittsburgh from 1912 to 1967: a critical review of current problems and complications. *J Pediatr Surg* 1969;4:108.
136. Nielson JP, Haahr P, Haaahr J: Infantile hypertrophic pyloric stenosis. Decreasing incidence. *Dan Med Bull* 2000;47:223.
137. Hulka F, Harrison MW, Campbell TJ, Campbell JR: Complications of pyloromyotomy for infantile hypertrophic pyloric stenosis. *Am J Surg* 1997;173:450.
138. Yamamoto Y, Oguro N, Nara T, et al: Duplication of part of 9q due to maternal 12;9 inverted insertion associated with pyloric stenosis. *Am J Med Genet* 1988;31:379.
139. Cooper WO, Griffin MR, Arbogast P, et al: Very early exposure of erythromycin and infantile hypertrophic pyloric stenosis. *Arch Pediatr Adolesc Med* 2002;156:647.
140. Dick AC, Ardill J, Potts SR, et al: Gastrin, somatostatin and infantile hypertrophic pyloric stenosis. *Acta Pediatr* 2001;90:879.
141. Guarino N, Shima H, One T, et al: Glial derived growth factor signaling pathway in infantile hypertrophic pyloric stenosis. *J Pediatr Surg* 2001;36:1468.
142. Vanderwinden JM, Liu H, De laet MH, et al: Study of the interstitial cells of Cajal in infantile hypertrophic pyloric stenosis. *Gastroenterology* 1996;111:279.
143. Vanderwinden J-M, Mailleux P, Schiffmann SN, et al: Nitric oxide synthase activity in infantile hypertrophic pyloric stenosis. *N Engl J Med* 1992;327:511.
144. Huang PL, Dawson TM, Bredt DS, et al: Targeted disruption of the neuronal nitric oxide synthase gene. *Cell* 1993;75:1273.
145. Saur D, Seidler B, Paehge H, et al: Complex regulation of human neuronal nitric-oxide synthase exon 1c gene transcription. *J Biol Chem* 2002;277:25798.
146. Granata C, Puri P: Megacystis-microcolon-intestinal hypoperistalsis syndrome. *J Pediatr Gastroenterol Nutr* 1997;25:12.
147. Ciftci AO, Cook RC, van Velzen D: Megacystis microcolon intestinal hypoperistalsis syndrome: evidence of a primary myocellular defect of contractile fiber synthesis. *J Pediatr Surg* 1996;31:1706.
148. Smith V, Lake B, Kamm M, Nicholls R: Intestinal pseudo-obstruction with deficient smooth muscle a-actin. *Histopathology* 1999;221:535.
149. Ionasescu V, Thompson SH, Ionasescu R, et al: Inherited ophthalmoplegia with intestinal pseudo-obstruction. *J Neurol Sci* 1983;59:215.
150. Igarashi M, MacRae H, O-Uchi T, Alford BR: Cochleo-saccular degeneration in one of three sisters with hereditary deafness, absent gastric motility, small bowel diverticulosis and progressive sensory neuropathy. *Ann Otol Rhinol Laryngol* 1981;43:4.
151. Jones SC, Dixon MF, Lintott DJ, Axon ATR: Familial visceral myopathy: a family with involvement of four generations. *Dig Dis Sci* 1992;37:464.
152. McMaster KR, Powers JM, Hennigar GR Jr, et al: Nervous system involvement in type IV glycogenosis. *Arch Pathol Lab Med* 1979;103:105.
153. Mitros FA, Schuffler MD, Teja K, Anuras S: Pathologic features of familial visceral myopathy. *Hum Pathol* 1982;13:825.
154. Nonaka M, Goulet O, Arahan P, et al: Primary intestinal myopathy, a cause of chronic idiopathic intestinal pseudo-obstruction syndrome (CIPS): clinicopathological studies of seven cases in children. *Pediatr Pathol* 1989;9:409.
155. Rodrigues CA, Shepherd NA, Lennard-Jones JE, et al: Familial visceral myopathy: a family with at least 6 involved members. *Gut* 1989;30:1285.
156. Schuffler MD, Lowe MC, Bill AH: Studies of idiopathic intestinal pseudoobstruction. I. Hereditary hollow visceral myopathy: clinical and pathological studies. *Gastroenterology* 1977;73:327.
157. Goebel HH, Shin YS, Gullotta F, et al: Adult polyglycosan body myopathy. *J Neuropathol Exp Neurol* 1992;51:24.
158. Foucar E, Lindholm J, Anuras S, et al: A kindred with dysplastic nevus syndrome associated with visceral myopathy and multiple basal cell carcinomas. *Lab Invest* 1985;52:32A.
159. Kubota M, Ksnda E, Ida K, et al: Severe gastrointestinal dysmotility in a patient with congenital myopathy: causal relationship to decrease of interstitial cells of Cajal. *Brain Dev* 2005;27:447.
160. Mueller LA, Camilleri M, Emslie-Smith AM: Mitochondrial neurogastrointestinal encephalopathy: manometric and diagnostic features. *Gastroenterology* 1999;116:959.
161. Peterson PL: The treatment of mitochondrial myopathies and encephalomyopathies. *Biochim Biophys Acta* 1995;1271:275.
162. Grossman LI, Shoubridge EA: Mitochondrial genetics and human disease. *Bioessays* 1996;18:983.
163. DiMauro S, Schon EA: Mitochondrial respiratory-chain diseases. *N Engl J Med* 2003;348:2656.
164. Moraes CT: Mitochondrial disorders. *Curr Opin Neurol* 1996;9:369.

165. Giordano C, Sebastiani M, Plazzi G, et al: Mitochondrial neurogastrointestinal encephalomyopathy: evidence of mitochondrial DNA depletion in small intestine. *Gastroenterology* 2006;130:893.
166. Hirano M, Silvestri G, Blake DM, et al: Mitochondrial neurogastrointestinal encephalomyopathy (MNGIE): clinical, biochemical, and genetic features of an autosomal recessive mitochondrial disorder. *Neurology* 1994;44:721.
167. Perez-Atayde AR, Fox V, Teitelbaum JE, et al: Mitochondrial neurogastrointestinal encephalomyopathy. Diagnosis by rectal biopsy. *Am J Surg Pathol* 1998;22:1141.
168. Ruuska TH, Karikoski R, Smith VV, Milla PJ: Acquired myopathic intestinal pseudo-obstruction may be due to autoimmune enteric leiomyositis. *Gastroenterology* 2002;122:1133.
169. Bogdanos DP, Choudhuri K, Vergani D: Molecular mimicry and autoimmune liver disease: virtuous intentions, malignant consequences. *Liver* 2001;21:225.
170. Martin JE, Swash M, Kamm MA, et al: Myopathy of internal anal sphincter with polyglucosal inclusion. *J Pathol* 1990;161:221.
171. Pierce JW, Creamer B, MacDermot V: Pharynx and oesophagus in dystrophica myotonica. *Gut* 1965;6:392.
172. Kebede D, Barthel JS, Singh A: Transient gastroparesis associated with cutaneous herpes zoster. *Dig Dis Sci* 1987;32:318.
173. Vassallo M, Camilleri M, Caron BL, Low PA: Gastrointestinal motor dysfunction in acquired selective cholinergic dysautonomia associated with infectious mononucleosis. *Gastroenterology* 1991;100:252.
174. Nowak TV, Goddard M, Batteiger B, Cummings OW: Evolution of acute cytomegalovirus gastritis to chronic gastrointestinal dysmotility in a nonimmunocompromised adult. *Gastroenterology* 1999;116:953.
175. Bardhan PK, Salam MA, Molla AM: Gastric emptying of liquid in children suffering from acute rotaviral gastroenteritis. *Gut* 1992;3:26.
176. Meeroff JC, Schreiber DS, Trier JS, Blacklow NR: Abnormal gastric motor function in viral gastroenteritis. *Ann Intern Med* 1980;92:370.
177. Chatila R, Kapadia CR: Intestinal pseudoobstruction in acute Lyme disease. A case report. *Am J Gastroenterol* 1998;93:1179.
178. World Health Organization. *Chagas Disease. Thirteenth Programme Report UNDP/WB/TDR*. Geneva, Switzerland: World Health Organization, 1997, pp 112–123.
179. Kalil J, Cunha-Neto E: Autoimmunity in Chagas disease cardiomyopathy fulfilling the criteria at last? *Parasitol Today* 1996;12:396.
180. Tarleton RL, Zhang L: Chagas disease etiology: autoimmunity or parasite persistence? *Parsitol Today* 1999;15:94.
181. Moncayo A: Chagas disease: current epidemiological trends after the interruption of vectorial and transfusional transmission in the Southern cone countries. *Mem Inst Oswaldo Cruz, Rio de Janeiro* 2003;98:577.
182. Edgcomb JH, Johnson CM: American trypanosomiasis (Chagas' disease). In: Binford CH, Connor DH (eds). *Pathology of Tropical and Extraordinary Diseases*. Washington, DC: AFIP, 1976, p 244.
183. Koberle F: Enteromegaly and cardiomegaly in Chagas' disease. *Gut* 1964;34:399.
184. Geraldino RS, Ferreira AJ, Lima MA, et al: Interstitial cells of Cajal in patients with Chagastic megacolon originating from a region of old endemicity. *Pathophysiology* 2006;13:71.
185. Manoel-Caetano FDA, Borim AA, Caetano A, et al: Cytogenetic alterations in chagastic achalasia compared to esophageal carcinoma. *Cancer Genet Cytogenet* 2004;149:17.
186. Pearson JD: The endothelium: its role in scleroderma. *Ann Rheum Dis* 1991;50:866.
187. Jimenez SA, Saitta B: Alterations in the regulation of expression of the alpha 1(I) collagen gene (COL1A1) in systemic sclerosis (scleroderma). *Semin Immunopathol* 1999;21:397.
188. Sjogren RW: Gastrointestinal features of scleroderma. *Curr Opin Rheumatol* 1996;8:569.
189. Lovy MR, Levine JS, Steigerald JC: Lower esophageal rings as a cause of dysphagia in progressive systemic sclerosis–coincidence or consequence? *Dig Dis Sci* 1983;28:780.
190. Wegener M, Adamek RJ, Wedmann J, et al: Gastrointestinal transit through esophagus, stomach, small and large intestine in patients with progressive systemic sclerosis. *Dig Dis Sci* 1994;39:2209.
191. Manolios N, Eliades C, Duncombe V, Spencer D: Scleroderma and watermelon stomach. *J Rheumatol* 1996;23:776.
192. Lock G, Holstege A, Lang B, Scholmerich J: Gastrointestinal manifestations of progressive systemic sclerosis. *Am J Gastroenterol* 1997;92:763.
193. Hang LM, Nakamura RM: Current concepts and advances in clinical laboratory testing for autoimmune diseases. *Crit Rev Clin Lab Sci* 1997;34:275.
194. Rosson RS, Yesner R: Peroral duodenal biopsy in progressive systemic sclerosis. *N Engl J Med* 1965;272:391.
195. Nilsson PH: Diabetic gastroparesis: a review. *J Diabetes Complications* 1996;10:113.
196. Quigley EMM: The pathophysiology of diabetic gastroenteropathy: more vague than vagal? *Gastroenterology* 1997;113:1790.
197. Horvath VJ, Vittal H, Lorincz A, et al: Reduced stem cell factor links smooth muscle myopathy and loss of interstitial cells of Cajal in murine diabetic gastroparesis. *Gastroenterology* 2006;130:759.
198. Katz LA, Spiro H: Gastrointestinal manifestation of diabetes. *N Engl J Med* 1966;275:1350.
199. Koch KL: Diabetic gastropathy: gastric neuromuscular dysfunction in diabetes mellitus: a review of symptoms, pathophysiology, and treatment. *Dig Dis Sci* 1999;44:1061.
200. Nakahara M, Isozaki K, Hirota S, et al: Deficiency of KIT-positive cells in the colon of patients with diabetes mellitus. *Gastroenterol Hepatol* 2002;17:666.
201. Menke D, Kyle R, Fleming R, et al: Symptomatic gastric amyloidosis in patients with primary systemic amyloidosis. *Mayo Clin Proc* 1993;68:763.
202. Koppelman RN, Stollman NH, Baigorri F, Rogers AI: Acute small bowel pseudo-obstruction due to AL amyloidosis. *Am J Gastroenterol* 2000;95:294.
203. Yuan C-S, Foss JF, O'Connor M, et al: Methylnaltrexone for reversal of constipation due to chronic methadone use. *JAMA* 2000;283:367.
204. Brubacher JR, Levine B, Hoffman RS: Intestinal pseudo-obstruction (Ogilivie's syndrome) in theophylline overdose. *Vet Human Toxicol* 1996;38:368.

11 炎症性肠病

陈阿静 李 方 译 　 石雪迎 校

慢性特发性炎症性肠病（inflammatory bowel disease，IBD）包括两种病因不明的慢性胃肠道疾病：溃疡性结肠炎（ulcerative colitis，UC）和Crohn病（Crohn disease，CD）。炎症性肠病的自然病程因人而异。发作期病情的轻重、病变累及的范围和确诊时病人的年龄，以及其他种种因素决定了疾病的总体严重程度和疾病复发和死亡的可能性。炎症性肠病一旦发病，患者将经历在慢性疾病的基础上的多次间断性急性发作。其结果是患者可能要忍受这种致残性疾病数十年的折磨。

炎症性肠病的一般临床及流行病学特征

美国炎症性肠病每年的发病率大约为6/10万[1]。溃疡性结肠炎和Crohn病均多发于青年人，发病高峰在15～30岁。按年龄分组统计的发病率中，男性溃疡性结肠炎发病率略高，女性则Crohn病的发病率较高[2]。10岁时，这两种病的发病率均迅速增长。总体而言，溃疡性结肠炎和Crohn病的发病率都存在三个峰。第一个也是最高的一个峰出现在20～24岁，第二个出现在40～44岁，第三个出现在60～64岁。女性第一个峰出现在15～19岁[3]，比男性年轻了5岁。到60岁时，溃疡性结肠炎的发病率则超过了Crohn病。

种族因素

流行病学研究显示IBD的发病率和流行特点因地理位置和患者的人种或民族背景不同而有很大差异。IBD在全世界范围内均有发病，但是在亚洲、地中海和中东国家发病率较低，在欧洲国家、美国、加拿大、澳大利亚和新西兰发病率较高。这可能反映出了该病与人种、民族及遗传因素的关系。在美国非高加索人群IBD的患病率低于高加索人群。有研究显示，Crohn病在高加索人群中的发病率是43.6/10万，在非裔美国人中为29.8/10万，在亚裔美国人中为5.6/10万，在西班牙裔美国人中为4.1/10万[4]。一项有关非裔美国儿童的研究中报告Crohn病的患病率为7～12/10万[5]。然而，最近的资料显示在非裔美国人和南亚人的第二代后裔中IBD的发病率正在上升[6]。在不同民族人群中，美国的犹太人与非犹太高加索人相比前者罹患IBD的风险最高，发病率高出2～4倍，患病率高出2～9倍。德裔犹太人罹患IBD的风险尤其高，特别是那些来自于中欧、波兰或俄罗斯的犹太人。

病因

慢性IBD是常见的一种病因不明的炎症性疾病。IBD本身固有的复杂性和临床表现的多样性使该病的病因研究进展缓慢。目前被接受的理论综合了遗传因素决定的、免疫介导的损伤机制。最基本的病因学问题可能是：IBD的慢性复发性炎症活动是对异常刺激（肠道的结构改变或环境中的病原体）的一种适应性的反应？抑或是对正常刺激的异常持续反应（免疫反应的调节异常）（图11.1）？可以想象得到的是，一些因素是本病的启动因素，而另一些因素则使炎症过程持续甚至可能重新激活炎症。

遗传因素

大量证据表明Crohn病和溃疡性结肠炎的发生至少部分由遗传因素决定。确凿的证据显示溃疡性结肠炎和Crohn病存在家族聚集现象。大规模人群研究结果表明，5%～10%的IBD患者有一个家庭成员受累[7]。事实上，家庭成员中有一个IBD患者即是发

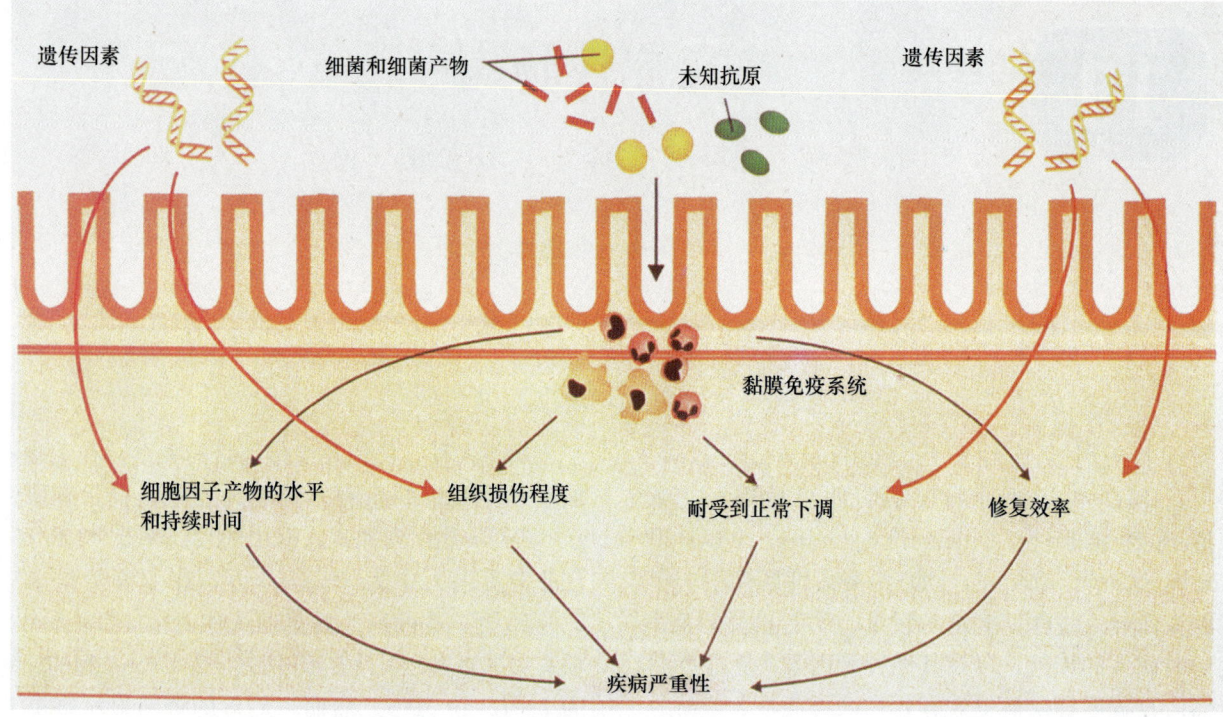

图 11.1　炎症性肠病（IBD）的发生可能是遗传易感性、细胞的改变和免疫上调的综合作用所造成的。遗传因素的影响包括对损伤的易感性以及损伤反应的性质。

病的最大危险因素。一级亲属中有 IBD 患者的人罹患本病的危险比那些家庭成员中没有 IBD 患者的人高 10~15 倍[8]。多个家庭成员受累的家庭中大约有 75% 的家庭显示成员之间患病类型相同（例如，所有家庭成员都患 CD，或所有家庭成员都患 UC）。其余 25% 的家庭中，一些成员患 CD，而另一些患 UC[9]。该结果提示 UC 和 CD 的易感基因可能既有相同又有不同。双胞胎研究显示单卵双胞胎患 CD 的一致性为 42%~58%[10]，相反，双卵双胞胎仅为 4%[11]。单卵双胞胎患 UC 的一致性则显著低于 CD[10]。这些结果表明尽管强大的遗传因素决定了炎症性肠病的易感性，但是环境因素在疾病的发展和演变过程中也起了重要作用。

易感基因

遗传连锁研究已经发现了许多潜在的炎症性肠病遗传易感位点。其中一些基因是发生 IBD 的共同危险因素，而另外一些基因则是 Crohn 病或溃疡性结肠炎的特异性危险因素。表 11-1 中列出了这些基因。

IBD1

IBD1 位点位于 16 号染色体的着丝粒周边区，仅与 CD 存在相关性，而与 UC 无关。这个位点含有 NOD2/CARD15 基因，后者现已被明确确定为该染色体区域相关疾病的致病基因。Nod 蛋白家族包括 NOD2/CARD15 和另外几种调节蛋白。Nod 蛋白包括中央核苷酸结合域和 N 末端半胱氨酸天冬氨酸蛋白酶募集结构域[12]。另外，还包括 C 末端富含亮氨酸的重复区域（LRR），该区域与植物抗病性相关基因有高度同源性。这一发现提示 Nod 蛋白可能在哺乳动物中有类似的作用[12]。

NOD2 表达于单核细胞、肠上皮细胞和肠 Paneth 细胞。该蛋白识别并结合细菌肽聚糖的生物活性部分——胞壁酰二肽，从而激活了促炎症细胞因子 NF-κB[13]。蛋白富含亮氨酸的重复区域是识别肽聚糖的功能区。人类的 NOD2 基因突变在 LRR 和中央核苷酸结合域均有发生。三个已发现的 LRR 的主要突变与 Crohn 病有关[14, 15]。有趣的是，这些突变主要发生在高加索人群中，而极少发生在亚裔和非裔美国人中[16, 17]。核苷酸结合域的突变可导致 Blau 综合征，它是一种罕见的疾病，表现为早发性肉芽肿性关节炎、葡萄膜炎和皮疹。

存在一个 NOD2 拷贝缺陷的患者发生 Crohn 病

表 11.1　炎症性肠病（IBD）的主要易感位点

位点名称	染色体部位	IBD 类型	候选基因
IBD1	16q12	CD	NOD2
IBD2	12q13	UC	VDR，IFN-γ
IBD3	6p13	CD，UC	MHC Ⅰ，MHC Ⅱ，TNF-α
IBD4	14q11	CD	TCRα/δ 复合体
IBD5	5q31-33	CD	IL-3，IL-4，IL-5，IL-13，CSF-2
IBD6	19p13	CD，UC	ICAM-1，C3，TBXA2R，LTB4H
IBD7	1p36	CD，UC	TNF-R 家族，CASP9
IBD8	16p	CD	未知
IBD9	3p26	CD，UC	CCR5，CCR9，nMLH 1
其他	7q	CD，UC	多药耐药 1
其他	10q23	CD	果蝇盘大同源物 5（Drosophila discs large homolog 5）
其他	9q32-33	CD，UC	Toll 样受体-4
其他	1q41-42	CD	Toll 样受体-5
其他	7p14	CD，UC	NOD1/CARD4

CD：Crohn 病；IFN：干扰素；IL：白介素；MHC：主要组织相容性复合体；UC：溃疡性结肠炎。

的危险会增加 2～4 倍，而纯合突变体的发病危险则增加 20～40 倍[15,18]。大约 8%～17% 的 Crohn 病患者携带两个突变的 NOD2 等位基因。NOD2 突变与发病年龄早、病变位于小肠以及狭窄和瘘管形成有关[14,15,19,20]。所有 Crohn 病相关性 NOD2 的 LRR（亮氨酸重复序列）突变均可导致蛋白失活，从而使细胞对肽聚糖产生反应缺陷[16]。这种单核细胞的异常将导致先天性免疫系统不能识别细菌产物，而随后启动的获得性免疫系统对细菌反应过度。另外，肠上皮和 Paneth 细胞的 NOD2 功能缺陷会导致对消化道正常共生菌的异常免疫反应[21]。

IBD2

IBD2 基因位于 12 号染色体，似乎与 UC 的关系比 CD 更密切[22]，许多可能的候选基因都位于该区域，但是对于其中几个基因的研究都得出了阴性结果。

IBD3

几项研究均发现位于 6 号染色体的 IBD3 位点与溃疡性结肠炎和 Crohn 病均有关联[22,23]。最近的资料显示该区域可能是人类所特有的[24]。该区域包含主要组织相容性复合体（MHC），以及肿瘤坏死因子（TNF）基因。已知几种人白细胞抗原（HLA）和 IBD 有关。现已明确，高加索人群中溃疡性结肠炎的易感性与 HLADRB1*0103 等位基因有关。另外，该等位基因也与溃疡性结肠炎的重症结肠炎及肠外表现有关。在日本和犹太人群中，UC 的易感性与 HLADRB1*1052 等位基因有关。有关 TNF-α 的多态性以及它们与罹患 Crohn 病风险之间的关系也正在研究中。

IBD5

IBD5 位于染色体 5q31-q33。这个基因是在对加拿大一个早期发病的 Crohn 病家族进行全基因组检测时发现的。该危险等位基因的杂合子携带者发生 CD 的危险性增加 2 倍，而纯合子携带者危险性则增加 6 倍[25]。IBD5 可能也与发生 UC 的危险性有关[25]。特异的致病基因还没有发现。候选的基因包括有机阳离子转运基因 1 和 2、干扰素调节因子亚型 1、PDZ 和 LIM 区域蛋白（PDLIM4），以及脯氨酰-4-羟化酶（P4HA2）。

免疫因素

CD 和 UC 至少部分表现为先天性（巨噬细胞、中性粒细胞）和获得性（T 细胞和 B 细胞）免疫性疾

表 11.2　炎症性肠病的细胞因子产物

细胞因子	Crohn 病	溃疡性结肠炎
先天性免疫反应		
IL-1β	增加	增加
TNF	增加	增加
IL-6	显著增加	增加
IL-8	增加	增加
IL-12	增加	正常
IL-18	增加	增加
IL-23	增加	正常
IL-27	增加	正常
获得性（T 细胞）免疫反应		
IFN-γ	增加	正常
IL-5	正常	增加
IL-13	正常	增加
IL-17	增加	正常
IL-21	增加	正常

IFN：干扰素；IL：白介素；TNF：肿瘤坏死因子。

病。目前认为这两种疾病中导致炎症发生的主要原因是对肠道共生菌群和其他病原体失去耐受性[26]。正常人的耐受性是由调节性 T 细胞、B 细胞、自然杀伤性 T 细胞和树突状细胞所产生的转化生长因子 β（TGF-β）、白介素 10（IL-10）、干扰素和前列腺素 J2 等调节的。在 IBD，固有层巨噬细胞和树突状细胞数量增加且呈活化状态，并表达许多促炎症细胞因子和化学因子。另外，对巨噬细胞和中性粒细胞自血管逸出起至关重要作用的共刺激因子和黏附分子在 CD 和 UC 中的表达也升高[27]。

Crohn 病主要和 T_H1 细胞因子产物有关[28]。相反，尽管确诊的 UC 病例似乎有不典型的或变异的 T_H2 反应，但是溃疡性结肠炎并不能明确地归入 T_H1 类或 T_H2 类病变中[26]。虽然在 UC 和 CD 中产生的细胞因子有些不同（表 11.2），但是这两种疾病都与对肠道内非致病性菌的异常免疫反应有关。UC 和 CD 患者的外周血和结肠固有层 $CD4^+$ T 细胞与固有菌群的交叉反应提示对宿主正常菌群的异常的 T 细胞特异性免疫反应是这两种疾病的重要发病机制[29]。

在正常个体，病原体被上皮细胞、中性粒细胞、巨噬细胞和树突状细胞上的胚系编码模式识别受体识别。这些模式识别受体包括凝集素、甘露糖受体、补体受体、清道夫受体、Nod 蛋白和 Toll 样受体（TLRs）。已经发现的 TLRs 至少有 10 种，每一种均识别不同的细菌因子。TLRs 的活化最终导致 NF-κB 的表达和激活[30]。NF-κB 在 IBD 患者组织中被激活，并被认为有促炎作用。NF-κB 刺激可能在 IBD 中起作用的多种分子的表达，包括 IL-1β、TNF、IL-6、IL-8 和其他化学分子、ICAM1 和其他黏附分子、CD40、CD80、CD86 和 T-细胞刺激因子 ICOS[31]。NF-κB 也刺激保护分子的表达，包括 TNF 诱导的蛋白 3、CARD15、环氧合酶 2、β 防御素和过氧化体增殖物激活型受体（PPAR）-γ[31]。

在健康人的肠黏膜，活化的 T 淋巴细胞受效应性和调节性 T 细胞亚群调节。效应性 T 细胞可诱导肠道炎症的发生，而调节性 T 细胞控制或抑制炎症。调节性细胞的免疫抑制作用通过其产生的 IL-10 和 TGF-β 所介导。这些调节性细胞在调节对肠腔抗原的耐受性方面起关键作用。遗传工程学设计的 IL-10 缺失小鼠发生小肠和大肠全壁炎，类似于 CD[32]。另外，研究显示人类 UC 可能存在 IL-10 和 TGF-β 调节信号通路的缺陷[33]。

效应性细胞毒性 T 细胞的活化和细胞因子的释放引起具有组织破坏作用的活化基质金属蛋白酶的产生。另外，细胞因子直接作用于微血管，上调黏附分子以及增加其他效应细胞包括中性粒细胞和巨噬细胞的聚集，从而扩大炎症反应并使之持续，进而造成组织的进一步损伤。

上述免疫活动的结果是黏膜内大量的炎细胞浸润。由中性粒细胞、淋巴细胞、单核细胞、成纤维细胞、肥大细胞、神经内分泌细胞和神经分泌的可溶性炎症介质造成多种炎症性肠病特征性的功能和组织学改变（图 11.2），表现为大量活化的 T 细胞和 B 细胞、免疫球蛋白分泌增加、抗结肠抗体的存在[34]以及 HLA II 类分子的异常表达[35]。

Crohn 病和溃疡性结肠炎患者的 T 细胞亚型并不相同。正如以前提到的，CD 主要以 T_H1 反应为特征。T_H1 反应由 IFN-γ 介导，而后者是由 IL-12 刺激产生的。CD 患者也表现为 T_H17 反应，该反应与 IL-17 的产生有关。IL-17 的表达是由 IL-6、TGF-β 和 IL-23 刺激产生的。在溃疡性结肠炎患者，T 细胞亚型更难确定，可能呈非典型性 T_H2 型反应。这种非典型性反应可能是由分泌 IL-13 的自然杀伤细胞介导的[36]。

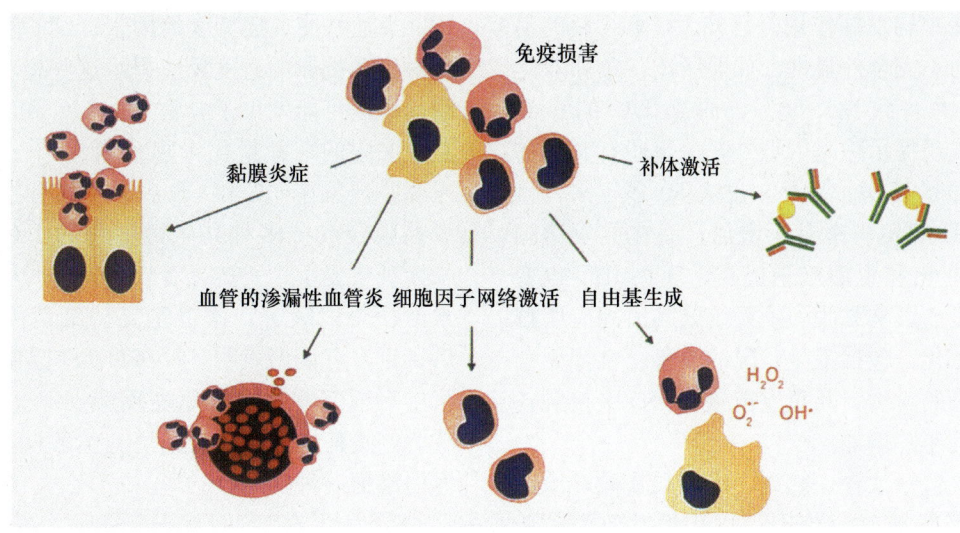

图 11.2　炎症性肠病（IBD）的免疫反应。许多免疫细胞亚型的免疫反应性通常上调，导致细胞因子、反应性氧分子以及免疫球蛋白的合成和释放。这些产物的释放及其与不同类型细胞之间的相互作用，最终形成了我们从临床和病理学角度上所认识的 IBD。CD，Crohn 病。

自身抗体

在 UC，黏膜 B 细胞和浆细胞数量增加，该发现首先提示本病是由抗体介导的并具补体依赖性。此外，UC 患者血循环中存在自身抗体，如抗人肠原肌球蛋白异构体和抗结肠细胞抗体[34,37]。这种抗自身抗体的产生现在被认为是以清除凋亡细胞为目的的一种保护性反应。

UC 患者血清中通常也存在抗中性粒细胞胞浆抗体（ANCAs）[38,39]。抗中性粒细胞胞浆抗体最初被认为是活动性 Wegener 肉芽肿的敏感性和特异性标记物，现在已知该抗体可见于多种疾病。被 ANCAs 识别的抗原从定义上讲即为中性粒细胞的胞浆，主要定位于初级颗粒。ANCAs 在乙醇固定的人中性粒细胞中表现为两种不同的着色方式：（1）粗大的胞浆颗粒着色（C-ANCA）或（2）核周着色（P-ANCA）。核周着色是由于胞浆抗原向核重新分布形成的。在血管炎患者，丝氨酸蛋白酶 3、组织蛋白酶 G 以及弹性蛋白酶是与 C-ANCAs 反应的抗原，而髓过氧化物酶通常是和 P-ANCAs 相互作用的抗原。与之不同的是 UC 患者特征性地具有一种 P-ANCAs 的独特亚型，其所识别的抗原性质尚未明确。

UC 患者 P-ANCA 阳性率为 49%～86%[40,41]。P-ANCA 诊断特异性为 93%～97%[39]，但是敏感性只有 46%～60%[42]。P-ANCAs 也见于 25% 的 CD 患者[40,43]。不过，这些抗体的滴度与所对应的结肠炎的严重程度并不相关。虽然它们可以作为一种便捷的 UC 临床标记物，但是其在发病机制中的作用还不明确。令人感兴趣的是，最近一项报道提示 UC 中的 P-ANCA 可能是一种与大肠杆菌和类杆菌属菌株有交叉反应的抗体[44]。

一部分 CD 患者血清 P-ANCA 阴性，但有小部分患者 P-ANCA 阳性。血清 P-ANCA 表达的 CD 患者临床表现呈 UC 样[45]。所有 P-ANCA 阳性的 CD 患者均表现为具有 UC 的临床和组织病理学特征的左半结肠炎症状。患者还表达一种细胞间黏附分子-1（ICAM1）基因的罕见等位基因（R241），提示 R241 有可能是 CD-UC 重叠综合征的一个标记物[46]。

凋亡

在正常黏膜中，一旦病原体被清除，炎症反应即通过诱导活化 T 细胞的凋亡而终止。但在 Crohn 病时，黏膜 T 淋巴细胞具有抗凋亡特性，致使 T 淋巴细胞聚集和炎症反应持续[19,47]。在溃疡性结肠炎患者，T 细胞对 Fas-介导的凋亡更敏感。另外，Fas 配体强表达见于溃疡性结肠炎活动期的 T 细胞，而不见于 Crohn 病，提示 Fas-Fas 配体诱导的凋亡导致了溃疡性结肠炎患者的肠黏膜损伤[48]。

外源性因子

大量的资料显示环境因素在两种类型的炎症性肠

病的发生和发展中均发挥作用。已知 UC 和 CD 的易感基因均表现为不完全外显性。如前所述，单卵双胞胎患 Crohn 病的一致性＞50％，而患 UC 的一致性＜10％。该发现提示除基因型外，一定还有其他的因素参与了 IBD 的发病。另外，过去 50 多年来，世界发达地区 IBD 的发病率有所增加，而在欠发达国家由于逐渐工业化和生活水平提高，现在 IBD 也变得更为多见。可能影响黏膜免疫系统或肠道固有菌群的环境发生了变化，包括卫生状况的改善、食用无菌或至少是无污染的食物、儿童疫苗接种和首次接触各种肠道病原体的年龄增加。

外源性因素包括饮食、感染、吸烟和其他环境因素，这些都有可能是 IBD 病因。与某些类型的工业污染相关的环境因素可能与某些国家近年 CD 发病率上升有关。

食物抗原

大量研究显示食物相关抗原在 Crohn 病患者胃肠道炎症的发生中起了重要作用。另外，用含氨基酸或小肽片段形式蛋白质的简化或要素饮食治疗的患者症状有所改善，内镜或血清学检查显示炎症减轻[49]。与非 CD 患者相比，CD 患者直肠接触一系列食物抗原后出现直肠血流增加和淋巴细胞增生[50]，该发现提示 CD 患者肠道对食物抗原均有特殊的敏感性。已经发现的抗原有酵母菌和柑橘，但不同患者也对其他抗原起反应。尽管对食物抗原的敏感性可能仅仅是黏膜缺损造成抗原接触的一种反映，但是 UC 患者不存在类似的敏感性则表明这种可能性不大[50]。无论如何，接触食物相关抗原不大可能是 CD 患者病变的始动因素，相反，上消化道接触食物可能导致了遗传易感性个体的免疫系统致敏和兴奋。

感染因子

多年来，研究者们一直怀疑 IBD 可能存在感染性致病因素。这种怀疑基于几个现象：首先，CD 患者儿童期曾患咽炎、扁桃体炎和过敏性鼻炎的比例增高[51]。另外，婴儿早期患胃肠炎与以后 CD 的发生有关[52]。而且，有研究显示 CD 患者血清中抗非致病性和致病性病原微生物的抗体水平均升高[53]。许多研究试图明确 IBD 与结核分枝杆菌、耶尔森菌以及某些病毒感染的关系，但是，还从未发现 IBD 与任何一种感染性因子有确定性关系。

相反，现有证据表明，肠道常驻菌群可能是激发 IBD 炎症并使炎症持续的因素。CD 患者的 T 淋巴细胞对细菌抗原的过度反应提示这些患者对自身菌群的耐受机制可能发生了异常[54]。UC 和 CD 患者的肠道黏膜黏附的细菌量比未患病者多[55]。另外，细菌侵入黏膜现象在 UC 和 CD 患者中均有报道[56]。IBD 患者黏膜合成抗多种共生微生物的 IgG 抗体增加[57]。临床观察显示，一些患者疾病发作时可通过应用抗生素治疗得以缓解，这也是支持细菌因素的依据。最后，近来有证据表明，NOD2 CD 易感基因参与调节宿主对细菌微生物的免疫反应[12]。总之，多数观点认为，炎症性肠病是对肠道共生菌失去通常的耐受性而引起的一种疾病。

吸烟

吸烟和 IBD 发病的关系已经明确。吸烟可降低 UC 发病的危险性，但是却能引起 CD 病情加剧和恶化[58,59]。曾吸烟者比从未吸烟者患 UC 危险性低。另外，被动吸烟者比无被动吸烟的非吸烟者发生 UC 的危险性低[60]。总的来说，吸烟的作用似乎呈剂量依赖性[61]。有趣的是，尼古丁对与 UC 有关的 T_H2 淋巴细胞功能有抑制作用[62]。事实上，已经证实尼古丁灌肠对远端轻度结肠炎患者有效。尼古丁对 Crohn 病炎症反应特异性的 T_H1 细胞没有作用。烟草还有助于预防 UC 患者发生硬化性胆管炎和盲袋炎[61,63]。

肠通透性

肠的通透性增加可能在 CD 的发病机制中起作用。肠通透性增加不仅见于 CD 患者本人，也见于其未患病的一级亲属[64]。通透性增加可能是 CD 发病的一种易感因素，因为肠道屏障的漏洞可能增强了抗原吸收，从而加剧了免疫系统的兴奋性。

阑尾切除术

几项研究显示，早年（20 岁以前）阑尾切除术可降低 UC 发生的危险性[65,66]。有趣的是，只有因急性阑尾炎行阑尾切除术的患者 UC 发生的危险性降低，而由于非特异性腹痛或由于其他原因手术时顺带切除阑尾者 UC 发生的危险性并未降低。该结果提示，是导致阑尾切除术的阑尾炎而不是阑尾切除术本身具有保护作用。也有可能是 UC 患者具有的某些特质能阻止阑尾炎的发生。最近一项报告显示，在阑尾切除术患者发生 Crohn 病的危险性也有所降低[67]。

其他环境因素

流行病学资料显示，非甾体抗炎药（NSAIDs）的应用加剧了 UC 病情的发展，甚至可能诱导其复发[68]。最初人们把这种作用归结为药物对环氧化酶-1（COX-1）的抑制作用，但是最近的报告提示，即使特异性 COX-2 抑制剂也有这种作用[69]。NSAIDs 发挥这些作用的可能机制包括抑制具有黏膜保护作用的前列腺素的产生和促进白细胞游出和黏附。据估计，应用 NSAIDs 使 IBD 加重的危险性增加 30%。

40% 的 UC 患者提到心理压力是疾病发作的触发因素[70]。有证据显示，心理压力通过压力相关性免疫系统损害机制增加感染和疾病的发生机会。一些动物模型显示压力可能有助于引发结肠炎。棉冠绒猴（一种能发生自发性结肠炎的灵长类动物，可作为人类 IBD 的动物模型）只有在长期囚禁的情况下才会发生结肠炎[71]。

职业

不同职业的人群炎症性肠病的患病率也不同。在户外工作和体力劳动似乎有益于防止炎症性肠病的发生，而在空调或其他人工条件下工作或延长上班时间以及不规则的轮班都会增加罹患 IBD 的危险[72]。

Crohn 病

发病率

如前所述，过去几十年来西欧、加拿大和美国 Crohn 病的发病率和患病率持续上升。在不同的西方国家中，Crohn 病的发病率从 3.4/10 万到 14.6/10 万不等[1,73]。各个年龄段无论男女均可罹患 Crohn 病，但是发病高峰是 10~30 岁。发病率略低的第二个高峰为 50~70 岁。Crohn 病在高加索人中比其他种族更多见，犹太人比非犹太人发病率更高[4,5]。

Crohn 病的多种形式

最近的流行病学证据显示 Crohn 病有两种类型：一种为惰性型（非穿孔型），常缓慢复发；另一种为侵袭型（穿孔型），常迅速进展。侵袭性的"穿孔型" Crohn 病患者相对更易形成瘘管和脓肿，而相对惰性的"非穿孔型"患者更易形成狭窄性肠梗阻。后者与过度炎症反应和过度促炎性因子反应有关[74]。宿主的反应决定了每个患者 Crohn 病的类型，而两种类型 Crohn 病的细胞因子表达差异可能具有诊断、研究和治疗意义[74]。

临床特点

Crohn 病的症状和体征通常不明显，因此经常在症状出现后数月甚至数年才得以诊断。但通常在详细的临床病史、体格检查和诊断性检验的基础上可以做出诊断。Crohn 病的症状很大程度上取决于病变部位、范围和胃肠道受累的严重程度。Crohn 病最常累及回盲部，其次（依次递减）为仅回肠末端受累、弥漫性小肠受累和孤立性结肠病变[75]。由于受累组织的部位和炎症程度不同，因而 CD 的临床表现多种多样，症状谱很广（表 11.3）。

表 11.3 Crohn 病肠道不同部位受累的相关临床特点

孤立性小肠受累
　　食欲不振
　　体重减轻
　　早饱感
　　腹痛
　　餐后腹部绞痛
　　各种腹泻
　　乳糖酶缺乏
　　锌缺乏
回肠病变（或切除）
　　维生素 B_{12} 吸收不良
　　脂溶性维生素吸收不良
结肠受累
　　腹泻
　　痉挛
　　里急后重
　　便血
回盲部受累
　　类似阑尾炎症状
　　梗阻，尤其是有全壁炎时

回结肠患者可出现间歇性肠痉挛发作，常表现为餐后腹痛。疼痛可放射到脐周，尤以儿童多见[75]。腹部不适可伴有稀便。排便量少，常发生在夜间，呈稀便至水样便，但很少有明显的便血。这些症状常被归结为饮食不当或易激惹性肠病。既往史常有直肠周围或肛周脓肿和瘘管。查体可有局限性右下腹压痛，偶尔可以触及炎性包块。弥漫性小肠Crohn病患者表现为弥漫性腹痛、腹泻、食欲不振和体重减轻，也可出现吸收不良。查体表现为弥漫性腹部压痛。结肠CD症状可能与溃疡性结肠炎相似。患者主诉腹泻常伴便中带血和（或）黏液，排便后下腹绞痛减轻。与Crohn回肠炎相比，Crohn结肠炎特点为出血更广泛、更易出现肛周病变，但腹痛较轻。

许多儿童CD患者可出现发育迟缓，而且可能会先于其他症状和体征出现。发育和营养不良是由于摄入不足、吸收不良和营养需求增加造成的。经过治疗的患者还与药物，尤其是服用皮质激素有关。

进行性全壁炎伴有瘢痕和深溃疡形成最终会导致肠梗阻、穿孔、出血和肠瘘等相关症状出现。梗阻通常发生于回肠末端。广泛性黏膜溃疡使细菌易于迁移并引起与之相关的并发症，包括易发生细菌性心内膜炎[76]。患者小肠动力学也发生改变，表现为受体介导的小肠异常收缩[77]。深的线状溃疡或瘘管有时候会导致下消化道出血。

临床症状突然加重和（或）出现少见症状时需警惕患者在Crohn病基础上合并缺血或病毒感染。缺血可能继发于血管炎，也可能由巨细胞病毒感染引起的内膜炎所致，后者尤其多见于曾用免疫抑制剂治疗的患者。

肛门直肠疾病

Crohn病患者常并发肛门直肠病变。肛门直肠症状甚至是令某些患者最烦恼的症状。大约1/4的小肠受累患者和3/4的结肠Crohn病患者在患病期间会出现肛周病变[78]。肛门直肠并发症多见于结肠广泛受累的重症患者。肛周疾病可能与小肠原发性Crohn病或先或后或同时发生。

肛周病变包括肛周皮肤增厚、硬化、皮赘、瘢痕形成、糜烂、浅表溃疡、空洞性溃疡、表皮剥脱、裂隙、瘘管、脓肿和窦道[79]。25%的CD患者可发生肛

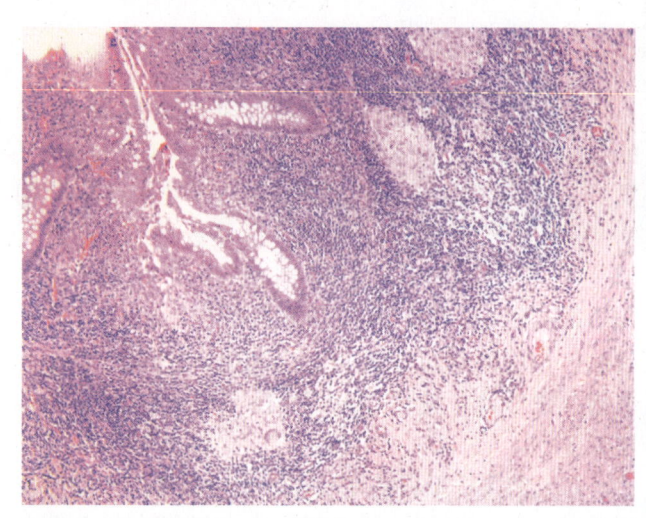

图11.3 肉芽肿性阑尾炎。症状表现为急性阑尾炎的患儿阑尾黏膜下层可见多个微小肉芽肿。这有时是儿童Crohn病的首发表现。

周脓肿。肛周病变的持续或痊愈与肠道病变的活动性无关。在各种肛周病变中，肛门皮赘可持续存在。长期存在的肛瘘可能无症状也可能自愈，同时也可有新的瘘管形成[79]。

空肠疾病

"局限性空肠炎"是指以空肠病变为首发症状或主要表现的CD的一个亚型。它很少和十二指肠CD同时存在，但常是弥漫性空肠回肠炎的一部分。局限性空肠炎也可能是回肠炎手术后CD复发的破坏性或致死性表现形式。该病变可与溃疡性空肠炎相混淆。

阑尾疾病

有时候Crohn病的首发部位为阑尾（图11.3），由于与普通阑尾炎的临床症状相似，使得鉴别诊断非常困难。如果能在阑尾组织中发现肉芽肿则比较容易将两者区分开来。

食管疾病

食管也可发生CD，但比口腔、咽、喉CD少见。6%的CD患者可有食管病变[80]。食管病变包括大小约2~3 mm的阿弗他溃疡、食管狭窄、食管炎、食管溃疡和肉芽肿形成。除非胃肠道其他部位有典型病变，否则不应诊断食管CD。

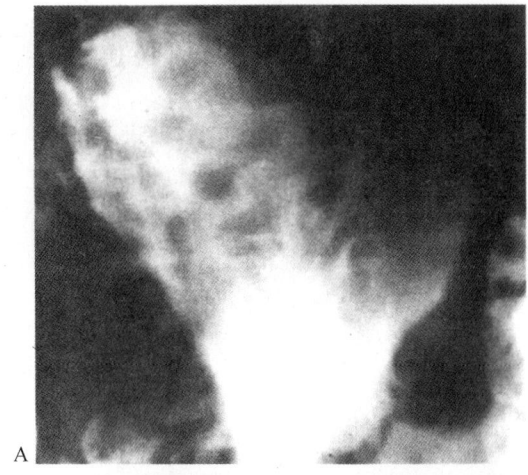
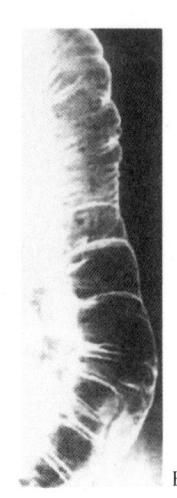
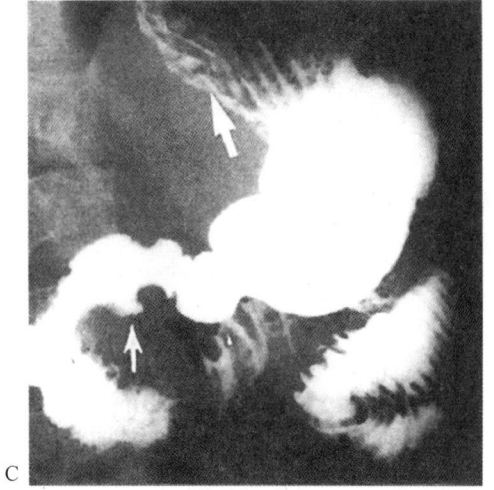

图11.4 Crohn病。**A**：单对比造影显示十二指肠壶腹部大量阿弗他溃疡。**B**：左半结肠灌肠双重造影显示微小不连续的阿弗他溃疡，溃疡间黏膜正常。**C**：上消化道钡餐显示十二指肠溃疡（小箭头）。该Crohn病患者余处十二指肠和近端空肠黏膜皱襞增厚（大箭头）。

胃部病变

典型的胃部CD累及远端胃，引起胃壁肥厚和肉芽肿性炎，最终导致幽门梗阻和呕吐。患者常伴有十二指肠病变。胃CD可先于小肠病变发生，一些有关孤立性胃肉芽肿性炎的病例报道实际上可能就是早期胃CD。只有小肠或结肠存在相关的CD病变方可确诊胃CD。

内镜显示胃窦狭窄和僵硬，阿弗他溃疡和结节形成，胃黏膜皱襞增厚变钝，黏膜呈鹅卵石样、剥蚀、纤维化，最终导致狭窄形成。胃窦狭窄是最具特征的胃部病变。胃瘘通常是肠道病变直接延伸至胃所致[81]。胃CD的大体和影像学特征与胃癌或其他炎症性疾病相似。

十二指肠病变

大约0.5%~4%的CD患者十二指肠可出现病理和影像学上的典型病变[81]。十二指肠结肠瘘或十二指肠回肠瘘的发生源于受累的十二指肠或既往的回肠结肠吻合。十二指肠肠瘘也使发生于胃肠道其他部位的CD变得更加复杂。十二指肠CD通常但并非总是和回肠病变共存，十二指肠病变经常向近端延伸累及胃窦或向远累及空肠（图11.4）。临床特点包括十二指肠梗阻和（或）溃疡症状。十二指肠CD患者易发生胰腺炎。十二指肠CD患者很少发生上消化道大出血。

老年Crohn病

大约5%的CD患者60岁以后发病[82]。老年患者发病年龄范围64~85岁，常拖延较长时间才能确诊，更易出现便血，而且合并憩室和血管性疾病的概率更高。老年患者通常疼痛不明显，可触及腹部包块，很少用药物治疗，且无IBD家族史。老年患者也很少发生小肠病变。有研究表明，几乎所有60岁

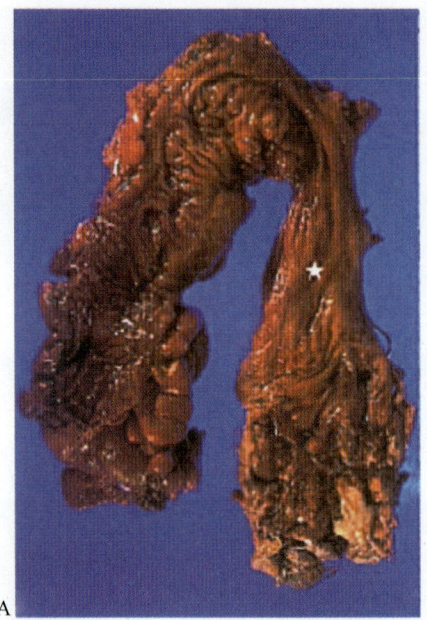 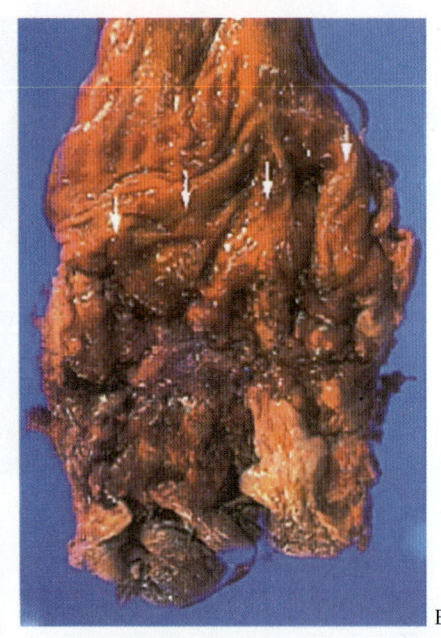

图 11.5　老年 Crohn 病患者结直肠切除标本。**A**：乙状结肠相对萎缩，无特征性病变，见星号所指。直乙结肠的最远端部分可见活动性病变。**B**：高倍放大显示非常严重的远端病变。箭头所指即经组织学检查证实的正常与活动性病变的交界处。可见显著的肛门直肠病变。

以上的 CD 患者都有大肠病变[83]。老年人比年轻人更易患远端 Crohn 结肠炎（图 11.5），而后者结肠病变范围更加广泛。临床上可能会将同时存在的肛门直肠病变误认为是憩室炎。诊断老年人 CD 最可靠的特征包括肛门直肠病变、直肠出血和瘘管形成。肛门区可出现水肿性皮赘、溃疡、裂隙和瘘管。老年人需要行全结肠切除者比年轻人群中比例更高[84]。

误诊患者

一些不是 CD 的患者被诊断为 CD。这种误诊主要有两个原因：（1）邻近回盲部器官的病变临床症状表现为右下腹痛和炎症者，可能提示 CD 的诊断；（2）肿瘤性、血管性、感染性或其他小肠疾病与 CD 类似。表 11.4 中列出了临床上可能与 CD 相似的疾病。

其他伴随疾病

CD 伴随肠外疾病，是遗传性疾病经过的一部分（参见肠外表现一节）。另外，与 CD 有关的其他疾病列在表 11.5 中。

肠外表现

大约 25% 的 CD 患者至少有一种肠外表现的病

表 11.4　临床上与 Crohn 病相似的疾病
溃疡性结肠炎
回肠、阑尾和盲肠耶尔森菌感染
回肠、阑尾和盲肠结核菌感染
急性阑尾炎
阑尾脓肿
阑尾黏液囊肿
Meckel 憩室炎
盆腔炎性疾病
异位妊娠
卵巢囊肿和肿瘤
盲肠憩室炎
盲肠癌扩散至回肠
回肠类癌
回肠淋巴瘤、浆细胞瘤和 Hodgkin 病
转移癌
急性末端回肠炎
缺血性回肠炎
系统性血管炎
放射性肠炎
回盲部结核
阿米巴病

表 11.5	Crohn 病：伴随疾病
Turner 综合征
常染色体隐性遗传 Hermansky-Pudlak 综合征
囊性纤维化
遗传性中性粒细胞缺陷
1B 型糖原贮积症
自身免疫性疾病
强直性脊柱炎
白塞病
硬化性胆管炎
银屑病
血小板减少性紫癜
系统性红斑狼疮
自身免疫性甲状腺炎
恶性贫血
胰岛素依赖型糖尿病
斑秃
多发性硬化症
重症肌无力
硬皮病

史。同一患者出现多种肠外表现的概率常比预想的要高。大肠受累以及疾病病程较长者更易出现肠外表现。

需要手术治疗

大多数 CD 患者的一生中迟早要接受手术治疗。大约 42% 的儿童 CD 患者需要进行手术治疗，而与之相比，只有 5% 的 UC 患者需要手术治疗[85]。约 20% 的 CD 患者在疾病确诊当年就需接受手术治疗[86]，其余患者每年有 5% 进行手术治疗[87]。CD 患者通常需要再次手术，手术后 15 年内接受再次手术的患者比例为 63%。

根治性切除术一般不能降低疾病的复发率，而且重复手术会引发患者出现短肠综合征的危险。因此，近来多采用保守性的外科技术治疗那些对药物治疗不敏感或依从性差的 CD 患者的 CD 相关并发症。CD 患者的手术指征包括腹部脓肿、内瘘或外瘘、出血、肠狭窄继发的肠梗阻以及药物治疗难以控制者。许多患者手术后疾病复发，但是也有许多患者认为手术后整体生活质量有所改善。

Crohn 病的复发

CD 是一种复发性慢性疾病，94% 的患者疾病复发。几乎所有的患者在初次诊断后 10 年内疾病复发。回盲部病变患者（53%）比单纯结肠病变（45%）或单纯小肠病变（44%）患者更容易复发[88]。进行过手术治疗的患者尤其容易复发。回肠疾病的复发部分是由结肠粪便的逆行回流、微血管损伤和缺血造成的[89,90]。另外，对乙酰氨基酚和其他非麻醉类止痛药用量增加以及单糖消耗的增加有时预示着疾病复发。对于那些原发病变为回肠炎的患者，复发部位几乎都紧邻回结肠吻合口的近侧端。对于那些初始病变为结肠炎或回结肠炎的患者，复发发生在吻合口的任一侧或双侧。

患者生存率

Crohn 病患者可发生许多并发症，其中一些会影响患者生存。患者的生存率不受诊断时病变程度的影响。患者可死于所患的炎症性肠病，也可死于与之相关的疾病，如胃肠道癌、呼吸道疾病和其他胃肠道疾病。

大体特征

肠道的大体特征反映了疾病的不同阶段，病变最严重的为进展期的透壁性病变。进行手术切除的常为重症患者。因此，病理医师往往只能看到进展期病变的大体病理标本。

病变分布

典型的 CD 累及回肠末端 15～25 cm，常伴有右半结肠受累，但是胃肠道的任何一部分都可能被累及（表 11.6）。因此，CD 可累及口腔、食管、胃、十二

表 11.6	Crohn 病的胃肠道表现类型
急性回肠炎
慢性局限性回肠炎
非末端回肠局限性小肠病变
广泛性小肠病变
跳跃性回结肠炎
Crohn 结肠炎
肛门直肠 Crohn 病
胃、食管和十二指肠 Crohn 病

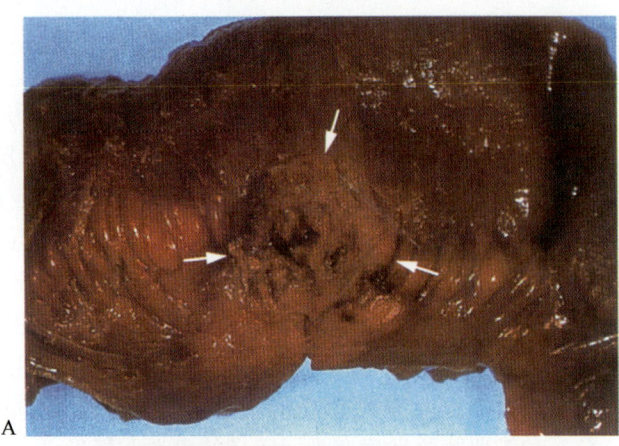
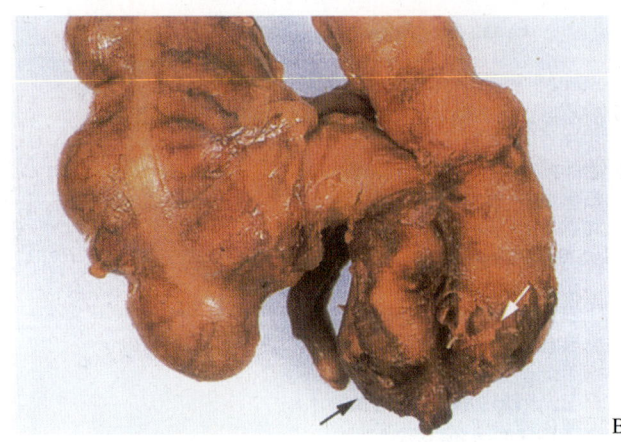
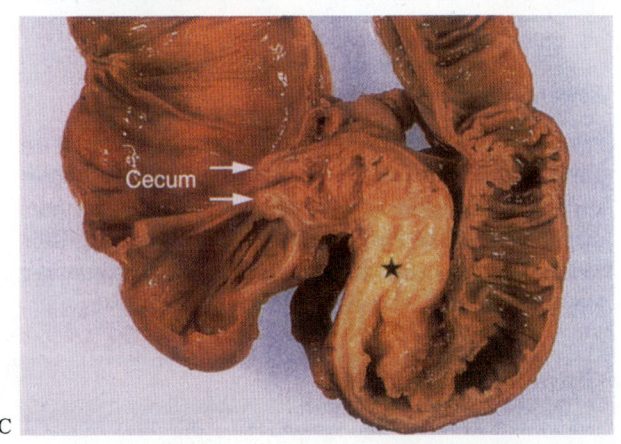

图 11.6 Crohn 病。**A**：Crohn 病肠管的整个浆膜面显示有大量纤细的粘连带和红斑。标本在切除时一部分瘘管被横断（箭头）。**B**：尚未剖开的 Crohn 病患者回结肠切除术标本。结肠位于左侧，可见明显的结肠带。阑尾盘绕标本。回肠末端被覆粗糙的渗出物和部分的粘连横断面（箭头）。病变蔓延到盲肠，回盲瓣区可见一脓肿。**C**：B 图中所示标本的剖面，可见回盲瓣的横切面（箭头）。盲肠和升结肠位于图片的左侧，回肠末端位于右侧。紧邻盲肠的部分明显狭窄，而且回肠末端肠腔几乎完全被病变充塞（星号）。

指肠、近端空肠、回肠、大肠和肛门。回结肠、小肠和上消化道 CD 的发生率分别约为 30%～50%、25%～50% 和 5%～30%。15%～30% 的患者病变局限于结肠[91, 92]。大约 5% 的 Crohn 结肠炎患者末端回肠受累。小肠受累节段的长度 5 cm 至 76 cm 不等，平均长度为 20 cm。在小肠，受累区域与正常区域间的过渡常很突然，但是大肠病变的界限常不清楚。

结肠 CD 的大体表现主要有三种形式：（1）弥漫型（几乎全部受累）、（2）狭窄型和（3）病变局限于直肠型。这三种形式可单独存在，也可与胃肠道其他病变尤其是末端回肠病变共存。结肠 CD 的弥漫性黏膜病变相对较少累及深部结构，可形成黏膜炎性假息肉，除了斑片状分布方式外，其他表现与 UC 无法区别。大约 50% 的 CD 患者直肠不受累。

浆膜面大体特征

肠的浆膜面颜色发红、充血，且被浆膜炎的渗出物所覆盖（图 11.6）。浆膜炎区域粗糙、结节状，常同时可见肠祥间的致密纤维性粘连带或肠管固定于腹腔其他器官、盆腔器官及腹壁。肠系膜对侧浆膜面可见脂肪包裹，形成所谓"蔓生脂肪"（图 11.7 和 11.8）。有时浆膜可见粟粒状病变，即肉芽肿的肉眼形态。粟粒状病变表现为多个微小的白色结节，与癌的腹膜种植结节或结核病的浆膜结节相似。它们通常

11 炎症性肠病

随着疾病的发展，肠管日益纤维化而变硬（图11.8），最终形成狭窄。狭窄通常位于回肠末端的回盲瓣区（图11.6）。在该部位可能形成大的炎性假瘤，类似于癌（图11.6）。淋巴结内的肉芽肿肉眼表现为微小的灰白色斑点（图11.9）。

肠腔面大体特征

最早期肉眼可见的黏膜变化为淋巴组织上方的黏膜形成阿弗他溃疡。随着溃疡的扩大，溃疡边缘可出现一出血边带使得病变肉眼可辨。病变早期，阿弗他溃疡在结肠最易见（图11.10），而在小肠溃疡容易被绒毛所掩盖。必须注意，阿弗他溃疡对于CD不是特异的，在感染性小肠结肠炎（见第6章和第13章）也会出现。在某些患者，这些微小的溃疡是他们唯一的或主要的症状；而在另一些患者，常伴有肠道其他部位更严重的病变。在相对正常的黏膜区出现散在的溃疡可能先于其他更严重的CD病变几周或几年发生。

小的星形阿弗他溃疡扩大形成不连续的匍行或线性溃疡，进一步扩大则形成宽基底溃疡（图11.11）。该时期黏膜红肿。最终纵向和横向溃疡间相互融合。总的来说，本病的特点是形成节段性或弥漫性匍行或纵向沟状溃疡，中间间隔正常黏膜。CD的裂隙状深溃疡不同于UC的浅表溃疡。正常黏膜呈岛状散布于溃疡中（图11.11），形成鹅卵石样外观。该特征也不是CD所特有的，在其他情况，如缺血时也可见。

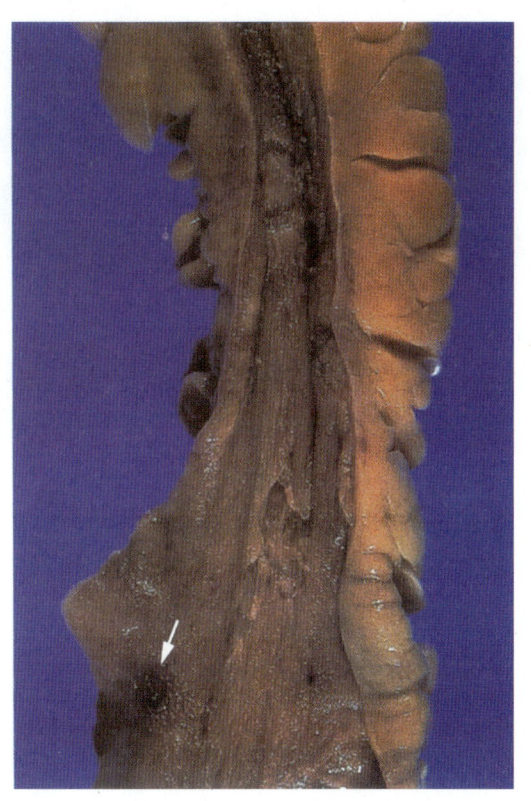

图11.7　Crohn病。"蔓生脂肪"的放大图像。图示明显的蔓生脂肪和狭窄区域。黏膜不规则伴凹凸不平的溃疡。箭头所指为穿孔部位。穿孔周围可见多个阿弗他溃疡。

沿浆膜面淋巴管分布，亦可见于相邻的肠系膜和腹膜表面。这些可能代表着疾病的早期改变。初期，尽管肠壁可能稍有增厚但尚柔软（图11.7和图11.8）。

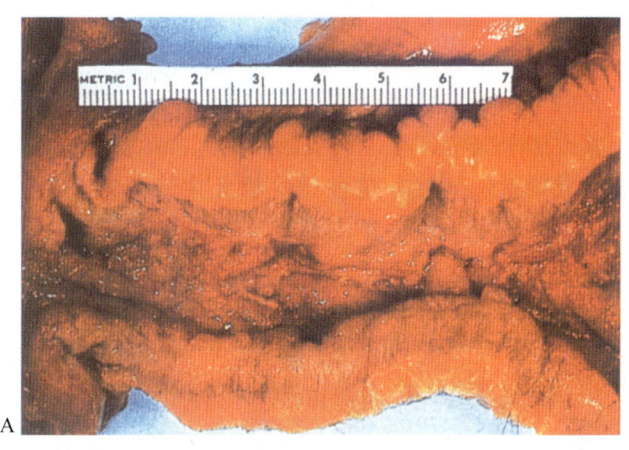
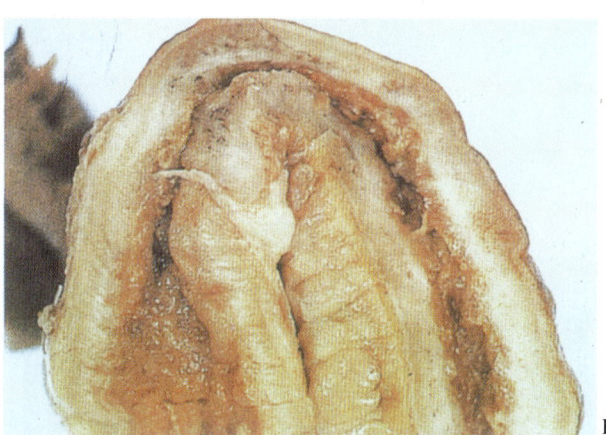

图11.8　Crohn病增厚的黏膜。**A**：Crohn病患者小肠标本的剖面。图片中央部肠壁显著增厚水肿。切开处边缘可见蔓生脂肪。左右两侧肠管断端可见肠腔变宽，相对正常。**B**：剖开的回肠Crohn病。肠壁显著增厚，主要是致密结缔组织增生所致。因瘢痕形成，肠腔几乎完全闭塞。

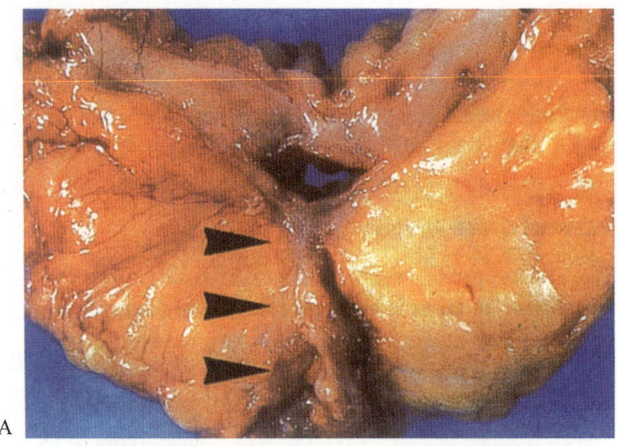
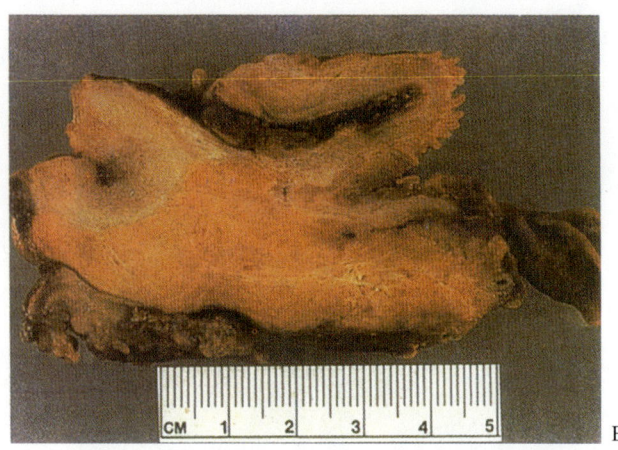
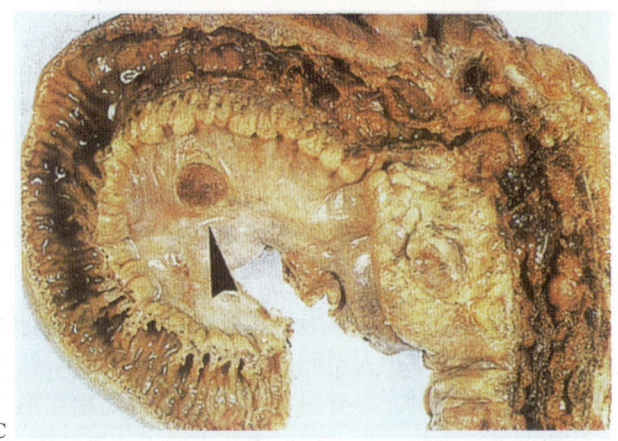

图 11.9　Crohn 病。**A**：黏膜位于照片上部。瘘管（箭头）自脓肿延伸到系膜脂肪组织。**B**：Crohn 病回肠切除标本固定后的横切面。瘢痕和纤维化导致肠袢相互粘连。**C**：肠壁显著增厚，不规则线性溃疡被覆血性渗出物，可见多个假性息肉。此外，一枚淋巴结上带有的白色斑点（箭头）即为镜下所见的肉芽肿。

线性溃疡愈合后留下了长的铁轨样瘢痕（图 11.12）。溃疡常紧邻标本切缘，若不切除将成为疾病复发的根源。全壁炎使纵形溃疡容易形成裂隙或瘘管，进而累及邻近器官或腹壁。最后形成致密粘连。

随着疾病的发展，肠壁面显示全壁炎、瘢痕以及黏膜下层、黏膜固有层和浆膜层纤维化。纤维化常其他肉眼病变并存。病变肠管间间隔以正常的黏膜，形成跳跃性病变。这种斑片状炎症分布方式不同于 UC 的连续性炎症分布方式及病变以直肠为重的特点。长期病例黏膜可出现萎缩。

脓肿、裂隙和瘘管

结肠病变发生瘘管和粘连不像小肠病变那么普遍（图 11.9 和 11.13）。发生内外瘘的患者不超过 60%[93]。瘘管可自发产生，但更多见于曾行手术治疗的患者和肠有残留病变者。如病变为局限性则形成脓肿（图 11.14）。阴道瘘的形成通常是因为病变的直肠黏膜的解剖位置紧邻阴道，也可能是直肠周围脓

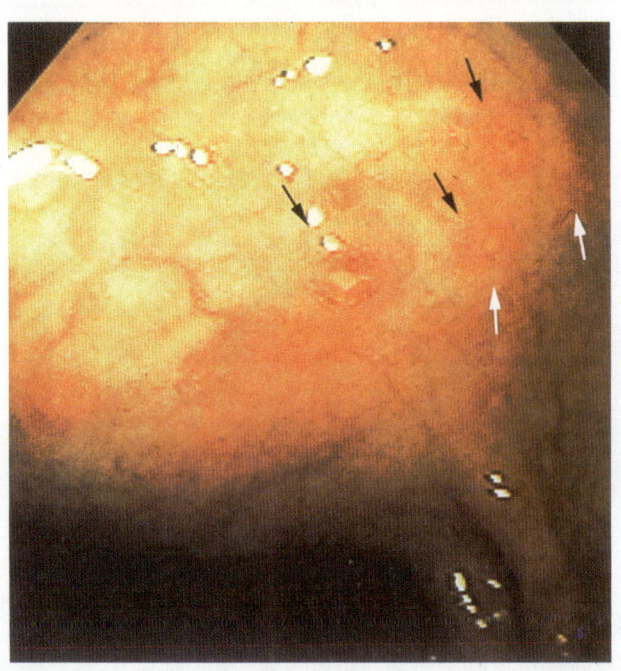

图 11.10　阿弗他溃疡的内镜表现。阿弗他溃疡表现为红色"丘疹样"黏膜病变。箭头所指即阿弗他溃疡。

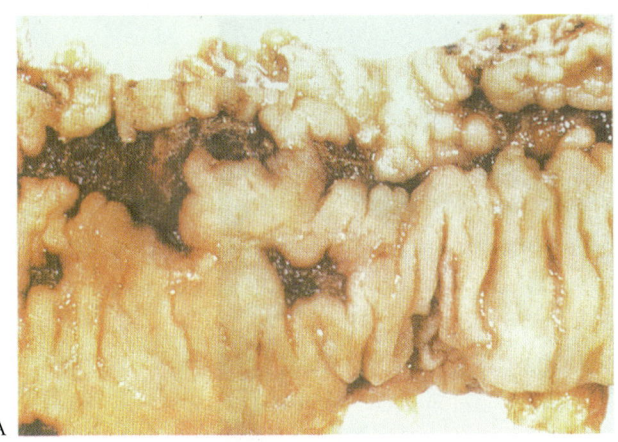
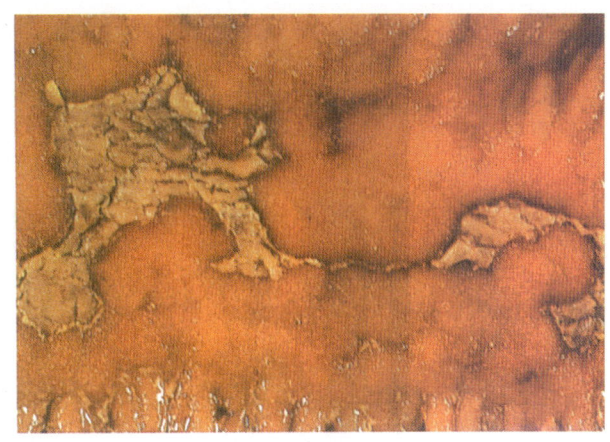
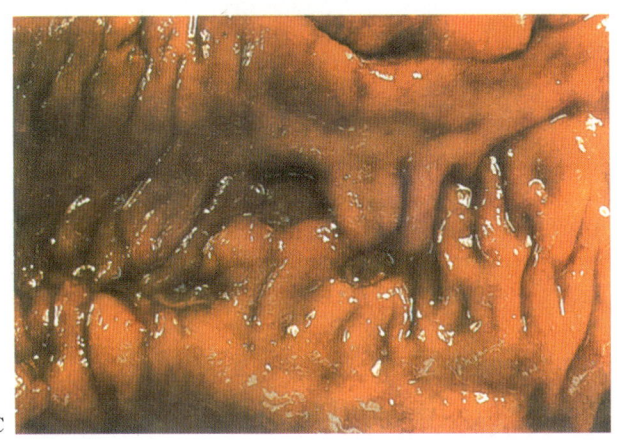

图 11.11　Crohn 病。**A**：示大的匍行溃疡。溃疡中可见肉芽组织和纤维素性化脓性渗出物。溃疡深入肠壁。其余黏膜水肿。**B**：示多处不规则溃疡围以水肿的肠壁。**C**：放大照片显示溃疡边缘锐利，溃疡底部干净光亮。

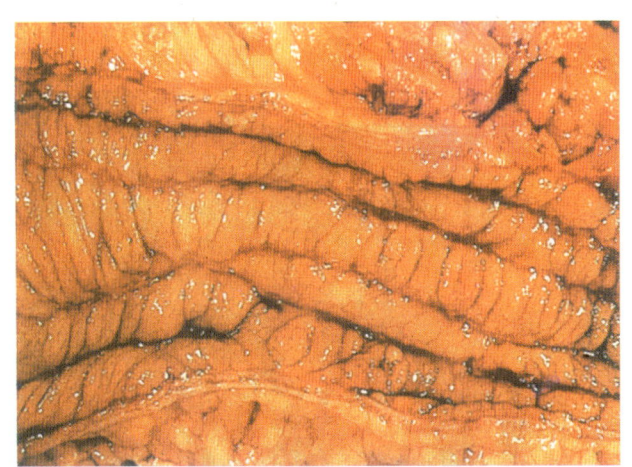

图 11.12　Crohn 病。剖开的肠管可见显著的线性溃疡。溃疡和水肿的共同作用导致长的线性溃疡形成，愈合后即形成"铁轨征"。由于线性溃疡和横向溃疡同时存在，所以黏膜出现鹅卵石样外观。

肿扩展所致。

CD 患者可发生腹部脓肿。脓肿可位于腹膜内，少数位于腹膜后。腹膜后脓肿以男性为多见[93]。

仅有 1.5% 的 CD 患者发生穿孔（图 11.13）[94]，这是因为炎症缓慢进展穿透组织，引起炎症肠袢彼此粘连，因而堵塞了可能出现的游离穿孔。穿孔的原因包括裂隙或瘘管穿透肠壁、服用药物、合并缺血（图 11.15）或叠加感染。脓肿也可能自发破裂进入腹腔。

狭窄

CD 以小肠、大肠和直肠肛门发生狭窄为特征。狭窄通常会导致部分性、间断性梗阻。回肠炎、回结肠炎和肛周病变的狭窄和瘘管发生比以结肠病变为主者常见。梗阻症状的特点取决于受累肠管的部位。最严重的狭窄通常发生在回盲瓣。狭窄可多发（图

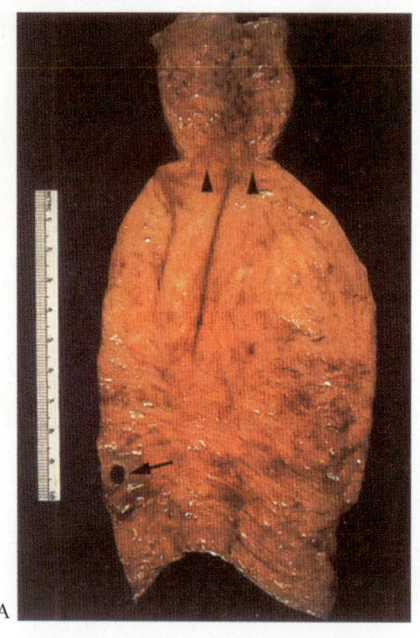
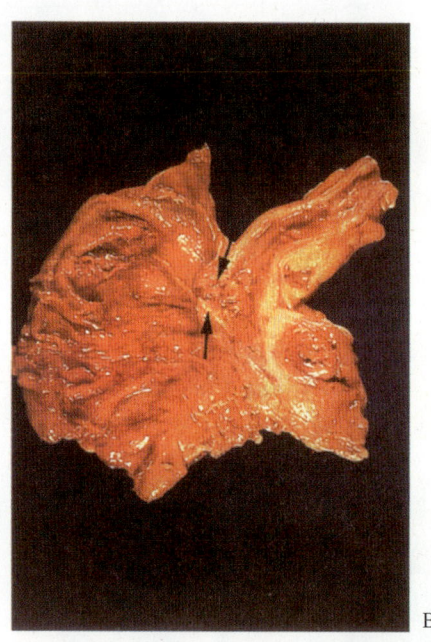

图 11.13 Crohn 病。**A**：回肠狭窄区（箭头）。近端肠管扩张、破裂（指针）。**B**：小肠和结肠间瘘管形成而行部分回肠结肠切除术（指针）。结肠与小肠紧密粘连。小肠位于照片右侧，肠壁显著增厚，近旁的结肠扩张。

11.16）。狭窄形成的原因包括全壁炎、纤维化、瘢痕和纤维肌组织增生。直肠狭窄不是 CD 的特有表现，也见于其他疾病（表 11.7）。

假息肉

CD 可发生假息肉，许多假息肉本质上是炎症，也有的是残留的黏膜岛（图 11.17）。有时在结肠可形成巨大假息肉。巨大假息肉高可达 5 cm，直径 2 cm，突入结肠腔内。假息肉可发生于大肠任何部位，尤以横

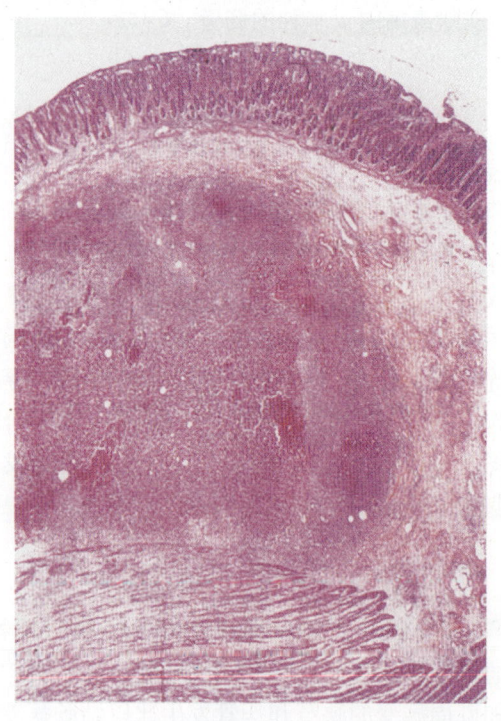

图 11.14 Crohn 病患者结肠脓肿。黏膜下巨大脓肿扩展并占据了照片左侧和中央黏膜下的大部分区域。

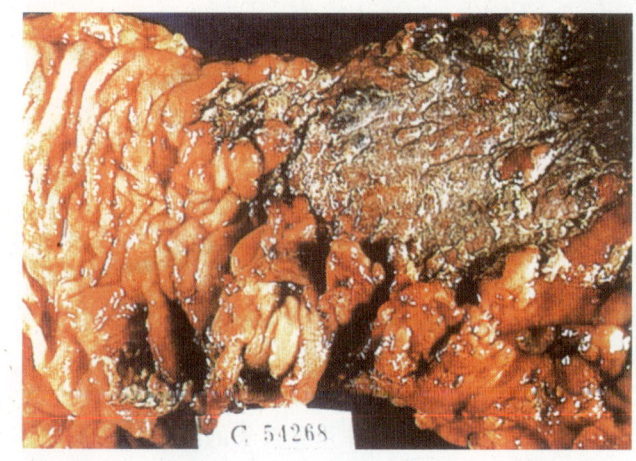

图 11.15 Crohn 病合并缺血性结肠炎。缺血区域位于黏膜的右上部分，被覆纤维素性假膜性渗出物。

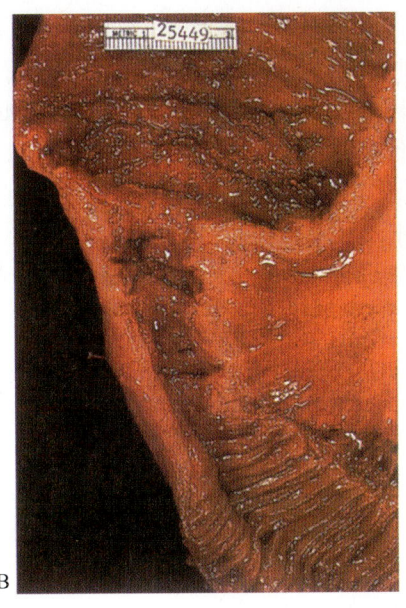 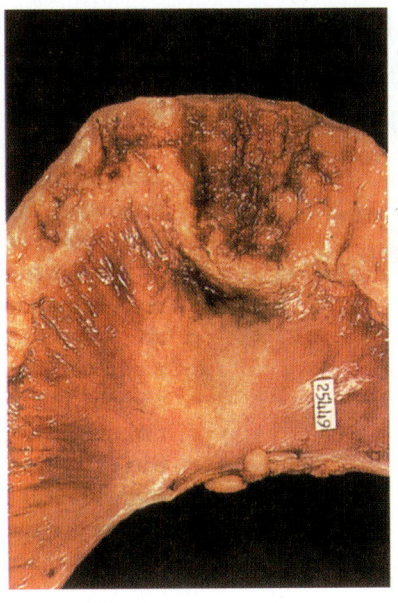 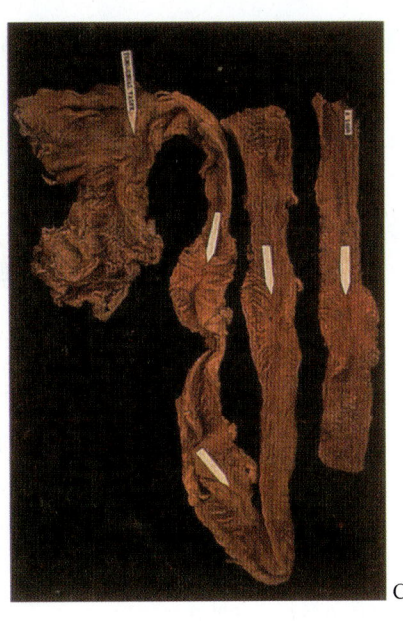

图 11.16 Crohn 病肠狭窄。**A**：回肠可见几英寸（1 inch＝2.54 cm）长的狭窄区，紧邻狭窄处的近端肠管管腔显著扩张。**B**：A 中同一标本固定后突出显示病变侵及周围脂肪。**C**：该患者小肠的多处狭窄。回盲瓣上方可见数英寸长的狭窄区，伴局部扩张（照片中上部白箭头）。紧邻该狭窄下方是另一狭窄区。其余箭头所指为瘘道。

结肠和脾曲多见。息肉表面外观呈筛状，可含浓缩的粪便。息肉呈巨大分叶状，也有的呈细长线状。

组织学特征

概述

CD 诊断的难易取决于检查对象是活检标本还是切除标本。切除标本更能展示出 CD 的所有典型病变，尤其是累及肠壁深层的病例（表 11.8）。Crohn 和 Ginsberg 在 1932 年发表的标志性文章中最先描述了 CD 的特点[95]。黏膜层和黏膜下层可以不同程度地出现分布不规则的阿弗他样溃疡、结节性淋巴细胞聚集、黏膜肌层不规则增厚、黏膜下神经增生和结构疏松的肉芽肿（图 11.18）。CD 的活检标本诊断较难，因为诊断材料只有黏膜层和浅表黏膜下层。另外，许多组织学特点包括肉芽肿相对来说都不具特异性。活检中病变的形式和分布常常具有特征性，足以提示 CD 的诊断和（或）排除鉴别诊断中的其他疾病。

上皮和黏膜的变化

CD 斑片状分布可引起上皮的一系列变化，这取决于被检组织处于疾病的早期或晚期，以及组织来源

表 11.7 直肠狭窄的病因

Crohn 病
溃疡性结肠炎
缺血性结肠炎
衣原体感染
梅毒
放疗后改变

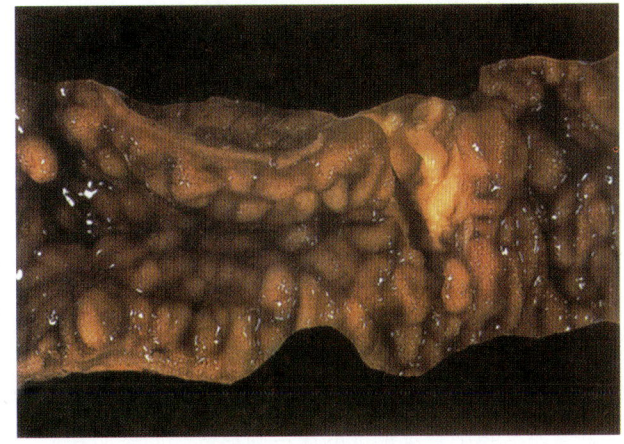

图 11.17 黏膜息肉病。大小不规则的鹅卵石样结构代表了残留的黏膜岛，其间的裂隙为线性溃疡。

表 11.8　切除标本提示 Crohn 病的诊断特征

全壁炎
局灶或节段性溃疡
穿入肠壁的刀劈样深裂隙
侵入或穿透固有肌层的深窦道
肠壁全层包括浆膜脂肪内的局部淋巴细胞聚集（淋巴小结）
黏膜下层增宽
淋巴管扩张，尤以黏膜下层为著
融合的线性溃疡
沿穿通血管分布的血管周围炎（血管指向性）
肠壁纤维化继发肠壁增厚
固有肌浅层炎症高度提示 Crohn 病
神经组织增生
神经内血管活性肠肽含量增加
浆膜炎（有时包括肉芽肿和淋巴小结）
病因不明（如感染或缺血）

于较正常还是有病变的肠段。上皮可表现为完全正常、急性损伤或再生性改变（图 11.19）。长期 CD 的肠隐窝和绒毛的结构显著变形。变形的腺体结构特征为局灶腺体不规则和分支（图 11.20 和 11.21）。该特点在垂直于黏膜肌层的隐窝切面中能得到最好的体现。在平行于黏膜肌层的切面上，可通过横切腺体的直径大小不一和分布不均（图 11.22）来识别再生的隐窝。

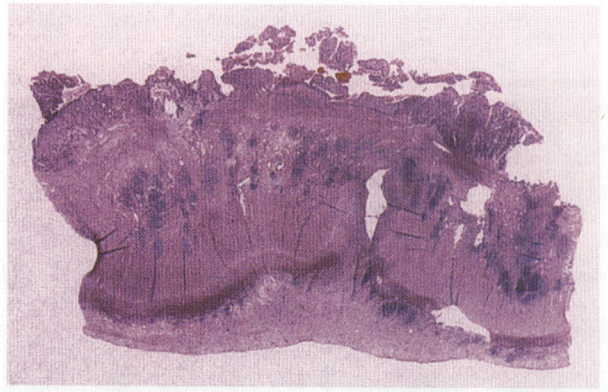

图 11.18　Crohn 病标本的全貌切片。黏膜面增厚，可见溃疡及黏膜脱落。黏膜下层增厚显著，并可见大量淋巴细胞聚集形成的深色圆形区。固有肌层肥厚。浆膜渗出明显，浆膜面也可见淋巴细胞聚集。整个图片显示了全壁炎。

变形的腺体常显示上皮增生（图 11.23）、隐窝脓肿、上皮细胞变性和溃疡形成（图 11.24 和 11.25）。在小肠，绒毛变形或萎缩，常可看到幽门腺化生，尤以回肠多见。绒毛和（或）隐窝变形以及幽门腺化生或 Paneth 细胞数量增加，特别是出现于左半结肠时，表示疾病呈慢性经过。

黏膜常呈鹅卵石样外观，可呈轻度息肉状但程度常不及 UC。尽管 CD 患者也可发生局灶性隐窝脓肿，但是隐窝脓肿数量常少于 UC。溃疡边缘可发生再生性变化，但远离溃疡的黏膜除固有膜基底部有淋巴浆细胞浸润外基本正常。杯状细胞缺失和反应性上皮细胞仅见于重度炎症区域。腺体深部可出现活跃的凋亡现象。黏膜纤维化区是提示 CD 的征兆。长期患者局部黏膜可增生，被覆明显增生的杯状细胞（图 11.23）。

阿弗他溃疡和其他溃疡

累及小肠和大肠的溃疡有两种不同类型。其中一种的组织学表现与肉眼所见的阿弗他溃疡对应。这种病变甚至在炎症细胞弥漫浸润固有层之前就已形成。

抗原进入 M 细胞可引起抗原敏感细胞增生及肉芽肿形成。M 细胞下方的淋巴小结可包含巨细胞或肉芽肿。随着病变的进展，浅表溃疡形成，相关的淋巴滤泡消失（图 11.24 和 11.25）。纤细的由黏液、中性粒细胞和其他炎性渗出物从溃疡口处排入肠腔（图 11.24 和 11.25）。溃疡进一步扩大，互相连接，形成了 CD 常见的较大溃疡（图 11.26）。较大的溃疡可能最后仅有一层萎缩的立方上皮细胞被覆。病变部位的肠隐窝数量减少，小肠绒毛消失。

第二种溃疡为刀劈样裂隙，与肠管长轴垂直（图 11.27）。这些溃疡可穿透肠壁，很可能是瘘管形成的基础。裂隙分支并穿入肠壁深层，引起肠壁粘连、瘘管、脓肿和肠周炎性假瘤形成（图 11.28）。裂隙含有急性炎细胞和内覆以肥胖浅染组织细胞的肉芽组织。后者与肉芽肿中的上皮样组织细胞相似。巨细胞亦可见。

溃疡愈合导致结构变形、幽门腺化生（图 11.29），黏膜肌层增厚或复层化，常伴明显的黏膜下层致密纤维化。结果常常无法将黏膜肌层和黏膜下层或其下的肌层区别开来。纤维化区成纤维细胞和肌成纤维细胞增生，常伴慢性炎细胞浸润。纤维化可从肠

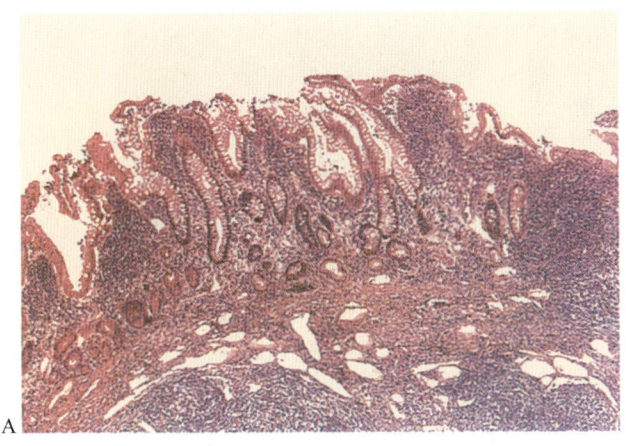
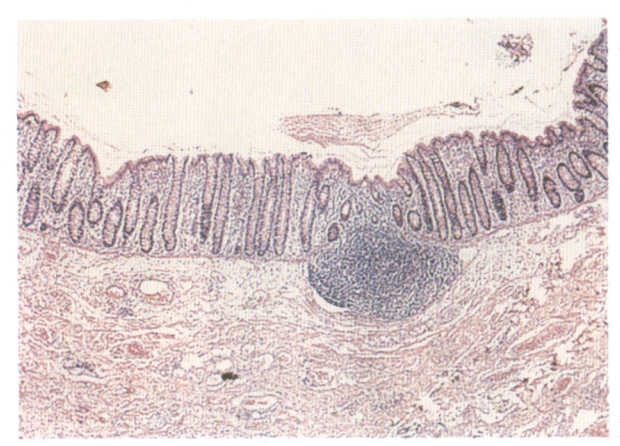
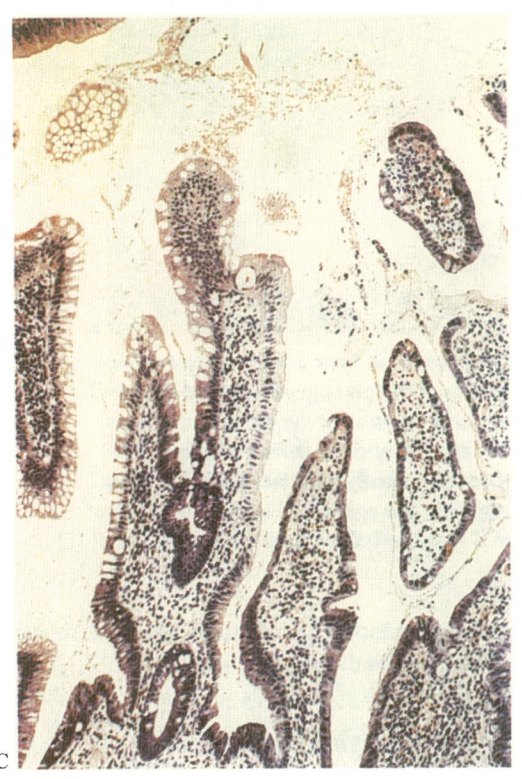

图 11.19 Crohn 病 (CD) 的各种组织学特点。**A**：本图来自切除标本，显示明显的黏膜和黏膜下炎症伴淋巴管扩张。照片右侧可见上皮重新被覆的溃疡。**B**：CD 患者基本正常的结肠黏膜组织学图像。**C**：小肠隐窝基底部显著增生性改变和沿着隐窝上移扩展的增殖带。局灶可见慢性炎细胞浸润，以照片右侧为著。绒毛相互融合、增生，形状不规则。

壁蔓延至邻近的受累组织，并将脂肪小叶包裹其中，造成不同程度的脂肪坏死。

黏膜化生

慢性患者常发生幽门腺化生（图 11.29），尤多见于回肠。大肠常发生 Paneth 细胞化生。尽管正常情况下 Paneth 细胞即位于小肠，但 Crohn 病时 Paneth 细胞数量可增加。

幽门化生的细胞，又称为异常幽门腺，已经被认为属溃疡相关细胞谱系（ulcer-associated cell lineage，UACL）细胞[96]。该独特的细胞谱系典型者出现于肠溃疡处，尤其是 CD 病变的胃肠道溃疡。幽门腺常单个或灶状聚集在紧邻溃疡边缘的黏膜中，也见于不连续溃疡周围远离病变黏膜的水肿肠段中。

这些细胞与幽门腺和 Brunner 腺有许多相同之处，但它们的深度从不超过黏膜肌层，据此可将其与 Brunner 腺区别开来。规则的腺泡状腺体腺颈部呈螺旋管状，因此在一张切片上很少能看到完整的腺颈部。腺体向下延伸可达但很少穿透黏膜肌层，在腺颈部成直角发出多个终末分支，所以只有在横切面上才能看到。这些腺体由独特的、含中性黏蛋白颗粒的透

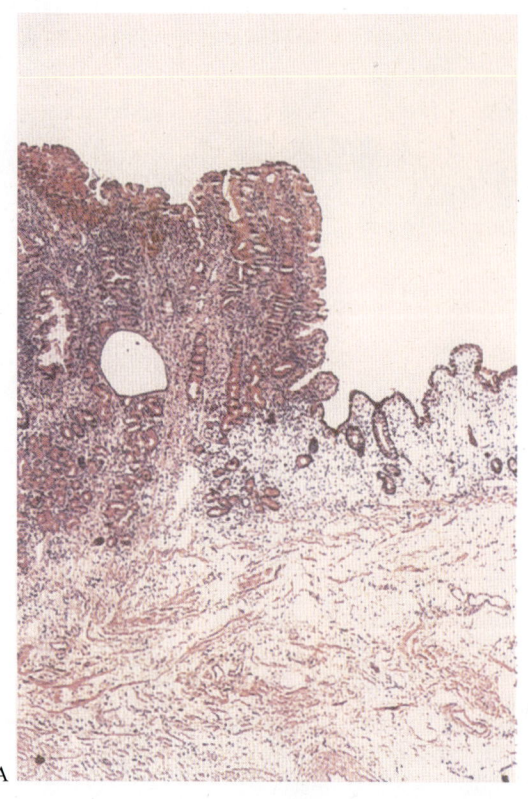
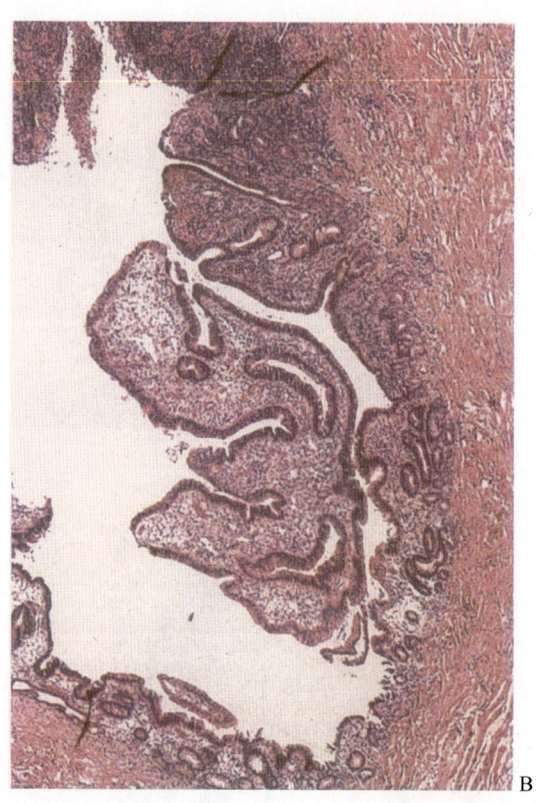

图 11.20 Crohn 病的组织学特点。**A**：显示小肠病灶的切除标本。图片右侧肠上皮明显单层化和水肿。图片左侧可见黏膜厚度增加，原因为大量幽门腺的出现。绒毛萎缩，固有层单核细胞浸润，其下的黏膜肌层明显变形。**B**：Crohn 结肠炎切除标本。黏膜显示轻重不一的炎症。上皮再生明显，黏液减少，其下的黏膜肌层与肌层融合。

明或浅染的柱状细胞所组成。细胞核呈卵圆形或圆形，靠近细胞的基底部。腺体结构比幽门腺或 Brunner 腺略显疏松[96]。

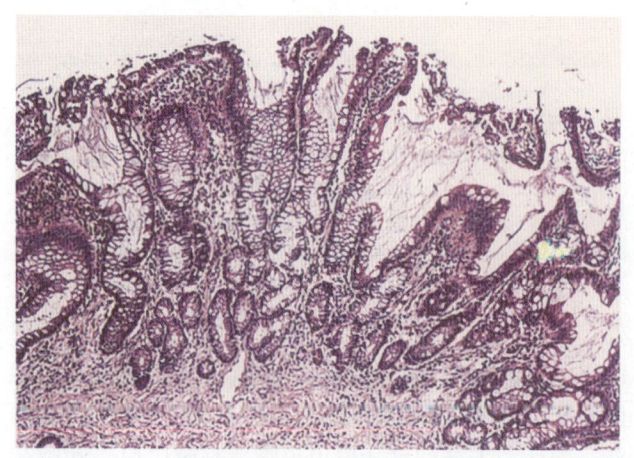

图 11.21 Crohn 病。结肠黏膜腺体明显变形，而腺体内黏液性内容物仍存在。

淋巴管扩张

CD 的又一显著特点是黏膜下淋巴管扩张（图 11.30），它常与水肿及淋巴组织增生同时存在。浆细胞、嗜酸性细胞和中性粒细胞可沿着扩张的淋巴管浸润。在疾病的进展期，水肿即被纤维化取代。

炎症浸润的类型

早期形态学改变包括肠壁全层浆细胞、巨噬细胞、肥大细胞、嗜酸性粒细胞和中性粒细胞的数量增加。黏膜下部腺体基底部淋巴-浆细胞浸润（图 11.31）。在活动性 IBD，可见中性粒细胞和单核细胞源源不断地从循环中进入炎症黏膜并通过上皮进入肠腔。肠上皮内中性粒细胞浸润形成所谓的隐窝炎。粒细胞在隐窝腔内聚集称隐窝脓肿（图 11.32）。疾病的不同阶段，水肿和（或）纤维化的程度不同（图 11.18）。炎症浸润也常围绕黏膜下层和浆膜的淋巴管和血管，并沿此穿透肌层。较密集的淋巴细胞聚集也常位于远离淋巴

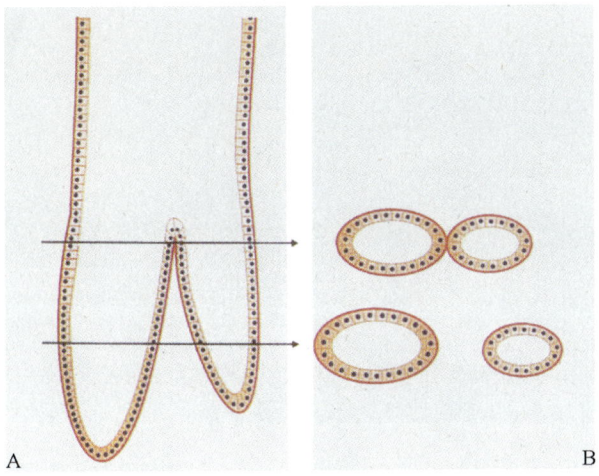

图 11.22 示意图表现再生隐窝的外观。**A**：当切面垂直于黏膜肌层时，再生性分支状隐窝相对容易辨认。可见一个又一个隐窝呈不规则分支状且常伴有慢性炎症的其他特点，如 Paneth 细胞化生或幽门化生。在仅见单个"分支状隐窝"时，诊断隐窝再生一定要小心，因为黏膜边缘也可出现分支。由于这个原因，一般在看到几个分支状隐窝成排出现时才做出诊断。**B**：横切面上识别隐窝是不是再生性的较为困难。提示隐窝再生性的线索包括通过同一水平切面的隐窝直径大小不一。另外，无明显细胞异型性的背靠背腺体也提示为再生。

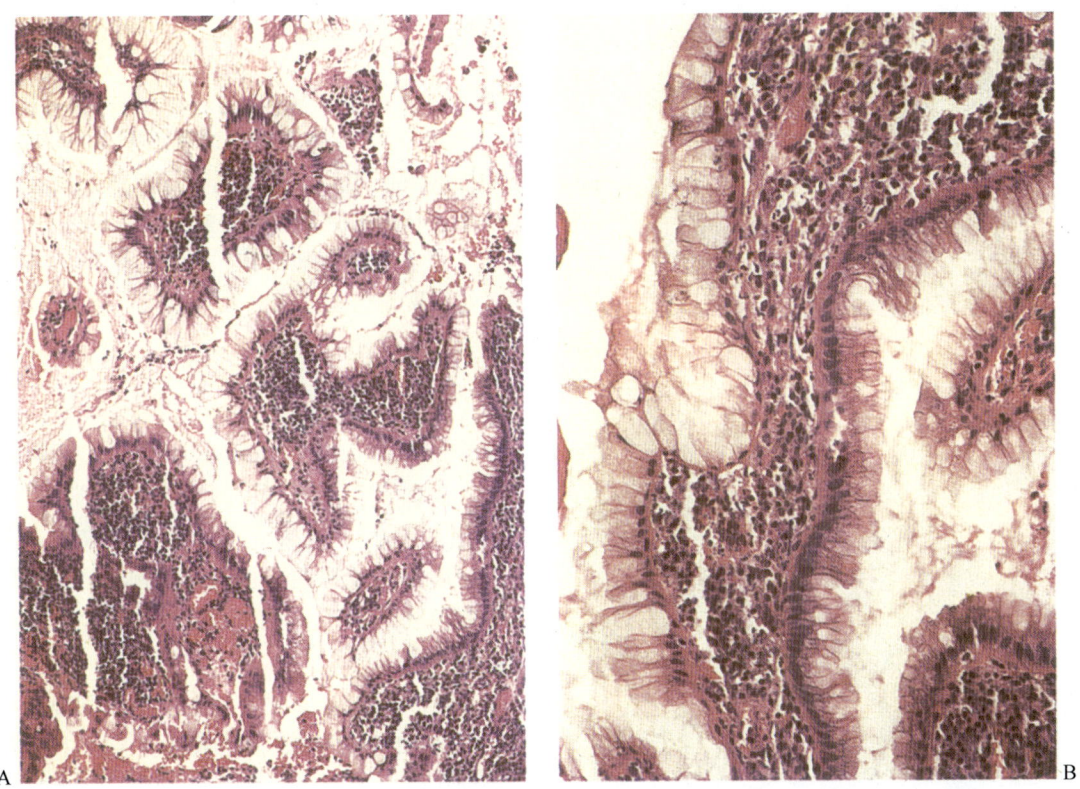

图 11.23 Crohn 病黏膜增生。**A**：末端回肠低倍镜照片显示横切面上复杂的腺体结构。这一形态表明切面横穿绒毛。绒毛的被覆细胞包括增生的杯状细胞。绒毛中心有致密的单核细胞浸润。**B**：高倍镜显示增生的杯状细胞（左）和较正常的杯状细胞（右）的交界处。

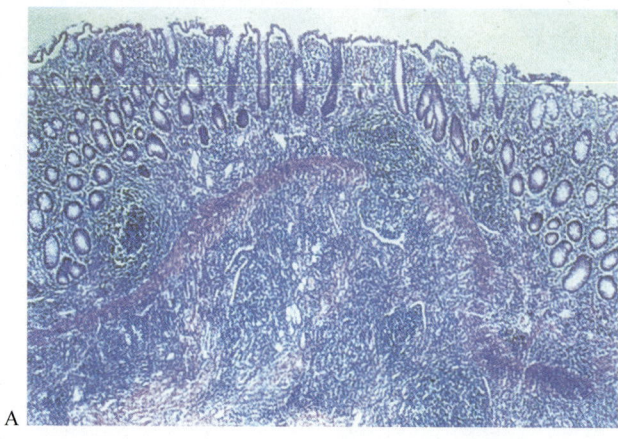
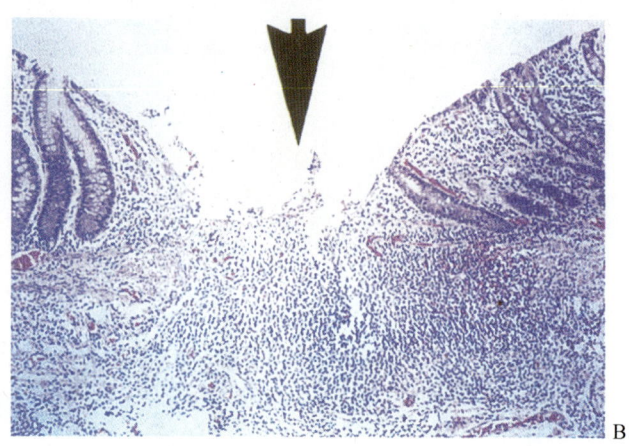
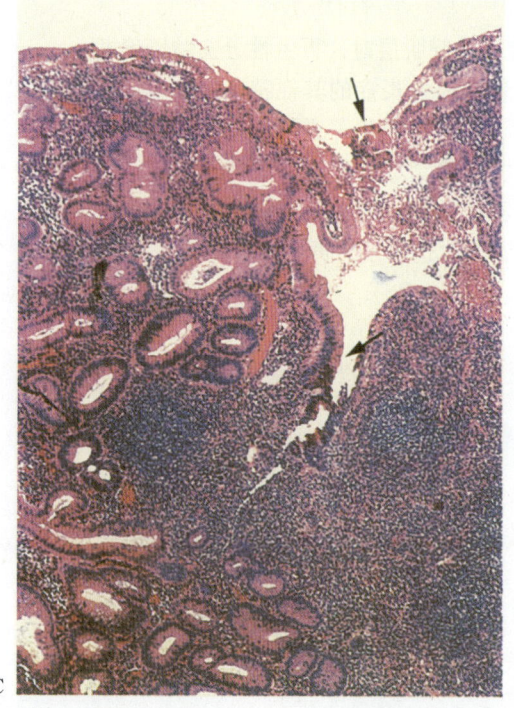

图 11.24 Crohn 病阿弗他溃疡的进展过程。**A**：结肠黏膜和黏膜下层明显的淋巴组织聚集，固有层单核细胞浸润，具有轻度再生现象。杯状细胞数量仍未减少。**B**：基底较宽的阿弗他溃疡（箭头）。**C**：阿弗他溃疡。溃疡位于淋巴组织聚集区上方。淋巴组织聚集区上方溃疡处可见炎性碎片（箭头）。溃疡两侧上皮呈再生改变。

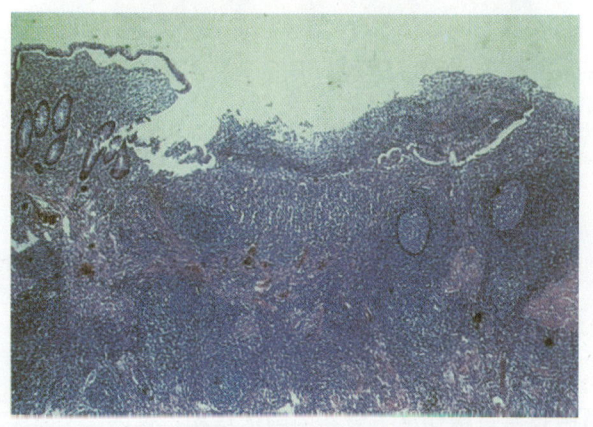

图 11.25 Crohn 病。阿弗他溃疡进一步扩展。炎症进一步蔓延，阿弗他溃疡扩展形成比图 11.24 中所示的更宽的溃疡。

管的黏膜下层或散在分布于肠壁全层（图 11.18）。

表面上皮下固有层内嗜酸性粒细胞和巨噬细胞数量增加（图 11.33）是 CD 的早期改变，但不具特异性。溃疡区域嗜酸性粒细胞脱颗粒，导致嗜酸性阳离子蛋白和组织蛋白酶 G 的沉积。这些蛋白将在炎症过程中发挥作用[97]。

黏膜和黏膜下肥大细胞增生和脱颗粒也是 UC 和 CD 固有的特征。黏膜肥大细胞与含 P 物质神经以及毛细血管、血管、Schwann 细胞、神经纤维、肌成纤维细胞和胶原纤维保持直接联系。它们也沿着上皮细胞分布，从而为神经和免疫系统的交流提供了解剖学基础。肥大细胞释放的炎性介质，包括原有的和新生成的，造成了 CD 的病生理改变[98]。肠黏膜固有层、

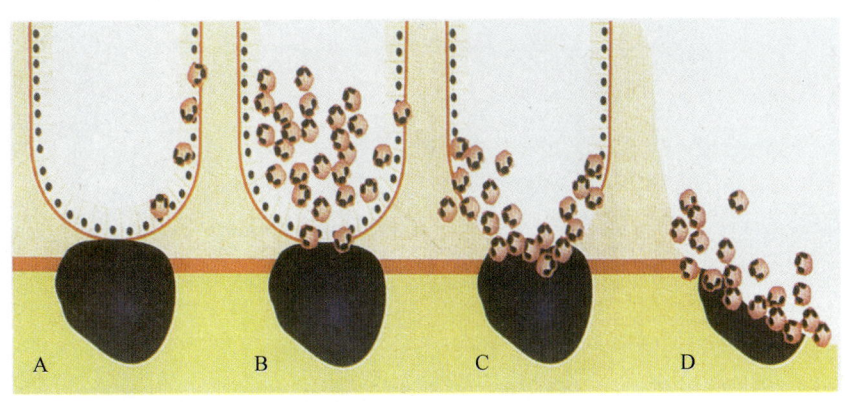

图 11.26 示意图概括阿弗他溃疡的发生。A：中性粒细胞浸润隐窝基底部上皮。B：大量中性粒细胞聚集。C：浸润的中性粒细胞释放的蛋白水解酶破坏位于淋巴滤泡上方的隐窝上皮。D：微小溃疡形成，最终导致隐窝结构破坏。

黏膜下层以及更深部的各层，甚至在基本正常的黏膜均可发生局灶水肿和炎症。

树突状细胞位于肉芽肿和裂隙附近。固有层巨噬细胞数量增加，在溃疡或裂隙底部呈带状分布，可能对通过缺损黏膜穿透胃肠壁的微生物介质或食物有清除作用。巨噬细胞聚集形成非干酪样肉芽肿。

淋巴组织聚集

淋巴组织聚集可形成生发中心，常位于黏膜-黏膜下层交界处。在缺乏肉芽肿时也可形成淋巴组织聚集，因此对于确诊 CD 淋巴组织聚集可能比肉芽肿更有帮助（图 11.18 和 11.34）。CD 和 UC 均可出现淋巴组织聚集，但如淋巴组织聚集位于黏膜下层或肠壁更深层且与黏膜肌层不相连时，以及淋巴组织聚集与黏膜下水肿或纤维化同时存在而黏膜尚完好时，诊断更倾向于 CD，而不是 UC。CD 的浆膜脂肪也常有显著的淋巴组织聚集。最后，末端回肠淋巴组织可增生，形成多个淋巴样息肉。

肉芽肿

致密的结节病样肉芽肿是诊断 CD 的要素（图 11.35 和 11.36），也是区别 CD 和 UC 的可靠的组织病理学标准。当在不太可能发生异物肉芽肿的远离溃疡的组织中发现肉芽肿时，这种肉芽肿才特别有诊断意义。虽然肉芽肿是诊断 CD 的有益指征，但是也可见于其他病变中（表 11.9）。

表 11.9　肠道肉芽肿的鉴别诊断

黏液肉芽肿
细菌感染
弯曲菌
耶尔森菌
沙门菌
志贺菌
大肠杆菌
结核分枝杆菌
奈瑟球菌
难辨梭状芽胞杆菌
苍白螺旋体
真菌感染
衣原体感染
结节病
Crohn 病
Hermansky-Pudlak 综合征
憩室病

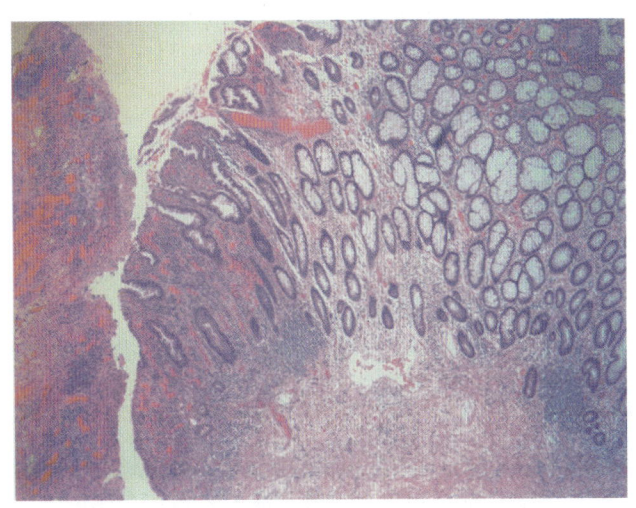

图 11.27　Crohn 病溃疡。深的刀劈样溃疡。

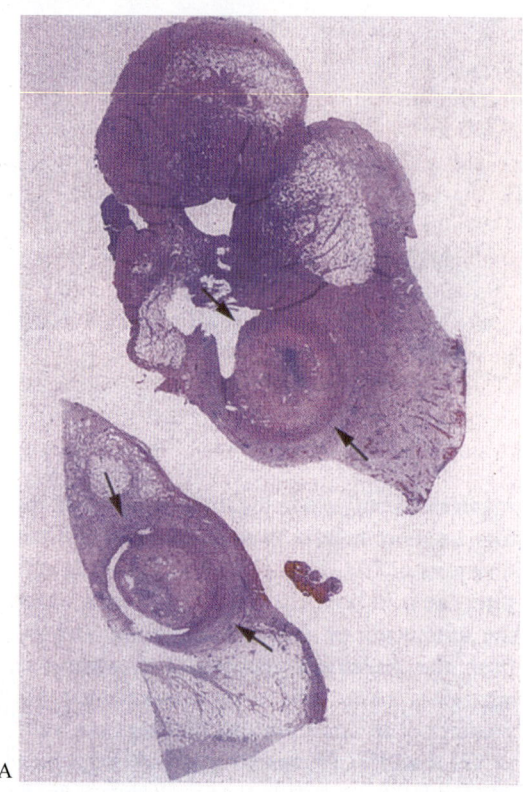
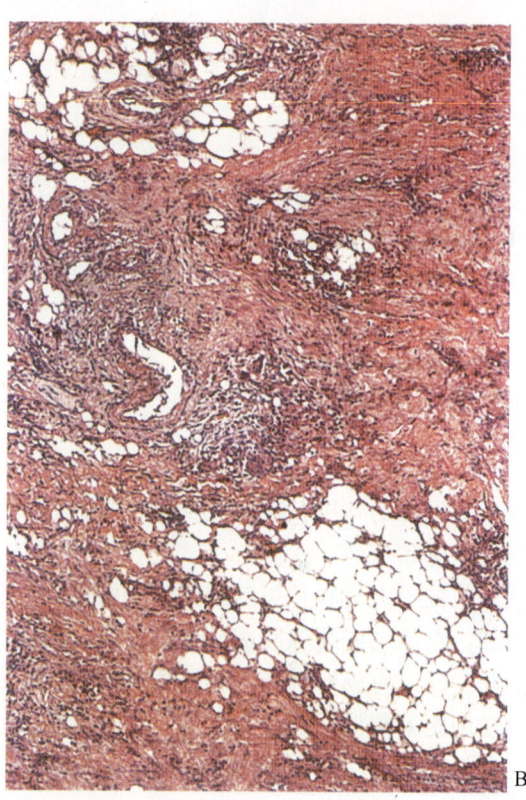

图 11.28　Crohn 病透壁性炎。**A**：阑尾横切面显示明显的阑尾周围炎。患者出现右下腹包块（炎性假瘤）。箭头所指即阑尾的轮廓。**B**：显著的黏膜下炎症伴纤维瘢痕形成。

病理医师在活检组织中诊断肉芽肿时应当谨慎。隐窝破裂释放黏液进入固有层，刺激黏液性肉芽肿形成（图 11.37）。黏液肉芽肿内可含成熟的巨噬细胞和异物型巨细胞。大量的巨细胞、与穿孔隐窝之间的联系和隐窝穿孔的方向（图 11.37），以及黏液染色阳性等特点，有助于识别黏液性肉芽肿。黏液性肉芽肿不是 CD 的特异性表现，它可以发生在任何能引起隐窝破坏、上皮细胞缺失的病变中，包括 UC。

不同报道中 CD 肉芽肿的检出频率差别明显。产生差别的原因可能包括诊断肉芽肿的标准不同；是否

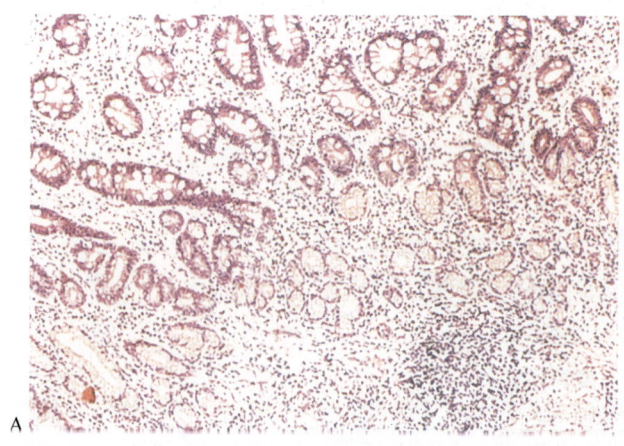
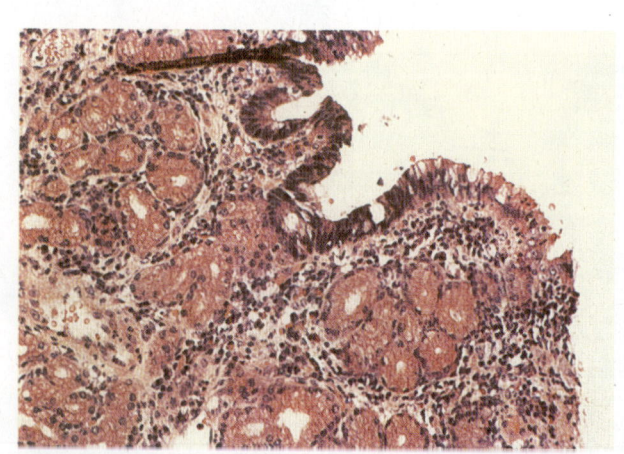

图 11.29　回肠幽门化生。**A**：低倍镜显示增厚黏膜的基底部。显著的幽门腺位于肠上皮以下黏膜肌层以上。**B**：高倍镜显示不同病例中的幽门腺化生，幽门腺聚集在黏膜基底部。图片中央可见幽门腺与活跃的再生隐窝相连。

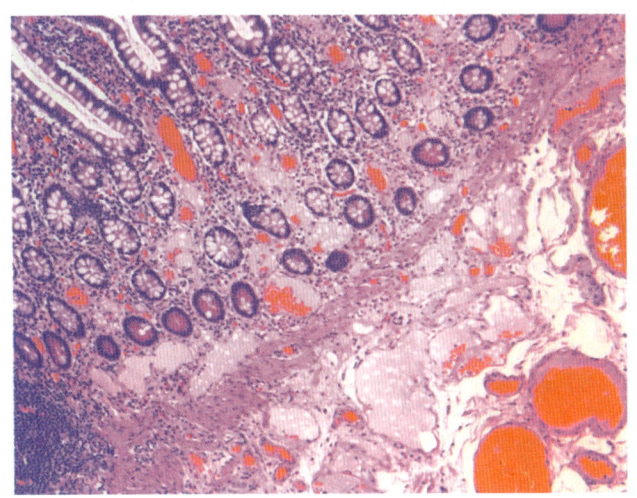

图 11.30 Crohn 病淋巴管扩张。Crohn 病患者回肠切面显示黏膜深部和黏膜下层淋巴管高度扩张。

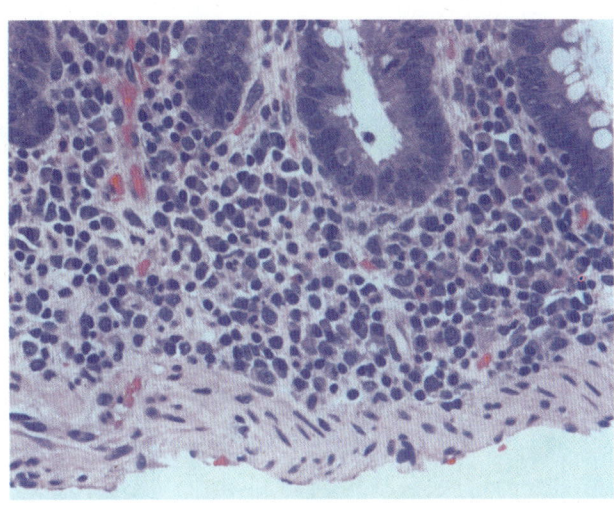

图 11.31 炎症性肠病基底部浆细胞增多。黏膜深部固有膜内可见大量浆细胞以及散在的淋巴细胞和嗜酸性粒细胞。

将孤立的巨细胞归为肉芽肿；活检组织的数量；以及检查的切片数量。50%～87%的结肠切除标本、15%～36%的结肠镜活检标本和20%～38%的区域淋巴结中可发现肉芽肿[87, 99, 100]。若 CD 肉芽肿没有出现在肠壁组织中，一般也不会累及区域淋巴结。

有时肉芽肿相当小（微小肉芽肿）。微小肉芽肿仅由几个组织细胞构成，容易被忽略（图 11.36）。有研究显示，16%的肉芽肿很小，以至于 90 张连续切片中仅有 6 张切片可见。13%的患者黏膜或黏膜下可看到孤立性巨细胞[99]。

与结肠相比，回肠很少出现肉芽肿。自回肠起，肉芽肿数量持续增加，在直肠数量达最多[101]。肉芽肿也出现在其他各种组织和器官，包括淋巴结、胰腺、肠系膜、腹膜、肝、肺、肾，偶尔也发生于骨、关节和骨骼肌。肉芽肿的存在不表示疾病处于活动期，也不影响术后的复发率。

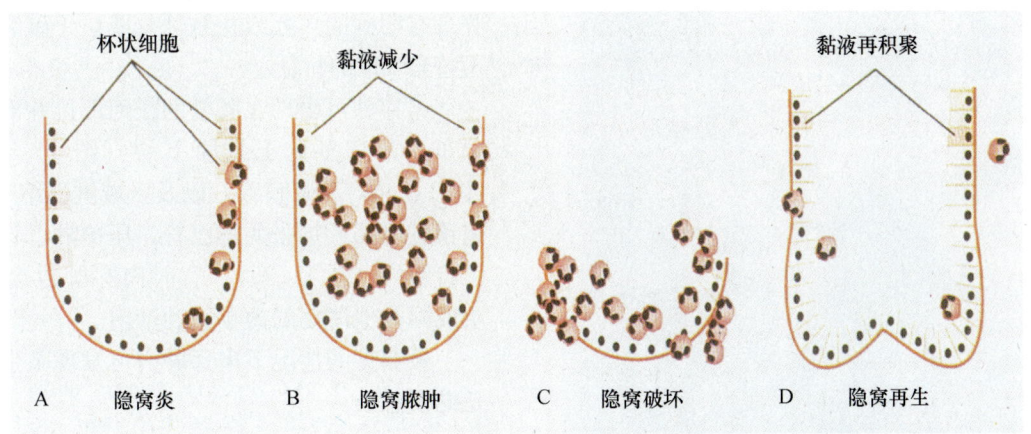

图 11.32 示意图表示炎症性肠病中不同类型的急性炎症。A：当中性粒细胞浸润上皮但未引起上皮破坏时，病变称为隐窝炎。B：大量中性粒细胞浸润腺腔，病变称为隐窝脓肿。C：因为中性粒细胞包含大量的溶酶体酶，它们破坏隐窝，造成急性炎症蔓延至周围的固有层，这种病变有时被称为隐窝疝。D：隐窝上皮再生，上述病变被及时清除。上皮细胞向上迁移，上皮细胞内黏液重新聚集。该期可存在数量不等的中性粒细胞。

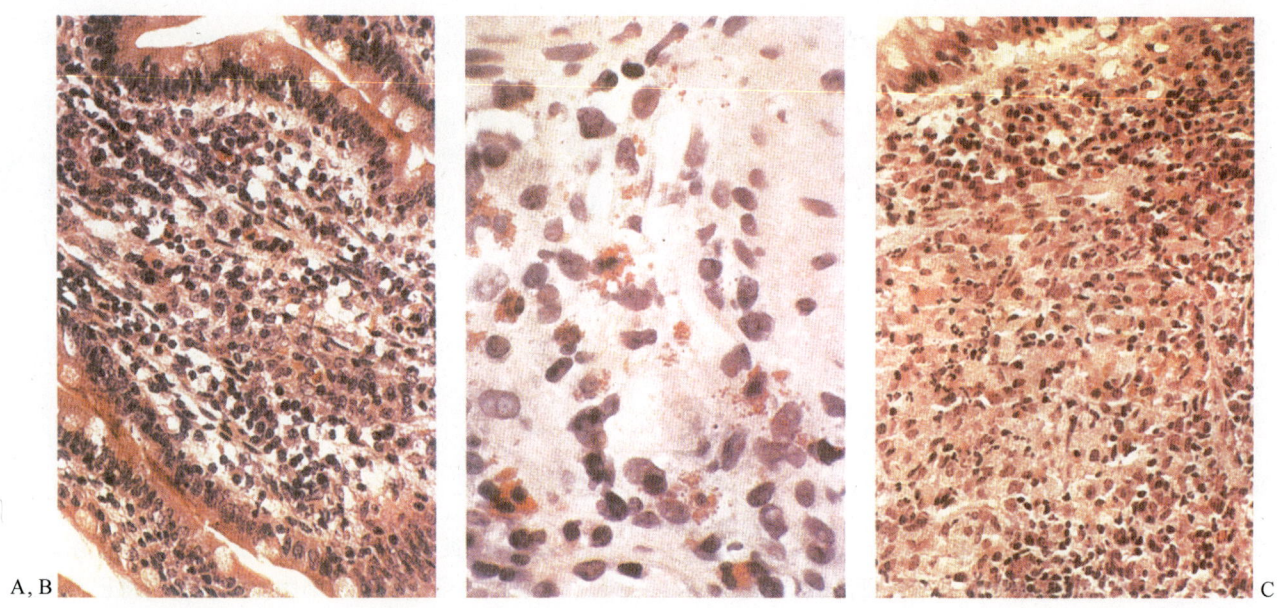

图 11.33　Crohn 病的炎症。**A**：以淋巴细胞和浆细胞为主的明显的单核细胞浸润。上皮内淋巴细胞轻度增多。**B**：固有层可见大量嗜酸性细胞和具有明显红色胞浆的肥大细胞。这些细胞脱颗粒活跃。**C**：局灶组织细胞聚集，周围包绕淋巴细胞、浆细胞和嗜酸性粒细胞。

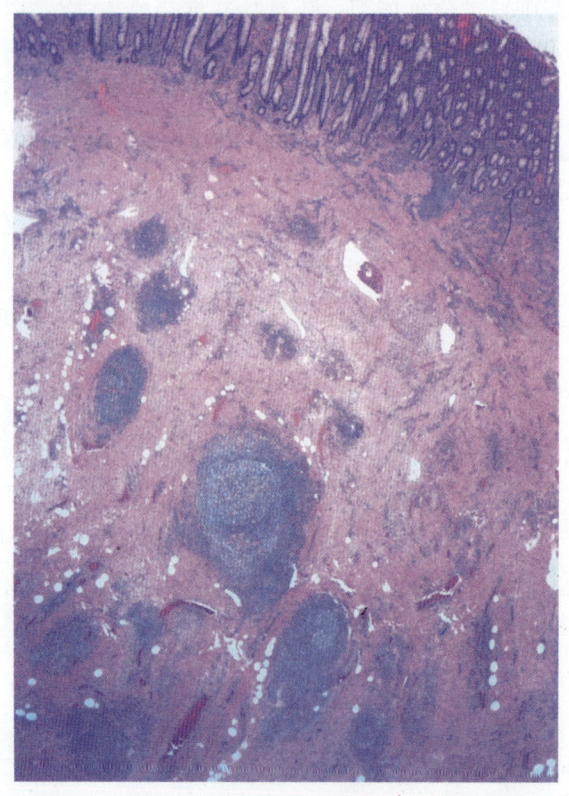

图 11.34　Crohn 病。炎症蔓延至肠壁全层。黏膜下层和肌层明显淋巴组织聚集。

肉芽肿由少量局限性、结构完整、疏松或较致密的上皮样组织细胞聚集而成，伴或不伴有 Langhans 巨细胞，周围常有淋巴细胞套围绕（图 11.35 和 11.36）。肉芽肿结节中央也含有 T 淋巴细胞和树突状细胞。陈旧性病变可显示不同程度的玻璃样变和纤维化。肉芽肿可能数量众多，也可能很难找到。肉芽肿具有明确的坏死或化脓灶，或位于破裂隐窝边缘都不符合 CD 的特征。

肉芽肿可出现在肠壁的任何部位并沿血管和神经分布，尤其多见于黏膜下层（图 11.35）、黏膜层（图 11.36）和浆膜下，以及区域淋巴结（图 11.38）。肉芽肿可邻近扩张的淋巴管，压迫淋巴管壁或突入淋巴管腔内（图 11.39）。有时肉芽肿也会出现在固有层或阿弗他溃疡的微小脓肿壁内。

极罕见的情况下肉芽肿内可发现微生物，这可能是继发感染。

血管病变

有人推测 CD 是由潜在的血管病变引起的。病变的本质实际上是退行性或炎症性病变。大约 5% 的患者发生闭塞性动脉内膜炎、慢性静脉炎和其他血管病

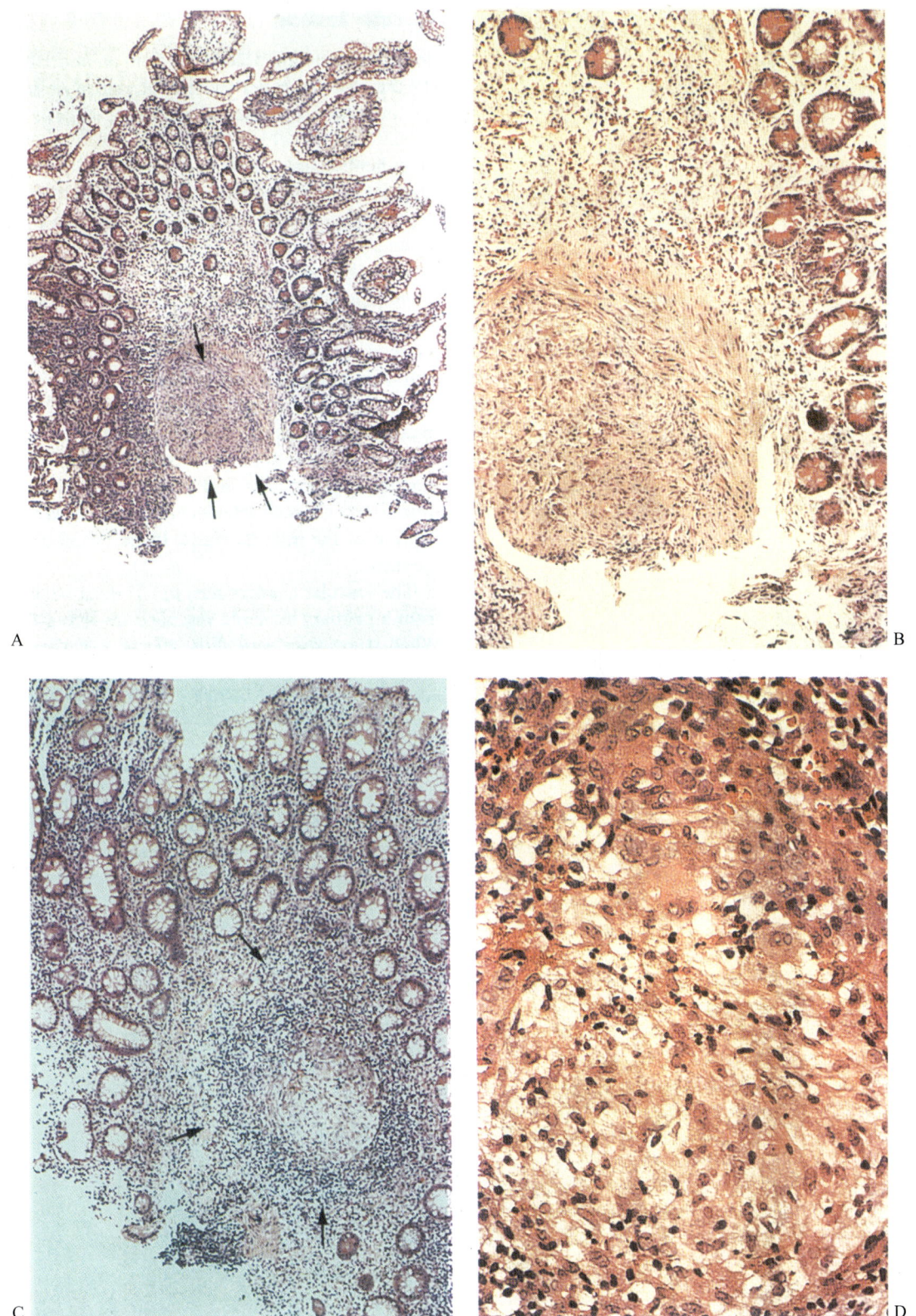

图 11.35 Crohn 病患者黏膜活检标本中的肉芽肿。A 和 B 来自回肠末端，紧邻黏膜肌层下方可见明显的肉芽肿。**A**：低倍镜下呈明显结节状分布的肉芽肿（箭头）。标本左下角的单核细胞浸润较标本其余处更密集。**B**：高倍镜显示上皮基底部的肉芽肿。C 和 D 显示结肠活检标本中明显的肉芽肿。C 图中的被覆上皮有再生现象。肉芽肿被致密的淋巴细胞套包绕（箭头）。**D**：高倍镜显示肉芽肿。

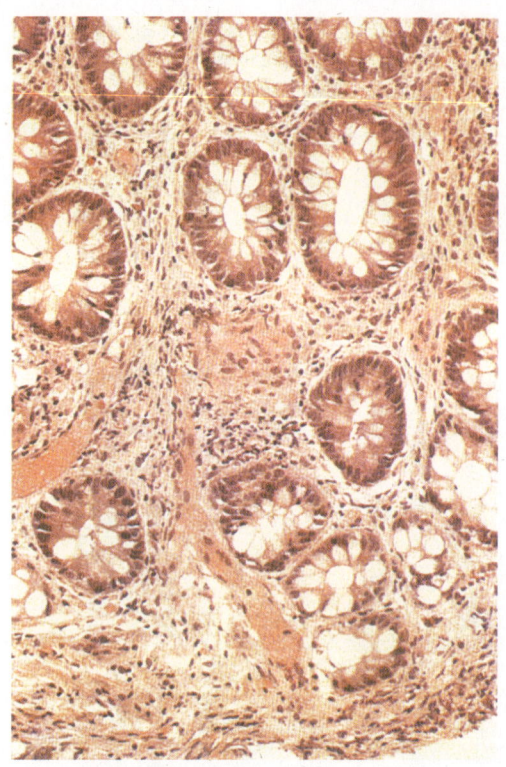

图 11.36　Crohn 病患者结肠活检中的微小肉芽肿。注意位于黏膜基底部的致密的组织细胞肉芽肿。病灶周边的腺体轻度再生。

变（图 11.40 和 11.41）。闭塞性病变包括内膜增生、内膜下纤维化、中膜肥厚、中膜纤维化和外膜纤维化，所有这些变化均不伴显著的炎细胞成分。动脉退行性病变可因内弹力膜增生伴中膜肥厚而使管腔狭窄。静脉病变特点为不规则血管硬化伴纤维组织、弹力组织和肌性组织增生而导致的管壁增厚。

炎症性病变包括血管周围炎症以及与闭塞性血管病变有关的慢性炎症和（或）肉芽肿细胞浸润。淋巴细胞和浆细胞浸润小动脉或微动脉管壁的一层或多层结构，导致内弹力纤维断裂。很少形成血栓。

必须将 CD 血管病变和原发性系统性血管炎累及胃肠道区别开。当原发性血管炎发生于 CD 患者时，肠外表现常较明显。

神经病变

CD 患者的自主神经丛常增生。黏膜、黏膜下层和肌层可出现异常的、不规则纺锤形的大神经束和神经干（图 11.42 和 11.43），其中也常包括增生的神经节细胞。偶可见显著的丛状神经瘤样增生伴扭曲的厚壁小血管。神经纤维的血管活性肠肽（VIP）和 P 物质[102]含量增多。它们表达 MHC I 类抗原[103]，因

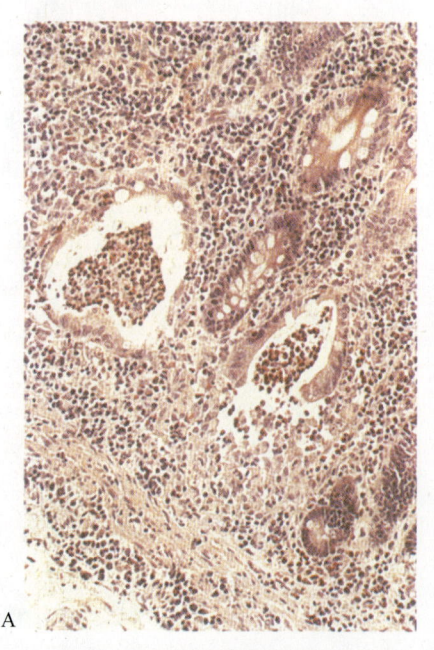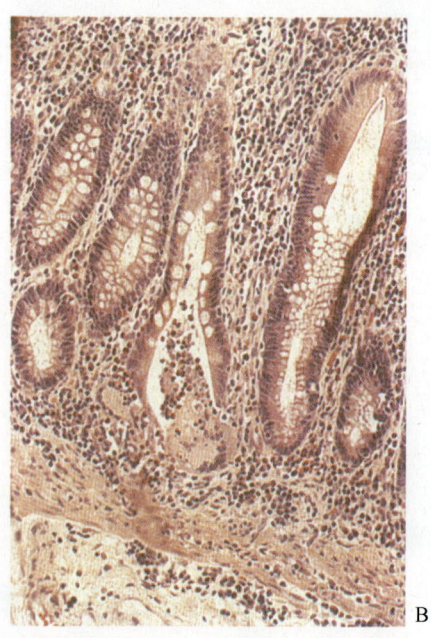

图 11.37　溃疡性结肠炎患者黏膜活检标本中的早期黏液性肉芽肿。标本显示基底部浆细胞明显增多，B 图中更明显。**A**：可见数个隐窝脓肿。位于右侧的脓肿已经破裂并突出蔓延至周围的固有层中，脓肿破裂处组织细胞聚集。**B**：一个破裂的隐窝旁可见两个与之相连的巨细胞夹杂在凋亡细胞碎片和渗出的炎细胞之间。这些病变与 Crohn 病的微小肉芽肿有着完全不同的表现。请将此图与图 11.36 对比。

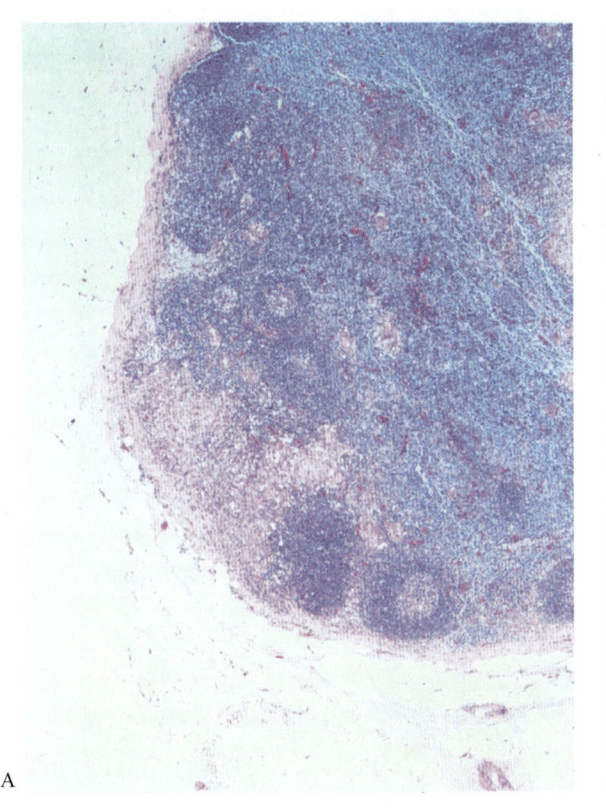 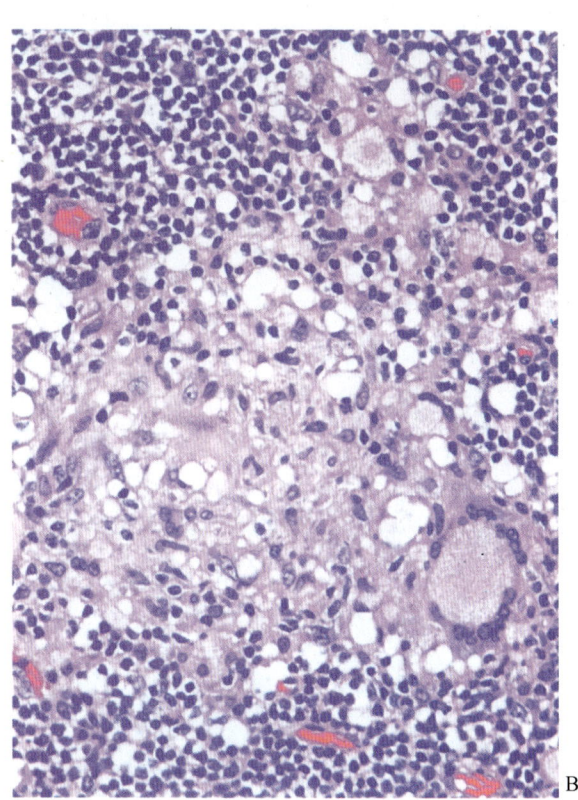

图 11.38　Crohn 病的肉芽肿性淋巴结炎。**A**：Crohn 病患者肠周淋巴结可见内大量致密的非坏死性肉芽肿。**B**：高倍镜显示致密的结节病样肉芽肿。多核巨细胞位于右下。

此这种异常的神经常有肥大细胞、淋巴细胞和浆细胞（图 11.42 和 11.43）浸润。亦可有广泛的神经轴索和树突膨大变性。

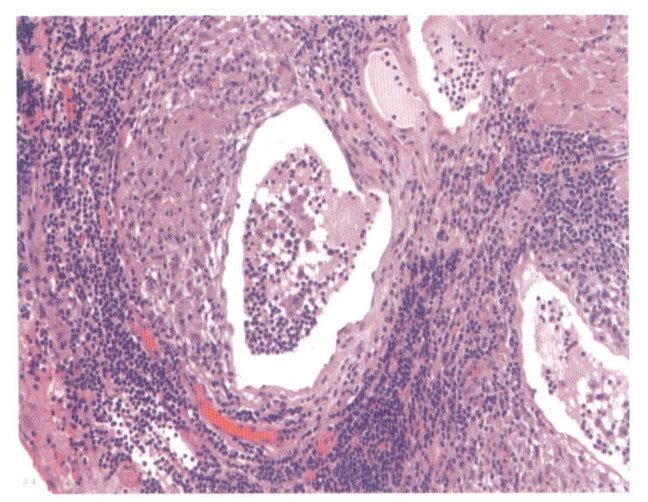

图 11.39　Crohn 病肉芽肿。肉芽肿位于黏膜下扩张的淋巴管旁。Crohn 病肉芽肿一般多邻近淋巴管。

狭窄

形成狭窄是 CD 的特征，尤其是发生在小肠者。狭窄是由肠壁成纤维细胞增生和胶原沉积所致（图 11.44）。纤维化沿着淋巴管和血管蔓延，并常累及浆膜和结肠周围组织。硬化性淋巴管炎、增生性静脉内膜炎和动脉内膜炎是多种炎症和纤维化病变的最终结局。

一些 CD 患者在狭窄区域出现明显的息肉样病变。病变由增生的血管、神经和肌组织构成，有时被称为神经肌肉性错构瘤。肉眼可见簇状的广基息肉覆盖于正常黏膜表面。尽管病变被称作错构瘤，但实际上这极有可能一种修复性病变（图 11.45）。

假息肉

CD 的息肉样病变有几类。一种仅由炎症和再生性组织构成（图 11.46 和 11.47）。这些指状息肉可见于小肠和大肠，包含有肉芽组织和不同程度的炎

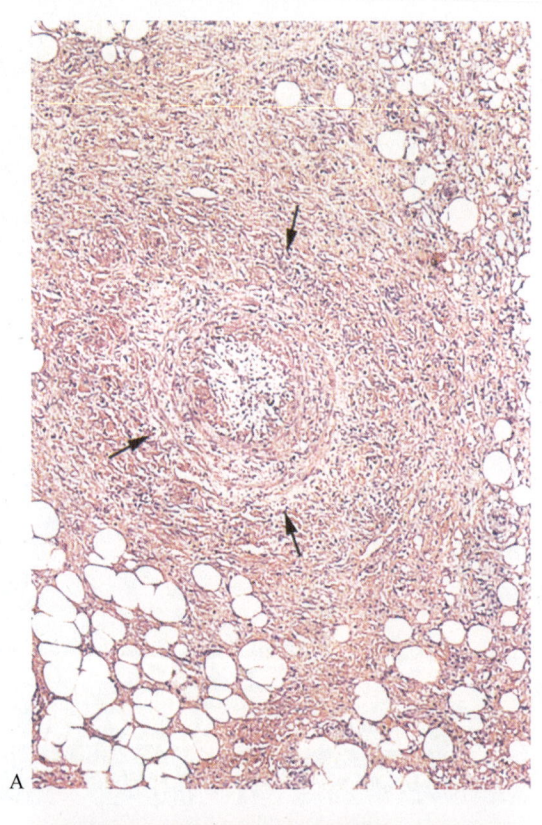
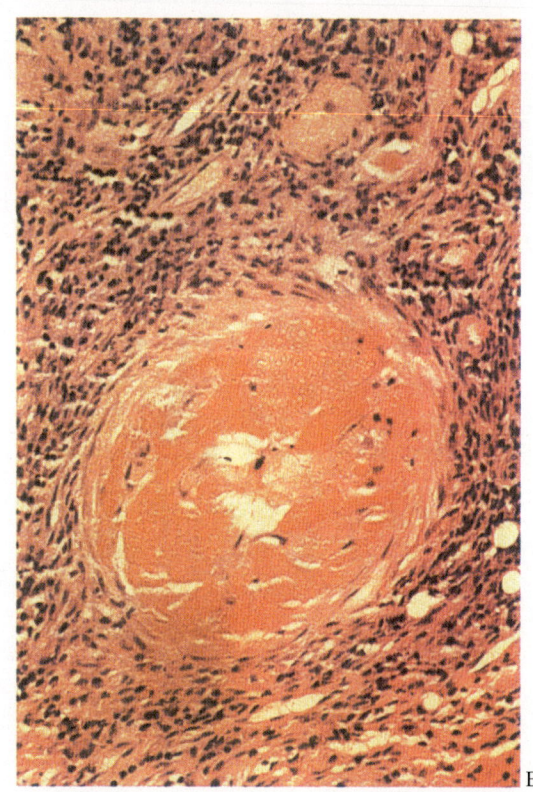
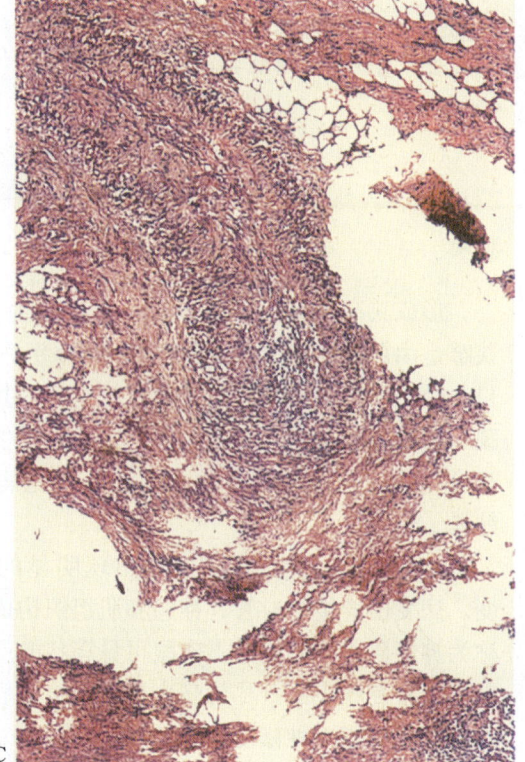

图 11.40　Crohn 病血管炎。**A**：Crohn 病患者黏膜下层血管硬化伴轻度同心圆性纤维化。血管壁少量炎细胞浸润（箭头）。内膜增厚。**B**：小血管轻度硬化，其中可见一刚开始机化的血栓。**C**：黏膜下血管呈明显的慢性血管炎。单核细胞弥漫浸润血管壁全层。

和融合并形成蜂窝状结构（图11.48）。它们包含炎性黏膜伴黏膜内出血和纤维化（图11.48）。固有层和表面上皮内大量的浆细胞、嗜酸性细胞、淋巴细胞和中性粒细胞浸润。中性粒细胞有时形成隐窝脓肿。可见肉芽肿，也可见糜烂、肉芽组织和幽门腺化生。固有层由小血管、疏松结缔组织和由黏膜肌层伸入的平滑肌纤维组成。

上皮误位

CD患者切除标本中出现上皮误位并不少见。当累及小肠或结肠时分别称为深在性囊肿性小肠炎或深在性囊肿性结肠炎（图11.49）。深在性囊肿性小肠炎比深在性囊肿性结肠炎相对少见。上皮误位是由于黏膜溃疡或CD患者常出现的黏膜微小憩室形成后，上皮种植到黏膜下层、肌层或浆膜所致。溃疡黏膜再生修复造成分离的上皮被埋入黏膜下，并最终形成完全被黏膜衬覆的囊肿（图11.49）。误位上皮也可能来源于重新被上皮覆盖的裂隙或瘘管。误位上皮经常发生囊性扩张，囊内潴留大量黏液。

大体上，肠壁增厚，肠壁切面可见多个黏膜下囊性空腔。囊性空腔因含黏液性内容物而闪亮易见。病变上方的黏膜常为活动期或愈合期CD的组织学表现。组织学上，黏膜下层、肌层和浆膜可见充满黏液的囊腔。囊壁内衬立方到柱状上皮，上皮内含大量杯状细胞、肠上皮细胞和Paneth细胞，周围均有正常的固有膜组织支持。有时囊内大量黏液潴留可导致囊壁衬覆上皮受压萎缩而消失。

有时很难确定误位上皮是浸润性黏液癌或仅仅是

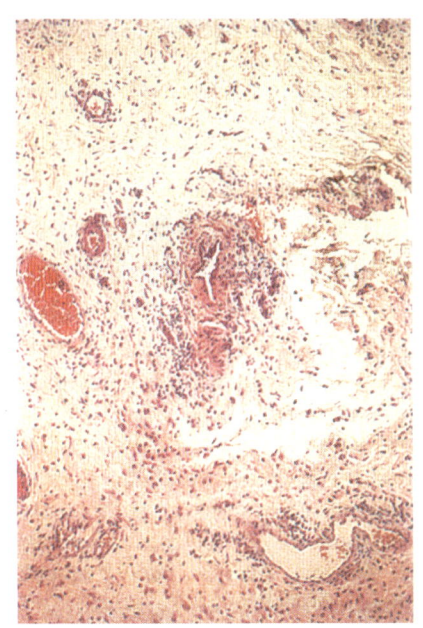

图11.41　Crohn病血管炎。并不是所有的血管炎病例的病理表现都和图11.40中描述的一样显著。该CD患者仅有轻微的血管炎症。在严重的溃疡性结肠炎患者也可见到这些病变，因此这些改变表明两者在组织学上有重叠。

症，有时表面被覆再生上皮。有时假息肉可在内镜下切除。其他类型的息肉包含黏膜、黏膜肌层、黏膜下层水肿、黏膜下层纤维化和平滑肌增生。这些息肉是残留的黏膜岛。

组织学上，巨大的假息肉结构复杂，常发生分支

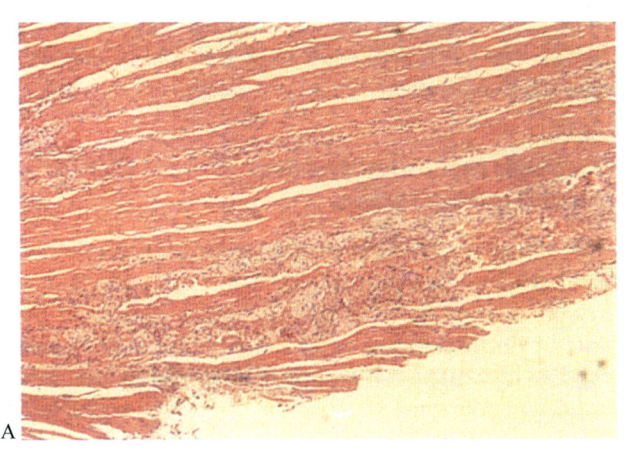 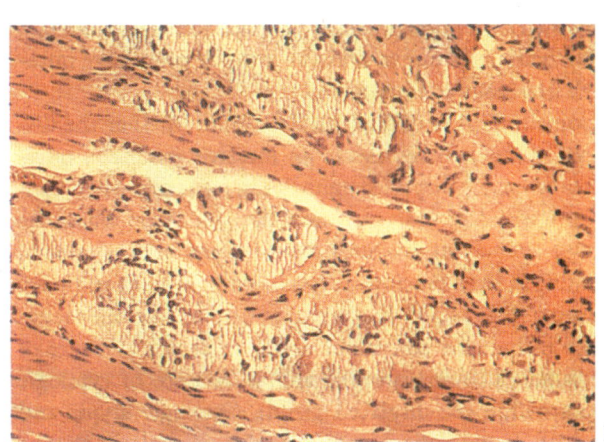

图11.42　Crohn病神经增生。A：低倍镜显示肌层内明显的神经节和神经支持成分。B：高倍视野。

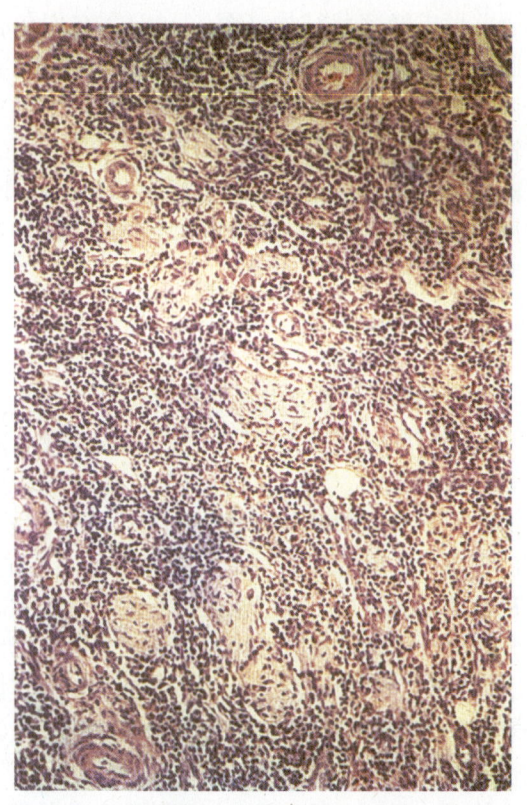

图 11.43 Crohn 病黏膜下层炎症。图片取自黏膜下层中部，显示密集的单核细胞浸润和大量增生的神经结构的断面。

误位上皮，尤其当腺体周围没有固有膜包绕或良性上皮产生大量黏液形成大的黏液囊腔而几乎不见上皮成分时（图 11.50）。有助于除外恶性的特点包括缺乏结缔组织增生，腺体周围可见固有膜，以及误位的腺体没有细胞异型性。浸润性癌，特别是非黏液性浸润癌的特点是细胞具有异型性以及成角的、形状不规则的腺体周围有结缔组织增生。

对有些些病例来说，几乎无法将误位上皮和浸润癌区别开。有时仔细取材和检查表面上皮有助于解决诊断难题。如果表面上皮出现异型增生则加大了病变为浸润性癌的可能性。

浆膜和肠系膜病变

由于浆膜下脂肪组织增生、水肿、纤维化、急慢性炎症和肉芽肿形成等常常导致浆膜下明显增厚。结节状淋巴组织聚集非常常见，肉眼与浆膜粟粒性肉芽肿相似。浆膜表面可能覆盖有纤维素性沉积物或纤维脓性渗出物。肠系膜的病变和浆膜病变相同。引流淋巴结常增大，其内常含脂肪肉芽肿。

表浅型 Crohn 病

表浅型 CD 显微镜下特点有典型的 CD 中可见的跳跃性的阿弗他溃疡、裂隙、黏膜肌层肥厚和黏膜下神经组织伴结节状淋巴组织聚集及肉芽肿。然而，Crohn 型炎症性病变仅限于黏膜和黏膜下层。显微镜下没有或很少出现透壁性炎症，裂隙也不会超过黏膜下层。邻近肌层的浆膜下很少出现淋巴小结。诊断需依据同一切除标本中其他肠段存在典型的 CD 表现。

不论受累肠段的长短，表浅型 CD 患者均可有水样腹泻症状。少数患者出现梗阻或狭窄症状，但这类患者的外科切除标本中一般可见不同肠段有透壁性 CD。黏膜肉眼呈鹅卵石样外观，不过结节比经典 CD 的结节更小、更弥漫。肠壁薄且柔软，而不是又厚又硬。

近端胃肠道病变的组织学特点

近端小肠绒毛的变化多样，可正常、完全消失或黏膜变平并被覆伴大量中性粒细胞浸润的表面上皮。黏膜扁平区近旁组织可基本正常。在十二指肠，最严重的病变发生在 Treitz 韧带近侧端。黏膜层可有隐窝脓肿、糜烂、肉芽组织、幽门化生、数量增多的浆细胞及中性粒细胞，常无肉芽肿。当仅有微小病变时可见急性炎症，表现为固有层和表面上皮中灶状中性粒细胞聚集。表面细胞可呈正常、立方状或完全扁平等各种形态。部分细胞空泡变，而另一些细胞甚至呈巨幼细胞形态，推测可能是由于合并维生素缺乏所致。上皮内淋巴细胞可轻度增加，但是数量没有典型的乳糜泻那么多。上皮内常有大量中性粒细胞浸润。有时于淋巴细胞和浆细胞炎症背景中可见非干酪样肉芽肿。活检正常不能排除 CD 的可能性，因为炎症通常呈斑片状分布。

75% 的 CD 患者胃活检显示不同程度的异常[104, 105]。最常见的改变是胃小凹和腺体中灶状炎细胞浸润（图 11.51）。浸润细胞包括中性粒细胞、T 细胞和不同数量的组织细胞。局灶炎症浸润腺颈部和深部的腺体，炎症在胃窦部比在胃体部更常见。另外，9%~16% 的患者可见肉芽肿[104, 105]（图 11.51）。

主要的鉴别诊断是幽门螺杆菌胃炎。幽门螺杆菌胃炎也表现为慢性活动性炎症，但是浸润细胞几乎

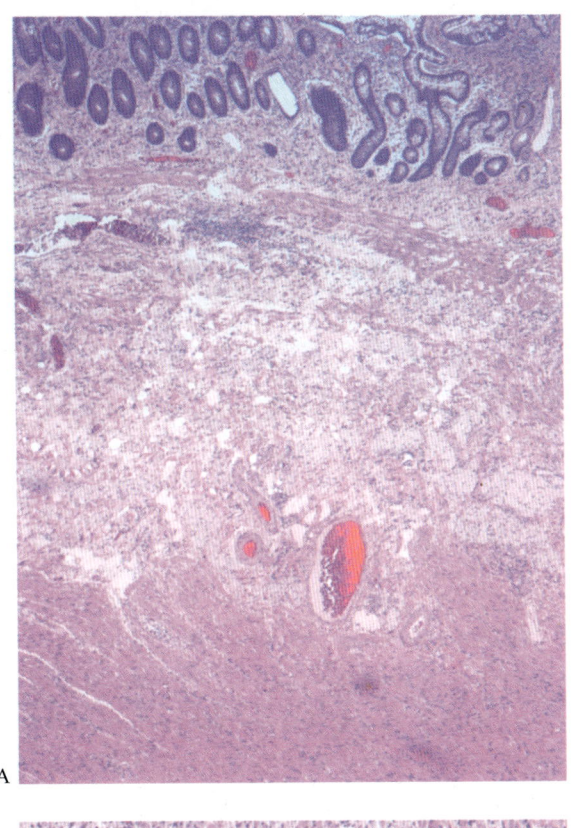
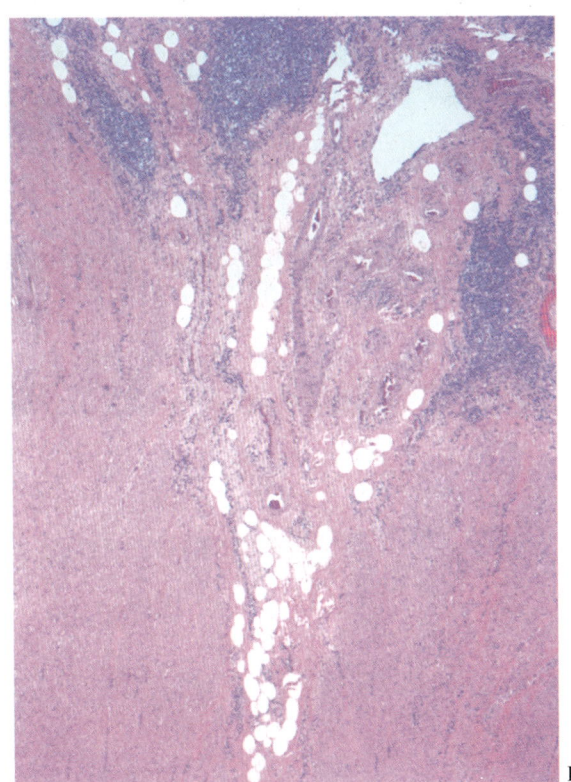
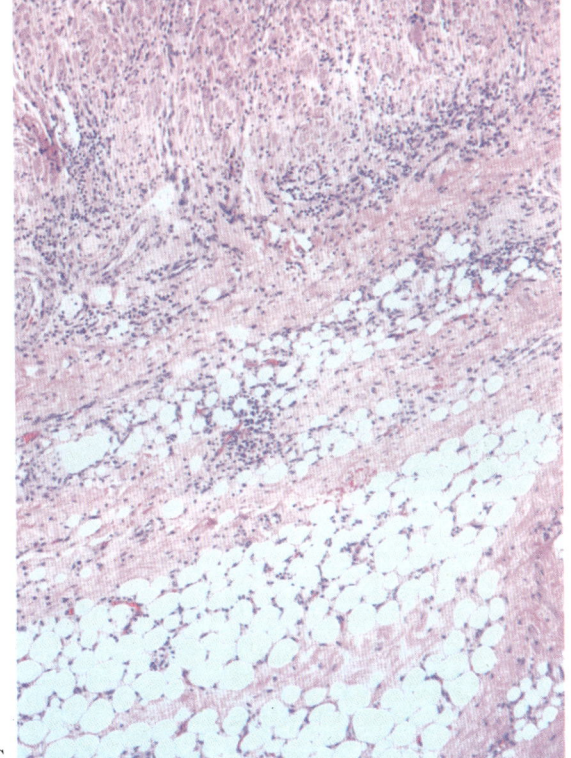

图 11.44 Crohn 病肠狭窄。**A**：黏膜下明显纤维化。另外，黏膜下层神经组织显著增生。**B**：纤维化沿着管状结构蔓延至结肠的肌层。**C**：浆膜也可见纤维化。

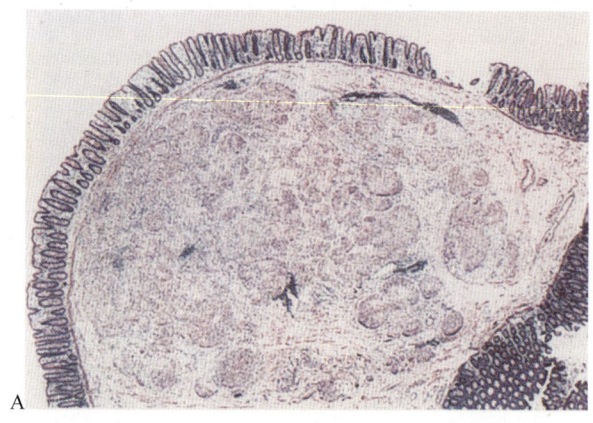
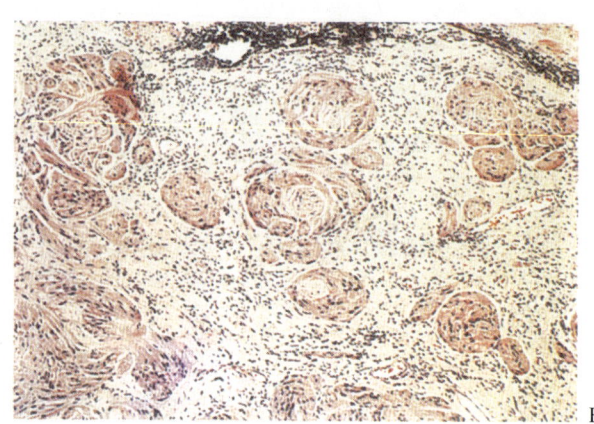
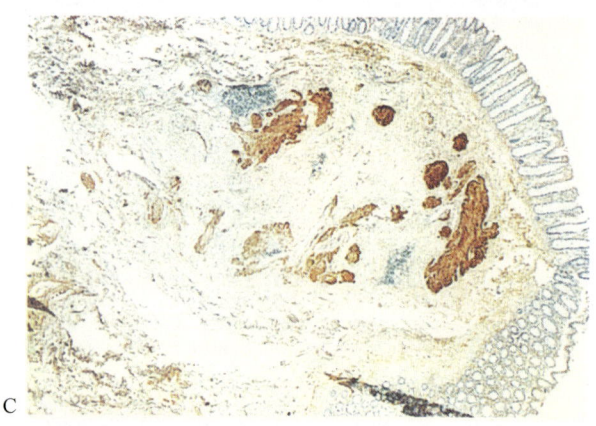

图 11.45　Crohn 病（CD）反应性神经组织增生。**A**：CD 患者结肠息肉样病变的低倍镜显示神经纤维和成纤维细胞显著增生，排列成明显的漩涡状束。**B**：高倍镜显示束状结构。**C**：S100 染色显示神经成分。

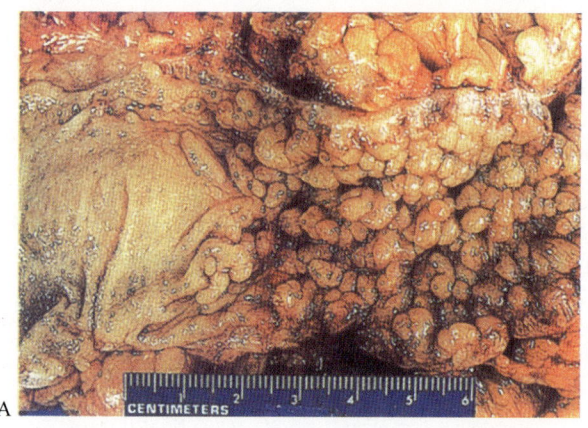
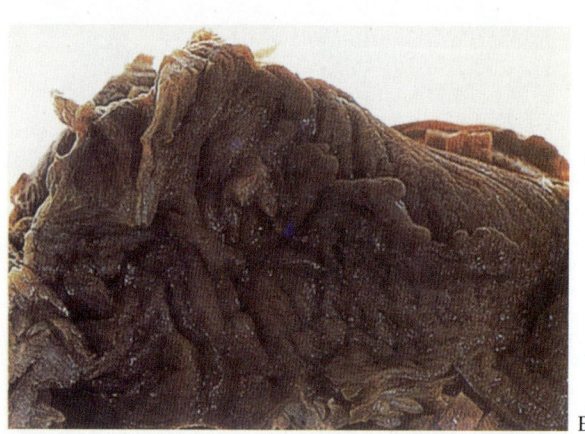
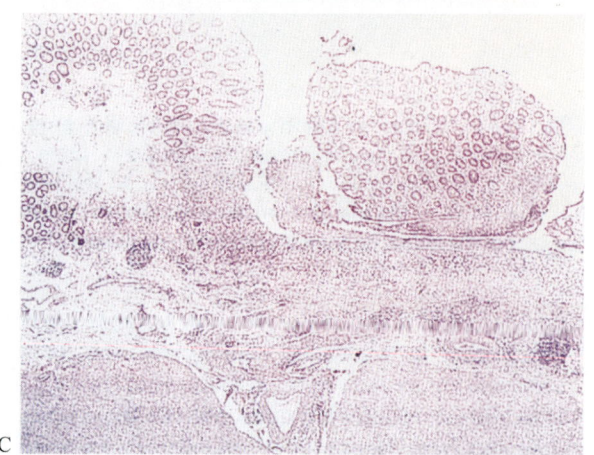

图 11.46　Crohn 病。**A**：多个炎性假息肉。相邻的黏膜基本上正常。**B**：丝状息肉。黏膜可见多个长数厘米、发自黏膜表面的指状突起。**C**：假息肉基本上由残留的、大致正常的结肠黏膜构成，覆盖于溃疡上。

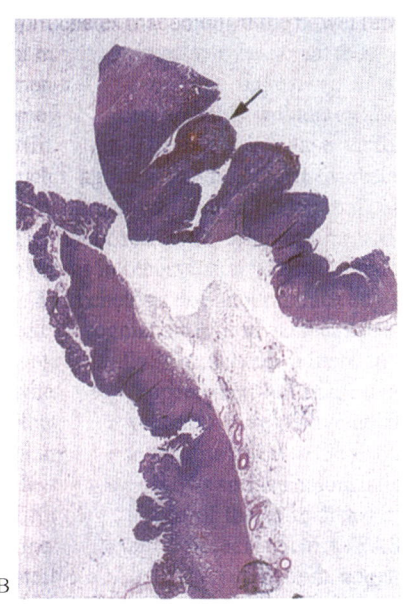 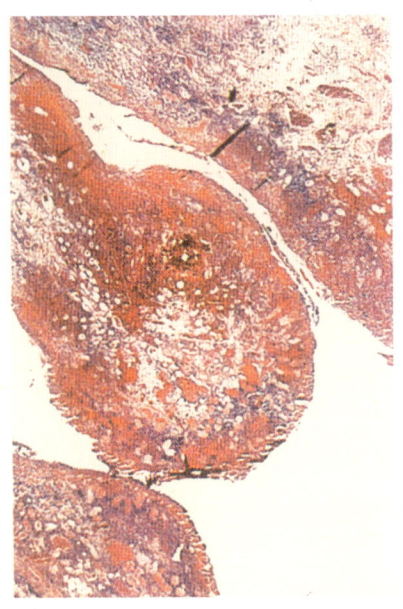 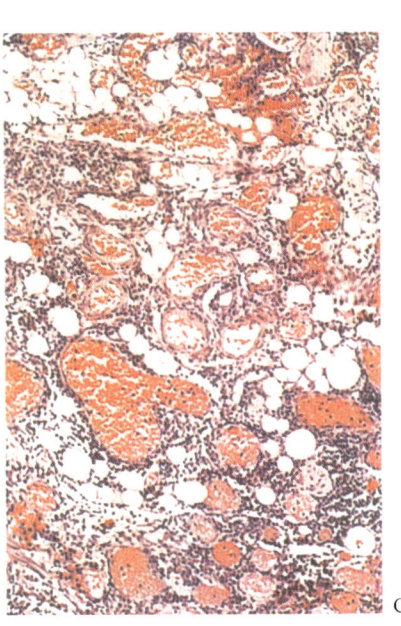

图 11.47　炎性假息肉。**A**：本图中的炎性假息肉与图 11.46 中的不同在于它们是残留的黏膜和黏膜下层岛。息肉有明显的黏膜下层轴心。周围组织形成溃疡深达肌层。**B**：高倍镜显示 A 图中箭头所指的带蒂假息肉病变。中央可见黏膜下纤维血管轴心，表面被覆肉芽组织和渗出的红细胞。**C**：高倍镜显示病变。

全部是中性粒细胞并局限于腺颈部。当存在黏膜深部的活动性炎症时，病理医师应该警惕 CD 的可能性。当然，对于所有表现为任何形式的慢性活动性胃炎患者都应该用特殊染色排除幽门螺杆菌感染的可能性。必须注意，一些 CD 患者可能会合并幽门螺杆菌感染。

Crohn 病可累及食管。食管受累很难和其他类型的肉芽肿性食管炎相鉴别，尤其是在没有意识到患者有 Crohn 病时（图 11.52）。临床上，严重的食管 Crohn 病因为食管节段性不规则狭窄而与癌相似。

口腔生殖系统 Crohn 病

49% 的 CD 患者可发生口腔血管病变和阿弗他溃疡。典型的 CD 通常发生在消化道，但是偶尔也会以口腔病变为首发症状。病变可发生于唇、会厌和杓会厌皱襞。

口腔病变呈结节状，质韧。活检可见慢性炎细胞和肉芽组织。也可能存在大量发育完好的非干酪样肉芽肿，肉芽肿包含上皮细胞、巨细胞，周围可有淋巴细胞。有肛门或肛周病变的患者常有阴道受累，表现为非特异性炎、裂隙和瘘管。偶尔可见肉芽肿（图 11.53）。

Crohn 病切缘的评估

冰冻切片检查手术切缘是不必要的，应该避免[280]。这是因为切缘的状态不影响手术切除后 CD 的复发率[106]。真正影响 CD 术后复发的危险因素包括手术时病变的范围和手术的原因，那些药物治疗无

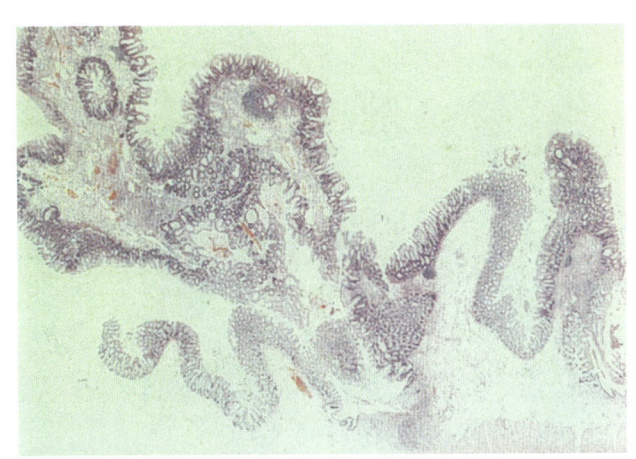

图 11.48　Crohn 病的丝状息肉。该长的丝状息肉是十二个结肠息肉中的一个。它们的特征是黏膜下组织延伸并被覆再生性黏膜。

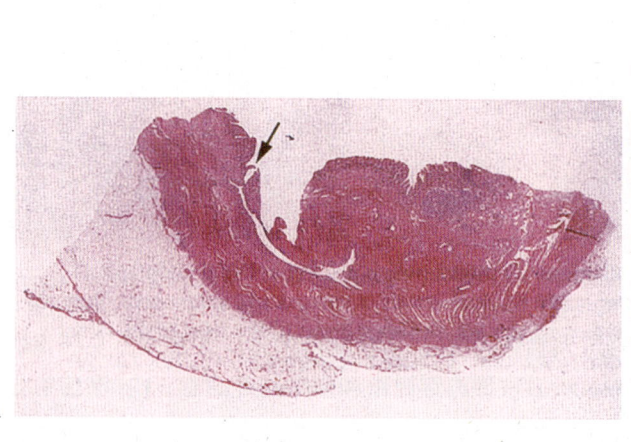
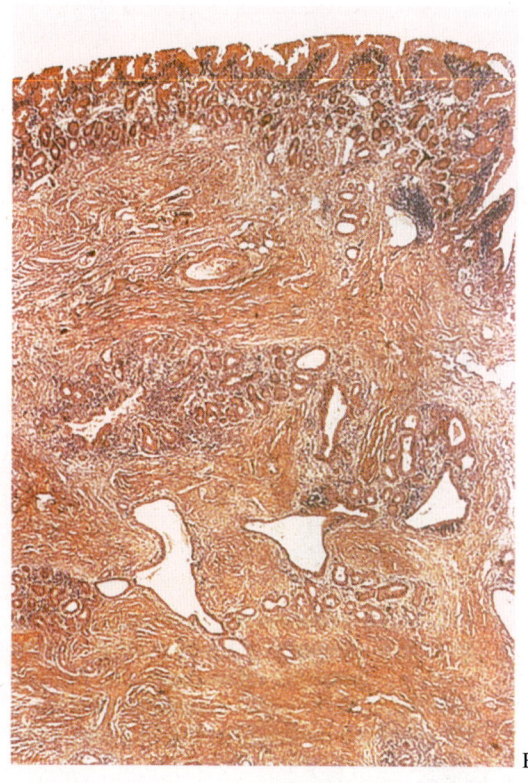

图 11.49　Crohn 病上皮误位。**A**：全貌切片显示大的刀劈样裂隙，箭头显示裂隙开口处。增厚的肠壁内可见黏膜下腺体岛，周围有固有膜围绕。**B**：高倍镜显示误位的上皮。多数腺体周围有固有膜残留。

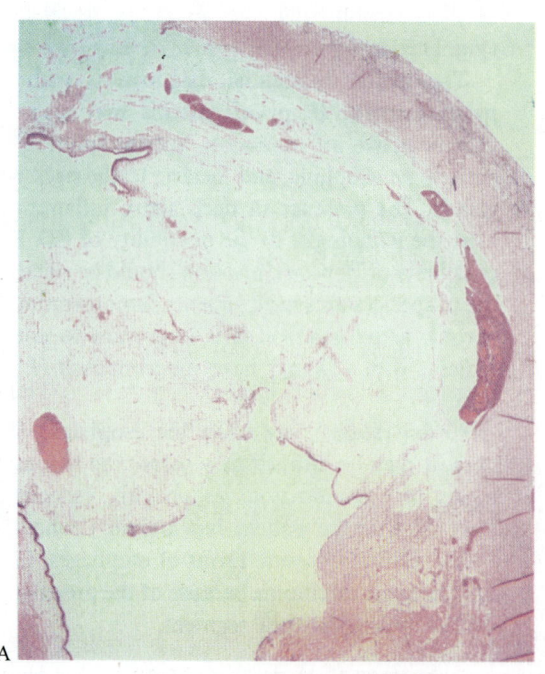
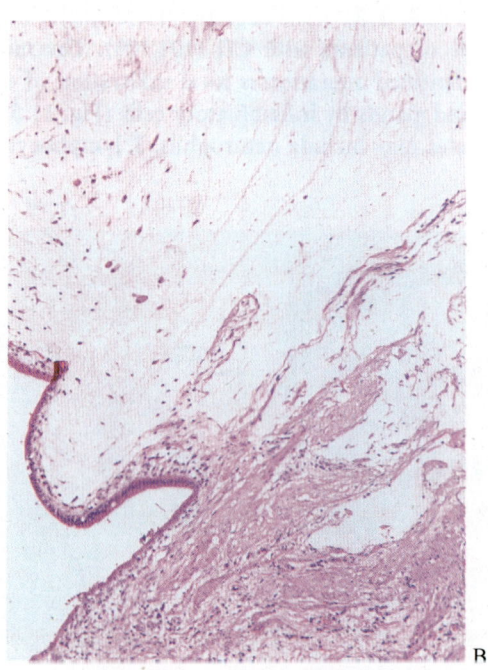

图 11.50　Crohn 病上皮误位。**A**：图中误位的腺体充满大量黏液，一些黏液溢出至小肠壁内。**B**：高倍镜显示残留腺体的衬覆上皮。细胞没有异型性，据此特征可区分本病变和浸润性癌。

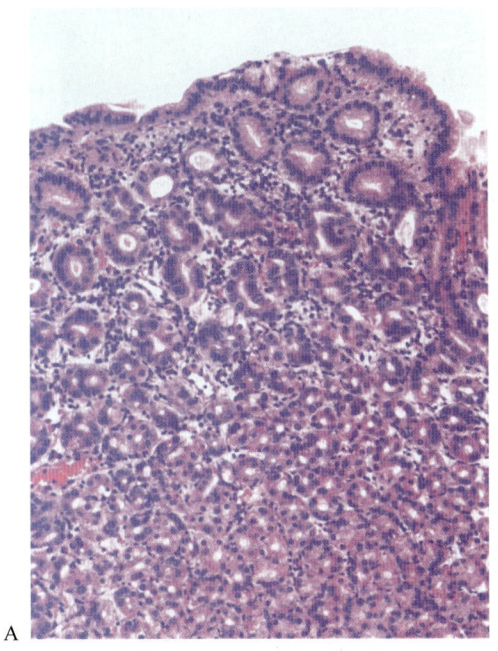
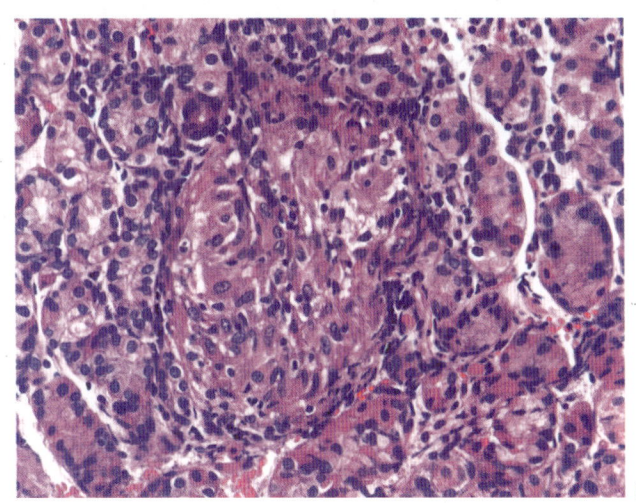
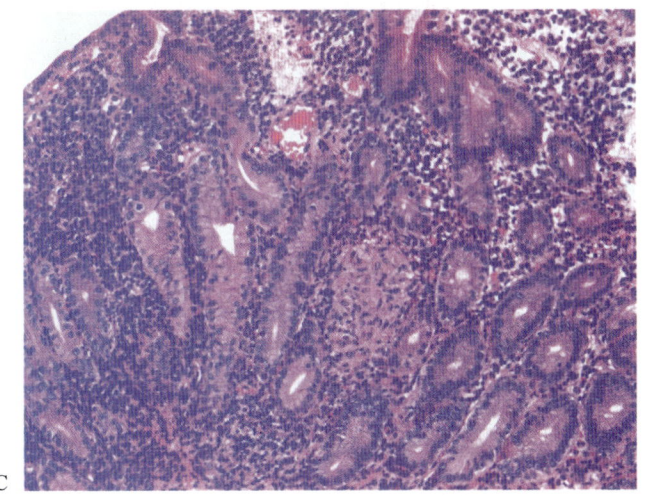

图 11.51　胃 Crohn 病。**A**：儿童 Crohn 病患者的胃体呈斑片状非特异性慢性炎。**B**：可见一致密的结节病样肉芽肿。**C**：同一患者十二指肠活检显示斑片状炎症和肉芽肿。

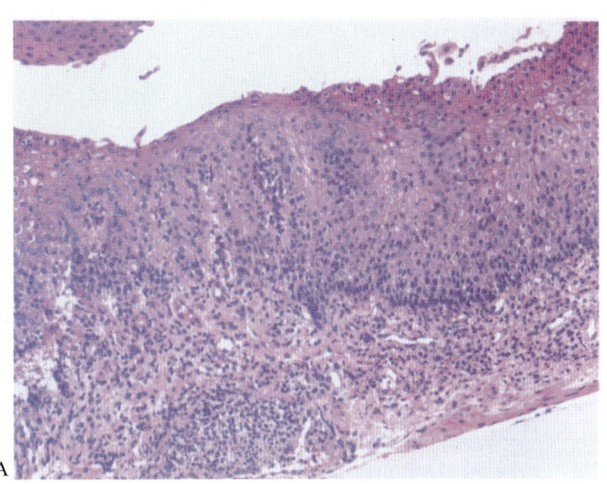
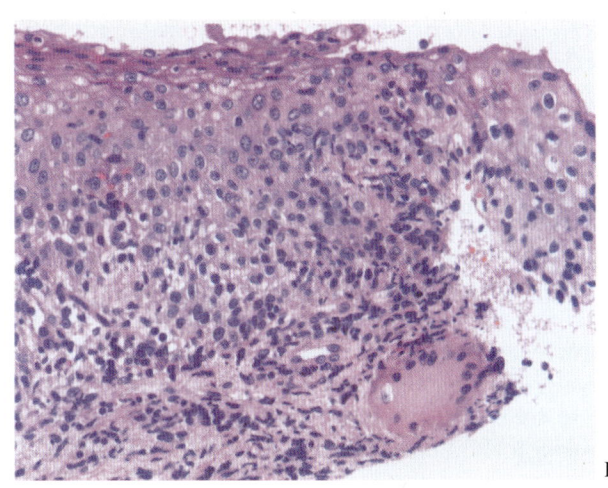

图 11.52　食管 Crohn 病。A 图和 B 图中的食管取自图 11.51 中所示的胃标本患儿。**A**：食管黏膜鳞状上皮呈非特异性炎症和再生性改变。**B**：虽然活检中未见肉芽肿，但是黏膜下层可见一多核巨细胞。

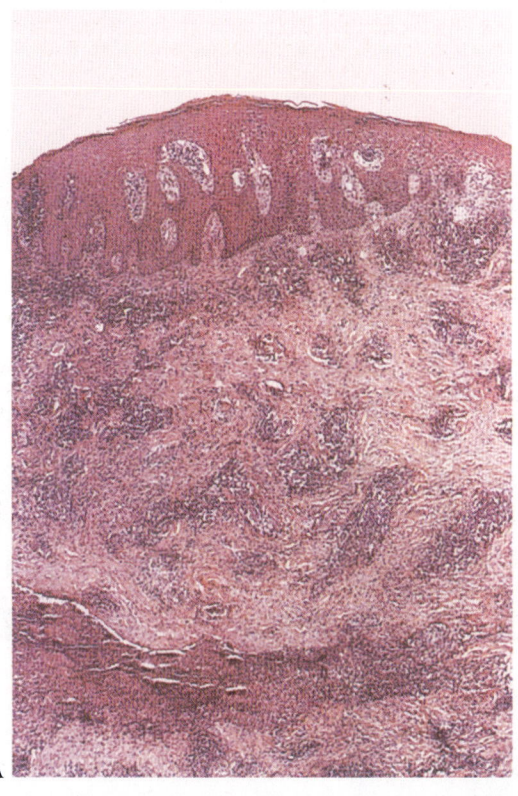 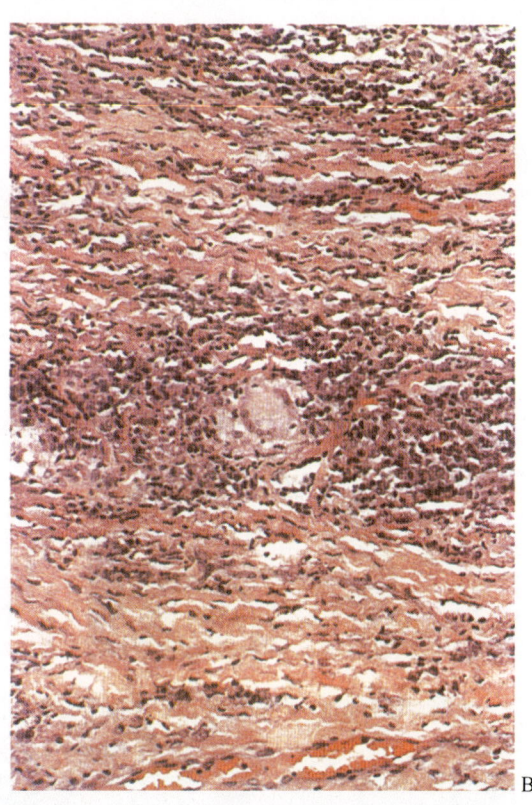

图 11.53　外阴 Crohn 病。**A**：低倍镜显示棘层明显肥厚。下方的黏膜下层含大量淋巴细胞和浆细胞。照片的下部可见一内含大量急性炎细胞的小裂隙。**B**：高倍镜显示炎症区的巨细胞。

效或伴穿孔的患者复发率较高[106,107]。吸烟也是影响疾病复发的一个因素[108]。

并发症

表 11.10 列出了 CD 的并发症。肠外和肿瘤性病变在本章稍后有述。治疗也可引起并发症，包括激素相关性骨坏死，常累及髋或膝关节，其次为继发性病毒或细菌感染。

表 11.10　Crohn 病的并发症

肠道局部
穿孔
出血
与邻近肠管形成肠瘘
膀胱瘘（气尿）
阴道瘘
肠梗阻
肠结石
吸收不良

（续表）

乳糖缺乏
锌缺乏
深在性囊肿性肠炎
中毒性巨结肠
腰大肌脓肿
呼吸系统
支气管炎
肺气肿
哮喘
淀粉样变
肿瘤
小肠癌
大肠癌
胆管癌
肾嗜酸细胞瘤
淋巴瘤、白血病和 Hodgkin 病
类癌
肛门和阴道鳞癌

溃疡性结肠炎

发病率

近几十年来，溃疡性结肠炎（ulcerative colitis, UC）的发病率在美国和欧洲有所升高，但在其他国家保持平稳[2,87,109]。导致发病率升高的因素可能有两个：（1）新发病例的生存率提高；（2）更多轻型病例因乙状结肠镜和粪便潜血试验的广泛应用而得以诊断。UC主要累及年轻白种人，但是人们逐渐意识到UC可以累及不同年龄和种族的人[2]。UC发病率与吸烟呈负相关，临床复发与是否戒烟也存在相关性[110]。

临床表现

UC临床表现多样，可以累及不同年龄段的人群，以青年和中年人为主。发病年龄高峰为20～30岁。女性比男性易感。确诊时中位年龄为32岁[111]。黑人的发病率低于白种人。50%～60%的患者表现为不知不觉中逐渐加重的、定位不明确的腹部不适感。症状轻重不一，从仅有轻度的直肠刺激症状到急性重度结肠炎。以线性生长速率降低和性成熟迟缓为特征的生长发育障碍往往是儿童患者的首发症状，但是出现这种并发症的UC患者少于CD患者[112]。

疾病早期的常见症状为腹泻、便血、里急后重、腹部绞痛和肛周疼痛。腹痛程度一般较CD患者为轻。近10%患者的初始症状为重度结肠炎，表现为腹痛、血便次数多于40次/天、发热、心动过速、体重减轻和低蛋白血症。如UC病变局限于左半结肠，则多表现为便秘而非腹泻，因为结肠痉挛可导致粪便潴留在吸收功能未受影响的右半结肠。

近30%患者起病突然，表现为爆发性突然发作的急性腹泻、频繁血便、持续性腹痛、厌食、体重迅速减轻、慢性缺铁性贫血以及持续发热。近3%的患者可表现为急性大量直肠出血[111]。出血来源于大面积黏膜脱落后扩张的固有膜毛细血管。相反，CD出血通常来源于局限性病灶，如黏膜下或者肠壁更深层受侵蚀的血管。

UC是一种慢性黏膜病变，以反复发作和自发缓解为特征。病变通常始于直肠而后逐渐向近端蔓延。多数病人在初次发作时仅有远端结肠病变，但有些则存在近端结肠病变甚至全结肠受累。本病主要的临床表现有：（1）急性暴发型结肠炎，全结肠和直肠受累伴广泛而深在的溃疡；（2）持续性结肠炎，从发作开始症状持续存在，时轻时重（常仅累及左半结肠）；（3）复发性结肠炎，发作期较短，间隔以长短不等的缓解期。病变分布常相对恒定，其中约50%的患者处于临床缓解的不同阶段。除了前一年疾病活动提示下一年UC将持续的概率为70%～80%外，尚无法预测疾病何时复发[113]。UC病史25年以上者，累积复发概率为90%。在确诊最初2年内的疾病活动性与后续5年中疾病活动的概率升高具有显著相关性。发病10年后保持劳动能力的概率为90.8%～94.8%，平均为92.8%。

53.8%的UC患者可发展为更严重的类型。影响疾病进展的因素包括中毒性结肠炎、确诊时病变范围广、存在关节症状、确诊时年龄轻以及严重的出血[111]。各种感染（CMV，沙门菌和难辨梭菌）、药物以及缺血性疾病都可以加重UC（表11.11）。

中毒性巨结肠

急性中毒性巨结肠是一种可能致死的UC并发症，发病率占UC总数的1.6%～6%、重度UC的17%[114]。中毒性巨结肠一般发生于全结肠炎患者，其特征是全结肠或节段性结肠扩张、丧失收缩能力及临床表现的迅速恶化。结肠壁逐渐变薄直至发生穿孔。腹胀、腹痛及肠鸣音消失提示肠道即将穿孔。虽然在中毒性巨结肠可触及到扩张的结肠，但很少形成腹部包块。少数情况下，中毒性巨结肠穿孔可能导致

表11.11 与溃疡性结肠炎症状复发或加重有关的因素

感染	药物
病毒	抗生素
巨细胞病毒	柳氮磺胺吡啶
上呼吸道病毒	5-氨基水杨酸
肠道病毒	奥沙拉嗪
细菌	缺血
沙门菌	肿瘤
难辨梭状芽胞杆菌	
其他肠道病原体	
肺炎支原体	
溶组织阿米巴	

纵隔积气或是皮下气肿。炎症扩散至肌层、浆膜和脏层腹膜造成肠道运动障碍和收缩力减弱。肥大的肌细胞张力丧失导致肌肉拉长并失去对肠管内容物的压力。肌间神经丛的破坏引起张力弛缓。低钾血症可加重已出现的蠕动减弱，低蛋白血症则加重肠壁的水肿。中毒性巨结肠的死亡率很高，还可引起包括消化道大出血和肺栓塞在内的其他并发症。

中毒性巨结肠不仅是 UC 的并发症，还可见于所有的结肠炎症性病变，包括 CD、感染性结肠炎（难辨梭状芽胞杆菌、沙门菌、志贺菌、弯曲杆菌和变形虫）以及缺血性结肠炎。

回肠炎

5%～17% 的 UC 患者可发生末端回肠炎症[115,116]。回肠炎症即所谓倒灌性回肠炎，与盲肠炎症相连续，一般认为其发生机制是回盲瓣功能不全引起的肠道内容物反流所致。大体检查可见回肠黏膜病变呈弥漫性分布，不同于 CD 的阿弗他溃疡和非连续性匐行溃疡。受累的回肠可见炎症、糜烂和溃疡。结肠切除术后回肠炎一般即消退。

结肠切除术后，吻合口近端的小肠可能发生回肠炎。病变继发于各种类型的消化道重建术后，包括构建或不构建贮袋的回肠直肠吻合术和回肠肛管吻合术。患者可以无症状或出现重度腹痛和腹泻。

肛周病变

有些患者初次就诊是因为存在肠外症状如关节炎或肛周病变。肛周病变主要为痔疮、肛门脱皮和肛裂。肛周或坐骨直肠窝脓肿、肛瘘和直肠阴道瘘罕见。与 CD 相比，UC 引起的肛管并发症多呈急性且表浅。

外科手术的作用

溃疡性结肠炎的外科手术治疗可急诊也可择期进行。急诊手术的适应证为内科治疗无效的急性重度结肠炎、中毒性巨结肠、穿孔或严重出血。UC 择期结肠切除术的适应证主要有 3 种：内科治疗无效、儿童 UC 患者生长迟缓、长期患病已有或怀疑恶变者。内科治疗无效的情况包括慢性 UC、复发急性症状加重、其他系统功能良好但肠道症状严重、生活质量欠佳、激素依赖或有 UC 肠外表现。

实施急诊手术治疗的患者最常采用的术式为结肠切除加回肠造口及直肠乙状结肠远端封闭术。择期手术可选择的术式包括传统的全结肠切除术、结肠切除加回肠直肠吻合术，以及可复性结直肠切除加回肠贮袋术。

患者生存率

自从 20 世纪 60 年代以来实施的有效药物和外科治疗使 UC 病死率大大降低。溃疡性结肠炎患者的预期寿命与正常人群相同[117,118]。急性重度发作常见于发病最初的 2 年中，是本病主要的致死原因，尤其是 50 岁以上的患者[119]。病史长、病变范围广的 UC 患者发生异型增生或结肠直肠癌的危险性升高。

大体特征

由于进行手术切除的患者多有病变至少累及直肠和左半结肠的广泛慢性结肠炎或为胃肠道发生肿瘤者，所以大部分肉眼所见描述的都是重度 UC 病变。表 11.12 比较了 UC 和 CD 的大体特点。

病变部位

临床表现的严重程度随病变的程度和范围而异。病变总是累及远端肠管，并向近段肠管有不同程度的蔓延。UC 患者中，近 45% 为直肠乙状结肠炎，20%～62% 为全结肠炎，17%～22% 为左半结肠炎即由齿状线到结肠脾曲。较之成人，儿童 UC 患者炎症蔓延至降结肠以上部位的趋势更高。

肠管外部特征

UC 主要是一种结肠黏膜病变，其特征为炎症反应局限于黏膜层和黏膜下浅层。因此，除非肠管发生癌变或中毒性巨结肠，肠管外表面一般正常。慢性病变时，肠管的总长度可短缩。在中毒性巨结肠病例中，肠管明显扩张、肠壁变薄。极度菲薄变脆的肠壁即使轻柔碰触也会四分五裂。经常可见腹膜炎及腹膜表面的纤维素性或纤维脓性渗出。最重的急性病变多位于降结肠和乙状结肠。广泛水肿可分隔肌层肌纤维，导致早期穿孔。极少情况下，穿孔可发生在无中毒性巨结肠病变的患者。

确定病变累及范围

切除的 UC 结肠的典型表现为当打开肠腔时，血液从弥漫受损的黏膜表面淤血的血管中缓慢渗

表 11.12　Crohn 病和溃疡性结肠炎大体特征鉴别表

大体特点	Crohn 病	溃疡性结肠炎
分布	节段性；50%患者直肠外观正常	弥漫性；包括直肠在内的肠管全周连续病变[a]
直肠受累	+	+++
末端回肠	常见增厚、溃疡和狭窄；蔓状肠系膜脂肪；受累端回肠长度 15～25 cm	10%患者受累；受累长度短；倒灌性回肠炎
黏膜表面	阿弗他溃疡、线性溃疡、铺路石样外观、窦道	颗粒状外观、溃疡
黏膜萎缩	不明显	显著
浆膜	炎症累及、蔓状脂肪、粘连	多正常
结肠受累	主要见于右半结肠；肉芽肿	常见于左半结肠并可延续至右半结肠
结肠短缩	纤维化所致	肌纤维肥大所致
狭窄	常见	罕见
瘘管	见于10%的患者，位于肠管间或肠管皮肤间	罕见
游离性穿孔	很罕见	见于中毒性巨结肠
假息肉	可见	常见
口腔病变	常见	不常见
恶变	较对照人群发生率高	较对照人群发生率高
肛管病变	++	++

[a] 右半结肠未受累者也可见阑尾病变。

出。病变常累及直肠并向近端蔓延，连续性累及相邻的肠段，炎症反应均匀分布（图 11.54）。近段肠管受累长度不定。UC 可表现为直肠炎、直肠乙状结肠炎、左半结肠炎、次全结肠炎或整个大肠均受累（全结肠炎）。病变可在回盲瓣或其以远的结肠部位戛然而止。黏膜炎症程度不一可能造成病变不连续，呈局灶性或跳跃性病变的假象，尤其是当急性 UC 出现斑片状黏膜全层剥脱时（图 11.55）。有时可见溃疡区域之间的黏膜外观看似正常。此外，使用激素灌肠治疗以及黏膜病变修复时，可造成直肠未受累的肉眼假象（图 11.56）。但大体看似正常的跳跃性区域或未受累的直肠，在组织学均表现出结肠炎愈合期的黏膜结构异常。仅有的例外情况是，非全结肠炎患者的阑尾受累和右半结肠正常的中毒性结肠炎患者回肠受累。

同样，切除标本的确切黏膜受累范围也不总是那么容易确定，因为肉眼检查正常的黏膜在显微镜下可能会发现被累及的证据。有时直肠 UC 的炎症可自发缓解，而近端结肠的炎症仍处于活动期，这也会造成右半结肠炎直肠未受累的大体印象。然而，组织学检查仍旧可发现在先前炎症部位存在伴有再生现象的直肠黏膜异常。

溃疡

活动期 UC 黏膜外观呈弥漫、均一的颗粒状，可见红斑和出血（图 11.57）。当黏膜存在溃疡时，溃疡间尚完整的黏膜呈颗粒状并有出血。溃疡侵蚀破坏邻近完整黏膜，形成息肉样黏膜赘生物或炎性假息肉（图 11.58）。黏膜部分或完全缺失形成表面覆盖黏液脓性渗出物的大面积表浅溃疡。溃疡呈线性分布（图 11.59），在结肠带附着处尤为明显。溃疡可深达下方的固有肌层（图 11.58），但仅在暴发型 UC 时可见

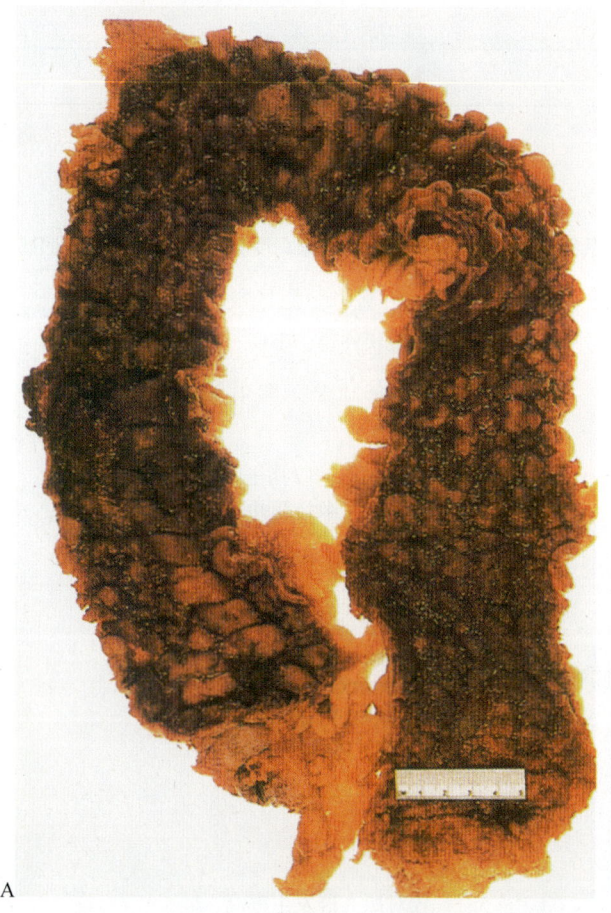
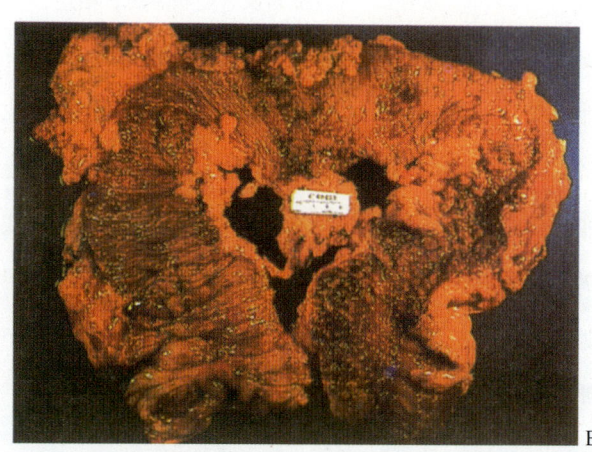

图 11.54　急性溃疡性结肠炎。A：全结肠炎，整段结肠标本可见溃疡和大量假息肉形成。B：溃疡性结肠炎被切除的肠管全长均可见黏膜病变。病变以远端肠管为著，越靠近近端炎症程度越轻。假息肉的数量少于 A 图所示。

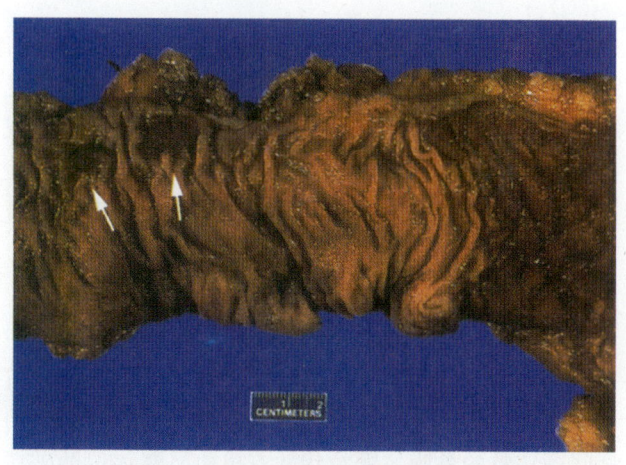

图 11.55　溃疡性结肠炎手术切除标本。初步检查该标本提示该患者为 Crohn 病，原因是肉眼可见病变呈跳跃性。箭头所示的两处发红区域与图片右侧显著出血红肿的肠管区别明显。然而，组织检查可见病灶看似正常的黏膜有明显的炎症。

溃疡穿透肌层。广泛的纵形溃疡特别是当其被横形溃疡连接起来时，是 CD 而非 UC 的特征。溃疡完全穿透肌层可发生穿孔。

UC 合并憩室病患者的黏膜病变可蔓延至憩室内，并可能掩盖了憩室的原有结构，形成貌似原发的瘘管并产生与 CD 相似的改变。

慢性结肠炎

慢性持续性 UC 的黏膜外观呈颗粒状，伴或不伴炎性息肉，无出血或出血较少。当 UC 趋向于缓解时，黏膜外观有可能恢复正常，但以往活动性炎症部位镜下仍可见黏膜平坦、萎缩或呈不同程度的颗粒状。

有时大体检查最明显的特征是肠管短缩、结肠袋消失，从而使肠管呈现短缩、僵硬、增厚的外观（图 11.60）。肠管短缩是由肌肉异常造成的，在远端结肠和直肠最为明显。纤维化可导致黏膜失去随其下方肌层运动的能力。

假息肉

假息肉是散在的黏膜炎症和再生的区域。假息肉可继发于不同类型的结肠炎，但最常见于 UC。假息肉的形成与疾病严重程度无关，也不属于癌前病变。其分布取决于原发疾病累及的范围。局限性和弥漫性息肉均可继发于 UC（图 11.58、11.59 和图 11.61～11.63）。仅少数病例有大量假息肉形成，多见于重度慢性 UC 患者。

典型的假息肉短小，高度＜1.5 cm。其原因为溃疡深达黏膜全层，溃疡间残存的黏膜岛或隆起的肉芽组织表面被上皮覆盖即形成假息肉（图 11.59）。假息肉一旦形成将持续存在，并可作为判断既往有过结肠炎发作的标志。

结肠的假息肉比直肠明显，甚至远端大肠可无假息肉形成。两个相邻息肉表面发生溃疡后，成纤维细胞长入息肉表面间的肉芽组织中，从而形成融合性息肉。融合性息肉形成迷路样外观和黏膜桥（图 11.63）。假息肉常沿粪流方向分布，似乎后者对息肉

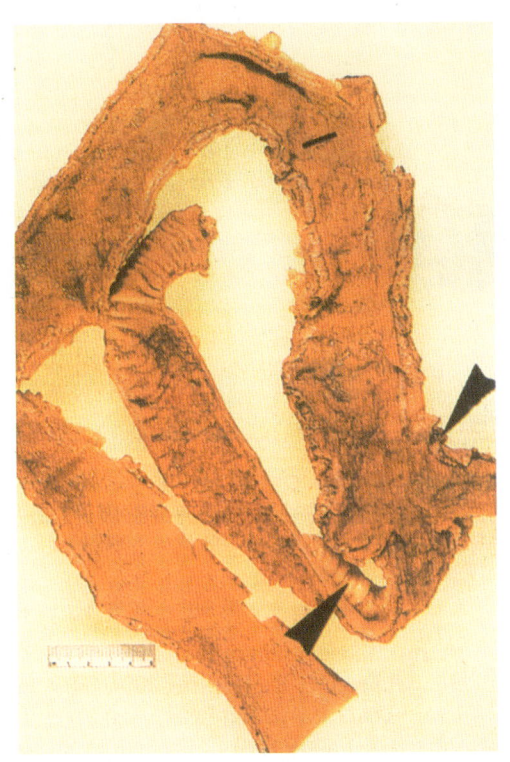

图 11.56 溃疡性结肠炎合并倒灌性回肠炎。远端肠管已完全萎缩，近端肠管仍可见明显的活动性炎症。回盲瓣（箭头所示）功能不全导致炎症蔓延至末端回肠。标本的中段可见广泛的溃疡形成。

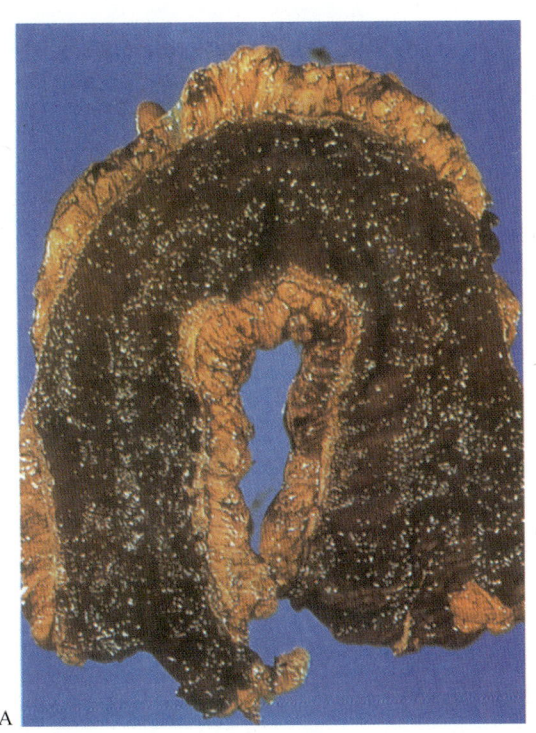 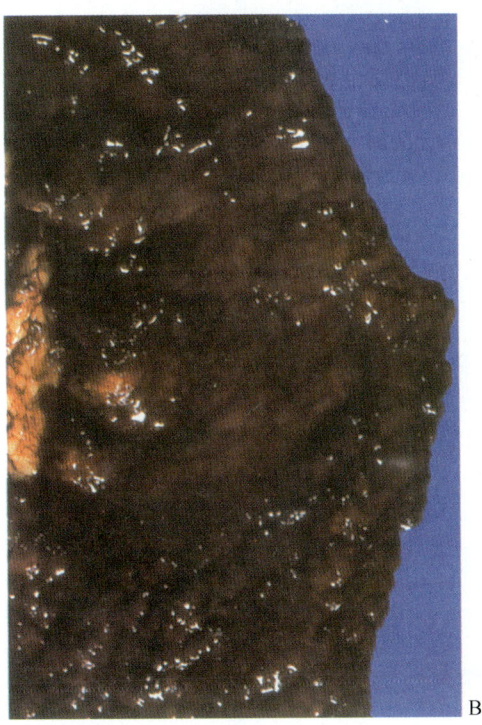

图 11.57 出血性溃疡性结肠炎。**A**：整段切除标本显示弥漫性黏膜发红、渗出，使整段大肠外观基本一致。**B**：放大图像显示黏膜表面弥漫性红色渗出。

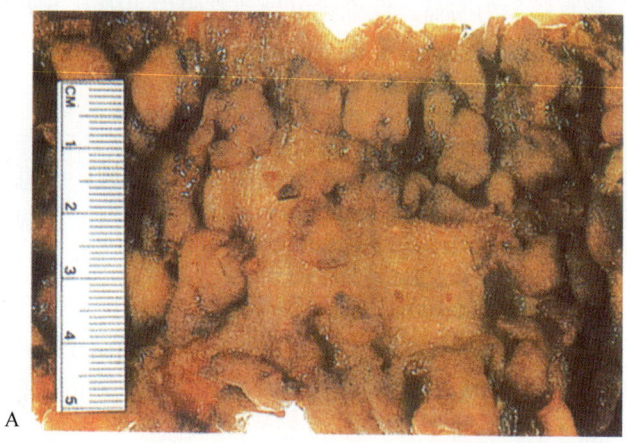 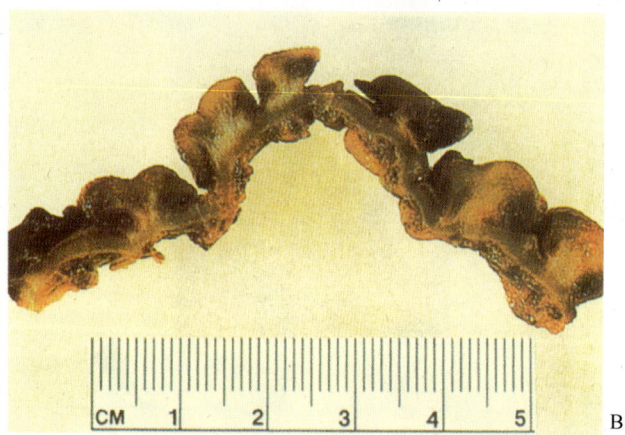

图 11.58　假息肉。**A**：图 11.6B 所示肠管的放大图像。黏膜层的溃疡深达肌层，残留假息肉样黏膜岛。**B**：假息肉的横切面。可见溃疡深达肌层，在这些区域中黏膜下层消失。

有加重作用（图 11.62）。

个别息肉体积可非常大或有怪异的结构。这种息肉是由普通假息肉连续演变而来，但是由于其有奇异的特征，故将两者分开。假息肉（尤其是体积较大的）可导致急性肠梗阻或肠套叠，或类似于癌。

丝状息肉病为假息肉的一种极端类型，常与慢性 IBD 尤其是 CD 和 UC 共存。其特征为大量蠕虫样、

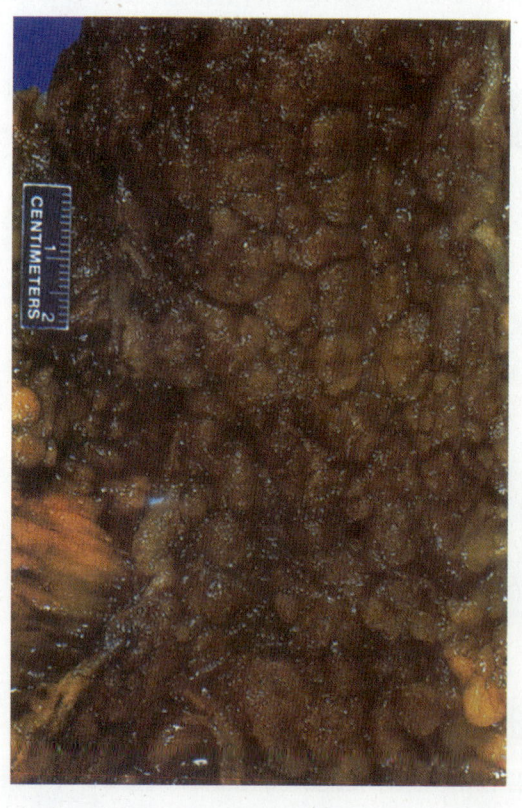 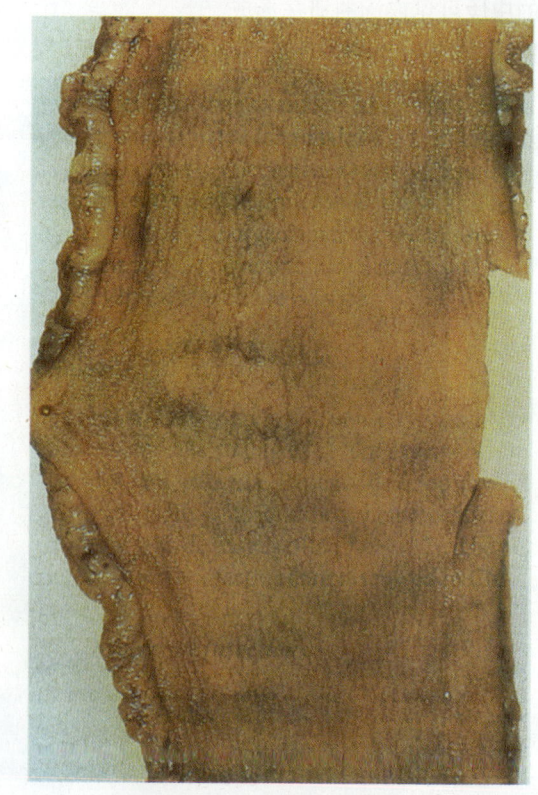

图 11.59　由于间隔中的表面黏膜缺失、黏膜溃疡形成，使黏膜呈铺路石状外观。

图 11.60　溃疡性结肠炎黏膜萎缩。肌肉收缩使该患者的肠管萎缩变短。组织学可见活动性炎症。

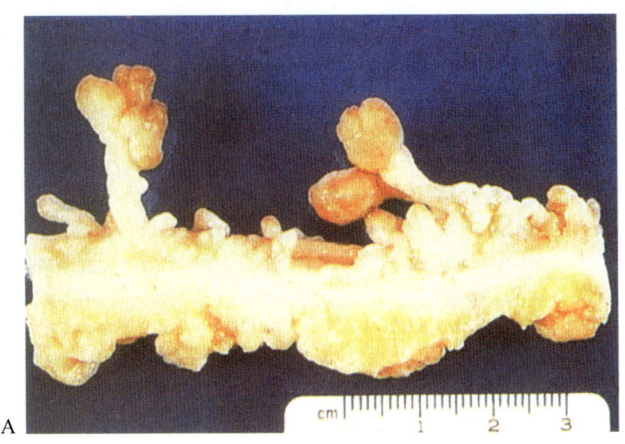
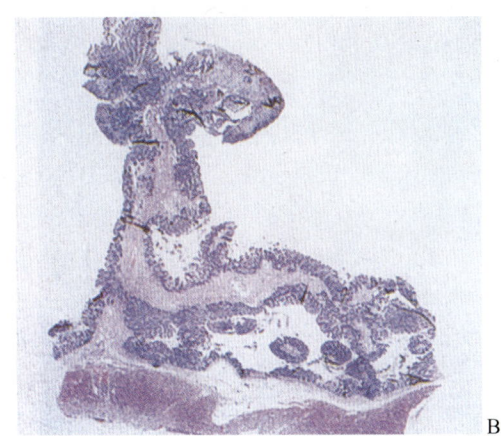

图 11.61　A：肠管横切面显示大量丝状假息肉。B：丝状假息肉的横切面显示明显的纤维性轴心。上皮可见炎症和再生反应。

紧密排列、绒毛样结肠息肉伴中度慢性炎症和水肿，肉眼类似于绒毛状腺瘤（图 11.61）（见第 20 章）。其突出的特点是形成分支。丝状息肉高可达 2~3 cm，可见于结肠的任一部位，多不累及直肠。

中毒性巨结肠

中毒性巨结肠（toxic megacolon）的内部特征决定了其外部特点，表现为肠腔显著扩张和肠壁变薄（图 11.64）。严重广泛的黏膜溃疡可导致黏膜完全脱落。较深的溃疡可穿透黏膜使肌层暴露。后者表面可仅覆盖一层很薄的肉芽组织。

回肠病变

末端回肠受累及的情况仅见于 5%~20% 的连续性全结肠炎，病变累及范围通常不超过回盲瓣以上 10~25 cm。肉眼观察，回肠黏膜病变弥漫（图 11.56），不同于 CD 的末端回肠炎中可见的阿弗他溃疡、非连续性和匍行性溃疡。UC 受累的回肠可见炎症、糜烂、溃疡和狭窄。

结肠切除加回肠造口术后发生的炎症通常并非 UC 本身所导致，而是回肠造口术的继发性病变，被称为唇瓣裂性回肠炎。在该病变中，可见溃疡散在分布于回肠和空肠，溃疡间的黏膜正常或水肿。溃疡有引起穿孔、腹膜炎和瘘管形成的倾向，并可能造成死亡。

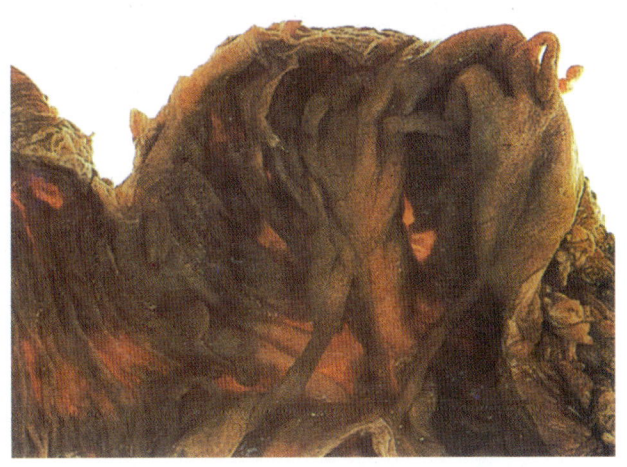

图 11.62　溃疡性结肠炎的丝状息肉病。图片显示一段增厚、短缩的肠管和大量丝状息肉（箭头所示）。它们均沿粪流方向排列。远端直肠位于图片的右侧。

图 11.63　溃疡性结肠炎的黏膜桥。大体检查可见假息肉、丝状息肉病和由假息肉融合所形成的黏膜桥。

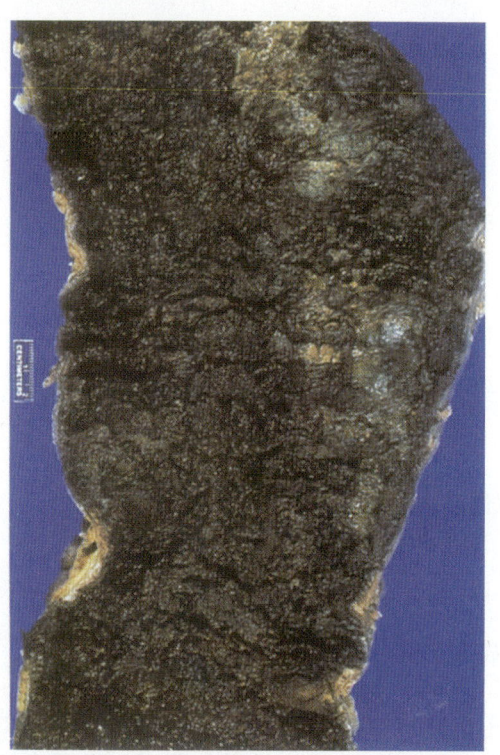

图 11.64 中毒性巨结肠。可见黏膜粗糙出血和结肠扩张,后者的依据是标本宽度增加。

组织学特点

疾病的临床分期不同,其组织学表现也不同,可将 UC 分为三期:活动期结肠炎、UC 趋于缓解(消退期结肠炎)和缓解期结肠炎。UC 是以黏膜和黏膜下层病变为特征的疾病。表 11.13 比较了 UC 和 CD 的组织学特点。表 11.14 比较了活动期、消退期和慢性溃疡性结肠炎的主要特点。

溃疡性结肠炎活动期特点

隐窝炎、隐窝脓肿和溃疡

UC 活动期黏膜病变的主要特点为重度炎症细胞浸润、隐窝脓肿、黏液缺失和浅表溃疡形成。UC 急性活动期的标志是固有膜和隐窝上皮可见中性粒细胞浸润。慢性活动性结肠炎一词用于描述在慢性病变的背景下存在急性活动性炎症。

活动期结肠炎的早期特点为形成隐窝炎,进而演化为隐窝脓肿和隐窝溃疡(图 11.65)。如 CD 一样,隐窝炎是指中性粒细胞迁移至隐窝上皮中。中

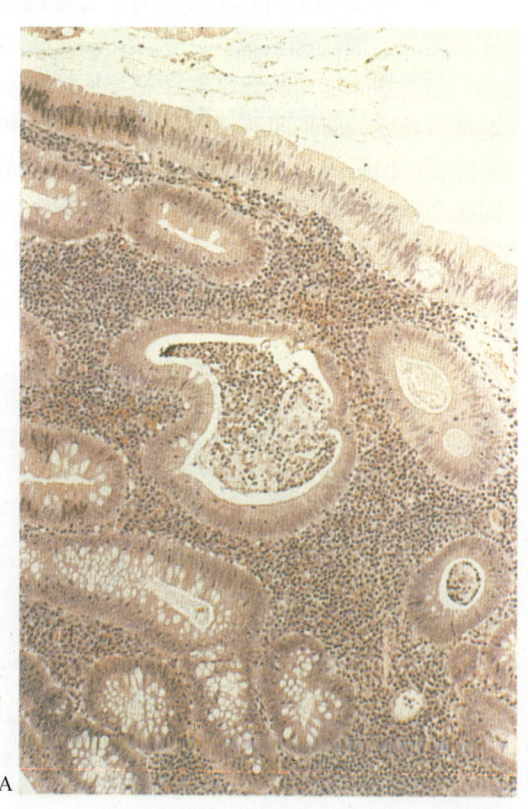
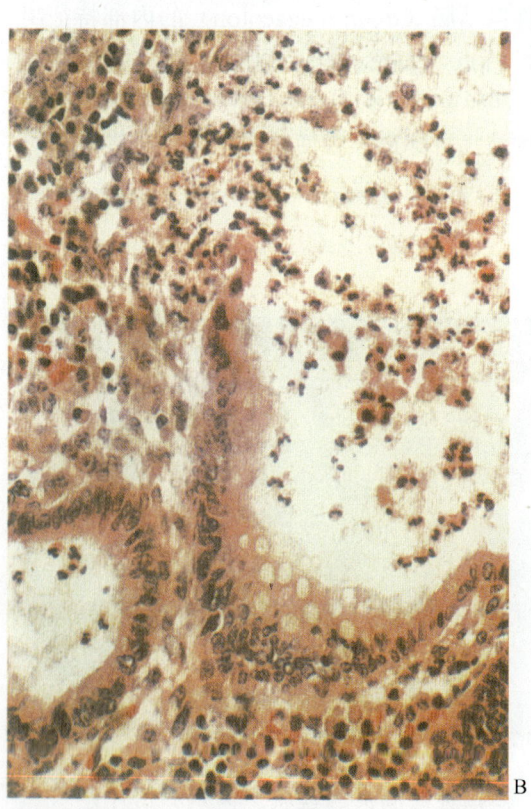

图 11.65 慢性活动性溃疡性结肠炎。A:固有膜可见致密的淋巴细胞和浆细胞浸润,腺体破坏,可见一明显的隐窝脓肿。B:隐窝破坏。图片右侧可见隐窝破裂并将其内容物释放到周围固有膜中。

表 11.13　溃疡性结肠炎和 Crohn 病组织学特点鉴别表

组织学特点	Crohn 病	溃疡性结肠炎
炎症	跳跃性病变；全层炎	弥漫性病变；黏膜和黏膜下炎；20% 见全层炎，包括中毒性巨结肠
黏膜下层	正常、炎症或变窄	正常或变窄
充血	常不显著	显著
淋巴组织增生	常见；穿过黏膜肌层；累及肠壁全层和肠周组织；伴有黏膜下层水肿和纤维化	罕见；累及黏膜和黏膜下层；不伴黏膜下层水肿和纤维化
神经瘤样增生	常见	罕见
水肿	显著	轻微
隐窝脓肿	不常见；即使存在，数量也极少	常见
细胞内黏液	轻度减少	黏液缺失或极度减少
Paneth 细胞化生	可见	常见
肉芽肿（结节病样）	常见	罕见
裂隙和窦道	常见	缺乏
黏膜下局灶淋巴组织聚集	存在时提示 Crohn 病，尤其位置较深时	通常不存在
淋巴结	肉芽肿	反应性增生
回肠病变	半数以上	轻微，不超过 10 cm
肛管病变	肉芽肿	非特异性
异型性和癌变	发生率升高	发生率升高
阿弗他溃疡	常见	罕见
炎性假息肉	比 UC 少见	常见
丝状息肉病，巨大息肉	可见	可见
直肠活检确诊率	40%	70%

性粒细胞积聚在隐窝腔中则形成隐窝脓肿（图 11.32）。隐窝脓肿可在单个核细胞浸润的炎症背景中相对孤立地存在（图 11.65），也可以是弥漫性病变的一部分（图 11.66）。隐窝溃疡是指炎症导致的隐窝局部破坏。一旦隐窝破裂（图 11.65 和 11.67），隐窝腔内容物和黏液渗出到周围固有膜，有时可导致组织细胞在破裂处聚集。这些组织细胞的聚集可能类似 CD 甚至促成 CD 的诊断。但是这些聚集的组织细胞缺乏 CD 肉芽肿形态紧凑这一更典型的特点（比较图 11.35 和 11.37）。急性炎症主要位于上皮而非固有膜内，以及存在慢性损伤相关改变，这两点可用于鉴别 UC 和急性自身限制性结肠炎。

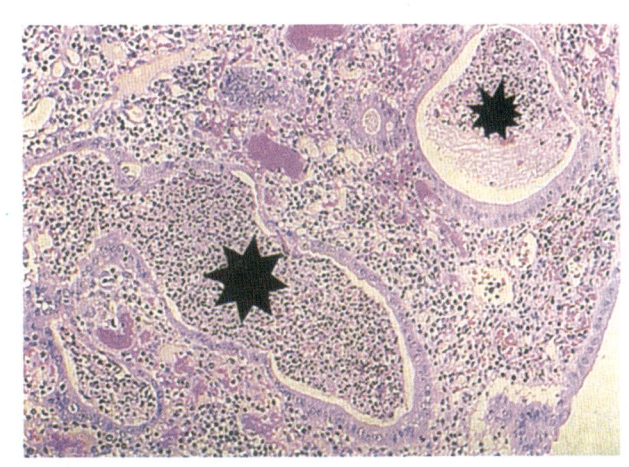

图 11.66　溃疡性结肠炎隐窝病变。该例急性溃疡性结肠炎可见隐窝脓肿（小星号所示）和正在膨出的隐窝脓肿（大星号所示）。

表 11.14	溃疡性结肠炎的组织学特点[a]
急性（活动）期	
	血管淤血
	黏液缺失
	隐窝炎、隐窝脓肿
	上皮缺失和溃疡形成
	PMNs、嗜酸性粒细胞和肥大细胞浸润
	管内积脓
	基底浆细胞
消退期	
	血管淤血轻于活动期
	PMNs 逐渐消失
	隐窝脓肿逐渐消失
	基底浆细胞仍保留
	上皮再生
	细胞增殖带扩大
慢性愈合期	
	结构变形
	萎缩
	分支
	隐窝短缩
	绒毛状改变
	化生
	幽门腺化生
	Paneth 细胞化生
	淋巴组织增生
	丝状息肉病
	上皮误位
	固有膜单个核细胞增多
	内分泌细胞增生
	鳞状上皮化生

PMNs，多形核白细胞。
[a] 同一患者的标本可见三期病变共存。

将隐窝脓肿作为诊断 UC 的主要依据是危险的，因为隐窝脓肿作为急性炎症的表现与很多疾病相关，如 CD 或急性自限性结肠炎。虽然隐窝脓肿对诊断 UC 不特异，但是当隐窝脓肿很明显并累及几乎所有隐窝时，则病变为 UC 的可能性大于 CD。相反，在慢性炎症和完全未受累的隐窝背景中出现孤立的隐窝

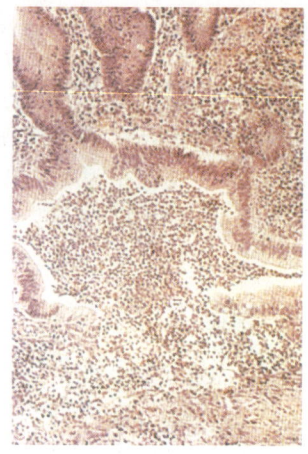

图 11.67 溃疡性结肠炎的隐窝膨出。低倍镜下显示隐窝底部的破裂，并将其内的炎性内容物释放到周围固有膜中。

脓肿，尤其是中性粒细胞位于固有膜内时，这些情况更常见于 CD[100]。

隐窝脓肿在重度病变的溃疡形成中起一定作用。因为当其破出到周围组织时，在黏膜下横向扩散，之后黏膜脱落形成溃疡。溃疡也可向黏膜下层扩散并侵蚀邻近相对完整的黏膜。除了重度溃疡性结肠炎，溃疡一般较小且表浅。重症病例的溃疡可深达黏膜肌层（图 11.68），但深达肌层或浆膜层的情况仅见于中毒性巨结肠。隐窝脓肿也可含有黏液和细菌。当隐窝脓肿破入肠腔时，即可在粪便中见到白细胞。在已损伤的黏膜基础上继发对粪便中微生物的感染，这将进一步导致病变的加重。

显微镜下还可见杯状细胞黏液分泌减少（图 11.65～11.67）、上皮细胞坏死和再生、杯状细胞数量减少、Paneth 细胞化生，以及固有膜致密的中性粒细胞、浆细胞及其他急慢性炎症细胞浸润。在重度

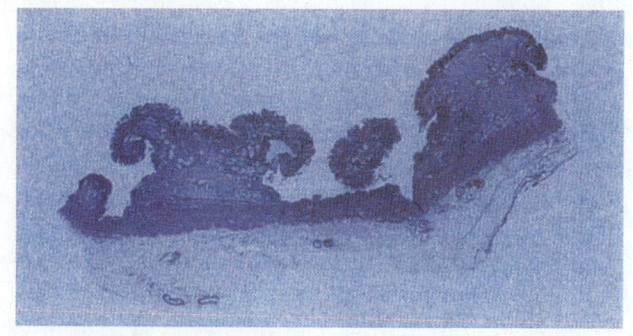

图 11.68 暴发性溃疡性结肠炎。溃疡深达肌层水平，残存的黏膜和黏膜下组织岛形成假息肉。

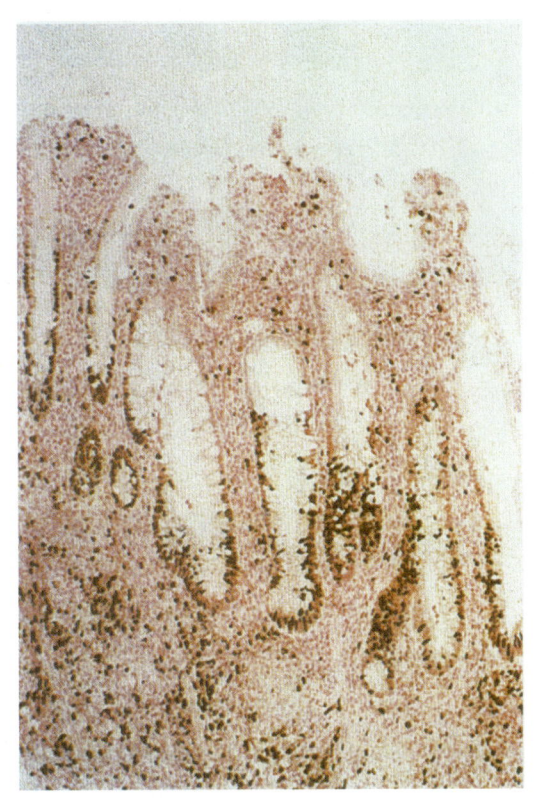

图 11.69 溃疡性结肠炎活动期 Ki-67 免疫组织化学染色。注意再生活跃的黏膜中沿隐窝长轴分布的扩大的增殖带。间质中强阳性着色者为增生的淋巴细胞。

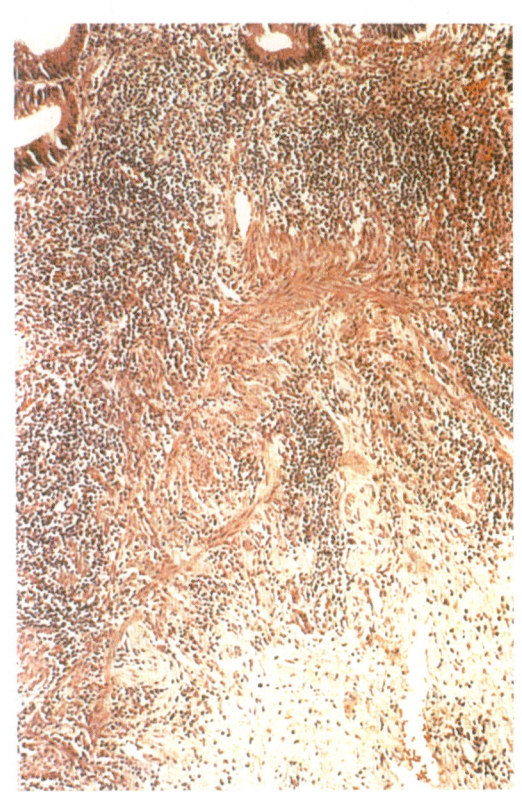

图 11.70 溃疡性结肠炎患者活检标本。该患者可见基底浆细胞增生。隐窝基底部和黏膜肌之间的距离轻度增宽。黏膜肌层可见破坏。炎症扩散至黏膜下层的上部。有些区域可见黏膜肌层炎症弥漫存在。

发作的极期，杯状细胞完全消失。由于黏膜的丢失，上皮细胞再生活跃，隐窝增殖细胞比例升高以代偿细胞的丢失。病变处于活动期的患者，通过免疫组化Ki-67 染色（图 11.69）[120]和流式细胞术分析可见细胞增殖比例升高。

炎症和间质病变

基底部淋巴细胞和浆细胞的聚集（称基底淋巴浆细胞增生）（图 11.70）以及淋巴组织增生，可能是潜在病变过程的早期免疫表现。慢性炎症细胞还可浸润浅层黏膜（见图 11.65）。部分直肠病变显著的患者可有大量分泌 IgE 的浆细胞[121]。树突状细胞在黏膜表面下和可能存在的淋巴滤泡周围呈带状浸润。黏膜淋巴滤泡的增生可以很显著，尤其是在直肠。炎症表浅，主要位于黏膜内（图 11.71）。有时炎症可蔓延至黏膜下浅层（图 11.71）。深部炎症可发生在邻近溃疡区或溃疡下方区域。固有膜可见致密的淋巴细胞和浆细胞浸润（图 11.72）。肥大细胞和嗜酸性粒细胞数量增多，组织中组胺含量升高[122]。肥大细胞和嗜酸性粒细胞均可在急性炎症部位脱颗粒，提示它们所释放的炎症介质参与了疾病的病理生理机制[122]。

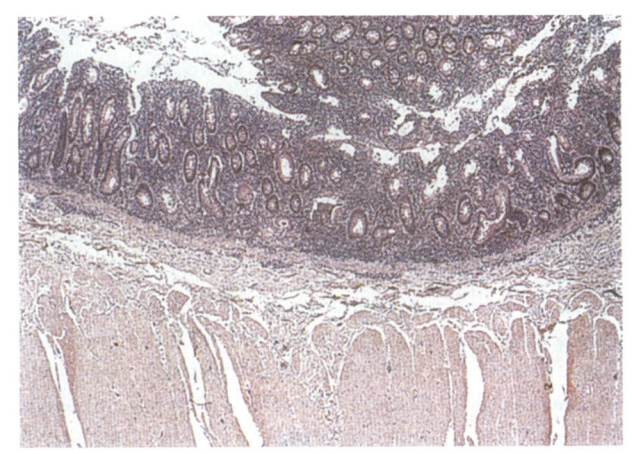

图 11.71 溃疡性结肠炎结肠上皮的再生。上皮组织可见黏液缺失。急性炎症基本减退，但黏膜仍可见大量单核细胞浸润。与隐窝上部的细胞相比，隐窝基底部的细胞染色更深、更不成熟。

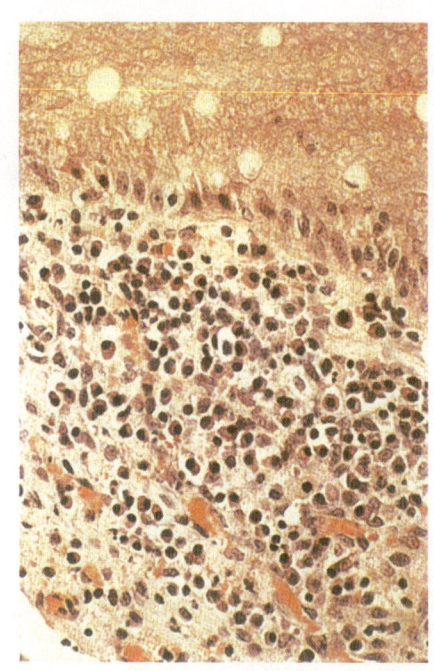

图 11.72　溃疡性结肠炎中炎症细胞的浸润。固有膜可见致密的淋巴细胞和浆细胞浸润。

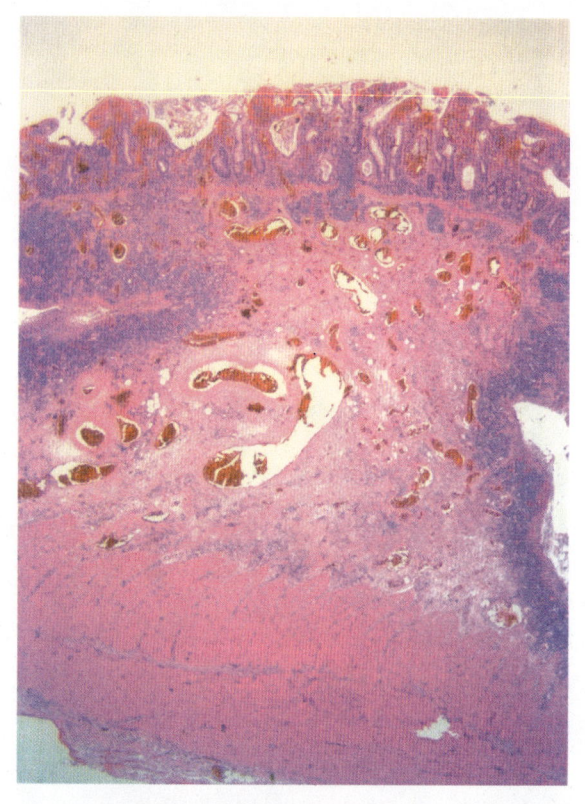

图 11.73　溃疡性结肠炎血管扩张。图中可见黏膜层和黏膜下层血管显著扩张。

肥大细胞还释放肝素和蛋白水解酶，进而加重和促进炎症的扩散和组织坏死。随着炎症的加重，黏膜形成更加广泛的浅表溃疡。黏膜的轮廓变得不规则，其表面覆盖有脓液、血液和坏死脱落的细胞。

常见黏膜毛细血管淤血和血管扩张伴黏膜内出血，尤其是在重度病例中（图 11.73）。整个肠壁血管均有淤血，但这一特征以黏膜层更为显著。血管的改变与不同程度的上皮坏死和再生相伴随。

神经病变

UC 可见轻度神经增生，但从未达到 CD 中所见的程度。与 CD 的神经病变部位相对比，UC 患者黏膜含 P 物质和 VIP 的神经缺乏。这些物质在重度炎症部位减少，有时几乎完全消失[123,124]。VIP 的减少与炎症程度相关。

溃疡性结肠炎消退期特点

活动性溃疡性结肠炎可自行缓解或经治疗后缓解。最初，可见血管扩张减轻，急性炎症和隐窝脓肿消失（图 11.74 和 11.75）。在愈合期，上皮再生活跃，上皮的连续性得以恢复（图 11.75），炎症细胞浸润和隐窝脓肿趋于消退，上皮内黏液重新积聚。上皮再生从隐窝基底部（图 11.76）和溃疡边缘延伸

（图 11.77）。再生的细胞具有大量细胞浆而呈现出合体样外观。再生细胞最初呈扁平状，而后高度逐渐增加，先呈立方形最终变为高柱状。在此期间，上皮细胞尚不分泌黏液。随着上皮细胞的成熟和炎症的消退，高柱状上皮细胞开始分泌黏液。隐窝开始出现分支（图 11.78）。

随着炎症的消退，淋巴细胞和浆细胞数量减少，并趋向于灶状分布。此时急性和慢性炎症细胞数量不定，也可出现 Paneth 细胞（图 11.79）和内分泌细胞。有些患者出现内分泌细胞的增生。黏膜炎症仅表现为固有膜淋巴细胞和浆细胞增多以及在完整的黏膜中偶见隐窝脓肿。黏膜淋巴滤泡数量增加，尤其以远端肠管为甚。消退期的慢性炎症可形成局灶性炎细胞浸润，在活检标本中类似 CD。

活动性病变趋于静止需要几周到几个月的时间。当病变完全消退且初始的损伤轻微时，黏膜结构可完全恢复正常。更为常见的是，结构异常持续存在，可将其作为判断既往活动性病变的指标（图 11.80）。然而，即使是临床上和乙状结肠镜均显示为静止期溃疡性结肠炎的患者，其组织学的恢复也常常是不完全

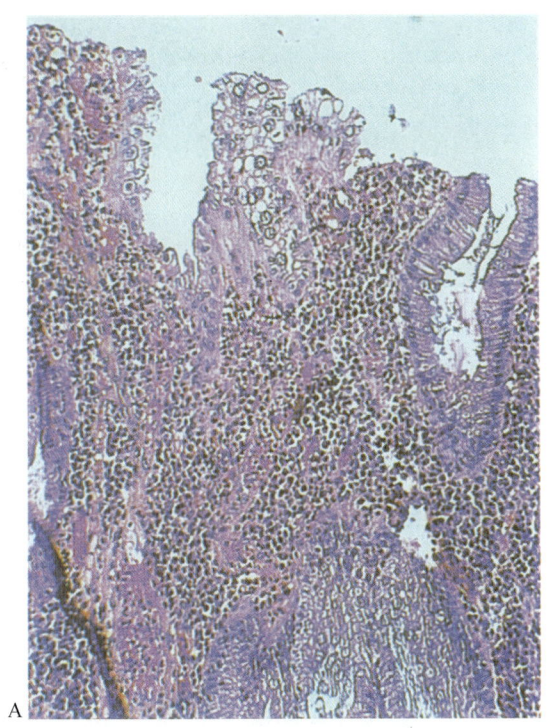

图 11.74 消退期溃疡性结肠炎。**A**：可见上皮组织再生，基本完全连续。固有膜仍可见急性炎症和大量增生的血管。**B**：可见一明显再生的腺体，周围黏膜伴炎症改变。

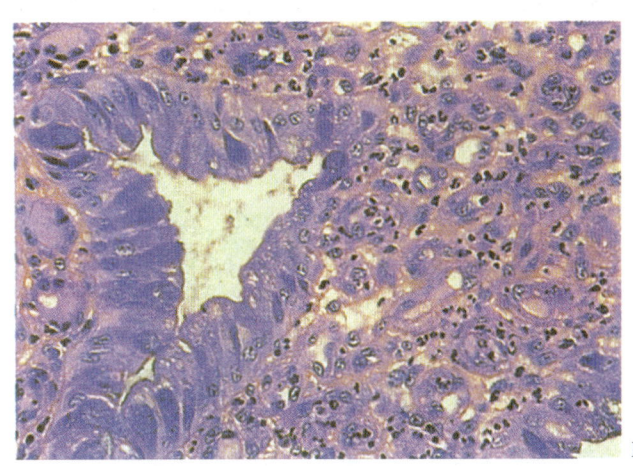

的，显微镜下常可见炎症（图 11.80）。

　　明显的隐窝分支、表面绒毛状改变，以及上皮细胞黏液缺失伴核的变化可与 UC 伴异型增生混淆。再生早期，上皮细胞的数量尚未增加，此时易与异型增生相鉴别。再生细胞的胞浆扁平，核染色质相对稀疏和分布均匀，核浆相比胞浆偏多（图 11.75～11.77）。

使用增殖标记可能有助于鉴别两种病变。其他修复性病变则更难与异型增生相鉴别。

暴发型溃疡性结肠炎的特点

　　暴发型溃疡性结肠炎的患者常为全结肠炎。显微镜下可见黏膜脱落，富于血管的肉芽组织，大量组织细胞、浆细胞、淋巴细胞和中性粒细胞浸润，以及黏

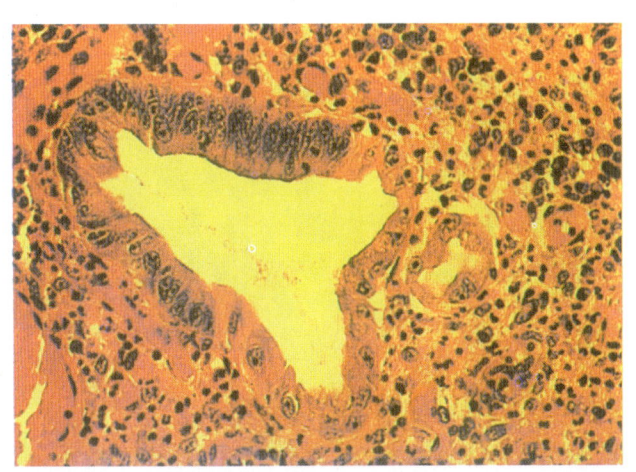

图 11.75 溃疡性结肠炎的再生现象。图中所示的腺体一半的细胞染色较深，腺体其余细胞为典型性的再生性改变。

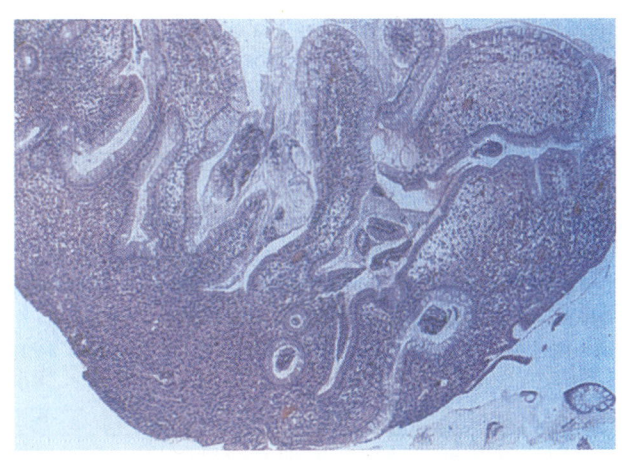

图 11.76 消退期溃疡性结肠炎。该黏膜活检标本显示炎症逐渐消退伴外观的绒毛样改变。隐窝的基底部可见再生现象。表面上皮分泌黏液，部分有增生现象。

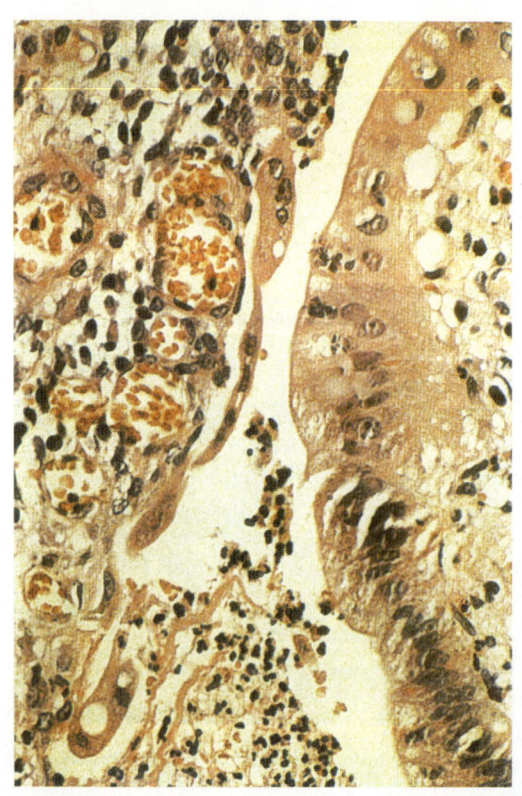

图 11.77 活跃的再生现象。图片右侧覆盖固有膜的上皮组织由图片底部到上部逐渐分化成熟。在隐窝基底部（图片底部）的细胞染色较深且不成熟，而位于隐窝游离缘的细胞具有大量胞浆。在上皮细胞间可见数个凋亡小体形成。紧邻右侧成熟的嗜酸性上皮细胞是体积增大、多核的合体样上皮细胞，覆盖在曾发生溃疡的区域。在图片的中部偏下可见一小型隐窝脓肿。

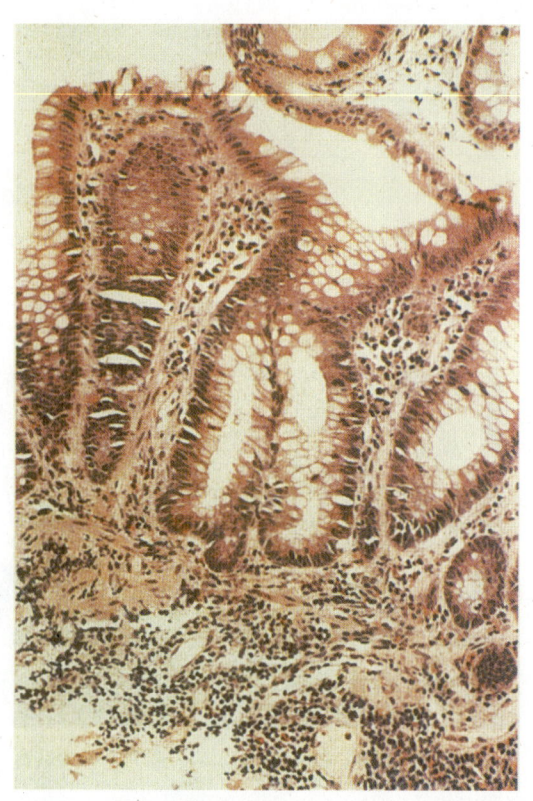

图 11.78 慢性溃疡性结肠炎。可见隐窝腺体呈分支状，为既往受损的征象。

每单位面积的隐窝腺体数量严重减少。隐窝缩短具有特征性，表现为隐窝基底部与黏膜肌层腔面之间的间隙增宽（图 11.81）。萎缩严重时，可见黏膜仅有单层表面柱状上皮和少量短缩的隐窝腺体。由于溃疡反复发作以及随后的溃疡愈合过程，腺体可被包埋入黏

膜下层显著水肿。炎症蔓延至环行和纵行肌层则伴不同程度的肌纤维变性和坏死。肌束中常可见个别肌纤维短缩变圆伴胞浆凝聚粉染。肌间神经丛可出现变形和水肿，尤其是在靠近重度黏膜溃疡的区域。缺乏 CD 中所见的肠壁纤维化或明显的淋巴细胞聚集灶。此型 UC 黏膜下层明显可见淋巴滤泡形成，但淋巴滤泡不会出现在远离溃疡的区域。

非活动性（静止期）和慢性愈合性结肠炎的特点

活动期溃疡性结肠炎的特征性改变，包括表浅溃疡形成、弥漫性急慢性炎症细胞浸润黏膜和黏膜下组织浅层、杯状细胞缺失和毛细血管扩张等，在缓解期或静止期消失。在疾病的静止期，可见弥漫性黏膜萎缩伴病变活动期损伤所致的结构变形。黏膜萎缩（图 11.81）表现为隐窝腺体失去平行排列且出现分支或

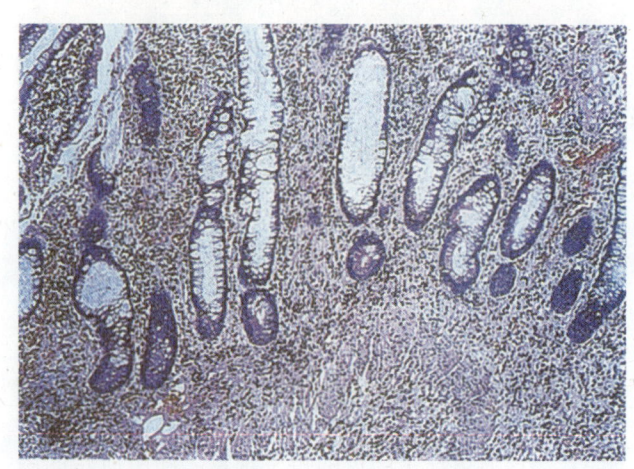

图 11.79 再生性黏膜。腺体几乎完全恢复。隐窝可见大量 Paneth 细胞。

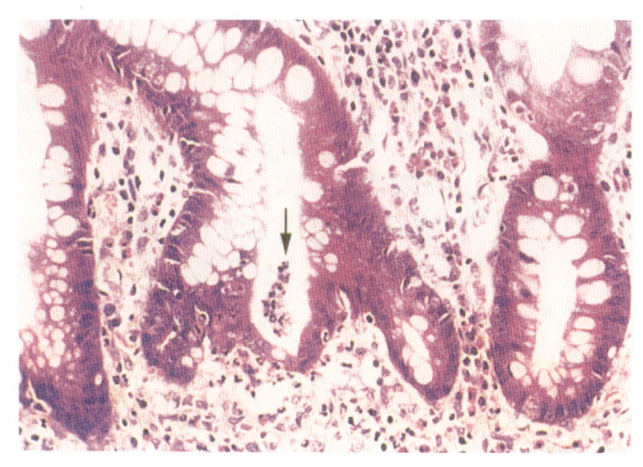

图 11.80　慢性溃疡性结肠炎复发。黏膜结构呈再生性改变。中央的分支状隐窝（箭头所示）可见隐窝炎和早期隐窝脓肿形成。此外，固有膜可见大量嗜酸性粒细胞浸润。

膜下层（图 11.82）。这种上皮陷入黏膜下层的现象也可能为黏膜肌层持续收缩的结果。这些改变可见于 40% 的患者。由于既往溃疡形成和肌层的再生，黏膜肌层出现增厚和边缘不整。Paneth 细胞化生可出现在结肠肝曲以远的肠段，幽门腺化生（图 11.81）和内分泌细胞增生的出现则提示溃疡性结肠炎病程较长。

萎缩黏膜可见不同程度的炎症细胞浸润，有时可见局灶淋巴浆细胞聚集。有些病例黏膜炎细胞未见增多。长期静止期 UC 患者结肠黏膜活检标本有时可见成纤维细胞源性奇异型多核间质巨细胞[125]。远端肠管病变显著，但整段肠管均可见病变存在。除非病人进行了激素灌肠治疗，一般来说近端病变较远端病变轻。

回肠炎

倒灌性回肠炎（backwash ileitis）呈现与盲肠相似的急性和慢性炎症反应。可见隐窝脓肿形成（图 11.83）。组织学上，溃疡的任何区域均较表浅，不同于 CD 的深在性裂隙状溃疡。无跳跃性病变以及所有连续的未受累肠段均无炎症反应是其特征。

狭窄

关于慢性 UC 良性狭窄的发病率存在有不同的意见。UC 相关性狭窄的产生原因是肌纤维的肥大以及黏膜肌层和肌层的增厚而非纤维化。肥大的肌纤维处于痉挛或收缩状态，从而导致肠道动力减弱。此外，肌纤维的继发性病变也导致肠道动力异常、变短，以及大肠挛缩和结肠袋皱襞消失。即使有破坏黏膜肌层的深溃疡，发生在 UC 背景下的纤维化从来也达不到 CD 的程度。

UC 中其他狭窄形成的起因多为缺血。缺血性狭窄可见广泛纤维化，黏膜层和黏膜下层为致密的瘢痕肉芽组织所取代。缺血可能是合并巨细胞病毒感染引

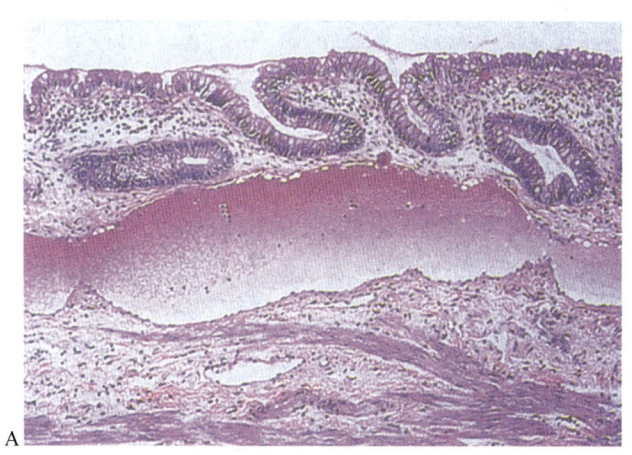 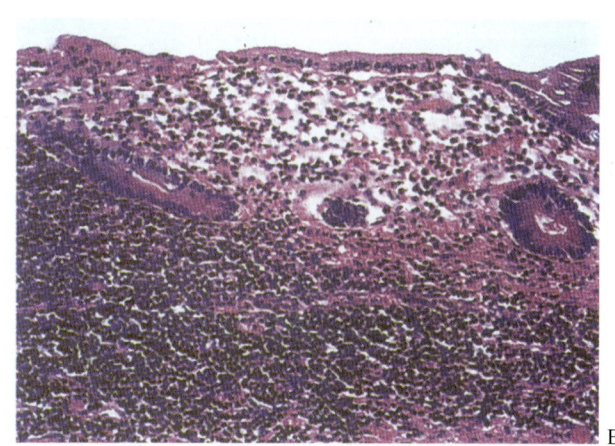

图 11.81　静止期溃疡性结肠炎。A：黏膜呈再生性改变。黏膜下部可见一扩张增大的毛细血管。此外，其中一个隐窝腺体与黏膜肌层平行而非垂直排列。黏膜总体结构变简单。B：直肠黏膜部分萎缩，腺体数量减少，黏膜变薄。黏膜肌层两侧均可见大量的淋巴浆细胞浸润。

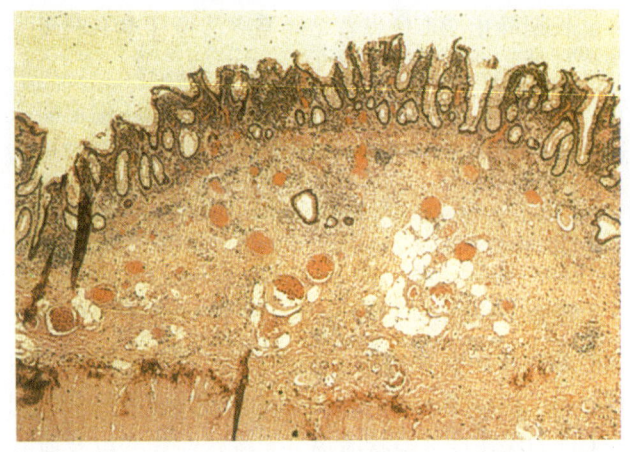

图 11.82 溃疡性结肠炎的黏膜再生和上皮误位。切片来自切除标本。可见表面黏膜再生和大量单核细胞浸润。黏膜下浅层可见数个腺体。图片中央偏左可见一组三个腺体，图片右侧边缘可见另一个腺体。

起的并发症。

假息肉

典型的炎性假息肉被覆正常或至少为无异型增生的结肠上皮。假息肉的组织学表现多样，这取决于假息肉是否为如图 11.81 所示的宽基底溃疡间残存的黏膜岛。在这种情况下，可以见到所有的肠壁正常结构（图 11.84）。而在其他病例中，如图 11.85 所示，可见固有膜内明显的单核细胞浸润引起黏膜增宽，造成黏膜呈息肉样隆起。还有一些病例可如图 11.85 所示，黏膜呈活跃再生状态，形成由出芽状、高度分枝状的再生腺体组成的丝状息肉。此外，息肉还可由呈息肉样聚集的肉芽组织突向肠腔面而形成。

中毒性巨结肠

当患者出现中毒性巨结肠时，最显著的组织学特点为黏膜层相对缺乏急性炎症的累及，有显著水肿所导致的黏膜下层明显扩张。肠壁的其他部位可出现深溃疡，也可出现穿孔（图 11.86）。

溃疡性阑尾炎

溃疡性阑尾炎，即发生在阑尾的 UC，见于 50%～87% 的 UC 全结肠炎患者的结肠切除标本中。阑尾受累为 UC 特征性的连续性炎症病变的一部分。阑尾炎症可累及 15%～86% 的非全结肠炎患

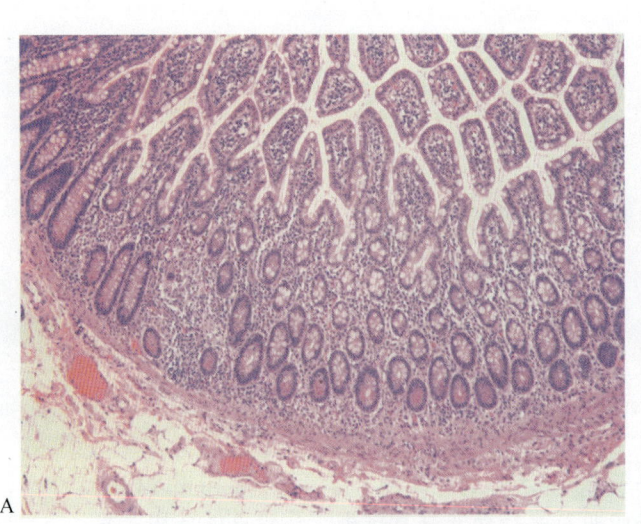

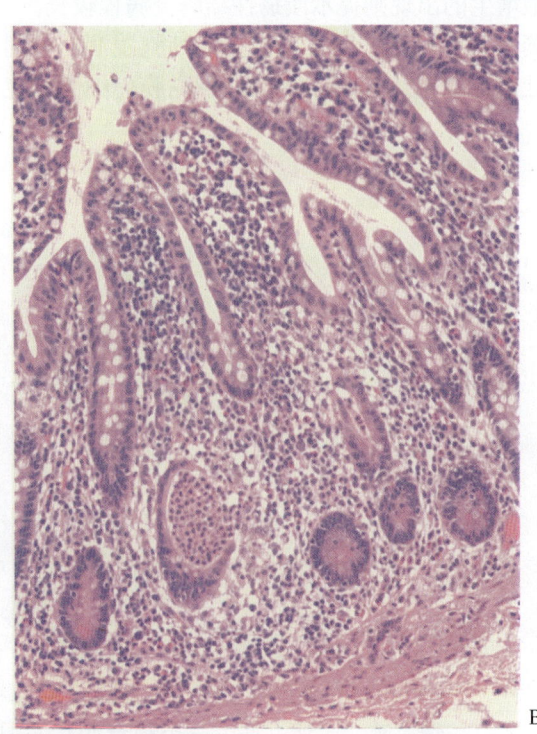

图 11.83 溃疡性结肠炎并发倒灌性回肠炎。A：低倍镜下显示小肠绒毛结构正常。局灶可见急性炎症。B：高倍镜下可见一隐窝脓肿形成。未见慢性炎症损伤的表现。

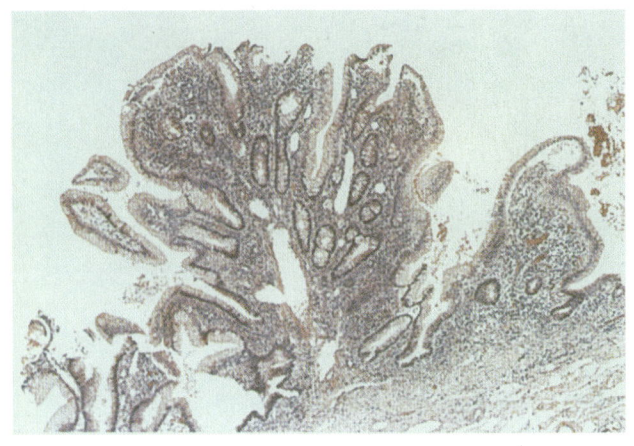

图 11.84 假息肉。隆起的黏膜团块超出了黏膜原有的高度。单核细胞的浸润导致固有膜增宽。

者[126-128]。此外，有些病人表现为左半结肠炎伴片状盲肠炎症或阑尾口炎症[128]。研究表明这种"跳跃性病变"没有临床意义，在有其他典型溃疡性结肠炎表现的患者不应将其误认为 Crohn 病的特征。

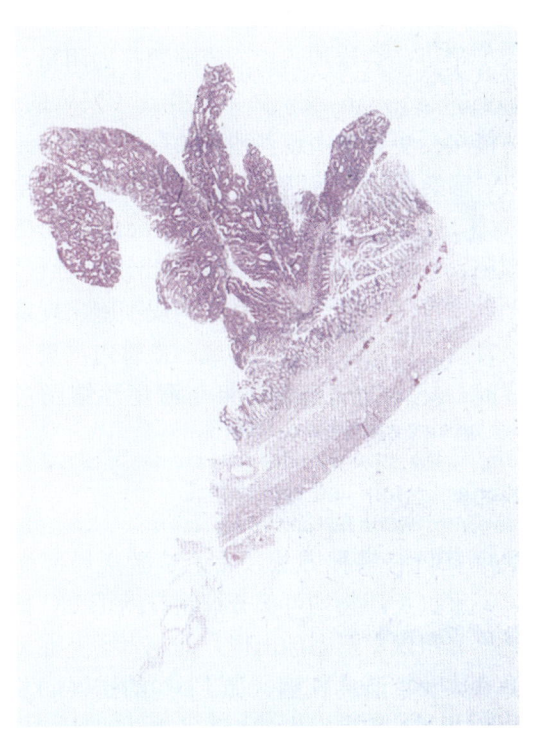

图 11.85 图中所示假息肉比图 11.84 隆起程度更明显，内含大量再生腺体。对这种病变应仔细观察有无异型增生，尤其当细胞看上去非常丰富时。

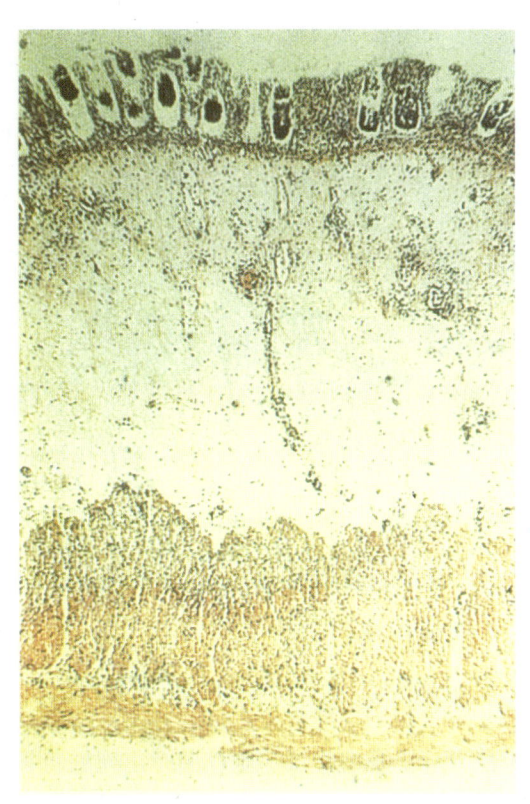

图 11.86 中毒性巨结肠，可见全层炎、显著水肿和表面黏膜炎症。

此外，有些病人还存在称之为"盲肠斑"的病变，此为与阑尾病变相同的盲肠病变。有些患者的阑尾病变比盲肠病变活动性更强。跳跃性出现的溃疡性阑尾炎或在其他方面完全为 UC 特征性改变的结肠切除标本中阑尾病变更重，都不应阻止病理医师作出确切的 UC 诊断。溃疡性阑尾炎的组织学特点见图 11.87。

上消化道受累

已有文献报道了与溃疡性结肠炎相关的慢性活动性十二指肠炎或胃炎的罕见病例[129-131]。这些病变是溃疡性结肠炎的罕见症状还是与之相关的独立疾病，目前还不清楚。在作出判断前，尚需对所报道的病例进行长期随访。

溃疡性结肠炎合并感染

UC 患者发生感染的概率明显高于对照组。感染可导致 UC 复发或合并缺血性结肠炎。常见感染为 CMV（巨细胞病毒）和 C. difficile（难辨梭状芽胞杆菌）感染。如果一个病人意外地出现 UC 复发，粪

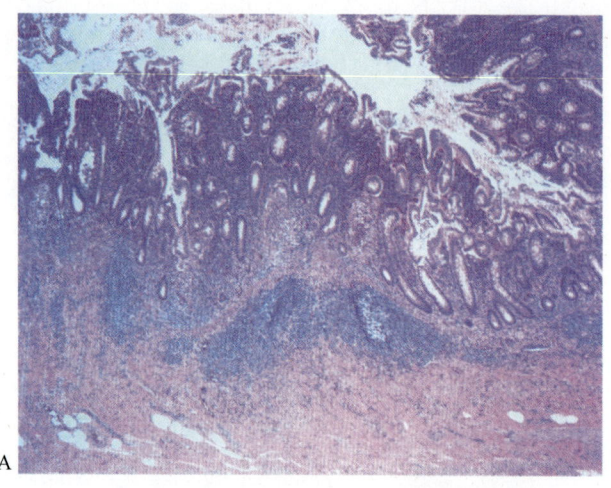
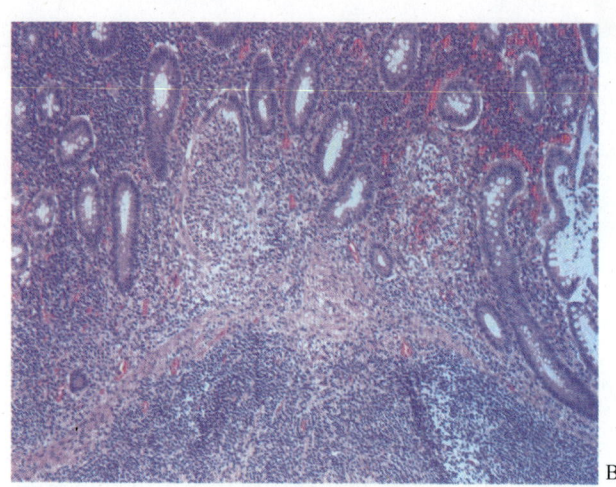

图 11.87　溃疡性阑尾炎。**A**：该患者的阑尾病变类似于其结肠病变。可见隐窝结构明显变形和急性炎症累及黏膜层。**B**：高倍镜下可见急性炎症和大量隐窝脓肿。

便培养和毒素检测可能会检测出合并感染。非溃疡性结肠炎患者感染难辨梭状芽胞杆菌时出现的特征性的伪膜不见于 UC 患者（图 11.88）。CMV 感染引起血管内皮炎、小血管内血栓形成和缺血性坏死。与一般典型 UC 相比，这些患者的活检标本炎症更深（原因是缺血），且当慢性病变严重时，可掩盖 UC 的表现。当在急诊情况下初次看到患者因疾病突然恶化而取的活检标本并且无法复查既往的活检切片时，诊断将尤其困难。在这种情况下，必须判断临床诊断的 UC 是否正确，是否为在已有疾病基础上合并了其他病变，还是有 CD 或其他疾病。进行这些鉴别不仅仅是为了学术兴趣，而是因为内科医生经常面临着确定临床治疗方案的抉择，即是否需要加强免疫抑制治疗以控制 UC。如果仅诊断 UC 而未意识到合并 CMV 感染，内科医生很可能会增加激素或硫唑嘌呤的用量，这将导致感染的恶化。相反，如果仅作出 CMV 的诊断，患者可能接受更昔洛韦或其他相关药物治疗。未能识别 CMV 感染可最终导更广泛的缺血性损害甚至发生穿孔（图 11.89～11.92）。CMV 感染的诊断指标是内皮细胞、巨噬细胞或上皮细胞内出现病毒包涵体。最典型的情况是间质细胞尤其是内皮细胞出现病毒包涵体。常可见纤维素性血栓形成和血管内皮炎。当血栓形成时，缺血性病变特征将与溃疡性结肠炎合并出现。

治疗的作用

治疗 IBD 有多种方法，无论是激素局部灌肠给药还是口服抗炎药物均可部分抑制有助于 UC 诊断的典型大体和组织学形态的出现。抑制直肠炎症可产生该病是不累及直肠的疾病（如 CD）的错误印象。治疗也使肠道易于发生继发性病变（如 CMV 感染）的形态特征，可伴或不伴继发性血管内皮炎以及缺血性病变。停用激素的患者可发生与肠梗阻表现相似的急性梗阻[132]。

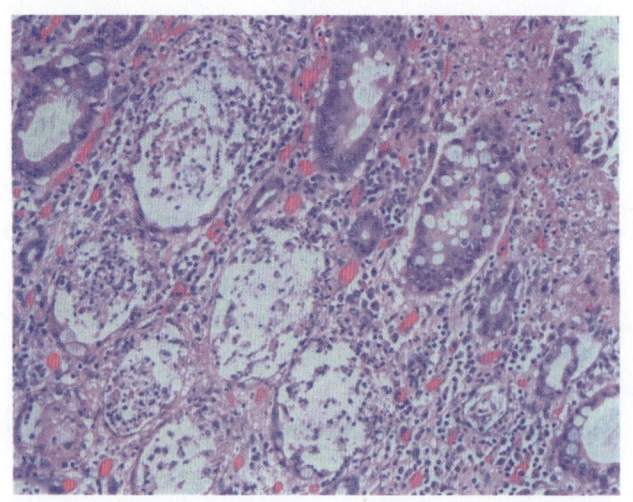

图 11.88　溃疡性结肠炎合并难辨梭状芽胞杆菌性结肠炎。可见灶状结肠隐窝萎缩和其他提示缺血性损伤的形态。该病人患有难辨梭状芽胞杆菌性结肠炎。该病例中未见中性粒细胞从糜烂黏膜表面呈典型的火山样喷出和伪膜形成。

11 炎症性肠病 649

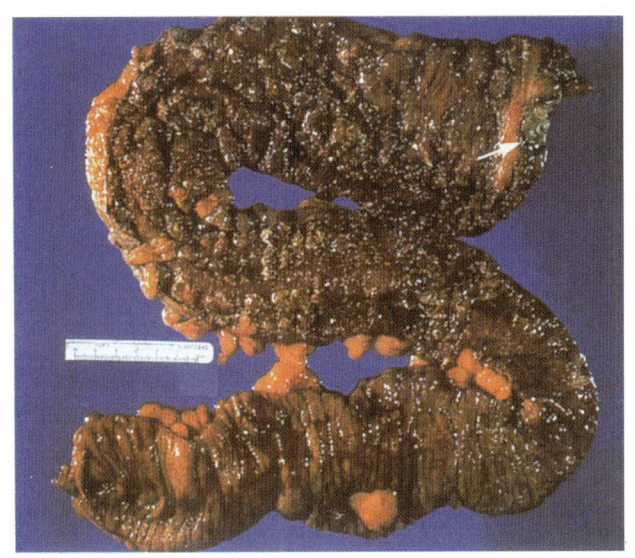

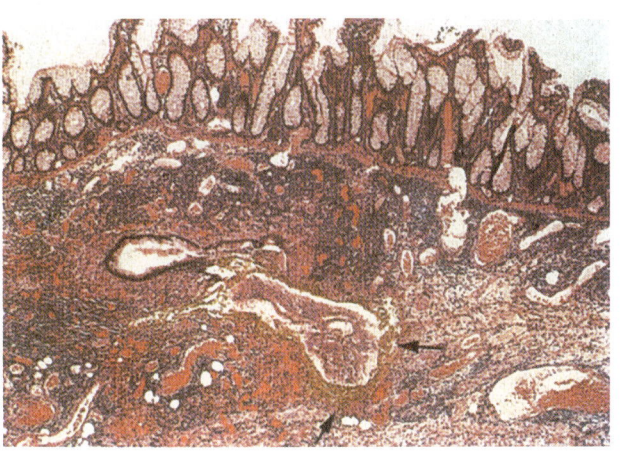

图 11.89　溃疡性结肠炎合并巨细胞病毒感染、缺血和穿孔的患者手术切除标本。穿孔部位邻近回盲瓣（箭头所示）。该患者右半结肠的病变看起来比左半结肠严重。这是因为缺血性损伤波及回盲瓣直至横结肠中段，且远端肠管的病变相对静止。

图 11.90　图 11.89 所示的手术切除标本的组织学特点。可见腺上皮误位至黏膜下层。钡剂（箭头所示的绿色物质）位于误位上皮的附近。注意黏膜下层显著的炎症反应和扩张的毛细血管。

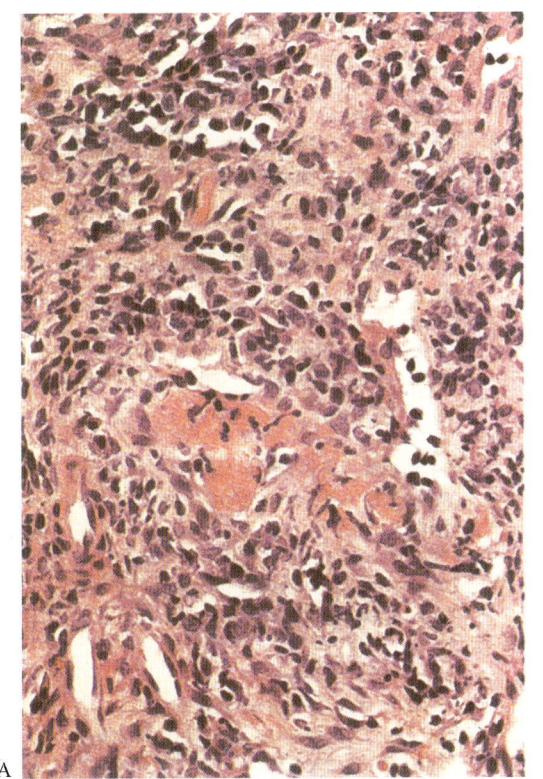

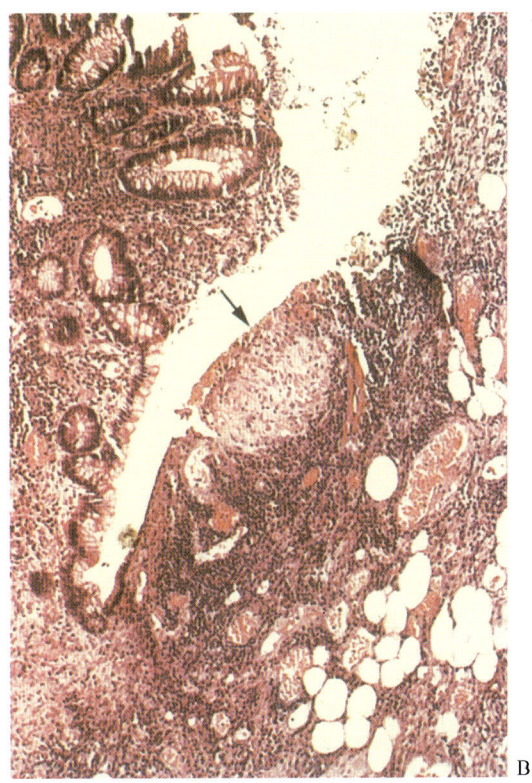

图 11.91　图 11.89 所示的结肠切除标本的组织学特点。**A**：毛细血管内可见一小的纤维素性血栓。**B**：可见溃疡局部围绕小毛细血管形成的肉芽肿样反应（箭头所示），推测可能是巨细胞病毒引起的血管内皮炎。

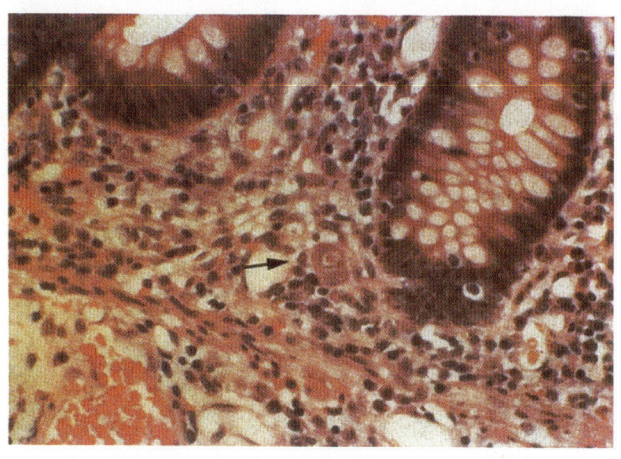

图 11.92　图 11.89 所示的患者结肠切除标本，可见固有膜内的病毒包涵体细胞（箭头所示）。

未定类型结肠炎以及同一患者兼有 Crohn 病和溃疡性结肠炎

仅有 5%～20% 的 IBD 患者因病变特征有重叠而被划分入"未定类型结肠炎"或"混合性"结肠炎。从会诊的资料来看，未定类型结肠炎的诊断有滥用的现象，通常反映出对病变程度和分布的临床信息以及影像学和内镜信息掌握得不充分，或对于 UC 和 CD 之间的细微鉴别点不熟悉，或是受治疗期间合并感染的影响（表 11.15）。UC 和 CD 可共存。正如前面提到的，血浆 P-ANCA 阳性的 CD 病人可呈现 UC 样表型，这可能是同一患者兼有两种疾病组织学特点的原因。

表 11.15　UC 和 CD 的鉴别难点
结肠的形态变化有限
疾病表现不充分
同时具有 UC 和 CD 特点的未定类型结肠炎
其他临床表现类似 UC 和 CD 炎症性病变
其他表现为典型的 UC 但直肠未见累及
同时发生 UC 和 CD
治疗后病理特征发生改变
存在继发性病变，如缺血和感染
缺乏足够的临床信息
活检组织过小
活检组织数过少不足以评价疾病的分布和严重程度
病理医师不熟悉两种疾病的全部形态学表现

内镜活检标本诊断炎症性肠病

外科病理学工作中遇到的一些最普通的活检标本涉及对结肠炎症进行组织学评估。外科病理申请单上通常会注明"除外急性自限性结肠炎（acute self-limited colitis，ASLC），除外 UC，除外缺血"。或者申请单会要求鉴别是 UC 还是 CD。使用系统性评估方法可以很好地将 IBD 和其他类型的结肠炎区别开（表 11.16 和 11.17）。采用标准方法检查活检标本有利于对每个诊断特征逐一进行评估，这样就可以避免遗漏可能存在的有助诊断的参数。系统性评价方法涉及多个评估参数，包括上皮的变化（急性或慢性）、固有膜的改变、血管病变和黏膜肌层的变化。慢性病

表 11.16　活检诊断炎症性肠病必须评估的形态特征
结构的变化
结构参数针对隐窝结构作如下评估：
隐窝的排列方向（紊乱）
隐窝的长度
隐窝基底与黏膜肌层之间的距离
隐窝间的距离
隐窝的分支
隐窝表面绒毛状改变
隐窝表面和固有膜表面之比
上皮的变化
黏液含量
有无 Paneth 细胞和幽门腺细胞
有无上皮内淋巴细胞或嗜酸性粒细胞
隐窝炎
内分泌细胞增生
有无特异性微生物感染
固有膜的变化
有无炎症
炎症的性质（急性或慢性）
炎症的分布：
局灶或弥漫
表层或基底
位于隐窝内或固有膜中
位于黏膜内或超出黏膜层
有无特异性微生物感染
有无纤维化
有无肉芽肿
如有肉芽肿，其特征和分布

表 11.17　溃疡性结肠炎和 Crohn 病活检形态鉴别表

	溃疡性结肠炎	Crohn 病
炎症分布或黏膜萎缩		
弥漫性或节段性	弥漫性	节段性，尤其是在多块活检组织中
远端肠管病变明显	典型	不常见
近端病变伴远端豁免	无[a]	有时
炎症		
每块活检组织炎症程度均一	典型	偶见
同块活检内和不同活检组织间明显的局灶性分布[b]	不常见	常见
中性粒细胞弥漫性浸润隐窝	典型	有时可见
中性粒细胞浸润固有膜，隐窝未见累及	极少见	典型，局灶性
黏膜下层炎症分布不均匀	无	典型但不常见
肉芽肿[c]	仅见于对异物的反应	特征性表现（最高检见率为50%）
非干酪性，紧密排列	无	典型者可见
黏膜下层炎症	罕见，连续性	常见，多呈灶状
黏膜肌层	如存在为连续性	无
局灶性溃疡形成伴周围组织轻微炎症	仅见于暴发型结肠炎	典型
黏膜窦道	无	常见
上皮特征		
绒毛状改变	常见	偶见，出现时倾向于诊断 UC
活动期弥漫性黏液缺失	常见	偶见
Paneth 细胞化生	常见	偶见
回肠幽门腺化生	无	典型但不常见
间质病变		
血管炎	无，除非合并巨细胞病毒感染	偶见
毛细血管扩张	常见	无
神经增生	罕见	常见

[a] 激素灌肠治疗的直肠可产生直肠豁免假象。
[b] 取自炎性息肉的活检标本和吻合口部位肉芽组织的活检标本可造成病变为局灶性的错误印象。
[c] 未见肉芽肿形成并不能排除诊断，存在疏松的黏液性肉芽肿并不支持诊断。

变的征象包括结构变形伴隐窝明显分支或萎缩、绒毛状结构、Paneth 细胞或幽门腺化生、淋巴滤泡形成或黏膜肌层上方大量的浆细胞。不同类型结肠炎的诊断不能仅仅依靠组织学表现。了解内镜表现、临床表现和疾病的分布特点是非常必要的。这种系统性诊断方法有利于将 UC 和其他类似的疾病区分开（表11.18）。

UC 和 CD 患者有很多相似之处，但也同样存在显著的不同点，因此有必要对两者进行鉴别。IBD 患者疾病的性质决定了手术方案的不同。可复性回肠造口术或回肠肛管吻合术加贮袋构建术可避免在结肠切除术后进行回肠造口术。该术式的设计保留了排便控制能力，从而提高了 UC 患者的生活质量。然而，这种治疗方法一般不用于 CD 患者。并发倒灌性回肠炎

表 11.18　临床表现与结肠炎症性肠病相似的疾病

细菌感染
　　大肠杆菌 O157：H
　　沙门菌
　　志贺菌
　　结核杆菌
　　梭状芽胞杆菌
　　弯曲菌
　　淋球菌
　　梅毒
　　葡萄球菌性肠炎
　　耶尔森菌
　　性病淋巴肉芽肿
真菌感染
　　组织胞浆菌病
衣原体感染
　　衣原体性结直肠炎
病毒感染
　　巨细胞病毒
　　单纯疱疹
原虫感染
　　阿米巴病
　　血吸虫病
　　异尖线虫病
缺血性结肠炎
　　多发性动脉炎
　　大血管病变
　　药物（洋地黄、避孕药、钾盐）
　　肠梗阻并发的结肠炎
其他特异性疾病
　　嗜酸细胞性胃肠炎
　　伪膜性肠炎
　　Behcet 综合征
　　尿毒症性结肠炎
　　免疫缺陷综合征
　　胶原性结肠炎
　　放射性结肠炎
憩室炎
孤立性溃疡综合征
由于治疗所致的炎症
　　灌肠和导泻药
　　药物性结肠炎
　　移植物抗宿主病性结肠炎
　　抗生素相关性结肠炎

的 UC 患者，通过直肠结肠全切除术可治愈回肠病变，但患回结肠炎的 CD 患者使用相同术式可能导致病变残留或导致吻合口功能障碍和复发性回肠炎的发病率升高。所以，在患者进行手术治疗之前，病理医师在通过活检标本鉴别 UC 和 CD 的过程中承受着巨大的压力。

当疾病表现充分时，UC 和 CD 具有独特的不同形态，从而可将两者区分开（见表 11.12 和 11.13）。但是没有一种形态是固定不变的，而且这些形态随着疾病的演进而变化，因此应该将所有的病理学指标进行综合评估。导致 UC 和 CD 鉴别困难的原因总结于表 11.15。区分 IBD 和其他原因导致的小肠结肠炎也相当困难，因为发生炎症的肠道其临床表现、影像学、内镜和病理学表现可存在明显重叠现象（见表 11.14）。

几种特殊的组织学形态的出现高度倾向于诊断 IBD。当出现隐窝结构变形（图 11.93）、固有膜圆形细胞和中性粒细胞增多（图 11.93）、绒毛状表面（图 11.76）、隐窝萎缩、基底淋巴细胞聚集和位于基底的孤立的巨细胞（图 11.37）等组织学表现时，诊断的可信度高达 87%～100%。当存在绒毛状表面、基底淋巴细胞聚集、隐窝萎缩和表浅糜烂时倾向于诊断 UC，而当有肉芽肿时则倾向于诊断 CD。由于 CD 是一种局灶性病变，应注意 CD 患者的活检标本可表现为完全正常的黏膜、局灶性或弥漫性结肠炎或肉芽肿。巨细胞在 ASLC 中出现的频率与 IBD 相同。

当一系列的活检组织均表现为局灶性炎症（图 11.94）或出现溃疡、糜烂或隐窝破坏伴局灶隐窝脓肿形成而周围黏膜相对正常，这时基本可以排除 UC 的可能性，并确立 CD 的诊断。然而，需要强调的是许多 CD 病人的活检组织可呈弥漫性炎症，与 UC 无法鉴别。

结肠黏液的保留是 CD 的一个常见特点（图 11.94），但是这可能仅仅是病变局灶性本质的一个体现，并不能据此将 CD 和 UC 区分开。所以其主要作用在于区分正常活检和 IBD 组织。

取自内镜表现典型患者的诊断性 UC 活检组织（病理医师应已知该信息），有明显的弥漫性黏膜损伤并可能跨过黏膜肌层累及黏膜下浅层。诊断 UC 最早期的征象是固有膜淋巴浆细胞增多和基底浆细胞增多，并伴有特征性的隐窝炎或隐窝脓肿。有些 UC 患者可见炎症穿过黏膜肌层浸润黏膜下浅层。这种炎症呈带状分布并与其上黏膜层的炎症相连（图 11.95）。如果黏膜层和黏膜下层的炎症有间断，或者黏膜下层

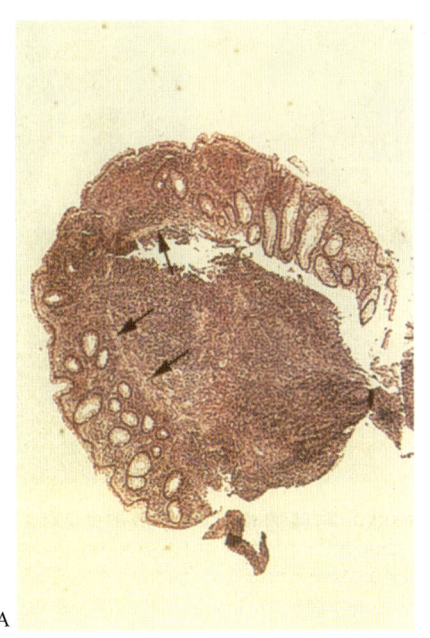
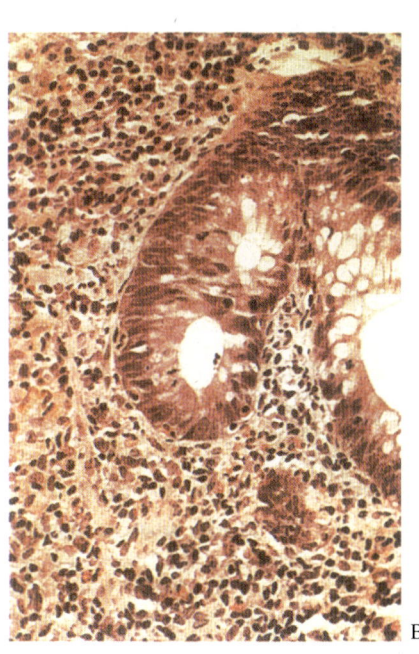

图 11.93　Crohn 病患者的黏膜活检。**A**：活检标本可见腺体排列轻度不规则和黏膜下层重度慢性炎。炎症或多或少呈弥漫性分布。黏膜下层的炎症程度超过了溃疡性结肠炎可有的程度，除非标本取自有滤泡结构的淋巴滤泡区。箭头所示为分隔黏膜层和黏膜下层的黏膜肌层。**B**：固有膜腺体周围可见组织细胞。上部的固有膜中可见大量单核细胞浸润。

的炎症呈局灶状分布（图 11.94 和 11.96），此时最可能的诊断为 CD。在炎症性肠病的背景上出现灶状纤维化则提示为 CD。

存在显著的回肠病变可明确诊断 CD 而非 UC 合并倒灌性回肠炎。UC 回盲瓣功能障碍可产生回肠病变（倒灌性回肠炎），但受累回肠段较短，且缺乏 CD 的其他特征性表现。

直肠活检诊断 CD 的价值与病变节段距肛缘的距离相关。当病变远达结肠脾曲时，50% 的活检标本可确诊。当病变主要位于回肠时，直肠活检的诊断率仅为 12%。直肠活检诊断 CD 的准确率为 15%～40%，而 UC 可达 70%[133,134]。CD 病变不连续灶状分布的病理特点所造成的取材固有误差是导致 CD 诊断准确率较低的原因[133]。阳性诊断发现直接取决于远端结肠和直肠存在乙状结肠镜或放射学异常表现。

某些研究表明，淋巴细胞聚集可作为 IBD 的鉴别指标[135]。在正常人黏膜中平均约每 2 cm 可见一个淋巴腺复合体（lymphoglandular complex），而在结

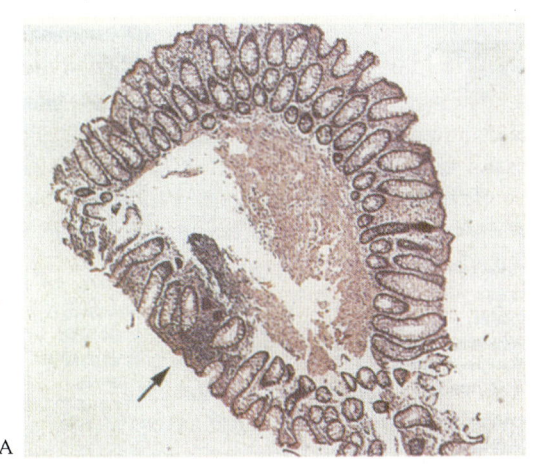
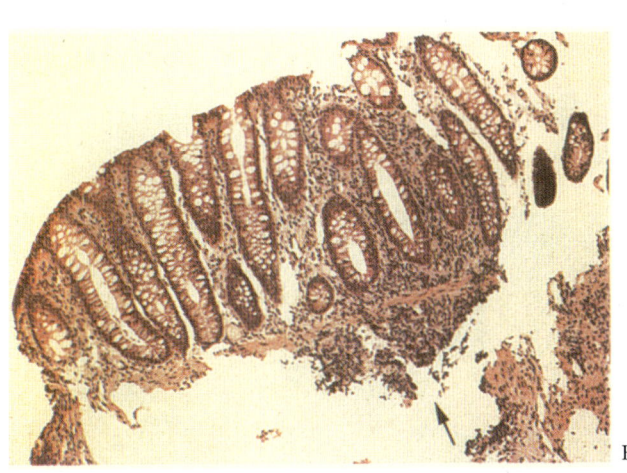

图 11.94　Crohn 病黏膜活检。**A**：黏膜活检标本可见腺体排列轻度不规则，提示既往炎症损伤较轻，还可见灶状炎症延伸至其下的黏膜下层（箭头所示）。**B**：同一患者的另一块活检组织，可见灶状肌组织炎症（箭头所示）。黏膜炎症灶状分布并累及黏膜肌层提示病变为局灶性。可依此将其与溃疡性结肠炎相鉴别，但不能除外其他病变如缺血。了解该患者的临床表现对诊断至关重要。

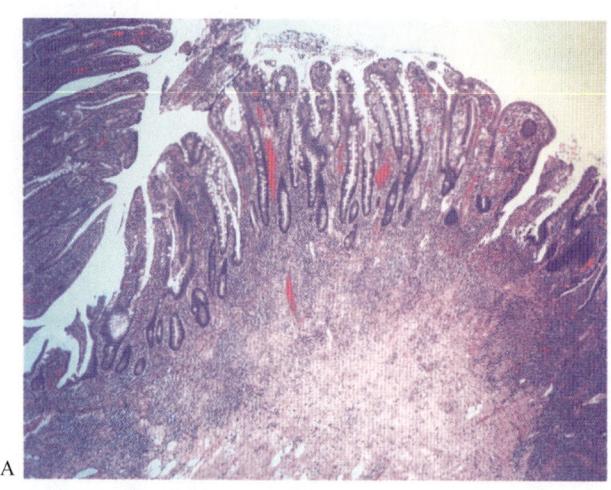
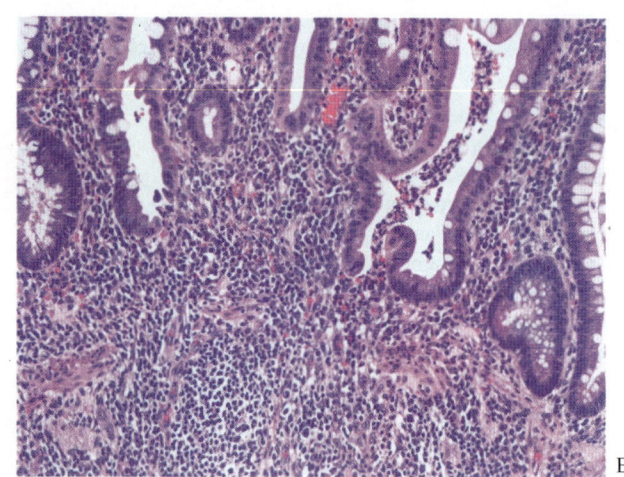

图 11.95　溃疡性结肠炎的黏膜下层炎症 A：有些溃疡性结肠炎患者黏膜下浅层可见明显炎症浸润，可能被误诊为 Crohn 病。该患者病程长，且具有溃疡性结肠炎的病变分布特点。B：高倍镜下可见该区域的黏膜肌层不连续。

肠炎患者黏膜中则每 0.7 cm 可见一个[136]。但是，Theodossi 等发现 CD 患者、UC 患者和正常个体，淋巴滤泡出现的频率相似[137]。

UC 或 CD 的诊断与最终诊断的一致率为 40%～76%[133,137]。CD 诊断准确率较低的原因是局限性疾病的诊断存在取材的固有误差。在区分正常黏膜和 IBD 时，诊断的一致性较高。而对于正常切片，"非特异性炎症"一词常被随意使用。此外，CD 还常被误诊为 UC。Frei 和 Morson 认为在实际工作中 CD 诊断的准确率达 40% 即足矣。CD 诊断的假阳性率为 5%[133]。

在某些情况下不可能将 UC 和 CD 鉴别开。

炎症性肠病的肠外并发症

相当多的 IBD 患者在其病程的某一阶段可患有一种或多种肠外并发症。这些并发症可累及多个器官系统，可几乎无临床症状，或者非常严重甚至致残，因此是决定病人治疗方案的关键因素（图 11.97）。

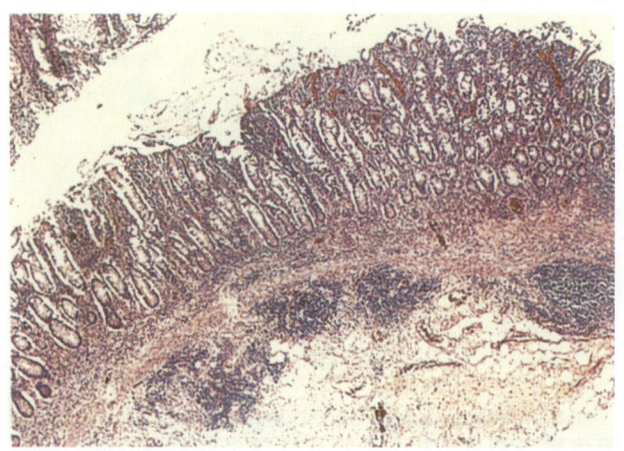

图 11.96　Crohn 病大块黏膜活检。该活检组织比多数活检深，可见黏膜下浅层。在该视野中可见明显的淋巴细胞聚集灶以及无黏液缺失表现。

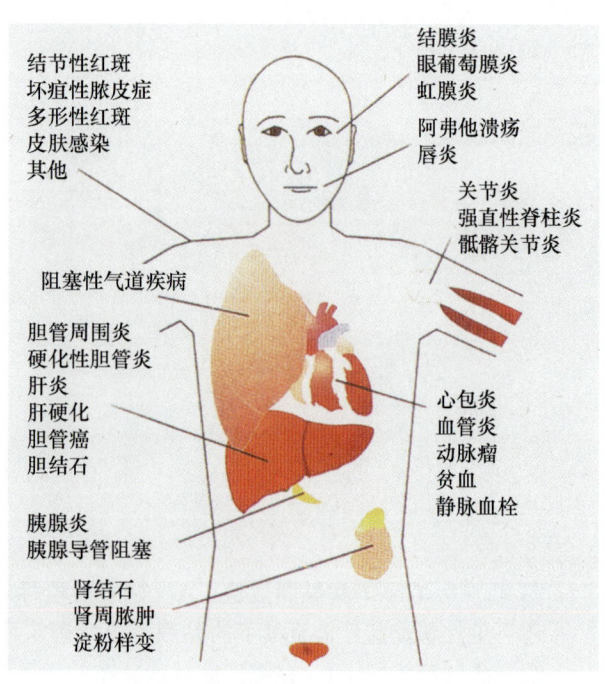

图 11.97　炎症性肠病的肠外表现分布图。

表 11.19	炎症性肠病的骨骼肌肉系统并发症
四肢关节炎，关节痛	肉芽肿性肌炎（罕见）
骶髂关节炎	化脓性关节炎
强直性脊柱炎	骨髓炎
杵状指	

骨骼肌肉系统并发症

表 11.19 列出了 IBD 的骨骼肌肉系统并发症。IBD 最常见的肠外表现为关节炎，发病率为 7%～25%[138-140]。发病率的差异是由于诊断时只将有客观检查发现和异常 X 线表现的关节炎患者包括在内，还是同时包括了有关节疼痛症状的患者。骨骼肌肉系统的症状可先于肠道症状出现。四肢关节炎的发病率在 CD 患者高于 UC 患者，在结肠 CD 患者高于仅有小肠受累者。CD 的关节表现与 UC 的关节表现无区别。疾病静止期的患者通常不伴发关节炎，但可随疾病加重而出现，并常伴有阿弗他溃疡、皮肤病变和虹膜炎。四肢关节炎可累及髋关节、踝关节、腕关节和肘关节，发生率依次递减。手足小关节较少受累。滑膜活检可见非特异性滑膜炎，病变包括滑膜细胞减少和炎症反应。

骶髂关节炎主要表现为关节间隙变窄、糜烂和骶髂关节硬化。无症状 IBD 患者脊椎关节病的发病率高。25% 的患者具有 CD 早期病变特点[141]。上皮内 T 细胞增多提示黏膜对抗原的应答反应升高以及 MHC 分子的参与，在 CD 患者的脊椎关节病相关性肠道炎症的发病机制中起着一定作用[141]。

已有研究证实，IBD 相关性骨质疏松症见于 2%～30% 病例[142]。骨质减少的患者数量更多。很多因素在 IBD 相关性骨质丢失中起一定作用，包括由于小肠病变或手术切除所导致的营养不良、钙和维生素 D 缺乏。激素治疗也是原因之一。

肝、胆道系统疾病

高达 50% 的 IBD 患者可存在轻度肝和胆道的异常或肝酶的升高，但可能只有不超过 5%～10% 的患者有明显的肝病临床表现[143]。虽然特定并发症的发病率有所不同，但肝胆系统并发症的总体发病率在 UC 和 CD 中大致相等。肝胆疾病的发病率、严重程度与 IBD 病变范围、持续时间和严重程度相关。表 11.20 列举了主要的 IBD 相关性肝脏疾病。

表 11.20	炎症性肠病的肝胆系统并发症
肝	
	脂肪肝（肝脂肪变性）
	胆管周围炎
	慢性活动性肝炎
	肝脓肿
	肝纤维化和肝硬化
	肝肉芽肿
	淀粉样变性
	结节状再生性增生
	脓肿和门静脉炎
胆道	
	胆管周围炎
	原发性硬化性胆管炎
	胆管癌
	胆石症
其他	
	门静脉血栓
	肝腺泡闭塞

肝脂肪变性

肝脂肪变性见于近 30% 的 IBD 患者[144]。广泛的脂肪浸润通常见于重症 IBD 患者，并随患者的恢复而消退。脂肪变为大泡型，表现为肝细胞内大脂滴形成。脂肪变性呈现弥漫性、小叶中央性和汇管区周围性分布。其发病机制尚不清楚，可能是吸收不良或全身营养状态差所致，也可能是因为黏膜溃疡使细菌得以进入门脉系统并释放细菌代谢产物所致。其他的致病因素包括贫血、药物、毒素或其他通过糜烂的炎症性肠道黏膜所吸收的"毒性"物质。

胆管周围炎

胆管周围炎 (pericholangitis) 为 IBD 最常见的胆道并发症（图 11.98），可见于儿童和成人[145]。胆管周围炎属于原发性硬化性胆管炎的一种类型，累及肝内小胆管。胆管周围炎见于结肠广泛受累的患者，病程分三期：(1) 急性期；(2) 亚急性期，出现早期汇管区周围纤维化；(3) 慢性期，出现胆管周围纤维化。当病变开始出现时，病人可有轻微的肝病症状和体征。

组织学可见汇管区扩大、水肿、胆管增生和炎症

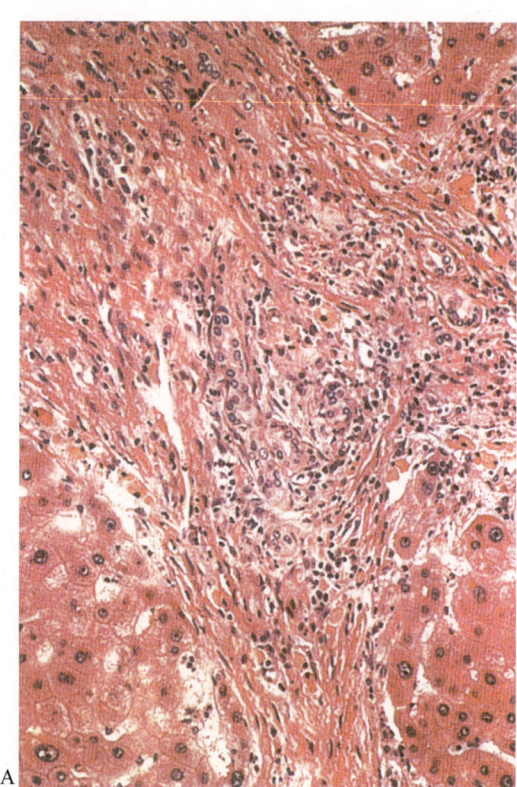 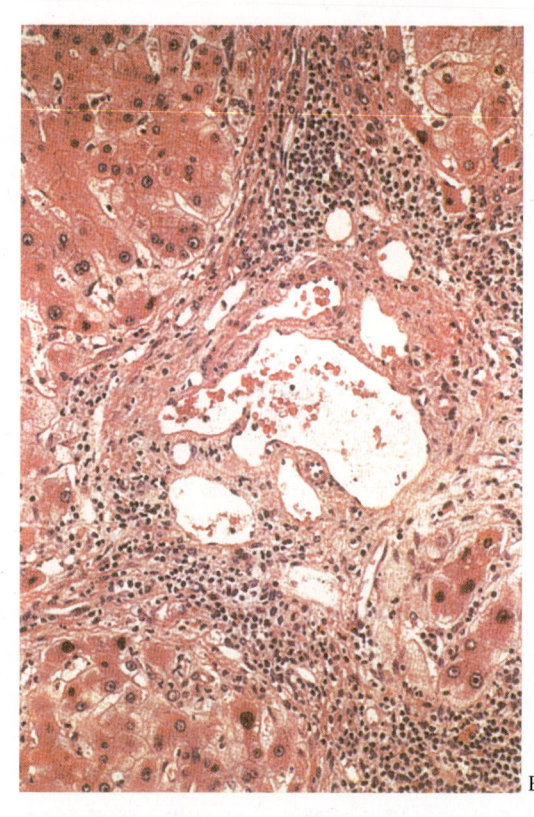

图 11.98　炎症性肠病并发胆管周围炎。A：可见汇管区扩大伴桥接纤维化出现和增生的小胆管周围明显慢性炎症细胞浸润；小胆管不明显，难以分辨。B：由于胆管周围炎和硬化性胆管炎常常并存，所以随着病变进展胆管周围和汇管区的纤维化程度加重。扩大的汇管区还可见大量慢性炎症细胞浸润围绕硬化的汇管区。

细胞浸润，炎细胞主要为淋巴细胞、浆细胞，偶见中性粒细胞和嗜酸性粒细胞（图 11.98）。炎症浸润在小叶间胆管周围最重，但也可弥漫地分布于整个汇管区。小叶间胆管周围可见疏松的成纤维细胞增生，随着疾病进展，致密的胆管周围纤维化将变得更加显著。很多患者胆管周围无害性的纤维化逐渐取代炎症。而另一些患者逐渐发展为慢性肝病，甚至是胆管硬化。

胆管周围炎患者可见胆管基底膜重度增厚以及含有胆汁样物质的半透明区域。胆汁的外溢加快了胆管周围纤维化进展为硬化性胆管炎的病程[146]。肝细胞可形成毛细胆管内胆栓和胆汁包涵体。

原发性硬化性胆管炎

原发性硬化性胆管炎（Primary Sclerosing Cholangitis，PSC）是一种以胆管周围炎症和纤维化为特征的严重的慢性进行性胆汁淤积性肝病，与 UC 密切相关。2%～7% 的 UC 患者发生 PSC[63,147]；反之，大多数 PSC 患者患有 UC（70%～80%）。发生 PSC 的危险性在全结肠炎患者中较高且 UC 患者高于 CD 患者[148]。反向关联度则更高，高达 80% 的 PSC 患者患有 UC[149]。PSC 主要好发于年轻男性，常见临床表现为进行性劳累、皮肤瘙痒、黄疸和阻塞性黄疸的血生化检查异常。胆管造影可清晰地显示病变。

免疫异常可能与本病的发生有关。硬化性胆管炎与 Riedal 甲状腺炎、腹膜后纤维化、纵隔纤维化和恶性贫血等的关系间接证明了其为免疫介导性疾病[150]。此外，结肠炎相关性免疫球蛋白与结肠和胆管上皮表面的一种抗原存在交叉反应[151]，并且 ANCA 在 UC 和 PSC 中均可见[152]。ANCAs 可作为 PSC 发病的一个预后指标[153]。

PSC 和 UC 的家族聚集现象，尤其是与主要组织相容性抗原系统的 B8 和 DRW3 单体型高频率出现存在相关性[154]，提示遗传因素也是本病的病因之一。肝活检常无法诊断 PSC，但一旦诊断确立，肝活检有助于进行病变分期。

PSC 的特征是累及肝外胆管的进行性硬化性阻塞性病变，偶尔累及肝内胆管（图 11.99）。肝可正常，或呈急性、亚急性和慢性胆管周围炎、胆汁淤积或肝

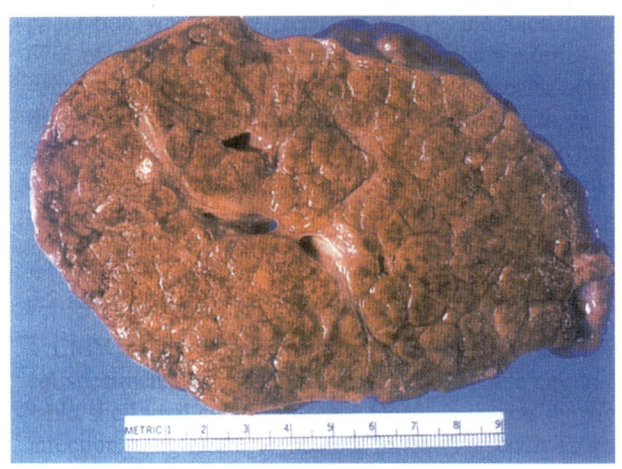

图 11.100 硬化性胆管炎患者发生的不规则肝硬化。

PSC 可作为 UC 患者发生结直肠癌的预后指标。合并 PSC 的 UC 病人发生异型增生的概率为未合并 PSC 者的 5 倍[63,155]。

胆管癌

胆管癌见于 1‰～4‰的 IBD 患者，其发病率为正常人群的 10 倍。男性发病率高于女性。IBD 患者发生胆管癌的年龄多为 30～50 岁，而普通人群则为 60～70 岁[156]。大多数患者具有长期广泛的结肠炎病史。胆管癌主要好发于 UC 患者，但同样可累及 CD 患者。肿瘤发生之前结肠症状持续时间平均为 15 年。患者多已进行了结肠切除术，有的手术甚至是在数十年前进行的。最常见的临床症状为无痛性梗阻性黄疸（图 11.101）。肿瘤可发生于胆道系统的任一部位，

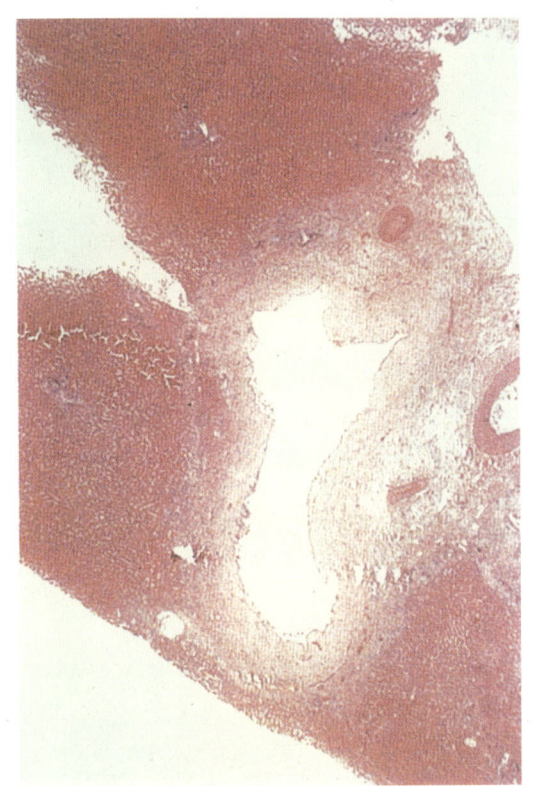

图 11.99 硬化性胆管炎。大胆管周围可见致密的葱皮样纤维化。炎症反应较轻微。

硬化的表现（图 11.100）。组织学可见胆管壁纤维性增厚伴弥漫性淋巴细胞为主的单核细胞浸润。病变局限于肝内胆管的肝胆病变称小胆管型原发性硬化性胆管炎。其组织学特点类似于大胆管硬化性胆管炎。有些病人可发展为肝硬化。

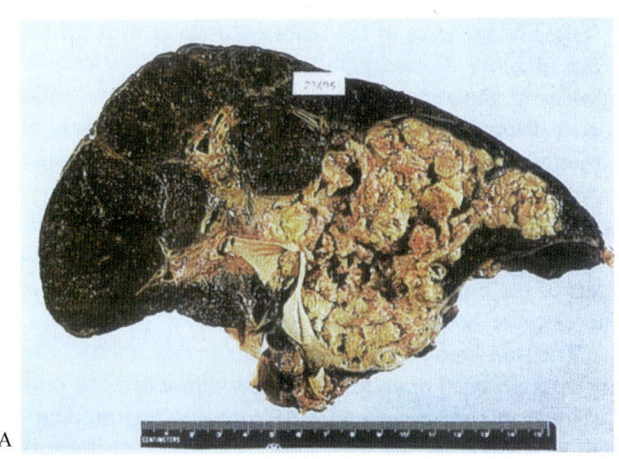

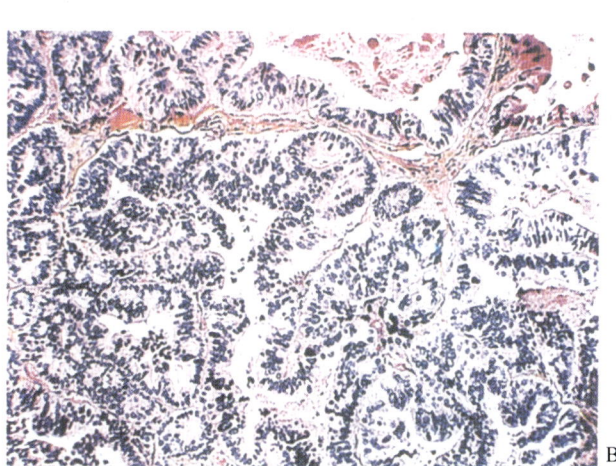

图 11.101 长期溃疡性结肠炎和硬化性胆管炎伴胆管周围炎患者，在继发胆汁性肝硬化的背景上发生的胆管上皮癌。**A**：如图中所示，该患者出现了明显的黄疸。患者死于溃疡性结肠炎及其并发症。**B**：图 A 中胆管上皮癌的组织学表现。

但是肝外胆管比肝内胆管、胆囊更为常见。肿瘤的类型多为腺癌，且常为多中心起源。

胆石症

IBD 患者的胆结石发病率远高于普通人群[140]。回肠末端功能障碍可导致易形成胆石的胆汁分泌。

胰腺病变

胰腺病变在 IBD 中发病率升高，可因疾病本身导致也可由药物治疗导致。临床表现明显且非药物相关性的胰腺炎累及两类 IBD 患者：（1）十二指肠 CD 患者因壶腹功能不全或壶腹直接受累导致十二指肠内容物反流入胰腺导管[157]；（2）合并硬化性胆管炎或胆管周围炎的 UC 患者在胆管炎的基础上发生胰腺炎。偶见 CD 患者发生急性复发性胰腺炎[157]。同样，部分 CD 患者的胰腺组织中可见致密的结节病样肉芽肿形成。

淀粉样蛋白

继发性淀粉样变性是 IBD 的一种罕见并发症，最常见于 CD 患者[158]。淀粉样物质沉积可累及多个器官，如肝和肾。有些病人可能死于肾衰竭。UC 患者的淀粉样物质沉积可发生消退，这是该类型淀粉样变性的独特之处[159]。

皮肤病变

IBD 可伴发多种皮肤黏膜病变。10%的患者在诊断 IBD 时即存在皮肤病变，而在整个疾病过程中出现皮肤病变者高达 20%[138]。IBD 相关性皮肤病变可分为三种类型：肉芽肿性、反应性和继发于营养缺乏的病变[140]。

结节性红斑

结节性红斑见于 3%～8%的 IBD 患者和 1%～2%的局限性小肠 CD 患者[138]。结节性红斑为儿童 IBD 最常见的肠外表现。女性的发病率为男性的 3～4 倍。结节性红斑可出现在 IBD 确诊之前，并与肠道病变的活动性相关。结节性红斑的典型病变为隆起性、红色或蓝紫色发热的疼痛结节，主要分布于小腿，尤其是前面（图 11.102）。结节性红斑也可出现在下肢的外侧和后侧，偶见于上肢。有些病变可形成溃疡。目前认为结节性红斑是某种未知的刺激性抗原

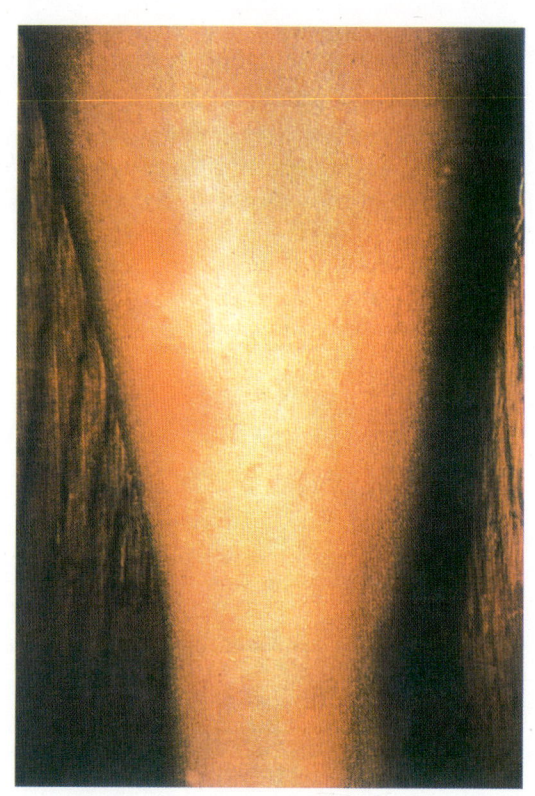

图 11.102　前臂的结节性红斑。

引起的过敏反应。结节性红斑的组织学表现为内皮细胞坏死、血栓形成和溃疡。口腔阿弗他溃疡、虹膜炎和四肢关节炎有时可伴随结节性红斑出现。

坏疽性脓皮病

坏疽性脓皮病（pyoderma gangrenosum）是仅见于 IBD 患者的一种严重并发症。约 1%～5%的 UC 患者发生坏疽性脓皮病，UC 患者的发病率大约是 CD 患者的 3 倍[160]。坏疽性脓皮病的发生与疾病的活动性相关。85%的坏疽性脓皮病患者患有全结肠炎。坏疽性脓皮病症状常出现在 IBD 确诊前。坏疽性脓皮病最初可对药物治疗有反应，但可复发，结肠切除术后复发罕见。发病之前病人常有轻微外伤的病史。病变虽可发生于机体的任何部位如面部和头皮，但最好发于胫骨前。有些病人还可发生口周坏疽性脓皮病。

皮肤病变的大体表现为单发或多发的不连续性深溃疡，可见中心坏死，边缘不整，病变周围皮肤呈紫色。每个病灶通常是由小脓疱在数天内融合，形成疼痛性溃疡。

组织学表现不特异，可见坏死、化脓、纤维素性

坏死性脉管炎、血栓形成，有时可见肉芽肿。病变为无菌性，皮肤可见大量中性粒细胞浸润。如果未加治疗，病变可向深部穿透导致骨髓炎，严重时甚至需要进行截肢手术。

增殖性脓皮病

增殖性脓皮病（pyoderma vegetans）的出现高度提示 IBD[161]。患者可伴有硬化性胆管炎[162]。增殖性脓皮炎-脓性口炎为好发于口腔黏膜、腹股沟、腋窝、面部、头皮、躯干下部和四肢等处的环形脓疱疹。口腔病变是临床检查最易发现并具有特异性的病变[161]。增殖性脓皮病最初起始于皮肤受损区，形成增殖性斑块和小泡状脓疱，消退后形成炎症后色素沉着。在红斑的基础上发生大量脓疱，并可相互融合，发生坏死而形成特征性的蜗牛迹样外观。典型患者有外周血嗜酸性粒细胞增多症。组织学主要表现为假上皮瘤样增生伴含中性粒细胞和嗜酸性粒细胞的上皮内脓肿。增殖性脓皮病可能是一种不完全型的坏疽性脓皮病。

皮肤 Crohn 病

结肠造口术或回肠造口术周围的皮肤发生溃疡常提示 CD 复发，可通过造口切除或改道术治愈。皮肤病变也可由 IBD 肛周病变直接蔓延至肛周皮肤导致。与消化道间有正常皮肤相隔的皮肤肉芽肿，称之为远端皮肤 CD。这种少见的 CD 皮肤病变表现为皮下结节、斑块，可伴或不伴溃疡、溃疡斑、苔藓样丘疹或皮损性溃疡和丹毒样病变[163]。组织学表现为分布于血管周围的皮肤非干酪性肉芽肿，有时可位于表皮下。与其他肠外皮肤病变相同，远端皮肤 CD 见于结肠 CD 的患者。

水疱脓疱疹

某些 UC 患者可出现局限性或全身性水疱脓疱疹（vesiculopustular eruptions）[164]。病变可见成群分布的红斑样水疱脓疱疹（3～5 mm），而后形成痂皮，痊愈后出现色素沉着。有些人认为水疱脓疱疹为一种顿挫型坏疽性脓皮病。组织学检查可见表皮内中性粒细胞脓肿形成伴皮肤混合性炎症细胞浸润。

其他皮肤病变

CD 患者锌缺乏可导致肠病性肢端皮炎，病变呈银屑病样，锌治疗有效。UC 相关性斑秃有家族聚集现象，并且两者有共同的 HLA 相关性[165]。皮肤血管炎性坏疽可见于 IBD 患者且其外观不同于坏疽性脓皮病。血管炎的病因目前尚不清楚。

黏膜病变

有症状和无症状的口腔病变见于 6%～20% 的 CD 患者[166]。文献有关 UC 中相似病变的报道较少。大多数 IBD 口咽部表现发生在肠道存在活动性病变的患者，且其发生率与疾病的活动性呈正相关。

复发性阿弗他溃疡是 IBD 最常见的口腔表现（图 11.103）。导致口腔阿弗他溃疡的因素有多种。可能是铁、叶酸和维生素 B_{12} 等营养物质缺乏造成的。不连续的穿凿样表浅溃疡在 IBD 急性发作之前或其间形成，并可伴有其他肠外并发症，如关节炎、结节性红斑和虹膜炎。好发口腔阿弗他溃疡的患者，当新一批口腔溃疡出现时，常提示肠道病变加剧。溃疡引起的疼痛可妨碍进食和饮水。阿弗他溃疡应与口腔念珠菌病相鉴别，后者也可并发于重度 IBD，尤其是接受激素和抗生素治疗者。

CD 患者唇部和颊部可发生弥漫性肿胀、口腔黏膜炎性增生、口腔前庭和磨牙后黏膜质硬息肉样赘生性病变、顽固性边缘隆起的线状深溃疡和下唇中线部位硬化性裂隙。CD 患者还可见口咽部病变以及会咽部和杓状会厌襞病变，表现为腭部黏膜下水肿、淋巴管扩张和非特异性血管周慢性炎细胞浸润，亦可见淋巴小结和微小肉芽肿，后者由组织细胞和少量多核巨细胞聚集形成。UC 患者的口腔病变包括类似于皮肤坏疽性脓皮病的溃疡和增殖性脓性口炎。

有些 UC 病人在结肠切除后数年发生溃疡性气管

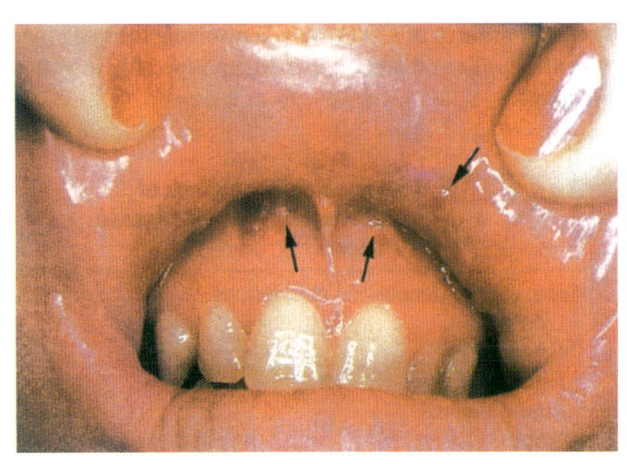

图 11.103　Crohn 病患者的颊黏膜阿弗他溃疡。

表 11.21	炎症性肠病患者的眼部病变
葡萄膜炎	脉络膜视网膜炎
结膜炎	角膜炎
虹膜炎	眼睑炎
白内障	视网膜剥脱
边缘性角膜溃疡	葡萄膜炎
窦性浆液性视网膜病	巩膜软化症
巩膜外层炎	缺血性视神经病变
眶肌炎	

表 11.23	炎症性肠病相关性血管炎
血栓栓塞	
结节性多动脉炎	
Takayasu 病	
巨细胞性动脉炎	
大血管病伴动脉瘤形成	
胃肠道血管炎	
皮肤血管炎	

支气管炎[167]，有些 UC 患者发生上呼吸道重度狭窄[168]。UC 患者还可发生口腔毛状白斑[169]，该病更常见于 AIDS。口腔毛状白斑可作为重度免疫抑制的标志。

眼部病变

近 10% 的 IBD 患者存在眼部并发症[140]。最常见的眼部并发症见表 11.21。眼部病变常先于肠道病变急性发作或复发出现，随着肠道病变的缓解而消退。有些病人可因非特异性炎症累及眼部肌肉而发生眶肌炎。

妇产科并发症

CD 患者可存在多种妇产科病变（表 11.22）。典型病变为慢性肉芽肿性炎伴渗出和显著的组织破坏（见图 11.53）。特殊染色检测外阴 CD 病变中的抗酸杆菌、真菌和 Donovan 小体等均为阴性。外阴阴道并发症还包括 CD 病变区发生的 Bowen 病[170]。

表 11.22	炎症性肠病患者的妇产科并发症
外阴、阴道、会阴或阴唇病变	
溃疡	
肉芽肿	
瘘管形成	
Bowen 病	
不育	
附件包块	
早产	

CD 累及阴唇可表现为单侧阴唇肥大，尤其好发于幼儿。

IBD 患者有时可表现为急性腹痛或盆腔附件包块，因而可能误诊为盆腔炎、急性阑尾炎甚至卵巢囊肿。孕妇发生早产的概率升高[171]，30%～50% 的妊娠妇女在妊娠期和产后 IBD 病变加重。

血管炎

不同类型的 IBD 患者血管炎的发生部位不同（表 11.23）。有些人认为血管病变在 CD 肠道病变中普遍存在，在本病的病理学形态发生中起重要作用[172]。血管炎可累及皮肤血管、体循环和脑循环系统。血管受累患者的临床表现与未受累者无异。

皮肤血管炎

坏死性（白细胞破碎性）血管炎和良性皮肤结节性多动脉炎均可见于 IBD 患者[173]。皮肤或系统性结节性多动脉炎与 CD 有关。由于免疫复合物沉积于血管壁导致血管炎，表现为紫癜性皮肤病变或内脏病变。好发部位为下肢和肢端。有些病人可有混合性冷球蛋白血症。组织学检查可见典型的坏死性全动脉炎伴 CD 相关性肉芽肿、白细胞破碎、出血和血管壁损伤。

大血管病变

大血管病变可导致动脉瘤形成，常累及肠道血管系统，如肠系膜上动脉。动脉瘤也可出现在髂血管、头臂血管和主动脉弓。组织学检查可见血管内膜和中膜纤维化，中膜弹力板广泛变性，以及以单核细胞浸润为主的外膜炎。

Takayasu 大动脉炎

　　Takayasu 大动脉炎是一种累及中等动脉和大动脉的炎症性狭窄性病变，尤其好发于主动脉弓及其分支、肺动脉和脑动脉，见于少部分 UC 患者[174]。

巨细胞性动脉炎

　　有文献报道，巨细胞性动脉炎也可并发于 IBD[175]。病变表现为复发性红斑性、质软、疼痛的条索和皮下结节，常形成溃疡，累及上下肢皮肤。发病年龄为 13~31 岁，大多数为 20 余岁。组织学上，可见肉芽肿性全动脉炎，累及皮下组织和相邻表皮的肌性动脉以及外周神经和骨骼肌血管。

泌尿生殖系统并发症

　　泌尿生殖系统并发症见于 4%~23% 的 IBD 患者[176]。三种最常见的泌尿生殖系统并发症为泌尿道结石、输尿管梗阻和膀胱瘘[176]。这些疾病最常并发于长期重症 CD 患者。肾结石见于 2%~10% 患者，高于在普通人群中<1‰ 的发病率。形成结石的常见原因为少尿、水重吸收减少、尿路梗阻、感染、尿酸排泄异常、草酸盐吸收和排泄异常、服用激素、高钙血症、长期卧床和肠道钠吸收减少引起的尿钠减少[177]。结直肠切除加回肠贮袋-肛管吻合术能增加结石形成的危险性。重度腹泻或结肠切除后回肠造瘘口液体排出过量可导致尿液浓缩量少，常伴肠道碳酸氢盐丢失所致的 pH 降低。上述因素促进了尿路结石的形成。此外，回肠切除或广泛的回肠 CD 病变，常导致高草酸尿症。

　　阻塞性肾盂积水可见于 CD 患者，其发病机制为肠道炎症经穿孔或瘘管扩散至腹膜后，造成脓肿和炎性包块压迫输尿管。

　　CD 累及膀胱是由于相邻肠段的炎症直接蔓延所致，可伴或不伴脓肿形成。当瘘管形成时，病人发生气尿，尿液检查提示脓尿和感染。

血栓栓塞性并发症

　　血栓栓塞性并发症见于 1.3%~6.4% 的 CD 和 UC 患者（图 11.104）[178]。静脉和动脉均可形成血栓。但动脉血栓较为罕见，最常见于手术后。UC 患者偶可形成广泛的动脉血栓[179]。门静脉、肠系膜静脉和肝静脉血栓的致死率较高。

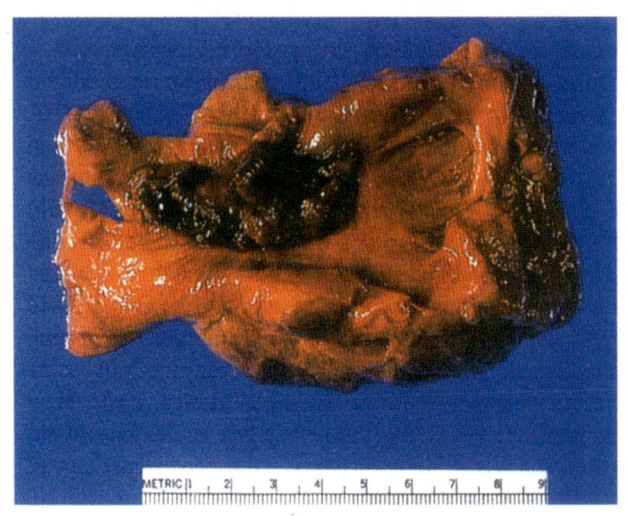

图 11.104　炎症性肠病合并高凝状态的患者发生的门静脉血栓。

　　脑循环静脉血栓是一种极为罕见的 IBD 并发症，文献中仅有少量病例报道。本病一旦发生，预后很差[180]。大多数病例发生永久性神经系统后遗症或死亡[179]。即使是婴幼儿也可并发中枢神经系统血栓[180]。血栓栓塞常发生在外周深静脉或导致肺栓塞。血栓栓塞性并发症发生的危险性随着疾病的活动或其他因素的参与而升高。在有些研究组中，64% 的患者在血栓形成时病变处于活动期[172]。

　　通常认为 IBD 患者血栓形成是因为血液处于高凝状态。其他促发因素包括长期卧床、毒血症和手术治疗。凝血功能异常包括血小板增多，纤维蛋白原、V 因子和 VII 因子、维生素 K 等水平升高，补体蛋白和 S 蛋白、XIII 因子、抗凝血酶 III 等水平降低[172,181,182]。63% 的 CD 患者和 25% 的 UC 患者可见游离 S 蛋白缺乏，补体蛋白缺乏亦可见。病变缓解或结肠次全切除术后，补体蛋白的活性可恢复至正常水平[183]。其他的异常包括纤维素性微血栓形成。IBD 活动期循环血小板增多，以及血小板活性增强和血小板聚集，可能是体循环血栓栓塞和缺血继发黏膜炎症的危险因素。循环免疫复合物可促发血管炎[184]，后者将导致血栓形成。此外，合并 CMV 感染的患者可因内皮炎继发局部凝血。

肺部并发症

　　并发于 IBD 的呼吸系统病变包括肺部血管炎、局灶性肺间质纤维化、肺尖纤维化、全细支气管炎、慢性化脓性支气管炎和大、小气道同时受累的支气管扩张症。淋巴细胞性肺泡炎和肉芽肿性肺疾病的存在表明肺也是 CD 的潜在累及对象[185]。患者也可发生柳氮磺胺吡啶肺炎[186]。

血液系统异常

许多 IBD 患者可有血液系统异常，因胃肠道失血所致的缺铁性贫血最为常见。多达 1/3 的 IBD 患者血红蛋白水平＜12 g/dl[187]。巨幼细胞性贫血的原因是叶酸缺乏或维生素 B_{12} 吸收障碍，前者由于柳氮磺胺吡啶治疗所致，后者见于末端回肠 CD 患者[188]。CD 患者也可发生促红细胞生成素数量不足，原因是细胞因子如白介素-6 抑制了促红细胞生成素的合成[189]。柳氮磺胺吡啶治疗可导致患者自发产生抗红细胞自身抗体或发生 Coombs 阳性的自身免疫性溶血性贫血[190]。硫唑嘌呤具有骨髓毒性，可导致血小板减少症和低白细胞血症[191]。IBD 患者也可发生难治性贫血和骨髓异常增殖症[192]。

其他病变

神经束膜炎所致的外周神经病变可能是 IBD 的一种自身免疫性病变表现[193]。心包炎患者可发生无症状性心包渗出和心脏压塞[194]。IBD 相关性心包炎可能是由于药物的副作用所致。有些患者可发生甲状腺功能亢进[195]。有文献报道了一个患者同时患有选择性 IgA 缺乏、UC 和乳糜泻[196]。

炎症性肠病治疗的并发症

药物治疗的并发症

UC 和 CD 患者常终生受炎症困扰，因此需接受多种药物治疗以减轻炎症反应。这些药物易导致病人发生包括难辨梭状芽胞杆菌和 CMV 在内的各种感染。柳氮磺胺吡啶治疗可导致肺炎或 Coombs 阳性的自身免疫性溶血性贫血[190]。美沙拉嗪可导致间质性肾炎[197]。长期激素治疗可发生各种已知的激素相关性病变，包括骨坏死。药物治疗也可能掩盖 IBD 的常见组织学表现。

粪流改道引起的变化

粪流改道导致去功能肠段发生炎症。病变主要累及黏膜并可造成组织学上的混淆，尤其是当肉芽肿形成时。直肠残端的典型表现为淋巴滤泡增生（有时相当广泛）、全层炎、肉芽肿、裂隙和类似于缺血合并伪膜性结肠炎的病变（图 11.105）。尽管病人的疾病本质为 UC，但病变可类似于 CD。

回肠造口术引起的改变

回肠造口术易发生的病理改变为炎性息肉和腺癌（图 11.106）。此外，小部分患者由于发生造瘘口脱垂、狭窄或局灶性脓肿而需要实施回肠造口修复术。切除的回肠造瘘口标本可见不同程度黏膜萎缩和炎

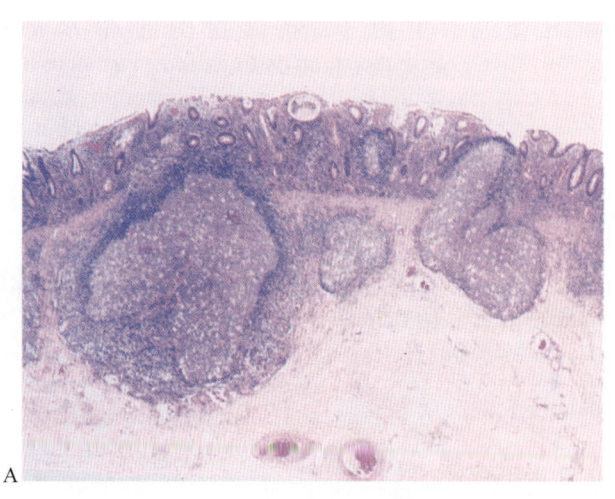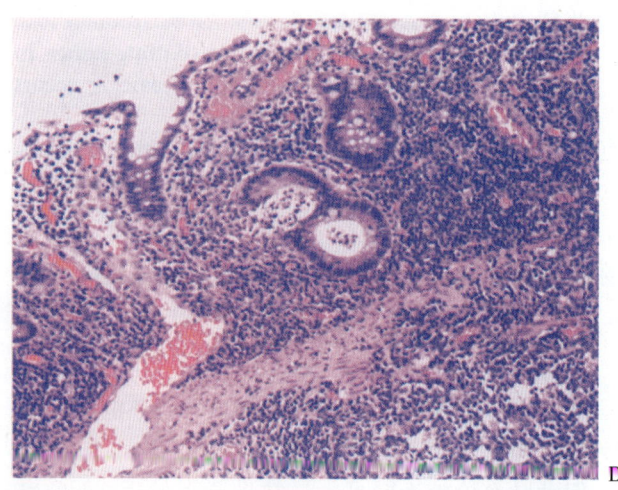

图 11.105 溃疡性结肠炎患者经腹全结肠切除术后发生转向性直肠炎。A：低倍视野可见直肠贮袋黏膜淋巴滤泡明显增生。B：高倍镜下可见隐窝脓肿等散在的活动性病灶。

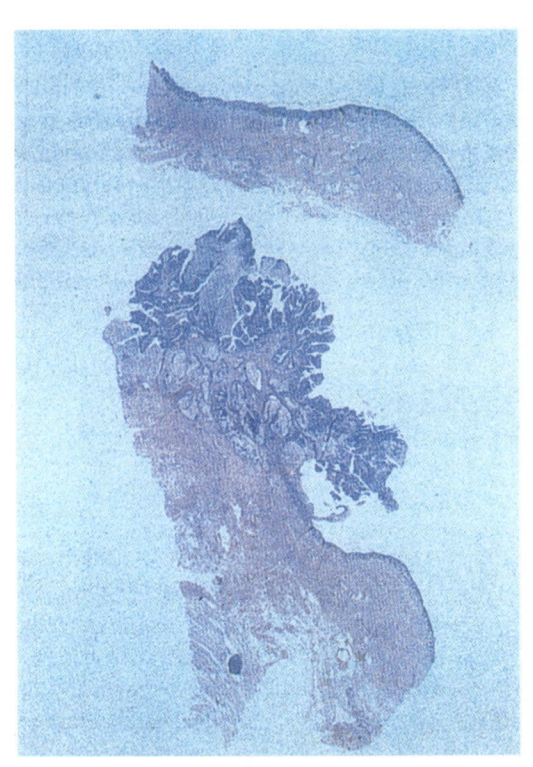

图 11.106 回肠造瘘口发生的癌。这两个组织是来自不同患者发生的回肠造口瘘癌。癌相对表浅。

症。黏膜也可见溃疡形成。当发生癌变时，癌变组织周围有时可见大肠黏膜。

复原性直肠结肠切除术的并发症（回肠贮袋炎）

经腹结肠切除加回肠贮袋肛管吻合术已经成为大多数病情无法控制的 UC 患者的外科治疗选择。这种术式切除全部病变黏膜，同时保留控制排便和经肛门排便的功能。回肠贮袋的重建使末端回肠的主要功能由吸收转变为粪便储存。该术式最常见的长期并发症为回肠贮袋的非特异性炎症，通常称回肠贮袋炎。这种并发症见于 15%～47% 的患者[198,199]，5% 的患者转变为慢性[200]。如果病人有 CD 的组织学表现，则贮袋炎的症状将更为严重。贮袋炎也常见于原发性硬化性胆管炎的患者，10 年的累积发病率为 79%[201]。吸烟有减少 UC 患者发生贮袋炎的保护作用[202]。

目前认为粪便滞留所致的细菌过度生长在贮袋炎的发病中起主要作用[203]。厌氧菌浓集所致的回肠贮袋炎具有非特异性的组织学表现，可见绒毛萎缩和慢性炎症。粪便滞留和需氧、厌氧菌的过度生长引起慢性化生性改变。其他引起贮袋炎的因素包括挥发性脂肪酸、粪胆酸、氧自由基、缺血、血小板活化因子和激素等[199,203,204]。

定义

在有些医疗中心，回肠贮袋炎的临床定义如下：(1) 以频繁水样便，常有血便，伴排便急迫、大便失禁、腹部绞痛、全身乏力和发热为表现的综合征；并且 (2) 症状持续 2 天或 2 天以上，甲硝唑治疗可迅速缓解[199,205]。St. Mark 医院将贮袋炎定义为由下列表现组成的三联征，包括：(1) 腹泻、(2) 内镜下回肠贮袋的炎症表现和 (3) 组织学的急性炎症表现[204]。

Sandborn 等提出了回肠贮袋炎活动指数（Pouchitis Disease Activity Index，PDAI）的概念[198]。有贮袋炎临床表现的患者 PDAI 显著高于无症状者。贮袋炎活动指数可用于比较医疗中心间的疗效和客观评价治疗试验效果等前瞻性研究。

临床特点

贮袋炎的临床症状包括腹泻、直肠出血、腹部绞痛、排便急迫、里急后重和全身乏力。重度病例还可伴有大便失禁和发热等症状[198]。内镜表现为水肿、黏膜红斑、颗粒状、质脆易出血、血管形态消失以及浅表溃疡区黏液渗出[204]。一般来说，内镜表现通常与组织学表现存在明显相关性。

内镜表现也与 UC 所见相似，包括水肿、颗粒状、质地脆、出血、血管形态消失和溃疡黏膜常见黏液渗出等[206]。

黏膜适应性改变

盆腔回肠贮袋黏膜适应性改变的 3 种基本类型为：(1) 黏膜正常或轻度绒毛萎缩，不伴或伴有轻度炎症；(2) 一过性萎缩，表现为短暂的中度或重度绒毛萎缩，随后黏膜结构恢复正常；(3) 持续性萎缩，表现为全部或几乎全部绒毛发生永久性萎缩和重度回肠贮袋炎（图 11.107）。80% 的病例可见贮袋黏膜转变为结肠型黏膜[207]，而贮袋炎最常见于发生了化生的患者[200]。回肠贮袋黏膜的结肠化生程度越重，组织学见贮袋炎的可能性就越大[200]。检测化生的方法与结肠造口术检测化生的方法类似。

组织学特点

贮袋炎患者的黏膜炎症表现类似于 UC 所见。早期病变为黏膜结构变形伴中性粒细胞和嗜酸性粒细胞浸润，Paneth 细胞化生和部分上皮转变为结肠黏膜表型，以及增殖指数升高[208]。这些特点在 6 个月后仍保留，只是单核细胞和嗜酸性粒细胞浸润的程度有所加重。此外，可出现包括念珠菌在内的多种感染。

难治性慢性回肠贮袋炎可类似于 Crohn 病，但复查结肠切除标本常显示明确的 UC 病变，且患者没有其他临床、放射学或病理学证据支持 CD 的诊断。然而由于病变组织学改变类似 CD，所以需要检查远离

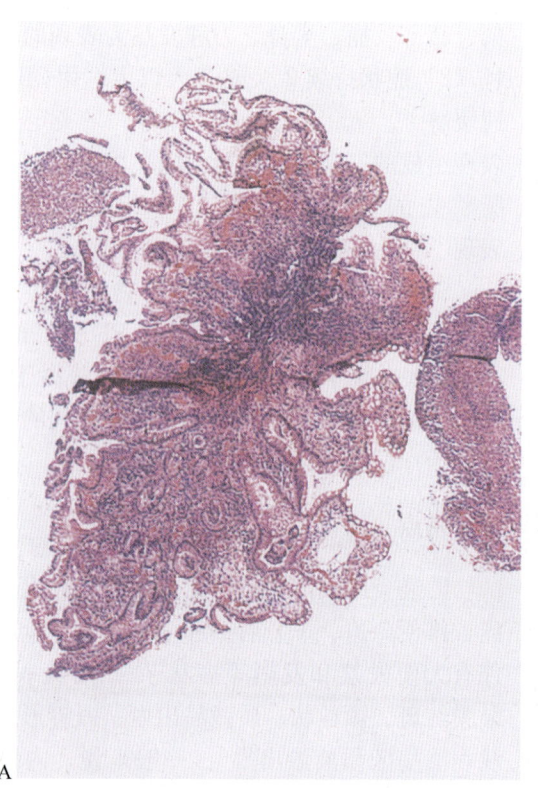
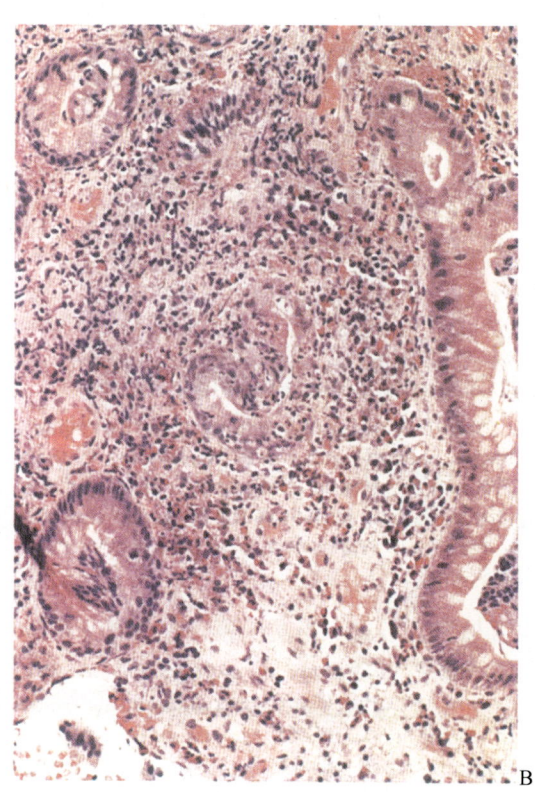
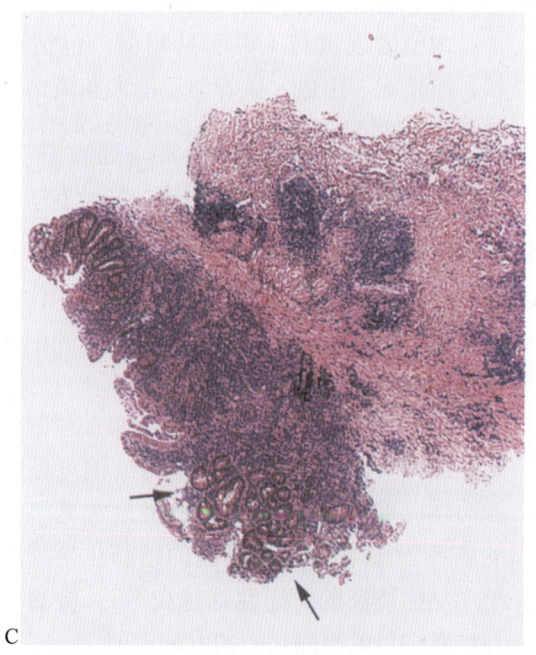

图 11.107　贮袋炎。图 A 和 B 分别显示贮袋炎患者活检组织的低倍镜和高倍镜表现。可见绒毛变形增宽，开始出现结肠化生。黏膜可见急慢性炎症细胞浸润。可见隐窝炎，B 图中央高倍显示该病变。该患者为治疗溃疡性结肠炎而实施了结肠切除加回肠肛管吻合术。这些改变类似于活动性溃疡性结肠炎。相反，图 C 显示了另一病人的黏膜活检组织，该患者进行了回肠肛管吻合术治疗并发生了重度贮袋炎。黏膜下的结节状淋巴细胞聚集使病变更类似于 Crohn 病。复查该患者的原始切片提示既往病变为溃疡性结肠炎。

吻合口区域以除外全层炎、肉芽肿、纤维化或狭窄的存在。复查以往活检组织也有助于明确炎症的本质。有时血清学标志也可能对区分难以鉴别的病例有所帮助。贮袋炎、原发性硬化性胆管炎和 IBD 肠外表现之间存在一定的相关性[198,199]。

阿弗他溃疡是最早期累及重建回肠的 CD 病变之一。近 80% 的患者在回肠切除 1 年内发生阿弗他溃疡[209]。瘘管形成可见于以前未发现的 CD 病例，常由贮袋通向其他部位如阴道或膀胱。

炎症性肠病合并癌

概述

无论患 UC 还是 CD，IBD 患者发生消化道肿瘤尤其是结直肠癌的危险性升高[210-212]。小肠癌的发病率是普通人群的 10~20 倍，大肠癌的发病率是普通人群的 4~20 倍。CD 患者癌的发生率为 4.8%，UC 患者为 11.2%。癌变的危险性与病程和结肠炎的累及范围呈正相关。左半结肠炎患者比病变广泛者发生癌的时间晚约 10 年，癌变前患结肠炎的时间平均为 17~21 年[213-215]。

广泛性 UC 患者（指病变向近端扩散达横结肠中段以上者）的癌变率更高。多发癌在 CD 和 UC 中的发病率相同（分别为 11% 和 12%）[215]。患者也可发生消化道外的肿瘤。

与病程和确诊年龄的关系

从发病到诊断癌症的中位时间较长（CD 为 15 年，UC 为 18 年）。大多数的癌发生在病程超过 8 年者（CD 75%，UC 90%）。诊断癌的平均年龄比无 IBD 的癌症患者年轻约 10~20 岁。IBD 患者结直肠癌诊断的中位年龄 CD 为 54.5 岁，UC 为 43~45 岁[215,216]。病程达 10 年或更长的全结肠炎患者癌变危险性是对照人群的 20~30 倍。发病 10~20 年的结肠炎患者发生癌的危险性为每年 0.5%，病程 20~30 年者为每年 0.9%，病程 30 年以上者为每年 1.5%[217]。有资料显示发病年龄早的 IBD 患者癌变危险性高，但是这一说法目前仍有争议[218]。

与溃疡性结肠炎相关的癌

UC 患者发生结肠癌的危险性升高。UC 癌变见于年轻人且与多中心癌的发生率高有关。对在 Cleve-land 临床中心就诊的 1248 名 UC 患者平均随访 14.4~21 年后[216]，66.5% 的患者发生结直肠癌，3.8% 的患者发生结肠外恶性肿瘤[216]。大多数癌症病人为男性（2:1）、广泛性（90%）和病程长（20 年或更长）的结肠炎患者。在诊断癌症前，48% 的患者结肠炎处于非活动期。广泛性结肠炎患者患结直肠癌的累积危险性明显高于左半结肠炎患者（病程 20 年时为 11.9%：1.8%，病程 30 年时为 25.3%：3.7%）[215]。虽然癌变好发于左半结肠和直肠，但是右半结肠癌的发病率仍高于非结肠炎人群。64% 的病例临床诊断怀疑癌变[215]。

发生在结肠外的恶性肿瘤中，胆管癌、白血病、骨肿瘤和子宫内膜癌的发病率显著高于正常人，但肺癌的发病率显著低于正常人。

PSC 患者是 UC 的一个亚群，其结肠肿瘤的发病率显著升高。结肠炎合并 PSC 的患者比仅有胆管炎者患结直肠癌的危险性升高 10 倍[219]。UC 患者非肿瘤性黏膜中出现非整倍体 DNA 提示了日后癌变的高危险性[220]。结肠炎合并 PSC 的患者出现黏膜非整倍体 DNA 的发生率是单纯 UC 病人的 6 倍[155]。

与 Crohn 病相关的癌

长期 CD（>7 年）患者，大肠癌的发病率升高[221,222]；有时可为多发性[223]。CD 癌变的危险性与左半结肠 UC 患者相似，但远低于总体 UC 人群。与 UC 一样，CD 癌变倾向于发生在病程长的患者，且平均发病年龄低于普通人群肠癌[224]。癌变可发生于大肠、小肠（图 11.108 和 11.109）和肛管。

CD 患者发生结直肠癌的总体相对危险性为 3.4，广泛性结肠炎患者的相对危险性为 18.2[225]。CD 患者上消化道肿瘤的发生率也升高，主要是小肠癌的数量增加。小肠癌发生的危险因素包括小肠袢手术切除、慢性瘘管病变和男性患者。癌变和特定职业之间也存在相关性，尤其是接触卤化芳香族化合物、脂肪胺、石棉、切削油、溶剂和摩擦剂等的职业[214]。

与散发性小肠癌好发于十二指肠不同，CD 继发的小肠癌发生在受 CD 累及的远端小肠。CD 消化道癌 25% 分布于小肠（其中 30% 位于空肠，70% 位于回肠），70% 位于大肠，5% 位于其他部位[223]。Crohn 病患者的回肠造瘘吻合口也可发生癌[226]。

长期重度 CD 患者可发生肛管直肠癌，泌尿膀胱系统肿瘤的发病率也升高[227]。

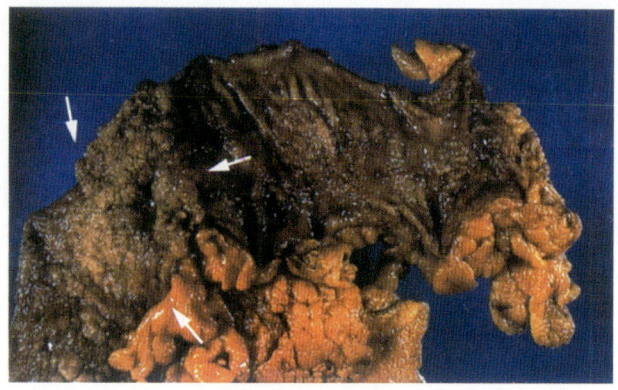

图 11.108　炎症性肠病异型增生的大体表现。溃疡性结肠炎患者部分横结肠和降结肠的手术切除标本。注意占据了图片左侧大部分的大斑块状病变（箭头所示），也可见数个小斑块状病变。这些病灶组织学上均表现为异型增生。

癌症发生的危险因素和病理生理学机制

氧化应激和癌变发生之间的关系吸引了相当多的关注。如前所述，UC 和 CD 中均有反应性氧代谢产物（reactive oxygen metabolites，ROMs）的增多。ROMs 可引起 DNA 氧化损伤导致碱基改变、DNA 链断裂和原癌基因表达增强。氧化应激可引起恶性转化[228]。损伤的速度、抗氧化防御系统的状态、DNA 损伤修复机制以及肿瘤发展的多阶段性（起始、启动和进展）等因素均与癌变与否有关。

异型增生——癌变危险性的标志

Warren 和 Sommers 于 1949 年首次提出将异型增生作为 UC 癌变的先兆[229]，1959 年 Dawson 和

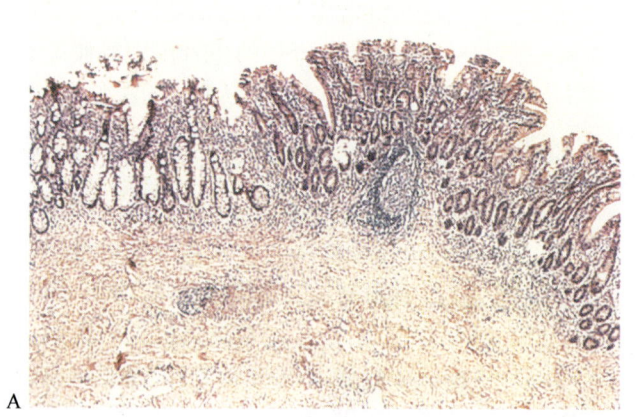

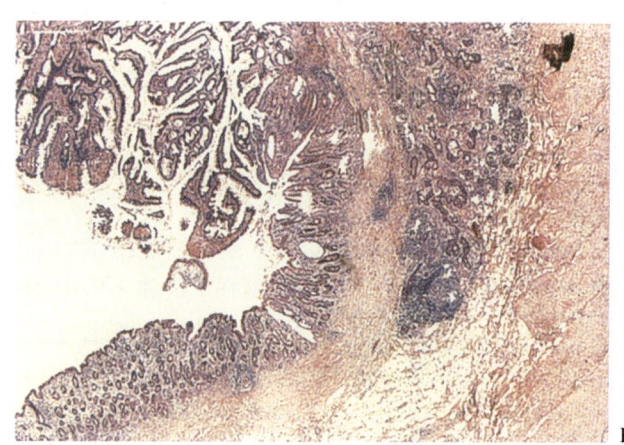

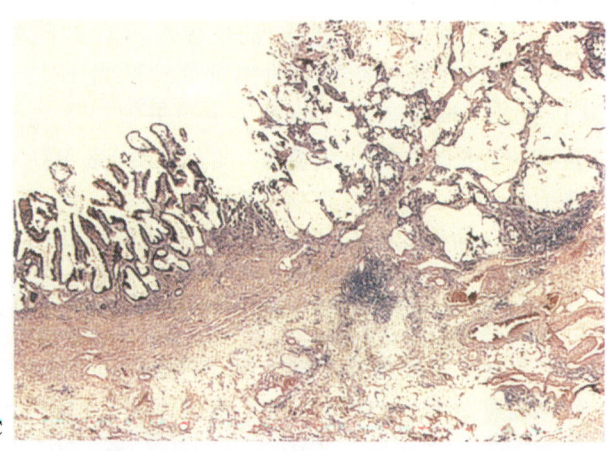

图 11.109　Crohn 病患者发生的小肠癌。A 图和 B 图来自同一患者，C 图来自另一患者。A 图中，黏膜右侧见一大的异型增生区域。B 图可见息肉状外生性病变，其下方见癌浸润黏膜下层。A 图和 B 图均可见黏膜上皮明显萎缩而形似结肠黏膜。C：异型增生和浸润性癌。图左侧异型增生的上皮取代了小肠的正常绒毛结构。图右侧可见黏液癌形成，并浸润黏膜下浅层。

Pryse-Davies则对息肉样病变的组织学表现进行了详细描述[230]，1967年Morson和Pang[231]提出可以通过活检检测异型增生，从而识别出那些已经或正在发生癌变的患者。

支持异型增生为UC恶变标志这一观点的证据主要来自两方面的观察。首先，对UC患者切除的癌变结肠进行回顾性分析，发现几乎所有标本均可见异型增生与癌共存，异型增生区或紧邻或远离癌变区。当异型增生邻近癌变区以及异型增生为重度时，结肠癌和异型增生之间的相关性更强[232]。其次，活检发现异型增生而后进行肠切除治疗的患者，切除标本中常同时有术前预料到或未预料到的癌[233]。

CD患者也可发生与UC类似的异型增生。CD的癌前病变组织学表现类似于UC（图11.110）。常可见多灶状癌前病变，表现为上皮异型增生、腺瘤样生长方式和黏膜绒毛状改变。这些病变与UC相同，并可邻近或远离浸润性癌。异型增生的范围可表现为广泛多灶性到局灶性不等[234]。异型增生越重越易于发展为浸润性癌，但极少情况下癌变发生于低级别异型增生区。尽管从异型增生出现到完成恶性转化的时间长短不一，但低级别或高级别异型增生的出现均提示结肠恶变危险性增高。异型增生相关性病变或肿块（dysplasia-associated lesions or masses，DALMs）（图11.108和11.111）是最具一致性的癌变指标[232,235]。

尽管异型增生有助于预测肿瘤性转化和癌症发生，但这一概念存在以下缺点：(1) 异型增生的诊断和分级存在一定程度的主观性和技术性差别；(2) 异型增生在黏膜内呈灶状分布，所以直肠活检阴性并不能除外大肠肿瘤；(3) 异型增生并非均肉眼可见，也可能大体表现不典型；(4) 部分IBD患者的癌症不伴有明显异型增生；(5) 并非所有的异型增生患者均发展为癌。

降低癌变危险的方法

既然认识到IBD具有恶变潜能，那么临床医生就有责任将患者死于结肠癌的危险性降至最低甚至完全消除。虽然大家公认高级别异型增生患者同时合并有癌或将发生癌的危险性增高，但是对如何治疗这些患者尚未达成共识。

内镜监测

监测程序作为UC患者标准化的处理方案已为大家所接受。接受监测的患者所发生的癌分期低于未进行监测者[236]。监测能较早发现癌，从而提高了患者的预期寿命[214]。接受和未接受监测的患者因癌致死率分别为11%和60%[236]。

接受监测的患者发生结直肠癌的部位主要为左半结肠[237,238]。监测失败的病例多为患者初次进行内镜监测筛查时即发现了浸润性癌。这些患者常在达到符合监测条件前失访或住址远离医疗中心[214]。

由于异型增生和癌可均匀分布于整个结肠，所以需要进行全结肠镜检查。监测的最佳方案为定期结肠镜检查，可观察整个结肠并进行活检检查。下面是根据近年来的共识为IBD患者制定的监测指南[239]。UC患者应在初次发病后8～10年进行首次结肠镜筛查并启动定期监测程序。结肠镜筛查结果阴性的广泛性结肠炎或左半结肠炎患者，应在1～2年内再次复查。连续两次筛查结果阴性者，监测时间间隔可延长至3年直至病程达20年。此后的监测时间间隔应缩短至1～2年，因为患结肠癌的危险性随着病程延长而增高[240]。原发性硬化性胆管炎患者在诊断PSC时就应进行初次结肠镜筛查，而后每年进行结肠镜检查。仅有溃疡性直肠炎的患者（距肛门35 cm以上无肉眼和镜下病变）可根据普通人群的结直肠监测指南进行监测。

结肠镜监测有异常发现者，根据异型增生的程度不同而采用不同的随诊方式。所有异型增生的诊断都应经过有经验的消化道病理医师的确认。

异型增生不确定

明确诊断为异型增生不确定的患者应该在3～6个月内重复结肠镜检查。

平坦型低级别异型增生

关于低级别异型增生的处理尚存在争议，因为这些病变的自然病程不详。严格遵循监测程序的患者在监测期间发现的平坦型低级别异型增生进展为高级别异型增生或癌的危险性可能不像初次筛查时就发现有平坦型低级别异型增生者那么高[241,242]。有证据显示，在结肠镜检查时组织学诊断最差仅为低级别异型增生者，同时存在未被发现的结直肠癌的概率为20%[241,243]。所以，应和每个病人讨论另外的治疗选择。考虑到腺癌有可能同时存在（尤其是当结肠镜活检标本数量不足时），可进行预防性结肠切除。

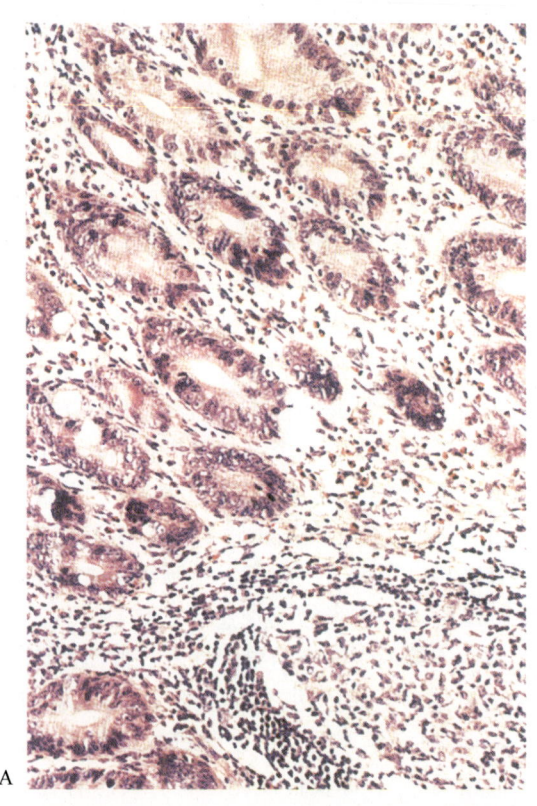
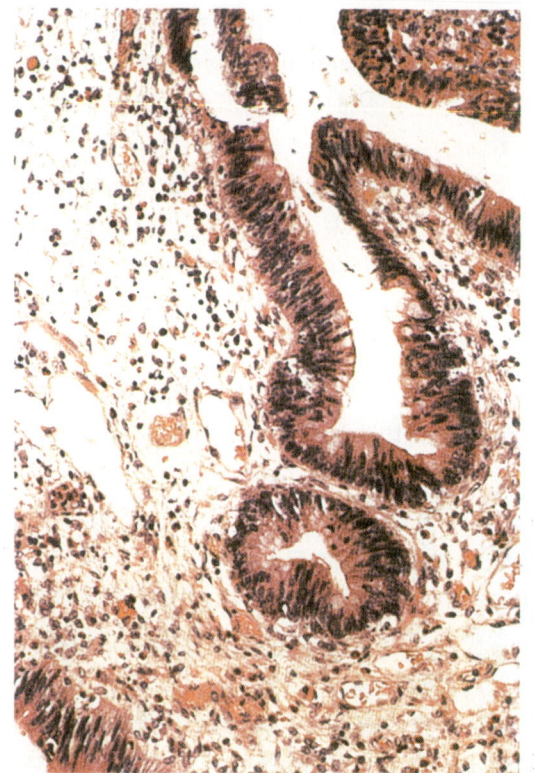
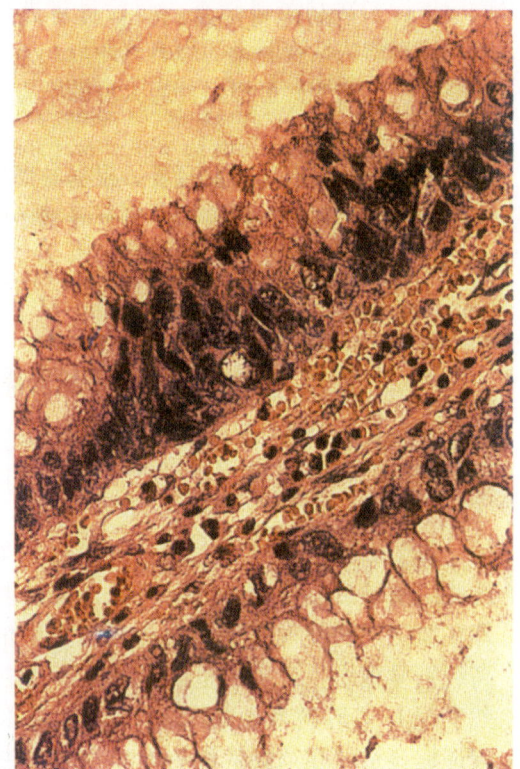

图 11.110　Crohn 病的异型增生。图 A～C 显示了 Crohn 病患者不同区域的异型增生。三图均取自小肠。**A**：黏膜基底部可见低级别和高级别异型增生混杂出现。**B**：复层化上皮类似于腺瘤。**C**：注意绒毛的被覆细胞核极向消失和明显深染。

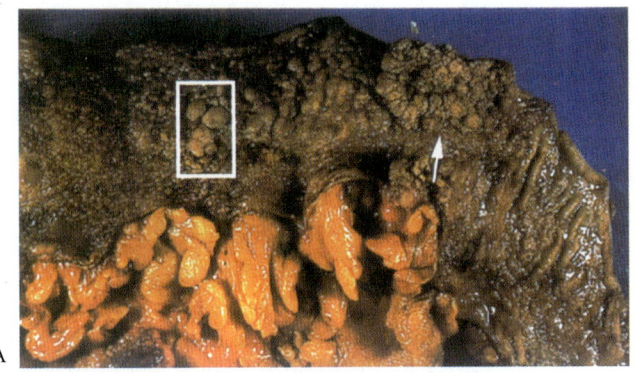
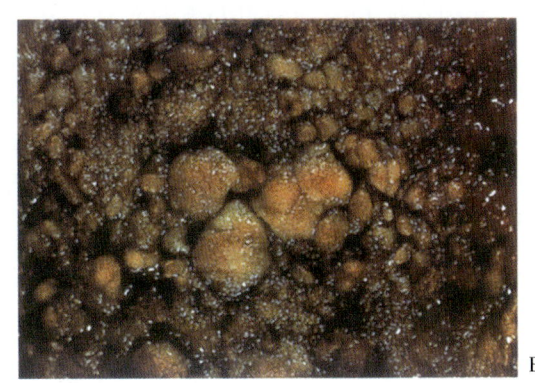
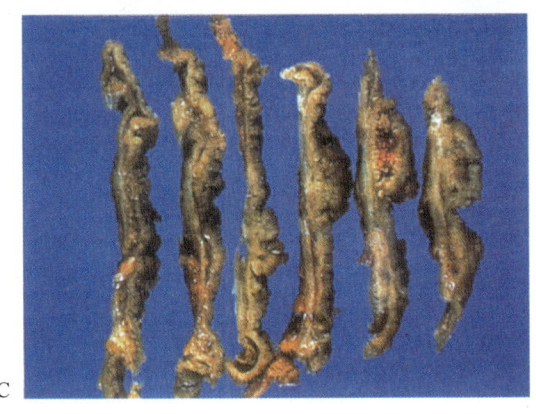

图 11.111　炎症性肠病的癌变和异型增生。**A**：部分横结肠和降结肠可见弥漫性黏膜病变。箭头所示为异型增生相关性病变或肿块（DALM）。方框内的这些结节样病变看起来并不比其他部位的黏膜病变更令人担心。B 图为该病灶放大。C 图为横切面，可见早期浸润性癌。

多灶性（一次内镜检查2块或2块以上的活检组织有异型增生）或者复发性（两次或两次以上的检查中每次至少存在一处低级别异型增生灶）平坦型低级别异型增生患者，应强烈建议进行预防性全结肠切除术。

无论平坦低级别异型增生是否为灶状分布，如果推迟结肠切除术且病人选择继续监测，应在发现低级别异型增生后的3个月之内，至迟不超过6个月进行复查。复查应充分取材以保证组织学诊断无误。不能因复查结果阴性就恢复常规监测程序[242,243]。应在6个月或者更短时间内再次检查。

平坦黏膜的高级别异型增生

由于高级别异型增生伴有同时癌和异时癌的危险性很高，应对患者进行全结肠切除[241,244]。

隆起性病变（息肉）的异型增生

结肠炎区域的隆起性病变可能是1个或多个肉眼观类似于散发性腺瘤的息肉，可以将息肉完整切除[245]。如果息肉已完整切除且周围黏膜活检无异型增生（紧邻隆起性病变取4块活检并分别送检），并且结肠其余部位也无异型增生，应在6个月内再次复查，如果仍未发现异型增生则恢复常规监测程序。但如果隆起性病变周围黏膜存在异型增生或异型增生的息肉样病变无法切除或不像典型的腺瘤，这时同时存在结直肠癌的危险性增高，应当建议做全结直肠切除术。

结肠 CD 患者的监测方法与 UC 相似[239]。病变局限于小肠的 CD 患者患结直肠癌的危险未增加，因此可以按照普通人群的结直肠癌一般监测原则进行随诊。

异型增生的病理诊断

近年来的关注热点集中在对大肠癌前上皮异型增生的识别上，并将其作为识别癌变高危患者的组织学标志和对患者进行结肠切除治疗的指标。但其诊断过程往往很复杂，这是由于异型增生的诊断并不那么直截了当，即使是有经验的病理医师间也可能对某一病变是否为异型增生存在争议。异型增生难以诊断的原因是 IBD 背景病变中复发性和持续性炎症的干扰。

1983年，炎症性肠病—异型增生形态研究小组将其研究集中在:(1)制定 IBD 和异型增生相关术语的标准化定义;(2)确立异型增生的诊断标准和与 IBD 中其他上皮病变的鉴别诊断标准;(3)建立异型增生的分级和分类系统;(4)评估异型增生分级系统的准确性和精确度;(5)制定 IBD 患者的临床治疗指南[234]。该小组制定的分类体系目前仍在使用,仅做了部分修订。

该分类体系主要包括三大类:无异型增生、异型增生不确定和异型增生(表 11.24)。研究小组将异型增生定义为明确的肠上皮肿瘤性改变(图 11.110)。异型增生的大体改变多样,包括:(1)除黏膜皱襞消失外无明显异常的平坦黏膜(图 11.108),或黏膜呈颗粒状或铺路石状(图 11.108);(2)黏膜绒毛状改变引起的天鹅绒样外观(图 11.112);(3)一系列的斑块(图 11.111)、结节和其他类似于腺瘤的息肉样赘生物(图 11.113)。异型增生本身属肿瘤性病变并可与浸润癌共存。

组织学上,异型增生的诊断是对镜下表现的综合判断,包括超过修复性变化程度的结构改变和细胞学改变(图 11.110)。结构异常导致腺体的排列

表 11.24　炎症性肠病活检组织的异型增生分类

无异型增生	异型增生
正常黏膜	低级别异型增生
非活动性(静止期)结肠炎	高级别异型增生
活动性结肠炎	

可类似于腺瘤。细胞学异常主要包括细胞和核的多形性、核深染、核极性消失和显著的核复层化(图 11.110)[234]。无异型增生的上皮结构可完全正常或呈现不同程度的破坏和再生性改变,这是由两种类型 IBD 所特有的溃疡反复发作和修复造成的。

黏膜异型增生不确定

多种因素造成的黏膜改变使有些上皮病变无法被归入有明确的异型增生或无异型增生的类型。怪异的生长方式、炎症活动异常旺盛和(或)再生区可能会被归入异型增生不确定。有些病例采用以苦味酸或汞剂为主的固定剂强化了核的细微结构,由此导致的核深染往往令人担忧[234]。当细胞学改变超出了活动性

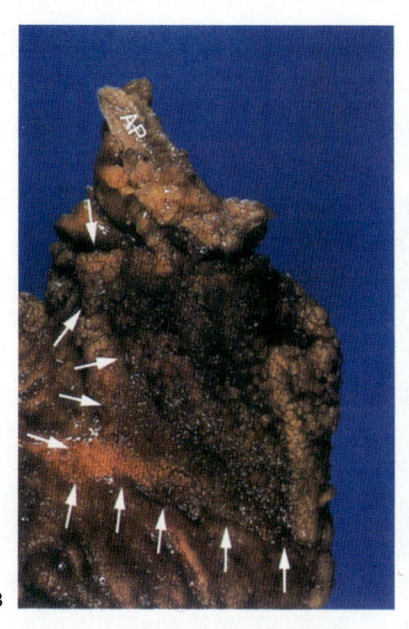
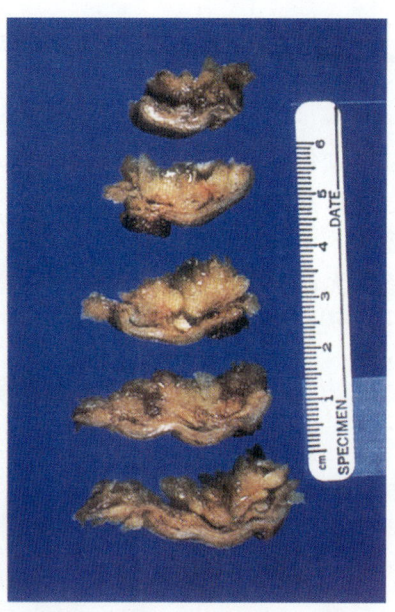
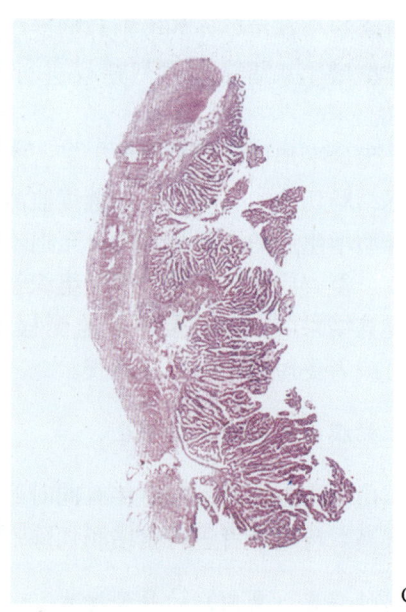

图 11.112　炎症性肠病伴发阑尾囊腺瘤。A.注意较大的斑块状盲肠病变为异型增生相关性病变或包块。箭头所指为其边界。图片左侧突出部分为阑尾(AP)。阑尾可见一乳头状非浸润性肿瘤,B 图取其横断面更易于观察。B:显示乳头状病变的连续横断面。C:该乳头状囊腺瘤的组织学表现。

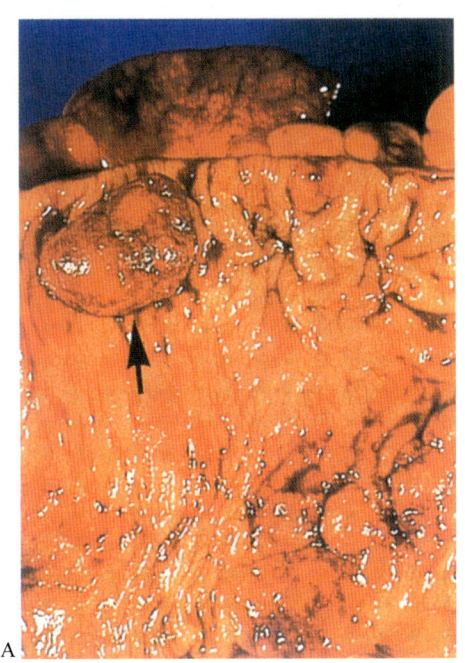 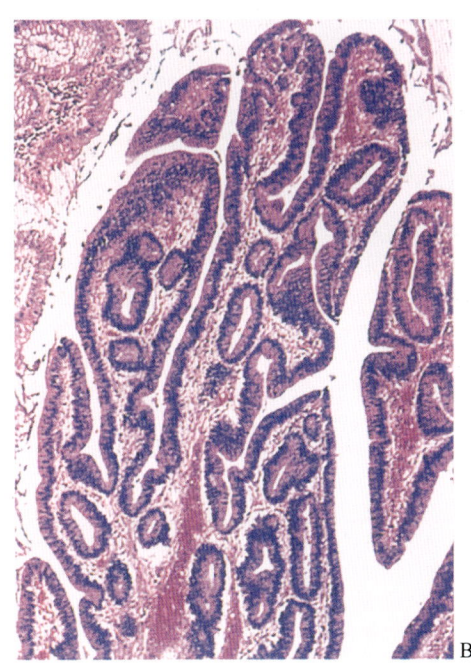

图 11.113　溃疡性结肠炎背景上发生的腺瘤样息肉。**A**：大体标本可见瘢痕、假息肉形成和腺瘤生长（箭头所示）。**B**：腺瘤的组织学切片显示典型的腺瘤上皮。此外，周围大肠黏膜存在异型增生区域。

结肠炎的程度但又不足以诊断异型增生时，可诊断为"异型增生不确定"。

当活动性结肠炎相关的再生修复达到上皮呈高柱状的程度时，再生性不典型增生和异型增生发生混淆的机会增多。这一阶段的细胞核染色质增多，尤其是核膜周围。细胞核伸长并可能出现大的嗜酸性核仁（核分裂既可见于再生性黏膜又可见于异型增生黏膜，因此不能用于鉴别再生和异型增生）。当孤立地观察单个隐窝的某一部分时，如果细胞核数量增加并明显复层化，看起来会很像异型增生的上皮。例如当检查材料为活检组织时，常难以与真性异型增生鉴别（图11.114）。大块活检为评价病变发生区域的整体组织学背景提供了可能性。在大块活检组织中，同一隐窝内或相邻隐窝间常可见再生上皮和非溃疡性上皮之间的交界处，可据此将其诊断为反应性病变。而这种现象在小块活检常不可能见到。在儿童和年轻人中，修复性改变尤为突出[234]。

异常的生长方式也常引起注意，因其常见于含有明确癌变或异型增生的结肠区域，但尚未见到由此直接发展而来的浸润癌。异常的生长方式之一为隐窝无法分化出正常的成熟上皮类型且细胞核一致增大。这种生长方式表现为柱状上皮出现和杯状细胞数量大量减少（图 11.115 和 11.116）[234]。尚不清楚构成这种

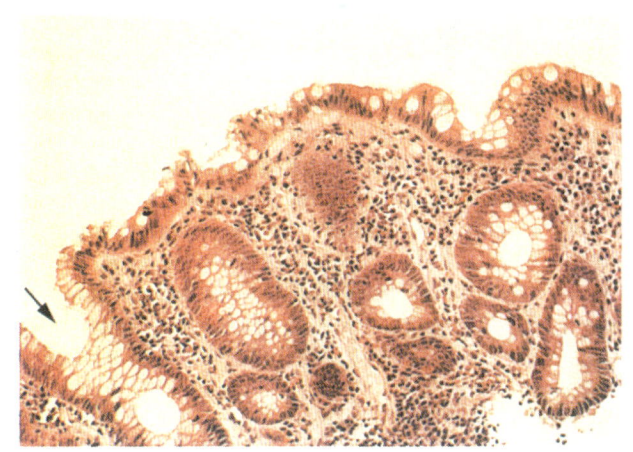

图 11.114　黏膜异型增生不确定。该活检标本可诊断为异型增生不确定，可能为反应性。图最左侧（箭头所示）的腺体比其右侧紧邻的腺体所含黏液多。此外，该腺体的核复层化程度也低于同一水平部位的黏膜。因此，箭头右侧的腺体可诊断为异型增生不确定，可能为反应性。原因是在无急性炎症的情况下，右侧腺体比左侧腺体的上皮核复层化更明显且黏液分泌更少，但核无异型性。

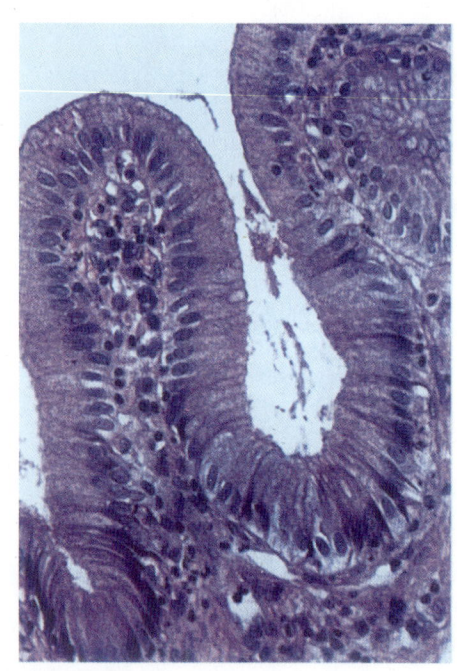

图 11.115　异型增生不确定中的分化不完全。上皮缺乏成熟吸收细胞和杯状细胞的分化。

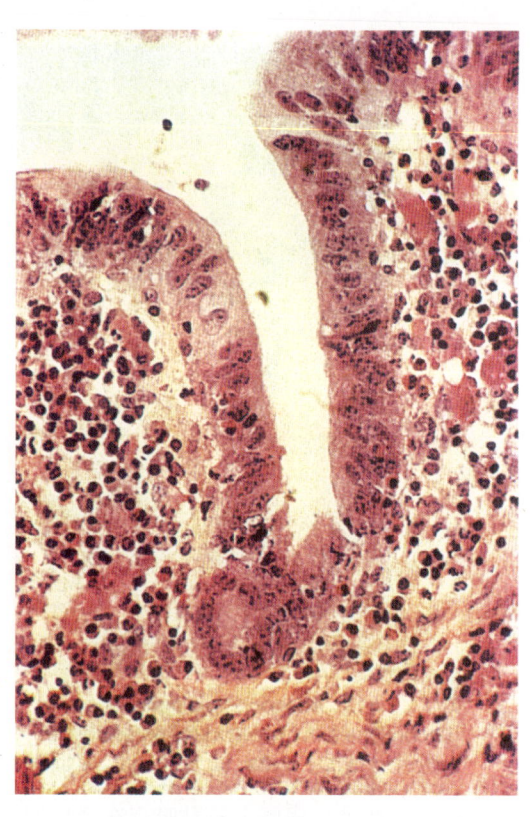

图 11.116　异型增生不确定。该图所示上皮与图 11.115 相似，未见腺体成熟现象。与图 11.115 相比，细胞核更为深染，并含有大而明显的核仁。不能确定这一现象是否为再生过程中最极端的表现。

隐窝的究竟是单纯的吸收细胞还是相对未分化的中间型细胞。该生长方式的一种变异型为每个细胞内均可见小黏液滴。另一种变异型为杯状细胞变圆并远离隐窝腺腔面，因此这种细胞类似印戒细胞，被称为营养不良性杯状细胞。营养不良性杯状细胞偶见于非异型性增生的黏膜，但数量增多时，应警惕异型增生的可能性。

有些标本的隐窝表面呈锯齿状改变，类似于无蒂锯齿状息肉和增生性息肉，或者存在绒毛状结构但缺乏绒毛状腺瘤的典型改变。锯齿状病变的上皮改变涵盖了从无异型增生（图 11.117）到明确的异型增生（图 11.118）的整个病变谱。异型增生常局限于隐窝基底部，隐窝上部细胞更为成熟并呈锯齿状改变，但有时病变可累及黏膜全层。绒毛状病变易见异型增生。与其他的异常生长方式一样，异型增生的存在及其程度主要依靠细胞核的特点来判断。这些病变常类似于锯齿状腺瘤。

另一种常因难以分类而被归入"异型增生不确定"的病变是位于明显的淋巴滤泡上方的异常病灶（图 11.119），这种情况常见于直肠。常可见淋巴滤泡上方的隐窝明显变形，表面上皮过度增生。这种复杂的排列方式类似于异型增生。

最后一种情况是某些病例中上皮具有异型性，但是异型增生发生在显著活动性炎症的再生黏膜背景下，或是由于核的特征未能达到诊断者诊断肿瘤的标准（图 11.120），因此不能完全排除病变为反应性的。虽然在急性炎症和溃疡存在时可诊断异型增生，但在这种情形下应格外小心，并在诊断前绝对确信有异型增生存在。

黏膜异型增生

根据定义，"异型增生"是指黏膜明确地发生了肿瘤性改变。因此，该诊断提示病变可能伴有浸润性腺癌或进一步演变成浸润性腺癌。虽然浸润性癌更常见于重度或高级别异型增生，但也可见于异型增生程度较轻的结肠。实际操作中，根据与正常结肠上皮的差异程度将异型增生分为低级别和高级别两类。

低级别异型增生：低级别异型增生的特点为黏膜病变类似于腺瘤（图 11.120 和 11.121）。受累隐窝均匀一致地衬覆高柱状上皮细胞，细胞核细长、深染、假复层化，这是细胞未能分化为游离缘正常杯状细胞和吸收细胞的依据。肿瘤细胞可产生黏液，但黏

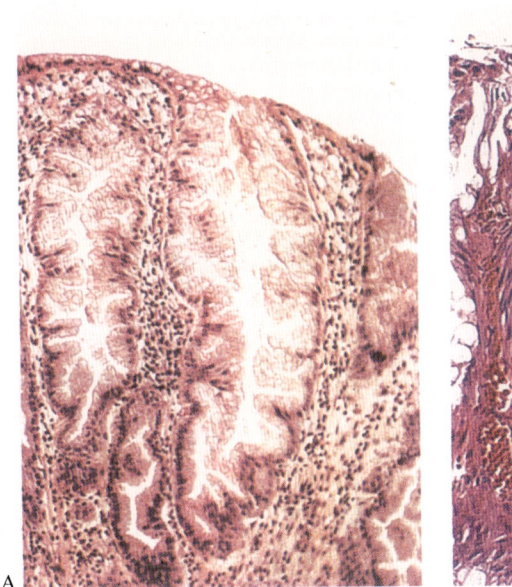
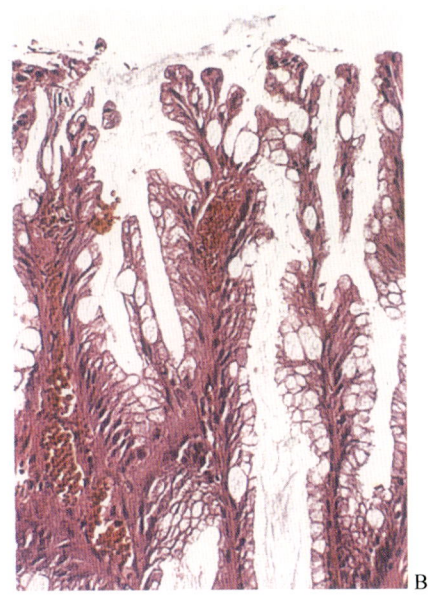

图 11.117 异型增生不确定中的锯齿状腺体。图 A 和 B 显示了含有锯齿状腺体的两个不同病灶。**A**：图中上皮改变与增生性息肉极为相似，而且很可能无异型性。**B**：锯齿状改变和腺体增生更为明显，偶见营养不良型杯状细胞。这是真正的异型增生不确定的形态。

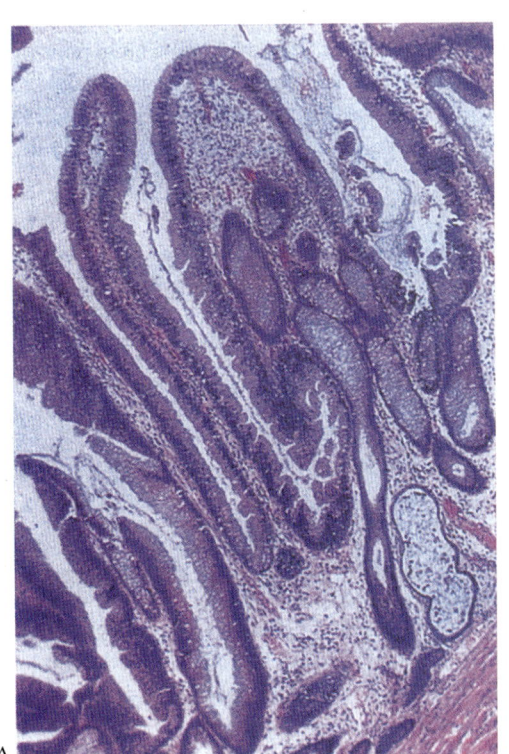
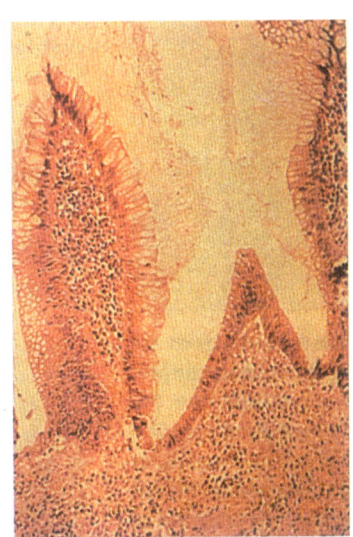
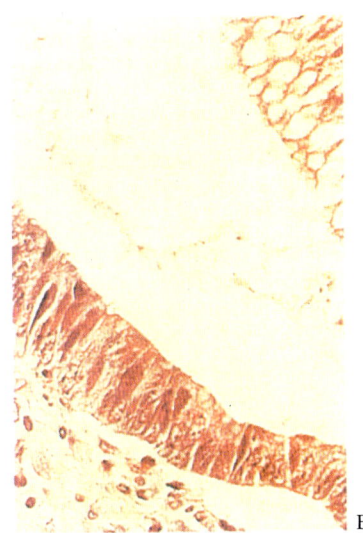

图 11.118 绒毛状改变。**A**：溃疡性结肠炎中绒毛状异型增生区域类似于绒毛状腺瘤。这是该长期全结肠炎患者肠道多处低级别异型增生灶之一。**B**：异常绒毛状改变区（左图）见基底部黏膜非典型增生（右图）和表面成熟现象。该病变为异型增生不确定，可能为异型增生。

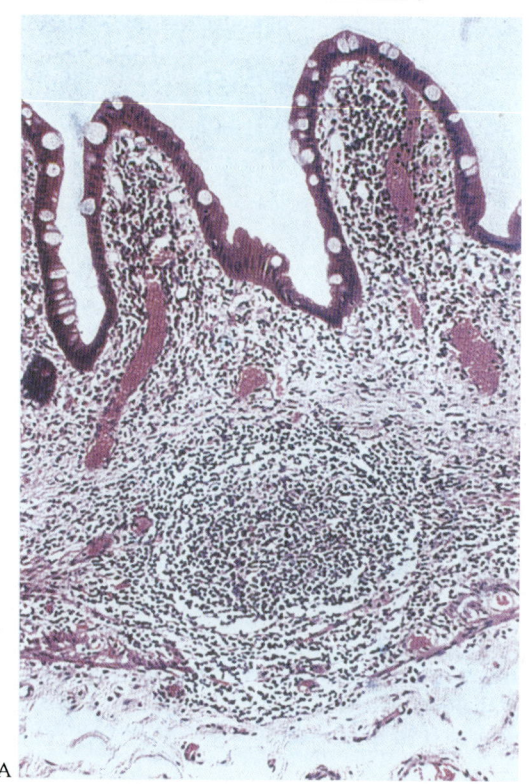
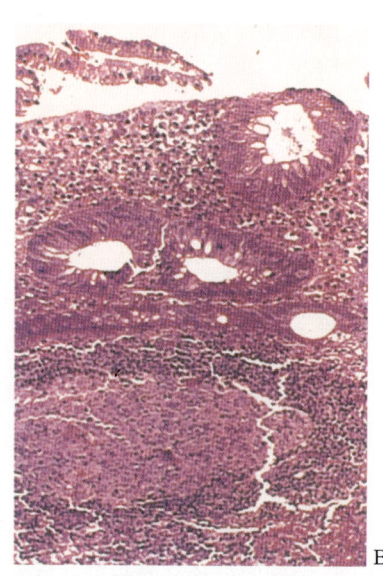

图 11.119　滤泡性直肠炎。**A**：淋巴滤泡上方的上皮为单层。与图 11.52 所示的不完全成熟略有相似。但可见杯状细胞分化。这种改变不属异型增生。**B**：在黏膜层和黏膜下层交界处可见明显增生的淋巴滤泡（左），其上方的腺体黏液减少伴局灶核复层化（右）。该病变的本质可能为反应性。

液量常减少。也可见营养不良性杯状细胞。低级别异型增生的表面可为绒毛状或平坦型（图 11.121）。分裂象不再局限于隐窝底，而是在低级别和高级别异型增生隐窝的任何部位均可见。有时在低级别病变中，隐窝基底部的细胞核仍保持正常极向。低级别异型增

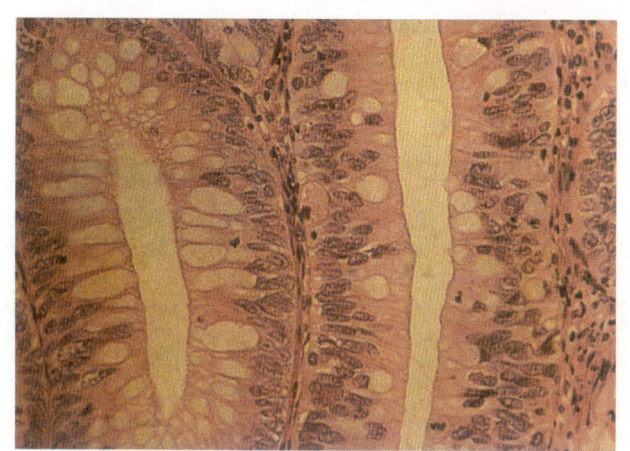

图 11.120　低级别异型增生。切片可见沿腺体长轴的两个腺体的切面。由图片的左侧到右侧，可见上皮细胞的非典型性逐渐增大。核改变和核结构紊乱的程度也依此顺序递增。除了偶见细长核及不规则染色质外，图左侧的腺体不含有任何明确的异型性病变。右侧腺体的左半边显示核复层化和不规则，这种改变可诊断为异型增生不确定，有可能为异型增生。此腺体的右半边为明确性的低级别异型增生，依据是核排列紊乱、营养不良的杯状细胞、核复层化和核浆比增大。

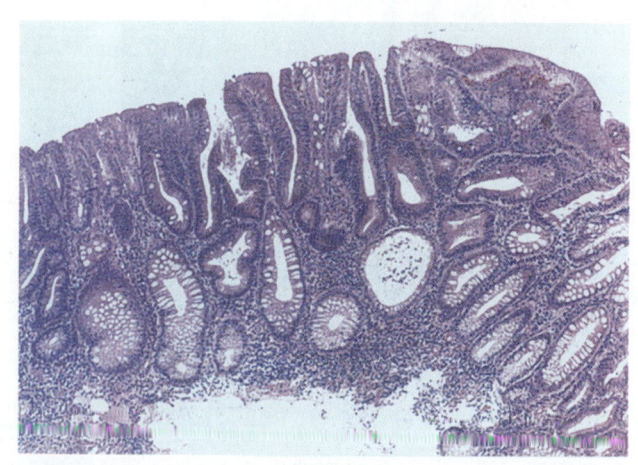

图 11.121　低级别异型增生。异型增生的上皮位于黏膜表层，类似于普通的管状腺瘤。

生可伴有内分泌细胞增生和 Paneth 细胞化生。急性炎症的程度较轻微。

当异型性上皮局限于黏膜上部时，可见以邻近游离缘出现大量具有分裂活性的细胞为特征的细胞成熟模式破坏现象（图 11.121）。隐窝结构多保留，如果发生变形也很轻微；细胞核可复层化，尤其是接近隐窝的基底部，但是复层化不能上达隐窝腔面；细胞核排列拥挤、染色加深[234]。

大多数低级别异型增生很少引起诊断问题，因其组织学极似管状腺瘤（图 11.121）。诊断低级别异型增生的难题可能出现在病变的两极。将活检标本诊断为"异型增生不确定"还是"低级别异型增生"可能是困难的一个方面。但这不会引起严重后果，因为两种诊断均需尽快进行重复活检。另一方面的诊断问题是标本中同时存在低级别和高级别异型增生的区域，此时最好根据病变最重处分级[234]。

高级别异型增生：在大多数病例中，高级别异型增生的诊断比较直截了当。与低级别异型增生的鉴别主要依靠细胞的非典型程度。高级别异型增生可见真正的核复层化。核占上皮厚度的层次有助于鉴别低级别和高级别异型增生（图 11.122）。与低级别异型增生的核形态规则并局限于细胞基底部 1/2 不同的是，大多数高级别异型增生可见复层化的核超过了细胞的中部。高级别异型增生的细胞形态的多样性以及核深染和多形程度也更高（图 11.122 和 11.123），上皮细胞形态更类似于浸润癌而不是腺瘤样规则的高柱状细胞。在高级别异型增生中，细胞核失去核拉长且长轴垂直于基底膜排列的正常极向，核变为圆形且核仁明显。高级别异型增生与低级别异型增生常共存，细胞常形成膨胀扩展的巢并将腺瘤样细胞推挤到巢的边缘。有些患者可发生绒毛状异型增生[234]。"高级别异型增生"这一类别包括了原位癌。当见到筛状腺体结构时即为原位癌（图 11.123）。DALMs 中常存在高级别异型增生（图 11.123）。

判断异型增生的严重程度根据的是病变最重处而不是占主要成分的病变。但如果只见到一两个隐窝存在高级别异型增生，不宜仅仅根据这一点病变提高异型增生诊断级别[234]。一个简明的通用标准是当 3 个或 3 个以上的隐窝存在高级别异型增生时即可诊断。

炎症性肠病的息肉样异型增生和腺瘤（异型增生相关性病变或肿块，DALMs）

按照习惯，将散发性结肠癌中癌变前的异型增生组织称为腺瘤，而 IBD 背景上发生的息肉样异型增

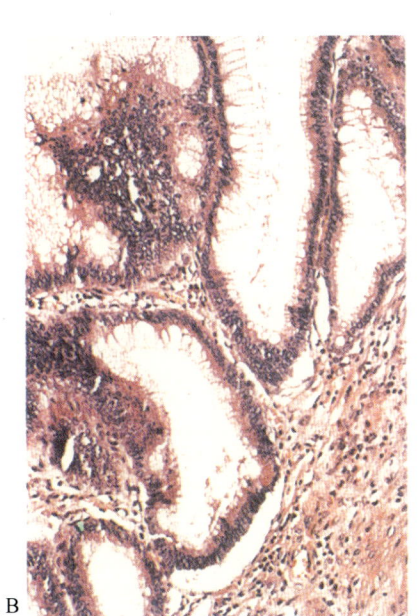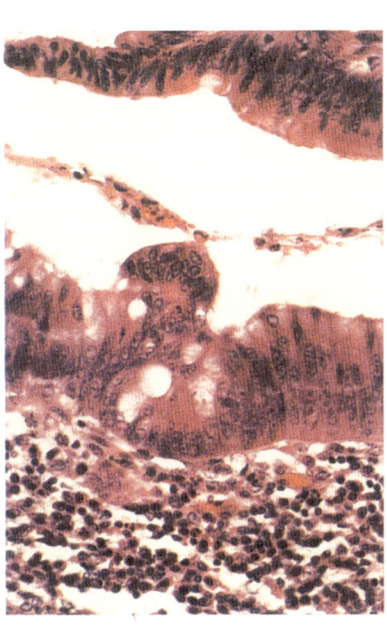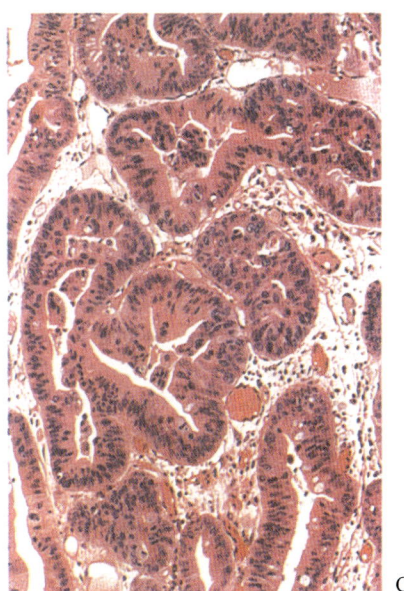

图 11.122　异型增生。**A**：低级别异型增生。深染的核占据不足一半的上皮高度。**B**：高级别异型增生，可见细胞核占据上皮全层达管腔面并出现早期的腺体出芽。**C**：高级别异型增生，可见核形不规则和背靠背的筛状腺体。

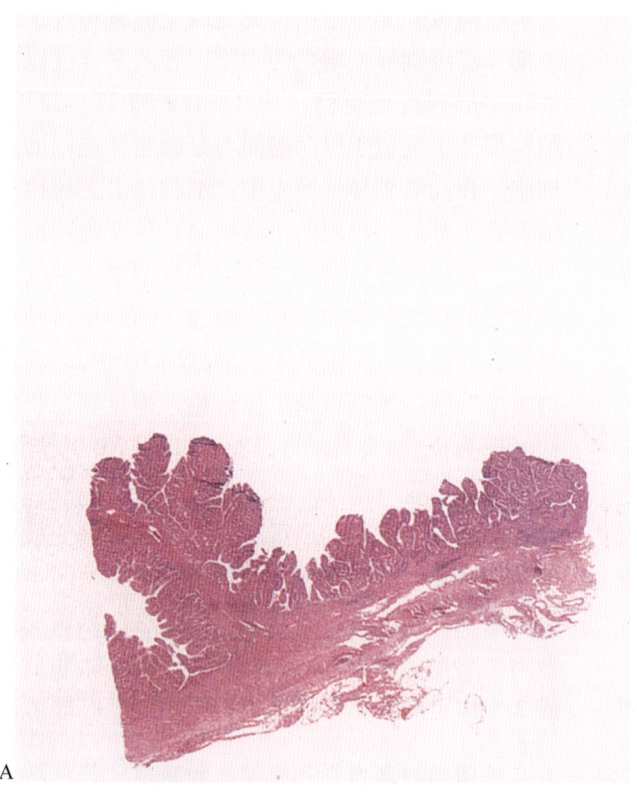 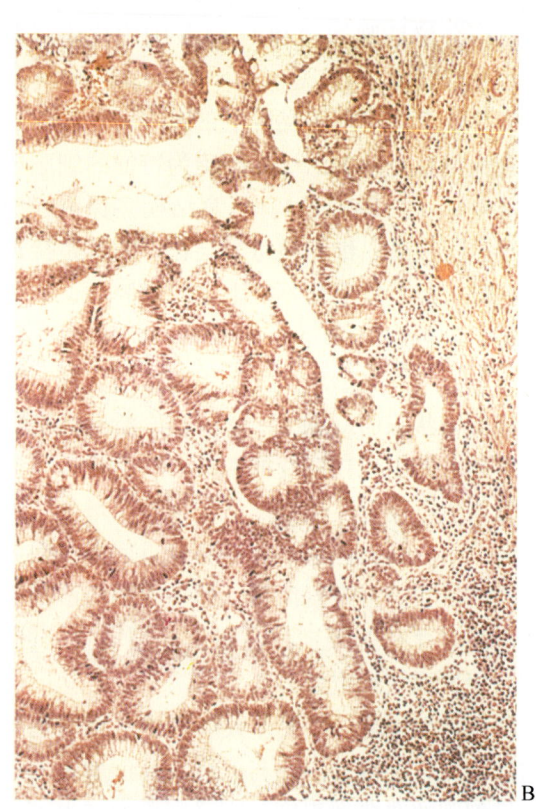

图 11.123 高级别异型增生。**A**：全貌切片显示整个病变。整个结肠表面上皮均被异型增生的上皮所取代。B 图示高倍镜下改变。**B**：显示黏膜中接近黏膜下层的区域，可见呈背靠背结构的腺体仍局限于黏膜肌层以上。

生则诊断为 DALMs。

IBD 患者可发生与非 IBD 患者相同的真性腺瘤，尤其是年龄大于 40 岁者（图 11.124）。与正常人群一样，该年龄组腺瘤的发病率升高，因此腺瘤的发生可能与 IBD 基础病变无关。但对 UC 患者发生孤立性息肉样腺瘤的意义仍存在争议，主要的困难在于如何对病人进行治疗和随访。观点之一是按息肉样异型增生来治疗 IBD 合并腺瘤的患者，并将其看作是同时存在癌或将发展为癌的信号。另一种观点则认为这种腺瘤的提示意义与普通人群的散发性腺瘤并无不同之处，对于这类患者最重要的是要明确非息肉样黏膜是否也存在异型增生。在取材充分的情况下，如果异型增生仅局限于息肉样病变中，可按非结肠炎患者发生的腺瘤处理。如果异型增生存在于腺瘤和周围黏膜或肠道的其他部位，则该病例应按照 IBD 伴发的异型增生处理（图 11.125）。

炎性假息肉的异型增生

尽管炎性假息肉中罕见异型增生，但确有发生。与非息肉样黏膜相同，炎性假息肉可存在从炎症性改变到高级别异型增生的一系列变化。诊断的难题主要是息肉中常有残存的再生区域，可能不易与真性异型增生鉴别。当怀疑炎性假息肉存在异型增生时，应对周围平坦黏膜充分取材以明确息肉是否为一个大的异型增生区的一部分[234]。

异型增生诊断的一致性

对 UC 相关性异型增生的诊断和分级，不同观察者间的一致性很差，即便是有经验的病理医师也是如此。对无异型增生的组织切片诊断一致性最高。异型增生诊断一致性的程度取决于评估的内容。对异型增生存在与否的诊断一致性高于对异型增生的分级，一致率的范围为 68%～84%。对"存在非典型性"（包括反应性非典型增生、低级别和高级别异型增生）与"无非典型性"判断的一致率可超过 90%。对于高级别异型增生的诊断一致率可高达 100%，也可低至 33%[236]。但无论怎样，异型增生都是临床实践中一个非常有用的指标。鉴于掌握充足的临床信息。

诊断异型增生的辅助手段

由于确切诊断异型增生存在困难，许多辅助方法应运而生，试图使诊断更具客观性。这些技术包括酶分析、免疫表型标记、超微结构检查、免疫组织化学、流式细胞术、基因探针及黏液和凝集素染色。癌胚抗原、分泌物成分和上皮IgA标记对于区分再生性和异型增生病变没有帮助[246]。迄今为止，在预测癌症发生的标记中，组织学发现的明确异型增生仍旧是最佳的预测指标。

黏液染色

黏液染色被用于鉴别异型增生和再生性病变。UC和异型增生中唾液酸黏蛋白增加[247,248]。但是，炎症性异型增生和癌中唾液酸黏蛋白均增加，因此唾液酸黏蛋白对诊断肿瘤不具特异性。

流式细胞术

在UC由异型增生到癌症的过程中，非整倍体细胞的出现非常常见。DNA非整倍体的程度与异型增生的存在和分级具有良好的相关性[249,253]。对结肠切除标本进行详细定位研究显示，结肠黏膜可存在多达14或15处不同的和相互重叠的非整倍体区[253]。多个非整倍体干细胞系的出现提示基因组不稳定性高，而且病人可能发展为结直肠癌的危险性高[253]。虽然

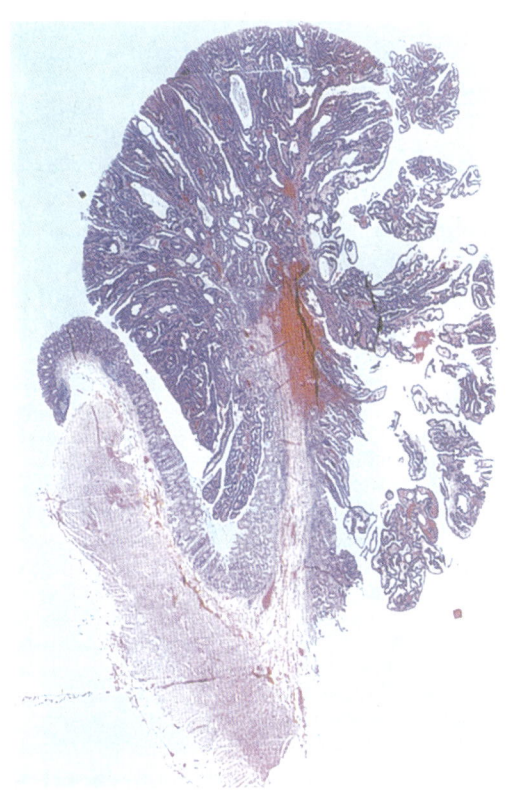

图11.124 溃疡性结肠炎伴异型增生患者切除的标本示息肉样肿物。该患者还可见其他多个区域存在异型增生。病变类似于散发性腺瘤。

这种诊断的临床意义重大，因此在报告活检的异型增生前，病理医师应该复查同一患者的既往切片并

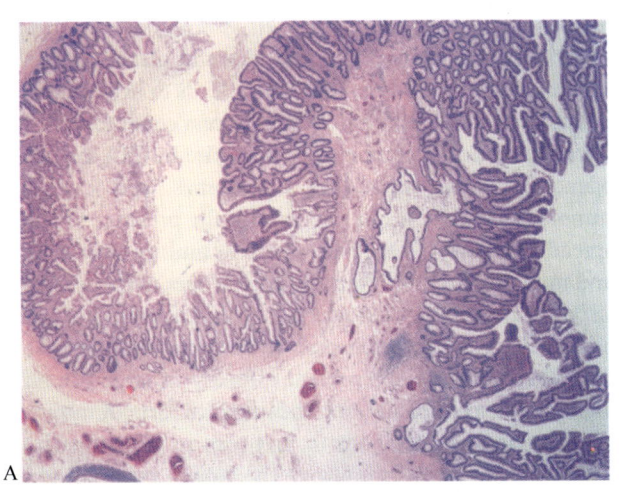
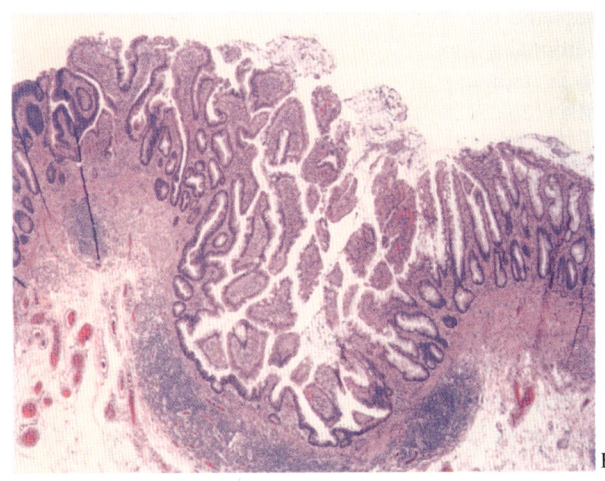

图11.125 溃疡性结肠炎患者的息肉样异型增生。A：低倍示息肉样异型增生区域与腺瘤样息肉有些相似。B：邻近的平坦黏膜也可见低级别异型增生。这种现象的存在证实了息肉样异型增生与炎症性肠病有关而非散发性腺瘤。

异型增生和 DNA 非整倍体区在分布上具有密切关系，但在不伴异型增生的情况下也可见非整倍体。UC 患者核 DNA 含量变化的发生早于结直肠黏膜异型增生和恶性转化。黏膜活检中，非整倍体也见于 2% 的正常黏膜[252]，10%～42% 的炎症、增生或萎缩黏膜，20%～100% 的息肉和异型增生黏膜，以及大部分的腺癌。非肿瘤性黏膜出现非整倍体有助于筛选需要进行内镜监测的病人。组织学发现异常的可信度达 90% 需要近 32 块活检，可信度达 95% 则需要 55 块活检。与之相似，使用流式细胞术检测到非整倍体的可信度达 90% 需要 20 块活检，可信度达 95% 则需要 30 块活检[220]。很显然，常规的诊断标准无法满足这样的要求。

增殖标记

我们已经发现，肿瘤病变中细胞增殖调节处于异常状态，因此对有疑问的区域进行 MIB-1 免疫组织化学染色可以将异型增生区从再生黏膜中勾画出来。非肿瘤性和肿瘤性病变的 MIB-1 免疫反应分布方式存在显著的统计学差异。在再生黏膜区，MIB-1 免疫反应局限于隐窝基底部并可见增殖带扩大。而异型增生区，黏膜表面的细胞和隐窝基底部的细胞均呈显著的免疫反应。部分异型增生和所有浸润癌中，MIB-1 免疫组织化学染色弥漫分布于整个隐窝中，提示对细胞增殖的调节已完全失常。此外，异型增生区的染色强度和阳性细胞比例常升高[120,254,255]。

癌

UC 相关的癌可发生在结肠的任何部位。癌可多部位发生，并且在病变发展到进展期之前常无明显临床症状。癌也可发生在结肠切除术后残留的直肠。在结肠切除术时已有结肠癌或异型增生的病人，随后发生直肠癌的危险性也增高[256]。

大体特征

大多数癌发生在肉眼可见病变的区域。癌的大体外观可相似于普通肠癌，发生于萎缩但肉眼大致正常的肠管（图 11.126）。肿瘤常为平坦型或轻度凹陷，边界不清，向周围播散，触摸比肉眼观察更易发现（图 11.127 和 11.128）。从这一点上看，与弥漫型胃癌相似。有些病例中病变或多或少有些隆起。

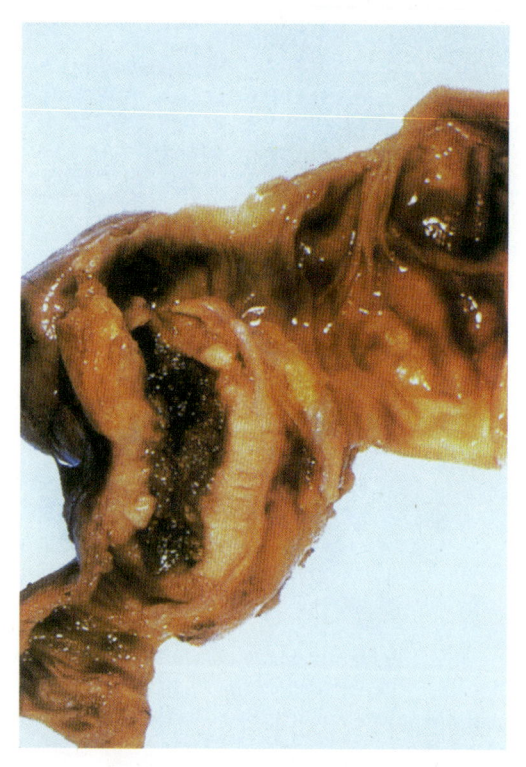

图 11.126　发生在炎症性肠病背景上的癌。本例为一个长期 Crohn 病患者发生的末端回肠癌。

组织学特征

由于 IBD 固有炎症的刺激，肠道干细胞可被过度激活而发生增生或肿瘤性转化。这一过程解释了为何 IBD 相关肿瘤的类型广泛，包括腺癌、小细胞癌和类癌[257-260]。同样也可以解释为什么在 IBD 背景中可存在广泛的异型增生及发生多灶癌和多灶类癌。黏膜内癌应划分入高级别异型增生的范畴。黏膜内癌病变可呈局灶性分布，也可呈弥漫性大斑块样分布。类似于胃黏膜内癌的生长方式极为罕见，即印戒细胞浸润固有膜但未超出黏膜肌层（图 11.129）。此型病变的转移潜能目前尚不清楚。

发生在 UC 背景上的腺癌组织学分化程度各异（图 11.130～11.133），但与散发性结肠癌相比较，IBD 患者发生低分化癌和黏液癌的比例较高。有研究表明，54% 的 IBD 肿瘤具有黏液癌的特征，27% 具有印戒细胞[216]。CD 发生黏液和印戒细胞癌的比例与 UC 相同（图 11.134）。CD 中，有些病例的异型增生和癌局限于小肠，而有些病例则发生在结肠。

类癌的男女发病率相同[257]。有些病人也可发

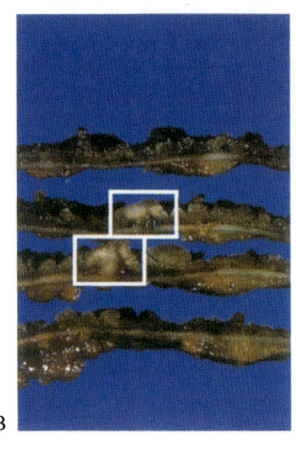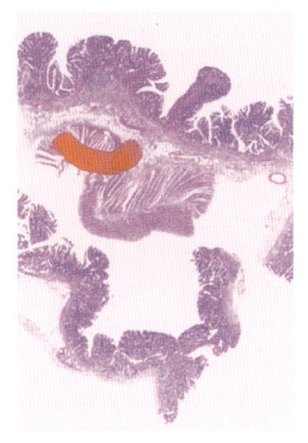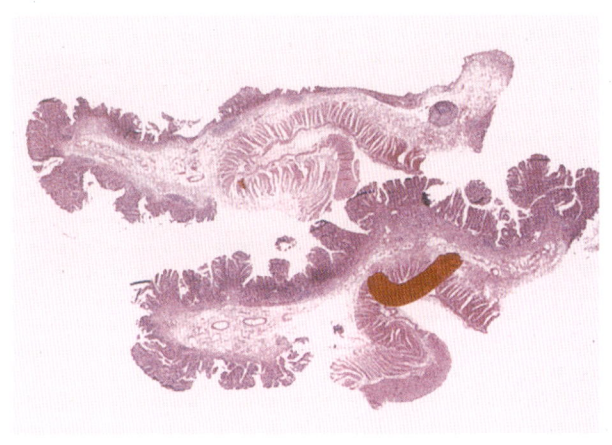

图 11.127 溃疡性结肠炎中发生的表浅浸润性癌。A：如果不是触摸肠管和（或）检查标本的切面，可能发现不了该癌变病灶。对该标本做连续平行剖面，间隔数毫米厚的连续剖面显示出灰白色浅、延伸至黏膜下层的浸润癌灶（B）。C：带有浸润癌灶的第二条组织的切片。该段肠管还存在其他四处浸润癌灶。图 B 和图 C 切片中用笔标记出了癌变区域，这两个病灶均可见癌扩展至黏膜下层。浸润性癌的周围为异型增生。

生单发或多发的微小类癌，有时与癌并存[258]。肿瘤好发于炎症区域或既往受过损伤的组织。微小类癌直径<2 mm，一般肉眼不可见。IBD 微小类癌类似于自身免疫性胃炎和恶性贫血患者发生的胃微小类癌[258]。

肠道类癌［发病率（1～1.3）/10 万］与 UC［发病率（2～10）/10 万］或 CD［发病率（1～6）/10 万］同时发生可能是偶然现象，因为患者的临床表现与散发性类癌患者相同[261]。初次发现类癌的患者有些有长期 CD 或 UC 病史和广泛肠道病变，有些则病史相对较短。腺类癌也可发生在 UC 背景上[261]。

细胞学检查在溃疡性结肠炎诊断中的作用

结肠和直肠的刷片细胞学检查有助于 IBD 患者的肿瘤检测[262]，尤其是对合并有狭窄或肿瘤分布广泛的患者。恶性细胞可见明显细胞大小不一、多形性和核染色加深，以及在炎症和坏死背景中呈簇状或单个分布。有些病例刷片标本可见中度或重度非典型增生，而活检仅显示轻度反应性改变。两种诊断技术可互为补充[263]。

预后

有些学者认为 UC 发生的癌比散发性结肠癌更具侵袭性。预后较差的原因部分是因为这些患者的癌症早期诊断有困难，以及患者发病年龄轻且癌的恶性度高。还有一些研究表明，当分期相匹配时，结肠炎和非结肠炎患者发生的结直肠癌 5 年生存率无显著差异性[262]。多变量分析显示最佳的预后指标为癌分期，其次为肿瘤的分化程度和 DNA 倍体状态。肿瘤的部位、癌的数量、病变持续时间、年龄和性别等与预后无关[216]。其他明显的预后不良因素包括肿瘤体积较大、浸润生长和溃疡形成，以

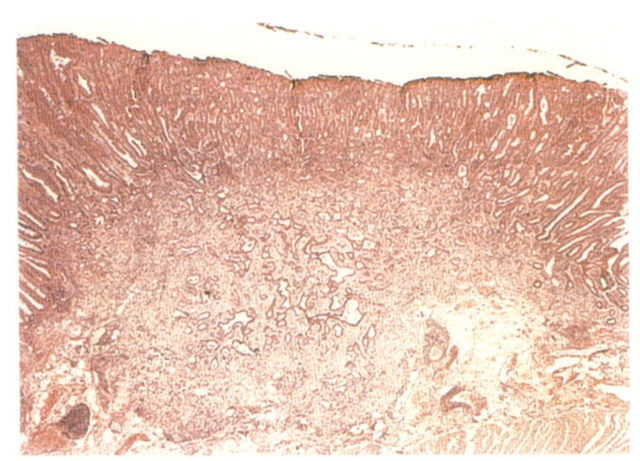

图 11.128 癌扩展至黏膜下层。注意病灶表面被覆大面积的异型增生。异型增生下方为浸润性癌。该区域没有异型增生相关性病变或肿块（DALMs）。

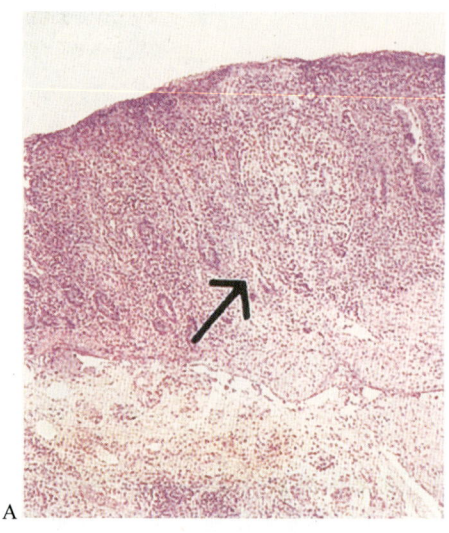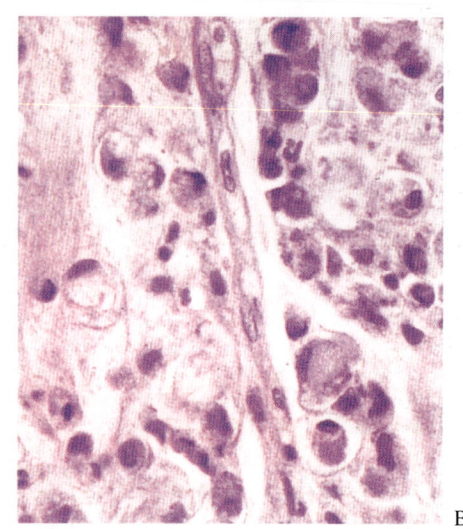

图 11.129 具有 17 年溃疡性结肠炎病史的患者发生的黏膜内癌，诊断异型增生后进行了结肠切除术。可见黏膜内印戒细胞癌（A，箭头示）。肿瘤由单一性的印戒细胞组成（B）。

及大量黏液成分。

肠外癌

IBD 患者肠外癌的发病率升高。肠外癌可与肠癌共存。CD 发生肠外癌的比例高于 UC，分别为 43% 和 12%。胃肠道癌的发病率随 CD 和 UC 病程的延长而升高，但是肠外癌与病程的相关性较小。肠外癌包括乳腺、甲状腺、膀胱、脑、皮肤、胃、肝胆系统、淋巴结、喉和子宫等部位的癌，以及 Kaposi 肉瘤[264-266]。

IBD 患者发生网状内皮系统肿瘤的危险性增高，表现为 UC 中白血病高发和 UC 及 CD 中淋巴瘤高发。此外，肛周和阴道的鳞状细胞癌发病率升高，前者的发病率高于普通人群 30 倍。接受免疫抑制剂或放射治疗的患者，淋巴瘤、白血病、鳞状细胞癌和 Kaposi 肉瘤的发病率均升高。因此，推测这些肿瘤在回肠炎和结肠炎患者中发病率升高的原因可能是 IBD 相关的免疫缺陷，或长期口服激素及其他免疫抑制药物所导致的。

非典型淋巴组织病变和真性淋巴瘤均可并发于 UC 和 CD[265,267-269]。淋巴瘤的发病率从 UC 的 0.43% 到 CD 的 0.27%。UC 患者有时可发生胃肠和肠外的非 Hodgkin 淋巴瘤。这些肿瘤是既显示 B 细胞表型又显示 T 细胞表型的一组异质性肿瘤，虽然 UC 并发的淋巴瘤通常常为 B 细胞病变。

原位鳞状细胞癌（图 11.135）和浸润性鳞癌可以发生在 CD 和 UC，但更常见于 CD[270]。最常见的是它们与窦道相关，或发生于肛门区域。

与癌发生有关的分子改变

IBD 发生癌是一个多步骤的过程，有关 UC 的癌变分子异常研究较 CD 更为清楚。发生在 IBD 患者的异型增生和癌存在许多遗传学改变。无明显异型增生的黏膜也可存在分子水平的异常，提示发现这些异常有助于预测 IBD 患者癌变的危险性。这些异常涉及与散发性结直肠癌相同的许多异常基因。其中包括多位点等位基因缺失、微卫星不稳定性[271-277]、端粒长度缩短[278,279]以及 SMAD2、SMAD4[280] 和 p53[281-283] 基因突变。Ras、APC 和 DPC4 基因突变在 IBD 相关性肿瘤中比散发性结直肠癌更为常见[284,285]。UC 相关性结肠癌基因改变的频率和顺序可能不同于散发性肿瘤，提示 UC 的肿瘤进展可能与散发性癌具有不同的机制。

染色体不稳定性

IBD 的染色体不稳定性可发生于多个位点。荧光原位杂交（fluorescence in situ hybridization，FISH）显示 IBD 相关性异型增生或癌患者可发生 8 号、11 号、17 号和 18 号染色体的缺失或获得。染色体这些改变出现在组织学可见的异型增生之前，支持这些患者的突变子表型是多种异常导致的这种观点。比较基因组杂交研究还显示，IBD 相关性肿瘤患者存在普遍性染色体不稳定性。这些研究还发现染色体 18q 结肠癌

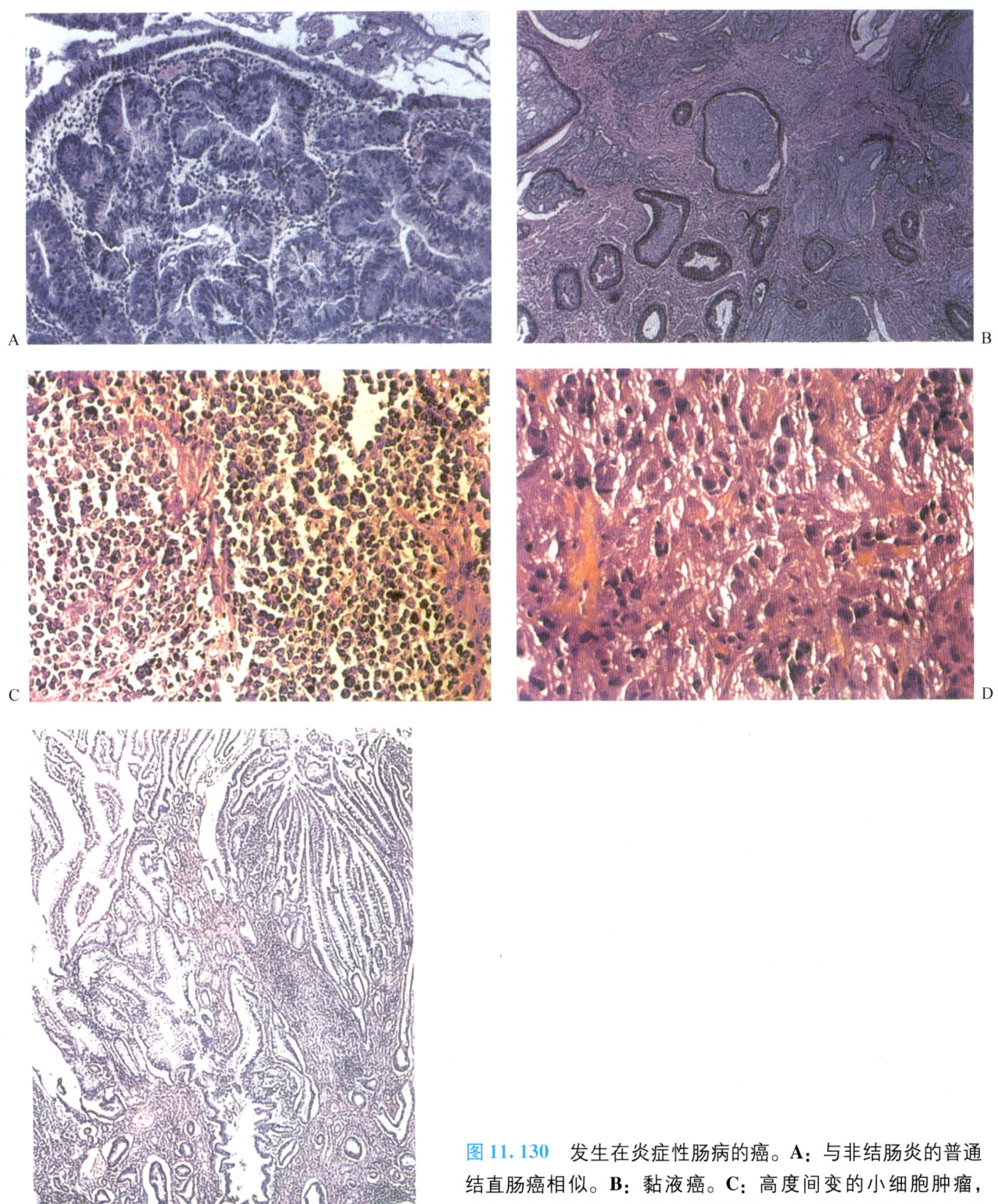

图11.130 发生在炎症性肠病的癌。**A**：与非结肠炎的普通结直肠癌相似。**B**：黏液癌。**C**：高度间变的小细胞肿瘤，这个病变在切除时已发生广泛转移。**D**：间变性黏液性肿瘤表现为结肠的斑块样病变。**E**：回肠高分化腺癌。

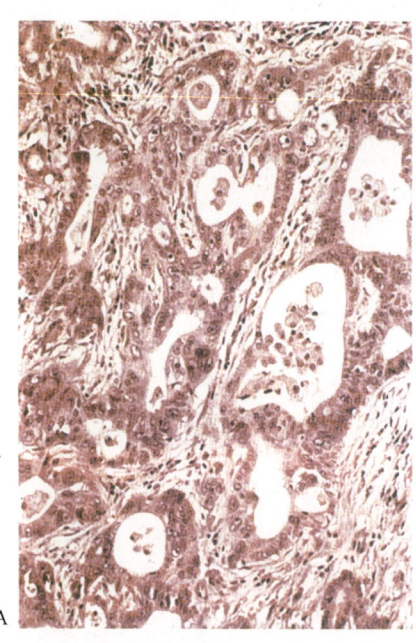
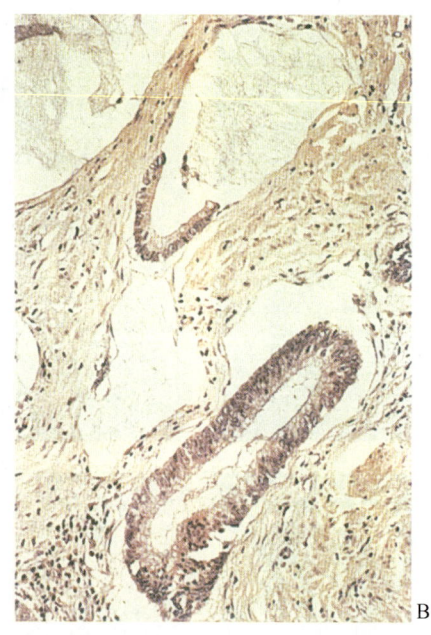

图 11.131 溃疡性结肠炎伴发的两种不同癌的组织学特点。A：组织学特点与普通结直肠癌极为相似。B：混合性黏液癌伴高分化管状腺癌。

（DCC）基因、*SMAD2* 和 *SMAD4* 位点缺失[273,286]。

UC 患者结肠黏膜的染色体不稳定性还与端粒长度缩短有关[279]。端粒的改变也可见于最终进展为异型增生或癌的患者的非异型增生的黏膜[278]。

p53 突变

大量研究表明溃疡性结肠炎患者的多种结肠病变均可见 *p53* 过度表达和（或）突变[281-283,287]。*p53* 突变可见于 0%～29% 的非肿瘤性结肠黏膜、3%～41% 的异型增生不确定病变、30%～75% 的异型增生和 41%～100% 的癌[282,283,288,289]。据报道，*p53* 过度表达比 *p53* 突变的频率稍高。有趣的是，近年有报道发现 UC 患者的血浆 p53 的水平也升高[290]。这一发

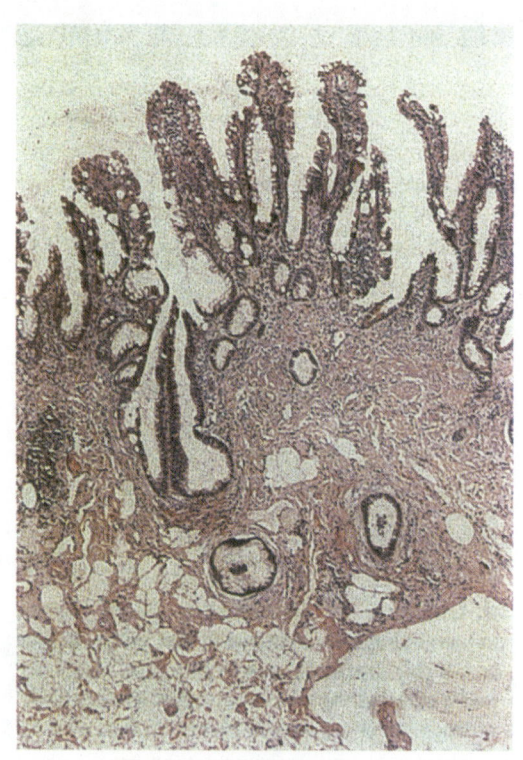

图 11.132 溃疡性结肠炎伴发的癌。可见有些癌细胞从黏膜层下陷并浸润至下方的黏膜下层。图中的被覆上皮呈绒毛状而无明显异型增生。可见一微小浸润癌浸润至黏膜下层。浸润的腺体为肿瘤性腺体。

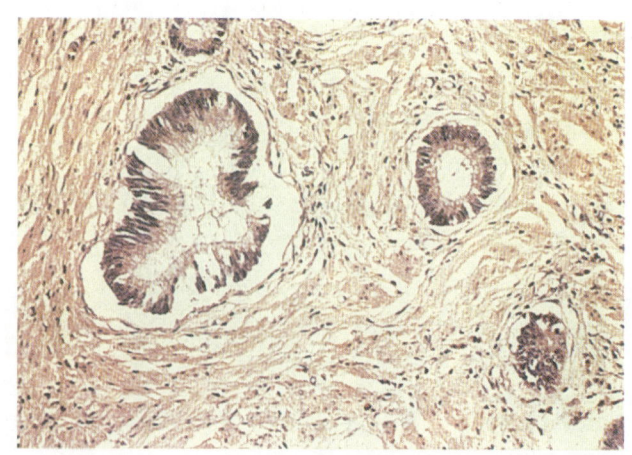

图 11.133 Crohn 病患者伴发的回肠浸润性癌。肿瘤分化极好，可能难以与误位上皮鉴别。肿瘤侵及回肠壁全层并已转移至区域淋巴结。

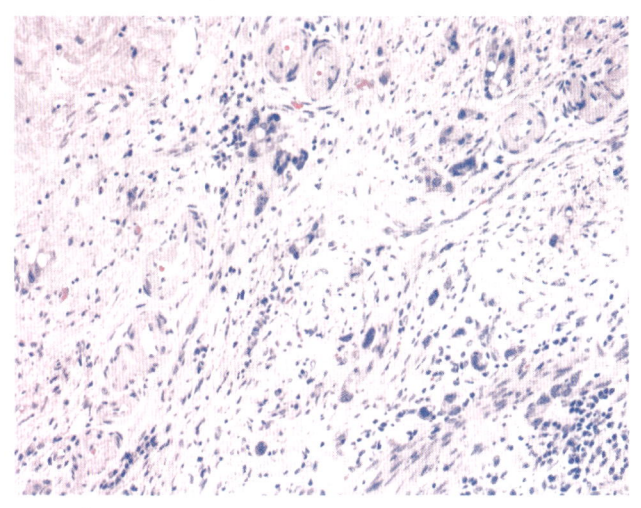

图 11.134　Cronh 病患者发生的结肠腺癌。肿瘤细胞呈低分化并单个浸润，有些呈印戒细胞样。

现的意义目前尚不清楚。

微卫星不稳定性

对 IBD 微卫星不稳定性（microsatellite instability, MSI）的研究结果不一甚至相互矛盾。由于不同研究间患者的类型、研究的方法和样本分析的方法均极为不同，因此难于对这些结果进行比较。此外，不同研究所采用的微卫星标记和 MSI 评定标准也存在很大差异。

总之，MSI 在 IBD 相关性肿瘤的发生中确实发挥了一定作用，但这种作用可能不同于散发性结直肠癌。溃疡性结肠炎发生的癌可能没有散发性结肠癌那样高的 MSI 水平，而且 IBD 与散发性结肠肿瘤的 MSI 位点也似有不同。例如，散发性高 MSI 结肠癌常见转化生长因子 β 受体Ⅱ的突变，而胰岛细胞自身抗原 1（islet cell autoantigen 1，ICA1）的突变在 UC 中更常见[274]。此外，IBD 微卫星不稳定性产生的根本原因可能也有不同。在散发性结直肠癌中，MSI 最常见的原因是 hMLH1 启动子的高度甲基化。相反，IBD 患者的 MSI 阳性组织中却少见 hMLH1 甲基化[291]。

最后，溃疡性结肠炎中的 MSI 常为低度型（MSI-low，MSI-L）。有趣的是，研究表明氧化损伤以剂量依赖性方式灭活错配修复系统，这一观点解释了 UC 出现 MSI-L 频发的原因[292]。

甲基化

文献报道在 IBD 相关性肿瘤中，很多基因通过启动子的甲基化而发生静默。IBD 相关性异型增生中，雌激素受体、*MyoD*、*p16*、*p14*、*E*-钙粘素和 *CSPG2* 等基因可发生高度甲基化[293-299]。此外，有些 IBD 相关性癌患者的非异型增生组织中可见上述基因的高度甲基化。无异型增生或癌的 UC 患者结肠组织中没有发现甲基化异常，因此某些标记有可能被用于 IBD 的监测。

标本的处理

收到手术切除标本的主要原因有两个：（1）肠道因炎症发生了急性并发症，包括梗阻、穿孔、瘘管形

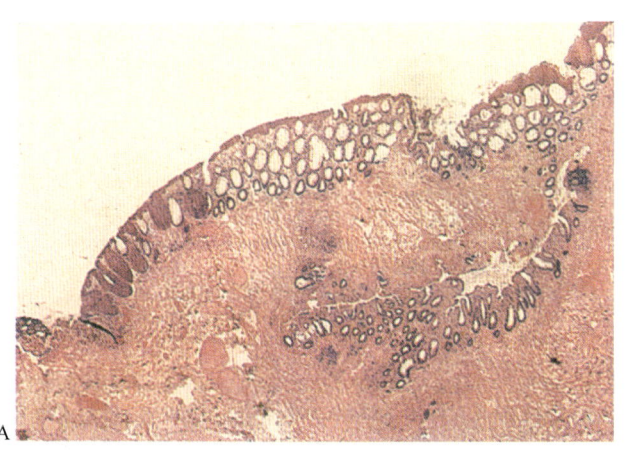
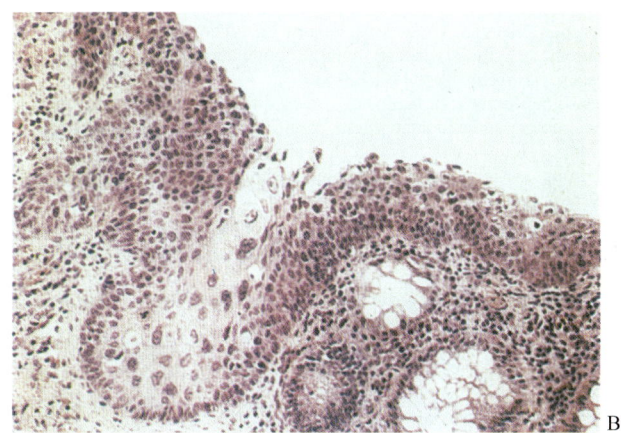

图 11.135　Crohn 病的肛门上皮内肿瘤形成。该患者进行了回结肠切除，其他部位未发现有异型增生。A：低倍镜示大量腺体被肿瘤性鳞状上皮所取代。B：另一区域显示肛门上皮中到重度异型增生。

成、中毒性巨结肠、伴发缺血或感染；（2）发生了癌或异型增生。标本切除的原因不同则处理方法不同。因炎症并发症切除的标本，如有穿孔或病变与周围病变差别大者应寻找有无缺血和（或）病毒感染的证据。

长期患者因异型增生或癌而切除的标本，应对黏膜存在的所有相关病变进行记录和照相，并对异常病变区尤其是息肉样或质硬区进行广泛取材。由于癌常多灶发生且难以发现，可将肠管分为四部分，然后移除结肠或小肠周围的脂肪组织，对每一部分的淋巴结分组取材。按照这种方法，如果有不止一个癌灶，可以对每个癌进行准确分期。将标本的结肠周围或小肠周围脂肪组织移除有助于肠管触诊，因为触诊比肉眼观察更易发现癌，并应对所有的质硬区进行取材。尽管取材过程很繁琐，但对每部分的肠管均应每隔几毫米连续剖开，检查切面是否存在扩展至黏膜肌层以下的异常灰白区。这些区域通常最终被证实为癌。如果肠道无明显病变，应该从右半结肠到左半结肠依次每间隔近10 cm进行取材。

CD患者的肠黏膜活检如有异型增生，应该警惕癌存在的可能性，并对狭窄和息肉样病变区充分取材。由于典型的CD为全层性病变，因此检测CD发生的肿瘤难度较大。弥漫性肠壁增厚更加剧了癌检测的困难。此外，CD患者的肿瘤可发生在远离肠道瘘管和裂隙的部位。

参考文献

1. Loftus EV Jr, Silverstein MD, Sandborn WJ, et al: Crohn's disease in Olmsted County, Minnesota, 1940-1993: incidence, prevalence, and survival. *Gastroenterology* 1998;114:1161.
2. Ekbom A, Helmick C, Zack M, Adami HO: The epidemiology of inflammatory bowel disease: a large, population-based study in Sweden. *Gastroenterology* 1991;100:350.
3. Yoshida Y, Murata Y: Inflammatory bowel disease in Japan: studies of epidemiology and etiopathogenesis. *Med Clin North Am* 1990;74:67.
4. Kurata JH, Kantor-Fish S, Frankl H, et al: Crohn's disease among ethnic groups in a large health maintenance organization. *Gastroenterology* 1992;102:1940.
5. Ogunbi SO, Ransom JA, Sullivan K, et al: Inflammatory bowel disease in African-American children living in Georgia. *Pediatrics* 1998;133:103.
6. Loftus EV Jr, Sandborn WJ: Epidemiology of inflammatory bowel disease. *Gastroenterol Clin North Am* 2003;31:1.
7. Russell MG, Pastoor CJ, Janssen KM, et al: Familial aggregation of inflammatory bowel disease: a population-based study in South Limburg, The Netherlands. The South Limburg IBD Study Group. *Scand J Gastroenterol Suppl* 1997;223:88.
8. Peeters M, Nevens H, Baert F, et al: Familial aggregation in Crohn's disease; increased age-adjusted risk and concordance in clinical characteristics. *Gastroenterology* 1996;111:597.
9. Binder V: Genetic epidemiology in inflammatory bowel disease. *Dig Dis* 1998;16:351.
10. Tysk C, Lindberg E, Jarnerot G, Floderus-Myrhed B: Ulcerative colitis and Crohn's disease in an unselected population of monozygotic and dizygotic twins. A study of heritability and the influence of smoking. *Gut* 1988;29:990.
11. Russell RK, Satsangi J: IBD: a family affair. *Best Pract Res Clin Gastroenterol* 2004;18:525.
12. Inohara N, Nunez G: The NOD: a signaling module that regulates apoptosis and host defense against pathogens. *Oncogene* 2001;20:6473.
13. Girardin SE, Boneca IG, Viala J, et al: Nod2 is a general sensor of peptidoglycan through muramyl dipeptide (MDP) detection. *J Biol Chem* 2003;278:8869.
14. Ahmad T, Armuzzi A, Bunce M, et al: The molecular classification of the clinical manifestations of Crohn's disease. *Gastroenterology* 2002;122:854.
15. Cuthbert AP, Fisher SA, Mirza MM, et al: The contribution of NOD2 gene mutations to the risk and site of disease in inflammatory bowel disease. *Gastroenterology* 2002;122:867.
16. Bonen DK, Nicolae DL, Moran T, et al: Racial differences in NOD2 variation: characterization of NOD2 in African-Americans with Crohn's disease. *Gastroenterology* 2002;122:A29.
17. Inoue N, Tamura K, Kinouchi Y, et al: Lack of common NOD2 variants in Japanese patients with Crohn's disease. *Gastroenterology* 2002;123:86.
18. van der Linde K, Boor PPC, Houwing-Duistermaat JJ, et al: CARD15 and Crohn's disease: healthy homozygous carriers of the 3020insC frameshift mutation. *Am J Gastroenterol* 2003;98:613.
19. Abreu MT, Taylor KD, Lin YC, et al: Mutations in NOD2 are associated with fibrostenosing disease in patients with Crohn's disease. *Gastroenterology* 2002;123:679.
20. Radlmayr M, Torok HP, Martin K, Folwaczny C: The c-insertion mutation of the NOD2 gene is associated with fistulizing and fibrostenotic phenotypes in Crohn's disease. *Gastroenterology* 2002;122:2091.
21. Gaya DR, Russell RK, Nimmo ER, Satsangi J: New genes in inflammatory bowel disease: lessons for complex diseases? *Lancet* 2006;367:1271.
22. Barmada MM, Brant SR, Nicolae DL, et al: A genome scan in 260 inflammatory bowel disease-affected relative pairs. *Inflamm Bowel Dis* 2004;10:15.
23. Hampe J, Schreiber S, Shaw SH, et al: A genomewide analysis provides evidence for novel linkages in inflammatory bowel disease in a large European cohort. *Am J Hum Genet* 1999;64:808.
24. Fisher SA, Hampe J, Macpherson AJ, et al: Sex stratification of an inflammatory bowel disease genome search shows male specific linkage to the HLA region on chromosome 6. *Eur J Hum Genet* 2002;10:259.
25. Rioux JD, Silverberg MS, Daly MJ, et al: Genomewide search in Canadian families with inflammatory bowel disease reveals two novel susceptibility loci. *Am J Hum Genet* 2000;66:1863.
26. Farrell JR, Peppercorn MA: Ulcerative colitis. *Lancet* 2002;359:331.
27. Sartor RB, Hoentjen F: Proinflammatory cytokines and signaling pathways in intestinal innate immune cells. In: Mestecky J, (ed). *Mucosal Immunology*. Philadelphia: Elsevier, 2005, pp 681–701.
28. Niessner M, Volk BA: Altered Th1/Th2 cytokine profiles in the intestinal mucosa of patients with inflammatory bowel disease as assessed by quantitative reverse transcribed polymerase chain reaction (RT-PCR). *Clin Exp Immunol* 1995;101:428.
29. Duchmann R, May E, Heike M, et al: T cell specificity and cross reactivity towards enterobacteria, bacteroides, bifidobacterium, and antigens from resident intestinal flora in humans. *Gut* 1999;44:812.
30. Neurath MF, Pettersson S, Meyer zum Buschenfelde KH, Strober W: Local administration of antisense phosphorothioate oligonucleotides to the p65 subunit of NF-κB a abrogates established experimental colitis in mice. *Nat Med* 1996;2:998.
31. Sartor RB: Mechanisms of disease: pathogenesis of Crohn's disease and ulcerative colitis. *Nat Clin Pract Gastroenterol Hepatol* 2006;3:390.
32. Kuhn R, Lohler J, Rennick D, et al: Interleukin-10-deficient mice develop chronic enterocolitis. *Cell* 1993;75:263.
33. Melgar S, Yeung MM, Bas A, et al: Over-expression of interleukin 10 in mucosal T cells of patients with active ulcerative colitis. *Clin Exp Immunol* 2003;134:127.
34. Marcussen H: Anti-colon antibodies in ulcerative colitis. A clinical study. *Scand J Gastroenterol* 1976;11:763.
35. Kobayashi K, Atoh M, Konoeda Y, et al: HLA-DR, DQ and T cell antigen receptor constant beta genes in Japanese patients with ulcerative colitis. *Clin Exp Immunol* 1990;80:400.

36. Fuss IJ, Heller F, Boirivant M, et al: Nonclassical CD1d-restricted NK T cells that produce IL-13 characterize and atypical T_H2 response in ulcerative colitis. *J Clin Invest* 2004;113:1490.
37. Onuma EK, Amenta PS, Ramaswamy K, et al: Autoimmunity in ulcerative colitis (UC): a predominant colonic mucosal B cell response against human tropomyosin isoform 5. *Clin Exp Immunol* 2000;121:466.
38. Proujansky R, Fawcett PT, Gibney KM, et al: Examination of anti-neutrophil cytoplasmic antibodies in childhood inflammatory bowel disease. *J Pediatr Gastroenterol Nutr* 1993;2:193.
39. Winter HS, Lander CJ, Winkelstein A, et al: Anti-neutrophil cytoplasmic antibodies in children with ulcerative colitis. *J Pediatr* 1994;5:707.
40. Oudkerk-Pool M, Ellerbroek PM, Ridwan BU, et al: Serum antineutrophil cytoplasmic autoantibodies in inflammatory bowel disease are mainly associated with ulcerative colitis: a correlation study between perinuclear antineutrophil cytoplasmic autoantibodies and clinical parameters, medical and surgical treatment. *Gut* 1993;34:46.
41. Duerr RH, Targan SR, Landers CJ, et al: Anti-neutrophil cytoplasmic antibodies in ulcerative colitis: comparison with other colitides/diarrheal illnesses. *Gastroenterology* 1991;100:1590.
42. Colombel JF, Reumaux D, Duthilleul P, et al: Antineutrophil cytoplasmic autoantibodies in inflammatory bowel diseases. *Gastroenterol Clin Biol* 1992;16:656.
43. Satsangi J, Landers CJ, Welsh KI, et al: The presence of anti-neutrophil antibodies reflects clinical and genetic heterogeneity within inflammatory bowel disease. *Inflamm Bowel Dis* 1998;4:18.
44. Cohavy O, Bruckner D, Cordon LK, et al: Colonic bacteria express an ulcerative colitis pANCA-related protein epitope. *Infect Immun* 2000;68:1542.
45. Vasiliauskas E, Plevy S, Landers C, et al: Perinuclear antineutrophil cytoplasmic antibodies in patients with Crohn's disease define a clinical subgroup. *Gastroenterology* 1996;110:1810.
46. Yang H, Rotter J, Toyoda H, et al: Ulcerative colitis—a genetically heterogeneous disorder defined by genetic (HLA class-II) and subclinical (antineutrophil cytoplasmic antibodies) markers. *J Clin Invest* 1993;92:1080.
47. Boirivant M, Marini M, Di Felice G, et al: Lamina propria T cells in Crohn's disease and other gastrointestinal inflammation show defective CD2 pathway-induced apoptosis. *Gastroenterology* 1999;116:557.
48. Yukawa M, Iizuka M, Horie Y, et al: Systemic and local evidence of increased Fas-mediated apoptosis in ulcerative colitis. *Int J Colorectal Dis* 2002;17:70.
49. Mansfield JC, Giaffer MH, Holdsworth CD: Controlled trial of oligopeptide versus amino acid diet in treatment of active Crohn's disease. *Gut* 1995;36:60.
50. van den Bogaerde J, Cahill J, Emmanuel AV, et al: Gut mucosal response to food antigens in Crohn's disease. *Aliment Pharmacol Ther* 2003;16:1903.
51. Wurzelman JI, Lyles CM, Sandler RS: Childhood infection and the risk of inflammatory bowel disease. *Dig Dis Sci* 1994;39:555.
52. Persson PG, Leijonmarck CE, Bernell O, et al: Risk indicators for inflammatory bowel disease. *Int J Epidemiol* 1993;22:268.
53. Ibbotson JP, Pease PE, Allan RN: Serological studies in Crohn's disease. *Eur J Clin Microbiol* 1987;6:286.
54. Pirzer U, Schonhaar A, Fleischer B, et al: Reactivity of infiltrating T lymphocytes with microbial antigens in Crohn's disease. *Lancet* 1991;338:1238.
55. Swidsinski A, Ladhoff A, Pernthaler A, et al: Mucosal flora in inflammatory bowel disease. *Gastroenterology* 2002;122:44.
56. Kleessen B, Kroesen AJ, Buhr HJ, Blaut M: Mucosal and invading bacteria in patients with inflammatory bowel disease compared with controls. *Scand J Gastroenterol* 2002;37:1034.
57. Macpherson A, Khoo UY, Forgacs I, et al: Mucosal antibodies in inflammatory bowel disease are directed against intestinal bacteria. *Gut* 1996;38:365.
58. Boyko EJ, Koepsell TD, Perera DR, Inui TS: Risk of ulcerative colitis among former and current cigarette smokers. *N Engl J Med* 1987;316:707.
59. Sutherland LR, Ramcharan S, Bryant H, Fick G: Effect of cigarette smoking on recurrence of Crohn's disease. *Gastroenterology* 1990;98:1123.
60. Sandler RS, Sandler DP, McDonnell CW, Wurzelmann JI: Childhood exposure to environmental tobacco smoke and the risk of ulcerative colitis. *Am J Epidemiol* 1992;135:603.
61. Lindberg E, Tysk C, Andersson K, et al: Smoking and inflammatory bowel disease: a case control study. *Gut* 1988;29:352.
62. Madretsma S, Wolters LM, van Dijk JP: In-vivo effect of nicotine on cytokine production by human non-adherent mononuclear cells. *Eur J Gastroenterol Hepatol* 1996;8:1017.
63. Loftus EV Jr, Sandborn WJ, Tremaine WJ, et al: Primary sclerosing cholangitis is associated with nonsmoking: a case-control study. *Gastroenterology* 1996;110:1496.
64. Hollander D, Vadheim C, Brettholz E, et al: Increased intestinal permeability in patients with Crohn's disease and their relatives: a possible etiologic factor. *Ann Intern Med* 1986;105:883.
65. Anderson RE, Olaison G, Tysk C, Ekbom A: Appendicectomy and protection against ulcerative colitis. *N Engl J Med* 2001;344:808.
66. Koutroubakis IE, Blachonikolis IG: Appendicectomy and the development of ulcerative colitis: results of a metanalysis of published case-control studies. *Am J Gastroenterol* 2000;95:171.
67. Andersson RE, Olaison G, Tysk C, Ekbom A: Appendectomy is followed by increased risk of Crohn's disease. *Gastroenterology* 2003;124:40.
68. Evans JM, McMahon AD, Murray FE, et al: Non-steroidal anti-inflammatory drugs were associated with emergency admission to hospital for colitis due to inflammatory bowel disease. *Gut* 1997;40:619.
69. McCartney SA, Mitchell JA, Fairclough PD, et al: Selective COX-2 inhibitors and human inflammatory bowel disease. *Aliment Pharmacol Ther* 1999;13:1115.
70. Levenstein S, Prantera C, Varvo V: Stress and exacerbation in ulcerative colitis: a prospective study of patients enrolled in remission. *Am J Gastroenterol* 2000;95:1213.
71. Madara JL, Podolsky DK, King NW, et al: Characterization of spontaneous colitis in cotton-top tamarins (*Sanguinus oedipus*) and its response to sulfasalazine. *Gastroenterology* 1985;88:13.
72. Sonnenberg A: Occupational distribution of inflammatory bowel disease among German employees. *Gut* 1990;31:1037.
73. Trallori G, Palli D, Saieva C, et al: A population-based study of inflammatory bowel disease in Florence over 15 years (1978-92). *Scand J Gastroenterol* 1996;31:892.
74. Gilberts ECAM, Greenstein AJ, Katsel P, et al: Molecular evidence for two forms of Crohn disease. *Proc Natl Acad Sci USA* 1994;91:12721.
75. Hendrickson BA, Gokhale R, Cho JH: Clinical aspects and pathophysiology of inflammatory bowel disease. *Clin Microbiol Rev* 2002;15:79.
76. Kreuzpaintner G, Horstkotte D, Heyll A, et al: Increased risk of bacterial endocarditis in inflammatory bowel disease. *Am J Med* 1992;92:391.
77. Vermillion DL, Huizinga JD, Riddell RH, Collins SM: Altered small intestinal smooth muscle function in Crohn's disease. *Gastroenterology* 1993;104:1692.
78. Statter MB, Hirschl RB, Coran AC: Inflammatory bowel disease. *Pediatr Surg* 1993;40:1213.
79. Buchmann P, Keighley MRB, Allan R, et al: Natural history of perianal Crohn's disease. Ten year follow-up: a plea for conservatism. *Am J Surg* 1980;140:642.
80. Lenaerts C, Roy CC, Vaillancourt M, et al: High incidence of upper gastrointestinal tract involvement in children with Crohn's disease. *Pediatrics* 1989;83:777.
81. Jones GW Jr, Dooley MR, Schoenfield LJ: Regional enteritis with involvement of the duodenum. *Gastroenterology* 1966;51:1018.
82. Harper P, McAuliffe T, Beeken W: Crohn's disease in the elderly. A statistical comparison with younger patients matched for sex and duration of disease. *Arch Intern Med* 1986;146:753.
83. Alexander-Williams J: Late-onset Crohn's disease. In: Weterman IT, Pena AS, Booth CC (eds). *The Management of Crohn's Disease*. Amsterdam: Excerpta Medica, 1976, p 43.
84. Fabricius PJ, Gyde SN, Shouler P, et al: Crohn's disease in the elderly. *Gut* 1985;26:461.
85. Gryboski JD: Ulcerative colitis in children ten years old or younger. *J Pediatr Gastroenterol Nutr* 1993;17:24.
86. de Boer Visser N, Bryant HE, Hershfield NB: Predictors of hospitalization early in the course of Crohn's disease. *Gastroenterology* 1990;99:380.
87. Podolsky DK: Inflammatory bowel disease. *N Engl J Med* 1991;325:928.
88. Whelan G, Farmer RG, Fazio VW, Goormastic M: Recurrence after surgery in Crohn's disease. Relationship to location of disease (clinical pattern) and surgical indication. *Gastroenterology* 1985;88:1826.

89. Cameron JL, Hamilton SR, Coleman J, et al: Patterns of ileal recurrence in Crohn's disease—a prospective randomized study. *Ann Surg* 1992;215:546.
90. Osborne MJ, Hudson M, Piasecki C, et al: Crohn's disease and anastomotic recurrence—microvascular ischaemia and anastomotic healing in an animal model. *Br J Surg* 1993;80:266.
91. Higgens CS, Allan RN: Crohn's disease of the distal ileum. *Gut* 1980;21:933.
92. Okada M, Yao T, Fuchigami T, et al: Anatomical involvement and clinical features in 91 Japanese patients with Crohn's disease. *J Clin Gastroenterol* 1987;9:165.
93. Ribeiro M, Greenstein A, Yamazaki Y, Aufses AH Jr: Intra-abdominal abscess in regional enteritis. *Ann Surg* 1991;213:32.
94. Greenstein AJ, Sachar DB, Mann D, et al: Spontaneous free perforation and perforated abscess in 30 patients with Crohn's disease. *Ann Surg* 1987;205:72.
95. Crohn BB, Ginzburg L, Oppenheimer GD: Regional ileitis: a pathologic and clinical entity. *JAMA* 1932;99:1323.
96. Hanby AM, Wright NA: The ulcer-associated cell lineage: the gastrointestinal repair kit? *J Pathol* 1993;171:3.
97. Hallgren R, Colombel J, Dahl R, et al: Neutrophil and eosinophil involvement of the small bowel in patients with celiac disease and Crohn's disease: studies on the secretion rate and immunohistochemical localization of granulocyte granule constituents. *Am J Med* 1989;86:56.
98. Fox CC, Lazenby AJ, Moore WC, et al: Enhancement of human intestinal mast cell mediator release in active ulcerative colitis. *Gastroenterology* 1990;99:119.
99. Surawicz CM, Meisel JL, Ylvisaker T, et al: Rectal biopsy in the diagnosis of Crohn's disease: value of multiple biopsies and serial sectioning. *Gastroenterology* 1981;81:66.
100. Petri M, Poulsen SS, Christensen K, Jarnum S: The incidence of granulomas in serial sections of rectal biopsies from patients with Crohn's disease. *Acta Pathol Microbiol Immunol Scand [A]* 1982;90:145.
101. Chambers TJ, Morson BC: Large bowel biopsy in the differential diagnosis of inflammatory bowel disease. *Invest Cell Pathol* 1980;3:159.
102. O'Morain C, Bishop A, McGregor GP, et al: Vasoactive intestinal peptide concentrations and immunocytochemical studies in rectal biopsies from patients with inflammatory bowel disease. *Gut* 1984;25:57.
103. Geboes K, Rutgeerts P, Ectors N, et al: Major histocompatibility class II expression on the small intestinal nervous system in Crohn's disease. *Gastroenterology* 1992;103:439.
104. Oberhuber G, Hirsch M, Stolte M: High incidence of upper gastrointestinal tract involvement in Crohn's disease. *Virchows Arch* 1998;432:49.
105. Wright CL, Riddell RH: Histology of the stomach and duodenum in Crohn's disease. *Am J Surg Pathol* 1998;22:383.
106. Yamamoto T: Factors affecting recurrence after surgery for Crohn's disease. *World J Gastroenterol* 2005;11:3971.
107. Penner RM, Madsen KL, Fedorak RN: Postoperative Crohn's disease. *Inflamm Bowel Dis* 2005;11:765.
108. Ryan WR, Allan RN, Yamamoto T, Keighley MR: Crohn's disease patients who quit smoking have a reduced risk of reoperation for recurrence. *Am J Surg* 2004;187:219.
109. Gilat T: Incidence of inflammatory bowel disease: going up or down? *Gastroenterology* 1983;85:196.
110. Smith MB, Lashner BA, Hanauer SB: Smoking and inflammatory bowel disease in families. *Am J Gastroenterol* 1988;83:407.
111. Farmer RG, Easley KA, Rankin GB: Clinical patterns, natural history, and progression of ulcerative colitis: a long-term follow-up of 1116 patients. *Dig Dis Sci* 1993;38:1137.
112. Rosenthal SR, Snyder JD, Hendricks KM, et al: Growth failure and inflammatory bowel disease: approach to treatment of a complicated adolescent problem. *Pediatrics* 1983;72:481.
113. Langholz E, Munkholm P, Davidsen M, Binder V: Course of ulcerative colitis: analysis of changes in disease activity over years. *Gastroenterology* 1994;107:3.
114. Caprilli R, Latella G, Vernia P, et al: Multiple organ dysfunction in ulcerative colitis. *Am J Gastroenterol* 2000;95:1258.
115. Goldstein N, Dulal M: Contemporary morphologic definition of backwash ileitis in ulcerative colitis and features that distinguish it from Crohn disease. *Am J Clin Pathol* 2006;126:365.
116. Haskell H, Andrews CW, Reddy SI, et al: Pathologic features and clinical significance of "backwash" ileitis in ulcerative colitis. *Am J Surg Pathol* 2005;29:1472.
117. Farrokhyar F, Swarbrick ET, Crace RH, et al: Low mortality in ulcerative colitis and Crohn's disease in three regional centers in England. *Am J Gastroenterol* 2001;96:501.
118. Palli D, Trallori G, Saieva C, et al: General and cancer specific mortality of a population based cohort of patients with inflammatory bowel disease: the Florence study. *Gut* 1998;42:175.
119. Winther KV, Jess T, Langholz E, et al: Survival and cause-specific mortality in ulcerative colitis: follow-up of a population-based cohort in Copenhagen County. *Gastroenterology* 2003;125:1576.
120. Noffsinger AE, Miller MA, Cusi MV, Fenoglio-Preiser CM: The pattern of cell proliferation in neoplastic and nonneoplastic lesions of ulcerative colitis. *Cancer* 1996;78:2307.
121. Heatley RV, James PD: Eosinophils in rectal mucosa. A simple method of predicting the outcome of ulcerative proctocolitis? *Gut* 1978;20:787.
122. Fox CC, Lichtenstein LM, Roche JK: Intestinal mast cell responses in idiopathic inflammatory bowel disease: histamine release from human intestinal mast cells in response to gut epithelial proteins. *Dig Dis Sci* 1993;38:1105.
123. Kimura M, Masuda T, Hiwatashi N, et al: Changes in neuropeptide-containing nerves in human colonic mucosa with inflammatory bowel disease. *Pathol Int* 1994;44:624.
124. Surrenti C, Renzi D, Garcea MR, et al: Colonic vasoactive intestinal polypeptide in ulcerative colitis. *J Physiol* 1993;87:307.
125. Pitt MA, Knox WF, Haboubi NY: Multinucleated stromal giant cells of the colonic lamina propria in ulcerative colitis. *J Clin Pathol* 1993;46:874.
126. Goldblum JR, Appelman HD: Appendiceal involvement in ulcerative colitis. *Mod Pathol* 1992;5:607.
127. Groisman GM, George J, Harpaz N: Ulcerative appendicitis in universal and nonuniversal ulcerative colitis. *Mod Pathol* 1994;7:322.
128. Kroft SH, Stryker SJ, Rao MS: Appendiceal involvement as a skip lesion in ulcerative colitis. *Mod Pathol* 1994;7:912.
129. Mitomi H, Atari E, Uesugi H, et al: Distinctive diffuse duodenitis associated with ulcerative colitis. *Dig Dis Sci* 1997;42:684.
130. Sasaki M, Okada K, Koyama S, et al: Ulcerative colitis complicated by gastroduodenal lesions. *J Gastroenterol* 1996;31:585.
131. Valdez R, Appelman HD, Bronner MP, Greenson JK: Diffuse duodenitis associated with ulcerative colitis. *Am J Surg Pathol* 2000;24:1407.
132. Stelzner M, Phillips JD, Fonkalsrud EW: Acute ileus from steroid withdrawal simulating intestinal obstruction after surgery for ulcerative colitis. *Arch Surg* 1990;125:914.
133. Frei JV, Morson BC: Medical audit of rectal biopsy diagnosis of inflammatory bowel disease. *J Clin Pathol* 1982;35:341.
134. Hill R, Kent T, Hansen R: Clinical usefulness of rectal biopsy in Crohn's disease. *Gastroenterology* 1979;77:938.
135. Allison MC, Hamilton-Dutoit SJ, Dhillon AP, Pounder RE: The value of rectal biopsy in distinguishing self-limited colitis from early inflammatory bowel disease. *Q J Med* 1987;65:985.
136. O'Leary AD, Sweeney EC: Lymphoglandular complexes of the colon; structure and distribution. *Histopathology* 1986;10:267.
137. Theodossi A, Spiegelhalter DJ, Jass J, et al: Observer variation and discriminatory value of biopsy features in inflammatory bowel disease. *Gut* 1994;35:961.
138. Veloso FT, Carvalho J, Magro F: Immune-related systemic manifestations of inflammatory bowel disease. A prospective study of 792 patients. *J Clin Gastroenterol* 1996;23:29.
139. De Vos M: Review article: joint involvement in inflammatory bowel disease. *Aliment Pharmacol Ther* 2004;20:36.
140. Danese S, Semeraro S, Papa A, et al: Extraintestinal manifestations in inflammatory bowel disease. *World J Gastroenterol* 2005;11:7227.
141. Leirisalo-Repo M, Turunen U, Stenman S, et al: High frequency of silent inflammatory bowel disease in spondyloarthropathy. *Arthritis Rheum* 1994;37:23.
142. Compston JE, Judd D, Crawley EO, et al: Osteoporosis in patients with inflammatory bowel disease. *Gut* 1987;28:410.
143. Desmet VJ, Geboes K: Liver lesions in inflammatory bowel disorders. *J Pathol* 1987;151:247.
144. Bargiggia S, Maconi G, Elli M, et al: Sonographic prevalence of liver steatosis and biliary tract stones in patients with inflammatory bowel disease: study of 511 subjects at a single center. *J Clin Gastroenterol* 2003;36:417.
145. Ong JC, O'Loughlin EV, Kamath KR, et al: Sclerosing cholangitis in children with inflammatory bowel disease. *Aust NZ J Med* 1994;24:149.

146. Ludwig J: Small-duct primary sclerosing cholangitis. *Semin Liver Dis* 1991;11:11.
147. Schrumpf E, Fausa O, Elgjo K, Kolmannskog F: Hepatobiliary complications of inflammatory bowel disease. *Semin Liver Dis* 1988;8:201.
148. Aadland E, Schrumpf E, Fausa O, et al: Primary sclerosing cholangitis: a long-term follow up study. *Scand J Gastroenterol* 1987;22:655.
149. Broome U, Bergquist A: Primary sclerosing cholangitis, inflammatory bowel disease, and colon cancer. *Semin Liver Dis* 2006;26:31.
150. Wee A, Ludwig J: Pericholangitis in chronic ulcerative colitis: primary sclerosing cholangitis of the small bile ducts? *Ann Intern Med* 1991; 102:581.
151. Das KM, Vecchi M, Sakamaki S: A shared and unique epitope(s) on human colon, skin and biliary epithelium detected by a monoclonal antibody. *Gastroenterology* 1990;98:464.
152. Duerr RH, Targan SR, Landers CJ, et al: Neutrophil cytoplasmic antibodies: a link between primary sclerosing cholangitis and ulcerative colitis. *Gastroenterology* 1991;100:1385.
153. Pokorny CS, Norton ID, McCaughan GW, Selby WS: Anti-neutrophil cytoplasmic antibody: a prognostic indicator in primary sclerosing cholangitis. *J Gastroenterol Hepatol* 1994;9:40.
154. Chapman RW, Varghese Z, Gaul R: Association of primary sclerosing cholangitis with HLA-B8. *Gut* 1983;24:38.
155. Brentnall T, Haggitt R, Rabinovitch P, et al: Risk and natural history of colonic neoplasia in patients with primary sclerosing cholangitis and ulcerative colitis. *Gastroenterology* 1996;110:331.
156. Mir-Madjlessi SH, Farmer RG, Sivak MV Jr: Bile duct carcinoma in patients with ulcerative colitis. *Dig Dis Sci* 1987;32:145.
157. Malka D, Levy P, Chemtob A, Bernades P: Acute relapsing pancreatitis revealing Crohn's disease. *Gastroenterol Clin Biol* 1994;18:892.
158. Gitkind M, Wright S: Amyloidosis complicating inflammatory bowel disease. A case report and review of the literature. *Dig Dis Sci* 1990; 35:906.
159. Edwards P, Cooper DA, Turner J, et al: Resolution of amyloidosis (AA type) complicating chronic ulcerative colitis. *Gastroenterology* 1988; 95:810.
160. Mir-Madjlessi SH, Taylor JS, Farmer RG: Clinical course and evolution of erythema nodosum and pyoderma gangrenosum in chronic ulcerative colitis: a study of 42 patients. *Am J Gastroenterol* 1985;80: 615.
161. VanHale HM, Rogers RS, Zone JJ, Greipp PR: Pyostomatitis vegetans: a reactive mucosal marker for inflammatory disease of the gut. *Arch Dermatol* 1985;121:94.
162. Philpot H, Elewski B, Banwell J, Gramlich T: Pyostomatitis vegetans and primary sclerosing cholangitis: markers of inflammatory bowel disease. *Gastroenterology* 1992;103:668.
163. Taverela Veloso F: Review article: skin complications associated with inflammatory bowel disease. *Aliment Pharmacol Ther* 2004;20:50.
164. Fenske NA, Gern JE, Pierce D, Vasey FB: Vesiculopustular eruption of ulcerative colitis. *Arch Dermatol* 1983;119:664.
165. Treem W, Veligati L, Rotter J, et al: Ulcerative colitis and total alopecia in a mother and her son. *Gastroenterology* 1993;104:1187.
166. Basu MK, Asquith P: Oral manifestations of inflammatory bowel disease. *Clin Gastroenterol* 1980;9:307.
167. Vasishta S, Wood JB, McGinty F: Ulcerative tracheobronchitis years after colectomy for ulcerative colitis. *Chest* 1994;106:1279.
168. Rickli H, Fretz C, Hoffman M, et al: Severe inflammatory upper airway stenosis in ulcerative colitis. *Eur Res J* 1994;7:1899.
169. Fluckiger R, Laifer G, Itin P, et al: Oral hairy leukoplakia in a patient with ulcerative colitis. *Gastroenterology* 1994;106:506.
170. Prezyna AP, Kalyanaraman U: Bowen's carcinoma in vulvovaginal Crohn's disease (regional enterocolitis): report of first case. *Am J Obstet Gynecol* 1977;128:914.
171. Donaldson RM Jr: Management of medical problems in pregnancy—inflammatory bowel disease. *N Engl J Med* 1985;312:616.
172. Talbot RW, Heppell J, Dozois RR, Beart RW: Vascular complications of inflammatory bowel disease. *Mayo Clin Proc* 1986;61:140.
173. Kahn EI, Daum F, Aiges HW, et al: Cutaneous polyarteritis nodosa associated with Crohn's disease. *Dis Colon Rectum* 1980;23:258.
174. Bansal R, Aggarwal P, Handa R, et al: Ulcerative colitis associated with Takayasu arteritis. *Int J Cardiol* 2003;88:91.
175. Teja K, Crum C, Friedman C: Giant cell arteritis and Crohn's disease. *Gastroenterology* 1980;78:796.
176. Manganiotis AN, Banner MP, Malkowicz SB: Urologic complications of Crohn's disease. *Surg Clin North Am* 2001;81:197.
177. Shield DE, Lytton B, Weiss RM, Schiff M Jr: Urologic complications of inflammatory bowel disease. *J Urol* 1976;115:701.
178. Hudson M, Chitolie A, Hutton RA, et al: Thrombotic vascular risk factors in inflammatory bowel disease. *Gut* 1996;38:733.
179. Jain S, Bhatt P, Muralikrishna GK, et al: Extensive arterial and venous thrombosis in a patient with ulcerative colitis—a case report. *Med Gen Med* 2005;7:10.
180. Mezoff AG, Cohen MB, Maisel SK, Farrell MK: Crohn disease in an infant with central nervous system thrombosis and protein-losing enteropathy. *J Pediatrics* 1990;117:436.
181. Aadland E, Odegaard OR, Roseth A, Try K: Free protein-S deficiency in patients with chronic inflammatory bowel disease. *Scand J Gastroenterol* 1992;27:957.
182. Wisen O, Gardlund B: Hemostasis in Crohn's disease: low factor XIII levels in active disease. *Scand J Gastroenterol* 1988;23:961.
183. Korsten S, Reis HE: Acquired protein-C deficiency in ulcerative colitis as a cause of thromboembolic complications. *Dtsch Med Wochenschr* 1992;117:419.
184. Conlan M, Haire W, Burnett D: Prothrombotic abnormalities in inflammatory bowel disease. *Dig Dis Sci* 1989;34:1089.
185. Calder CJ, Lacy D, Raafat F: Crohn's disease with pulmonary involvement in a 3-year-old boy. *Gut* 1993;34:1636.
186. Mayer L, Janowitz HD: Extra-intestinal manifestations of ulcerative colitis including reference to Crohn's disease. In: Allan RN, Keighley MRB, Alexander-Williams J, et al (eds). *Inflammatory Bowel Disease*. London: Churchill Livingstone, 1983.
187. Oldenburg B, Koningsberger JC, Van Berge Henegouwen GP, et al: Iron and inflammatory bowel disease. *Aliment Pharmacol Ther* 2001;15:429.
188. Elsborg L, Larsen L: Folate deficiency in chronic inflammatory bowel disease. *Scand J Gastroenterol* 1979;14:1019.
189. Gasche C, Reinisch W, Lochs H, et al: Anemia in Crohn's disease—importance of inadequate erythropoietin production and iron deficiency. *Dig Dis Sci* 1994;39:1930.
190. Ramakrishna R, Manoharan A: Autoimmune haemolytic anaemia in ulcerative colitis. *Acta Haematol* 1994;91:99.
191. Connell WR, Kamm MA, Ritchie JK, Lennard-Jones JE: Bone marrow toxicity caused by azathioprine in inflammatory bowel disease—27 years of experience. *Gut* 1993;34:1081.
192. Sahay R, Prangnell DR, Scott BB: Inflammatory bowel disease and refractory anaemia (myelodysplasia). *Gut* 1993;34:1630.
193. Chad DA, Smith TW, DeGirolami U, Hammar K: Perineuritis and ulcerative colitis. *Neurology* 1986;36:1377.
194. Sarrouj BJ, Zampino DJ, Cilursu AM: Pericarditis as the initial manifestation of inflammatory bowel disease. *Chest* 1994;106:1911.
195. Triantafillidis JK, Cherakakis P, Zervakakis A, Theodorou M: Coexistence of hyperthyroidism and ulcerative colitis: report of 4 cases and a review of the literature. *Ital J Gastroenterol* 1992;24:494.
196. Falchuk KR, Falchuk ZM: Selective immunoglobulin A deficiency, ulcerative colitis, and gluten-sensitive enteropathy—a unique association. *Gastroenterology* 1975;69:503.
197. Philipson BM, Kock NG, Jagenburg R, et al: Functional and structural studies of ileal reservoirs used for continent urostomy and ileostomy. *Gut* 1983;24:392.
198. Sandborn WJ, Tremaine WJ, Batts KP, et al: Pouchitis after ileal pouch-anal anastomosis: a pouchitis disease activity index. *Mayo Clin Proc* 1994;69:409.
199. Lohmuller JL, Pemberton JH, Dozois RR, et al: Pouchitis and extraintestinal manifestations of inflammatory bowel disease after ileal pouch-anal anastomosis. *Ann Surg* 1990;211:622.
200. Luukkonen P, Jarvinen H, Tanskanen M, Kahri A: Pouchitis—recurrence of the inflammatory bowel disease? *Gut* 1994;35:243.
201. Penna C, Dozois R, Tremaine W, et al: Pouchitis after ileal pouch-anal anastomosis for ulcerative colitis occurs with increased frequency in patients with associated primary sclerosing cholangitis. *Gut* 1996; 38:234.
202. Stahlberg D, Gullberg K, Liljeqvist L, et al: Pouchitis following pelvic pouch operation for ulcerative colitis. Incidence, cumulative risk, and risk factors. *Dis Colon Rectum* 1996;39:1012.
203. Ruseler-van Embden JG, Schouten WR, van Lieshout LM: Pouchitis: result of microbial imbalance? *Gut* 1994;35:658.
204. Madden MV, Farthing MJ, Nicholls RJ: Inflammation in the ileal reservoir: pouchitis. *Gut* 1990;31:247.
205. Pemberton JH, Kelly KA, Beart RW, et al: Ileal pouch-anal anastomosis for chronic ulcerative colitis: long-term results. *Ann Surg* 1987;206:504.

206. Bach SP, Mortensen NJM: Revolution and evolution: 30 years of ileoanal pouch surgery. *Inflamm Bowel Dis* 2006;12:131.
207. De Silva HJ, Millard PR, Kettlewell M, et al: Mucosal characteristics of pelvic ileal pouches. *Gut* 1991;32:61.
208. Apel R, Cohen Z, Andrews CW Jr, et al: Prospective evaluation of early morphological changes in pelvic ileal pouches. *Gastroenterology* 1994;107:435.
209. Rutgeerts P, vanTrappen G, Geboes K: Endoscopy in inflammatory bowel disease. *Scand J Gastroenterol* 1989;170:12.
210. Ekbom A, Helmick C, Zack M, Adami HO: Ulcerative colitis and colorectal cancer: a population-based study. *N Engl J Med* 1990;323:1228.
211. Ekbom A, Helmick C, Zack M, Adami HO: Increased risk of large-bowel cancer in Crohn's disease with colonic involvement. *Lancet* 1990;336:357.
212. Langholz E, Munkholm P, Davidsen M, Binder V: Colorectal cancer risk and mortality in patients with ulcerative colitis. *Gastroenterology* 1992;103:1444.
213. Sugita A, Sachar DB, Bodian C, et al: Colorectal cancer in ulcerative colitis. Influence of anatomical extent and age at onset on colitis-cancer interval. *Gut* 1991;32:167.
214. Lashner B, Silverstein M, Hanauer S: Hazard rates for dysplasia and cancer in ulcerative colitis. *Dig Dis Sci* 1989;34:1536.
215. Choi PM, Nugent FW, Schoetz DJ, et al: Colonoscopic surveillance reduces mortality from colorectal cancer in ulcerative colitis. *Gastroenterology* 1993;105:418.
216. Heimann TM, Oh SC, Martinelli G, et al: Colorectal carcinoma associated with ulcerative colitis: a study of prognostic indicators. *Am J Surg* 1992;164:13.
217. Lennard-Jones J: Colitic cancer: supervision, surveillance, or surgery? *Gastroenterology* 1995;109:1388.
218. Eaden J, Abrams KR, Mayberry JF: The risk of colorectal cancer in ulcerative colitis: a meta-analysis. *Gut* 2001;48:526.
219. Broome U, Lindberg G, Lofberg R: Primary sclerosing cholangitis in ulcerative colitis—a risk factor for the development of dysplasia and DNA aneuploidy? *Gastroenterology* 1992;102:1877.
220. Rubin C, Haggitt R, Burmer G, et al: DNA aneuploidy in colonic biopsies predicts future development of dysplasia in ulcerative colitis. *Gastroenterology* 1992;103:1611.
221. Cuvelier C, Bekaert E, Potter C, et al: Crohn's disease with adenocarcinoma and dysplasia. *Am J Surg Pathol* 1989;13:187.
222. Greenstein AJ, Meyers S, Azporn A, et al: Colorectal cancer in regional ileitis. *Q J Med* 1987;62:33.
223. Petras RE, Mir-Madjlessi SH, Farmer RG: Crohn's disease and intestinal carcinoma. A report of 11 cases with emphasis on associated epithelial dysplasia. *Gastroenterology* 1987;93:1307.
224. Connell WR, Sheffield JP, Kamm MA, et al: Lower gastrointestinal malignancy in Crohn's disease. *Gut* 1994;35:347.
225. Gillen CD, Andrews HA, Prior P, Allan RN: Crohn's disease and colorectal cancer. *Gut* 1994;35:651.
226. Sherlock DJ, Suarez V, Gray JG: Stomal adenocarcinoma in Crohn's disease. *Gut* 1990;31:1329.
227. Persson PG, Karlen P, Bernell O, et al: Crohn's disease and cancer: a population-based cohort study. *Gastroenterology* 1994;107:1675.
228. Halliwell B, Aruoma OI: DNA damage by oxygen-derived species. Its mechanism and measurement in mammalian systems. *FEBS Lett* 1991;281:9.
229. Warren S, Sommers SC: Pathogenesis of ulcerative colitis. *Am J Pathol* 1949;25:657.
230. Dawson IM, Pryse-Davies J: The development of carcinoma of the large intestine in ulcerative colitis. *Br J Surg* 1959;47:113.
231. Morson BC, Pang LS: Rectal biopsy as an aid to cancer control in ulcerative colitis. *Gut* 1967;8:423.
232. Blackstone MO, Riddell RH, Rogers BHG, Levin B: Dysplasia-associated lesion or mass (DALM) detected by colonoscopy in long-standing ulcerative colitis: an indication for colectomy. *Gastroenterology* 1981;80:366.
233. Lynch DA, Lobo AJ, Sobala GM, et al: Failure of colonoscopic surveillance in ulcerative colitis. *Gut* 1993;34:1075.
234. Riddell RH, Goldman H, Ransohoff DF, et al: Dysplasia in inflammatory bowel disease: standardized classification with provisional clinical applications. *Hum Pathol* 1983;14:931.
235. Jess T, Loftus EV Jr, Velayos FS, et al: Incidence and prognosis of colorectal dysplasia in inflammatory bowel disease: a population-based study from Olmsted County, Minnesota. *Inflamm Bowel Dis* 2006;12:669.
236. Provenzale D, Kowdley KV Arora S, Wong JB: Prophylactic colectomy or surveillance for chronic ulcerative colitis? A decision analysis. *Gastroenterology* 1995;109:1188.
237. Jonsson B, Ahsgren L, Andersson LO, et al: Colorectal cancer surveillance in patients with ulcerative colitis. *Br J Surg* 1994;81:689.
238. Connell WR, Talbot IC, Harpaz N, et al: Clinicopathological characteristics of colorectal carcinoma complicating ulcerative colitis. *Gut* 1994;35:1419.
239. Itzkowitz SH, Present DH: Consensus conference: colorectal cancer screening and surveillance in inflammatory bowel disease. *Inflamm Bowel Dis* 2005;11:314.
240. Lashner BA, Provencher KS, Bozdech JM, et al: Worsening risk for the development of dysplasia or cancer in patients with chronic ulcerative colitis. *Am J Gastroenterol* 1995;90:377.
241. Bernstein CN, Shanahan F, Weinstein WM: Are we telling patients the truth about surveillance colonoscopy in ulcerative colitis? *Lancet* 1994;343:71.
242. Woolrich AJ, DaSilva MD, Korelitz BI: Surveillance in the routine management of ulcerative colitis: the predictive value of low-grade dysplasia. *Gastroenterology* 1992;103:431.
243. Ullman TA, Croog T, Harpaz N, et al: Progression of flat low-grade dysplasia to advanced neoplasia in patients with ulcerative colitis. *Gastroenterology* 2003;125:1311.
244. Connell WR, Lennard-Jones JE, Williams CB, et al: Factors affecting the outcome of endoscopic surveillance for cancer in ulcerative colitis. *Gastroenterology* 1994;107:934.
245. Odze RD, Farraye FA, Hecht JL, et al: Long-term follow-up after polypectomy treatment for adenoma-like dysplastic lesions in ulcerative colitis. *Clin Gastroenterol Hepatol* 2004;2:534.
246. Rognum TO, Elgjo K, Fausa O, Brandtzaeg P: Immunohistochemical evaluation of carcinoembryonic antigen, secretory component and epithelial IgA in ulcerative colitis with dysplasia. *Gut* 1982;23:123.
247. Ehsanullah M, Naunton Morgan M, Filipe MI, Gazzard B: Sialomucins in the assessment of dysplasia and cancer-risk patients with ulcerative colitis treated with colectomy and ileo-rectal anastomosis. *Histopathology* 1985;9:223.
248. Ehsanullah M, Filipe MI, Gazzard B: Mucin secretion in inflammatory bowel disease: correlation with disease activity and dysplasia. *Gut* 1982;23:485.
249. Burmer GC, Rabinovitch PS, Haggitt RC, et al: Neoplastic progression in ulcerative colitis: histology, DNA content and loss of a p53 allele. *Gastroenterology* 1992;103:1602.
250. Hammarberg C, Rubio C, Slezak P, et al: Flow-cytometric DNA analysis as a means for early detection of malignancy in patients with chronic ulcerative colitis. *Gut* 1984;25:905.
251. Fozard JB, Quirke P, Dixon MF, et al: DNA aneuploidy in ulcerative colitis. *Gut* 1986;27:1414.
252. Lofberg R, Brostrom O, Karlen P, et al: DNA aneuploidy in ulcerative colitis: reproducibility, topographic distribution and relation to dysplasia. *Gastroenterology* 1992;102:1149.
253. Levine DS, Rabinovitch PS, Haggitt RC, et al: Distribution of aneuploid cell populations in ulcerative colitis with dysplasia or cancer. *Gastroenterology* 1991;101:1198.
254. Shinozaki M, Watanabe T, Kubota Y, et al: High proliferative activity is associated with dysplasia in ulcerative colitis. *Dis Colon Rectum* 2000;43:S34.
255. Sjoqvist U, Ost A, Lofberg R: Increased expression of proliferative Ki-67 nuclear antigen is correlated with dysplastic colorectal epithelium in ulcerative colitis. *Int J Colorectal Dis* 1999;14:107.
256. Grundfest SF, Fazio V, Weiss RA, et al: The risk of cancer following colectomy and ileorectal anastomosis for extensive mucosal ulcerative colitis. *Ann Surg* 1981;193:9.
257. Haidar A, Dixon MF: Solitary microcarcinoid in ulcerative colitis. *Histopathology* 1992;21:487.
258. McNeely B, Owen DA, Pezim M: Multiple microcarcinoids arising in chronic ulcerative colitis. *Am J Clin Pathol* 1992;98:112.
259. Levy PJ, Lebenthal A, Pappo O, Caine YG: The coexistence of Crohn's disease and a nongastrointestinal carcinoid tumor. *Am J Gastroenterol* 1993;88:1120.
260. Hock YL, Scott KW, Grace RH: Mixed adenocarcinoma carcinoid tumour of large bowel in a patient with Crohn's disease. *J Clin Pathol* 1993;46:183.
261. Dayal Y: Critical commentary to "Carcinoid tumor complicating inflammatory bowel disease." *Pathol Res Pract* 1995;191:1193.

262. Sugita A, Greenstein AJ, Ribeiro MB, et al: Survival with colorectal cancer in ulcerative colitis—a study of 102 cases. *Ann Surg* 1993;218:189.
263. Melville DM, Richman PI, Shepherd NA, et al: Brush cytology of the colon and rectum in ulcerative colitis: an aid to cancer diagnosis. *J Clin Pathol* 1988;41:1180.
264. Mellemkjaer L, Olsen JH, Frisch M, et al: Cancer in patients with ulcerative colitis. *Int J Cancer* 1995;60:330.
265. Barki Y, Boult I: Two uncommon malignancies complicating chronic ulcerative colitis. *J Can Assoc Radiol* 1981;32:136.
266. Adlersberg R: Kaposi's sarcoma complicating ulcerative colitis: report of a case. *Am J Clin Pathol* 1970;54:143.
267. Kini SU, Pai PK, Rao PK, Kini AU: Primary gastric lymphomas associated with Crohn's disease of the stomach. *Am J Gastroenterol* 1986;81:23.
268. Lenzen R, Borchard F, Lubke H, Strohmeyer G: Colitis ulcerosa complicated by malignant lymphoma: case report and analysis of published works. *Gut* 1995;36:306.
269. Vanbockrijck M, Cabooter M, Casselman J, et al: Primary Hodgkin's disease of ileum complicating Crohn's disease. *Cancer* 1993;72:1784.
270. Church JM, Weakley FL, Fazio VW, et al: The relationship between fistulas in Crohn's disease and associated carcinoma. Report of four cases and review of the literature. *Dis Colon Rectum* 1985;28:361.
271. Suzuki H, Harpaz N, Tarmin L, et al: Microsatellite instability in ulcerative colitis-associated colorectal dysplasias and cancers. *Cancer Res* 1994;54:4841.
272. Heinen CD, Noffsinger AE, Straughen J, et al: Regenerative lesions in ulcerative colitis are characterized by microsatellite mutation. *Genes Chromosomes Cancer* 1997;19:170.
273. Willenbucher RF, Aust DE, Chang CG, et al: Genomic instability is an early event during the progression pathway of ulcerative-colitis-related neoplasia. *Am J Pathol* 1999;154:1825.
274. Schulmann K, Mori Y, Croog V, et al: Molecular phenotype of inflammatory bowel disease-associated neoplasms with microsatellite instability. *Gastroenterology* 2005;129:74.
275. Noffsinger A, Kretschmer S, Belli J, Fenoglio-Preiser CM: Microsatellite instability is uncommon in Crohn's colitis and ileitis. *Dig Dis Sci* 2000;45:378.
276. Park WS, Pham T, Wang C, et al: Loss of heterozygosity and microsatellite instability in non-neoplastic mucosa from patients with chronic ulcerative colitis. *Int J Mol Med* 1998;2:221.
277. Brentnall TA, Crispin DA, Bronner MA, et al: Microsatellite instability in nonneoplastic mucosa from patients with chronic ulcerative colitis. *Cancer Res* 1996;56:1237.
278. Kinouchi Y, Hiwatashi N, Chida M, et al: Telomere shortening in the colonic mucosa of patients with ulcerative colitis. *J Gastroenterol* 1998;33:343.
279. O'Sullivan JN, Bronner MP, Brentnall TA, et al: Chromosomal instability in ulcerative colitis is related to telomere shortening. *Nat Genet* 2002;32:280.
280. Terdiman JP, Aust DE, Chang CG, et al: High resolution analysis of chromosome 18 alterations in ulcerative colitis-related colorectal cancer. *Cancer Genet Cytogenet* 2002;136:129.
281. Noffsinger AE, Belli JM, Kretschmer S, et al: A unique basal pattern of p53 expression is associated with mutation in colonic mucosa of patients with ulcerative colitis. *Histopathology* 2001;39:482.
282. Yin J, Harpaz N, Tong Y, et al: p53 mutations in dysplastic and cancerous ulcerative colitis lesions. *Gastroenterology* 1993;104:1633.
283. Brentnall TA, Crispin DA, Rabinovitch PS, et al: Mutations in the p53 gene: an early marker of neoplastic progression in ulcerative colitis. *Gastroenterology* 1994;107:369.
284. Burmer GC, Levine DS, Kulander BG, et al: C-Ki-ras mutations in chronic ulcerative colitis and sporadic colon carcinoma. *Gastroenterology* 1990;99:416.
285. Aust DE, Terdiman JP, Willenbucher RF, et al: The APC/beta-catenin pathway in ulcerative colitis-related colorectal carcinomas: a mutational analysis. *Cancer* 2002;94:1421.
286. Willenbucher RF, Zelman SJ, Ferrell LD, et al: Chromosomal alterations in ulcerative colitis-related neoplastic progression. *Gastroenterology* 1997;113:791.
287. Harpaz N, Peck AL, Yin J, et al: p53 protein expression in ulcerative colitis-associated colorectal dysplasia and carcinoma. *Hum Pathol* 1994;25:1069.
288. Holzmann K, Klump B, Borchard F, et al: Comparative analysis of histology, DNA content, p53 and Ki-ras mutations in colectomy specimens with long-standing ulcerative colitis. *Int J Cancer* 1998;76:1.
289. Taylor HW, Boyle M, Smith SC, et al: Expression of p53 in colorectal cancer and dysplasia complicating ulcerative colitis. *Br J Surg* 1993;80:442.
290. Rosman-Urbach M, Niv Y, Birk Y, et al: A high degree of aneuploidy, loss of p53 gene, and low soluble p53 protein serum levels are detected in ulcerative colitis patients. *Dis Colon Rectum* 2004;47:304.
291. Fleisher AS, Esteller M, Harpaz N, et al: Microsatellite instability in inflammatory bowel disease-associated neoplastic lesions is associated with hypermethylation and diminished expression of the DNA mismatch repair gene, hMLH1. *Cancer Res* 2000;60:4864.
292. Chang CL, Marra G, Chauhan DP, et al: Oxidative stress inactivates the human DNA mismatch repair system. *Am J Physiol Cell Physiol* 2002;283:C148.
293. Issa JP, Ahuja N, Toyota M, et al: Accelerated age-related CpG island methylation in ulcerative colitis. *Cancer Res* 2001;61:3573.
294. Fujii S, Tominaga K, Kitajima K, et al: Methylation of the oestrogen receptor gene in non-neoplastic epithelium as a marker of colorectal neoplasia risk in longstanding and extensive ulcerative colitis. *Gut* 2005;54:1287.
295. Tominaga K, Fujii S, Mukawa K, et al: Prediction of colorectal neoplasia by quantitative methylation analysis of estrogen receptor gene in nonneoplastic epithelium from patients with ulcerative colitis. *Clin Cancer Res* 2005;11:8800.
296. Hsieh CJ, Klump B, Holzmann K, et al: Hypermethylation of the p16INK4a promoter in colectomy specimens of patients with long-standing and extensive ulcerative colitis. *Cancer Res* 1998;58:3942.
297. Sato F, Harpaz N, Shibata D, et al: Hypermethylation of the p14(ARF) gene in ulcerative colitis-associated colorectal carcinogenesis. *Cancer Res* 2002;62:1148.
298. Wheeler JM, Kim HC, Efstathiou JA, et al: Hypermethylation of the promoter region of the E-cadherin gene (CDH1) in sporadic and ulcerative colitis associated colorectal cancer. *Gut* 2001;48:367.
299. Azarschab P, Porschen R, Gregor M, et al: Epigenetic control of the E-cadherin gene (CDH1) by CpG methylation in colectomy samples of patients with ulcerative colitis. *Genes Chromosomes Cancer* 2002;35:121.

12 息肉病和遗传性癌症综合征

王玉湘 译　　石雪迎 校

息肉病综合征

引言

发生于整个胃肠道系统的息肉可以是散发性病变，也可以是息肉病或遗传性癌症综合征的一部分。最常见的综合征包括各种肿瘤性的肠道腺瘤，例如家族性腺瘤性息肉病、MYH息肉病和遗传性非息肉性结直肠癌综合征。不太常见的息肉病综合征包括各种错构瘤性病变，例如Peutz-Jeghers综合征、幼年性息肉病、Bannayan-Riley-Ruvalcaba综合征、神经纤维瘤病1型和Cowden综合征。另外一种错构瘤性息肉病综合征——Cronkhite-Canada综合征是非家族性的。其他的综合征如增生性息肉病和遗传性混合性息肉病，则既有腺瘤性息肉又有非腺瘤性息肉。一些罕见的、涉及淋巴组织和间叶组织增生的息肉病将在文中其他部分讨论。

来源于肠道息肉病综合征的胃肠道恶性肿瘤不足1%。息肉病综合征的分类方案请参见表12.1。诊断某一特定的息肉病综合征时，需要注意以下几点：(1) 病人患有腺瘤的数目和部位，(2) 病人的年龄，(3) 家族史，(4) 协助诊断某种特殊综合征的临床信息。几种综合征之间可能有重叠。

遗传性腺瘤性息肉病综合征

家族性腺瘤性息肉病及其亚型

概述

家族性腺瘤性息肉病（Familial Adenomatous Polyposis，FAP）（OMIM登录号♯175100）是一种全身性的增生紊乱性病变，包括肠道息肉病和多种肠外病变。腺瘤性息肉病综合征不同类型之间的重叠，以及FAP的多种肠外症状导致了命名上的混乱。Gardner综合征是指病人患有结肠息肉病、表皮样囊肿、骨瘤和韧带样瘤。Turcot综合征是指病人同时患有结肠息肉病和脑肿瘤。但是，目前大家的共识是：FAP、Gardner综合征和Turcot综合征并非是不同的疾病，而是代表了同一疾病的不同亚型，并且这是由一种多功能基因缺陷的表现程度不同导致的。

遗传学特点

FAP相关基因位于5号染色体，被称为APC基因，APC即结肠腺瘤性息肉病（adenomatous polyposis coli）[1-4]，APC基因由15个外显子构成（图12.1），编码具有2843个氨基酸的蛋白质[2,4]。由于该基因很长，所以发生新突变的概率较高。绝大部分FAP患者都携有APC基因的胚系突变[2,3,5]。FAP患者的每一个细胞中都有一个失活的APC等位基因；另一等位基因发生变异则可导致肠道肿瘤的发生。第二个等位基因的突变发生在肿瘤刚刚具有可辨的形态改变的阶段，甚至见于某些只有2个腺管发生了腺瘤样变的病灶。这说明APC第二个等位基因的突变是肿瘤发生的早期事件。

APC基因胚系突变的显著特点是：仅一个碱基对的变化就可导致终止密码子的产生，或者一个小的（1~4个碱基对）缺失、插入或剪接突变使得翻译读码框位移，继而其下游产生终止密码子[2,3,6]。虽然45%的病人都在第15外显子检测到突变，实际上突变可遍布于APC基因的全长。大部分突变在FAP基因开放读码框的5'端打断了读码序列[7]。

有关APC基因功能的最初线索是在免疫共沉淀

表 12.1	肠道息肉的分类		
家族性病变		非家族性病变	
腺瘤性	非腺瘤性	腺瘤性	非腺瘤性
家族性腺瘤性息肉病及其亚型	Peutz-Jeghers 综合征	多发性腺瘤	Cronkhite-Canada 综合征
MYH 息肉病	幼年性息肉病	? 增生性息肉病	淋巴样息肉病
多发性腺瘤	Bannayan-Riley-Ruvalcaba 综合征		淋巴瘤性息肉病
遗传性非息肉病性结直肠癌	Cowden 病		
Muir-Torre 综合征	基底细胞痣综合征		
遗传性混合性息肉病	多发性内分泌性肿瘤ⅡB 型		
? 增生性息肉病	神经纤维瘤病 1 型		

实验中发现抗 APC 的抗体与 β-catenin 产生共沉淀现象[8]，APC 与 β-catenin 都是复杂的 Wnt 信号转导通路的一部分，这条通路调控着许多细胞生物学行为，包括发育过程中细胞的增殖、分化、凋亡和机体的塑型（图 12.2）。APC 除了介导 β-catenin 降解外，还在细胞周期的调控中起到一定作用，如抑制细胞从 G_0/G_1 期进入 S 期[9]。APC 还可以稳定微管结构，增加染色体稳定性。APC 功能的丧失导致有丝分裂纺锤体的形成缺陷和异常的染色体分离[10]。

疾病表现

即使是同一家族的 APC 患者，也可表现出多种不同的肠内和肠外病变的表型，这说明遗传性缺陷只是决定病人表型的一个参数。APC 基因的失活使得受累细胞具有生长优势[6]，并使结肠易于获得更多的附加突变，因此促进了疾病的进展。环境因素也可以起到重要作用。FAP 患者的胆汁似乎比非 FAP 患者的胆汁更具致突变性[11]，原因可能是其诱导了 APC 基因和腺瘤-癌序列中的其他基因的二次突变（见第 14 章）。许多 FAP 的表现可能部分受激素和其他遗传性因素的调控。支持这个推论的资料包括：（1）息肉的生长是在青春期被激发的；（2）解热镇痛药舒林酸（sulindac）可以抑制腺瘤的生长[12]；（3）女性发生甲状腺癌的概率远大于男性[13]；（4）韧带样瘤的发生与反复遭受创伤有关（见第 19 章）。

APC 突变与疾病表现的关系

APC 基因特定区域的突变导致不同的临床表型，而且不同长度的截短型基因产物引起结肠病变的严重

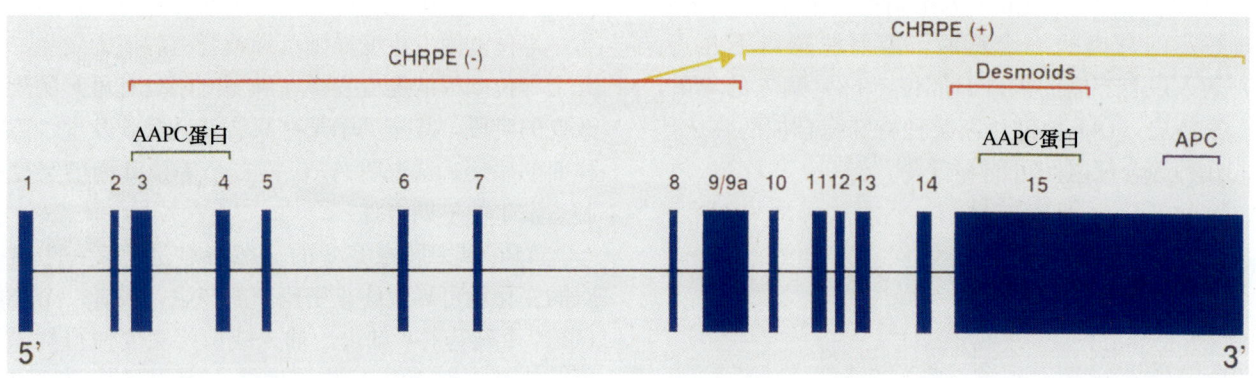

图 12.1　蓝色方块表示 APC 基因及其 15 个外显子。突变发生在红线标记的基因区段内可导致先天性视网膜色素上皮肥大症（CHRPE）的阴性表型。突变发生在黄线标记的基因区段内可导致 CHRPE 病变。黄色的箭头表示此区段的基因突变开始导致 CHRPE 病变显现。橙线标记的基因区域与韧带样瘤的形成有关。突变发生在绿线和紫线标记的区域可分别引起轻型 APC 和完全型 APC。AAPC：轻型结肠腺瘤性息肉病。

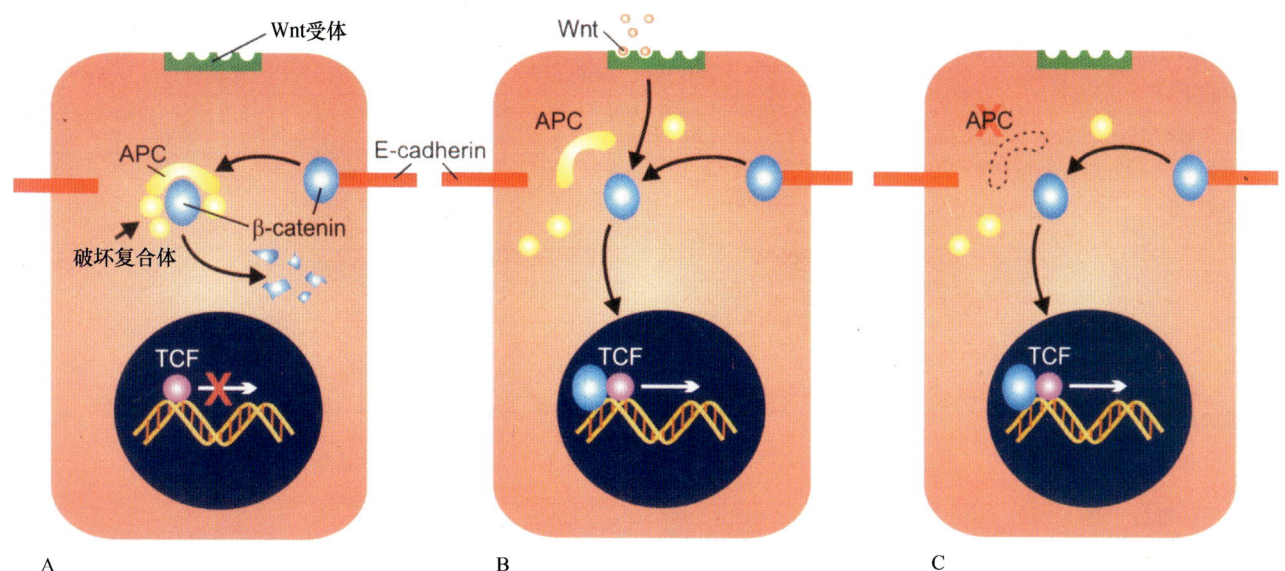

图 12.2　Wnt 信号通路示意图。A：在正常细胞内，绝大部分内源性 β-catenin 与细胞间黏附分子 E-cadherin 结合在细胞膜上。任何游离的胞浆内的 β-catenin 则很快与由 Axin 蛋白质、蛋白磷酸酶 2A、蛋白激酶 GSK3β 和 CK1α 以及 APC 组成的蛋白质复合体结合而被降解。β-catenin 被复合物磷酸化进而经泛素介导降解。B：Wnt 受体被其配体激活后引起蛋白复合体解聚失活，使得胞浆内的 β-catenin 得以进入胞核并与 Tcf 家族的转录因子互相作用。结果 WNT 的靶蛋白得以表达并促进了细胞的增殖。C：在家族性腺瘤性息肉病患者，功能缺陷的 APC 蛋白使得多亚基的降解复合物失去活性，引起细胞内游离 β-catenin 的聚集。β-catenin 可以自由进入胞核与 Tcf 结合，导致 c-Myc、cyclinD1 和其他 Wnt 靶蛋白的持续表达。

程度不同，也关系到是否伴随眼部的病变和韧带样瘤（图 12.1）。第 15 外显子 3′端突变的基因产生较长的蛋白产物，携带有此种突变的患者的症状要比突变发生在 5′端（第 3、4 外显子）的患者为重。病变较轻者又称轻型腺瘤性息肉病（下文讨论），病变较重者则常有大量息肉且发病较早[14-16]。第 15 外显子 1309 密码子的 5 个碱基对的缺失较常见[1]，与结肠癌发生较早和结肠腺瘤的早期进展有关。

轻型腺瘤性息肉病

轻型腺瘤性息肉病（Attenuated Adenomatous Polyposis Coli，AAPC）是 FAP 病变较轻的亚型，特征是患者的腺瘤数量较少[15]。10% 的 AAPC 患者携带有 APC 基因的胚系突变[17]。这种亚型与典型的 FAP 相比有显著的不同：本型患者腺瘤数量较少且多集中于右半结肠，形状多为扁平状而非息肉状。家族内各个成员的腺瘤数目也多少不一，从 1～2 个到 100 个不等。上消化道的病变，特别是胃底腺息肉几乎总是存在。此外，AAPC 患者患结直肠癌的风险比典型的 FAP 患者要低。

AAPC 家族成员，即使是那些只有少量腺瘤者，一生中发生结肠癌的外显率仍旧较高。这些患者发生结肠癌的时间要晚于典型的 FAP 患者。AAPC 患者发生结肠癌的平均年龄比典型的 FAP 患者晚大约 15 年，但又比散发性结直肠癌患者早大约 10 年。表 12.2 比较了典型的 FAP 和 AAPC。

临床特点

FAP 是最常见的遗传性息肉病综合征，新生儿中发生率大约为 1/(6850～29 000)。它是一种常染色体显性遗传疾病，外显率约为 90%。患者与正常人的子女中有 50% 会携带有致病基因并发病。有 10%～30% 的 FAP 患者没有家族史，是由自发的新突变导致的。FAP 患者在 21 岁时就至少会长出少量腺瘤。这些腺瘤几乎总是位于直肠和乙状结肠，发生迅速而且数目不断增多。男性和女性受累的概率相等[18]。

如前所述，同一家系内的 FAP 表型也可能是各有不同，这有可能与饮食和环境因素有关。不同家系间的变异可能更多，这可能是因为 APC 基因可发生多个位点的突变，而不同的突变则呈现出不同的表型。

表 12.2　FAP 和 AAPC 结直肠癌综合征的比较

典型的 FAP	AAPC
结肠腺瘤的数目	
大约数千个；通常多于 100 个	通常 1~50 个；很少多于 100 个
大体特点	
从肉眼不可见至息肉状腺瘤	扁平或微隆起的斑块
组织学	
息肉样或无蒂	扁平的腺瘤
结肠腺瘤的部位	
结肠全长	主要位于结肠近端到脾曲
结肠癌的部位	
结肠全长	主要位于结肠近端到脾曲
癌的平均发生年龄	
39 岁	55 岁
胃底腺息肉	
可见	几乎恒定出现
结肠外肿瘤	
壶腹周围癌，甲状腺乳头状癌，肉瘤，脑肿瘤，小肠癌	壶腹周围癌

AAPC：轻型家族性腺瘤性息肉病；FAP：家族性腺瘤性息肉病

FAP 患者在出生时并没有腺瘤，大多数患者在青春期前也都没有症状，而此后腺瘤开始出现[19]。未经筛查、治疗的患者发生腺瘤的平均年龄为 24.5 岁，出现症状的年龄是 33 岁，息肉病的确诊年龄为 35.8 岁，确诊为癌的年龄是 39.2 岁，因癌致死的年龄平均为 42 岁[19]。年轻病人的息肉数目较少，随着年龄增长息肉数目增多，最终整个结肠都布满了腺瘤。当病人行结肠镜检查时，可能会发现成百上千的息肉。腺瘤发展成癌是不可避免的。除非进行了预防性结肠切除，否则约有 75% 的患者在 30 岁时进展为癌。大多数未经治疗的患者在 40~50 岁时死于癌症。

腺瘤也会发生于结肠外部位，最常见于十二指肠壶腹周围。患者胃或小肠的其他部位很少发生腺瘤。这些部位都可以发生腺瘤，但相对少见。胃癌多发生在居住于胃癌高发区的 FAP 患者中。日本 FAP 患者发生胃腺瘤的比例为 50%，这些患者发生胃癌的概率比壶腹癌高。相反，西方的 FAP 患者发生壶腹癌的概率比胃癌高[20]。

结肠腺瘤往往在存在多年后才产生症状，包括直肠出血、腹部绞痛、腹泻和黏液便[19]。未合并癌的息肉病患者中，75% 表现有直肠出血，63% 出现腹泻[19]。当症状严重到引起注意时，2/3 的病人已经进展为癌。极少数情况下，患者因大量弥漫生长的腺瘤而发生严重的电解质丢失[21]。当壶腹部腺瘤阻塞胰管时可继发急性胰腺炎。腺瘤也可导致肠套叠的发生。

家族性腺瘤性息肉病的诊断

对有症状的病人做出诊断并不困难，因为他们常有出血、腹泻或腹痛等症状。对受累家族中的儿童进行监测可以早期发现腺瘤，并且降低癌的发生率。目前的发展趋势是通过基因检测诊断无症状的个体并结合乙状结肠镜确诊。有人建议在 10~12 岁就开始乙状结肠镜检查，每年检查一次，一直持续到 35 岁[22]。一旦确诊为 FAP 就应进行上消化道内镜检查，如未发现胃十二指肠腺瘤，则每 3 年检查一次[23]。基因检测技术可以检测出 50% 携有 APC 基因突变的患者[24]。

FAP 患者的子女有 50% 的可能遗传有该基因的突变。应用预防筛查可检测 12 个最常见的突变位点，这些位点突变占 APC 患者胚系突变的 40%[25]。从受累 FAP 患者的存档样本中提取 DNA 进行检测，可以提高对高危人群的无症状期诊断率[25]。DNA 标记物和先天性视网膜色素上皮肥大症（CHRPE）间的相关性，有助于识别无直肠息肉的异常基因携带者。CHRPE 见于 90% 的典型 FAP 病人，特别是那些同时合并有消化道病变和肠外病变者[26]。CHPRE 病变可以是单发或多发，单侧或双侧受累，而且很容易通过眼底镜检查被确诊。这些先天性的病变可见于非常年轻的病人甚至早产的婴儿，也是诊断 FAP 的最早期依据。如果家系中有一个成员患有 CHREP，那么该家系中所有 FAP 患者都可能患有 CHREP。同样，也有所有成员都不患有视网膜病变的家系。

癌的发生

如果 FAP 患者直到 40 岁或 50 岁都没有进行结肠切除，那么结肠癌的发生是不可避免的。实际上，FAP 是一场"大自然的实验"，它为腺瘤-结肠癌演进序列提供了最好的例证（图 12.3）。小肠腺瘤也可以是小肠癌的前奏，但是小肠腺瘤恶变的概率比大肠腺瘤低。腺瘤和癌也可以发生在结肠切除术后残留的直肠上。

腺癌大约在症状出现 6 年后发生。随访 5 年病人发生腺癌的概率约为 10%，随访 20 年者约为 50%。每过 10 年发生癌的危险性就上升 2.4 倍[27]。多发癌常见，其中 41% 为同时发生，70% 为异时发生。发生癌的危险性与息肉的数目和病人的年龄相关，但与性别无关。息肉数目多于 1000 个的病人发生癌的危

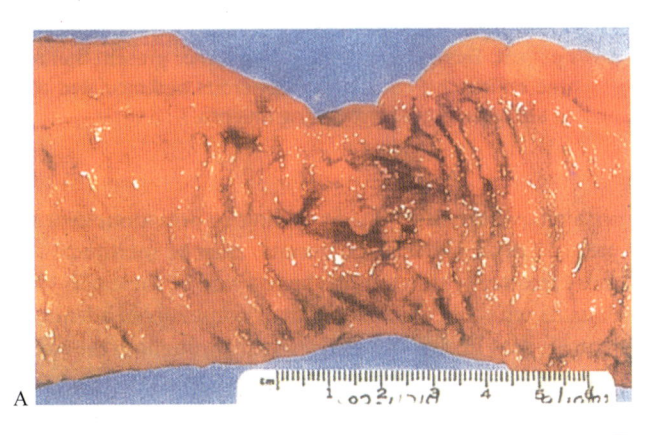
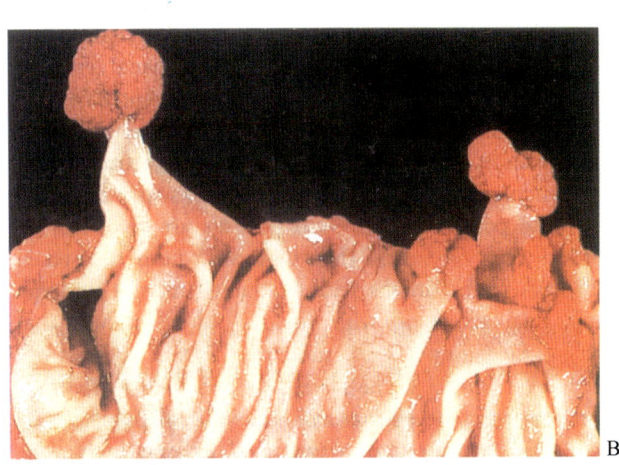
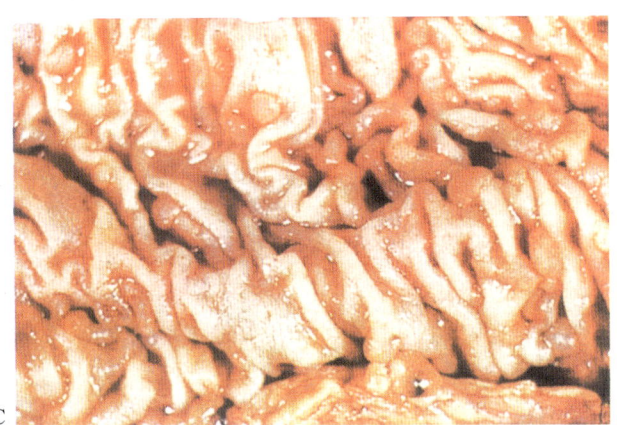
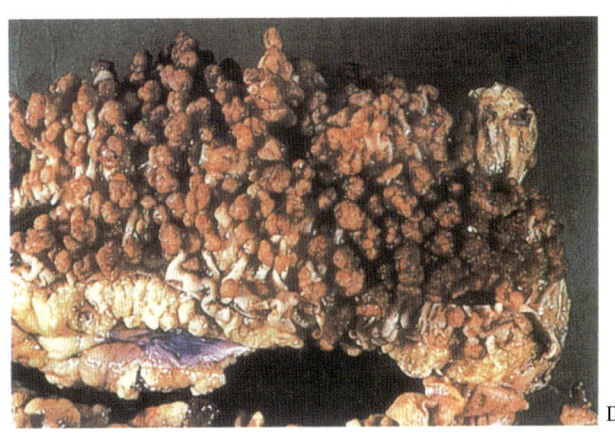

图 12.3 家族性息肉病的大体特点。A 到 D 显示了本病的几种不同形式。**A**：显示了大量无蒂的、小圆形息肉样病变，多位于黏膜皱襞上。病变之间是大片看似正常的大肠黏膜。**B**：显示了成簇的带蒂腺瘤性息肉，体积比 A 图中的病变大。这些息肉常牵拉黏膜皱襞形成蒂。**C**：大量无蒂的和有蒂的息肉散布在黏膜表面。**D**：大量体积较大的红莓样有蒂腺瘤铺满了整个肠道。

险性比少于 1000 个者要高出 2.3 倍。

已经做过预防性结肠切除的病人仍然可以死于其他肿瘤，包括壶腹癌、脑肿瘤、肝母细胞瘤和韧带样瘤[28]。

治疗

因为 FAP 患者发生癌的危险性很高，所以一旦确诊，病人就应进行预防性全结肠切除术。但如果患者是十几岁的青少年或年龄更小，为了不影响其精神心理的发育，可以择期手术。有人建议最佳手术时间在 20~25 岁[29]。有四种术式可供病人选择：全结肠直肠切除术、可控性回肠造口术（Koch 贮袋）、经腹全结肠切除加回肠直肠吻合术，以及保肛式回肠肛门吻合术。全结直肠切除加回肠造口术消除了直肠癌发生的可能性，但很多病人不愿接受这种术式。保肛式回肠肛门吻合术切除了结肠直肠交接处的黏膜，使得此处不会再发生癌，但是保留了肛门括约肌，因此残留的直肠部分仍有发生癌的可能性。对于直肠息肉较少的病人来说，保留直肠的治疗比较理想，因为与有较多的直肠腺瘤的病人相比，这些患者发生直肠癌的可能性较小[30]。保留直肠的病人应每半年进行一次乙状结肠镜筛查并切除掉所有新长出的息肉。即使如此，据统计，仍有多于 50% 的患者在残留的直肠上发生了癌[30]。

目前的趋势是应用非甾体抗炎药物（NSAIDs）治疗 FAP 患者，因为这些药物可以使直肠息肉消退[31]。但是，舒林酸（sulindac）应用并不能阻止直肠腺癌的发生[32]。

腺瘤和癌的分布

结肠全长和阑尾均可发生腺瘤（图 12.4）。腺瘤在大肠的分布相当均一，只是在乙状结肠和直肠的体积稍大，从而使得这些区域的腺瘤密度看似较大[19]。极少数情况下直肠不受累，主要见于 AAPC 病例。当病变较重时，整个大肠都铺满了腺瘤（图 12.3）。腺瘤的大小和形状不等，从直径≥1 cm 的有蒂的腺瘤到稍小的广基结节，直至≤1 mm 的微小病变。始祖腺瘤（图 12.3 到 12.5）往往比正在接受随访筛查者的腺瘤（图 12.5）要大。典型 FAP 的息肉数目从少于 100 个（图 12.3）到大于 5000 个不等，平均为 1000 个，这与病人的就诊年龄有关[19]。结直肠癌可以多发，且常发生于左半结肠[33]。与典型的 FAP 腺瘤相比，AAPC 患者的腺瘤多扁平无蒂，可以累及全

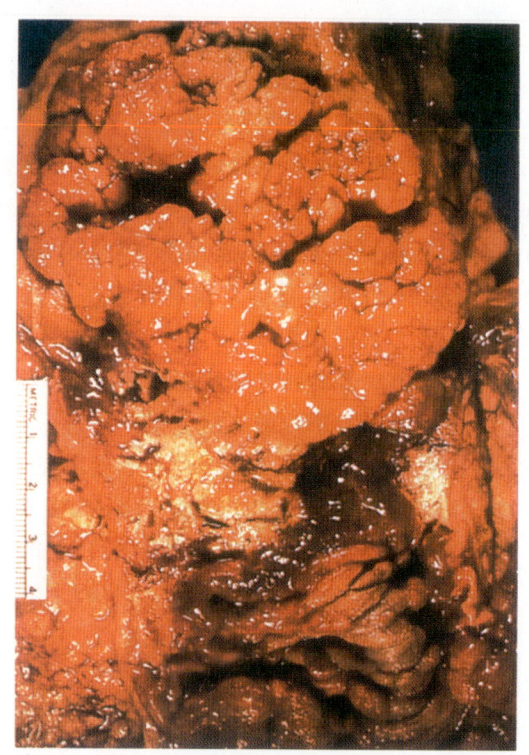

图 12.4　家族性腺瘤性息肉病患者的切除标本。最大的蕈伞样肿物是一个浸润性癌，其周围黏膜可见大量的有蒂腺瘤。

部结肠，但主要累及右半结肠，也可以发生在结肠切除术后残留的直肠上。

腺瘤的病理学特点

大体上，FAP 患者发生的腺瘤和癌与散发性腺瘤和癌是相似的。内镜下，体积很小的腺瘤类似于增

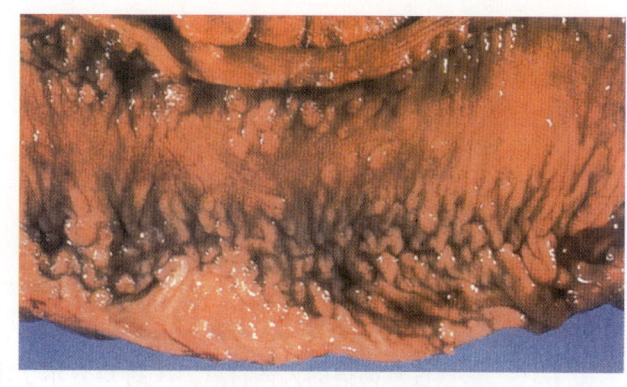

图 12.5　一接受监测患者的切除标本。黏膜表面可见大量的轻微隆起的小结节状病变。接受监测的患者的病变往往比未接受监测者体积小。

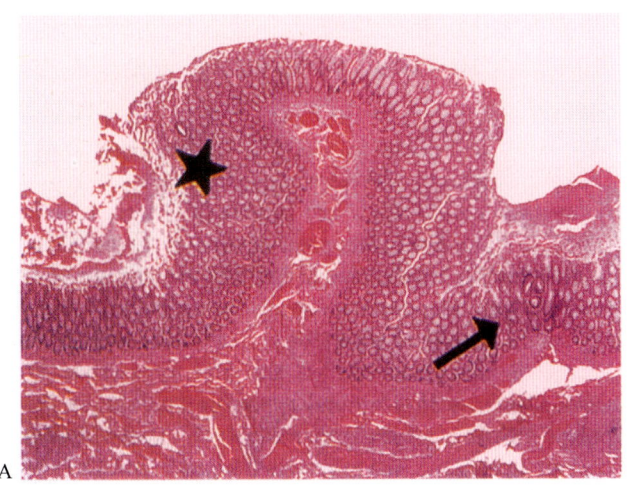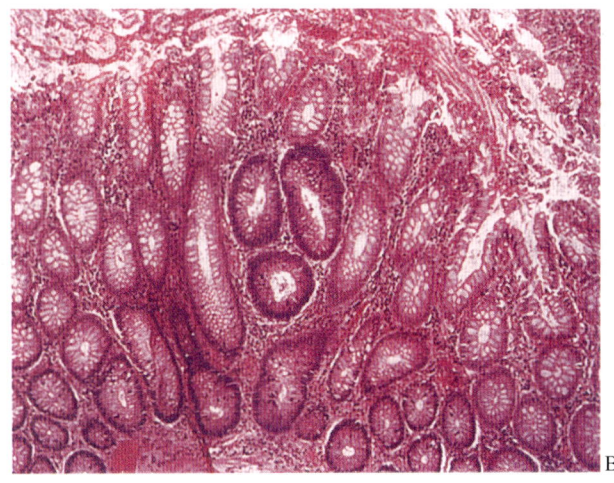

图 12.6 家族性息肉病患者看似正常的黏膜横切面。A：低倍镜显示两个含有腺瘤性腺体的病灶。星号上方为一单管腺瘤。箭头所指为一个三管腺瘤。B：图中所示为一个三管腺瘤。

生性息肉（图 12.3 和 12.5）。只有当腺瘤长大时，典型的红莓样外观才变得明显。与散发性结肠癌相似，腺瘤的恶变率与体积有关。

病变早期，腺瘤由小群腺瘤样变的腺管组成。

病变可以累及单个、两个或三个隐窝（图 12.6 和 12.7）而肉眼上黏膜看似正常，也可以累及多个隐窝形成更为典型的、与非 FAP 患者相似的肉眼可辨的息肉（图 12.8）。单管、双管和三管腺瘤的存在强烈提示 FAP。即使是单隐窝腺瘤，整个腺管也全部被覆肿瘤性上皮（图 12.7）。整个腺瘤性隐窝的全层增生使得腺上皮折叠、分支和出芽，并导致黏膜隆起。当病变长至肉眼可辨的大小时，则形成管状绒毛状结构。单纯的绒毛状腺瘤在 FAP 患者中少见。

FAP 患者的腺瘤呈凹陷型、扁平型或息肉状[34]，而 AAPC 患者的腺瘤大多是扁平的。与有蒂

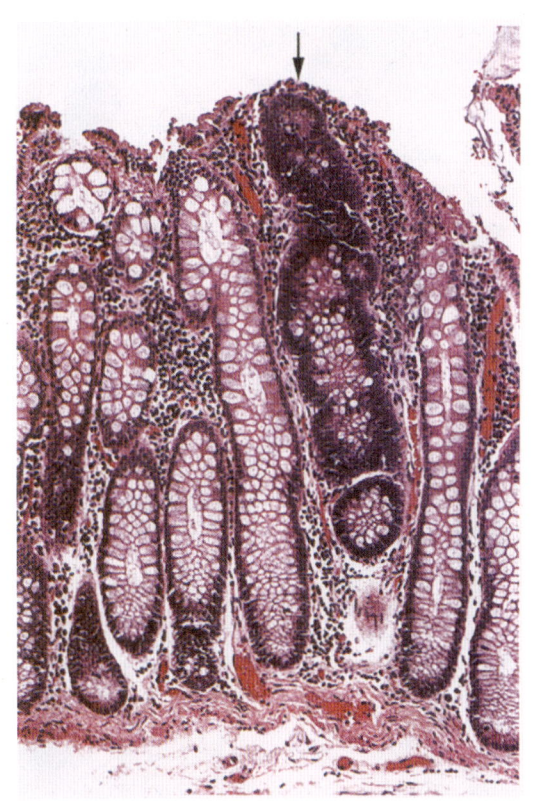

图 12.7 黏膜纵切面显示一单管腺瘤（箭头所示）。尽管只有一个腺瘤性腺体也极易识别。

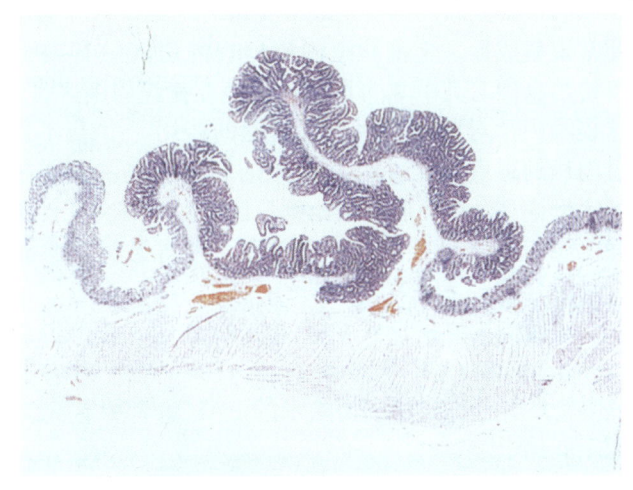

图 12.8 家族性息肉病。组织学切片显示隆起于黏膜表面的多发性腺瘤性息肉。

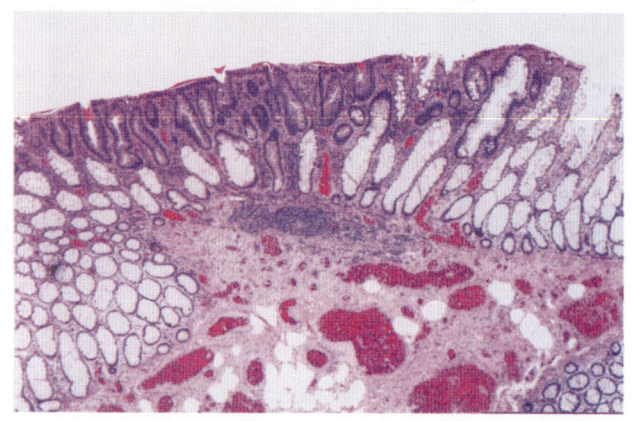

图 12.9　轻型结肠腺瘤性息肉病患者的扁平腺瘤。注意腺瘤性腺体（中央部位）与正常黏膜平齐或更低。

的腺瘤相比，扁平或凹陷型的腺瘤平齐或低于正常黏膜（图12.9）。息肉状腺瘤则向表面凸起。扁平型腺瘤在内镜下和组织学上与普通的腺瘤不同，腺瘤黏膜稍隆起形成斑块，但其厚度不超过周围正常黏膜的2倍。当腺瘤继续生长时，肿瘤性上皮呈放射状扩展，因此病变总是维持扁平的形状。癌变时，则形成一个边缘隆起的红色凹陷[35]。FAP病人偶尔可发生锯齿状腺瘤（见第14章），发生幼年性息肉者则更少见。

上消化道病变

几乎所有的FAP患者都会发生上消化道息肉，至70岁时，发生胃或十二指肠腺瘤的病人多达90%[36]。腺瘤位于胃窦部、十二指肠、壶腹周围区和回肠，但壶腹周围区是最常受累的区域，且腺瘤在此常聚集成簇。上消化道内镜检查的病人中有50%可检出息肉，其中90%的息肉发生在壶腹周围区[37]，这提示胆汁对腺瘤的生长有一定的作用[38]。与不伴息肉病的患者相比，FAP病人的胆汁中鹅脱氧胆酸的比例偏高，脱氧胆酸的比例偏低，因而致突变性更强[38]。病人粪便中的菌群异常也可能导致致癌性化合物的合成。

壶腹周围癌是导致FAP患者死亡的主要原因之一[39]，全部FAP患者中有2.9%~12%患有此癌[19,39,40]，而做过结肠切除术的FAP患者中有22%死于此癌[40]。

十二指肠病变

100%的日本FAP患者[40,41]和50%的西方FAP患者发生十二指肠腺瘤[19,42,43]。十二指肠腺瘤的发病年龄在10~50岁之间。FAP患者发生壶腹部腺瘤的平均年龄是31.7岁，而非FAP患者则是59.6岁。十二指肠腺瘤大小不一，可以是肉眼看似正常的壶腹部微小腺瘤，也可以是直径达3 cm的无蒂的息肉[43]。在筛查的人群中，十二指肠息肉大多较小。90%以上的腺瘤是管状腺瘤，体积较大的则是管状绒毛状腺瘤伴有轻度到中度的异型性。与正常对照相比，FAP相关的十二指肠腺瘤中每个腺管内的Paneth细胞（图12.10）和内分泌细胞数目明显增多。不管是否伴有腺瘤，FAP患者十二指肠中这些特殊类型细胞的增生都会累及平坦黏膜，这或许提示了FAP患者调控十二指肠干细胞分化的机制存在缺陷[44]。

回肠和空肠的病变

回肠和空肠也可发生腺瘤，但比十二指肠病变要轻。大约82%的FAP患者伴有回肠腺瘤[45]。回肠直肠吻合术、回肠造口术和回肠贮袋术等使得回肠黏膜

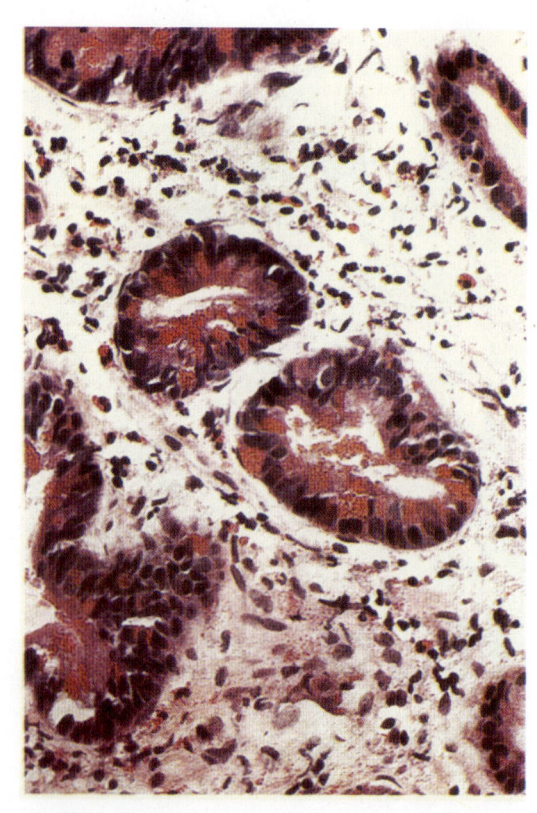

图 12.10　家族性腺瘤性息肉病患者的十二指肠腺瘤，显示了腺瘤性上皮和大量的Paneth细胞，胞浆中可见特征性的嗜酸性颗粒。

容易发生瘤变[32,46,47]。回肠黏膜首先发生结肠上皮化生，在此基础上发生腺瘤。回肠腺瘤和十二指肠、胃和大肠的腺瘤类似。回肠腺瘤多无蒂，大小从 1 mm 到 5 mm 不等。FAP 病人在回肠末段也可发生多发性淋巴性息肉。

胃病变

大约 2/3 的 FAP 患者发生胃息肉[23]。胃息肉分为 2 种类型。胃窦部发生的息肉多是腺瘤，而胃底和胃体发生的小息肉多是胃底腺息肉[48]（见第 4 章）。胃底腺息肉见于 25%～60% 的 FAP 患者。

胃底腺息肉的发病时间比胃腺瘤早，这是因为它们直接发生于胃底黏膜而不需要经过肠上皮化生的阶段。大多数病人在 20 岁前即患有胃底腺息肉。胃底腺息肉通常多发，直径较小，可无蒂或有较短的蒂。它们与散发性的胃底腺息肉是完全相同的（见第 4 章）（图 12.11）。胃黏膜表面散布大量体积较小、有时伴有糜烂的息肉，并在几年之内逐渐增多、长大。有时这些息肉也可以减少，甚至消失，但在减少或消失后又会长出一批新的息肉[48]。一般认为胃底腺息肉是良性的，没有或仅有很小的恶变潜能，但也有报道 FAP 相关的胃底腺息肉中可见异型增生甚至癌[49,50]。胃底腺息肉合并胃腺瘤可能被误认为是胃底腺息肉发生了异型增生。

与日本相比，西方国家 FAP 相关的胃腺瘤和胃癌较少见，这说明环境因素和其他遗传因素可能参与了胃癌的发生。胃腺瘤主要发生于胃窦部肠上皮化生区域，这种化生是胃腺瘤发生的组织学基础。与大肠腺瘤相比，胃腺瘤体积更小，分布更稀疏。而且，胃腺瘤的发生年龄比大肠腺瘤晚。胃腺癌多由胃腺瘤发展而来。最后，FAP 患者还可以发生胃的微小类癌[48]。

直肠残端的腺瘤和癌

总体说来，在结肠切除后的 10～30 年间，直肠残端发生癌的累积概率从 4% 到 59% 不等[51,52]。癌可以很小，凹陷，并局限于黏膜内。病人接受结肠切除术时的年龄、保留结肠的长度、直肠残端息肉发生自发性消退的倾向，以及已切除的结肠中是否有癌等均与患者将来是否发生直肠癌有关。即使是密切随访的病人也可以发生直肠腺瘤或癌[32]。

动力学和其他生物学异常

FAP 患者的 DNA 合成异常最终导致了胃肠道和胃肠道外的细胞复制失去控制。FAP 患者常伴有鸟氨酸脱羧酶活性升高，这种酶对肠上皮的增生是必需的[53]。其结果是导致 FAP 病人的腺瘤性上皮、非肿瘤性的隐窝上皮、腔面被覆上皮和腺瘤性息肉之间的上皮都过度增生[54]。明显增快的复制速率和大量易于发生突变和恶性转化的腺瘤性细胞增加了癌发生的可能性。

APC 基因突变是腺瘤形成所必需的启动因素，并为下一步发展为癌提供了可能性。肿瘤演进的后续步骤，包括重度异型增生和浸润癌都与体细胞发生 K-ras 和 p53 的突变有关[55,56]。除了突变，也可发生 APC、p53 和 DCC 基因的缺失[56-58]。另外，常有 c-myc 过表达[59]。一些病人还可发生微卫星不稳定[60]。

肠外表现

FAP 患者肠外病变的发病率很高，包括牙齿和皮肤的病变及各种肿瘤（图 12.12）。牙齿的异常包括未萌出牙、多生牙、含牙囊肿和下颌骨囊肿。皮下

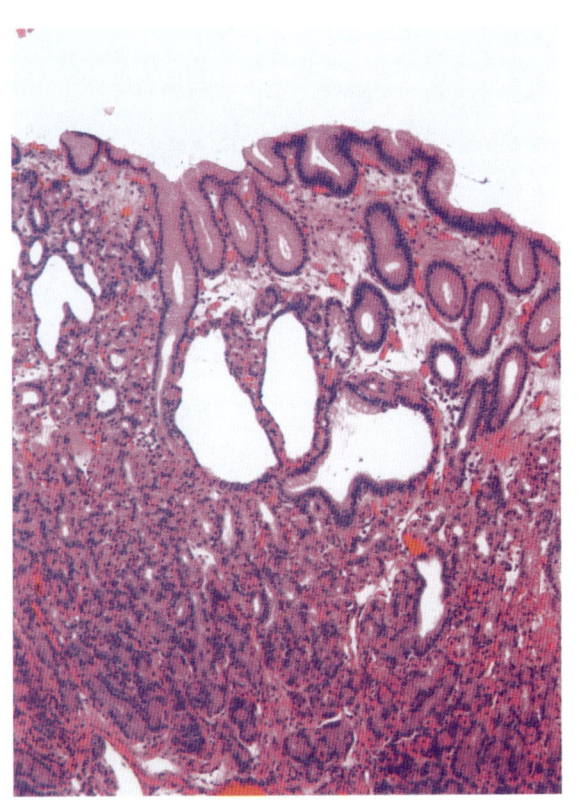

图 12.11 轻型家族性腺瘤性息肉病患者的胃底腺息肉。病变与散发性胃底腺息肉的形态相似。

组织病变包括表皮样囊肿、脂肪瘤、纤维瘤、神经纤维瘤和毛发上皮瘤。后者发病年龄早，甚至出现在息肉形成之前。上述病变如果在青春期前出现，则强烈提示病人患有息肉病综合征，即使对没有息肉病病史的患者，也是进行常规乙状结肠镜检查的指标。表皮包涵囊肿常为多发。表皮样囊肿可以发生于身体任何部位，但最常见于双臂、臀部、双腿和面部，偶尔见于睾丸。

毫不奇怪，携有抑癌基因胚系突变的病人可以在胃肠道以外的其他部位发生肿瘤。图 12.12 总结了这些肿瘤。骨瘤可以累及任何骨，但好发生于颅骨和颌骨。这些良性肿瘤很少恶变。FAP 与鼻咽部血管纤维瘤相关[61]。FAP 病人患此肿瘤的概率比普通人群高 25 倍。

FAP 患者还可发生多种内分泌肿瘤和其他肿瘤。FAP 患者甲状腺癌的发病率升高，且全部为滤泡性肿瘤，有时有乳头状、筛状、实体性和梭形细胞成分。FAP 相关的甲状腺癌常多中心发生，且主要累及年轻女性。多中心发生的滤泡性肿瘤并不常见，因此病理学家应警惕 FAP 存在的可能[62]。软组织病变包括纤维瘤、脂肪瘤和韧带样瘤。

韧带样瘤是纤维瘤病的局部侵袭性亚型（见第 19 章），累及 9‰～32‰的 FAP 患者[63,64]，特别是女性（3:1）。受累的病人通常很年轻，平均年龄 29.8 岁[65]。FAP 患者的整体患病率是 15‰，比普通人群患病危险性高 850 倍左右[65,66]。

韧带样瘤倾向于累及同一家系的成员，且与 APC 基因的第 15 外显子突变有关（图 12.1）。大部分病人（86％）先前做过结肠切除术。激素方面的因素，如妊娠和雌激素的使用可能是韧带样瘤发生的诱因。韧带样瘤可以发生在肩带部、臀部、腹股沟和腹壁，但最常见的部位是小肠系膜。

韧带样瘤是 FAP 患者预后不良的指标，因为它们与高并发症发生率和高肿瘤复发率相关。这种无包膜、不规则浸润性生长（图 12.13）的局部侵袭性病变并不发生转移，但是它们可以导致严重的肠梗阻、

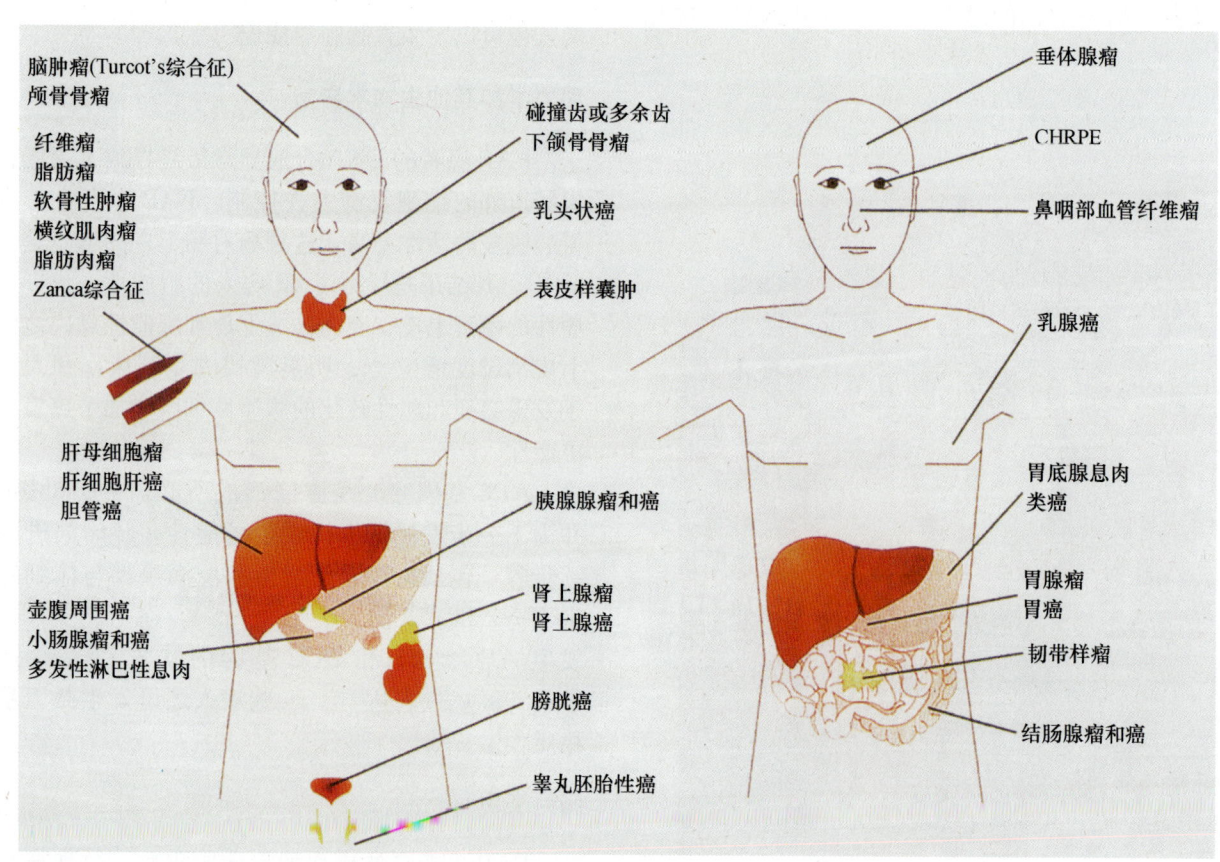

图 12.12 家族性腺瘤性息肉病各种症状的示意图，说明 FAP 是一种系统性疾病。CHRPE：先天性视网膜色素上皮肥大症。

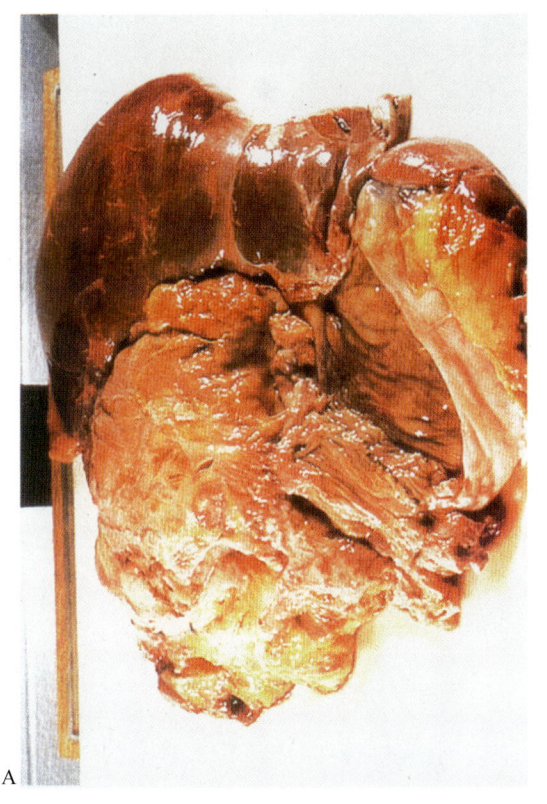 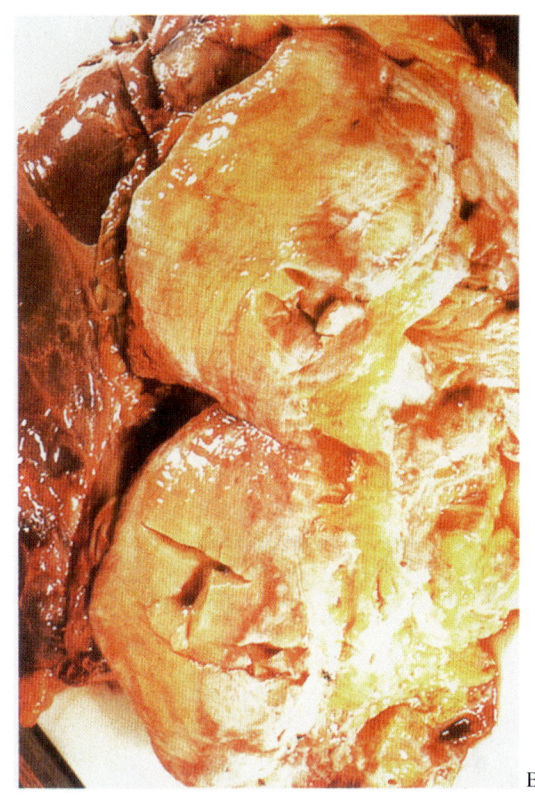

图 12.13　死于韧带样瘤并发症患者的韧带样瘤。A：尸解中切除的粘连在一起的肝、脾、肠和韧带样瘤的标本。可见肿瘤在腹腔脏器之间弥漫性浸润生长并上达肝脏。多种器官被包裹在肿瘤之中，包括胆管分支、大量的血管和肠袢。B：肿瘤的放大图片显示肉样肿块伴缺血性坏死区域。

输尿管或血管受压，或其他局部问题。肠系膜或腹膜后组织广泛受累则导致小肠梗阻反复发生。许多病人死于此病。某一医学中心的数据表明韧带样瘤导致的 FAP 患者死亡仅次于结直肠癌[39]。血管损伤、小肠坏疽、穿孔或腹腔脓肿的形成是导致死亡的主要原因。

外科手术一般仅在特殊情况下才实行，例如为了减轻肠或输尿管的梗阻时。手术切除韧带样瘤是极其困难的，因为肿瘤常较大或不够局限，以致切除时无法避免对重要器官的损伤。大多数病例在肿瘤手术切除后很快复发。广泛切除后韧带样瘤的复发率为 81%[63]。因此，有人已放弃了手术治疗而改用其他治疗方法。

包括放疗和各种方案的化疗等其他治疗方法都曾有过尝试。放疗可减缓或逆转腹壁和肠系膜肿瘤的生长，但是为了保护腹腔内脏器，放疗剂量受到限制。激素治疗，特别是抗雌激素治疗的疗效不佳。如同孕酮一样[68]，三苯氧胺对于部分病人有效[67]。最近，NSAIDs 被应用于抑制肿瘤生长，其机制可能是干扰了前列腺素的合成。应用舒林酸（sulindac）可以使部分病人的肿瘤体积缩小，但是治疗反应不一[67]。

组织学上，韧带样瘤由均一成熟、编织状排列的成纤维细胞束组成。核分裂象不常见，且无异型性。肿瘤血管化的程度不一，有时可很显著（图 12.14）。这种显著的血管扩张有时见于 FAP 患者，但不见于非 FAP 患者，是引起手术中出血等并发症的原因。肿瘤沿肠袢及腹膜浸润，可包绕动、静脉，但并不侵入其内（图 12.14）。肿瘤细胞还能产生大量胶原纤维。

FAP 患者的韧带样瘤中 *APC* 基因的胚系突变和体细胞突变都存在，说明 *APC* 基因的突变在此病的发生中起重要作用[69]。韧带样瘤中还发现了第 5 染色体长臂（5q）的缺失[70]。

Turcot 综合征

Turcot 综合征是伴有中枢神经系统恶性肿瘤的 FAP 亚型。中枢神经系统肿瘤在青春期前后发生，

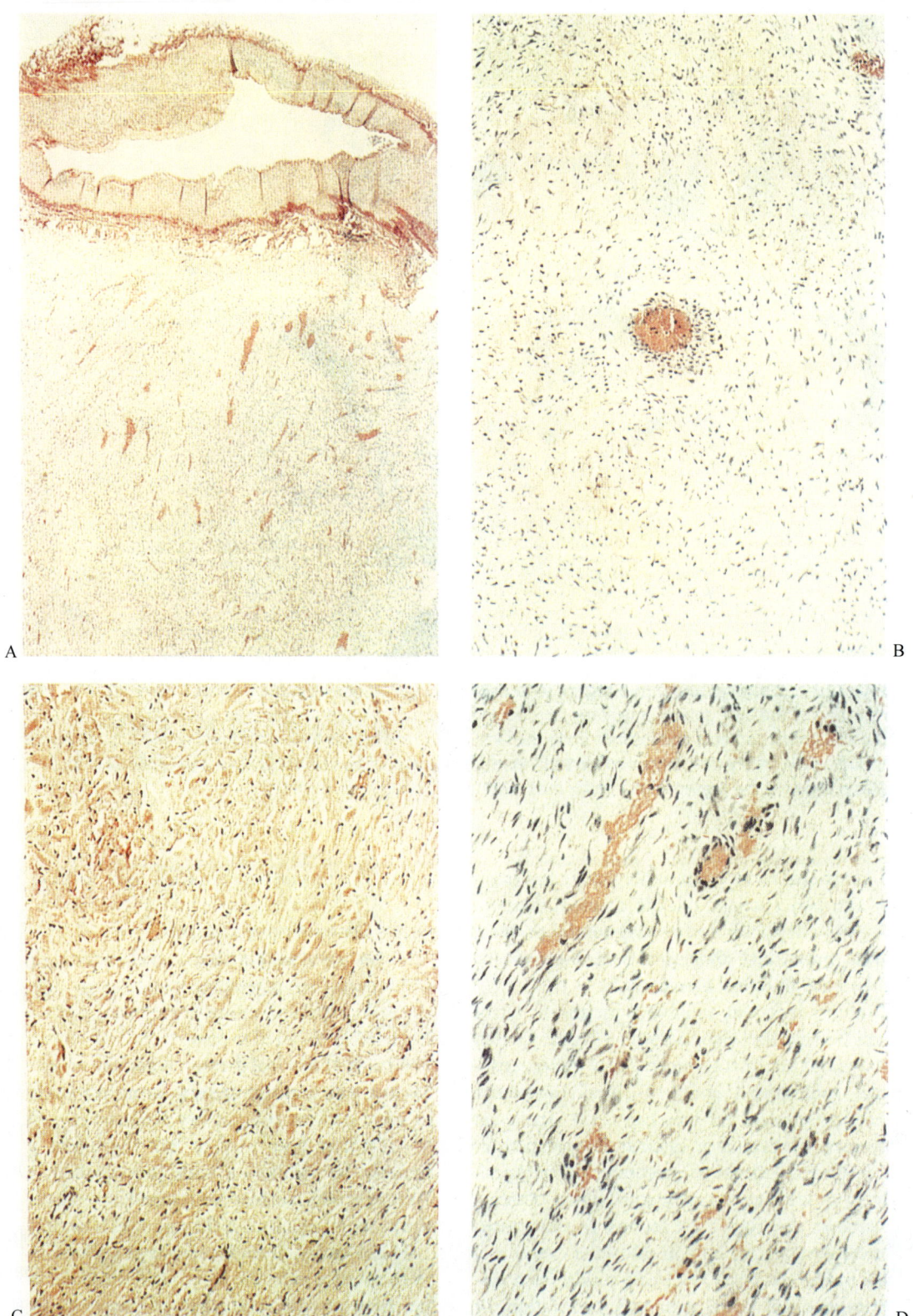

图 12.14 韧带样瘤。**A**：显示了含有丰富血管的梭形细胞区域，可见梭形细胞延伸至管径较大的硬化性血管周围，但不侵犯血管。**B**：较高的放大倍数显示梭形细胞排列杂乱无章。**C**：肿瘤的玻璃样变区域。**D**：肿瘤血管较为丰富的区域。

表 12.3　Turcot 综合征的中枢神经系统病变

髓母细胞瘤

胶质母细胞瘤

海绵状血管瘤

星形细胞瘤

动静脉畸形

极性胶质母细胞瘤

淋巴瘤

胶质瘤

室管膜瘤

颅咽管瘤

经常出现在 FAP 得以确诊（表 12.3）之前。脑肿瘤通常是致命的[71]，由于有无家族史均可发病，所以这种病变的遗传方式备受争论。有人认为此病是常染色体隐性遗传[72,73]。但是，病人通常在生育后代之前死亡，使得检测其遗传方式变得非常困难。Lewis 等人提出根据家谱对 Turcot 综合征进行分类[74]（表 12.4）。

根据肠道病变的特点，可以将 Turcot 综合征患者分为三组：（1）结肠息肉数目较少（20～200 个）者，（2）息肉体积较大（直径＞3 cm）者，（3）10～30 岁发生结肠癌者。第二组患者常常只长有极少量的息肉。胃肠道腺瘤主要发生于结肠和直肠，但也可在小肠和胃发生。

Turcot 综合征也与 APC 基因相关。Hamilton 等人发现，在注册的 14 个家系中 13 个携带有基因的异常[75]，其中 10 个检测到了 APC 基因的胚系突变。其中患有视网膜母细胞瘤和结直肠肿瘤的 3 个家系以及 Turcot 最初研究的那个家系均发现同时具有遗传性非息肉性结直肠癌（HNPCC）所特有的 DNA 复制性错误。另外，有两个家系还发现携带 DNA 错配修复基因 MLH1 或 PMS2 的胚系突变。因此，与多发性结直肠腺瘤相关的脑肿瘤可以由两种不同基因（APC 基因和 DNA 错配修复基因）的胚系突变导致[75]。

Turcot 综合征患者的脑肿瘤和结肠肿瘤中均发现有 p53 的体细胞突变，但两个部位的突变位点不同[76]。在胶质瘤中也存在第 17 号染色体短臂（17p）的等位性缺失[77]。K-ras 的突变也可见[77]。

MYH 腺瘤性息肉病

在 2002 年，Al-Tassan 等人报道了一个威尔士家族中有 3 个成员以常染色体隐性遗传的方式患有多发的结直肠腺瘤和癌[78]。这些肿瘤中含有大量 APC 基因的体细胞突变，且所有的突变都是以 T：A 取代 G：C。作者发现，这样的突变是 DNA 氧化损伤的结果。因此，进一步检测了这些病人体内氧化修复基因的胚系突变。他们发现受累患者位于 1 号染色体的人类碱基切除修复基因 MYH 携有两个错义突变（Y165C 和 G382D）。其他人的后续研究证实了多发性腺瘤性息肉、早发性腺癌与 MYH 基因的双等位基因胚系突变是相关的[79,80]。除了最先发现的 MYH 基因的两种突变，其他的突变也陆续被发现，包括截短突变、错义突变、读码框内插入和默认剪接点突变[78,80,81]。

MYH 蛋白是 DNA 碱基切除修复糖基转移酶，其功能为切除错误参入的反式 8-氧-7，8-二氢-2′-脱氧鸟苷酸，这是 DNA 氧化损伤最稳定的产物之一[82]。携有 MYH 基因遗传缺陷病人的腺瘤和癌组织中的 APC 和 ras 基因中都含有较多的 G：C/T：A 颠换[78,83]。

MYH 双等位基因的胚系异常与临床上所见的息肉数目相关。MYH 的突变点越多，息肉的数目也就越多[80]。但是，非息肉病性、青年发病的结直肠癌患者也可携有 MYH 双等位基因胚系突变[81,84]。一些数据表明杂合性 MYH 突变也可能与患癌的危险性升高有关，并可能以低外显率常染色体显性遗传的方式遗传[84]。事实上，47% 携有 MYH 单等位基因突变病人的结直肠癌中显示有 MYH 位点的杂合性缺失，这个发现表明 MYH 基因是这些患者癌症发生过程中的一个重要因素。而且，携有 MYH 单等位基因突变的患者常有结直肠癌家族史[84]。在散发性结直肠癌中亦可检测到 MYH 基因的杂合性缺失[85]。

表 12.4　Turcot 综合征患者的 Lewis 分类

Ⅰ 类	患者的兄弟或姐妹患有此病
Ⅱ 类	患者的家族中几代人均有结肠息肉病史
Ⅲ 类	无家族史的孤立病例

非遗传性腺瘤性息肉病综合征

多发性结肠腺瘤

多发性腺瘤（结直肠中腺瘤数目<100个）患者虽然没有明确的遗传病，但其发生结肠癌的危险性增加。Morson调查了St. Mark's医院患有肠道肿瘤的病人，发现1846人患有多发性腺瘤[86]，其中27.9%的病人有1个以上的腺瘤，4.5%的病人有5个以上的腺瘤。在这组病人中，患家族性息肉病的病人息肉数最少为200个，而没有家族性息肉病组的病人息肉最多为48个。腺瘤数目越多的病人患癌的的比例越高；长有6～48个息肉的患者中有80%发生了癌[86]。当然，这些病人中有许多实际上是AAPC或MYH息肉病患者。

增生性息肉病

增生性息肉病（Hyperplastic Polyposis，HP）是一种少见的综合征，1980年文献中第一次报道时被称为"化生性息肉病"[87]。最初的病案报道包括7个病例，每人都有50个以上的结肠增生性息肉。但这组病人中没有一个发生结肠腺瘤。但是，随后的许多文献报道了HP病人可以发生结直肠癌[88-90]，表明患有此综合征的病人发生结肠癌的危险性升高。有些病人表现出家族聚集性，但还没发现明确的与之相关的基因缺陷[91]。

HP患者不但可以发生增生性息肉，还可发生无蒂锯齿状息肉、锯齿状腺瘤、典型的腺瘤和混合性锯齿状腺瘤性息肉（图12.15）。世界卫生组织（WHO）对此综合征的诊断标准参见表12.5[92]。病人确诊的平均年龄在52岁到61岁之间[90]，但也有年轻人发病的报道。男女发病率相当。大多数病人的息肉数为30～100个。

分子遗传学研究表明至少有部分增生性息肉病的患者可能存在DNA甲基化的缺陷，因而导致了整个基因组CpG岛的高甲基化[93]。

遗传性混合性息肉病综合征

如其名所示，遗传性混合性息肉病综合征（OMIM登录号#601228）包括了非典型性幼年性息肉、锯齿状息肉及锯齿状腺瘤、典型的腺瘤以及癌等多种结直肠肿瘤的病变[94]。这种病变似乎仅累及结肠，尚未见胃肠道其他部位病变和肠外病变的报道。遗传性混合性息肉病综合征有两种类型。第一类与定位于第15号染色体的基因位点相关[95,96]，第二类与定位于染色体10q23的BMPR1相关[97]。

遗传性错构瘤性息肉病综合征

Peutz-Jeghers综合征

临床特征

Peutz-Jeghers综合征（Peutz-Jeghers Syndrome, PJS）（OMIM登录号#175200）是一种具有多效性遗传和不同外显率的常染色体显性遗传疾病。PJS的发病率约为1/120 000[98]。大约50%的病例有家族史；其余的50%是新发生的突变。PJS的发病率大约是FAP的1/10[99]。该综合征包括两个部分：（1）胃肠道错构瘤性息肉，（2）黏膜和皮肤黑斑（图12.16）。90%的病人患有黑斑，偶可不伴息肉。也有相反的情况，即有些家系的成员只有肠息肉。男女发病率相当。PJS的诊断标准在表12.6中列出。

最小的PJS确诊患者只有15天大[100]。空肠和回肠错构瘤性息肉常常引起肠套叠、腹痛、部分或完全性肠梗阻及出血[99]。因此，大多数病人表现为反复发作的痉挛性腹痛。婴儿或稍大患儿的大直肠息肉脱垂时，可以自肛门脱出。息肉可自行离断或继发扭转、套叠或因脱垂导致缺血，从而引起出血、贫血或大出血。随着息肉病的进展，原有息肉不断长大并且在肠道各个部位同时发生大批新息肉。

色素性病变一般在2岁时出现。色素斑累及口唇和口腔黏膜。黑斑倾向于在口、眼、鼻孔周围成群出现。也可见于齿龈、腭部、口咽或面部、前臂、手足和肛周皮肤。皮肤的色斑可以随着患者年龄的增大而减退或消失，这种情况常发生在青春期。此特点使诊断变得困难，特别是对于那些缺乏胃肠道息肉症状的病人。

颊部的色素斑表现为界限不清的蓝紫色斑块。组织学上，这些病变类似于雀斑，即黑色素细胞数目增多使得表皮基底层色素增加。虽然色素斑是PJS的特征性病变，但是有些患有结肠癌的非PJS患者也可以

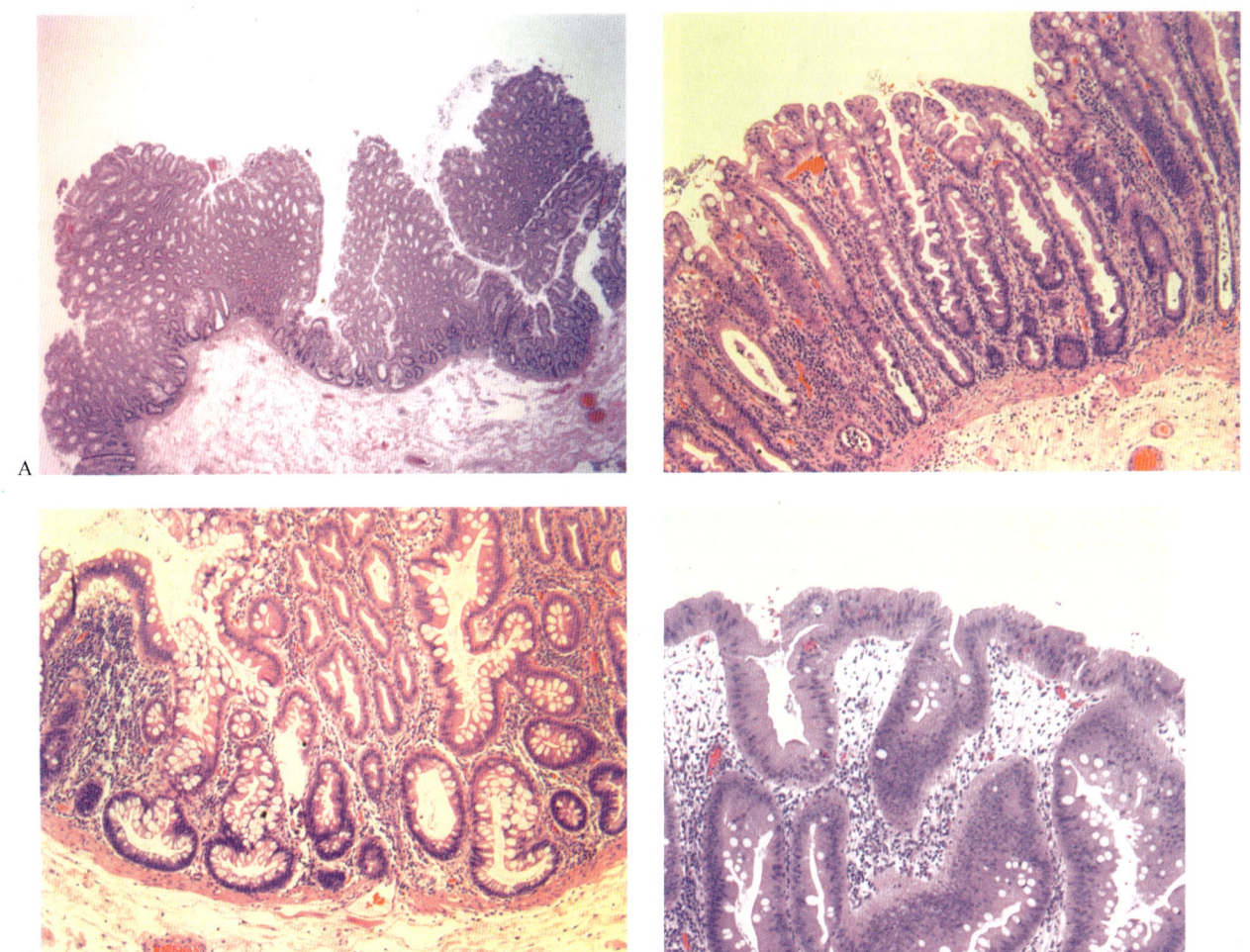

图 12.15　增生性息肉病。**A**：低倍镜示增生性息肉病患者病变中的锯齿状腺体。**B**：有些息肉表现为典型的增生性息肉，有些则呈现无蒂锯齿状息肉的特点（C）。**D**：息肉中偶见异型增生或腺瘤样变的病灶。

表 12.5　增生性息肉病的 WHO 诊断标准

1. 在乙状结肠以上的近端结肠至少有 5 个组织学确诊的增生性息肉，其中 2 个直径>10 mm，或
2. 增生性息肉病患者的一级亲属在乙状结肠以上的近端结肠发现任何数目的增生性息肉，或
3. 在整个结肠增生性息肉数目多于 30 个

获得像 PJS 一样的色素沉着性黑斑[101]。PJS 病人还可能患有其他一些非肿瘤性疾病（图 12.17）。这些疾病到底是 PJS 的一部分还是碰巧与 PJS 同时发生，尚待验证。

遗传特点

PJS 基因位于染色体 19p13.3，编码丝氨酸/苏

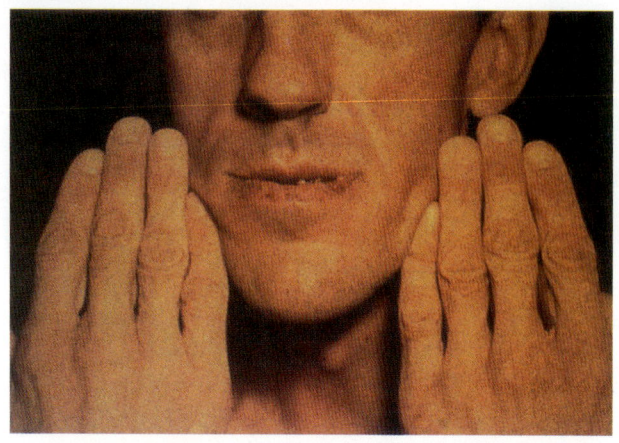

图 12.16　照片显示 Peutz-Jeghers 综合征患者特征性的黏膜色素沉着。

氨酸激酶 STK11/LKB1[102,103]。大多数 PJS 病例有 STK11 基因的胚系突变或杂合性缺失[103]。PJS 家族的后代以常染色体显性遗传的方式遗传了 STK11 的单等位基因的点突变，此为第一次打击。第二次打击发生在 PJS 病变组织。STK11 基因的胚系突变通常为截短型，有时也发生错义突变。大约 70% 的家族性 PJS 患者和 30%～70% 的散发性 PJS 患者携有 STK11 基因的突变[104]。

STK11 基因是一个肿瘤抑制基因，由 9 个外显子组成。它在成人的组织中广泛表达[103]。STK11 基因的产物分布在胞核和胞浆中，是环鸟苷单磷酸 (AMP) 依赖性蛋白激酶的底物[105]。它编码的蛋白是 LKB1，与 p53 相互作用并调节特异性 p53 依赖性凋亡通路[106]。在 LKB1 表达缺失的癌细胞系中恢复其表达则可导致细胞周期停滞在 G1 期，并可诱导 CDK1 抑制因子 p21 的表达[107]。

PJS 基因的发现使得对受累家族进行基因筛查成为可能。突变检测是对基因全长进行测序。肿瘤患者的错构瘤中显示有 19p 杂合性缺失 (LOH)、β-catenin 突变、p53 位点的突变或杂合性缺失 (LOH)。这些发现表明，β-catenin 和（或）p53 的突变可能促进了错构瘤性息肉发展成为腺瘤或癌[108]。

表 12.6　Peutz-Jeghers 综合征 (PJS) 的诊断标准

1. 3 个或 3 个以上组织学确诊的 Peutz-Jeghers 息肉，或
2. 有 PJS 家族史者发生任何数量的 Peutz-Jeghers 息肉，或
3. 有 PJS 家族史者出现黏膜皮肤色素沉着，或
4. 任何数量的 Peutz-Jeghers 息肉伴黏膜皮肤色素沉着

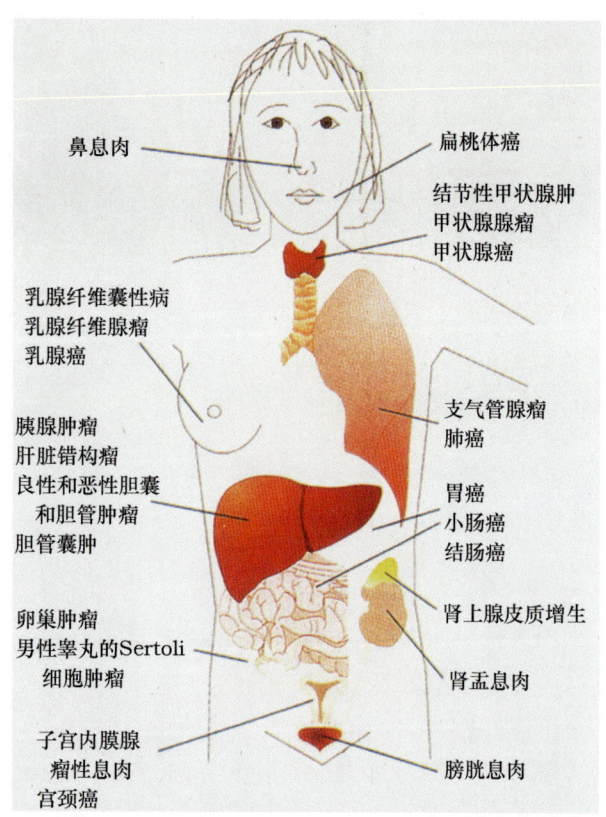

图 12.17　Peutz-Jeghers 综合征患者多种肠内和肠外病变的示意图。

大体特点

整个胃肠道均可发生错构瘤性息肉，发病率由高至低依次为空肠、回肠、结肠、胃、十二指肠和阑尾。不同人群中息肉的分布不同。肠道 PJS 息肉的数量通常为十几个而非上百个，可无蒂或有蒂，表面光滑分叶状。息肉的直径从小至几毫米到大至 6～7 cm 不等（图 12.18 和图 12.19），但大部分直径都在 0.5～1 cm 左右。息肉主要位于空肠和回肠的病人很可能是 PJS 患者，因为其他息肉病综合征通常不在这些部位发生多发性息肉。

胃的 PJS 息肉通常发生在胃窦部，往往比幼年性息肉病、Cowden 病或 Cronkhite-Canada 综合征相关的胃息肉体积大。肉眼上与胃腺瘤相似。

组织学特点

虽然肉眼上与其他类型的胃肠道息肉不易鉴别，但 PJS 型的肠错构瘤有非常典型的组织学特点。息肉的上皮成分与其发生部位的固有上皮类型一致。小肠

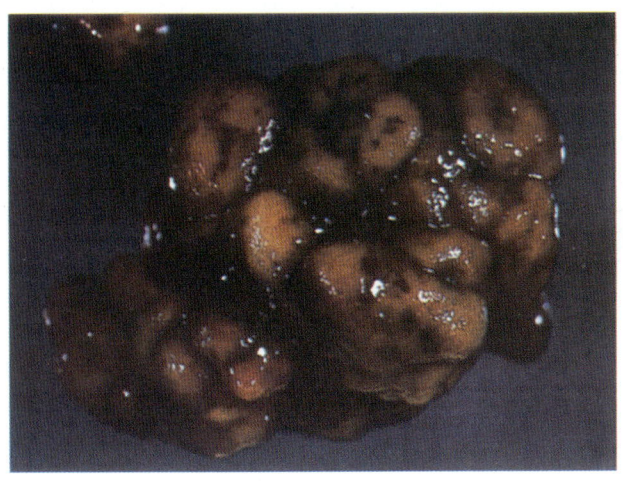

图 12.18　Peutz-Jeghers 综合征。Peutz-Jeghers 息肉的大体形态。

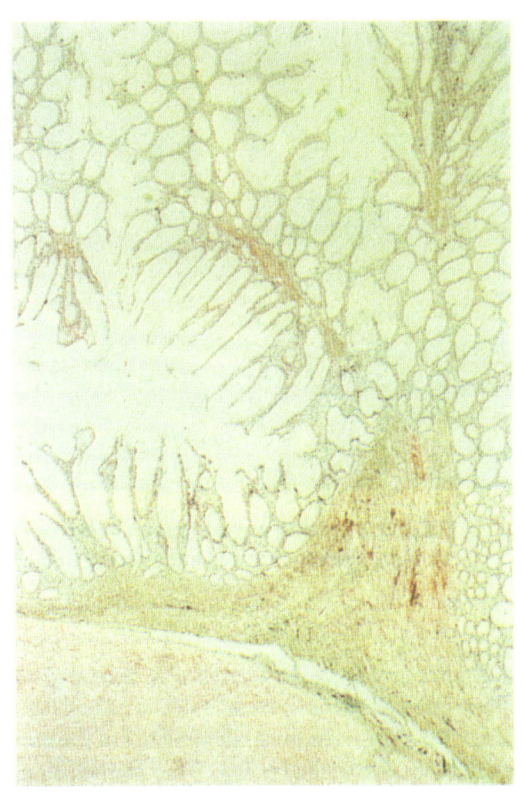

图 12.19　低倍镜示 Peutz-Jeghers 息肉，可见呈树状分支的平滑肌纤维束，其上被覆有分支的腺体。

的 PJS 息肉包括被树状分支的平滑肌所分隔的长短不一的隐窝和绒毛。平滑肌纤维从病变的中心像树样发出分支（图 12.19 和图 12.20）。肌束一直延伸至息肉的顶部，并且越接近息肉的表面，肌束越细。每一个分支表面都有黏膜被覆（图 12.20）。与幼年性息肉不同，PJS 息肉的黏膜固有层是正常的。一些腺隐窝呈囊性扩张，而另一些腺隐窝上皮则呈乳头状向腔内突起，形成锯齿样结构，颇似增生性息肉或锯齿状腺瘤。小肠 PJS 息肉的隐窝和绒毛被覆正常的小肠黏膜上皮，包括杯状细胞、吸收细胞、内分泌细胞和 Paneth 细胞。十二指肠病变则包含 Brunner 腺体。这些细胞间的比例保持正常，但在某些部位，某种细胞可能占优势。PJS 息肉的表面可能伴有急性炎症及

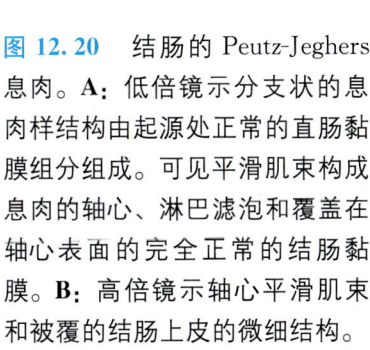

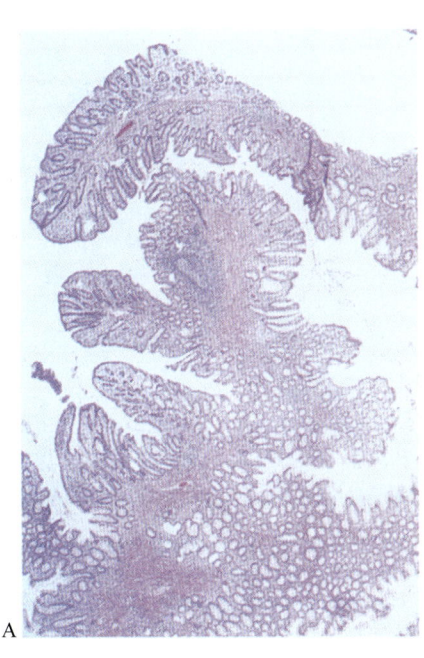

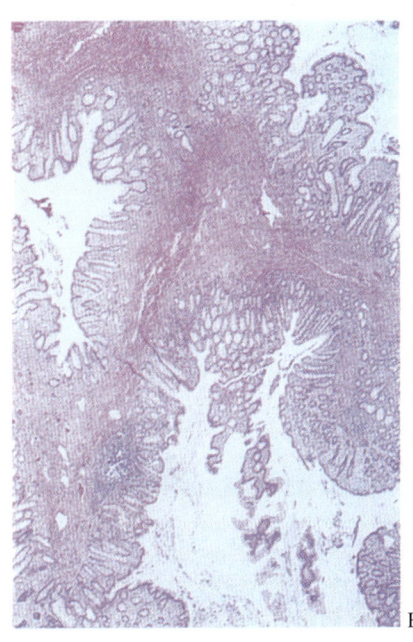

图 12.20　结肠的 Peutz-Jeghers 息肉。A：低倍镜示分支状的息肉样结构由起源处正常的直肠黏膜组分组成。可见平滑肌束构成息肉的轴心、淋巴滤泡和覆盖在轴心表面的完全正常的结肠黏膜。B：高倍镜示轴心平滑肌束和被覆的结肠上皮的微细结构。

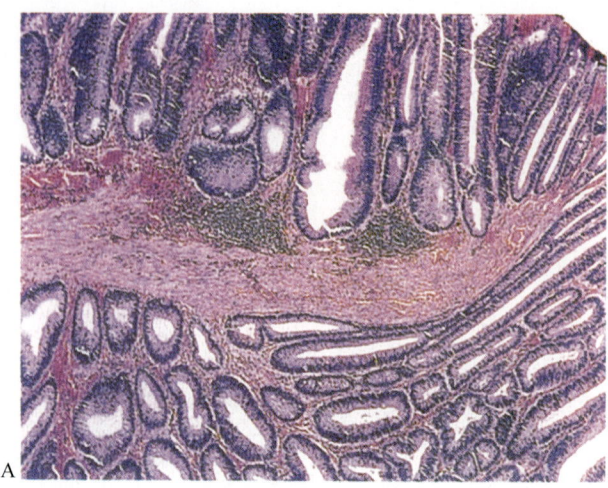 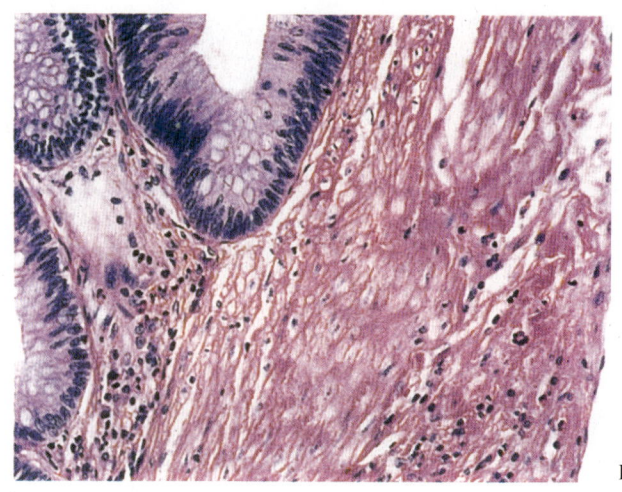

图 12.21　结肠的 Peutz-Jeghers 息肉。**A**：此病变发生了腺瘤性转化。**B**：宽大的平滑肌束穿过病灶。

表浅糜烂，还有再生现象。因此，在再生区域可以看到隐窝延长，扩大的增殖带内深染的新生细胞排成长列。这些再生区域内通常可以看到核分裂现象。极少数息肉可有骨化生区域。

结肠的 PJS 息肉与小肠息肉相似，只是结构更简单些。包括延长的、偶有分支的隐窝（图 12.21）。息肉表面可形成绒毛状结构。隐窝表面被覆吸收细胞和杯状细胞，大多数病例中杯状细胞占优势（图 12.19 和 12.20）。糜烂的息肉中的不成熟上皮带延长并可见核分裂象。结肠病变中交错分支的平滑肌束比小肠少见，特别在较小的病变中几乎看不到。

胃的 PJS 息肉由胃小凹或胃窦的腺上皮细胞混以内分泌细胞组成。与结肠的病变相似，胃的 PJS 息肉中缺少像小肠 PJS 息肉那样的典型的分支状平滑肌束。当病变中缺少平滑肌束时，胃的 PJS 息肉则与胃增生性息肉类似。

10% 的小肠 PJS 可见良性腺体位于黏膜下层、固有肌层，甚至浆膜（图 12.22 和 12.23）。在胃或大肠的病变中这种腺上皮误位一般不常见。有时深在的腺体与表浅的腺体是相连的，有些病例则并不相连。这些病变的基底部可以形成明显的黏液囊肿（图 12.23）。在黏液湖中可见折曲的腺上皮和营养不良性钙化灶。良性的上皮细胞形态可将这种区域与浸润癌区鉴别。

较少的情况下，黏膜表面虽然没有息肉，但可在肠壁深部或浆膜面发现腺体。大体上，这些病变表现

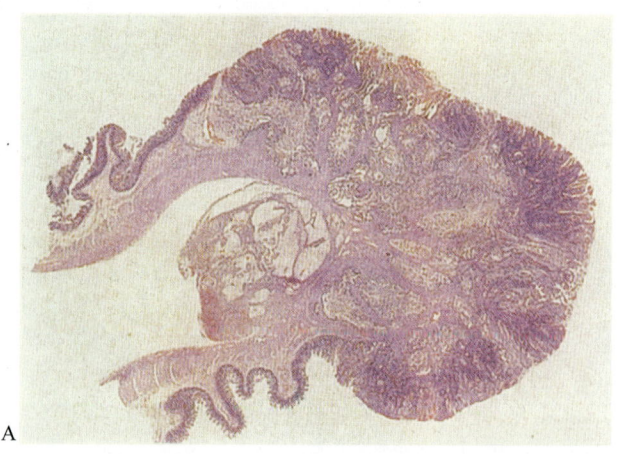 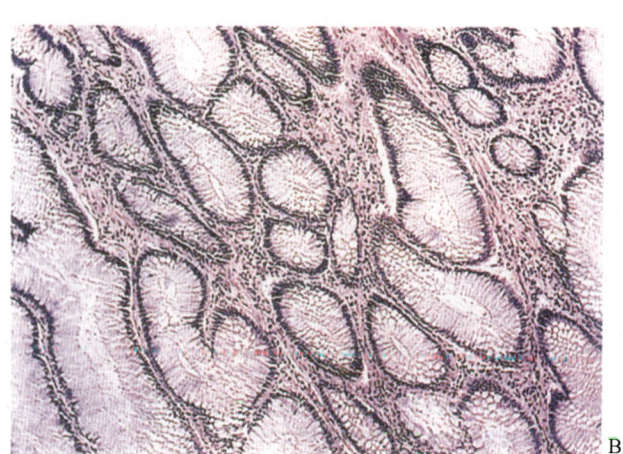

图 12.22　Peutz-Jeghers 息肉（PJP）的组织学特点。**A**：示小肠的 PJP。**B**：示结肠的 PJP。结构不规则、起源部位的固有腺上皮和平滑肌束紧密结合是二者的显著特征。小肠的 PJP 还包含有肠源性囊肿。

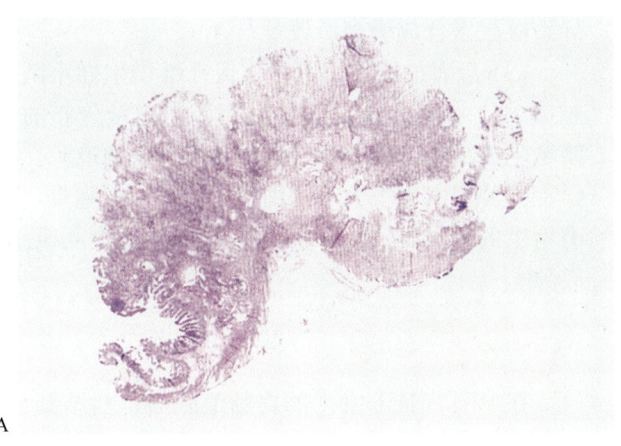
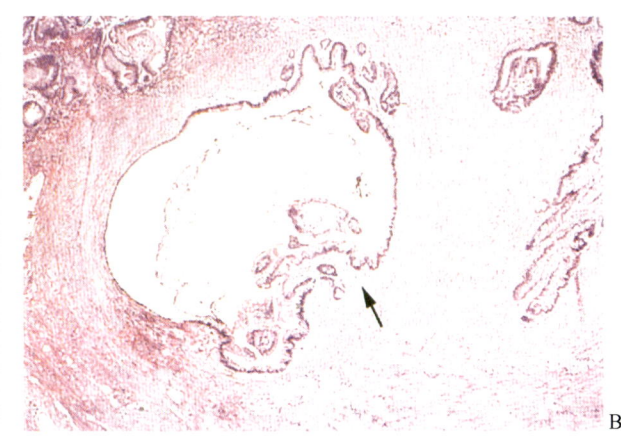

图 12.23　小肠的 Peutz-Jeghers 息肉。**A**：低倍镜示宽基底的短蒂息肉。多个腺体被包埋在增生的平滑肌中。病变的中心部位包含有一个较大的囊性区域，在 B 图中显示得更为清楚。**B**：囊肿中央有黏液聚集。囊肿的大部分区域被覆有增生的腺上皮，有时带有固有膜成分（箭头所示）。局灶的黏膜上皮变扁平甚至完全消失。

为肠壁内的结节。组织学上，病变的腺体部分或全部被覆正常的杯状细胞、柱状吸收细胞、内分泌细胞和（或）Paneth 细胞。有时，黏液囊肿可无上皮被覆。这种现象被称作"深在性囊肿性肠炎"（"enteritis cystica profunda"）（图 12.22 和 12.23）。导致这种腺体误位至肠壁深部的原因有两种：其一，这些误位的腺体是肠道错构瘤性病变发生过程中的一部分；其二，这些病变是由先前的创伤导致的腺体陷入造成的，例如可能继发于肠套叠。

PJS 息肉中有时可见境界清楚的印戒细胞灶，这可能是肠套叠或息肉被牵拉或扭转造成的。这些情况使得局灶黏膜上皮缺血、脱落。脱落的上皮细胞聚集在表面开口被阻塞的黏膜皱襞中，其中的杯状细胞变圆，形成印戒样外观。这些良性的印戒细胞聚集在黏膜浅层，颇似印戒细胞癌，但缺乏诊断为癌所必需的细胞学特点。

肠道外肿瘤

PJS 病人肠道外错构瘤和恶性肿瘤的发病率有所升高（图 12.17）。输尿管、膀胱、肾盂、支气管和鼻腔均可发生错构瘤性息肉。PJS 相关的肠外癌肿最常发生在生殖器官和乳腺。女性 PJS 患者的生殖器官经常发生子宫颈的恶性腺瘤、卵巢黏液性肿瘤和卵巢环管状性索间质肿瘤（sex cord tumors with annular tubules，SCTATs）[109]。SCTATs 几乎仅见于女性，并被视作为此综合征的表型之一。这些肿瘤通常是单独发生的，仅在极少情况下，一个病人可以同时发生上述三种肿瘤[110]。病人还可以发生双侧乳腺癌[111]。

SCTATs 的形态学特点介于颗粒细胞瘤和 Sertoli 细胞瘤之间（图 12.24）。典型的 SCTATs 多为良性肿瘤，双侧多发，体积较小，甚至只能在镜下可辨，伴有钙化。经常是在因其他原因切除的卵巢中偶然发现。SCTATs 的特点是形成围绕透明小体的环状小管（图 12.24）。

其他类型的间质肿瘤可引起高雌激素血症而导致性早熟或月经周期不规律。这些间质肿瘤与 SCTATs 的不同之处在于它们体积较大[112]，且组织学形态较为复杂，常弥漫性排列并伴中空的管状分化、微囊和乳头形成。肿瘤主要包括两种类型的细胞，一种胞浆较少，而另一种胞浆丰富。这种独特的结构和细胞学

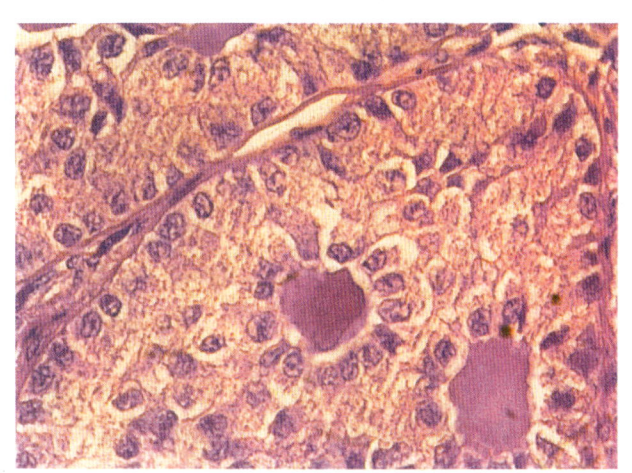

图 12.24　患有 Peutz-Jeghers 综合征的年轻女性发生的卵巢环管状性索间质肿瘤。

类型仅见于PJS患者[113]。

恶性腺瘤是一种分化极好的腺癌，或称微小偏离性宫颈腺癌。病理组织学上，此肿瘤由看似良性的不规则的宫颈腺体组成。肿瘤可浸润宫颈间质、神经和血管。一些患有恶性腺瘤的PJS患者的子宫内膜和输卵管可出现黏液性上皮[114]，提示恶性腺瘤已直接蔓延至此[115]。其他可以累及输卵管的黏液性病变，包括不伴有卵巢和子宫黏液性病变的黏液上皮化生、黏液性原位癌和黏液性囊腺瘤[116]。

男性PJS患者可发生睾丸肿瘤，患者通常是儿童伴雌激素生成过多及乳腺发育，这种病变相当于卵巢的SCTATs。男童发生的女性化Sertoli肿瘤镜下由卵圆形Sertoli样细胞围成的极度扩张的生精小管组成。强嗜酸性的基底膜包绕在小管周围并穿插在细胞间，形成透明的卵圆形小体和微小钙化灶。这是由于肿瘤细胞内芳香化酶细胞色素P450的基因转录增多导致雌激素合成增多所致[117]。

PJS患者的腹腔内可发生促纤维增生性小圆细胞肿瘤[118]。在一个案报道中，腹腔内弥漫分布的促纤维增生性小圆细胞肿瘤显示出多向分化的迹象。组织学上，肿瘤由中等大小的细胞构成实性细胞巢，周围有增生的纤维间质包绕。许多细胞巢中可见腺样腔隙[118]。

胃肠道癌

在PJS背景下发生的胃肠道肿瘤包括结肠、胃、胰、小肠、胆囊和胆管的癌。有个案曾报道一小肠PJS息肉发生的肉瘤，并转移至肝脏[119]。John Hopkins大学息肉病登记处统计的PJS患者癌症发病率是48%，其中77%发生于胃肠道[110]。Spigelman等人报道总的癌症发病率为22%[120]。该组病例中胃肠道来源者略高于半数。癌发生于PJS息肉内的腺瘤性区

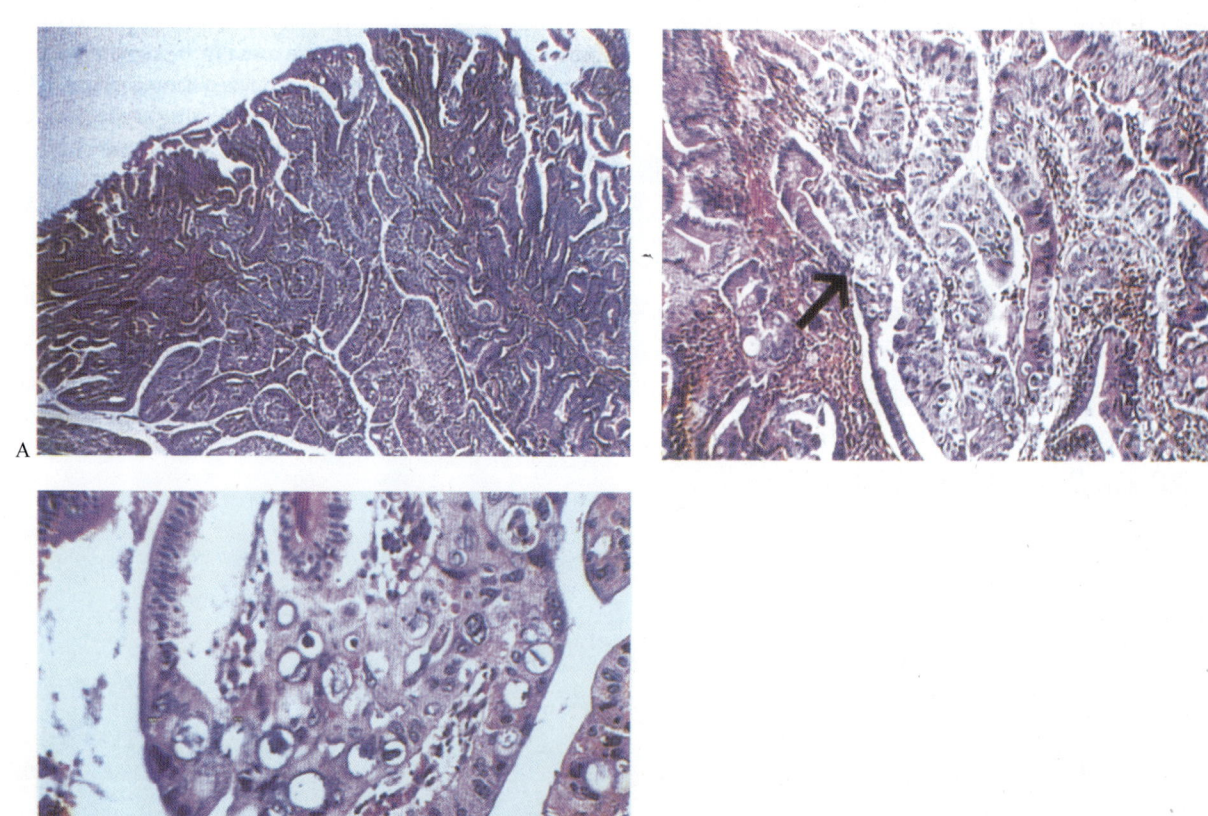

图12.25 包含有灶状腺瘤性上皮和黏膜内癌的小肠Peutz-Jeghers息肉。**A**：显示了杂乱无章的结构和腺瘤性腺体。**B**：箭头上方是腺瘤性上皮和黏膜内癌之间的移行区。**C**：高倍镜示黏膜内癌。细胞呈现明显的恶性特点。仍可见少量残存的正常上皮。

表 12.7　幼年性息肉的分类

息肉类型	息肉位置	家族史
孤立性幼年性息肉	仅见于结肠和直肠	无
结肠型幼年性息肉病	结肠和直肠，小肠少见	40%的患者有
胃肠道幼年性息肉病	从胃到直肠	有
胃家族性幼年性息肉病	仅见于胃	有

域，这个区域通常靠近息肉的腔面（图 12.25）。这些癌肿组织学上与其他发生在该部位的癌肿相同。肿瘤由大小不等、形状不规则的腺体及腺体周围的纤维性间质组成。上皮细胞深染，具多形性，核分裂象多见。相当多的 PJS 患者在年轻时即发生恶性肿瘤，部分在 10～30 岁时发生[110]。而且癌肿多位于胃十二指肠区域，而此区域对普通人群来说并非癌肿的好发部位。综合病人的年龄和肿瘤的解剖学分布，提示这些肿瘤是综合征的一部分，而非独立散发的事件。

治疗

由于患癌的危险性升高，疑为 PJS 的病人要进行常规筛查。建议对开始有症状的患者和虽然没有症状但年龄接近 20 岁的患者进行结肠镜检查以监测胃肠道恶性肿瘤[121]。检查的间隔时间取决于息肉的数目，但至少要每 3 年检查一次。如果初次检查就发现了多发性息肉，那么每年应至少行一次内镜检查直到所有的息肉被清除掉。胃肿瘤的筛查包括从十五六岁开始每两年进行一次上消化道内镜检查[122]。小肠肿瘤的筛查包括每年进行小肠造影或胶囊内镜检查。胰腺癌的筛查包括从 30 岁开始每 1～2 年进行一次内镜超声或腹部超声或 CT 检查[122,123]。乳腺癌检测包括从 25 岁开始每年一次的乳腺体检和每 2～3 年一次的乳腺 X 线造影。妇科肿瘤的筛查包括从 20 岁开始每年一次的盆腔检查和巴氏涂片检查。睾丸肿瘤的筛查应从 10 岁开始。

幼年性息肉病

幼年性息肉是最常见的儿童胃肠道息肉，累及大约 1%的儿童[124]。过去认为，幼年性息肉是炎性息肉，但现在被确认是错构瘤。大多数幼年性息肉是独立性病变而非泛发性息肉病综合征的一部分。幼年性息肉发病年龄为 1～10 岁，发病高峰在 2～4 岁。第二个发病高峰在 25 岁左右。单纯的息肉男女发生率相当，但是多发性息肉以男性为多见[124]。如果幼年性息肉是多发性的，则被称为泛发性幼年性息肉病、多发性幼年性息肉病、家族性幼年性息肉病或结肠幼年性息肉病（表 12.7）。多发性幼年性息肉也可发生于 Cowden 病患者和 Bannayan-Riley-Ruvalcaba 综合征患者，但是后二者除了患有幼年性息肉还伴有其他异常。

幼年性肠息肉病（polyposis, juvenile intestinal, PJI. OMIM 登录号♯174900）可以是家族性的，也可以是散发性的。本病为常染色体显性遗传病，20%～50%的患者有息肉家族史。本病较少见，每 100 000 新生儿中约有 1 人发病，是 FAP 发病率的 1/10[125]。PJI 病人有多发性幼年性息肉，不但可以发生在大肠，也可发生在小肠和胃。极少数病人的息肉仅局限于胃，所以一度被认为是一种不同类型的息肉病。胃家族性幼年性息肉病目前在 OMIM 中被归为 PJI 的一个亚型。幼年性息肉病的诊断标准参见表 12.8。

临床特点

PJI 的临床经过随息肉的数目和位置不同而异。88%的息肉位于距痔环 20 cm 以内，因此很容易通过乙状结肠镜检查发现。胃部受累的患者行上消化道内镜检查时可以发现息肉覆盖在胃黏膜表面。PJI 患者

表 12.8　幼年性息肉病的诊断标准

不伴有 Cowden 病或 Bannayan-Riley-Ruvalcaba 综合征的肠外症状，并至少符合下列条件之一：
1. 结肠有 5 个以上的幼年性息肉。
2. 有幼年性息肉病家族史的患者发生任何数目的错构瘤性息肉。
3. 有结肠外的幼年性息肉。

在儿童时期就可以出现症状，这点与 FAP 患者有所不同，后者在青春期前很少出现症状。根据临床表现和病程，幼年性息肉病可以被分为几种亚型[126]。已确认的有三种亚型：婴儿型幼年性息肉病、结肠型幼年性息肉病和泛发型幼年性息肉病。婴儿型幼年性息肉病（也被称作婴儿型 Cronkhite-Canada 综合征）的特点是出现血性腹泻、蛋白质丢失性肠病、低蛋白血症、贫血、全身水肿和生长迟缓，并在一岁以前死亡。有研究认为这种亚型的遗传方式是常染色体隐性遗传[127]。

结肠型幼年性息肉病的特点是息肉局限于结肠，而泛发型幼年性息肉病则是整个胃肠道均可发生息肉。这两种亚型通常在 1~20 岁时发病。最常见的临床表现是无痛性直肠出血，几乎所有的患者都有这种症状。少数病人还会出现其他的临床表现，包括直肠脱垂或息肉膨出、腹痛、肛门瘙痒、腹泻、便秘或出血。息肉病广泛分布的病人还可出现肠套叠、蛋白质丢失性肠病、吸收不良和腹泻。息肉可以自行离断并排出体外。

幼年性息肉病患者可以出现肠道外症状，包括杵状指（趾）、生长迟缓、眼距过宽或巨颅症。15% 的病人出生时伴有相关的先天性缺陷，包括中肠的旋转不良、心脑异常、腭裂、多指（趾）畸形、泌尿生殖道缺陷、肺动静脉畸形、肺动脉狭窄和毛细血管扩

张。这些病人往往没有家族史[128]（表 12.9）。幼年性息肉病患者发生结直肠癌、胃癌、十二指肠癌和胰腺癌的危险性升高[129,130]。

据报道，数个呈常染色体显性遗传的幼年性息肉病家系同时有肺和（或）脑的动静脉畸形、皮肤毛细血管扩张症、蛛网膜下腔出血、肥大性骨关节病和杵状指（趾）（OMIM 登录号♯175050）。其中的许多病人在儿童或少年时期出现息肉，主要位于结肠和小肠[126]。这种现象是代表了与幼年性息肉病不同的某种独特的单基因异常，还是幼年性息肉病和 Osler-Rendu-Weber 病碰巧同时发生，目前还不清楚。

遗传学特征

大约有一半的幼年性息肉病家系携有下列两个基因之一的胚系突变，这两个基因是 SMAD-4 和骨形成蛋白受体 1A（BMPR1A）[131-133]，它们的功能不全干扰了 TGF-β 信号通路。SMAD-4 和 BMPR1A 的突变率相当，在幼年性息肉病患者中均为 20% 左右[134]。

SMAD-4（也被称为 MADH4 或 DPC4）位于 18q21.1。约 15% 的结直肠癌和多达 50% 的胰腺导管癌发生了此基因的体细胞突变[131,132]。最常见的突变是第 9 外显子中第 4 个碱基的缺失。但也有其他多种突变的报道[133,134]。SMAD-4 编码 60.4kD 的蛋白质，其作用是充当 TGF-β 信号通路在胞浆中的介质。被 TGF-β 或其他相关配体激活后，丝氨酸/苏氨酸激酶型受体磷酸化 SMAD 家族中的蛋白分子，后者与 SMAD-4 形成异聚体复合物，然后，这些复合物被运送至胞核与 DNA 相互作用，引起生长抑制或诱导凋亡。

BMPR1A 在 TGF-β 信号通路中位于 SMAD-4 的上游，它编码了一个丝氨酸/苏氨酸激酶型受体。当其被磷酸化激活后会进一步磷酸化 SMAD 蛋白家族成员。目前在 PJI 家系中发现了 BMPR1A 有很多不同的突变点[134]。突变通常使得受体丢失了细胞内的丝氨酸/苏氨酸激酶结构域而不能活化与 SMAD-4 结合的蛋白分子，从而使信号通路中断。

SMAD-4 突变的患者和 BMPR1A 突变的患者可有一些不同的临床病理表现。SMAD-4 突变的患者比 BMPR1A 突变的患者发生上消化道息肉的概率更高，且更倾向于有幼年性息肉的家族史[135,136]。

表 12.9　幼年性息肉病的相关病变

先天性病变
　　肠旋转不良
　　Meckel 憩室
　　脐瘘
　　肠系膜淋巴管瘤
　　脑积水
　　节细胞神经瘤
　　心脏病变
　　先天性肌张力缺失症
　　眼距过宽症
　　卟啉症
　　睾丸未降
　　多余趾
其他病变
　　肺动静脉畸形
　　肥大性骨关节病
　　腹膜后纤维化
　　绒毛状腺瘤

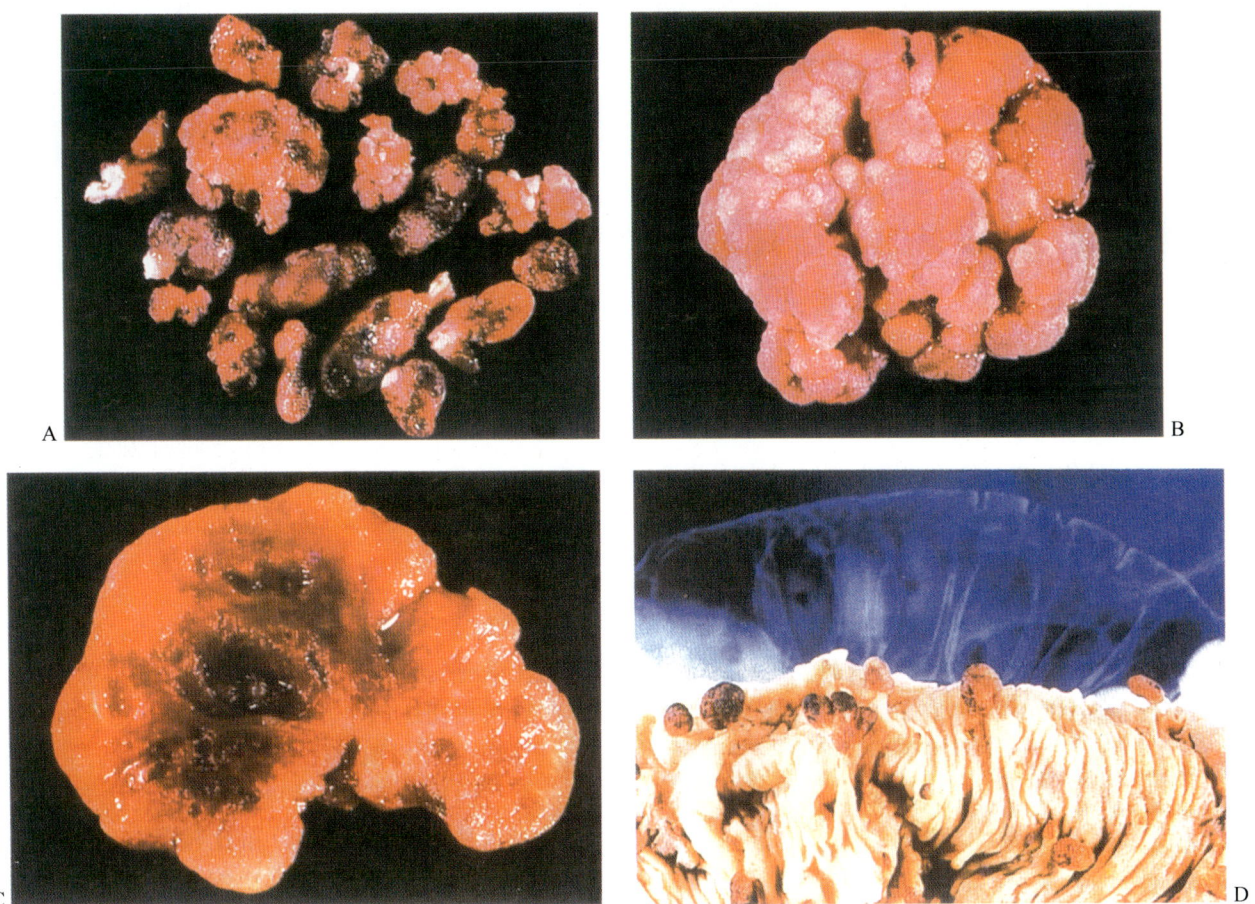

图 12.26　幼年性息肉。**A**：一年轻男孩行内镜检查时切除的多个息肉。**B**：将图片放大后，可见息肉表面呈颗粒状并分叶。**C**：息肉的切面可见出血灶和大量的囊性区域。**D**：同一病人的 X 线片与切除肠管的重叠比较。大量的有蒂息肉清晰可见。

大体和内镜下特点

幼年性息肉病患者的息肉数目通常为 50 个到上百个[137]。幼年性息肉体积相对较小，直径从 1 cm 到 5 cm 不等，大多数直径都在 1～1.5 cm。息肉之间的肠黏膜外观正常。大多数息肉有蒂，只有约 25% 的息肉是无蒂的。胃肠道不同部位发生的息肉大体形态相似。较大的病变呈灰粉色圆形、蘑菇样、分叶状。分叶状是由继发感染和溃疡导致的。如果收到的息肉标本是新鲜的，可在其表面看到一些白色的小斑，这是下方充满黏液的囊肿所致。较小的病变是圆形的，表面光滑。幼年性息肉的外表与腺瘤无法区分（图 12.26），但其切面可以看到多个大小不等的充满黏液的囊肿被包埋在灰色的纤维性间质中[137]（图 12.26）。

组织学特点

组织学上，幼年性息肉可以分为几种类型，包括典型的幼年性息肉或含有增生性、化生性、节细胞神经瘤性、腺瘤性或腺癌性病灶的幼年性息肉。典型的幼年性息肉是由发生部位固有的消化道腺体围以明显的间质组成（图 12.27～12.29）。大量的间质围绕在分支的、囊性扩张的或扭曲的腺体周围（图 12.27 和 12.28）。腺体的大小和形状各不相同，偶尔也会呈现像增生性息肉、锯齿状腺瘤或无蒂锯齿状息肉那样的锯齿状外观（图 12.29）。锯齿状结构是由腺上皮增生导致的。由腺上皮被覆的囊肿可以是空的，也可以充满黏液或炎细胞（图 12.27 和 12.28）。囊性扩张的腺体破裂可导致黏液、炎细胞和细胞碎片扩散到周围的固有层内（图 12.30）。被覆的上皮由于黏液潴留造成的压迫性萎缩程度不同可以呈柱状、立方形或

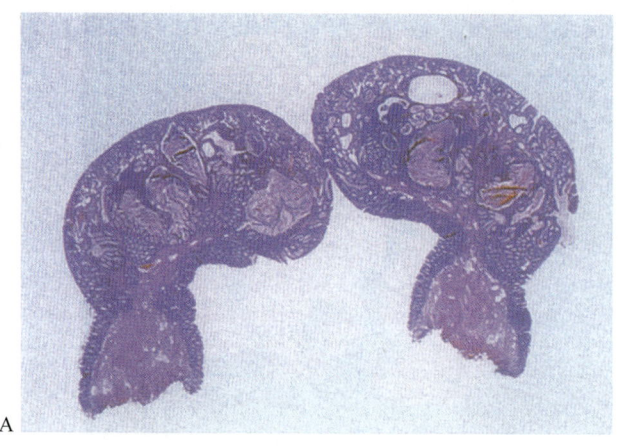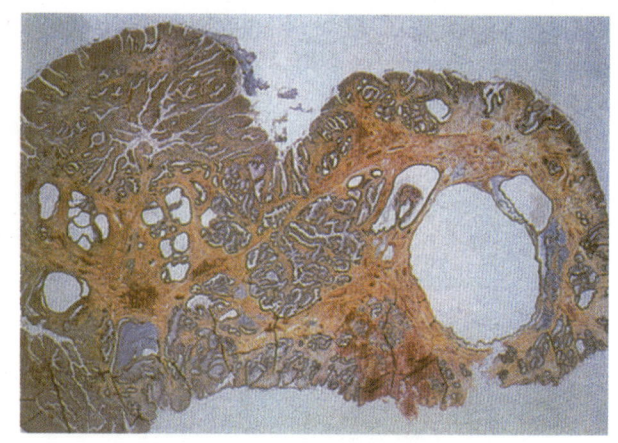

图 12.27　幼年性息肉的切除标本。A：电切的有蒂的结肠息肉。含增生的上皮和大的囊腔。B：另一标本包含有大量充血的间质和大囊腔。

扁平状，有时被覆上皮也可完全消失（图 12.30）。Paneth 细胞可以显著增多。息肉表面被覆单层立方或柱状上皮。杯状细胞经常散布在这些细胞之间。当息肉表面发生溃疡时，固有膜表浅层会有毛细血管增生形成的肉芽组织帽。当溃疡出现时，扩张腺体会更明显，毛细血管内皮细胞增生更显著，浸润的炎细胞数目也会增多。

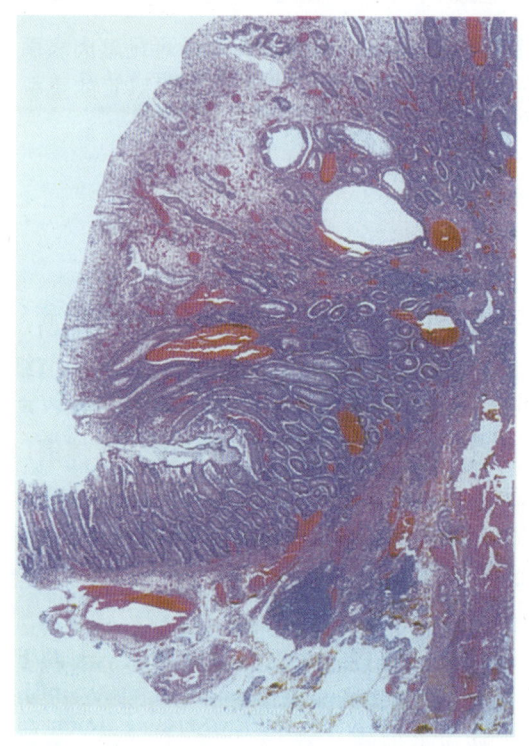

图 12.28　幼年性息肉病患者切除的标本。可见息肉显著充血，腺体呈囊性扩张。标本中含有大量间质及较少的腺体以致二者之间比例失调。

平滑肌纤维通常只存在于病变中央，在息肉的颈部比在息肉头部更丰富。有蒂息肉的颈部可以含有较致密的互相交织的平滑肌细胞。但是比 Peutz-Jeghers 息肉中的平滑肌稀疏得多（图 12.31）。

水肿的炎性间质使得息肉中的腺体互相分离，因此，这些腺体看起来分布比较稀疏。间质的数量通常与上皮的数量不成比例。幼年性息肉包含的间质成分比 Peutz-Jeghers 息肉和腺瘤都多。这些间质包括扩张的血管、出血或含铁血黄素沉积区和多少不等的炎细胞（图 12.32）。在溃疡边缘和扩张的毛细血管周围可见大量的中性粒细胞（图 12.32）。间质中也可看到显著的淋巴滤泡增生。当蒂部扭转时，息肉也会随之扭转，同时发生出血和溃疡。化生性间质改变包括出现异位的骨和软骨（图 12.32）。

胃的幼年性息肉包括增生的胃小凹上皮和伴有炎细胞浸润的水肿的间质，与更常见的胃的增生性息肉相类似，也与 Cronkhite-Canada 综合征相类似。确切诊断需要了解病人的临床背景，包括病人的年龄、症状、息肉的分布和数目及相关的肠外症状。结肠或胃的病变也可以发生异型增生和癌。

幼年性息肉中的节细胞神经瘤

幼年性息肉中的节细胞神经瘤样增生的特点是在固有层和黏膜下层见到成簇的成熟神经节细胞和增生的神经纤维束（图 12.33）。病人通常没有神经纤维瘤病和ⅡB型内分泌肿瘤的病史[138]，但是可能会伴有 Bannayan-Riley-Ruvalcaba 综合征（巨颅症、多发

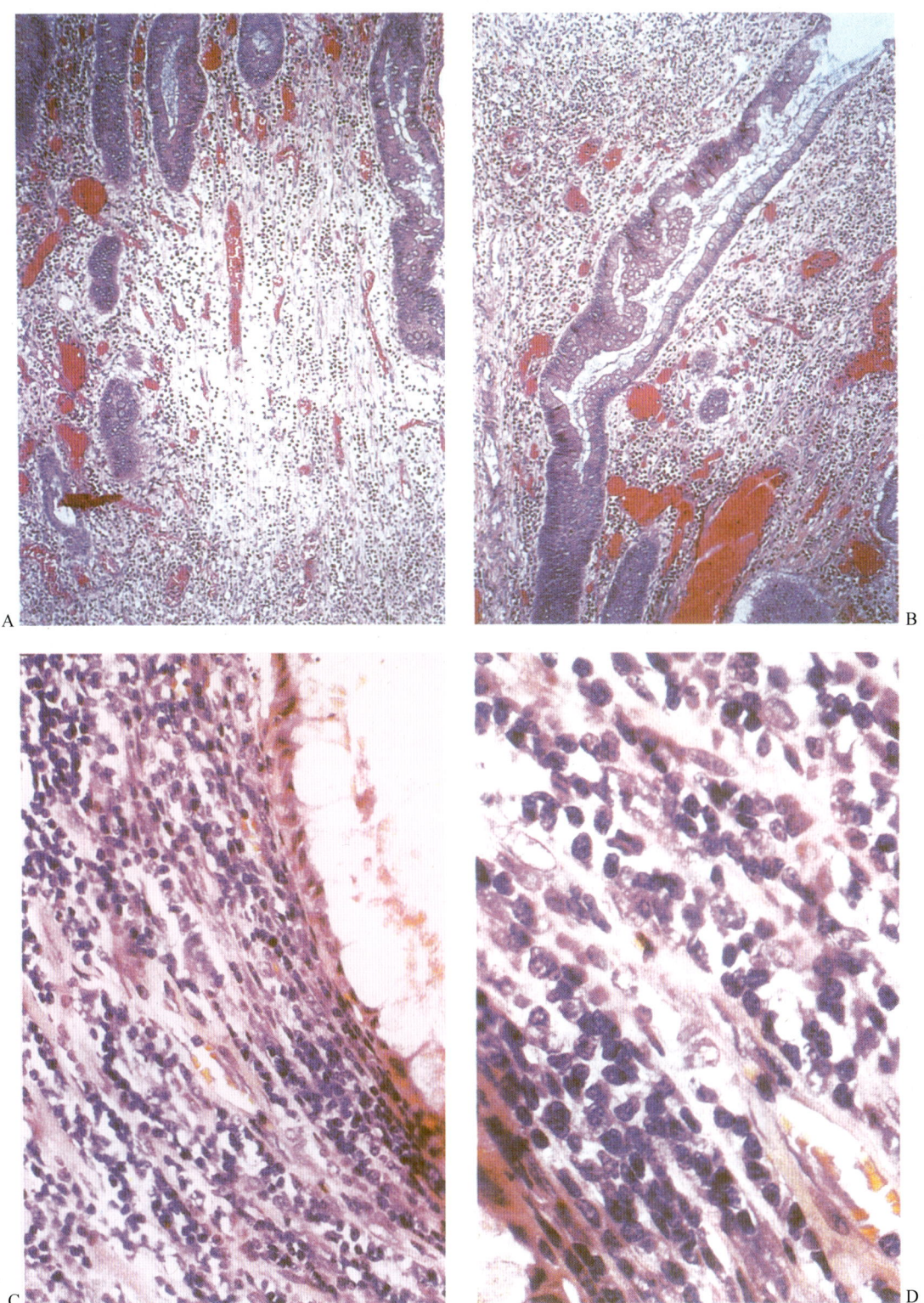

图 12.29 幼年性息肉。A～D 代表了病变的不同区域。A、B：示息肉固有层显著充血伴大量的单核细胞浸润。在图 B 中，上皮细胞的增生使腺体变得有些扭曲变形。C：边缘示增生性结肠上皮及腺体内明显的黏液。胞核被挤到细胞的基底部。周围的固有层中可见密集的单核细胞浸润。D：高倍镜示浸润的单核细胞。

A B C D

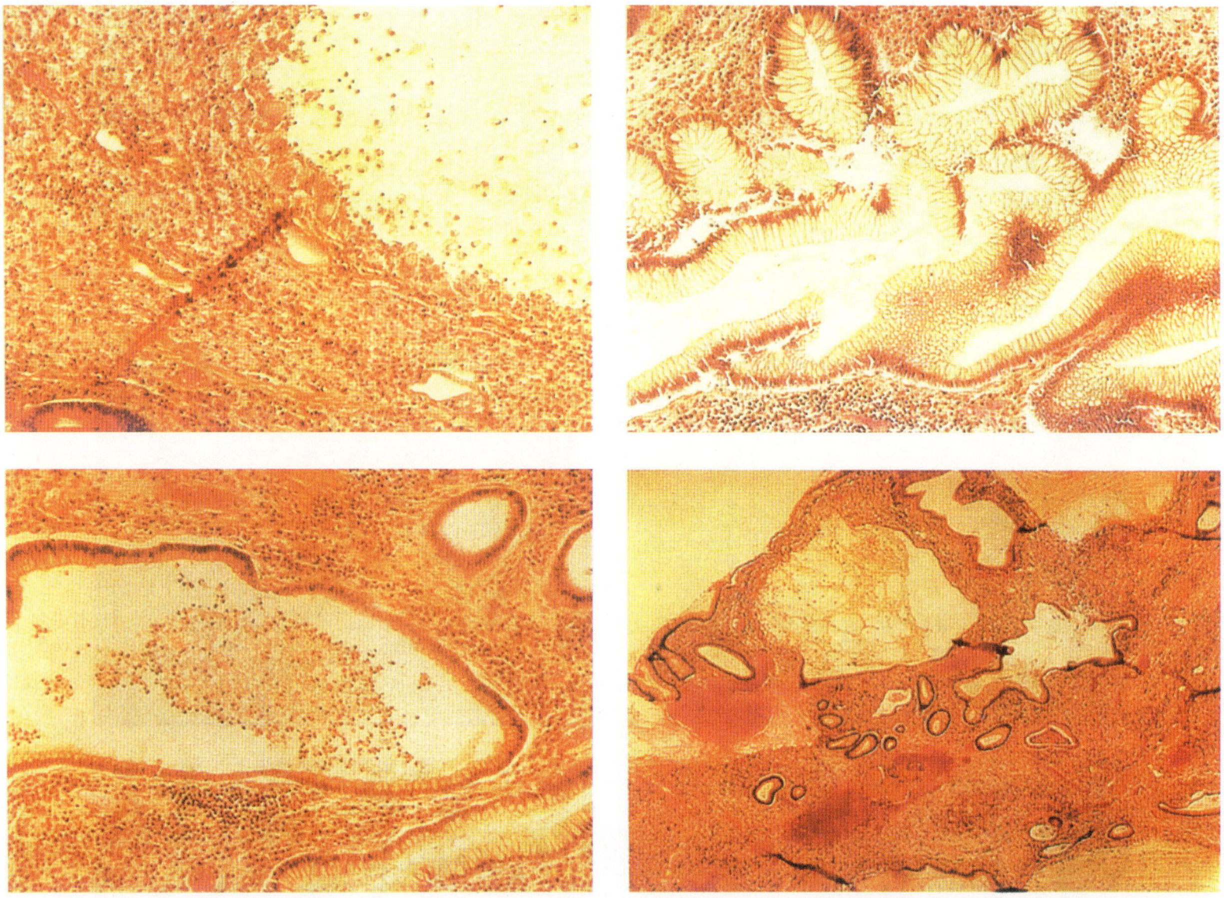

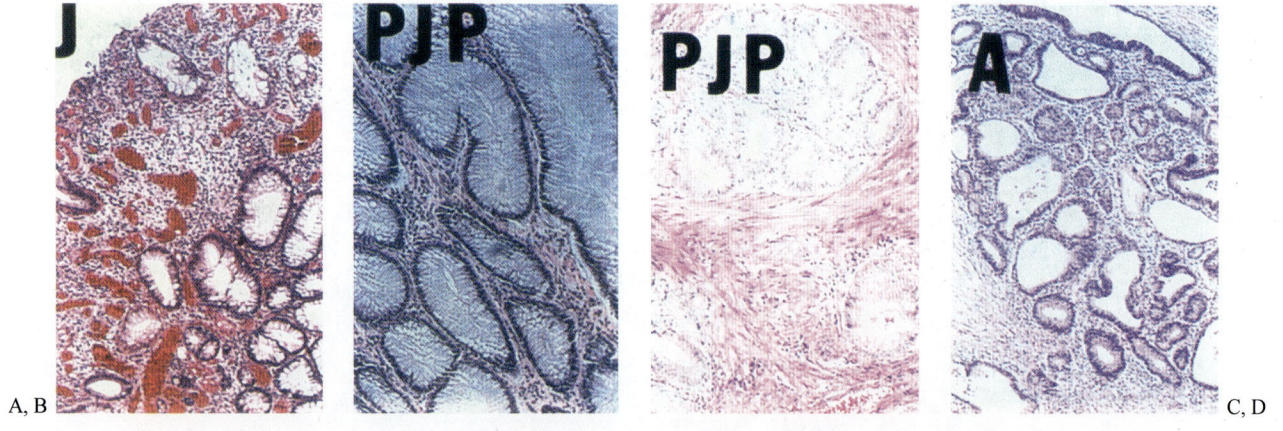

图 12.30 幼年性息肉的切片显示不同的组织学特点。**A**：示充满黏液的腺体破裂，被覆上皮变得模糊不清。**B**：示腺体高度扭曲变形。**C**：示萎缩腺体形成的隐窝小脓肿。**D**：示明显紊乱的组织结构。

A, B C, D

图 12.31 幼年性息肉、Peutz-Jeghers 息肉及腺瘤性息肉的比较。可以发现，幼年性息肉（图 A）比其他类型的息肉（图 B、C）充血更严重，且间质成分比例更高。Peutz-Jeghers 息肉含有大量的腺体及数量不等的平滑肌束。A 图至 C 图的上皮呈良性，而 D 图的上皮深染，且出现了背靠背的腺体。

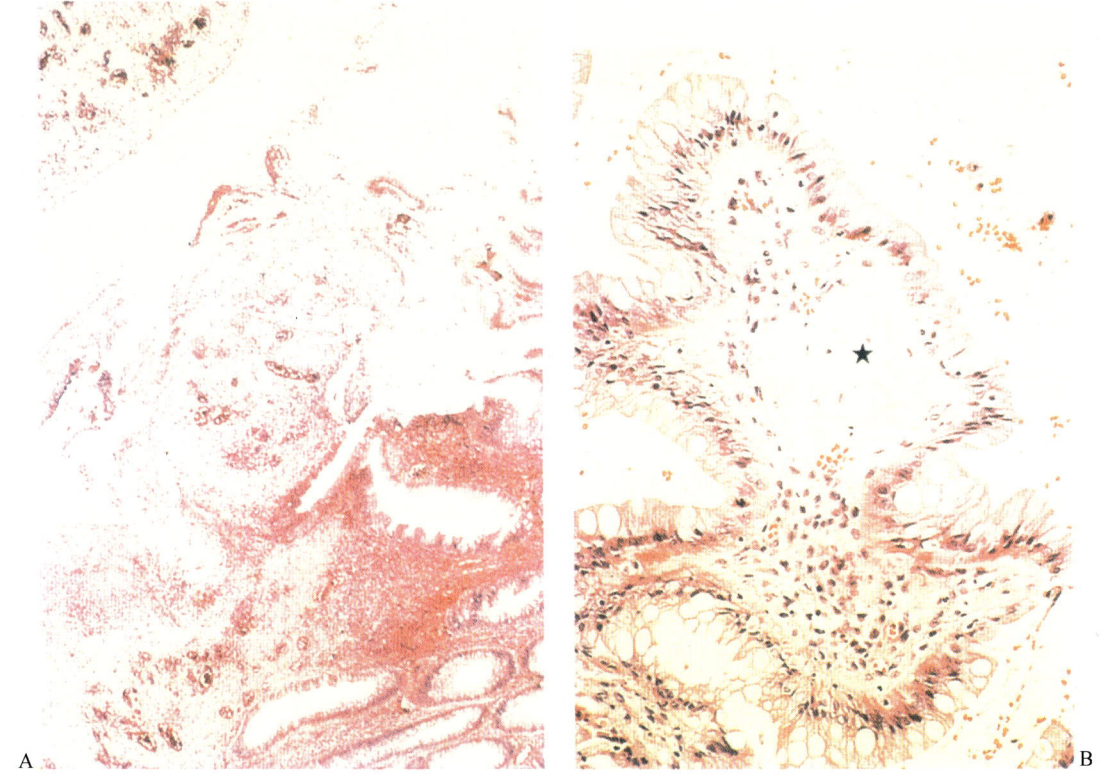

图 12.32　幼年性息肉的间质改变。**A**：如本例所示，幼年性息肉的表面常有糜烂和溃疡。**B**：如图所示（星号），有些息肉可以发生骨或软骨的化生。

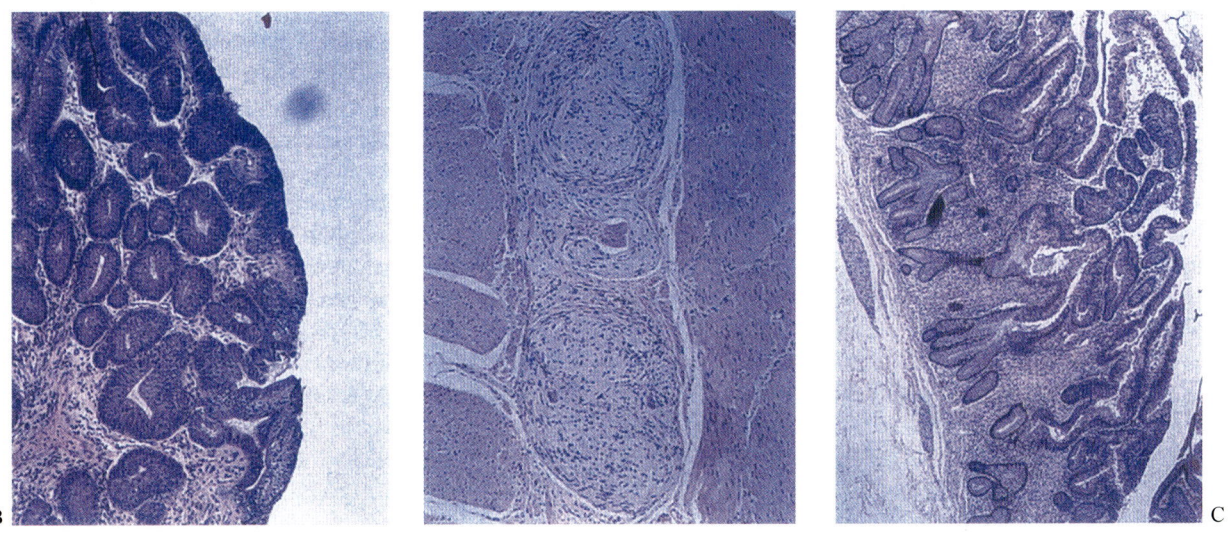

图 12.33　伴有节细胞神经瘤性增生的幼年性息肉。图 A 至图 C 来自同一息肉。**A**：显示息肉内出现非典型上皮。**B**：肠肌间神经丛的显著增生及神经瘤样增生。**C**：典型的幼年性息肉病变伴固有层神经组织的增生，使得固有层细胞数量较正常增多。

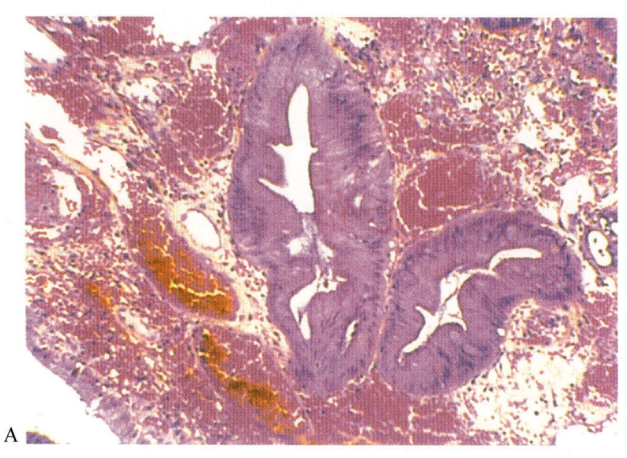 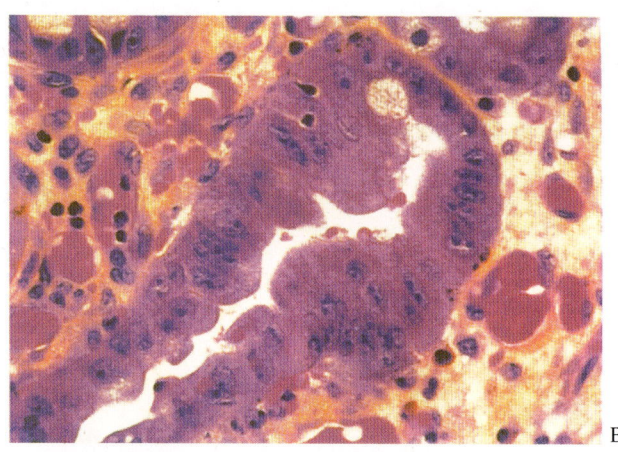

图 12.34 幼年性息肉。**A**：增生-腺瘤混合性上皮，其内可见细胞核明显复层化和锯齿状的腺腔。**B**：有轻度异型性的腺体。

性脂肪瘤和血管瘤综合征），后者是一种 PTEN 相关的错构瘤综合征[139]。目前还不清楚这种节细胞神经瘤样增生是反应性的还是肿瘤性的。

幼年性息肉与异型增生和癌的关系

幼年性息肉病患者和他们的亲属发生胃肠道肿瘤的危险性都有所升高[140,141]。相反，孤立性幼年性息肉患者极少发生结肠癌[140]。Coburn 等发现共有 218 个 PJI 患者发生了癌[140]。其中 50％的病人有家族史，15％的病人有相关的先天性畸形。确诊为癌的年龄从 4 岁到 60 岁不等，平均为 35.5 岁。大多数恶性肿瘤都发生在远端结肠和直肠，仅个别病例发生了胃癌和十二指肠癌。确诊时，肿瘤通常已发展至晚期，病人的生存率不高[140]。Bentley 发现 8％～20％的病人或在幼年性息肉中含有腺瘤性（异型增生）区域，或同时发生幼年性息肉和腺瘤。这些病人中约 20％～30％发生了癌[142]。异型增生在体积较大的息肉（直径＞1 cm）中更常见[137]。

异型增生或腺瘤性灶表现为两种情况：（1）幼年性息肉的局部发生腺瘤样变；（2）全部为腺瘤而无幼年性息肉成分残存。腺瘤样变在患者仅 3 岁时即可发生。癌则发生在异型增生的腺瘤性区域。组织学特点提示存在由早期增生经过异型增生而后发展为癌的演变过程（图 12.34）。腺瘤和腺瘤性病灶可以发生在结肠，同样也可以发生在胃、十二指肠、空肠和回肠。癌亦可发生在胃空肠吻合处的息肉中[143]。早年就发生癌的患者预后不好。

多发性幼年性息肉患者或息肉体积较大的患者应行结肠活检以除外肿瘤。用来描述这些病变的术语可以不相同，但是区分修复性增生和异型增生是非常重要的，因为其后续治疗是不同的。做出异型增生的诊断经常是比较容易的，特别是当病变中只含有腺瘤性上皮时。但是在一些混合性病变中，有时很难将异型增生与修复反应相关性不典型增生区分开（图 12.35）。有时会发现有一些小的、略嗜酸性的不规则腺体衬覆黏液缺失的假复层柱状上皮，这些细胞的胞核往往体积较大、深染，核仁明显，且核分裂象增多，因此与腺瘤极为相似。

幼年性息肉中的异型增生通常是低级别的。泛发型幼年性息肉病患者的异型增生发生率和严重程度与息肉的直径有关[144]。异型增生更常见于绒毛状区域中。Jass 等报道，46.7％的异型增生出现在具有绒毛结构的区域中，相比之下，只有 9％的异型增生出现在典型的幼年性息肉区域[144]。这种异型增生往往类似于溃疡性结肠炎（见第 16 章）或是散发性或遗传性息肉病综合征中的异型增生。

应仔细检查幼年性息肉以发现其中的异型增生，包括那些第一眼看上去不像典型的幼年性息肉的病变。与典型的幼年性息肉相比，不典型的幼年性息肉一般固有层成分相对较少，而上皮成分相对较多（图 12.36）。典型和不典型的幼年性息肉均可发生异型增生，但发生的频率二者大不相同。

对单发的幼年性息肉患者保守治疗即可。息肉切除后不必对病人进行随访。而对多发性、息肉病性或息肉中含有异型增生或腺瘤样转化灶的患者应进行严密随访。针对幼年性息肉病已有可行的遗传学检测方法。PJI 患者应从青少年时期就开始进行上消化道内镜和结肠镜的检查。如果息肉是多发的，应将其全部

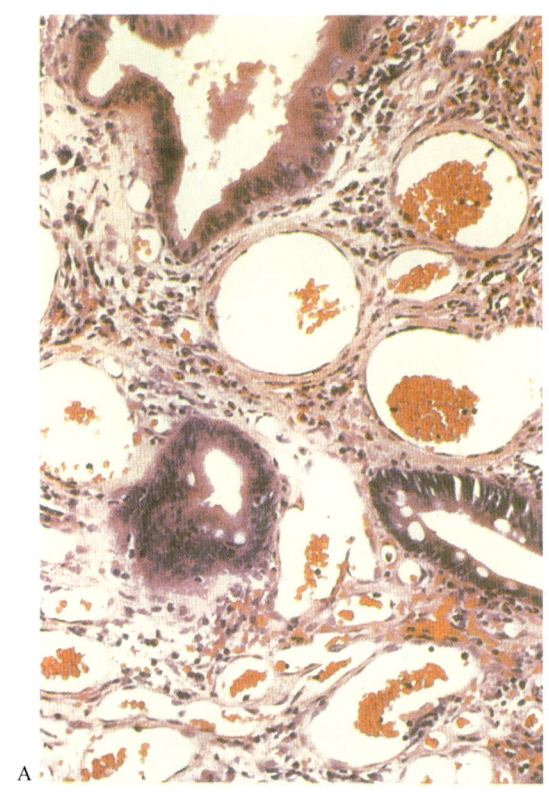
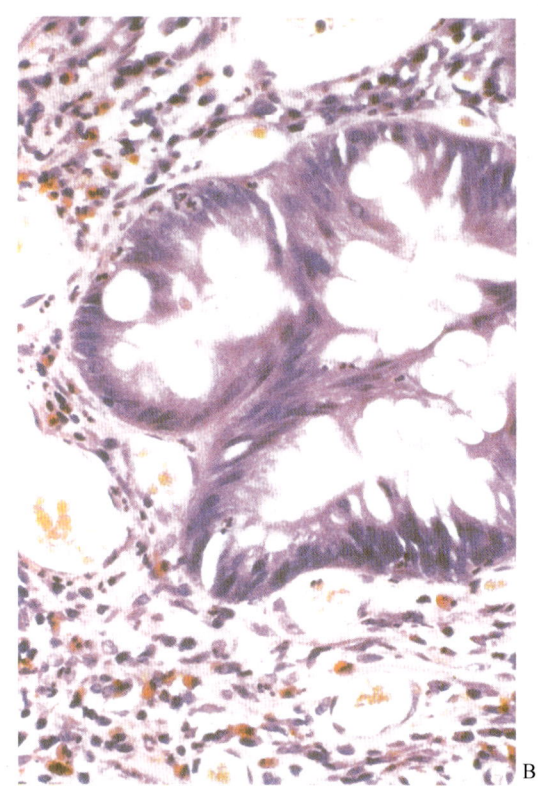

图12.35 幼年性息肉中的非典型上皮。**A**：可见深染的上皮被高度充血的间质包绕。未见急性炎症。这种区域即可被认为具有非典型性。**B**：同一息肉另一区域的高倍镜示腺体呈明显的背靠背排列，很难区分其为再生性增生还是早期的轻度异型增生。这种病变可以称作非典型上皮。中性粒细胞的存在说明该区域为炎症消退区。

切除。建议患者每年复查一次。所有的息肉均应送病理学检查以排除异型增生或浸润癌。如果初次内镜检查没有发现息肉，那么应每隔3年检查一次。如果息肉太多，不能被逐一切除或发现有异型增生或癌时，则有必要进行结肠切除。

家族性胃息肉病

家族性胃息肉病可能代表了一种新的常染色体显性遗传综合征。没有家族史的病例可能是由新的突变导致的。病人皮肤银屑病发病率较高。胃增生性息肉病患者长有大量的增生性息肉，绝大多数息肉的直径小于1.5cm，平均直径为1cm。多发性息肉的形态和大小较为一致。当息肉的数量多于50个时，即称为增生性息肉病。受累患者约34%～60%发生胃息肉[145]。

组织学上，胃息肉与非典型的幼年性结肠息肉、胃底腺息肉或增生性息肉相似。它们散布于整个胃底和胃体，较少累及贲门和幽门。这些息肉一般无症状。与普通人群相比，本病患者发生癌的危险性略有升高。癌发生在增生性息肉基础上。

Cowden病（PTEN错构瘤性肿瘤综合征）

Cowden病（OMIM登录号♯158350）是一种少见病，是以发病家族的名字命名的。这种综合征的同义词包括Lhermitte-Duclos病和最近提出的PTEN错构瘤性肿瘤综合征。

Cowden病是由 *PTEN* 基因突变导致的。*PTEN* 基因编码一种影响细胞凋亡和通过局灶黏着斑激酶通路抑制细胞铺展的双特异性磷酸酶。*PTEN* 基因的突变包括错义和无义点突变、缺失、插入和剪接点突变。这些突变散布在除了第1、4和最后一个外显子之外的基因全长上[146]。大约有2/3的突变发生在第5、7、8外显子，其中40%发生在第5外显子。

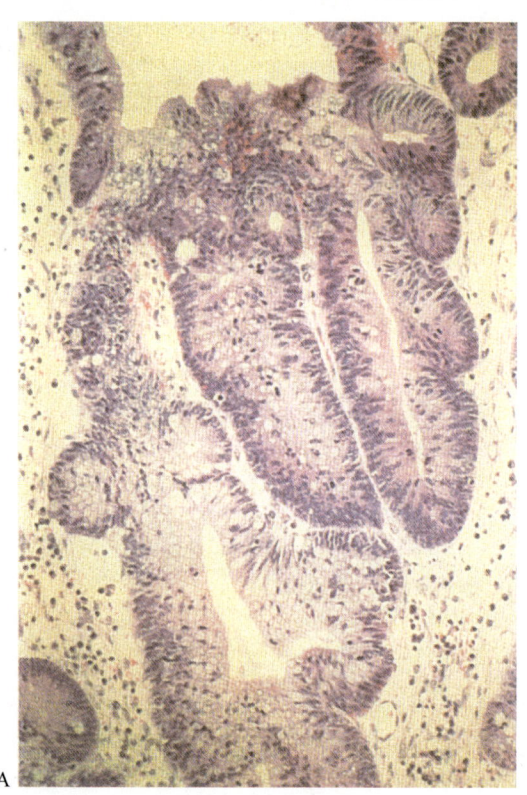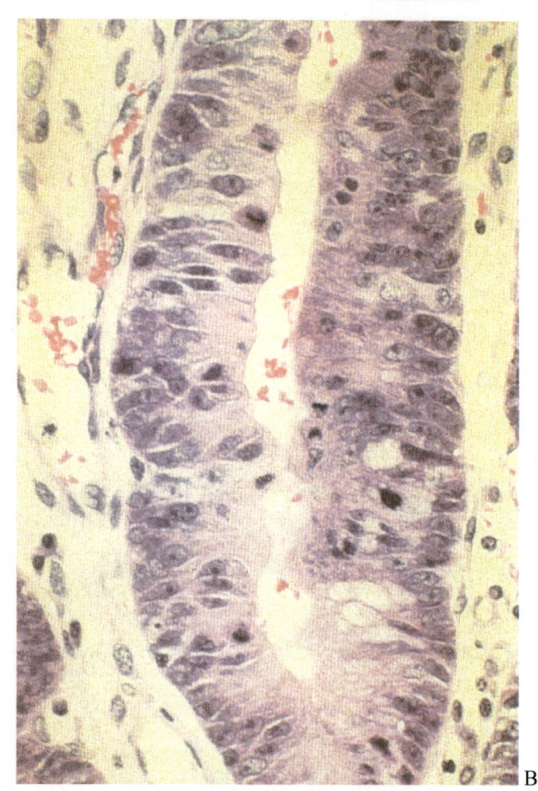

图 12.36 幼年性息肉中真正的异型增生。**A**：中倍镜显示异型增生的区域类似于腺瘤性上皮。细胞核呈复层，核分裂象增多。而且腺体复杂分支形成背靠背的结构。**B**：高倍镜显示细胞核复层化和核分裂象增多。

临床特点

Cowden 病的特点是发生外胚层、中胚层和内胚层源性的错构瘤性肿瘤。其发病率约为 1/200 000，10%～50% 的病例是家族性的，其中多达 90% 的病人 20 岁时就出现症状或体征[147]。30 岁时，99% 的病人至少出现本病特有的皮肤黏膜症状。男女发病率相等。

Cowden 病发生的肿瘤大多是良性的，主要发生在面部、甲状腺、乳腺或胃肠道。60% 的患者发生胃肠道息肉，而且组织学上很难与幼年性息肉鉴别。但是 Cowden 病患者可以通过其肠外表现与幼年性息肉病相鉴别。Cowden 病患者发生的其他类型的胃肠道息肉包括节细胞神经瘤、脂肪瘤样病变和炎性息肉。

面部的外毛根鞘瘤被认为是诊断 Cowden 病的依据。但是受累病人也可同时表现有面部的其他病变（图 12.37）。面部病变一般在 20～30 岁出现。甲状腺病变是最常见的皮肤外病变，累及 68% 的病人[147]。良性病变多为甲状腺肿和腺瘤。33% 的病人患有骨骼病变。骨囊肿、并指（趾）畸形和其他的指（趾）病变均有报道。乳腺癌是 Cowden 病患者最常发生的恶性肿瘤，累及 36%～50% 的女性患者[148]。良性乳腺病变也较常见，且经常是双侧受累。

胃肠道病变

Cowden 病患者可同时发生胃肠道息肉、结肠的神经节瘤病和食管糖原沉积性棘层肥厚[147]。进行消化道检查的病人中有 71% 可检出息肉[149]。这些息肉可以长在从食管到肛门之间的任何部位，但是远端结肠是其最好发部位。此综合征中的肠道息肉包括幼年性息肉（图 12.38）、Peutz-Jeghers 型息肉、脂肪瘤、炎性息肉、淋巴性息肉、增生性息肉、上皮样平滑肌瘤和节细胞神经瘤。这些病变通常很小且无症状，大体上类似于增生性息肉。

显微镜下，息肉含多种细胞类型，包括成纤维细胞和脂肪组织（图 12.39）。Cowden 病最常见的结肠

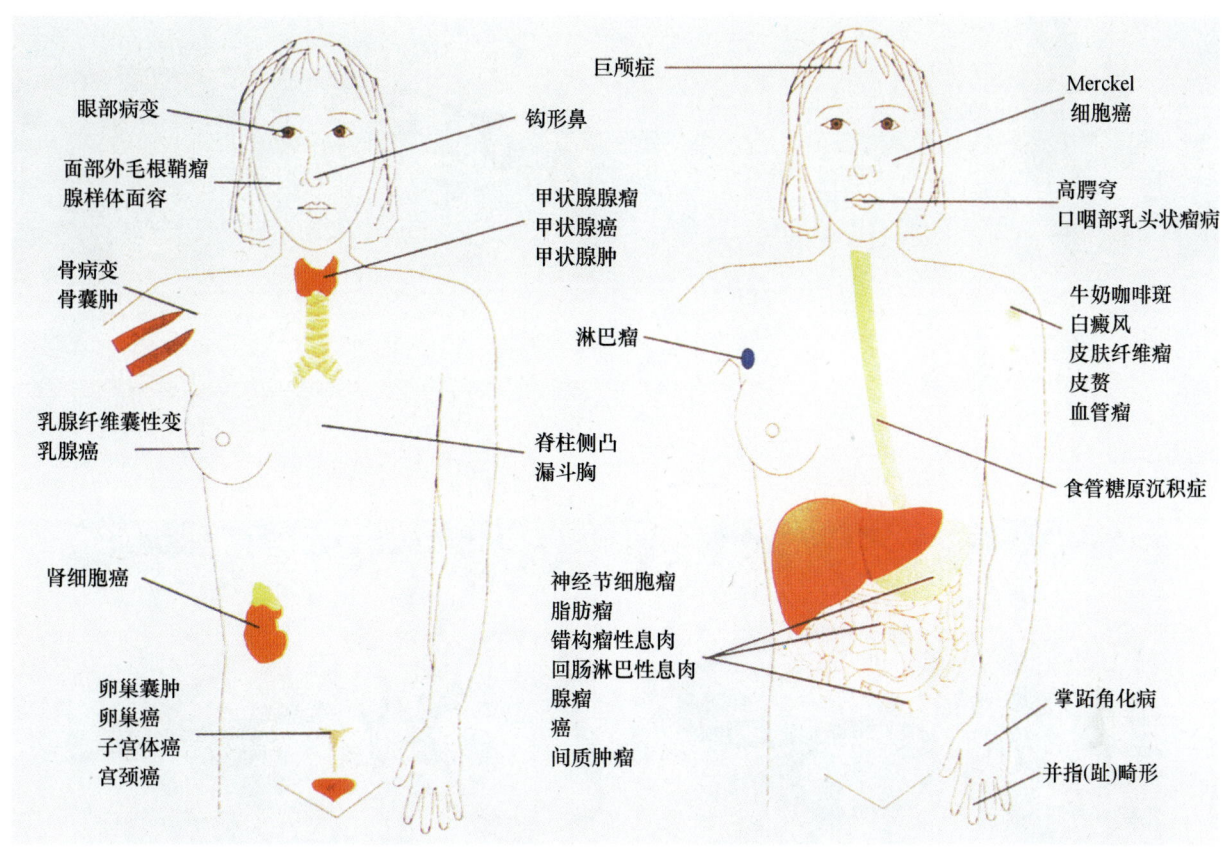

图 12.37 Cowden 综合征患者肠内和肠外病变示意图。

息肉中包含：拉长的、不规则再生性隐窝上皮围成的扩张囊腔，固有层轻度水肿，炎细胞浸润和不同程度的纤维化。无细胞多形性和不典型增生。表面上皮下的胶原板增厚，似增生性息肉或胶原性结肠炎中所见。息肉的活检结果显示腺体结构轻度变形，固有层有不同程度的纤维化和以浆细胞、淋巴细胞及嗜酸性粒细胞的为主的炎细胞浸润。固有层中还可看到脂肪细胞。异型增生和腺瘤则很少见。

息肉也可发生于胃。胃的病变显示有胃小凹上皮的增生，或与 Peutz-Jeghers 息肉及增生性息肉相似。胃息肉内也可包含神经性成分。其他胃肠道病变包括十二指肠淋巴性息肉、十二指肠淋巴管扩张症和空肠淋巴管瘤。

治疗和预后

Cowden 病发生胃肠道癌的危险性似乎并无明显升高。因此，很多人认为如果没发现胃肠道症状，则不需要进行胃肠道检查。但是，应采取措施筛查胃肠道外的肿瘤，因为有 74% 的病人发生了恶性肿瘤，最常见的是乳腺浸润性导管癌和甲状腺癌。Cowden 病患者乳腺癌获诊的平均年龄比普通人群早 10 年。男性 Cowden 病患者亦有发生乳腺癌的危险。发生甲状腺癌（主要是滤泡癌）的危险性高达 10%[147]。病人发生子宫内膜癌的危险性亦有所升高。还可发生的其他肿瘤包括：脑肿瘤、皮肤黏膜

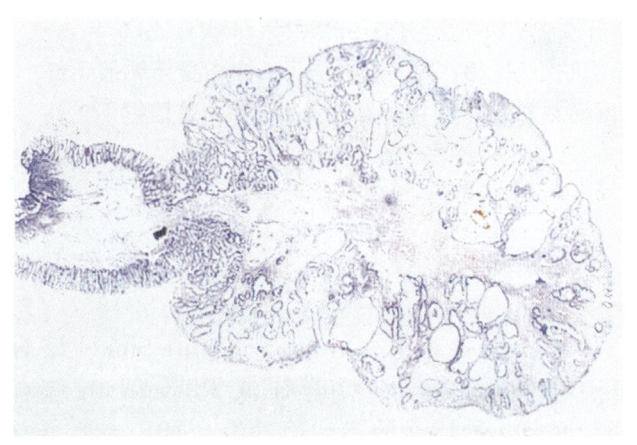

图 12.38 Cowden 综合征的息肉。注意：病变与幼年性息肉非常相似，只因本病具有肠外病变才得以区分。

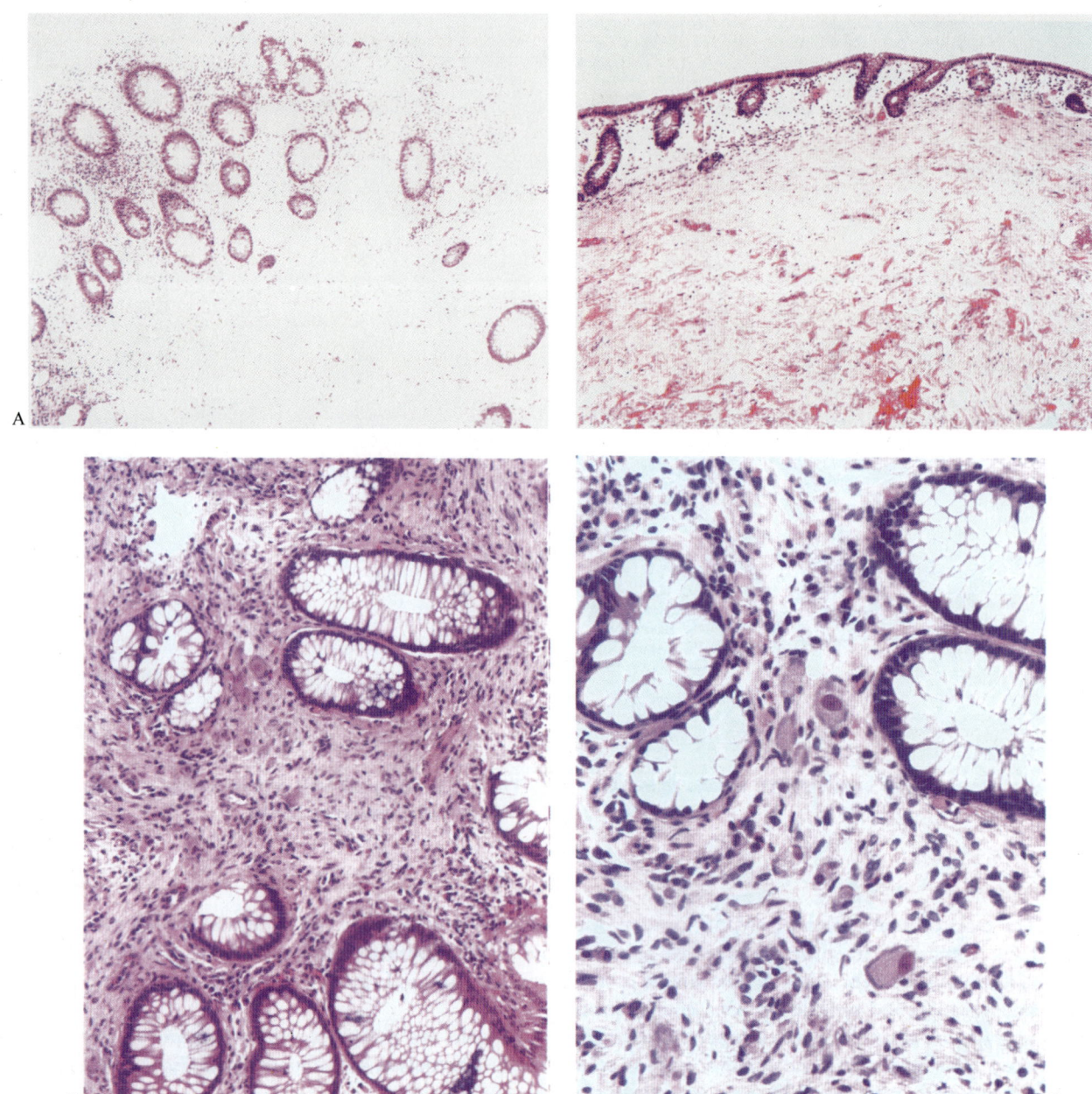

图 12.39 Cowden 病的结肠息肉。**A**：结肠息肉中含有大量脂肪组织。**B**：同一患者的另一息肉显示黏膜下纤维组织增生。**C**：另一 Cowden 病患者的节细胞神经瘤。结肠腺体被增生的梭形细胞分隔。**D**：高倍镜下，在黏膜的梭形细胞区域可见散在的节细胞。

基底细胞癌和鳞状细胞癌、黑色素瘤、非小细胞性肺癌、卵巢癌、肾细胞癌、膀胱的移行细胞癌和骨肉瘤。偶可发生胃癌、结直肠癌、肝细胞肝癌或胰腺癌[147,148]。

Bannayan-Riley-Ruvalcaba 综合征

另一种少见的错构瘤性综合征是 Bannayan-Riley-Ruvalcaba 综合征（Bannayan-Riley-Ruvalcaba Syndrome，BRRS）（OMIM 登录号♯153480）（图 12.40），也被称作 Ruvalcaba-Myhre-Smith 综合征、Bannayan-Zonana 综合征或 Riley-Smith 综合征。这是一种广义的错构瘤性综合征，主要累及男性，与 Cowden 病有重叠。本病为常染色体显性遗传病，与 Cowden 病相似，60% 的患者有遗传性

PTEN 基因突变[150,151]。与 Cowden 病不同的是，BRRS 的 PTEN 突变不发生在蛋白酪氨酸磷酸酶的中心结构域。部分 BRRS 病人有 PTEN 的缺失[152]。

BRRS 患者在出生时或生后不久就可被发现，其特点是出现精神运动性发育迟缓、回肠和结肠幼年性息肉、舌病变、皮下及内脏的脂肪瘤和血管瘤以及多种不同程度的先天性异常、智力发育迟缓、眼部病变、骨骼异常、甲状腺肿瘤和阴茎色素斑[153]（图 12.40）。胃肠道的错构瘤性病变与幼年性息肉相似，有时也会含有异型增生的区域[154]。到目前为止，BBRS 与肿瘤发生之间是否存在必然联系尚不明确。

神经纤维瘤病 1

神经纤维瘤病 1（Neurofibromatosis 1，NF1）或 von Recklinghausen 病（OMIM 登录号 ♯162200），并不是典型的错构瘤性息肉病综合征，但是受累的病人可以发生多发性的胃肠道黏膜下神经纤维瘤。这类疾病在第 19 章讨论。

非遗传性错构瘤性息肉病综合征

Cronkhite-Canada 综合征

临床特点

Cronkhite-Canada 综合征（Cronkhite-Canada syndrome，CCS）是一种全世界范围分布的、少见的、非遗传性成人胃肠道息肉病综合征。男女发病率相等。病人获诊时的年龄从 31 岁到 83 岁不等[155]。80%的病人 50 岁以后出现症状。所有的病例都是散发的，所以 CCS 不被认做是遗传性疾病。可能的病因包括：营养不良、伴有细菌过度繁殖的双糖酶缺乏、感染、肠黏液分泌紊乱或某种免疫功能失调[156,157]。

CCS 患者可以表现有皮肤色素沉着、白癜风、秃发、甲营养不良、严重水肿、肌强直、舌炎和白内障（图 12.41）。最常见的症状包括腹泻、蛋白质丢失性肠病、体重减轻、腹痛、厌食、虚弱、便血、呕吐、感觉异常和口腔干燥。腹泻通常为稀薄的水样便，每天 5~7 次。肉眼可呈血性，这种失

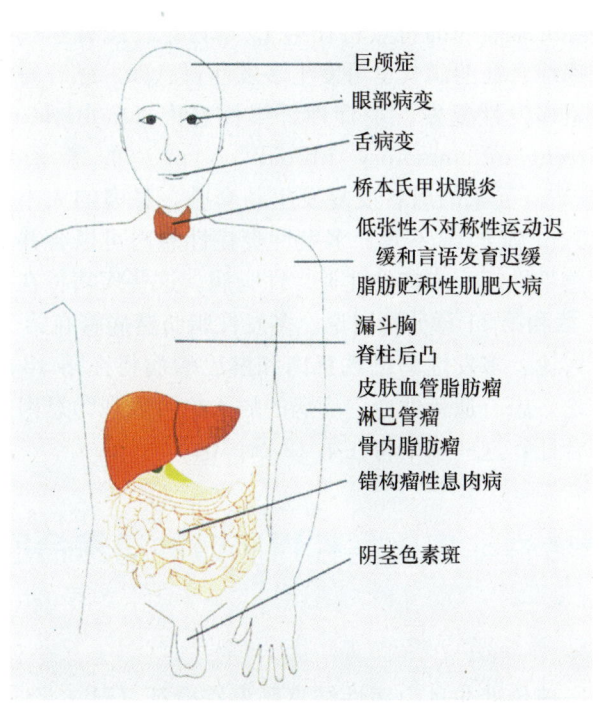

图 12.40 Bannayan-Riley-Ruvalcaba 综合征患者的肠内和肠外病变示意图。

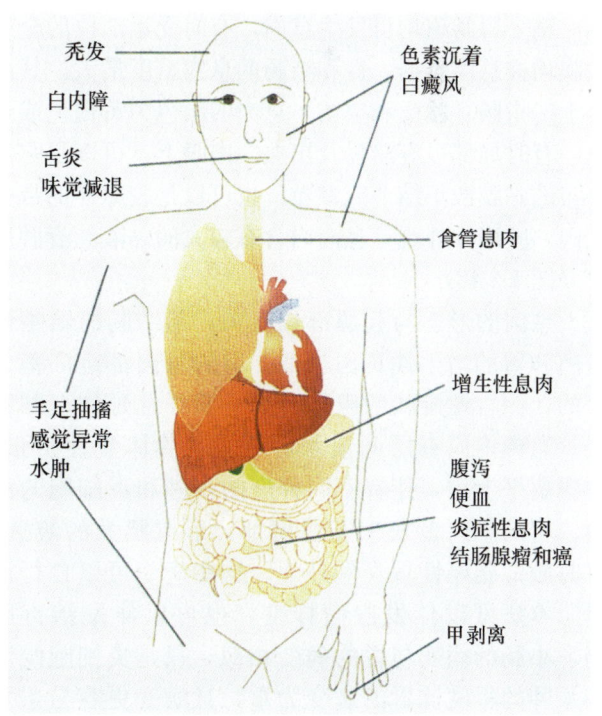

图 12.41 Cronkhite-Canada 综合征患者的肠内和肠外病变示意图。

血可以严重到需要输血。由于小肠黏膜弥漫性损伤，病人会不可避免地出现营养不良。实验室检查的结果包括：低蛋白血症尤其是低白蛋白血症、低钙血症、低镁血症、贫血、大便潜血和电解质缺乏。

症状通常呈急性发作，且病程进展迅速。患者的主要临床症状是由肠黏膜损伤导致的蛋白质丢失和不同程度的吸收不良造成的。可以发生严重的营养不良，这是导致病人发病和死亡的一个重要原因。应该实施强有力的支持治疗，包括营养物质、水和电解质的补充及成分性输血，以确保纠正已存在或将出现的各种缺乏。全胃肠外营养对某些病人是有效的。本病的死亡率约50%～60%。虽然有些患者可以自发性缓解，但是有症状的患者很少能生存超过2年。其他的治疗包括应用皮质激素、抗生素和外科治疗，但是疗效均不确定。

由于多达20%的CCS病人患有腺瘤或癌，应建议病人定期进行结肠镜检查[155]。肿瘤主要发生在结肠，其次是胃。结肠病变好发于结肠近端。当出现出血、肠套叠、肠梗阻、恶性肿瘤或息肉脱出等并发症时，应行外科手术治疗。

病理学特点

整个胃肠道均可发生息肉，有时受累部位的全部黏膜均被息肉占据。胃和结肠的息肉密度最大，其次是十二指肠、回肠和空肠。息肉的颜色为黄褐色或红色，有时局部可有溃疡及出血。肉眼上，可以是弥漫分布的黏膜微小结节或颗粒，也可以是胶冻样的带蒂息肉。胶冻样外观是息肉内含有较大的黏液性囊肿所致（图12.42）。

息肉的形态与起源部位有关，与结肠的幼年性息肉和胃的增生性息肉相似。胃的息肉都是广基无蒂的，内含螺旋状的腺体。平滑肌纤维延伸至黏膜层。息肉内固有层间质水肿增宽，腺体囊性扩张，被覆扁平上皮，伴有不同程度的水肿和炎细胞的浸润。胃的息肉多发生于胃窦部，形成肥大的皱襞，有时颇似肥厚性胃炎的外观。这些病变可以自行消退。本病可以伴发腺瘤样变，也可以伴发结直肠癌。小肠的病变与胃的病变相似，只是炎细胞浸润和水肿的程度比胃的病变为重，且病变更容易累及肠壁全层。肠绒毛和隐窝腺体数目减少，残存的隐窝腺体中杯状细胞增多。

CCS与结肠幼年性息肉病唯一可靠的鉴别点就

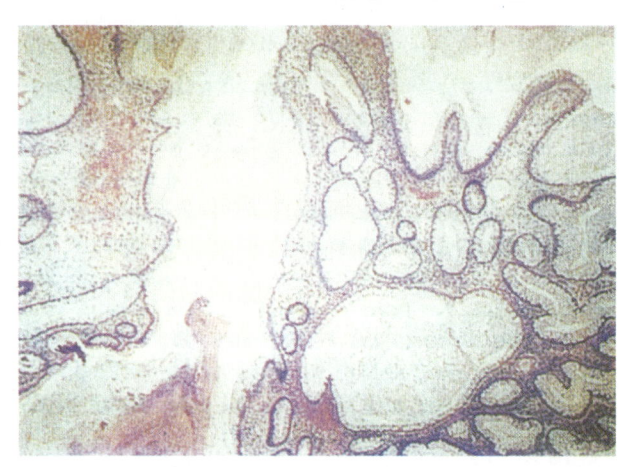

图12.42 Cronkhite-Canada综合征。图示短蒂的息肉，该病人还长有许多其他的息肉。息肉内的大囊肿充满黏液导致结构变形。

是后者的息肉是有蒂的。但是，需要指出的是，并非所有的幼年性息肉都有蒂。因此CCS息肉的诊断需要参考临床信息，特别是当息肉位于胃内时。

其他息肉病综合征

其他息肉病综合征也可发生胃肠道息肉。节细胞神经纤维瘤病（ganglioneurofibromatosis）可能与幼年性息肉病或多发性内分泌肿瘤综合征相关。节细胞神经纤维瘤病的特点将在第19章讨论。患有基底细胞痣综合征的病人也可发生多发性胃息肉。已有胃和肠道多发性复发性炎症性纤维性息肉（multiple recurrent inflammatory fibroid polyps）的家系报道[158]。受累的患者反复发生肠套叠，息肉的大小从0.5cm到8cm不等。多发性炎症性息肉可以合并各种感染性疾病或特发性炎症性肠病。这些疾病将在第13章和第11章分别讨论。多发性脂肪瘤病将在第19章讨论。多发性淋巴性息肉和淋巴瘤病将在第18章讨论。患有遗传性血管瘤病的病人也可表现为息肉病综合征，这些病变将在第19章讨论。

遗传性非息肉病性胃肠道肿瘤综合征

遗传性非息肉病性结直肠癌综合征

遗传性非息肉病性结直肠癌综合征（Hereditary Nonpolyposis Colorectal Cancer Syndrome，HNPCC），或称Lynch综合征，是一种不伴大量结肠腺瘤的家

表 12.10 遗传性非息肉病性结直肠癌的特点

- 常染色体显性遗传方式
- 与散发性结肠癌相比，患者发生癌的年龄较早（发病高峰 45 岁）
- 肿瘤好发于结肠近端至脾曲
- 肿瘤倾向为多发
- 肿瘤分泌大量的黏液（20%的病例）
- 肿瘤多为双倍体
- 肿瘤周围常有显著的淋巴细胞浸润
- 非壶腹周围区域发生的小肠癌
- 经常合并其他部位的肿瘤，特别多见于子宫内膜、尿路上皮和胃

族性结肠癌综合征。HNPCC 的特点在表 12.10 中列出。HNPCC 相关病变的总结见图 12.43。有关 HNPCC 的诊断已建立了数套国际诊断标准[159,160]（表 12.11）。Amsterdam 诊断标准的出台是为了保证国际间诊断的一致性，便于对病人的临床、病理和分子遗传学资料进行比较[159]。Bethesda 指南和修订的 Bethesda 指南引入了分子遗传学内容，并提供了应对哪些患者的肿瘤进行微卫星不稳定性检测和（或）基因检测的标准[160,161]。

总的来说，HNPCC 相关的结直肠癌只占全部结直肠癌的一小部分（6%～15.8%），但是，它们是最常见的遗传性结直肠癌类型[162]。HNPCC 的发病率是 FAP 的 5 倍。据估计，HNPCC 相关突变在西方国家普通人群中的发生率在 1/2000～1/200 之间[162]。很多种族包括欧洲人、美洲土著人、澳大利亚人、亚洲人和南美洲人都可发生 HNPCC。HNPCC 的一级亲属结肠癌的发病率比普通人群高出 7 倍。HNPCC 患者发生结肠癌的年龄低于散发癌患者，男性平均发病年龄是 39 岁，女性是 37 岁。

诊断 HNPCC 的一个难点是：除非整个家族结肠癌的发病率已经明显升高，否则很难发现单个个体携带有此病。过去确认此病需要对整个家系进行调查，现在，通过遗传学方法检测特定突变使得对 HNPCC 个体患者的确诊成为可能。

HNPCC 的遗传学

HNPCC 以常染色体显性遗传的方式遗传，受累病人携有 DNA 错配修复基因（*MMR*）的胚系突变。最常受累的基因是位于 3 号染色体短臂（3p）的 *MLH1* 基因和位于 2 号染色体短臂（2p）的 *MSH2* 基因。43%～63%的 HNPCC 家族发生了 *MLH1* 基

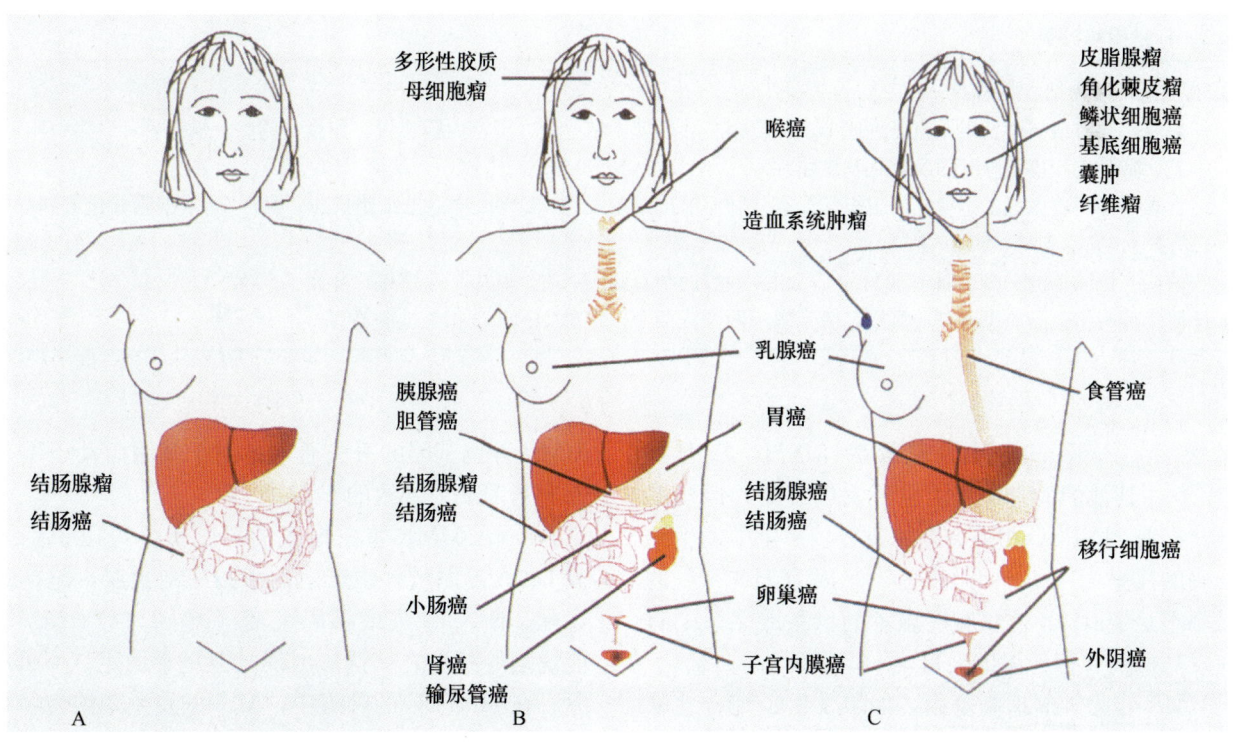

图 12.43 遗传性癌症综合征患者发生的肿瘤。A：Ⅰ型 Lynch 综合征。B：Ⅱ型 Lynch 综合征。C：Muir-Torre 综合征。

表 12.11　诊断遗传性非息肉病性结直肠癌（HNPCC）的临床和分子生物学标准

Amsterdam 标准 I

至少 3 名亲属具有组织学确诊的结直肠癌
1. 其中一人是另外两人的一级亲属
2. 至少连续累及两代人
3. 至少一人在 50 岁前被诊断为结直肠癌
4. 已除外家族性腺瘤性息肉病

Amsterdam 标准 II

至少 3 名亲属具有 HNPCC 相关性癌（结直肠、子宫内膜、胃、卵巢、输尿管/肾盂、脑、小肠、肝胆系统或皮肤皮脂腺肿瘤）
1. 其中一人是另外两人的一级亲属
2. 至少连续累及两代人
3. 至少一人在 50 岁前被诊断患 HNPCC 相关性癌
4. 已除外家族性腺瘤性息肉病

检测结直肠肿瘤微卫星不稳定的 Bethesda 指南

1. 符合 Amsterdam 标准的家系中发生癌者
2. 患有两个 HNPCC 相关性癌（包括同时或异时发生的结直肠癌或肠外肿瘤）者
3. 患结直肠癌、且其一级亲属中有一位患结直肠癌和（或）HNPCC 相关性肠外癌和（或）结直肠腺瘤，其中一个癌确诊年龄＜45 岁或腺瘤确诊年龄＜40 岁者
4. 结直肠癌或子宫内膜癌确诊年龄＜45 岁者
5. 右半结肠癌组织学呈未分化结构（实性/筛状）且确诊年龄＜45 岁者
6. 结直肠印戒细胞癌确诊年龄＜45 岁者
7. 腺瘤确诊年龄＜40 岁者

Bethesda 指南修订版

1. 50 岁前确诊为结直肠癌者
2. 任何年龄同时或异时发生结直肠癌或 HNPCC 相关肿瘤者（结直肠、子宫内膜、胃、卵巢、胰腺、输尿管和肾盂、胆道、小肠、脑和皮肤皮脂腺肿瘤及角化棘皮瘤）
3. 结直肠癌伴高度微卫星不稳定的组织学形态（肿瘤淋巴细胞浸润、Crohn 样淋巴细胞反应、黏液/印戒细胞分化或髓样生长方式），确诊年龄＜60 岁者
4. 一位或一位以上的一级亲属患有 HNPCC 相关肿瘤的结直肠癌患者，其中一个癌确诊年龄＜50 岁
5. 任何年龄的结直肠癌患者其一级或二级亲属中两个或两个以上患 HNPCC 相关性肿瘤者

因的突变，25%～45% 的家族为 MSH2 基因突变[163,164]。其他的 MMR 基因也可发生突变，但概率较低。携有 HNPCC 相关突变的患者，一生中发生结直肠癌的概率为 40%～80%[165-167]。因为 HNPCC 的外显率不是 100%，所以有些患者的母系或父系中有癌症发病病例，但患者的父母不一定发病。

MMR 作为肿瘤抑制基因，如果发生了纯合性缺失，则将导致细胞无限制生长并最终发生恶性转化。HNPCC 患者遗传了 MMR 基因的一个拷贝缺失，另一个拷贝可能在体细胞水平发生丢失或失活。第二个 MMR 等位基因的丢失通常是由于基因启动子甲基化而非基因缺失导致的。

DNA MMR 蛋白形成的异二聚体可以识别并修复 DNA 复制过程中产生的小的序列错误，包括碱基误配、插入/缺失或移码突变（图 12.44）。MMR 功能缺陷的结果之一就是出现微卫星不稳定（MSI）现象。在 HNPCC 的肿瘤中，MSI 的发生率约为 90%～95%[168,169]。微卫星是指散布于整个基因组的短小的 DNA 重复序列。微卫星不稳定是指某一特定的微卫星等位基因的核苷酸重复序列的数目在肿瘤组织中比

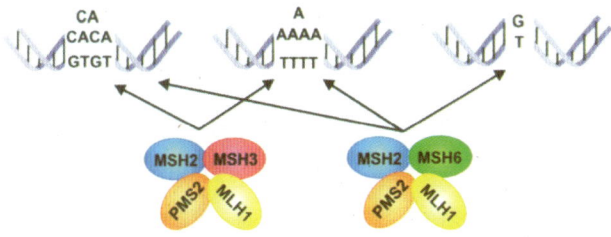

图 12.44 DNA 错配修复的机制。错配修复蛋白形成四聚体复合物来修复错配的 DNA。修复复合物的成分因 DNA 错配种类的不同而异。

在正常组织中有所增加或减少。MSI 阳性肿瘤中新的等位基因的发现说明在 DNA 复制中出现的错误未被纠正，从而导致了小段核苷酸序列的插入或缺失。

实验室进行 MSI 检测时，根据能反应微卫星长度改变的标记物的数量将 MSI 分为三类：高度微卫星不稳定（MSI-H）、低度微卫星不稳定（MSI-L）和微卫星稳定（MS-S）[170]。1997 年，美国国家卫生研究院（NIH）的专题小组召开会议，为确保以检测结果解释的一致性，推荐使用由 5 个微卫星重复序列组成的一组标准标记物来检测结直肠癌中的 MSI[170]。这 5 个标记物为：BAT25、BAT26、D2S123、D5S346 和 D17S250。5 个标记物中有 2 个或 2 个以上不稳定，为 MSI-H；5 个标记物中有 1 个不稳定，为 MSI-L；全部标记物都稳定，则为 MS-S。在目前的临床实践中，大多数分子诊断实验室采用多达 10 个标记物来识别这些人群，<10% 的标记物不稳定被定义为 MS-S，10%～30% 的标记物不稳定被定义为 MSI-L，>30% 的标记物不稳定被定义为 MSI-H。MSI 检测方法对携带有致病性 MMR 基因突变患者的 MMR 功能缺失的敏感性达 93%[171,172]。MSI-L 的结肠癌患者和 MS-S 的结肠癌患者的临床表型不易区分，但是，MSI-H 肿瘤对错配修复缺陷具有诊断意义，患者常有特征性的病理表现（见下文）。

许多抗错配修复蛋白抗体现已商品化，这对于识别可能具有 MSI-H 的肿瘤非常有用，并能帮助受累患者确定将来进行基因检测的方向[173]。应用免疫组化方法识别 MSH2-MSH6 和 MLH1-PMS2 的杂合性二聚体有助于发现 HNPCC 患者的突变类型（图 12.45）。

HNPCC 的结肠外肿瘤

子宫内膜癌是 HNPCC 家系中最常见的肠外恶性肿瘤[174]。HNPCC 患者 75 岁时的累积发病率为 9%～45%，而普通人群只有 3%。与携有 MLH1 基因突变的个体相比，携有异常 MSH2 基因的患者发生子宫内膜癌的概率更高（6%：42%）。携有 MLH1 或 MSH2 突变的患者发生小肠癌的相对危险性都非常高（>100）。MSH2 突变的携带者发生肾癌和输尿管癌（相对危险性 75.3）、胃癌（相对危险性 19.9）、卵巢癌（相对危险性 8.0）的危险性也明显升高[159]。有一种 HNPCC 的亚型与韧带样瘤相关，而后者一般与 FAP 相关（见第 19 章）。另一种 HNPCC 的亚型与多形性胶质母细胞瘤相关[175]。基因分析表明 Turcot 综合征患者中既有 MMR 基因突变者又有 APC 基因突变者。不同的突变引起脑肿瘤的类型不同。

HNPCC 患者的腺瘤

虽然名为遗传性非息肉病性结直肠癌，但是 HNPCC 患者确实可以发生腺瘤。总起来说，HNPCC 患者的腺瘤一般体积较大（>10 mm），呈绒毛状结构，有高度异型性[176]，右半结肠多见，发病年龄早于散发性腺瘤，并可伴有黏液性分化。HNPCC 腺瘤的恶变比例较高[177]，且发展成癌的速度比散发性腺瘤为快[177]。这与 FAP 患者中具有大量低度异型性的腺瘤形成鲜明对比（表 12.12）。

除了传统的管状腺瘤，HNPCC 患者也可发生增生性息肉、锯齿状腺瘤和由锯齿样成分及腺瘤样成分组成的混合性息肉[178]。混合性病变往往比腺瘤体积大，易出现假浸润现象。它们还可以表现出一系列怪异的细胞学特征，包括多核、不典型核分裂象和染色质聚集形成粗大团块。

HNPCC 患者发生的结直肠癌

HNPCC 患者发生结肠癌的平均年龄是 45 岁[179]，而普通人群为 65 岁[180]。具有不同基因缺陷的患者发生癌的平均年龄也不相同：MLH1 突变者比 MSH2 突变者发病早[181]，MSH6 突变者发病最晚，平均发病年龄是 49 岁。80% 的病人 50 岁前发生结直肠肿瘤，其中 12% 在 30 岁前发病。患者有发生多发肿瘤的倾向，同时癌和异时癌的发生率分别为 18% 和 24.2%[180]。60%～69% 的 HNPCC 患者癌发生在结肠脾曲的近端[180]。

HNPCC 相关的恶性肿瘤即使分化很差或为黏液性，也相对不具侵袭性。如果分期相同，HNPCC 相

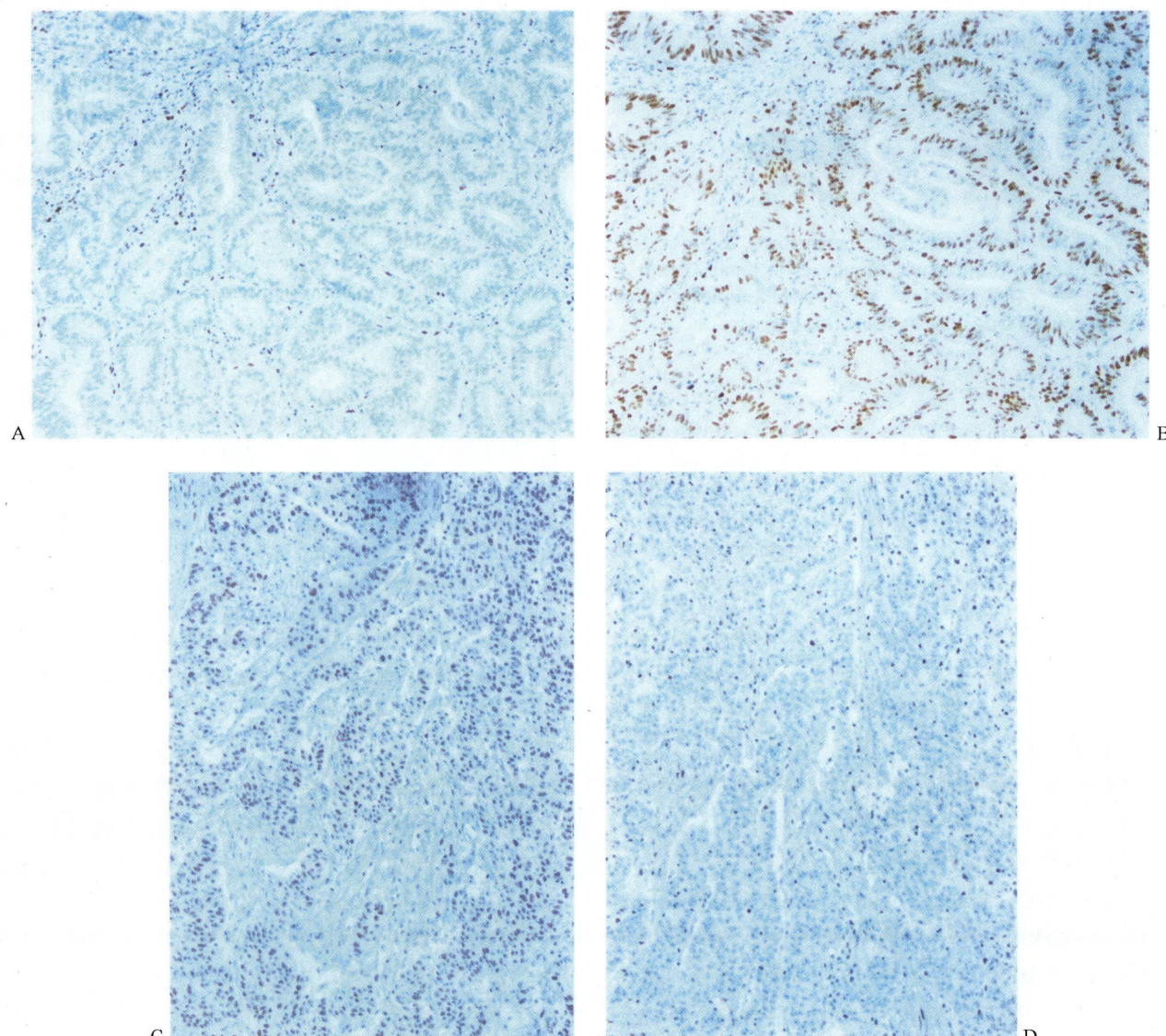

图 12.45 错配修复蛋白在结肠癌中的表达。**A**：免疫组化染色显示本例中分化结肠腺癌缺乏 MLH1 免疫反应。**B**：同一肿瘤 MSH2 的染色显示为阳性。**C**：另一例腺癌 MLH1 染色阳性，注意本例肿瘤分化极差。**D**：C 图中的肿瘤 MSH2 的染色为阴性。

表 12.12 HNPCC 和 FAP 的比较

	HNPCC	FAP
发生时间	早	早
腺瘤数目	<10 个	>100 个
腺瘤的组织学	绒毛状腺瘤	管状腺瘤
息肉的分布	主要位于右半结肠	左侧或全结肠
腺瘤异型性的程度	高度	低度
癌的分布	主要位于右半结肠	随机分布，或主要在直肠
其他肿瘤	见图 12.43	见图 12.12
腺瘤恶变的比例	高	低
息肉的类型	腺瘤，锯齿状息肉，混合性增生性腺瘤性息肉	腺瘤

FAP：家族性腺瘤性息肉病；HNPCC：遗传性非息肉病性结肠癌

关的结肠癌预后好于散发性结肠癌[167]。局限性癌和非局限性癌的生存率均较高，这与好的预后取决于就诊时肿瘤分期较早这一观念不太相符。HNPCC 结肠癌患者的 5 年生存率是 65%，而散发性结肠癌患者是 44%[182]。较高的生存率可能是 MMR 缺陷的肿瘤细胞的突变负荷高引起的。这些沉重的负荷可能降低了单个肿瘤细胞的总体生存能力。

病理学特征

HNPCC 相关性结直肠癌通常发生在右半结肠，体积可以很小，甚至小至 4 mm[182]。许多 HNPCC 患者发生的结直肠癌呈实性生长，这是该患者群中低分化癌比例高的原因。另外，这些患者中黏液性和印戒细胞性肿瘤发生率高。肿瘤经常有一个膨胀性的或界限清楚的边缘（与浸润性生长相比），伴显著的肿瘤周围淋巴细胞浸润[182,183]（图 12.46）。而且，在这些病人的结直肠癌灶中也经常见到大量的淋巴细胞浸润。有些肿瘤出现"Crohn 样的反应"，即在浸润性癌周围有淋巴细胞聚集环绕，常伴生发中心形成（图 12.47）。

治疗和随访

应当对已确诊的或可疑 HNPCC 患者进行结直肠癌和其他相关肿瘤的随访。应从 20～25 岁开始对病人行结肠镜检查，每两年一次，一直持续到 40 岁；40 岁后，增加至每年一次[184]。肠道准备必须非常充分，所有息肉都需彻底切除。检出高级别腺瘤的病人可以选择行预防性结肠次全切除术，然后每年行直肠镜检查。

建议女性患者 25 岁或 35 岁后每年进行一次子宫内膜癌的筛查。对 HNPCC 相关的其他恶性肿瘤的筛查存在不少争议[185]。一些专家建议通过经阴道超声和血清 CA-125 检测来筛查卵巢癌，并对胃癌高发地区（如日本）或已知有胃癌家族史的患者进行胃癌筛查[186]。尿液脱落细胞学和肾超声检查可对有泌尿生殖道肿瘤家族史的患者进行筛查[186]。

像其他的常染色体显性遗传病一样，受累的患者应进行基因检测，以便于以后对有患病危险的其他家族成员进行直接检测。这些检查适用于符合 Amsterdam 诊断标准的患者或是被疑为患有 HNPCC 并符合 Bethesda 指南的患者。应先对受累病人的肿瘤组织进行 MSI 检测和 MSH2 及 MLH1 表达的免疫组化检测。如果没有发现 MSI，则不建议进行 MMR 基因测序。如果 MSI 是阳性结果或蛋白表达有缺失，则建议对错配修复基因进行测序。图 12.48 列出了对患者进行基因检测和随访的程序。

Muir-Torre 综合征

Muir-Torre 综合征（Muir-Torre Syndrome）是一种少见的常染色体显性遗传疾病，受累的患者发生皮肤或其他肿瘤，并有明确的癌症家族史。Muir-Torre 综合征的肿瘤谱与 HNPCC（Lynch 综合征Ⅱ型）患者相似。Muir-Torre 综合征的患者早年即可发生结肠癌。肿瘤多发生在右半结肠，其预后好于散发性结肠癌。Muir-Torre 综合征患者也可发生与内脏恶性肿瘤伴随的皮肤肿瘤[187]。病人可以发生皮脂腺瘤、单发的或多发的角化棘皮瘤或其他皮肤病变，包括良性角化病、鳞状细胞癌、基底细胞癌、囊肿和纤维瘤。皮脂腺瘤是内脏恶性肿瘤的一个指征，如发现应立即寻找患者或者其家属有无隐匿性癌[188]。

与 HNPCC 相关肿瘤一样，Muir-Torre 综合征

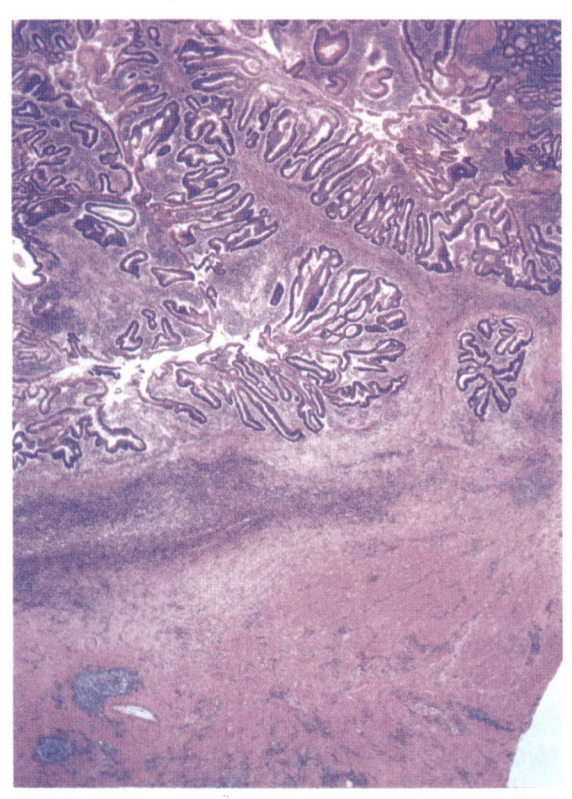

图 12.46 本例结肠腺癌显示了推挤型的边缘和明显的淋巴细胞反应，这是遗传性非息肉病性结直肠癌的典型形态。

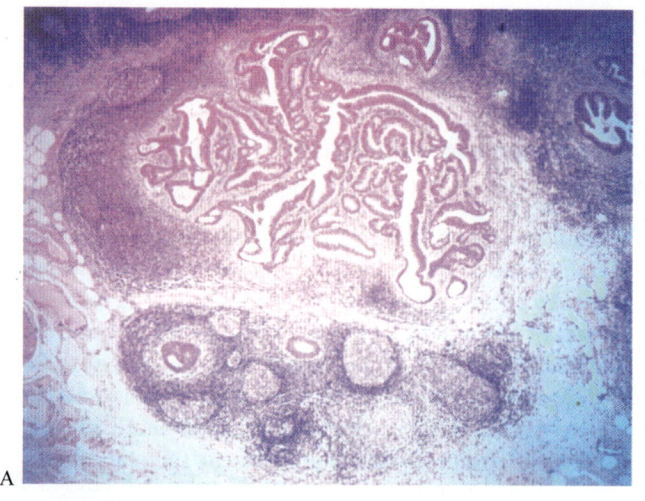
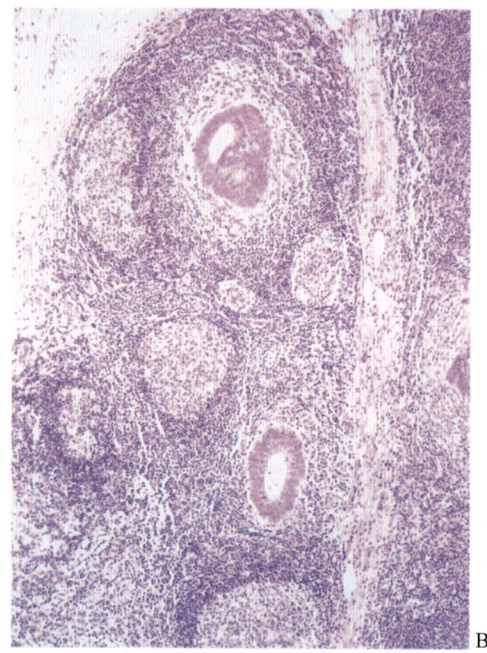
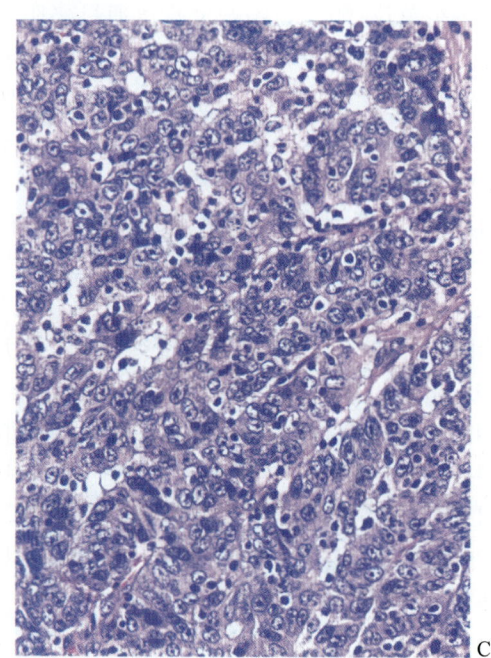

图 12.47 遗传性非息肉病性结直肠癌的 Crohn 病样反应。**A**：低倍镜显示结肠腺癌伴明显的肿瘤淋巴细胞反应。大的生发中心使人联想起 Crohn 病中可见的形态。**B**：高倍镜显示淋巴细胞围绕单个浸润的肿瘤腺体。**C**：该低分化肿瘤可见大量肿瘤内淋巴细胞。免疫组化染色显示肿瘤有 MSH-2 的丢失。

发生的肿瘤也具有高度微卫星不稳定性。患者的皮肤肿瘤或内脏恶性肿瘤均有这种特征[189]。基于这一发现，有人认为本综合征可能代表了 HNPCC 的一个亚型[190]，但确实有一部分 Muir-Torre 患者无错配修复基因的缺失[191]。

结肠腺瘤和结直肠癌的遗传易感性

有些散发的结肠息肉和结直肠癌患者具有常染色体显性遗传的特点。有人曾报道过犹他州的一个大家系，该家族的病史不具备已知的遗传性结直肠癌综合征的典型特征[192]，但患者结肠癌发病率升高。癌发生的年龄早，且常有同时或异时性多发结直肠癌。患者也可发生结肠外恶性肿瘤。病变以一种独特的综合征方式遗传。

家族聚集性神经外胚层和胃肠道肿瘤

Sorensen 等[193]报道过一个肿瘤多发家系，成员多在儿童时期发生神经外胚层肿瘤。该家系成员也有早发结肠癌。

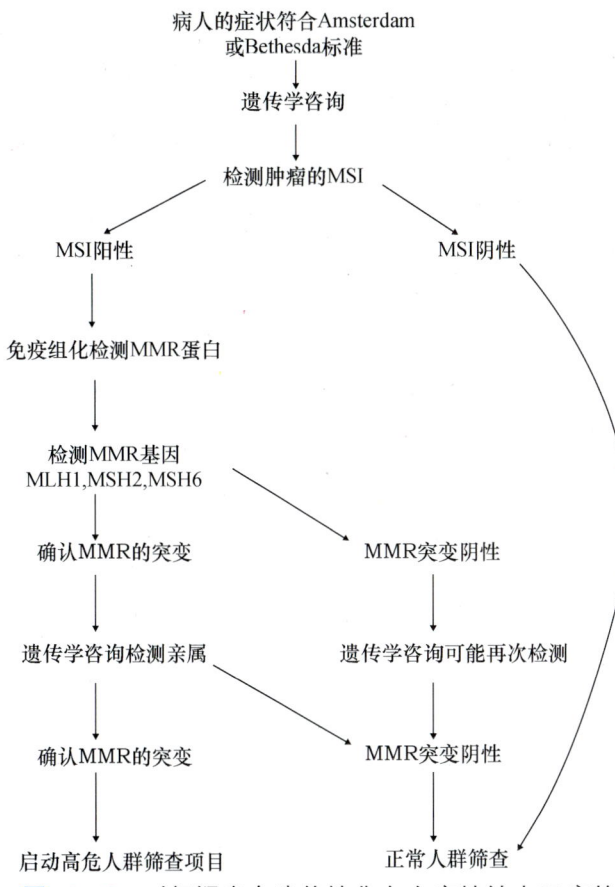

图 12.48 对怀疑患有遗传性非息肉病性结直肠癌的患者进行基因检测和随访的程序。
MMR：错配修复；MSI：微卫星不稳定性。

参考文献

1. Bodmer WF, Bailey CJ, Bodmer J, et al: Localisation of the gene for familial adenomatous polyposis on chromosome 5. *Nature* 1987;328:614.
2. Groden J, Thliveris A, Samowitz W, et al: Identification and characterization of the familial adenomatous polyposis coli gene. *Cell* 1991;66:589.
3. Nishisho I, Nakamura Y, Miyoshi Y, et al: Mutations of the chromosome 5q21 genes in FAP and colorectal cancer patients. *Science* 1991;253:665.
4. Kinzler KW, Nilbert MC, Su L-K, et al: Identification of FAP locus genes from chromosome 5q21. *Science* 1991;253:661.
5. Fodde R, Van der Luijt R, Wijnen J, et al: Eight novel inactivating germ line mutations at the APC gene identified by denaturing gradient gel electrophoresis. *Genomics* 1992;13:1162.
6. Vogelstein B, Fearon ER, Hamilton SR, et al: Genetic alterations during colorectal-tumor development. *N Engl J Med* 1988;319:525.
7. Olschwang S, Laurent-Puig P, Groden J, et al: Germ-line mutations in the first 14 exons of the adenomatous polyposis coli (APC) gene. *Am J Hum Genet* 1993;52:273.
8. Rubinfeld B, Souza B, Albert I, et al: Association of the APC gene product with beta-catenin. *Science* 1993;262:1731.
9. Goss KH, Groden J: Biology of the adenomatous polyposis coli tumor suppressor. *J Clin Oncol* 2000;18:1967.
10. Nathke I: APC at a glance. *J Cell Sci* 2004;117:4873.
11. Scates DK, Spigelman AD, Phillips RKS, Venitt S: DNA adducts detected by 32P-postlabelling, in the intestine of rats given bile from patients with familial adenomatous polyposis and from unaffected controls. *Carcinogenesis* 1992;13:731.
12. Giardiello FM, Hamilton SR, Krush AJ, et al: Treatment of colonic and rectal adenomas with sulindac in familial adenomatous polyposis. *N Engl J Med* 1993;398:1213.
13. Bell B, Mazzaferri EL: Familial adenomatous polyposis (Gardner's syndrome) and thyroid carcinoma. *Dig Dis Sci* 1993;38:185.
14. Caspari R, Friedl W, Mandl M, et al: Familial adenomatous polyposis: mutation at codon 1309 and early onset of colon cancer. *Lancet* 1994;343:629.
15. Spirio L, Olschwang S, Groden J, et al: Alleles of the APC gene: Attenuated form of familial polyposis. *Cell* 1993;75:951.
16. Nagase H, Miyoshi Y, Horii A, et al: Correlation between the location of germ-line mutations in the APC gene and the number of colorectal polyps in familial adenomatous polyposis patients. *Cancer Res* 1992;52:4055.
17. Lynch HT, Smyrk T, McGinn T, et al: Attenuated familial adenomatous polyposis (FAP): a phenotypically and genotypically distinctive variant of FAP. *Cancer* 1995;76:2427.
18. Petersen GM, Slack J, Nakamura Y: Screening guidelines and premorbid diagnosis of familial adenomatous polyposis using linkage analysis. *Gastroenterology* 1991;100:1658.
19. Bussey HJR: *Familial Polyposis Coli: Family Studies, Histopathology, Differential Diagnosis, and Results of Treatment.* Baltimore: Johns Hopkins University Press, 1975, pp 73–90.
20. Jagelman DG, DeCosse JJ, Busey HJR, et al: Upper gastrointestinal cancer in familial adenomatous polyposis. *Lancet* 1988;1:1149.
21. Sanner RF: Diffuse polyposis of the colon with severe electrolyte depletion. *Arch Surg* 1973;107:903.
22. Lynch HT, Smyrk T, Watson P, et al: Hereditary colorectal cancer. *Semin Oncol* 1991;18:337.
23. Burt RW, Berenson MM, Lee RG, et al: Upper gastrointestinal polyps in Gardner's syndrome. *Gastroenterology* 1984;86:295.
24. Koorey DJ, McCaughan GW, Trent RJ, Gallagher ND: Risk estimation in familial adenomatous polyposis using DNA probes linked to the familial adenomatous polyposis gene. *Gut* 1992;33:530.
25. Ando H, Miyoshi Y, Nagase H, et al: Detection of 12 germ-line mutations in the adenomatous polyposis coli gene by polymerase chain reaction. *Gastroenterology* 1993;104:989.
26. Iwama T, Mishima Y, Okamoto N, Inoue J: Association of congenital hypertrophy of the retinal pigment epithelium with familial adenomatous polyposis. *Br J Surg* 1990;77:273.
27. Debinski HS, Love S, Spigelman AD, et al: Colorectal polyp counts and cancer risk in familial adenomatous polyposis. *Gastroenterology* 1996;110:1028.
28. Iwama T, Mishima Y: Mortality in young first-degree relatives of patients with familial adenomatous polyposis. *Cancer* 1994;73:2065.
29. Jarvinen HJ: Time and type of prophylactic surgery for familial adenomatosis coli. *Ann Surg* 1985;202:93.
30. Moertel CG, Hill JR, Adson MA: Management of multiple polyposis of the large bowel. *Cancer* 1971;28:160.
31. Labayle D, Fischer D, Vielh P, et al: Sulindac causes regression of rectal polyps in familial adenomatous polyposis. *Gastroenterology* 1991;101:635.
32. Niv Y, Fraser G: Adenocarcinoma in the rectal segment in familial polyposis coli is not prevented by sulindac therapy. *Gastroenterology* 1994;107:854.
33. Bjork J, Akerbrant H, Iselius L, et al: Epidemiology of familial adenomatous polyposis in Sweden: changes over time and differences in phenotype between males and females. *Scand J Gastroenterol* 1999;34:1230.
34. Kubota O, Kino I: Depressed adenomas of the colon in familial adenomatous polyposis: histology, immunohistochemical detection of proliferating cell nuclear antigen (PCNA), and analysis of the background mucosa. *Am J Surg Pathol* 1995;19:318.
35. Matsumoto T, Iida M, Tada S, et al: Early detection of nonpolypoid cancers in the rectal remnant in patients with familial adenomatous polyposis/Gardner's syndrome. *Cancer* 1994;74:12.
36. Bülow S, Björk J, Christensen IJ, et al: Duodenal adenomatosis in familial adenomatous polyposis. The DAF Study Group. *Gut* 2004;53:381.
37. Domizio P, Talbot IC, Spigelman AD, et al: Upper gastrointestinal pathology in familial adenomatous polyposis: results from a prospective study of 102 patients. *J Clin Pathol* 1990;43:738.
38. Spigelman AD, Owen RW, Hill MJ, Phillips RKS: Biliary bile acid profiles in familial adenomatous polyposis. *Br J Surg* 1991;78:321.
39. Arvanitis ML, Jagelman DG, Fazio VW, et al: Mortality in patients with familial adenomatous polyposis. *Dis Colon Rectum* 1990;33:639.
40. Sugihara K, Muto T, Kamiya J, et al: Gardner's syndrome associated with periampullary carcinoma, duodenal and gastric adenomatosis. *Dis Colon Rectum* 1982;25:766.
41. Yao T, Iida M, Watanabe H, et al: Duodenal lesions in familial polyposis of the colon. *Gastroenterology* 1977;73:1086.

42. Jarvinen H, Nyberg M, Peltokallio P: Upper gastrointestinal tract polyps in familial adenomatosis coli. *Gut* 1983;24:333.
43. Alexander JR, Andrews JM, Buchi KN, et al: High prevalence of adenomatous polyps of the duodenal papilla in familial adenomatous polyposis. *Dig Dis Sci* 1989;34:167.
44. Odze RD: Epithelial proliferation and differentiation in flat duodenal mucosa of patients with familial adenomatous polyposis. *Mod Pathol* 1995;8:648.
45. Bertoni G, Sassatelli R, Nigrisoli E, et al: First observation of microadenomas in the ileal mucosa of patients with familial adenomatous polyposis and colectomies. *Gastroenterology* 1995;109:374.
46. Shepherd NA, Jass JR, Duval I, et al: Restorative proctocolectomy with ileal reservoir; pathological and histochemical study of mucosal biopsy specimens. *J Clin Pathol* 1987;40:601.
47. Stryker SJ, Carney JA, Dozois RR: Multiple adenomatous polyps arising in a continent reservoir ileostomy. *Int J Colorect Dis* 1987;2:43.
48. Iida M, Yao T, Itoh H, et al: Natural history of fundic gland polyposis in patients with familial adenomatosis coli Gardner's syndrome. *Gastroenterology* 1985;89:1021.
49. Hofgärtner WT, Thorp M, Ramus MW, et al. Gastric adenocarcinoma associated with fundic gland polyps in a patient with attenuated familial adenomatous polyposis. *Am J Gastroenterol* 1999;94:2276.
50. Zwick A, Munit M, Ryan CK, et al: Gastric adenocarcinoma and dysplasia in fundic gland polyps of a patient with attenuated adenomatous polyposis coli. *Gastroenterology* 1997;113:659.
51. Bülow S: The risk of developing rectal cancer after colectomy and ileorectal anastomosis in Danish patients with polyposis coli. *Dis Colon Rectum* 1984;227:726.
52. Watne AL, Carrier JM, Durham JP, et al: The occurrence of carcinoma of the rectum following ileoproctostomy for familial polyposis. *Ann Surg* 1983;197:550.
53. Luk GD, Baylin SB: Ornithine decarboxylase as a biologic marker in familial colonic polyposis. *N Engl J Med* 1984;311:80.
54. Potten CS, Kellett M, Rew DA, Roberts SA: Proliferation in human gastrointestinal epithelium using bromodeoxyuridine in vivo—data for different sites, proximity to a tumour, and polyposis-coli. *Gut* 1992;33:524.
55. Sasaki M, Sugio K, Sasazuki T: K-ras activation in colorectal tumours from patients with familial polyposis coli. *Cancer* 1990;65:2576.
56. Sasaki M, Okamoto M, Sato C, et al: Loss of constitutional heterozygosity in colorectal tumors from patients with familial polyposis coli and those with nonpolyposis colorectal carcinoma. *Cancer Res* 1989;49:4402.
57. Kikuchi-Yanoshita R, Konishi M, Fukunari H, et al: Loss of expression of DCC gene during progression of colorectal carcinomas in familial adenomatous polyposis and non-familial adenomatous polyposis patients. *Cancer Res* 1992;52:3801.
58. Kikuchi-Yanoshita R, Konishi M, Ito S, et al: Genetic changes of both p53 alleles associated with the conversion from colorectal adenoma to early carcinoma in familial adenomatous polyposis and non-familial adenomatous polyposis patients. *Cancer Res* 1992;52:3965.
59. Sugio K, Kurata S, Sasaki M, et al: Differential expression of c-myc gene and c-fos gene in premalignant and malignant tissues from patients with familial polyposis coli. *Cancer Res* 1988;48:4855.
60. Konishi M, Kikuchi-Yanoshita R, Tanaka K, et al: Molecular nature of colon tumors in hereditary nonpolyposis colon cancer, familial polyposis, and sporadic colon cancer. *Gastroenterology* 1996;111:307.
61. Giardiello FM, Hamilton SR, Krush AJ, et al: Nasopharyngeal angiofibroma in patients with familial adenomatous polyposis. *Gastroenterology* 1993;105:1550.
62. Harach HR, Williams GT, Williams ED: Familial adenomatous polyposis associated thyroid carcinoma: a distinct type of follicular cell neoplasm. *Histopathology* 1994;25:549.
63. Jones IT, Jagelman DG, Fazio VW, et al: Desmoid tumors in familial polyposis coli. *Ann Surg* 1986;204:94.
64. Richards RC, Rogers SW, Gardner EJ: Spontaneous mesenteric fibromatosis in Gardner's syndrome. *Cancer* 1981;47:597.
65. Lynch HT, Fitzgibbons R Jr: Surgery, desmoid tumors, and familial adenomatous polyposis: case report and literature review. *Am J Gastroenterol* 1996;91:2598.
66. Sturt NJ, Gallagher MC, Bassett P, et al: Evidence for genetic predisposition to desmoid tumours in familial adenomatous polyposis independent of the germline APC mutation. *Gut* 2004;53:1832.
67. Klein WA, Miller HH, Anderson M, DeCosse JJ: The use of indomethacin, sulindac, and tamoxifen for the treatment of desmoid tumors associated with familial polyposis. *Cancer* 1987;12:2863.
68. Lanari A: Effect of progesterone on desmoid tumors (aggressive fibromatosis). *N Engl J Med* 1983;309:1523.
69. Sen-Gupta S, Van der Luijt RB, Bowles LV, et al: Somatic mutation of APC gene in desmoid tumor in familial adenomatous polyposis. *Lancet* 1993;342:552.
70. Dangel A, Meloni AM, Lynch HT, Sandberg AA: Deletion (5q) in a desmoid tumor of a patient with Gardner's syndrome. *Cancer Genet Cytogenet* 1994;78:94.
71. Kropilak M, Jagelman DH, Fazio VW, et al: Brain tumors in familial adenomatous polyposis. *Dis Colon Rectum* 1989;32:778.
72. Jarvis L, Bathurst N, Mohan D, Beckly D: Turcot's syndrome—a review. *Dis Colon Rectum* 1988;31:907.
73. Lasser DM, Devivo, DC, Garvin J, Wilhelmsen KC: Turcot's syndrome: evidence for linkage to the adenomatous polyposis coli (APC) locus. *Neurology* 1994;44:1083.
74. Lewis J, Ginsberg A, Toomey K: Turcot's syndrome. Evidence for autosomal dominant inheritance. *Cancer* 1983;51:524.
75. Hamilton SR, Liu B, Parsons RE: The molecular basis of Turcot's syndrome. *N Engl J Med* 1995;332:839.
76. Rochlitz CF, Heide I, de Kant E, et al: Molecular alterations in a patient with Turcot's syndrome. *Br J Cancer* 1993;68:519.
77. Bigner SH, Mark J, Burger PC, et al: Specific chromosomal abnormalities in malignant human gliomas. *Cancer Res* 1988;48:405.
78. Al-Tassan N, Chmiel HN, Maynard J, et al: Inherited variants of MYH associated with somatic G:C → T:A mutations in colorectal tumors. *Nat Genet* 2002;30:227.
79. Isidro G, Laranjeira F, Pires A, et al: Germline MUTYH (MYH) mutations in Portuguese individuals with multiple colorectal adenomas. *Hum Mutat* 2004;24:353.
80. Sieber OM, Lipton L, Crabtree M, et al: Multiple colorectal adenomas, classic adenomatous polyposis, and germ-line mutations in MYH. *N Engl J Med* 2003;348:791.
81. Bai H, Jones S, Guan X, et al: Functional characterization of two human MutY homolog (hMYH) missense mutations (R227W and V232F) that lie within the putative hMSH6 binding domain and are associated with hMYH polyposis. *Nucleic Acids Res* 2005;33:597.
82. Slupska MM, Baikalov C, Luther WM, et al: Cloning and sequencing a human homolog (hMYH) of the Escherichia coli mutY gene whose function is required for the repair of oxidative DNA damage. *J Bacteriol* 1996;178:3885.
83. Jones S, Lambert S, Williams GT, et al: Increased frequency of the k-ras G12C mutation in MYH polyposis colorectal adenomas. *Br J Cancer* 2004;90:1591.
84. Chiotoru ME, Cleary SP, Di Nicola N, et al: Association between biallelic and monoallelic germline MYH gene mutations and colorectal cancer risk. *J Natl Cancer Inst* 2004;96:1631.
85. Kambara T, Whitehall VL, Spring KJ, et al: Role of inherited defects of MYH in the development of sporadic colorectal cancer. *Genes Chromosomes Cancer* 2004;40:1.
86. Morson BC: *The Pathogenesis of Colorectal Cancer*. Philadelphia: WB Saunders, 1978.
87. Williams GT, Arthur JF, Bussey HJ, Morson BC: Metaplastic polyps and polyposis of the colorectum. *Histopathology* 1980;4:155.
88. Abeyasundara H, Hampshire P: Hyperplastic polyposis associated with synchronous adenocarcinomas of the transverse colon. *ANZ J Surg* 2001;71:686.
89. Hyman NH, Anderson P, Blasyk H: Hyperplastic polyposis and the risk of colorectal cancer. *Dis Colon Rectum* 2004;47:2101.
90. Leggett BA, Devereaux, B, Biden K, et al: Hyperplastic polyposis: association with colorectal cancer. *Am J Surg Pathol* 2001;25:177.
91. Ferrandez A, Samowitz W, DiSario JA, Burt RW: Phenotypic characteristics and risk of cancer development in hyperplastic polyposis: case series and literature review. *Am J Gastroenterol* 2004;99:2012.
92. Burt R, Jass JR: Hyperplastic polyposis. In: Hamilton SR, Aaltonen LA (eds). *Pathology and Genetics of Tumours of the Digestive System. World Health Organization Classification of Tumours*, Vol. 2. Lyon, France: IARC Press, 2000, p 135.
93. Chan AO, Issa JP, Morris JS, et al: Concordant CpG island methylation in hyperplastic polyposis. *Am J Pathol* 2002;160:529.

94. Whitelaw SC, Murday VA, Tomlinson IP, et al: Clinical and molecular features of the hereditary mixed polyposis syndrome. *Gastroenterology* 1997;112:327.
95. Jaeger EE, Woodford-Richens KL, Lockett M, et al: An ancestral Ashkenazi haplotype at the HMPS/CRAC1 locus on 15q13-q14 is associated with hereditary mixed polyposis syndrome. *Am J Hum Genet* 2003;72:1261.
96. Park WS, Park JY, Oh RR, et al: A distinct tumor suppressor gene locus on chromosome 15q21.1 in sporadic form of colorectal cancer. *Cancer Res* 2000;60:70.
97. Cao X, Eu KW, Kumarasinghe MP, et al: Mapping of hereditary mixed polyposis syndrome (HMPS) to chromosome 10q23 by genomewide high-density single nucleotide polymorphism (SNP) scan and identification of BMPR1A loss of function. *J Med Genet* 2006;43:e13.
98. Wirtzfeld DA, Petrelli NJ, Rodriguez-Bigas MA: Hamartomatous polyposis syndromes: molecular genetics, neoplastic risk, and surveillance recommendations. *Ann Surg Oncol* 2001;8:319.
99. Aaltonen LA, Jarvinen H, Gruber SB, et al: Peutz-Jeghers syndrome. In: Hamilton SR, Aaltonen LA (eds). *WHO International Classification of Tumors: Pathology and Genetics of Tumours of the Digestive System*, 3rd ed. Berlin: Springer-Verlag, 2000, pp 74–76.
100. Fernandez Seara MJ, Martinez Soto MI, Fernandez Lorenzo JR, et al: Peutz-Jeghers syndrome in a neonate. *J Pediatr* 1995;126:965.
101. Gass J, Glatzer R: Acquired pigmentation simulating Peutz-Jeghers syndrome: initial manifestation of diffuse uveal melanocytic proliferation. *Br J Ophthalmol* 1991;75:693.
102. Hemminki A, Tomlinson I, Markie D, et al: Localization of a susceptibility locus for Peutz-Jeghers syndrome to 19p using comparative genomic hybridization and targeted linkage analysis. *Nature Genet* 1997;15:87.
103. Jenne DE, Reimann H, Nezu J, et al: Peutz-Jeghers syndrome is caused by mutations in a novel serine threonine kinase. *Nature Genet* 1998;18:38.
104. Trojan J, Brieger A, Raedle J, et al: Peutz-Jeghers syndrome: molecular analysis of a three-generation kindred with a novel defect in the serine threonine kinase gene STK11. *Am J Gastroenterol* 1999;94:257.
105. Collins SP, Reoma JL, Gamm DM, Ohler MD: LKB1, a novel serine/threonine protein kinase and potential tumour suppressor, is phosphorylated by cAMP-dependent protein kinase (PKA) and prenylated in vivo. *Biochemistry* 2000;345:673.
106. Karuman P, Gozani O, Odze RD, et al: The Peutz-Jegher gene product LKB1 is a mediator of p53-dependent cell death. *Molec Cell* 2001;7:1307.
107. Tiainen M, Vaahtomeri K, Ylikorkala Y, Makela TP: Growth arrest by the LKB1 tumor suppressor: induction of p21(WAF1/CIP1). *Hum Molec Genet* 2002;11:1497.
108. Miyaki M, Iijima T, Hosono K, et al: Somatic mutations of *LKB1* and β-catenin genes in gastrointestinal polyps from patients with Peutz-Jeghers syndrome. *Cancer Res* 2000;60:6311.
109. Young RH, Welch WR, Dickersin GR, Scully SE: Ovarian sex-cord tumor with annular tubules. Review of 74 cases including 27 with Peutz-Jeghers syndrome and four with adenoma malignum of the cervix. *Cancer* 1982;50:1384.
110. Giardiello FM, Welsh SB, Hamilton SR, et al: Increased risk of cancer in the Peutz-Jeghers syndrome. *N Engl J Med* 1987;316:1511.
111. Trau H, Schewach-Millet M, Fisher BK, Tsur H: Peutz-Jeghers syndrome and bilateral breast carcinoma. *Cancer* 1982;50:788.
112. Clement S, Efrusy ME, Dobbins WO, Palmer RN: Pelvic neoplasia in Peutz-Jeghers syndrome. *J Clin Gastroenterol* 1979;1:341.
113. Young R, Dickerson G, Scully R: A distinctive ovarian sex cord-stromal tumor causing sexual precocity in the Peutz-Jeghers syndrome. *Am J Surg Pathol* 1983;7:233.
114. Chen KTK: Female genital tract tumors in Peutz-Jeghers syndrome. *Hum Pathol* 1986;17:858.
115. Gilks CB, Young RH, Aguirre P, et al: Adenoma malignum (minimal deviation adenocarcinoma) of the uterine cervix: a clinicopathological and immunohistochemical analysis of 26 cases. *Am J Surg Pathol* 1989;13:717.
116. Seidman JD: Mucinous lesions of the fallopian tube—a report of seven cases. *Am J Surg Pathol* 1994;18:1205.
117. Young S, Gooneratne S, Straus F, et al: Feminizing Sertoli cell tumors in boys with Peutz-Jeghers syndrome. *Am J Surg Pathol* 1995;19:50.
118. Shintaku M, Baba Y, Fujiwara T: Intra-abdominal desmoplastic small cell tumour in a patient with Peutz-Jeghers syndrome: a pathologic anatomy and histopathology. *Virchows Arch A Pathol Anat Histol* 1994;425:211.
119. Morson BC: Some peculiarities in the histology of intestinal polyps. *Dis Colon Rectum* 1962;5:337.
120. Spigelman AD, Murday V, Phillips RKS: Cancer and the Peutz-Jeghers syndrome. *Gut* 1989;30:1588.
121. Dunlop MG: Guidance on large bowel surveillance for hereditary non-polyposis colorectal cancer, familial adenomatous polyposis, juvenile polyposis, and Peutz-Jeghers syndrome. *Gut* 2002;51:V21.
122. Hemminki A: The molecular basis and clinical aspects of Peutz-Jeghers syndrome and sporadic colon cancer. *Cancer Res* 1998;58:4799.
123. Ballhausen WG, Gunther K: Genetic screening for Peutz-Jeghers syndrome. *Expert Rev Mol Diagn* 2003;3:471.
124. Lowichik A, Jackson WD, Coffin CM: Gastrointestinal polyposis in childhood: clinicopathologic and genetic features. *Pediatr Devel Pathol* 2003;6:371.
125. Schreibman IR, Baker M, Amos C, McGarrity TJ: The hamartomatous polyposis syndromes: a clinical and molecular review. *Am J Gastroenterol* 2005;100:476.
126. Corredor J, Wambach J, Barnard J: Gastrointestinal polyps in children: advances in molecular genetics, diagnosis, and management. *J Pediatr* 2001;138:621.
127. Scharf GM, Becker JH, Laage NJ: Juvenile gastrointestinal polyposis or the infantile Cronkhite-Canada syndrome. *J Pediatr Surg* 1986;21:953.
128. Desai DC, Murday V, Phillips RK, et al: A survey of phenotypic features of juvenile polyposis. *J Med Genet* 1998;35:476.
129. Agnifili A, Verzaro R, Gola P, et al: Juvenile polyposis: case report and assessment of the neoplastic risk in 271 patients reported in the literature. *Dig Surg* 1999;16:161.
130. Rozen P, Samuel Z, Brazowski E, et al: An audit of familial juvenile polyposis at the Tel Aviv Medical Center: demographic, genetic and clinical features. *Familial Cancer* 2003;2:1.
131. Friedl W, Kruse R, Uhlhaas S: Frequent 4-bp deletion in exon 9 of the SMAD4/MADH4 gene in familial juvenile polyposis patients. *Genes Chromosomes Cancer* 1999;25:403.
132. Zhou XP, Woodford-Richens K, Lehtonen R: Germline mutations in BMPR1A/ALK3 cause a subset of cases of juvenile polyposis syndrome and of Cowden and Bannayan-Riley-Ruvalcaba syndromes. *Am J Hum Genet* 2001;69:704.
133. Howe JR, Shellnut J, Wagner B, et al: Common deletion of SMAD4 in juvenile polyposis is a mutational hotspot. *Am J Hum Genet* 2002;70:1357.
134. Howe JR, Ahmed AF, Ringold J, et al: The prevalence of MADH4 and BMPR1A mutations in juvenile polyposis and absence of BMPR2, BMPR1B, and ACVR1 mutations. *J Med Genet* 2004;41:484.
135. Friedl W, Uhlhaas S, Schulmann K, et al: Juvenile polyposis: massive gastric polyposis is more common in MADH4 mutation carriers than in BMPR1A mutation carriers. *Hum Genet* 2002;111:108.
136. Howe JR, Roth S, Ringold JC, et al: Mutations in the SMAD4/DPC4 gene in juvenile polyposis. *Science* 1998;280:1086.
137. Coffin C, Dehner L: What is a juvenile polyp? An analysis based on 21 patients with solitary and multiple polyps. *Arch Pathol Lab Med* 1996;120:1032.
138. Pham BN, Villanueva RP: Ganglioneuromatous proliferation associated with juvenile polyposis coli. *Arch Pathol Lab Med* 1989;113:91.
139. Lowichik A, White FV, Timmons CF: Bannayan-Riley-Ruvalcaba syndrome: spectrum of intestinal pathology including juvenile polyps. *Pediatr Dev Pathol* 2000;3:155.
140. Coburn MC, Pricolo VE, DeLuca FG, Bland KI: Malignant potential in intestinal juvenile polyposis syndromes. *Ann Surg Oncol* 1995;2:386.
141. Heiss KF, Schaffner D, Ricketts RR, Winn K: Malignant risk in juvenile polyposis coli: increasing documentation in the pediatric age group. *J Pediatr Surg* 1993;28:118.
142. Bentley E, Chandrasoma P, Radin R, Cohen H: Generalized juvenile polyposis with carcinoma. *Am J Gastroenterol* 1989;11:1456.
143. Saul S, Raffensperger E: Juvenile polyposis: intramucosal signet-cell adenocarcinoma arising in a polyp at a gastrojejunostomy site. *Surg Pathol* 1988;1:2.
144. Jass JR, Williams CB, Bussey HJR, Morson BC: Juvenile polyposis—a precancerous condition. *Histopathology* 1988;13:619.
145. Sener SF, Miller HH, DeCosse JJ: The spectrum of polyposis. *Surg Gynecol Obstet* 1984;159:525.

146. Tsou HC, Ping XL, Xie XX, et al: The genetic basis of Cowden's syndrome: three novel mutations in PTEN/MMAC1/TEP1. *Hum Genet* 1998;102:467.
147. Starink TM, van der Veen JPW, Arwert F, et al: The Cowden syndrome: A clinical and genetic study in 21 patients. *Clin Genet* 1986;29:222.
148. Salem OS, Steck WD: Cowden's disease (multiple hamartoma and neoplasia syndrome): a case report and review of the English literature. *J Am Acad Dermatol* 1983;8:686.
149. Chen YM, Ott DJ, Wu WC, Gelfand DW: Cowden's disease: a case report and literature review. *Gastrointest Radiol* 1987;12:325.
150. Celebi JT, Tsou HC, Chen FF, et al: Phenotypic findings of Cowden syndrome and Bannayan-Zonana syndrome in a family associated with a single germline mutation in PTEN. *J Med Genet* 1999;36:360.
151. Marsh DJ, Kum JB, Lunetta KL, et al: PTEN mutation spectrum and genotype-phenotype correlations in Bannayan-Riley-Ruvalcaba syndrome suggest a single entity with Cowden syndrome. *Hum Molec Genet* 1999;8:1461.
152. Zhou XP, Waite KA, Pilarski R, et al: Germline PTEN promoter mutations and deletions in Cowden/Bannayan-Riley-Ruvalcaba syndrome result in aberrant PTEN protein and dysregulation of the phosphoinositol-3-kinase/Akt pathway. *Am J Hum Genet* 2003;73:404.
153. Gorlin R, Cohen M, Condon L, Burke B: Bannayan-Riley-Ruvalcaba Syndrome. *Am J Med Genet* 1992;44:307.
154. Lowichik A, White FV, Timmons CF, et al: Bannayan-Riley-Ruvalcaba syndrome: spectrum of intestinal pathology including juvenile polyps. *Pediatr Dev Pathol* 2000;3:155.
155. Katayama Y, Kimura M, Konn M: Cronkhite-Canada syndrome associated with a rectal cancer and adenomatous changes in colonic polyps. *Am J Surg Pathol* 1985;9:65.
156. Daniel ES, Ludwig SL, Lewin KJ, et al: The Cronkhite-Canada syndrome: an analysis of clinical and pathologic features and therapy in 55 patients. *Medicine* 1982;61:293.
157. Burke A, Sobin L: The pathology of Cronkhite-Canada polyps. *Am J Surg Pathol* 1989;13:940.
158. Allibone RO, Nanson JK, Anthony PP: Multiple and recurrent inflammatory fibroid polyps in a Devon family ("Devon polyposis syndrome"): an update. *Gut* 1992;33:1004.
159. Vasen HF, Mecklin JP, Khan P, Lynch HT: The International Collaborative Group on Hereditary Nonpolyposis Colorectal Cancer (ICG-HNPCC). *Dis Colon Rectum* 1991;34:424.
160. Rodriguez-Bigas MA, Boland CR, Hamilton SR, et al: A National Cancer Institute Workshop on Hereditary Nonpolyposis Colorectal Cancer Syndrome: meeting highlights and Bethesda guidelines. *J Natl Cancer Inst* 1997;89:1758.
161. Umar A, Boland CR, Terdiman JP, et al: Revised Bethesda guidelines for hereditary nonpolyposis colorectal cancer (Lynch syndrome) and microsatellite instability. *J Natl Cancer Inst* 2004;96:261.
162. Samowitz WS, Curtin K, Lin HH, et al: The colon cancer burden of genetically defined hereditary nonpolyposis colon cancer. *Gastroenterology* 2001;121:830.
163. Wagner A, Barrows A, Wijnen JT, et al: Molecular analysis of hereditary nonpolyposis colorectal cancer in the United States high mutation detection rate among clinically selected families and characterization of an American founder genomic deletion of the MSH2 gene. *Am J Hum Genet* 2003;72:1088.
164. Merg A, Lynch HT, Lynch JF, Howe JR: Hereditary colorectal cancer-part II. *Curr Probl Surg* 2005;42:267.
165. Hampel H, Stephens JA, Pukkala E, et al: Cancer risk in hereditary nonpolyposis colorectal cancer syndrome: later age of onset. *Gastroenterology* 2005;129:415.
166. Jenkins MA, Baglietto L, Dowty JG, et al: Cancer risks for mismatch repair gene mutation carriers: a population-based early onset case-family study. *Clin Gastroenterol Hepatol* 2006;4:489.
167. Lorenzo Bermejo JL, Eng C, Hemminki K: Cancer characteristics in Swedish families fulfilling criteria for hereditary nonpolyposis colorectal cancer. *Gastroenterology* 2005;129:1889.
168. Aaltonen LA, Peltomaki P, Mecklin JP, et al: Replication errors in benign and malignant tumors from hereditary nonpolyposis colorectal cancer patients. *Cancer Res* 1994;54:1645.
169. Lothe RA, Peltomaki P, Meling GI, et al: Genomic instability in colorectal cancer: relationship to clinicopathological variables and family history. *Cancer Res* 1993;53:5849.
170. Boland CR, Thibodeau SN, Hamilton SR, et al: A National Cancer Institute workshop on microsatellite instability for cancer detection and familial predisposition: development of international criteria for the determination of microsatellite instability in colorectal cancer. *Cancer Res* 1998;58:5248.
171. Rigau V, Sebbagh N, Olschwang S, et al: Microsatellite instability in colorectal carcinoma: the comparison of immunohistochemistry and molecular biology suggests role for hMLH6 immunostaining. *Arch Pathol Lab Med* 2003;127:694.
172. Hampel H, Frankel WL, Martin E, et al: Screening for the Lynch syndrome (hereditary nonpolyposis colorectal cancer). *N Eng J Med* 2005;352:1851.
173. Thibodeau SN, French AJ, Roche PC, et al: Altered expression of hMSH2 and hMLH1 in tumors with microsatellite instability and genetic alterations in mismatch repair genes. *Cancer Res* 1996;56:4836.
174. Watson P, Vasen HF, Mecklin JP, et al: The risk of endometrial cancer in hereditary nonpolyposis colorectal cancer. *Am J Med* 1994;96:516.
175. Hamilton SR, Liu B, Parson RE, et al: The molecular basis of Turcot's syndrome. *N Engl J Med* 1995;332:839.
176. De Jong AE, Morreau H, Van Puijenbroek, M, et al: The role of mismatch repair gene defects in the development of adenomas in patients with HNPCC. *Gastroenterology* 2004;126:42.
177. Jass JR, Stewart SM: Evolution of hereditary non-polyposis colorectal cancer. *Gut* 1992;33:783.
178. Jass JR, Cottier DS, Pokos V, et al: Mixed epithelial polyps in association with hereditary non-polyposis colorectal cancer providing an alternative pathway of cancer histogenesis. *Pathology* 1997;29:28.
179. Svendsen LB, Bulow S, Mellemgaard A: Metachronous colorectal cancer in young patients: expression of the hereditary non-polyposis colorectal cancer syndrome? *Dis Colon Rectum* 1991;34:790.
180. Lynch HT, de la Chapelle A: Genetic susceptibility to non-polyposis colorectal cancer. *J Med Genet* 1999;36:801.
181. Barnetson RA, Tenesa A, Farrington SM, et al: Identification and survival of carriers of mutations in DNA mismatch-repair genes in colon cancer. *N Engl J Med* 2006;354:2815.
182. Jass JR: Colorectal adenomas in surgical specimens from subjects with hereditary non-polyposis colorectal cancer. *Histopathology* 1995;27:263.
183. Yearsley M, Hampel H, Lehman A, et al: Histologic features distinguish microsatellite-high from microsatellite-low and microsatellite-stable colorectal carcinomas, but do not differentiate germline mutations from methylation of the MLH1 promoter. *Hum Pathol* 2006;37:831.
184. Winawer SJ, Zauber AG, Fletcher RH, et al: Guidelines for colonoscopy surveillance after polypectomy: a consensus update by the US multi-society task force on colorectal cancer and the American Cancer Society. *Gastroenterology* 2006;130:1872.
185. Burke W, Petersen G, Lynch P, et al: Recommendations of follow-up care of individuals with an inherited predisposition to cancer. I. Hereditary nonpolyposis colon cancer. Cancer Genetic Studies Consortium. *JAMA* 1997;277:915.
186. Lynch HT, Lynch J: Lynch syndrome: genetics, natural history, genetic counseling, and prevention. *J Clin Oncol* 2000;18:19S.
187. Alessi E, Brambilla L, Luporini G, et al: Multiple sebaceous tumors and carcinomas of the colon. Torre syndrome. *Cancer* 1985;55:2566.
188. Paraf F, Sasseville D, Watters AK, et al: Clinicopathological relevance of the association between gastrointestinal and sebaceous neoplasms: the Muir-Torre syndrome. *Hum Pathol* 1995;26:422.
189. Machin P, Catasus L, Pons C, et al: Microsatellite instability and immunostaining for MSH-2 and MLH1 in cutaneous and internal tumors from patients with Muir-Torre syndrome. *J Cutan Pathol* 2002;29:415.
190. Mangold E, Pagenstecher C, Leister M, et al: A genotype-phenotype correlation in HNPCC: strong predominance of MSH2 mutations in 41 patients with Muir-Torre syndrome. *J Med Genet* 2004;41:567.
191. Ponti G, Ponz de Leon M: Muir-Torre syndrome. *Lancet Oncol* 2005;6:980.
192. Cannon-Albright LA, Thomas A, Goldgar DE, et al: Familiality of cancer in Utah. *Cancer Res* 1994;54:2378.
193. Sorensen SA, Jensen OA, Klinken L: Familial aggregation of neuroectodermal and gastrointestinal tumors. *Cancer* 1983;52:1977.

| **13** | **结肠非肿瘤性疾病** |

苏 静　石雪迎 译　　郑 杰 校

大肠分为阑尾、盲肠、升结肠、横结肠、降结肠、乙状结肠和直肠（图 13.1）。阑尾和肛门与大肠其余部分截然不同，发生的疾病也很不相同，因此将单独介绍。

结肠有贮存食物残渣的功能，结肠的蠕动使其内容物向肛门移动。随着肠内容物向结肠远端移动，水分和电解质被吸收，同时一些物质被分泌到肠腔中。结肠的组织结构反映出它的功能（如再吸收水分，进一步消化食物残渣，形成粪便）。结肠能分泌黏液，起到润滑和保护肠黏膜的作用，从而使其对食物残渣的进一步消化更加容易。和小肠一样，大肠也有免疫和内分泌的功能。其免疫功能主要由阑尾和直肠显著的淋巴滤泡以及结肠固有层中的淋巴细胞执行。内分泌功能由一群异质性的内分泌细胞执行。

胚胎学

近段结肠，包括盲肠、升结肠和横结肠的右2/3，由胚胎时期的中肠发育而来。结肠的其余部分和直肠由胚胎时期的后肠发育而来。结肠在胚胎发育过程中经过一系列复杂的旋转到达其最终在腹腔中的位置（图 13.2）。胚胎发育早期，随着中肠肠管的不断加长而形成的背系膜将不断增长的肠管悬吊在后腹壁上。中肠的迅速增长形成了初级肠袢，初级肠袢通过卵黄肠管（vitellointestinal duct）与卵黄囊相通。同时肝的快速增大使腹腔内空间减小，胚胎第 6 周时中肠疝入脐带内的胚外体腔（即脐腔）。大约在妊娠第 6 周时，中肠的尾支出现一个小憩室，为盲肠始基。胚胎第三个月时，中肠又重新回到腹腔。小肠先进入腹腔，接着是盲肠。在肠袢退回腹腔时，肠管再旋转 180°，使盲肠位于腹腔的右上象限。之后，随着这部分肠管的增长，盲肠下降至腹腔的右下象限，升结肠随之形成。脾之后的结肠被推挤到左侧，位于小肠的前面。

后肠的上段紧随中肠发育，形成左段横结肠、降结肠、乙状结肠、直肠和肛管的上段。降结肠固定于腹后壁。乙状结肠保留了肠系膜，但肠系膜的长度缩短，由后肠发育来的其他部分结肠均固定于腹壁上。后肠的远端进入泄殖腔，最终形成肛管和泌尿生殖系统的一些结构。

发育到大约 20 mm 的胚胎，结肠腔面覆盖着一层与小肠绒毛相似的微绒毛。随着胚胎的继续生长，这些微绒毛增粗、变短，直到消失，变成与成年人相似的肠黏膜。

大体特征

大肠是一个中空的肌性器官，起自回盲瓣，止于肛门（图 13.1）。包括盲肠（阑尾连于其上）、升结肠、横结肠、降结肠、乙状结肠和直肠。总长度大约 150 cm（5 英尺）。其直径大于小肠。盲肠是大肠最粗的部分，位于右髂窝。结肠越往远端直径越小，所以乙状结肠腔要相对小于盲肠腔。但是到了直肠，肠管的直径又再次轻度增粗。

结肠和直肠的连接处不是一个非常精确的解剖学位置，大致上称为乙状结肠直肠交界处（rectosigmoid），位于骶岬的下面，距肛缘约 15 cm。直肠可以分为上、下两部分：上段从第 3 骶椎到盆膈，下段又称肛管，从盆膈延续至肛门。后者将在第 15 章中介绍。

升结肠从盲肠到结肠肝曲，位于腹膜后紧贴右侧腹后壁，在肝曲处紧邻肝右叶，并与胆囊相邻。横结肠是大肠最长的一段，从结肠肝曲到结肠脾曲，横跨

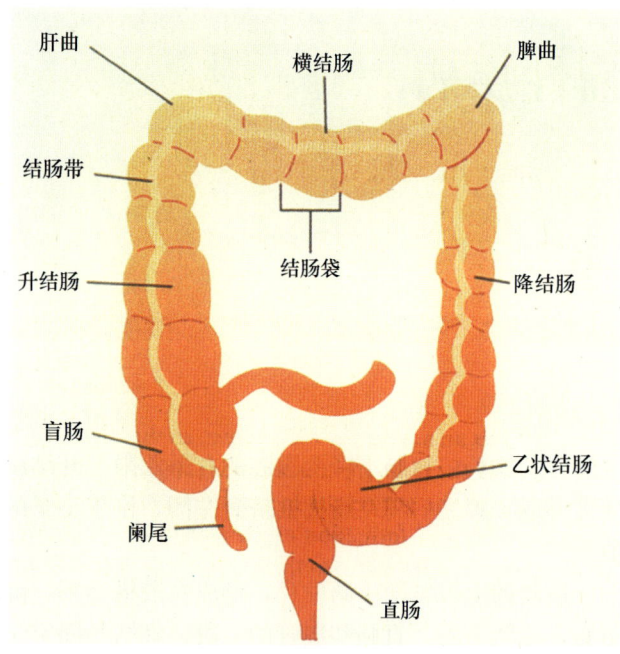

图 13.1 大肠解剖结构。

骶骨前面的凹陷微微弯曲地下行，到达盆膈，这段直肠约12 cm。直肠下部紧邻前列腺或阴道，然后转向后方经过盆底延伸为肛管，终止于齿状线。在整个行程中，结肠大多附于腹后壁，在小肠袢周围形成一个框形结构。

结肠肌层由内环外纵两层平滑肌组成（图13.3）。外层纵行肌局部增厚形成三条与肠管纵轴平行排列的结肠带。结肠带从阑尾根部开始向远端延续，直至直肠，在直肠这三条结肠带散开形成连续的纵行肌层（图13.4）。由于结肠带比肠管短，因而结肠带之间的肠管形成许多结肠袋。在阑尾和直肠没有结肠带。内层环行肌从盲肠一直延伸到肛管，在肛管处增厚形成肛门内括约肌。盲肠的内环肌层和结肠带要比大肠其他部位的略薄一些。

在结肠袋之间，黏膜和黏膜下层突向肠腔，形成半月襞（图13.5）。回盲瓣由两个这样的半月襞组成。结肠的黏膜下层与肠道其他部分相似。在黏膜和黏膜下层的交界处有淋巴小结（图13.6），在儿童这些淋巴小结更加突出，使结肠黏膜呈现出弥漫分布的结节状外观。

升结肠和降结肠位于腹膜后，所以其浆膜是不完整的。直肠的远端位于腹膜反折以下，因此没有腹膜被覆。有浆膜覆盖的肠壁浆膜下可以有脂肪小叶，在结肠表面形成许多突起，称为肠脂垂（图13.7）。

整个腹腔。横结肠通过胃结肠韧带与胃相连，同时与十二指肠降部、胰腺和脾相邻，前方覆以大网膜。降结肠始于结肠脾曲，位于腹膜后沿左侧后腹壁下行，经过左肾侧缘，当其抵达左髂窝处与乙状结肠相连时可出现部分结肠系膜。乙状结肠位于腹膜腔内，有系膜，称为乙状结肠系膜。乙状结肠位于膀胱或者子宫的上部，经过腹膜反折后向下延续为直肠。直肠沿着

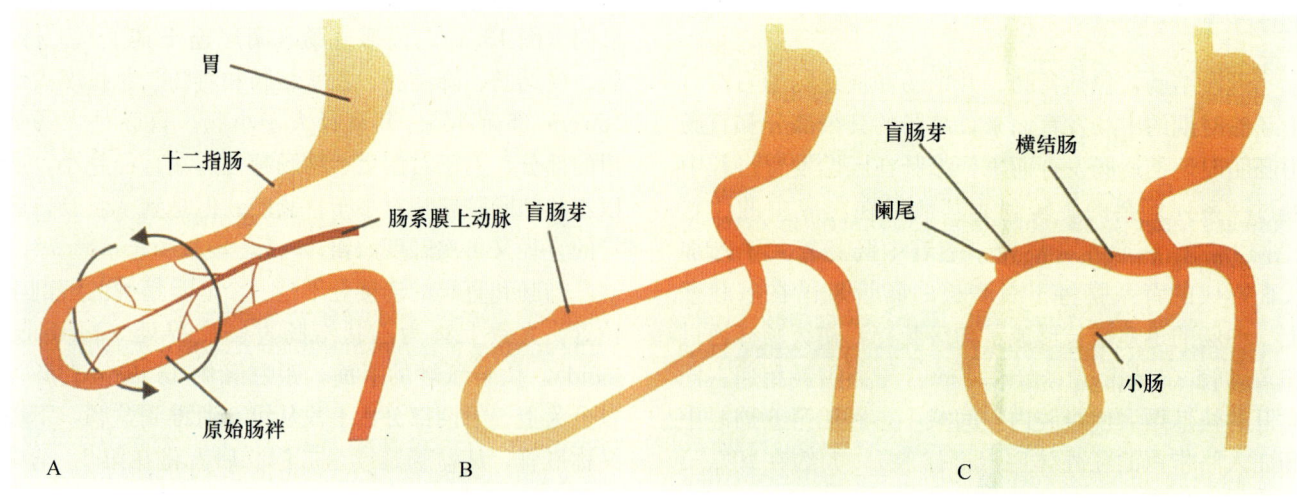

图 13.2 大肠胚胎发育。A：近段大肠由胚胎时期的中肠发育而来，在胚胎第6周中肠进入脐腔，以肠系膜上动脉为轴心作逆时针方向旋转到图示的位置。B 和 C：胚胎第三个月，中肠回到腹腔后，发育中的大肠和小肠的相对位置。

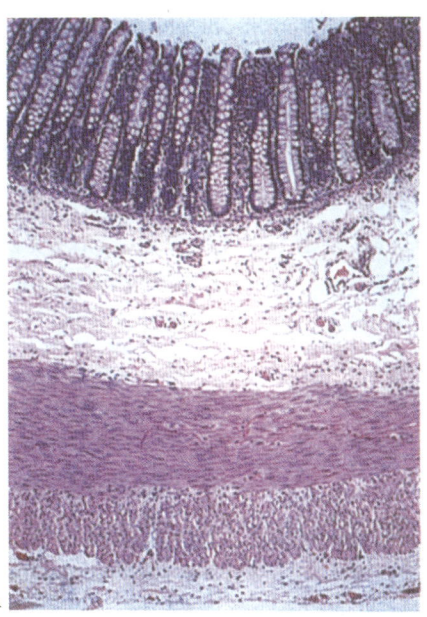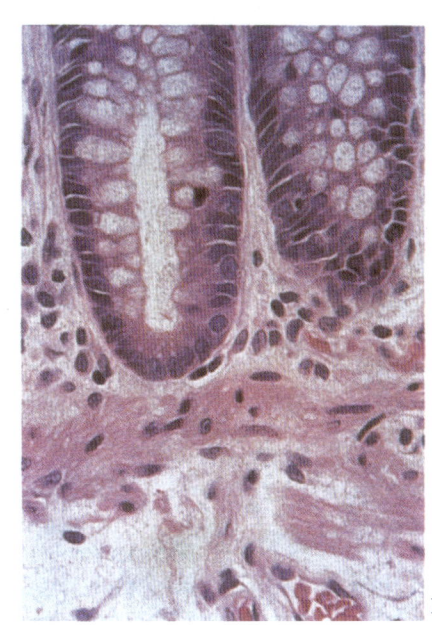

图 13.3　正常结肠。**A**：显示肠壁四层结构：黏膜层、黏膜下层、固有肌层和浆膜层。**B**：正常肠腺隐窝的下部和其下的黏膜肌层。

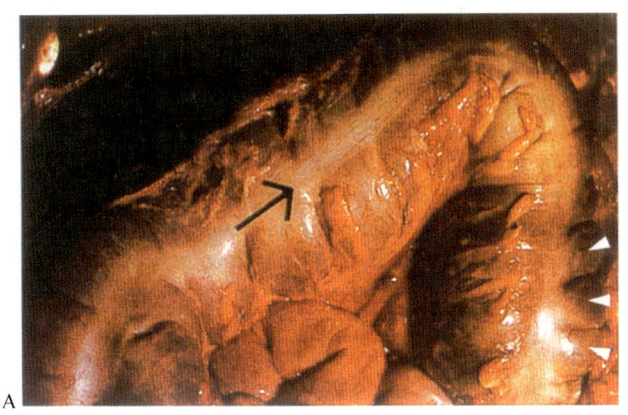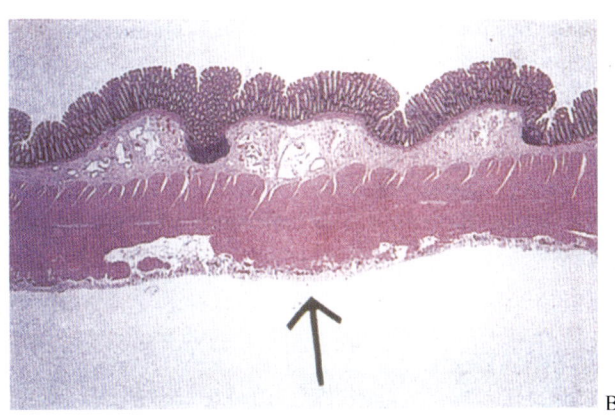

图 13.4　结肠带。**A**：箭头所示为结肠带，与肠管纵轴平行。箭头头部所指处可见结肠袋。**B**：切片检查见结肠带处肠壁固有肌层增厚（箭头所示）。

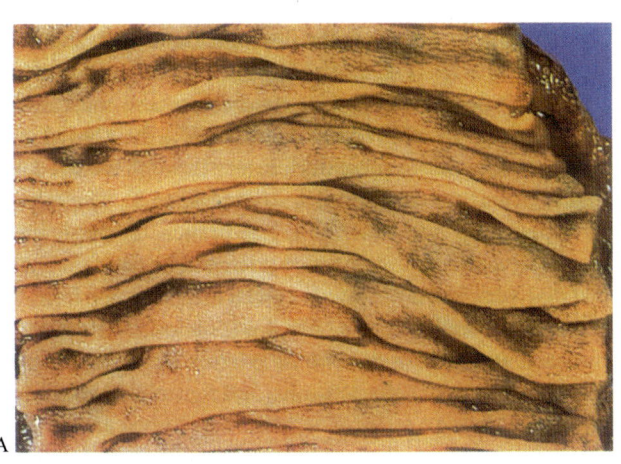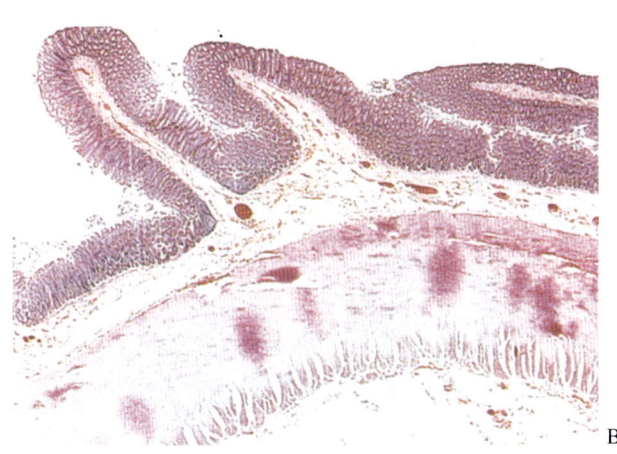

图 13.5　半月襞。**A**：结肠腔面可见多个黏膜皱襞。**B**：组织学上，半月襞为黏膜层和黏膜下层凸向肠腔形成。

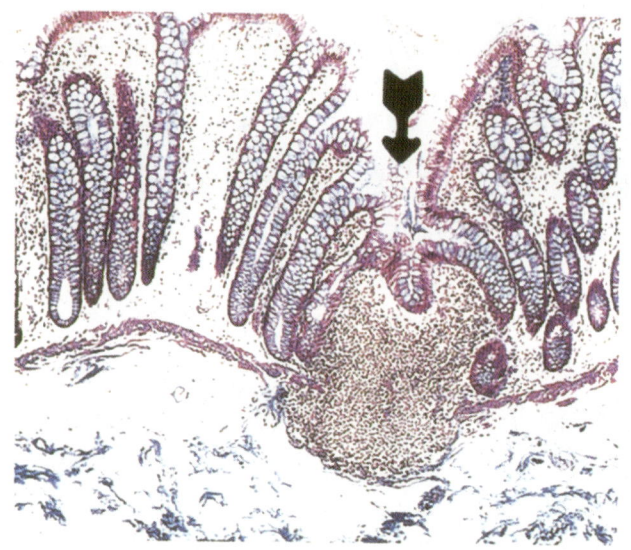

图 13.6　箭头所示为淋巴滤泡穿过黏膜肌层突入黏膜下层。淋巴滤泡上方为一个正常的肠黏膜裂隙，裂隙表面被覆非平行的肠腺隐窝。Masson 三色染色。

神经支配

与消化道的其他部分类似，大肠也是由自主神经系统支配的。副交感神经加快肠蠕动，交感神经抑制肠蠕动并使肠黏膜血供减少。盲肠、升结肠和横结肠受迷走神经纤维支配，降结肠和乙状结肠受盆腔副交感节后纤维支配。结肠近端 2/3 由自肠系膜上神经节发出的交感纤维支配，其余部分由自肠系膜下神经节发出的交感纤维支配，直肠的远端和肛门由腹下神经节发出的交感纤维支配。

支配升结肠和横结肠的交感神经节前纤维的胞

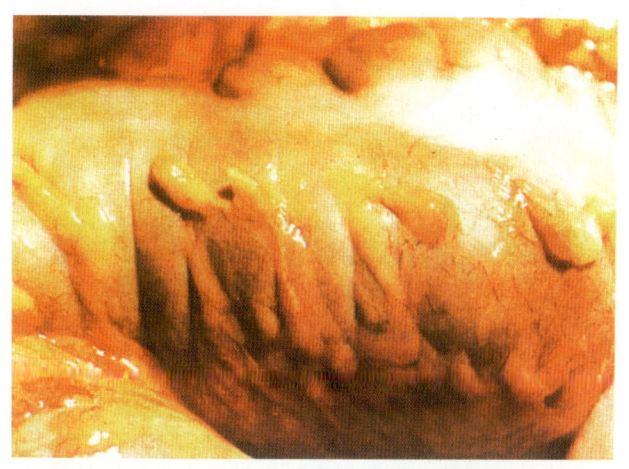

图 13.7　结肠表面突起的肠脂垂。

体位于下段胸髓的灰质侧角内，从这些神经元发出的节前纤维止于腹腔神经丛、腹主动脉神经丛和肠系膜上神经丛的神经节，交换后的节后纤维沿肠系膜上动脉走行到达升结肠和横结肠；支配升结肠和横结肠的副交感节前纤维的神经元胞体位于脑迷走神经核，长的节前纤维在肠壁黏膜下神经丛和肌间神经丛中交换。内脏感觉神经传入纤维从肠壁上的感觉神经末梢发出，对牵拉和痉挛敏感。支配远端结肠的交感神经中枢位于上三节腰髓的灰质侧角内，其节前纤维在肠系膜下神经丛的神经节中交换后，节后纤维沿肠系膜下血管走行到达降结肠和直肠；支配降结肠、直肠和肛门内括约肌的副交感神经从脊髓的第 2、3、4 骶节发出，节前纤维在肠壁内的神经节进行交换。

交感神经、副交感神经和肠内脏感觉神经纤维相互交织，形成一个复杂的网络，与肠内固有神经元密切联系。支配大肠的神经种类很多，常常根据超微结构上神经末梢突触泡的类型进行分类。神经的种类和其功能已在第 10 章中详述。

血液供应

盲肠、升结肠和右半横结肠（中肠衍生结构）由肠系膜上动脉的分支回结肠动脉、右结肠动脉和中结肠动脉供应（图 13.8）。左半横结肠、降结肠、乙状结肠和大部分直肠（后肠衍生结构）由肠系膜下动脉的分支左结肠动脉、乙状结肠动脉和直肠上动脉供应（图 13.8），其中直肠由直肠上动脉供应。供应直肠的另外两支动脉——直肠中动脉和直肠下动脉分别起自髂内动脉和阴部内动脉。肠系膜上动脉和肠系膜下动脉之间有广泛的吻合支。回结肠动脉、右结肠动脉、左结肠动脉、乙状结肠动脉形成一系列动脉弓，这些动脉弓相互连接，形成一条连续的动脉，称为 Drummond 边缘动脉（the marginal artery of Drummond），从边缘动脉发出许多直小动脉供应结肠全长。Drummond 边缘动脉由肠系膜上动脉、肠系膜下动脉和髂内动脉共同供给，肠系膜上动脉和肠系膜下动脉的交汇点称为 Griffith 点，肠系膜下动脉和髂内动脉的交汇点称为 Sudeck 临界点，结肠在这两处最容易发生缺血[1]。边缘动脉在结肠脾区处较细小，因此这段结肠也更易发生缺血。另外，肠黏膜表面吸收上皮下有明显的毛细血管网（图 13.9）。

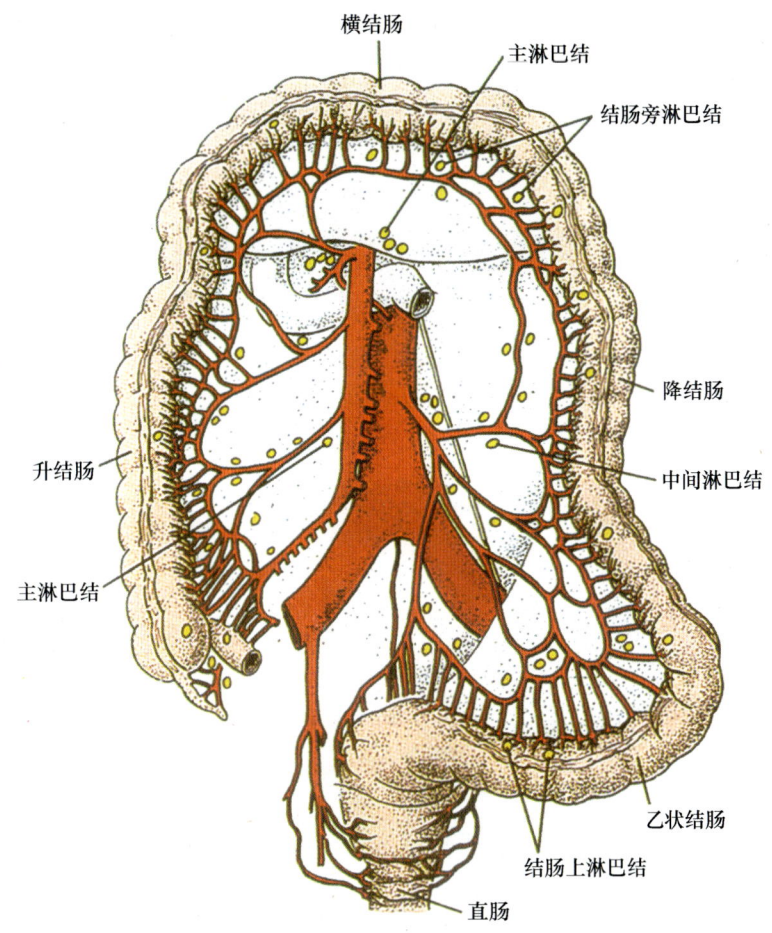

图 13.8 大肠血液供应和淋巴引流。

结肠的静脉回流在黏膜下层和肌层外有丰富的静脉丛，其中黏膜下静脉丛尤其发达，肌层外静脉丛欠发达。主要的静脉和相应的动脉伴行，汇入肝门静脉系统。盲肠、升结肠和部分横结肠经肠系膜上静脉回流，其余部分经肠系膜下静脉回流。这些回流的静脉共同组成肝门静脉系统的一部分，直接注入肝脏。直肠上段的静脉经直肠上静脉注入肠系膜下静脉，再注入肝门静脉；直肠中段和下段分别经直肠中静脉和直肠下静脉回流。

淋巴回流

大肠的淋巴系统起始于围绕黏膜肌层的丰富的毛细淋巴管丛（图 13.10），这一淋巴管丛发出细小的分支到达黏膜层，不会远于肠腺隐窝的基部[2]，这些淋巴管下行并穿过黏膜下层，在固有肌层形成另一个淋巴管丛，再继续汇合成大的输出淋巴管，穿出肠壁注入肠系膜上较大的淋巴管。一般将结肠肠壁外的淋巴管分为四组：（1）位于结肠外表面的；（2）位于结肠旁，与结肠边缘动脉伴行的；（3）与结肠的主要血管及其分支伴行的中间组；（4）与肠系膜上、下动脉伴行的主要淋巴管。

浆膜下层的淋巴管汇合成集合淋巴管，注入沿结肠边缘动脉分布的结肠旁淋巴结。浆膜层本身也有小灶状的淋巴细胞。从结肠旁淋巴结发出的输出管到达位于肠系膜中部血管分支部周围的中间淋巴结，这些淋巴结的输出管再注入位于肠系膜根部的中央或主要淋巴结，汇入附近的肠系膜上、下淋巴结，最后汇入乳糜池。直肠乙状结肠系膜上淋巴管和淋巴结尤为丰富。

组织学特征

除直肠远端外，结肠黏膜光滑无皱襞，没有绒毛。黏膜表面平坦规则，由深的裂隙将黏膜表面分割成小区，每个小区由 10~100 个相互平行排列的肠隐

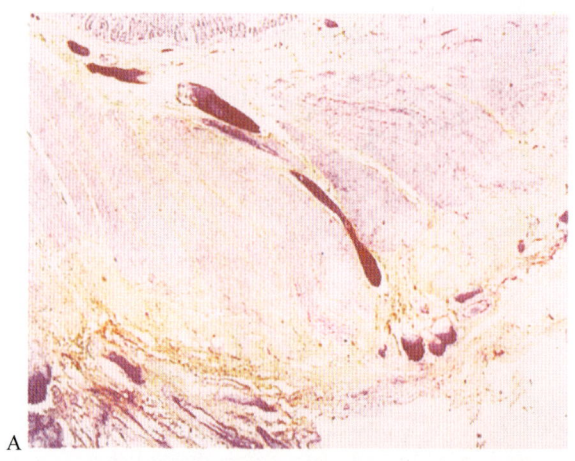
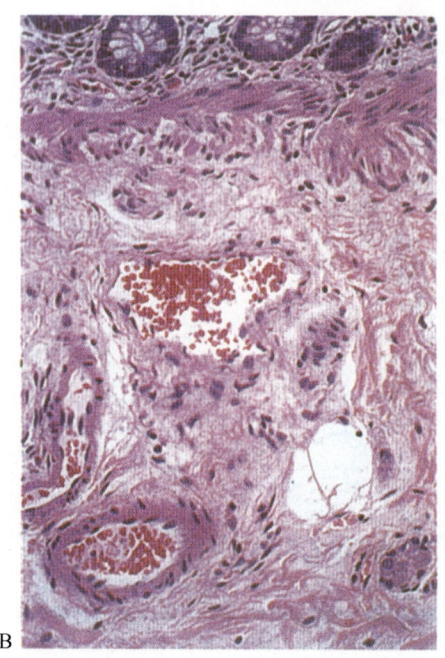
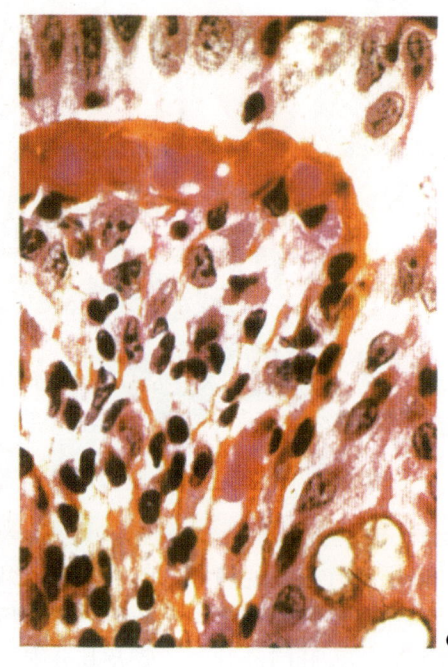

图13.9 结肠血供。**A**：一支动脉从浆膜穿过肌层到达黏膜下。**B**：黏膜下层可见较大血管。**C**：紧邻肠表面上皮下可见毛细血管增生。

窝的开口（直径25～50 μm）组成[3]，小区之间相互连接。肠隐窝开口规则排列，形成大小一致的圆形凹陷。周围的裂隙被称为"无名沟"（innominate groove），犹如周围隆起的表面上皮细胞围成的小凹。随着染色内镜和内镜放大技术越来越广泛地应用于结肠肿瘤或癌前病变的检测，对正常黏膜表面特点的观察就变得越来越重要。

肠隐窝为直管状结构，互相之间完全平行，长度大约为0.5 mm，没有分支，从腔面延伸到黏膜肌层。但是在通过无名沟的组织切片上，肠隐窝看上去常常是分支状或者丁香叶状。肠隐窝被覆单层柱状上皮，包含丰富的肠细胞和杯状细胞，以及少量内分泌细胞。黏液从隐窝开口流出，覆盖于肠黏膜表面（图13.11和13.12）[3]。

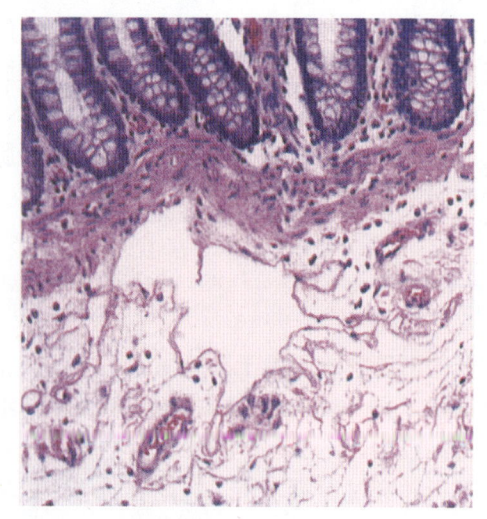

图13.10 紧邻黏膜肌层下可见扩张的淋巴管。

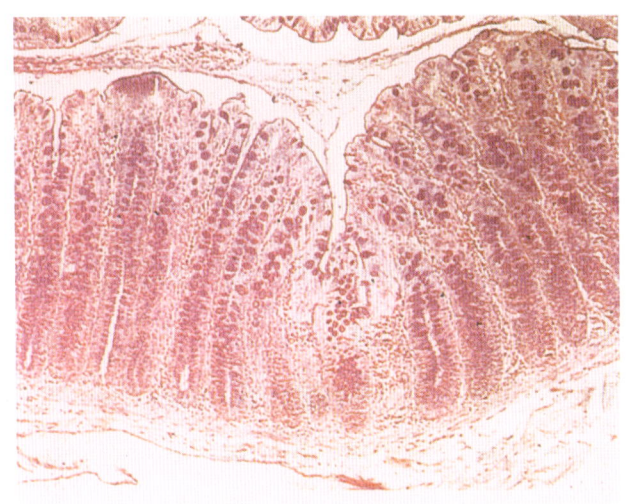

图 13.11　PAS 染色示结肠黏液分泌。肠黏膜表面覆盖有纤薄的黏蛋白束。

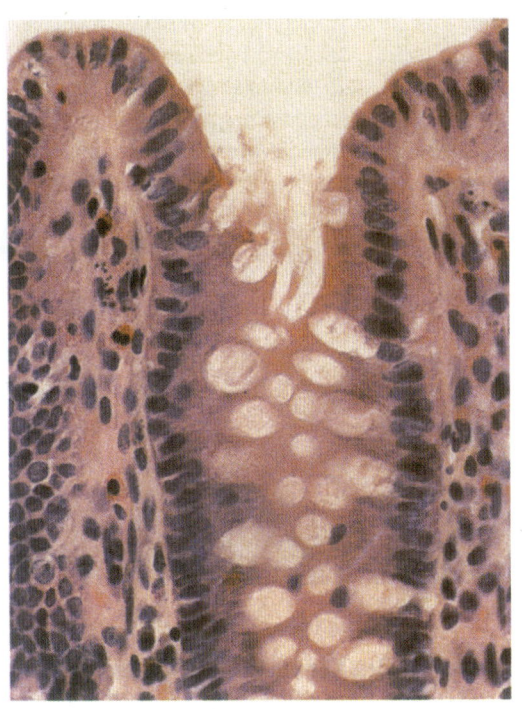

图 13.12　隐窝上皮内可见大量杯状细胞。杯状细胞内含丰富的黏蛋白，这些黏蛋白可通过胞吐作用分泌到肠腔中。

结肠黏膜上皮由未分化细胞、杯状细胞、吸收细胞、丛毛细胞（tuft cell）和内分泌细胞组成[4]。这些细胞按照分化的程度从肠隐窝基底部到腔面规则排列[5]。和小肠类似，未分化的干细胞位于肠隐窝的根部。隐窝侧壁由黏液分泌细胞、不成熟的吸收细胞和极少的内分泌细胞组成。隐窝中上部的细胞大多位于次级增生带（second replicative zone，该带中的部分分化细胞仍可发生有丝分裂）。表面上皮包括杯状细胞和吸收细胞[5]。隐窝上 1/4 的细胞不分裂，但是继续分化为成熟的吸收细胞或杯状细胞。另外，M 细胞（又称微皱褶细胞，microfold cell）位于肠黏膜淋巴滤泡顶部上皮中，黏膜上皮内还散在分布着 T 淋巴细胞。

吸收细胞

吸收细胞与杯状细胞的比例大约为 3∶1（图 13.13）[6]。成熟的吸收细胞能够吸收水分和电解质，游离面有密集而规则排列的短微绒毛，细胞之间有连接复合体和桥粒。细胞间空隙的大小随着结肠的生理活动而变化[5]。微绒毛的表面覆盖着一层多糖-蛋白复合物。随着细胞的成熟，微绒毛数量增加并变长。毛发状、松散排列的突起垂直于胞膜表面突入肠腔，放射状分布于微绒毛表面。直径 30～100 nm 的小囊泡，即 C 小体，埋藏于这些胞质丝之间[7]。类似的小囊泡在成熟的吸收细胞胞浆的顶端也可以见到，称为 R 小体，直径在 106～250 nm 之间。随着细胞的成熟，R 小体逐渐迁移到胞浆的顶部。胞浆内微丝形成疏松的多层网络，保留了与小肠相似的基本结构[8]。胞浆顶部有由微丝和中心根构成的终末网。胞浆中含有线粒体、脂滴、溶酶体、顶部囊泡以及位于基底的圆形细胞核[5]。吸收细胞同时分泌一些物质，参与 IgA 的上皮转运过程，已在第 6 章详述。

杯状细胞

大肠杯状细胞比小肠数量多，尤其以乙状结肠和直肠为著，杯状细胞几乎占上皮细胞总数的 1/4（图 13.12 和 13.13）。由于杯状细胞体积较大和较肥胖，给人造成一种假象，好像整个肠上皮主要由杯状细胞构成。随着细胞的分化，杯状细胞迁移到肠黏膜的表面并且胞浆充满了黏液颗粒。胞核小而致密，被挤压到细胞的基底部。杯状细胞整个生命周期都在分泌黏液。有膜包绕的黏液颗粒向细胞表面迁移，通过胞吐作用释放到肠腔。细胞随着黏液的增加而膨胀，微绒毛逐渐减少。细胞的侧面通过细胞突起相互连锁，随着胞浆的膨胀互相挤压，顶端有连接复合体，细胞的侧面各处有桥粒。

杯状细胞分泌的黏液为糖蛋白复合物，这些糖蛋

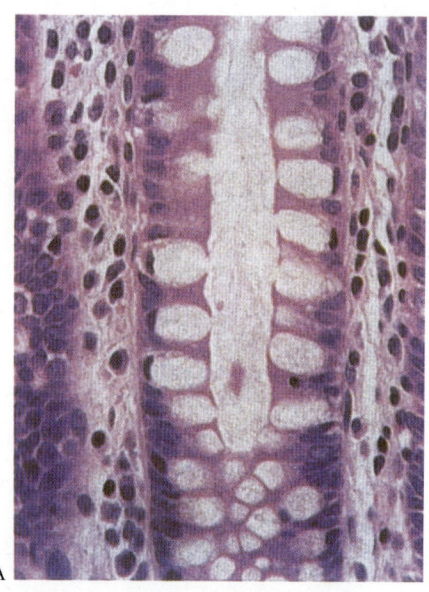 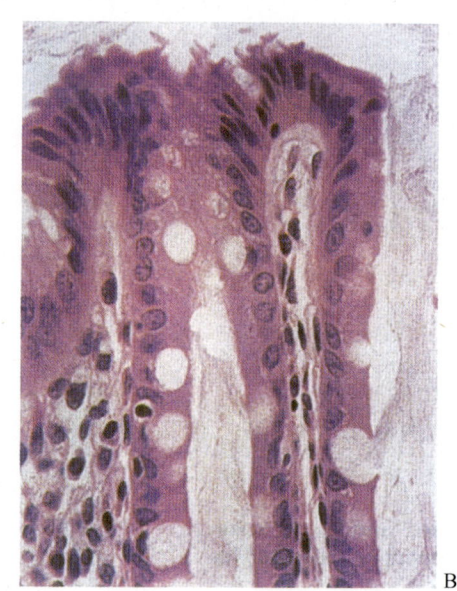

图 13.13　正常结肠黏膜。**A**：隐窝中部见成熟的杯状细胞和吸收细胞。**B**：肠黏膜表面可见分化较好的吸收细胞和少量杯状细胞。

白复合物在粗面内质网合成，并在高尔基器中进行糖基化、硫酸化和包装。这些黏液与 pH 2.5 和 pH 1.0 的阿尔辛蓝能产生强烈的反应[9]。硫酸黏液主要位于肠隐窝的下部，而糖蛋白主要位于肠隐窝的上部和表面上皮[10]。

近年来，由于大量能够识别各类黏蛋白的免疫组化试剂的应用，胃肠黏蛋白已被广泛研究[11]。胃肠黏蛋白是寡糖侧链连接于多肽骨架所形成的糖蛋白。杯状细胞分泌黏蛋白 MUC1、MUC2、MUC3 和 MUC4。柱状细胞分泌 MUC1、MUC3 和 MUC4[12]。

其他细胞

丛毛细胞大约占整个上皮细胞总数的 1%～2%。它们的特征是细胞的顶端有又长又粗的突入肠腔的微绒毛，这些微绒毛的核心一直伸入到胞浆，有时甚至深达位于基底的胞核。丛毛细胞的功能目前还不清楚，有人推测其可能具有感觉或化学感应的作用[13]。结肠是整个胃肠道中含内分泌细胞最少的部分，关于消化道的内分泌细胞将在第 17 章中进一步介绍。盲肠和近端升结肠散在分布着一些 Paneth 细胞（图 13.14），其余部分的大肠没有 Paneth 细胞。

细胞的更新和分化

肠上皮是人体内更新最快的组织之一，其更新过程包括细胞的增殖、迁移、分化和脱落死亡。克隆生成区由具多向分化潜能的胃肠干细胞池和处于早期未

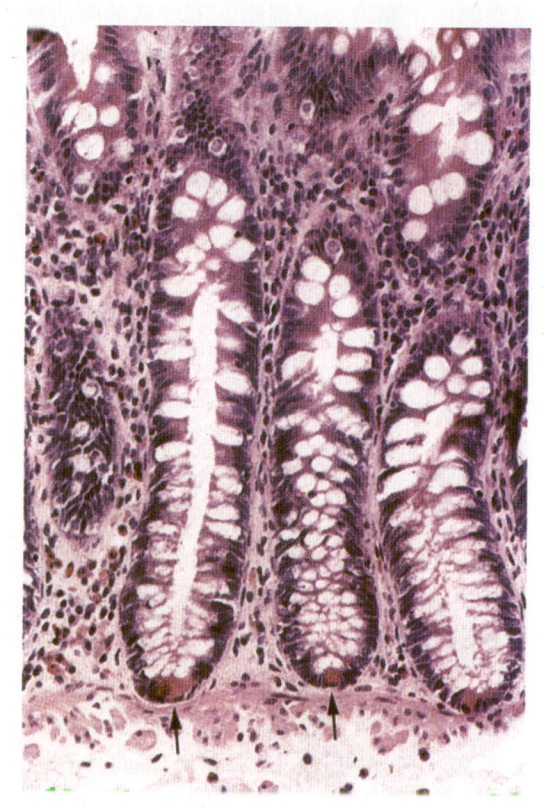

图 13.14　箭头所示为盲肠 Paneth 细胞，在回盲瓣附近多见。其他节段的大肠不含 Paneth 细胞。

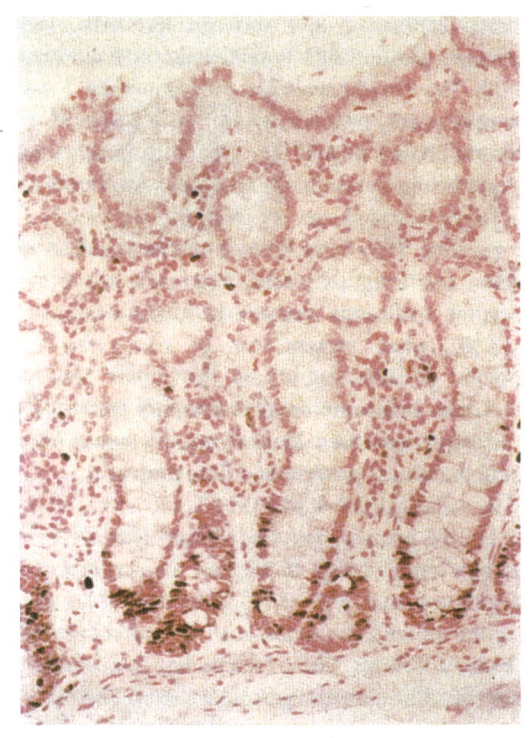

图 13.15　Ki-67 免疫组化染色显示具有增殖活性的细胞局限于肠隐窝的下部。

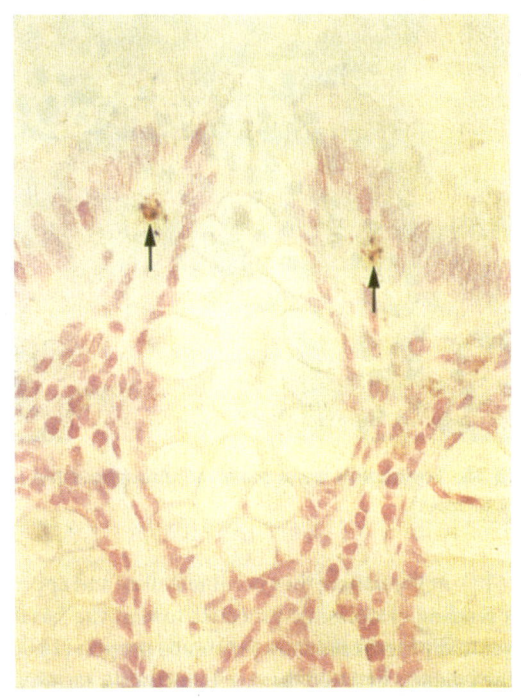

图 13.16　表面上皮中可见散在的凋亡小体。TUNEL 检测呈棕色（箭头所示）。

分化状态的前体细胞组成，具有多向克隆生成能力[14]。处于分裂增殖带的细胞位于大肠隐窝的下 2/3，这比小肠上皮中增殖细胞分布区域广（图 13.15）。细胞从增殖带向肠腔表面移动，这一过程大概需要 3~8 天[15]。一般结肠黏膜上皮细胞大约 3~4 天更新一次。肠隐窝底部未分化的干细胞增殖并分化成柱状细胞、杯状细胞、内分泌细胞和丛毛细胞。柱状细胞、杯状细胞和丛毛细胞沿肠隐窝的壁迁移到表面的黏膜上皮，然后脱落掉入肠腔或者凋亡（图 13.16）。肠上皮细胞分泌Ⅳ型胶原和层粘连蛋白，参与基底膜的形成。

肠隐窝周肌成纤维细胞鞘

在肠隐窝的周围有一圈肌成纤维细胞包绕形成一个鞘，这个肌成纤维细胞鞘对维持大肠黏膜的正常形态和细胞动力学有重要作用（图 13.17）。这些细胞是一群特殊的平滑肌样的成纤维细胞，它们由肠隐窝基底部的干细胞发生有丝分裂并向肠黏膜表面迁移形成。血小板源性的生长因子（PDGF）和干细胞因子引起干细胞向肌成纤维细胞的方向分化。肌成纤维细胞在器官形成、肿瘤发生、炎症修复和纤维化中都发挥重要作用，它们能够分泌细胞外基质蛋白、细胞因子和生长因子[16]。这些肌成纤维细胞和邻近的肠上皮细胞保持分化的同步性和增殖状态的一致[17]。

最初人们认为这些肌成纤维细胞的作用是包绕肠腺隐窝，但是现在人们发现这些细胞能够形成一个贯穿于整个固有层的合胞体，并且和肠壁小血管

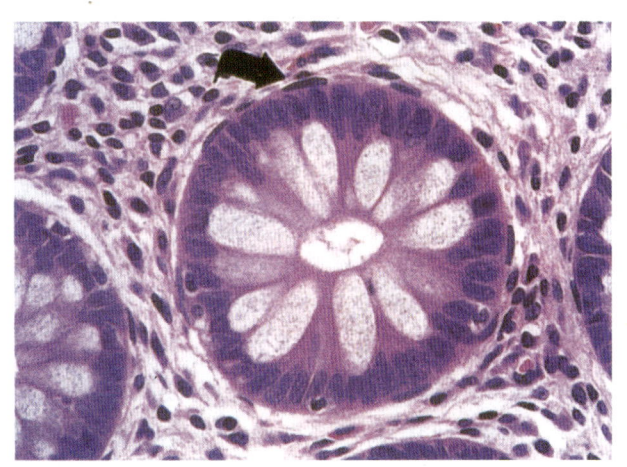

图 13.17　肠腺隐窝横切面见周围肌成纤维细胞鞘包绕（箭头）。

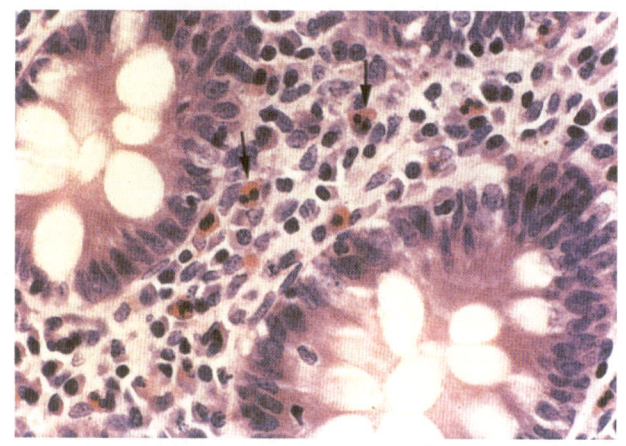

图 13.18 嗜酸性粒细胞散在分布于固有层中（箭头所示）。

固有层

固有层分隔肠隐窝，由疏松结缔组织构成，包括网织纤维、成纤维细胞、毛细血管和单核细胞（巨噬细胞、浆细胞、淋巴细胞和散在的肥大细胞）[15]。淋巴细胞主要是 T 淋巴细胞，浆细胞主要产生 IgA，也有一些浆细胞产生 IgG 和 IgM 类抗体。紧邻黏膜下的固有层，主要由成纤维细胞、肌成纤维细胞和巨噬细胞组成。巨噬细胞主要分布在上层，有丰富的胞浆内空泡和溶酶体，核形状不规则。肥大细胞呈圆形，胞浆中有多形性的含有组胺的包涵体。嗜酸粒细胞胞浆中含有嗜酸性颗粒，可作为辨认的标志（图 13.18）。地域差异和季节变化均会对嗜酸粒细胞的数量产生影响[19]。中性粒细胞非常少见。固有层中可见到孤立的平滑肌纤维，可用肌动蛋白（actin）和结蛋白（desmin）免疫组化染色显示。

固有层中能见到孤立淋巴小结，这些淋巴小结体积可以较大，甚至占据肠隐窝的位置或伸入黏膜下层（图 13.19）。它们能够冲散黏膜肌层的肌纤维，或使

的血管周细胞相衔接。肠隐窝处的肌成纤维细胞呈卵圆形或船形，相互交叠排列就像屋顶整齐排列的瓦片[18]。接近肠黏膜表面的肌成纤维细胞变成星芒状，像章鱼一样向基底层伸出胞浆形成的触角。最终这些细胞进入固有层[18]。这些细胞和神经末梢密切接触。

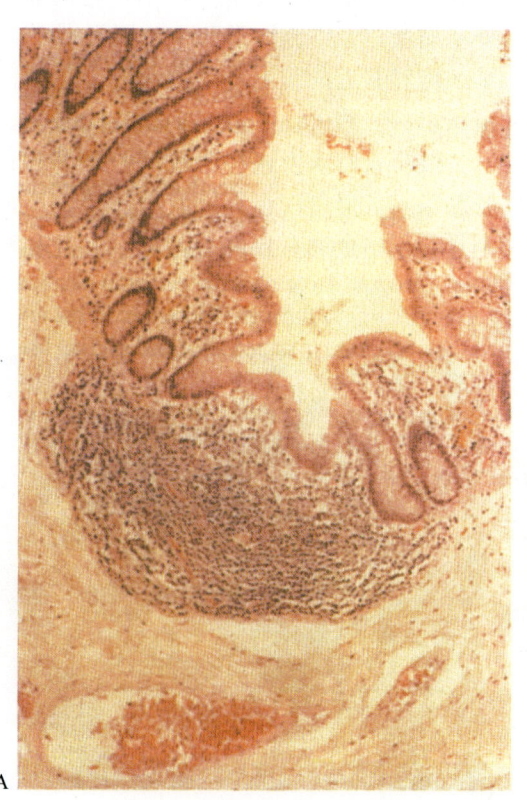
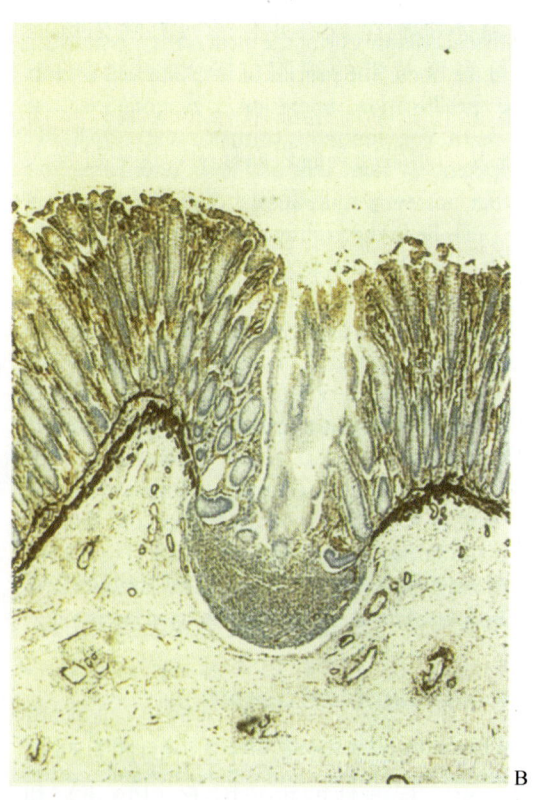

图 13.19　A：淋巴滤泡穿过黏膜肌层占据整个黏膜层和部分黏膜下层。其表面肠隐窝变短，轻度扭曲。B：肌动蛋白（actin）染色示淋巴滤泡周围黏膜肌层不连续。

黏膜肌层不连续。这些淋巴滤泡的中央为生发中心，外周有淋巴细胞套包绕。淋巴滤泡的体积与年龄有关，在儿童和青少年时期最大。这是因为即使健康人的大肠中也寄生着成百上千种细菌，才使肠壁上有如此之多的淋巴细胞和淋巴小结。

淋巴腺复合体

灶状的淋巴组织穿过黏膜肌层时，使肌纤维向两旁散开。这些屋顶状聚集的胃肠相关淋巴组织被称为淋巴上皮复合体或者淋巴腺复合体（lymphoglandular complexes）。它们与特化的表面上皮和隐窝上皮（被称为盖顶上皮）相伴随，参与抗原从肠腔向黏膜的转运。盖顶上皮含M细胞，关于M细胞已在第6章详细讨论过。关于大肠淋巴滤泡的结构在第6章和第18章进一步讨论。

黏膜下层

黏膜下层位于黏膜肌层与固有肌层之间，含有胶原、网状纤维、弹力纤维、神经、血管、淋巴管和小团分布的神经节细胞。

固有肌层

固有肌层由被结缔组织分隔的束状平滑肌纤维组成，结缔组织包括弹力纤维和胶原纤维。平滑肌细胞呈梭形，胞浆中含有沿胞膜分布的胞饮小泡。平滑肌细胞含有肌动蛋白丝、肌球蛋白丝和结蛋白丝。神经能够穿越肌层。环行肌层的肌纤维相互连接成网状。纵行肌层比环行肌层含有更多的胶原和弹性组织，因此更坚韧，尤其是在结肠带处。供血动脉和回流静脉有规律地穿过肌层。在内、外肌层之间有肌间神经丛和CD34、c-kit阳性的Cajal细胞。在内环肌层内侧和内、外肌层之间都有丰富的结缔组织。

浆膜

浆膜位于肌层外，是一薄层含有血管和淋巴管的纤维结缔组织，在很多地方有腹膜被覆。腹膜间皮下有明显的弹力层。

先天性异常

盲肠发育不全

肠发育不全指部分肠管形成障碍，这种异常发生率很低，大约每50 000个胎儿中有一例，男性比女性更易发生。肠发育不全可累及直肠乙状结肠（常与其他严重的尾部发育异常伴随）或盲肠。盲肠发育不全可能由 IDX-1（endoderm-specific homeodomain gene）异常表达引起[20]。IDX-1 与 CDX2 结合（CDX2 即为 caudal homeodomain factor），在肠分化过程中起重要作用[21]。

肠扭转异常

大多数大肠错位都和小肠扭转异常相伴随（图13.20），往往发生于胚胎发育期生理性肠疝退回到腹腔的过程中（详见第6章）。在肠扭转异常中，盲肠往往没有发生旋转，位于左髂窝、盆腔中线或者上腹部。升结肠保留其肠系膜沿腹中线左侧向上走行到达胃大弯下，横结肠袢在胃大弯处和位置正常的降结肠相连。当胚胎发育时肠管的旋转超过了180°，结肠将涌入左侧腹腔，或者盲肠将位于右上腹的某一不确定位置。横结肠和结肠脾区可能位于胃之后、胰腺之前，此处称为胰腺间位；它们也可以位于脾之后[22]。整个误位的肠管不固定于后腹膜，由一个基底很窄的单一肠系膜支持，很容易发生肠扭转[22]。机体为了

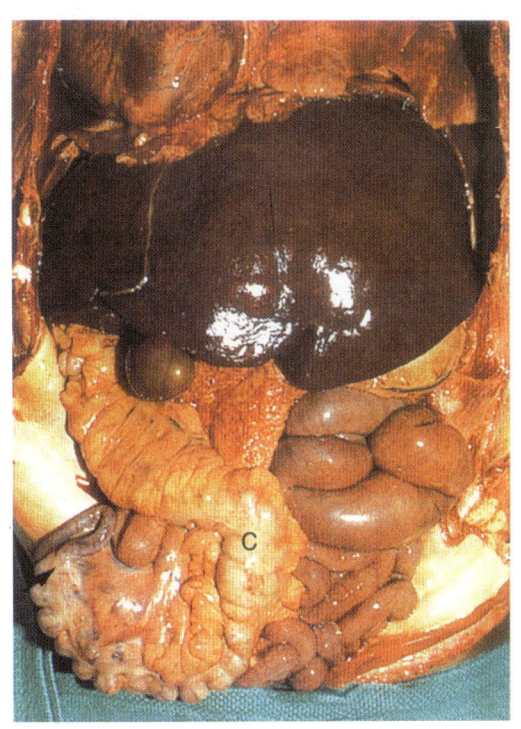

图13.20 肠扭转异常。结肠（C）位于腹中线右侧，小肠位于左侧。

纠正错位肠管的不稳定状态，在腹壁结构之间形成很多纤维索条和粘连。这些索条和粘连为日后的疾病埋下祸根。

肠闭锁和狭窄

大肠闭锁和狭窄（图13.21）的发生率远较食管、小肠和肛管闭锁的发生率低。升结肠和横结肠闭锁比远端结肠闭锁常见。结肠闭锁可能与其他胃肠道或者喉闭锁、腹裂畸形、先天性巨结肠等共同发生[23,24]。

遗传性的多发性胃肠闭锁可以累及从幽门到肛门的消化道部分。患有多发性肠闭锁的病人也可能合并胆道闭锁[23]或免疫缺陷综合征[25]。心血管和其他胃肠道畸形是最常见伴发的严重畸形，是新生儿发病和致死的主要原因之一。骨骼和四肢的缺陷是最常见伴发的轻微畸形。关于肠闭锁和狭窄已在第6章详述过。

肠重复畸形、先天性憩室和肠源性囊肿

肠重复畸形（图13.22）、先天性憩室和肠源性囊肿（图13.23）是一组既可发生于成人也可发生于儿童的相关缺陷。它们与在第6章讲过的相应的小肠病变相类似。这几种畸形都会形成部分或者完全的次级肠腔结构，这些次级肠腔有独立的黏膜层和黏膜下层，原有的肠腔和次级肠腔被肌层不完全分隔。重复的肠段常常位于肠系膜对侧缘上。

重复肠管的范围变异较大，既可只累及某一节段，也可累及整个胃肠道。此类较罕见的病变可发生于盲肠、横结肠、直肠等。后肠重复畸形比其他胃肠道重复畸形更为罕见。和小肠的同类病变相似，重复肠管与正常肠管之间的连接方式可多种多样，之前在第6章已详述。远端大肠的重复可分为两类：独立发生的；

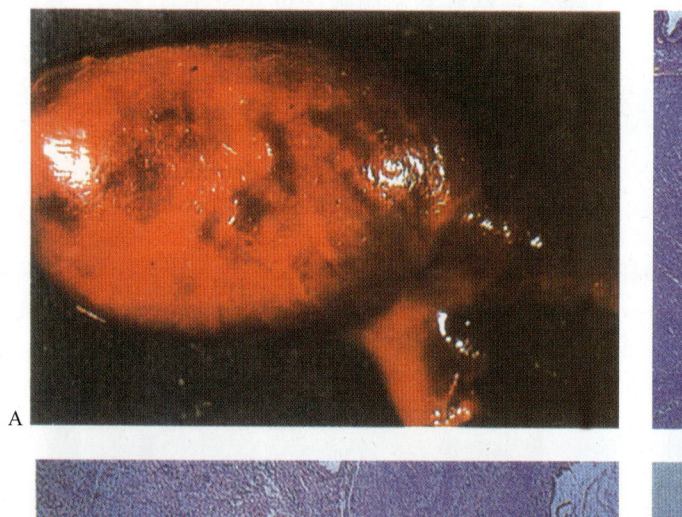
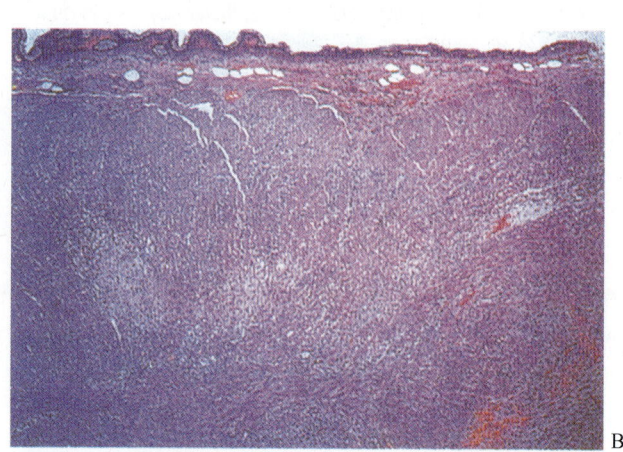
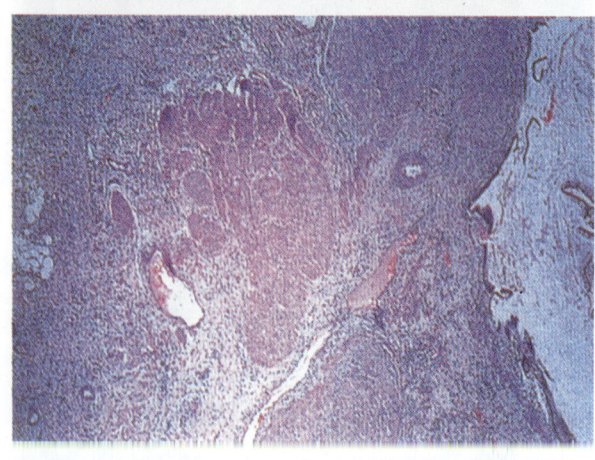
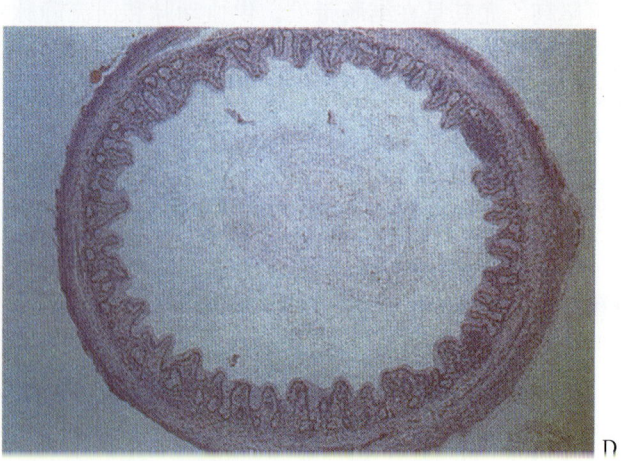

图13.21 结肠闭锁。**A**：结肠闭锁紧邻结肠重复畸形。重复肠段近端的肠管明显扩张。**B**：重复肠段的组织学显示肠壁结构的异常。**C**：右侧可见一小部分肠腔，肠黏膜已基本单层化。**D**：重复肠管横切面。尽管肠上皮基本结构都存在，但可见肠隐窝明显单层化。可见淋巴滤泡，肌层不完整。

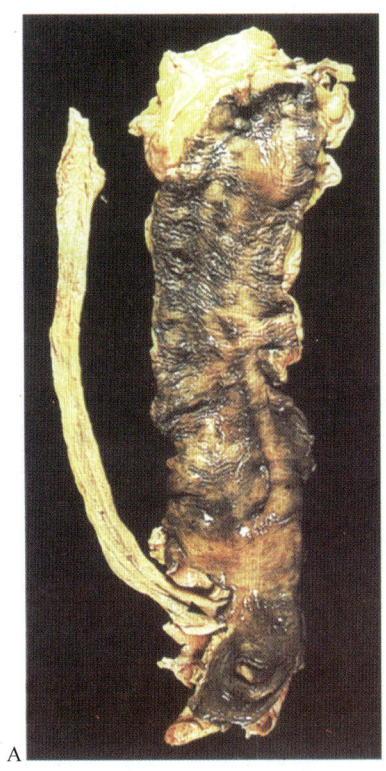
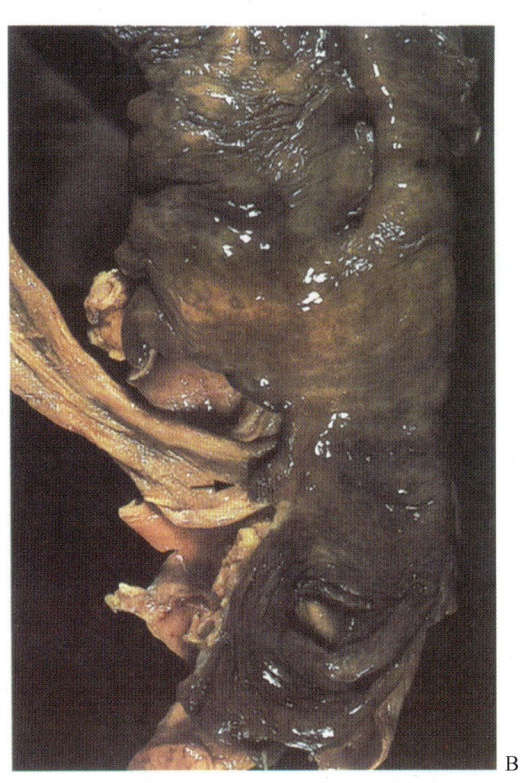

图 13.22 肠重复畸形。图 A 和 B 均来自一个心肌梗死的老年男性猝死病人的尸体解剖。可见一段重复的小肠汇入直肠（箭头所示），重复肠段的近端为盲端。B 图为 A 图中所示的憩室直肠连接处的放大图。

与膀胱、尿道、直肠肛门畸形伴发的。囊性直肠重复畸形非常少见，可致新生儿肠梗阻或直肠脱垂[26]。肠重复畸形伴发直肠癌少见[27]。直肠肛门畸形将在第 15 章详细讨论。肠重复畸形大多发生于新生儿时期，偶尔可无任何临床表现，直到成年才被发现。

80%孤立性先天盲肠憩室发生于回盲瓣附近2.5 cm 的范围内[28]。病人临床上可有以下三种表现：（1）腹部胀痛，可能由憩室穿孔引发；（2）异位的胃黏膜分泌胃酸引起溃疡和出血；（3）肠套叠引起的突发腹痛和出血。

大肠肠源性囊肿与小肠肠源性囊肿相似（见第 6 章），常常突入肠腔（图 13.23）。囊肿被覆正常的肠黏膜上皮，常常同时含有异位组织（如胃或胰腺），容易继发肠套叠。

异位

胃黏膜异位

大肠异位少见，常与先天畸形伴发，尤其是与肠重复畸形伴发。胃黏膜异位是最常见的大肠异位类型（图 13.24）[29]。当异位的胃黏膜含有泌酸细胞时，邻近的结肠黏膜常常可发生消化性溃疡[29]。异位于直肠的胃黏膜可引起明显的直肠出血，或表现为息肉[30]、肿块或痔疮。临床症状常表现为直肠炎、腹痛、轻度直肠出血或者肛门疼痛。偶尔异位的胃黏膜能引起便血和肛周瘘管或者直肠膀胱瘘[31]。异位往往与其他先天畸形相伴随，如结肠旋转不完全、椎体缺陷、Meckel 憩室、直肠重复畸形、脊柱侧弯和巨结肠等[29-31]。

异位的胃黏膜或多或少会表现出一些正常胃黏膜的功能。异位的胃黏膜上皮常常包含主细胞、壁细胞和胃小凹细胞（图 13.24），胃内分泌细胞常常缺如，但是当见到内分泌细胞时常常提示病变为胃源性[32]。胃黏膜异位可与呼吸道上皮异位并存，或许是由于呼吸道上皮也同样来源于前肠的缘故（图 13.24）。胃黏膜异位与幽门腺化生不同，幽门腺化生是因慢性炎症而后天获得的病变，化生的幽门腺结构与正常的幽门窦结构并不完全相同。

胰腺异位

大肠胰腺异位与胃胰腺异位相似，请参考第 4 章相关内容。

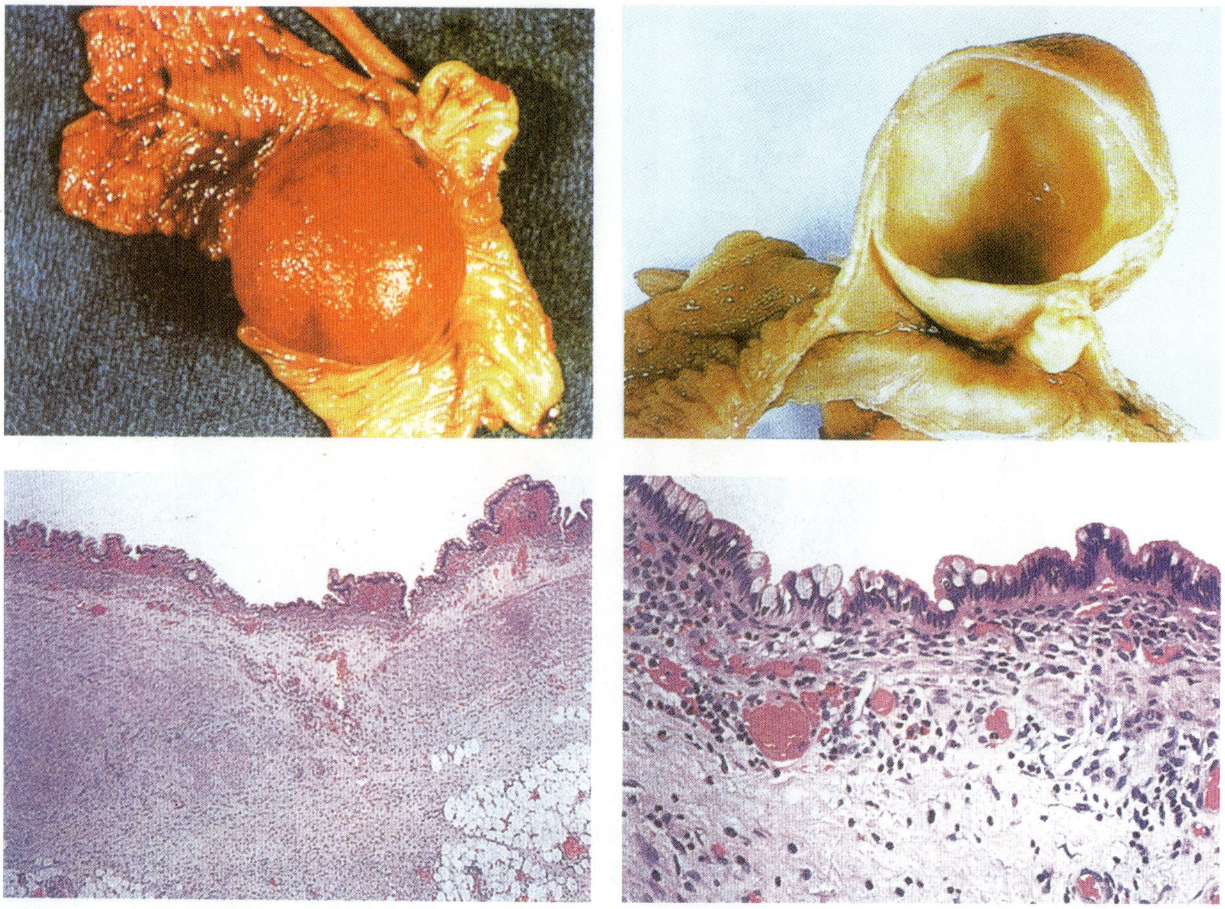

图 13.23 盲肠肠源性囊肿。A：囊肿看上去就像一个突入肠腔的息肉，由于肠重复使末段回肠发生肠套叠，呈红色外观。B：打开囊肿的大体表现。C：囊肿壁为增厚的肌层和单层黏膜上皮。D：囊肿被覆单层结肠表面上皮细胞，未见肠腺隐窝结构。

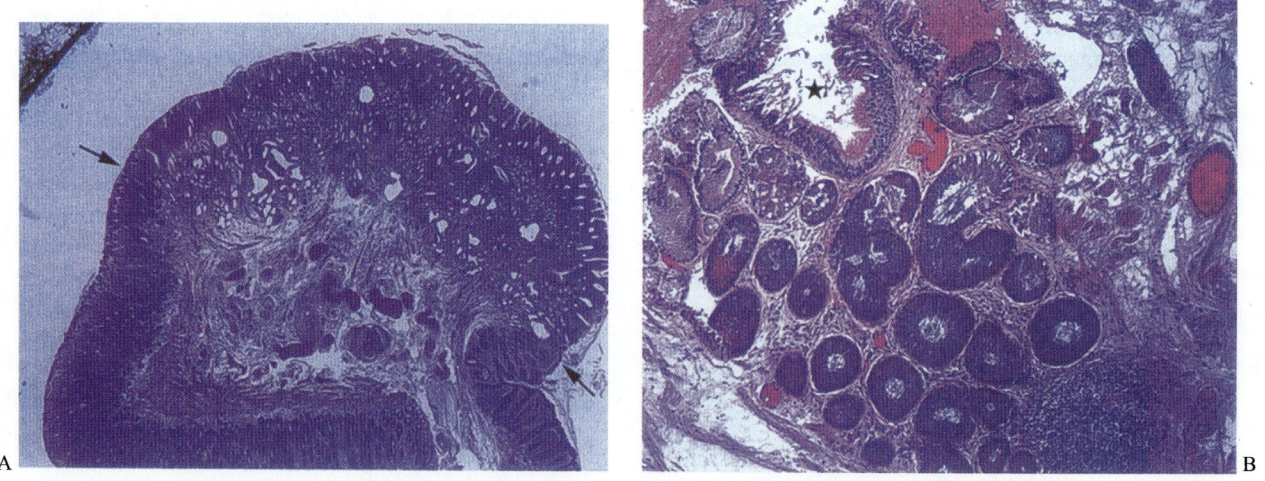

图 13.24 直肠的前肠异位。A：这个息肉样病变临床表现为痔。照片左侧和右侧的边缘的黏膜显示为正常的结肠黏膜，箭头所示处为胃黏膜和结肠黏膜的交界。胃黏膜由变短的胃小凹组成，缺乏肠腺隐窝，部分腺体呈囊性扩张。B：呼吸道假复层纤毛上皮与胃黏膜上皮并存，壁细胞明显。透明细胞可能为幽门腺或者Brunner腺。

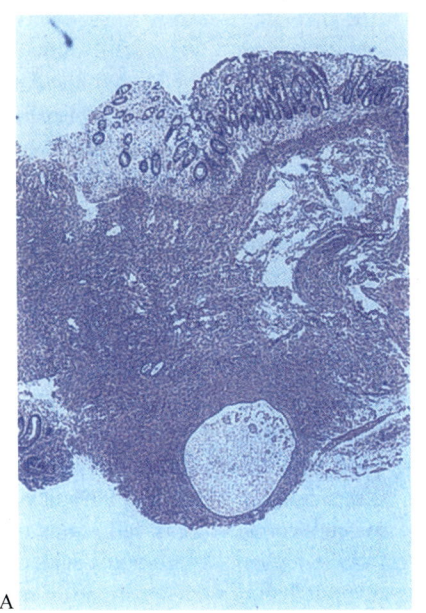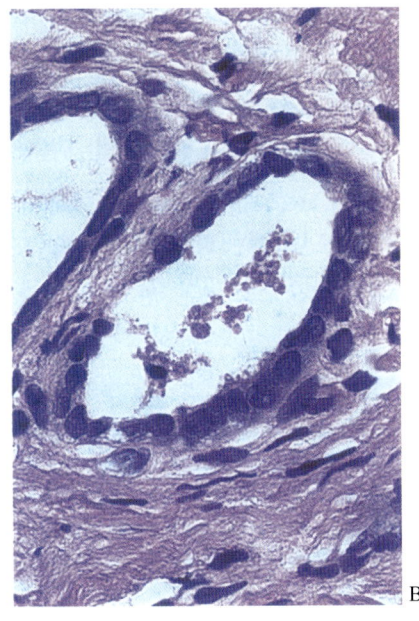

图 13.25　直肠苗勒组织异位。**A**：此病变为一个黏膜下肿物。病变的主体是增生的肌纤维组织和一个囊。**B**：高倍镜下见囊腔被覆单层扁平纤毛上皮，上皮外环绕以平滑肌。

浆液性或黏液性上皮异位

类似于唾液腺的浆液性或黏液性上皮也可异位于直肠，可单独发生也可与直肠囊性错构瘤伴发。病变往往包含浆液腺和黏液腺两种成分，但也有仅含黏液腺的报道[33]。其来源可能是后肠的残件[34]。

神经系统异常

大肠可发生多种先天神经系统发育异常，常常表现为假性肠梗阻。已在第 10 章详细讨论过。

泄殖腔发育异常

在泄殖腔发育异常中，膀胱和直肠没有完全分隔开形成各自独立的腔隙，因此，泄殖腔一侧被覆移行上皮，一侧被覆直肠黏膜。患有这种先天畸形的婴儿可发生小肠扩张和肠结石。

胚胎残留

偶然在直肠活检或切除的标本上，可以看到没有退化消失的苗勒上皮巢或者中肾小管散在于直肠壁中。这些病变往往是偶然发现，病人常没有任何临床表现（图 13.25）。这类病变往往临床上较隐匿，但是当其发生继发病变如脓肿时，则可以表现出临床症状[35]。肾脏残件也可以见到，并常是多发性先天异常综合征的表现之一[36]。

获得性疾病

憩室病

病因学

结肠憩室病在美国及其他发达国家越来越多见。其发病率随种族差异、文化背景、饮食等有较大变异，并且随着年龄的增长发病率升高。在西方国家，大约 5%～10% 的 45 岁以上的人、80% 的 85 岁以上的人都患有结肠憩室病[37]。近年来，随着饮食结构的西方化，在日本[38]、南非[39]、以色列[40]等地区，发病率也呈上升趋势。

憩室病主要有三种类型：（1）与经典的小肠肌层病变有关的；（2）与结缔组织病合并[41]；（3）与神经病变合并[41]。在最常见的憩室病中，年龄增加、结肠内压力升高、膳食纤维摄入过少、肉类脂肪及食盐摄入过多、缺乏运动、便秘等都能促进憩室的发生[42,43]。在西方国家，随着众多谷物加工厂的出现，食粮中膳食纤维的含量下降，这导致近三十年来憩室病的发病率猛增[44]。粪便中纤维含量减少、粪便体积下降使得需要更多的肠段蠕动以推动粪便的前进。蠕动节段的增加使肠腔内压力升高，加速了憩室的形成。结肠壁动脉穿过处的肌层最为薄弱，这也是憩室的好发部位。遗传因素在憩室的发生中也起一定的作用，在亚洲地区憩室常常发生于右半结肠和年轻人[45]，而在西方国家憩室往往发生于左半结肠和乙状结肠，并常常发生于年龄较大者[46,47]。右半结肠憩室与左半结肠憩室并非同一疾病。仅有直肠憩室的病人往往患有硬皮病[48]。患有结肠憩室的儿童往往合并有Marfan综合征或者Ehlers-Donlos综合征，或者伴有多囊性肾疾病[49]。

临床特征

大多数患有结肠憩室的病人都没有什么临床症状，往往是无意中发现（图13.26）。约10%~25%的病人有临床表现[49]，往往是由于并发了憩室炎。尽管具有合并症的憩室往往易发生于肥胖的男性[50]，但总的说来其发病率无明显性别差异[45]。患憩室病的儿童往往同时合并有结缔组织病或多囊肾[49]。急性憩室炎随严重程度不同临床表现不同，包括随排便加重的下腹痛、腹膜刺激（腹肌痉挛、拒按、反跳痛）、发热、白细胞升高等。症状持续时间可较短，肛查可触及柔软肿物。年轻人发生的憩室炎往往较老年人症状更重[50]。

约25%的病人有直肠出血的表现，往往是镜下便隐血。约3%~5%的病人可出现较严重的出血。憩室出血可突然发病，无痛性较大量的便血，不伴有结肠炎的任何症状和体征。合并有结缔组织病的憩室病患者，出血更为常见。尽管大多数憩室发生于左半结肠，但大多数憩室出血都发生于右半结肠[51]。其原因还不甚清楚，有人认为可能是由于右半结肠的憩室颈要较左半结肠略宽一些[51]。出血可为鲜红、红褐或黑色，尤其当出血来源于右半结肠时更易为黑色。出血往往来自于某个单一憩室，并且80%~90%的病人出血可自行停止[52]。有些病人有反复发作的左下腹绞痛，并无任何临床或者病理上急性憩室炎的证据。由于肌肉痉挛，便秘和腹泻可交替发生。大多数病人都有白细胞升高、红细胞沉降率加快、C反应蛋白升高等表现。随着憩室炎发展，机体抵抗力和细菌毒力决定着临床表现。

憩室的合并症见图13.27。服用非甾体抗炎药

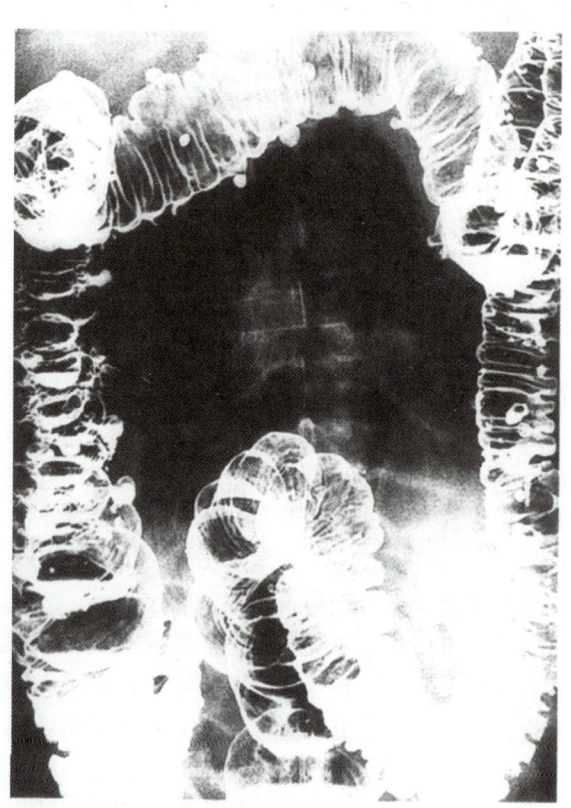

图13.26 憩室病。气钡双重造影显示结肠壁上有多个突出于肠管外的小憩室形成。

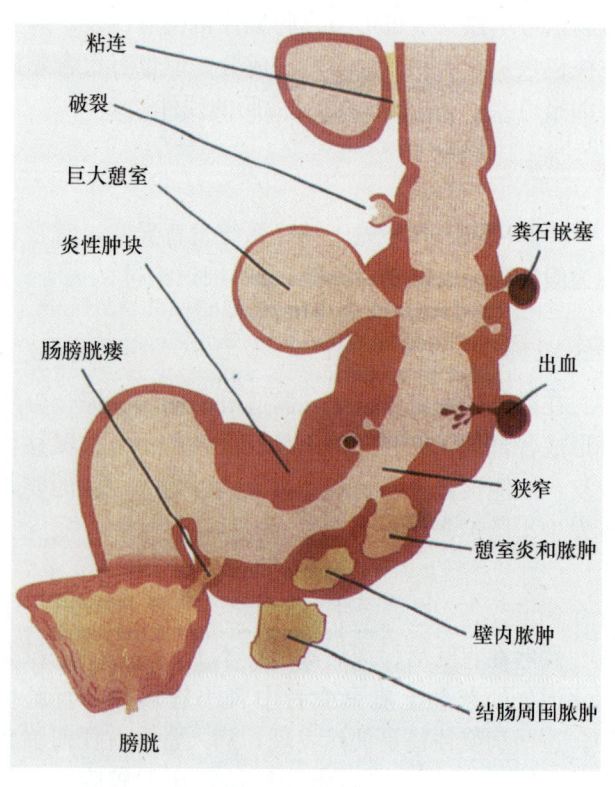

图13.27 憩室病的合并症（见正文）。

(NSAIDs)的病人更为常见[53]，可能是由于药物掩盖了疾病早期的临床表现或者是因为非甾体抗炎药干扰了正常的肠黏膜防御功能。合并慢性肾衰竭或者接受大剂量激素治疗的病人更易于发生致命的合并症[54,55]。合并症包括出血、肠穿孔、瘘管形成、腹膜炎、肠梗阻和憩室周围脓肿等。瘘管往往合并透壁性炎症。有瘘管形成时，相似于Crohn病。结肠脓肿向外排脓可形成假性憩室。病人可因反复的结肠周围脓肿、腹膜炎、粪便性腹膜炎、出血或肠梗阻而致死[56]。

巨结肠憩室是憩室病一种罕见的合并症。其特征是大的单房、充满液体的囊腔形成，直径可达7 cm或者以上（图13.28）。罕有病例直径超过27 cm。巨大憩室最典型的发生部位是乙状结肠肠系膜缘。病人年龄可从30多岁至80多岁。病变与肠源性囊肿相似[57]。

钡剂造影可确诊憩室病。早期病变包括肠壁呈锯齿形，称为"憩室前状态"或"肌痉挛（myochosis）"。"锯齿样"不规则肠腔反映了相应肠段的痉挛。收缩的结肠袋样形态也可见到。乙状结肠可变短扭转，形成风琴样外观，伴有串珠状和冗长的肠黏膜皱襞。这些都将使肠腔严重狭窄，引起肠梗阻使近端肠管扩张。

病理特征

憩室可发生于结肠的任何节段，肠黏膜像烧瓶一样向肠壁外突出。在西方国家90%的病人有乙状结肠受累，29%的病人有全结肠受累。相反的，在亚洲国家，憩室好发于右半结肠且往往多灶发生[45]。憩室往往发生于动脉穿入肠壁的地方。因为动脉往往在两个侧结肠带的肠系膜侧进入肠壁，所以憩室往往看上去像两排平行排列的串珠突出于肠壁外（图13.29）。网膜附件（含脂肪的网膜突起，附于结肠带表面）也位于此部位，有时可以将憩室掩盖于其下。明确的肌层肥大可为憩室提供线索，因为肌层增厚是最常见并最易引起注意的异常。结肠带看上去增厚，几乎像软骨的质地，其周围的肌层也呈皱褶状（图13.30、图13.31）[58]。憩室口往往位于两个肌层皱褶之间，就像是穿透肌层一样（图13.32）。

因为憩室往往肌层缺如，分泌物和粪便易进入其中贮积而难以排出（图13.29）。憩室口被粪便堵塞，分泌物无法排出，堵塞和溃疡（细菌侵犯）的结果导致了憩室炎的发生，其机制与阑尾炎的发生机制相似（见第8章）。粪石引发的黏膜溃疡可引起感染、憩室炎和出血。

出血往往发生于非感染的憩室（图13.33），确切的出血点往往难以辨认。偶尔可以很幸运地看到出血点或者在憩室的切片上找到出血源。动脉破裂包括直径小于1 mm的小血管，往往发生于血管朝向肠腔的那一侧（图13.34）[59]。结肠壁可由于肠周组织纤维化而增厚，大体上相似于肿瘤或者炎症性肠病。

肌层强直收缩产生了冗长的、手风琴皱褶样的黏膜皱褶（图13.35），看上去像黏膜皱襞增大，或较大的、树叶状、表面光滑的广基"息肉"[60]。当多发时，它们可在憩室的两侧排成两排。这些皱襞的反复受创能引起黏膜糜烂和出血。

与憩室有关的结肠炎病人的结肠镜检查显示，乙状结肠憩室口处肠黏膜呈融合的颗粒状外观，触之较脆，憩室远端和近端的肠黏膜都无明显异常。偶尔，由于结肠镜下所见的节段性病变可能会考虑Crohn病。但若病理医师对病变肠段憩室病的表现比较清楚时，活检标本镜下对两种疾病的鉴别并不困难。

组织学改变取决于病人是单纯憩室病还是已有合并症发生。无合并症的憩室病最重要的病理学特征是固有肌层增厚和憩室凸出于肠壁外（图13.32），憩室壁包含黏膜层、黏膜肌层、黏膜下层和数量不等的

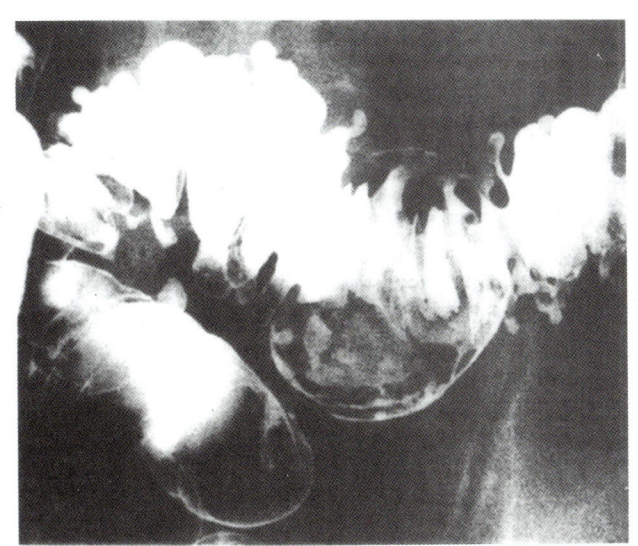

图13.28 巨大乙状结肠憩室。乙状结肠双重造影显示一个巨大的充满气体、钡剂覆盖的缺损从乙状结肠中段突出肠壁外，显示为一个巨大的乙状结肠憩室。

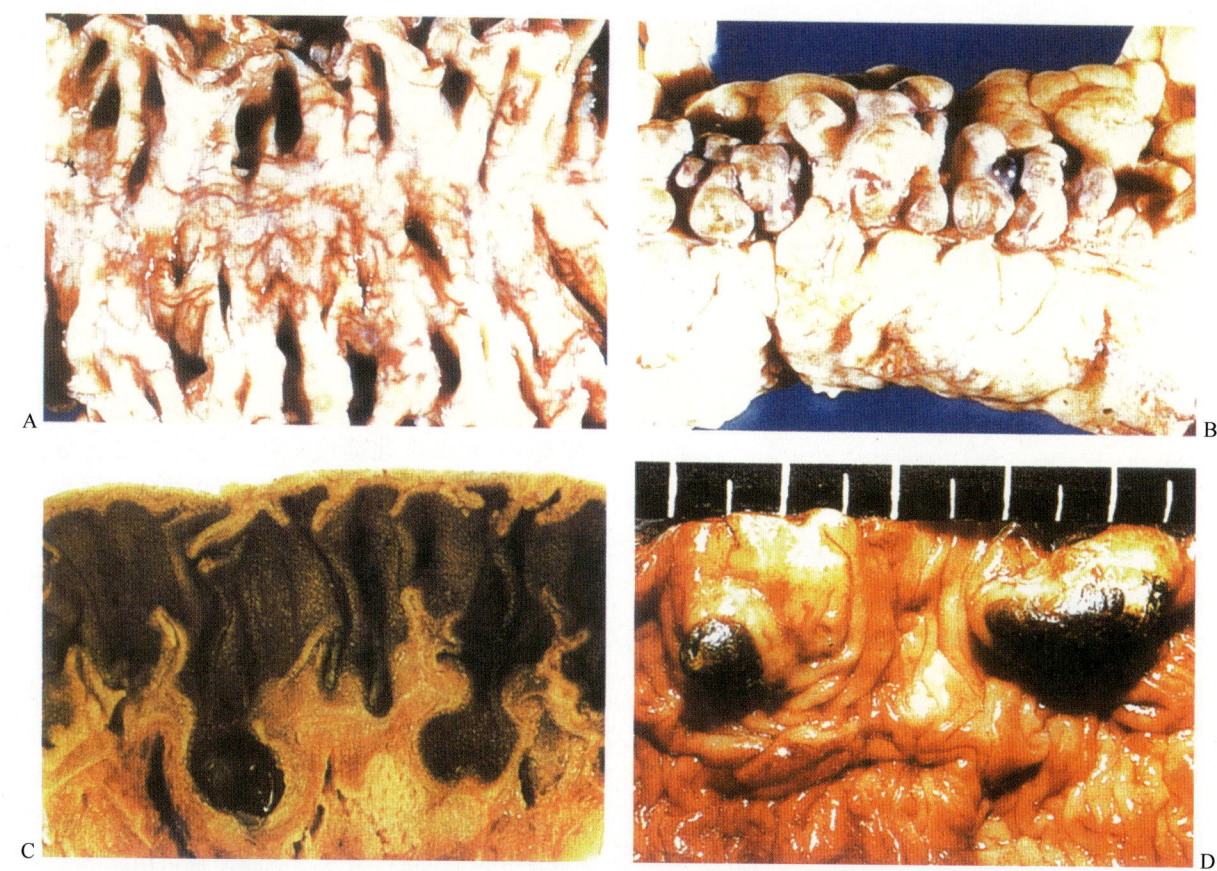

图 13.29 结肠憩室病。A：打开的肠腔。很容易看到两排平行排列的憩室开口于肠腔。B：A 图中肠段的浆膜面。可以看到多个憩室突出于肠壁外。可见它们与网膜附件的关系。C：切面示憩室像烧瓶一样突入肠周脂肪。D：打开的肠腔内见两个憩室内充满粪便。

肌层（图 13.31、图 13.32）。早期的憩室往往有一薄层的肌层，随着憩室向肠壁外扩张，这一薄层肌肉消失。黏膜表现正常或者有显著的慢性炎症，伴或不伴有急性炎症，导致有时被称为"孤立性乙状结肠炎"的病变（图 13.36）。憩室的创伤能引起不对称的血管内膜增生、血管壁瘢痕形成，使血管易于破裂发生出血[59]。动脉壁表现为内弹力层复层化，动脉中层偏心性变薄，尤以靠近肠腔面为著（图 13.34）。有人认为血管壁增厚是血管结构不良的表现，而且血管结构不良与憩室病有一定关系[61]。肠壁肌间神经丛也会出现异常及混乱（图 13.37），可以继发结肠蠕动异常。

当憩室炎发生时，憩室处大量急性炎细胞浸润，并可继发慢性炎症。随着炎症的发展，肠黏膜可发生溃疡或者形成脓肿或瘘管。肉芽组织也可见到。有时可在浆膜面形成肿块，这是脓肿壁机化的结果；或者在憩室内发生纤维化，纤维结缔组织包绕粪便，形成

一个局限的位于浆膜面的肿块（图 13.38）。

冗长的黏膜皱褶很像息肉，黏膜增高，隐窝拉长，黏膜变形、水肿、淤血或者出血，可能伴有血栓形成、含铁血黄素沉积、糜烂、肉芽组织和纤维化等（图 13.35）。黏膜肌层的肌纤维向上伸入到固有层，看上去很像黏膜脱垂的改变。

在孤立性乙状结肠炎、新月形结肠炎、憩室病相关性结肠炎（这些都是同义词），组织学改变非常相似于炎症性肠病（IBD），包括淋巴浆细胞和嗜酸性粒细胞在固有层内浸润；隐窝炎，隐窝脓肿，基底部淋巴细胞浆细胞增多，淋巴组织聚集，隐窝结构破坏，表面上皮脱落，局灶 Paneth 细胞化生和肉芽肿性隐窝炎[62]。将这些与炎症性肠病鉴别的唯一方法是结合临床、大体上和内镜下的所见进行综合分析。这些改变都见于憩室周围，远离憩室处没有这些改变，可据此与溃疡性结肠炎和 Crohn 病相鉴别（图 13.36 和图 13.39）。但在有些情况下，鉴别可能会非

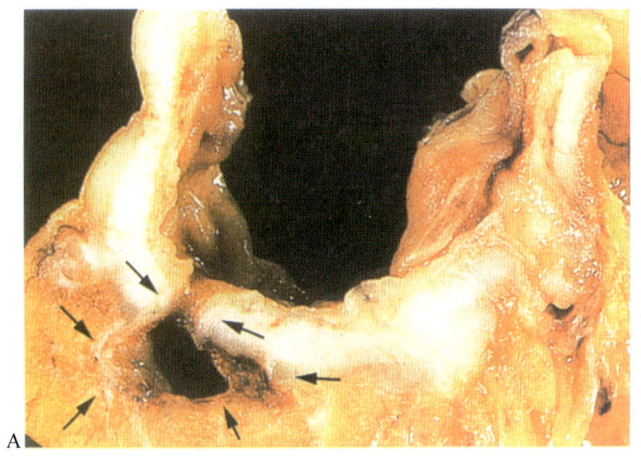
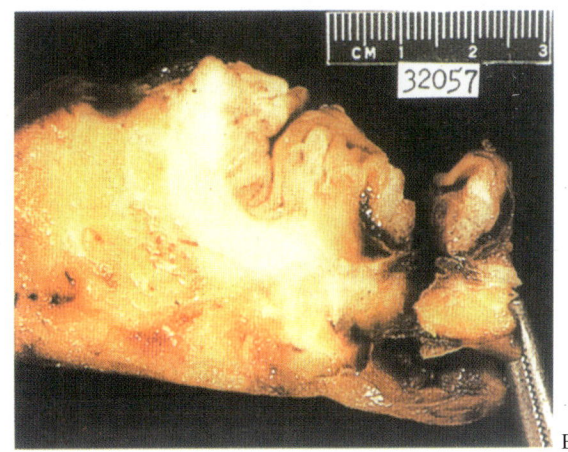
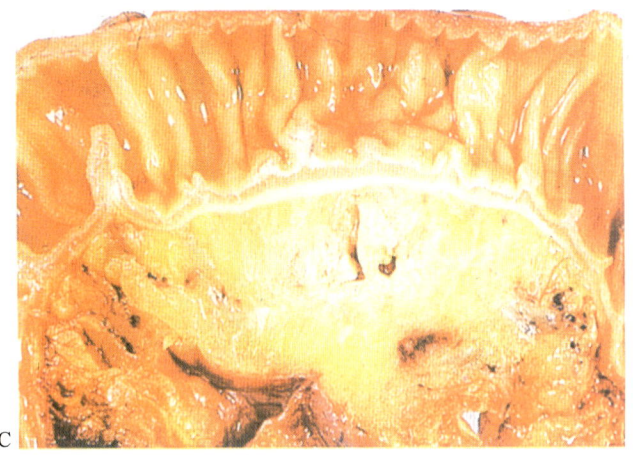

图 13.30　憩室病的合并症。**A**：位于约 7 点处的一个憩室破裂并产生了结肠周围脓肿（箭头所示）。**B**：切面见穿孔区肠壁肌层明显增厚。**C**：憩室处肠系膜内可见一继发脓肿。(Courtesy of Dr. D. B. Herring, Department of Pathology, Presbyterian Hospital, Albuquerque, NM)

常困难。憩室病黏膜也可以表现为增生，或者似乎存在增厚的胶原纤维板相似于胶原性结肠炎。当憩室同时合并有轻度的结肠炎时，鉴别中对这些相似点更要加以着重考虑。

当收到有明显憩室病或者憩室炎的病人的切除标本时，孤立性乙状结肠炎的诊断往往并不困难。然而，考虑到憩室病在人群中的发病率和结肠活检频率，活检标本诊断孤立性乙状结肠炎往往较为困难。由于憩室引起的慢性结肠炎与溃疡性结肠炎的分布相同，使得诊断更加困难重重。如果内镜医师能对憩室周围和远离憩室处都取材，活检将显示出炎症呈斑片状分布，这时可将孤立性乙状结肠炎与溃疡性结肠炎鉴别开来，但不能与 Crohn 病相鉴别。可是如果内镜医师只对憩室周围区域进行取材，可能就会做出炎症性肠病的错误诊断。最后，憩室病在西方国家常见，常常与其他疾病，如腺瘤或癌、特发性炎症性肠病和其他类型的结肠炎相伴发。偶尔，憩室处可发生癌，可以呈现不同的组织学类型。

对先天性憩室和后天获得性憩室的鉴别非常重要，因为后者往往是由于肠管本身或者肠壁外的某些因素所导致。此两者之间最重要的鉴别特征是后天获得性憩室固有肌层往往不完整。

当憩室破裂形成脓肿或憩室周围炎时，某些特征与 Crohn 病相似。提示 Crohn 病合并憩室的特征有：远离憩室的溃疡、裂隙形成，肠内瘘管，而不仅是结肠膀胱瘘或者结肠阴道瘘。如果在憩室性疾病中出现了急性炎症肿块，肉眼上相似于癌。当结肠壁由于结肠周围炎症性纤维化增厚时，肉眼上也很相似于肿瘤或者炎症性肠病。当病人同时有炎症性肠病和憩室病时，情况会更加复杂。溃疡性结肠炎病人合并有憩室病时黏膜病变可累及憩室，进一步掩盖憩室病的病变特点，导致原发性瘘管样的表现，产生相似于 Crohn 病的病变。

肠扭转

肠扭转是指一段肠管围绕肠系膜沿长轴发生扭

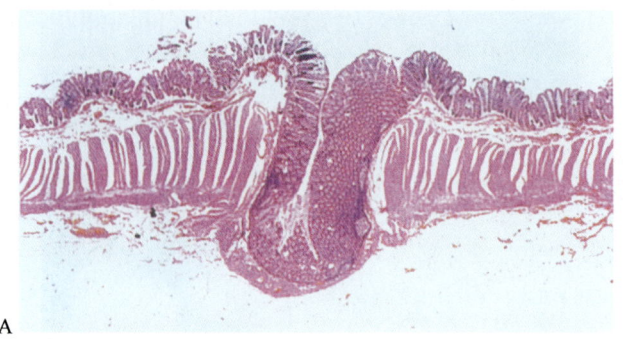
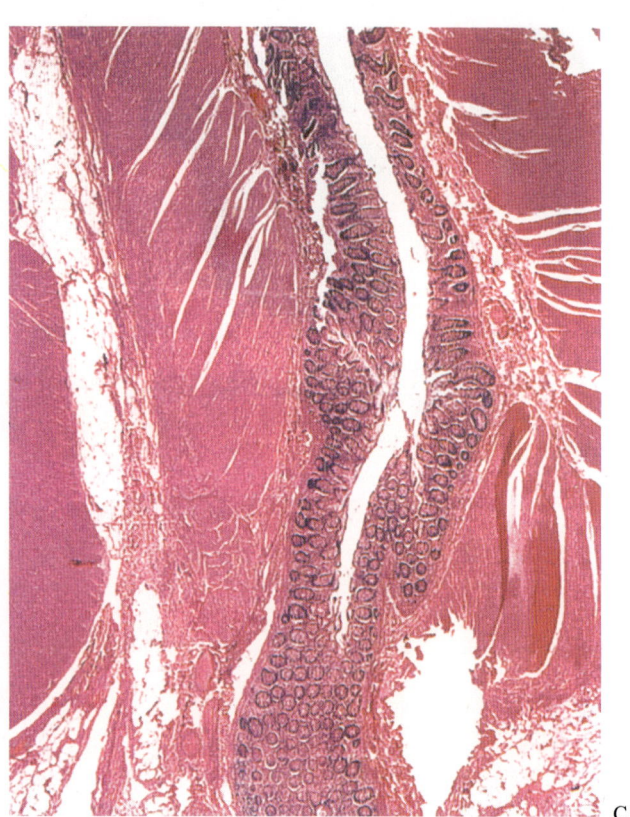
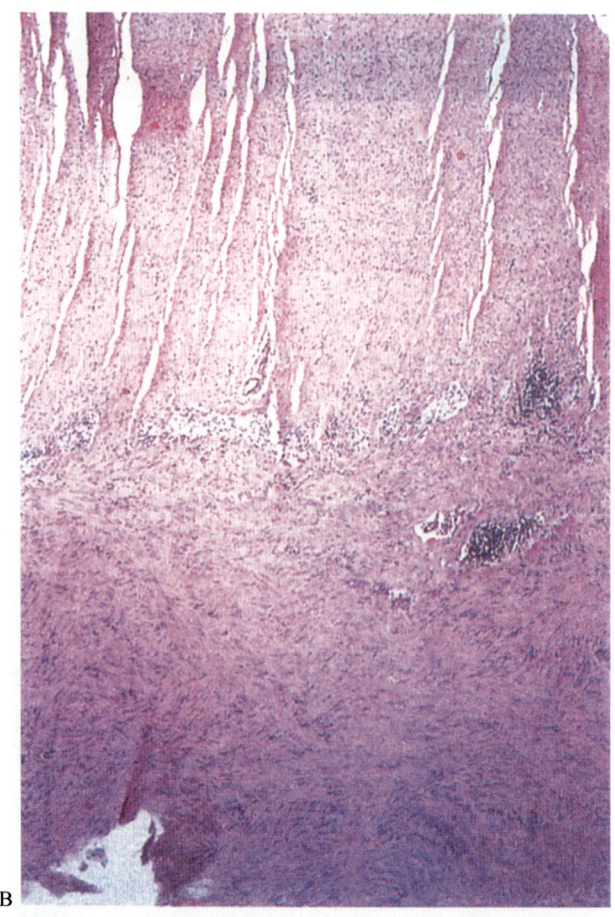

图 13.31　结肠憩室病的肌层肥大。A：肌层的皱褶，以内环肌层为著。B：黏膜固有层内单核细胞轻度增加，憩室周围肌纤维增生，形成一个"鱼肉样"裂缝。C：肌层肥大。环层肌和纵层肌均有肥大增厚。

转。扭转引起部分或完全性肠梗阻以及不同程度的动脉或静脉闭塞。成人和儿童均可发生结肠扭转。乙状结肠扭转占结肠扭转的 40%～80%，横结肠扭转只占 4%～9%[63,64]。结肠脾曲是最不易发生扭转的部位，因为此处肠管有胃结肠韧带、膈结肠韧带、脾结肠韧带三个韧带固定位置。盲肠扭转往往合并有不完全的结肠固定，导致结肠能够绕其长轴自由旋转。原发性结肠扭转发生于先前不存在解剖异常的病人。继发性扭转是指在已有使肠管易于扭转的先天或后天异常基础上发生的肠扭转。

结肠扭转在高纤维饮食的人群中更易发生。在西方国家，结肠扭转是大肠梗阻的第三大原因（仅次于肿瘤和憩室性疾病）[65]。高纤维饮食使大量粪便储积于肠管中，并引起肠管持续充盈拉长。当乙状结肠变长时，其两端更易于互相接近，使肠系膜相对变窄，更易于发生扭转。诸如排便或咳嗽等小事常常是引起急性肠扭转的原因。

60 岁前，盲肠扭转和乙状结肠扭转的发病率相

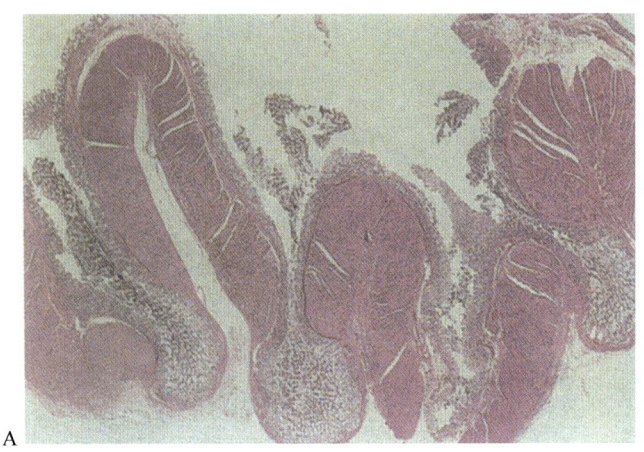
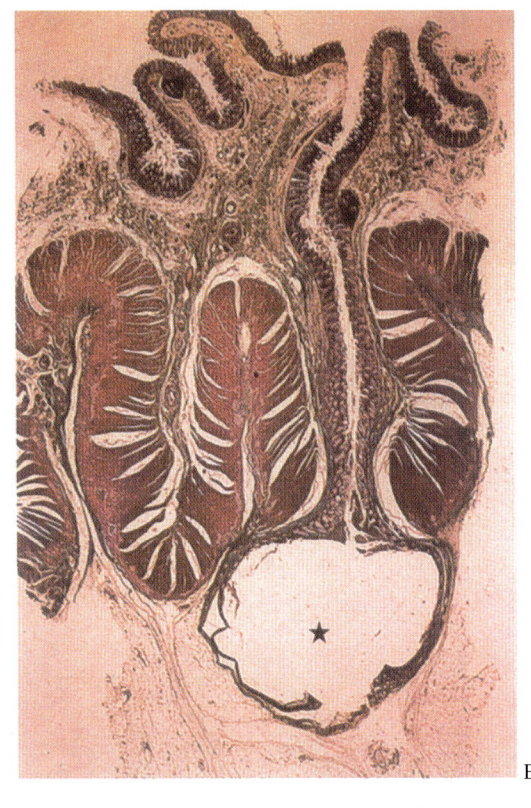

图 13.32 结肠憩室。**A**：显著的肌层肥大，四个憩室穿透肠壁。**B**：三色染色显示照片中的肌层显著肥大。一个长的憩室颈在动脉进入肠壁处穿过肠壁，末端囊状扩张突入肠周脂肪（星号处）。

当；60岁后，乙状结肠扭转的发病率升高。年龄较大的人，尤其是有服用精神调节药物、慢性便秘[66]、既往手术史[64,67]、盆腔肿瘤或囊肿挤压肠道移位、神经肌肉疾病[68]，均可使乙状结肠扩张变长，从而易于发生扭转。

在疾病的早期，肠扭转形成"止回阀"效应，使得肠气和粪便等物易于进入扭转肠袢而不易排出，导致急性肠扩张。随着肠扭转的程度加重，形成完全闭塞的梗阻肠袢，血管受压闭塞，发生缺血性坏死。肌纤维往往也增生肥大，肠壁血管管壁增厚。黏膜有不

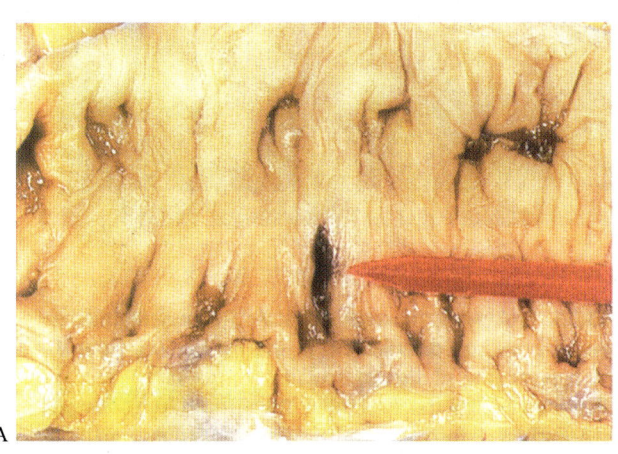
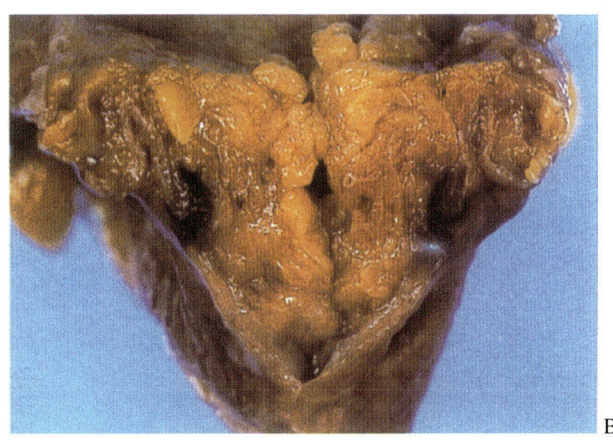

图 13.33 憩室出血。这张照片来自于一个大量出血需行急诊结肠切除的病人，唯一的出血点位于 A 图中指针尖所指处。其余憩室口处附着的血性物是出血流入其他憩室留下的痕迹。**B**：切面见憩室内充血液。

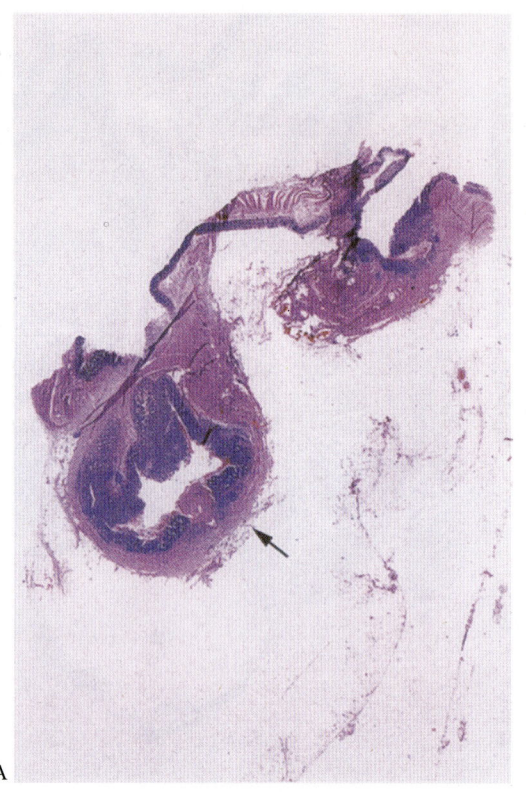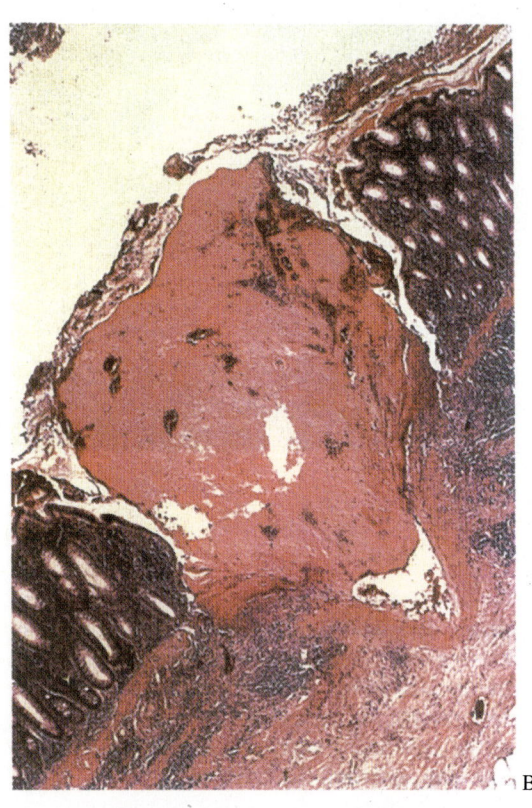

图 13.34 图 13.33 中憩室出血点所在的位置。**A**：箭头所示为出血点。**B**：高倍镜下示出血点处动脉壁被侵蚀，表面可见凝血块附着。

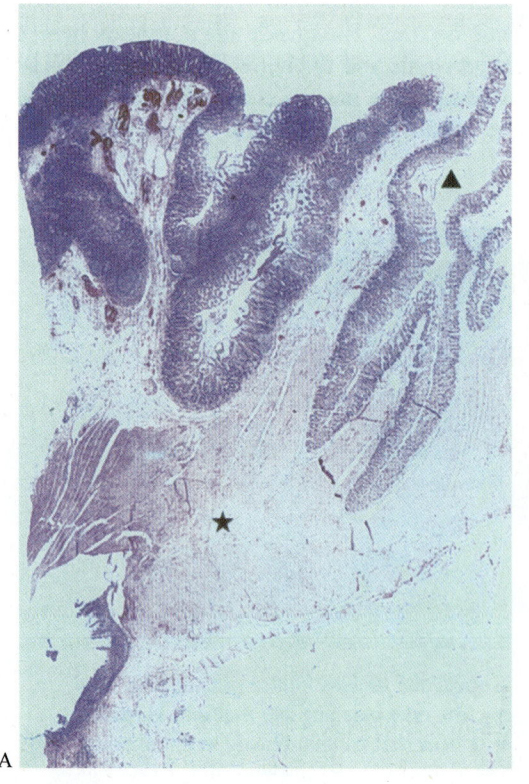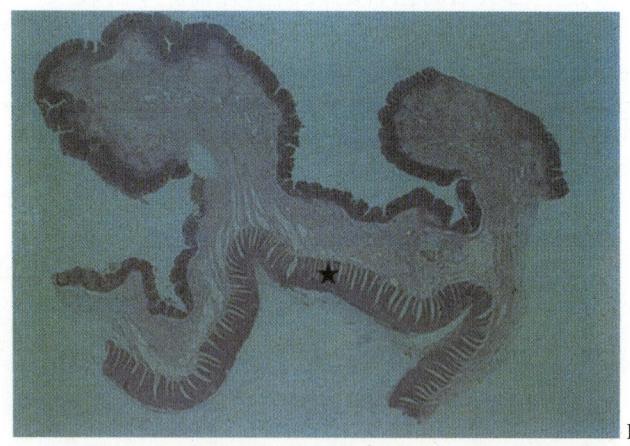

图 13.35 脱垂的黏膜皱襞。**A**：冗长的黏膜皱襞和发生于右半结肠的一个分支状憩室。注意显著肥大的肌层（星号所示）和手风琴皱褶样外观的黏膜皱襞。憩室呈分支状（三角形所示），此为右半结肠憩室的特征之一。**B**：病人表现为黏膜皱褶增多，黏膜肌层肥厚，几乎占据了所有黏膜下层的空间。憩室病的病人固有肌层表现出典型的鱼肉样外观（星号所示）。

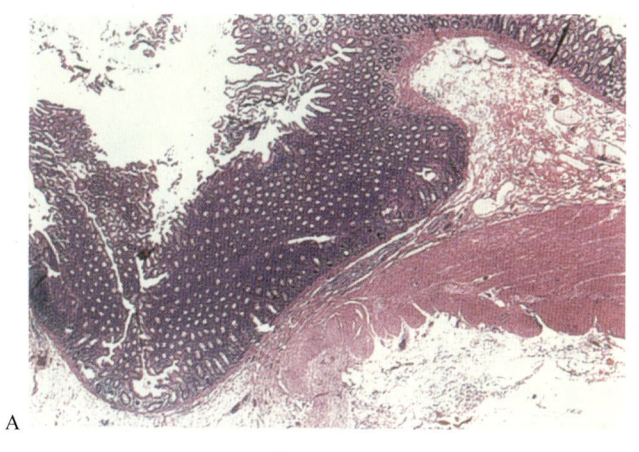 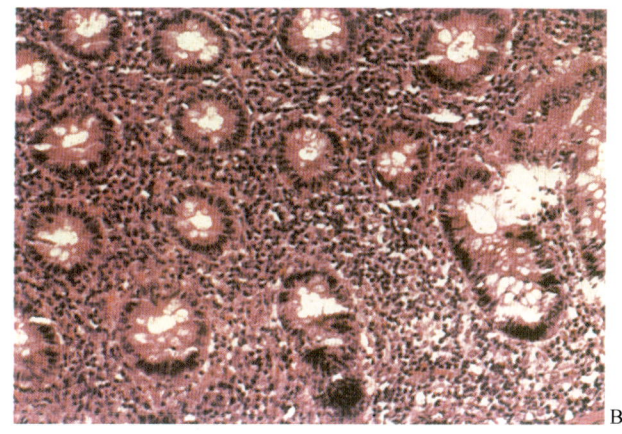

图 13.36　憩室性乙状结肠炎。**A**：低倍镜下示固有层细胞成分增多。**B**：固有层内单核细胞数目增多。

同程度的炎症。可以合并结肠黑变病甚至结肠积气。不同程度的急、慢性缺血改变亦可见到。

一种少见类型的乙状结肠扭转称"回肠乙状结肠扭转"。在非洲、芬兰和东欧常见。在乙状结肠扭转的基础上回肠肠袢缠绕打结，往往导致两段肠管均发生坏疽。

乙状结肠冗长

乙状结肠变长使肠扭转、肠套叠、局灶性缺血更易发生（图 13.40）。患有此病的病人往往也有相应的憩室性疾病，肠蠕动异常会进一步促进本病发生。固有肌层和黏膜肌层可融合，使肠黏膜皱襞冗长。肠黏膜呈现慢性损伤，在慢性炎症基础上发生急性炎症。黏膜下层血管高度扩张，慢性炎细胞浸润（图 13.41）。像其他慢性结肠炎一样，也可以有显著的嗜酸性粒细胞浸润。

肠套叠

整个大肠均可发生肠套叠。来自肠套叠病人的标

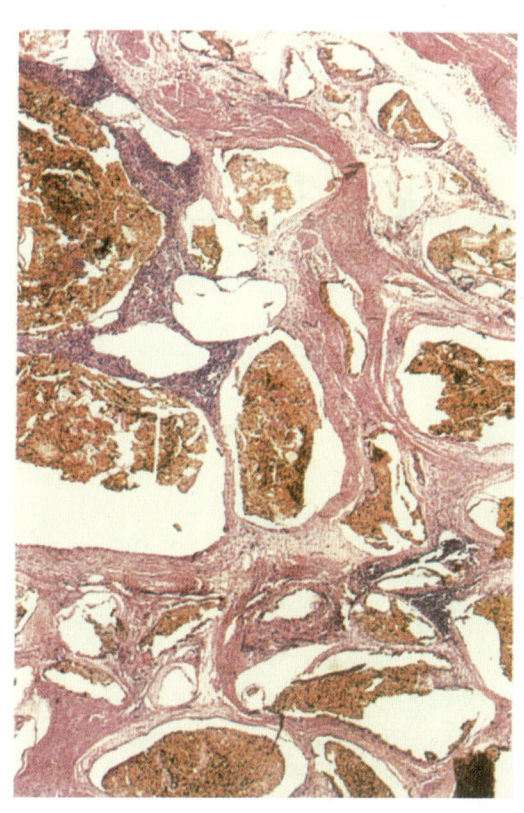

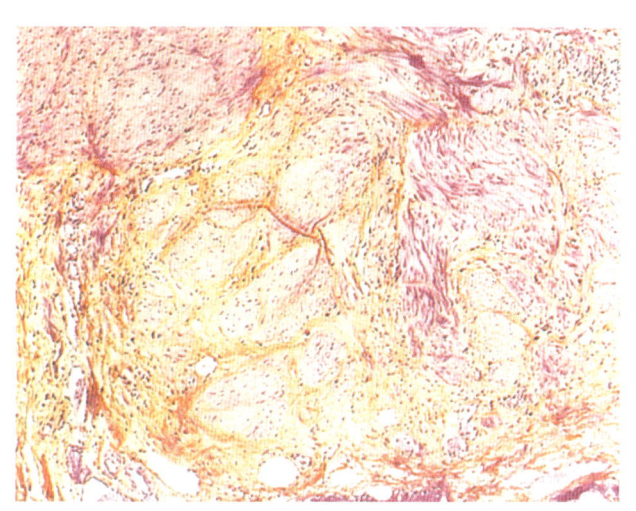

图 13.37　憩室病中的神经肥大。

图 13.38　被外科医师当成"浆膜种植"而切除的病变局部组织。此病人有广泛的憩室病。"种植物"表现为多灶性并含有粪便，粪便被纤维性炎症反应包裹。

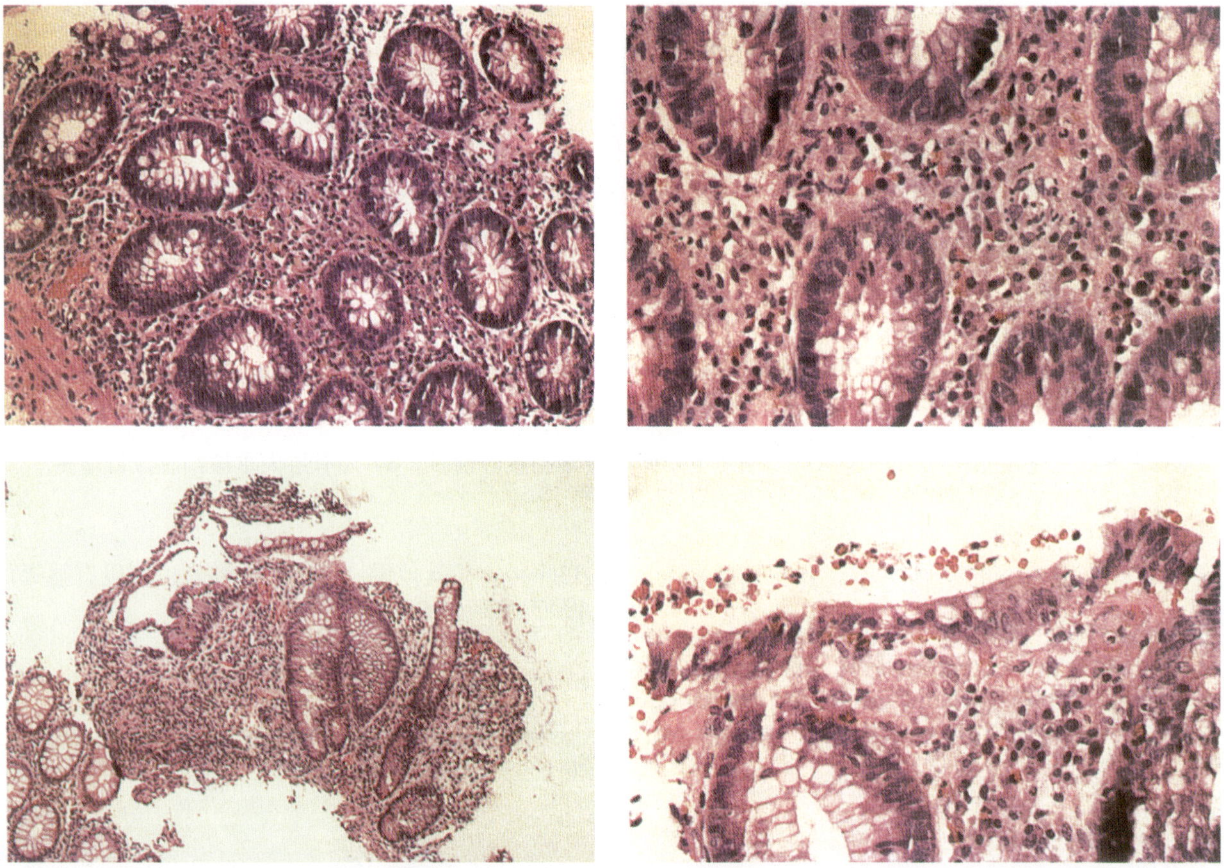

图 13.39　憩室性乙状结肠炎。**A**：隐窝轻度再生，固有层内大量淋巴细胞浸润。**B**：单核淋巴细胞的高倍图像。**C**：其他区域显示腺体分支等明显的再生性改变，甚至早期纤维化。**D**：可见固有层内巨噬细胞在表层聚集。

本可分为以下几种类型：（1）与节段性缺血坏死有关的套叠（图 13.42），发病患者套叠肠管的前端有肿瘤或其他病变（图 13.43）；（2）阑尾套叠，看似盲肠息肉，由阑尾倒退套入盲肠肠壁形成；（3）直肠套叠，通常发生于肛缘上 6～8 cm 处，往往整个直肠一周均受累，并与用力排便有关；（4）由肠蠕动异常引

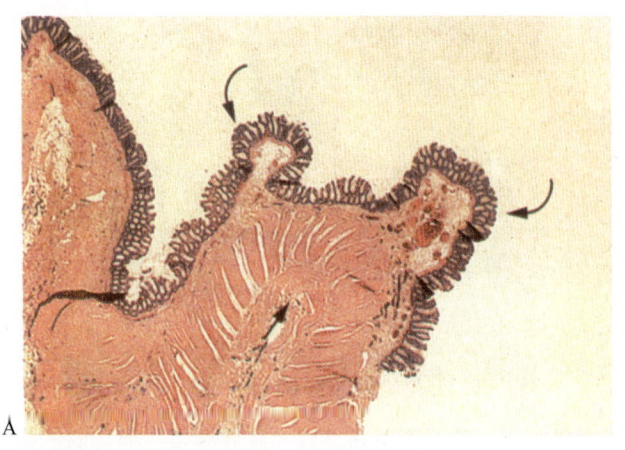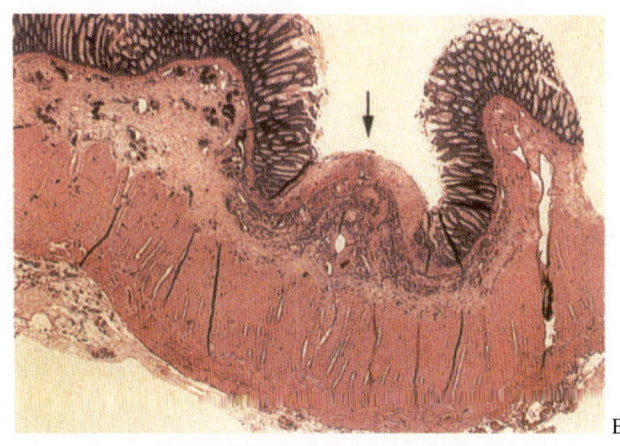

图 13.40　乙状结肠冗长。**A**：低倍镜下显示肌层扭曲（箭头所示），并且外纵肌层呈典型的鱼肉样分隔。弯箭头所示为黏膜似息肉样凸出。**B**：同一切片的另一视野显示一个孤立的缺血性溃疡。

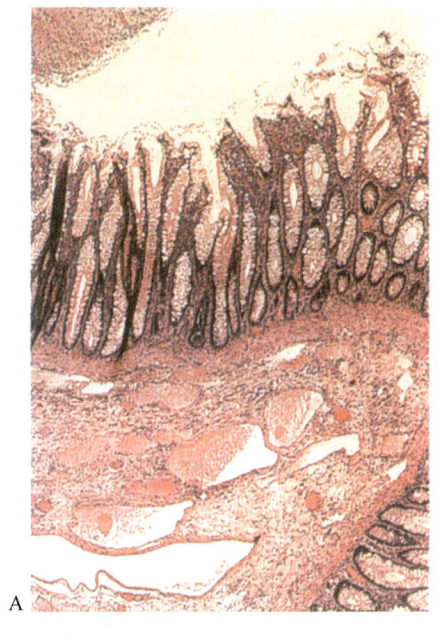
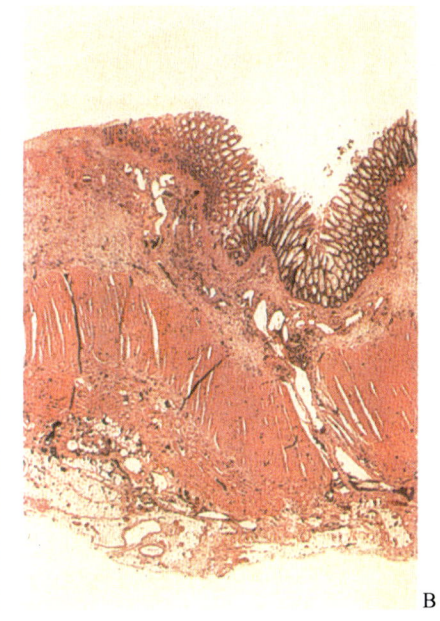
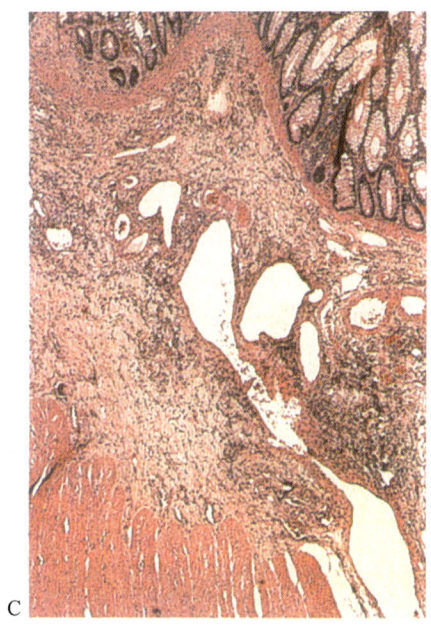

图 13.41　乙状结肠冗长。**A**：黏膜慢性损伤的表现。黏膜下层血管高度扩张。**B**：固有肌层显著增厚，血管周围炎。**C**：高倍镜示血管周围炎和血管周围吞噬了含铁血黄素的巨噬细胞。

起的套叠，使一段肠管套入另一段肠管内。在儿童，病毒感染是引起回肠套叠入盲肠的重要原因，其中腺病毒最常见，但人疱疹病毒 HHV-6、HHV-7 和 EB 病毒的急性感染也是重要的致病因子[69]。急性肠套叠的病理改变往往由缺血性损伤的程度所决定，这将在后面详述。

对于切除的、未发生还原的肠套叠诊断并不困难。然而，对于复发性或者曾发生但已还原的肠套叠的诊断就要困难得多。提示复发性肠套叠的组织学改变有：（1）明显的固有肌层结构紊乱，有时会表现出肠蠕动阻力加大；（2）固有肌层和黏膜肌层融合；（3）灶状黏膜下纤维化；（4）显著的毛细血管扩张；（5）浆膜疾病愈合的痕迹，包括粘连；（6）灶状黏膜增生。有时肠壁自身扭结在一起，只能从固有肌层表现出先前肠套叠的扭曲的外观（图13.44）。

肠套叠能引起明显的血管增生，甚至足以使人想到血管肉瘤的可能性。病变由小叶状增生的小血管组成，从黏膜下层一直穿透整个肠壁[70]。内皮细胞有轻度异型性，分裂象少见，血管不像血管肉瘤那样相互吻合（见第19章）。

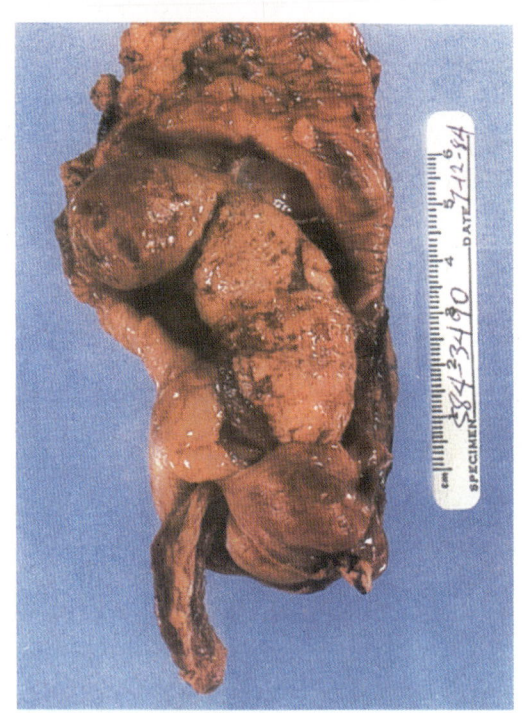

图 13.42　大肠肠套叠。一段肠管疝入自身管腔并发生了坏死。

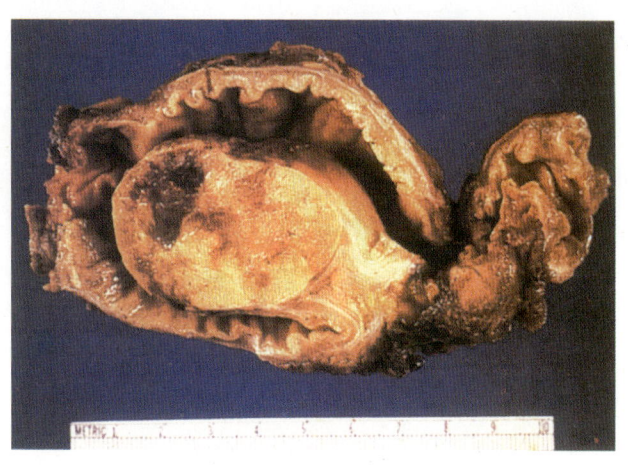

图 13.43　本例肠套叠的前端为脂肪瘤。

征，它们之间的关系很难说清。我们建议将这些病变共同归于"黏膜脱垂"，因为其病理改变总是互相重叠或并存。脱垂累及 85%～90% 的孤立性直肠溃疡综合征病人[71]和 54% 的深在性囊性直肠炎病人[72]。或许最容易识别这一系列疾病的途径就是首先发现溃疡，随着黏膜再生，出现息肉样病变，同时一些腺体异位到该部的黏膜下层。

患有肛门直肠疾病的病人往往在 20～40 岁时出现症状或体征。症状包括直肠出血、腹泻、肛门痛、腹部绞痛和排便困难。排便困难包括便秘、排便费力、直肠脱垂或者排便不尽（不完全直肠排空，需要手指帮助）。一半的病人有大便失禁。溃疡和肠壁硬化的区域往往位于前壁或前侧壁。溃疡常常横跨黏膜皱襞，直径从几毫米到几厘米不等。并非所有的人都

黏膜脱垂综合征

黏膜脱垂综合征包括直肠脱垂、孤立性直肠溃疡综合征（Solitary Rectal Ulcer Syndrome，SRUS）、深在性囊性直肠炎（Proctitis Cystica Profunda，PCP）和炎性泄殖腔息肉。这四种病变有一些共同特

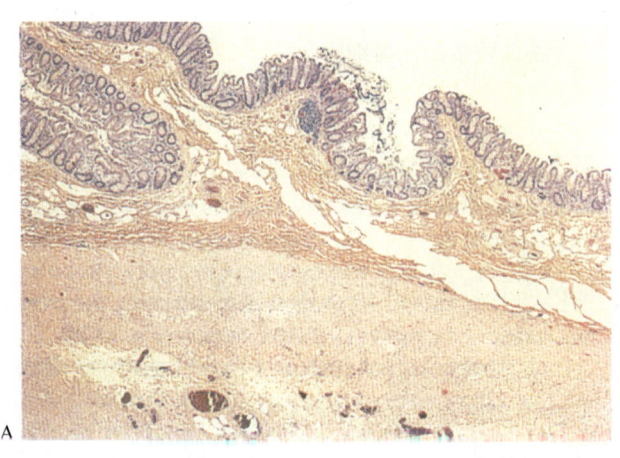
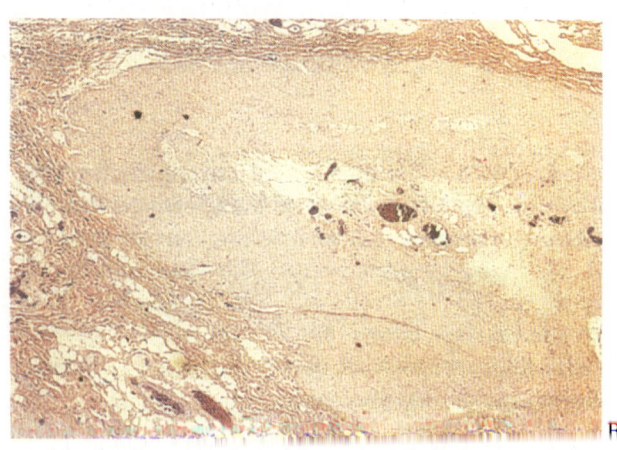

图 13.44　慢性肠套叠的特征。A 和 B 均来自切除的结肠。切除标本最突出的病变是一个结肠周围的炎性假瘤，此处并未显示。能提示套叠发生根源的唯一线索是标本中伴随出现的固有肌层弯曲、肠肌间神经丛肥大和扭曲变形。该病人曾有长期反复发作的腹部病史。

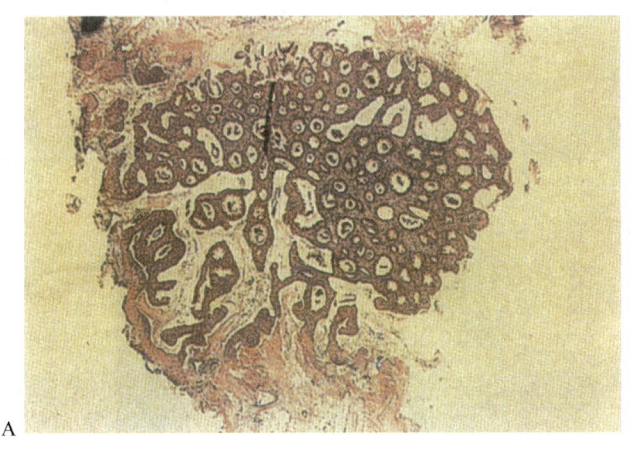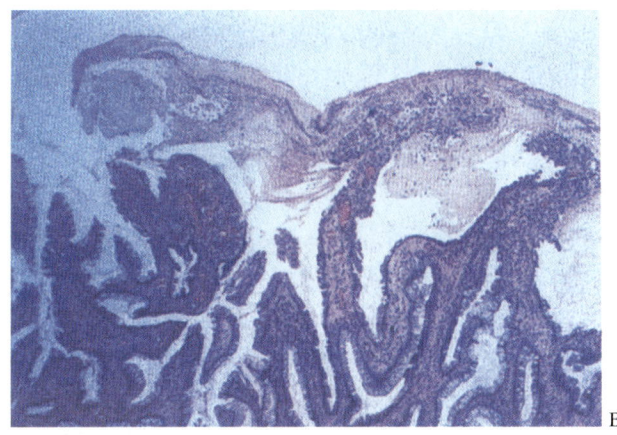

图 13.45　早期黏膜脱垂。**A**：炎症性息肉。**B**：病变的高倍镜示显著的绒毛状增生。纤维素"帽"、炎细胞和细胞碎片覆盖于表面。

有溃疡。有些病人仅表现为片状红斑，或者息肉样隆起。很少出现继发于肠穿孔的急腹症。

直肠脱垂

直肠脱垂指肛门附近部分或全层直肠壁突出于肛门外。直肠脱垂易发生于婴儿，儿童及青少年少见，40 岁以后发病率再度上升。女性直肠脱垂更多见。发生于儿童者随年龄增长可自愈[74]。直肠脱垂可以是完全性的，也可以是非完全性的[71]。完全性直肠脱垂可分为以下三种情况：隐蔽性（外部看不见）、排便时可见性、非排便时可见性。脱垂部分包括直肠肠壁全层，严重时引起直肠套叠[71]。有时可合并其他疾病，如肿瘤、淋巴组织增生[75]、软斑病[76]、严重的难以控制的腹泻或厌食症[77]等。伴有肿块性病变的病人有时会反复发生直肠脱垂。

临床症状包括排便困难、梗阻感、排便痛、大便失禁、黏液便、瘙痒症、直肠出血、排便不尽感、会阴紧张或阴道内压力升高，以及需手指帮助排便[71]。肛门指诊可触及明显的肿块，内镜下，肠黏膜变红水肿，可见溃疡[71]。孤立性直肠溃疡综合征（SRUS）和深在性囊性直肠炎（PCP）的典型表现亦可以见到。

直肠脱垂最早期的改变往往只是黏膜糜烂或溃疡，或仅仅是肠壁的非特异性炎，胶原增生，类似于胶原性结肠炎。表面上皮下毛细血管扩张充血提示可能有溃疡形成。溃疡表面覆盖纤维素性渗出物，纤维素性渗出物从黏膜表面喷出，似火山样外观（图 13.45），令人想起伪膜性结肠炎，溃疡不会深达黏膜下层。后期固有层被由黏膜肌层呈直角上插的平滑肌细胞和成纤维细胞取代（图 13.46）[78]。表面上皮再生，黏液减少，腺体分支状和增生。这些特征与在炎性泄殖腔息肉的某些特征相似（见第 15 章）。溃疡形成和愈合也能够导致深达黏膜下层的囊肿形成[73]。也可形成炎症性息肉。

孤立性直肠溃疡综合征（SRUS）

孤立性直肠溃疡综合征由排便时肛门括约肌异常收缩所致。排便时反复用力（这可能与肌肉痉挛有关），会产生剪切力作用于肠黏膜，引起创伤性溃疡。过度用力也会使直肠前壁肠黏膜轻度拉长。"孤立性直肠溃疡综合征"这一用词并不确切，因为本病发展到晚期才出现溃疡，并且溃疡可能是多发的。

在脱垂过程中肠黏膜血供可能会受到损害，产生一些组织学改变。在急性期，隐窝变长，隐窝两边排列有不成熟的嗜碱性上皮细胞（图 13.47）。固有层内纤维血管或纤维肌性成分增生，毛细血管扩张常见，黏膜可以高度增生呈息肉状。当增生的黏膜呈绒毛状外观时，甚至相似于增生性息肉或腺瘤。黏膜下血管可扩张或玻璃样变。平滑肌纤维从黏膜肌层向肠腔延伸。弥漫的黏膜纤维化是 SRUS 与 UC 和其他形式的急性结肠炎相鉴别的一个可靠的特征性改变（图 13.46）。纤维化可用 Masson 三色染色加以显示，但不幸的是，纤维化常发生于病变晚期。表面溃疡和糜烂亦可见。典型的溃疡不会深达黏膜下层，常伴有缺血的征象，同时伴伪膜形成。这些都是脱垂过程中血管受压造成的。也可形成伴有炎性帽的息肉。病变也可发生于有直肠恶性肿瘤的病人[79]，此时肿瘤往往

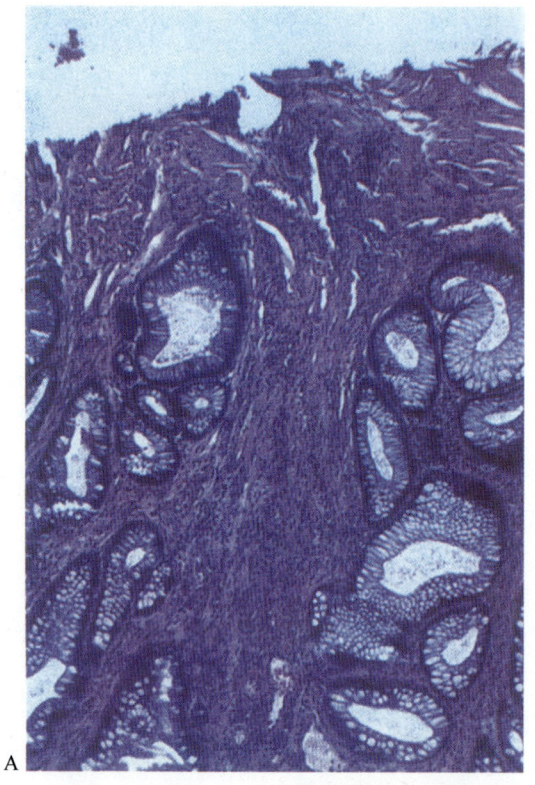
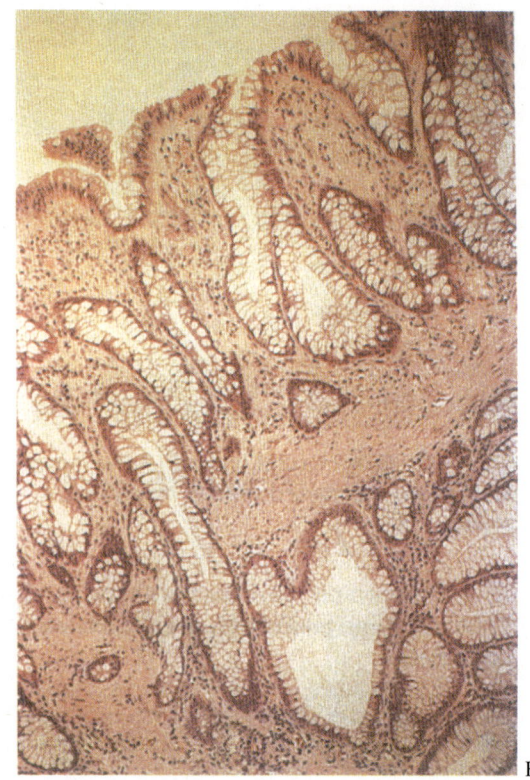
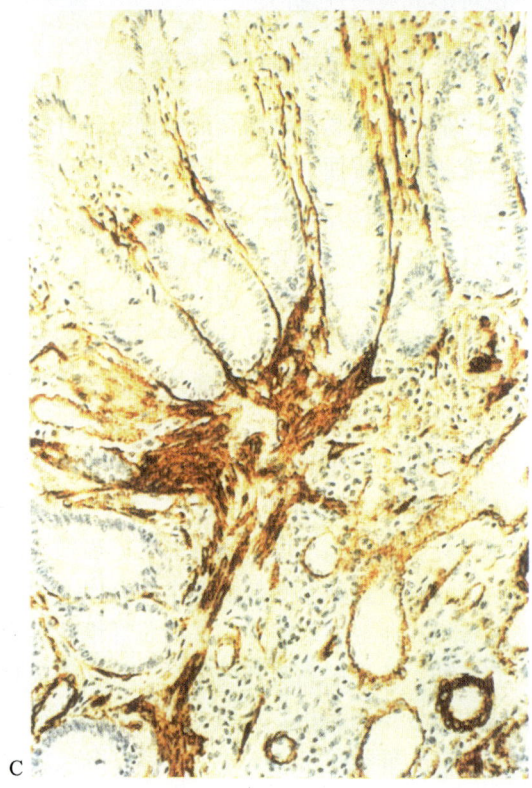

图 13.46　黏膜脱垂。在多种不同类型的脱垂综合征中均表现出黏膜腺体扩张，不同程度的纤维组织和平滑肌增生，使腺体呈分支状。早期，病变呈炎症性改变，如 A 图所示。**B**：晚期，平滑肌束穿行于高度分支的腺体之间，炎症变轻。**C**：中倍镜示黏膜肌层肌纤维增生，向上伸入固有层（actin 免疫组化染色）。

不易辨认。

深在性囊性直肠炎

直肠黏膜异位到黏膜下层称为"深在性囊性直肠炎"（PCP）。PCP 是一种良性病变，易与结肠癌混淆（表 13.1）。虽不尽然，但病人往往有大便带血和黏液便。PCP 常与直肠黏膜脱垂和耻骨直肠功能紊乱有关[73]。PCP 可以合并孤立性直肠溃疡综合征，表

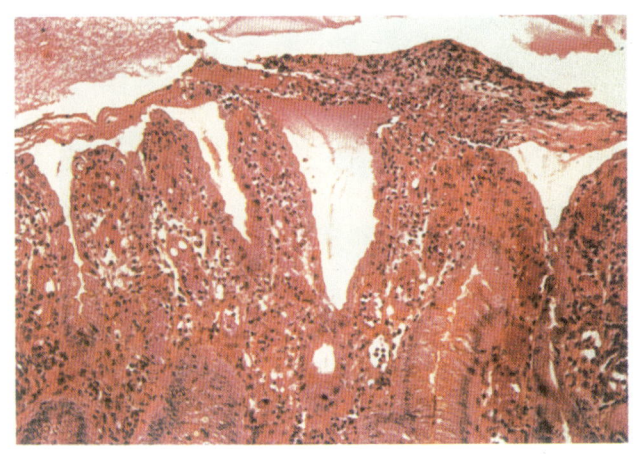

图 13.47 黏膜脱垂显示平坦型增生,表面覆有一层纤维素性膜。

现为结肠隐窝被增生的肌肉和纤维组织包绕。

患有 PCP 的病人可以表现为肠黏膜水肿、红斑、黏膜皱襞增多堆积,明显的囊肿、息肉或假息肉形成,黏膜糟脆,椭圆形、线形、星状或匐行的溃疡,甚至直径达 5 cm 的菜花样肿物(图 13.48)。挤压时可使浓稠的黏液从囊腔流出。表面溃疡不常见,但是表层上皮细胞脱落很常见。从黏液囊肿通往肠黏膜表面的导管有时可以看到。残存的肠黏膜常丧失腺体,表现为瘢痕状。可以发生肠狭窄和硬化。穿过囊肿的切面可见胶冻状黏液分泌。PCP 的组织学改变与深在性囊性结肠炎非常相似(见下文)。继发于血管受压的缺血性改变也可以见到,尤其是当脱垂的肠管受到肛管上缘的挤压时。

深在性囊性结肠炎

深在性囊性结肠炎(CCP)既可仅累及局部肠管也可以弥漫性多灶发生。弥漫累及整个结肠并同时伴有深部囊性小肠炎的病例非常罕见,但确实可能并存[80]。深在性囊性结肠炎的发病年龄可以从 4 岁到 68 岁,平均年龄为 33 岁,男女比例为 7:1。黏膜下层黏液潴留性囊肿也可以继发于菌痢。急性期,在黏膜溃疡形成的过程中发生上皮移位[81]。淋巴滤泡周围的区域黏膜肌层较薄弱,黏膜上皮易于从此处疝入黏膜下层[82]。

临床症状包括直肠出血、黏液血便、腹泻、里急后重和痉挛性腹痛。内镜检查可能显示黏膜呈结节状[73]。相关的疾病包括炎症性肠病[82]、Peutz-Jeghers 综合征和先天畸形。这些病人肠黏膜上有数不清的环状或息肉状突起,黏膜下层有直径可达 2 cm 的囊肿。升结肠和横结肠可广泛受累[83]。

镜下,上皮变平,部分缺失,黏膜下层黏液囊肿形成。所形成的囊肿由类似于正常结肠黏膜上皮的立方或柱状上皮完全或不完全被覆(图 13.49)。连续切片可见囊肿与肠黏膜表面上皮相通。较陈旧的囊肿往往缺乏上皮被覆,由纤维结缔组织包绕,伴或不伴多量炎细胞浸润,含铁血黄素沉积,异物巨细胞形成。囊肿内的物质可发生钙化或骨化。纤维化的程度往往不十分剧烈,但是也可以非常显著,甚至延伸至固有肌层,到达浆膜层。囊肿被覆上皮往往呈良性表现,缺乏异型性,所以与恶性肿瘤的鉴别并不十分困难。然而,在长期伴有溃疡性结肠炎的病人,囊肿上皮的低级别不典型增生也可以见到[83]。

另一个需要鉴别的疾病是结肠子宫内膜异位症。结肠子宫内膜异位也可以形成局限的囊肿,并伴有不同程度炎细胞浸润(图 13.50)。然而,子宫内膜异位性囊肿被覆的上皮不含黏液,并且腺体周围的间质也是致密的子宫内膜间质,不同于肠黏膜较疏松的固有层。

表 13.1 深在性囊性直肠炎和胶样癌的比较

组织学特征	深在性囊性直肠炎	胶样癌
表面黏膜	黏膜脱垂的特征	肿瘤性上皮
黏液池	圆形	不规则
固有层	常有	常无
含铁血黄素沉积	可有	常无
结缔组织增生	无	有
不典型增生	无	有

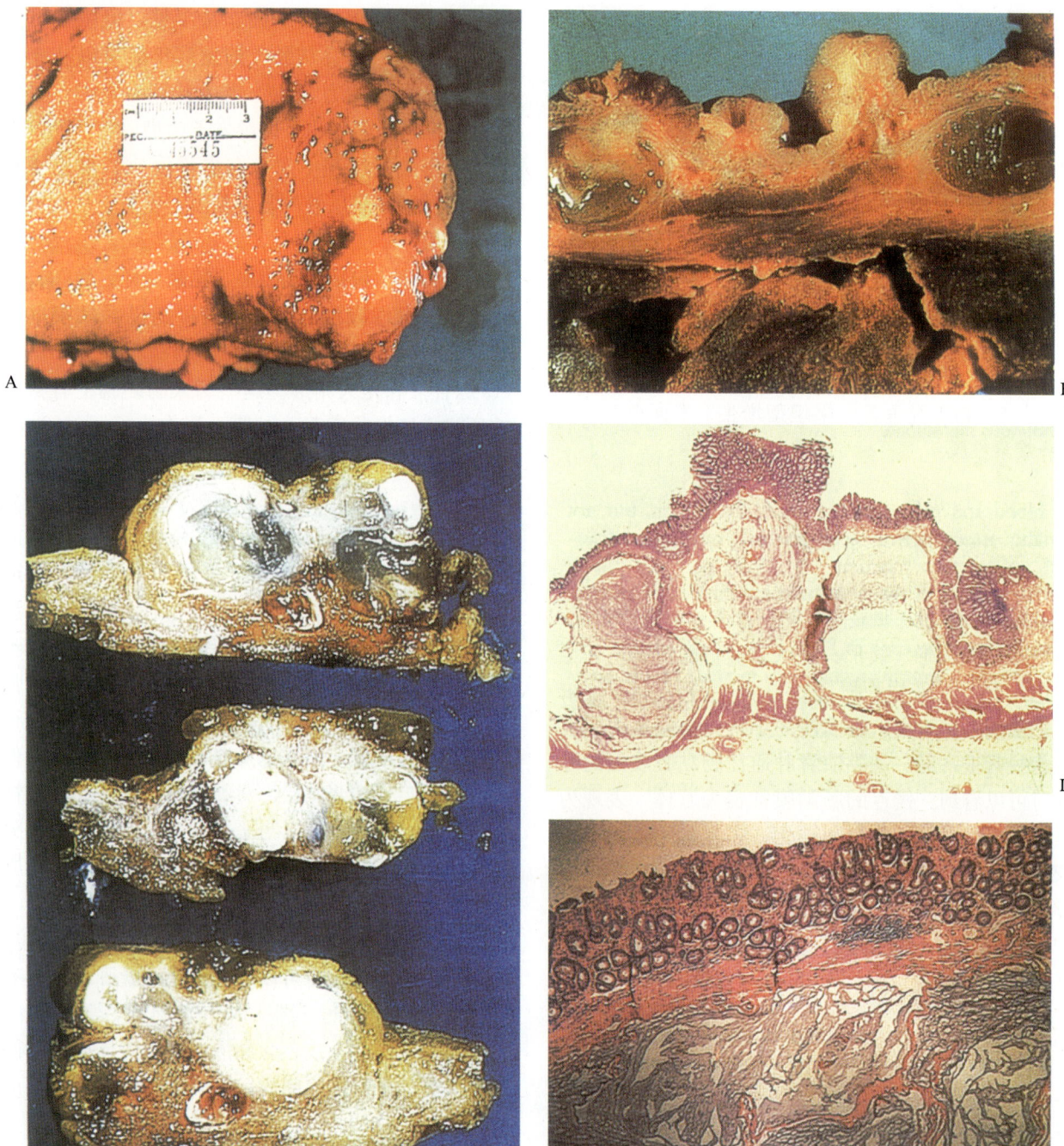

图 13.48 深在性囊性直肠炎。**A**：一个深部囊性直肠炎病人的直肠切除标本，呈结节状外观。周围肠黏膜未受累。**B**：横切面显示黏膜下层充满黏液的囊肿形成，囊肿周围被纤维结缔组织包绕。**C**：在 Bouin 固定液固定的标本中，黏膜显示得很清楚（黄色）。**D**：C 图标本镜下见多个充满黏液的囊腔形成。**E**：B 图病例的高倍镜下图像，见多个大的黏膜下囊肿，其上的黏膜为非肿瘤性。

浅表性囊性结肠炎

浅表性囊性结肠炎的黏液性囊肿位于肠黏膜层（图 13.51），常见于糙皮病和一些慢性炎症如溃疡性结肠炎的愈合期。

粪便溃疡

粪便穿孔一般发生于直肠乙状结肠。原因包括：

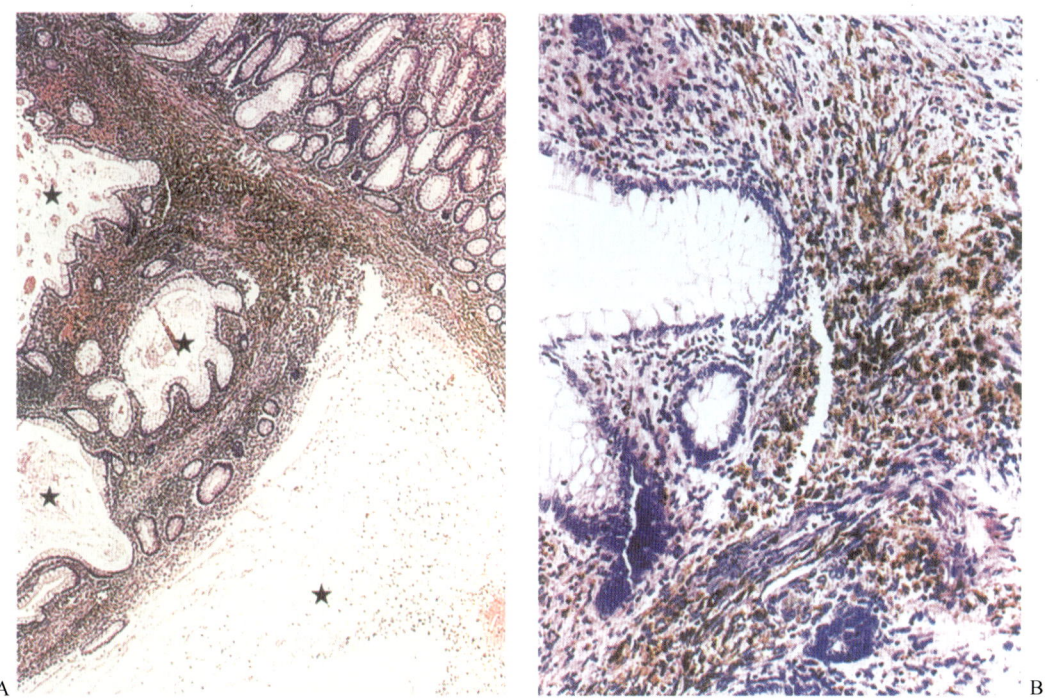

图 13.49　深在性囊性结肠炎，**A**：切面见黏膜下层四个囊腔形成（星号所示）。囊腔被覆非肿瘤性扁平结肠上皮，上皮似处于再生状态。**B**：高倍镜下可见中间的囊肿周围有含铁血黄素沉积及纤维化，固有层包绕囊肿。

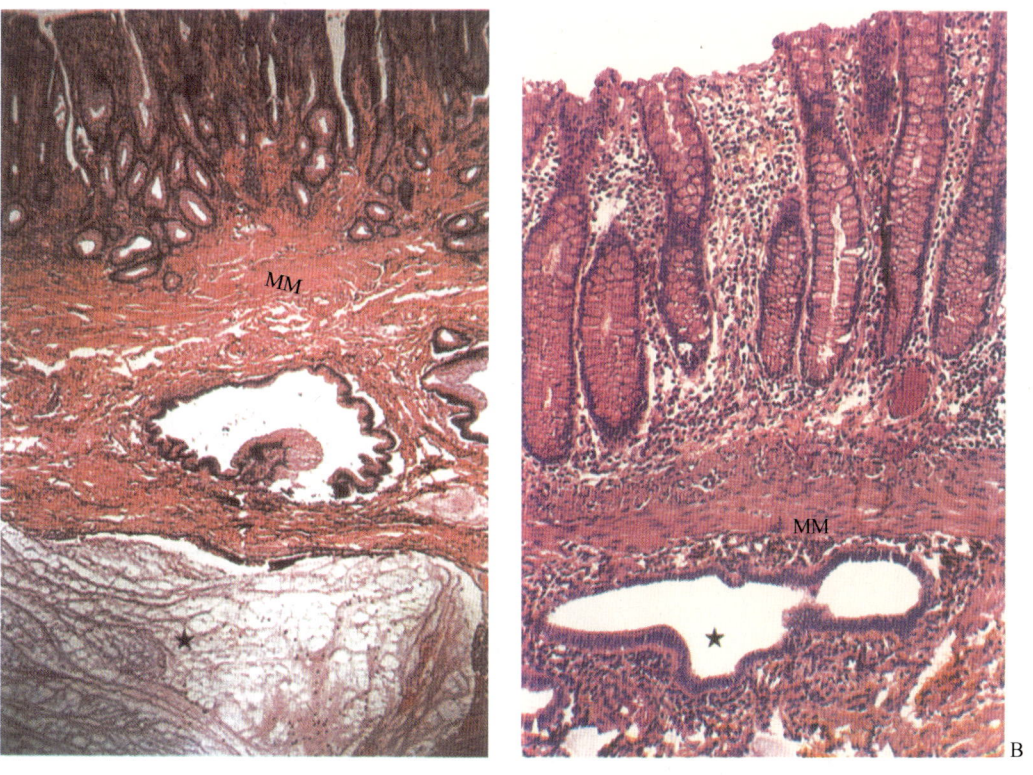

图 13.50　深在性囊性结肠炎和子宫内膜异位症的比较。**A**：深在性囊性结肠炎。黏膜肌层（MM）以上被覆非肿瘤性结肠黏膜上皮。黏膜下层中可见黏液分泌上皮被覆的囊腔，腔内充满黏液。下方的囊腔（星号所示）内聚集了大量的黏液。**B**：子宫内膜异位症。子宫内膜异位灶位于黏膜下层。腺体被覆无黏液分泌的上皮，周围环绕致密的子宫内膜间质（星号所示）。子宫内膜腺体周围的间质比 A 图中所示的环绕于异位的结肠腺体周围的间质要致密得多。

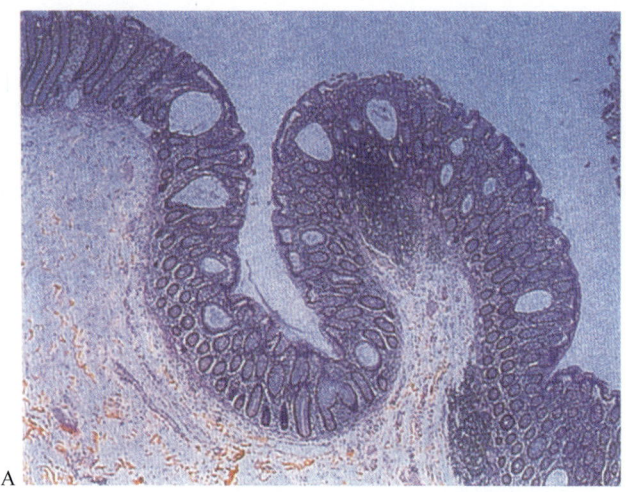
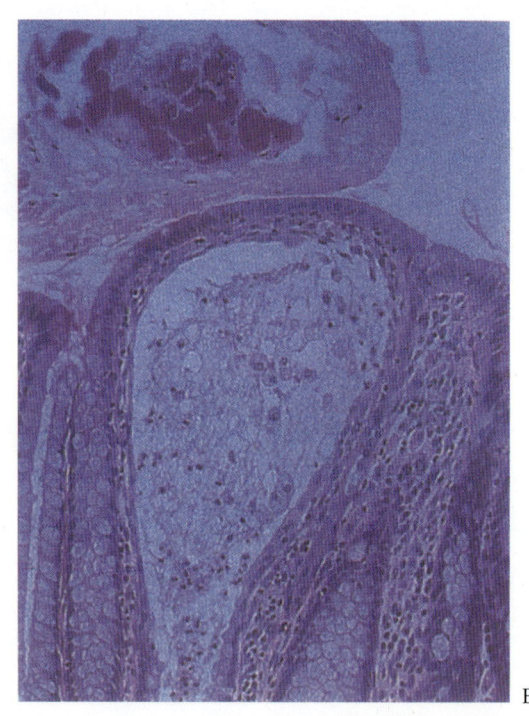

图 13.51　浅表性囊性结肠炎。多个黏液囊肿位于黏膜层内。A 为低倍镜下图像，B 为高倍镜下图像。

（1）直肠乙状结肠周围防止肠腔扩张的结构所产生的压力；（2）粪便干燥坚硬；（3）肠腔相对狭窄。粪便溃疡穿孔并不常见，但往往可引发致命的腹膜炎。穿孔往往发生于肠管运动困难时。许多病人为伴有严重便秘的肾病患者，便秘或因服用氢氧化镁或氢氧化铝凝胶等抑酸剂，或因服用治疗高钾血症的阳离子交换树脂等[84]。浓缩的粪便使局部压力升高，缺血坏死，直至穿孔。当同时患有尿毒症时，由于正常黏膜屏障作用受损，情况将更加糟糕。

大体上，粪便溃疡以纵形裂口或穿孔为特征（图13.52 和 13.53）。常常可以找到与穿孔部位对应的坚硬的粪石。有时粪石可以穿透穿孔部位。组织学上，肠壁有急、慢性炎症浸润（图 13.53）。

结肠活检解析

内镜下临床医师可以观察整个结肠的黏膜表面，对正常或非正常区域取活检和细胞学标本，从而进行诊断和治疗结直肠疾病患者。活检对疾病的种类、分布、范围、严重程度、急性还是慢性、临床上是缓解还是复发以及合并症等都能提供详细的信息。有一组研究结果表明，肠镜活检能对 31% 有慢性腹泻但诊断不明的病人提供正确的诊断[85]。最常见的诊断是炎症性肠病（IBD）和显微镜下结肠炎，缺血和感染也可通过活检被首次诊断[85]。

只有认真综合考虑病人的临床症状、病史、内镜下所见、影像学资料、微生物学检查结果和其他所有可获得的临床资料的情况下，才能对活检作出正确的诊断。一旦组织取出，应该进行微生物培养实验、组织学检查、超微结构检查或生化检查。不能仅停留于 HE 染色水平的检查，可以同时进行组织化学或免疫细胞化学染色，甚至很多可以利用福尔马林固定石蜡

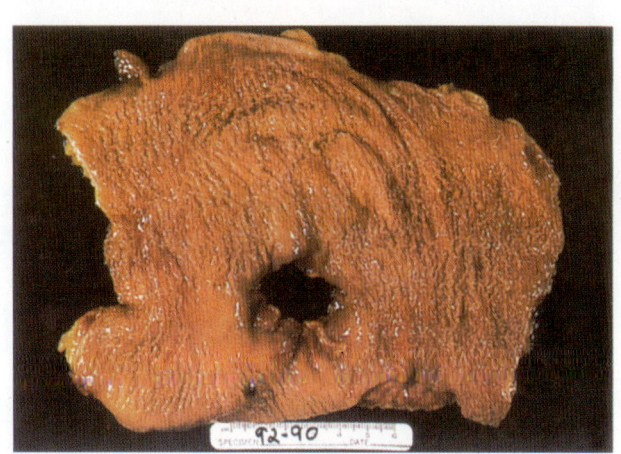

图 13.52　粪便溃疡。

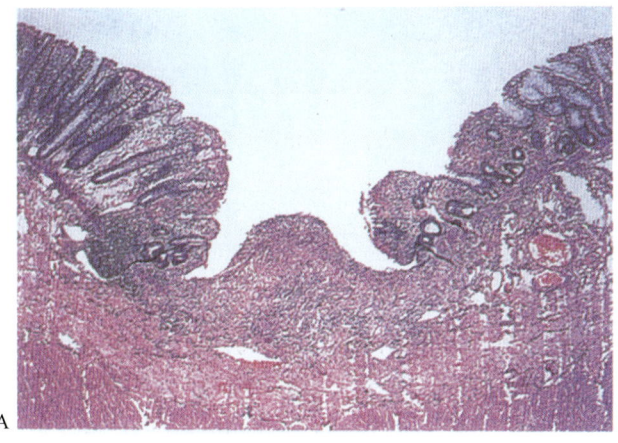
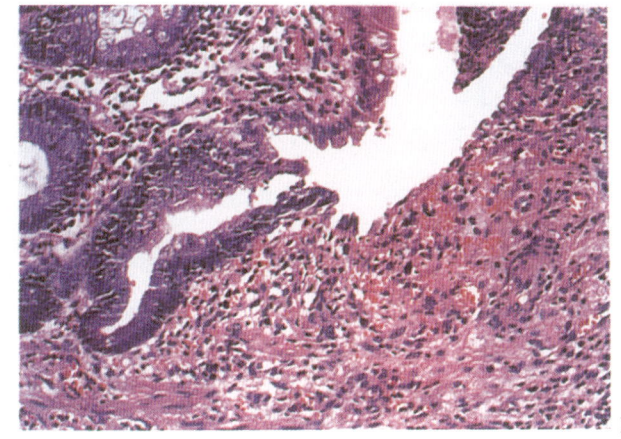
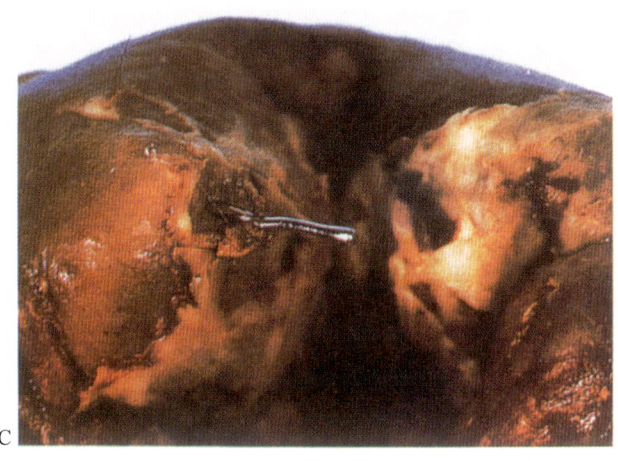

图 13.53 粪便溃疡和糜烂。A：一个孤立的糜烂灶仅侵及黏膜下层浅层。B：急慢性炎症浸润和腺体再生。C：一个穿孔的粪便溃疡从浆膜面观察的大体表现。注意浆膜粘连。

包埋组织进行分子生物学检测。当临床印象与组织学所见不相符时，可以重新包埋活检组织，大约有31%的活检标本重新包埋后可以做出新的诊断[86]。我们认为，这种重新包埋并不十分值得，因为大多数情况下新的诊断就是几乎不会带来任何临床后果的增生性息肉[86]。

结直肠活检最常见的用途之一就是确定结肠炎或直肠炎的病因，因为它们与其他疾病在临床表现、影像学表现或病理特点上都有很多重叠之处（表13.2）。在最好的情况下，对活检切片的分析加上临床资料的分析能够提供一个明确的诊断（表13.3）。但是大多数情况下，活检并不能提供一个确切的诊断，但往往可以缩小鉴别诊断的范围。组织学改变能提示炎症的状态，了解病变的严重程度和范围，使病理改变与临床特征相互联系综合考虑，同时能发现是否有肿瘤存在或者是否有可治愈的病原微生物的感染。

由于肠黏膜存在正常结构变异、活检步骤的影响，以及对黏膜修复所伴随的动态改变缺乏了解等因素，使黏膜活检分析往往比较困难。以下列举出一些常常难以判断的黏膜特征：

- 在无名沟处肠隐窝可有分支，为正常。
- 黏膜层上层往往可以有淋巴细胞浸润，有时称之为"生理性浸润"。浸润细胞在盲肠最密集（此为细菌最易停留处），在直肠最稀疏。肠隐窝正常[87]。
- 通常，盲肠和升结肠的固有层内细胞成分最丰富，越往远端固有层内细胞越少。
- 直肠轻度的肠隐窝不规则通常不具临床意义。
- 正常情况下，100个结肠上皮细胞中可以有5个上皮内淋巴细胞，在盲肠数量有所增多（可能由于此处细菌易停留）。淋巴滤泡上方的肠上皮内淋巴细胞也要更丰富一些。
- 先前受炎症累及的肠管组织结构可完全恢复。这一点对评估溃疡性结肠炎患者的活检尤为重要。

为判断黏膜是否异常并做出可能的诊断，采用标准化的方法检查黏膜活检标本是十分必要的。系统的分析应包括对表13.4所列出的所有特征进行评估。当评价结肠炎的活检标本时，最常见的类型是鉴定弥

表 13.2 结肠炎的鉴别诊断

特征		感染性	抗生素相关性	缺血性	溃疡性结肠炎	Crohn病
临床		急性起病	近期抗生素应用史	其他部位同时发生的缺血	血性腹泻	肛周病变
		发热	伴或不伴腹痛	心血管功能异常	中毒性巨结肠	裂隙
		全身症状	腹泻	病变节段性分布	肠外症状	瘘管
		水样便或血性腹泻	可检测到难辨梭状芽胞杆菌菌体或毒素	年龄较大	病变弥漫分布，直肠病变最重，往近端病变减轻；肠外疾病	伴有小肠病变 病变跳跃分布 肠外疾病 直肠病变轻
		培养和（或）血清学阳性	内镜下见伪膜形成			
		疫区旅游或居住史				
影像学表现		可相似于溃疡性结肠炎	节段性或者局限性病变，伴或不伴伪膜形成 水肿	病变呈节段性 拇指印征（thumbprinting，结肠充钡时出现的匀称的压迹，像是拇指压成），可逆转为正常或进展为肠狭窄 直肠受累少见	逆溯性回肠炎 假息肉 结肠弥漫受累，直肠最重，往近端病变渐轻	病变节段性跳跃性分布 小肠可受累 裂隙溃疡／窦道形成 溃疡／鹅卵石样外观 肠狭窄
病理改变		显著水肿	急性炎症，伴或不伴伪膜形成	灶状病变	病变连续分布	病变节段性跳跃
		多形核白细胞浸润	表面糜烂	黏膜坏死，伴或不伴伪膜形成	水肿少见	裂隙溃疡、窦道
		隐窝炎症	灶状病变可相似于缺血	固有层含铁血黄素沉积	炎症局限于黏膜和黏膜下层	肉芽肿
		无隐窝变形	炎性渗出物的"火山爆发样"外观	黏膜下层受累（急性肉芽肉芽肿形成）组织增生、瘢痕形成	隐窝脓肿	全层炎症
		无隐窝基底浆细胞增多或肉芽肿形成		狭窄	基底浆细胞增多	鹅口疮样溃疡
		低度血管丰富程度		无肉芽肿形成	无肉芽肿	假息肉
				高度血管扩张	假息肉	腺体破坏
				腺体坏死后残骸	杯状细胞减少	基底浆细胞增多
					高度血管丰富程度	灶状炎症
					肠黏膜结构异常	

表 13.3	能够帮助病理医师进行结肠活检诊断的信息

年龄
性别
种族
内镜下所见
居住地
旅游史
活检原因
用药史
相关疾病病史
  AIDS
  肿瘤
  感染
  代谢性疾病
  免疫缺陷
  既往手术史
  心血管疾病
  过敏史
  憩室病
  息肉病综合征

表 13.4	结肠黏膜活检评价

1. 整体结构如何？
2. 有无炎症？
   - 有无结构破坏？
     - ? 隐窝分支
     - ? 萎缩
     - ? 失去腺体的平行排列方式
     - ? 化生
     - ? 腺体基底和黏膜肌层之间的间隙增宽
   - 有无肉芽肿？
   - 有无浸润性肿瘤？
   - 炎症为急性还是慢性？
   - 炎症是弥漫还是局限？
   - 炎症是否偏嗜侵犯黏膜的某一部位？
     - ? 表面
     - ? 黏膜基底部
     - ? 黏膜表层
     - ? 固有层
     - ? 肠腺隐窝
3. 肠黏膜上皮有何变化？
   - 有无溃疡？
   - 黏膜表面有无微生物附着？
   - 有无病毒包涵体？
   - 有无伪膜覆盖？
   - 有无隐窝炎？
   - 有无上皮内淋巴细胞浸润？
   - 有无异常类型细胞？
     Paneth 细胞？
     神经内分泌细胞增加？
     幽门腺化生？
   - 有无凋亡增加？
   - 有无巨红细胞症？
   - 有无基底膜分离现象？
   - 有无上皮下胶原化？
   - 有无异型增生？
   - 有无表面损伤？
4. 固有层有何改变？
   - 细胞成分正常吗？（如果不正常，出现了何种异常细胞？）
   - 有无异常物质沉积？
   - 血管正常吗？
   - 有无病毒包涵体？
   - 有无寄生虫？
   - 有无肉芽肿或者组织细胞聚集？
     干酪性还是非干酪性？
     能否检见病原微生物？
     有无贮积性疾病？
   - 黏膜下层情况如何（如果活检取到的话）？
     血管正常吗？
     有无炎症渗出或肿瘤浸润？
     有无肿瘤或者子宫内膜异位？
     有无淀粉样物质沉积？
     有无上皮异位？

漫性和局灶性活动性结肠炎，还是不伴其他特异性病变的直肠炎。病理报告应该体现出炎症是急性、慢性还是慢性基础上的急性发作，病变是局限的还是弥漫的。特征性改变，如特殊病原微生物、肉芽肿或者异常的浸润都应该提到。应该尽量作出病因学的诊断，因为对于已经知道病人的确患有某种类型结肠炎的临床医师来说，诸如非特异性结肠炎之类的诊断对其几乎毫无帮助。

  有研究表明，大多数非肿瘤患者的结肠活检均有炎症，大多数病例可以作出特异性诊断，而且病理医师倾向于对可能存在的轻度慢性炎症过诊断，尤其是当病变位于右半结肠时[88]。

可能遇到的名词的定义和病变的描述

  接下来介绍一些可能会遇到的用于描述炎症形式的词汇的定义。**急性结肠炎（acute colitis）** 指急性发作的炎症状态，缺乏诸如结构紊乱、Paneth 细胞化生等慢性炎症的特征。固有层内中性粒细胞浸润，伴或不伴隐窝上皮中性粒细胞浸润（隐窝炎）或腺腔内中性粒细胞浸润（隐窝脓肿）。可以有隐窝上皮或表面上皮的变性。不太明显的改变包括：轻度的表面损伤、固有层内红细胞外渗、黏膜水肿等。这些较细微

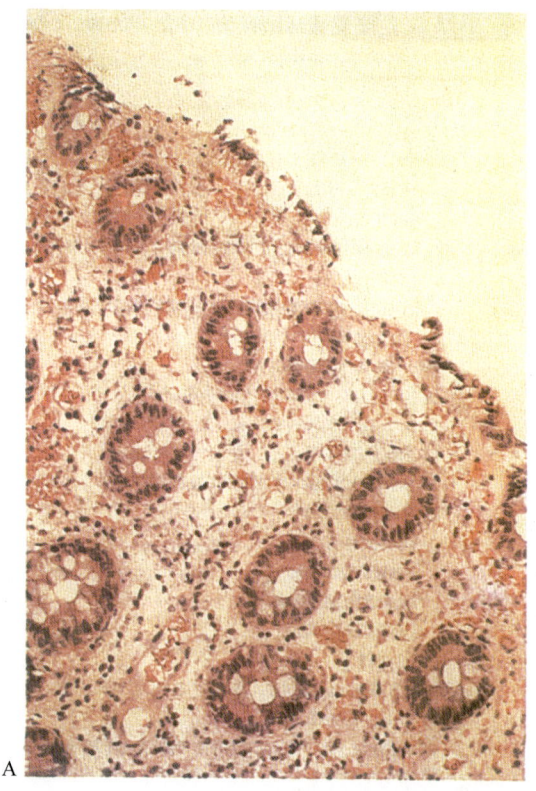 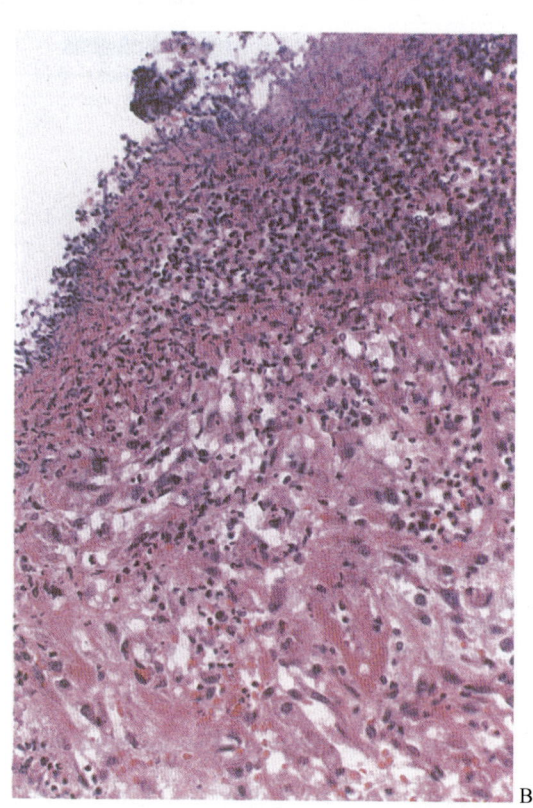

图 13.54　轻度和重度损伤。A 来自一个产毒性大肠杆菌感染病人的活检标本，仅见轻度水肿和轻度表面上皮缺失。这些改变与 B 图难辨梭状芽胞杆菌感染形成鲜明对照，B 图中可见明显上皮坏死、急性炎症浸润和纤维素性血栓形成。

的改变往往发生于中毒性损伤和一些感染（图 13.54）。在另一极端，严重的急性或活动性疾病能够导致糜烂和溃疡。**慢性结肠炎（chronic colitis）**以结构紊乱伴有不同程度的黏膜肥大为特征，其中结构紊乱包括隐窝分支及出芽、排列不规则、形成绒毛状结

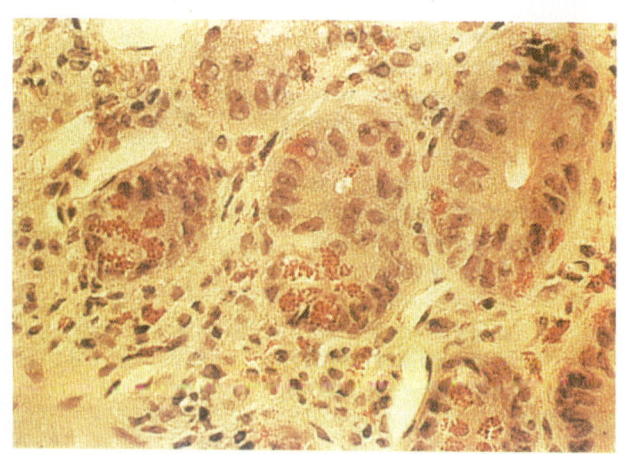

图 13.55　左半结肠 Paneth 细胞化生。

构等。隐窝可以变短，隐窝底部到黏膜肌层的距离可以增加。Paneth 细胞化生可见于横结肠和降结肠（图 13.55），固有层内常有显著的单核淋巴细胞或嗜酸性粒细胞浸润。也可见到内分泌细胞增生。**慢性活动性结肠炎（chronic active colitis）**指同时见到黏膜层内淋巴浆细胞和中性粒细胞浸润的病变（图 13.56）。"活动性"（active）即指急性炎症，"**非活动性**"（inactive）或"**静止性**"（quiescent）指慢性炎症处于缓解状态。

其他结构异常包括**隐窝萎缩（crypt atrophy）**，指肠腺隐窝变短，腺腔增大（图 13.57），有时肠隐窝与黏膜肌层之间距离增加，表面呈绒毛状。**隐窝分支（branched crypt）**指在一个方向正确的切片上见到一个腺体有两个或两个以上分支（图 13.58）。**表面炎（superficial inflammation）**指炎症局限于黏膜层上 1/3。**基底浆细胞增生（basal plasmacytosis）**指黏膜层下 1/3 的淋巴浆细胞聚集（图 13.59）。**结节状淋巴组织增生（nodular lymphoid hyperplasia）**指黏膜肌层与隐窝之间淋巴细胞聚集伴或不伴生发中心

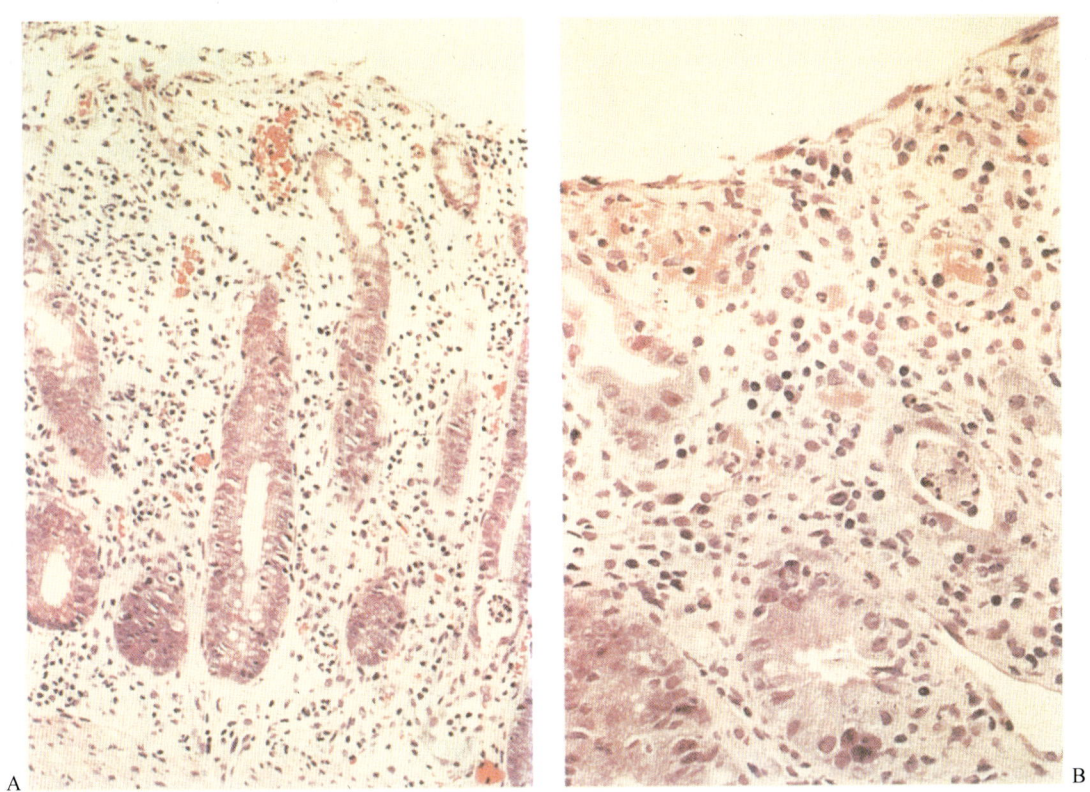

图 13.56　沙门菌感染引起的混合性炎细胞浸润。A：中性粒细胞在隐窝内和固有层内浸润，在水肿的固有层内也可见到单核淋巴细胞增多。B：高倍镜下示一个隐窝脓肿和淋巴细胞增多。

形成（图13.60）。通常情况下两个以上淋巴滤泡聚集即可视为异常。**基底淋巴组织增生（basal lymphoid hyperplasia）** 指隐窝基底部淋巴细胞增多，并不形成结节（图13.59）。**孤立性巨细胞（isolated giant cells）** 有多个细胞核和融合的颗粒状胞浆，往往与上皮细胞无关而孤立出现，当小灶状肉芽肿性炎形成或出现巨细胞，需要进行连续切片以判断它们是否与破

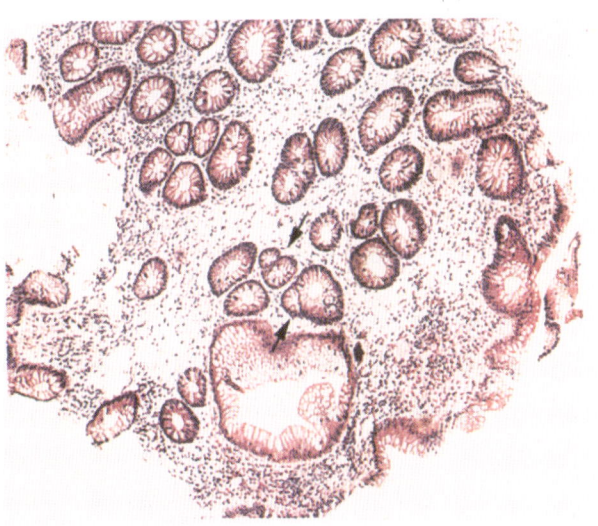

图 13.57　结肠萎缩。腺腔扩张，大小不一。腺体基部到黏膜肌层距离增加。

图 13.58　慢性结肠炎。切面示腺体大小不一，一些腺体有出芽现象（箭头所示），横切面小腺腔紧邻大腺腔，中间无固有层分隔。

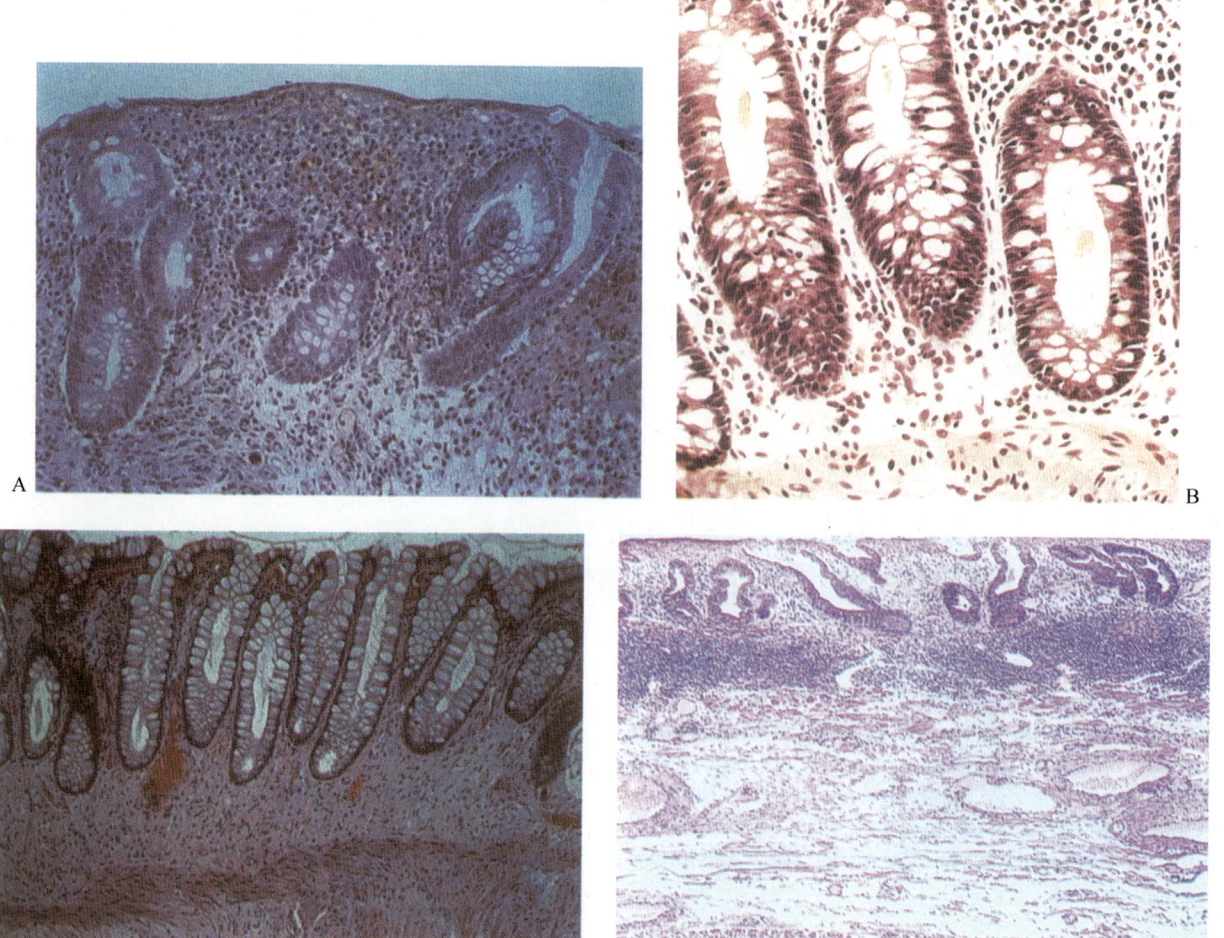

图 13.59 表面炎症和基底炎症。图 A 和 B 显示炎症主要位于黏膜表层。A：急性炎症，腺体分支明显。B：病人为胶原性结肠炎，黏膜层上 1/2 固有层可见轻度淋巴细胞增多，胶原增多，上皮内亦可见炎症细胞。C：组织细胞聚集将黏膜肌层与腺体基部分隔开。D：来自一个溃疡性结肠炎病人，一条束状淋巴浆细胞浸润带把腺体与其下的黏膜肌层相分隔。

坏的隐窝相连，即形成**黏液性肉芽肿**（mucin granuloma）。**上皮样肉芽肿**（epithelioid granulomas）是指类上皮细胞聚集，伴或不伴巨细胞，无干酪样坏死及异物，它们不应与穿孔的隐窝相连续或位于其附近（图 13.01）。**微小肉芽肿**（microgranuloma）指插入两个腺体之间的小的类上皮细胞结节，不破坏腺体结构，无巨细胞（图 13.61）。**杯状细胞黏液减少**（goblet cell mucus depletion）指杯状细胞黏液减少或缺失（图 13.62）。**反应性上皮增生**（reactive epithelial hyperplasia）指细胞核变长，拥挤，呈复层或明显变大，核染色加深，可呈空泡状，腺体染色比正常时看上去更蓝。

局灶活动性结肠炎（focal active colitis，FAC）一词用于描述结肠上皮内相互分离的中性粒细胞浸润灶。这个病变可仅见于一块活检组织的一个隐窝，亦可见于多块活检组织的多个隐窝[89]。通常受累隐窝

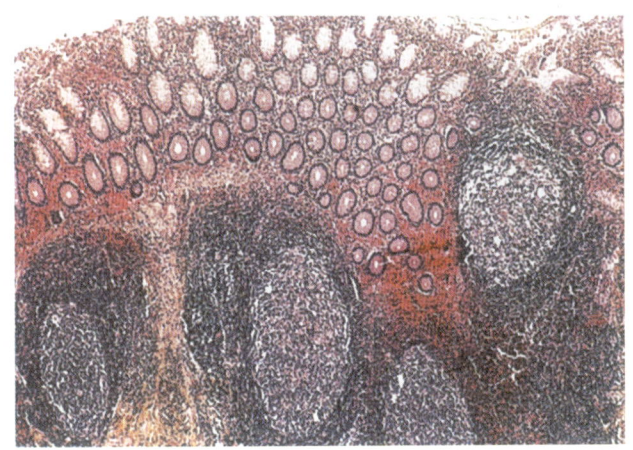

图 13.60 结节性炎症。滤泡性直肠炎。注意黏膜层和黏膜下层显著的淋巴滤泡。增生的淋巴组织上方上皮减少并有些扭曲变形。

周围的固有层内炎细胞也增加。大约 13% 的病人最终会发现有 Crohn 病。大约一半的病人有感染性结肠炎，约 1/4 的病人可没有任何临床意义[90,91]。那些没有临床意义的病例可以是继发于活检前肠道准备的

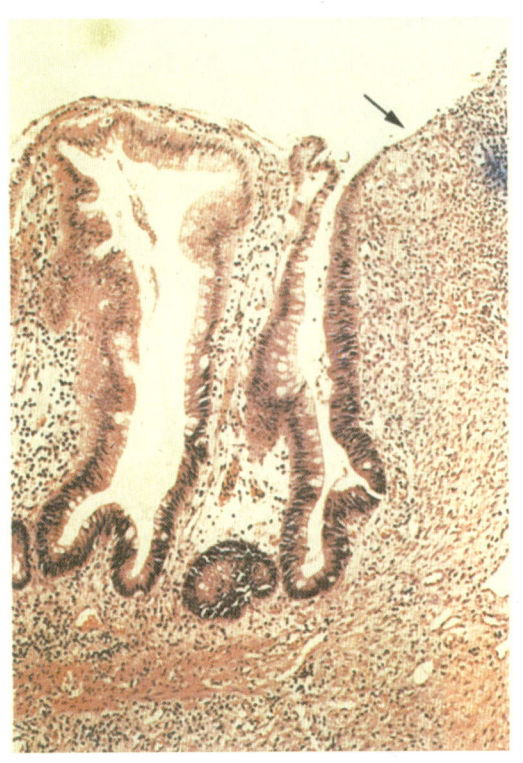

图 13.62 黏液减少。可见再生的分支状腺体。腺体基底部的上皮细胞染色加深。黏液滴变小。箭头所指的区域黏膜剥脱。

灶状炎症，然而，患有 FAC 的儿童比成年人随后发生 Crohn 病的机会大 (27.6%)。儿童 FAC 也可由感染性结肠炎引起，极少数儿童可以有溃疡性结肠炎、过敏性结肠炎或先天性巨结肠。有研究发现约 27.6% 的 FAC 患者与临床症状不对应或者与临床最终诊断无关，而被称为特发性局灶活动性结肠炎[89]。可惜的是，无法预测哪些病人是特发性的，哪些病人是炎症性肠病或其他疾病[89]。

由肠道术前准备、器械和活检引起的改变

为了更好地诊断，病理医师必须要对由活检前肠道准备和活检过程所带来的肠道改变有清楚的了解。术前准备过程可使肠黏膜上皮变得平坦，杯状细胞数量减少，黏液分泌下降，固有层少量中性粒细胞浸润，或水肿（图 13.63 和 13.64）以及灶状出血。高张磷酸盐灌肠剂，如 Fleet 灌肠剂（快速灌肠剂）和比沙可啶导泻药能引起类似于轻度结肠炎的改变：表面上皮空泡化、上皮下中性粒细胞浸润[92]、上皮脱落、杯状细胞黏液减少、肠隐窝细胞核分裂增加、隐

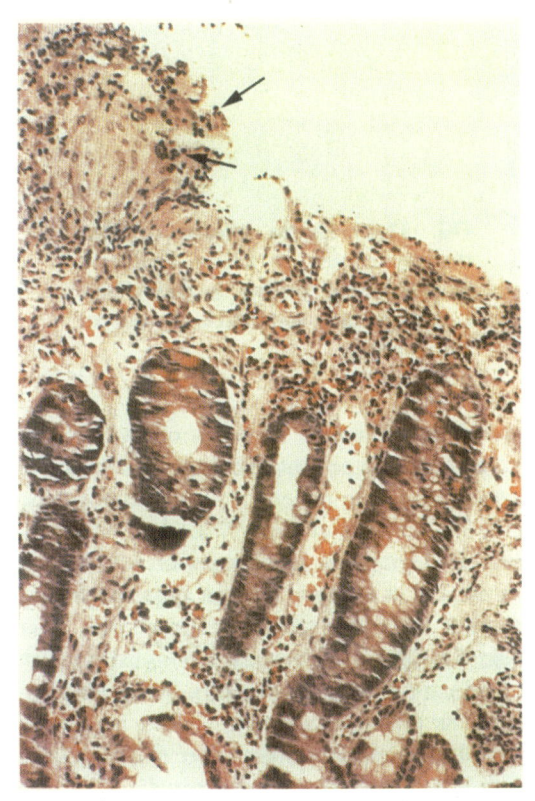

图 13.61 肉芽肿。Crohn 病患者的黏膜活检，见一个小的肉芽肿结节（箭头所示）。

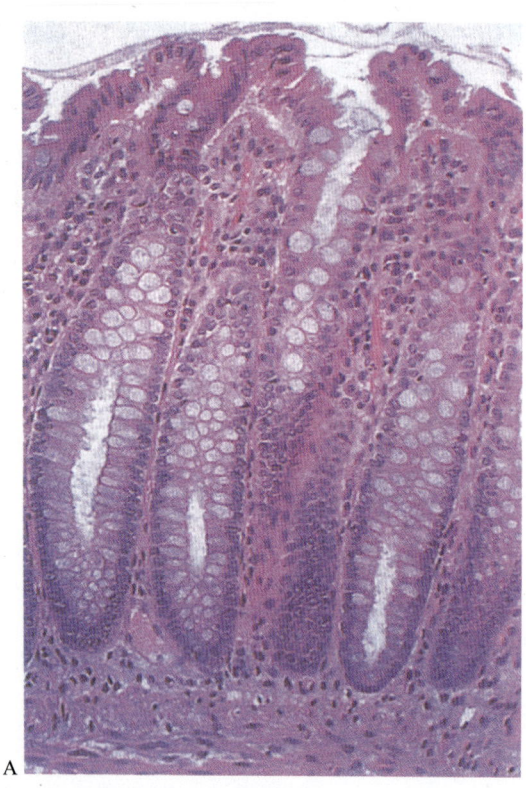
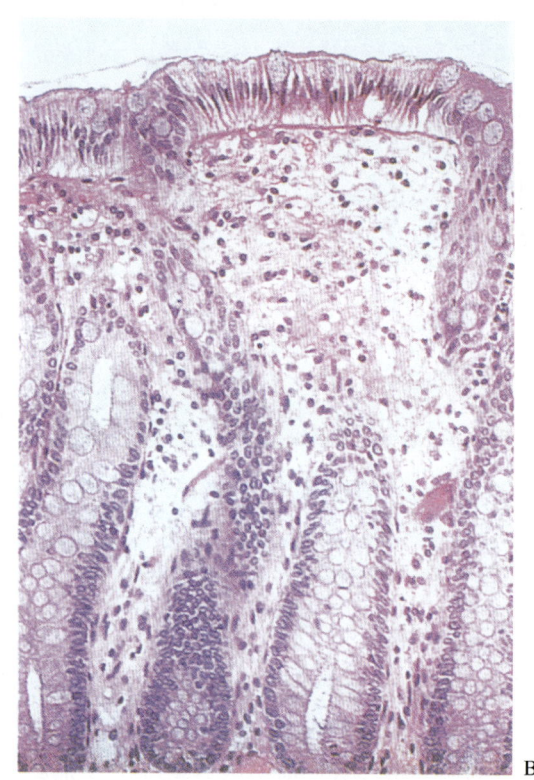
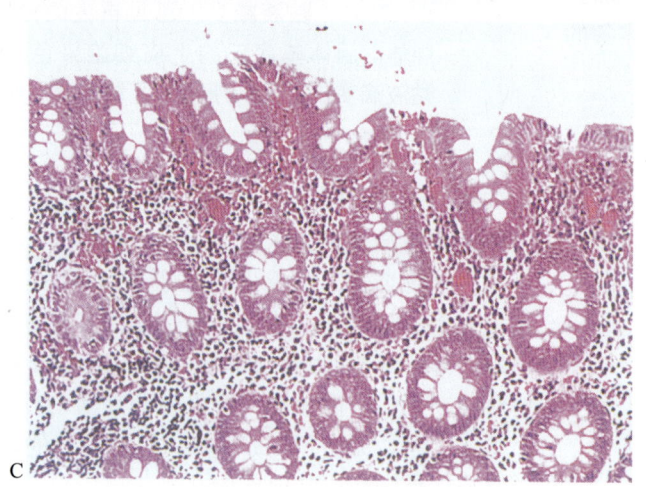

图 13.63 灌肠剂效应。**A**：轻度水肿伴黏液减少。**B**：固有层水肿。**C**：毛细血管扩张和轻度的局灶黏膜出血。

窝周围白细胞增多、固有层水肿、红细胞外渗[92,93]。这些改变可在一周内消失[94]。隐窝脓肿或较重的炎症往往仅局限于固有层的表浅处，极少累及更深。

现今大多胃肠科医师都用等渗性灌肠剂，一般只引起固有层水肿而不引起炎症（图 13.64）[95]。肠隐窝看上去间距增大，并且从隐窝到黏膜肌层的距离增加。内镜检查和活检有时也可以引起局灶固有层红细胞外渗。

在活检切片中看到的人工假象，包括挤压、腺体重叠以及烧灼的假象，往往会干扰病理医师的诊断（图 13.65）。有时烧灼非常严重以至于切片几乎无法诊断。然而同时，烧灼假象的存在对于辨认息肉切除病变的息肉基底很有帮助，尤其是当腺瘤性息肉可疑有癌变浸润时。

缺血性结肠炎

概述

急性缺血由急性血管闭塞导致血流突然减少或任何原因导致的急性血流量下降引起。动、静脉损害均可引起。缺血性结肠炎可发生于各年龄段，包括婴幼

13 结肠非肿瘤性疾病   775

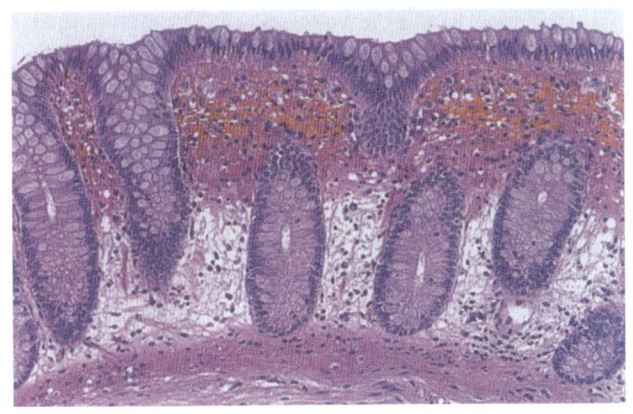

图 13.64　肠道准备所引起的黏膜水肿和红细胞外渗。

表 13.5	肠静脉损害原因

肠系膜静脉血栓形成
与系统性疾病相关的静脉炎
　　Behçet 病
　　系统性红斑狼疮
　　坏死性巨细胞肉芽肿性静脉炎
　　Crohn 病
小肠结肠淋巴细胞性静脉炎（肠系膜炎症性静脉闭塞性疾病）
特发性肠系膜静脉肌内膜增生

儿，但是最常发生于伴有动脉硬化、糖尿病、高血压、肾功能不全或患有其他心血管疾病的老年人，肠系膜动脉硬化，逐渐管腔闭塞或血栓形成。也较常见于易于形成血栓的病人，如 V 因子 Leiden 突变[96]。当无用药史的年轻病人，或无发病危险因素（如心力衰竭、心律不齐等）的病人发生缺血性结肠炎时，要对病人进一步进行表 6.8 中所列的血管病变检查或者基础凝血功能异常的检查。在女性，应该询问有无应用激素或者口服避孕药史。缺血也可以合并其他疾病，如 CMV 感染等。低血流灌注的常见原因包括心力衰竭、心律不齐、洋地黄中毒、左心输出量下降引起的休克以及败血症。血管闭塞引起急性缺血的原因包括动、静脉血栓栓塞（图 13.66，表 13.5），夹层动脉瘤，血管痉挛，或肠脱垂及肠套叠引起的血管受压等。缺血性结肠疾病也可为外科大手术、感染、药物（见下文）、腹膜后纤维化[97]以及可卡因滥用等的合并症。马拉松运动员可患有缺血性结肠病[98]。结肠缺血可有多种表现，从致命性梗死伴坏疽（图 13.67）到可逆性缺血均可发生。

临床表现

　　随病因、病程、累及肠段的范围和累及肠壁深度不同，缺血性结肠病临床症状和体征可千变万化。在患有心血管系统疾病的老年患者，可以首先表现为轻到中度的腹痛，之后快速进展为伴有恶心、呕吐、腹

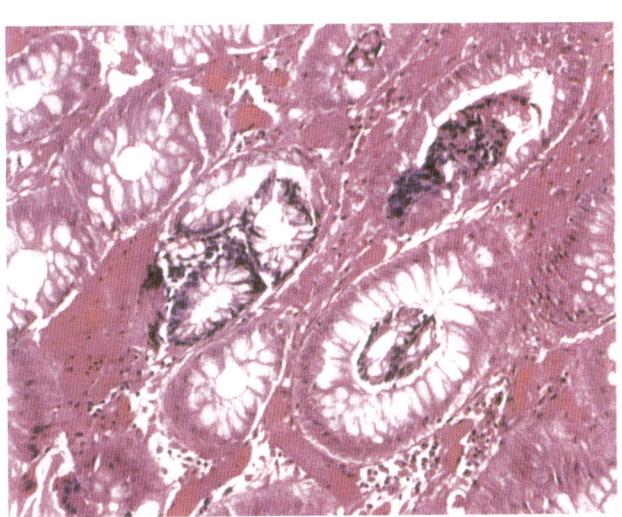

图 13.65　活检人工假象。腺体发生了套叠，像一个腺体位于另一个腺体的腺腔内。

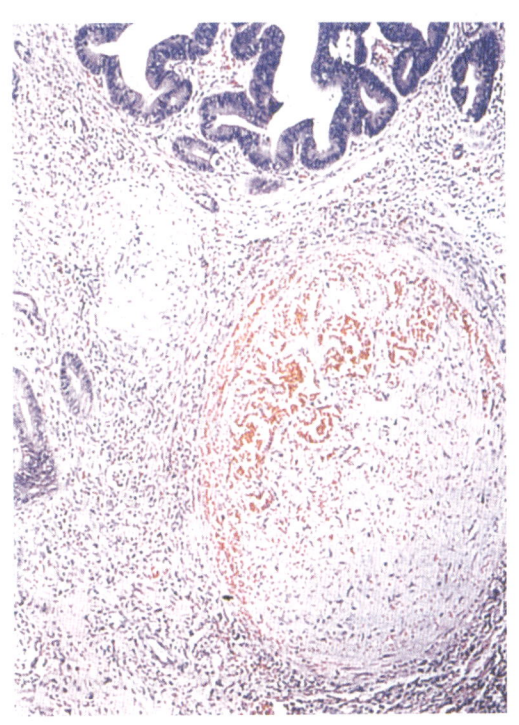

图 13.66　黏膜下层血管中血栓的机化再通，其上的黏膜呈肿瘤性增生。

状结肠镜检查可见显著黏膜水肿、黏膜溃疡、黏膜表面凹凸不平、充血、质地糟脆和伪膜形成。溃疡可有可无。这些病变可发展很快。

缺血性损伤的病理生理改变

如同小肠一样，大肠的循环生理学是通过逆向交换机制将黏膜上部的氧分流到黏膜下部[103]。结果在正常情况下相对缺氧的黏膜上部在血流灌注不足时更易受损，以致发生坏死，而黏膜下部相对保持完好（图13.68）。缺血的程度取决于以下因素：侧支循环丰富程度，血管自身调节机制，组织对缺氧的耐受能力。病变的范围和方式取决于肠道血供的解剖学分布、缺氧持续时间、肠腔内菌群情况等。最轻的病变仅累及黏膜层，表面上皮坏死及出血。当再灌注时，可见中性粒细胞浸润（见第6章）。结肠缺血反应可分为三期：(1) 急性出血坏死期；(2) 肉芽组织及纤维化修复期；(3) 继发病变和合并症期。一系列疾病和损伤因素都可以通过缺血机制引起结肠损伤（表13.6）。

大血管闭塞还是小血管闭塞

病变的严重程度可轻可重，从显微镜下可辨的小灶状损伤到整个结肠受累均可发生，病变的大小直接取决于受累血管的管径大小。大段的结肠缺血源于较大血管的闭塞，如肠系膜动脉血栓栓塞或其他，由于其所属的整个脉管系统血流灌注不足引起一段肠管血液循环障碍。大动脉血流受阻或痉挛可引起严重的从结肠到直肠的大范围的缺血。再低一级的血管血流受阻可引起节段性的缺血或梗死。仅在极少数的情况下见到血管完全闭塞。肠系膜上动脉比肠系膜下动脉更易于发生栓塞，因为肠系膜上动脉口径更小，且分支角度更锐一些[103]。由于动脉粥样硬化，动脉分支开口处更易于形成血栓，但是侧支循环往往可以代偿来维持充足的血流灌注[104]。由高血压、细动脉硬化、糖尿病、血管炎、放射性损伤或血液高凝状态体质所引起的微血管疾病可以引起小血管病变。血管阻塞也可以由非闭塞性因素或外源性压力作用引起，已在第6章讨论过。

损伤部位

相对于小肠，结肠更易发生缺血，这与小肠肠系膜血管吻合后侧支循环更丰富有关[105]。结肠侧支循环相对较少，尤其是结肠脾区和直肠乙状结肠[106]。肠系膜上动脉和肠系膜下动脉通过中结肠动脉的左支和左结肠动脉的升支在Riolan弧（Drummond边缘

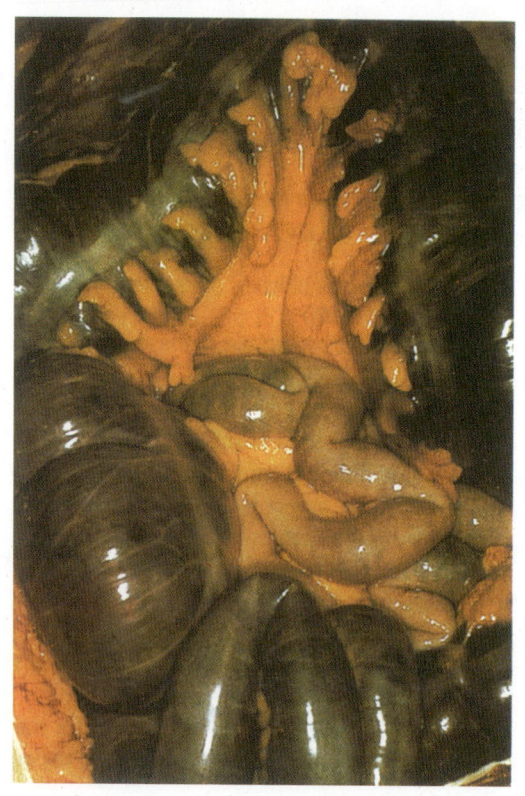

图13.67 巨大的小肠和大肠梗死。

泻、便血、腹肌紧张等一系列症状的综合征，这些均提示肠缺血[99]。这类病人往往有高血压病史。可逆性结肠缺血常表现为左侧腹部绞痛、下腹痛，伴里急后重、发热、白细胞升高等。严重的疼痛、发热、白细胞升高、腹膜刺激征，伴或不伴肠梗阻，这些预示着范围更广、或许是不可逆的较严重的缺血性损害[100]。食欲减退、恶心或呕吐、肠梗阻引起的腹部紧张、感觉过敏、败血症或休克的表现也可发生。当缺血累及肠壁固有肌层时，肠蠕动会发生障碍。

结肠缺血包括三种类型：(1) 短暂可逆的改变，缺血局限于黏膜或黏膜下层；(2) 慢性缺血，肠壁全层受累，可持续数月；(3) 急性暴发性缺血，肠壁全层受累，后果严重，可致肠壁全层坏死和肠穿孔。轻度的缺血往往可以痊愈。较严重的缺血恢复后可以伴有肠壁纤维化和狭窄。最严重时可发生肠壁全层梗死，需行手术切除坏死肠段，否则可以继发肠穿孔甚至导致死亡。约半数结肠缺血的患者为可逆性病变，可痊愈，20%~25%的病人有慢性结肠炎或者深部结肠梗死；大于10%~13%的病人可以继发缺血性肠狭窄[100-102]。大约15%~20%的病人发生坏疽或穿孔，可以是首发症状也可以是在疾病进展中发生。乙

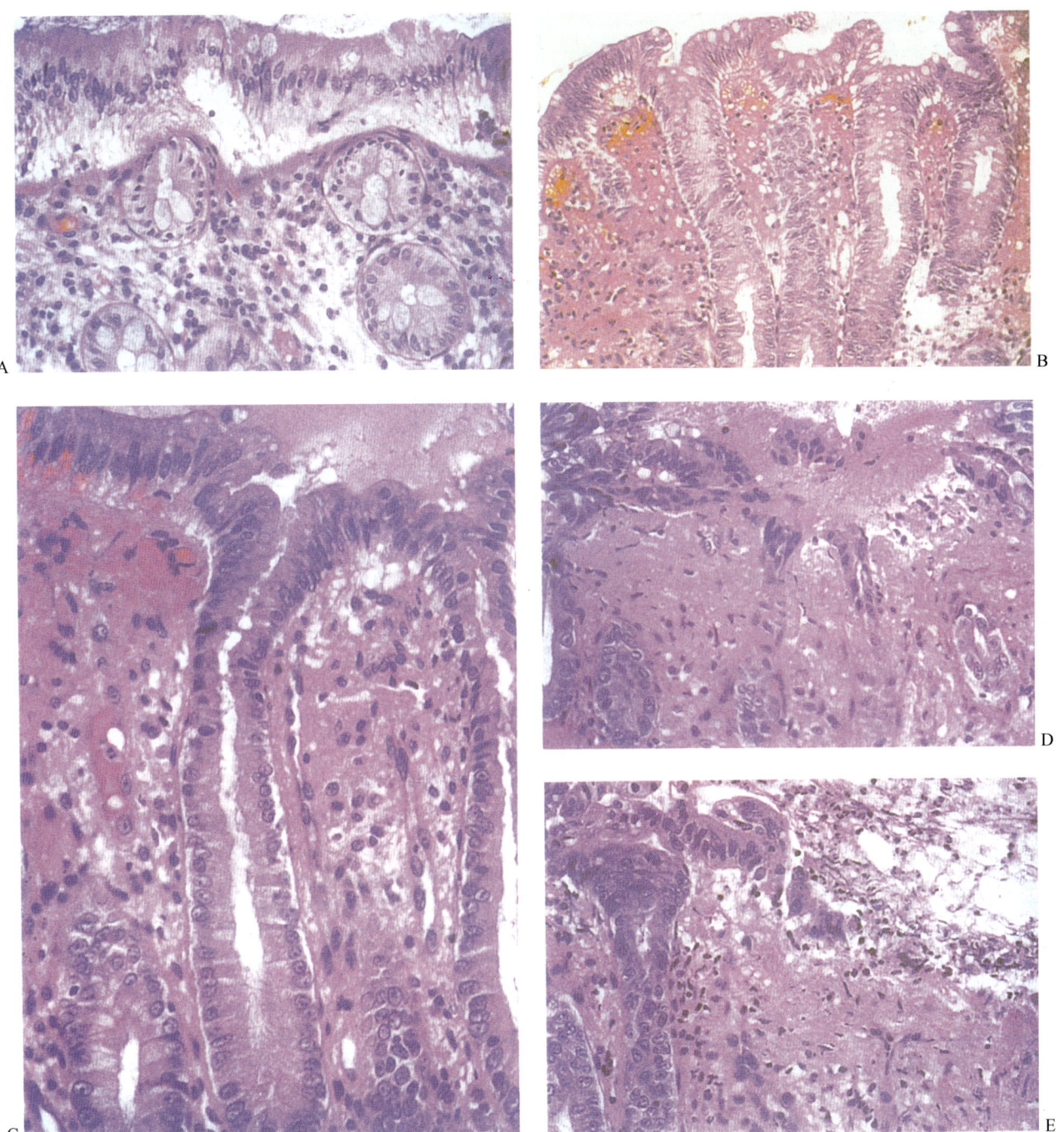

图 13.68 缺血性结肠炎。**A**：早期水肿的改变，水肿使得肠表面上皮与基底膜分离。**B**：上皮再生和黏液减少，固有层水肿出血。**C**：高倍镜下示黏液减少，此区域内固有层细胞减少。**D**：反复发生肠缺血的病人，隐窝底部细胞明显增生，固有层纤维化；**E**：表面上皮再生，上皮表面伪膜形成。

动脉）处吻合。大约5%的人缺乏位于结肠脾曲的这一吻合，将更易于发生结肠缺血性损伤[107]。

大体特征

大肠缺血的大体表现与小肠缺血相似，其表现取决于缺血的严重程度和累及肠壁的深度，急性还是慢性，是否已开始部分愈合（图13.69～13.71）。在缺血早期行内镜检查，整个黏膜看上去比较苍白，但其中可见散在的斑点状、颗粒状、膨胀的似乎血管增加的区域。肠壁全层梗死可表现为苍白或出血，取决于

表 13.6　可引起缺血性损伤的疾病

- 小血管疾病
- 动脉炎／静脉炎
- 类风湿性关节炎
- 糖尿病
- 系统性红斑狼疮
- 硬皮病
- 结节性多动脉炎
- Wegener 肉芽肿
- 淀粉样变性
- 药物相关结肠炎
- 抗生素相关结肠炎
- 口服避孕药
- 钾盐
- 可卡因
- 免疫抑制剂
- 洋地黄
- 尿毒症
- 溶血尿毒综合征
- 放射
- 胶原性血管疾病
- 毒液和毒素
- 弥漫性血管内凝血
- 结肠炎合并肠梗阻
- 感染
- 葡萄球菌感染性小肠结肠炎
- 新生儿坏死性小肠结肠炎
- 真性红细胞增多
- 腹腔手术中肠系膜血管损伤
- 嗜铬细胞瘤相关性结肠炎

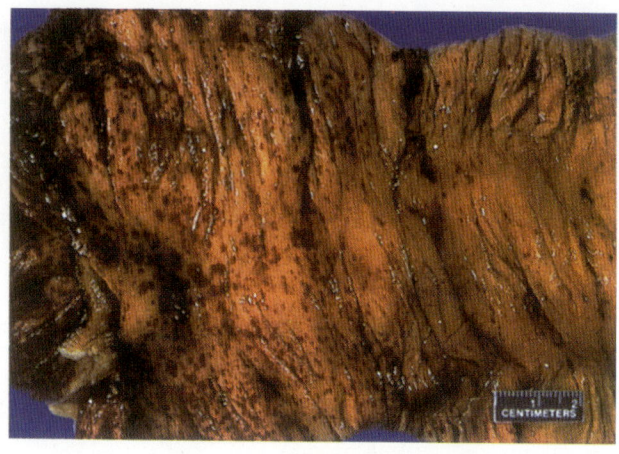

图 13.69　缺血早期黏膜表面见广泛淤斑和出血。

手术切除的标本应进行规范化检查，以评估缺血损伤的范围，手术切缘肠管的活力，尽量查找病因。对血管进行肉眼和显微镜下的仔细检查，寻找血栓或血管闭塞的证据。如何检查肠切除标本已在第 6 章详述。

短暂缺血

有一种类型的缺血是一过性并且可逆的。患者往往胃肠道症状较轻，没有明显的心血管疾患诱因，似乎是突然发生缺血。可以有腹部绞痛、便血等。这种诊断通常是临床诊断。本病不需手术切除或取活检，因为损伤较小病变往往可以自愈。然而，当病情较严重时也要进行活检以寻找疼痛或出血的原因，活检可见急性缺血性改变（将在下文详述）或肠黏膜再生。

急性缺血

缺血最早期的组织学改变随闭塞血管管径的不同而异。若是小血管发生闭塞且组织缺血程度较轻时，将最先累及肠隐窝的表面部分和表浅固有层。若损伤持续存在，损害将进一步扩大，累及更多的肠隐窝，并向隐窝基底部发展。急性期活检显示不同程度的黏膜坏死伴表面上皮缺失（图 13.68，图 13.72～13.74），毛细血管和毛细淋巴管扩张，黏膜水肿、出血和纤维素渗出（图 13.72），肠隐窝脱落。在严重的病例，肠隐窝肿胀扩张、裂开、被覆细长的上皮细胞（图 13.73），隐窝内充满黏液和炎症细胞的碎片，亦可见到隐窝脓肿。表面上皮脱落，仅留下一些扩张的、鬼影样裸露的隐窝（无上皮被覆），周围是充血的固有层（图 13.73）。杯状细胞黏液减少，黏膜中

周围环境。当出血时，肠管呈深蓝色或深紫色，肠腔内充满血液，肠壁变薄，当疾病进一步加重时，可引起黏膜下层出血水肿，最终黏膜脱落，可见灰绿色的坏死区域伪膜形成。也可以见到溃疡，可较表浅，亦可较深形成裂隙样溃疡，偶尔溃疡可较大并且相互融合，可发生穿孔。表现可相似于严重的溃疡性结肠炎或中毒性巨结肠。缺血性改变呈区域性分布，常常在受累黏膜和未受累黏膜之间形成一个明显的分界（图 13.70）。

急性期后缓解的病人，肠壁可增厚、纤维化并收缩。肠腔狭窄处可为溃疡后肉芽组织修复，或被覆再生的肠黏膜上皮。慢性缺血的大体表现可类似于 Crohn 病或肿瘤。

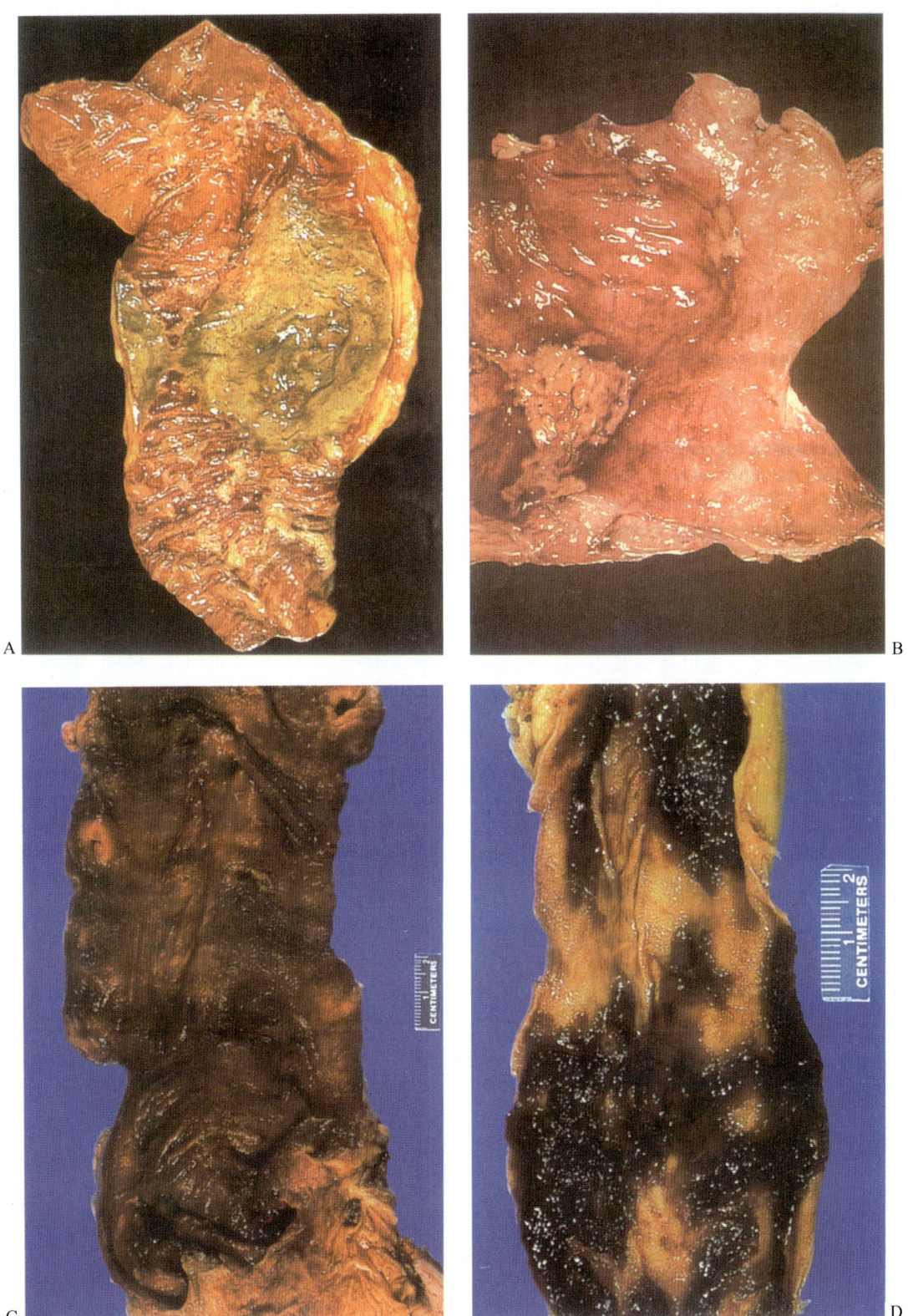

图 13.70 缺血的大体表现。从 A 到 D 显示的是缺血性结肠炎的不同大体表现。**A**：不连续的斑块样伪膜覆盖于黏膜表面，呈地图样不规则形状，其周围肠黏膜充血。**B**：黏膜萎缩，弥漫充血，并可见一个小的三角形伪膜样斑块形成。**C**：弥漫黏膜充血，无斑块形成。**D**：黏膜呈斑块状，无伪膜形成。

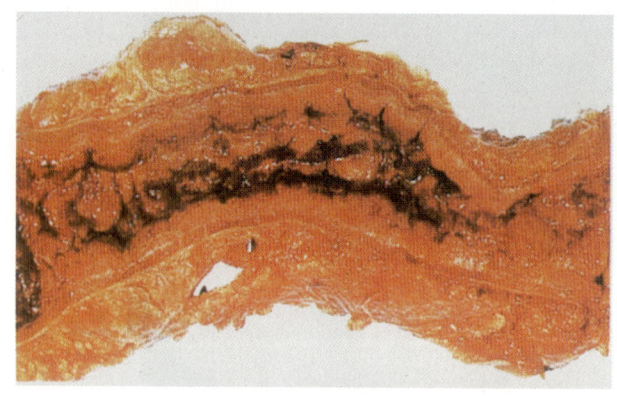

图 13.71　缺血性结肠炎合并狭窄。

性粒细胞浸润。黏膜肌层不完整。早期中性粒细胞相对较少。

在病变更广泛的病人，黏膜下层高度水肿伴毛细血管和毛细淋巴管扩张、炎细胞浸润、充血和出血（图 13.74）。红细胞淤积于血管内，引起血栓形成和出血，黏膜坏死，溃疡形成。溃疡的深度取决于缺氧的范围，可局限于黏膜层，也可达黏膜下层或肌层，甚至可以是透壁性（图 13.75）。透壁的溃疡引起肠穿孔，这类穿孔往往境界清楚，呈打孔样。

一旦黏膜破坏，细菌就可以入侵，引起中性粒细胞浸润。再灌注损伤亦可引起中性粒细胞浸润。在此期纤维素性血栓较常见，既可位于黏膜层也可位于黏膜下层。由于损伤呈典型的斑片状分布，病变之间可见正常的黏膜区域。随着病变进一步加重和缺血持续存在，缺氧引起肠壁的进一步损伤，甚至全层坏死。溃疡下常可见静脉内膜炎，它往往存在于严重病例的黏膜层和黏膜下层，沿静脉播散，累及肠壁外血管。在这种情况下，很难鉴别静脉内膜炎和缺血的因果关系。

修复期

病人度过急性期后，即进入修复期。溃疡基底被肉芽组织和纤维化所取代。肉芽组织广泛增生，早期大量中性粒细胞浸润，之后逐渐被慢性炎细胞取代，如淋巴浆细胞和组织细胞。固有层成纤维细胞增生，取代固有层原有细胞，引起黏膜纤维化。如果缺氧仅累及黏膜表层未累及肠隐窝基底，隐窝基底部细胞将会再生，分裂活性增加。如果损伤较轻，隐窝仅轻度受累，上皮将以原有隐窝周围的肌成纤维细胞鞘为支架再生，其结构可完全回复到与正常一样的状态（图 13.76）。肠隐窝基底残存的可再生细胞增殖和周围表面上皮向内生长使溃疡得以修复。再生的上皮形成新的肠隐窝，但是正常的肠黏膜组织结构往往难以完全恢复。腺体扭曲持续存在，纤维结缔组织增生，新形

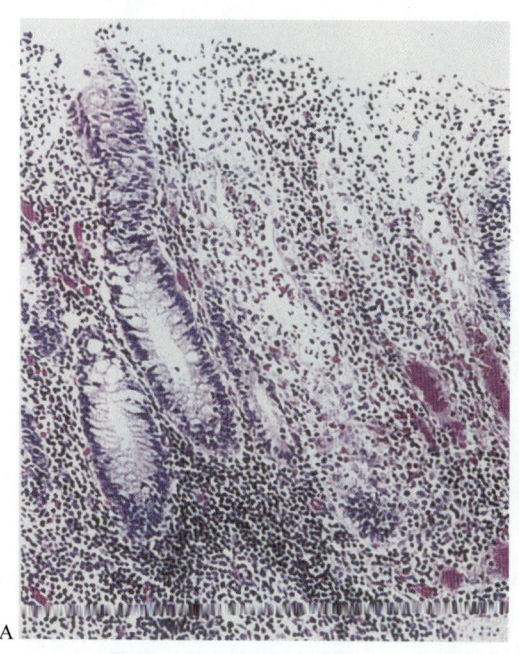
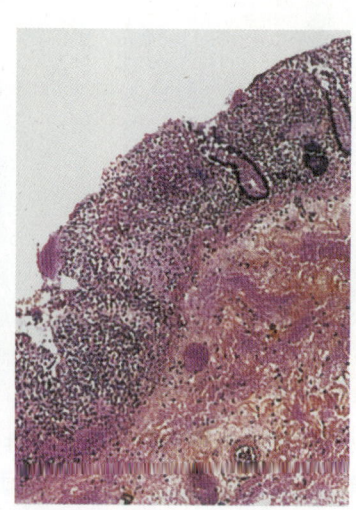
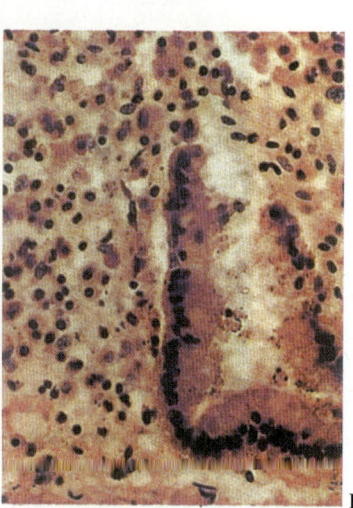

图 13.72　缺血性结肠炎。A：灶状肠隐窝坏死脱落。两个相对正常的肠隐窝位于淋巴滤泡上方。右侧的肠隐窝部分坏死。B：左图示广泛的缺血性损伤，仅残留少数隐窝。右图为一个残存隐窝的高倍镜图像。

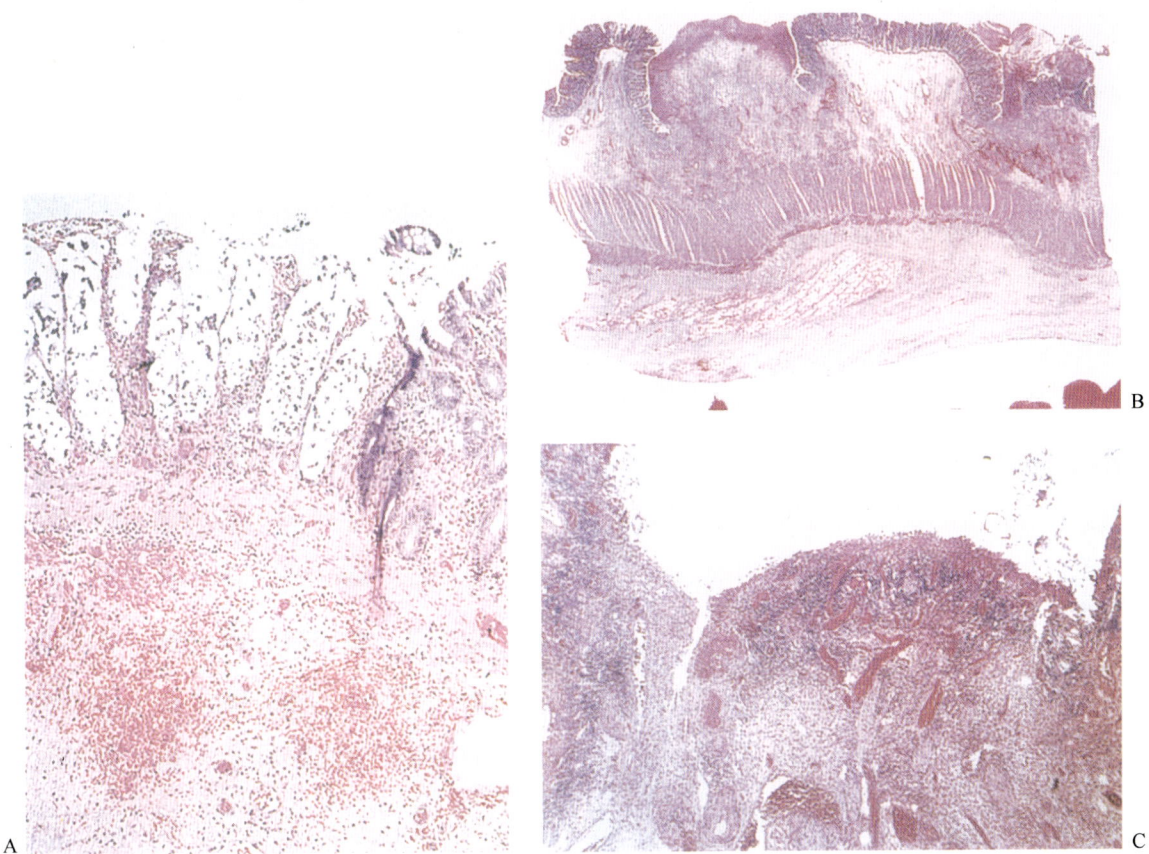

图 13.73 缺血性结肠炎。**A**：此图中可见隐窝脱落。**B**：缺血性结肠炎呈灶状病变，病灶周围区域肠黏膜尚正常。**C**：缺血性溃疡。

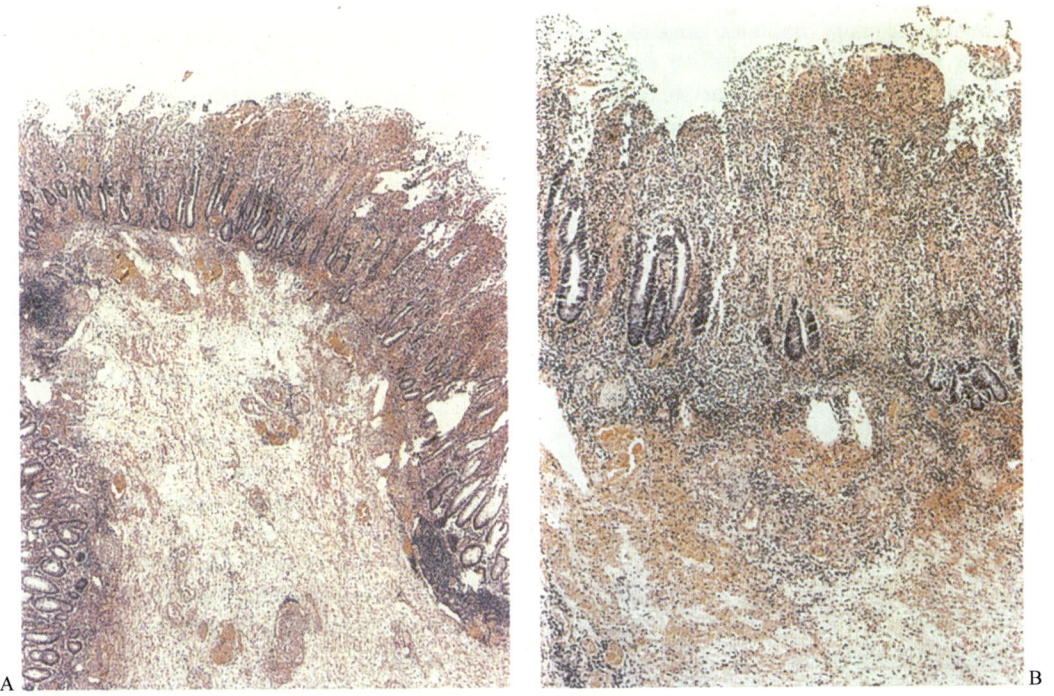

图 13.74 缺血性结肠炎。**A**：肠黏膜表面上皮脱落，黏膜层底部的隐窝残存。黏膜下高度水肿。**B**：高倍镜示隐窝受损，隐窝基底部上皮尚残存（左侧）。黏膜层可见急、慢性炎症细胞浸润。黏膜下层淤血、水肿、炎症细胞浸润。

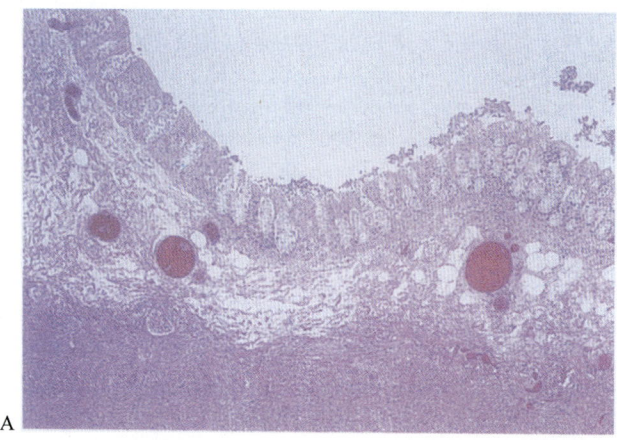

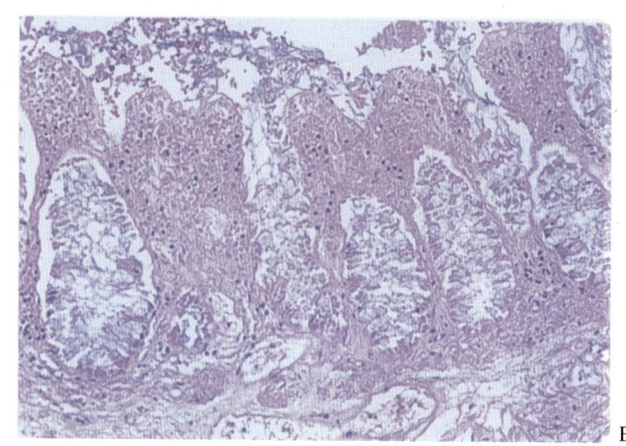

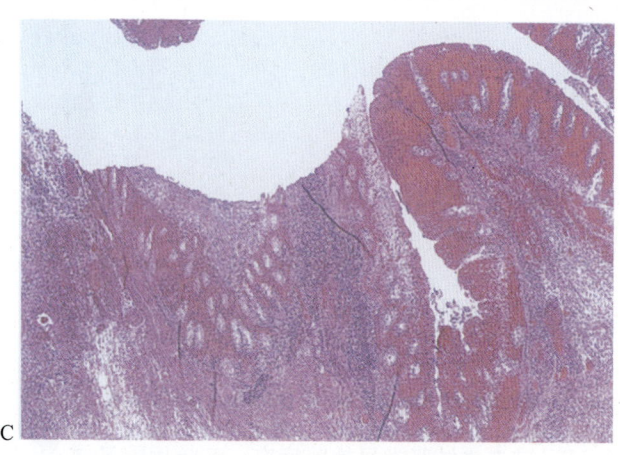

图 13.75 严重的急性缺血。A：低倍镜下示全层凝固性坏死伴明显血管淤血，无炎症浸润。B：高倍镜下示黏膜坏死。C：另一病例示显著黏膜出血。

成的固有层中可见吞噬了含铁血黄素的组织细胞。此时，黏膜下层可见显著的慢性炎细胞浸润。可表现为大量呈束带状浸润的浆细胞，像 Crohn 病一样。当较轻的急性损伤持续存在时，病变更接近于 Crohn 病。大的溃疡愈合后可见表面肠上皮覆盖，但肠隐窝缺如。缺血损伤解除后，病人可发生肠狭窄、腺体不规则、扭曲、幽门腺化生、Paneth 细胞化生或深在性囊性结肠炎。同时，也可见到内分泌细胞增生。持续缺血可使急性改变持续存在，继发纤维化、瘢痕化和狭窄形成（图 13.71）。

肠隐窝再生时可表现为细胞核染色质增加、浓集，可类似于异型增生，但是染色质增加发生在缺血的背景上，如固有层纤维化、炎症浸润或见到含铁血黄素沉积，所以极少会被误诊为异型增生。

纤维化和肠狭窄

肠狭窄累及肠壁的全层。肠黏膜结构通常破坏，可以出现慢性结肠炎的各种特征，如持续的急性炎症、溃疡、肉芽组织、不同程度的修复和纤维化等一系列改变。黏膜肌层可肥大、增生，可变薄，发生纤维化。起初黏膜下层呈慢性炎症改变和水肿，之后被纤维组织增生所取代，并可伸入固有层。

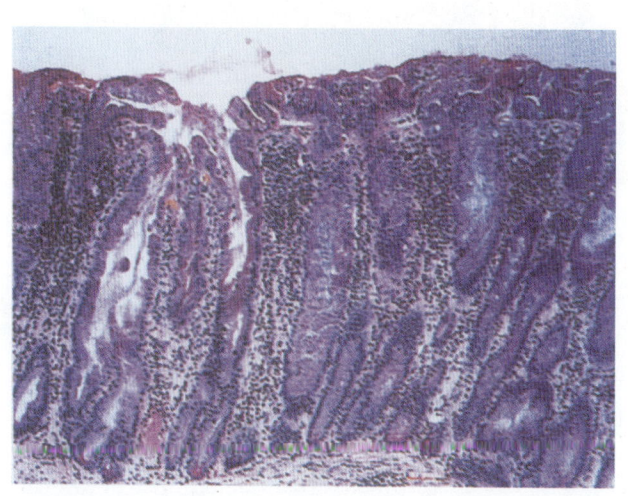

图 13.76 缺血后再生。图示为两个再生的肠隐窝，其周围为正常的黏膜。

缺血的活检所见

表现为结肠炎的病人主要的鉴别诊断包括：IBD、感染、缺血性结肠炎和显微镜下结肠炎。缺血性结肠炎活检标本病理改变与其他类型的结肠炎可有交叉，尤其是梭状芽胞杆菌和肠出血性大肠杆菌感染引起的结肠炎。缺血性结肠炎的诊断线索列于表13.7。活检病理改变反映了缺血损伤的进程。缺血早期病变包括黏膜出血坏死，当无再灌注损伤时，可伴少量或不伴炎症浸润。这些改变往往局限于黏膜表层。当缺血更严重时，病理改变也更为严重。表面上皮变平坦，轻度隐窝破坏。随着病程进展，可见到黏膜糜烂和急性炎症改变（图13.77、图13.78），上皮

表 13.7 缺血性结肠炎的活检诊断线索
出现的特征
腺体脱落
损伤倾向累及腺体
损伤倾向累及腺体的上半部分
出现血栓
出现血管炎
固有层含铁血黄素沉积
出现异常血管
缺乏的特征
肉芽肿

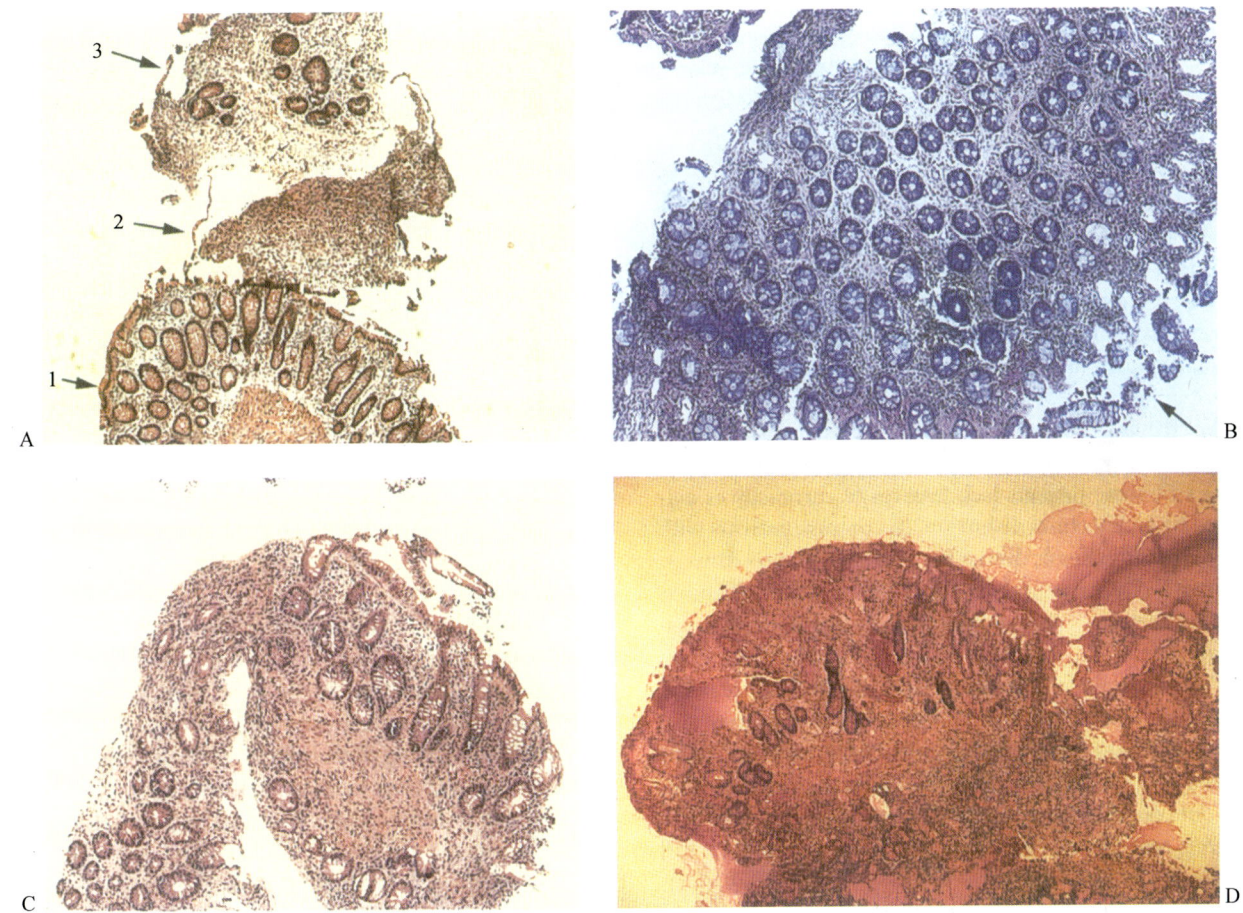

图 13.77　缺血性结肠炎的黏膜活检。A：可见三块组织，分别标为1、2、3。1显示为固有层轻度炎症浸润，腺体轻度不规则。2显示为伪膜的一部分。3是黏膜的严重损伤，灶状腺体破坏和再生，表现为腺体的融合，大小不一。这些都是缺血的典型改变，病变呈灶性分布。B：一块相对正常的黏膜上的斑片状慢性炎症浸润。表现为隐窝腺体破坏脱落（箭头所示）。此病人患有血液循环障碍疾病。之前曾经发生过缺血性肠病。C：灶状纤维化和腺体缺失。D：此病例为一个严重便血的病人。活检见严重的缺血性损伤，明显出血，血管扩张，隐窝破坏丧失，黏膜表层脱落。在这些急性改变的背景上可见隐窝底部分支等慢性损伤的证据。炎症一直延伸到黏膜下层。

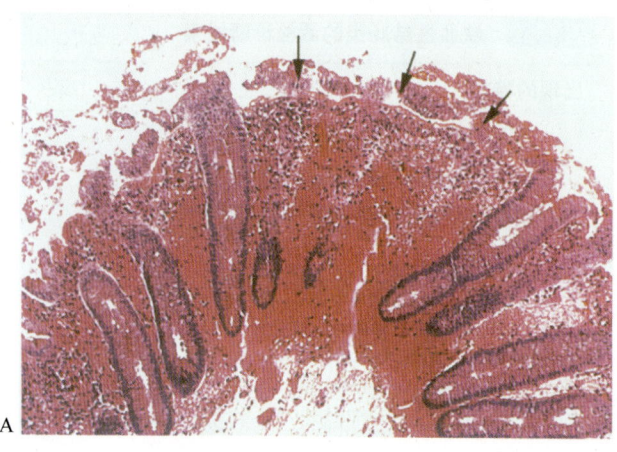 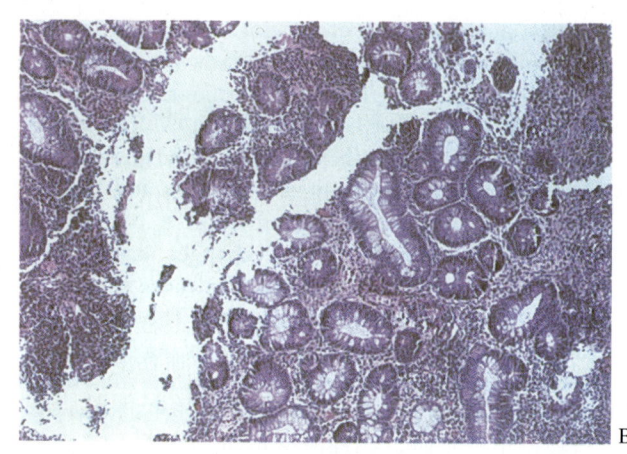

图 13.78　缺血性结肠炎的黏膜活检。A：急性缺血伴出血坏死。箭头所指为三个已脱落的腺体。靠右边的箭头所指为一个完整的腺体完全脱落。中间的箭头所示为腺体底部还残留少量的基底上皮细胞。左边的箭头所示为另一个隐窝底部有大量细胞。B：可见多个形状不规则的腺体和灶状慢性炎症浸润。此病人临床上有多次缺血性结肠炎发作的病史。

反应性增生，固有层细胞成分增多，除单核细胞和中性粒细胞外可见嗜酸性粒细胞，肠腺隐窝扭曲变形伴固有层不同程度的萎缩及纤维化。黏膜表面伪膜形成，与本章后面将要讲述的难辨梭状芽胞杆菌相关的结肠炎病变相似。临床症状明显的病人的活检往往表现为损伤已达黏膜下层或肠壁更深部分。

由于炎症呈灶状分布，其表现也可以与 Crohn 病有交叉之处（图 13.78）。然而，与 Crohn 病不同的是，一些病人往往缺乏结构破坏、变形等慢性过程的证据。但是，慢性严重缺血的病人也可表现为慢性损害，如显著的结构扭曲变形、纤维化和狭窄。固有层中吞噬含铁血黄素的巨噬细胞的出现有助于诊断为缺血性结肠炎而非 Crohn 病。在活检中看到累及全层的损害也类似于 Crohn 病。但是，在缺血性结肠炎，隐窝炎和隐窝脓肿往往难以见到。同时，相邻结肠上皮往往不发生黏液缺失。而且，在缺血性结肠炎，不形成 Crohn 病典型的致密的肉芽肿结构。

活检有时与伪膜性结肠炎也有相似之处。难辨梭状芽胞杆菌性肠炎和缺血性肠炎都可有伪膜形成。固有层玻璃样变和隐窝萎缩高度提示缺血性损伤。固有层出血、黏膜全层坏死、显微镜下弥漫分布的伪膜在缺血性肠炎比梭状芽胞杆菌性结肠炎更常见。相反，内镜下可辨的广泛伪膜形成倾向于诊断难辨梭状芽胞杆菌性结肠炎[108]。在鉴别诊断中，缺血也可能是某些疾病的结果。

缺血性小肠结肠炎（坏死性小肠结肠炎）

坏死性小肠结肠炎是缺血性损伤的一个类型。缺血性小肠结肠炎，也称为伪膜性小肠结肠炎，往往产生大面积的小肠和结肠坏死，常为休克终末期的表现。这种疾病也可发生于新生儿（见第 6 章）。有些病人可以进展为中毒性巨结肠[109]。病变的严重程度取决于以下几方面：（1）缺血的严重程度；（2）肠内微生物菌群的毒力；（3）病人发病时身体的基本状况。本病与局限于结肠某个小区域的节段性缺血不同。肠穿孔、腹膜炎、败血症等并发症可造成病人的高死亡率。

在急性期，梗死区域内可见黏膜坏死、黏膜下出血、水肿、毛细血管淤血甚至纤维素性血栓形成。随着黏膜脱落产生溃疡，溃疡底部覆盖纤维素、中性粒细胞和坏死组织碎片。黏膜完整性破坏，可使细菌和真菌易于侵犯肠壁。溃疡周围和基底部边缘也表现为缺血性损伤和血管淤血。附近无溃疡的黏膜呈红斑状。纤维素和白细胞形成的伪膜覆盖于黏膜表面。随病程进展，淋巴浆细胞、巨噬细胞浸润，毛细血管增生，形成肉芽组织。巨噬细胞内可含有含铁血黄素。毛细血管内皮细胞肿胀并有不典型性。神经和平滑肌细胞胞浆空泡状伴变性。病变受累的区域被肉芽组织取代并纤维化。往往在坏死肠壁和正常肠壁之间有一个境界清楚的中性粒细胞浸润带。肠壁囊样积气症亦可见到。伪膜性结肠炎的鉴别诊断列于表 13.8。病人恢复后，可发生显著的黏膜下纤维化，引发肠狭窄。形态学上，可以在标本中见到各阶段的损伤和修复改变。当发生肠狭窄时，病变可类似于结肠癌。

表 13.8　伴有伪膜形成的相关疾病
抗生素相关性结肠炎
缺血
溶血尿毒综合征
重金属中毒
化疗引起的肠损伤
粒细胞减少性小肠结肠炎
菌痢
结肠炎合并肠梗阻
阿米巴病
黏膜脱垂
显微镜下结肠炎（罕见）

发生在先天性巨结肠中的小肠结肠炎

小肠结肠炎是先天性巨结肠病人最重要、最易危及生命的合并症。大约5%的先天性巨结肠病人死于小肠结肠炎。小肠结肠炎可发生于疾病的任何时期，不论年龄、性别和治疗方法如何。其特征为腹部膨隆、腹泻、发热、低血容量性休克，临床上即可做出诊断，并通过影像学确诊。影像学上表现为结肠扩张、黏膜溃疡、胃肠运动减弱、结肠积气。有些因素可促进其病理进程，包括近段结肠扩张引起黏膜缺血和细菌入侵，以及对细菌抗原的高度易感性等。最近发现，难辨梭状芽胞杆菌和毒素在先天性巨结肠伴发的小肠结肠炎发病中起一定作用[110]。

热带性小肠结肠炎

热带性小肠结肠炎是坏死性小肠结肠炎中的一个特殊类型，与第6章所讲过的新生儿小肠结肠炎不同，临床表现为急性腹痛、呕吐物含胆汁、便秘和血性腹泻。病变为空肠炎、回肠炎或结肠炎，很少表现为十二指肠炎。其病理表现似涉及受累肠段的局部过敏反应。病变从肠壁肌层的点状出血到广泛呈火红色，以及可能继发于黏膜溃疡的肠穿孔。不论病因是什么，发病机制都涉及局灶血管炎引起的不同程度的缺血损伤[111]。

梗阻性结肠炎

梗阻性结肠炎是指肿瘤、憩室性疾病、肠扭转、疝、狭窄或肠闭锁等因素引起的梗阻肠段近端约0.5~2.5 cm的溃疡性炎症病变[112]。病变肠段和梗阻处之间可有2.5~35 cm不等的正常黏膜。最易发生于老年女性病人，平均患病年龄为73岁。患者往往先前患有高血压、糖尿病或其他慢性疾病。病变可能由梗阻引起的血管损害引发。肠内菌群失调可能起着协同作用[112]。

病理改变取决于梗阻发生时间的快慢。缓慢发展的病变引起慢性肠黏膜表面溃疡，伴明显的急、慢性损伤的证据。可以形成溃疡和假息肉，整个黏膜呈鹅卵石样外观，病变呈斑块状分布，有别于大体表现上相似的溃疡性结肠炎。相反的，急性发生的病变与坏死性结肠炎很相似。固有肌层单个肌纤维消失形成"雪花肌"（vanishing muscle）表现。这个疾病往往发生于右半结肠。

病变可轻可重。从散在的溃疡直至弥漫溃疡形成、坏死、纤维化、大面积受累的暴发性结肠炎皆可发生[113]。内镜下，受累结肠往往轻到重度扩张，肠壁中度增厚，肠黏膜呈颗粒状外观，有较深在的纵横交错的溃疡。穿孔和腹膜炎亦可发生。因为活检对诊断梗阻性结肠炎并不特异，所以很难在活检标本上将其与其他病变相鉴别，尤其是其他原因引起的缺血性改变。梗阻远端的黏膜往往看上去较正常，但不能据此做出梗阻性结肠炎的诊断，除非已知有梗阻存在。组织学改变与缺血性结肠炎相同。

合并慢性肾脏疾病的缺血性结肠炎

肾移植病人可发生各种胃肠道合并症。一半的移植后死亡病例由胃肠合并症引起[114]。大剂量皮质激素、硝基咪唑硫嘌呤和其他一些免疫抑制剂的应用削弱了胃肠道淋巴组织的防御机制，抑制了对有害因子的细胞免疫反应，使胃肠道易于发生感染。同时，上皮细胞更新变慢，黏膜修复功能受损。一些药物，尤其是环孢多肽，可引起血管损伤。

全身性转移性钙化是慢性肾衰竭的一个较早的合并症，其特征为广泛的血管内钙化，可累及包括胃肠道在内的全身血管，造成进行性血管损害。大中型血管的管壁钙化导致严重的缺血性坏死[115]。甲状旁腺切除可缓解临床症状。

溶血尿毒综合征

溶血尿毒综合征（hemolytic uremic syndrome, HUS）常发生于小于7岁的儿童，之前有因大肠杆菌O157：H产生的志贺毒素所致的血性腹泻，或发生于任何年龄的肾移植病人。其三联征为：微血管病

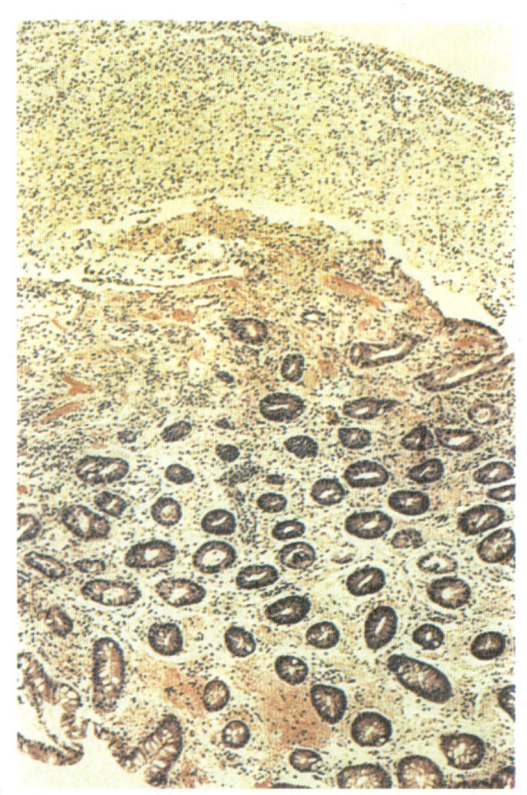

图 13.79 肾移植后溶血尿毒综合征病人的肠镜活检切片。为典型缺血性表现：表面上皮缺失，灶状腺体脱落，黏膜淤血，黏膜表面伪膜形成。

性溶血性贫血、血小板减少和少尿性肾衰竭。神经系统症状也可出现。75％的 HUS 病人可出现胃肠道受累[116]，症状包括血性腹泻、呕吐、腹部疼痛和压痛、腹膜炎、肝肿大。直肠镜检查见黏膜糟脆、溃疡和伪膜形成（图 13.79）。病人可出现节段性肠坏疽[117]。临床上可误诊为溃疡性结肠炎、伪膜性结肠炎或肠套叠。内镜表现多样，包括基本正常、轻度斑片状结肠炎伴水肿、灶状黏膜出血、鹅口疮样溃疡，以及从回盲瓣到直肠任何部位的红斑。

除了遗传易感性外，大多数病例致病因素不明。某些病毒尤其是肠道病毒的感染[118]、产生志贺毒素的肠道内革兰阴性菌[120]、雌激素、产后或肾移植后少尿等均可能与本病有关。损伤可致内皮破坏。细菌产生的酶、内毒素、免疫反应均可致内皮损伤从而激活凝血级联反应[121]。病人可发展为局限性 Schwartzman 型反应伴纤维素血小板性血栓形成。

组织学上，黏膜下层血管周围可见淋巴细胞浸润、灶状血管壁坏死、不同程度机化的血栓。血栓可引起继发的缺血坏死。固有层内和隐窝中性粒细胞浸润。炎症可轻可重，从轻度斑片状病变到广泛弥漫的隐窝炎伴隐窝脓肿均可见到。病变呈灶状分布以及缺少慢性损害等特点可与溃疡性结肠炎鉴别。固有层和表面上皮中可见细胞凋亡现象。缺血时可见伪膜形成。

血管炎

手术切除标本诊断结肠血管炎要比活检标本容易。血管炎可累及大、小血管，引起局限或弥漫的缺血性改变，如溃疡、出血或较广泛的胃肠道梗死。为了做出血管炎的诊断，组织标本必须包含黏膜下层。如果无黏膜下层，则只能辨认出是缺血性损伤。下文将介绍某些类型的血管炎，其余的已在第 6 章介绍。

静脉硬化性结肠炎

结肠静脉硬化是一种较罕见的疾病，以结肠肠壁纤维化、玻璃样变、钙化、增厚等为特征[122,123]。静脉硬化引起一种特殊类型的缺血性结肠炎。此病呈散发或者与结肠腺瘤伴发[122]。影像学上显示肠壁线状钙化。右半结肠更易受累，病变常呈连续性分布。大体上表现为黏膜颜色变浅伴溃疡形成。组织学表现为结肠黏膜纤维化、玻璃样变、广泛钙化。黏膜腺体扭曲变形，轻度淋巴浆细胞浸润，可以表现为慢性缺血的任何特征。纤维化往往以静脉为中心。肠系膜血管也可发生钙化。

鉴别诊断包括淀粉样变性，但是刚果红染色阴性可将此排除。也需要与糖尿病性结肠病变鉴别，糖尿病性结肠病变往往是纤维化随机累及固有层，通常不会出现累及血管的纤维化。胶原性结肠炎表现为浅表纤维化，也不围绕静脉血管分布。

特发性肠系膜静脉内膜肌层增生

特发性肠系膜静脉内膜肌层增生（Idiopathic Myointimal Hyperplasia of Mesenteric Veins, IMH-MV）是继发于静脉损害的肠缺血的罕见原因，典型累及部位为乙状结肠。好发于男性，临床表现为下腹痛、腹泻、便血[124]。结肠镜黏膜活检可见许多管腔扩张、管壁增厚、嗜酸性增强和玻璃样变、血管内皮细胞肥胖的血管。随疾病时相的不同，病变表现为不同程度的缺血性损伤。有些血管内可见到纤维素性血栓。在手术切除的标本中，类似的血管病变可见于黏膜下层、浆膜和结肠系膜。显著的血管内膜和肌层增生，使管腔高度狭窄呈裂隙样，静脉异常比动脉更明显。血管壁示Ⅳ型胶原和阿尔辛蓝阳性物质沉积，无静脉炎[124]。病变肠段手术切除后病人预后良好。

炎症性肠系膜静脉闭塞性疾病（小肠结肠淋巴细胞性静脉炎）

炎症性肠系膜静脉闭塞性疾病，也称小肠结肠淋巴细胞性静脉炎，是一个累及大肠小静脉的罕见疾病，也可累及小肠，但小肠病变较大肠更罕见。结肠、回肠远端和阑尾也可受累[125]。男性发病率约为女性的2倍，发病年龄24~78岁[126]。病变由累及肠系膜静脉和肠壁内分支的孤立性血管炎引发肠缺血，产生类似于炎症性肠病的改变[127]。表现为腹部隐痛、血性或非血性腹泻、恶心、呕吐和瘤样肿块。此病病因不明，推测可能与芦丁和氟硝丁酰胺等药物有关[125]。肠系膜静脉肠壁内分支可见显著淋巴细胞围绕浸润，有时甚至形成静脉周围淋巴细胞袖套样浸润，也可见到巨细胞[128]。在有些区域静脉炎不累及血管腔，但是在另一些区域可见血管内膜下纤维组织增生引起局灶管腔闭塞[129]。一般认为血管内膜肌层增生是继发于慢性血管炎的反应性病变，可能与血液高凝状态、创伤、败血症所引起的肠系膜血栓形成有关。血管病变导致典型的结肠缺血的改变。

浸润的淋巴细胞包括B细胞和T细胞。有时可以见到B细胞和T细胞呈带状浸润，但这并不见于所有病例[129]。T细胞为细胞毒性T细胞，表达TIA-1（T cell-restricted intracellular antigen-1，T细胞限制性细胞内抗原-1）[129]，此蛋白存在于T细胞的细胞毒性颗粒中。这些发现提示血管损伤为淋巴细胞所介导的。

肠系膜静脉内膜肌层增生和小肠结肠淋巴细胞性静脉炎究竟是两个相互独立但有一定关联的疾病，还是同一疾病的不同时期，现在还不清楚[128]。另一个既和肠系膜静脉内膜肌层增生又和小肠结肠淋巴细胞性静脉炎相关的疾病是坏死性巨细胞肉芽肿病。由于这些疾病都非常罕见，所以目前很难搞清这些问题。手术切除病人预后良好。

胶原性血管病

结肠缺血可以合并胶原性血管病，如系统性红斑狼疮。病人可以发生大量肠出血，整个结肠坏死，或者局限的梗死和穿孔[130,131]。患者往往并发肾衰竭。由于循环免疫复合物沉积于血管壁引起小动脉和小静脉的血管炎[131]。当出现尿毒症、凝血障碍和进行药物治疗时，血管病变可进一步加重。

Behçet综合征

回肠末端和盲肠是Behçet综合征和其相关的血管炎最常累及的部位。其组织学特征已在第6章介绍。

药物和毒素引起的改变

药物引起结肠炎的病因各不相同，药物摄入所引起的病生理改变也各不相同。由于对药物诱发的结肠炎的认识还不够，尤其是其病理改变往往呈非特异性，与很多其他疾病相似，因此其实际发病率还不清楚。药物损伤可引起服药后急性腹泻，也可于用药后较长时间才出现慢性腹泻。组织学改变从几乎正常的肠黏膜到暴发性坏死性结肠炎。药物可以引起缺血、嗜酸性结肠炎、坏死性结肠炎、显微镜下结肠炎、炎症性肠病样改变以及感染性结肠炎（表13.9）。

导泻剂

结肠黑变病由长期服用从植物提炼的蒽醌等导泻剂引起，包括波希鼠李皮、芦荟、番泻叶、大黄等。现已有证据表明结肠黑变病不仅仅由服用泻药引起，也可以发生于未服用泻药的炎症性肠病（包括Crohn病和溃疡性结肠炎）病人[132]，甚至未服用过泻药也无炎症性肠病的人。

蒽醌可在结肠浓集，尤其是右半结肠，成为潜在的细胞毒性物质引起细胞凋亡。即使小剂量也可引起以上病变[133]。凋亡小体被巨噬细胞吞噬，被溶酶体酶转化成脂褐素[134]。结肠黑变病病人的平均细胞凋亡指数与对照组人群相比明显升高。据说结肠黑变病需要4~12个月的时间才可发生肉眼可见的改变，病变消失也需要同样的时间。或许任何能够使细胞凋亡增加的情况都能够引起结肠黑变病[135]。小剂量的蒽醌能刺激神经组织起到通便作用。蒽醌和其他一些导泻剂同时能够损伤肠肌间神经丛，引起神经元丢失、Schwann细胞增生[133]、轴突断裂、轴突和树突肿胀、平滑肌细胞损伤，最终导致泻剂结肠（cathartic colon）。比沙可啶、蒽醌、酚酞、蓖麻油都可引起泻剂结肠。

表 13.9　药物引起结肠损伤举例

引起缺血的药物
　可卡因
　雌激素
　麦角胺
　安非他明
　洋地黄
　血管加压素
　二甲麦角新碱
　环孢霉素

引起假性肠梗阻的药物
　抗胆碱能药
　吩噻嗪
　盐酸阿密曲替林（抗抑郁药）
　抗肿瘤药，尤其是长春新碱
　镇静剂
　可乐定（一种降压药）
　神经节阻断剂
　麻醉药
　西咪替丁（抗消化性溃疡药）

引起感染性或坏死性小肠结肠炎的药物
　抗生素
　化疗药
　去铁胺（deferoxamine）
　洛派丁胺（loperamide）
　类固醇激素
　免疫抑制剂

引起过敏性、细胞毒性或炎症性损伤的药物
　非甾体抗炎药（NSAIDs）
　金盐
　氯化钾
　霉酚酸酯（mycophenolate）
　α-甲基多巴
　甲氨蝶呤

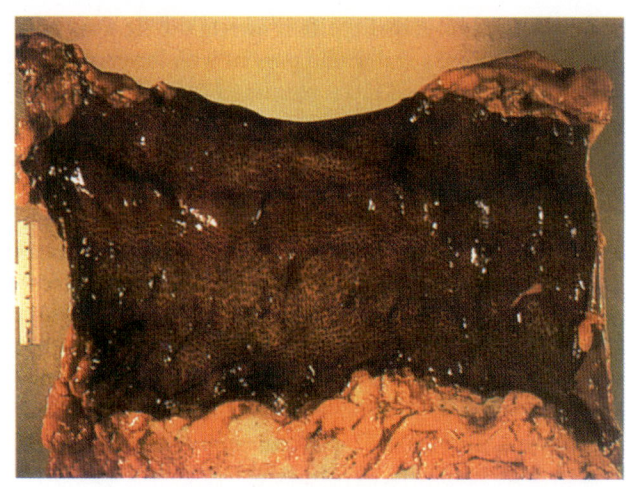

图 13.80　严重的结肠黑变病。肠管扩张，失去正常的结肠袋皱褶，色素沉着，颜色晦暗。

上发生的黏膜异常增生，如腺瘤或者结肠癌，往往保留正常的黏膜颜色，而非色素沉着性。在严重的病例，整个固有层、黏膜下层，甚至肠系膜淋巴结都可见吞噬色素的巨噬细胞。吞噬色素的巨噬细胞迁移到局部淋巴结，相应地引起固有层表面和深部的色素减少或缺失[134]。

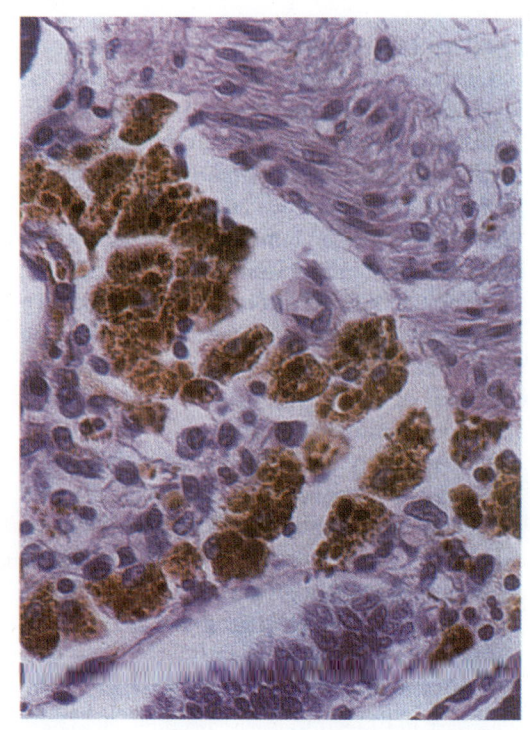

图 13.81　高倍镜下示结肠黑变病巨噬细胞吞噬大量棕褐色色素。

许多病人并无临床症状，常常是在因其他病变进行内镜检查时发现的。许多私自滥用泻药的病人典型的临床表现就是难以解释的慢性腹泻。许多病人都固执地认为自己需要"肠道清理"。

黑变病病人的结肠表现为暗棕色（图 13.80、图 13.81）。结肠黑变病最易累及右半结肠，但在严重的病例颜色改变可延伸至左半结肠甚至弥漫累及整个大肠。阑尾和末段回肠甚至也可被累及。在黑变病黏膜

表 13.10	非甾体抗炎药的结肠损伤

结肠炎
　　溃疡
　　非特异性结肠炎
　　急性嗜酸性结肠炎
　　溃疡形成性结肠炎
　　伪膜性结肠炎
　　嗜酸性结肠炎
　　胶原性结肠炎
　　淋巴细胞结肠炎
　　缺血性结肠炎
慢性出血和穿孔
炎症性肠病复发
肠狭窄
? 憩室形成
憩室并发症

服用泻剂引起的结肠病变的组织学改变从轻微的结肠黑变病到严重的泻剂结肠都可发生。由于结肠黑变病的自发荧光色素含有黑色素和糖复合物，有人建议将这个色素命名为黑化蜡样色素（melanized ceroid）[136]。蜡样色素来自大量凋亡的上皮细胞，而黑色素的前体可能来自蒽类（anthranoid）[136]。含有自发荧光、有一定折光性的棕褐色素的巨噬细胞在固有层聚集（图 13.81）。偶尔可见固有层炎症，上皮内凋亡小体增加，上皮表面可见凋亡细胞碎片聚集，黏膜肌层增厚。相关的炎症可能是对损伤或者粪便淤滞的非特异性反应，而非泻药的直接效应。肠腺腺腔外可形成含色素的微小肉芽肿（图 13.82）。

此种色素 PAS、抗酸染色、硫酸苯胺蓝染色、Schmorl 染色阳性，Perl 反应阴性。易与含铁血黄素混淆，后者往往比黑变病色素更大，折光性更强。在难以鉴别的病例，可以进行铁反应特殊染色。

灌肠剂导管插入可引起黏膜破裂或者穿孔伴黏膜出血。使用灌肠剂喷嘴之外的器械输入家用灌肠剂时可引起黏膜糜烂、撕裂、溃疡或穿孔。病人应用含乙醇和过氧化氢等各种成分的灌肠溶液可发生严重的直肠炎[137,138]。一些理疗医师使用的过氧化氢灌肠剂，可引起相似于缺血性结肠炎、溃疡性结肠炎或伪膜性结肠炎的临床表现[137]。由粪便产生的大量的气体聚集在肠管内可引起肠黏膜的缺血性损伤。组织学上，可表现为肠道气肿病、严重的黏膜淤血出血甚至坏疽。

病人有时为了健康原因或者肿瘤外科手术中肠道消毒需要进行甲醛溶液灌肠。10% 甲醛溶液在灌注后数分钟内能引起严重而剧烈的疼痛和直肠出血。不过所幸的是，这种方法极少使用。一周内，肠黏膜水肿，可见多个淤斑和表面糜烂形成。组织学上，表现为非特异性慢性结肠炎伴表面糜烂。病变往往由纤维组织增生愈合继发肠狭窄形成[139]。

聚磺苯乙烯-山梨糖醇泻剂

用于治疗肾移植后高血钾的聚磺苯乙烯-山梨糖醇泻剂，能引起肠坏死。由于聚磺苯乙烯能够引起严重的便秘，所以将其和山梨糖醇这种渗透性导泻剂联合应用。山梨糖醇引起的渗透压负载可使血管分流，导致轻度肠缺血。用聚磺苯乙烯-山梨糖醇泻剂治疗的病人往往有基础的肾脏疾病，许多都是肾移植的病人[140,141]。尿毒症也是结肠损伤的潜在病因。病人可以表现为灌肠后数小时内突发剧烈的腹痛。在某些病例，停止使用聚磺苯乙烯能够使肠道症状缓解。

手术切除的标本中，大段的肠管，甚至整个结肠和直肠发生坏死。组织学上，可见肠壁全层坏死，与无再灌注的急性缺血性损伤所见相同。病变相似于组织自溶，可能伴有少量的中性粒细胞浸润。PAS 和抗酸染色阳性的深紫色结晶体可帮助确诊[140,141]。

引起肌间神经丛损伤和含粪溃疡的药物

许多药物（包括导泻剂）都可引起肌间神经丛损伤，引发严重的便秘、假性肠梗阻、含粪溃疡（表 13.9）。严重的便秘使粪便形成坚硬的团块，可以导致局部慢性炎症、急性炎症、溃疡、出血、穿孔和异常 Schwann 细胞增生。

非甾体抗炎药（NSAIDs）

NSAIDs 可有多种胃肠道效应，其发病机制已在第 6 章讨论过。这类药物可引起非特异性结肠炎，并可使原有的疾病如炎症性肠病和肠憩室加重。在炎症性肠病的病人可使病变重新激活，尤其是那些对水杨酸敏感的病人[142]。结肠合并症如表 13.10 中所列。NSAIDs 引发的结肠损害，其准确发病率很难估计。年龄较大的病人、长期或者较大剂量使用 NSAIDs 的病人，更易发生 NSAIDs 相关结肠合并症，包括溃疡、出血和穿孔。如果不知道病人服用 NSAIDs，则很难做出诊断。

不少类型的结肠炎都和使用 NSAIDs 有关。最常见的改变是非特异性结肠炎，并且在病程早期和溃疡性结肠炎很难鉴别。芬那酸是此类病变最常见的病因[143]。如果能见到显著的凋亡现象和上皮内淋巴细胞增多（显微镜下结肠炎），病变为药物相关性的可能性增加[144]。隐窝上皮周围淋巴细胞和巨噬细胞内以及隐窝基底部常可见到凋亡小体。胶原性结肠炎、嗜酸性结肠炎、伪膜性结肠炎也可以见到（图13.83）。病变有时可相似于 Crohn 病或者缺血。病变范围可以较广泛，尤其是在近段结肠，黏膜桥、黏膜横膈或肠狭窄可发生[145]。双氯芬酸能引起肉芽肿性结肠损害[146]。使用含 NSAIDs 成分栓剂的病人可发生肛门直肠糜烂、溃疡和狭窄。终止 NSAIDs 治疗后症状就会消除。

免疫抑制剂

包括类固醇激素、吲哚美辛、麦考酚酯、咪唑硫嘌呤、他克莫司、环孢霉素在内的免疫抑制剂均可引起胃肠道损伤、黏膜糜烂和溃疡。类固醇激素相关的溃疡大多较表浅，但是也可引起深的溃疡甚至肠穿孔。内镜下见黏膜水肿，血管减少，红斑和糜烂常见。如果存在溃疡性病变，往往境界较清楚，并需要进行活检以除外缺血、CMV 感染或其他机会性感染等。

皮质类固醇激素和硫唑嘌呤可引起包括肠道相关淋巴组织在内的淋巴组织减少[147]，引起淋巴滤泡体积缩小和伴有 M 细胞坏死的小灶状糜烂。这使细菌易于侵入并继发肠穿孔。滤泡区 B 细胞严重减少。皮质激素也可引起炎症和细胞坏死。它们可使细胞再生速度减慢，成纤维细胞的修复作用下降，进一步增大了穿孔的危险。接受皮质激素治疗的病人易于发生 CMV 感染的急性结肠炎。

Mycophenolate mofetil 是一个较新的免疫抑制剂，它能够抑制一磷酸肌苷脱氢酶的活性，此酶是嘌呤合成途径中的关键酶。它引起淋巴细胞选择性的免疫抑制，用于预防同种异体移植之后的免疫排斥，往往和环孢霉素或他克莫司以及皮质激素联合应用。其主要副作用就是消化道反应[149]。麦考酚酯引起结肠坏死和继发的再生性变化（图13.84），肠道改变相似于移植物抗宿主病（Graft Verse Host Disease，GVHD）[148]。大剂量的麦考酚酯抑制肠道干细胞的增殖活性[149]。与对照人群相比，此药可引起肠道 CMV 复活率升高[150]。

环孢霉素引起广泛的肠道微血管损伤[151]。他克

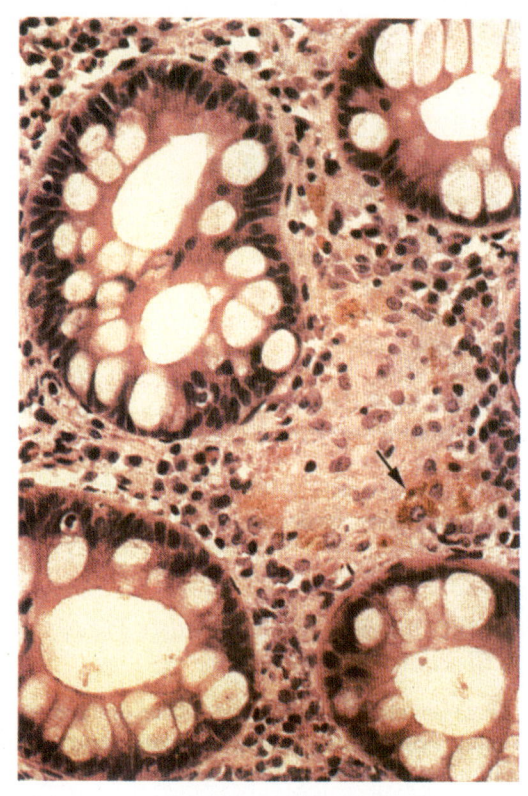

图 13.82 结肠黑变病伴肉芽肿形成。含棕褐色素的上皮样细胞聚集（箭头所示）。

莫司是一种强效的免疫抑制剂，减少线粒体 ATP 的产生，引起肠渗透性增加（其机制和 NSAIDs 相似），使病人易于发生内毒素血症，同时损害肠的吸收功能[152]。接受器官移植的病人服用剂量逐渐递减的环孢霉素，可发生 GVHD 样改变，这一现象的出现可能和自身免疫反应有关。结肠穿孔也可以发生于大剂量白细胞介素 2（IL-2）治疗的病人[153]。

重金属引发的肠炎

应用砷、汞、银、金等重金属治疗也可引起结肠炎。含金的重金属盐治疗能引起重金属性小肠结肠炎[154,155]，其死亡率高达 42%[155]。这种小肠结肠炎往往发生于开始服药数周内。病人表现为恶心、呕吐、大量腹泻、腹痛、发热、蛋白尿、皮肤斑丘疹、低丙种球蛋白血症。有些病人可发生中毒性巨结肠和穿孔[154]。25% 的病人可发生外周血嗜酸细胞增多症。小肠结肠炎可为重金属的直接黏膜毒性所致，也可能是免疫介导的肠道高反应性所致[156]。内镜下，可见斑片状出血、灶状溃疡、中毒性巨结肠或者伪膜形成[157]。

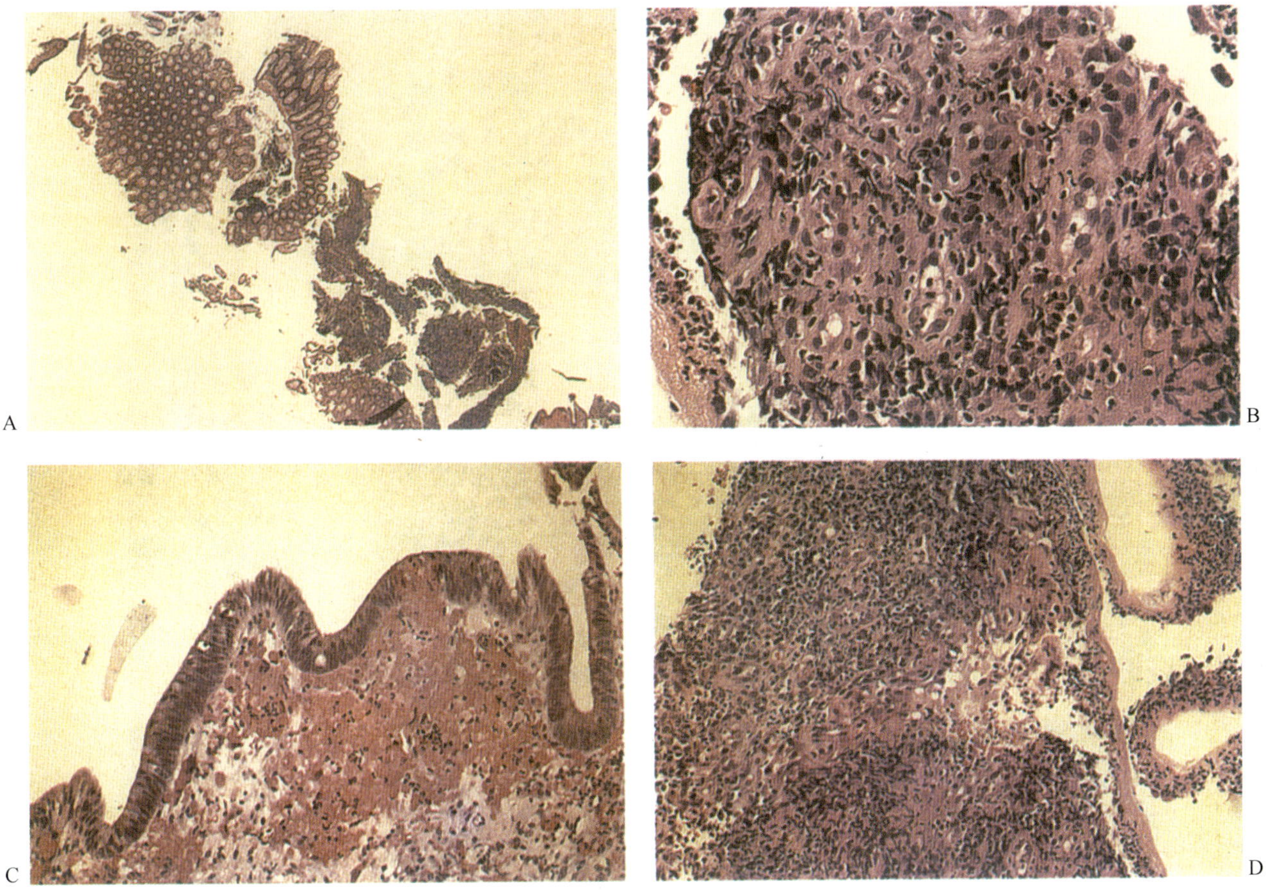

图 13.83 非甾体抗炎药（NSAIDs）肠损伤。**A**：一个摄入大量 NSAIDs 的病人黏膜活检的低倍镜下所见。**B**：高倍镜下见黏膜内肉芽肿形成。**C**：肠黏膜内可见固有层红细胞外渗，黏膜表层细胞再生。**D**：中倍镜下见显著的单核细胞浸润和明显的毛细血管。

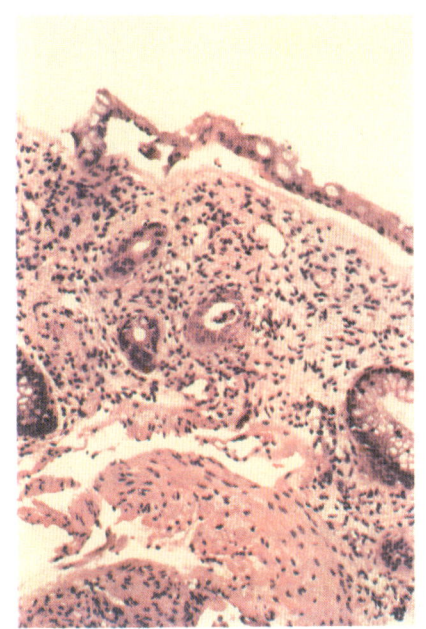

图 13.84 一个肾移植病人的麦考酚酯损伤。固有层内细胞减少，有肠腺隐窝破坏。

金诱发的结肠炎的病人往往或多或少保留腺样结构，尽管个别腺体可脱落。黏膜呈弥漫性的慢性炎症，常常有显著的嗜酸性粒细胞浸润（图 13.85）。病人也可以发生伪膜性结肠炎和形成溃疡。

化疗药物

某些最严重的药物性结肠炎是由化疗药物引起的。化疗药物的黏膜毒性随药物类型和数量、剂量、手术合并症、肿瘤浸润范围、是否同时接受放疗等而不同。化疗药物首先影响具有分裂活性的细胞，引起大量细胞死亡。其结果是形成黏膜溃疡和炎症。5-氟尿嘧啶（5-FU）治疗引起的反应是最显著的[158]。另外，5-FU 这种结肠癌的化疗中常用的药物往往会影响结肠的愈合，可能因其能抑制胶原合成，以及影响结肠癌术后血管吻合支的长入，而产生潜在的负面作用。黏膜损伤出现于开始化疗后 4～9 天。隐窝基底细胞核固缩，失去极性，核碎裂[159]。最终损伤延伸到肠腔表面，引起表面上皮坏死。肠隐窝上皮和固有

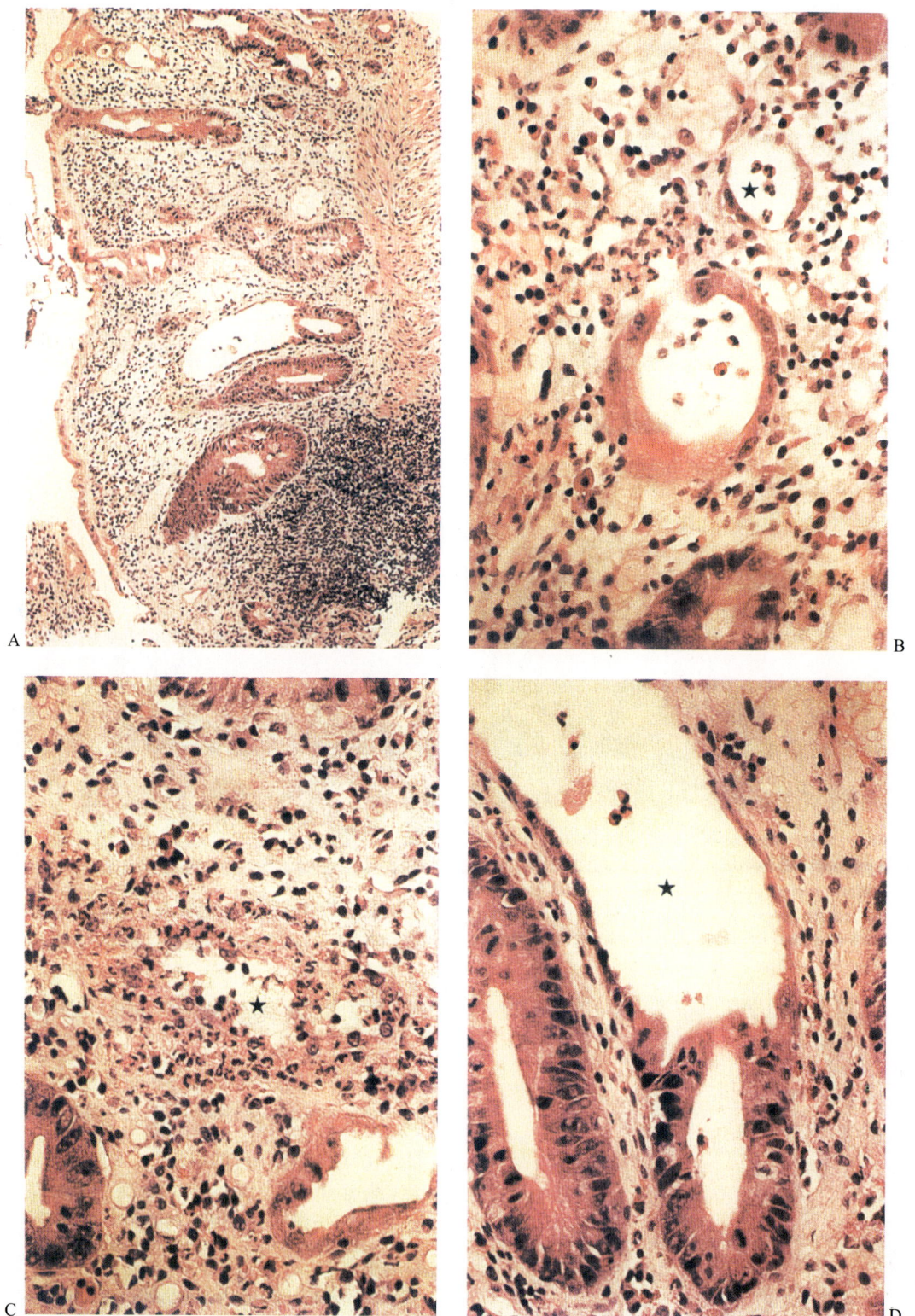

图 13.85 金中毒。**A**：一个金中毒病人黏膜活检的低倍镜下所见。注意慢性黏膜损害，表现为灶状中性粒细胞浸润，黏膜肌层紊乱，腺体轻度扭曲。**B**：高倍镜下示急性炎症细胞、大量嗜酸性粒细胞浸润，腺体消失难以与毛细血管区别（星号所示）。残存的腺体被覆变扁平的上皮细胞。**C**：一个完全消失的腺体（星号所示），仅见一圈急性炎症细胞环绕。邻近的腺体也不正常，固有层可见炎症浸润。**D**：再生始于被覆扁平上皮的受损腺体（星号所示）的基底部，再生的上皮细胞染色质浓集，可见核分裂象。

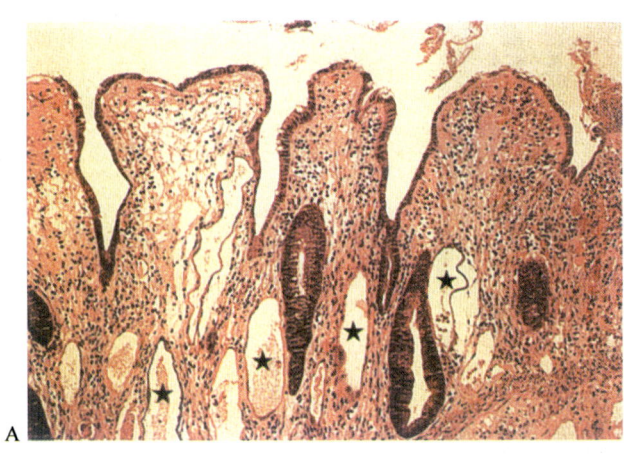
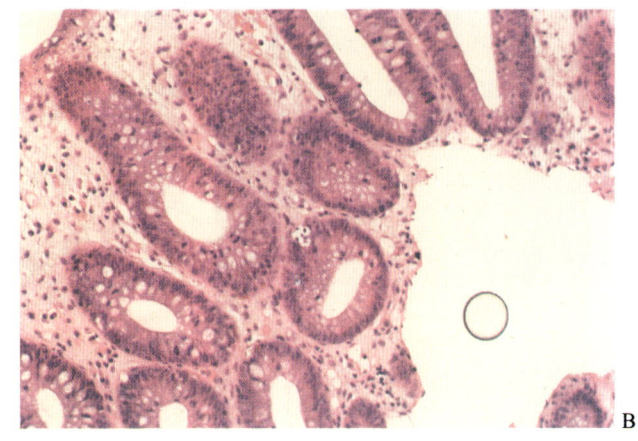

图 13.86　化疗药物损伤。A：黏膜严重受损，隐窝上皮脱落，间杂以增生的腺体。囊性扩张的腺体看上去相似于淋巴管或血管，被覆扁平上皮，是隐窝破坏受损的表现（星号所示）。B：环磷酰胺损伤引起隐窝基底部细胞明显凋亡。

层内均见炎症浸润。缓解期隐窝上皮增生，隐窝紊乱和囊性扩张，衬以怪异的、有时是扁平的上皮细胞（图 13.86）。隐窝基底部细胞凋亡增多（图 13.86）。组织细胞浸润可以非常明显。黏膜活检常常仅表现为非特异性结肠炎，伴有隐窝炎、溃疡形成、急性和慢性炎症细胞浸润，相似于其他类型的急性结肠炎。隐窝基底部凋亡细胞增加、细胞异型性和腺腔扩张对诊断有提示意义。

化疗也使肠黏膜易于发生感染、缺血、溶血尿毒综合征和伪膜性结肠炎。如果病人骨髓抑制很严重，中性粒细胞浸润将比想象中略轻一些。严重的病例可进展为粒细胞减少性肠炎（此病将在后面的章节讲述）。肠三叶因子（Intestinal trefoil factor）在黏膜损伤后的修复中起主要作用[160]。伊立替康能引起表面上皮和隐窝颈部细胞的凋亡[161]。

引起血管炎和缺血性损伤的药物

大剂量的白细胞介素 2 和 α 干扰素免疫治疗[162]，应用免疫抑制剂、精神安定剂[163]、麦角胺和避孕药都可引发结肠缺血（图 13.87）[164]。在欧洲用来治疗静脉曲张的芦丁与淋巴细胞性静脉炎有关。雌激素和孕激素引起血管内血栓和缺血性结肠炎[165]。阿洛司琼（Alosetron）是一种治疗肠易激综合征的药物，也可以引起缺血性结肠炎[166]。利用人体携带毒品时，可卡因不慎泄露到肠腔中也可引起缺血性结肠炎。钾盐可引起静脉痉挛，从而导致缺血性溃疡。

胰酶补剂和纤维性结肠病

纤维性结肠病累及患有囊性纤维化的年幼的儿童，其中多数患者服用高浓度的胰酶补剂，用以治疗肠吸收不良。应用 H_2 受体拮抗剂、皮质激素或重组人 DNA 酶可使发病风险升高。病人可因肠管扩张和腹水引起腹壁膨隆，常常有水样便、严重的厌食。病变可局限于某一肠段，也可累及整个结肠[167]。婴儿可发生严重的肛周瘙痒。结肠黏膜长期接触胰酶或肠黏膜保护剂，或两者协同使用，可导致肠黏膜溃疡和炎症[167]。其毒性也可来源于囊性纤维化引起的胃肠道异常。囊性纤维化病人小肠的 pH 异常降低。结果使肠衣溶解发生在回肠末端和结肠，对这些部位造成损伤[168]。

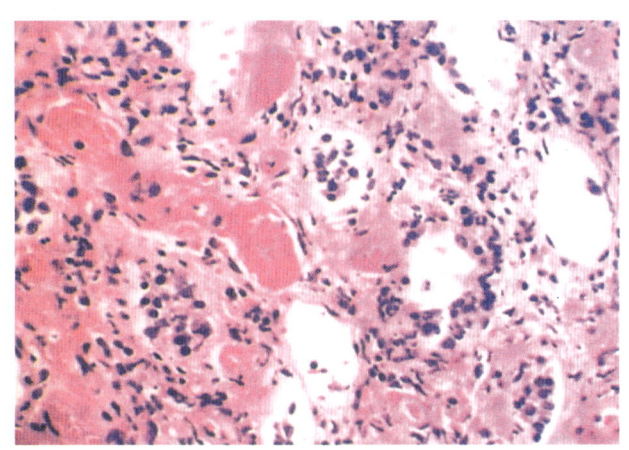

图 13.87　一个口服避孕药的 24 岁女性的结肠黏膜活检，可见血管内大量的纤维素性血栓，结肠表现为缺血性结肠炎。

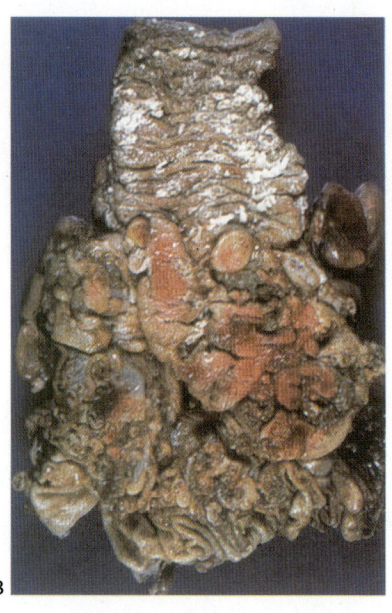 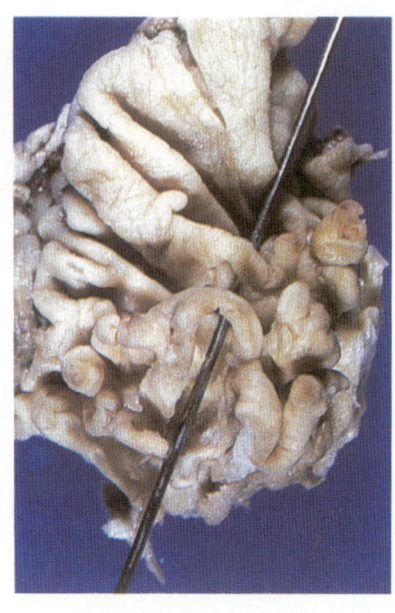 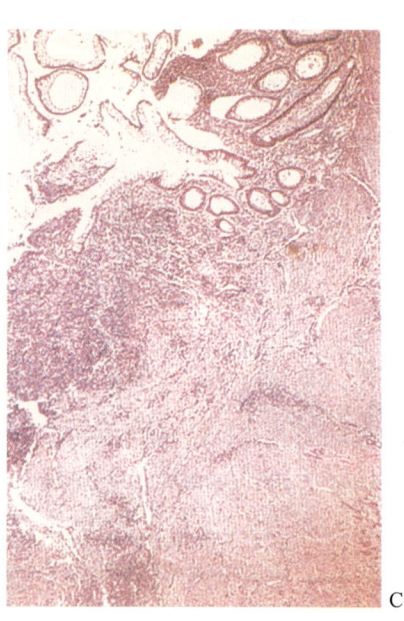

图 13.88 纤维性结肠病。这三幅图均来自一个服用胰酶制剂的囊性纤维化的儿童患者。**A**：大体见结肠腔面黏附大量黏稠的黏液样物质（上部）。照片下半部分示盲肠变形，大量假息肉形成。**B**：示假息肉。探针从下方穿过一个假息肉。**C**：结肠黏膜溃疡和再生。注意黏膜下层致密的纤维化致使黏膜下层正常结构消失。(Photographs courtesy of Dr. Kevin Bove, Department of Pathology, Children's Hospital Medical Center, Cincinnati, OH.)

直肠探查显示直肠狭窄，其他部分的结肠示广泛变硬增厚，肠曲处狭窄。结肠呈现鹅卵石样外观，黏膜下层纤维化，肌层增厚，浆膜下出血。活检可见急、慢性炎症（图 13.88）。中等量到大量嗜酸性粒细胞和肥大细胞浸润。有些病人可见活动性隐窝炎。致密成熟的胶原纤维占据黏膜下层，厚的玻璃样变性的胶原纤维束可呈瘢痕疙瘩样外观。黏膜肌层的变化从灶状破坏到完全溶解、使黏膜下层和固有层融为一体都可发生。节细胞往往较明显，可见于隐窝基底部的黏膜层较深处。固有肌层增厚，纤维化，并最先累及内环肌层。个别病人两层肌肉完全消失[167]。病人偶尔也可表现为缺血性改变。

抗生素

青霉素、氨苄西林、四环素、异烟肼和氯霉素都能引起血管炎。青霉素、氨苄西林、四环素和红霉素都能引起继发于药物超敏反应的过敏性紫癜（Henoch-Schönlein purpura）。5-氟胞嘧啶有直接的黏膜毒性，能引起溃疡性小肠结肠炎。抗生素是难辨梭状芽胞杆菌相关性结肠炎（将在后面讲述）最主要的病因。抗生素也能够使溃疡性结肠炎症状加重。有报道服用青霉素和氨苄西林 2～7 天后，出现近段结肠炎伴血性腹泻。

其他药物引起的损伤

其他许多药物也可引起结肠病变。组织学改变大多无特异性，依据临床表现和病变分布不同，容易与特发性炎症性肠病、缺血或者感染性结肠炎相混淆。使用直肠栓剂可引起局限性非特异性直肠炎[169]。柳氮磺胺吡啶灌肠剂能引起非特异性直肠炎。甲基多巴和青霉胺能引起弥漫性结肠炎[170]。抗凝剂治疗能引起血肿。异维A酸（Accutane）可引起炎症性肠病[171]。异维A酸和阿昔洛韦可引起过敏性结肠炎[171]，甲氨蝶呤可引起中毒性巨结肠。酒石酸麦角胺有时可引起孤立性直肠溃疡[172]。血管保护药 C3-FORT 可引起淋巴细胞性结肠炎。

X 线造影物质引起的改变

钡引起的胃肠病变有三种：（1）钡剂肉芽肿；（2）钡团阻塞；（3）硫酸钡混悬液中的羧甲基纤维素成分引起的变态反应或过敏反应。钡剂肉芽肿是由吞噬了硫酸钡的组织细胞形成的结节，往往位于胃肠道的黏膜下层。硫酸钡引起的变态反应发病率小于百万分之二[173]。肠穿孔是较少见的合并症。穿孔常发生于以下几种情况：（1）先前存在黏膜病变，如活动性结肠炎或者憩室引起的穿孔[173,174]；（2）灌肠液喷头、气囊和导管造成的机械损伤；（3）穿孔发生于有基础疾病的病人。

迄今最常见的引起胃肠道改变的造影物质就是钡。在钡剂灌肠的过程中，当造影剂通过黏膜裂伤、破损或者憩室在肠管外形成对比影像时，可形成钡剂肉芽肿。钡引起的炎症反应形态多样，包括组织细胞和异物巨细胞。水溶性造影剂也能引发急性结肠炎[175]。泛影葡胺能引起严重的结肠炎，可能是其中作为湿润剂的 TWEEN-80 的作用。

钡剂损伤的大体表现随是否有免疫变态反应或是否钡剂溢出肠管进入到周围组织中而不同。钡剂肉芽肿可形成棕绿色的瘤样肿块、纤维化、肠腔狭窄，大体表现与结肠癌相似。大多数钡剂肉芽肿都发生于直肠距肛缘 10 cm 的范围内，常常位于前壁。大小可不同，有时直径可达 10 cm，常位于黏膜下层。大的病变中央可形成脐形凹陷。有时钡剂在肠腔中形成坚硬的结石。在有变态反应的病人，仅见极轻微的黏膜改变。

有时肠腔内可见硫酸钡残留，表现为无折光性的细小绿色颗粒，或者较大双折光的菱形晶体，有时位于肉芽组织中（图 13.89）。这些所见仅提示病人之前使用过钡剂，并不能形成钡剂肉芽肿的诊断。钡剂肉芽肿包含吞噬了棕-绿-灰色硫酸钡晶体的巨噬细胞的聚集，周围有典型异物巨细胞环绕。由于钡固有的惰性，炎症反应很轻。小颗粒状的结晶可成串存在。硫酸钡不能折射偏振光，但是具有一定的折光性，当放下显微镜聚光器时易于见到。变态反应与其他原因引起的胃肠道变态反应性疾病相似，主要为大量嗜酸性粒细胞浸润。黏膜轻度水肿。当钡进入黏膜下层时，可引起肉芽肿反应（图 13.89）。

泛影葡胺不引起炎症反应。形态学上可见肠腔内较大矩形或者菱形浅棕黄色晶体，偶尔伴有个别巨细胞。

毒液引起的结肠炎

大多数蝎毒和蛇毒都是毒性蛋白和酶的混合物，能引起休克、溶血、凝血异常、血管阻力改变等。这些都可以导致缺血性结肠炎（图 13.90）[176]。

放射损伤

放射性损伤引起两种类型的胃肠损害。一种是放射性损伤本身，另一种是放射的长期效应（如缺血性改变或导致肿瘤）。尽管直肠和结肠都有相对较强的抗放射能力，但是由于发生于盆腔和乙状结肠固定部位的肿瘤常常要进行大剂量的放疗，所以结直肠放射性损伤的发病率还是很高的。许多接受放疗的病人都同时服用增加放疗敏感性的药物，这些药物对肠黏膜有直接毒性效应，使其易于进一步受到放疗损伤。大约 75%～90% 的合并症累及远段结肠[177]，直肠是最常受累的部位[178,179]。

最近有证据表明微血管内皮细胞凋亡是代表胃肠道放疗损伤的最早期病变[180,181]。单独大剂量的放疗首先损伤血管内皮细胞，由于血管损伤进而引起上皮坏死。放疗损伤的病理生理学已在第 6 章详述。

大约 75% 的病人有临床症状，一般出现于放疗第二周的中间。其症状包括腹泻、黏液便、里急后重、腹胀和腹痛。黏膜水肿、灰暗，失去正常的血管分布。约 2.4%～5% 的化疗病人会发生严重的直肠乙状结肠炎，尤其是治疗剂量＞6000 拉德（rads）、时间超过 6 周的病人。弥漫的全结肠炎也可发生，可有溃疡、狭窄、坏死和瘘管形成，均由逐渐加重的肠壁内血管炎和黏膜下及浆膜下纤维化所致。迟发性病变包括狭窄、穿孔、假性肠梗阻、血管闭塞和肠壁纤维化。迟发性的直肠乙状结肠炎伴轻到中度出血发生于放疗后 6 个月到 5 年，甚至可以延迟到 30 年后。

早期的直肠乙状结肠改变包括黏膜水肿（图 13.91）、黏膜褪色或者发黑，失去正常的血管分布。黏膜苍白，皱襞消失，不规则浅表溃疡，瘘管和脓肿也可见到。慢性放射性结肠炎常表现为狭窄，狭窄肠段可长可短，往往逐渐变细，边缘平滑。

在急性损伤期，特征性的改变往往局限于黏膜。包括隐窝细胞破坏、隐窝脓肿、炎症细胞浸润、细胞核非典型性、分裂活性下降、极性消失、隐窝消失和黏膜脱落。嗜酸性粒细胞往往较显著（图 13.92）。其他急性改变还包括显著的黏膜下水肿呈黏液样外观、溃疡、炎性息肉、黏膜毛细血管扩张和有时呈缺血性改变。可见腺体增生伴轻度细胞非典型性。这些改变可相似于异型增生。大多数改变在一个月内缓解，虽然轻度萎缩和炎症细胞浸润可保持至放疗终止后三个月[182]，但是最终会消退。

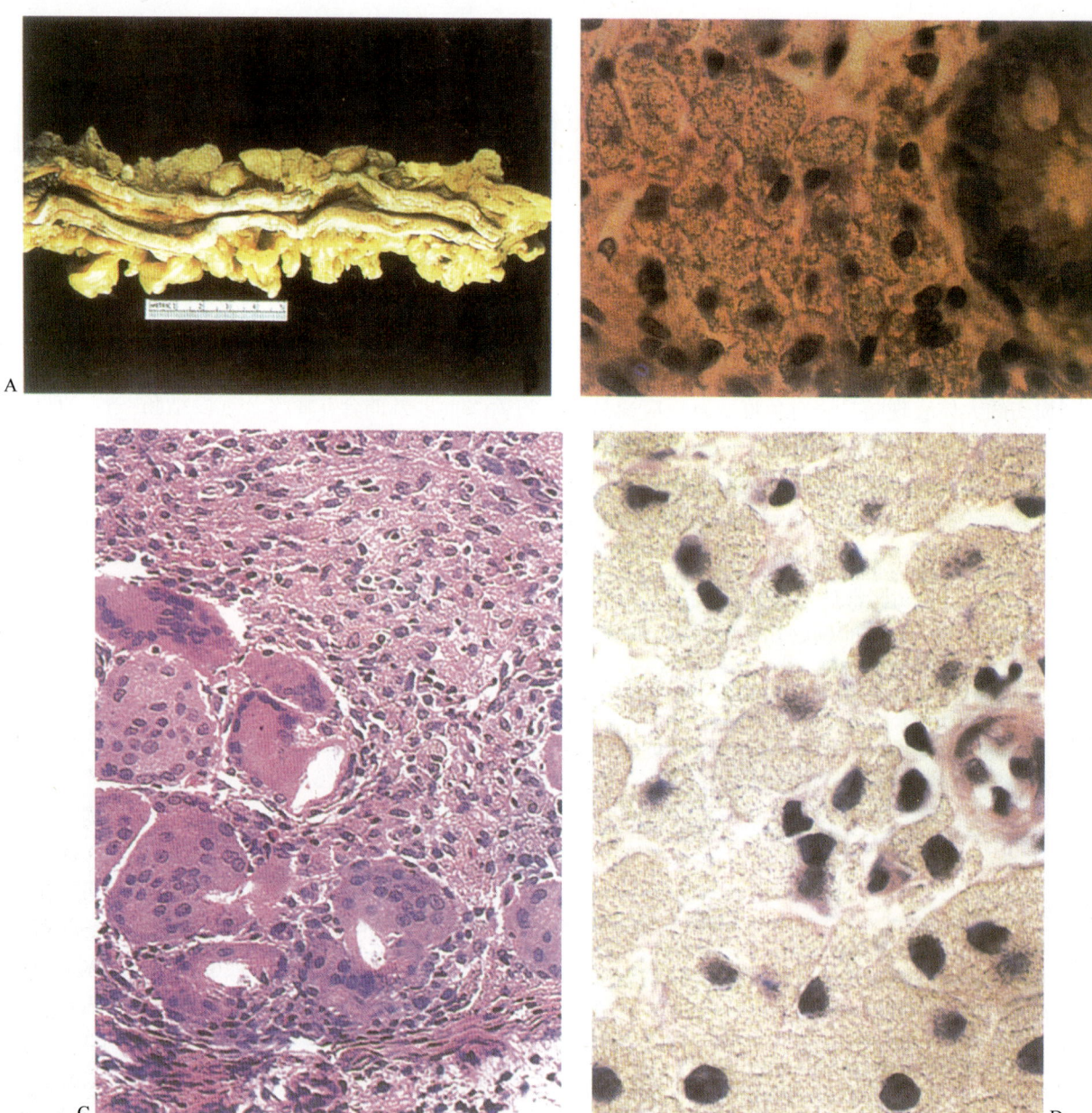

图 13.89 钡肉芽肿。**A**：这段肠管上可见多个小的钡肉芽肿形成，引起肠壁炎症和肠腔狭窄。**B**：巨噬细胞内的钡颗粒。**C**：偏振光下一个钡肉芽肿内可见大量上皮样细胞和多核巨细胞内双折光的异物。**D**：含有折光性物质的组织细胞。

迟发性黏膜病变包括糜烂、溃疡、穿孔、瘘管、不典型增生和肿瘤。癌、肉瘤和软斑病均可发生于之前放疗的区域。肿瘤可以继发于低到中剂量的放疗，经过一个较长的潜伏期[183]。血管改变包括淤斑、出血、细动脉玻璃样变性、血管的坏死愈复区域、血栓、内膜纤维性斑块。间质改变包括狭窄、黏膜下纤维化、固有肌层间质纤维化、浆膜纤维化、括约肌失去正常控制功能。狭窄和纤维化由多功能细胞因子转化生长因子β（TGF-β）表达上调引起，因为TGF-β是上皮和间质增生、炎症、细胞外基质沉积和血管生成的主要调节因子[184,185]。

更慢性的表现包括不同程度萎缩的结构紊乱、杯状细胞消失、隐窝变短、肌层增厚扭曲、上皮不典型增生、肠壁纤维化、浆膜增厚、血管硬化（图13.93和图13.94）、淋巴管扩张症以及相似于胶原性结肠炎的表面上皮和隐窝上皮下胶原纤维增厚[186]。大肠可见Paneth细胞化生。黏膜下层血管显著的玻璃样变性，类似于淀粉样变性病。肠壁不同程度的扭曲使

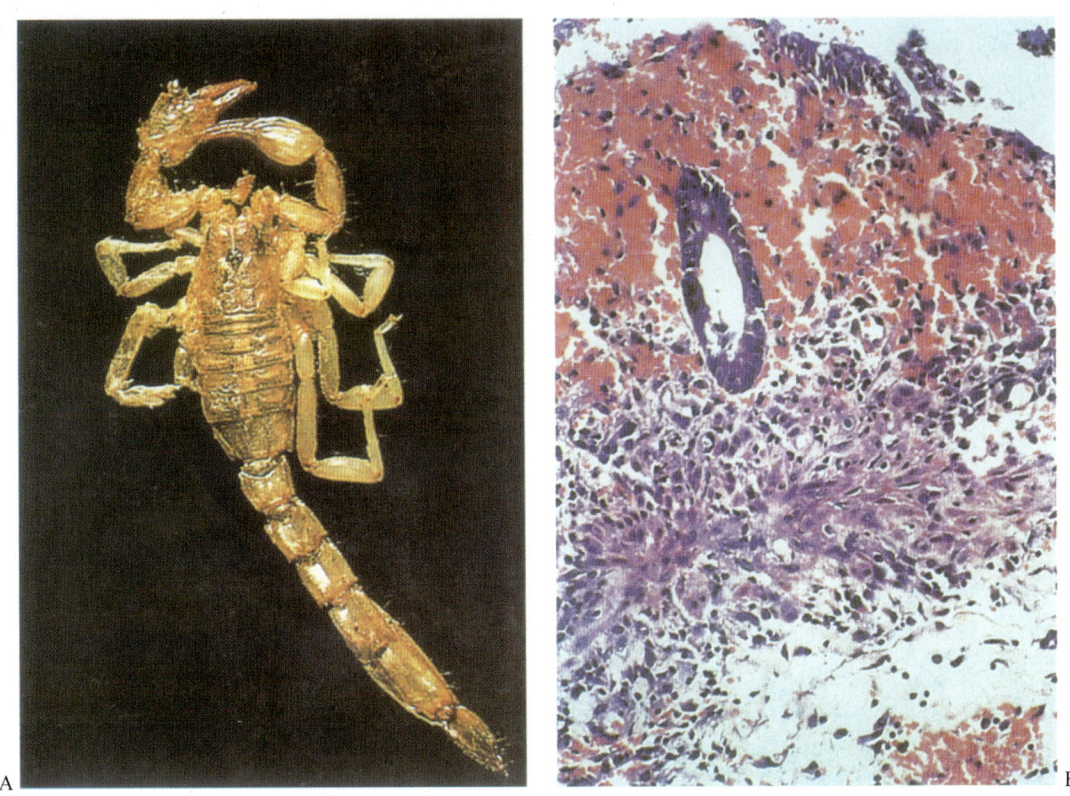

图 13.90　毒液所致的肠损伤。**A**：原产于美国西南部的蝎子。被其叮咬能引起严重的出血缺血性结肠炎。**B**：一个被响尾蛇咬伤致死的病人的组织切片。急性出血性结肠炎和缺血性结肠炎混合存在。

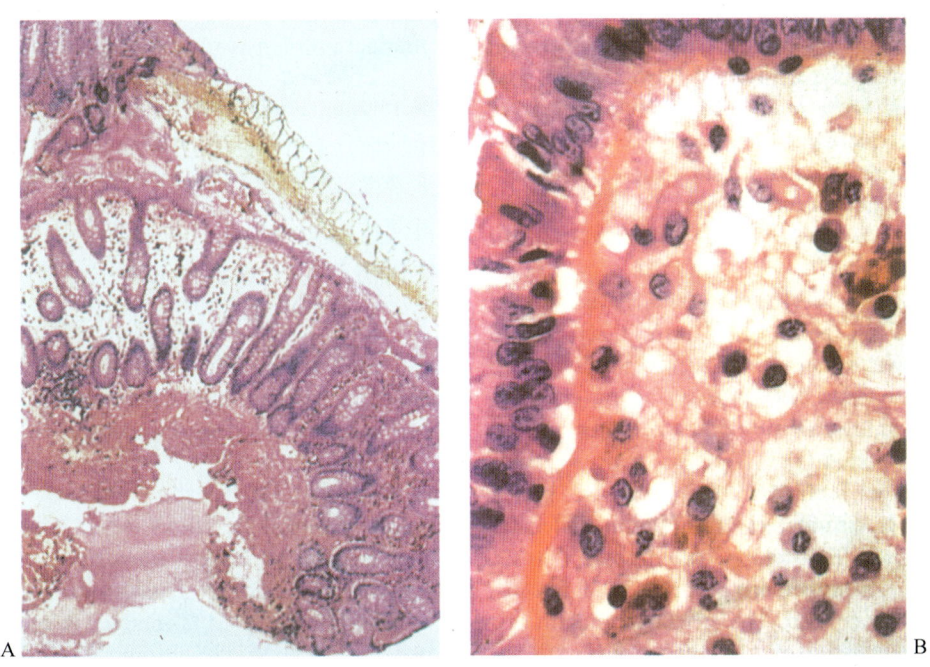

图 13.91　急性放射性损伤。A 图示损伤病灶。黏膜水肿，肠隐窝被水肿的间质分隔。B 图示高倍镜下所见，可见吞噬含铁血黄素的巨噬细胞。

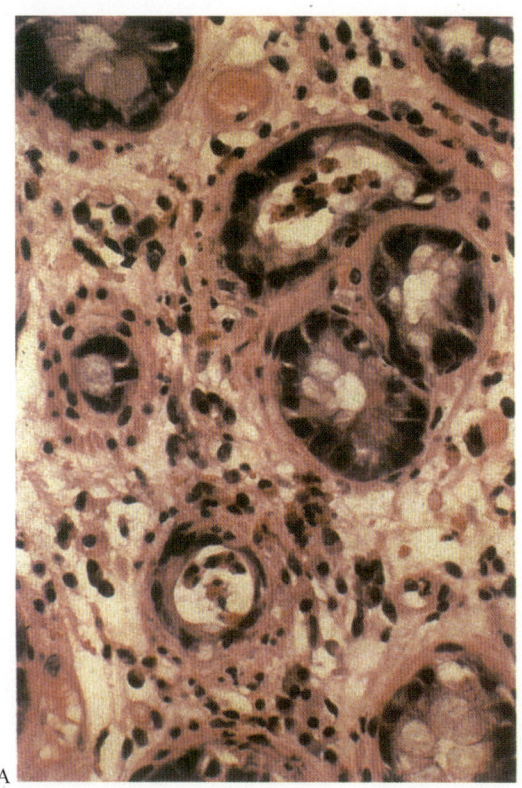 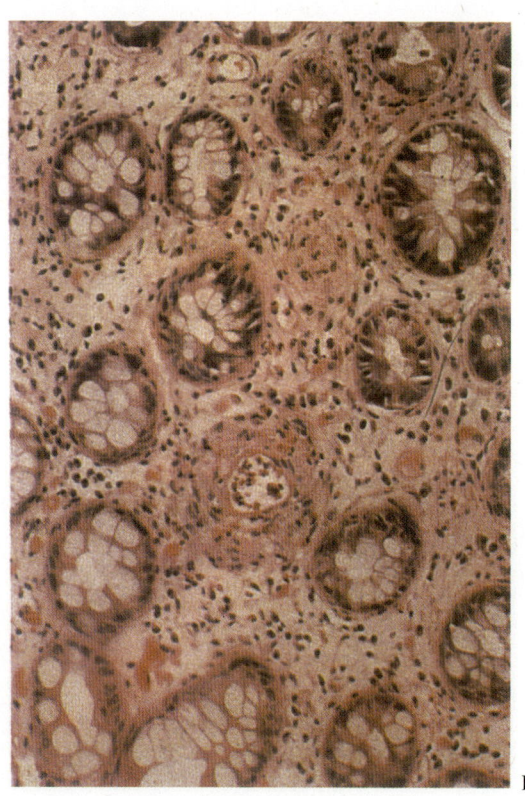

图 13.92　急性放射性结肠炎。**A**：高倍镜示腺体变性，间质水肿，包括嗜酸性粒细胞在内的急性炎症细胞浸润。**B**：黏膜血管示轻度血管纤维化。

腺体深陷入肠壁引起深在性囊性结肠炎、黏膜肌层局灶中断、黏膜糜烂、深溃疡、血管扩张和浆膜增厚[186]。位置异常的腺体的非典型的细胞核可被误认为浸润性癌。黏膜下层的神经组织增生和肌纤维变性也可发生。

提示放射性结肠炎的活检标本特征有病变的斑片状发生、显著的毛细血管扩张、上皮或间质细胞核增大，如果有幸取到黏膜下层，有时可见到典型的血管改变和特征性的放射性成纤维细胞。在另外一些病例，组织可能表现为非特异性慢性损伤性改变。固有层也有大量的慢性炎细胞浸润。成纤维细胞核增大，胞浆嗜碱性。这些细胞可呈燕尾样外观。细动脉常内膜增生，有时可见泡沫状内皮细胞，尤其是在病变早期。活检标本肠狭窄的典型表现是结直肠黏膜部分扭曲伴固有层纤维化和血管扩张。

慢性放射性损伤的大体表现类似于 Crohn 病，但是没有裂隙状溃疡和肠系膜蔓生脂肪。大体上也可相似于癌。镜下，放射性结肠炎可相似于其他多种类型的结肠炎，如感染性结肠炎、显微镜下结肠炎、缺血性结肠炎、药物引起的结肠炎、过敏性或嗜酸性结肠炎、炎症性肠病，尤其是当活检取材较表浅时。嗜酸性粒细胞性隐窝脓肿高度提示放射性损伤[187]。伴有内膜肌层增生的血管损伤和内膜下泡沫样巨噬细胞聚集可见于放射性损伤，慢性同种异体移植的细胞排斥反应伴有不同程度和联合出现的血管中层硬化、纤维素样坏死和血栓形成[186]。由于放射性损伤和缺血再灌注损伤发生的机制相似，因此缺血和急性放射性损伤的组织学表现相似并互有重叠也就不足为奇了。

越来越多的新辅助治疗手段用于直肠癌，包括术前化疗、放疗和化放疗。这些治疗完成后几天或数周切除肿瘤。短期的术前放疗能引起严重的弥漫性肠壁全层炎症和固有层炎细胞增多。炎症为含嗜酸性粒细胞、淋巴细胞和浆细胞的混合性炎。嗜酸性粒细胞可出现于固有层、肠腺隐窝和表面上皮，可伴隐窝脓肿形成。有些病人的黏膜下部可见吞噬黏液的巨噬细胞聚集。溃疡和糜烂附近可见中性粒细胞，但是不形成隐窝脓肿[188]。隐窝结构紊乱、表面上皮和隐窝上皮损伤、核异常、凋亡小体形成等均可见到[188]。隐窝呈裂隙样或者腺腔扩张将上皮压扁，相似于化疗引起

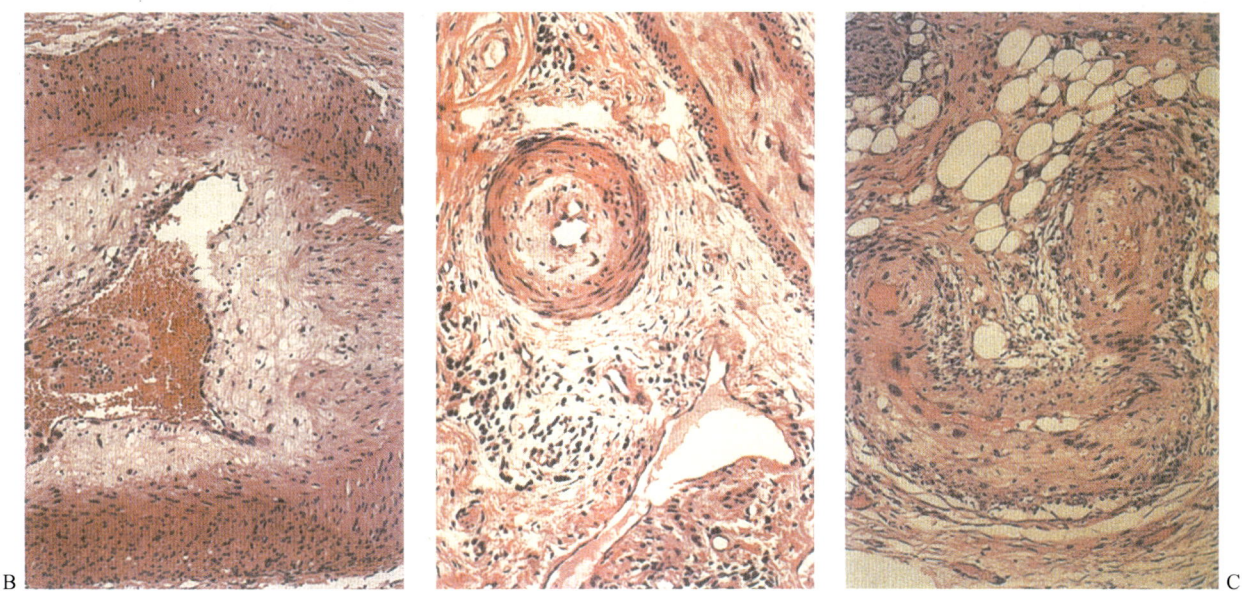

图 13.93　放射性损伤的血管损害。**A**：血管横断面显示内皮下泡沫样组织细胞聚集。**B**：血管内膜纤维化，管腔狭窄。**C**：另一个呈相似改变的血管纵断面。

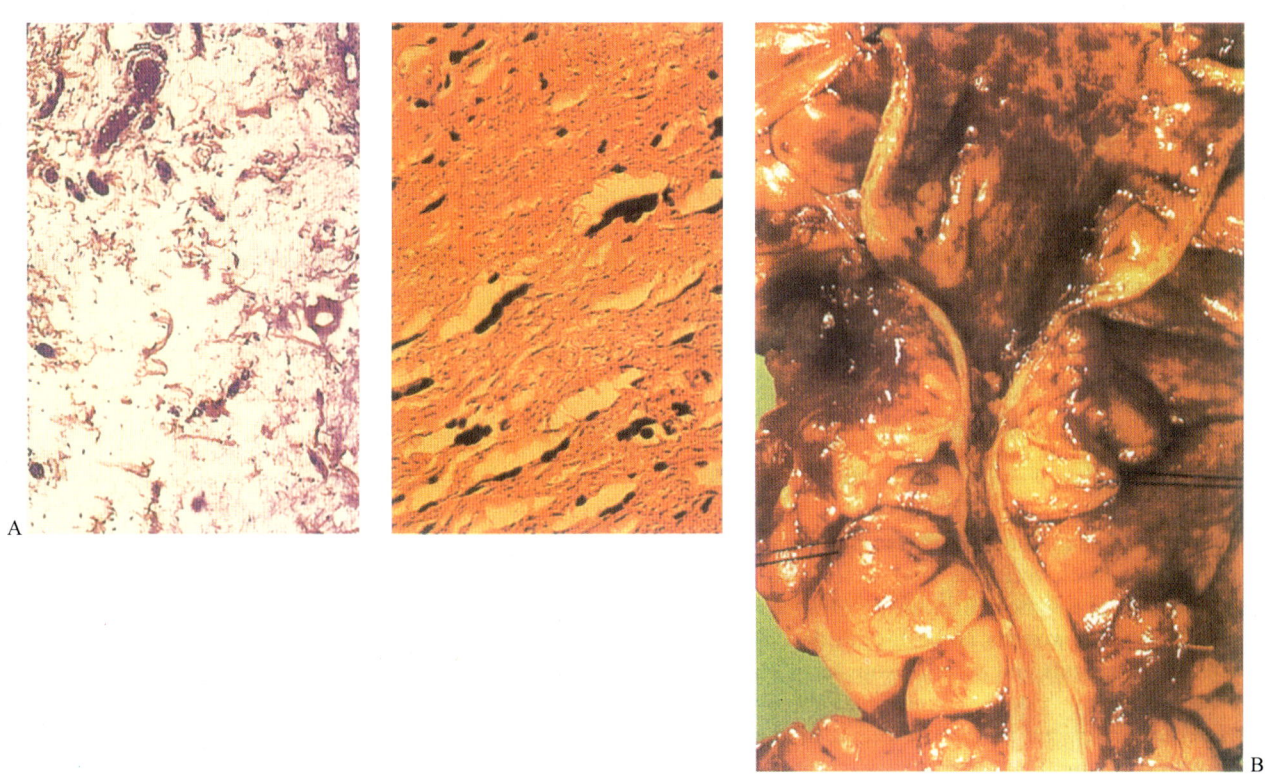

图 13.94　放射效应（晚期）。**A**：慢性放射性损伤（右）和急性损伤（左）的对比。都取自于黏膜下层。右图见黏膜下层纤维化和不典型成纤维细胞，与急性损伤表现为黏膜下层水肿和毛细血管扩张形成鲜明对比。**B**：放疗病人结肠狭窄。

的损伤。上皮呈强嗜酸性，可含有怪异的非典型细胞核。隐窝变长，隐窝底部到黏膜肌层的距离增加。炎症较重的区域可见隐窝数量减少或者小的残存的隐窝。炎症相对较轻的区域可见到隐窝轻度扩张。辨认短期放疗引起的损伤非常重要，因为这种损伤可自愈[188]。

有时可收到氡针插入组织进行局部放疗的标本。在这类病例，氡针插入处形成一个空腔，周围呈脓肿样炎症浸润。脓肿附近的血管呈变性和纤维素样坏死改变。

用于治疗前列腺癌的直肠周围近距离植入放疗能引起局部的胃肠毒性，但这种病变往往较轻[189]。

创伤

大多数严重的结肠创伤由外科手术、内镜检查、意外、穿透性创伤等引起。约95%以上的结肠创伤是穿透性的[190]，其诱因按发生率从高到低依次包括枪伤、刺伤、医源性、车祸、战伤、非正常性交等。灌肠管也可引起创伤。损伤范围随病因不同各不相同。结肠创伤轻者可形成血肿，重者可发生较深的破口，若未及时修复，甚至可引起肠穿孔和腹膜炎。血肿可发生于腹部钝器损伤，或者血友病等出血性素质的病人。见于儿童受虐综合征的腹部钝性创伤有较高的发病率和死亡率。中腹部在受到直接外力作用的时候较易受伤，导致此处固定于腹后壁脊柱上的脏器发生压迫性损伤[191]。结肠损伤仅见于3%~5%的腹部钝器伤[192]，且主要累及降结肠、升结肠或盲肠[192,193]。临床表现取决于血肿的大小，包括急慢性腹痛、肠梗阻、便血、失血性贫血、腹腔积血[194,195]。

创伤相关的组织学改变取决于活检是取自创伤急性期的黏膜还是取自反复发生创伤的黏膜。急性期，可见急性炎症和出血。如果创伤反复发生，则可见到黏膜扭曲和慢性炎症，可见含铁血黄素沉积。子弹穿过处的组织可见凝固性坏死。

感染性结肠炎

概述

结肠固有的正常菌群和黏膜屏障是机体抵御致病因子的重要保护机制。这些机制的破坏使细菌易于入侵，加重疾病的程度。结肠损伤的原因是细菌或者其毒素的作用。其机制涉及细菌的黏附、入侵和毒素产生（详见第6章）。病原菌致病因子最易破坏宿主细胞的细胞骨架。细胞骨架的改变对病原菌黏附、侵袭和细胞内转位非常重要，尤其是大肠杆菌、沙门菌和志贺杆菌[196]。

在全世界，不同国家和地区的感染性结肠炎发病率差异很大，这取决于当地的条件。在发展中国家，居住条件和卫生条件都较差，肠道感染尤其是细菌感染发病率较高。相反，在发达国家，人们的居住条件和卫生条件都较好，病原菌不易传播。然而，在发达国家，其他一些因素可利于细菌传播，包括大批量的食物生产、分发和零售，这使得食物源性的肠道感染爆发流行的概率大大增加[197]。育婴中心的婴儿、长期在医院接受护理照顾的病人、AIDS病人、旅游者、军人受感染的概率均增加。与临床大夫取得联系，询问病人的旅游史、免疫状况、性生活史、摄入的食物等均有助于疾病的诊断。

许多胃肠感染都是由于摄入了不洁净的食物或水。食物供应的全球化使得意外污染或故意污染的食物所引起的危害范围增大。如果有生物恐怖袭击事件发生，病理医师在鉴定中能起到关键的作用。表13.11列举了要高度怀疑是由广泛食物污染所引发的一些疾病。

胃肠道改变可以很轻微，可表现为急性自限性结肠炎的典型表现，也可表现为非特异性炎症改变或者坏死性小肠结肠炎。产生毒素的病原菌比直接侵入肠黏膜的病原菌引起的形态上的病变要略轻一些（图13.95）（见第6章）。除了肠出血性大肠杆菌，其他细菌引起的结肠炎大都由细菌直接侵袭肠黏膜引起，如沙门菌、志贺杆菌、弯曲菌和耶尔森菌等。肠出血性大肠杆菌通过分泌毒素引起肠黏膜损伤。从腹泻病人的大便中分离出来的细菌类型中，肠出血性大肠杆菌位列第三，仅次于沙门菌和弯曲菌[198,199]。感染性结肠炎也可由小肠结肠炎耶尔森菌（46%）、空肠弯曲菌（20%）、沙门菌（13%）、志贺杆菌（9%）等引起[199]。其余11%的病例由阿米巴和巨细胞病毒引起[199]。在这些感染中，伤寒沙门菌和阿米巴引起的改变相似于溃疡性结肠炎，其他病原菌引起相似于Crohn病的灶状结肠炎改变[199]。

各种类型感染性结肠炎的诊断，应综合临床表现、组织学特征、治疗反应来综合考虑。胃肠感染的病理诊断依赖于对多方面因素的认识，如特异性的病原菌、特异性的组织反应和特异性的感染引起的细胞病理学改变。对特定病原菌的辨认要考虑其在组织中的特定位置，例如，是位于上皮表面，还是固有层，还是黏膜下层，或者肠腔内，或者肌间神经丛（表13.12）。特殊检查有助于鉴别特殊的病原菌。HE染色上可查找病毒包涵体，但是往往敏感性较差，针对病毒抗原的免疫组化或者针对病毒基因组的原位杂交均可提高诊断的敏感性。特殊染色，尤其是真菌染色，往往用于确诊真菌感染，尤其是见到弥漫的组织

表 13.11	提示广泛食物微生物污染的因素
	普通胃肠感染呈较奇怪的年龄分布
	普通和特殊型食物源性疾病发病增加
	在某一地区不常见的微生物的感染率增加
	异常的感染性疾病短时间内连续发生
	在某一地区罕见的特殊病原微生物的感染
	同时出现较多数量伴有相似胃肠道症状和体征的病人

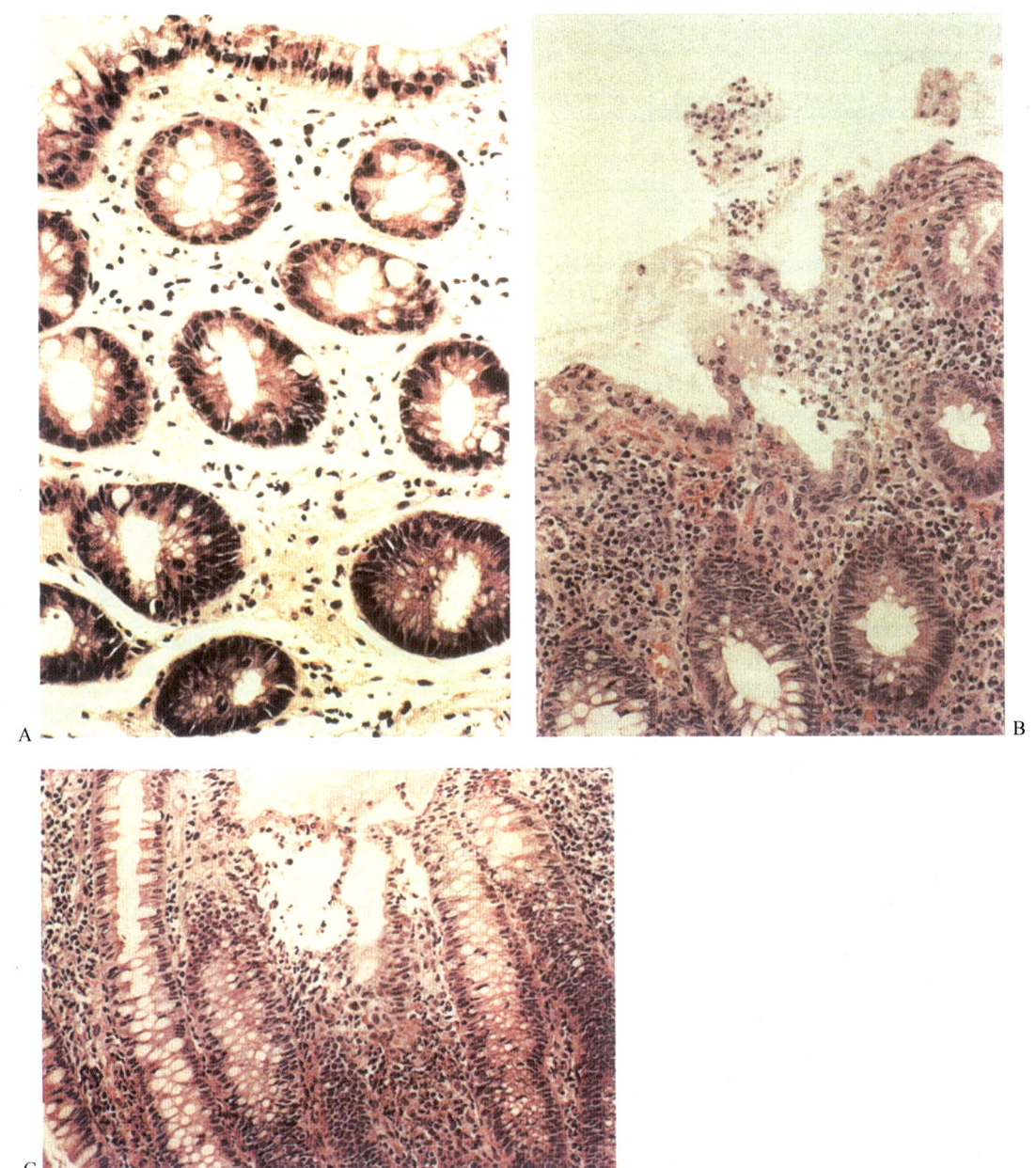

图 13.95　细菌性结肠炎。**A**：产毒性大肠杆菌引起的显著黏膜水肿，炎症并不明显。**B**：表面溃疡和固有层炎症浸润的区域。**C**：表面上皮下见一个小疱形成。B 和 C 取自两个不同类型侵袭性细菌感染的病人。

表 13.12　结肠感染的部位

黏附于肠腔上皮表面
　　隐孢子虫（Cryptosporidia）
　　螺旋体
　　肠黏附性大肠杆菌
位于胞浆的
　　等孢子球虫（Isospora）
　　微孢子虫
　　巨细胞病毒（CMV）
　　单纯疱疹病毒
　　腺病毒
　　组织胞浆菌
位于固有层的
　　CMV
　　类圆线虫
　　分枝杆菌
　　组织胞浆菌
　　微孢子虫
　　血吸虫病
定位于黏膜下层
　　血吸虫病
位于肌层或肌间神经丛的
　　南美锥虫病（Chagas 病）
　　CMV

表 13.13　急性自限性结肠炎的组织学改变

1. 黏膜层上 2/3 显著水肿
2. 黏膜浅表溃疡，黏膜表面含中性粒细胞的薄层渗出物
3. 隐窝炎、隐窝溃疡和隐窝脓肿
4. 不同程度的黏液缺失
5. 固有层炎症浸润，在病程进展的不同阶段可见中性粒细胞、淋巴细胞、浆细胞、嗜酸性粒细胞（见表 13.14）
6. 基底部无浆细胞增多
7. 缺乏慢性炎症的表现

感染早期，黏膜因水肿而面积增大并可见斑片状炎症浸润。固有层大量中性粒细胞浸润，常常以血管周围和隐窝周围为著。毛细血管内可见到边集的中性粒细胞。中性粒细胞也可浸润上皮，引起隐窝炎。在许多感染早期隐窝脓肿并不多见。中性粒细胞数量多于淋巴细胞和浆细胞。上皮看上去凹凸不平，变性，有时可见到丛状合体细胞。隐窝上皮黏液缺失，扁平或呈反应性改变。隐窝相互平行排列，上 1/2 可见扩张。固有层可有新鲜出血。

表 13.14　急性自限性结肠炎病程进展不同阶段的病理改变特征

	0～4 天	6～9 天	9 天以后
黏膜水肿	++	+/-	-
表面渗出	+	-	-
溃疡	+	-	-
隐窝炎症	+++	灶状+	
固有层炎症			
中性粒细胞	+++	+/-	-
淋巴细胞	+/-	+	+/-
黏液减少	+	++	+
上皮再生	+/-	++	+
上皮细胞分裂象	-	+	+
隐窝扭曲			
基底浆细胞增多	-	-	-
肉芽肿	-	+/-	+/-

细胞浸润的时候要考虑真菌感染。Gomeri 银染色或 PAS 染色都可较好地显示真菌。微孢子虫可用 Gram 或 Giemsa 染色，结核杆菌或鸟型分枝杆菌可用抗酸染色。MASSON 三色特染可显示阿米巴。超微结构的检查也有助于发现微孢子虫和一些原虫。细菌培养和大便毒素检查或者毒素编码基因的检查，往往也较有用。可用于病原微生物检查的免疫组化抗体、原位杂交探针和其他分子生物学手段是越来越多了。

细菌性结肠炎（急性自限性结肠炎）的基本组织学特征

急性自限性结肠炎的组织学特征列于表 13.13（图 13.95）。表 13.14 列举了感染的不同阶段的组织学特征[200]。消退期结肠炎的特征包含了从急性炎症反应转为慢性的过程。感染消退期的慢性改变往往和其他类型的结肠炎很难鉴别。

表 13.15　急性自限性结肠炎和炎症性肠病鉴别

病变特征	炎症性肠病（IBD）	急性自限性结肠炎（ASLC）
结构扭曲变形	++	−
表面绒毛状	+	−
肉芽肿	+	+/−
腺体萎缩	+	−
基底淋巴细胞聚集	++	−
基底浆细胞增多	++	−
基底可见巨细胞	+	−
急慢性炎细胞混合存在	+	+/−
水肿	−	+
单纯的中性粒细胞浸润	−	+

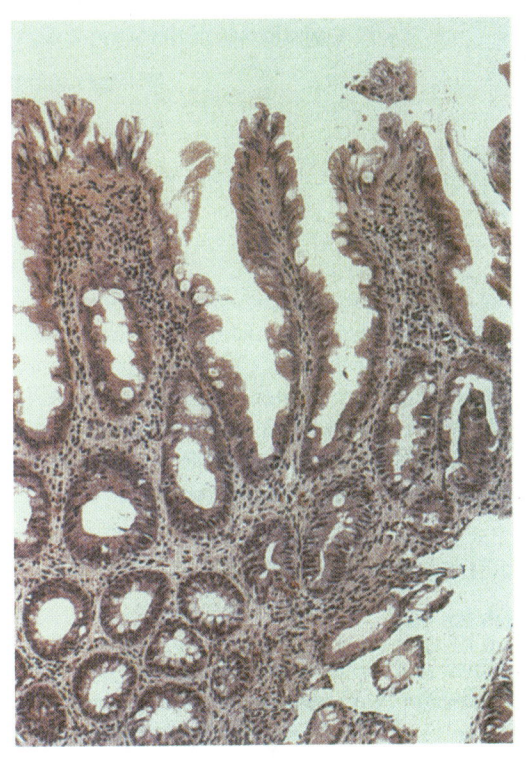

图 13.96　黏膜呈绒毛状外观。

由于急性自限性结肠炎在临床上和内镜下都很相似于活动性特发性炎症性肠病，临床医师往往要求病理医师在显微镜下对此两种疾病加以鉴别（表13.15）（参见第 11 章）。两者鉴别一个最重要的组织学特征是隐窝结构。隐窝结构正常时，支持急性自限性结肠炎（图13.95），不支持炎症性肠病。相反的，隐窝扭曲强烈提示炎症性肠病。当组织学检查发现隐窝结构扭曲（不是由淋巴滤泡引起的腺体分支分叉），固有层内圆形细胞和中性粒细胞数量增加，绒毛状结构，上皮样肉芽肿，隐窝萎缩（腺体变短数量减少），基底部淋巴细胞聚集，浆细胞增多，Paneth 细胞化生，基底部孤立的巨细胞，这些都高度提示炎症性肠病。黏膜表面绒毛状外观一般见于溃疡性结肠炎（图13.96）。但因其相对不常见，所以诊断价值有限。但是当发生在感染性疾病高发的人群时，即使有隐窝结构的变形，也要考虑自限性结肠炎。这种疾病有时被称为热带性结肠病。这些病人往往在此之前已先感染了能导致隐窝结构破坏的病原体，如阿米巴叠加急性细菌感染。

固有层内炎症的性质也有助于鉴别急性自限性结肠炎和炎症性肠病急性期。纯粹的急性中性粒细胞的浸润提示急性自限性结肠炎，因为这种情况从不见于炎症性肠病。然而，急慢性混合的炎症细胞浸润两者都可发生。炎症改变位于固有层基底部强烈提示炎症性肠病，其原因之一是隐窝基底部细胞相对较少，当此区域浆细胞增多时，易于观察到。不论是基底淋巴细胞增生还是基底淋巴细胞聚集都高度提示炎症性肠病，因为这种情况在炎症性肠病比急性自限性肠炎要常见得多。基底淋巴浆细胞增多位于黏膜的下 20% 区域内。急性自限性结肠炎也可出现淋巴浆细胞增多，但其程度难以达到炎症性肠病的程度，除非是经过治疗的炎症性肠病的病人。

急性自限性结肠炎缓解消退期与炎症性肠病更加难以鉴别。急性自限性结肠炎的炎症多局限于固有层上 1/2 或 2/3，但是并不总是如此。炎症浸润往往呈带状，首先累及黏膜上层和中层，不累及黏膜靠下的部分。在特发性炎症性肠病，固有层往往比隐窝上皮更易受炎症累及。水肿、出血等感染性结肠炎的表现在特发性炎症性肠病中往往缺如或者不明显。灶状的炎症在急性自限性结肠炎比在溃疡性结肠炎更常见。

有些感染可产生类似于 Crohn 病的上皮样肉芽肿。有些病原体可产生微肉芽肿和缺乏巨细胞的组织细胞聚集（表 13.16）。有时急性自限性结肠炎能引起不明显的微肉芽肿，尤其是当弯曲菌和伤寒沙门菌感染时，尽管这种情况较罕见。肉芽肿更常见于耶尔森菌性小肠结肠炎和结核分枝杆菌感染。

表 13.16	细菌性结肠炎的肉芽肿
上皮样肉芽肿	微肉芽肿
结核	沙门菌感染
耶尔森菌感染	弯曲杆菌感染
淋病	
梅毒	

特殊细菌感染

大肠杆菌

如第6章中所述，人类可发生多种形式的大肠杆菌感染。产毒性大肠杆菌倾向于引起轻微的损伤（图 13.97）。这里将讨论肠出血性大肠杆菌感染，其他类型大肠杆菌感染已在第6章讨论过。

肠出血性结肠炎由产生志贺毒素的大肠杆菌感染所引发。大肠杆菌 O157：H7 是在美国引起溶血尿毒综合征的最常见的大肠杆菌亚型[201-203]。在世界其他地区，其他亚型的大肠杆菌也可引起溶血尿毒综合征。引起肠出血性大肠杆菌感染有两个相似但不同的细菌毒素：志贺样毒素Ⅰ和Ⅱ。这些毒素都由两个亚基组成，结构上和志贺毒素、霍乱毒素几乎一样。它们都与相同的细胞膜表面受体相互作用[202]。一个特殊的质粒编码的菌毛黏附素能便于大肠杆菌 O157：H7 黏附到肠黏膜表面上皮[203]。病原微生物攻击淋巴小结，不断黏附/脱落，形成病变[204]。其结果是肠出血性大肠杆菌不侵入上皮，而是黏附于肠腔表面产生毒素。被吸收的毒素干扰蛋白合成，引起上皮和内皮损伤[205]。这些毒素损伤肠道和肾的血管内皮细胞，引起细菌性痢疾、出血性结肠炎、溶血尿毒综合征和血栓性血小板减少性紫癜等[206]。受损的内皮不能产生抗凝物质，引起微血管血栓形成。由于内皮损伤，组织往往表现出相似于出血性结肠炎的外观。并非所有的肠出血性大肠杆菌都会引起溶血尿毒综合征，溶血尿毒综合征在肠出血性大肠杆菌感染患者中的发生率约为 5%～8%。白细胞计数增高、C反应蛋白升高、疾病早期高热均提示发生溶血尿毒综合征的危险性升高[207,208]。

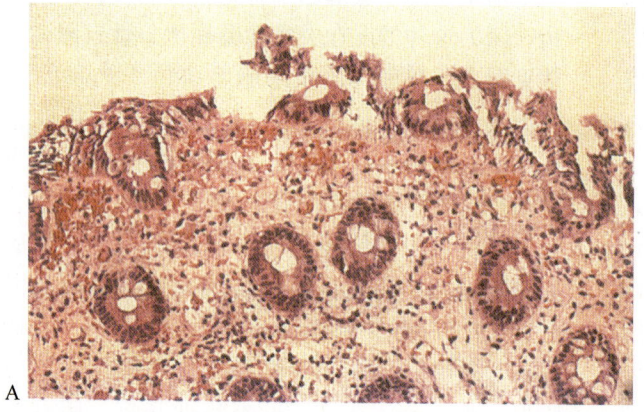
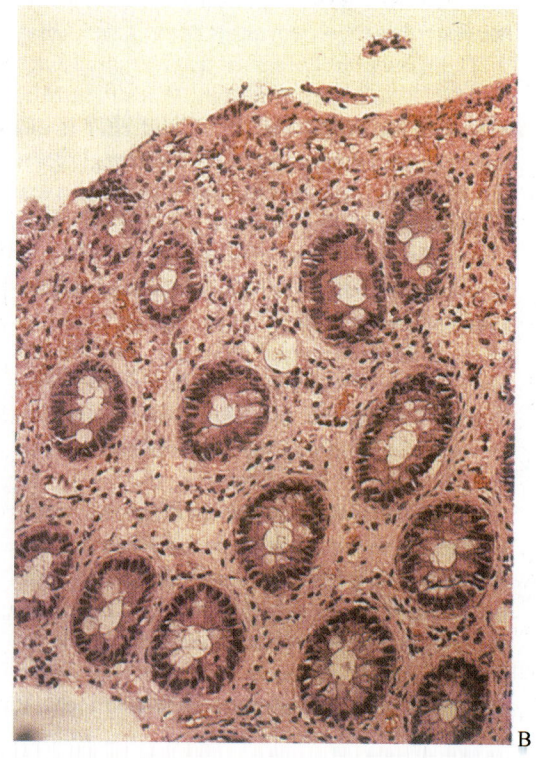

图 13.97　产毒性大肠杆菌感染。图A和B取自结肠的两个不同区域。图A显示的损伤比图B中要轻，图B中表面上皮几乎全部剥脱。两图均示浅表水肿和红细胞外渗。活检取自一个17岁男孩，他在野餐时食用了一个汉堡，粪便大肠杆菌毒素检测阳性。

大肠杆菌 O157：H7 感染的年发病率在世界两个不同地区的统计结果分别是 2/10 万人口和 12.1/10 万人口[209]。在美国，从肠杆菌 O157：H7 的爆发流行、散发病例、严重病例、死亡病例的统计数字来看，其感染较广泛。有研究统计的结果显示大肠杆菌 O157：H7 在粪便细菌病原体的感染中位列第四[210]。疾病控制预防中心的另一项研究结果表明约 8% 的便常规培养显示此菌检测阳性，比痢疾志贺菌感染率高[211]。大肠杆菌 O157：H7 感染在美国全国范围内都可见，但南部比其他地区低一些。感染者的年龄从 1 岁到 80 岁都有，平均年龄为 14 岁。易感人群是小孩和老人。

大肠杆菌 O157：H7 的发病高峰是夏天，大部分病例发生于 5 月到 9 月之间[212]。可在社区、护理中心、看护中心、幼儿园和儿童游泳池等处传播，引起爆发流行[213]。大肠杆菌 O157：H7 可在饮用水中存活，引起水源性爆发流行[214]。感染剂量据估计可小于 100 个病菌。产生志贺毒素的大肠杆菌的感染也可由食用汉堡包、其他牛肉制品、未消毒的牛奶、奶酪、猪肉、家禽、羊肉、蔬菜和水果引起[215,216]。碎牛肉是一种尤为重要的疾病的传播媒介[217]。碎牛肉中的大肠杆菌 O157：H7 比其他细菌对热更敏感，但是在 −20℃ 可以存活数月[218]。所以，恰当的烹饪方法是预防疾病的最好方法。人与人之间的相互传播也可发生，主要是通过环境的污染相互传播[219]。

现在，除非发现大便呈血性或临床有特殊要求，许多实验室已经不再进行大肠杆菌 O157：H7 的常规监测培养。因此，大肠杆菌 O157：H7 的感染常常未被察觉[220]。大肠杆菌 O157：H7 筛查可用山梨醇麦康凯琼脂进行[218]。

本病平均潜伏期约为 3~4 天。疾病往往持续 2~9 天。症状不明显的感染也很常见，表现为自限性、非血性、不伴发热的腹泻。有些病人可发展为回肠结肠炎。幼儿、老人和免疫抑制的人易于进展为溶血尿毒综合征和血栓性血小板减少性紫癜。抗生素治疗不能缩短病程，也不能降低溶血尿毒综合征和血栓性血小板减少性紫癜的发生风险。结肠炎的病人可有血性腹泻、严重的腹部绞痛和低烧。粪便中无白细胞。合并症包括血小板减少性紫癜、晚期肾脏疾病、神经系统损伤，包括卒中[221]。

内镜下见肠黏膜外观较正常，伴有血液渗出。其他改变包括黏膜水肿、淤血、糜烂、溃疡、红斑、糟脆、渗出物甚至伪膜形成。黏膜下层肿胀。水肿可十

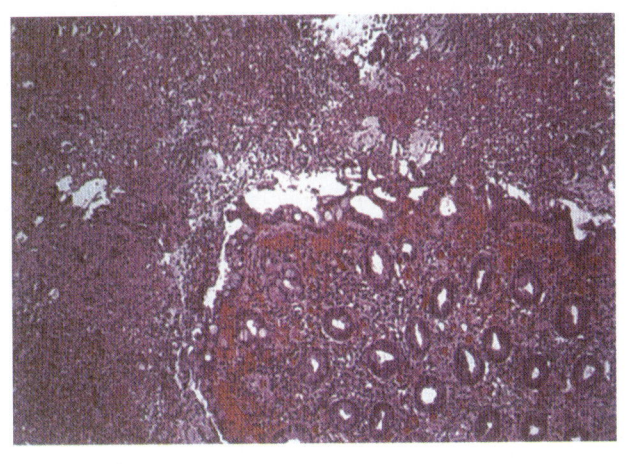

图 13.98　大肠杆菌 O157：H7 感染。此病人表现为出血性结肠炎伴伪膜形成。

分显著甚至引起肠梗阻，需外科手术切除。肠段切除也可用于控制出血。病变往往局限于右半结肠，但是也可发生全大肠炎，尤其是小孩。

由于都存在上皮和血管内皮的损伤，本病与缺血性改变和感染的组织学特征有重叠（图 13.98）。与缺血损伤有关的组织学特征包括灶状显著黏膜下水肿、出血、伪膜形成[221]、轻度黏膜坏死、溃疡伴黏膜和黏膜下层毛细血管内纤维素性血栓形成、肠壁内大量纤维素沉积。缺血引起广泛区域内的黏膜坏死，肠腺隐窝坏死后仅残留隐窝的影子并可见其下大量中性粒细胞浸润。坏死深达黏膜下层甚至肠壁全层，浆膜面可见炎症渗出。坏死区域之间的肠黏膜相对受累较轻，仅有轻度的黏液减少，少量中性粒细胞浸润和毛细血管血小板性血栓形成。坏死之间的肠黏膜也可见到上皮脱落、纤维素沉积、出血等。

感染的组织学表现包括隐窝、固有层和黏附于黏膜表面的伪膜内显著的中性粒细胞浸润。中性粒细胞浸润可以是轻度灶状，也可以侵犯隐窝上皮形成隐窝炎或早期隐窝脓肿。隐窝炎比隐窝脓肿更易见到，而且所有病例的中性粒细胞都是灶状聚集而不是均匀分布，甚至可以形成孤立的炎症灶。病人常常表现为极度的黏膜下水肿，同时伴出血和纤维素渗出。中性粒细胞浸润的特点是呈灶状分布，并伴有显著的隐窝炎，而不以明显的隐窝脓肿为主，这些都与弯曲菌、沙门菌及早期阿米巴感染的组织学改变很相似。其灶状分布的特点和纤维素性血栓的形成可提示感染而非急性溃疡性结肠炎。这些改变可相似于难辨梭状芽胞杆菌性结肠炎。固有层内常可见到与炎症程度不相匹

配的出血。除非原来有炎症性肠病的存在，腺体扭曲、结构异常、肉芽肿和巨细胞往往罕见[222]。由于病变呈灶状，活检可呈正常或者仅呈轻度灶状非特异性固有层内淋巴细胞或浆细胞浸润。组织学改变与疾病病程不匹配。随着病变进展，可出现黏膜增生性改变和较重的黏膜下层浆细胞浸润。

鉴别诊断包括难辨梭状芽胞杆菌性结肠炎和缺血性结肠炎，这两种结肠炎都和大肠杆菌性结肠炎的组织学改变有交叉之处。难辨梭状芽胞杆菌抗原检测有助于排除难辨梭状芽胞杆菌感染。细菌培养和血清型的检测是诊断的主要依据。已有对肠出血性大肠杆菌的免疫组化和分子水平的检测技术，但是在大多数实验室还尚未实施。

弯曲菌感染

弯曲菌感染可侵犯大肠和小肠。偶尔，空肠弯曲菌可引起急性灶性结肠炎[223]。严重的病例可表现为急性中毒性溃疡性全大肠炎、中毒性巨结肠、结肠穿孔等。这些感染已在第 6 章讨论过。

沙门菌感染

如第 6 章所述，沙门菌感染引起五种临床综合征。在本节中，我们将重点讨论沙门菌引起的结肠炎。肠炎沙门菌、鼠伤寒沙门菌、阿贡纳沙门菌、爪洼沙门菌、浦那沙门菌、奥雷宁堡沙门菌和牛波特沙门菌感染均可引起沙门菌性胃肠炎。感染可轻可重，偶尔可发生菌血症和菌尿症。沙门菌胃肠炎由食入污染的食物或者喝入污染的水，约 80% 由食物中毒引起。大多数爆发流行发生在六七月间，和摄入污染的鱼类、贝类、奶酪和家禽有关[224-227]。沙门菌感染在家畜中也较流行。给家畜喂食亚治疗剂量的抗生素能提高家畜存活率，使得动物产生了多株抗生素耐药的沙门菌，人类感染这些抗生素耐药的沙门菌引发严重疾病的概率也在上升。加工食品的工人可成为人类带菌者，偶尔引起感染的传播。

美国东北部和欧洲的部分地区肠炎沙门菌引起的食物中毒不断增加。肠炎沙门菌感染在南美和非洲也在增加[228]。这种感染的增加与蛋类和家禽的污染增加有关。美国每年大约有 400 例沙门菌病被报道，死亡率约为 1.3%~8.1%[229]。

沙门菌病常常引起轻度的自限性疾病，发生于食入沙门菌后 8~48 小时。沙门菌性胃肠炎的症状和体征变异很大，但是大多数病人表现为恶心、呕吐、腹部绞痛、发热、疼痛和腹泻，有时甚至可发生血性腹泻。症状持续 3~12 天。年老病人感染预后比年轻人差，因为老年人易发展为败血症。极少的情况下可发生威胁生命的下消化道大面积出血。出血往往发生于小肠，但是大肠出血也可见到[230]。病人不仅可以有胃肠道症状，也可发生结节性红斑、反应性关节病、直肠脱垂，尤其是伴有严重腹泻的病人。假性阑尾炎和回盲部肠炎也可发生，且可合并肠穿孔和中毒性巨结肠。镰状细胞贫血和 HIV 感染病人的表现尤为严重。结肠镜检可见弥漫或斑片状黏膜充血、糟脆和炎症。

沙门菌为细胞内寄生菌，能够穿过宿主的肠黏膜上皮屏障，往往在 Peyer 斑处的 M 细胞。一旦细菌接触上皮细胞，就可以引起细胞微绒毛变性[231]，继而在细菌接触的地方引起较深的细胞膜皱褶。丰富的微胞饮作用可以使细菌进入细胞内[232]。沙门菌进入上皮需要几种聚集在沙门菌致病岛 1（salmonella pathogenicity island 1，SPI1）的染色体基因（inv/spa）[233]。AFIP（Armed Forces Institute of Pathology）分类中总结了其他的致病因素[234]。细菌通过细胞膜胞饮作用进入上皮细胞或巨噬细胞，然后在细胞内复制[235]。细菌复制也可以发生于淋巴滤泡的巨噬细胞内，引起菌血症、全身其他部位的巨噬细胞的再感染和远处种植感染。结果导致淋巴滤泡增生、肿胀、淤血和溃疡，常形成平行于肠道长轴的纵形溃疡和出血区。溃疡出现之前还可以出现水肿、纤维素性渗出和血管内血栓形成。有时可发生鹅口疮样溃疡。

组织学上较轻的病例表现为非特异性斑片状炎症病变，包括水肿、淤血和灶状炎症（图 13.99）。较严重的病例可有隐窝脓肿、隐窝变性伴大量中性粒细胞浸润。固有层中性粒细胞浸润比隐窝腺体的中性粒细胞浸润更为明显。出血和溃疡区也可见到。隐窝脓肿可见于非溃疡区。也可有大片的黏膜坏死和出血，伴边缘隆起的穿凿状黏膜溃疡或糜烂、非溃疡区隐窝脓肿、弥漫的黏膜和黏膜下层出血坏死（图 13.100）。这些改变与炎症性肠病不同，慢性炎症细胞相对较少。微血栓可阻塞黏膜和黏膜下层的微静脉，引起类似于急性缺血的表现。在严重的病例，炎症组织中可见到巨细胞聚集，但如果是肠壁全层的炎症，要考虑到可能是 Crohn 病。然而，巨细胞不像 Crohn 病中见到的形成肉芽肿结构。偶尔病人表现为轻度的隐窝变形和分支，尤其是那些持续腹泻的病人。

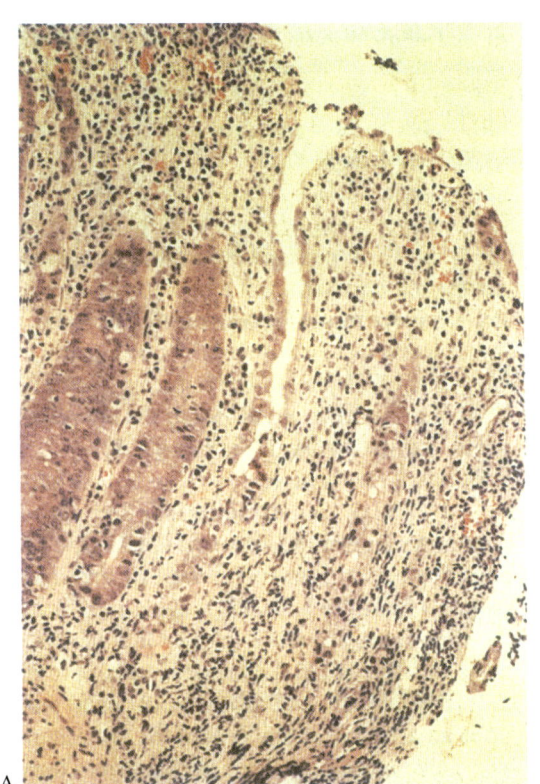 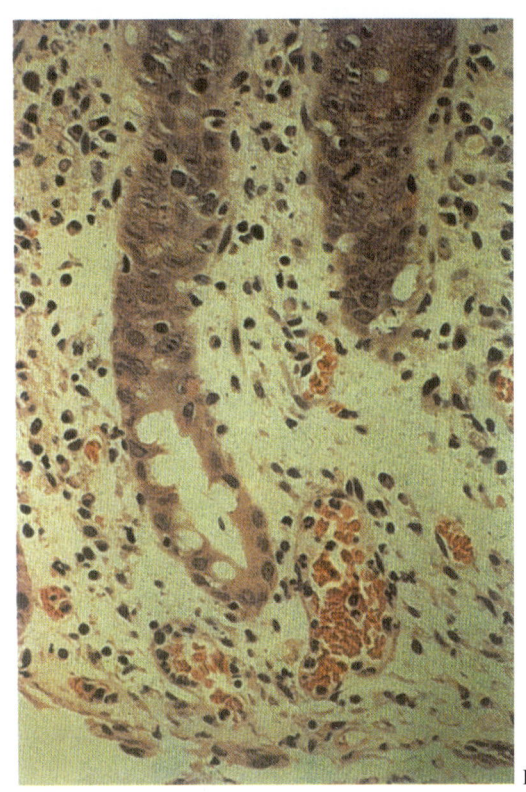

图 13.99　沙门菌结肠炎。**A**：黏膜炎症伴腺体破坏。一个隐窝的底部可见凋亡小体，相似于药物损伤和移植物抗宿主病。**B**：一些隐窝的基底部细胞分裂象增加。周围固有层水肿，血管淤血。

有时沙门菌病和炎症性肠病可同时发生[236]，引起诊断和治疗的困难。直肠活检表现为溃疡性结肠炎活动期的典型表现[237]。用于治疗炎症性肠病的免疫抑制剂易引起沙门菌感染。

志贺菌病

志贺菌是一种无运动性、革兰染色阴性菌，是一种较强的人类肠道致病菌。志贺菌是发展中国家致病和致死率较高的病原菌之一，尤其是在热带地区。在美国，志贺菌性胃肠炎每年约有 10 000 例[238]。志贺菌感染在 HIV 患者更常见，病情往往更重，感染治疗也更困难，所以常常反复发作。在直接或间接口腔-肛门接触的男同性恋者，可发生志贺菌的爆发流行，流行的志贺菌亚型往往是福氏志贺菌。然而，2000—2001 年在加利福尼亚爆发了一次男同性恋之间宋内志贺菌的爆发流行[239]。日常接触和食入污染的食物和水源也能引起疾病[240,241]。志贺菌感染与卫生条件差和居住环境拥挤有关，在幼儿园和精神病医院往往尤为突出。痢疾志贺菌、福氏志贺菌、鲍氏志贺菌、宋内志贺菌都可引起结肠炎，其致病严重性从前到后依次递减[242]。宋内志贺菌引起较轻的结肠炎，是西方国家引起细菌性痢疾的最常见病原菌。志贺菌病由细菌直接释放毒素入肠腔以及细菌直接侵入肠黏膜而引起[243]。志贺菌毒素能抑制蛋白合成，并有细胞毒性、神经毒性和肠毒性效应[244]。

儿童是志贺菌感染的主要受害者。两个主要的临床表现包括水样腹泻和痢疾综合征。入院前多有短期的水样腹泻。痢疾型包括：黏液血便（27%）、剧烈的腹部绞痛（94%）、腹泻（98%）、发热（87%）、恶心呕吐（78%）。痢疾综合征在入院前病程相对较长[245]。败血症、低钠血症和低血糖常见[246]。小量的痢疾便含有脓液和血液。病程较长的病人可发生相对血供不足、淋巴细胞激活、嗜酸细胞和肥大细胞脱颗粒以及抗体介导的损伤。

志贺菌感染的严重程度与多种因素有关，包括先前暴露于病原菌和感染的剂量。感染往往是自限性的，但是在婴儿、老人、营养不良者，痢疾是一个威胁生命的疾病。潜伏期一般为 1～3 天。水样腹泻是首发症状，伴或不伴呕吐。24 小时后，大便变为黏液血便。下腹痛常见。严重病例临床上相似

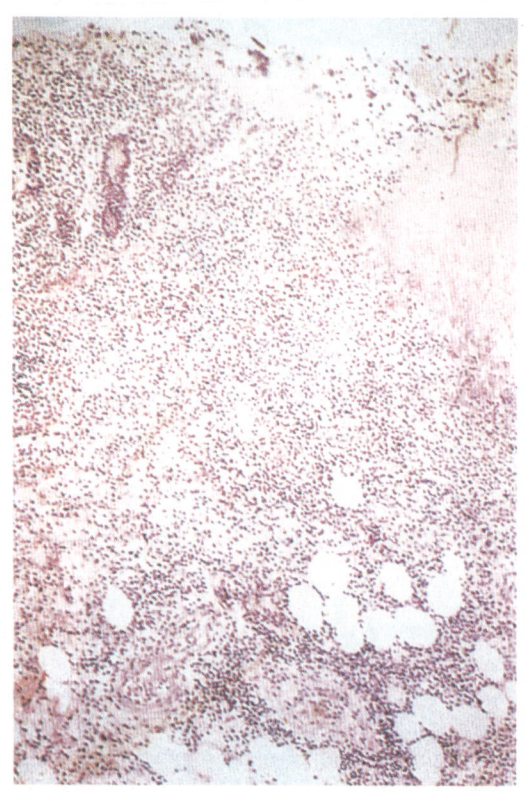

图 13.100 伤寒溃疡深达黏膜下层。黏膜发炎、坏死。

于中毒性巨结肠,伴出血、麻痹性肠梗阻和穿孔。严重的腹泻可合并肛门或者肛周疾病,如瘘管、窦道、出血、脱垂等[245]。严重的合并症少见,尤其是福氏志贺菌和宋内志贺菌感染。然而痢疾志贺菌感染可发展为菌血症、败血症、麻痹性肠梗阻、中毒性巨结肠、弥漫性血管内凝血、肾皮质坏死,严重时甚至需要进行血液透析[247]。志贺菌病也可引起死亡率很高的溶血尿毒综合征[248]。循环内毒素可引起凝血障碍、肾微血管病、溶血性贫血等。其他合并症包括中毒性巨结肠、肠穿孔、败血症、脑病、肺炎、结膜炎和关节炎[249]。

志贺菌从口腔摄入,定居于结肠。很少发生小肠感染,除非病人本身有肠道运动失调。一旦病原菌到达结肠,细菌就能够穿过肠黏膜表面的黏液层侵入上皮。多个基因控制着细菌入侵上皮[250]。首先入侵的部位是淋巴滤泡顶端。需要具有黏附或侵袭能力的表型。从淋巴滤泡相关上皮的 M 细胞处有效侵入。侵袭性表型引起的主要是炎症介导的组织破坏,而黏附性表型者引起 M 细胞转变,后者伸出很多大的口袋,其内含有聚集的单核细胞。M 细胞占据了越来越大面积的滤泡相关上皮,使得肠上皮细胞脱落[251]。侵入上皮的病原菌使细胞骨架重组,此过程需要细菌 Ipa 蛋白参与。一旦进入细胞内,细菌停留于束膜的囊泡内,在此处繁殖,造成黏液分泌和杯状细胞减少,肠腔表面中性粒细胞浸润。中性粒细胞松解细胞间屏障,进一步便于志贺菌的入侵[252]。

志贺菌可以通过细胞膜皱褶和巨胞饮作用直接被肠黏膜细胞摄入,类似于沙门菌的摄入过程[253]。细菌被吞入之后,在细胞内位于由细胞膜围成的囊泡内。志贺菌迅速溶解囊泡壁,进入细胞浆,生长分裂[251]。一旦细菌从液泡中脱离,会马上被覆上一层丝状的肌动蛋白丝,最终在菌体一极形成一个肌动蛋白丝组成的尾巴[254]。肌动蛋白聚合可推动细菌穿过细胞浆[255],到达两个细胞相邻的细胞膜,细菌形成突起伸入相邻的细胞,接着通过内化作用进入相邻细胞[256]。细菌再次破坏囊泡壁进入新的一轮循环,感染新的细胞[257]。这种细胞内和细胞间的感染循环使得细菌在大肠上皮大量播散,同时细菌能够逃避机体的免疫防御机制。志贺杆菌可在几小时内穿透肠上皮和穿过黏膜[251]。该菌可引起巨噬细胞凋亡,引起成熟 IL-1β 的爆发性释放。IL-1β 吸引中性粒细胞聚集,导致特征性的结肠黏膜的大片炎症浸润[258]。

志贺毒素迅速抑制肠上皮细胞蛋白质的合成。内毒素可破坏线粒体,进而引起细胞器破坏,细胞死亡、喷出并在上皮表面形成微小溃疡。炎症导致灶状脓肿和溃疡的形成,当病变较严重时,肠梗阻、中毒性巨结肠、大量出血和穿孔都可发生。肠腔内毒素吸收也可引起血栓形成、出血、血供不足,以至隐窝破坏。

内镜下,黏膜水肿、质脆、充血、溃疡。所有的病人都有直肠乙状结肠区的炎症。大多数病人病变呈连续性分布且较弥漫,随肠镜往肠近端推进炎症逐渐变轻。在严重的病例,可发生全结肠炎,伴反流性回肠炎,甚至到达回盲瓣以上 50 cm 的范围内[246]。也可以合并阑尾炎。肠黏膜皱褶的游离缘上可见匍行性溃疡,与肠长轴垂直。受累肠黏膜呈颗粒状外观伴出血。有时可见到鹅口疮样溃疡(图 13.101)。引起鹅口疮样溃疡的其他疾病列于表 13.17。致命的感染病例黏膜表面可见一层灰绿色黏液脓性渗出物。由于这些表现与弯曲菌病、沙门菌感染以及炎症性肠病都很像,确诊还有赖于粪便细菌培养。

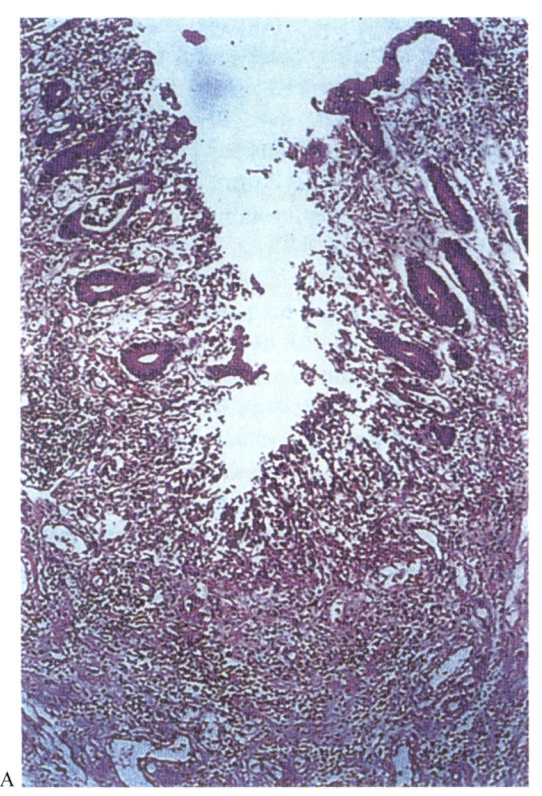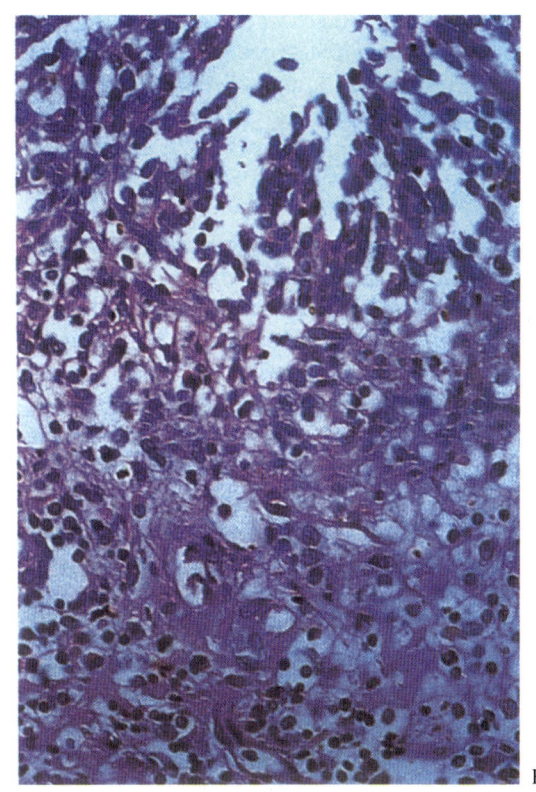

图 13.101 志贺菌病。**A**：黏膜溃疡和肠壁全层炎症。**B**：高倍镜示纤维素样坏死碎片。

志贺菌病组织学改变包括斑片状充血、水肿伴肠黏膜糟脆或者不规则溃疡，有时可伴伪膜形成。疾病早期活检表现为表面上皮变矮，中性粒细胞浸润。之后上皮细胞从水肿的固有层脱落，形成微小溃疡。微小溃疡下常见中性粒细胞。脱落的上皮细胞、中性粒细胞、红细胞在肠表面形成脓性渗出层。微小溃疡和糜烂见于约85%的急性期活检病例[246]。小的鹅口疮样溃疡也可见到，且总出现于淋巴滤泡上方，因为淋巴滤泡上方的 M 细胞是病菌入侵的地方（图13.101）。其他的改变包括中性粒细胞聚集、表面隐窝脓肿、早期杯状细胞减少、水肿、红斑和轻度浆细胞浸润等急性炎症表现[224]。在早期病变中上皮细胞内和固有层中有大量的志贺菌。血管扩张伴显著水肿。随着病变进展，可出现上皮坏死，受损的黏膜表面脓性渗出物附着，可见明显的溃疡、隐窝结构破坏，可致假息肉形成。病变可局限于黏膜层，也可深入黏膜下层。病人可表现为轻度的隐窝变形和分支，细胞从隐窝基底部增生延伸至黏膜表面。即使在广泛黏膜损伤的病例，也可以很快修复。

在尸体解剖的病例，100%均可见不同大小和深度的慢性溃疡。溃疡可较表浅，只累及黏膜的上1/4，但是也可深达黏膜肌层。有些病人可有大面积的黏膜剥脱和伪膜形成。可见隐窝脓肿，伴结构扭曲和黏膜及黏膜下层小血管血栓形成。约1/4的病例可发生深在性囊性结肠炎[246]。

恢复期活检见残存的小溃疡和固有层显著的炎症浸润，淋巴细胞和浆细胞浸润比中性粒细胞多。

难辨梭状芽胞杆菌

难辨梭状芽胞杆菌是肠道流行病的常见病因，也是医源性腹泻的最常见原因。本病的发生有四个危险因素：病人因素、治疗因素、环境因素和难辨梭状芽胞杆菌种群（表13.18）[259,260]。住院的婴儿、儿童和成人都可发生难辨梭状芽胞杆菌的感

表 13.17 可形成鹅口疮样溃疡的疾病

Crohn 病	回肠结肠念珠菌病
耶尔森菌感染	溃疡性结肠炎（罕见）
Behçet 综合征	弯曲菌感染
志贺菌病	缺血

染[261,262]。病人常常正接受一系列的抗生素治疗，而环境中又常常有难辨梭状芽胞杆菌芽胞的污染[263]。在一项研究中，21%的病人是在住院期间感染难辨梭状芽胞杆菌。其中63%的病人没有任何症状，37%的病人发生腹泻。社区里进行口服抗生素治疗的病人，100 000人中只有1~3人会发生难辨梭状芽胞杆菌性结肠炎，而进行同样治疗的住院病人，其发病率升高为1%[263]。免疫缺陷的病人对难辨梭状芽胞杆菌尤其易感[264]。

难辨梭状芽胞杆菌芽胞耐热，能在环境中存活数月。病原微生物可通过手、污染的物品及普通的污染在人群中传播[265]。可存在于医院的地板、卫生间、病床、家具，尤其是那些新近感染了难辨梭状芽胞杆菌并有腹泻的病人的治疗区附近。病人是否能被难辨梭状芽胞杆菌感染取决于以下因素：粪便菌群、难辨梭状芽胞杆菌的数量、是否分泌必需的细胞毒素以及是否同时伴有能够影响毒素表达或者活性的其他病原体等。宿主危险因素包括：年龄较大、严重的基础疾病、住院时间较长等。新近的研究表明免疫易感性在难辨梭状芽胞杆菌的感染中也有一定的作用。抗毒素A的IgG抗体的出现能减轻难辨梭状芽胞杆菌感染的临床表现，同时防止复发[266,267]。

难辨梭状芽胞杆菌的产毒菌株释放两种大的蛋白性细胞外毒素：毒素A和毒素B。这两种毒素都有细胞毒作用，使细胞内肌动蛋白微丝解聚，细胞变圆[268]。毒素A黏附并进入细胞内通过激活一系列信号传导通路引起急性炎症过程，包括从感觉神经末梢释放P物质和其他一些神经肽[269]。免疫细胞和肠上皮细胞也可释放IL-8和其他一些前炎症性细胞因子。IL-8的释放依赖于线粒体的氧化爆发，并通过NF-κβ通路传导[270]。紧接着血管内皮细胞表面白细胞黏附因子表达上调，固有层局部急性炎症细胞浸润[269]。结局是引起严重的坏死性炎症病变（伪膜性炎）伴大量液体渗出和黏膜溃疡。毒素B也是炎症性肠毒素[271]。一种先前不常见的难辨梭状芽胞杆菌毒素基因变异种群，对氟喹诺酮类药物抗药性较强，现在已成为难辨梭状芽胞杆菌相关性疾病地区性爆发流行的重要病因之一[272,273]。

难辨梭状芽胞杆菌感染是10%~25%的抗生素相关性腹泻的病因，事实上是所有抗生素相关性伪膜性结肠炎的病因。抗生素的种类和给药途径影响发病率。口服比注射发病率高。克林霉素、氨苄西林和头孢菌素最易引起抗生素相关性伪膜性结肠炎，但是事实上任何抗生素都可引起此病。化疗也可引起难辨梭状芽胞杆菌相关性腹泻。

难辨梭状芽胞杆菌的实验室诊断基于对菌体成分或细菌产物的分离和检测。大便培养、难辨梭状芽胞杆菌毒素分析（诊断的最优方法）在95%的感染病人中呈阳性。在合适的选择性培养基上进行细菌培养是检测难辨梭状芽胞杆菌的最敏感的方法，然而检测细菌毒素B是最特异的方法。难辨梭状芽胞杆菌于特殊的含抗生素的选择性培养基上厌氧生长。可通过菌落的形态和显微镜下特征来鉴别病原菌。不幸的是，细菌培养需要5天的时间。而且，细菌培养检测的是难辨梭状芽胞杆菌所有的种群，不论其致病性高低，所以必须对分离的菌落进行产生毒素能力的检测[274]。

细胞毒性分析利用了难辨梭状芽胞杆菌毒素的细胞毒性特征。检测时，将病人的标本加入培养的细胞系中。孵育一段时间后检测细胞的细胞毒改变。为了证实细胞毒性是由于毒素的作用，分析中在体系中加入抗难辨梭状芽胞杆菌毒素的中和抗体。这个检测敏感性高（94%~100%），特异性也很高（99%），是难辨梭状芽胞杆菌感染诊断的金标准[274]。由于粪便中毒素的水平和疾病的严重程度之间没有对应关系，因此结果仅报阳性或阴性。

酶免疫分析也可用于难辨梭状芽胞杆菌感染的诊断。这些分析用于检测毒素A或者同时检测毒素A和B。其优点是检测时间快（小于4小时），敏感性

表13.18　获得性难辨梭状芽胞杆菌感染的危险因素

病人因素
　　年老
　　严重腹泻
　　先前胃肠疾病史或胃肠手术史
　　缺乏足够数量的IgG对抗毒素A
治疗因素
　　大量抗生素应用
　　化疗
环境因素
　　医院
　　长期护理机构
难辨梭状芽胞杆菌种群
　　除产生毒素A和毒素B之外还产生一种双重毒素
　　存在能使毒素A和毒素B产生增加的基因缺失突变
　　对广谱喹诺酮耐药

69%~87%，特异性99%~100%[275]。难辨梭状芽胞杆菌毒素也可以用聚合酶链反应（PCR）的方法进行检测。PCR引物设计是针对肠毒素基因的一段重复序列，因此其产物电泳产生的是一个阶梯形图像（DNA ladder）。这种检测技术比标准的培养法敏感性高，与细胞毒素检测敏感性相当[276]。

难辨梭状芽胞杆菌感染的临床表现从轻到重依次为无症状携带、抗生素相关性结肠炎伴伪膜形成、伪膜性结肠炎、爆发性结肠炎伴严重全层炎症和肌层坏死。最严重的类型最罕见。约50%的新生儿都是难辨梭状芽胞杆菌的无症状携带者。然而，即使孩子有一定抵抗力，在有难辨梭状芽胞杆菌毒素时也可发生伪膜性结肠炎[277]。有生命危险的孩子往往有先天性巨结肠或白血病等基础疾病。健康成年人带菌率小于1%，然而在新近接受过抗生素治疗的成年人感染率约为25%。大多数住院病人感染难辨梭状芽胞杆菌也都是无症状携带者[261]。

当难辨梭状芽胞杆菌感染表现为腹泻时，严重程度往往是轻到中度，有时伴有下腹部绞痛。症状往往出现于接受抗生素治疗时或者治疗后较短时间内；偶尔，延迟至治疗结束后数周。对于较轻的病例，此时粪便中已有难辨梭状芽胞杆菌毒素的存在，但是内镜下和组织学表现几乎正常。当抗生素治疗结束后，腹泻渐停止。

不伴伪膜形成的重型结肠炎表现为大量腹泻、虚弱、腹痛和腹胀。系统性表现通常包括发热、恶心、食欲减退、全身不适和脱水。外周血多形核白细胞增多，粪便白细胞增多。病人可有隐匿的结肠出血，偶尔，发展为明显的便血。

本病最引人注意的类型是伪膜性结肠炎，临床上和不伴有伪膜形成的难辨梭状芽胞杆菌性结肠炎很相似，只是腹泻、腹肌紧张以及系统表现更严重一些。由于结肠肌张力丧失，可发生毒性扩张或者中毒性巨结肠。麻痹性肠梗阻或结肠扩张导致反常性腹泻减轻，这样的病人要避免内镜检查以防止肠穿孔。在严重的病例，伪膜性结肠炎需要手术切除以避免穿孔的发生。

伪膜性结肠炎的早期，病人有灶状或者融合的黄白色、直径2~10mm的斑块形成，斑块基底部呈红斑样，中央为黄色斑块。小的病变可被误认为黏液或鹅口疮样溃疡。严重的病例斑块相互融合覆盖于较大面积的肠黏膜表面。直肠和乙状结肠最易受累，但是在约10%的病例，结肠炎局限于近段结肠[278]。水肿、血管模糊不清、结肠袋增厚变钝也可见到。病变以大肠为重，但是小肠远端偶尔也可受累。如果内镜下看到了伪膜，应该对大便进行检查以确定是否有难辨梭状芽胞杆菌的感染，并同时取活检以确诊，因为在其他一些疾病中也可见到伪膜形成（图13.102）。

早期病变（I型病变）包括灶状上皮坏死和固有层水肿，中性粒细胞浸润伴核碎，黏膜表面纤维素和中性粒细胞渗出（图13.103）。早期病变反映肠腔表面上皮的局灶损伤，上皮崩解与肠腔面渗出物混合形成斑块。疾病的特征性表现为线状分布的中性粒细胞、革兰阳性芽孢杆菌、成束的纤维素和黏液。

病变晚期（II型病变）包括一群境界清楚的被破坏的隐窝，被覆上皮脱落，其内充满黏液、中性粒细胞和嗜酸性粒细胞而扩张。随后，上皮损伤向下延伸累及隐窝深部。受累隐窝的上皮变扁然后脱落。此期有时偶然可在黏膜表面的毛细血管中看到纤维素性血栓（图13.104）。灶状蘑菇形或者火山样伪膜黏附于坏死黏膜的表面。伪膜包括坏死细胞的碎片、红细胞、纤维素、黏液和多形核白细胞。邻近的黏膜可表现正常。

III型病变为黏膜完全坏死，仅存少数腺体，黏膜表面被覆炎症细胞碎片、黏蛋白和纤维素（图13.105）。固有层水肿，凸入肠腔。固有层灶状淤血、出血，血液从血管渗出进入肠腔。除了典型的黏膜病变，可见弥漫的肠壁水肿累及固有肌层[279]。当黏膜坏死相互融合时，难辨梭状芽胞杆菌性结肠炎与其他严重的结肠炎难以鉴别，尤其是缺血性结肠炎或者严重的特发性炎症性肠病。在致死的病例，结肠、坏死的肠系膜淋巴结、其他器官都可以找到病原菌。

难辨梭状芽胞杆菌感染病人的黏膜活检往往取自于伪膜区。它们可表现为非特异性，仅见灶状结肠炎和炎性渗出物（图13.106）。表现为坏死性小肠结肠炎的病人诊断较困难，因为缺血性肠病和细菌感染都可引起这种病理学改变。通常缺血性肠病继发感染或者感染继发缺血性肠病，细菌毒素都可以引起血栓形成，继发缺血性损伤，以至于几乎不可能鉴别缺血性损伤还是细菌毒素引发的损伤。有灶状纤维化的区域更倾向缺血性肠病[108]，内镜下可见连续的伪膜形成更倾向难辨梭状芽胞杆菌感染[108]。表13.19比较了灶状结肠炎最常见的三种形式的组织学特征。

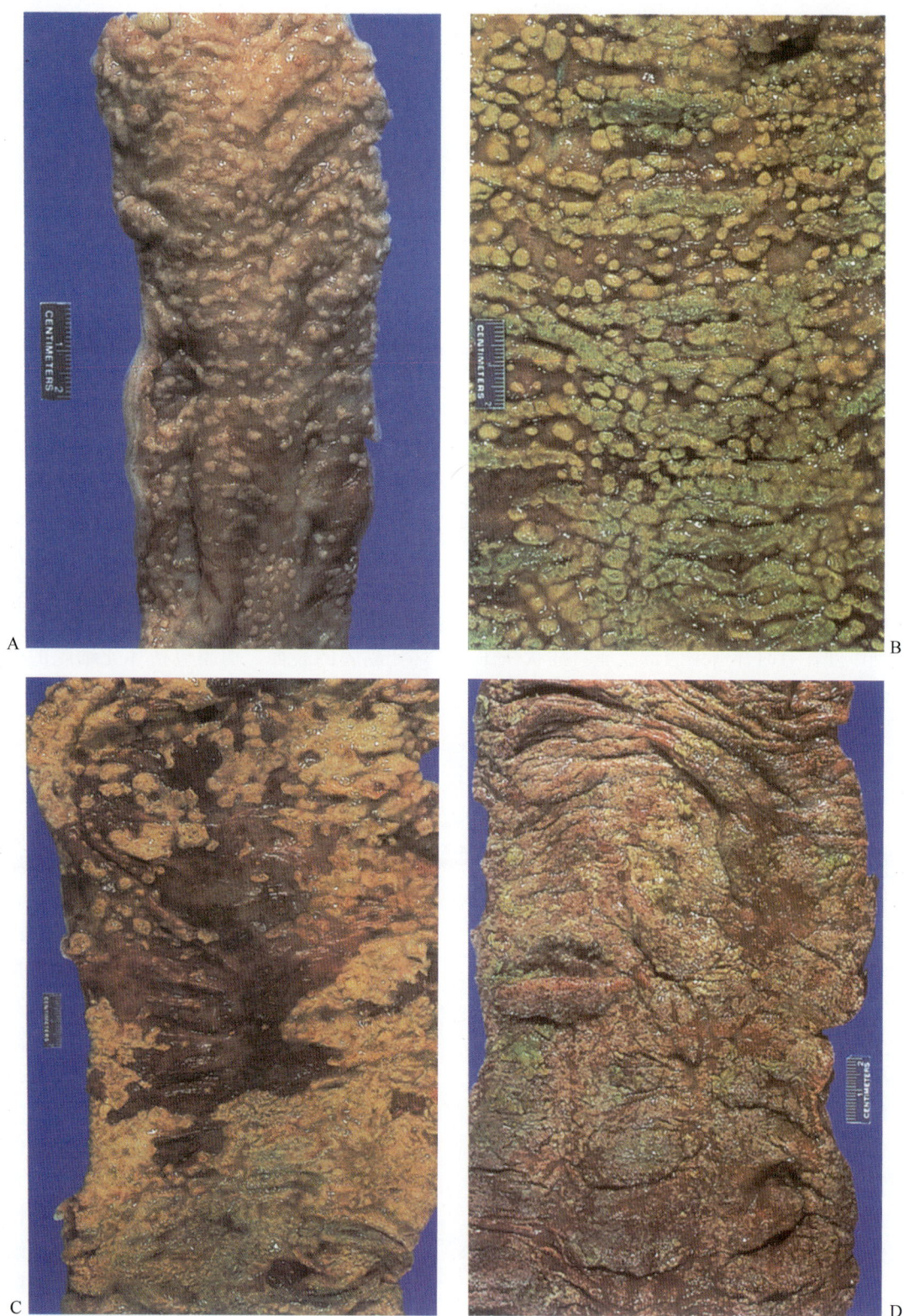

图 13.102 伪膜性结肠炎。从 A 到 D 示伪膜形成的过程。A：可见境界清楚的伪膜性病变。B：病变相互融合，其间仅剩少量正常黏膜。C：病变进一步进展。有些区域黏膜尚未被累及。D：最终黏膜表面完全被伪膜覆盖。

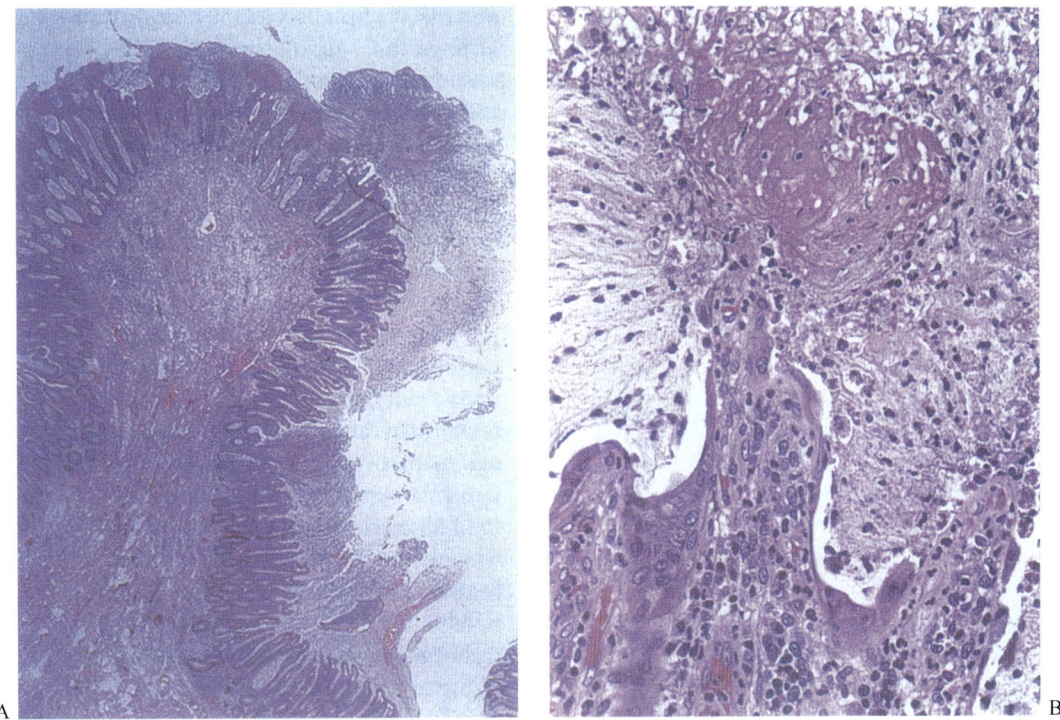

图 13.103　伪膜性结肠炎的组织学特征。**A**：几个伪膜火山爆发样覆盖于肠上皮表面。**B**：高倍镜下见病变中央是纤维素沉积，周围炎症细胞呈星光样排列。

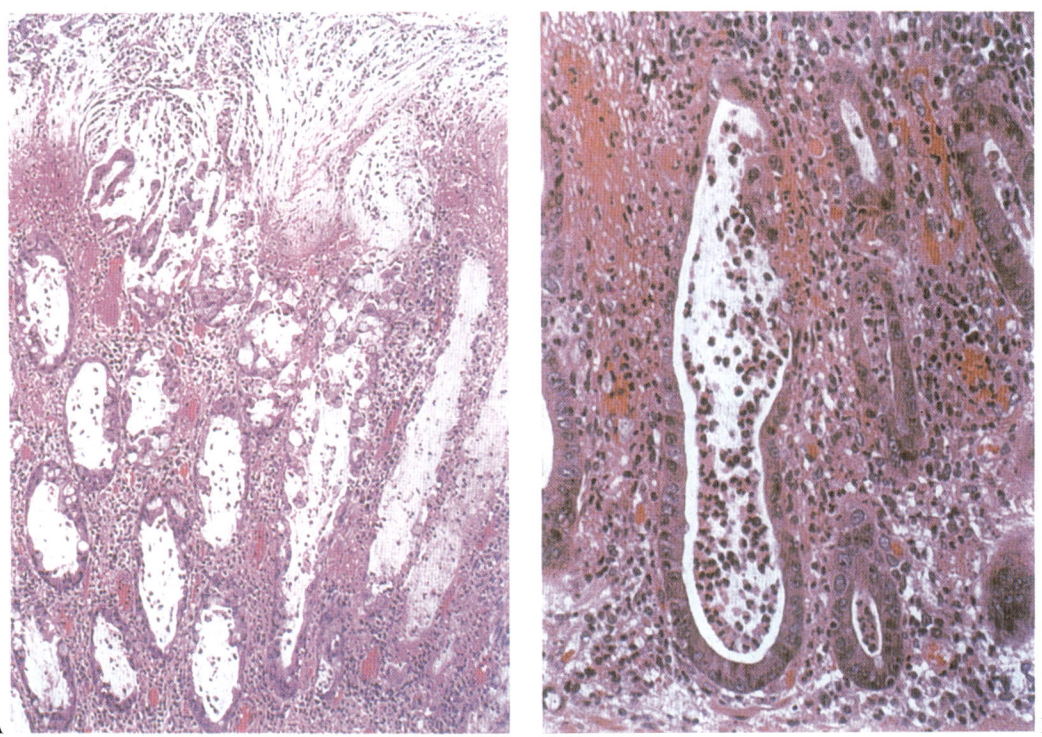

图 13.104　难辨梭状芽胞杆菌性伪膜性结肠炎。病人毒素检测实验阳性。**A**：病变表面上皮剥脱，鬼影样结构开始出现。伪膜覆盖于大部分黏膜表面，有明显的红细胞渗出。**B**：隐窝基底部可见隐窝脓肿形成，相似于某些其他感染性疾病，如沙门菌感染。

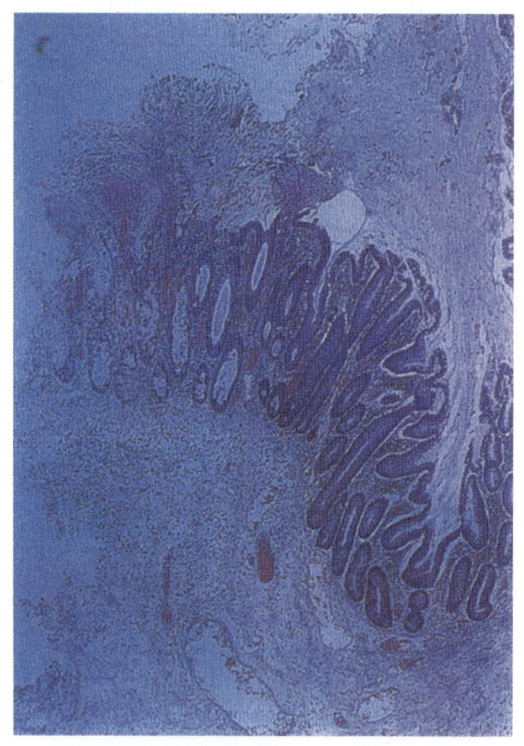

图 13.105 Ⅲ型难辨梭状芽胞杆菌性结肠炎。视野左半部分肠壁全层坏死。

印戒样细胞见于约 28% 的伪膜性结肠炎病人[280,281]，可能提示癌的诊断。但是，这些细胞往往局限于基底膜内，CK（cytokeratin，角蛋白）免疫组化染色可以突出显示这一特征，而且，印戒样细胞的核不增大，染色质分布规则，核仁不明显，不可能诊断为癌。印戒样细胞 p53 阴性，Ki-67 阴性，E-cadherin 阳性。相反的，印戒细胞癌呈 Ki-67 强阳性，增殖率高，并缺乏或仅有弱 E-cadherin 表达[281]。

患者治疗通常采用甲硝唑[282]。难辨梭状芽胞杆菌（C. difficile）类毒素疫苗对治疗本病也有良好的前景[283]。

败血性梭状芽胞杆菌

败血性梭状芽胞杆菌为一种人类胃肠道少见的寄生菌，在后文所述的中性粒细胞减少性小肠结肠炎的发病中起作用。细菌菌体呈杆状，产生芽胞，为革兰阳性腐败厌氧菌，见于免疫抑制患者的机会性感染。其他易感人群为糖尿病或恶性肿瘤患者[284]。低 pH 的坏死或肿瘤组织是败血性梭状芽胞杆菌繁殖的适宜环境[285]。严重的肠道溃疡性病变使细菌得以传播入血，并穿透结肠周围组织侵犯腰大肌和筋膜。由此可导致败血性梭状芽胞杆菌血症、气性坏疽或坏疽性肌坏死[286]。芽胞萌出时可引起正常或肿瘤组织液化性坏死。对患有恶性肿瘤特别是伴结肠炎者，应当想到感染此种细菌的可能性。

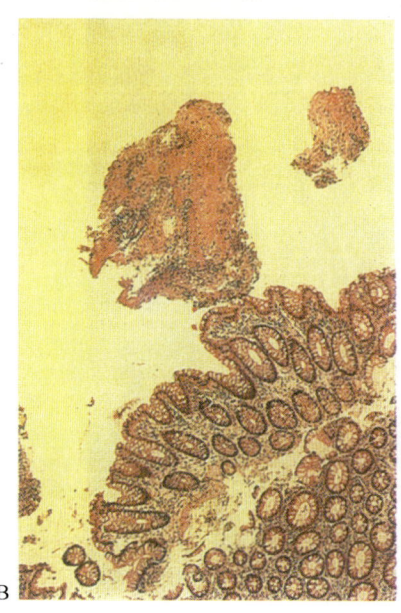
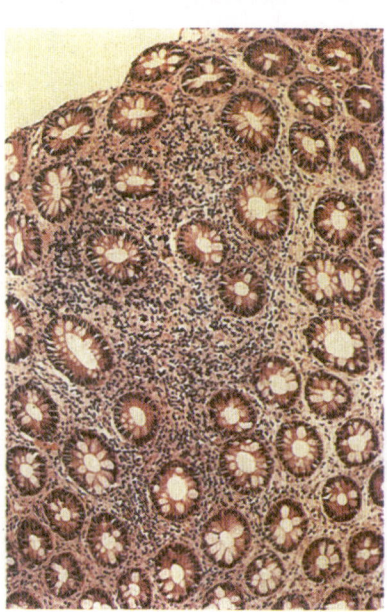
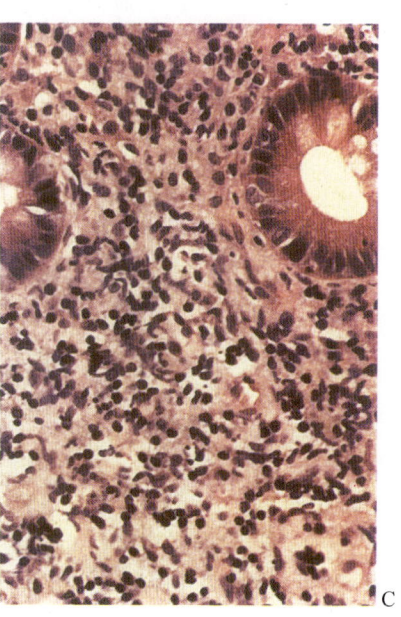

图 13.106 难辨梭状芽胞杆菌感染活检。A：低倍镜下，难辨梭状芽胞杆菌毒素检测阳性病人的活检标本中可见多个组织碎片。B：高倍镜下，病变表现为慢性结肠炎，未见伪膜。这个区域是取自无伪膜覆盖的区域。C：高倍镜示固有层急性炎症浸润。

表 13.19 缺血性肠病、难辨梭状芽胞杆菌肠炎和 Crohn 病的组织学特征比较

	缺血性肠病	难辨梭状芽胞杆菌肠炎	Crohn 病
病变呈局灶性	+	+	+
伪膜	+	+	—a
慢性黏膜病变	+/−	−	+
固有层内吞噬含铁血黄素的巨噬细胞	+	−	−
炎症累及黏膜下层	+	−	+
隐窝脓肿	−	+	+
"鬼影"腺体	+	−	−
肉芽肿	−	−	+
微囊性萎缩	+	+	+/−
固有层纤维化	+	−	+
基底层浆细胞增多	−	−	+

a 除非伴有缺血

产气荚膜杆菌

摄入被大量肠毒素性产气荚膜杆菌的滋养细胞所污染的食物可导致让人感觉不舒服的自限性腹泻[287]。少数情况下病变严重，常常可致死，称坏死性肠炎（见第 6 章）。细菌在肠道内繁殖并形成孢子，释放产气荚膜杆菌肠毒素。现已有可检测产气荚膜杆菌肠毒素的 DNA 探针。

分枝杆菌

结核病是节段性病变，最常累及回盲部或直肠，但结肠其余部位亦可受累。直肠周围结核常表现为直肠肛门裂隙和窦道，裂隙或窦道组织中含有巨细胞但不一定有肉芽肿形成。直肠和盲肠的狭窄段长约数厘米。内镜下表现为非特异性，可见黏膜质脆伴结节状改变。为明确诊断，需对溃疡底和溃疡边缘进行深部活检。盲肠结核性肠炎的鉴别诊断包括 Crohn 病和耶尔森菌感染。这些疾病均易围绕回盲瓣发生并形成伴有狭窄、阿弗他溃疡、瘤样病变和窦道的肉芽肿性肠炎。结核病偶有血管炎[288]。上述三种疾病特征的鉴别比较见表 13.20。结核病的临床和病理特点见第 6 章。鸟型胞内分枝杆菌（MAI）感染很少独立发生，主要见于艾滋病患者。

这些感染性疾病也在第 6 章论述。

耶尔森菌

小肠结肠耶尔森菌主要引起回盲肠炎，也可同时累及结肠的其他部位。典型者病变呈斑片状分布。直肠和乙状结肠通常不受累。结肠病变的组织学一般表现为局灶性非特异性的炎症反应，缺乏回盲肠炎中常见的肉芽肿。本病在第 6 章有详述。

淋病

淋病主要见于男性同性恋者，女性患者主要经阴道播散而来。肛交所致的直肠炎最主要的致病菌可能是淋病双球菌[289]。最近的研究表明，引起男性同性恋者直肠炎的四种最常见感染依次为淋病、单纯疱疹、衣原体及梅毒[290]。患者可表现为直肠肛门不适、直肠黏液脓性排出物或里急后重，但许多直肠肛门淋球菌感染者无明显症状。活检表现为非特异性。根据宿主的免疫状态不同，固有层浸润的炎症细胞可有中性粒细胞、浆细胞或淋巴细胞。诊断最好依赖革兰染色和远端直肠黏膜拭子培养而不是活检。但活检可以用来除外其他胃肠道病原体感染。详见第 15 章。

梅毒

梅毒性直肠炎是病菌直接接触直肠肛门所致。螺旋体穿透上皮，引起局部炎症反应伴溃疡和下疳形成，与癌、孤立性直肠溃疡综合征息肉或肛瘘相似。除非发生了继发感染，病变一般无痛。患者可能同时有其他性传播性直肠感染，包括疱疹、淋病或沙眼衣原体。直肠炎也可见于二期梅毒。

组织学形态具特征性，包括闭塞性动脉内膜炎和含大量浆细胞的混合性炎细胞浸润。亦可见隐窝脓肿和肉芽肿。Warthin-Starry 银染或免疫荧光染色可见病原体，但诊断通常依赖传统的血清学检查。组织学特征在第 15 章详述。表 13.21 比较了各种细菌性结肠炎的特点。

肠螺旋体病

螺旋体病在男性同性恋人群中相对常见，尤其是 HIV 感染者。但螺旋体病也见于 7% 无肛交史的健康人和近 30% 无免疫缺陷的男性同性恋者。最常见的病原体是阿尔堡短螺旋菌（*Brachyspira aalborgi*）和结肠菌毛样螺旋体（*Serpulina pilosicoli*）。成人

表 13.20　回盲部结核病与 Crohn 病及耶尔森菌感染的鉴别比较

特点	结核病	Crohn 病	耶尔森菌感染
胸部 X 线检查阳性	＋	－	－
排便习惯改变	＋	＋	＋
回盲部 X 线检查	异常	异常	异常
回肠受累	常变短	常变长	常变短
便培养	30％ 结核杆菌＋	－	常＋
纯化蛋白衍生物（PPD）	－	－	－
溃疡	常为环形	常为线状	存在
窦道	＋	＋	＋/－
淋巴结肿大	＋	＋	＋
肠系膜增厚	＋	＋	＋
横行裂隙	＋	＋	＋
水肿	＋	＋	＋
假息肉，直肠出血	＋	＋	＋
血管炎	很少	可见	－
抗酸杆菌染色	＋		
肉芽肿	盲肠多见，直肠亦常见	见于 33％～50％ 的病例	肠壁内肉芽肿伴星状脓肿
数量	大量	少量	多发
大小	大	小	大
性质	干酪样	非干酪样	
病原体存在	＋	－	
淋巴结受累	与肠壁受累与否无关	仅见于肠壁受累时	有时
肛门病变	少见	常见	无
肌层纤维化	常见	少见	少见
狭窄	常＜3 cm	一般较长	＋
全层淋巴滤泡增生	常缺乏	常见	常缺乏
耶尔森菌血清学检查	－	－	＋

和儿童均可感染。患者可无症状或有包括腹泻在内的非特异性症状[291]。无论有无螺旋体病的男性，在肠道症状存在与否及其类型、乙状结肠镜下黏膜的表现、性行为的方式或抗生素的应用等方面均无差别。因此，对寄居于肠道中的螺旋体是否是真正的病原体一直存在争议。有人认为螺旋体本来是肠道内的共生微生物，在未知因素诱导下才成为机会性致病微生物。螺旋体可引起多种胃肠道紊乱症状，包括长期腹泻、直肠出血、便秘、脓性便、腹痛和肛周痛。也有无症状感染者。部分患者治疗后症状消退，部分治疗后症状无任何改善。

螺旋体病无肉眼或内镜下可见病变，因此其初次诊断依赖组织学。螺旋体黏附在黏膜表面，在肠黏膜表面形成蓝色边缘（图 13.107），在肿瘤性[292]和非肿瘤性上皮表面均可附着。表面上皮和固有层均无明显变化。PAS、Warthin-Starry 染色或抗梅毒螺旋体

表 13.21　细菌性结肠炎的组织学鉴别诊断

微生物	结肠感染部位	溃疡	肉芽肿	伪膜形成	血管	浸润细胞类型
沙门菌	多数位于右半结肠	纵形	微小肉芽肿（少见）	−	淤血，血栓形成	中性粒细胞
志贺菌	结肠远端，类似溃疡性结肠炎	黏膜皱襞的游离缘	无	+/−	正常	中性粒细胞
耶尔森菌	回盲部	阿弗他	坏死性	−	正常	组织细胞伴肉芽肿形成
弯曲菌	回肠和结肠	阿弗他	微小肉芽肿	−	急性血管炎	中性粒细胞
肠出血性大肠杆菌	片状	表浅	无	+/−	淤血	中性粒细胞
葡萄球菌	任何部位	表浅	无	−	正常	中性粒细胞
梭状芽胞杆菌	斑片状	或浅或深	无	+	淤血	中性粒细胞
结核菌	任何部位，回盲部和直肠多见	环形，阿弗他，裂隙，窦道	坏死性，肠及淋巴结均可见	−	正常	肉芽肿性
鸟型分枝杆菌	任何部位	少见	无	−	正常	组织细胞聚集
淋球菌	肛门直肠	表浅	无	−	正常	中性粒细胞
梅毒	肛门直肠	表浅	下疳	−	闭塞性动脉内膜炎	淋巴浆细胞
产毒大肠杆菌	任何部位	无	无	−	淤血	无，固有层水肿、出血
大肠杆菌 O157	任何部位	或浅或深	无	+/−	淤血	中性粒细胞

抗体免疫组化染色（与螺旋体病病原体有交叉反应[293]）有助于识别螺旋体。有时在完好黏膜的上皮细胞或巨噬细胞内可见螺旋体[294]。

气单胞菌

嗜水气单胞菌（Aeromonas hydrophilia）可导致儿童和 HIV 感染者严重而持续的结直肠炎[295,296]，并可重叠感染特发性炎症性肠病患者。这种感染很容易与溃疡性结肠炎混淆[295]。温和气单胞菌（Aeromonas sorbia）也可引起左半节段性结肠炎[297]。气单胞菌是一种氧化酶阳性、革兰阴性杆菌。乙状结肠镜下表现为黏膜质脆伴溃疡形成的急性结肠炎。活检或切除标本可见固有层内急、慢性炎细胞浸润伴脓肿（图 13.108）。取组织进行培养可检出大量细菌。详见第 6 章。

放线菌

阑尾和回盲部是最常见的感染部位，而结肠和直肠感染少见[298]。直肠病变表现为伴或不伴溃疡的硬结、瘘管或狭窄，类似 Crohn 病。放线菌也可引起盲肠化脓性病变，后者可表现为能触及的包块，并有窦道引流至腹壁。多数腹部浸润性放线菌病继发于急性阑尾炎、憩室或腹部外伤导致的阑尾或肠穿孔。免疫系统受损的患者此种感染更常见。肠切除术后于吻合口处形成的肉芽肿中可含有放线菌[299]。

组织学采用革兰染色和 HE 染色，有依稀可辨的分支状菌丝构成圆形菌团。菌团周边由嗜酸性的 Splendore-Hoepple 纤维形成的放射冠围绕，形成特征性的硫黄颗粒（图 13.109）。在革兰染色阳性的菌落周边可见棒状的革兰染色阴性边缘。

衣原体感染

衣原体感染的临床表现和组织学特征取决于衣原体的血清型、感染前的免疫状态以及有无合并感染。性病淋巴肉芽肿型及非性病淋巴肉芽肿型均可引起胃肠道疾病。肠道感染的表现轻重不一，可从无症状感染直至严重的肉芽肿性结直肠炎。肠道感染一般与直接接触被感染的性伙伴有关，也可由阴

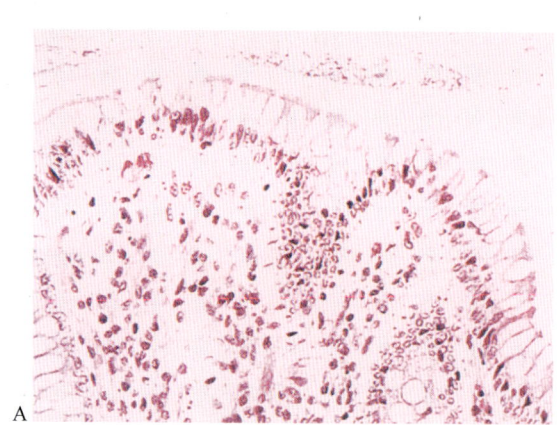
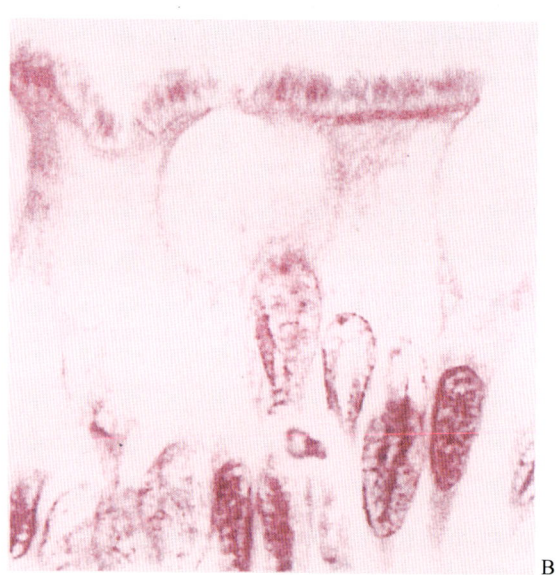

图 13.107　螺旋体病。**A**：低倍图示上皮表面明显的蓝色缘。**B**：上皮顶部边缘的高倍镜观。

茎病变经淋巴道播散而来，或接触了感染者的阴道分泌物所致。

衣原体是一种小型的微生物，因不能合成自身所需的ATP，所以在活细胞外不能存活，且必须定植于巨噬细胞和免疫细胞难以到达的部位。此外，衣原体表面不存在足以引起完全免疫反应的特异性蛋白，因而使感染得以持续存在[300]。衣原体的生活周期分为两个阶段：原生体和网状体。原生体与孢子相似，随后发育成网状体。

性病淋巴肉芽肿

性病淋巴肉芽肿在世界各地均有分布，各国发病率不同，以热带和亚热带国家最为常见。本病在非洲、印度次大陆、东南亚和部分中南美洲等地有流行。在北美、欧洲和澳大利亚有散发病例，到目前为止，多数病例有到流行地区旅游史[300]。本病由L1、L2和L3血清型沙眼衣原体引起。前不久，在荷兰发生了性病淋巴肉芽肿性直肠炎在男性同性恋人群中的小宗爆发流行，部分病例播散到欧洲的其他城市和美国[301]。患者同时存在高比例的其他性传播疾病感染的特点，感染的病原体主要为L2血清型沙眼衣原体[302]。

在低发国家，人们常对本病缺乏认识[303]。男性患者一般先出现生殖器病变继之以化脓性炎症反应，

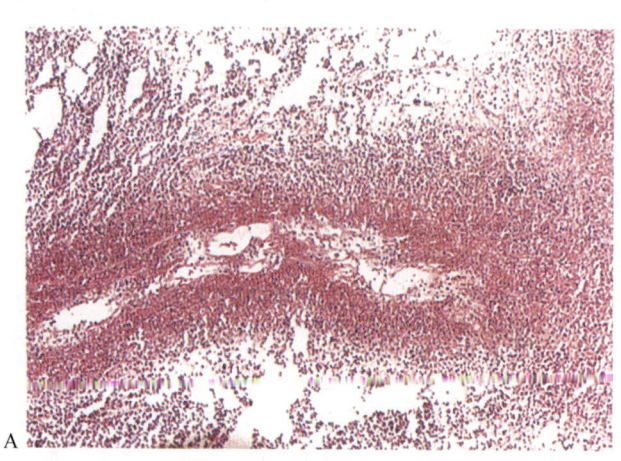
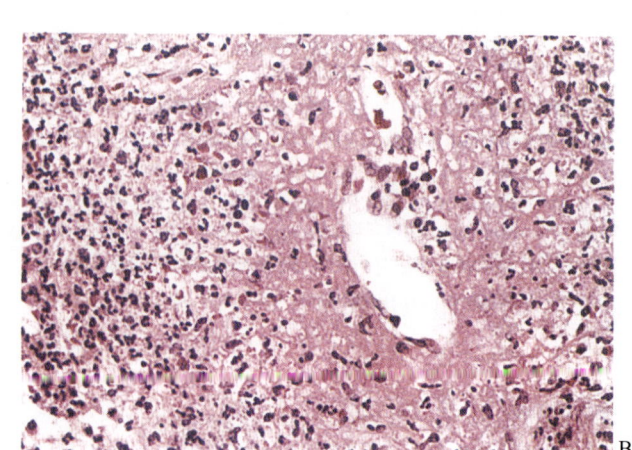

图 13.108　气单胞菌结肠炎。**A**：可见一个脓肿。**B**：炎症灶的高倍镜观。

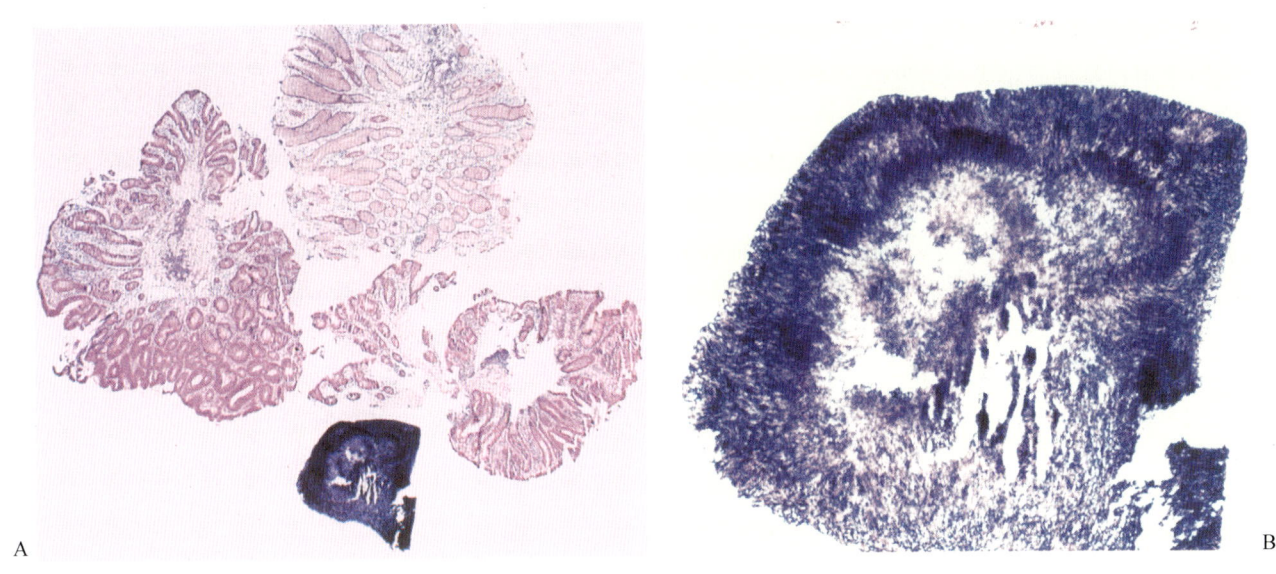

图 13.109 结肠放线菌。A：活检可见数块组织碎片。图片底部染色最深的碎片为一"硫黄颗粒"。B 图为高倍放大。

即所谓腹股沟淋巴结炎。女性患者的直肠病变继发于阴道病原体的淋巴道播散。

性病淋巴肉芽肿在临床上分为 3 期。一期病变在初次感染后 3～30 天出现。男性病损最常发生在阴茎特别是龟头，女性则感染阴道壁、阴唇或宫颈。一期病变常为一过性，难以察觉且无痛，组织学没有特异性改变。一期病变可迅速愈合形成瘢痕。二期病变在一期病变后 10～30 天出现，由寄生在细胞内的病原体经淋巴道到达引流淋巴结引起淋巴结炎。直肠炎在此期多见。直肠内形成有波动感的包块并导致脓肿、瘘管和窦道形成。如不经治疗，疾病可发展至第三期，表现为纤维化和狭窄[303]，晚期甚至可以发生腺癌或鳞状细胞癌[304]。病变一般局限于肠管的远端，但也可向近端延伸直至乙状结肠（图 13.110）。

性病淋巴肉芽肿性直肠炎可导致腹泻、血便或黏液脓性便、发热以及腹股沟和直肠周围淋巴结肿大。本病与特发性炎症性肠病相似，均有直肠炎伴纤维化、狭窄、深的裂隙、溃疡和肉芽肿。与疱疹性直肠炎也有相似之处，但与之不同的是本病多无疼痛症状。补体结合试验有助于性病淋巴肉芽肿的诊断，但有 17% 的患者血清学检查阴性。确诊依靠病原体的分离培养、活检或直肠拭子的直接免疫荧光检测或组织的病原基因探针检测。

病变的直肠黏膜质脆，可见溃疡、颗粒、结节、出血和水肿，伴深部组织的纤维化。病变的程度取决于疾病的不同阶段。早期病变表现为黏膜表面损伤，伴有炎性渗出和广泛的隐窝受损、固有层炎症和隐窝炎。固有层炎细胞包括淋巴细胞、浆细胞和中性粒细胞，其中中性粒细胞在隐窝周围最为明显，形成隐窝炎、隐窝脓肿、隐窝损伤和消失[300]。病变早期不出现肉芽肿，炎症反应强烈时可有伪膜形成。直肠壁增厚、变硬并形成明显的溃疡，狭窄的直肠常呈管状，与近端未受累肠管间界限清晰。黏膜层亦可增生呈颗粒状，严重者直肠黏膜可完全剥脱被肉芽组织取代。在短时间内炎症反应即变为混合性细胞浸润，甚至以单核细胞浸润为主，巨噬细胞在性病淋巴肉芽肿中特别常见。感染常引起淋巴

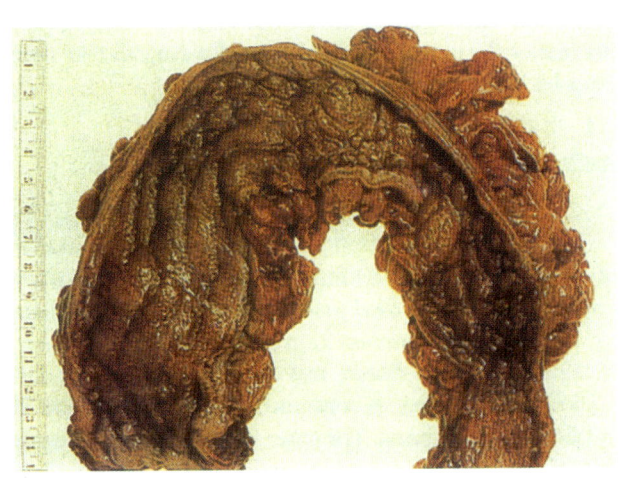

图 13.110 性病淋巴肉芽肿。肠壁不规则增厚，并因炎症引起扭曲变形。

滤泡形成。病变晚期可见肉芽肿、瘘管和明显的纤维化。局限于淋巴结的感染表现为淋巴组织增生和巨噬细胞发生类上皮细胞转化。

非性病淋巴肉芽肿性衣原体感染

沙眼衣原体的非性病淋巴肉芽肿株可引起轻微直肠炎[305]。临床和组织学表现类似于肛门直肠淋病。内镜下可见黏液脓性排出物、黏膜质脆和弥漫性红斑。直肠活检显示固有层内隐窝周围中性粒细胞浸润。直肠末端可见小糜烂灶、轻微的炎症或明显的淋巴滤泡形成。感染也可累及肛门直肠隐窝,但因为多数临床医师不愿在近肛门括约肌处取深部组织活检,所以很少能见到该部位的组织像。

炭疽

炭疽杆菌为革兰阳性的大杆菌,以孢子形式存在于土壤中,可引起家畜的致死性疾病[306]。人接触了被孢子污染的死亡动物、畜肉、毛皮或羊毛时偶可感染。病变以皮肤型为多见,但若食用了生的或未完全煮熟的污染肉类时亦可发生胃肠道疾病。本病多见于非洲和亚洲的热带地区。另外两种类型为口腔-口咽型和吸入型[306]。目前,因该病菌可能被用于制造恐怖袭击事件而重新唤起了人们的关注。

胃肠型炭疽患者表现为发热、食欲不振、恶心、呕吐和随后发生的严重腹痛[307]。一般认为胃肠型炭疽侵入胃肠道的部位是回肠末端或盲肠,病理表现为孤立的出血、坏死和黏膜水肿病变以及出血性肠系膜淋巴结炎[308]。至少有50%的患者死于败血症,部分病例死于出血性杆菌性腹腔积液或胃肠道出血[306]。

病毒感染

巨细胞病毒感染

巨细胞病毒(CMV)感染是艾滋病尸体解剖病例中最常见的病原体感染。胃肠道受累者最常累及食管、胃和结肠。CMV可感染免疫抑制或免疫功能健全者,表现为初次感染、复发感染或重复感染等形式。CMV初次感染后一般难以清除,通常以轻度慢性感染状态存在或以潜伏状态存在,以利疾病复燃或传染给新宿主。在潜伏状态时,巨噬细胞成为病毒的贮存库[309]。

多种宿主和病毒因素决定了CMV感染后的转归。CMV感染的决定性因素对于新生儿、实体器官或骨髓移植受者、HIV感染者或接受输血者各有不同。CMV可通过胎盘、污染的产道或摄入感染的母乳等途径感染新生儿。在成人,CMV通过性传播途径或经感染的器官、血液或注射器等途径传播[310]。

免疫缺陷患者常发生CMV病毒血症和血管内皮病毒感染(图13.111),随后发生血管内皮炎、黏膜下缺血和继发溃疡形成。胃肠道CMV相关性血管炎(图13.112)在AIDS人群中最为常见,近67%的患者病变发生在结肠。动静脉均受累,表现为节段性坏死、血管周出血并可见血栓形成[311]。甘昔洛韦治疗可逆转多数病变,因此正确诊断这些患者的CMV感染是极为重要的。

三种类型CMV感染后出现症状的概率各不相同,初次感染、感染复发和重复感染的患者症状发生率分别为不低于66%、低于20%和大约40%。临床上,CMV感染明显地最常见于免疫抑制人群,包括肾移植病人和AIDS患者。结肠CMV感染也常见于溃疡性结肠炎(见第11章)、非特异性溃疡或腺癌患者。CMV特别容易感染先前存在炎症的部位[312],这也能部分地解释为什么溃疡性结肠炎患者易发生CMV感染。CMV也可感染免疫功能健全的宿主,有时可发生院内感染。

CMV结肠炎可表现为腹痛、水样血性腹泻、结肠出血、穿孔和腹膜炎。患者可因胃肠道大量出血死亡。典型病变为结肠溃疡,通常位于回盲部,极少病人发生CMV全结肠炎[313]。肌层神经丛感染可导致假性肠梗阻[314]。CMV结肠炎是CMV播散性感染的局部表现。

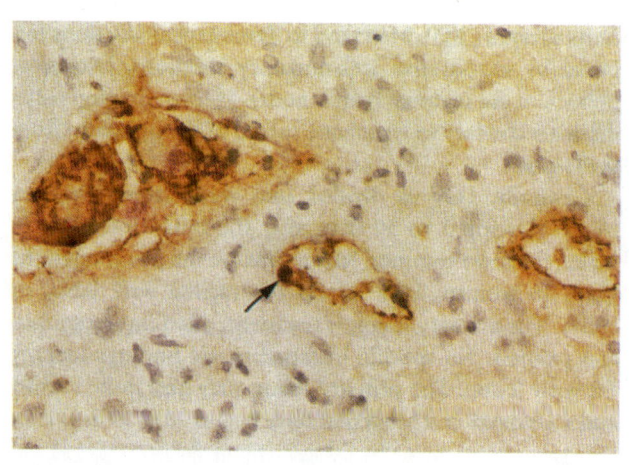

图13.111 巨细胞病毒性血管内皮炎。图为血管内皮(棕色)和CMV(红色,箭头)双重免疫组化染色。

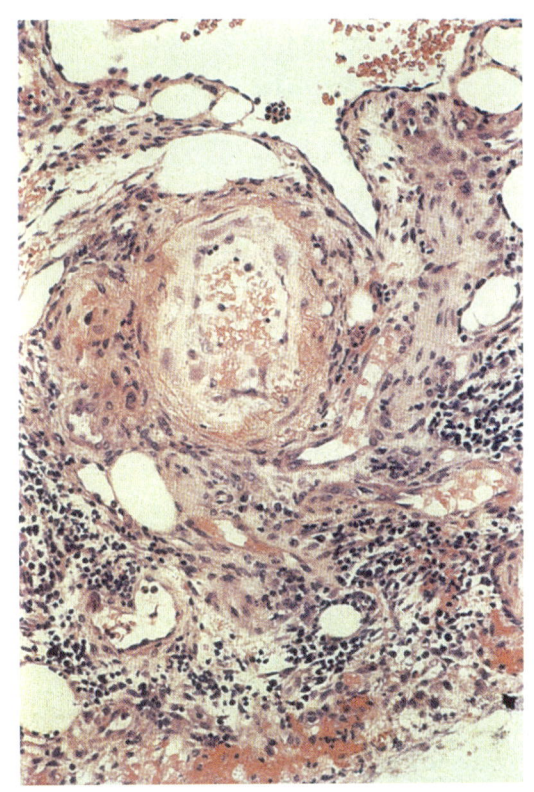

图 13.112 巨细胞病毒性血管炎。CMV 感染者通常有中度的闭塞性血管炎但无明显的病毒包涵体，其结果是导致继发性缺血性坏死。应通过光镜或免疫组化染色仔细检查组织，寻找附近黏膜中存在的 CMV 感染证据。

CMV 结肠炎的病理表现从散在的溃疡到明显水肿的弥漫性炎症改变、红斑、黏膜糜烂、伪膜性肠炎或穿孔（图 13.113）。多数患者散在的溃疡之间隔以轻度异常的黏膜。最严重的病例多发溃疡和穿孔可累及整个消化道。肉眼改变可类似于缺血性结肠炎。

通过黏膜活检诊断 CMV 感染一般不困难。严重免疫抑制患者可见大量 CMV 感染细胞。CMV 感染细胞通常体积增大（巨细胞），并有周围带空晕的嗜酸性核内包涵体和嗜碱性颗粒状胞浆。核内和胞质内包涵体常同时存在。具包涵体的细胞在溃疡区最常见，特别是溃疡底部和内皮细胞中，也可见于炎性肉芽组织、假息肉和溃疡间黏膜。CMV 感染上皮、内皮细胞（图 13.114）、平滑肌细胞、成纤维细胞、组织细胞和神经节细胞。CMV 可引起不同程度的炎症和坏死，病变从相对温和到弥漫的急慢性炎症伴广泛坏死和穿孔。包涵体的数量通常与炎症反应的程度相匹配，但也有个别病例可见大量包涵体却缺乏明显炎症。浸润的炎症细胞包括淋巴细胞、组织细胞、浆细胞和多形核白细胞（PMNs）。较轻的病例需要提高可能存在感染的意识和警觉，应做多平面的连续切片以寻找典型细胞。

严重感染时，缺血引起很多肉眼改变。某些肠病变存在严重的 CMV 相关性闭塞性血管炎。中等大的动静脉、小动脉和小静脉以及毛细血管内皮出现巨细胞包涵体，感染的内皮细胞明显增大拥挤导致管腔部分或全部堵塞，偶有血栓形成。另外，白细胞破碎性血管炎和血管周淋巴浆细胞浸润导致血管完整性破坏，出现全部或节段性坏死，结果引起患者缺血、肠溃疡和穿孔。血管炎可伴有成纤维细胞过度增生[315]，尤以溃疡底为著。该病变可能代表了免疫缺陷宿主的肠道血管对 CMV 的一种特殊反应（图 13.112）。缺血造成了局部水肿、炎症、血栓形成、坏死，甚至穿孔。血管中心性感染患者受累血管周围的间质细胞也常被感染。病毒感染肌间神经丛时，神经丛出现炎症，神经元出现带有空晕的核内包涵体，轴突膨大伴轴索凝聚，并有胶质细胞增生。缺乏病毒包涵体不能除外 CMV 感染。免疫组织化学染色和基因探针检测对诊断有帮助（图 13.115）。

疱疹病毒感染

大肠疱疹病毒感染与胃肠道其他部位感染的临床情况相似（见第 2 章和第 15 章）。单纯疱疹病毒（HSV）（主要是Ⅱ型 HSV）和Ⅰ型人疱疹病毒（HHV-1）感染直肠肛门。疾病的传播通过直接接触感染病灶或分泌物。直肠肛门感染通常发生在性接触后 2～7 天[316]。病毒穿过上皮引起细胞溶解和局部炎症反应。患者表现为局部感觉异常、里急后重、瘙痒、直肠肛门疼痛、排便习惯改变以及肛门排液[317]。腹痛可诱发肠梗阻。疱疹病毒通常感染鳞状上皮，也可同时感染结肠细胞。通常临床即可诊断，病毒培养和溃疡活检可进一步确诊。从溃疡边缘取活检最易检出病毒。HSV 和 HHV 感染的直肠活检通常为非特异性急性炎症，也有些病例可见典型的 Cowdry A 型包涵体和多核细胞。

腺病毒感染

腺病毒可引起结肠炎，尤其是免疫抑制患者。组织学表现与发生在阑尾和小肠者相似（见第 6 章和第 8 章）。病毒包涵体见于隐窝上部或肠腔表面上皮中，表现为细胞核增大、污秽。

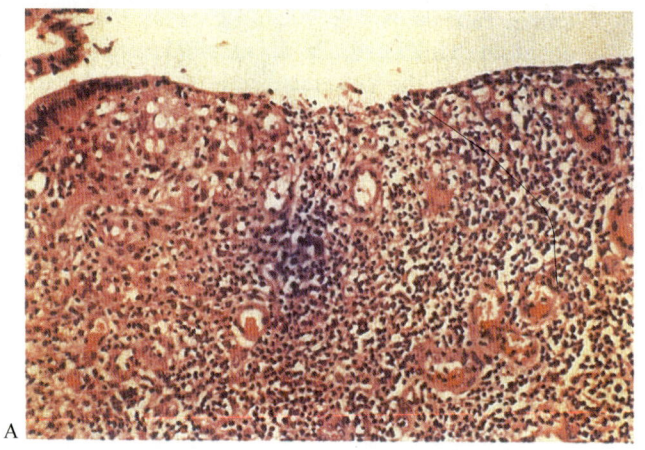

图 13.113 巨细胞病毒（CMV）。A：CMV 结肠炎表现为慢性炎症、明显的肉芽组织和溃疡形成。B：高倍镜显示标本内可见许多单核细胞内有 CMV 包涵体（箭头）。

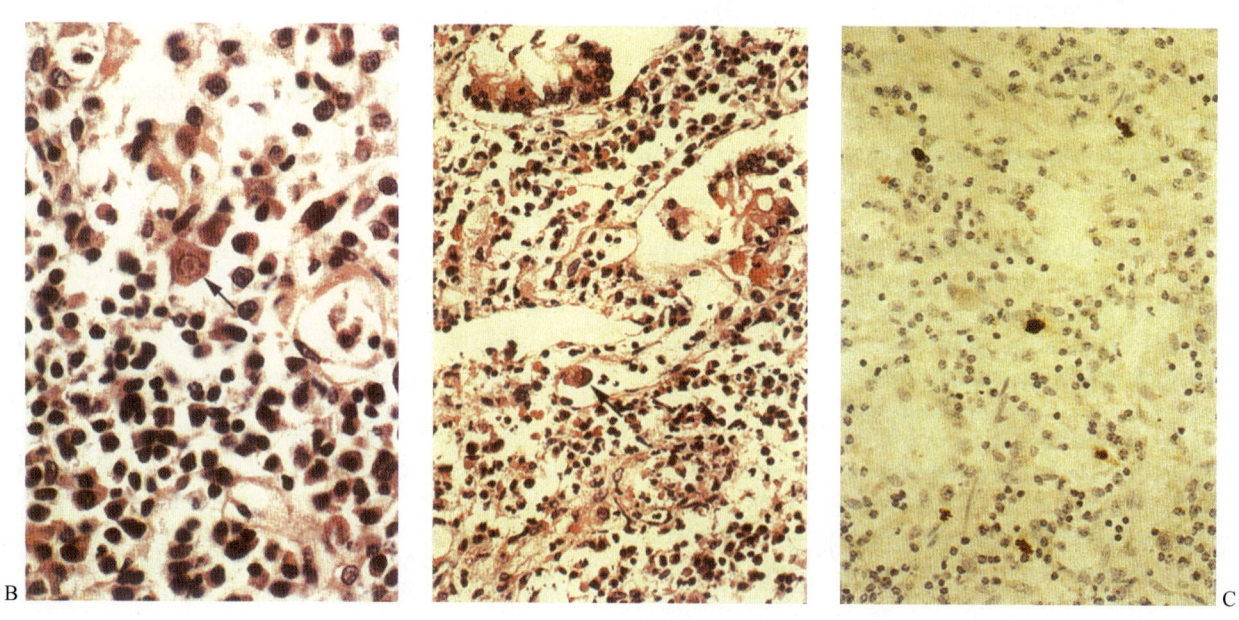

图 13.114 巨细胞病毒（CMV）肠炎。A：固有膜内单核细胞中可见明显的包涵体（箭头）。B：低倍镜下示脱落的内皮细胞含有一个 CMV 包涵体（箭头）。C：免疫组织化学染色可见数个阳性细胞。感染细胞并不全呈巨细胞样，在 HE 切片上可能被忽略。

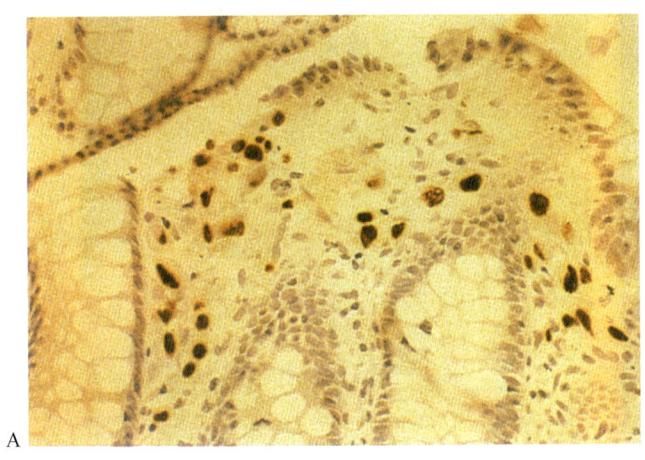
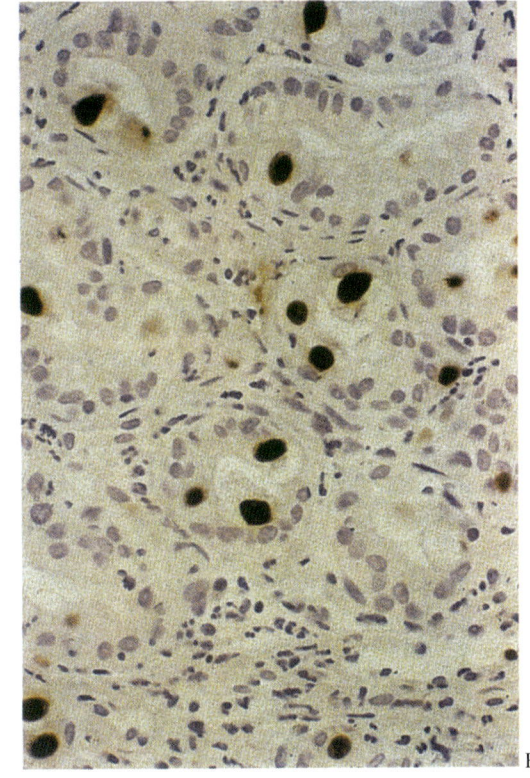

图 13.115　CMV 免疫组化染色。**A**：固有膜内可见多个阳性的单核细胞。**B**：大量上皮细胞阳性。

真菌感染

各种真菌均可感染大肠，以念珠菌感染相对常见（图 13.116），多为组织坏死后的继发感染。念珠菌感染的临床背景和病理特征在第 6 章有详述。

芽生菌病

芽生菌病（又称北美芽生菌病，吉尔克里斯特病）是由双相性真菌——皮炎芽生菌引起的慢性真菌病。在组织中，真菌生长为圆形厚壁细胞，直径 8～15 μm，通过广基出芽繁殖。真菌先侵入黏膜下淋巴组织，随后引起黏膜糜烂并释放入肠腔造成肠道内的播散。典型的组织学图像为炎性肉芽组织表面覆以脓性渗出物。无继发感染者形态类似结节病的上皮样肉芽肿。

副球孢子菌病（南美芽生菌病）

副球孢子菌病（南美芽生菌病）为由双相性真菌——巴西类球孢子菌感染引起的慢性真菌病。这种真菌病是南美最重要的公共卫生问题，但波及范围很少超过中美洲和墨西哥。这种少见的真菌病通常感染肺脏，但也可扩散到其他器官。肠道病变类似特发性炎症性肠病，也可引起软斑病[318]。在组织中真菌形成大的圆形或卵圆形细胞，直径 5～15 μm，通过单向或多向出芽方式繁殖。组织中的真菌形态特征为偶见的大细胞，当被对半切开时可见薄壁的圆形母细胞向周围伸出芽孢，有时看起来像船的舵轮。真菌常被混有化脓性炎症的反应性肉芽组织包裹（图 13.117）。

组织胞浆菌病

组织胞浆菌是一种二相性、兼性胞内真菌，在土壤中以菌丝体形式存在，而在感染细胞中以酵母菌形式存在，在鸟或蝙蝠排泄物丰富的地方生长旺盛。组织胞浆菌病在很多地区有流行，其中以美国俄亥俄州和密西西比河谷区域、加勒比地区和中南美洲为主。皮试表明，流行地区居住人口多数有感染。流行或非流行地区的免疫抑制或免疫功能健全者均可发生胃肠道组织胞浆菌病，但胃肠道患者的皮试结果通常为阴性[319]。播散性组织胞浆菌病少见，一般见于免疫系统发育不完全的婴儿、AIDS 病患者，也有部分患者无明显免疫缺陷。有研究表明，55％的免疫抑制感染者和 4％的免疫功能正常感染者可发生播撒性组织胞浆菌病[320,321]。机体对组织胞浆菌的免疫反应类似于结核病，不同之处是获得的免疫性不能长期保持，因此经常发生再次感染。绝大多数免疫功能健全者感染

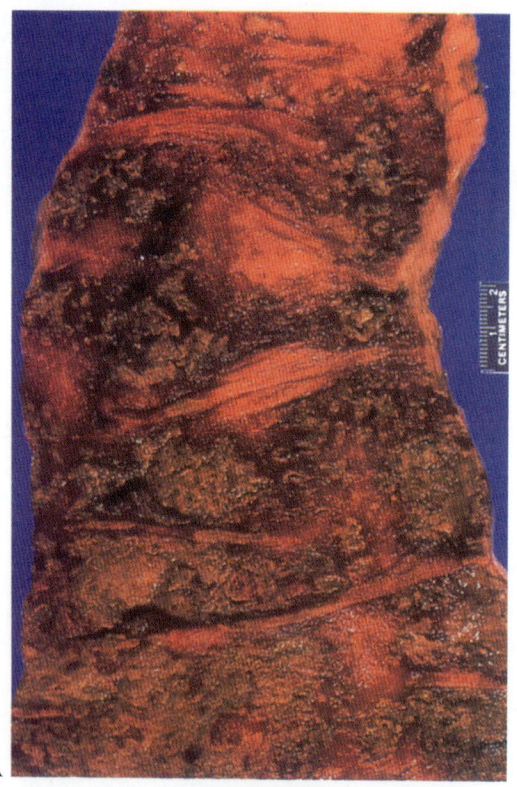
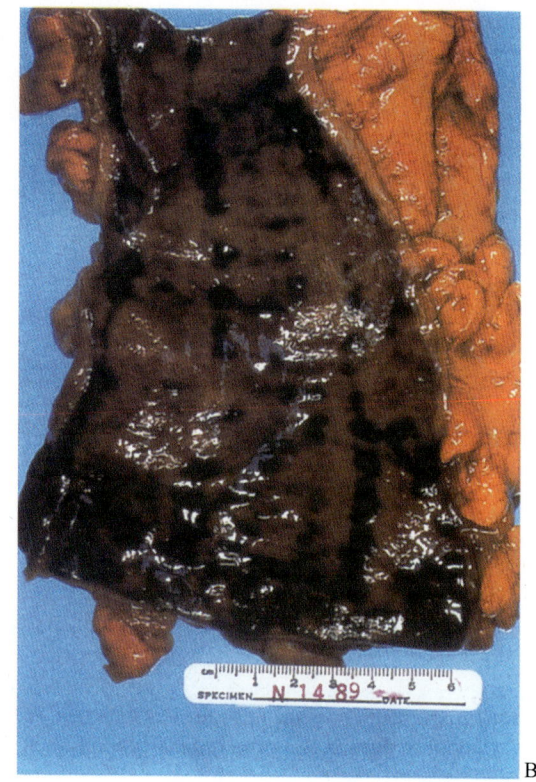
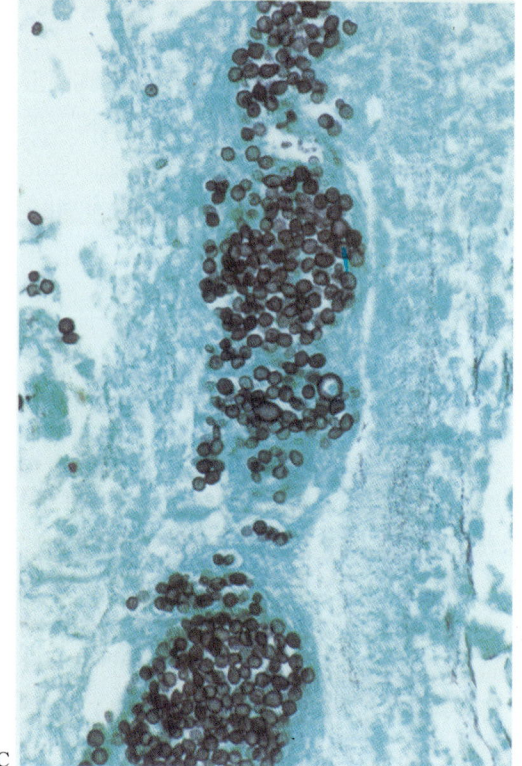

图 13.116　结肠念珠菌病。A、B：念珠菌感染的各种大体形态。真菌通常寄居在已经坏死的肠壁中，后者常可见图中所示的缺血。C：念珠菌感染的组织学形态。银染切片中可见大量真菌孢子。

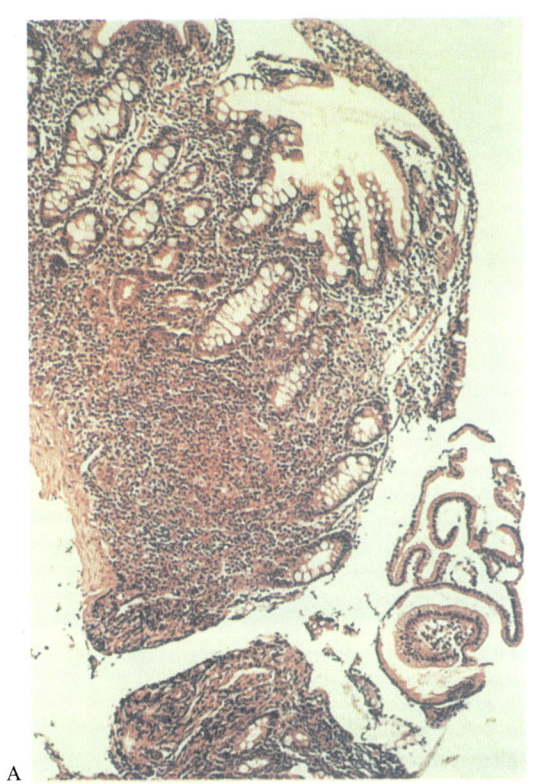
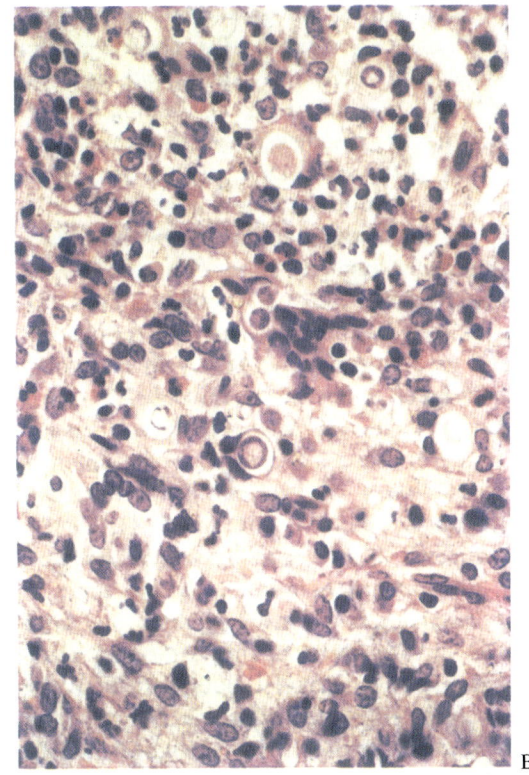
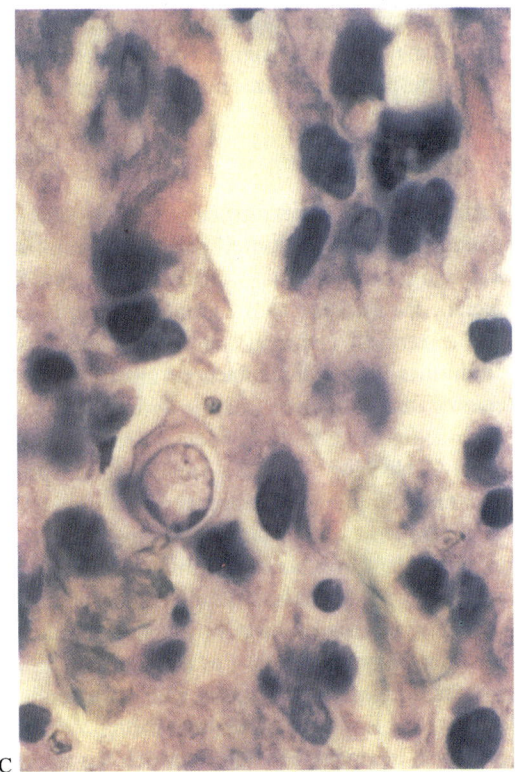

图 13.117　南美芽生菌病。**A**：部分肠黏膜呈再生性改变，基底部密集的炎细胞反应使腺体底部与黏膜肌层分离。**B**：中倍镜下示单核细胞围绕着有明显透明空隙的小球样结构。**C**：示一个大的孢子周围典型的因组织收缩形成的空隙。

后症状轻微，但在因造血系统恶性肿瘤、细胞毒性药物治疗或 HIV 感染导致的免疫抑制患者中，可发生进行性播散性病变。

组织胞浆菌感染来自于呼吸道。食管压迫症状常见。约 1/3 的播散性疾病患者有小肠和大肠受累[322]。感染早期，巨噬细胞识别、结合并吞噬病原体，为其提供了进入适宜的细胞内环境进行繁殖的机会[323]。个别病例（通常为 AIDS 患者）表现为原发性胃肠道组织胞浆菌病[324]。肠道组织胞浆菌病的症状为慢性腹泻或与炎症性肠病类似的症状。未经治疗的死亡病例可见大量吞噬了病原体的巨噬细胞聚集，而局限性病变表现为散在的充血、出血、黏膜小结、炎症和溃疡形成，溃疡最大径多不超过 4 cm[319]。播散性病例内镜下可见大量黄色伴大小不等溃疡的黏膜下斑块突向肠腔（图 13.118）。

显微镜下可见一系列胃肠道病变，包括淋巴组织细胞浸润、溃疡和淋巴组织细胞小结形成，病变通常累及黏膜和黏膜下层，也可扩展至固有肌层、浆膜和肠系膜（图 13.119、13.120）。病变部位除巨噬细胞和淋巴细胞外还有大量嗜酸性粒细胞、中性粒细胞和浆细胞。巨细胞和肉芽肿少见，发育充分的肉芽肿仅见于 8% 的患者[319]。表浅的黏膜溃疡多位于淋巴组织细胞小结表面，且常在集合淋巴小结上方的黏膜[319]。吞噬真菌的巨噬细胞聚集灶的形态与在其他疾病中见到的相似，但胞浆内的组织胞浆菌具有形态特征性。组织胞浆菌孢子具有僵硬的细胞壁，平均直径约 3 μm，病菌细胞内原生质在固定过程中收缩，于细胞壁内侧形成一个透明的空隙，形似未着色的荚膜。组织中亦可见出芽生长的菌体。治疗后（使用药物，如两性霉素 B），可见变性和坏死的病原体。痊愈很长时间后，巨噬细胞内仍可见残存的真菌细胞壁。

对呈肿块样的病变进行细胞学检查时，可因检见大量空泡细胞而被误疑为印戒细胞癌[325]。

曲霉菌病

长期使用免疫抑制剂的移植病人感染曲霉菌的危险性最高。感染的危险因素包括长期患粒细胞减少症，以及使用皮质激素、细胞减灭剂和广谱抗生素[326]。感染多累及食管，但也可发生结肠疾病。结肠病变的特征是黏膜下溃疡，伴有融合性坏死，表现为下消化道出血[327,328]。免疫抑制和全血细胞

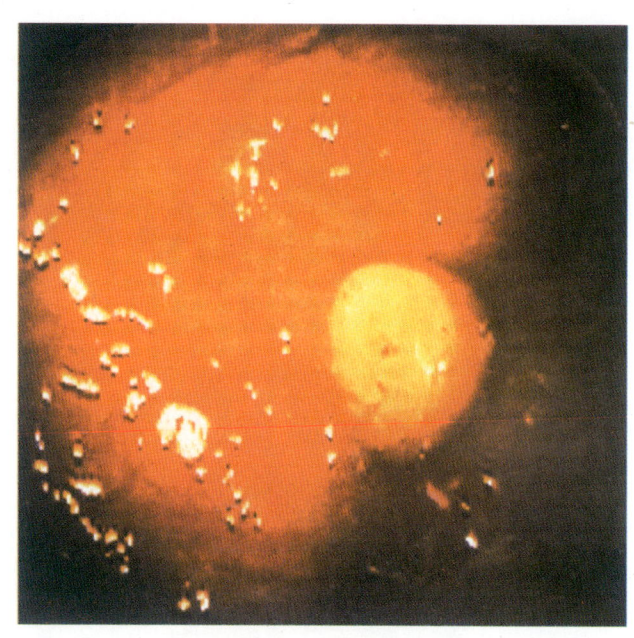

图 13.118 组织胞浆菌病的内镜下特点。结肠可见隆起的结节状黄色黏膜斑块。

减少并发的血管侵袭性曲霉菌病可表现为中性粒细胞减少性肠炎。侵犯血管的真菌引起血管内血栓形成、盲肠缺血性坏死和相对轻微的淋巴和组织细胞浸润。

侵袭性曲霉菌病的诊断取决于组织内检见典型的菌丝。病变与毛霉菌感染有些形似，均倾向于穿透血管壁经血道播散。但与毛霉菌的不规则分支菌丝不同，曲霉菌具有规则的双叉分支菌丝，菌丝明显朝向同一方向。

毛霉菌病

侵袭性毛霉菌病侵犯胃肠道，在营养不良和化疗患者中尤其多见。大肠为最常见部位，胃次之[329,330]。患者发生黏膜溃疡[330]导致血性腹泻[329]。可见特征性的多形性、宽而无分隔的不规则分支菌丝在组织中侵袭生长。毛霉菌的菌丝直径 3～5 μm。

隐球菌感染

胃肠道隐球菌感染少见，可以为播散性病变的局部表现，也可独立发生。本病与 AIDS、造血系统恶性肿瘤、高免疫球蛋白血症、复发性感染综合征[331]或接受皮质激素治疗的患者伴发[332]。通常表现为肺部感染，但少数病例病变局限于大肠[331]。隐球菌感染形成与 Crohn 病相似的肉芽肿性结肠炎。

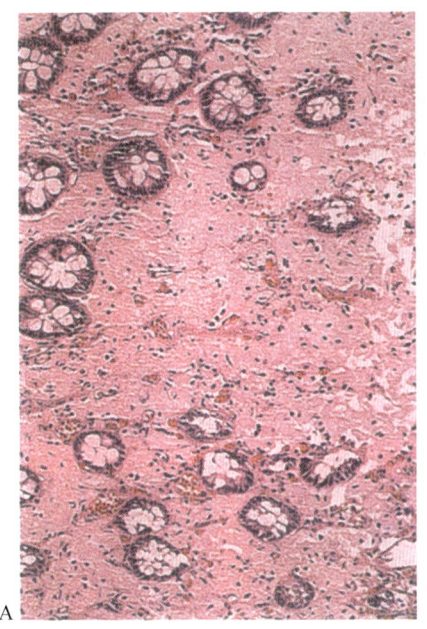 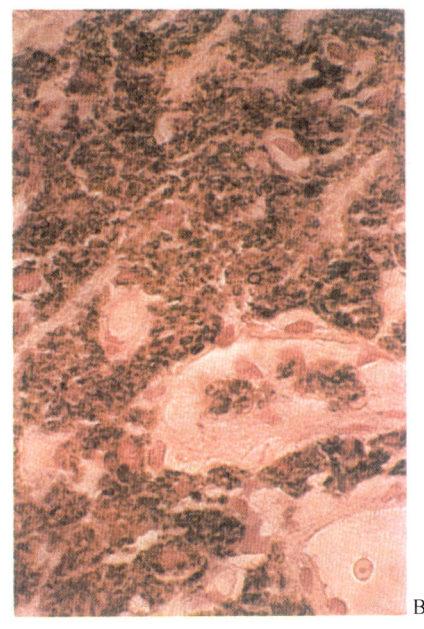

图 13.119　结肠组织胞浆菌病。图示病变取自图 13.118 中内镜下所见的病变。**A**：固有膜内弥漫性泡沫样组织细胞浸润。上皮细胞大致正常。**B**：Gomori 染色可见大量真菌。

木霉菌感染

长梗木霉菌（*Trichoderma longibrachium*）可感染免疫抑制患者的结肠。本菌为分枝分隔菌，具侵犯血管的特性，在较长的主分枝上生成较短的次级分枝，末端形成长颈花瓶状的瓶梗[333]。本病表现为溃疡形成和缺血性肠炎。

蛙粪霉菌病

蛙粪霉菌（*Basidiobolo ranarum*）的特点造成非洲和东南亚热带地区患者的皮肤感染[334]。病菌壁薄，有不规则分枝。偶尔可见特征性的有分隔的菌丝被大量嗜酸性物质围绕（Splendore-Hoeppli 现象）。有时可见直径 20～40 μm 的孢子样的小球体，小球体中央有一个核样结构[335]。组织中可见明显的嗜酸性粒细胞浸润和形成的栅栏状干酪样肉芽肿围绕淡染的菌丝，肉芽肿中心位于固有肌层，向外可延伸至浆膜下及周围脂肪组织，向内达黏膜下层。本病造成肠壁明显增厚及纤维化，可见黄色的、直径<3 cm 的小结节。肉眼表现类似 Crohn 病。

藻类感染

原壁菌属类微生物是常见的单细胞无叶绿素的腐生菌，属无色真核藻属，在传统细菌培养基上可缓慢生长。喜潮湿环境，如江河或井中。其中魏氏原壁菌（*Prototheca wickerhamii*）和左氏原壁菌（*Prototheca zofii*）可感染人类。其形态具特征性[336]，为大致呈球形的囊，大小 1.3～16.1 μm。小囊为单细胞，大囊内含 2～20 个子囊[337]。该菌可感染直肠。组织学表现为包括嗜酸细胞和组织细胞在内的慢性炎细胞围绕病菌浸润（图 13.121），可有模糊的肉芽肿性炎但无完整的、发育完全的肉芽肿。

原虫感染

阿米巴病

阿米巴病在世界各地均有分布，热带发病高于温带，可散发也可爆发流行。食入被粪便污染的食物或水可造成感染，因此在不发达、无卫生设施或以人粪便做肥料的地区感染率最高。本病还能因应用疫水进行结肠灌洗而播散，播散同样可以发生于按摩疗法、顺势疗法、自然疗法或营养疗法的过程中[338]。肛交也可造成传染[339]。美国的阿米巴病例多数为来自发展中国家的移民或去过这些地区的旅行者。婴幼儿和高龄老人病情多较严重[340]。

四种内阿米巴属的原虫可寄生在人体内（图

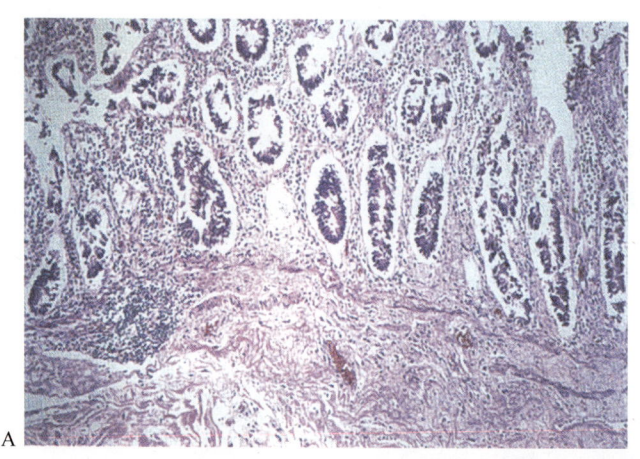
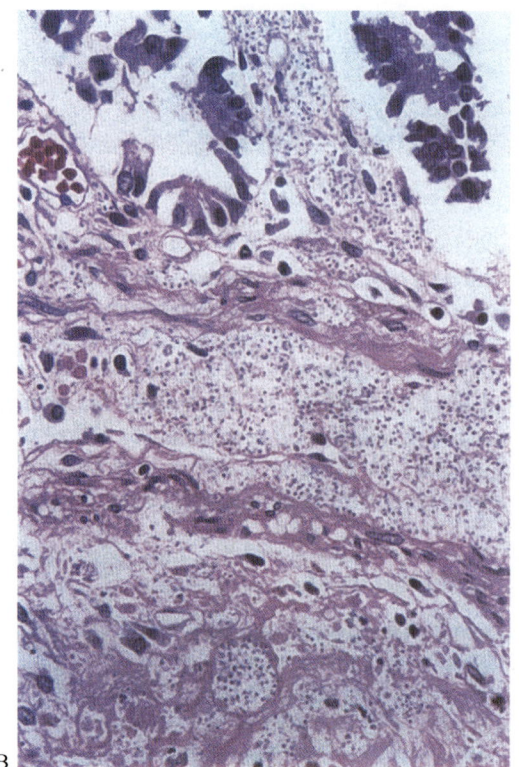
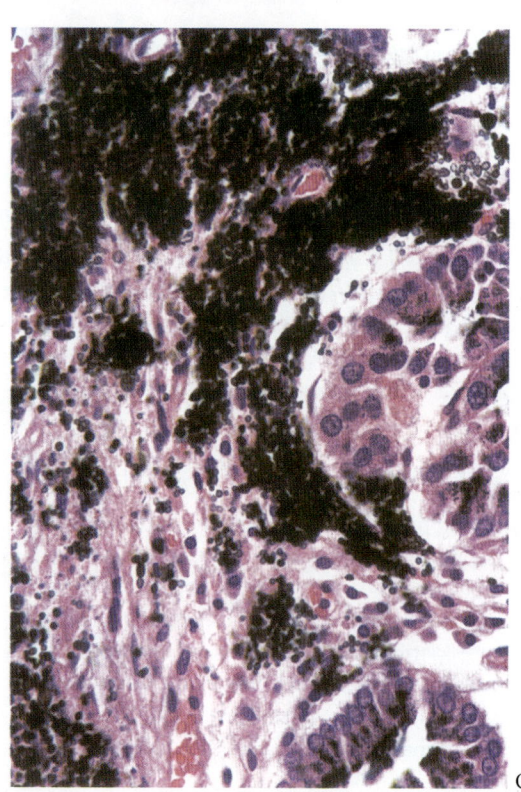

图 13.120　结肠组织胞浆菌病。**A**：HE 染色低倍观，示结肠黏膜非特异性炎症。**B**：高倍放大显示组织内大量蓝灰色圆形真菌，无肉芽肿性炎。**C**：银染色重点显示真菌。

13.122），但只有溶组织阿米巴是致病性的。溶组织阿米巴有两种生活型：12～50 μm 大小的有运动能力的侵袭性滋养体和 10～20 μm 的包囊（图 13.123）。滋养体具有单个核，核周边为纤细的染色质，中央有一个粒状核仁。核仁呈点状，小而深染，位于核中央，通常很难看到[341]。滋养体胞浆内常有空泡，细胞壁薄，有时可见指状突起，称为伪足。

阿米巴通过包囊进行繁殖，此期为阿米巴的生活周期中具有抗性的阶段。囊内常含具高度折光性的雪茄形结构，末端呈圆形。溶组织阿米巴的包囊进入粪便后即具有传染性。在宿主体外潮湿环境中可存活数周至数月。与滋养体不同，包囊能抵抗胃酸、污水处理系统中的氯气，并可在室温下存活。被摄入后，阿米巴通常在回盲瓣区脱包囊。囊壁溶解后释放出滋养体。滋养体利用半乳糖和 N-乙酰基-D-氨基半乳糖脱氢酶特异性凝集素黏附于结肠黏液中，从而寄居在大肠[342]。滋养体还能分泌组织溶解酶[343]，使其得以穿过肠上皮，破坏组织，溢出的红细胞供其摄食。滋

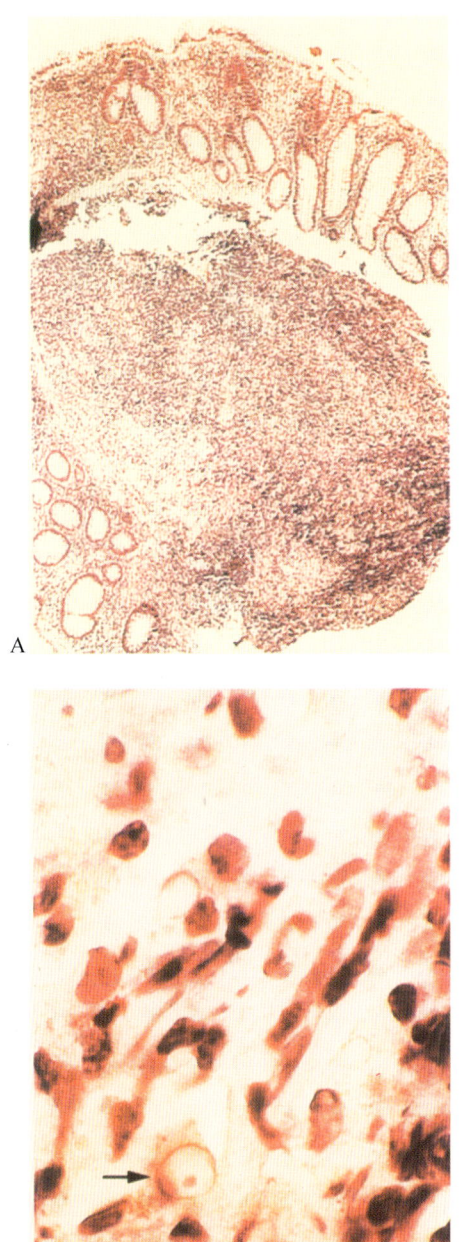
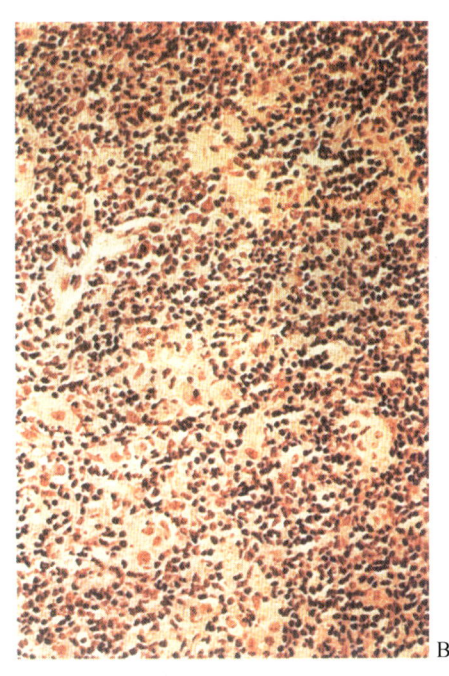

图 13.121　原壁菌病。**A**：直肠活检示轻度黏膜再生和显著的黏膜下炎症。**B**：高倍放大显示组织炎症反应。**C**：高倍镜下观察可见典型的小球体（箭头）。患者居住在肯塔基乡村，并常用井水洗澡。

养体溶解组织，在黏膜中形成小空腔，并在其中生长和增殖分裂。寄生虫与肠上皮相互作用，通过激活核因子-κβ（NF-κβ）和分泌淋巴因子，引起炎症反应[344]。感染可局限于胃肠道数年或蔓延至肝和其他器官。现在已有通过粪便诊断溶组织阿米巴的敏感而特异的检测方法，包括抗原检测和PCR[340]。

阿米巴病可感染各年龄段人群，包括婴儿[345]。疾病的严重程度差别很大，可以一直无症状，也可以引起严重症状甚至死亡。阿米巴病的症状可主要为三种形式：（1）局限性肠道感染，表现为典型的阿米巴痢疾和肠道出血；（2）局限性肉芽肿性病变，主要累及盲肠，易与癌混淆；（3）肝脏受累，引起阿米巴性肝炎或阿米巴肝脓肿。

表现为痢疾型的阿米巴的常见症状有两种，即间断性血性腹泻和腹部绞痛。严重者，尤其是发生在非流行区的病例，症状类似溃疡性结肠炎和中毒性巨结

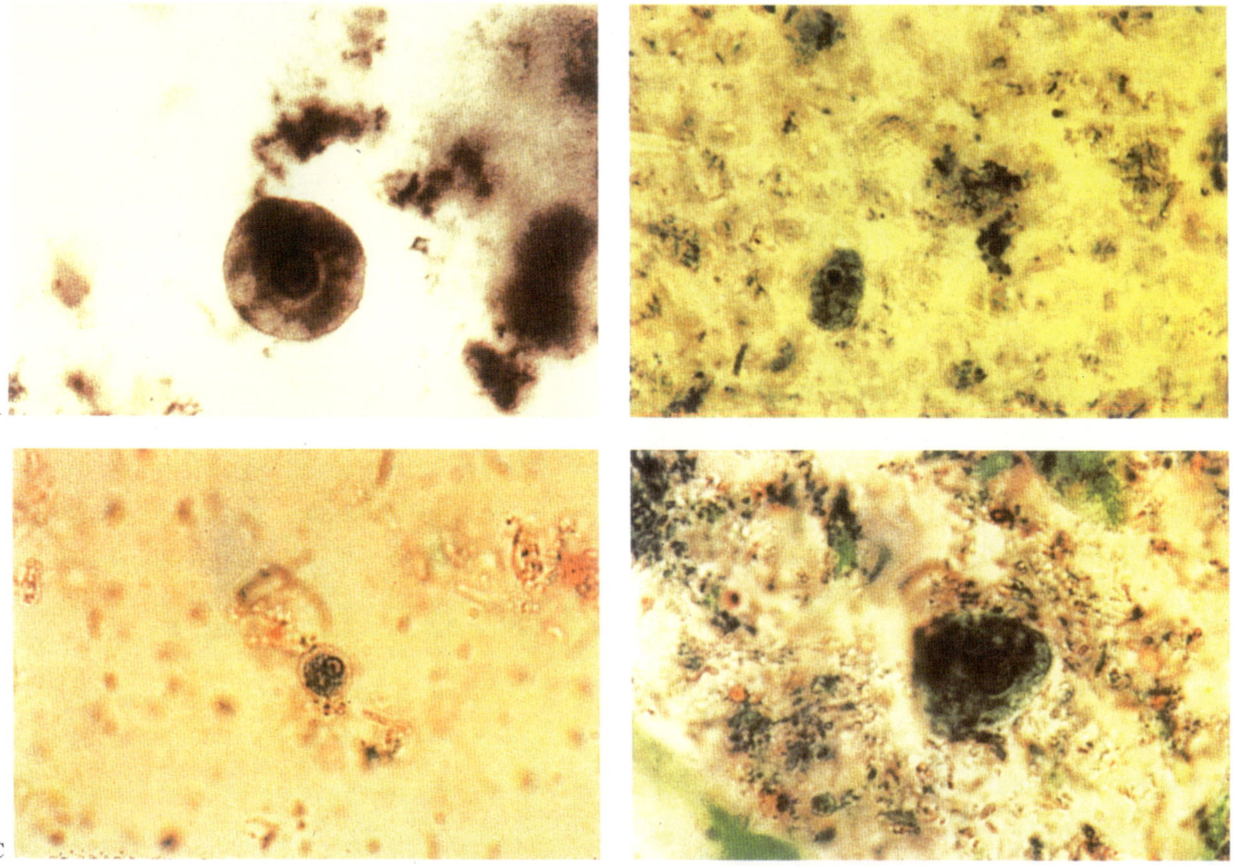

图 13.122 阿米巴。A：结肠阿米巴通常无致病力。本图所示的染色涂片中的滋养体，体积与溶组织阿米巴相近，但其具有大而不规则的粒状核仁以及粗糙的外周染色质。B：一般认为微小内蜒阿米巴也没有致病能力。图片示该滋养体小于溶组织阿米巴，并有突出的粒状核仁。C：染色涂片中的哈特曼阿米巴因具有中央致密的粒状核仁而易与溶组织阿米巴混淆，但哈特曼阿米巴的滋养体小于溶组织阿米巴。D：Masson 三色染色涂片中，可根据滋养体的大小（通常 20～50μm）和核的形态，即具有中央致密粒状核仁和周围细腻的染色质的单个核识别溶组织阿米巴。(A~D courtesy of Dickson Despomier Ph. D., Department of Parasitology, Columbia University, New York, NY.)

肠症。与炎症性肠病相似，慢性阿米巴性肠炎可隐匿起病，并呈周期性缓解。患者下腹部不适感逐渐加重，伴稀便、排气恶臭和腹泻反复发作，也可有间断性便秘。经 3～4 天后，腹泻次数可增加至 25 次/天，伴虚弱和衰竭。常有恶心、呕吐和右侧腹痛。阿米巴性结肠炎常持续数周、数月甚至数年。患者可有轻度贫血和轻度白细胞升高。阿米巴也可感染儿童引起直肠炎，且病变通常仅局限于直肠[346]。来自流行地区的移民或旅行者是发生不伴腹泻的慢性直肠炎的高危人群。罕见的阿米巴结肠炎的症状有急性坏死性结肠炎、中毒性巨结肠、阿米巴瘤和肛周溃疡，后者有形成瘘管的可能[340]。

阿米巴原虫通过肠壁迁移至周围器官组织，可引起并发症（图 13.124）。炎症伴坏死和纤维化常造成肠管严重狭窄。穿孔和肠袢间瘘管形成，虽然少见但

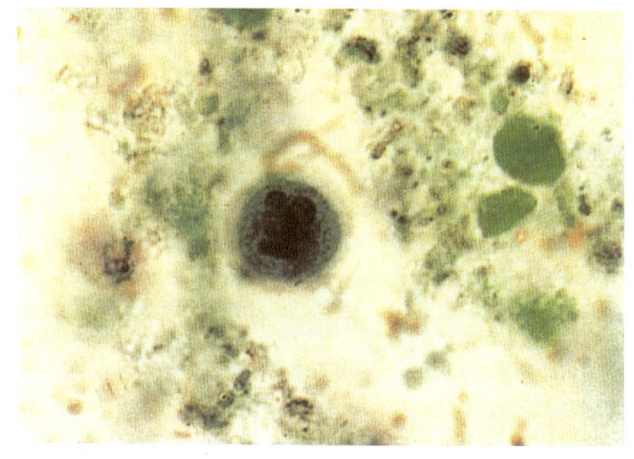

图 13.123 Masson 三色染色示溶组织阿米巴的包裹与滋养体相同形态的核以及一个至数个有圆形末端的染色质样小体。(Courtesy of Dickson Despomier Ph. D., Department of Parasitology, Columbia University, New York, NY.)

常可致命[347]。最严重的并发症是寄生虫侵入静脉并迁移至肝脏，引起阿米巴性肝炎或阿米巴肝脓肿，以肝右叶为多见。肝脏受累在阿米巴痢疾中的发生率小于5%[348]。肝脓肿可破入横膈下间隙、右胸腔或右肺。也可发生心包炎[349]。结肠癌可继发于阿米巴病，且阿米巴溃疡区结肠息肉的发生率增高。

大便检查和直肠刮片中均可见包囊和滋养体。大便检查还常见 Charcot-Leyden 结晶。大便检出能运动的滋养体是明确诊断最简单便捷的方法（图13.122、13.123）。多种免疫学检测方法可协助诊断，包括粪便中的阿米巴抗原或免疫荧光技术检测血清中的抗体[350]。与活检相比，血清学检测可能更有帮助，因为其敏感性高并对侵袭性病变有预测价值[351]。

手术切除标本常显示黏膜和肠壁受累，有时大体表现似炎症性肠病，特别是 Crohn 病（图13.125）。病变最广泛者盲肠、阑尾和乙状结肠、直肠受累，但也可在整个肠道内散在分布，以肝曲病变最为显著。

早期的阿米巴病变为小的黄色黏液样隆起，内含半流质样含寄生虫的坏死组织。当隆起破溃，坏死物释放入肠腔时，阿米巴继续增殖，破坏周围正常黏膜，形成散在分布、有卵圆形开口的溃疡，溃疡呈潜掘状，破坏黏膜下组织，使溃疡周边黏膜悬空。溃疡口不隆起，无硬化，常与肠管长轴平行，边缘充血明显。溃疡底凹凸不平，上覆黄白色膜，重症病例更为明显。溃疡可相互融合，在大片的坏死区和大量炎性息肉间残留充血的片状孤立的完整黏膜。

尽管侵袭性阿米巴病的特征是阿米巴滋养体浸润和破坏肠黏膜（图13.126），但活检标本的组织学检查可能因为仅有炎症、溃疡和纤维素渗出而无法诊断。溃疡边缘是滋养体最多的地方，所以活检应从此取材。由于滋养体有时也可见于表面渗出的纤维素中，因此活检前应尽量避免灌肠，否则含有滋养体的肠腔内黏液和渗出物可能会被清除掉。

除了滋养体外，阿米巴病的组织学改变无其他特异之处。一次活检未必能发现滋养体（图13.126）。病理医师必须能识别滋养体期的溶组织阿米巴并将其与寄居在人类大肠中的其他非致病性阿米巴区分开。典型的滋养体较大，圆形或卵圆形，直径 6~40 μm，含大量明显呈泡沫状、空泡状或颗粒状的粉紫色胞浆。胞浆 PAS 染色阳性。与非致病性阿米巴不同的是，胞浆内含有被吞噬的红细胞[352]。用 Heidenhain 铁苏木素染色能更容易地识别这种噬红细胞现象。滋养体需与巨噬细胞鉴别，后者较小，PAS 染色着色弱并有清晰易辨的核。结肠小袋纤毛虫（*balantidium coli*）感染的组织学形态与阿米巴肠炎相似，但前者大小为 (30×150×40) μm，远远大于阿米巴 30~40 μm 的最大径。组织切片上，阿米巴周围可有一透明的空隙，这是固定引起组织收缩造成的人工假象[352]。当怀疑本病时，可通过血清学检查证实，也可用甲硝唑进行试验性治疗。

通过外科手术治疗的患者多为重度梗阻性阿米巴病或炎症累及肠壁全层者。病变通常累及结肠近端，但结肠的其他部分，包括直肠、肛管甚至回肠末端亦可受累。病变早期表现为黏膜肿胀和溃疡，随着表浅溃疡的逐渐发展，表面出现由黏液、纤维素和炎细胞形成的渗出层。在这些渗出物中最容易检出阿米巴[352]。

进展期的溃疡形状不规则，边缘黏膜充血，并因下方组织被破坏而呈悬浮状，形成特征性的烧瓶状溃疡。广泛的潜掘性破坏导致溃疡扩大甚至穿孔。随着溃疡的扩展，在组织间隙和小血管中也可见滋养体。阿米巴破坏组织时，常聚集分布（图13.126），一般存在于坏死和组织崩解区。重症患者滋养体可穿透肠

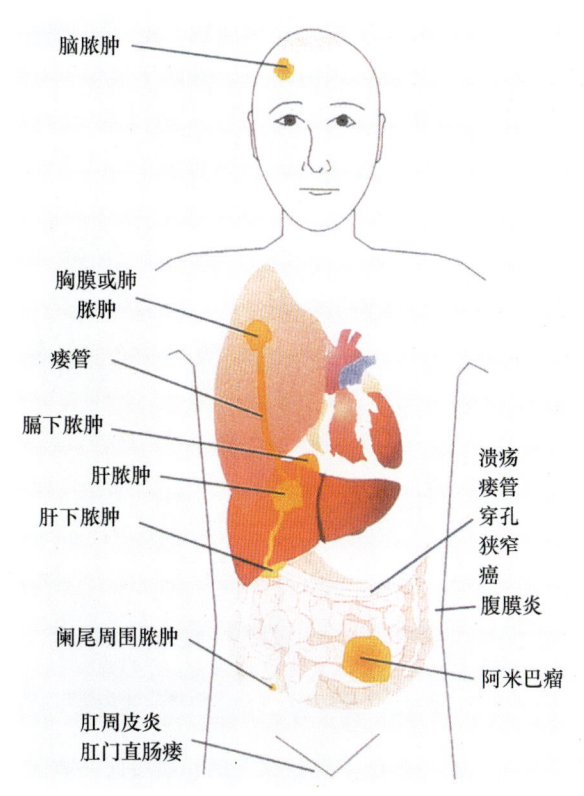

图13.124　阿米巴感染的并发症。

壁游离于腹腔中或进入浆膜脂肪组织。黏膜表现为固有层轻重不等的慢性炎症，包括淋巴细胞、组织细胞、浆细胞、嗜酸性粒细胞，以及明显的淋巴滤泡形成。同时伴有明显的水肿、淤血、杯状细胞减少、中性粒细胞渗出和早期隐窝脓肿形成。坏死继发于广泛的水肿。

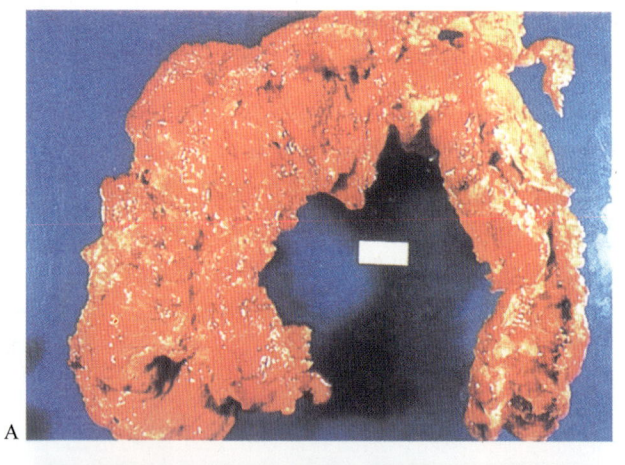
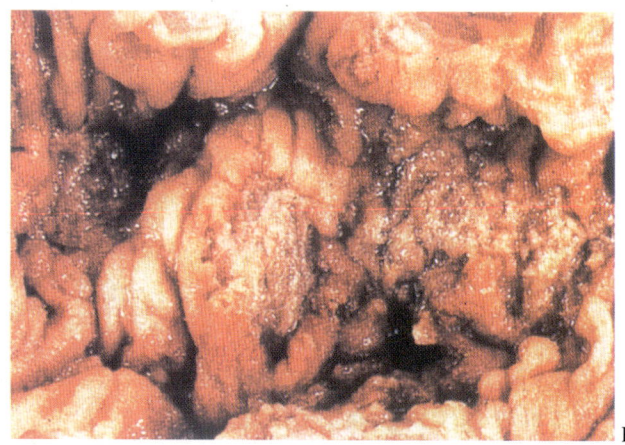
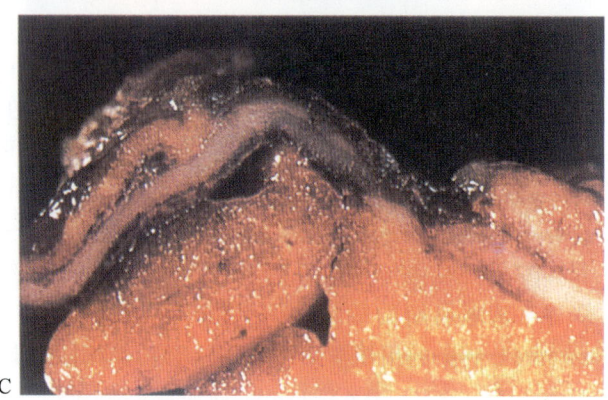

图 13.125　溶组织阿米巴。**A**：重度溶组织阿米巴感染的结肠，可见多个不规则的深溃疡。**B**、**C**：穿透黏膜层后，侵袭性溶组织阿米巴沿黏膜下层向两侧和深部扩散，潜掘侵蚀残存的黏膜。

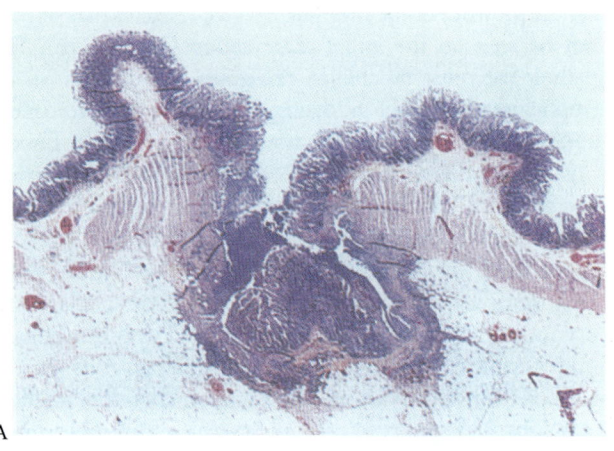
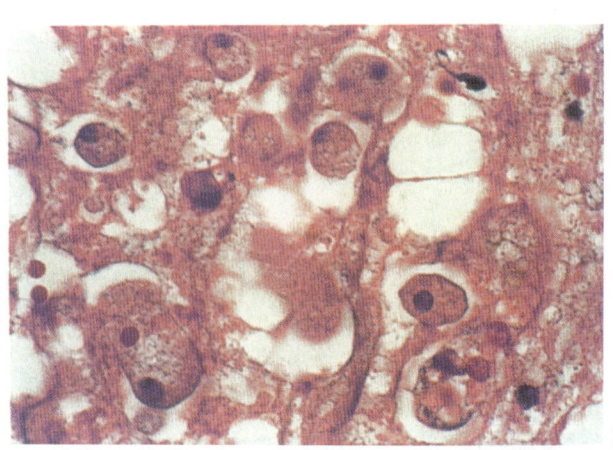

图 13.126　溶组织阿米巴。**A**：溶组织阿米巴病典型的烧瓶状溃疡。可见阿米巴侵蚀黏膜下层和肌层而黏膜层基本幸免于难。**B**：HE 切片上可通过大小、核形态和噬红细胞现象识别溶组织阿米巴的滋养体。

阿米巴溃疡形成缓慢，通常使细胞增生和纤维化得以发生，从而阻止穿孔。部分病变可以修复而不伴明显瘢痕形成，但部分逐渐发生慢性纤维化，伴持续存在或反复发生的溃疡。长期的慢性炎症可以造成狭窄和假息肉形成[353]。溃疡常继发细菌感染，因而使组织形态复杂化。

长期感染导致组织增生反应过度的患者可发生肿瘤样外生性瘢痕性炎症团块，称阿米巴瘤（图13.127）。阿米巴瘤的好发部位由高到低依次为盲肠、阑尾、直乙状结肠及降结肠，也见于肝曲、横结肠和脾曲[354]。阿米巴瘤通常在未经治疗或治疗不彻底的阿米巴病患者末次痢疾发作后几年出现。多为单发，好发年龄20～60岁。阿米巴瘤可引起各种症状，如腹泻和便秘交替出现、体重下降和低热。在流行地区，腹部绞痛、下腹痛以及触诊可及包块均提示为阿米巴瘤。而在美国，年轻人出现上述症状提示为Crohn病或阑尾脓肿，老年人则提示为结肠癌或憩室炎。

阿米巴瘤造成顽固性溃疡和肉芽组织形成，伴成纤维细胞增生和炎症。病变大小各异，但直径一般不超过15 cm，表现为局灶性肠管全周增厚、黏膜赘生物或体积大的瘤样包块。黏膜炎症引起的黏膜隆起和肠壁缩窄使肠腔变得狭窄。阿米巴瘤可蔓延至邻近的肠系膜，有时需要取活检以除外癌或大的腺瘤。

对侵袭性感染的治疗有别于非侵袭性病变。非侵袭性感染可用巴龙霉素治疗，侵袭性感染则主要以硝基咪唑，特别是甲硝唑治疗[355]。

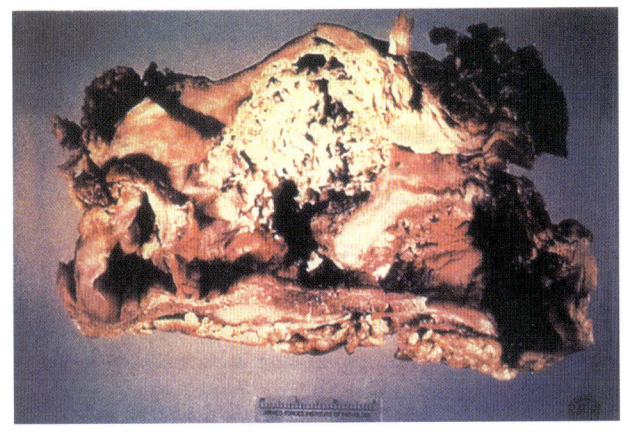

图13.127 阿米巴瘤。病人患慢性阿米巴病，因出现巨大的坏死性包块而行手术切除。

小袋纤毛虫病

小袋纤毛虫（*balantidiasis*）广泛分布于世界各地，但以热带和亚热带感染最常见，主要与饮用受污染的水有关，也可通过人与人之间的接触传播[356]。猪和鼠类是主要传染源[356]。肠小袋纤毛虫是原虫中最大的一种，具有包囊和滋养体两种形态，也是已知具纤毛的原虫中唯一能感染人类的。滋养体呈卵圆形，（30×150×40）μm，含有特征性的大的肾形巨核及一个小的圆形微核（图13.128），表面被覆纤毛。胞浆内含两个伸缩泡和多个食物泡。前端尖，含漏斗状胞质体。包囊卵圆形至球形，直径40～65 μm。小包囊表面具纤毛，成熟后消失。被食入的滋养体在小肠从包囊内逸出，然后侵入大肠黏膜。在通过大肠的过程中持续外排包囊。

小袋纤毛虫感染可有三种临床表现：急性型、慢性型和暴发型[357]。慢性型最为常见，典型症状为腹泻与便秘交替出现，症状可持续数天至数月。急性型患者则表现为恶心、呕吐、食欲不振、腹痛，以及每日30次以上的黏液血便。内镜下可见表浅溃疡和伪膜形成[357]。暴发型感染主要见于瘦弱衰竭的患者，粪便为血性，且多为纯血便，并可有贫血。如发生穿孔，可致死。

肠小袋纤毛虫侵犯结肠并形成溃疡（图13.128），引起重度腹泻和出血。病变最常累及右半结肠和盲肠，但直肠和乙状结肠也可受累。组织学改变类似阿米巴病，也产生内含滋养体的烧瓶状溃疡[358]。溃疡间黏膜可正常、水肿或出血。溃疡常表浅且多发，但如出现深溃疡常引起穿孔，特别是在暴发型感染[357]。组织发生坏死，可见中性粒细胞浸润和红细胞，含有中性粒细胞和纤维素的伪膜可覆盖于溃疡表面。诊断的依据是发现寄生虫体。

内脏利什曼病

内脏利什曼病（visceral Leishmaniasis，黑热病）是杜氏利什曼原虫感染引起的寄生虫病。患者表现为发热、食欲不振，偶有腹泻和嗜酸性粒细胞增多，并有肝脾肿大和贫血，以及皮肤病变（即所谓皮肤利什曼病）。确诊需显微镜下查见特异性的无鞭毛体利什曼原虫、原虫培养或原虫血清学检查阳性[359]。组织学诊断通常依据骨髓涂片或活检，但慢性的内脏利什曼病可经直肠活检而首先诊断[359]。直肠黏膜上皮保存完好，但固有层内充满巨噬细

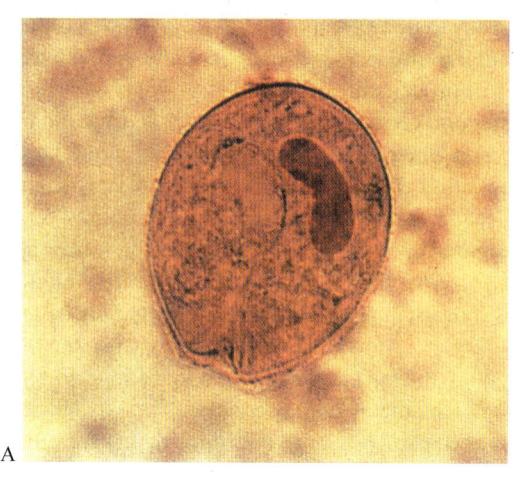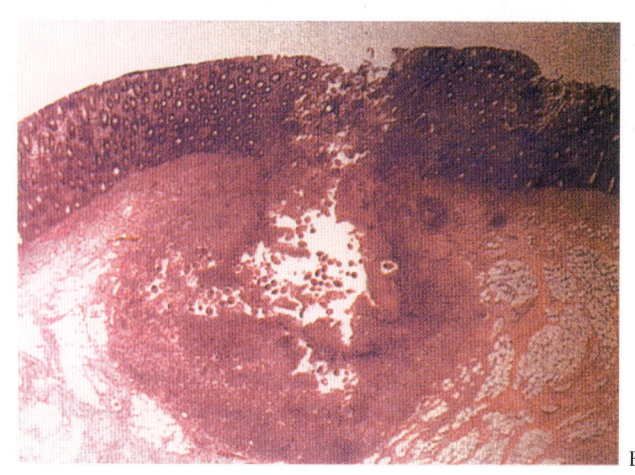

图 13.128　肠小袋纤毛虫。A：肠小袋纤毛虫的滋养体较大（50~70 μm），卵圆形，边缘可见纤毛。滋养体具两个核，大者呈肾形，Masson 三色染色呈红色。B：肠小袋鞭毛虫侵犯结肠形成类似肠阿米巴病的溃疡，溃疡可穿透肠壁（如图所示）。（Courtesy of Dickson Despomier Ph.D., Department of Parasitology, Columbia University, New York, NY.）

胞，其胞浆内吞噬了大量无鞭毛体的利什曼原虫（图 13.129）。原虫的形态为卵圆形或圆形，直径 1.5~3 μm，具有特征性的黑点状核和动基体。病原体也可见于小肠。

酵母菌病（Zierdt-Garavelli 病）

人酵母菌是通过二分裂或孢子形成方式繁殖的严格的厌氧原生动物。自然环境中，这种单细胞微生物可在淡水中存活。粪便检查可直接检见该微生物。感染者可为无症状携带者或表现为急慢性胃肠炎。本病感染率在美国为 2%~18%[360-362]，加拿大为 3%~13%，英国为 3%。

酵母菌的致病机制是一个有争议的话题。有研究表明，34.7% 的感染者临床表现为健康携带者。有临床症状者表现为腹痛、水样便、便秘、食欲不振、呕吐、胃肠胀气和体重下降，症状可持续 2 周以上。内镜下结肠黏膜多无异常，偶有红斑、质脆。腹泻患者粪便中可检出病原体，有时伴有炎症性改变。

活检一般无异常所见，如有异常也仅为轻度的非特异性炎症[360]。少数情况下，该菌引起结肠黏膜结构破坏，但似乎并未侵入组织。在无其他已知细菌、病毒或寄生虫存在的情况下，如检见大量酵母菌（每个油镜视野超过 5 个）应予治疗。结肠细胞学刷片检出酵母菌亦可诊断。

Chagas 病

Chages 病是克氏锥虫感染引起的传染病。本病仅见于南美洲，整个胃肠道均可受累。患者表现为贲门失弛缓、顽固性便秘、巨结肠或假性肠梗阻。本病详见第 10 章。

蠕虫感染

血吸虫病

血吸虫病又称裂体吸虫病，由感染裂体吸虫属吸虫引起。胃肠道病变主要是宿主对虫卵的反应以及虫卵所带的抗原物质引起的肉芽肿性反应[363]。感染的强度和时间决定了抗原的释放量以及慢性纤维化梗阻性疾病的严重程度。

仅次于疟疾，血吸虫病是位居第二的、严重的全球性寄生虫病，全世界约有 2 亿人感染[364]。绝大多数人类感染是由三种类型的血吸虫引起的，即曼氏血吸虫、日本血吸虫和埃及血吸虫。曼氏血吸虫主要流行于整个非洲以及拉丁美洲和中东的许多地区，日本血吸虫流行于亚洲，埃及血吸虫则流行于非洲和中东地区。少数刚果血吸虫感染和湄公河血吸虫感染分别见于非洲和印度支那。

人类在被尾蚴污染的水域洗澡或涉水时被感染（图 13.130）。尾蚴从中间宿主淡水螺中游出，穿过人体的皮肤进入血流，在肝内成熟，最终在发育成成

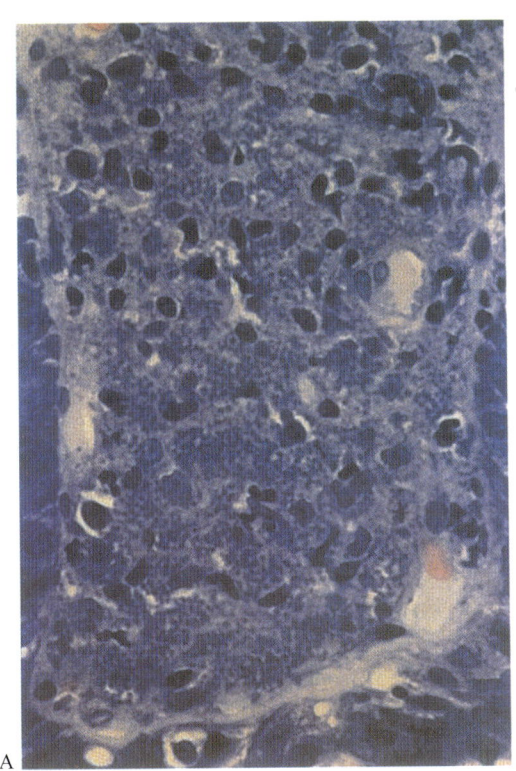 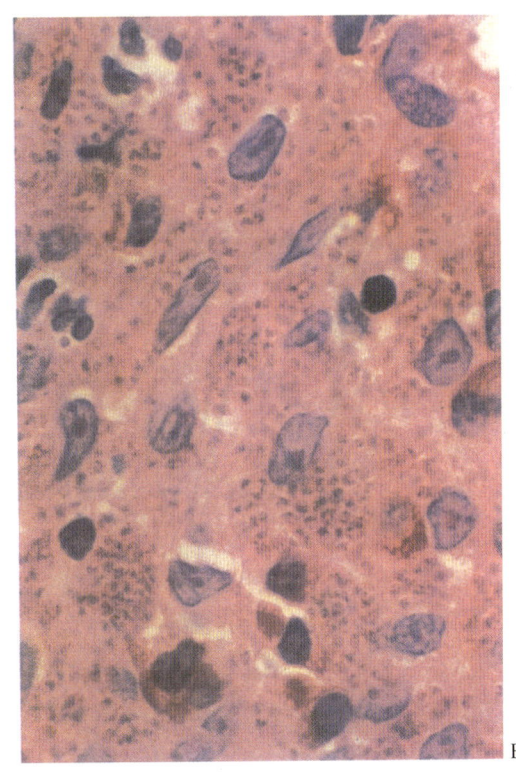

图13.129　利什曼病。**A**：革兰染色显示固有层内大量无鞭毛体利什曼原虫浸润。**B**：甲基绿-派若宁染色显示无鞭毛体。（Pictures courtesy of Miguel Idoate, Faculty of Medicine, Universidad de Navarra, Pamplona, Spain.）

虫前定居于静脉系统、肠壁或肠系膜。血吸虫是唯一一种非雌雄同体的吸虫，即每一个体仅有一种性别。因此，只有雌、雄性同时感染时才能产生虫卵。雌虫位于雄虫的抱雌沟中，将卵产在肠系膜静脉及胃肠道黏膜下血管中。虫卵由此进入胃肠腔和粪便。如虫卵进入淡水中即可孵化，释放出有运动纤毛的毛蚴侵入淡水螺。在螺体内，幼虫进一步发育成尾蚴，释放入水进入下一个生活周期。由于血吸虫在脊椎动物体内不能繁殖，因此每个感染者体内的虫体数量相对恒定[365]。感染密度增减的实际原因是反复感染或宿主免疫反应及化疗导致的虫体衰老。

本病流行地区的感染者通常无症状，这主要是感染者对血吸虫具有获得性免疫力[365]。而到流行地区的旅行者初次感染后常迅速发生急性的、有时是很严重的症状[366]，即所谓片山热。其表现包括发热、寒战、嗜酸性粒细胞增多、肝脾肿大、广泛的淋巴结肿大，以及普遍的胃肠道症状[366]。这些症状是因雌虫每天产卵多达3500枚所致。虫卵中的蛋白与循环抗体反应，引起血清病样综合征[366]。血吸虫病的其他表现类型有肝、脾、肺、泌尿生殖道、脑和肠道感染型。

感染后的症状存在个体差异。感染者可有腹痛、腹泻和血便。感染肠道的血吸虫一般为曼氏血吸虫，但日本血吸虫和埃及血吸虫也可感染肠道。病变多数累及直肠和左半结肠。在流行地区，血吸虫也可引起十二指肠炎，是导致上消化道出血的常见病因。

血吸虫的成虫不引起临床症状，这可能与其在成熟过程中参入了宿主抗原有关。造成病变的主要是大量虫卵引起的肉芽肿反应（图13.131）和广泛纤维化。疾病晚期可发生肠道息肉和狭窄。内镜检查所见的息肉既可能是炎性息肉，也可能是腺瘤。血吸虫病与大肠癌的发生有关[367]。重度结肠感染者对化学药物治疗反应差，因此需要手术切除治疗以缓解肠道症状。

只有在患者因肠套叠、肿块或狭窄出现肠梗阻时，病理医师才能见到切除的病变组织。慢性感染的患者因纤维化和淋巴组织增生导致肠壁黏膜下层明显增厚，黏膜或腹膜表面可见类似结核的小肉芽肿。血吸虫结节也可聚集于黏膜下层，这是由于虫卵被阻滞

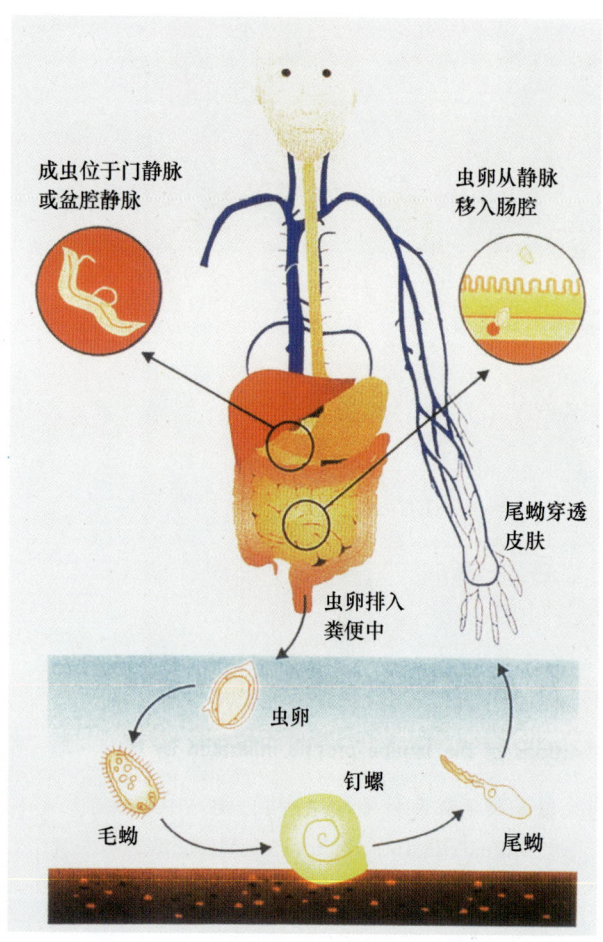

图13.130 血吸虫的生活周期（见正文）。

在较狭窄的血管中所致。肉芽肿反应可单发或多发，引起局灶或弥漫性黏膜下层增厚伴溃疡、出血或狭窄，以直肠和左半结肠受累为多见。病变肉眼表现类似Crohn病或癌。息肉可广泛多发，以日本血吸虫感染者更为多见。大量血吸虫感染引起的慢性血吸虫病可表现为大（0.5~4.5 cm）而广泛的（多发）浆膜、肠系膜远端和大网膜结节[368]，又称血吸虫假瘤或后腹膜炎[369]。这种病变类似于浆膜的恶性肿瘤或憩室病。病变切面呈棕色痂皮样，似憩室内嵌塞的粪石[369]。

感染早期可因虫卵释放入肠腔而引起直肠炎或结肠炎，伴水肿和出血。坏死区内可见虫卵但周围无肉芽肿反应[370]。位于黏膜和黏膜下的虫卵逐渐被弥漫浸润的炎细胞所包绕，而位于浆膜和肌层的虫卵更易形成肉芽肿[371]。有时，肠壁内的虫卵周围也可无任何炎症或纤维组织反应。肠系膜静脉或其分支的小静脉内有时可见成虫虫体。慢性感染的形态学特征包括局灶性或弥漫性黏膜或浆膜溃疡、广泛的肉芽肿或纤维化反应引起的狭窄、结肠周围肿块、息肉和大片的肉芽组织。

诊断的依据是检见虫卵及其引起的炎症。虫卵长100~180 μm，宽约70 μm。曼氏血吸虫略长于日本血吸虫并有特征性的近尾部的侧棘。虫卵呈浅棕色半透明。曼氏血吸虫还含有抗酸物质，在仅有卵壳存在时，这一特征对诊断很有帮助。

异尖线虫病和类圆线虫病

异尖线虫病通常累及胃和小肠，仅偶尔累及结肠[372]。一般累及右半结肠，受累肠管长度约10~15 cm。有时可见虫体轮廓，宽约0.7 mm，长约12~20 mm。包绕虫体的肠壁明显增厚[372]。本病在第4章和第6章有详述。类圆线虫感染很少累及大肠，其临床和病理表现详述于第6章。

鞭虫病

鞭虫病是鞭虫属鞭虫感染人类肠道引起的疾病，是全世界第三常见的肠道寄生虫病，感染者约有7亿。该病在热带和亚热带最为流行。在美国，鞭虫是最常见的肠道蠕虫感染[373]，也是自热带地区返回的美国人中最常见的蠕虫感染。在温带地区，感染最常见于智障患者疗养机构中[374]。

鞭虫成虫寄生在大肠，其前端深植入黏膜中（图13.132）。体长30~50 μm，前2/3呈线状，后1/3粗壮，因此整体结构呈鞭状。雌虫每日排卵5000枚左右。被胆汁着染的虫卵大小为（50~54）×（22~23）μm，呈双极桶状，壳具有三层结构。鞭虫在卵内发育成熟，虫卵（图13.133）至少要在土壤中孵化3周才能发育成具感染能力的幼虫。干燥、高温和低湿环境不利于鞭虫卵存活。阳光曝晒即可杀死虫卵。食入被含虫卵粪便污染的食物和水可造成感染。虫卵被食入后，在小肠内孵化出幼虫，埋藏在小肠绒毛间。幼虫随后移入大肠，经3个月左右发育成成虫。

鞭虫感染引起症状的严重程度和后果差异较大。轻度感染者通常无症状，但对低龄和营养不良人群影响严重。患者感染鞭虫数量一般为多条，症状表现为腹痛、腹泻、恶心、呕吐、便秘和食欲不振。重度感染可表现为黏液血便、里急后重以及腹痛。部分感染者可并发直肠脱垂、肠扭转或肠套叠[375]。诊断依据为粪便中检出虫卵。

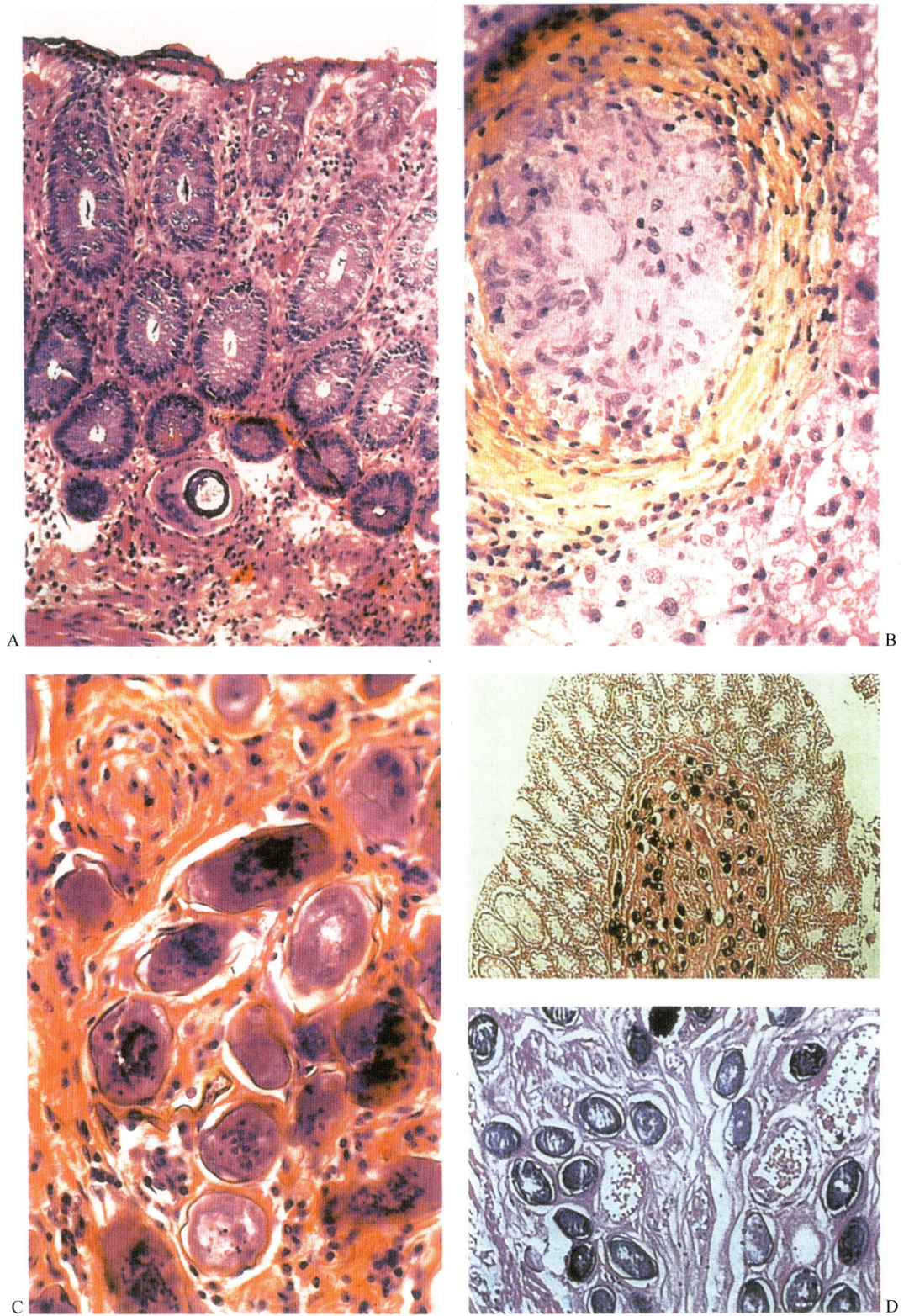

图 13.131 血吸虫病。**A**：结肠黏膜固有膜内可见血吸虫。**B**：结肠的血吸虫肉芽肿。**C**：结肠壁内可见多个虫体和虫卵。**D**：沉积于黏膜下层的血吸虫卵（下图）引起炎症和纤维化反应并导致息肉形成（上图）。

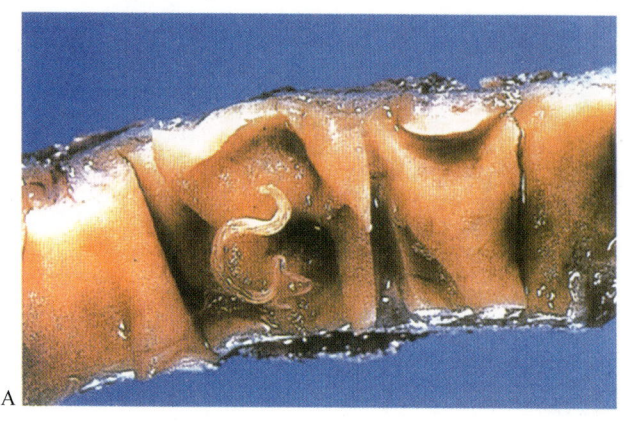 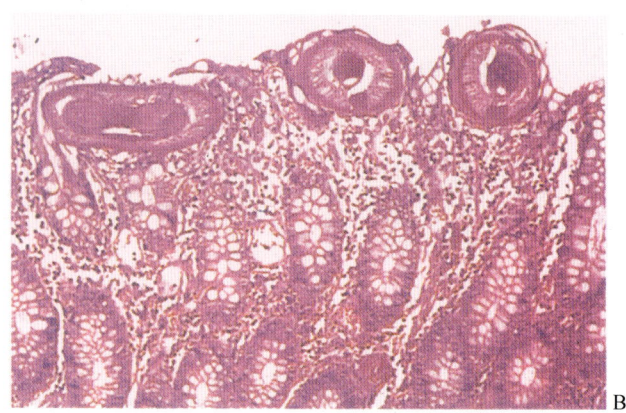

图 13.132 鞭虫。**A**：一澳大利亚土著人因直肠出血行肠切除。可见鞭虫附着在黏膜上。(Courtesy of Robin Cooke, MD, Department of Pathology, Royal Brisbane Hospital, Brisbane, Australia.)。**B**：鞭虫雌性成虫将其线状的前端插入结肠黏膜浅层，宽大的尾部将卵产在肠腔内。

鞭虫可寄生在结肠的任何部位以及阑尾和末段回肠，但以盲肠为主并在此钻入黏膜[376]。其致病机制为成虫引起肠黏膜萎缩、变性和肠坏死[374,375]。如虫体阻塞隐窝开口，可导致隐窝扩张，其内充满黏液、纤维素和急性炎症细胞。中重度感染可引起上皮下出血和以淋巴细胞、嗜酸性粒细胞和浆细胞浸润为主的炎症。

中性粒细胞减少性小肠结肠炎（盲肠炎）

中性粒细胞减少性小肠结肠炎（neutropenic enterocolitis）又称盲肠炎、粒细胞缺乏性结肠炎、中性粒细胞减少性肠病，以及回盲肠综合征。通常发生在因白血病或其他疾病进行治疗的儿童，也可以是实体瘤化疗后的并发症[377]。本病亦可累及较健康的、非终末期的白细胞减少儿童和成人实体瘤患者，以及其他疾病（如 AIDs 病）患者。本病发病率呈上升趋势，尤以接受高剂量阿糖胞苷化疗的急性髓细胞性白血病患者为多见。尽管细胞毒性药物对黏膜的直接损伤可能是造成中性粒细胞减少性肠炎的原因，但这并不是本病发生的必要条件。

大多数患者有显著的粒细胞减少症，中性粒细胞计数少于 500～1000/mm³。典型患者至少在发病前一周出现中性粒细胞减少[378]。临床症状主要表现为突然发热、水样或血性腹泻、反跳痛、恶心和呕吐[378]。如出现发热、寒战和休克则提示有败血症或结肠穿孔。本病如不积极治疗常可致死，一般需切除受累肠段。本病死亡率 5%～100%，平均为 40%～50%。死因主要为盲肠穿孔、肠坏死和败血症。

病变的发病机制如图 13.134 所示。化疗通过破坏快速分裂的上皮造成胃肠黏膜损伤。另外，黏膜内浸润的肿瘤细胞可导致黏膜屏障破坏。黏膜完整性破坏及中性粒细胞减少使细菌得以侵入肠壁并引起败血症。儿童病例主要是假单胞菌或大肠杆菌感染引起，成人最常见的致病菌则为败血性梭状芽胞杆菌。缺血在本病的发生过程中也起了一定作用，可能是细菌侵入血管或细菌毒素引起的播散性血管内凝血所致。镜下常可见黏膜或黏膜下层毛细血管内小血栓形成。其

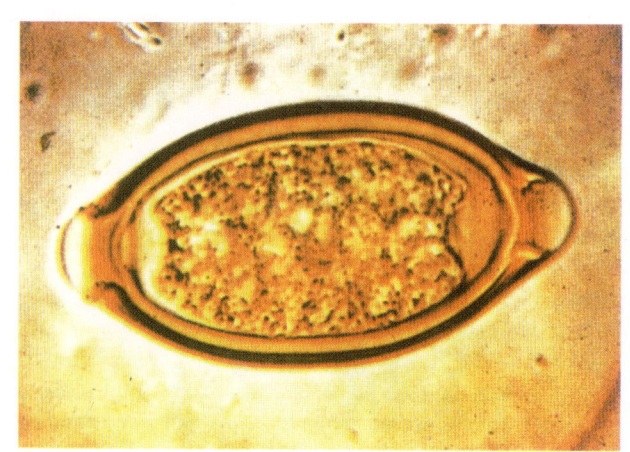

图 13.133 粪便中的鞭虫卵。通常被胆汁着染，呈桶状，伴明显的两极突起。(Courtesy of Dickson Despomier Ph. D., Department of Parasitology, Columbia University, New York, NY.)

他造成缺血的原因包括血管周围肿瘤细胞浸润、败血症引起的一过性低血压、重度血小板减少伴发的黏膜出血或伴有血管侵袭性真菌感染。病变好发于盲肠，主要是因为此处容易发生肠腔内容物淤滞。盲肠血流供应相对较差也是此处易发生缺血的原因。少数情况下其他肠段也可受累。

中性粒细胞减少性小肠结肠炎的大体表现随感染病原体的不同而异。可有黏膜红斑和局灶性出血坏死伴中度水肿直至重度全层水肿和弥漫性全层出血坏死（图 13.135、13.136）。通常，肠壁明显增厚、水肿、污秽，伴散在的浆膜面淤斑（图 13.135）。黏膜面常呈牛肉样暗红色伴糜烂、溃疡和伪膜形成。水肿使肠壁外观潮湿、黏液样。黏膜下层重度水肿，以致标本切开时可有液体自切面流出。当病变累及肠壁全层时，可发生穿孔。

严重的坏死性结肠炎镜下表现为显著的全层或黏膜下层水肿、血管炎、间质出血，以及片状甚至全部上皮坏死（图 13.136～13.138）。变性的上皮细胞自基底膜脱落入扩张的腺腔内。这种变化自黏膜表层开始（图 13.137），并逐渐累及残存的隐窝，通常可达隐窝底部（图 13.138）并形成典型的缺血性腺管缺失。黏膜可见大小不等的溃疡以及覆盖在肠腔表面的含有纤维素和坏死细胞碎片的伪膜（图 13.137）。严重病例可见肠壁全层坏死和固有肌层变性。血管损伤可继发少量或大量的肠壁内和肠腔内出血，黏膜下层血管内常可见纤维素性血栓。此外，明显的隐窝细胞凋亡、局灶隐窝丢失和腺体再生等化疗性损伤亦常见（图 13.137）。损伤上皮表面覆盖的伪膜中可见大量细菌，偶见细菌侵入黏膜和黏膜下层，或位于巨噬细胞内或间质中（图 13.138）。有时可见肠壁内白血病细胞浸润等肿瘤性基础病变。与黏膜损伤的程度相比，炎症反应明显缺乏，且无中性粒细胞浸润。在细胞显著受损的情况下缺乏中性粒细胞浸润是诊断中性粒细胞减少性肠炎的依据。患者可发生继发感染，使组织形态复杂化，其中最常见的是念珠菌和巨细胞病毒感染。

本病的组织学表现与难辨梭状芽胞杆菌相关性伪膜性肠炎有重叠，但后者的渗出物中有大量的中性粒细胞，而中性粒细胞减少性小肠结肠炎患者则缺乏中性粒细胞浸润。本病也与缺血性肠炎和感染性肠炎有相似之处，但完全缺乏中性粒细胞浸润仅见于缺血再灌注损伤发生前和中性粒细胞减少性小肠结肠炎。

蜂窝织炎性结肠炎

蜂窝织炎性结肠炎极少见，表现为黏膜下炎细胞浸润，其发生率低于胃部的同种疾病（第 4 章有述）[379]。病变肠壁增厚、淤血伴黏膜下层水肿、增宽。黏膜完整，但因黏膜下层水肿使黏膜皱襞明显增厚。黏膜下层可见大量中性粒细胞浸润，并不同程度地扩散到肌层。本病与多种细菌感染有关，但具体病

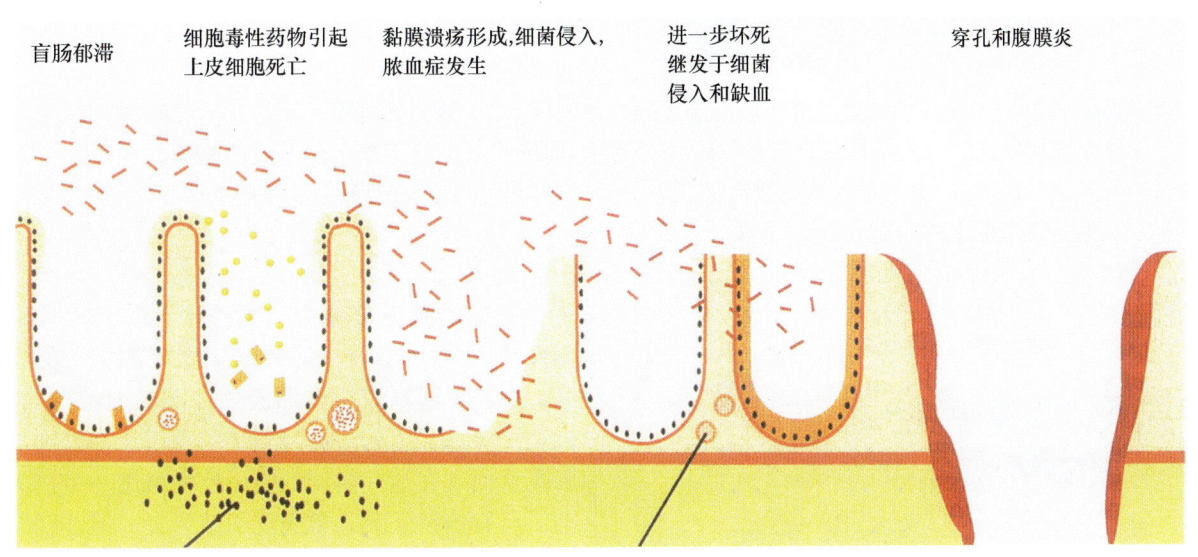

图 13.134　中性粒细胞减少性小肠结肠炎的发病机制（见正文）。

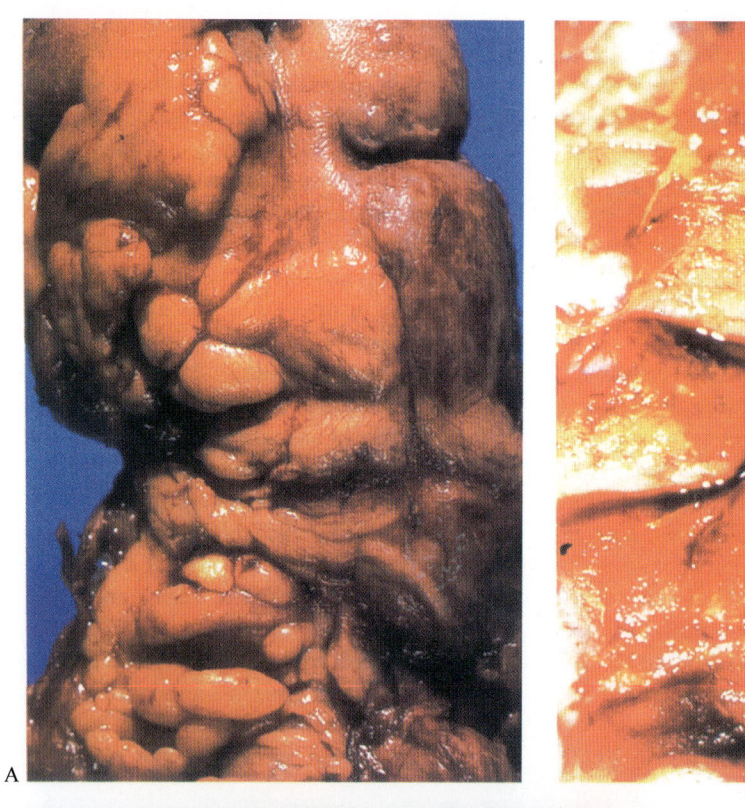
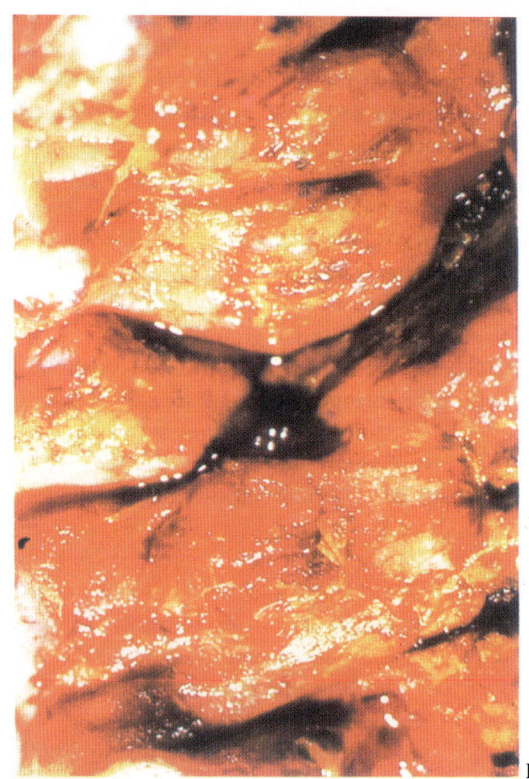
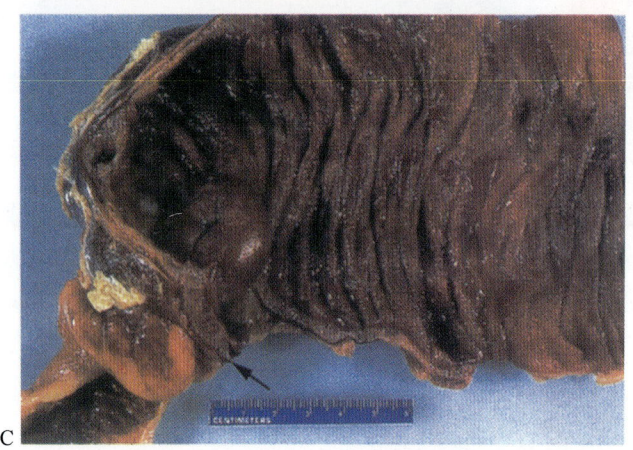

图 13.135 中性粒细胞减少性小肠结肠炎的大体表现。A、B 图来自同一标本。**A**：肠管扩张伴浆膜面红斑，并有早期粘连现象。**B**：打开肠腔可见明显黏膜下层水肿所致的黏膜面糜烂，无溃疡形成。**C**：另一标本示黏膜大量红斑，回盲瓣膨出，突入盲肠肠腔。在肠壁切开处切面可见黏膜下层水肿明显（箭头）。

原菌常不清楚。

显微镜下结肠炎

概述

部分有慢性特发性腹泻的患者，尽管钡灌肠和肠镜检查无异常所见，但组织学检查可见结肠炎，这些患者所患的肠炎被称为显微镜下结肠炎[380]。目前，显微镜下结肠炎这一名称包括几种不同但可能相互关联的疾病，包括胶原性结肠炎和淋巴细胞性结肠炎。以往传统意义上的显微镜下结肠炎仅指淋巴细胞性结肠炎，而现在这一名词的应用范围被进一步扩大，包括了所有内镜下无异常表现的结肠炎。但这就导致了这一诊断将炎症性肠病，特别是 Crohn 病，以及嗜酸性结肠炎和其他结肠炎的轻微型均囊括了进去，从而

13 结肠非肿瘤性疾病

引起了概念上的混乱。我们倾向于不采用显微镜下结肠炎这一诊断，而是用更为特异的诊断名词——淋巴细胞性结肠炎或胶原性结肠炎，因为这两种疾病均有鲜明的特点。

有文献报道淋巴细胞性结肠炎可进展为胶原性结肠炎，该现象提示疾病较晚期上皮下胶原带的形成是慢性炎症持续和继发性纤维化的结果，因此认为这两种疾病实际上是同一疾病的不同亚型[381]。

由于淋巴细胞性结肠炎和胶原性结肠炎患者临床表现为水性、非血性、持续或间断性腹泻病史，常持续数年，因此这两种疾病被认为是一种特殊类型的慢性结肠炎——水样腹泻-结肠炎综合征的一部分[382]。

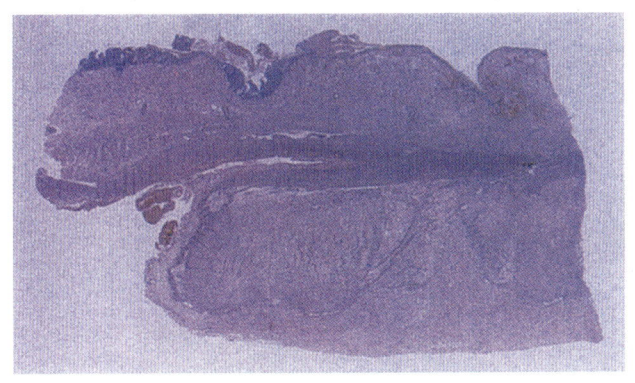

图13.136 中性粒细胞减少性小肠结肠炎。全貌切片示显著的黏膜下层和浆膜水肿。固有肌层为切片中的嗜酸性染色带，形状大致呈"V"形，位于两个浅染区之间。

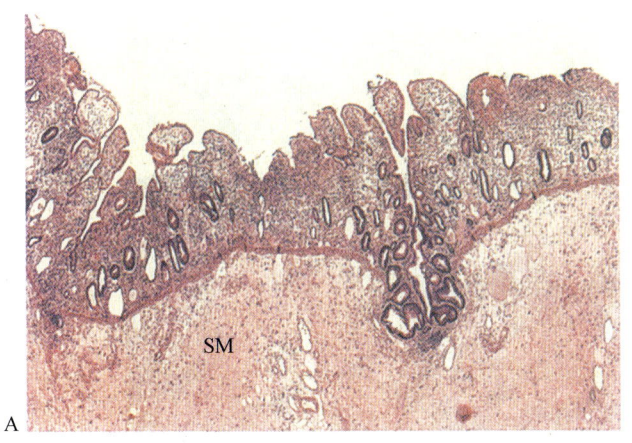
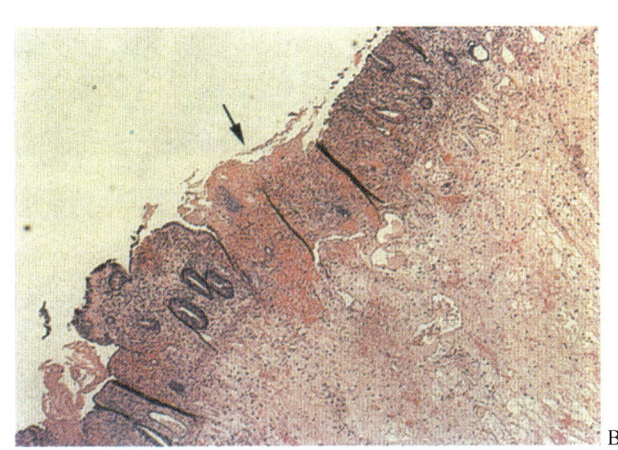
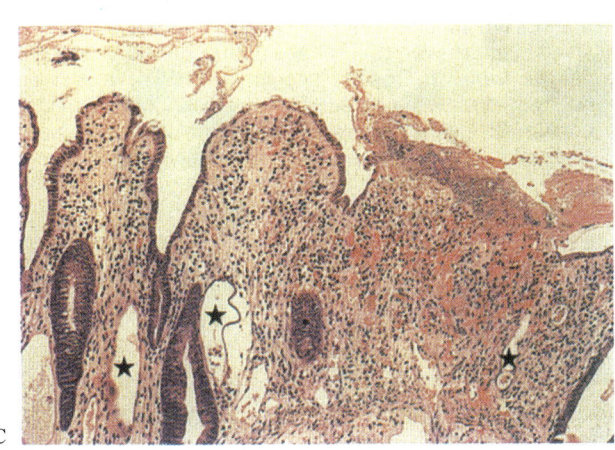
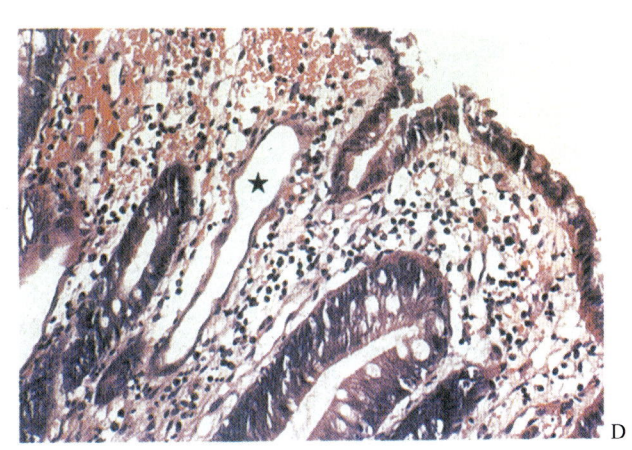

图13.137 中性粒细胞减少性小肠结肠炎。**A**：低倍图片示明显的黏膜下层（SM）水肿。黏膜层亦有水肿，但较黏膜下层为轻。黏膜层似可见扩张的血管，但实际上是扩张变薄的隐窝。**B**：黏膜局灶性溃疡及黏附在其表面的致密的伪膜（箭头）。伪膜内含大量细菌，因而染色略嗜碱。伪膜下方的固有膜淤血。**C**：高倍镜示黏膜下层水肿和局灶糜烂。黏膜内腺体染色加深变薄，部分隐窝坏死并衬覆扁平萎缩的细胞（星形），其他隐窝可见再生现象。**D**：高倍镜示位于几个再生的隐窝中的萎缩隐窝（星形）。注意所有图像中均缺乏急性炎症反应。

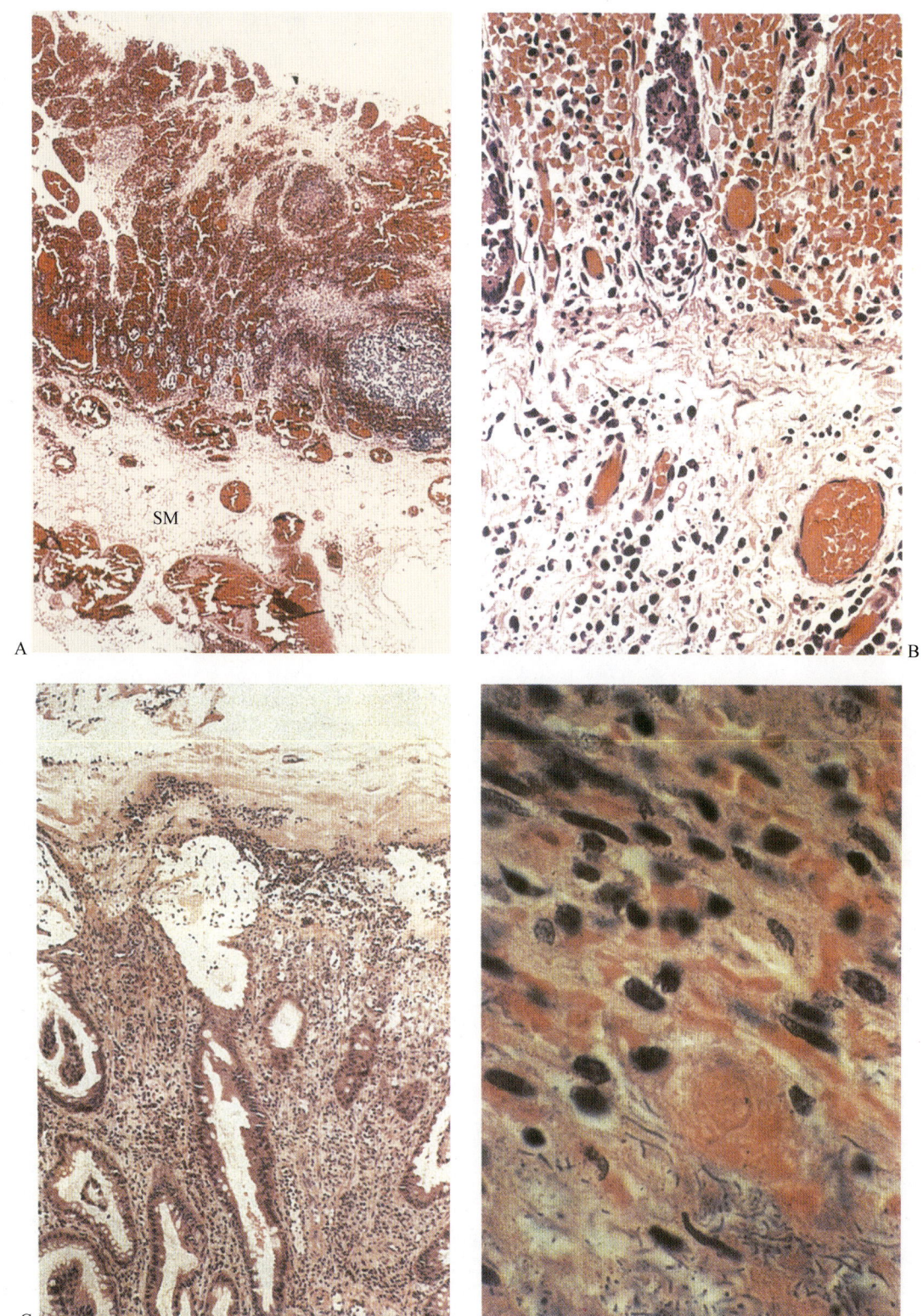

图 13.138 中性粒细胞减少性小肠结肠炎。本例与图 13.137 不同，有较多的黏膜出血。**A**：黏膜下层（SM）淤血，血管明显扩张。**B**：高倍镜示明显的出血坏死和数个残存的隐窝基底，血管淤血亦可见。上述病变符合中性粒细胞减少性肠炎的缺血性改变。注意中性粒细胞的缺乏。**C**：来自第三个病例，示病变早期的隐窝表浅部分损伤。该形态类似于难辨梭状芽胞杆菌结肠炎。**D**：组织内可见大量细菌，毛细血管内亦可见。未见中性粒细胞。

这两种肠炎的患者似乎有相同的免疫异常，均有明显的上皮层内淋巴细胞（IELs）平均数量增多伴显著的 CD8$^+$ IELs 多于 CD4$^+$ 的 IELs。多数 IELs 具有 TCRαβ 表型，而 TCRγδ 表型细胞数量未见增多。CD4$^+$ 的 T 辅助细胞主要位于固有层内。肠上皮细胞异常表达人类白细胞抗原（HLA）-DR。这些发现提示，主要组织相容抗原复合体（MHC）限制性免疫机制参与了这两种疾病的发生过程[383]。这两种疾病还与多种胃肠和自身免疫性疾病有关，其中有两种相关性最为明显，即退行性骨关节病和乳糜泻[381,384,385]。也有文献报道胶原性结肠炎和淋巴细胞性结肠炎患者后来发生了自身免疫性甲状腺疾病、溃疡性结肠炎或 Crohn 病[386]、原发性胆汁性肝硬化，以及Ⅰ型全身性硬皮病（CREST 综合征）[387]。淋巴细胞性结肠炎患者发生 Crohn 病者较胶原性结肠炎患者更多见[388]。文献曾报道过一个家系，家族中不同成员分别患有溃疡性结肠炎、Crohn 病和胶原性结肠炎[389]。

某些药物的应用史也与这两种结肠炎有关，包括阿司匹林、非甾体抗炎药（NSAIDs）、噻氯匹啶、兰索拉唑和氟他胺等，也可能与吸烟有关[390]。总之，胶原性结肠炎和淋巴细胞性结肠炎的自然病程为良性，部分患者可自发缓解。

胶原性结肠炎

诊断胶原性结肠炎意味着患者有慢性水样腹泻症状，并且表面上皮下与固有层之间胶原样基质沉积[391]。发病的男女比例为 1：10，发病年龄 23～86 岁，平均年龄 54～66 岁[385]。在慢性腹泻患者中的发病率为 0.3%～5%。人群中的发病率约 16/10 万人口[384]。本病有时可累及儿童[392]或呈家族性[393]。

有关病因学的假说包括免疫调节障碍导致结肠炎症、胶原合成异常、隐窝旁成纤维细胞异常、肥大细胞或嗜酸细胞异常、"血浆性血管网"、药物和细菌毒素作用等[394-399]。血浆性血管网理论推测血浆蛋白和纤维蛋白原可能通过上皮下毛细血管壁漏出，并随后被胶原所取代。表面上皮损伤可能会引起分泌性腹泻，而上皮下胶原板形成可能是对表面上皮损伤的一种反应。损伤可能是胆酸吸收不良[400]、肥大细胞浸润[395]、前列腺素作用[401]或药物等因素造成的。相当一部分胶原性结肠炎患者有 NSAIDs 或抗生素应用史[402]。耶尔森菌感染可激发胶原性结肠炎[403]。

本病持续的时间和严重程度各异，也有病例有较长的缓解期。临床症状为水样非血性腹泻，每天排便次数在 20 次以上。腹泻可持续数月至数十年。患者经常发生腹部绞痛，频率不等的恶心、呕吐、胃肠胀气、大便失禁和体重下降等症状。患者也可出现蛋白丢失性肠病[404]。极少数的胶原性结肠炎可表现为慢性便秘而无水样便[405]。典型病变累及结肠，但小肠和胃也可受累，特别是伴有乳糜泻和其他自身免疫性疾病的患者。胶原性结肠炎可自行缓解或复发，偶有自发消退的病例[406,407]。部分患者通过药物治疗或改道排便可缓解。

胶原性结肠炎的组织学特征是结肠黏膜炎症伴紧邻表面上皮下的宽而连续的无细胞性、嗜酸性线状纤维带（图 13.139）。胶原带厚 10～70 μm，平均 12～30 μm[408]，并围绕上皮下毛细血管和肌成纤维细胞。胶原带厚度至少 30 μm 是诊断胶原性结肠炎最有力的依据[409]。除了有明显的隐窝间上皮下胶原增厚的病例，一般看不到胶原带围绕隐窝现象。除了厚度，胶原带的不均一性和不规则的基底部边缘有助于将其与正常的上皮下基底膜区分开（图 13.139、13.140）。增厚的上皮下层 PAS 染色呈浅粉色，Masson 三色染色呈绿色，刚果红染色阴性。增厚的胶原板主要为Ⅳ型胶原和 Tenascin[410-412]。浆细胞、肥大细胞和多核巨细胞可在胶原下方浸润，也可被埋藏在胶原板中。上述改变以结肠近端最为显著，而结肠远端可不受累。有研究表明，取自横结肠的标本比取自直乙状结肠或右半结肠的标本诊断率高[409]。病变多为连续性，但也可呈片状分布，特别是在疾病的早期或缓解期[413,414]。病例经治疗后，增厚的基底膜消失[407]。

诊断胶原性结肠炎不仅需要见到增厚的胶原板，还应有特征性的结肠炎表现，如上皮损伤和上皮内淋巴细胞增多。受损的上皮细胞变扁平，黏液缺失，空泡化，且排列不规则。局灶可见小条的隐窝间表面上皮与基底膜脱离，上皮下裂隙中充满中性粒细胞和嗜酸性粒细胞。上皮下偶可见多核巨细胞（图 13.141）[415,416]。上皮细胞核可轻度增大并轻微复层化，但核分裂象不明显。有时腺体因轻度再生较正常腺体嗜碱性略增强。炎症性肠病中常见的 Paneth 细胞化生在本病中偶可见到，并可能提示了病变的严重程度[385]。有一项研究显示，胶原性结肠炎活检中 44% 可见 Paneth 细胞化生[417]。也有文献报道胶原性

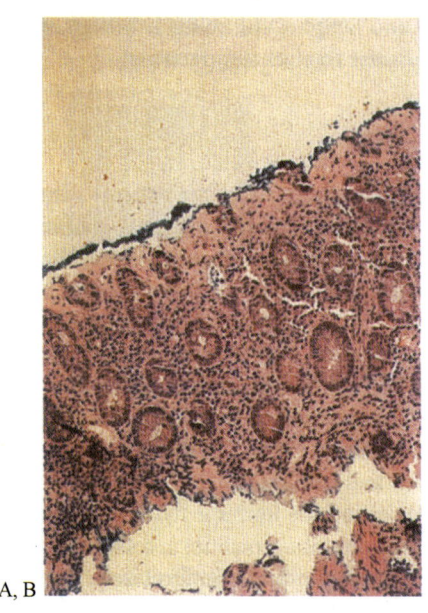 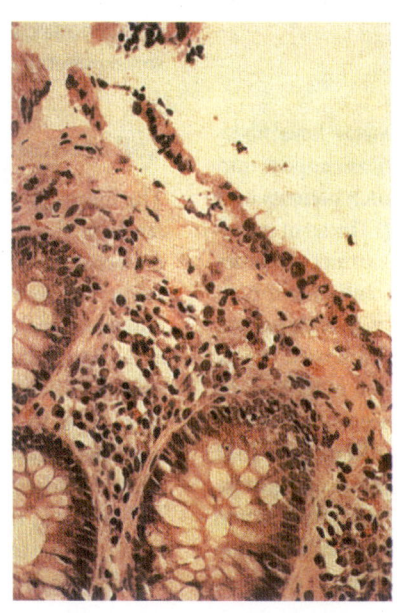 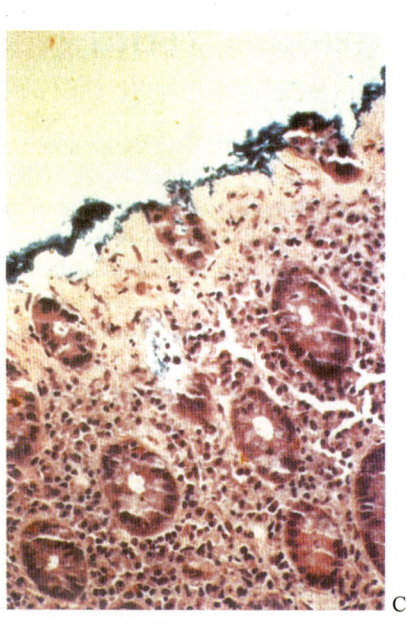

图 13.139　胶原性结肠炎。**A**：肠黏膜腔缘表面下致密的不规则嗜酸性染色带。**B**：高倍镜示上皮下的无细胞致密带，表面上皮已开始脱离。**C**：上皮下胶原带相对不均一，固有层内可见慢性炎症。

结肠炎中可见伪膜[402]。

胶原性结肠炎的上皮内淋巴细胞增多不如淋巴细胞性结肠炎那么显著[382]。IELs 可见于结肠，也可见于末端回肠[418]。固有层浅层可见灶状轻-中度的淋巴细胞、浆细胞和肥大细胞增多，并混以不同数量的中性粒细胞和嗜酸性粒细胞。局灶可见嗜酸性粒细胞明

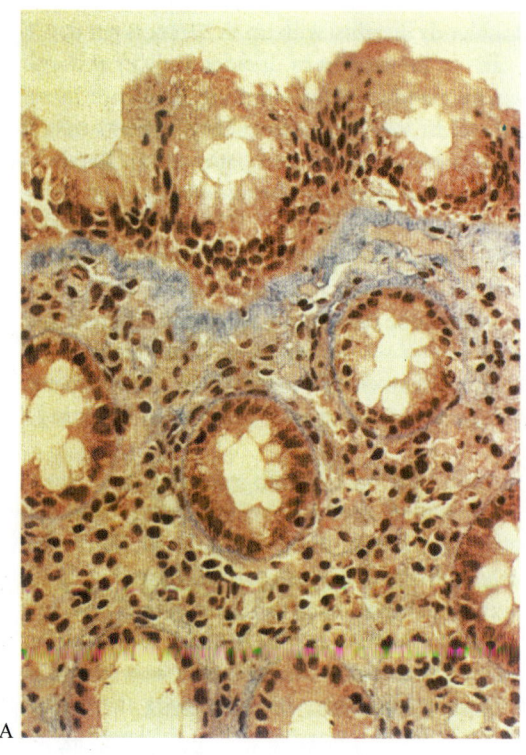 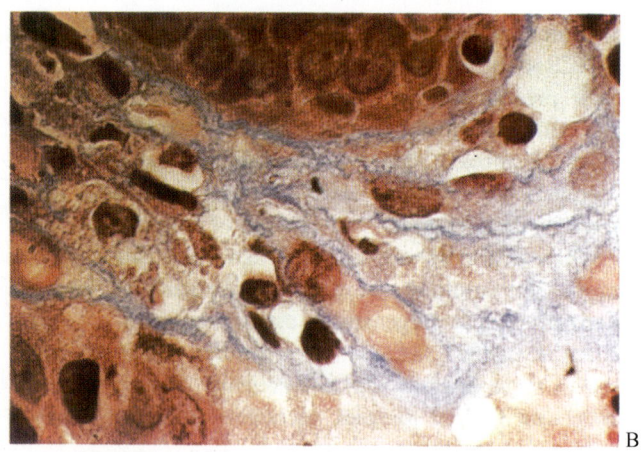

图 13.140　胶原性结肠炎。**A**：中倍镜示表面上皮下胶原带。**B**：高倍镜示增厚的带内可见多量细胞（**A**、**B**：Masson 三色染色）。

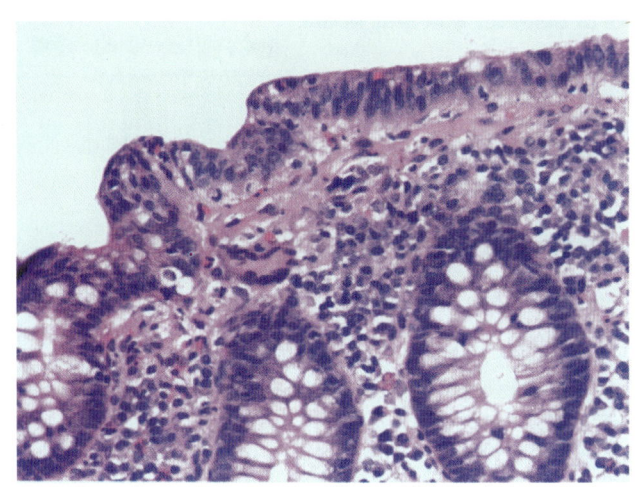

图 13.141　胶原性结肠炎伴肠腔缘下巨细胞。

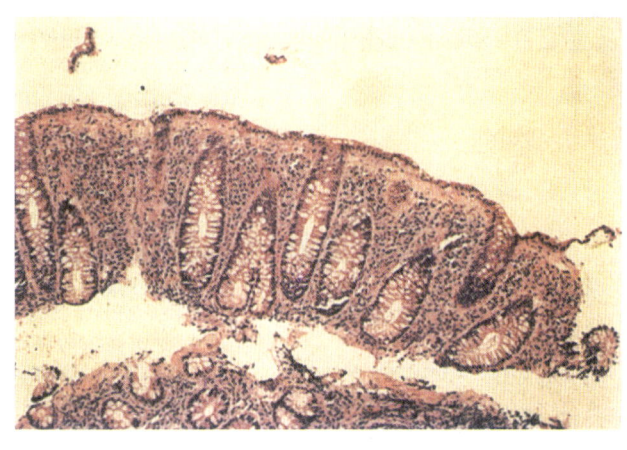

图 13.142　一憩室病患者腔缘下增厚的胶原带。除了可见一分支的隐窝外，病变类似胶原性结肠炎，但胶原性结肠炎中不应有再生性改变。

显增多并有脱颗粒现象[396]。上皮下组织血管明显增多。常可见局灶性中性粒细胞性隐窝炎[381]，其存在可能提示 NSAIDs 或其他药物应用史。黏膜厚度基本正常，腺体结构保存完好，无隐窝延长、萎缩、不规则或分支。

胶原性结肠炎患者可同时患有胶原性胃炎[419]和（或）胶原性十二指肠或小肠炎[420]。我们最近遇到一例全胃肠道上皮下广泛胶原沉积的病例，患者无乳糜泻和 NSAIDs 或其他药物应用史，即无明显诱因而出现如此广泛的病变。患者出现极度的营养不良并需要给予全肠道外营养支持。

多种疾病均可出现上皮下胶原增厚，因此胶原性结肠炎的诊断应建立在恰当的临床和组织学背景上[421]。正常结肠黏膜斜切可出现基底膜增厚的人工假象，因而被误诊为胶原性结肠炎。如果活检标本缺乏特征性的炎症背景，单纯的基底膜增厚应忽略。胶原性结肠炎的鉴别诊断还包括淋巴细胞性结肠炎、溃疡性结肠炎、缺血性结肠炎、放射性结肠炎、淀粉样变性、进行性系统性硬化症、感染性结肠炎、结肠黏膜脱垂综合征、排便改道，以及憩室病（图 13.142）。非显微镜下结肠炎的患者活检出现上皮下胶原沉积一般是因为标本取自直肠或直肠乙状结肠。与胶原性结肠炎类似疾病的鉴别要点列于表 13.22。

患者症状可自发缓解，或需要抗腹泻药物甚至激素治疗。马沙拉嗪（Mesalazine）和布地奈德（Budesonide）对本病有效且患者耐受性好[422]。但停止治疗 8 周后，疾病的复发率非常高[423]。对疑为 NSAIDs 引起的胶原性肠炎或固有层炎症较重者需要使用激素治疗[424]。

淋巴细胞性结肠炎

淋巴细胞性结肠炎主要见于老年慢性腹泻患者。本病发病年龄范围较胶原性结肠炎为广，可见于所有年龄段，因此与胶原性结肠炎相比，本病可能更具异质性。胶原性结肠炎男女发病比例大致相等[390,425]。有研究显示本病发病率是胶原性结肠炎的 3 倍[426]。淋巴细胞性结肠炎患者表现为间断或持续发作的慢性水样腹泻，病程短者 2 个月，长者 25 年。水样便是由水的吸收能力明显下降引起的[425]。其他相关症状还包括轻度的腹部绞痛，中等程度的体重下降，以及查体基本无异常[382]。约 1/3 的乳糜泻患者同时患有淋巴细胞性结肠炎[427]。淋巴细胞性结肠炎与热带口炎性腹泻[428]、胶原性胃炎或小肠结肠淋巴细胞性静脉炎[429]以及多种自身免疫性疾病之间也存在一定关系。这些自身免疫性疾病包括类风湿性关节炎、干燥综合征、眼葡萄膜炎、特发性肺间质纤维化、糖尿病、恶性贫血、自身免疫性甲状腺疾病[430]以及特发性血小板减少性紫癜[384]。部分患者抗核抗体、抗壁细胞抗体和抗微粒体抗体滴度升高。与正常人群比较，淋巴细胞性结肠炎患者 HLA A1 表达频度偏高，而 HLA A3 表达频度偏低[402]。本病也与某些药物的应用有关，如 NSAIDs、雷尼替丁、氟他胺（Flutamide）、Cyclo-FORT、金盐、苯他西泮、噻氯匹定、卡马西平、西咪替丁、辛伐他汀和长春布宁（Vinbur-

表 13.22 活检中与胶原性结肠炎类似疾病的鉴别诊断

胶原性结肠炎	上皮下胶原带增厚；上皮内淋巴细胞增多；黏膜浅层炎症
溃疡性结肠炎	弥漫连续性病变伴大量隐窝脓肿、隐窝炎；腺体变形；慢性炎症表现；无上皮下胶原增厚
放射性结肠炎	黏膜毛细血管扩张；黏膜下层血管病变；异型的成纤维细胞；纤维化
感染性结肠炎	固有层弥漫性炎症；固有层内显著中性粒细胞浸润；通常无上皮下胶原增厚
黏膜脱垂综合征	腺体变形；黏膜溃疡；黏膜增生；黏膜纤维化；平滑肌纤维垂直长入固有层
缺血性结肠炎	凝固性坏死；纤维素性血栓；慢性者黏膜结构变形；黏膜纤维化；腺体缺失
淀粉样变性	血管周、肌周或固有层嗜酸性物质沉积；刚果红染色阳性
进行性系统性硬化	沿所有有基底膜部位发生的纤维化，包括隐窝
憩室病	慢性炎症；基底膜增厚
改道性结肠炎	显著的结节状淋巴细胞增生；溃疡；急性炎症；阿弗他溃疡；隐窝炎

nine)[385,426,431,432]。另外，部分患者感染后发生淋巴细胞性结肠炎。这类患者的淋巴细胞性结肠炎可能是痢疾或病毒感染恢复期的表现，或者是感染后一种持续的免疫反应状态。

淋巴细胞性结肠炎最突出的特点是上皮内淋巴细胞（IELs）数量增多，特别是在腔缘（图13.143）。表面上皮内细胞毒性T细胞数量明显增多[433]。诊断的标准是增多的淋巴细胞数量至少应达到15个/100个上皮细胞[434]。100个上皮细胞内平均淋巴细胞数量在正常结肠、炎症性肠病或感染性结肠炎为4～5个[425]；不伴淋巴细胞性结肠炎的乳糜泻患者为8.4个；而无乳糜泻的淋巴细胞性结肠炎患者为25～32.4个。有时，淋巴细胞垂直重叠排列在肠上皮细胞间。回肠末端也可见 IELs 增多[418]。固有层淋巴细胞、嗜酸性粒细胞或中性粒细胞可增多，但固有层炎症不如胶原性结肠炎明显，且嗜酸细胞一般较少。上皮下偶见多核巨细胞[415]。Paneth 细胞化生和肥大细胞增多亦可见，可有杯状细胞内黏液减少。其他较明显的病变包括表面上皮损伤伴细胞丢失和上皮脱落，上皮内嗜酸细胞和中性粒细胞浸润，以及轻微的隐窝变形或活动性隐窝炎[425]。部分患者可见凋亡细胞增多。嗜酸细胞和凋亡增多应怀疑与服药有关，因此需注意这些改变在停药后是否消失。与胶原性结肠炎不同，淋巴细胞性结肠炎的组织学改变通常均匀分布在整个大肠中。

很多疾病均可见到上皮内淋巴细胞增多（表13.23），但如病变弥漫分布则更倾向于淋巴细胞性结肠炎。局灶性病变，有时表现为淋巴细胞聚集者，则多与息肉、憩室或 Crohn 病有关[433]。有时溃疡性结肠炎的近端肠活检和 Crohn 病的远端肠活检中也可见上皮内淋巴细胞增多[91]。

非典型性淋巴细胞性结肠炎

淋巴细胞性结肠炎包括经典的三联征，即非血性水样便、正常的内镜所见以及结肠上皮内淋巴细胞增多。近来发现有一类病人具有不典型的淋巴细胞性结肠炎表现。这些患者有典型的淋巴细胞性结肠炎的组织学表现，但缺乏相应的临床和内镜表现[434]。患者可表现为便秘而非腹泻，并有便血或内镜检查有明显的结肠炎肉眼改变。组织学异常也可为偶然发现。因此，非典型淋巴细胞性结肠炎可能是一组异质性疾病，包括了特发性便秘、与炎症性肠病并存的淋巴细胞性结肠炎，或可能是感染性结肠炎[434]。

部分表现为局灶性淋巴细胞性结肠炎的患者后来发展成 Crohn 病，内镜下可见异常且组织中有中等量的中性粒细胞浸润均提示该病变不是淋巴细胞性结肠炎而是 Crohn 病[388]。

乳糜泻的大肠病变

乳糜泻患者可有直肠黏膜的组织学异常，表现为黏膜层浆细胞、淋巴细胞和肥大细胞增多，尤以未经治疗或新近又接触了谷胶蛋白的患者最为明显。固有层内 CD3+ 淋巴细胞和活化的、表达 IL-2

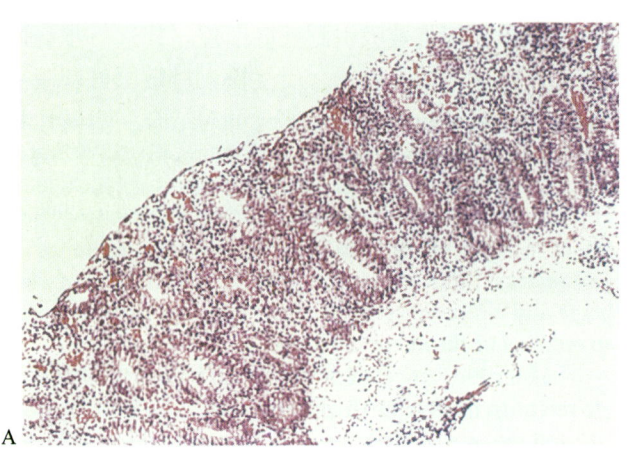 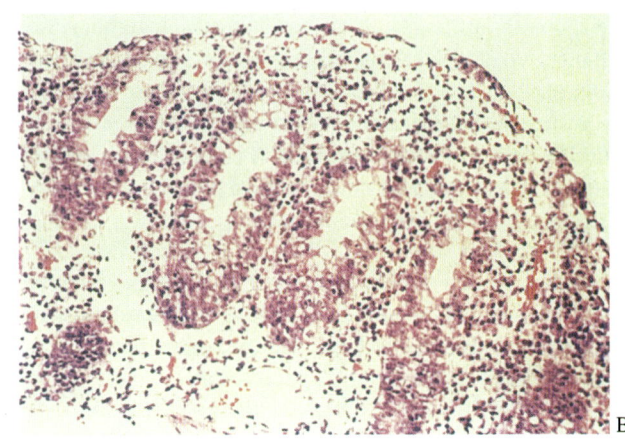

图 13.143　淋巴细胞性结肠炎。**A**：图示结肠活检标本，细胞丰富。细胞密度增加的原因是固有层和上皮内淋巴细胞浸润。黏膜结构无变形。**B**：高倍镜示上皮内淋巴细胞增多和固有层淋巴细胞浸润。

受体的 CD25[+] 淋巴细胞增多，一般紧邻基底膜。CD8[+] 的 IELs 亦可见。饮食限制谷胶蛋白摄入后，各种炎细胞（除肥大细胞外）消失。中性粒细胞缺乏提示直肠的病变不是普通的炎症性直肠炎，而是由粪便中的谷胶蛋白引发的一种细胞介导的免疫反应[435]。

乳糜泻的病变可与淋巴细胞性结肠炎一致。但未经治疗的乳糜泻患者一般缺乏表面上皮异常和固有层炎细胞增多，且改用无谷胶蛋白饮食后水样腹泻症状消失。然而，顽固性乳糜泻患者的结肠异常表现可能与淋巴细胞性结肠炎无法区分，两者的差别也许是 CD8[+] 的 IELs 数量在淋巴细胞性结肠炎中可能稍多[436]。

Brainerd 腹泻

Brainerd 腹泻是一种慢性腹泻综合征，其特征是发病突然，便意急迫，常有大便失禁、腹部绞痛、体重下降和疲劳，但无其他系统性症状。腹泻可持续 1 个月至 3 年，中位病程约 16 个月[437-441]。多数病例发生在接触过某种未知的流行病因素之后。之所以称其为 Brainerd 腹泻，是因为在明尼苏达州的 Brainerd 有 100 多名居民在饮用了当地一家奶牛场未经消毒的牛奶后发生了水样腹泻。

结肠活检显示表面上皮淋巴细胞增多，无黏膜结构破坏、表面上皮变性或上皮下胶原增厚等改变。固有层单核细胞一般不增多，上皮内淋巴细胞数量多于正常对照组织，与胶原性结肠炎接近，但少于淋巴细胞性结肠炎。除上皮内淋巴细胞增多外，也可见急性感染性结肠炎样的局灶性急性肠炎改变[437]。本病确诊必须有流行病学依据证实患者是属于接触过共同传染源的一组流行性结肠炎病例中的一员。

与嗜酸性粒细胞增多有关的病变

活检标本中偶尔会见到最突出的变化是嗜酸性粒细胞显著增多。其存在常提示为药物或过敏反应（图 13.144）[442,443]或存在寄生虫感染。但在结肠，嗜酸细胞增多常与慢性病变有关。固有层嗜酸性粒细胞的数量差别很大，在全国不同地区可相差 40 倍[444]，而且随季节不同而变化。与远端肠道相比，儿童的盲肠和阑尾的嗜酸性粒细胞密度最高。

表 13.23　上皮内淋巴细胞增多的大肠病变

淋巴细胞性结肠炎
胶原性结肠炎
谷胶蛋白敏感性肠病
Brainerd 腹泻
炎症性肠病
移植物抗宿主病
AIDS 肠病

食物过敏

据统计，近45%的人有对食物的不良反应[445]。本病发生率呈上升趋势，虽然这可能与患者和医师报告过敏症状的增多有关。食物过敏在婴幼儿最为常见。确诊食物过敏需在摄入特定食物后出现确切的临床症状且在停止该食物摄入后各种症状消失。

婴儿易发生食物过敏是免疫系统发育不成熟以及整个胃肠道的免疫不成熟造成的[447,448]。对食物的过敏反应主要是IgE介导的肥大细胞依赖性速发型超敏反应。抗原与抗体或免疫细胞间的反应激发了过敏反应过程。反应由活化的中性粒细胞、肥大细胞和巨噬细胞产生的可溶性因子介导，或者由抗原与免疫细胞表面的膜直接发生反应而引起。细胞因子和炎症介质释放后直接作用于上皮、内皮或肌肉，也可通过神经和间质细胞间接发生作用。这些介质引起的速发超敏反应表现为局灶血管通透性改变，刺激黏液分泌增多，肌肉收缩增强，刺激痛觉神经纤维，吸引炎症细胞聚集，黏膜上皮绒毛水肿，蛋白经胃肠道丢失，以及外来抗原吸收增多。其结果是导致嗜酸细胞、淋巴细胞和单核细胞被吸引到反应部位，并进一步释放其他炎症介质和细胞因子。反复摄入过敏原可刺激单核细胞分泌组胺释放因子，部分可与结合在嗜碱性粒细胞和肥大细胞表面的IgE分子发生反应[449]。如果肥大细胞大量脱颗粒，释放出的肥大细胞因子可能会引起致死性的系统性过敏症。

牛奶和大豆不耐受症

牛奶和大豆不耐受是过敏性结肠炎的常见类型[450]。有时也见于母乳喂养的婴儿，这可能是母亲食物中的潜在致敏物质（特别是牛奶源性β乳球蛋白）进入母乳所致[451]。无论是IgE介导还是非IgE介导的食物过敏，男女发病率相同，可见于任何年龄，但婴幼儿更多见，发病率达0.5%～3%。过敏性直肠炎一般见于小婴儿，表现为直肠出血、伴或不伴腹泻[452]。一般症状包括呕吐、腹痛、体重下降、过敏病史、贫血和外周血嗜酸性粒细胞增多。患者也可出现便秘[453]。

食物过敏更多见于儿童且随年龄增长发病率呈下降趋势，这一现象提示肠黏膜屏障发育不成熟、黏膜免疫系统发育不成熟，或者两者同时存在是本病的重要发病机制[454,455]。支持这一理论的依据是随着婴儿长大，IgG抗体的出现阻止了过敏反应，过敏现象逐渐消失。

嗜酸细胞脱颗粒释放出生物活性物质，如主要碱性蛋白、嗜酸细胞源性神经毒素、嗜酸细胞阳离子蛋白和嗜酸细胞过氧化物酶等，这些因子均可能具有细胞毒性并可导致上皮损伤。嗜酸性粒细胞还能产生血小板源性生长因子，后者在动物实验中能引起肠道损伤[456]。嗜酸性粒细胞表面具有补体和白三烯的受体，也表达IgG表面受体和低亲和性的IgE和IgA受体[457]。嗜酸性粒细胞能与IgA结合而脱颗粒是十分重要的，因为胃肠道是产生IgA的主要部位。

过敏性结肠炎可累及结肠各部位，但以直肠乙状结肠受累最多见[458,459]。内镜下特征包括局灶红斑、易碎的黏膜和结节状黏膜，后者提示有淋巴组织增生。病变区域间为完全正常的黏膜区。严重的病例可有黏膜血管减少、多发性表浅的阿弗他样糜烂或溃疡形成伴表面渗出物覆盖。

组织学可见固有层、上皮和黏膜肌层嗜酸性粒细胞增多（图13.144）。最具特征性的是固有层内大量嗜酸性粒细胞浸润（>60个/10个高倍视野），以及

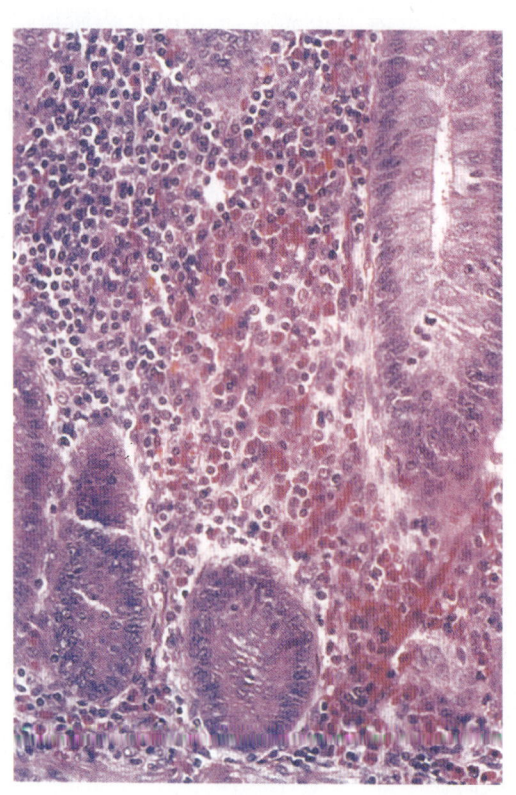

图13.144　过敏性肠炎。该段结肠的固有膜可见密集的嗜酸性粒细胞浸润。

大量完整或已经脱颗粒的嗜酸细胞位于黏膜基底部并散布在黏膜肌层的肌纤维之间[450,458,459]。隐窝脓肿和隐窝炎中的炎细胞均以嗜酸性粒细胞为主（图13.145）。通常嗜酸性粒细胞聚集灶多靠近淋巴小结。不仅不同部位的活检标本间、甚至同一部位活检的不同组织块间浸润的嗜酸性粒细胞密度的差别都很大。尽管认为损伤是由嗜酸性粒细胞介导的，但黏膜内嗜酸性粒细胞的数量与患者年龄、疾病的病程、内镜表现或激发因素的类型均无关。

过敏性直肠炎的黏膜结构基本保持正常，无慢性病变的组织学表现，如隐窝变形、分支或萎缩；Paneth细胞化生；黏膜基底部淋巴细胞聚集；或是弥漫性浆细胞增多。尽管嗜酸性粒细胞是婴儿过敏性直肠炎的最突出的标志，但由于病变呈灶状分布，必须取多块黏膜活检并作多水平连续切片检查[450,458,459]。

正确识别本病非常重要，因为儿科患者的过敏性直肠炎通过改变饮食可迅速得到改善。

嗜酸细胞性胃肠炎

嗜酸细胞性胃肠炎好发于年龄较大的儿童和年轻人，主要累及胃肠道近端，特别是食管、胃和小肠。结肠是受累最少的部位[450]。少数有结肠病变者同时伴有胆道病变[460]。症状有腹泻、直肠出血、腹痛和发热。钡灌肠和结肠镜检查发现病变与Crohn病难以区分，多局限于右半结肠。部分患者可同时伴有炎症性肠病和（或）胆管炎[460]。组织学表现为黏膜、黏膜下层或固有肌层内嗜酸性粒细胞浸润（图13.146）。本病在第6章有详细论述。

隐窝旁嗜酸细胞性小肠结肠炎

部分慢性水样腹泻的患者有结缔组织病和肠隐窝周围的嗜酸性粒细胞浸润。嗜酸性粒细胞位于黏膜底部，使黏膜肌层与隐窝底部分离，并进入黏膜下层浅部。有上述形态表现的患者慢性腹泻症状可经激素治疗缓解[461]。患者大体结构无异常。

"嗜酸细胞性结肠炎"

如果见到嗜酸性粒细胞浸润隐窝或灶状嗜酸性粒细胞聚集超过10个/高倍视野，在没有其他异常所见时（如胶原性结肠炎、淋巴细胞性结肠炎、炎症性肠病、感染、憩室病或肿瘤），我们使用"嗜酸细胞性结肠炎"这一诊断。我们尽量说明这些病变是独立存在的还是伴有更为重要的隐窝底部细胞凋亡现象。如凋亡现象存在，我们将其解释为可能是药物引起的反应。有些病例最终被诊断为Crohn病。但是有些患者的病因一直无法明确。据我们有限的经验，在花粉热或其他季节性过敏症流行期间，嗜酸性结肠炎的诊断率较高。

与肉芽肿和巨噬细胞聚集相伴的病变

如第6章中所述，肉芽肿和巨噬细胞聚集见于多种胃肠疾病。巨噬细胞聚集的方式既可以是排列紧密的干酪样或非干酪样坏死性肉芽肿，也可以是

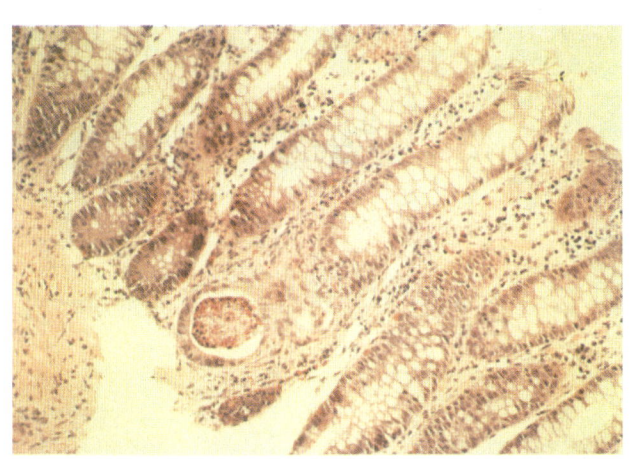

图13.145 嗜酸细胞性结肠炎。可见一几乎均为嗜酸性粒细胞的隐窝脓肿。固有膜内的嗜酸性粒细胞数量也增多。

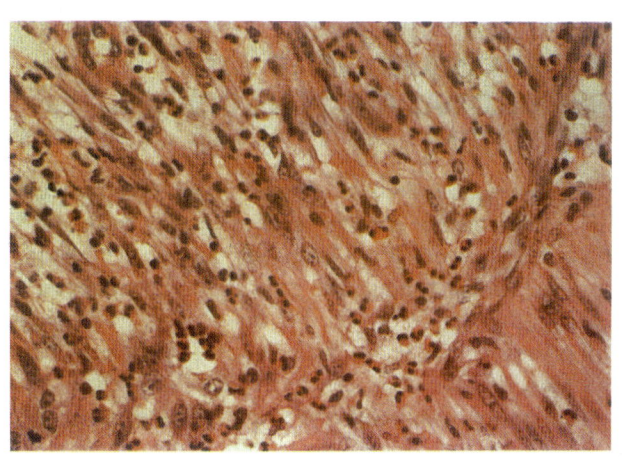

图13.146 嗜酸细胞性胃肠炎。本图示固有肌层内密集的嗜酸性粒细胞浸润。

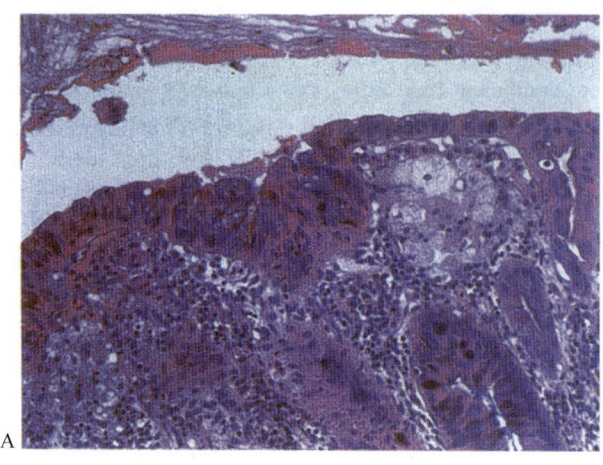
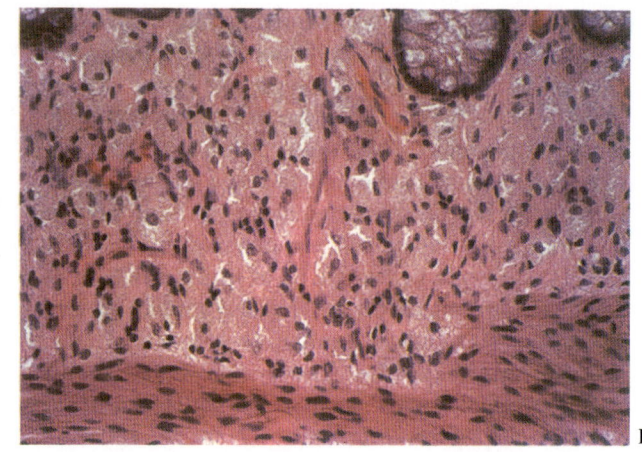

图 13.147　黏膜内组织细胞浸润。A：游离缘下方的组织浅层可见浅染的小簇组织细胞。B：小团组织细胞将腺体底部与黏膜肌层分开。

松散的弥漫浸润方式。组织的固有结构、与巨噬细胞聚集或肉芽肿相似的有淋巴滤泡的生发中心、横切的平滑肌束或斜切的隐窝周围肌成纤维细胞鞘。

小片黏膜巨噬细胞聚集很常见，是对轻度损伤的非特异性反应。巨噬细胞具有泡沫状空泡或嗜碱性颗粒，通常单个或小簇状散布在固有层的表层或底部（图 13.147）。巨噬细胞黏液染色常呈阳性（图 13.148）并随黏膜损伤程度加重而增多。隐窝破裂部位周边的固有层内也可见小而松散的巨噬细胞聚集灶（微小肉芽肿）。

几乎所有感染均可见偶然的小型肉芽肿。伴中央干酪样坏死的肉芽肿是结核病或耶尔森菌感染的组织学标志（见第 6 章）。约 50％的结肠 Crohn 病可见形成良好的肉芽肿（见第 11 章），其检出率与病变分布有关。黄色瘤样肉芽肿和异物巨细胞肉芽肿提示有异物存在，如钡剂（图 13.89）、粪便、滑石粉、食物和缝线等，或者是对于阑尾炎或憩室炎等引起的全层炎的反应。较深的肉芽肿性病变可达黏膜下层，含有泡沫样组织细胞及成纤维细胞并混有淋巴细胞、浆细胞和异物。这一现象在浸润癌的下方非常多见（图 13.149）或与憩室病有关。

在鸟型胞内分枝杆菌感染、Whipple 病、组织胞浆菌病、代谢贮积病、免疫缺陷病甚至藻类感染时，均可见弥漫性巨噬细胞聚集。另一种以明显肉芽肿性炎为特征的疾病是软斑病（见下）。

固有层噬黏液细胞

如最初的文献所描述的，噬黏液细胞是指固有层内含有黏蛋白并且多种黏液染色均为阳性的巨噬细胞[462]。可见于近 50％的直肠活检中[462,463]。这些细胞可在多种疾病中见于结肠的各个部分，反映出曾经存在过隐匿的、无重要临床意义的黏膜损伤[463]。患者的临床表现可有腹泻、便血、排便习惯改变、便秘、痔疮和腹痛。内镜下可呈结节状或息肉状，也可能只是偶然发现[462,463]。黏膜可呈再生或增生性改变。多数病例巨噬细胞位于黏膜表层[463]。如临床认为有真菌或分枝杆菌感染的可能，应进行特殊染色以除外。

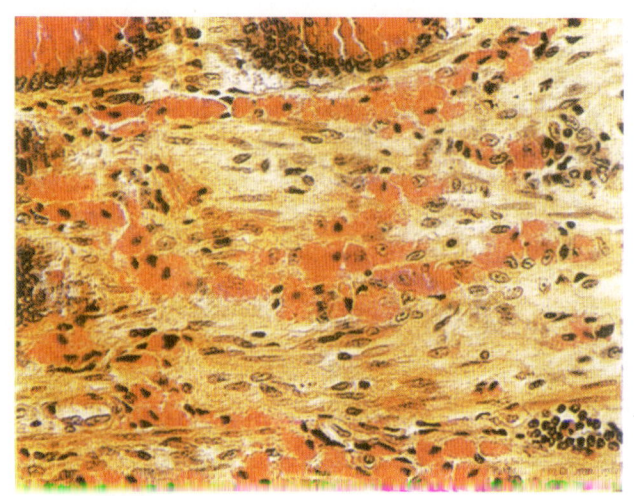

图 13.148　固有膜内的噬黏液细胞呈黏液卡红染色阳性。这种细胞可非常显著，特别是在以前有过黏膜损伤的部位。

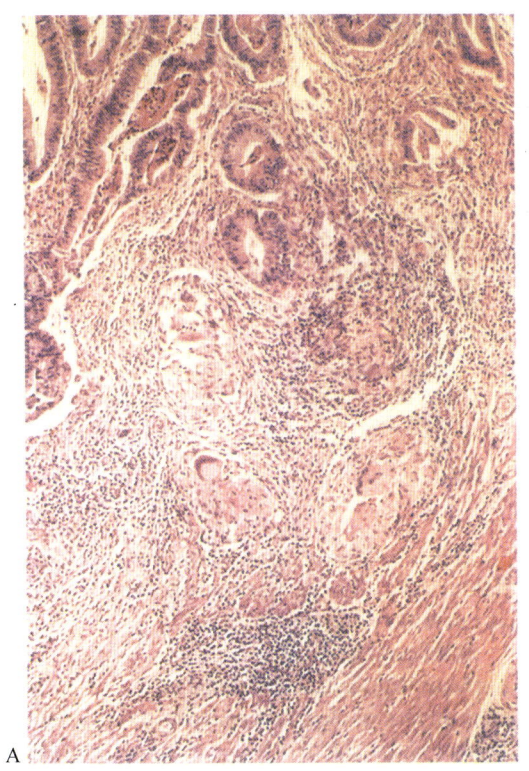 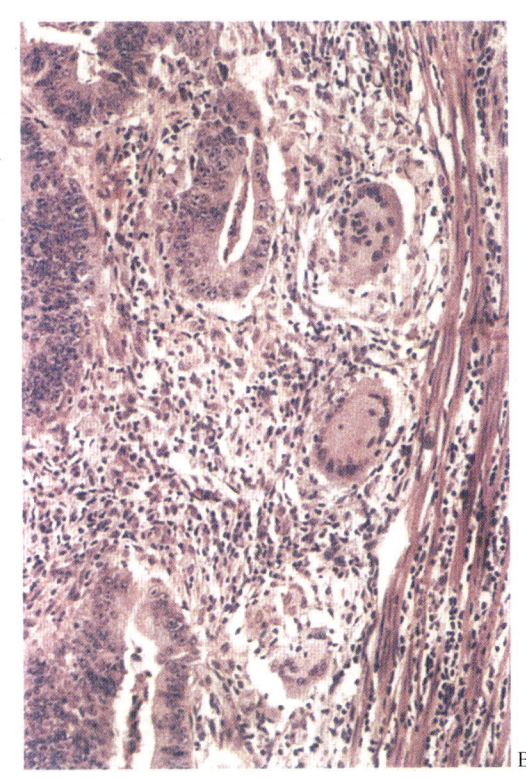

图 13.149　癌症引起的肉芽肿。**A**：结肠癌浸润固有肌层。浸润的前缘被含肉芽肿和慢性炎症细胞的炎症所包绕。**B**：高倍镜示巨细胞。

黄色瘤

黄色瘤是 PAS 染色阳性的巨噬细胞聚集在黏膜内或占据部分肠壁（图 13.150）。多数黄色瘤为位于固有层浅层的黏膜内的小灶状泡沫细胞聚集，类似胃的黄色瘤（见第 4 章）。但我们见过一些弥漫性病例有广泛的泡沫细胞聚集，累及结肠的多个区域，达黏膜层和黏膜下层上部。泡沫细胞含有脂质样物质，黏液卡红染色阴性。本病极有可能是对以往损伤的非特异性反应。

软斑病

软斑病是一种特殊的肉芽肿性疾病，一般发生在膀胱，结肠是泌尿生殖道外最好发的部位。结肠软斑病发病的年龄范围为 6 周至 88 岁，男女发病比例相等[464,465]。本病很少通过临床诊断，一般确诊依赖于病理组织学检查。胃肠道，尤其大肠是儿童的主要发病部位[465]。软斑病可与多种疾病伴发（表 13.24）。最近报道其与副球孢子菌病伴发[318]。多数患者有临床症状。成人可表现为直肠出血、腹泻和腹痛[465]。病变广泛者表现为顽固性腹泻、肠梗阻、溃疡、瘘管，甚至死亡。儿童主要症状为发热、生长停滞、血便和营养不良。内镜下，胃肠道软斑病具有三种大体形态：（1）单灶性病变，（2）广泛的黏膜多结节性病灶，（3）大的肿块。局限性病变通过外科手术切除可治愈。

软斑病是由巨噬细胞降解细菌功能缺陷导致的异常反应。可能与免疫功能异常影响细胞内消化过程、缺乏必需的溶酶体酶[466]或环一磷酸鸟苷（cGMP）水平降低等因素有关[467]。

大体上受累结肠可为节段性或弥漫性，直肠乙状结肠和盲肠受累最常见。早期病变质地软，扁平，黄褐色（图 13.151）。随后病变逐渐隆起，灰褐色伴不规则充血边缘和中央凹陷。黏膜下病变将上方黏膜顶起，形成黄褐色的质软斑块或结节，而表面的黏膜通常完整。软斑病最常见的大体形态为单发或多发的息肉样病变，3 mm～4 cm 大小。小肠病变可向深部侵入肠壁（图 13.152），甚至形成穿孔和窦道。病变可类似肿瘤或与肿瘤伴发。

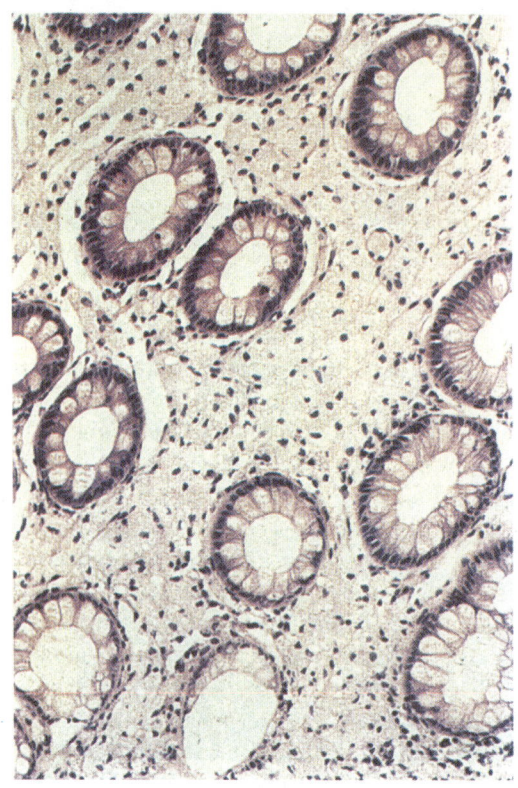

图 13.150　结肠黄色瘤。固有膜弥漫性泡沫样组织细胞浸润。抗酸染色和真菌染色均阴性且患者无贮积病病史。

表 13.24	与结肠软斑病相关的疾病

炎症性肠病

癌症

绒毛状腺瘤

淋巴网状系统疾病

神经纤维瘤病

免疫缺陷病

α-重链病

粟粒性结核

感染

  结核菌

  鸟型胞内分枝杆菌

  克雷伯菌

  大肠杆菌

  局灶或弥漫性多结节状包块由具有嗜酸性胞浆、充满无数颗粒的细胞组成，称 von Hansemann 细胞。该种细胞内有巨大的多聚吞噬溶酶体，其中含有各种形状的矿化碎片和被部分消化的细菌[466]。特征性的

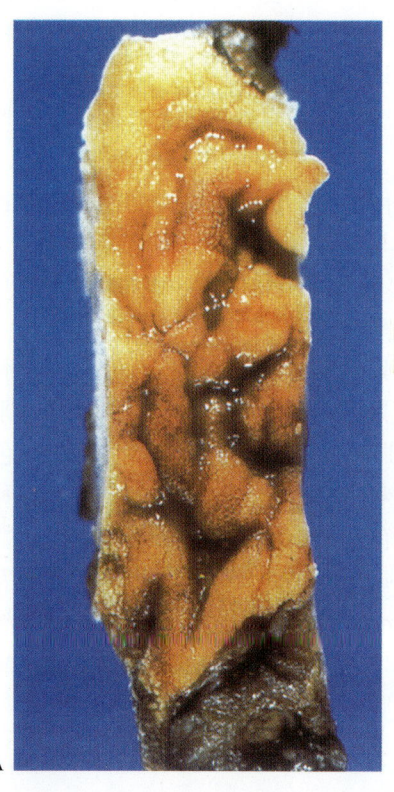
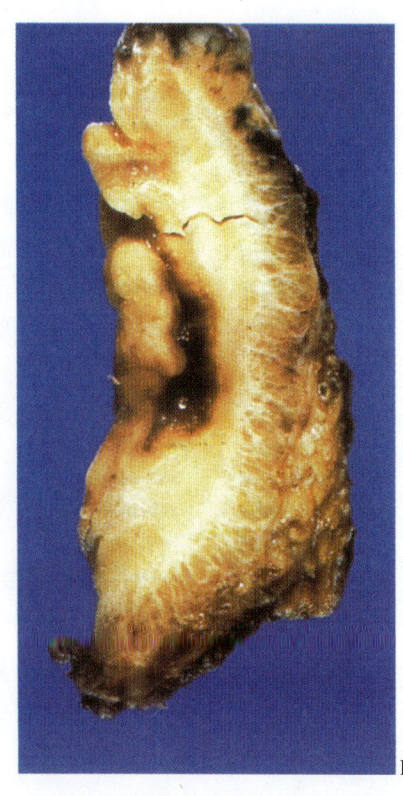

图 13.151　直肠软斑病。A：标本正面示黏膜表面粗糙不平。B：肠管横切面，左侧为黏膜，右侧为浆膜。病变弥漫浸润肠壁。

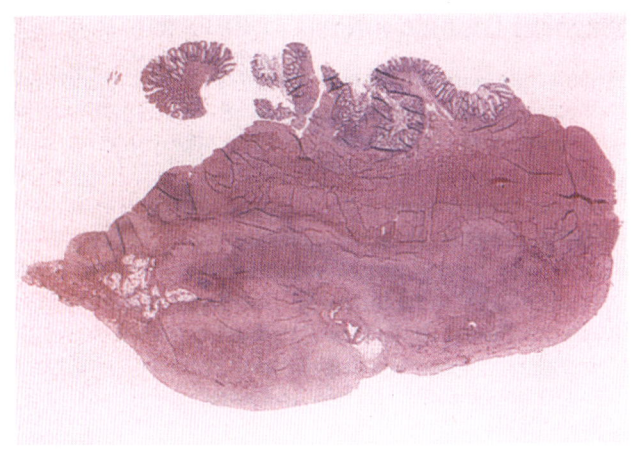

图 13.152 全貌切片显示病变的范围,病变最初位于黏膜下。

质,PAS 染色或奥辛兰染色也呈阳性。由于软斑病常与腺瘤或癌伴发,因此应仔细检查标本,以除外所伴随的肿瘤。

软斑病粗看起来与多种巨噬细胞聚集性疾病相似,如贮积病、Whipple 病、鸟型胞内分枝杆菌感染和真菌感染等,但上述病变均缺乏诊断性的 Michaelis-Gutmann 小体。可通过特殊染色协助区分真菌或结核菌等的感染。

结节病

结节病是病因不明的慢性系统肉芽肿病。典型的组织学改变为具有多核巨细胞的非干酪样坏死性肉芽肿,检查不到感染性疾病或异物。累及胃肠者少见[468]。胃肠器官中,胃受累最常见,但结肠也可被累及(图 13.154)。结肠结节病一般无症状,也可引起肠管缩窄导致肠梗阻,钡灌肠检查类似癌症。本病与 Crohn 病也非常相似,特别是发生在回盲部者[469]。有胃肠病变者不一定都有胸内病变[470]。激素治疗系统性结节病效果非常好,一般在用药几天后症状即有明显改善[468]。

胞内或胞外 Michaelis-Gutmann 小体是诊断的依据(图 13.153)。Michaelis-Gutmann 小体大小约 2~10 μm,圆形致密或因内有同心圆板层而呈靶心样。小体被苏木素着染呈蓝色,显示钙的 von Kossa 染色或铁染色能更好地显示小体。小体内也含有脂类物

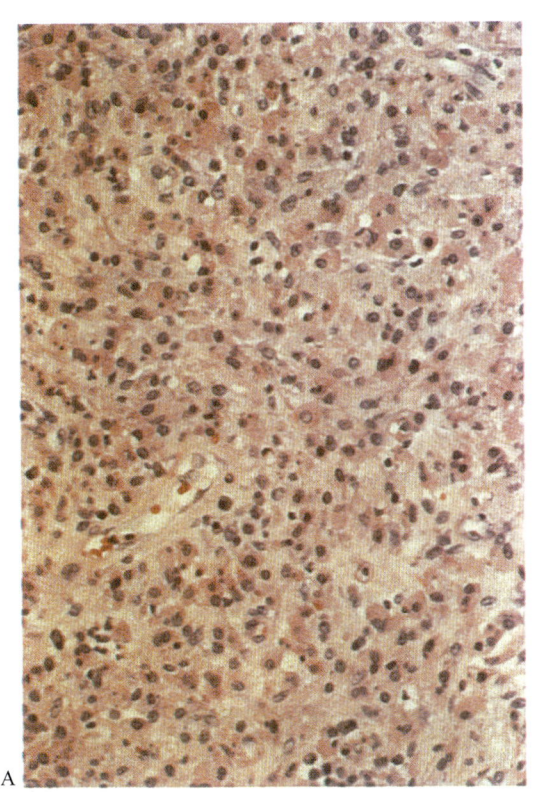
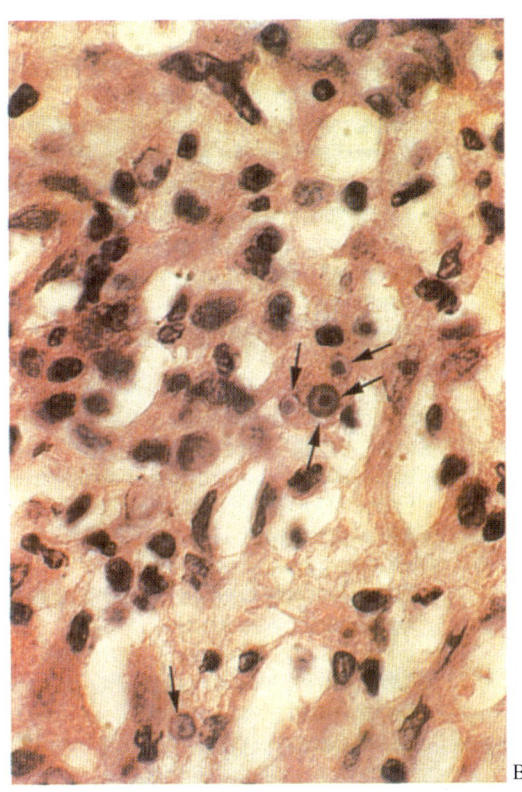

图 13.153 软斑病。**A**:组织细胞混杂以淋巴细胞和浆细胞。**B**:高倍示典型的 Michaelis-Gutmann 小体具有特征性的靶心样结构(箭头)。

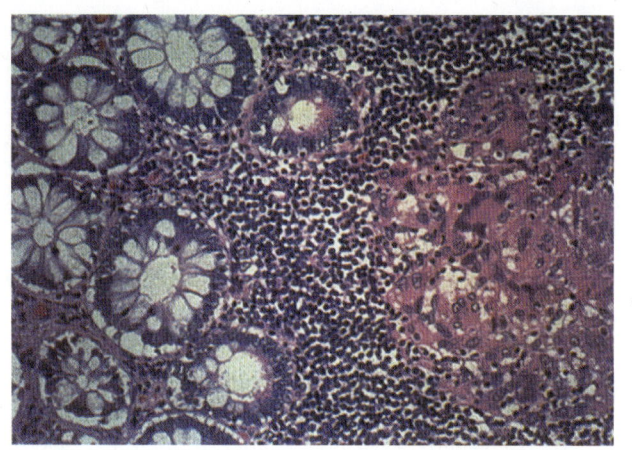

图 13.154 一例已确诊为结节病的患者的结肠活检。密实的非干酪样坏死性肉芽肿外周围以淋巴细胞套。

Wegener 肉芽肿

Wegener 肉芽肿是以呼吸道坏死性肉芽肿、血管炎和肾小球肾炎为特征的一种病因不明的疾病[471]。胃肠道也可受累。Wegener 肉芽肿可表现为急性肉芽肿性结肠炎，易与炎症性肠病混淆[471]。患者可出现恶心、呕吐、腹痛和直肠血性黏液样排出物。诊断依据为找见典型的伴中央坏死的栅栏样肉芽肿及围绕小动脉和静脉的多核巨细胞。

免疫损伤相伴的肠道病变

HIV 感染

流行病学

AIDS 是 HIV 感染导致的疾病。本病具有多种异常表现（表 13.25）。全世界 HIV-1 感染者超过 3 千万。流行病学研究显示，AIDS 的主要高危人群随地域而异。在非洲和亚洲，主要高危人群是性活跃的异

表 13.25 AIDS 的定义

患者无已知的引起免疫缺陷的病因，且具有一种或一种以上已确诊的下列疾病，实验室 HIV 检测结果阳性或无法提供：
- 食管、气管、支气管或肺念珠菌病
- 肺外隐球菌病
- 隐孢子虫感染伴持续 1 个月以上的腹泻
- 结外巨细胞病毒感染症，时间＞1 个月
- 溃疡持续 1 个月以上的单纯疱疹感染
- 年龄＜60 岁的 Kaposi 肉瘤
- 年龄＜60 岁的脑原发性淋巴瘤
- 年龄＜13 岁的儿童淋巴细胞性间质性肺炎或肺淋巴组织增生
- 播散性鸟型胞内分枝杆菌或堪萨斯分枝杆菌病
- 肺孢子菌病
- 进行性多灶性白质脑病

患者有一种或一种以上已确诊的下列疾病，且实验室检测证实有 HIV 感染：
- ＜13 岁的儿童，多发或反复发作的细菌感染
- 播散性球孢子菌病
- HIV 脑病
- 播散性组织胞浆菌病
- 等孢子虫病伴持续 1 个月以上的腹泻
- 发生在任何年龄的 Kaposi 肉瘤
- 发生在任何年龄的脑原发性淋巴瘤
- 其他确定类型的非霍奇金淋巴瘤
- 非结核杆菌感染引起的播散性分枝杆菌病
- 肺外结核病
- 复发性（非伤寒）沙门菌败血症
- HIV 消耗综合征

性恋者，女性感染多于男性[472,473]。相反，在美国超过70%的病例为男性同性恋者；其余有15%为静脉吸毒者。其他高危人群有妓女、血友病患者、HIV阳性母亲所生子女、输入被感染的血液或血制品者，以及与上述人群接触的异性恋者[474]。HIV阳性的母亲可通过胎盘、产道或哺乳将病毒传染给子女。AIDS易感染西班牙裔和非洲裔美国人[475]。在美国，AIDS患者多为男性、黑人和贫困者[476]，据1994年的统计，女性病例占18%。性接触是目前女性感染的主要途径[477]。近年来，AIDS的发病率和死亡率均发生了明显的下降[475]，这可能与高危人群对本病的警惕性增加和抗病毒药物的应用有关。

自1996年起，AIDS的流行病学特点、临床症状、并发症和HIV感染的控制均发生了深刻的变化，这主要归功于高效的抗病毒治疗（HAART）。因此，胃肠道并发症和HIV相关的机会性感染的发生率明显降低[478]。但HAART在有效控制机会性感染的同时，抗病毒药物也在近10%的病例中引起了胃肠道副作用[479]。目前，药物副作用和非机会性感染性疾病是引发HIV阳性患者胃肠道症状最主要的原因[478,480]。

病因

HIV病毒有两种：HIV-1和HIV-2，两者均属非致瘤性反转录病毒科的慢病毒属。HIV-1是美国、欧洲和东部非洲的主要病毒类型。HIV-2则主要见于西非部分地区。HIV-2感染者AIDS发病率远远低于HIV-1感染者。除了围产期HIV-2感染较少见外，两种病毒的传播途径基本相同。HIV-2感染者出现AIDS症状前的潜伏期也相对较长，疾病进展较缓慢，死亡率也低于HIV-1感染者。与HIV-1感染者相比，HIV-2感染者一般病毒负荷较低，CD4细胞计数较高。HIV-1易发生突变，新的病毒株可耐受免疫攻击或药物治疗，或者改变病变的临床或病理组织学特征。有复制活性的病毒数量与CD4$^+$淋巴细胞数量成反比。

病毒颗粒含有两条单链RNA、结构蛋白和病毒复制所需的酶。HIV基因编码核心蛋白（GAG）、反转录酶、蛋白酶、一种核酸内切酶（Pol）和衣壳糖蛋白（Env）。至少有5种发挥调节作用的基因可能影响病毒的致病力：vif、$tat3$、rev、nef和vpr。在宿主细胞内，病毒通过反转录酶将病毒RNA转录为前病毒DNA。前病毒DNA在病毒的潜伏期内保留在细胞中。包绕病毒核心的脂质壳是病毒以出芽方式离开宿主细胞时从宿主细胞膜上获得的。因此，病毒的脂质壳有残留的宿主细胞膜蛋白以及病毒衣壳糖蛋白gp120和跨膜蛋白gp41，后两种蛋白在病毒黏附和进入宿主细胞时发挥作用[481]。

CD4蛋白及其复合受体CXCR4，可能还包括T辅助细胞表面的CD26蛋白，是病毒壳gp120的高亲和力受体，介导病毒快速稳定地黏附于细胞。需CXCR4进入细胞的嗜T细胞病毒株被称为X4病毒[482]。

部分HIV病毒株通过β趋化因子受体CCR5与巨噬细胞结合[483-485]，被命名为R5病毒以反映其所需的复合抗体的类型。趋化因子受体基因具有遗传多态性，能够调节HIV病变的进展，从而影响疾病的表现[486]。细胞缺乏CCR5表达或表达水平低或有突变者对HIV感染的敏感性降低[487]，即使在感染危险性非常高时，这些细胞也对HIV感染具有耐受性[487]。

病理生理学

最常见的HIV感染方式是通过肛门、生殖器黏膜发生的性传播途径。单核细胞、巨噬细胞、树状突细胞和CD4$^+$的T淋巴细胞是最初的病毒靶细胞[481]。初次病毒感染需要以下条件之一存在：直肠黏膜破裂，位于淋巴滤泡上方的M细胞，直接感染直肠上皮细胞或固有层内紧邻肛门、生殖器上皮下方的树状突细胞[488]。黏附在M细胞肠腔面的细胞膜上的HIV-1病毒被内吞，然后传递给上皮内淋巴细胞、巨噬细胞和淋巴滤泡中的单核细胞[489]。感染细胞与CD4$^+$淋巴细胞融合，并扩散到深部组织中。初次感染后2天，引流部位的髂内淋巴结中即可检测出病毒，随后迅速发生系统性播散。

胃肠黏膜是重要的HIV储存库，其固有层巨噬细胞内常有病毒潜伏[489,490]。胃肠上皮和固有层内也有大量的CD4$^+$细胞。胃肠道区域淋巴结内CD4$^+$T细胞也很丰富。感染数天后，在外周淋巴组织出现同样变化前，肠道黏膜内的CD4$^+$细胞即选择性地急剧减少。相反，CD8$^+$细胞在感染早期增加，表现出抗原激活作用增强以及异常的MHC限制性、HIV特异性和非特异性细胞毒性作用。随后CD8$^+$细胞凋亡显著增多，导致其数量下降[490]。严重的AIDS患者的典型表现是肠黏膜上皮内CD4$^+$淋巴细胞几乎完全消失，CD11$^+$上皮内淋巴细胞减少[491]。

宿主因素在HIV相关疾病的发病过程中也发挥

着较大作用。复杂的内源性细胞因子网络为 HIV 激活和抑制之间起着精细的调节作用。β 趋化因子 RANTES、MIP-1α 和 MIP-1β 对嗜巨噬细胞的 HIV 病毒株起抑制作用[492],所以在没有发病的 HIV 感染者中,β 趋化因子表达水平上调可能协助控制了 HIV 病毒复制和负荷量[493]。

临床病理表现

急性 HIV-1 感染的症状多为一过性,由高浓度病毒和强有力的抗病毒免疫反应引起[494]。急性 HIV-1 感染的体征和症状在初次接触病毒后数天至数周出现,其中包括最早的胃肠道症状。最常见的系统性感染体征和症状有发热、疲劳、皮疹、头痛、淋巴结肿大、咽炎、肌肉痛、关节痛、无菌性脑膜炎、眶后疼痛、体重下降、抑郁、胃肠不适、盗汗,以及口腔或生殖道溃疡。急性症状持续数天至十余周,平均短于 14 天[495]。由于急性 HIV-1 感染的早期症状和体征不特异,常被误认为是一般的病毒感染。初期的化验检查可有淋巴细胞减少和血小板减少,但不典型淋巴细胞少见。血清学检查结果在感染后 3~4 周才呈阳性[496]。症状重、持续时间长提示疾病进展迅速[497]。初次感染后,先经过一个短暂的病毒血症期,病毒迅速播散到淋巴组织[498],并被滤泡树状突细胞捕获[499]。病毒负荷高的感染者病变进展的概率最高[500]。

AIDS 发病有一个较长的潜伏期,平均为感染后 7~10 年。人体的免疫系统在潜伏期仍相对健全,能阻止大多数的继发感染,但病毒在淋巴组织内持续复制。CD4 细胞计数<500/ml 是 AIDS 临床发病的先兆,降至<200/ml 则可确定为 AIDS,发生 AIDS 相关性感染、肿瘤和死亡的概率大大增加。

腹泻在美国和欧洲的 HIV 感染者中发生率达 30%~50%,在非洲达 90%[472,501]。伴有腹泻的 AIDS 患者免疫功能抑制程度重于不伴腹泻者,胃肠道预先暴露于感染因素在 AIDS 的发病和死亡中起着重要作用。在 HAART 治疗应用前,近 90% 的患者发生腹泻。近期的文献显示,腹泻仍旧是 AIDS 的常见并发症,但多数为因药物损伤所致或非 HIV 相关性病理改变。HIV 感染者出现腹泻的原因是:(1) 肠道病原体感染,(2) 治疗感染的药物引起的副作用,(3) AIDS 性肠病或 AIDS 性胃病,(4) AIDS 相关性胃肠运动紊乱,(5) 继发肿瘤。因为患者常同时患有多种胃肠疾病,所以通常很难将 AIDS 相关性胃肠症状或体征归入下表所列出的某一种特定病因(表 13.26)。在发达国家,至少 50% 的慢性腹泻是由球虫类寄生虫小球隐孢子虫、贝氏等孢子球虫和环孢子虫以及微孢子虫等感染引起的。而在发展中国家鸟

表 13.26 AIDS 的肠道病变

感染
  细菌
    螺旋体
    鼠伤寒沙门菌
    志贺菌属
    结核杆菌
    鸟型胞内分枝杆菌
    大肠杆菌
    弯曲杆菌属
    嗜水气单胞菌
    淋病双球菌
    性病淋巴肉芽肿
    梅毒
    衣原体类
  病毒
    EB 病毒
    巨细胞病毒
    单纯疱疹病毒
    HIV
  寄生虫
    溶组织阿米巴
    贾第鞭毛虫
    环孢子虫类
    肠蛲虫
    隐孢子虫
    弓形虫
    牛绦虫
    贝氏等孢子球虫
    微孢子虫
    利什曼原虫
    类圆线虫
    人芽囊原虫
  真菌
    念珠菌
    组织胞浆菌
    卡氏肺孢子菌
    烟曲菌
    新型隐球菌
HIV 肠病
HIV 神经节炎
肿瘤
  Kaposi 肉瘤
  淋巴瘤
药物副作用

型分枝杆菌复合体（MAC）感染，以及其他细菌和 CMV 感染是引起腹泻的主要原因[502]。这些感染性疾病在第 6 章有述。

HIV 感染的胃肠道表现随感染的阶段不同而异。感染早中期的胃肠道表现包括不能检出病原体的腹泻（AIDS 性肠病）和轻微的菌群过度生长。疾病晚期出现明确的感染，特别是寄生虫和病毒感染。严重而反复发作的系统性和（或）胃肠道寄生虫、病毒、真菌和原虫感染，加上肿瘤和其他 HIV 相关性病变，常导致患者死亡。

伴有胃肠道症状的 AIDS 患者进行活检是为了确定胃肠受累是直接由 AIDS 病毒引起的（例如 AIDS 肠病），还是并发了诸如机会性感染等疾病，或已经形成了肿瘤（例如 Kaposi 肉瘤、淋巴组织增生性疾病等）。

HIV 肠病

HIV 肠病，又称广义的 AIDS 性小肠结肠炎或 AIDS 性肠病，是指 HIV 感染导致的胃肠道损伤。狭义的 AIDS 性肠病特指具有慢性腹泻（病程＞1 个月）、吸收不良和慢性消耗症状但经彻底的检查未发现有肠道病原体感染[503]。

多种肠道致病菌也可引起 AIDS 患者腹泻。患者可感染一种或同时感染数种细菌，包括空肠弯曲菌、胎儿弯曲菌、难辨梭状芽胞杆菌、产气肠杆菌、沙门菌、福氏志贺菌、克雷伯杆菌和其他革兰阴性杆菌。大肠最常见的感染是 CMV，其次为鸟型分枝杆菌。患者也可有真菌或寄生虫感染（表 13.26）。AIDS 性肠病的炎症程度与黏膜 p24 抗原水平和临床症状相关。

HIV 相关性肠病可能与下列因素之一或全部有关：(1) 存在未知的肠道感染[504]；(2) 病毒对胃肠道上皮的直接作用；(3) 局部免疫功能障碍的间接作用；(4) 免疫介导的肠炎；(5) 药物介导的损伤；(6) 某些并存的营养缺陷的作用。多数观点倾向于是 HIV 病毒对细胞的直接致病作用所致，依据是通过原位杂交在上皮细胞内检出了病毒而未见其他病原体。

结肠镜下，黏膜的异常表现有弥漫性水肿、触之出血，表浅溃疡形成，渗出物和（或）正常血管分布消失。这些表现为非特异性，确诊必须除外其他疾病，特别是机会性感染。

AIDS 相关性肠病常表现为肠道非特异性炎症，包括嗜酸性粒细胞脱颗粒、淋巴细胞活化和浆细胞浸润，伴上皮内和固有层 T 淋巴细胞增多[505]。AIDS 早期淋巴细胞密度正常，但发展至极期者，淋巴组织消失。晚期病变以巨噬细胞、嗜酸性粒细胞浸润为主，且常见凋亡现象。

不论是黏膜 T 细胞异常还是病毒直接破坏肠上皮细胞均可导致黏膜结构变化，引起以上皮损伤和隐窝增生为特征的小肠或结肠病变。疾病的病程和严重程度不同，上皮细胞的分裂指数也有变化，一般在疾病早期分裂指数增加，然后逐渐降低。

结肠活检可见正常黏膜结构部分或基本保存，伴有混合炎症细胞浸润的非特异性炎症反应，包括上皮内淋巴细胞增多、局灶隐窝上皮细胞凋亡、内皮细胞管网状小体、淋巴细胞和单核细胞浸润。有时，结肠活检的形态类似于显微镜下结肠炎（图 13.155）。原位杂交可检出 HIV 病毒核酸。炎症的程度与黏膜 p24 抗原水平和临床症状相关，提示 HIV 在其中发挥了致病作用[506]。其他病变包括单个腺体萎缩伴周围腺体再生现象（图 13.156）。尚不清楚这些改变是感染本身引起的，还是感染与药物的副作用共同导致的。隐窝上部似扩张的淋巴管，但实际上黏膜内是不存在淋巴管的。仔细观察可以分辨出这些固有层内的

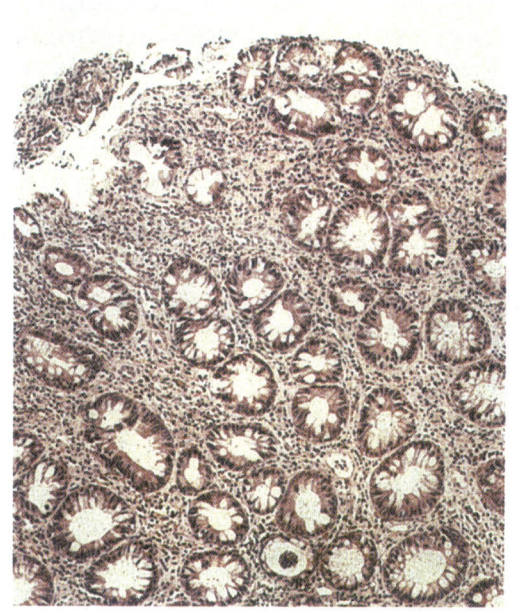

图 13.155 AIDS 患者的结肠活检类似显微镜下结肠炎表现。但上皮有再生现象，嗜碱性增强。缺乏其他特异性改变。

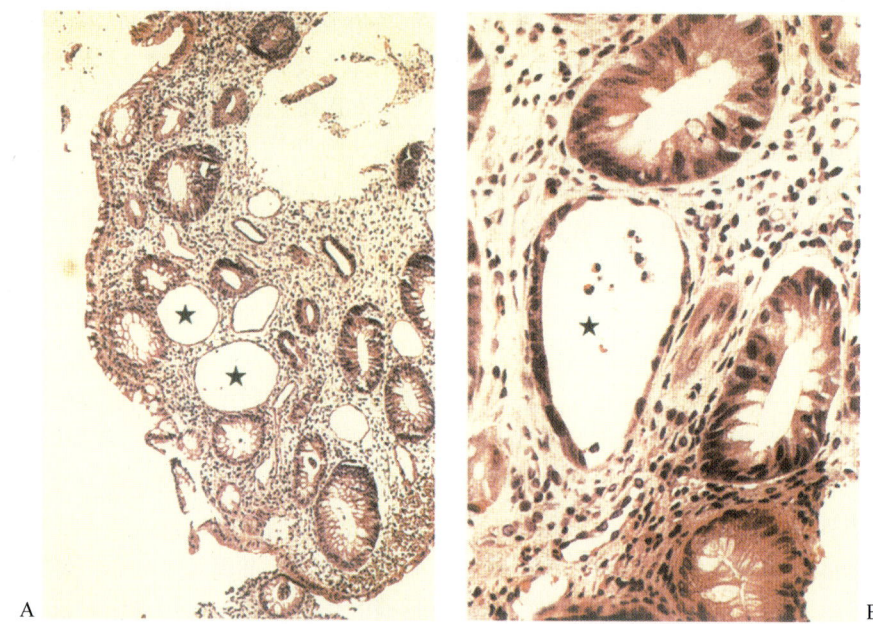

图 13.156 AIDS 患者的结肠隐窝萎缩。**A**：图示再生的腺体和囊性扩张的区域（星形）。**B**：高倍镜示其中一个囊腔（星形）。囊腔左侧可见残余的上皮。囊腔右侧衬覆的扁平细胞如不作特殊标记或没有左侧偏立方形的上皮存在，很难看出这些细胞的类型。腺腔内可见凋亡细胞碎片。

囊样腔隙内衬多少不等的扁平上皮，囊腔内还常可见凋亡细胞。血管钙化伴内膜纤维化、内弹力板断裂，中膜纤维化使管腔狭窄，这些改变被称作AIDS性血管病，主要累及全身小型和中型动脉，包括胃肠道和肠系膜内的血管。血管病变可导致继发缺血性改变和黏膜溃疡。神经肌肉病变也很常见（图 13.157）。

有时，活检可见黏膜浅层小黄色瘤，提示可能有鸟型分枝杆菌复合体感染或 Whipple 病，但病原学检查均阴性。小型黄色瘤样病变多见于结肠，可能是对多种因素引起的黏膜损伤的非特异反应。根据我们的经验，最好对活检所见的黄色瘤进行特殊染色以除外分枝杆菌和真菌感染，特别是当黄色瘤样病灶非常明显时。

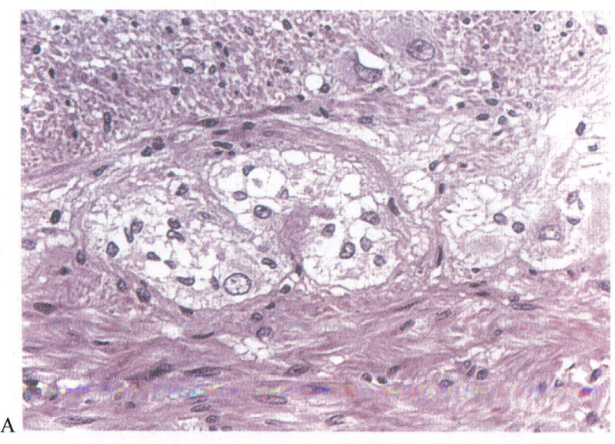
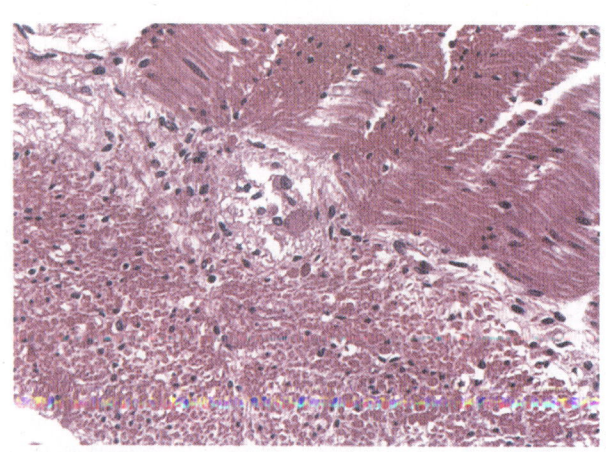

图 13.157 AIDS 的神经肌肉病变。**A**：肠肌间神经节常表现为轻度非特异性空泡状变性。**B**：外纵肌层部分肌纤维明显萎缩。这可能是病毒感染本身造成的，或是治疗的副作用。

AIDS 性肠病的改变与显微镜下结肠炎、乳糜泻或移植物抗宿主病相似。鉴别上述疾病需结合临床表现、HIV 检测情况以及抗麦胶蛋白或抗肌内膜抗体状态。

治疗

最近有专家组建议对急性 HIV 感染者应考虑立即进行治疗[507]。早期治疗能修复控制早期病毒血症所需的病毒特异性细胞免疫反应[508]，而达到限制病毒扩散、减轻免疫系统损伤、保护抗原依赖性细胞和减少疾病发展的机会。但将这种治疗作为常规仍存在一定的缺点，所以近来倾向于采用更为保守的 HAART 疗法。最近推荐的治疗方案是当 CD4 细胞计数提示患者有迅速发展为 AIDS 的危险，或患者有死亡的危险时使用 HAART 方案[509]。早期治疗的危险包括药物的不良反应会影响患者的生存质量，以及药物的毒性可能会引起一系列副作用。另外，HAART 疗法的有效持续时间目前尚不清楚。已知曾接受过 HAART 治疗的患者对再次治疗的反应很差，这可能是患者对某些药物已经产生了耐受性[510]。有关治疗指南的最新进展可到 HIV/AIDS 治疗信息中心（ATIS）的国际网站 http：//www.hivatis.org 查询。

移植物抗宿主病

移植物抗宿主病（Graft-Versus-Host Disease, GVHD）最常见于骨髓移植或实体器官移植后，是免疫功能健全的供体细胞对受体组织的主要组织相容性抗原产生的反应。少数情况 GVHD 可继发于免疫缺陷患儿的母-胎细胞转运[511]或输入未经照射过的细胞或血制品[512,513]。GVHD 可累及很多器官，但肠道 GVHD 的发生率、严重性和对患者全身状态的影响使其显得尤为重要。GVHD 在非洲裔美国人中的发生率可能略高于其他人群[514]。

急性 GVDH 的发生分三个阶段：预处理所致的上皮损伤；受体的树突状细胞将抗原呈递给供体的 T 细胞；活化的 T 细胞、细胞因子以及先天性免疫反应引起细胞凋亡[520]。供者和受者的 HLA 不匹配是 GVHD 发生的主要原因。其他因素包括供、受者的年龄、性别差异（女性供者与男性受者）、HLA 匹配但次要组织相容性抗原不匹配的移植、移植入的造血干细胞的来源和数量、预处理的强度，以及 GVHD 的预防或移植物中 T 细胞的清除等[521,522]。

表 13.27 移植物抗宿主病的组织学分级

级别	特点
1	单个隐窝轻度坏死
2	隐窝脓肿及隐窝细胞变扁平
3	隐窝丢失
4	扁平黏膜

CD8$^+$、CD3$^+$ 和 TiA1$^+$ 的细胞毒性 T 细胞引起上皮细胞死亡[515,516]。CD8 细胞识别 II 型 MHC 限制性抗原，产生淋巴因子，导致 GVHD 相关性肠病发生[517]。凋亡可能由 Fas/Fas 配体途径发生[518]。白介素-10 基因的促进子区为常见亚型纯合子者干细胞移植后发生 GVHD 的危险性低[519]。

急性 GVHD 的肠黏膜内镜下可表现为水肿、红斑，甚至溃疡和黏膜脱落[523]。

黏膜活检是监测 GVHD 的敏感方法。凋亡小体是诊断的必要条件。但在免疫抑制剂应用的最初三周内不宜活检，因为所有患者在刚进行移植后均会有一些炎症反应。急性 GVHD 的病变轻者可表现为单个隐窝细胞的凋亡，重者整个黏膜均脱失（表 13.27）。凋亡小体位于肠隐窝的基底部和胃腺体的颈部（图 13.158）。隐窝底部可见空泡变的细胞和位于细胞空缺处的核碎片，形成"爆米花样病变"，这些细胞有时也被称作"爆炸隐窝细胞"。其结果是使隐窝底部扩张，内含凋亡细胞碎片。随着病变发展，整个隐窝逐渐脱落，形成单个隐窝缺失。伴随凋亡和隐窝缺失的还有急性结肠炎和中性粒细胞浸润。正常的黏膜结构逐渐消失伴溃疡形成、黏膜剥脱和黏膜下层水肿。上皮可有再生现象，细胞呈立方状。有的病例上皮似单层扁平细胞。固有层可见相对稀疏的单核细胞浸润。

慢性 GVHD 可见节段性黏膜和黏膜下层纤维化，可延伸至浆膜。这种病变可累及上至食管、下至结肠的胃肠道各个部位。

偶尔患者可排出黏腻的棕色物质，似条索状脱落的黏膜组织，称黏膜管型。该物质的成分尚不清楚，一般含有纤维素、中性粒细胞、细胞碎片、细菌或真菌，以及很少量可辨识的组织[524]。其中少量游离的肠上皮细胞可通过角蛋白免疫组化染色确认[524]。难辨梭状芽胞杆菌感染可能与胃肠道 GVHD 有关，并有较高的死亡率。有人推测细菌产生的毒素可能加重

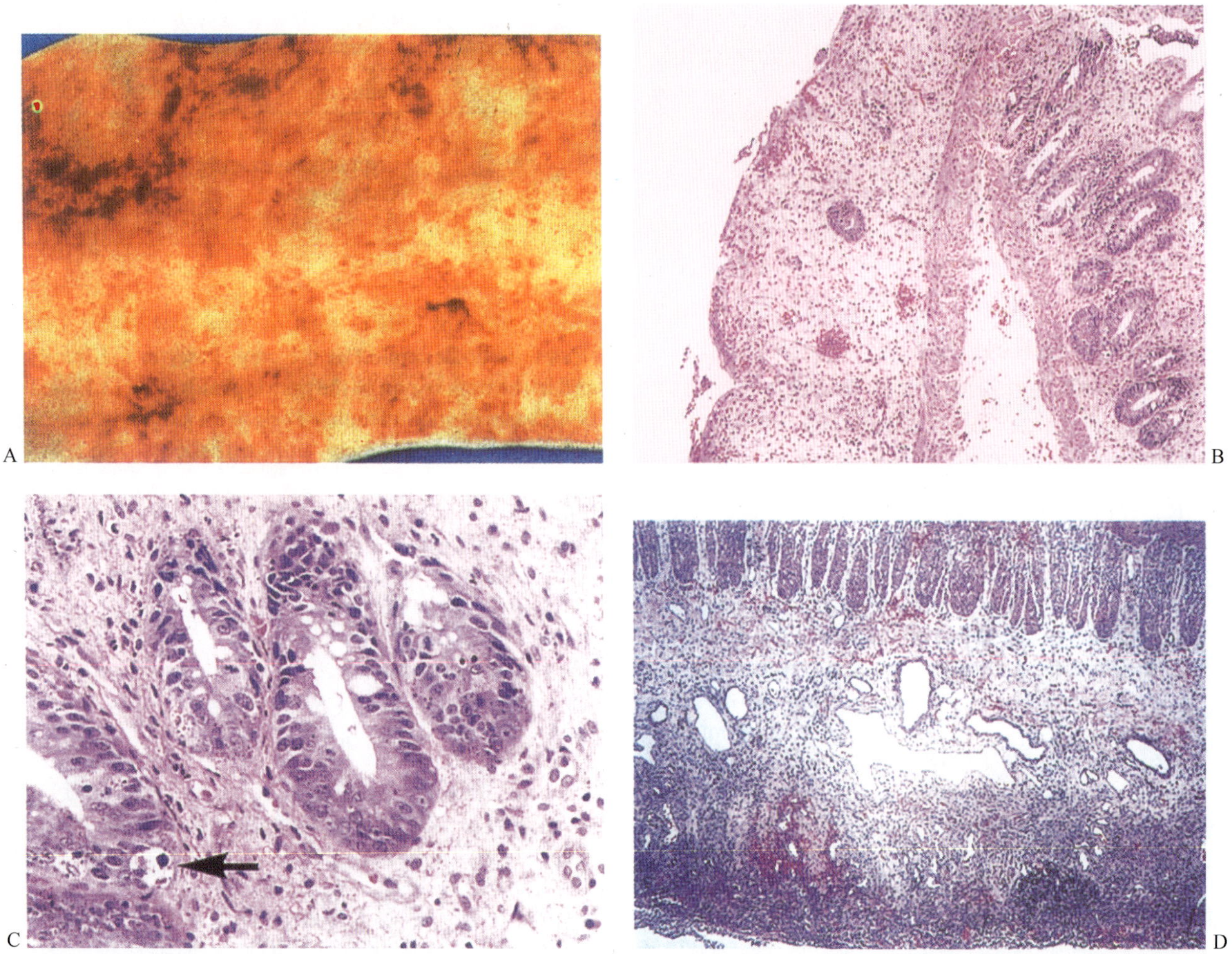

图 13.158　移植物抗宿主病（GVHD）。**A**：重度 GVHD 患者的肠大体表现。可见黏膜萎缩和大量淤点。**B**：显著的 GVHD 呈节段性隐窝丢失和坏死。右侧可见少量完整的腺体。**C**：高倍镜示完整腺体内有单个细胞坏死（箭头）。**D**：炎症细胞蔓延至整个肠壁，累及浆膜并使浆膜明显增厚。（Courtesy of Drs. Meyerson, Sale and Schulman, Fred Hutchinson Cancer Center, Seattle, WA.）

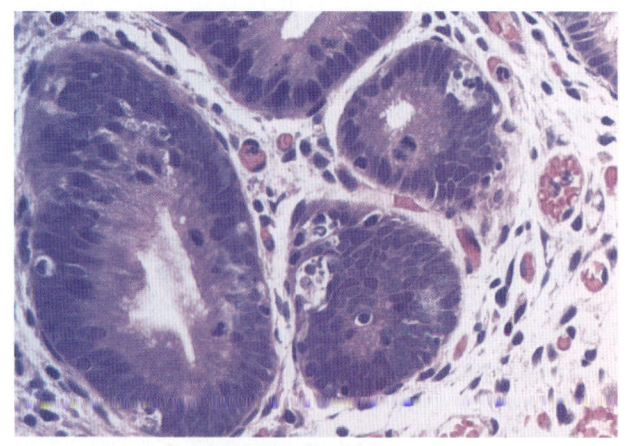

图 13.159　一恶性胸腺瘤患者的结肠活检，隐窝底部可见明显的"爆米花"样凋亡病变。

了 GVHD[525]。

GVHD 的病变与某些感染相似，特别是沙门菌感染，后者也有中性粒细胞聚集在隐窝的基底部（图 13.158）。与 GVHD 相似的结肠病变可见于 CMV 感染[526,527]、恶性胸腺瘤（图 13.159）[528]、重度 T 细胞免疫缺陷病[529]和普通可变型免疫缺陷病患者[530]。部分患者患有自身免疫性疾病，而本病可能与自身免疫性肠病间有重叠。药物损伤也可引起与 GVHD 相似的组织学改变，特别是霉酚酸酯-1，后者是实体器官移植后用于降低急性移植排斥反应的药物[526]。

病变周围的黏膜形态易与炎症性肠病混淆。GVHD 黏膜可有轻至中度的结构破坏（表面绒毛状伴隐窝分支和萎缩），但典型者固有层细胞密度低且小血管显著，可有局灶固有层纤维化。目前尚不清楚这些变化是GVHD病变的一部分，还是重叠感染引起的[531]。

Omenn 综合征

Omenn综合征是一种常染色体隐性遗传、临床和病理上都有与GVHD相似的重度联合型免疫缺陷综合征。其特征是一种寡克隆性T细胞亚群的扩增[532]。患者有高嗜酸细胞血症和低γ球蛋白血症。

自身免疫性结肠炎

自身免疫性结肠炎属自身免疫性肠病的合并症，表现为轻度的上皮内淋巴细胞增多，形成类似淋巴细胞性结肠炎的改变，或者在黏膜萎缩的背景上出现大量上皮内脱颗粒的嗜酸性粒细胞和肥大细胞（图13.160）。这些变化常与内镜下的结肠炎改变相吻合，且病变不仅局限于结肠。患者缺乏乳糜泻的表现，但常伴有其他自身免疫性疾病，如青少年糖尿病、自身免疫性肝炎或自身免疫性甲状腺炎。本病在第6章有详述。

血管病变

多种血管病可累及大肠。本章主要讨论非肿瘤性血管病。血管肿瘤会在第19章讨论。

门脉性结肠病

门静脉高压的患者经常有便血、便潜血阳性和贫血。部分患者出现痔疮[533]；多数患者有食管静脉曲张。70%的患者黏膜血管呈马赛克样或多灶性血管扩张。血管扩张可引起急性或慢性胃肠道出血[534]。内镜下黏膜的其他异常有水肿、红斑、颗粒状和脆性增加等结肠炎常见表现[535]。组织学可见黏膜中上层大量伴明显分支的小血管。扩张变形的黏膜毛细血管可

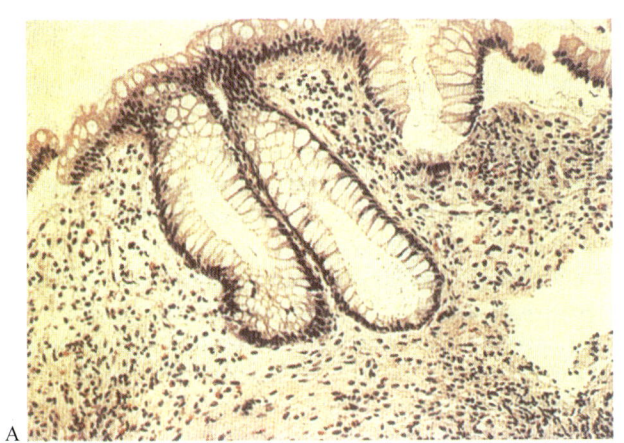
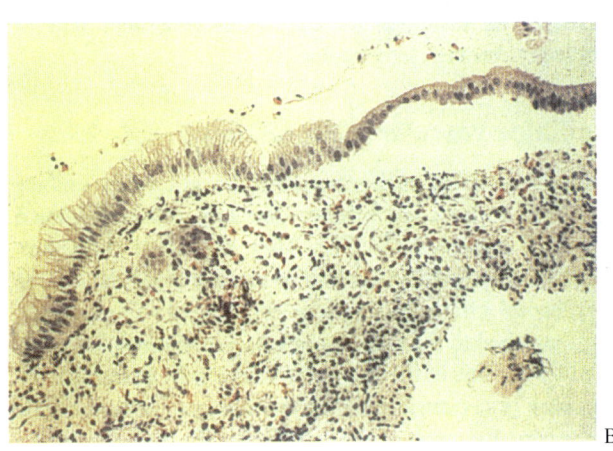
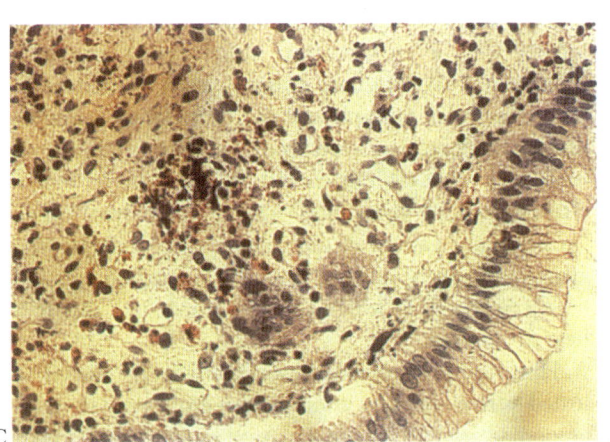

图13.160 9个月婴儿的自身免疫性结肠炎。A：直肠活检显示重度肠腺萎缩。B：取自另一区域的标本显示右上部表面黏膜再生。黏膜变为单层，无腺体。数个腺体正在被浸润的嗜酸性粒细胞所破坏。C图为高倍放大的该区域。

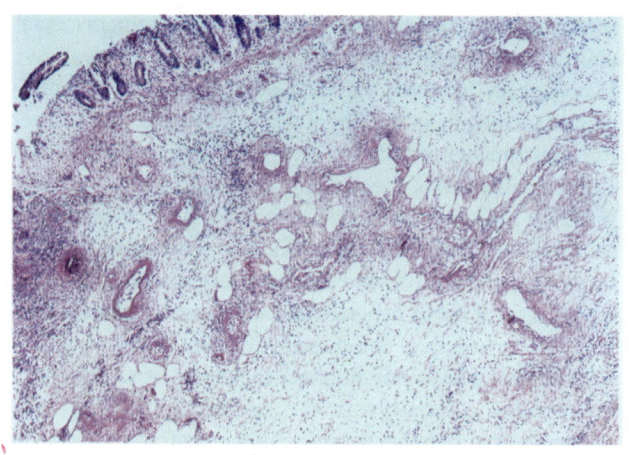

图13.161 结肠静脉曲张。

有管壁不规则增厚和小动脉化。升结肠血管直径达 $20\pm2~\mu m$，直肠达 $30~\mu m$ 左右[536]。上述病变同时伴有固有层水肿和轻度的慢性炎症改变[537]。患者有典型的门静脉高压表现以及肠系膜静脉的扩张迂曲。无论是慢性肝病的表现还是提示门静脉高压严重程度的征象都与内镜下表现无关。结肠表现与门脉性胃病相似，已于第4章详述。

静脉曲张

食管静脉曲张已是众所周知，但发生在胃肠道其他部位的静脉曲张却鲜有人知[538]。在门脉高压的情况下，肠吻合和造瘘术易导致肠静脉曲张。胰腺炎和脾静脉血栓患者也可发生结肠静脉曲张[539]。在无门脉高压的患者，结肠静脉曲张的发生可有家族性倾向[540]。病人的平均发病年龄为50岁，男性略多见。静脉曲张形成的部位反映了胚胎期内脏与体循环血管丛并行的位置。门脉高压不仅使原先自然存在的吻合支发生扩张形成侧支循环，而且使胚胎血管重新开放，特别是导致脐周静脉扩张，形成"海蛇头"体征。

门脉高压患者中，50%的病例是以冠状奇静脉系统为主要的门-腔静脉回流通道，25%的病例以肠系膜下静脉和髂内静脉系统为主。门-腔静脉系统吻合支开放也见于直肠，黏膜下可见显著扩张的血管（图13.161）。静脉曲张的组织学表现与发生在食管者相似（见第2章）。

Dieulafoy血管畸形

Dieulafoy血管畸形又称黏膜下恒径动脉，是一种罕见但众所周知的引起上消化道出血的疾病。本病也可累及结肠，但很少造成大出血[541]，表现为大的黏膜下动脉紧贴黏膜层，通常与黏膜肌层接触，血管直径通常大于该部位正常血管。结肠病变好发于升结肠和盲肠，好发在这些部位的原因可能与血管结构有关。病变表现与发生在胃部的相似（见第4章）。

血管结构不良

结肠最常见的血管发育异常性疾病是血管结构不良，通常累及右半结肠，其他部位亦可见。多数人认为，血管结构不良是一种老年退变性疾病，表现为位于黏膜下的畸形血管延伸入其上的黏膜中。大量研究表明，血管结构不良所致的出血与主动脉狭窄之间存在相关性[542]，提示主动脉狭窄虽不是血管结构不良的病因但与其导致的出血有关。动静脉畸形（AVMs）还与慢性肾衰竭、凝血障碍、血小板凝集缺陷以及应用华法林（warfarin）治疗人工心脏瓣膜和憩室病有关[61]。凝血功能异常导致了间断性出血。

大部分发生出血的患者有因迟发型获得性血管性血友病所导致的血管性血友病因子大型多聚体的缺乏[543]。血管结构不良可以引起反复发作的大出血。

血管结构不良的确切发病率不详，因为本病在外科临床和病理学上都较难辨认。血管结构不良在行结肠镜检查的人群中偶然发现率为3%～6%，在老年人群中接近25%。本病可见于任何年龄，一般发病年龄＞50岁，患者平均年龄70岁。病变常多发，主要累及盲肠和右半结肠。

选择性肠系膜造影是诊断血管结构不良的推荐方法。病变特征包括：（1）造影剂注入后4～5秒内即可见早期静脉充盈；（2）出现提示有血管结构异常的血管丛，动脉影像显示最清晰并常位于回结肠动脉分支的末端；（3）不透明的高密度缓慢排空的肠壁内静脉影，在其他肠系膜静脉均排空后仍可见。近期研究显示，螺旋CT血管造影诊断结肠血管结构不良较为敏感、特异且耐受性好、损伤小[544]。

多数血管结构不良病变位于黏膜和黏膜下（图13.162），外科医师或病理医师在检查外观时不是总能看到。对检查血管异常一个很有帮助的方法是外科医师手术时在大血管内放置一个套管并将其保留在原位。标本送到病理实验室后，病理医师在血管内注入

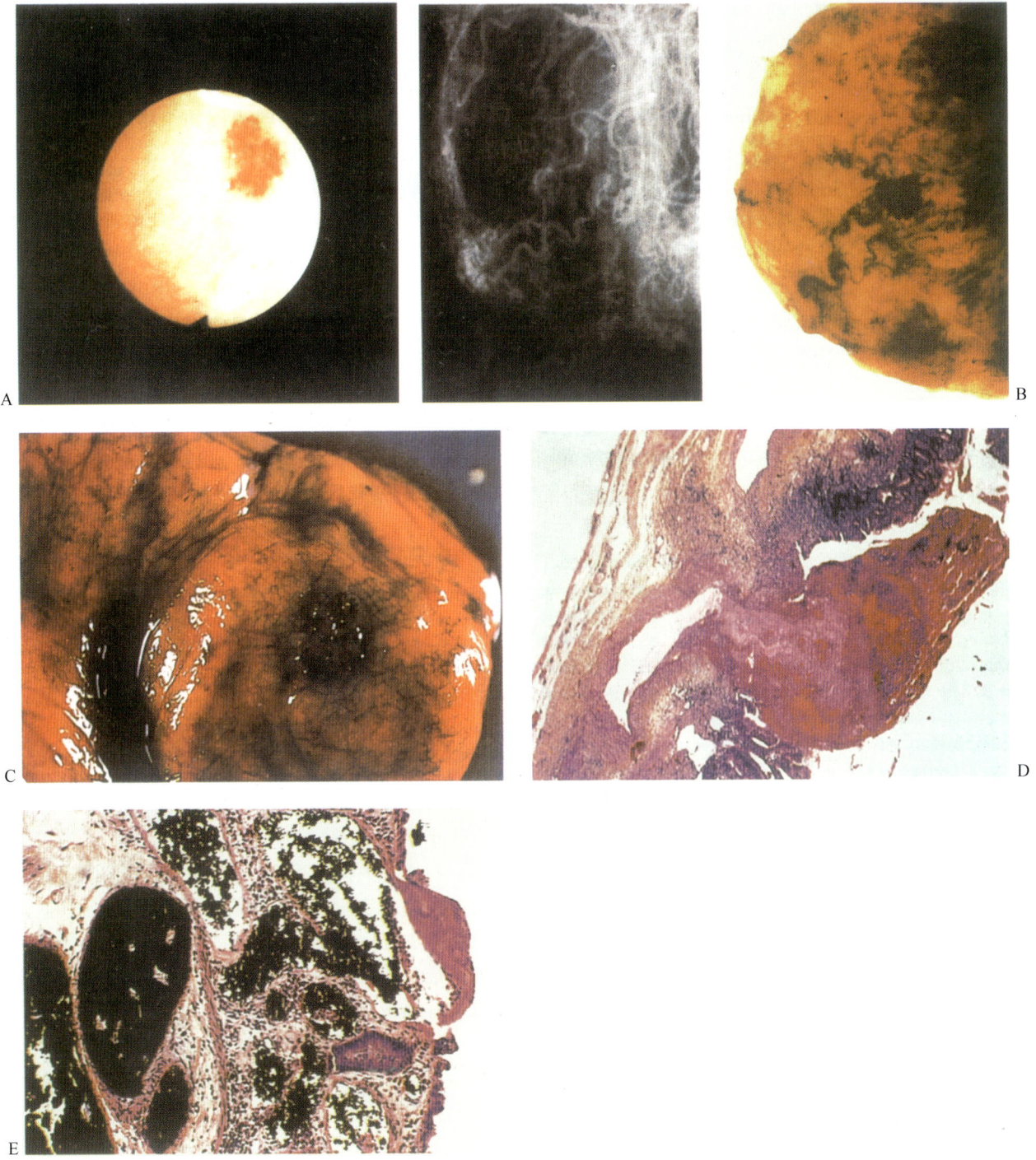

图 13.162 一位盲肠血管结构不良患者,36 小时内出血量达 45 单位。**A**:内镜下显示不规则的血管发育不良病灶呈特征性的充血性红斑。**B**:标本的放射检查照片,左图(左下侧 8 点位置)示扩张的血管呈海蛇头样,右图为经肠腔透视标本显示中央血管扩张区。**C**:标本中央的出血区可见明显扩张的血管。标本经印度墨汁和非射线穿透性染料染色以突出血管的排列方式。**D**:低倍镜示结肠黏膜糜烂和结构不良血管中的纤维素性栓子。**E**:注射印度墨汁显示黏膜和黏膜下扩张的血管。

印度墨汁和射线不能穿透的染料并进行X线扫描。然后再固定标本，从血管异常处取材。在血管异常区域可见印度墨汁（图13.162）。

大体上，病灶可大（>5 mm）可小（1～2 mm或更小），呈樱桃红色，黏膜病变区域呈扇形，中央有拉紧的血管伴周围足状放射性突起[545]。可有黏膜糜烂。病变常多发、呈扁平状。如果在解剖镜下观察病变，可见多灶性相互融合的血管腔与周围邻近的动脉和静脉似"珊瑚礁"样突出于周围结肠黏膜的"蜂窝样"毛细血管背景中。有时收到的标本血管结构不良区域经过烧灼治疗，因此大体呈隆起性溃疡。

组织学上，病变由内衬内皮细胞和极少量平滑肌的扩张变形血管组成，亦可见扩张的动脉（图13.162）。病变实际上是扩张的正常血管而不是真正的血管畸形。早期病变所显示的病灶和黏膜下血管扩张的分布方式表明反复的梗阻是本病的病因之一。肌肉收缩和结肠扩张时反复的梗阻导致黏膜下静脉扩张迂曲，并逆行引起动脉-毛细血管-静脉单位中的微静脉扩张，最终导致围绕隐窝的毛细血管环扩张和毛细血管前括约肌功能丧失，造成小动静脉吻合。

病变早期的异常表现为黏膜下薄壁扩张的静脉（管腔为正常的2倍），可无黏膜病变。扩张的薄壁血管未发生硬化。偶见静脉分支穿过黏膜肌层与扩张的黏膜微静脉和毛细血管相通。结肠隐窝的结构无明显变化，固有层无明显炎症。

广泛的病变导致大量血管扩张及黏膜和黏膜下血管变形，并逐渐破坏黏膜结构。病变晚期表现为早期改变与黏膜毛细血管和微静脉扩张迂曲的晚期改变混合存在。随着病变发展，增生的血管取代了隐窝，仅有一层内皮细胞将血管腔与肠腔分隔开。静脉内膜和中膜肥厚的静脉动脉化现象仅见于疾病的进展期[545]。黏膜下动脉可正常或轻度扩张，偶尔可发生轻到中度的硬化，有时伴有动脉粥样硬化性栓塞。大的黏膜下静脉内可见机化再通的血栓。部分血管扩张自浆膜穿过肌层达黏膜下和黏膜层，累及肠壁全层。本病与血管瘤的区别在于有变形和发育不良的血管。

结肠动脉结构不良

动脉结构不良的动脉血管系统在不同肠段差异明显。有些区域血管结构不良表现为管壁和外膜的不规则，管壁可表现为纤维性颗粒样增厚伴中膜破坏。内弹力板不同程度的缺失。弹力纤维的缺乏使血管呈动脉瘤样扩张并破裂[546]。某些节段的血管腔可完全被血栓或不同程度的纤维化病变所堵塞。曾经出血的部位发生机化，并有富含含铁血黄素的组织细胞和慢性炎症细胞。其他节段的肠管动脉壁相对正常，可有轻度的内弹力膜异常和中度的中膜肌层排列紊乱。

动脉结构不良的病因不明，推测可能与胚胎性变异、激素的影响、自身免疫机制以及创伤等有关[546]。临床症状和体征通常为缺血引起的继发性表现。

高半胱氨酸尿症的血管改变

高半胱氨酸尿症可刺激血管纤维肌层异常增生。血管改变表现为内膜成纤维细胞增生和管腔狭窄，缺乏炎症和纤维素样坏死。病变与动脉粥样硬化相似，并可引起肠缺血。

结肠积气症

结肠积气症是肠壁内形成充满气体的囊腔。结肠积气症可无症状或伴有便秘或腹泻。内镜或放射检查可发现病灶。结肠的病变最常继发于缺血、坏死性小肠结肠炎、感染和其他原因引起的黏膜溃疡。病变在内镜下表现为小的黏膜隆起或息肉，有时可发生肠套叠[547]。气肿可见于肠壁各层，囊壁内衬上皮样巨噬细胞、多核巨细胞和多种慢性炎细胞。最近曾有个例报道发现螺旋体病患者的囊肿腔内含有螺旋体。

结缔组织病

Marfan综合证

Marfan综合征是主要累及骨骼、眼和心血管系统的结缔组织病。发生在儿童和年轻Marfan综合征患者的憩室病可能是胶原缺陷造成的。

Ehlers-Danlos综合证

Ehlers-Danlos综合征是Ⅲ型前胶原基因（COL3A1）突变所致的遗传学结缔组织病[548,549]。本病具有多种不同表型，每种均有不同的遗传方式和不同的生化异常。本病的特点是皮肤过分松弛，关节活动度过大，组织脆性增加，以及骨骼突出处表面皮肤常有宽而薄的瘢痕。血管破裂是患者死亡的常见原因，死亡年龄 6~73 岁，中位生存期 48 岁[550]。Ⅳ 型 Ehlers-Danlos 综合征最为致命，并有多种病变表现，包括较大血管破裂伴结肠出血、肠脱垂、憩室病、憩室炎和自发性穿孔[550,551]。肠破裂多发生在乙状结肠，约占年轻患者主要并发症的 1/4[550]。小肠和胃穿孔非常少见。组织脆性大和伤口愈合差常引起外科并发症和死亡，并发症包括伤口开裂、内脏外露、腹腔血管出血、瘘管形成和粘连。部分患者反复发生穿孔[550]。穿孔和憩室炎的起因是肠管的异常蠕动[451]。对 Ehlers-Danlos 综合征患者的动脉进行组织病理学检查可见广泛的血管壁结构异常伴动脉瘤形成和破裂。

溶酶体贮积病

溶酶体贮积病是各种酶缺陷导致的，包括缺乏酶激活因子或保护性蛋白、缺乏底物激活因子蛋白、缺乏自溶酶体向外的转运蛋白、翻译后加工缺陷或合成了无催化活性的蛋白[552]。受累部位为那些需要分解特殊物质的部位。溶酶体贮积病通常分为 3 大类：（1）鞘磷脂贮积病（Gaucher 病）；（2）黏多糖贮积病（Hurler-Hunter 病）和（3）糖原贮积病（Pompe 病）（表 13.28）。三类疾病的严重程度和发病时间均不相同。诊断溶酶体贮积病通常需要对白细胞或成纤维细胞进行酶活性检测或通

表 13.28 累及胃肠道的溶酶体贮积病举例

病名	酶缺陷	贮积物质
糖原贮积病		
2 型 Pompe 病	α-1, 4 葡萄糖苷酶（溶酶体葡萄糖苷酶）	糖原
鞘磷脂贮积病		
GM1-神经节苷脂贮积病	GM1 神经节苷脂 α-半乳糖苷酶	GM1 神经节苷脂，含低聚糖的半乳糖
GM2-神经节苷脂贮积病	氨基己糖苷酶 A	GM2 神经节苷脂
Tay-Sachs 病	氨基己糖苷酶 A 及 B	GM2 神经节苷脂，红细胞糖苷脂
Sandhoff 病	神经节苷脂激活子蛋白	GM2 神经节苷脂
GM2-神经节苷脂贮积病，AB 型		
Fabry 病	α-半乳糖苷酶 A	三己糖酰基鞘氨醇
Gaucher 病	葡萄糖脑苷脂酶	葡萄糖脑苷脂
Niemann-Pick 病	鞘磷脂酶	鞘磷脂
黏多糖贮积病		
Hurler 综合征	α-左旋艾杜糖酶	硫酸乙酰肝素 硫酸皮肤素
Hunter 综合征	α-左旋硫酸艾杜糖硫酸酯酶	硫酸乙酰肝素 硫酸皮肤素
脂质贮积病		
Wolman 病	酸性脂肪酶	胆固醇酯，甘油三酯

过直肠活检。酸性磷酸酶染色可标记溶酶体贮积病的细胞内容物。也可对组织进行 PAS、坚牢蓝和苏丹黑染色，以及酸性磷酸酶活性检测，还可在紫外光下检测自发荧光物质的积聚[553]。多数人提倡本病需同时用组织学和电镜检测证实[553]。由于贮积的物质多为脂质，所以经常需用冰冻切片检测异常的贮积物。因此，当怀疑本病时，必须取一块组织作快速冰冻以备进一步检查之用。

Batten 病（神经元蜡样脂褐素沉积症）

Batten 病是儿童最常见的神经元贮积病，根据病理表现和发病年龄分为先天型、婴儿型、迟发婴儿型、早发幼年型和幼年型。异常的神经 Luxol 固蓝染色阳性[554]。婴儿型 Battern 病患者表现为小头畸形、运动机能亢进和神经系统异常等症状出现较晚。直肠活检的诊断依据是可见苏丹黑或酸性磷酸酶阳性的神经元。患者有癫痫发作和痴呆表现。不见空泡状的淋巴细胞。

Hurler 综合征和 Hunter 综合征

黏多糖贮积病包括 Herler 综合征和 Hunter 综合征。患有此类综合征的患者通常因缺乏分解黏多糖所需的溶酶体酶，而导致了黏多糖在细胞内的聚集。Hurler 综合征患者与 Hunter 综合征患者一样，均有硫酸乙酰肝素和硫酸皮肤素的聚集，但 Hurler 综合征表现为常染色体隐性遗传，而 Hunter 综合征表现为 X 染色体连锁隐性遗传。患者包括胃肠道在内的多个器官均可受累[555]。超微结构研究显示，细胞内有膜包绕的溶酶体内含数量不等的不透明絮状薄层，即黏多糖。成纤维细胞、内皮细胞和平滑肌细胞可发生空泡变[556]。

Niemann-Pick 病

Niemann-Pick 病是由于鞘磷脂酶缺乏导致的鞘磷脂在体内包括肠道在内的多个器官中积聚。严重的病例广泛累及肠道，可表现为进行性消耗，患者可在出生后数年内死亡。很多组织包括固有层内均可见巨噬细胞内鞘磷脂聚集，用苏丹黑或油红 O 等脂肪染色可突出显示其存在。超微结构显示膜性胞浆内小体，似同心圆层状髓鞘样结构。平行的栅栏状板层形态相似于斑马小体[557]。

神经节苷酯贮积病

Tay-Sachs 病是神经节苷酯贮积病的典型代表。该病是由于氨基己糖苷酶 A 缺乏导致的，在北欧犹太人中最为多见。氨基己糖苷酶 A 催化 GM2 型神经节苷酯的分解，缺乏该酶则导致 GM2 型神经节苷酯在细胞内的贮积，尤以神经系统为著[558]。患者也可发生腹泻和自主神经功能障碍，如胃肠运动障碍。成人 GM1 神经节苷酯贮积病是最近认识的一种少见类型遗传性神经元贮积病，临床经过为良性，大脑的病变主要局限于基底核[559]。

直肠活检可通过检测自主神经元的特征性改变以协助诊断神经节苷酯贮积病[560]。活检部位必须深达黏膜下神经丛。超微结构显示神经节、Schwann 细胞、周细胞、内皮细胞和组织细胞均含有特征性的电子致密小体，斑马小体和胞质膜性小体[556]。Tay-Sachs 病患者的神经组织中可见这些小体，而 Sandhoff 病（氨基己糖苷酶 AB 缺乏）患者除神经中可见上述结构外，其他间叶组织如内皮细胞和成纤维细胞中亦可见[556]。膜包绕的透明空泡偶可见于直肠或皮肤成纤维细胞的胞浆中。无髓鞘的神经轴突基本正常[560]。

糖原贮积病

1A 和 1B 型糖原贮积病是肝、肾和肠黏膜的微粒体 6-磷酸葡萄糖酶缺乏或转运缺陷造成的。糖异生障碍、空腹性低血糖、肝肿大、乳酸性酸中毒、高脂血症、高尿酸血症、血小板功能障碍以及出血素质是两种疾病的共同表现。1B 型糖原贮积病还因明显的中性粒细胞减少症和中性粒细胞功能障碍而伴有反复发作的化脓性感染[561]。患者的肠道表现与 Crohn 病无法区分，包括回肠黏膜不规则、结肠炎、肉芽肿和右半结肠狭窄[562]。常见肛周脓肿。肠道病变是因中性粒细胞缺乏造成的，集落刺激因子治疗可减轻肠道炎症[563]。

脂质贮积病

Fabry 病

Fabry 病是 X 染色体连锁性脂质代谢病，因缺乏 α-半乳糖苷酶 A 导致三己糖酰基鞘氨醇积聚。小肠受累者有时可出现吸收不良。Fabry 病患者也可表现为肠道瘘管和淋巴结肿大。冰冻切片上，黏膜下神经丛内泡沫状富含脂质的空泡状神经元和神经纤维、血管内皮细胞、黏膜肌层和组织细胞均呈苏丹黑、坚牢蓝、PAS 或油红 O 强阳性。超微结构观察可见斑马样、层状溶酶体内小体[564]。

Tangier 病

Tangier 病患者有载脂蛋白代谢异常[565]、溶血性贫血和包括胃肠道固有层在内的多种组织内含脂质的巨噬细胞聚集。病变可发生在胃肠道各部位，以大肠最为常见。病变大体表现为黄色或橙色的结节和条纹。组织学可见结节和条纹内有泡沫状富含脂质的组织细胞聚集。

Wolman 病

Wolman 病（溶酶体酸性酯酶缺乏）是累及儿童的致死性遗传病。病变特征为肝脾肿大、肾上腺增大钙化，以及内脏普遍的含中性脂肪和胆固醇的泡沫样组织细胞浸润。患者可有持续性腹泻，存活很少超过 1 年。含脂质的组织细胞内为胆固醇和甘油三酯，浸润固有层的浅层。黏膜内积聚以空肠最为显著[553]。

胆固醇酯贮积病

胆固醇酯贮积病是一种少见的脂质代谢障碍性遗传病，也是由溶酶体酸性酯酶缺乏所致，但其临床经过远较 Wolman 病为佳。患者肝脾肿大伴血清胆固醇升高。富含胆固醇酯的泡沫样巨噬细胞充斥于黏膜肌层和黏膜下层。脂滴的聚集是由于胆固醇向乳糜管转运发生障碍所致。脂滴可见于大、小肠固有层内的巨噬细胞，紧邻乳糜管内皮细胞，并见于平滑肌细胞和周细胞内。黏膜组织细胞内含的胆固醇酯和胡萝卜素使黏膜表面呈橘黄色。胆固醇脂沉积导致肠肌间神经丛空泡变。上皮细胞无异常。

过氧化体疾病

正常肠黏膜含有大量卵圆形充满疏松颗粒状物质的过氧化体，但 Zellweger 综合征（一种致死性疾病）患者体内缺乏，导致极长链脂肪酸的聚集。其他过氧体缺陷性疾病有新生儿肾上腺脑白质营养不良和婴儿 Refsum 病。确诊需有极长链脂肪酸、胆酸、六氢哌啶羧酸和植烷酸代谢障碍存在，以及肠活检显示过氧体缺乏[566,567]。

囊性纤维化

囊性纤维化（Cystic Fibrosis，CF）是高加索人中最常见的致死性常染色体隐性遗传病。该病是由囊性纤维化跨膜转导调节子（CFTR）基因突变导致的，在囊性纤维化突变库（网址 http://www.genet.sickkids.on.ca/cftr/）中列出的突变类型有 1000 种以上。由于突变种类众多，CF 的临床表现多种多样，可以是单症状性疾病，也可是多器官受累[568]。部分 CFTR 突变在直肠上皮中保留了部分 CFTR 的功能，因此临床表现为轻型[569]。

北美囊性纤维化患者的中位生存率已提高至 31 岁，随之出现的是大肠并发症的发生率升高。远端肠梗阻综合征主要见于年龄较大的患者，是引起的腹痛的常见原因，并可导致肠套叠。囊性纤维化患者的 Crohn 病发生率是普通人群的 17 倍。CF 患者可发生各种肠道并发症，如直肠脱垂、肠套叠、肠扭转、肠气囊肿、出血、粪便嵌顿[570]和治疗导致的纤维化性结肠病（在药物损伤一节有述）。可见右半结肠显微镜下结肠炎且癌症的发生率可能增高[571]。患者的肠活检标本可见过度膨胀的杯状细胞和黏附在表面上皮上的丰厚的黏液层。本病在第 6 章有详述。

淀粉样变性

各种已知的淀粉样蛋白均可沉积于胃肠道，如淀粉样蛋白 A（AA）、淀粉样蛋白 λ（AL）或 κ 轻链源性转甲状腺素蛋白（ATTR）和 β$_2$ 微球蛋白（β$_2$M）。对应的免疫组化标记可区分这些蛋白的种类[572]。近来研究表明，大肠淀粉样变性中最常见的淀粉样物质类型为 AL，其次为 AA 和 ATTR。有的病例淀粉样物质的类型不明确[572]。胃肠淀粉样变性常表现为致死性疾病、溃疡、局灶出血或假瘤形成。

结直肠也可发生 α$_2$ 微球蛋白沉积症，见于长期进行血液透析的患者[573]。淀粉样变性的发生与透析持续的时间有关[574]。α$_2$ 微球蛋白沉积症患者可有血管型和胃肠型两种表现。血管型沉积物较微细，在 HE 切片常不易辨认，但淀粉染色或微球蛋白免疫组

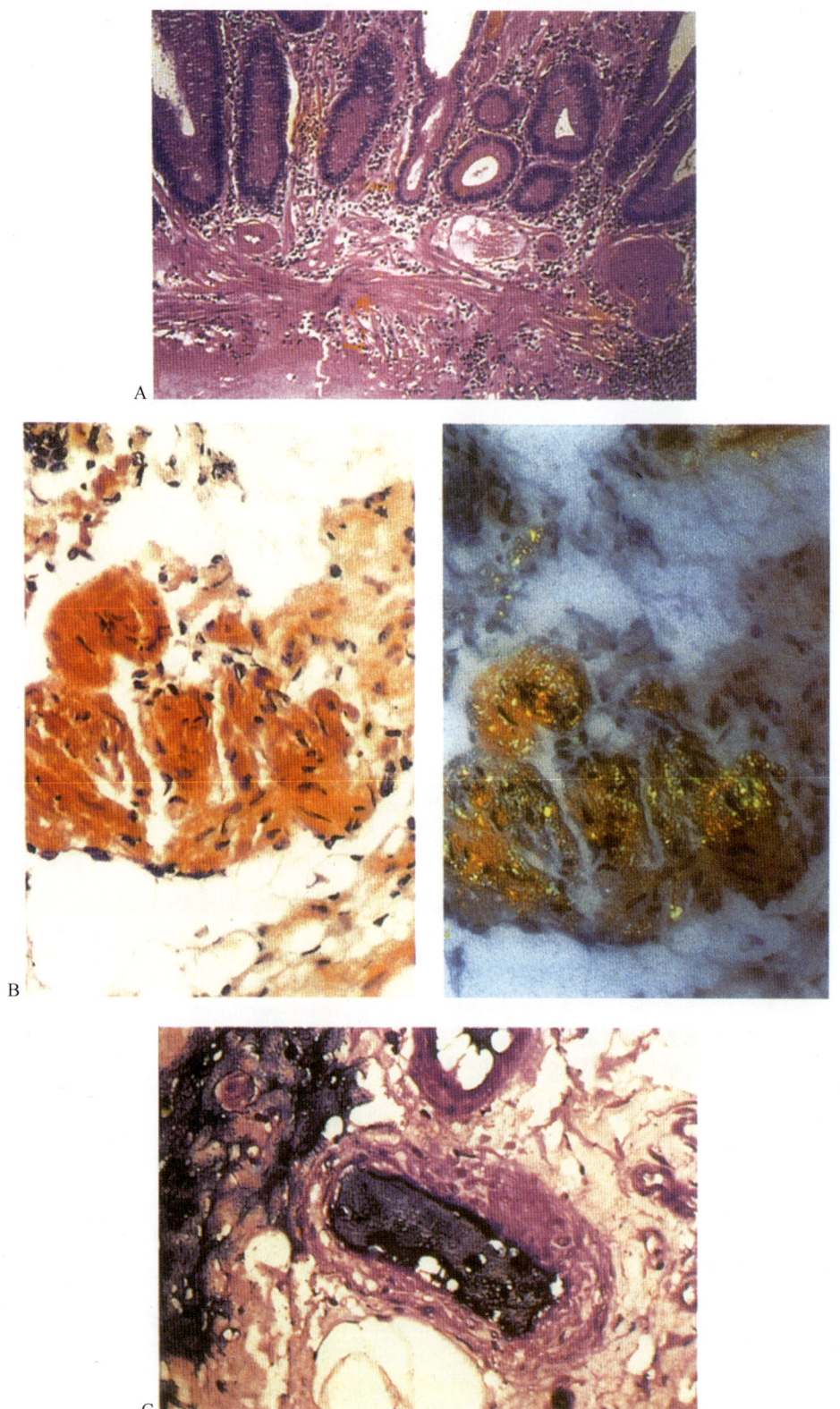

图 13.163 淀粉样物质沉积症。**A**：淀粉样物质不仅沉积于小血管，也见于黏膜肌层。**B**：刚果红染色（左）显示淀粉样物质位于平滑肌纤维中。右侧的偏振光显微镜图像显示典型的苹果绿色双折光物质。**C**：淀粉样物质沉积症患者的直肠活检结晶紫染色显示黏膜下血管受累。约 2 点方向的血管壁可见污秽的紫色着染区。

化染色可突出显示沉积物[574]。淀粉样物质沉积可有轻度的黏膜异常和再生现象，或有缺血性改变。黏膜病变的严重程度可反映血管病变的程度。胃肠型淀粉样物质沉积于黏膜间质、黏膜下和固有肌层，本型可与血管型同时存在。淀粉样物质沉积轻者勉强可见，无肠壁内沉积；重者可在固有肌层形成淀粉瘤[573-575]。

对疑为淀粉样变性的患者通常取直肠活检，但活检组织块应足够大，以便能观察到黏膜下血管。普通HE切片上，淀粉样物质沉积可表现为血管壁粉红色玻璃样变增厚，或固有层或肌层内弥漫性嗜酸性物质浸润（图13.163）。较轻的病例病变不明显。瘤样淀粉样物质沉积常伴有巨细胞。针对淀粉样物质的特殊染色有结晶紫（图13.163）、硫黄素和刚果红染色，结合偏振光显微镜观察特征性的苹果绿色双折光结晶。

息肉样病变

通常，细胞分裂与细胞经肠腔表面脱落形成动态平衡。如果平衡被打乱，不论是修复增加还是脱落减少都会导致息肉形成。广义地讲，"息肉"一词仅指任何黏膜表面的隆起。息肉可包含良性或恶性上皮增生，固有层炎症浸润或深部黏膜下或肠壁肌层的间质增生，畸形，甚至转移性肿瘤。最常见的三种结肠息肉为炎症性、增生性和腺瘤性（见第14章）。

增生性息肉

增生性息肉是成人结肠最常见的息肉之一。本病发生的危险因素与腺瘤和结肠癌相同，即饮食中纤维素、钙和总脂肪的摄入，吸烟，体重指数和酒精摄入。本病常发生在有腺瘤或结肠癌的肠段[576,577]，常在结肠癌周围大量聚集出现。增生性息肉在某些人群中随年龄增大发生率上升，但研究结果并不完全一致[578,579]。增生性息肉/腺瘤的比值在结肠癌高发区最高，而在低发区则降至两者一致[580]。病变可无症状，只是在结肠镜检查或切除时偶然发现。

增生性息肉与发生腺瘤和癌的关系仍存争议。多数研究者认为增生性息肉是无害的非肿瘤性息肉，与结肠癌无关，但也有人认为其可能是结肠肿瘤的前驱病变[581]。对混合性增生-腺瘤性息肉的认识造成了答案的混乱。混合性息肉同时具有增生性息肉和腺瘤性息肉两种成分，但两者之间没有中间带。这可以解释为一个原有的增生性息肉被逐渐生长的腺瘤所吞噬，或是腺瘤的生长边缘刺激了黏膜的增生，或是在原有的增生性息肉内发生了一个腺瘤。增生性息肉成分本身并无发生癌的危险性，但与其共存的腺瘤成分具有恶变潜能。将锯齿状腺瘤和增生性息肉病综合征的息肉混为一谈也易造成混乱，这是有时类似于增生性息肉的两种不同的疾病。这些病变在第12章和第14章有讨论。一般认为，增生性息肉与结肠癌无直接相关性[582,583]。

绝大部分增生性息肉均发生在伴有结肠腺瘤的患者中[584]，这一现象使人立即联想到增生性息肉是结肠肿瘤的生物标记，两者之间存在因果关系。有人认为增生性息肉可能是腺瘤发展为结肠癌的过程中环境因素作用的一个标志[585]。另一种可能则是，患者同时具有发生腺瘤和增生性息肉的体质，并且可能需要同样的环境条件以促进其发生。至少部分增生性息肉不像人们曾经认为的那么无害，它们含有各种基因异常。有证据表明，增生性息肉存在细胞增殖和凋亡调节障碍[582,586,587]。克隆性基因改变，如 K-ras[588-590]、BRAF[590]和 TGFβⅡ突变；APC、p53、p16 基因和染色体1p上的肿瘤抑制基因缺失，均提示增生性息肉是肿瘤性息肉但没有恶性潜能[591]。部分增生性息肉中还发现了DNA修复基因 O^6 甲基鸟嘌呤DNA甲基化转移酶（MGMT）发生了甲基化[592]。

表 13.29 提示"增生性息肉"有恶变潜能的指标

- 数量异常（>20个）
- 大小异常（>10 mm）
- 位于结肠近端
- 有高级别的异型增生
- 与腺瘤同时发生
- 直系亲属患高危型增生性息肉
- 直系亲属患结肠癌

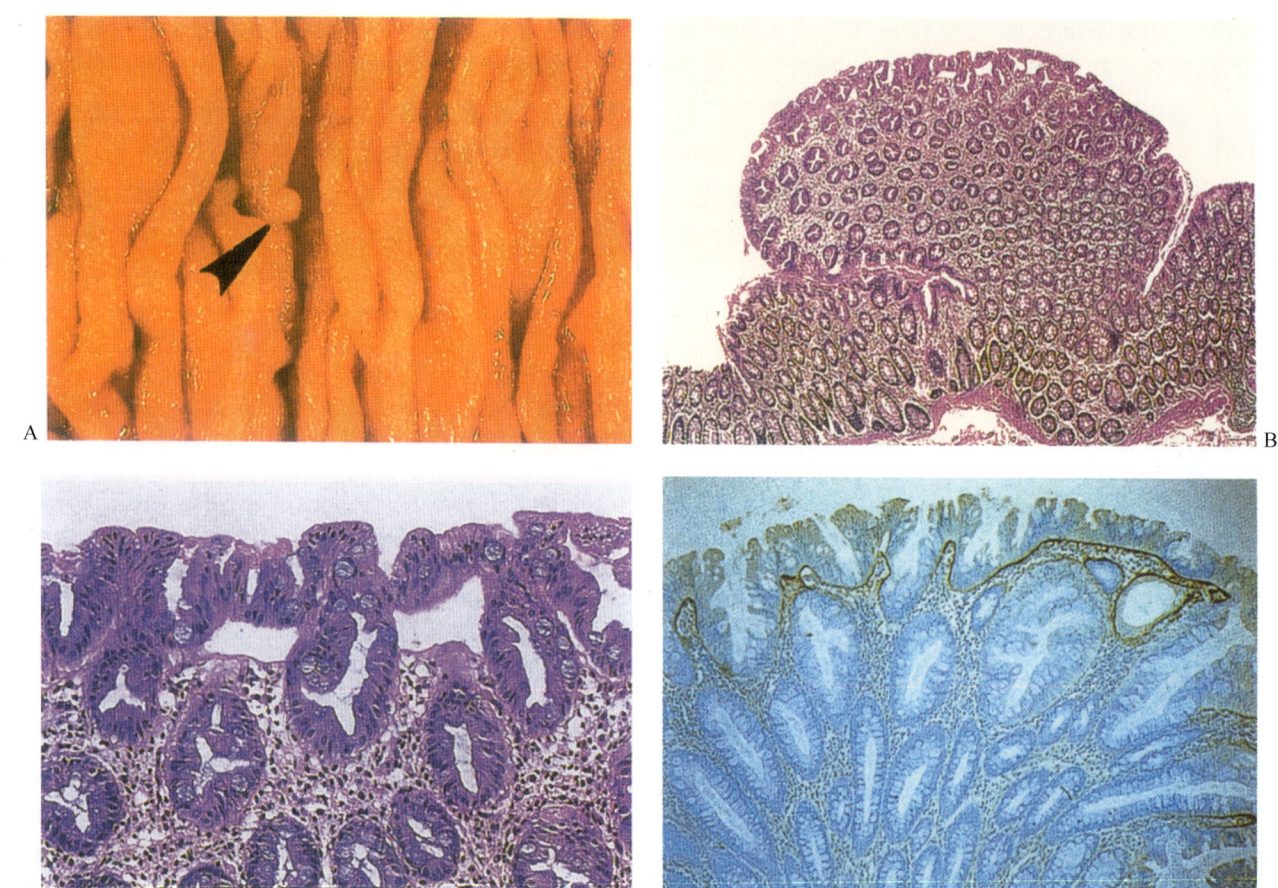

图 13.164 增生性息肉。**A**：增生性息肉通常发生在黏膜皱褶上，颜色接近周围黏膜（箭头）。**B**：低倍镜示增生息肉。**C**：高倍镜示星形的腺腔和增厚的胶原板。**D**：高倍镜示增厚的胶原板Ⅳ型胶原染色阳性。

看来部分"增生性息肉"可能是癌变危险性增加的生物标记，甚至本身就是一种有明显恶变潜能的亚型[592]。这类息肉目前通常被称为无蒂锯齿状息肉或无蒂锯齿状腺瘤，将在后面第14章中进一步讨论。在混合性增生-腺瘤性息肉中，增生性息肉区域和腺瘤区域可见同样的 DNA 微卫星体异常，提示这两种病变在发生顺序上有相关性[591]。提示增生性息肉可能具有恶性潜能的特征列于表 13.29[591]。

增生性息肉为色浅广基的结节，主要发生在黏膜皱褶的嵴上。病变常多发且表现为小的黏膜隆起（图 13.164），一般直径<5 mm，很少>1 cm，乙状结肠和直肠多见。息肉表面光滑有光泽，常较周围黏膜颜色略浅。与腺瘤相比，增生性息肉体积明显偏小，颜色偏浅。内镜下，小的腺瘤和增生性息肉无法区分，一般需取活检。

增生性息肉由小团增生变长的结肠隐窝组成。隐窝的上部有典型的腔内乳头状皱褶，这些皱褶形成的原因是增殖带扩大和上皮成熟相对缓慢造成的，使隐窝外观呈锯齿状[593]。尽管增殖带延长，但仍位于腺体的基底部。隐窝被覆上皮含有吸收细胞、杯状细胞和内分泌细胞[594]。柱状的吸收细胞多于杯状细胞。隐窝上部因含有大量过度成熟的杯状细胞而显得排列拥挤，这种杯状细胞因胞浆内积聚了大量黏液因而体积大于正常杯状细胞。核仍位于基底且呈典型的增大、空泡状，有明显的核仁。不典型核分裂象少见。隐窝基底部染色深，似不成熟，类似于腺瘤性上皮。但不同于腺瘤的是上皮随着从隐窝底部向肠腔的移动而逐渐成熟。很大一部分增生性息肉具有双向分化的混合性上皮，即同一隐窝内既有胃小凹上皮又有结肠上皮[595]。含活跃分裂细胞的隐窝的增殖带延长，可占据隐窝的下半部（图 13.164）。增生的上皮周围可伴有隐窝周围肌成纤维细胞的增生，造成胶原增多，尤以黏膜的

表 13.30　增生性息肉与锯齿状腺瘤的鉴别

特点	增生性息肉	锯齿状腺瘤
大小	通常<0.5 cm	通常>0.5 cm
分裂象	少许，位于隐窝底	丰富，见于整个隐窝
核非典型性	轻度，位于基底	轻-重度，见于整个隐窝
表面成熟现象	成熟过度	不成熟
隐窝扩张	表面	基底
嗜酸性胞浆	无	有
表面核复层化	无	有
水平状隐窝	无	有
胶原板	厚于正常	薄于正常

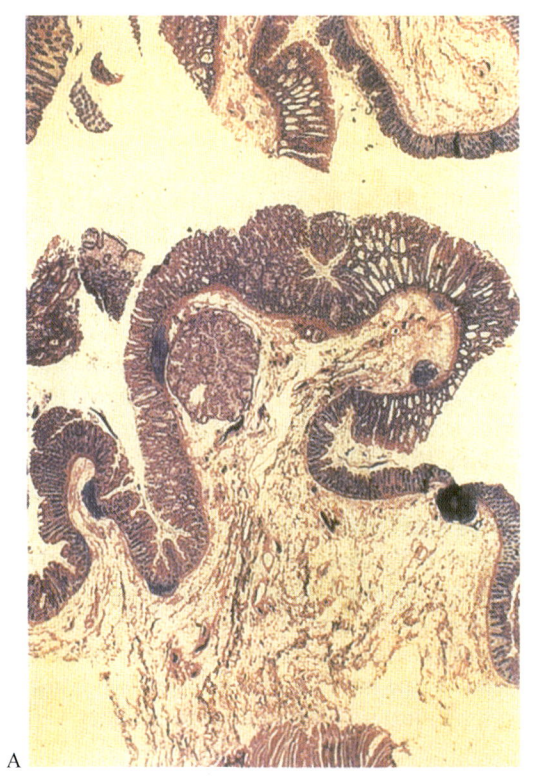

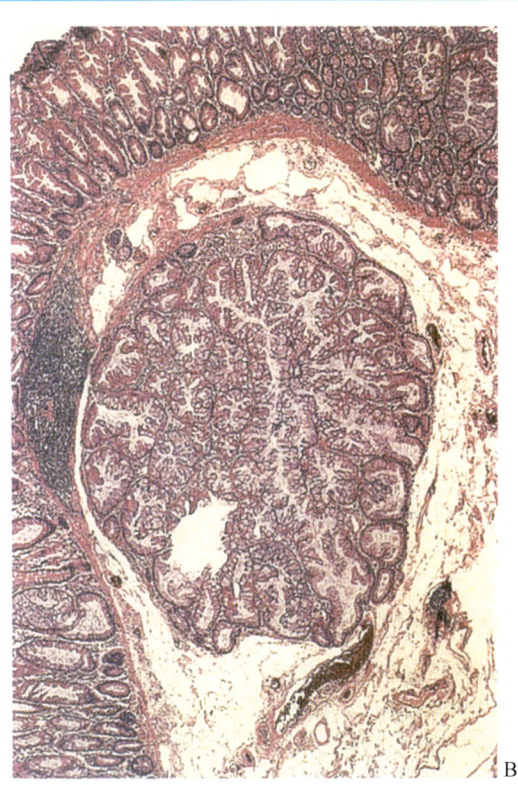

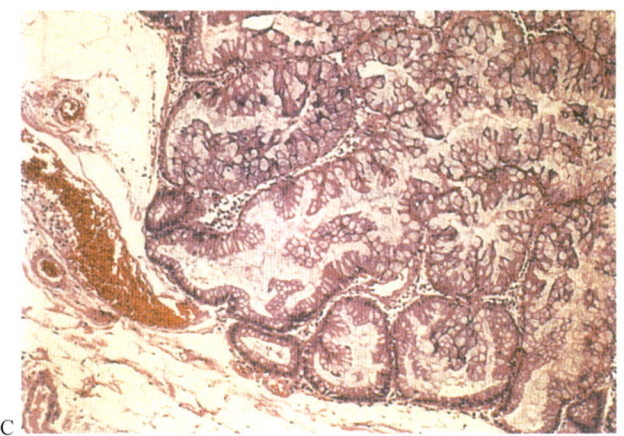

图 13.165　内翻型增生性息肉。**A**：低倍镜示明显的黏膜皱襞，黏膜下层含上皮团。在 B 图的较高倍数下显示得更为清楚。**B**：上皮呈增生性改变伴自外周向中心逐渐成熟的现象。隐窝基底放射状位于病变周围。**C**：较高倍数显示病变边缘的隐窝基底以及指向病变中心的锯齿状腺腔。缺乏细胞的非典型性可将其与浸润癌区分开。腺体内折和明显的杯状细胞可将其与深在性囊性结肠炎区分开。细胞学上，细胞的形态与增生性息肉一致。

游离缘为著，可形成增厚的胶原板。息肉可继发炎症反应，并出现黏液减少现象。

作为增生性息肉标志的锯齿状隐窝也可见于某些病变的再生性黏膜，如炎症性肠病、黏膜脱垂和幼年性息肉。增生性息肉的主要鉴别诊断是第14章中论述的锯齿状腺瘤。两者的鉴别比较见表13.30。

内翻型增生性息肉

内翻型增生性息肉是增生性息肉的一个亚型，可类似于癌并可看似累及黏膜下层。本病男女发病率相等，一般见于50岁以上者。好发于直肠和乙状结肠，大小0.2～1 cm，平均为0.5 cm[596]。病变与增生型息肉相似，但不是呈孤立的外生性生长，而是表现为位于黏膜水平以下的小团腺体形成一个或多个分叶状黏膜下结节（图13.165），也可表现为分叶状结构与变形的隐窝混合存在。表面的黏膜呈典型的增生性息肉改变，形成一个广基的结节或扁平斑块，不形成蒂。内生性的结节外周为嗜碱性增殖带，中央为浅染的较成熟细胞，形成增生性息肉特征性的锯齿状管腔。与普通的外生型增生性息肉不同的是，内生型息肉的生长方式更复杂，有时表现为腺体背靠背排列和腔内出芽现象。上皮细胞缺乏异型性。偶可见病灶内混有淋巴小结。病变可以多发。较小结节的深部一侧的黏膜肌层被牵拉变薄，较大结节的黏膜肌层多不完整[596,597]。如标本被斜切，则可见黏膜肌层扩展分离。向下生长的增生性腺管突向黏膜下淋巴管，在斜切面上似淋巴管浸润。腺体周围可见新鲜的出血、血管淤血和含铁血黄素。黏膜损伤后，腺体通过破损的黏膜肌层伸入黏膜下，继而形成内翻性增生性息肉，附近常有淋巴滤泡聚集。

炎性纤维性息肉

炎性纤维性息肉是发生于黏膜下的少见的肿瘤样病变。本病最常见于胃和小肠（见第2和第4章），但也偶见于直肠。直肠病变的组织学表现与发生在上消化道者一致。本病在第6章有详述。

成纤维细胞性息肉

成纤维细胞性息肉是最近报道的一种特殊类型的结直肠间质息肉[598,599]。本病发病年龄37～84岁，平均年龄60岁，女性较多见。本病几乎无一例外地发生在左半和远端结肠，平均大小<10 mm，可以为孤立性病变或与增生性息肉伴发。成纤维细胞性息肉表现为黏膜内大量温和肥胖、形态一致的梭形细胞增生，细胞核卵圆形，排列呈束状与黏膜表面平行，或在腺体或血管周围随意排列成片状。部分息肉呈模糊的带状分布，表层为平行于表面呈束状排列的梭形细胞，逐渐移行为深部随意成片排列的细胞。病变周围可有一层很薄的有轻微炎症的残存固有层组织，将表层被覆上皮与成纤维细胞分隔开。增生的梭形细胞可使隐窝间隔增宽、排列紊乱。黏膜肌层排列轻度紊乱。

部分病变可含有锯齿状隐窝，被称为混合性成纤维细胞-增生性息肉。成纤维细胞性息肉的梭形细胞成分Vimentin染色阳性，S-100、c-kit、上皮细胞膜抗原、角蛋白、CD34、CD68、COX-2和Ⅷa因子阴性。电镜下细胞均有成纤维细胞结构特点[598,599]。

炎性假息肉

炎性假息肉不是真正的黏膜增生性病变，而是炎症性再生黏膜向结肠腔内突起形成的。因此，肉眼上病变似有蒂或广基的腺瘤（图13.166）。少数情况下，假息肉可以很大，这主要是由于间质纤维组织扩展造成的。息肉表面多不规则。本病无恶变倾向，但不应忽视结肠内可能存在的其他病变。炎症性息肉最常见于结肠炎和黏膜损伤的部位，如溃疡和吻合口，常表现为多发的广基小息肉，有时可有表面溃疡。

黏膜溃疡部分被高度增生水肿伴大量炎细胞浸润的肉芽组织所取代。固有层可见扩张的隐窝伴上皮细胞变性、再生和不同程度的表面糜烂。隐窝多呈不规则分支、扩张和再生，可有明显的隐窝炎和隐窝脓肿。有时深染、缺失黏液的再生上皮与腺瘤组织相似。但与腺瘤组织不同的是上皮常有表面成熟现象。溃疡性结肠炎患者上述病变类似异型增生，但炎症性背景提示应注意防止将此类病变过诊断为异型增生。病变中也可存在下文所述的明显非典型性。本病也可类似于幼年性息肉和第12章中提及的其他少见的息肉病综合征的息肉。了解临床表现（有无息肉病综合征或结肠炎）将有助于这些类似病变的鉴别。

炎症性息肉伴奇异型间质细胞

少数炎症性息肉含有奇异型间质细胞，易误诊

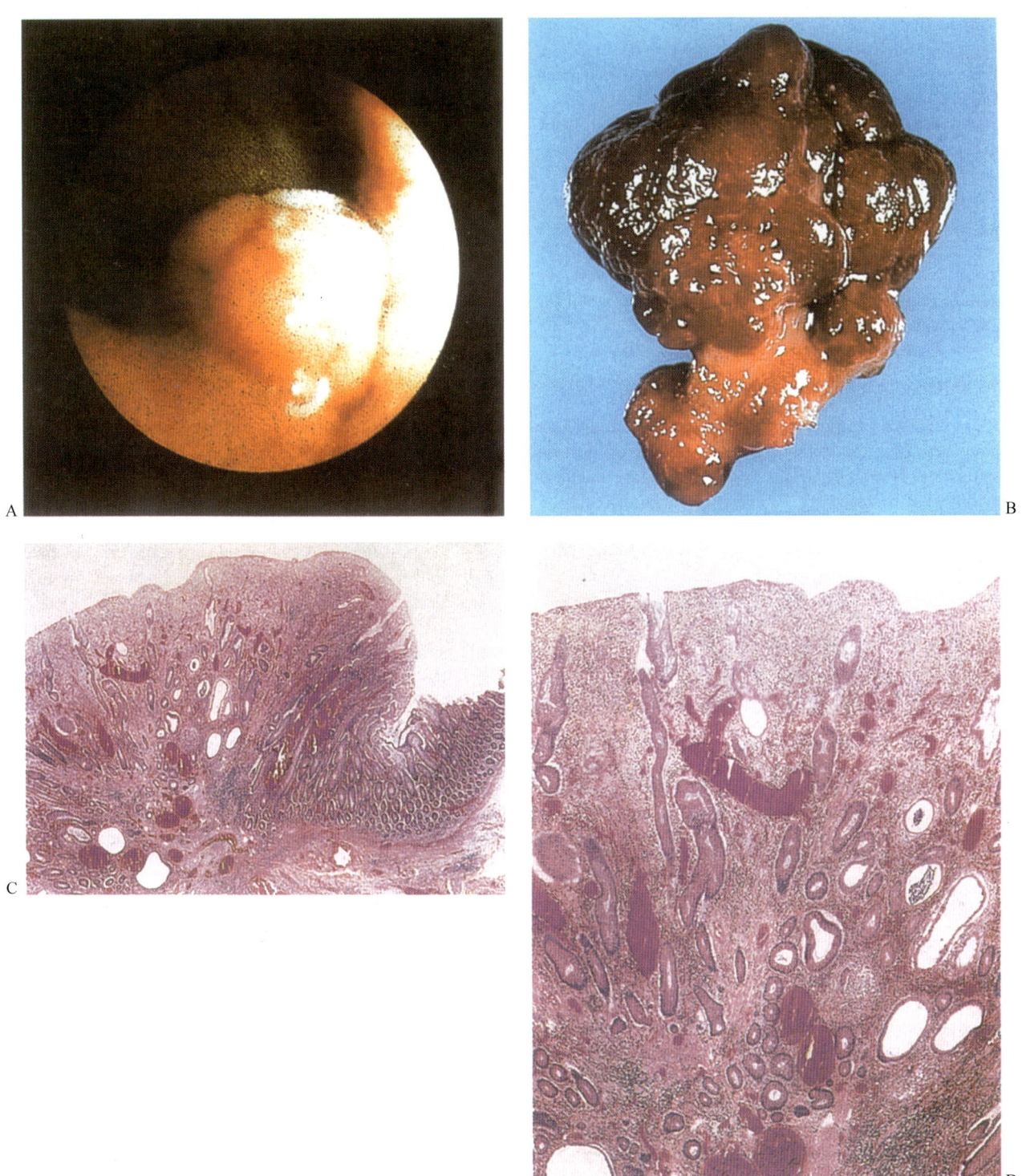

图 13.166 炎症性息肉。**A**：内镜下表现。病变顶端可见小的纤维素帽。**B**：内镜下切除的圆形隆起的炎症性息肉。**C**：组织学显示为明显淤血的外生性病变。黏膜结构变形，隐窝缺失伴明显炎症。**D**：高倍镜下炎症区血管明显充血肿胀，表面腺体丢失，固有膜纤维化。

为恶性肿瘤。多数病变发生在中老年人[600,601]。固有层间质或肉芽组织内可见大而形状怪异的细胞，形态呈梭形、星形、上皮样或大而圆，具非典型性。细胞胞浆丰富嗜碱性，核空泡状有大而嗜酸的

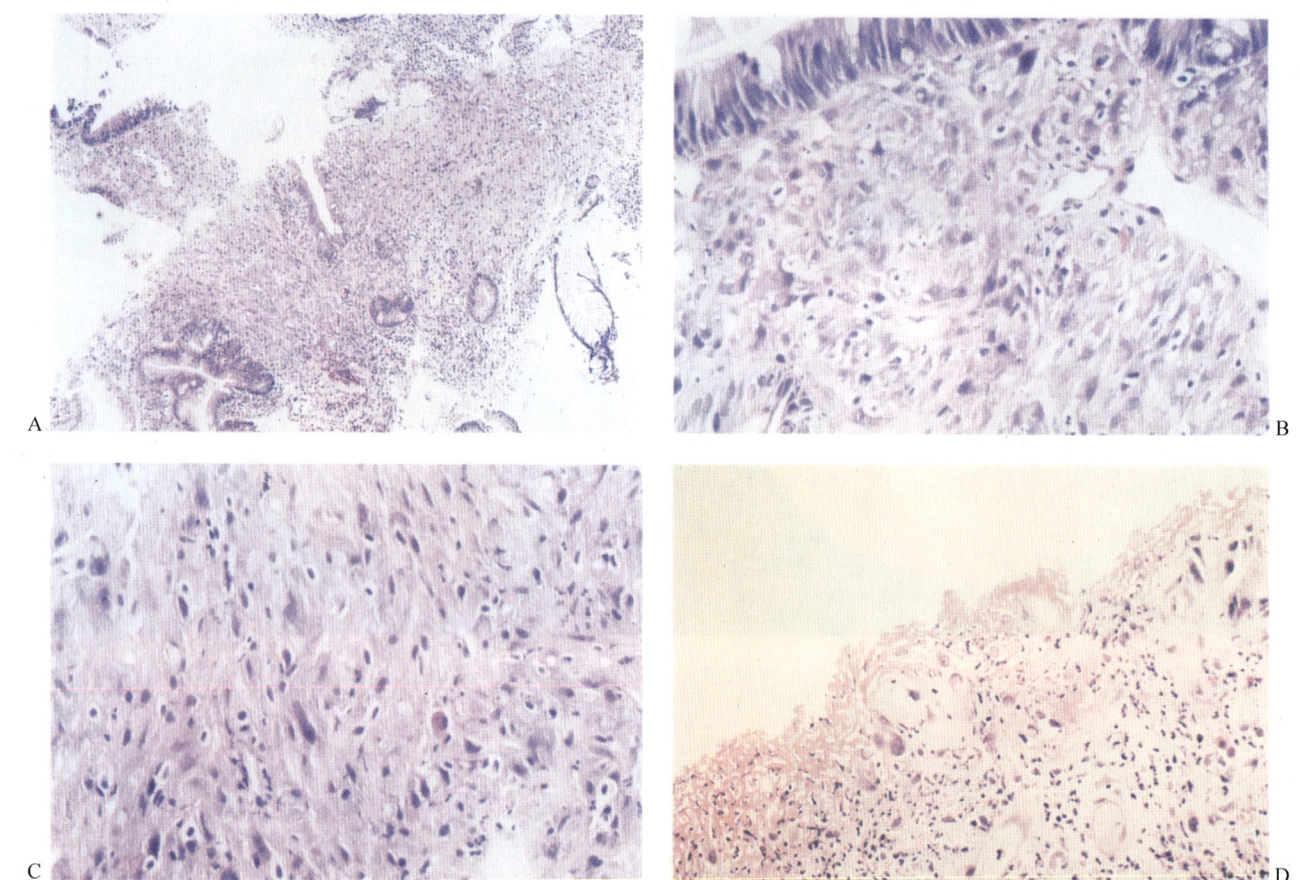

图 13.167 炎症性息肉伴间质非典型性。**A**：低倍图片示结肠黏膜结构明显破坏。**B**：高倍镜显示再生的腺体，固有膜内充满增生的、具有明显非典型性的上皮样梭形细胞。这些细胞角蛋白、actin、S-100、CD34 和 CD117 均阴性。**C**：固有膜内原有的单核细胞被增生的梭形细胞取代。**D**：另一息肉显示围绕毛细血管的非典型细胞。

包涵体样核仁。细胞可与 CMV 感染细胞混淆，但 CMV 免疫组化染色阴性。细胞常散布在溃疡或再生黏膜下呈带状，不浸润深部间质（图 13.167）。有时非典型细胞混杂在肉芽组织中。多核或巨细胞型细胞亦可见。偶尔非典型的浅染上皮样细胞排列成圆形互相黏合的细胞团，似腺泡或血管样结构[600,601]。角蛋白染色阴性可除外癌。核分裂象少见且无病理性核分裂象。细胞不含黏液或糖原。这些细胞可位于炎性渗出物中，病变中任何的上皮成分均为良性或反应性。奇异型细胞 Vimentin 染色强阳性，有时 MSA 阳性，这种表型提示其为反应性成纤维细胞或肌成纤维细胞[601]。

对这种反应性病变的误判会造成不必要的外科根治手术。小活检由于缺乏整个组织背景尤其容易导致误诊。免疫组化可帮助判断病变的性质，但如仍有疑问，应对该区域再次活检。

炎症性帽状息肉

炎症性帽状息肉发生在肛管直肠黏膜脱垂的基础上，可见于各年龄段。患者表现为腹泻、黏液便、胃肠出血和（或）里急后重。病变主要发生在直肠乙状结肠且常为多发，大小从数毫米至 2 cm[602]。病变位于黏膜皱襞的嵴上，中间间隔以正常或水肿黏膜。病变可能是由于黏膜和黏膜下层组织脱垂后造成一过性缺血引起的继发改变。

本病变为非肿瘤性，由延长、变形的增生隐窝构成。隐窝常扩张并伴炎症。固有层内可见急慢性炎症，并可见特征性的炎性肉芽组织和纤维素帽覆盖在邻近隐窝的开口处（图 13.168）。除特殊的帽状结构外，息肉其他的形态类似增生性息肉或腺瘤。间质常可见杂乱增生的平滑肌束自黏膜肌层向上延伸，这种表现常见于肛管直肠黏膜脱垂。

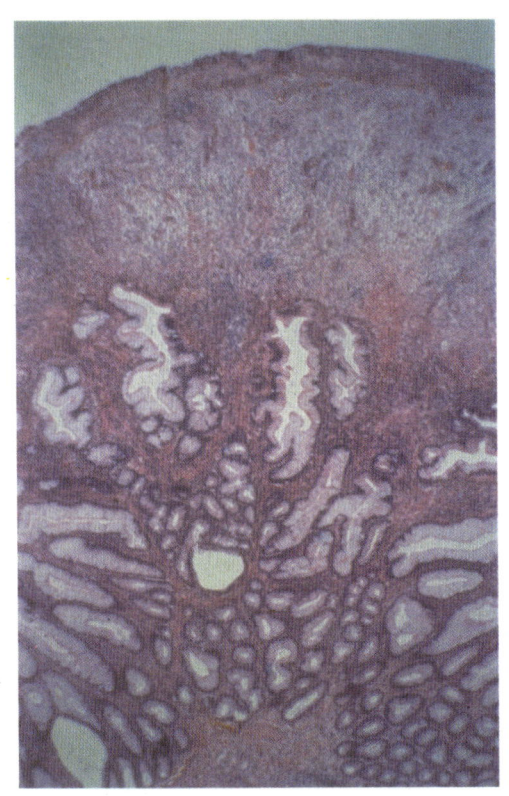

图 13.168 炎症性帽状息肉。位于基底的再生腺体表面覆以横跨多个腺体的帽状肉芽组织。(Courtesy of Dr. Geraint William, University of Wales, Cardiff, Wales.)

淋巴性息肉和淋巴组织结节状增生

大肠的淋巴性息肉和局灶性淋巴组织增生最好发于直肠，可能是曾经发生的炎症的一种反应性病变。患者多为儿童、青少年或小于 50 岁的成人。症状可表现为直肠肿块脱出、直肠出血、便秘、腹泻以及不适。病变表现为单发或多发的广基息肉，或黏膜呈鹅卵石样。"息肉"直径约 0.5~5 cm，表面黏膜完整。部分病变似乎是由食物过敏引起的，患者有血清 IgE 水平升高和肠通透性增加[603]。组织学上，病变境界清楚，常有明显的生发中心。淋巴细胞分化良好，无异型性或核分裂象。

血吸虫性息肉

血吸虫性息肉是一种在美国很少见的炎症性息肉，但在埃及和其他热带国家很常见，是血吸虫感染造成的。大体上，息肉质硬，随着病变发展逐渐呈息肉状。息肉表面被覆一层正常黏膜但息肉的核心为肉芽肿性组织、虫卵，偶可见雌虫（图 13.131）。息肉常逐渐形成真正的蒂。

幼年性息肉

幼年性（潴留性）息肉最常见于儿童，但任何年龄均可发生。息肉为单发或多发，一般表面光滑分叶状。组织学特点为明显的炎症伴程度不同但大多为显著囊性扩张的腺体，腺体与炎症混杂并有再生现象。本病在第 12 章有详述。

Peutz-Jeghers 息肉

Peutz-Jeghers 息肉是由树枝状增生的黏膜肌层表面被覆分化成熟的上皮构成。该息肉可以是一种常染色体显性遗传综合征病变的一部分。该综合征除胃肠道息肉外，还包括皮肤黏膜色素沉着和生殖系统肿瘤。息肉好发于小肠，但大肠也可见。本病可以为独立发生，也可以是 P-J 综合征的一部分。P-J 综合征在第 12 章有详细论述。

孤立性结肠错构瘤

结肠错构瘤为局灶性排列错乱、过度生长的正常组织形成的非肿瘤性增生病变，其细胞成分与所在器官的成分相同。胃肠道错构瘤通常见于 P-J 综合征患者，但也有少数其他类型的错构瘤。结节性硬化症患者的错构瘤形态与 P-J 综合征相同[604,605]。少数错构瘤可见成熟的脂肪组织分布于良性的单管状腺体间[605]。部分病变可有腺体间平滑肌增生（图 13.169），但缺乏典型 P-J 息肉的树枝状分布方式。

炎症性腺肌性息肉

炎症性腺肌性息肉（Inflammatory Myoglandular Polyps, IMGs）是一种独特类型的结直肠息肉[606]。患者发病年龄 15~78 岁，无炎症性肠病或其他结肠炎病史。内镜检查可见孤立、色红、表面光滑的有蒂息肉。有蒂的息肉主要发生在左半结肠，尤以乙状结肠多见且蒂多较长。多数息肉无症状，仅在结肠镜筛查时发现，有的可引起直肠出血。息肉直径不超过 2.5 cm，切面可见充满黏液的囊腔。息肉头部呈球形，由增生的腺体组成，腺腔多呈锯齿状，偶见囊性扩张。息肉表面呈虫蚀样，无纤维素性渗出物，而覆盖有再生的上皮。固有层可见急慢性炎性肉芽组织伴扩张充盈的毛细血管。在虫蚀样

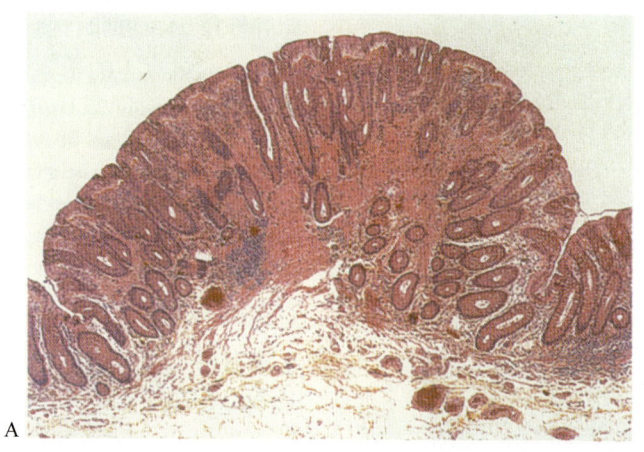
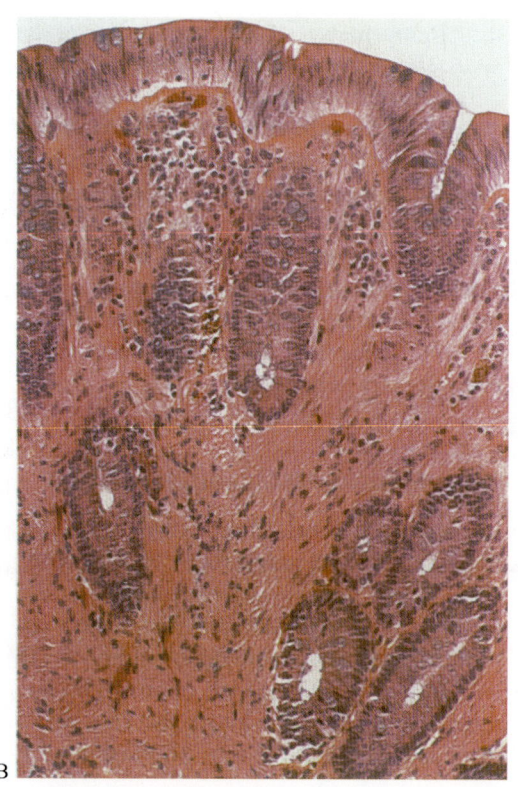
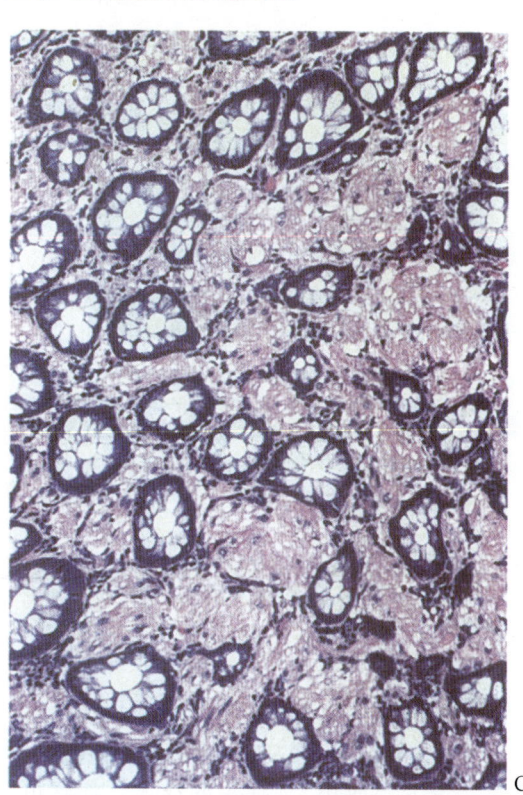

图 13.169　结肠错构瘤。**A**："息肉"的切面显示平滑肌束混杂在腺体间。增生的平滑肌与黏膜肌层无明显界限。平滑肌束与腺体混杂交错，无清晰的分界，可将本病与黏膜肌层发生的平滑肌瘤区分开。该病变发生在横结肠，除外了黏膜脱垂的可能性。**B**：高倍镜示平滑肌束与腺体交错排列。**C**：取自另一病变的标本横切面显示混合交错的平滑肌束和腺体。

区域周边可见较多中性粒细胞。固有层内常见含铁血黄素沉积。

息肉粗看似幼年性息肉、炎症性息肉或Peutz-Jeghers息肉。但本病独特的形态特征是固有层中央放射状排列的平滑肌。炎症性息肉和幼年性息肉中很少见平滑肌，而Peutz-Jeghers息肉中少见炎症和囊性扩张的腺体。

动脉硬化粥样栓子所致的息肉

仅有少量文献报道发生在结肠的动脉粥样栓子相关性息肉[607,608]。息肉为多发，最大径0.3～1.9 cm，常位于结肠的某一特定节段。息肉表面黏膜有溃疡，黏膜下层水肿。显微镜下可见黏膜下层小动脉内机化的粥样栓子。表面黏膜大部分被肉芽

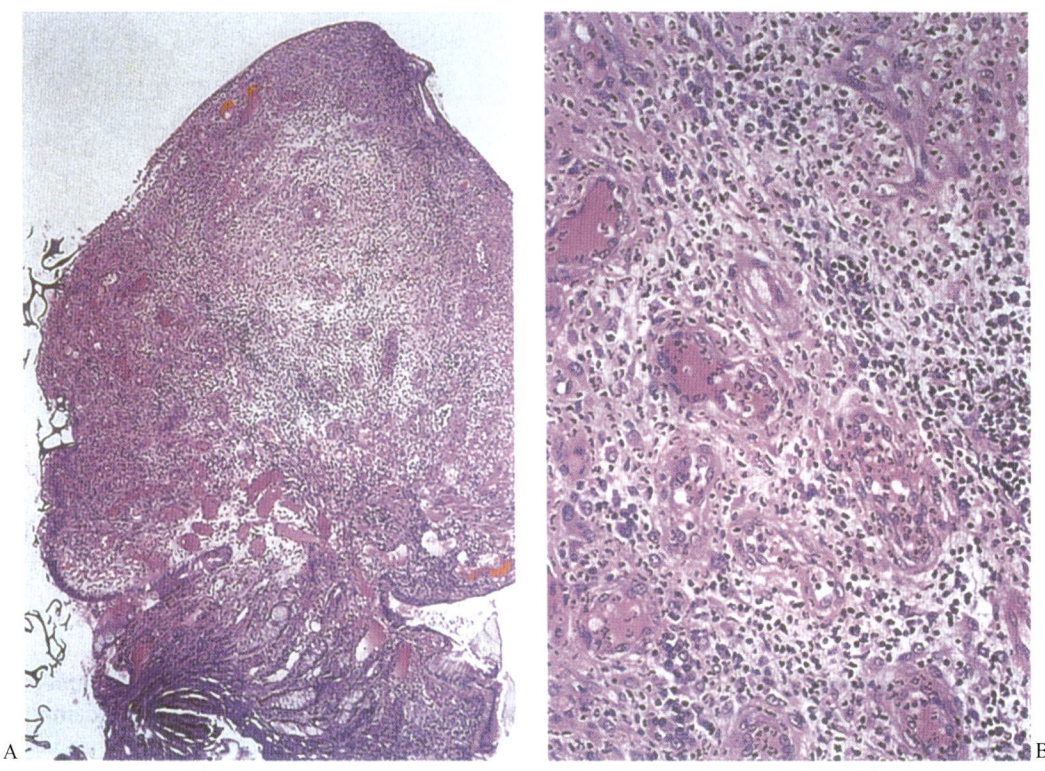

图 13.170　化脓性肉芽肿。**A**：黏膜表面发生的化脓性肉芽肿的典型形态。**B**：高倍镜示肉芽组织结构。

组织取代，残存黏膜伴灶状凝固性坏死。肠道的其他部位无异常[608]。

化脓性肉芽肿

肠道的化脓性肉芽肿表现为广基或有蒂的溃疡性息肉。组织学显示病变为水肿的间质中分叶状增生的、大小不等的毛细血管。毛细血管内衬单层扁平或圆形的内皮细胞，周围有疏松的梭形细胞和纤细的间质胶原。毛细血管内皮无明显增生。间质含有数量不等的炎症细胞，并有不同程度的水肿（图 13.170）。这种血管瘤性病变的发病机制尚不清楚。

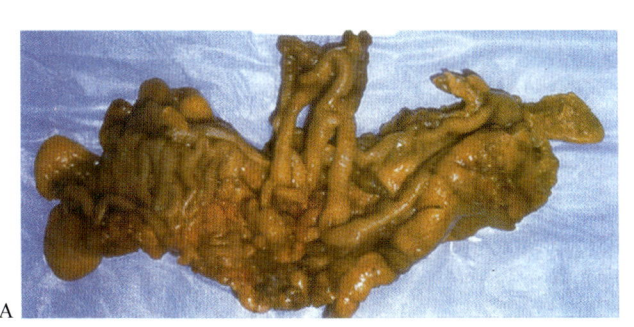 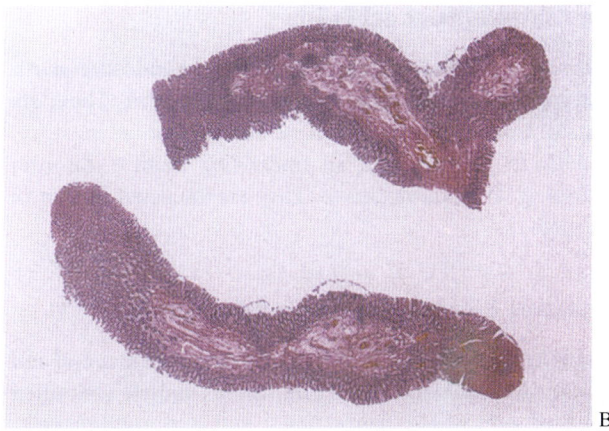

图 13.171　丝状息肉病。**A**：大体标本显示一簇呈指状的黏膜拉伸隆起。**B**：该患者的组织活检切片显示组织两侧均被覆结肠上皮。上皮基本正常，下方有含平滑肌束的固有膜支撑。

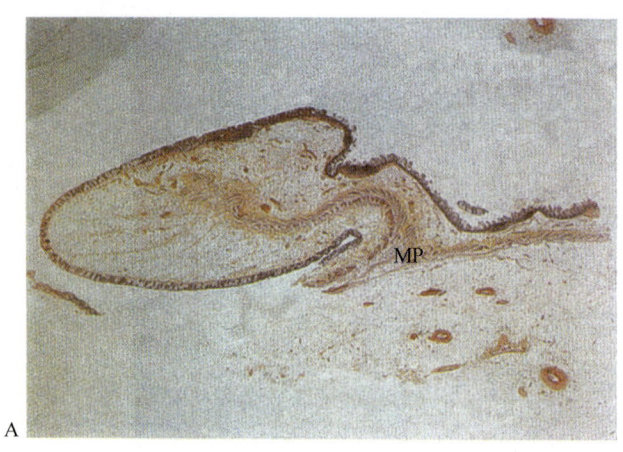 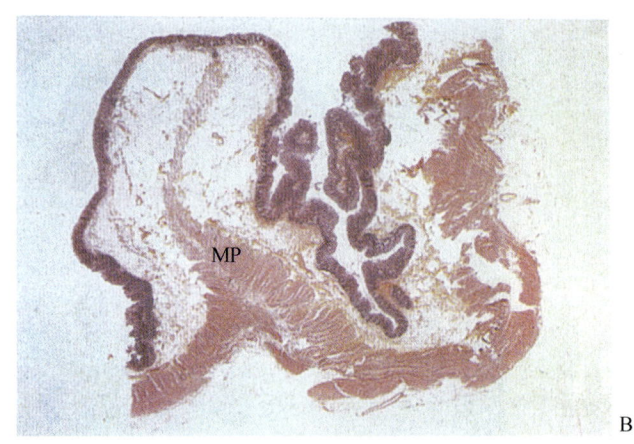

图 13.172 回盲瓣脂肪瘤样增生。A：盲肠突出的息肉状病变，有短而窄的蒂。固有肌层（MP）上延至病变的中部。病变大部分由脂肪组织构成，无明显边界或脂肪瘤中可见的纤细的纤维包膜。B：另一病例，蒂不如上例明显。黏膜肌层伸入病变中央，无包膜包绕的脂肪组织位于两侧。

丝状息肉病

丝状息肉病常伴发于炎症性肠病，但偶可见于无 Crohn 病或溃疡性结肠炎病史者。本病表现为局灶成簇的多发性指状黏膜拉伸隆起，长可达数厘米（图 13.171）。组织切片显示拉长的黏膜下有黏膜下层组织支撑。若非继发于炎症性肠病者，表面的黏膜基本正常。活检中见到的这类病变多为长指状伸长的黏膜，轴心为含多少不等平滑肌纤维的黏膜下层组织。较细的病变在标本两侧均可见黏膜。

回盲瓣脂肪瘤样增生

回盲瓣脂肪瘤样增生有时可使回盲瓣似盲肠息肉。本病因黏膜下层含有大量脂肪组织而易于识别。病变并不形成境界清楚的结节。通常固有肌层可随息肉隆起，常见于病变的中心部分（图 13.172）。

黏膜皱襞凸出

黏膜皱襞凸出可呈息肉样，内镜医师可因此对其取活检。这些区域多为黏膜脱垂区，在有蠕动障碍或憩室病的患者中最常见。本病在第 10 章有详述。

反应性纤维肌性增生

反应性纤维肌性增生由黏膜和黏膜下层增生的成熟平滑肌细胞混以血管、神经组织甚至节细胞构成。病变常继发于其他疾病，如炎症性肠病。病变直径从数毫米至 3 cm 或 4 cm。黏膜常见再生分支的隐窝，无明显活动性炎症，但黏膜和黏膜下层可有轻度慢性炎症。病变处黏膜下层组织被增生的平滑肌、血管和神经组织所占据。免疫组化显示病灶含 actin 阳性的细胞和 S-100 或突触素阳性的神经组织。黏膜肌层与黏膜下层的界限消失。病变进一步发展可形成成熟的、细胞密集的间质轴心，轴心几乎全部为平滑肌组织，混有少量其他正常成分，黏膜下层完全消失。本病病因不明，可能代表着一种修复反应（图 13.173）。

子宫内膜异位症和输卵管内膜异位症

3‰～34‰ 的女性可发生结肠子宫内膜异位症，发病年龄 28～56 岁[609]。目前为止，轻度的腹部绞痛是最常见的症状。患者也可有恶心、呕吐、腹泻、便秘、大便变细、发热、食欲不振、体重下降、便血、包块、肠梗阻以及不孕等症状。由于病变多位于浆膜和浆膜下，直肠出血少见。每次月经前出现阵发性、周期性的肠道症状应考虑本病。但症状与月经周期吻合者仅占 50%[610]。广泛而深在的肠壁受累（图 13.174）或反复出血引起的修复性炎症性粘连可导致肠梗阻、肠扭转或肠套叠。偶尔可表现为急腹症。回肠末端的病变可与恶性肿瘤、放射性治疗引起的狭窄、Crohn 病、缺血、耶尔森

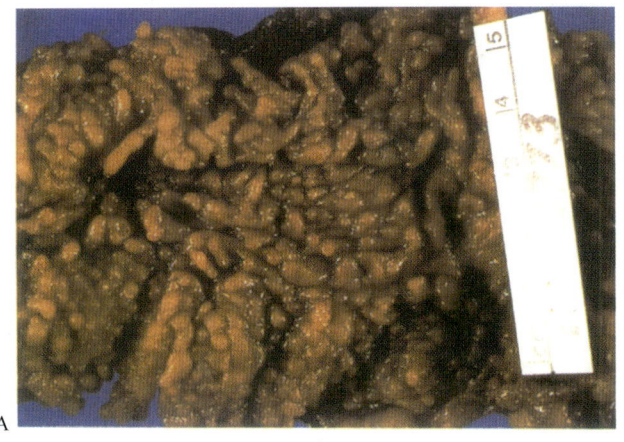
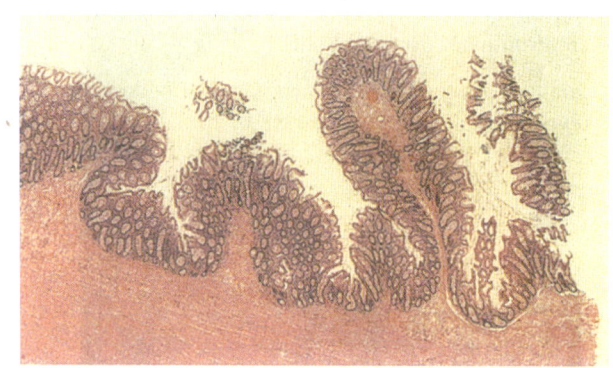
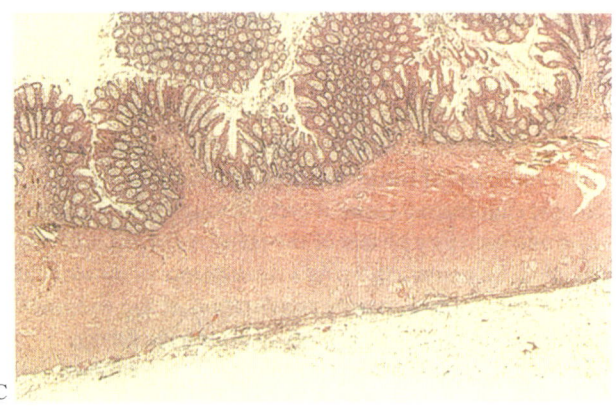

图 13.173　反应性纤维肌性增生。图 A～C 来自同一病例。**A**：大体可见无数短粗的黏膜突起。**B**：病变处增生的平滑肌与混杂其中的血管和神经将黏膜顶起。黏膜肌层、黏膜下层和固有肌层间的界限完全消失。**C**：高倍镜示正常的组织结构完全被病变取代。

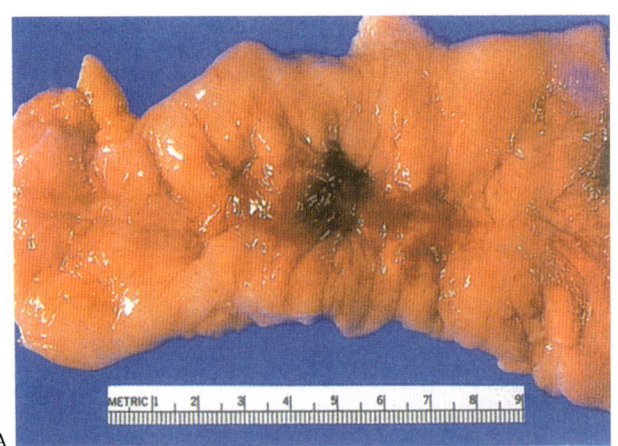
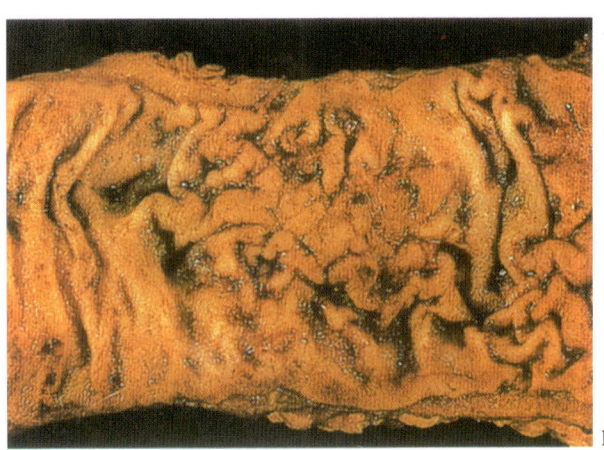
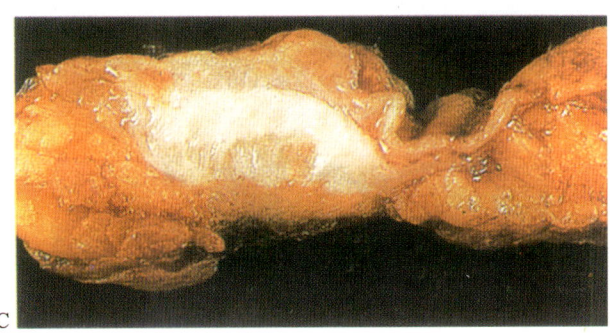

图 13.174　子宫内膜异位症。**A**：新鲜的大体标本显示黏膜明显皱缩和局灶出血。**B**：固定后的标本显示黏膜下子宫内膜异位症。**C**：上一标本的肠壁切面显示明显的黏膜纤维化。

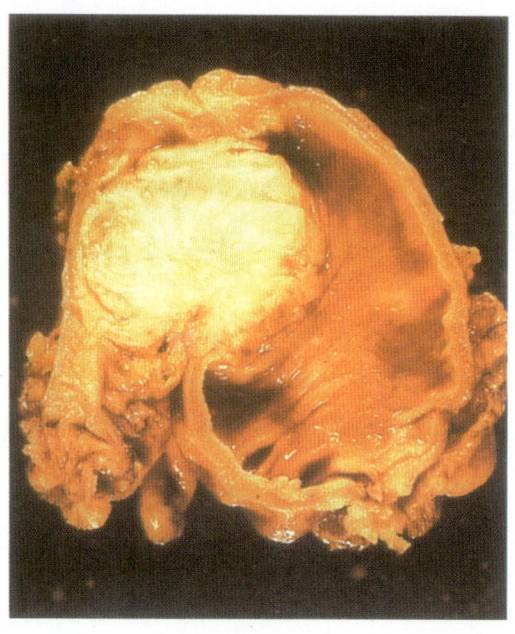

图 13.175　子宫内膜异位症大体表现似盲肠癌。

菌感染或结核病等混淆（图 13.175）。

肠子宫内膜异位症多发生在邻近生殖器官的肠管。乙状结肠是大肠最常受累的肠段，其次为直肠[611]，发生在这两段肠管者占所有病例的 70%。病变肉眼表现为引起肠管收缩狭窄的肌层内包块、息肉或黏膜下层癌样包块。浆膜面因广泛的浆膜下纤维化而明显皱缩，可继发引起肠狭窄。病变可呈环形生长、质硬，一般不累及黏膜，形态似癌。病灶可与邻近结构粘连。肠壁切面可见肌层内小的焦油样或巧克力样囊肿。

组织学上，子宫内膜异位症可见子宫内膜组织呈岛状位于胃肠道的浆膜、固有肌层、黏膜下层，偶可位于黏膜层（图 13.176）。少数情况下，异位的子宫内膜可蔓延至肠周软组织，侵犯血管进入管腔，浸润神经，并扩散至肠周淋巴结。由于异位子宫内膜组织的功能与正常位置的子宫内膜组织相同，也经历月经周期的增殖和分泌期，并可在月经期脱落。脱落和出血后，子宫内膜组织可以再生或形成陈旧性出血性

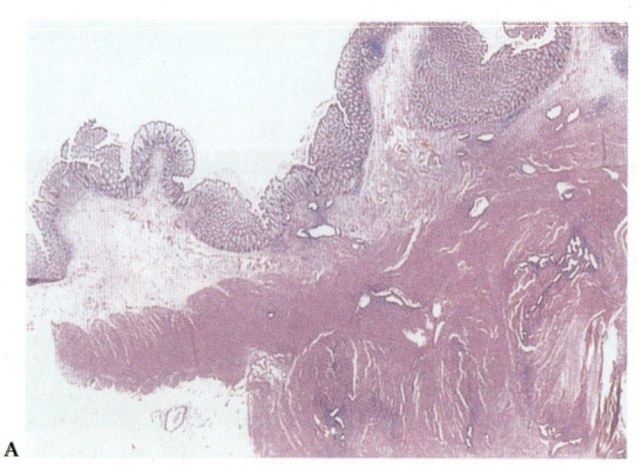
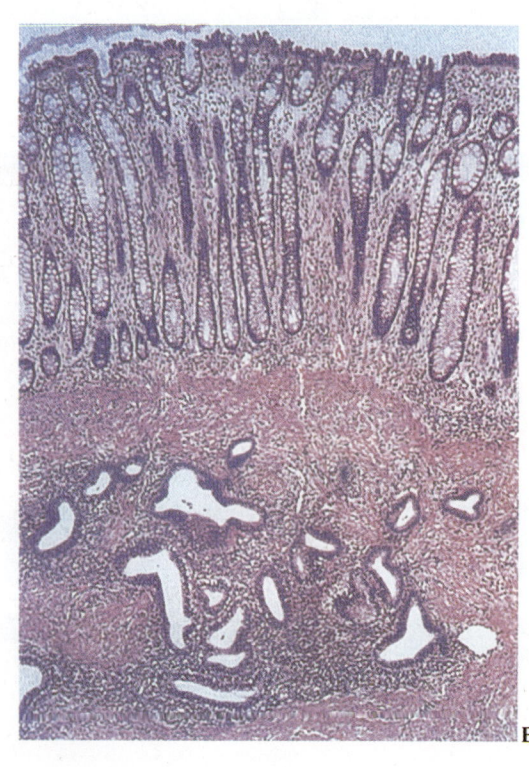

图 13.176　图 13.175 所示病变的组织切片。A：黏膜下层和肌层内可见子宫内膜腺体和间质。B：高倍镜示被子宫内膜间质围绕的不规则腺体。

表 13.31　子宫内膜异位症与深在性囊性结肠炎的鉴别

特点	子宫内膜异位症	深在性囊性结肠炎
上皮	非黏液分泌性子宫内膜腺体，有时腺体有扩张	分泌黏液的结肠腺体
间质	致密，梭形	疏松的固有层
间质改变，含铁血黄素和纤维化	可见	可见
CEA 免疫组化反应	—	＋

CEA：癌胚抗原。

瘢痕。

如见到被子宫内膜间质围绕的子宫内膜腺体很容易做出正确的诊断。子宫内膜腺体与结肠腺体不同，前者缺乏黏液并有纤毛细胞。子宫内膜间质与正常的固有层的不同在于前者间质细胞排列更为紧密，细胞较长，核略圆。常可见一出血带或有含铁血黄素沉积的纤维组织带。有些情况下，子宫内膜间质成分与腺体成分所占比例差异较大。个别极端的病例可仅见广泛的纤维化及吞噬含铁血黄素的巨噬细胞，让人很难分辨出疾病的本质。

病灶周围的黏膜可呈慢性损伤性变化，如结构变形、淋巴浆细胞浸润、幽门腺化生、缺血、节段性急性结肠炎和溃疡，偶有裂隙形成。病变可表现为黏膜脱垂[609]。肠壁可有明显的中心性平滑肌增生和肥大、神经元增生肥大、纤维化和浆膜炎[609]。

子宫内膜异位症可与深在性囊性结肠炎混淆（见图 13.50），两者的鉴别较困难，其主要差别在于上皮及其间质的类型（表 13.31），在子宫内膜上皮缺乏伴随的典型子宫内膜间质时，鉴别尤其困难。病变也可类似缺血或 Crohn 病，特别是当表浅黏膜活检显示有结构变形时。隐窝炎和隐窝脓肿的存在，则更易误诊为炎症性肠病。偶尔子宫内膜异位症区域可出现广泛的黏液样变性，可被误诊为腹膜假黏液瘤[612]。子宫内膜异位症区域也可发生肿瘤，如子宫内膜样腺癌、Müller 源性腺肉瘤、子宫内膜间质肉瘤、子宫内膜样腺纤维瘤伴交界恶性原位腺癌和非典型增生等[613]。

输卵管内膜异位症是指出现良性纤毛管状上皮被覆的腺体。一般认为病变细胞来源于第二 Müller 系统的腹膜间皮细胞。本病是非肿瘤性第二 Müller 系统三大病变之一，另两种为子宫内膜异位症和宫颈内膜异位症[614]。病变可累及结肠，常为偶然发现。有时可表现为肿瘤样包块[614]。组织学特点在第 8 章有述。

炎性假瘤

任何全层性炎性病变，如 Crohn 病或憩室病，在临床上均可表现为肿块。一般因瘘管继发过度的炎症反应引起。这种炎性假瘤可有不同程度的脂肪坏死和纤维性增生。放射线检查病变区可见纤维条索。间皮细胞可内陷在炎症包块中，形成间皮包含性囊肿或导致明显的间皮增生。如病变继发于脓肿，则可见残存的急慢性炎症伴脓肿，或可见明显的黄色瘤样肉芽肿性炎。另外，如肿块继发于与肠腔相通的窦道，则可见异物，特别是食物和粪便。

手术和治疗效应

内镜热损伤

内镜下结直肠息肉切除是目前标准的治疗方式。通常切缘达黏膜下层。少于 1% 的患者切除后继发穿孔[615]。穿孔可以是手术切除结肠壁造成的，也可因热损伤导致。内镜切除术后的手术部位黏膜可有包括溃疡在内的各种改变。黏膜下层的改变包括炎症、肉芽组织、纤维化和血管增生。如固有肌层出现改变，可呈"跳跃性"分布，如内环肌层斑片状缺失或坏死，可伴或不伴纤维化。有时可见墨汁[615]。

转向性结肠炎

转向性结肠炎这一名词是指因粪便改道形成的无功能肠段所发生的炎症。病变可不引起临床症状，或引起直肠出血或排脓[616,617]。本病的重要性在于与其

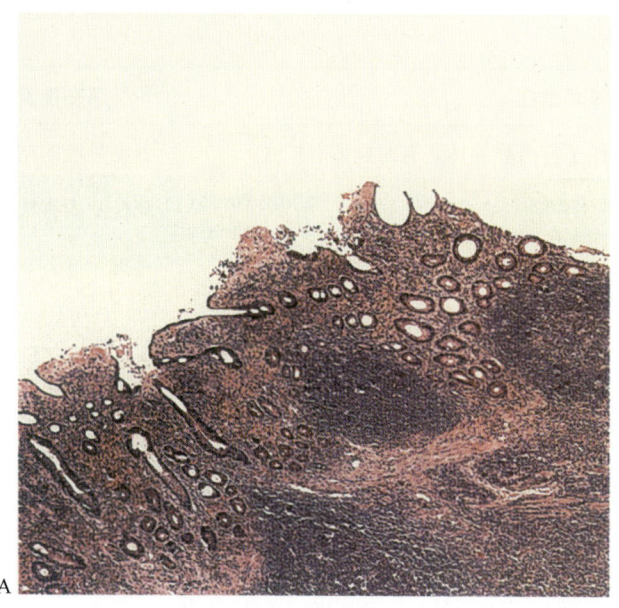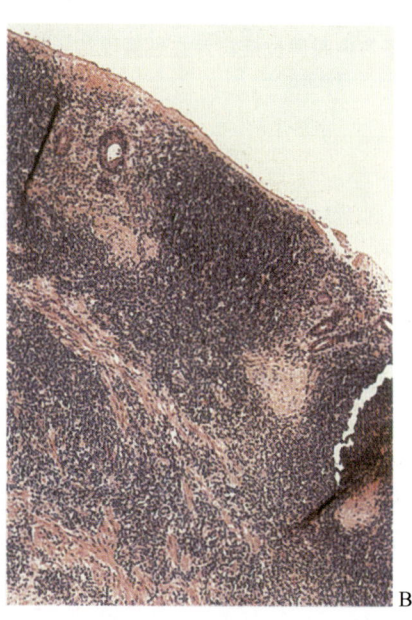

图 13.177 转向性结肠炎。标本来自曾因 Crohn 病而进行改道手术的患者,取自转向的肠段。A:显著的淋巴小结增生伴表面多个溃疡。B:标本取自腺体萎缩明显的区域。腺体底部远离黏膜肌层。固有膜大量淋巴浆细胞浸润。

他类型直肠炎,如与溃疡性结肠炎的鉴别。本病在恢复原有排便通道后可完全缓解。

由细菌发酵淀粉和蛋白产生的短链脂肪酸是结肠细胞特别是远端结肠细胞代谢的主要能源[618],因此本病发生的病理生理机制被认为与黏膜营养减少有关。无功能肠段细菌菌群的改变也可能造成炎症。

转向性结肠炎患者可有持续的胃肠道症状,如便秘或腹泻伴黏液血性排出物和腹部绞痛。内镜下,可见红斑、点状出血、黏膜脆性增加、黏膜结节状伴周围阿弗他溃疡、非特异性结肠炎以及浓稠的黏液[619]。患者原有的肠道基础病变,也就是患者为之而进行外科手术改道的病变也可出现,如炎症性肠病。

72%的患者可发生炎症(图 13.177)。取自改道肠段远端的活检可见相对非特异性改变,包括阿弗他溃疡、局灶性隐窝脓肿、表面渗出物、表面上皮细胞变性和明显的滤泡增生。淋巴滤泡增生形成了黏膜的微小结节。多数黏膜淋巴滤泡表面可见小斑点状的糜烂形成典型的阿弗他溃疡。随时间延长,黏膜炎症逐渐扩展,导致溃疡和炎性假息肉形成。炎症弥漫分布于固有层且主要为慢性炎症,但可有中性粒细胞伴隐窝炎和隐窝脓肿形成。随后,固有层下半部分噬黏液组织细胞明显增多。

区分转向性结肠炎与其他类型结肠炎的关键特征是前者总是存在淋巴滤泡的增生[620]。在伴有 Crohn 病的患者中,这种淋巴滤泡的增生尤为显著(图 13.177),即使无功能的直肠在改道前缺乏 Crohn 病的组织学改变者也是如此。严重的转向性结肠炎病例组织学改变类似溃疡性结肠炎,但缺乏隐窝变形和滤泡性直肠炎样的淋巴滤泡增生均有助于对无炎症肠病病史的患者做出正确诊断。隐窝破裂有时可导致黏膜内肉芽肿形成,可能会被误诊为 Crohn 病。但同样地,缺乏弥漫性黏膜炎症、无隐窝变形和真正的肉芽肿形成均有助于否定 Crohn 病的诊断。在既往有炎症性肠病特别是 Crohn 病的患者,诊断更为困难,而临床的疑问在于这种炎症究竟是 Crohn 病复发还是发生了转向性结肠炎。某些情况下,区分这两者几乎是不可能的,只能根据肠管重新吻合后黏膜是否恢复正常而得出正确答案。

结肠造口术

结肠造口术可引起多种改变。如患者患有炎症性肠病,炎症可能意味着病变在造口部位复发。结肠造口处也可发生非特异性炎症,通常表现为固有层单核细胞浸润。黏膜常呈慢性损伤性改变,出现

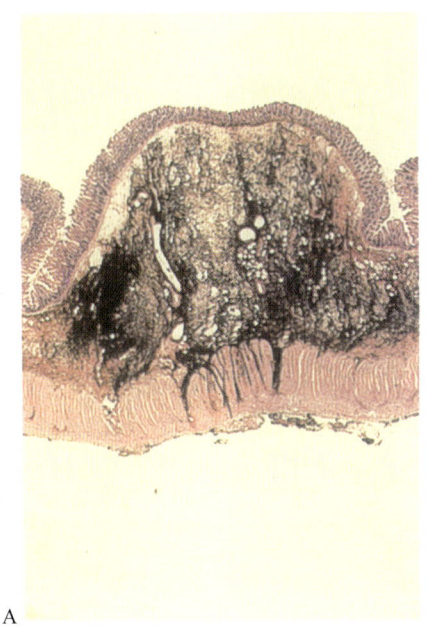 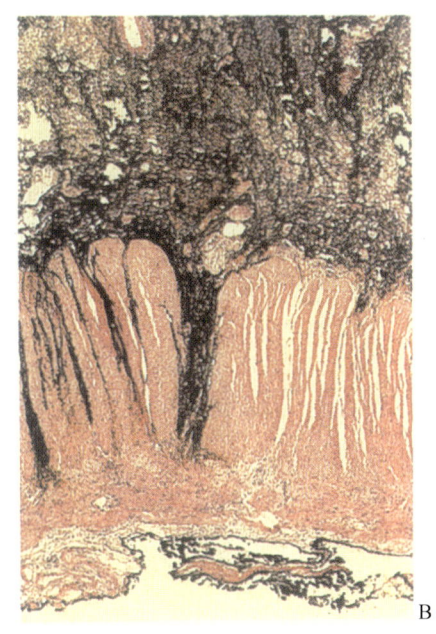

图 13.178　结肠注墨标记。A：低倍图片示黏膜下层印度墨汁聚集并向下穿过固有肌层。B：高倍放大。

分支的不规则腺管。局灶缺血和黏膜脱垂样改变一般均可见。

内镜注墨标记对肠道的影响

进行内镜检查时，有时会在胃肠道黏膜的特殊之处注墨标记，以便确定活检部位或标出有问题的位置，便于以后进行活检或手术。永久性注墨用于对息肉或其他可疑病变进行长期内镜随访。注墨需将不可降解的色素注入黏膜下层，最常用的材料是印度墨汁，也有使用亚甲蓝和靛青绿的。消毒的墨汁注入黏膜下层后，形成黏膜面和浆膜面均肉眼可见的蓝黑色变色区。各种标记材料中，只有印度墨汁和靛青绿可保持 7 年以上。

结肠镜注入印度墨汁的副作用有局灶性腹膜炎、脓肿、脂肪坏死和炎性假瘤[621]。印度墨汁引起上述副作用的原因尚不清楚，可能是肠道细菌进入组织或因其本身含有毒性成分造成的[622]。

组织学可见正常黏膜下方的黏膜下层内有边界不规则的黑色色素沉着区。色素位于组织细胞胞浆内和细胞外间质中（图 13.178）。印度墨汁引起的早期反应包括坏死、水肿和中性粒细胞浸润至黏膜下层和肌层，血管可见炎症但无纤维素性坏死。相反，亚甲蓝引起的早期反应为缺血性溃疡、坏死和嗜酸性粒细胞浸润达黏膜下层，以及血管壁的纤维素样坏死。内膜纤维化闭塞是亚甲蓝损伤修复后的改变。这些改变在结肠注入印度墨汁者中均未见[623]。

由于上述试剂与炎症有关，有人提倡在必须进行外科手术时应将注射部位完全切除[623]。在处理此类标本时，应报告墨汁着色部位是否已完全切除以及墨汁造成的损伤范围。

其他影响

输尿管乙状结肠吻合术是取代回肠膀胱术的尿路改道术式。这些手术可能引起的并发症是在输尿管植入部位发生息肉样病变。病变常多发，包括腺瘤性息肉、幼年性息肉、炎症性息肉和癌。

既往活检部位可造成诊断困难，特别是那些修复性变化。幸运的是，这些病变多见于活检后手术切除的标本中，因此可结合完整的临床病史进行评估。活检部位的组织学改变随前次活检与再次活检或切除手术之间的时间长短而异。活检可导致腺体误入黏膜下层。腺体可呈反应性改变而引起诊断困难，特别是当怀疑有浸润癌时（图 13.179）。

吻合口活检有时是为了除外吻合口处出现的肿块是否为肿瘤复发。如肿块发生在低位直肠，患者可能会接受针吸活检检查以明确病因。多数情况下，仅可见致密的纤维化瘢痕，而无肿瘤。吻合口表面的黏膜

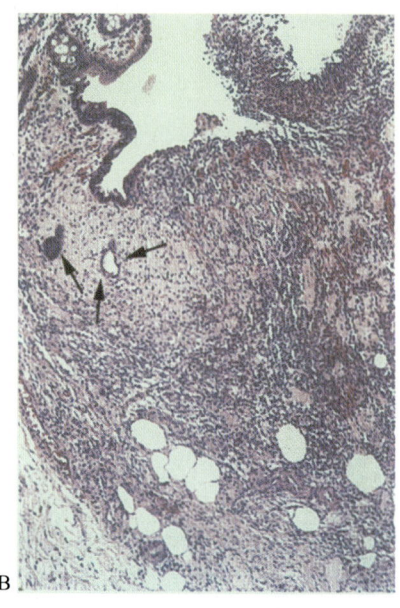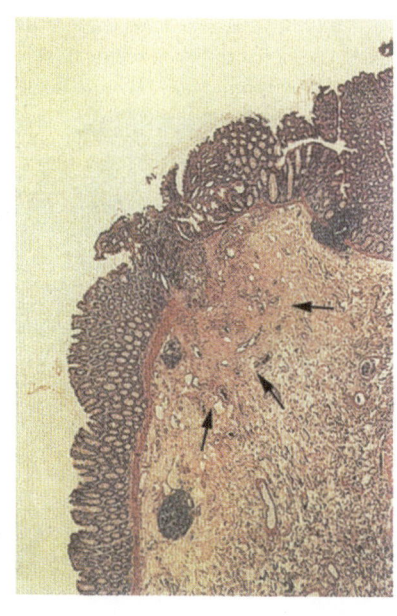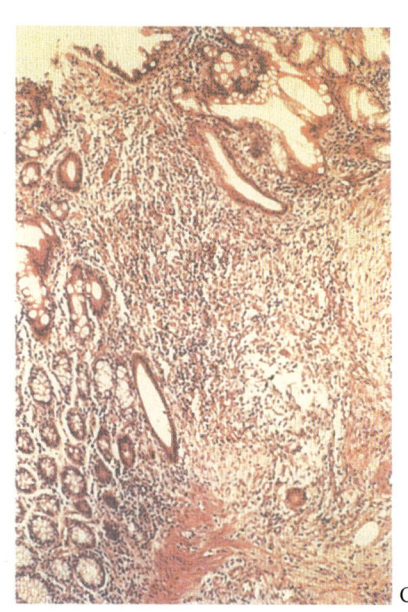

图 13.179 既往活检部位。A：上皮重新覆盖的溃疡。溃疡的右侧被覆肉芽组织和炎细胞，左侧已发生上皮再生。再生的上皮下方是内陷的腺体（箭头）。黏膜下层炎症明显。B：息肉切除部位（箭头）示黏膜肌层紊乱，黏膜下层纤维增生。表面的黏膜可见肉芽组织和炎细胞。C：高倍镜示黏膜缺损处的炎症细胞和巨细胞。病灶周边的腺体明显变形，如不了解完整的病史，就有可能将这种局灶性病变解释为 Crohn 病。

常呈增生和再生性改变。有时在该区域也可见丝线残留。

杂类病变

肠脂垂扭转（肠脂垂炎）

肠脂垂分布在从盲肠至直肠上部的整个结肠。扭转或血管内血栓形成可引起梗死（图 13.180）、脂肪组织出血、脓肿或狭窄。肠脂垂可以发生自家切除并游离至腹腔内，随后发生钙化成为"腹腔鼠"（图 13.181）。组织学检查，肠脂垂由脂肪组成，可能出现梗死或出现不同程度的脂肪坏死和钙化，并完全被致密的纤维包膜包绕。

肠激惹综合证

肠激惹综合征（irritable bowel syndrome）是普通医师和胃肠专科医师最常遇到的胃肠疾病[624,625]。其特征为腹痛、排便习惯改变（腹泻或便秘）、胀气或直肠排液。现已建立起多条诊断标准以规范本病的临床诊断[626]。本病女性多于男性，常见于情绪抑郁或焦虑者。本病患者在组织

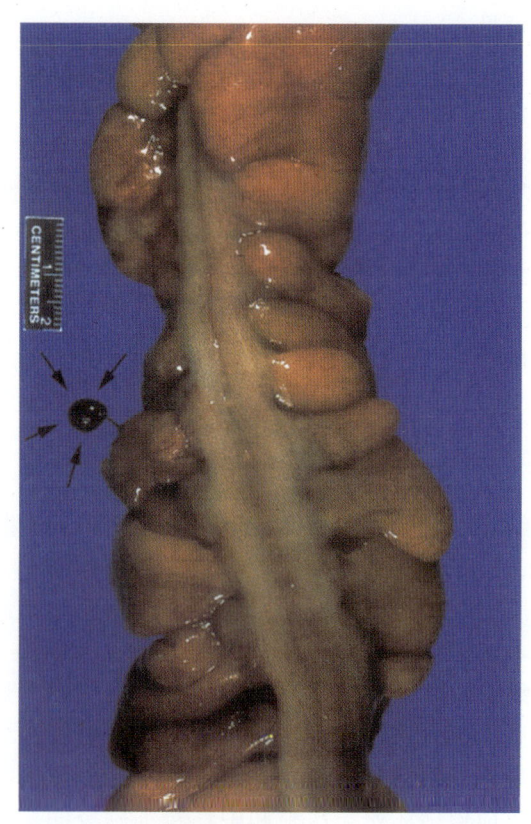

图 13.180 肠脂垂梗死（箭头）。肠脂垂通过一细条索与肠周脂肪相连。肠脂垂发生扭转并引起梗死，颜色变暗。

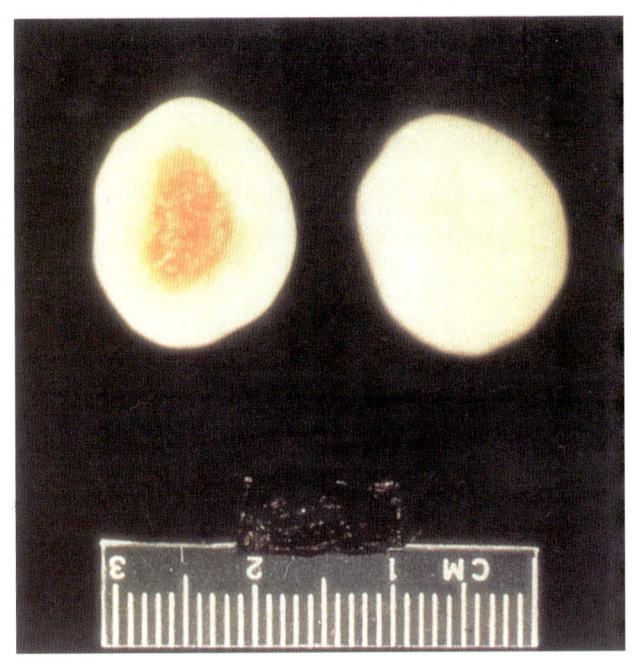

图 13.181 "腹腔鼠"。白色质硬的结节切面中央为黄色，使整个切面似一个煮老的鸡蛋的切面。

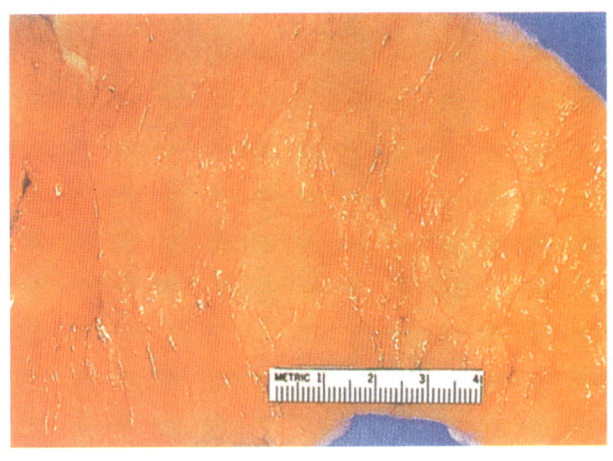

图 13.182 结肠荨麻疹。肠壁水肿，正常结构消失。

弹力纤维瘤样改变

大肠可发生弹力纤维瘤样改变。组织内可见污秽、颗粒状、纤维状嗜酸性物质沉积（图 13.185）。弹力纤维瘤样改变中的嗜酸性沉积物刚果红染色阴

学上仅有轻微的非特异性改变。Kirsch 和 Riddell 等报道可见黏膜淋巴细胞、肥大细胞、内分泌细胞和神经细胞增多。

黏膜下结肠水肿（结肠荨麻疹）

荨麻疹可引起特征性的黏膜变形，影像学可呈网状、多边形或马赛克样改变，以及黏膜下水肿。本病是因梗阻或过敏反应造成的[628]。病变肉眼形态似长颈鹿或豹皮的斑纹（图 13.182）。

假脂肪瘤病

Snover 等[629]首先将此种病变称为假脂肪瘤病（pseudolipomatosis）。他们称病变内不含脂肪细胞而是固有层内陷入的气体（图 13.183 和 13.184）。这些空隙也不是扩张的淋巴管，因为腔内无内皮细胞衬覆。假脂肪瘤病样改变可见于从胃到直肠的整个胃肠道，既可累及正常组织，也可见于异常组织。我们认为，这种常见的变化是在进行内镜检查时胃肠腔内的气体被挤入黏膜内形成的。此种改变无临床意义。

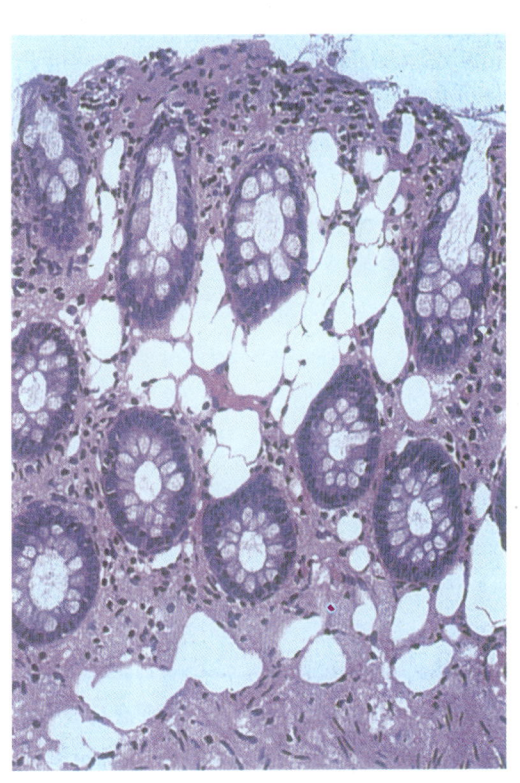

图 13.183 结肠假脂肪瘤病的特点是不规则的黏膜内囊样腔隙。注意病变缺乏炎症反应。

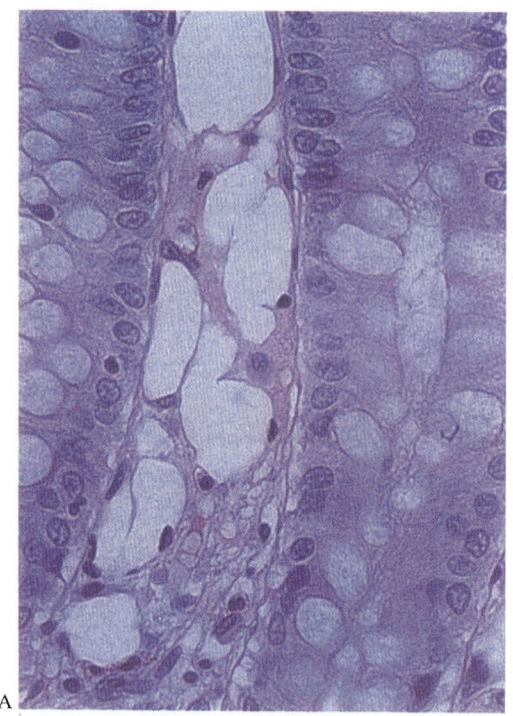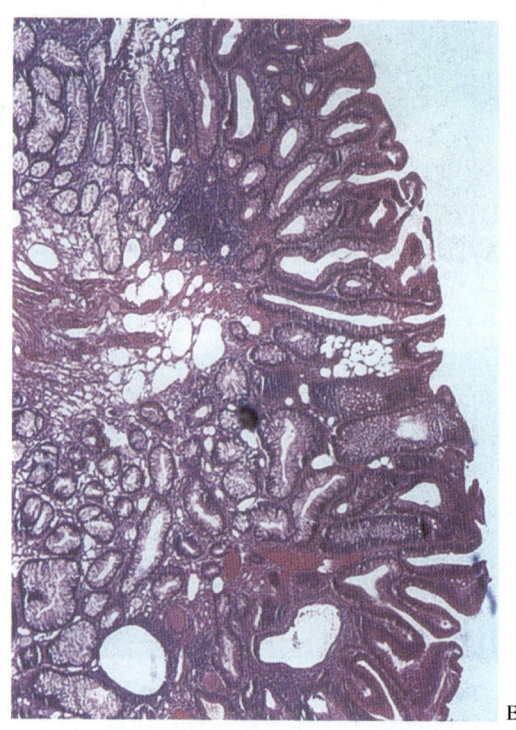

图 13.184 黏膜假脂肪瘤病。**A**：高倍镜示该病变。两个腺体间可见多个充满气体的囊腔。**B**：腺瘤性息肉伴黏膜假脂肪瘤病。可见黏膜内聚集的充满气体的小泡。

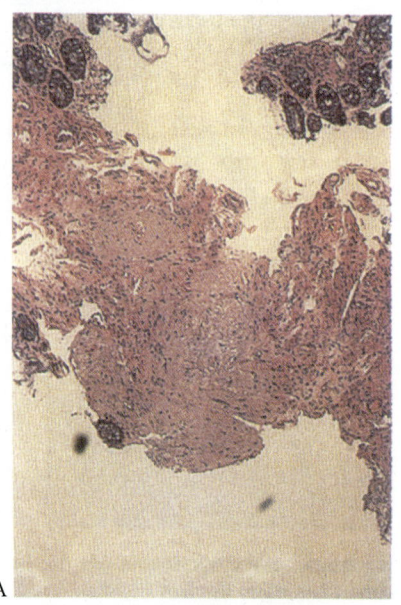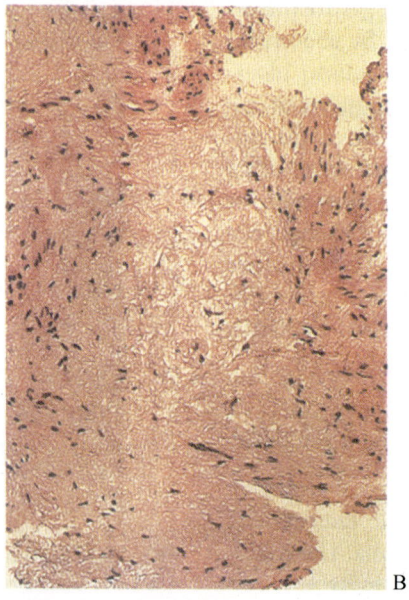

图 13.185 结肠弹力纤维变性。图 A 和 B 为同一活检标本。病变表现为一结肠结节。**A**：结节内含有略嗜碱性的颗粒样物质。**B**：这些物质弹力纤维染色阳性。

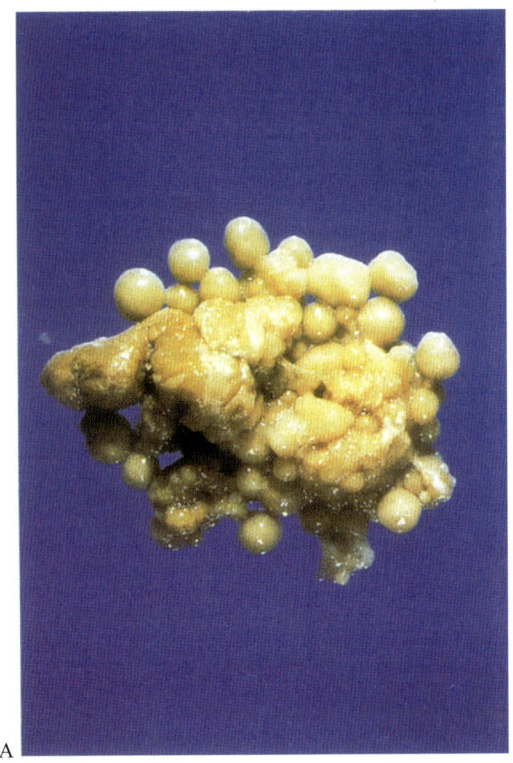
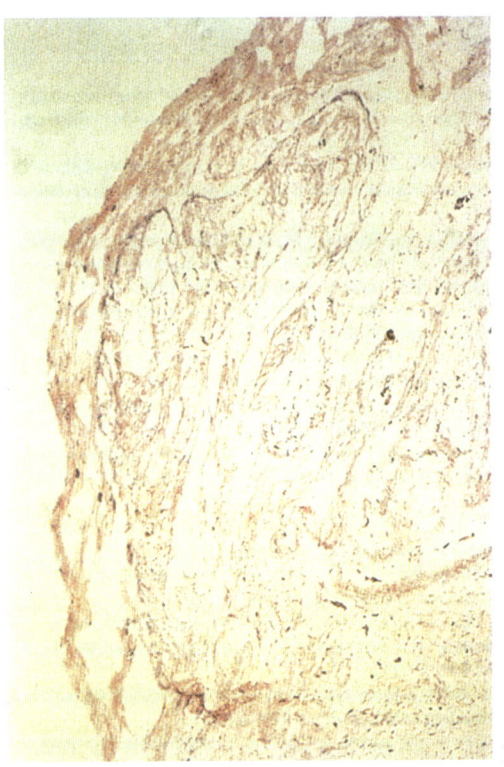

图 13.186 黏液球病。**A**：大体表现为盲肠腔内的包块。**B**：其中一个小球的切面显示为层状排列的无定形碎片，主要成分为黏液。

性，但组织化学染色和超微结构观察表明这些物质是弹力纤维，与弹力纤维瘤中的物质相同[630]。本病为有遗传易感性者损伤后继发，发病机制尚未明确。

黏液球病

黏液球病主要累及阑尾，偶见于盲肠（图 13.186）。病变肉眼观通常表现为钙化程度不同的无结构不定形物质聚集成堆，形成不透明黏液小球。这些物质是凝固的黏液。发生在阑尾者常与阑尾黏液囊肿有关，但发生在盲肠者无已知的相关病变。本病在第 8 章有述。

参考文献

1. Saegesser F, Loosli H, Robinson JWL, et al: Ischemic diseases of the large intestine. *Int Surg* 1981;66:103.
2. Fenoglio CM, Kaye GI, Lane N: Distribution of human colonic lymphatics in normal, hyperplastic, and adenomatous tissue. *Gastroenterology* 1973;64:51.
3. Fenoglio CM, Richart RM, Kaye GI: Comparative ultrastructural features of normal, hyperplastic, and adenomatous human colonic epithelium. *Gastroenterology* 1975;69:100.
4. Colony PC: Structural characterization of colonic cell types and correlation with specific functions. *Dig Dis Sci* 1996;41:88.
5. Kaye GI, Fenoglio CM, Pascal RR, Lane N: Comparative electron microscopic features of normal, hyperplastic, and adenomatous human colonic epithelium: variations in cellular structure relative to the process of epithelial differentiation. *Gastroenterology* 1973;64:926.
6. Cheng H, Bjerknes M, Amar J: Methods for the determination of epithelial kinetic parameters of human colonic epithelium isolated from surgical and biopsy specimens. *Gastroenterology* 1984;86:78.
7. Dobbins WO III: Diagnostic pathology of the intestine and colon. In: Trump BF, Jones RT (eds). *Diagnostic Electron Microscopy*. New York: John Wiley and Sons, 1978, pp 253–260.
8. Hull BE, Staehelin LA: The terminal web. A reevaluation of its structure and function. *J Cell Biol* 1979;81:67.
9. Goldman H, Ming SC: Mucins in normal and metaplastic gastrointestinal epithelium: histochemical distribution. *Arch Pathol* 1968;85:580.
10. Filipe MI: Mucins in the human gastrointestinal epithelium: a review. *Invest Cell Pathol* 1979;2:195.
11. Jass JR, Roberton AM: Colorectal mucin histochemistry in health and disease: a critical review. *Pathol Int* 1994;44:487.
12. Chang S-K, Dohrman AF, Basbaum CB, et al: Localization f mucin (MUC2 and MUC3) messenger RNA and peptide expression in human normal intestine and colon cancer. *Gastroenterology* 1994;107:28.
13. Nabeyama A, LeBlond CP: "Caveolated cells" characterized by deep surface invaginations and abundant filaments in mouse gastrointestinal epithelia. *Am J Anat* 1974;140:147.
14. Potten CS, Booth C, Prithchard DM: The intestinal epithelial stem cell; the mucosal governor. *Int J Exp Pathol* 1997;98:219.
15. Neutra MK, Padykula HA: The gastrointestinal tract. In: Weiss L (ed). *Modern Concepts of Gastrointestinal Histology*. Amsterdam: Elsevier, 1983, pp 693–700.
16. Powell DW, Mifflin RC, Valentich JD, et al: Myofibroblasts. I. Paracrine cells important in health and disease. *Am J Physiol* 1999;277:C1.

17. Neal JV, Potten CS: Circadian rhythms in the epithelial cells and the pericryptal fibroblast sheath in three different sites in the murine intestinal tract. *Cell Tissue Kinet* 1981;14:581.
18. Kaye GI, Lane N, Pascal RR: The colonic pericryptal fibroblast sheath: replication, migration and cytodifferentiation of a mesenchymal rabbit and human colon. *Gastroenterology* 1968;54:852.
19. Pascal RR, Gramlich TL, Parker KM, et al: Geographic variations in eosinophil concentration in normal colonic mucosa. *Mod Pathol* 1997;10:363.
20. Heller RS, Stoffers DA, Hussain MA, et al: Misexpression of the pancreatic homeodomain protein IDX-1 by the HOXa-4 promoter associated with agenesis of the cecum. *Gastroenterology* 1998;115:381.
21. James R, Erler T, Kazenwadel J: Homeobox gene expression in the intestinal epithelium of adult mice. *J Biol Chem* 1994;269:15229.
22. Dott NM: Anomalies of intestinal rotation: their embryology and surgical aspects: report of 5 cases. *Br J Surg* 1923;11:251.
23. Winters WD, Weinberger E, Hatch EI: Atresia of the colon in neonates: radiologic findings. *Am J Radiol* 1992;159:1273.
24. Kim PC, Superina RA, Ein S: Colonic atresia combines with Hirschsprung's disease: a diagnostic and therapeutic challenge. *J Pediatr Surg* 1995;30:1216.
25. Santulli TV, Blane WA: Congenital atresia of the intestine. Pathogenesis and treatment. *Ann Surg* 1961;154:939.
26. Carvalho F, Pereira F, Enes C: Cystic duplication of the rectum – report of two clinical cases. *Eur J Pediatr Surg* 1998;8:170.
27. Michael D, Cohen CRG, Northover JMA: Adenocarcinoma within a rectal duplication cyst: case report and literature review. *Am R Coll Surg England* 1999;81:205.
28. Williams KL: Acute solitary ulcers and acute diverticulitis of the caecum and ascending colon. *Br J Surg* 1960;47:351.
29. Wolff M: Heterotopic gastric epithelium in the rectum: a report of three new cases with a review of 87 cases of gastric heterotopia in the alimentary canal. *Am J Clin Pathol* 1971;55:604.
30. Srinivasan R, Loewenstine H, Mayle JE: Sessile polypoid gastric heterotopia of rectum. A report of 2 cases and review of the literature. *Arch Pathol Lab Med* 1999;123:222.
31. Kalani BP, Vaezzadeh MK, Sieber WK: Gastric heterotopia in rectum complicated by rectovesical fistula. *Dig Dis Sci* 1983;28:378.
32. Carlei F, Pietroletti R, Lomanta D, et al: Heterotopic gastric mucosa of the rectum: characterization of endocrine and mucin-producing cells by immunocytochemistry and lectin histochemistry. *Dis Colon Rectum* 1989;32:159.
33. Evans CS, Goldman RL: Seromucinous (salivary) ectopia of the perianal region. *Arch Dermatol* 1987;123:1277.
34. Mills SE, Walker AN, Stallings RG, et al: Retrorectal cystic hamartoma. Report of three cases, including one with a perirenal component. *Arch Pathol Lab Med* 1984;108:737.
35. Davis M, Whitley ME, Haque AK, et al: Xanthogranulomatous abscess of a müllerian duct remnant. A rare lesion of the rectum and anus. *Dis Colon Rectum* 1986;29:755.
36. Jain D, Matel M, Reyes-Mugica M, Parkash V: Heterotopic nephrogenic rests in the colon and multiple congenital anomalies: possibly related association. *Pediatr Dev Pathol* 2002;5:587.
37. Rodkey GV, Welch CE: Diverticulitis of the colon; evolution in concept and therapy. *Surg Clin North Am* 1965;45:1231.
38. Munakata A, Nakaji S, Takami H, et al: Epidemiologic evaluation of colonic diverticulosis and dietary fiber in Japan. *Tohoku J Exp Med* 1993;171:145.
39. Segal I, Solomon A, Hunt JA: Emergency of diverticular disease in the urban South African black. *Gastroenterology* 1977;72:215.
40. Levy N, Stermer E, Simon J: The changing epidemiology of diverticular disease in Israel. *Dis Colon Rectum* 1985;28:416.
41. Ryan P: Changing concepts in diverticular disease. *Dis Colon Rectum* 1983;26:12.
42. Horner JL: Natural history of diverticulosis of the colon. *Am J Dig Dis* 1958;3:343.
43. Trowell H: The development of the concept of dietary fiber in human nutrition. *Am J Clin Nutr* 1978;31:S53.
44. Painter NS, Burkitt DP: Diverticular disease of the colon: a deficiency disease of Western civilization. *BMJ* 1971;2:450.
45. Sugihara K, Muto T, Morioka Y, Asano A: Diverticular disease of the colon in Japan. A review of 615 cases. *Dis Colon Rectum* 1984;27:531.
46. Parks TG: Natural history of diverticular disease of the colon. A review of 521 cases. *BMJ* 1969;4:639.
47. Chappuis CW, Cohn I Jr: Acute colonic diverticulitis. *Surg Clin North Am* 1988;68:301.
48. Plasvic BM, Raider L, Drnobsek VH, Kogutt MS: Association of rectal diverticula andscleroderma. *Acta Radiol* 1995;36:96.
49. Almy TP, Howell DA: Diverticular disease of the colon. *N Engl J Med* 1980;302:324.
50. Schauer PR, Ramos R, Ghiatas AA, Sirinek KR: Virulent diverticular disease in young obese men. *Am J Surg* 1992;164:443.
51. Casarella WJ, Kanter IE, Seaman WB: Right-sided colonic diverticula as a cause of acute rectal hemorrhage. *N Engl J Med* 1972;286:450.
52. Lichtiger S, Kornbluth A, Salomon P, et al: Lower gastrointestinal bleeding. In: Taylor MB, Gollan JL, Peppercorn MA, et al (eds). *Gastrointestinal Emergencies*. Baltimore: Williams and Wilkins, 1992, pp 358–368.
53. Campbell K, Steele RJ: Non-steroidal anti-inflammatory drugs and complicated diverticular disease: a case-control study. *Br J Surg* 1991;78:190.
54. Tranaeus A, Heimburger O, Granqvist S: Diverticular disease of the colon: a risk factor for peritonitis in continuous peritoneal dialysis. *Nephrol Dial Transplant* 1990;5:141.
55. Galbraith P, Bagg MN, Schabel SI, et al: Diverticular complications of renal disease. *Gastrointest Radiol* 1990;15:259.
56. Farmakis N, Tudor RG, Keighley MRB: The 5-year natural history of complicated diverticular disease. *Br J Surg* 1994;81:733.
57. Muhletaler CA, Berger JL, Robinette CL Jr: Pathogenesis of giant colonic diverticula. *Gastrointest Radiol* 1981;6:217.
58. Whiteway J, Morson BC: Elastosis in diverticular disease of the sigmoid colon. *Gut* 1985;26:258.
59. Meyers MA, Alonzo DR, Gray GF, Baer JW: Pathogenesis of bleeding colonic diverticulosis. *Gastroenterology* 1976;71:577.
60. Kelly JK: Polypoid prolapsing mucosal folds in diverticular disease. *Am J Surg Pathol* 1991;15:871.
61. Mudhar HS, Balsitis M: Colonic angiodysplasia and true diverticula: is there an association? *Histopathology* 2005;46:81.
62. Makapugay LM, Dean PJ: Diverticular disease-associated chronic colitis. *Am J Surg Pathol* 1996;20:94.
63. Mellor MFA, Drake DG: Colonic volvulus in children: value of barium enema for diagnosis and treatment in 14 children. *AJR Am J Roentgenol* 1994;162:1157.
64. Ballantyne G, Brandner M, Beart R, et al: Volvulus of the colon. Incidence and mortality. *Ann Surg* 1985;202:83.
65. Frizelle FA, Wolff BG: Colonic volvulus. *Adv Surg* 1996;29:131.
66. Jain BL, Seth KK: Volvulus of intestine: a clinical study. *Ind J Surg* 1968;30:239.
67. Jordan GL Jr, Beahrs OH: Volvulus of the cecum as a postoperative complication: report of six cases. *Ann Surg* 1953;137:245.
68. Habr Gama A, Haddad J, Simonsen O, et al: Volvulus of the sigmoid colon in Brazil: a report of 230 cases. *Dis Colon Rectum* 1976;19:314.
69. Hsu H-Y, Kao C-L, Huang L-M, et al: Viral etiology of intussusception in Taiwanese childhood. *Pediatr Infect Dis J* 1998;17:893.
70. Bavikatty NR, Goldblum JR, Abdul-Karim FW, et al: Florid vascular proliferation of the colon related to intussusception and mucosal prolapse: potential diagnostic confusion with angiosarcoma. *Mod Pathol* 2001;14:1114.
71. Ihre T: Internal procidentia of the rectum: treatment and results. *Scand J Gastroenterol* 1972;7:643.
72. Stewart JR, Gladen HE: Procidentia in identical twins. Report of cases and analysis of treatment options. *Dis Colon Rectum* 1984;27:608.
73. Madigan MR, Morson BC: Solitary ulcer of the rectum. *Gut* 1969;10:871.
74. Groff DB, Nagaraj HS: Rectal prolapse in infants and children. *Am J Surg* 1990;160:531.
75. Rittmeyer C, Nakayama D, Ulshen MH: Lymphoid hyperplasias causing recurrent rectal prolapse. *J Pediatr* 1997;131:487.
76. Jan IA, Saleem N, Ali M, et al: Rectal prolapse: an unusual presentation of malacoplakia in a child. *J Coll Physicians Surg Pak* 2003;13:536.
77. Dreznik Z, Vishne TH, Kristt D, et al: Rectal prolapse: a possibly under recognized complication of anorexia nervosa amenable to surgical correction. *Int J Psychiatry Med* 2001;31:347.
78. Corman ML: Rectal prolapse in children. *Dis Colon Rectum* 1985;28:535.
79. Li S, Hamilton SR: Malignant tumors in the rectum simulating solitary rectal ulcer syndrome in endoscopic biopsy specimens. *Am J Surg Pathol* 1998;22:106.

80. Rutter KRP, Riddell RH: The solitary ulcer syndrome of the rectum. *Clin Gastroenterol* 1975;4:505.
81. Goodall HB, Sinclair ISR: Colitis cystica profunda. *J Pathol Bacteriol* 1957;73:33.
82. Zidi SH, Marteau P, Piard F, et al: Enterocolitis cystica profunda lesions in a patient with unclassified ulcerative enterocolitis. *Dig Dis Sci* 1994;39:426.
83. Magidson J, Lewin K: Diffuse colitis cystica profunda. *Am J Surg Pathol* 1981;5:4.
84. Archibald SD, Jirsch DW, Bear RA: Gastrointestinal complications of renal transplantation: 2. The colon. *Can Med Assoc J* 1978;119:1301.
85. Shah RJ, Fenoglio-Preiser C, Bleu BL, Giannella R: Usefulness of colonoscopy with biopsy in the evaluation of patients with chronic diarrhea. *Am J Gastroenterol* 2001;96:1091.
86. Calhoun BC, Gomes F, Robert ME, Jain D: Sampling error in the standard evaluation of endoscopic colonic biopsies. *Am J Surg Pathol* 2003;27:254.
87. Levine DS, Haggitt RC: Normal histology of the colon. *Am J Surg Pathol* 1989;13:966.
88. Gupta J, Shepherd NA: Colorectal mass lesions masquerading as chronic inflammatory bowel disease on biopsy. *Histopathology* 2003;42:476.
89. Xin W, Brown PI, Greenson JK: The clinical significance of focal active colitis in pediatric patients. *Am J Surg Pathol* 2003;27:1134.
90. Volk EE, Shapiro BD, Easley KA, et al: The clinical significance of a biopsy based diagnosis of focal active colitis: a clinicopathologic study of 31 cases. *Mod Pathol* 1998;11:789.
91. Greenson JK, Robert SA, Carpenter SL, et al: The clinical significance of focal active colitis. *Hum Pathol* 1997;28:729.
92. Saunders DR, Sillery J, Rachmilewitz D, et al: Effect of bisacodyl on the structure and function of rodent and human intestine. *Gastroenterology* 1977;72:849.
93. Leriche M, Devroede G, Sanchez G, et al: Changes in the rectal mucosa induced by hypertonic enemas. *Dis Colon Rectum* 1978;21:227.
94. Meisel JL, Bergman D, Graney D, et al: Human rectal mucosa: proctoscopic and morphological changes caused by laxatives. *Gastroenterology* 1977;72:1274.
95. Pockros PJ, Foroozan P: Golytely lavage versus a standard colonoscopy preparation: effect on a normal colonic mucosal histology. *Gastroenterology* 1985;88:545.
96. Koutroubakis IE, Sfiridaki A, Theodoropoulou A, Kouromalis EA: Role of acquired and hereditary thrombotic risk factors in colon ischemia of ambulatory patients. *Gastroenterology* 2001;121:561.
97. Crummy AB, Whittaker WB, Morrissey JF, Cossman FP: Intestinal infarction secondary to retroperitoneal fibrosis. *N Engl J Med* 1971;285:28.
98. Lucas W, Schroy PC III: Reversible ischemic colitis in a high endurance athlete. *Am J Gastroenterol* 1998;93:2231.
99. Abel ME, Russell TR: Ischemic colitis: comparison of surgical and nonoperative management. *Dis Colon Rectum* 1983;26:113.
100. Boley SJ, Brandt LJ, Veith FJ: Ischemic disorders of the intestine. *Curr Probl Surg* 1978;15:1.
101. Zelenock GB, Strodel WE, Knot JA, et al: A prospective study of clinically and endoscopically documented colonic ischemia in 100 patients undergoing aortic reconstructive surgery with aggressive colonic and direct pelvic revascularization, compared with historic controls. *Surgery* 1989;106:771.
102. Boley SJ: Colonic ischemia—25 years later. *Am J Gastroenterol* 1990;85:931.
103. Whitehead R, Gratama S: The large intestine. In: Whitehead R (ed). *Gastrointestinal and Oesophageal Pathology*. Edinburgh: Churchill Livingstone, 1995, pp 657–682.
104. Fagin RR, Kirsner JB: Ischemic diseases of the colon. *Adv Intern Med* 1973;17:343.
105. Robinson JWL, Mirkovitch V, Winistorfer B, et al: Response of the intestinal mucosa to ischemia. *Gut* 1981;22:512.
106. Norris HT: Ischemic bowel disease: its spectrum. In: Yardley JH, Morson BC, Abell MR (eds). *The Gastrointestinal Tract* (International Academy of Pathology Monograph). Baltimore: Williams and Wilkins, 1977.
107. Griffiths JD: Surgical anatomy of the blood supply of the rectal colon. *Ann R Coll Surg Engl* 1956;19:241.
108. Dignan CR, Greenson JK: Can ischemic colitis be differentiated from C. Difficile colitis in biopsy specimens? *Am J Surg Pathol* 1997;21:706.
109. Markoglou C, Avgerinos A, Mitrakou M, et al: Toxic megacolon secondary to acute ischemic colitis. *Hepatogastroenterology* 1993;40:188.
110. Thomas DFM, Fernie D, Malone M, et al: Association between *Clostridium difficile* and enterocolitis in association with Hirschsprung's disease. *Lancet* 1968;1:78.
111. Kapur VK, Subramaniam R: Tropical enterocolitis in children. *Acta Paediatr Suppl* 1994;396:94.
112. Toner M, Condell D, O'Briain DS: Obstructive colitis. Ulceroinflammatory lesions occurring proximal to colonic obstruction. *Am J Surg Pathol* 1990;14:719.
113. Gratama S, Smedts F, Whitehead R: Obstructive colitis: an analysis of 50 cases and a review of the literature. *Pathology* 1995;27:324.
114. Komorowski RA, Cohen EB, Kauffman HM, et al: Gastrointestinal complications in renal transplant recipients. *Am J Clin Pathol* 1986;86:161.
115. Rivera-Nieves J, Bamias G, Alfert J, et al: Intestinal ischemia and peripheral gangrene in a patient with chronic renal failure. *Gastroenterology* 2002;122:495.
116. Robson WL, Leung AK: Henoch-Schonlein purpura. *Adv Pediatr* 1994;41:163.
117. Schwarz DA, Stark M, Wright J: Segmental colonic gangrene: a previously unreported complication of adult hemolytic uremic syndrome. *Surgery* 1994;116:107.
118. Kaplan BS, Chesney RW, Drummond KN: Hemolytic uremic syndrome in families. *N Engl J Med* 1975;292:1090.
119. Ray CG, Tucker VL, Harris DJ, et al: Enteroviruses associated with the hemolytic uremic syndrome. *Pediatrics* 1970;46:378.
120. Koster F, Levin J, Walker L, et al: Hemolytic-uremic syndrome after shigellosis, relation to endotoxemia and circulating immune complexes. *N Engl J Med* 1978;298:927.
121. Drummond KN: Hemolytic uremic syndrome then and now. *N Engl J Med* 1985;312:116.
122. Kimura Y, Kashima K, Daa T, et al: Phlebosclerotic colitis coincident with carcinoma in an adenoma. *Pathol Int* 2003;53:721.
123. Yao T, Iwashita A, Hoashi T, et al: Phlebosclerotic colitis: value of radiography in diagnosis – report of three cases. *Radiology* 2000;214:188.
124. Abu-Alfa AK, Ayer U, West AB: Mucosal biopsy finding and venous abnormalities in idiopathic myointimal hyperplasia of the mesenteric veins. *Am J Surg Pathol* 1996;20:1271.
125. Wright CL, Cacala S: Enterocolic lymphocytic phlebitis with lymphocytic colitis, lymphocytic appendicitis and lymphocytic enteritis. *Am J Surg Pathol* 2004;28:542.
126. Lie JT: Mesenteric inflammatory veno-occlusive disease (MIVOD): an emerging and unsuspected cause of digestive tract ischemia. *Vasa* 1997;26:91.
127. Lavu K, Minocha A: Mesenteric inflammatory veno-occlusive disorder: a rare entity mimicking inflammatory bowel disorder. *Gastroenterology* 2003;125:236.
128. Flaherty MJ, Lie JT, Haggitt RC: Mesenteric inflammatory veno-occlusive disease. A seldom recognized cause of intestinal ischemia. *Am J Surg Pathol* 1994;18:779.
129. Tuppy H, Haidenthaler A, Schandalik R, Oberhuber G: Idiopathic enterocolic lymphocytic phlebitis: a rare cause of ischemic colitis. *Mod Pathol* 2000;13:897.
130. Hoffman BI, Katz WA: The gastrointestinal manifestations of systemic lupus erythematosus: a review of the literature. *Semin Arthritis Rheum* 1980;9:237.
131. Helliwell TR, Flook D, Whitworth J, Day DW: Arteritis and venulitis in systemic lupus erythematosus resulting in massive lower intestinal hemorrhage. *Histopathology* 1985;9:1103.
132. Pardi DS, Tremaine WJ, Rothenberg HJ, Batts KP: Melanosis coli in inflammatory bowel disease. *J Clin Gastroenterol* 1998;26:167.
133. Smith B: Effect of irritant purgatives on the myenteric plexus in man and the mouse. *Gut* 1968;9:139.
134. Walker NI, Bennett RE, Axelsen RA: Melanosis coli: a consequence of anthraquinone-induced apoptosis of colonic epithelial cells. *Am J Pathol* 1988;131:465.
135. Byers RJ, Marsh P, Parkinson D, Haboubi NY: Melanosis coli is associated with an increase in colonic epithelial apoptosis and not with laxative use. *Histopathology* 1997;30:160.
136. Benavides SH, Morgante PE, Monserrat AJ, et al: The pigment of melanosis coli: a lectin histochemical study. *Gastrointest Endosc* 1997;46:131.
137. Meyer CT, Brand M, DeLuca VA, Spiro HM: Hydrogen peroxide colitis: a report of three patients. *J Clin Gastroenterol* 1981;3:31.

138. Herreiros JM, Munjoin MA, Sanchez S, Garrido M: Alcohol-induced colitis. *Endoscopy* 1983;15:121.
139. Fortson WC, Tedesco FJ: Drug-induced colitis: a review. *Am J Gastroenterol* 1984;79:878.
140. Wootton FT, Rhodes DF, Lee WM, Fitts CT: Colonic necrosis with Kayexalate sorbitol enemas after renal transplantation. *Ann Intern Med* 1989;111:947.
141. Scott TR, Graham SM, Schweitzer EJ, Bartlett ST: Colonic necrosis following sodium polystyrene sulfonate (Kayexalate)-sorbitol enema in a renal transplant patient. *Dis Colon Rectum* 1993;36:607.
142. Kaufmann HJ, Taubin HL: Nonsteroidal anti-inflammatory drugs activate quiescent inflammatory bowel disease. *Ann Intern Med* 1987;107:513.
143. Price AB: Pathology of drug-associated gastrointestinal disease. *Br J Clin Pharmacol* 2003;56:477.
144. Lee FD: Importance of apoptosis in the histopathology of drug-related lesions in the large intestine. *J Clin Pathol* 1993;46:118.
145. Fellows IW, Clarke JMF, Roberts PF: Non-steroidal anti-inflammatory drug-induced jejunal and colonic diaphragm disease: a report of two cases. *Gut* 1992;33:1424.
146. Baert F, Hart J, Blackstone MO: A case of diclofenac-induced colitis with focal granulomatous change. *Am J Gastroenterol* 1995;90:1871.
147. ReMine SG, Melrath DC: Bowel perforation in steroid treated patients. *Ann Surg* 1980;192:581.
148. Papadimitriou JC, Cangro CB, Lustberg A, et al: Histologic features of mycophenolate mofetil-related colitis: a graft-versus-host disease-like pattern. *Int J Surg Pathol* 2003;11:295.
149. Behrend M: Adverse gastrointestinal effects of mycophenolate mofetil: aetiology, incidence and management. *Drug Saf* 2001;24:645.
150. Woywodt A, Choi M, Schneider W, et al: Cytomegalovirus colitis during mycophenolate mofetil therapy for Wegener's granulomatosis. *Am J Nephrol* 2000;20:468.
151. Crane PW, Clark C, Sowter C, et al: Cyclosporine toxicity in the small intestine. *Transplant Proc* 1990;22:2432.
152. Gabe SM, Bjarnason I, Tolou-Ghamari Z, et al: The effect of tacrolimus (FK506) on intestinal barrier function and cellular energy production in humans. *Gastroenterology* 1998;115:67.
153. Schwartzentruber D, Lotze MT, Rosenberg SA: Colonic perforation. An unusual complication of therapy with high-dose interleukin-2. *Cancer* 1988;62:2350.
154. Fam AG, Paton TW, Shamess CJ, Lewis AJ: Fulminant colitis complicating gold therapy. *J Rheumatol* 1980;7:479.
155. Wong V, Wyatt J, Lewis F, Howdle P: Gold induced enterocolitis complicated by cytomegalovirus infection: a previously unrecognized association. *Gut* 1993;34:1002.
156. Wright A, Benfield GFA, Felix-Davies D: Ischemic colitis and immune complexes during gold therapy for rheumatoid arthritis. *Ann Rheum Dis* 1984;43:495.
157. Jackson CW, Haboubi NY, Whorwell PJ, Schofield PF: Gold induced enterocolitis. *Gut* 1986;27:452.
158. Miller SS, Muggia AL, Spiro HM: Colonic histologic changes induced by 5-fluorouracil. *Gastroenterology* 1962;43:391.
159. Floch MH, Hellman L: The effect of 5-fluorouracil in rectal mucosa. *Gastroenterology* 1965;48:430.
160. Beck PL, Wong JF, Swaminathan S, et al: Chemotherapy and radiotherapy–induced intestinal damage is regulated by intestinal trefoil factor. *Gastroenterology* 2004;126:796.
161. Sandmeir D, Chaubert P, Bouzourene H: Irinotecan-induced colitis. *Int J Surg Pathol* 2005;13:215.
162. Sparano JA, Dutcher JP, Kaleya R, et al: Colonic ischemia complicating immunotherapy with interleukin-2 and interferon-alpha. *Cancer* 1991;68:1538.
163. deSilva P, Deb S, Drummond RD, Rankin R: A fatal case of ischemic colitis following long-term use of neuroleptic medication. *J Intellect Disabil Res* 1992;36:371.
164. Deana DG, Dean PJ: Reversible ischemic colitis in young women: association with oral contraceptive use. *Am J Surg Pathol* 1995;19:454.
165. Tedesco FJ, Volpicelli NA, Moore FS: Estrogen- and progesterone-associated colitis: a disorder with clinical and endoscopic features mimicking Crohn's colitis. *Gastrointest Endosc* 1982;28:247.
166. Friedel D, Thomas R, Fisher RS: Ischemic colitis during treatment with alosetron. *Gastroenterology* 2001;120:557.
167. Pawel BR, de Chadarevian JP, Franco ME: The pathology of fibrosing colonopathy of cystic fibrosis: a study of 12 cases and review of the literature. *Hum Pathol* 1997;28:395.
168. Smyth RL, Ashby D, O'Hea U, et al: Fibrosing colonopathy in cystic fibrosis: results of a case-control study. *Lancet* 1995;346:1247.
169. Eckardt VF, Kanzler G, Remmele W: Anorectal ergotism: another cause of solitary rectal ulcers. *Gastroenterology* 1986;91:1123.
170. Riddell RH: The gastrointestinal tract. In: Riddell RH (ed). *Pathology of Disease Induced and Toxic Diseases.* New York: Churchill Livingstone, 1972, pp 515–540.
171. Martin P, Manley PN, Depew WT: Isotretinoin-associated proctosigmoiditis. *Gastroenterology* 1987;93:606.
172. Shpilberg O, Ehrenfeld M, Abramowich D, et al: Ergotamine induced solitary rectal ulcer. *Postgrad Med J* 1990;66:483.
173. Janower ML: Hypersensitivity reactions after barium studies of the upper and lower gastrointestinal tract. *Radiology* 1986;161:139.
174. Stringer DA, Hassall E, Ferguson AC, et al: Hypersensitivity reaction to single contrast barium studies in children. *Pediatr Radiol* 1993;23:587.
175. Lutzger LG, Factor SM: Effects of some water-soluble contrast media on the colonic mucosa. *Diagn Radiol* 1976;118:545.
176. Wallace JF: Disorders caused by venoms, bites and stings. In: Petersdorf RG, Adams RD, Braunwald E, et al (eds). *Harrison's Principles of Internal Medicine,* 10th ed. New York: McGraw-Hill, 1983, pp 1241–1261.
177. Anderson RE, Witkowski LJ, Pontius GV: Radiation stricture of the small intestine. *Surgery* 1955;38:605.
178. DeCosse JJ, Rhodes RS, Wentz WB, et al: The natural history and management of radiation induced injury of the gastrointestinal tract. *Ann Surg* 1969;170:369.
179. Novak JM, Collins JT, Donowitz M, et al: Effects of radiation on the human gastrointestinal tract. *J Clin Gastroenterol* 1979;1:9.
180. Paris F, Fuks A, Kang P, et al: Endothelial apoptosis as the primary lesion initiating intestinal radiation damage in mice. *Science* 2001;293:293.
181. Maj JG, Paris F, Haimovitz-Friedman A, et al: Microvascular function regulates intestinal crypt response to radiation. *Cancer Res* 2003;63:4338.
182. Sedgwick DM, Howard GCW, Ferguson A: Pathogenesis of acute radiation injury to the rectum: a prospective study in patients. *Int J Colorectal Dis* 1994;9:23.
183. Sandler RS, Sandler DP: Radiation-induced cancers of the colon and rectum: assessing the risk. *Gastroenterology* 1983;84:51.
184. Hauer-Jensen M, Ricter KK, Wang J, et al: Changes in transforming growth factor β1 gene expression and immunoreactivity levels during development of chronic radiation enteropathy. *Radiat Res* 1998;150:673.
185. Fajardo LF, Prionas SD, Kwan HH, et al: Transforming growth factor β1 induces angiogenesis in vivo with a threshold pattern. *Lab Invest* 1996;74:600.
186. Hauer-Jensen M: Late radiation injury of the intestine. Clinical, pathophysiological and radiobiological aspects. A review. *Acta Oncol* 1990;92:401.
187. Gelfand MD, Teper M, Katz LA, et al: Acute irradiation proctitis in man. Development of eosinophilic abscesses. *Gastroenterology* 1968;54:49.
188. Leupin N, Curschmann J, Kranzbühler H, et al: Acute radiation colitis in patients treated with short-term preoperative radiotherapy for rectal cancer. *Am J Surg Pathol* 2002;26:498.
189. Kang SK, Chou RH, Dodge RK, et al: Gastrointestinal toxicity of transperineal interstitial prostate brachytherapy. *Int J Radiation Oncology Phys* 2002;53:99.
190. Falcone RE, Carey LC: Colorectal trauma. *Surg Clin North Am* 1988;68:1307.
191. Cooper A, Floyd T, Barlow B, et al: Major blunt abdominal trauma due to child abuse. *J Trauma* 1988;28:1483.
192. Jeffrey RB, Federle MP, Stein SM, Crass RA: Intramural hematoma of the cecum following blunt trauma. *J Comp Assist Tomogr* 1982;6:404.
193. Westcott JL, Smith JR: Mesentery and colon injuries secondary to blunt trauma. *Radiology* 1975;114:597.
194. Altner PC: Constrictive lesions of the colon due to blunt trauma to the abdomen. A critical review of management of right colon injuries. *Surg Gynecol Obstet* 1964;118:1257.
195. Chilmindris C, Boyd DR, Carson LE, et al: A critical review of management of right colon injuries. *J Trauma* 1971;11:651.
196. Goosney DL, Knoechel DG, Finlay BB: Enteropathogenic E. coli, salmonella and shigella: masters of host cell cytoskeletal exploitation. *Emerging Infect Dis* 1999;5:216.
197. Levine MM, Levine OS: Changes in human ecology and behavior in relation to the emergence of diarrheal diseases, including cholera. *Proc Natl Acad Sci USA* 1994;91:2390.

198. Pai C, Nimet AH, Lior H, et al: Epidemiology of sporadic diarrhea due to verocytotoxin-producing *Escherichia coli*: a two-year prospective study. *J Infect Dis* 1988;157:1054.
199. Pai CH, Gordon R, Sims HV, Bryan LE: Sporadic cases of hemorrhagic colitis associated with *Escherichia coli* 0157:H7. *Ann Intern Med* 1984;101:738.
200. Horing E, Gopfert D, Schroter G, von Gaisberg U: Frequency of microorganisms isolated from biopsy specimens in chronic colitis. *Endoscopy* 1991;23:325.
201. Johnson WM, Lior H, Bezanson GS: Cytotoxic *Escherichia coli* 0157:H7 strain associated with an outbreak of hemorrhagic colitis. *Infect Immun* 1986;51:953.
202. Edelman R, Karmali MA, Fleming PA: Summary of international symposium and workshop on infections due to verocytotoxin (Shiga-like toxin) producing *Escherichia coli*. *J Infect Dis* 1988;157:1102.
203. Tarr PI, Neill MA, Clausen CR, et al: Genotypic variation in pathogenic *Escherichia coli* 0157:H7 isolated from patients in Washington, 1984-1987. *J lnfect Dis* 1989;159:344.
204. Phillips AD, Navabpour D, Hicks S, et al: Enterohaemorrhagic *Escherichia coli* 0157:H7 target Peyer's patches in humans and cause attaching/effacing lesions in both human and bovine intestine. *Gut* 2000;47:377.
205. Tesh VL, O'Brien AD: The pathogenic mechanism of Shiga toxin and the Shiga-like toxins. *Mol Microbiol* 1991;5:1817.
206. Karmali MA, Petric M, Steele BT, Lim C: Sporadic cases of haemolyticuraemic syndrome associated with faecal cytotoxin and cytotoxin-producing *Escherichia coli* in stools. *Lancet* 1983;1:619.
207. Buteau C, Proulx F, Chaibou M, et al: Leukocytosis in children with *Escherichia coli* 0157:H7 enteritis developing the hemolytic-uremic syndrome. *Pediatr Infect Dis J* 2000;19:642.
208. Dundas S, Todd WT, Stewart AI, et al: The central Scotland *Escherichia coli* 0157:H7 outbreak: risk factors for the hemolytic uremic syndrome and death among hospitalized patients. *Clin Infect Dis* 2001;33:923.
209. Ostroff SM, Kobayashi JM, Lewis JH: Infections with *Escherichia coli* 0157:H7 in Washington State. The first year of statewide disease surveillance. *JAMA* 1989;262:355.
210. Marshall W, McLimans C, Yu P, et al: Results of a 6-month survey of stool cultures for *Escherichia coli* 0157:H7. *Mayo Clin Proc* 1990;65:787.
211. Centers for Disease Control and Prevention: Outbreaks of *Escherichia coli* 0157:H7 infection and cryptosporidiosis associated with drinking unpasteurized apple cider—Connecticut and New York, October, 1996. *MMWR Morb Mortal Wkly Rep* 1997;46:4.
212. Waters JR, Sharp JCM, Dve VJ: Infection caused by *Escherichia coli* 0157:H7 in Alberta, Canada, and in Scotland: a five-year review, 1987-1991. *Clin Infect Dis* 1994;19:834.
213. Brewster DH, Brown MI, Robertson D, et al: An outbreak of *Escherichia coli* 0157 associated with a children's paddling pool. *Epidemiol Infect* 1994;112:441.
214. Swerdlow DL, Woodruff BA, Brady RC, et al: A waterborne outbreak in Missouri of *Escherichia-coli* 0157:H7 associated with bloody diarrhea and death. *Ann Intern Med* 1992;117:812.
215. Doyle MP, Schoeni JL: Isolation of *Escherichia coli* 0157:H7 from retail fresh meats and poultry. *Appl Environ Microbiol* 1987;53:2394.
216. Ryan CA, Tauxe RV, Hosek GE, et al: *Escherichia coli* 0157:H7 diarrhea in a nursing home: clinical, epidemiological and pathological findings. *J Infect Dis* 1986;154:631.
217. Easton L: *Escherichia coli* 0157: occurrence, transmission and laboratory detection. *Br J Biomed Sci* 1997;54:57.
218. Doyle MP, Schoeni JL: Survival and growth characteristics of *Escherichia coli* associated with hemorrhagic colitis. *Appl Environ Microbiol* 1984;48:855.
219. Burnens AP, Zbinden R, Kaempf L, et al: A case of laboratory acquired infection with *Escherichia coli* 0157:H7. *Zentralbl Bakteriol* 1993;279:512.
220. Griffin PM, Tauxe R: The epidemiology of infections caused by *Escherichia coli* 0157:H7, other enterohemorrhagic *E. coli* and the associated hemolytic uremic syndrome. *Epidemiol Rev* 1992;13:60.
221. Griffin PM, Olmstead LC, Petras RE: *Escherichia coli* 0157:H7–associated colitis: a clinical and histological study of 11 cases. *Gastroenterology* 1990;99:142.
222. Hunt CM, Harvey JA, Youngs ER, et al: Clinical and pathological variability of infection by enterohaemorrhagic (Vero cytotoxin producing) *Escherichia coli*. *J Clin Pathol* 1989;42:847.
223. Lamps LW, Schneider EN, Havens JM, et al: Molecular diagnosis of *Campylobacter jejuni* infection in cases of focal active colitis. *Am J Surg Pathol* 2006;30:782.
224. Cartwright KA, Evans BG: Salmon as a food-poisoning vehicle: two successive *Salmonella* outbreaks. *Epidemiol Infect* 1988;101:249.
225. Centers for Disease Control: Multistate outbreak of *Salmonella poona* infections—United States and Canada, 1991. *MMWR Morbid Mortal Wkly Rep* 1991;40:549.
226. Ingersoll B: U. S. agencies move at last to unscramble mess they've made of combating *Salmonella* in eggs. *Wall Street Journal*, January 9, 1990, p A16.
227. Rampling A: *Salmonella enteritidis* five years on. *Lancet* 1993;342:317.
228. Rodrigue DC, Tauxe RV, Rowe B: International increase in *Salmonella enteritidis*: a new pandemic? *Epidemiol Infect* 1990;105:21.
229. Christie AB: *Infectious Disease: Epidemiologic and Clinical Practice*, 4th ed., Vol. 1. New York: Churchill Livingstone, 1987, pp 101–120.
230. Bozkurt S, Celik F, Guler K: Massive lower gastrointestinal bleeding in typhoid fever. *Int Surg* 2004;89:172.
231. Takeuchi A: Electron microscope studies of experimental salmonella infection. I. Penetration into the intestinal epithelium by Salmonella typhimurium. *Am J Pathol* 1967;50:109.
232. Garcia del Porillo F, Finlay BB: Salmonella invasion of nonphagocytic cells induces formation of macropinosomes in the host cell. *Infect Immunol* 1994;62:4641.
233. Galan JE: Molecular and cellular bases of Salmonella entry into host cells. *Curr Top Microbiol Immunol* 1996;209:43.
234. Noffsinger A, Fenoglio Preiser CM, Gilinsky N, Maru D: Benign gastrointestinal diseases. Armed Forces Institute of Pathology Press, Washington, DC, in press.
235. Finlay BB, Falkow S: Salmonella as an intracellular parasite. *Mol Microbiol* 1989;3:1833.
236. Dronfield MW, Fletcher J, Langman MJS: Coincident salmonella infections and ulcerative colitis: problems of recognition and management. *Br J Med* 1974;i;99.
237. Black PH, Kunz LJ, Swartz MN: Salmonellosis – a review of some unusual aspects. *N Engl J Med* 1960;262:864.
238. Centers for Disease Control: *Shigella Surveillance: Annual Tabulation Summary, 1999*. Atlanta, GA: U.S. Department of Health and Human Services, CDC, 2000.
239. Centers for Disease Control: Shigella sonnei outbreak among men who have sex with men – San Francisco, California, 2000-2001. *MMWR Morbid Mortal Wkly Rep* 2001;50:922.
240. Lee LA, Ostroff SM, McGee HB, et al: An outbreak of shigellosis at an outdoor music festival. *Am J Epidemiol* 1991;133:608.
241. Reeve G, Martin DL, Pappas J, et al: An outbreak of shigellosis associated with the consumption of raw oysters. *N Engl J Med* 1989;321:224.
242. Morduchowicz G, Huminer D, Siegman-Igra Y: *Shigella* bacteremia in adults. A report of five cases and review of the literature. *Arch Intern Med* 1987;147:2034.
243. Keusch GT: Shigella. In: Gorbach SL (ed). *Infectious Diarrhea*. Boston: Blackwell Scientific, 1986, pp 31–50.
244. O'Brien AD, Marques LRM, Newland JW, et al: Shiga and shigalike toxins. *Microbiol Ther* 1984;14:25.
245. Upadhyay S, Neely JA: Toxic megacolon and perforation caused by *Shigella*. *Br J Surg* 1989;76:1217.
246. Islam MM, Azad AK, Bardhan PK, et al: Pathology of shigellosis and its complications. *Histopathology* 1994;24:65.
247. Caldwell GR, Reiss-Levy EA, deCarle DJ, Hunt DR: *Shigella dysenteriae* type I enterocolitis. *Aust NZ J Med* 1986;16:405.
248. Raghupathy P, Date A, Shastry JCM, et al: Haemolytic-uraemic syndrome complicating *Shigella* dysentery in south Indian children. *BMJ* 1978;1:1518.
249. Bennish ML: Potentially lethal complications of shigellosis. *Rev Infect Dis* 1991;4:S319.
250. Maurelli AT, Blackmon B, Curtiss R III: Temperature-dependent expression of virulence genes in *Shigella* species. *Infect Immunol* 1984;43:195.
251. Sansonetti PJ, Arondel J, Cantey JR, et al: Infection of rabbit Peyer's patches by Shigella flexneri: effect of adhesive or invasive bacterial phenotypes on follicle-associated epithelium. *Infect Immunol* 1996;64:2751.
252. Perdomo OJ, Cavaillon JM, Huerre M, et al: Acute inflammation causes epithelial invasion and mucosal destruction in experimental shigellosis. *J Exp Med* 1994;180:1307.
253. Adam T, Arpin M, Prevost MC, et al: Cytoskeletal rearrangements and the functional role of T-plastin during entry of Shigella flexneri into HeLa cells. *J Cell Biol* 1995;129:367.

254. Bernardini ML, Mounier J, d'Hautville H, et al: Identification of icsA, a plasmid locus of Shigella flexneri that governs bacterial intra- and intercellular spread through interaction with F-actin. *Proc Natl Acad Sci USA* 1989;86:3867.
255. Zeile WL, Purich DL, Southwick FS: Recognition of two classes of oligoproline sequences in prolifin-mediated acceleration of actin-based Shigella motility. *J Cell Biol* 1996;133:49.
256. Kadurugamuwa JL, Rhodes M, Wehland J, Timmis KN: Intercellular spread of Shigella flexerni through a monolayer mediated by membranous protrusions and associated with reorganization of the cytoskeletal protein vinculin. *Infect Immunol* 1991;59:3463.
257. Allaoui A, Mounier J, Prevost MC, et al: icsB, a Shigella flexerni virulence gene necessary for the lysis of protrusions during intracellular spread. *Mol Microbiol* 1992;6:1605.
258. Hilbi H, Zychlinsky A, Sansonnetti PJ: Macrophage apoptosis in microbial infections. *Parasitology* 1997;115:S79.
259. McDonald LC, Kilgore GE, Thompson A, et al: An epidemic toxin gene-variant of *Clostridium difficile*. *N Engl J Med* 2005;353:2433.
260. Loo VG, Poirier L, Miller MA: A predominantly clonal multi-institutional outbreak of *Clostridium difficile*-associated diarrhea with high morbidity and mortality. *N Engl J Med* 2005;353:2442.
261. Johnson S, Clabots CR, Linn FV, et al: Nosocomial *clostridium difficile* colonisation and disease. *Lancet* 1990;336:97.
262. Qualman SJ, Petrie M, Karmali A, et al: *Clostridium difficile* invasion and toxin circulation in fatal pediatric pseudomembranous colitis. *Am J Clin Pathol* 1990;94:410.
263. Reinke CM, Messick CR: Update on *clostridium difficile*-induced colitis. *Am J Hosp Pharm* 1994;51:14.
264. Collignon A, Jeantils V, Cruaud P, et al: Prevalence of *Clostridium-difficile* and toxin-A in faecal samples of HIV infected patients. *Pathol Biol* 1993;41:415.
265. Fekety R, Kim K-H, Brown D, et al: Epidemiology of antibiotic-associated colitis: isolation of *Clostridium difficile* from the hospital environment. *Am J Med* 1981;70:906.
266. Kyne L, Warny M, Qamar A, Kelly CP: Asymptomatic carriage of *Clostridium difficile* and serum levels of IgG antibody against toxin A. *N Engl J Med* 2000;242:390.
267. Kyne L, Warny M, Qamar A, Kelly CP: Association between antibody response to toxin A and protection against *Clostridium difficile* diarrhea. *Lancet* 2001;357:189.
268. Riegeler M, Sedivy R, Pothoulakis C, et al: Clostridium difficile toxin B is more potent than toxin A in damaging human colonic epithelium in vitro. *J Clin Invest* 1995;95:2004.
269. Pothoulakis C, LaMont JT: Microbes and microbial toxins: paradigms for microbial-mucosal interactions II. The integrated response of the intestine to *Clostridium difficile* toxin. *Am J Physiol* 2001;280:G178.
270. He D, Sougioultzis S, Hagen S, et al: Clostridium difficile toxin A triggers human colonocyte IL-8 release via mitochondrial oxygen radical generation. *Gastroenterology* 2002;122:1048.
271. Savidge TC, Pan W-H, Newman P, et al: *Clostridium difficile* toxin B is an inflammatory enterotoxin in human intestine. *Gastroenterology* 2003;125:413.
272. Pituch H, Van Leeuwen W, Maquelin K, et al: Toxin profiles and resistance to macrolides and new fluoroquinolones as epidemicity determinants of clinical isolates of clostridium difficile from Warsaw Poland. *J Clin Microbiol* 2007;Feb 21 (E pub).
273. Kazakova SV, Ware K, Baughman B, et al: A hospital outbreak of diarrhea due to emerging epidemic strains of *Clostridium difficile*. *Arch Int Med* 2006;166:2518.
274. Mattia AR, Doern GV, Clark J, et al: Comparison of four methods in the diagnosis of *Clostridium difficile* disease. *Eur J Clin Microbiol Infect Dis* 1993;12:882.
275. DiPersio JR, Varga FJ, Conwell DW, et al: Development of a rapid enzyme immunoassay for *Clostridium difficile* toxin A and its use in the diagnosis of *C. difficile*-associated disease. *J Clin Microbiol* 1991;29:2724.
276. Boondeekhun HS, Gurutler V, Odd ML, et al: Detection of *Clostridium-difficile* enterotoxin gene in clinical specimens by the polymerase chain reaction. *J Med Microbiol* 1993;39:391.
277. Viscidi RP, Bartlett JG: Antibiotic associated pseudomembranous colitis in children. *Pediatrics* 1981;67:381.
278. Tedesco FJ, Corless JK, Brownstein RE: Rectal sparing in antibiotic-associated pseudomembranous colitis: a prospective study. *Gastroenterology* 1982;83:1259.
279. Schnitt SJ, Antonioli DA, Goldman H: Massive mural edema in severe pseudomembranous colitis. *Arch Pathol Lab Med* 1983;107:211.
280. Wang K, Weinrach D, Lal A, et al: Signet-ring cell change versus signet-ring cell carcinoma. A comparative analysis. *Am J Surg Pathol* 2003;27:1429.
281. Schiffman R: Signet-ring cells associated with pseudomembranous colitis. *Am J Surg Pathol* 1996;20:599.
282. Bartlett JG: Antibiotic-associated diarrhea. *N Engl Med* 2002;346.
283. Sougioultziz S, Kyne L, Drudy D, et al: Clostridium difficile toxoid vaccine in recurrent C difficile-associated diarrhea. *Gastroenterology* 2005;128:764.
284. Kornbluth AA, Danzig JB, Bernstein LH: *Clostridium septicum* infection and associated malignancy: report of 2 cases and review of the literature. *Medicine* 1989;68:30.
285. Katlic MR, Derkac WM, Coleman WS: *Clostridium septicum* infection and malignancy. *Ann Surg* 1981;193:361.
286. Collier PE, Diamond DL, Young JC: Nontraumatic *Clostridium septicum* gangrenous myonecrosis. *Dis Colon Rectum* 1983;26:703.
287. Borriello SP, Welch AR, Larson HE, Barclay F: Enterotoxigenic *Clostridium perfringens*: a possible cause of antibiotic-associated diarrhoea. *Lancet* 1984;1:305.
288. Mapstone NP, Dixon MF: Vasculitis in ileocaecal tuberculosis: similarities to Crohn's disease. *Histopathology* 1992;21:477.
289. Nichol CS: Some aspects of gonorrhea in the female with special reference to infection of the rectum. *Br J Vener Dis* 1948;24:713.
290. Klausner JD, Kohn R, Kent C: Etiology of clinical proctitis among men who have sex with men. *Clin Infect Dis* 2004;38:300.
291. Gad A, Wllen R, Furugard K, et al: Intestinal spirochaetosis as a cause of long-standing diarrhoea. *Ups J Med Sci* 1977;82:47.
292. Palejwala AA, Evans R, Campbell F: Spirochaetes can colonize colorectal adenomatous epithelium. *Histopathology* 2000;37:282.
293. Uhlemann ER, Fenoglio-Preiser C: Intestinal spirochetosis. *Am J Surg Pathol* 2005;29:982.
294. Gebbers J-O, Ferguson DJ, Mason C, et al: Spirochetosis of the human rectum associated with an intraepithelial mast cell and IgE plasma cell response. *Gut* 1987;28:588.
295. Bayerdorffer E, Schwarzkopf-Steinhauser G, Ottenjann R: New unusual forms of colitis. Report of four cases with known and unknown etiology. *Hepatogastroenterology* 1986;33:187.
296. Roberts IM, Parenti DM, Albert MB: Aeromonas hydrophile-associated colitis in a male homosexual. *Arch Intern Med* 1987;147:1502.
297. Deutsch SF, Wedzina W: Aeromonas sobria-associated left-sided segmental colitis. *Am J Gastroenterol* 1997;92:2104.
298. Cowgill R, Quan SHQ: Colonic actinomycosis mimicking carcinoma. *Dis Colon Rectum* 1978;22:45.
299. Whitaker BL: Actinomycetes in biopsy material obtained from suture line granulomata following resection of the rectum. *Br J Surg* 1964;51:445.
300. Davis BT, Thiim M, Zukerberg LR: Case 2-2006: A 31 year old, HIV-positive man with rectal pain. *N Engl J Med* 2006;354:284.
301. Spaargaren J, Fennema HS, Morre SA, et al: New lymphogranuloma venereum Chlamydia trachomatis variant, Amsterdam. *Emerg Infect Dis* 2005;11:1090.
302. Nieuwenhuis RF, Ossewaarde JM, Gotz HM, et al: Resurgence of lymphogranuloma venereum in Western Europe: an outbreak of chlamydia trachomatis serovars L2 proctitis in the Netherlands among men who have sex with men. *Clin Infect Dis* 2004;39:996.
303. Schachter J, Osoba AO: Lymphogranuloma venereum. *Br Med Bull* 1983;39:151.
304. Morson BC: Anorectal venereal disease. *Proc R Soc Med* 1964;57:179.
305. Levine JS, Smith PD, Brugge WR: Chronic proctitis in male homosexuals due to lymphogranuloma venereum. *Gastroenterology* 1980;79:563.
306. Turnbull PC: Introduction: anthrax history, disease and ecology. *Curr Top Microbiol Immunol* 2002;271:1.
307. Bhat P, Mohan DN, Srinvasa H: Intestinal anthrax with bacteriological investigations. *J Infect Dis* 1985;152:1357.
308. Derizhanov SM: *Pathologic Anatomy and Pathogenesis of the Intestinal Form of Anthrax*. Smolensk Institute of Pathology Anatomy, Western Oblast Government Printing House, Moscow, Russia, 1935.
309. Huang E-S, Roche JK: Cytomegalovirus DNA and adenocarcinomas of the colon: evidence for latent viral infection. *Lancet* 1978;1:957.
310. Ho M: Epidemiology of cytomegalovirus infections. *Rev Infect Dis* 1990;12:7.
311. Kyriazis AP, Mitra SK: Multiple cytomegalovirus-related intestinal perforations in patients with acquired immunodeficiency syndrome. *Arch Pathol Lab Med* 1992;116:495.

312. Goodman ZD, Boitnott JK, Yardley JH: Perforation of the colon associated with cytomegalovirus infection. *Dig Dis Sci* 1979;24:376.
313. Foucar E, Mukai K, Foucar K, et al: Colon ulceration in lethal cytomegalovirus infection. *Am J Clin Pathol* 1981;76:788.
314. Sonsino E, Mouy R, Foucaud P, et al: Intestinal pseudoobstruction related to cytomegalovirus infection of myenteric plexus. *N Engl J Med* 1984;311:196.
315. Shintaku M, Inoue N, Sasaki M, et al: Cytomegalovirus vasculitis accompanied by and exuberant fibroblastic reaction in the intestine of an AIDS patient. *Acta Pathol Jpn* 1991;41:900.
316. Kaufman RH, Gardner HL, Rawls WE, Young RL: Clinical features of herpes genitalis. *Cancer Res* 1973;33:1446.
317. Waugh MA: Ano-rectal herpesvirus hominis infection in men. *J Am Vener Dis Assoc* 1976;3:68.
318. Rocha N, Suguiama EH, Maia D, et al: Intestinal malakoplakia associated with paracoccidiomycosis: a new association. *Histopathology* 1997;30:79.
319. Lamps LW, Molna CP, West AB, et al: The pathologic spectrum of gastrointestinal and hepatic histoplasmosis. *Am J Clin Pathol* 2000;113:64.
320. Huang CT, McGarry T, Cooper S, et al: Disseminated histoplasmosis in the acquired immune deficiency syndrome: report of five cases from a nonendemic area. *Arch Intern Med* 1987;147:1181.
321. Sathapatayavongs B, Batteiger BE, Wheat J, et al: Clinical and laboratory features of disseminated histoplasmosis during two large urban outbreaks. *Medicine* 1983;62:26.
322. Cole ACE, Ridley DS, Wolfe HRI: Bowel infection with *Histoplasma duboisii*. *J Trop Med Hyg* 1965;68:92.
323. Newman SL: Macrophages in host defense against Histoplasma capsulatum. *Trends Microbiol* 1999;7:67.
324. Cimponeriu D, LoPresti P, Lavelanet M, et al: Gastrointestinal histoplasmosis in HIV infection: two cases of colonic pseudocancer and review of the literature. *Am J Gastroenterol* 1994;89:129.
325. Mullick SS, Mody DR, Schwartz MR: Cytology of gastrointestinal histoplasmosis. A report of two cases with differential diagnosis and diagnostic pitfalls. *Acta Cytol* 1996;40:989.
326. Saral R: Candida and Aspergillus infections in immunocompromised patients: an overview. *Rev Infect Dis* 1991;13:487.
327. Kinder RB, Jourdan MH: Disseminated aspergillosis and bleeding colonic ulcers in renal transplant patient. *J R Soc Med* 1985;78:338.
328. Denning DW, Stevens DA: Antifungal and surgical treatment of invasive aspergillosis: review of 2,121 published cases. *Rev Infect Dis* 1990;12:1147.
329. Michalack DM, Cooney DR, Rhodes KH, et al: Gastrointestinal mucormycosis in infants and children: a cause of gangrenous intestinal cellulitis and perforation. *J Pediatr Surg* 1980;16:320.
330. Parra R, Arnau E, Julia A, et al: Survival after intestinal mucormycosis in acute myelogenous leukemia. *Cancer* 1986;58:2717.
331. Hutto JO, Bryan CS, Green FL, et al: Cryptococcosis of the colon resembling Crohn's disease in a patient with the hyperimmunoglobulinemia E-recurrent infect (Job's syndrome). *Gastroenterology* 1988;94:808.
332. Washington K, Gottfried MR, Wilson ML: Gastrointestinal cryptococcosis. *Mod Pathol* 1991;4:707.
333. Richter S, Cormican MG, Pfaller MA, et al: Fatal disseminated *Trichoderma longibrachitum* infection in an adult bone marrow transplant patient: species identification and review of the literature. *J Clin Microbiol* 1999;37:1154.
334. Binford CH, Connor DH: *Pathology of Tropical and Extraordinary Diseases*. Washington, DC: Armed Forces Institute of Pathology, 1976, pp 591–593.
335. Yousef OM, Smilack JD, Kerr DM, et al: Gastrointestinal basidiobolomycosis. Morphologic findings in a cluster of six cases. *Am J Clin Pathol* 1999;11:610.
336. Sudman MS: Protothecosis. A critical review. *Am J Clin Pathol* 1974;61:10.
337. Cox GE, Wilson JD, Brown P: Prototothecosis: a case of disseminated algal infection. *Lancet* 1974;2:379.
338. Istre GR, Kreiss K, Hopkins RS, et al: An outbreak of amebiasis spread by colonic irrigation at a chiropractic clinic. *N Engl J Med* 1982;307:339.
339. Allason-Jones E, Mindel A, Sargeunt P, Williams P: *Entamoeba histolytica* as a commensal intestinal parasite in homosexual men. *N Engl J Med* 1986;315:353.
340. Haque R, Huston CD, Hughes M, et al: Amebiasis. *New Engl J Med* 2003;348:1565.
341. Connor DH, Neafie RC, Meyers WM: Amebiasis. In: Binford CH, Connor DH (eds). *Pathology of Tropical and Extraordinary Diseases*, Vol. 1. Washington, DC: Armed Forces Institute of Pathology, 1976.
342. Petri WA Jr, Mann BJ, Haque R: The bittersweet interface of parasite and host: lectin-carbohydrate interactions during human invasion by the parasite *Entamoeba histolytica*. *Annu Rev Microbiol* 2002;56:39.
343. Reed S, Bouvier J, Pollack AS, et al: Cloning of a virulence factor of *Entamoeba histolytica*. *J Clin Invest* 1993;91:1532.
344. Seydel KB, Li E, Zhang Z, Stanley SL Jr: Epithelial cell iniated inflammation plays a crucial role in early tissue damage in amebic infection of human intestine. *Gastroenterology* 1998;115:1446.
345. Sotelo-Avila C, Kline MW, Silberstein MJ, Desai K: Bloody diarrhea and pneumoperitoneum in a 10-month-old girl. *J Pediatr* 1988;113:1098.
346. Merritt RJ, Coughlin E, Thomas DW, et al: Spectrum of amebiasis in children. *Am J Dis Child* 1982;136:785.
347. Turner GR, Millikan M, Carter J Jr, Hinshaw D: Surgical significance of fulminant amoebic colitis: report of perforation of the colon with peritonitis. *Am Surg* 1965;31:757.
348. Jenkinson SG, Hargrove MD: Recurrent amebic abscess of the liver. *JAMA* 1975;232:277.
349. Shookhoff HB: Amebic pericarditis. *JAMA* 1973;223:923.
350. Healy GR: Immunologic tools in the diagnosis of amebiasis: epidemiology in the United States. *Rev Infect Dis* 1986;8:239.
351. Patterson M, Healy GR, Shabot JM: Serologic testing for amoebiasis. *Gastroenterology* 1980;78:136.
352. Pittman FE, El-Hashimi WK, Pittman JC: Studies of human amebiasis. II. Light and electron-microscopic observations of colonic mucosa and exudate in acute amebic colitis. *Gastroenterology* 1973;65:588.
353. Levine SM, Stover JF, Warren JG, et al: Ameboma, the forgotten granuloma. *JAMA* 1971;215:1461.
354. Radke RA: Ameboma of the intestine: an analysis of the disease as presented in 78 collected and 41 previously unreported cases. *Ann Intern Med* 1955;43:1048.
355. Powell SJ, MacLeod I, Wilmot AL, Elsdon-Dew E: Metronidazole in amoebic dysentery and amoebic liver abscess. *Lancet* 1966;2:1329.
356. Arean VM, Echevarria R: Balantidiasis. In: Marcial-Rojas RA (ed). *Pathology of Protozoal and Helminthic Diseases*. Baltimore: Williams and Wilkins, 1971, p 234.
357. Castro J, Vazquez-Iglesias JL, Arnal-Monreal F: Dysentery caused by *Balantidium coli*: report of two cases. *Endoscopy* 1983;15:272.
358. Neafie RC: Balantidiasis. In: Binford CH, Connor DH (eds). *Pathology of Tropical and Extraordinary Diseases*. Washington, DC: Armed Forces Institute of Pathology, 1976, p 325.
359. Idoate MA, Vazquez JJ, Civeria P: Rectal biopsy as a diagnostic procedure of chronic visceral leishmaniasis. *Histopathology* 1993;22:589.
360. Sheehan DJ, Runcher BG, McKitrick JC: Association of *Blastocystis hominis* with signs and symptoms of human disease. *J Clin Microbiol* 1986;24:548.
361. Garcia LS, Bruckner DA, Claney MN: Clinical relevance of *Blastocystis hominis*. *Lancet* 1984;2:1233.
362. Lee MG, Rawlins SC, Didier M, DeCeulaer K: Infective arthritis due to *Blastocystis hominis*. *Ann Rheum Dis* 1990;49:192.
363. Boros DL, Warren KS: Delayed hypersensitivity-type granuloma formation and dermal reaction induced and elicited by a soluble factor isolated from *Schistosoma mansoni* eggs. *J Exp Med* 1970;132:488.
364. Chotsulo L, Engels D, Montresor A, Savioli L: The global status of schistosomiasis and its control. *Acta Trop* 2000;77:41.
365. Malek EA: *Snail-Transmitted Parasitic Diseases*, Vol. 1. Boca Raton: CRC Press, 1980, pp 179–185.
366. Nash TE, Cheever AW, Ottesen EA, Cook JA: Schistosome infections in humans: perspectives and recent findings. *Ann Intern Med* 1982;97:740.
367. Ming-Chai C, Jen-Chun H, P'Ei-Yu, et al: Pathogenesis of carcinoma of the colon and rectum in *Schistosoma japonica*. A study of 90 cases. *Chin Med J* 1965;84:513.
368. El-Afifi S: Intestinal bilharziasis. *Dis Colon Rectum* 1964;7:1.
369. Prosser JM, Kasznica J, Gottlieb LS, Wade G: Bilharzial pseudotumors—dramatic manifestation of schistosomiasis: report of a case. *Hum Pathol* 1994;25:98.
370. Neves J, Raso P, Pinto DD, et al: Ischemic colitis (necrotizing colitis, pseudomembranous colitis) in acute schistosomiasis mansoni: report of two cases. *Trans R Soc Trop Med Hyg* 1993;87:449.
371. Miyake M: Schistosomiasis japonicum. In: Marcial-Rojas RA (ed). *Pathology of Protozoal and Helminthic Diseases*. Baltimore: Williams and Wilkins, 1971, pp 414–421.

372. Matsumoto T, Iida M, Kimura Y, et al: Anisakiasis of the colon: radiologic and endoscopic features in six patients. *Radiology* 1992;183:97.
373. Centers for Disease Control: *Intestinal Parasite Surveillance Summary 1978*. Atlanta, GA: Centers for Disease Control, 1979.
374. Neafie RC, Connor DH: Trichuriasis. In: Binford CH, Connor DH (eds). *Pathology of Tropical and Extraordinary Diseases*. Washington, DC: Armed Forces Institute of Pathology, 1976, pp 415–420.
375. Ramirez-Weiser R: Trichuriasis. In: Marcial-Rojas RA (ed). *Pathology of Protozoal and Helminthic Diseases*. Baltimore: Williams and Wilkins, 1971, pp 658–663.
376. Sun T: Trichurasis (trichocephaliasis). In: Sun T (ed). *Pathology and Clinical Features of Parasitic Diseases*. New York: Masson, 1982, pp 151–157.
377. Kronawitter U, Kemeny NE, Blumgart L: Neutropenic enterocolitis in a patient with colorectal carcinoma. *Cancer* 1997;80:656.
378. Wade DS, Nava HR, Douglass HO: Neutropenic enterocolitis. Clinical diagnosis and treatment. *Cancer* 1992;69:17.
379. Blei ED, Abrahams C: Diffuse phlegmonous gastroenterocolitis in a patient with an infected peritoneojugular venous shunt. *Gastroenterology* 1983;84:636.
380. Flejou JR, Bogomoletz WV: Les colites microscopiques: colite collagène et colite lymphcytaire. Un concept unitaire? *Gastroenterol Clin Biol* 1993;17:T28.
381. Jesserun J, Yardley J, Lee E, et al: Microscopic and collagenous colitis: different names for the same condition? *Gastroenterology* 1986;91:1583.
382. Bogomoletz WV: Collagenous, microscopic and lymphocytic colitis. An evolving concept. *Virchows Arch A Pathol Anat* 1994;424:573.
383. Mosnier J-F, Larvol L, Barge J, et al: Lymphocytic and collagenous colitis: an immunohistochemical study. *Am J Gastroenterol* 1996;91:709.
384. Giardiello FM, Bayless TM, Jessurun J, et al: Collagenous colitis: physiologic and histopathologic studies in seven patients. *Ann Intern Med* 1987;106:46.
385. Goff JS, Barnett JL, Pelke T, Appleman HD: Collagenous colitis: histopathology and clinical course. *Am J Gastroenterol* 1997;92:57.
386. Giardiello FM, Jackson F, Lazenby A: Metachronous occurrence of collagenous colitis and ulcerative colitis. *Gut* 1991;32:447.
387. Bowling TE, Price AB, Al-Adnani M, et al: Interchange between collagenous and lymphocytic colitis in severe disease with autoimmune associations requiring a colectomy: a case report. *Gut* 1996;38:788.
388. Goldstein NS, Gyorfi T: Focal lymphocytic colitis and collagenous colitis. Patterns of Crohn's colitis? *Am J Surg Pathol* 1999;23:1075.
389. Chutkam R, Sternthal M, Janowitz HD: A family with collagenous colitis, ulcerative colitis and Crohn's disease. *Am J Gastroenterol* 2000;95:3640.
390. Baert F, Wouter K, D'Haens G, et al: Lymphocytic colitis: a distinct clinical entity? A clinicopathological confrontation of lymphocytic and collagenous colitis. *Gut* 1999;45:375.
391. Lindstrom CG: "Collagenous colitis" with watery diarrhea new entity? *Pathol Eur* 1976;11:87.
392. Gremse DA, Boudreaux CW, Manci EA: Collagenous colitis in children. *Gastroenterology* 1993;104:906.
393. Jarnerot G, Hertervig E, Granno C, et al: Familial occurrence of microscopic colitis: a report on five families. *Scand J Gastroenterol* 2001;36:959.
394. Rams H, Rogers AI, Gandhur-Mnaymneh L: Collagenous colitis. *Ann Int Med* 1987;106:108.
395. Molas G, Flejou JR, Potet F: Microscopic colitis, collagenous colitis and mast cells. *Dig Dis Sci* 1990;35:920.
396. Levy AM, Yamazaki K, Van Keulen VP, et al: Increased eosinophil infiltration and degranulation in colonic tissue from patients with collagenous colitis. *Am J Gastroenterol* 2001;96:1522.
397. Kingham JGC, Levison DA, Morson BC, et al: Collagenous colitis. *Gut* 1996;27:570.
398. Hwang WS, Kelly JK, Shaffer EA, et al: Collagenous colitis: a disease of pericryptal fibroblast sheath? *J Clin Pathol* 1986;149:33.
399. Andersen T, Andersen JR, Tvede M, et al: Collagenous colitis: are bacterial cytotoxins responsible? *Am J Gastroenterol* 1993;88:375.
400. Rampton DS, Baithun SI: Is microscopic colitis due to bile-salt malabsorption? *Dis Colon Rectum* 1987;30:950.
401. Rask-Madsen J, Grove O, Hansen MGJ, et al: Colonic transport of water and electrolytes in a patient with secretory diarrhea due to collagenous colitis. *Dig Dis Sci* 1983;28:1141.
402. Giardiello FM, Hansen FC III, Lazenby AJ, et al: Collagenous colitis in setting of nonsteroidal antiinflammatory drugs and antibiotics. *Dig Dis Sci* 1990;35:257.
403. Bohr J, Nordfelth R, Jarnerot G, Tysk C: Yersinia species in collagenous colitis: a serologic study. *Scand J Gastroenterol* 2002;37:711.
404. Brenet P, Dumontier I, Benhaimiseni MC, et al: Collagenous colitis: a new cause of intestinal protein loss. *Gastroenterol Clin Biol* 1992;16:182.
405. Leigh C, Elahmady A, Mitros FA, et al: Collagenous colitis associated with chronic constipation. *Am J Surg Pathol* 1993;17:81.
406. Bogomoletz WV, Adnet JJ, Birembaut P, et al: Collagenous colitis: an unrecognized entity. *Gut* 1980;21:164.
407. Debongnie JC, DeGalocsy C, Cahoelessur MO, Haot J: Collagenous colitis: a transient condition? *Dis Colon Rectum* 1984;27:672.
408. Saul SH: The watery diarrhea–colitis syndrome. A review of collagenous and microscopic/lymphocytic colitis. *Int J Surg Pathol* 1993;1:65.
409. Offner FA, Jao RV, Lewin KJ, et al: Collagenous colitis: a study of the distribution of morphological abnormalities and their histological detection. *Hum Pathol* 1999;30:451.
410. Aigner T, Neureiter D, Müller S, et al: Extracellular matrix composition and gene expression in collagenous colitis. *Gastroenterology* 1997;113:113.
411. Anagnostopoulos D, Riecken EO: Tenascin labeling in colorectal biopsies: a useful marker in the diagnosis of collagenous colitis. *Histopathology* 1999;34:425.
412. Salas A, Fernandez-Bañares F, Casalots J, et al: Subepithelial myofibroblasts and tenascin expression in microscopic colitis. *Histopathology* 2003;43:48.
413. Carpenter HA, Tremaine WJ, Batts KP, et al: Sequential histologic evaluations in collagenous colitis. *Dig Dis Sci* 1993;37:1903.
414. Tanaka M, Mazzoleni G, Riddell RH: Distribution of collagenous colitis: utility of flexible sigmoidoscopy. *Gut* 1992;33:65.
415. Libbrecht L, Croes R, Ectors N, et al: Microscopic colitis with giant cells. *Histopathology* 2002;40:335.
416. Sandmeier D, Bouzourene H: Microscopic colitis with giant cells: a rare new histopathologic subtype. *Int J Surg Pathol* 2004;12:45.
417. Ayata G, Ithamukkala S, Sapp H, et al: Prevalence and significance of inflammatory bowel disease-like morphological features in collagenous and lymphocytic colitis. *Am J Surg Pathol* 2002;6:1414.
418. Sapp H, Ithamukkala S, Brien TP, et al: The terminal ileum is affected in patients with lymphocytic or collagenous colitis. *Am J Surg Pathol* 2002;26:1484.
419. Freeman HJ: Collagenous mucosal inflammatory diseases of the gastrointestinal tract. *Gastroenterology* 2005;129:338.
420. Schreiber FS, Eidt S, Hidding M, et al: Collagenous duodenitis and collagenous colitis: a short clinical course as evidenced by sequential endoscopic and histologic findings. *Endoscopy* 2001;33:555.
421. Lazenby AJ, Yardley JH, Giardiello FM, Bayless TM: Pitfalls in the diagnosis of collagenous colitis: experience with 75 cases from a registry of collagenous colitis at The Johns Hopkins Hospital. *Hum Pathol* 1990;21:905.
422. Miehlke S, Heymer P, Bethke B, et al: Budesonide treatment for collagenous colitis: a randomized double-blind, placebo-controlled, multicenter trail. *Gastroenterology* 2002;123:978.
423. Bonderup OK, Hansen JB, Birket-Smith L, et al: Budesonide treatment of collagenous colitis: a randomized, double blind, placebo-controlled trial with morphometric analysis. *Gut* 2003;52:248.
424. Abdo A, Raboud J, Freeman HJ, et al: Clinical and histological predictors of response to medical therapy in collagenous colitis. *Am J Gastroenterol* 2002;97:1164.
425. Bo-Linn GW, Vendrell DD, Lee E, Fordtran JS: An evaluation of the significance of microscopic colitis in patients with chronic diarrhea. *J Clin Invest* 1985;75:1559.
426. Fernandez-Bañares F, Salas A, Forné M, et al: Incidence of collagenous and lymphocytic colitis: a 5-year population based study. *Am J Gastroentrol* 1999;94:4189.
427. DuBois RN, Lazenby AJ, Yardley JH, et al: Lymphocytic enterocolitis in patients with "refractory sprue." *JAMA* 1989;262:935.
428. Puri AS, Khan FM, Kumar M, et al: Association of lymphocytic (microscopic) colitis with tropical sprue. *J Gastroenterol Hepatol* 1994;9:105.
429. Groisman GM, Meyers S, Harpaz N: Collagenous gastritis associated with lymphocytic colitis. *J Clin Gastroenterol* 1996;22:134.
430. Cindoruk M, Tuncer C, Dursun A, et al: Increased colonic intraepithelial lymphocytes in patients with Hashimoto's thyroiditis. *J Clin Gastroenterol* 2002;34:237.

431. Fernandez-Bañares F, Salas A, Esteve M, et al: Collagenous and lymphocytic colitis: evaluation of clinical and histological features, response to treatment, and long term follow-up. *Am J Gastroenterol* 2003;98:340.
432. Berrebi D, Sautet A, Flejou J-F, et al: Ticlopidine induced colitis: a histopathological study including apoptosis. *J Clin Pathol* 1998;51:280.
433. Mills LR, Schuman BM, Thompson WO: Lymphocytic colitis—a definable clinical and histological diagnosis. *Dig Dis Sci* 1993;38:1147.
434. Wang N, Dumot JA, Achkar E, et al: Colonic epithelial lymphocytosis without a thickened subepithelial collagen table. *Am J Surg Pathol* 1999;23:1068.
435. Ensari A, Marsh MN, Loft DE, et al: Morphometric analysis of intestinal mucosa. V. Quantitative histological and immunocytochemical studies of rectal mucosae in gluten sensitivity. *Gut* 1993;34:1225.
436. Fine KD, Lee EL, Meyer RL: Colonic histopathology in untreated celiac sprue or refractory sprue: is it lymphocytic colitis or colonic lymphocytosis? *Hum Pathol* 1998;29:1433.
437. Bryant DA, Mintz ED, Puhr ND, et al: Colonic epithelial lymphocytosis associated with an epidemic of chronic diarrhea. *Am J Surg Pathol* 1996;20:1002.
438. Mintz ED, Parsonnet J, Osterholm MT: Chronic idiopathic diarrhea. *N Engl J Med* 1993;328:1713.
439. Osterholm MT, MacDonald KL, White KE, et al: An outbreak of a newly recognized chronic diarrhea syndrome associated with raw milk consumption. *JAMA* 1986;256:484.
440. Parsonnet J, Trock SC, Bopp CA, et al: Chronic diarrhea associated with drinking untreated water. *Ann Intern Med* 1989;10:985.
441. Martin DL, Hoberman LJ: A point source outbreak of chronic diarrhea in women in Texas: no known exposure to raw milk. *JAMA* 1986;256:469.
442. Marshak RH, Linder A, Maklansky D, Gelb A: Eosinophilic gastroenteritis. *JAMA* 1981;245:1677.
443. Zora JA, O'Connell EJ, Sachs MI, Hoffman AD: Eosinophilic gastroenteritis: a case report and review of the literature. *Ann Allergy* 1984;53:45.
444. Pascal RR, Gramlich TL: Geographic variations of eosinophil concentration in normal colonic mucosa. *Mod Pathol* 1993;6:51A.
445. Bender AE, Matthews DR: Adverse reactions to foods. *Br J Nutr* 1981;46:403.
446. Crowe SE, Perdue MH: Gastrointestinal food hypersensitivity: basic mechanisms of pathophysiology. *Gastroenterology* 1992;103:1075.
447. Sampson HA, Mendelson L, Rosen JP: Fatal and near-fatal anaphylactic reactions to food in children and adolescents. *N Engl J Med* 1992;327:380.
448. Sampson HA, Metcalfe D: Food allergies. *JAMA* 1992;268:2840.
449. Sampson HA, Broadbent KR, Bernhisel-Broadbent J: Spontaneous release of histamine from basophils and histamine-releasing factor in patients with atopic dermatitis and food hypersensitivity. *N Engl J Med* 1989;321:228.
450. Goldman H, Proujansky R: Allergic proctitis and gastroenteritis in children. *Am J Surg Pathol* 1986;10:75.
451. Lake AM, Whitington PF, Hamilton SR: Dietary protein-induced colitis in breast-fed infants. *J Pediatr* 1982;101:906.
452. Jenkins HR, Pincott JR, Soothill JF, et al: Food allergy: the major cause of infantile colitis. *Arch Dis Child* 1984;59:326.
453. Iacono G, Cavataio F, Montalto G, et al: Intolerance of cow's milk and chronic constipation. *N Eng J Med* 1998;339:1100.
454. Crowe SE, Perdue MH: Gastrointestinal food hypersensitivity: basic mechanisms of pathophysiology. *Gastroenterology* 1992;103:1075.
455. Wershil BK, Walker WA: The mucosal barrier, IgE-mediated gastrointestinal events, and eosinophilic gastroenteritis. *Gastroenterol Clin North Am* 1992;21:387.
456. Sun XM, Hsueh W: Platelet-activating factor produces in vivo complement activation and tissue injury in mice. *J Immunol* 1991;147:509.
457. Monteiro RC, Hostoffer RW, Cooper MD, et al: Definition of immunoglobulin A receptors on eosinophils and their enhanced expression in allergic individuals. *J Clin Invest* 1993;92:1681.
458. Odze RD, Wershil BK, Leichtner AM, Antonioli DA: Allergic colitis in infants. *J Pediatr* 1995;126:163.
459. Odze RD, Bines J, Leichtner AM, et al: Allergic proctocolitis in infants: a prospective clinical-pathologic biopsy study. *Hum Pathol* 1993;24:668.
460. Schoonbroodt D, Horsmans Y, Laka A, et al: Eosinophilic gastroenteritis presenting with colitis and cholangitis. *Dig Dis Sci* 1995;40:308.
461. Clouse R, Alpers D, Hockenbery D, DeSchryver-Kecskemeti K: Pericrypt eosinophilic enterocolitis and chronic diarrhea. *Gastroenterology* 1992;103:168.
462. Azzopardi JG, Evans DJ: Mucoprotein-containing histiocytes (muciphages) in the rectum. *J Clin Pathol* 1996;19:368.
463. Bejarano PA, Aranda-Michel J, Fenoglio-Preiser C: Histochemical and immunohistochemical characterization of foamy histiocytes (muciphages and xanthelasma) of the rectum. *Am J. Surg Pathol* 2000;24:1009.
464. Satti MB, Abu-Melha A, Taha OM, Al-Idrissi HY: Colonic malacoplakia and abdominal tuberculosis in a child. Report of a case with review of the literature. *Dis Colon Rectum* 1985;28:353.
465. Long JP, Althausen AF: Malakoplakia J: a 25-year experience with a review of the literature. *J Urol* 1989;141:1328.
466. Lewin K, Harell G, Lee A, Crowley J: An electron-microscopic study: demonstration of bacilliform organisms in malacoplakic macrophages. *Gastroenterology* 1974;66:28.
467. Abdou NI, NaPombejara C, Sagawa A, et al: Malacoplakia: evidence for monocyte lysosomal abnormality correctable by cholinergic agonist in vitro and in vivo. *N Engl J Med* 1977;297:1413.
468. Israel H, Sones M: Sarcoidosis. Clinical observation on one hundred sixty cases. *Arch Intern Med* 1958;102:766.
469. Bulger K, O'Riordan M, Purdy S, et al: Gastrointestinal sarcoidosis resembling Crohn's disease. *Am J Gastroenterol* 1988;83:1415.
470. Hilzenrat N, Spanier AL, Lamoureux E, et al: Colonic obstruction secondary to sarcoidosis: nonsurgical diagnosis and management. *Gastroenterology* 1995;108:1556.
471. Fauci AS, Haynes BF, Katz P, Wolff SM: Wegener's granulomatosis. Prospective clinical and therapeutic experience with 85 patients for 21 years. *Ann Intern Med* 1983;98:76.
472. Chin J: Current and future dimensions of the HIV/AIDS pandemic in women and children. *Lancet* 1990;336:221.
473. Rawandan HIV Seroprevalence Study Group: Nationwide community-based serological survey of HIV-1 and other human retrovirus infections in a central African country. *Lancet* 1989;1:941.
474. World Health Organization and Centers for Disease Control: Statistics from the World Health Organization and the Centers for Disease Control. *AIDS* 1990;4:605.
475. Centers for Disease Control: Trends in AIDS incidence, deaths, and prevalence–United States, 1996. *JAMA* 1997;277:874.
476. Bozette SA, Berry SH, Duan N, et al: The care of HIV-infected adults in the United States. *N Engl J Med* 1998;339:1897.
477. Cu-Urvin S, Flanigan TP, Rich JD, et al: Human immunodeficiency virus infection and acquired immunodeficiency syndrome among North American women. *Am J Med* 1996;101:316.
478. Monkemuller KE, Wilcox CM: Investigation of diarrhea in AIDS. *Can J Gastroenterol* 2000;14:933.
479. Bonfanti P, Valsecchi L, Parazzini F, et al: Incidence of adverse reactions in HIV patients treated with protease inhibitors: a cohort study. *J Acquir Immune Defic Syndr* 2000;23:236.
480. Call SA, Heudebert G, Saag M, Wilcox CM: The changing etiology of chronic diarrhea in HIV-infected patients with CD4 cell counts less than 200 cells/mm^3. *Am J Gastroenterol* 2000;95:3142.
481. Levy JA: Infection by human immunodeficiency virus–CD4 is not enough. *N Engl J Med* 1996;335:1528.
482. Berger EA, Doms RW, Fenyo EM, et al: A new classification for HIV-1. *Nature* 1998;391:240.
483. Alkhatib G, Combadiere C, Broder CC, et al: CC CKR5: A RANTES, MIP1-alpha, MIP 1beta receptor as a fusion cofactor for macrophage-tropic HIV-1. *Science* 1996;272:1955.
484. Palella FJ Jr, Delaney KM, Moorman AC, et al: Declining morbidity and mortality among patients with advanced human immunodeficiency virus infection. *N Engl J Med* 1998;338:853.
485. Zaitseva M, Blauvelt A, Lee S, et al: Expression and function of CCR5 and CXCR4 on human Langerhans cells and macrophages: implications for HIV primary infection. *Nat Med* 1997;3:1369.
486. Mummidi S, Ahuja SS, Gonzalez E, et al: Genealogy of the CCR5 locus and chemokine system gene variants associated with altered rates of HIV-1 disease progression. *Nat Med* 1998;4:786.
487. Liu R, Paxton WA, Choe S, et al: Homozygous defect in HIV-1 coreceptor accounts for resistance for some multiply-exposed individuals to HIV-infection. *Cell* 1996;86:367.
488. Sneller MC, Strober W: M cells and host defense. *J Infect Dis* 1986;154:737.
489. Amerongen HM, Weltzin R, Farnet CM, et al: Transepithelial transport of HIV-1 by intestinal M cells: A mechanism for transmission of AIDS. *J Acquir Immune Defic Syndr* 1991;4:760.

490. Lewis DE, Tang DS, Adu-Oppong A, et al: Anergy and apoptosis in CD8+ T cells from HIV-infected persons. *J Immunol* 1994;153:412.
491. Ellakany S, Whiteside TL, Schade RR, van Thiel DH: Analysis of intestinal lymphocyte subpopulations in patients with AIDS and AIDS-related complex. *Am J Clin Pathol* 1987;87:356.
492. Cocchi F, De Vico AL, Garzino-Demo A, et al: Identification of RANTES, MIP-1α, and MIP-1β as the major HIV suppressor factors produced by CD8+ T cells. *Science* 1995;270:1811.
493. Weiss RA: HIV receptors and the pathogenesis of AIDS. *Science* 1996;272:1885.
494. Kahn JO, Walker BD: Acute human immunodeficiency virus type I infection. *N Engl J Med* 1998;339:33.
495. Schacker T, Collier AC, Hughes J, et al: Clinical and epidemiological features of primary HIV infection. *Ann Intern Med* 1996;125:257.
496. Busch MP, Lee LL, Satten GA, et al: Time course of detection of viral and serologic markers preceding human immunodeficiency virus type 1 seroconversion: implications for screening of blood and tissue donors. *Transfusion* 1995;35:91.
497. Balslev E, Thomsen KH, Weisman K: Histopathology of acute human immunodeficiency virus exanthema. *J Clin Pathol* 1990;43:201.
498. Cavert W, Notermans DW, Staskus K, et al: Kinetics of response in lymphoid tissues to antiretroviral therapy of HIV-1 infection. *Science* 1997;276:960.
499. Heath SL, Tew TG, Tew JG, et al: Follicular dendritic cells and human immunodeficiency virus infectivity. *Nature* 1995;377:740.
500. Mellors JW, Rinaldo CR Jr, Gupta P, et al: Prognosis in HIV-1 infection predicted by the quantity of virus in plasma. *Science* 1996;272:1167.
501. Janoff EN, Smith PD: Perspectives on gastrointestinal infections in AIDS. *Gastroenterol Clin North Am* 1988;17:451.
502. Farthing MJG, Kelly MP, Veitch AM: Recently recognised microbial enteropathies and HIV infection. *J Antimicrob Chemother* 1996;37:61.
503. Simon D, Brandt LJ: Diarrhea in patients with the acquired immunodeficiency syndrome. *Gastroenterology* 1993;105:1238.
504. Ullrich R, Zeitz M, Heise W, et al: Mucosal atrophy is associated with loss of activated T cells in the duodenal mucosa of human immunodeficiency virus (HIV)-infected patients. *Digestion* 1990;46:302.
505. Ferreira RC, Forsyth LE, Richman PI, et al: Changes in the rate of crypt epithelial cell proliferation and mucosal morphology induced by a T-cell-mediated response in human small intestine. *Gastroenterology* 1990;98:1255.
506. Kotler DP, Reka S, Clayton F: Intestinal mucosal inflammation associated with human immunodeficiency virus infection. *Dig Dis Sci* 1993;38:1119.
507. Carpenter CC, Fischl MA, Hammer SM, et al: Antiretroviral therapy for HIV infection in 1997: updated recommendations of the International AIDS Society–USA panel. *JAMA* 1997;277:1962.
508. Rosenberg ES, Billingsley JM, Caliendo AM, et al: Vigorous HIV-1 specific CD4+ T cell responses associated with control of viremia. *Science* 1997;278:1447.
509. Panel on Clinical Practices for Treatment of HIV Infection (2004): Guidelines form the use of antiretroviral agents in HIV-1 infected adults and adolescents. Available at: http://aidsinfo.nih.gov/guidelines/. Accessed January 1, 2007.
510. Mocraft A, Lundgren JD: Starting highly active antiretroviral therapy: why, when and response to HAART. *J Antimicrob Chemother* 2004;54:10.
511. Grogan TM, Odom RB, Burgess JH: Graft-vs-host reaction. *Arch Dermatol* 1977;113:806.
512. Anderson KC, Weinstein HJ: Transfusion-associated graft-versus-host disease. *N Engl J Med* 1990;323:315.
513. Dinsmore RE, Straus DJ, Pollack MS, et al: Fatal graft-v-host disease following blood transfusion in Hodgkin's disease documented by HLA typing. *Blood* 1980;55:831.
514. Easaw S, Lake D, Beer M, et al: Graft-versus-host disease. Possible higher risk for African American patients. *Cancer* 1996;78:1492.
515. Burdick JF, Vogelsang GB, Smith WJ, et al: Severe graft-versus-host disease in a liver-transplant recipient. *N Engl J Med* 1988;318:689.
516. Takata M: Immunohistochemical identification of perforin-positive cytotoxic lymphocytes in graft-versus-host disease. *Am J Clin Pathol* 1995;103:324.
517. Glucksburg H, Storb R, Fefar A, et al: Clinical manifestations of graft-versus-host disease in human recipients of marrow from HLA-matched sibling donors. *Transplantation* 1984;18:295.
518. Nagata S: Apoptotic by death factor. *Cell* 1997;88:355.
519. Lin MT, Storer B, Martin PJ, et al: Relation of an interleukin-10 promoter polymorphism to graft-versus-host disease and survival after hematopoietic cell transplantation. *N Engl J Med* 2003;349:2201.
520. Ferrara JLM, Yani G: Acute graft versus host disease: pathophysiology, risk factors and prevention strategies. *Clin Adv Hematol Oncol* 2005;3:415.
521. Couriel D, Caldera H, Champlin RE, Komanduri K: Acute graft-versus-host disease: pathophysiology, clinical manifestations and management. *Cancer* 2004;101:1936.
522. Socié G: Graft-versus-host disease – from the bench to the bedside? *N Engl J Med* 2005;33:1396.
523. Ponec RJ, Hackman RC, McDonald GB: Endoscopic and histologic diagnosis of intestinal graft-versus-host disease after marrow transplantation. *Gastrointest Endosc* 1999;49:612.
524. Silva MR, Henne K, Sale GE: Positive identification of enterocytes by keratin antibody staining of sloughed intestinal tissue in severe GVHD. *Bone Marrow Transplant* 1993;12:35.
525. Chakrabarti S, Lees A, Jones SC, et al: Clostridium difficile infection in allogeneic stem cell transplant recipients is associated with severe graft-versus-host disease and non-relapse mortality. *Transplant* 2000;26:871.
526. Gulbuhce HE, Brown CA, Wick M, et al: Graft-versus-host disease after solid organ transplant. *Am J Clin Pathol* 2003;119:568.
527. Snover DC: Mucosal damage simulating acute graft-versus-host reaction in cytomegalovirus colitis. *Transplantation* 1985;39:669.
528. Kornacki S, Hansen F, Lazenby A: Graft-versus-host-like colitis associated with malignant thymoma. *Am J Surg Pathol* 1995;19:224.
529. Snover DC, Filipovich AH, Ramsay NKC, et al: Graft-versus-host disease-like findings in pre-bone marrow transplantation biopsies of patients with severe T cell deficiency. *Transplantation* 1985;39:95.
530. Washington K, Stenzel TT, Buckley RH, et al: Gastrointestinal pathology in patients with common variable immunodeficiency and X-linked agammaglobulinemia. *Am J Surg Pathol* 2000;20:1240.
531. Asplund S, Gramlich TL: Chronic mucosal changes of the colon in graft-versus-host disease. *Mod Pathol* 1998;11:513.
532. Brooks EG, Filipovich AH, Padgett JW, et al: T-cell receptor analysis in Omenn's syndrome: evidence for defects in gene rearrangements and assembly. *Blood* 1999;93:242.
533. Ghoshal UC, Biswass PK, Roy G, et al: Colonic mucosal changes in portal hypertension. *Trop Gastroenterol* 2001;22:25.
534. Kozarek RA, Botoman VA, Bredfeldt JE, et al: Portal colopathy: prospective study of colonoscopy in patients with portal hypertension. *Gastroenterology* 1991;101:1192.
535. Bini EJ, Lascarides CE, Micale PL, Weinshel EH: Mucosal abnormalities of the colon in patients with portal hypertension: an endoscopic study. *Gastrointest Endosc* 2000;52:511.
536. Ponce Gonzalez JF, Dominguez Adame Lanzuna E, Martin Zurita I, Morales Mendez S: Portal hypertensive colopathy: histologic appearance of the colonic mucosa. *Hepatogastroenterology* 1998;45:40.
537. Lamps LW, Hunt CM, Green A, et al: Alterations in colonic mucosal vessel in patents with cirrhosis and noncirrhotic portal hypertension. *Hum Pathol* 1998;28:527.
538. Gudjonsson H, Zeiler D, Gamelli RL, Kaye MD: Colonic varices. Report of an unusual case diagnosed by radionuclide scanning, with review of the literature. *Gastroenterology* 1986;91:1543.
539. Burbige EJ, Tarder J, Carson S, et al: Colonic varices, a complication of pancreatitis with splenic vein thrombosis. *Am J Dig Dis* 1978;23:752.
540. Hawkey CJ, Amar SS, Daintith H, et al: Familial varices of the colon occurring without evidence of portal hypertension. *Br J Radiol* 1985;58:677.
541. Farrell DJ, Bennett MK: Dieulafoy's vascular malformation as a cause of large intestinal bleeding. *J Clin Pathol* 1992;45:363.
542. Richter JM, Christensen MR, Colditz GA, Nishioka NS: Angiodysplasia: natural history and efficacy of therapeutic interventions. *Dig Dis Sci* 1989;34:1542.
543. Veyradier A, Balian A, Wolf M, et al: Abnormal von Willebrand factor in bleeding angiodysplasias of the digestive tract. *Gastroenterology* 2001;120:346.
544. Junquera F, Quiroga S, Saperas E, et al: Accuracy of helical computed tomographic angiography for the diagnosis of colonic angiodysplasia. *Gastroenterology* 2000;119:292.
545. Mitsudo S, Boley SJ, Barndt LJ, et al: Vascular ectasias of the right colon in the elderly: a distinct pathological entity. *Hum Pathol* 1979;10:585.

546. Imahori SC: Gastrointestinal arterial fibromuscular dysplasia of childhood. *Arch Pathol Lab Med* 1989;113:9.
547. Stern MA, Chey WD: Pneumatosis coli and colonic intussusception. *N Engl J Med* 2001;345:964.
548. Black CM, Gathercole LJ, Baily AJ, et al: The Ehlers-Danlos syndrome: an analysis of the structure of the collagen fibres of the skin. *Br J Dermatol* 1980;102:85.
549. Pope FM, Jones PM, Wells RS, et al: EDS IV (acrogeria): new autosomal dominant and recessive types. *J R Soc Med* 1980;73:180.
550. Pepin M, Schwarze U, Superti-Frga A, Byers PH: Clinical and genetic features of Ehlers-Danlos syndrome type IV, the vascular type. *N Engl J Med* 2000;342:673.
551. Beighton P, De Paepe A, Steinmann B, et al: Ehlers-Danlos syndromes: revised nosology, Villefranche 1997. *Am J Med, Genet* 1998;77:31.
552. Tager JM: Inborn errors of cellular organelles: an overview. *J Inherit Metab Dis* 1987;10:3.
553. Lake BD: Storage involving the alimentary tract. In: Whitehead R (ed). *Gastrointestinal and Oesophageal Pathology*. Melbourne: Churchill Livingstone, 1995, pp 343–349.
554. Rapola J, Santavuori P, Savilahti E: Suction biopsy of rectal mucosa in the diagnosis of infantile and juvenile types of neuronal ceroid lipofuscinoses. *Hum Pathol* 1984;15:352.
555. Muenzer J: Mucopolysaccharidoses. *Adv Pediatr* 1986;33:269.
556. Taniike M, Yamano T, Shimada M, et al: Ultrastructural pathology of rectum and skin biopsies specimens in lysosomal storage diseases. *Acta Histochem Cytochem* 1990;23:81.
557. daSilva V, Vassella F, Bischoff A, et al: Niemann-Pick's disease. Clinical, biochemical and ultrastructural findings in a case of infantile form. *J Neurol* 1975;211:61.
558. Arey JB: The lipidoses: morphologic changes in the nervous system in Gaucher's disease, G_{m2}-gangliosidoses and Niemann-Pick disease. *J Clin Lab Sci* 1975;5:475.
559. Goldman JE, Katz D, Rapin DP, Suzuki K: Chronic G_{M1}-gangliosidosis presenting as dystonia: I. Clinical and pathological features. *Ann Neurol* 1981;9:465.
560. Ikeda S, Ushiyama M, Nakano T, Kikkawa T: Ultrastructural findings of rectal and skin biopsies in adult G_{m1}-gangliosidosis. *Acta Pathol Jpn* 1986;36:1823.
561. Greene HL: Glycogen storage disease. *Semin Liver Dis* 1982;2:291.
562. Roe TF, Thomas DW, Gilsanz V, et al: Inflammatory bowel disease in glycogen storage disease type Ib. *J Pediatr* 1986;109:55.
563. Couper R, Kapelushnik J, Griffiths AM: Neutrophil dysfunction in glycogen storage disease Ib: association with Crohn's like colitis. *Gastroenterology* 1991;100:549.
564. Tome FM, Fardeau M, Lenour G: Ultrastructure of muscle and sensory nerve in Fabry's disease. *Acta Neuropathol* 1977;38:187.
565. Herbert PN, Forte T, Heinen RJ, Fredrickson DS: Tangier disease. *N Engl J Med* 1978;299:519.
566. Schutgens RBH, Heymans HSA, Wanders RJA, et al: Peroxisomal disorders: a newly recognized group of genetic diseases. *Eur J Pediatr* 1986;144:430.
567. Shimozawa N, Suzuki Y, Orii T, et al: Biochemical and morphologic aspects of peroxisomes in the human rectal mucosa: diagnosis of Zellweger syndrome simplified by rectal biopsy. *Pediatr Res* 1988;24:723.
568. Tsui LC, Durie P: Genotype and phenotype in cystic fibrosis. *N Engl J Med* 1993;329:1308.
569. Hirtz S, Gonska T, Seydewitz HH, et al: CFTR Cl- channel function in native human colon correlates with the genotype and phenotype in cystic fibrosis. *Gastroenterology* 2004;127:1085.
570. Eggermont E: Gastrointestinal manifestations in cystic fibrosis. *Euro J Gastroenterol Hepatol* 1996;8:731.
571. Chaun H: Colonic disorders in adult cystic fibrosis in adult cystic fibrosis. *Can J Gastroenterol* 2001;15:586.
572. Kebbel A, Röcken C: Immunohistochemical classification of amyloid in surgical pathology revisited. *Am J Surg Pathol* 2006;30:673.
573. Araki H, Muramoto H, Oda K, et al: Severe gastrointestinal complications if dialysis-related amyloidosis in two patients on long-tern hemodialysis. *Am J Nephrol* 1996;16:149.
574. Jimenez RE, Price DA, Pinkus GS, et al: Development of gastrointestinal α2-microglobulin amyloidosis correlates with time on dialysis. *MMWR Morb Mortal Wkly Rep* 1998;22:729.
575. Borczuk A, Mannion C, Dickson D, Alt E: Intestinal pseudo-obstruction and ischemia secondary to both $β_2$-microglobulin and serum A amyloid deposition. *Mod Pathol* 1995;8:577.
576. Zauber A, Winawer SJ, Diaz B, et al: National Polyp Study: the association of colonic hyperplastic polyps and adenomas. *Am J Gastroenterol* 1988;83:1060.
577. Cappell MS, Fordo KA: Spatial clustering of multiple hyperplastic, adenomatous and malignant colonic polyps in individual patients. *Dis Colon Rectum* 1989;32:641.
578. Williams AR, Balasooriya BA, Day DW: Polyps and cancer of the large bowel: a necropsy study in Liverpool. *Gut* 1982;23:835.
579. Clark JC, Collan Y, Eide TJ, et al: Prevalence of polyps in an autopsy series from areas with varying incidence of large-bowel cancer. *Int J Cancer* 1985;36:179.
580. Jass JR, Young PJ, Robinson EM: Predictors of presence, multiplicity, size and dysplasia of colorectal adenomas. A necropsy study in New Zealand. *Gut* 1992;33:1508.
581. Blue MG, Sivak MV, Achkar E, et al: Hyperplastic polyps seen at sigmoidoscopy are markers for additional adenomas seen at colonoscopy. *Gastroenterology* 1991;100:564.
582. Fenoglio CM, Lane N: The anatomical precursor of colorectal carcinoma. *Cancer* 1974;34:819.
583. Goldman H, Ming SC, Hickock D: Nature and significance of hyperplastic polyps of the human colon. *Arch Pathol* 1970;89:349.
584. Provenzale D, Garrett J, Condon S, Sandler R: Risk for colon adenomas in patients with rectosigmoid hyperplastic polyps. *Ann Intern Med* 1990;113:760.
585. Jass JR: Relations between metaplastic polyp and carcinoma of the colorectum. *Lancet* 1983;1:28.
586. Fenoglio-Preiser CM: When is a hyperplastic polyp not a hyperplastic polyp? *Am J Surg Pathol* 1999;23:1001.
587. Carr NJ, Monihan JM, Nzeako UC, et al: Expression of proliferating cell nuclear antigen in hyperplastic polyps, adenomas and inflammatory cloacogenic polyps of the large intestine. *J Clin Pathol* 1995;48:46.
588. Giarneiri E, Nagar C, Valli S, et al: BCL2 and BAX expression in hyperplastic and dysplastic rectal polyps. *Hepatogastroenterology* 2000;47:159.
589. Otori K, Oda Y, Sugiyama K, et al: High frequency of K-ras mutations in human colorectal hyperplastic polyps. *Gut* 1997;40:660.
590. Chan TL, Zhao W, Cancer Genome Project, et al: BRAF and KRAS mutations in colorectal hyperplastic polyps and serrated adenomas. *Cancer Res* 2003;63:4878.
591. Iino H, Jass J, Simms LA, et al: DNA microsatellite instability in hyperplastic polyps, serrated adenomas and mixed polyps: a mil mutator pathway for colorectal cancer? *J Clin Pathol* 1999;52:5.
592. Jass JR: Hyperplastic polyps of the colorectum – innocent or guilty? *Colon Rectum* 2001;44:163.
593. Hayashi T, Yatani R, Apostol J, Stemmermann GN: Pathogenesis of hyperplastic polyps of the colon. A hypothesis based on ultrastructure and in vitro kinetics. *Gastroenterology* 1974;66:347.
594. Longacre TA, Fenoglio-Preiser CM: Mixed hyperplastic adenomatous polyps/serrated adenomas. A distinct form of colorectal neoplasia. *Am J Surg Pathol* 1990;14:524.
595. Koike M, Inada K, Nakanisi H, et al: Cellular differentiation status of epithelial polyps of the colorectum: the gastric foveolar cell-type in hyperplastic polyps. *Histopathology* 2003;42:357.
596. Yantiss RK, Goldman H, Odze RD: Hyperplastic polyp with epithelial misplacement (inverted hyperplastic polyp): a clinicopathologic and immunohistochemical study of 19 cases. *Mod Pathol* 2001;14:869.
597. Sobin LH: Inverted hyperplastic polyps of the colon. *Am J Surg Pathol* 1985;9:265.
598. Groisman GM, Polak-Charcon S, Appleman HD: Fibroblastic polyp of the colon: clinicopathological analysis of 10 cases with emphasis on its common association with serrated crypts. *Histopathology* 2006;48:431.
599. Eslami-Varzanh F, Washington K, Robert ME, et al: Benign fibroblastic polyps of the colon. A histologic, immunohistochemical and ultrastructural study. *Am J Surg Pathol* 2004;28:374.
600. Jessurun J, Paplanus SH, Nagle RB, et al: Pseudosarcomatous changes in inflammatory polyps of the colon. *Arch Pathol Lab Med* 1986;110:833.
601. Shekitka KM, Helwig EB: Deceptive bizarre stromal cells in polyps and ulcers of the gastrointestinal tract. *Cancer* 1991;67:2111.
602. Esaki M, Matsumoto M, Kobayashi H, et al: Cap polyposis of the colon and rectum: an analysis of endoscopic findings. *Endoscopy* 2001;33:262.
603. Gottrand F, Erkan T, Turck D, et al: Food induced bleeding from lymphonodular hyperplasia in the colon. *Pediatr Forum* 1993;147:821.

604. Devroede G, Lemieux B, Masse S, et al: Colonic hamartomas in tuberous sclerosis. *Gastroenterology* 1988;94:182.
605. Davis E, Chow C, Miyai K: A hamartoma of the colon with unusual features. *Endoscopy* 1991;23:349.
606. Nakamura S, Kino I, Akagi T: Inflammatory myoglandular polyps of the colon and rectum. A clinicopathological study of 32 pedunculated polyps, distinct from other types of polyps. *Am J Surg Pathol* 1992;16:772.
607. Cheville JC, Mitros FA, Vanderzalm G, Platz CE: Atheroemboli-associated polyps of the sigmoid colon. *Am J Surg Pathol* 1993;17:1054.
608. Gramlich TL, Hunter SB: Focal polypoid ischemia of the colon: atheroemboli presenting as a colonic polyp. *Arch Pathol Lab Med* 1994;118:308.
609. Yantiss RK, Clement PB, Young RH: Endometriosis of the intestinal tract. A study of 44 cases of a disease that may cause diverse challenges in clinical and pathological evaluation. *Am J Surg Pathol* 2001;25:445.
610. Badawy SZA, Freedman L, Numann P, et al: Diagnosis and management of intestinal endometriosis: a report of five cases. *J Reprod Med* 1988;33:851.
611. Weed JC, Ray JE: Endometriosis of the bowel. *Obstet Gynecol* 1987;69:727.
612. Clement PB, Granai CO, Young RH, Scully RE: Endometriosis with myxoid change: a case simulating pseudomyxoma peritonei. *Am J Surg Pathol* 1994;18:849.
613. Yantiss RK, Clement PB, Young RH: Neoplastic and pre-neoplastic changes in gastrointestinal endometriosis. A study of 17 cases. *Am J Surg Pathol* 2000;24:513.
614. McCluggage WG, Clements WDB: Endosalpingiosis of the colon and appendix. *Histopathology* 2001;39:645.
615. Matsukuma S, Goda K, Sakai Y, et al: Histopathlogic studies of colorectal postendoscopic resection sites. "Skipping electrothermal injury" associated with endoscopic resection procedures. *Am J Surg Pathol* 1999;23:459.
616. Glotzer DJ, Glick ME, Goldman H: Proctitis and colitis following diversion of the fecal stream. *Gastroenterology* 1981;80:438.
617. Ma CK, Gottlieb C, Haas PA: Diversion colitis: a clinicopathologic study of 21 cases. *Hum Pathol* 1990;21:429.
618. Mortensen PB, Clausen MR: Short chain fatty acids in the human colon: relation to gastrointestinal health and disease. *Scand J Gastroenterol* 1996;31:132.
619. Edwards CM, George B, Warren B: Diversion colitis – new light through old windows. *Histopathology* 1999;34:1.
620. Yeong ML, Bethwaite PB, Prasad J, Isbister WH: Lymphoid follicular hyperplasia—a distinctive feature of diversion colitis. *Histopathology* 1991;19:55.
621. Park SI, Genta RS, Romeio DP, Weesner RE: Colonic abscess and focal peritonitis secondary to india ink tattooing of the colon. *Gastrointest Endosc* 1991;37:68.
622. Hammond DC, Lane FR, Mackeigan JM, Passinault WJ: Endoscopic tattooing of the colon: clinical experience. *Am Surg* 1993;59:205.
623. Lane KL, Vallera R, Washington K, Gottfried MR: Endoscopic tattoo agents in the colon: tissue responses and clinical implications. *Am J Surg Pathol* 1996;20:1266.
624. Mitchell CM, Drossman DA: Survey of the AGA membership relating to patients with functional gastrointestinal disorders. *Gastroenterology* 1987;92:1282.
625. Olden KW: Diagnosis of irritable bowel syndrome. *Gastroenterology* 2002;122:1701.
626. Lembo TJ, Fink RN: Clinical assessment of irritable bowel syndrome. *J Clin Gastroenterol* 2002;35:S31.
627. Kirsch RH, Riddell R: Histopathological alterations in irritable bowel syndrome. *Mod Pathol* 2006;19:1638.
628. Seaman WB, Clements JL: Urticaria of the colon: a nonspecific pattern of submucosal edema. *AJR Am J Roentgenol* 1982;138:545.
629. Snover DC, Sandstad J, Hutton S: Mucosal pseudolipomatosis of the colon. *Am J Clin Pathol* 1985;84:575.
630. Enjoji M, Sumiyoshi K, Sueyoshi K: Elastofibromatous lesion of the stomach in a patient with elastofibroma dorsi. *Am J Surg Pathol* 1985;9:233.

14 结肠上皮性肿瘤

郭丽梅 朱 翔 译　石雪迎 校

大肠是很多肿瘤的好发部位。本章重点讨论上皮性肿瘤。神经内分泌肿瘤将在第 17 章、造血系统恶性肿瘤将在第 18 章、间质肿瘤将在第 19 章讨论。

结肠腺瘤与结肠癌

大肠癌是工业化国家中最常见的肿瘤之一。在世界范围内大肠癌几乎占全部恶性肿瘤的 9%，列第 4 位[1]。在美国，不论男女一生中患大肠癌的概率均为 5.5%，约有 2% 死于该病[2]。大多数癌从其癌前病变——腺瘤发展而来。这些腺瘤可散发，或作为息肉病综合征的一部分（见第 12 章）。腺瘤被定义为良性病变，但其为肿瘤性并可能包含浸润性癌。癌也可起源于特发性炎症性肠病（IBD）患者的异型增生区（见第 11 章）。

自本书第一版出版以来，人们对大肠癌发展相关的分子现象的认识有了很大的进展。遗传性与获得性基因改变及其他生物学改变间的复杂相互作用，与大肠的良、恶性肿瘤相关。如果能早期诊断，结肠癌的治愈率很高。

发病率

在世界各地，大肠癌的发生率相差至少 25 倍[1,3]。大肠癌在东西欧、北美、新西兰和澳大利亚等工业化国家最常见（图 14.1），但在非洲及亚洲发病率较低[1,4]。环境和饮食的不同最能解释大肠癌发病率的这种巨大的地域性差别。来自结肠癌低发国家的人移民到高发国家时，其结肠癌发病率迅速升高[1,5]。在日本，大肠癌发病率是随着其财富和西化程度的增加而快速升高的[4]。这种现象相当于时间上而不是空间上的移民，而且提示本土日本人大肠癌的发病率将达到或超过美国白人，就像那些移民到美国的日本人一样。实际上，美国出生的日本人大肠癌发病率现在已经超过了美国白人[6]。

大肠癌总体与区域发病率在同一国家不同种族间也表现出相当大的差别，这种现象在美国和新西兰最显著。由于这些国家不同种族的文化和社会经济背景不同，因此很难确定这些差别产生的基础是来自遗传还是环境。在美国，2000—2003 年在 Surveillance, Epidemiology, and End Results（SEER）中注册的发病率最高人群为黑人男性（72.9/10 万），随后为白人男性（61.4/10 万）、黑人女性（56.1/10 万）、亚洲男性（51.2/10 万）、西班牙男性（47.3/10 万）、白人女性（44.7/10 万）、亚洲女性（35.7/10 万）及西班牙女性（32.7/10 万）[2]。

死亡率

2006 年美国有 55 170 人死于大肠癌[2]。总体上从 1975 年起，美国所有种族的大肠癌年龄调整死亡率均下降[2]。然而 SEER 2000—2003 年的死亡率数据显示，患大肠癌的美国黑人死亡率显著高于其白人同胞[2]。在美国，患大肠癌的亚裔与西班牙裔的死亡率最低。

病因学

认识到结肠癌和直肠癌的相关危险因素不同这一点非常重要。观察发现，从低危险地区移民到高危险地区者结肠癌的发生率有所提高，但直肠癌发生率相对稳定[4]。此外，结肠不同部位的癌症发病率及癌症相关危险因素也有较大的区别，右半结肠癌在低危人群中发生的比例高于高危人群，而且移民后发病率的增加较左半结肠癌少。尽管如此，需要注意的是在大肠的所有节段，肿瘤从腺瘤到癌的

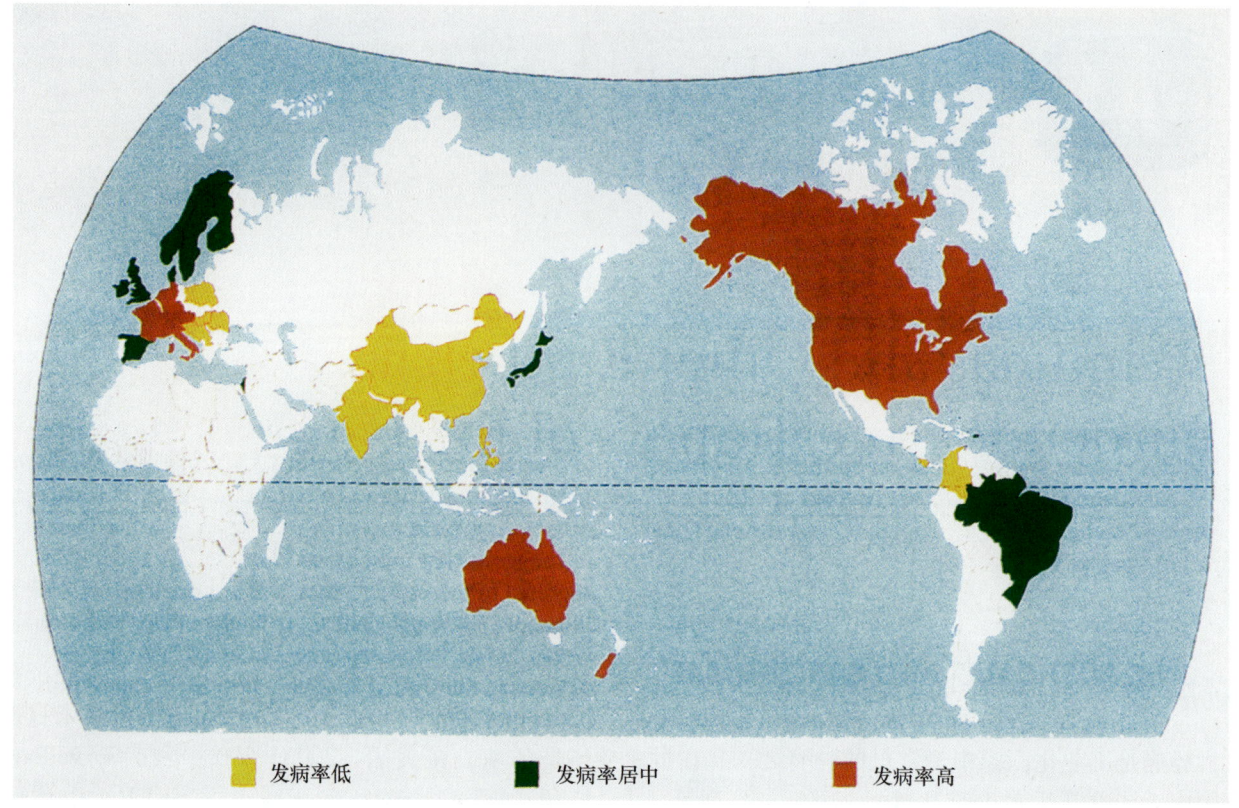

图 14.1 地图示全球结肠癌发病率的地域性差别。红色示高发病率国家,绿色示中等发病率国家,黄色示低发病率国家。

演进过程大致相同,腺瘤与癌的危险因素也相似[7]。

环境与遗传的影响可能体现在肿瘤进展的各个方面。几种明确的结肠癌综合征提示遗传易感性在大肠癌的发病机制中起着重要的作用(见第12章)。另一方面,流行病学、实验和移民研究清晰地表明环境影响大肠癌的发生。饮食可影响内部环境,如肠道菌群,后者反过来影响被消化的食物使之转变成潜在的致癌物。其他环境因素,包括体育活动、职业接触或酒精等,可能进一步影响这些相互作用。环境与遗传因素间的联系比较复杂,目前受到强烈的关注。

遗传因素

结肠癌的家族性可分为以下几类:(1)息肉病综合征患者;(2)确定的家族性结肠癌综合征患者;(3)患者的结肠癌似为散发,但有家族成员患结肠癌。遗传因素的影响最明确的是两种常染色体显性遗传综合征,即家族性腺瘤性息肉病(FAP)和遗传性非息肉病性大肠癌综合征(HNPCC)(见第12章)。全部大肠癌中,遗传性息肉病约占1%,HNPCC约占5%,可能约有30%或更多的散发癌为遗传性[8]。

结肠癌患者无症状一级亲属的肿瘤

一级亲属(兄妹或亲子)患有大肠癌是重要的结肠癌危险因素。其一生中患癌概率可能为普通人群的1.8~8倍[9]。家族史对年轻个体(例如小于45岁)的影响最大。一级亲属中有一位患大肠癌的无症状患者发生腺瘤或癌的危险性几乎是无家族史者的2倍;且癌常发生在较年轻者[9-12]。大肠癌患者的一级亲属中,结肠肿瘤发病率为15%~20%[13]。这些倾向在患病亲属不止一人时更为显著[14,15]。大肠癌家族性群集出现的基础可能为基因共享、环境共享,或是两者的综合作用。

结肠癌与能量均衡的关系

体育活动减少和肥胖一直表现出与结肠癌危险

性间存在流行病学相关性[7,16-23]，这也许可以解释，结肠癌与久坐性职业、25岁起体重增加、身高体重指数（BMI）、家庭收入和城乡结肠癌发生率的差别等因素间的关系。不论身高体重指数如何，结肠癌都与中心性肥胖相关[22]。能量摄取超过其消耗至少能部分说明结肠癌与脂肪摄入的关系，因脂肪是能量的主要来源[16]。有趣的是，这些并不是直肠癌的共同危险因素[7]。解释能量正平衡与结肠癌关联的机制并不明确，但有人曾提出体力活动可能会刺激激素释放，激活神经反射机制，从而促进蠕动波扩大及结肠运动增强，因而可减少黏膜与肠腔内致癌物的接触时间。

另外，肥胖个体普遍存在的胰岛素抵抗也起一定作用[24]。2型糖尿病患者患大肠癌的风险比非糖尿病人群高3倍[25]。此外，结肠癌患者葡萄糖不耐受和胰岛素抵抗的程度要比没有结肠癌的患者更强[26]。胰岛素有促进生长代谢的作用，因而使结肠上皮易于发生癌变。胰岛素刺激大肠癌细胞系的增殖、抑制其凋亡，并可促进实验动物结肠肿瘤的生长[27-29]。胰岛素的代谢作用导致葡萄糖和甘油三酯浓度升高，同时可能为转化的结肠细胞创造了能量来源更广泛的生存环境。胰岛素可能通过激活胰岛素样生长因子、蛋白激酶C和有丝分裂原激活蛋白（MAP）激酶等途径影响细胞信号传导通路，导致有丝分裂活性和癌变可能性增强[30]。

非遗传性宿主因素

肠上皮暴露在复杂的肠腔环境中，这是大肠肿瘤发生过程的病因学因素。多种被消化的食物经小肠与胆汁酸和其他腔内成分相混进入结肠（图14.2）。肠腔内容物因食物不同而异。肠腔内存在数以百万计的细菌，大多通过降解发酵植物细胞性物质而产生能量[31]。菌群的影响在表14.1中列出。一种副产品——丁酸盐，可延缓细胞增殖并有利于DNA修复酶的接触。

饮食因素

很多关于饮食与大肠癌关系的文献不断引起争议。部分是由于衡量饮食相关变量时采用的方法不同，而且即便是关联性最强的饮食因素所引起的结肠癌风险增加的程度也相当小。研究饮食因素有三种方法：一种为生态学方法，即研究癌症发病率与人均食

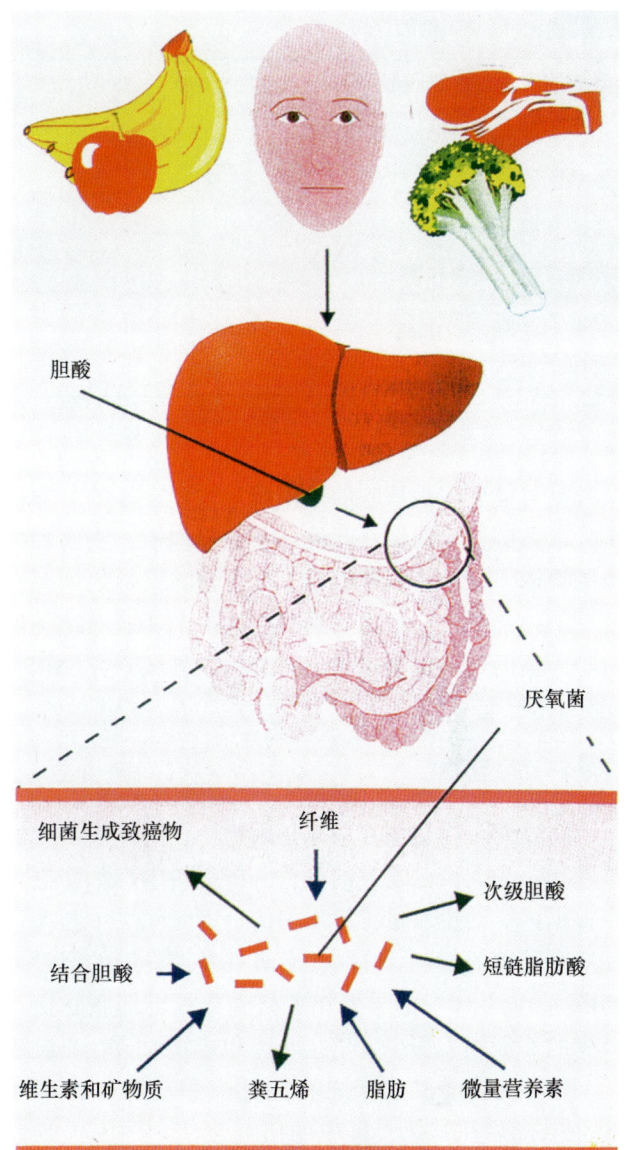

图14.2 非遗传因素参与结肠癌发生。饮食成分，包括水果、蔬菜和肉，影响肠腔内容物的组成。摄取的物质如脂肪、纤维、维生素和矿物质，与胆酸和腔内厌氧菌群相互作用，生成一些致癌及致突变分子，同时也生成细胞保护物质。这些分子生成的多少随肠腔内容物的成分不同而异。

物摄取量的关系；另外两种为分析性方法，即病例对照研究和前瞻性队列研究，前者评估已诊断为癌的患者的饮食习惯，后者检测健康个体的饮食暴露情况直至其发生肿瘤。每种方法都有内在缺陷。生态学研究不能明确特定癌患者的饮食规律，而其规律可能与普通人群有所区别。队列研究中先期所收集的饮食数据不一定能持续到后期，而确诊癌症时所获取的饮食相

表 14.1 结肠菌群的作用
降解胆酸形成次级胆酸
产生丁酸盐和其他短链脂肪酸
激活前致癌物
生成甘油二酯
发酵多糖、蛋白和糖蛋白
合成粪五烯
吸附疏水分子

关数据可能更多地反映的是疾病对饮食喜好的影响而不是以前的饮食习惯。此外，在能量均衡、脂肪和肉类的摄取、纤维、酒精摄入、微量营养素等之间存在复杂的内部联系，很难明确其中某一个变量对结肠癌危险因素的影响。下述讨论将总结该领域研究的相关趋势。

脂肪和动物蛋白

将这两种物质放在一起是因为饮食研究表明它们高度相关。大量已发表的饮食分析资料中，脂肪摄入是根据肉类的摄取量推算出来的，因此无法单独评估其对结肠癌的影响。高脂饮食者好发结肠癌的假设最初源于 Burkitt[32] 的早期相关研究数据，即脂肪摄入极少的非洲黑人很少发生结肠癌和冠状动脉性心脏病（CHD）及其前驱病变腺瘤性息肉和动脉粥样硬化症[33]。随后在其他人群中的研究表明，国家人均脂肪摄入量与结肠癌和冠状动脉性心脏病都有很强的相关性。高脂摄入促发 CHD 已很明确，因此有理由推测它亦可促进结肠癌的发生。而且国际上，结肠癌的死亡率和 CHD 有很强的关联[34]，尽管有法国（低 CHD 和高结肠癌死亡率）和芬兰（高 CHD 和低结肠癌死亡率）这样的例外。Kolonel[35] 回顾了 14 个相关性研究，发现其中 6 个支持脂肪-结肠癌相关，8 个不支持。尽管存在这些矛盾，他指出，同一群体饮食中脂肪摄入的差异可能并不大，因而不同群体间的相关性研究比病例对照或队列研究更有可能反映出真正的相关性，正是后者在不同研究中出现了相互矛盾的结果[35]。高脂饮食增加结肠癌风险的机制如下：

1. 作为热量来源。在久坐的男性，饮食中 30% 热量来自脂肪，即使热量摄取仅略微超过消耗部分，长期下来体重也会明显增加，此为明确的结肠癌危险因素[36]。

2. 作为蛋白摄入的替代性指标。红色肉类动物蛋白与结肠癌有着强而明确的独立相关性，且脂肪与结肠癌的相关性在控制红色肉类摄入后即消失[7]。

3. 高脂肪低纤维含量的饮食与粪便内的羟基形成相关，而羟基可引起结肠上皮细胞 DNA 的氧化损伤并继而发生肿瘤转化[37]。

纤维、水果和蔬菜

流行病学研究显示结肠癌与水果、蔬菜和选择性微量营养素的摄入呈负相关，这给多项为降低结肠癌发生率而实行和计划实行的干预研究提供了根据。这种负相关性在不同研究间显示出相当大的一致性。如同脂肪与红色肉类摄入的关系一样，这些食物间有着很强的联系，因此很难衡量其中每一种在降低大肠癌危险性中的作用。纤维防止结肠癌发生的机制列于表 14.2。除纤维以外，绿叶蔬菜、水果都是抗氧化维生素及抑癌物质的来源（表 14.3）。

微量营养素

蔬菜摄入在大肠癌预防中的作用不只是其中纤维的作用（表 14.4）。蔬菜含有大量其他物质，包括抗氧化剂、叶酸、微量营养素如类胡萝卜素和抗坏血酸，以及如苯酚、类黄酮、异硫氰酸盐和吲哚等具有潜在抗癌特性的非营养素成分[38-41]。大量植物成分六磷酸肌醇酯（植酸），是铁介导的羟基形成反应的强抑制剂，能抑制羟基生成和脂质过氧化反应。维生素 D、A、C 和 E，微量元素钙、硒、二烯丙基硫化物或烯丙基甲基三硫化物（almethyl trisulfide，大蒜中发现的物质），也能降低患大肠癌的风险。大蒜是与结肠癌危险性呈负相关性最强的植物[40,42]。大蒜和其他葱属植物通过诱导解毒酶、降低肿瘤增殖活性或抗菌活性起抗癌作用[40]。

维生素 C 为水果和蔬菜中大量存在的抗氧化物，可抑制粪便中致突变物的形成，因此可防止结肠癌发生。补充维生素 C 和 E，可减少息肉切除术后复发的直肠腺瘤数目[43,44]。维生素 E 和硒作为抗氧化物，通过中和自由基，尤其是中和源于脂肪代谢的自由基的毒性而防止癌变。

钙和维生素 D 代谢的改变，也许能解释结肠癌死亡率的地域性差异。因维生素 D 代谢受阳光的影

表 14.2	膳食纤维的可能益处

- 增加粪便量
- 减少黏膜与潜在致癌物的接触时间
- 缩短通过肠道时间
- 增加排便次数
- 结合多种反应性化合物
- 稀释肠内容物
- 直接拮抗致癌物质和辅助致癌物质的毒性
- 阻断自由基形成
- 替代膳食脂肪
- 减少细菌转换胆酸的时间
- 增加氢、甲烷和短链脂肪酸的产生
- 吸附有机和非有机物质,包括胆盐
- 减少胆酸的去羟基化

表 14.3	饮食对结肠癌的影响

- 正常结肠细菌将胆酸转换为致癌化合物,尤其在摄入高脂肪、低纤维膳食的个体中
- 食物诱导的前致癌物代谢激活形成氧自由基和脂质过氧化产物
- 肉类烹制的过程中产生杂环胺
- 水果和蔬菜中的抗氧化营养物质、矿物质、微量元素等可通过(1)消除自由基、(2)增强细胞修复机制、(3)提高细胞免疫和(4)调节增殖来抑制肠腔内致癌物的毒性

响极大,所以结肠癌的死亡率随着纬度增加和阳光强度的减弱而呈增加趋势。美国东北部地区城乡人群中大肠癌死亡率约为美国南部的近3倍。结肠癌在低纬度地区很少见,在接近赤道的10度内则基本消失[45]。日本是个例外。但这是由于日本人膳食中富含鱼类,其中含有大量维生素D[46]。

一些研究表明[45],饮食中钙的摄入增加与结肠癌发生率和死亡率有着负相关性,尽管其他研究的结果并不一致[47,48]。钙抑制结肠上皮细胞增殖[49,50],并使胆汁酸和脂肪酸转变为不可溶的钙皂而减轻其对结肠上皮的作用。钙的作用部分受1,2-二羟基维生素D_3与脂肪酸相互作用的调节[51]。

在硒的水平和大肠癌风险中,也存在这种负相关性[52]。硒是谷胱甘肽过氧化物酶的协同因子,能保护细胞不受氧化损伤。它也有可能参与前列腺素和抗体的合成。其他许多微量营养素也可能在降低大肠癌发病率中起一定作用(表14.4)[53]。

酒精摄入

无论是根据摄入总量还是占总热量的比例进行评估,酒精都能明显增加直肠癌发生的危险性[54-58]。酒精与结肠癌的相关性较弱,仅在根据其占总热量的比例进行评估时显示出剂量相关性[54]。这可能反映了重度酗酒者的酒精摄入对能量正平衡的影响。此外,摄入大量酒精使DNA异常甲基化,增加发生腺瘤和癌的危险性[59]。肝硬化本身可作为腺瘤发生的独立危险因素;酒精可增加此危险[60]。

表 14.4	可能降低大肠癌风险的有益微量营养素

微量营养素	作用机制
钙	增加细胞黏附性,抑制细胞增殖
维生素D	?减缓体外培养的人癌细胞的生长,降低大鼠鸟氨酸脱羧酶水平
维生素C	防止N-硝基-亚硝胺的形成,有抗氧化性质,减少接触致癌物后肿瘤的发展
维生素E	自由基清除剂,在结肠癌模型中既能抑制又能促进肿瘤的生长
硒	抗癌剂谷胱甘肽过氧化酶的协同因子
二烯丙基硫化物(大蒜成分)	抑制致癌物诱导的核损伤
烯丙基甲基三硫化物(大蒜成分)	增强能灭活致癌物的谷胱甘肽S转移酶的活性

吸烟

嚼烟或吸鼻烟、烟斗和雪茄的人，以及曾经和正在吸香烟的人群中，直肠癌和腺瘤的发生率显著升高。日均吸烟20支的烟龄（pack years）越长和开始吸烟的年龄越小则患癌风险越高[61,62]。一项对美国退伍军人的研究显示，因结肠癌致死者中16%、因直肠癌致死者中22%是吸烟引起的[61]。大肠癌的诱导期至少为35年。吸烟也许是肿瘤的启动因子[61]。另外，最近的研究认为吸烟与结肠癌的微卫星体不稳定性、CpG岛甲基化表型（CIMP）和BRAF突变有关[63,64]。

职业因素

直肠癌与吸入粉尘和烟雾的职业相关，尤其当从业时间较长以及从业年龄较轻时，乙状结肠癌的相关程度次之。接触木材和金属粉尘、塑料、烟雾、有机溶剂[65,66]、水泥、玻璃纤维等材料的工人患癌风险升高。接触石棉者患癌风险亦升高[67]。在这种患者的癌组织中可见到石棉纤维和含铁质小体[68]。因此，与结肠癌危险增加相关的职业人群包括石棉工人、翻砂工、地毯工人、钢铁工人、铁道工作者、汽车或建筑业工人和干洗工[69]。最后，从事需久坐职业的人比从事活动性职业的人更易发生大肠癌。

与动脉粥样硬化症、胆固醇和脂蛋白水平的关系

长期高脂饮食使血清胆固醇和β-脂蛋白的水平升高[70]。胆固醇水平与大肠腺瘤和癌间关系的研究数据尚存在矛盾。一些队列研究显示[71-73]，胆固醇水平与结肠癌风险呈负相关。这种负相关性与右半结肠癌关系最密切，且随着胆固醇检测和诊断癌之间的时间间隔延长而减弱，间隔10年以上这种负相关性即不再显著[72]。这种现象可用于提示尚未被发现的结肠癌，因为在胃癌或直肠癌中没有观察到这种相关性[71-73]。其他研究则表明胆固醇水平和癌风险呈正相关[74]。有趣的是偶尔可以见到Muir-Torre综合征与家族性高脂血症间有关[75]。载脂蛋白E的e4等位基因可能具有防止近端结肠腺瘤和癌的发生的作用[76]。

与憩室病的关系

憩室病患者中，左半结肠癌的发生率升高。是Burkitt首先提出该人群中可能有腺瘤或癌共存[77]。在西方人群中腺瘤和憩室的确常共存（图14.3），但在憩室病发生率较低且憩室多位于右半结肠的亚洲人群中比较少见[78]。Stemmermann和Yatani[79]发现，移民人群中腺瘤和憩室均增加，可能与饮食影响相关。看来不是憩室本身易于发生肿瘤，反之亦然。

与特发性炎症性肠病的关系

溃疡性结肠炎和克罗恩病患者发生大肠癌的危险性均升高，在第11章中已有详述。

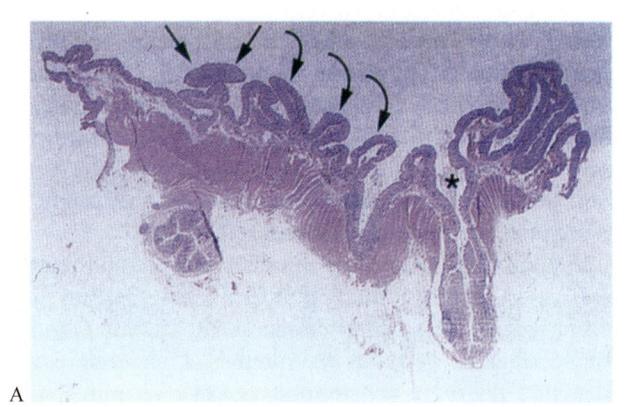

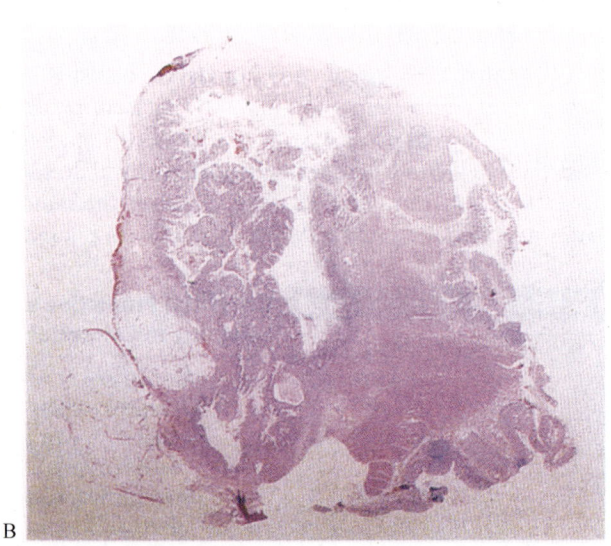

图14.3　憩室病和腺瘤。A：该肠段含数个息肉样隆起黏膜。直箭头所指为腺瘤性息肉。弯箭头所指为脱垂的皱襞，形成憩室病所特有的手风琴样黏膜皱褶。B：一个起源于憩室被覆上皮的腺瘤，并突入肠腔。右侧可见正常结肠黏膜。

社会经济因素和城市化

大多数国家城市居民的大肠癌发病率高于农村[80]，可能受饮食结构影响。如以最高学历为衡量标准，某些患者群体也显示出社会地位与结肠癌的风险显著关联[81,82]。

激素因素

性激素

多项观察显示性激素在结肠癌发展过程中起一定作用。任何年龄的女性均以右半结肠癌为多见，并且可能与生育情况有关，而生育可预防大肠癌的发生[83]。外源性激素可显著降低发生大肠癌尤其是直肠癌的危险性[84,85]，不过尚存在争议[86,87]。生育或激素可能会影响胆汁酸代谢、体育活动或其他变量。高达70%的结肠肿瘤的雌激素受体（ER）阳性[88]。结肠癌 ER 阳性的临床意义仍不清楚。

胃泌素

胃泌素一般由胃窦部 G 细胞分泌，并在此刺激胃酸的分泌，以利于蛋白质消化，并阻止细菌过度生长。它也是一种胃肠道生长促进激素，有时可导致结肠肿瘤的发生。一些结肠癌患者血浆总胃泌素水平显著升高[89]。这些肿瘤含胃泌素 mRNA、前胃泌素和胃泌素[89-91]。肿瘤分泌的胃泌素是否作为自分泌生长因素起作用以及血清胃泌素对大肠癌生长起什么作用，目前仍不清楚。不过，Seitz 等人[92]对结肠癌治疗后的血清胃泌素水平进行监测，发现其随肿瘤复发而升高。据此作者认为胃泌素是肿瘤的自分泌产物[92]。

生长激素

肢端肥大症是由生长激素分泌过量引起的以骨骼、软组织和内脏器官过度生长为特征的临床综合征。肢端肥大症患者发生腺瘤和结肠癌的风险增加[93-94]。这种风险在男性高于女性。患结肠肿瘤的肢端肥大症患者大多较年轻，且病变呈侵袭性。同时这些患者的结肠细胞增生活跃[95]。

放射线

放射线是少数大肠癌发生的病因。直肠肿瘤较常发生在接受放射线治疗的宫颈癌、子宫癌或前列腺癌患者。因妇科癌症接受放射治疗的妇女继发大肠癌的相对危险性为 2.0~3.6[96]。有些肿瘤发生在辐射引起的狭窄处，有时伴随深在性囊性结肠炎出现。

血吸虫病

感染日本血吸虫的患者大肠肿瘤的发病率升高[97]。这种情况下发生癌的年龄通常较年轻，且常为多中心性。在血吸虫性结肠炎背景下发生的腺瘤和癌，常先有异型增生存在。异型增生或局灶或弥漫性，发生在扁平黏膜、假息肉或溃疡周边。除了肿瘤中混有寄生虫卵外，肿瘤的组织学形态与未感染者的肿瘤相似（图 14.4）。

与胆结石和胆囊切除术的关系

胆囊切除术是否为大肠癌的危险因素尚存争议。年龄大于 60 岁，并且胆囊切除超过 10 年的病人发生大肠腺瘤[98]和癌的可能性略有升高，尤以右半结肠为著[99-101]。胆囊切除术通过增加肠肝循环和胆汁与肠内细菌的接触，改变了包括脱氧胆酸在内的次级胆汁酸比例。结肠癌和胆石症的相关性可能部分是由于临床为排除结肠癌转移的可能性而进行肝脏影像学检查时，发现了无症状的胆石症患者。抑或是胆结石和结肠癌在危险因素上的共性能解释这种关联[102]。

输尿管乙状结肠吻合术、回肠膀胱术、回肠造口术和吻合术的作用

输尿管与肠吻合可继发大量肠息肉样病变。接受输尿管乙状结肠吻合术的患者发生结肠癌的危险性增加了 500 倍[103]。输尿管乙状结肠吻合术后 10~20 年可发生腺瘤[103,104]；癌的发生可迟至 53 年后[105,106]。

实验数据显示，改道的尿液激活粪便内致癌物，可促进细胞增殖并引起慢性炎症[107]。回肠膀胱术后发生肿瘤的倾向则较小[108]。结肠癌也可发生在其他吻合部位和结肠造口术后[109,110]。吻合口周围细胞增殖活性增强可能是患癌危险性升高的原因之一[111]。

胃手术的作用

一些研究显示，多年前曾接受胃溃疡手术的患

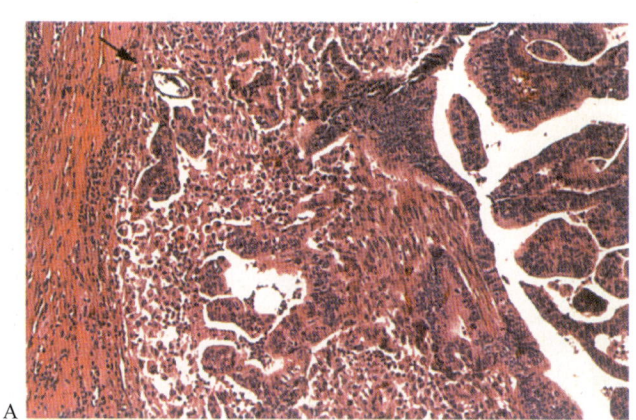
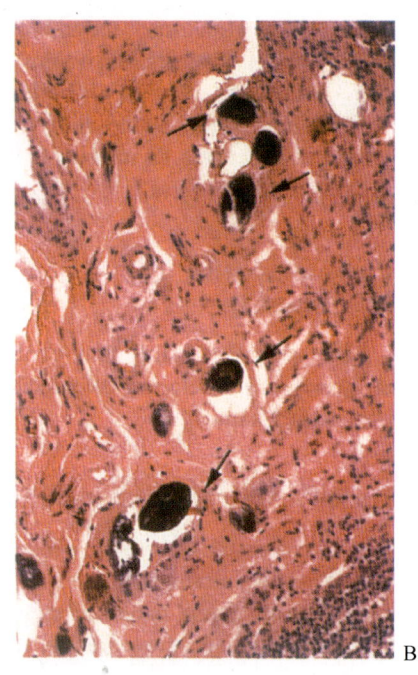

图 14.4 血吸虫病与结肠癌。**A**：血吸虫病患者发生的腺瘤性息肉伴早期浸润癌。左侧黏膜肌层可见聚集的血吸虫卵。**B**：高倍镜下可见黏膜下层钙化的虫卵（箭头）。

者发生大肠癌的危险性增加[112]。推测胃溃疡手术后，胃液中的致癌物以及游离和次级胆汁酸的含量升高增加了患结肠癌的危险[112]，而且迷走神经干切断术可能改变胆汁酸代谢[113]。但其他研究并未发现因良性胃疾病手术后大肠癌发生率增加的情况[114]。

与皮赘的关系

皮赘在大肠癌患者中更常见，因此可作为结肠肿瘤的一个标志。可能是由于患者遗传了一种可作用于皮肤和肠上皮的多效性基因[115]。

其他因素

肿瘤有时发生在畸形部位，这种肿瘤可能表现出少见的组织学形态，如腺鳞癌[116]。先天性输尿管异常患者发生大肠癌的危险性也可升高[117]。恶性贫血[118]、糖尿病[119]、乳糜泻[120]或艾滋病[121]患者发生大肠腺癌的风险亦增加。

结肠癌的预防

结肠癌预防策略可分为三大类：（1）发现并清除前驱和早期病变；（2）改变饮食结构；（3）化学预防。疾病的预防分一级预防和二级预防两种形式。一级预防定义为在疾病发生前积极干预从而预防疾病。预防疾病的第二种形式称二级预防，是指在出现症状前发现疾病并进行干预以阻止临床症状的出现，例如切除结肠腺瘤从而防止其发展为腺癌。

要想提高结肠癌的生存率，除了早期发现并切除癌前病变和癌变病灶外，还应加强对一级预防的重视。流行病学、动物与生物化学研究提示高总热量和脂肪以及低膳食纤维、蔬菜和微量营养素的摄入，与大肠癌的发生率升高有关，预防的主要方法应为饮食教育和改变饮食结构。目前尚无这方面的研究数据，因此关注的焦点还是结肠肿瘤的早期发现和化学预防。

大肠腺瘤与癌的筛查

大肠癌的早期发现

Gilvertson 在 1974 年首次报道了腺瘤早期发现和切除的益处[122]。最近更多乙状结肠镜或结肠镜研究显示筛查能显著降低死亡率[123-125]。病例对照研究表明远端大肠癌死亡率下降了 60%～85%[126]。所有研究均提示参加筛查的患者被检出的癌分期更早[127]。

表 14.5　平均风险人群的大肠癌筛查方法

筛查方法	间隔时间	阳性结果的后续处理
便隐血试验	每年	结肠镜检查
纤维乙状结肠镜	每 5 年	摘除远端息肉；或行结肠镜检查
FOBT 加乙状结肠镜检查	FOBT 每年，乙状结肠镜每 5 年	摘除息肉；手术切除癌或无法在内镜下切除的病变
结肠镜检查	每 10 年	
气钡双重对比造影	每 5 年	结肠镜检查

FOBT（fecal occult blood testing），便隐血试验。

癌症死亡率的降低是由于：（1）发现早期可治愈的癌，（2）识别并切除未恶变的息肉，以及（3）后续监测带来的益处。

推荐的筛查方法根据患者属高风险还是平均风险人群而不同。因此，无症状个体应当进行包括遗传综合征、腺瘤、大肠癌和 IBD 等个人病史在内的风险评估分析[126,127]。

平均风险人群的筛查

1995 年，美国卫生保健政策署和胃肠病学协会联合召集专家组，拟订了大肠癌筛查的临床指南。该专家组在 1997 年发表了首次报告[128]，2003 年进行了更新[128]。所有 50 岁及以上的人均建议选择以下方案之一进行大肠癌筛查：便隐血试验（FBOT）、纤维乙状结肠镜、FBOT 结合乙状结肠镜、结肠镜和气钡双重对比造影（表 14.5）。给患者提供多个筛查选项是因为没有哪一项检查明显优于其他，而且提供不同选择可能使患者更易接受筛查。

高危人群的筛查

有一个或多个亲戚患结肠癌、腺瘤性息肉，或者已确定患有大肠癌综合征者，应较早开始进行筛查，且间隔时间应比患大肠癌风险一般的人群短（表 14.6）[128]。

化学预防

肿瘤化学预防是指通过服用一种或多种化学物质预防癌的发生，它可以是某种药物，也可以是天然的食物成分。化学预防制剂的三个主要种类为：（1）致癌物形成的抑制剂；（2）肿瘤阻断剂；（3）肿瘤抑制剂。阻断剂抑制肿瘤的发生，抑制剂则抑制肿瘤的进展和演变。一种物质可属多个类别。

参与化学预防试验的患者腺瘤和癌的发生率均降低，这引起了人们极大的关注。目前关注的物质包括抗氧化剂、非甾体抗炎药（NSAIDs），以及钙、维生素 D 和其他微量营养素。

阿司匹林和其他非甾体抗炎药

有证据强烈支持阿司匹林和其他 NSAIDs 能预防胃肠道腺瘤和癌的发生和演进。研究从三个不同方面揭示了服用 NSAIDs 与大肠癌减少之间的关系：（1）一些流行病学研究显示，服用了 NSAIDs 的个体与未服用者相比，患大肠癌的相对危险性降低 40%～60%，患腺瘤的危险性降低约 70%[129-136]；（2）NSAIDs 能改变 FAP 的生物学特点，因为服用舒林酸可大大降低腺瘤的体积与数量[137-140]；（3）能降低实验动物模型的癌前（恶性）病变发生的频率与数量也证实其具有化学预防作用[141-143]。最近几项针对大肠癌高危患者的临床试验表明，每日服用阿司匹林可显著减少腺瘤发生[144,145]。

NSAIDs 通过抑制参与合成前列腺素的两个酶，环氧化酶（COX）-1 和 COX-2 起作用。在花生四烯酸转换为前列腺素（PG）E_2、PGD_2、$PGF_{2\alpha}$、PGI_2 和血栓素 A_2 的生物合成过程中，这两种酶均起着关键作用。COX-1 在大多数正常组织中表达，而 COX-2 的表达一般较低。但 COX-2 的表达可在炎症细胞因子和很多肿瘤调节因子作用下迅速上调[146]。此外，大肠腺瘤和癌中常见 COX-2 而非 COX-1 过度表达[147]。有证据提示由 COX-2 衍生的前列腺素 PGE_2 直接影响结肠癌的恶性演进过程[148,149]。PGE_2 调节表皮生长因子受体的转录激活，并且可能通过一系列复杂的步骤稳定结肠上皮细胞内的 β-catenin 而导致细胞增殖[150]。

表 14.6　大肠癌高危人群的推荐筛查方法

家族性风险类别	推荐筛查方法
一级亲属患大肠癌或腺瘤时≥60岁，或两个二级亲属患大肠癌	与平均风险人群相同，但从40岁开始
两个及以上一级亲属患结肠癌，或一个一级亲属患大肠癌或腺瘤时≤60岁	从40岁或比患病亲属发病年龄早10年（先到为准）开始结肠镜检查，每5年一次
一个二级或三级亲属患大肠癌	同平均风险人群
家族性腺瘤性息肉病基因携带者或有此危险者	10~12岁开始，每年一次乙状结肠镜检查
轻型家族性腺瘤性息肉病基因携带者或有此危险者	20岁左右开始，每年行结肠镜检查，因该群体中近端息肉多见
遗传性非息肉病性大肠癌综合征基因携带者或有此危险者	从20~25岁或比患病亲属发病年龄早10年（先到为准）开始结肠镜检查，每1~2年一次

钙的补充

补充钙可减少肠上皮的增生[151-153]，并改变肠内胆汁酸的组成，增加胆酸浓度，减少鹅脱氧胆酸，并增加总粪胆汁酸的排泄。钙通过与脂肪酸、胆汁酸结合，使其变得不可溶且无害，从而中和其作用[154]。一些随机试验发现，每日补充钙的患者可减少大肠腺瘤的发生[155-157]。每日摄入含有钙和维生素D的食物，也可以剂量依赖性地降低大肠癌发生率[158]。停止补充钙后，其有益作用可持续若干年[157]。

腺瘤

腺瘤是先于结肠癌发生的、起源于肠上皮的良性腺上皮肿瘤。腺瘤可单发或多发。多发者可能患有遗传综合征（见第12章）。

腺瘤的生物学改变

尽管结构各有不同，所有腺瘤均有肿瘤形成的两个基本特点，即增殖调节异常和不能分化成熟。增殖调节的异常表现为增殖带上移（图14.5）。增殖标记物，如MIB-1抗体（图14.6）或其他标记技术可以突出显示这些变化。整个深染的、腺瘤性上皮中均可见核分裂象，包括异常核分裂象。

腺瘤的形成一直被认为是因为细胞的增殖速度超过了脱落速度。然而现在我们认识到细胞脱落并不是从隐窝中清除细胞的唯一机制。细胞也可以发生凋亡。正常结肠中，大多数凋亡发生在近腺腔表面处[159]，与大肠细胞分化和衰老的模式一致，即细胞从隐窝基底部的增殖带向上迁移，最后以发生生理性细胞死亡而告终。这个过程受TGF-β自分泌性生长抑制和凋亡诱导作用的影响[160]。与正常隐窝相比，腺瘤含大量凋亡细胞（图14.7），且与正常分布相反，常出现在腺瘤基底部。由此Moss等人[161]提出腺瘤存在上皮细胞逆向迁移和内向性生长方式，即向隐窝底部而非向管腔面的生长方式。随凋亡部位的转移，TGF-β免疫标记阳性的细胞从腺瘤表面转移到基底部。腺瘤中凋亡相关bcl-2家族蛋白的表达也发生改变[162-164]。

腺瘤也存在上皮细胞的分化异常。在形态和表型上，腺瘤性上皮细胞类似于位于隐窝基底部的正常增殖细胞。细胞呈高柱状，有明显长而深染的细胞核，衬覆在腺瘤性腺体表面形成特征性的"栅栏样"结构（图14.7~14.9）。腺瘤性上皮含有分化不成熟的杯状细胞和吸收细胞，分布于隐窝各层甚至游离面（图14.9）。这种腺瘤性模式与正常隐窝的渐进性分化模式形成对比。通常隐窝基底部的细胞呈嗜碱性。随着细胞由隐窝底部移向腔面，细胞逐渐增大且嗜酸性增强。核分裂象消失。可出现混合性细胞群（图14.10）。组织学上，逐级分化的现象在杯状细胞中表现最为明显，因为随着杯状细胞的成熟，核上方聚集的黏液逐渐增多。

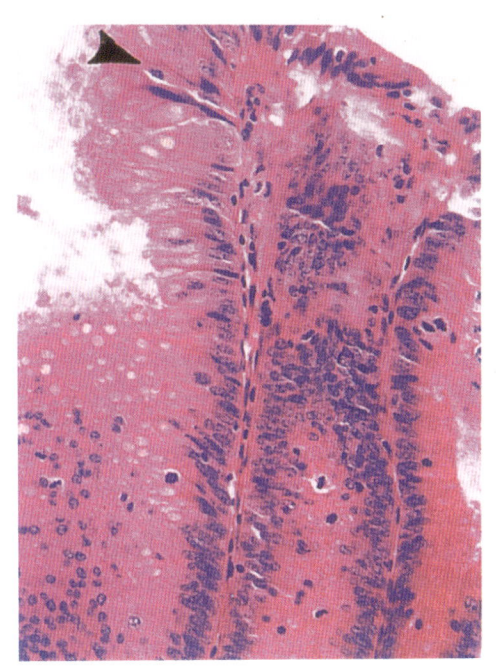

图 14.5 腺瘤表面的核分裂增加。近黏膜顶端处可见一核分裂象（箭头）。

腺瘤的生长

小腺瘤代表着结肠肿瘤性肠上皮细胞克隆，提示腺瘤来源于一个异常的前体干细胞。腺瘤由单个隐窝开始（图 14.11），以离心的方式生长并替代正常上皮。单管腺瘤很少见，主要见于 FAP 患者（见第 12 章）。新的腺瘤性腺体由肿瘤性表面上皮内折而成。肿瘤细胞聚集在黏膜腔面，而不延伸到腺体的基底部（图 14.12）。外观正常的黏膜位于腺瘤性腺体下方（图 14.12）。在 86% 的早期管状腺瘤中，息肉表面腺体开口的数目多于腺体基底的数目；这种区别随着息肉增大而加剧[165]。此外，腺体的增生主要在隐窝上部和病变表面（图 14.6）。早期腺瘤为小灶状组织学表现非常良善的腺管增生。

少部分管状腺瘤体积增大，出现绒毛状结构和高级别异型增生的细胞学特点。大部分小腺瘤进展缓慢，常持续数年。小腺瘤直径增加一倍的时间平

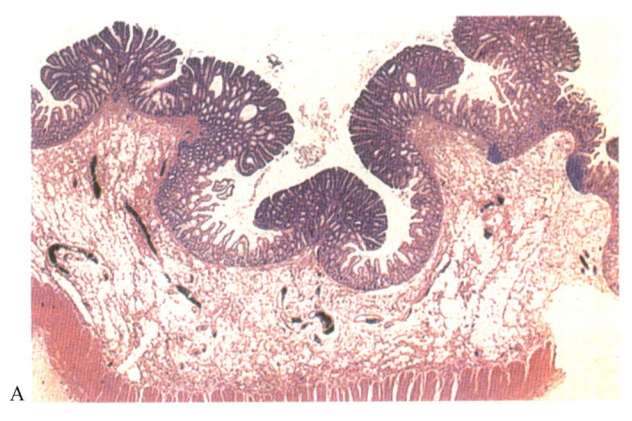
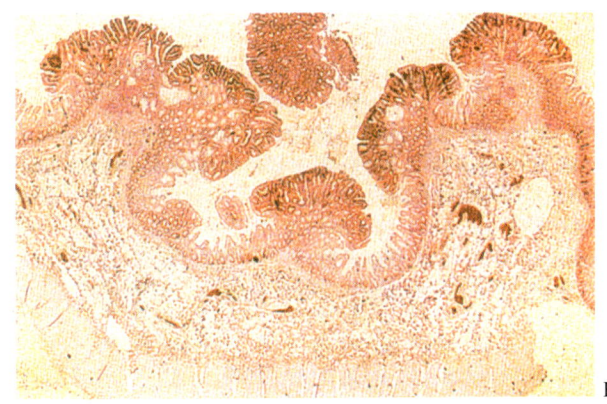
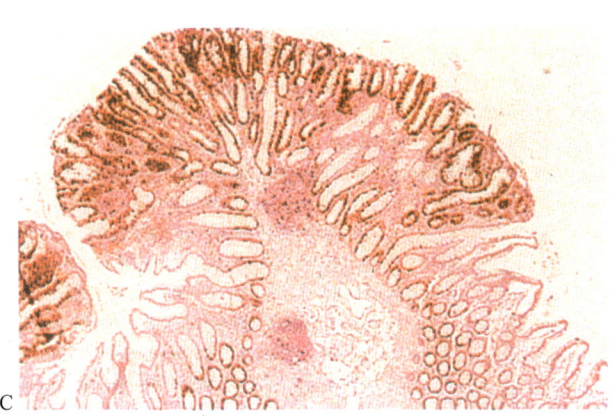
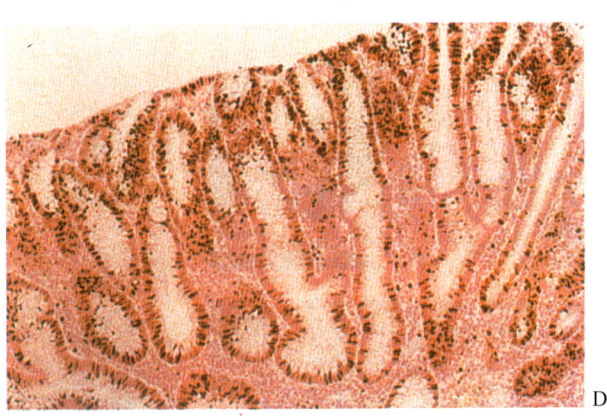

图 14.6 腺瘤性息肉的增殖情况。**A**：该家族性息肉病患者的结肠黏膜可见多个腺瘤。**B**：采用 MIB-1 抗体免疫组化法检测增殖标记物 Ki-67，可见息肉的腔面存在明显的增殖细胞带。**C**：高倍镜显示腺瘤性息肉的增殖带上移至黏膜表面。而邻近的正常黏膜则相反，表现为 MIB-1 阳性细胞局限于腺体基底部的正常增殖模式。**D**：高倍镜下显示腺瘤黏膜表面大量增生的肿瘤细胞。

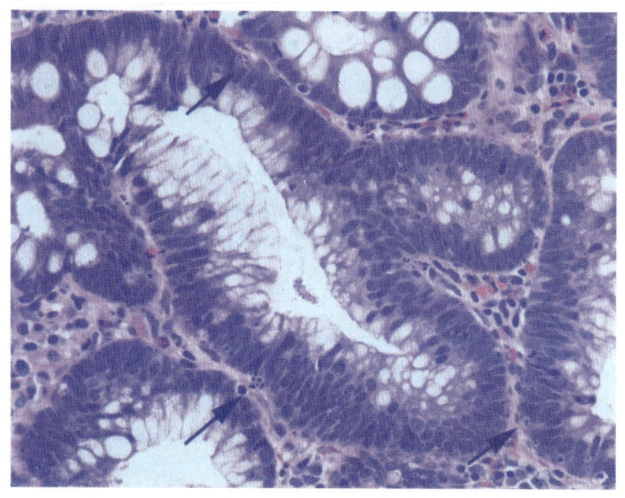

图 14.7 腺瘤性息肉中的凋亡。腺瘤性腺体中有散在的凋亡细胞（箭头）。凋亡常发生在肿瘤性腺体的基底部。

均为 10 年[166]。一项研究发现，在为期 2 年的观察中，小腺瘤增大了一倍，但这些腺瘤中没有一个在切除时直径超过 5 mm，也没有任何一个出现高级别异型增生或癌[166]。另一个反映腺瘤生长的评估指标是病变的体积。2 年后病变的体积平均增加了 52%[166]。

部分腺瘤最终会发展为浸润性癌。不过，并不是所有的腺瘤都会恶变，有些可保持稳定，有些甚至在结肠中又有新的腺瘤形成的同时发生退变并消失[167]。

发病率

世界各地的腺瘤发病率差异相当大。结肠癌发病率高的区域腺瘤发病率也高，反之亦然。由于国家不同[168-170]和检测的方式不同[171]，腺瘤在普通人群中的发病率从 0% 到 69% 不等。腺瘤的发病率还与其他一些因素有关，包括：(1) 研究数据是来自尸体解剖还是来自内镜筛查；(2) 患者的年龄；(3) 患者是否有遗传性结肠癌综合征。

某些人群的腺瘤发生率极低。例如在南非的 Bantu[172]和哥伦比亚 Medillin 进行的 14 000 例尸体

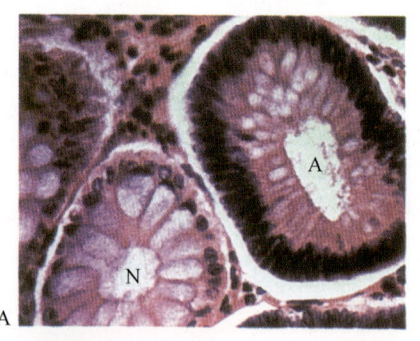
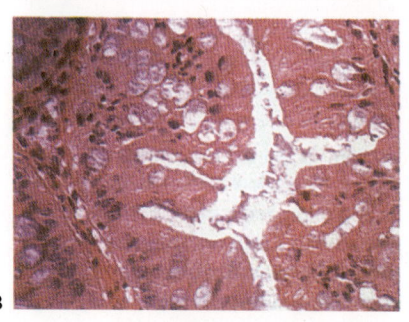
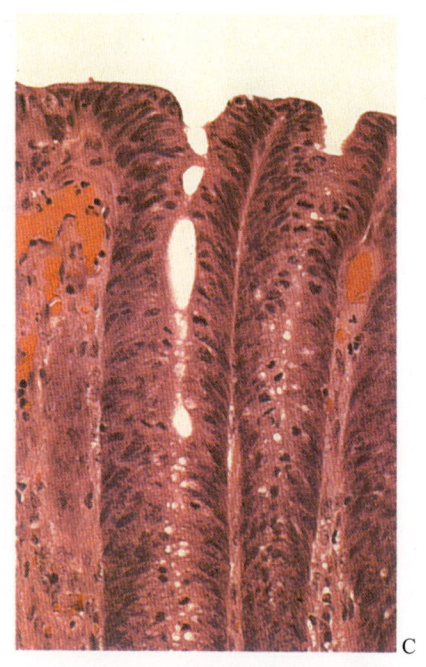

图 14.8 正常隐窝上皮与增生性和腺瘤性息肉隐窝上皮的比较。A：腺瘤性腺体（A）和正常腺体（N）的横切面。腺瘤性腺体衬覆的细胞核深染，排列明显拥挤。上皮内黏液有不同程度的缺失。与此相反的是左侧非肿瘤腺体衬覆的细胞核小而圆，位于基底部，且不拥挤。可见大量杯状细胞。B：增生性息肉衬覆的细胞核小而圆，含大量嗜酸性胞浆。注意腺体的锯齿状结构。C：腺瘤性隐窝的平行切面可见不成熟细胞，即细胞达到腺腔表面时仍未分化成熟。细胞核排列拥挤，部分区域呈假复层排列。

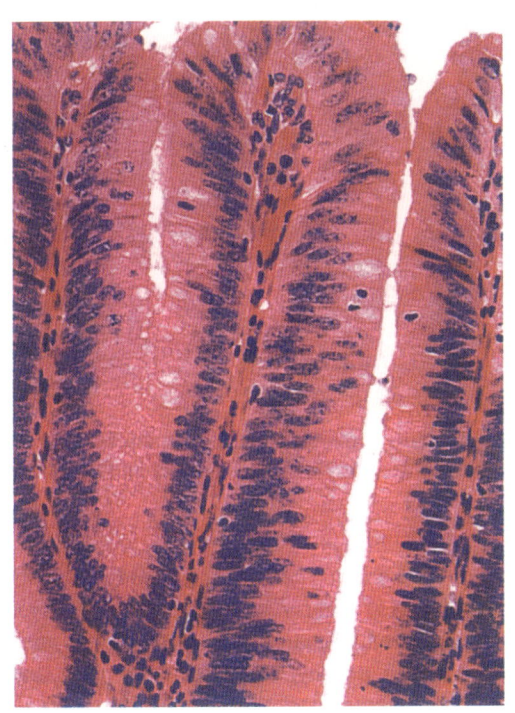

图 14.9　腺瘤性息肉典型的栅栏样外观。

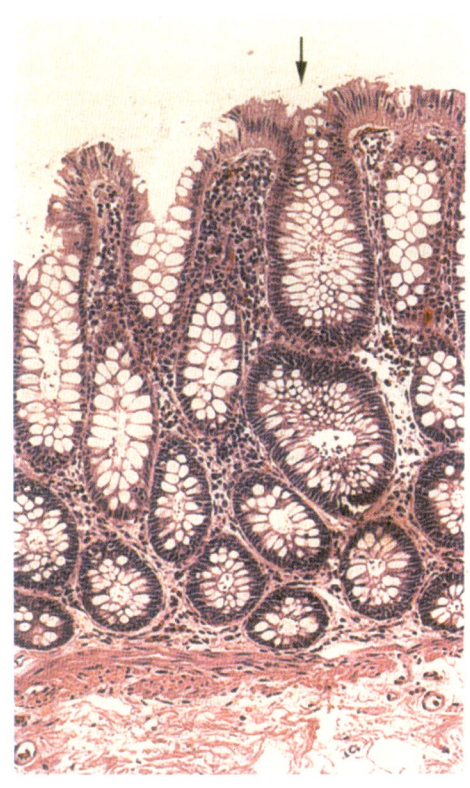

图 14.11　单管腺瘤。可见一个隐窝被排列拥挤、深染的腺瘤性上皮所衬覆（箭头）。周围的隐窝衬覆的是非肿瘤性上皮，并表现出正常的分化模式。此切片取自家族性结肠息肉病患者的结肠。

解剖中没有发现一例腺瘤，这些大肠癌发病率低的国家，腺瘤的发病率也低[173]。在西方人群中，纤维乙状结肠镜筛查发现腺瘤的平均患病率为 10%，而结肠镜筛查发现患病率为 25%[174]。美国国家息肉研究工作组的数据显示，所有切除的息肉中腺瘤占 68%[175]。在 50～59 岁的人群中，普查研究和尸体解剖研究显示腺瘤的患病率为 41.3%～69%[176]，并且随年龄增加而升高，在百岁以上人群中达 88%[177]。Arminsky 和 McLean[178] 发现腺瘤发生率每 10 年增加 7.5%。

与这些数据相比，尸体解剖得出的发生率仅为 2.8%～50%，平均 10%[179,180]。尸体解剖中的低患病率反映了地域性差异和不同研究方法的偏差，例如一般尸体解剖由很多不同的人操作，而检查结肠时有人漫不经心，有人用放大镜检查。最可靠的尸体解剖数据是那些由同一个有经验的研究者完成的研究。另一个影响因素是这些尸体解剖数据是否既包括成人又包括儿童。因为腺瘤是年龄相关性病变，所以包含了大量儿童尸体解剖在内的研究会得出较低的发病率。在严谨的研究中，至少有一个腺瘤的病例达 46.9%～69%[178,181]。

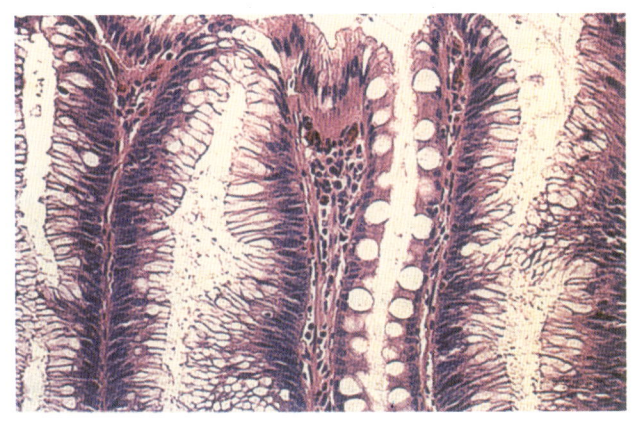

图 14.10　腺瘤性与非肿瘤性腺体的分化程度的比较。图片中央的非肿瘤性腺体呈逐渐分化成熟的正常形态。腺体衬覆杯状细胞和吸收细胞。结肠细胞核小而圆，位于基底部。未见核分裂象。与此相反，两侧的腺瘤性腺体缺乏越靠近腔表面越分化的表现。所有细胞的形态相似，且细胞核拥挤、深染、假复层化。

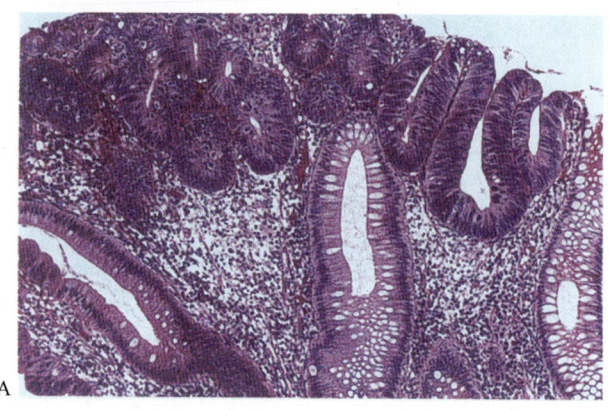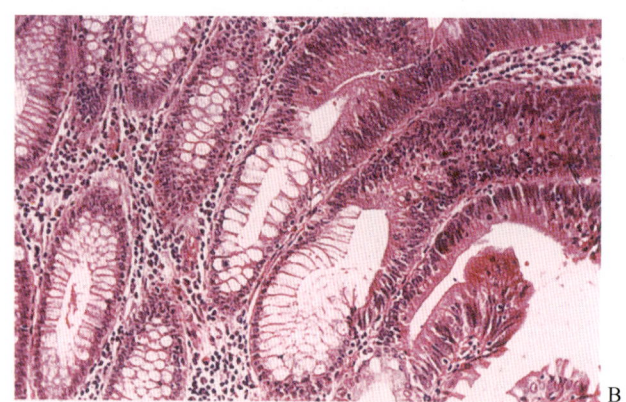

图 14.12　早期腺瘤性息肉。A：腺瘤由表面的肿瘤性上皮内折而成。腺瘤性上皮位于正常隐窝上方。B：肿瘤细胞延伸入隐窝，"扫雪机"样方式取代正常上皮。

患者的年龄和性别

腺瘤的发生与年龄和是否为男性相关[170,175,182]。无遗传性腺瘤性息肉综合征者腺瘤的发生率在约40岁时急速升高，60岁或70岁为发病高峰。美国国家息肉研究工作组发现，男性的腺瘤发生率高于女性，分别为61.6%和38.4%。患者平均年龄为62±11岁。其中21%有结肠癌家族史，12%有结肠息肉家族史。43%有其他癌症家族史。39%有不止一个腺瘤[175]。他们还发现，70~80岁人群的腺瘤患病率为53%，比50~60岁人群高21%。从50岁到70岁，息肉的患病率由30%升至50%，发生癌症的可能性为6%[183]。

病变部位

内镜研究显示，大部分散发性腺瘤发生在直肠和乙状结肠（66%~77%），其中97%可经内镜切除[184]。但在内镜下切除结肠所有腺瘤后的随访中发现，在随访的初期右半结肠的腺瘤发生率较高，而后随着时间推移其分布趋于均匀[184]。随着患者年龄增加，腺瘤的分布也从远端移到近端[168-171,185]。因此，年纪较轻者发生的腺瘤多位于左半结肠，而大于65岁者右半结肠病变发生频率增加。所有年龄段的HNPCC患者均以右半结肠腺瘤为主。FAP患者以左半结肠病变为主，但因患者均接受了预防性结肠切除手术，故腺瘤分布是否会随年龄渐长而向右半结肠转移则不得而知。

一些腺瘤成簇聚集（图14.13）。这说明多发腺瘤倾向于聚集发生，而不是遵循腺瘤的一般分布方式。这种现象见于所有结肠肠段，但在直肠不如其他部位那么明显[186]。

多发性息肉的发生频率

发生一个腺瘤的个体中，40%~50%可能同时存在其他病灶[184,187,188]。另外的腺瘤可与第一个腺瘤同时（同时性腺瘤）或先后（异时性腺瘤）发现。多发腺瘤的患病率随年龄增加。小于60岁的人群中9%有两到三个腺瘤，60~74岁的人群中为17%，大于75岁的人群中达28%。多发性腺瘤的发生频率在输尿管乙状结肠吻合术部位、遗传性结肠癌综合征患者和FAP中也有增高。有时单个无蒂的腺瘤可能看似多发腺瘤。如果不注意病变的大体表现，可能很难区分单发和多发性腺瘤（图14.14）。

在直径＜5 mm和直径＞5 mm的指示性直肠乙状结肠腺瘤以及直肠乙状结肠癌患者中，同时出现肿瘤的概率分别为34%、53%和73%[188]。同时性肿瘤为直径＞5 mm的腺瘤的概率分别为13%、40%和64%[188]。大的腺瘤与癌同时发生的概率大约为单纯腺瘤的2倍。异时性腺瘤与指示性腺瘤相比更小，多呈管状，仅有轻度异型性，且分布更均匀[189]。考虑到在无症状、伴有直径＜5 mm的直肠乙状结肠腺瘤的非高危患者中，近端结肠肿瘤包括进展期病变的实际发生率，需要对这部分患者行结肠镜检查以发现病变[189]。

腺瘤的多发与组织学表现相关。单发性腺瘤38.8%为绒毛状，而多发性腺瘤中至少有一个绒毛状腺瘤者占60.1%[190]。至少有一个腺瘤伴高级别异型

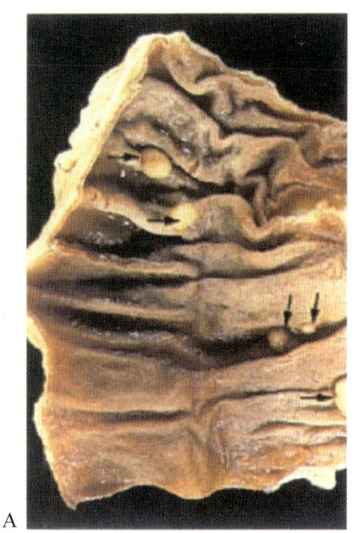
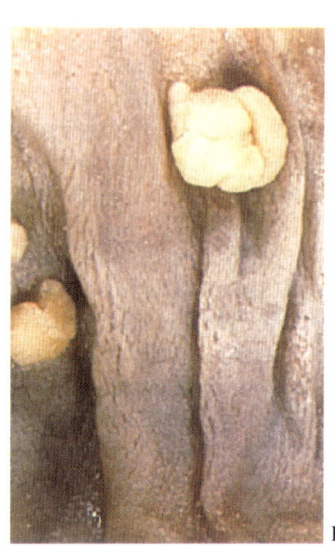

图 14.13 腺瘤性息肉。A：此段切除的结肠内有多个小腺瘤。这些息肉倾向于聚集成簇（箭头）。B：高倍镜下腺瘤性息肉呈典型的红莓样外观。

增生的可能性在多发性腺瘤患者（13.8%）高于单发性腺瘤患者（7.3%）。

腺瘤的复发

所谓腺瘤"复发"包括新发生的腺瘤、切除不完全的腺瘤继续生长或检出了先前未被检出的腺瘤。行指示性息肉切除术后随访 3～10 年，发现新腺瘤的总体复发率为 20%～60%[171,183,184,191]。复发大多发生在息肉切除术后 2 年内。第一次结肠镜检查无异常的患者发生新腺瘤的间隔约为 58 个月，而第一次检查即发现新腺瘤的间隔为 16 个月。其中 18% 的患者腺瘤发生在结肠脾曲近端[192,193]。绒毛状肿瘤，特别是广基无蒂肿瘤，边界常不如管状腺瘤清楚，因此局部切除后复发倾向高于小而带蒂

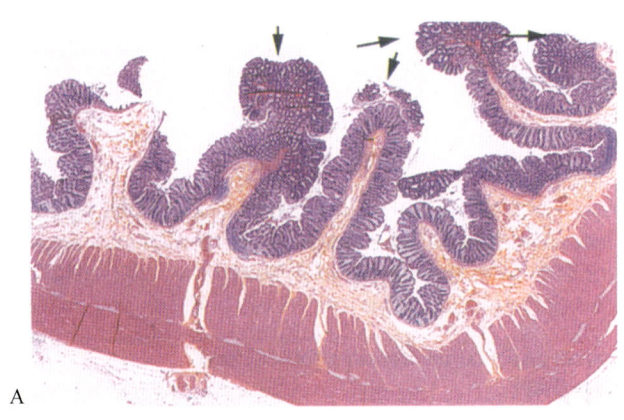
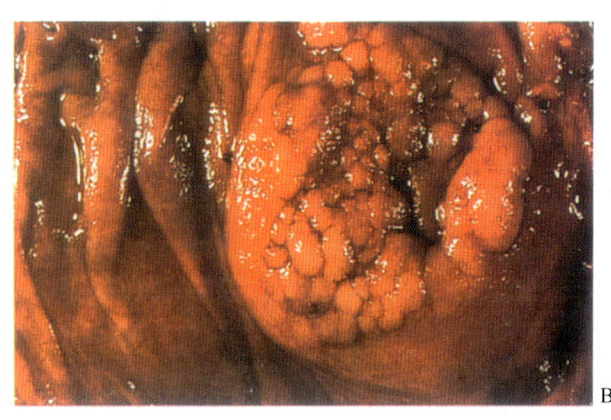
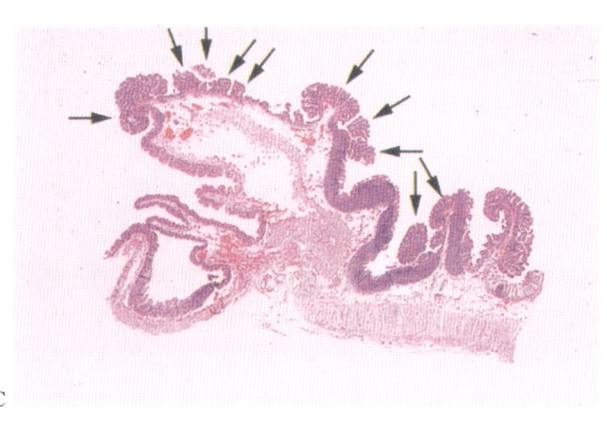

图 14.14 比较多发性腺瘤和类似多发性腺瘤的大病变。A：该患者患家族性息肉病，可见多发性腺瘤（箭头）。B：大体标本显示一个大的无蒂腺瘤骑跨于回盲瓣上并延伸至回肠。C：B 中所示病变的组织学表现。如果未见到大体标本，多发息肉状赘生物（箭头）可能被误认为多发性腺瘤。

的腺瘤。

由于多达25%～27%的直径<5 mm的腺瘤和近6%直径约1 cm的腺瘤在内镜检查时被遗漏,因而妨碍了评估新发腺瘤的内镜随访研究的进行[194,195]。右半结肠腺瘤的漏诊(27%)比左半结肠腺瘤(21%)更多见[194]。直径达8 cm的病变也可能被遗漏,其中有些可能含恶性成分[196]。

遗传性结肠癌综合征中腺瘤的发生率

大肠癌患者亲属的腺瘤发生率为39%。FAP或其变异型患者(见第12章)的结肠腺瘤发病率较高。这些患者的腺瘤为多发,并且发病年龄早于一般人群。FAP患者的腺瘤数目最多,即便是轻型患者。HNPCC患者中30%至少有一个腺瘤,20%有多个腺瘤。HNPCC患者很少发生5个以上腺瘤[197,198]。表14.7比较了HNPCC和FAP遗传综合征的息肉数目。

临床特征和诊断

腺瘤发生的临床背景各异。可散发,也可发生在息肉病综合征(FAP)或HNPCC等遗传综合征的背景下。有时临床表现是由伴随疾病如憩室病(憩室炎)等引起的。最大径不超过1.0 cm的小腺瘤一般无症状,但如果发生在直肠乙状结肠,当成形变硬的粪便通过时可能损伤其表面导致出血。较大的腺瘤可出现症状,症状取决于息肉的大小和位置。出血是最常见的症状,其次为大量水样或黏液性排泄物。左半结肠病变比右半结肠病变更易引起出血[199]。患者至多可在排便后发现粪便略带红色,很少有严重出血。与严重出血相关的因素包括腺瘤的大小、带蒂和绒毛样的生长方式[199]。腺瘤体积越大以及一旦腺瘤发生癌变时出血的概率越高。绒毛状腺瘤比管状腺瘤更易出血,因为前者体积更大,而且统计学上合并癌的概率也高。绒毛状病变最常见的症状有出血、黏液性腹泻、便秘和里急后重[200]。有些腺瘤可导致失禁、脱垂和贫血。腺瘤大至一定程度可引起排便习惯改变或肠套叠。如果盲肠病变堵住阑尾口,可出现类似急性阑尾炎的症状。与腺瘤有关的不良体征和症状包括梗阻和腹痛。

特殊的息肉病综合征患者还可有其他临床特征,这些患者的肠外表现可提示肠内病变的存在。相关论述见第12章。

内镜下特征

50岁以上者常有小的大肠息肉(<5 mm)[201],这些小病变中腺瘤占60%～66%[167,202-204]。根据内镜下大体表现有可能作出正确诊断。但是对较小的息肉内镜诊断的准确率仅为82%(图14.15),因此需要进行组织学检查予以确认[205]。近来发现,远端的小腺瘤是有发生大肠肿瘤危险的生物标志,提示患者需要一次全结肠镜检查,并终生监测结肠癌[167]。最近,荧光内镜图像和高分辨率染色内镜的发展引起了人们的关注,它们可提供大肠小型息肉与组织学相关的形态细节,因而不需要进行活检和(或)之后的结肠镜检查。

表14.7 遗传性非息肉病性结肠癌(HNPCC)和家族性腺瘤性息肉病(FAP)的比较

	HNPCC	FAP
发病	早	早
腺瘤数量	<10	>100
腺瘤组织学	管状腺瘤	管状腺瘤
息肉分布	右侧为主	左侧或全部
腺瘤的异型性程度	高级别	低级别
癌的分布	右侧为主	随机分布或大部分在直肠
其他癌症	见图12.43	见图12.12
腺瘤恶变的比例	高	低
息肉的种类	腺瘤,增生性息肉,混合性增生性-腺瘤性息肉	腺瘤

14 结肠上皮性肿瘤

大体特征

大体上，腺瘤的主要生长方式包括以下三种：(1) 有蒂，(2) 无蒂，(3) 扁平或凹陷（图 14.16）。

有蒂和无蒂腺瘤

大多数散发大肠腺瘤表现为外生性的黏膜突出物。腺瘤大小不等，小可为肉眼不可辨的单隐窝病变，大可为最大径超过 20 cm 的巨大无蒂腺瘤。腺瘤大小常与大体生长方式相关。

大小仅 1 mm 或 2 mm 的腺瘤大体上类似增生性息肉。这些微小腺瘤表面光滑无分叶，颜色类似正常黏膜。但这种病变在解剖显微镜下呈特征性的小凹结构，可与小的癌灶或增生性息肉鉴别。

息肉的结构部分取决于腺瘤是否含管状、绒毛状或管状绒毛状组织结构。典型的管状腺瘤表现为小球形、蒂长短不等的带蒂病变，较大的病变表面

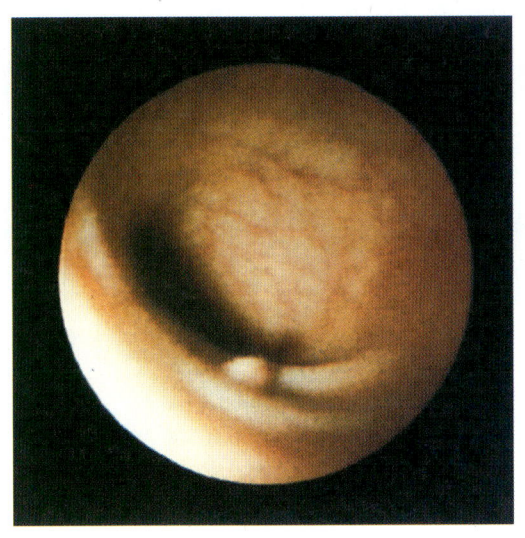

图 14.15　图片中下部可见一小型息肉。这种小病变在内镜下的特点不突出，需进行活检和组织学检查明确肿瘤性质。

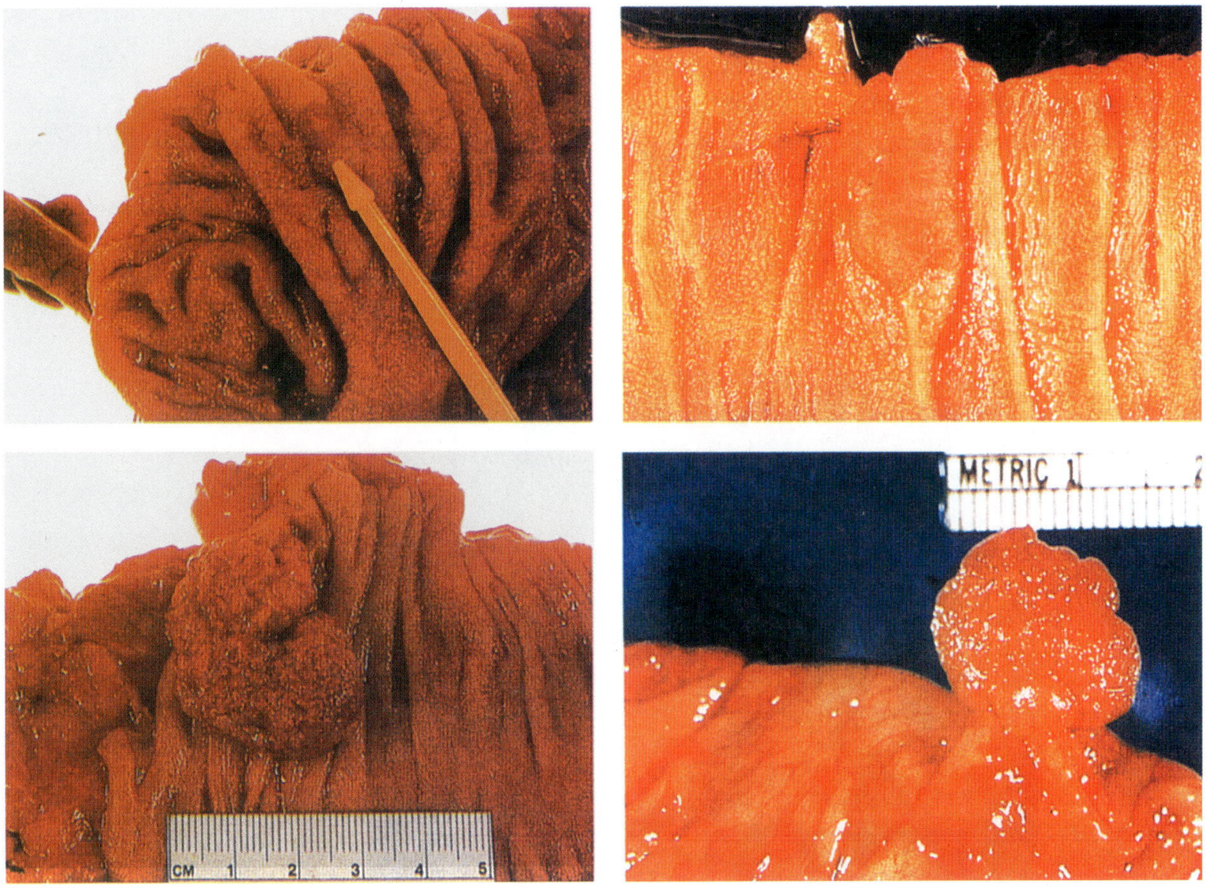

图 14.16　腺瘤性息肉的大体表现。**A**：黏膜皱襞上的小腺瘤。**B**：大的斑块样病变。**C**：大而无蒂的红莓样病变。**D**：有蒂腺瘤。

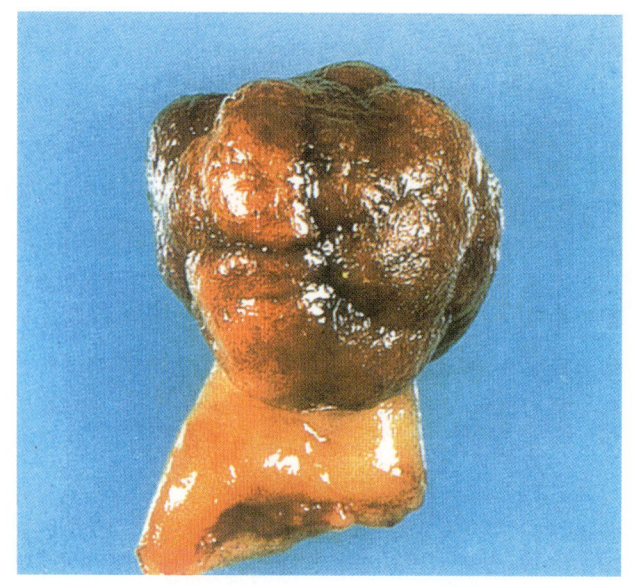

图 14.17 有蒂腺瘤大体表现，有典型的分叶状头部及被覆正常黏膜的蒂部。

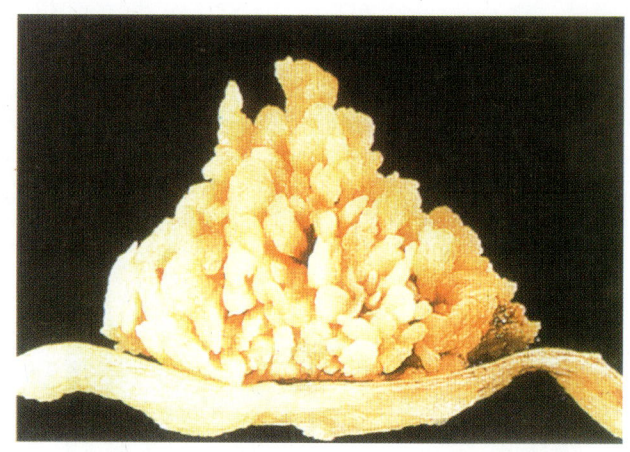

图 14.19 绒毛状腺瘤由长手指样叶片组成。

可被相互联通的裂隙分割成小叶（图 14.16 和 14.17）。较大的病变颜色比周围黏膜略红（图 14.17），若患者有结肠黑变病，则病变颜色较浅。较大的病变表面呈分叶状凸起或呈绒毛状、红莓样，质脆。手术切除的标本中，约 90% 的腺瘤有长短不等的蒂，且蒂部被覆正常黏膜。蒂的长度从几毫米到几厘米不等。管状绒毛状腺瘤多比管状腺瘤大，平均直径达 19.0 mm[178]。

绒毛状腺瘤分为三型：（1）扁平、地毯样肿块；（2）分叶状巨大无蒂的肿物；（3）蒂短而宽的有蒂病变。无蒂腺瘤一般为体积较大的绒毛状病变，表面布满指状叶片（图 14.18、图 14.19）。一般情况下，腺瘤大体表现为均一质软病变，无硬节、溃疡或固定不动。色素沉着灶提示曾有出血、纤维化、假浸润或电灼治疗（图 14.20）。溃疡、凹陷或质硬区提示可能有癌并存（图 14.21）。绒毛状腺瘤可多发，而且常与其他腺瘤、息肉或独立的癌一起发生。

绒毛状腺瘤常边界不清，通过较宽的基底与黏膜相连，蔓延覆盖大面积的黏膜。由于绒毛状腺瘤不如

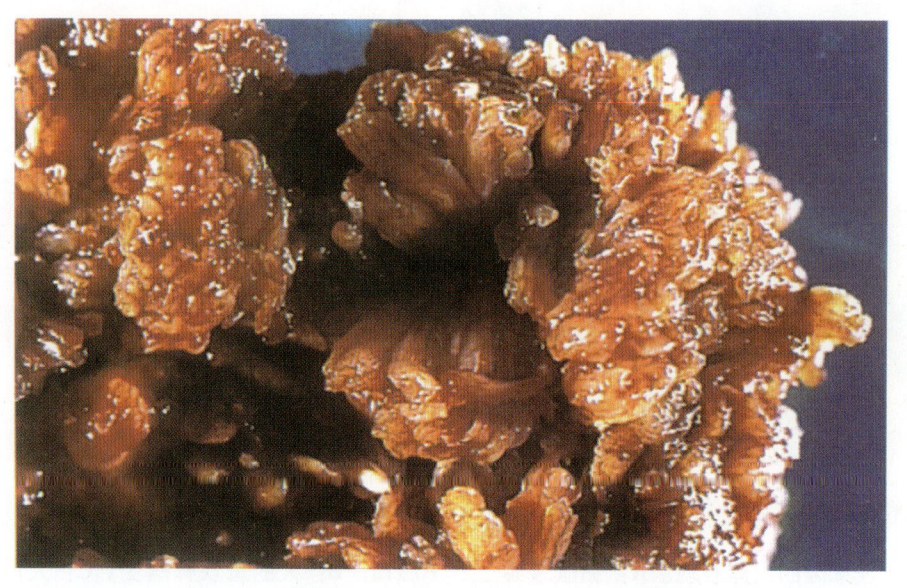

图 14.18 绒毛状腺瘤由大量指状的叶片构成，形成绒毛状外观。

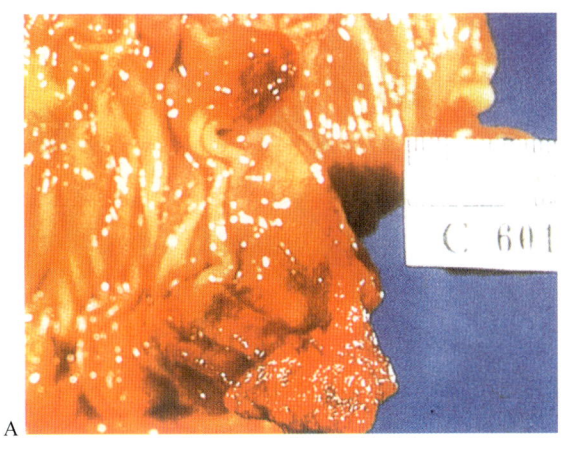
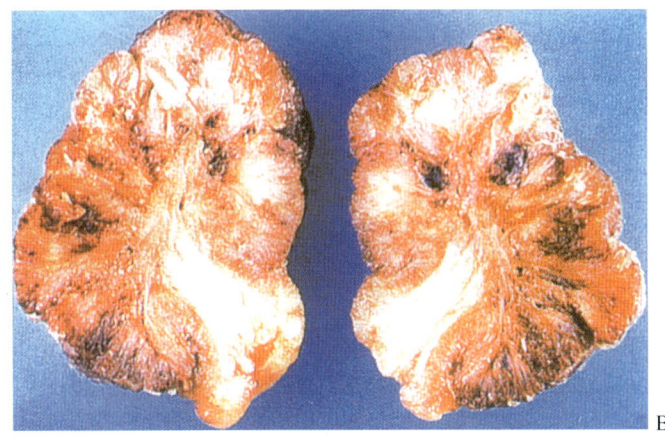

图 14.20　息肉内出血。**A**：两个息肉的整个表面都因出血而变红。**B**：息肉切面可见出血和继发纤维化。

管状腺瘤境界清楚，不如有蒂腺瘤边缘清晰，所以局部切除后复发率较高。大的环周性地毯样良性绒毛状直肠腺瘤虽然很少见（图 14.22），但较棘手。初次切除后常常复发，需重复切除或通过热疗来控制复发。男性发生的腺瘤常较大，位于直肠者最大，其次为升结肠、盲肠和乙状结肠。伴多发腺瘤者其腺瘤常更大[206]。

含癌腺瘤

腺瘤的体积越大，发生癌变的概率越大。大于 5 cm 的绒毛状腺瘤中 30% 伴有浸润癌[207]。但是即使是仅有 4 mm 的腺瘤也能包含浸润癌[208]。相反，我们也遇到过最大直径超过 20 cm 的巨大无蒂腺瘤，却没有恶变。

扁平（凹陷型）腺瘤

扁平腺瘤是腺瘤的一种特殊亚群，常在比外生性腺瘤小时即具有更大的癌变潜能（图 14.23）。浅表、扁平、凹陷型腺瘤等名词均是这一病变的同义词。扁平腺瘤可单发也可多发[209]。因为扁平或凹陷型腺瘤没有或只有轻度黏膜隆起，很难在内镜下或病理检查中发现，尤其是发生在近端结肠时[210]。内镜下用亚甲蓝或靛蓝胭脂红喷涂黏膜可更清楚地勾勒病变轮廓[211-214]。

内镜下，扁平腺瘤为斑块样病变，色略红或色浅。体积较小，直径一般不超过 1～2 cm（图 14.24）。结肠切除标本中的扁平腺瘤经固定后比在内镜下更易于识别，可能是因为大体形态经福尔马林固

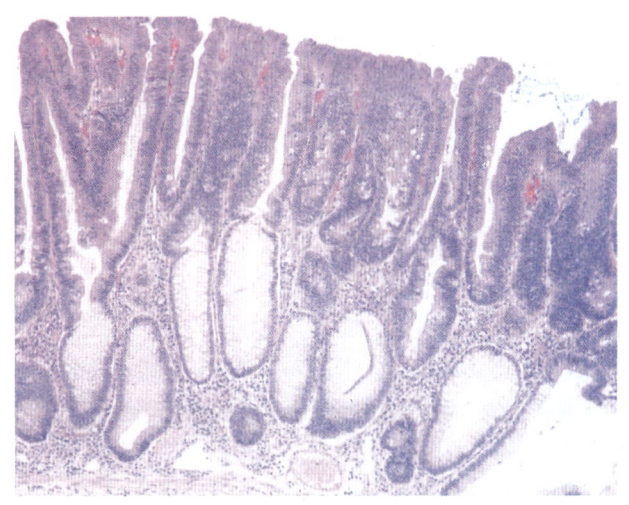

图 14.21　腺瘤性息肉的中心凹陷提示病灶内有癌变。另外，肠壁可见结肠黑变病，而息肉则无。

图 14.22　地毯样大而无蒂的直肠腺瘤。

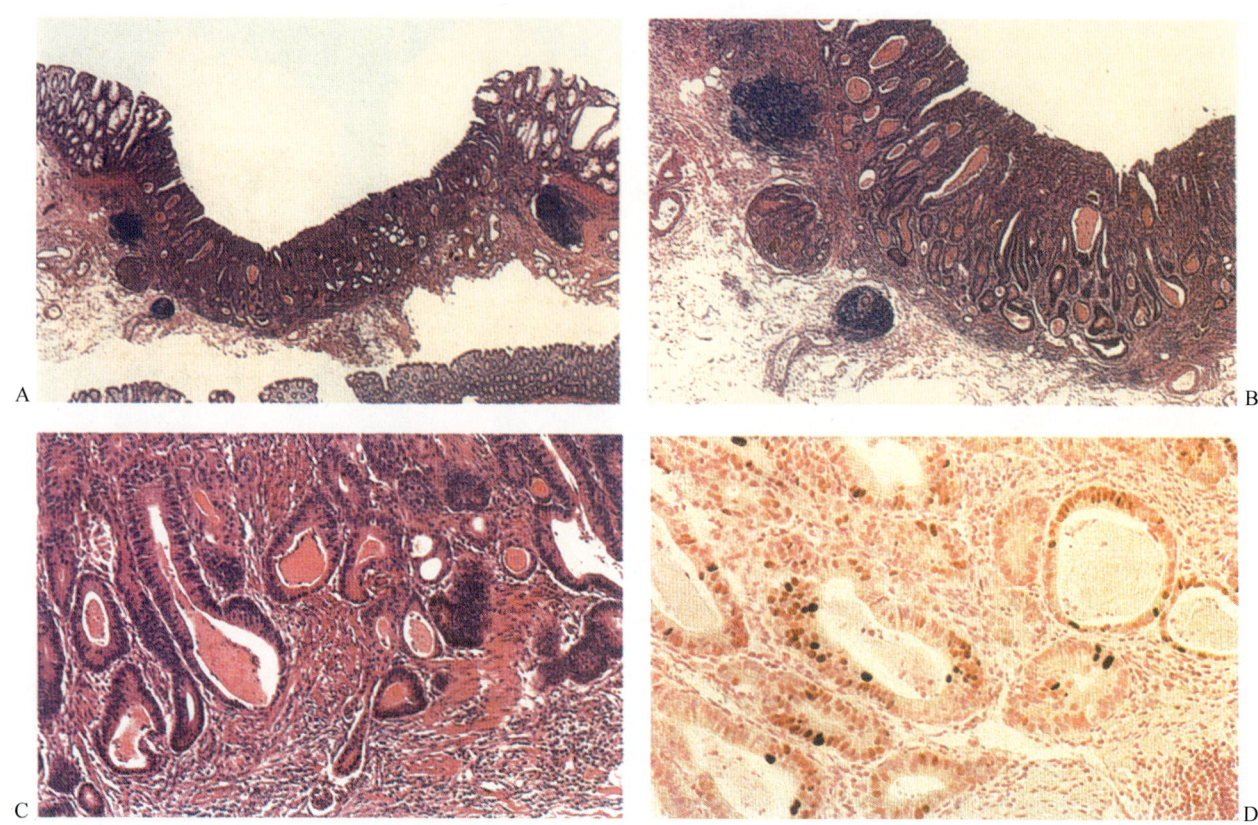

图 14.23 凹陷型腺瘤。**A**：低倍镜下的凹陷型病变，腺体密集，衬覆上皮细胞核深染、黏液缺失。**B**：较高倍镜下上皮细胞呈腺瘤样，细胞核密集深染。**C**：高倍镜下可见高级别非典型增生及黏膜肌层内的早期浸润灶。**D**：用 p53 抗体进行免疫组化可见 p53 高度表达，提示在此病例中可能有 p53 突变。

定后变得更明显[209]。不能识别这些扁平腺瘤可能是长期以来一直有大肠原生癌（de novo carcinoma）这一概念的原因[215]。与其他部位相比，凹陷型腺瘤更多见于右半结肠[215]。它可在 HNPCC 综合征和 FAP 患者中出现，也可散发[216]。HNPCC 患者中扁平腺瘤的发生率为 50.7%。扁平腺瘤中高级别异型增生的发生率很高，并且与同时性和异时性大肠癌的关系密切。

组织学特征

组织学上，腺瘤可分为四大类：管状、管状绒毛状、绒毛状和扁平或凹陷型病变。大或无蒂的腺瘤通常以绒毛状病变为主，而小且带蒂的腺瘤常表现为管状或管状绒毛状结构（图 14.25）。尽管多数绒毛状腺瘤体积大，但也有小的绒毛状腺瘤。部分管状腺瘤可大且无蒂，而部分有蒂腺瘤则表现出绒毛状特点。很多腺瘤组织学上都表现为混合性管状和绒毛状生长方式。

管状腺瘤

管状腺瘤是最常见的腺瘤，研究显示其占腺瘤的 68%～87.1%[175,217,218]，其间的差别取决于研究者是

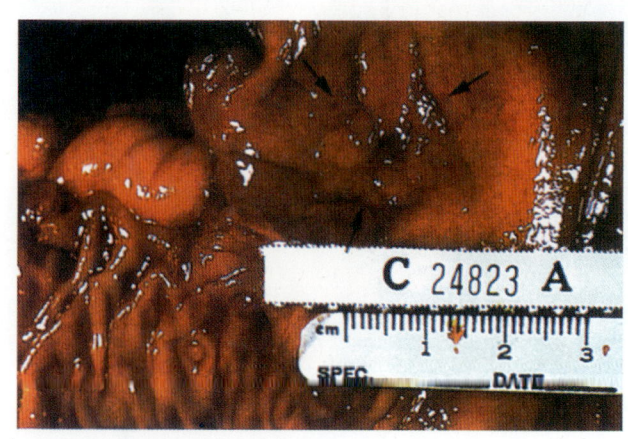

图 14.24 扁平腺瘤大体表现呈斑块样，且较周围黏膜色偏红。

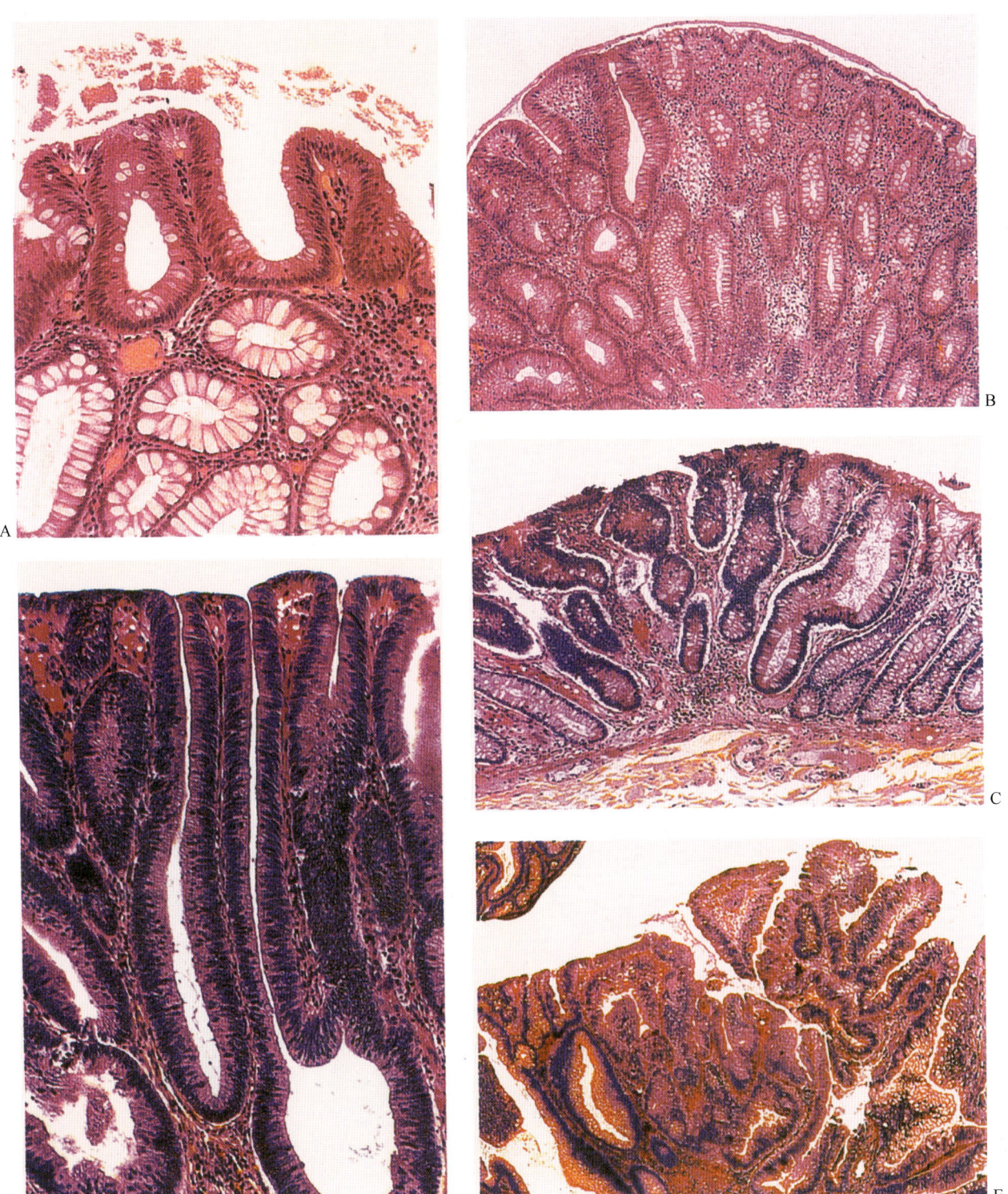

图 14.25 从单纯管状到单纯绒毛状腺瘤的渐变谱。图 A 至 H 从单纯管状腺瘤过渡到单纯绒毛状腺瘤。**A~C**：单纯管状病变。**D**：早期的绒毛状变化表现为腺体变长密集。**E**：混合性管状绒毛状病变，以管状成分为主。（后续）

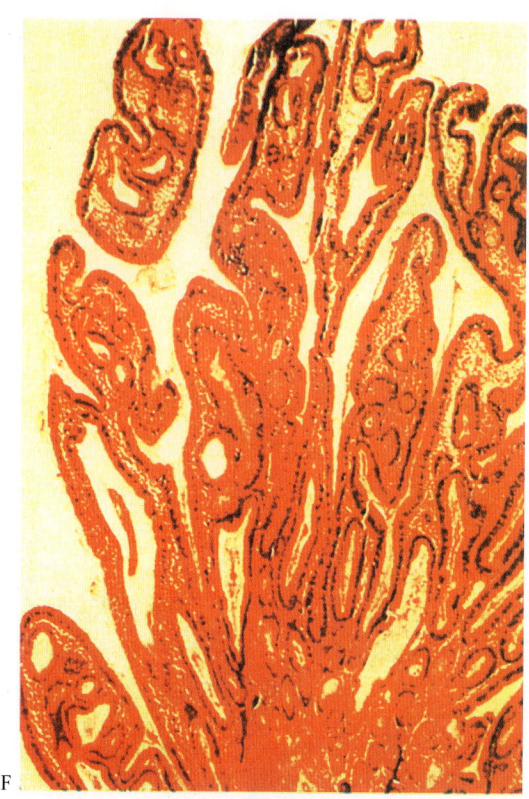

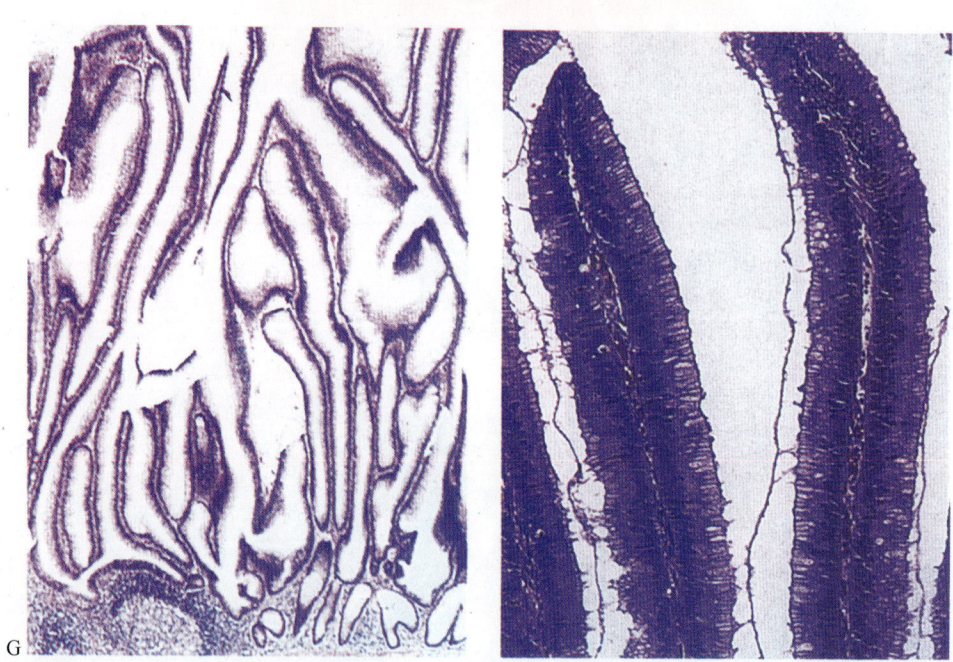

图 14.25　续。**F**：管状绒毛状腺瘤，以绒毛状成分为主，绒毛的叶片间可见一些管状腺体。**G**：单纯绒毛状腺瘤。**H**：单纯绒毛状腺瘤纤细的叶片。

或允许管状病变中包含不超过 25% 的绒毛状成分[217]。管状腺瘤保留原有隐窝结构，但腺瘤性上皮取代结肠正常上皮覆盖隐窝（图 14.26）。小型管状腺瘤中具异型性的（腺瘤性）表面上皮总是位于隐窝基底部无异型性的上皮上方。固有膜分隔密集排列的腺瘤性隐窝（图 14.27）。固有层中淋巴细胞、浆细胞和嗜酸性粒细胞的数量可能增加。当腺瘤的腺管生长时，可出现分支，有时形成不规则结

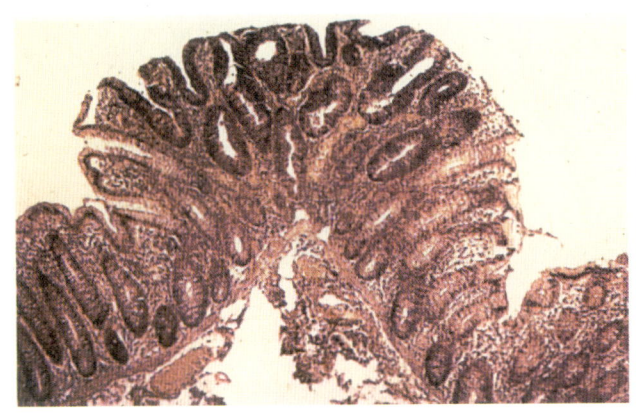

图 14.26 在此小腺瘤中仍保留着黏膜的正常结构，但腺体被覆上皮被肿瘤细胞所取代。肿瘤性腺体染色深，细胞密集，呈假复层。

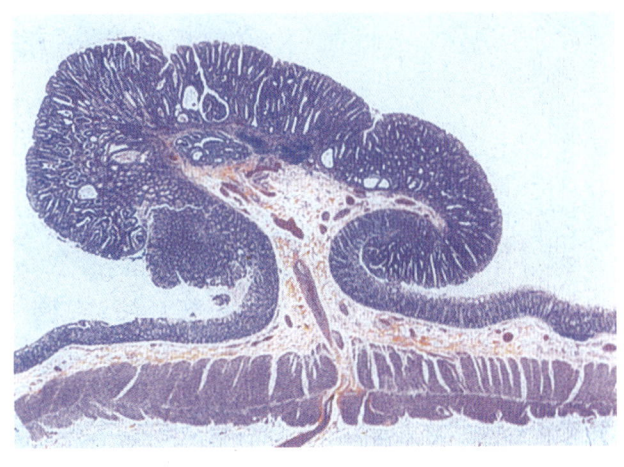

图 14.28 一个有蒂腺瘤性息肉的切面。蒂部被覆正常结肠上皮，而息肉头部的腺瘤性上皮细胞使黏膜变厚。

构。有蒂息肉中的腺瘤性上皮仍旧局限在息肉头部的黏膜中。蒂由正常黏膜组成，内含由肠壁主体延续而来的黏膜肌层和黏膜下组织（图 14.28）。腺瘤可继发局部腺管囊性扩张（图 14.29）、炎症、出血或糜烂，特别是在腺瘤表面。小型浅表性管状腺瘤的腺瘤性上皮可产生一些黏液，有时会被漏掉。采用 Ki-67 抗体可以确认其肿瘤性本质。免疫反应强阳性的细胞位于表面，而弱阳性的细胞位于隐窝基底部（图 14.6）。

绒毛状腺瘤

约 20% 的无症状者在结肠镜筛查时检出绒毛状腺瘤，其中三分之一伴高级别异型增生。伴浸润癌者接近 2%[219]。绒毛状腺瘤由伸长的、被覆异型增生上皮的指状无分支叶片自黏膜肌层伸至肠腔形成（图 14.30）。绒毛轴心为固有层，表面被覆单层腺瘤性上皮[220]。按照 Konishi 和 Morson[217] 的定义，绒毛状病变应含有 >80% 的绒毛状成分。

管状绒毛状腺瘤

管状绒毛状腺瘤由管状和绒毛状生长方式混合组成，或者为宽大的绒毛内含管状结构（图 14.31）。绒毛可能钝而粗。Konishi 和 Morson[217] 将管状绒毛状病变定义为含有 20%～79% 的绒毛状成分。Fung 和 Goldman[221] 认为在所有的最大直径大于 1 cm 的腺瘤中，有 35%～75% 含绒毛状成分。

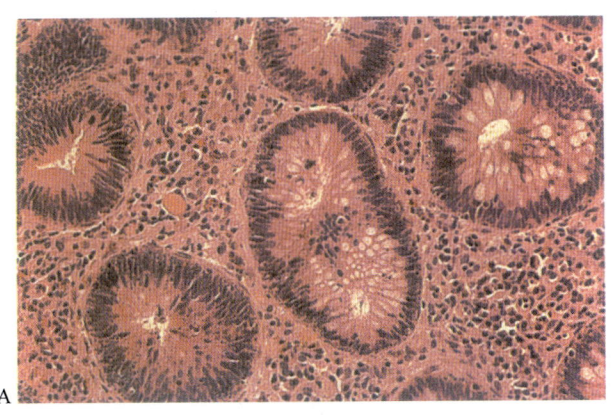
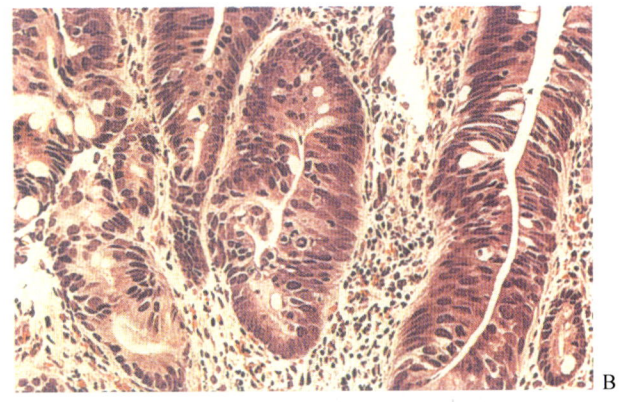

图 14.27 管状腺瘤。A：分隔腺瘤性腺体的固有层内含大量淋巴细胞、浆细胞和嗜酸性粒细胞。B：图中所示的腺瘤异型性高于图 A。被覆腺体的细胞核复层化，大部分极性消失。周围固有层内含散在的单核细胞和嗜酸性粒细胞。

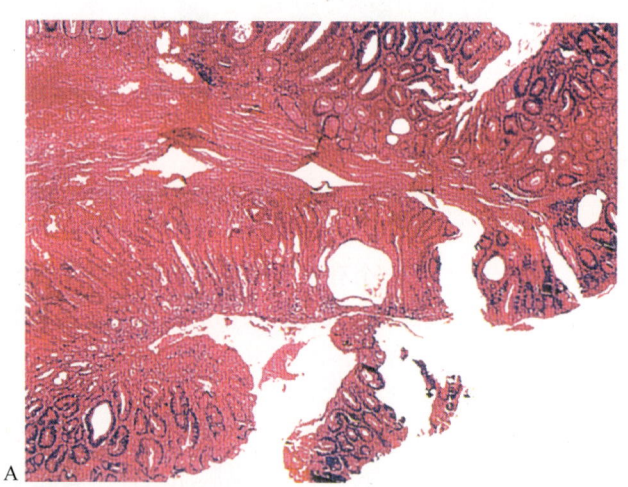
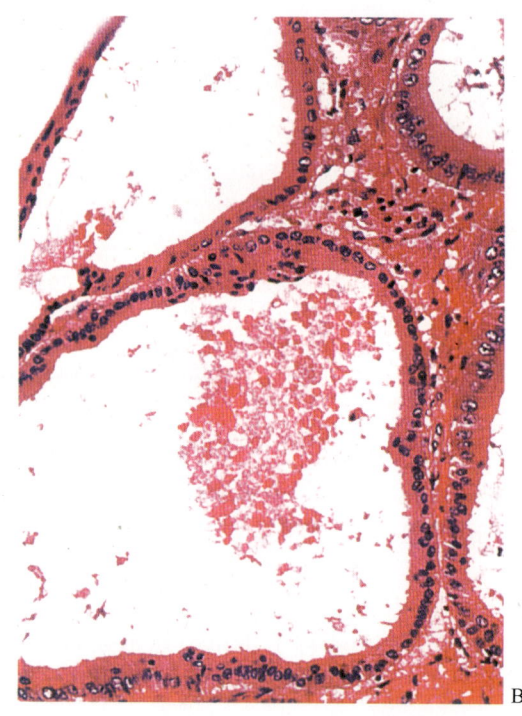

图14.29 腺瘤伴囊腔形成。**A**：腺瘤性上皮内可见多个小囊腔。**B**：高倍可见浓缩的黏液和炎症细胞。

腺瘤内的细胞类型

腺瘤由分化程度不同的吸收细胞、杯状细胞、中间细胞、内分泌细胞和Paneth细胞混合组成。常可见腺瘤性上皮与正常结肠上皮之间突然发生转换，腺瘤性细胞取代隐窝的非肿瘤细胞形成"扫雪机"样效应（图14.32）。大部分腺瘤细胞均可表现出部分分化能力，形成不成熟的黏液分泌细胞，即所谓的寡黏液细胞（oligomucous cells）[222,223]。但腺瘤性上皮中所含的黏液成分各有不同（图14.33）。腺瘤可有真正的杯状细胞形成，但这些细胞多有偏位的核，被称为发育不良的杯状细胞（图14.33）。有时，绒毛状腺瘤中存在大量的黏液分泌细胞，特别是那些有缺钾症状者。特殊染色可见59%～85%的腺瘤中存在内分泌细胞（图14.34）。约10%的病变中存在Paneth细胞（图14.35），4%的病变可见鳞状细胞分化（图14.36）。Paneth细胞有明显的核上嗜酸性胞浆颗粒，因此在苏木素伊红染色切片中易见。Paneth细胞的细胞学特点表明其为肿瘤性（图14.35）。有些细胞同时表现出黏液和Paneth细胞分化。含有鳞状上皮的腺瘤可能是腺鳞癌、腺棘皮瘤或纯鳞状细胞癌的癌前病变。腺瘤也可含有骨化灶、黑色素细胞或胃黏膜（图14.37）[224]。这些

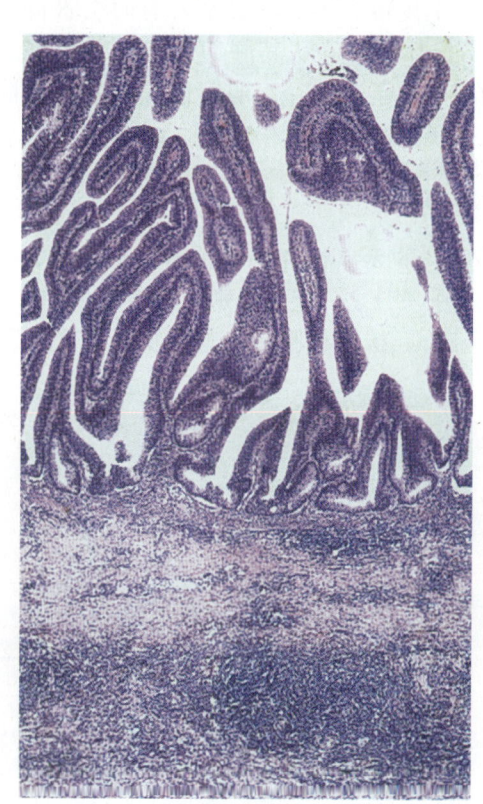

图14.30 绒毛状腺瘤所特有的被覆肿瘤性上皮的长指状叶片。

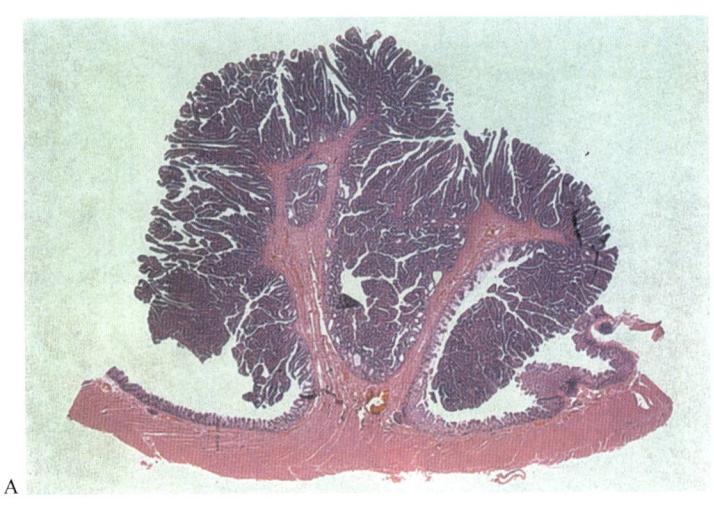

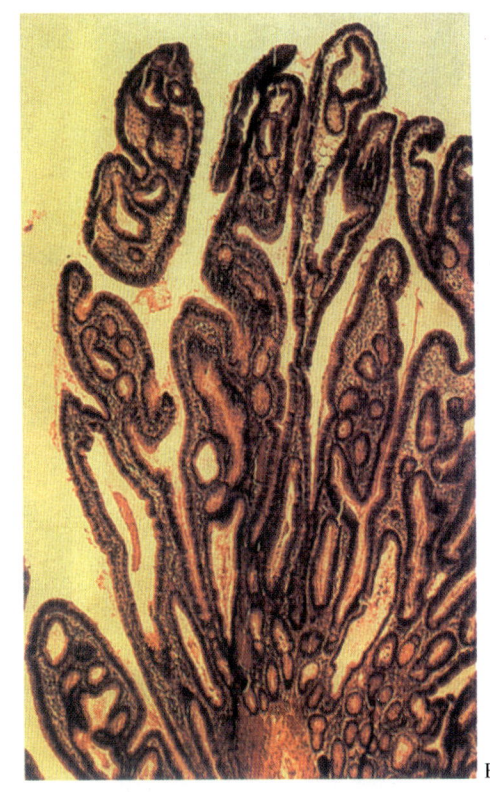

图 14.31 管状绒毛状腺瘤。**A**：一个管状绒毛状腺瘤的全貌切片示管状和绒毛状结构混合存在。**B**：高倍镜下可见绒毛叶片和腺管。

不同细胞类型的存在反映了干细胞向多种细胞谱系分化的潜能[220]。腺瘤内存在这些不同的细胞类型没有临床意义。

腺瘤内的肌纤维

当腺瘤形成时，下方的黏膜肌层破损，小束指状肌肉短距离延伸至上方的腺体间质中（图 14.38）。肌性成分在腺瘤头部与蒂的连接处最明显，并可能在此形成宽大的肌肉带。蒂部的黏膜肌层与腺瘤的肌肉带融合。有蒂病变肌肉带深部的边界不如无蒂病变清晰。当腺瘤内发生浸润性癌时，增厚的肌肉带消失[225]。

腺瘤的脉管系统

淋巴管丛自黏膜肌层开始，可伴扭曲的肌纤维进入上方的被覆黏膜。但延伸的淋巴管从不超过隐窝底部（图 14.39）。

腺瘤微血管构造类似正常结肠，但与固有层中的正常微血管相比，毛细血管和小静脉变长，直径增大。肿瘤细胞间的微血管密度增大，而且随异型程度加重而增多[226]。

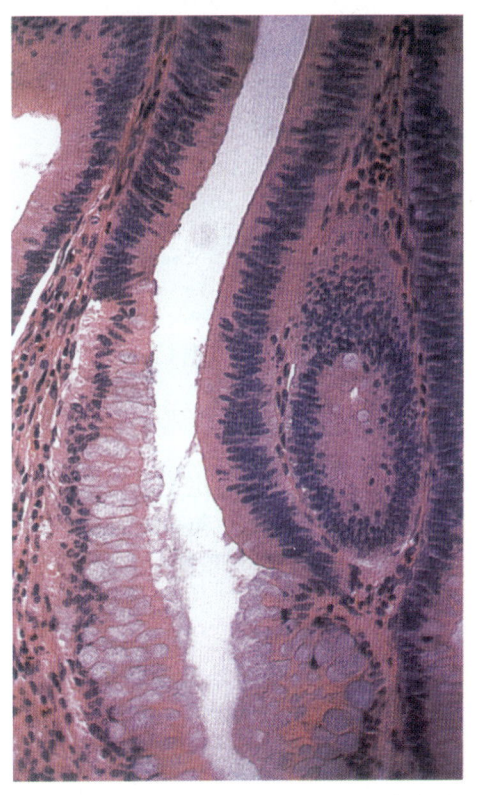

图 14.32 腺瘤细胞从表面向下生长，呈"扫雪机"样侵蚀非肿瘤性黏膜。图中肿瘤和非肿瘤上皮间的突然转换非常明显。

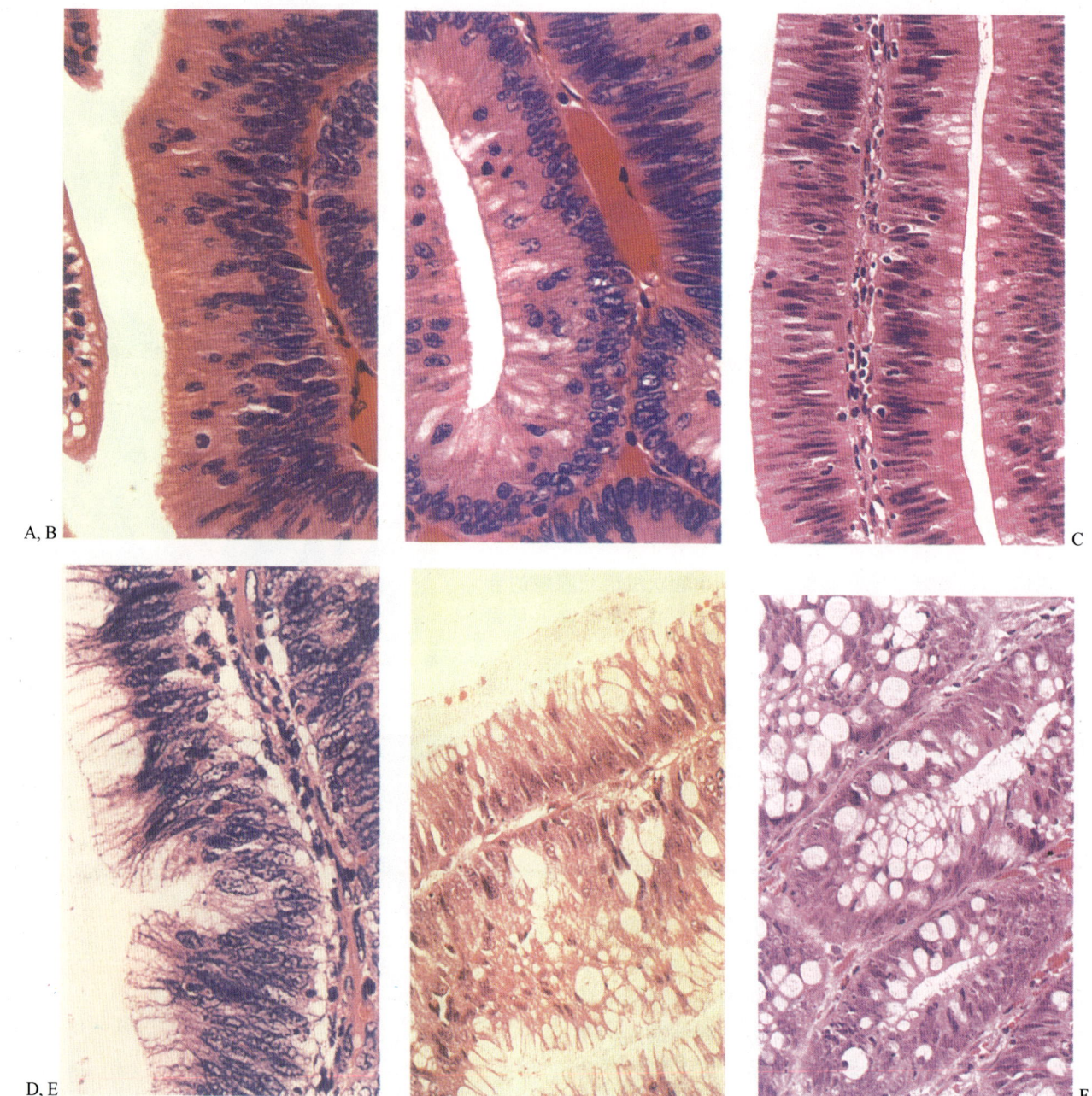

图 14.33 腺瘤性上皮的黏液分泌。**A**：腺瘤细胞几乎没有胞浆内黏液。**B~F**：腺瘤性细胞内黏液含量逐渐增加。注意 E 和 F 图中发育不良的杯状细胞。发育不良的杯状细胞极性消失，因此不位于基底部。这些细胞常有偏位的核，因而外观呈印戒细胞样。

假癌性内陷（假浸润）

诊断腺瘤时公认的组织学陷阱是出现被含铁血黄素沉积和纤维化的区域围绕的假浸润灶。其重要性在于它类似浸润癌而可能被误诊，因而导致不必要的结肠切除。假癌性内陷（pseudocarcinomatous entrapment）又称深在性囊肿性结肠炎、黏膜下囊肿、假癌性浸润或上皮误位，可见于一小部分带蒂腺瘤。受累腺瘤通常直径>1 cm，蒂至少长 1 cm，且多发生在乙状结肠（64%~85%）[227]。

腺瘤反复扭转可造成出血、感染和溃疡形成。结果导致腺瘤性上皮经黏膜肌层突入下方的黏膜下层。黏膜下小血管壁增厚偶伴血栓形成支持病变的起因是扭转和随后发生的缺血。钳夹活检也可导致上皮误位

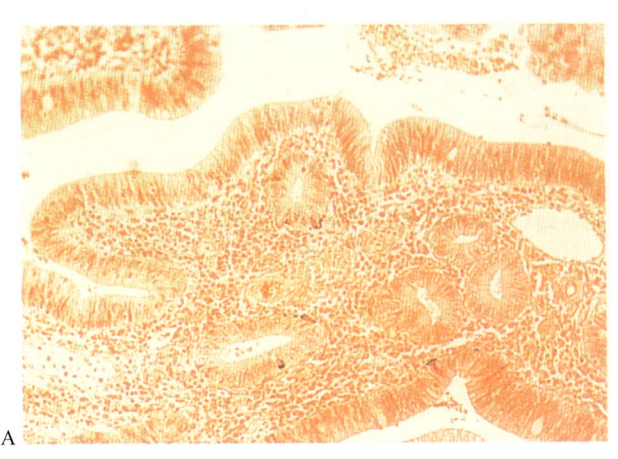
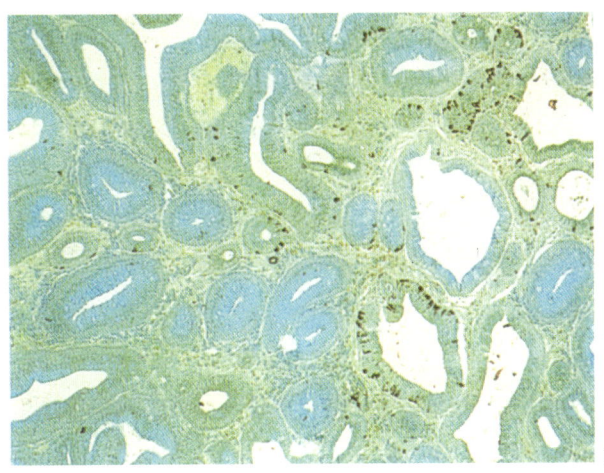
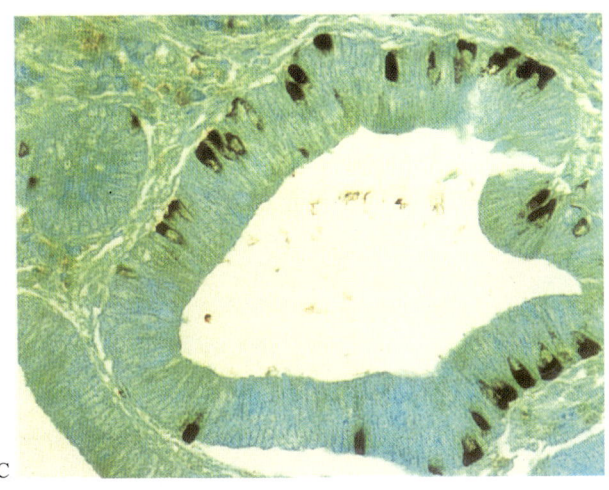

图 14.34 腺瘤的内分泌分化。**A**：Grimelius 染色显示内分泌细胞。**B**：嗜铬素免疫组化示腺瘤腺体中内分泌细胞灶状聚集。**C**：高倍镜示其中一个腺体，可见腺瘤隐窝内有大量内分泌细胞。

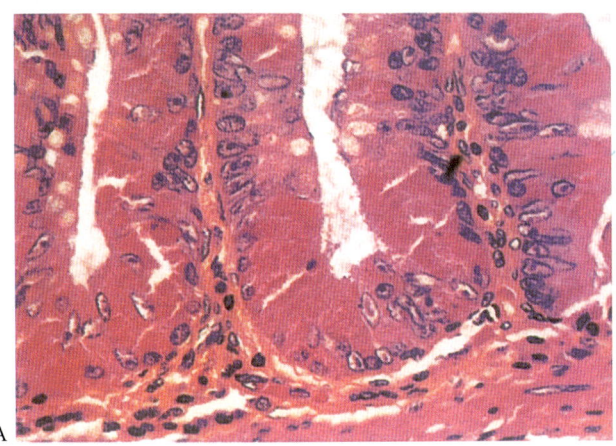
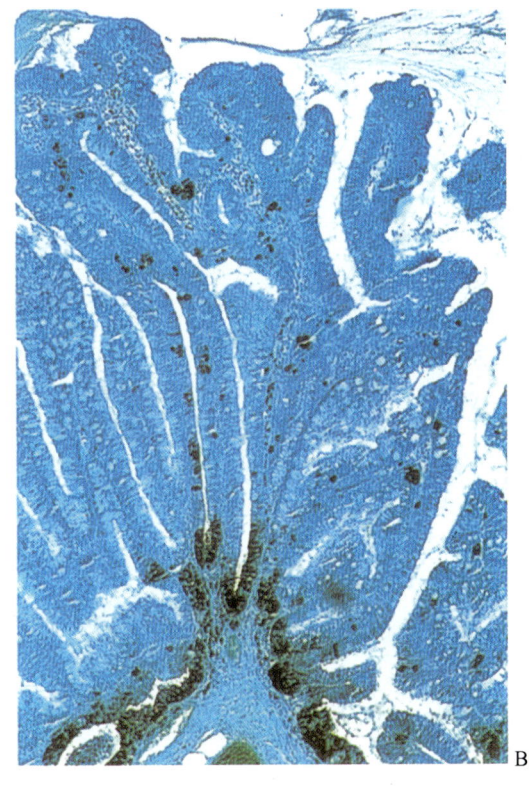

图 14.35 腺瘤中的 Paneth 细胞分化。**A**：肿瘤性 Paneth 细胞与腺瘤内其他细胞混杂在一起。**B**：免疫组化显示绒毛状腺瘤中 Paneth 细胞内的溶菌酶。

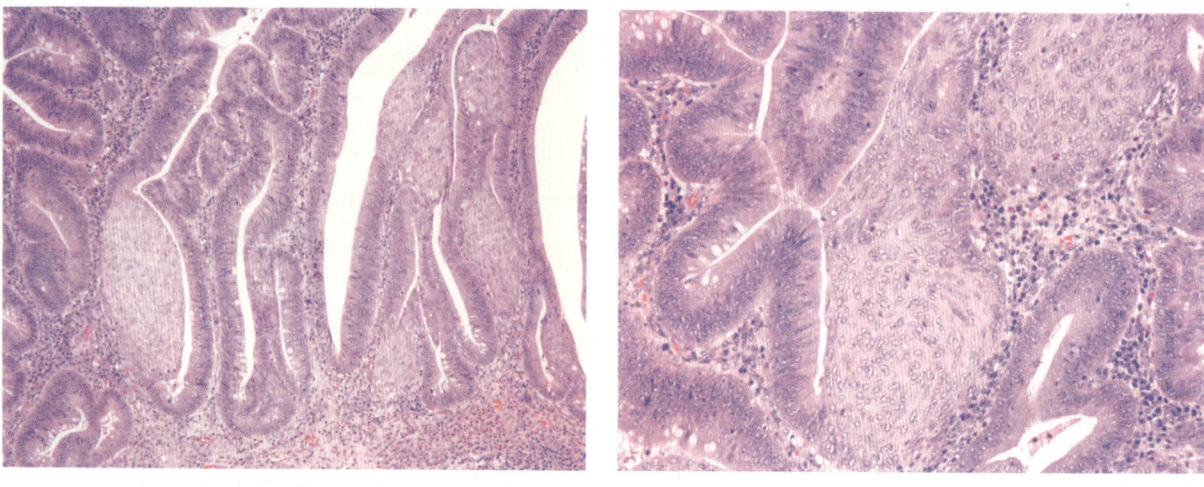

图 14.36 腺瘤中的鳞状分化。**A**：可见相邻的腺瘤性腺体和鳞状上皮岛。鳞状上皮和腺瘤性上皮间的界限截然。**B**：桑葚样鳞化包绕残留的结肠腺体。

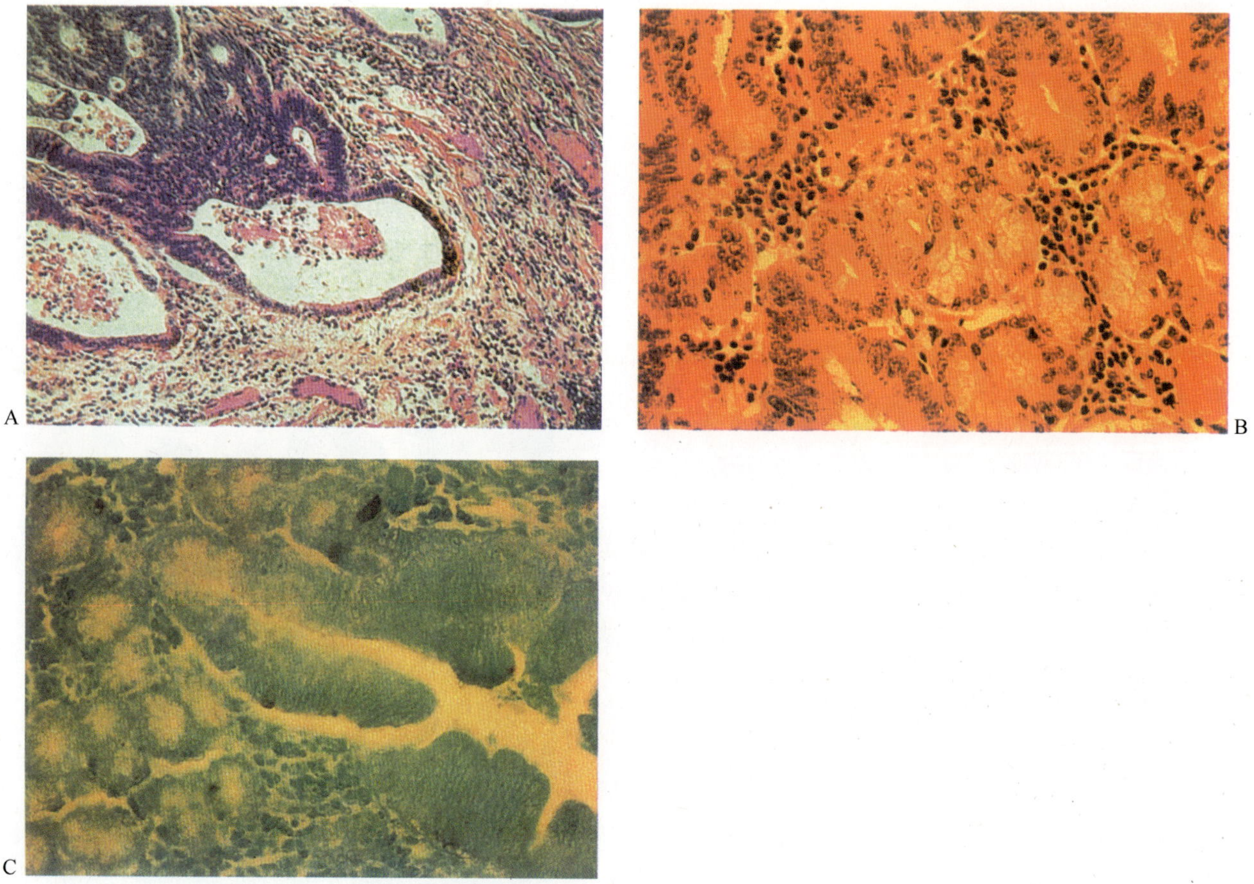

图 14.37 腺瘤中不常见的细胞类型。**A**：含原位癌的腺瘤中可见黑色素细胞。**B**：腺瘤基底部的幽门腺分化。**C**：胃泌素免疫组化显示息肉内的幽门型上皮。

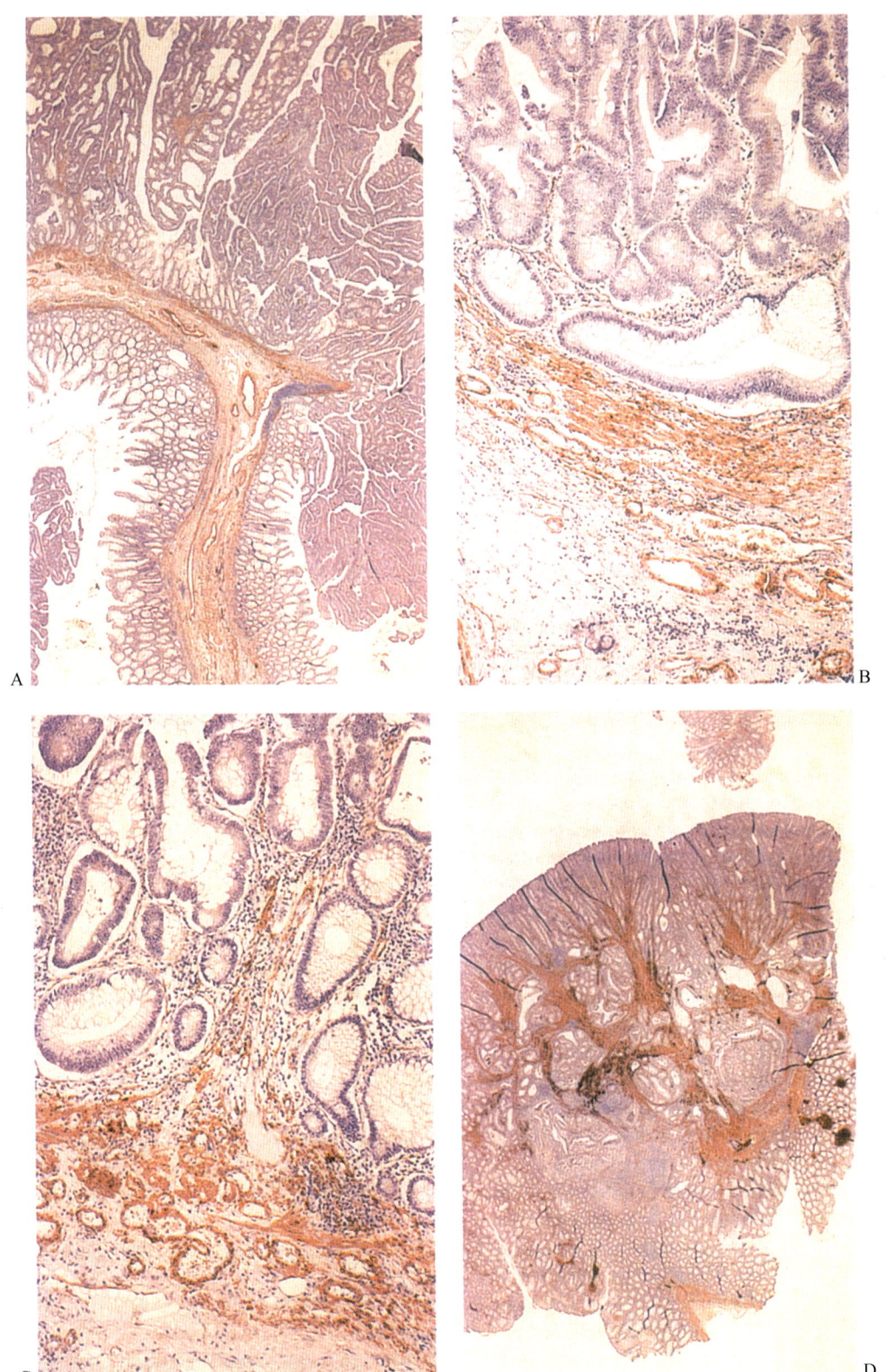

图 14.38　腺瘤中的平滑肌。**A**：低倍镜示一带蒂腺瘤的蒂内可见丰富的平滑肌。肌动蛋白免疫组化染色凸显了其中的肌肉。**B**：该腺瘤性息肉的黏膜肌层破损并略有增厚。腺瘤性上皮被粗的肌纤维束包绕。肌动蛋白染色也突出显示了蒂内的黏膜下血管。**C**：肌纤维从黏膜肌层延伸至固有层的腺瘤性腺体之间。**D**：腺瘤伴假癌性内陷。低倍镜下突出显示粗大的肌纤维束将腺瘤性上皮分隔成小叶，但没有浸润癌的不规则性和浸润性。

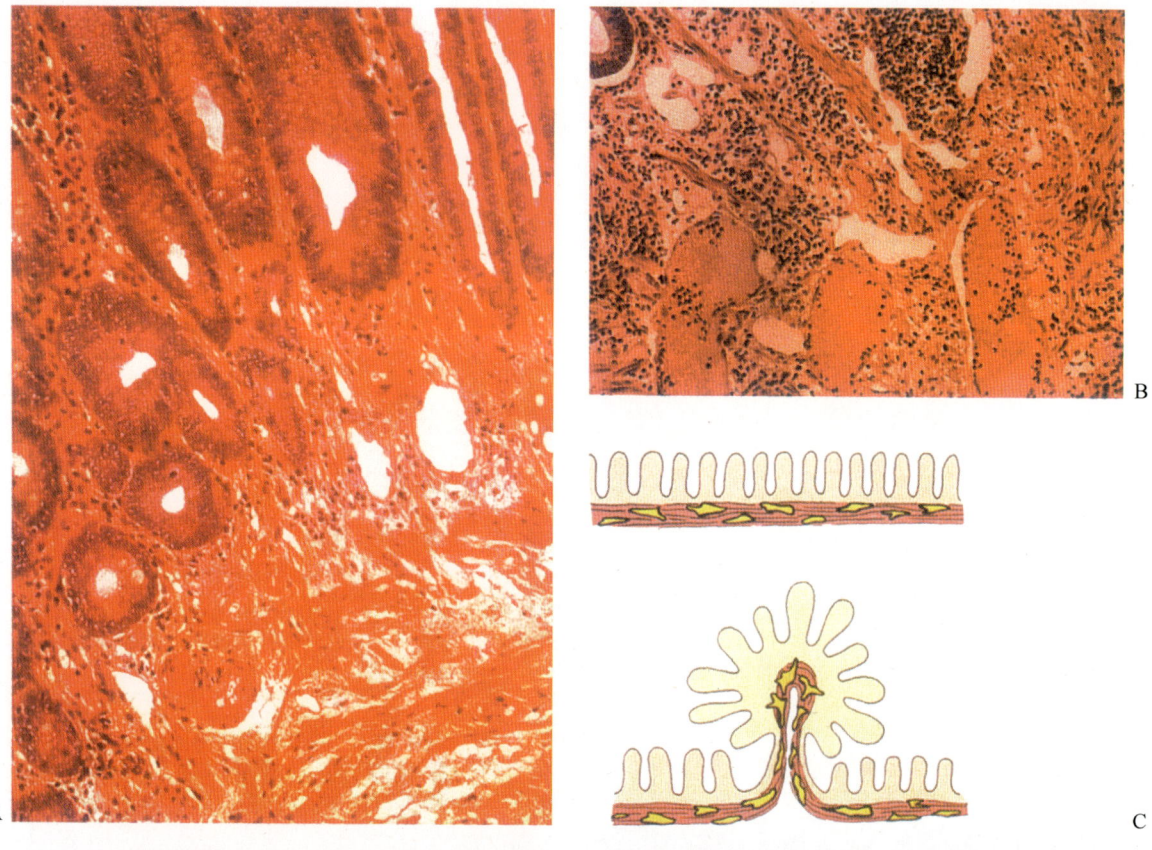

图 14.39　腺瘤内的淋巴管。**A**：隐窝基底部位于略显紊乱的黏膜肌层上。扩张的淋巴管位于黏膜肌层和隐窝基底之间。**B**：该区域高倍镜下可见扩张的淋巴管（张开的空隙）、充血的毛细血管。黏膜肌层的纤维亦可见。**C**：示意图示淋巴管（黄色）在正常结肠黏膜（上）和腺瘤性息肉（下）中的分布。淋巴管呈丛状始于黏膜肌层周围。

至黏膜下层内（图 14.40 和 14.41）。活检部位愈合时，纤维组织收缩可将腺瘤组织牵拉入蒂部。这种变化可反映出从活检到息肉切除所间隔的时间。活检后第一周，误位的细胞位于毛细血管丰富的肉芽组织中。随后发生的黏膜下纤维化导致黏液池持续存在于黏膜下层[228]。

组织学上，假浸润表现为腺瘤性上皮位于黏膜下层但无恶性细胞学特征（图 14.40 和 14.41）。误位的腺体有时与表面的肿瘤组织有连续，而且误位腺体的异型性程度常和其上方与之紧邻的腺体类似。误位腺体中有时可见随肿瘤性腺体一起发生误位的非肿瘤性腺体，这也能证明黏膜下腺体是误位而非浸润（图 14.41）。误位的腺瘤性腺体有正常固有层组织包绕（与浸润癌周围的结缔组织增生相反）（图 14.42 和 14.43）。如果上皮误位发生在息肉切除前不久，则可能看到腺体被薄层肉芽组织包绕。围绕误位腺体的纤维性间质中可见新鲜或陈旧出血伴含铁血黄素沉积，

称为铁质沉积性结缔组织增生（siderogenous desmoplasia）（图 14.44 和 14.45）。含铁血黄素沉积也可见于固有膜及包绕腺体和厚壁血管的纤维性间质内。与之相反，真正的浸润癌中缺乏含铁血黄素沉积。

极少数情况下，具有高级别异型性的黏膜内陷入黏膜下层，这种改变对病理学家做出诊断带来了更大的挑战（图 14.46）。假浸润的相关特点列于表 14.8。

误位腺体中偶可见囊性扩张伴破裂以及被覆上皮消失或萎缩（图 14.47）。有时，黏膜下层的黏液物质发生钙化。区分分泌黏液的浸润性腺癌和囊状扩张的假浸润性腺体可能也很困难。假浸润性腺体一般形态规律，有时在黏膜下层呈小叶状分布。与之相反，黏液癌表现为不规则排列的成角腺体或异型细胞巢，囊或腺体周围没有固有膜围绕；取而代之的是通常缺少含铁血黄色沉积的增生性结缔组织间质。可有局灶增生性结缔组织间质。

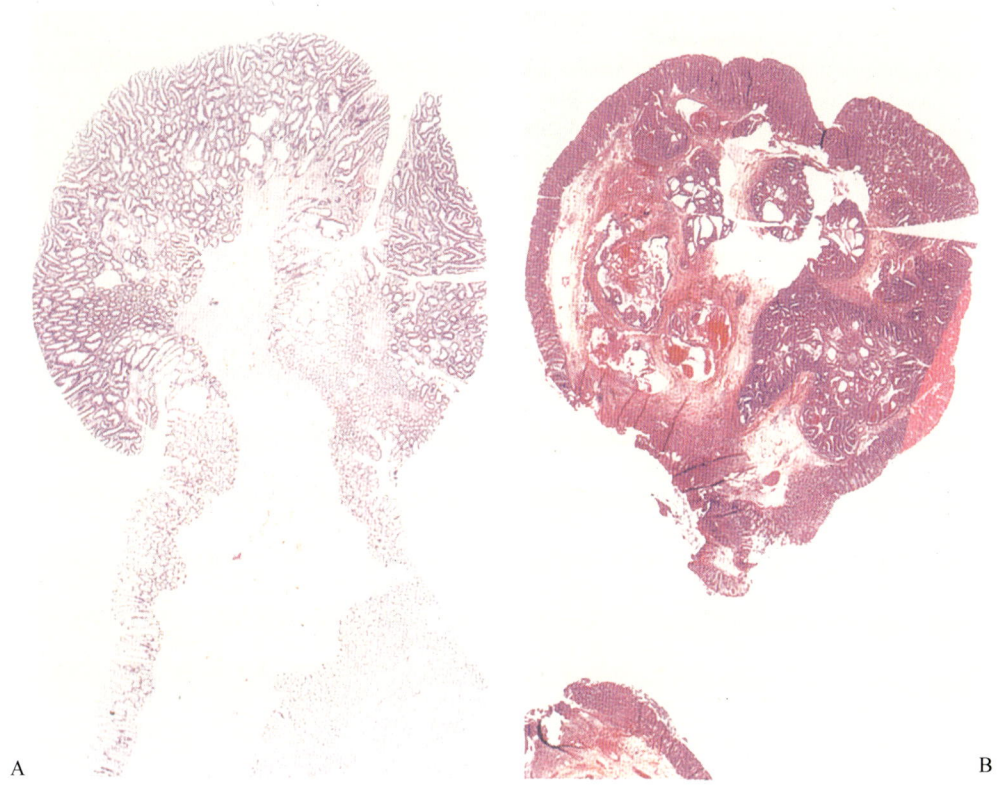

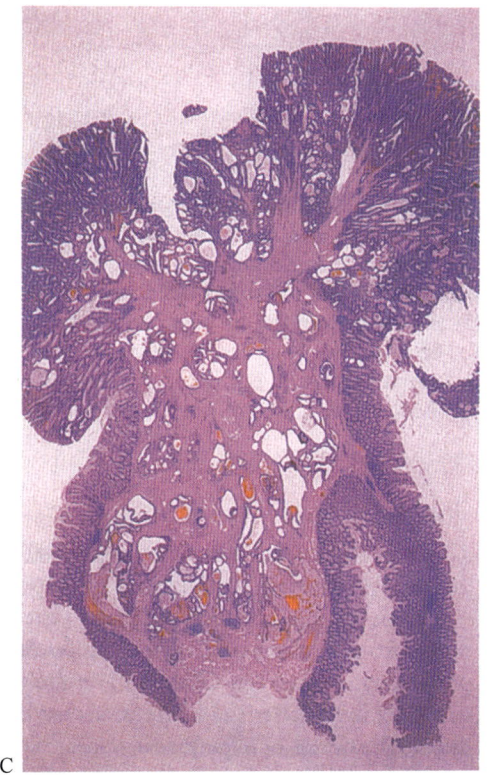

图 14.40 假癌性内陷和浸润癌的比较。**A**：有蒂的腺瘤性息肉，无假浸润或浸润癌。蒂内含纤维组织、平滑肌、脉管和神经。无腺管状结构。**B**：假浸润中，细胞学表现良性的腺体内陷入蒂中，腺体周围有正常固有膜包绕，并缺少结缔组织增生反应。这些腺体呈分叶状排列。**C**：浸润癌，黏膜下可见细胞学恶性的腺体。腺体被增生性结缔组织间质包绕，并缺乏假浸润的分叶状排列方式。

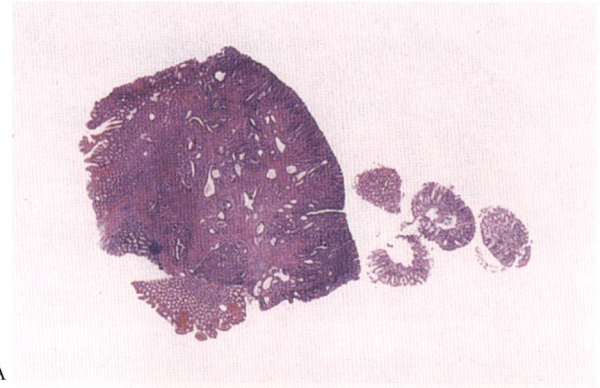
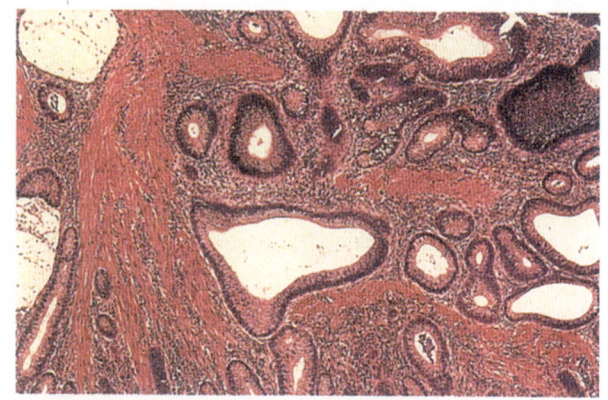
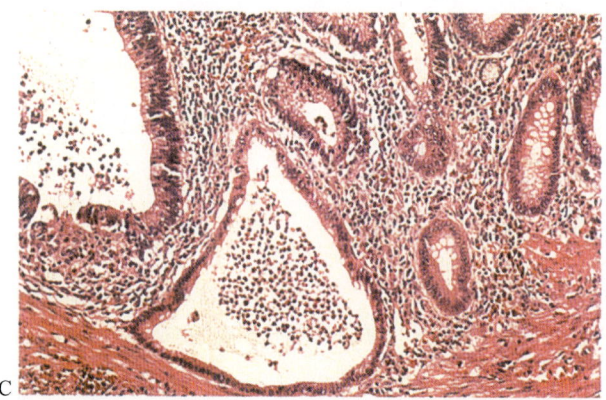
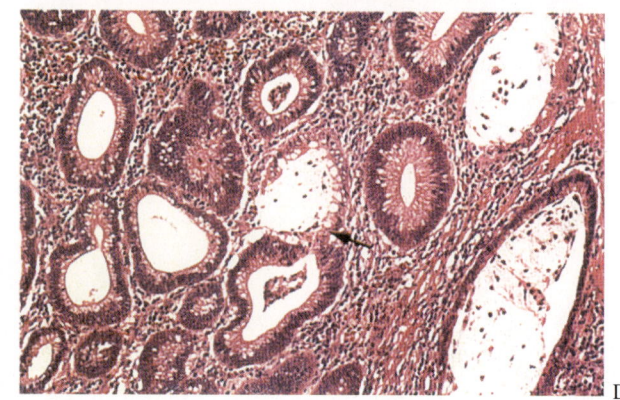
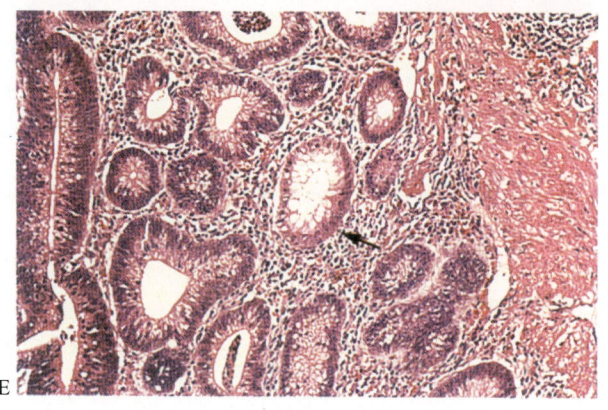

图 14.41　假癌性内陷。**A**：无蒂腺瘤的全貌切面，黏膜下层可见分叶状聚集的腺体被致密的肌束包绕。**B**：这些腺体无高级别异型性，并被正常的固有膜包绕。**C**：高倍镜下可见被固有膜围绕的轻度异型增生腺体。**D、E**：误位的腺瘤性腺体与非肿瘤性腺体混杂在一起（箭头）。

表 14.8	提示腺瘤内假浸润的特征
黏膜下层腺体和表面腺瘤直接相连	
肿瘤性腺体周围有固有膜包绕	
存在含铁血黄素	
缺乏结缔组织增生	
缺乏恶性细胞学特征	
黏膜下层腺瘤性腺体和正常结肠上皮混杂出现	
良性腺瘤性腺体和明显恶性的腺体混合出现	
黏膜肌层明显不规则	

腺瘤内假癌性内陷常常不难与局部深在性囊性结肠炎或黏膜脱垂综合征（见第 13 章）相鉴别，因为后者的黏膜下囊腔由溃疡、正常或增生性上皮所覆盖。在脱垂或深在性囊性结肠炎病变上方的黏膜上皮并非腺瘤性。这些病变的比较列于表 14.9 中。

扁平腺瘤

扁平或凹陷型腺瘤为管状腺瘤的一种，黏膜隆起轻微或无隆起。根据定义，扁平腺瘤中腺瘤性黏膜厚度不超过非腺瘤性黏膜的 2 倍（图 14.48）。腺瘤性改变集中在近肠腔面。与典型的息肉样腺瘤相比，扁

表 14.9　比较深在性囊性结肠炎、含假浸润的腺瘤和腺瘤内的浸润癌

病变	表面	黏膜下层	固有膜位于黏膜下层	结缔组织增生	肌层	黏膜下非肿瘤腺体	误位腺体的结构	铁质沉积性结缔组织增生
深在性囊性结肠炎	非肿瘤性	误位的非肿瘤性腺体	常见	无	增厚	有	分叶状	常见
腺瘤伴假浸润	腺瘤伴各种程度异型性	误位腺体伴各种程度异型性	有	无	增厚带	常见	分叶状	常见
腺瘤伴浸润癌	肿瘤伴各种程度异型性	不规则恶性腺体	无	有	被肿瘤侵犯	无	不规则浸润	常无

平腺瘤中出现细胞的核浆比大和异型程度高等高级别异型增生的比例较高（41～42%）[209,216]。而且扁平腺瘤含浸润癌的可能性比息肉样腺瘤更大[229]。

扁平腺瘤内含密集的腺瘤性小管，其直径比更常见的息肉样管状腺瘤要小。这种特性使腺体的密度比隆起性管状腺瘤高。在病变中心，腺瘤性小管几乎占据整个固有层，周围病变较表浅。直径小于1mm的凹陷型腺瘤常在毗邻正常隐窝间水平生长，使正常隐窝被包绕在其中形成残留岛（图14.48），而息肉性腺瘤多呈膨胀性生长，内无正常隐窝残留。

凹陷型腺瘤的平均增殖指数比非凹陷型腺瘤高，但比黏膜内癌要低[215]。与正常黏膜或息肉样腺瘤相比，扁平病变的非整倍体更常见，也存在多种基因表达的差异[209,230-232]。例如，扁平腺瘤的Ras基因突变比息肉样腺瘤更多见，表观遗传学改变则较少[231]。

高分泌型腺瘤

分泌型腺瘤是绒毛状腺瘤的一个特殊亚型，常发生在直肠。因分泌大量液体和富含电解质的黏液，患者表现为大量水样腹泻、严重的体液和电解质丢失、血尿素氮升高、低血钠和低钾血症。一旦切除腺瘤，这些异常表现即消失。这种黏液性腹泻的特点是清晨最严重，这是因为睡眠期间的粪便积累。分泌可能是环核苷酸介导的[233]。组织学上，高分泌型腺瘤的绒毛被覆浅染、充满黏液的细胞（图14.49）。

透明细胞腺瘤

极少数腺瘤内有透明细胞。透明细胞分化区域通常与传统腺瘤区域相混杂（图14.50）。透明细胞一般仅有轻度非典型性，核常位于基底部，顶部充满淡染的泡沫状胞浆。细胞核圆并呈轻度假复层。在另一种透明细胞腺瘤中，假复层细胞核可有核上及核下透明胞浆，有些类似子宫内膜。结肠有时可见的透明细胞癌可能来源于透明细胞腺瘤的这些区域。腺瘤中存在透明细胞的临床意

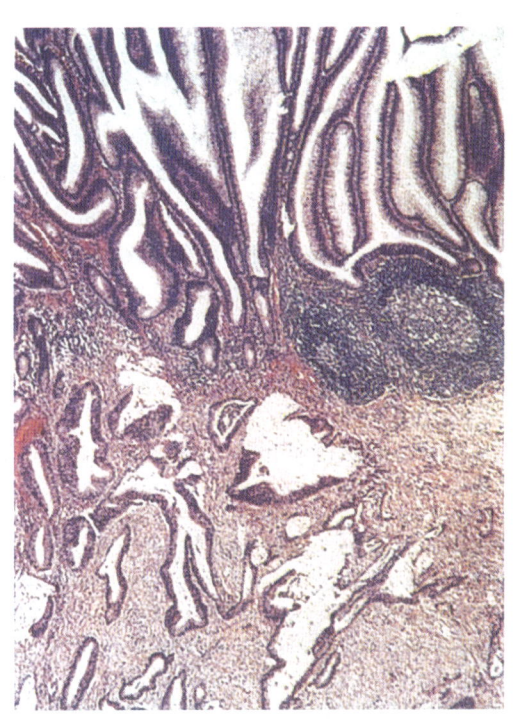

图14.42　绒毛状腺瘤中的浸润癌。与图14.41中的病变相比，间质内的腺体周围有显著的结缔组织增生反应。

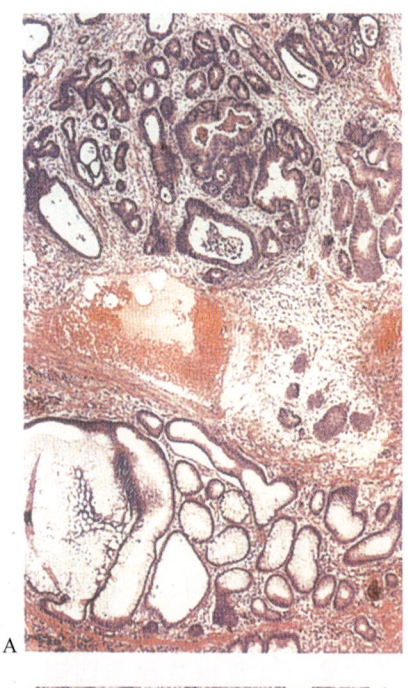
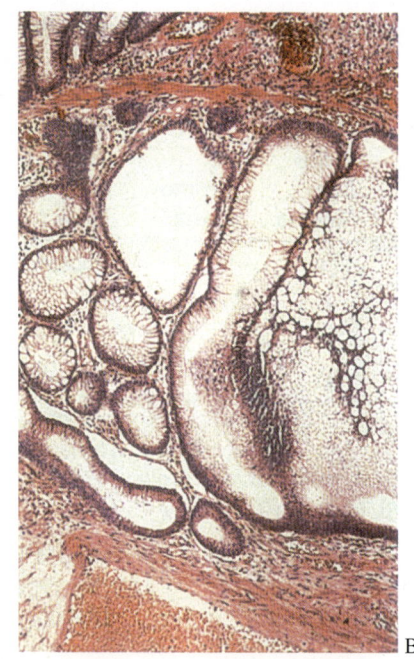
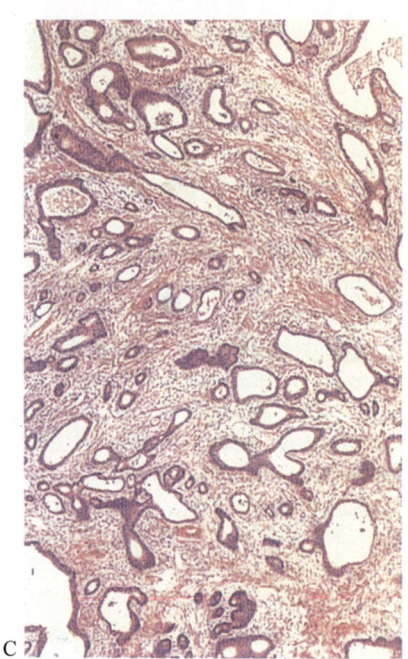
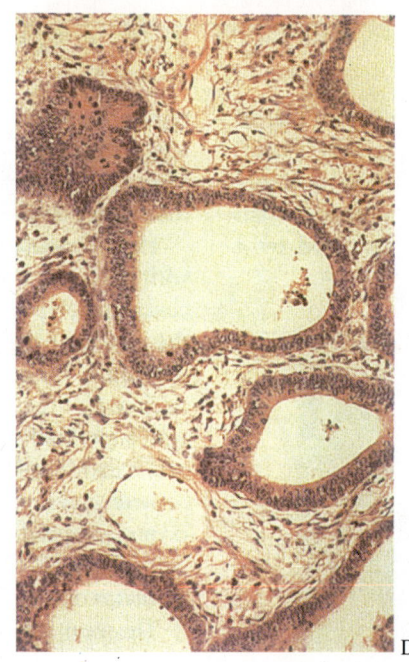

图 14.43 腺瘤伴假癌性内陷与浸润癌的比较。**A**：低倍镜下可见假浸润。误位的假浸润腺体呈分叶状，周围有固有层。腺体和间质周围有厚肌束围绕。**B**：高倍镜示假浸润部位。腺体呈低级别异型增生，周围有固有层。**C**：浸润癌。恶性腺体浸润黏膜下层。这些腺体由增生的结缔组织间质包绕。**D**：高倍镜示浸润癌。这些不规则腺体被覆排列紊乱的细胞，核深染，核形不规则。恶性腺体周围可见明显的结缔组织增生反应。

义尚未明确。

腺瘤—癌序列

腺瘤是大多数大肠癌专有的癌前病变（图14.51）。最早期的病变可见假复层化、不成熟的轻度异型增生腺瘤细胞。腺瘤可能是前面讨论过的任意一种。有些病例中可以看到异型增生程度逐渐加重，最终发生浸润癌的连续组织学谱（图14.52～14.54）。这种肿瘤性连续演变可用示意图（图14.55）或组织学图像显示（图14.52）。比起小的腺瘤，癌发生在大腺瘤中的可能性比小腺瘤高。大多数大肠癌从腺瘤发生，支持此观点的观察资料列在表14.10中。

腺瘤的诊断

腺瘤的组织学表现可以归纳为低级别和高级别异型增生、原位癌、黏膜内癌和浸润癌。关于低级别和高级别异型增生的定义见下一节。高级别异型

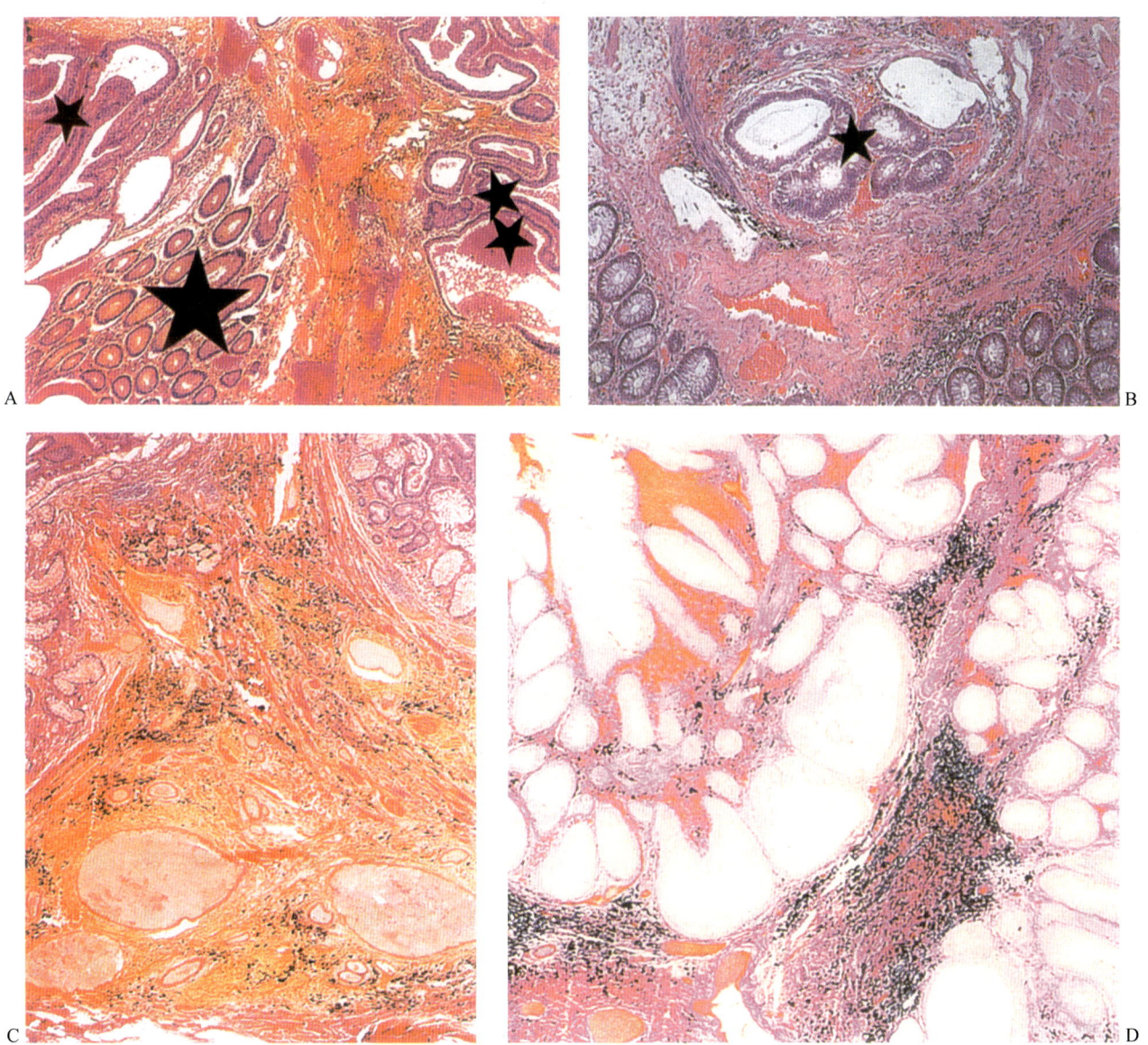

图 14.44 假癌性内陷。**A**：腺瘤性上皮疝入黏膜下层（双星），可通过大血管的存在辨认。疝出的腺瘤性腺体位于腺瘤蒂内。正常的蒂部黏膜变成腺瘤性上皮（小单星）。**B**：息肉头部陷入黏膜下层中的腺瘤性腺体（星形）。**C**：息肉头部黏膜下层的铁质沉积性结缔组织增生。棕色为吞噬含铁血黄素的巨噬细胞。**D**：铁染色示黏膜下层有大量铁质。

增生为细胞学表现恶性的细胞局限于原有结肠隐窝的基底膜中。通过细胞学的非典型性、细胞极性的消失，以及偶尔形成实性异型细胞巢等特点辨认，有时可见发育不良的杯状细胞（图 14.52）。肿瘤细胞穿过隐窝基底膜进入周围的固有层，称黏膜内癌（intramucosal carcinoma）（图 14.53）[169]。黏膜内癌与原位癌相比，腺体更不规则且密度更大。黏膜内癌可占据整个黏膜层或呈小灶状局限于腺瘤内。黏膜内癌一旦达黏膜深层，肿瘤细胞即可与黏膜肌层破损的纤维相混杂，并可能进入淋巴管，因而理论上可发生转移（图 14.56）。这种情况极其少见。浸润灶进入、而非穿透黏膜肌层，仍然属于黏膜内癌。

因上皮内肿瘤或黏膜内癌临床上均没有明显的转移可能（假如所有肿瘤组织均已切除），没有必要对病变进一步治疗。事实上，我们很少用黏膜内癌这个词，因为癌这个词可能使临床上对这种病变的严重性产生误解。除非大肠癌穿过黏膜肌层侵入黏膜下层，否则不会认为病变具有浸润性和临床意义（图 14.57）。黏膜下浸润非常容易辨别，表现为恶性腺体

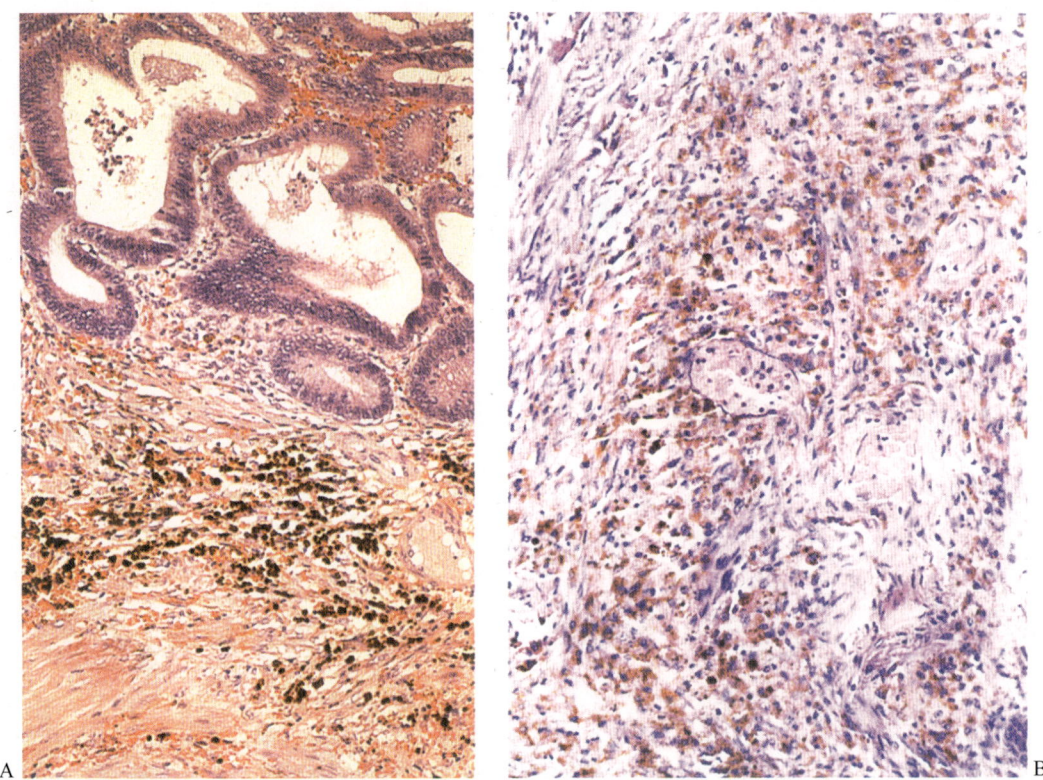

图 14.45 铁质沉积性结缔组织增生。**A**：该腺瘤性息肉间质内可见大量含铁血黄素沉积在包绕腺体的纤维性间质中。固有层内也可见含铁血黄素。**B**：另一息肉的黏膜下含铁血黄素。

和正常的黏膜下层组织，如中等大小血管、脂肪、神经和神经节以及大淋巴管等混杂在一起，（图 14.58）。即使是早期浸润，也常伴有明显的结缔组织增生反应（图 14.59）。

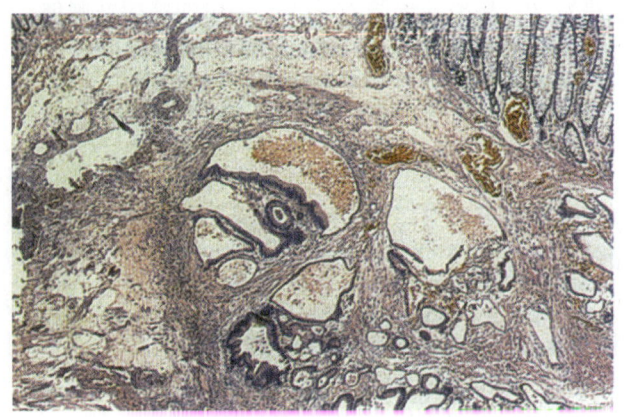

图 14.46 该腺瘤的黏膜下层可见高级别异型增生腺体。这些腺体由固有层包绕且无相关的结缔组织增生反应，为假癌性内陷。

低级别异型增生

根据定义，所有腺瘤至少具有低级别异型增生。低级别异型增生指复层化的异型增生上皮仍保持柱状形态。其细胞核呈梭形或椭圆形。这些复层化的细胞核多局限在上皮基底部，上浮不超过整个上皮层高度的 3/4。细胞核轻度深染。次要的细胞学改变，如黏液含量多少不等、核多型性、染色质分布的差异及细胞大小和形状的不同，也常见于腺瘤性上皮，尤其是在较大的病变中（图 14.60）。这些表现代表了内在的肿瘤性进程，在缺乏明显非典型性或结构改变的情况下无临床意义。这些改变不足以诊断高级别异型增生。

有时很难区分小管状腺瘤和炎症黏膜的反应性上皮。我们发现一个很好用的方法是观察上皮细胞沿隐窝腺管全长的分化程度。反应性腺体比正常腺体的嗜碱性更强，而且细胞核可呈假复层。这些变化自隐窝基底向肠腔面延伸。嗜碱性的再生细胞可见核分裂象。如果嗜碱性上皮没有取代整个腺体，则可根据局限在隐窝底部的特点判断其为再生上皮

表 14.10　腺瘤—癌序列

支持此观点的论据

1. 腺瘤和癌的分布相似
2. 大肠癌常与腺瘤共存于同一病灶中
3. 在结肠癌风险程度不同的国家中，腺瘤和癌的患病率有相关性
4. 腺瘤和癌的解剖学分布相似
5. 腺瘤患者出现癌的概率升高
6. 异时性癌患者的腺瘤与没有再发生第二个癌的患者的腺瘤相比，前者重度异型增生明显多于后者
7. 发生癌的结肠段中腺瘤的发生率增加
8. 随着患者年龄的增大，非典型性程度和浸润癌区域增加（年龄相关的腺瘤—癌演替）
9. 部分癌症患者中可发现残存的腺瘤
10. 实验动物中既能发生腺瘤又能发生癌
11. 内镜下切除腺瘤可使预期癌的发生率下降85%
12. 所有家族性腺瘤性息肉病综合征患者如未切除发生腺瘤的结肠则均发展成癌
13. 腺瘤以外的区域未见原位癌
14. 可见直接的移行区
15. 内镜检查明确腺瘤但拒绝治疗的患者最终会因同一部位出现浸润癌而再就诊
16. 原生癌极其少见
17. 尽管每年对成千上万个息肉和结肠标本进行组织学切片检查，但未能在正常黏膜中发现癌
18. 一旦发生腺瘤，患者一生中患癌的风险即升高
19. 体外培养腺瘤细胞可获得具有原位癌或浸润癌特征的细胞群
20. 腺瘤性组织和癌组织的染色体组成类似
21. 腺瘤和癌的抗原相关性
22. 良性腺瘤的DNA含量在正常结肠和癌之间
23. 腺瘤和癌中酶的类型相似，但腺瘤不同于增生性息肉和正常黏膜
24. 从某些腺瘤和癌中发现的原癌基因相似

反对此观点的论据

1. 某些研究显示腺瘤和癌的分布不同
2. 有无息肉的患者癌的发生率相同
3. 在"小"癌中未能发现腺瘤区域
4. 未能在腺瘤中发现癌

（图14.61）。相反，在小腺体中，腺瘤性腺体在病变表面的嗜碱性更强，非肿瘤性上皮位于下方。核分裂象位于表面。Ki-67免疫染色有助于显示增殖区域。如果所有隐窝均不成熟，上皮可能为再生性或腺瘤性。此时应依靠腺体所在部位的组织学背景来区分这两种可能性。背景为活动性炎症，腺体更可能为再生性。如第11章所述，在溃疡性结肠炎中区分两者尤其困难。

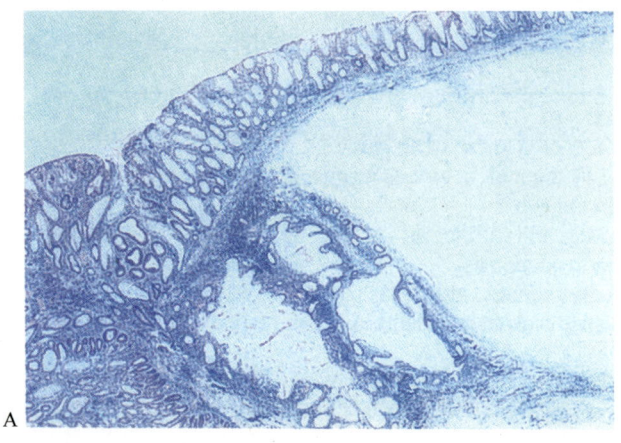
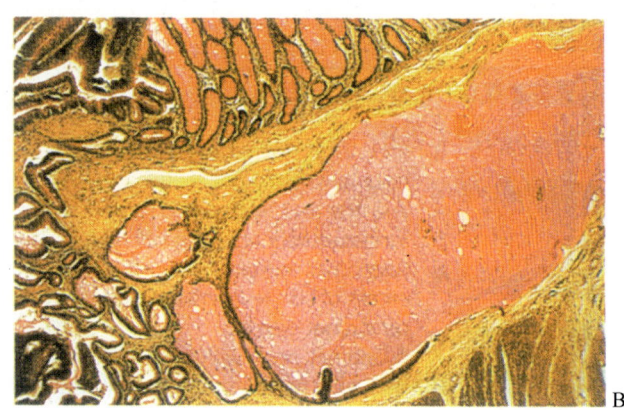
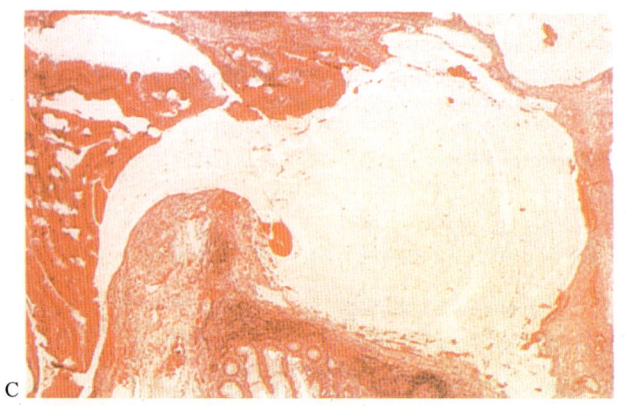

图 14.47 假癌性内陷。**A**：有时内陷的腺体出现囊性扩张，导致腺瘤黏膜下层内出现大黏液池。**B**：高倍镜下囊性扩张腺体内充满黏液，囊壁部分衬覆腺瘤性上皮。**C**：某些病例的囊壁衬覆上皮萎缩或消失，仅在黏膜下层留下黏液池。在这些病例中，应仔细检查不规则、有非典型性的腺体或细胞巢，以确保排除黏液癌。

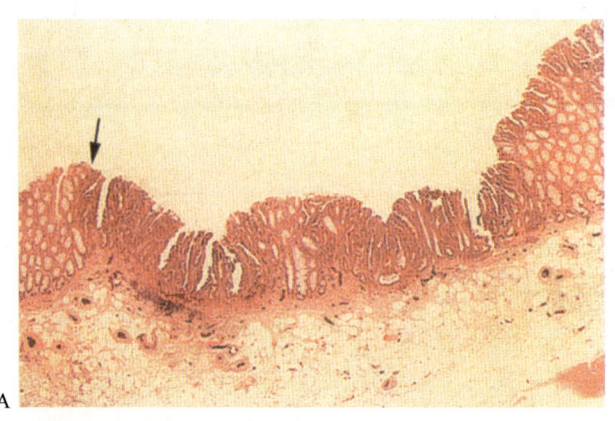
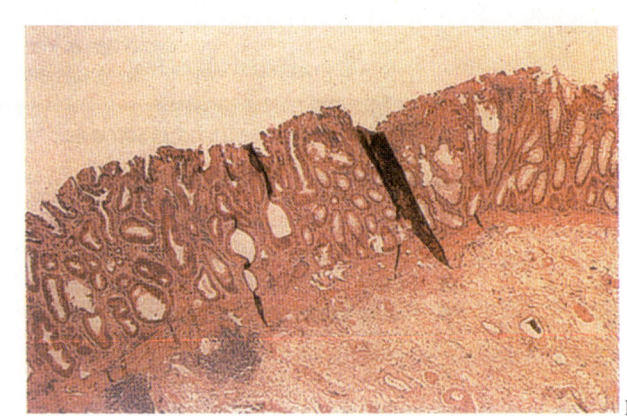
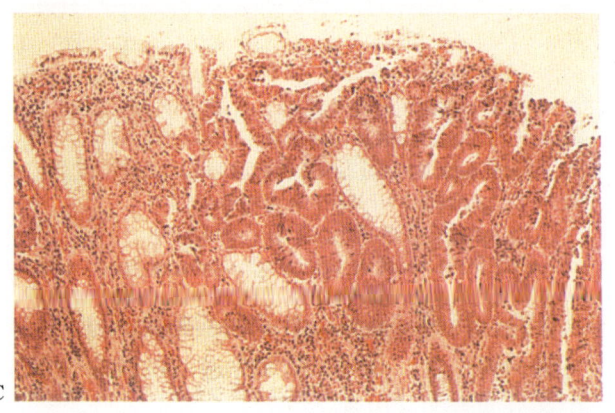

图 14.48 扁平腺瘤。**A**：低倍显示扁平腺瘤。腺瘤的厚度与箭头所指的相邻非肿瘤性结肠黏膜大致相同甚至更薄。**B**：该扁平腺瘤的腺瘤性上皮集中在表面，并且莫延覆盖照片右侧的残留非肿瘤性腺体。**C**：高倍镜显示在扁平腺瘤的边缘，腺瘤性腺体与非肿瘤性腺体混杂。肿瘤性上皮有高度异型性，表现为核复层化和细胞极性消失。

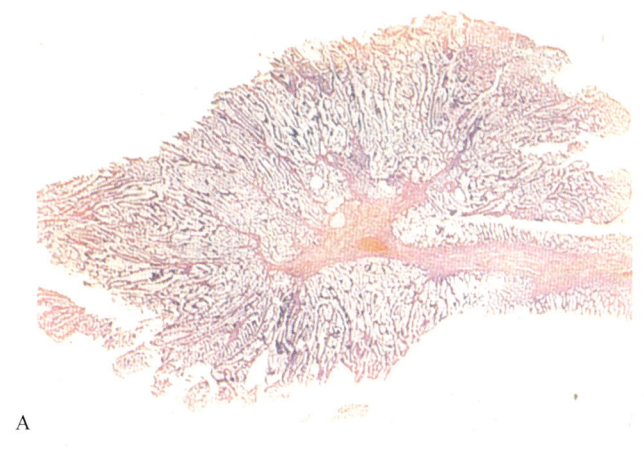
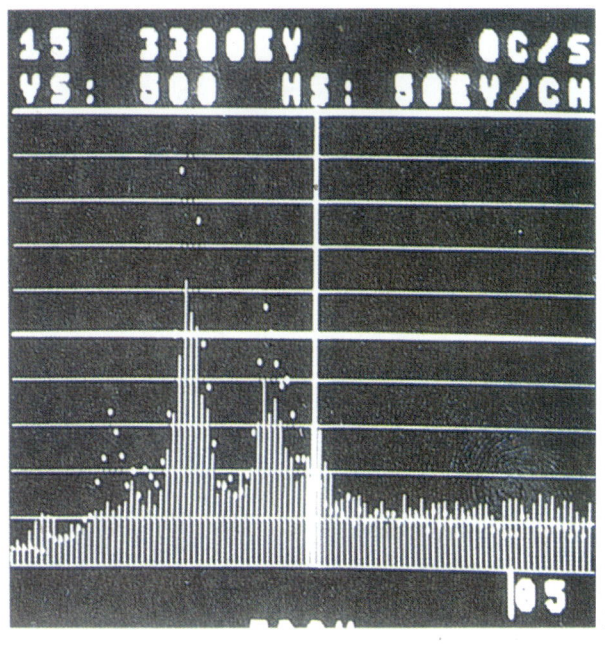
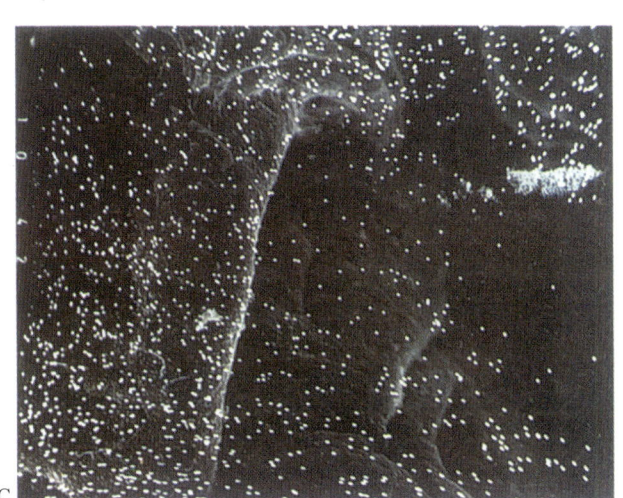

图 14.49　高分泌型绒毛状腺瘤。**A**：绒毛状叶片被覆淡染的透明上皮。**B**：该病变的 X 线衍射研究。线条代表在腺瘤组织中发现的元素。点代表周围正常黏膜发现的元素。单个垂直线条标示仅在腺瘤组织中存在的峰值。它能量值为 3300 电子伏特，对应的元素是钾。**C**：利用图 B 的窗口，得到钾在病变中的分布图。正常黏膜中没有发现钾（未显示），但在绒毛状叶片中可见大量的钾（白色点）。

高级别异型增生

当细胞核一致地出现在上皮表面时即为高级别异型增生（图 14.60）。高级别异型增生也包括细胞失去柱状形态、细胞变圆、核浆比增大、核排列紊乱、极向消失、细胞出现多型性和细胞重叠堆积（图 14.62）。细胞可能仍旧局限在原有隐窝的基底膜内，或延伸到周围固有层，形成致密的筛状结构（图 14.63），原有的间质消失。腺体密度增加[506]。腺瘤表面局部细胞核极性消失的情况并不少见。这些改变可能是肠内容物经过其表面时的刺激造成的反应性改变。过度的反应性改变可夸大上皮的细胞学特征，使其类似高级别异型增生，尤其是形成簇状乳头时。但是如有炎症存在，需警惕这些改变有可能是反应性的。如果这种改变不是主要成分，应予以忽略而不能据此诊断高级别异型增生。

高级别异型增生是腺瘤—癌谱系中除浸润癌外组织学改变最严重的。高级别异型增生旁常存在浸润癌。共约 5% 的腺瘤在就诊时含高级别异型增生或原位癌[175]。腺瘤中可见高级别异型增生和低级别异型增生之间有移行。腺瘤伴高级别异型增生比例的升高与腺瘤大小、绒毛状结构、腺瘤多发、年龄超过 60 岁等因素有关[189,234]。大于 1 cm 的腺瘤和绒毛状成分 >75% 的腺瘤，发生高级别异型增生的优势比（odds ratio）为 20[189]。多发腺瘤患者（至少有一个腺瘤）伴高级别异型增生的比例（13.8%）高于单发腺瘤患者（7.8%）。高级别异型增生在单发管状腺瘤、多发管状腺瘤、单发绒毛状腺瘤和多发绒毛状腺瘤患者中发生的概率，分别为 2.8%、4.6%、16% 和 22%。

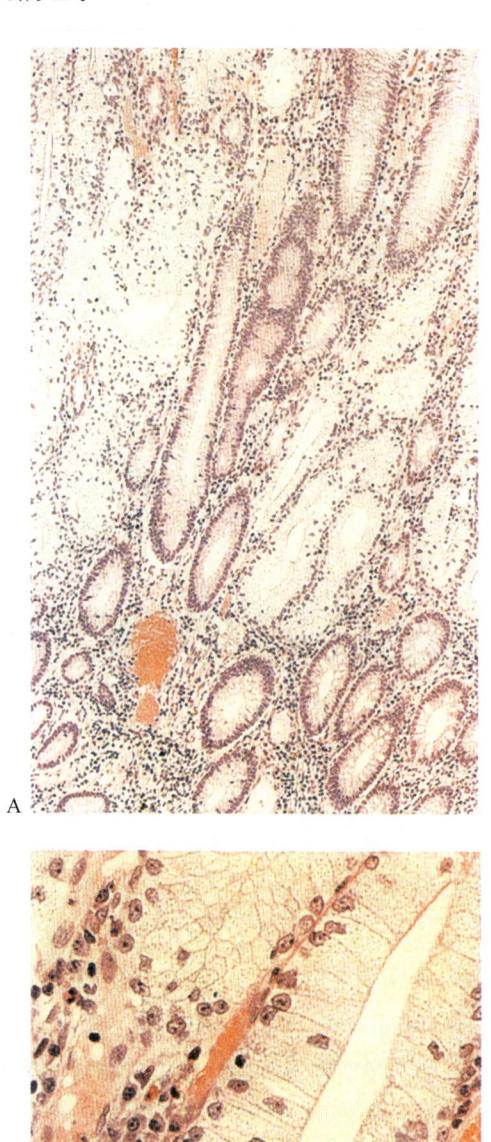
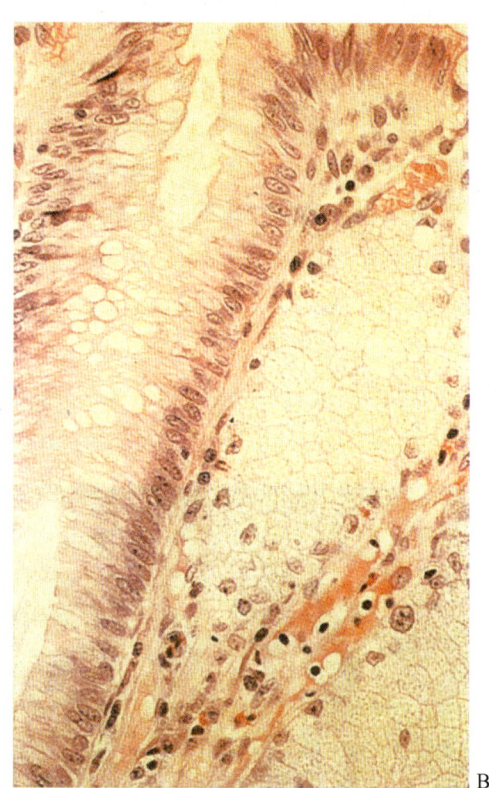
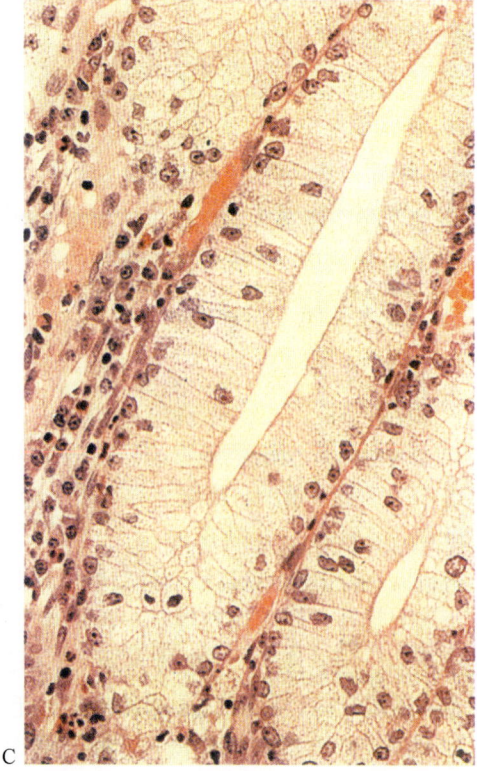

图 14.50 腺瘤内的透明细胞变。A：管状腺瘤中部分腺体染色淡染，其余部分则有典型的嗜酸性胞浆。B：高倍镜下可见淡染腺体被覆细胞胞浆透明、空泡状。这些细胞的核比那些毗邻的腺瘤性腺体更小、更圆，并有小核仁。C：某些部位透明细胞轻度复层化。细胞含大量糖原。

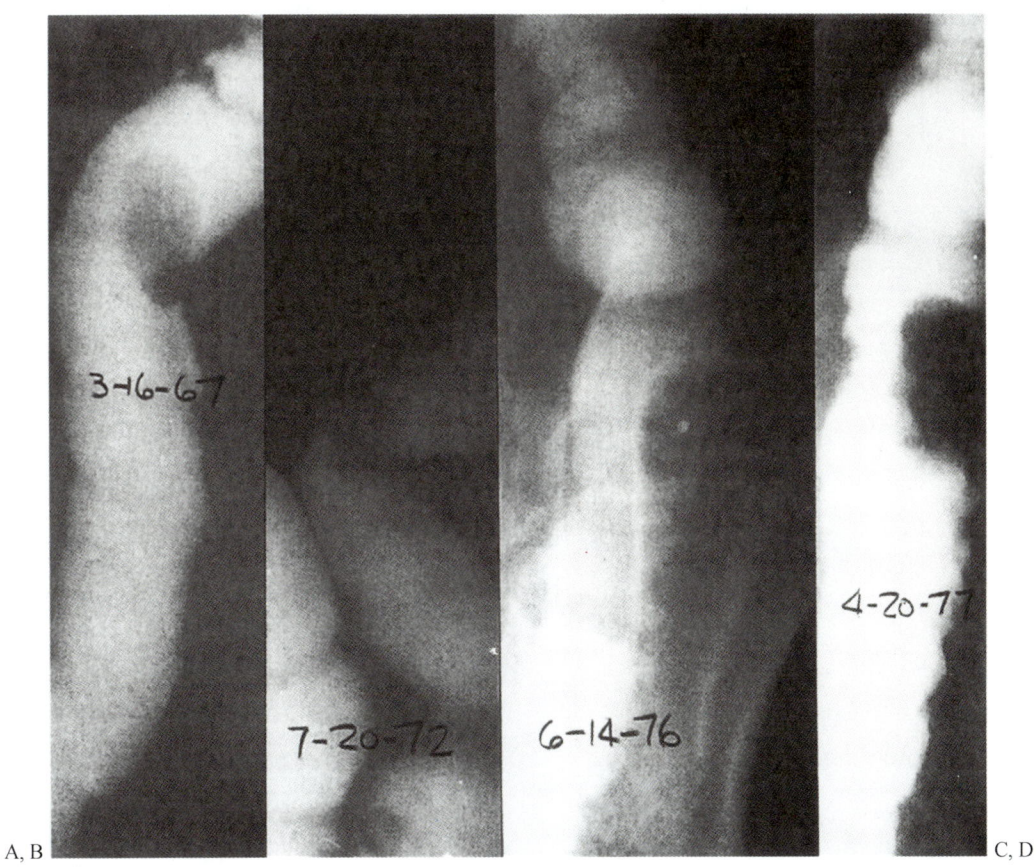

图 14.51 一组降结肠钡灌肠检查显示从有蒂息肉（A）到基底增宽（B）再到无蒂息肉伴恶性变（C）直至明显的恶性肿瘤（D）的转变。

含癌腺瘤

当癌延伸入并穿过黏膜肌层时可诊断浸润癌，肿瘤可位于肠壁黏膜下层或腺瘤蒂部的黏膜下层内。息肉头部和下方肠壁的黏膜下层间质均比固有层疏松，且缺乏固有层内常见的大量淋巴细胞和组织细胞。息肉切除标本和无蒂病变活检标本均可做出浸润癌的诊断。对通过有蒂腺瘤中央的切片诊断浸润癌常常比对取自大病变的小块活检标本诊断浸润癌要容易。如果活检碎片内肿瘤性细胞与脂肪、中等大小的血管、神经干、神经节或大淋巴管混杂在一起，可诊断为浸润性病变。结缔组织增生包绕浸润性腺体。这些腺体轮廓不规则、成角，且具有恶性细胞学特点。如前所述，浸润区应与假浸润区鉴别。就诊时，2.5%的腺瘤中存在浸润癌[175]。

癌发生在腺瘤中心并呈离心性蔓延，取代原有的腺瘤性上皮。癌的几个易感因素包括腺瘤的大小、生长方式、异型增生程度和患者年龄[169,189]。生长方式和异型增生程度均与病变大小相关。小腺瘤出现恶变的概率最小，但这种危险性不能完全忽略。大多数直径<1cm的腺瘤，通常呈低级别异型增生，恶变潜能极低。15年内，这种腺瘤中发生癌的危险性仅为5%。当伴有高级别异型增生时，恶变率升至27%。腺瘤越大越有可能出现绒毛状结构和高级别异型增生。保险统计分析表明，未切除的腺瘤发生癌的累积危险在5年、10年、20年时分别为2.5%、8%和24%。在原来的腺瘤切除部位又发生癌者，20年后在任一部位发生癌的危险性为35%[193]。推测腺瘤转变成癌的概率为每年0.25%[235]。

尽管腺瘤为大部分癌的癌前病变这一点已经很明确，但腺瘤和癌的发生率间存在的巨大差别提示大约90%~95%的腺瘤一生都不会恶变[168]。因此，寻找用于识别哪些是腺瘤发展为浸润癌的可能性高的标志物，成为一项艰巨的任务。

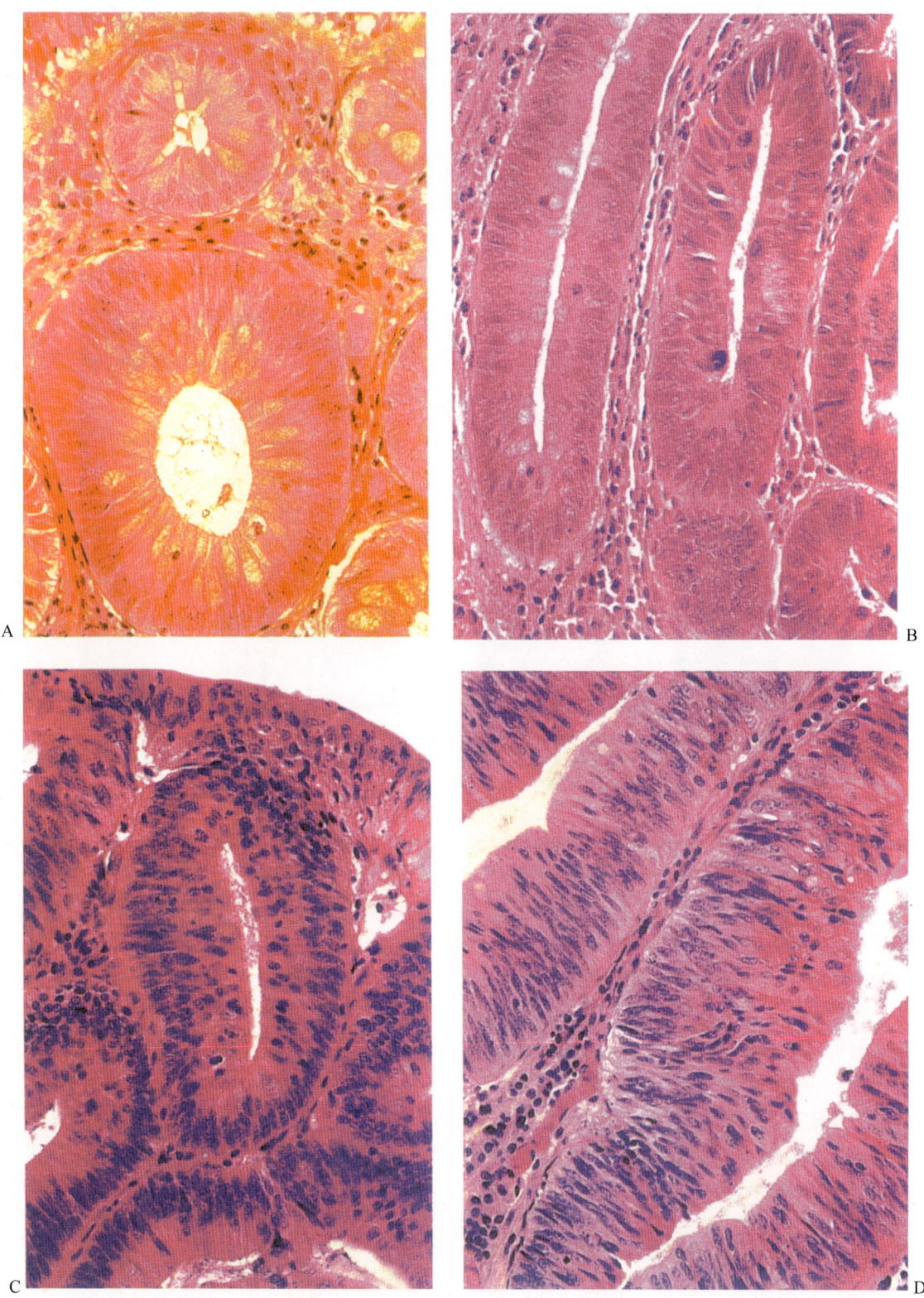

图 14.52 腺瘤伴程度逐渐加重的异型增生。**A**：小管状腺瘤的腺体非典型性极小。**B**：腺瘤中具轻度非典型性的上皮。**C**：腺瘤中具轻-中度非典型性的上皮。**D**：伴中度非典型性的腺瘤。（后续）

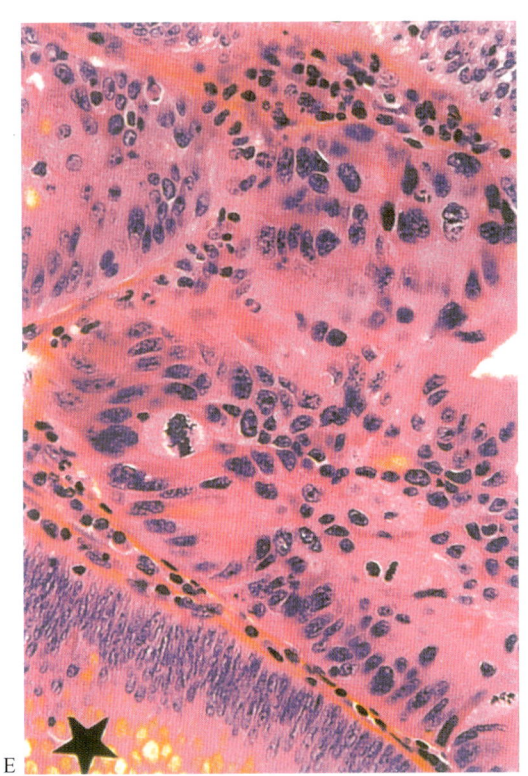

图14.52 续。**E**：腺瘤伴中至重度非典型性，重度非典型区域可以诊断上皮内癌或原位癌。星号标注的是残留的小块非典型性不明显的腺瘤上皮。

腺瘤内癌转移危险性的预测

内镜下息肉切除术后被诊断为癌的患者面临着治疗上的选择，因为发生在腺瘤内的浸润癌有转移的危险。临床医生需要确定，是否单纯息肉切除就已足够，还是患者需要接受根治手术。因此，需要对转移风险进行评估（表14.11）后决定未来的治疗方案。肠壁黏膜下层有无浸润是最关键的预后因素[236]。如果仅仅浸润有蒂腺瘤头部的黏膜下层（图14.57），发生转移的概率低。相反，如果无蒂或半无蒂腺瘤含浸润癌，则极有可能浸润到肠壁黏膜下层，因此，转移风险将高于发生在有蒂腺瘤内的早期浸润癌（图14.57）。无蒂或半无蒂腺瘤内发生癌并浸润肠壁黏膜下层，应同其他浸润性大肠癌同样对待。

发生在有蒂腺瘤内的癌所引起的最大临床问题是进一步的治疗。这些病变中一部分需要进一步治疗，另一些则不需要[217,237-242]。大多数研究都发现，息肉切除术后切除的结肠，淋巴结转移的发生率非常小。Collacchhio等[241]报告的发生率最高，为25%。但其中很多息肉病理学上已不是早期癌。大部分发生淋巴结转移的病人具有不利的组织学特征，包括含低分化癌的腺瘤、淋巴管或血管的浸润和（或）切缘阳性（表14.11）[242,243]。如果存在这些因素，35.7%的患者有淋巴结转移[242]。相比之下，含高分化或中分化癌的腺瘤在完全切除后出现残留或转移癌的可能性＜1%（图14.64）[236,240-242,244,245]。一项多机构参与的大规模研究发现，19.7%伴不利组织学特征的个体、8.6%不利组织学特征不确定的个体，以及21%～33%的癌位于或邻近（1mm内）烧灼缘的患者，出现了不良转归[244]。即使没有其他不利因素，癌位于或邻近边缘也与不良预后有极大相关性。

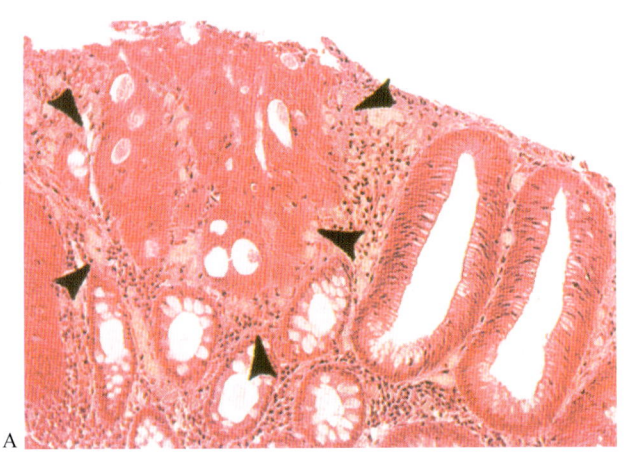
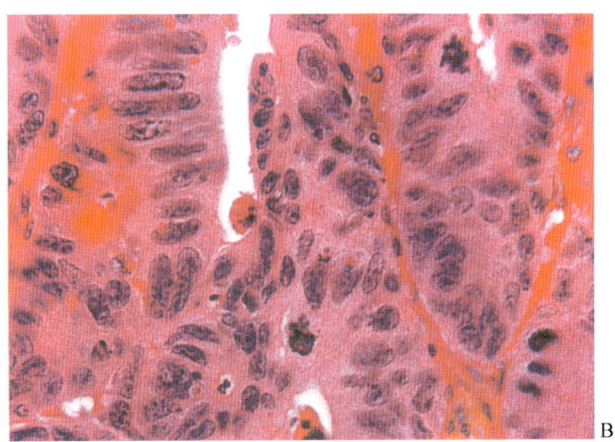

图14.53 黏膜内癌。**A**：小管状腺瘤，局灶伴黏膜内癌（箭头）。细胞具非典型性，结构扭曲变形，伴腺体浸润固有层。近旁可见数个管状腺瘤腺体。**B**：高倍镜示黏膜内癌区域，可见核分裂象增多和腺体背靠背以及极性消失。

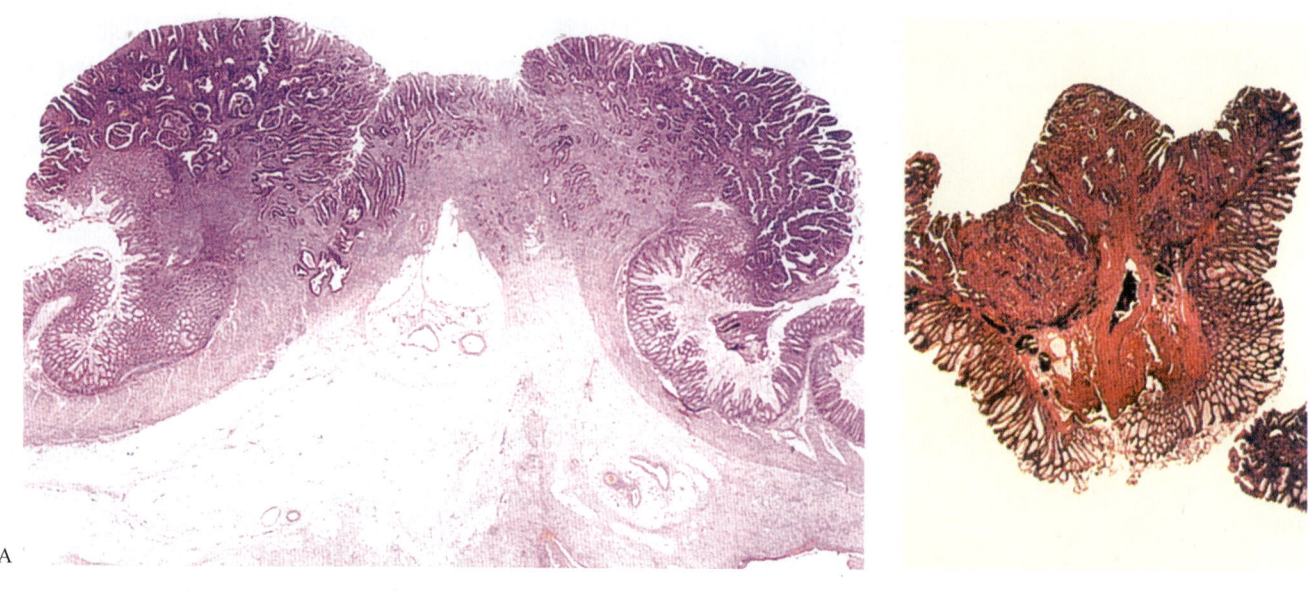

图 14.54 无蒂腺瘤中发生的浸润癌。**A**：无蒂腺瘤的完整切面，中心可见浸润癌区域。**B**：另一息肉黏膜下层有腺体浸润。几乎没有腺瘤性腺体残留。

含类癌的腺瘤

腺瘤内含类癌很少见，可归入复合性肿瘤的大类中。它的发生可以是普通干细胞出现多向分化，也可以是多种细胞活动累及数个细胞谱系所致。腺瘤常含有内分泌细胞，但是，除了频繁出现内分泌细胞，它们很少伴有同时性类癌。腺瘤中的类癌可能的发生机制有数种[246]。这种病变可能来源于共同的干细胞，或者腺瘤和类癌可能来源于不同的细胞谱系，它们出现在同一个病变中是两个不同肿瘤的碰撞。类癌患者发生其他恶性肿瘤的概率增加，其中大部分发生在胃肠道。可假设类癌中合成的物质刺激相邻的结肠黏膜增殖，最终导致肿瘤性转化。另外，类癌分泌的生长调节物质也可起一定作用[247-249]。

息肉的病理学评估

当收到息肉活检或息肉切除标本时，要记录所有的病理学特征，包括收到组织块的数量、大小、大体形态（例如有蒂或无蒂）和部位。在全世界都强调成

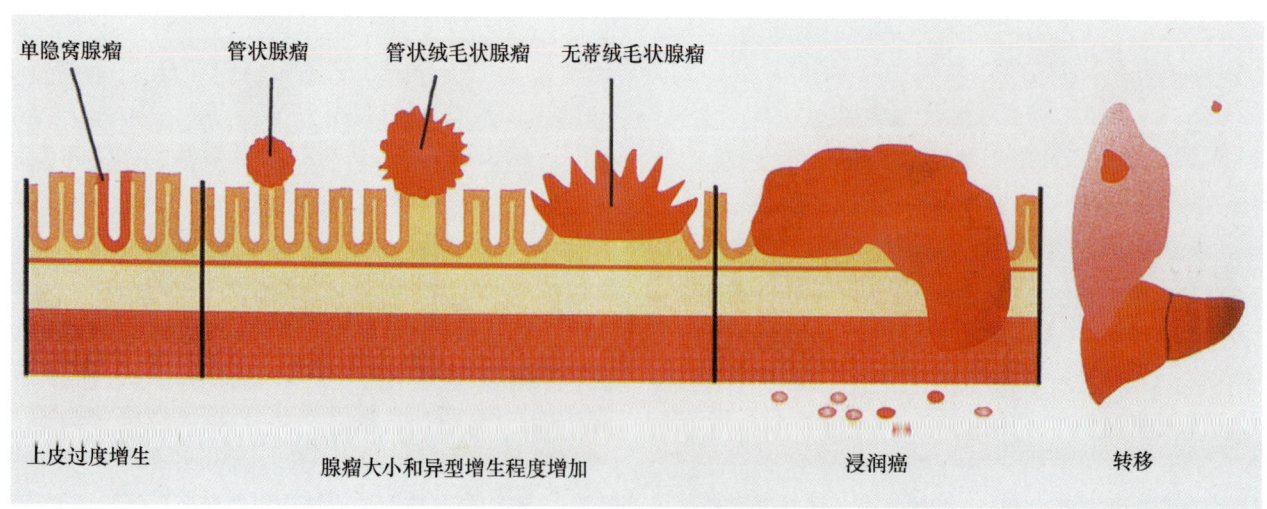

图 14.55 从腺瘤到癌的连续肿瘤演进过程的示意图。

表 14.11	有蒂腺瘤中的癌发生转移的危险因素

低分化癌

存在淋巴管浸润

肿瘤位于切缘

浸润肠壁黏膜下层

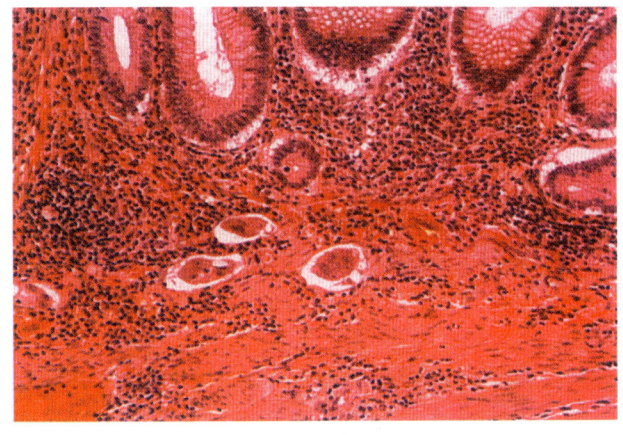

图 14.56 肿瘤细胞团位于腺瘤性息肉黏膜肌层的淋巴管内。此腺瘤中并无浸润癌，但靠近黏膜肌层处存在黏膜内癌。

本控制的今天，这一点尤其重要，因为可能不同部位的多个息肉被装在同一个容器中。内镜医师应该注意，要减少对于同一大肠不同部位息肉标本的操作。在来自不同肠段的几个息肉中出现一个明确的浸润性肿瘤，无法确定需要进一步切除哪个肠段。在这种情况下，对每个组织块分别做出诊断非常重要，当然前提是能明确每个组织块分别代表不同的息肉。如果内镜医师在申请单上注明活检和（或）切除的息肉样病变的数量，可有助于了解病灶的数目。这样有利于对每个病变做出诊断。

所有的病变均应送病理学检查，以便：(1) 对病变进行组织学分类；(2) 明确异型增生程度；(3) 发现浸润性恶变病灶。腺瘤切开前应先固定。

小标本在内镜下切除后，常因黏膜肌层收缩而变成球形。组织固定后仍保持球形，故难以明确切缘。放入固定液之前，如果内镜医师将无蒂息肉放置在较硬的衬托物上，如纸或明胶海绵，可避免这种人工假象。

如果病变有蒂并且收到的是新鲜标本，可将其蒂钉在软木上，并将标本上下颠倒漂浮在固定液中使蒂能拉直，这样易于检查息肉头部和蒂的关系。比较理想的是内镜医师在将息肉从内镜上取下时，在基底部插入一小针，标出较大腺瘤的蒂。这样在随后检查时就能认出息肉切除的边缘（图 14.65）。但实际上几乎没人这么做。偶尔，因蒂缩回腺瘤头部，导致病理医师和内镜医师对于是否有蒂或蒂有多长发生分歧。大多数病变中，可根据明显的烧灼痕迹判断切缘。但是仍有些标本因无法准确定位而不能评估切缘状况。这种情况下，应报告无法评估切缘。

固定后，有蒂息肉应取包含头部和蒂在内的正中纵形切面。腺瘤的形态学标志见图 14.66。应对全部病变进行组织学检查。对腺瘤进行多切面检查可能会发现单切面检查时被遗漏的小浸润灶。腺瘤的取样不足可降低癌的发现率。Hermanek 等[250]估算，根据经腺瘤中央的单一切面评价切除是否充分时，误诊率达 14%，并漏诊 10% 的浸润癌。

无蒂和半无蒂腺瘤也应进行准确定位。如果病变较大（如 > 3 cm 时）并有明确的癌，应取多个经过浸润最深区域以及与正常黏膜交界的切面。一些病变直径达 18 cm 或更大，初次评估时即将整个病变全部包埋并不现实。对于这种大病变应将整个标本连续切成数毫米厚的薄片，置于平板上寻找浸润癌的部位。如果发现癌，应取肉眼所见浸润肠壁最深处送检。如果肉眼不能证明是癌，先取息肉中央的几片。如果初检切片没有发现浸润癌，应一并将剩余组织送检，直到发现浸润癌并进行分期，或全部病变都已经过组织学检查。

如果伴高级别异型增生的腺瘤只是小块活检或是分块切除的，就不能确定是否有浸润癌。较小腺瘤（< 1.7 cm）的小块活检组织学分类与息肉切除标本的最终诊断符合率为 88.9%，然而 > 1.7 cm 的腺瘤活检诊断的准确率仅为 27.68%。大病变中取活检时，常遗漏浸润癌[251]。活检诊断可靠性低的原因是较大腺瘤常为绒毛状而浸润癌在病变的中央。这些中央浸润灶常因肿瘤引起的结缔组织增生而发生回缩。结果导致绒毛叶片倒向病变中央，覆盖了浸润区域。而且病变周围的绒毛叶片比中央瘢痕性的癌更易取活检。腺瘤细胞学检查可以提高对恶性病变的诊断率（图 14.67），尤其是刷子从可能有癌的病变中心刷下恶性细胞。但是和表浅活检一样，一般不能通过细胞学检查分辨浸润性和非浸润性病灶。

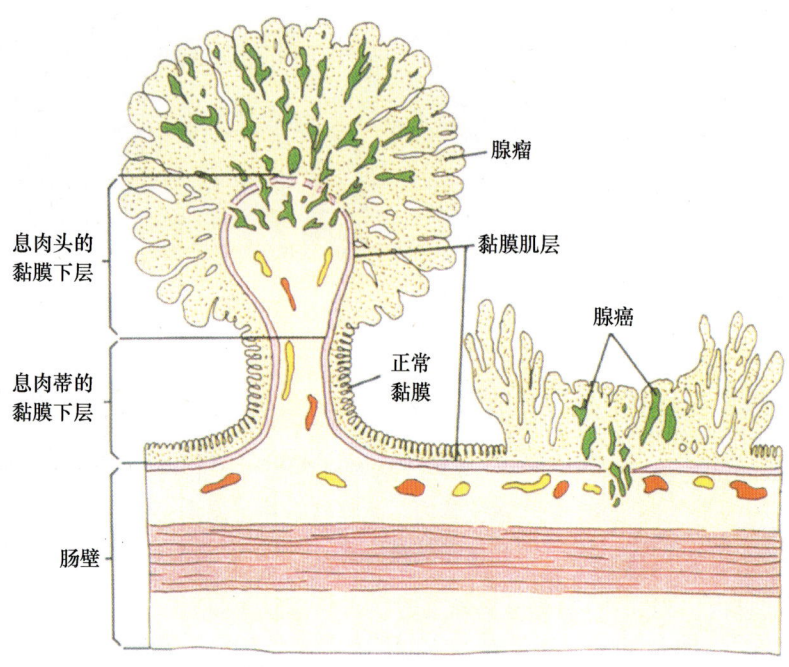

图 14.57 明确浸润深度是病理学评估的一个重要方面。图中比较了有蒂腺瘤（左）和无蒂腺瘤（右）的浸润层次。绿色区域为癌。无蒂病变黏膜肌层下方的浸润即意味着浸润层次达到肠壁的黏膜下层，增加了转移的风险。而有蒂息肉中，浸润局限于息肉头部。

病理报告

病理医师应对大肠腺瘤的病理报告仔细措词，以便与临床医生更清楚地沟通并采用适当的治疗。病理报告应包括腺瘤内异型增生的最高程度、是否有绒毛状特征、切除是否完整以及有无浸润性肿瘤等内容。如果有浸润癌，应报告浸润深度、是否累及蒂部或烧灼边缘、有无淋巴管和血管累及，以及分化程度。报告腺瘤中癌所占的体积有时也会有所帮助。

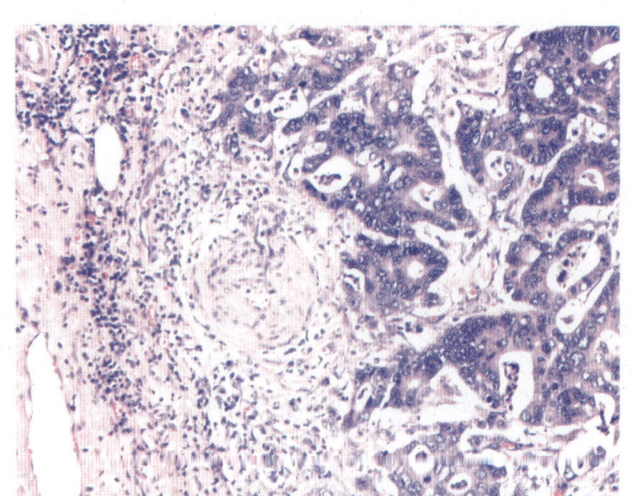

图 14.58 黏膜下层的浸润性腺癌。很容易通过大的黏膜下血管的存在识别黏膜下层。

治疗

大部分有经验的内镜医师建议将息肉完整切除并作组织学检查[203,218]。小的息肉可能是增生性息肉或腺瘤，不能根据大小预测其组织学特点[205]。重要的是要认识到，即便是小息肉也可能有进展性组织学表现，因此必须仔细进行组织学检查。行活检和切除时，较大的息肉可通过热圈套切除，而小的无蒂息肉则采用热活检钳、激光切除或光敏疗法进行活检和切除。有蒂息肉和接触黏膜面积小的无蒂息肉可完全切除。但是，如果无法到达病变部位或息肉直径超过 2 cm 且无蒂，特别是后者与结肠壁接触面积大时，则无法行内镜下切除。大的无蒂病变常需多次钳夹活检明确是否含有癌。切除不完整、宽基底的无蒂息肉需要行内镜下黏膜切除以去除残留的肿瘤。如果内镜下不能进行完全的切除，可能需要外科手术。含浸润癌的有蒂腺瘤完全切除后，大多数内镜医师会在 2~6 个月和 1 年后行结肠镜检查，然后再恢复到一般的随访方案[252]。有时内镜医师会在息肉切除部位进行标记以便之后寻找（图 14.68）。对腺瘤患者的临床随访指南见表 14.12 的总结。

异常隐窝灶

异常隐窝灶（Aberrant Crypt Foci，ACF）是公

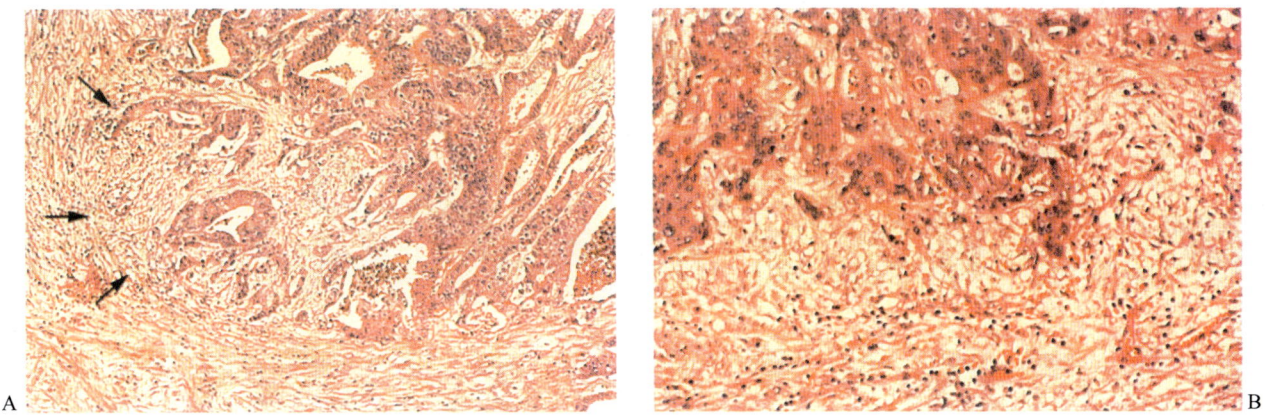

图 14.59　浸润癌。**A**：不规则腺体侵犯黏膜下层形成粗糙边缘，箭头标注区域为著。**B**：浸润癌周围的结缔组织增生反应。

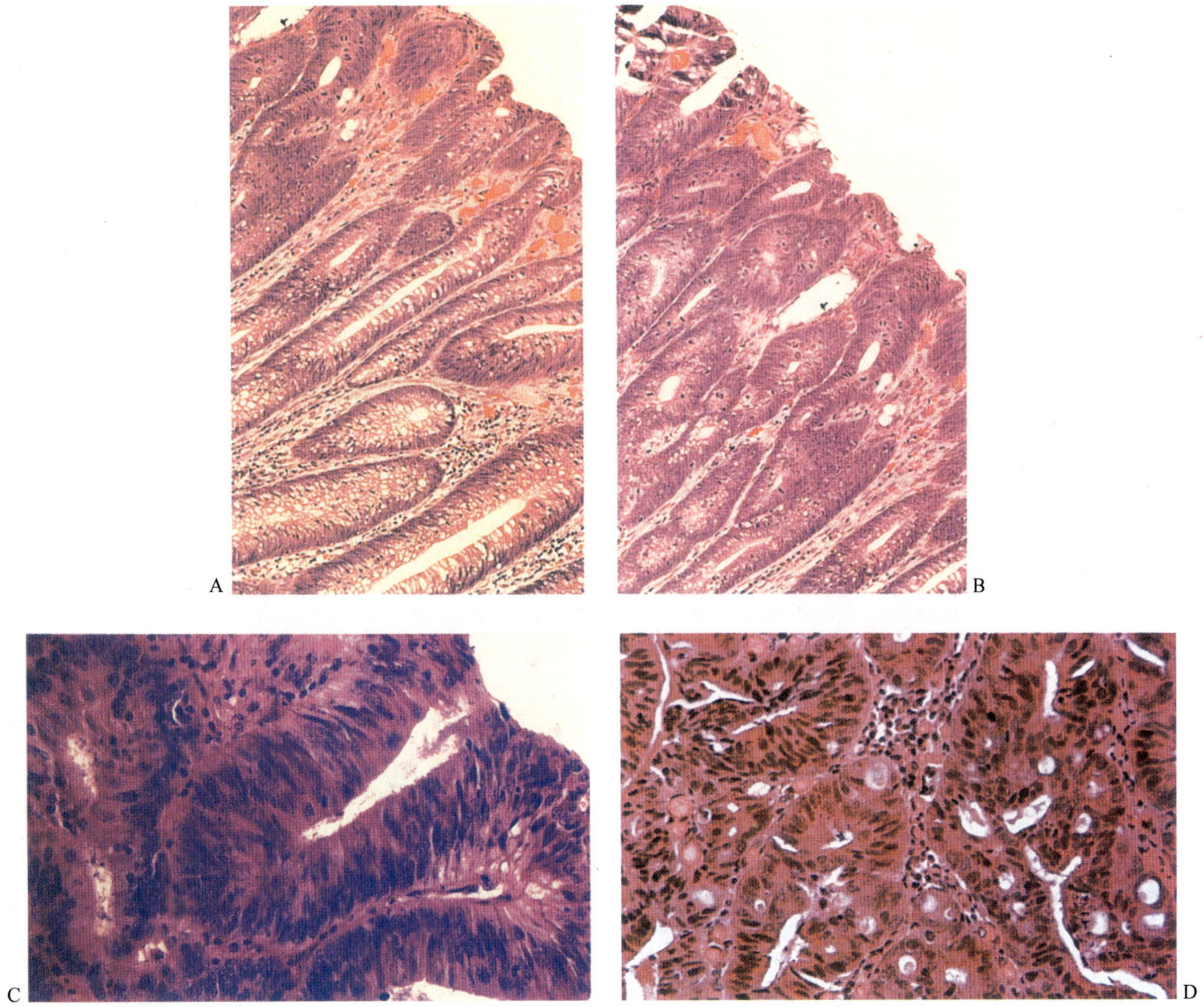

图 14.60　腺瘤的异型性。**A**：该腺瘤性息肉细胞很少或没有非典型性，属低级别异型增生。**B**：腺瘤性息肉伴轻度细胞学改变，如大量核分裂和轻度细胞核多型性。这种改变在大息肉中比较普遍，不应诊断为高级别异型增生。**C**：高级别异型增生的特点是细胞排列紊乱且细胞异型性更明显。该区域细胞核异型性程度足够诊断上皮内癌。在很多区域细胞呈真复层。**D**：腺体腔面细胞复层化是高级别异型增生的一个特点。

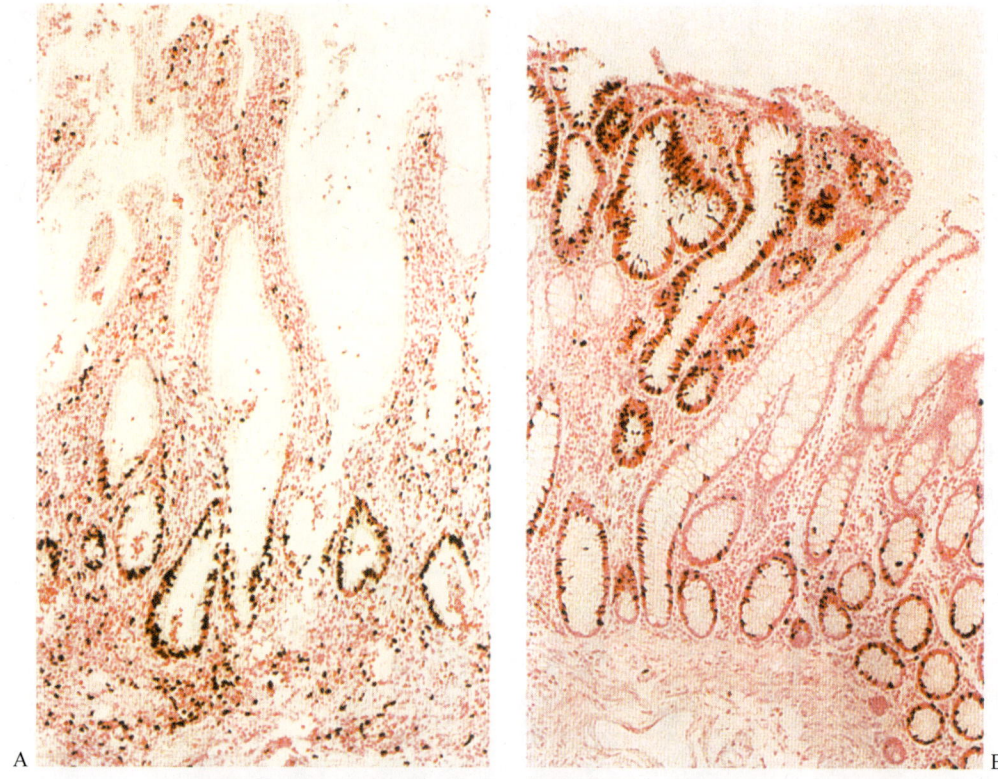

图 14.61　正常和再生性结肠黏膜的增殖与腺瘤增殖的比较。**A**：用单克隆抗体 MIB-1 进行 Ki-67 免疫染色。该切片取自一个炎症性肠病患者活跃的黏膜再生区域。再生的隐窝内可见大量增殖细胞。增殖带局限在腺体基底部。**B**：腺瘤中细胞增殖失调，增殖细胞出现在黏膜浅表部位。相邻非肿瘤性黏膜呈正常的隐窝基底部增殖方式（右）。注意该区域增殖细胞少于图 A。

认的癌前病变，对它的描述最初见于大肠癌的实验动物模型中[253-255]。ACF 被提议作为癌变研究的中间生物标志物[253-257]。检测 ACF 需用 Krebs-Ringers 溶液清洗肠道后进行。将结肠沿纵轴切开，置于福尔马林缓冲液中展平固定，再放入含 0.2% 亚甲蓝的 Kerbs-Ringers 溶液中浸泡约 30 分钟，再将标本黏膜面朝上置于玻璃片上，40 倍光镜下透光观察[253]。ACF 由大而深染、轻度隆起的黏膜隐窝簇组成（图 14.69）。

ACF 可以是单个腺体异常，也可以由多达 412 个异常隐窝（病灶）形成斑块[258]。异常隐窝的直径是正常隐窝的 3 倍，且腺腔为椭圆形或缝隙状，而不是正常黏膜的圆形。显微镜下可见它们略高于黏膜表面[258]。它们由组织学各异的病变组成。

受累结肠黏膜的比例和每 cm² 黏膜中异常隐窝灶的数目在结肠癌患者中高于无结肠癌者或易感者，在息肉病综合征患者中最高[256,258-260]。FAP 患者的 ACF 具异型性[256]，而在结肠癌患者的 ACF 从几乎正常到增生到异型增生不等。ACF 可能在结肠癌发生的早期阶段起作用，主要是因为其常伴异型增生。

锯齿状息肉

锯齿状腺瘤

锯齿状腺瘤占大肠腺瘤的 1%～2%[261,262]。发病年龄 15～88 岁，平均 63 岁。锯齿状腺瘤分布遍及整个大肠，但较大病变（>1 cm）多发生在右半结肠。病变为单发或多发。多发病变可能是息肉病综合征的一部分（见第 12 章）。这些腺瘤可有蒂或无蒂。锯齿状腺瘤缺乏与普通腺瘤相区分的大体特征。

低倍镜下可见隐窝腺体呈锯齿状，形态类似增生性息肉中的腺体（图 14.70）。但是衬覆腺体的复层细胞不如增生性息肉成熟，且具异型增生（图 14.70～

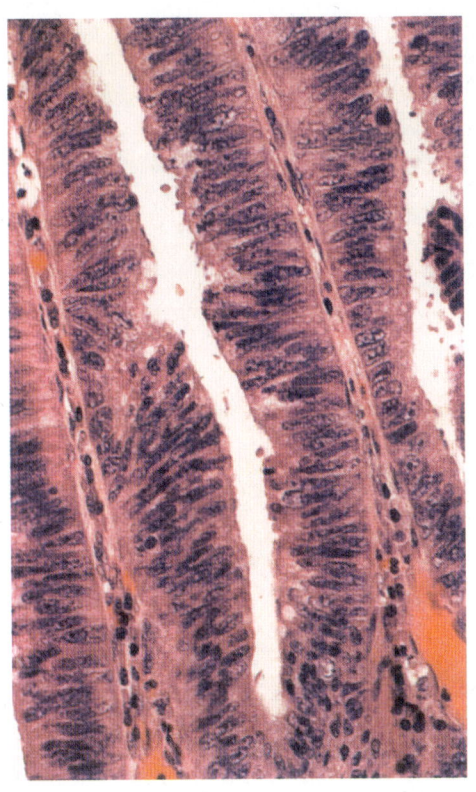

图 14.62　高级别异型增生的特点是细胞核浆比增大，核不规则，并呈真正的复层。

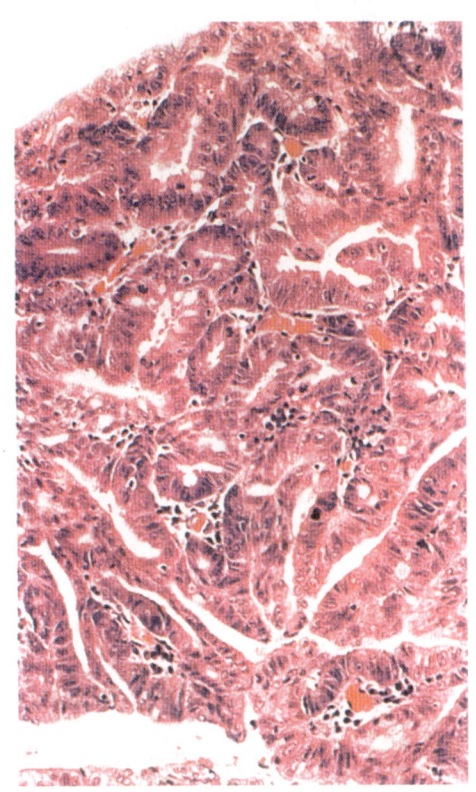

图 14.63　黏膜内癌中，细胞穿破基底膜至固有层。腺体常形成筛状或背靠背结构。

14.72）。识别锯齿状腺瘤可根据未成熟的杯状细胞、上移的增殖带和表面核分裂，以及明显的核仁。腺体被覆的细胞形态单一、缺乏黏液，胞浆常为嗜酸性，细胞核呈假复层化并偶有极性消失（图14.71）。但是有些锯齿状腺瘤含大量黏液。锯齿状腺瘤的核浆比大于增生性息肉，但略小于传统的腺瘤。随着这些细胞非典型性的增加，细胞核的复层消失，核变得更圆更大，多形性更明显。另外，开始出现腺体拥挤和腺腔出芽（图14.72）。锯齿状腺瘤表面可呈乳头状簇，尤其是无蒂腺瘤。游离面下方胶原板的厚度不及增生性息肉，且比正常黏膜要薄，更像腺瘤的胶原板[234]。

表 14.12　息肉切除术后的结肠镜监测指南

结肠镜和病理学所见	推荐的结肠镜检查间隔时间
小的直肠增生性息肉	10 年 根据患者患大肠癌风险确定的其他间隔时间
1～2 个低危腺瘤[a]	5～10 年
3～10 个低危腺瘤	3 年
任何高危腺瘤[b]	3 年
>10 个腺瘤	<3 年
切除不充分的腺瘤	2～6 个月

[a] 低级别异型增生；[b] 高级别异型增生。

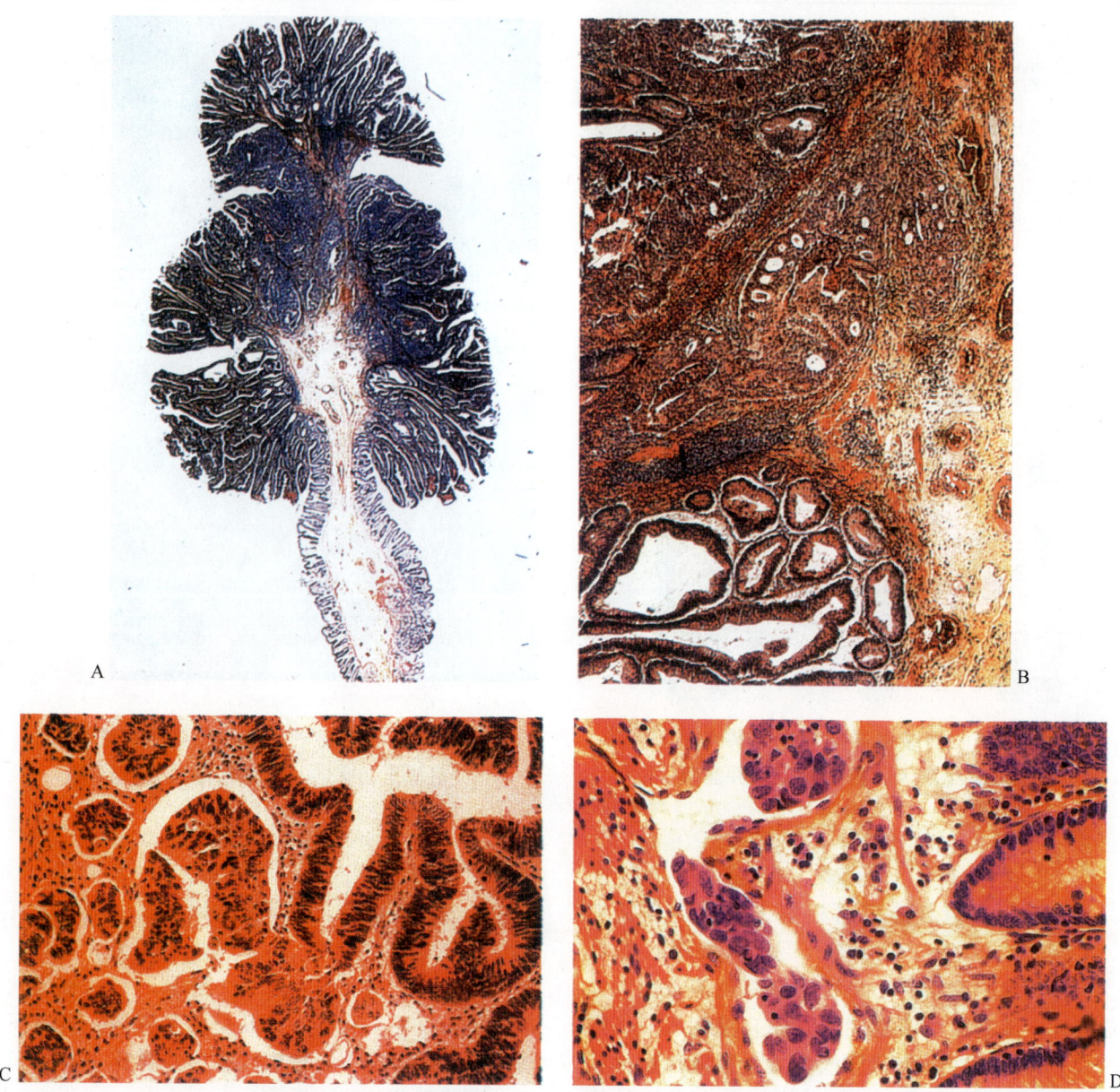

图 14.64 息肉头部发生的癌,随后发现有转移。**A**:息肉切除标本表明为腺瘤性息肉。病变中可见小癌灶,仅侵及息肉头部黏膜下层的表浅区域。**B**:高倍镜显示肿瘤侵犯黏膜下层。**C**:可见分化良好和分化差的腺体。**D**:肿瘤细胞位于息肉蒂中的淋巴管内。

锯齿状腺瘤常含有灶状高级别异型增生,有研究显示其中 11% 含黏膜内癌[261]。癌也可发生在锯齿状腺瘤内(图 14.73)[169,261]。

无蒂锯齿状息肉

Torlakovic 和 Snover 在 1996 年发现,与增生性息肉病相关的"增生性息肉"和传统的增生性息肉形态有所不同[263]。此外,Goldstein 等[264]发现,在发生微卫星不稳定性(MSI)结肠癌之前,锯齿状息肉即具有与之类似的特征。所谓"无蒂锯齿状息肉"的形态学标准总结在表 14.13 中。

无蒂锯齿状腺瘤约占所有结肠镜下切除息肉的 2%,并且可能有多达 8% 的病例以前被认为是增生性息肉[262]。无蒂锯齿状息肉多发生在右半结肠,大(>1cm)而无蒂,内镜下界限不清,有时酷似增厚的皱襞[262-264]。重要的是需注意,类似的息肉也可能发生在左半结肠,这时仍应诊断为无蒂锯齿状息肉。比起其他文献中常用的名词(无蒂锯齿状

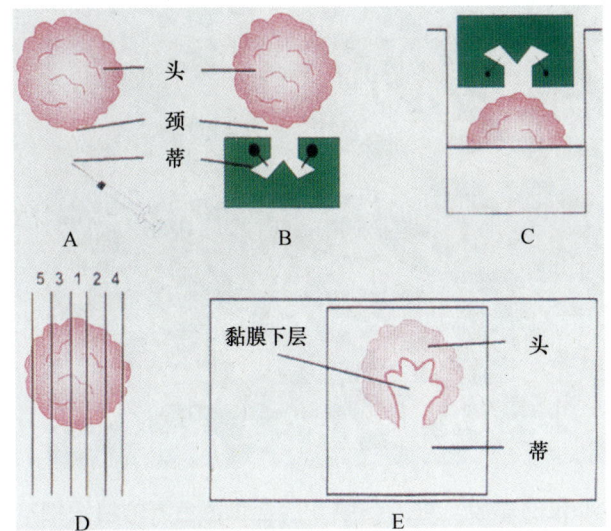

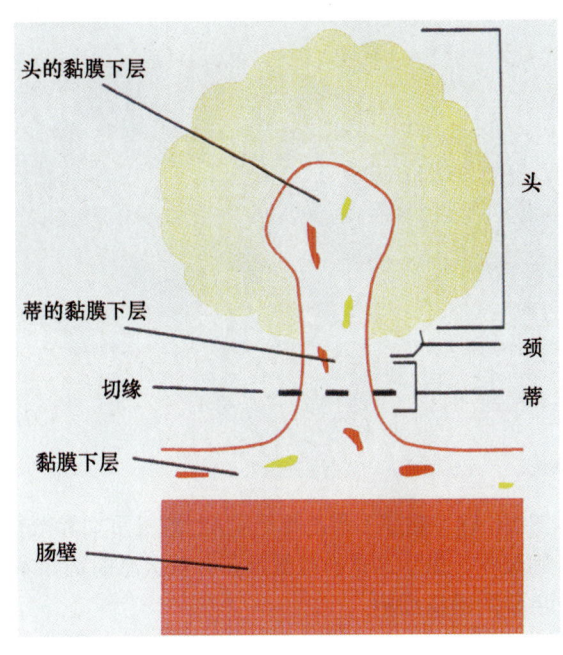

图 14.65　实验室处理息肉切除标本的示意图。A：内镜医师将针插入蒂的切缘标记出息肉的基底部。B：将息肉钉在软木板上，并倒置于福尔马林液固定（C）。D：将固定好的息肉做连续剖面，处理后进行组织学观察（E）。

图 14.66　腺瘤的界标。

腺瘤、巨大增生性息肉），我们更喜欢用"无蒂锯齿状息肉"这个词，因为它反映了这些病变中缺少其他腺瘤，包括锯齿状腺瘤中可见的传统类型的异型增生。

组织学上，无蒂锯齿状息肉与增生性息肉的不同表现在，前者具有夸张的锯齿样隐窝，其锯齿状上皮一直延伸至隐窝基底部。这种深锯齿常伴有隐窝扩张和特殊形态的分支，使得结肠腺体呈靴形外观（图14.74）。与此相比，增生性息肉中的锯齿状隐窝通常局限在腺体的上半部，隐窝基底部像正常结肠一样为直管状。无蒂锯齿状息肉还表现出异常的增殖模式，核分裂象达隐窝中上部（图14.75）。这些息肉细胞学非典型性比一般的增生性息肉更明显，尤其是在隐窝的上部。无蒂锯齿状息肉中，隐窝上部的细胞核轻度增大、空泡状并可有明显的核仁（图14.76）。与之相比，增生性息肉隐窝上部的细胞核呈"过成熟"状态，细胞核小位于基底部，且核仁不明显（图14.77）。

部分息肉中锯齿状和腺瘤性上皮细胞共存。这种病变可能表示在原有无蒂锯齿状息肉基础上又发生了

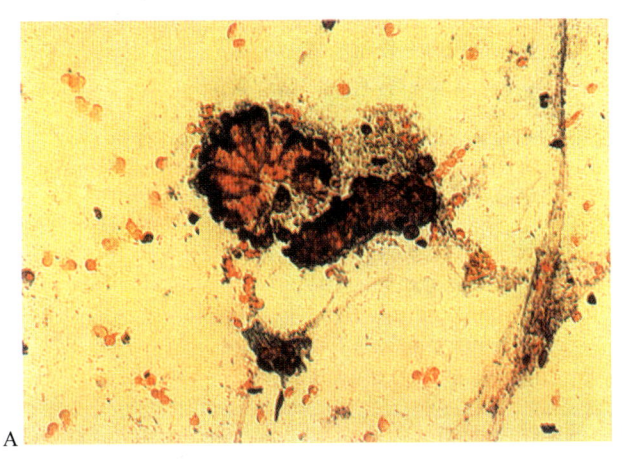
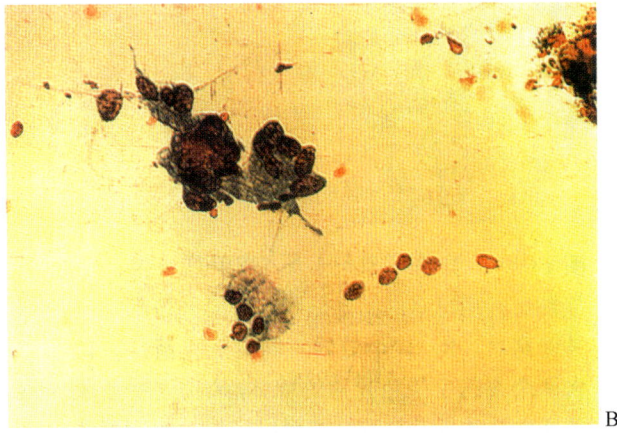

图 14.67　结肠息肉刷片的细胞学特点。A：正常结肠细胞与非典型（腺瘤）细胞同时存在。B：息肉刷片标本中发现的恶性细胞。

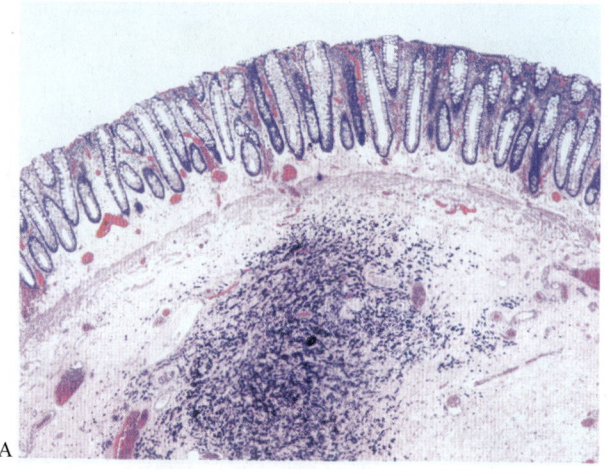
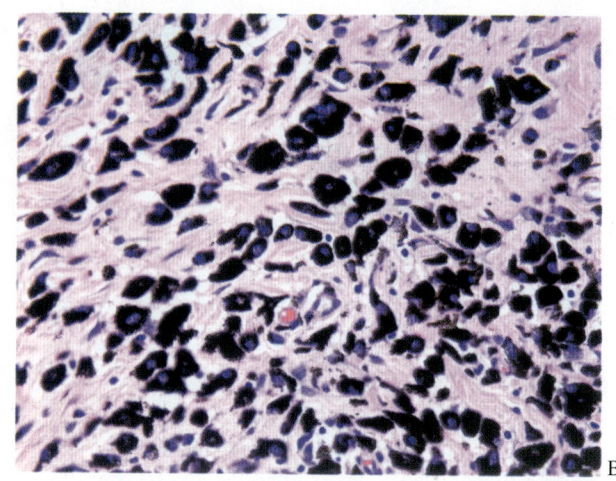

图 14.68　黏膜下层的标记。A：内镜下切除既往息肉切除部位的黏膜。可见黏膜下层含黑色色素的组织细胞聚积。提示这是内镜医师在行首次息肉切除术时做标记的部位。B：高倍镜显示内含颗粒状黑色印度墨汁色素的组织细胞。

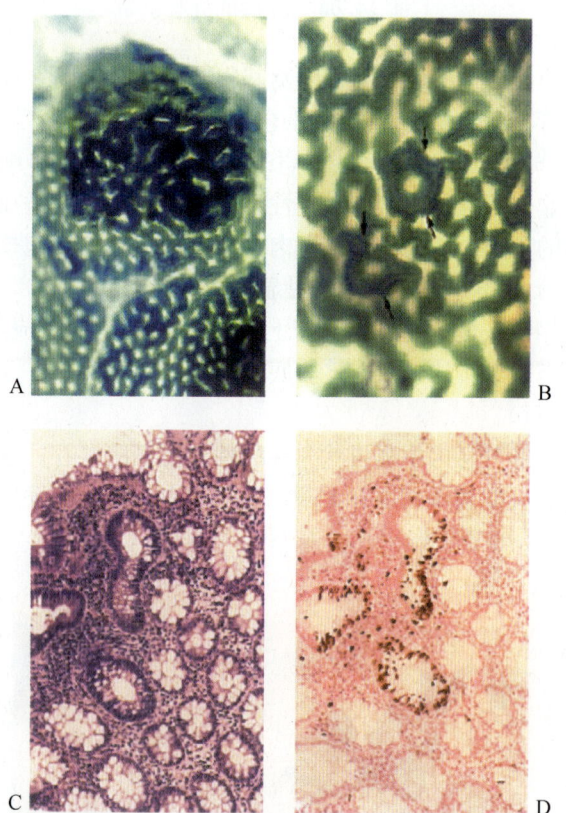

图 14.69　异常隐窝灶。A：亚甲蓝染色的家族性息肉病患者的结肠黏膜，深染区域即为异常隐窝灶。B：较小的异常隐窝灶（箭头）内含两个或三个染色异常的腺体。C：亚甲蓝染色所发现的异常隐窝灶的组织切片。此例腺体呈腺瘤性。D：C 图所示切面的 Ki-67 免疫染色可见异常隐窝内增殖异常。

腺瘤性改变。组织学上，这种混合性锯齿状-腺瘤性息肉由互不相连的传统腺瘤性上皮区域与锯齿状息肉区域毗邻或混杂在一起，腺瘤性区域可能为管状、管状绒毛状或绒毛状，不过最常见的为管状绒毛状。这种病变与真正的锯齿状腺瘤不同，腺瘤性区域具有传统的笔直或管状管腔，而锯齿状腺瘤有锯齿状的管

表 14.13　无蒂锯齿状息肉的主要组织学特征

异常增殖/成熟障碍
　　隐窝中上部细胞核具异型性
　　隐窝中部细胞核呈椭圆形
　　隐窝中上部细胞核仁明显
　　营养不良的杯状细胞
　　杯状细胞分布紊乱
　　隐窝中上部见核分裂

结构异常
　　隐窝基底部扩张
　　隐窝深部呈水平方向
　　明显的锯齿状
　　隐窝基底部呈锯齿状
　　隐窝翻转

其他特征
　　缺少增厚的基底膜
　　局部 hMLH1 表达缺失

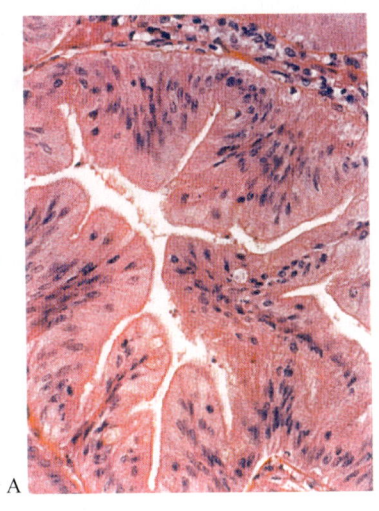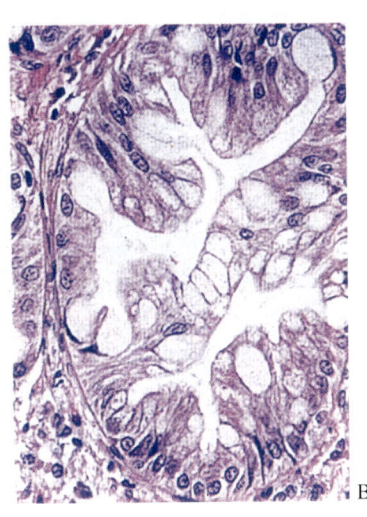

图 14.70 增生性息肉与锯齿状腺瘤。尽管两者腺体结构类似，但两者之间有明显的细胞学差异。A：锯齿状腺瘤由较不成熟的细胞组成，其细胞核长而深染，类似腺瘤的细胞核。B：增生性息肉的细胞成熟，细胞核小而圆，排列在基底部。

腔。此外，腺瘤性上皮的嗜碱性较大多数锯齿状腺瘤的被覆上皮更强。但有时这些息肉中可能有无蒂锯齿状息肉、锯齿状腺瘤和传统腺瘤混合存在（图 14.78）。

大肠癌"锯齿状通路"的分子依据

在形态学观察的启发下，目前的分子研究提供了有力的证据证明，存在着从锯齿状息肉（无蒂锯齿状息肉和锯齿状腺瘤）到大肠癌的通路。有关锯齿状腺瘤分子改变的研究检测显示其与传统的腺瘤—癌序列中的基因改变有所不同[265-268]。例如，APC、KRAS 和 TP53 突变和杂合性缺失很少见，缺乏染色体不稳定性，而 Wnt 途径转录活化因子 β-catenin 的免疫染色呈正常的细胞膜分布则证实 APC 和 CTNNB1 基因为野生型。终于，研究开始发现在锯齿状腺瘤中存在的一系列变化在无蒂锯齿状息肉和一部分大肠癌中也存在。这些变化包括 BRAF 突变[269-271]、微卫星体不稳定性[272-274]、TGF-β RII 突变[273]、DNA 错配修复基因 MGMT（O-6-methyl-guanine-DNA methyltransferase）和 MLH1 的表达缺失[267,275]，以及广泛的 DNA 甲基化异常[271,273]。遗传学特征多种多样的原因是锯齿状腺瘤是一组异质性病变，病理医师对锯齿状腺瘤/无蒂锯齿状息肉有着不同的诊断标准，而且锯齿状腺瘤的类型可能因不同的结肠解剖部位或研究人群的不同而异。

锯齿状息肉的自然病程和临床意义

认识增生性息肉、锯齿状腺瘤和无蒂锯齿状息肉的真实发生率很重要，因为只有这样才能评估这些病变的真实恶变率。有研究显示，5.8%的大肠癌近旁可见残余的锯齿状息肉[276]。这很可能低于源自锯齿状息肉的大肠癌的真实发生率，因为大部分肿瘤生长并破坏前驱病变，或因继发的腺瘤性改变掩盖了息肉原有的锯齿状特点。一些研究表明高达 20%的大肠癌有广泛的 DNA 甲基化缺陷（又称 CIMP 阳性），而且即使不是全部也有很多源于锯齿状息肉[277]。综合多种类型的锯齿状息肉的恶变潜能，其恶变率至少与腺瘤相等。

所有最大径≥1 cm 的锯齿状病变，也许都应遵循与传统腺瘤相似的模式进行随访。这种病变需要随访以便确认结肠镜检查时已将其完全切除。这种病变的随访间隔目前还不明确，但每 2～5 年结肠镜复查应该是合理的[278]。

腺癌

发病率和死亡率

如本章先前所述，结肠癌发病率最高的地区为北美、澳大利亚和新西兰。40 岁以后不论男女患结肠癌风险显著升高，并在之后每 10 年风险加倍，直到75 岁[279]。2000—2004 年，诊断大肠癌的患者中位年龄为 71 岁[2]。

约有 1%的大肠癌被诊断时年龄在 20～34 岁，3.6%在 35～44 岁，11.1%在 45～54 岁，17.8%在 55～64 岁，25.7%在 65～74 岁，28.6%在 75～84 岁诊断。有一个或多个大肠癌的患者发生第二个原发性大肠恶性病变的概率增加[280]。表 14.14 中所列情况的大肠癌患病风险增加。

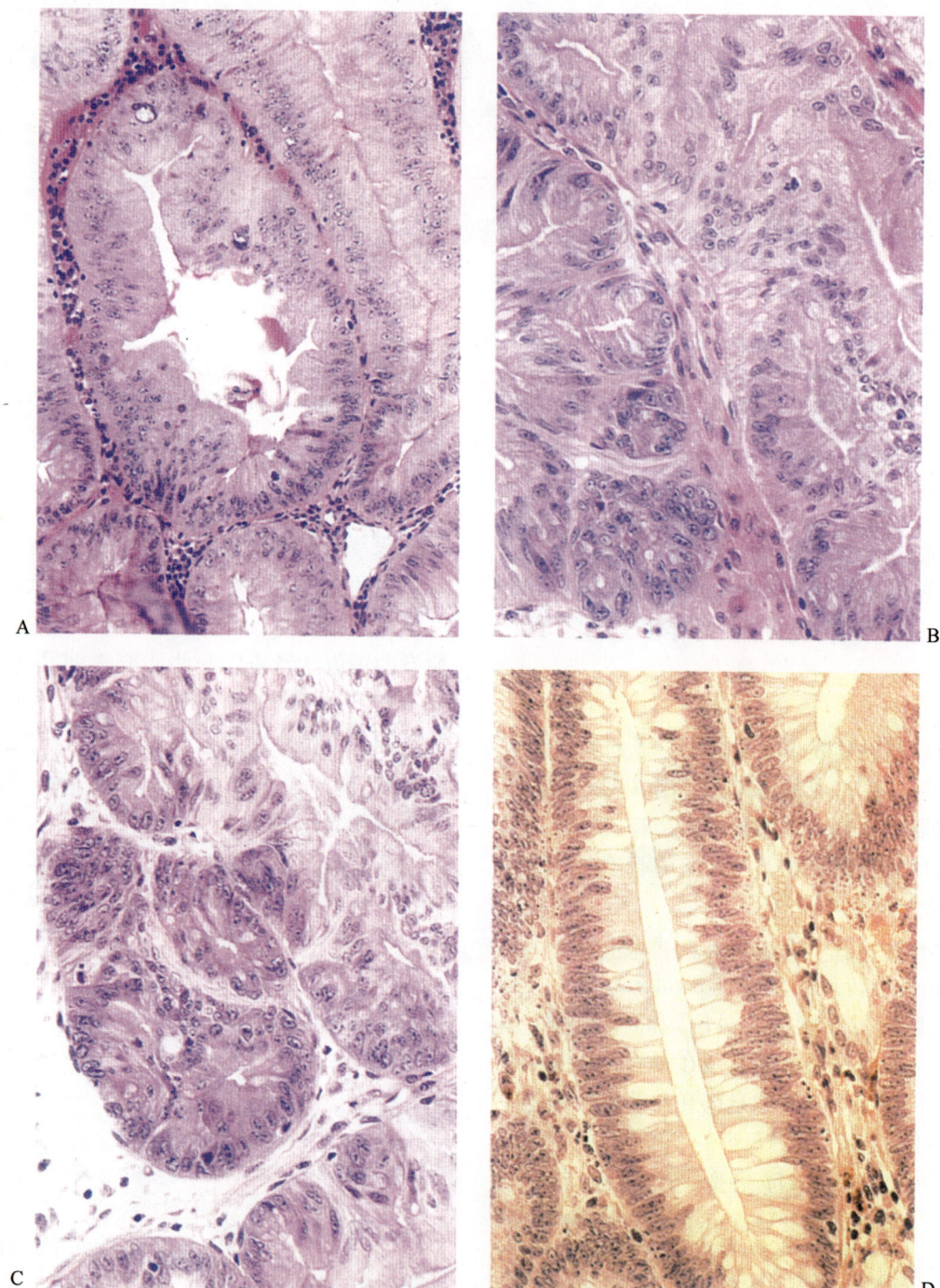

图 14.71 锯齿状腺瘤。A：锯齿状腺瘤被覆锯齿状的嗜酸性黏液缺失的细胞。细胞核呈轻微复层化。B：细胞核浆比高于增生性息肉，并且细胞核的非典型性和极性消失更明显。C：另一锯齿状腺瘤示细胞核极性消失并有轻度非典型性。D：管状腺瘤细胞核比锯齿状腺瘤更拥挤。此外，核也更大更长。

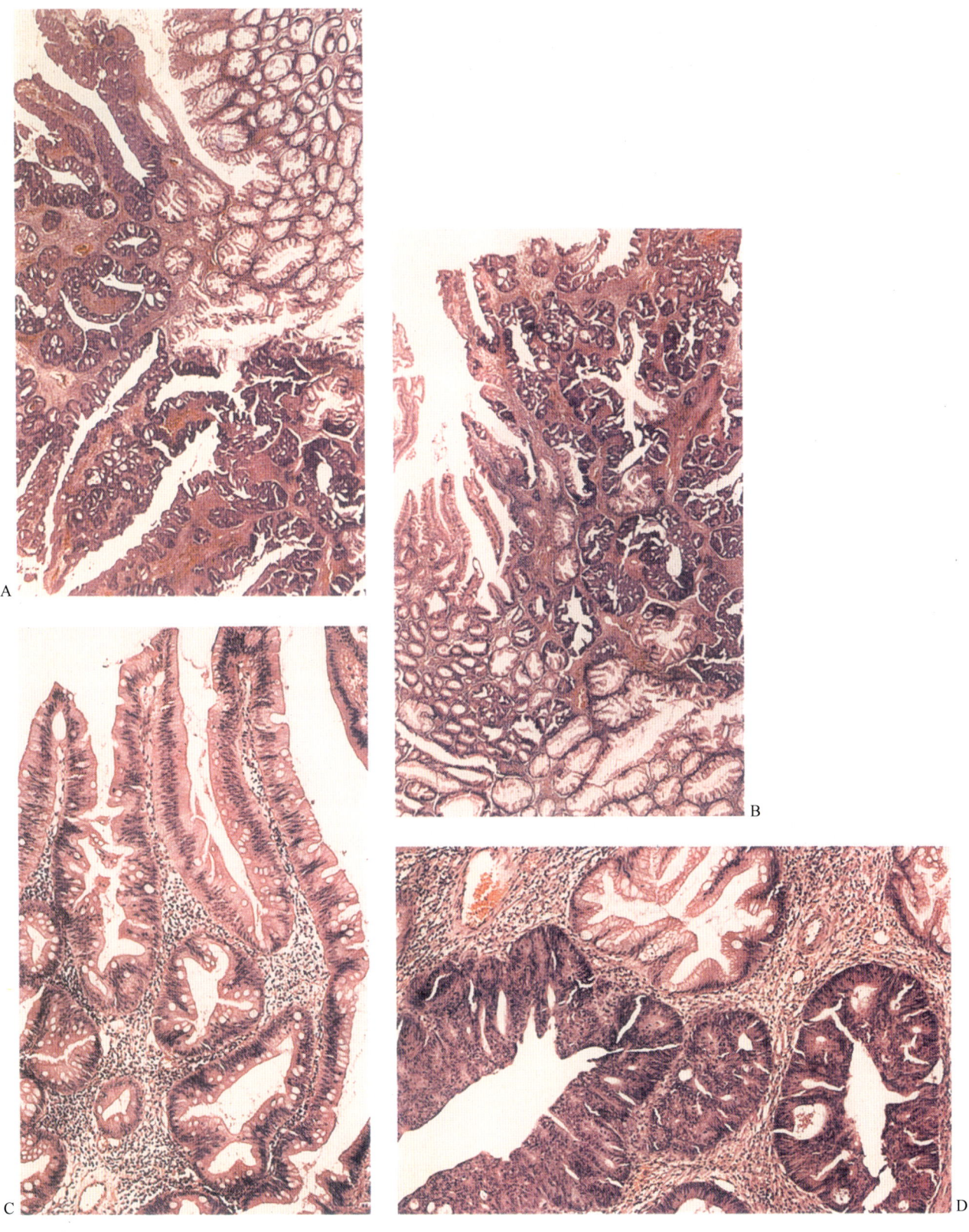

图 14.72 锯齿状腺瘤伴高级别异型增生。**A**：低倍镜下，典型的锯齿状腺瘤（右上）和伴高级别异型增生的锯齿状腺瘤（左下）之间可见明显的界线。**B**：高级别异型增生的腺体与无异型增生的腺体相比染色更深。**C**：高倍镜显示锯齿状腺瘤无高级别异型增生的区域。细胞具有胞浆嗜酸性和稍拥挤的细胞核。细胞略呈复层。**D**：高倍镜显示一高级别异型增生区域。异型增生的腺体细胞核复层化明显，比图片上部分无异型增生的腺体更加拥挤。细胞核浆比高，可见腺体出芽。

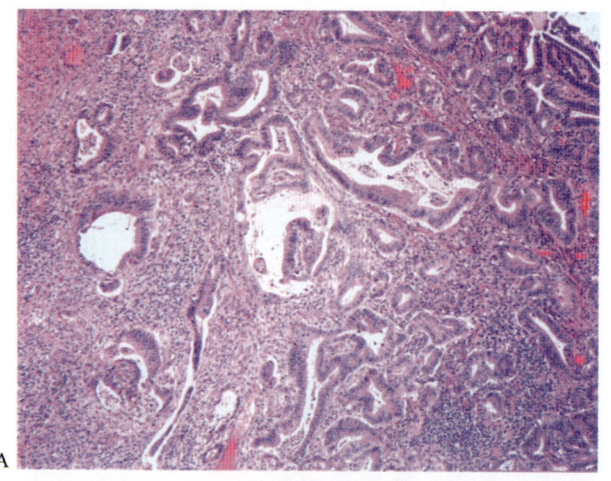
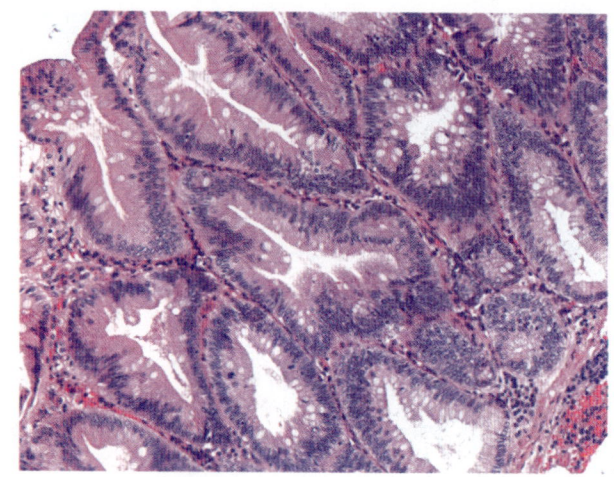
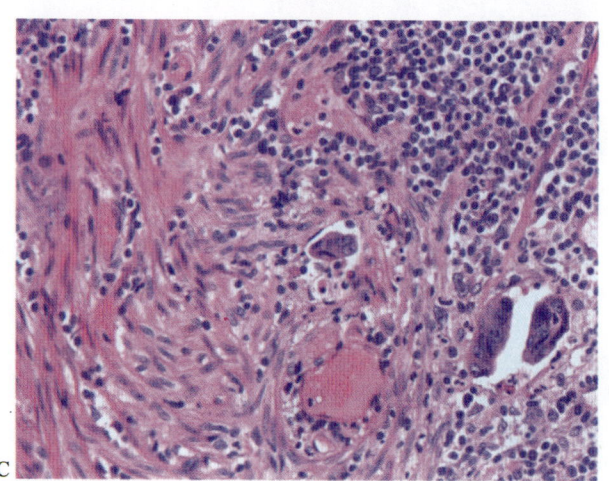

图 14.73 锯齿状腺瘤中发生的癌。**A**：浸润性腺癌侵犯至息肉的黏膜下层。腺体成角，局部有增生的结缔组织间质包围。**B**：上方的上皮具锯齿状腺瘤的特点。**C**：可见一淋巴管浸润灶。

家族史在评估大肠癌风险时很重要，尤其是对于年龄小于 50 岁者。遗传因素至少在 20% 的大肠癌患者中起重要作用。全部癌中约 1% 与 FAP 相关，5% 与 HNPCC 相关，15% 为其他类型的家族性癌。HNPCC 患者近端结肠癌较多见，而 FAP 患者主要以左半结肠癌为主。FAP 和 HNPCC 在第 12 章中有详述。

大肠癌死亡率的差异因社会经济因素、饮食、人口寿命、遗传因素和提供医疗服务质量的不同而异[169]。在美国，普通人群中 30 岁以前因大肠癌死亡者很少，但 50 岁以后显著增加。1996—2003 年，SEER 的 17 个地区总体 5 年相对生存率为 64%。不同种族性别的 5 年相对生存率分别为白人男性 64.9%、白人女性 64.9%、黑人男性 55.2% 和黑人女性 54.7%[2]。大肠癌发生率的下降以及得到早期诊断使得生存率上升和死亡率下降。

表 14.14　发生大肠癌的高风险人群

现在或以前有大肠腺瘤的患者
曾患大肠癌的患者
有遗传性非息肉病性结肠癌家族史的患者
有结肠癌家族史的患者
有家族性腺瘤性息肉病综合征的患者：
　　家族性结肠息肉病
　　Gardner 综合征
　　Oldfield 综合征
　　Turcot 综合征
　　Zanca 综合征
Peutz-Jeghers 综合征
幼年性息肉病
溃疡性结肠炎患者
Crohn 病患者
某些类型的感染性结肠炎患者

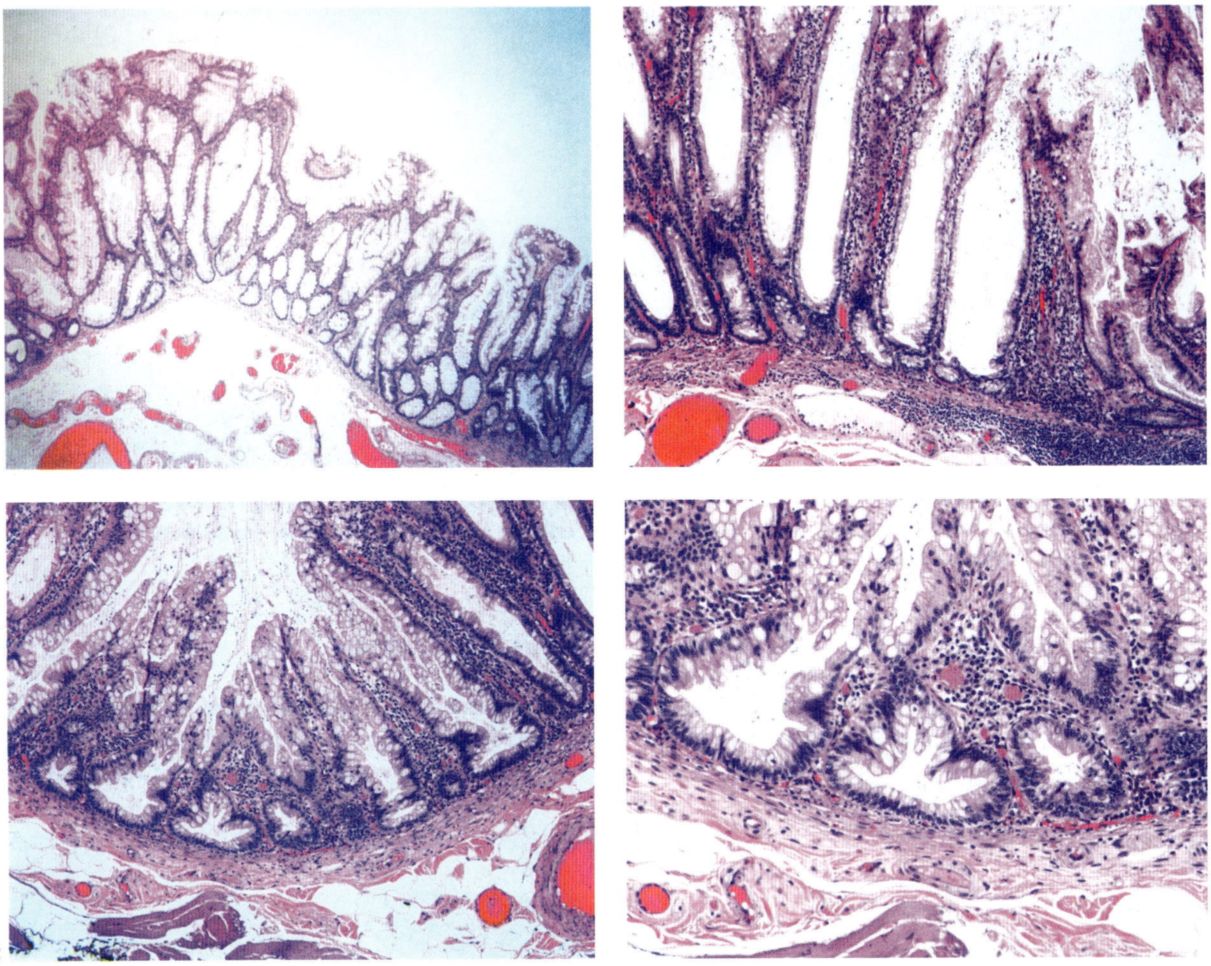

图 14.74 无蒂锯齿状息肉。**A**：低倍镜示无蒂锯齿状息肉。病变大，由明显呈锯齿状并扩张的隐窝组成。**B**：另一无蒂锯齿状息肉伴隐窝明显扩张。**C**：很多隐窝基底出现分支，或弯曲成直角而平行于黏膜肌层。**D**：高倍镜示隐窝基底部特征。

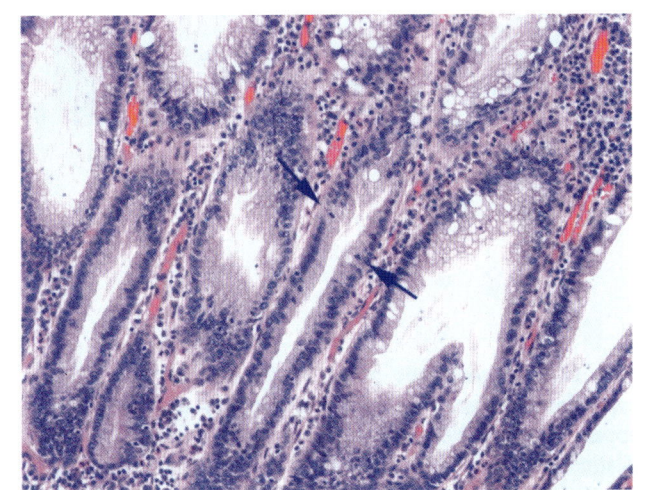

图 14.75 无蒂锯齿状腺瘤。隐窝中上部可见核分裂象（箭头）。在正常结肠腺体中，核分裂象局限于隐窝的下三分之一。

性别差异

在北美、澳大利亚（大肠癌高发地区）和日本、意大利（发病率急速升高的国家），大肠癌的年龄调整发病率男性高于女性。女性发生右半结肠癌的概率高于男性，并且发病年龄相对要早[281,282]。随年龄增长，男性乙状结肠癌的比例下降，横结肠和降结肠癌的比例增加。世界上有些地区，如南亚，直肠癌在男性中更常见，而结肠癌男女受累程度相同[283]。

种族差异

在美国，结肠癌发病率在黑人中最高，白人次之。亚洲人或太平洋岛血统水平居中。大肠癌发病率最低的为西班牙人和美国土著人[2]。统计显示，黑人近端结肠癌比例高[284]。白人结肠癌发

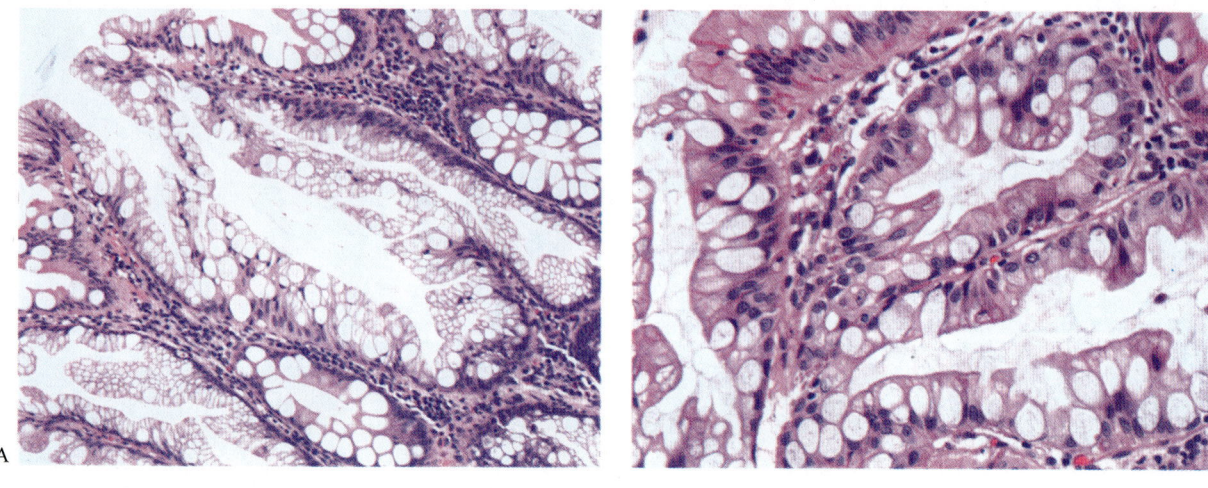

图14.76 无蒂锯齿状息肉。**A**：隐窝上部被覆细胞核大于正常上皮细胞核。可见营养不良的杯状细胞。**B**：高倍镜示增大但一致的细胞核。

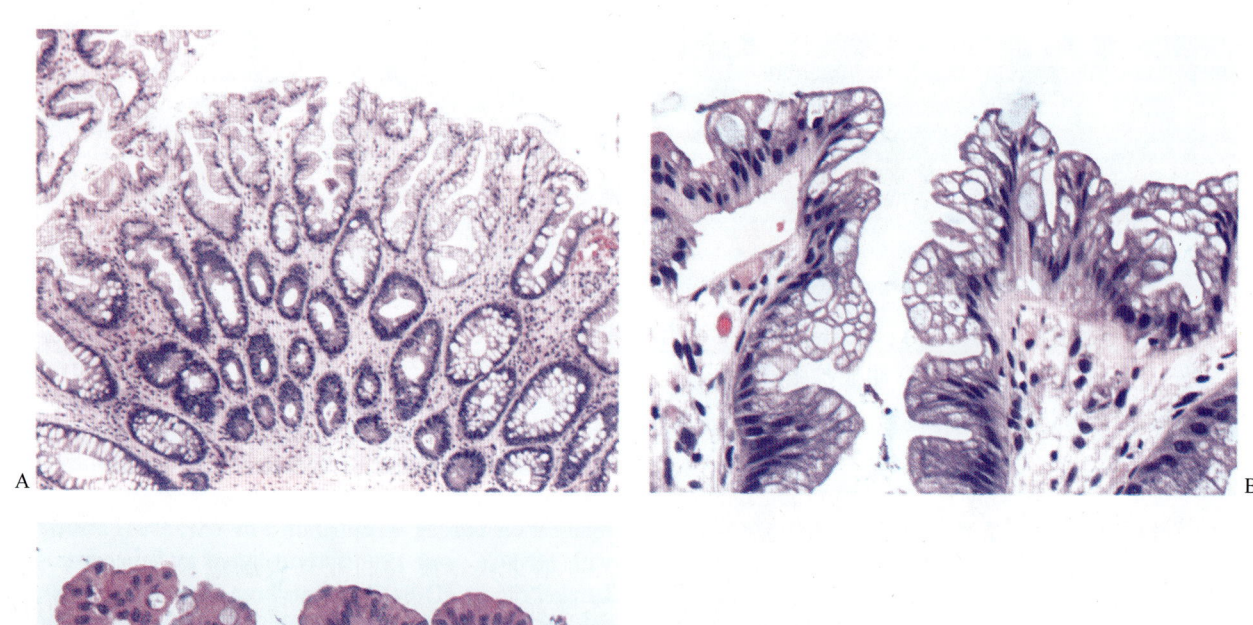

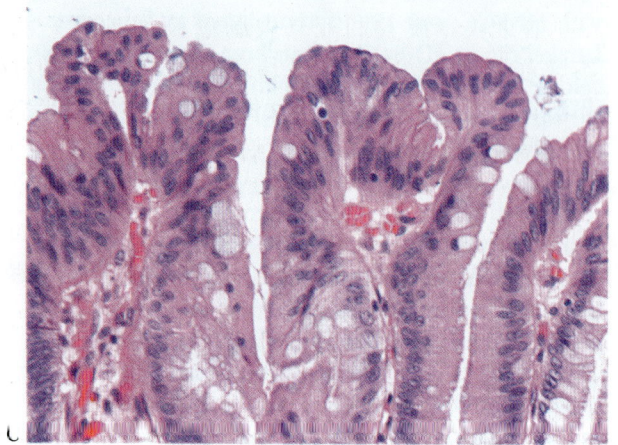

图14.77 增生性息肉。**A**：低倍镜示增生性息肉。隐窝的上部呈锯齿状，但基底部呈直管状。未见腺体扩张。**B**：高倍镜示增生性息肉的隐窝上部的上皮。细胞核小且深染。**C**：与B图放大倍率相同的无蒂锯齿状息肉的隐窝上部。细胞核大于增生性息肉，且染色质不甚致密。

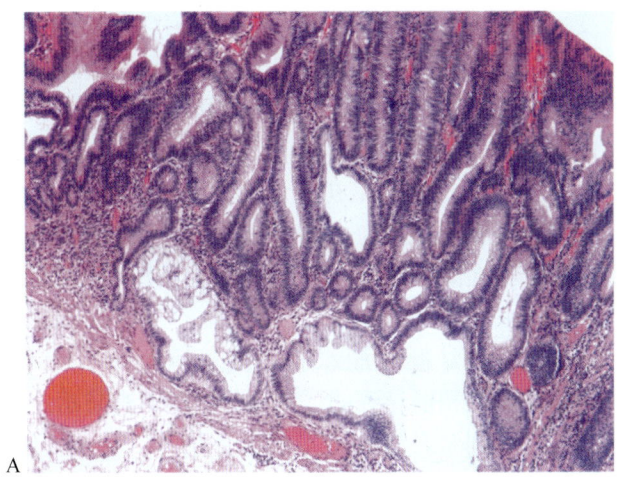
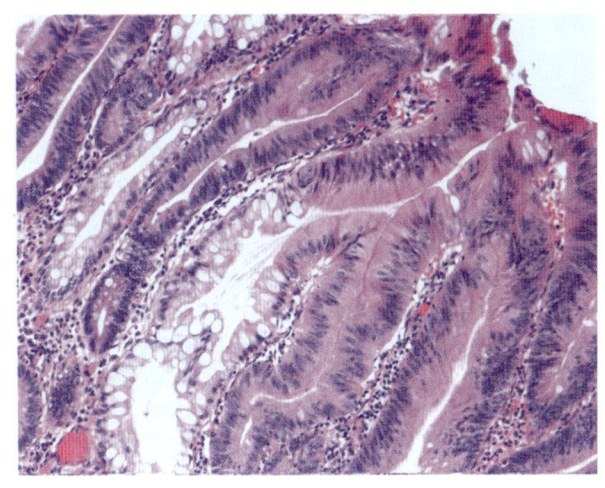
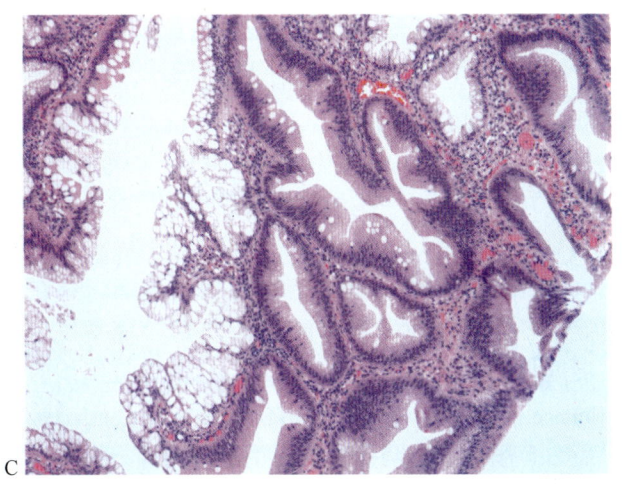

图14.78 无蒂锯齿状息肉合并腺瘤性改变。A：深部黏膜中可见无蒂锯齿状息肉残留的锯齿状扩张隐窝。腺瘤性上皮取代了结肠隐窝的上部。B：类似锯齿状腺瘤的细胞取代了典型的无蒂锯齿状息肉上皮。C：同一个息肉中无蒂锯齿状息肉和锯齿状腺瘤混合存在。

生在乙状结肠的比例为60%，而黑人为36.6%。发生于黑人的全部结肠癌中，35%在右半结肠，而白人为24%[284-286]。这个发现提示乙状结肠镜筛查可能遗漏了黑人人群中相当数目的结肠腺瘤或癌。

部位

不同部位的结肠癌发病率有所不同[279]。大肠癌的部位反映出筛查方法、环境和遗传因素、性别和种族差异以及患者年龄的差别。在低发国家，盲肠和升结肠癌比左半结肠癌更多见，而在高发国家，大肠癌更多发生在直肠和乙状结肠[169]，其分布类似于美国[287]。随患者年龄增加，右半结肠癌的发生率增加，而乙状结肠和直肠病变发生率下降，尤以女性明显[285,288,289]。

大肠癌偶尔也可发生在低前位切除术后的J型贮袋[290]或移植入其他部位的肠组织中，如用于新建阴道[291]或为膀胱增容而移植入膀胱。

多发性肿瘤

大肠癌患者有出现多个大肠肿瘤的倾向，包括腺瘤和癌。实际上，大肠是最易发生多个原发性恶性肿瘤的器官[291-296]。多发肿瘤患者发生身体其他器官癌的概率也大[293]。这些患者常伴某种类型的遗传性结肠癌并不令人意外。多发肿瘤常发生在息肉病综合征、HNPCC（见第12章）和慢性IBD（见第11章）患者。

多发肿瘤可能为同时性（图14.79）或异时性。同时性癌的发生率为异时性癌的2倍[293,295]。35.9%的患者有同时性肿瘤；其中25.7%病变为腺瘤[294]。同时性大肠癌的发生率为1.5%～12%[292-296]。同时性癌常局限在肠道的同一区域，可能来源于聚集的腺瘤。但是，因同时性癌亦可非常分散，每个结肠癌患者均需行全结肠镜检查以寻找其他肠段中的肿瘤。

1.6%的大肠癌患者可发生异时性肿瘤[297]。异时性肿瘤患者初诊年龄常略小于仅有一个结肠癌的患者；而同时性肿瘤的患者年龄要稍大些[298]。随着随访时间延长，异时性肿瘤的发生率增加。几个大宗的、随访时间较长的系列研究报道，发生第一个肿瘤和随后出现异时性病变的时间间隔为 8.5～11 年[292,299,300]。出现第一个肿瘤后，高达 64% 的患者在 5 年内、45% 的患者在 3 年内、20% 的患者在 1 年内发现第二个肿瘤。结肠癌存活者异时性肿物的累积发生率在切除一个癌后为 3.5%，切除两个癌后是 8%[299]。

临床特征

因结肠癌的发生经过很长时间，所以患者常没有症状或症状进展很慢不足为奇，以至于患者常没有注意到这些症状。因此诊断时患者可能仅有很轻微的症状。5%～12.5% 的患者可能仍无症状[301,302]。临床表现取决于肿瘤是发生在右半还是左半结肠，以及病变是早期还是进展期（图 14.80）。结肠癌的始发症状一般不明显且非特异。症状与体征可能直接与胃肠道相关，或与病变的本质有关。常见体重下降和不适，但因其无特异性而常被患者忽略。盲肠和升结肠的癌肿常为扁平或息肉样，而且此处粪便较软，不会引起梗阻或明显的黑便，因此右半结肠病变临床表现常"安静"。在这种患者中可因继发缺铁性贫血而出现虚弱、不适、疲劳和体重下降。贫血患者可能因心力衰竭或心绞痛就诊。

22%～58% 的大肠癌患者伴大便习惯的改变[302,303]，并且当肿物发生在左半结肠时最常见。改变一般很轻，但为进展性，包括腹泻、直肠不完全排空感或失禁感。随着肿瘤增大并逐渐环绕肠壁，开始出现大便变细和便秘、顽固性便秘，以及其他肠梗阻的表现。

约 50% 的患者最初主诉为直肠出血[303]。这种非特异性症状可表现为少量出血，肉眼也许不可见而仅能通过存在缺铁性贫血证实。有时发生肉眼血便。左半结肠病变中 70% 出现直肠出血，但常常未被患者注意。右半结肠肿瘤患者中发现便血者不到 25%，可能是血便相混导致的。一项前瞻性调查显示，因直肠出血而到全科医生处就诊的患者中 10.3% 患有结肠癌[304]。

近来由于 NSAIDs 的使用，直肠出血的原因变得更加复杂。已知这些用于治疗关节炎或预防心血管疾病药物可引起肠道出血。在尚未排除恶性病变时，千万不能把直肠出血归因于 NSAIDs、痔疮或直肠裂，尤其在老年人。一些位置较低的病变很容易通过直肠指诊发现（图 14.81）。

约 50% 的结肠癌患者的主诉为腹痛。这在结肠癌患者比直肠肿瘤患者更常见[303]。疼痛常发生在进展期大肠癌侵犯浆膜（图 14.82）或邻近组织时。有时，引起阻塞但浸润不深的肿瘤可引起近端憩室破裂。盲肠或升结肠病变偶可引起下腹痛。左半结肠病变引起疼痛的原因可能是由于缩窄型癌近端不同程度的肠梗阻（图 14.83）。回盲瓣的癌类似 Crohn 病或阻塞阑尾腔引起阑尾炎。

大约 20% 表现为结肠缺血的患者（所谓阻塞性结肠炎）缺血是由同时存在的癌肿导致的。通常缺血

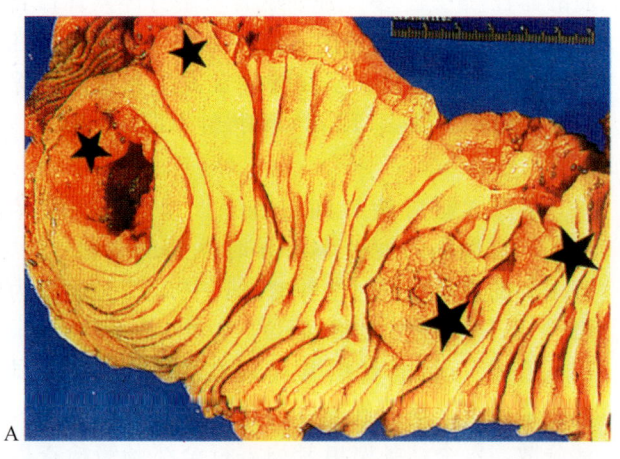 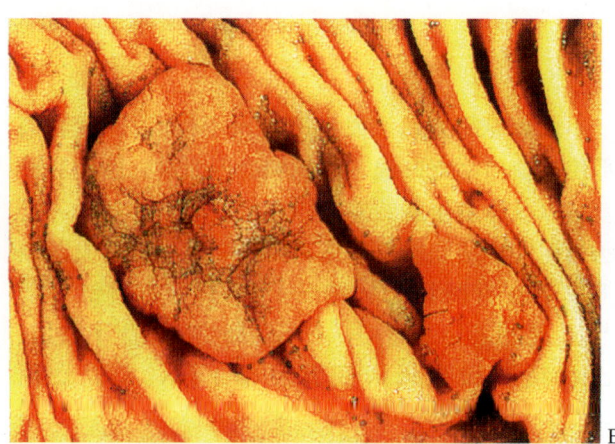

图 14.79　结肠多发肿瘤。A：三个病变，其中两个以星号标注。星号标在最小病变旁以不遮挡病变。其中一个病变完全包绕回盲瓣。B：高倍放大示其中的两个病变。大者内含浸润癌。

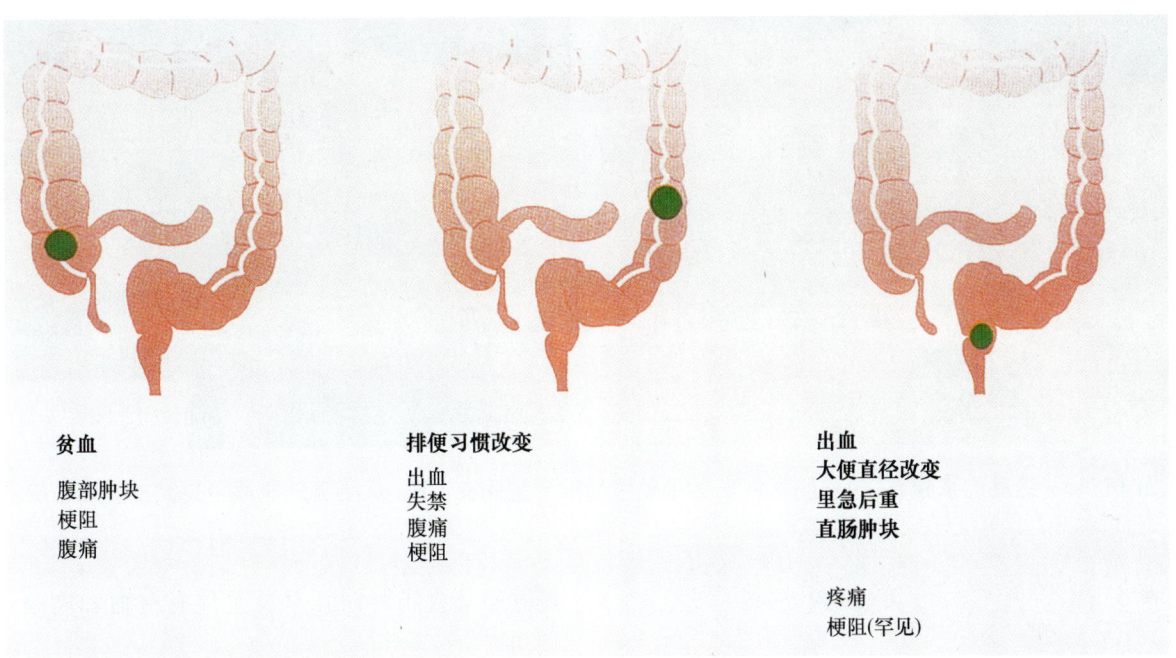

图 14.80 结肠癌患者的临床症状取决于肿瘤的位置。早期症状以黑色表示，晚期症状以蓝色表示。

区位于肿瘤近端，中间有一段正常结肠将其与肿瘤分开。肿瘤亦可位于缺血区域（图 14.84）。

肿瘤侵犯肠壁可引起结肠-结肠瘘（图 14.85）。偶尔乙状结肠癌可表现为急性肠梗阻或急性穿孔伴腹膜炎。腹膜炎由深度侵犯的肿瘤或肿瘤侵及憩室引起穿孔导致。当小肠与结肠癌粘连或被侵及时，患者亦可出现小肠梗阻。

少见的是临床上悄然进展的晚期癌，大多累及盲肠，表现为腹部包块或转移性肿瘤引起肝肿大。不常见的结肠癌表现包括臀部脓肿、结肠皮肤瘘、原因不明的发热或化脓性关节炎。

有症状的患者被延迟诊断主要归为以下三类：（1）初诊或复诊的预约以及实验室检查导致平均延迟 3 周（占延迟病例的 31％）；（2）与医生相关的延迟，由误诊或仅观察症状不采取任何措施引起（占所有延迟诊断的 46％，平均延迟 18 周）；（3）与患者相关的延迟，导致平均延迟 12 周[305]。儿童患结肠癌尤其容易延迟诊断。这是因为没有意识到该疾病的可能性，特别是没有大肠癌家族史时。

发生在息肉病综合征中的大肠癌

发生在息肉病综合征中的大肠癌在第 12 章有述。

发生在炎症性肠病中的大肠癌

发生在炎症性肠病背景中的大肠癌在第 11 章

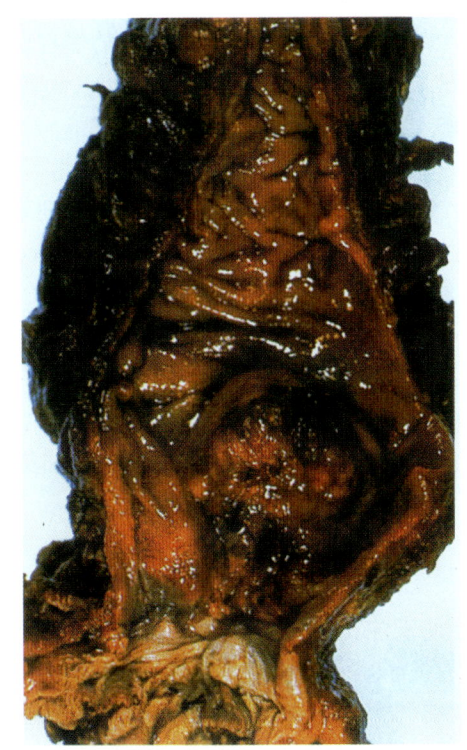

图 14.81 腺癌发生在直肠远端肛管之上。直肠指诊可触及此息肉样病变。

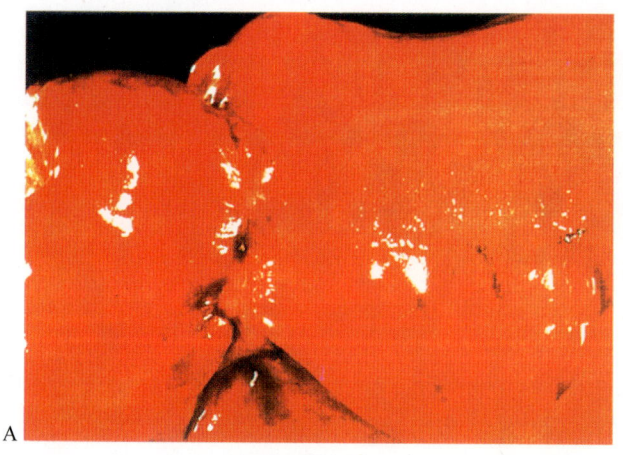
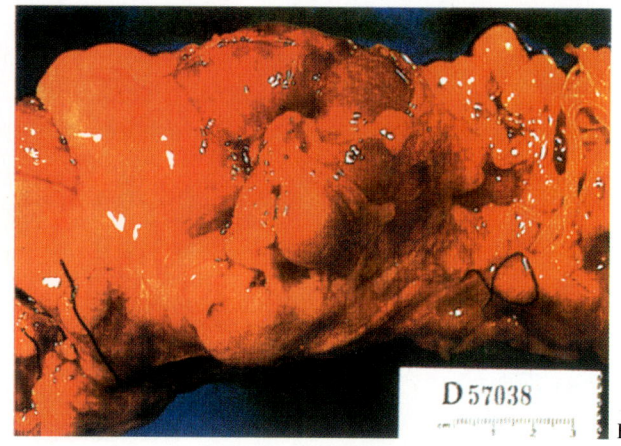

图 14.82　结肠的浆膜面。A：肠管外表面可见线形缩窄型病变。B：从肠管外表面可见大的肿瘤包块。

年轻人的结肠癌

有1％的结肠癌发生在小于20岁者[306,307]。曾报道有胎儿结肠癌，但发生在活婴者诊断时的最小年龄为9个月[308]。患结肠癌的年轻患者多有FAP、HNPCC（另一种遗传性癌症综合征，见第12章）或IBD（见第11章）。但结肠癌也偶见于没有已知易感因素的年轻人[306]。

出现症状的时间为几天至几个月不等。发生在盲肠的肿瘤出现症状的时间一般较短[306]。非肿瘤性体征和症状与普通的儿童腹部疾病相似，如急性阑尾炎[309,310]。常见腹痛和呕吐，而腹胀和包块以及排便习惯改变少见。体重下降发生在疾病的晚期。左半结肠肿瘤及直肠肿瘤几乎总是伴有贫血和肉眼可见的便血[311]。

年轻患者由于年龄的缘故常常得不到及时的诊断，所以在诊断时，肿瘤常已是晚期了[306-308,312]。从出现症状到治疗的平均延迟时间为6.5个月[313]。86％的年轻患者在确诊时已经发生转移[314]。原发肿瘤可发生在大肠的各个部位。一项研究表明，25％的肿瘤累及右半结肠，24％在左半结肠，11％在直肠，60％发生在女性[314]。在儿童和青少年，最常见的肿瘤组织学类型为分化差的、分泌黏液的癌，而这种类型的癌在成人只占5％～15％[309-312,315-318]。38％的患者有结肠癌家族史。

年轻大肠癌患者的预后比成年患者差，5年生存率为10％或更低[309,315,319]。总体而言，晚期确诊患者的中位生存期为4～8个月，而早期确诊者为24个月[306]。对生存期最有影响的因素是就诊时的肿瘤分期[307,313,314,318]。生存期也受肿瘤的组织学类型、肿瘤可切除与否、浸润肠壁的深度，以及是否存在淋巴结被膜侵犯[314]等因素的影响，而后者被认为是存活期短的最敏感的指标[307,314]。肿瘤复发常累及卵巢和网膜[307]。

妊娠期发生的大肠癌

妊娠期发生的大肠癌非常少见，估计累及小于0.002％的怀孕妇女[320]。大多数的肿瘤发生于直肠和直肠乙状结肠[321]。此年轻患者群常有易感因素，如FAP或IBD。常见症状包括腹痛、腹胀、恶心、呕吐、便秘及出血[321]。由于患者和医生都将症状归因于妊娠，所以延误诊断是一个突出问题。并发症包括

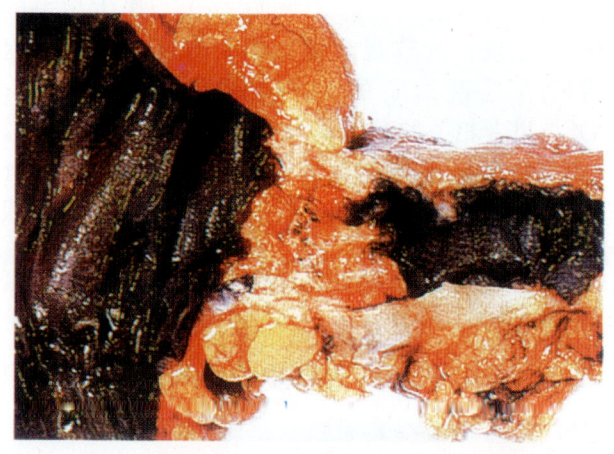

图 14.83　结肠缩窄型腺癌。肿瘤引起的梗阻导致肠管近端明显扩张。此外，患者有肠黑变病。

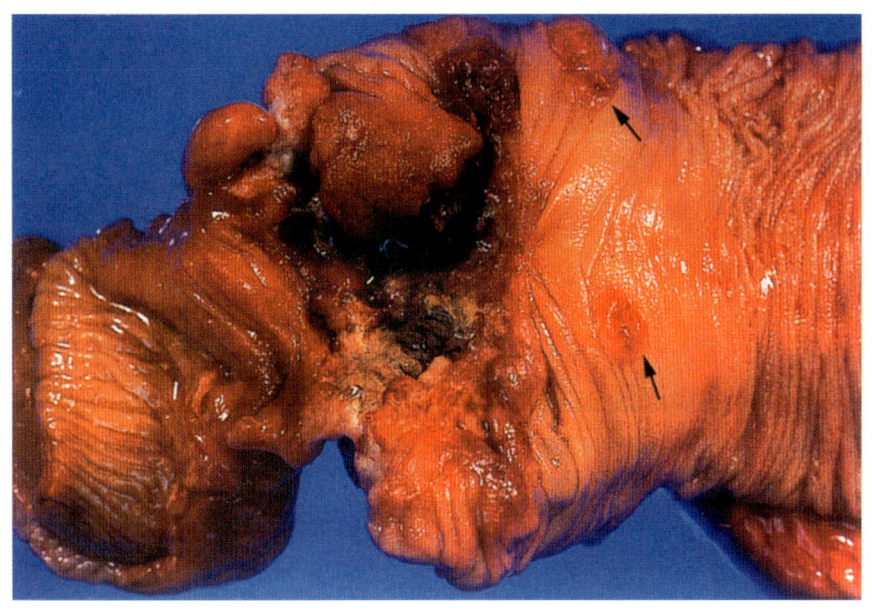

图 14.84　环周癌伴缺血。缺血区位于肿瘤内和紧邻肿瘤的区域，表面常有一层绿褐色的假膜。一些卫星灶（箭头所示）镶嵌在肿瘤周围的正常黏膜上。

小肠梗阻、肠穿孔、癌穿孔以及肿瘤阻碍胎儿的下降。手术时常已发生广泛转移。文献报道妊娠期诊断大肠癌的患者没有生存时间超过 5 年的。是否选择手术治疗取决于肿瘤的可切除性以及诊断肿瘤时胎儿的孕龄。

大体特征

直径为 1～2 cm 的小癌灶常表现为红色颗粒状、纽扣样的病灶，自浅棕色的黏膜表面不同程度地隆起。这些肿瘤边界清晰，肉眼很像腺瘤（图 14.79）。有的仅隆起数毫米，有的则几乎呈半球形。在此阶段，癌、先前存在的腺瘤以及同时存在的间质结缔组织增生等成分的比例决定了肿瘤的质地。当癌取代腺瘤时，肿瘤质地变硬，颜色苍白（图 14.79）。

大肠癌大体可表现为息肉型、蕈伞型（外生型）、溃疡型、缩窄型或弥漫浸润型。息肉型癌表现为肠腔内外生性肿物，表面很少形成溃疡（图 14.86）。通常呈结节状、分叶状或乳头状，并常可见残存的腺瘤。所有肿瘤中约 2/3 为溃疡型；1/3 为蕈伞型。巨大的蕈伞型肿瘤常发生在盲肠和升结肠（图 14.87）。蕈伞型病变的本质是乳头状病变伴多处溃疡。溃疡破坏了下方的乳头结构，仅留下了外生性成分。这种类型的肿瘤多有隆起或翻卷的边缘，并可见残留的腺瘤成分。肿瘤沿着一侧肠壁生长，并向管腔内突出，在较为宽阔的盲肠尤为典型。尽管肿瘤可能会占据大部分肠腔，但很少会引起梗阻。病变的中央部分多质硬，为癌的部分。如有质软区域，特别是在周边，多为残存的腺瘤。这型肿瘤在因失血过多而导致贫血前常无临床症状。肠腔内的瘤体体积常超过肠壁内的部分（图 14.88）。

溃疡型癌常浸润至肠壁深层（图 14.89）。浸润型癌的边缘仅略高于周围的正常黏膜，或者可能完全平齐。弥漫浸润型癌侵犯一段肠壁，常环绕肠壁一

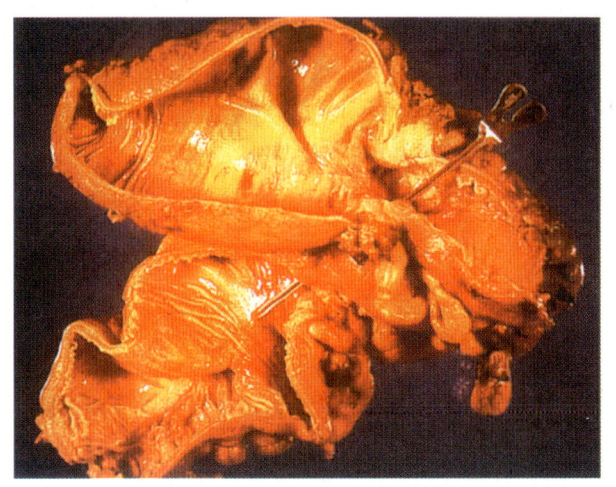

图 14.85　腺癌侵入相邻的大肠肠管造成结肠-结肠瘘。

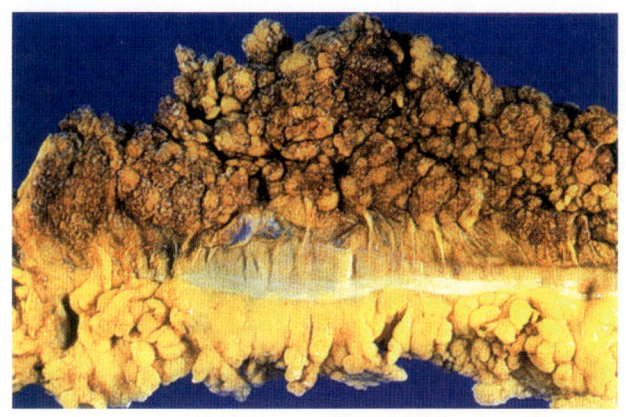

图 14.86　息肉型腺癌。一个大外生型肿物突入到结肠肠腔内。肿瘤表面呈分叶状或乳头状，无溃疡形成。

周，不形成结节状肿物。

发生在横结肠及降结肠的大肠腺癌通常为浸润型和溃疡型，形成环状缩窄性肿瘤（图 14.90）。肿瘤呈不规则圆形，边缘隆起，浅粉色或白色，中央凹陷（图 14.83）。这种类型的肿瘤在初始阶段可能是局灶浸润性癌，然后逐渐发展环绕肠壁全周。这种肿瘤可以堵塞管腔，在钡餐对比造影上表现为典型的"苹果核"或"餐巾环"样形态（图 14.91）。除了此种环周生长方式，肿瘤也可有类似浸润型的表现。肿瘤在肠壁内侧向生长超过肉眼边界的情况并不常见。肿瘤近端的肠管常扩张，黏膜皱襞变平（图 14.83）。在切面上可以清楚地看到肿瘤使肠壁变厚，固有肌层消失（图 14.92、14.93）。肿瘤诱发的间质结缔组织增生反应使其质地变硬。肠壁内的肿瘤体积可能至少与肠腔内部分相当。肿瘤完全浸透整个肠壁后，可能累及周围的器官结构，例如小肠、另一段结肠或胃。透壁肿瘤的中央坏死和溃疡可能会造成穿孔和腹膜炎（图 14.88）。混合型或不典型的生长方式并不少见；肿瘤可部分表现为外生型，而其余部分相对平坦（图 14.92）。分叶状肿瘤提示为同时性癌融合而成（图 14.94）。

弥漫浸润型大肠癌并不常见，但一旦发生，结肠将变成一根僵硬的管子。此种侵犯形式类似于皮革胃。第四种生长方式是最近刚被认识的平坦型或表浅型癌，起源于平坦型腺瘤。这种癌常表现为黏膜表面的一个扁平斑块，伴有肠壁内广泛的浸润。

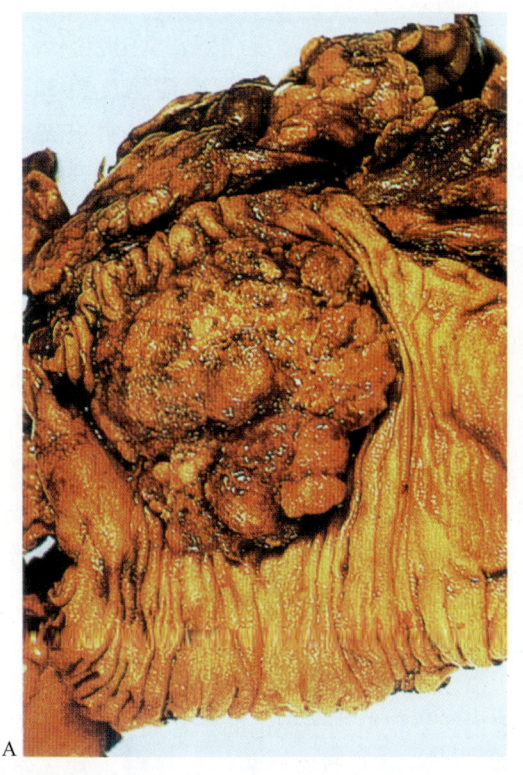

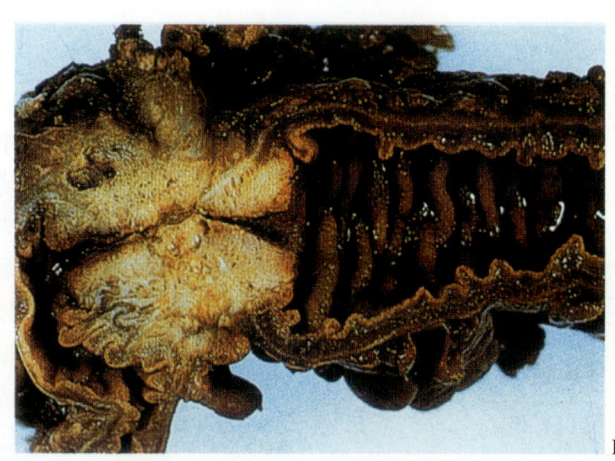

图 14.87　盲肠巨块型癌。A：可见一大的外生型肿物。B：盲肠几乎完全被肿物堵塞。

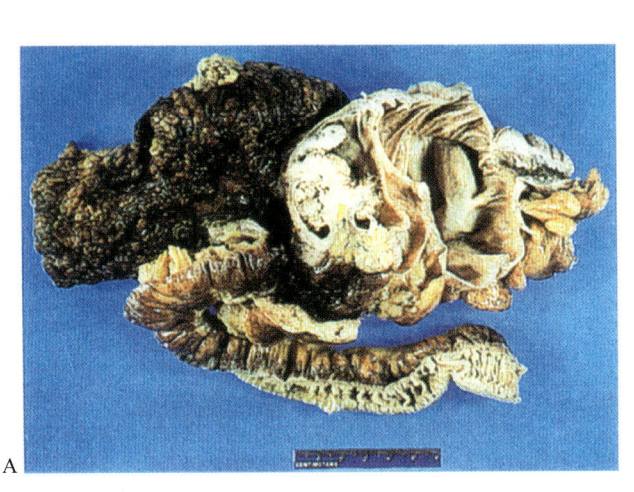
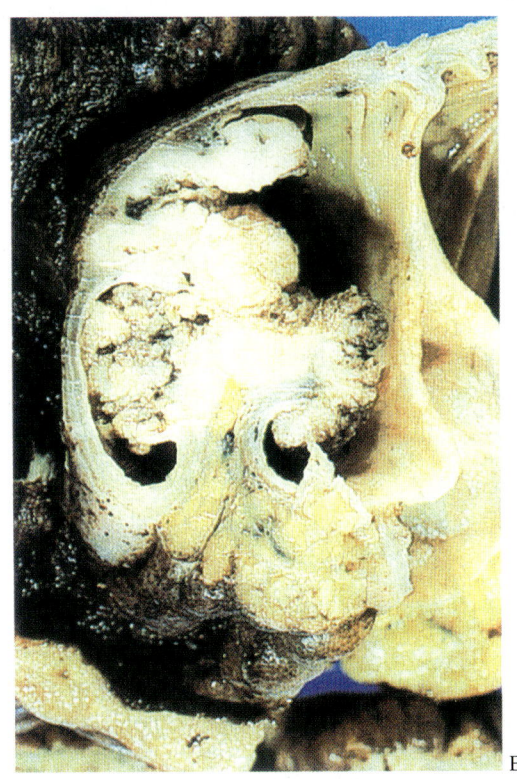

图 14.88 穿孔的结肠腺癌。**A**：完整的结肠切除标本。**B**：放大图显示肿瘤本身。

组织学特征

概述

全部大肠癌的 90%～95% 是普通型腺癌[322]，通常是很容易被识别的中分化或高分化形成腺管的腺癌（图 14.95）。大肠癌中 25% 为高分化，60% 为中分

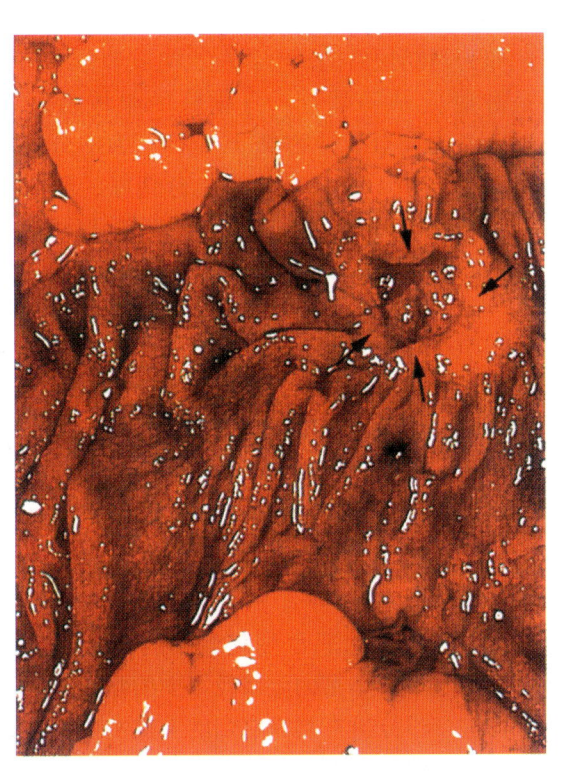

图 14.89 箭头示小溃疡型腺癌。

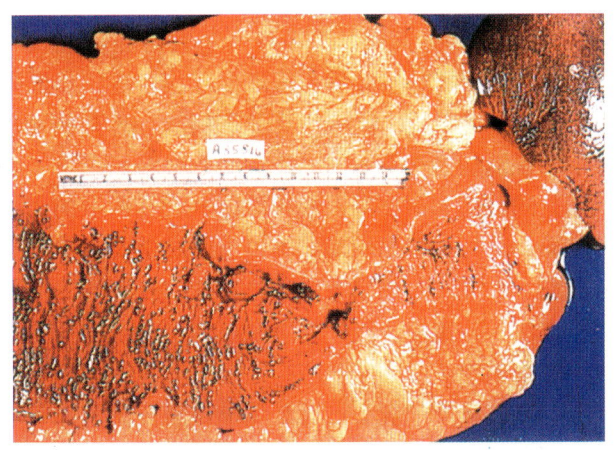

图 14.90 横结肠及脾切除术标本。结肠可见一"餐巾环"样病变。

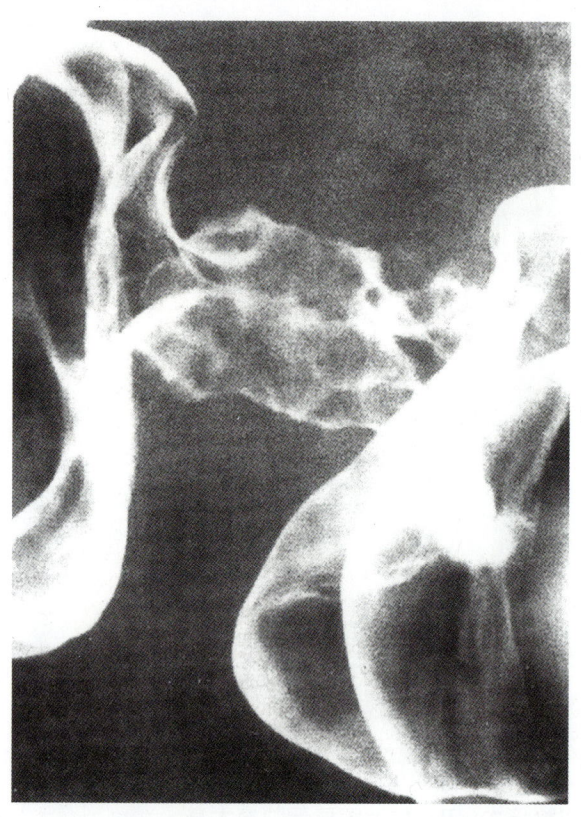

图 14.91 双重对比灌肠示环周浸润腺癌的典型表现。

化，15% 为低分化[322]。组织学上表现为恶性的高柱状、伴有较多核分裂象的上皮，衬覆大而不规则的腺腔（图 14.95）。高分化腺癌可表现为腺腔内的乳头状内折。细胞有间变性，但有的肿瘤分化得太好，以至于若不是看到肠壁内有腺体浸润几乎无法诊断恶性（图 14.96）。即使早期的浸润癌也可以诱发强烈的结缔组织增生反应。这有助于诊断微小浸润癌（图 14.59、14.97）。然而，还是有一些大肠癌即使浸润肠壁也不会引起多少结缔组织增生反应，这给诊断带来了困难，尤其是在病人患有憩室病时。这些病例也许很难说清病变究竟是不是浸润。在很多情况下，表浅部分的肿瘤与深部浸润或转移肿瘤没有明显的组织学差异。另外一些癌则深部肿瘤的组织学与表浅部分有差别。黏液产生的量可以从没有到因有大量黏液产生而被称为黏液癌。许多外生型癌具有由组织学恶性的肿瘤细胞组成的乳头状结构，但浸润肠壁的成分却常常不形成典型的乳头，而是呈中到高分化的腺管状结构（图 14.95）。罕有肿瘤在浸润部分依然呈乳头状结构（图 14.96）。

在恶性肿瘤的周边可见残余的腺瘤性黏膜，尤其是体积较小的肿瘤。可见残余腺瘤的小体积癌大部分呈高分化。一些小的息肉型癌看不到残余的腺瘤。它们仅浸润表浅部位，被称为息肉型癌（图 14.98）。

在肿瘤的周围有时可见增生的腺体。这种黏膜显得比正常的黏膜高，腺体更扭曲，杯状细胞数量增多。这可能是对黏膜病变的一种反应性改变，被命名为过渡黏膜（transitional mucosa）。此种黏膜的组织学与周围正常黏膜有所不同[323]。

偶尔大肠腺癌会类似于膀胱绒毛状腺瘤。如果不参考其他的因素，仅仅凭借组织学形态无法区分膀胱原发的腺癌与转移到膀胱的大肠癌[324]。罹患结肠癌的石棉工人在结肠组织及肠系膜中都有可能找到石棉小体[68]。

结肠癌浸润肠壁时，可呈膨胀性或浸润性的生长方式。大约 75% 的肿瘤推进缘境界相对清楚，但 25% 的肿瘤的浸润更为弥漫。膨胀性的生长方式常常由结节状聚集的肿瘤性腺体组成。浸润性肿瘤则表现为单个细胞或小腺体在肠壁内浸润。浸润性肿瘤一般缺乏炎症反应，但可见于膨胀性病变。膨胀性癌多为息肉型或蕈伞型生长方式，而浸润性癌多为溃疡型或弥漫浸润型。

组织学分级

进行组织学分级是大肠癌病理报告的常规做法，并以此作为判断预后的一个指标。组织学分级依据的主要是肿瘤的结构特征。分化好的腺体占肿瘤的 75% 以上者为高分化，占 25%～75% 为中分化，少于 25% 为低分化。高分化癌中，分化好的腺体所衬覆的上皮细胞核仍保持正常的极向（图 14.95）。腺体与腺瘤的腺体很相似。低分化的肿瘤常由细胞核极向消失并有明显多形性的细胞形成实性片（图 14.99）。中分化肿瘤介于这两极之间（图 14.100）。偶尔，部分肿瘤为高分化，而另一个区域则为低分化（图 14.101）。组织学分级是根据肿瘤分化最差的部分进行评判的，即使这些区域从数量来说可能不是主要成分。有时可见瘤巨细胞（图 14.102）。实性区的细胞可能全部具间变性，或可能呈印戒细胞样（图 14.102）。

偶可见由大片状恶性细胞组成的完全未分化肿瘤。这些细胞具有丰富的胞浆及很少的黏液分化，因此，需要进一步分析来判断它们的上皮性质。角蛋白免疫组织化学检测可以明确诊断。

活检与相应的切除标本对分级的吻合率为

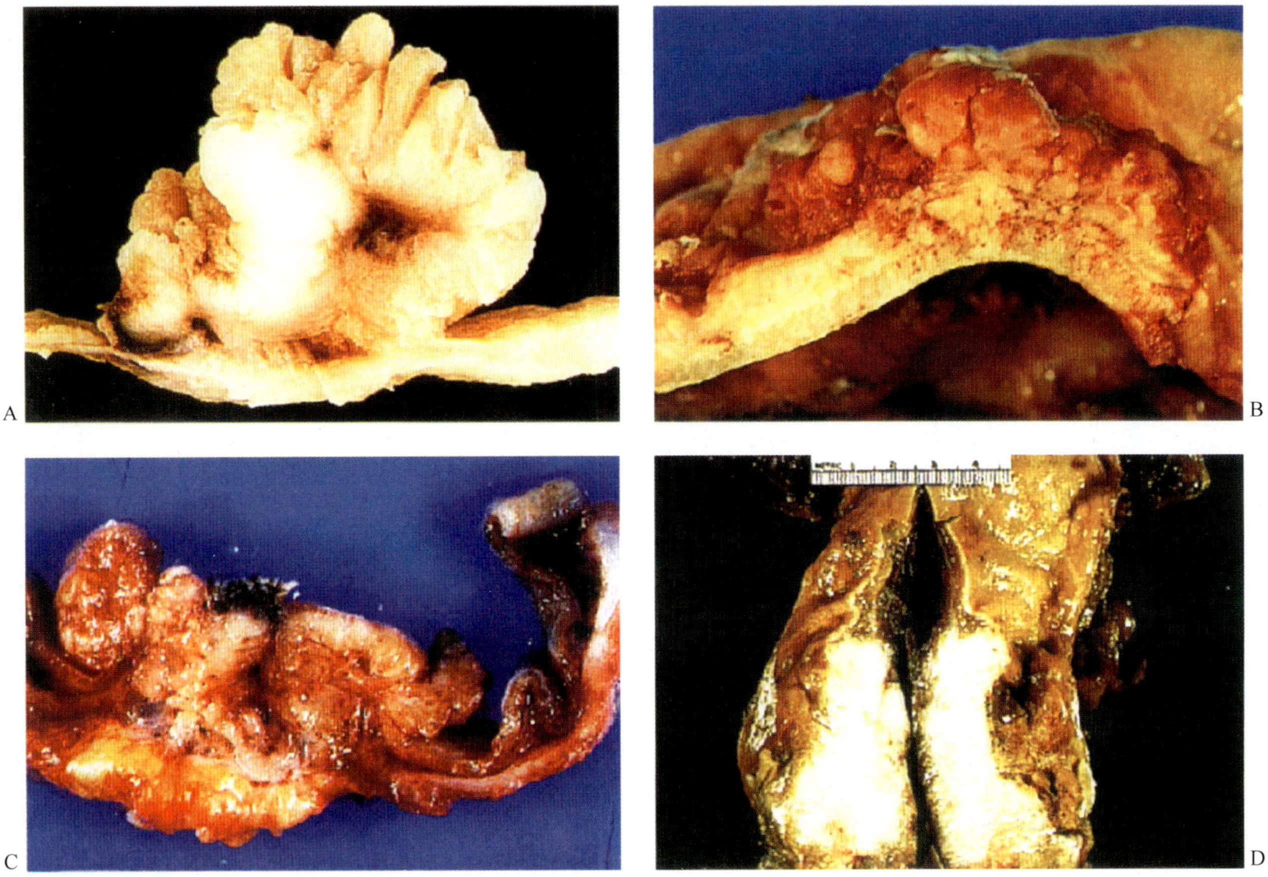

14 结肠上皮性肿瘤 965

图 14.92 腺癌。**A**：肠管切面可见一起源于绒毛状腺瘤的浸润性癌。可见灰白致密的癌组织。依然可见残余的绒毛状叶片。**B**：平坦型病变的切面显示癌浸透肠壁。**C**：浸润型癌蔓延至网膜脂肪。**D**：固定后的标本。肿瘤侵及肠周脂肪。

52%～69%。只有52%的低分化肿瘤在术前活检中被诊断。多块活检并不能改善术前活检对预后的判断[325]。因此，术前活检不能精确地评判大肠癌的组织学分级。

腺癌中的细胞类型

大肠腺癌具有几种不同的细胞类型，包括不同分化程度的肠上皮细胞、杯状细胞、Paneth 细胞、

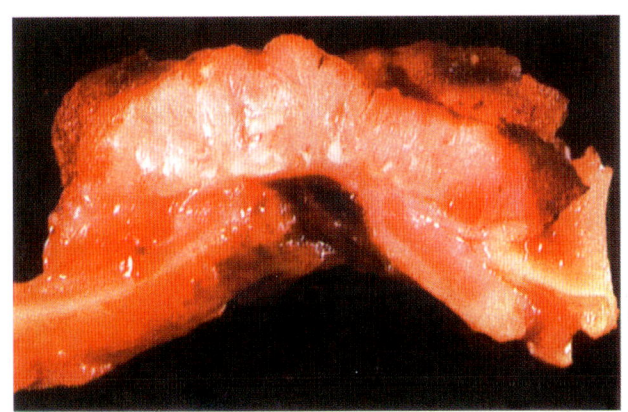

图 14.93 结肠腺癌的切面。肿瘤浸润致固有肌层消失并浸润浆膜表面。

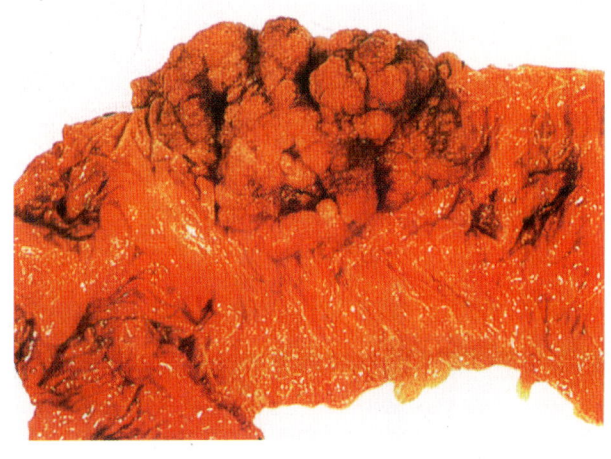

图 14.94 巨大肿块的形成提示为多灶病变的融合。

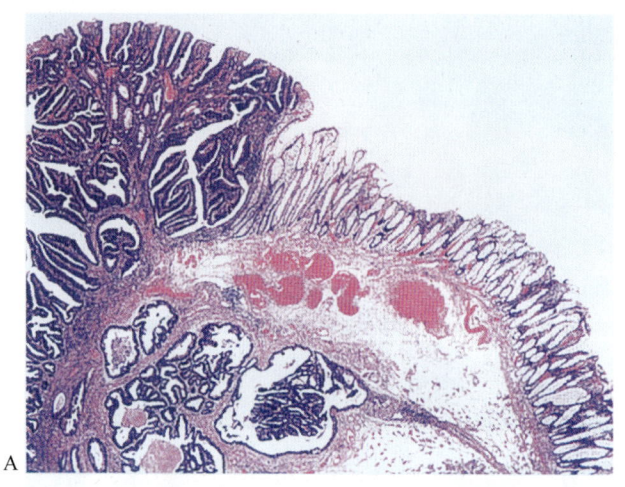
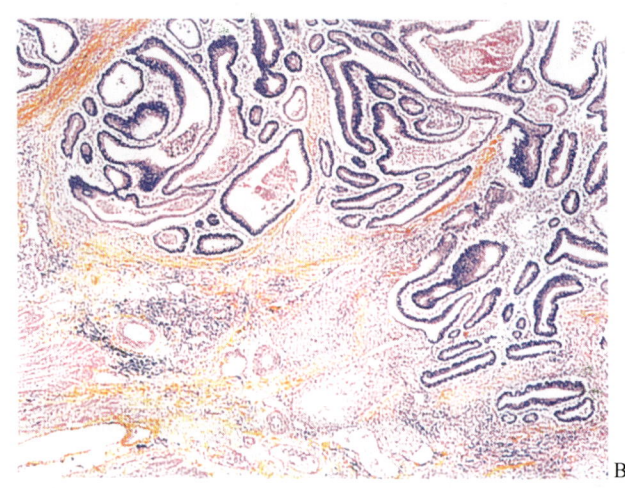

图 14.95　高分化腺癌。**A**：肿瘤表面可见绒毛状腺瘤。高分化腺癌浸润至黏膜下层，并在正常黏膜下蔓延。**B**：高倍镜示高分化的腺体及肿瘤的浸润部分。

内分泌细胞（图 14.103）、鳞状细胞、黑色素细胞以及滋养层细胞。多种分化潜能的隐窝干细胞可以分化为上述各种类型细胞，甚或其他类型的细胞，从而产生各种不同组织学形态的大肠癌。某些肿瘤富含 Paneth 细胞，尤其是乳头状癌和黏液癌[326-328]。正常及肿瘤性的 Paneth 细胞中可见圆形的核上颗粒，苏木素-伊红染色为红色。Paneth 细胞可以单个散在或成簇分布在杯状细胞中。Paneth 细胞不具有分裂活性，但它们可表现出明显的肿瘤特性，包括极向消失、细胞间变，以及核浆比增大。同时，Paneth 细胞内的颗粒也表现出数量、形状及电子密度上的差异。这些细胞的出现不影响肿瘤的生物学行为。

8%～51%的大肠癌可见神经内分泌细胞[329-332]。内分泌细胞常常位于腺体的周边，具有透亮的或颗粒状嗜酸性胞浆，组织学上易于辨认。通过特殊染色或免疫组化也可以确认这些细胞的存在。有些作者认为大肠腺癌中的神经内分泌分化不具有预后意义[327,328]，但也有学者持相反意见[332-336]。

间质成分

大肠癌的间质常常被人们忽视，但近来在 Jass[337] 分级系统中对肿瘤周围淋巴细胞浸润的引入，唤起了人们对评价这一特征的重视。大肠癌的间质成分可以从很少或几乎没有间质（图

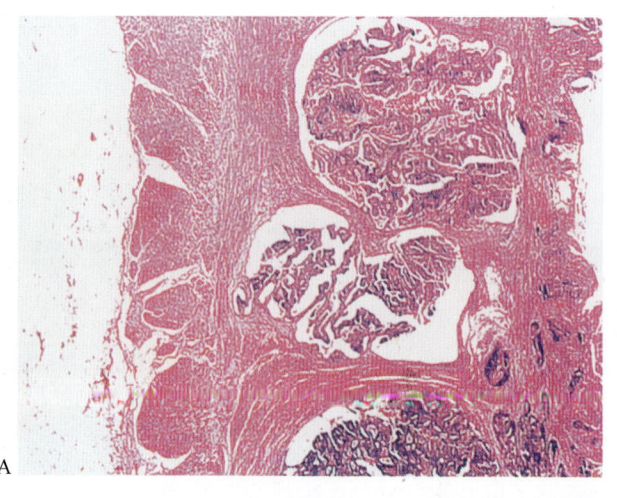
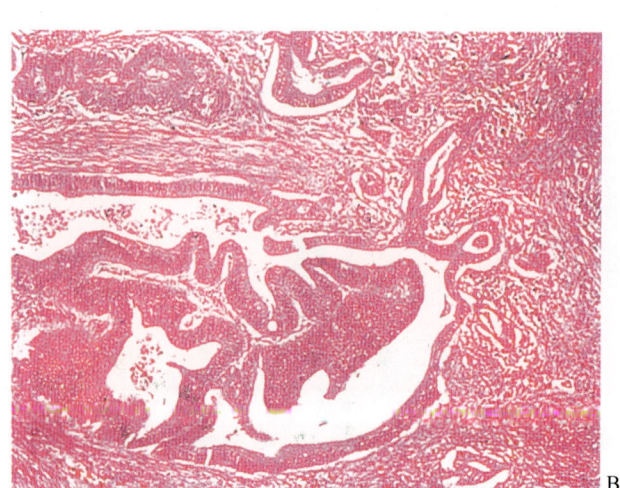

图 14.96　结肠乳头状腺癌。**A**：低倍镜示肿瘤蔓延至固有肌层。**B**：高倍镜示形态完好的乳头状结构。

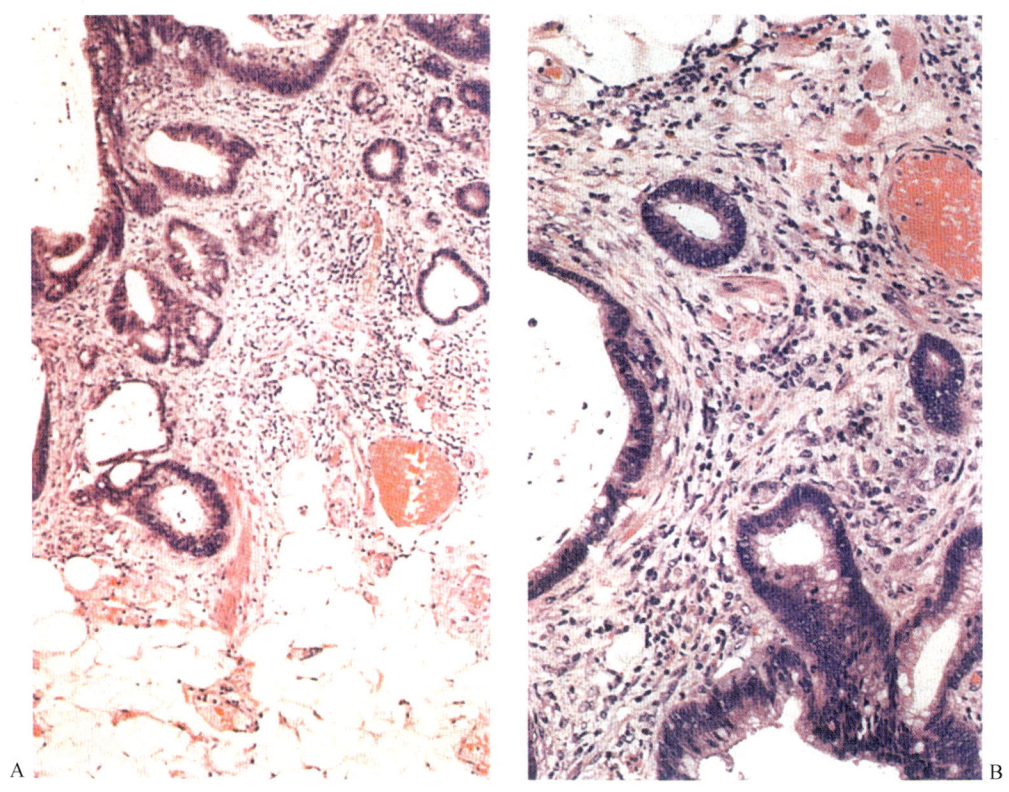

图 14.97 微小浸润腺癌。A：低倍镜显示黏膜下层的浅表部位可见肿瘤性腺体。B：高倍镜下可见围绕浸润腺体的增生结缔组织间质。

14.108）到典型的硬癌（图 14.104）。间质中的成纤维细胞活跃增生。活化的成纤维细胞产生胶原及其他结缔组织蛋白，从而激发促结缔组织增生性反应。有些浸润癌的周围可见显著的弹力组织变性；在靠近肿瘤细胞的血管壁中层可见显著的弹力纤维增生[338]。

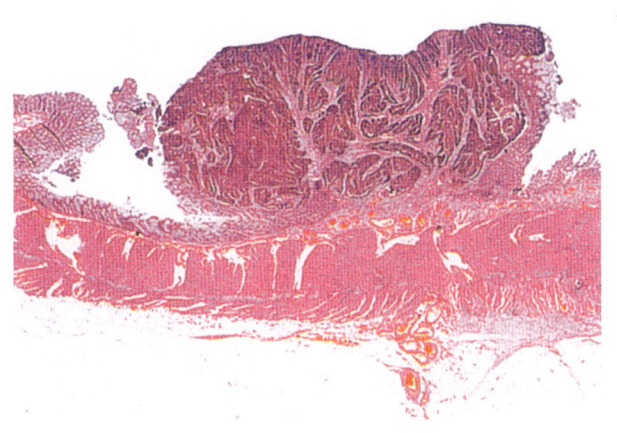

图 14.98 息肉型癌。上皮内未见残余腺瘤成分的外生型肿瘤。

大肠癌也可能出现肿瘤周围的淋巴细胞浸润，Jass 标准[337,339]将其分为显著或不显著。浸润的细胞包括肥大细胞、嗜酸性粒细胞、巨噬细胞、淋巴细胞、浆细胞及 S-100 阳性的树状突细胞，其中的主要成分是细胞毒性 T 细胞。沿结肠癌浸润边缘分布的巨噬细胞表达共刺激分子 B7.1（CD80）及 B7.2（CD86），支持临床病理研究结果，即肿瘤周围淋巴细胞的浸润是预后良好的指标。这些浸润细胞的存在提示机体对肿瘤细胞有着持续的免疫反应。

发生在肿瘤周围的另外一种反应是 Crohn 样反应（图 14.105）。表现为散在的淋巴组织聚集灶环绕在浸润癌的周边，常伴有生发中心。最典型者见于固有肌层与肠周纤维脂肪组织的交界处。Crohn 样反应的程度与病人的生存率有关[340]。

肿瘤血管

大肠癌的新血管形成表现为血管结构紊乱、结节状毛细血管簇形成和毛细血管互相吻合成片。它们可能会占据几乎全部的间质空隙，以至于大肠癌中血管

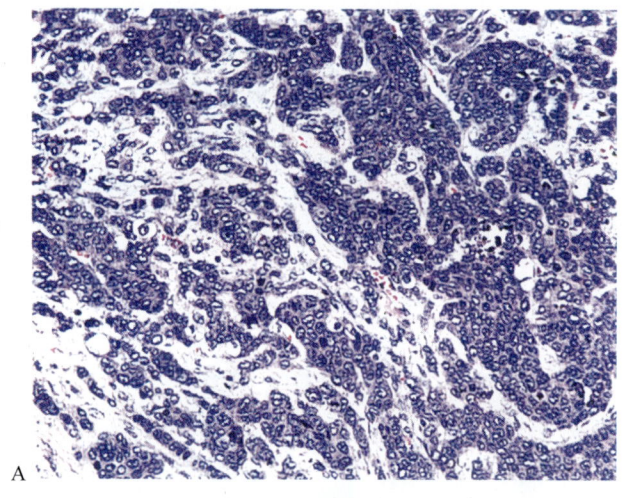 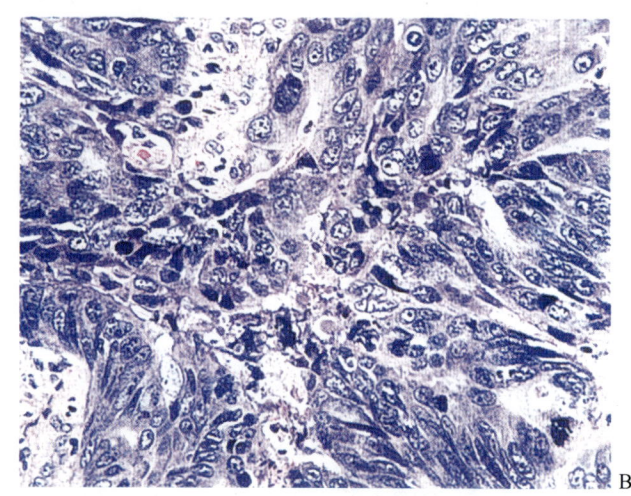

图 14.99 低分化腺癌。**A**：不规则的肿瘤细胞巢，无明显的腺体分化。**B**：肿瘤细胞大，并具有高度的间变性。

的总体积超过了腺瘤或正常结肠组织。这些变化为局灶性，甚至在黏膜内癌中也可发生。大多数的毛细血管长而扭曲，可见多量的毛细血管出芽。肿瘤的微血管直径大于正常血管[341]。

肿瘤内血管的结构异常多种多样，包括内皮细胞增生、内皮细胞开窗、基底膜复层化，以及血管周围组织增厚。这些表现可能是反复损伤的结果或是血管重塑的一种表现[341]。这些血管内的红细胞也可能有形态上的异常[341]，以此可能解释结肠癌易形成血栓，有时可继发缺血。异常的血管有可能有利于肿瘤侵犯血管。

发生于憩室的癌

由于结肠癌与憩室常常共同存在，癌有可能蔓延进入憩室（图 14.106）。当憩室入口被肿瘤阻塞时，可继发憩室炎。癌也可以起源于憩室自身，但这给病变的分期带来了困难。由于在憩室部位继发肠壁穿孔的可能性增加，保守的做法是即使肿瘤位于憩室内，在对病变进行分期的时候，也要依据肿瘤在肠壁内的最大扩散范围进行分期。这样做的原因是由于人们对于这类病变的后续生物学行为实际上一无所知，所以最好比较保守地处理这个问题。

微卫星体不稳定的散发性大肠癌的病理学特征

微卫星体不稳定（MSI）的散发性结肠癌从表型

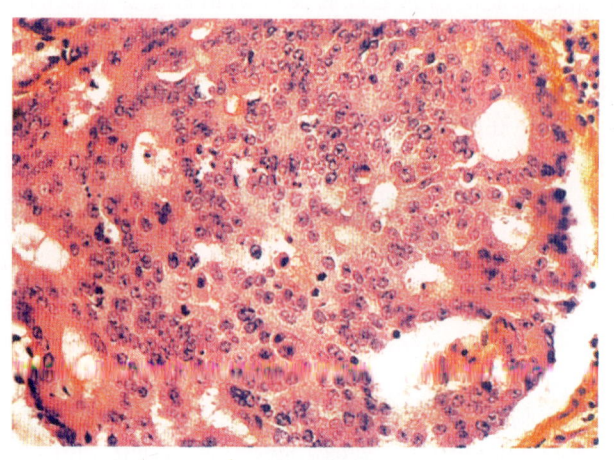 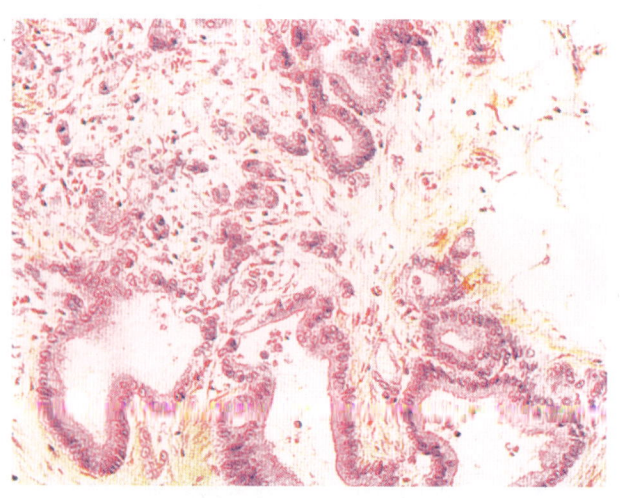

图 14.100 中分化腺癌。　　　　　图 14.101 肿瘤的浸润部分兼具高分化及低分化成分。

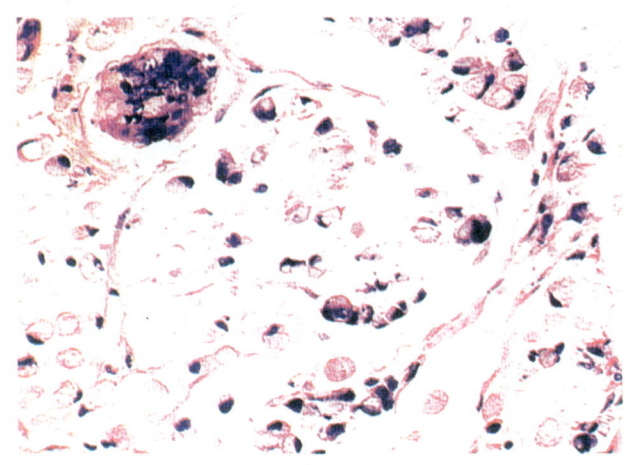

图 14.102　印戒细胞癌中可见一个大的瘤巨细胞。

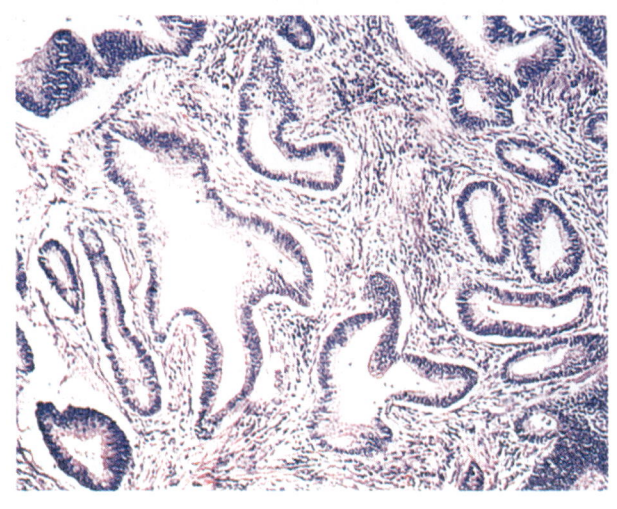

图 14.104　浸润性恶性腺体的周围可见显著的结缔组织增生反应。

上不同于微卫星体稳定（MSS）肿瘤。此外，MSI 散发肿瘤的预后也会不同于 MSS 肿瘤[342-347]，正确辨识它们可能对患者的治疗具有重要意义。散发性 MSI 癌患者比其他患者略微年轻（前者 60±5 岁，范围 22～83 岁，后者 66±1 岁，范围 27～90 岁）。MSI 肿瘤好发于结肠脾曲的近端（94％比 34％）。与近端 MSS 肿瘤相比，MSI 肿瘤更多为外生性生长，体积大，分化差，产生细胞外黏液，具有 Crohn 样淋巴组织反应，并且免疫组化检测显示具有 p53 蛋白表达率低的倾向[348,349]。

具有 MSI 表型的腺癌中，39％～75％具有黏液分化（占肿瘤成分＞30％），而 MSS 腺癌中只有 19％[348-350]。并且肿瘤的丛状生长方式也与 MSI 表型显著相关[349]。丛状生长方式在高分化及低分化癌中的特点分别为吻合及分支丰富的管腔或条索[349]。丛状（不规则管状分化）代表了黏液分化的早期阶段，所以不应该作为一种独立的分型。

平坦型癌

平坦型癌包括略微隆起、平坦或凹陷性病变。此型癌在日本并不罕见，因而最先在日本被提出，而欧洲和北美则很少见。平坦型腺瘤与平坦型癌在内镜下及大体上都很相似。内镜下肠壁柔软，肿瘤也很松软，是内镜下诊断腺瘤的线索，反之，如果肿瘤比较坚硬，则是内镜下提示为癌的特征[212]。表浅型的早期癌可能呈非息肉样、扁平或凹陷性（图 14.107）。病变的高度不超过病变直径的 50％[212,351]。小的扁平型大肠癌平均大小从 1 mm 至 20 mm 不等，平均

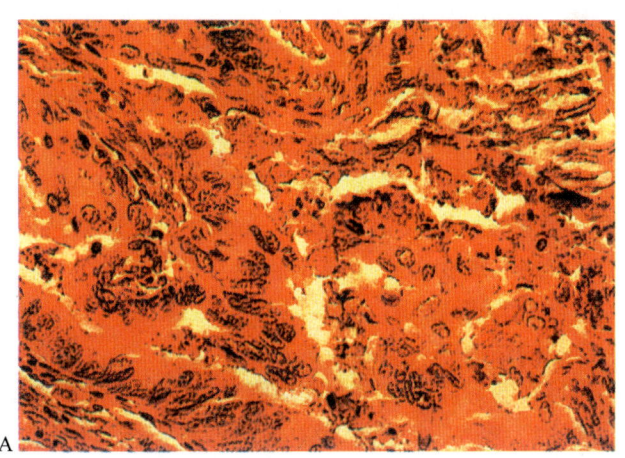
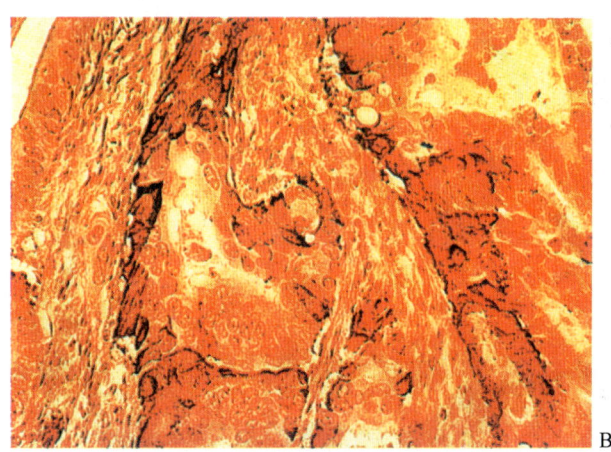

图 14.103　内分泌分化。**A**：具有大量内分泌细胞的典型腺癌。**B**：Grimelius 染色示大量内分泌细胞存在。

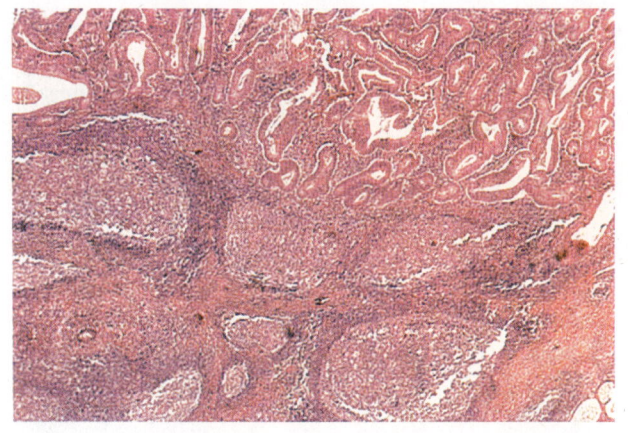

图 14.105 具有明显 Crohn 样组织反应的结肠腺癌。肿瘤边缘可见伴有明显生发中心的、结构完好的淋巴细胞聚集。

6.7mm，明显小于息肉型癌。与息肉型癌相比，平坦型大肠癌更好发于近端结肠，很少为高分化，残留的腺瘤成分少。

对表浅型病变的争论仍然存在，因为对其是真正的浸润型癌，还是平坦型黏膜内癌，仍有不同的意见。但是，确实存在具有明确黏膜下浸润的微小癌（图14.108）。当它们被发现时，表面的腺癌部分已经超过了与之相关的腺瘤[352]，使肿瘤看似原生癌[351,353]。残余的腺瘤仅见于 8.1% 的病变中。直径小于 10 mm 的平坦型腺瘤中只有 40% 局限于黏膜[212]。浸润的肿瘤多为高分化或中分化。

起源于平坦型腺瘤的癌往往发生在腺瘤的底部，呈实性和（或）囊性生长（图 14.108、14.109）。隐窝基底部紧邻淋巴细胞聚集灶的上皮细胞常显示黏液

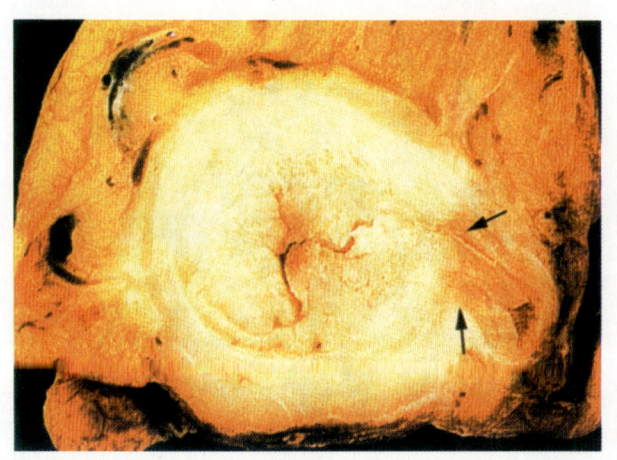

图 14.106 多发憩室，癌侵入其中一个憩室（箭头）。

含量减少和胞浆嗜碱，以及核浆比增大和分裂象增多，提示细胞增生活跃[352]。尽管表浅型癌只浸润至黏膜下层，它们仍然可以转移到区域淋巴结。侵入黏膜下层的肿瘤常常会发生淋巴和（或）血管的浸润。淋巴及血管的受累在肿瘤很小时就会发生，远离直肠乙状结肠的肿瘤中更多见。

平坦型癌的一个罕见类型是反转性、透壁性、实性及囊性病变，表面被覆扁平型腺瘤。此种肿瘤可呈高分化、侵及浆膜、分叶状并缺乏结缔组织增生性炎症间质反应。这种类型被命名为内翻性恶性转化（endophytic malignant transformation）[354]。此种转化需要与诸如局灶深在性囊肿性结肠炎的错位腺上皮鉴别[354]。滤泡性淋巴细胞聚集常见于表浅型腺癌，但表浅型腺瘤中少见[352]。

与血吸虫病相关的癌

与血吸虫病相关的癌常发生在肉芽肿性结肠炎的背景上，伴有轻至重度的异型性。异型性呈灶状或弥漫分布，可发生在平坦黏膜、假息肉或溃疡周边的再生上皮内。这些异型性是血吸虫性肠炎将来发生恶性变的病理基础，与长期溃疡性结肠炎的病变相似[355]。有些肿瘤是多中心性的[355]。病人患结肠炎达 2 年至 20 年不等[355]。肠壁组织中可见大量血吸虫虫卵，并伴有纤维增生（图 14.4）。

大肠癌的特殊组织学类型

黏液癌

许多普通腺癌具有黏液成分（图 14.110、14.111），但只有当黏液成分占 50% 以上时，这种肿瘤才被归为黏液腺癌[314,356,357]。黏液性肿瘤占大肠癌的 10%～15%[358,359]，占直肠癌的 33%[358]。黏液癌有两个亚型：胶样癌及印戒细胞癌。胶样癌的黏液位于细胞外，而印戒细胞癌的黏液则位于细胞内。两型肿瘤细胞所分泌的物质均为酸性黏多糖，PAS、黏液卡红及酸性苯胺蓝（acidic aniline blue）染色阳性。与普通腺癌相似，印戒细胞癌（图 14.112）及胶样癌都起源于腺瘤，尤其是绒毛状腺瘤[358,360]。高达 31% 的黏液癌可见残余的腺瘤成分[358,360]。黏液癌有时可在肠黏膜内转移，在周围的黏膜形成许多新的息肉样病变。一个非同寻常的个例是有个患者具有 100 个以上的"息肉"[361]。

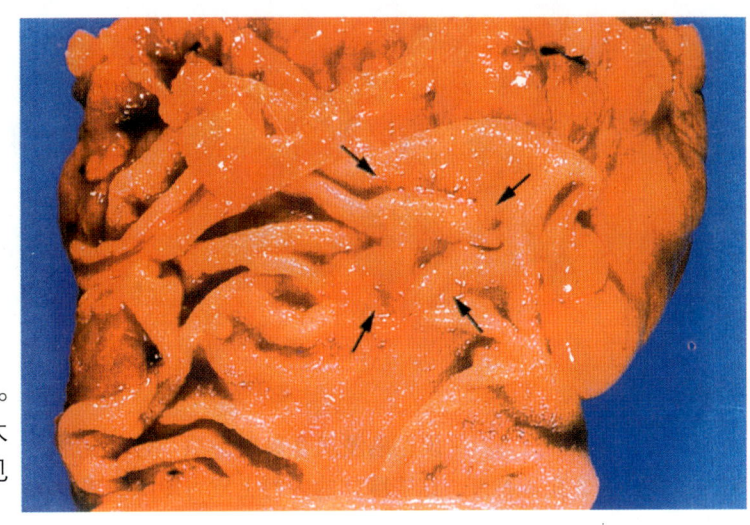

图 14.107　平坦型癌呈斑块状（箭头）。平坦型癌与平坦型腺瘤的区别不在于大体形态，而是其坚硬的质地。旁边可见一小的息肉样增生性息肉。

黏液癌从临床上及病理上均不同于普通癌。这些肿瘤好发于年轻人[314]以及伴有 HNPCC 的患者。30 岁之前患大肠癌的病人 79%～83% 主要是黏液癌，印戒细胞癌及胶样癌大约各占一半[307,314]。在年轻患者中，延误诊断是黏液癌预后很差的原因[314,358]。黏液癌与非黏液癌相比更易侵及周围脏器（29% 比 10%），有更广泛的大肠周围淋巴结转移（50% 比 26%）[362]。与普通腺瘤相比，胶样癌（51.7%）或印

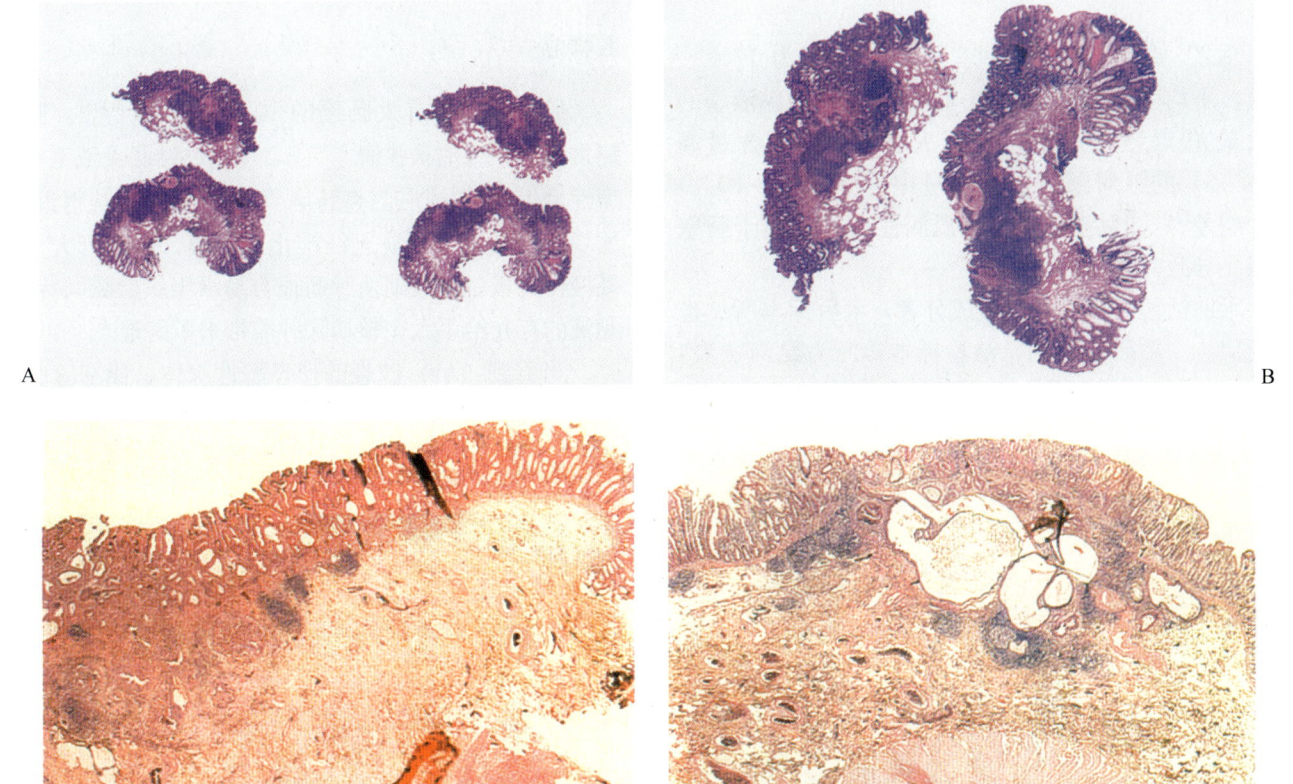

图 14.108　平坦型癌。**A**：全貌切片示病变的扁平结构。**B**：较高倍镜示平坦型病变侵入黏膜下层。病灶周围可见显著的淋巴组织反应。**C**：低倍镜示另一个平坦型癌。照片的左边可见癌浸润至黏膜下层。此癌起源于平坦型腺瘤。**D**：平坦型癌伴浸润腺体的囊性扩张。肿瘤浸润至黏膜下层并伴有淋巴细胞反应。

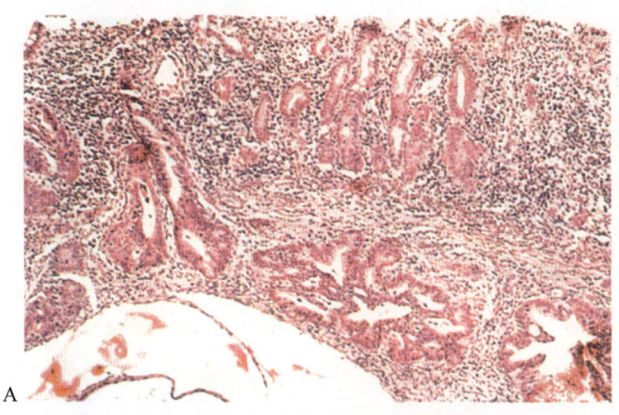 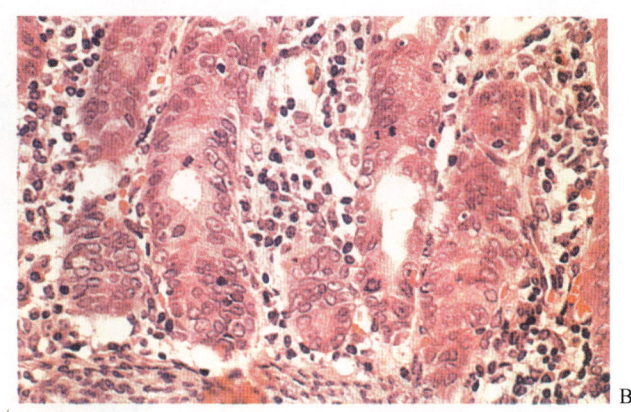

图 14.109　平坦型癌。A：平坦型癌浸润至黏膜下层。浸润的腺体内衬上皮具有明显的恶性细胞学特征。有些腺体囊性扩张，充满黏液。这些腺体的内衬上皮可能缺失或萎缩。B：高倍镜示恶性腺体的细胞核具有多形性、极向消失，并有很多核分裂象。

戒细胞癌（100%）的复发率更高。这一点促使黏液癌的手术方式更激进，包括广泛的淋巴结清扫及切除肉眼看上去可能受累及的邻近器官[362]。某些黏液癌的患者可继发腹膜假黏液瘤或 Trousseau 综合征（癌症患者伴静脉血栓性静脉炎）。后者可能会导致脑血管意外[363]。

总之，黏液癌预后更差，5 年生存率为 17%～18%，平均生存中位期为 33 个月[364]。直肠黏液癌的预后最差[358,359,365,366]。一项研究表明，黏液含量高（>80%）的肿瘤预后比黏液量中等（60%～80%）的肿瘤差[366]。黏液癌倾向以浸润性方式穿插于肠壁全层是导致其预后差的原因之一。

术前活检发现明显黏液成分者，术后标本所见也多相似。一项研究表明，活检标本诊断为黏液癌者，在对应的切除标本中黏液成分超过 25% 的占 83%，而活检无黏液癌者的手术切除标本中黏液成分超过 25% 的只有 10%。同样，活检标本示黏液癌者 83% 为 B2 或更晚期的癌，高于活检为非黏液癌者的 63%[356]。

胶样癌

胶样癌占所有大肠癌的 10%～15%[358,359]。胶样癌常起源于绒毛状腺瘤[367,379]、溃疡性结肠炎绒毛状异型性增生区[358]或肛门直肠瘘[368]。肿瘤可以长得很大，团块状，凝胶样，缺乏纤维化或瘢痕，但具有大量的黏液样区域。黏液湖使肿瘤很容易沿组织层隙间穿插。黏液的存在给手术完整切除肿瘤带来了困难[357]。

当看到：(1) 破裂的形态恶性腺体，伴有腺腔内大量细胞外黏液；(2) 结缔组织间质中的黏液湖；

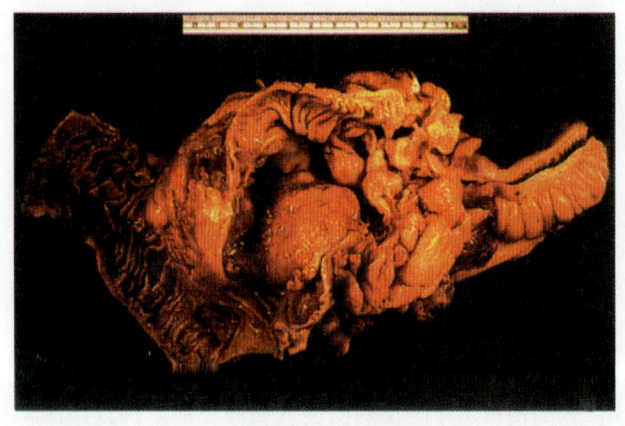

图 14.110　位于结肠的巨大蕈伞型黏液癌。大体上，切面可见黏液区质软，呈凝胶样（未显示）。

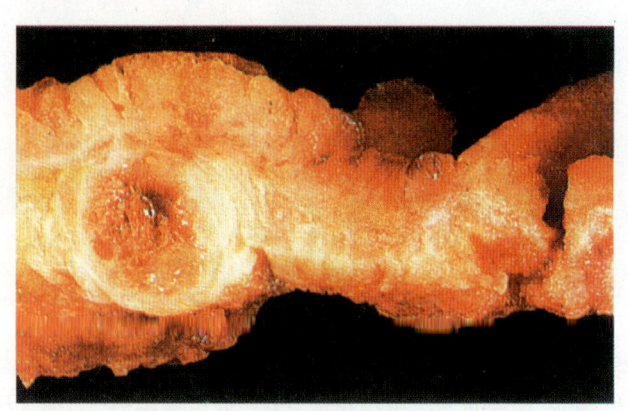

图 14.111　胶样癌患者的肠壁横断面。

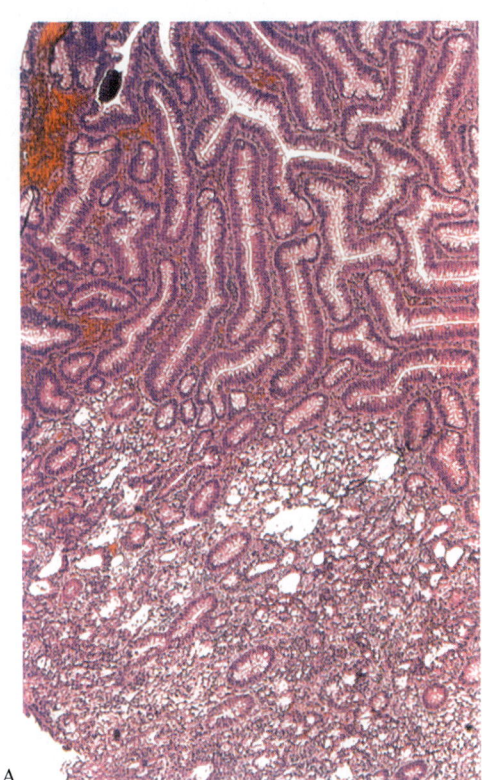 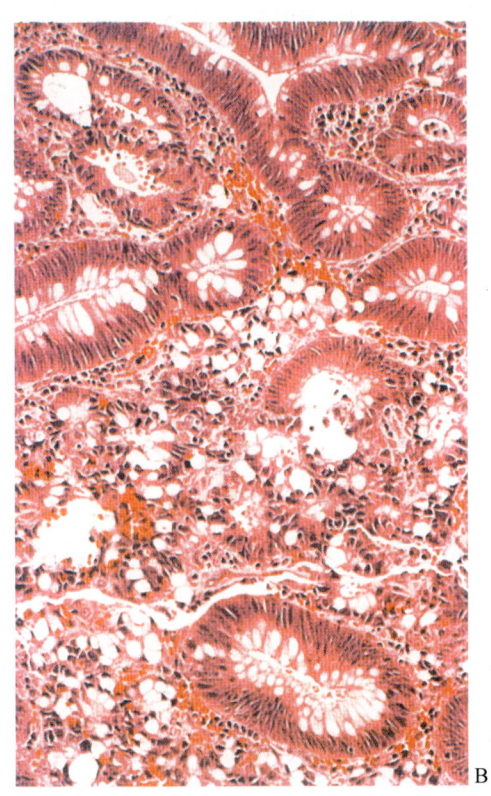

图 14.112　发生于腺瘤性息肉的印戒细胞癌。**A**：低倍镜示早期印戒细胞癌的侵袭性边缘（底部）。具有淡染、空泡样胞浆的肿瘤细胞单个浸润并分离腺瘤性腺体。**B**：高倍镜下，印戒细胞清晰可辨。它们具有丰富的胞浆内黏液，核被推挤在细胞的周边，呈印戒样外观。

（3）表浅的黏液湖里漂浮着缎带样或成簇的恶性肿瘤细胞，即可诊断为胶样癌。大的黏液湖内衬柱状细胞（图14.113、14.114）。此种上皮可以分化得非常好。另一些肿瘤则具有不规则的腺体，细胞排列呈小梁状，或成簇漂浮在黏液湖中。胶样癌可有广泛的淋巴结受累或广泛的黏膜下播散，似沿黏膜下和黏膜层潜凿性浸润[369]。与非黏液癌相比，胶样癌易发生淋巴结转移，管状腺体分化较少见，较少淋巴细胞浸润，更易发生在近端结肠[367,370]。黏液癌易发生于近端结肠可能与HNPCC患者的近端结肠病变多为黏液性组织表型有关。

印戒细胞癌

黏液癌的第二种类型是"细胞内"型或印戒细胞型。黏液癌的印戒细胞型虽然不是很常见，但常常发生于年轻人。患者表现为排便习惯改变、体重减轻和黏液血便。印戒细胞癌大约占全部大肠癌的1.1%[364]。患者年龄从18岁至29岁不等[360]。印戒细胞癌患者与普通型腺癌患者相比，诊断时病变的范围更为广泛[371]。这可能是因为病人年轻，症状与IBD相似，而延误了诊断。30%的印戒细胞癌患者伴溃疡性结肠炎，这使癌的确诊更加困难[372]。此外，印戒细胞癌倾向于在肌层内播散，而对黏膜的影响相对较少，以至从放射影像、内镜下及肉眼都难以辨识。病变的早期几乎没有什么症状。肿瘤细胞在黏膜内的弥漫浸润，开始可能会被认为是炎症性病变。弥漫和环绕肠壁的浸润使肠壁变厚、变硬，形成结肠革囊样改变[372]。进展期病变会导致肠壁缩窄，淋巴结广泛转移，以及腹膜表面播散。

印戒细胞癌的组织学诊断依据是肿瘤的主要成分（>50%）为富含细胞内黏液、核被挤压至细胞周边的低分化肿瘤细胞（图14.115、14.116）。有些肿瘤细胞表现出明显的间变性。但并不是所有的印戒细胞癌都具有典型的印戒细胞形态，而是含有胞浆细腻、泡沫样、核居中的瘤细胞（图14.117）。

印戒细胞癌的鉴别诊断包括原发性腺上皮肿瘤，

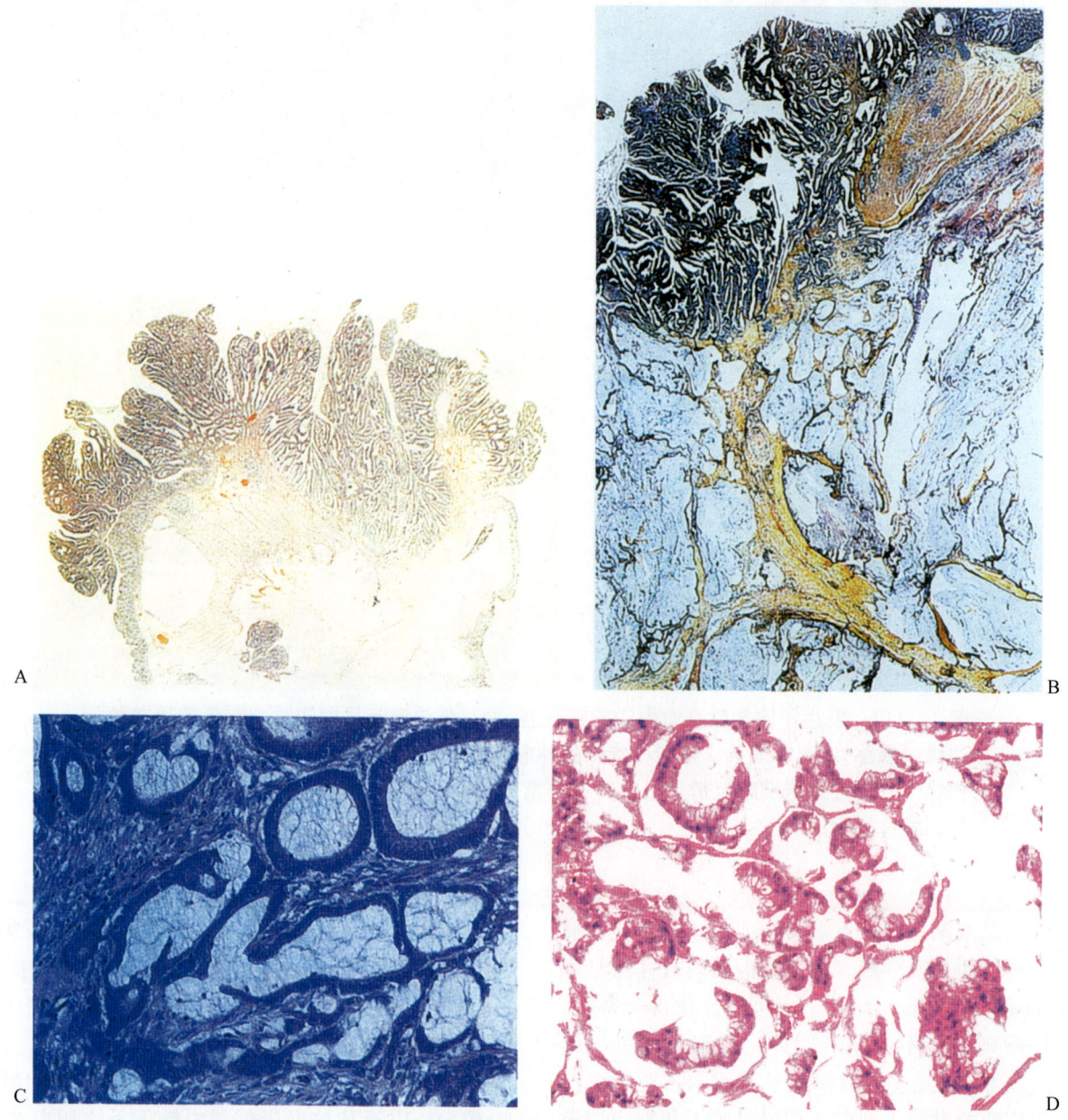

图 14.113 胶样癌。**A**：全貌切片示发生于腺瘤的胶样癌。可见孤立的小黏液湖。**B**：绒毛状腺瘤下方广泛蔓延的胶样癌。可见大黏液囊。**C**：组织学示肿瘤细胞量中等，可见内衬高分化上皮细胞的小黏液湖。**D**：高分化胶样癌，可见恶性的充满黏液的上皮细胞漂浮在黏液湖中。有的有形成管腔的趋势。（待续）

来自其他部位如胃、乳腺的转移癌（图 14.118），以及腺类癌。由于印戒细胞癌所致的革囊样改变在胃的发生率最高，所以当遇到结肠革囊样改变时，一定要考虑到胃癌继发累及结肠的可能性。尽管我们也看到过个别癌转移至腺瘤性息肉内的例子，但如果有残存的腺瘤，还是有理由确信结肠病变为原发性[373]。病史及免疫学染色对除外转移癌非常重要。腺类癌与印戒细胞癌相比，更多形成器官样结构，细胞更具黏合性，而不像结肠典型的印戒细胞癌那样广泛散在分布，缺乏黏合性。

总之，印戒细胞癌更具侵袭性[871,874]，大多数患者为临床Ⅲ期或Ⅳ期。一组研究显示其总体 5 年生存率为 9.4%[374]。T2 期患者存活 5 年的占 75%，而T3 与 T4 期的患者分别为 5.1% 和 0%。

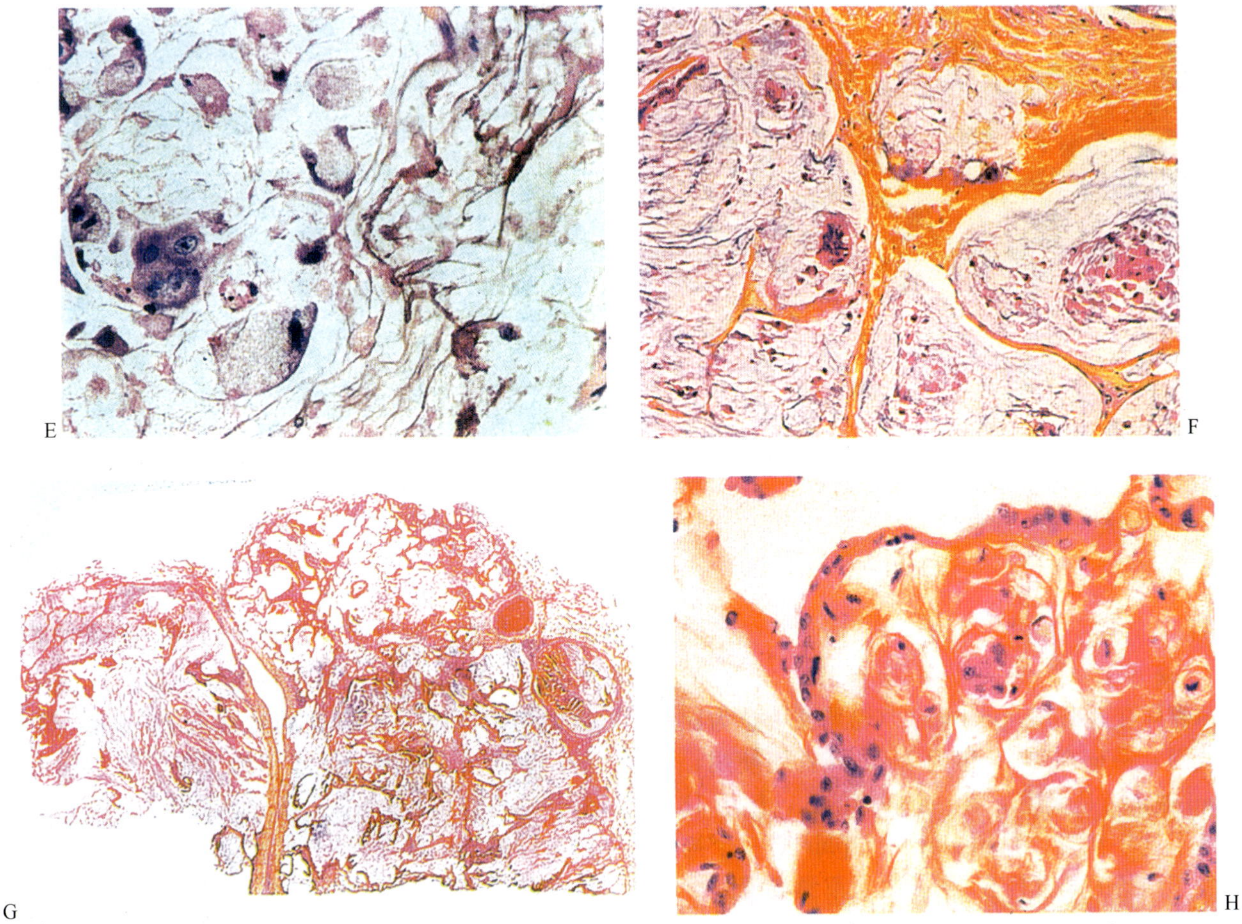

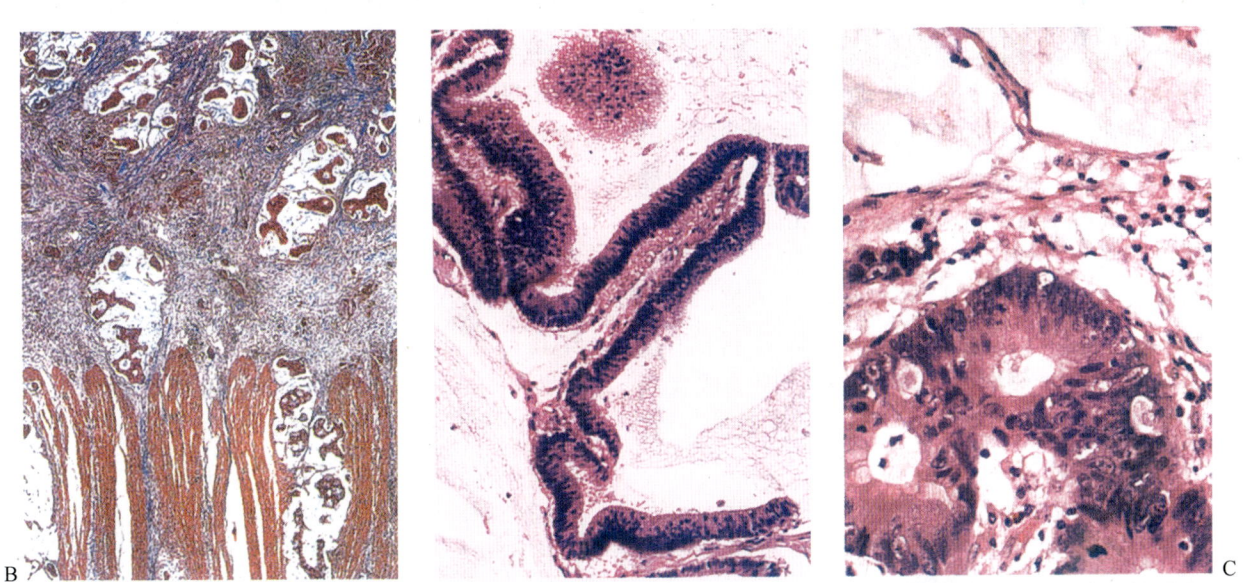

图 14.113　（续）E：可见充满黏液的间变细胞。F：大的黏液湖内可见黏液内单个散在的恶性细胞。G：切面示大部分肠壁组织被黏液癌所取代。H：具有印戒细胞特征的黏液癌。

图 14.114　胶样癌。A：低倍镜示胶样癌侵透黏膜下层，侵至固有肌层。B：可见黏液湖，其内可见缎带样排列的肿瘤细胞。肿瘤细胞分化良好，核拥挤、深染，似腺上皮。C：在另一区域，增生的结缔组织间质内可见成簇的细胞。有些细胞形成了腺体。比 B 图所示的细胞更具异型性。在这些细胞的上方可见黏液湖。

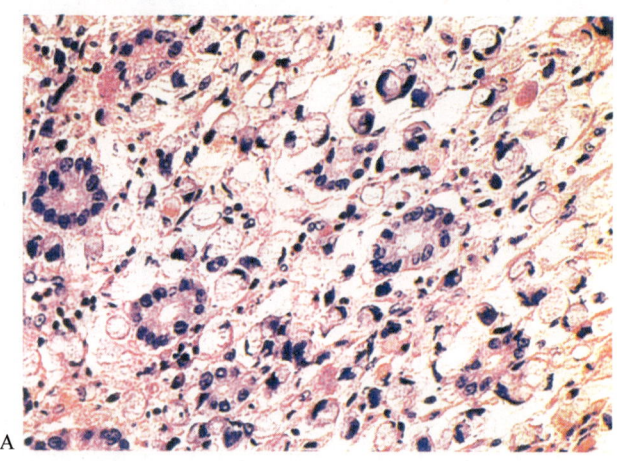 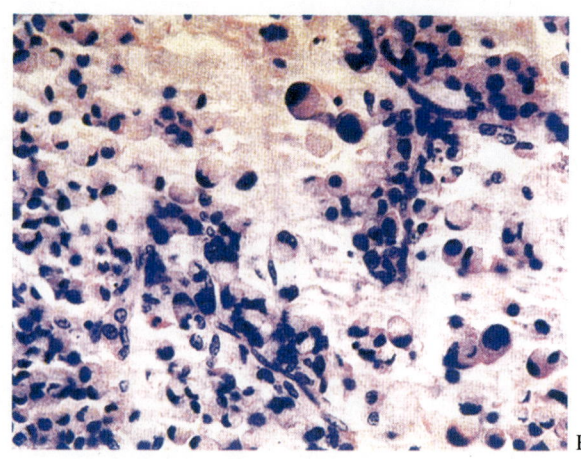

图 14.115 印戒细胞癌。**A**：在分化较好的管状结构周围可见多量肿瘤性的印戒细胞浸润。**B**：分化更差的印戒细胞癌缺乏腺样分化。

革囊样变

革囊样变（linitis plastica）（希腊文，意为亚麻衣服或网）一词在 1779 年为 Lietaud 首先使用，但 Audrau 被认为是报道了第一个病例的人，他于 1829 年描述了这一病变。Laufman 与 Saphir 第一个描述了原发于结肠的革囊样变[375]。由于革囊样变是个大体描述用词，几种组织学上不同的肿瘤都可以表现出这种改变。

革囊样变的特征是肿瘤细胞弥漫浸润空腔脏器，伴有显著结缔组织增生反应，使受累器官壁变硬、纤维化，并增厚[375]。原发及继发的癌都可以导致结肠的革囊样变。有的革囊样变继发于胃癌累及[376]。肉眼上，肠壁弥漫增厚，尤其是黏膜下层区域。80% 的原发病变往往位于结肠脾曲远端。相反，继发于胃癌转移者则常常侵犯横结肠，因为转移是沿胃结肠韧带血行播散而来[377]。

革囊样变患者的年龄从 20 岁到 60 岁不等，平均年龄为 51～56 岁[377,378]。临床表现常局限于下消化道，最常见的症状包括排便习惯改变、腹痛或直肠痛，或黑便。出现症状到确诊平均为 3 个月[377]。有的患者有溃疡性结肠炎病史[377]。

放射影像学上，病变类似于原发的炎症性疾病，如 Crohn 病、憩室炎等。黏膜可相对较少被肿瘤累及，病变的主体为黏膜下层浸润[375]。放射学上，革囊样变缺乏腔内肿物或溃疡区域，但肠壁变得弥漫增厚。与钡灌肠相比，这些改变在 CT 或核磁 MRI 中更容易识别。

由于常常缺乏明显的黏膜病变，内镜下直接活检取材必须足够深，须包括黏膜下层，以便使诊断更确切。肉眼上，病变的边缘逐渐消退，界限不清。黏膜可有溃疡，但多保持完整。组织学上，革囊样变由弥漫浸润、深染、小而异型的细胞组成，可呈印戒细胞样（图 14.119）。尚可见中断的腺体。肿瘤较早即通过淋巴道转移和（或）局部蔓延（图 14.120）而播散。在首次手术的时候，常已有腹膜种植和区域淋巴结转移。75% 的患者存在淋巴结转移，38% 有腹膜转移。女性患者常可转移至子宫、卵巢及输卵管。常发生腹腔或盆腔的弥漫性癌扩散[378]。患者发生肝转移的比例较低。骨与肺的转移罕见[377]。本型预后差，诊断后的平均生存期仅为 8.3 个月[377]。

含鳞状细胞的癌

鳞状细胞癌及腺鳞癌的发病率为（0.1～0.5）/1000 例大肠恶性肿瘤[379,380]。在慢性溃疡性结肠炎患者中的发病率增高[379]。鳞状细胞癌也可以发生于 Crohn 病和长期直肠瘘的患者。发生在 IBD 背景下的肿瘤可能是由于持续存在的慢性炎症反应过度刺激肠道干细胞，因而导致干细胞增生和肿瘤类型的广谱化，如伴有鳞状细胞分化。单纯的基底细胞增生可以取代损伤的上皮。需要更多细胞取代损伤上皮时，可能会导致基底细胞间变和无出正常分化，所形成的肿瘤可呈腺样、鳞状或是多种细胞类型混杂。在这种情况下，肿瘤不必起源于已有的腺瘤。而其他起源于腺瘤的腺鳞癌和鳞状细胞

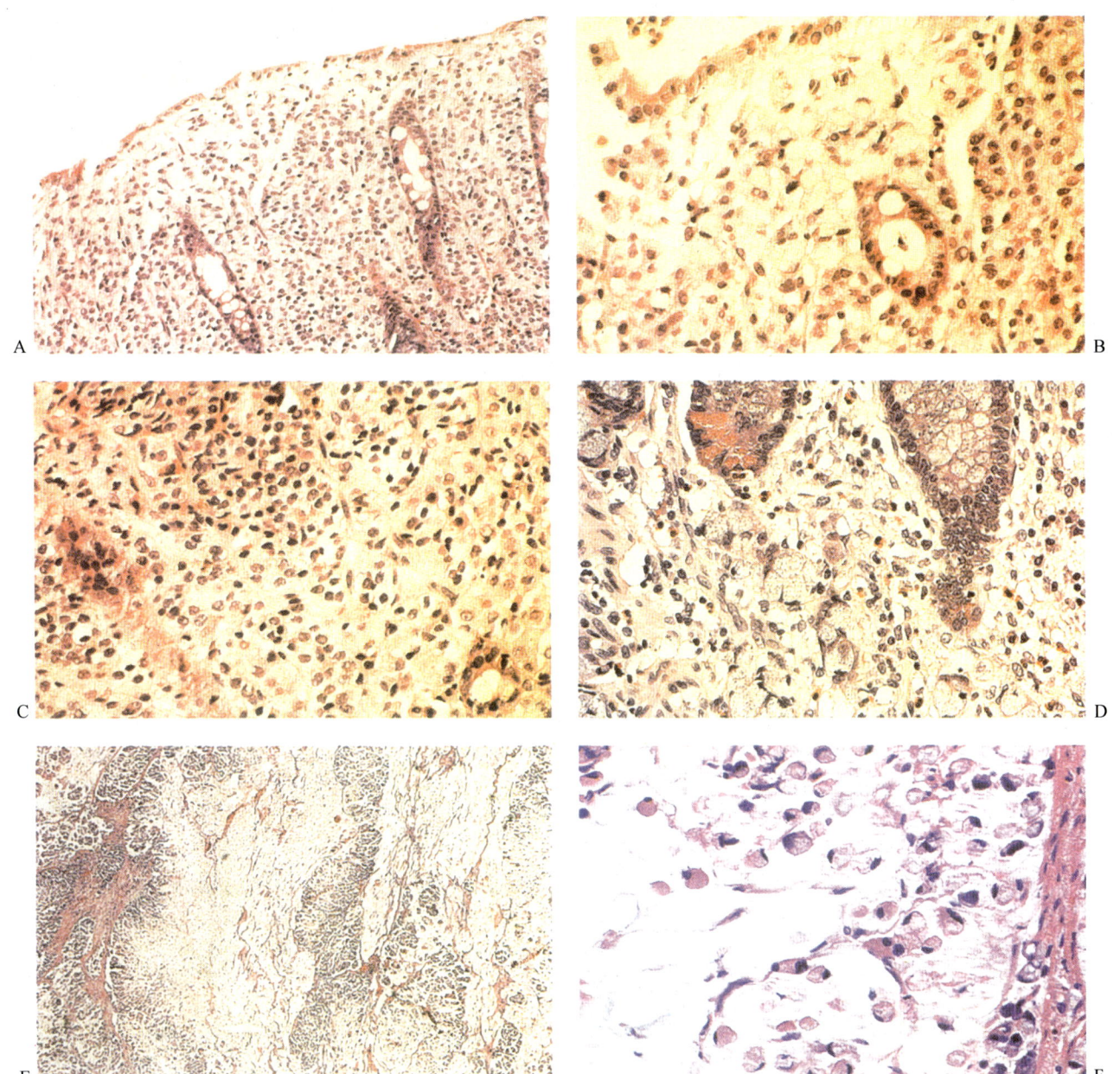

图 14.116 印戒细胞癌。A：大量肿瘤细胞浸润使结肠的固有层增宽。B：高倍镜下，浸润的细胞松散，并含有大量的细胞内黏液，使细胞核移至细胞的边缘。照片的中间可见一个残留的非肿瘤性腺体。肿瘤细胞常缺乏预想中的经典印戒细胞的核形态。故肿瘤乍看似黄色瘤。C：印戒细胞浸润至黏膜层深部和黏膜下层的浅层。D：发生于回盲瓣的印戒细胞癌。肿瘤细胞单个或成小簇状浸润。核偏位，有些具有非典型性。E：某些印戒细胞癌也可以像胶样癌一样形成黏液湖。F：典型的印戒细胞漂浮在这些黏液湖中。

癌，可能来源于那些含有桑葚样化生的鳞状上皮的腺瘤（图14.36）。单纯的鳞状细胞癌比腺棘皮瘤或腺鳞癌少见。

本型男女发病率相同[380]。肿瘤产生甲状旁腺素使某些患者出现高钙血症而使临床表现较为复杂[381-383]。恶性肿瘤导致高钙血症诊断的依据是甲状旁腺素水平的升高和肿瘤对甲状旁腺激素的免疫反应呈阳性[381]。具有鳞状分化区域的结肠肿瘤与普通腺癌的治疗方式相同。

腺鳞癌与腺棘皮瘤

腺鳞癌或腺棘皮瘤与普通腺癌的大体特征没有区

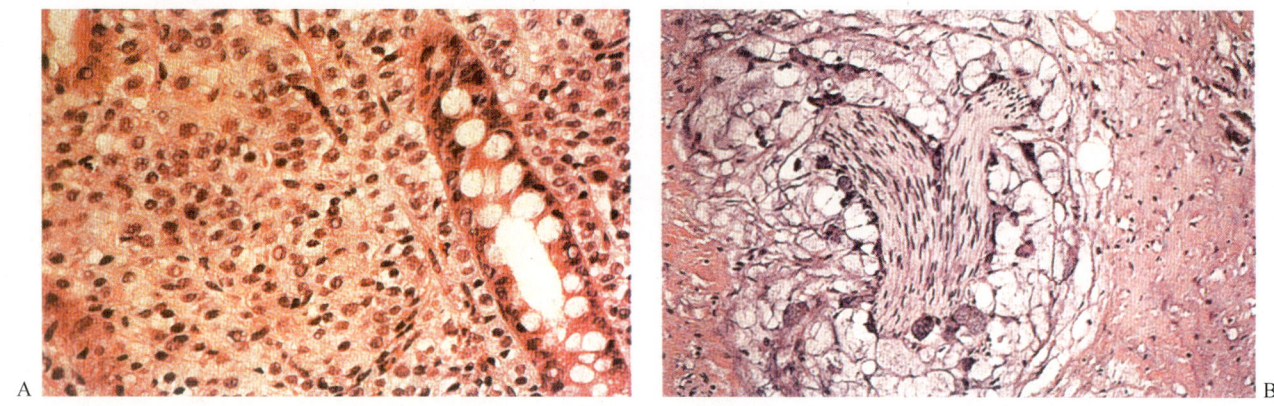

图 14.117 印戒细胞癌。**A**：不是所有的印戒细胞都有典型的形态特征。此例的肿瘤细胞像组织细胞，核居中，染色质空泡状，核仁不明显。**B**：较典型的印戒细胞癌侵犯神经周围。

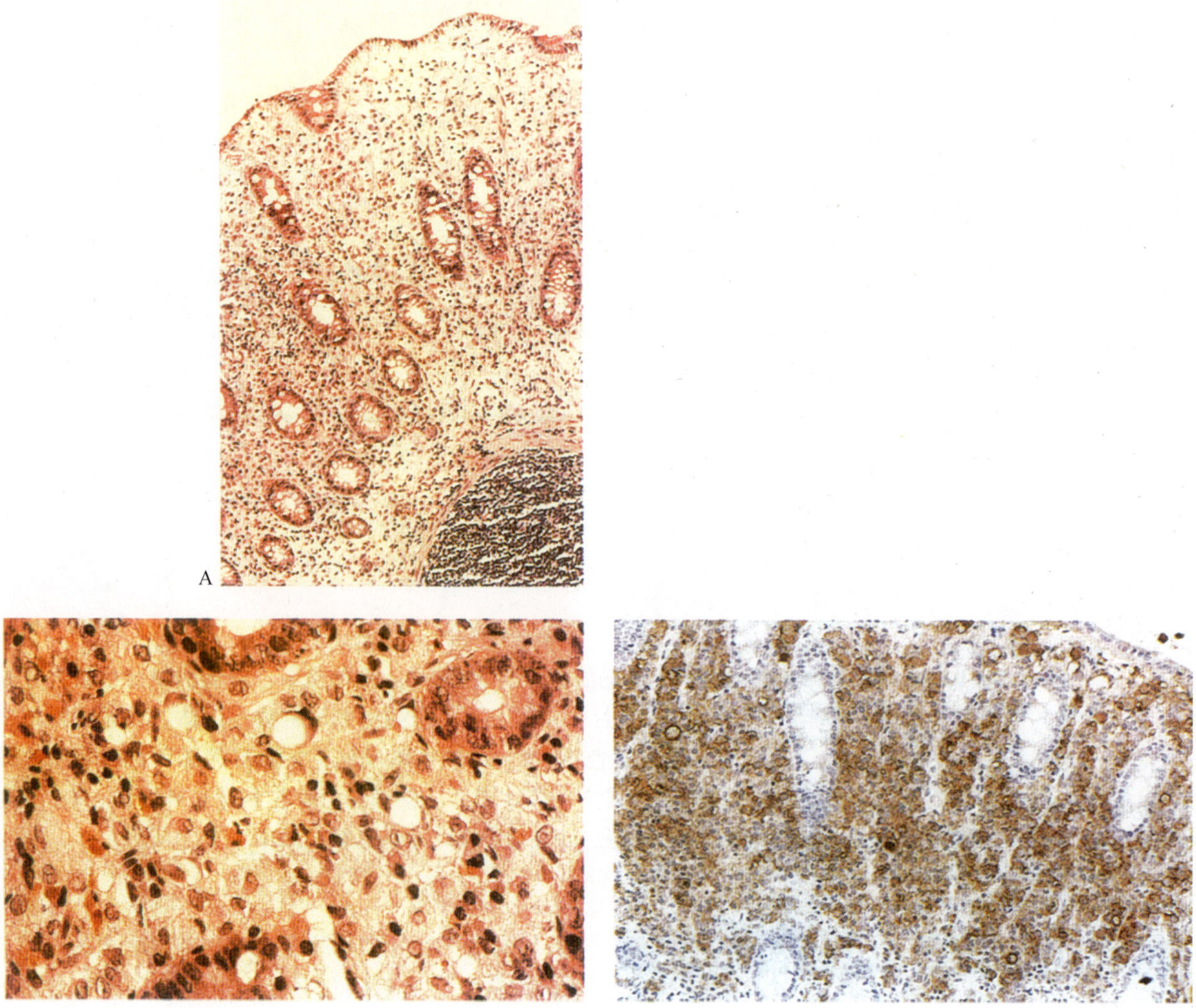

图 14.118 结肠转移性乳腺癌。**A**：低倍显微照片示大量细胞使固有层增宽。**B**：高倍镜示浸润细胞具有丰富的嗜酸性胞浆及圆形的中位核。亦可见典型的印戒细胞。**C**：巨大囊肿病蛋白抗体的免疫组化染色阳性，证实这些细胞是转移的乳腺癌。

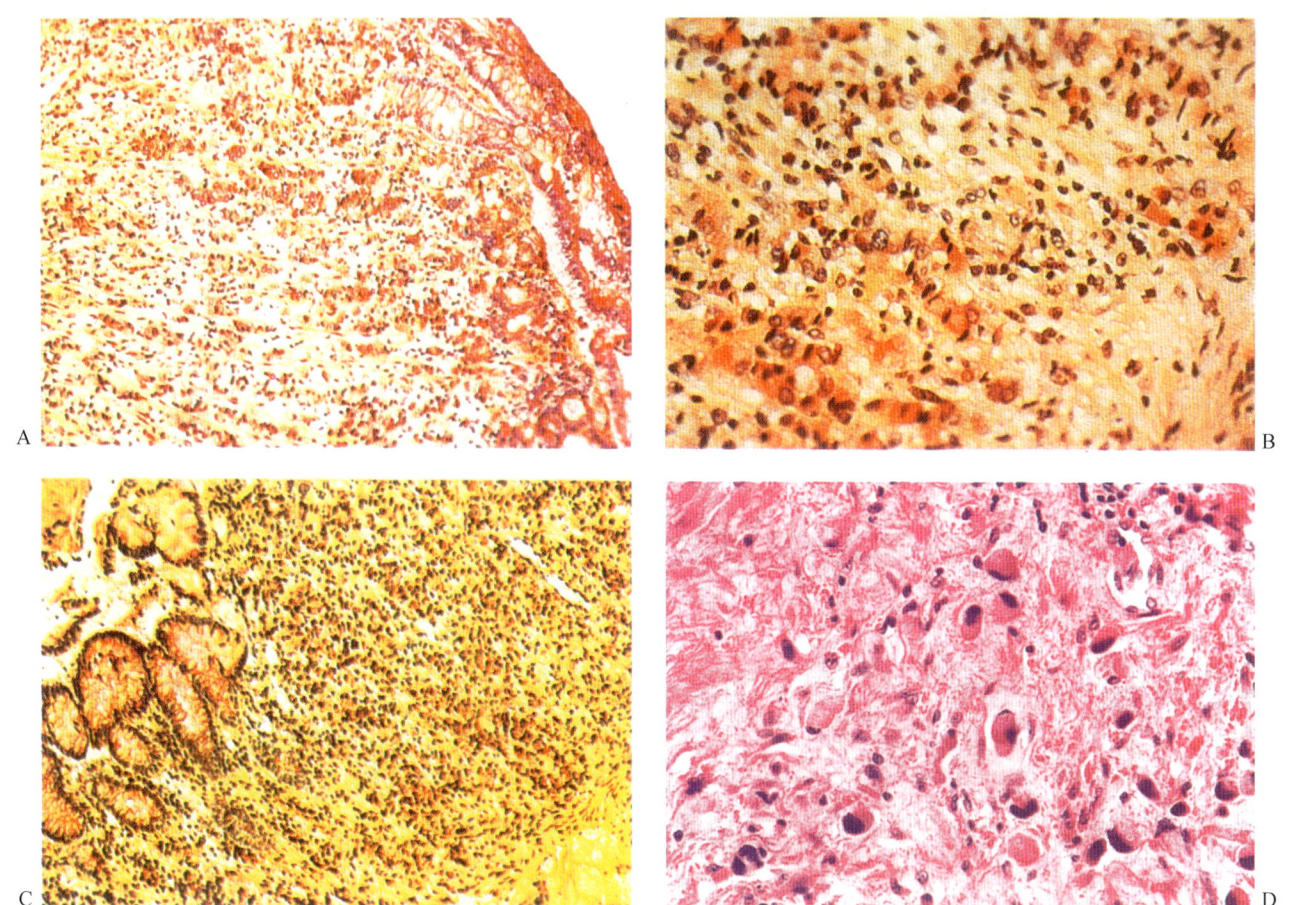

图 14.119 革囊样变。**A**：低倍镜示肿瘤细胞取代黏膜组织。**B**：肿瘤细胞在组织中的浸润很不显眼。**C**：大部分肿瘤细胞黏液卡红染色阳性。**D**：如图所示，肿瘤细胞的数量可能很少。

别。腺鳞癌常发生在年轻患者，且疾病常为进展期。与典型的大肠腺癌相比，本型病变过程常为高度侵袭性[380,384]，5年生存率大约30%[384]。较早出现远处转移。

组织学上，腺鳞癌是由恶性的腺体与不同角化程度的恶性鳞状细胞混合组成的（图14.121）。肿瘤由黏液性和（或）印戒细胞腺癌与鳞状细胞成分共同组成者罕见[385]。肿瘤往往表现为广泛的淋巴管侵犯。当肿瘤发生转移时，转移性肿瘤可能同时含有腺样及鳞状细胞成分，或只有其中一种成分。少数腺鳞癌伴有类癌分化。在这种情况下，三种成分常紧密地掺和在一起。这种病变的生物学行为与腺鳞癌相同，而不同于类癌。

腺棘皮癌是指具有良性鳞状细胞成分的腺癌。这类病变肉眼无特殊表现。腺棘皮瘤占结肠恶性病变的比例小于0.2%[386]。

鳞状细胞癌

诊断肠道原发性鳞状细胞癌的标准如下[387]：（1）没有证据表明体内其他部位存在可以转移或直接蔓延到肠道的原发性鳞状细胞癌；（2）受累的肠管不存在鳞状上皮内衬的瘘管；（3）肿瘤与肛门的鳞状上皮不连续；（4）未见腺样分化。严格符合这些条件的大肠鳞状细胞癌极其罕见。来自美国SEER数据的最新估计表明，鳞状细胞癌占所有大肠癌的0.3%[388]。鳞状细胞癌发生于曾经有过放射治疗史[389]、溃疡性结肠炎[389-391]、血吸虫病[389,392]、先天畸形[393]以及慢性窦道的患者。这种关联提示慢性炎症刺激了隐窝储备细胞转化为鳞状细胞并发生瘤变。某些患者有异时性的结肠癌[394]。

没有一种特征能够确定结肠癌是鳞状细胞癌。大多数的鳞状细胞癌为大的溃疡型病变。它们也可以局限在一个小息肉内[395]。大部分肿瘤发生于直

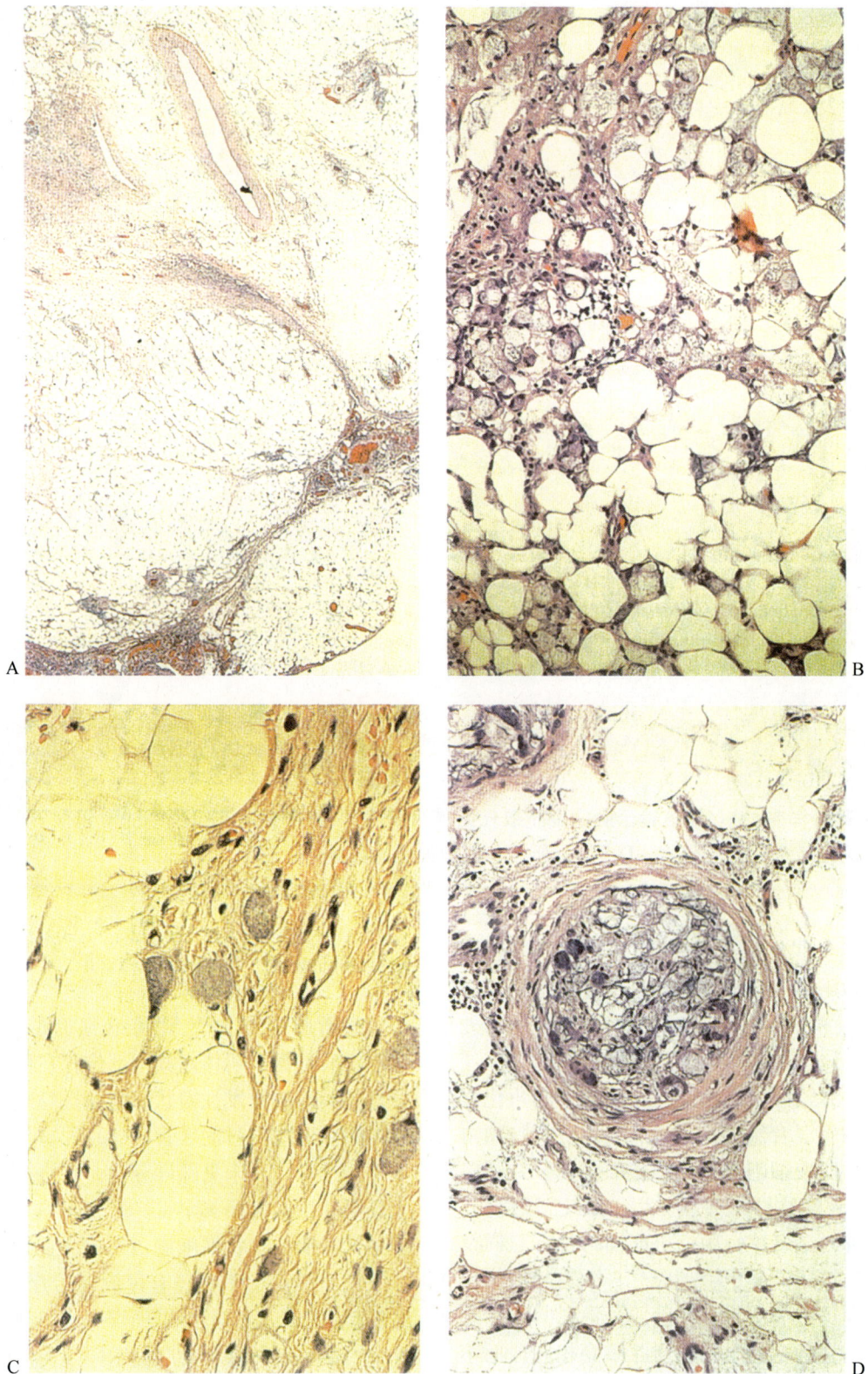

图 14.120 印戒细胞癌的播散。A：低倍镜示印戒细胞癌患者的肠系膜脂肪组织。可见成群的深染细胞，使浆膜面皱缩。B：高倍镜示肠系膜脂肪组织内成簇的印戒细胞。C：单个的印戒细胞浸润浆膜下脂肪及纤维结缔组织。D：可见血管内侵犯。

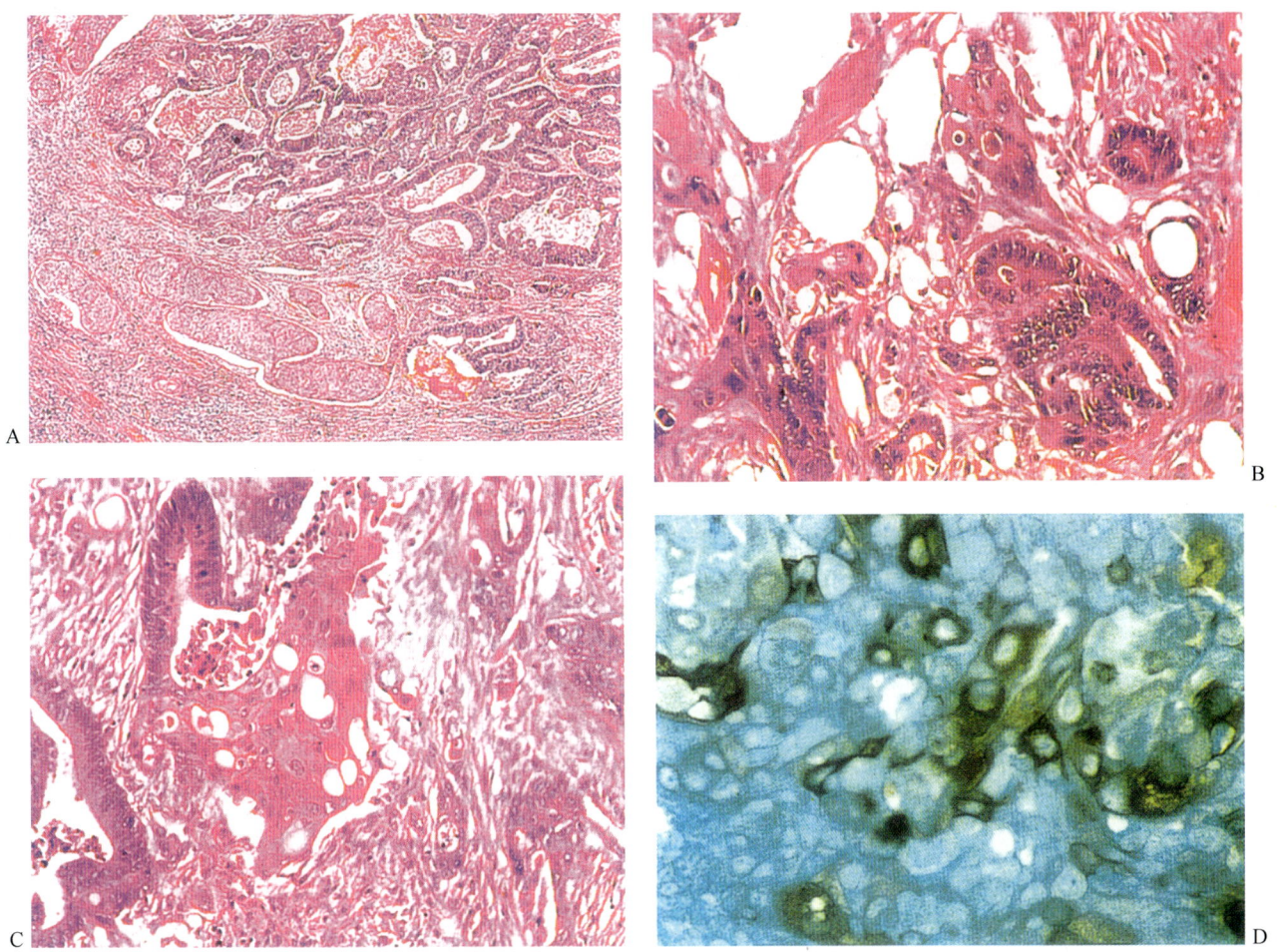

图 14.121　腺鳞癌。A～C：被增生的结缔组织包绕的肿瘤性腺体及鳞状上皮。B、C 中所示更为明显。D：腺鳞癌的细胞角蛋白染色。

肠，但也可以发生在结肠的其他部位[388]。肿瘤的分化程度从高分化到低分化不等。组织学上，高分化的肠道鳞状细胞癌具有显著的角化区域、细胞间桥、角化珠，缺少腺管形成且黏液染色阴性。在低分化肿瘤中角蛋白的形成不显著。肿瘤可转移至区域淋巴结及肝脏[389]。大肠鳞状细胞癌的 5 年生存率为 49%[388]。

基底细胞样（泄殖腔原的）癌

极为罕见的结肠基底细胞样癌类似于肛管的基底细胞样肿瘤，但它们发生于远离齿状线的乙状结肠。肿瘤为外生型或溃疡型肿块，临床表现与腺癌类似。基底细胞样癌可以产生甲状旁腺激素或促肾上腺皮质激素[396]。病变具侵袭性，可以发生转移。组织学上，肿瘤与发生于肛门者相似。小而分化差的肿瘤细胞被结缔组织分割呈岛状。可见小灶状角化细胞，周围常可见栅栏样排列。基底细胞样癌可能起源于未分化的隐窝细胞。本型也可被认为是低分化的鳞状细胞癌。

癌肉瘤

结肠癌肉瘤浸润肠壁深层，转移广泛，耐受多种化疗药物，导致患者很快死亡。肿瘤由癌或腺鳞癌与肉瘤混合组成，肉瘤部分可以为骨、软骨及非特异性梭形细胞分化。免疫组化显示癌与肉瘤的区域细胞角蛋白均为阳性[397]。虽然被称作是结肠的癌肉瘤，但这种病变可能更类似于常见于食管的所谓的梭形细胞癌（参见第 3 章）。

含有生殖细胞成分的癌

肠道原发的腺癌可含有多种生殖细胞成分。

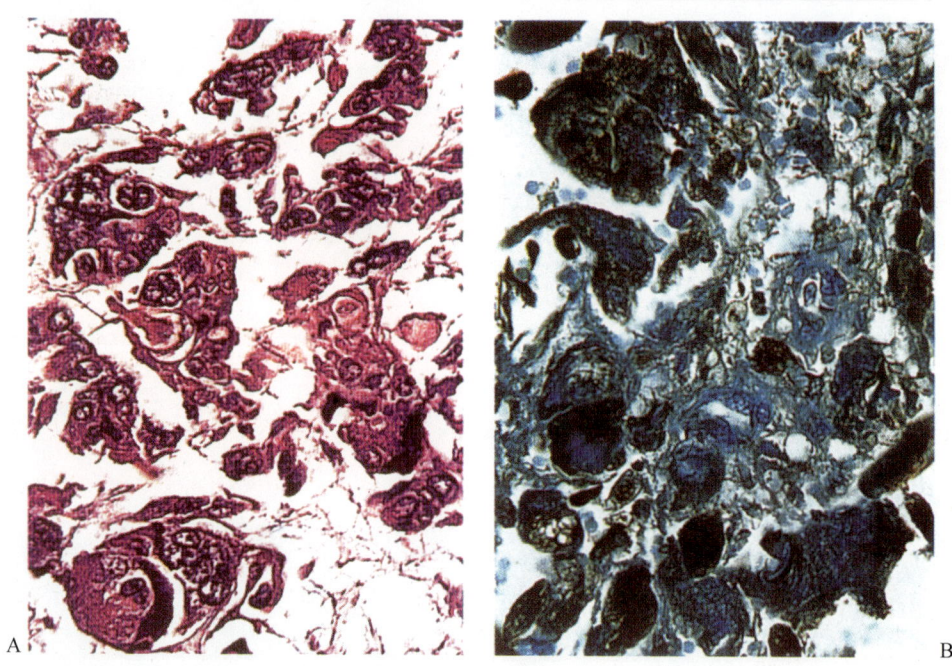

图 14.122　结肠癌。A：具有绒毛膜癌分化的癌。B：绒毛膜促性腺激素染色。

绒毛膜癌

Buckley 与 Fox[398]发现 43% 具有典型形态学表现的大肠腺癌内可见人绒毛膜促性腺激素（hCG）阳性的细胞。然而，具有形态上相似于合体滋养层细胞或细胞滋养层细胞的肠癌很罕见[399-402]。偶尔可见腺癌与绒毛膜癌混合组成的肠癌。几乎所有报道的病例都是典型的腺癌伴有血清 hCG 水平的显著增高。也存在罕见的纯粹的结肠绒毛膜癌[403]。女性发病率是男性的 3 倍[399,404]。患者的年龄从 28 岁至 84 岁不等，平均为 54 岁。男性平均年龄是 79 岁，女性是 46 岁。绒毛膜癌患者预后差，生存期不足 5 个月。

绒毛膜癌可以发生在结肠、直肠的任何节段，但倾向于累及左半结肠[398-400,405]。组织学上，肿瘤通常为典型的、不同分化程度的腺癌，内含分化较差的、大小形状差异很大的肿瘤细胞。细胞滋养层细胞区域由排列呈实性片状、大而胞浆透亮或淡染的单个核肿瘤细胞组成，细胞境界清楚，胞浆内可见数量不等的 PAS 阳性颗粒。肿瘤内亦可见散在分布的具有合体滋养层细胞特点的单核或多核巨细胞（图 14.122）。这些形状奇异的细胞具有丰富的嗜酸性胞浆。肿瘤往往有明显的出血性坏死。这种肿瘤可能是增生的肿瘤细胞发生的化生性改变[398]。不仅这些大的合体滋养层细胞样细胞 hCG 免疫组化染色阳性，腺癌细胞也阳性[401]。这些阳性的细胞倾向于位于肿瘤的周边[405]。这种分布模式再现了胚胎发育中滋养叶组织位于周边的正常分布方式，这种分布使其更容易找到并入侵宿主血管。这可能是为什么这些肿瘤更具侵袭性的原因。

这种肿瘤可广泛转移至肝脏、淋巴结、肺及脾[399-402]。在某些病例中，当肿瘤发生转移时，转移性肿瘤为绒毛膜癌，而原发灶内并没有明显的绒毛膜癌区域。然而，hCG 染色发现原发灶中常常有小部分异型上皮成分 hCG 阳性[401]。离原发灶越远的转移灶合体滋养层细胞的分化也越明显[401]。

即使缺乏滋养叶分化，含有 hCG 的细胞也可见于 80% 的黏液癌和 92% 的低分化癌[406]。与那些局限在黏膜下层或肌层的肿瘤（30%）相比，hCG 在侵犯肠壁全层的肿瘤中（67%）检出率更高。原发瘤 hCG 阳性者 79% 伴有淋巴结和（或）肝转移，而不伴转移的肿瘤只有 32% 显示 hCG 阳性。在大肠癌中进行 hCG 免疫组化检测，可能是具有预后意义的生物学指标[406]。

混合性绒毛膜癌-内胚窦瘤

含有内胚窦瘤和绒毛膜癌混合成分的大肠腺癌很

少见[407]。这些肿瘤患者血清甲胎蛋白（AFP）及 hCG 水平升高。不同的组织学类型密切地交织在一起。肿瘤可转移至区域淋巴结。肿瘤的免疫表型因检测的区域不同而不同。腺癌区域癌胚抗原（CEA）免疫反应强阳性，AFP 弱阳性。原发性绒毛膜癌区域则 hCG 强阳性，AFP 及 CEA 阴性。相似于卵黄囊肿瘤的淋巴结转移灶则 hCG 及 CEA 弱阳性，AFP 强阳性。

畸胎瘤

有报道结肠也可发生畸胎瘤[408-410]。曾报道有一例罕见的息肉样病变，组织学表现为畸胎瘤，可见全部三个胚层的分化。Mauer 等[408]报道的这个病例中，息肉表面有色素性皮肤，毛发从其表面伸出。肿瘤可发生于盲肠、降结肠、乙状结肠及直肠，表现出多种症状，包括疼痛、直肠出血、腹部包块、肠套叠及穿孔。伴发的疾病包括血吸虫病[410]、腺癌[411]以及溃疡性结肠炎[409]。大多数的大肠畸胎瘤发生于肠壁的肌层或黏膜下层。而如 Mauer 等[408]报道的那例起源自黏膜层的肿瘤非常罕见。表面毛发是此种病变的特征性表现。

内胚窦瘤

曾有一个罕见的病例报道，一名 3 岁男孩发生的结肠纯内胚窦瘤[412]。其组织学特点与发生在卵巢或睾丸者相同。

子宫外的苗勒源肿瘤

子宫外可以发生苗勒源肿瘤，但是很少见。此类病变既可能来源于子宫内膜异位症区域的转化[413]，也可能来源于被覆于浆膜面的多潜能腹膜细胞的转化[414]。最常见的途径还是来源于子宫内膜异位症的转化[413]。恶性混合性苗勒源肿瘤也可以原发于结肠或直肠[414]。组织学上，肿瘤可以表现出类似原发于宫腔内膜者的所有组织学形态（图 14.123、14.124）。它们由肿瘤性的上皮和间叶成分混合组成。与原发于子宫内膜的肿瘤形式相似，肿瘤的间叶成分可以是异源性的，也可以是同源性的。

伴有骨化生的腺癌

大肠癌偶见灶状骨化生（图 14.125），尤其是分泌黏液的肿瘤[415]。坏死、炎症、先前存在的钙化、间质血管的增多，以及细胞外黏液的沉积都与肿瘤的异位骨形成有关。化生骨没有什么临床意义。肿瘤细胞可能分泌一种不明物质刺激了骨的生成[416]。炎症在骨化生中可能起一定作用[415]。异位性骨化可出现在原发灶，亦可出现在转移灶。通常找不到引起骨化的诱因。

组织学上，骨化生为良性，是间质细胞受刺激而产生，可能是一种修复性反应。骨的形成表现为在沉积的矿物质表面可见骨母细胞样细胞。这些骨母细胞可由肿瘤周围间质内先前存在的间质细胞发展而来。骨母细胞形成基质，然后在如碱性磷酸酶和碳酸酐酶等酶的作用下发生钙化[416]。

干细胞癌

一些高度恶性的结肠癌中由未分化细胞组成，局灶混以内分泌细胞、外分泌细胞及鳞状细胞，有时形成器官样结构[417,418]。这些肿瘤的主要组织学形态为小细胞未分化癌，但也可以找到腺癌、胶样癌及鳞状细胞癌的分化。组织化学及免疫组化结果可以反映出各种成分。腺样部分往往 PAS、阿尔辛蓝及黏液卡红阳性。腺样及鳞状成分 CEA 阳性。神经内分泌部分可能突触素、神经元特异性烯醇化酶（NSE）、Leu-7 阳性，有时嗜铬素阳性。所有的成分细胞角蛋白都可能阳性，但着染的形式可能各不相同。高分化的腺样或鳞状细胞成分一般染色最强。神经内分泌部分的染色形式类似小细胞癌。这些肿瘤往往不产生任何已知的激素。肿瘤可以发生于结肠的任何部位，所有文献中报道的此类肿瘤都发生了转移并且生存期很短，这可能是其中存在的小细胞成分使其被归入预后差的肿瘤。肝转移很常见。

多形性（巨细胞）癌

多形性或巨细胞癌可发生于大肠。由于肿瘤转移发生早，致使其预后差，手术后生存期只有几个月。组织学上，肿瘤细胞排列呈实性片状，瘤细胞黏附性差，被纤细的间质间隔分割成小团。肿瘤主要向肠腔内生长，肿瘤的腔内部分表面大多被覆完整的黏膜。中央可有溃疡。肿瘤周围的黏膜中常无腺瘤样改变。肿瘤由巨细胞、小的多角形细胞及梭形细胞混合组成。巨细胞与肺巨细胞癌中所见相同。细胞核呈多形性，有清楚的核膜，染色质空泡状伴不规则的块状凝聚，一个或多个显著的核仁。核被挤向细胞的边缘，

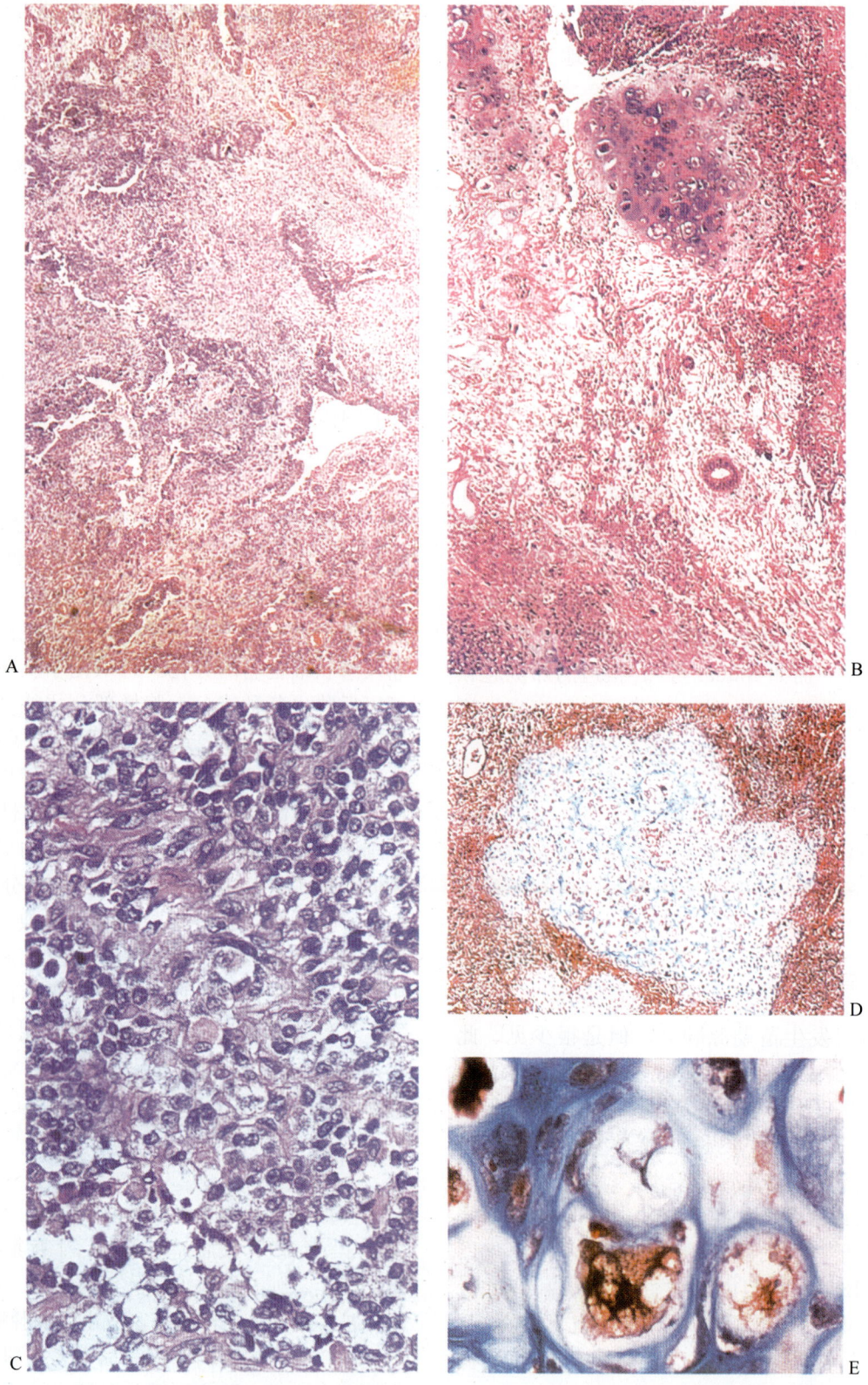

图 14.123 子宫外恶性混合性苗勒源肿瘤。**A**：低倍显微照片示恶性腺体增生，周围的间质中可见许多奇异的细胞。**B**：高倍视野示恶性腺体成分与恶性间叶成分混杂存在。照片上部可见灶状软骨化生。**C**：恶性间叶成分似横纹肌肉瘤。**D**：软骨肉瘤成分。**E**：高倍视野示肿瘤软骨肉瘤成分中的奇异形巨细胞。

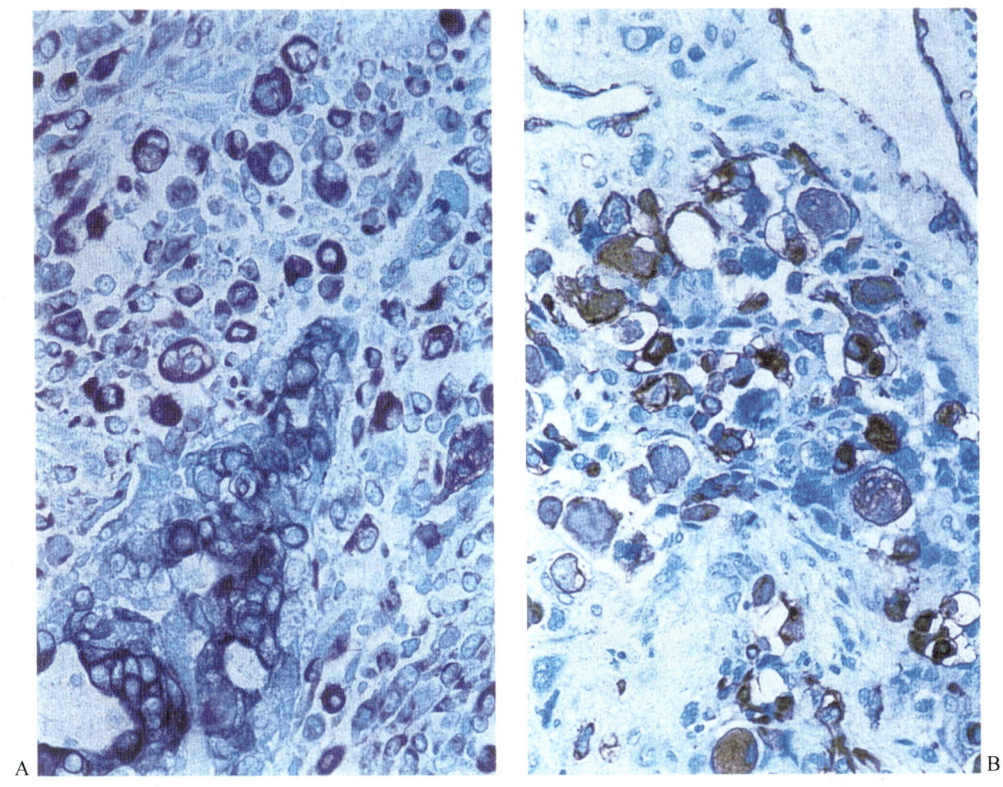

图14.124 子宫外恶性混合性苗勒源肿瘤。**A**：免疫组化染色示肿瘤的上皮成分细胞角蛋白阳性（深蓝色），desmin抗体染色示横纹肌母细胞阳性（红色）。**B**：Actin染色显示具有横纹肌肉瘤样的间质细胞也呈阳性。

形成弯曲的或肾形的偏位核。细胞大小不一，大些的细胞具有两个或多个核。常见典型或不典型的核分裂象。常可见淋巴细胞伸入肿瘤细胞内。梭形细胞及小的多角形细胞具有少量的胞浆，核不具有多形性，但在其他特点相似。不同的肿瘤内各种细胞类型的比例也有所不同。由于这些多形性肿瘤表现出类癌的某些分化特性，有些人认为它们是神经内分泌癌的低分化亚型。超微结构下，可见腺样及内分泌分化的证据。可见胞浆内核周中间丝漩涡及致密核心的分泌颗粒。免疫组化可见肿瘤含有角蛋白、波形蛋白、上皮膜抗

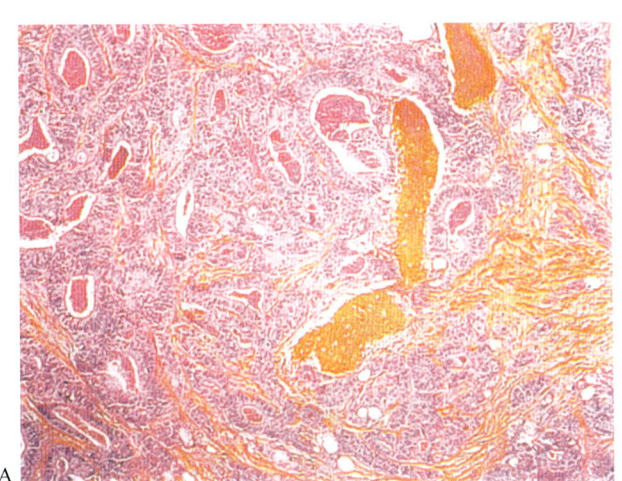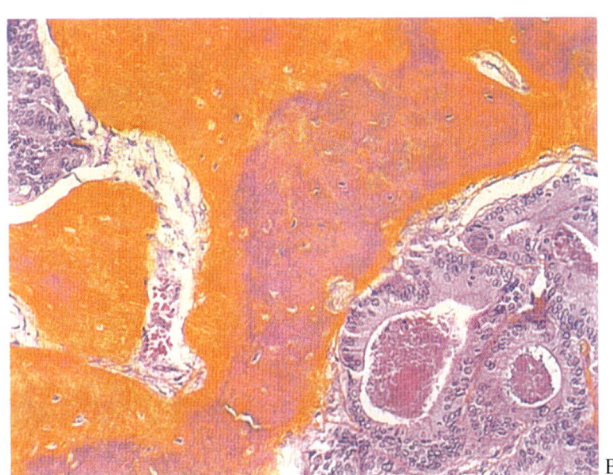

图14.125 伴骨化生的癌。**A**：中高分化的癌组织中可见数个骨化生岛。**B**：高倍镜显示。

原（EMA）、NSE 以及嗜铬素阳性的细胞。肿瘤黏蛋白阴性。

其他类型的癌

大肠肿瘤很少形成砂粒体（图 14.126）或者出现透明细胞形态（图 14.127）。透明细胞癌由形态一致的细胞组成，因含有细胞内糖原而胞浆透亮。这些病变不应与转移性的肾细胞癌或其他转移性透明细胞癌相混淆。曾报道有具横纹肌样特点的癌[419]。看到这种结构，重要的是要意识到这种结构可以见于结肠原发肿瘤，而不一定提示为转移性肿瘤。

Chumas 与 Lorelle[420] 描述了一例发生在肛门直肠的腺癌，肉眼观有很深的色素，似黑色素瘤。组织学上及超微结构显示肿瘤为中分化腺癌，其肿瘤性上皮细胞中既有黑色素小体复合物又有黏液滴。缺乏中间阶段的黑色素小体，提示肿瘤细胞吞噬了周围正常的肛门黑色素细胞产生的黑色素。

最后，发生在大肠的小细胞癌（SCCs）将在第 17 章与其他的神经内分泌病变一起讨论。

大肠肿瘤活检的判读

活检是用来证实临床怀疑的癌，明确其组织学类型，并对肿瘤进行分级。除非有明确的浸润证据，否则不应凭借活检标本做出癌的诊断。某些病例可见恶性腺体的碎片，如果其位于黏膜下层，则很容易做出浸润癌的诊断。但如果只有组织碎片而缺乏黏膜下层结构，则不能诊断浸润癌。这种病变可能只是黏膜内癌。即使恶性腺体的周围存在结缔组织增生反应，也不能就此诊断浸润，除非可以清楚地看到黏膜下层结构。如果看到肿瘤细胞旁存在大血管、神经或神经节，就可以很容易地确定黏膜下浸润。

有些肿物在临床看来可能是腺癌，而结果是不需要手术的其他类型的病变，例如淋巴瘤。肿物也可能是其他部位的肿瘤转移至此形成，如黑色素瘤或乳腺癌，进行活检仅仅是为了证明转移的存在。

依靠活检判断肿瘤异型性的程度是困难的，因为活检往往低估了肿瘤的组织学分级。如果活检能明确肿瘤的类型是特别具有侵袭性的，例如黏液癌或印戒细胞癌、未分化癌或小细胞癌，则很有帮助。

在放射治疗或考虑根治性手术之前必须有阳性的活检结果。为了使活检组织具有代表性，应该仔细地对大的肿瘤进行不同区域的多块活检。取自病变周边的活检也许只能显示腺瘤或黏膜移行的区域，而病变中央的活检可能会显示溃疡病变导致的纤维素渗出或肉芽组织。

肿瘤播散

由于本文并不想给大家提供一篇深入探讨肿瘤播散综合机制的论文，因此了解转移过程的一般途径就很重要，这既是为了从生物学角度理解这一过程，又是因为病理工作者常常需要描述与肿瘤侵袭和转移相关的因素。当肿瘤播散的时候，它们需要逃离正常的细

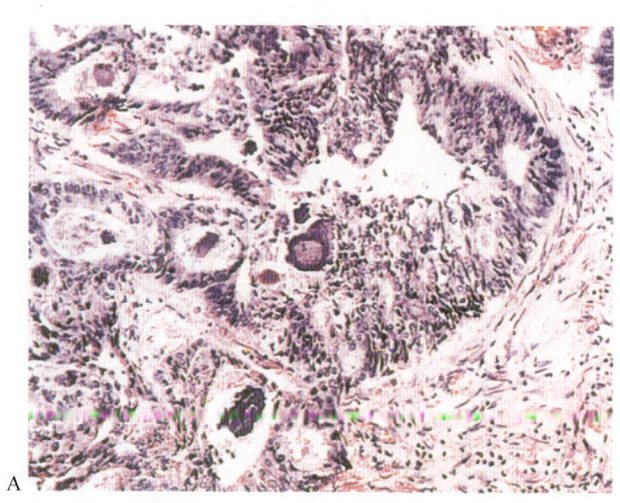
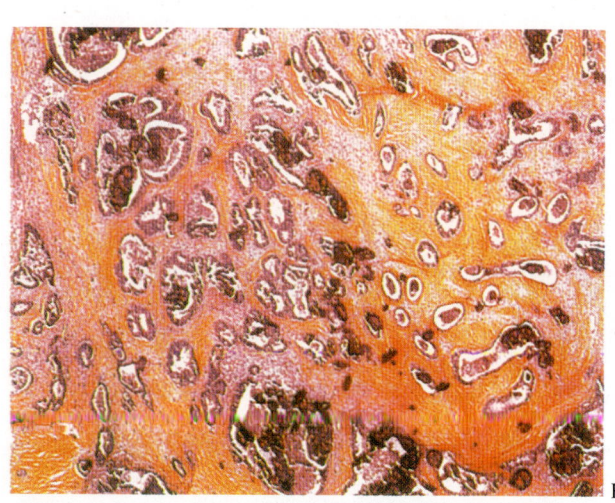

图 14.126 伴钙化的腺癌。**A**：管腔内可见砂粒体样结构的癌。**B**：伴有微小钙化的硬癌。

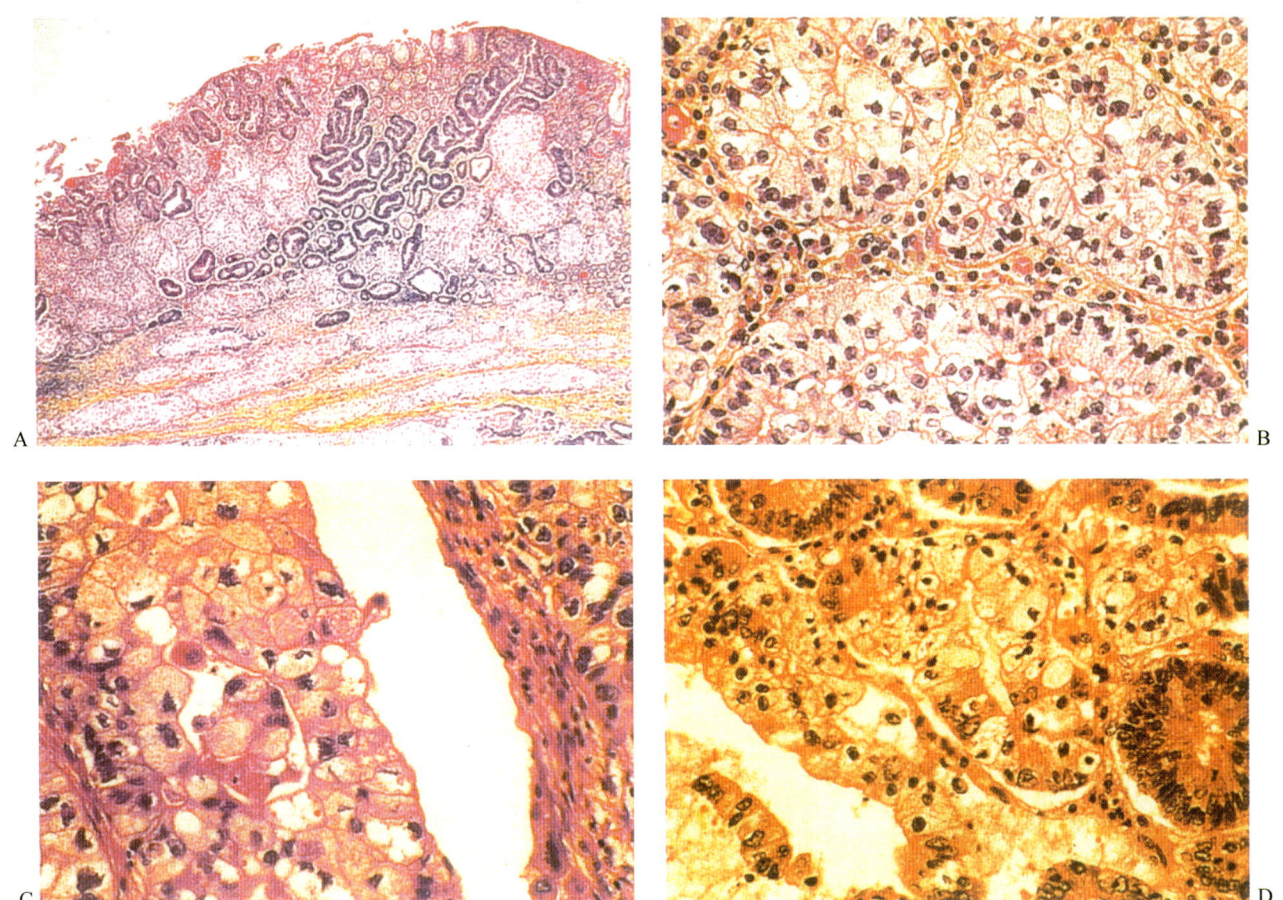

图14.127 透明细胞癌。A：典型的肿瘤性结肠腺体与恶性的透明细胞交织。B：高倍镜下透明细胞癌成分类似肾透明细胞癌。C：PAS染色示透明细胞癌灶状阳性。D：黏液卡红染色示透明细胞癌阴性。

胞生长调控。这一过程可以发生在局部，也可以发生在远隔部位，并且涉及到肿瘤细胞与其周围环境的相互作用。肿瘤侵袭与转移的发生需要多个步骤。其中许多步骤已经很明确了。有些与肿瘤内形成新的血管有关（血管生成）。血管的增多增大了肿瘤细胞到达血流，并在继发部位形成移植瘤的可能性。在侵袭及转移的过程中，单个的肿瘤细胞黏附在其他细胞和（或）基质蛋白上。黏附因子在这些细胞的黏附过程中起着关键作用。肿瘤细胞得以穿过细胞外基质屏障（侵袭）。为实现这一过程，需特殊的蛋白酶溶解基质蛋白。包括基质成分在内的很多因素都刺激了肿瘤细胞的迁移。一旦转移的细胞最终到达继发部位并发生定植，它们就必须在该部位生长。生长因子刺激转移的细胞在这些继发部位增生。图14.128对这些过程进行了说明。

大肠腺癌通过神经周围、淋巴道和（或）血管浸润在肠壁内或肠腔内播散；或直接蔓延至邻近的结构；或种植至腹腔或浆膜；或种植在手术伤口或吻合部位。

肠壁内生长

肿瘤进展时会向多个方向生长。有些病例，肿瘤首先向肠腔内突出，而有些则向肠壁内深层浸润。肿瘤可以扩散至肠壁全层，要么按部就班地穿过肠壁各层，要么沿血管通过的区域蔓延（图14.129）。穿透肠壁则可直接侵犯邻近器官或组织，种植于腹膜，或均可发生。

在外科切除肿瘤的时候，肿瘤沿长轴扩散的程度非常重要，因为它影响了切缘的长度。不论是从肿瘤发生部位向近端还是远端，其纵向或表面的播散距离往往都很小，一般小于1～2 cm[421,422]。一项对直肠癌的研究发现，74%的肿瘤在肠壁的深层部位侧向延伸的程度与肉眼所见相同。21%的病例肿瘤扩散范围超出肉眼所见的边缘<5 mm，还有5%的病例组织学

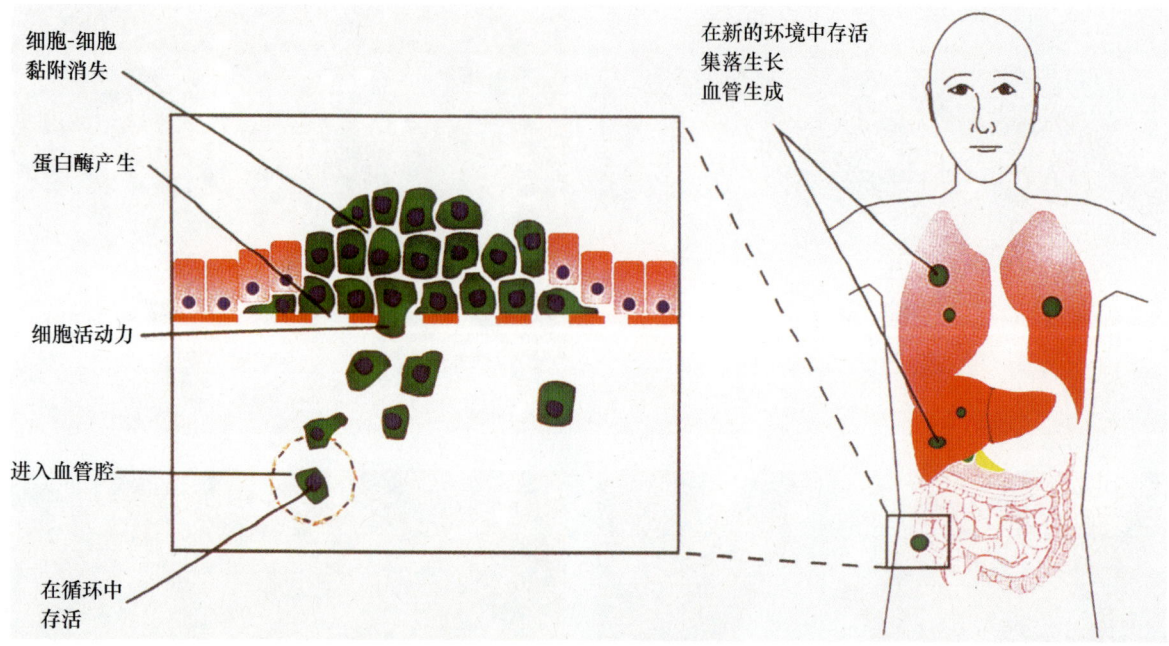

图14.128 图示肿瘤细胞（绿色）浸润转移的关键步骤。肿瘤播散的初始步骤是细胞-细胞间及细胞-基底膜间的黏附性消失。这归结于钙黏素（cadherins）、连环素（catenins）及整合素（integrins）的丢失。然后，细胞必须突破基底膜，该过程需要蛋白溶解酶如胶原酶、组织蛋白酶、透明质酸酶，以及金属蛋白酶（metalloproteinases）抑制剂的丢失。随后细胞可进入黏膜下层，通过二次浸润得以进入血管及淋巴管。在转移灶，细胞必须停下来，黏附于内皮，然后转移出血管系统。为了在新环境中生存，肿瘤细胞必须产生血管生成因子，以促进肿瘤内形成新的血供。肿瘤细胞还必须逃避宿主的免疫防御反应，这可能需要通过产生变化了的人白细胞抗原及其他肿瘤特异性抗原得以实现。

上肿瘤的扩散范围比肉眼观测的边界超出5～15 mm[423]。远端扩散距离大于1 cm的肿瘤往往是Dukes C期的进展期肿瘤[422,424]。

一般认为远端切缘2 cm对所有患者都是安全的。但Kameda等[425]注意到浸润性肿瘤在肠壁内的扩散可以超过2.1 cm，故建议局限性癌切除边缘为2 cm，而浸润性癌为3 cm。胶样癌与印戒细胞癌则不在此例，由于它们易于浸润并穿插于肠壁全层，可能需要切除的范围更大[422]。

表面播散

罕有肿瘤沿黏膜表面播散。盲肠癌可扩散至阑尾及末端回肠，取代阑尾及回肠的固有黏膜，并且浸润下方的固有肌层[426]。

扩散至邻近器官

大约10%的大肠癌会直接蔓延至邻近脏器，主要见于体积大并伴有淋巴结和远处转移的进展期癌。大肠癌可以穿透邻近节段的小肠或大肠，导致梗阻、腹膜炎或肠瘘。发生在肝曲、横结肠或脾曲的癌可以直接蔓延至肝、胰、脾、胆囊及胃。升结肠及降结肠的癌则会累及后腹膜。肿瘤扩散至膀胱时可导致膀胱结肠瘘或膀胱直肠瘘。肿瘤扩散至阴道则会导致直肠阴道瘘或结肠阴道瘘。盲肠癌可以蔓延至侧腹部结肠旁沟并进入腹壁。

直肠癌直接蔓延至前列腺或膀胱

这些患者常常表现出泌尿生殖系统的症状，胃肠道症状不常见。组织学上，一些累及膀胱的病变类似膀胱原发的绒毛状腺瘤。不太可能依据组织病理学区分原发的膀胱癌与结肠癌。膀胱也可以发生腺癌，包括产生肠型黏液或胶样的病变以及印戒细胞形态[427]，形态学上与大肠癌一样。其他特征，如在肿瘤内存在污秽的坏死，可能是肿瘤源于结肠的一个线索。膀胱腺癌与其相应的肠道腺癌不仅形态相似，而且组织化学、免疫组化以及超微结构都相似，所以特殊的染色方法可能也无法区分这两种病变。

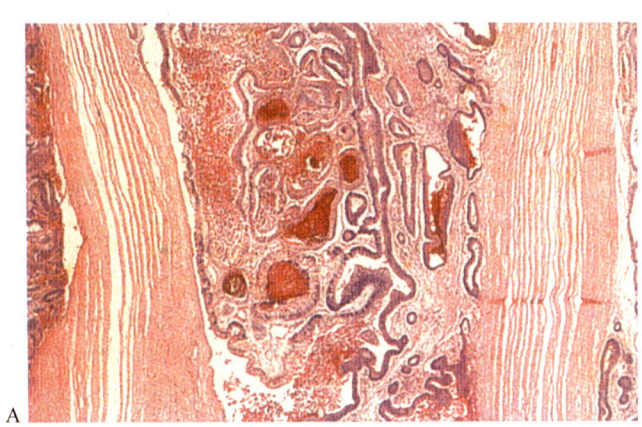
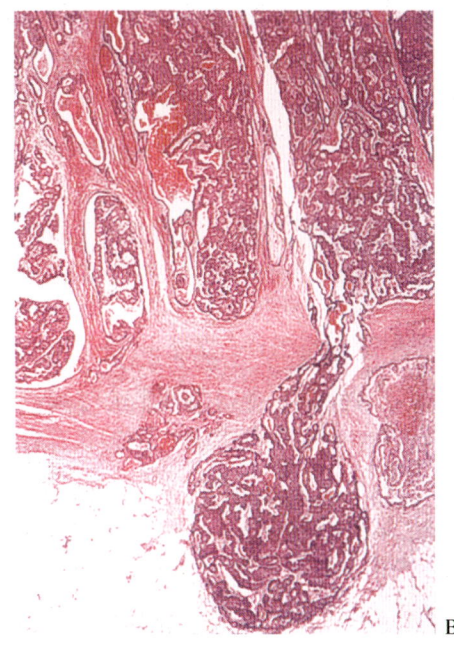

图 14.129 肠壁内生长的结肠癌。A：固有肌层内可见浸润的腺体。B：肿瘤可沿着贯通血管扩展而浸润肠壁全层。

腹膜播散

肿瘤在腹膜腔内的播散最常见于低分化癌，尤其是黏液性肿瘤。大约 10% 行大肠腺癌切除术的患者可能会出现腹膜肿瘤灶。肿瘤侵犯腹膜常出现腹水，可通过细胞学检查得以证实[169]。

分化较好的癌可能只形成一些腹膜结节，而印戒细胞癌常会产生弥漫的腹腔内种植（图 14.120）。胶样癌产生腹膜假黏液瘤。

淋巴管及淋巴结播散

结肠癌常常转移至区域淋巴结。淋巴管侵犯的发生率从 8% 至 73% 不等，随肿瘤的分期及分级的增加而升高[428,429]。发生于结肠的肿瘤淋巴管浸润比直乙结肠或直肠的病变更常见（15% 比 10%）[430]。伴有肠壁内及肠壁外血管浸润的肿瘤与无血管浸润的肿瘤相比，发生淋巴管浸润的比例最高（52% 比 5%）。

肠癌在穿过黏膜肌层的时候首先进入肠壁的淋巴管（图 14.130）。最先受累的淋巴结是肠壁内离肿瘤最近的淋巴结。转移的过程常常沿着正常的淋巴回流，依序从一个淋巴结进展到下一个淋巴结。正常的淋巴回流是沿着主要动脉旁的淋巴管，次第形成几组淋巴结：结肠周、中间以及主淋巴结或所谓的高点淋巴结（high-point nodes）。后者只有在更近肿瘤的淋巴结发生转移之后才会受累。偶尔可见非连续性或跳跃性转移。如果肿瘤位于两个主要血管的根部，淋巴液可能会沿其中一个方向或沿两个方向同时回流。

进展期癌的正常淋巴回流受阻，有时会产生不典型的肿瘤播散途径，包括所谓的逆行性淋巴管播散。在这种情况下，在离原发肿瘤有一定距离的肠壁内淋巴管中可充满恶性肿瘤细胞。

直肠癌首先转移至与原发肿瘤在同一水平或位置略高的直肠周围淋巴结，然后转移至下一组淋巴结。晚期直肠癌患者的直肠肛门淋巴管阻塞，肿瘤向侧方或下方扩散。这个时期，沿着盆腔肠系膜边缘的结肠周围淋巴结可能会受累。

累及齿状线的低位直肠癌可能会转移至腹股沟及肠系膜淋巴结。Morson 与 Dawson[431] 报道直肠腺癌中腹股沟淋巴结受累的发生率是 2%，而远端直肠癌中的发生率是 7%。大多数患者淋巴结的转移都是单侧性的，但有三分之一的病例可以为双侧性。

淋巴结转移肿瘤的组织形态变化很大。往往整个淋巴结明显被肿瘤所取代（图 14.131、14.132）。在其他情况下，致密的硬化很大程度上取代了淋巴结，难以辨认转移性肿瘤的存在。另一些病例中，只能看到黏液湖，表明转移灶来自于胶样癌，而看不到任何明显的细胞成分。一般而言，一个结肠外的肿瘤灶中如看不到残存的淋巴结组织，但病变具有圆整光滑的轮廓，则提示为淋巴结转移。轮廓不规则的结节不被认为是淋巴结转移，但可以认为其代表结肠外静脉受侵。

由于转移性肿瘤累及的淋巴结数量影响预后[432-435]，所以在肉眼检查切除标本的时候，应该认真地辨认淋巴结。然而，尽管淋巴结转移有着重要的预后意义，人们还是常常忽视仔细检出淋巴结。无论是切除标本中检出的淋巴结数量还是检测到的转移淋巴结数量都有很大差别。

人们对至少检测多少个淋巴结才能对大肠癌患者淋巴结状况做出可靠评估尚有争论。1990年的世界胃肠病学协会工作组报告提出，至少需检出12个淋巴结才够判断患者分期[436]。然而，最近的报道则认为这个数量可能不够。Goldstein 等[437]发现，阳性淋巴结的数目一直增加直至检出淋巴结数量达17～20个，认为至少应该检测17个淋巴结才能做出恰当分期。同样，Wong 等的研究发现，至少需要检查14个淋巴结才能达到与国家肿瘤数据库（National Cancer Data Bank）相近的淋巴结阳性率[438]。也有研究认为至少应该检查20个淋巴结[433]。这些研究都清楚地提示，为了对大肠癌患者进行准确的分期，应该检查尽可能多的淋巴结，少于12～14个淋巴结应被视为分期依据不足，促使病理医师重新检查标本，以努力发现更多的淋巴结。

静脉播散

结肠癌也可以通过静脉浸润播散（图14.133），17%～63%的病例具有这个特点。静脉浸润随着肿瘤的分期及分级的升高而增加[439,440]。Morson 与 Dawson[431]检查的700例切除标本中，50%的肿瘤扩散至肠壁内静脉，35%浸润肠壁外静脉。Talbot 等[439]报道31%的病例有肠壁内血管浸润，69%有肠壁外浸润。Minsky 等[441]发现，61%的病例有肠壁内血管浸润，23%有肠壁外浸润。如果不使用弹力纤维染色或肌动蛋白免疫染色，血管浸润的发现率只有16%～41%[441,442]。

静脉受累与区域淋巴结受累及肿瘤分化差有关，并常常导致肝转移。静脉浸润见于89.5%大肠癌同时具有肝转移的患者，75%发生异时性肝转移者，与之相比，仅见于15.4%肿瘤为 Dukes C 期且存活5年无复发的患者[444]。

远端结肠具有双重静脉引流。直肠上1/3的区域血管引流围绕肠系膜下动脉行进。在低位直肠，有一条沿着直肠中静脉的额外通路。中、下痔静脉穿过骨盆，直接引流至下腔静脉。所以，远段直肠的肿瘤更容易产生孤立的肺转移，而不是肝转移[445]。通过 Batson 椎体静脉丛可发生累及骶骨及椎体的骨转移[446]。

静脉受累的组织学特征有三种：（1）肿瘤细胞与静脉壁分离（漂浮型）；（2）肿瘤细胞充满静脉腔，伴或不伴静脉中央的再通腔隙形成（即充盈型）；（3）肿瘤在腔内生长伴有血管增厚及管壁和周围组织的炎症反应（即闭塞型）（图14.134）。闭塞型静脉受累可能会防止以后的疾病复发，因为围绕静脉内肿瘤的静脉壁炎症损伤似可减少远处转移的可能性[444]。

神经周围或神经内播散

肿瘤播散的另一条途径是通过神经周围或神经内播散。癌可以沿着神经周围间隙播散至距原发肿瘤10 cm 以外的区域[440]。神经周围浸润的发生率为14%～32%[440,447]，并随着肿瘤的分期、分级的升高而增加。

肿瘤的种植

种植是指肿瘤细胞从原发灶离散出来，沉积在其他组织器官表面。剥脱的肿瘤细胞脱落在肠腔内，或从浆膜面进入腹腔即发生种植。外科操作也可以导致肿瘤的种植，此时肿瘤细胞沉积在伤口表面（图14.135）。

实验表明，手术创伤可以促进肿瘤的生长[448]。促进作用最显著的时间是愈合过程的第2～8天，高峰在第5～7天。如果细胞在吻合形成的2小时之内的接触吻合口，则促进生长的能力稍次[448]。其临床意义在于结肠吻合术后的最初几小时如肿瘤细胞接触愈合组织时，就会促进肿瘤的生长。

缝线部位的肿瘤复发往往源于肠腔内数量不等的肿瘤细胞种植在吻合口的纤维素内，或者通过缝线直接种植。为防止其发生，手术医生常会把要切除的肠段结扎起来，并用杀肿瘤试剂冲洗。逆行性淋巴转移是一些缝线部位发生复发的原因。吻合口复发见于0%～36%的患者，发生率因患者的选择、手术技术以及随访评估方法的不同而异[449-452]。

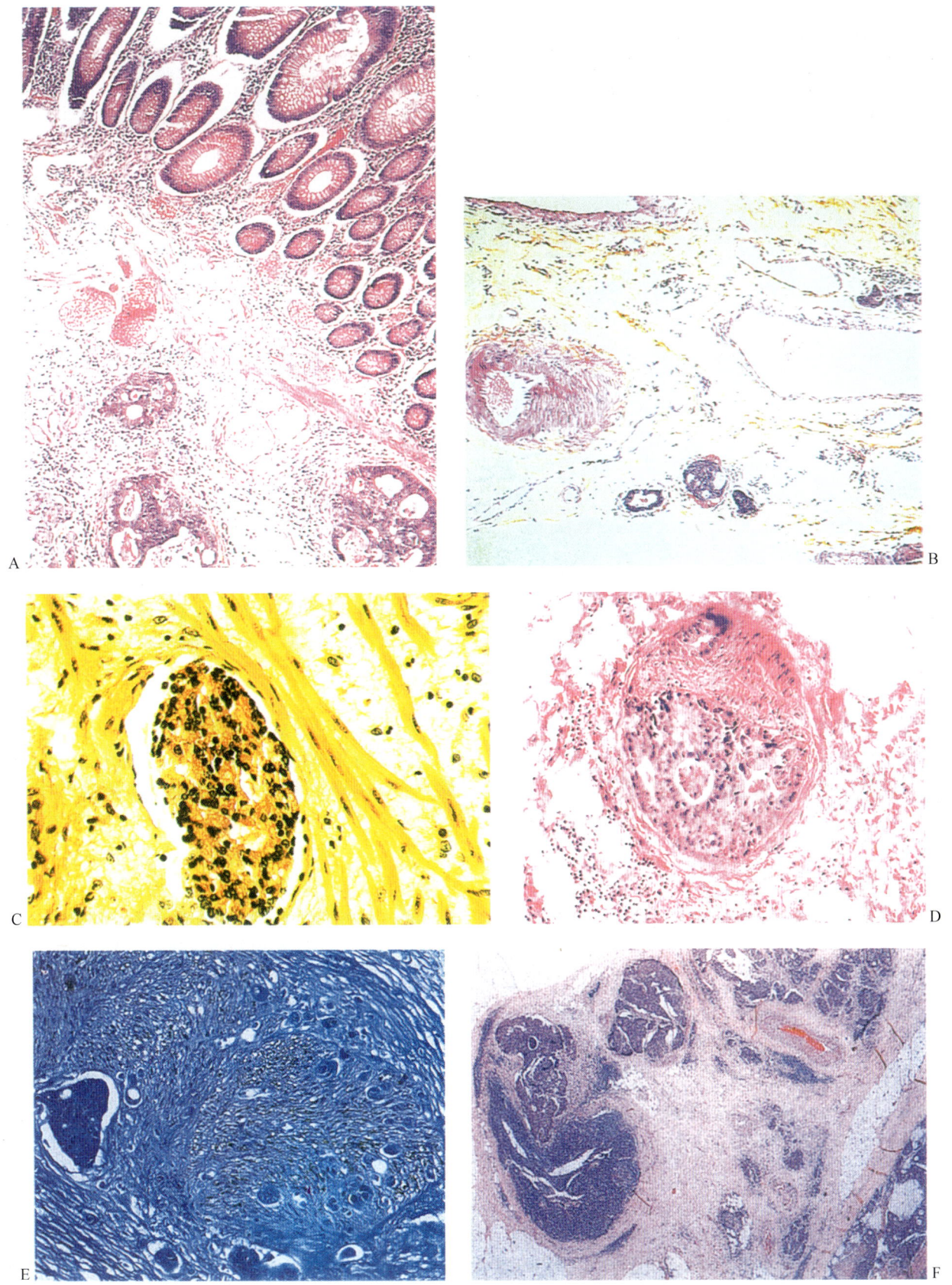

图 14.130 肿瘤累及淋巴管。**A**：肿瘤邻近的正常黏膜下，可见黏膜下层的淋巴管内充满了肿瘤细胞。**B**：浆膜淋巴管内的肿瘤。**C**：高倍镜示淋巴管内的肿瘤细胞。**D**：神经周围侵犯。**E**：神经周围侵犯。神经元-特异性烯醇化酶抗体染色将神经染成棕色。**F**：癌的淋巴结直接蔓延。

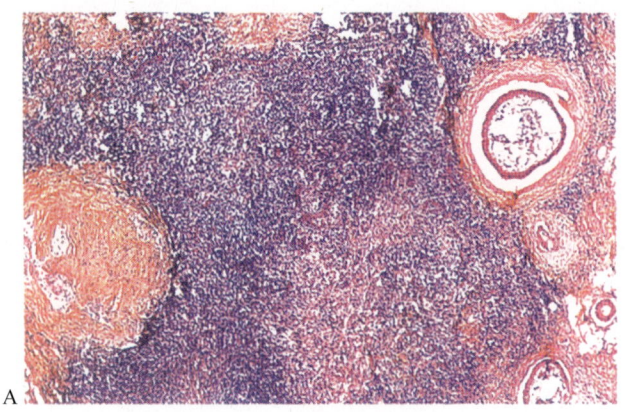
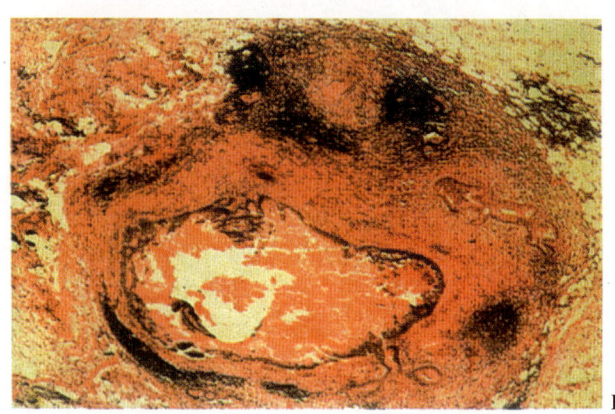
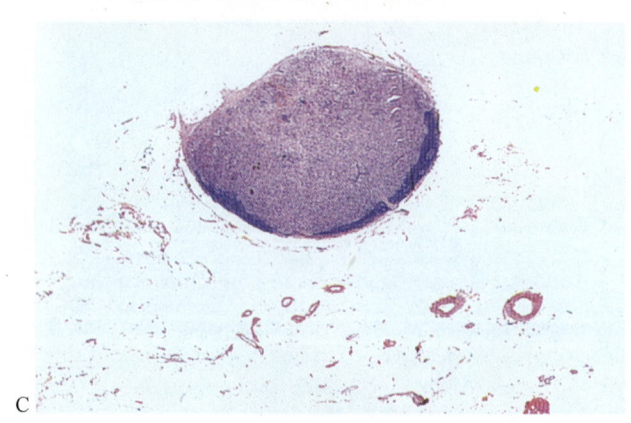

图 14.131 淋巴结转移。**A**：孤立的形态完整的腺体位于淋巴结实质内。**B**：该淋巴结内含有部分内衬恶性肿瘤细胞的黏液湖。大部分淋巴结被取代。**C**：几乎被低分化的腺癌取代的淋巴结。

肿瘤的种植可以发生在腹壁或腹膜的伤口或吻合口。腹壁伤口或结肠造口部位发生的肿瘤种植常常源于肿瘤穿孔导致的污染或接触了肿瘤的器械或手。

结外转移

大肠癌患者会发生远隔转移。肝是主要的血行转移部位，其次是肺。15%～25%的患者在确诊时已有肝转移，且随着疾病的进展可达60%。如没有肝或肺的转移，其他部位的受累很少见。转移的发生率因肿瘤的大小、位置及区域淋巴结的受累情况而不同（表14.15）。总体上，远隔转移75%～77%累及肝（图14.136）[431,453,454]，5%～50%累及肺（图14.137），5%～8%累及脑[431,455]。肝转移的患者可能会出现肝引流淋巴结的继发转移。

骨转移的发生率从0.96%至11%不等[431,456]。因为直肠癌靠近椎体旁静脉丛（Bason静脉丛），所以由于静脉引流的关系，直肠癌发生骨转移的概率比结肠癌高[456]。骨转移的分布主要位于椎骨，其次是骨盆。隐匿性肿瘤的患者可能首先表现为骨转移[457]。

与卵巢原发肿瘤最相像的最常见的卵巢继发肿瘤是大肠腺癌。大约40%卵巢的转移性腺癌来源于结肠。卵巢转移源于血源性或腹膜播散，或是通过邻近组织的种植及淋巴结的引流。卵巢转移发生于23%的女性结肠癌患者[458,459]。患者的年龄从47岁至80岁不等，平均年龄为60岁。大多数的患者有腹痛及盆腔肿块。一个罕见病例的患者因转移肿瘤刺激了雌激素的产生，表现为绝经后子宫出血[460]。

56%的病例同时发现卵巢肿瘤和大肠癌；44%为异时性发生。腺癌转移至卵巢预后极差。70%的患者在发现后1～19个月内死亡[459]。肿瘤初始分期为Dukes B期后来发生卵巢转移的患者预后比没有发生卵巢转移者差。Dukes A期的肿瘤不发生卵巢转移[461,462]。

当大肠肿瘤转移至卵巢时，它们常常形成大的囊性或实性肿物，边界光滑而且常为单侧，因而似原发的子宫内膜样腺癌或卵巢黏液性腺癌[462]。大多数转移性肿瘤有出血及坏死。50%以上的患者双侧卵巢受累。

卵巢转移性肿瘤最具特征性的显微镜下表现是花环状或筛状的生长方式、腔内的坏死、节段性腺体破坏以及无鳞状上皮化生。

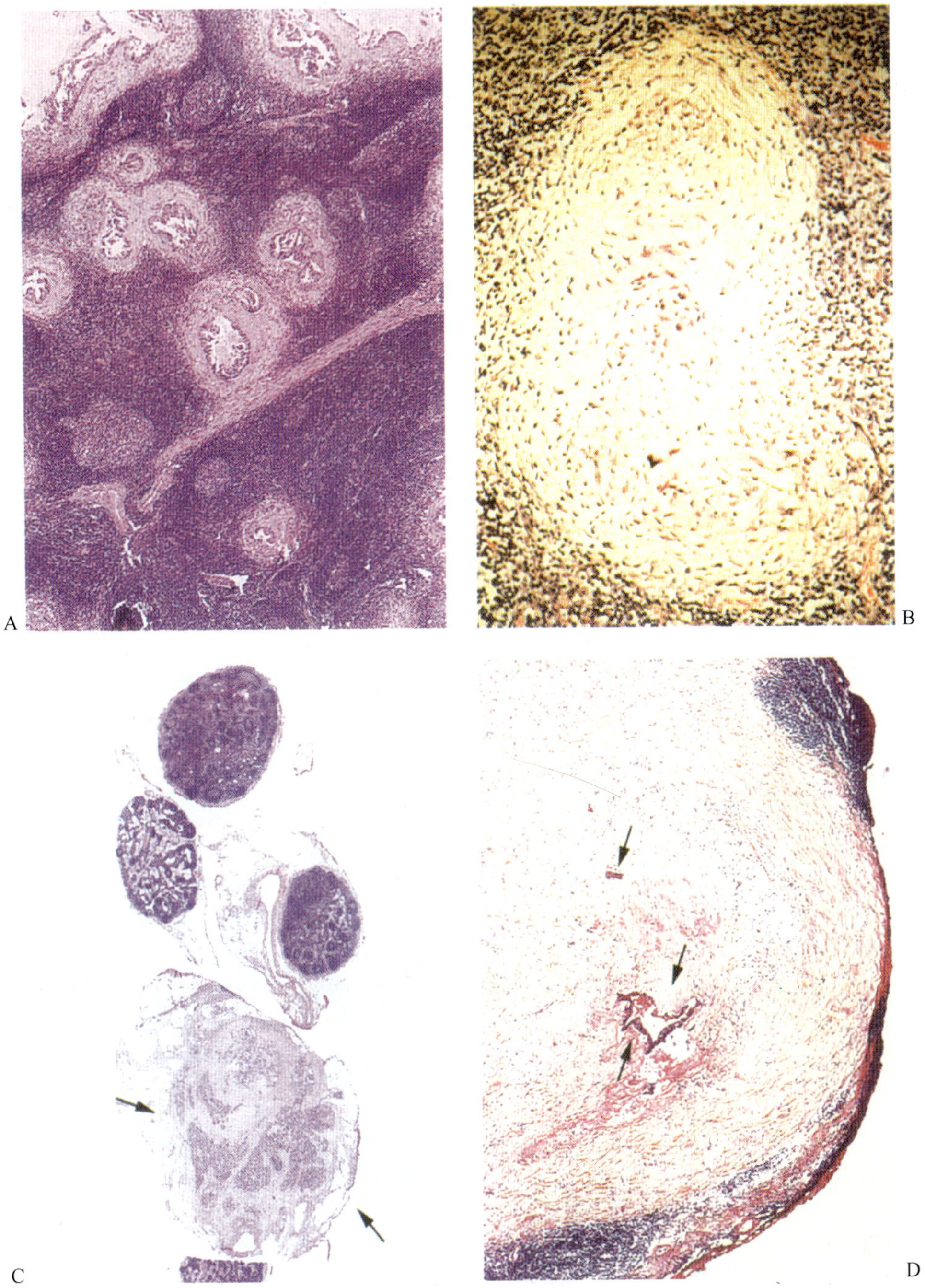

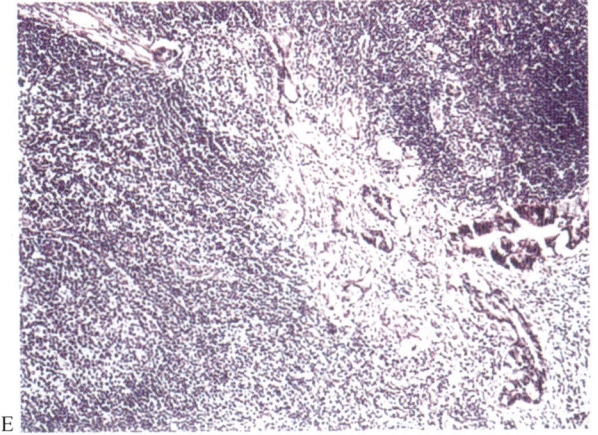

图 14.132 淋巴结转移。A：一些转移性肿瘤细胞灶被显著的向心性的纤维化组织所包绕。B：淋巴结内围绕在肿瘤转移灶周围的硬化反应。C：淋巴结被转移性肿瘤完全取代（箭头）。D：明显的硬化掩盖了部分转移性肿瘤（箭头）。E：被膜下淋巴窦内的微小转移。

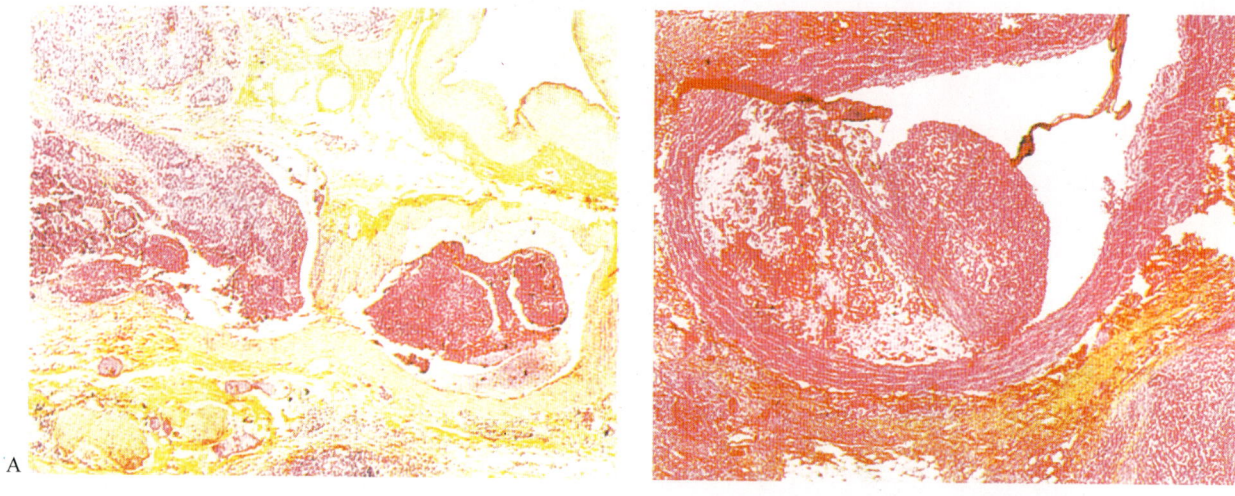

图 14.133 静脉浸润。**A**：癌浸润静脉。**B**：可见肿瘤性血栓贴附在静脉壁上。

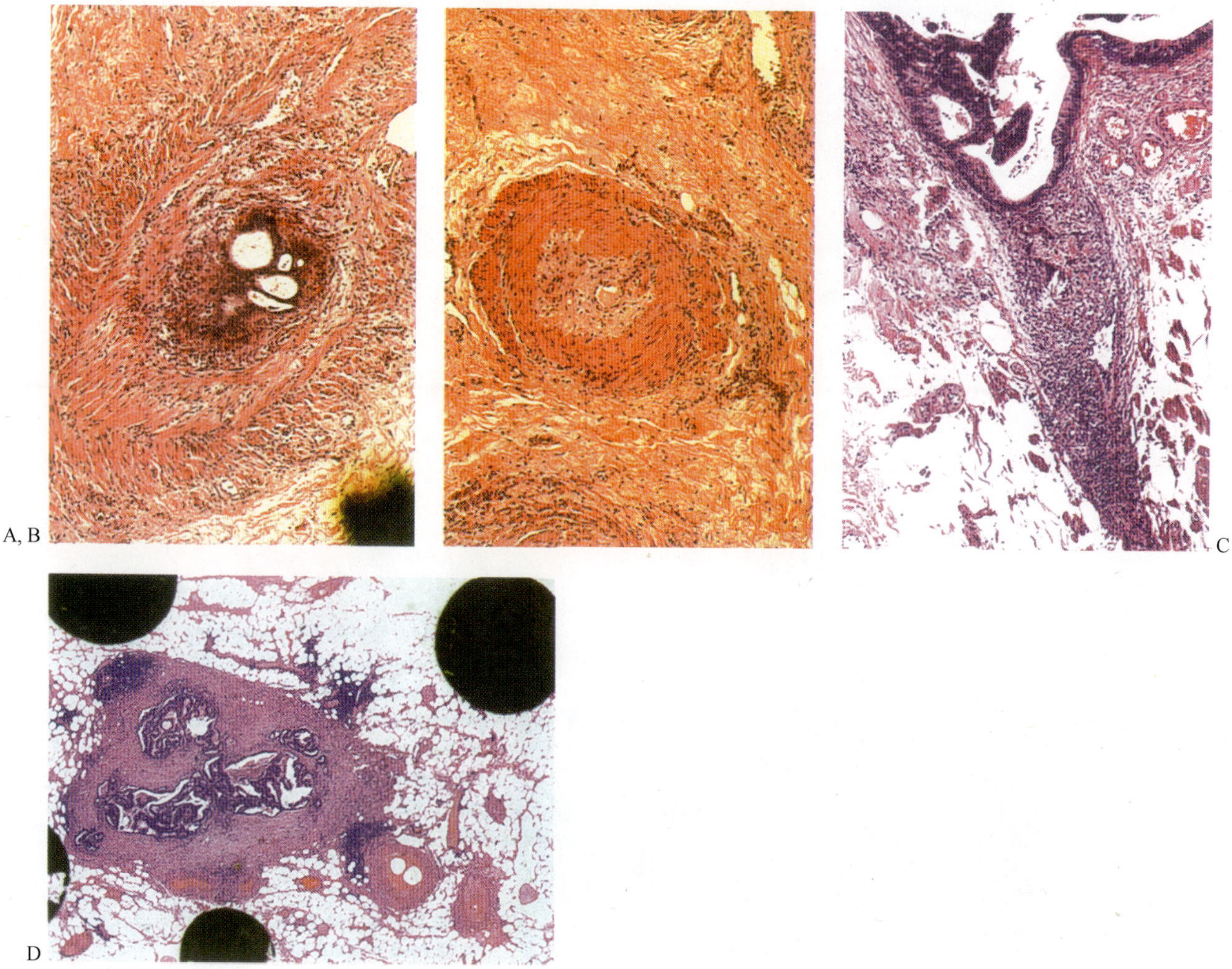

图 14.134 静脉浸润。**A**：肿瘤栓子位于中等大小的静脉内。肿瘤细胞充满静脉腔，伴随炎症反应延伸入静脉壁。**B**：静脉浸润伴纤维化及再通。肿瘤细胞难以辨认。**C**：血管浸润伴炎症反应。**D**：略具乳头状结构的腺癌充填静脉腔。

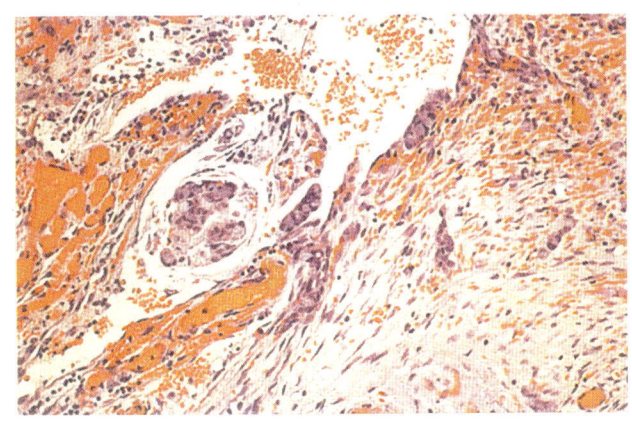

图 14.135 手术切除后结肠浆膜面的反应组织内可见恶性细胞。

不太常见的转移部位包括脾[463]、胆道[464]、胰腺及胰腺周围淋巴结[465]、肾上腺[466]、乳腺、睾丸[467]、皮肤[468]、脐[469]、口腔[470]、阴道[471]、附睾[472]、支气管[473]、骨骼肌[474]、肾、甲状腺、输尿管[475]、左锁骨上淋巴结[476]、心脏[477]、心包[478]、牙龈[479]、胃、脑脊膜[480]、脉络膜[481]、拇指[482]、阴茎[483,484]以及甲床[485]。

肠转移

结肠癌可发生自我转移，尤其是黏液性肿瘤[361]。转移灶表现为黏膜息肉。Buckmaster 等[361]报道的患者黏膜布满了>100 个大小为 0.5~1 cm 的形态一致的息肉。息肉之间的黏膜正常。组织学上，息肉内可见转移性印戒细胞癌。

表 14.15　结肠肿瘤与直肠肿瘤转移发生率的比较

转移部位	结肠癌	直肠癌
肝	75.5%	61.9%
肺	47.7%	64.2%
淋巴结	77%	70.4%
腹膜	49.4%	25.4%
肾上腺	13.8%	18.7%
卵巢	17.3%	3.6%
骨	11.7%	19.4%
胸膜	11.3%	12.7%
脑	6.3%	8.2%
肾	5.0%	4.5%
皮肤	5.0%	3.0%
脾	6.7%	2.2%

大肠癌分期

所有肿瘤分期系统都力求通过识别肿瘤的临床及病理特征来预测临床转归（预后）或指导某些病例的治疗。大肠癌的分期方案有很多种。所有分期系统的共同主题都是肿瘤在肠壁的浸润深度以及是否存在淋巴结受累。几十年来，Dukes 分期体系已成为标准。

1932 年，Dukes[486] 对 1926 年 Lockhart 与 Mummery 发明的分类进行了更新，建立了以他的名字冠名的分期系统。在该体系中，Dukes A 期的肿

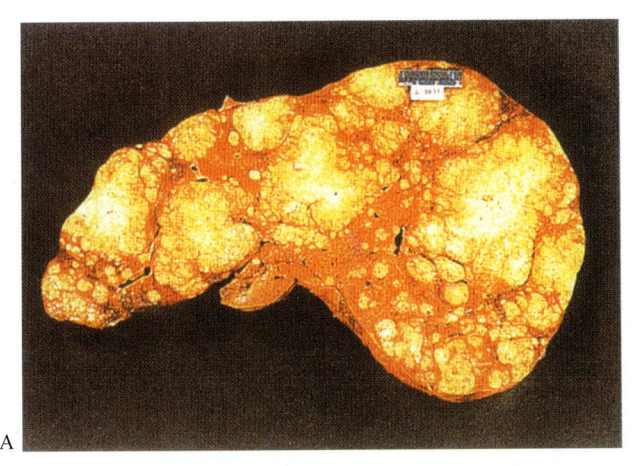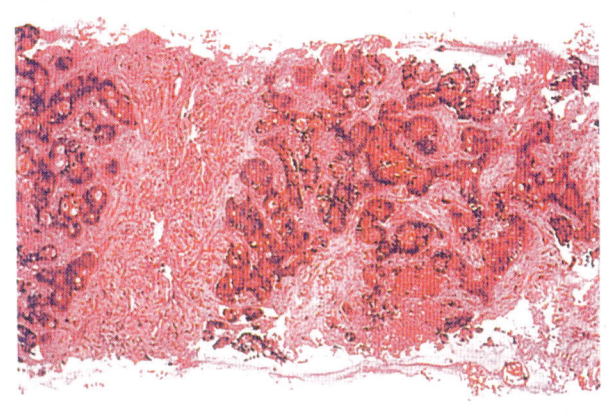

图 14.136 肝转移灶。**A**：肝内多个大的转移性肿瘤结节。**B**：穿刺活检显示肝内转移性结肠癌。

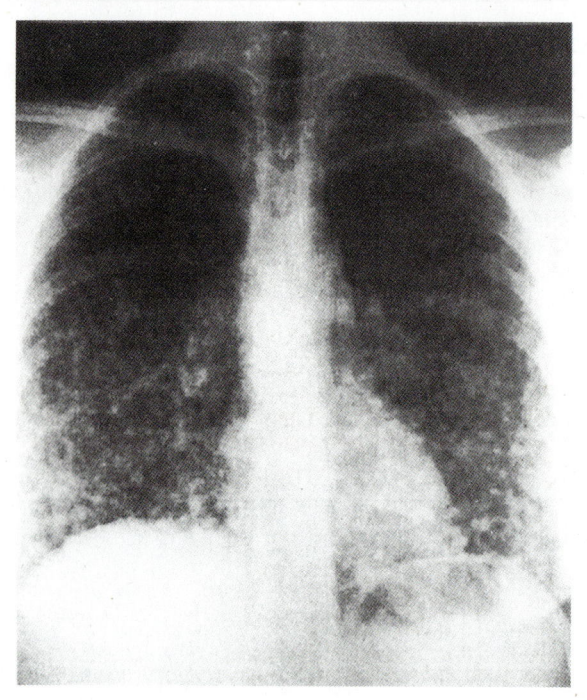

图 14.137　胸片示双肺无数结肠腺癌转移灶。

瘤局限于肠壁内（黏膜下层或固有肌层）不伴有浆膜的浸润[486,487]。Dukes B 期的肿瘤蔓延穿过固有肌层到达浆膜层或浆膜之外。Dukes C 期的肿瘤出现区域淋巴结的转移。Dukes 最初报道的 3 年生存率在 A、B 及 C 期病变中分别为 80%、73% 及 7%[486]。1954 年，Denoix[488] 提出了建立在病变范围基础上的 TNM 肿瘤分期系统。Beahrs 与 Myers[489] 对 TNM 系统进行了修改。现在，TNM 分期系统已被国际抗癌联盟（UICC）及美国癌症联合会（AJCC）采纳。

尽管没有哪个分期系统是绝对完美的，目前多数人还是提倡使用 AJCC/UICC 的大肠癌 TNM 分期，在此介绍该系统是为了帮助推进其在国际范围内的使用（表 14.16）。结肠与直肠癌的 TNM 分期与 Duke 分期是一致的，但它对某些亚群预后的判断更为精确。与 Dukes 分期一样，TNM 分期的基础也是肿瘤在肠壁内的浸润深度、是否扩散至周围结构，以及区域淋巴结受累的数目和是否存在远隔转移。TNM 分期既适用于临床又适用于病理分期。然而，大多数大肠癌的分期是在对切除标本进行病理检查及手术中探查腹腔之后做出的[490]。

一旦影像学检查及活检证实为大肠癌，对其进行精确的分期是非常重要的。术前分期的目的是在治疗前对肿瘤的范围进行准确的评估，从而制订出更精确的治疗计划。术前分期依靠 MRI、CT 及超声内镜。早期的报道提示，CT 是非常好的术前分期的手段，因为它能横向解剖断面，并能检测到转移灶[491]（图 14.138）。早期研究报道 CT 的准确率达 85%～90%[492,493]；而后来更正为 50%～75%[494-496]。总体而言，在分期上，CT 对于进展期疾病的敏感性、特异性以及准确性高于早期病变。这主要是由于 CT 无法准确地诊断肿瘤在结肠周围脂肪中的微小浸润，或判断正常大小的淋巴结是否存在肿瘤转移。

由于直肠在盆腔中的位置固定，所以尤其适用于 CT 评估。升结肠与降结肠位置较为固定，也适合用 CT 评估肿瘤。由于存在结肠蠕动及膈肌移位的干扰，CT 不易评估发生在肝脾曲、横结肠以及乙状结肠的肿瘤。MRI 的某些缺陷与 CT 相同[495,497]。

直肠癌常通过超声内镜（EUS）进行临床分期（图 14.139）。应用 EUS 处理直肠病变的指征如下：（1）判断大息肉或小直肠癌是否适合内镜下黏膜切除或经肛门切除；（2）判断较大的直肠病变是否需进行术前化疗或放疗；（3）用于直肠癌术后监测[498]。EUS 在界定肿瘤侵犯深度上比盆腔 CT 或 MRI 更精确[598-501]。在多数研究系列中，EUS 检测到肿瘤在固有肌层以上浸润（T3 期病变）的准确率达 70%～90%[502-505]，但可能由于早期病变中的炎症及结缔组织增生反应或固有肌层的收缩，造成 T2 病变的过度分期[506]。EUS 对检测局部淋巴结是否受累不如检测肿瘤浸润深度敏感，准确率为 70%～75%，但仍然高于 CT 或 MRI[507]。对可疑淋巴结进行 EUS 引导下的针吸活检可能会提高淋巴结分期的准确性[508]。术前放疗可能会改变直肠癌的超声内镜分期，并影响对放射影像的判读[509]。

术中超声内镜检查可用于帮助检测大肠癌患者的肝转移，从而增加了术中分期的准确性。

复发肿瘤的检测

治疗后，尤其是当患者 CEA 水平增高时[510,511]，患者可能需进行特殊专门的影像学检查以明确肿瘤的局部复发或其他部位继发肿瘤的生长。CT、正电子发射断层扫描（PET）-CT，以及 MRI 均可用于检测复发的大肠癌，尤其是在腹腔腹膜切除后。这些技术可以在患者还没有症状以及 CEA 水平仍然正常的时

表 14.16　大肠癌分期——AJCC

肿瘤原发灶（T）

TX	无法评价原发肿瘤情况
T0	无原发肿瘤存在的证据
Tis	原位癌（上皮内或固有层浸润）[a]
T1	肿瘤浸润至黏膜下层
T2	肿瘤浸润至固有肌层
T3	肿瘤穿过固有肌层至浆膜下，或浸润至非腹膜覆盖的结肠周或直肠周组织
T4	肿瘤直接浸润至其他器官或结构或穿透脏层腹膜[b,c]

区域淋巴结（N）

NX	无法评价区域淋巴结情况
N0	无区域淋巴结转移
N1	1～3 个区域淋巴结转移
N2	4 个或更多的区域淋巴结转移

远处转移（M）

MX	无法评价是否存在远处转移
M0	无远处转移
M1	有远处转移

分期

分期	T	N	M	Dukes[d]
0 期	Tis	N0	M0	—
Ⅰ 期	T1	N0	M0	A
	T2	N0	M0	A
ⅡA 期	T3	N0	M0	B
ⅡB 期	T4	N0	M0	B
ⅢA 期	T1-2	N1	M0	C
ⅢB 期	T3-4	N1	M0	C
ⅢC 期	任何 T	N2	M0	C
Ⅳ 期	任何 T	任何 N	M1	D

组织病理类型

该分期的划分适用于发生在结肠、直肠或阑尾的癌。这一分期不适用于大肠或阑尾的肉瘤、淋巴瘤或类癌。组织学类型包括腺癌、黏液癌（胶样型）（>50% 的黏液癌）、印戒细胞癌（>50% 的印戒细胞）、鳞状细胞癌、腺鳞癌、小细胞癌、未分化癌，以及 NOS 癌。

[a] Tis 包括癌细胞局限于腺体基底膜（上皮内）或固有层（黏膜内），尚未穿过黏膜肌层扩散至黏膜下层。
[b] T4 期的直接浸润包括通过浆膜浸润至大肠的其他节段，例如，盲肠癌浸润至乙状结肠。
[c] 肿瘤与其他器官或结构粘连者肉眼分类为 T4，如果显微镜下粘连区无肿瘤则仍归入 T3。
[d] 与 Dukes 分期比较。

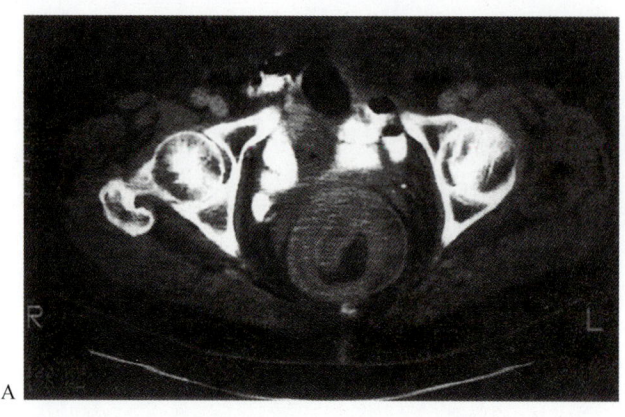 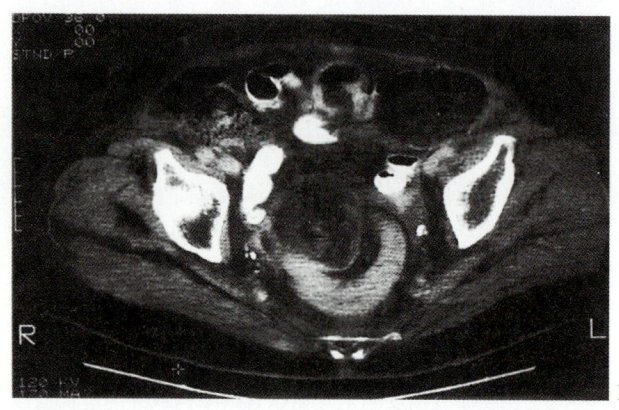

图 14.138　直肠癌的分期。**A**：CT 显示直肠癌导致的肠套叠。**B**：在另一层面可见肿瘤，并浸润至直肠周围的软组织。

候检测到复发的肿瘤[512]。CT 对检测肿瘤复发与术前分期中存在局限性（例如，不能检测到结肠周围或直肠周围脂肪内的微小浸润灶，以及不能发现大小正常的淋巴结中的肿瘤）。

预后

很多因素影响大肠癌患者的预后，包括既往存在的疾病如家族性息肉病、溃疡性结肠炎或 HNPCC，肿瘤的生长特点如血管或淋巴道的转移、肿瘤的大小和分级，治疗的方式及程度也在某种程度上影响预后。患者的性别、肿瘤在结肠内的位置以及出现穿孔或梗阻也会影响预后[428,450,513-519]。表 14.17 列出了预后因素。

预后因素可分为几种类型：已被证实的，存在可能性的，以及尚未明确的。已被证实的预后因素包括肿瘤的分期及分级、有无血管浸润以及放射状切缘的情况。可能的预后因素包括肿瘤的位置、肿瘤所致的穿孔或梗阻、淋巴道及神经周围侵犯、肿瘤边缘的组织学模式，以及肿瘤周围的淋巴细胞或淋巴组织聚集。最重要的预后因素是病变的病理学程度（肿瘤的分期）。

肿瘤的分期

最有意义的预后指标是肿瘤在肠壁中的浸润程度（图 14.140、14.141），是否存在淋巴结转移，以及是否存在远处转移。对肿瘤在肠壁中浸润最深的部位做全层切片，进行组织学检查，是对前者最准确的评估。患者有局部病变、区域病变以及远处转移灶者的总体 5 年生存率分别是 91.8％、65.8％及 8.8％[371]。

Cox 多变量分析显示阳性淋巴结的数目是判断预后最好的因素。具有预后差异的阳性淋巴结数目的界定从 3 到 6 个不等[450,514,520]。一项研究表明，当 1～4 个淋巴结受累时生存率下降至 60％，而多于 5 个淋巴结受累时，生存率降至 20％[431]。受累淋巴结数目与检测淋巴结数目的比值可能是更好的预后判断指标[432,435]。

引入微小残留病变的概念（例如微小转移灶的检测）或"分子上调分期（molecular upstaging）"的可能性，也许会使肿瘤分期的概念在将来的某天发生改变。如果某个特定的预后因素能识别出低分期患者的肿瘤与高分期肿瘤可能具有相似的生物学行为时，就可能造成"分子上调分期"。"分子上调分期"与微小残留病变的检测使病人在转移较少的病变较早期即接受系统治疗，从而使疾病更易治疗，并可能由此导致新的分期系统形成。

组织学分级及类型

肿瘤分化（组织学分级）是第二位重要的预后因素[521]，因为不论浸润深度如何，低分化腺癌伴淋巴结转移的病例大于 50％。相反，中分化及高分化的肿瘤淋巴结转移较少[522]。分级也可能与静脉和局部播散，以及淋巴管和肠壁浸润有关[487,450]。

肿瘤的类型也影响预后。在结肠肿瘤的多种组织学亚型中，黏液癌、小细胞和印戒细胞癌预后远比普通腺癌差[060,000]。

肿瘤的部位

肿瘤的部位与患者预后关系的研究有不同发现。

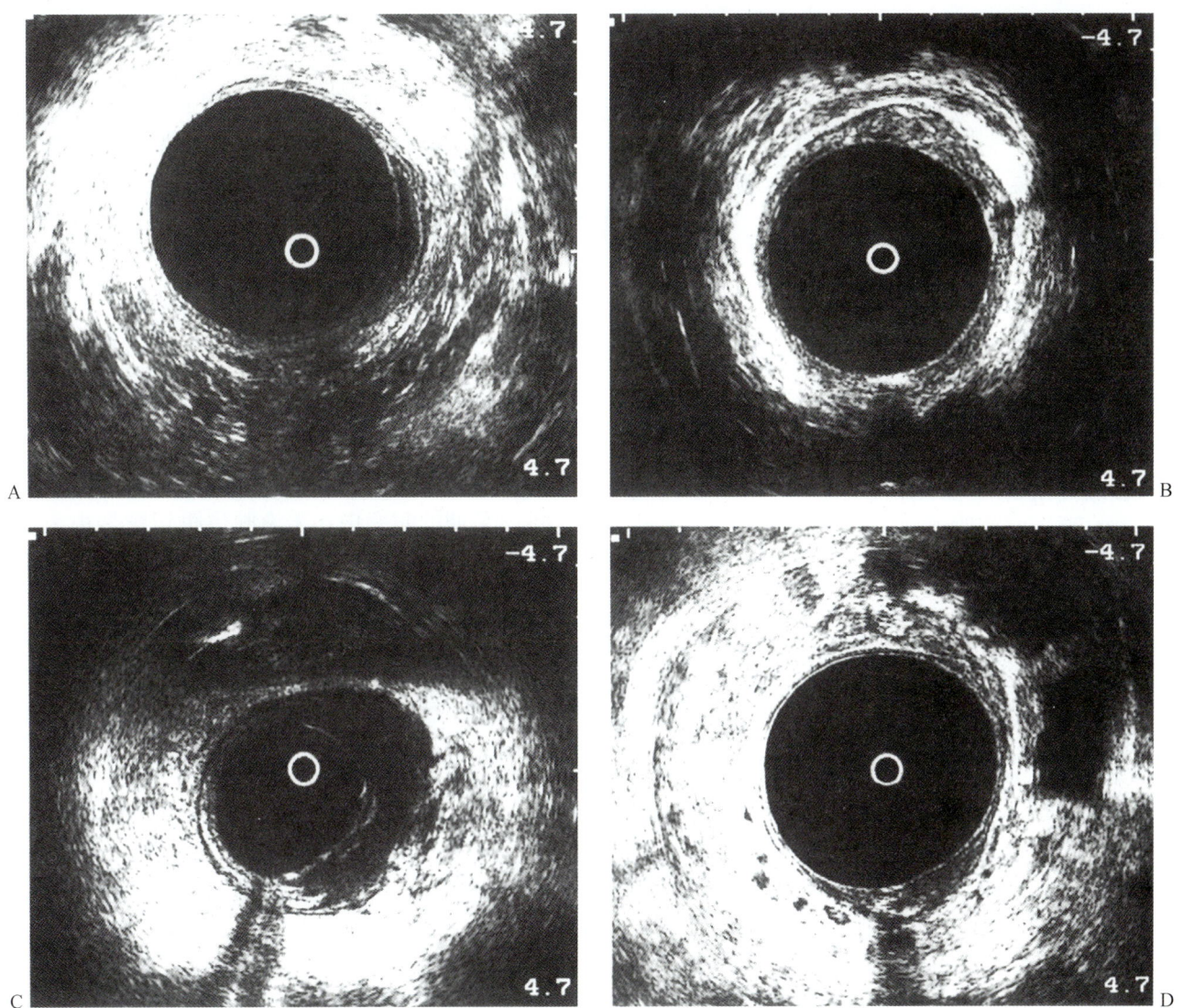

图 14.139 经直肠超声检查。**A**：T1N0 期直肠癌。**B**：T2N0 期直肠癌。**C**：T3N0 期直肠癌。**D**：T3N1 期直肠癌。(Photographs courtesy of Dr. Janice Rafferty, Department of Surgery, University of Cincinnati, Cincinnati, OH.)

这可能受各种遗传综合征的影响，使患者易于发生左半或右半结肠癌。一般认为，发生在腹膜反折或之下的结肠癌患者 5 年生存率低于发生在腹膜反折以上者[429,524]。晚期复发者大多见于发生在降结肠、乙状结肠及直肠的肿瘤。一项大宗研究表明，左半结肠癌的预后最好，而那些位于乙状结肠及直肠者预后较差[525]。

肉眼生长类型

溃疡型与息肉型或无蒂的外生型癌不同，预后更差，并更易发生局部及远处播散（分别为 83％比 45％比 38％）[450,521,536]。上述统计学结果来源于一个事实，即外生型肿瘤与溃疡型肿瘤相比发生肠壁浸润的可能性较小（24％比 39％～46％）[450]。外生型肿瘤的血道转移也较少（23％比 31％）。相反，平坦型癌与息肉型癌相比更易发生深部浸润（67％比 23％），并且淋巴管侵犯也更常见（41％比 16％）[527,528]。

肿瘤的多样性

具有多个肿瘤的患者其预后取决于每个肿瘤的情况。肿瘤多样性本身并不影响生存。任意一个肿瘤中所具有的最不利的因素与生存有关。

表 14.17　大肠癌的预后因素
病理性因素
肿瘤分期
肿瘤局部浸润的程度
淋巴结转移
转移淋巴结的数目
远处转移
癌的类型
癌的生长方式
肿瘤距切缘的距离
放射状切缘
边界呈侵袭性
肿瘤分化程度
癌侵犯血管
癌的神经周围侵犯
癌侵及浆膜
腹腔内播散
癌的炎症反应
淋巴结反应
癌内的纤维化
癌的部位
癌的大小及形状
增殖状态
癌的 DNA 倍体
治疗程度
临床因素
患者的年龄
患者的性别
症状及持续时间
存在穿孔或梗阻
血清癌胚抗原的水平

肿瘤的边缘

由于某些肿瘤沿肠壁向两侧播散，手术医生必须仔细切除病灶以避免在近端和远端切缘残留肿瘤。如果仍有肿瘤残留，患者有可能在吻合口处发生局部复发。由于存在肠壁内的扩散，直肠癌切除远端切缘仅带有很少的肉眼正常组织时（低位前切除术），尤其易发生局部的复发。肿瘤切缘的性质影响复发率，而关于何为足够的大肠癌切除边缘的问题已争论多年。Devereux 与 Deckers[529] 对 214 名患者进行了最短为期 2 年的随访，发现 Dukes B 期的病变，当肿瘤距切缘＞5 cm 时，吻合口的复发率是 9%。而肿瘤距边缘＜5 cm 者复发率为 43%。在 Dukes C 期的病变中，无论肿瘤距切缘是小于还是大于 5 cm，吻合口的复发率都是 17%[529]。当有卫星病变并形成黏膜面肉眼可见的病灶时是唯一例外的情况。因此对于 Dukes B 和 C 期的大肠癌 5 cm 的切除边缘是足够的。然而在直肠，可能难有如此富余的距离，此时人们希望利用大多数肿瘤扩散距离不会超过 2 cm 这一事实来解决这个问题，除非这些病变早已处于进展期[422,424]。

放射状切缘

在直肠癌，超出肠壁的局部蔓延是已被证实的预后决定因素[487,530]。任何直肠系膜（深部放射状或环周）切缘的受累都强烈预示随后会发生局部复发[531-534]。事实上，这些切缘可能比两侧切缘对决定预后意义更重大。放射状切缘阳性者比阴性者更有可能发生局部复发（85% 比 3%）。近端及远端纵向切缘为阴性的直肠癌患者，20%～33% 放射状切缘为阳性[530-534]。直肠系膜播散距离＜4 mm 的 5 年生存率明显高于直肠系膜播散距离＞4 mm 者（55% 比 25%）。直肠系膜播散是独立于淋巴结转移之外的预后影响因素[530]。无论是 Dukes B 还是 Dukes C 肿瘤，伴有轻微或广泛的直肠系膜播散者，其生存率均显著不同（分别为 66% 比 37% 及 30% 比 18%）。

淋巴管浸润

淋巴管侵犯较重者生存率常较低[430,333,336]，并且淋巴管侵犯的程度随肿瘤的分期及分级的升高而加重[428,429,484,486]。然而，Minsky 等[430] 通过比例风险分析证实淋巴管侵犯是一个独立的生存预后因素。淋巴

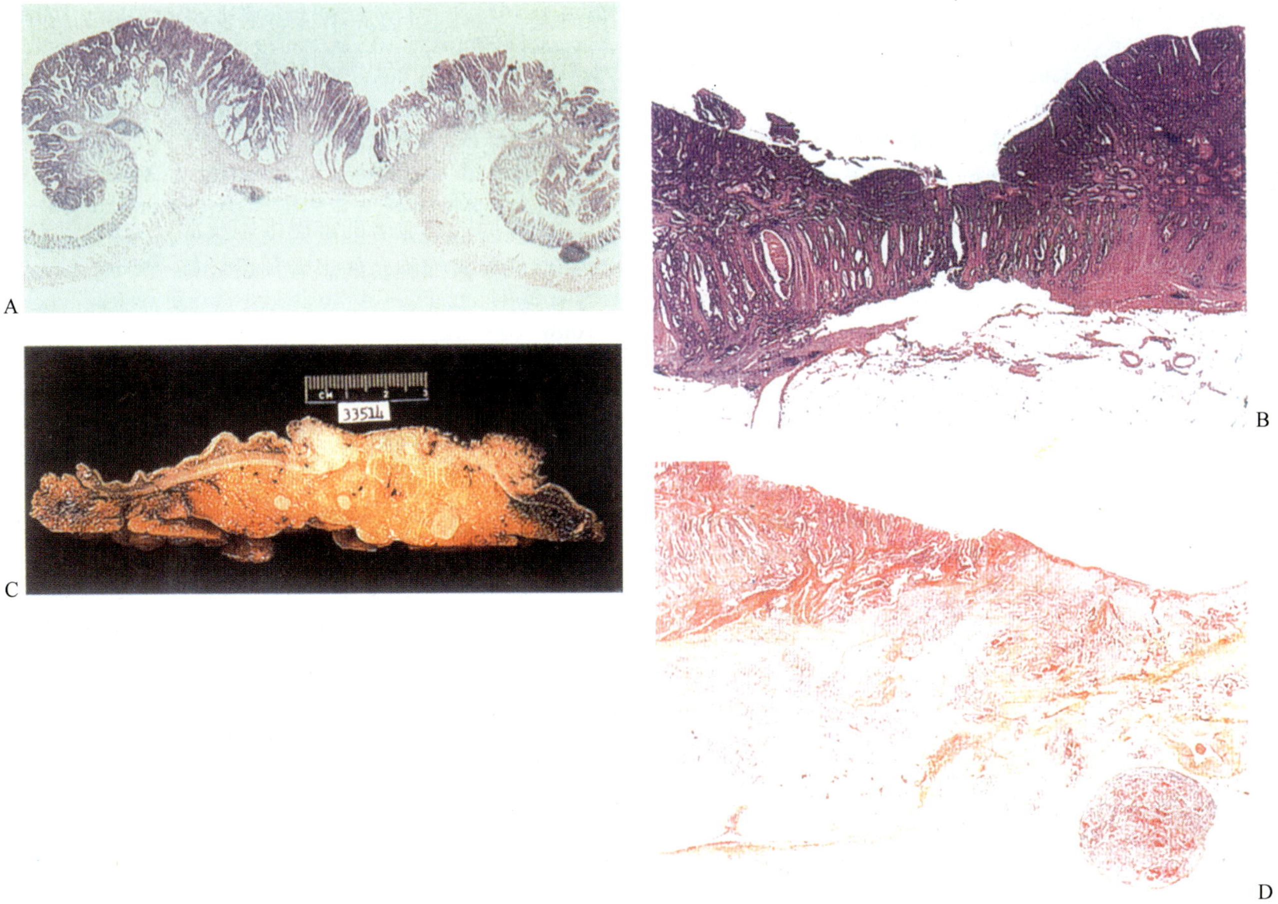

图 14.140 肠壁横切面示侵袭性肿瘤。**A**：可见一个起源于腺瘤的高分化癌。肿瘤扩散至固有肌层但未侵透。**B**：肿瘤侵至固有肌层。**C**：肠壁的横切面示侵袭性肿瘤，并且肿瘤转移至淋巴结（脂肪组织中的白点）。**D**：Dukes C 病变的全貌切片。

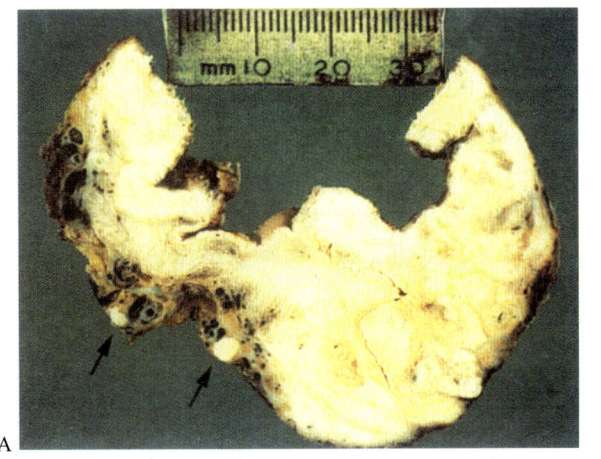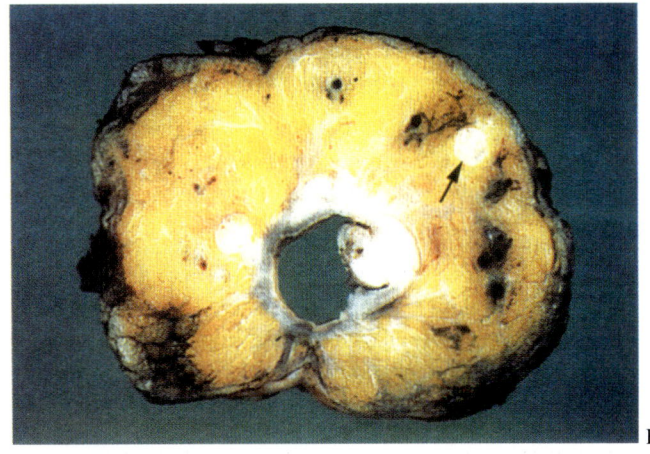

图 14.141 直肠癌的放射状切缘。**A**：肿瘤破坏了整个肠壁组织，并扩散至结肠周围的脂肪组织。可见内含转移性肿瘤的淋巴结。肿瘤扩散至墨汁涂染的放射状切缘。**B**：在这个切面可见浸润至结肠周围脂肪的肿瘤条索。放射状切缘未见肿瘤，但可见一枚结肠周围淋巴结呈阳性反应，紧邻放射状切缘。(Photographs courtesy of Dr. Geraint Williams, Department of Pathology, Coleg Meddygaeth Prifysgol Cymru, University of Wales College of Medicine, Health Park, Cardiff CF4 4XN, UK.)

管侵袭也与局部复发率有关[429]。

静脉受累

文献中关于静脉受累对内脏转移、生存率以及肿瘤复发的影响有不同的结论。其中部分是由于对静脉播散的确认方法不同造成的。肠壁外厚壁血管的浸润与壁内浸润相比预后更差[169,439]。壁外静脉内肿瘤浸润与转移癌致死之间存在着很强的相关性。血管受累的发生率随肿瘤分级与分期的增加而增加。肿瘤侵犯血管的患者生存率明显下降（血管受累者为74%，血管未受累者为85%）[441,537]。肠壁外血管受累患者的实际生存率则从72%降至35%[441]。某些研究显示血管受累是一个独立的生存预后因素[442,447,538,539]，但有些研究则不支持[441,540]。

动脉瘤性扩张、受累静脉壁的炎性损伤、静脉内的肿瘤表面有血栓帽或有内皮细胞覆盖，以及静脉内生长的肿瘤有清晰可辨的间质等现象都显示对患者生存有保护作用，而静脉壁内毛细血管浸润、静脉内疏松的肿瘤细胞团以及肿瘤细胞与静脉内血液的直接接触，则显示对生存有不利的影响[439]。

神经周围侵犯

在Ⅲ期肿瘤中，神经周围侵犯的发生率明显增加。Ⅲ期病变患者中具有神经周围侵犯者与无神经周围侵犯者，其肿瘤的局部复发率及8年生存率存在显著差异[540]。有神经周围侵犯的患者吻合口部位肿瘤复发的概率高于无神经周围侵犯者。有神经周围侵犯的患者与无神经周围侵犯者相比，其5年实际生存率更低（7%比35%）[447,541]。

梗阻及穿孔

梗阻及穿孔可能会降低患者的生存率[526,542-544]。大肠癌患者即使临床分期相同，发生肠道完全梗阻者的5年生存率也有所降低[526,543]。当肠壁内广泛的肿瘤浸润导致穿孔时，患者的预后非常差[526]。当肿瘤发生穿孔游离入腹腔时，实际上没有患者能够在这种情况下存活[542]。

浸润边缘的性质

肿瘤边缘为推进性而不是浸润性的患者，预后较好（86%比14%）[544]。弥漫浸润至周围组织的肿瘤预后差[545]。肿瘤边界不清、缺少炎症反应以及存在显著的纤维化（促结缔组织增生），出现这些情况时肿瘤分期不佳。

肿瘤周围的淋巴细胞浸润

肿瘤周围有显著的淋巴细胞浸润，大肠癌的浸润边缘形成单核细胞套的患者预后较好[544,546,547]。

Crohn样淋巴组织反应

浸润性大肠癌患者的固有肌层或结肠周围纤维脂肪组织中存在淋巴聚集，称Crohn样淋巴组织反应，预后较好[340,546]。

反应性淋巴结

一些研究者发现引流淋巴结出现明显的免疫反应与大肠癌患者的预后较好有关[452,548,549]。当淋巴窦内组织细胞增多与肿瘤原发灶的局部炎症反应共存时，患者的生存率提高得更明显[548]。副皮质区淋巴组织增生同样与预后较好有关[452]，而生发中心反应则与之无关[548]。

残留病变的存在

在外科手术切除后仍存在肉眼可见的残留病变者3年生存率为8%，5年生存率为0%。对生存率有显著统计学意义的影响因素包括残余肿瘤的数量（显微镜下抑或肉眼可见）、治疗方式、手术中应用电子束照射（IORT）与否，以及切除肿瘤的术式[550]。

腹膜及浆膜受累

局部腹膜受累强烈预示腹腔内肿瘤的复发或持续存在，以及肿瘤的盆腔复发，并且可能预示上段或中段直肠癌的术后局部复发[532]。它与姑息手术、肿瘤局部播散的程度以及黏液亚型显著相关。肠壁外的局部播散，尤其是侵及浆膜面的预后意义还没有得到充分研究。几种分期系统，包括TNM分期，将浆膜受累纳入预后分期[518,519]。肿瘤细胞游离于被覆腹膜表面的患者比那些腹膜局部受累的患者更易发生腹腔内肿瘤复发和（或）肿瘤的持续存在。

DNA含量

从腺瘤进展为大肠癌的过程常伴有增生活跃及DNA的异常[551]。非整倍体在大肠癌中很常见（图14.142）[551-553]，发生率为46%~93%[554-548]。非整倍体的发生频率随肿瘤分期升高而增加。

在大肠癌的周围,组织学正常的黏膜也存在非整倍体细胞。一项研究表明,62%大肠癌为非整倍体,且48%的非肿瘤性周围黏膜呈非整倍体。二倍体肿瘤周围的黏膜只具有二倍体。这些变化在距离原发肿瘤10 cm内的黏膜都可以看到。组织学上,黏膜常常表现为弥漫的、通常是轻度的反应性黏膜异常。这些发现提示存在环境效应[556]。

有些研究表明DNA非整倍体与手术后生存率的下降有关[559-565],但在多变量分析中只有两个近期的研究证实倍体可作为独立的预后变量。其他研究则表明倍体对预后没有影响[566-572]。故而最近的美国临床肿瘤协会(ASCO)没有推荐对大肠癌患者进行倍体分析[573]。

分子改变

大肠癌中存在的各种分子改变没有哪一种能确切地应用于临床预后判断或指导治疗。因此现在的ASCO指南没有推荐应用微卫星体不稳定性、ras突变、p53突变或染色体18q的杂合性缺失分析来估计大肠癌的预后或指导治疗[573]。

患者因素

患者的年龄

关于患者的年龄与预后关系的数据是矛盾的,特别是在年轻患者中。年纪非常大的患者常表现为急性发病,因而多实施急诊手术,故与择期手术相比具有较高的死亡率[574]。年轻患者,尤其是儿童,也被认为预后很差。原因包括大部分肿瘤为黏液腺癌[309,315,575],以及对疾病的延迟诊断导致疾病发展为晚期。53%的年轻患者肿瘤为高级别,而在老年患者中只有20%[575]。另一些报告则提示,如果对经过分期校正后的生存率进行分析,年轻患者与老年患者在预后上没有差别[306,316,576,577]。有些研究甚至提示,如果所有的肿瘤都不考虑其组织病理学诊断,那么小于40岁的大肠癌患者预后要好于老年患者[578]。这种预后上的差异可能是由于研究对象中包括了年轻的HNPCC患者(参见第12章)。

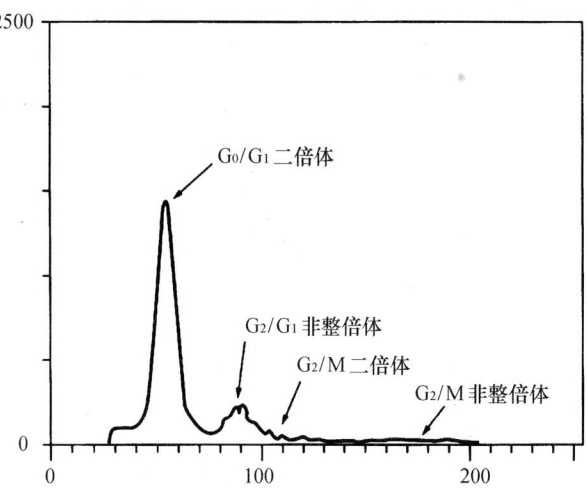

图14.142 结肠癌流式细胞倍体分析。可见一个大的二倍体细胞群,表明可能混有正常的黏膜、间质及炎细胞。一个小一些的非整倍体峰显示至少存在一定比例的肿瘤细胞。

性别

一些研究表明,女性患者与男性患者相比预后较好[443,579,580],但其他的研究则未能证实这一点[581]。

人种

大肠癌的分期显示非裔美国人及低收入非西班牙白人中的结肠癌及直肠癌患者都具有较高的临床分期[285]。从1974年至1976年,黑人与白人患者各期综合5年生存率的差异为5%(45%为黑人,50%为白人)。从1986年至1991年,差异扩大至具有统计学意义的10%(52%为黑人,62%为白人)[582]。目前,在非裔美国人与美国白人的大肠癌死亡率差异仍为10%左右[2]。一些与肿瘤高分期相关的因素与卫生保健措施减少有关。然而,即使在相同分期的患者间进行比较,5年生存率仍有差别。这可能部分是由于黑人患者与白人患者相比较少发生淋巴组织反应[582]。另一项研究表明,其他的病理学发现,例如血管淋巴管侵犯、坏死以及组织学为黏液型等方面的差异,都不能解释生存率之间的差别[582]。

症状

通过筛查技术发现的大肠癌患者多在早期得到治疗,因此得以治愈的机会更大。事实上这一结果导致了与结肠癌相关的死亡率下降。有症状患者与无症状患者相比预后较差。出血和(或)直肠出血者预后较好,这可能是由于黏膜糜烂导致出现症状较早,从而得以进行早期干预[526]。但这些发现仍有争议[523,526]。

治疗

虽然本书的目的不是对治疗进行广泛探讨,但对于病理医生而言,了解治疗的选择及治疗的步骤是重要的,这样才能对活检和(或)切除标本作出更好的评价。恶性肿瘤的治疗依赖几个方面。首先是有无播散性病变的存在,其次是局部复发的可能性。这些由与肿瘤的临床分期有关的病理因素决定。

结肠切除术

大肠癌的标准治疗是手术切除。手术的方式取决于肿瘤的位置和范围,以及解剖学和淋巴管引流的模式(图 14.143)。对可能因根治范围不足而死亡的患者,也许广泛的切除就能将其治愈[583]。治疗升结肠癌及盲肠癌需行回肠结肠切除术。位于腹膜反折处以下的肿瘤需行经腹会阴切除术。位于大肠其他部位的癌则行前位切除术。

手术治疗需要切除肿瘤近端和远端足够长的正常结肠,如果肿瘤与周围结构有粘连,还需留出足够的侧边缘。还需要清除足够的区域淋巴结。淋巴结切除不仅是分期的需要,也是一种治疗手段。清除中间和更靠中央的(主干)淋巴结需要结扎及分离多条血管主干。

肿瘤蔓延至周围器官,如十二指肠或胰头的患者也可实行扩大切除。对这些患者实行整体切除,且切除边缘无肿瘤,能使患者的生存期延长[584]。小的节段性切除及只对结肠周围淋巴结进行清扫,一般仅适用于医疗风险大的患者,或已有肝转移或腹膜播种迹象的患者。对于梗阻性大肠癌的患者,一般采取分阶段治疗的方法。

术前的结肠镜检查对于大肠癌患者制订最佳手术治疗方案是必不可少的,因为它可以发现同时发生的肿瘤,以便在手术时一起切除。手术方案根据肠镜检查的结果制订。结肠次全切除术是患有息肉病综合征、HNPCC 以及同时性结肠癌患者可选择的治疗方案,如果患者在结肠癌常规切除区域外还有同时发生的腺瘤性息肉,这种术式也被认为是首选方案。结肠次全切除手术的其他可能的适应证包括曾因梗阻而实施过横结肠切除术、伴有严重的憩室病,以及年龄小于 50 岁且有肿瘤家族史的患者。

直肠病变的切除

直肠三个部位的手术方式各有不同,并取决于超声内镜或 CT 所确定的肿瘤分期(表 14.18)和肿瘤的分化[585]。位于腹膜反折以下(腹膜外直肠)的肿瘤治疗选择与位于腹膜反折以上(腹膜内直肠)者不同。肿瘤位于直肠腹腔内段的患者,其治疗方式与那些肿瘤位于更近端的结肠癌患者相似。

直肠被经典地分为三段:

1. 上三分之一:起源于上三分之一的肿瘤其下缘距肛缘 11~12 cm。这种病变常通过前切除术或低位前切除术切除,随后通过端-端吻合或端-侧吻合恢复肠道的连接。

2. 中三分之一:起源于直肠中三分之一的肿瘤其发生位置距肛缘 6~11 cm。这些患者可行经腹会阴切除术及永久性结肠造口术,但相同类型的肿瘤采用这种术式的效果并不比保留括约肌的手术治疗效果好[586]。因而,常作出各种努力以保留肠道的连续性。这种术式的成功取决于外科医生的熟练程度和患者的因素,包括有无伴发疾病、侧支血流的存在、前列腺的大小、体型以及盆腔的宽度。

3. 下三分之一:直肠末端 5 cm 发生的肿瘤需行经腹会阴切除术。有时也可行经腹骶切除术或吻合器辅助低位前切除术,一些经过筛选的患者可行可复性直肠切除术加结肠肛门吻合术[587]。

早期病变患者可行局部治疗,包括局部全层切除、电灼疗法、腔内放射或近距离放射疗法。单独的局部切除可经内镜、经肛门、经括约肌、经骶或经尾骨进行。进展期直肠癌的患者也可采用非根治性治疗方案,包括局部切除、电灼疗法、冷冻手术或腔内照射。这些患者的局部病变常为进展期,需要切除邻近的重要结构,或成为医疗高危患者[588]。

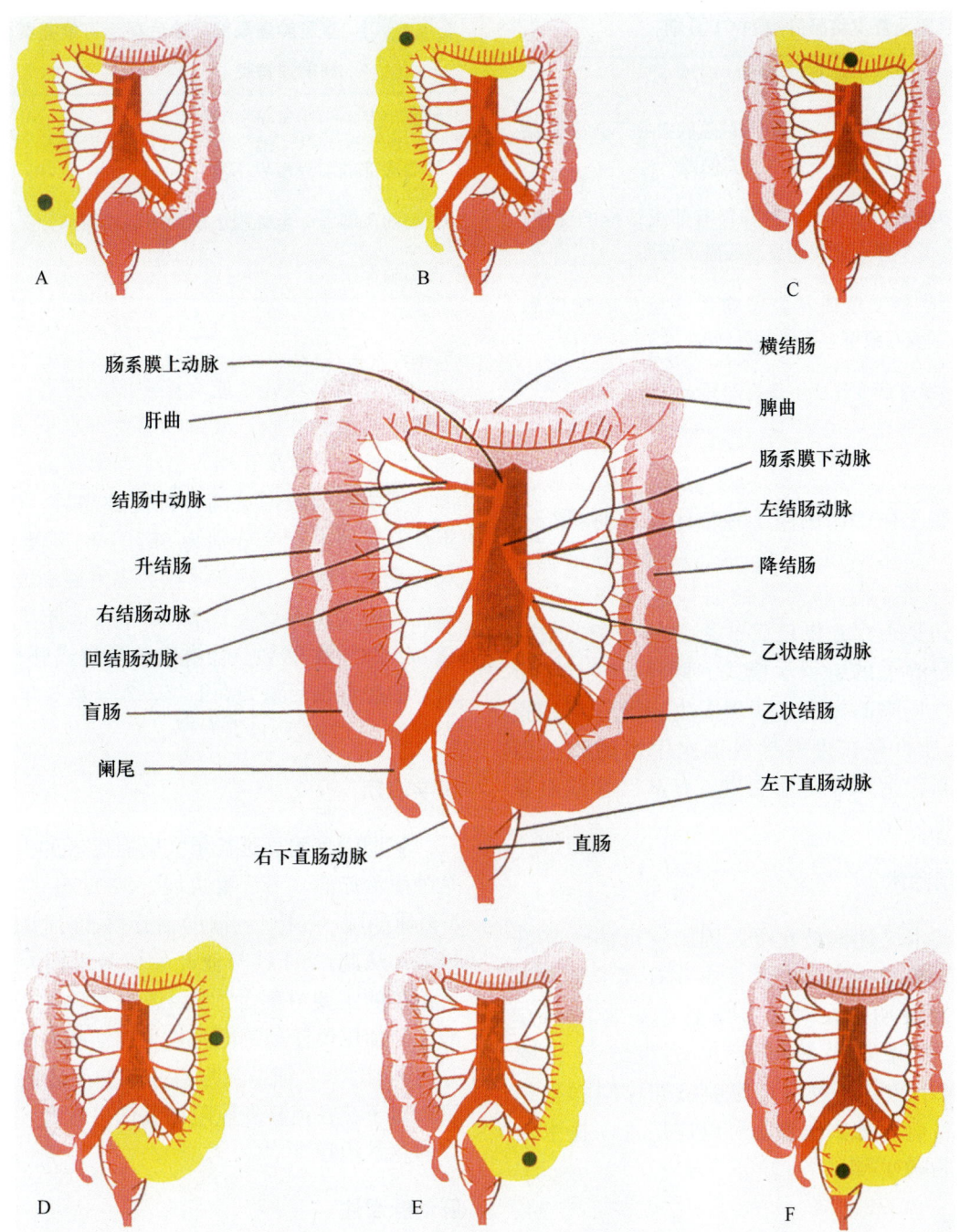

图 14.143 不同区域结肠癌的手术方案示意图。绿色示肿瘤,黄色示切除的范围。

进行局限治疗最重要一点是选择合适的病例,因为病变为 T1 或 T2 早期的低度恶性小肿瘤可以取得最好的效果。治疗前分期对保守治疗患者的选择具有重要作用。关键的决定因素有(1)肿瘤的分化,(2)肿瘤的深度(T 分期),以及(3)淋巴结状况(N 分期)。活检、直肠内超声和盆腔 CT 以及 MRI 可用于协助评估。肿瘤必须小而表浅且分化好[589,590]。高分化的 T1 及 T2 期直肠病变,尤其是那些直径小于 3 cm 者,可以通过局部切除治疗。相反,中分化或低分化的 T1 及 T2 期肿瘤,不论大小,最好进行根治治疗[591]。如在局部切除标本中发现不良病理特征时(表 14.19),马上进行补救手

表 14.18	原发及复发结肠肿瘤的 CT 分期
Ⅰ期	腔内肿物不伴有结肠壁的增厚
Ⅱ期	结肠壁增厚（>5mm）或盆腔肿物不伴邻近结构的侵犯或蔓延至盆腔侧壁
ⅢA期	结肠壁增厚或盆腔肿物伴有邻近结构的受侵，但不伴有盆腔侧壁或腹壁的侵犯
ⅢB期	结肠壁增厚或盆腔肿物延伸至盆腔侧壁和（或）腹壁，不伴远处转移
Ⅳ期	转移性病变伴或不伴局部异常

表 14.19	直肠肿瘤局部切除后提示可能需要额外治疗的不利病理特征
肿瘤出芽——中至低分化	
肿瘤底部的前缘境界不清	
肿瘤的范围——至黏膜下层的中部或深部	
淋巴结侵犯	

术的患者无瘤生存的比例高于到临床复发时再行补救切除者（94%比56%）[592]。这些局部治疗措施督促病理医生对低位直肠病变的活检进行仔细的鉴定，从而确认是否存在淋巴管或血管的侵犯，或其他与不利预后有关的组织学模式。同样，一旦实验室收到局限性切除的标本，病理医生应该仔细检查以准确判断是否存在可能导致再次手术的相关因素。这些因素包括深部切缘受累、有淋巴管或血管侵犯，以及低分化。

腹腔镜结肠切除术

腹腔镜技术已逐渐被接受，因为它可能会降低腹部大手术所导致的主要应激反应并有利于患者恢复。近来研究表明，在对很多结肠癌患者的治疗上，其安全性和效果等同于开放性结肠切除术[593-595]。对小的直肠癌进行腹腔镜切除同样也是可行的，但目前尚无数据表明可以应用这一技术治疗进展期直肠病变[593,595]。

转移灶的切除

在美国最常见的肝脏手术是因大肠癌转移而进行的肝切除，而且这种手术似乎日益普遍[596,597]。然而，所有大肠癌肝转移的患者中只有8%～27%适合进行肝切除。可能从手术中受益的患者的选择标准仍然相互矛盾并带有主观性。患者的生存情况受年龄、最大转移灶的大小、CEA水平、原发肿瘤的分期、无瘤生存时间、肝转移结节的数目以及切缘情况等因素影响[598,599]。患者的切缘与肿瘤的距离应>1cm[600]。

没有结节状病灶或直接浸润的患者，具有任意大小的单叶孤立肿瘤，或单叶多发（小于4个）肿瘤体积<2cm（Ⅰ期及Ⅱ期）者生存率最高。通过肝切除清除了所有肉眼可见的转移性肿瘤后，患者1年、3年及5年的生存率分别为95%、65%及49%[600,601]。双叶受累的患者［任意体积的多发肿瘤或大的单个转移性肿瘤（Ⅳa期）］1年、3年及5年生存率分别为88%、28%及20%。伴淋巴结受累或肝外病变（Ⅳb期）的患者预后最差，1年、3年及5年生存率分别为80%、12%及0%[600,602]。

化学治疗

辅助治疗明显延长了大肠癌患者的生存时间，这是肿瘤治疗的一个重要进展。20世纪80年代，发现5-氟尿嘧啶（5-FU）辅助治疗降低了大肠癌复发的风险，从此，5-FU与亚叶酸成为Ⅲ期大肠癌患者术后治疗的主要方案[603-610]。近来发现，在5-FU/亚叶酸之外加用奥沙利铂能延长Ⅲ期结肠癌患者的无瘤生存时间[611,612]。辅助治疗对Ⅱ期的患者的益处尚有争议，对于存在高复发风险的Ⅱ期患者大多数仍采取保守的化学治疗[613,614]。

肝动脉灌注

与门静脉灌注化疗药物不同，肝动脉灌注适用于肝转移性病变的治疗。肝转移灶从肝动脉得到血液供应。相反，肝细胞从门静脉循环获得营养。肝动脉灌注化疗使肿瘤最大限度地暴露于药物，从而减少了对系统的毒性作用。许多实验证实该疗法的治疗反应率显著增高（动脉内治疗为40%～60%，而系统给药为10%～20%），但没有哪个研究表明肝动脉灌注能显著改善患者生存情况[615-619]。

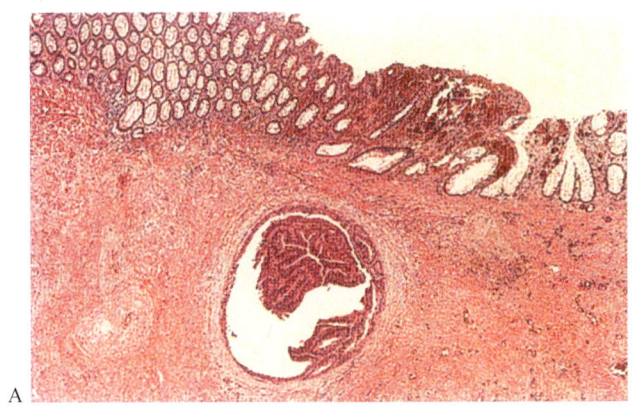
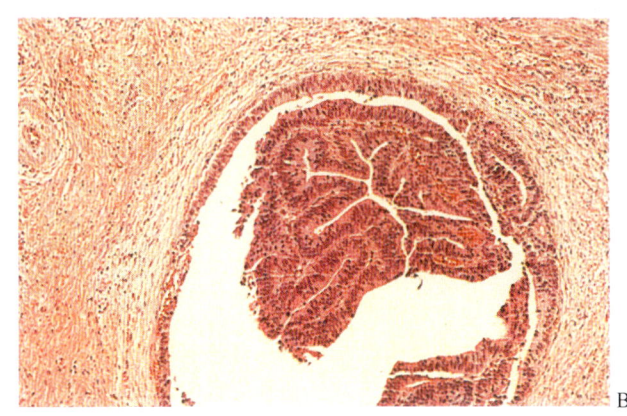
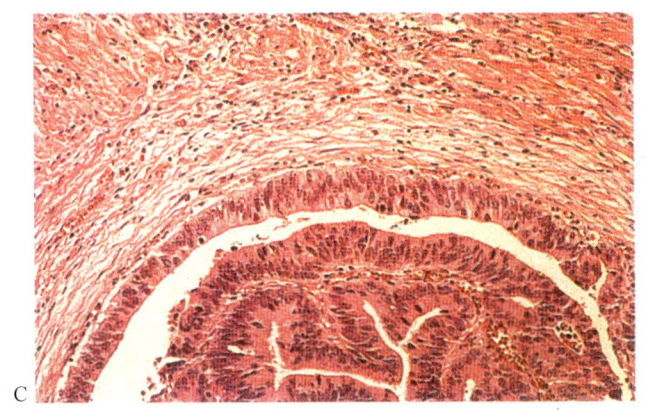

图 14.144 术前放射治疗的作用。**A**：低倍视野显示一小灶残余的高分化腺癌。周围间质纤维化，其上方的黏膜呈放射性损伤改变。**B**：较高倍放大示腺癌，肿瘤周围围反应性增生的间质。**C**：高倍镜示癌。

放射治疗

放射治疗对于某些结直肠癌具有一定作用[620]，对于直肠癌的治疗作用尤其明显。放射治疗可以用于术前、术后或治疗复发性疾病。

手术前化学放射治疗

术前先进行放射治疗联合 5-FU 化疗，再行局部切除或根治切除，使许多局部进展的直肠肿瘤患者得以保留括约肌[621,622]。而且，这种治疗降低了局部肿瘤的复发率，减少了辅助化疗的急性和长期的毒性作用[622]。因此，病理医生经常可以收到术前曾接受过治疗的患者的切除标本。在这些标本中，可能从肉眼上难以检查出残余肿瘤，而且淋巴结可能很小，难以找到。如果肿瘤存在，可能会与周围组织（图 14.145）一样表现出放疗反应（图 14.144）。

辅助放射治疗

常规肿瘤切除后进行盆腔的辅助放疗可减少局部的复发，对透壁性（T3 及 T4）和淋巴结阳性（N1、N2 及 N3）的肿瘤切除后联合应用以 5-FU 为基础的化学治疗效果尤为明显[621]。老年患者对放疗的耐受程度不如年轻患者，发生放射性小肠损伤的风险也有所增加，所以放射治疗医师应注意在技术上减少暴露在照射野内的小肠组织的范围[623]。

局部复发

复发与肿瘤的分期、转移淋巴结的数目、肿瘤在直肠系膜中的播散、组织学为黏液型、血管及淋巴管侵犯，以及远端切缘距肿瘤的距离有关。直肠癌与结肠肿瘤相比具有更高的局部复发率。总体复发率 10％～25％[533]。大约 8％ Dukes A 期的病变，25％～31％的 B2 期癌症患者，以及大约 50％的 C 期肿瘤患者会在手术切除后发生盆腔复发[587,624]。一些临床病理特征能预示直肠癌的局部复发。其中肿瘤扩

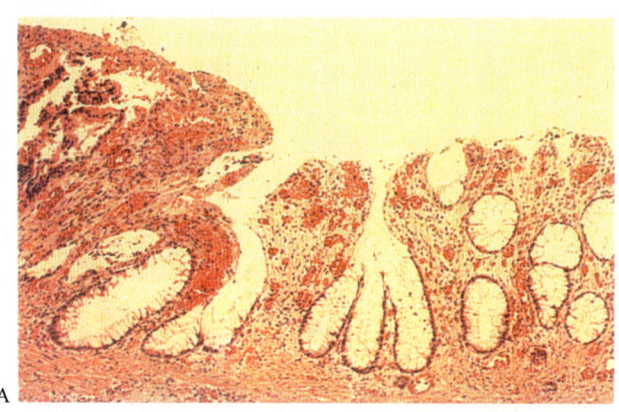 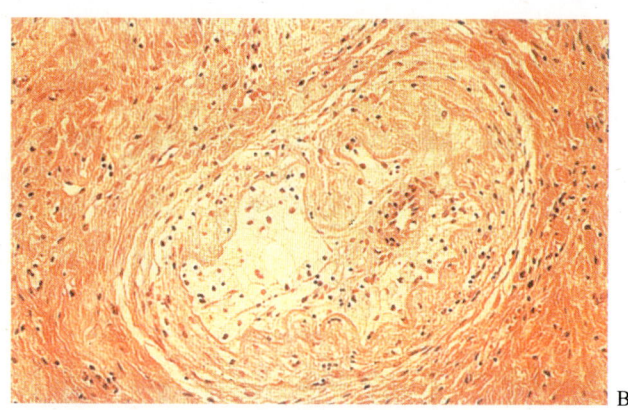

图 14.145 放疗反应。A：术前接受放射治疗的直肠癌上方被覆的结肠黏膜。黏膜结构变形，与缺血性病变非常类似。B：继发于放射损伤的黏膜下层血管内膜增厚。血管内的泡沫样组织细胞是放射损伤的典型表现。

散穿透肠壁和淋巴结受累最为重要。

进展期直肠癌患者可实行姑息性切除，借此能很好地缓解局部症状，但这一措施不能延长患者的生存时间。如果不能进行姑息性切除，可采用内镜下经肛门切除来清除位于腹膜反折以下的梗阻性病灶；体质虚弱的患者也可行激光消融术[625]。

大肠癌的肿瘤标记物

大肠癌有许多相关的肿瘤标记物。有些标记物代表获得了某种蛋白的表达，而另一些则代表表达的缺失。某些标记物对大肠癌患者临床过程起重要的监控作用，而另一些标记物则有助于判断某个患者的预后。

表 14.20 列出大肠癌的相关肿瘤标记物。针对这些抗原的许多单克隆抗体已广泛应用。采用放射物质标记这些抗体，可以勾勒出血清水平增高患者的大肠癌隐性复发区域[626-631]。抗体也可用于术中检测微小转移灶，事先注射放射性标记抗体，然后通过手持γ射线探测器检测患者大肠癌的范围[632]。然而，每一种抗原都有可能自发地或在肿瘤溶解时散入血液循环。由于淋巴结的抗原呈递细胞摄取了抗原，因此在邻近大肠癌部位的组织学正常的淋巴结中可以检测到 CEA、TAG72 及 171A 等抗原的存在[633]。在淋巴结中，抗原经处理后，抗原片段与循环抗体相反应，导致组织学正常的淋巴结出现放射标记抗体的假阳性摄取。这种效果因抗原的不同而不同，针对同一种抗原的不同抗体效果也不相同。没有证据表明任何单个抗原可以作为理想的肿瘤标记物[633]。

表 14.20	大肠癌相关的肿瘤标记物
癌胚抗原（CEA）	
癌抗原 19.9（CA19.9）	
癌抗原 50（CA50）	
癌抗原 242（CA242）	
碱性磷酸酶	
α₁-抗胰蛋白酶	
蔗糖酶-异麦芽糖酶	
TAG72391	
TAG171A	
血型抗原	
唾液酸化 Lewis X（Sialyl Lex）	
唾液酸化 Tn（Sialosyl-Tn）	
T 抗原	
黏蛋白	
Muc-1	
结肠-卵巢肿瘤抗原（COTA）	
生长因子及受体	
p 糖蛋白	
E-钙黏蛋白	

癌胚抗原

CEA，第一个大肠癌的抗原[634]，是一种癌胚抗原的原型。在胚胎及成人细胞中都有表达，尤其是在肿瘤中。大多数的大肠癌产生 CEA（图 14.146）。只有 3% 的肿瘤 CEA 阴性。CEA 表达于黏液分泌细胞的顶缘及胞浆内。也表达于腺瘤及 IBD 中。

CEA 水平曾一度被认为是非常有用的大肠癌患者的筛查指标，但现在认为其更为重要的作用是提示肿瘤的复发[634-636]。在出现肿瘤生长的临床征象之前，复发患者的血清水平上升。目前的 ASCO 指南推荐对 II 期或 III 期的大肠癌患者每 3 个月检测一次 CEA 水平，而且在术后或系统治疗后要至少持续检测 3 年[573]。CEA 水平升高提示应当寻找转移病灶或复发病灶。化疗后 1~2 周会出现 CEA 水平的增高，但在分析这一现象时，应警惕肿瘤溶解也会导致 CEA 释放入血[637]。

角蛋白

免疫组织化学显示大肠癌的角蛋白表达总是呈阳性。但并不是所有的角蛋白在结肠癌中均有表达。某些特定的角蛋白分子在不同的病变表达不同，有助于大肠癌的诊断和与其他癌的鉴别。而其他角蛋白则无此作用。最常见的是结肠癌细胞角蛋白 20 阳性，细胞角蛋白 7 阴性。这种表达模式有助于大肠癌和肺腺癌的鉴别诊断[638]。角蛋白的免疫染色也有助于检测微小转移灶或小的残余病变。

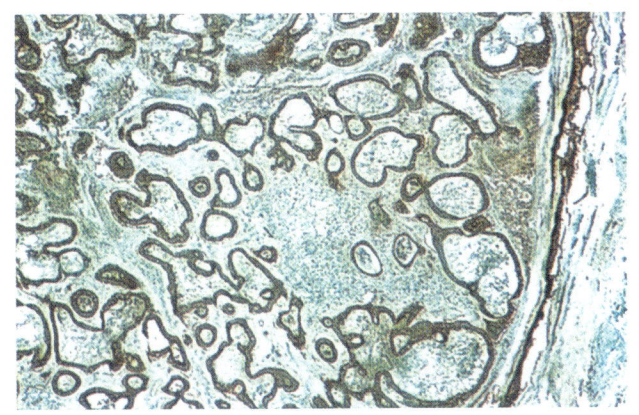

图 14.146 结肠癌的淋巴结转移灶示癌胚抗原免疫反应强阳性。

CA-19

CA-19 是由癌细胞新合成的碳水化合物类细胞表面抗原[639]，与血型抗原 Lea 有关[640]，在大约 80% 的结肠癌中表达，也见于良性病变及异型增生。大约 50% 的肿瘤患者血清水平升高。然而，目前的数据不支持将其用于对大肠癌患者的临床监测[573]。

生长因子及其受体

大肠癌中有时有 TGF-α 水平升高。其表达水平与组织学分期或分级无关[641]。与淋巴结阴性的大肠癌相比，表皮生长因子受体（EGFR）在淋巴结阳性的患者中表达升高[642]。EGFR 表达的程度也影响患者的生存时间。大于 50% 的肿瘤细胞 EGFR 抗体染色阳性的患者比阳性细胞小于 50% 者预后差。

肝细胞生长因子（HGF）促进肿瘤的侵袭及转移，并在结肠肿瘤中过表达。HGF 与 C-met 编码的受体相结合，增强信号转导。

黏附分子

E-钙黏蛋白在正常结肠中表达，在结肠癌中表达下调[643]。生存时间大于 5 年的患者 E-钙黏蛋白 mRNA 水平明显高于生存时间小于 5 年者[644]。

大肠癌的分子改变

许多有关大肠癌发生的基因背景的研究是得益于对那些使结肠癌易感性增加的遗传综合征的研究。疾病的组织学进展涉及关键基因及其蛋白产物的改变，包括癌基因、肿瘤抑制基因和 DNA 错配修复（MMR）基因，此外还有许多基因启动子的表观遗传学改变。

在结肠癌肿瘤演进过程中的特定时期，一些特定的基因易于突变，但是，是这些基因改变累积至一定量而不是它们的特定顺序，主宰着肿瘤的形成。大肠癌的发展过程存在三条基本途径：一条类似于 FAP 患者的染色体不稳定途径，一条类似于 HNPCC 中所见的微卫星体不稳定途径，以及一条表观遗传学或甲基化途径。在下面将一一讨论这些途径。然而需要指出的是，这些途径间存在大量的重叠，所以对于一个肿瘤个体而言，可能普遍存在一条以上途径的改变。

染色体不稳定途径

由染色体不稳定途径发展而来的大肠癌显示为多倍体，17p，18q，18p 及 22q 染色体的等位基因缺失，ras 癌基因突变，以及肿瘤抑制基因 APC 及 p53 的频繁突变。这些肿瘤是通过现在所熟悉的腺瘤-癌序列多阶段演进而来的，Vogelstein 等人在 1990 年首次描述了这一过程[645]（图 14.147）。

APC 基因

FAP 属常染色体显性遗传病，其特点形成多发的大肠息肉并易患大肠癌（参见第 12 章）。FAP 患者位于 5 号染色体的结肠腺瘤性息肉病（APC）基因发生胚系突变失活。散发性的大肠腺瘤及大肠癌中也存在 APC 基因的体细胞突变[646-652]。同样，携带 APC 胚系突变的小鼠（MIN 小鼠）也易患肠道肿瘤[653]。

APC 基因位点的变化发生在肿瘤演进的早期，见于小腺瘤中[654]。整个小腺瘤中 APC 突变均匀存在，但腺瘤蒂部的正常上皮无突变[655]。60% 的大肠癌及 63% 的腺瘤中至少存在一种 APC 基因的体细胞突变。腺瘤中发现的突变与癌中发现的相似[654]。第二次突变促使异常增生的上皮向腺瘤的转变[645,656-661]。通过等位基因缺失或单纯突变使 APC 的第二个等位基因失活，这一变化见于 35%~70% 的腺瘤以及 35%~45% 的癌[645,647,648,654,658,661-664]，提示这可能是结肠癌演进过程中常见但并非必须的步骤。

大多数的突变导致 APC 编码蛋白的羧基端截短[647,652,665-669]，提示蛋白的这一部分有非常重要的生长-抑制调控作用[660,669]。APC 是结肠上皮增生的负调节蛋白[670]，并且是 Wnt 信号通路的一部分。在正常的情况下，APC 参与泛素介导的胞浆内 β-连环素的降解，使其不能到达细胞核。后者在细胞核内可与转录因子反应，最终导致细胞的增生。缺乏 APC 突变的腺瘤常常显示有 β-连环素的突变，从而同样激活 Wnt 信号通路[671,672]。APC 的功能在第 12 章中有详述。

ras 基因

ras 原癌基因在正常细胞生长及分化中的作用[673]是作为 G 蛋白参与来自细胞膜的生长因子受体的信号转导而实现的（图 14.148）[674]。各种生长信号导致 p21 ras 的激活，是信号转导的必需步骤[675]。ras 三磷酸鸟苷（GTP）激活各种细胞靶点，刺激酶的级联反应，推进细胞周期，使细胞骨架的排列、细胞黏附以及细胞增殖发生改变。12、13 或 61 密码子的突变使 ras 原癌基因转变为癌基因，导致自发的细胞生长及增殖[673,674]。

大肠肿瘤中的大部分突变都涉及 K-ras 基因的

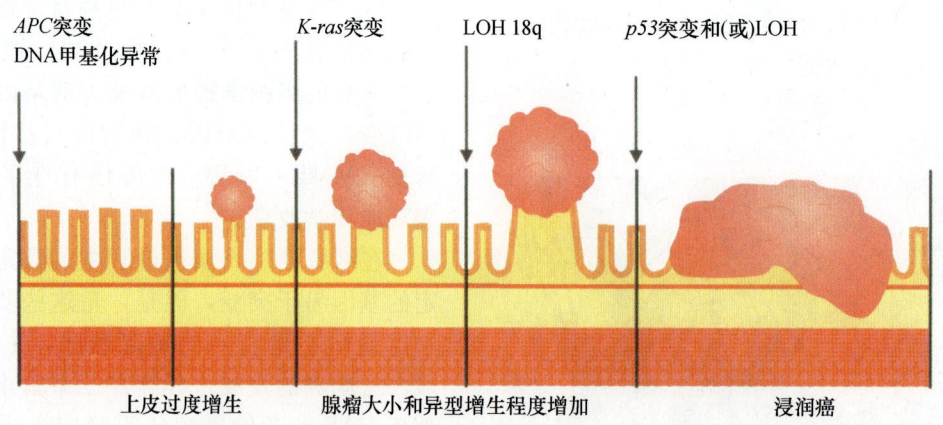

图 14.147　大肠癌演进的染色体不稳定途径示意图。最早期的改变涉及 DNA 甲基化状态的改变及 APC 基因的突变。这些改变发生在可以辨认的组织学异常出现之前。小腺瘤中出现 K-ras 基因的突变，随后位于染色体 18q 的肿瘤抑制基因缺失。p53 突变出现较晚，可能在大的异型增生腺瘤转化为真正的浸润性癌过程中起作用。

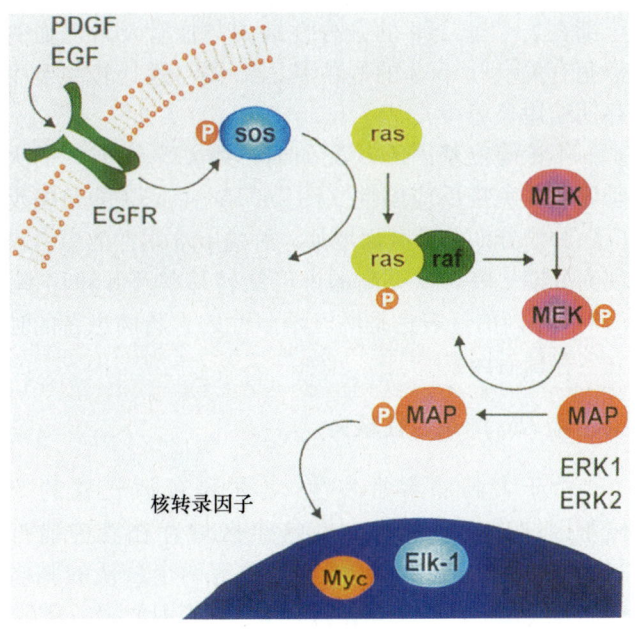

图 14.148　ras 在细胞中的作用示意图。

12 密码子。鲜有突变涉及 N-ras 基因[645,676-680]。ras 突变发生在腺瘤生长的中间阶段[645,681]，而不是肿瘤连续发展过程的早期，或者与癌发生相关的晚期改变。ras 突变一般发生在 APC 突变之后。在小腺瘤中并不常见，而在具有高级别异型增生的大腺瘤中较为普遍[645,682]。K-ras 突变在 APC 患者的肿瘤中发生的时间与散发性腺瘤相似，但 K-ras 突变在散发性腺瘤中比在 FAP 相关腺瘤中更为常见[683,684-686]。腺瘤及原发性大肠癌中，K-ras 的突变率分别为 12%~75% 和 21%~65%[645,674,677,682,687-693]。在人类大肠癌的自然病程中，K-ras 的突变一直保持稳定[694]，因此原发灶与其转移灶中的 ras 突变相同。腺瘤和癌的二倍体及非整倍体细胞都可发生 ras 突变[677]，但在非整倍体肿瘤中更常见[677,693]。这提示 K-ras 突变早于非整倍体发生[677]。

尽管 ras 突变在大肠肿瘤发生过程中出现相对较早，但在平坦型腺瘤和癌的发生中不起主要作用[695-697]。ras 突变仅见于 16%~23% 的平坦型腺瘤及 17%~23% 的平坦型癌[695-698]，而见于 67% 的息肉样腺瘤及 76% 的癌。即使是轻度异型增生的腺瘤或小腺瘤（<5 mm），呈息肉状者与相应的平坦型相比也显示较高的突变率（前者分别为 62% 及 57%，后者分别为 23% 及 19%）。这些数据提示 K-ras 突变与腺瘤的形态或临床特征有关，并且平坦型癌涉及的分子改变可能不同于普通的腺瘤-癌序列[699]。

p53 基因

p53 基因位于 17 号染色体的短臂，是目前发现的人类肿瘤中最常突变的基因，现在被广泛公认为肿瘤抑制基因。p53 的缺失伴/或突变具有致癌性。p53 基因编码一种短寿的磷蛋白[700]；其寡聚物与 DNA 相结合，起转录因子的作用[701]。它包含几个独立的功能域，与其调控作用有关[702-708]。

p53 蛋白在细胞中有很多作用。它参与调控细胞的增殖、分化、DNA 的修复与合成，以及程序性细胞死亡[709-712]。p53 可导致 G1 期细胞周期阻滞以便对 DNA 损伤、缺氧以及其他应激情况作出反应（图 14.149）[713-715]，使受损的细胞在进入细胞周期的 S 期前 DNA 的改变得以修复。G1 期停滞是 $p21^{WAF/CIP1}$ A 的转录激活的结果[716,717]。$p21^{WAF/CIP1}$ A 的启动子附近有一个 p53 结合位点[716,718-720]，并且是推动细胞周期关键步骤的周期素-CDC2 或周期素-CDK 复合物的通用抑制子[718-720]。p53 也能调控 G2/M 细胞周期的过渡[721]。该细胞周期检查点失去控制，可能导致受损的 DNA 发生复制，并传给子代细胞。当 DNA 损伤严重到难以修复时，p53 也可使细胞进入程序性细胞死亡途径[709,711,712]。

缺少野生型 p53 的细胞不具有细胞周期检查点活性，这些细胞会发生高频率的基因扩增[722]。缺少野生型蛋白的正常生长调控活性，使细胞获得选择性生长优势，促进基因的不稳定性，减少凋亡的可能，并会导致无限制的细胞生长[708,722-724]。然而，需要指出的是，仅有 p53 的突变不足以引起癌的发生；其他肿瘤抑制基因或所在的癌基因位点的突变对于完全的恶性转化是必不可少的[710]。

错义点突变形成错误的 p53 蛋白是人类肿瘤中最普遍的 p53 突变类型[710]。从基因的全部缺失到产生终止密码子等其他改变都可以导致蛋白的缺失。

尽管野生型 p53 具有肿瘤抑制功能，但突变型 p53 有时可发挥负显性作用[705,725,726]。突变型 p53 多肽的半衰期比野生型长。因此，它们在肿瘤中聚集并与野生型 p53 亚单位结合形成寡聚蛋白复合物，从而灭活其功能[705-728]。因此，尽管正常的等位基因并没有丢失，p53 突变也可能会导致 p53 的

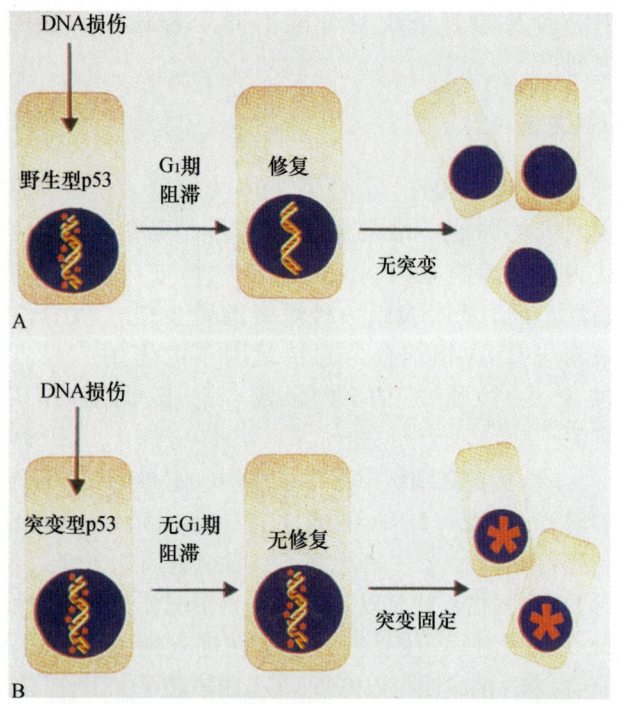

图 14.149 p53 的作用。A：遭受 DNA 损伤但含有野生型 p53 的细胞,其细胞周期停滞在 G1 期。随后发生 DNA 修复和细胞复制,产生的子代细胞中没有 DNA 异常。B：如果遭受 DNA 损伤的细胞含有突变的 p53,G1 期阻滞将不会发生,损伤的 DNA 被复制并传至子代细胞。

正常功能全部或近乎全部丧失。p53 编码序列中的小突变可以减弱 p53 与 DNA 结合位点相结合的能力[729]。最终,大多数肿瘤中的第二个等位基因也会失活,p53 的功能彻底丧失[730]。大多数大肠癌为 p53 杂合子[731,732],保留的等位基因也几乎总是发生突变的[703,731,733-735]。大肠癌患者的 p53 突变发生在第 5 外显子至第 8 外显子的各区域。只有三分之一的突变发生在热点密码子 175、248、273 及 282[734,735]。

p53 基因位点的杂合性缺失(LOH)与结肠癌演进的晚期阶段有关。在小于 10% 的腺瘤[645,736]及 31%~78% 的癌中[645,736-738]可以发现 p53 的 LOH。平坦型及息肉型腺瘤均可发生 p53 突变,但通常仅见于高级别异型增生者[739]。

p53 异常与大多数进展期大肠肿瘤的关系提示 p53 的突变标志着这些肿瘤更具侵袭性[740]。具有 17p 等位基因缺失的癌与那些无此改变者相比更容易发生转移及致死性病变。这些肿瘤中的大多数 p53 的功能全部丧失[731]。17p 的杂合性缺失与血管及淋巴血管侵犯有关[741]。p53 的等位基因缺失与远处转移及生存期缩短显著相关[742,743]。

不论等位基因的状况如何,约 47%~50% 的大肠癌 p53 免疫反应阳性(图 14.150)。p53 的免疫反应随肿瘤分期的升高而增加。肿瘤 p53 阳性的患者表现为分期更晚,伴更高的淋巴结转移率及肝转移率。p53 在核内的过表达是淋巴结阳性的大肠癌患者的独立生存预后因素[744]。

染色体 18q 的杂合性缺失

由于大肠癌常常发生 18 号染色体长臂的等位基因缺失,人们推测在这个区域存在着肿瘤抑制基因[645,745]。这个区域至少含有两个公认的肿瘤抑制基因——*DCC*(结肠癌缺失基因)及 *DPC4*(胰腺癌缺失基因,位点 4)或 *Smad4*。尽管最初认为相当一部分大肠癌发生 *DCC* 基因缺失,但它似乎与大肠癌的发生无关[746]。而在异体移植瘤及大肠癌细胞系中可见 *Smad4* 的纯合性缺失和(或)突变,并见于 10%~35% 的原发性大肠癌中[747-750]。

Smad4 是胰腺癌中第一个被识别的肿瘤抑制基因,最初命名为 *DPC4*[751]。人类 *Smad4* 基因含有 11 个外显子,推算有 552 个氨基酸编码序列,编码信号转导蛋白 TGF-β 超家族中的重要蛋白。TGF-β 信号转导通过两种受体——受体 I(R I)及 II(R II),它们具有丝氨酸/苏氨酸激酶活性。当 TGF-β 与 TGF-βR II 结合时,该受体通过磷酸化激活 TGF-βR I,继而 T 磷酸化细胞内靶点 Smad2 或 Smad3。磷酸化的 Smad2 或 Smad3 与 Smad4 结合形成 Smad 复合物并移位至核。这种蛋白复合物与 DNA 直接或间接反应,调控靶基因的转录,从而调控细胞的增殖。

随着从腺瘤向癌的演进,*Smad4* 的突变频率也不断增加。一项研究表明 40 个腺瘤无一发生突变,黏膜内癌突变率为 10%,无远处转移的浸润癌为 7%,伴远处转移的原发浸润癌为 35%[752]。*Smad4* 基因的突变包括移码突变、无义突变及错义突变。在 95% 的浸润性及转移性癌中也可检测到野生型等位基因的缺失。另一项研究显示[753],在所有的腺瘤或 I 期的腺癌中都可以通过免疫组织化学检测到 Smad4 的表达,但只见于 8% 的 II 期癌、6% 的 III 期癌及 22% 的 IV 期癌。这些数据再

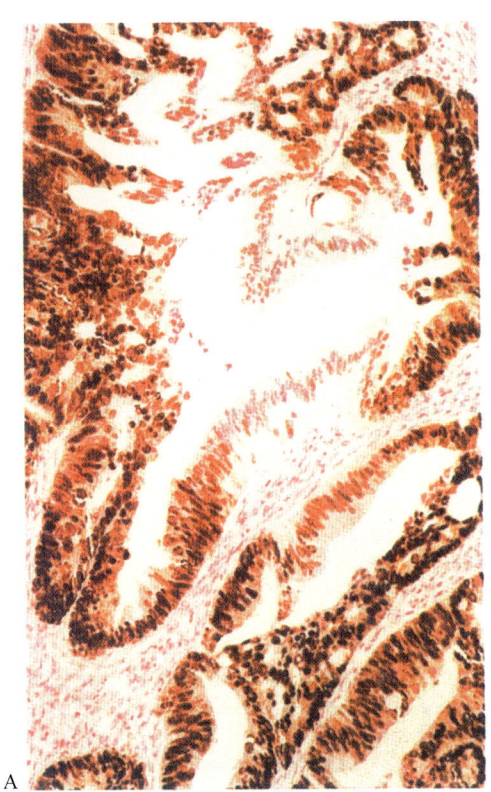 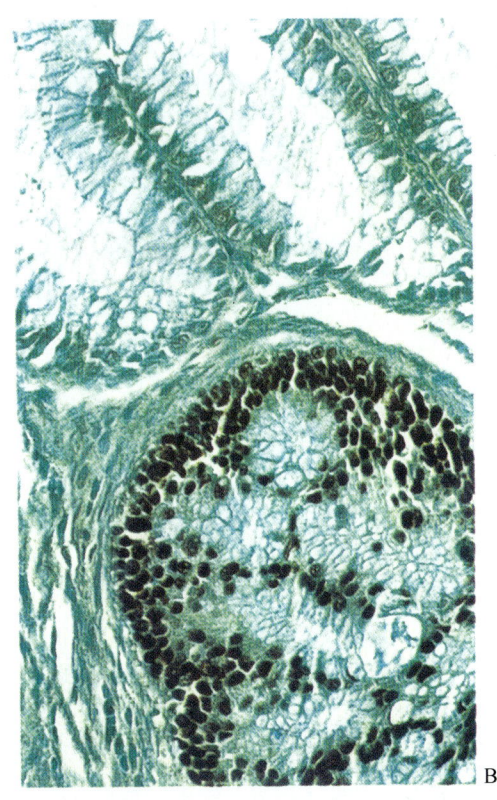

图 14.150　p53 的免疫组织化学。**A**：中分化结肠癌示 p53 免疫反应强阳性。如此强的染色常常提示存在 p53 突变。**B**：在图片的右下方，肿瘤组织显示 p53 的免疫反应阳性，但在相邻的非肿瘤性结肠黏膜中 p53 阴性。

一次提示 Smad4 的失活是大肠癌发生过程中的晚期事件。

染色体 18q 的异常状态也具有评估 Ⅱ 期大肠癌患者预后的价值[754,755]，因为伴 18 号染色体等位基因缺失的 Ⅱ 期大肠癌患者的生存状况与 Ⅲ 期大肠癌患者相似。相反，没有 18 号染色体等位基因缺失的 Ⅱ 期病变患者，其生存率则与 Ⅰ 期病变患者相似，可能不需要额外的治疗[755]。

微卫星体不稳定途径

错配修复基因

通过对 HNPCC 家族的研究，发现了一类新的对人类肿瘤非常重要的基因，它们被称为错配修复（MMR）基因。MMR 基因与其他基因一起清除错配、稳定 DNA 链并合成一条新的 DNA 链。这一被称作错配修复的过程在稳定基因组中起着必不可少的作用[756,757]。在另外两种罕见的大肠癌综合征，Muir-Torre 及 Turcot 综合征中，也可发生遗传性的错配修复异常。

至少存在 6 种不同的人类错配修复基因，包括 MLH1、MSH2、MSH3、MSH6、PMS1 及 PMS2。这是与大肠杆菌及酵母菌的错配修复基因对应的人类基因，它们的产物选择性地与 DNA 的错配碱基对以及插入-缺失环的错配相结合，启动修复过程（图 14.151）。当错配修复途径失活时，受累细胞的突变率升高 100~1000 倍[758,759]。重复序列对突变尤为敏感，且突变率最高。复制错误可能源于 DNA 复制时体细胞 DNA 聚合酶发生滑脱，并在缺乏正常修复机制时累积。因此，微卫星体序列长度的不稳定是具有这类错配修复缺陷的患者所发生肿瘤的特点。

在 HNPCC 家系中，MLH1 的胚系突变率为 33%，MSH2 为 31%~40%，PMS2 为 4%[760]。Mulir-Torre 综合征患者对肿瘤易感的原因，在一个家族中表现为遗传性 MSH2 基因移码突变，而另一个家族表现为遗传性 MSH2 基因无义突变[761]。微卫星体不稳定及体细胞中 MMR 基因的失活也发生于大

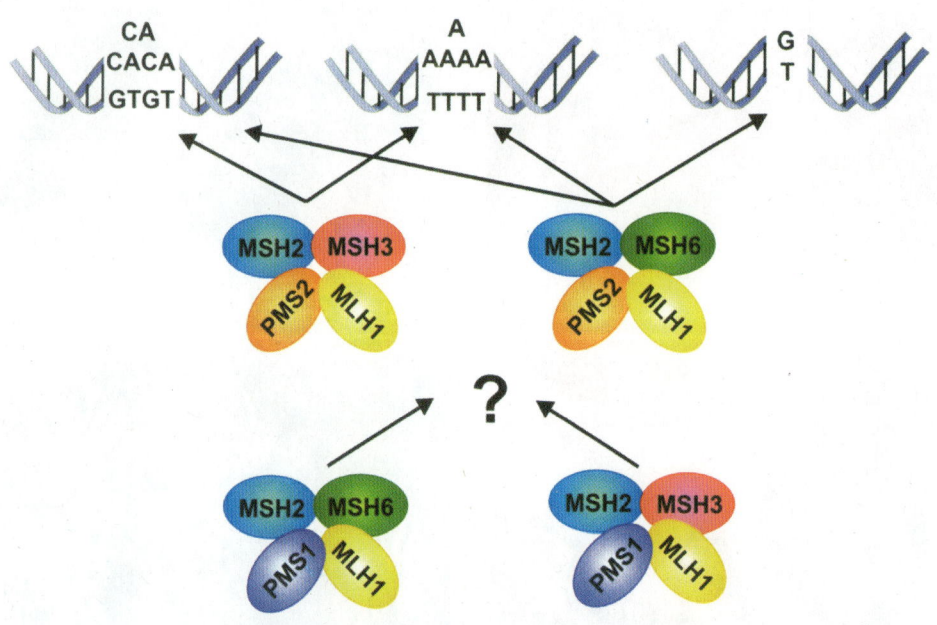

图 14.151 DNA 错配修复。错配修复蛋白形成各种各样的复合体来修复不同类型的错误。MLH1、MSH2、MSH3 和 PMS2 形成一种复合体，负责校正 Loop 环错配；MLH1、MSH2、MSH6 和 PMS2 具有相似的功能，但也能校正错配的碱基。某些蛋白复合物的功能尚属未知。

约 15% 的散发性大肠癌中[762-765]。与 HNPCC 相关肿瘤不同，突变的机制不是由于 MMR 基因的沉默。散发性大肠癌中取而代之的是表观遗传沉默，最常见的是 MLH1 的启动子甲基化[766,767]。与 HNPCC 肿瘤相似，具有 MMR 缺陷的散发性病变多发生在右半结肠，且常为黏液型、低分化，并多为 DNA 二倍体。散发的 MSI 阳性肿瘤患者与 MSI 阴性患者相比生存期更长[768]。MSI 表型也见于溃疡性结肠炎患者的肿瘤病变中[769,770]。

肿瘤组织中的微卫星体改变按传统分为三类：MSS、低度 MSI（MSI-L）及高度 MSI（MSI-H）。被检测的微卫星体位点中 <30% 不稳定时，为 MSI-L，而 >30% 则为 MSI-H。国家癌症研究所（National Cancer Institute）的一个工作室推荐用 5 个特异的微卫星体标记物来区分 MSI-L 与 MSI-H 肿瘤[771]。区分 MSI-L 与 MSI-H 表型的意义在于它们具有不同的基因变化。

HNPCC 患者具 DNA 错配修复缺陷的类型往往与 MLH1 或 MSH2 错配修复基因的改变有关[772-775]。这些患者的肿瘤为 MSI-H，并且重复性微卫星序列的 poly（G）及 poly（A）突变率均有增高。当这些突变发生在细胞增殖、生长或分化调控基因的重复元件时，可能会直接导致肿瘤性转化。在 MSH-H 结肠癌中最常见的靶基因是 TGF-βRⅡ。其他具有重复序列的基因也可能发生改变[776-788]（表 14.21）。

目前对大肠癌中所发现的微卫星体不稳定与其他基因改变之间的联系还不是很了解。结肠肿瘤中 Wnt 信号通路的改变与它们的 MSI 状态无关[789]。在 21% MSI-H 的结肠癌中可以发现 APC 的突变[790,791]。另外，22%~31% 的 MSI-H 肿瘤还有 ras 的突变[792]。MSI-H 结肠癌中 p53 的突变不如 MSS 结肠癌常见，但确有发生[790,792,793]。

表观遗传学途径

甲基化异常

散发性 MSI-H 大肠癌中 MLH1 启动子异常甲基化的发现，戏剧性地揭示了表观遗传学改变在肿瘤演进过程中对重要基因的失活所起的作用[766,767,794]。从此，人类各种肿瘤多个基因位点的异常甲基化情况均有大量报道[795,796]。正常的情况下，随着年龄增长，

表 14.21　MSI-H 结肠癌中发生移码突变的靶基因

基因	功能	重复类型	结局
TGF-βRⅡ	肿瘤抑制基因	$(A)_{10}$	失去肿瘤抑制活性
IGFⅡR	肿瘤抑制基因	$(G)_9$	失去肿瘤抑制活性
Bax	促凋亡基因	$(G)_8$	凋亡信号的丢失
MSH3	错配修复基因	$(A)_8$	MMR 功能丧失伴突变率增加
MSH6	错配修复基因	$(C)_8$	MMR 功能丧失伴突变率增加
TCF4	转录因子	$(A)_9$	转录活性增强
MBD4	甲基-CpG 结合胸腺嘧啶转葡萄糖基酶	$(A)_{10}$	可能加重 MMR 功能不足
PTEN	肿瘤抑制基因	$(A)_6$ 外显子 7，$(A)_6$ 外显子 8	失去肿瘤抑制活性
RIZ	肿瘤抑制基因	$(A)_8$ 外显子 8，$(A)_9$ 外显子 8	失去肿瘤抑制活性
AXIN2	Wnt 信号通路	外显子 7 内 4 个重复序列	TCF 依赖性转录活化
Activin RⅡ	TGF-β 途径中的丝氨酸苏氨酸激酶	$(A)_8$ 外显子 10，$(A)_8$ 外显子 3	失去肿瘤抑制活性

MMR，错配修复；RⅡ，受体Ⅱ；TGF，转化生长因子。

表 14.22　结肠和结肠癌中启动子甲基化所致的基因失活

基因	位置	年龄相关的甲基化	结肠癌中的甲基化（%）
ER	6p25.1	Yes	＞90
MYOD1	11p15.4	Yes	＞90
N33	8p22	Yes	80
RARβ1	3p24	Yes	80
IGF2	11p15.5	Yes	70
PAX6	11p13	Yes	70
CSPG2	5q12-14	Yes	70
HPP1/TPEF	2q33	Yes	60~80
RASSF1	3p21.3	Yes	50
THBS2	6q27	Yes	50
CALCA	11p15	No	50
HIC1	17p13.3	No	50
HLTF	3q25-26	No	50
WT1	11p13	No	50
P16	9p21	No	40
MGMT	10q26	No	30
TIMP3	22q12-13	No	27
MDR1	7q21.1	No	20~30
RARβ2	3p24	Yes	10~30
COX-2	1p25.2-3	Yes	10~20
MLH1	3p21.3	No	10~20
P14/ARF	9p21	No	10~20
APC	5q21	No	10~20
CACNA1G	17q22	No	10~20
RIZ1	1p36	No	10~20
THBS1	15q15	No	10~20
LKB1/STK11	19p13.3	No	5~10
EGFR	7p12	Yes	0

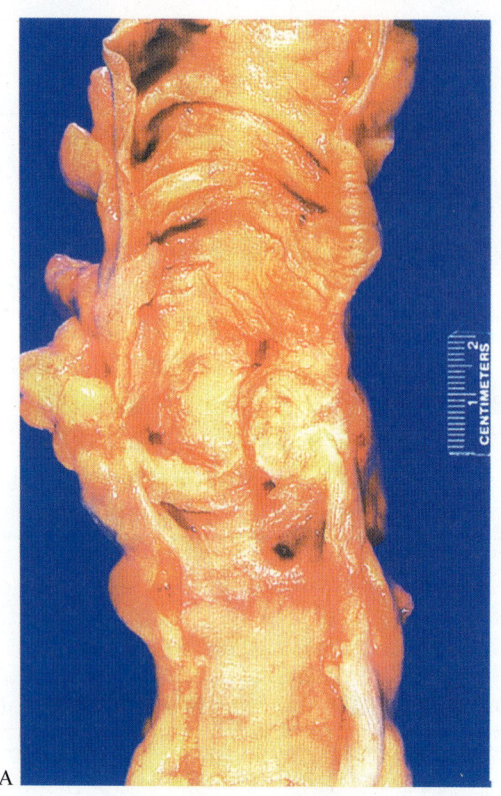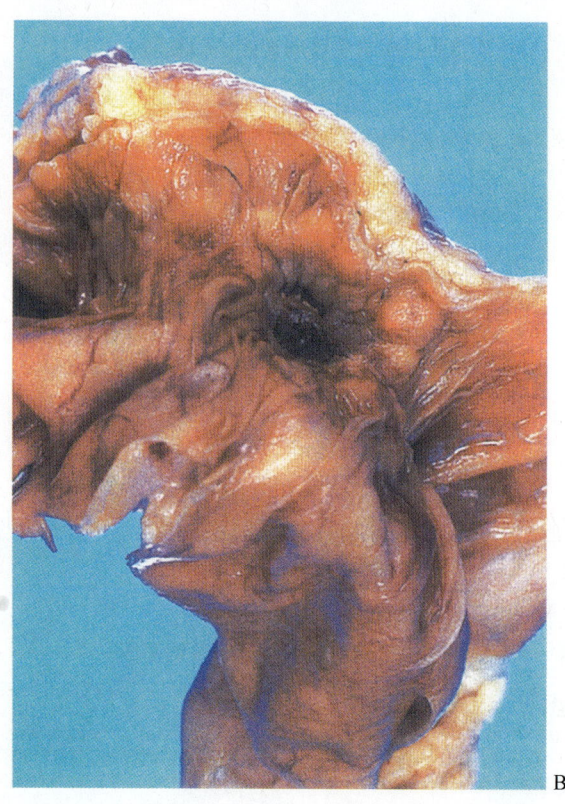

图 14.152 转移性癌。**A**：前列腺癌的连续性扩散继发导致直肠黏膜不规则、肠壁增厚及肠腔狭窄。**B**：结肠可见一溃疡性病变，这是胰腺癌的转移病灶。

某些位点的 CpG 岛可发生过度甲基化，但是肿瘤相关的甲基化异常涉及不同的基因（表 14.22）。例如，在结肠癌中没有报道过存在 p1 的突变，但 p16 启动子的甲基化见于 40% 的大肠癌[797]，并在结肠腺瘤中也有发现。这一发现提示，启动子的异常甲基化在从腺瘤-癌的序列演进过程中的早期发生，其他研究也证实了这一点[798,799]。事实上，通过观察发现一些大肠癌患者易于发生多位点的广泛甲基化异常，并因此产生了 CIMP 这个概念[800-802]。导致 CIMP 的原因还不清楚。

CIMP 阳性的大肠癌似乎代表一个特殊的表型，所以它可能代表大肠癌发展过程的一个独特的途径。CIMP 阳性的结肠癌倾向为低分化，而且更常见于老年患者的右半结肠[803-806]。CIMP 也与无蒂锯齿状息肉及锯齿状腺瘤关系密切[807,808]。CIMP 阳性的肿瘤可以分为两组，一组是 MSI 阳性，另一组是 MSS 伴高频率 K-ras 突变[273,803]。与 CIMP 有关的 MSI-H 肿瘤，其发生是 MLH1 启动子甲基化的结果[797]。MSS 组 CIMP 阳性肿瘤中所见的 Ras 基因突变可能是 MGMT 启动子甲基化的结果，这种改变使 G→A 的突变频增高[809]。

继发性肿瘤

大肠可能是许多肿瘤发生转移或扩散的部位。直接浸润或蔓延、腹腔内种植、血源性播散、淋巴道转移、腔内或壁内的扩散也可能使大肠受累。继发性结肠受累最常见的方式是腹膜种植；所以转移性结节最常见的来源是卵巢癌[810,811]或黏液型结肠或阑尾肿瘤。直肠前壁 Douglas 窝可能是最常发现腹膜种植的部位[812]。其他常见部位包括乙状结肠、横结肠以及沿着两侧的结肠旁沟[813]。前列腺或宫颈的肿瘤也可通过直接蔓延累及直肠（图 14.152）[811]。当前列腺癌侵入直肠的时候，患者可能会表现出直肠病变的症状及体征，而缺少泌尿生殖系统的症状。肿瘤沿肠系膜反折蔓延可继发性累及横结肠，胃或胰腺的肿瘤可由此蔓延全结肠（图 14.152）[814]。肛门的肿瘤，尤其是黑色素瘤，也能扩散至直肠。恶性间皮瘤可转移至结肠，表现为结肠息肉[815]。这种病变与原发性的腺癌非常相似。

在女性最常见的转移性肿瘤来自卵巢、乳腺或肺的癌症[816,817]，而男性转移性病灶最常见的来源为胃肠道及肺部肿瘤。其他导致继发性大肠癌的来源包括膀胱、肾、胰腺、前列腺和宫颈的肿瘤。恶性黑色素瘤发生胃肠道转移很常见，尤其是小肠[818,819]，但很少发生于结肠，而且常常没有症状。我们还见过一例罕见的黑色素瘤弥漫性腹膜内播散。

肿瘤种植可以造成肠管的微小皱褶，形成与肠道长轴垂直的横向皱褶或条纹[811]。偶尔，这些皱褶可能形成息肉样病变并导致肠套叠[820]。它们也可能会导致梗阻、出血或穿孔[816,817]。有时候，它们可以大到引起肠套叠[819,820]。转移性肿瘤在结肠壁内浸润可形成环状病变，很像原发性结肠癌或者弥漫浸润而似皮革胃[821]。肿瘤主要位于黏膜下层、固有肌层或浆膜层，而其上被覆的黏膜层完整往往提示为转移性病变。癌也可转移至腺瘤[373,822]。

结肠肿瘤与其他部位来源肿瘤的鉴别

有关结肠转移癌的问题包括两方面。第一是要确定一个肠道的肿瘤是原发抑或继发；第二个问题是需要鉴别究竟是大肠癌转移至其他部位还是其他部位原发肿瘤转移至大肠。

当结肠癌转移时，尤其是有多个原发癌的患者，在组织学上将转移性结肠肿瘤与原发性肺肿瘤或来自其他部位的转移性肿瘤区分开是很困难的。有助于提示结肠存在原发病变的组织学特征是有"污秽的坏死"（dirty necrosis）[324,823]。这一特征出现在活检标本中时尤其有帮助，但在细胞学标本中的意义不大，因为常难以见到完整的组织。不过更常用的方法是用一组抗体来区分各种可能的原发灶。一组免疫染色可以帮助解决这一临床难题。特异性的细胞角蛋白抗体可以帮助圈定原发病变的部位。结肠癌常常细胞角蛋白7阴性而细胞角蛋白20阳性[824,825]。单独用细胞角蛋白7免疫染色或细胞角蛋白20免疫染色来区分肿瘤并不可靠。例如，CK7＋CK20-的免疫表型见于86%的肺腺癌，而在结肠癌中发生率为0%。相反，CK7-CK20＋的免疫表型见于77%的结肠癌及0%的肺肿瘤[638]。TTF-1免疫染色可以帮助鉴别肺原发癌与转移性结肠癌。

CK7也可以帮助鉴别原发于卵巢的转移性结肠癌（图14.153）。一项研究表明，除一例外，其余全部原发及转移性结肠癌CK7均为阴性，而所有的原发性及转移性的卵巢癌CK7阳性。转移到卵巢的肿瘤CK20及CEA均阳性。在卵巢原发癌中，0/6的浆液性肿瘤、3/7的子宫内膜样肿瘤，以及3/11例黏液性肿瘤CK20阳性。10例原发性卵巢肿瘤中，单克隆及多克隆抗体检测CEA均为阴性。

切除标本的评价

总体评价

在收到手术室尚未打开的肠管标本时应仔细检查，然后打开肠管，并钉在软木板上固定于10%缓冲的福尔马林中。有些标本收到时已被部分打开，更差的情况是标本未曾剖开就在福尔马林中固定了一个周末，使组织固定成扭曲状态，令人很难识别正常的解剖关系以及存在的各种病理特征。最差的情况是，检查者可能很难明确肿瘤的确切解剖部位，并难以精确测量最近的切除缘。

对未打开的肠管进行检查可以提供重要的信息。扩张表明有梗阻，并提示检查者扩张的部分应是标本的近端。在可触及肿物区域的浆膜面发生回缩提示浆膜受累（图14.82）。触摸浆膜面可以发现肿瘤环绕肠周的范围，从而避免在打开肠管时穿过肿瘤，除非这个肿瘤环绕肠壁全周。应该仔细检查肠系膜及结肠周围脂肪组织中的淋巴结及肉眼可见的血管侵犯。这些部位被转移性肿瘤广泛累及时体积增大、变硬，切面呈白色。肉眼观，静脉的受累也可以很明显。

手术标本应沿肠系膜对侧打开，但如触诊标本时提示肿瘤位于该区域，则在打开肠管的时候要小心避免从肿瘤的中间切开。对切除标本应进行描述，要指出肿瘤距最近切缘的距离，尤其是当切缘距离肿瘤很近时。标本打开、清理并描述后，将其钉在软木板上，标本面朝下浸泡在福尔马林中若干个小时以便充分固定。应对标本进行照相，可以在收到新鲜标本时或固定后进行。有些细节在固定后变得更明显。

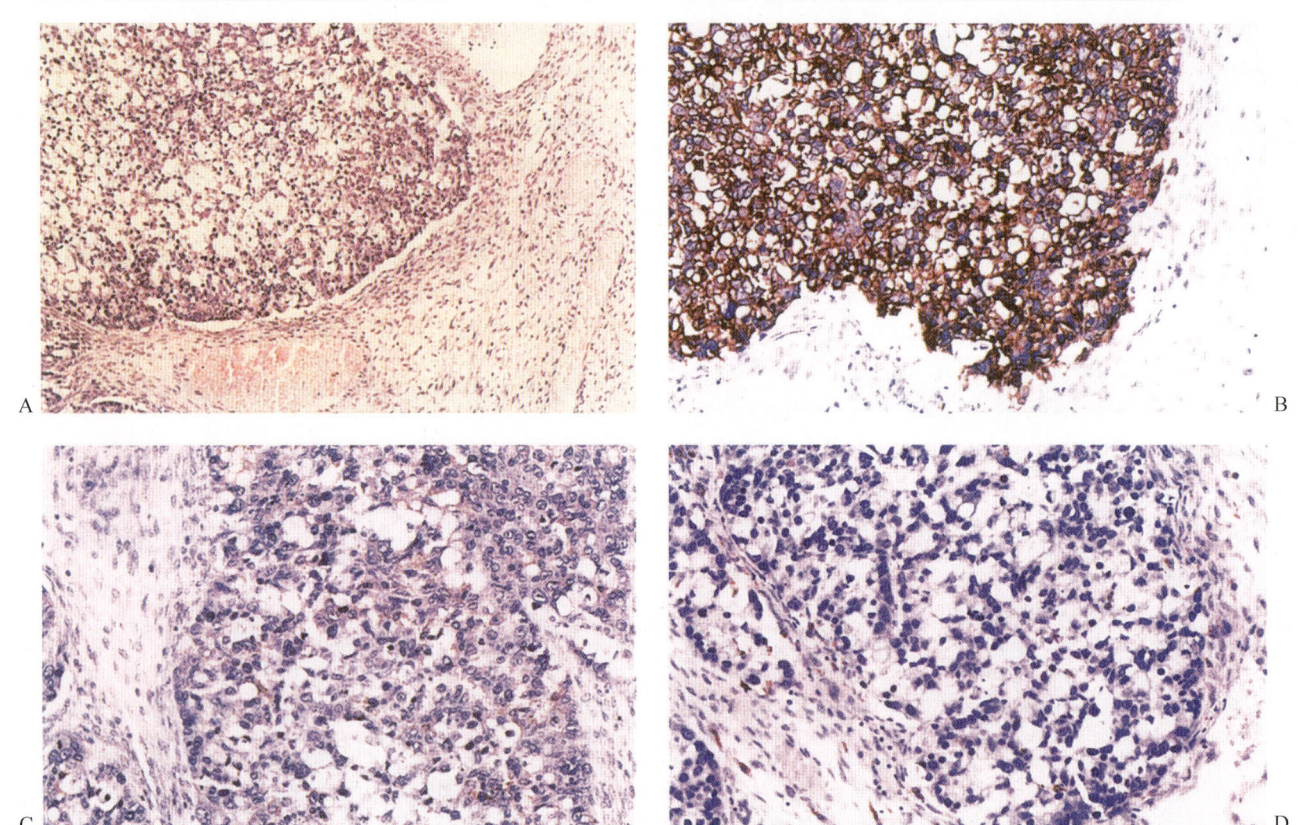

图 14.153　结肠癌转移至卵巢。**A**：卵巢内可见低分化黏液腺癌。**B**：CK20 染色强阳性。**C**：CK7 免疫组织化学染色为阴性。**D**：HAM56 染色阴性。

肿瘤边缘的评价

有人可能会问，对大肠癌切除标本的肠管切缘进行常规组织学检查是否经过任何论证，尤其是大的结肠切除标本，其手术切除的范围取决于血液供应。除了黏液型肿瘤，大多数肿瘤向肠壁的侧方扩散很少会>1.5 cm。任何一个距最近切缘距离>5 cm的肿瘤，如果不是低分化的，并且没有黏液或印戒细胞组织学表现，显然不太可能累及肿瘤切缘。检查肿瘤在肠壁内的播散程度才是更为重要的。对位于腹膜反折以下的直肠癌尤为如此。深部的放射状切缘是一个重要的预后指征，应当仔细评价。为了更充分地评价放射状切缘，在接到标本时应用墨汁涂染标本。

淋巴结检查

肿瘤的分期是大肠癌患者最重要的独立预后指标，所以在处理切除标本时努力寻找淋巴结转移是非常重要的。离肿瘤最近的淋巴结最有可能受累。获得结肠周围淋巴结的方式有几种。将结肠周围的脂肪（结肠系膜脂肪）从固有肌层仔细分离下来，然后通过各种技术进行寻找（见下文）；或在标本上保留一圈紧邻肿瘤的脂肪组织，并在取材时将这些脂肪组织包含在内。由于淋巴结的转移是逐渐由近及远的，所以这些淋巴结最有可能是阳性的。正如 TNM 分期系统所示（表 14.16），阳性淋巴结的数目决定了 N 分期。

寻找腺癌切除标本中的微小淋巴结的方法有几种。可以从新鲜的或固定的标本中摘取淋巴结，或者将脂肪组织放入清除脂肪的溶液中。采用清脂技术，在 45%～78% 直径<5 mm 的小淋巴结中发现有转移[535,826,827]。发现这些含转移灶的小淋巴结对于直肠癌的精确分期非常重要[827]。许多研究证实，清脂标本与未经清脂的标本相比，无论是检出淋巴结的数量还是转移淋巴结的数量都明显增加[823-830]。传统的取材方法显示患者的转移率为 43.7%，但当经过清脂后，又有 4.8% 患者发现了淋巴结转

移[828]。遗憾的是，清脂技术延长了切除术患者的出院周转时间。但也有相反的意见，Jass等[831]发现传统的取材方法与清脂收集的淋巴结数目没有显著差异。传统取材与清脂技术所发现的淋巴结数目的差异，当然依赖于在最初取材时的认真仔细。

肠壁外静脉侵犯的鉴定

证实静脉受侵最理想的方法尚存有争议[440]。试图证实这一情况的技术包括静脉造影、最初的大体准备、银溶液的注射以及组织化学技术。11%～54.1%的大肠癌可见肠壁外静脉侵犯[439]。Dirschmid等[832]对同一标本肿瘤下方的脂肪组织分别做斜切面和垂直切面，比较肠壁外静脉侵犯的检出情况。结果表明斜切片可以提供更为准确的静脉受累情况：结肠肿瘤中检出率为54.1%比16.6%[441,832]，直肠肿瘤为75%比36%[439,832]。

如发现有静脉受侵，应该在报告中注明静脉侵犯是肉眼可见（V2）还是显微镜下可见（V1），以及位于壁内、壁外，或是二者兼而有之。

切片的取材

标本中的每个肿瘤应该至少有三张组织学切片。这些切片应该贯穿肠壁的全层，以便评价肿瘤浸润的深度。浆膜下的结缔组织以及与结肠长轴平行的脂肪组织应取一至两张切片，从而可以检查肿瘤在肠壁外静脉或神经周围的扩散。其他切片应该包括近端和远端切缘、存在的任何其他黏膜病变、一到两张未受累结肠黏膜切片，如果切除标本中有阑尾，还应有一张阑尾切片。仔细检查淋巴结并按部位提交（如紧邻肿瘤、肿瘤近端和肿瘤远端）。

大肠癌切除标本的报告

解剖及外科病理主任协会（ADASP）对大肠癌切除标本的报告提出了一系列规范化建议。建议分为四个主要方面：（1）提供大体描述信息的项目；（2）在可能的情况下，建议纳入本报告中的附加诊断特征；（3）可选择性纳入最终报告中的特征；（4）清单。这些建议列出如下[833]。

A. 大体描述
1. 标本收到时的状态——新鲜、在福尔马林中、已剖开、未剖开，等等。
2. 标本如何确认——标签标记（姓名及数目）并且指明部位（如右半结肠）。
3. 收到肠段的数量，每个节段的长度，收到的其他组织结构——末端回肠、阑尾、肛管、附带/粘连的器官、可辨识的脉管。
4. 肿瘤的描述
- 在肠道中的位置。
- 距离最近切缘的距离。
- 肉眼类型（如息肉样、环形、缩窄型、溃疡型、浸润型、斑块样或革囊样）。
- 尺寸（如果可能给出三个数据）。
- 肉眼浸润深度。
- 肿瘤附近浆膜的外观（如收缩）。
5. 有无梗阻的特征（近端肠管扩张）。
6. 有无穿孔。
7. 其余肠管的状况——息肉、IBD、憩室、溃疡和缩窄。
8. 检出的淋巴结。
9. 组织送特殊检查（如流式细胞技术）须特别说明。

B. 诊断信息
1. 肿瘤的部位及切除的肠段。
2. 组织学类型。
- 腺癌；非特殊型。
- 黏液癌（胶样癌）（黏液＞50%）。
- 印戒细胞癌（印戒细胞＞50%）。
- 腺鳞癌。
- 小细胞未分化（燕麦细胞）癌。
- 未分化癌。
- 其他（详细说明）。
3. 组织学分级——推荐使用修订的世界卫生组织（WHO）分级，仅适用于腺癌非特殊型（NOS）。
- 高分化——复杂或简单的腺管，细胞核极性易辨别，并且细胞核大小一致。
- 中分化——复杂、简单或轻度不规则的腺管，细胞核的极向勉强可辨或失去极向。
- 低分化——高度不规则的腺体或缺少腺样分化，细胞核失去极向。
4. 浸润的深度——作者建议的基础是TNM分期
- 侵及黏膜下层但未侵及固有肌层（T1）。
- 侵及固有肌层但未侵透（T2）。

- 侵透固有肌层并进入至浆膜下脂肪或结肠周围或直肠周围脂肪组织（T3）。
- 达到浆膜或腹膜表面（T4）。
- 侵入邻近器官（T4）。
- 是否伴穿孔。

5. 淋巴结转移——说明受累淋巴结的数目及淋巴结的总数。

6. 有无肠系膜受累（因为这些包含在TNM分类内）。

7. 其他部位检查转移性病变的活检——腹膜、邻近的器官、肝及卵巢。

8. 局部切除是否充分——放射状/远端/近端切缘。与其他器官一样，对肠管的近端及远端切缘进行常规评价。在直肠中，应对最深的切缘［放射状（侧方）切缘］进行评价。放射状切缘是指肿瘤距离深方（侧方，环绕肠腔的）切缘最近的点，这常常是肿瘤在直肠内浸润最深的点。除直肠外的其他大肠，手术的"侧方"切缘是指切除的肠系膜边缘，除非有意紧靠着肠壁切除，这种切缘通常远离肿瘤。直肠以外的大肠系膜对侧浆膜面不属放射状切缘。

9. 其他明显的疾病（如IBD、其他肿瘤、息肉、FAP、憩室病及其并发症、溃疡及缩窄）。

10. 如果无法提供有关预后或治疗所需要信息（如未找到淋巴结或无法评价放射状切缘），需要在报告中详细说明。

其他可能具有预后意义的特征也可进行评估，如表14.23所列。

表14.23　其他可以描述的特征

1. 肿瘤进展性边缘的性质——规则或不规则/浸润性
2. 炎细胞浸润——如Crohn样、淋巴细胞性或嗜酸细胞性
3. 淋巴管浸润
4. 神经周围浸润
5. 静脉浸润（仅指肠壁外静脉）

参考文献

1. Parkin DM, Bray F, Ferlay J, Pisani P: Global cancer statistics, 2002. *CA Cancer J Clin* 2005;55:74.
2. SEER Stat Fact Sheets: Cancer of the Colon and Rectum. Available at: http://seer.cancer.gov/statfacts/html/colorect. Accessed December 30, 2006.
3. Shibuya K, Mathers CD, Boschi-Pinto C, et al: Global and regional estimates of cancer mortality and incidence by site: II. Results for the global burden of disease 2000. *BMC Cancer* 2002;2:37.
4. Parkin DM: International variation. *Oncogene* 2004;23:6329.
5. McMichael AJ, McCall MG, Hartshorne JM, et al: Patterns of gastrointestinal change in European migrants to Australia. The role of dietary change. *Int J Cancer* 1980;25:431.
6. Parkin DM, Bray F, Devesa S: Cancer burden in the year 2000: the global picture. *Eur J Cancer* 2001;37:S4.
7. Potter JD: Nutrition and colorectal cancer. *Cancer Causes Control* 1996;7:127.
8. Leppert M, Burt R, Hughes JP, et al: Genetic analysis of an inherited predisposition to colon cancer in a family with a variable number of adenomatous polyps. *N Engl J Med* 1990;322:904.
9. Fuchs CS, Giovannucci EL, Colditz GA, et al: A prospective study of family history and the risk of colorectal cancer. *N Engl J Med* 1994;331:1669.
10. Ponz de Leon M, Sassatelli R, Sacchette C, et al: Familial aggregation of tumors in the three-year experience of a population-based colorectal cancer registry. *Cancer Res* 1989;49:4344.
11. Bishop D, Hall N: The genetics of colorectal cancer. *Eur J Cancer* 1994;30:1946.
12. St. John DJ, McDermott FT, Hopper JL, et al: Cancer risk in relatives of patients with common colorectal cancer. *Ann Intern Med* 1993;118:785.
13. Ponz de Leon M: Prevalence of hereditary nonpolyposis colorectal carcinoma (HNPCC). *Ann Med* 1994;26:209.
14. Rozen P, Fireman Z, Figer A, et al: Family history of colorectal cancer as a marker of potential malignancy within a screening program. *Cancer* 1987;60:248.
15. Bazzoli F, Fossi S, Sottili S, et al: The risk of adenomatous polyps in asymptomatic first-degree relatives of persons with colon cancer. *Gastroenterology* 1995;109:783.
16. Lyon JL, Mahoney AW, West DW, et al: Energy intake: Its relationship to colon cancer risk. *J Natl Cancer Inst* 1987;78:853.
17. Little J, Logan RFA, Hawtin PG, et al: Colorectal adenomas and energy intake, body size and physical activity—a case-control study of subjects participating in the Nottingham faecal occult blood screening programme. *Br J Cancer* 1993;67:172.
18. Gorham ED, Garland CF, Garland FC: Physical activity and colon cancer risk. *Int J Epidemiol* 1989;18:728.
19. Le Marchand L, Wilkens LR, Kolonel LN, et al: Associations of sedentary lifestyle, obesity, smoking, alcohol use and diabetes with the risk of colorectal cancer. *Cancer Res* 1997;57:4787.
20. Caan BJ, Coates AO, Slattery ML, et al: Body size and the risk of colon cancer in a large case-control study. *Int J Obes Relat Metab Disord* 1998;22:178.
21. Russo A, Franceschi S, La Vecchia C, et al: Body size and colorectal-cancer risk. *Int J Cancer* 1998;78:161.
22. Dietz AT, Newcomb PA, Marcus PM, Storer BE: The association of body size and large bowel cancer risk in Wisconsin women. *Cancer Causes Control* 1995;6:30.
23. MacInnis RJ, English DR, Hopper JL, et al: Body size and composition and colon cancer risk in men. *Cancer Epidemiol Biomarkers Prev* 2004;13:533.
24. Gunter MJ, Leitzmann MF: Obesity and colorectal cancer: epidemiology, mechanisms and candidate genes. *J Nutr Biochem* 2006;17:145.
25. Khaw KT, Wareham N, Bingham S, et al: Preliminary communication: glycated hemoglobin, diabetes, and incident colorectal cancer in men and women: a prospective analysis from the European prospective investigation into cancer—Norfolk study. *Cancer Epidemiol Biomarkers Prev* 2004;13:915.
26. Yam D, Fink A, Mashiah A, Ben-Hur E: Hyperinsulinemia in colon, stomach and breast cancer patients. *Cancer Lett* 1996;104:129.
27. Wu X, Fan Z, Masui H, et al: Apoptosis induced by an anti-epidermal growth factor receptor monoclonal antibody in a human colorectal carcinoma cell line and its delay by insulin. *J Clin Invest* 1995;95:1897.
28. Tran TT, Medline A, Bruce WR: Insulin promotion of colon tumors in rats. *Cancer Epidemiol Biomarkers Prev* 1996;5:1013.

29. Corpet DE, Jacquinet C, Peiffer G, Tache S: Insulin injections promote growth of aberrant crypt foci in the colon of rats. *Nutr Cancer* 1997;27:316.
30. Prentki M: New insights into the pancreatic beta-cell metabolic signaling in insulin secretion. *Eur J Endocrinol* 1996;134:272.
31. McGarr SE, Ridlon JM, Hylemon PB: Diet, anaerobic bacterial metabolism, and colon cancer: a review of the literature. *J Clin Gastroenterol* 2004;39:98.
32. Burkitt DP: Relationship as a clue to causation. *Lancet* 1970;2:1237.
33. Trowell H, Burkitt D: *Western Diseases: Their Emergence and Prevention* (Preface). London: Arnold, 1981.
34. Segi M, Kurihara M, Tsukahara Y: *Mortality for Selected Causes in 30 Countries (1950–61)*. Tokyo: Kosai, 1966, p 188.
35. Kolonel L: Fat and colon cancer: how firm is the epidemiologic evidence? *Am J Clin Nutr* 1987;45(1 suppl):336.
36. Nomura AM, Heilbrun LK, Stemmermann GN: Body mass index as a predictor of cancer in men. *J Natl Cancer Inst* 1985;74:319.
37. Erhardt JG, Lim SS, Bode JC, Bode C: A diet rich in fat and poor in dietary fiber increases the in vitro formation of reactive oxygen species in human feces. *J Nutr* 1997;127:706.
38. Wattenberg LW: Inhibition of carcinogenic effects of polycyclic hydrocarbons by benzyl isothiocyanate and related compounds. *J Natl Cancer Inst* 1977;58:195.
39. Deluca HF, Ostrem V: The relationship between the vitamin D system and cancer. *Adv Exp Med Biol* 1987;206:413.
40. Steinmetz KA, Potter JD: Vegetables, fruits and cancer. II. Mechanisms. *Cancer Causes Control* 1991;2:427.
41. Steinmetz KA, Kushi LH, Bostick RM, et al: Vegetables, fruit, and colon cancer in the Iowa Women's Study. *Am J Epidemiol* 1994;139:1.
42. Giovannucci E, Willett WC: Dietary factors and risk of colon cancer. *Ann Med* 1994;26:443.
43. Dion PW, Bright-See EB, Smith CC: The effect of dietary ascorbic acid and alpha-tocopherol in fecal mutagenicity. *Mutat Res* 1988;102:27.
44. Bussey HJ, DeCosse JJ, Deschner EE, et al: A randomized trial of ascorbic acid in polyposis coli. *Cancer* 1982;50:1434.
45. Sorenson AW, Slattery ML, Ford MH: Calcium and colon cancer: a review. *Nutr Cancer* 1988;11:135.
46. Kono S, Imanishi K, Shinchi K, Yanai F: Relationship of diet to small and large adenomas of the sigmoid colon. *Jpn J Cancer Res* 1993;84:13.
47. Alder RJ, McKeown-Eyssen G: Calcium intake and risk of colorectal cancer. *Front Gastroint Res* 1988;14:177.
48. Heilbrun LK, Hankin JH, Nomura AM, Stemmermann GN: Colon cancer and dietary fat, phosphorus, and calcium in Hawaiian and Japanese men. *Am J Clin Nutr* 1986;43:306.
49. Newmark H, Lipkin M: Calcium, vitamin D, and colon cancer. *Cancer Res* 1992;52(7 suppl):2067s.
50. Pence B: Role of calcium in colon cancer prevention: experimental and clinical studies. *Mutat Res* 1993;290:87.
51. Lointier P, Wargovich MJ, Saez S, Levin B: The role of vitamin D3 in the proliferation of human colon cancer in vitro. *Anticancer Res* 1987;7:817.
52. Nelson RL: Dietary minerals and colon carcinogenesis. *Anticancer Res* 1987;7:259.
53. Milsom JW: Pathogenesis of colorectal cancer. *Surg Clin N Am* 1993;73:1.
54. Stemmermann GN, Nomura AMY, Chyou PH, Yoshizawa C: Prospective study of alcohol and large bowel cancer. *Dig Dis Sci* 1990;35:1414.
55. Cope GF, Wyatt JL, Pinder IF, et al: Alcohol consumption in patients with colorectal adenomatous polyps. *Gut* 1991;32:70.
56. Riboli E, Cornee J, Macquart-Moulin G, et al: Cancer and polyps of the colorectum and lifetime consumption of beer and other alcoholic beverages. *Am J Epidemiol* 1991;134:157.
57. Akhter M, Kuriyama S, Nakaya N, et al: Alcohol consumption is associated with an increased risk of distal colon and rectal cancer in Japanese men: the Miyagi Cohort Study. *Eur J Cancer* 2007;43:383.
58. Moskal A, Norat T, Ferrari P, Riboli E: Alcohol intake and colorectal cancer risk: a dose-response meta-analysis of published cohort studies. *Int J Cancer* 2007;120:664.
59. Sandler RS, Lyles CM, Peipins LA, et al: Diet and risk of colorectal adenomas—macronutrients, cholesterol and fiber. *J Natl Cancer Inst* 1993;85:884.
60. Naveau S, Chaput JC, Bedossa P, et al: Cirrhosis as an independent risk factor for colonic adenomas. *Gut* 1992;33:535.
61. Heineman EF, Zahm SH, McLaughlin JK, Vaught JB: Increased risk of colorectal cancer among smokers: results of a 26-year follow-up of US veterans and a review. *Int J Cancer* 1994;59:728.
62. Giovannucci E, Colditz GA, Stampfer MJ, et al: A prospective study of cigarette smoking and risk of colorectal adenoma and colorectal cancer in United States women. *J Natl Cancer Inst* 1994;86:192.
63. Samowitz WS, Albertson H, Sweeney C, et al: Association of smoking, CpG island methylator phenotype, and V600E BRAF mutations in colon cancer. *J Natl Cancer Inst* 2006;98:1731.
64. Slattery ML, Curtin K, Anderson K, et al: Associations between cigarette smoking, lifestyle factors, and microsatellite instability in colon tumors. *J Natl Cancer Inst* 2000;92:1831.
65. Schottenfeld D, Warshauer ME, Zauber AG, et al: Study of cancer mortality and incidence in wood shop workers of the General Motors Corporation. Report prepared for the Occupational Health Advisory Board of United Auto Workers, April 18, 1980.
66. Swanson GM, Belle SH, Burrows RW: Colon cancer incidence among model makers and pattern makers in the automobile manufacturing industry: a continuing dilemma. *J Occup Med* 1985;27:567.
67. Weiss W: Asbestos and colorectal cancer. *Gastroenterology* 1990;99:876.
68. Ehrlich A, Gordon RE, Dikman SH: Carcinoma of the colon in asbestos-exposed workers: analysis of asbestos content in colon tissue. *Am J Ind Med* 1991;19:629.
69. Fredriksson M, Bengtsson N, Hardell L, Axelson O: Colon cancer, physical activity, and occupational exposures. *Cancer* 1989;63:1838.
70. Booth S, Lacey RW: Effect of recent food on estimation of high-density lipoprotein and total cholesterol in normal subjects. *Ann Clin Biochem* 1982;19:176.
71. Sherwin RW, Wentworth DN, Cutler JA, et al: Serum cholesterol levels and cancer mortality in 361,662 men screened for the Multiple Risk Factor Intervention Trial. *JAMA* 1987;257:943.
72. Stemmermann GN, Chyou PH, Kagan A, et al: Serum cholesterol and cancer mortality in Japanese-American men: The Honolulu Heart Program. *Ann Intern Med* 1991;151:969.
73. Sorlie PD, Feinleib M: The serum cholesterol-cancer relationship: an analysis of trends in the Framingham study. *J Natl Cancer Inst* 1982;69:989.
74. Mannes GA, Maier A, Thieme C, et al: Relationship between the frequency of colorectal adenoma and the serum cholesterol level. *N Engl J Med* 1986;315:1634.
75. Rodenas JM, Herranz MT, Tercedor J, et al: Muir-Torre syndrome associated with a family history of hyperlipidemia. *J Am Acad Dermatol* 1993;28:285.
76. Kervinen K, Södervik H, Mäkelä J, et al: Is the development of adenoma and carcinoma in proximal colon related to apolipoprotein E phenotype? *Gastroenterology* 1996;110:1785.
77. Burkitt DP: Related disease related cause? *Lancet* 1969;2:1229.
78. Code PE, Chan KW, Chan YT: Polyps and diverticula of the large intestine: a necropsy survey in Hong Kong. *Gut* 1985;26:1045.
79. Stemmermann GN, Yatani R: Diverticulosis and polyps of the large intestine. A necropsy study of Hawaii Japanese. *Cancer* 1973;31:1260.
80. Baquet CR, Horm JW, Gibbs T, et al: Socioeconomic factors and cancer incidence among blacks and whites. *J Natl Cancer Inst* 1991;83:551.
81. Van Loon AJ, van den Brandt PA, Golbohm RA: Socioeconomic status and colon cancer incidence: a prospective cohort study. *Br J Cancer* 1995;71:882.
82. Weiderpass E, Pukkala E: Time trends in socioeconomic differences in incidence rates of cancer of gastro-intestinal tract in Finland. *BMC Gastroenterol* 2006;6:41.
83. Davis FG, Furner SE, Persky V, Koch M: The influence of parity and exogenous female hormones on the risk of colorectal cancer. *Int J Cancer* 1989;43:587.
84. Chute CG, Willett WC, Colditz GA, et al: A prospective study of reproductive history and exogenous estrogens on the risk of colorectal cancer in women. *Epidemiology* 1991;2:201.
85. Calle EE, Miracle-McMahill HL, Thun MJ, et al: Estrogen replacement therapy and risk of fatal colon cancer in a prospective cohort of postmenopausal women. *J Natl Cancer Inst* 1995;87:517.
86. Marcus PM, Newcomb PA, Young T, et al: The association of reproductive and menstrual characteristics and colon and rectal cancer risk in Wisconsin women. *Ann Epidemiol* 1995;5:303.
87. Wu-Williams AH, Lee M, Whittemore AS: Reproductive factors and colorectal cancer risk among Chinese females. *Cancer Res* 1991;51:2307.

88. Takeda H, Yamakawa M, Takahashi T, et al: An immunohistochemical study with an estrogen receptor-related protein (ER-D5) in human colorectal cancer. *Cancer* 1992;69:907.
89. Ciccotosto G, McLeish A, Hardy K, Shulkes A: Expression, processing, and secretion of gastrin in patients with colorectal carcinoma. *Gastroenterology* 1995;109:1142.
90. Baldwin GS, Zhang QX: Measurement of gastrin and transforming growth factor a messenger RNA levels in colonic carcinoma cell lines by quantitative polymerase chain reaction. *Cancer Res* 1992;52:2261.
91. Finley GG, Koski RA, Melhem MF, et al: Expression of the gastrin gene in the normal human colon and colorectal adenocarcinoma. *Cancer Res* 1993;53:2919.
92. Seitz JF, Giovannini M, Monges G, et al: Serum gastrin levels in colorectal cancers—evolution after treatment. *Gastroenterol Clin Biol* 1992;16:385.
93. Brunner JE, Johnson CC, Zafar S, et al: Colon cancer and polyps in acromegaly: increased risk associated with family history of colon cancer. *Clin Endocrinol* 1990;32:65.
94. Vasen HFA, Van Erpecum KJ, Roelfsema F, et al: Increased prevalence of colonic adenomas in patients with acromegaly. *Eur J Endocrinol* 1994;131:235.
95. Cats A, Dullaart RP, Kleibeuker JH, et al: Increased epithelial cell proliferation in the colon of patients with acromegaly. *Cancer Res* 1996;56:523.
96. Sandler RS, Sandler DP: Radiation-induced cancers of the colon and rectum: assessing the risk. *Gastroenterology* 1983;84:51.
97. Guo W, Zheng W, Li JY, et al: Correlations of colon cancer mortality with dietary factors, serum markers and schistosomiasis in China. *Nutr Cancer* 1993;20:13.
98. Mannes AG, Weinzierl M, Stellaard F, et al: Adenomas of the large intestine after cholecystectomy. *Gut* 1984;25:863.
99. Turunen MJ, Kivilaakso EO: Increased risk of colorectal cancer after cholecystectomy. *Ann Surg* 1981;194:639.
100. Weiss NS, Daling JR, Chow WH: Cholecystectomy and the incidence of cancer of the large bowel. *Cancer* 1982;49:1713.
101. Schottenfeld D, Winawer SJ: Cholecystectomy and colorectal cancer. *Gastroenterology* 1983;85:966.
102. Narisawa T, Yamazaki Y, Kusaka H, et al: Clinical observation on the association of gallstones and colorectal cancer. *Cancer* 1991;67:1696.
103. Rivard JY, Bedard A, Dionne L: Colonic neoplasms following uterosigmoidostomy. *J Urol* 1975;113:781.
104. Sheldon CA, McKinley CR, Hartig PR, Gonzalez R: Carcinoma at the site of ureterosigmoidostomy. *Dis Colon Rectum* 1983;26:55.
105. Harford FJ, Fazio VW, Epstein LM, Hewitt CB: Rectosigmoid carcinoma occurring after ureterosigmoidostomy. *Dis Colon Rectum* 1984;27:321.
106. Cuesta MA, Donner R: Adenocarcinoma arising at an ileostomy site: report of a case. *Cancer* 1976;37:949.
107. Crissey MM, Steele GD, Gittes RF: Rat model for carcinogenesis in ureterosigmoidostomy. *Science* 1980;207:1079.
108. Tomera KM, Unni KK, Utz DC: Adenomatous polyp in ileal conduit. *J Urol* 1982;128:1025.
109. Takami M, Hanada M, Kimura M, et al: Adenocarcinoma arising at a colostomy site. Report of a case. *Dis Colon Rectum* 1983;26:50.
110. Weshler Z, Sulkes A, Rizel S: Carcinoma of the colon following ureterocolostomy. *Dis Colon Rectum* 1979;22:434.
111. Roe R, Fermor B, Williamson RCN: Proliferative instability and experimental carcinogenesis at colonic anastomoses. *Gut* 1987;28:808.
112. Offerhaus GJ, Tersmette AC, Tersmette KW, et al: Gastric, pancreatic, and colorectal carcinogenesis following remote peptic ulcer surgery. Review of the literature with emphasis on risk assessment and underlying mechanism. *Mod Pathol* 1988;1:352.
113. Mullan FJ, Wilson HK, Majury CW, et al: Bile acids and the increased risk of colorectal tumours. *Br J Surg* 1990;77:1085.
114. Fisher SG, Davis F, Nelson R, et al: Large bowel cancer following gastric surgery for benign disease: a cohort study. *Am J Epidemiol* 1994;139:684.
115. Dunlop MG: Inheritance of colorectal cancer susceptibility. *Br J Surg* 1990;77:245.
116. Hickey WF, Corson J: Squamous cell carcinoma arising in a duplication of the colon: case report and literature review of squamous cell carcinoma of the colon and of malignancy complicating colonic duplication. *Cancer* 1981;47:602.
117. Atwell JD, Taylor I, Cruddas M: Increased risk of colorectal cancer associated with congenital anomalies of the urinary tract. *Br J Surg* 1993;80:785.
118. Talley NJ, Chute CG, Larson DE, et al: Risk for colorectal adenocarcinoma in pernicious anemia: a population-based cohort study. *Ann Intern Med* 1989;111:738.
119. Williams J, Walsh D, Jackson J: Colon carcinoma and diabetes mellitus. *Cancer* 1984;54:3070.
120. Swinson CM, Slavin G, Coles EC, Booth CC: Coeliac disease and malignancy. *Lancet* 1983;1:111.
121. Danzig JB, Brandt LJ, Reinus JF, Klein RS: Gastrointestinal malignancy in patients with AIDS. *Am J Gastroenterol* 1991;86:715.
122. Gilbertsen VA: Proctosigmoidoscopy and polypectomy in reducing the incidence of rectal cancer. *Cancer* 1974;34:936.
123. Citarda F, Tomaselli G, Capocaccia R, et al: Efficacy in standard clinical practice of colonoscopic polypectomy in reducing colorectal cancer incidence. *Gut* 2001;48:812.
124. Thiis-Evensen E, Hoff GS, Sauar J, et al: Population-based surveillance by colonoscopy: effect on the incidence of colorectal cancer. Telemark Polyp Study I. *Scand J Gastroenterol* 1999;34:414.
125. Newcomb PA, Storer BE, Morimoto LM, et al: Long-term efficacy of sigmoidoscopy in the reduction of colorectal cancer incidence. *J Natl Cancer Inst* 2003;105:82.
126. Selby JV, Friedman GD, Quesenberry CP Jr, Weiss NS: A case-control study of screening sigmoidoscopy and mortality from colorectal cancer. *N Engl J Med* 1992;326:653.
127. Levin B, Bond J: Colorectal cancer screening: recommendations of the U.S. preventive services task force. *Gastroenterology* 1996;111:1381.
128. Winawer S, Fletcher R, Rex D, et al: Colorectal cancer screening and surveillance: clinical guidelines and rationale-update based on new evidence. *Gastroenterology* 2003;124:544.
129. Muscat JE, Stellman SD, Wynder EL: Nonsteroidal antiinflammatory drugs and colorectal cancer. *Cancer* 1994;74:1847.
130. Thun M, Namboodiri M, Heath CW Jr: Aspirin use and reduced risk of fatal colon cancer. *N Engl J Med* 1991;325:1593.
131. Peleg I, Maibach H, Brown S, Wilcox M: Aspirin and nonsteroidal anti-inflammatory drug use and the risk of subsequent colorectal cancer. *Arch Intern Med* 1994;154:394.
132. Rosenberg L, Palmer JR, Zauber AG, et al: A hypothesis; nonsteroidal anti-inflammatory drugs reduce the incidence of large-bowel cancer. *J Natl Cancer Inst* 1991;83:355.
133. Suh O, Mettlin C, Petrelli NJ: Aspirin use, cancer, and polyps of the large bowel. *Cancer* 1993;72:1171.
134. Marnett LJ: Aspirin and the potential role of prostaglandins in colon cancer. *Cancer Res* 1992;52:5575.
135. Logan RF, Little J, Hawtin PG, Hardcastle JD: Effect of aspirin and non-steroidal anti-inflammatory drugs on colorectal adenomas: case-control study of subjects participating in the Nottingham faecal occult blood screening programme. *Br Med J* 1993;307:285.
136. Gann PH, Manson JE, Glynn RJ, et al: Low-dose aspirin and incidence of colorectal tumors in a randomized trial. *J Natl Cancer Inst* 1993;85:1220.
137. Giardiello FM, Hamilton SR, Krush AJ, et al: Treatment of colonic and rectal adenomas with sulindac in familial adenomatous polyposis. *N Engl J Med* 1993;328:1313.
138. Labayle D, Fischer D, Vielh P, et al: Sulindac causes regression of rectal polyps in familial adenomatous polyposis. *Gastroenterology* 1991;101:635.
139. Nugent KP, Farmer KC, Spigelman AD, et al: Randomized controlled trial of the effect of sulindac on duodenal and rectal polyposis and cell proliferation in patients with familial adenomatous polyposis. *Br J Surg* 1993;80:1618.
140. Spagnesi MT, Tonelli F, Dolara P, et al: Rectal proliferation and polyp occurrence in patients with familial adenomatous polyposis after sulindac treatment. *Gastroenterology* 1994;106:362.
141. Rao CV, Tokumo K, Rigotty J, et al: Chemoprevention of colon carcinogenesis by dietary administration of piroxicam, alpha-difluoromethylornithine, 16 alpha-fluoro-5-androsten-17-one, and ellagic acid individually and in combination. *Cancer Res* 1991;51:4528.
142. Reddy BS, Nayini J, Tokumo K, et al: Chemoprevention of colon carcinogenesis by concurrent administration of piroxicam, a nonsteroidal antiinflammatory drug with D,L-alpha-difluoromethylornithine, an ornithine decarboxylase inhibitor, in diet. *Cancer Res* 1990;50:2562.
143. Reddy BS, Rao CV, Rivenson A, Kelloff G: Inhibitory effect of aspirin on azoxymethane-induced colon carcinogenesis in F344 rats. *Carcinogenesis* 1993;14:1493.
144. Baron JA, Cole BF, Sandler RS, et al: A randomized trial of aspirin to prevent colorectal adenomas. *N Engl J Med* 2003;348:891.

145. Sandler RS, Halabi S, Baron JA, et al: A randomized trial of aspirin to prevent colorectal adenomas in patients with previous colorectal cancer. *N Engl J Med* 2003;348:883.
146. Subbaramaiah K, Dannenberg AJ: Cyclooxygenase 2: a molecular target for cancer prevention and treatment. *Trends Pharmacol Sci* 2003;24:96.
147. Eberhardt CE, Coffey RJ, Radhika A, et al: Up-regulation of cyclooxygenase 2 gene expression in human colorectal adenomas and adenocarcinomas. *Gastroenterology* 1994;107:1183.
148. Hull MA, Ko SC, Hawcroft G: Prostaglandin EP receptors: targets for treatment and prevention of colorectal cancer? *Mol Cancer Ther* 2004;3:1031.
149. Kawamori T, Uchiya N, Sugimura T, Wakabayashi K: Enhancement of colon carcinogenesis by prostaglandin E_2 administration. *Carcinogenesis* 2003;24:985.
150. Castellone MD, Teramoto H, Gutkind JS: Cyclooxygenase-2 and colorectal cancer chemoprevention: the b-catenin connection. *Cancer Res* 2006;66:11085.
151. Wargovich M, Isbell G, Shabot M, et al: Calcium supplementation decreases rectal epithelial cell proliferation in subjects with sporadic adenoma. *Gastroenterology* 1992;103:92.
152. Barsoum GH, Hendrickse C, Winslet MC, et al: Reduction of mucosal crypt cell proliferation in patients with colorectal adenomatous polyps by dietary calcium supplementation. *Br J Surg* 1992;79:581.
153. Reshef R, Rozen P, Fireman Z, et al: Effect of a calcium-enriched diet on the colonic epithelial hyperproliferation induced by N-methyl-N-nitro-N-nitrosoguanidine in rats on a low calcium and fat diet. *Cancer Res* 1990;50:1764.
154. Newmark HL, Wargovich MJ, Bruce WR: Colon cancer and dietary fat, phosphate, and calcium: a hypothesis. *J Natl Cancer Inst* 1984;72:1323.
155. Wallace K, Baron JA, Cole BF, et al: Effect of calcium supplementation on the risk of large bowel polyps. *J Natl Cancer Inst* 2004;921.
156. Bonithon-Kopp C, Kronborg O, Giacosa A, et al: Calcium and fibre supplementation in prevention of colorectal adenoma recurrence: a randomised intervention trial. European Cancer Prevention Organisation Study Group. *Lancet* 2000;356:1300.
157. Grau MV, Baron JA, Sandler RS, et al: Prolonged effect of calcium supplementation on risk of colorectal adenomas in a randomized trial. *J Natl Cancer Inst* 2007;99:129.
158. Cho E, Smith-Warner SA, Spiegelman D, et al: Dairy foods, calcium and colorectal cancer: a pooled analysis of 10 cohort studies. *J Natl Cancer Inst* 2004;96:1015.
159. Gavrieli Y, Sherman Y, Ben-Sasson SA: Identification of programmed cell death via specific labeling of nuclear DNA fragmentation. *J Cell Biol* 1992;119:493.
160. Wang CY, Eshleman JR, Wilson JK, Markowitz S: Both transforming growth factor-β and substrate release are inducers of apoptosis in a human colon adenoma cell line. *Cancer Res* 1995;55:5101.
161. Moss SF, Liu TC, Petrotos A, et al: Inward growth of colonic adenomatous polyps. *Gastroenterology* 1996;111:1425.
162. Hague A, Moorgehen M, Hicks D, et al: Bcl-2 expression in human colorectal adenomas and carcinomas. *Oncogene* 1994;9:3367.
163. Krajewska M, Moss SF, Krajewski S, et al: Elevated expression of Bcl-X and reduced Bax in primary colorectal adenocarcinomas. *Cancer Res* 1996;56:2422.
164. Sinicrope FA, Ruan SB, Cleary KR, et al: Bcl-2 and p53 oncoprotein expression during colorectal tumorigenesis. *Cancer Res* 1995;55:237.
165. Cole JW, McKalen A: Studies on the morphogenesis of adenomatous polyps in the human colon. *Cancer* 1963;16:998.
166. Hoff G: Colorectal polyps. Clinical implications: screening and cancer prevention. *Scand J Gastroenterol* 1987;22:769.
167. O'Brien M, O'Keane J, Zauber A, et al: Precursors of colorectal carcinoma. *Cancer* 1992;70:1317.
168. Johannsen G, Momsen O, Jacobsen NO: Polyps of large intestine in Aarhus, Denmark. *Scand J Gastroenterol* 1989;24:799.
169. Fenoglio-Preiser CM, Perzin K, Pascal RR: *Tumors of the Large and Small Intestine*. AFIP Fascicle, 2nd Series. Washington, DC: AFIP, 1990.
170. Clark JC, Collan Y, Eide TJ, et al: Prevalence of polyps in an autopsy series from areas with varying incidence of large-bowel cancer. *Int J Cancer* 1985;36:179.
171. Neugut AI, Jacobson JS, Ahsan H, et al: Incidence and recurrence rates of colorectal adenomas: a prospective study. *Gastroenterology* 1995;108:402.
172. Bremner CG, Ackerman L: Polyps and carcinoma of the large bowel in the South African Bantu. *Br J Cancer* 1970;26:991.
173. Restrepo C, Correa P, Duque E, Cuello C: Polyps in a low-risk colonic cancer population in Colombia, South America. *Dis Colon Rectum* 1981;24:29.
174. Giacosa A, Frascio F, Munizzi F: Epidemiology of colorectal polyps. *Tech Coloproctol* 2004;8:S243.
175. Winawer SJ, Zauber A, Diaz B, et al: The National Polyp Study: overview of program and preliminary report of patient and polyp characteristics. In: Steele G, (ed): *Basic and Clinical Perspectives of Colorectal Polyps and Cancer*. New York: Alan R. Liss, 1988, p 35.
176. Vatn MH, Stalsberg H: Polyps of the large intestine in Oslo: a prospective autopsy study. *Cancer* 1982;49:819.
177. Chapman I: Adenomatous polypi of large intestine: incidence and distribution. *Ann Surg* 1963;157:223.
178. Arminski TC, McLean DW: Incidence and distribution of adenomatous polyps of the colon and rectum based on 1,000 autopsy examinations. *Dis Colon Rectum* 1964;7:249.
179. Ekelund G: *On Colorectal Polyps and Carcinoma with Special Reference to Their Interrelationship*. Sweden: Malmo General Hospital, University of Lund, 1974.
180. Hoff G, Foerster A, Vatn MH, Gjone E: Epidemiology of polyps in the rectum and sigmoid colon. Histological examination of resected polyps. *Scand J Gastroenterol* 1985;20:677.
181. Rickert R, Auerbach O, Garfinkel L, et al: Adenomatous lesions of the large bowel. An autopsy survey. *Cancer* 1979;43:1847.
182. Neugut AI, Jacobson JS, DeVivo I: Epidemiology of colorectal adenomatous polyps. *Cancer Epidemiol Biomarkers Prev* 1993;2:159.
183. Atkin WS, Morson BC, Cuzick J: Long-term risk of colorectal cancer after excision of rectosigmoid adenomas. *N Engl J Med* 1992;326:658.
184. Winawer SJ, O'Brien MJ, Wayne JD, et al: Risk and surveillance of individuals with colorectal polyps. *Bull WHO* 1990;68:789.
185. Bernstein M, Feczko P, Halpert R, et al: Distribution of colonic polyps: increased incidence of proximal lesions in older patients. *Radiology* 1985;155:35.
186. Eide TJ, Stalsberg H: Polyps of the large intestine in Northern Norway. *Cancer* 1978;42:2839.
187. Winawer SJ, St. John J, Bond J, et al: Screening of average-risk individuals for colorectal cancer. *Bull WHO* 1990;68:505.
188. Tripp MR, Morgan TR, Sampliner RE, et al: Synchronous neoplasms in patients with diminutive colorectal adenomas. *Cancer* 1987;60:1599.
189. O'Brien MJ, Winawer SJ, Zauber AG, et al: The National Polyp Study: patient and polyp characteristics associated with high grade dysplasia in adenomas. *Gastroenterology* 1990;98:371.
190. Winawer SJ, Schottenfeld D, Flehinger BJ: Colorectal cancer screening. *J Natl Cancer Inst* 1991;83:243.
191. Neugut AI, Lauthenbach I, Abi-Rached B, Forde KA: Incidence of adenomas after curative resection for colorectal cancer. *Am J Gastroenterol* 1996;91:2096.
192. Neugut AI, Johnsen CM, Forde KA, Treat MR: Recurrence rates for colorectal polyps. *Cancer* 1985;55:1586.
193. Stryker SJ, Wolff BG, Culp CE, et al: Natural history of untreated colonic polyps. *Gastroenterology* 1987;93:1009.
194. Rex D, Cutler C, Lemmel G, et al: Colonoscopic miss rates of adenomas determined by back-to-back colonoscopies. *Gastroenterology* 1997;112:24.
195. Rex CK, Lehman GA, Ulbright TM, et al: The yield of a second screening flexible sigmoidoscopy in average-risk persons after one negative examination. *Gastroenterology* 1994;106:593.
196. Glick S, Teplick S, Balfe D, et al: Large colonic neoplasms missed by endoscopy. *AJR Am J Roentgenol* 1989;152:513.
197. Jass JR: Colorectal adenomas in surgical specimens from subjects with hereditary non-polyposis colorectal cancer. *Histopathology* 1995;27:263.
198. Lanspa SJ, Jenkins JX, Watson P, et al: Adenoma follow-up in at-risk Lynch syndrome family members. *Anticancer Res* 1993;13:1793.
199. Sobin LH: The histopathology of bleeding from polyps and carcinomas of the large intestine. *Cancer* 1985;55:577.
200. Stulc JP, Petrelli NJ, Herrera L, Mittelman A: Colorectal villous and tubulovillous adenomas equal to or greater than four centimeters. *Ann Surg* 1988;207:65.
201. Rex DK, Lehman LA, Hawes RH, et al: Screening colonoscopy in asymptomatic average risk persons with negative fecal occult blood tests. *Gastroenterology* 1991;100:64.
202. Gottlieb LS, Winawer SJ, Sternberg S, et al: National polyp study (NPS): the diminutive polyp. *Gastrointest Endosc* 1984;30:143.

203. Tedesco FJ, Hendrix JC, Pickens CA, et al: Diminutive polyps: histopathology, spatial distribution, and clinical significance. *Gastrointest Endosc* 1982;28:1.
204. Waye JD, Frankel A, Braunfeld SF: The histopathology of small colon polyps. *Gastrointest Endosc* 1980;26:80.
205. Chapuis PH, Dent OF, Goulston KJ: Clinical accuracy in the diagnosis of small polyps using the flexible fiberoptic sigmoidoscope. *Dis Colon Rectum* 1982;25:669.
206. Jass JR, Stewart SM, Schroeder D, Lane MR: Screening for hereditary non-polyposis colorectal cancer in New Zealand. *Eur J Gastroenterol Hepatol* 1992;4:523.
207. Lescher TC, Dockerty MB, Jackman RJ, Beahrs OH: Histopathology of the larger colonic polyp. *Dis Colon Rectum* 1967;10:118.
208. Urbanski S, Haber G, Kortan P, Marcon N: Small colonic adenomas with adenocarcinoma. *Dis Colon Rectum* 1983;31:58.
209. Wolber RA, Owen DA: Flat adenomas of the colon. *Hum Pathol* 1991;22:70.
210. Riddell RH: Flat adenomas and carcinomas: seeking the invisible? *Gastrointest Endosc* 1992;38:721.
211. Kuramoto S, Ihara I, Sakai S, et al: Depressed adenoma in the large intestine. Endoscopic features. *Dis Colon Rectum* 1990;33:108.
212. Kuramoto S, Oohara T: Flat early cancers of the large intestine. *Cancer* 1989;64:950.
213. Hunt DR, Cherian M: Endoscopic diagnosis of small flat carcinoma of the colon. Report of three cases. *Dis Colon Rectum* 1990;33:143.
214. Iishi H, Tatsuta M, Tsutsui S, et al: Early depressed adenocarcinomas of the large intestine. *Cancer* 1992;69:2406.
215. Hamilton SR: Flat adenomas: what you can't see can hurt you. *Radiology* 1993;187:309.
216. Kubota O, Kino I, Nakamura S: A morphometrical analysis of minute depressed adenomas in familial polyposis coli. *Pathol Int* 1994;44:200.
217. Konishi F, Morson BC: Pathology of colorectal adenomas: a colonoscopic survey. *J Clin Pathol* 1982;35:830.
218. Konishi F, Muto T, Kamiya J, et al: Histopathologic comparison of colorectal adenomas in English and Japanese patients. *Dis Colon Rectum* 1984;27:515.
219. DiSario JA, Foutch PG, Mai HD, et al: Prevalence of malignant potential of colorectal polyps in asymptomatic, average-risk men. *Am J Gastroenterol* 1991;86:941.
220. Fenoglio-Preiser C: Colonic polyp histology. *Semin Colon Rectal Surg* 1991;2:234.
221. Fung CH, Goldman H: The incidence and significance of villous change in adenomatous polyps. *Am J Clin Pathol* 1970;53:21.
222. Balazs M: Electron-microscopic study of the villous adenoma of the colon. *Virchows Arch A Pathol Anat* 1980;387:193.
223. Ioachim N, Delaney W, Madrazo A: Villous adenoma of the colon and rectum: an ultrastructural study. *Cancer* 1974;34:586.
224. Bansal M, Fenoglio CM, Robboy SJ, King DW: Are metaplasias in colorectal adenomas truly metaplasias? *Am J Pathol* 1984;115:253.
225. Fulcheri E, Baracchini P, Lapertosa G, Bussolati G: Distribution and significance of the smooth muscle component in polyps of the large intestine. *Hum Pathol* 1988;19:922.
226. Skinner SA, Frydman GM, O'Brien PE: Microvascular structure of benign and malignant tumors of the colon in humans. *Dig Dis Sci* 1995;40:373.
227. Cheung DK, Attiyeh FF: Pseudo-carcinomatous invasion of colonic polyps. *Dis Colon Rectum* 1981;24:399.
228. Dirschmid K, Kiesler J, Mathis G, et al: Epithelial misplacement after biopsy of colorectal adenomas. *Am J Surg Pathol* 1993;17:1262.
229. Richter H, Slezak P, Walch A, et al: Distinct chromosomal imbalances in nonpolypoid and polypoid colorectal adenomas indicate different genetic pathways in the development of colorectal neoplasms. *Am J Pathol* 2003;163:287.
230. Kita H, Hikichi Y, Hikami K, et al: Differential gene expression between flat adenoma and normal mucosa in the colon in a microarray analysis. *J Gastroenterol* 2006;41:1053.
231. Takahashi T, Nosho K, Yamamoto H, et al: Flat-type colorectal advanced adenomas (laterally spreading tumors) have different genetic and epigenetic alterations from protruded-type advanced adenomas. *Mod Pathol* 2007;20:139.
232. Postma C, Hermsen M, Coffa J, et al: Chromosomal instability in flat adenomas and carcinomas of the colon. *J Pathol* 2005;205:514.
233. Jacob H, Schlondorff D, St. Onge G, Bernstein L: Villous adenoma depletion syndrome. Evidence for a cyclic nucleotide-mediated diarrhea. *Dig Dis Sci* 1985;30:637.
234. Jorgensen OD, Kronborg O, Fenger C: The Funen adenoma follow-up study—characteristics of patients and initial adenomas in relation to severe dysplasia. *Scand J Gastroenterol* 1993;28:239.
235. Eide TJ: The age-, sex-, and site-specific occurrence of adenomas and carcinomas of the large intestine within a defined population. *Scand J Gastroenterol* 1986;21:1083.
236. Haggitt RC, Glotzbach RE, Soffer EE, et al: Prognostic factors in colorectal carcinomas arising in adenomas: implications for lesions removed by endoscopic polypectomy. *Gastroenterology* 1985;89:328.
237. Waye JD, Lewis BS, Frankel A, Geller SA: Small colon polyps. *Am J Gastroenterol* 1988;83:120.
238. Lipper S, Kahn LB, Ackerman LV: The significance of microscopic invasive cancer in endoscopically removed polyps of the large bowel. *Cancer* 1983;52:1691.
239. Cranley JP, Petras RE, Carey WD, et al: When is endoscopic polypectomy adequate therapy for colonic polyps containing invasive carcinoma. *Gastroenterology* 1986;91:419.
240. Wilcox GM, Beck JR: Early invasive cancer in adenomatous colonic polyps (malignant polyps). Evaluation of the therapeutic options by decision analysis. *Gastroenterology* 1987;92:1159.
241. Collacchio TA, Forde KA, Scantlebury VP: Endoscopic polypectomy: inadequate treatment for invasive colorectal carcinoma. *Ann Surg* 1981;194:704.
242. Coverlizza S, Risio M, Ferrari A, et al: Colorectal adenomas containing invasive carcinoma. Pathologic assessment of lymph node metastatic potential. *Cancer* 1989;64:1937.
243. Nicholls RJ, Zinicola R, Binda GA: Indications for colorectal resection for adenoma before and after polypectomy. *Tech Coloproctol* 2004;8:S291.
244. Cooper HS, Deppisch LM, Gourley WK, et al: Endoscopically removed malignant colorectal polyps: clinicopathologic correlations. *Gastroenterology* 1995;108:1657.
245. Winawer SJ, Witt TR: Cancer in a colonic polyp, or malignant colonic adenomas; is polypectomy sufficient? *Gastroenterology* 1981;81:625.
246. Lyda MH, Fenoglio-Preiser CM: Composite adenoma-carcinoid tumors of the colon. *Arch Pathol* 1998;122:262.
247. Ahlman H, Wangberg B, Nilsson O: Growth regulation in carcinoid tumors. *Endocrinol Metab Clin North Am* 1993;22:889.
248. Nilsson O, Wangberg B, McRae A, et al: Growth factors and carcinoid tumours. *Acta Oncol* 1993;32:115.
249. Nilsson O, Wangberg B, Kolby L, et al: Expression of transforming growth factor alpha and its receptors in human neuroendocrine tumors. *Int J Cancer* 1995;60:645.
250. Hermanek P, Sobin LH, Fleming ID: What do we need beyond TNM? *Cancer* 1996;77:815.
251. Pugliese V, Gatteschi B, Aste H, et al: Value of multiple forceps biopsies in assessing the malignant potential of colonic polyps. *Tumori* 1981;67:57.
252. Levine JS, Ahnen DJ: Adenomatous polyps of the colon. *N Engl J Med* 2006;355:2551.
253. Bird RP: Observation and quantification of aberrant crypts in the murine colon treated with a colon carcinogen: preliminary findings. *Cancer Lett* 1987;37:147.
254. Bird RP, McLellan EA, Bruce WR: Aberrant crypts, putative precancerous lesions, in the study of the role of diet in the aetiology of colon cancer. *Cancer Surv* 1989;8:189.
255. Caderni G, Bianchini F, Mancina A, et al: Effect of dietary carbohydrates on the growth of dysplastic crypt foci in the colon of rats treated with 1,2-dimethylhydrazine. *Cancer Res* 1991;51:3721.
256. Pretlow TP, Barrow BJ, Ashton WS, et al: Aberrant crypts: putative preneoplastic foci in human colonic mucosa. *Cancer Res* 1991;51:1564.
257. Gregorio C, Losi L, Fante R, et al: Histology of aberrant crypt foci in the human colon. *Histopathology* 1997;30:328.
258. Otori K, Sugiyama K, Hasebe T, et al: Emergence of adenomatous aberrant crypt foci (ACF) from hyperplastic ACF with concomitant increase in cell proliferation. *Cancer Res* 1995;55:4743.
259. Roncucci L, Medline A, Bruce W: Classification of aberrant crypt foci and microadenomas in human colon. *Cancer Epidemiol Biomarkers Prev* 1991;1:57.
260. Roncucci L, Stamp D, Medline A, et al: Identification and quantification of aberrant crypt foci and microadenomas in the human colon. *Hum Pathol* 1991;22:287.
261. Longacre TA, Fenoglio-Preiser CM: Mixed hyperplastic adenomatous polyps/serrated adenomas: a distinct form of colorectal neoplasia. *Am J Surg Pathol* 1990;14:524.

262. Higuchi T, Sugihara K, Jass JR: Demographic and pathological characteristics of serrated polyps of the colorectum. *Histopathology* 2005;47:32.
263. Torlakovic E, Snover DC: Serrated adenomatous polyposis in humans. *Gastroenterology* 1996;110:748.
264. Goldstein NS, Bhanot P, Odish E, Hunter S: Hyperplastic-like colon polyps that preceded microsatellite-unstable adenocarcinomas. *Am J Clin Pathol* 2003;119: 778.
265. Ajioka Y, Watanabe H, Jass JR, et al: Infrequent K-ras codon 12 mutation in serrated adenomas of human colorectum. *Gut* 1998;42:680.
266. Uchida H, Ando H, Maruyama K, et al: Genetic alterations of mixed hyperplastic adenomatous polyps in the colon and rectum. *Jpn J Cancer Res* 1998;89:299.
267. Sawyer EJ, Cerar A, Hanby AM, et al: Molecular characteristics of serrated adenomas. *Gut* 2002;51:200.
268. Yamamoto T, Konishi K, Yamochi T, et al: No major tumorigenic role for beta-catenin in serrated as opposed to conventional colorectal adenomas. *Br J Cancer* 2003;89:152.
269. Chan TL, Zhao W, Leung SY, et al: *BRAF* and *KRAS* mutations in colorectal hyperplastic polyps and serrated adenomas. *Cancer Res* 2003; 63:4878.
270. Kambara T, Simms LA, Whitehall VL, et al: *BRAF* mutation and CpG island methylation: an alternative pathway to colorectal cancer. *Gut* 2004;53:1137.
271. Yang S, Jarraye FA, Mack C, et al: BRAF and KRAS mutations in hyperplastic polyps and serrated adenomas of the colorectum: relationship to histology and CpG island methylation status. *Am J Surg Pathol* 2004;28:1452.
272. Iino H, Jass JR, Simms LA, et al: DNA microsatellite instability in hyperplastic polyps, serrated adenomas, and mixed polyps: a mild mutator pathway for colorectal cancer? *J Clin Pathol* 1999;52:5.
273. Park SJ, Rashid A, Lee JH, et al: Frequent CpG island methylation in serrated adenomas of the colorectum. *Am J Pathol* 2003;162:815.
274. Konishi K, Yamochi T, Makino R, et al: Molecular differences between serrated and conventional colorectal adenomas. *Clin Cancer Res* 2004;10:3082.
275. Whitehall VL, Walsh MD, Young J, et al: Methylation of O-6-methylguanine-DNA methyltransferase characterizes a subset of colorectal cancer with low level DNA microsatellite instability. *Cancer Res* 2001;61:827.
276. Makinen MJ, George SM, Jernvall P, et al: Colorectal carcinoma associated with serrated adenoma—prevalence, histological features, and prognosis. *J Pathol* 2001;193:286.
277. Hawkins N, Norrie M, Cheong K, et al: CpG island methylation in sporadic colorectal cancer and its relationship to microsatellite instability. *Gastroenterology* 2002;122:1376.
278. Cunningham KS, Riddell RH: Serrated mucosal lesions of the colorectum. *Curr Opin Gastroenterol* 2006;22:48.
279. Parkin DM, Muir CS, Whelan SL, et al: *Cancer Incidence in Five Continents*. Vol 6, IARC Scientific Publication No. 120. Lyon, France: International Agency for Research on Cancer, 1992.
280. Enblad P, Adami HO, Glimelius B, et al: The risk of subsequent primary malignant disease after cancer of the colon and rectum. A nationwide cohort study. *Cancer* 1990;65:2091.
281. McMichael AJ, Potter JD: Do intrinsic sex differences in lower alimentary tract physiology influence the sex-specific risks of bowel cancer and other biliary and intestinal diseases? *Am J Epidemiol* 1983;118:620.
282. Vobecky J, Leduc C, Devroede G: Sex differences in the changing anatomic distribution of colorectal carcinoma. *Cancer* 1984;54:3065.
283. Singh JP, Maini VK, Bhatnagar MS: Large-bowel malignancy. Epidemiology and gut motility studies in South Asia. *Dis Colon Rectum* 1984;27:10.
284. Thomas CR, Jarosz R, Evans N: Racial differences in the anatomical distribution of colon cancer. *Arch Surg* 1992;127:1241.
285. Steele GD: The national cancer data base report on colorectal cancer. *Cancer* 1994;74:1979.
286. Johnson H, Carstens R: Anatomical distribution of colonic carcinomas: interracial differences in a community hospital population. *Cancer* 1986;58:997.
287. Ziegler RC, Devesa SS, Fraumeni JF, et al: Epidemiologic patterns of colorectal cancer. In: DeVita VT Jr, Hellman S, Rosenberg SA (eds): *Important Advances in Oncology*. Philadelphia: JB Lippincott, 1986, p 209.
288. Lieberman DA, Weiss DG, Bond JH, et al: Use of colonoscopy to screen asymptomatic adults for colorectal cancer. Veterans Affairs Cooperative Study Group 380. *N Engl J Med* 2000;343:162.
289. Slattery M, Friedman G, Potter J, et al: A description of age, sex, and site distributions of colon carcinoma in three geographic areas. *Cancer* 1996;78:1666.
290. Stebbing JF, Mortensen NJM: Carcinoma in a colon J pouch reservoir after low anterior resection for villous adenoma. *Br J Surg* 1995;82:172.
291. Andryjowicz E, Qizilbash AH, DePetrillo A, et al: Adenocarcinoma in a cecal neovagina—complication of irradiation: report of a case and review of literature. *Gynecol Oncol* 1985;21:235.
292. Lee T-K, Barringer M, Myers RT, Sterchi JM: Multiple primary carcinomas of the colon and associated extracolonic primary malignant tumors. *Ann Surg* 1982;195:501.
293. Lasser A: Synchronous primary adenocarcinomas of the colon and rectum. *Dis Colon Rectum* 1978;21:20.
294. Slater G, Aufses A, Szporn A: Synchronous carcinoma of the colon and rectum. *Surgery* 1990;171:283.
295. Parkash O: Multiple primary malignancies: a statistical study based on autopsy data from 1943–1972. *Virchows Arch* 1977;375:281.
296. Langevin JM, Nivatvongs S: The true incidence of synchronous cancer of the large bowel. A prospective study. *Am J Surg* 1984;147:330.
297. Kiefer PJ, Thorson AG, Christensen MA: Metachronous colorectal cancer. *Dis Colon Rectum* 1986;29:378.
298. Welch JP: Multiple colorectal tumors. An appraisal of natural history and therapeutic options. *Am J Surg* 1981;142:274.
299. Heald RJ, Bussey HJ: Clinical experiences at St. Marks' Hospital with multiple synchronous cancers of the colon and rectum. *Dis Colon Rectum* 1975;18:6.
300. Bussey HJR, Wallace MH, Morson BC: Metachronous carcinoma of the large intestine and intestinal polyps. *Proc R Soc Med* 1967;60:208.
301. De Leon ML, Schoetz DJ Jr, Coller JA, Veidenheimer MC: Colorectal cancer: Lahey Clinic Experience, 1972-76; an analysis of prognostic indicators. *Dis Colon Rectum* 1987;30:237.
302. Speights MO, Johnson MW, Stoltenberg PH, et al: Colorectal cancer: current trends in initial clinical manifestations. *South Med J* 1991;84:575.
303. Barillari P, de Angelis R, Valabrega S, et al: Relationship of symptom duration and survival in patients with colorectal carcinoma. *Eur J Surg Oncol* 1989;15:441.
304. Goulston KJ, Cook I, Dent OF: How important is rectal bleeding in the diagnosis of bowel cancer and polyps. *Lancet* 1986;2:261.
305. Funch D: Diagnostic delay in symptomatic colorectal cancer. *Cancer* 1985;56:2120.
306. Odone V, Chang L, Caces J, et al: The natural history of colorectal carcinoma in adolescents. *Cancer* 1982;49:1716.
307. Rao BN, Pratt CB, Fleming ID, et al: Colon carcinoma in children and adolescents. A review of 30 cases. *Cancer* 1985;55:1322.
308. Kern WH, White WC: Adenocarcinoma of colon in a 9-month old infant. *Cancer* 1958;11:855.
309. Radhakrishnan CN, Bruce J: Colorectal cancers in children without any predisposing factors. A report of eight cases and review of the literature. *Eur J Pediatr Surg* 2003;13:66.
310. Andersson A, Bergdahl L: Carcinoma of the colon in children: a report of six new cases and review of the literature. *J Pediatr Surg* 1976;11:967.
311. Goldthron J, Canizaro P: Gastrointestinal malignancies in infancy, childhood, and adolescence. *Surg Clin North Am* 1986;66:845.
312. Steinberg J, Tuggle D, Postier R: Adenocarcinoma of the colon in adolescents. *Am J Surg* 1988;156:460.
313. Adloff M, Arnaud J, Schloegel M, et al: Colorectal cancer in patients under 40 years of age. *Dis Colon Rectum* 1986;29:322.
314. Mills SE, Allen MS Jr: Colorectal carcinoma in the first three decades of life. *Am J Surg Pathol* 1979;3:443.
315. Kravarusic D, Feigin E, Dlugy E, et al: Colorectal carcinoma in childhood: a retrospective multicenter study. *J Pediatr Gastroenterol Nutr* 2007;44:209.
316. Umpleby HC, Williamson RCN: Carcinoma of the large bowel in the first four decades. *Br J Surg* 1984;71:272.
317. Petrek JA, Sandberg WA, Bean PK: The role of gender and other factors in the prognosis of young patients with colorectal cancer. *Cancer* 1985;56:952.
318. Domergue J, Ismail M, Astre C, et al: Colorectal carcinoma in patients younger than 40 years of age. *Cancer* 1988;61:835.
319. Chantada GL, Perelli VB, Lombardi MG, et al: Colorectal carcinoma in children, adolescents and young adults. *J Pediatr Hematol Oncol* 2005;27:39.
320. McLean DW, Arminski TC, Bradley GT: Management of primary carcinoma of the rectum diagnosed during pregnancy. *Am J Surg* 1955;90:816.

321. Minter A, Malik R, Ledbetter L, et al: Colon cancer in pregnancy. *Cancer Control* 2005;12:196.
322. Qizilbash AH: Pathologic studies in colorectal cancer: a guide to the surgical pathology examination of colorectal specimens and review of features of prognostic significance. *Pathol Annu* 1982;17:1.
323. Robey-Cafferty SS, Ro JY, Ordonez NG, Cleary KR: Transitional mucosa of colon. A morphological, histochemical, and immunohistochemical study. *Arch Pathol Lab Med* 1990;114:72.
324. Silver SA, Epstein JI: Adenocarcinoma of the colon simulating primary urinary bladder neoplasia—a report of nine cases. *Am J Surg Pathol* 1993;17:171.
325. Thomas GDH, Dixon MF, Smeeton NC, Williams NS: Observer variation in the histological grading of rectal carcinoma. *J Clin Pathol* 1983;36:385.
326. Shousha S: Paneth cell-rich papillary adenocarcinoma and a mucoid adenocarcinoma occurring synchronously in colon: a light and electron microscopic study. *Histopathology* 1979;3:489.
327. Gibbs NM: Incidence and significance of argentaffin and Paneth cells in some tumours of the large intestine. *J Clin Pathol* 1967;20:826.
328. Shousha S: Signet-ring cell adenocarcinoma of rectum: a histological, histochemical and electron microscopic study. *Histopathology* 1982;6:341.
329. Smith DM, Haggitt RC: The prevalence and prognostic significance of argyrophil cells in colorectal carcinomas. *Am J Surg Pathol* 1984;8:123.
330. Pagani A, Papotti M, Abbona C, Bussolati G: Chromogranin gene expressions in colorectal adenocarcinomas. *Mod Pathol* 1995;8:626.
331. Park JG, Choe GY, Helman LJ, et al: Chromogranin—A expression in gastric and colon cancer tissues. *Int J Cancer* 1992;51:189.
332. Ho SB, Toribara NW, Bresalier RS, Kim YS: Biochemical and other markers of colon cancer. *Gastroenterol Clin North Am* 1988;17:811.
333. Arends JW, Wiggers T, Verstijnen K, Bosman FT: The occurrence and clinicopathological significance of serotonin immunoreactive cells in large bowel carcinoma. *J Pathol* 1986;149:97.
334. De Bruine AP, Wiggers T, Beek C, et al: Endocrine cells in colorectal adenocarcinomas: incidence, hormone profile and prognostic relevance. *Int J Cancer* 1993;54:765.
335. Hamada Y, Oishi A, Shoji T, et al: Endocrine cells and prognosis in patients with colorectal carcinoma. *Cancer* 1992;69:2641.
336. Jansson D, Gould VE, Gooch GT, et al: Immunohistochemical analysis of colon carcinomas applying exocrine and neuroendocrine markers. *Acta Pathol Microbiol Immunol Scand* 1988;96:1129.
337. Jass JR: Lymphocytic infiltration and survival in rectal cancer. *J Clin Pathol* 1986;39:585.
338. Martinez-Hernandez A, Catalano E: Stromal reaction to neoplasia: colonic carcinomas. *Ultrastruct Pathol* 1980;1:403.
339. Jass JR, Atkin WS, Cuzick I, et al: The grading of rectal cancer: histological perspectives and a multivaritate analysis of 447 cases. *Histopathology* 1986;10:437.
340. Graham DM, Appelman HD: Crohn's-like lymphoid reaction and colorectal carcinoma: a potential histologic prognosticator. *Mod Pathol* 1990;3:332.
341. Djaldetti M, Fishman P, Chaimoff C, et al: Severe alterations of red blood cells from the vessels of colorectal tumors. *Arch Pathol Lab Med* 1985;109:62.
342. Sinicrope FA, Rego RL, Halling KC, et al: Prognostic impact of microsatellite instability and DNA ploidy in human colon carcinoma patients. *Gastroenterology* 2006;131:729.
343. Thibodeau SN, Bren G, Schaid D: Microsatellite instability in cancer of the proximal colon. *Science* 1993;260:816.
344. Lothe RA, Peltomaki P, Meling GI, et al: Genomic instability in colorectal cancer: relationship to clinicopathological variables and family history. *Cancer Res* 1993;53:5849.
345. Halling KC, French AJ, McDonnell DK, et al: Microsatellite instability and 8p allelic imbalance in stage B2 and C colorectal cancers. *J Natl Cancer Inst* 1999;91:1295.
346. Gryfe R, Kim H, Hsieh ET, et al: Tumor microsatellite instability and clinical outcome in young patients with colorectal cancer. *N Engl J Med* 2000;342:69.
347. Kakar S, Aksoy S, Burgart LJ, Smyrk TC. Mucinous carcinoma of the colon: correlation with loss of mismatch repair enzymes with clinicopathologic features and survival. *Mod Pathol* 2004;17:696.
348. Kim H, Jen J, Vogelstein B, Hamilton SR: Clinical and pathological characteristics of sporadic colorectal carcinomas with DNA replication errors in microsatellites. *Am J Pathol* 1993;145:148.
349. Risio M, Reato G, di Celle P, et al: Microsatellite instability is associated with the histological features of the tumor in nonfamilial colorectal cancer. *Cancer Res* 1996;56:5470.
350. Mecklin JP, Svendsen LB, Peltomaki P, Vasen HF: Hereditary nonpolyposis colorectal cancer. *Scand J Gastroenterol* 1994;29:673.
351. Kuramoto S, Oohara T: Minute cancers arising de novo in the human large intestine. *Cancer* 1988;61:829.
352. Minamoto T, Sawaguchi K, Ohta T, Itoh T: Superficial-type adenomas and adenocarcinomas of the colon and rectum: a comparative morphological study. *Gastroenterology* 1994;106:1436.
353. Wada R, Matsukuma S, Abe H, et al: Histopathological studies of superficial-type early colorectal carcinoma. *Cancer* 1996;77:44.
354. Begin LR, Gordon PH, Alpert LC: Endophytic malignant transformation within flat adenoma of the colon: a potential diagnostic pitfall. *Virchows Arch A* 1993;422:415.
355. Ming-Chai C, Chi-Yuan C, Pei-Yu C, Jen-Chun H: Evolution of colorectal cancer in schistosomiasis. Transitional mucosal changes adjacent to large intestinal carcinoma in colectomy specimens. *Cancer* 1980;46:1661.
356. Younes M, Katikaneni PR, Lechago J: The value of the preoperative mucosal biopsy in the diagnosis of colorectal mucinous adenocarcinoma. *Cancer* 1993;72:3588.
357. Connelly JH, Robey-Cafferty SS, Cleary KR: Mucinous carcinoma of the colon and rectum: an analysis of 62 stage B and C lesions. *Arch Pathol Lab Med* 1991;115:1022.
358. Symonds DA, Vickery AL: Mucinous carcinoma of the colon and rectum. *Cancer* 1976;37:1891.
359. Sundblad AS, Paz RA: Mucinous carcinoma and their relation to polyps. *Cancer* 1982;50:2504.
360. Liu IO, Kung IT, Lee JM, Boey JH: Primary colorectal signet-ring cell carcinoma in young patients: report of 3 cases. *Pathology* 1985;17:31.
361. Buckmaster MJ, Sloan DA, Ellis JL, Schwartz RW: Mucinous adenocarcinoma of the colon metastatic to the intestinal mucosa. *Surgery* 1994;115:767.
362. Yamamoto S, Mochizuki H, Hase K, et al: Assessment of clinicopathologic features of colorectal mucinous adenocarcinoma. *Am J Surg* 1993;166:257.
363. Amico L, Caplan L, Thomas C: Cerebrovascular complications of mucinous cancers. *Neurology* 1989;39:522.
364. Secco GB, Fardelli R, Campora E, et al: Primary mucinous adenocarcinomas and signet-ring cell carcinomas of colon and rectum. *Oncology* 1994;51:30.
365. Green JB, Timmcke AE, Mitchell WT, et al: Mucinous carcinoma: just another colon cancer? *Dis Colon Rectum* 1993;36:49.
366. Umpleby HC, Ranson DL, Williamson RC: Peculiarities of mucinous colorectal carcinoma. *Br J Surg* 1985;72:715.
367. Sasaki O, Atkin WS, Jass JR: Mucinous carcinoma of the rectum. *Histopathology* 1987;11:259.
368. Jones EA, Morson BC: Mucinous adenocarcinoma in anorectal fistulae. *Histopathology* 1984;8:279.
369. Horton KM, Jones B, Bayless TM, et al: Mucinous adenocarcinoma at the ileocecal valve mimicking Crohn's disease. *Dig Dis Sci* 1994;39:2276.
370. Halvorsen TB, Seim E: Influence of mucinous components on survival in colorectal adenocarcinomas: a multivariate analysis. *J Clin Pathol* 1988;41:1068.
371. Kang H, O'Connell JB, Maggard MA, et al: A 10-year outcomes evaluation of mucinous and signet ring cell carcinoma of the colon and rectum. *Dis Colon Rectum* 2005;48:161.
372. Ojeda VJ, Mitchell KM, Walters MN, Gibson MJ: Primary colorectal linitis plastica type of carcinoma: report of two cases and review of the literature. *Pathology* 1982;14:181.
373. Wiltz O, O'Toole K, Fenoglio CM: Breast carcinoma metastatic to a solitary adenomatous polyp in the colon. *Arch Pathol Lab Med* 1984;108:318.
374. Makino T, Tsujinaka T, Mishima H, et al: Primary signet-ring cell carcinoma of the colon and rectum: report of eight cases and review of 154 Japanese cases. *Hepatogastroenterology* 2006;53:845.
375. Laufman H, Saphir O: Primary linitis plastica type of carcinoma of the colon. *Arch Surg* 1951;62:79.
376. Coe FO: Linitis plastica. *South Med J* 1931;24:477.
377. Amorn Y, Knight WA: Primary linitis plastica of the colon: report of two cases and review of the literature. *Cancer* 1978;41:2420.
378. Stevens WR, Ruiz P: Primary linitis plastica carcinoma of the colon and rectum. *Mod Pathol* 1989;2:265.

379. Crissman JD: Adenosquamous and squamous cell carcinoma of the colon. *Am J Surg Pathol* 1978;2:47.
380. Chevinsky AH, Berelowitz M, Hoover HC: Adenosquamous carcinoma of the colon presenting with hypercalcemia. *Cancer* 1987;60:1111.
381. Links M, Ho H, Clingan P, Diamond T: Hypercalcaemia in a patient with fatal adenosquamous carcinoma of the colon. *Med J Aust* 1994;160:286.
382. Thompson JT, Paschold EH, Levine EA: Paraneoplastic hypercalcemia in a patient with adenosquamous cancer of the colon. *Am Surg* 2001;67:585.
383. Fujita T, Fukuda K, Nishi H, et al: Paraneoplastic hypercalcemia with adenosquamous carcinoma of the colon. *Int J Clin Oncol* 2005;10:144.
384. Cagir B, Nagy MW, Topham A, et al: Adenosquamous carcinoma of the colon, rectum and anus: epidemiology, distribution, and survival characteristics. *Dis Colon Rectum* 1999;42:258.
385. Boscaino A, Orabona P, Donofrio V, et al: Adenosquamous carcinoma of the colon—case report of an unusual type. *Tumori* 1993;79:288.
386. Erasmus LJ, van Heerden JA, Dahlin DC: Adenoacanthoma of the colon. *Dis Colon Rectum* 1978;21:196.
387. Cooper HS: Carcinoma of the colon and rectum. In: Norris HT (ed). *Pathology of the Colon, Small Intestine and Anus*. New York: Churchill Livingstone, 1983, p 201.
388. Kang H, O'Connell JB, Leonardi MJ: Rare tumors of the colon and rectum: a national review. *Int J Colorectal Dis* 2007;22:183.
389. Williams GT, Blackshaw WAJ, Morson BC: Squamous carcinoma of the colorectum and its genesis. *J Pathol* 1979;129:139.
390. Comer TP, Beahrs OH, Dockerty MB: Primary squamous cell carcinoma and adenoacanthoma of the colon. *Cancer* 1971;28:1111.
391. Hohm WH, Jackman RJ: Squamous cell carcinoma of the rectum complicating ulcerative colitis: report of two cases. *Proc Staff Meetings Mayo Clin* 1964;39:249.
392. Wiener MT, Polayes SH, Yidi R: Squamous cell carcinoma with schistosomiasis of the colon. *Am J Gastroenterol* 1962;37:48.
393. Adair HM, Trowell JE: Squamous cell carcinoma arising in a duplication of the small bowel. *J Pathol* 1981;133:25.
394. Lyttle JA: Primary squamous carcinoma of the proximal large bowel. Report of a case and review of the literature. *Dis Colon Rectum* 1983;26:279.
395. Dixon CF, Dockerty MB, Powelson MH: Squamous cell carcinoma of the mid-rectum: report of a case. *Proc Staff Meetings Mayo Clin* 1954;29:420.
396. Strate RW, Richardson JD, Bannayan GA: Basosquamous (transitional cloacogenic) carcinoma of the sigmoid colon. *Cancer* 1977;40:1234.
397. Weidner N, Zekan P: Carcinosarcoma of the colon. Report of a unique case with light and immunohistochemical studies. *Cancer* 1986;58:1126.
398. Buckley CH, Fox H: An immunohistochemical study of the significance of HCG secretion by large bowel adenocarcinomata. *J Clin Pathol* 1979;32:368.
399. Park CH, Reid JD: Adenocarcinoma of the colon with choriocarcinoma in its metastases. *Cancer* 1980;46:570.
400. Ordonez NG, Luna MA: Choriocarcinoma of the colon. *Am J Gastroenterol* 1984;79:39.
401. Metz KA, Richter HJ, Leder LD: Adenocarcinoma of the colon with syncytiotrophoblastic differentiation: differential diagnosis and implications. *Pathol Res Pract* 1985;179:419.
402. Nguyen GK: Adenocarcinoma of the sigmoid colon with focal choriocarcinoma metaplasia: a case report. *Dis Colon Rectum* 1982;25:230.
403. Le DT, Austin RC, Payne SN, et al: Choriocarcinoma of the colon: report of a case and review of the literature. *Dis Colon Rectum* 2003;46:264.
404. Rodilla IG, Val-Bernal JF, Cabrera E, Fernandez FA: Primary choriocarcinoma of the rectum in a man. *Int J Surg Pathol* 1995;3:131.
405. Shousha S, Chappell R, Matthews J, Cooke T: Human chorionic gonadotrophin expression in colorectal adenocarcinoma. *Dis Colon Rectum* 1986;29:558.
406. Campo E, Palacin A, Benasco C, et al: Human chorionic gonadotropin in colorectal carcinoma. *Cancer* 1987;59:1611.
407. Ostor AG, McNaughton WM, Fortune DW, et al: Rectal adenocarcinoma with germ cell elements treated with chemotherapy. *Pathology* 1993;25:243.
408. Mauer K, Waye J, Lewis B, Szporn A: The hairy polyp: a benign teratoma of the colon. *Endoscopy* 1989;21:148.
409. Zalatnai A, Dubecz S, Harka I, Banhidy F Jr: Malignant teratoma of the left colon associated with chronic ulcerative colitis. *Virchows Arch A* 1987;411:61.
410. El-Khatib Y: Pedunculated teratoma of rectum infected with bilharziasis. *Br J Surg* 1972;59:655.
411. Russell P: Carcinoma complicating a benign teratoma of the rectum. *Dis Colon Rectum* 1974;17:550.
412. Cho KJ, Myong NH, Jang JJ: Effusion cytology of endodermal sinus tumor of the colon. *Acta Cytol* 1991;35:207.
413. Lott JV, Rubin RJ, Salvati EP, Salazar GH: Endometrioid carcinoma of the rectum arising in endometriosis: report of a case. *Dis Colon Rectum* 1978;21:56.
414. Mira JL, Fenoglio-Preiser CM, Husseinzadeh N: Malignant mixed mullerian tumor of the extraovarian secondary mullerian system. Report of two cases and review of the English literature. *Arch Pathol Lab Med* 1995;119:1044.
415. Haque S, Eisen R, West B: Heterotopic bone formation in the gastrointestinal tract. *Arch Pathol Lab Med* 1996;120:666.
416. Kumasa S, Mori H, Mori M, et al: Heterotopic bone formation in tumor stromal tissue: Immunohistochemical considerations. *Acta Histochem Cytochem* 1990;23:427.
417. Damjanov I, Amenta PS, Bosman FT: Undifferentiated carcinoma of the colon containing exocrine, neuroendocrine and squamous cells. *Virchows Arch A* 1983;401:57.
418. Novello P, Duvillard P, Grandjouan S, et al: Carcinomas of the colon with multidirectional differentiation. Report of two cases and review of the literature. *Dig Dis Sci* 1995;40:100.
419. Chetty R, Bhathal PS: Caecal adenocarcinoma with rhabdoid phenotype. An immunohistochemical and ultrastructural analysis. *Virchows Arch* 1993;422:179.
420. Chumas JC, Lorelle CA: Melanotic adenocarcinoma of the anorectum. *Am J Surg Pathol* 1981;5:711.
421. Williams NS, Dixon MF, Johnston D: Reappraisal of the 4 centimetre rule of distal excision for carcinoma of the rectum: a study of distal intramural spread and of patients survival. *Br J Surg* 1983;70:150.
422. Madsen P, Christiansen J: Distal intramural spread of rectal carcinomas. *Dis Colon Rectum* 1986;29:279.
423. Lazorthes F, Voigt JJ, Roques J, et al: Distal intramural spread of carcinoma of the rectum correlated with lymph nodal involvement. *Surg Gynecol Obstet* 1990;170:45.
424. Sidoni A, Bufalari A, Alberti PF: Distal intramural spread in colorectal cancer: a reappraisal of the extent of distal clearance in fifty cases. *Tumori* 1991;77:514.
425. Kameda K, Furusawa M, Mori M, Sugimachi K: Proposed distal margin for resection of rectal cancer. *Jpn J Cancer Res* 1990;81:100.
426. Lin JI, Cogbill CL, Athota PJ, et al: Superficial spreading adenocarcinoma of appendix, cecum, and terminal ileum. *Dis Colon Rectum* 1980;23:587.
427. Braun EV, Ali M, Fayemi AO, Beaugard E: Primary signet-ring cell carcinoma of the urinary bladder; review of the literature and report of a case. *Cancer* 1981;47:1430.
428. Michelassi F, Block GE, Vannucci L, et al: A 5- to 21-year follow-up and analysis of 250 patients with rectal adenocarcinoma. *Ann Surg* 1988;208:379.
429. Michelassi F, Vannucci L, Ayala JJ, et al: Local recurrence after curative resection of colorectal adenocarcinoma. *Surgery* 1990;108:787.
430. Minsky BD, Mies C, Rich TA: Lymphatic vessel invasion is an independent prognostic factor for survival in colorectal cancer. *Int J Rad Oncol Biol Phys* 1989;17:311.
431. Morson BC, Dawson IMP: *Gastrointestinal Pathology*. 2nd Ed. Oxford: Blackwell Scientific, 1979, p 648.
432. Chang GJ, Rodriguez-Bigas MA, Skibber JM, Moyer VA: Lymph node evaluation and survival after curative resection of colon cancer: systematic review. *J Natl Cancer Inst* 2007;99:433.
433. Le Voyer TE, Sigurdson ER, Hanlon AL, et al: Colon cancer survival is associated with increasing number of lymph nodes analyzed: a secondary survey of intergroup trial INT-0089. *J Clin Oncol* 2003;21:2912.
434. Berger AC, Sigurdson ER, Le Voyer T, et al: Colon cancer survival is associated with decreasing ratio of metastatic to examined lymph nodes. *J Clin Oncol* 2005;23:8706.
435. Lee HY, Choi HJ, Park KJ, et al: Prognostic significance of metastatic lymph node ratio in node-positive colon cancer. *Ann Surg Oncol* 2007;14:1712.
436. Fielding LP, Arsenault PA, Chapuis PH, et al: Working report to the World Congresses of Gastroenterology, Sydney 1990. *J Gastroenterol Hepatol* 1991;6:325.
437. Goldstein NS, Weldons S, Coffey M, et al: Lymph node recovery from colorectal resection specimens removed for adenocarcinoma: trends

438. Wong JH, Severino R, Honnebier MB, et al: Number of nodes examined and staging accuracy in colorectal carcinoma. *J Clin Oncol* 1999;17:2896.
439. Talbot IC, Ritchie S, Leighton M, et al: Invasion of veins by carcinoma of rectum: method of detection, histological features and significance. *Histopathology* 1981;5:141.
440. Seefeld P, Bargen JA: The spread of carcinoma of the rectum: invasion of lymphatics, veins and nerves. *Ann Surg* 1943;118:76.
441. Minsky BD, Mies C, Recht A, et al: Resectable adenocarcinoma of the rectosigmoid and rectum. 2. The influence of blood vessel invasion. *Cancer* 1988;61:1417.
442. Griffin MR, Bergstralh EJ, Coffey RJ, et al: Predictors of survival after curative resection of carcinoma of the colon and rectum. *Cancer* 1987;60:2318.
443. Lapertosa G, Baracchini P, Fulcheri E, Tanzi R: Prognostic value of the immunocytochemical detection of extramural venous invasion in Dukes' C colorectal adenocarcinomas. *Am J Pathol* 1989;135:939.
444. Ouchi K, Sugawara T, Ono H, et al: Histologic features and clinical significance of venous invasion in colorectal carcinoma with hepatic metastasis. *Cancer* 1996;78:2313.
445. Berge T, Ekelund G, Mellner C, et al: Carcinoma of the colon and rectum in a defined population: an epidemiological, clinical and post-mortem investigation of colorectal carcinoma and coexisting benign polyps in Malmo, Sweden. *Acta Chir Scand* 1973;438:1.
446. Batson OV: The vertebral system of veins as a means of cancer dissemination. *Prog Clin Cancer* 1967;3:1.
447. Krasna MJ, Flancbaum L, Cody RP, et al: Vascular and neural invasion in colorectal carcinoma: incidence and prognostic significance. *Cancer* 1988;61:1018.
448. Skipper D, Cooper AJ, Marston JE, Taylor I: Exfoliated cells and in vitro growth in colorectal cancer. *Br J Surg* 1987;74:1049.
449. Cirocco WC, Schwartzman A, Golub RW: Abdominal wall recurrence after laparoscopic colectomy for colon cancer. *Surgery* 1994;116:842.
450. Cohen AM, Wood WC, Gunderson LL, Shinnar M: Pathological studies in rectal cancer. *Cancer* 1980;45:2965.
451. Manson PN, Corman ML, Coller JA, Veidenheimer MC: Anastomotic recurrence after anterior resection for carcinoma; Lahey clinic experience. *Dis Colon Rectum* 1976;19:219.
452. Pihl E, Hughes ESR, McDermott FT, et al: I. Carcinoma of the rectum and rectosigmoid: cancer specific long-term survival. A series of 1061 cases treated by one surgeon. *Cancer* 1980;45:2902.
453. Russell AH, Tong D, Dawson LE, Wisbeck W: Adenocarcinoma of the proximal colon. Sites of initial dissemination and patterns of recurrence following surgery alone. *Cancer* 1984;53:360.
454. Weiss L, Grundmann E, Torhorst J, et al: Haematogenous metastatic patterns in colonic carcinoma: an analysis of 1541 necropsies. *J Pathol* 1986;150:195.
455. Takahura K, Sano K, Hoho S: *Metastatic Tumors of the CNS.* Tokyo: Igaku-Shoin, 1982.
456. Besbeas S, Stearns M Jr: Osseous metastases from carcinoma of the colon and rectum. *Dis Colon Rectum* 1978;24:266.
457. Hoehn JL, Ousley JL, Avecilla CS: Occult carcinoma of the colon and rectum manifesting as osseous metastasis. *Dis Colon Rectum* 1979;22:129.
458. Pitluk H, Poticha S: Carcinoma of the colon and rectum in patients less than 40 years of age. *Surgery* 1983;157:335.
459. Daya D, Nazerali L, Frank G: Metastatic ovarian carcinoma of large intestinal origin simulating primary ovarian carcinoma. A clinicopathologic study of 25 cases. *Am J Clin Pathol* 1992;97:751.
460. Brennecke SP, McEvoy MI, Seymour AE, et al: Caecal adenocarcinoma metastatic to ovary inducing increased oestrogen production and postmenopausal bleeding. *Aust NZ J Obstet Gynaecol* 1986;26:158.
461. Herrera LO, Ledesma EJ, Natarajan N, et al: Metachronous ovarian metastases from adenocarcinoma of the colon and rectum. *Surg Gynecol Obstet* 1982;154:531.
462. Lash RH, Hart WR: Intestinal adenocarcinomas metastatic to the ovaries: a clinicopathologic evaluation of 22 cases. *Am J Surg Pathol* 1987;11:114.
463. Inaba S, Tanaka T, Yamagishi H, et al: A case of colon cancer metastasizing to the spleen. *Jpn J Clin Oncol* 1984;14:425.
464. Dyess DL, Ferrara JJ, Webb WA: Metastatic colon carcinoma to the biliary tract mimicking choledocholithiasis. *Am Surg* 1989;55:71.
465. Charnsangavej C, Whitley NO: Metastases to the pancreas and peripancreatic lymph nodes from carcinoma of the right side of the colon—CT findings in 12 patients. *AJR Am J Roentgenol* 1993;160:49.
466. Cedermark BJ, Blumenson LE, Pickren JW, et al: The significance of metastases to the adrenal glands in adenocarcinoma of the colon and rectum. *Surg Gynecol Obstet* 1977;144:537.
467. Moore J, Law D, Moore E, Dean C: Testicular mass: an initial sign of colon carcinoma. *Cancer* 1982;49:411.
468. Reingold IM: Cutaneous metastases from internal carcinoma. *Cancer* 1966;19:162.
469. Zeligman I, Schwilm A: Umbilical metastasis from carcinoma of the colon. *Arch Dermatol* 1974;110:911.
470. Rusthoven JJ, Fine S, Thomas G: Adenocarcinoma of the rectum metastatic to the oral cavity. Two cases and a review of the literature. *Cancer* 1984;54:1110.
471. Raider L: Remote vaginal metastases from carcinoma of the colon. *AJR Am J Roentgenol* 1966;97:944.
472. Burger R, Guthrie TH: Metastatic colonic carcinoma to epididymis. *Urology* 1973;2:566.
473. Carlin BW, Harrell JH, Olson LK, Moser KM: Endobronchial metastases due to colorectal carcinoma. *Chest* 1989;96:1110.
474. Araki K, Kobayashi M, Ogata T, Takuma K: Colorectal carcinoma metastatic to skeletal muscle. *Hepatogastroenterology* 1994;41:405.
475. Gattoni F, Baldini U, Avogadro A, et al: Un raro caso di metastasi ureterale da neoplasia del colon. *Radiol Med* 1986;72:595.
476. Cervin J, Silverman J, Loggie B, Geisinger K: Virchow's node revisited. Analysis with clinicopathologic correlation of 152 fine-needle aspiration biopsies of supraclavicular lymph nodes. *Arch Pathol Lab Med* 1995;119:727.
477. Nishida H, Grooters RK, Coster D, et al: Metastatic right atrial tumor in colon cancer with superior vena cava syndrome and tricuspid obstruction. *Heart Vessels* 1991;6:125.
478. Kacenelenbogen R, Devriendt J, De Reuck M, et al: Cardiac tamponade as first manifestation of colonic cancer. *Arch Intern Med* 1984;144:622.
479. Rentschler RE, Thrasher TV: Gingival and mandibular metastases from rectal adenocarcinoma: case report and 20 year review of the English literature. *Laryngoscope* 1982;92:795.
480. Arora YR: Colonic carcinoma presenting with meningeal metastases. *J R Coll Surg Edinb* 1973;18:376.
481. Schneider PA, Bosshard C: Aderhautmetastasen bei Kolonkarzinom. *Klin Monatsbl Augenheilkd* 1978;172:513.
482. Guttmann G, Stein I: Metastatic tumor of the thumb from adenocarcinoma of the colon. *Int Surg* 1968;49:217.
483. Banerjee CK, Lim KP, Cohen NP: Penile metastasis: an unusual presentation of metastatic colonic cancer. *J R Coll Surg Edinb* 2002;47:763.
484. Perdomo JA, Hizuta A, Iwagaki H, et al: Penile metastasis secondary to cecum carcinoma: a case report. *Hepatogastroenterology* 1998;45:1589.
485. Drury BJ: Adenocarcinoma of the rectum with metastasis to the nailbed of the finger. *Calif Med* 1959;91:35.
486. Dukes CE: Cancer of the rectum: an analysis of 1000 cases. *J Pathol Bacteriol* 1940;50:527.
487. Dukes CE, Bussey HJ: The spread of rectal cancer and its effect on prognosis. *Br J Cancer* 1958;12:309.
488. Denoix PF: French Ministry of Public Health National Institute of Hygiene Monograph No. 4. Paris, 1954.
489. Beahrs OH, Myers MH: *Manual for Staging of Cancer.* 2nd ed. American Joint Committee on Cancer. Philadelphia: JB Lippincott, 1983.
490. Greene FL, Page DL, Fleming ID, et al (eds): *AJCC Cancer Staging Manual.* 6th ed. New York: Springer, 2002.
491. Thompson W, Trenkner S: Staging colorectal carcinoma. *Radiol Clin North Am* 1994;32:25.
492. Dixon AK, Fry IK, Morson BC, et al: Preoperative computed tomography of carcinoma of the rectum. *Br J Radiol* 1981;54:655.
493. Thoeni RF, Moss AA, Schnyder P, Margulis AR: Detection and staging of primary rectal and rectosigmoid cancer by computed tomography. *Radiology* 1981;141:135.
494. Thoeni RF: CT evaluation of carcinomas of the colon and rectum. *Radiol Clin North Am* 1989;27:731.
495. Hodgman CG, MacCarty RL, Wolff BG, et al: Preoperative staging of rectal carcinoma by computed tomography and 0.15 T magnetic resonance imaging: preliminary report. *Dis Colon Rectum* 1986;29:446.
496. Angelelli G, Macarini L, Lupo L, et al: Rectal carcinoma: CT staging with water as contrast medium. *Radiology* 1990;177:511.

497. Butch RJ, Stark DD, Wittenberg J: Staging rectal cancer by MR and CT. *AJR Am J Roentgenol* 1986;146:1155.
498. Savides TJ, Master SS: EUS in rectal cancer. *Gastrointest Endosc* 2002;56(4 suppl):S12.
499. Kwok H, Bissett IP, Hill GL: Preoperative staging of rectal cancer. *Int J Colorectal Dis* 2000;15:9.
500. Meyenberger C, Huch Boni RA, Bertschinger P, et al: Endoscopic ultrasound and endorectal magnetic resonance imaging: a prospective, comparative study for preoperative staging and follow-up of rectal cancer. *Endoscopy* 1995;217:469.
501. Thaler W, Watzka S, Martin F, et al: Preoperative staging of rectal cancer by endoluminal ultrasound vs. magnetic resonance imaging. *Dis Colon Rectum* 1994;37:1189.
502. Durdey P, Williams NS: Pre-operative evaluation of patients with low rectal carcinomas. *World J Surg* 1992;16:430.
503. Beynon J, Roe AM, Foy DM, et al: Preoperative staging of local invasion in rectal cancer using intraluminal ultrasound. *J R Soc Med* 1987;80:23.
504. Anderson BO, Hann LE, Enker WE, et al: Transrectal ultrasonography and operative selection for early carcinoma of the rectum. *J Am Coll Surg* 1994;179:513.
505. Solomon MJ, McLeod RS: Endoluminal transrectal ultrasonography: accuracy, reliability, and validity. *Dis Colon Rectum* 1993;36:200.
506. Hawes RH: New staging techniques. Endoscopic ultrasound. *Cancer* 1993;71(12 suppl):4207.
507. Harewood GC: Assessment of publication bias in the reporting of EUS performance in staging rectal cancer. *Am J Gastroenterol* 2005;100:808.
508. Bhutani MS: Recent developments in the role of endoscopic ultrasonography in diseases of the colon and rectum. *Curr Opin Gastroenterol* 2007;23:67.
509. Muller-Schimpfle M, Brix G, Schlag P, et al: Recurrent rectal cancer: diagnosis with dynamic MR imaging. *Radiology* 1993;189:881.
510. Collier BD, Foley WD: Current imaging strategies for colorectal cancer. *J Nucl Med* 1993;34:537.
511. Collier BD, Abdel-Nabi H, Doerr RJ, et al: Immunoscintigraphy performed with In-111-labeled CYT-103 in the management of colorectal cancer: comparison with CT. *Radiology* 1992;185:179.
512. McCarthy SM, Barnes D, Deveney K, et al: Detection of recurrent rectosigmoid carcinoma: prospective evaluation of CT and clinical factors. *AJR Am J Roentgenol* 1985;144:577.
513. Coburn MC, Pricolo VE, Soderberg CH: Factors affecting prognosis and management of carcinoma of the colon and rectum in patients more than eighty years of age. *J Am Coll Surg* 1994;179:65.
514. Cohen AM, Tremiterra S, Candela F, et al: Prognosis of node-positive colon cancer. *Cancer* 1991;67:1859.
515. Heys SD, Sherif A, Bagley JS, et al: Prognostic factors and survival of patients aged less than 45 years with colorectal cancer. *Br J Surg* 1994;81:685.
516. Harrison JC, Dean PJ, El-Zeky F, Vander Zwaag R: Impact of the Crohn's-like lymphoid reaction on staging of right-sided colon cancer: results of multivariate analysis. *Hum Pathol* 1995;26:31.
517. Galandiuk S, Wieand HS, Moertel CG, et al: Patterns of recurrence after curative resection of carcinoma of the colon and rectum. *Surg Gynecol Obstet* 1992;174:27.
518. Newland RC, Dent OF, Lyttle MN, et al: Pathologic determinants of survival associated with colorectal cancer with lymph node metastases—a multivariate analysis of 579 patients. *Cancer* 1994;73:2076.
519. Newland RC, Dent OF, Chapuis PH, Bokey L: Survival after curative resection of lymph node negative colorectal carcinoma. A prospective study of 910 patients. *Cancer* 1995;76:564.
520. Malassagne B, Valleur P, Serra J, et al: Relationship of apical lymph node involvement to survival in resected colon carcinoma. *Dis Colon Rectum* 1993;36:645.
521. Bjerkeset T, Morild I, Mork S, Soreide O: Tumor characteristics in colorectal cancer and their relationship to treatment and prognosis. *Dis Colon Rectum* 1987;30:934.
522. Brodsky JT, Richard GK, Cohen AM, Minsky BD: Variables correlated with the risk of lymph node metastasis in early rectal cancer. *Cancer* 1992;69:322.
523. Minsky BD, Mies C, Rich TA, et al: Colloid carcinoma of the colon and rectum. *Cancer* 1987;60:3103.
524. Michelassi F, Ewing C, Montag A, et al: Prognostic significance of ploidy determination in rectal cancer. *Hepatogastroenterology* 1992;39:222.
525. Wolmark N, Wieand HS, Rockette HE, et al: The prognostic significance of tumor and location and bowel obstruction in Dukes B and C colorectal cancer: findings from the NSABP clinical trials. *Ann Surg* 1983;198:743.
526. Steinberg SM, Barkin JS, Kaplan RS, Stablein DM: Prognostic indicators of colon tumors: the Gastrointestinal Tumor Group experience. *Cancer* 1986;57:1866.
527. Tada S, Yao T, Iida M, et al: A clinicopathologic study of small flat colorectal carcinoma. *Cancer* 1994;74:2430.
528. Moreira LF, Iwagaki H, Hizuta A, et al: Outcome in patients with early colorectal carcinoma. *Br J Surg* 1992;79:436.
529. Devereux DF, Deckers PJ: Contributions of pathologic margins and Dukes' stage to local recurrence in colorectal carcinoma. *Am J Surg* 1985;149:323.
530. Cawthorn SJ, Parums DV, Gibbs NM, et al: Extent of mesorectal spread and involvement of lateral resection margin as prognostic factors after surgery for rectal cancer. *Lancet* 1990;335:1055.
531. Adam IJ, Mohamdee MO, Martin IG, et al: Role of circumferential margin involvement in the local recurrence of rectal cancer. *Lancet* 1994;344:707.
532. Shepherd NA, Baxter KJ, Love SB: Influence of local peritoneal involvement on local recurrence and prognosis in rectal cancer. *J Clin Pathol* 1995;48:849.
533. Abulafi AM, Williams NS: Local recurrence of colorectal cancer: the problem, mechanisms, management and adjuvant therapy. *Br J Surg* 1994;81:7.
534. Ng IO, Luk IS, Yuen ST, et al: Surgical lateral clearance in resection of rectal carcinomas: a multivariate analysis of clearance in resected rectal carcinomas. *Cancer* 1993;71:1972.
535. Kotanagi H, Fukuoka T, Shibata Y, et al: The size of regional lymph nodes does not correlate with the presence or absence of metastasis in lymph nodes in rectal cancer. *J Surg Oncol* 1993;54:252.
536. Shirouzu K, Isomoto H, Morodomi T, Kakegawa T: Carcinomatous lymphatic permeation: prognostic significance in patients with rectal carcinoma—a long term prospective study. *Cancer* 1995;75:4.
537. Willett CG, Lewandrowski K, Donnelly S, et al: Are there patients with stage I rectal carcinoma at risk for failure after abdominoperineal resection? *Cancer* 1992;69:1651.
538. Horn A, Dahl O, Morild I: Venous and neural invasion as predictors of recurrence in rectal adenocarcinoma. *Dis Colon Rectum* 1991;34:798.
539. Wiggers T, Arends JW, Volovics A: Regression analysis of prognostic factors in colorectal cancer after curative resections. *Dis Colon Rectum* 1988;31:33.
540. Shirouzu K, Isomoto H, Kakegawa T: Prognostic evaluation of perineural invasion in rectal cancer. *Am J Surg* 1993;165:233.
541. Bognel C, Rekacewicz C, Mankarios H, et al: Prognostic value of neural invasion in rectal carcinoma: a multivariate analysis on 339 patients with curative resection. *Eur J Cancer* 1995;31A:894.
542. Welch JP, Donaldson GA: Management of severe obstruction of the large bowel due to malignant disease. *Am J Surg* 1974;127:492.
543. Kelley WE, Brown PW, Lawrence W, et al: Penetrating, obstructing and perforating carcinomas of the colon and rectum. *Arch Surg* 1981;116:381.
544. Thynne GS, Weiland LH, Moertel C, Silvers A: Correlation of histopathologic characteristics of primary tumor and uninvolved regional lymph nodes in Dukes' Class C colonic carcinoma with prognosis. *Mayo Clin Proc* 1980;55:243.
545. Nacopoulou L, Azaris P, Papacharalampous N, Davaris P: Prognostic significance of histologic host response in cancer of the large bowel. *Cancer* 1981;47:930.
546. Harrison JC, Dean PJ, El-Zeky F, Vander Zwaag R: From Dukes through Jass: pathological prognostic indicators in rectal cancer. *Hum Pathol* 1994;25:498.
547. Ohtani H, Naito Y, Saito K, Nagura H: Expression of costimulatory molecules B7-1 and B7-2 by macrophages along invasive margin of colon cancer: a possible antitumor immunity? *Lab Invest* 1997;77:231.
548. Patt DJ, Brynes RK, Vardiman JW, Coppleson LW: Mesocolic lymph node histology is an important prognostic indicator for patients with carcinoma of the sigmoid colon: an immunomorphologic study. *Cancer* 1975;35:1388.
549. Tsakraklides V, Wanebo HJ, Sternberg SS, et al: Prognostic evaluation of regional lymph node morphology in colorectal cancer. *Am J Surg* 1975;129:174.
550. Suzuki K, Gunderson LL, Devine RM, et al: Intraoperative irradiation after palliative surgery for locally recurrent rectal cancer. *Cancer* 1995;75:939.

551. Armitage NC, Robins RA, Evans DF, et al: The influence of tumor cell DNA abnormalities on survival in colorectal cancer. *Br J Surg* 1985;72:828.
552. Bauer KD, Bagwell CB, Giaretti W, et al: Consensus review of the clinical utility of DNA flow of cytometry in colorectal cancer. *Cytometry* 1993;14:486.
553. Bauer KD, Lincoln ST, Vera-Roman JM, et al: Prognostic implications of proliferative activity and DNA aneuploidy in colonic adenocarcinoma. *Lab Invest* 1987;57:329.
554. Fischbach W, Zidianakis Z, Luke G, et al: DNA mapping of colorectal neoplasms: a flow cytometric study of DNA abnormalities and proliferation. *Gastroenterology* 1993;105:1126.
555. Grigolato P, Berenzi A, Benetti A, et al: Cytometric ploidy and proliferative activity in colorectal carcinoma. *Eur J Histochem* 1994;38:163.
556. Ngoi SS, Staiano-Coico L, Godwin TA, et al: Abnormal DNA ploidy and proliferative patterns in superficial colonic epithelium adjacent to colorectal cancer. *Cancer* 1990;66:953.
557. Silvestrini R, D'Agnano I, Faranda A, et al: Flow cytometric analysis of ploidy in colorectal cancer: a multicentric experience. *Br J Cancer* 1993;67:1042.
558. Steinbeck RG, Heselmeyer KM, Neugebauer WF, et al: DNA ploidy in human colorectal adenocarcinomas. *Anal Quant Cytol Histol* 1993;15:187.
559. Barratt PL, Seymour MT, Stenning SP, et al: DNA markers predicting benefit from adjuvant fluorouracil in patients with colon cancer: a molecular study. *Lancet* 2002;360:1381.
560. Bazan V, Migliavacca M, Zanna I, et al: DNA ploidy and S-phase fraction, but not p53 or NM23-H1 expression, predict outcome in colorectal cancer patients: result of a 5-year prospective study. *J Cancer Res Clin Oncol* 2002;128:650.
561. Berczi C, Bocsi J, Bartha I, et al: Prognostic value of DNA ploidy status in patients with rectal cancer. *Anticancer Res* 2002;22:3737.
562. Chen HS, Sheen-Chen SM, Lu CC: DNA index and S-phase fraction in curative resection of colorectal adenocarcinoma: analysis of prognosis and current trends. *World J Surg* 2002;26:626.
563. Geido E, Sciutto A, Rubagotti A, et al: Combined DNA flow cytometry and sorting with k-ras2 mutation spectrum analysis and the prognosis of human sporadic colorectal cancer. *Cytometry* 2002;50:216.
564. Purdie CA, Piris J: Histopathological grade, mucinous differentiation and DNA ploidy in relation to prognosis in colorectal carcinoma. *Histopathology* 2000;36:121.
565. Salud A, Porcel JM, Raikundalia B, et al: Prognostic significance of DNA ploidy, S-phase fraction, and P-glycoprotein expression in colorectal cancer. *J Surg Oncol* 1999;72:167.
566. Buglioni S, D'Agnano I, Vasselli S, et al: p53 nuclear accumulation and multiploidy are adverse prognostic factors in surgically resected stage II colorectal cancers independent of fluorouracil-based adjuvant therapy. *Am J Clin Pathol* 2001;116:360.
567. Ko JM, Cheung MH, Kwan MW, et al: Genomic instability and alterations in APC, MCC and DCC in Hong Kong patients with colorectal carcinoma. *Int J Cancer* 1999;84:404.
568. Flyger HL, Larsen JK, Nielsen HJ, Christensen IJ: DNA ploidy in colorectal cancer, heterogeneity within and between tumors and relation to survival. *Cytometry* 1999;38:293.
569. Lammering G, Taher MM, Gruenagel HH, et al: Alteration of DNA ploidy status and cell proliferation induced by preoperative radiotherapy is a prognostic factor in rectal cancer. *Clin Cancer Res* 2000;6:3215.
570. Russo A, Migliavacca M, Zanna I, et al: p53 mutations in L3-loop zinc-binding domain, DNA-ploidy, and S phase fraction are independent prognostic indicators in colorectal cancer: a prospective study with a five-year follow-up. *Cancer Epidemiol Biomarkers Prev* 2002;11:1322.
571. Sampedro A, Salas-Bustamante A, Lopez-Artimez M, et al: Cell cycle flow cytometric analysis in the diagnosis and management of colorectal carcinoma. *Anal Quant Cytol Histol* 1999;21:347.
572. Sinicrope FA, Hart J, Hsu HA, et al: Apoptotic and mitotic indices predict survival rates in lymph node-negative colon carcinomas. *Clin Cancer Res* 1999;5:1793.
573. Locker GY, Hamilton S, Harris J, et al: ASCO 2006 update of recommendations for the use of tumor markers in gastrointestinal cancer. *J Clin Oncol* 2006;24:5313.
574. Mulcahy H, Patchett S, Daly L, O'Donoghue D: Prognosis of elderly patients with large bowel cancer. *Br J Surg* 1994;81:736.
575. Recio P, Bussey HJ: The pathology and prognosis of carcinoma of the rectum in the young. *Proc R Soc Lond* 1965;58:789.
576. Safford KL, Spebar MJ, Rosenthal D: Review of colorectal cancer in patients under age 40 years. *Am J Surg* 1981;142:767.
577. Simstein NL, Kovalcik PJ, Cross GH: Colorectal carcinoma in patients less than 40 years old. *Dis Colon Rectum* 1978;2:169.
578. Enblad G, Enblad P, Adami HO, et al: Relationship between age and survival in cancer of the colon and rectum with special reference to less than 40 years of age. *Br J Surg* 1990;77:611.
579. de Mello J, Struthers L, Turner R, et al: Multivariate analysis as aides to diagnosis and assessment of prognosis in gastrointestinal cancer. *Br J Cancer* 1983;48:341.
580. McDermott FT, Hughes ES, Pihl E, et al: Comparative results of surgical management of single carcinomas of the colon and rectum: a series of 1939 patients managed by one surgeon. *Br J Surg* 1981;68:850.
581. Fielding LP, Phillips RK, Fry JS, Hittinger R: Prediction of outcome after curative resection for large bowel cancer. *Lancet* 1986;2:904.
582. Chen VW, Fenoglio-Preiser CM, Wu XC, et al: Aggressiveness of colon cancer in Blacks and Whites. *Cancer Epidemiol Biomarkers Prevent* 1997;6:1087.
583. Abcarian H: Operative treatment of colorectal cancer. *Cancer* 1992;70:1350.
584. Curley SA, Evans DB, Ames FC: Resection for cure of carcinoma of the colon directly invading the duodenum or pancreatic head. *J Am Coll Surg* 1994;179:587.
585. Hildebrandt U, Schuder G, Feifel G: Preoperative staging of rectal and colonic cancer. *Endoscopy* 1994;26:810.
586. Williams NS: The rationale of preservation of the anal sphincter in patients with low rectal cancer. *Br J Surg* 1984;71:575.
587. Paty PB, Enker WE, Cohen AM: Treatment of rectal cancer by low anterior resection with coloanal anastomosis. *Ann Surg* 1994;219:365.
588. Ottery FD, Bruskewitz RC, Weese JL: Endoscopic transrectal resection of rectal tumors. *Cancer* 1986;57:563.
589. Grem JL: Current treatment approaches in colorectal cancer. *Semin Oncol* 1991;18:17.
590. Karita M, Tada M, Okita K, Kodama T: Endoscopic therapy for early colon cancer: the strip biopsy resection technique. *Gastrointest Endosc* 1991;37:128.
591. Willett CG, Compton CC, Shellito PC, Efird JT: Selection factors for local excision or abdominoperineal resection of early stage rectal cancer. *Cancer* 1994;73:2716.
592. Baron PL, Zakowski MF: Immediate vs. salvage resection after local treatment for early rectal cancer. *Dis Colon Rectum* 1995;38:177.
593. Bruch HP, Esnaashari H, Schwander O: Current status of laparoscopic therapy of colorectal cancer. *Dig Dis* 2005;23(2):127.
594. Stocchi L, Nelson H: Laparoscopic colon resection for cancer. *Adv Surg* 2006;40:59.
595. Kienle P, Weitz J, Koch M, Buchler MW: Laparoscopic surgery for colorectal cancer. *Colorectal Dis* 2006;8(suppl 3):33.
596. Silen W: Hepatic resection for metastases from colorectal carcinoma is of dubious value. *Arch Surg* 1989;124:1021.
597. Steele G Jr, Ravikumar TS: Resection of hepatic metastases from colorectal cancer. Biologic perspective. *Ann Surg* 1989;210:127.
598. Cady B, Stone MD: The role of surgical resection of liver metastases in colorectal carcinomas. *Semin Oncol* 1991;18:399.
599. Nordlinger B, Guiguet M, Vaillant JC, et al: Surgical resection of colorectal carcinoma metastases to the liver. *Cancer* 1996;77:1254.
600. Fortner JG: Recurrence of colorectal cancer after hepatic resection. *Am J Surg* 1988;155:378.
601. Wagner JS, Adson MA, van Heerden JA, et al: The natural history of hepatic metastases from colorectal cancer. A comparison with resective treatment. *Ann Surg* 1984;199:502.
602. Gayowski TJ, Iwatsuki S, Madariaga JR, et al: Experience in hepatic resection for metastatic colorectal cancer: analysis of clinical and pathologic risk factors. *Surgery* 1994;116:703.
603. Wolmark N, Fisher B, Rockette H, et al: Postoperative adjuvant chemotherapy or BCG for colon cancer: results from NSABP protocol C-01. *J Natl Cancer Inst* 1988;80:30.
604. Laurie IA, Moertel CG, Fleming TR, et al: Surgical adjuvant therapy of large-bowel carcinoma: an evaluation of levamisole and the combination of levamisole and fluorouracil. The North Central Cancer Treatment Group and the Mayo Clinic. *J Clin Oncol* 1989;7:1447.
605. Windle R, Bell PR, Shaw G: Five year results of a randomized trial of adjuvant 5-fluorouracil and levamisole in colorectal cancer. *Br J Surg* 1987;74:569.

606. Moertel CG, Fleming TR, Macdonald JS, et al: Levamisole and fluorouracil for adjuvant therapy of resected colon carcinoma. *N Engl J Med* 1990;322:352.
607. Moertel CG, Fleming TR, Macdonald JS, et al: Fluorouracil plus levamisole as effective adjuvant therapy after resection of stage III colon carcinoma: a final report. *Ann Intern Med* 1995;122:321.
608. Francini G, Petrioli R, Lorenzini L, et al: Folinic acid and 5-fluorouracil as adjuvant chemotherapy in colon cancer. *Gastroenterology* 1994;106:899.
609. O'Connell MJ, Mailliard JA, Kahn MJ, et al: Controlled trial of fluorouracil and low-dose leucovorin given for 6 months as postoperative adjuvant therapy for colon cancer. *J Clin Oncol* 1997;15:246.
610. Taal BG, Van Tinteren H, Zoetmulder FA: Adjuvant 5FU plus levamisole in colonic or rectal cancer: improved survival in stage II and III. *Br J Cancer* 2001;85:1437.
611. Andre T, Boni C, Mounedji-Boudiaf L, et al: Oxaliplatin, fluorouracil, and leucovorin as adjuvant treatment for colon cancer. *N Engl J Med* 2004;350:2343.
612. De Gramont A, Boni C, Navarro M, et al: Oxaliplatin/5-FU/LV in the adjuvant treatment of stage II and III colon cancer: efficacy results with a median follow-up of 4 years. *J Clin Oncol* 2005;23:246S.
613. Samantas E, Dervenis C, Rigatos SK: Adjuvant chemotherapy for colon cancer: evidence on improvement in survival. *Dig Dis* 2007;25:67.
614. Wolpin BM, Meyerhardt JA, Mamon HJ, Mayer RJ: Adjuvant treatment of colorectal cancer. *CA Cancer J Clin* 2007;57:168.
615. Hohn DC, Stagg RJ, Friedman MA, et al: A randomized trial of continuous intravenous versus hepatic intraarterial floxuridine in patients with colorectal cancer metastatic to the liver: the Northern California oncology group trial. *J Clin Oncol* 1989;7:1646.
616. Kemeny N, Daly J, Reichman B, et al: Intrahepatic or systemic infusion of fluorodeoxyuridine in patients with liver metastases from colorectal carcinoma: a randomized trial. *Ann Intern Med* 1987;107:459.
617. Kemeny N: Management of liver metastases from colorectal cancer. *Oncology* 2006;20:1161.
618. Martin JK, O'Connell MJ, Wieand HS, et al: Intra-arterial floxuridine versus systemic fluorouracil for hepatic metastases from colorectal cancer. *Arch Surg* 1990;125:1022.
619. Rougier P, Hay JM, Oliver JM, et al: A controlled multicentric trial of intrahepatic artery chemotherapy versus standard palliative treatment for colorectal liver metastases. *Proc Am Soc Clin Oncol* 1990;9:104.
620. Sischy B, Gunderson L: The evolving role of radiation therapy in management of colorectal cancer. *CA Cancer J Clin* 1986;36:351.
621. Ng A, Recht A, Busse P: Sphincter preservation therapy for distal rectal carcinoma. *Cancer* 1997;79:671.
622. Sauer R, Becker H, Hohenberger W, et al: Preoperative versus postoperative chemoradiotherapy for rectal cancer. *N Engl J Med* 2004;351:1731.
623. Farniok KE, Levitt SH: Role of radiation therapy in the treatment of colorectal cancer—implications for the older patient. *Cancer* 1994;74(7 suppl):2154.
624. Biggers OR, Beart RW, Ilstrup DM: Local excision of rectal cancer. *Dis Colon Rectum* 1986;29:374.
625. Baigrie RJ, Berry AR: Management of advanced rectal cancer. *Br J Surg* 1994;81:343.
626. Siccardi AG, Buraggi GL, Colella AC, et al: Immunoscintigraphy of adenocarcinomas by means of radiolabeled F(ab')2 fragments of an anti-carcinoembryonic antigen monoclonal antibody: a multicenter study. *Cancer Res* 1989;49:3095.
627. Patt YZ, Podoloff DA, Curley S, et al: Technetium 99m labeled IMMU-4, a monoclonal antibody against carcinoembryonic antigen, for imaging of occult recurrent colorectal cancer in patients with rising serum carcinoembryonic antigen levels. *J Clin Oncol* 1994;12:489.
628. La Valle GJ, Chevinsky A, Martin EW: Impact of radioimmunoguided surgery. *Semin Surg Oncol* 1991;7:167.
629. Kuhn JA, Corbisiero RM, Buras RR, et al: Intraoperative gamma detection probe with presurgical antibody imaging in colon cancer. *Arch Surg* 1991;126:1398.
630. Corbisiero RM, Yamauchi DM, Williams LE, et al: Comparison of immunoscintigraphy and computerized tomography in identifying colorectal cancer: individual lesion analysis. *Cancer Res* 1991;51:5704.
631. Doerr RJ, Abdel-Nabi H, Merchant B: Indium 111 ZCE-025 immunoscintigraphy in occult recurrent colorectal cancer with elevated carcinoembryonic antigen level. *Arch Surg* 1990;125:226.
632. Cote R, Houchens D, Hitchcock C, et al: Intraoperative detection of occult colon cancer micrometastases using 125I-radiolabeled monoclonal antibody CC49. *Cancer* 1996;77:613.
633. Mariani-Costantini R, Muraro R, Ficari F, et al: Immunohistochemical evidence of immune responses to tumor associated antigens in lymph nodes of colon carcinoma patients. *Cancer* 1991;67:2880.
634. Gold P, Freeman SO: Specific carcinoembryonic antigens of the human digestive system. *J Exp Med* 1965;122:467.
635. Arnaud JP, Koehl C, Adloff M: Carcinoembryonic antigen (CEA) in diagnosis and prognosis of colorectal carcinoma. *Dis Colon Rectum* 1980;23:141.
636. Midiri G, Amanti C, Benedetti M, et al: Correlation between serial CEA levels and surgery in patients with colorectal carcinoma. *J Surg Oncol* 1981;17:341.
637. Sorbye H, Dahl O: Carcinoembryonic antigen surge in metastatic colorectal cancer patients responding to oxaliplatin combination chemotherapy: implications for tumor marker monitoring and guidelines. *J Clin Oncol* 2003;21:4466.
638. Loy TS, Calaluce RD: Utility of cytokeratin immunostaining in separating pulmonary adenocarcinomas from colonic adenocarcinomas. *Am J Clin Pathol* 1994;102:764.
639. Luk GD, Desai TK, Conteas CN, et al: Biochemical markers in colorectal cancer: diagnostic and therapeutic implications. *Gastroenterol Clin North Am* 1988;17:931.
640. Magnani JL, Nilsson B, Brockhaus M, et al: A monoclonal antibody-defined antigen associated with gastrointestinal cancer is a ganglioside containing sialated lacto-N-fucopentose. *J Biol Chem* 1982;257:14365.
641. Liu C, Woo A, Tsao MS: Expression of transforming growth factor-alpha in primary human colon and lung carcinomas. *Br J Cancer* 1990;62:425.
642. Steele RJ, Kelly P, Ellul B, Eremin O: Epidermal growth factor receptor expression in colorectal cancer. *Br J Surg* 1990;77:1352.
643. Shapiro M, Fannon AM, Kwong PD, et al: Structural basis of cell-cell adhesion by cadherins. *Nature* 1995;374:327.
644. Dorudi S, Sheffield JP, Poulsom R, et al: E-cadherin expression in colorectal cancer: an immunohistochemical and in situ hybridization study. *Am J Pathol* 1993;142:981.
645. Vogelstein B, Fearon ER, Hamilton SR, et al: Genetic alterations during colorectal-tumor development. *N Engl J Med* 1988;319:525.
646. Groden J, Thliveris W, Samowitz W, et al: Identification and characterization of the familial adenomatous polyposis coli gene. *Cell* 1991;66:589.
647. Joslyn G, Carlson M, Thliveris A, et al: Identification of deletion mutations and three new genes at the familial polyposis locus. *Cell* 1991;66:601.
648. Miyoshi Y, Nagase H, Ando H, et al: Somatic mutations of the APC gene in colorectal tumor: mutation cluster region in the APC gene. *Hum Mol Genet* 1992;1:229.
649. Nagase H, Nakamura Y: Mutations of the APC (adenomatous polyposis coli) gene. *Hum Mutat* 1993;2:425.
650. Nagase H, Miyoshi Y, Horii A, et al: Correlation between the location of germ-line mutations in the APC gene and the number of colorectal polyps in familial adenomatous polyposis patients. *Cancer Res* 1992;52:4055.
651. Nishisho I, Nakamura Y, Miyoshi Y, et al: Mutations of chromosome 5q21 genes in FAP and colorectal cancer patients. *Science* 1991;253:665.
652. Powell SM, Zilz N, Beazer-Barclay Y, et al: APC mutations occur early during colorectal tumorigenesis. *Nature* 1992;359:235.
653. Moser AR, Pitot HC, Dove WF: A dominant mutation that predisposes to multiple intestinal neoplasia in the mouse. *Science* 1990;247:322.
654. Powell SM, Zilz N, Beazer-Barclay Y, et al: APC mutations occur early during colorectal tumorigenesis. *Nature* 1992;359:235.
655. Tsao J, Shibata D: Further evidence that one of the earliest alterations in colorectal carcinogenesis involves APC. *Am J Pathol* 1994;145:531.
656. Bodmer WF, Bailey CJ, Bodmer J, et al: Localization of the gene for familial adenomatous polyposis on chromosome 5. *Nature* 1987;328:614.
657. Leppert M, Dobbs M, Scambler P, et al: The gene for familial polyposis coli maps to the long arm of chromosome 5. *Science* 1987;238:1411.
658. Rees M, Leigh SE, Delhanty JD, Jass JR: Chromosome 5 allele loss in familial and sporadic colorectal adenomas. *Cancer* 1989;59:361.
659. Okamoto M, Sasaki M, Sugio K, et al: Loss of constitutional heterozygosity in colon carcinoma from patients with familial polyposis coli. *Nature* 1988;331:273.

660. Smith KJ, Levy DB, Maupin P, et al: Wild-type but not mutant APC associates with the microtubule cytoskeleton. *Cancer Res* 1994;54:3672.
661. Solomon E, Voss R, Hall V, et al: Chromosome 5 allele loss in human colorectal carcinomas. *Nature* 1987;328:616.
662. Ashton-Rickardt PG, Dunlop MG, Nakamura Y, et al: High frequency of APC loss in sporadic colorectal carcinoma due to breaks clustered in 5q21-22. *Oncogene* 1989;4:1169.
663. Law DJ, Olschwang S, Monpezat JP, et al: Concerted nonsyntenic allelic loss in human colorectal carcinoma. *Science* 1989;241:961.
664. Miyoshi Y, Ando H, Nagase H, et al: Germ-line mutations of the APC gene in 53 familial adenomatous polyposis patients. *Proc Natl Acad Sci USA* 1992;89:4452.
665. Nakatsuru S, Yanagisawa A, Ichii S, et al: Somatic mutation of the APC gene in gastric cancer: frequent mutations in very well differentiated adenocarcinoma and signet-ring cell carcinoma. *Hum Mol Genet* 1992;1:559.
666. Aceto G, Cristina-Curia M, Veschi S, et al: Mutations of APC and MYH in unrelated Italian patients with adenomatous polyposis coli. *Hum Mutat* 2005;26:394.
667. Miyaki M, Konishi M, Kikuchi-Yanoshita R, et al: Characteristics of somatic mutation of the adenomatous polyposis coli gene in colorectal tumors. *Cancer Res* 1994;54:3011.
668. Su LK, Johnson KA, Smith KJ, et al: Association between wildtype and mutant APC products. *Cancer Res* 1993;53:2728.
669. Munemitsu S, Souza B, Muller O, et al: The APC gene product associates with microtubules in vivo and promotes their assembly in vitro. *Cancer Res* 1994;54:3676.
670. Baeg GH, Matsumine A, Kuroda T, et al: The tumour suppressor gene product APC blocks cell cycle progression from G0/G1 to S phase. *EMBO J* 1995;14:5618.
671. Van de Wetering M, Sancho E, Verweij C, et al: The β-catenin/Tcf-4 complex imposes a crypt progenitor phenotype on colorectal cancer cells. *Cell* 2002;111:241.
672. Uthoff SM, Eichenberger MR, McAuliffe TL, et al: Wingless-type frizzled protein receptor signaling and its putative role in human colon cancer. *Mol Carcinog* 2001;31:56.
673. Barbacid M: Ras genes. *Annu Rev Biochem* 1987;56:779.
674. Bos JL: Ras oncogenes in human cancer: a review. *Cancer Res* 1989;49:4682.
675. Medema RH, Bos JL: The role of p21 ras in receptor tyrosine kinase signaling. *Crit Rev Oncog* 1993;4:615.
676. Bell SM, Kelly SA, Hoyle JA, et al: c-Ki-ras gene mutations in dysplasia and carcinomas complicating ulcerative colitis. *Br J Cancer* 1991;64:174.
677. Burmer GC, Loeb LA: Mutations in the KRAS2 oncogene during progressive stages of human colon carcinoma. *Proc Natl Acad Sci USA* 1989;86:2403.
678. Finkelstein SD, Sayegh R, Christensen S, Swalsky PA: Genotypic classification of colorectal adenocarcinoma—biologic behavior correlates with K-ras-2 mutation type. *Cancer* 1993;71:3827.
679. Finkelstein S, Sayegh R, Bakker A, Swalsky P: Determination of tumor aggressiveness in colorectal cancer by K-ras-2 analysis. *Arch Surg* 1993;128:526.
680. Nagata Y, Abe M, Kobayashi K, et al: Glycine to aspartic acid mutations at codon 13 of the c-Ki-ras gene in human gastrointestinal cancers. *Cancer Res* 1990;50:480.
681. Shibata D, Schaeffer J, Li ZH, et al: Genetic heterogeneity of the c-K-ras locus in colorectal adenomas but not in adenocarcinomas. *J Natl Cancer Inst* 1993;85:1058.
682. Ranaldi R, Gioacchini A, Manzin A, et al: Adenoma-carcinoma sequence of colorectum. Prevalence of K-ras gene mutation in adenomas with increasing degree of dysplasia and aneuploidy. *Diagn Mol Pathol* 1995;4:198.
683. Miyaki M, Seki M, Okamoto M, et al: Genetic changes and histopathological types in colorectal tumor from patients with familial adenomatous polyposis. *Cancer Res* 1990;50:7166.
684. Ando M, Takemura K, Maruyama M, et al: Mutations in c-K-ras 2 gene codon 12 during colorectal tumorigenesis in familial adenomatous polyposis. *Gastroenterology* 1992;103:1725.
685. McLellan EA, Owen RA, Stepniewska KA, et al: High frequency of K-ras mutations in sporadic colorectal adenomas. *Gut* 1993;34:392.
686. Sasaki M, Sugio K, Sasazuki T: K-ras activation in colorectal tumors from patients with familial polyposis coli. *Cancer* 1990;65:2576.
687. Breivik J, Meling GI, Spurkland A, et al: K-ras mutation in colorectal cancer: relations to patient age, sex and tumor location. *Cancer* 1994;69:367.
688. Halter SA, Webb L, Rose J: Lack of ras mutations and prediction of long-term survival in carcinoma of the colon. *Mod Pathol* 1992;5:131.
689. Forrester K, Almoguera C, Han K, et al: Detection of high incidence of K-ras oncogenes during human colon tumorigenesis. *Nature* 1987;327:298.
690. Ohmura M, Hattori T: A possible multiclonal development in human colonic carcinomas. *J Cancer Res Clin Oncol* 1995;121:321.
691. Ronai Z: Ras oncogene detection in pre-neoplastic lesions: possible applications for diagnosis and prevention. *Oncol Res* 1992;4:45.
692. Rochlitz C, Heide I, Kant E, et al: Position specificity of Ki-ras oncogene mutations during the progression of colorectal carcinoma. *Oncology* 1993;50:70.
693. Suchy B, Zietz C, Rabes HM: K-ras point mutations in human colorectal carcinomas: relation to aneuploidy and metastasis. *Int J Cancer* 1992;53:30.
694. Losi L, Benhatter J, Costa J: Stability of K-ras mutations throughout the natural history of human colorectal cancer. *Eur J Cancer* 1992;28A:1115.
695. Minamoto T, Sawaguchi K, Mai M, et al: Infrequent K-ras activation in superficial-type (flat) colorectal adenomas and adenocarcinomas. *Cancer Res* 1994;54:2841.
696. Yamagata S, Muto T, Uchida Y, et al: Lower incidence of K-ras codon 12 mutation in flat colorectal adenomas than in polypoid adenomas. *Jpn J Cancer Res* 1994;85:147.
697. Yamagata S, Muto T, Masaki T, et al: Polypoid growth and K-ras codon 12 mutation in colorectal cancer. *Cancer* 1995;75:953.
698. Fujimori T, Satonaka K, Yamamura-Idei Y, et al: Non-involvement of ras mutations in flat colorectal adenomas and carcinomas. *Int J Cancer* 1994;57:51.
699. Hasegawa H, Ueda M, Watanabe M, et al: K-ras gene mutations in early colorectal cancer. Flat elevated vs polyp-forming cancer. *Oncogene* 1995;10:1413.
700. Reich NC, Levine AJ: Growth regulation of a cellular tumor antigen, p53, in non-transformed cells. *Nature* 1984;308:199.
701. Lin J, Chen J, Elenbaas B, Levine AJ: Several hydrophobic amino acids in the p53 aminoterminal domain are required for transcriptional activation, binding to mdm-2 and the adenovirus 5 E1B 55kd protein. *Genes Dev* 1994;8:1235.
702. Cho Y, Gorina S, Jeffrey P, et al: Crystal structure of a p53 tumor suppressor-DNA complex: a framework for understanding how mutations inactivate p53. *Science* 1994;265:346.
703. Nigro JM, Baker SJ, Preisinger AC, et al: Mutations in the p53 gene occur in diverse human tumour types. *Nature* 1988;342:705.
704. Pietenpol JA, Tokino T, Thiagalingam S, et al: Sequence-specific transcriptional activation is essential for growth suppression by p53. *Proc Natl Acad Sci USA* 1994;91:1998.
705. Srivastava S, Wang S, Tong YA, et al: Dominant negative effect of a germ-line mutant p53: a step fostering tumorigenesis. *Cancer Res* 1993;53:4452.
706. Tarunina M, Jenkins JR: Human p53 binds DNA as a protein homodimer but monomeric variants retain full transcription transactivation activity. *Oncogene* 1993;8:3165.
707. Vogelstein B, Kinzler KW: p53 function and dysfunction. *Cell* 1992;70:523.
708. Srinivasan R, Roth JA, Maxwell SA: Sequence-specific interaction of a conformational domain of p53 with DNA. *Cancer Res* 1993;53:5361.
709. Clarke AR, Purdie CA, Harrison DJ, et al: Thymocyte apoptosis induced by p53 dependent and independent pathways. *Nature* 1993;362:849.
710. Levine AJ, Momand J, Finlay CA: The p53 tumour suppressor gene. *Nature* 1991;315:453.
711. Lowe SW, Schmitt EM, Smith SW, et al: p53 is required for radiation-induced apoptosis in mouse thymocytes. *Nature* 1993;362:847.
712. Shaw P, Bovey R, Tardy S, et al: Induction of apoptosis by wild type p53 in a human colon tumor-derived cell line. *Proc Natl Acad Sci USA* 1992;89:4495.
713. Graeber TG, Osmanian C, Jacks T, et al: Hypoxia-mediated selection of cells with diminished apoptotic potential in solid tumors. *Nature* 1996;379:88.
714. Lane DP: p53, guardian of the genome. *Nature* 1992;358:15.

715. Tlsty TD, Margolin BH, Lum K: Differences in the rates of gene amplification in non-tumorigenic and tumorigenic cell lines as measured by Luria-Delbruck fluctuation analysis. *Proc Natl Acad Sci USA* 1989;86:9441.
716. El-Deiry W, Tokino T, Velculescu VE, et al: WAF1, a potential mediator of p53 tumor suppression. *Cell* 1993;75:817.
717. Waldman T, Lengauer C, Kinzler KW, Vogelstein B: Uncoupling of S phase and mitosis induced by anticancer agents in cells lacking p21. *Nature* 1996;381:713.
718. Harper JW, Adami GR, Wei N, et al: The p21 Cdk-interacting protein Cip1 is a potent inhibitor of G1 cyclin-dependent kinases. *Cell* 1993;75:805.
719. Noda A, Ning Y, Venable SF, et al: Cloning of senescent cell-derived inhibitors of DNA synthesis using an expression screen. *Exp Cell Res* 1994;211:90.
720. Xiong Y, Hannon GJ, Zhang H, et al: p21 is a universal inhibitor of cyclin kinases. *Nature* 1993;366:701.
721. Cross SM, Sanchez CA, Morgan CA, et al: A p53-dependent mouse spindle check point. *Science* 1995;267:1353.
722. Livingstone LR, White A, Sprouse J, et al: Altered cell cycle arrest and gene amplification potential accompany loss of wild type p53. *Cell* 1992;70:923.
723. Hartwell L: Defects in a cell cycle checkpoint may be responsible for the genomic instability of cancer cells. *Cell* 1992;71:543.
724. Yin Y, Tainsky MA, Bischoff FZ, et al: Wild type p53 restores cell cycle control and inhibits gene amplification cells with mutant p53 alleles. *Cell* 1992;70:937.
725. Milner J: A conformation hypothesis for the suppressor and promoter function of p53 in cell growth control and cancer. *Proc R Soc Lond Ser B Biol Sci* 1991;245:139.
726. Milner J, Medcalf EA: Cotranslation of activated mutant p53 with wild type drives the wild-type p53 protein into the mutant conformation. *Cell* 1991;65:765.
727. Kern S, Pietenpol JA, Thiagalingam S, et al: Oncogenic forms of p53 inhibit p53-regulated gene expression. *Science* 1992;256:827.
728. Farmer G, Bargonetti J, Zhu H, et al: Wild-type p53 activates transcription in vitro. *Nature* 1992;358:83.
729. Kern SE, Kinzler KW, Bruskin A, et al: Identification of p53 as a sequence-specific DNA-binding protein. *Science* 1991;252:1708.
730. Baker SJ, Fearon ER, Vogelstein B: Suppression of human colorectal carcinoma cell growth by wild-type p53. *Science* 1990;249:912.
731. Baker SJ, Fearon ER, Nigro JM, et al: Chromosome 17 deletions and p53 gene mutations in colorectal carcinomas. *Science* 1989;244:217.
732. Baker SJ, Preisinger AC, Jessup JM, et al: p53 gene mutations occur in combination with 17p allelic deletions as late events in colorectal tumorigenesis. *Cancer Res* 1990;50:7717.
733. Shaw P, Tardy S, Benito E, et al: Occurrence of Ki-ras and p53 mutations in primary colorectal tumors. *Oncogene* 1991;6:2121.
734. Van den Broek MH, Renault B, Fodde R, et al: Sites and types of p53 mutations in an unselected series of colorectal cancers in the Netherlands. *Anticancer Res* 1993;13:587.
735. Van den Broek MH, Jhanwar SC, Fodde R, et al: P53 mutations in colorectal cancers in the patients of metropolitan New York. *Anticancer Res* 1993;13:1769.
736. Ohue M, Tomita N, Monden T, et al: A frequent alteration of p53 gene in carcinoma in adenoma of colon. *Cancer Res* 1994;54:4798.
737. Khine K, Smith DR, Goh HS: High frequency of allelic deletion on chromosome 17p in advanced colorectal cancer. *Cancer* 1994;73:28.
738. Cunningham J, Lust JA, Schaid DJ, et al: Expression of p53 and 17p allelic loss in colorectal carcinoma. *Cancer Res* 1992;52:1974.
739. Aoki T, Takeda S, Yanagisawa A, et al: APC and p53 mutations in de novo colorectal adenocarcinomas. *Hum Mutat* 1994;3:342.
740. Kern SE, Fearon ER, Tersmette KW: Clinical and pathological associations with allelic loss in colorectal carcinoma. *JAMA* 1989;261:3099.
741. Takanishi DM Jr, Angriman I, Yaremko ML: Chromosome 17p allelic loss in colorectal cancer. *Arch Surg* 1995;130:585.
742. Hamelin R, Laurent-Puig P, Olschwang S, et al: Association of p53 mutations with short survival in colorectal cancer. *Gastroenterology* 1994;106:42.
743. Dix BR, Robbins P, Soong R, et al: The common molecular genetic alterations in Dukes' B and C colorectal carcinomas are not short-term prognostic indicators of survival. *Int J Cancer* 1994;59:747.
744. Zeng ZS, Sarkis AS, Zhang ZF, et al: p53 nuclear overexpression: an independent predictor of survival in lymph node—positive colorectal cancer patients. *J Clin Oncol* 1994;12:2043.
745. Vogelstein B, Fearon ER, Kern SE, et al: Allelotype of colorectal carcinomas. *Science* 1989;244:207.
746. Fazeli A, Dickinson SL, Hermiston ML, et al: Phenotype of mice lacking functional deleted in colorectal cancer (DCC) gene. *Nature* 1997;386:796.
747. Thiagalingam S, Lengauer C, Leach FS, et al: Evaluation of candidate tumour suppresser genes on chromosome 18 in colorectal cancers. *Nat Genet* 1996;13:343.
748. MacGrogan D, Pegram M, Slamon D, Bookstein R: Comparative mutational analysis of DPC4 (Smad4) in prostatic and colorectal carcinomas. *Oncogene* 1997;15:1111.
749. Takagi Y, Kohmura H, Futamura M, et al: Somatic alterations of the DPC4 gene in human colorectal cancers in vivo. *Gastroenterology* 1996;111:1369.
750. Koyama M, Ito M, Nagai H, et al: Inactivation of both alleles of the DPC4/SMAD4 gene in advanced colorectal cancers: identification of seven novel somatic mutations in tumors from Japanese patients. *Mutat Res* 1999;406:71.
751. Harn SA, Schutte M, Hoque AT, et al: DPC4, a candidate tumor suppresser gene at human chromosome 18q21.1. *Science* 1996;271:350.
752. Miyaki M, Iijima T, Konishi M, et al: Higher frequency of Smad4 gene mutation in human colorectal cancer with distant metastasis. *Oncogene* 1999;18:3098.
753. Maitra A, Molberg K, Albores-Saavedra J, Lindberg G: Loss of Dpc4 expression in colonic adenocarcinomas correlates with the presence of metastatic disease. *Am J Pathol* 2000;157:1105.
754. Shibata D, Reale M, Lavin P, et al: The DCC protein and prognosis in colorectal cancer. *N Engl J Med* 1996;335:1727.
755. Jen J, Kim H, Piantadosi S, et al: Allelic loss of chromosome 18q and prognosis in colorectal cancer. *N Engl J Med* 1994;331:213.
756. Modrich P: Methyl-directed DNA mismatch correction. *J Biol Chem* 1989;264:6597.
757. Modrich P: Mechanisms and biological effects of mismatch repair. *Annu Rev Genet* 1991;25:229.
758. Parsons R, Li GM, Longley MJ, et al: Hypermutability and mismatch repair deficiency in RER+ tumor cells. *Cell* 1993;75:1227.
759. Bhattacharyya NP, Skandalis A, Ganesh A, et al: Mutator phenotypes in human colorectal carcinoma cell lines. *Proc Natl Acad Sci USA* 1994;91:6319.
760. Papadopoulos N, Nicolaides NC, Wei Y-S, et al: Mutation of a MutL homolog in hereditary colon cancer. *Science* 1994;263:1625.
761. Kolodner R, Hall N, Lipford J, et al: Structure of the human MSH2 locus and analysis of two Muir-Torre kindreds for msh2 mutations. *Genomics* 1994;24:516.
762. Aaltonen LA, Peltomaki P, Mecklin JP, et al: Replication errors in benign and malignant tumours from hereditary nonpolyposis colorectal cancer patients. *Cancer Res* 1994;54:1645.
763. Ionov Y, Peinado MA, Malkhosyan S, et al: Ubiquitous somatic mutations in simple repeated sequences reveal a new mechanism for colonic carcinogenesis. *Nature* 1993;363:558.
764. Thibodeau SN, Bren G, Schaid D: Microsatellite instability in cancer of the proximal colon. *Science* 1993;260:816.
765. Liu B, Nicolaides NC, Markowitz S, et al: Mismatch repair gene defects in sporadic colorectal cancers with microsatellite instability. *Nature Genet* 1995;9:48.
766. Kane M, Loda M, Gaida G, et al: Methylation of the *hMLH1* promoter correlates with lack of expression of hMLH1 in sporadic colon tumors and mismatch repair-defective human tumor cell lines. *Cancer Res* 1997;57:808.
767. Veigl M, Kasturi L, Olechnowicz J, et al: Biallelic inactivation of *hMLH1* by epigenetic gene silencing, a novel mechanism causing human MSI cancers. *Proc Natl Acad Sci USA* 1998;95:8698.
768. Lothe RA, Peltomaki P, Meling GI, et al: Genomic instability in colorectal cancer: relationship to clinicopathologic variables and family history. *Cancer Res* 1993;53:5849.
769. Heinen CD, Noffsinger AE, Belli J, et al: Regenerative lesions in ulcerative colitis are characterized by microsatellite mutation. *Genes Chrom Cancer* 1997;19:170.
770. Suzuki H, Harpaz N, Tarmin L, et al: Microsatellite instability in ulcerative colitis-associated colorectal dysplasias and cancers. *Cancer Res* 1994;54:4841.
771. Boland CR, Thibodeau SN, Hamilton SR, et al: A National Cancer Institute work-shop on microsatellite instability for cancer detection and familial predisposition: development of international criteria for

the determination of microsatellite instability in colorectal cancer. *Cancer Res* 1998;58:5248.
772. Fishel R, Lescoe MK, Rao MRS, et al: The human mutator gene homolog *MSH2* and its association with hereditary nonpolyposis colon cancer. *Cell* 1993;75:1027.
773. Bronner CE, Baker SM, Morrison PT, et al: Mutation in the DNA mismatch repair gene homologue hMLH1 is associated with hereditary non-polyposis colon cancer. *Nature* 1994;368:258.
774. Leach FS, Nicolaides NC, Papadopoulos N, et al: Mutations of a mutS homolog in hereditary nonpolyposis colorectal cancer. *Cell* 1993;75:1215.
775. Papadopoulos N, Nicolaides NC, Wei YF, et al: Mutation of the mutL homolog in hereditary colon cancer. *Science* 1994;263:1625.
776. Rampino N, Yamamoto H, Ionov Y, et al: Somatic frameshift mutations in the BAX gene in colon cancers of the microsatellite mutator phenotype. *Science* 1997;275:967.
777. Myeroff LL, Parsons R, Kim S-J, et al: A transforming growth factor beta receptor type II gene mutation common in colon and gastric but rare in endometrial cancer with microsatellite instability. *Cancer Res* 1995;55:5545.
778. Markowitz S, Wang J, Myeroff L, et al: Inactivation of the type II TGFβ receptor in colon cancer cells with microsatellite instability. *Science* 1995;268:1336.
779. Parsons R, Myeroff L, Liu B, et al: Microsatellite instability and mutations of the transforming growth factor b type II receptor gene in colorectal cancer. *Cancer Res* 1995;55:5548.
780. Souza RF, Lei J, Yin J, et al: A transforming growth factor β1 receptor type II mutation in ulcerative colitis-associated neoplasms. *Gastroenterology* 1997;112:40.
781. Liu W, Dong X, Mai M, et al: Mutations in AXIN2 cause colorectal cancer with defective mismatch repair by activating β-catenin/TCF signaling. *Nat Genet* 2000;26:146.
782. Riccio A, Aaltonen LA, Godwin AK, et al: The DNA repair gene MBD4 (MED1) is mutated in human carcinomas with microsatellite instability. *Nat Genet* 1999;23:266.
783. Malkohosyan S, Rampino N, Yamamoto H, Perucho M: Frameshift mutator mutations. *Nature* 1996;382:499.
784. Duval A, Iacopetta B, Ranzani GN, et al: Variable mutation frequencies in coding repeats of TCF-4 and other target genes in colon, gastric and endometrial carcinoma showing microsatellite instability. *Oncogene* 1999;18:6806.
785. Bader S, Walker M, Hendrich B, et al: Somatic frameshift mutations in the MBD4 gene of sporadic colon cancers with mismatch repair deficiency. *Oncogene* 1999;18:8044.
786. Guanti G, Resta N, Simone C, et al: Involvement of PTEN mutations in the genetic pathways of colorectal cancerogenesis. *Hum Mol Genet* 2000;9:283.
787. Chadwick RB, Jiang GL, Bennington GA, et al: Candidate tumor suppressor *RIZ* is frequently involved in colorectal carcinogenesis. *Proc Natl Acad Sci USA* 2000;97:2662.
788. Piao Z, Fang W, Malkhosyan S, et al: Frequent frameshift mutations in RIZ in sporadic gastrointestinal and endometrial carcinomas with microsatellite instability. *Cancer Res* 2000;60:4701.
789. Huang J, Papadopoulos N, McKinley A, et al: APC mutations in colorectal tumors with mismatch repair deficiency. *Proc Natl Acad Sci USA* 1996;93:9049.
790. Konishi M, Kikuchi-Yanoshita R, Tanaka K, et al: Molecular nature of colon tumors in hereditary nonpolyposis colon cancer, familial polyposis, and sporadic colon cancer. *Gastroenterology* 1996;111:307.
791. Miyaki M, Iijima T, Kimura J, et al: Frequent mutation of beta-catenin and APC genes in primary colorectal tumors from patients with hereditary nonpolyposis colorectal cancer. *Cancer Res* 1999;59:4506.
792. Fujiwara T, Stolker JM, Watanabe T, et al: Accumulated clonal genetic alterations in familial and sporadic colorectal carcinomas with widespread instability in microsatellite sequences. *Am J Pathol* 1998;153:1063.
793. Eshleman J, Casey G, Kochera M, et al: Chromosome number and structure both are markedly stable in RER colorectal cancers and are not destabilized by mutation of p53. *Oncogene* 1998;17:719.
794. Herman J, Umar A, Polyak K, et al: Incidence and functional consequences of hMLH1 promoter hypermethylation in colorectal carcinoma. *Proc Natl Acad Sci USA* 1998;95:6870.
795. Baylin SB, Herman JG: DNA hypermethylation in tumorigenesis: epigenetics joins genetics. *Trends Genet* 2000;16:168.
796. Jones P, Laird P: Cancer epigenetics comes of age. *Nat Genet* 1999;21:163.
797. Toyota M, Ho C, Ahuja N, et al: Identification of differentially methylated sequences in colorectal cancer by methylated CpG island amplification. *Cancer Res* 1999;59:2307.
798. Chan AO, Broaddus RR, Houlihan PS, et al: CpG island methylation in aberrant crypt foci of the colorectum. *Am J Pathol* 2002;160:1823.
799. Rashid A, Shen L, Morris JS, et al: CpG island methylation in colorectal adenomas. *Am J Pathol* 2001;159:1129.
800. Whitehall VL, Wynter CV, Walsh MD, et al: Morphological and molecular heterogeneity within nonmicrosatellite instability-high colorectal cancer. *Cancer Res* 2002;62:6011.
801. van Rijnsoever M, Grieu F, Elsaleh H, et al: Characterisation of colorectal cancers showing hypermethylation at multiple CpG islands. *Gut* 2002;51:797.
802. Toyota M, Ahuja N, Ohe-Toyota M, et al: CpG island methylator phenotype in colorectal cancer. *Proc Natl Acad Sci USA* 1999;96:8681.
803. Toyota M, Ohe-Toyota M, Ahuja N, Issa JP: Distinct genetic profiles in colorectal tumors with or without the CpG island methylator phenotype. *Proc Natl Acad Sci USA* 2000;97:710.
804. Malkohosyan SR, Yamamoto H, Piao Z, Perucho M: Late onset and high incidence of colon cancer of the mutator phenotype with hypermethylated hMLH1 gene in women. *Gastroenterology* 2000;119:598.
805. Shannon BA, Iacopetta BJ: Methylation of the hMLH1, p16 and MDR1 genes in colorectal carcinoma: associations with clinicopathologic features. *Cancer Lett* 2001;167:91.
806. Burri N, Shaw P, Bouzourene H, et al: Methylation silencing and mutations of the p14ARF and p16INK4a genes in colon cancer. *Lab Invest* 2001;8:217.
807. Chan AO, Issa JP, Morris JS, et al: Concordant CpG island methylation in hyperplastic polyposis. *Am J Pathol* 2002;160:529.
808. Jass JR, Biden KG, Cummings M, et al: Characterisation of a subtype of colorectal cancer combining features of the suppressor and mild mutator pathways. *J Clin Pathol* 1999;52:455.
809. Esteller M, Toyota M, Sanchez-Cespedes M, et al: Inactivation of the DNA repair gene O6-methylguanine-DNA methyltransferase by promoter hypermethylation is associated with G to A mutations in K-ras in colorectal tumorigenesis. *Cancer Res* 2000;60:2368.
810. Ginaldi S, Lindell MM Jr, Zornoza J: The striped colon: a new radiographic observation in metastatic serosal implants. *AJR Am J Roentgenol* 1980;134:453.
811. Rubesin SE, Levine MS, Bezzi M, et al: Rectal involvement by prostatic carcinoma: barium enema findings. *AJR Am J Roentgenol* 1989;152:53.
812. Gedgaudas RK, Kelvin FM, Thompson WM, et al: The value of the preoperative barium-enema examination in the assessment of pelvic masses. *Radiology* 1983;146:609.
813. Feczko PJ, Collins DD, Mezwa DG: Metastatic disease involving the gastrointestinal tract. *Radiol Clin North Am* 1993;31:1359.
814. Meyers MA: Intraperitoneal spread of malignancies and its effect on the bowel. *Clin Radiol* 1981;32:129.
815. Masangkay A, Susin M, Baker R, et al: Metastatic malignant mesothelioma presenting as colonic polyps. *Hum Pathol* 1997;28:993.
816. Wegener M, Borsch G, Reitemeyer E, Schafer K: Metastasis to the colon from primary bronchogenic carcinoma presenting as occult gastrointestinal bleeding: report of a case. *Z Gastroenterol* 1988;26:358.
817. Pang JA, King WK: Bowel hemorrhage and perforation from metastatic lung cancer: report of three cases and a review of the literature. *Aust NZ J Surg* 1987;57:779.
818. Geboes K, De Jaeger E, Rutgeerts P, et al: Symptomatic gastrointestinal metastases from malignant melanoma. A clinical study. *J Clin Gastroenterol* 1988;10:64.
819. Silverman JM, Hamlin JA: Large melanoma metastases to the gastrointestinal tract. *Gut* 1989;30:1783.
820. Fawaz F, Hill GJ: Adult intussusception due to metastatic tumors. *South Med J* 1983;75:522.
821. Libshitz HI, Lindell MM, Dodd GD: Metastases to the hollow viscera. *Radiol Clin North Am* 1982;20:487.
822. Tizlavicz L, Stomach cancer metastasizing into a solitary adenomatous colonic polyp. *Orv Hetil* 1990;131:1259.
823. Flint A, Lloyd R: Colon carcinoma metastatic to the lung. Cytologic manifestations and distinction from primary pulmonary adenocarcinoma. *Colon Carcinoma* 1992;36:230.
824. Berezowski K, Stastny J, Kornstein M, et al: Cytokeratins 7 and 20 and carcinoembryonic antigen in ovarian and colonic carcinoma. *Mod Pathol* 1995;9:426.

825. Mobus VJ, Moll R, Gerharz CD, et al: Establishment of new ovarian and colon carcinoma cell lines—differentiation is only possible by cytokeratin analysis. *Br J Cancer* 1994;69:422.
826. Herrera L, Villarreal JR: Incidence of metastases from rectal adenocarcinoma in small lymph nodes detected by a clearing technique. *Dis Colon Rectum* 1992;35:783.
827. Andreola S, Leo E, Belli F, et al: Manual dissection of adenocarcinoma of the lower third of the rectum specimens for detection of lymph node mestastases smaller than 5 mm. *Cancer* 1996;77:607.
828. Scott K, Grace R: Detection of lymph node metastases in colorectal carcinoma before and after fat clearance. *Br J Surg* 1989;76:1165.
829. Hida J, Mori N, Kubo R, et al: Metastases from carcinoma of the colon and rectum detected in small lymph nodes by the clearing method. *J Am Coll Surg* 1994;178:223.
830. Cawthorn SJ, Gibbs NM, Marks CG: Clearance technique for the detection of lymph nodes in colorectal cancer. *Br J Surg* 1986;73:58.
831. Jass JR, Miller K, Northover JM: Fat clearance method versus manual dissection of lymph nodes in specimens of rectal cancer. *Int J Colon Dis* 1986;1:155.
832. Dirschmid K, Lang A, Mathis G, et al: Incidence of extramural venous invasion in colorectal carcinoma. *Hum Pathol* 1996;27:1227.
833. Association of Directors of Anatomic and Surgical Pathology: Recommendations for the reporting of resected large intestinal carcinomas. *Hum Pathol* 1996;27:5.

15 肛门非肿瘤性疾病

柳剑英 译　　郑 杰 校

胚胎学

肛管来源于后肠。在胚胎发育早期，后肠、尿囊和尿生殖道的末端共同开口于泄殖腔。后来，尿生殖膈将后肠分为腹侧的尿生殖道和背侧的胃肠道两部分，在其远端，由外胚层和内胚层组成的泄殖腔膜将内胚层来源的后肠与外胚层分隔开。在将近孕7周时，泄殖腔膜破裂，此时尿生殖膈几乎已完全形成，正常解剖学关系就建立起来了。泄殖腔膜残迹转化为尿生殖道膜和肛膜，这些膜最终破裂形成尿生殖道口和肛门口。以后中胚层组织进入肛周区，形成外括约肌。齿状线和肛乳头是肛膜残迹。

如果泄殖腔膜存在时间过长，则其下方腹肌和耻骨发生侧向融合障碍。如果泄殖腔膜在尿生殖膈分隔膀胱和原肠以前破裂，则出现泄殖腔外翻[1]。泄殖腔分隔不完全会导致直肠与膀胱、尿道或阴道之间形成瘘管或肛门闭锁[1]。图15.1显示肛门胚胎学，包括泄殖腔发育过程，原始尿生殖窦形成，以及尿生殖窦最终被分隔形成膀胱和肛直肠管。

定义

按最公认的定义，肛管的范围是从会阴皮肤到直肠末端的肛门直肠环内括约肌上缘，长3~4 cm[2,3]。肛缘指肛管与会阴皮肤交界处，显微镜下依靠皮肤附属器的出现来识别。齿状或梳状线指肛管与直肠交界处（图15.2），位于肛管腔面。与位于直肠下段的Morgagni直肠柱相仿，肛管内有16条纵形黏膜皱襞，称之为Morgagni肛柱，其内富于血管。肛柱之间为肛窦或称Morgagni窦。肛柱在齿状线处借肛瓣或半月瓣相互连接。肛乳头指位于肛柱顶端的舌状突起，是与直肠黏膜直接连接的鳞状上皮黏膜嵴。肛隐窝和肛乳头都有明显的个体差异，常常缺如。在肛瓣下方的不规则齿状线处黏膜与移行带无毛皮肤相连接（图15.3）。肛门外括约肌由随意性骨骼肌构成，围绕于内括约肌周呈管状排列。肛门内括约肌是直肠管壁环形固有肌层的终末端，由包裹在结缔组织内的非随意性平滑肌纤维束构成，而其伴行的纵行肌终末端内掺入了少量来自肛提肌的横纹肌纤维，在内外括约肌之间穿越肛管。内括约肌对于排便和非排便时肛管压力维持起重要的作用。

肛管血供的双重来源与其胚胎发育有关。肛管大部分区域由来自肠系膜下动脉的直肠动脉供血，肛管下部由来自阴部内动脉的直肠下动脉供血，黏膜皮肤交界处是这两种血供区的分水岭。终末血管分支与黏膜下丛形成细小的动静脉吻合（图15.4）。在齿状线上方血管形成互相交通的窦样血管丛，周围绕以结缔组织，状似血管球，这种结构被称为直肠海绵体。

肛管上部的静脉回流入肠系膜下静脉的属支直肠上静脉。在黏膜皮肤交界以上，静脉回流入门脉系统，交界以下则汇入阴部静脉。肛管近端2/3的淋巴引流入肠系膜下淋巴结。直肠远端淋巴引流侧向沿痔下或痔中静脉路径进入主动脉旁淋巴结，终止于腹下、闭孔和髂内淋巴结，或者沿直肠上动脉引流入邻近肠系膜下动脉起始部的乙状结肠系膜淋巴结（图15.4）。在肛管远端，淋巴管分布较为复杂，有些肛管淋巴管与直肠淋巴管相吻合[4]，还有一些则跨过肛缘走行于生殖股沟，终止于内下侧的腹股沟浅淋巴结（图15.4）[5]。肛管下段淋巴引流入腹股沟淋巴结，偶尔汇入髂总、骶中及骶外侧、臀下、髂外和腹股沟深淋巴结[6]。上述通路也是肛管肿瘤转移性蔓延的途径（图15.4）。

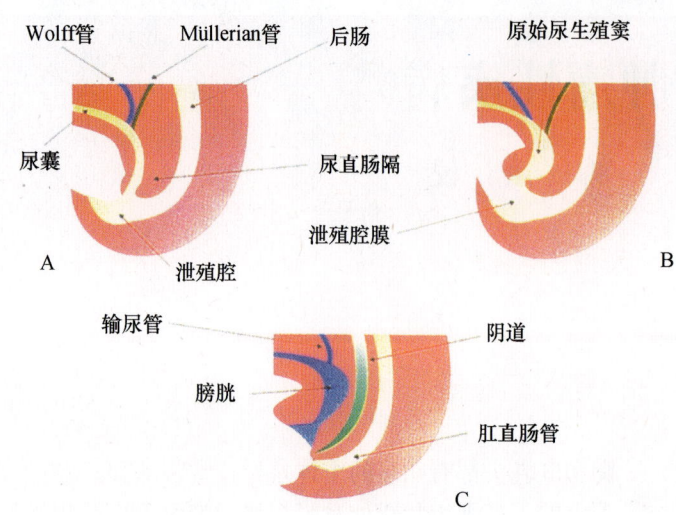

图 15.1　肛门胚胎学。A~C 显示泄殖腔的发育过程和原始尿生殖窦的形成,最终尿生殖窦被分隔为膀胱和肛直肠管,详情参见文内描述。

组织学特点

肛管黏膜分为四个区:(1)结直肠区,紧邻直肠远端(图 15.5);(2)移行区,大致对应于肛柱区,其下缘大致位于肛瓣和肛窦水平;(3)平滑区,位于肛柱下方,衬覆非角化性鳞状上皮,没有皮肤附属器(图 15.6);(4)远端区,由角化性鳞状上皮构成。肛管末端位于肛缘,该处鳞状上皮黏膜与肛周皮肤相连。肛管的鳞状上皮黏膜没有如肛周皮肤那样的毛发和皮肤附属器。

肛管的结直肠区黏膜相似于直肠黏膜,只是隐窝较短且较不规则(图 15.5)。移行区外形不规则且位置和范围多变[7],细胞有 4~9 层,其中有移行、中间型或一穴肛原上皮(图 15.7)。基底层为增生区,细胞小,细胞核垂直于基底膜排列,与深部组织的界限清楚。中间型细胞通常位于基底细胞与表层细胞之间。表层细胞为多角形、柱状、立方形或扁平形(图 15.7),似膀胱或不成熟性化生性

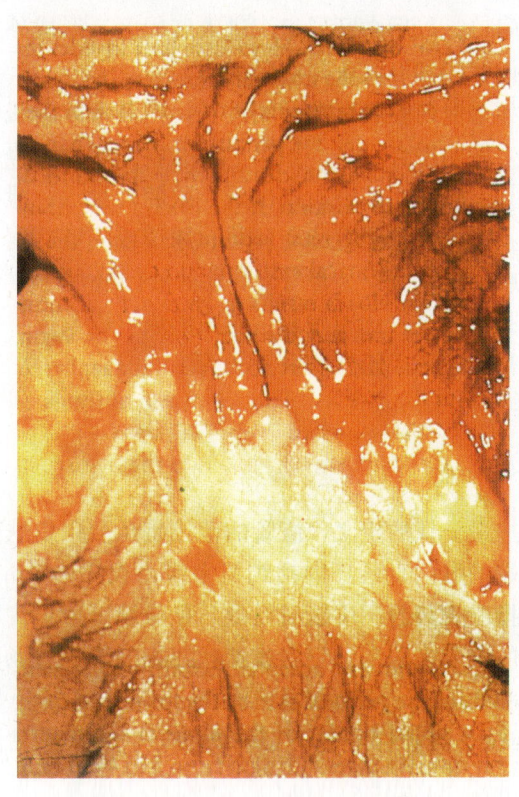

图 15.3　直肠下段和肛管切除标本。图下部是一条皱缩的肛周皮肤,其上方为鳞状上皮区,移行区呈浅粉色,位于棕褐色的黏膜和白色鳞状上皮区之间。

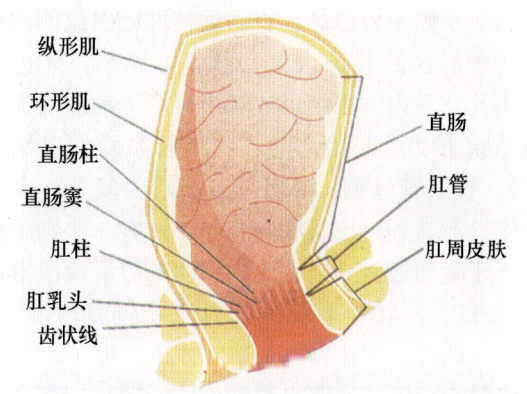

图 15.2　肛管。图示肛门肌肉组织与直肠、肛柱和肛乳头以及肛周皮肤的关系。

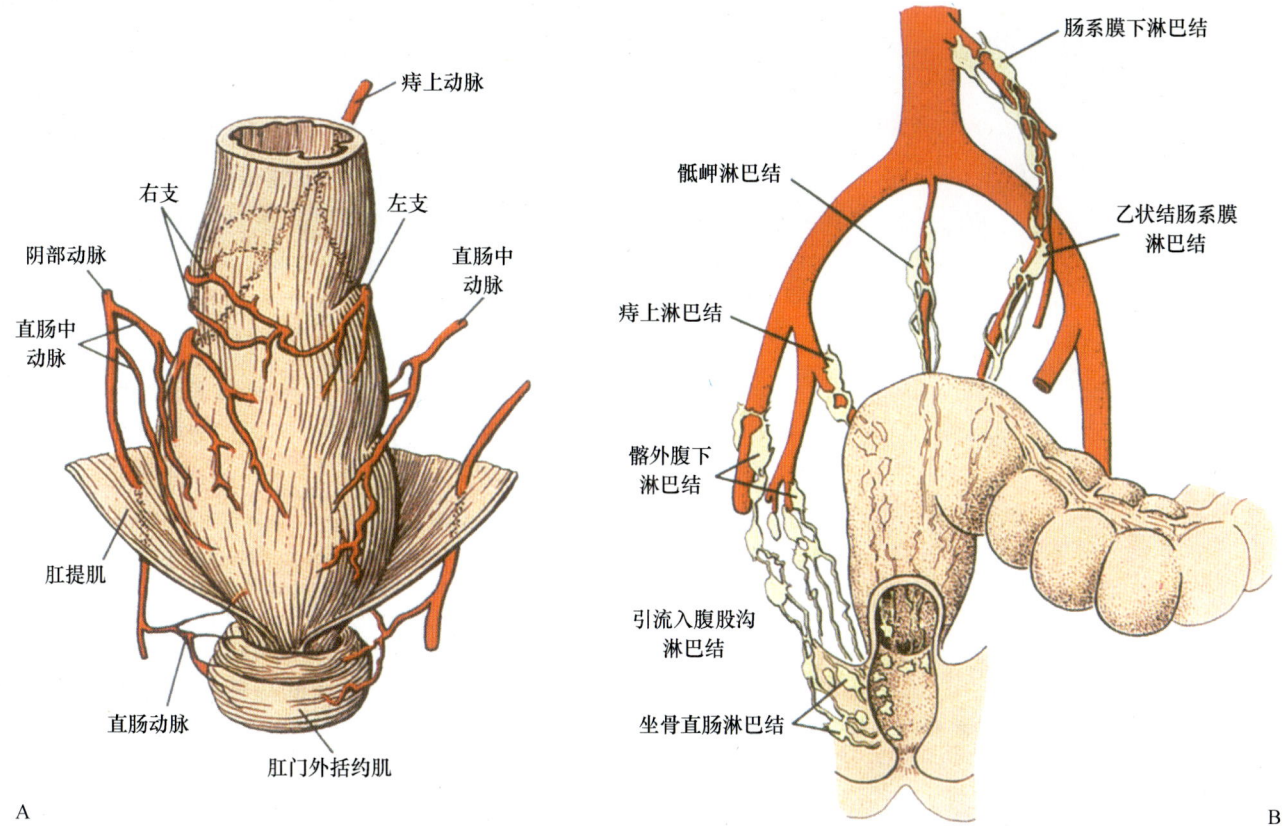

图 15.4　正常解剖学。**A**：直肠动脉血供。（Adapted from Grant JCB. Grant's Atlas of Anatomy. Baltimore：Williams and Wilkins，1962.）**B**：肛门淋巴结引流。

鳞状上皮，尤其当细胞内含有少量黏液时更是如此；有时似不成熟的杯状细胞[8]，也可以见到成熟的杯状细胞。移行区细胞表达 CK7 和 CK19，但不表达 CK20[9]。分裂象罕见，除非黏膜有破坏。肛柱常被覆鳞状上皮。移行区内可有黑色素细胞，但黑色素细胞在肛门鳞状上皮区更明显[10]。内分泌细胞可见于齿状线以上的结直肠黏膜、移行区黏膜、肛导管和腺体、隐窝以及肛周汗腺[11]。

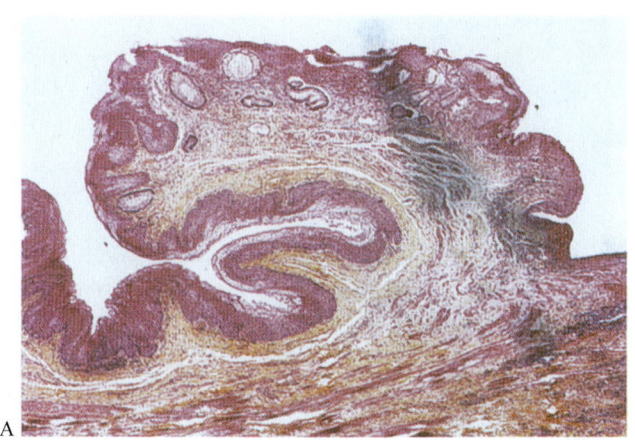
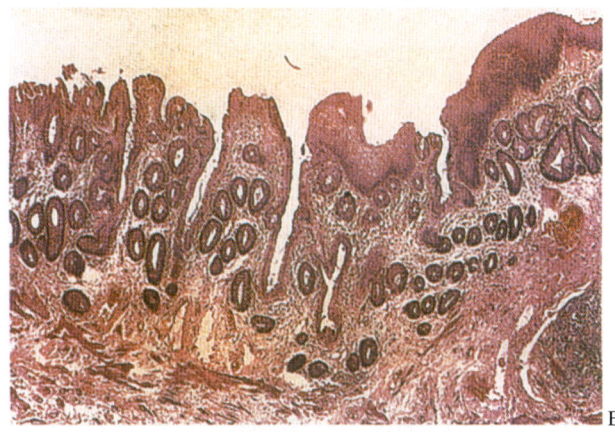

图 15.5　正常肛管。**A**：肛瓣区切片显示不同类型上皮之间的过渡，可见移行上皮、直肠和鳞状上皮黏膜。**B**：结直肠腺上方被覆非角化性鳞状上皮黏膜，其他区域则被覆移行上皮。

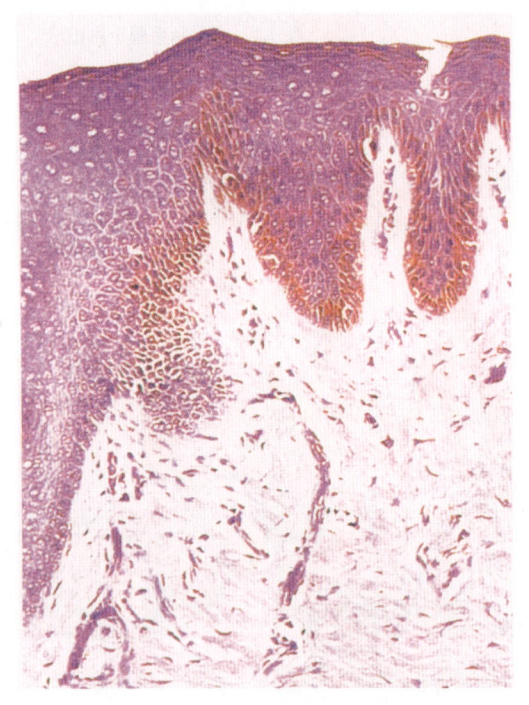

图 15.6　图示位于肛门区的非角化性鳞状上皮，黏膜下层致密纤维化。

肛门腺通过 4～8 根长管状肛导管将分泌物排入肛隐窝（图 15.8），肛导管路径曲折，需要穿过内括约肌和固有膜。偶尔，肛导管延伸至肛瓣水平以上，这就可以解释位于近端肛管内的某些特殊类型的黏膜

下肿瘤的起源问题了（参见第 16 章）。导管衬覆上皮多样，腺体开口处常为鳞状上皮；中段为移行上皮，可伴或不伴柱状腺细胞；最深部为单层柱状上皮。移行上皮在导管开口处为 4～6 层，在肌层内为 2～3 层。杯状细胞数量很多，尤其是在进入隐窝前的终末部。肛门腺为 CK7 强阳性，但 CK20 阴性。肛门腺的一个特征是出现上皮内微囊。

非角化性肛管上皮在肛缘处转变为富含黑色素细胞的角化性复层鳞状上皮（图 15.9）。树突状色素细胞可以相当显著，并伸入基底层上区（图 15.10）。紧邻肛门的皮肤形成"皮肤区"，此处汗腺缺如，但从肛门向外 1～1.5 cm 的范围内有一个横径为 1.5 cm 的椭圆区，其中含有单层管状腺，称之为肛周腺（图 15.11）。肛门生殖器汗腺有一根长的分泌导管开口于皮肤表面，高度盘曲的分泌部形成多个侧向分支，导管上皮为双层，由假复层上皮和肌上皮构成，位于腔面的高柱状上皮细胞有显著胞浆突起[12]。

肛管上段黏膜下层为疏松结缔组织，但在肛梳处，比较致密的纤维弹力组织将上皮固定于内括约肌表浅部，在齿状线处形成一个黏膜下屏障。位于肛管近端 2/3 的内静脉丛使黏膜呈紫色或略带紫色，该静脉丛在肛管的左侧、右前和右后区形成三个特化性肛门血管垫，表现为黏膜下由小动脉和小静脉互相吻合而成的血管网，伴有动静脉交通，类

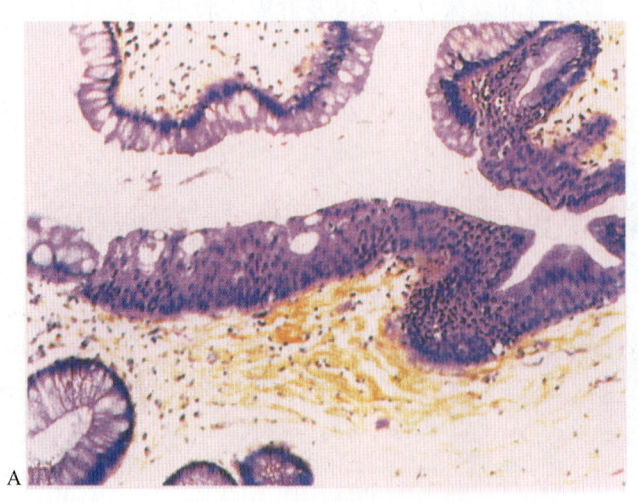
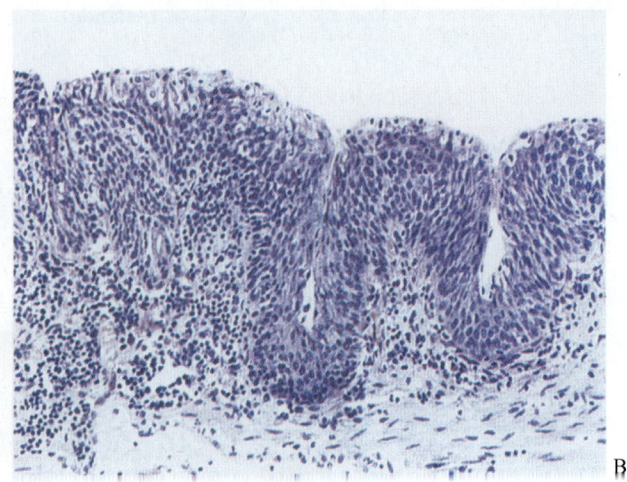

图 15.7　肛门移行区。A：表面被覆柱状上皮和状似不成熟鳞化的立方到多角形细胞，上皮内可见微囊，下方固有膜内可见直肠型腺体。B：移行区细胞高倍观，显示起源于基底层细胞的不成熟鳞状上皮，表层细胞内有少量黏液，固有层有大量淋巴细胞，可见散在平滑肌纤维。

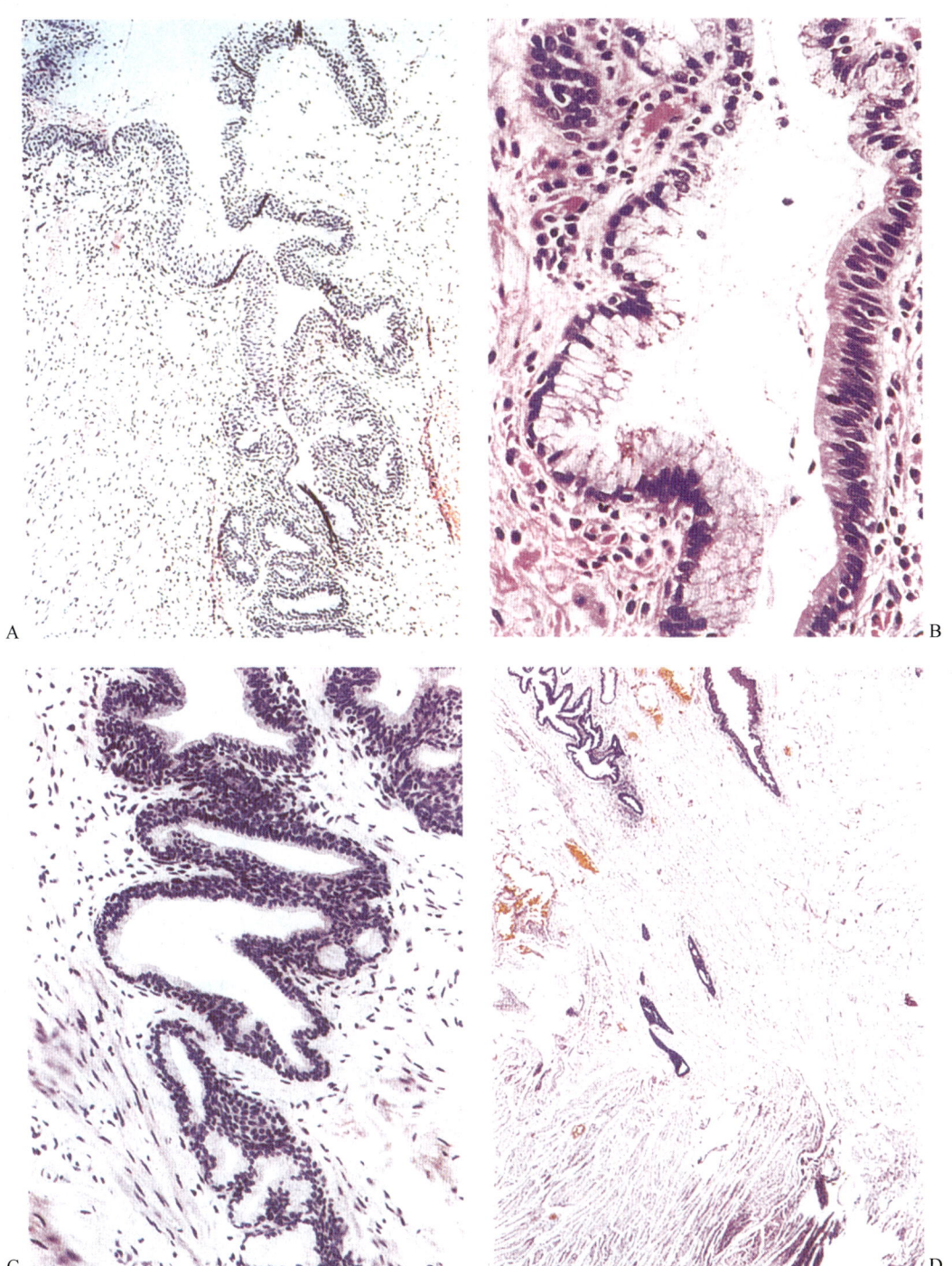

图 15.8 肛门腺和导管。A：肛导管和腺体穿透内括约肌，上皮类似于肛门移行区。B：图示肛门腺局部，衬覆分泌黏液的柱状上皮和不分泌黏液的柱状上皮。C：移行上皮区内腺体的高倍观，表浅部可见较不成熟的细胞表面为黏液分泌细胞。D：高倍显示深部腺体，肛导管和腺体向深部穿透进入下方肌肉组织内。

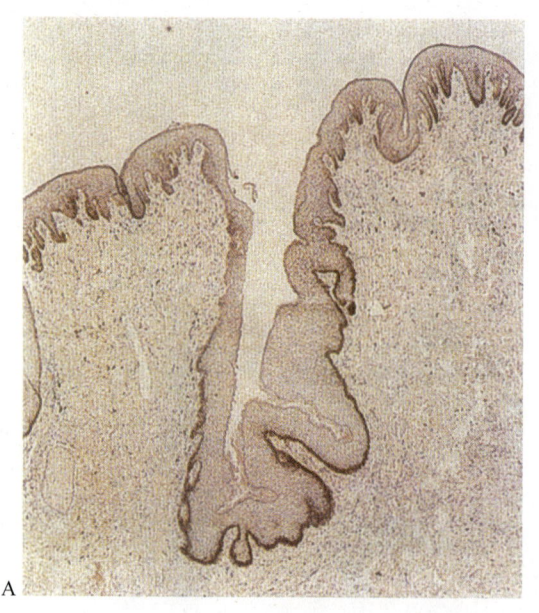
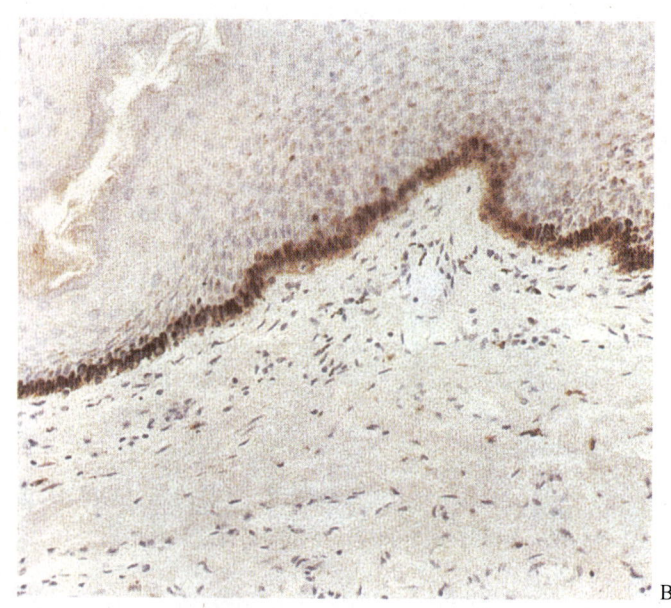

图 15.9　A：取自肛门非角化区的色素性上皮，组织来源于一位黑人，上皮基底层可见大量有明显色素的黑色素细胞。B：图 A 高倍像。

似于勃起组织[13]。

先天性畸形

肛门直肠畸形是胃肠道先天性畸形中最常见的类型，在活产儿中的发生率为 1/（2000~5000）[14,15]。病变从小的狭窄畸形到严重的复合性缺陷都有。肛门闭锁见于很多综合征（表 15.1），22%~72% 的患者合并有脊柱、胃肠道和泌尿生殖系统畸形[14,16]。最常见的病变为 VETER 或 VACTERL 相关性畸形（参见第 2 章）。VETER 相关病变包括脊柱畸形、肛门闭锁、气管食管瘘、食管闭锁以及桡骨和肾脏畸形[16]，心脏畸形、单脐动脉和围产期生长迟缓也可见到。Townes-Brocks 综合征是一种常染色体显性遗传病，患者有 2~3 种下列表现：（1）肛门直肠畸形（无肛门、肛门前置或肛门狭窄）；（2）手畸形（多指、拇指宽而分叉或拇指三指节畸形）；（3）外耳畸形（小耳畸形即"Satyr 耳"或"垂耳"、耳前肉赘或

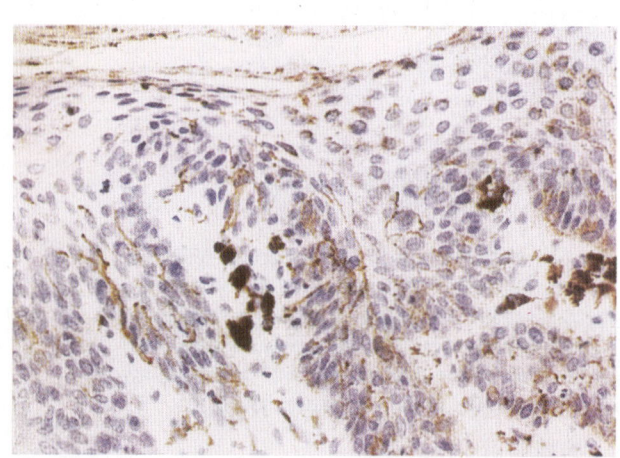

图 15.10　位于表皮基底层内的显著树突状色素细胞，这些细胞向上方表皮内伸出长突起，下方固有膜内可见噬黑素细胞。黏膜层上部有些鳞状细胞内有获得性黑色素沉着。

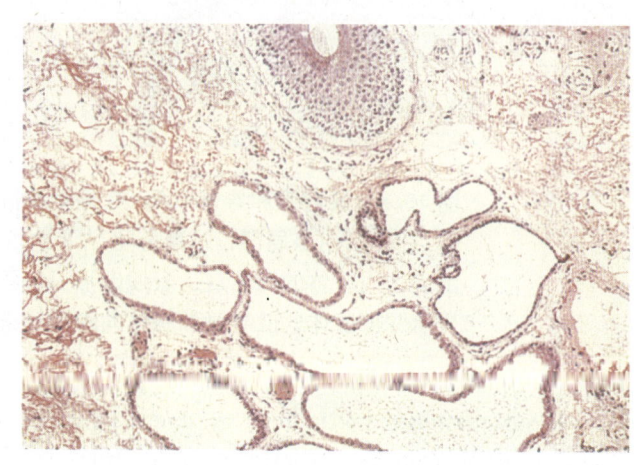

图 15.11　肛周区的单管状肛周腺。

表 15.1 与肛门闭锁相关的畸形
Townes-Brocks 综合征
泄殖腔外翻和 OEIS 综合征
VATER 综合征
VATERL 综合征
CHARGE 综合征
Fraser-Jacquier-Chen 综合征
Pallister-Hall 综合征
Smith-Lemli-Opitz Ⅱ 综合征
McKusick-Kaufman 综合征
Opitz-Frias 综合征
尾退化综合征
骶骨发育不良综合征

表 15.2 肛门直肠畸形分类
男性
高位畸形
肛门直肠发育不全
直肠前列腺尿道瘘
不伴瘘管
直肠闭锁
中位畸形
直肠球尿道瘘
肛门发育不全但不伴瘘管
低位畸形
肛门皮肤瘘
肛门狭窄
女性
高位畸形
肛门直肠发育不全
直肠阴道瘘
不伴瘘管
直肠闭锁
中位畸形
直肠前庭瘘
直肠阴道瘘
肛门发育不全但不伴瘘管
低位畸形
肛门前庭瘘
肛门皮肤瘘[a]
肛门狭窄
泄殖腔畸形

[a] 包括阴道和外阴瘘。

耳前瘘管）伴感觉神经性耳聋。此外还可见尿路畸形、智力发育迟缓以及 16 号染色体中心粒周倒位[17,18]。尚不清楚具有相似畸形表现的综合征如 VATER、尾部退化或骶骨发育不良综合征是完全不同的综合征还是同一综合征的不同变型。Currariano 三联征包括先天性肛门直肠狭窄、半月形骶骨畸形以及骶骨旁肿物，约 50% 的病例为家族性[19]，骶骨旁肿物以脑膜膨出或良性畸胎瘤最为常见。

肛门直肠畸形系胚胎时期肠管尾部发育受阻所致。当尿直肠隔与泄殖腔膜融合异常或肛门和生殖结节发育异常时，直肠就会异常开口于会阴或女性外生殖器，因此很多肛门畸形表现为狭窄、膜性闭锁或发育不全，伴或不伴肛周皮肤、尿道、膀胱、外阴或直肠瘘管。其分类取决于终末肠管与形成盆膈的肛提肌的关系（表 15.2）[20]。如果肠管末端位于盆底以上则表现为高位或肛提肌上畸形，如果肠管终止于肛提肌下方则表现为低位或肛提肌内畸形。高位肛门直肠畸形不如低位型常见，但更容易合并其他畸形[21]。

上述畸形的成因尚不清楚。据推测血管事件与局部缺陷有关[22]。中胚层异常可以解释多发性畸形。糖尿病和药物摄入（肽胺哌啶酮、苯妥英钠和三甲双酮）在肛门直肠畸形儿的母亲中较常见[21,23]，而职业性接触潜在致畸剂较常见于肛门直肠畸形儿的父亲。其他可能的病因包括母亲患 AIDS、X 线辐射、严重创伤、宫内节育器、孕期小于 38 周以及 Down 综合征[21]。

在动物模型中破坏 Sonic hedgehog 信号转导通路会导致与 VACTERL 综合征很相似的一系列发育异常，提示其在人 VACTERL 综合征的发生中起作用[25,26]。（Sonic hedgehog 是内胚层源性信号分子，诱导后肠中胚层基因的表达）。Townes-Brocks 综合征（TBS）常为散发性，其编码 SALL-1 锌指转录因子的基因有突变[27]，这就可以解释一些家族性病变的存在，而且突变的发现可以使诊断更加明确[28]。

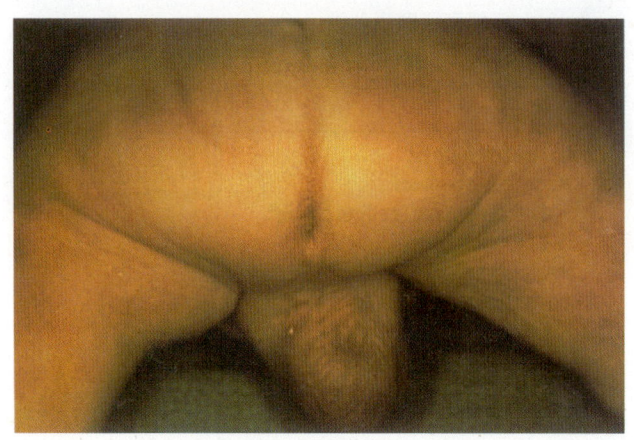

图 15.12 图示一位肛门闭锁症男婴儿的照片，注意会阴上方无肛管开口。

近来，Currarino三联征相关基因已定位于7q36，该基因在前脑无裂畸形基因位点附近[29]。

肛门闭锁症

肛门闭锁症（imperforate anus）因泄殖腔膜未穿通而致肛门没有正常开口于会阴（图15.12）。肛门闭锁症在男性比女性常见，主要分为四组：（1）仅有狭窄（11%）；（2）肛门闭锁，表现为肛门直肠间由薄膜相隔（4%）；（3）肛门闭锁，表现为肛门和直肠间明显分隔（76%）；（4）肛门正常，直肠终止于其上方（9%）[14,30]。直肠与尿生殖系统之间常形成瘘管，瘘管在男性常开口于尿路（尿道，25%；膀胱，33%；会阴，42%），而在女性则表现为直肠尿道和直肠生殖器瘘（阴道，84%；会阴，14.5%；膀胱，1.5%），偶尔直肠开口于阴囊、阴茎的下面或包皮[31]。肛门闭锁症患者还可以伴有膀胱反射亢进或弛缓[32]。

肛门闭锁症也可以继发于尿直肠隔畸形，后者是一种少见的先天性畸形，主要累及女性，特点是外阴结构不清、内生殖器结构紊乱以及肛门、阴道和尿道闭锁，还可见其他畸形包括肾发育不全或发育异常、肺发育不全、先天性心脏畸形和脊柱畸形[33]。胸腺-肾-肛门-肺发育不全综合征是一种常染色体隐性遗传病，特点是单叶或无胸腺、肾和输尿管发育不全或发育障碍、宫内生长迟缓以及肛门闭锁症[34]。肾、肛门和肺发育异常见于以下三种综合征：Fraser-Jacquier-Chen[35]、Pallister-Hall（PH）[36]和Smith-Lemli-OpitzⅡ[37]。肛门闭锁症还可见于梨状腹综合征[38]、Eagle-Barrette综合征[39]或OEIS综合征（脐膨出-外翻-肛门闭锁-脊柱畸形综合征）。

低位畸形

低位畸形常见（占40%），表现为肛门异位（至会阴、前庭、外阴）。瘘管可有可无。伴同畸形罕见。肛门开口于正常位置的前方，有时位于外阴。异位的肛门直肠位于耻骨直肠肌下方，相反，先天性肛门前庭或肛门阴道瘘虽然也开口于阴道或外阴，但均位于耻骨直肠肌上方[40]。具有这种畸形的病例，肛门被来源于侧生殖褶的皮肤覆盖住，堵塞肛管开口。从肛管发出的皮肤黏膜瘘管前行并开口于会阴缝，错位的外括约肌及伴随纤维从其长而向腹侧弯曲的终末段后方插入，可以功能性阻塞大便通道，即便患者肛管和肛门开口正常也会如此。这类畸形一般采用相对局部的手术即可治愈。

中位畸形

中位畸形罕见（15%），包括肛管近端狭窄。终末肠管可以扩张和增厚[41]，肛管较短、位于肛提隔内。其他改变取决于个体性别。在男性，连向耻骨的纤维与连向会阴体和球海绵体肌的纤维是清楚分开的，耻尾肌的横纹肌束与肠管相接，耻骨直肠肌可以位于其背面或侧面[42]。直肠前庭瘘女孩缺乏正常时位于直肠和阴道之间的会阴体（中央腱），耻尾肌和外括约肌移位于侧面。

高位（肛提肌上）畸形

肛提肌上畸形占肛门畸形的40%，其中包括肛门直肠发育不全。肛门直肠发育不全是一种相对原始的畸形，由于泄殖腔未分隔形成尿道和消化管所致，因此这种缺陷也称为原始泄殖腔、持久性泄殖腔或直肠泄殖腔瘘。直肠到达盆底上表面，但整个肛管和盆底肌肉组织缺如，直肠开口于尿道和膀胱的后方（见于男性）或阴道穹窿的后方（见于女性）。Müllerian系统无法正常融合会导致形成开口于球状泄殖腔的双子宫。有些患者为4号染色体三体[43]。由于有梗阻以及常合并其他先天畸形包括脊柱和尿路畸形以及骨盆肌肉神经支配障碍，因此这类畸形后果严重，需要较为复杂的手术修补。肌肉组织检查显示其固有肌发育不全，还可以出现神经节细胞减少症或神经元发育异常。

泄殖腔外翻和 OEIS 综合征

OEIS 综合征是一种最严重的胃肠道（及其他部位）畸形，在围产儿中的发病率为 1/（200 000～400 000）。原因未明。男女之比为 3∶1。一般为散发性，也可以累及不同产次的兄弟姐妹，提示有些病例有遗传背景[44]。有些患者为 18 号染色体三体，有些患者在宫内接触过安非他明或其他毒品，或者母亲用过肝素[45]。

一般表现为膀胱和小肠或大肠外翻、肛门闭锁、结肠发育不全、脐膨出和外生殖器畸形[46]，其他比较少见的畸形包括脊膜膨出、脊柱裂、单侧肾发育不全、单脐动脉、Meckel 憩室和大肠重复[47]。外翻-尿道上裂依严重程度排序为阴茎尿道上裂、耻骨联合分离、泄殖腔外翻和 OEIS 综合征。泄殖腔外翻也是一种比较复杂的畸形，常为致死性，除了肛门闭锁，患儿还存在脐膨出、双外翻膀胱伴其间盲肠开口，以及悬挂于盆腔内、与盲肠相连的结肠盲端[48]。

尾发育不良（尾退化综合征）

尾发育不良综合征表现为脊柱畸形、骨盆和下肢畸形、肛门和生殖器畸形、腓骨缺失、股骨短、脊髓脊膜膨出[49]，还可以有心脏畸形和气管食管瘘，最严重者表现为并腿综合征（美人鱼综合征）[50]。肛门畸形包括无肛门（伴或不伴瘘管）和直肠闭锁。尾退化综合征与母体患糖尿病或糖尿病前期有关[50]。与尾发育不良很相似的其他综合征包括表现为家族性半骶的 Aschcraft 综合征[51]和 Cohn-Bay-Nielsen 综合征[52]。

肛门直肠囊肿（后肠囊肿、尾肠囊肿）

有一些发育囊肿实际上是隐蔽的重复肠，另一些则属于畸胎瘤，还有一些被认为起源于尾肠的胚胎残留或神经肠管[53,54]（图 15.13）。在发育早期，胚胎有一个真正的尾巴，在孕 35 天（8 mm）时最长，孕 56 天（35 mm）时肛门在尾巴上方形成，此时尾巴彻底退化[55,56]。连接羊膜和卵黄囊的神经肠管大约在胚胎第 16 天时形成，一旦脊索形成即闭锁，其残迹可以形成骶前囊肿[55]。

发育性囊肿位于尾骨或骶骨下部的前方。多数病例没有症状，为偶然发现。在儿童或年轻人中表现为

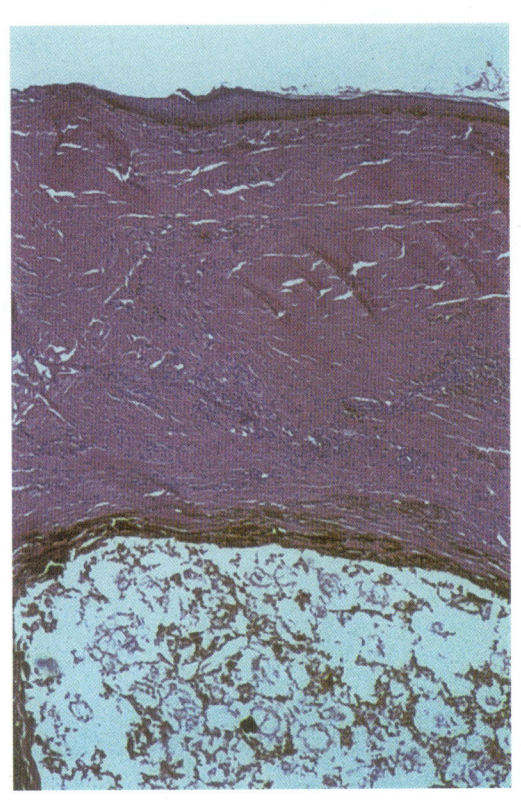

图 15.13　肛门囊肿。图下方的单房性囊肿内含无定形碎屑，没有衬覆上皮，可能是尾肠囊肿。囊肿周围没有一圈完整的平滑肌，可以除外重复囊肿。

直肠后或肛门后肿物，女性比男性多见，常伴其他先天性畸形，包括脊柱裂和狭窄。虽然这些病变属于先天性畸形，但患者平均年龄为 36 岁[55]。并发症包括感染、出血或恶性变。

病变一般呈多囊性，直径可达数厘米，偶尔为单房性。囊肿互不相通，被致密纤维结缔组织分隔。囊壁衬覆鳞状、移行、单层黏液柱状和（或）纤毛柱状上皮，腔内可以充满黏液或胶样物。病变内还可见排列紊乱的平滑肌束。肛门发育性囊肿与重复性囊肿的不同点在于后者的肌肉组织排列较规则，而前者则杂乱无章。病变内没有发育异常或畸胎瘤样成分。只有出现三种胚层细胞分化的证据时才能诊断为良性直肠后囊性畸胎瘤。

与通常小而多房且伴卫星囊的尾肠残迹不同，后肠囊肿与重复性囊肿相似，体积较大，呈单房性，周围绕以厚度不一的肌层[57]。常含异位组织如胰腺或胃组织。囊肿生长缓慢，常无症状，直到长大至出现压迫、胀满、便秘、尿和（或）大便失禁、会阴痛和（或）麻木症状。囊肿感染可以导致直肠后脓肿和瘘

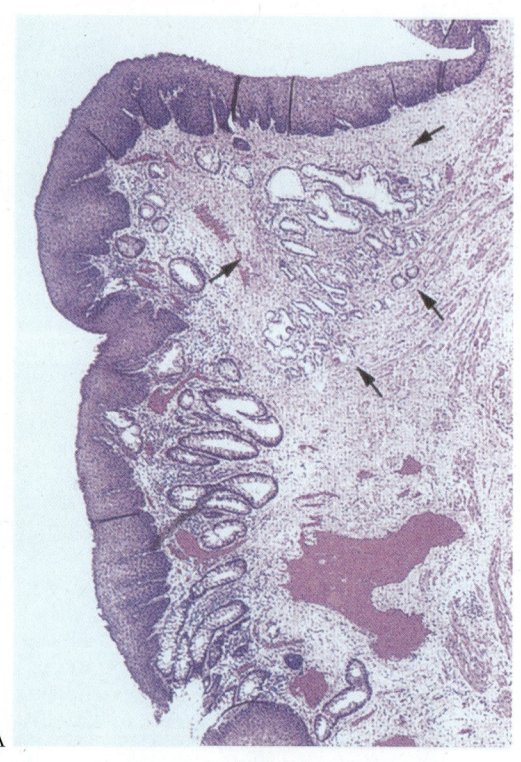 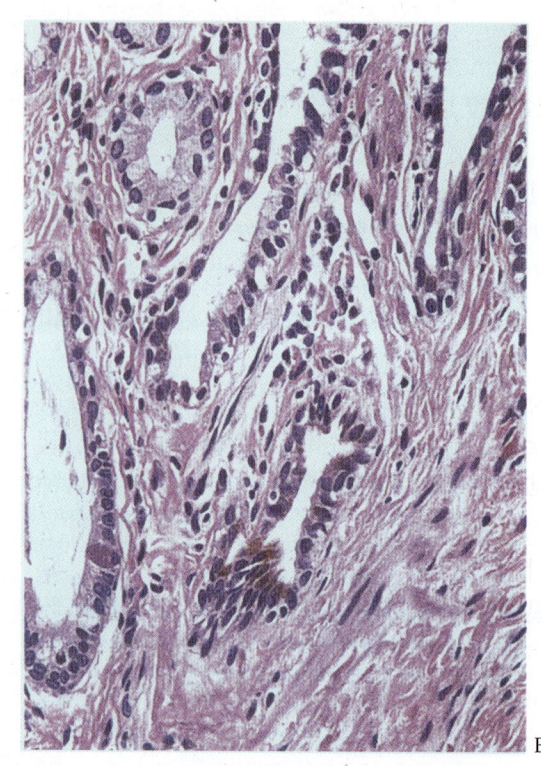

图15.14 位于肛管内的异位性胃黏膜。A：低倍显示位于黏膜下层的胃腺体（箭头）。B：高倍显示这些腺上皮具有胃窦腺的某些特点。

管形成[52]。重复囊肿相似于第6章和第13章中所描述的同名病变。当病变内含有异位性胃黏膜时，可以发生消化性溃疡。鉴别诊断包括导管囊肿、后肠囊肿和尾肠囊肿。

异位组织

异位性前列腺组织（ectopic prostatic tissue）可以位于肛黏膜下层[58,59]，表现为骶前肿物或排便异常，病变罕见[59]。肉眼表现为多房性囊肿，内含浓稠的、乳汁样棕黄色液体。平滑肌纤维增生，扩张的腺体散布于致密的纤维肌性间质内，上皮形态多样，绝大部分腺体衬覆典型的立方形前列腺上皮。在很多腺体中，上皮簇集形成中央有细纤维血管轴心的乳头。腺体可以增生，局灶可以呈低级别前列腺上皮内肿瘤改变[59]。腺上皮为PSA阳性。

涎腺型黏液组织也可以异位于直肠黏膜下，甚至更为罕见的是，可以位于肛周区[60]。肛门直肠Müllerian管残迹（Müllerian duct remnants）常伴发其他类型Müllerian异常。上述病变常因形成继发病变如脓肿等而被发现[61]。

胃和（或）胰腺异位可以单独出现或合并于肠重复或后肠囊肿[62]，表现为痔样、息肉或瘘管，但组织学检查显示存在具有幽门腺特点的异位性上皮（图15.14）和（或）胰腺组织。当异位组织中存在壁细胞时，可以形成消化性溃疡。我们还见过在异位组织中发生的肿瘤。

肛导管囊肿

肛门腺囊肿发生于移行区内的肛门腺沿线，尤其是在内外括约肌之间的区域。表现为与肛门直肠交界处密切相关的骶尾肌前肿物。常衬覆肛门移行区和肛门腺上皮，表层有不同数量的黏液分泌细胞。该病变系炎症或创伤导致的黏液潴留所致。

肛门直肠脱垂

肛门直肠脱垂可以见于成年人和儿童。组织学上，肛门黏膜出现棘层肥厚、角化亢进、淤血以及慢性炎症（图15.15），可以形成炎症性—穴肛原性息肉（参见第 13 章）。有关脱垂的其他重要特点参见第 13 章。

肛裂

肛裂是位于肛管远端的纵形黏膜破裂，远端可以累及皮肤。病变起始于肛缘，可以延伸至齿状线。大多位于背侧中线处，10%～15% 发生于腹侧。"中线以外"的肛裂提示可能存在以下疾患如 Crohn 病、HIV/AIDS、结核、梅毒、性虐待或肛门癌。肛裂下缘的肛门皮肤常发生炎症，形成水肿性前哨痔。慢性肛裂常出现肛裂三联征，包括肛裂、前哨皮赘以及肛乳头肥大（图 15.16）。

本病好发于年轻人，两性均可受累。肛裂常由大便硬结或暴发性腹泻等造成的局部创伤引起。肛周括约肌常出现痉挛，牵拉裂口边缘使之分离，抑制排便，而排便会导致黏膜进一步撕裂。内括约肌的持续性高张力和痉挛导致继发性血流减少和局部缺血性溃疡形成[63]。肛裂的临床金指标是大便时疼痛，便后尤甚。疼痛常很剧烈，以至于患者根本不想大便。

光镜下特点是非特异性急性或慢性炎症，与病程有关。急性炎症和肉芽组织衬覆于瘘管表面，慢

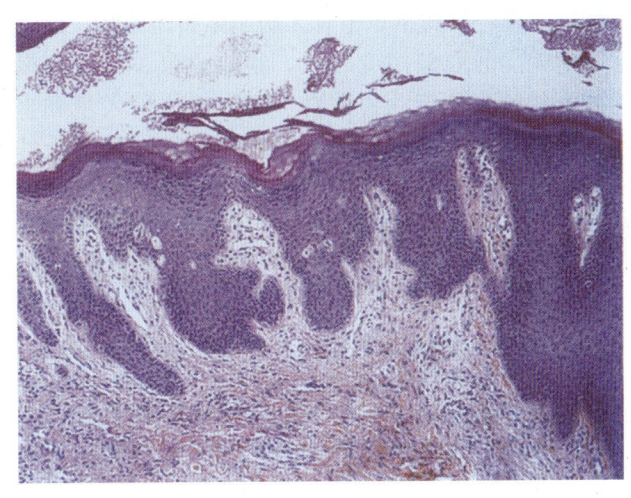

图 15.15　肛门黏膜脱垂。延长增宽的表皮脚深入黏膜下层，表层显著角化亢进和角化不全，极少量急性和慢性炎症细胞浸润。

性炎症位于病变深部。常可见显著扩张的毛细血管、纤维化、水肿和再生性鳞状上皮。愈合灶边缘还可以形成化脓性肉芽肿。随着时间的推移，肛裂边缘皮肤增厚，病变基底部可见肛门内括约肌纤维。

鉴别诊断通常包括某些感染和 Crohn 病，因此需

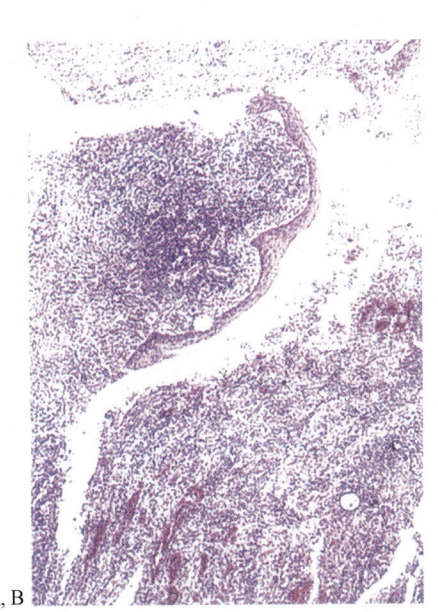 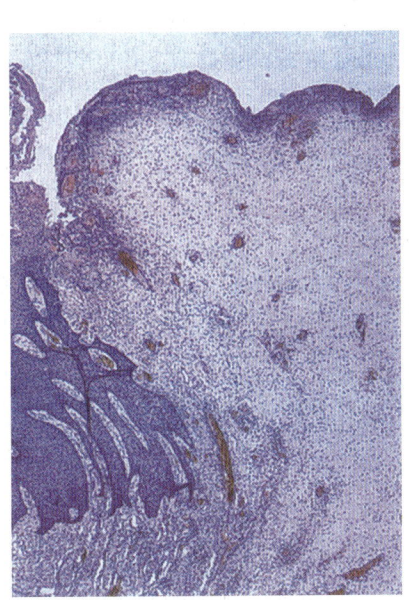 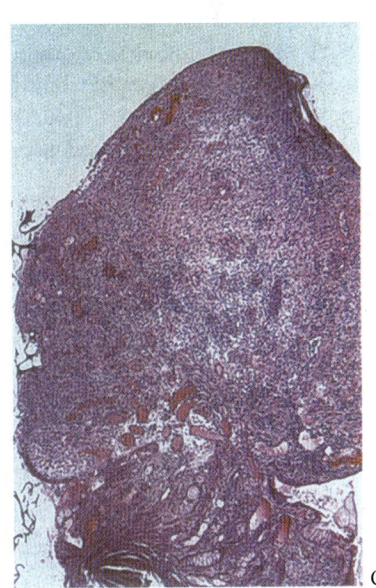

图 15.16　肛裂。A：低倍显示一例肛裂，该视野内一个区域可见残存的鳞状上皮，下方组织内致密炎症细胞浸润，急性炎症、水肿、肉芽组织和黏膜糜烂显著。B：当肛裂愈合时，上皮增生和棘皮病表现更明显，见本图左侧。C：有时病灶边缘形成化脓性肉芽肿。

要仔细检查，寻找组织中有无病原体和肉芽肿。

绝大多数肛裂病变表浅，很快愈合。急性和慢性肛裂的治疗包括改善饮食、增加液体摄入量和坐浴。慢性肛裂也可以采用括约肌切开术、局部涂抹硝酸甘油软膏以及向肛门括约肌内注射肉毒毒素等疗法[64]。

肛门直肠与肛周脓肿和瘘管

肛门直肠脓肿和瘘管的发病机制相似，常合并存在。微生物学资料显示主要有两类病变：一类为皮肤脓肿的肛门型，常由Gram阳性球菌引起，几乎从不形成瘘管，单纯排脓即可治愈；另一类病情较重，常伴瘘管形成。脓腔内容物可以培养出多种肠源性和皮肤源性微生物[65-67]，其中有些具有侵袭性和坏死性[67]。这些感染常起始于肛门腺，可以导致脓肿。如果脓液引流入肛管内，则感染常可缓解；如果蔓延至其他部位则形成肛瘘或脓肿，后者常位于两层括约肌之间。脓肿还可以出现其他并发症（表15.3）。男性和女性均可受累。患者范围从青少年到老年人。发生于婴儿的肛周脓肿常由感染性尿布疹所致，最常见的病原体是葡萄球菌或肠源性细菌。发生于较大儿童的肛周脓肿常合并于炎症性肠病、免疫缺陷或白血病。患者表现为疼痛、溢脓和发热。

正如其他任何脓肿那样，组织学检查显示急性和慢性炎症细胞局限性聚集，脓肿中央可以因液化性坏死而形成腔（图15.17）。鉴别诊断包括骶前表皮包含性囊肿、感染性皮脂腺囊肿、化脓性汗腺炎、Crohn病、Bartholin腺脓肿、藏毛窦以及癌。

瘘管（fistula）是指在两个上皮衬覆的腔面之间出现的炎症性通道，而窦道（sinus）是只有一端开口的通道。肛瘘（fistula in ano）是一端连接于内部开口（常位于齿状线处Morgagni柱基底部的肛隐窝）、另一端连接于外部开口（常位于肛周皮肤）的管道。大多数肛瘘为前文所述之肛周腺体感染的并发症。在外部开口处见到血液、脓液或粪便排出即可作出诊断。较长的管道在其沿线可以形成二级开口。如果管道存在时间较长，则可以触及皮下有索条状物。患者平均年龄为38岁。瘘管还可伴发于Crohn病、术后和直肠周围或肛门创伤、辐射、感染以及肿瘤；也可以发生于存在异位性胃黏膜的患者，由泌酸细胞继发消化性溃疡所致[62]；还可继发于儿童牛奶蛋白过敏[68]。肛瘘常为复合性病变，累及多种组织，导致不同程度的括约肌受累和损伤。瘘管根据其累及部位分为四个主要类型（表15.4）[69]。肛瘘的开口通常位于肛门周围5 cm范围内。

瘘管在大体标本上有时很难辨认。无并发症的慢性瘘管常由于其呈索条状增厚而被识别出，用手触摸比用眼睛看效果更好，也可以用探针去识别瘘管的通道，注射亚甲蓝或其他一些染料有助于显示瘘管通道。组织学特点与病程长短有关，比较急性的病变在瘘管全程存在大量急性炎症细胞和肉芽组织，最终瘘管通道发生纤维化，衬覆增生性鳞状上皮，后者可以继发形成表皮样囊肿（图15.18）。还可以见到肛门腺上皮残迹。如果肠内容物进入瘘管或者患者用过油剂治疗，则可以出现异物巨细胞反应或肉芽肿。

肛瘘的鉴别诊断见表15.5。在这些病变中，Crohn病最有可能被误认为单纯性瘘管，因为仅有50%的合并Crohn病的瘘管内可以见到对诊断有提示作用的结节病样肉芽肿（参见第11章）。化脓性汗腺炎以其多发性肛周皮肤开口以及肛管内开口远离齿状线而与之鉴别。累及肛周的藏毛窦和感染性肛周皮脂腺囊肿也要包括在鉴别诊断内。此外，癌也可以发生

表 15.3	肛门直肠脓肿并发的疾病
化脓性汗腺炎	
Crohn病	
感染	
结核	
衣原体感染	
放线菌病	
葡萄球菌	
Gram阴性细菌	
感染性囊肿	
深在性肛裂	
异物	
恶性肿瘤	
创伤	
既往手术	

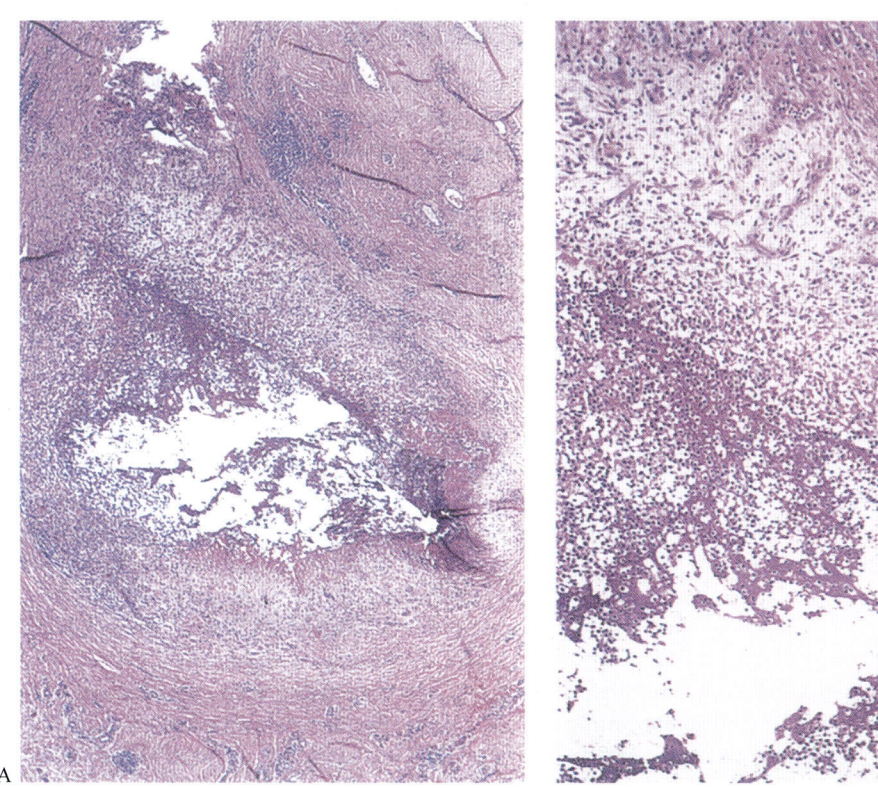

图 15.17　肛周脓肿。**A**：肛壁深部可见一个脓肿灶，中央已经发生液化性坏死。**B**：高倍显示液化坏死区周围包绕机化的肉芽组织和陈旧性纤维化性修复组织。

表 15.4　肛瘘分类

A. 括约肌间性：瘘管行走于内外括约肌之间。如果向下进入皮肤则位置较低，如果行走于直肠深部则位置较高。
　1. 单纯性低位瘘管
　2. 高位盲管
　3. 开口于直肠的高位瘘管
　4. 开口于直肠，会阴没有开口
　5. 直肠后蔓延
　6. 继发于盆腔疾病
B. 括约肌穿通性：这类瘘管穿过外括约肌和坐骨直肠窝到达肛周腺。
　1. 无并发症
　2. 高位盲管
C. 括约肌上型：瘘管行走于位于外括约肌腔上方的括约肌间腔内和上方，再向后进入坐骨直肠窝到达肛周腺。
　1. 无并发症
　2. 盲管
D. 括约肌外型：继发于盆腔脓毒症而非肛门腺梗死和溢液，经坐骨直肠窝到达皮肤。
　1. 继发于肛瘘
　2. 继发于创伤
　3. 继发于肛门直肠疾病
　4. 继发于盆腔炎症

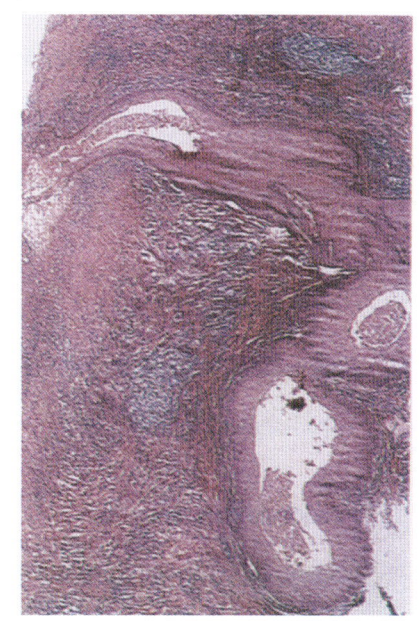

图 15.18　重新被覆上皮的肛瘘。瘘管衬覆鳞状上皮，周围软组织纤维化并有炎症。

表 15.5　肛瘘的鉴别诊断

- 炎症性肠病
  - Crohn 病
  - 溃疡性结肠炎
- 乙状结肠憩室炎
- 感染
  - 结核
  - 放线菌病
  - 性病性淋巴肉芽肿
  - 梅毒
  - 衣原体感染
- 化脓性汗腺炎
- 藏毛窦瘘及肛周
- Behçet 综合征
- 感染性肛周皮脂腺囊肿
- 肛导管癌
- 创伤
- Buschke-Lowenstein 瘤

于长期存在几十年的瘘管内，多数为低级别。肛导管癌在临床上也可以表现为慢性瘘管。

痔

痔由痔垫（又称肛垫）膨大所致[70]。痔垫位于黏膜下层，由结缔组织垫围绕直肠上动脉与直肠上、下和中静脉终末分支形成的动静脉交通构成[70]。多数人有三个垫，分别位于截石位的 4、7 和 11 点。肛垫被认为对控制肛门排便起作用，因为其在排便时充血而突入腔内。随着年龄的增长，将血管垫固定于下方括约肌的结缔组织和肌纤维衰老而力量减弱，导致痔下滑进入肛管并出现充血、出血和脱垂[71]。遗传和环境因素以及个人习惯导致痔的大小、表现和症状不一。形成痔的易患因素有年龄增大、慢性腹泻、长期坐位、排便费力、妊娠、低纤维饮食以及括约肌痉挛和肿瘤[71]。痔按其与齿状线的位置关系分类。内痔位于齿状线以上，被覆直肠黏膜。外痔发生于齿状线以下，表面被覆肛梳鳞状上皮黏膜或肛周皮肤。用于描述痔的术语列于表 15.6。

痔的实际发病率不明，一般认为 4.4%～25% 的成人患有此病[72]。高峰发病年龄为 45～65 岁。痔很少发生于 30 岁以下，妊娠妇女除外。两性发病率相似。一般而言，外痔可以保持无症状多年，当形成血栓时，患者出现急性疼痛性肛周包块，血栓缓解后形成永久性皮赘。患者主诉有便桶内或大便表面鲜血和直肠不适感。疼痛性出血是痔最常见的症状。随着痔的增大或脱出肛门（常伴发于水肿和括约肌痉挛），肛门直肠不适感增强。并发症包括表浅溃疡、坏死、炎症、肛裂和梗死。

外痔见于肛缘和肛周皮肤，实际上是由多余皮肤形成的皮赘，当掰开臀部时很容易发现。由于其被覆鳞状上皮，因此不出血。一般见于年轻人和中年人，很少产生症状，除非发生栓塞，此时变得很疼。病变可以最终纤维化而自发消退，有些需要手

表 15.6　痔相关病变的分类和命名

肛外皮赘	位于肛缘的多余的纤维化性皮肤，常由既往外痔血栓形成或既往肛门手术所致
外痔	位于齿状线下方的下痔静脉丛小静脉扩张所致
内痔	位于齿状线上方的肛垫脱垂所致
一级痔	用力时肛垫下滑至齿状线以下，大便时出血
二级痔	用力时肛垫脱出肛门，但可自行还纳
三级痔	用力时肛垫脱出肛门，需要人工还纳
四级痔	脱垂的痔持续存在，不能还纳
绞窄痔	脱垂的痔不可还纳，当出现括约肌痉挛时，内痔和外痔都可以发生充血，血供减少导致痔发生绞窄

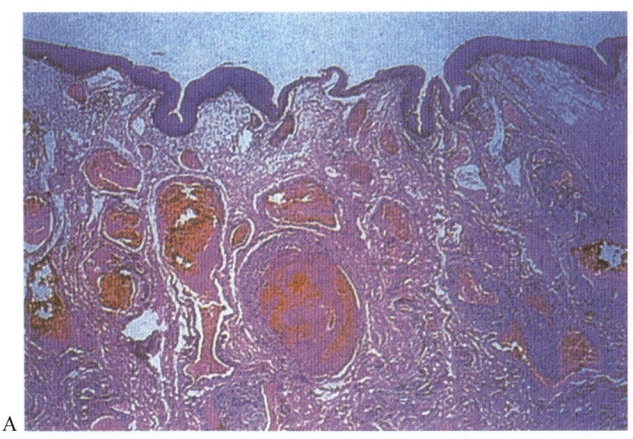
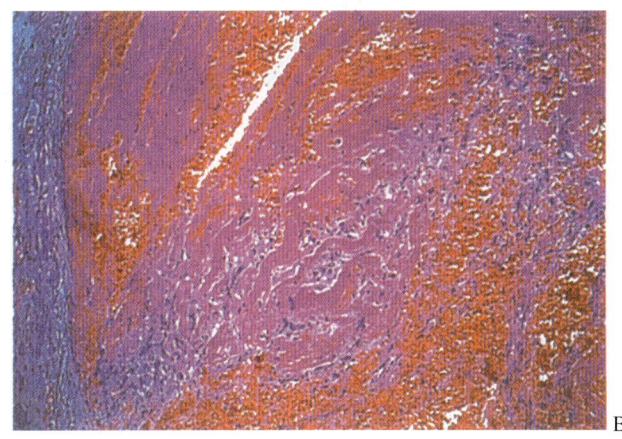
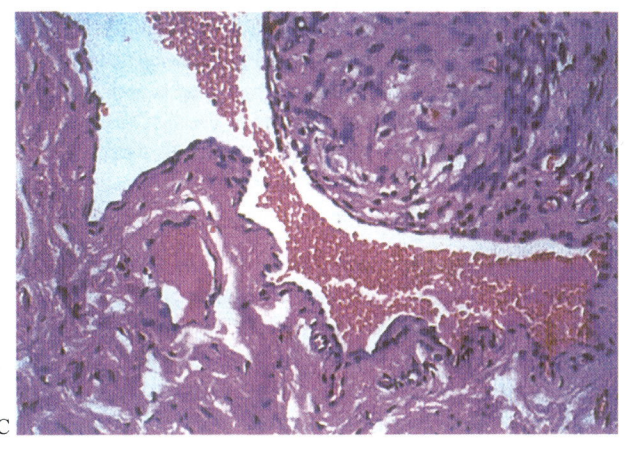

图 15.19　痔。**A**：位于肛门移行区的痔静脉丛显著扩张，中央大血管内部分区域形成血栓。**B**：图 A 血栓形成之血管的高倍像，可见显著的 Zahn 线。**C**：痔内血栓进一步机化。

术切除。

对痔进行组织学检查很有必要，因为其他疾病也可以在临床上表现为痔，包括类癌和恶性黑色素瘤[73]。切除的痔常含有扩张的厚壁黏膜下血管，血管腔较小，常伴出血和血栓形成（图 15.19），可有不同程度的溃疡形成和纤维化。随着病变的缓解，常见血管内乳头状内皮增生和再通（图 15.20）。血管内皮细胞增生可以使细胞相当丰富，衬覆的内皮细胞可以有轻度异型性，分裂象罕见，乳头一般衬覆单层内皮细胞。与血管肉瘤的鉴别要点是病变局限于既往存在的血管腔内，作弹力组织染色可以显示既往存在的血管腔，而且血管腔不互相吻合。

痔可以采用非手术治疗，如硬化疗法、冷冻疗法、橡皮圈套扎、双极透热疗法、电疗或红外线光凝术，也可以采用手术治疗。

肛乳头、皮赘和纤维上皮性息肉

肛门皮赘（纤维上皮性息肉）见于 45％ 行直肠镜检查的患者，被认为是获得性病变，由肛柱区的肛门黏膜和黏膜下层增生隆起形成（图 15.21），因激惹、感染或损伤而增大并突入肛管腔内。表面总是被覆鳞状上皮，下方为疏松的纤维结缔组织。肛门皮赘在临床上表现似痔，但与痔不同的是，其内不伴有新近或陈旧性机化血栓形成的厚壁血管。也可以相似于起源于皮肤的纤维上皮性息肉或皮赘。核大、多核、染色质边集而呈空泡状的反应性非典型性间质细胞并不少见（图 15.22），其细胞核呈圆形或卵圆形，大小一致，排列成线状、菊形团或葡萄样，也可以聚集成簇或重叠，无多形性、染色深和分裂象。很多非典型性间质细胞为圆形或长梭

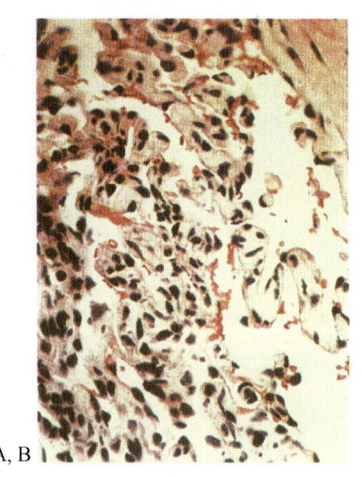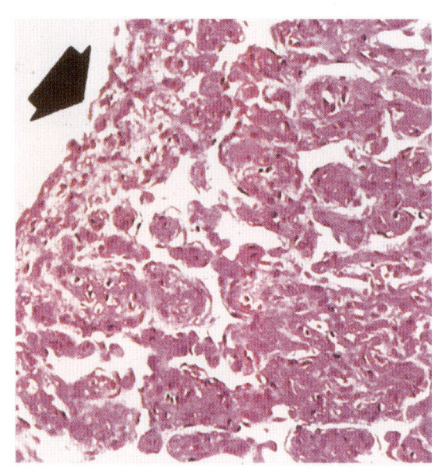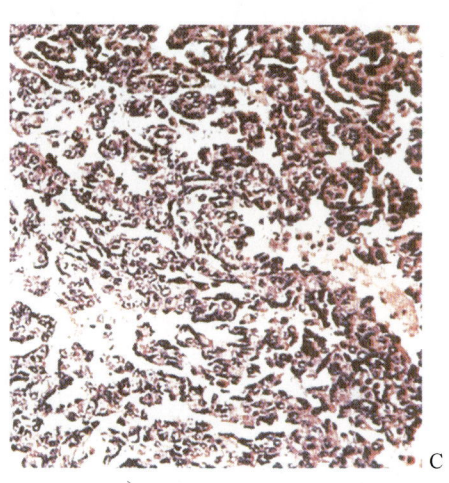

图 15.20　形成血栓的痔。**A**：高倍显示血管内增生，右上角为静脉腔缘，腔内有增生的内皮细胞和纤维组织，为血栓机化所致。**B**：类似病变的后期表现，病变局限于静脉壁区域内（箭头）。**C**：与图 A 和图 B 病变相反，血管肉瘤的血管腔相互吻合交通，衬覆非典型性内皮细胞，病变不局限于血管腔内，而侵入周围组织。

形，还有些呈不规则状或星形。胞浆为深红蓝色，有小空泡，边界不清。间质细胞散在分布于肛门黏膜鳞状上皮下方的结缔组织内。在多数病例中，间质细胞散在分布，偶尔可见非典型性间质细胞聚集成簇。常伴有显著的肥大细胞[74-76]。巨细胞为 CK、actin、desmin、S100 和 Ⅷ 因子阴性，vimentin、CD34 和 α_1-抗胰蛋白酶强阳性[76]。病变内细胞相对不丰富、缺乏分裂活性以及整体表现为反应性改变使之与肿瘤相鉴别。

肛门直肠静脉曲张

肛门直肠静脉曲张系门脉高压患者的痔中和痔下静脉的黏膜下属支扩张形成。本病与痔不同[77]，但可以与痔并存，两者都可以导致出血。肛门直肠静脉曲张病变较小，一般直径小于 5 mm，但也可以大于 5 mm。出血风险与其大小相关。组织学相似于食管静脉曲张。

Dieulafoy 病变

Dieulafoy 病变是引起大出血的少见病因。首先报道于胃，也可以发生于其他部位，肛门病变最为罕见[78]。这种病变的组织学特点参见第 4 章。

感染

梅毒

几乎所有的肛门梅毒感染系性传播所致。5% 有肛门直肠症状的男性同性恋者为梅毒患者[79]。儿童肛门直肠梅毒感染提示存在性虐待。肛门直肠梅毒有

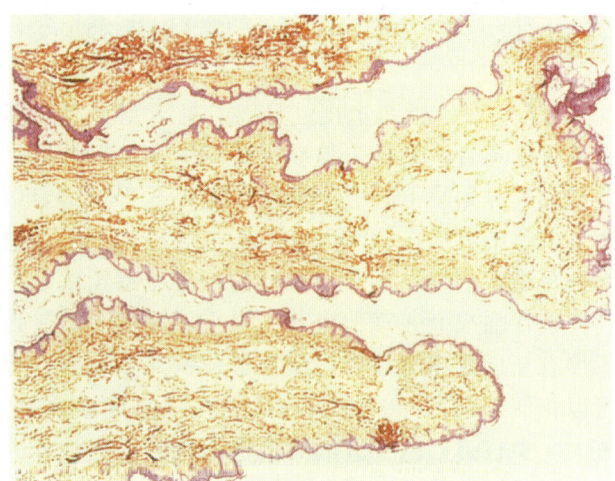

图 15.21　肛门皮赘。由被覆成熟鳞状上皮的血管纤维组织构成，其形成的早期阶段有显著炎症，随着其成熟，炎症逐渐消失。

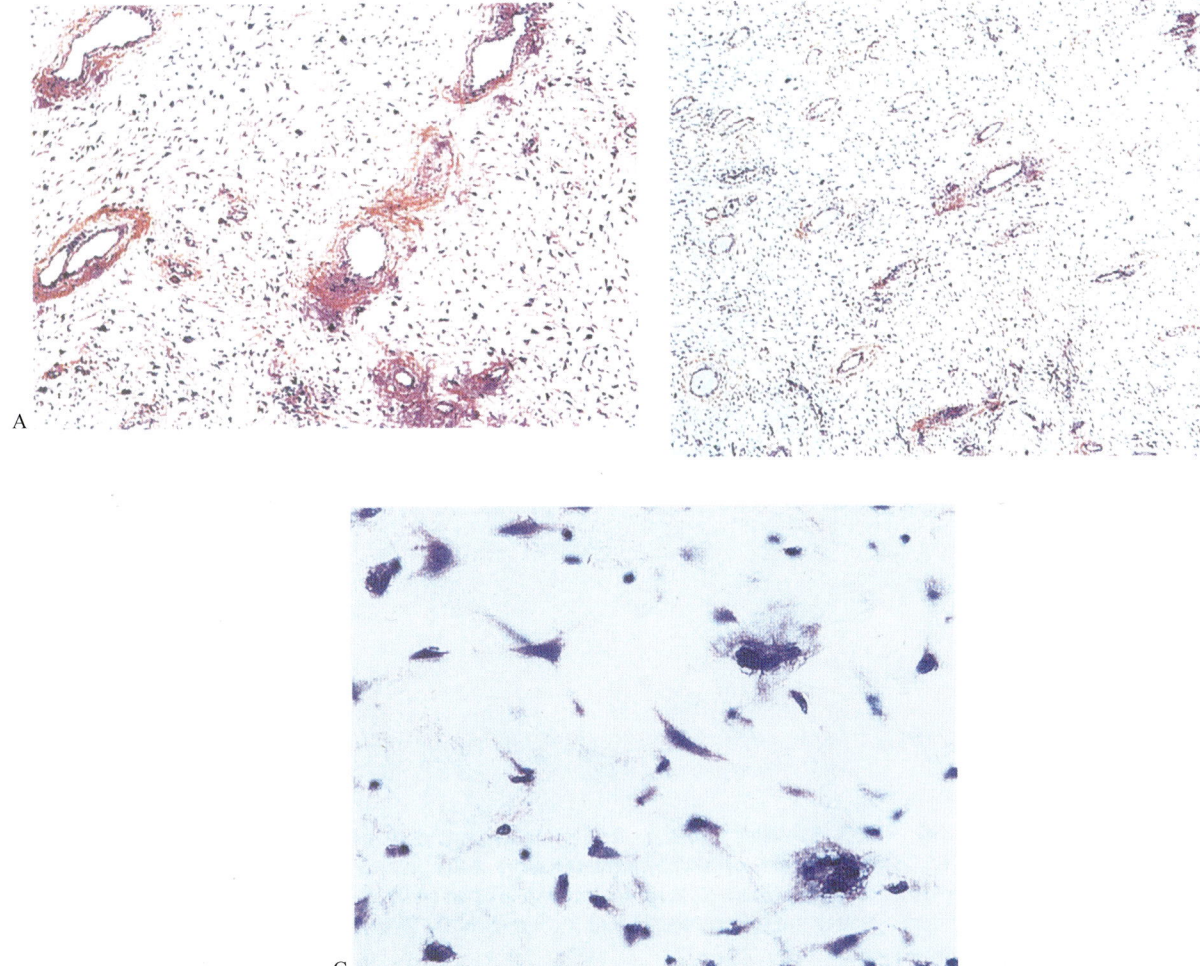

图 15.22　肛乳头。**A**：假肉瘤样外观，表现为水肿性间质内含有显著玻璃样变的血管，血管垂直于表面排列。**B**：非典型性间质细胞位于水肿性间质内。**C**：未成熟的星形细胞和泡沫样多核细胞，似脂肪肉瘤。

时会漏诊，尤其是无症状者，因为临床医生并不常规检查肛门直肠区有无硬下疳，而且看似普通的病变常常类似于其他非性病性炎症性疾病。有症状的梅毒病变可以误诊为特发性肛门溃疡、肛裂、非特异性直肠炎或息肉[80]。

螺旋体穿过内皮引发局部炎症反应，形成硬下疳[81]。硬下疳开始表现为丘疹，继而形成边缘隆起的溃疡，呈穿凿性、糜烂性或溃疡性无痛性丘疹，基底部粗糙而质硬，有浆液渗出。肛门硬下疳可以导致大便时疼痛和直肠出血。硬下疳持续数天到一个月，一般在2周内消退。与梅毒感染有关的其他病变可以表现为息肉和光滑分叶状肿物，似为肿瘤[79]。二期梅毒从发病后6～8周开始，症状相似于流感，表现为泛发性淋巴结病和泛发性或局限性皮肤和黏膜疹[81]。皮损呈斑疹、丘疹、结节或脓疱，还可以表现为单发或多发性扁平湿疣样病变。可以合并其他性传播感染如疱疹病毒、淋球菌或沙眼衣原体感染。

病变组织学表现没有特异性，表现为表浅溃疡形成，下方密集炎症细胞浸润，其中常富于浆细胞。可见内皮细胞显著的厚壁血管或闭塞性动脉内膜炎，伴有混合性炎症细胞浸润和大量浆细胞（图15.23），可见隐窝脓肿和肉芽肿。病原体从硬下疳通过淋巴道播散到区域淋巴结，导致淋巴结肿大变硬。用相关免疫染色或银染色显示固定组织内的螺旋体可以明确诊断。也可以用暗视野显微镜、免疫荧光染色或银染色显示液体和组织内的螺旋体（图15.23）。诊断必须用血清学检查加以证实。

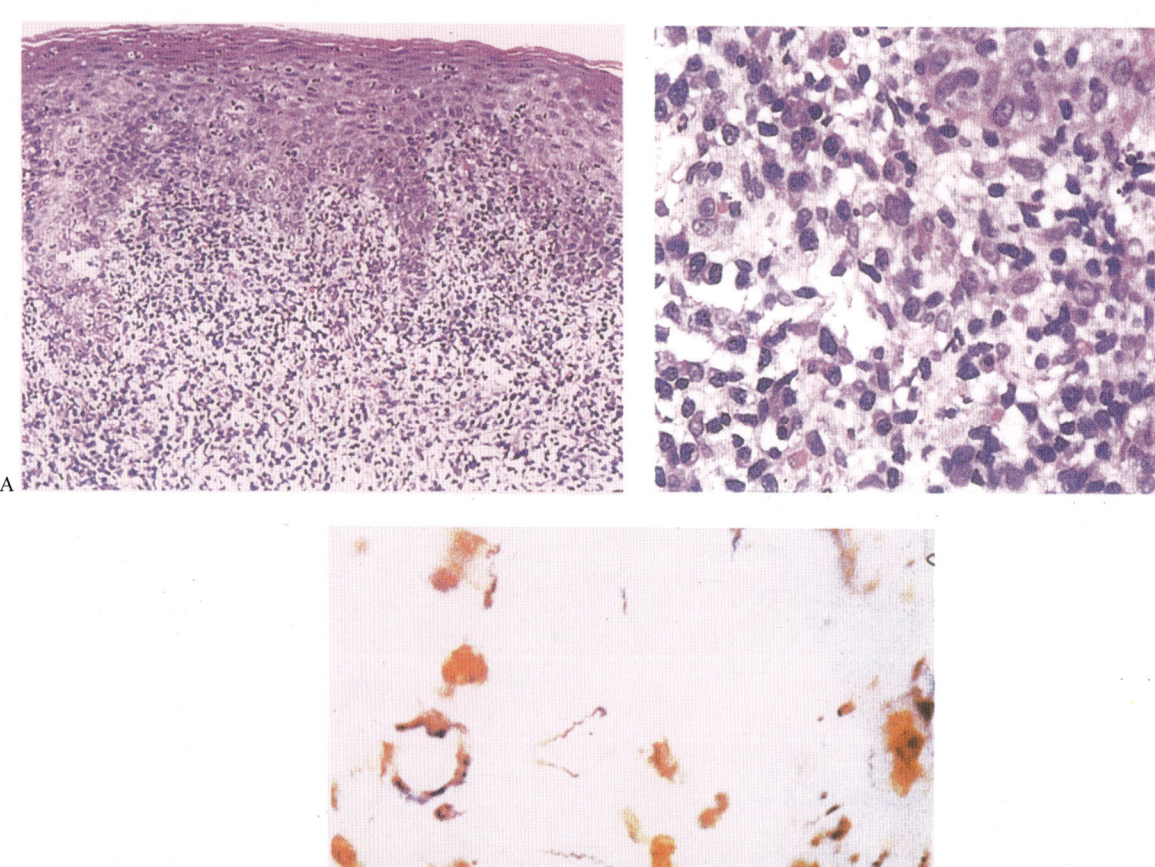

图 15.23 梅毒性直肠炎。**A**：黏膜炎症。**B**：大量慢性炎症细胞浸润，其中可见浆细胞。**C**：肛门涂片 WS 染色显示螺旋体。(A and B courtesy of Dr. T. Merlin, Albuquerque, NM.)

淋病

肛门直肠淋病可以由肛交所致，或者为患淋病性宫颈炎或尿道炎的患者由生殖器-肛门播散所致。淋球菌感染在男性同性恋、妓女和受性虐待儿童中的发病率升高。近来病例增多的原因是，由于高效抗病毒治疗的实施，HIV/AIDS 在公众眼里已经没有既往所认为的那样严重，因此对于性行为安全性的关注度下降了[82]。受感染的患者一般没有症状，但也可以出现轻度肛门烧灼感、疼痛、排液或出血。内镜显示肛门直肠黏膜充血、水肿，伴肛隐窝内脓液排出[83]或肛周脓肿[84]。肛门直肠也可以看似正常。用排出物作涂片染色（图 15.24）和（或）用 Thayer-Martin 培养基培养发现淋球菌能确定诊断。

组织学上，表现为急性和亚急性直肠炎，累及肛

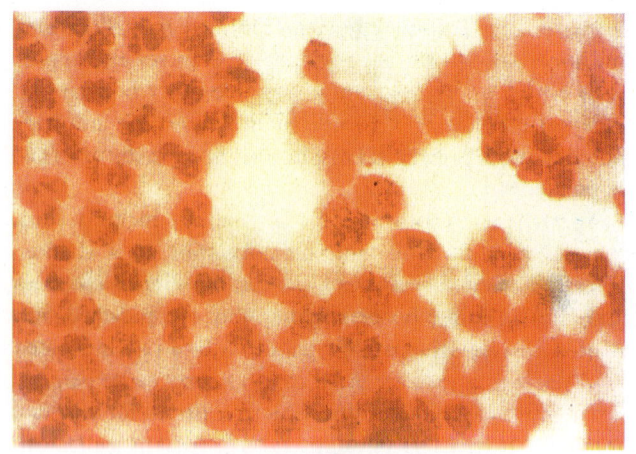

图 15.24 肛门涂片显示细胞内的淋球菌。(Courtesy of Dr. T. Merlin, Albuquerque, NM.)

隐窝和肛导管，浸润的炎症细胞有分泌 IgA 的浆细胞、淋巴细胞和中性粒细胞。可以形成溃疡，但是不常见[85]。由于其组织学表现没有特异性，因此需要作培养或组织 Gram 染色来确认病原体。

结核

在那些肺结核和肠结核常见的国家以外，肛门直肠结核罕见。GI 感染倾向于累及那些有显著淋巴组织的肠管，包括肛门直肠。肛门直肠结核表现为肿物、溃疡、裂隙、瘘管或脓肿。瘘管较为复杂，累及下段直肠括约肌，二级瘘管常见[86]。可以表现为疣状、湿疣样肛门肿物。诊断需要用培养或在组织切片内发现病原体确定。干酪性肉芽肿内有多核巨细胞。用 Ziehl-Neelsen 染色可以显示病原体。在慢性结核或肛周瘘管中，病原体稀少或没有。对于这种病例，肛门直肠结核与 Crohn 病的鉴别很困难。

腹股沟肉芽肿/Donovan 病

腹股沟肉芽肿是一种高传染性、性传播性、慢性进行性、自体接种性溃疡性疾病，累及肛周和生殖器区皮肤、黏膜和淋巴管[87]。属于热带地方病[88]，在美国罕见。男女患者之比为 10∶1。潜伏期从 8 天到 1 年，多数病变出现于性接触后 1 个月内[89]。组织涂片作快速 Giemsa 染色可以在形态学上辨认出位于细胞内的 Donovan 小体[90]，是本病的致病原。微生物培养[91]和 PCR 检测具有诊断意义[92]。致病菌为肉芽肿荚膜杆菌，这种 Gram 阴性多形性细菌在抗原性上与克雷伯菌相关。腹股沟肉芽肿常伴发于其他性病，尤其是梅毒。

病变开始时表现为质硬丘疹或皮下结节，继而形成溃疡。经典病变有四种：（1）溃疡肉芽肿性，最为常见，形成牛肉红色无痛性溃疡，易出血，不加治疗则会蔓延；（2）增生性或疣状炎症性干性结节，边缘常不规则；（3）坏死性、恶臭味、深在性溃疡，导致组织破坏；（4）干性、硬化性或瘢痕性病变，表现为纤维化和瘢痕形成[90]。感染可以形成炎症性结节、裂隙、瘘管和广泛纤维化，瘢痕性纤维化导致器官变形和狭窄。

组织学上表现为显著棘皮病和假上皮瘤样增生，固有膜炎症灶内有致密浆细胞、中性粒细胞以及少量淋巴细胞浸润，毛细血管和血管腔很突出。Donovan 小体位于体积较大的组织细胞内，比较好的观察方法是制作组织印片，空气干燥后用甲醇固定，然后作 Wright-Giemsa 或 Warthin-Starry 染色。Donovan 小体是位于单核细胞胞浆囊泡内的球杆菌，因其两端染色质浓聚而似蓝黑色安全别针[90]。随着疾病的进展，感染会导致毁损性淋巴结病。本病并发症包括深在性溃疡、慢性瘢痕、淋巴水肿以及肉眼表现似癌的显著上皮增生。肛周腹股沟肉芽肿病也可以表现为类似于二期梅毒那样的扁平湿疣。局灶破坏性病变和继发感染可以导致病情很重，甚至死亡。长期病变可以导致鳞状细胞癌。

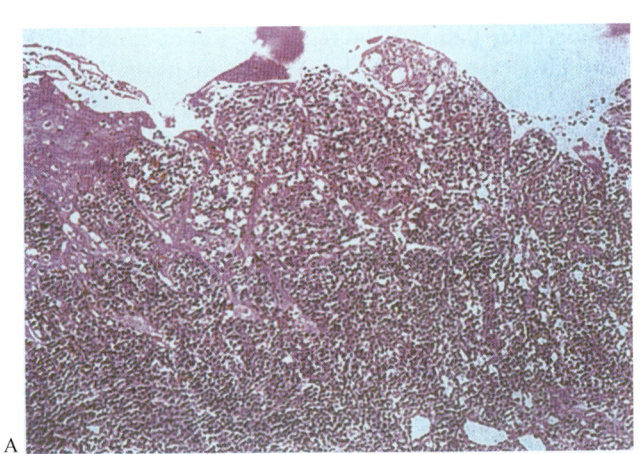 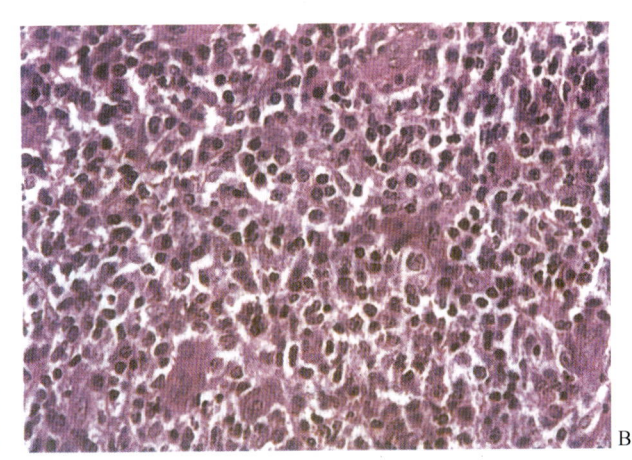

图 15.25 软下疳。A：经培养证实的软下疳患者的肛门溃疡。B：高倍显示急性和慢性炎症细胞浸润。

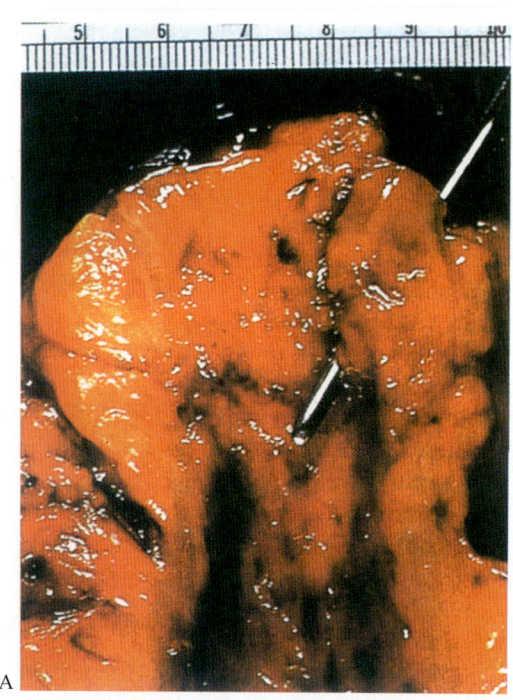
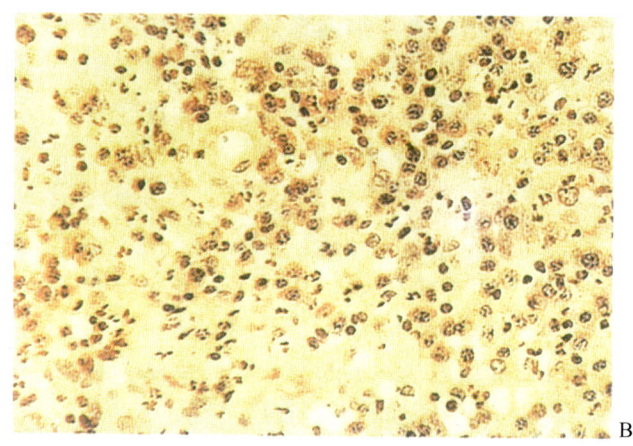

图 15.26　性病性淋巴肉芽肿病（LGV）。A：LGV 直肠炎患者的大体标本，肛门直肠增厚、纤维化，一根探针插入瘘管，可见多灶性溃疡和出血。B：病变内显著急性和慢性炎症细胞浸润。由于该病灶内急性炎症显著，因此没有肉芽肿。

软下疳

软下疳由杜克雷嗜血杆菌感染所致。本病需要与肛门生殖器疱疹、梅毒和性病性淋巴肉芽肿相鉴别。在很多发展中国家，软下疳是生殖器溃疡性疾病的常见病因[93]，最近在美国也被确认为一种重要的性传播疾病[94]。病原体导致接触部位单发或多发性痛性溃疡和引流淋巴结内脓肿形成。当出现多发性溃疡时，常呈现不同阶段的病变特点（图 15.25）。溃疡开始时表现为斑块，继而迅速化脓并破溃，形成浅表碟形溃疡，周围有一圈窄窄的红边。溃疡边缘粗糙，基底部覆盖一层灰色坏死渗出物。溃疡渗出物进行 Gram 染色并不可靠[95]。细菌分离困难，因为病原体很难生长。近来出现的单克隆抗体可以快速检测病原体[96]。

发展充分的软下疳溃疡组织学切片显示有三层结构：表浅层为红细胞、多形核白细胞、组织细胞、纤维素、坏死碎片以及细胞内和细胞外 Gram 阴性球杆菌（杜克雷嗜血杆菌），位于溃疡基底部。中层特点为血管增生和水肿，内皮细胞肿胀可以导致血栓形成并继发组织坏死和溃疡形成。深层为密集浆细胞、淋巴细胞和多形核白细胞浸润[97]。

性病性淋巴肉芽肿

性病性淋巴肉芽肿（lymphogranuloma venereum，LGV）是发生在热带和亚热带地区的慢性瘢痕性性传播疾病，由 L1、L2 和 L3 血清型沙眼衣原体引起。在西方国家少见。沙眼 LGV 株感染见于来自流行区的旅游者，也可以发生于与流行区感染人员有过性接触者。本病也可见于 HIV 感染者[98]。发生在女性肛门直肠的感染也可以是由感染性分泌物沿会阴蔓延而来或经盆腔淋巴管播散而来。有些患者还伴其他疾病，包括生殖器疱疹或梅毒[99]。

患者通常表现为肛门直肠疼痛，直肠炎，黏液、脓性、血性直肠排液，腹泻，腹股沟淋巴结肿大，或者自发性排液性瘘管。患者也可以出现非特异性全身症状如发热和白细胞增多。乙状结肠镜检查显示为局限于肛门直肠内的脆性溃疡性病变。晚期（数年后）并发症包括形成肛门直肠裂、瘘管、狭窄以及癌变（图 15.26）。

肛门直肠病变包括出血性炎和区域淋巴结炎。原发灶通常为小的痛性丘疹或溃疡，容易漏检。伴

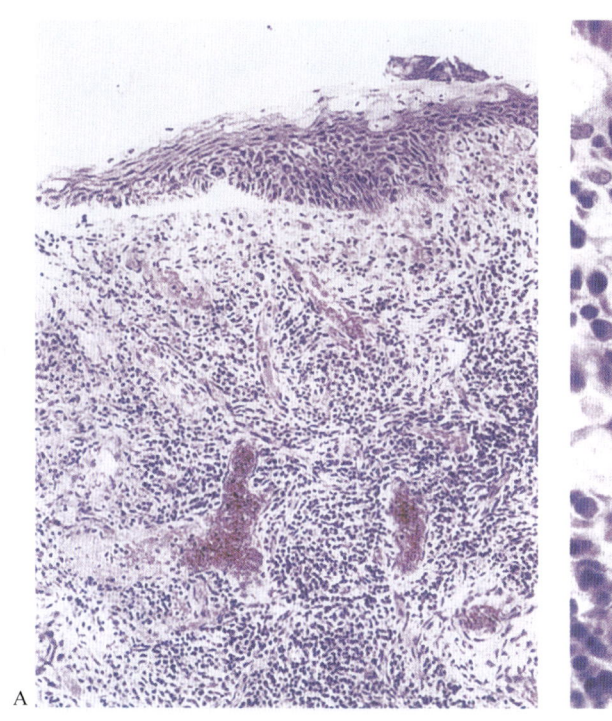
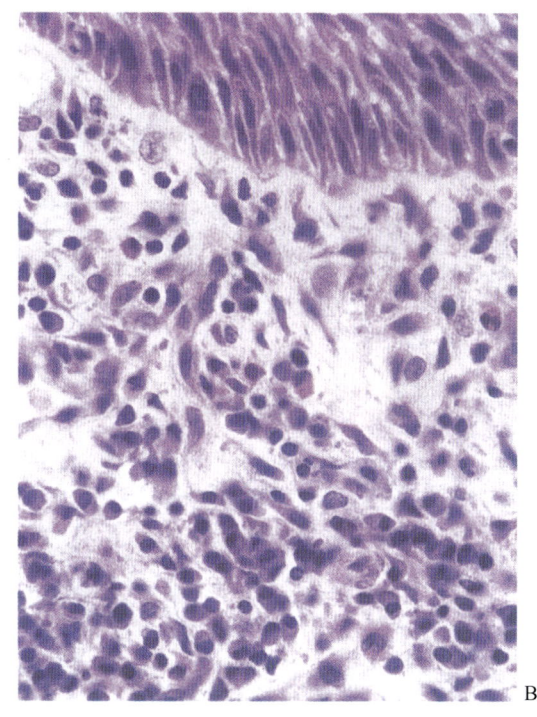

图15.27 慢性性病性淋巴肉芽肿病。A：变薄的鳞状上皮显示表浅层水肿变性，下方组织有充血及炎症。B：可见大量淋巴细胞和浆细胞，该阶段病变内没有中性粒细胞。

HIV感染的患者常表现为较深、较大、多发性溃疡[100]。丘疹形成溃疡，继而发展为由牛肉红样肉芽组织构成的痛性隆起灶。在慢性病例，溃疡大而外形不规则，并呈匐形性蔓延[100]，形成肛门直肠裂和瘘管[101]，有些患者形成肉芽肿性包块。LGV病原体为胞内寄生菌，在原发感染部位的上皮细胞和组织细胞内复制。组织学表现包括含有巨细胞的肉芽肿、隐窝脓肿、广泛炎症、神经瘤样增生和广泛纤维化（图15.26）。上述特点与Crohn病非常相似。随着疾病的慢性化，上方表皮增生，浸润的炎症细胞中中性粒细胞消失，代之以大量淋巴细胞和浆细胞（图15.27）。数月后自愈，形成腹股沟瘢痕。

病原体经淋巴管播散到区域淋巴结，导致腹股沟或股淋巴结肿大。高位肛门感染可以导致腹下和髂深淋巴结炎。开始时淋巴结保持完整，随着淋巴结周炎的出现，淋巴结互相粘连，出现波动感，形成脓液，上方表皮固定、发炎、变薄，最后形成多发性瘘管。组织学上淋巴结内早期病变表现为特征性的星形小脓肿，周围环绕组织细胞，脓肿进一步融合形成大的坏死性化脓灶。

未经治疗的肛门直肠LGV并发症有直肠周围脓肿、肛瘘、直肠阴道瘘、直肠膀胱瘘、坐骨直肠瘘、肛门直肠狭窄以及鳞状细胞癌，还可以继发细菌感染。肛门直肠黏膜炎症的鉴别诊断包括溃疡性直肠炎、Crohn病、阿米巴病、梅毒、淋病、癌以及单纯疱疹病毒、耶尔森菌、空肠弯曲菌和艰难梭菌感染。

非性病性淋巴肉芽肿病性衣原体感染

沙眼衣原体感染是美国最常见的性传播疾病，每年有4百万人受累[102]，在男性同性恋者中的感染率为4%～7.2%[103]。女性患者表现为非特异性下生殖道感染，男性表现为尿道炎，两者都可以出现的症状有瘙痒和肛门及肛门周围疼痛。感染导致非特异性炎症反应，而不呈典型LGV那样的肉芽肿性炎。内镜下表现为非特异性直肠炎，黏膜呈脆性颗粒状和水肿。现在可以用PCR检测病原体[104]。

真菌感染

真菌感染在肛门直肠黏膜少见。主要感染体弱人群的念珠菌病可以导致肛门脓肿、肛裂和瘘管。感染

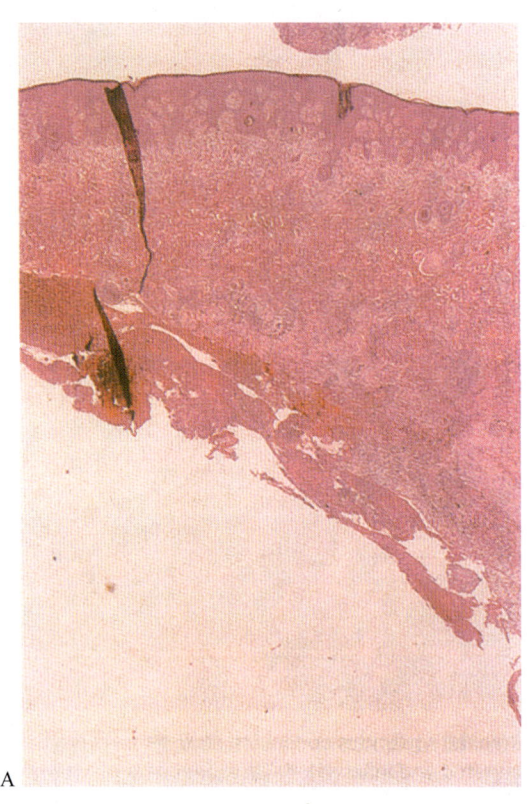 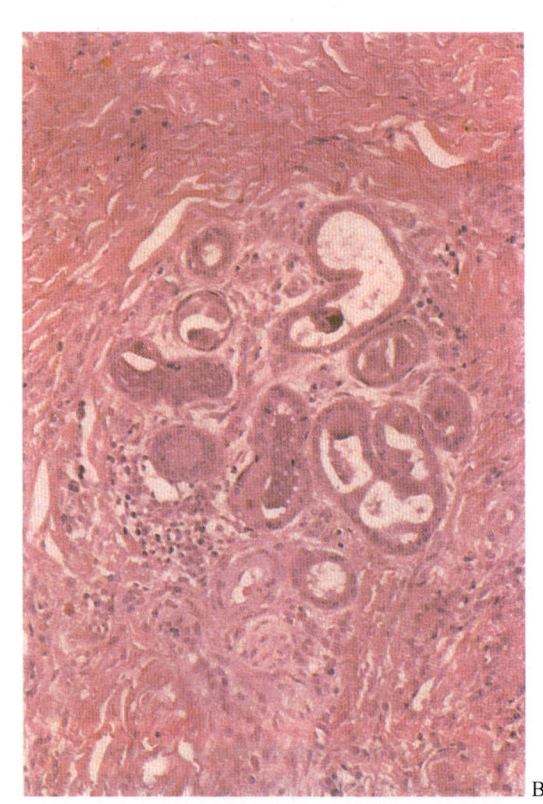

图15.28 巨细胞病毒（CMV）感染。A：标本来自HIV阳性患者的慢性肛裂和瘘管，瘘管衬覆上皮增生肥厚伴显著角化亢进。B：大量CMV包涵体位于皮肤附属器上皮内，也见于其他区域的内皮细胞和软组织巨噬细胞内。

该区域的念珠菌属有白色念珠菌、吉利蒙念珠菌和近平滑假丝酵母[105,106]。组织胞浆菌病累及肛门者少见，主要见于播散性病变[107]。副球孢子菌病（南美芽生菌病）可见于播散性病变患者的肛门和肛周区[108]，开始表现为小的、无痛性、红色斑块，边界清楚，随着病变的进展，中央出现糜烂和肉芽肿，最后发展为脓肿，可以自发排液，形成痛性溃疡病变[108]。巴西诺卡菌（85%）和马杜拉放线菌（10%）可以导致肛周感染，患者主要是农民[109]。鉴别诊断包括肛门窦道、汗腺炎和皮肤结核。

病毒感染

由Ⅱ型单纯疱疹病毒（HSV Ⅱ）感染引起的肛门生殖器疱疹[110]可以在肛交过程中直接接种导致。HSV Ⅱ抗体检出率与下列各因素都有很强的相关性：同性恋倾向、性行为年限较长、一生中性伴侣较多、既往淋球菌感染次数以及接受肛交和（或）阴道接触[110]。临床上开始表现为瘙痒和肛周疼痛，继而出现肛门直肠剧痛，患者还可以出现发热、腹股沟淋巴结肿大、里急后重、便秘、肛门直肠排液和出血。有些患者在病变累及骶神经根时出现神经症状。HSV还可以引起严重直肠炎和慢性肛周溃疡。

大体上，疱疹病变表现为红斑结节，伴有小簇状水泡，水泡破裂导致形成较大范围的溃疡。最常累及肛周皮肤和肛管，远端直肠黏膜也可受累。本病常在数周内消退，但常复发。用水泡内液进行病毒培养、血清学检查和组织学检查可以明确诊断。组织学上，该部位疱疹感染与其他部位皮肤和黏膜感染相似，组织学特点是出现多核细胞、核内包涵体以及黏膜下层血管周围淋巴细胞浸润。病毒包涵体一般位于上皮细胞内。有显著核内包涵体（Cowdry小体）的特征性巨细胞一般见于早期病变。免疫组化染色可以明确诊断。

巨细胞病毒（CMV）感染可以形成肛门溃疡，其组织学特点相似于食管的同类病变（参见第2

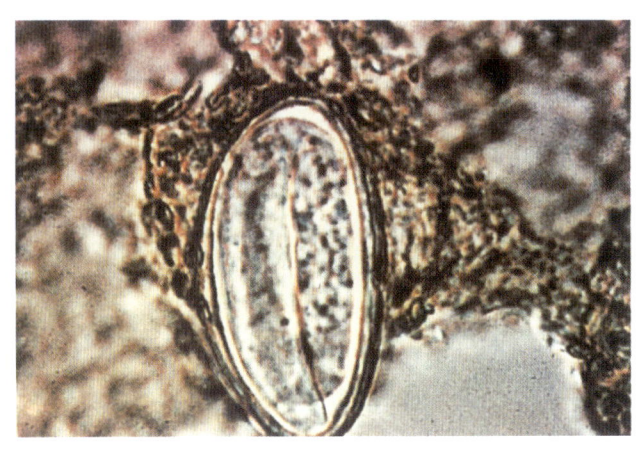

图 15.29 粪便中的蛲虫虫卵，在卵的中央已经形成幼虫。

章）。核内包涵体见于内皮细胞、巨噬细胞和肛周皮肤的附属器上皮内（图 15.28）。人乳头瘤病毒（HPV）感染导致挖空细胞形成、湿疣以及肛周皮肤和肛管下段癌，上述病变的详细叙述参见第 16 章。

蛲虫病

蛲虫病是人的一种肠道感染性疾病，由蛲虫或称蠕形住肠线虫感染所致。全世界约有 2 亿人受其感染。雄虫平均长度为 10 mm，雌虫为 3 mm，寄生于盲肠、阑尾（参见第 8 章）及邻近小肠内，头部贴附于肠黏膜。怀孕的雌虫于夜间穿越肛管，在肛周皮肤上产约 10 000 个卵，每个卵内有一个胚胎（图 15.29），在数小时内即可发育为具有感染性的幼虫。当卵被摄入后，幼虫在小肠内孵出，迁移进入位于下游的盲肠，不到一个月，新一代雌虫就可以在肛周区排卵了。

人通过被卵污染的手指由肛-口途径直接感染。最常见的症状是肛门瘙痒，在夜间尤其恼人，这与孕虫夜间迁移有关。用透明胶带从肛周皮肤获得的材料进行虫卵检查是首选方法。偶尔会导致肛周脓肿或脓毒病，肛周组织出现致密的急性嗜酸性炎症细胞浸润，其中可见组织细胞，散布的嗜酸性脓肿内可以含有虫卵。

由异物导致的肛门直肠肉芽肿性疾病

肛门直肠肉芽肿可由多种原因引起，最常见的病因包括感染（结核、LGV、梅毒）、Crohn 病和异物。感染原因前已述及，本节将讨论非感染性肛门直肠肉芽肿。

油性肉芽肿

油性肉芽肿（oleogranuloma）又称石蜡瘤，是对不能吸收的油性物质产生的异物反应。以前这些物质曾经被用于治疗痔，现在已经很少使用。矿物油引起的反应最为严重。油性肉芽肿可以在油进入组织后迅速出现，也可以在数月或数年后出现。病变位于肛管内，止于齿状线上方，也可以蔓延到直肠，甚至进入直肠周围脂肪。肉芽肿反应形成质硬、灰黄色黏膜下肿块或溃疡，可以固定于其他组织结构上[111]。

组织学表现与病变阶段有关。在病变早期，可见急性炎症反应，其中有大量嗜酸性粒细胞，然后逐渐纤维化，急性炎症被单核细胞、上皮样细胞、巨细胞以及位于病灶周边的增生的纤维结缔组织所取代（图 15.30）。常规制片的组织内不容易发现脂肪，但在冰冻切片上用脂肪染色较易发现，通常不需要这么做，因为病变形态学非常典型。鉴别诊断包括肠壁气肿、淋巴管瘤、黏膜脂肪瘤病或脂肪肉瘤等。脂肪肉瘤有细胞内脂肪空泡，细胞有异型性，而油性肉芽肿的特点是出现细胞外脂质沉积，细胞没有异型性。脂性囊腔比淋巴管瘤和典型肠壁气肿中的囊腔不规则得多。

钡肉芽肿

硫酸钡被用作胃肠道 X 线造影剂，本身没有刺激性，但是当它渗漏到组织中后，可以在巨噬细胞和巨细胞内蓄积，导致形成肿瘤样包块、纤维化和狭窄。钡肉芽肿可以由造影过程中机械性损伤所致，也可以因钡进入炎症导致的黏膜缺损处、瘘管或憩室内而引发。组织学上呈典型的异物反应，表现为灰绿色硫酸钡晶体周围围绕组织细胞，详细内容参见第 13 章。

聚乙烯醇瘤

聚乙烯醇即聚乙烯海绵，有时塞入肛门直肠区用于治疗直肠脱垂，可以引发成纤维细胞和肉芽肿反应，形成局限性肛门直肠包块。大量多核巨细胞围绕于聚乙烯碎片周围呈线状排列，粗看似骨母细胞围绕骨片排列，因此需要注意不要将病变误认为

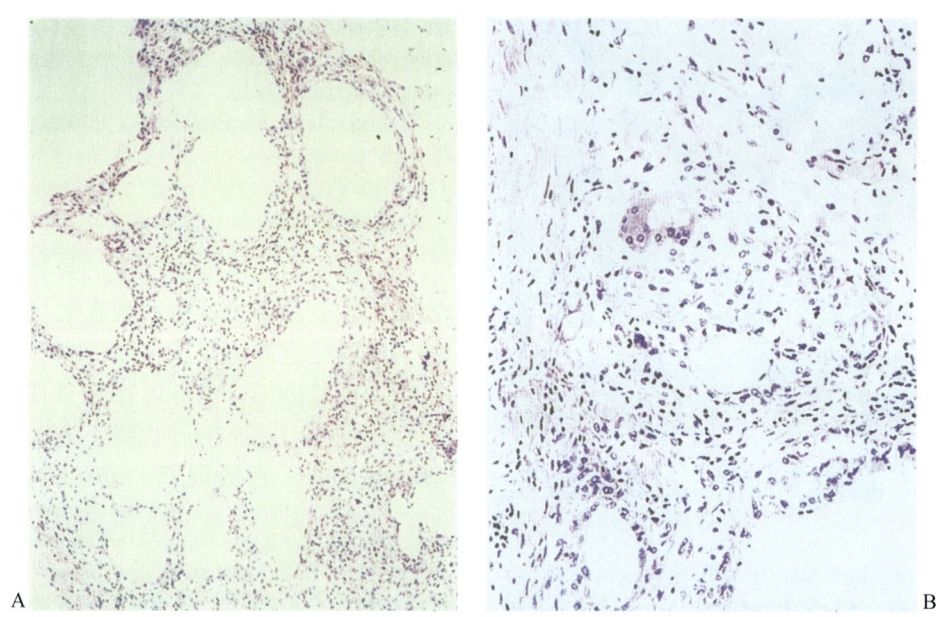

图 15.30　油性肉芽肿。**A**：组织内可见多量形态和大小不一的囊腔，这些腔比一般肠壁气肿的囊腔不规则得多。**B**：高倍显示纤维组织内夹杂在急性和慢性炎症细胞之间的巨细胞，由于制片过程中脂肪已被萃取，因此病变内脂肪不明显。

骨肿瘤，其组织学特点为不规则嗜酸性结构内没有细胞[112]。

异物肉芽肿

塞入裂隙或瘘管内用于治疗的物质周围可以见到肉芽肿，如纱布或其他一些用于包扎的物品，偶尔缝线周围也可见肉芽肿。

炎症性－穴肛原性息肉

炎症性－穴肛原性息肉（inflammatory cloacogenic polyp，ICP）是由移行区脱垂导致的非肿瘤性息肉。表现为肛门直肠交界处的无蒂小息肉，患者年龄在 50～80 岁。ICPs 的组织学特点与直肠脱垂相关改变有重叠（参见第 13 章），被覆肛门移行区上皮，可以呈复杂的管状绒毛状生长，绒毛突起被覆单层结肠柱状上皮或者为杯状细胞和扁平吸收细胞构成的移行区上皮，增生的平滑肌纤维从黏膜肌层垂直进入正常或炎症性固有膜（图 15.31、15.32）。病变表面可以发生糜烂，导致固有膜内的纤维肌性组织消失。内含不等量黏液和炎症细胞的囊肿和移位的上皮可以位于黏膜下层。表面上皮常有增生。认识 ICP 的意义在于将其与腺瘤鉴别开，两者可以非常相似，但 ICP 腺上皮完全呈良性反应性外观以及黏膜肌和固有膜的纤维肌性增生使两者的鉴别成为可能。本病与 Peutz-Jeghers 息肉也有区别，后者很少累及肛管，其特征是有粗大的分支状肌束。少数情况下，本病可以合并肛门上皮内肿瘤[113]。

放射导致的改变

放射导致的改变在肛门常见，因为进展期宫颈、前列腺或直肠癌常需做放疗。病变可以呈急性或慢性，取决于组织检查时距离放疗的时间长短。急性期表现为溃疡形成，血管壁纤维素样坏死（图 15.33）。慢性病变常因其他原因做肛门组织检查时发现，最常见的原因是痔。慢性病变内可见纤维化和非典型性放射性成纤维细胞，可有肌间神经丛损伤，导致纤维化和神经纤维增生。血管改变与本书其他章节所描述的相似。

主要累及肛周皮肤的疾病

肛周皮肤发痒或肛门瘙痒常见于男性。病因多

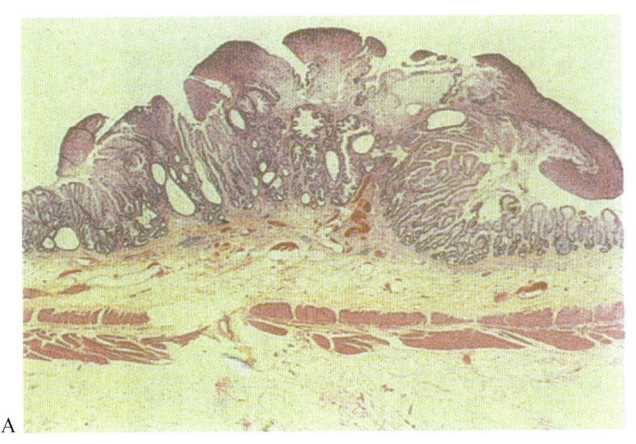
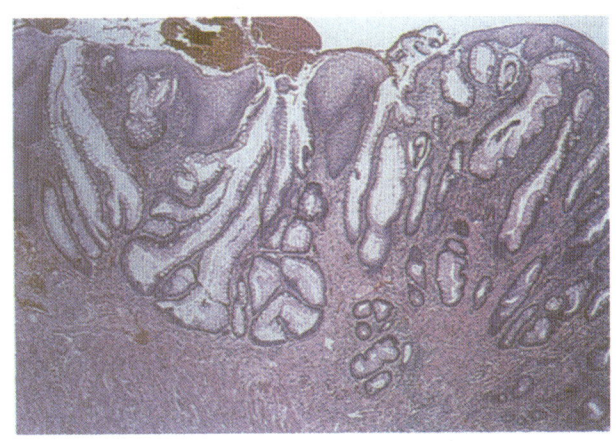
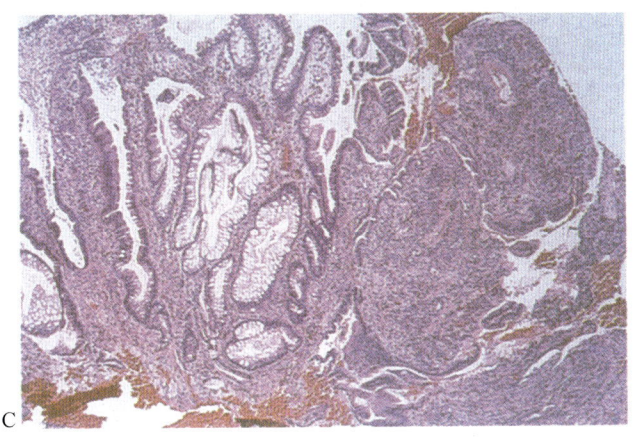

图 15.31 炎症性一穴肛原性息肉。一穴肛原性息肉的组织学特点多样，取决于其起源于移行区黏膜（A、B）还是直肠黏膜（C）。在移行区黏膜，病变内可见具有再生特点的鳞状上皮和腺上皮（A、B），起源于直肠黏膜者没有鳞状上皮而呈绒毛状（C）。病变可以使黏膜肌扭曲，因而固有膜、黏膜肌与黏膜下层之间关系不清，见图B。注意腺体具有分支，略呈分叶状（B），虽然有增生，但没有恶性细胞学特点。在图 C 中，绒毛状结构显著，这是再生性黏膜的特点，病灶右侧可见显著肉芽组织。

样，粪便玷污肛周皮肤是常见原因，也可以是多种皮肤病、感染或不讲卫生所致，还有些原因不明。肛周区可以正常，也可以因搔抓而发红或脱皮。皮肤因表面磨损而平滑，呈萎缩貌。当病变慢性化时，受累皮肤变厚并有多道不规则放射状皱褶。组织上表现为表皮增生，不同程度的角化亢进，棘细胞水肿，真皮水肿和炎症（图 15.34）。如果患者搔抓过患处，则可见急性炎症反应，否则炎症细胞主要为淋巴细胞和单核细胞。

表皮包含囊肿可以发生于肛周皮肤，特点同其他部位皮肤的同类病变。当肛瘘末端上皮向下生长时可以形成表皮样囊肿，很少见，病变内缺乏直肠后皮样囊肿所具有的多胚层成分（良性畸胎瘤）。

肛周细菌性皮炎是常见于婴儿和儿童的皮肤病，由多种原因引起，包括念珠菌病、尿布皮炎、脂溢性皮炎和湿疹，偶尔由 A 组乙型溶血性链球菌、化脓性链球菌、金黄色葡萄球菌感染所致[114]。病变表现为肛周红色斑片，境界清楚，有时伴有功能障碍。组织学表现为急性或慢性皮炎。

传染性软疣是一种传染性病毒性疾病，特点是形成小的多发性蜡样丘疹，中央有脐凹。最常见的部位包括腹部皮肤以及会阴、大腿、阴茎、阴囊和外阴皮肤，此外臀部和肛周区域有时也可受累。组织学上，患处表皮向真皮内呈分叶状增生（图 15.35），病变

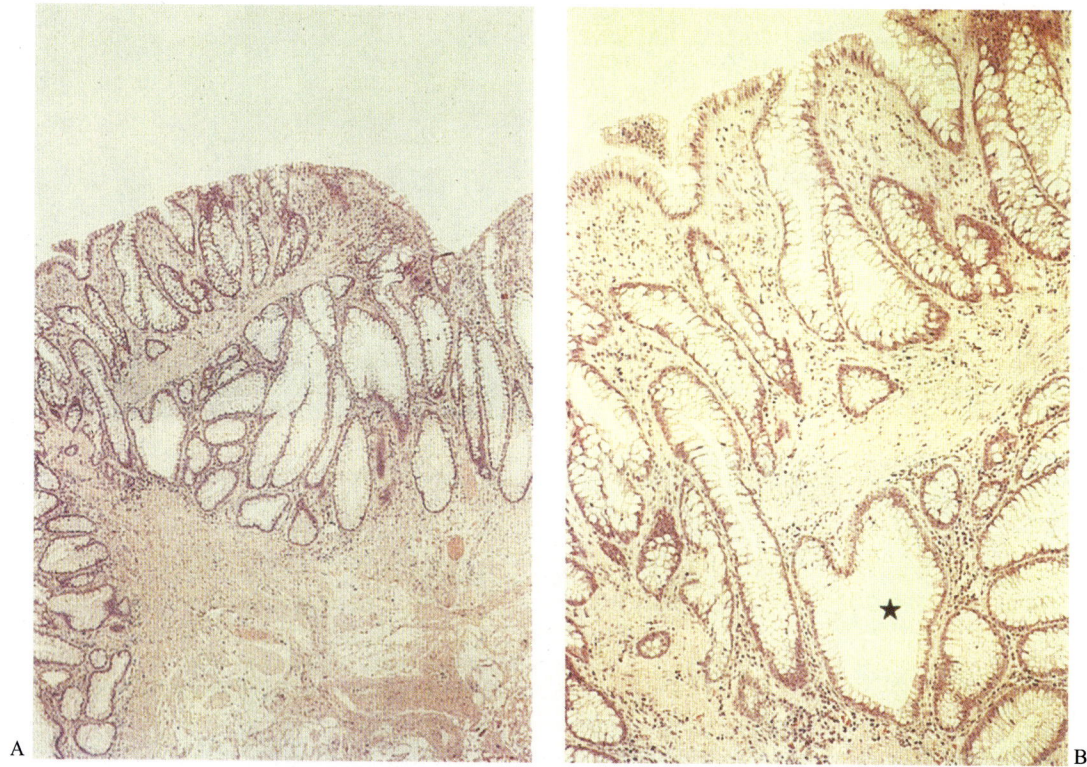

图 15.32 炎症性—穴肛原性息肉。**A**：黏膜肌肥厚并呈宽带状深入上方黏膜内，腺体增生并分支。**B**：纵横交错的带状平滑肌组织使再生性腺体互相分离（星号）。

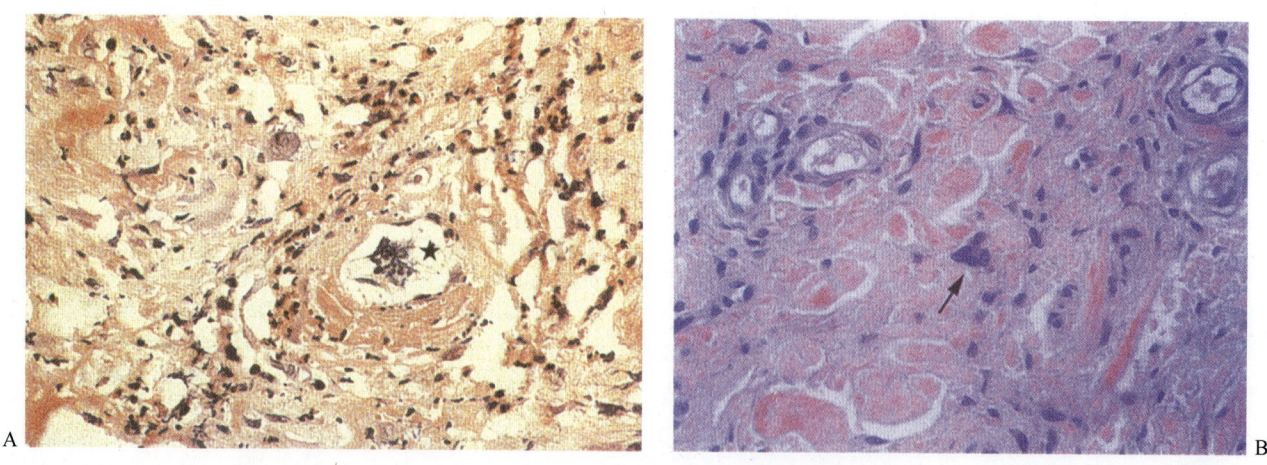

图 15.33 **A**：肛门直肠区急性放射性改变，3 个月前患者因妇科恶性肿瘤曾行放疗。注意血管周围纤维素样坏死（星号），急性和慢性炎症，以及非典型性间质细胞。**B**：来自肛周的软组织，患者 25 年前曾因宫颈癌行放疗，注意其中的非典型性多核间质细胞（箭头）。

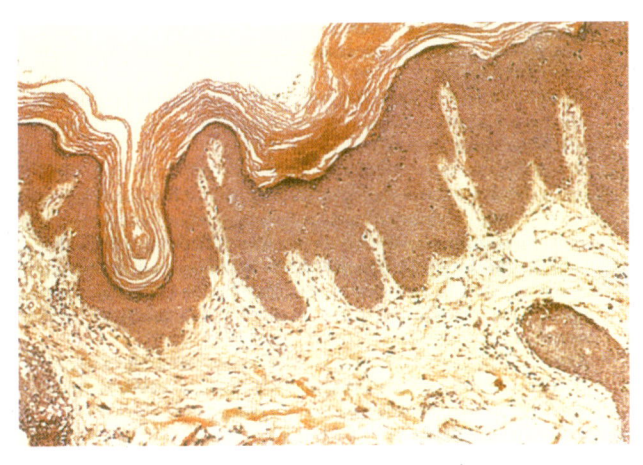

图 15.34 肛门瘙痒。可见轻度非特异性反应性病变，表现为表浅黏膜下层轻度炎症和毛细血管扩张，鳞状上皮增生伴角化亢进，颗粒层显著。

内最典型的区域可见显著包涵体。

感染性坏死性筋膜炎（necrotizing fascitis）又称 Fournier 坏疽（Fournier gangrene），最早发现于阴囊，也可以发生于男性和女性的肛周区。男性较女性多见[115]。糖尿病是重要的易患因素，与酗酒、恶性肿瘤和社会经济地位低下也有一定的相关性[115]。上述危险因素的共同点是细胞免疫低下导致宿主抵抗力差。脓毒病的主要源头是局部皮肤、肛门和直肠。肠道病变是脓毒病最常见的部位，包括穿孔性阑尾炎、结肠癌和憩室炎[115]。可见多种类型的微生物，可以是单一性或混合性感染[116]，包括梭状芽胞杆菌、克雷伯菌、链球菌、葡萄球菌、拟杆菌、棒状杆菌。它们的协同作用使患者的坏死性筋膜炎恶化。化脓性细菌感染导致皮下小血管内形成血栓，继发缺血和表面皮肤坏疽。

化脓性汗腺炎可以表现为急性或慢性炎症，累及存在大汗腺区域的皮肤和皮下组织。促发事件为角质栓堵塞大汗腺导管，导致导管扩张和潴留，然后继发细菌感染，感染可以蔓延到周围组织。慢性周期性发作导致皮肤纤维化和肥厚性瘢痕形成，可以形成皮下窦道、脓肿、溃疡和瘢痕。窦道位于括约肌浅层，常累及离齿状线较远的肛管下段。

患者病变表现为柔软的痛性皮下结节，约一周后破溃。感染可以在皮下潜行，常导致纤维化。大体上，皮肤疙疙瘩瘩，发红或变白，脓液从多个窦道内排出。病变局限或累及肛周大片区域，可以蔓延至双侧臀部，可以继发肛瘘。病变可以与肛瘘和 Crohn 病相混淆，虽然化脓性汗腺炎的窦道可以进入肛管，但比较表浅，位于内括约肌浅面，与齿状线无关联[117]。组织学上，炎症细胞有浆细胞、淋巴细胞和巨细胞，鳞状上皮向下方真皮内生长。治疗需要用抗生素，少数病例需要广泛切除病变区来解决问题。本病偶尔合并癌。色素痣也可以发生在肛周皮肤，特点同其他部位皮肤的交界痣、皮内痣或混合痣。

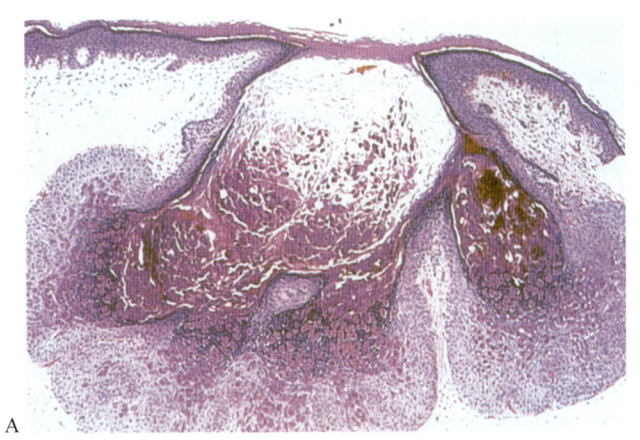
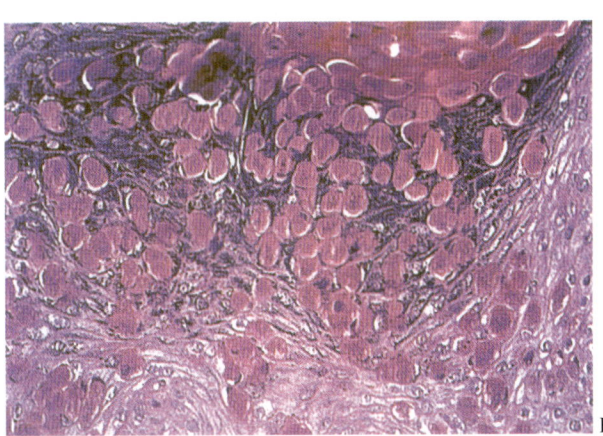

图 15.35 传染性软疣。A：位于肛周皮肤的传染性软疣。B：典型的嗜酸性病毒包涵体位于深部病变中央。

参考文献

1. Jones KL: *Smith's Recognizable Patterns of Human Malformation*, 5th ed. Philadelphia: WB Saunders, 1997.
2. Nivatvongs S, Stern HS, Fryd DS: The length of the anal canal. *Dis Colon Rectum* 1981;24:600.
3. Rociu E, Stoker J, Eijkemans MJ, Lameris JS: Normal anal sphincter anatomy and age- and sex-related variations at high-spatial-resolution endoanal MR imaging. *Radiology* 2000;217:395.
4. Blair JB, Holyoke EA, Best RR: A note on the lymphatics of the middle and lower rectum and anus. *Anat Rec* 1950;108:635.
5. Slanetz CA, Herter FP: The large intestine. In: Hagensen CD, Feind CR, Herter FP, et al (eds). *The Lymphatics in Cancer*. Philadelphia: WB Saunders, 1972, p 489.
6. Caplan I: The lymphatic vessels of the anal region—a study and investigation about 50 cases. *Folia Angiol* 1976;24:260.
7. Fenger C: The anal transitional zone. Location and extent. *Acta Pathol Microbiol Scand A* 1979;87:379.
8. Fenger C, Knoth M: The anal transitional zone: a scanning and transmission electron microscopic investigation of the surface epithelium. *Ultrastruct Pathol* 1981;2:163.
9. Williams GR, Talbot IC, Northover JM, Leigh IM: Keratin expression in the normal anal canal. *Histopathology* 1995;26:39.
10. Clemmensen OJ, Fenger C: Melanocytes in the anal canal epithelium. *Histopathology* 1991;18:237.
11. Fetissof F, Dubois MP, Assan R, et al: Endocrine cells in the anal canal. *Virchows Arch A Pathol Anat* 1984;404:39.
12. Van der Putte SC: Ultrastructure of the human anogenital sweat gland. *Anat Rec* 1993;235:583.
13. Thomson WH: The nature of haemorrhoids. *Br J Surg* 1975;62:542.
14. Kiesewetter WB, Turner CR, Sieber WK: Imperforate anus. *Am J Surg* 1964;107:412.
15. Shaul DB, Harrison EA: Classification of anorectal malformations—initial approach, diagnostic tests, and colostomy. *Semin Pediatr Surg* 1997;6:187.
16. Smith DW: Recognizable patterns of human malformation. In: *Major Problems in Clinical Pediatrics*, 3rd ed. Philadelphia: WB Saunders, 1982.
17. Ferraz FG, Nunes L, Ferraz ME, et al: Townes-Brocks syndrome: report of a case and review of the literature. *Ann Genet* 1989;32:120.
18. Friedman PA, Rao DW, Aylsworth AS: Six patients with the Townes-Brocks syndrome including five familial cases and an association with a pericentric inversion of chromosome 16. *Am Soc Hum Genet* 1987;41(3 suppl):A60.
19. Currarino G, Coln D, Votteler T: Triad of anorectal, sacral and presacral anomalies. *Am J Roentgenol* 1981;137:395.
20. Santulli TV, Kiesewetter WB, Bill AH Jr: Anorectal anomalies. A suggested international classification. *J Pediatr Surg* 1970;5:281.
21. Boocock GR, Donnai D: Anorectal malformation: familial aspects and associated anomalies. *Arch Dis Child* 1987;62:576.
22. Hoyme HE, Jones KL, Dixon SD, et al: Prenatal cocaine exposure and fetal vascular disruption. *Pediatrics* 1990;85:743.
23. Ives EJ: Thalidomide and anal anomalies. *Can Med Assoc J* 1962;87:670.
24. Torres R, Levitt MA, Tovila JM, et al: Anorectal malformations and Down's syndrome. *J Pediatr Surg* 1998;33:194.
25. Mo R, Kim JH, Zhang J, et al: Anorectal malformations caused by defects in sonic hedgehog signaling. *Am J Pathol* 2001;159:765.
26. Kim J, Kim P, Hui CC: The VACTERL association: lessons from the sonic hedgehog pathway. *Clin Genet* 2001;59:306.
27. Kohlhase J, Liebers M, Backe J, et al: High incidence of R276X SALL1 mutation in sporadic but not familial Townes-Brocks syndrome and report of the first familial case. *J Med Genet* 2003;40:e127.
28. Kohlhase J: SALL1 mutations in Townes-Brocks syndrome and related disorders. *Hum Mutat* 2000;37:30.
29. Lynch SA, Bond PM, Copp AJ, et al: A gene for autosomal dominant sacral agenesis maps to the holoprosencephaly region at 7q36. *Nat Genet* 1995;11:93.
30. Ashcraft KW, Holder TM: Congenital anal stenosis with presacral teratoma. *Ann Surg* 1965;162:1091.
31. Keith A: Malformation of the hind end of the body. *BMJ* 1908;ii:1736.
32. Ralph DJ, Woodhouse CRJ, Ransley PG: The management of the neuropathic bladder in adolescents with imperforate anus. *J Urol* 1992;148:366.
33. Escobar LF, Weaver DD, Bixler D, et al: Urorectal septum malformation sequence. Report of six cases and embryological analysis. *Am J Dis Child* 1987;141:1021.
34. Rudd NL, Curry C, Chen KTH, et al: Thymic-renal-anal-lung dysplasia in sibs: a new autosomal recessive error of early morphogenesis. *Am J Med Genet* 1990;37:401.
35. Fraser FC, Jequier S, Chen MF: Chondrodysplasia, situs inversus totalis, cleft epiglottis and larynx hexadactyly of hand and feet, pancreatic cystic dysplasia, renal dysplasia/absence, micropenis and ambiguous genitalia, imperforate anus. *Am J Med Genet* 1989;34:401.
36. Hall JG, Pallister PD, Clarren SK, et al: Congenital hypothalamic hamartoblastoma, hypopituitarism, imperforate anus and postaxial polydactyly—a new syndrome? Part I: clinical, causal and pathogenetic considerations. *Am J Med Genet* 1980;7:47.
37. Curry CJR, Carey JC, Holland JS, et al: Smith-Lemli-Opitz syndrome type II: multiple congenital anomalies with male pseudohermaphroditism and frequent early lethality. *Am J Med Genet* 1987;26:45.
38. Salihu HM, Tchunigem G, Aliyu MH, Kouam L: Prune belly syndrome and associated malformations. A 13 year experience from developing country. *West Indian Med J* 203;52:281.
39. Aliyu MH, Salihu HM, Kouam L: Eagle-Barrett syndrome: occurrence and outcomes. *East Afr Med J* 2003;80:595.
40. Ruiz-Moreno F, Gerdo-Ceballo A, Lozano-Saldivar G: Vaginal anus. *Dis Colon Rectum* 1980;23:306.
41. Brent L, Stephens FD: Primary rectal ectasia: a quantitative study of smooth muscle cells in normal and hypertrophied human bowel. *Prog Pediatr Surg* 1976;9:41.
42. deVries PA, Cox KL: Surgery of anorectal anomalies. *Surg Clin North Am* 1985;65:1139.
43. Van Allen MI, Ritchie S, Toi A, et al: Trisomy 4 in a fetus with cyclopia and other anomalies. *Am J Med Genet* 1993;6:1947.
44. Smith NM, Chambers HM, Furness ME, Haan EA: The OEIS complex (omphalocele-exstrophy-imperforate anus-spinal defects): recurrence in sibs. *J Med Genet* 1992;29:730.
45. Keppler-Noreuil KM: OEIS complex (omphalocoele-exstrophy-imperforate anus-spinal defects): a review of 14 cases. *Am J Med Genet* 2002;107:271.
46. Carey JC, Greenbaum B, Hall BD: The OEIS complex (omphalocele, exstrophy, imperforate anus, spinal defects). *Birth Defects* 1978;14:253.
47. Von Geldern CE: The etiology of cloacal exstrophy and allied malformations. *J Urol* 1959;82:134.
48. Hendren WH: Cloaca, the most severe degree of imperforate anus. *Ann Surg* 1998;228:331.
49. Passarge E, Lenz W: Syndrome of caudal regression in infants of diabetic mothers: observations of further cases. *Pediatrics* 1966;37:672.
50. Stewart JM, Stoll S: Familial caudal regression anomalad and maternal diabetes. *Lancet* 1964:2:1124.
51. Ashcraft KW, Holder TM, Harris DJ: Familial presacral teratomas. *Birth Defects* 1975;11:143.
52. Cohn J, Bay-Nielsen E: Hereditary defect of the sacrum and coccyx with anterior sacral meningocele. *Acta Pediatr Scand* 1969;58:268.
53. Louw JH, Cywes S, Cremin BJ: Anorectal malformations: classification and clinical features. *S Afr J Surg* 1971;9:11.
54. Mills SE, Walker AN, Stallings RG, et al: Retrorectal cystic hamartoma. Report of three cases, including one with a perirenal component. *Arch Pathol Lab Med* 1984;108:737.
55. Hjermstad BM, Helwig EB: Tailgut cysts. Report of 53 cases. *Am J Clin Pathol* 1988;89:139.
56. Levert LM, Van Rooyen W, Van den Bergen HA: Cysts of the tailgut. *Eur J Surg* 1996;162:149.
57. Bale PM: Sacrococcygeal developmental abnormalities and tumours in children. *Persp Pediatr Pathol* 1984;8:9.
58. Tekin K, Sungurtekin U, Aytekin FO, et al: Ectopic prostatic tissue of the anal canal presenting as rectal bleeding. *Dis Colon Rectum* 2002;45:979.
59. Fulton RS, Rouse RV, Ranheim EA: Ectopic prostate: case report of a presacral mass presenting with obstructive symptoms. *Arch Pathol Lab Med* 2001;125:286.
60. Shindo K, Bacon HE, Holmes EJ: Ectopic gastric mucosa and glandular tissue of a salivary type in the anal canal. *Dis Colon Rectum* 1972;15:57.
61. Davis M, Whitley ME, Haque AK, et al: Xanthogranulomatous abscess of a müllerian duct remnant. A rare lesion of the rectum and anus. *Dis Colon Rectum* 1986;29:755.

62. Parkash S, Veliath AJ, Chandrasekaran V: Ectopic gastric mucosa in duplication of the rectum presenting as a perianal fistula. *Dis Colon Rectum* 1982;25:225.
63. Schouten WR, Briel JW, Auwerda JJ, De Graaf EJ: Ischaemic nature of anal fissure. *Br J Surg* 1996;83:63.
64. American Gastroenterological Association: AGA technical review on the diagnosis and care of patients with anal fissure. *Gastroenterology* 2003;124:235.
65. Grace RH, Harper IA, Thompson RG: Anorectal sepsis: microbiology in relation to fistula-in-ano. *Br J Surg* 1982;69:401.
66. Fry GA, Martin WJ, Dearing WH, et al: Primary actinomycosis of the rectum with multiple perianal and perineal fistulae. *Mayo Clin Proc* 1965;40:296.
67. Bode WE, Ramos R, Page CP: Invasive necrotizing infection secondary to anorectal abscess. *Dis Colon Rectum* 1982;25:416.
68. Iacono G, Cavataio F, Montalto G, Carrocci A: Cows milk protein allergy as a cause of anal fistula and fissure. *J Allergy Clin Immunol* 1998;101:125.
69. Parks AG, Morson BC: The pathogenesis of fistula-in-ano. *Proc R Soc Med* 1962;55:751.
70. Thompson WHF: The nature of hemorrhoids. *Br J Surg* 1975;62:542.
71. Haas PA, Fox TA, Haas GP: The pathogenesis of hemorrhoids. *Dis Colon Rectum* 1984;27:442.
72. Nelson RL, Abcarian H, Davis FG, Persky V: Prevalence of benign anorectal disease in a randomly selected population. *Dis Colon Rectum* 1995;38:341.
73. Fenoglio CM: Routine pathological examination of hemorrhoids. *JAMA* 1984;252:2067.
74. Groisman GM, Amar M, Polak-Charcon S: Multinucleated stromal cells of the anal mucosa: a common finding. *Histopathology* 2000;36:224.
75. Groisman GM, Polak-Charcon S: Fibroepithelial polyps of the anus: a histologic, immunohistochemical, and ultrastructural study, including comparison with the normal anal subepithelial layer. *Am J Surg Pathol* 1998;22:70.
76. Sakai Y, Matsukuma S: CD34+ stromal cells and hyalinized vascular changes in the anal fibroepithelial polyps. *Histopathology* 2002;41:230.
77. Hosking SW, Smart HL, Johnson AG, Triger DR: Anorectal varices, haemorrhoids and portal hypertension. *Lancet* 1989;8634:349.
78. Azimuddin K, Stasik JJ, Rosen L, et al: Dieulafoy's lesion of the anal canal: a new clinical entity. Report of two cases. *Dis Colon Rectum* 2000;43:423.
79. Quinn TC, Stam WE, Godell SE, et al: The polymicrobial origin of intestinal infections in homosexual men. *N Engl J Med* 1983;309:576.
80. Smith D: Infectious syphilis of the anal canal. *Dis Colon Rectum* 1963;6:7.
81. Catterall RD: Sexually transmitted diseases of the anus and rectum. *Clin Gastroenterol* 1975;4:659.
82. Rietmeijer CA, Paatanik JL, Judson FN, Douglas JM: Increases in gonorrhea and sexual risk behaviors among men who have sex with men: a 12 year trend analysis at the Denver Metro Health Clinic. *Sex Transm Dis* 2003;30:562.
83. Rice RJ, Thompson SE: Treatment of uncomplicated infections due to Neisseria gonorrhoeae. A review of clinical efficacy and in vitro susceptibility studies from 1982 through 1985. *JAMA* 1986;255:1739.
84. El-Dhuwaib Y, Ammori BJ: Perianal abscess due to Neisseria gonorrhoeae. *Eur J Clin Microbiol Infect Dis* 2003;22:422.
85. McMillan A, Lee FD: Sigmoidoscopic and microscopic appearance of the rectal mucosa in homosexual men. *Gut* 1981;22:1035.
86. Kraemer M, Gill SS, Seow-Choen F: Tuberculous anal sepsis: report of clinical features in 20 cases. *Dis Colon Rectum* 2000;43:1589.
87. Remigio PA: Granuloma inguinale. In: Sun T (ed). *Sexually Related Infectious Diseases: Clinical and Laboratory Aspects.* Philadelphia: Field and Wood, 1986, p 15.
88. Hudson BJ, vanderMeijden WI: A survey of sexually transmitted diseases in five STD clinics in Papua New Guinea. *PNG Med J* 1999;37:152.
89. Sehgal VN, Sharma HK: Donovanosis. *J Dermatol* 1992;19:932.
90. O'Farrell N: Donvanosis. *Sex Transm Infect* 2002;78:452.
91. Kharsany AB, Hoosen AA, Kiepiela P, et al: Growth and cultural characteristics of Calymmatobacterium granulomatous—the etiological agent of granuloma inguinale (sonovanosis). *J Med Microbiol* 1997;46:579.
92. Carter J, Bowden FJ, Sriprakash KS, et al: Diagnostic polymerase chain reaction for donovanosis. *Clin Infect Dis* 1996;23:1168.
93. Nasanze H, Fast MV, D'Costa LJ, et al: Genital ulcers in Kenya: Clinical and laboratory study. *Br J Vener Dis* 1981;57:378.
94. Schmid GP, Sanders LL, Blount JH, Alexander ER: Chancroid in the United States. Reestablishment of an old disease. *JAMA* 1987;258:3265.
95. Deacon RB, Albritton DC, Olansky S, Kaplan WA: Simplified procedure for the isolation and identification of Haemophilus ducreyi. *J Invest Dermatol* 1956;26:399.
96. Karim QN, Finn GY, Easmon CSF, et al: Rapid detection of Haemophilus ducreyi in clinical and experimental infections using monoclonal antibody: a preliminary evaluation. *Genitourin Med* 1989;65:361.
97. Fung JC: Chancroid (Haemophilus ducreyi). In: Sun T (ed). *Sexually Related Infectious Diseases: Clinical and Laboratory Aspects.* Philadelphia: Field and Wood, 1986, p 15.
98. Nieuwenhuis RF, Ossewaarde JM, van der Meijden WI, Neumann HA: Unusual presentation of early lymphogranuloma venereum in an HIV-1 infected patient: effective treatment with 1 g erythromycin. *Sex Transm Infect* 2003;79:453.
99. Scieux C, Barnes R, Bianchi A, et al: Lymphogranuloma venereum: 27 cases in Paris. *J Infect Dis* 1989;60:662.
100. Rothenberg RB: Lymphogranuloma venereum. In: Freedberg IM, (ed). *Fitzpatrick's Dermatology in General Medicine.* New York: McGraw Hill, 1999, pp 2591–2594.
101. Mabey D, Peeling RW: Lymphogranuloma venereum. *Sex Transm Infect* 2002;78:90.
102. Washington AE, Johnson RE, Sanders KK Jr: Chlamydia trachomatis infections in the United States. What are they costing us? *JAMA* 1987;257:2070.
103. Manavi K, McMillan A, Young H: The prevalence of rectal chlamydial infection amongst men who have sex with men attending the genitourinary medicine clinic in Edinburgh. *Int J STD AIDS* 2004;15:162.
104. Lister NA, Tabrizi SN, Fairley CK, Garland S: Validation of Roche COBAS Amplicor assay for the detection of Chlamydia trachomatis in rectal and pharyngeal specimens by omp1 PCR assay. *J Clin Microbiol* 2004;43:239.
105. Gagneur A, Sizun J, Vernotte E, et al: Low rate of Candida parapsilosis-related colonization and infection in hospitalized preterm infants: a one-year prospective study. *J Hosp Infect* 2001;48:193.
106. Jarvis WR: Epidemiology of nosocomial fungal infections, with emphasis on Candida species. *Clin Infect Dis* 1995;20:1526.
107. Earle JHO, Highman JH, Lockey E: A case of disseminated histoplasmosis. *BMJ* 1984;i:607.
108. Costa Vieira RA, Lopes A, Oliveira HV, et al: Anal paracoccidioidomycosis: an unusual presentation of disseminated disease. *Rev Soc Bras Med Trop* 2001;34:583.
109. Chavez G, Estrada R, Bonifaz A: Perianal actinomycetoma experience of 20 cases. *Int J Dermatol* 2002;41:491.
110. van de Laar MJ, Termorshuizen F, Slomka MJ, et al: Prevalence and correlates of herpes simplex virus type 2 infection: evaluation of behavioral risk factors. *Int J Epidemiol* 1998;27:127.
111. Hernandez V, Hernandez IA, Bethrong M: Oleogranuloma simulating carcinoma of the rectum. *Dis Colon Rectum* 1967;10:205.
112. Hulman G, Kirkham JS: Ivalon sponge presenting as an extrarectal mass. *Histopathology* 1990;16:502.
113. Hanson IM, Armstrong GR: Anal intraepithelial neoplasia in an inflammatory cloacogenic polyp. *J Clin Pathol* 1999;52:393.
114. Herbst RA: Perineal streptococcal dermatitis/disease. *Am J Clin Dermatol* 2003;4:555.
115. Eke N: Fournier's gangrene: a review of 1726 cases. *Br J Surg* 2000;87:718.
116. Salvino C, Harford FJ, Dobrin PB: Necrotizing infections of the perineum. *South Med J* 1993;86:908.
117. Culp CE: Chronic hidradenitis suppurativa of the anal canal. *Dis Colon Rectum* 1983;26:669.

16 肛门肿瘤性病变

柳剑英 译　　郑 杰 校

概述

肛门肿瘤实质上主要为鳞状细胞源性，尽管少见，但是由于人乳头状瘤病毒（HPV）和 HIV 感染的盛行，近年来其发病率在增加。肛门肿瘤既可以起源于肛管，也可以起源于肛周区，包括湿疣、上皮内肿瘤、浸润性癌、神经内分泌肿瘤（参见第17章）、恶性黑色素瘤、间叶性肿瘤（参见第19章）、恶性血液系统肿瘤（参见第18章）以及继发性肿瘤。

湿疣

湿疣是由 HPV 感染导致的鳞状上皮乳头状瘤，具有典型病毒感染的特点，通常也称之为肛门生殖器疣（anogenital warts）。需要注意的是，发生在肛管内的湿疣病变没有被包括在最近这版 WHO 肛管肿瘤分类中（表16.1）[1]。肛门直肠和肛周湿疣常见于肛交者[2]，其发病率在近几十年里升高了50%[3]，这种状况是由于性习惯的变化造成的。HIV 感染人群的肛门 HPV 感染及其感染所致的肿瘤发生率都很高。大多数患者为男性，其中很多为同性恋者。肛门湿疣患者常同时伴有阴茎、会阴、肛周、肛门直肠交界处或外阴病变。很多患者病变反复发作。

由于早期性行为的增加、性虐待以及出生时经产道感染，肛门生殖器疣也见于儿童。肛管湿疣的解剖学分布在儿童与成人不同，77%的男孩表现为肛周病变，而这在成人中仅占8%。患儿年龄从刚出生到17岁，平均为5.5岁[4]。

湿疣由 HPV 1、2、6、7、10、11、16 和 18 型感染所致，HPV 16 和 18 型在生殖器疣中最常见（图16.1）[5]。显著异型性或癌的出现提示为 HPV 16 或 HPV 18 型感染。

湿疣发生于肛门移行区或肛周皮肤（图16.2和16.3）。肉眼特点非常多样，病变可以单发或多发，从小的良性"肿块"到广泛乳头状、疣状、花椰菜样覆盖大范围黏膜区的表浅肿瘤都可见到。发生于肛管内的肿瘤倾向于呈尖锐或扁平外观，而起源于肛周区者更易形成乳头状结构。50%肛周疣患者伴有肛管内湿疣[6]。非角化性湿疣的特点是软而呈粉紫色，而角化性病变则呈灰白色，偶尔肿瘤有色素沉着。较小的病变为光滑、半透明，几乎呈水泡样。小病灶可以融合形成较大的病变，在免疫抑制者和糖尿病患者中尤甚。

湿疣表现为良性疣状和乳头状瘤样鳞状上皮增生，伴有不同程度的颗粒层肥厚、表浅角化不全和角化不良（图16.4）。表皮脚延长、增宽并变钝，似假上皮瘤样增生。肿瘤性增生的基底层排列着1～3层极向正常的基底细胞，基底层上细胞表现出正常鳞状细胞的有序成熟过程，这与 Bowen 病或鳞状细胞癌的表现相反。增生性鳞状上皮与其下方的支持性间质交界清楚。表浅层细胞胞浆宽而空亮，核深染而位于中央，有核周晕，这种特点称之为"挖空细胞形成"（图16.5）。挖空细胞形成，伴有核大小不均、核深染以及双核细胞的出现与 HPV 感染有关。有时没有挖空细胞，可能是病毒感染缓解的结果。疣状表皮内可见散在分裂象，其中有些似乎还很怪异。间质有慢性炎症，组织可以呈水肿表现并伴有血管扩张。

有些肛门湿疣似宫颈病变那样呈扁平状生长（图16.2），有时称之为扁平湿疣，具有挖空细胞形成（图16.5）和湿疣的其他细胞学特点，但是没有较常见的尖锐湿疣所具有的显著疣状增生。

表 16.1 WHO 肛门癌分类

肛管癌

鳞状细胞癌
    大细胞角化性
    小细胞非角化性（移行）
    基底样

腺癌
    直肠型
    肛门腺
    起源于瘘管的癌

小细胞癌

未分化癌

肛缘癌

角化性或非角化性鳞状细胞癌

疣状癌（巨大湿疣）

Bowen 病

Bowen 样丘疹病

基底细胞癌

Paget 病

汗腺肿瘤

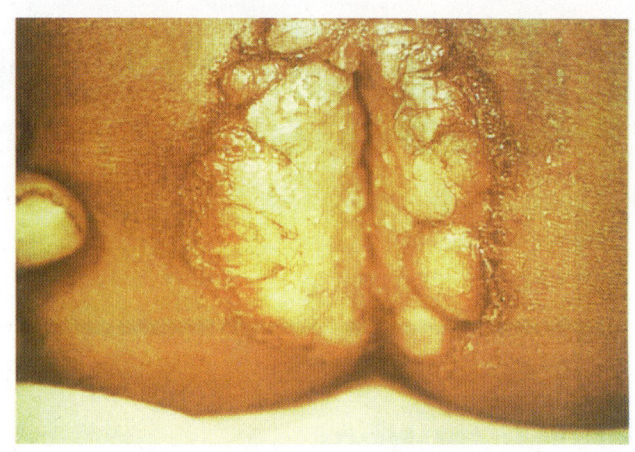

图 16.2 扁平湿疣弥漫累及肛周区。

区、原位癌和浸润癌常常共存。随着异型增生的进展，细胞变得无序，核分裂象出现在基底层上，角化不良细胞数增多。浸润癌一般起始于病变中央。一旦肿瘤细胞突破基底膜，就可以作出浸润癌的诊断。恶性灶的特点是细胞成熟性显著丧失、重度细胞多形性、核浆比例增大以及浸润细胞巢周围间质纤维化。恶性细胞群的组织学特点将在下文进一步阐述。从其复发性来看，伴或不伴异型增生的湿疣在生物学上似

湿疣可以含有上皮内肿瘤或浸润性癌区域（图16.6）。不能根据大体表现来区分湿疣是否伴有高级别异型增生或早期浸润，只有在活检或切除病变进行组织学检查以后才能作出诊断。良性湿疣与恶性区域的过渡可以是轻微渐变和（或）突然的，典型湿疣

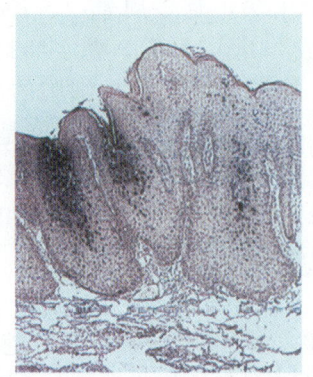

图 16.1 湿疣。HPV 原位杂交。

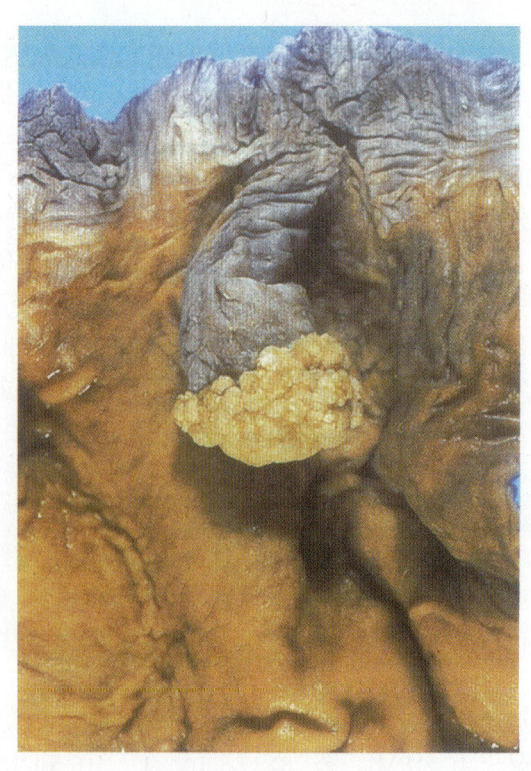

图 16.3 带蒂的湿疣。

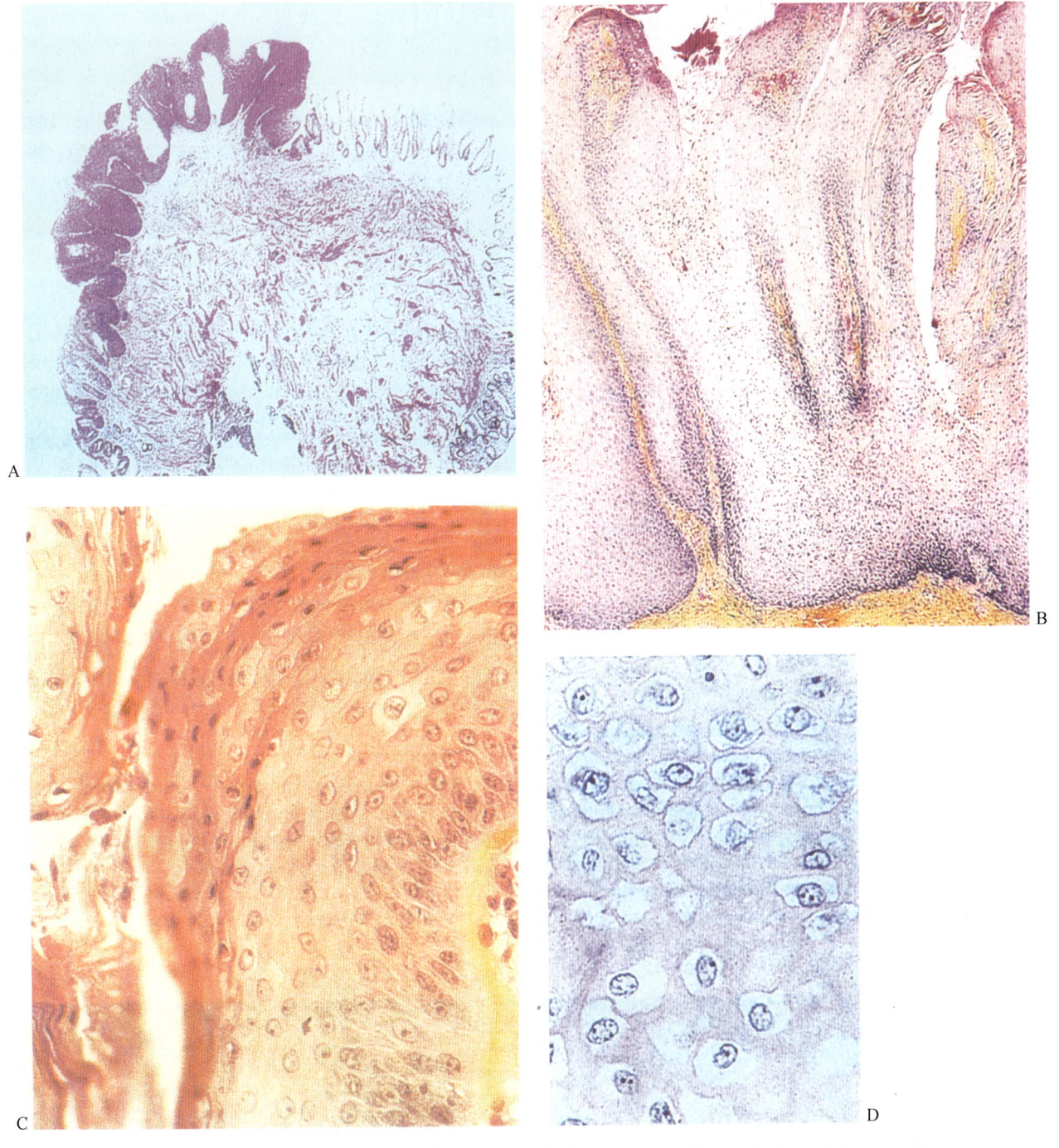

图 16.4 尖锐湿疣。**A**：湿疣从肛门鳞状上皮黏膜蔓延入肛管，紧邻直肠黏膜。**B**：高倍显示鳞状上皮疣状增生。**C**：高倍显示角化不全。**D**：挖空细胞形成。

乎没有差别。

由于其部位特殊，肛门湿疣常继发炎症，其反应性改变可以被误认为异型增生。炎症性湿疣的特点是出现间质炎症和水肿、不同于挖空细胞的表浅细胞空泡变以及不同程度的基底细胞增生和肥大。与异型增生相反，基底细胞核规则，有或多或少的规律性成熟特点。与上皮内肿瘤不同的是细胞核无重叠。

肛门和肛周疣可以用鬼臼毒素和（或）咪喹莫特

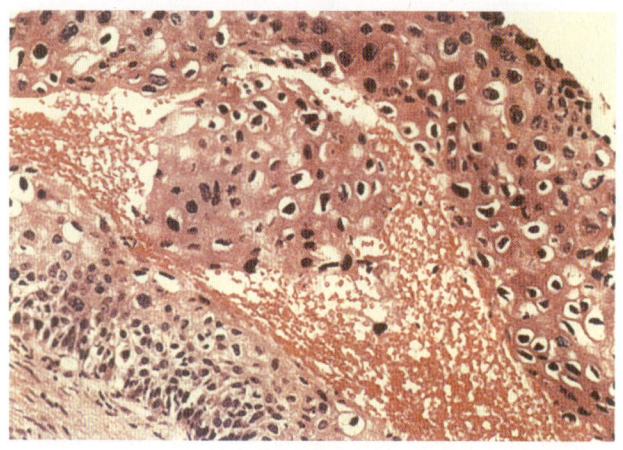

图 16.5 扁平湿疣。显著挖空细胞形成，细胞排列紊乱。

在家治疗，也可以去医院用各种外科或冷冻方法治疗[7]。经鬼白毒素治疗后的性病疣可以在组织学上出现令人警觉的异型增生样改变。

肛管病变

上皮内肿瘤

最近几十年来肛管上皮内肿瘤的概念在发生变化。一开始是指鳞状细胞异型增生或原位癌；而本书的上一版中，我们称这种病变为肛管上皮内肿瘤；最新的命名采取与宫颈肿瘤类型相似的命名方式，衍变为肛门鳞状上皮内病变（anal squamous intraepithelial lesions，ASILs）这个名称，并且如宫颈鳞状上皮内病变（SILs）那样，ASILs 分为低级别（LSILs）和高级别（HSILs）病变。实际上，正如后面所介绍的那样，宫颈 SILs 和 ASILs 组织学和病因学特点相同，这类病变的肿瘤细胞局限于基底膜以上区域。

ASILs 起源于肛管移行区和鳞状上皮区，常位于鳞柱交界处，该特点与宫颈肿瘤相似。而移行区常有不成熟鳞状上皮，这种类型的细胞尤其容易感染高危型 HPV。HPV 感染在 ASILs 和肛管癌的发生中起关键作用[8]，而且 HSIL 被认为是浸润性鳞状细胞癌的直接癌前病变，70%～84%的患者被发现其浸润癌周围的黏膜存在 SILs[9,10]。

肛门 HPV 感染的危险因素有 HIV 阳性（包括男性和女性）、高危生活方式、吸烟史[11]以及器官移植。HPV 在 HSILs 和 LSILs 中的检出率在男性同性恋者中较高，尤其是那些伴有 HIV 感染者。约 95% 感染 HIV 的男性同性恋者和 65% HIV 阴性的男性同性恋者其肛管和肛周皮肤有 HPV 感染[12]。在 HIV 阳性的吸毒者中 HPV 的感染率也很高，而且即使无肛交史者也不例外[13]。在 HIV 感染者中，HPV 感染的高危性部分与这些患者的 CD4$^+$ 细胞减少有关，CD4$^+$ 细胞计数 $<500 \times 10^6/L$ 者危险性尤其大。用于恢复免疫功能和减少机会感染的高活性抗病毒治疗（HARRT）可以帮助很多患者比以前活得更长[14]，其结果是 HARRT 治疗者中 HPV 感染和

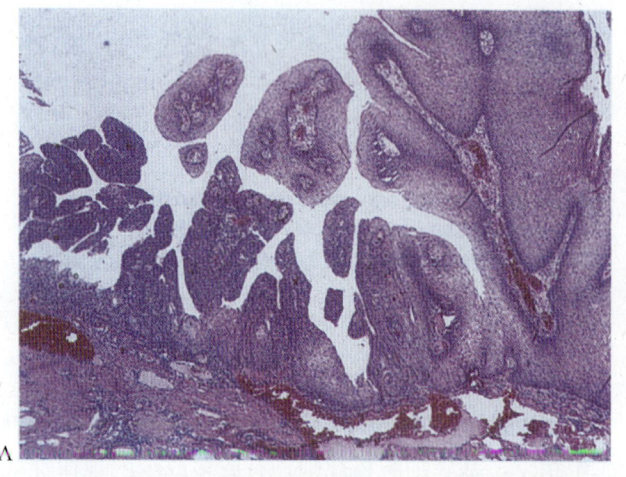
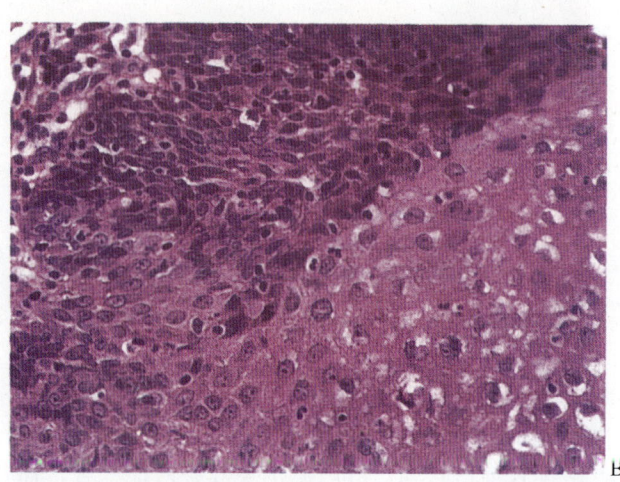

图 16.6 起源于肛门湿疣的原位癌。A：图左侧为恶性转化区，右侧为残存的良性湿疣。B：高倍显示原位癌（左上）与较为良性的挖空细胞区（右下）交界处。

ASILs 的发病率增加了[15]。HPV6 和 11 型与 LSILs 有关，而 HPV16 和 18 型则与 HSILs 有关[16]。在伴有 HIV 感染的男性同性恋者，从 LSILs 进展到 HSILs 间隔期很短（2～4 年）[12,17]。SILs 患者的平均年龄比浸润癌患者小。HPV 与肛门肿瘤形成的关系将在下面进一步阐述。

ASILs 的发生率在显示有肛门 HPV 感染迹象（包括肛门疣或扁平白色上皮）的男性中显著升高，在这些患者中异型增生见于 36% 的细胞学检查病例和 92% 的活检病例，多达 1/3 的患者存在 HSILs[18]。肛门 HPV 感染的女性中，35.7% 有宫颈上皮内肿瘤（CIN），有些伴有 ASILs。另外，阴道和外阴上皮内肿瘤可以蔓延到肛门。ASILs 见于 0.2%～2.3% 的外科小标本，如痔切除标本。ASILs 在取自男性同性恋者的随机外科标本中发现率升高[19]。

患者可以表现为出血或化脓，或者根本没有症状。ASILs 表现为湿疹样或乳头状瘤样区、丘疹或斑疹。肛管镜有助于发现 ASILs 并界定其范围，靛兰胭脂红染料喷涂可以帮助确定病变边界[20]。需要做活检或细胞学检查才能发现或确定存在 LSILs 和 HSILs。可惜的是，在病理学家和细胞学家之间，ASIL 的诊断符合率仅为中等[21,22]。

ASILs 的组织学特点相似于 CIN。ASILs 由增生肥厚的上皮构成（图 16.7），表现为核浆比高的未分

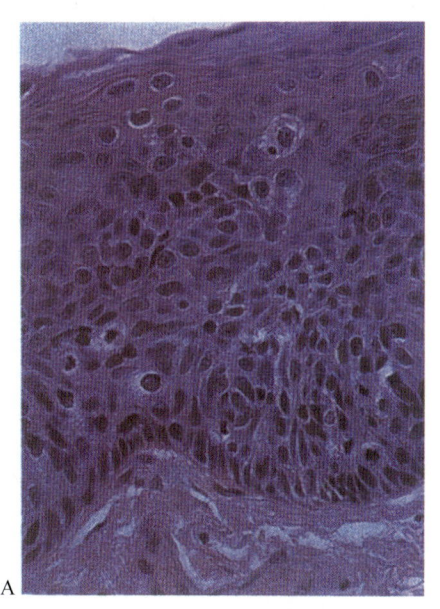

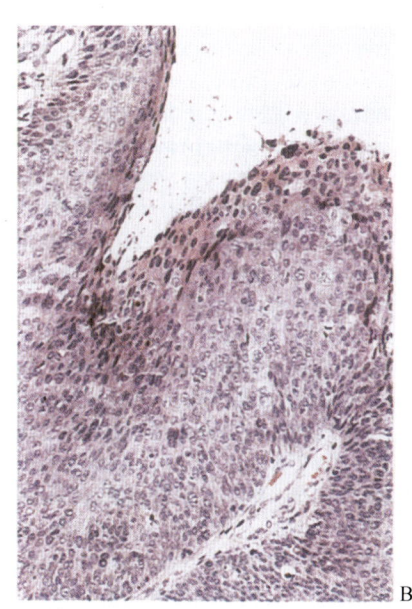

图 16.7　肛管上皮内肿瘤（ACIN）。A：注意非典型性细胞增生，有大量分裂象，有时有异常分裂象，尚未累及表层。B：细胞小而深染，具有异型核的细胞一直延伸到游离面，仍可见挖空细胞的某些特点。C：即使平行于黏膜切片，表现为有大量间质轴心的横断面，也可以根据上皮排列紊乱、分裂象增多和异常来诊断 ACIN。

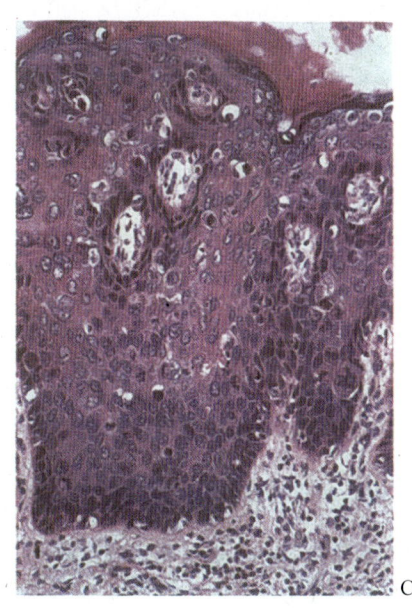

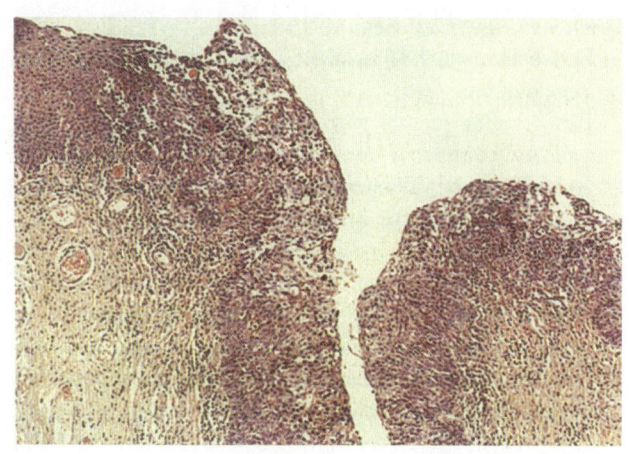

图16.8 如图所示，有时肛门上皮内肿瘤伴显著淋巴细胞浸润。

化细胞从基底层向黏膜表面扩展[5]，正常与异型增生上皮之间的转换常为突然性，有不同程度的核多形性和分裂活性。病变可以伴或不伴表层角化亢进或角化不全，这与肛周病变不同。细胞学恶性的细胞丧失了正常极向，互相重叠，遍布于无序性肿瘤上皮区内。基底细胞呈高增生性。病变呈扁平状或形成肿瘤性疣状突起。黏膜层被肿瘤细胞取代的厚度不一，当肿瘤性增生占据黏膜厚度2/3或以上时病变划归HSIL，肿瘤性增生占据黏膜层2/3以下时划归LSIL。肿瘤细胞之间常有色素性树突状细胞，肿瘤下方可有显著淋巴细胞浸润（图16.8）。

肿瘤细胞可以蔓延至下方腺体，可以见到陷于其中而尚未被肿瘤取代的正常外观的移行区上皮。肿瘤细胞还可以累及皮肤附属器，累及毛囊时肿瘤平均深度为1.14mm，累及汗腺时平均深度为1.44mm，最深可达2.2mm，这就意味着如果要完全根除病变，则需破坏或切除基底膜下方至少2.2mm深的组织[23]。

鉴于宫颈筛查计划降低宫颈肿瘤发生率的有效性，肛门直肠细胞学（anal-rectal cytology，ARC）在评价高危人群中肛门HPV相关性疾病（男性同性恋者和HIV感染者）中的应用也在增加。ARC是一种准确、无创而又经济的ASILs筛查法[24]，其发现经活检证实的ASILs的敏感性在男性HIV感染者中为69%，在男性HIV阴性者中为47%，重复细胞学检查使这两组的敏感性分别增加为81%和50%[25]。ARC也被用于检查那些感染HIV的青少年或那些有高危性行为者[26]。

作ARC检查前无需作肛管镜或特殊准备，只需患者在检查前避免肛交。取样区必须包括肛管和肛门直肠交界区，不包括肛周皮肤。标本用自来水湿润过的拭子收集。如果样本要做液基细胞学检查，则将拭子放于含固定剂小瓶内并加以摇晃而收集细胞，或者像常规宫颈巴氏涂片那样将拭子在玻片上涂抹。细胞学标本也可以用于HPV癌基因检查。

ARCs的解释参照就该部位修订的Bethesda 2001指南，按细胞学特点被分为非典型性鳞状细胞病变、LSILs和HSILs[27]。第二版Bethesda系统图谱提供了ARC样本解释和准确性评价指南[27]。如果标本含有化生性细胞和直肠细胞，则可以肯定取到了移行区。LSILs的特点是出现挖空细胞以及表层和中高层细胞核浆比升高，双核细胞常见，核膜常不规则或成角，染色质可呈团块状或深染，可见非典型性角化不全细胞，尤其是那些免疫缺陷程度较高的男性患者[28]。HSILs由中间型细胞或不成熟鳞化细胞构成，细胞核浆比高，核增大，核内染色质粗伴核膜不规则皱缩，核仁不显著，这些细胞可以单个散在或排列成簇，角化不全常见。要注意的是，HSILs的特点与浸润癌有一定程度的重叠，因为在浸润性肛管病变中常常见不到浸润癌典型的肿瘤性质背景图像。

HSILs采取切除或消融法治疗[29]，以免发展为浸润癌。有些临床大夫要求彻底切除病变至组织学上切缘为阴性，但病变很难完全切除，因此复发常见。LSILs可以随访，有些病例过段时间会自行消退。

肛管癌：概述

正如第15章所述，肛管的组织学相对复杂，其肿瘤的组织学相当多样，因此肛管癌的名称几十年来一直比较混乱，一穴肛原癌、角化性或非角化性鳞状细胞癌、基底细胞样癌、移行细胞癌、黏液表皮样癌和腺样囊性癌曾被用于称呼起源于该部位的肿瘤。上述诊断的可重复性也成问题，部分是由于其中一些名称互换使用。最近的一项研究显示，起源于该部位的鳞状细胞癌亚型在病理医生本人或相互之间的可重复性不高[30]，另一些资料显示将这些肿瘤进一步作组织学分类很少或没有预后意义[31-34]，再者所有这些亚型均显示在病因学上与HPV感染有关，由于上述原因，目前的WHO分类取消了其中的很多名称。现在简化的肛门肿瘤 WHO 分类更为实用，重复性好（表16.1）[1]。

鳞状细胞癌

绝大多数肛管癌为鳞状细胞癌（Squamous Cell Carcinomas，SCCs），肛管区远多于肛缘区[35]，在某种程度上更相似于生殖道恶性肿瘤而非胃肠道癌。

流行病学和患者人口统计学

肛门癌是少见肿瘤，仅占胃肠道肿瘤的1.5%。来自 Surveillance，Epidemiology and End Results (SEER) 的资料显示，肛管癌发病率在美国有所增加，尤其是在诸如旧金山等一些城市，这些地区的发病率已经成倍增加。肛门癌的发病率在美国为0.5/100 000（男性）和0.8/100 000（女性）[36]。近来在男性同性恋者中发病率升高提示男性同性恋者属于高危人群。HPV 见于 88%～98% 的男性同性恋者[37-39]。单身男子肛门癌的发病率是已婚男子的6.1倍，这个特点仅仅限于鳞状细胞癌[40]。HIV 阳性的男性，无论其是否接受 HAART 治疗，肛门癌发病率均升高[41]。经 HAART 治疗的 HIV 感染者活得较长，因此，肛门 HPV 感染和肛门癌的自然史会发生改变，肛门癌可能会增加。还有证据显示，由于 HIV 感染可以获得较好的治疗，人们正在尝试更不安全的性方式。

肛管肿瘤发生于成年期各年龄组，但女性多见于五六十岁和七八十岁[31,36]，在20～49岁之间，男性鳞癌的发生率高于女性[36]。HPV 相关性肛管肿瘤患者的年龄显著小于 HPV 阴性肿瘤患者[42]。

病因学和易患因素

肛门 SCCs 的病因是多因素的，为遗传和环境因素相互作用的结果。几十年前，肛门癌被认为发生于良性病变如肛裂、肛瘘、痔疮或 Crohn 病导致的慢性炎症区[43-46]，但是现在并不认为这些因素在肛门癌的发生中起主要作用。大量流行病学研究显示，肛门癌最危险的相关因素是 HPV 感染[11,16,47,48]、一生的性伴侣数[39,49]、吸烟（尤其女性）[48]、生殖器疣（HPV 感染的一种表现）[49,50]、接纳肛交[11,39,49] 以及 HIV 感染[11,51-53]。HPV 感染者发生浸润癌的危险性在 HIV 阳性背景下升高，可能与肛门黏膜 Langerhans 细胞的减少有关[54]。女性肛交者显示与 SCCs 密切相关[55]，那些有 HIV 感染[48]、既往感染过疱疹病毒或沙眼衣原体或者宫颈巴氏涂片阳性或有问题者也与 SCCs 有相关性。累及肛管的鳞状细胞癌中高危型 HPV 阳性率（92%）高于肛周 SCC（64%）[56]。

81% 的男性和女性肛门 SCCs 中存在 HPV DNA。HPV16、18 和 33 型在肿瘤形成中起重要的病因学作用[5]。有些肿瘤内存在 HPV 31、35 和 51 型。6 或 11 型"良性"HPV 与 16 和 18 型"恶性"HPV 在同一病变内共存的现象并不少见。HPV 16 或 18 型感染使突变事件累积，最终导致染色体不稳定性和恶性前病变向浸润性生长的转化，因此增加了患者发生癌的危险性。高危型 HPV 编码 3 个原癌基因：E6、E7 和 E8。E6 和 E7 病毒蛋白分别与肿瘤抑制基因 p53 和 Rb 结合并使之失活，继而导致细胞生长失控[57]。E5 被认为通过调节生长因子受体来转化细胞，而表皮生长因子受体（EGFR）是 E5 促进增生所需要的[58]。HPV 更有可能存在于具有以下特点的肿瘤内：基底细胞样型、邻近 SIL、无或鲜有角质形成以及以小或中等大小细胞为主者[51]。

宿主免疫反应也在肛门癌的形成中起重要作用，因为肛门癌较常见于免疫抑制者如 HIV 感染者和接受移植者。这些患者显示与 HPV 感染强相关，患者年龄较轻，病变为多灶性、持续性和复发性，进展快[59]。

临床特征

肛门 SCCs 的症状和体征常无特异性，因此 76% 的癌开始时诊断为良性病变。临床表现与肿瘤大小和黏膜浸润范围有关。肛门癌患者表现为直肠出血、化脓、疼痛、肿胀以及肛周溃疡。随着肿瘤的生长，患者出现疼痛加剧、大便习惯发生改变、大便失禁、直肠有肿物感觉、下坠感、体重减轻、腹泻、溃疡形成以及肛瘘[60]。症状持续可以长达 4 年，大多数患者出现症状在 6 个月以上[61]，很多患者就诊时已有腹股沟淋巴结肿大。鳞状细胞癌对男性的威胁似乎比对女性大[62]。

病理特点

多数肛门 SCCs 起源于移行上皮区内的齿状线或

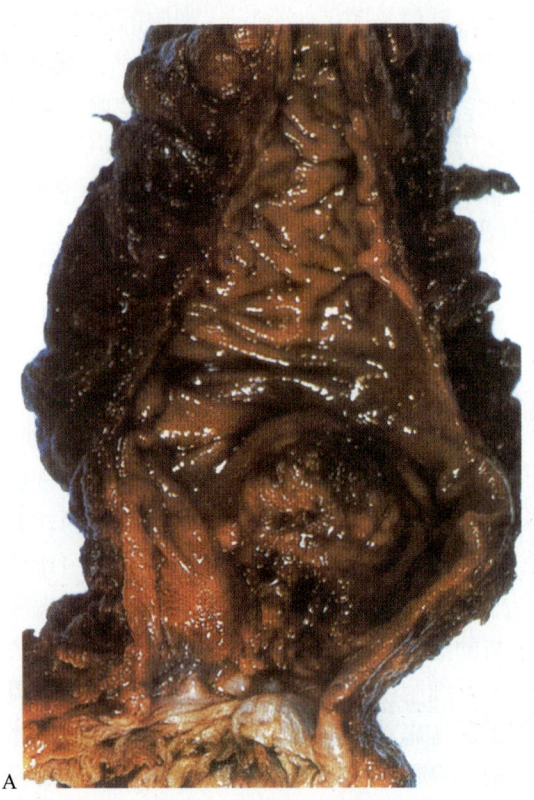 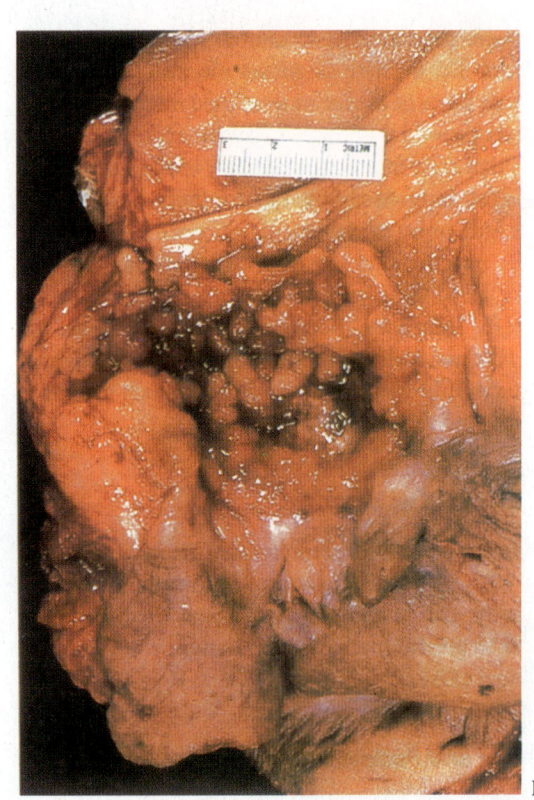

图 16.9 肛管癌。**A**：肛管内阻塞性癌。**B**：溃疡型外生性鳞状细胞癌。

以上（图 16.9），位于肛管中下部的较大肿瘤可以进入肛门口，但大多数肛管肿瘤在该部位是看不到的。起源于湿疣的肿瘤可以表现为质硬息肉样肿物或呈黏膜或黏膜下斑块，也可以表现为边缘质硬而略微隆起的溃疡或裂隙。肿瘤的颜色可以与周围黏膜不同。肿瘤大小从直径 0.5 cm 到最大的 15 cm[63]。较大的肿瘤可以形成溃疡或表现为蕈样肿物，可以固定于下方组织。

肿瘤内大的嗜酸性鳞状细胞构成长形或成角的浸润性肿瘤巢（图 16.10），伴或不伴角质形成区。肿瘤细胞边界清楚，但常无细胞连接，胞浆透明或颗粒状。分化较好的肿瘤显示有周边栅栏状排列特点，当肿瘤变得分化较差时这种排列方式消失。胞核深染而呈圆形、卵圆形和空泡状，有大量分裂象。偶尔可见角化性大细胞 SCC 成分（图 16.11）。基底细胞样癌区域也可见到，由小到中等大小的基底细胞样细胞构成，角化很少，周边呈栅栏状排列，分叶状肿瘤岛中央可见粉刺样坏死（图 16.12），还可以有基底膜样物质沉积（呈腺样囊性癌特点）[64]，似腺样囊性癌的

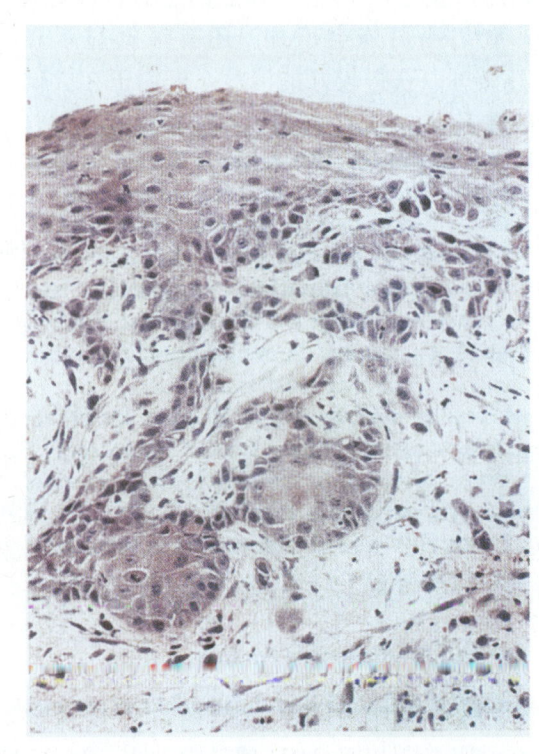

图 16.10 肛管鳞状细胞癌。

肿瘤区可以表现出显著神经周围浸润（图16.13）。基底细胞样SCC与肛周基底细胞癌的比较见表16.2。既往称为移行细胞癌的肿瘤由较大、较长的含有丰富透明或轻度嗜酸性胞浆的细胞构成（图16.14），形成互相吻合的索条或团巢，与周围间质界限清楚，上皮间质交界处的细胞似乎呈栅栏状排列。含有黏液分泌灶或小黏液湖的肿瘤既往称为黏液表皮样癌，现在称为鳞状细胞癌伴黏液微囊[1]（图16.15）。肉瘤样癌[65]和肛门透明细胞癌亚型也可见到[66]。

SCCs常常显示出鳞状细胞病变的发展过程，包括湿疣、SILs和浸润性癌；而在另外一些病例中，肿瘤似乎是从上方看似正常的鳞状上皮直接向下浸润形成（图16.16），这种肿瘤常为EGFR（图16.17）和p53蛋白阳性。

在肛管癌的早期分类中，其分级系统根据两个原则：鳞状细胞成分出现与否和移行细胞成分的分化程度[67]。但是目前分类建议不要进行分级，因为一般所能得到的组织仅为小块活检，可能代表不了肿瘤全部[1]。

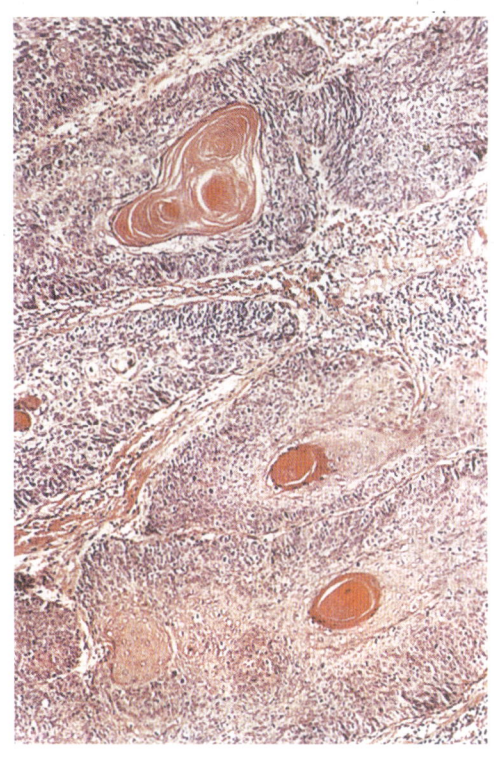

图16.11 肛管鳞状细胞癌。注意显著的中央角质形成，周围间质纤维化。

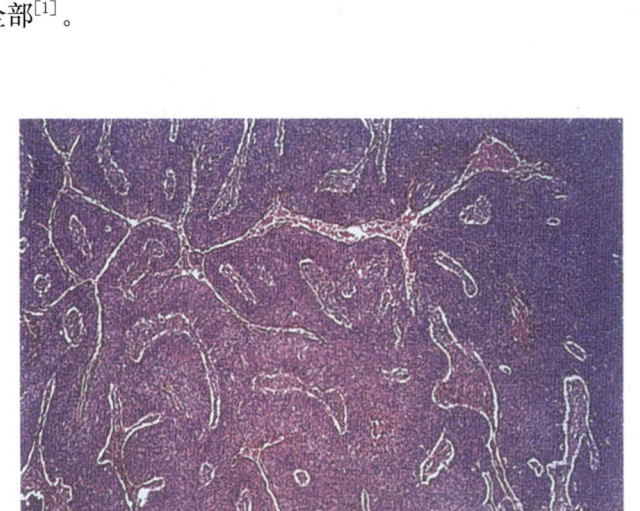

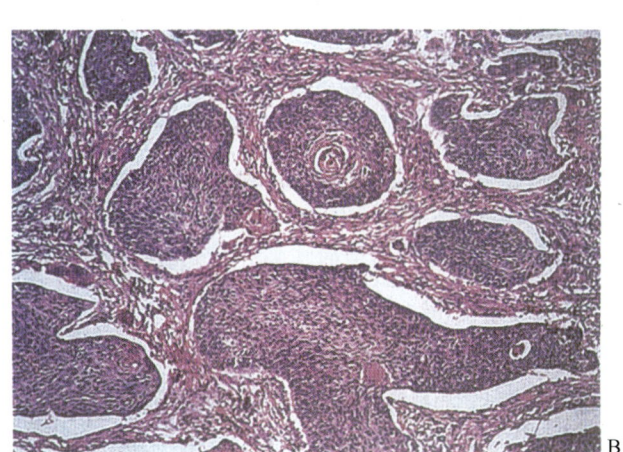

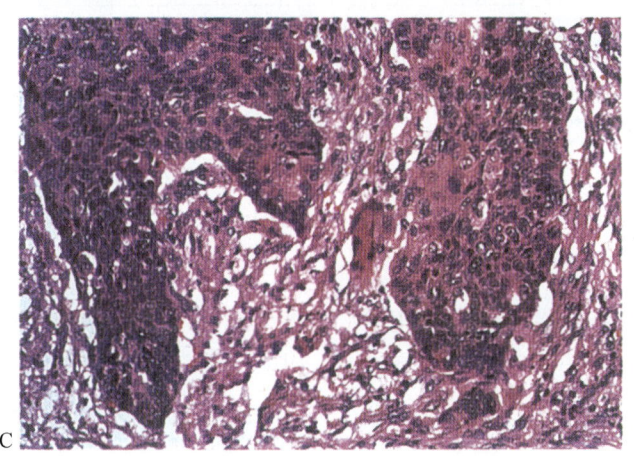

图16.12 肛管癌。A：低倍显示有点呈基底细胞样的鳞癌亚型。B：高倍显示图A所示病变。C：肿瘤细胞小，有灶状鳞化。

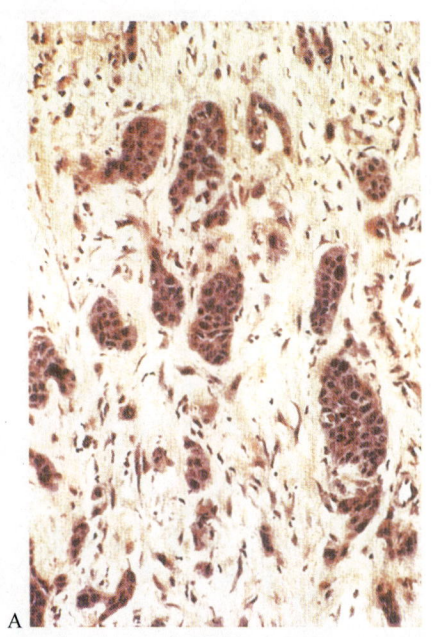 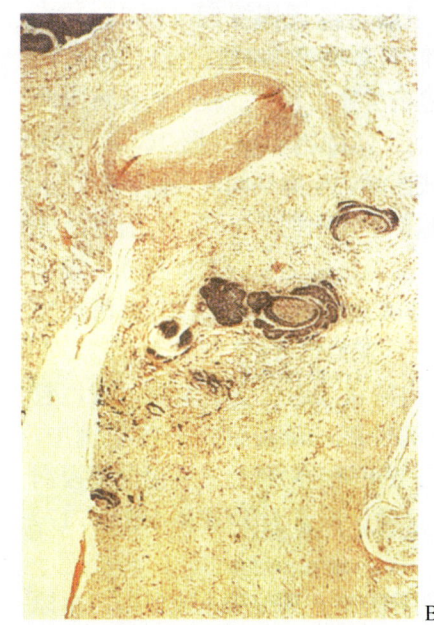

图 16.13　鳞状细胞癌。**A**：大而界清的细胞构成浸润巢，无明显鳞化。**B**：显著神经周围浸润，似腺样囊性癌。

肛管癌的播散

肛管 SCCs 可以局部蔓延到直肠下段、括约肌和坐骨直肠窝。由于肛管的黏膜下层非常薄，因此黏膜与肛门括约肌距离非常近，这就可以解释为什么肛门癌常常侵犯括约肌。15%～20% 的患者出现局部会阴浸润，累及阴道后壁、前列腺或膀胱。肿瘤侧向生长进入坐骨直肠窝可以表现似脓肿、肛瘘或最终的环形狭窄。

肛管中上段病变可以蔓延到直肠系膜、痔上和肠系膜下淋巴结。大于 4 cm 的肿瘤 56% 有直肠系膜淋巴结受累。10%～25% 的肿瘤有腹股沟淋巴结转移，其中将近 25% 为双侧受累[68]。直肠下段病变容易蔓延到痔淋巴结，以后再到腹股沟浅淋巴结。多达 44% 的受累淋巴结直径在 5 mm 以下，且大多位于腹膜反折以上。由于肛周和直肠周围的淋巴结较小，因

表 16.2　基底细胞样鳞状细胞癌与基底细胞癌的比较

特点	基底细胞样鳞状细胞癌	基底细胞癌
肿瘤位置	常见于肛管	常见于肛缘
周边栅栏	常不显著	显著
细胞特点	高度多形性	多形性很小
浸润性	高浸润性	局部浸润性
转移潜能	高	低
CEA	阳性	阴性
EMA	阳性	阴性
Ber-EP4	阴性	阳性
CK19，22，AE1	阳性	阴性

16 肛门肿瘤性病变　1077

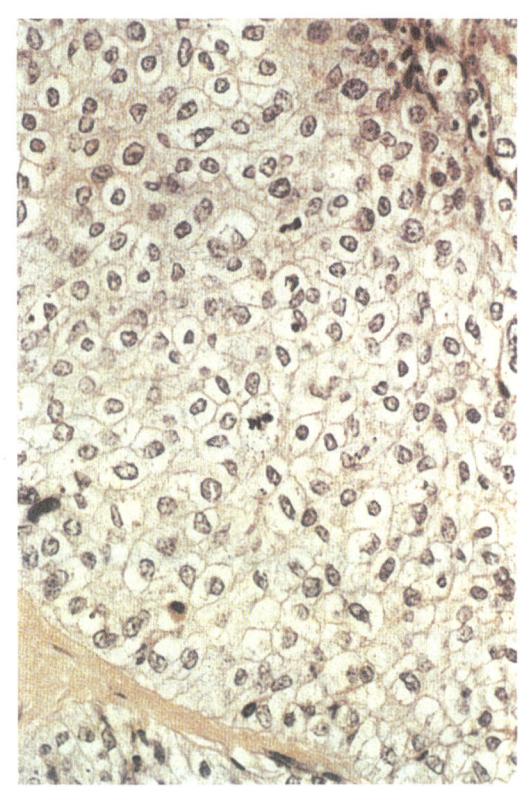

图 16.14　具有所谓移行细胞特点、胞浆显著透明的鳞状细胞癌。

此很多肛管 SCCs 由于没有发现淋巴结而分期偏低[69]。

　　血管浸润比淋巴结播散少见，累及 10% 的患者。血行播散导致远隔转移至肝、肺、皮肤、脑、会阴或脊髓。多达 10% 的患者在诊断时即有远处转移[62]，另有 10%～15% 的患者在以后出现转移。肛管癌的 AJCC 分期见表 16.3。

预后

　　肛门癌的预后取决于起源部位、肿瘤大小、浸润深度、局部蔓延范围和淋巴结状况[31,62,70,71]。肿瘤大小与预后呈负相关，与肿瘤分期强相关。只浸润到黏膜下层的病变预后非常好[31]。肿瘤大小是最重要的预后因素之一，大多数直径小于 2 cm 的肿瘤可以治愈[71]。大于 8 cm 的肿瘤 5 年存活率为 31%～47.3%，而直径小于 8 cm 者 5 年存活率为 75%[62]。肿瘤分期也很重要，部分是由于肿瘤大小的关系。早期病变如 Ⅰ 期 5 年存活率为 65%～71.3%，而 Ⅳ 期病变则为 23.1%～33%[72,73]。已有远处转移的患者 5 年存活率为 11%。肿瘤呈鳞状细胞特点的患者 5 年存活率为 57.5%，而腺癌为 41.3%[73]。有腹股沟淋巴结转移的患者预后差，5 年存活率小于 20%[74]。

　　肿瘤位置非常重要，起源于肛缘的鳞状细胞癌预后好于起源于肛管者，可能是由于肛缘肿瘤较小、更容易通过局部切除得以治愈（详见后）。在多因素分析中，相对于组织学分级或肿瘤分期来说，DNA 倍体分析并没有独立的预后意义[75]。但是，对于进行化疗的肛管肿瘤患者，p53 过表达可能伴有不好的结果[76]。

治疗

　　目前，最有效的治疗是早期发现肿瘤及其前期病变。近年来，肛管鳞癌患者的一线治疗已经从单独手

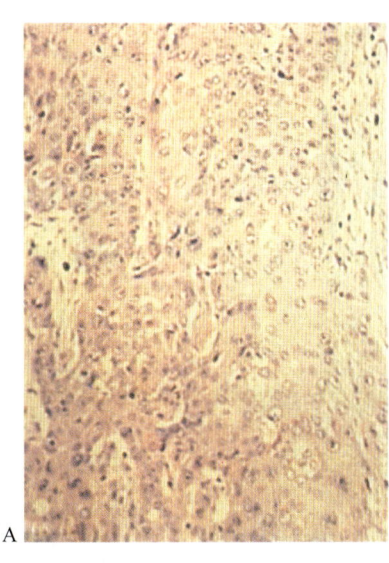
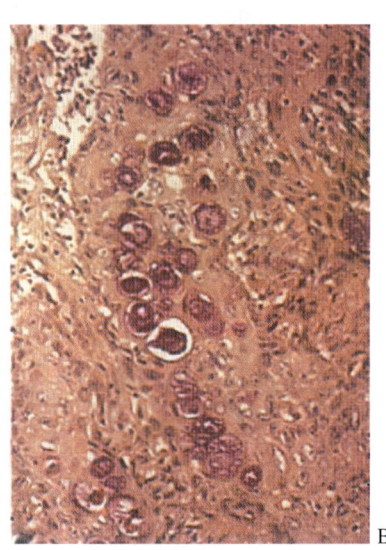

图 16.15　鳞状细胞癌伴黏液微囊。A：HE染色切片显示似乎主要为鳞状细胞癌。B：黏液染色显示增生的鳞状细胞内有明显黏液蓄积。

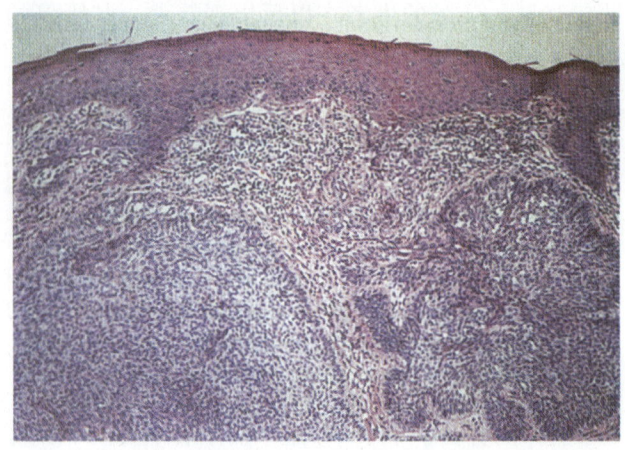

图 16.16 基底细胞样鳞状细胞癌。注意表皮下方间质内的恶性细胞呈显著周边栅栏状排列,表皮似乎正常。

术转变为保留器官的联合放疗和化疗[71,77]。由于肿瘤会播散到直肠系膜、下胃和腹股沟淋巴结,因此这些部位一开始就要包括在肿瘤的放疗范围内[78]。残余病变和复发病变通常还可以手术。与之相反,大多数腺癌患者需要采取更彻底的手术并加以放疗和化疗来控制局部病变和转移性病变[73,79]。肛管肿瘤患者的 5 年存活率在联合放化疗者为 60%～80%,腹会阴切除者约为 60%[74]。几乎所有肛管癌都高表达 EGFR(图 16.17),而 EGFR 表达与肿瘤增生速度相关[80],提示肿瘤用 EGFR 靶向治疗可能有效。HPV 疫苗用于预防肿瘤的作用还有待证实。

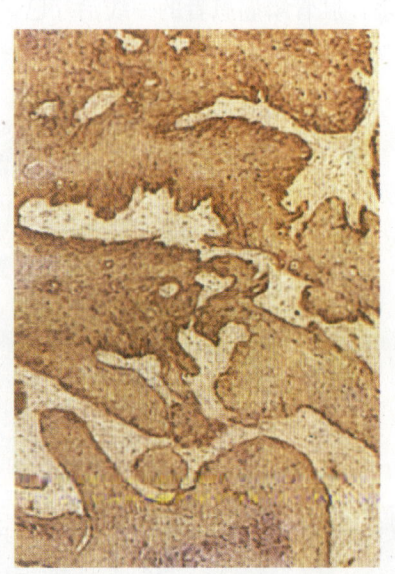

图 16.17 EGFR 免疫组化染色。

腺癌:概述

肛门腺癌占肛门癌的 8%～19%[74,81],可以分为几组,分别起源于肛管上部直肠黏膜、肛门腺和导管以及瘘管,分级采用与直肠腺癌相同的方法[1]。

表 16.3 肛管癌的 TNM 分期

原发瘤			
TX	原发瘤无法评价		
T0	没有原发瘤		
Tis	原位癌		
T1	肿瘤最大径小于 2 cm		
T2	肿瘤最大径在 2～5 cm 之间		
T3	肿瘤最大径大于 5 cm		
T4	浸润邻近器官		
区域淋巴结			
NX	淋巴结无法评价		
N0	没有淋巴结转移		
N1	直肠周围淋巴结受累		
N2	单侧髂内淋巴结和(或)腹股沟淋巴结受累		
N3	双侧髂内和(或)腹股沟淋巴结受累或者直肠周围和腹股沟淋巴结受累		
远处转移			
MX	无法评价		
M0	没有转移		
M1	有转移		
分期组合			
0 期	Tis	N0	M0
I 期	T1	N0	M0
II 期	T2	N0	M0
	T3	N0	M0
IIIA 期	T1	N1	M0
	T2	N1	M0
	T3	N1	M0
	T4	N0	M0
IIIB 期	T4	N1	M0
	任何 T	N2	M0
	任何 T	N3	M0
IV 期	任何 T	任何 N	M1

摘自 AJCC. Cancer Staging Manual, 6th ed. Springer-Verlag, New York, NY, 2001.

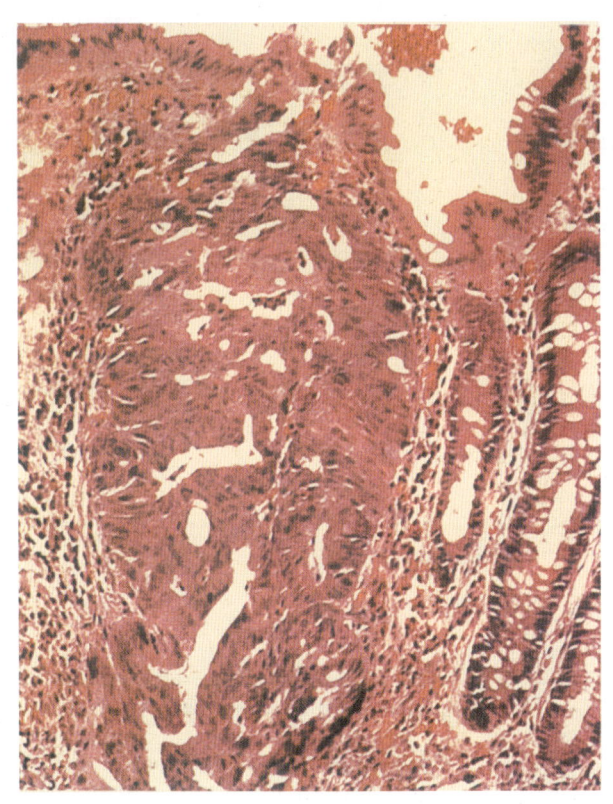

图 16.18　直肠型肛管腺癌。

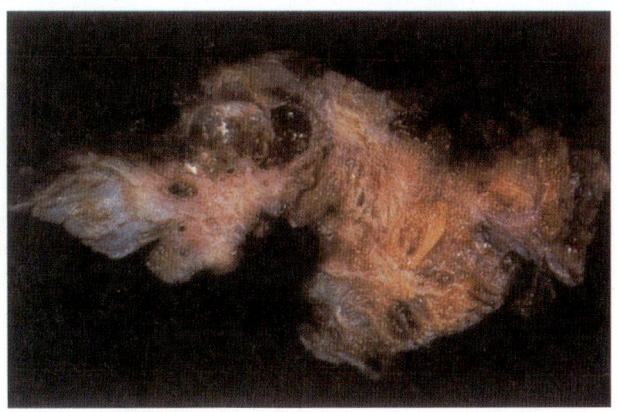

图 16.19　肛导管癌的肉眼特点，表现为显著的深部囊腔。

直肠型腺癌

肛管上段的腺癌起源于该部位的直肠型上皮，或者从原发性直肠腺癌蔓延而来，绝大部分属于后者。这些肿瘤与 HPV 感染无关。临床表现与肛管 SCCs 相同。大体和组织学上，原发性肛门腺癌相似于直肠的同类肿瘤（图 16.18）（参见第 14 章）。正如直肠的同类肿瘤那样，肿瘤内可以含有数量不等的神经内分泌细胞，从孤立性神经内分泌细胞到显示混合性腺癌和类癌特点的肿瘤都可见到[82]。

肛门腺癌

肛门腺癌是一种少见而有争议的类型。由于其罕见并且容易与起源于瘘管的腺癌混淆，因此难以得到确切的统计学资料。最新的 WHO 分类强调起源于肛门腺或其导管的肿瘤才能算肛门腺肿瘤[1]，但复杂的是有些肛瘘实际上继发于肛门腺感染。肛门腺癌主要累及老年男性[83]。病因不明。

肿瘤位于肛管黏膜下（图 16.19），有时形成黏膜下肿物。表面黏膜常似正常，除非肿瘤累及黏膜，此时可以形成小糜烂。起源于肛导管口附近的肿瘤，可以表现为齿状线处的肛隐窝内小息肉、粗糙或溃疡区。

目前的 WHO 分类强调这样一种事实，即衬覆立方形细胞的肿瘤性腺泡只含很少或没有黏液产物[1]，但是我们曾见过发生于该区域的黏液腺癌，同时肛导管内存在上皮内肿瘤，因此 WHO 的标准对我们来说似乎太严格了。其他人也描述过起源于肛门腺的黏液癌[84,85]。我们认为肛导管癌可以表现为两种不同的组织学类型，其一为 WHO 分类所严格定义的那种，由分化非常好的腺体构成，柱状细胞有轻度非典型性，核深染，胞浆内有少量、散在黏液滴；细胞复层化（图 16.20）；以及有乳头形成。偶尔在早期病变内有幸见到原位病变（图 16.21）。另一种为胶样型，由显著的无细胞或少细胞性黏液池构成，随着肿瘤向深部组织浸润，这些黏液池（图 16.22）使肛门直肠壁和邻近软组织层分离。上皮细胞可以相当稀疏，需要仔细寻找才能发现它们的存在。如果找到上皮，会发现细胞异型性很小。延伸到肛管齿状线处的恶性腺体被纤维组织包绕，其中有急性和慢性炎症细胞以及黏液池，黏液池内可见印戒细胞，被覆黏膜通常看似完整。起源于肛门腺的肿瘤为 $CK7^+/CK20^-$ 表型[83]，良性肌内肛门腺也呈该表型特点[86,87]。

一般而言，肛导管癌围绕肛管呈腔外环形播散。复发常见。转移发生早，可能与肿瘤起源导管位于肛壁深部有关。转移性扩散主要累及盆腔和主动脉周淋巴结，血行转移发生晚。肿瘤还可以呈 Paget 样播散（图 16.23）。治疗采用外科手术，进展期病变要接受化疗。

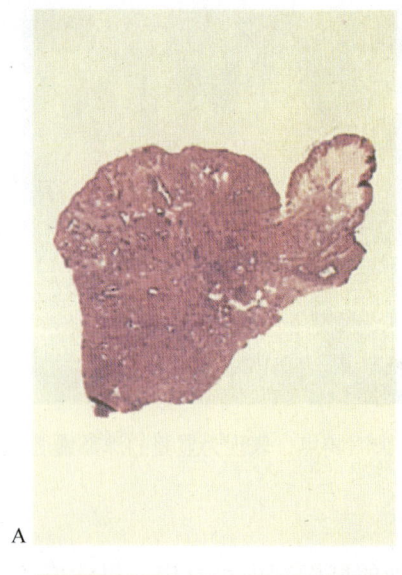
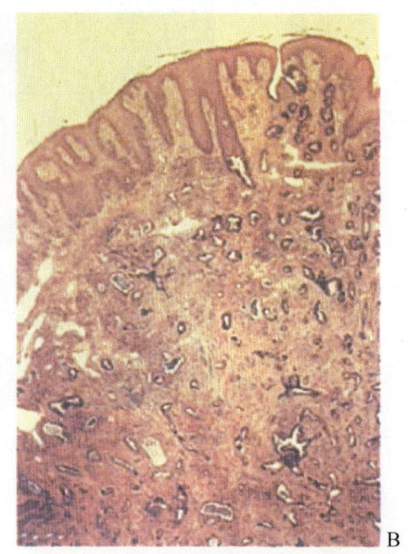
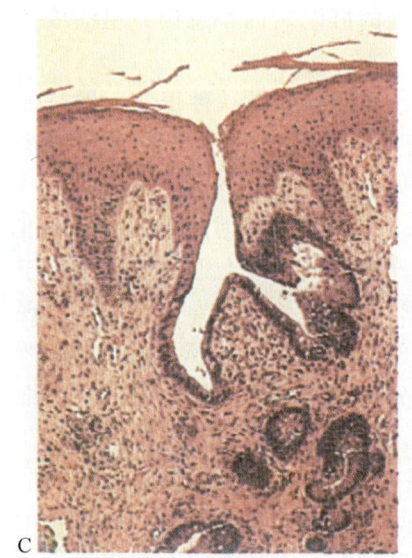
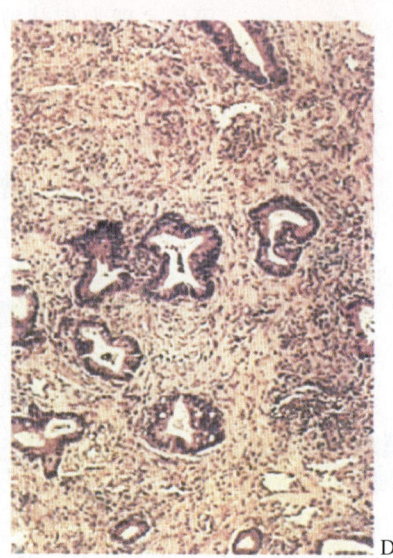

图 16.20 高分化肛导管癌。**A**：低倍图像显示肛管内息肉样肿物。**B**：高倍显示高分化腺癌弥漫浸润下方组织，两个残存的肛导管衬覆肿瘤性上皮，棘层肥厚的鳞状上皮内可见肛导管癌呈 Paget 样播散，将在图 16.23 中用更高倍数加以显示。**C**：高倍显示其中一个肛导管，衬覆肿瘤性上皮。**D**：高倍显示一些浸润性导管。（Case courtesy of Dr. G. Boren, St. Francis-St. George Hospital, Cicinnati, OH.）

起源于肛瘘的腺癌

高分化腺癌可以发生于肛门直肠瘘管内。瘘管本质上可以是先天性或后天性的，有些可能为肛门腺及其导管感染所致，可以衬覆肛导管上皮[88]。由于肛瘘和直肠周围脓肿相对常见，因此这些生长缓慢的隐袭性肿瘤常常在很长一段时间内没有被临床怀疑[84,89]。提示恶性的临床特点为长期痛性臀部包块伴大便不适感，偶尔排出清亮黏液。约15%的患者一直没有症状。尽管肿瘤生长缓慢，但是具有局部侵袭性。

大体上，肿瘤表现为黏膜下肿物，一般穿透肛门括约肌。肛门横断面常可见肛壁内貌似良性的深在性囊肿。肿瘤常较小[89]，呈黄棕色[89]。肿瘤一般为胶样型腺癌。这种侵袭性肿瘤由于其浸润性生长方式，常累及直肠周围组织，其治疗对外科是一种挑战，需要作广泛切除以去除整个肿瘤，也有人建议用放疗或化疗[90]。

其他肿瘤

发生在肛管内的肿瘤有些属未分化性，缺乏足够的分化特点去定性为鳞状细胞癌或腺癌（图16.24）。这些肿瘤相对罕见，当其出现时常以高分裂活性和侵袭性临床过程为特点。异型性最明显和致死性最强的肛管肿瘤是小细胞癌，将在第17章进一步阐述。

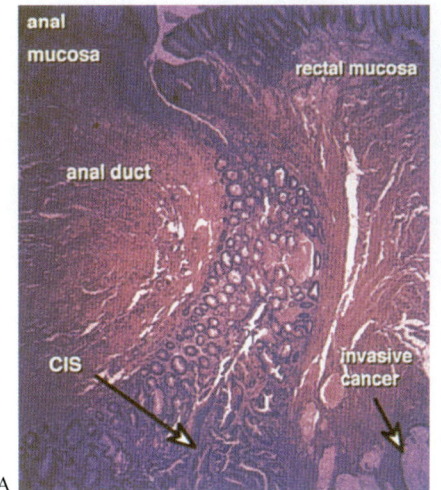
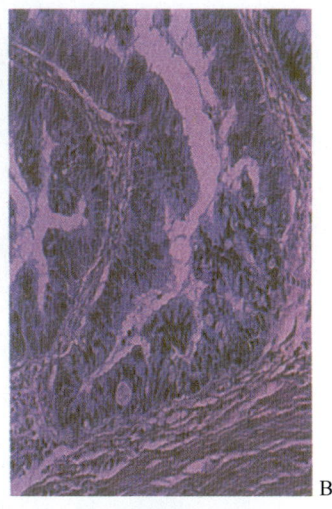
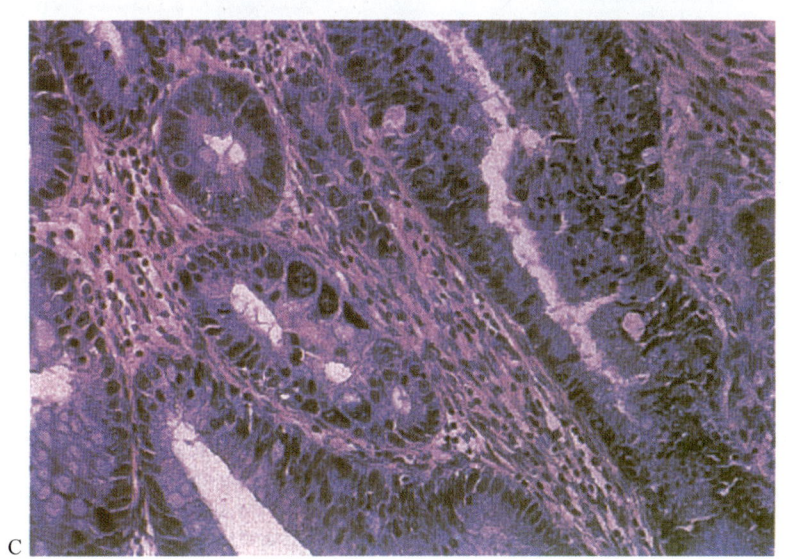

图 16.21 肛导管癌。A：一根肛导管从表面黏膜向下延伸，在深部变为肿瘤性上皮（长箭头）。另显示一个浸润灶（短箭头）。B：高倍显示肛导管上皮的原位转化。C：原先的肛导管有不同程度肿瘤形成。

肛缘病变

Bowen 样丘疹病

Bowen 样丘疹病（Bowenoid papulosis）在成年 HIV 感染者中是一种 AIDS 确定性病变。表现为一个或多个色素性肛门生殖器斑[91]。皮损为红棕色或紫色丘疹和斑块，有时呈疣状。病变局限于肛周区或弥漫累及肛门生殖器，可以蔓延进入肛管。可以瘙痒或疼痛，但一般没有症状。临床鉴别诊断包括湿疣、寻常疣和痣。本病与 HPV16、18、31、32、34、39、42、51、52 和 53 型有关，其中绝大多数病例与 HPV16 型有关[92-94]。Bowen 样丘疹病与一般原位鳞癌不同，患者较年轻，高峰发病年龄为 20～30 岁，病变持续存在数周到数年，进展缓慢。

多数病变大小仅为数毫米[91]。组织学上，Bowen 样丘疹病与周围正常上皮界限清楚，病变特点为表皮脚延长（不规则棘层肥厚），偶呈显著乳头瘤样增生，不同程度角化亢进，局灶颗粒层增厚，常有角化不全（图 16.25）。鳞状上皮有序成熟，但上皮各层内均可见核深染的角化不良细胞，分裂象多并有病理性核分裂，可见细胞核有多形性的非典型性鳞状细胞。颗粒层和角化不全层内可见核内病毒包涵体（图 16.26）[94]，这些嗜碱性小体有时伴有空晕，是 Bowen 样丘疹病与 ASIL 鉴别诊断的恒定特点。肿瘤在表皮内蔓延，下方基底膜保持完好而未被突破，真皮乳头内血管扩张迂曲，表浅淋巴组织细胞浸润。

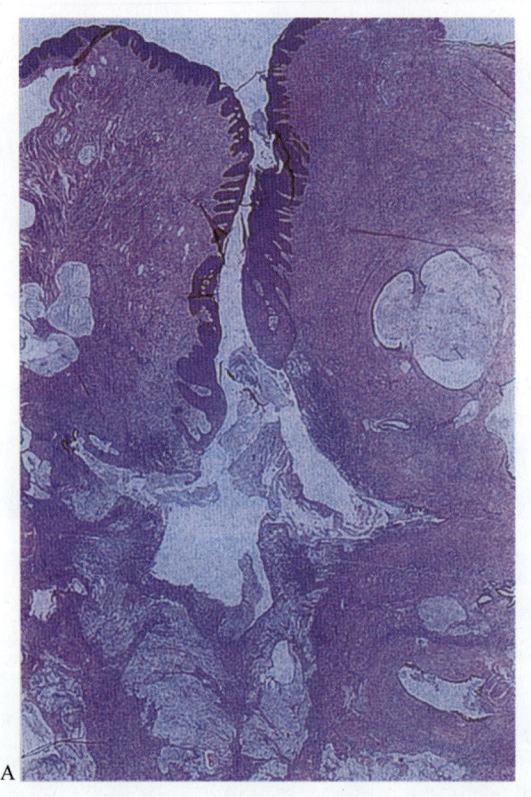
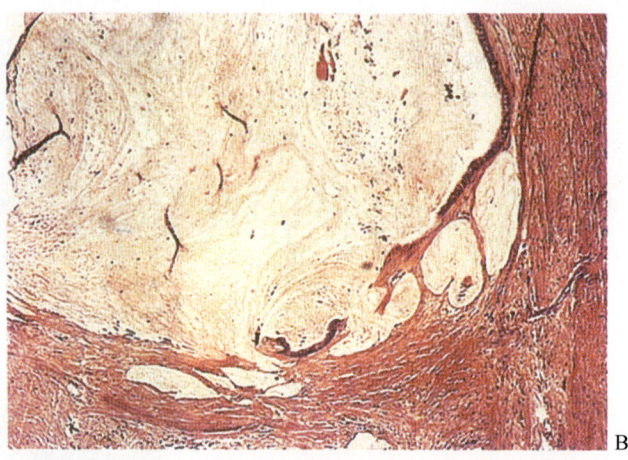
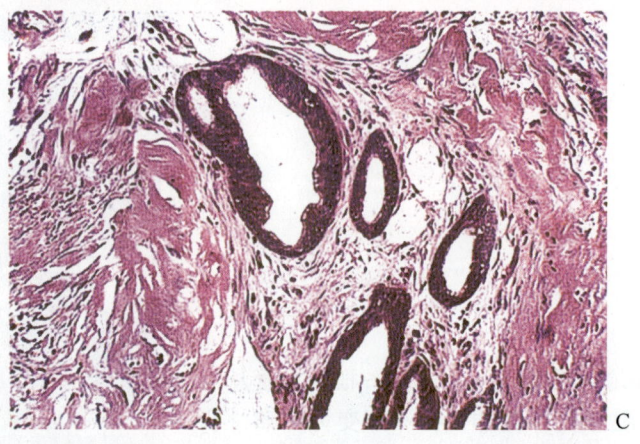

图 16.22 肛导管癌。**A**：含有稀疏恶性细胞的大黏液池，位于图中央的结构可能是一个以前的瘘管或肛周导管，衬覆鳞状上皮细胞。**B**：高倍显示一细胞较少的肿瘤区，大黏液池内细胞稀少。**C**：病变深部浸润区局部，细胞较多，可见肿瘤性腺体。(Case courtesy of Dr. A. Chang, U. S. Naval Hospital, Norfolk, VA.)

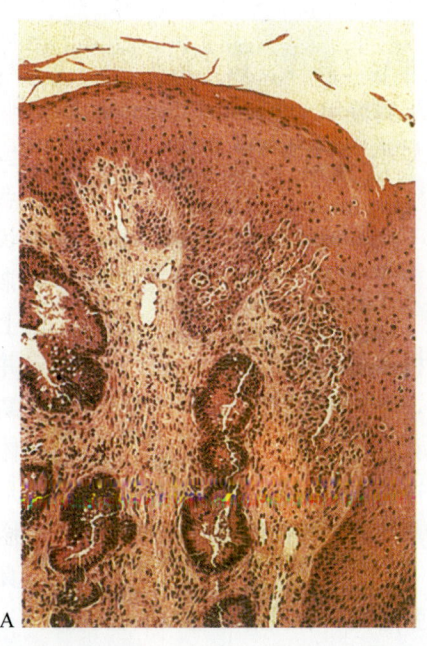
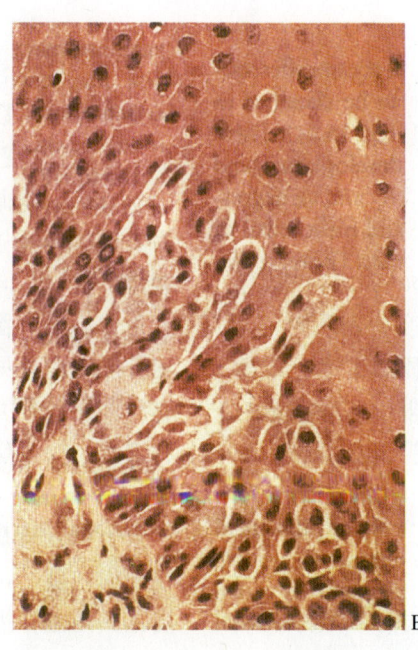

图 16.23 高分化肛导管癌的 Paget 样播散。**A**：低倍显示位于黏膜下层的浸润性肛导管癌，上方表皮内可见显著 Paget 样播散。**B**：高倍显示 Paget 样播散。(Case courtesy of Dr. G. Boren, St. Francis-St. George Hospital, Clicinnati, OH.)

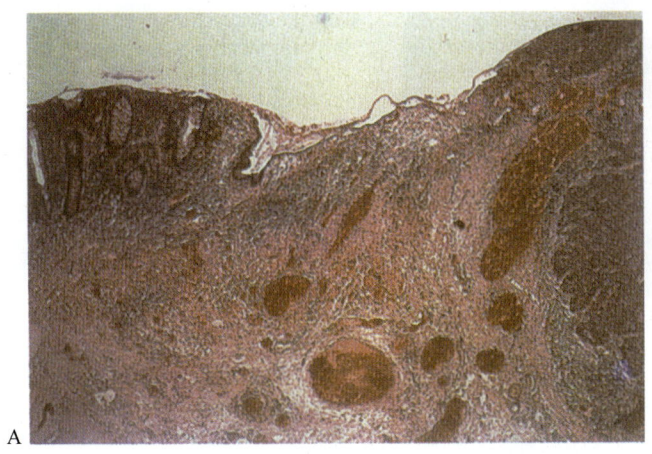

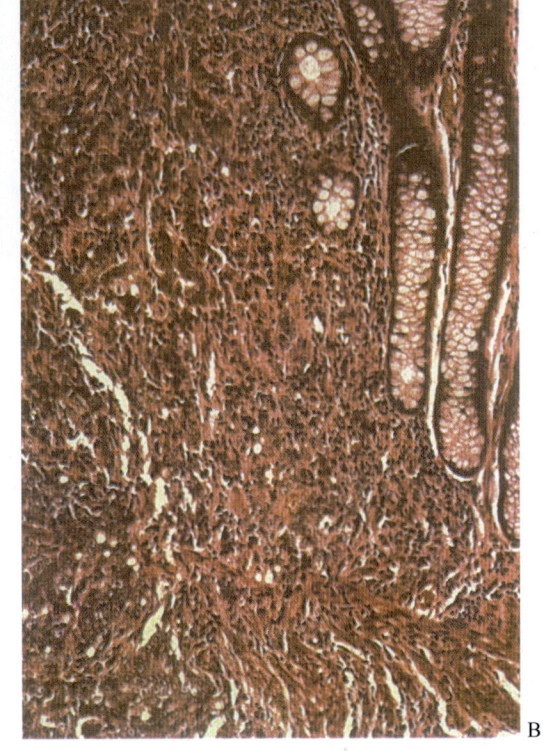

图 16.24　低分化肛管癌。**A**：肿瘤起源于肛管的直肠区，位于本图最右侧，周围显著淋巴细胞浸润。**B**：高倍显示肿瘤，为浸润性低分化癌，没有显著腺上皮或鳞状上皮分化。

Bowen 病

Bowen 病是表皮内鳞状上皮癌的一种类型，可以弥漫累及肛周皮肤或呈多中心性生长[94]。病变主要累及老年人。多数病变见于临床上本未疑及该病的个体[95]。有一例报道与 HPV58 有关[96]。最常见的临床症状为瘙痒、烧灼感、疼痛或出血。肛门 Bowen 病表现为长期、生长缓慢的肿瘤，一般在表皮内播散，至少有 5% 的肿瘤会发生浸润，其中 27% 发生转移[97]。

大体上，Bowen 病表现为略微隆起的、质硬、不规则、红色或红棕色斑块，呈鳞屑性湿疹样外观，可有溃疡和皲裂。光镜下特点为斑块样表皮病变，可见棘层肥厚，角化亢进和（或）角化不全，角化不良性异型鳞状细胞无序增生，遍及表皮全层，细胞大小不一，没有极向，核深染而有多形性（图 16.27），表皮各层均可见多核巨细胞、空泡状细胞和分裂象。固缩核伴核周透明晕提示存在 HPV 感染。在肛周区，表皮内病变播散可以累及包括毛囊和汗腺在内的皮肤附属器。真皮浅层可见单核炎症细胞浸润。本病与 Bowen 样丘疹病的不同之处在于后者为有序成熟且无毛皮脂腺上皮受累，相比而言，Bowen 病上皮细胞失去极向并且有毛皮脂腺单位受累，另外，Bowen 样丘疹病似乎比 Bowen 病局限。

由于 Bowen 病时表皮基底部会出现有显著核周晕的空泡状大细胞，因此肛周上皮内肿瘤的鉴别诊断包括 Bowen 病、Paget 病和恶性黑色素瘤，免疫组化有助于这些肿瘤的鉴别（表 16.4）。治疗采用局部广

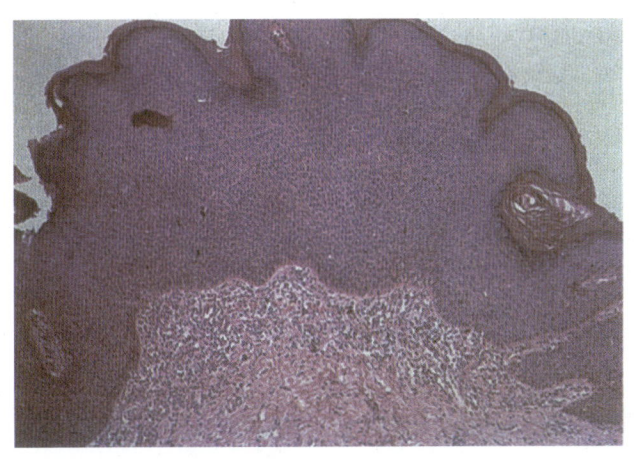

图 16.25　Bowen 样丘疹病。注意由相对一致的细胞构成的广泛角化亢进性增生。

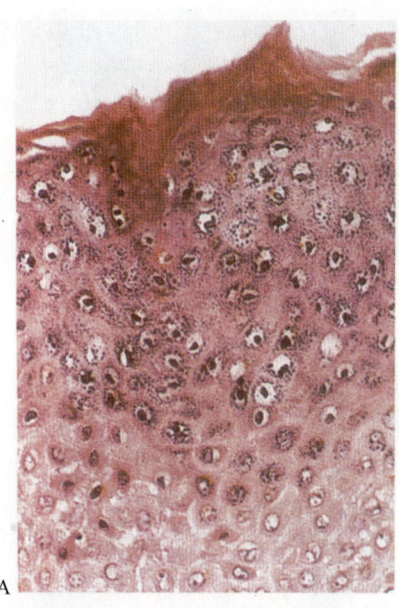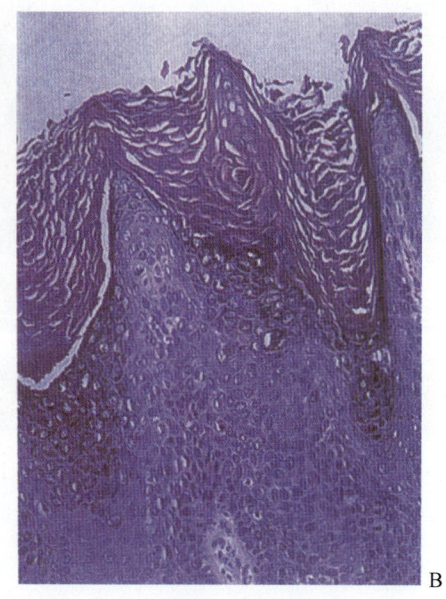

图 16.26　Bowen 样丘疹病。**A**：黏膜浅层显示颗粒层显著增厚。**B**：注意上皮下层有非典型性细胞，颗粒层显著，表面显著角化亢进。

泛切除[98]。

基底细胞癌

　　基底细胞癌通常发生在日光照射部位，也可以发生在肛缘和肛周皮肤。肿瘤质硬，有时形成溃疡。组织学类型相似于更为常见的皮肤基底细胞癌，可有大量且常为病理性的分裂象。这种惰性病变要与侵袭性较强的基底细胞样癌相鉴别，后者转移早，常为致死性，而肛门的基底细胞癌与身体其他部位一样，作局部切除即可。两者的比较见表 16.2[99]。

鳞状细胞癌

　　肛缘癌是指起源于齿状线以下但仍有相当一部分肿瘤位于肛管内的肿瘤，占所有 SCCs 的 25％。肛缘肿瘤患者中男性略多。肛缘 SCC 表现多样，常有很长的一段肛周问题史，如出血、疼痛、肿物感和瘙痒。SCCs 为缓慢生长的质硬小结节，常伴溃疡形成。病变呈外生性，似湿疣，而且很多病变起源于湿疣。

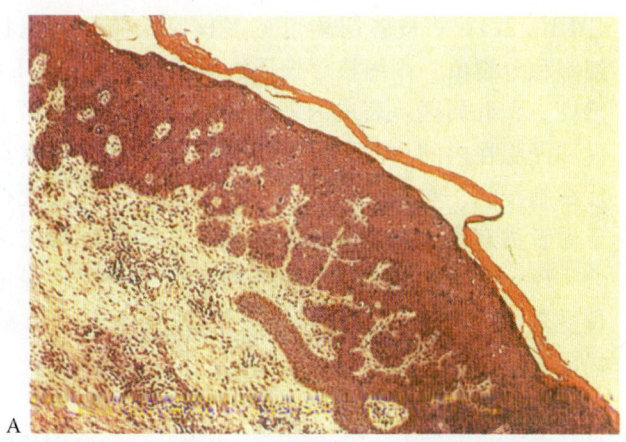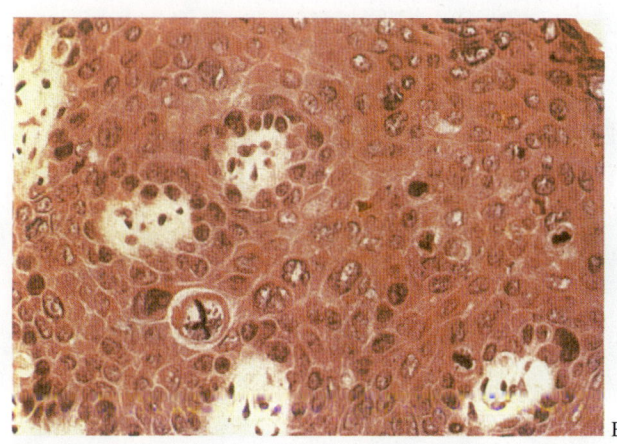

图 16.27　Bowen 病。**A**：注意显著增生的上皮内可见肿瘤细胞。**B**：高倍显示细胞非典型性和异常分裂象。

表 16.4　上皮内肿瘤的特殊染色

	Paget 病（原发性）	Paget 病（继发性）	Bowen 病	黑色素瘤
特殊染色				
Mucicamine	+	+	−	−
PAS	+	+	−	−
Alcian blue	+	+	−	−
Fontana Masson	−	−	−	+
免疫染色				
CEA	+	+	−	+[a]
GCDFP	+	−	−	−
CK8+18	+	+	−	−
CK7/20	+/−	+/+	−	−
CK5+14	−	−	+	−
S100	−	−	−	+
HMB45	−	−	−	+
MELAN-A	−	−	−	+
Vimentin	−	−	−	+
NSE	−	+/−	−	+/−

[a] 如果用多克隆抗体可以阳性，用单克隆抗体则为阴性。

肛缘肿瘤倾向于围绕肛门环状生长。肛缘肿瘤的鉴别诊断包括白斑、恶性黑色素瘤、上皮内腺癌、乳腺外 Paget 病、基底细胞癌、尖锐湿疣和某些皮肤病如萎缩性硬化性苔藓。

肛缘 SCCs 通常为高分化（图 16.28）或中分化（图 16.28）角化性鳞状细胞癌，生物学行为与皮肤癌相似。可见上皮内肿瘤区。浸润性肿瘤由大细胞构成，细胞界限清楚，伴角质形成（图 16.28）。肿瘤细胞排列紊乱，周边可呈栅栏状，分裂象多。肿瘤大小与光镜下浸润程度相关，肿瘤直径大于 2 cm 者更有可能出现深部浸润。肛缘癌表达 CK5/6 和 CK13，但与肛管肿瘤不同的是，很少表达 CK7、CK18 和 CK19；肛缘肿瘤还表达钙黏素，而肛管肿瘤却不表达[100]。

肛缘 SCCs 预后比起源于肛管者好。最重要的预后因素是部属淋巴结状况。T1 和 T2 期病变需要接受放疗，但腹股沟淋巴结无需放疗[101,102]。T3 和 T4 期肿瘤需要对肿瘤和淋巴结同时进行放疗，并作化疗，以避免外科手术造成括约肌损伤。由于接受放疗的部位不同，因此有些人倡导用前哨淋巴结活检来准确判断淋巴结状况，以便更好地指导放疗[103]。

疣状癌（巨大湿疣）

疣状癌发生于包括肛门直肠[104]在内的很多部位黏膜表面，有些病例与 HPV6、11、16 和 18 感染有关[105,106]。不同的病毒基因型常共存于肿瘤的不同区域内[107]。尽管肛门湿疣和肛门癌的发病率在上升，这种类型还是少见。虽然疣状癌与巨大湿疣的鉴别困难，但实际来讲，这两种病变的区分没有必要，因为两者治疗均采用适当的局部切除。事实上，最新版 WHO 分类将巨大湿疣（Buschke-Lowenstein 瘤）与疣状癌视为同一病变[1]。

疣状癌的男性和女性发病率之比为 2.7∶1，平均发病年龄为 43.9 岁[108]。最常见的症状为肛周肿块、疼痛、脓肿或瘘以及出血。临床表现、肿瘤大小、症状持续时间与肿瘤生物学行为之间没有关联。这些大的花椰菜样肿物可以形成溃疡，表浅播散，深

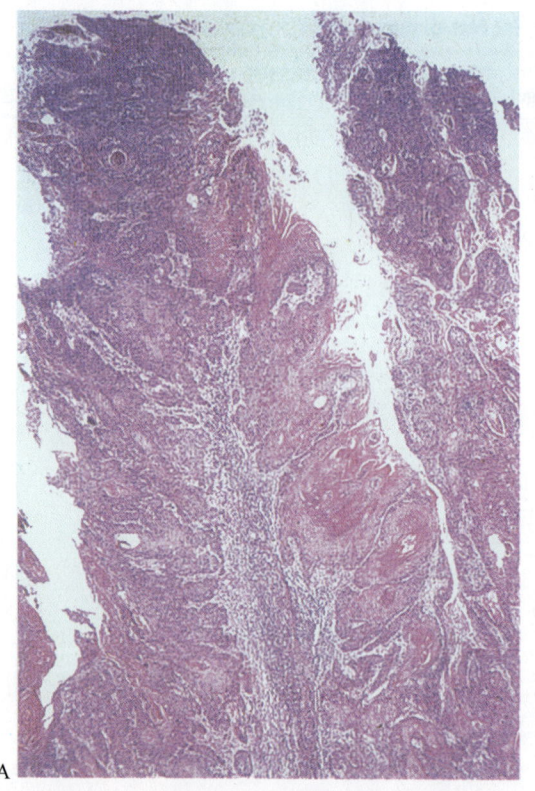
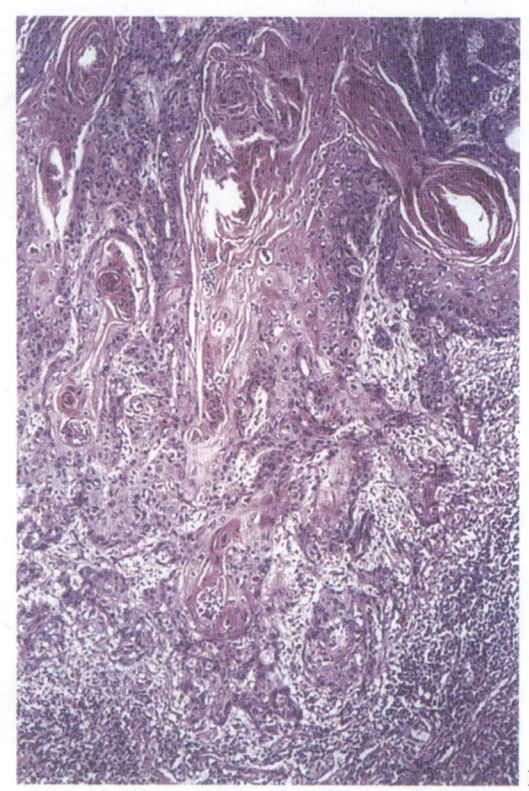
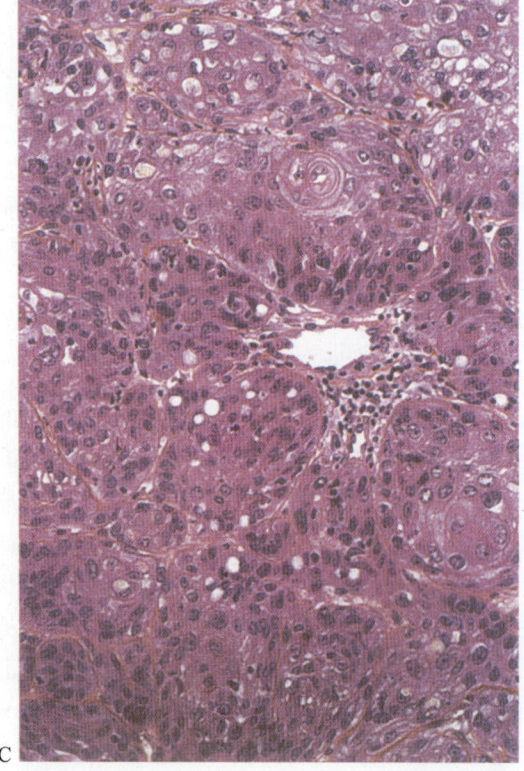

图 16.28 外生性乳头状中分化鳞状细胞癌，图 A 和 B 所示病变起源于湿疣，后者存在于病变边缘。**A**：病变整体上呈乳头状外观，提示由既往病变癌变所致。**B**：高倍显示浸润性鳞癌内显著、大量角质形成，呈指突状浸润。**C**：中分化鳞状细胞癌。

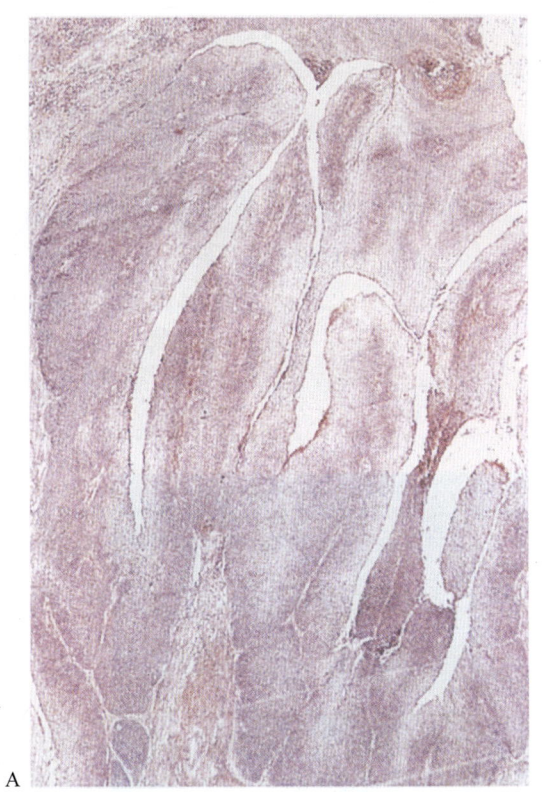 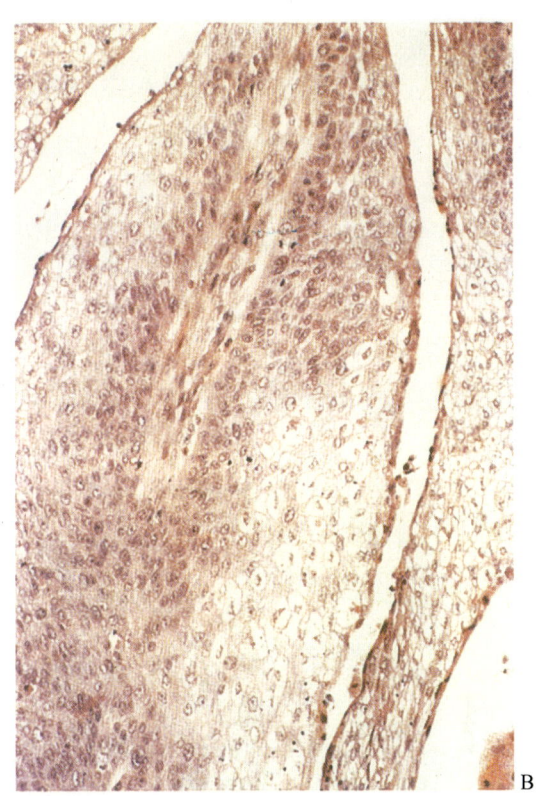

图 16.29 疣状癌。**A**：表皮呈显著乳头状疣状，宽阔的表皮突向下方间质内膨胀。**B**：高倍显示间质表皮交界处的上皮排列有些紊乱，有显著挖空细胞非典型性。

入下方软组织形成窦道和瘘管，可以累及会阴、骨盆、生殖道和臀部的大片区域。瘘管和脓肿可以使患者发生慢性脓毒症[105,109]。临床上，肿瘤可能被误认为瘘管、化脓性汗腺炎、尖锐湿疣、良性鳞状上皮乳头状瘤、假上皮瘤样增生或疣状表皮发育不良。临床认为病变无需活检或非代表性表浅活检会导致低诊断。

大体上，疣状癌表现为浅色、外生性、花椰菜样肿物，表面呈乳头状瘤样，起源于肛周皮肤、肛管或远端直肠黏膜。组织学上，肿瘤呈局灶性膨胀性乳头状增生，由富含血管的结缔组织间质索支撑。与湿疣相比，棘层肥厚、乳头状增生和表皮脚延长增宽更明显（图 16.29）。常有显著分裂活性和挖空细胞形成。在疣状癌中，鳞状上皮形成宽大的球状突起，推挤下方间质，而非普通浸润性 SCC 中常见的那样以不规则方式浸润。上皮一般为高分化，基底膜板看似完整。与巨大湿疣相比，细胞非典型性和无序成熟较明显。深而宽广的浸润性边缘可以将其与更常见的尖锐湿疣区分开。

疣状癌生长缓慢，浸润破坏局部组织，复发常见。与普通 SCC 相反，很少发生局部转移，不发生远处转移。治疗采用局部广泛切除，以保证基底部切缘在组织学上没有肿瘤。已经浸润括约肌或蔓延到肌层以下的疣状癌需要作腹会阴切除。根治术可以使 61% 的患者治愈[110]。切除不彻底的肿瘤呈花环样复发。化疗只能使约 25% 的患者治愈[110]。化疗和局部放疗可以用于那些复发性和病变广泛而反应不确定的病例。

Paget 病

Paget 病的特点是产生黏液的恶性细胞在肛周表皮内浸润。肛周 Paget 病常表现为瘙痒、疼痛、出血、质硬或渗出性湿疹样病变，薄而色白，可以呈看似界清的红棕色、斑块样、天鹅绒样、湿润和（或）糜烂性皮损。Paget 病在临床上与 Bowen 病、恶性黑色素瘤、白斑以及其他皮肤病相似。常累及老年高加索人。患者平均年龄为 61 岁，年龄跨度从 35 岁到 82 岁[111]。发病率无性别差异[112]。偶有家族

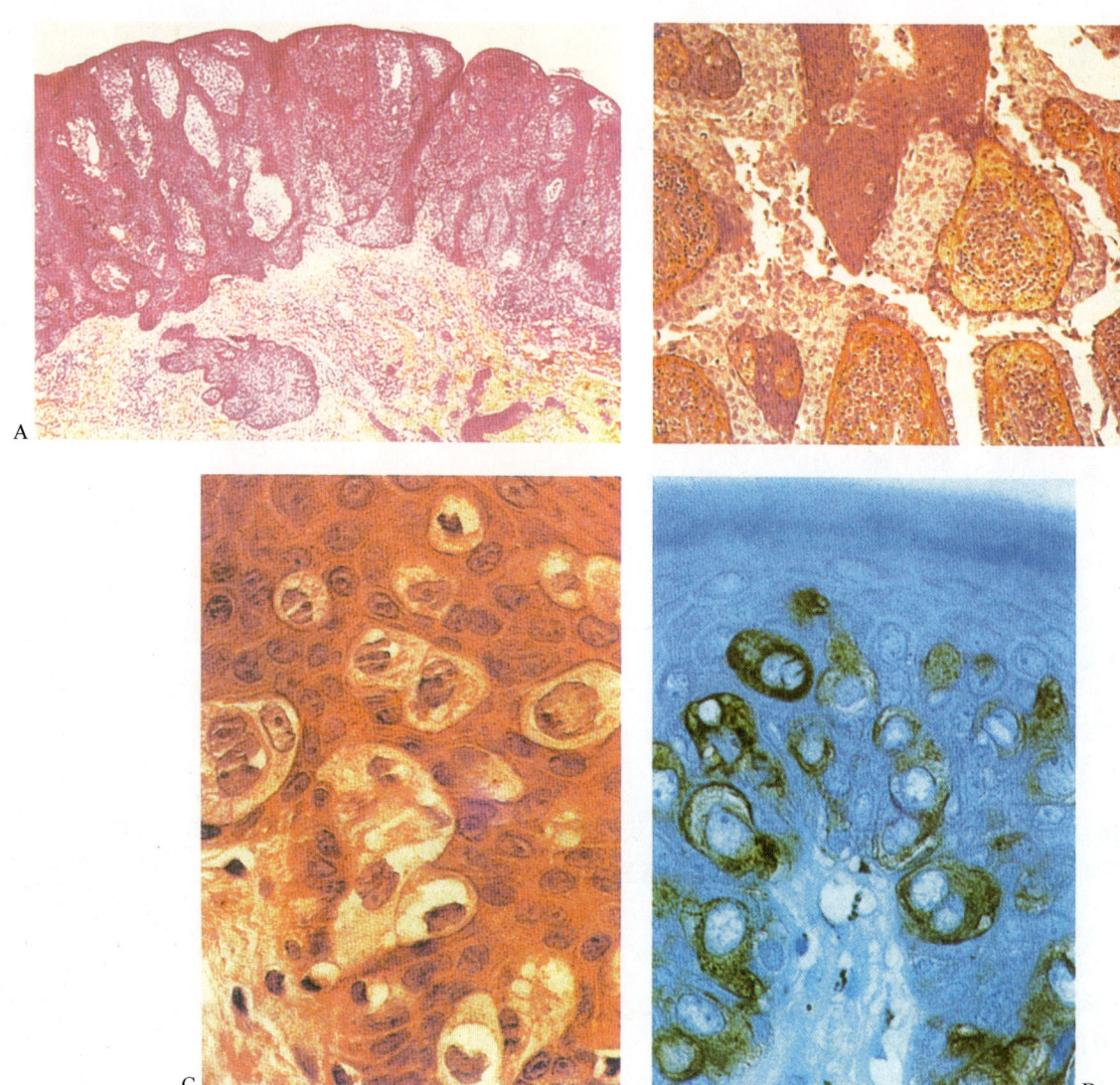

图 16.30 Paget 病。**A**：低倍显示孤立性恶性 Paget 细胞。**B**：高倍显示另一个病变，纤维血管轴周围有大量 Paget 样细胞。**C**：Paget 细胞高倍观。**D**：CEA 抗原染色。

倾向[113]。

乳腺外 Paget 病分为两类：起源于皮肤的原发性 Paget 病和来源于深部恶性肿瘤的继发性 Paget 病。皮肤乳腺外 Paget 病的肿瘤细胞可能起源于表皮内大汗腺导管上皮、附属器干细胞或多潜能鳞状上皮干细胞[114,115]。继发性肛门 Paget 病合并于肛管癌[111,116,117]、肛导管癌、直肠肿瘤[118]和神经内分泌癌[119]，其他相关的内脏肿瘤包括胃癌和直肠癌，以及来自盆腔的癌[111]。Paget 细胞与下方腺癌相邻接或不邻接。胞浆丰富而浅染、透明或嗜碱性的大细胞单个或簇状浸润鳞状上皮各层（图 16.30），可见深染的核、双核和分裂象，偶见腺样结构。肿瘤细胞常堆积于表皮脚下部而使其增宽，并挤压基底细胞。Paget 细胞还可以播散至毛器外根鞘和大汗腺导管上皮内。其他显微镜下特点还有角化亢进、角化不全、棘皮病和上皮增生，上皮可以广泛增生到足以诊断为 Pinkus 纤维上皮瘤[120,121]或乳头状瘤[121]。如果 Paget 细胞数量少，则乳头状瘤样病变似尖锐湿疣[121]。受累表皮下方可有淋巴细胞、浆细胞、组织细胞、多形核白细胞、嗜酸性粒细胞和肥大细胞等炎症细胞浸润。患处表皮通常保持完整，当存在大量 Paget 细胞时可以形成溃疡。这种缓慢生长的恶性肿瘤可以在局部维持多年，最终发生浸润，后期有时形成转移性腺癌。多达 44% 的患者有浸润性成分[112]。

评估肛周 Paget 病患者的难点之一是，单个肿瘤细胞常常可以存在于肉眼判断的边缘以外很远处，还可以形成与其他 Paget 细胞或原发肿瘤没有关联的多中心或卫星灶[122]。病变平均直径为3.0cm，范围0.4～12cm。当肿瘤细胞与病变主体距离较远时，孤立性 Paget 细胞在组织学上极难辨认，可以似位于正常表皮基底层的黑色素细胞甚至 Langerhans 细胞。因此，对于有透明细胞的 Paget 病，我们常规将切缘作特殊染色以除外 Paget 细胞存在的可能。

原发性和继发性 Paget 病的肿瘤细胞均为黏液染色和 CEA 阳性，其免疫表型则取决于病变是原发性还是继发于深部恶性病变。原发性病变为 CEA、CK7 和 GCDFP 阳性[123,124]，肿瘤细胞表达胃表面型黏液 MUC1（乳腺型黏液）[125]，也表达 HER2/neu[126]，HER2/neu 基因扩增提示其可以采用 HER-2 靶向治疗。雄激素受体也常有表达[127]。继发于直肠恶性肿瘤的 Paget 病呈 MUC2/CK7＋/CK20＋/GCDFP-表型[128-130]，继发于其他类型肿瘤的 Paget 病免疫表型同其来源的恶性肿瘤。鉴别诊断包括雀斑样黑色素瘤和 Bowen 病，用特殊染色可以鉴别（见表16.4）。

乳腺外 Paget 病必须彻底切除。手术方式取决于其下方是否存在肿瘤、肿瘤类型和部位以及 Paget 病的范围和部位。当存在直肠癌时，通常需要作腹会阴切除。继发于肛周或皮肤汗腺导管癌的 Paget 病需行广泛切除治疗。但是 Paget 病几乎总是超出临床判断的边缘以外，因而难以一次切净。有些医生术前采用多次活检得到一个组织分布图，以确定病变范围。最近，光动力学诊断作为一种创伤小而又较便宜的方法被用于确定病变范围[131]。一些患者有望用 Mohs 显微外科术代替根治术。有时用术中冰冻切片来确定手术切缘，以减少手术次数[116]。然而，经常复发是本病的特点，复发率可达61％。复发的平均时间在2.5年以上[116]。5年总体存活率和无病存活率分别为59％和64％，10年存活率分别为33％和39％。一些患者死于疾病转移。

光动力学治疗可以用于治疗残余病变[132]。侵袭性病变可辅以化疗[112]。放疗对本病的作用尚有争议[133]。

附属器肿瘤

汗腺肿瘤很少发生于肛门生殖器区，几乎总是累及中年女性白人[134]。患者主诉一般为出现不足一年的肿物，伴有肿胀、瘙痒、疼痛或溃疡形成。乳头状汗腺瘤主要累及30～50岁妇女。肿瘤表现为球形界清病变，直径通常小于1cm，最近曾报道过一例特殊的2cm大的溃疡性肛周病变[135]。肿瘤由腺样和乳头状区构成（图16.31）。腺样区衬覆双层上皮细胞，分别为显示活跃顶浆分泌的高柱状上皮细胞和位于薄层清晰基底膜上的一到两层立方形扁平肌上皮细胞。

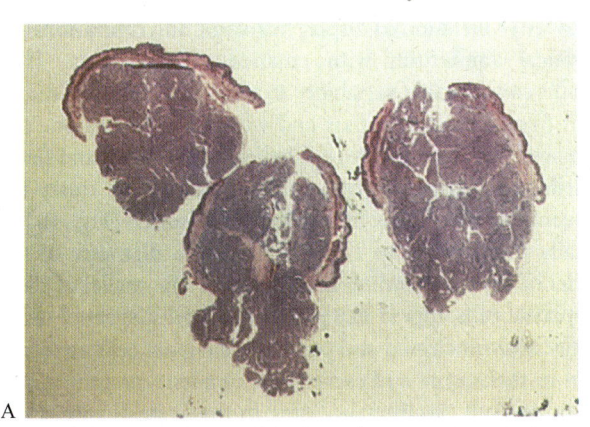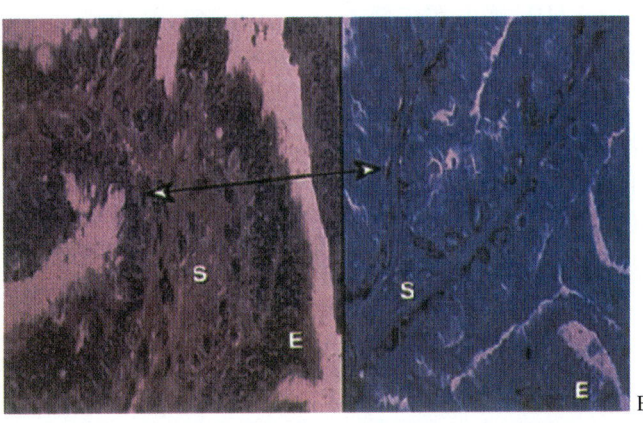

图16.31 肛周汗腺瘤。**A**：注意息肉样肿物在低倍镜下呈分叶状。**B**：高倍示显著的间质成分，表面被覆双层细胞，一层紧邻间质，细胞为梭形和扁平（箭头所示）；表层细胞偏立方形（E）。紧邻间质的扁平细胞为肌上皮（S），用 SMA 染色可以清楚显示。

细长的乳头状结构内有少量结缔组织轴心。上皮细胞内有黏液性、PAS阳性且耐淀粉酶的颗粒。偶见伴局灶上皮增生的囊肿。

最近报道过起源于良性大汗腺腺瘤的肛周大汗腺癌[136]，良性区可见由大汗腺上皮细胞和肌上皮细胞构成的双层结构特点，恶性成分中则没有肌上皮层，而且腺体变得较不规则并成角。

硬化性汗腺导管癌也可发生于此[137]。由于其浸润能力强和神经周围浸润常见，因此为局部侵袭性。肿瘤细胞异型性很小，分裂象很少[137]。

毛上皮瘤是发生于毛-皮脂腺-大汗腺单位的不甚常见的良性肿瘤。有两种临床类型：多发性毛上皮瘤，患者有家族史，病变从青春期开始出现，主要累及面部；巨大的孤立性毛上皮瘤，患者没有家族史，通常出现于成年期，常累及肛周区[138,139]。基底细胞样肿瘤细胞形成巢，其中可见毛囊分化，细胞常显著糖原化，可见角质囊肿。巨大肛周肿瘤内可以出现基底细胞癌转化区[140]。

恶性黑色素瘤

肛门黑色素瘤占所有肛门肿瘤的0.1%~1.07%，约占所有原发性黑色素瘤的1%[141]。原发性肛门黑色素瘤的年发病率为0.016/100 000人口[142]。虽然黑色素瘤不常见，但肛管是原发性胃肠道黑色素瘤最常见的部位[142]，肛门直肠黑色素瘤占所有黏膜黑色素瘤的24%[143]。肛门黑色素瘤好发于成年高加索人，诊断时平均年龄为58~64岁，年龄跨度从22岁到96岁[144]。好发于女性[145]。HIV感染在年轻人，尤其年轻男性中是一个危险因素[145]。

最常见的临床表现是非特异性的，包括直肠出血并疼痛、感觉有肿物、便秘、腹泻、体重减轻和里急后重[141]，有些病变表现似痔。由于多达80%的病例开始的临床诊断是错误的[67]，其症状常持续数月才得以诊断，因此确诊时肿物体积常较大。偶尔，腹股沟淋巴结转移导致隐性进展期原发瘤的发现。进展期病变还可以出现包括坐骨神经痛在内的神经系统并发症。半数以上患者在诊断时已有转移。肛门直肠黑色素瘤的病因未明。日光照射是皮肤黑色素瘤的主要原因[146]，而此处黑色素瘤的发病率与纬度呈反相关，这与皮肤和眼眶黑色素瘤与纬度的相关性恰好相反[146]。

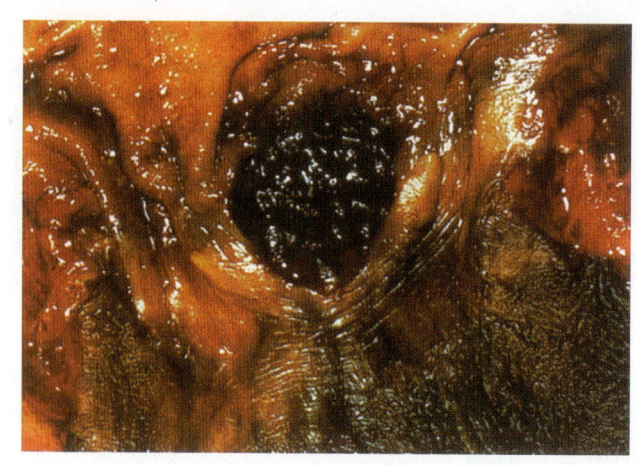

图16.32 溃疡型恶性黑色素瘤。

虽然整个肛门都可以发生黑色素瘤，其中三分之二起源于肛梳近端和齿状线周围的移行区（图16.32）。病变大小从数毫米到超过10 cm，平均直径为4.1 cm[144]。较小的病变没有蒂，随着其体积增大，形成隆起性、息肉样肿块，可以从肛门口脱出，继发溃疡形成[144]。息肉样病变常侵犯黏膜下层，而蒂不明显的病变常浸润深部肌层。较大的病变周围可以形成小的疣状隆起。肿瘤内色素沉着程度不一，20%~50%的肿瘤为色素性，其余为无色素性病变[142]。

当黑色素瘤被发现时，通常已经是深部浸润性病变。有时可见原位黑色素瘤，病变由局限于黏膜内的、色素多少不一的增生性肿瘤细胞构成。肿瘤厚度从0.5 mm到超过20 mm。只有少数患者病变厚度小于2 mm，这些患者存活率很高。可以用光学测微计去测量浸润性病变的厚度，从黏膜表面或溃疡形成区表面量到病变浸润最深处。

肛门浸润性黑色素瘤与皮肤黑色素瘤具有相同的组织学和免疫组化特点。肿瘤细胞大小和形状相当多样。细胞常较大，呈上皮样，胞浆内细小而散布的色素颗粒呈棕色粉尘样。大而深染的核（图16.33）常为周围鳞状细胞核的1.5~2倍，多数肿瘤细胞核偏长形而染色质稀疏。多核和多形性巨细胞在黑色素瘤中常见，而腺癌和鳞状细胞癌中则罕见。有些肿瘤（小圆细胞黑色素瘤）由相似于淋巴瘤的非典型性圆细胞构成（图16.34）。还有一些黑色素瘤由束状交错排列的梭形细胞构成，似肉瘤。细胞丰富区以多角形细胞为主，可见巢或小梁状结构，尤其是表浅部位。肿瘤深部浸润灶常呈实性片

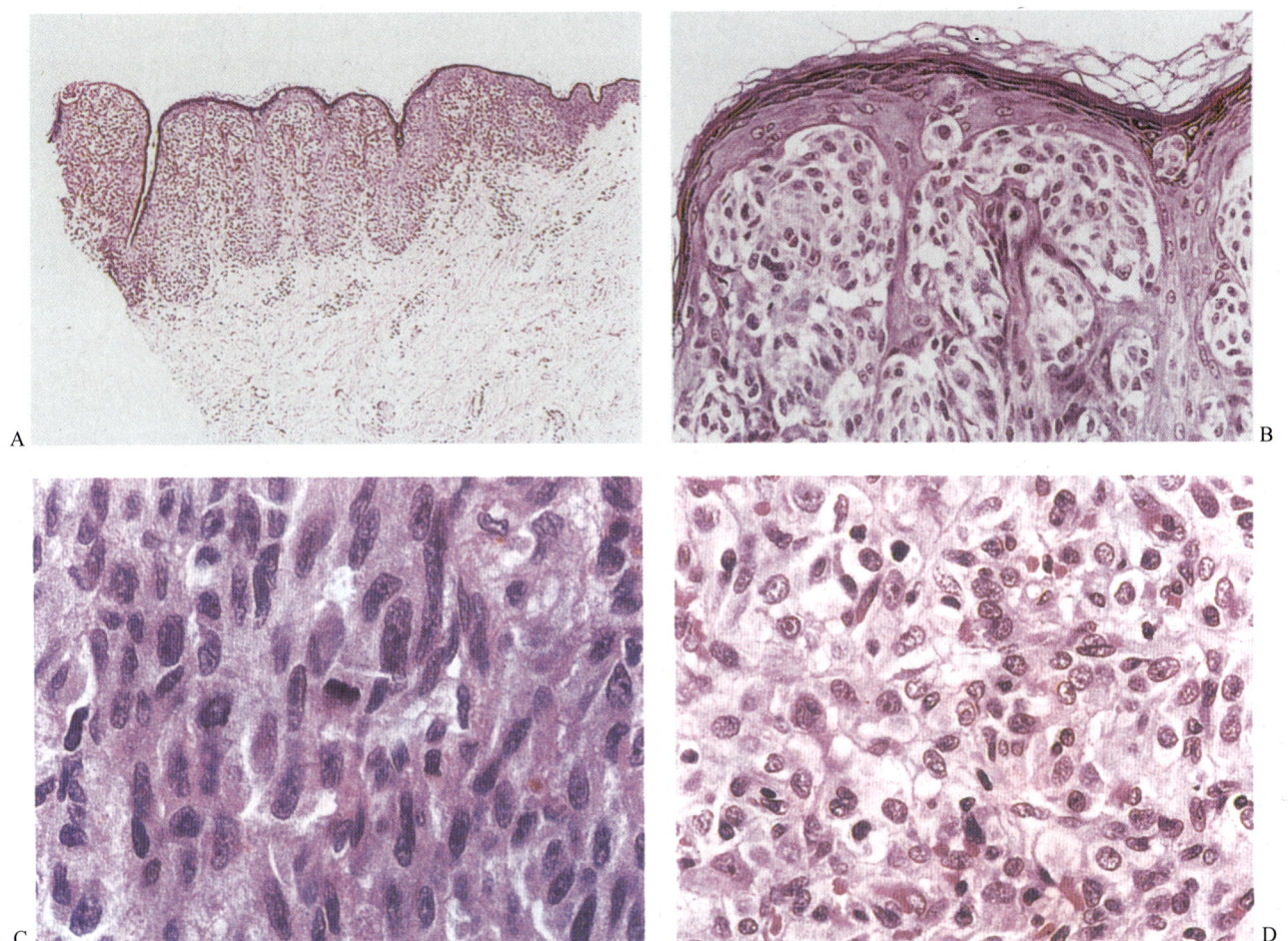

图 16.33 恶性黑色素瘤。**A**：表浅扩散性黑色素瘤。**B**：病变的细胞学特点在本图显示得更清楚。**C**：可见大量分裂象。**D**：另一个恶性黑色素瘤，已经从肛门区转移至腹股沟淋巴结。

状生长，也可以形成腺泡样结构或聚集成团而似类癌。细胞间有胶原纤维和嗜碱性基质。分裂活性不一，有时很难找到分裂象。有些肛门直肠黑色素瘤细胞非常丰富，常伴间变，分裂象很多。促纤维增生性黑色素瘤也可以发生于肛门[147]，其特点相似于皮肤的同类肿瘤。

20%~75%的患者[144]在其肿瘤侧向0.7~1.7 cm范围内[146]有显著交界性黑色素细胞非典型性，尤其是那些起源于肛门直肠区的肿瘤[67]。这种交界性病变在较小的肿瘤内更常见。交界性成分可以位于浸润成分的上方或侧面，需要作多张切片才能显示其存在。交界性黑色素细胞主要位于基底层和基底层上，细胞形状不一，从梭形到上皮样，有时局灶聚集成团。交界性病变的存在（图16.35）有助于确定病变为原发性肛门黑色素瘤。

恶性黑色素瘤的上皮内播散可以与Paget病相混淆，借助特殊染色（表16.4）即可区分开[148]。可以用S100，其特异性不如HMB45，但是我们曾经遇到过肛门黑色素瘤，尤其是小细胞型，HMB45为阴性而S100为阳性。由于这两种标志与黑色素合成无关，因此，对于无色素性病变的诊断尤其有帮助。转移到肛门直肠区的黑色素瘤，如果用CEA多克隆抗体检测可以为阳性，而用单克隆抗体检测时则为阴性。

对肿瘤内 *BRAF* 和 *ras* 突变的存在和性质进行分析，可能有助于区分皮肤黑色素瘤和肛门黑色素瘤。

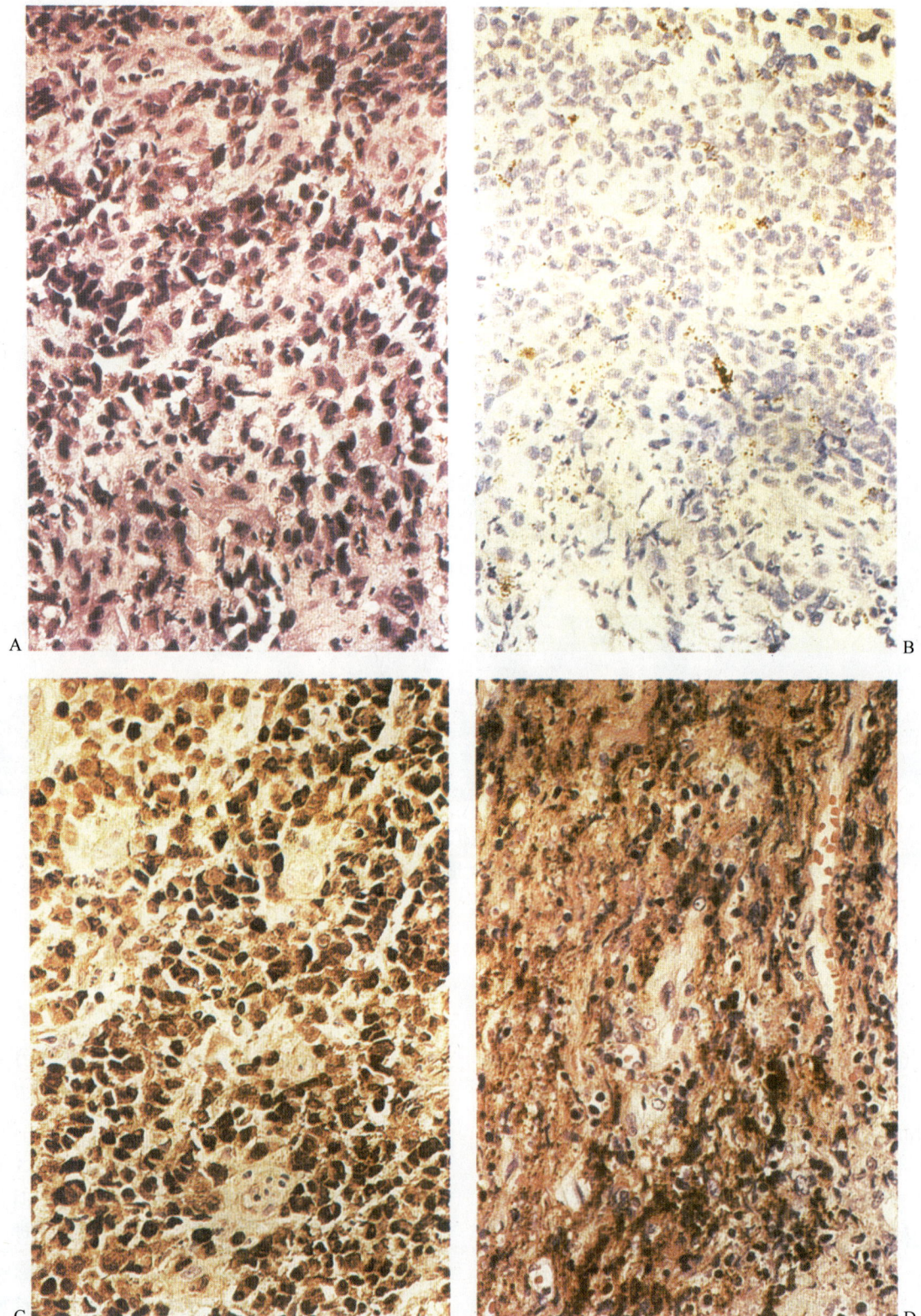

图 16.34 小细胞黑色素瘤。**A**：HE 染色下小细胞没有一般黑色素瘤的典型特征，可见细小棕色色素散布于细胞内。**B**：HMB45 免疫染色为阴性，但棕色色素在这种染色条件下更清楚。**C**：S100 免疫染色为强阳性。**D**：该患者放疗后做手术，切片来自切除标本，其中没有发现残存肿瘤细胞，但有显著色素沉着，系弥漫分布于间质内的漏出的黑色素颗粒。

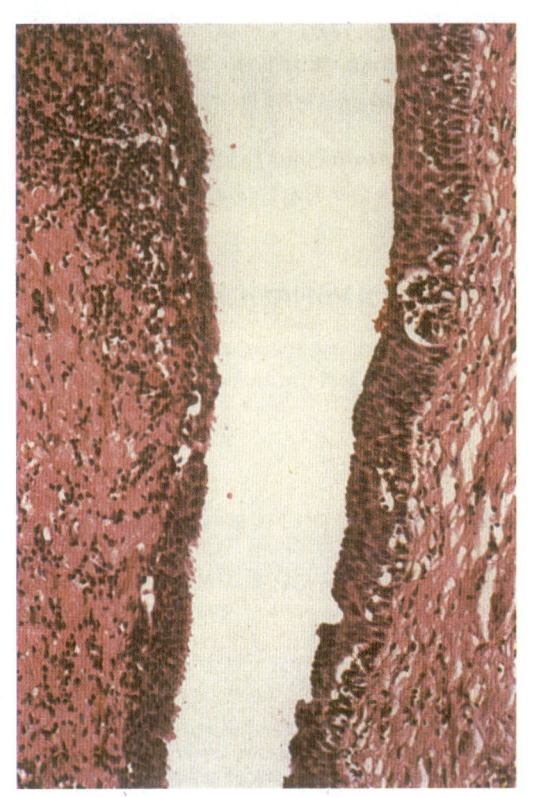

图16.35 浸润性黑色素瘤附近的移行上皮有交界活性。注意显著的上皮内黑色素细胞团。

后者缺乏BRAF第15外显子V599E突变和ras突变,不同于皮肤黑色素瘤[149,150]。但是,极少数肛门黑色素瘤有BRAF第15和11外显子突变[150]。曾经报道过一例神经纤维瘤病和肛门黑色素瘤患者有NF1等位基因缺失[151]。

虽然肛管黑色素瘤可以貌似良性,但其生物学行为属于高度恶性,在病变早期即可浸润直肠下段,向深部浸润肛门直肠周围组织,少数病例直接侵犯膀胱、前列腺、阴道或骶骨。肿瘤还可以在黏膜下层向两侧播散,形成不同程度的息肉样的不连续的卫星灶。肛门直肠黑色素瘤可以通过淋巴道和血行转移到淋巴结、肺、肝、脑、骨和皮肤[67],也可以沿痔上血管旁淋巴路径侧向转移到髂和闭孔淋巴结或通过肛周淋巴管转移至腹股沟浅淋巴结[144]。

肛门黑色素瘤预后非常差,总体5年存活率约为10%～33%,患者平均存活9个月到2.8年。原发性肛门直肠黑色素瘤患者的存活率(和预后)与肿瘤大小和厚度直接相关[81,146,152,153],病变厚度为2～3 mm者存活50个月,3～5 mm者平均存活8个月,5.7～9 mm者平均存活14个月[141]。Ⅰ期病变患者可以在原部位或局部骨盆复发。Ⅰ期病变患者平均存活29个月,而Ⅱ期病变患者为11个月,Ⅲ期病变患者为9个月。如果手术时无远处转移,则总体存活率升高为20%～30%[153]。肿瘤增生指数也有预后意义,Ki-67标记率大于40%的肿瘤预后比标记率较低的肿瘤预后差[154]。

病变深度小于3 mm的患者采用根治术。一些转移性肛门直肠黑色素瘤患者对化疗有明显或部分反应[155]。对于无法行根治术的大病变,可以用姑息性切除或冷冻治疗以达到局部缓解,还可以采用肿瘤内注射β-干扰素加系统性化疗[156]。

发生于先天性畸形的肿瘤

位于肛门直肠区的多种先天性畸形可以发生肿瘤。我们见过发生于异位性胃黏膜的肿瘤性转化。肿瘤还可以发生于尾肠囊肿,包括类癌[157]、腺癌[158]、腺鳞癌[159]和伴有显著脑膜上皮增生的癌[160]。尾肠囊肿的组织学特点参见第15章。

肛门直肠乳腺样腺体内发生的病变

大汗腺纤维腺瘤在组织学上相似于乳腺管内型纤维腺瘤,起源于肛周皮肤。导管衬覆双层上皮细胞,分别为位于基底层的矮立方形细胞和位于腔面的嗜酸性柱状细胞,有时呈乳头状增生[161]。细胞核大小不一,染色质细,核分裂象偶见。有时可见长而扁的梭形细胞位于基底层上皮与基底膜之间。大汗腺和小汗腺上皮都可见到,还可见皮脂腺分化或假血管瘤样间质增生[162]。肌上皮细胞很容易辨认,用SMA抗体可以显示得更清楚。这种肿瘤生物学行为属于良性。

组织学上相似于乳腺的腺病瘤也可以发生在肛门直肠区,表现为一般腺病和硬化性腺病,伴有大小不等的微囊和囊肿,可见带有肌上皮的微乳头状突起,顶浆分泌显著[163]。

直肠后肿瘤

直肠后区域是一个潜在的腔,其前方为直肠,后方为骶骨,上方为腹膜反折,下方为肛提肌和尾骨

表 16.5　起源于直肠后间隙的肿瘤
脂肪肉瘤
血管内皮肉瘤
腹外韧带样瘤
淋巴管瘤
成骨肉瘤
骨瘤
神经纤维瘤
神经鞘瘤
节神经瘤
室管膜瘤
肾上腺残迹肿瘤

肌，侧缘为髂血管和输尿管。直肠后病变可以分为先天性、炎症性、肿瘤性和其他类型，发生于该区域的肿瘤列于表 16.5。肿瘤最常见的表现是在常规直肠检查中发现的无症状性肿物[164]。以脊索瘤最为常见（38%），其他肿瘤包括神经源性肿瘤（15%）、软骨肉瘤（8%）、腺癌（8%）等。肿瘤大小为 3～20 cm，平均直径为 8 cm。肿瘤见于各年龄段患者，高峰年龄为 10 岁以内和 60～70 岁。患者表现为疼痛和便秘，还可以有肠梗阻和尿失禁。

直肠后囊性错构瘤不甚常见，起源于骶尾前隙，发病机制尚有争议。病变发生的解剖学部位可能为尾肠残迹所在之处，表现为多囊性病变，囊壁衬覆复层鳞状上皮、移行上皮、浆液黏液上皮和（或）肠上皮[166,167]。直肠后囊性错构瘤含有多个胚层来源的组织，但是没有皮肤附属器、神经成分或其他中胚叶来源组织如软骨和骨，而上述成分常见于成熟性畸胎瘤。在直肠囊性错构瘤内从未见过未成熟成分。在上皮周围结缔组织内可见排列紊乱的平滑肌，但不形成具有重复肠特点的排列整齐的平滑肌膜。

肛门和肛周其他肿瘤

肛门可以发生各种神经内分泌肿瘤，将在第 17 章中讨论。Merkel 细胞瘤也可以发生于此处[168]。发生于肛管的间叶性肿瘤罕见，有平滑肌瘤和平滑肌肉瘤、横纹肌肉瘤、颗粒细胞瘤、血管瘤、脂肪瘤、神经束衣瘤、Kaposi 肉瘤、白血病和淋巴瘤，这些肿瘤将在第 18 和第 19 章中讨论。

继发性肿瘤包括来自各部位的转移瘤。直肠后肿瘤也可以累及肛门。

标本检查

肛门和肛管癌患者的标本检查内容见参考文献 169。

参考文献

1. Fenger C, Frisch M, Marti MC, Parc R: Tumors of the anal canal. In: Hamilton SR, Aaltonen LA (eds). *World Health Organization Classification of Tumors. Pathology and Genetics of Tumors of the Digestive System*. Lyons, France: IARC Press, 2000, pp 147–155.
2. Peters RK, Mack TM: Patterns of anal carcinoma by gender and marital status in Los Angeles County. *Br J Cancer* 1983;48:629.
3. Frazer IH, Medley G, Crapper RM, et al: Association between anorectal dysplasia, human papillomavirus and human immunodeficiency virus infection in homosexual men. *Lancet* 1986;2:657.
4. Patel R, Groff DB: Condylomata acuminata in childhood. *Pediatrics* 1972;50:153.
5. Noffsinger A, Witte D, Fenoglio-Preiser CM: The relationship of human papillomaviruses to anorectal neoplasia. *Cancer* 1992;70:1276.
6. Kuypers JM, Kiviat NB: Anal papillomas virus infections. In: Surawicz C, Owen R (eds). *Gastrointestinal and Hepatic Infections*. Philadelphia: WB Saunders Company, 1995, pp 279–285.
7. Von Krogh G, Lacey CJN, Gross G, et al: European guideline for the management of anogenital warts. *Int J STD AIDS* 2001;12:40.
8. Croxson T, Chabon AB, Rorat E, et al: Intraepithelial carcinoma of the anus in homosexual men. *Dis Colon Rectum* 1984;27:325.
9. Fenger C, Nielsen VT: Precancerous changes in the anal canal epithelium in resection specimens. *Acta Pathol Microbiol Immunol Scand A* 1986;94:63.
10. Beckmann AM, Daling JR, Sherman KJ, et al: Human papillomavirus infection and anal cancer. *Int J Cancer* 1989;43:1042.
11. Holly EA, Ralston ML, Darragh TM, Greenblatt RM: Prevalence and risk factors for anal squamous intraepithelial lesions in women. *J Nat Cancer Inst* 2001;93:843.
12. Palefsky JM, Holly EA, Ralston ML, et al: Prevalence and risk factors for human papillomavirus infection of the anal canal in human immunodeficiency virus (HIV)-positive and HIV-negative homosexual men. *J Infect Dis* 1998;177:361.
13. Piketty C, Darragh TM, Da Costa M, et al: High prevalence of anal human papillomavirus infection and anal cancer precursors among HIV-infected persons in the absence of anal intercourse. *Ann Int Med* 2003;183:453.
14. Martin F, Bower M: Anal intraepithelial neoplasia in HIV positive people. *Sex Transm Inf* 2001;77:327.
15. Horster S, Thoma-Greber E, Siebeck M, Bogner JR: Is anal carcinoma a HAART-related problem? *Eur J Med Res* 2003;30:142.
16. Palefsky JM, Holly EA, Gonzales J, et al: Detection of human papillomavirus DNA in anal intraepithelial neoplasia and anal cancer. *Cancer Res* 1991;51:1014.
17. Critchlow CW, Surawicz CM, Holmes KK, et al: Prospective study of high grade anal squamous intraepithelial neoplasia in a cohort of homosexual men: influence of HIV infection, immunosuppression and human papillomavirus infection. *AIDS* 1995;9:1255.
18. Medley G: Anal smear test to diagnose occult anorectal infection with human papillomavirus in men. *Br J Vener Dis* 1984;60:205.
19. Nash G, Allen W, Nash S: Atypical lesions of the anal canal mucosa in homosexual men. *JAMA* 1986;256:873.

20. Yamaguchi T, Moriya Y, Fujii T, et al: Anal canal squamous cell carcinoma in situ, clearly demonstrated by indigo carmine dye spraying: report of a case. *Dis Colon Rectum* 2000;43:1161.
21. Colquhoun P, Nogueras JJ, Dipasquale B, et al: Interobserver and intraobserver bias exists in the interpretation of anal dysplasia. *Dis Colon Rectum* 2003;46:1332.
22. Lytwyn A, Salit IE, Raboud J, et al: Interobserver agreement in the interpretation of anal intraepithelial neoplasia. *Cancer* 2005;103:1447.
23. Skinner PP, Ogunbiyi OA, Scholefield JH, et al: Skin appendage involvement in anal intraepithelial neoplasia. *Br J Surg* 1997;84:675.
24. Goldie SJ, Kuntz KM, Weinstein MC, et al: Cost-effectiveness of screening for anal squamous intraepithelial lesions and anal cancer in human immunodeficiency virus-negative homosexual and bisexual men. *Am J Med* 2000;108:634.
25. Palefsky JM, Holly EA, Hogeboom CJ, et al: Anal cytology as a screening tool for anal squamous intraepithelial lesions. *J Acquir Immune Defic Syndr Hum Retrovirol* 1997;14:415.
26. Moscicki A-B, Durako SJ, Houser J, et al: Human papillomavirus infection and abnormal cytology of the anus in HIV-infected and uninfected adolescents. *AIDS* 2003;17:311.
27. Darragh T, Birdsong G, Luff R, Davey D: In: Solomon D, Nayar R (eds). *The Bethesda System for Reporting Cervical Cytology: Definitions, Criteria and Explanatory Notes,* 2nd ed. New York: Springer-Verlag, 2004.
28. Sayers SJ, McMillan A, McGoogan E: Anal cytological abnormalities in HIV-infected homosexual men. *Int J STD AIDS* 1998;9:37.
29. Chin-Hong PV, Palefsky JM: Natural history and clinical management of anal human papillomavirus disease in men and women infected with human immunodeficiency virus. *Clin Infect Dis* 2002;35;1127.
30. Fenger C, Frisch M, Jass JJ, et al: Anal cancer subtype reproducibility study. *Virchows Arch* 2000;436:229.
31. Dougherty BG, Evans HL: Carcinoma of the anal canal. A study of 79 cases. *J Clin Pathol* 1985;83:159.
32. Shepherd NA, Scholefield JH, Love SB, et al: Prognostic factors in anal squamous carcinoma: a multivariate analysis of clinical, pathological and flow cytometric parameters in 235 cases. *Histopathology* 1990;16:545.
33. Boman BM, Moertel CG, O'Connell MJ, et al: Carcinoma of the anal canal: a clinical and pathologic study of 188 cases. *Cancer* 1984;54:114.
34. Licitra L, Spinazze S, Docci R, et al: Cancer of the anal region. *Crit Rev Oncol Hematol* 2002;43:77.
35. Jass JR, Sobin LH, Morson BC: *Histological Typing of Intestinal Tumors.* Berlin: Springer Verlag, 1989.
36. Johnson LG, Madeleine MM, Newcomer LM, et al: Anal cancer incidence and survival: the surveillance, epidemiology and end results experience, 1973-2000. *Cancer* 2004;101:281.
37. Melbye M, Cote TR, Kessler L, et al: High incidence of anal cancer among AIDS patients. *Lancet* 1994;343:636.
38. Daling JR, Madeline MM, Johnson LG, et al: Human papillomavirus, smoking and sexual practices in the etiology of anal cancer. *Cancer* 2004;101:270.
39. Frisch M, Glimelius B, van den Brule AJC: Sexually transmitted infection as cause of anal cancer. *N Engl J Med* 1997;337;1350.
40. Peters RK, Mack TM, Bernstein L: Parallels in the epidemiology of selected anogenital carcinomas. *J Nat Cancer Inst* 1984;72:609.
41. Palefsky JM: Anal squamous intraepithelial lesions in human immunodeficiency virus-positive men and women. *Semin Oncol* 2000;27:471.
42. Heino P, Goldman S, Lagerstedt U, Dillner J: Molecular and serological studies of human papillomavirus among patients with anal epidermoid carcinoma. *Int J Cancer* 1993;53:377.
43. Slater G, Greenstein A, Aufses AH Jr: Anal carcinoma in patients with Crohn's disease. *Ann Surg* 1984;199:348.
44. Daly JJ, Madrazo A: Anal Crohn's disease with carcinoma in situ. *Dig Dis Sci* 1989;25:464.
45. Buckwalter JA, Jurayj MN: Relationship of chronic anorectal disease to carcinoma. *Arch Surg* 1957;75:352.
46. Kline RJ, Spencer RJ, Harrison EG Jr: Carcinoma associated with fistula-in-ano. *Arch Surg* 1964;89:989.
47. Bjorge T, Engeland A, Luostarinen T, et al: Human papillomavirus infection as a risk factor for anal and perianal skin cancer in a prospective study. *Br J Cancer* 2002;87:61.
48. Durante AJ, Williams AB, Da Cossta M, et al: Incidence of anal cytological abnormalities in a cohort of human immunodeficiency virus-infected women. *Cancer Epid Bomarkers Prevent* 2003;12:638.
49. Daling JR, Weiss NS, Hislop TG, et al: Sexual practices, sexually transmitted diseases and the incidence of anal cancer. *N Engl J Med* 1987;317:973.
50. Sobhani I, Vaugnat A, Walker F, et al: Prevalence of high grade dysplasia and cancer in the anal canal in human papillomavirus infected individuals. *Gastroenterology* 2001;120:857.
51. Frisch M, Smith E, Grulich A, Johansen C: Cancer in a population-based cohort of men and women in registered homosexual partnerships. *Am J Epidemiol* 2003;157:966.
52. Palefsky JM, Holly EA, Ralston ML, et al: High incidence of high grade squamous intra-epithelial lesions among HIV-positive and HIV-negative homosexual and bisexual men. *AIDS* 1998;12:495.
53. Grulich AE, Li Y, McDonald A, et al: Rates of non-AIDS-defining cancers in people with HIV infection before and after AIDS diagnosis. *AIDS* 2002;16:1155.
54. Sobhani I, Walker F, Roudot-Thoraval F, et al: Anal carcinoma: incidence and effect of cumulative infections. *AIDS* 2004;18:1561.
55. Moscicki A-B, Hills NK, Shiboski S, et al: Risk factors for abnormal anal cytology in young heterosexual women. *Cancer Epidemiol Biomarkers Prevent* 1999;8:173.
56. Frisch M, Fenger C, van den Brule AJC, et al: Variants of squamous cell carcinoma of the anal canal and perianal skin and their relation to human papillomaviruses. *Cancer Res* 1999;59;753.
57. Kubbutat M, Stites DP, Farhat S, et al: Role of E6 and E7 oncoproteins in HPV-induced anogenital malignancies. *Semin Virol* 1996;7: 295.
58. Williams SMG, Disbrow GL, Schlegel R, et al: Requirement of epidermal growth factor receptor for hyperplasia induced by E5, a high risk human papillomavirus oncogene. *Cancer Res* 2005;6:6534.
59. Penn I: Cancers of the anogenital region in renal transplant recipients. Analysis of 65 cases. *Cancer* 1986;68:611.
60. Klotz RG, Pamukcoglu T, Souilliard DH: Transitional cloacogenic carcinoma of the anal canal. Clinicopathologic study of 373 cases. *Cancer* 1967;20:1727.
61. Sawyers JL: Squamous cell cancer of the perianus and anus. *Surg Clin North Am* 1972;52:935.
62. Papillon J, Montbarbon MD: Epidermoid carcinoma of the anal canal. *Dis Colon Rectum* 1987;30:324.
63. Wong CS, Tsao MS, Sharma V, et al: Prognostic role of p53 expression in epidermoid carcinoma of the anal canal. *Int J Radiation Oncol Biol Phys* 1999;45:9.
64. Chetty R, Serra S, Hsieh E: Basaloid squamous carcinoma of the anal canal with an adenoid cystic pattern. *Am J Surg Pathol* 2005;29:1668.
65. Kuwano H, Iwashita A, Enjoji M: Pseudosarcomatous carcinoma of the anal canal. *Dis Colon Rectum* 1983;26:123.
66. Watson PH: Clear-cell carcinoma of the anal canal: a variant of anal transitional zone carcinoma. *Hum Pathol* 1990;21:350.
67. Morson BC, Sobin LH: Histological typing of intestinal tumours. In: *International Histological Classification of Tumours,* No. 15. Geneva: World Health Organization, 1976, p 67.
68. Clark J, Petrelli N, Herrera L, et al: Epidermoid carcinoma of the anal canal. *Cancer* 1986;57:400.
69. Wade DS, Herrera L, Castillo NB, Petrelli NJ: Metastases to the lymph nodes in epidermoid carcinoma of the anal canal studies by a clearing technique. *Surg Gynecol Obstet* 1989;169:238.
70. Schraut WH, Wang C-H, Dawson PJ, et al: Depth of invasion, location, and size of cancer of the anus dictate operative treatment. *Cancer* 1983;51:1291.
71. Ryan DP, Compton CC, Mayer RJ: Carcinoma of the anal canal. *N Engl J Med* 2000;342:792.
72. Pintor MP, Northover JM, Nicholls RJ: Squamous carcinoma of the anus at one hospital from 1948 to 1984. *Br J Surg* 1989;76:806.
73. Myerson RJ, Karnell LH, Menck HR: The National Cancer Data Base report on carcinoma of the anus. *Cancer* 1997;80:805.
74. Deans GT, McAleer JJ, Spence RA: Malignant anal tumors. *Br J Surg* 1994;81:500.
75. Scott NA, Beart RW Jr, Weiland LH, et al: Carcinoma of the anal canal and flow cytometric DNA analysis. *Br J Cancer* 1989;60:56.
76. Bonin SR, Pajak TF, Russell AH, et al: Overexpression of p53 protein and outcome of patients treated with chemoradiation for carcinoma of the anal canal. *Cancer* 1999;85:1226.
77. Hung A, Crane C, Delcos M, et al: Cisplatin-based combined modality therapy for anal carcinoma. *Cancer* 2003;97:1195.

78. Cohen AM, Wong WD: Anal squamous cell cancer nodal metastases: prognostic significance and therapeutic considerations. *Surg Oncol Clin N Am* 1996;5:203.
79. Rousseau DL, Petrelli NJ, Kahlenberg MS: Overview of anal cancer for the surgeon. *Surg Oncol Clin N Am* 2004;13:249.
80. Hui YZ, Noffsinger AE, Miller MA, et al: Strong epidermal growth factor receptor expression but not Her2/neu expression correlates with cell proliferation in anal canal carcinomas. *Int J Surg Pathol* 1999;7:193.
81. Klas JV, Rothenberger DA, Wong WD, Madoff RD: Malignant tumors of the anal canal: the spectrum of disease, treatment and outcomes. *Cancer* 1999;85:1686.
82. Anagnostopoulos GK, Arvanitidis D, Sakorafas G, et al: Combined carcinoid-adenocarcinoma tumor of the anal canal. *Scand J Gastroenterol* 2004;39:198.
83. Hobbs CM, Lowry MA, Owen D, Sobin LH: Anal gland carcinoma. *Cancer* 2001;92:2045.
84. Winkelman J, Grosfeld J, Bigelow B: Colloid carcinoma of anal gland origin. Report of a case and review of the literature. *Am J Clin Pathol* 1964;42:395.
85. Wong AY, Rahilly MA, Adams W, Lee CS: Mucinous anal gland carcinoma with perianal pagetoid spread. *Pathology* 1998;30:1.
86. Li SC, Waters BL, Simmons-Arnold L, Beatty BG: Cytokeratin 7 and 20 expression in rectal adenomas, rectal adenocarcinomas, anal glands and junctional rectal mucosa. *Mod Pathol* 2001;14:90A.
87. Williams GR, Talbot IC, Northover JMA, Leigh IM: Keratin expression in the normal anal canal. *Histopathology* 1995;26:39.
88. Thomas RM, Sobin LH: Gastrointestinal cancer: incidence and prognosis by histological type. SEER population based data: 1973-1987. *Cancer* 1995;75:154.
89. Close AS, Schwab RL: A history of the anal ducts and anal duct carcinoma. *Cancer* 1955;8:979.
90. Nishimura T, Nozue M, Suzuki K, et al: Perianal mucinous carcinoma successfully treated with a combination of external beam radiotherapy and high dose rate interstitial brachytherapy. *Br J Radiol* 2000;73:661.
91. Fenoglio-Preiser CM, Perzin K, Pascal RR: *Tumors of the Large and Small Intestine*. AFIP Fascicle, 2nd Series. Washington, DC: AFIP, 1990.
92. Degner AM, Laino L, Accappaticcio G, et al: Human papillomavirus-32-positive extragenital Bowenoid papulosis (BP) in a HIV patient with typical genital BP localization. *Sex Transm Dis* 2004;31:619.
93. Schwartz RA, Janniger CK: Bowenoid papulosis. *J Am Acad Dermatol* 1991;24:261.
94. Ikenberg H, Gissmann L, Gross G, et al: Human papillovirus-type-16-DNA in genital Bowen's disease and in Bowenoid papulosis. *Int J Cancer* 1983;32:563.
95. Strauss RJ, Fazio VW: Bowen's disease of the anal and perianal area. A report and analysis of twelve cases. *Am J Surg* 1979;137:231.
96. Grodsky L: Unsuspected anal cancer discovered after minor anorectal surgery. *Dis Colon Rectum* 1967;10:471.
97. Graham JH, Helwig EB: Bowen's disease and its relationship to systemic cancer. *Arch Dermatol* 1961;83:738.
98. Cleary RK, Schaldenbrand JD, Fowler JJ, et al: Treatment options for perianal Bowen's disease. Survey of American Society of Colon and Rectal Surgeons members. *Am J Surg* 2000;66:866.
99. Alvarez-Canas MC, Fernandez FA, Rodilla IG, Val-Bernal JF: Perianal basal cell carcinoma: a comparative histologic, immunohistochemical, and flow cytometric study with basaloid carcinoma of the anus. *Am J Dermatopathol* 1996;18:371.
100. Behrendt G, Hansmann M: Carcinomas of the anal canal and anal margin differ in their expression of cadherin, cytokeratins and p53. *Virch Arch* 2001;439:782.
101. Charnley N, Choudhury A, Chesser P, et al: Effective treatment of anal cancer in the elderly with low dose chemoradiation. *Br J Cancer* 2005;92:1221.
102. Newlin HE, Zlotecki RA, Morris CC, et al: Squamous cell carcinoma of the anal margin. *J Surg Oncol* 2004;86:55.
103. Perera D, Pathma-Nathan N, Rabbit P, et al: Sentinel node biopsy for squamous cell carcinoma of the anus and anal margin. *Dis Colon Rectum* 2003;46:1027.
104. Gingrass PJ, Bubrick MP, Hitchcock CR: Anorectal verrucous squamous carcinoma. Report of two cases. *Dis Colon Rectum* 1978;21:120.
105. Gissmann L, DeVilliers EM, zur Hausen H: Analysis of human genital warts (condylomata acuminata) and other genital tumors for human papillomavirus type 6 DNA. *Int J Cancer* 1981;29:5124.
106. Wells M, Robertson S, Lewis F, Dixon MF: Squamous carcinoma arising in a giant perianal condyloma associated with human papillomavirus types 6 and 11. *Histopathology* 1988;12:319.
107. Soler C, Chardonnet Y, Allibert P, et al: Detection of multiple types of human papillomavirus in a giant condyloma from a grafted patient. Analysis by immunohistochemistry, in situ hybridisation, Southern blot and polymerase chain reaction. *Virus Res* 1992;23:193.
108. Trombetta LJ, Place RJ: Giant condyloma acuminatum of the anorectum: trends in epidemiology and management: report of a case and review of the literature. *Dis Colon Rectum* 2001;44:1878.
109. Knoblich R, Failing JF Jr: Giant condyloma acuminatum (Buschke-Lowenstein tumor) of the rectum. *Am J Clin Pathol* 1967;48:389.
110. Chu QD, Vereidis MP, Libbey NP, Wanebo HJ: Giant condyloma acuminatum (Buschke-Lowenstein tumor) of the anorectal and perianal regions. Analysis of 42 cases. *Dis Colon Rectum* 1994;36:950.
111. Helwig EB, Graham JH: Anogenital (extramammary) Paget's disease. A clinicopathological study. *Cancer* 1963;16:387.
112. McCarter MD, Quan SHQ, Busam K, et al: Long term outcome of perianal Paget's disease. *Dis Colon Rectum* 2003;46:612.
113. Kuehn PG, Tennant R, Brenneman AR: Familial occurrence of extramammary Paget's disease. *Cancer* 1973;31:145.
114. Lloyd J, Flanagan AM: Mammary and extramammary Paget's disease. *J Clin Pathol* 2000;53:742.
115. Regauer S: Extramammary Paget's disease—a proliferation of adnexal origin? *Histopathology* 2006;48:723.
116. Stacy D, Burrell MO, Franklin EW: Extramammary Paget's disease of the vulva and anus: use of intraoperative frozen-section margins. *Am J Obstet Gynecol* 1986;155:519.
117. Giltman LI, Osborne PT, Coleman SA, Uthman EO: Paget's disease of the anal mucosa in association with carcinoma demonstrating mucoepidermoid features. *J Surg Oncol* 1985;28:277.
118. Arminski TC, Pollard RJ: Paget's disease of the anus secondary to a malignant papillary adenoma of the rectum. *Dis Colon Rectum* 1973;16:46.
119. Guo L, Kuroda N, Miyazaki E, et al: Anal canal neuroendocrine carcinoma with Pagetoid extension. *Pathol Int* 2004;54:630.
120. Yamamoto O, Yasuda H: Extramammary Paget's disease with superimposed herpes simplex infection: immunohistochemical comparison with cases of the two respective diseases. *Br J Dermatol* 2003;48:1258.
121. Brainard JA, Hart WR: Proliferative lesions associated with anogenital Paget's disease. *Am J Surg Pathol* 2000;24:543.
122. Belcher RW: Extramammary Paget's disease: enzyme histochemistry and electron microscopic study. *Arch Pathol Lab Med* 1972;94:59.
123. Mazoujian G, Pinkus GS, Haagensen DE: Extramammary Paget's disease—evidence for origin. *Am J Surg Pathol* 1984;8:43.
124. Onishi T, Watanabe S: The use of cytokeratins 7 and 20 in the diagnosis of primary and secondary extramammary Paget's disease. *Br J Dermatol* 2000;142:243.
125. Kondo Y, Kashima K, Daa T, et al: The ectopic expression of gastric mucin in extramammary and mammary Paget's disease. *Am J Surg Pathol* 2002;26:617.
126. Tanskanen M, Jahkola T, Asko-Seljavaara S, et al: Her 2 oncogene amplification in extramammary Paget's disease. *Histopathology* 2003;42:575.
127. Liegl B, Horn L-C, Moinfar F: Androgen receptors are frequently expressed in mammary and extramammary Paget's disease. *Mod Pathol* 2005;18:1283.
128. Kuan SF, Montag AG, Hart J, et al: Differential expression of mucin genes in mammary and extramammary Paget's disease. *Am J Surg Pathol* 2001;25:1469.
129. Goldblum JR, Hart WR: Perianal Paget's disease. A histologic and immunohistochemical study of 11 cases with and without associated rectal adenocarcinoma. *Am J Surg Pathol* 1998;22:170.
130. Nowak MA, Guerriere-Kovach P, Pathan A, et al: Perianal Paget's disease. Distinguishing primary and secondary lesions using immunohistochemical studies including gross cystic disease fluid protein-15 and cytokeratin 20 expression. *Arch Pathol Lab Med* 1998;122:1077.
131. Arki Y, Noake T, Hata H, et al: Perianal Paget's disease treated with a wide excision and gluteal fold flap reconstruction guided by photodynamic diagnosis. *Dis Colon Rectum* 2003;46:1563.
132. Runfola MA, Weber TK, Rodriguez-Bigas MA, et al: Photodynamic therapy for residual neoplasms of the perianal skin. *Dis Colon Rectum* 2000;43:499.
133. Brown RSD, Lankester KJ, McCormack MM, et al: Radiotherapy for perianal Paget's disease. *Clin Oncol* 2002;14:272.

134. Meeker JH, Neubecker RD, Helwig EB: Hidradenoma papilliferum. *Am J Clin Pathol* 1962;37:182.
135. Handa Y, Yamanaka N, Inagaki H, Tomita Y: Large ulcerated perianal hidradenoma papilliferum in a young female. *Dermatol Surg* 2003;29:790.
136. MacNeill KN, Riddell RH, Ghazarian D: Perianal apocrine adenocarcinoma arising in a benign apocrine adenoma; first case report and review of the literature. *J Clin Pathol* 2005;58:17.
137. Murata S, Fujita S, Sugihara K, et al: Sclerosing sweat duct carcinoma in the perianal skin: a case report. *Jpn J Clin Oncol* 1997;27:197.
138. Tatnall FM, Jones EW: Giant solitary trichoepitheliomas located in the perianal area: report of three cases. *Br J Dermatol* 1986;115:91.
139. Clark J, Ioffreda M, Helm KF: Multiple familial trichoepitheliomas: a folliculosebaceous-apocrine genodermatosis. *Am J Dermatopathol* 2002;24:402.
140. Martinez CA, Priolli DG, Piovesan HP, Waisberg J: Nonsolitary giant perianal trichoepithelioma with malignant transformation into basal cell carcinoma: report of a case and review of the literature. *Dis Colon Rectum* 2004;47:773.
141. Wanebo HJ, Woodruff JM, Farr GH: Anorectal melanoma. *Cancer* 1981;47:1891.
142. Morson BC, Volkstadt H: Malignant melanoma of the anal canal. *J Clin Pathol* 1963;16:126.
143. Chang AE, Karnell LH, Menck HR: The national cancer data base report on cutaneous and noncutanaeous melanoma. *Cancer* 1998;1664.
144. Cooper PH, Mills SE, Allen S: Malignant melanoma of the anus: report of 12 patients and analysis of 255 additional cases. *Dis Colon Rectum* 1982;25:693.
145. Cagir B, Whiteford MH, Topham A, et al: Changing epidemiology of anorectal melanoma. *Dis Colon Rectum* 1999;42:1203.
146. Pack GT, Oropeza R: A comparative study of melanoma and epidermoid carcinoma of the anal canal: a review of twenty melanomas and twenty-nine epidermoid carcinomas. *Dis Colon Rectum* 1967;10:161.
147. Ackermann DM, Polk HC Jr, Schrodt GR: Desmoplastic melanoma of the anus. *Hum Pathol* 1985;16:1277.
148. Fitzgibbons P, Chaurushiya P, Nichols P, et al: Primary mucosal malignant melanoma: an immunohistochemical study of 12 cases with comparison to cutaneous and metastatic melanomas. *Hum Pathol* 1989;20:269.
149. Gorden A, Osman I, Gai W, et al: Analysis of BRAF and NRAS mutations in metastatic melanoma tissues. *Cancer Res* 2003;63:3955.
150. Helmke BM, Mollenhauer J, Herold-Mende C, et al: BRAF mutations distinguish anorectal from cutaneous melanoma at the molecular level. *Gastroenterology* 2004;127:1815.
151. Ishii S, Shiiba K, Mizoi T, et al: Allelic loss of the NF1 gene in anal malignant melanoma in a patient with neurofibromatosis type I. *Int J Clin Oncol* 2001;6:2001.
152. Das G, Gupta S, Shukla PJ, Jagannath P: Anorectal melanoma: a large clinicopathological study from India. *Int Surg* 2003;8:21.
153. Ross M, Pezzi C, Pezzi T, Meurer D, et al: Patterns of failure in anorectal melanoma. A guide to surgical therapy. *Arch Surg* 1990;125:313.
154. Ben-Izhak O, Bar-Chana M, Sussman L, et al: Ki67 antigen and PCNA proliferation markers predict survival in anorectal malignant melanoma. *Histopathology* 2002;41:519.
155. Kim KB, Sanguino AM, Hodges C, et al: Biochemotherapy in patients with metastatic anorectal mucosal melanoma. *Cancer* 2004;100:1478.
156. Ulmer A, Metzger S, Fierlbeck G: Successful palliation of stenosing anorectal melanoma by intratumoral injections with natural interferon-beta. *Melanoma Res* 2002;12:395.
157. Mathieu A, Chamlou R, Le Moine F, et al: Tailgut cyst associated with carcinoid tumor: case report and review of the literature. *Histol Histopathol* 2005;20:1065.
158. Maruyama A, Murabayashi K, Hayashi M, et al: Adenocarcinoma arising in a tailgut cyst: report of a case. *Jpn J Surg* 1998;28:1319.
159. Krivokapic Z, Dimitrijevic I, Barisic G, et al: Adenosquamous carcinoma arising within a retrorectal tailgut cyst: case report. *World J Gastroenterol* 2005;11:6225.
160. Andea AA, Klimstra DS: Adenocarcinoma arising in a tailgut cyst with prominent meningothelial proliferation and thyroid tissue: case report and review of the literature. *Virch Arch* 2005;446:316.
161. Assor D, Davis JB: Multiple apocrine fibroadenomas of the anal skin: case reports. *Am J Clin Pathol* 1977;68:397.
162. Kazakov DV, Bisceglia M, Mukensnabl P, Michal M: Pseudoangiomatous stromal hyperplasia in lesions involving anogenital mammary-like glands. *Am J Surg Pathol* 2005;29:1243.
163. Kazakov DV, Bisceglia M, Sima R, Michal M: Adenosis tumor of anogenital mammary-like glands: a case report and demonstration of clonality by HUMARA assay. *J Cutan Pathol* 2006;33:43.
164. Hobson KG, Ghaemmaghami V, Roe JP, et al: Tumors of the retrorectal space. *Dis Colon Rectum* 2005;48:1964.
165. Cody HS, Marcove RC, Quan SH: Malignant retrorectal tumors: 28 years experience at Memorial Sloan-Kettering Cancer Center. *Dis Colon Rectum* 1981;24:501.
166. Caropreso PE, Wengert PA Jr, Milford HE: Tailgut cyst: a rare retrorectal tumor. Report of a case and review. *Dis Colon Rectum* 1975;18:597.
167. Gius JA, Stout AP: Perianal cysts of vestigial origin. *Arch Surg* 1938;37:268.
168. Patterson C, Musselman L, Chorneyko K, et al: Merkel cell (neuroendocrine) carcinoma of the anal canal. *Dis Colon Rectum* 2003;46:676.
169. Rickert RR, Compton CC: Protocol for the examination of specimens from patients with carcinomas of the anus and anal canal. *Arch Pathol Lab Med* 2000;124:21.

17 胃肠道神经内分泌病变

梅 放 译　　石雪迎 校

胃肠道神经内分泌系统的大体组成

胃肠道神经内分泌系统（Gastrointestinal Neuroendocrine System，GNES）是人体内最大且最复杂的内分泌器官[1]。肠道内包含有大量的分泌各种肽类激素的神经内分泌（neuroendocrine，NE）细胞。因为 NE 细胞具有内分泌、旁分泌及分泌神经递质的功能（图 17.1），所以称其为神经内分泌细胞较内分泌细胞更为妥当。它们所组成的复杂系统调节着胃肠道（GI）的多种功能。一些 NE 分泌物具有真正的肽类激素特点。胃泌素、分泌素及胆囊收缩素（CCK）被分泌入血后到达它们的靶器官（胃、胰腺及胆囊）；之后迅速被代谢清除。其他的肽类，如生长抑素，被释放入局部的上皮下结缔组织或通过长的基底部胞浆突起以旁分泌方式直接作用于其他细胞。神经元细胞与胃肠道内分泌细胞相互作用，内分泌细胞又可与其他内分泌细胞相互作用，并且内分泌细胞也可以影响神经元细胞[1,2]。此外许多 GI 激素与下丘脑-垂体轴相互作用，精细地调节着消化作用所需的分泌活动及运动，包括酸、碳酸氢盐和酶的分泌以及局部血流[1]。GNES 还可以和免疫系统相互作用[1]。免疫反应改变着神经及内分泌功能，同样，神经和内分泌活性调节着免疫功能。最后，一些 GI 激素能提高代谢水平并促进胃肠的生长。

NE 细胞广泛地分布于胃、肠、远端食管及肛门的上皮内。它们总体的密度、组成成分及结构在胃肠道的不同部位各不相同。大部分 NE 细胞分布于上皮内，但少数也存在于胃及阑尾的固有层内。内分泌细胞对化学及机械刺激敏感，其反应为释放出细胞外递质。在胃黏膜内至少存在有 14 种 NE 细胞（表 17.1）[2]。一些肽类物质仅产生于上消化道，并只对饭后短时间内的刺激起反应；其他的则散布于整个胃肠道，持续接受刺激。胃泌素主要是胃窦部激素；CCK、分泌素、胃抑肠肽及胃动素主要是小肠上段的激素；肠高血糖素和神经加压素是肠道下段的肽类激素。相反，血管活性肠肽（VIP）、P 物质、脑啡肽、蛙皮素、生长抑素和其他一些物质弥漫产生于整个胃肠道内。

NE 细胞可以为开放式或封闭式，这取决于它们是否抵达胃肠道的腔缘（图 17.2）。封闭式内分泌细胞未能触及腔面，说明它们不能对来自腔内的刺激起反应。然而它们可以对其他刺激起反应，如膨胀、温度和神经或激素因子。"开放式"细胞从基底部一直延伸至腔缘。绝大部分开放式的内分泌细胞抵达腔缘的部位是一个狭窄的特化区域，包括成簇的微绒毛及一个中心粒，后者是腔内容物的感受器。

神经内分泌细胞的识别

NE 细胞有时可在常规染色切片上识别，表现为嗜酸性或透明的锥形细胞位于基底膜之上。嗜酸性颗粒一般比潘氏细胞内的颗粒要小，颗粒可辨并弥漫分布于整个细胞内或位于核下区（图 17.3）。由于不是所有的 NE 细胞在苏木素伊红（HE）染色切片上都能立刻被分辨出来，人们发明了多种技术以检测它们的存在。最早的技术包括各种重金属特别是银反应（表 17.2），以及超微结构检查。21 世纪以来这些技术因费用昂贵、制作困难，以及近期能可靠检测内分泌细胞的免疫染色方法的出现而部分被摒弃了。神经内分泌分化的免疫标记物包括神经元特异性烯醇化酶（NSE）、蛋白基因产物（PGP）9.5、突触素和嗜铬素（CgA）抗体。其中 NSE 是最不特异的。CgA 是与特殊激素一起位于神经元和 NE 细胞的大致密核心囊泡内的分泌颗粒[3]。嗜铬素可由肿瘤分泌，其在血

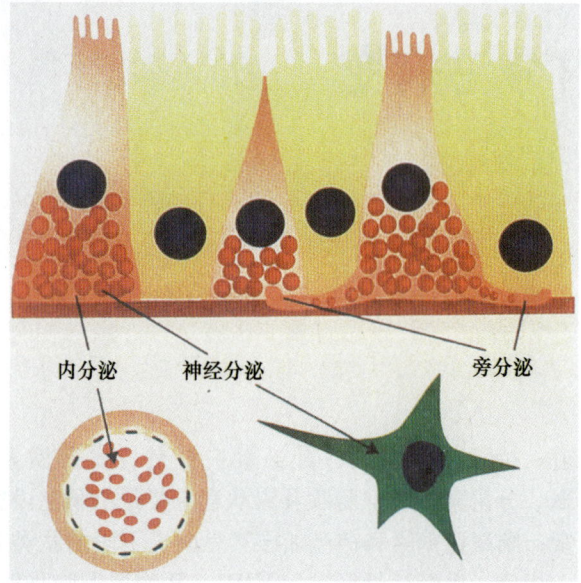

图 17.1 内分泌细胞具有内分泌功能，能将其分泌颗粒中的成分释放入循环系统中，并作用于远离其生成处的部位。它们同时具有神经分泌效应，影响着神经元的功能。内分泌细胞基底部长突起可以接触到其他内分泌细胞或邻近上皮细胞产生旁分泌效应。

表 17.1　胃肠内分泌细胞

细胞名称	分布	主要产物
D	胃 小肠 阑尾 大肠	生长抑素
D1	胃 小肠 阑尾 大肠	未知
EC	胃 肠 阑尾 黏膜下腺体	5-羟色胺
ECL	胃 肠 阑尾 黏膜下腺体	组胺
G	幽门 十二指肠	胃泌素
I	小肠	胆囊收缩素（CCK）
K	小肠	胃泌素释放肽
L	肠	肠高血糖素 胰多肽样肽
M	小肠	胃动素
N	小肠 阑尾	神经加压素
P	胃 小肠	？胃泌素释放肽
PP	小肠	胰多肽
S	小肠	分泌素
X	胃窦	未知

中的量取决于肿瘤负荷。含有胺类（组胺和 5-羟色胺）的 NE 细胞一般显示为 CgA 免疫反应阳性。其他含有肽类激素的内分泌细胞的 CgA 免疫反应各不相同。我们更喜欢用突触素做免疫染色，因为它可以可靠地检测出胃肠道内的各种 NE 细胞[3]。这些抗体以及以银染色为基础的技术可以确定内分泌细胞，但不能提供有关这些细胞分泌的激素产物的信息。特殊细胞的鉴别可以用针对已知该细胞所产生的特异性激素的抗体进行免疫组织化学检测来确定。

本章我们将首先讨论正常胃肠道的 NE 细胞群。紧接着将讨论胃肠道 NE 细胞的增生，其中包括适应性增生以及 NE 肿瘤。

正常胃肠道神经内分泌细胞群

食管

在大约 25% 的正常个体中可见 NE 细胞散在分布于基底细胞之间[4]，也见于黏液腺内[5]。

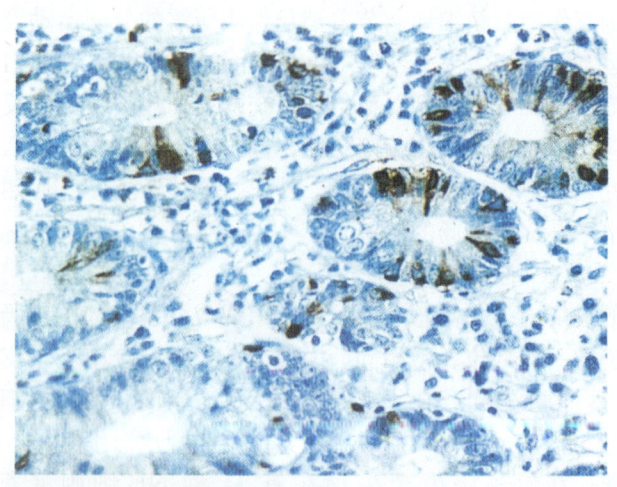

图 17.2　嗜铬素染色示正常结肠黏膜中的开放式及封闭式内分泌细胞。

17 胃肠道神经内分泌病变

表 17.2　检测神经内分泌细胞的特殊染色

亲银细胞	细胞内的颗粒可以使硝酸银氨溶液中的银沉淀
肠嗜铬细胞	与重铬酸钾起反应的细胞
嗜银细胞	只有存在外源性还原剂时才能使银沉淀的细胞

胃

胃内至少有 8 种不同类型的内分泌细胞，包括肠嗜铬细胞（EC）、肠嗜铬样细胞（ELC）、D、D1、P、G、X 及胃饥饿素（ghrelin）生成细胞（表 17.1）[6]。三种类型的细胞（ECL、G 和 D）占胃 NE 细胞总数的 75% 以上。NE 细胞呈立方状或矮柱状散在分布于胃上皮内，经常位于腺体中（图 17.4），其次是位于腺体颈部。NE 细胞很少达小凹处；在其表面是缺如的。它们的组成及分布在泌酸黏膜及胃窦黏膜是不同的。大约 50% 的胃窦 NE 细胞为 G 细胞（分泌胃泌素），30% 为产生 5-羟色胺的 EC 细胞，15% 为产生生长抑素的 D 细胞。其余的 5% 为其他类型细胞。胃底主要的 NE 细胞是产生组胺的 ECL 细胞。此外还有少量分泌未知产物的 X 细胞、胃饥饿素生成细胞和 EC 细胞。几乎所有的胃 NE 细胞都是封闭式细胞。它们沿基底膜分布，表面覆盖的非内分

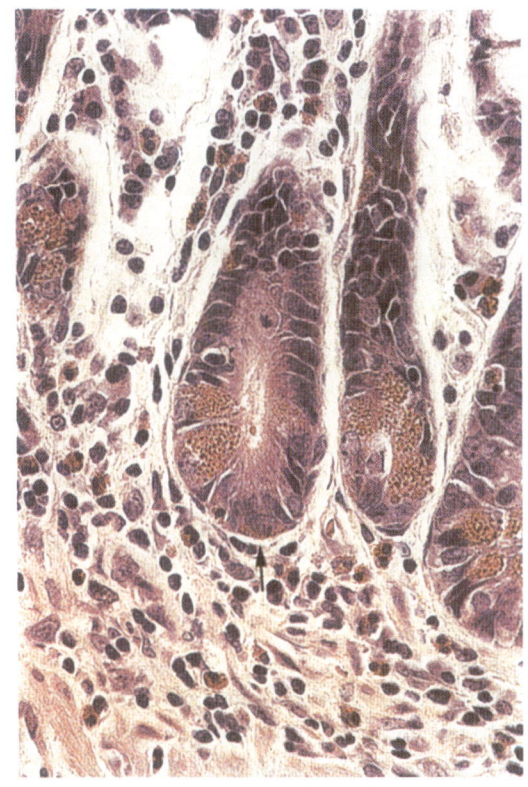

图 17.3　数个隐窝基底部的切面可见混有多种类型的细胞。箭头所指的内分泌细胞位于其他类型细胞的下方。

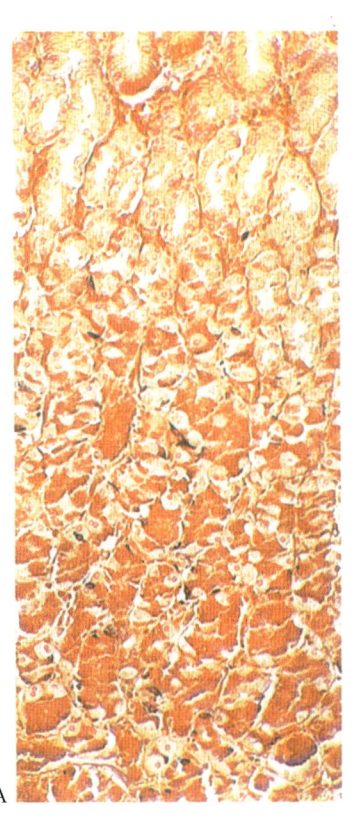 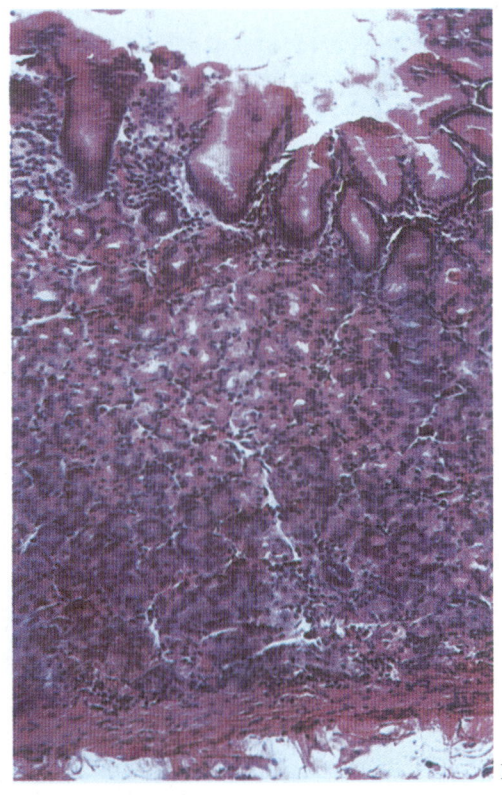

图 17.4　正常胃底嗜银性内分泌细胞的 Grimelius 染色（A）。同一部位的苏木素伊红染色（B）。

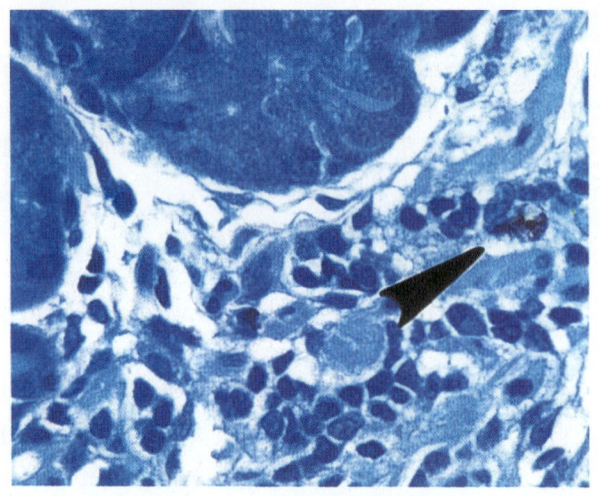

图 17.5 固有层内广泛散布的内分泌细胞（箭头）。嗜铬素免疫染色。

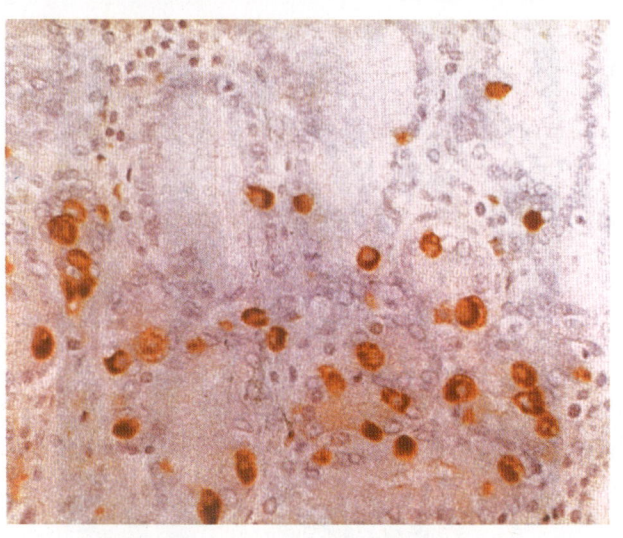

图 17.6 胃泌素免疫染色示胃窦 G 细胞。

泌上皮细胞阻止了其与腺腔的接触。它们含有大量位于基底部的激素颗粒。NE 细胞将激素分泌进细胞间隙，由此弥散入毛细血管。在基底膜附近靠近腺体的固有层内偶尔散布着一些内分泌细胞，它们显然不与上皮接触。它们或单独（图 17.5）或成簇分布于胃窦或胃窦胃体交界处。固有层的内分泌细胞主要见于胃炎患者胃内，但也可见于正常胃中。

G 细胞

G 细胞是大而圆或卵圆形的[7]分泌胃泌素的细胞。它们主要分布于胃窦腺体的颈部，向着腺体底部的方向逐渐减少。正常情况下 G 细胞的空间分布随意且不规律，每个腺体可以有 1 个到 3、4 个细胞。它们含有密度不同的胞浆颗粒，直径 150～200 μm。大多数 G 细胞无法用嗜银及亲银染色检测到[7]，但通过 CgA 及突触素染色很容易识别。也可以通过胃泌素特异性的免疫组化染色来识别（图 17.6）。

胃窦 G 细胞的数量因胃酸的含量、增殖刺激因子的存在以及在胃内所处的部位不同而异。大弯侧的 G 细胞数量最多。胃泌素促进胃酸及胃蛋白酶原的分泌（图 17.7），促进胃动力及胃泌酸黏膜的增生。持

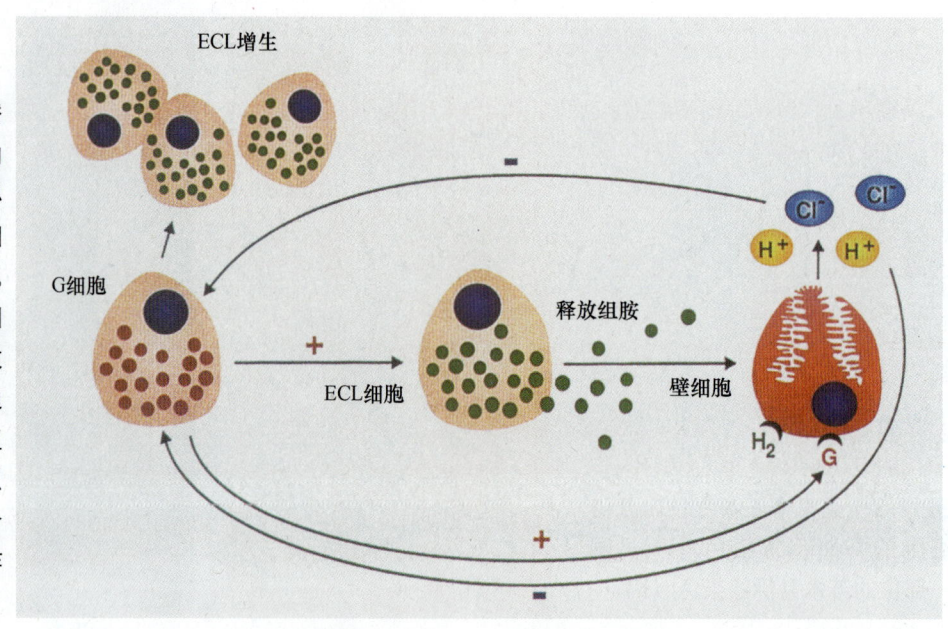

图 17.7 胃泌素作用于肠嗜铬样（ECL）细胞。释放的胃泌素与 ECL 细胞上的胃泌素受体结合，刺激了 ECL 细胞的增生以及组胺的释放。ECL 细胞释放的组胺与壁细胞上的组胺受体结合，导致胃酸的分泌。胃泌素也可通过壁细胞上的胃泌素受体直接作用于壁细胞，同样可以引起胃酸的分泌。壁细胞分泌的胃酸可以通过负反馈作用调节胃泌素的分泌。

续性的高胃泌素血症时，壁细胞、ECL 细胞和表面黏液细胞数量增加。胃泌素对 ECL 细胞的营养作用最明显[8]。壁细胞群的数量与 G 细胞的密度是相互关联的。胃酸过少会导致 G 细胞的增生及胃泌素基因转录的增加。

肠嗜铬细胞

EC 细胞是胃肠道内数量最多的 NE 细胞，广泛分布于包括胃在内的许多部位。它们在黏液腺颈部很稀少，但在腺体的下半部数量却相当多。总体来说分布不均，EC 细胞数量丰富的区域和 EC 细胞稀疏甚至缺如的区域交替存在。它们在肠上皮化生的区域数量尤为丰富[9]。后面将对这些细胞做进一步的讨论。

D 细胞

D 细胞分泌生长抑素，它均匀地分布在整个胃窦黏膜及泌酸黏膜内（图 17.8）。大约 20% 的胃 D 细胞基底部有轴突样末端膨大的胞浆突起，使 D 细胞以旁分泌方式行使功能[10]。绝大多数的胃窦 D 细胞属于开放式细胞，作为受体与腔内容物起反应。胃腔内的胃酸刺激生长抑素分泌时存在一个反馈机制。胃底部的 D 细胞是封闭式的。D 细胞分泌的生长抑素抑制胃酸、胃泌素和内因子的分泌和乙酰胆碱的释放。

肠嗜铬样细胞

ECL 细胞分布于嗜酸黏膜内，是此处的主要 NE 细胞类型，占泌酸上皮内 NE 细胞的 40%～45%[6]。ECL 细胞表达 CCK-2（胃泌素）受体，可调控组胺分泌和 ECL 细胞的生长[11,12]。胃窦切除后胃泌素水平降低可以导致 ECL 细胞数量的减少。锥形的 ECL 细胞属于封闭式细胞，以宽阔的基底与泌酸腺体的基底膜直接接触。它们随机地散布于整个腺体的中下 2/3[11]。其突触向侧方伸出，终止于壁细胞表面，行使旁分泌功能。它们同时具有内分泌功能。ECL 细胞可以通过银染识别，或用更为特异性的抗组胺、组氨酸脱羧酶及囊泡单胺转运蛋白 1 和 2（VMAT 1 和 2）抗体进行识别[13]。ECL 细胞具有自我更新的功能。

胃饥饿素生成细胞

胃饥饿素是最近发现的一种多肽，由泌酸黏膜内约 20% 的内分泌细胞分泌。这些细胞似乎与 ECL、EC、D 细胞不同，此外 X 细胞很可能也存在于这个区域[14]。胃饥饿素刺激生长激素的释放[15]及食物的摄取，并调节睡眠[16]。它还具有抗肿瘤组织增殖的作用[17]和刺激胃收缩的功能[18]。这种激素位于泌酸黏膜内的多角形或烧瓶形的内分泌细胞之中。这些细胞的体积比邻近的细胞更大[19]。

小肠

虽然 NE 细胞的数量只占所有小肠上皮细胞的不到 1%，但 NE 细胞的多数亚群存在于这个区域[20]。NE 细胞散布于小肠隐窝（图 17.9）及绒毛（图

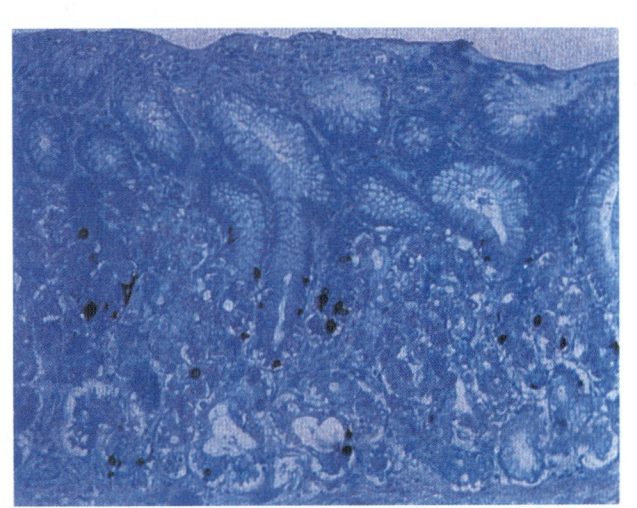

图 17.8　胃窦部可见大量含生长抑素的细胞。

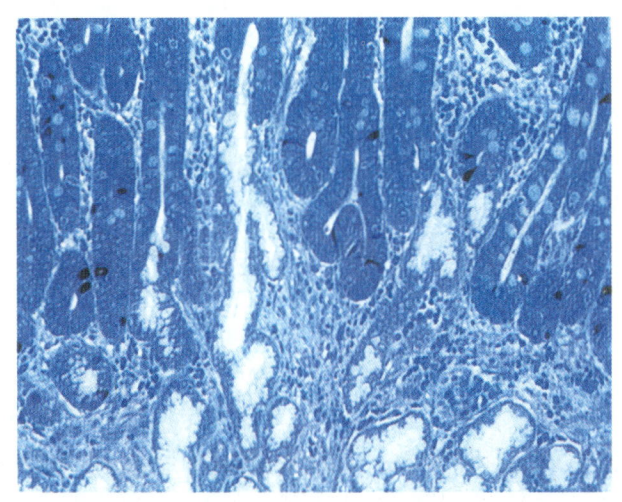

图 17.9　抗 5-羟色胺抗体染色显示的小肠肠嗜铬（EC）细胞。

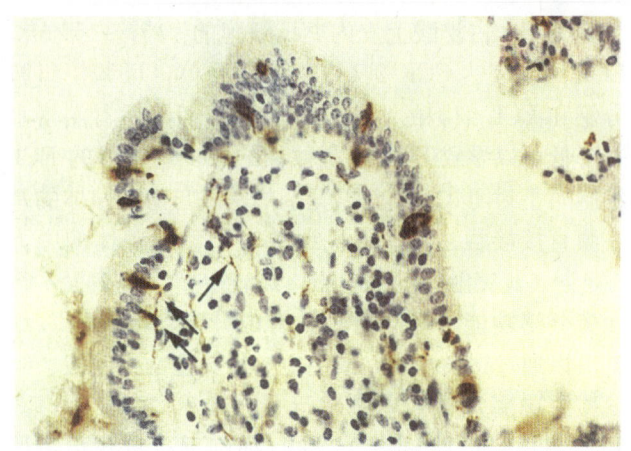

图17.10 突触素免疫染色显示沿绒毛表面分布的内分泌细胞以及多量黏膜内神经（箭头）。

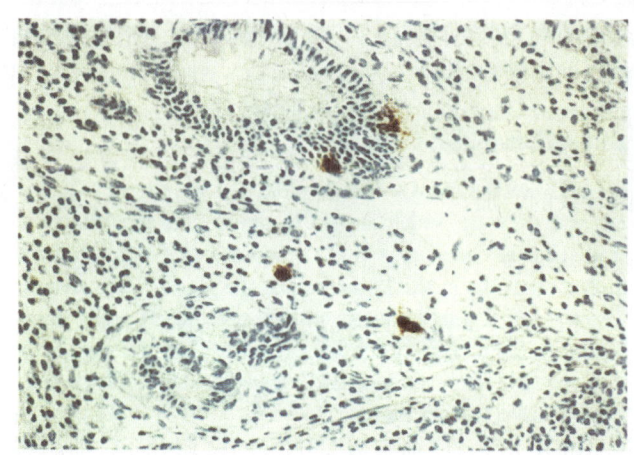

图17.11 阑尾上皮的内分泌细胞。嗜铬素染色显示隐窝上皮及固有层内的内分泌细胞。

17.10）的吸收细胞和杯状细胞之间，有些也存在于Brunner腺内。它们共同来源于隐窝上皮的干细胞[21]。每个亚群沿头-尾轴和隐窝-绒毛轴有不同的分布方式，因此对不同的刺激构成了完整的反应体系，有利于正常的分泌、吸收及运动功能。

几乎所有的EC细胞都位于上皮内，底部位于基底膜，顶端突向腔面。它们均匀地分布于隐窝及绒毛内，因有亮红色的颗粒而易于识别。其他的则看似透明。其胞浆内充满了大量的分泌颗粒。主要的分泌产物是5-羟色胺，不同的EC细胞也可产生少量的速激肽、脑啡肽及胃动素[7]。5-羟色胺在EC细胞的胞浆内由色氨酸经羟基化及脱羧作用而合成，然后经主动运输机制转移至分泌颗粒内。由特殊的膜包裹之后，颗粒移动至细胞膜并经胞吐作用释放。5-羟色胺可以通过旁分泌作用影响到周围的细胞，或经循环作用于远处的细胞。胃酸pH值、高渗葡萄糖、氨基酸以及影响神经末梢的有害刺激都可以导致5-羟色胺的分泌，从而诱发黏膜充血、分泌和胃蠕动[22]。

十二指肠及空肠内有大量不同类型的NE细胞；越向肠道的远端细胞的种类越少[23]。十二指肠含有EC细胞、D细胞以及与CCK和胃泌素发生免疫反应的细胞。含有胃抑肽的细胞存在于十二指肠腺体的中部，在空肠中数量减少[24]。胃动素免疫反应细胞分布于十二指肠和空肠上段。P物质细胞位于近段小肠，主要位于隐窝及绒毛下部，而含有分泌素的细胞几乎无一例外地位于绒毛。Brunner腺也含有分泌及储存生长抑素、胃泌素、CCK及YY多肽的NE细胞[25]。

阑尾

阑尾内分布有两大群EC细胞：位于隐窝内的和位于固有层内的（图17.11）。它们或单独或呈小簇状分布，且成人较儿童更多见。固有层的NE细胞散在分布于隐窝基底部附近，明显与隐窝上皮不相连。它们是被称为肠嗜铬素细胞-神经纤维复合物[26]的结构的固定组成部分，该复合物由内分泌细胞、神经元、神经鞘细胞和无髓鞘神经突起组成，并被与邻近的肽能神经纤维相连的外板所包绕。EC细胞-神经纤维复合物促进了肠内分泌细胞和肠神经系统的整合。隐窝内分泌细胞常位于隐窝的基底部。隐窝及固有层的内分泌细胞均含有5-羟色胺、生长抑素、肠高血糖素、血管活性肠肽和P物质。阑尾远端的内分泌细胞数量较近端更多。ECL细胞、D细胞、L细胞和N细胞也可见。

大肠、直肠及肛门

结肠是胃肠道内除食管外NE细胞数量最少的区域。在自然状态下，这一区域的内分泌细胞类型各异（表17.1）。NE细胞为小圆形或锥形，位于基底膜并散布于非内分泌细胞之间。它们在隐窝基底部的数量最多，胞浆透明或有明显嗜酸性的基底部颗粒。后者通过胞吐作用自细胞的基底或侧面释出。这些细胞的分泌产物对邻近的外分泌及内分泌细胞产生旁分泌效应。当这些产物穿过基底膜，进入血流到达靶器官时，则发挥内分泌功能。这些细胞的神经效应表现为激素弥散至神经突触。

肛门的内分泌细胞分布于齿状线以上的大肠黏膜、移行区黏膜、肛管及肛管腺、肛隐窝和肛周汗腺内。它们和其他部位的内分泌细胞相同，分布于基底膜附近。耻骨襞（pectineal folds）和肛周皮肤无内分泌细胞。

胃肠道内分泌肿瘤的分子特性

神经内分泌肿瘤（NETs）具有一系列的遗传学变异，包括累及原癌基因和肿瘤抑制基因的点突变、DNA 甲基化、染色体缺失和染色体获得。多种伴有肿瘤抑制基因突变的遗传学综合征，包括多发性内分泌肿瘤 1 型（MEN-1）和神经纤维瘤病 I 型（NF1），与胃肠道 NE 肿瘤的发生有关。MEN-1 是一种常染色体显性遗传病，与染色体 11q13 上 MEN-1 基因突变相关。MEN-1 编码的 menin 蛋白与 Jun-1 结合，抑制 Jun-1 激活的转录作用[27,28]。MEN-1 位点的突变和（或）杂合性缺失（LOH）发生在 40%～75% 的胃肠道 NE 肿瘤中[27,29]。发生的频率随肿瘤的发生部位以及肿瘤是散发还是 MEN-1 综合征的一部分而异。例如前肠和一些中肠的 NE 肿瘤常发生 MEN-1 基因的缺失和突变[30]。MEN-1 的 LOH 见于 33% 的中肠类癌[31]。75% 的胃 II 型类癌显示有 MEN-1 位点的杂合性缺失，而 I 型类癌只有 16%[32]。MEN1 基因位点的 LOH 似乎是高胃泌素血症诱导 ECL 细胞从适应性增生向肿瘤性增生转化的一个重要的前提条件[31]。此外，具有 11q13 LOH 而无高胃泌素血症的胃类癌患者的存在说明仅有 MEN1 基因失活即可引发 ECL 细胞肿瘤[33]。Reg-a 基因改变在胃 ECL 类癌中可能很重要[34]。Reg-a 基因突变可以导致 ECL 类癌的发生是因为使胃泌素的刺激效应失去控制[34]。MEN1 基因的改变也见于 25%～40% 的散发胃泌素瘤患者[35]。

11q13 远端的琥珀酸泛醌氧化还原酶亚单位 D（SDHD）肿瘤抑制基因的 LOH 也与中肠（而非前肠）类癌的发生有关[36]。22% 的十二指肠和回肠类癌显示有 SDHD 位点的改变[36]。NETs 中还有许多其他的染色体获得和缺失，但 18q 末端、11q22-24 和 16q 缺失是中肠类癌中最常见的基因缺陷[37,38]。染色体 18q 的 LOH 可见于 67% 的中肠肿瘤[37]。15% 的中肠肿瘤具有 X 染色体异常[39]。染色体 9p21 上的 $p16^{INK\alpha}$/CDKN2A 肿瘤抑制基因的失活在 NE 肿瘤中也普遍存在。由基因缺失或 CpG 岛甲基化导致的 $p16^{INK\alpha}$ 失活见于 50%～52% 的散发性胃泌素瘤[35]。胃泌素瘤中发现的其他异常包括非整倍体、错配修复缺陷、HER2/neu 原癌基因的扩增[41]以及其他的遗传学改变。

几乎 80% 的胃肠道 NETs 显示有核和胞浆的 β-catenin 的表达，且 37.5% 具有 3 号外显子的突变[42]。另一个在 NETs 发生中可能起重要作用的基因是 PDCD4（程序性细胞死亡蛋白 4）基因[43]。PDCD4 是新近发现的抑制细胞增生的肿瘤抑制基因，邻近染色体 11q13 的 MEN1 基因。发生于不同部位的散发性内分泌肿瘤经常显示有 PDCD4 的表达缺失。

NF1 是位于 17q11 的 NF1 基因突变所导致的常染色体显性遗传病。这些突变导致该肿瘤抑制基因的产物神经纤维瘤蛋白提前截短。一些 NF1 患者发生十二指肠生长抑素瘤[44]或节细胞性副神经节瘤。胃肠道 NETs 中常见几种基因的甲基化，包括 p14、p16、MGMT、THBS1、RARβ、ER 和 COX2[37,45]。p16 的甲基化在年纪较大的患者中更常见，且与转移相关[45]。Ras 相关结构域家族 1 异构体 A（RASSF1A）基因在这些肿瘤中也经常甲基化，并且与淋巴结转移相关[45]。染色体 11q、16q 和 1q 的等位基因缺失可能是杯状细胞类癌以及回肠类癌重要的发病机制[46]。

免疫组织化学研究显示胃内分泌细胞增生时有 bcl2 抗凋亡蛋白的过表达[47]，而且三分之二的恶性直肠类癌中有 E-cadherin 表达的缺失[48]。p53 的表达在小肠 NETs 中罕见[49]，但却发生在 16% 的类癌中[50]。p53 突变出现在 25% 的阑尾杯状细胞类癌以及一些经典的阑尾类癌中[51]。Ki-67 染色以及 p53 染色可以作为一些肿瘤的预后因子[52,53]。

转化生长因子 α（TGF-α）表达于 72% 的胃肠道类癌中，且几乎所有的肿瘤同时表达它的受体，即表皮生长因子受体（EGFR）[37]。胃泌素释放肽（GRP）表达于部分 NETs 中，且这些肿瘤大多数表达胃泌素释放肽受体（GRPR）。GRP 和 GRPR 同时表达于一些胃肠道 NETs 中，但正常的胃肠道神经内分泌细胞不表达 GRP[54]。其他一些常见表达的蛋白包括 c-myc、c-erbB2 和 c-jun[55]。这些肿瘤也经常表达生长抑素受体 2 亚型，该因子可以帮助筛选适合用生长抑素拟似物治疗的患者[56]。

表 17.3　内分泌细胞增生性病变

组织学形态	定义
单纯性增生	腺体内单个细胞的增多
线性增生	5个或5个以上的内分泌细胞排列呈链状且每毫米两条链
微结节样增生	腺体或隐窝内形成由5个以上的内分泌细胞组成的结节，但不超出胃腺体的直径
腺瘤样增生	存在5个或5个以上相互融合的结节
非典型性增生	肠嗜铬素样结节扩大并融合，直径小于0.5 mm。细胞可有一定的异型性，并可有微小浸润或新生的间质
黏膜内或浸润性类癌	内分泌细胞团生长至0.5 mm以上或浸润黏膜下层

神经内分泌细胞增生

NE细胞增生一词特指NE细胞的一种非肿瘤性非自主性的增生（正常数量的2倍以上），导致NE细胞的单位数量及总体数量增加[57]。它发生于各种慢性炎症时，包括慢性萎缩性胃炎（CAG）、幽门螺杆菌性胃炎、乳糜泻及炎症性肠病（IBD）。也继发于抑制胃酸治疗后，导致大多数病人发生慢性高胃泌素血症[58]。

NE细胞增生是NE细胞半衰期延长、成熟细胞复制加剧和（或）多潜能干细胞分化成NE细胞的比例增加共同作用的结果。上述各种机制可能因正常的NE细胞增生抑制影响因素缺失、正常负反馈机制的缺乏或刺激物质的营养作用等引发。此外自分泌机制可以刺激细胞本身增生。局部组织的微环境在增生中也起到了重要作用。

增生性神经内分泌病变的进展阶段列于表17.3中。单纯或弥漫性增生是增生的早期阶段，其特征为NE细胞弥漫增多，细胞单个散在或小簇状聚集，每个腺体可多至3个细胞。细胞可表现为体积增大，特别是在黏膜的下三分之一处。线性增生是指ECL细胞出现线性、半线性或菊链样形态。下一阶段的微结节样增生由实性的微结节样NE细胞巢组成，直径100～150μm（胃腺体的平均直径）[57,59,60]。它们可被与腺体的其余部分相连续的完整的基底膜所包绕，或位于黏膜腺体的基底部，与腺体分离，自由地分布于固有层内，紧邻黏膜肌层。腺瘤样增生是指5个或更多相邻的腺体间微结节病灶的聚集，每一个病灶均有完整的基底膜。随着每个微结节的扩大，基底膜被破坏，细胞异型性的增加伴有核浆比的升高，此时应诊断为非典型性增生。非典型性增生阶段是导致其发生的增生阶段与彻底发展成类癌的肿瘤阶段间的交界性病变。它是ECL增生的增生-肿瘤序列中最早的"不可复点"[57]。这些病变包括微结节增大、微结节融合、微浸润性病灶以及结节伴有新生间质的形成。类癌阶段以直径大于0.5 mm的浸润性结节为特征。这些阶段可能见于许多类型NE细胞的增生性病变中，包括G、ECL、EC、D和L细胞。

通常胃肠道NE细胞增生难以被察觉[61]，因为多数病变释放的激素或产生的分泌产物不足以引发显著的生化异常或特殊的临床症状。此外，即使增生存在，病变也可能难以通过内镜或肉眼识别。另外，由于此病变的少见性以及难以从腺体的其他上皮细胞中识别出增生的NE细胞，所以即使进行常规HE切片检查也常不被认识。有时，只有当胃镜医生和（或）病理医生因怀疑而做了神经内分泌标记后才会发现有内分泌细胞数量的增加。

食管神经内分泌细胞增生

食管NE细胞增生常见于Barret食管（BE）的背景中。它在BE病例中常见，发生率达90%。主要的细胞为EC细胞[62]。

胃神经内分泌细胞增生

G细胞增生

G细胞增生见于任何情况导致的胃酸分泌降低，包括广泛多灶性胃炎、恶性贫血、迷走神经切断术和长期质子泵抑制剂治疗（表17.4；图17.12～17.14）。迷走神经切断术后的G细胞增生是慢性胃

表 17.4　高胃泌素血症和 G 细胞增生相关病变

- 慢性萎缩性胃炎
- 恶性贫血
- 原发性 G 细胞增生和功能亢进
- 胃溃疡
- 胃癌
- 残留胃窦
- 幽门螺杆菌感染
- 多发性内分泌肿瘤Ⅰ型
- 肢端肥大症
- 幽门梗阻
- 胃扩张
- 前迷走神经切断术
- 慢性肾衰竭伴尿毒症
- Zollinger-Ellison 综合征
- 慢性高钙质沉着症
- 长期 H_2 受体阻断剂治疗
- 长期质子泵抑制剂治疗

窦扩张、胃酸分泌减少和迷走神经介导的 G 细胞增生抑制因子减少共同作用的结果。肢端肥大症中的 G 细胞增生是因为患者同时患有 MEN-1 综合征或是由垂体分泌的未知营养因子造成的。

原发性胃窦 G 细胞增生和功能亢进是一种少见的儿科疾病，表现为 G 细胞增生、功能增强或同时发生而缺乏明确的病因[63]。本病又被称为假性 Zollinger-Ellison 综合征（ZES），患者的临床及生化表现与 Zollinger-Ellison 综合征相似，但缺乏生成胃泌素的肿瘤。当胃窦切除后，高胃泌素血症可以转为正常。多数家族性病例是由正常调节 G 细胞功能及增殖的基因缺陷所导致的。患有该病的非家族性患者胃窦内 G 细胞对胃内食物刺激的敏感性有所增强[64]。

在原发和继发的胃窦 G 细胞增生中，增生的 G 细胞分布相同，分布在胃窦腺体的中下三分之二。少数情况下，长期弥漫的胃窦 G 细胞增生可进展为多发的微小结节状 G 细胞簇（图 17.14），最终将导致 G 细胞肿瘤（胃泌素瘤）。胃泌素同时刺激泌酸黏膜的生长并导致该区域祖细胞标记指数升高。

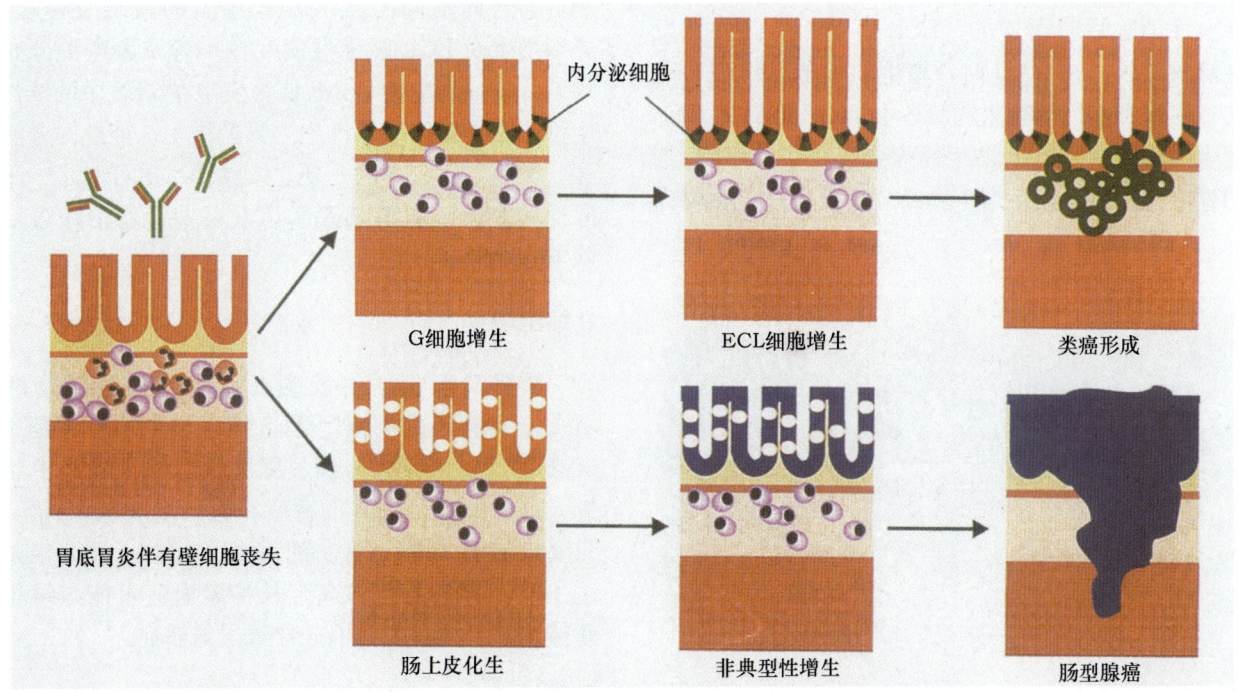

图 17.12　从自身免疫性胃炎至类癌和肠型腺癌的演变过程。自身免疫性胃炎患者因抗体对壁细胞的损伤引起胃酸分泌减少而导致了 G 细胞的增生。G 细胞增生使胃泌素生成增加，导致胃小凹和 ECL 细胞的共同增生。ECL 细胞增生进一步形成 ECL 微巢并最终发展成为类癌。与此同时，胃上皮细胞可能出现肠上皮化生，这是对免疫攻击导致上皮丢失的反应。这种肠上皮化生可以出现非典型性，进一步发展成肠型腺癌。

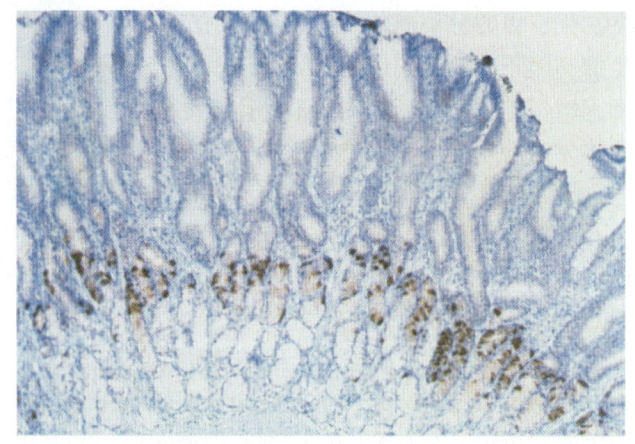

图 17.13　胃泌素免疫染色显现线性 G 细胞增生。

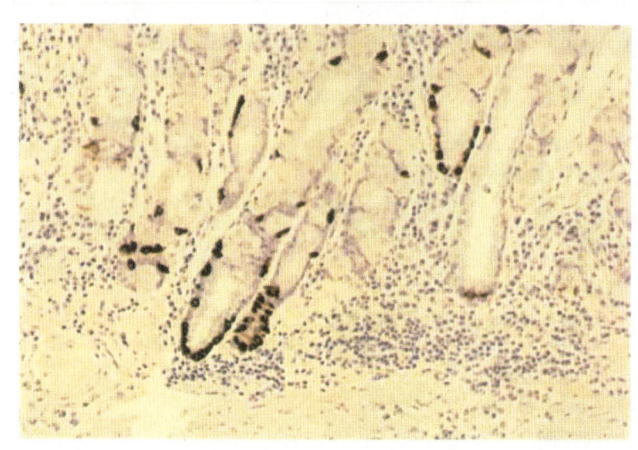

图 17.15　嗜铬素免疫组化显示线性增生。

肠嗜铬样细胞增生

ECL 细胞对胃泌素引起的刺激效应尤为敏感，在慢性高胃泌素血症时可继发增生[65]。高胃泌素血症可导致多潜能干细胞以及 ECL 细胞的增殖加剧[66]。胃泌素还可以刺激 ECL 的功能，引起组胺脱羧酶活性增加和组胺的释放[67]。ECL 的增生在高胃泌素血症消除后是可逆的。ECL 病变无一例外地发生在泌酸黏膜。在 CAG 时，增生的细胞只出现在萎缩的胃底腺和幽门腺化生的腺体中，而不出现在肠上皮化生的腺体中。ECL 增生性病变涵盖了从 ECL 细胞的弥漫性增生、线性增生和结节状聚集直至黏膜内

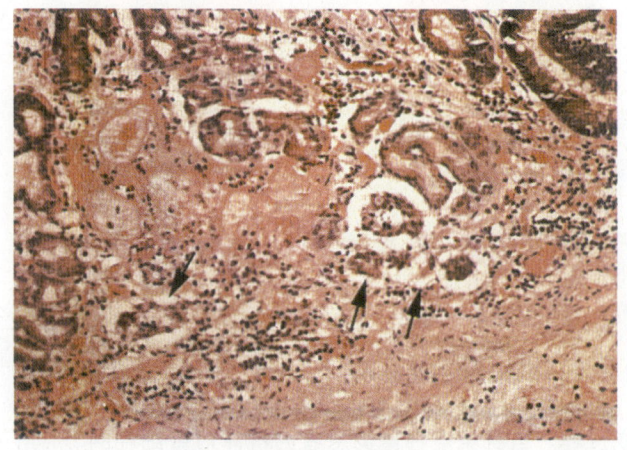

图 17.14　自身免疫性胃炎患者胃窦 G 细胞的增生。注意固有层内聚集成簇的内分泌细胞（箭头）。这种病变即使不用胃泌素或神经内分泌染色也很显著。这种增生灶即为微结节样增生。

浸润和更明显的浸润性类癌（图 17.15、17.16）。因幽门螺杆菌感染或长期使用质子泵抑制剂[68]的高胃泌素血症患者会出现 ECL 的增生，但极少发生类癌。

ZES 患者中最常见的 ECL 细胞组织学改变是弥漫增生，累及一半以上的患者。线性增生大约见于18％的患者，而微结节样增生少见[59]。ECL 细胞的非典型性增生也可出现。线性增生常分布于胃大弯侧，而与此不同的是，ECL 细胞的微结节样增生、异型增生及 ECL 肿瘤性病变在小弯及大弯的分布较均匀。这一现象使 Bordi 认为发生在 ZES 中的线性增生可能不是微结节样增生—异型增生—神经内分泌肿瘤（类癌）序列中的一环。线性增生更可能是一种自限性病变[59]。胃窦切除术以及一些药物治疗可以消除 ECL 细胞的增生。

D 细胞增生

胃窦 D 细胞增生发生在患十二指肠溃疡的患者[69]。曾报道的一例广泛 D 细胞增生的患者是一位37 岁的妇女，伴有侏儒、肥胖、口唇干燥和甲状腺肿。这位患者 D 细胞的密度在胃底增加了 39 倍，在胃窦增加了 25 倍。胃窦的 G 细胞增加了 2.3 倍并表现出显著的肥大[69]。高生长抑素血症可能与早年的垂体激素释放有关，因此导致了侏儒症。

胃饥饿素生成细胞增生

类癌周围泌酸黏膜胃饥饿素细胞增生总是发生在 CAG 患者。此时的胃饥饿素生成细胞较正常细胞大，且呈多边形或烧瓶状。可见弥漫性、线性以及结节状增生形态[19]。

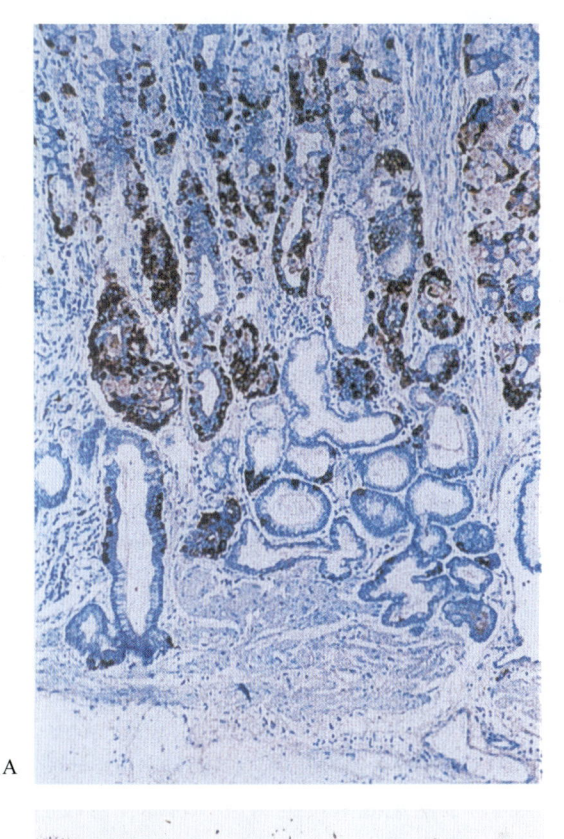
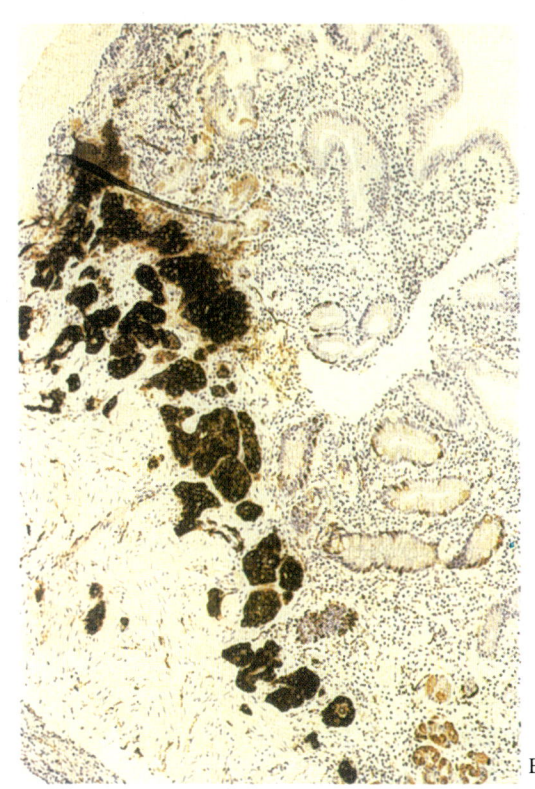
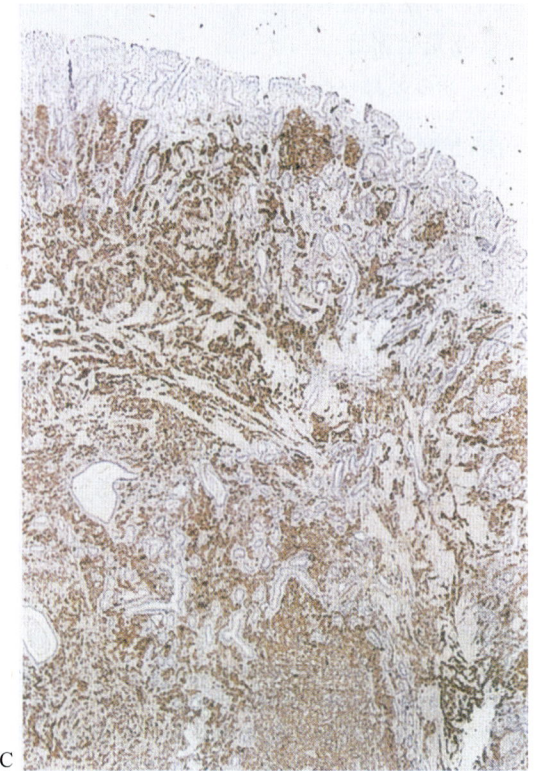

图17.16 肠嗜铬样（ECL）细胞增生。A：伴有微巢的线性增生。B：非典型性增生的 ECL 细胞结节伴有新生的间质。C：完全形成的 ECL 细胞类癌浸润黏膜层及黏膜下层。嗜铬素免疫染色。

肠神经内分泌细胞增生

肠的 EC 细胞增生主要见于三种情况：乳糜泻、炎症性肠病以及类癌附近。D 细胞增生可以见于胃泌素瘤和 MEN-1 患者。发生乳糜泻时，增生的 NE 细胞不规则分布于隐窝内，常伴有潘氏细胞的增多。杯状细胞正常或数量偶尔增加。上皮下基底膜可以表现为正常或增厚（图 17.17）[70]。病变随着黏膜变平坦

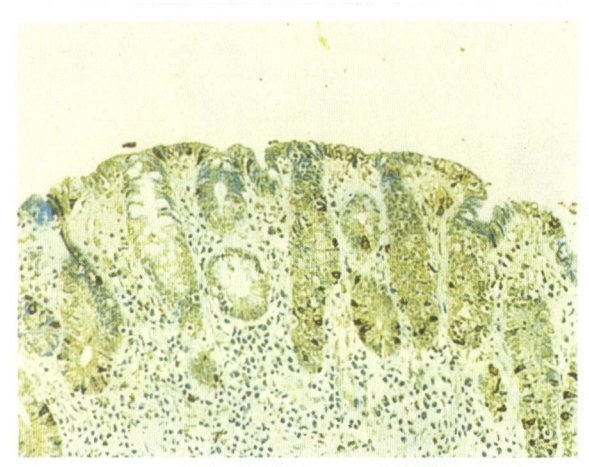

图 17.17 乳糜泻患者完全扁平的小肠黏膜内可见神经内分泌细胞的增生。嗜铬素免疫染色。

表 17.5 内分泌肿瘤的 WHO 分类
高分化内分泌肿瘤（类癌）——良性或低度恶性
高分化内分泌癌（恶性类癌）
低分化内分泌癌（小细胞癌）
混合性内分泌-外分泌肿瘤（如腺类癌）
少见的神经内分泌样病变

和隐窝的延长的加重而进展。幽门腺化生也可出现。这些异常在黏膜皱襞的顶部最显著。

内分泌细胞增生见于 40％ 的 IBD 患者[71]。结肠肝区以远的潘氏细胞化生、幽门腺化生以及内分泌细胞增生常提示有长期的结肠炎病史[72]。IBD 患者可以出现非常小的 NE 肿瘤，称微小类癌。它们在肉眼上难以察觉，常在因其他原因活检或切除的标本中被发现。这些病变出现在黏膜肌层和黏膜下层的上部[73]。细胞排列成小梁状，并包含由大而浅染的嗜酸性细胞组成的多个灶状小岛样结构。

发生在十二指肠大、小乳头的内分泌细胞微巢（Endocrine Cell Micronests，ECMs）常为生长抑素和胰多肽免疫反应阳性[74]。有些病变阻断了胰管的小导管或表现为萎缩或退变的小岛。有些病人表现为直肠内分泌细胞增生或灶状 NE 微巢，周围常可见直肠类癌（图 17.18）[75]。微小类癌可发生在改道性结肠炎的区域[76]。

神经内分泌肿瘤术语

神经内分泌肿瘤的涵盖范围从经典的类癌直至小细胞癌。分类可以依照其发生部位、向哪种正常细胞分化，以及它们是良性、交界恶性、低度恶性还是高度恶性[77,79]来划分。内分泌和腺上皮混合性肿瘤被单独分类。类癌被定义为表现为 NE 分化的低级别、具有恶性潜能的上皮性肿瘤。它们最好发于胃肠道系统。病理医师常用的"类癌"一词包含了一个源于各种 NE 细胞的广泛肿瘤谱系。但目前已明确，不是所有的胃肠道类癌都完全一样，而是各有其分泌的产物以及来源的细胞。因此胃的类癌本质上不同于回肠类癌，并与阑尾病变存在显著差异。目前估计胃肠道类癌产生了大约 40 种不同的分泌产物[79]。这些肿瘤的命名可能指它们所来源的细胞群（如 ECL 肿瘤），它们所产生的激素（如胃泌素瘤），或它们在胃肠道所处的部位（如中肠类癌）。最近提出的将这些肿瘤称为高分化的神经内分泌肿瘤[78]的提议已被最新的世界卫生组织（WHO）分类（表 17.5）[77]所采纳。然而为了避免混淆，类癌这一名称在修改后的分类中没有被完全摒弃。

高分化神经内分泌肿瘤（类癌）

54％～85％ 的类癌发生在胃肠道[80]。它们可以发生在从食管到肛门的任何部位，但是发生在食管和肛门的类癌却相当少见。内镜、超声、计算机断层成像、核磁共振成像以及其他图像技术的广泛应用，有效地提高了以往无法检出病变的检出率。因此，似乎胃肠道类癌的发生率有所升高且在不同部位肿瘤中所占的相对比例有所变化[81]。最近一项基于人群的肿瘤登记研究显示，胃肠道类癌占 NETs 的 54％。在胃肠道内，小肠是最常见的部位（44.7％），紧随其后的是直肠（19.6％）、阑尾（16.7％）、结肠（10.6％）和胃（7.2％）[81]。有些 NETs 发生在少见部位，如 Meckel 憩室（图 17.19）[82]、囊状重复畸形处[83]和肠系膜[84]。这些肿瘤常发生在 NE 细胞增生的背景上。

前肠 NETs 包括食管、胃和十二指肠近段的肿瘤。中肠病变包括十二指肠远段、小肠、升结肠和横结肠近段肿瘤。后肠 NETs 包括远段横结肠、降结肠和直肠肿瘤。虽然这些概念现在可能已经过时了，但它还是具有历史意义的，因为这些胚胎学来源不同的

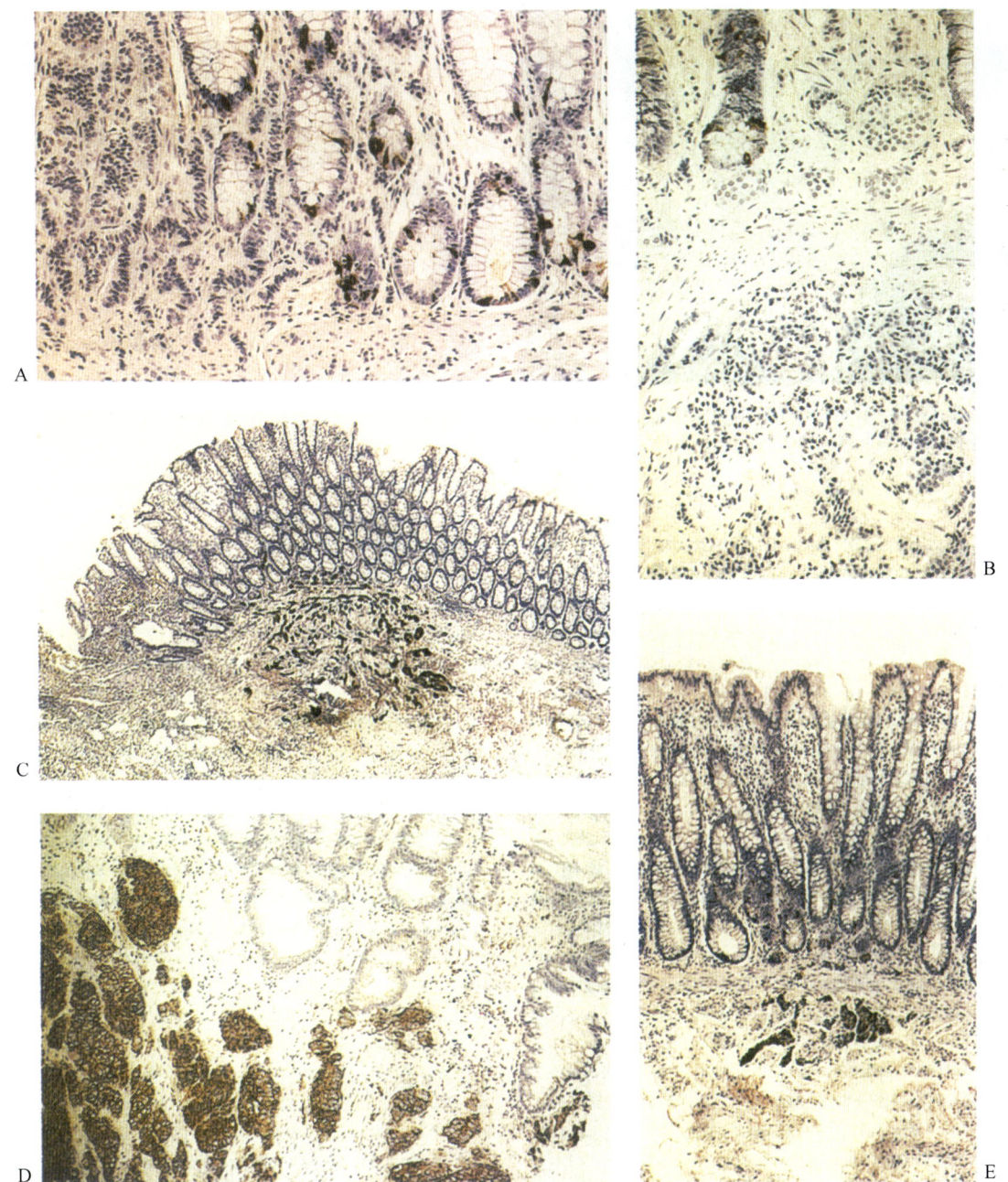

图 17.18 直肠内分泌细胞增生和类癌。**A**：类癌旁的内分泌细胞增生（嗜铬素免疫染色）。注意其中的类癌（左侧）嗜铬素阴性。**B**：类癌位于黏膜下层的上部。表面被覆的直肠黏膜表现为内分泌细胞增生。**C**：在组织学检查中偶然发现的小直肠类癌。**D**：突触素染色阳性的腺类癌。**E**：穿插于黏膜肌层的微小类癌。该患者直肠内可见多发小类癌。被覆的结肠黏膜可见内分泌细胞增生。

肿瘤在临床表现、组织化学以及免疫组织化学上存在着差异。前肠及后肠肿瘤均特征性地呈亲银反应阴性，而相反的中肠肿瘤具有亲银性。

NETs常比较容易诊断是因为其独特的组织学形态。它们表现为五种组织学形态（表17.6）[85]。这些肿瘤细胞胞浆内含有分泌颗粒，可以通过前文提到的检测技术检测出来。只有当一个肿瘤的细胞排列成典型的小梁状、小岛状或缎带样等典型的组织学结构，并且细胞缺乏或仅有极低的细胞多形性和罕见的核分裂象时才可诊断为类癌。仅具有灶状内分泌分化而缺乏典型的组织学结构的肿瘤不能诊断为NETs。

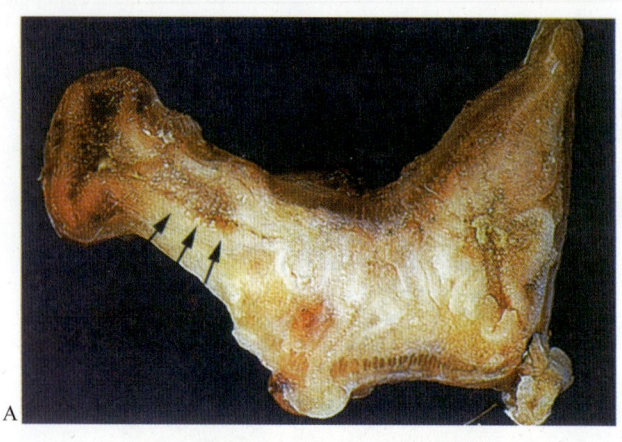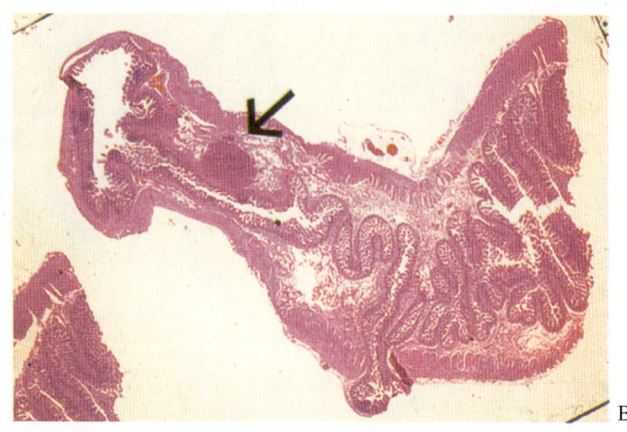

图 17.19 偶然发现的 Meckel 憩室内类癌。**A**：该病变在肉眼标本上并不是显而易见的，除非检查者仔细寻找（箭头）。**B**：肿瘤（箭头）边界清楚但没有包膜。

该组肿瘤的临床行为常不可预知，此外，传统的恶性肿瘤形态学标准对 NETs 不太适用。肿瘤的生物学行为受肿瘤大小、部位、分期、有无转移和组织学特征的影响[78]。因此发生在阑尾的肿瘤经常是偶然被发现的，且极少转移[86]。相反的，回肠和空肠的肿瘤在发现时常已经转移至淋巴结或肝脏[87]。患者的预后还可能受到临床表现的影响，包括肿瘤发生的部位、是否存在类癌综合征和内在的分子生物学异常。这些特征将在部位特异性 NETs 中深入讨论。

有些 NETs 因有明显的综合征，如与胃泌素瘤相关的综合征，故早期即可发现；而另外一些肿瘤到晚期伴肝转移和类癌综合征时才被发现。检测患者血液中 NETs 肿瘤的标记物可能很有用并具有三重意义：常能明确诊断；有利于监控疾病进展和治疗效果；可作为预后指标。例如，90％ 的恶性胃肠道 NETs 患者血液中的 CgA 水平升高[88]。此外许多肿瘤性 NE 细胞在增生时表达生长抑素受体（SSTRs），并因此发展出新的诊断和治疗方案。生长抑素同源物通过抑制性 G 蛋白来减少分泌，因此可以显著地减轻症状。利用放射标记的生长抑素同源物，可以通过核素显像或在手术中利用闪烁扫描仪（放射引导手术）对肿瘤进行定位。残余的肿瘤可以用放射性核素治疗，因为放射性核素与 SSTR 结合后可以进入肿瘤内部[89]。

NETs 诊断中的一个问题是如何区分胃肠道类癌和肺的类癌。角蛋白（CK）-20/CK-7 和甲状腺转录因子（TTF）-1 抗体的表达谱可以区分此类病变，因为肺肿瘤不表达 CK-20，而 GI 肿瘤常不表达 TTF-1 和 CK-7[90]。

食管类癌

食管类癌非常少见，占所有胃肠道类癌的 0.05％ 和所有食管癌的 0.02％。肿瘤多见于男性，年龄从 30 岁至 82 岁，平均年龄为 56～63 岁[91,92]。肿瘤常发生在食管的下段，典型者为孤立性病变，并且可以与发生在 Barrett 食管背景上的腺癌并存[92]。患者表现为吞咽困难。极少发生类癌综合征[93]。肿瘤体积偏大，直径可达 12 cm，它们可以局限在黏膜固有层或侵及食管壁深部[92,94,95]。一些肿瘤表现为息肉状。约 50％ 的病例发生转移[95]。组织学上前肠的 NETs 可表现为相互吻合的缎带样、实性巢、小梁状、腺泡或菊形团样。细胞常为圆形或多角形，但也可表现为卵圆形或圆柱状，可具有很高的分裂活性（4 个分裂象/10 个高倍镜视野 [hpf]）[94,95]。发生在 Barrett 食管相关腺癌背景上的类癌表现为相关腺癌内的内分泌细胞增生。据报道这种肿瘤即使未发生转移预后也很差[95]，但这种结

表 17.6 类癌的组织学形态

Ⅰ型	实性、结节状和岛状条索
Ⅱ型	小梁状或缎带状结构，常相互吻合
Ⅲ型	管状，腺样或菊形团样结构
Ⅳ型	低分化或不典型结构
Ⅴ型	混合性肿瘤

表 17.7	胃类癌的类型
Ⅰ型	ECL 细胞肿瘤伴有 A 型（自身免疫性）慢性萎缩性胃炎[a]
Ⅱ型	ECL 细胞肿瘤伴有 MEN-1 和 Zollinger-Ellison 综合征[a]
Ⅲ型	散发性 ECL 肿瘤
Ⅳ型	非ECL肿瘤（分泌胃泌素、5-羟色胺和 ACTH 的肿瘤）
Ⅴ型	ECL 细胞肿瘤伴有胃酸缺乏症和壁细胞增生[a]

[a] 高胃泌素血症状态。ACTH，促肾上腺皮质激素；ECL，肠嗜铬样；MEN-1，多发性内分泌肿瘤 1 型。

论可能是有些报道的病例中混有非典型类癌或小细胞癌[92]。即使伴有淋巴结转移也有长期存活的报道[96]。

胃类癌

源于胃黏膜内分泌细胞的胃 NETs 通常是 ECL 细胞肿瘤。它们表现为 5 种类型，其中 4 种和 ECL 细胞增生有关（表 17.7）。ECL 型肿瘤通常依照 Rindi 分类被划分成表 17.7 中的前三类[97]。表 17.8 为最新的 WHO 胃内分泌肿瘤分类[78]。不同情况下发生的肿瘤其生物学行为具有显著差异[98,99]。一个大样本 ECL 类癌的研究发现，79% 与 CAG 伴发，10% 的患者有 ZES，此外 11% 的肿瘤为散发[97]。

在过去，胃 NETs 占所有胃肠道类癌的 4%[100] 及胃肿瘤的 0.3%[141]。但这些病变已变得更为常见，这是由于包括内镜及免疫组化在内的诊断方法的提高以及人们对其关注度的提高。现在约占胃肠 NETs 的 11%～30%[101]。在日本这个广泛应用胃镜的国家，胃已经成为 NETs 的第二好发部位。胃酸抑制治疗的增加可能也是 ECL 细胞增生性病变增加的原因之一。多达 100% 的采用高剂量胃酸抑制治疗的患者发生高胃泌素血症[58]，并有可能进展为 NETs。

ECL 细胞增生（弥漫性、线性和（或）微结节性增生）及其进展型病变（ECL 细胞异型增生和 ECL 类癌）都和慢性高胃泌素血症有关[102]。然而，单纯的高胃泌素血症似乎不足以导致类癌发生，因为事实上，不伴有 MEN-1 综合征的 ZES 患者极少发生胃类癌，除非血清胃泌素水平持续高于正常 10 倍以上[99]。与之相反，家族性 MEN-1 患者伴有 ZES 时，发展成 Ⅱ 型类癌的概率比正常人群高出 30 倍。13%～30% 的 MEN ZES 病例可发生此类胃肠道类癌[103]。因此在胃 Ⅰ 型和 Ⅱ 型类癌的发生机制中，同时涉及了内分泌和基因因素。

如 MEN-1 患者中所见到的遗传特性、前面所提到的其他遗传学改变、胃泌素受体基因或 EGF、

表 17.8 胃的神经内分泌肿瘤分类

高分化神经内分泌肿瘤（类癌）

良性：无功能，局限在黏膜层至黏膜下层，无血管浸润，直径＜1 cm
- 胃体底部 ECL 肿瘤（常为多发）伴有慢性萎缩性胃炎或 MEN-1
- 产生 5-羟色胺或（极少情况下）产生胃泌素的肿瘤

良性或低度恶性（恶性潜能未定）：无功能，局限在黏膜层至黏膜下层，有或无血管浸润，直径 1～2 cm
- ECL 肿瘤伴有慢性萎缩性胃炎或 MEN-1 或散发
- 产生 5-羟色胺或（极少情况下）产生胃泌素的肿瘤

高分化神经内分泌癌（恶性类癌）

低度恶性：浸润肌层，不伴有转移，直径＞2 cm
- 无功能，常为散发性 ECL 细胞癌，罕有慢性萎缩性胃炎、MEN-1、5-羟色胺或胃泌素分泌
- 功能性的分泌 5-羟色胺的癌（非典型类癌综合征）或产生胃泌素的癌（胃泌素瘤）

低分化神经内分泌癌

高度恶性

ECL，肠嗜铬样；MEN-1，多发性内分泌肿瘤 1 型。

TGF-α 等生长因子的过度表达和局部微环境的改变均可能在随后发生的类癌中扮演着一定的角色。其他物质在肿瘤的发生中也可能起到一定的作用。近期研究显示，垂体腺苷酸环化酶激活多肽以及血管活性肠肽在 ECL 增生中是比胃泌素更强大的调节因子[102]。reg-蛋白可能通过抑制胃泌素的刺激作用起到调控 ECL 细胞数量的作用。

发生在慢性萎缩性胃炎背景上的神经内分泌肿瘤（Ⅰ型肿瘤）

Ⅰ型类癌占胃 NETs 的约 74%～79%。5%～10% 的 CAG 及高胃泌素血症患者可发生 ECL 类癌[98,102]。此类病例的人口统计学资料与自身免疫性胃炎相近。约超过 70% 的病例发生于老年女性，平均年龄为 63 岁[98,99]。部分Ⅰ型类癌的发生是由于自身免疫性胃炎导致壁细胞总量减少和胃酸分泌减少所引起的高胃泌素血症导致的[98,99]。在此基础上发生的肿瘤出现在 ECL 细胞增生及非典型性增生的背景上（图 17.20）。超过半数的病例肿瘤为多灶性。

Ⅰ型类癌是最"善良"的胃类癌[104]。它们表现为浅棕色的黏膜下小结节或胃体部通常小于 1 cm 的小息肉。多数直径仅 1～3 mm；97% 直径小于 1.5 cm。肿瘤多局限于黏膜及黏膜下层，只有 7% 的肿瘤侵及肌层。很少情况下会出现肝转移（2%～5% 的病例）[98]。

大部分肿瘤的特征为细胞排列规则，形似马赛克，聚集成微小叶状。肿瘤可呈实性、小梁、缎带、小管样，或由上述形态混合而成。胞浆呈弱嗜酸性、弱嗜碱性或嗜双色性。胞浆颗粒可能在常规切片中见到，也可能见不到。细胞核居中，圆形或卵圆形，形态单一，核仁一般不明显，没有或仅有极轻微的核多形性或核分裂活性。血管侵犯罕见。背景黏膜表现为典型的 CAG，常伴有肠上皮化生。

这些肿瘤细胞为嗜银性而非亲银性。NE 免疫标记恒为阳性，包括 CgA、突触素和 NSE。这些肿瘤细胞以及周围增生的内分泌细胞均对新发现的激素胃饥饿素呈阳性反应[19]。VMAT-2 是 ECL 肿瘤的特异性标记。肿瘤细胞可以不同程度地分泌黏液[105]。一小部分肿瘤细胞可表现为 5-羟色胺（serotonin）、胃泌素、生长抑素、胰多肽或 α-人类绒毛膜促性腺激素（α-hCG）阳性。少数 ECL 肿瘤产生组胺和 5-羟色胺；当这些肿瘤发生转移时患者可出现不典型的类癌综合征[97]。

Ⅰ型类癌可能在胃泌素水平降低，特别是胃窦切

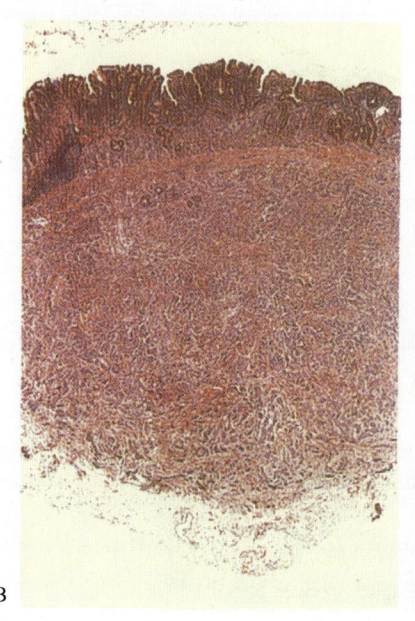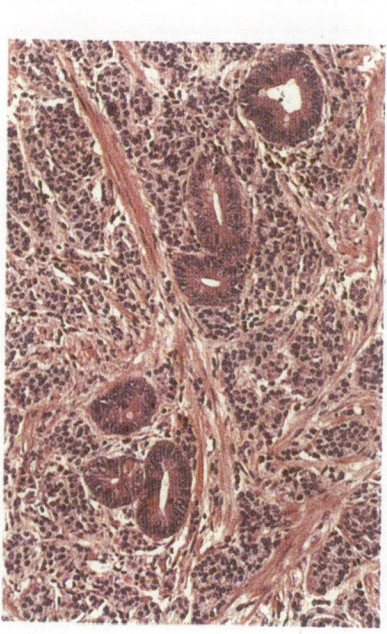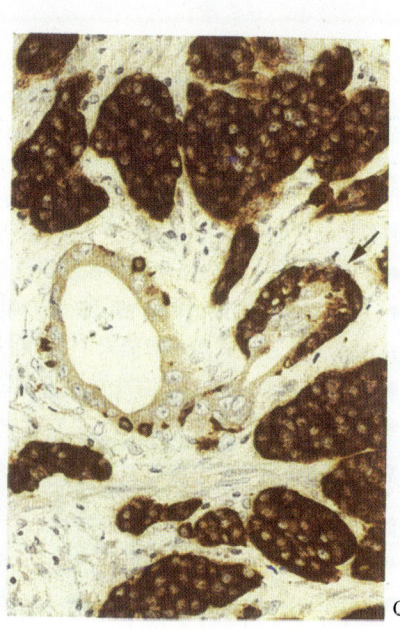

图 17.20　类癌。A：低倍镜显示黏膜层深部及黏膜下层可见小而一致的细胞增生。B：细胞排列成巢状和菊形团样结构。核无多型性，未见核分裂象。肿瘤细胞间可见残留的胃腺体。C：嗜铬素染色强调了病变的内分泌分化。残余的胃腺体中可见一内分泌细胞线性增生灶（箭头）。

除术[106]或运用生长抑素类似物[107]后发生消退。这些治疗方法使许多 ECL 肿瘤消除、消退或稳定下来[108]。然而在某些阶段，ECL 细胞的增生可能为不可逆性，这使得治疗后对肿瘤消退程度的估计变得很困难。很难预测多发性 ECL 肿瘤中哪一个已经脱离了胃泌素依赖变成自主性生长。奥曲肽抑制试验的效果可能好于胃窦切除术[109]。也可以通过手术或内镜切除肿瘤，这取决于它们的大小和数量[110]。除此之外，活检和观察也是可行的治疗选择。胃切除术适用于肿瘤已广泛累及胃壁、控制出血或肿瘤不断进展的患者[110]。

肿瘤若发生转移，常累及局部淋巴结；远隔转移很少见。它们几乎从不导致患者死亡[98]。此型胃 NET 总体预后良好，与其诊断较早有一定的关系，因为患者通常有与背景病变 CAG 相关的症状。此外，预后良好和该类肿瘤内在的良性本质有关。

发生在多发性内分泌肿瘤 I 型-Zollinger-Ellison 综合征背景上的神经内分泌肿瘤（II 型类癌）

II 型类癌占全部胃 NETs 的 6%～10%。肿瘤没有性别倾向性，并且发生年龄早于 I 型肿瘤，平均发生年龄为 50 岁[98]。胃类癌发生于 ZES 的背景上，常伴有 MEN-1[98]。ECL 细胞的 NETs 发生在泌酸黏膜，并且常为多发[136]。它们是胃泌素分泌性 NE 细胞肿瘤（常为胰岛细胞肿瘤）引发高胃泌素血症的结果。偶尔也有 ZES 相关的散发性胃类癌发生，虽然这些患者一般只有单纯的线性增生[57]。

ECL NETs 发生在壁细胞肥大、增生和 ECL 细胞增生及非典型性增生的背景上。患者表现出 ZES 特征性的肥厚性胃病，即胃皱襞增厚。此外肿瘤常为多发的小结节。与 I 型肿瘤相比，发生在此基础上的 ECL 肿瘤大于 1.5 cm 的更多见，并且可发生局部淋巴结转移（30%）和肝转移（10%）[98]。组织学特征和前面描述的 I 型类癌相似。

奥曲肽可以控制高胃泌素血症，使相关的 ECL 细胞增生以及 NETs 消退[111]。切除 II 型 ECL 类癌患者的全部胃泌素瘤可使类癌消退[112]。

发生在胃酸缺乏症和壁细胞增生背景上的神经内分泌肿瘤

最近报道了两例发生在显著的高胃泌素血症基础上的多发性胃类癌，患者伴有胃酸缺乏症和壁细胞肥大。壁细胞增生引起黏膜增厚。局部可见肠上皮化生。某些区域还可见纤毛细胞化生。累及胃体和胃底的多发性的黏膜内以及浸润性类癌，背景为显著的 ECL 细胞增生。最大的肿瘤结节直径 1.3 cm。一个区域淋巴结可见微小转移。泌酸黏膜表现为明显的壁细胞增生和肥大。有些壁细胞呈空泡样，许多细胞顶部的胞浆充满了浓缩嗜酸性物质并突向扩张的泌酸腺腔[113,114]。此现象代表了胃类癌的一种少见类型，与内部胃酸分泌异常有关，超微结构显示壁细胞缺乏分泌小管系统[114]，并且壁细胞对针对 H^+/K^+-ATP 酶质子泵 α 和 β 亚单位的抗体不着色[113]。

散发性胃神经内分泌肿瘤（III 型类癌）（高分化神经内分泌癌）

散发性的 NETs 在男性中最多见（74%），平均年龄为 55 岁[98]。与 CAG 和高胃泌素血症无关，表现为多种细胞的增生，包括 ECL、EC 和 X 细胞。病变常为单发，无 NE 细胞增生的背景。多发性的 III 型类癌发生率只有 1%[98]。肿瘤发生在胃的任何部位。和 I 型、II 型肿瘤不同，III 型肿瘤较其他胃 NETs 侵袭性更强且体积更大。它们通常表现为胃内肿块，临床表现为出血、梗阻或转移，与腺癌相似。患者可出现不典型的类癌综合征，出现皮肤潮红，但不伴有腹泻。导致这些临床症状的肿瘤常产生组胺和 5-羟色胺[115]。

大体上，III 型肿瘤常表现为光滑、圆形、黄色的黏膜下结节，直径>2 cm（图 17.21）。通常被覆完整的黏膜，但较大的病变会出现不规则的红色凹陷或表面溃疡。组织学上，III 型 NETs 生长方式多样，包括小梁状、脑回样、髓样或实性、腺样、菊形团样，或上述类型的混合型（图 17.22）。病变通常表现为实性细胞聚集区（图 17.23）和细胞拥挤的粗大小梁。圆形、梭形和多面体样细胞分布不规则，具有大而一致的空泡样细胞核和明显的小而嗜酸的核仁，染色质不规则聚集并且核分裂象增多。可见散在坏死。大的肿瘤可浸润深部组织并产生显著的成纤维细胞间质反应。这些病变在壁内蔓延并侵犯血管或淋巴管，导致淋巴结和远处转移[116]。预测侵袭性行为的要素包括细胞异型性、核分裂象≥2/hpf，血管侵犯和透壁性侵犯[98,117]。虽然肿瘤大小可能与转移倾向有关，但已知微小的肿瘤也

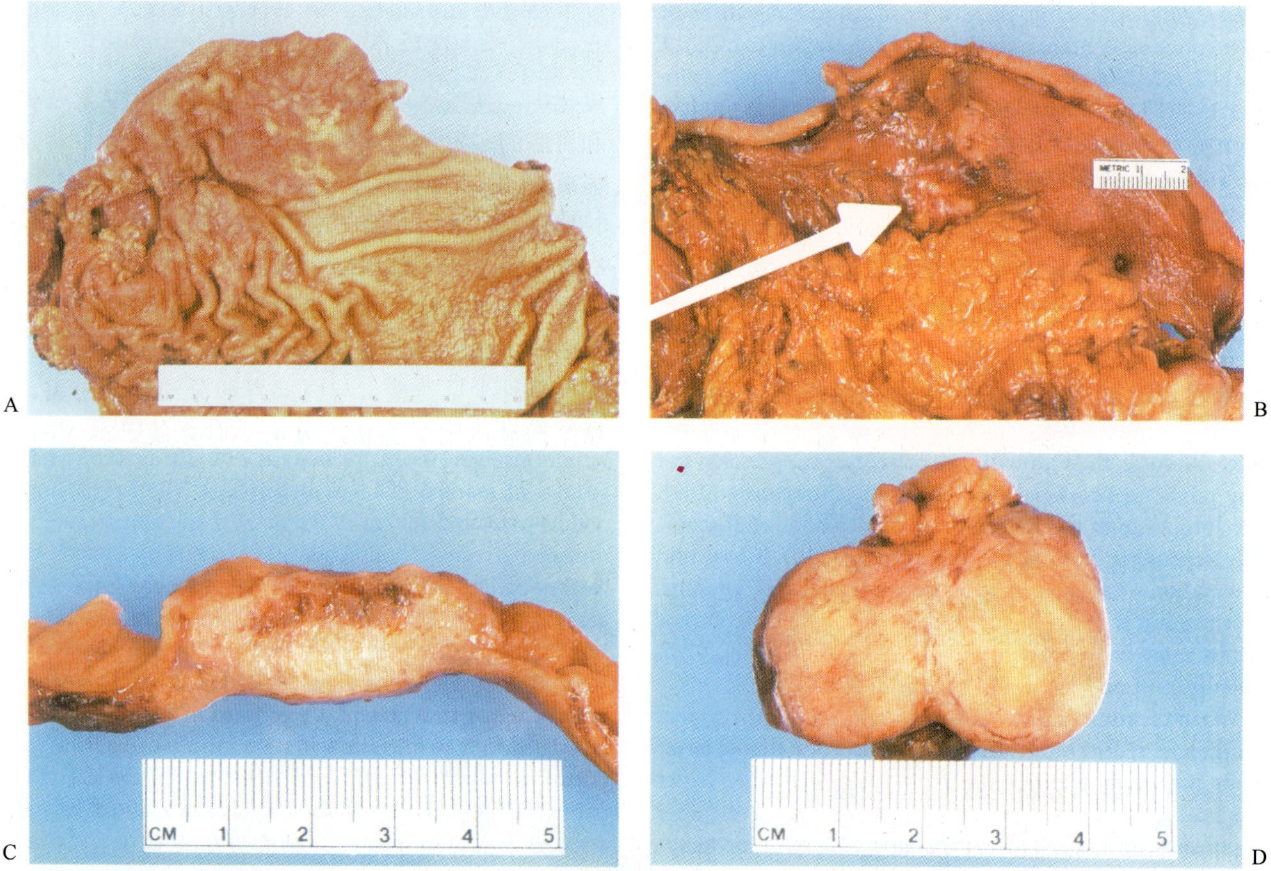

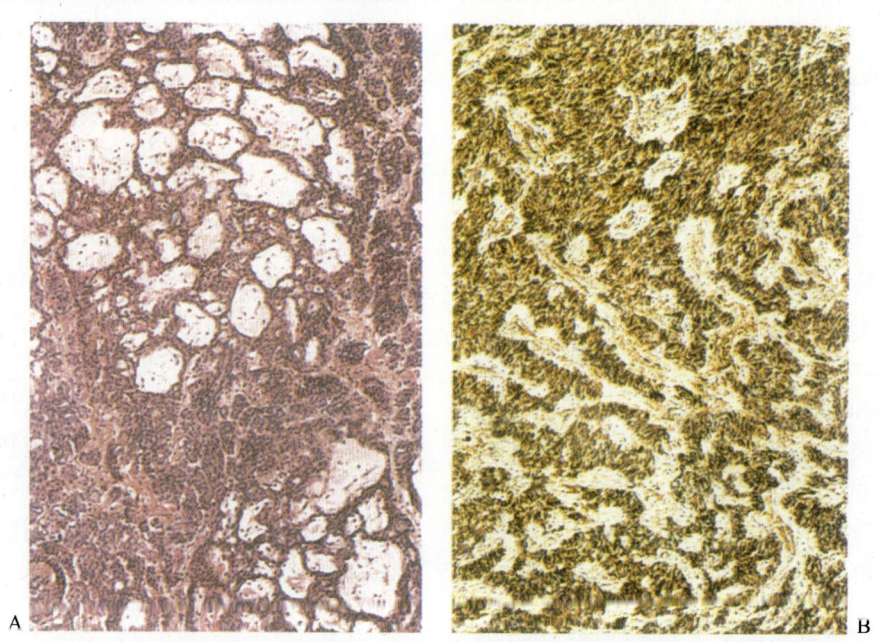

图 17.21 散发性胃类癌的肉眼表现。**A**：打开的胃内可见肿瘤。**B**：肿瘤蔓延至浆膜面（箭头）。**C**：肿瘤切面显示其穿透了胃壁。**D**：胃周淋巴结内的转移瘤。

图 17.22 胃类癌。**A**：肿瘤包括实性巢、缎带及腺样结构。细胞均匀一致，许多地方可见黏液聚集。**B**：嗜铬素染色突出显示肿瘤细胞索条。

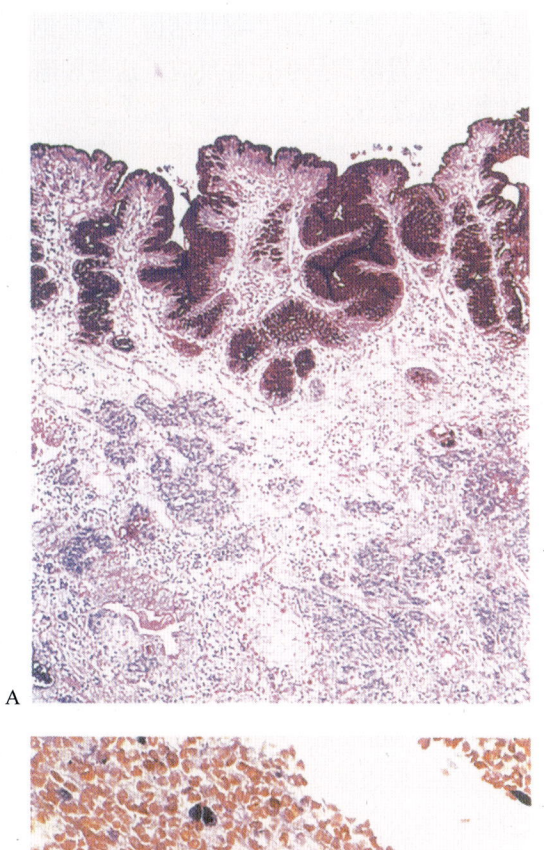
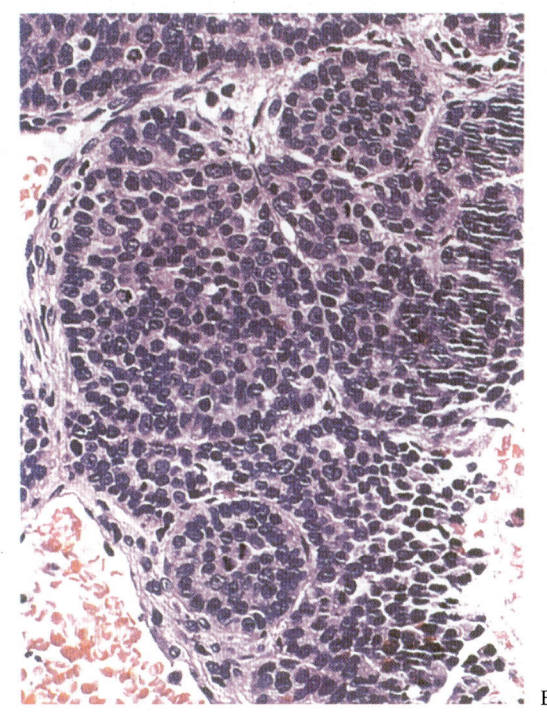
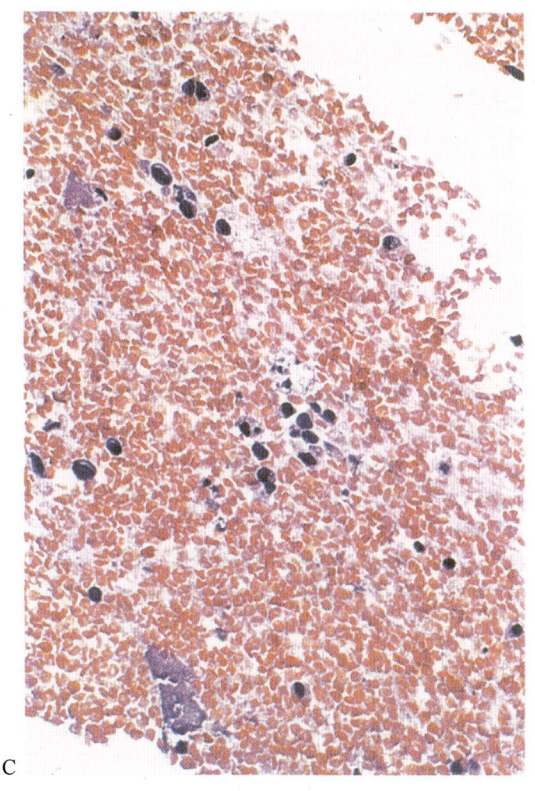

图17.23 胃类癌。**A**：肿瘤完全位于黏膜下层。PAS 染色。胃上皮的中性黏液表现为 PAS 强阳性。类癌为阴性。**B**：肿瘤细胞巢为实性，周围呈栅栏样排列。**C**：骨髓转移。

可播散到胃外[118]。因此虽然最新的 WHO 诊断标准建议 NETs≤1 cm 为良性病变，但这一标准似乎不适用于所有肿瘤。区域淋巴结转移可见于直径仅 0.3 cm 的肿瘤[119]。

这些肿瘤经常表达 p53 并具有高 KI-67 标记率。

偶尔肿瘤表现为广泛的骨化或具有嗜酸细胞表现（图17.24）。这些肿瘤的骨形成及分化标记物阳性，包括骨形成蛋白、骨桥素和骨粘连蛋白[120]。Ⅲ型类癌常表现为局部侵袭性生长及转移。76%的肿瘤侵及肌层和（或）浆膜层，淋巴结及远隔转移分别

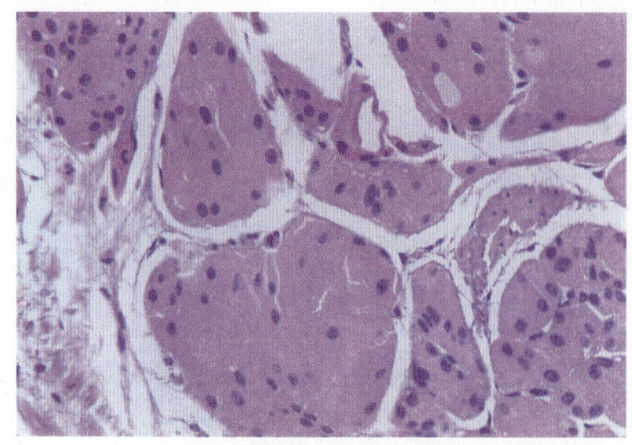

图 17.24　胃类癌伴嗜酸细胞特征。

见于2%～71%和22%～75%的病例中[98]。散发性类癌患者的5年生存率<50%，反映了肿瘤的高转移率。局部病变（64.3%）和有区域淋巴结转移者（29.9%）的5年生存率明显高于有远处转移（10%）的病例[91]。如前所述，胃窦切除对Ⅰ型类癌患者有益，而这种治疗对散发性类癌无效[121]。因此区分这两类患者非常重要。通常根据临床和形态学特征，以及近旁是否存在ECL细胞增生来区分二者。散发性和高胃泌素血症相关性类癌的特征比较见表17.9。

非肠嗜铬样神经内分泌肿瘤

这些肿瘤可发生在胃的任何部位，通常为单发且高度恶性。患者可因肿瘤产生胃泌素而表现为ZES，或因产生促肾上腺皮质激素（ACTH）而表现为Cushing综合征。生成5-羟色胺的NETs在胃部罕见[98]。它们类似中肠类癌，由小圆细胞紧密排列组成的圆形巢周围常有栅栏样结构。生成胃泌素的肿瘤表现为特征性的纤细小梁状结构，并且细胞对NE标记物以及胃泌素呈强阳性反应。这些肿瘤可以发生转移并导致ZES。

小肠神经内分泌肿瘤

十二指肠神经内分泌肿瘤

以往认为十二指肠的NETs只占胃肠道NETs的1.8%～2.9%[100]，但随着影像学技术的提高以及上消化道内镜应用的增加，目前估计其占胃肠道内分泌肿瘤的22%[80]。发生在小肠上部的肿瘤中，胃泌素细胞瘤占比例最高（62%～65%），其次为生长抑素细胞肿瘤（15%～21%）、节细胞性副神经节瘤（9%）、未分化肿瘤和胰多肽（PP）细胞肿瘤[122]。有关这些肿瘤的WHO分类见表17.10。有研究显示，72%的十二指肠NETs患者为男性。患者的中位年龄为53～59岁，范围从18岁至90岁不等[123]。这些肿瘤与MEN-1、ZES和NF1有关。大多数十二指肠类癌表现为筛状、小岛状、腺样、实性及小梁状混合性的生长方式。它们产生的多种激素将在下文中讨论。此外，xenin被认为是十二指肠NETs的标记物，因为不论肿瘤激素含量和功能活性如何，均无一例外地表达xenin[124]。

G细胞肿瘤（胃泌素瘤）

胃泌素瘤75%为散发性肿瘤；25%伴有MEN-1[125]。这是最常见的功能性NET。伴有显著ZES的肿瘤较其对应的无功能性肿瘤发生早，发生在球部以外，并具有更高的转移率。

90%的胃泌素瘤发生在所谓的"胃泌素瘤三角区"内。它的上缘穿过胆囊管和胆总管，下缘由十二

表 17.9　散发性和高胃泌素血症相关性类癌的特征比较

	散发性病变	高胃泌素血症相关性病变
慢性萎缩性胃炎	缺乏	存在
内分泌细胞增生	缺乏	存在
基因相关性	无	多发性内分泌肿瘤综合征
大小	各异	小
多灶性	多为单一病灶	多灶
生物学行为及治疗	侵袭性，胃窦切除后不能消退	良性，胃窦切除后消退

表 17.10	十二指肠及空肠上段的神经内分泌肿瘤分类
高分化神经内分泌肿瘤（类癌）	
良性：无功能，局限于黏膜及黏膜下层，无血管浸润，直径＜1 cm	
● 产生胃泌素的肿瘤（十二指肠上段）	
● 产生 5-羟色胺的肿瘤	
● 节细胞性副神经节瘤（不论大小及范围，位于壶腹周围）	
良性或低度恶性（恶性潜能未定）：无功能，局限于黏膜及黏膜下层，有或无血管浸润，直径 1～2 cm	
● 产生胃泌素的功能性肿瘤（胃泌素瘤），散发或 MEN-1 相关的	
● 产生生长抑素的无功能性肿瘤（壶腹区）伴或不伴有 NF1	
● 产生 5-羟色胺的无功能性肿瘤	
高分化神经内分泌癌（恶性类癌）	
低度恶性：侵及肌层及更深，或转移	
● 功能性产生胃泌素的癌（胃泌素瘤），散发或 MEN-1 相关的	
● 无功能性产生生长抑素的癌（壶腹区），伴或不伴有 NF1	
● 无功能性或功能性癌（伴有类癌综合征）	
● 恶性节细胞性副神经节瘤	
低分化神经内分泌癌	
高度恶性：功能性或无功能性，低分化中间细胞型或小细胞癌	

MEN-1，多发性内分泌肿瘤 1 型；NF1，神经纤维瘤病 1 型。

指肠第二及第三段的交界处构成，其内侧缘由胰腺颈部和体部的交界构成。大约 15% 的胃泌素瘤发生在胰腺以外的部位；13% 发生在十二指肠的第二段。其余的发生在胃、上段空肠、胆管树和胃泌素瘤三角区内的淋巴结[126]。有人认为产生胃泌素肿瘤的前体细胞在胚胎发育的腹胰向背侧旋转过程中散布开来，并混入淋巴组织中[127]，这为原发性的节内胃泌素瘤提供了解剖学基础。也有报道称胃泌素三角区内 15% 正常的淋巴结内可见孤立的胃泌素或突触素染色阳性细胞[128,129]。

发生在 MEN-1 基础上的十二指肠胃泌素瘤为多发性，与通常为单发的散发型胃泌素瘤正好相反[130]。根据克隆性检测的结果，MEN-1 患者发生的多发肿瘤被认为是多个原发性病变[32]。16% 的十二指肠胃泌素瘤是在外科手术标本中偶然发现的，常见于消化性溃疡的切除标本。然而有些肿瘤较大，足以引起临床压迫症状，包括胆管阻塞。大约 1/3 的胃泌素瘤患者有腹泻症状。一些病人表现为 ZES。

十二指肠胃泌素瘤的主要特征为体积较小并位于黏膜下。大多数发生于十二指肠的第一和第二段。肿瘤可能表现为轻微的息肉样外观，在内镜下常和异位的胰腺、胃黏膜或炎症性病变发生混淆。肿瘤的大小从 0.2 cm 至 20 cm 不等[131]。然而 62%～80% 的患者肿瘤直径≤1 cm。非常小的肿瘤在剖腹探查或对手术标本进行肉眼检查时非常容易被漏掉。虽然这些肿瘤很小，但转移非常普遍，将近半数有淋巴结的转移[126,132]。这种转移瘤常比原发瘤大，很可能造成原发性淋巴结胃泌素瘤的过多诊断。

胃泌素瘤表现为小梁状/假腺样和（或）实性生长方式。肿瘤由均匀一致、胞浆稀少的细胞排列成的实性巢和缎带样结构组成（图 17.25、17.26）。一些细胞的核周区可见漩涡状的微丝聚集。可以出

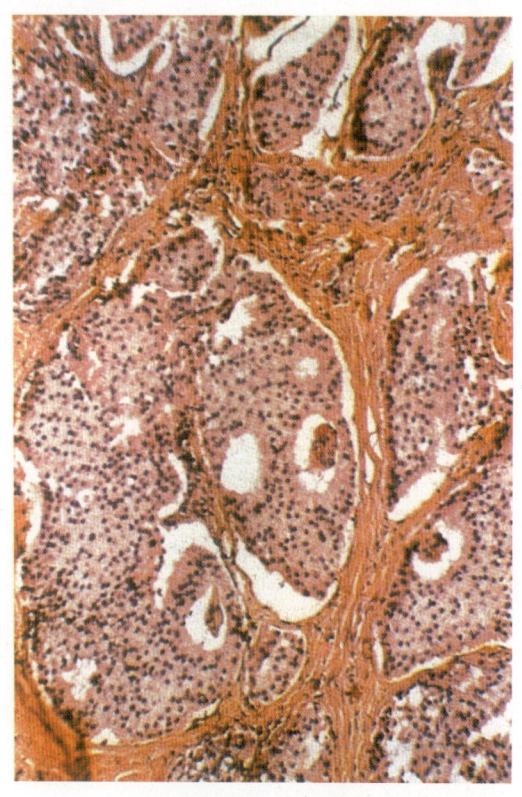

图17.25 在切除十二指肠溃疡时偶然发现的十二指肠胃泌素瘤。肿瘤直径≤0.4 cm。

现血管侵犯。从组织学形态上很难将胃泌素瘤和其他功能性及无功能性的NETs区别开。多数细胞对胃泌素免疫染色呈阳性即可确诊。此外胃泌素瘤可产生其他多肽,包括胰高血糖激素、生长抑素、

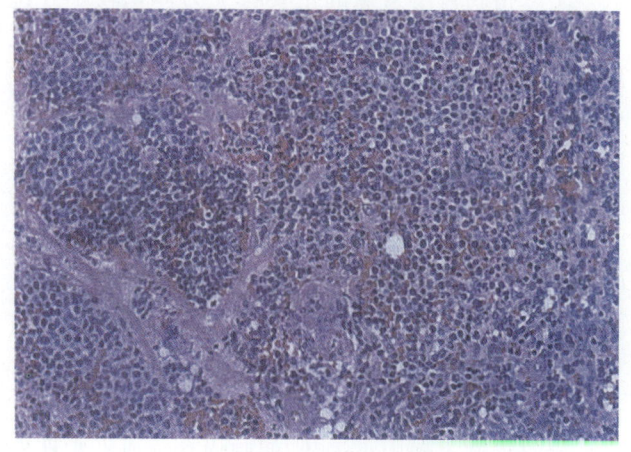

图17.26 从十二指肠切除的胃泌素瘤。不同于图17.25显示的病变,这个肿瘤由实性的细胞巢组成,形态非常单一,没有明显的小岛状结构。

5-羟色胺、胰岛素、胰多肽、ACTH、脑啡肽[133]和hCG。

在MEN-1中,十二指肠胃泌素瘤周围的肠隐窝和(或)Brunner腺可见G细胞增生。这些增生灶在散发型非MEN-1相关的胃泌素瘤患者中是见不到的[134]。增生可以呈线性、微结节型和(或)微浸润型[134]。识别浸润性病变的依据为侵及固有层并且周围围绕着厚厚的胶原,可能会出现血管侵犯。多灶性胃泌素瘤源于弥漫性增生性改变。大的胃泌素瘤周围伴发的微小胃泌素瘤组织学与大者相似。增生性病变表现为KI-67的表达增加而胃泌素的染色减弱,提示G细胞反应过度并且释放出更多的胃泌素。前期病变中没有hCG的表达,但可见于微小胃泌素瘤和已经充分形成的胃泌素瘤[134]。这点很有意思,因为已知在胃内hCG表达与异型增生及肿瘤性转化有关[135]。

胃泌素瘤总体上是生长缓慢的肿瘤[125,126]。可以预测肿瘤侵袭性和转移性的指标包括肿瘤的大小、浸润超出黏膜下层、非整倍体和S期细胞比例升高[136]、Her2/neu扩增和过表达[137]、染色体1q9的LOH[138]、肿瘤产生的胃泌素类型[139],以及EGFR及肝细胞生长因子(HGF)的过表达[140]。预后也和产生的肽类数量有关。仅产生胃泌素的胃泌素瘤患者5年生存率达87%,而那些产生多种循环激素的肿瘤患者5年生存率仅有22%[88]。具有明显ZES的患者转移的概率增加。然而生存率主要取决于是否存在肝转移。肝转移的概率取决于肿瘤的大小、原发瘤的部位以及最初就诊时是否有MEN-1的表现[80]。散发型胃泌素瘤患者的10年无病生存率达34%,而伴有MEN-1的患者无人能如此。然而从整体上看,发生于MEN基础上的胃泌素瘤患者的生存率好于那些散发型患者[141]。他们的总体10年生存率是94%[126]。为获得治愈疾病的机会,散发型胃泌素瘤患者应接受外科探查术[126]。此外,当不能完全治愈时,转移瘤减灭术可能会改善症状并延长生存期。有效的抑酸药物的出现使伴有ZES患者的初发疾病由胃酸分泌过多所致的病变转变为肿瘤的生长及播散。因此可以通过应用组胺受体拮抗剂、质子泵抑制剂或生长抑素类似物改善症状。

D细胞肿瘤(生长抑素瘤)

生长抑素瘤占所有NETs的不到1%[142]。患者年龄从29岁至83岁。50%的生长抑素瘤伴有

NF1[123]。生长抑素瘤患者有时伴有神经纤维瘤病和嗜铬细胞瘤，提示这三者可能是一种新的多发性内分泌肿瘤综合征（MEN-3）[143]。生长抑素瘤也可发生在乳糜泻 D 细胞增生的背景之上，提示 D 细胞的生长和慢性炎症有关[144]。

生长抑素瘤综合征（糖尿病、腹泻、脂肪泻、低胃酸或胃酸缺乏症、体重下降、贫血和胆结石）常见于胰腺产生生长抑素的 NETs；十二指肠生长抑素瘤表现为典型综合征者很少见。然而因十二指肠生长抑素瘤常发生在 Vater 壶腹处，所以早期可出现黄疸和肠梗阻表现，常在全部综合征出现之前就已经被切除。

生长抑素瘤发生在黏膜深层或 Brunner 腺，有浸润的倾向。常为单发，但有报道称在缺乏遗传综合征背景时也可发生多发（多至 30 个）肿瘤[145]。生长抑素瘤的组织学形态类似于其他的 NETs，但它们具有明显的腺样结构并且腺腔内可见砂粒体（图 17.27）[146]。这是由肿瘤细胞分泌的生长抑素所导致的。Grimelius 染色阳性仅见于 1/3 的病例[144]。免疫组织化学染色显示生长抑素阳性细胞占优势（图 17.27）。这些肿瘤生成的其他物质包括胃泌素[147]、降钙素[148]、胰岛素、VIP、前列腺素 E_2、P 物质、5-羟色胺和癌胚抗原（CEA）[142,149]。与 NF1 相关的生长抑素瘤多为纯生长抑素瘤，而与 NF1 不相关的类似肿瘤常为多激素性[149,150]。

明显的腺样结构伴有砂粒体形成且 Grimelius 染色阴性可能会导致误诊成腺癌。虽然极少数情况下转移癌组织学表现温和，但和大多数癌相比，生长抑素瘤的细胞一致，核分裂象少。生长抑素瘤常见转移[143]。早期发现肿瘤的患者预后更好。恶性的特征包括浸润肌层、Oddi 括约肌或胰腺；最大直径＞2 cm；以及存在核分裂象。肝是最常累及的部位，其次是区域淋巴结和骨。

其他产生激素的神经内分泌肿瘤

产生 5-羟色胺的 EC 细胞肿瘤，是经典的亲银性中肠肿瘤，可以发生在十二指肠（图 17.28），但十分罕见。此类肿瘤的特征形态将在下文的远段空肠/回肠肿瘤中讨论。1%的胰岛素瘤发生在十二指肠黏膜[151]、脾门或胃结肠韧带。存在多发性肿瘤则支持 MEN-1 的诊断。胰岛素瘤自主性分泌胰岛素；过高的胰岛素水平导致严重的低血糖伴颤抖、易激惹、虚弱、出汗、心动过速、饥饿、头痛、视物模糊、人格

障碍、精神恍惚、行为异常、健忘、反应迟钝、惊厥和昏迷[152]。长时间禁食时血浆胰岛素水平升高和血浆葡萄糖水平降低即可确诊[153]。肿瘤的组织学与其他肠 NETs 相似。胰岛素瘤同其他内分泌肿瘤不同，极少为恶性。可依据肿瘤的胰岛素抗体染色进行诊断。

几乎所有的胰高血糖素瘤都发生在胰腺，但十二指肠的原发病变也有报道[154,155]。胰高血糖素瘤自主分泌胰高血糖素，功能性肿瘤患者出现一种综合征，表现为以起伏不定的皮肤病变为特征的坏死松解性游走性红斑、伴或不伴糖尿病临床表现的糖耐量试验异常、低氨基酸血症、体重下降、正常色素性正常细胞性贫血和偶尔发生的舌炎、口炎、唇炎、腹泻、腹痛、恶心、呕吐，好发静脉血栓及情志改变。组织学上，胰高血糖素瘤类似于其他类癌，除有胰高血糖素阳性细胞外，没有特征性的改变。虽然大多数胰高血糖素瘤是恶性的，核分裂象和核异型性罕见。肿瘤胰高血糖素免疫组化呈阳性。

GRF 瘤（GRFomas）是产生生长激素释放因子导致肢端肥大症的 NETs。这种肿瘤罕见且 30%伴有 MEN-1。10%的肿瘤发生在小肠，在此处常为多发、体积大且有转移。具有肢端肥大和 NET 的患者应怀疑此肿瘤[156]。

无功能性十二指肠神经内分泌肿瘤

无功能性十二指肠 NETs 常由产生 5-羟色胺的 EC 细胞或产生降钙素的细胞组成。除非肿瘤超出黏膜下层，否则不具侵袭性[80]。这些肿瘤偶尔可能会有淀粉样的间质。

空肠及回肠神经内分泌肿瘤

发生在这一区域的 NETs 为典型的生成 5-羟色胺的 EC 细胞类癌，但产生 L-细胞、胰高血糖素样肽和 PP/多肽 YY（PYY）的肿瘤也发生在这一区域。这些肿瘤的发生率为每年 0.28～0.89/10 万人[100,157,158]。它们占所有胃肠道内分泌肿瘤的 23%～28%[100]。空肠和回肠类癌常发生在 20 岁至 90 多岁之间，发病的高峰为 50～70 岁。肿瘤也可以发生在儿童，这些病例表现为侵袭性。男女的发病率相同。黑人的发病率高于白人[100]。回肠类癌可以同时伴有 Crohn 病[159]。Crohn 病持续的时间从数月至数年不等[160]。

无症状的小肠 NETs 可能在尸检或手术中偶然发

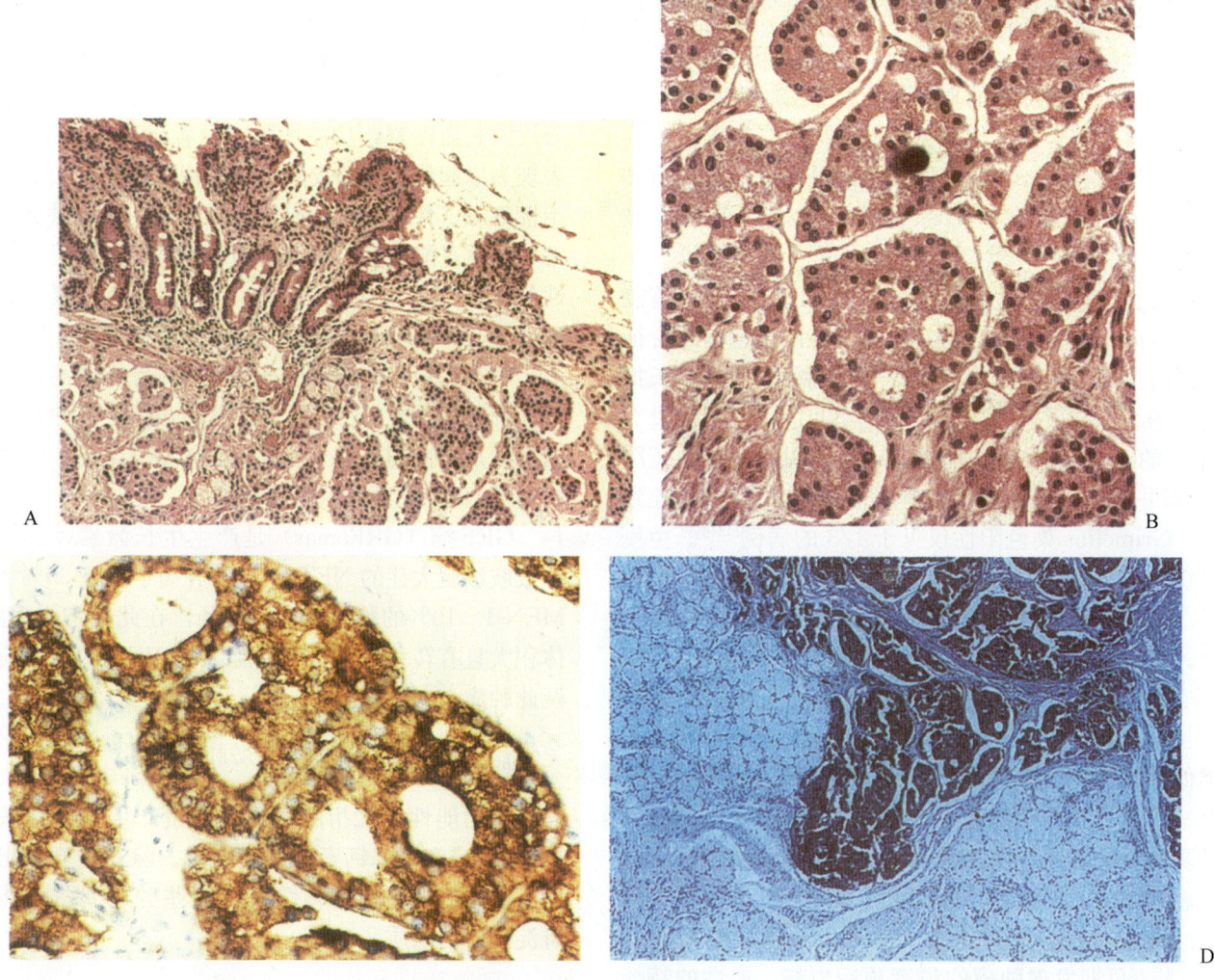

图 17.27 砂粒体型类癌。A：基本正常的黏膜和邻近的肿瘤交界处。B：较高倍数显示肿瘤具有边界清楚的小管状细胞巢，缺乏异型性。图片中央可见一砂粒体。C：突触素免疫染色。D：生长抑素免疫染色。

现。有症状的病变可出现肿瘤压迫症状、肿瘤导致的纤维化改变或类癌综合征。许多有症状的患者有长期的间歇性痉挛性腹痛病史，提示肠道有间断性的梗阻[161]。肠梗阻越重则症状越明显；可出现腹胀及呕吐。其他患者表现为肠梗死、出血、体重下降、腹泻或淋巴结肿大。

由于生长抑素受体2靶向治疗和其他治疗及诊断手段的增加，患者的生存率有所提高，临床的纤维化表现已经成为本病发病及致死的主要原因[80]。结缔组织增生（纤维化）收缩与肿瘤引发的肠壁折叠、缠绞或扭转以及继发肠梗阻有关。浆膜纤维化引起的粘连导致肠扭转、肠腔缩窄或肠袢缠结。肠系膜转移灶周围的纤维化使回肠系膜固定于后腹膜，纤维化条索使小肠及横结肠阻塞[162]。肠系膜纤维化区内的血管可能因继发性受压，导致受累节段的肠管缺血性坏死。肠梗死及坏疽（图 17.29）[161]也可继发于血管向心性增厚的基础上（见下文）。后腹膜纤维化也可导致肾盂积水和肾衰竭[163]。有症状的肿瘤经常向原发

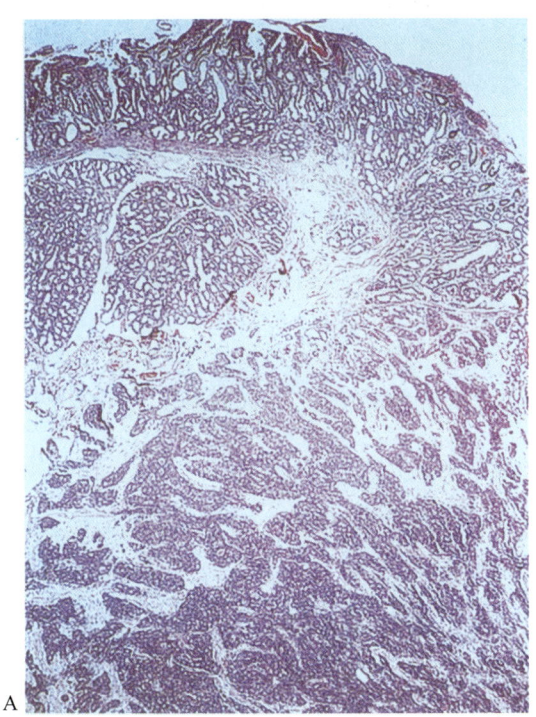 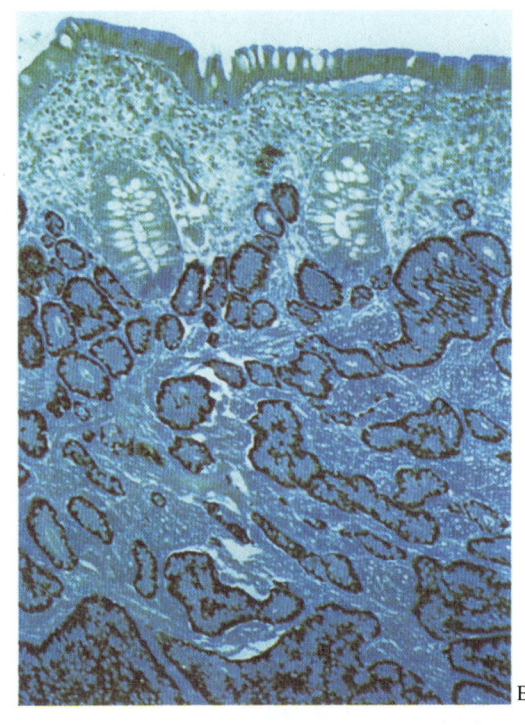

图 17.28　十二指肠类癌。**A**：肿瘤由排列成实性巢和条索的均一细胞组成。**B**：嗜铬素免疫染色。

部位以外的区域播散。93%有症状的小肠 NETs 患者已经发生了转移，而偶然发现肿瘤的患者转移率只有 9%[161]。

类癌综合征见于 10%~18% 的 NETs 患者，特别是那些伴有回肠病变者[162]。虽然并非必须条件，但综合征出现经常需要有肝转移的存在，这样，足量的肿瘤产物就可以进入体循环而不会被代谢降解掉。转移瘤在肝的侵袭性肿块经常超过原发瘤的大小，使转移瘤能产生大量的代谢产物。此外，转移瘤的血供通过肝静脉直接回流到体循环，使激素借此逃避了肝脏的代谢作用（图 17.30）。

5-羟色胺是由食物中的必需氨基酸色氨酸经羟基

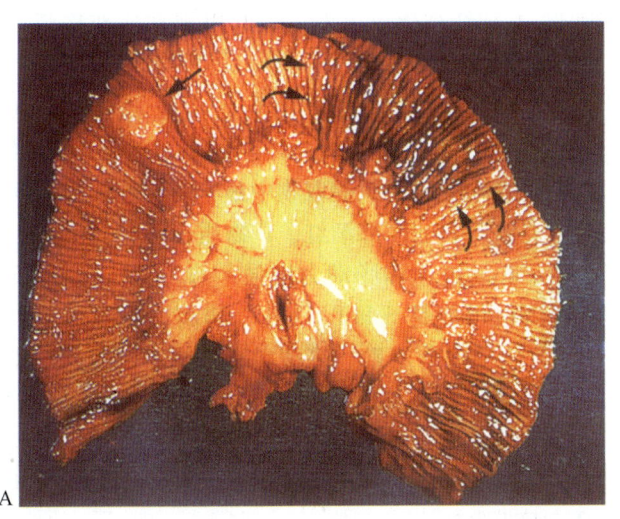 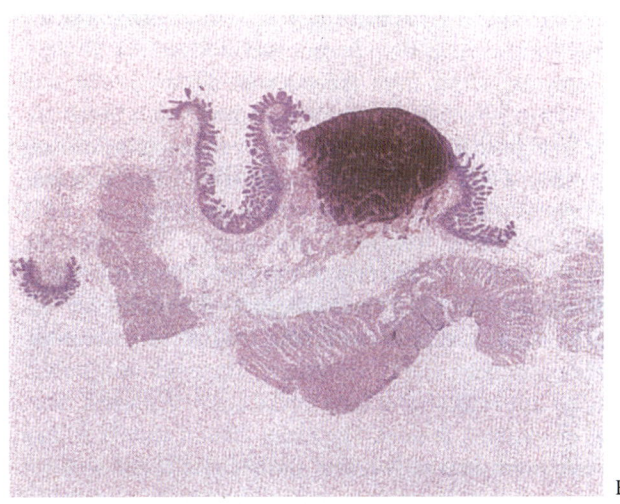

图 17.29　回肠类癌。**A**：棕黄色边界清楚的黏膜小结节即为类癌（箭头）。注意周围间断性的缺血区域，表现为局限性的红斑（弯箭头）。**B**：低倍镜示嗜铬素免疫染色突出显示肿瘤。

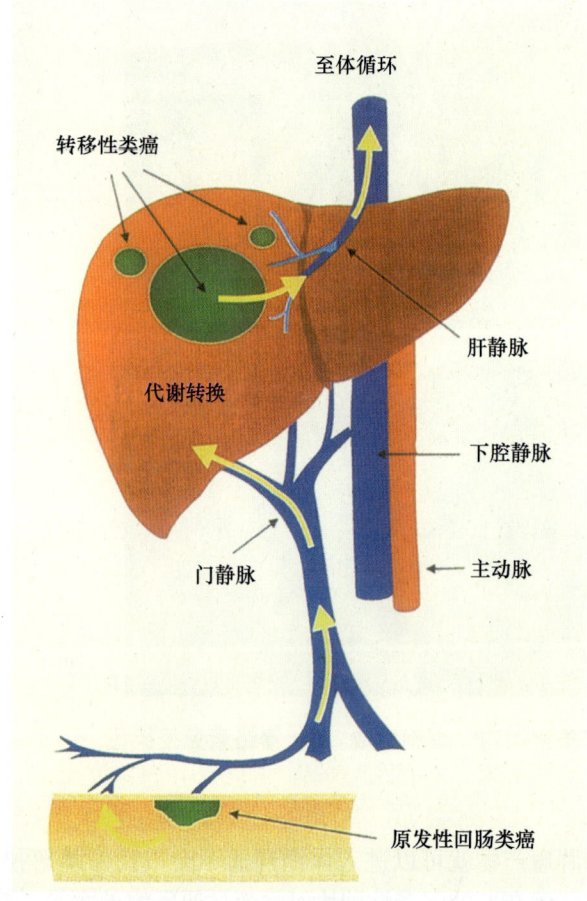

图17.30 类癌综合征的病理生理机制（见正文）。

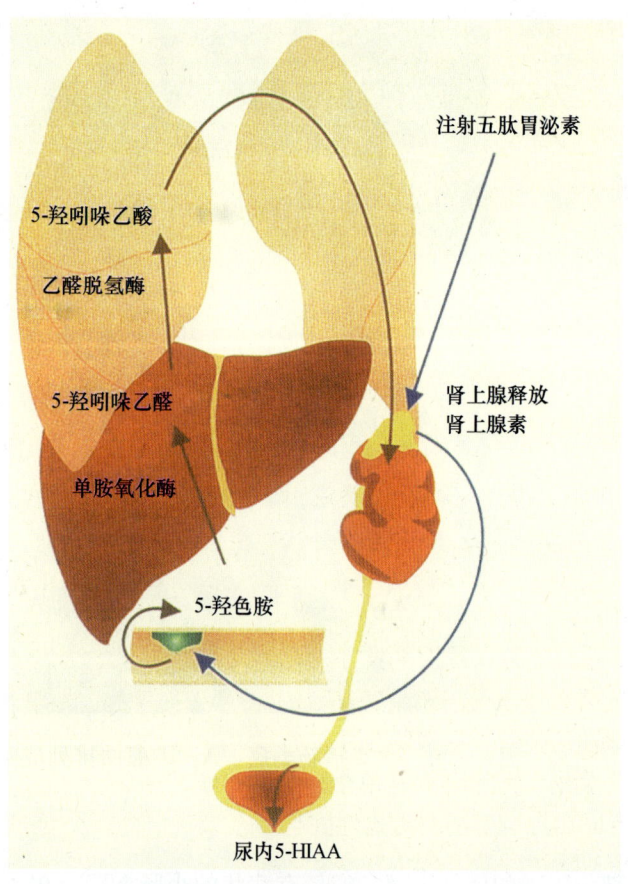

图17.31 5-羟色胺的代谢（见正文）。

化及脱羧作用后形成的。它在肝和肺经单胺氧化酶的降解形成5-羟吲哚乙酸（5-HIAA），这种生物活性不活跃的代谢物经尿液排出体外（图17.31）[164]。五肽胃泌素（PG）刺激实验可引发5-HT和速激肽的同时释放[165]。5-HIAA在24小时内升高＞30mg则可诊断综合征。

经典的类癌综合征包括血管舒缩神经、心肺和胃肠道症状。综合征常突发于饮酒、饮食、情绪激动、运动或用力排便时。发作时主要的临床表现是出汗、面红、面部和前胸部发绀、喘息或哮喘样发作症状、腹部绞痛和右心衰竭。轻微或爆发性腹泻是第二个最常见的症状。少见症状包括腹痛、水肿、吸收不良伴有糙皮病样或硬皮病样皮损、消化性溃疡、肌病、关节痛和后腹膜纤维化[166]。

类癌性心脏病见于50%~66%伴有类癌综合征的患者[167]。累及右心室心内膜或内膜下的病变导致三尖瓣和肺动脉瓣功能不全和反复发作的心室衰竭[167]。心内膜广泛受累者可表现为限制性心肌病[168]。受累的心内膜斑块样增厚，出现在右心房、三尖瓣的乳头肌、瓣叶和心室内。病变主要由富含酸性黏多糖的间质组织、网织纤维和胶原组成。斑块内的细胞为平滑肌细胞、成纤维细胞和肌成纤维细胞[169]。肺纤维化也可发生，常出现在病变广泛转移的基础上。

类癌产生很多的肽类物质[170-173]，这些物质可能导致了类癌综合征症状。神经肽K（NPK）是类癌患者血浆和肿瘤组织提取物中最丰富的速激肽，可能引起类癌患者的面部潮红。P物质也可导致面红、高血压、心动过速和肠动力增强[174]。胃肠道蠕动亢进和腹泻很可能是5-HT、VIP、胰高血糖素、前列腺素、P物质、分泌素、胃动素和（或）神经加压素作用的结果[175]。一些分泌物质同时参与纤维化病变，包括5-羟色胺、TGF-β家族成员、结缔组织生长因子、骨形成蛋白、神经生长因子2和血小板衍生生长因子[176,177]。

大约80%的小肠类癌发生在回肠。多发性肿瘤见于25%~30%的患者[161]。一些病例肿瘤可多达数

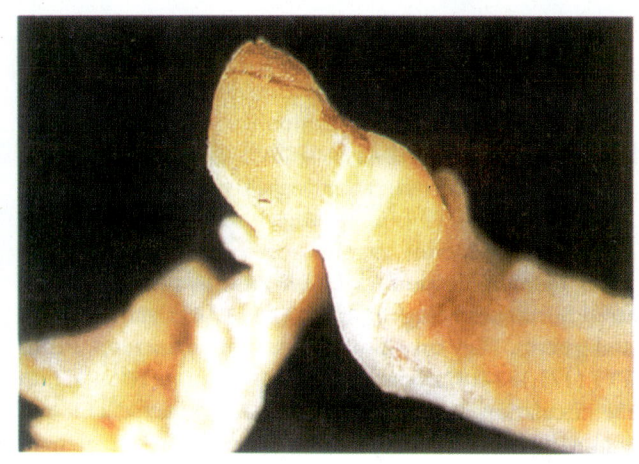

图 17.32　小肠类癌。类癌（黄色区域）导致的纤维化使肠壁扭曲。

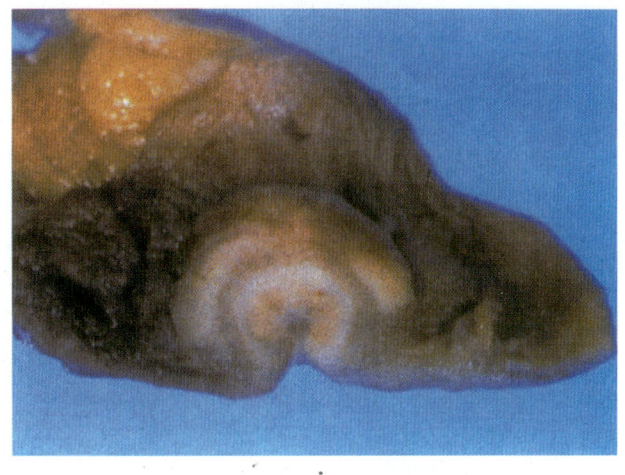

图 17.34　回肠类癌示肿瘤穿透肌层继发引起的肠壁局灶扭曲，并且有继发性的纤维化和浆膜粘连。

十个。这种多灶性生长方式提示在实际工作中发现小肠类癌时，应仔细检查整个小肠以发现其他的肿瘤。克隆性研究显示多发性肿瘤的克隆相同，提示这些多发性肿瘤实际可能是单个肿瘤的转移[178]。29%的患者同时患有其他非类癌性肿瘤，很可能是肿瘤分泌的生长因子导致了这些继发性肿瘤。

NETs 发生于黏膜的深部，生长缓慢并且向黏膜下层及表浅黏膜蔓延。它们形成小的实性棕黄或棕灰色壁内结节，略突向肠腔（图 17.32～17.34）。大小从仅略可触及的增厚至直径 3.5 cm 的结节[179]。更大的原发肿瘤很罕见。发生在 Crohn 病基础上的类癌多为直径<1 cm 的小结节病灶[160]。小的 NETs 缺乏包膜并常在边缘有微小浸润。抵达腔面的肿瘤可出现溃疡。随着肿瘤体积的增大，可穿透黏膜下层达肌层，最终到达浆膜面和肠系膜。随着肿瘤侵犯的不断深入，肠管可出现缩窄或纤维化（图 17.35）。

中肠 NETs 表现为典型的岛状（Ⅰ型）生长方式，由边界清楚的实性巢或细胞条索组成，但也可见到其他生长方式（表 17.6）。圆形、规则、形态单一的细胞紧密排列呈团块状、花蕾状和岛状（图 17.36、17.37）。巢周边的细胞常排列成栅栏样。一些肿瘤为岛状条索、小管和菊形团的混合。单个细胞和管腔内可以含有黏液（图 17.38）。明显的毛细血管为常见特征。含有致密的嗜酸性间质的肿瘤罕见。NET 细胞常含有中等量的轻度嗜酸、嗜碱或嗜双色性的胞浆。可见嗜酸性胞浆颗粒，特别是在细胞巢的周边（图 17.38）。典型的 NETs 表现为细

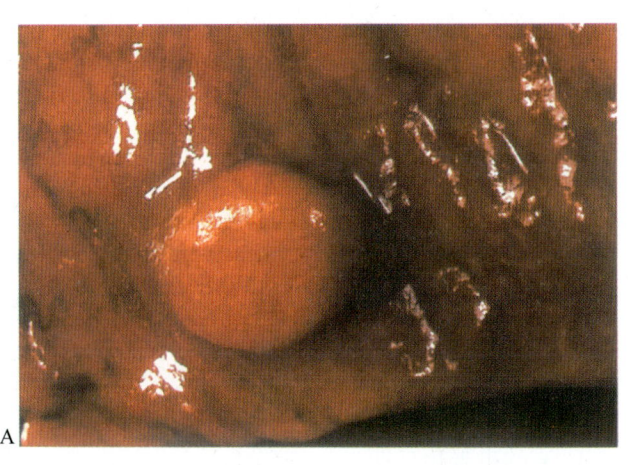
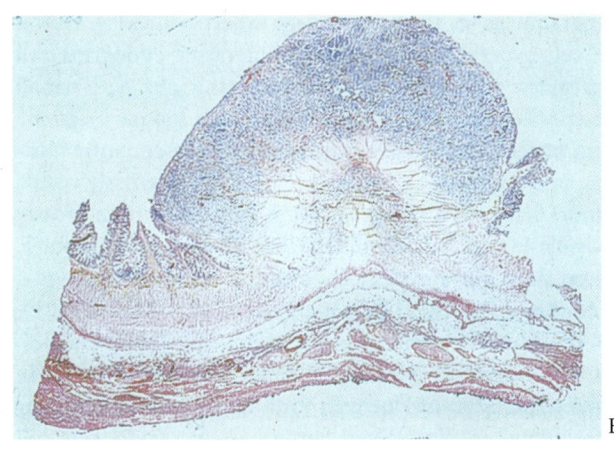

图 17.33　回肠类癌。A：息肉样类癌的大体表现。黏膜表面光滑无溃疡。B：边界清晰，无肌层浸润。

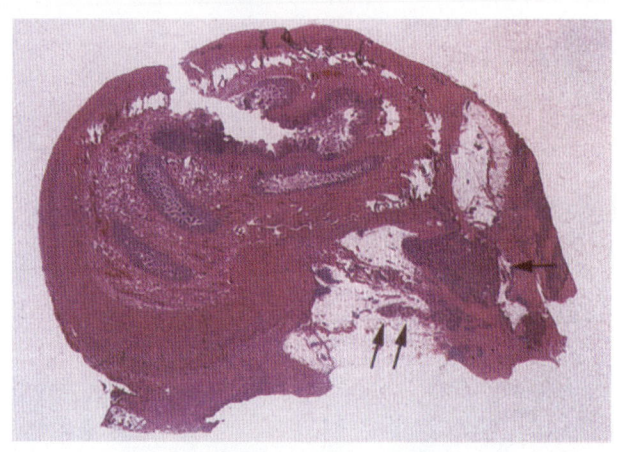

图 17.35 导致小肠扭曲的类癌侵及浆膜脂肪（箭头）。伴发的纤维化导致多段肠袢粘连。

胞多形性轻微或缺乏、细胞边界清晰、小核仁、核染色质增多和几乎没有分裂象。相对小而圆或卵圆形居中的核边界清晰，核膜规则。当 NETs 侵及肌层时，似乎只是悄悄地进入肌纤维间，将纤维推至一旁而不破坏纤维（图 17.39）。肿瘤细胞侵及肌间神经时，后者发生肥大（图 17.40）。NE 细胞增生和隐窝内小的内分泌细胞增生聚集灶可以和小肠类癌伴发，提示这种病变源于上皮内内分泌细胞，并继而浸润固有层[180]。曾见到有多达 110 个肉眼可见的肿瘤伴有无数肉眼不可见的固有层内 EC 细胞微小增生的病例。这些病变与隐窝内的内分泌细胞没有明显的接触，而后者也似乎没有增多[181]。也有多发性肿瘤伴有隐窝内内分泌细胞增多的情况[53]。这些上皮内的内分泌细胞形成线性增生或隐窝内聚集，而固有层内分泌细胞微结节似乎由此出芽形成。因此，这里似乎存在与胃 ECL 细胞增生系列病变相似的 EC 细胞增生—类癌序列。

经典类癌含有的颗粒同时具有亲银性和嗜银性。在绝大多数的肿瘤中，亲银细胞（图 17.41）占据了肿瘤细胞的大多数[182]。最外层的细胞往往亲银性最强（图 17.42）。肿瘤对常见的神经内分泌免疫染色呈强阳性。大多数中肠类癌为多激素性，最常出现的激素是 5-羟色胺（图 17.43）、生长抑素和胃泌素。它们也可产生肠高血糖素、PP 或 PYY[171,182-187]。一些物质可释放到血液循环中，其血清水平可以作为有用的肿瘤标记物。最有帮助的两种是 CgA 和神经激肽 A[88]。

三分之二的肿瘤分泌 CEA，20% 表达前列腺特异性抗原，并有 7% 含有 S100 阳性的细胞[80]。细胞角蛋白免疫反应阳性见于 68% 的中肠类癌[187]。这些肿瘤还表现为很强的血管内皮生长因子免疫染色阳性，这可能是这些肿瘤通常血管非常丰富的原因。Ki-67 在这些肿瘤中表达低，即使是那些已经转移的肿瘤。

向心性弹力血管硬化常累及大的系膜血管（图 17.44），有时血管腔消失，导致缺血[188]。弹力纤维变性和纤维化不仅局限于血管，也可出现在肿瘤细胞巢周围，使受累组织和淋巴结广泛纠结，有时产生纤维性粘连。

据估计，转移约占所有小肠 NETs 的 1%～35%[161,189]。转移首先累及区域淋巴结，然后是肝脏（图 17.45、17.46）。发生转移的淋巴结直径可达 5～6 cm，或者因肿瘤相关的结缔组织增生而相互粘连在一起。淋巴结的切面常为 NETs 特有的黄色或浅棕色。即使在肿瘤已发生广泛的淋巴结和肝脏转移时，原发性肿瘤仍可能保持相对较小的状态（<3.5 cm）。肝脏的右叶由于接收的血供更多来自回肠，因此比左叶更容易被累及。NET 也可以转移至卵巢[190]、腹膜[191]和脾[192]。卵巢类癌在诊断上可能存在困难，因为这种病变既可原发于卵巢，也可以是肠道病变转移而来。原发性和继发性卵巢类癌的鉴别要点列于表 17.11[190]。肿瘤极少转移至腹腔外（0.5% 的病例）。如果发生，转移的部位包括胸膜、心脏[193]、乳腺[194]、骨髓（图 17.46）、皮肤[195]和眼[196]。转移至皮肤及皮下组织时可以和 Merkel 细胞瘤混淆，特别是在其他部位缺乏明确的原发灶时。

确定肿瘤生物学行为是否具有侵袭性很困难。传统上区别良性和恶性肿瘤依赖于有无转移，因为单独依靠组织学形态常不能预测恶性度。预测肿瘤相对恶性程度的指标包括肿瘤的大小、局部播散、诊断时已出现转移、核分裂活性、多发性、女性、侵犯深度和存在类癌综合征、患者年龄增加、组织学形态、存在另一种恶性肿瘤、增殖活性和倍体状态[87,161,197]。大约 2% 的直径<1 cm 的肿瘤、50% 直径在 1～2 cm 的肿瘤和 80% 直径>2 cm 的肿瘤发生转移[161]。肿瘤显示为混合性小岛/腺样结构的患者中位生存期较长（4 年）[198]。表现为单纯的小岛状和小梁状形态的患者中位生存期分别为 2.9 年和 2.5 年。偶然发现 NETs 的患者预后明显好于那些有症状的患者。在一项对 28 位可切除肿瘤患者的研究中，5 年生存率为

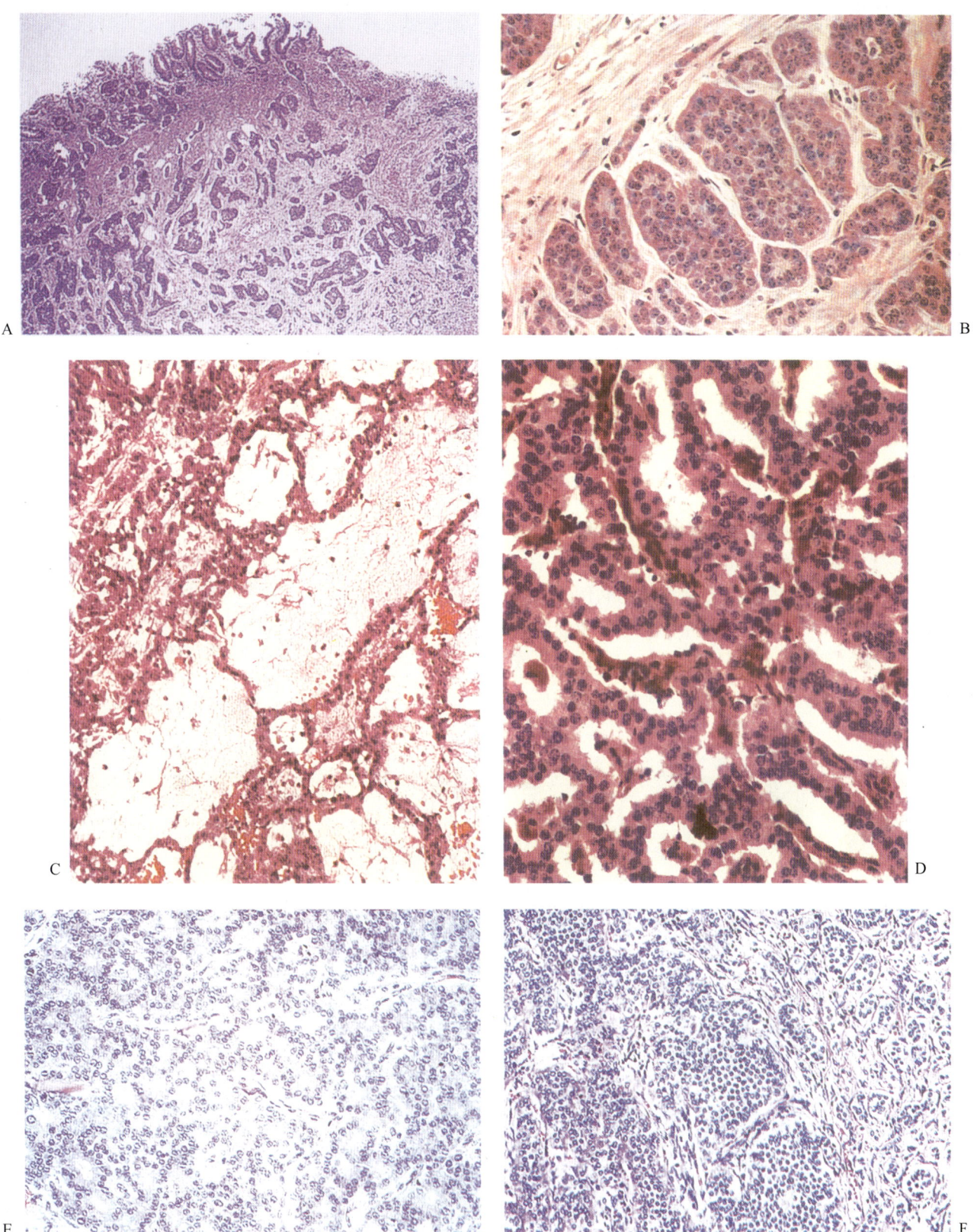

图 17.36　类癌的形态。**A**：大小不一的实性肿瘤细胞巢。**B**：A 图所示实性巢的高倍观并可见显著的组织收缩人工假象。**C**：小梁状结构。**D**：高倍镜显示肿瘤细胞组成相互吻合的缎带样结构。**E**：由腺泡样结构组成的类癌。**F**：显示肿瘤的实性巢及腺样结构。其中的一些癌巢较其他分化稍差。

表 17.11　卵巢原发性和继发性类癌的比较

特点	原发	继发
年龄	31～79 岁（平均年龄 60 岁）	21～82 岁（平均年龄 51 岁）
单侧或双侧	单侧	双侧
畸胎瘤样成分	有	无
切面	均质性	结节状
腹膜脓肿	缺乏	常存在
术后 5-HIAA 水平	阴性	常阳性
因类癌发生的死亡		
1 年	0%	38%
4 年	0%	77%

HIAA，羟基吲哚乙酸。

68%，包括 11 位无转移的患者和 17 位伴有可手术的转移瘤患者；28 位患者中只有 2 位患者于手术后 5 年内死于类癌转移。相反的，不可手术的病例 5 年生存率只有 27%[161]。在另一项研究中，小肠类癌患者的 5 年生存率为 59%；10 年生存率为 43%；不伴或伴有肝转移的患者 5 年及 10 年的生存率分别为 72% 和 60%、35% 和 15%。

可切除的空肠和回肠 NETs 患者，无论原发肿瘤大小如何，都需要行受累肠管的节段切除，包括肠系膜淋巴结的切除[199]。无功能性肿瘤、直径<1 cm、局限于黏膜/黏膜下且没有血管侵犯时通常可以经局部切除治愈。然而，即使肿瘤不能被完全切除，外科

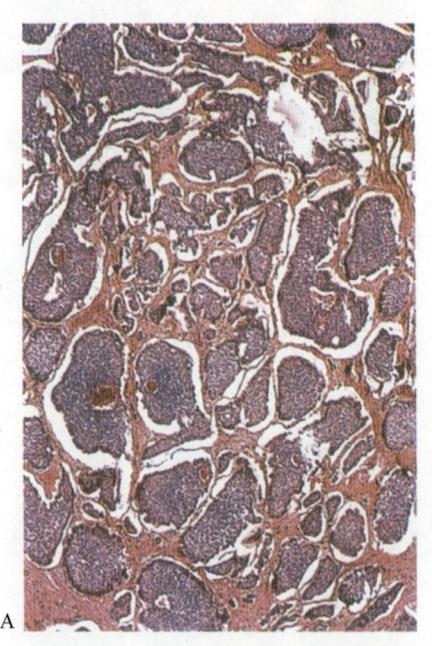
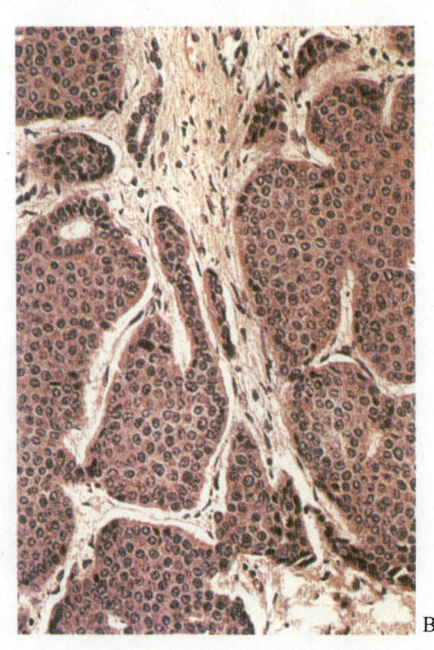

图 17.37　回肠类癌。A：肿瘤细胞岛排列相对紧密且有明显的组织收缩人工假象。B：更高倍显示形态单一的细胞团。一些细胞具有大的细胞核和小核仁，以及不清晰的胞浆和细腻的染色质。其他个别细胞有巨大的核。核分裂象罕见并且组织收缩没有图 A 明显。

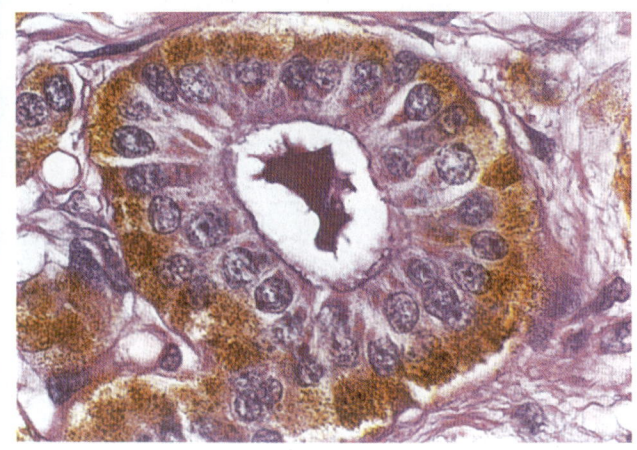

图 17.38　过碘酸-雪夫和嗜铬素联合染色显示类癌腔内的分泌物及胞浆基底部的神经内分泌颗粒。

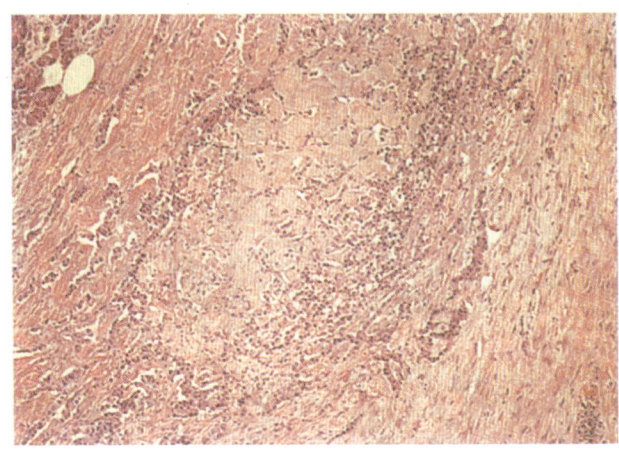

图 17.39　浸润于肌层平滑肌纤维之间的小而分散的类癌巢,不引起原有组织的破坏。

医生也应将肉眼可见的肿瘤尽量切除,以缓解[161]及避免随后的并发症,如出血、肠梗阻或穿孔。致病性的激素综合征对一些患者的折磨有时会甚于肿瘤本身。这些患者可能会接受更为激进的治疗来降低肿瘤负荷以改善生活质量。肝动脉阻塞可以有效缓解激素综合征。伴有肝转移患者的 5 年生存率为 18% ～ 32%[100,200]。如今对已广泛转移的患者倾向于积极治疗,采用手术、生长抑素同源物、干扰素并可能采用放疗和(或)化疗[80]。

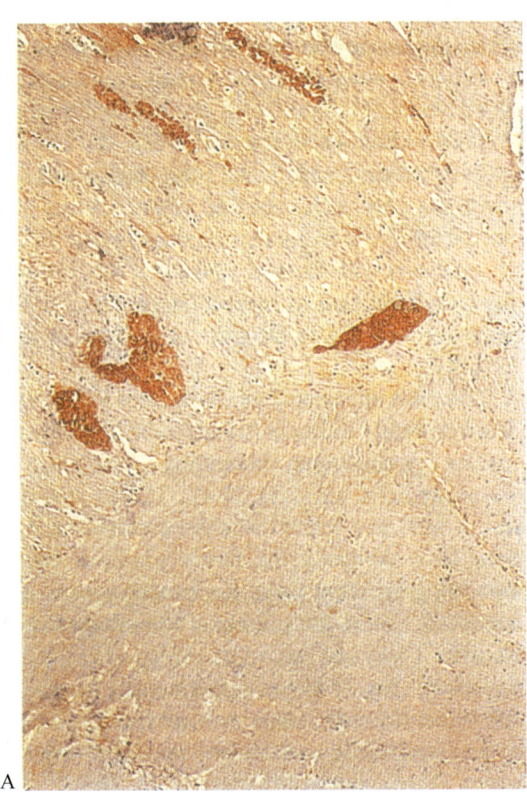
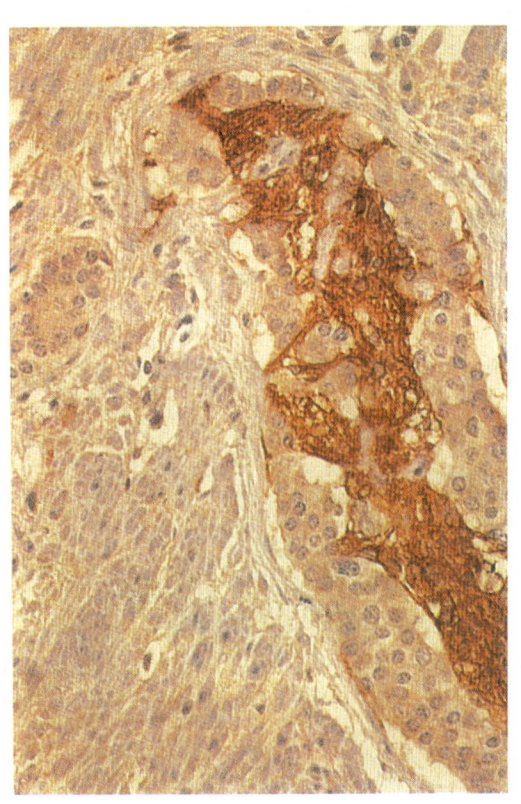

图 17.40　小肠壁内神经细胞黏附分子免疫染色显示存在显著的神经肥大。A:中高倍显示肥大的神经。B:肿瘤细胞浸润神经。

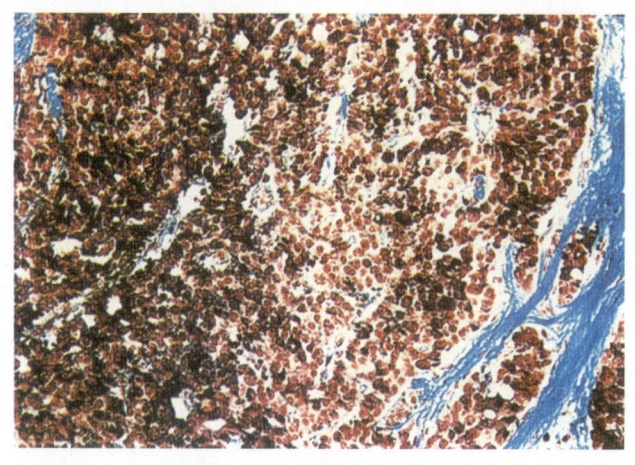

图 17.41　亲银染色阳性的类癌（Fontana-Masson 染色）。

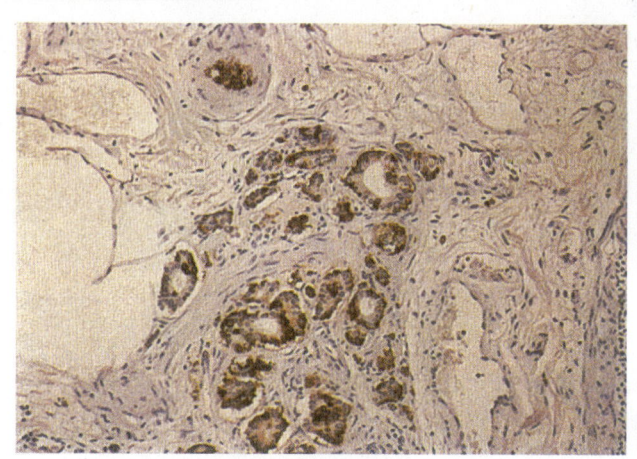

图 17.43　中肠类癌 5-羟色胺染色。

Meckel 憩室内的神经内分泌肿瘤

发生在 Meckel 憩室内的类癌更多见于男性。患者的年龄跨度从 14 个月至 82 岁。77% 有症状的患者已发生转移[201]。这些肿瘤更类似于胃的 ECL 肿瘤，而非小肠的类癌，因为它们多发生于胃黏膜异位区域。

阑尾神经内分泌肿瘤

NETs 占所有手术切除标本诊断的阑尾肿瘤的 50%~85%，并且占所有 GI 类癌的 20%[91]。这一数字表明其发生率较以往研究有所下降，可能反应了医疗实践中附带进行阑尾切除术的数量下降。在所有手术切除的阑尾中，类癌的发生率大约为 0.02%~

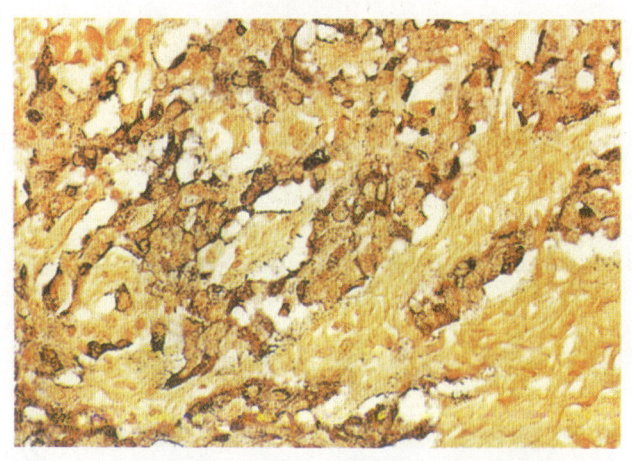

图 17.42　嗜银染色阳性的类癌。注意肿瘤巢内显著的颗粒状着色（Grimelius 染色）。

1.5%，其中 4.4% 为多发灶并伴有明确的其他部位类癌[202]。阑尾 NETs 累及患者年龄从 6 岁至 80 岁[91,202,203]，平均年龄为 49.3 岁[80]，比胃肠道其他部位的类癌早 20 多年。管状类癌发生的年龄明显早于杯状细胞类癌（平均 29 岁比 53 岁）[123]。IBD 患者有时发生阑尾 NETs[160]。40% 的患者同时伴有组织学上确认的第二个其他类型原发性恶性肿瘤，结肠、宫颈和子宫内膜是其中最常见的发生部位[202,204]。老年组中女性患者占优势，而低年龄组中男性更多见。非妇科疾病患者切除阑尾最常见的原因是肿瘤阻塞管腔所致的急性阑尾炎。阑尾病变极少伴发类癌综合征。它一般出现在伴有广泛转移的患者，而阑尾类癌极少出现远处转移。

不同于其他胃肠道 NETs，阑尾类癌的起源细胞是上皮下的 Kultschitzky 细胞，后者具有内分泌细胞和神经元的双重特征[205]。这些上皮下细胞在阑尾的尖端数量更多，与阑尾类癌 70%~80% 发生在阑尾尖端相吻合，发生在体部者占 5%~22%，仅 7%~8% 发生在阑尾的根部[202,204]。

肿瘤的肉眼表现多种多样，从微小的结构异常和阑尾壁的扭曲到肿块突向阑尾腔引起阻塞，或者是弥漫浸润于阑尾壁（图 17.47）。还可以表现为部分区域组织致密、灰黄色，类似于远端的纤维性闭塞。在一些病例中，肿瘤产生环周性的缩窄；在另外一些病例中，管腔表现为偏心性的狭窄。95% 的肿瘤直径 < 1 cm。类癌经常播散至浆膜面（图 17.48）或穿透浆膜面的淋巴管或静脉。但转移罕见。只有 1%~9% 的阑尾 NETs 发生转移，多转移至区域淋巴结。远处转移极少见[202,204]。

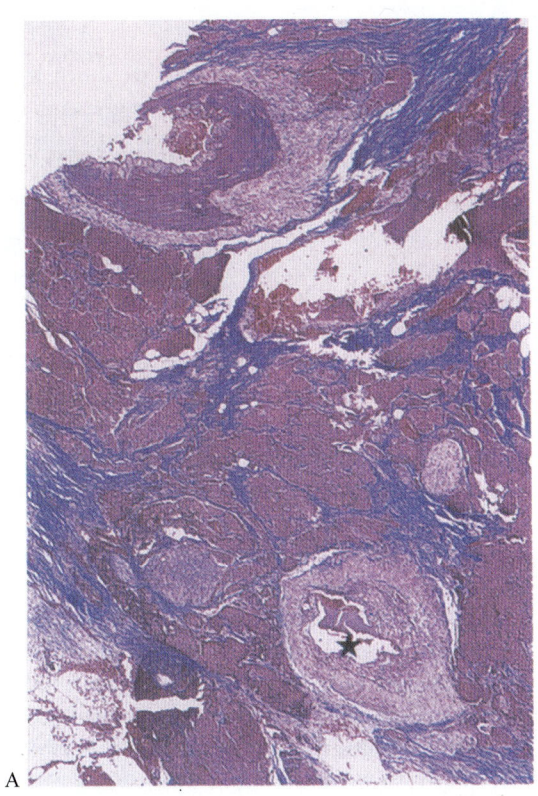
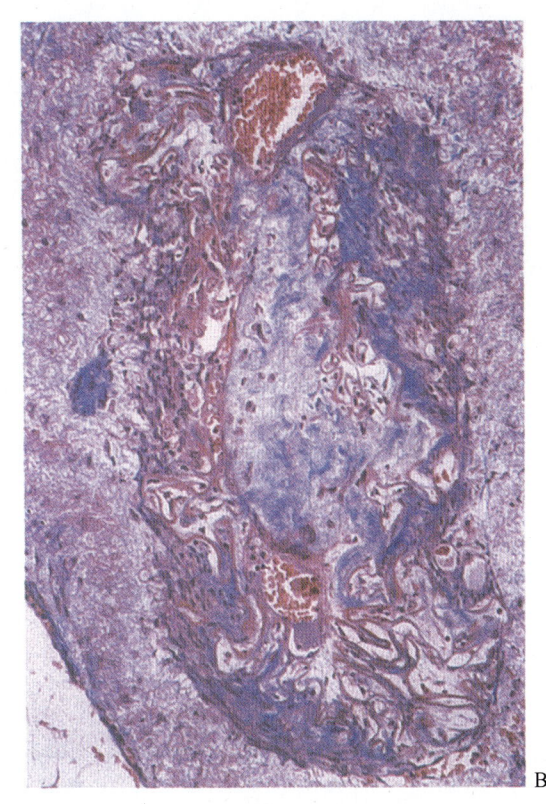

图 17.44　血管硬化。A：浆膜面的血管表现为不同程度的硬化。星形标记所示的血管的高倍图像见 B 图。B：显著的内膜、中膜以及外膜纤维化。弹力纤维分层及血管再通。三色染色。

阑尾 NETs 有数种组织学形态：典型的 EC 细胞，产生 5-羟色胺的类癌；L 细胞，产生胰高血糖素样肽和 PP/PYY 的类癌；管状类癌；杯状细胞类癌；以及混合性类癌-腺癌。最后两种类型将在混合性内分泌-外分泌肿瘤一节中讨论。

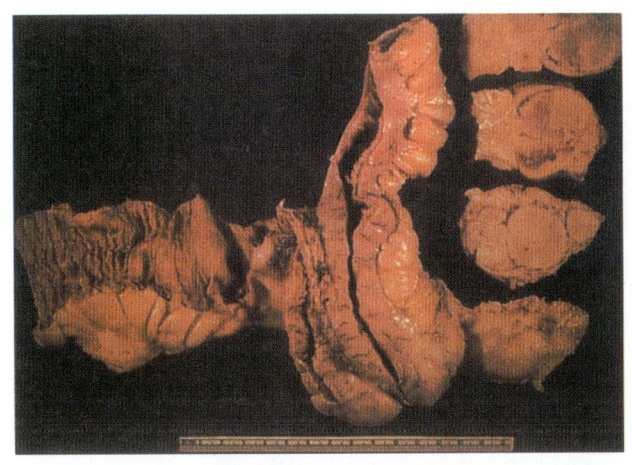

图 17.45　转移性类癌累及区域淋巴结。标本切面上可见多个肿瘤结节。

EC 细胞肿瘤

EC 细胞肿瘤和回肠类癌无法区分。它们产生 5-羟色胺和 P 物质，并有典型的小岛状实性巢伴有极轻微的核多形性和周围的栅栏状结构（Soga A 型）（图 17.48）。少数肿瘤表现为腺腔样结构（C 型）或两种形态的混合（A 型及 C 型）。如果存在腺泡样的结构，细胞分化成含有少量浓缩黏液的实性菊形团。如果出现这种亚型，一些细胞可表现为胞浆空亮。这种形态被称为透明细胞或气球样细胞类癌[206]。NE 颗粒均匀地散布于胞浆或集中在肿瘤细胞团的周围，形成明显的嗜酸性细胞边界。偶尔细胞可呈空泡样，这可能与退变有关[207]。肿瘤为亲银性、嗜银性，并对常规 NE 细胞标记物和 5-羟色胺阳性。偶有细胞对生长抑素、胰高血糖素、降钙素、CCK、胃泌素、ACTH、神经加压素、胃动素和 PP 染色呈阳性[208]，但 CEA 通常阴性或仅为弱阳性。多数肿瘤累及阑尾壁的深层，经常伴有纤维化和肌层肥大。肿瘤可有神经周围或淋巴管侵犯。大约三分之二的肿瘤蔓延至腹膜表面。在肿瘤的浸润部分，典型的小岛状结构被窄

表 17.12	阑尾神经内分泌肿瘤的分类
高分化神经内分泌肿瘤（类癌）	
良性：无功能性，局限于阑尾壁内，无血管侵犯，直径≤2 cm	
● 产生5-羟色胺的肿瘤	
● 产生肠高血糖素的肿瘤	
良性或低度恶性（恶性潜能不定）：无功能性，侵及阑尾系膜，侵犯血管，直径>2 cm	
高分化神经内分泌癌（恶性类癌）	
低度恶性：浸润至阑尾系膜深部，直径>2.5 cm 或转移	
● 产生5-羟色胺的无功能性或功能性癌（伴有类癌综合征）	
高度恶性：分化差的中间细胞型或小细胞癌	
混合性外分泌-神经内分泌癌	
低度恶性	
● 杯状细胞类癌	

的条索和缎带样结构取代。收缩导致的人工假象可以和血管侵犯相混淆，但是因为在阑尾肿瘤的分类中不涉及血管浸润（表17.12），所以这不是评估这些肿瘤时的主要关注点。侵袭性较强的肿瘤与低侵袭性肿瘤相比表现出核的多形性和更多的核分裂象[179]。极少发生腹膜、区域淋巴结和肝脏转移[204]。阑尾类癌多不表达角蛋白[209]，这一特点加上存在 S100 阳性的支持细胞（图 17.49），使这些肿瘤更类似于副神经节瘤，而非回肠 NETs。

L 细胞肿瘤

非亲银性的 L 细胞类癌比 EC 细胞类癌少见得多。它们产生高血糖素样肽和 PP/PYY。这些肿瘤通常很小，直径只有 2~3 mm，非常容易在阑尾的肉眼检查中被遗漏。它们由管状及梁状结构组成（Soga B 型），类似于直肠类癌。缺乏典型亲银性类癌所具有的圆形、实性细胞巢。肿瘤性内分泌细胞形态规则，分裂活性很低。虽然它们是非亲银性的，但胞浆颗粒用 Grimelius 染色经常表现为嗜银性[210]，细胞包含有多种肽类激素，可与 CgA 和（或）突触素抗体反应。肿瘤同时产生黏液并与角蛋白发生免疫反应[209]。伴有显著腺样结构的 L 细胞肿瘤相当于管状类癌[203,211,212]。L 细胞肿瘤的生物学行为类似于 EC 肿瘤。

阑尾类癌是所有类癌中预后最好的，可能因为病变常发现较早并反映了肿瘤固有的生物学行为。Godwin[100]对阑尾类癌的回顾性研究显示5年生存率为99%！与预后直接相关的是肿瘤的大小、存在血管或周围神经的侵犯以及阑尾系膜内的蔓延。Moertel 对 108 名肿瘤<1 cm 的患者进行了5年随访，没有发现复发。肿瘤最大径为 2 cm 者最初检查时即可能已经出现了广泛转移[202,204]。71%的患者手术切除后至少存活5年，复发的中位时间为8年[204]。这些数据是在肿瘤新鲜的状态下测量的，应该牢记福尔马林固定会使类癌的体积较原有体积缩小近三分之

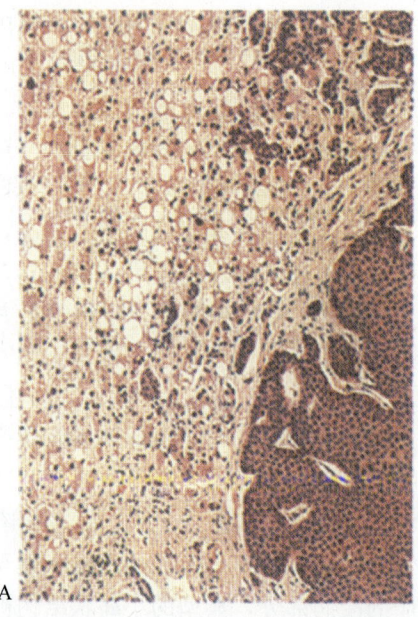 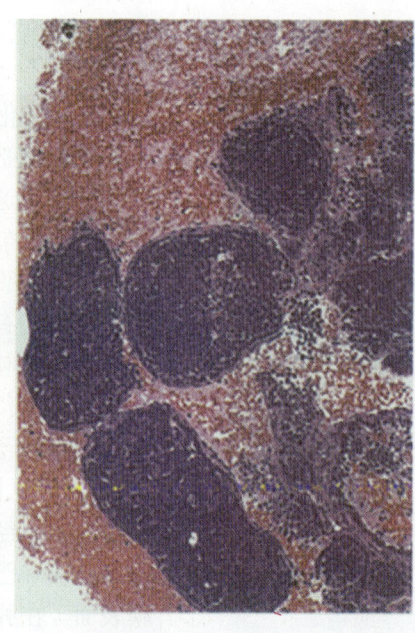

图 17.46　转移性类癌。A：肝转移。B：骨髓转移。

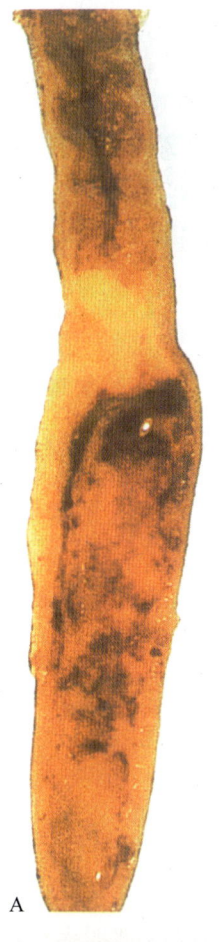

表 17.13	类癌患者半结肠切除术适应证
肿瘤发生于阑尾根部	
切缘可见肿瘤	
肿瘤侵犯阑尾系膜	
肿瘤出现在阑尾外的淋巴管	
肿瘤≥2 cm	
有转移的证据	
高核分裂活性	
淋巴管侵犯	
组织学呈黏液性	

现表 17.13 中的任何一种情况时应做回肠结肠切除术[202,204]。单纯的阑尾切除术适用于直径<2 cm 且开腹探查时肉眼未见确切转移的肿瘤[204]。

D 细胞肿瘤

它们在阑尾极其罕见。曾报道一例 NF1 患者的砂粒体样生长抑素瘤。组织学上与发生在十二指肠的肿瘤相同[214]。

结肠神经内分泌肿瘤（类癌）

大肠类癌约占所有胃肠道 NETs 的 6%[100]。患者的年龄为 9 岁至 83 岁，平均年龄为 64~66 岁[100]。年龄校正后的发生率为每年 0.07~0.31/10 万人。肿瘤在性别分布上无差异。白人较黑人更易罹患[91]。大肠类癌可以伴有长期的慢性炎症性疾病如溃疡性结肠炎[215]。此外日本及南亚 NETs 的发生率较西方国家高[100]。和其他 GI 类癌一样，大肠 NETs 可伴有其他部位的肿瘤，特别是在胃肠道。第二个肿瘤的总体发生率为 3%~15%[216,217]。这些肿瘤包括腺癌和其他类癌。

48% 的 NETs 发生在盲肠，16% 在升结肠，6% 在横结肠，11% 在降结肠，13% 在乙状结肠；其余的难以明确具体发生部位。临床表现随肿瘤的大小和发生部位的不同而异。与肿瘤相关的症状包括疼痛、直肠出血和腹泻。这些一般与质硬的粪块通过肿瘤表面时引起的机械性创伤有关。一些结肠 NETs 导致严重和难以解释的体重减低；多数缺乏体液改变。即使在出现肝转移时，也少见类癌综合征。早期的病变为息肉状，且切除后预后很好。较晚期的肿瘤表现为溃疡

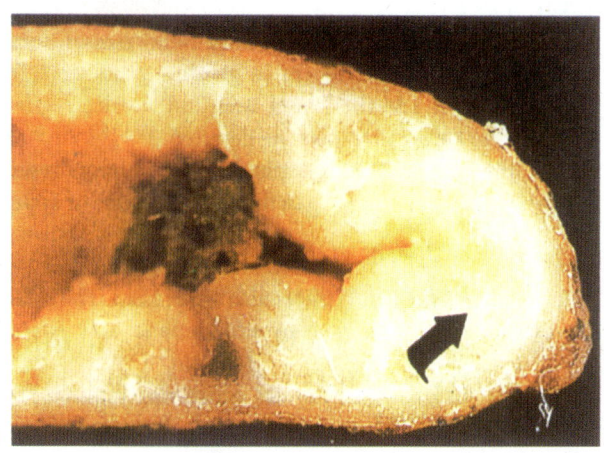

图 17.47 阑尾类癌。A：类癌引起的阑尾继发性狭窄。周围黏膜因伴发的阑尾炎而呈炎性外观。远端的阑尾炎由阑尾中部类癌造成的梗阻引起。B：阑尾末端的小类癌（箭头）。灰黄色的区域在肉眼检查时很容易被忽略掉。病变在肠壁弥漫浸润并蔓延至浆膜。

—[213]。直径<2 cm 伴有阑尾系膜侵犯的肿瘤可以发生转移或腹腔播散。

大多数肿瘤经单纯的阑尾切除治疗即可，但当出

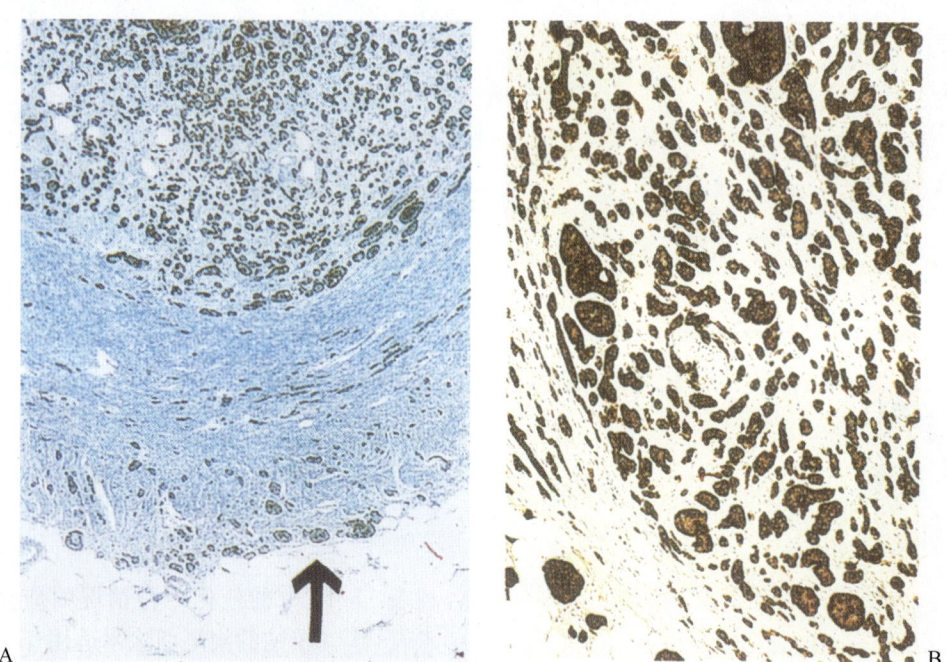

图 17.48　A：棕褐色（抗嗜铬素抗体）示神经内分泌颗粒的存在。肿瘤位于阑尾中央纤维化闭塞区，并向外蔓延至浆膜（箭头）。B：另一个病变的切面显示阑尾中央纤维化闭塞以及周边的类癌（棕色细胞）侵及浆膜。

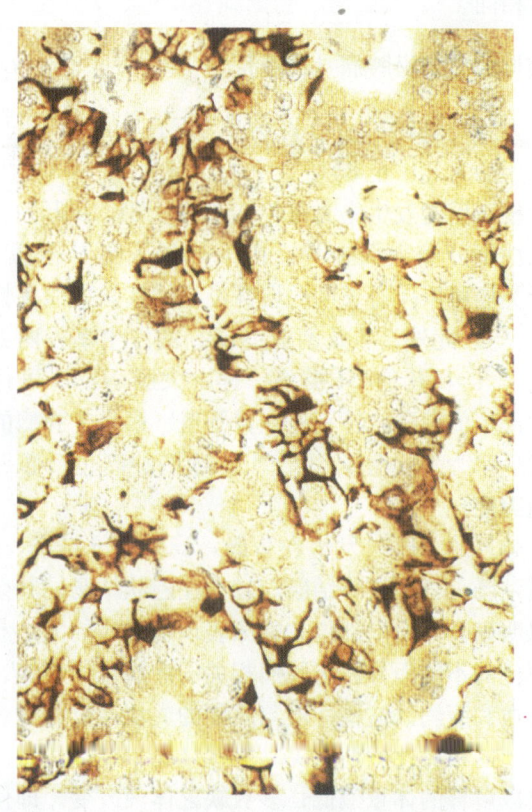

图 17.49　类癌。S100 免疫染色显示周围 S100 阳性的支持细胞。多数呈蜘蛛样外观。

及侵袭性生长。一些 NETs 表现为巨大的肿块，有时最大径可达 16 cm[216]。这些肿瘤在发现时多已浸润肠壁深层并累及区域淋巴结。

大肠 EC 细胞肿瘤的组织学类型类似于发生在小肠或阑尾的类癌。表 17.14 为 WHO 对结肠 NETs 的分类。镜下可见由均匀一致浅染的细胞组成的实性细胞巢，或细胞岛周围围绕着细胞条索或小梁。位于周边的细胞核深染，胞浆含有强嗜酸性颗粒。其他形态包括管腔中央含有 PAS 阳性物质的管状结构。但它们更常表现为未分化状态，临床表现更具侵袭性，而分化好的结构如小岛状、小梁状和腺样结构相对少见[217]。相当数量的后肠 NETs 表现为中度的核异型性和高核分裂活性，这些病变较一般的中肠类癌更具侵袭性。银染通常为阴性的，虽然在一些病例中确有嗜银性甚至是亲银性的细胞群[218]。CgA 免疫染色可呈阴性[219]。但突触素通常是阳性的[219]。

结肠类癌在所有 GI 类癌中预后最差，总体的 5 年生存率为 33%~42%[100,200]。虽然肿瘤大小和微浸润是其他 GI NETs 的主要预后指标，但这些指标在结肠 NETs 的预后评估中意义不大，因为大部分病变在发现时已经超过 2 cm 并侵及肌层[217]。核分裂象的

表 17.14	回肠、结肠及直肠神经内分肿瘤的分类

高分化神经内分泌肿瘤（类癌）

良性：非功能性，局限于黏膜及黏膜下层，无血管侵犯，直径＜1 cm（回肠）或≤2 cm（结肠和直肠）
- 产生 5-羟色胺的肿瘤
- 产生肠高血糖素的肿瘤

良性或低度恶性（恶性潜能未定）：非功能性，局限于黏膜及黏膜下层，血管侵犯，直径＜1 cm（回肠）或≤2 cm（结肠和直肠）
- 产生 5-羟色胺的肿瘤
- 产生肠高血糖素的肿瘤

高分化神经内分泌癌（恶性类癌）

低度恶性：侵及肌层及以外或伴有转移
- 非功能性或功能性产生 5-羟色胺的肿瘤（伴有类癌综合征）
- 非功能性产生肠高血糖素的肿瘤

低分化神经内分泌癌

高度恶性

比例、总体的肿瘤分级以及组织学形态都影响着生存[217,220]。

结肠 NETs 发现时若处于早期（≤2 cm）可以采用局部手术切除治疗[219]。较大的肿瘤应该积极治疗，实施标准的结肠切除术和淋巴结清扫。＜2 cm 的病变中只有 16.6% 转移，而＞2 cm 的病变有 74% 转移。肿瘤可转移至淋巴结、肝、肠系膜、腹膜、胰腺、输尿管、卵巢、大网膜以及在少数情况下转移至心脏、横膈、肾、子宫、附件和结肠[216]。

直肠神经内分泌肿瘤

直肠 NETs 占直肠肿瘤的 0.7%～1.3%[100,216,221]，以及全部胃肠道 NETs 的 10%～20%[100]。尸检中的发现率小于 0.04%[223]，但这个数字可能被低估了，因为尸检时很少仔细检查直肠。直肠类癌患者的男、女比例基本相当[222]。肿瘤在 40～70 岁最好发，年龄范围从 1 岁至 93 岁不等[222,223]。患有 IBD 的患者发生此肿瘤的概率更高。直肠类癌中 2%～4.5% 为多发性[100,223]。

总体上，直肠类癌患者被分为两组：直径＜1 cm 的孤立性病变和更大的转移概率更高的病变。许多直肠类癌表现为无症状的实性黄色黏膜下结节，直径常＜0.5 cm，常在内镜或直肠指诊时发现。其他表现为黏膜结节或黏膜下斑块样增厚，而少数表现为息肉样或无蒂的突起（图 17.50）。这些圆形的肿瘤常缺乏表面溃疡。

当与 NETs 可能相关的症状出现时，它们经常表现为肛门直肠处的不适感或便秘。出现类癌综合征者罕见。出现综合征的患者多已有广泛的肝转移。不到 0.5% 的伴有广泛淋巴结转移而无肝转移的患者有综合征的表现。个别良性肿瘤的患者也可出现类癌综合征[223]。少数情况下，肿瘤表现为＞2 cm 的溃疡型肿物，并可能伴有转移[221]。较大的肿瘤有可能直接侵犯膀胱。

直肠类癌具有三种典型的 L 细胞肿瘤组织学形

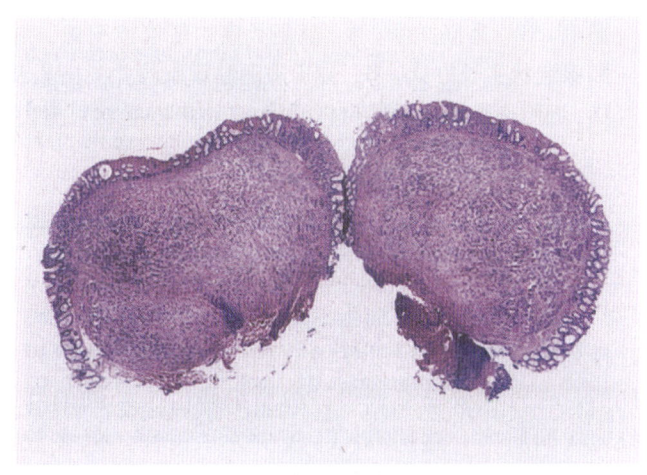

图 17.50 直肠息肉状类癌的全貌切片。

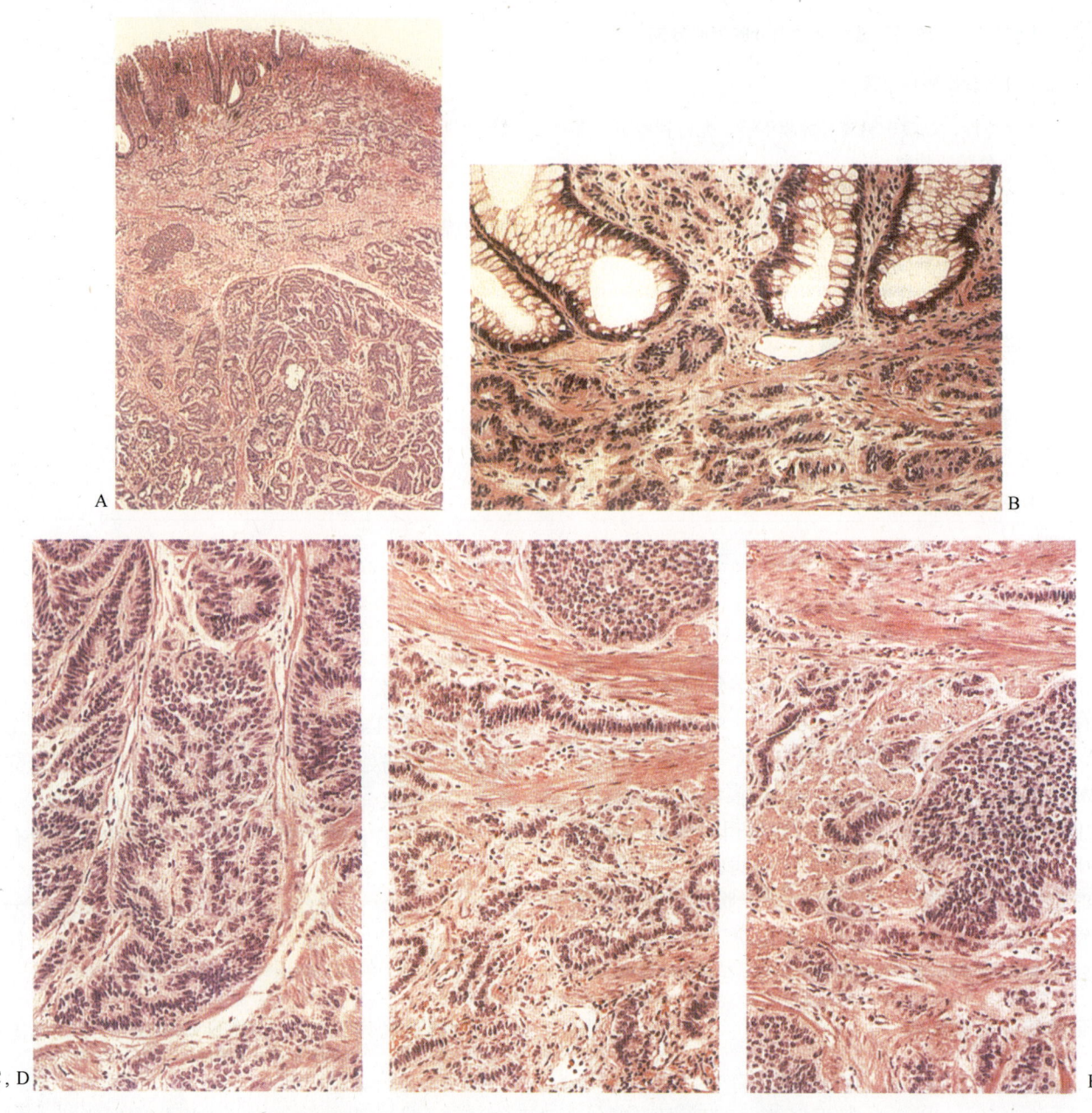

图 17.51 直肠类癌。**A**：直肠类癌的低倍镜图像，肿瘤位于直肠的黏膜层和黏膜下层。肿瘤呈实性、缎带样和腺泡状生长方式。**B**：肿瘤浸润黏膜肌层并向上累及黏膜层。**C**：腺泡状生长方式。细胞圆形，核形态均一。**D**：细胞在黏膜下呈缎带样浸润。**E**：有些区域可见由一致的细胞组成的实性巢。

态：缎带状、腺泡状和混合型（图 17.51）。缎带样型最常见，其次分别为混合性型和腺泡型[224]。缎带样型由两层或多层细胞沿纤细的血管结缔组织轴心排列而成。缎带可以是笔直的、弯曲的或交错排列的。在管状或腺泡型中，肿瘤细胞位于纤细的纤维血管间质中。这些NETs极少为亲银性，但多数为嗜银性[219]。嗜铬素免疫染色常为阴性。然而突触素抗体能表现病变的本质[219]。多数直肠类癌分泌多种激素，包括5-羟色胺、胰高血糖素、胰岛素、肠高血糖素、生长抑素、胰多肽、P物质、内啡肽、脑啡肽、α-hCG 和 PYY[224-229]。在 80%～100% 的直肠类癌含有前列腺特异性酸性磷酸酶[230]。与其他胃肠道 NETs 不同的是，小梁状后肠类癌可以表达 Vimentin。直肠类癌同时呈 CEA 免疫阳性[231]。

有些直肠 NETs 周围可见 NE 细胞的增生[220]。

可有多发性类癌和大量腺体外的外分泌细胞增生和微小类癌。也有多发肿瘤伴有隐窝内分泌细胞增生的情况[75]。最近报道了一例罕见的砂粒体样直肠类癌。然而没有数据说明它是否像十二指肠砂粒体样类癌那样分泌生长抑素[232]。

因为大部分直肠类癌很小，所以转移的潜能很低。肿瘤的总体预后理想，总体的生存率为88.3%[220]。提示直肠内分泌肿瘤为恶性的指征包括出现症状[221]、缎带样的组织结构、组织学显示微小浸润、肿瘤的大小、侵及并穿透肌层、弥漫性浸润和侵袭性边缘、溃疡以及非典型类癌的表现[221,222,226]。肿瘤的大小是最有意义的预后指征。肿瘤直径＜1 cm 者极少出现转移（0%~3%）[233]。相反，肿瘤最大径≥2 cm 的病例 60%~100% 有局部淋巴结转移或肝转移[221,233]。1~1.9 cm 的肿瘤转移率为 10%~15%[216,231]。转移的部位包括肺、肝、淋巴结[222]、骨、颅骨[234] 和内分泌器官。与标准的组织学检查相比，Ki-67 或 p53 染色并不能提供额外的信息[235]，倍体分析的价值尚存争议[236,237]。

直肠 NETs 的治疗方式为外科手术。直径＜1 cm 的局限于黏膜下的病变通常只需小手术切除（内镜切除或经肛门切除）[238]。直径在 1~2 cm 之间无淋巴结转移证据的肿瘤，推荐做更大范围的切除并仔细检查以排除肌层浸润的可能[239]。肿瘤直径＞2 cm 伴有肌层浸润或淋巴结转移者应行根治手术。如果肿瘤表现为非典型性类癌的组织学形态，即使肿瘤＜2 cm，也应做根治手术。尽管 WHO 标准建议≤1 cm 的肿瘤为良性，但这不一定适用于某些直肠病变[240]。已有关于直径≤5 mm 的病变发生转移的报道。

管状类癌

管状类癌属于罕见肿瘤，通常发生在较年轻患者的阑尾，但也可发生在胃肠道的其他任何部位。它们倾向于发生在阑尾的盲端，并且与上方的黏膜很少发生接触。常导致边界不清的阑尾壁增厚。

肿瘤的特征性表现为位于丰富间质内的小而分散的小管（图 17.52）或线性结构。逗号形结构亦可见，但一般不出现实性巢。肿瘤细胞具有圆形或卵圆形的核；一些细胞可有明显的核仁。细胞含有数量不等的嗜酸性胞浆。少数情况下，小管腔内可以出现黏液。绝大多数肿瘤细胞具有亲银性和嗜银性[241]。肿瘤 CgA、突触素、5-羟色胺和 IgA 阳性。缺乏 S100

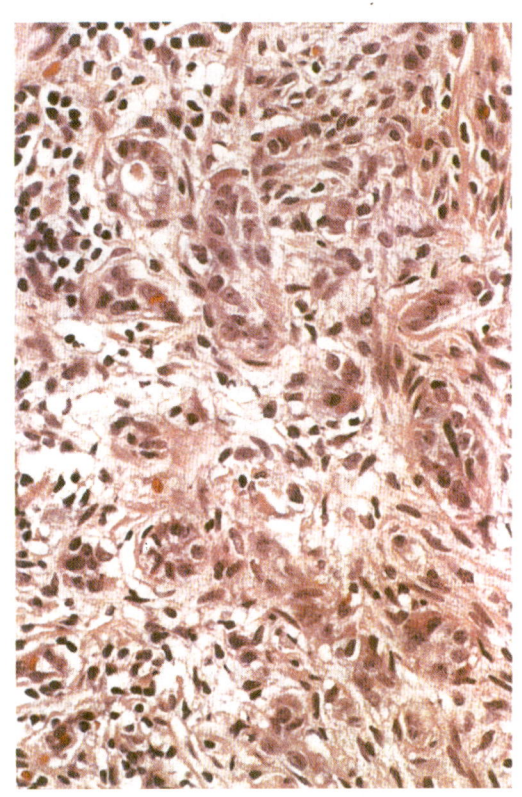

图 17.52　阑尾的管状类癌。增生的纤维组织内混有管状结构。此病变伴有神经细胞增生。

阳性的细胞[242]。

有助肿瘤诊断的形态学指标包括起源于隐窝的基底部、规则的生长方式、被覆黏膜的完整性以及缺乏分裂象和细胞异型性。与其他类型的类癌不同的是，管状类癌能产生胰高血糖素原的 mRNA[243]，并且经常为胰高血糖素免疫阳性，这在其他类型的类癌中是少见的。将其与杯状细胞类癌区别开非常重要，因为后者具有更差的预后，因此需要更为积极的治疗[241]。管状类癌预后较好，生物学行为更类似于经典的类癌。

节细胞性副神经节瘤

很少有肿瘤像节细胞性副神经节瘤那样具有三种不同的细胞成分：类似于副神经节瘤或类癌细胞的上皮样细胞；类似 Schwann 细胞的梭形细胞；以及节细胞。多数患者的发病年龄为 40 岁至 60 岁之间，年龄跨度为 17~80 岁，男女性发病比例为 1.8:1[244]。NF1 患者发生节细胞性副神经节瘤的概率更高。

患者表现为胃肠道出血、恶心、呕吐[245]或出血[246]。出血的严重程度及持续时间有所不同,一些患者可以微量出血很多年,而另一些患者表现为下丘脑性卒中,需要输血治疗。壶腹周围的病变可以引起阻塞性黄疸[247]。

绝大部分的节细胞性副神经节瘤发生在十二指肠第二段的中部,特别是 Vater 壶腹处。少数也可发生在空肠[244-250]、胃或阑尾。节细胞性副神经节瘤呈小的息肉状黏膜下病变,表面常有溃疡,平均直径为 2 cm。病变通常无包膜,呈浸润性生长。

组织学上肿瘤由多种不同的组织学类型混合而成,包括:(1)典型的神经纤维瘤,伴有神经轴突和 Schwann 细胞的增生;(2)节细胞混合有 Schwann 细胞;(3)增生的透明上皮样细胞排列成簇状或放射状,类似于类癌(图17.53)。这些病变与节细胞神经瘤的区别点在于具有类癌样的上皮细胞岛。肿瘤侵入上方的固有层,经常累及其下方的组织并蔓延至黏膜下层或浆膜层。

上皮样细胞对包括嗜铬素、突触素、胰多肽、神经元特异性烯醇化酶、5-羟色胺、生长抑素、亮氨酸脑啡肽、胰岛素、胰高血糖素和血管活性肠肽等在内的多种抗体呈染色阳性。梭形细胞几乎总是对 S100 蛋白呈强阳性反应,但 NSE、神经纤维蛋白和波形蛋白也可以着染。节细胞经常呈 NSE 和神经纤维蛋白阳性。

节细胞性副神经节瘤通常呈良性的临床过程。通过手术完全切除后基本即可治愈。没有完全切除的病变可以复发。节细胞性副神经节瘤罕见转移[249,250]。转移可以发生在局部淋巴结,但不发生远隔转移。

神经内分泌癌

大多数神经内分泌癌或为非典型类癌(高分化的 NE 癌),或为低分化的 NE 癌(表17.5、17.8、17.10、17.12和17.14)。肿瘤可以是纯粹的神经内分泌癌,也可以混有腺癌样的和(或)鳞状细胞癌样的成分。通常在这些肿瘤中可以观察到局灶的坏死以及高的核分裂指数。CgA 免疫活性在这些病变中通常很低,而突触素是体现其神经内分泌分化的一个较好的标志。神经内分泌癌是恶性上皮细胞多向分化的结果。

高分化的神经内分泌癌[非典型(恶性)类癌]

高分化 NE 癌在组织学特点及生物学行为上介于典型类癌与后面要介绍的低分化 NE 癌(小细胞癌)之间。可以为散发,也可发生在 IBD 基础上。病变可发生在胃(经常在近1/3处)[251]、直肠和食管[252]。病变为侵袭性,属于分化差的类癌,伴有核分裂活性的增高并缺乏或仅有小范围的坏死。

细胞的形态多样,可以是大而一致的多角形或纺锤形细胞,具有丰富的嗜酸性颗粒状胞浆及与典型类癌类似的圆形至卵圆形的细胞核,也可以是胞浆稀少的多形性细胞,核深染,大小及形态多样。多形性上皮样细胞的大小是小细胞的2~3倍,具有丰富的嗜酸至嗜碱性胞浆。核分裂象1~10/10 hpf。肿瘤表现出明显的宿主成纤维细胞反应和显著的淋巴细胞浸润。有时周边可以呈栅栏样排列。肿瘤细胞排列成片状、梁状、缎带样和巢状,伴有灶状坏死和神经上皮样菊形团(图17.54)。但有时可能很难找到特征性的细胞巢或梁状结构,常需仔细地检查肿瘤以确认这些结构。局部区域可以类似于经典的小细胞癌(SCC)。病变表现为透壁性生长伴有局部黏膜受累。肿瘤为非亲银性,但有很强的嗜银性,并且对一般 NE 细胞分化的免疫标记呈阳性。肿瘤可有血管或淋巴管侵犯;广泛的局部侵犯,包括肌层的侵犯;间变性表现;细胞的多形性;黏液分泌和坏死。当出现这些表现时,50%的肿瘤有转移[250]。

高级别神经内分泌癌

高级别 NE 癌通常分为小细胞癌和大细胞(又称为中间细胞型)NE 癌。

低分化内分泌细胞癌(小细胞癌)

SCCs 是在形态上、免疫表型上和生物学行为上与肺 SCC 相似的恶性上皮性肿瘤[253-256]。其临床过程凶险,即使早期发现也预后极差。SCCs 占 GI 恶性肿瘤的 0.1%~1%,食管是 GI 原发 SCCs 最常见的部位[256]。多数患者具有明显的远隔转移。系统性征象常见。可有异位激素分泌。

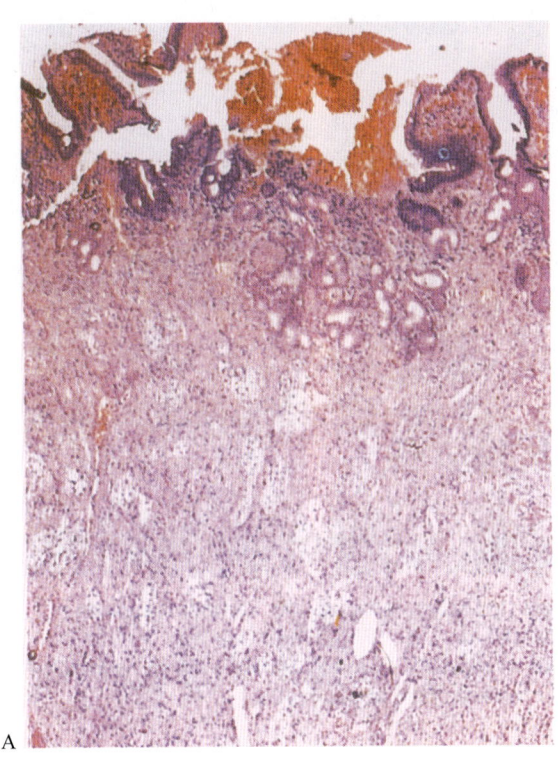
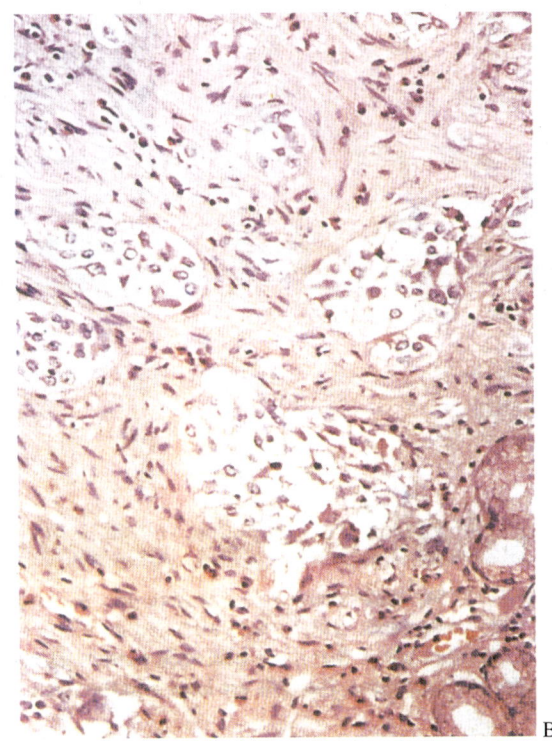
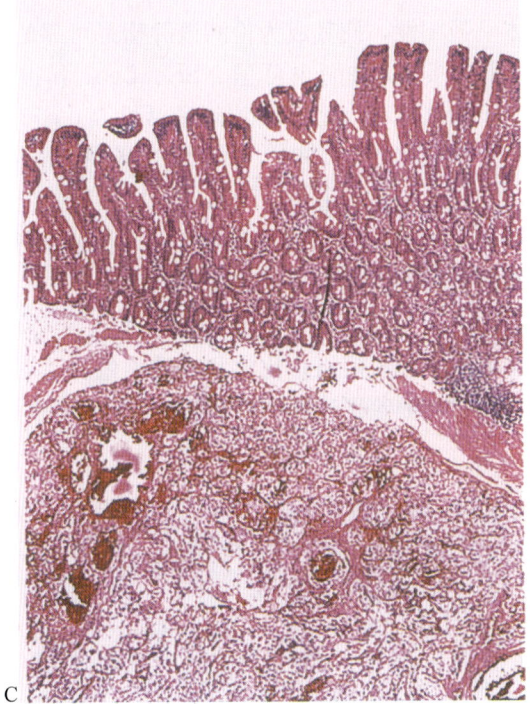
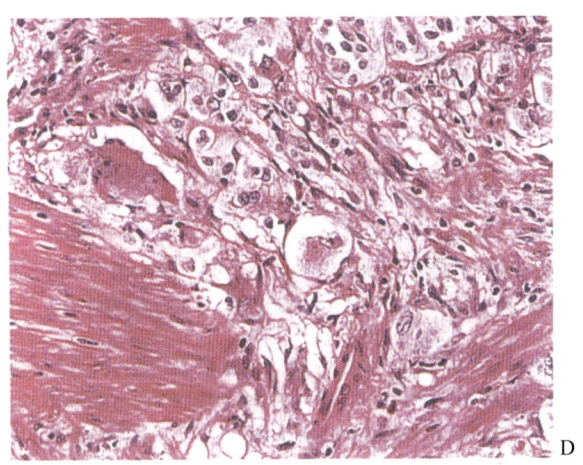

图 17.53 十二指肠节细胞性副神经节瘤。**A**：病变主要位于黏膜下层。病变表面的绒毛萎缩。病变团块破坏了下方的正常结构。**B**：高倍镜下可见上皮样细胞巢、神经纤维瘤样成分和节细胞。**C**：另一个肿瘤的低倍镜观察示神经成分较少，细胞类似于副神经节瘤。**D**：C 图病变的高倍镜显示肿瘤的细胞学特征。

这些小蓝细胞肿瘤由紧密排列的小卵圆形、梭形或纺锤形间变细胞组成，细胞核深染、圆形或卵圆形，核染色质粗而浓染（图 17.55）。有少量但仍可以辨认的嗜酸性至嗜碱性胞浆，核周没有明确的细胞边界。细胞核直径大约是成熟淋巴细胞的 2 倍。小细胞及中间型细胞呈实性片、巢和菊形团样以及缎带样排列。核仁通常不明显或完全缺乏。可见明显的核镶嵌现象。小细胞中可混杂中间型细胞和个别巨细胞。肿瘤可以含有单个核和多核肿瘤细胞，细胞核大，成角或梭形，核染色质丰富（图

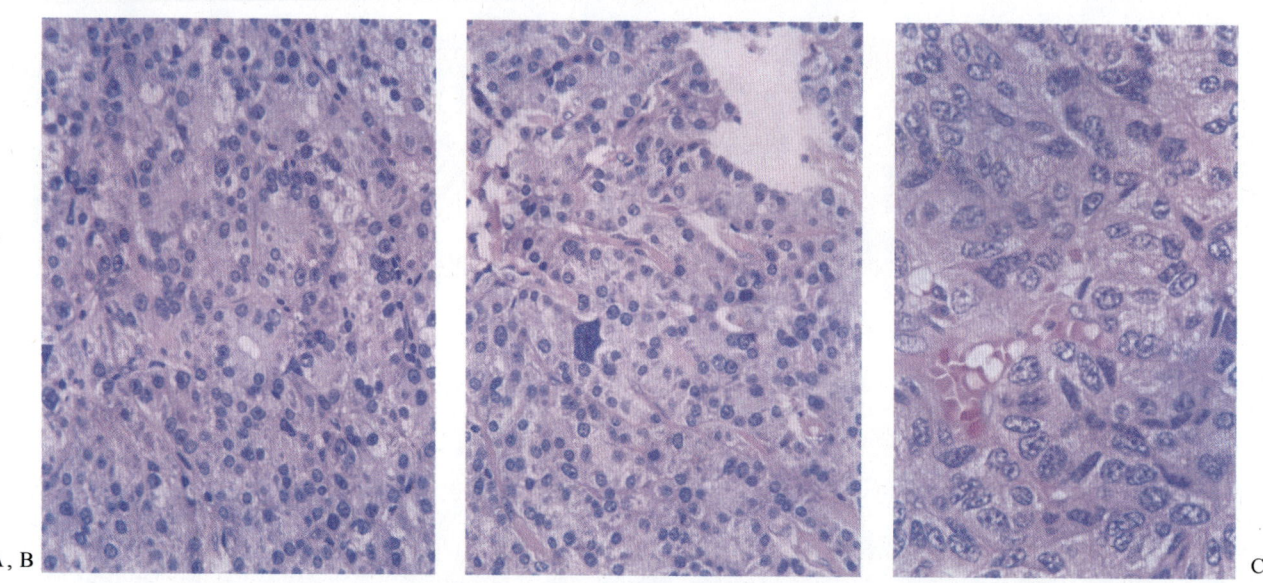

图 17.54 高分化神经内分泌癌（恶性类癌）。A：肿瘤由大的嗜酸性细胞紧密排列成不甚清晰的细胞巢。B：可有散在的大细胞。C：另一肿瘤的组织学形态更接近大细胞未分化神经内分泌癌。细胞大且核具有明显的染色质团块。

17.56）。挤压人工假象（Azzopardi 现象）常见。核分裂象 10～125/10 hpf。坏死出现在肿瘤的中央区域（图 17.57）。所有病例均可见局部坏死和血管侵犯。

间质数量不等，可以仅有稀疏的网织纤维紧紧围绕在细胞巢周围，也可形成显著的结缔组织增生带。肿瘤一般不伴有或仅伴有极轻的炎症。肿瘤细胞黏液染色阴性。嗜银反应程度不一，但常可见少量嗜银颗粒。细胞角蛋白染色可以显示细胞核周围胞浆内的点状信号。CgA 免疫组化染色常不满意，但突触素抗体呈强阳性，使其成为检测该肿瘤最可靠的染色标记（图 17.58）。肿瘤也可呈 NSE、Leu7 和神经纤维蛋白阳性（图 17.59）。肿瘤增殖活性高，p53 免疫反应常为阳性（图 17.60）。最近发现人 Achaete-scute 复合物同源基因-1 蛋白可能是这些高度侵袭肿瘤的一个更为敏感且特异的标记物[257]。小细胞癌的细胞学类似于肺部的相应肿瘤（图 17.61）。嗜银性的小蓝细胞表现为典型的小细胞免疫表型。SCCs 可与淋巴瘤混淆，但免疫组织化学和特殊染色的运用通常可以解决二者的鉴别诊断（表 17.15）。

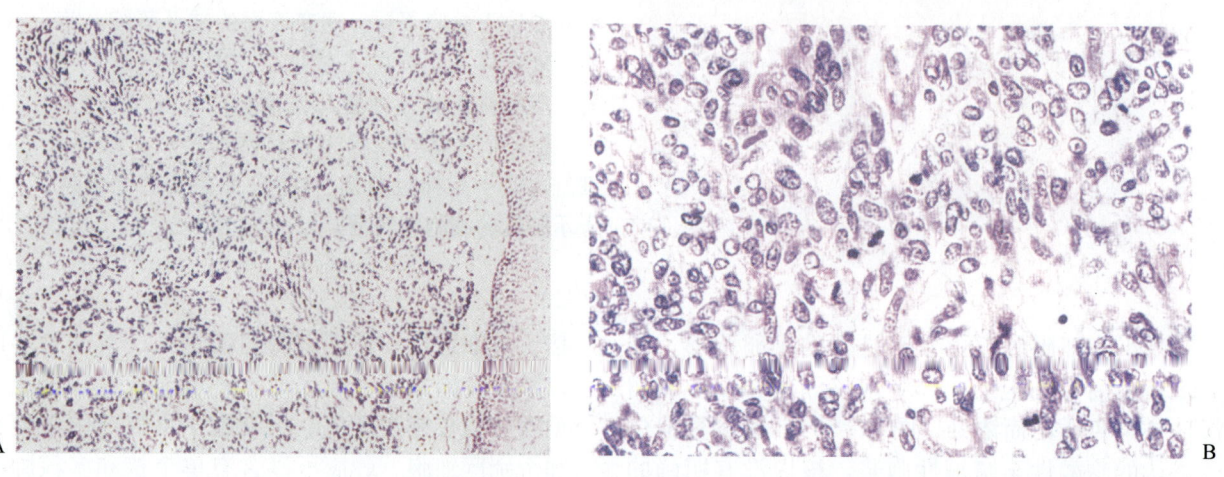

图 17.55 小细胞癌。A：上皮下小细胞癌。B：该肿瘤细胞丰富，由细胞核相互重叠的小细胞组成。

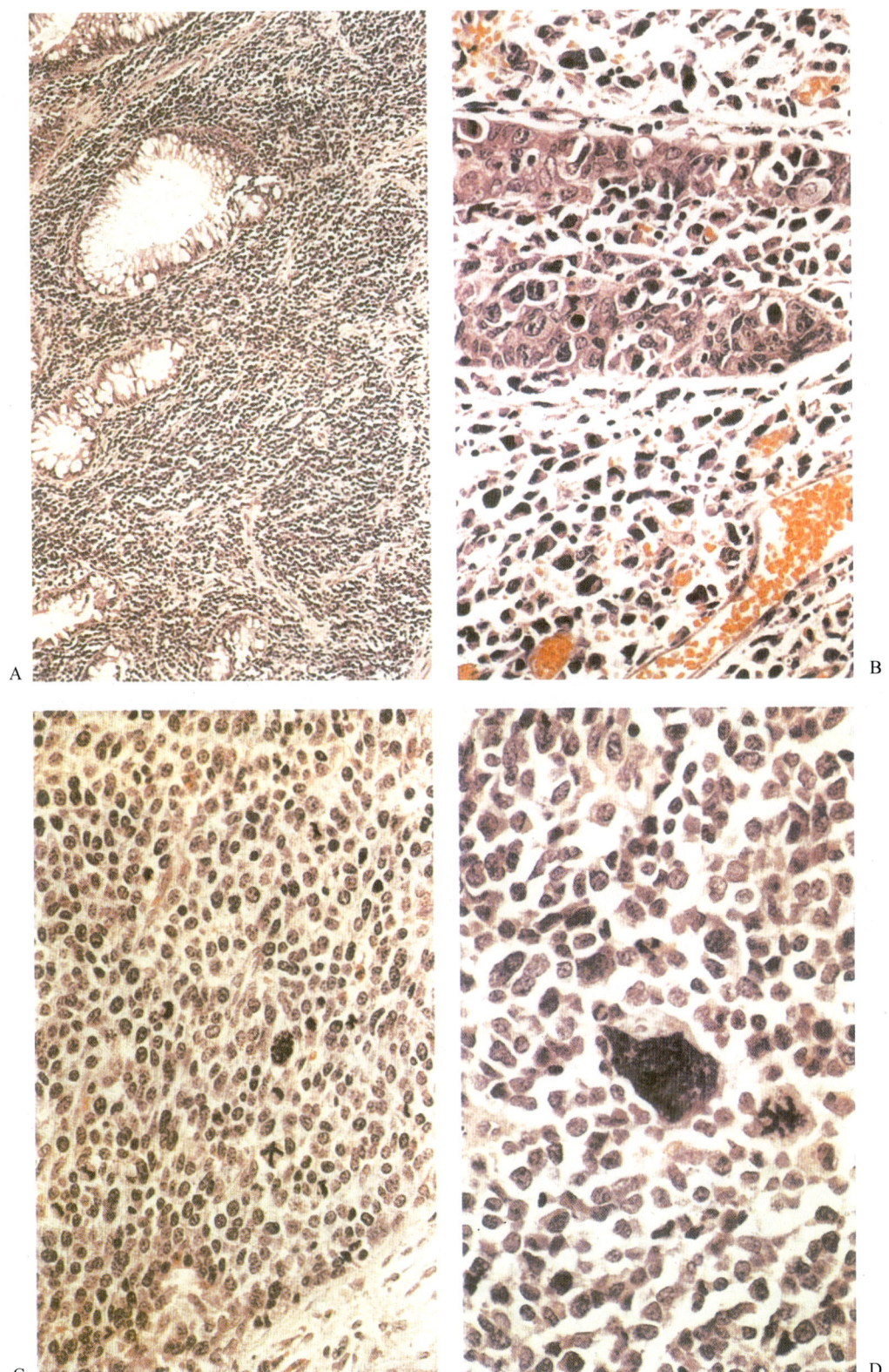

图 17.56 小细胞癌。**A**：固有层内大量缺乏明显分化的小细胞弥漫浸润。可见数个残存的结肠隐窝。**B**：肿瘤细胞排列成片状和巢状，核深染且胞浆稀少。**C**：片状分布的肿瘤细胞。图片中央可见一个瘤巨细胞。同时可见大量的核分裂象，其中为非典型核分裂象。**D**：高倍镜下可见一个多核瘤巨细胞。

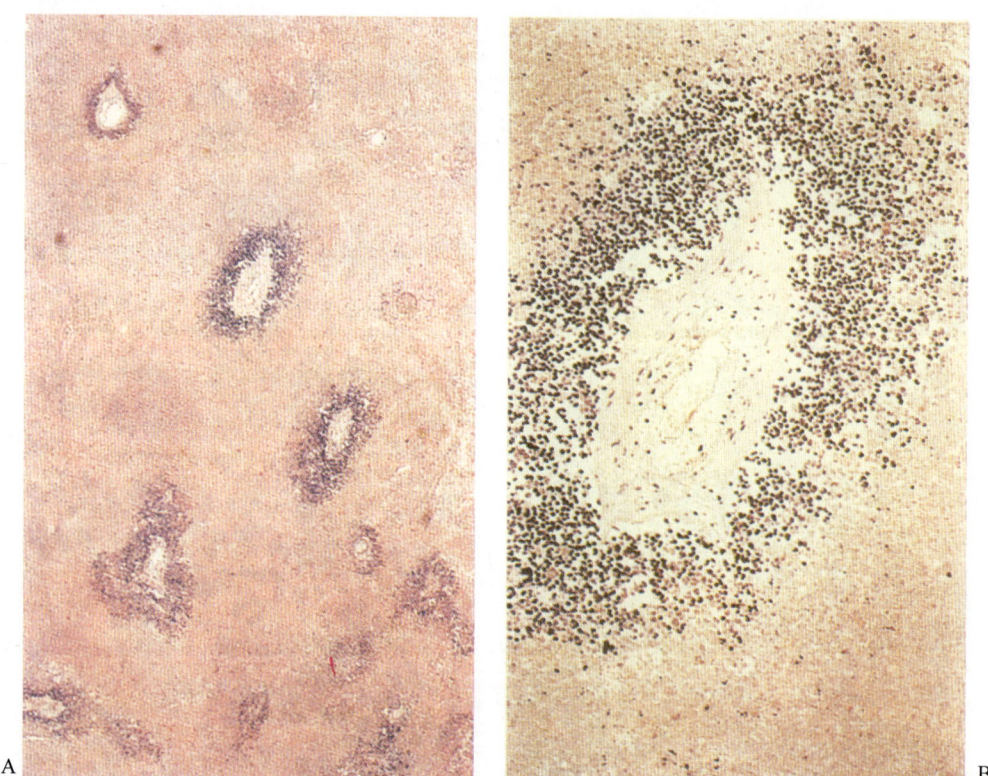

图 17.57 小细胞癌。A：该肿瘤表现为广泛的坏死。残存的肿瘤细胞仅见于血管周围。B：高倍镜显示血管周围成簇的残存肿瘤细胞。

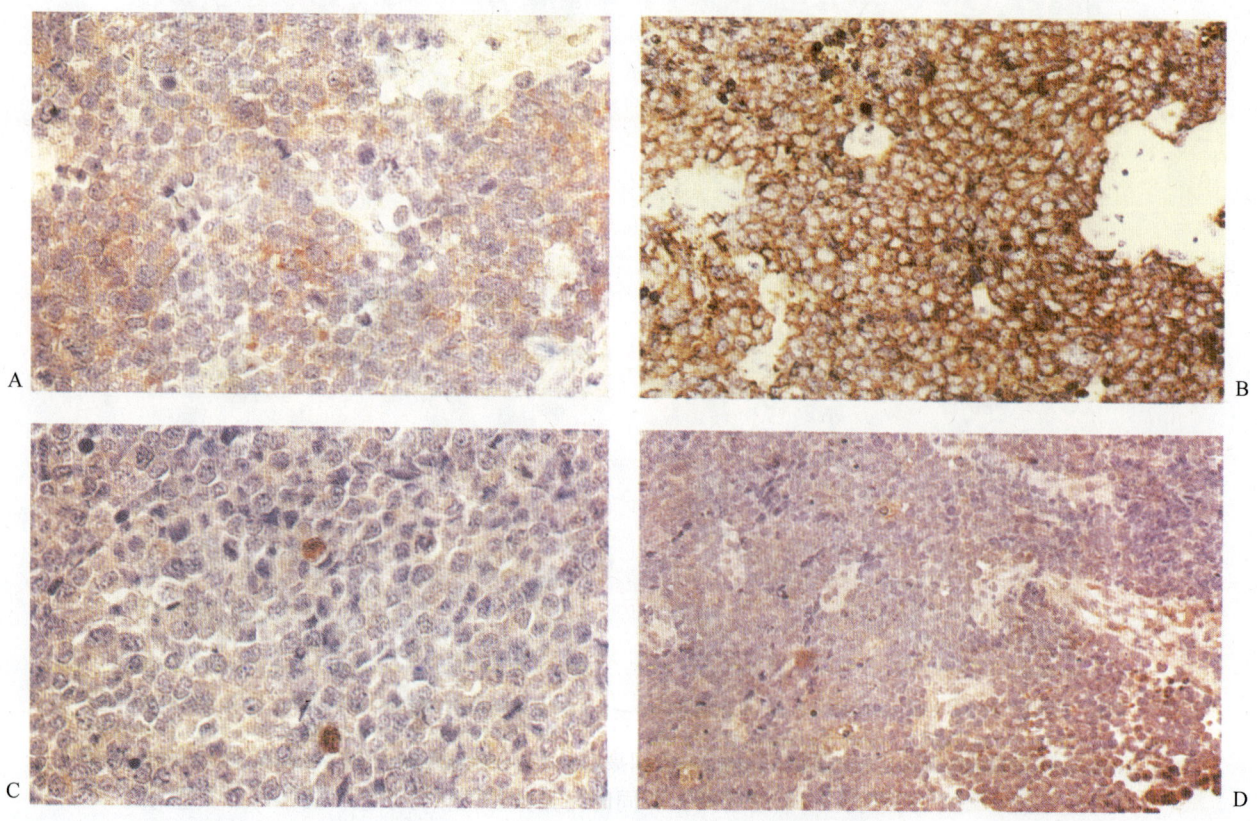

图 17.58 小细胞癌的免疫组织化学标记。A：神经元特异性烯醇化酶弱阳性。B：小细胞癌突触素染色几乎总是强阳性。C：嗜铬素染色常为阴性。D：细胞角蛋白染色呈局灶胞浆点状阳性。

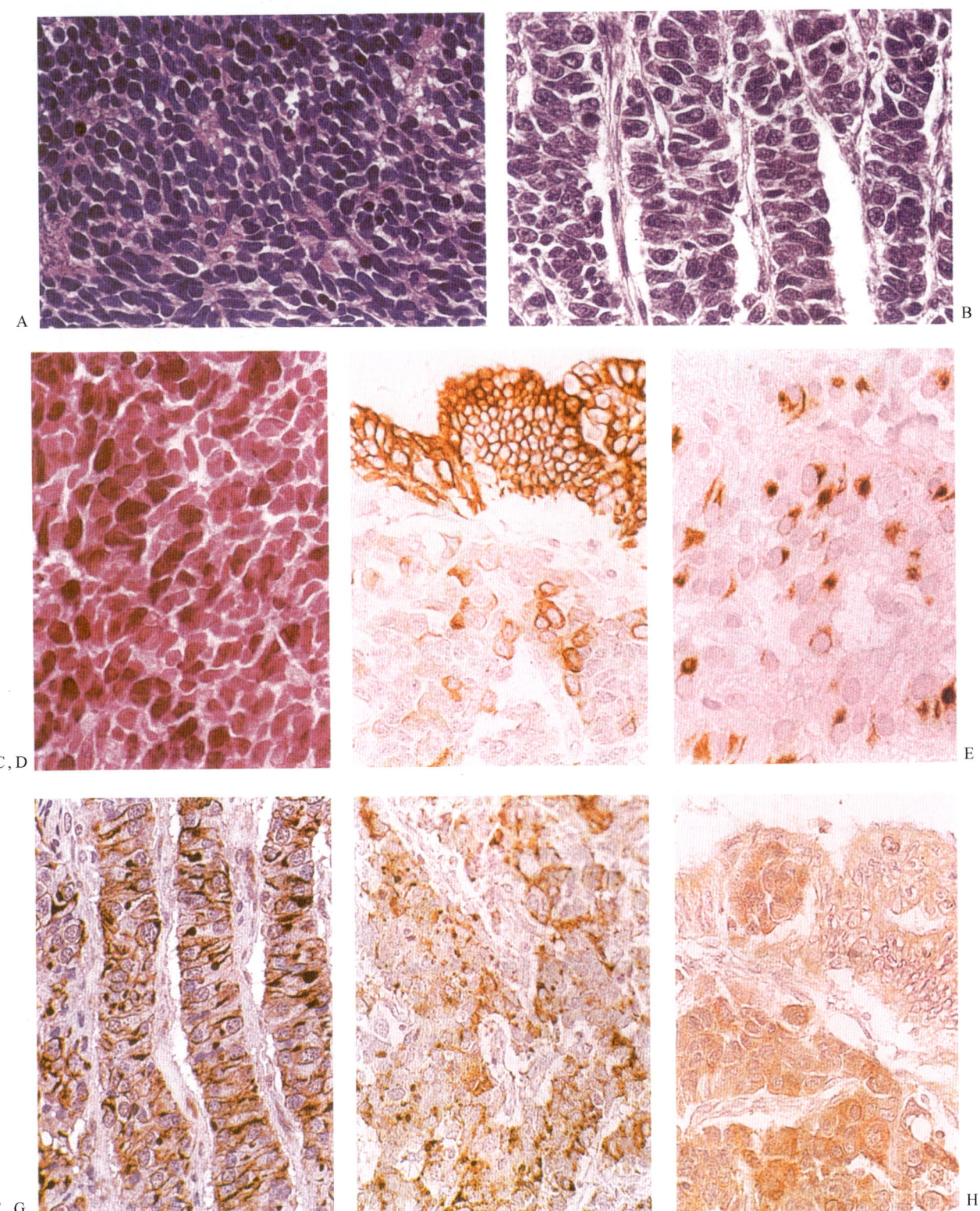

图17.59 十二指肠小细胞癌。**A**：胞浆稀少、核深染的小细胞。**B**：细胞排列呈小梁状，核分裂象明显。**C**：Ki-67免疫反应显示大约70%的细胞处于增殖状态。**D**：细胞角蛋白染色小细胞局灶阳性。表面的十二指肠上皮强阳性。**E**：小细胞神经纤维染色阳性。**F**：小梁状区域角蛋白呈很强的膜阳性和强的胞浆点彩样阳性。**G**：半数以上的肿瘤细胞嗜铬素免疫标记阳性。**H**：肿瘤细胞呈弱的神经元特异性烯醇化酶阳性。（Pictures courtesy of Dr. G. Zamboni, University of Verona, Italy.）

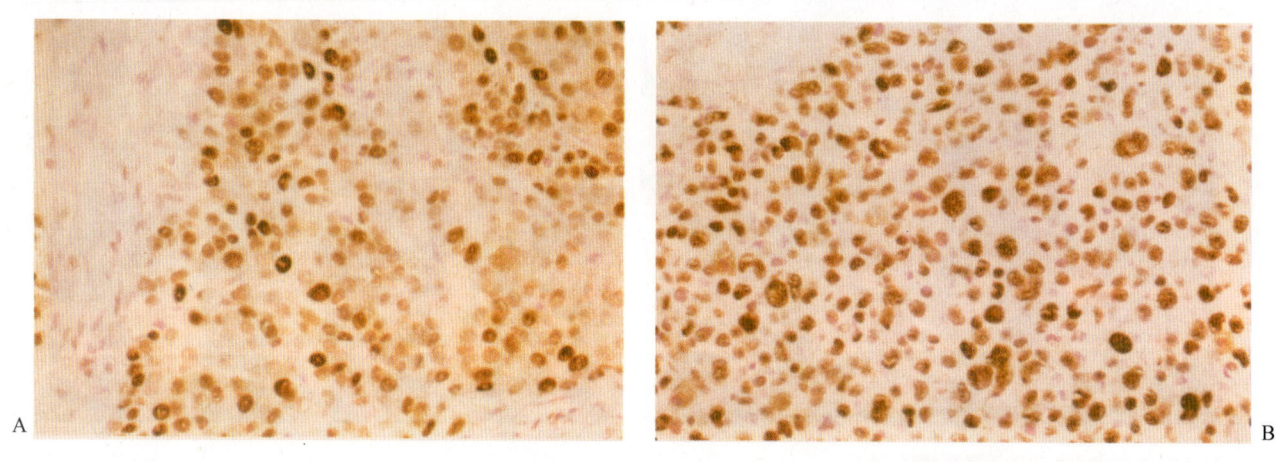

图 17.60 小细胞癌。A：Ki-67 免疫染色显示肿瘤具有高增殖活性。B：肿瘤常 p53 阳性。

食管小细胞癌

食管是肺外 SCCs 最好发的部位。在不同国家，其发生率占所有食管肿瘤的 0.5%~7.6%[258,259]。该肿瘤在日本较世界其他地区更常见[260]。患者的中位年龄为 67 岁，年龄从 45 岁至 89 岁不等[260,261]。SCC 患者多为 40~80 岁的男性[260,261]，而且常有大量吸烟史[260,261]。本病也与长期的贲门失弛缓症有关[262]。症状表现包括吞咽困难、体重下降和胸痛。绝大多数发生在食管的下 1/3 和中 1/3[261]，可以单发或多发。肿瘤大小为 1~14 cm。除外观可呈浅棕色鱼肉状外，SCC 肉眼上无特异表现。肿瘤表现为息肉状、蕈伞样或溃疡型。肿瘤侵犯至气管支气管树，导致气管食管瘘。此时可能很难区分肿瘤原发于肺还是食管。

SCCs 可以侵及食管壁的黏膜下层或更深。常见淋巴管和血管累及。表面被覆的鳞状上皮经常保持完整。绝大多数小细胞肿瘤表现为纯粹的小

表 17.15 小细胞癌和淋巴瘤的比较

染色	小细胞癌	淋巴瘤
HE	病史各异的小蓝细胞肿瘤	病史各异的小蓝细胞肿瘤
细胞角蛋白	±	—[a]
波形蛋白	常阳性	通常阴性
上皮细胞膜抗原	±	±
白细胞共同抗原	—	+
CD45	—	+
嗜铬素	+	—
Leu7	+	±
神经元特异性烯醇化酶	+	—
突触素	+	—
神经纤维蛋白	+	—

± 指病例可以是阳性或阴性。
[a] 在间变性大细胞性淋巴瘤和淋巴细胞消减型霍奇金病、骨髓瘤、组织细胞性淋巴瘤和少数 T 和 B 细胞瘤巴瘤中可以阳性。
HE，苏木素和伊红。

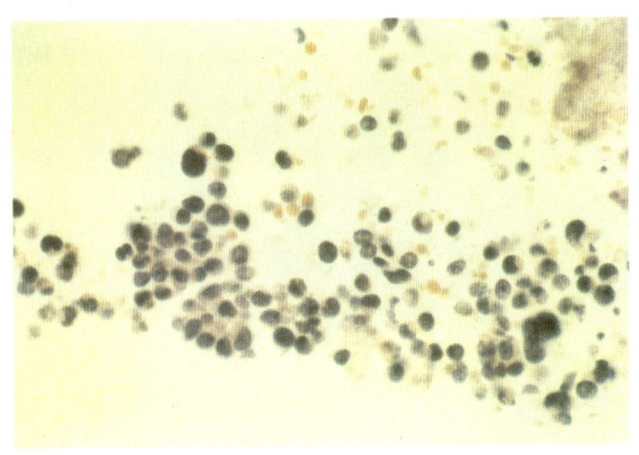

图 17.61 从该食管肿瘤刷片中可以看到典型的小细胞癌细胞学特征。

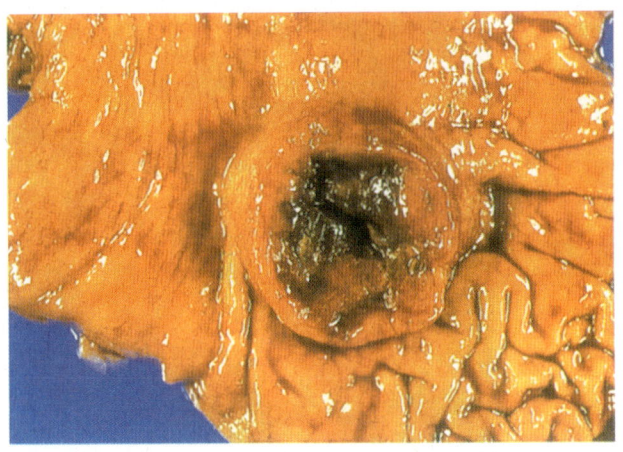

图 17.62 胃的低分化神经内分泌癌。肿瘤为息肉状伴表面溃疡、坏死及出血。(Photograph courtesy of Dr. Onja Kim, ANSA Medical Center, Seoul, Korea.)

细胞形态[261],但局灶也可含有原位鳞状细胞癌[260]、浸润性鳞癌[261]、腺癌、类癌或黏液表皮样癌[259],提示肿瘤来自鳞状上皮或黏膜下腺体导管的多潜能基底细胞[260]。肿瘤也可以发生在 Barrett 食管处[263]。

肿瘤可以分泌 ACTH[264]、降钙素[264]、血管活性肠肽、胃泌素、分泌素、甲状旁腺素、集落刺激因子[264]和抗利尿激素,引起各种综合征,包括高钙血症、Cushing 综合征、水样腹泻和低钾血症-胃酸缺乏[265]。微卫星不稳定性现象在食管 SCC 中可能比鳞状细胞癌中更常见[259,266]。50%~100%的肿瘤有 p53 表达[266-268]、Rb 基因表达缺失和 bcl-2 过表达[267]。增殖细胞核抗原(PCNA)标记率为64%~91%[268]。

在分期相同时,食管 SCCs 比鳞状细胞癌表现出更强的淋巴道播散性。因此肿瘤多播散迅速。绝大多数患者首次发现时即已为播散性病变。食管 SCCs 的转移发生在腹腔和颈部淋巴结。中位生存期为 3.1 个月。生存时间从未经治疗者的数周至接受治疗者的 6~12 个月。激进的联合化疗对某些患者有益。对于局限性的病变,治疗可以先从放化疗开始,如果随后能排除转移性病变,则可再考虑手术切除,这样可能使缓解期延长,甚至可能长期存活[269]。对于分期较低的患者,也可考虑将治疗性的手术切除纳入综合治疗方案中[259]。

胃小细胞癌

胃 SCCs 占胃 NE 肿瘤的 6%,并且男性较女性好发。发病的中位年龄为 63 岁[98]。SCCs 更好发于胃体和胃底(图 17.62),当然也有发生在胃窦的病例。肿瘤表现为前面所述的典型的 SCC 形态。也可以含有腺癌和鳞状细胞癌区域。分子生物学分析显示这些混合性的肿瘤的所有组分均表现相同的 p53 和 ras 基因突变,提示为单克隆来源[270]。当肿瘤累及腹膜,它们可以通过腹腔冲洗液的细胞学检查诊断。形态恶性的小细胞出现在坏死背景上,具有染色质丰富的裸核。一些肿瘤细胞可能含有核周蓝色的包涵体[271]。绝大部分胃小细胞癌患者在确诊后一年内死亡[272]。

肠小细胞癌

大肠和小肠的 SCCs 罕见。在日本比美国更常见。SCCs 多发生于男性。肿瘤好发于老年人,年龄范围为 20~74 岁,中位年龄为 64~66 岁[273]。十二指肠 SCCs 主要发生在 Vater 壶腹处。壶腹外的十二指肠 SCCs 十分罕见[255]。这些壶腹部肿瘤大体很小(2~3 cm),为局部溃疡或突起性病变(图 17.63)。小肠 SCCs 可以表现为溃疡性肿物。

SCCs 可以发生在大肠的任何部位,但最多见于右半结肠[274]。结肠肿瘤可为局部大块的息肉样病变、突入肠腔的肿瘤团块(图 17.64),或引起肠壁的穿孔。也可表现为环周性或皮革样肿瘤或部分性梗阻性肿瘤。SCCs 还可以表现为腺瘤性息肉中的微小病灶[256]。肿瘤也可发生在溃疡性结肠炎的背景上,此时可能为多发[275]。它们也可发生在内分泌

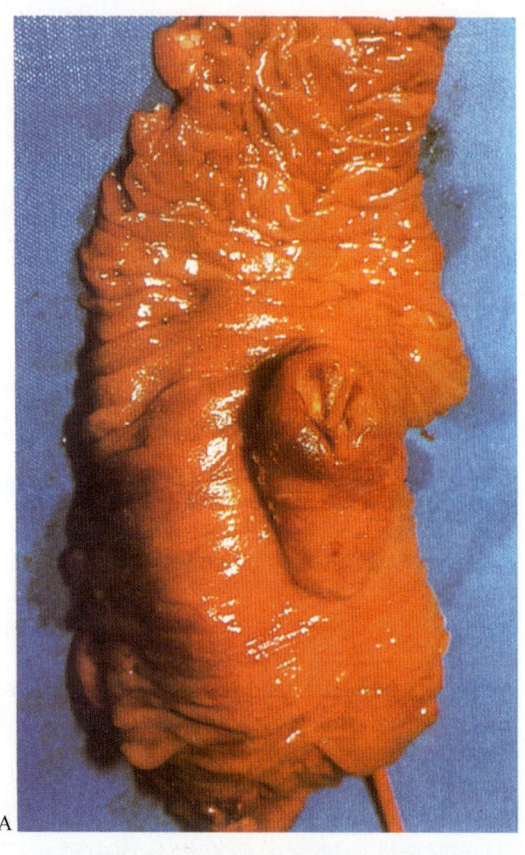
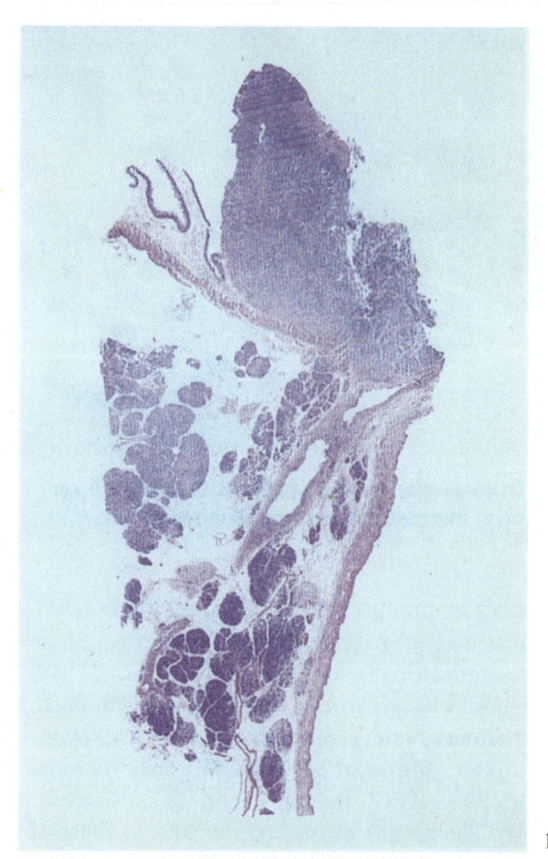

图 17.63 小细胞癌。**A**：大体显示肿瘤发生于 Vater 壶腹。**B**：A 图中所示病变的全貌切片。该外生性的壶腹部肿瘤已造成胰管的狭窄。(Pictures courtesy of Dr. G. Zamboni, University of Verona, Italy.)

细胞增生的背景上[275]。事实上，所有这些未分化肿瘤多无临床症状，一旦出现症状，可表现为痉挛性腹痛、乏力、体重下降、发热、腹泻和直肠出血。在报道的绝大多数病例中，症状出现的时间只有数周。

发生在小肠的肿瘤可以有局灶的鳞状上皮分化。它们经常直接侵犯十二指肠壁、胰腺和（或）胆管。这些侵袭性的肿瘤具有浸润和早期转移的倾向。手术时几乎所有的患者都有局部淋巴结和肝脏的转移。转移还可以累及腹膜和肺。

组织学特征为典型的 SCC。45% 的病例表面有绒毛状或管状绒毛状腺瘤。当与腺瘤伴发时，腺瘤和 SCC 的交界处十分突兀，缺乏形态过渡的证据。由于它们与腺瘤的关联以及显示有腺样、内分泌、鳞状上皮以及 Panthe 细胞的分化，多数人认为 SCCs 源自结直肠腺瘤的非定向"干细胞"[274,276]。病变可以在肠壁内浸润，而固有层受累范围有限，或者病变主要位于黏膜内，只有局部的黏膜下浸润。

分期相同的 SCCs 较腺癌预后更差。它们可以在仅有局部表浅浸润时就出现广泛的播散[274]。肿瘤被发现时经常伴有淋巴结的转移。71% 的肿瘤转移至肝脏。即使经过积极的治疗，患者仍死于

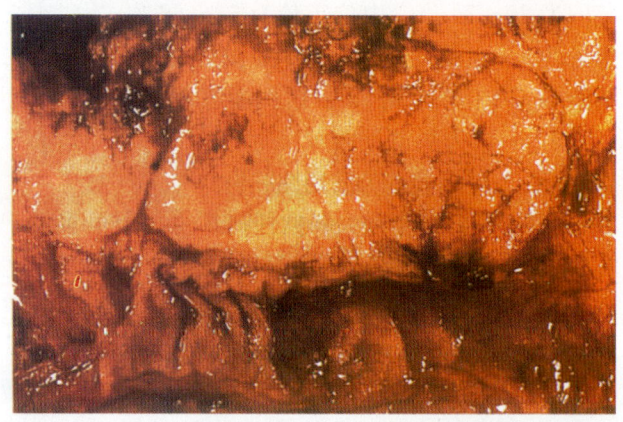

图 17.64 小细胞癌。突向结肠肠腔的息肉状肿物。

诊断后的 3～12 个月，其中 64% 的患者在诊断后 5 个月内死亡。尽管有些患者在按照为肺 SCC 设计的放疗和多药化疗方案治疗后出现了戏剧性的缓解，但紧随其后的通常是广泛的转移和死亡。残余的肿瘤可以是纯粹的小细胞组织学类型，也可以是单纯的鳞状细胞癌和（或）腺癌，或与小细胞癌混合。

肛门小细胞癌

SCCs 是肛管间变性最明显及致死率最高的罕见肿瘤。肿瘤发生于肛管的上部[276]，生长迅速且转移发生早。患者最终难逃死亡的厄运。此类病变的鉴别诊断包括基底细胞样的鳞状细胞癌。后者对高分子量角蛋白呈阳性，而 SCCs 对神经内分泌标记阳性。多数患者就诊时病变已达进展期。

大细胞神经内分泌癌

大细胞 NE 癌（Large Cell NE Carcinomas, LCNECs）是罕见的低分化内分泌癌，占结直肠癌的不到 1%。患者平均年龄 57 岁，年龄范围为 29～86 岁。肿瘤发生在结肠、直肠及肛管[277]。组织学形态介于普通的类癌和 SCC 之间。此种恶性肿瘤由具有神经内分泌分化的大细胞排列成器官样、巢状、小梁状、菊形团样和栅栏样（图 17.65）。与 SCC 不同的是胞浆更为丰富，核更加

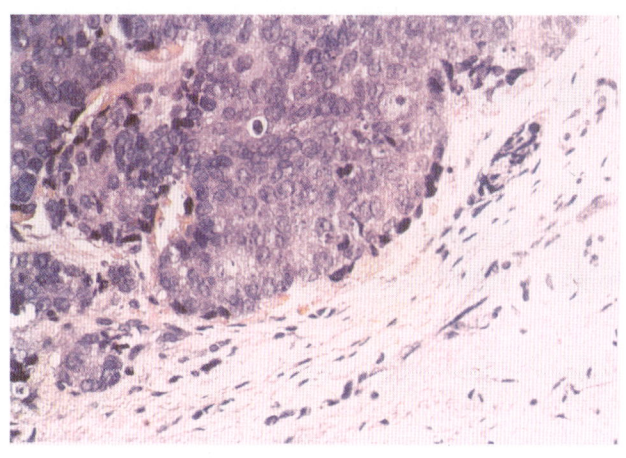

图 17.65 大细胞神经内分泌细胞癌。

的空亮，并且有明显的核仁。可以出现大的多核肿瘤细胞。细胞排列松散，核的重叠现象没有经典的 SCC 那么明显。核分裂象及淋巴管血管侵犯易见。常见局灶坏死。和 SCCs 一样的是，肿瘤可以独立发生，也可以在周围伴有腺瘤和普通的腺癌。肿瘤表达角蛋白，可以和与之相似的低分化腺癌发生混淆。但与低分化腺癌不同的是，LCNECs 表达 NE 标记物，并且视网膜母细胞瘤（RB）基因表达缺失[278]。

这些肿瘤的生物学行为类似于 SCC。大多数患者发现时已有转移[277]。

表 17.16　各种可能的混合性肿瘤组成谱[a]

非内分泌成分	内分泌成分
腺瘤	类癌（高分化神经内分泌肿瘤）
腺癌	恶性类癌（高分化神经内分泌癌）
高至低分化	低分化神经内分泌癌
印戒细胞	小细胞癌
弥漫性胃癌	中间细胞型癌
腺癌伴有鳞状细胞成分	多形性巨细胞肿瘤
鳞状细胞癌	数量增加的正常形态的神经内分泌细胞
胰腺腺泡分化	

[a] 每列中的一种或多种成分可以与另一列中的成分组合。

混合性的内分泌-腺性肿瘤

定义及概述

混合性的内分泌-外分泌肿瘤构成了组织病理学和预后各不相同的一组异源性肿瘤。很多胃肠道腺癌中常见少数 NE 细胞。不同肿瘤的 NE 细胞分化程度各异；当大量出现时，肿瘤可有类似于经典类癌的区域。更常见的是内分泌细胞不是很显著，而且数量没有 NE 细胞标记物染色后显得那么多。类癌或 SCCs 可以与腺瘤或腺癌伴随发生。表 17.16 列出了可能的组成谱。这些混合性肿瘤的 Lewin 分类列于表 17.17 中。这些组分可以相互掺杂，如杯状细胞类癌；或明显相互分离，如碰撞瘤。这些肿瘤中的腺性及内分泌组分的相对比例及分化程度极为多样。此类病变的预后取决于各组成成分的组织学形态以及分化程度。

混合性的内分泌-腺性肿瘤可以是不同细胞系的同时增生，也可以是具有分化成多种细胞系能力的多潜能干细胞的增生。有些肿瘤中的双重分泌性细胞同时含有内分泌颗粒及黏液滴。这种细胞的存在支持了一种共同的前体干细胞使单个细胞出现了两种类型分化的观点[21]。

突变研究显示，一些混合性肿瘤中的不同组织学成分均出现了相同的基因突变，提示这些肿瘤为单克隆来源。与之相反的是，碰撞瘤中各自独立的肿瘤成分可以非常接近，但免疫组织化学染色及基因研究证明它的多克隆来源。等位基因研究也支持许多混合性肿瘤是单克隆来源的，而碰撞瘤为多克隆来源。

杯状细胞类癌

杯状细胞类癌具有多种别称，包括黏液类癌、腺

表 17.17　混合性肿瘤的 Lewin 分类

- 伴有散在内分泌细胞的癌
- 腺体及内分泌成分混合的混合性肿瘤，每种成分至少占肿瘤的三分之一
- 同一个细胞具有腺体及内分泌分化的双重分泌性肿瘤
- 伴有两种成分的碰撞瘤，两种类型的细胞不发生混合

类癌、隐窝细胞癌和微小腺体癌。它们具有腺癌和类癌的双重特征。杯状细胞类癌可以发生在食管、十二指肠[123,279]、结肠和直肠[280,281]，但最多见于阑尾。有时见于 IBD 患者[282]。杯状细胞类癌可以表现为急性阑尾炎或腹腔、盆腔肿物[283]。

杯状细胞类癌可发生在阑尾的任何部分。开始表现为黏膜下生长，形成白色实性、有时呈黏液样的色浅区。肿瘤大小约 0.5～2.5 cm[209]，但因其浸润性的生长方式使确切大小难以估计。对于环周生长的肿瘤很难看到边界清楚的肿块。

肿瘤含有由形态成熟的杯状细胞组成的形态一致、小而边界光滑的细胞巢（图 17.66～17.68），小而紧密的细胞簇，细胞菊形团以及印戒细胞[241,283]。大多数细胞含有丰富的细胞内黏液；通常也可同时出现少数具有胞浆嗜酸性细颗粒的内分泌细胞，类似于 Paneth 细胞[283]。此外也可有双重分泌性细胞。局部可见溶菌酶阳性的类似 Brunner 腺的腺体[283]。上述各种细胞类型均缺乏明显的核多形性及分裂活性。

病变中 EC 细胞成分明显不同。少数病变中，EC 成分占优势；在这类病变中，肿瘤可能和传统的类癌难以区分。另一些肿瘤则类似于印戒细胞癌，因为其中的 NE 成分不显著，只能在运用了 NE 分化标记染色后才能被发现。出于这个原因，我们建议所有类似于印戒细胞癌的阑尾病变均做 NE 标记物染色，以除外生物学行为上侵袭性较低的杯状细胞类癌。一些肿瘤产生足量的黏液，并在阑尾壁中形成溢出的细胞外黏液池。

肿瘤发生于黏膜的深层并浸润固有层，不伴有淋巴管或静脉的侵犯。除了肿瘤与隐窝底部接触的区域外，黏膜通常不受累。肿瘤倾向于浸润肠壁的各层直至浆膜层，此行为类似于传统的类癌。肿瘤常引发明显的结缔组织增生反应。印戒细胞及细胞外黏液池的黏液染色呈强阳性。常出现亲银及嗜银染色细胞，并且 CEA 及 NE 标记物抗体免疫染色阳性（图 17.67）。十二指肠杯状细胞类癌可产生生长抑素。腹腔冲洗液细胞涂片可见具有点彩样染色质的小细胞以及偶见的印戒细胞。

这些肿瘤的鉴别诊断包括预后更好的管状类癌[241]。后者所有肿瘤细胞 NE 标记物均阳性，腺腔内含有黏液，但没有细胞内黏液，且 Paneth 细胞通常缺乏。杯状细胞类癌还应该与透明细胞类癌区分，后者为经典类癌的变异型[208]。在黏膜中发现

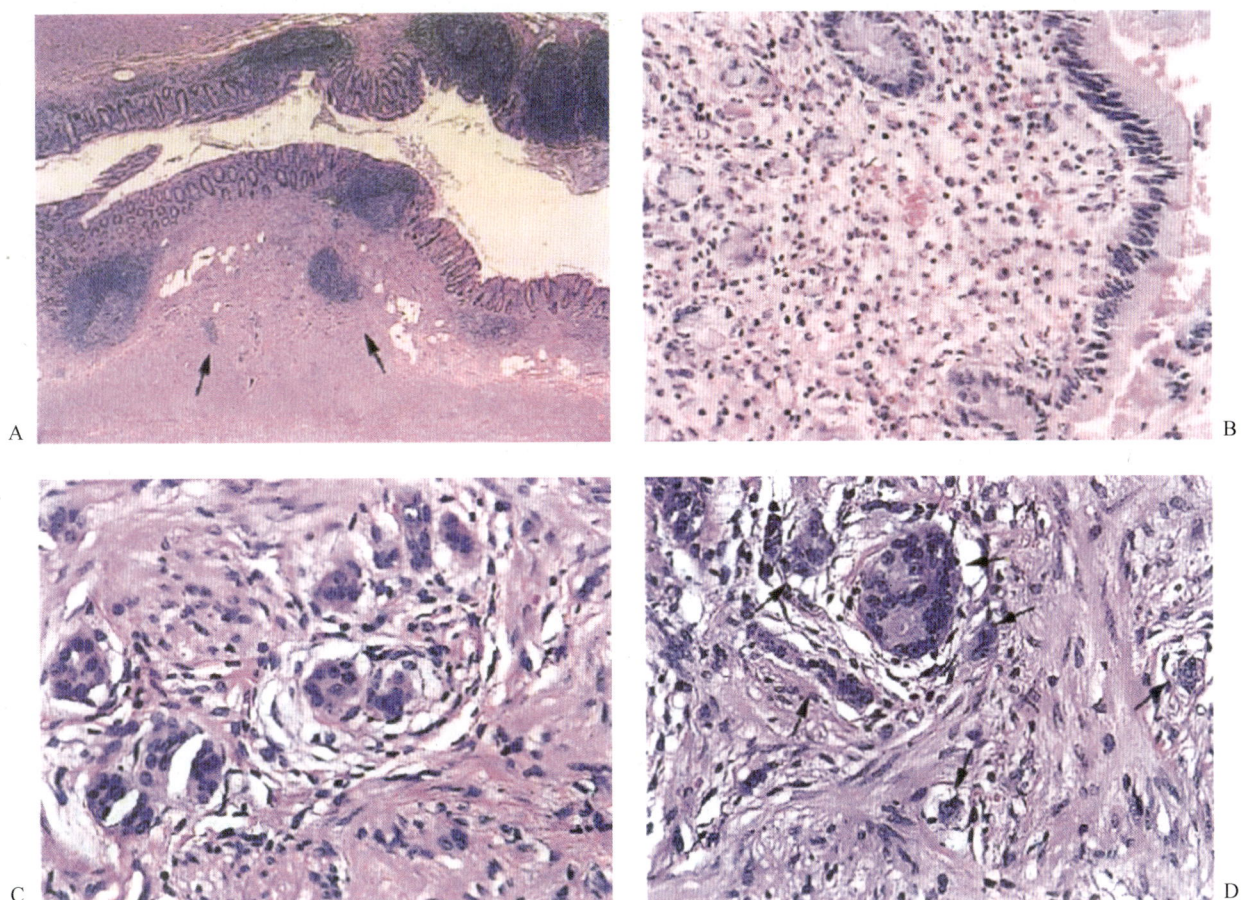

图 17.66 阑尾杯状细胞类癌。**A**：阑尾的纵切面。低倍示肿瘤很微小。小的肿瘤巢弥漫浸润于肌壁（箭头）。**B**：肿瘤细胞形成分泌黏液的细胞簇，不伴有管腔的形成。此处固有层有肿瘤细胞的微小浸润。**C**：肌层内的肿瘤细胞。边界清楚的细胞巢被较疏松的黏液间质包绕。缺乏在浸润性腺癌中可见的结缔组织增生性反应。**D**：肿瘤可排列成腺管（双箭头）和线状（箭头）。

浸润前肿瘤（腺瘤或异型增生）提示为癌而不是腺类癌。

杯状细胞类癌被认为是介于经典类癌和腺癌之间的一种中间分化状态。其临床表现支持这一观点。该肿瘤的侵袭性比类癌更强，通常表现为低度恶性的癌，并且播散速度不如传统的腺癌快[241]。与腺癌不同的是，杯状细胞类癌具有经腹膜播散的倾向，而且常累及卵巢。一些患者可因淋巴道或血道播散造成局部淋巴结及肝脏受累。转移癌可以表现为单纯的类癌或杯状细胞类癌。

杯状细胞腺类癌患者的实际 5 年生存率为73%～84%[241]，10～15 年的实际生存率估计为 66%[241]。伴有腹腔或盆腔转移的患者预后更差，即使经过治疗，多数患者 5 年内肿瘤复发。一些具有广泛区域淋巴结转移的患者在诊断后一年内死于肿瘤[241]。30%因阑尾腺类癌导致的 Krukenberg 瘤患者在最初确诊后的 5 年内死亡。

有些作者认为，对局限于阑尾、分裂象少于 2/10 hpf，且无局灶细胞异型性的阑尾杯状细胞类癌施行单纯的阑尾切除治疗足矣[241,284]。也有人建议对局限性病变患者施行常规的半结肠切除术[285]，此外对具有卵巢或其他腹腔、盆腔肿瘤或阑尾弥漫累及的患者应进行广泛的切除手术[286]。这些肿瘤中大多数瘤细胞可呈 p53 蛋白强阳性表达[287]。

混合性杯状细胞类癌-腺癌

混合性杯状细胞类癌-腺癌是指在原有的杯状细胞类癌基础上出现的腺癌。杯状细胞类癌最好发的阑尾是此癌最常见的部位，但也可发生于结肠和十二指肠[279,288]。肿瘤具有典型的杯状细胞类癌区域及分化

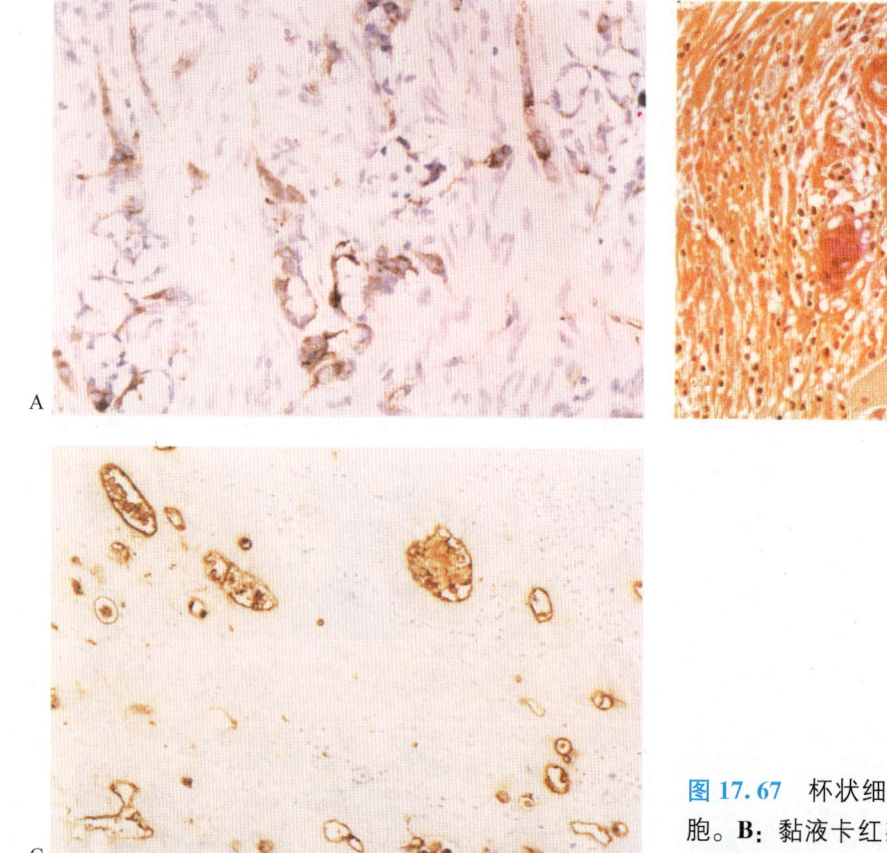

图17.67 杯状细胞类癌。A：突触素染色阳性的细胞。B：黏液卡红染色示杯状细胞。C：癌胚抗原免疫染色着染腺腔缘。

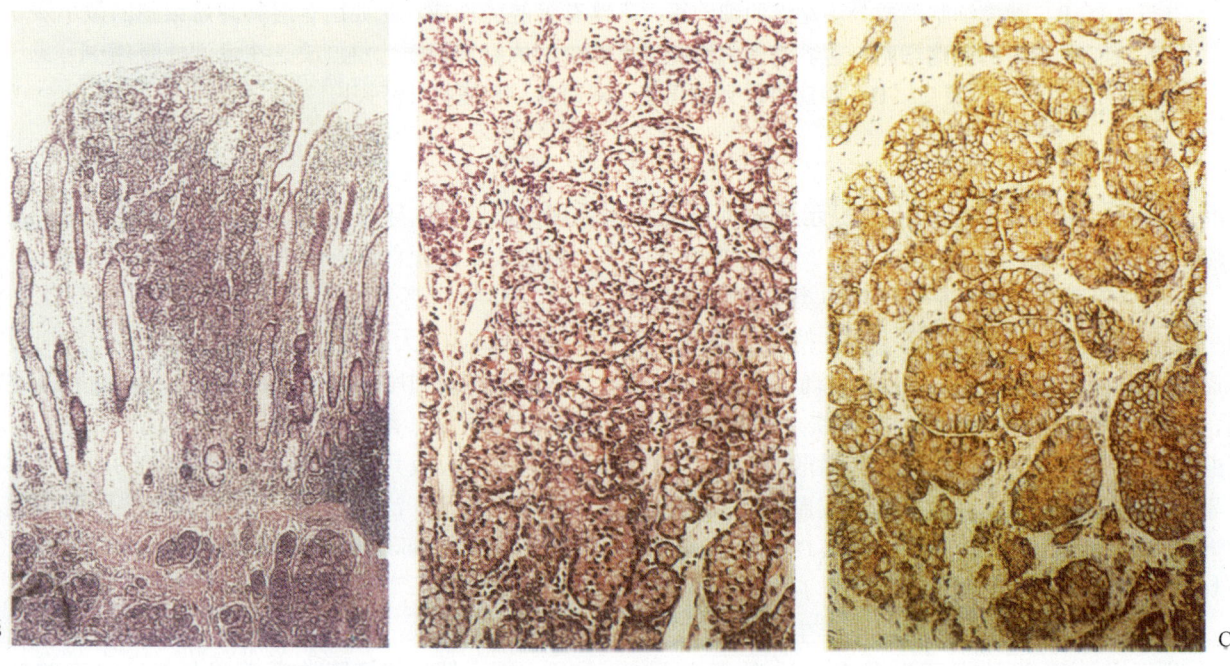

图17.68 腺类癌。A：低倍镜图像显示在黏膜层及黏膜下层中的浅染细胞巢。B：肿瘤由含有丰富胞浆黏液的细胞簇组成。一些细胞类似于印戒细胞，但它们缺乏印戒细胞癌所具有的细胞学及结构异型性的特点。C：突触素免疫染色呈强阳性。

更差、更具癌性生长方式的区域，这些生长方式包括实性巢片、筛状的腺管或单行排列、浸润性生长的印戒细胞。肿瘤可以含有细长的腺样条索，内衬缺乏黏液的立方状细胞或更类似于典型肠腺癌的含有黏液的柱状细胞。肿瘤表面被覆的黏膜上皮缺乏明显的肿瘤性改变[123]。病变与印戒细胞癌不同，后者表现为更加显著的结构及细胞异型性，并且经常产生细胞外的黏液池。这些肿瘤具有腹腔种植性播散的倾向，尤易播散到卵巢，其次为腹膜表面[123,241,281]。肿瘤也可以经淋巴道或血道播散至淋巴结或肝脏。识别侵袭性肿瘤的指标如下：出现淋巴道、血道侵犯，核分裂象≥20/10 hpf，50%以上的肿瘤具有癌性生长方式（具有融合性或筛状的腺体、单行排列的生长方式、稠密的浸润性生长的印戒细胞、实性的细胞片巢），以及播散到阑尾外[123,241,281]。具有这些特征的肿瘤应进行半侧结肠根治切除术等更积极的治疗。

多形性（巨细胞）神经内分泌癌

大肠和小肠都可以发生罕见的含有高度多形性多核细胞的 NE 肿瘤。组织学上肿瘤由实性片状黏附力差的肿瘤细胞组成，这些细胞可以被纤细的间质条索分割成小簇。肿瘤由嗜酸性的巨细胞、小多角细胞及梭形细胞混合而成（图 17.69）。巨细胞与肺巨细胞癌中的细胞相同，具有大而多形的细胞核，核膜明显，核呈空泡状伴染色质不规则聚集，并有一个或多个显著的核仁。细胞核可被推挤至细胞的边缘，常形成偏心的弯曲或肾形。细胞大小不一，大细胞可以具有两个或多个细胞核。可见大量典型或不典型的核分裂象。淋巴细胞伸入肿瘤细胞现象很常见。梭形及较小的多角形细胞的胞浆较少，细胞缺乏多形性，但其他特征相似。由于这些多形性癌具备 NE 分化的证据，有些人认为它们是分化差的神经内分泌癌。超微结构显示细胞具有腺性及内分泌分化。胞浆内可见核周的中间丝漩涡以及具有致密核心的分泌颗粒。肿瘤角蛋白、波形蛋白、上皮细胞膜抗原（EMA）、NSE 和嗜铬素染色阳性。它们对多种激素也可呈阳性免疫反应。这些肿瘤黏液染色阴性。

本病的鉴别诊断包括多形性的癌、肉瘤以及无色素的恶性黑色素瘤。它可能与后者极其近似。通过特殊染色可以确诊（表 17.18）。作者所见到的几例肿瘤具有侵袭性的生物学行为，在诊断时伴有显著的淋巴道累及和转移。肿瘤因转移发生早而预后不良，术后仅能生存数月。

表 17.18 多形性神经内分泌癌的鉴别诊断

成分	多形性神经内分泌癌	肉瘤	恶性黑色素瘤
网织染色形态	上皮型	间质型	中间型
黏液或 PAS 染色	一些局灶性阳性细胞	阴性	阴性
细胞角蛋白	阳性	阴性	阴性
波形蛋白	通常阴性但少数可阳性	阳性	阳性
HMB45	阴性	阴性	阳性
S100	阴性	可阳性	阳性
突触素	阳性	阴性，神经性肿瘤除外	常阴性
嗜铬素	可阳性	阴性，神经性肿瘤除外	阴性
肌动蛋白	阴性	少数阳性	阴性
CD117	经常阴性	GISTs 阳性	阴性
肌球蛋白	阴性	少数阳性	阴性

GISTs，胃肠道间质肿瘤。

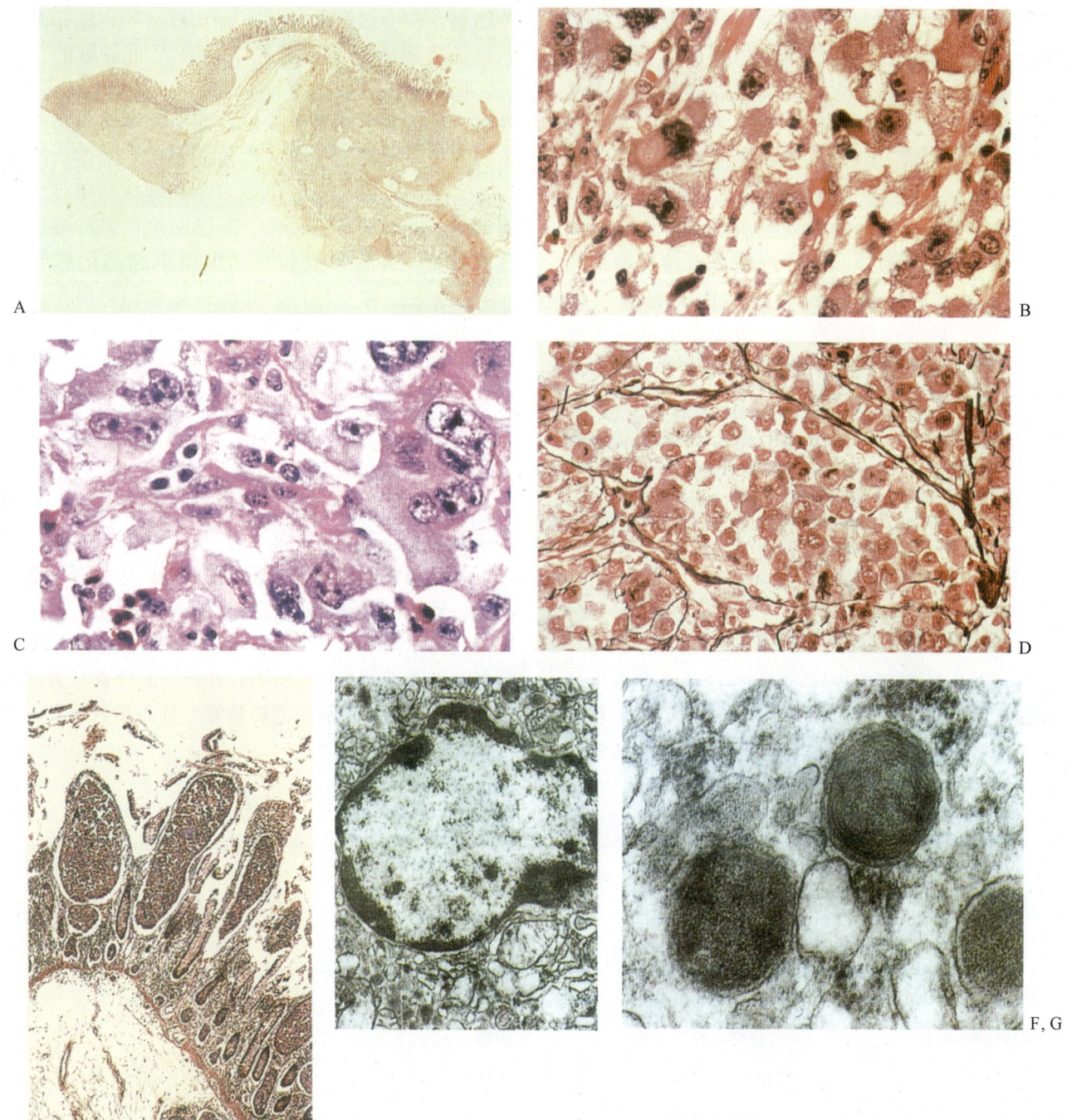

图 17.69 小肠的多形性癌。**A**：低倍镜显示小肠的一个大肿物，弥漫浸润肠壁。**B**：高倍镜示单个肿瘤细胞的细胞学特征。可见印戒样的细胞以及其他互相不黏附的癌细胞。**C**：许多细胞具有多核瘤巨细胞的形态。**D**：网织染色显示其本质为癌性增生。**E**：黏膜下淋巴管受累以及中央乳糜管的扩张表明存在显著的淋巴道播散。**F**：神经分泌颗粒稀少；电镜图像示一个罕见的含有神经分泌颗粒的细胞。**G**：更高倍数显示神经分泌颗粒具有典型的致密核心。

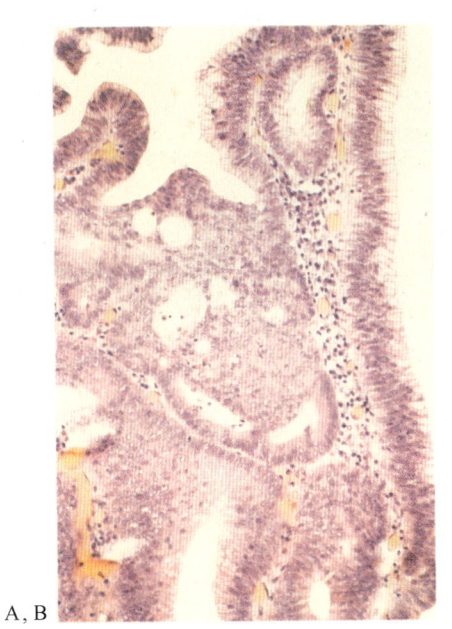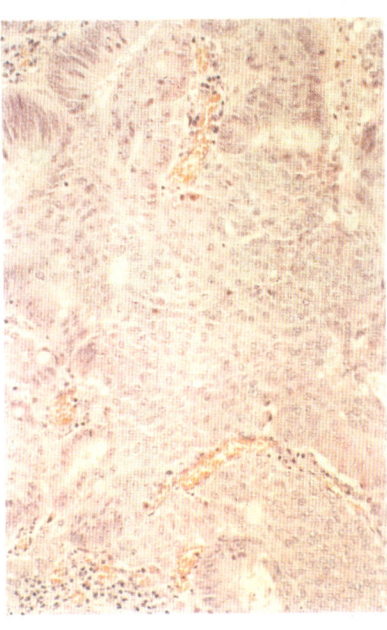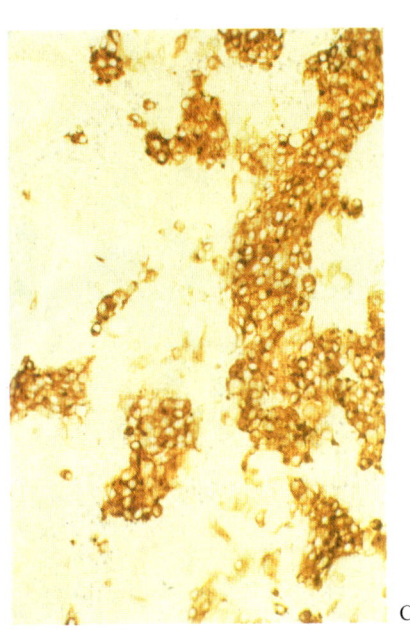

图 17.70　类癌与管状腺瘤混合。**A**：腺瘤性上皮更显著的区域。实性的区域为类癌。神经内分泌细胞的增生类似于高级别的异型增生或鳞状上皮的桑葚样小体。**B**：同一个息肉的另一个区域以实性增生的 NE 细胞为主。**C**：突触素免疫染色凸显出增生的 NE 细胞。

腺瘤-类癌复合性肿瘤

含有类癌的腺瘤是罕见的。腺瘤经常含有内分泌细胞，但即使如此，在腺瘤内或附近也极少发生类癌。这些病变属于复合性肿瘤大类，或是起源于同一具有多向分化能力的干细胞，或是源于影响到多个细胞系的多次细胞事件。在结肠中有两种不同形态的腺瘤-类癌[289]。一种是类癌细胞紧密地穿插在腺瘤的腺体中（图 17.70）；另一种是两种肿瘤看似并列发生的独立病变（图 17.71）。前一种病变很可能来源于同一共同干细胞。第二种病变可能为独立事件，腺瘤和类癌发生自不同的细胞系。

可以推测类癌分泌的一些物质刺激了与之紧邻的黏膜，使其增生加剧并发生肿瘤性转化[290,291]。两种类型病变中的类癌均较小，并且我们还未发现类癌成分发生转移的病例。但有报道称，一个含有类癌成分的回肠病变在确诊时已经发生肝脏、腹膜及淋巴结的转移[291]。该病变发生在末端回肠，突向盲肠。病变含有轻度异型增生的腺瘤和类癌两种成分。腺瘤成分 EMA 和 CEA 染色阳性且 NSE 阴性。类癌成分 NSE 染色阳性而 EMA 阴性[292]。

也有罕见的胃腺癌和腺类癌相伴发生的病例报道[293]。

腺内分泌癌

腺内分泌癌（adenoendocrine carcinoma）非常罕见。可发生于自食管至肛门的整个消化道[280,294]。病变为散发，也可发生在 Barrett 食管或 IBD 患者的慢性炎症部位[186]。Lewin[281] 定义这些肿瘤为内分泌细胞占 30%～50% 的腺癌。其癌性成分为腺体来源；也可以出现鳞状细胞癌。多数腺体成分类似于高度恶

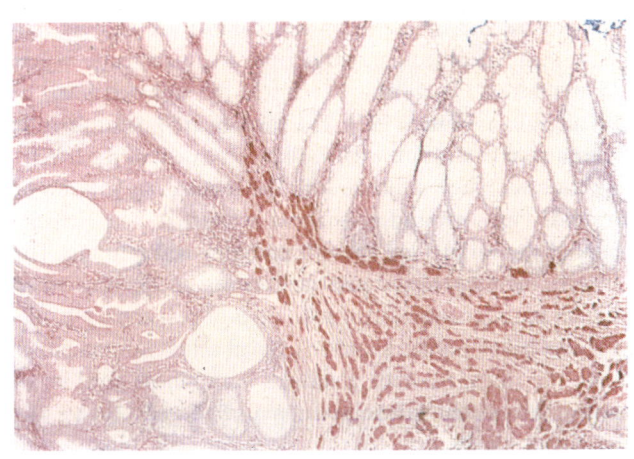

图 17.71　发生于管状绒毛状腺瘤下方的类癌。棕色的突触素免疫染色突出显示了神经内分泌细胞的增生。

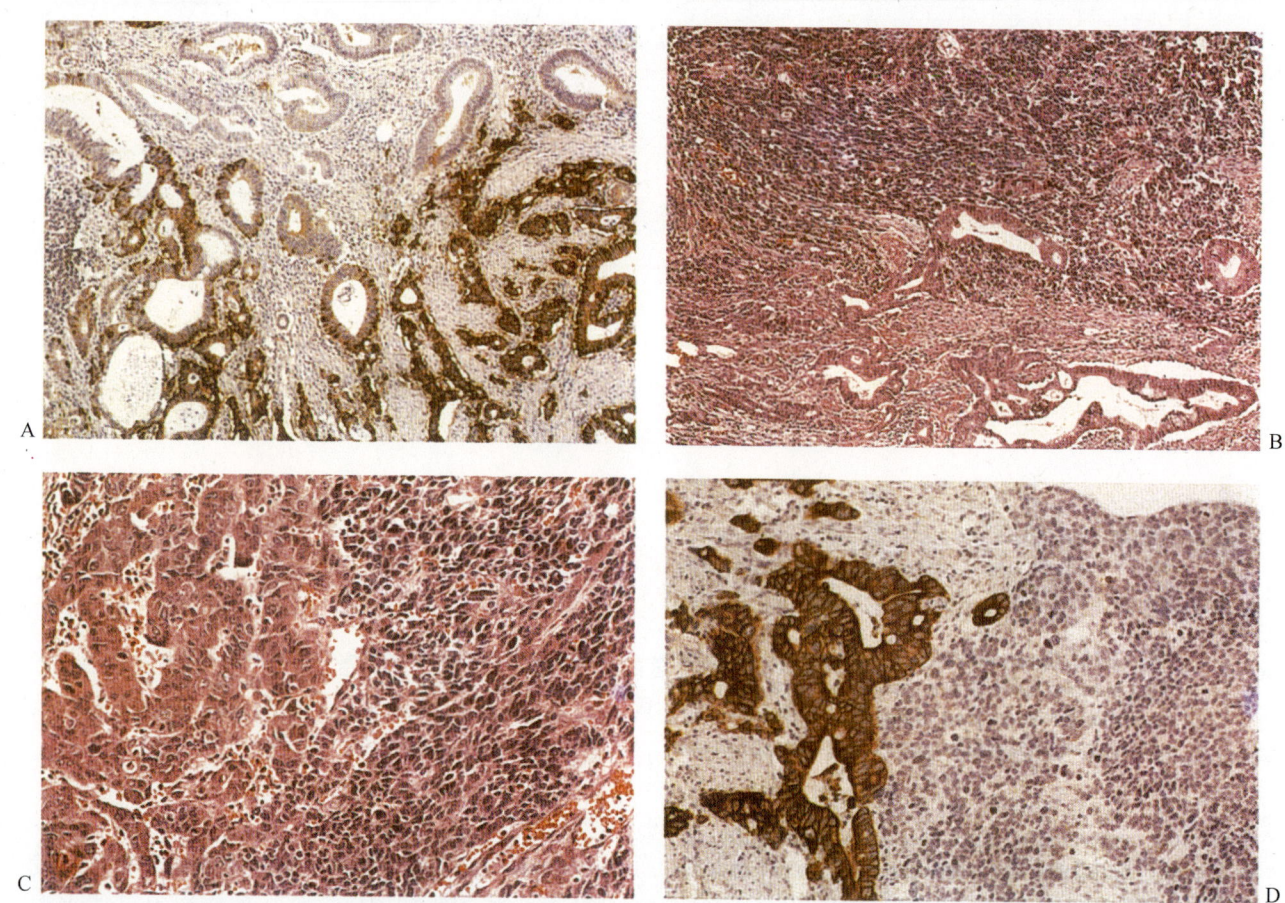

图 17.72 神经内分泌肿瘤和腺癌的复合性肿瘤。**A**：嗜铬素染色证实一部分细胞具有神经内分泌分化。**B**：同一肿瘤的另一个区域显示腺癌紧邻一分化差的小细胞癌。**C**：高倍镜图像显示病变中腺癌和低分化内分泌成分紧密相邻。这一区域的神经内分泌细胞染色质丰富且具有高的核浆比。**D**：肿瘤另一个区域的嗜铬素染色显示高分化的神经内分泌成分为阳性而小细胞成分为阴性。

性的腺癌（肠型或印戒细胞型），内分泌成分由类癌或 SCC 组成。一些高度恶性的癌由混有灶性神经内分泌、外分泌和鳞状细胞的未分化细胞组成，有时排列成器官样形态（图 17.72）。最近报道的一个有趣的病例是胃的癌肉瘤伴有显著的 SCC 成分[295]。一些肿瘤中，细胞群彼此间显著分界，而另一些却相互混合。组织化学及免疫组织化学结果可以反映每种组成成分。腺体成分 PAS、阿尔辛兰及黏液卡红多为阳性。腺体及鳞状上皮成分 CEA 免疫染色反应阳性。亲银反应常为阴性。嗜银染色在 NE 区域可阳性。NE 成分可以被常规的 NE 免疫组织化学标记物着染。细胞角蛋白可以着染所有成分，但不同区域的染色形态不同。高分化的腺体或鳞状上皮区域多为强阳性。NE 区域染色似 SCCs。如肿瘤仅仅是 NE 细胞数量增多，肿瘤的生物学行为则类似于分期和分级相同的普通腺癌。但如肿瘤的内分泌成分为 SCC，则表现得更具侵袭性。出现后者则归为预后差组，并且常见肝转移。当报告这些肿瘤时，我们可以做复合性肿瘤的诊断，但在诊断中应特别注明每种肿瘤成分及其相应的分化程度，以便临床医生估计患者的预后并针对各成分进行治疗。

伴有胰腺腺泡分化的复合性肿瘤

复合性肿瘤的一种少见类型为具有腺体、内分泌及胰腺腺泡分化的肿瘤。可发生在胃[296]或 Vater 壶腹[297]。肿瘤主要位于黏膜下，伴有被覆黏膜的局部累及。它们浸润至肌层或更深。周围的黏膜是正常的。肿瘤切面光滑，灰白至浅棕色。主要的组织学排列方式为界限清楚的细胞岛，细胞岛由多角形的 NE 细胞排列成实性巢，周围围绕着丰富的血

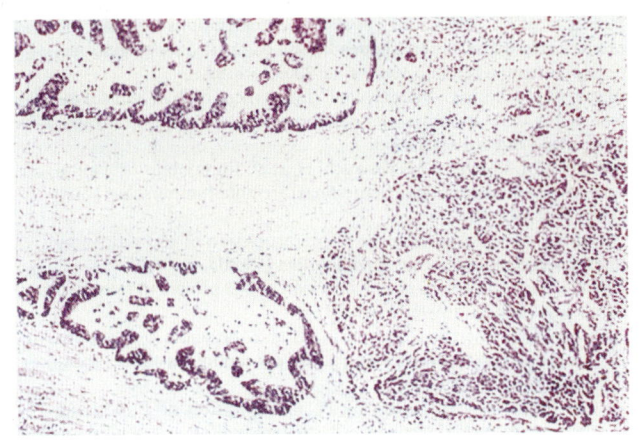

图 17.73 腺癌（左）和类癌（右）的碰撞瘤。

管。巢中间或可见小腺泡腔。另一种腺体成分为高分化腺癌。衬覆于肿瘤性腺体内的细胞类似于小凹细胞。可见散在分布的杯状细胞。腺体区域 CK-7、CEA 和 Muc 为阳性。胰腺腺泡分化的标记物在实性区域为阳性，并且和内分泌细胞的标记物有重叠。当肿瘤发生转移时，所有成分均可出现在转移瘤中[296,297]。这种肿瘤可以是源自异位胰腺的肿瘤，或来自多潜能干细胞。

碰撞瘤

胃肠道的碰撞瘤（collision tumors）极为罕见，由 NE 分化的肿瘤紧邻腺癌、腺瘤或鳞状细胞癌构成。内分泌区域必须与肿瘤性的腺体和（或）鳞状细胞病变紧密相邻，但不能相互混杂（图 17.73）。碰撞瘤是在不同部位独立发生的两种肿瘤相遇后毗邻生长而成。当有明确的证据显示肿瘤源于两种不同的上皮且两种成分分界清晰时，我们可以做出碰撞瘤的诊断。如果两种肿瘤成分均发生转移，转移瘤中二者的生长通常仍旧保持清晰的分界。碰撞可以发生在 SCCs 和（或）腺癌、肉瘤、淋巴瘤、黑色素瘤或转移瘤之间[155,156]。

碰撞瘤最有可能发生在 CAG 基础上，此时高胃泌素血症导致 ECL 细胞的增生和多种 ECL 细胞类癌。高胃泌素血症同时有利于腺细胞的生长以及不同程度的腺体异型增生，使肿瘤与类癌共存。

腺癌治疗后的内分泌细胞数量增加

结直肠腺癌中经常出现灶状内分泌细胞的增生。

但 NE 细胞在经放化疗治疗后的肿瘤中可占 20%。NE 细胞可为强嗜酸性的巢或索。常具有圆而一致、但有时呈多形性的核。内分泌细胞的比例与治疗反应的程度显著相关。放化疗后的肿瘤似乎比那些仅经放疗的肿瘤含有更丰富的内分泌细胞。这些细胞经常表达 p53 蛋白[298]。

参考文献

1. Ahlman H, Nilsson O: The gut as the largest endocrine organ in the body. *Ann Oncol* 2001;12:S63.
2. Sundler F, Bottcher G, Ekbland E, Hakanson R: The neuroendocrine system of the gut. *Acta Oncol* 1989;28:282.
3. Winkler H, Fischer-Colbrie R: The chromogranins A and B: the first 25 years and future perspectives. *Neuroscience* 1992;49:497.
4. Solcia E, Polak JM, Larsson L-I, et al: Update on Lausanne classification of endocrine cells. In: Bloom SR, Polak JM (eds). *Gut Hormones*. 2nd ed. London: Churchill Livingstone, 1981, pp 98–100.
5. Kaduk B, Barth H: The localization of endocrine cells in the distal esophagus. *Virchows Arch A Pathol Anat Histol* 1978;377:311.
6. Solcia E, Capella C, Fiocca R, et al: The gastroenteropancreatic endocrine system and related tumors. *Gastroenterol Clin North Am* 1989;18:671.
7. Pearse AGE, Coulling I, Weavers B, Friesen S: The endocrine polypeptide cells of the human stomach, duodenum, and jejunum. *Gut* 1970;11:649.
8. Tielemans Y, Hakanson R, Sundler F, Willems G: Proliferation of enterochromaffin-like cells in omeprazole-treated hypergastrinemic rats. *Gastroenterology* 1989;96:723.
9. Inokuchi H, Kawai K, Takeuchi Y, Sano Y: Immunohistochemical study on the morphology of enterochromaffin cells in the human fundic mucosa. *Cell Tissue Res* 1984;235:703.
10. Larsson L-I: Evidence for anterograde transport of secretory granules in processes of gastric paracrine (somatostatin) cells. *Histochemistry* 1984;80:323.
11. Bordi C, D'Adda T, Azzoni C, et al: Hypergastrinemia and gastric enterochromaffin-like cells. *Am J Surg Pathol* 1995;19:8.
12. Bakke I, Qvigstad G, Sandvik AK, et al: The CCK-2 receptor is located on the ECL cell, but not on the parietal cell. *Scand J Gastroenterol* 2001;36:1128.
13. Nilsson O, Levin Jakobsen AM, Kölby L, et al: Importance of vesicle proteins in the diagnosis and treatment of neuroendocrine tumors. *Ann NY Acad Sci* 2004;1014:280.
14. Date Y, Kojima M, Hosoda H, et al: Ghrelin, a novel growth-hormone-releasing acylated peptide, is synthesized in a distinct endocrine cell type in the gastrointestinal tracts of rats and humans. *Endocrinology* 2000;141:4255.
15. Takaya K, Ariyasu H, Kanamoto N, et al: Ghrelin strongly stimulates growth hormone release in humans. *J Clin Endocrinol Metab* 2000;85:4908.
16. Asakawa A, Inui A, Kaga T, et al: Ghrelin is an appetite-stimulatory signal from stomach with structural resemblance to motilin. *Gastroenterology* 2001;120:337.
17. Cassoni P, Papotti M, Ghe' C, et al: Identification, characterization and biological activity of specific receptors for natural (ghrelin) and synthetic growth hormone secretagogues in human breast carcinomas and cell lines. *J Clin Endocrinol Metab* 2001;86:1738.
18. Masuda Y, Tanaka T, Inomata N, et al: Ghrelin stimulates gastric acid secretion and motility in rats. *Biomchem Biophys Res Commun* 2000;276:905.
19. Papotti M, Cassoni P, Volante M, et al: Ghrelin-producing endocrine tumors of the stomach and intestine. *J Endocrinol Metab* 2001;86:5052.
20. Sjolund K, Sanden G, Hakanson R, Sundler F: Endocrine cells in human intestine: an immunocytochemical study. *Gastroenterology* 1983;85:1120.
21. Cheng H, Leblond CP: Origin, differentiation and renewal of the four main epithelial cell types in the mouse small intestine. V. Unitarian

21. theory of the original of the four epithelial cell types. *Am J Anat* 1974;141:537.
22. Dayal Y: Neuroendocrine cells of the gastrointestinal tract: introduction and historical perspective. In: Dayal Y (ed). *Endocrine Pathology of the Gut and Pancreas*. Boca Raton, FL: CRC Press, 1991, pp 1–31.
23. Carlei F, Barsotti P, Crescenzi A, et al: Neuroendocrine epithelial cells of the main pancreatic ducts and ampulla. *Ital J Gastroenterol* 1993;25:171.
24. Grossman MI: General concepts. In: Bloom SR, Polak JM (eds). *Gut Hormones*. Edinburgh: Churchill Livingstone, 1981, pp 17–22.
25. Bosshard A, Chery-Croze S, Cuber JC, et al: Immunocytochemical study of peptidergic structures in Brunner's glands. *Gastroenterology* 1989;97:1382.
26. Aubock L, Ratzenhofer M: Extra-epithelial enterochromaffin cell–nerve fibre complexes in the normal human appendix and in neurogenic appendicopathy. *J Pathol* 1982;136:217.
27. Chandrasekharappa SC, Guru SC, Manickam P, et al: Positional cloning of the gene for multiple endocrine neoplasia type 1. *Science* 1997;276:404.
28. Agarwal SK, Guru SC, Heppner C, et al: Menin interacts with the AP1 transcription factor JunD and represses JunD-activated transcription. *Cell* 1999;96:143.
29. Jensen RT: Carcinoid and pancreatic endocrine tumors: recent advances in molecular pathogenesis, localization, and treatment. *Curr Opin Oncol* 2000;12:368.
30. Görtz B, Roth J, Krähenmann A, et al: Mutations and allelic deletions of the *MEN1* Gene are associated with a subset of sporadic endocrine pancreatic and neuroendocrine tumors and not restricted to foregut neoplasms. *Am J Pathol* 1999;154:429.
31. D'Adda T, Keller G, Bordi C, et al: Loss of heterozygosity in 11q-13-14 regions in gastric neuroendocrine tumors not associated with multiple endocrine neoplasia type I syndrome. *Lab Invest* 1999;79:671.
32. Debelenko LV, Zhuang Z, Emmert-Buck MR, et al: Allelic deletions on chromosome 11q13 in multiple endocrine neoplasia type 1-associated and sporadic gastrinomas and pancreatic endocrine tumors. *Cancer Res* 1997;57:2238.
33. Bordi C, Falchetti A, Azzoni C, et al: Aggressive forms of gastric neuroendocrine tumors in multiple endocrine neoplasia type I. *Am J Surg Pathol* 1997;21:1075.
34. Chiba T: Is Reg gene mutation involved in development of enterochromaffin cell carcinoid tumors? *Gastroenterology* 1999;116:1489.
35. Corleto VD, Delle Fave G, Jensen RT: Molecular insights into gastrointestinal neuroendocrine tumours: importance and recent advances. *Dig Liver Dis* 2002;34:668.
36. Kytola S, Nord B, Elder EE, et al: Alterations of the SDHD gene locus in midgut carcinoids. Merkel cell carcinomas, pheochromocytomas, and abdominal paragangliomas. *Genes Chromosomes Cancer* 2002;34:325.
37. Leotlela PD, Jauch A, Holtgreve-Grez H, et al: Genetics of neuroendocrine and carcinoid tumors. *Endocr Relat Cancer* 2003;10:437.
38. Wang GC, Yao JC, Worah S, et al: Comparison of genetic alterations in neuroendocrine tumors: frequent loss of chromosome 18 in ileal carcinoid tumors. *Mod Pathol* 2005;18:1079.
39. Pizzie S, D'Adda T, Azzoni C, et al: Malignancy associated allelic losses on the X chromosome in foregut but not in midgut endocrine tumours. *J Pathol* 2002;196:401.
40. Lubomierski N, Kersting M, Bert T, et al: Tumor suppressor genes in the 9p21 gene cluster are selective targets of inactivation in neuroendocrine gastroenteropancreatic tumors. *Cancer Res* 2001;61:5905.
41. Goebel SU, Iwamoto M, Raffeld M, et al: HER-2/neu expression and gene amplification in gastrinomas: correlations with tumor biology, growth and aggressiveness. *Cancer Res* 2002;62:3702.
42. Fujimori M, Ikeda S, Shimizu Y, et al: Accumulation of ß-catenin protein and mutations in exon 3 of ß-*catenin* gene in gastrointestinal carcinoid tumors. *Cancer Res* 2001;61:6656.
43. Göke R, Gregel C, Göke A, et al: Programmed cell death protein 4 (PDCD4) acts as a tumor suppressor in neuroendocrine tumor cells. *Ann NY Acad Sci* 2004;1014:220.
44. Cappelli C, Agosti B, Braga M, et al: Von Recklinghausen's neurofibromatosis associated with duodenal somatostatinoma. A case report and review of the literature. *Minerva Endocrinol* 2004;29:19.
45. Liu L, Broaddus RR, Yao JC, et al: Epigenetic alterations in neuroendocrine tumors: methylation of RAS-association domain family 1, isoform A and p16 genes are associated with metastasis. *Modern Pathol* 2005;18:1632.
46. Stancu M, Wu TT, Wallace C, et al: Genetic alterations in goblet cell carcinoids of the vermiform appendix and comparison with gastrointestinal carcinoid tumors. *Mod Pathol* 2003;16:1189.
47. Azzoni C, Doglioini C, Viale G, et al: Involvement of BCL-2 oncoprotein in the development of enterochromaffin-like cell gastric carcinoids. *Am J Pathol* 1996;20:433.
48. Kawahara M, Kammori M, Kanauchi H, et al: Immunohistochemical prognostic indicators of gastrointestinal carcinoid tumours. *Eur J Surg Oncol* 2002;28:140.
49. O'Dowd G, Gosney JR: Absence of overexpression of p53 protein by intestinal carcinoid tumours. *J Pathol* 1995;175:403.
50. Cheng J, Sheu L, Meng C, et al: Expression of p53 protein in colorectal carcinoids. *Arch Surg* 1996;131:67.
51. Rammani DM, Wistuba II, Behrens C, et al: K-ras and p53 mutations in the pathogenesis of classical and goblet cell carcinoids of the appendix. *Cancer* 1999;86:14.
52. Li CC, Hirowaka M, Quian ZR, et al: Expression of E-cadherin, b-catenin, and K-67 in goblet cell carcinoids of the appendix: an immunohistochemical study with clinical correlation. *Endocr Pathol* 2002;13:47.
53. Moyana TN, Satkunam N: A comparative immunohistochemical study of jejunoileal and appendiceal carcinoids. Implications for histogenesis and pathogenesis. *Cancer* 1992;70:1081.
54. Scott N, Millward E, Cartwright EJ, et al: Gastrin releasing peptide and gastrin releasing peptide receptor expression in gastrointestinal carcinoid tumors. *J Clin Pathol* 2004;57:189.
55. Wang D-G, Johnston CF, Buchanan KD: Oncogene expression in gastroenteropancreatic neuroendocrine tumors. *Cancer* 1997;80:668.
56. Janson ET, Stridsberg M, Gobl A, et al: Determination of somatostatin receptor subtype 2 in carcinoid tumors by immunohistochemical investigation with somatostatin receptor subtype 2 antibodies. *Cancer Res* 1998;58:2375.
57. Solcia E, Bordi C, Creutzfeldt W, et al: Histopathological classification of non-antral gastric endocrine growths in man. *Digestion* 1988;41:185.
58. Lamberts R, Creutzfeldt W, Struber HG, et al: Long-term omeprazole therapy in peptic ulcer disease: gastrin, endocrine cell growth, and gastritis. *Gastroenterology* 1993;104:1356.
59. Bordi C, Azzoni C, Ferraro G, et al: Sampling strategies for analysis of enterochromaffin-like cell changes in Zollinger-Ellison syndrome. *Am J Clin Pathol* 2000;114:419.
60. Solcia E, Fiocca R, Villani L, et al: Morphology and pathogeneses of endocrine hyperplasia, precarcinoid lesions, and carcinoids arising in chronic atrophic gastritis. *Scand J Gastroenterol* 1991;26(Suppl 180):146.
61. Dayal Y: Hyperplastic proliferations of enteroendocrine cells. *Endocr Pathol* 1994;5:4.
62. Griffin M, Sweeney EC: The relationship of endocrine cells, dysplasia and carcinoembryonic antigen in Barrett's mucosa to adenocarcinoma of the oesophagus. *Histopathology* 1987;11:53.
63. Bhagavan BS, Hofkins GA, Woel GM, Koss L: Zollinger-Ellison syndrome. Ultrastructure and histochemical observation in a child with endocrine tumorlets of gastric antrum. *Arch Pathol* 1974;98:217.
64. Cooper RG, Dockray GJU, Calam J, Walker R: Acid and gastrin responses during intragastric titration in normal subjects and duodenal ulcer patients with G cell hyperfunction. *Gut* 1985;26:232.
65. Dayal Y: Hyperplastic proliferations of the ECL cells. *Yale J Biol Med* 1992;65:805.
66. Arnold R, Frank M, Simon B, et al: Adaptation and renewal of the endocrine stomach. *Scand J Gastroenterol* 1992;27(Suppl 193):20.
67. Sandvik AK, Waldum HL, Kleveland PM, et al: Gastrin produces an immediate and dose-dependent histamine release preceding acid secretion in the totally isolated, vascularly perfused rat stomach. *Scand J Gastroenterol* 1987;22:803.
68. Lambers R, Creutzfeldt W, Stockman F, et al: Long term omeprazole treatment in man: effects on gastric endocrine cell populations. *Digestion* 1988;39:126.
69. Holle GE, Spann W, Eisenmenger W, et al: Diffuse somatostatin-immunoreactive D-cell hyperplasia in the stomach and duodenum. *Gastroenterology* 1986;91:733.
70. Sjolund K, Aluments J, Berg N-O, et al: Enteropathy of coeliac disease in adults: increased number of enterochromaffin cells in the duodenal mucosa. *Gut* 1982;23:42.
71. Gledhill A, Enticott ME, Howe S: Variation in the argyrophil cell population of the rectum in ulcerative colitis and adenocarcinoma. *J Pathol* 1986;149:287.

72. Morson BC: Pathology of ulcerative colitis. In: Kirsner JB, Shorter RG (eds). *Inflammatory Bowel Disease*. 2nd ed. Philadelphia: Lea and Febiger, 1980, p 281.
73. Matsumoto T, Jo Y, Mibu R, et al: Multiple microcarcinoids in a patient with long standing ulcerative colitis. *J Clin Pathol* 2003;56:963.
74. Noda Y, Watanabe H, Iwafuchi M, et al: Carcinoids and endocrine cell micronests of the minor and major duodenal papillae: their incidence and characteristics. *Cancer* 1992;70:1825.
75. Moyana TN, Satkunam N: Crypt cell proliferative micronests in rectal carcinoids—an immunohistochemical study. *Am J Surg Pathol* 1993;17:350.
76. Griffiths AP, Dixon MF: Microcarcinoids and diversion colitis in a colon defunctioned for 18 years: report of a case. *Dis Colon Rectum* 1992;35:685.
77. Cappella C, Heitz PU, Höffler H, et al: Revised classification of neuroendocrine tumours of the lung, pancreas and gut. *Virchows Arch* 1995;425:547.
78. Klöppel G, Perren A, Heitz PU: The gastroenteropancreatic neuroendocrine cell system and its tumors: the WHO classification. *Ann NY Acad Sci* 2004;1014:13.
79. Delcore R, Friesen SR: Gastrointestinal neuroendocrine tumors. *J Am Coll Surg* 1994;178:187.
80. Modlin IM, Kidd M, Latich I, et al: Current status of gastrointestinal carcinoids. *Gastroenterology* 2005;128:1717.
81. Maggard, MA, O'Connell JB, Ko CY: Updated population-based review of carcinoid tumors. *Ann Surg* 2004;240:117.
82. Moyana TN: Carcinoid tumors arising from Meckel's diverticulum: a clinical, morphologic, and immunohistochemical study. *Am J Clin Pathol* 1989;91:52.
83. Smith JH, Hope PG: Carcinoid tumor arising in a cystic duplication of small bowel. *Arch Pathol Lab Med* 1985;109:95.
84. Barnardo DE, Stavrou M, Bourne R, et al: Primary carcinoid tumor of the mesentery. *Hum Pathol* 1984;15:796.
85. Soga J, Tazawa K: Pathologic analysis of carcinoids. Histologic re-evaluation of 62 cases. *Cancer* 1971;28:99.
86. Anderson JR, Wilson BG: Carcinoid tumours of the appendix. *Br J Surg* 1985;72:545.
87. Burke AP, Thomas RM, Elsayed AM, et al: Carcinoids of the jejunum and ileum. An immunohistochemical and clinicopathologic study of 167 cases. *Cancer* 1997;79:1086.
88. Ardill JES, Erikkson B: The importance of the measurement of circulating markers in patients with neuroendocrine tumors of the pancreas and gut. *Endocr Relat Cancer* 2003;10:459.
89. Wängberg B, Nilsson O, Johanson V, et al: Somatostatin receptors in the diagnosis and therapy of neuroendocrine tumors. *Oncologist* 1997;2:50.
90. Cai, Y-C, Banner B, Glickman J, et al: Cytokeratin 7 and 20 and thyroid transcription factor 1 can help distinguish pulmonary from gastrointestinal carcinoid and pancreatic endocrine tumors. *Human Pathol* 2001;32:1087.
91. Modlin IM, Sandor A: An analysis of 8305 cases of carcinoid tumors. *Cancer* 1997;79:813.
92. Hoang MP, Hobbs CM, Sobin LH, et al: Carcinoid tumor of the esophagus: a clinicopathologic study of four cases. *Am J Surg Pathol* 2002;26:517.
93. Broicher K, Hienz HA: Karzinoid-Syndrom bei im Osophagus lokalisiertem Primartumor. *Z Gastroenterol* 1974;12:377.
94. Nawroz IM: Malignant carcinoid tumour of oesophagus. *Histopathology* 1987;11:879.
95. Ready AR, Soul JO, Matthews HR: Malignant carcinoid tumor of the oesophagus. *Thorax* 1989;44:594.
96. Partensky C, Chayvialle JA, Berger F, et al: Five-year survival after transhiatal resection of esophageal carcinoid tumor with a lymph node metastasis. *Cancer* 1993;72:2320.
97. Rindi G, Luinetti O, Cornaggia M, et al: Three subtypes of gastric argyrophil carcinoid and the gastric neuroendocrine carcinoma: a clinicopathologic study. *Gastroenterology* 1993;104:994.
98. Rindi G, Bordi C, Rappel S, et al: Gastric carcinoids and neuroendocrine carcinomas: pathogenesis, pathology, and behavior. *World J Surg* 1996;20:168.
99. Borch K, Ahren B, Ahlman H, et al: Gastric carcinoids: biologic behavior and prognosis after differentiated treatment in relation to type. *Ann Surg* 2005;242:64.
100. Godwin JD II: Carcinoid tumors: an analysis of 2837 cases. *Cancer* 1975;36:560.
101. Sjoblom SM: Clinical presentation and prognosis of gastrointestinal carcinoid tumors. *Scand J Gastroenterol* 1988;23:779.
102. Solcia E, Rindi G, Larosa S, et al: Morphological, molecular, and prognostic aspects of gastric endocrine tumors. *Microsc Res Tech* 2000;48:339.
103. Jensen RT: Gastrinoma as a model for prolonged hypergastrinemia in man. In: Walsh JH (ed). *Gastrin*. New York: Raven, 1993, pp 373–393.
104. Thomas RM, Baybick JH, Elsayed AM, Sobin LH: Gastric carcinoids: an immunohistochemical and clinicopathologic study of 104 patients. *Cancer* 1994;73:2053.
105. Mendelsohn G, de la Monte S, Dunn JL, et al: Gastric carcinoid tumors, endocrine cell hyperplasia, and associated intestinal metaplasia. Histologic, histochemical, and immunohistochemical findings. *Cancer* 1987;60:1022.
106. Jordan Jr PH, Barroso A, Sweeney J: Gastric carcinoids in patients with hypergastrinemia. *J Am Coll Surg* 2004;199:552.
107. Tomassetti P, Migliori M, Caletti GC, et al: Treatment of type II gastric carcinoid tumors with somatostatin analogues. *N Engl J Med* 2000;343:551.
108. Hirschowitz BI, Griffith J, Pellegrin D, et al: Rapid regression of enterochromaffin-like cell gastric carcinoids in pernicious anemia after antrectomy. *Gastroenterology* 1992;102:1409.
109. Higham AD, Dimaline R, Varro A, et al: Octreotide suppression test predicts beneficial outcome from antrectomy in patients with gastric carcinoid tumor. *Gastroenterology* 1999;114:817.
110. Gilligan CJ, Lawton GP, Tang LH, et al: Gastric carcinoid tumor; the biology and therapy of an enigmatic and controversial lesion. *Am J Gastroenterol* 1995;90:338.
111. Caplin ME, Hodgson HJ, Dhillon AP, et al: Multimodality treatment for gastric carcinoid tumor with liver metastases. *Am J Gastroenterol* 1998;93:1945.
112. Richards AT, Hinder RA, Harrison AC: Gastric carcinoid tumors associated with hypergastrinemia and pernicious anemia: regression of tumors by antrectomy. *South Med J* 1987;72:51.
113. Abraham SC, Carney JA, Ooi A, et al: Achlorhydria, parietal cell hyperplasia, and multiple gastric carcinoids. A new disorder. *Am J Surg Pathol* 2005;29:969.
114. Ooi A, Ota M, Katsuda S, et al: An unusual case of multiple gastric carcinoids associated with diffuse endocrine cell hyperplasia and parietal cell hypertrophy. *Endocr Pathol* 1995;6:229.
115. Roberts LJ, Bloomgarden ZT, Marvey SR Jr, et al: Histamine from the gastric carcinoid provocation by pentagastrin and inhibition by somatostatin. *Gastroenterology* 1983;84:272.
116. Lewin KJ, Appelman HD: *Tumors of the Esophagus and Stomach*. Washington, DC: Armed Forces Institute of Pathology, 1996.
117. Moesta KT, Schlag P: Proposal for a new carcinoid tumor staging system based on tumor tissue infiltration and primary metastasis: a prospective multicentre carcinoid tumor evaluation study. (West German Surgical Oncologists' Group.) *Eur J Surg Oncol* 1990;16:280.
118. Kumashiro R, Naitoh H, Teshima K, et al: Minute gastric carcinoid tumor with regional lymph node metastasis. *Int Surg* 1989;74:198.
119. Xie S-D, Wang L-B, Song X-Y, et al: Minute gastric carcinoid tumor with regional lymph node metastasis: a case report and review of literature. *World J Gastroenterol* 2004;10:2461.
120. Yamagishi SI, Suzuki T, Ohkuro H, et al: Ossifying gastric carcinoid tumor containing bone morphogenetic protein, osteopontin and osteonectin. *J Endocrinol Invest* 2004;27:870.
121. Hirschowitz BI, Griffith J, Pellegrin D, et al: Rapid regression of enterochromaffin like cell gastric carcinoids in pernicious anemia after antrectomy. *Gastroenterology* 1992;102:1409.
122. Bordi C, D'Adda T, Azzoni C, et al: Gastrointestinal endocrine tumors; recent developments. *Endocr Pathol* 1998;9:99.
123. Burke AP, Sobin LH, Federspiel BH, et al: Carcinoid tumors of the duodenum. A clinicopathologic study of 99 cases. *Arch Pathol Lab Med* 1990;114:700.
124. Feurle GE, Anlauf M, Hamscher G, et al: Xenin-immunoreactive cells and extractable xenin in neuroendocrine tumors of duodenal origin. *Gastroenterology* 2002;123:1616.
125. Ellison EH, Wilson SD: The Zollinger-Ellison syndrome: re-appraisal and evaluation of 260 registered cases. *Ann Surg* 1964;160:512.
126. Norton JA, Fraker DL, Alexander HR, et al: Surgery to cure the Zollinger-Ellison syndrome. *N Engl J Med* 1999;341:635.
127. Passaro E Jr, Howard TJ, Sawicki MP, et al: The origin of sporadic gastrinomas within the gastrinoma triangle: a theory. *Arch Surg* 1998;133:13.

128. Herrmann ME, Ciesla MC, Chejfec S, et al: Primary nodal gastrinomas—immunohistochemical study in support of a theory. *Arch Pathol Lab Med* 2000;124:832.
129. Perrier ND, Batts KP, Thompson GB, et al: An immunohistochemical survey for neuroendocrine cells in regional pancreatic lymph nodes: a plausible explanation for primary nodal gastrinomas? Mayo Clinic Pancreatic Surgery Group. *Surgery* 1995;118:957.
130. Pipeleers-Marichal M, Somers G, Willems G, et al: Gastrinomas in the duodenums of patients with multiple endocrine neoplasia type 1 and the Zollinger-Ellison syndrome. *N Engl J Med* 1990;322:723.
131. Zogakis TG, Gibril F, Libutti SK, et al: Management and outcome of patients with sporadic gastrinoma arising in the duodenum. *Ann Surg* 2003;238:42.
132. Gibril F, Venzon DJ, Ojeaburu JV, et al: Prospective study of the natural history of gastrinoma in patients with MEN1: definition of an aggressive and a nonaggressive form. *J Clin Endocrinol Metab* 2001;86:5282.
133. Norheim I, Theodorsson-Norheim E, Brodin E, Öberg K: Tachykinins in carcinoid tumours. Their use as a tumour marker and possible role in the carcinoid flush. *J Clin Endocr Metab* 1986;63:605.
134. Anlauf M, Perren A, Meyer CL, et al: Precursor lesions in patients with multiple endocrine neoplasia type 1-associated duodenal gastrinomas. *Gastroenterology* 2005;128:1187.
135. Peghini PL, Annibale B, Azzoni C, et al: Effect of chronic hypergastrinemia on human enterochromaffin-like cells: insights from patients with sporadic gastrinomas. *Gastroenterology* 2002;123:68.
136. Metz DC, Kuchnio M, Fraker DL, et al: Flow cytometry and Zollinger-Ellison syndrome: relationship to clinical course. *Gastroenterology* 1993;105:799.
137. Goebel SU, Vortmeyer AO, Zhuang Z, et al: Identical clonality of sporadic gastrinomas at multiple sites. *Cancer Res* 2000;60:60.
138. Chen YJ, Vortmeyer A, Zhuang Z, et al: X-chromosome loss of heterozygosity frequently occurs in gastrinomas and is correlated with aggressive tumor growth. *Cancer* 2004;100:1379.
139. Fabri PJ, Johnson JA, Ellison EC: Prediction of progressive disease on Zollinger-Ellison syndrome: comparison of available preoperative tests. *J Surg Res* 1981;31:93.
140. Peghini PL, Iwamoto M, Raffeld M, et al: Overexpression of epidermal growth factor and hepatocyte growth factor receptors in a proportion of gastrinomas correlates with aggressive growth and lower curability. *Clin Cancer Res* 2002;8:2273.
141. Melvin WS, Johnson JA, Sparks J, et al: Long-term prognosis of Zollinger-Ellison syndrome in multiple endocrine neoplasia. *Surgery* 1993;114:1183.
142. Vinik AI, Strodel WE, Eckhauser FE, et al: Somatostatinomas, ppomas, neurotensinomas. *Semin Oncol* 1987;14:263.
143. Dayal Y, Tallberg KA, Nunnemacher G, et al: Duodenal carcinoids in patients with and without neurofibromatosis. *Am J Surg Pathol* 1986;10:348.
144. Capella C, Riva C, Rindi G, et al: Histopathology, hormone products and clinicopathologic profile of endocrine tumors of the upper small intestine. A study of 44 cases. *Endocr Pathol* 1991;2:92.
145. Takagi H, Miyairi J, Hata M, et al: Multiple somatostatin- and gastrin-containing carcinoids of the duodenum: report of a case treated by pancreas-sparing duodenectomy. *Hepatogastroenterology* 2003;50:711.
146. Taccagni GL, Carlucci M, Siuroni M, et al: Duodenal somatostatinoma with psammoma bodies: an immunohistochemical and ultrastructural study. *Am J Gastroenterol* 1986;81:33.
147. Alumets J, Ekelund G, Hakanson R, et al: Jejunal endocrine tumor composed of somatostatin and gastrin cells and associated with duodenal ulcer disease. *Virchows Arch A Path Anat* 1978;378:17.
148. Galmiche JP, Chayvialle JA, Dubois PM, et al: Calcitonin-producing pancreatic somatostatinoma. *Gastroenterology* 1980;78:1577.
149. Soga J, Suzuki T, Yoshikawa K, et al: Carcinoid somatostatinoma of the duodenum. *Eur J Cancer* 1990;26:1107.
150. Hough DR, Chan A, Davidson H: von Recklinghausen's disease associated with gastrointestinal carcinoid tumors. *Cancer* 1983;51:2206.
151. Miyazaki K, Funakoshi A, Nishihara S, et al: Aberrant insulinoma in the duodenum. *Gastroenterology* 1986;90:1280.
152. Glickman MH, Hart MJ, White TT: Insulinoma in Seattle: 39 cases in 30 years. *Am J Surg* 1980;140:119.
153. Pelletier G, Cortot A, Launay JM, et al: Serotonin-secreting and insulin-secreting ileal carcinoid tumor and the use of in vitro culture of tumoral cells. *Cancer* 1984;54:319.
154. Friesen SR, Hermreck AS, Mantz FA: Glucagon, gastrin and carcinoid tumors of the duodenum, pancreas and stomach. Polypeptide "apudomas" of the foregut. *Am J Surg* 1974;127:90.
155. Bordi C, De Vita O, Pilanto FP, et al: Multiple islet cell tumors with predominance of glucagon-producing cells and ulcer disease. *Am J Clin Pathol* 1987;88:153.
156. Doherty GM, Skogseid BM: *Surgical Endocrinology*. Philadelphia: Lippincott Williams and Wilkins, 2001.
157. Surveillance Epidemiology and End Results (SEER) Program: Division of cancer prevention and control. *Nat Cancer Inst* 1987.
158. Teitelbaum SL: The carcinoid. A collective review. *Am J Surg* 1972;123:3564.
159. Wood WJ, Archer R, Schaeffer JW, et al: Coexistence of regional enteritis and carcinoid tumor. *Gastroenterology* 1970;59:265.
160. Sigel JE, Goldblum JR: Neuroendocrine neoplasms arising in inflammatory bowel disease: A report of 14 cases. *Mod Pathol* 1998;11:537.
161. Moertel CG, Sauer WG, Dockerty MB, Baggenstoss AH: Life history of the carcinoid tumor of the small intestine. *Cancer* 1961;14:901.
162. Marshall J, Bodnarchuk G: Carcinoid tumors of the gut: our experience over three decades and review of the literature. *J Clin Gastroenterol* 1993;16:123.
163. Sakai D, Murakami M, Kawazoe K, et al: Ileal carcinoid tumor complicating carcinoid heart disease and secondary retroperitoneal fibrosis. *Pathol Int* 2000;50:404.
164. Feldman JM, Lee EM, Castleberry CA: Catecholamine and serotonin content of foods: effect on urinary excretion on homovanillic and 5-hydroxyindoleacetic acid. *J Am Diet Assoc* 1987;87:1031.
165. Ahlman H, Dahlstrom A, Gronstad K, et al: The pentagastrin test in the diagnosis of the carcinoid syndrome. Blockade of gastrointestinal symptoms by Ketanserin. *Ann Surg* 1985;201:81.
166. Beaton H, Homan W, Dineen P: Gastrointestinal carcinoids and the malignant carcinoid syndrome. *Surg Gynecol Obstet* 1981;152:268.
167. Yun D, Heywood JT: Metastatic carcinoid disease presenting solely as high-output heart failure. *Ann Intern Med* 1994;3120:45.
168. MacDonald RA, Robbins SL: Pathology of the heart in the carcinoid syndrome. A comparative study. *Arch Pathol* 1957;363:103.
169. Robiolio PA, Rigolin VH, Harrison JK, et al: Predictors of outcome of tricuspid valve replacement in carcinoid heart disease. *Am J Cardiol* 1995;75:485.
170. Nilsson O, Gronstad KO, Goldstein M, et al: Adrenergic control of serotonin release from a midgut carcinoid tumor. *Int J Cancer* 1985;36:307.
171. Wilander E, El-Salhy M: Immunocytochemical staining of midgut carcinoid tumors with sequence-specific gastrin antisera. *Acta Pathol Microbiol Scand* 1981;89:247.
172. Conlon JM, Deacon CF, Richter G, et al: Circulating tachykinins (substance P, neurokinin A, neuropeptide K) and the carcinoid flush. *Scand J Gastroenterol* 1987;22:97.
173. Tatemoto K, Lundberg JM, Jornvall, Mutt V: Neuropeptide K: isolation, structure and biological activities of a novel brain tachykinin. *Biochem Biophys Res Commun* 1985;128:947.
174. Okumura K, Yasue H, Ishizaka H, et al: Endothelium-dependent dilator response to substance P in patients with coronary spastic angina. *J Am Coll Cardiol* 1992;20:838.
175. Jaffe BM, Condon S: Prostaglandins E and F in endocrine diarrheagenic syndromes. *Ann Surg* 1976;184:516.
176. Waltenberger J, Lundin L, Oberg K, et al: Involvement of transforming growth factor-ß in the formation of fibrotic lesions in carcinoid heart disease. *Am J Pathol* 1993;142:71.
177. Zhang PJ, Furth EE, Cai X, et al: The role of beta-catenin, TGF beta 3, NGF2, FGF2, IGFR2, and BMP4 in the pathogenesis of mesenteric sclerosis and angiopathy in midgut carcinoids. *Hum Pathol* 2004;35:670.
178. Sherman SP, Li CY, Carney JA: Microproliferation of enterochromaffin cells and the origin of carcinoid tumors of the ileum: a light microscopic and immunocytochemical study. *Arch Pathol Lab Med* 1979;103:639.
179. Lundqvist M, Wilander E: Majority and minority cell populations in small intestinal carcinoids. *Acta Pathol Microbiol Scand A* 1982;90:317.
180. Wilander E, El-Salhy M: Immunocytochemical staining of midgut carcinoid tumors with sequence-specific gastrin antisera. *Acta Pathol Microbiol Scand* 1981;89:247.
181. Lundqvist M, Wilander E: Somatostatin-like immunoreactivity in midgut carcinoids. *Acta Pathol Microbiol Scand A* 1981;89:335.

182. Yang K, Ulich T, Chang L, et al: The neuroendocrine products of intestinal carcinoids. An immunoperoxidase study of 35 carcinoid tumors stained for serotonin and 8 polypeptide hormones. *Cancer* 1983;51:1918.
183. Wilander E, Portela-Gomes G, Grimelius L, et al: Enteroglucagon and substance P-like immunoreactivity in argentaffin and argyrophil rectal carcinoids. *Virch Arch B Cell Pathol* 1977;25:117.
184. McGrath-Linden SJ, Johnston CF, O'Connor, DT, et al: Pancreastatin-like immunoreactivity in human carcinoid disease. *Regul Pept* 1991; 33:55.
185. Theodorsson-Norheim E, Oberg K, Rosell S, et al: Neurotensin-like immunoreactivity in plasma and tumor tissue from patients with endocrine tumors of the pancreas and gut. *Gastroenterology* 1983;85:881.
186. D'Herbomez M, Gouze V: Chromogranin: a marker of neuroendocrine tumours. *Ann Biol Clin* 2002;60:641.
187. Nash SV, Said JW: Gastroenteropancreatic neuroendocrine tumors: a histochemical and immunohistochemical study of epithelial (keratin proteins, carcinoembryonic antigen) and neuroendocrine (neuron-specific enolase, bombesin and chromogranin) markers in foregut, midgut, and hindgut tumors. *Am J Clin Pathol* 1986;86:415.
188. Qizilbash AH: Carcinoid tumors, vascular elastosis, and ischemic disease of the small intestine. *Dis Colon Rectum* 1977;20:554.
189. MacDonald RA: A study of 356 carcinoids of the gastrointestinal tract. *Am J Med* 1956;21:867.
190. Robboy SJ, Scully RE, Norris HJ: Carcinoid metastatic to the ovary. A clinicopathologic analysis of 35 cases. *Cancer* 1974;33:798.
191. Robb JA, Kuster GGR, Bordin GM, et al: Polypoid peritoneal metastases from carcinoid neoplasms. *Hum Pathol* 1984;15:1002.
192. Falk S, Stutte HJ: Splenic metastasis in an ileal carcinoid tumor. *Pathol Res Pract* 1989;185:238.
193. Fine SN, Gaynor ML, Isom OW, Dannenberg AJ: Carcinoid tumor metastatic to the heart. *Am J Med* 1990;89:690.
194. Chodofe RJ: Solitary breast metastasis from carcinoid of the ileum. *Am J Surg* 1965;109:814.
195. Normal JL, Cunningham PJ, Cleveland BR: Skin and subcutaneous metastases from gastrointestinal carcinoid tumors. *Arch Surg* 1971; 103:767.
196. Harbour JW, Depotter P, Shields CL, Shields JA: Uveal metastasis from carcinoid tumor—clinical observations in nine cases. *Ophthalmology* 1994;101:1084.
197. Greenberg RS, Baumgarten DA, Clark WS, et al: Prognostic factors for gastrointestinal and bronchopulmonary carcinoid tumors. *Cancer* 1987;60:2476.
198. Johnson LA, Lavin P, Moertel CG, et al: Carcinoids: the association of histologic growth pattern and survival. *Cancer* 1983;51:882.
199. Rothmund M, Kisker O: Surgical treatment of carcinoid tumors of the small bowel, appendix, colon and rectum. *Digestion* 1994;55:86.
200. Strodel WE, Talpos G, Eckhauser F, et al: Surgical therapy for small-bowel carcinoid tumors. *Arch Surg* 1983;118:391.
201. Nies C, Zielke A, Hasse C, et al: Carcinoid tumors of Meckel's diverticula. Report on two cases and review of the literature. *Dis Colon Rectum* 1992;35:589.
202. Moertel CG, Dockerty MB, Judd ES: Carcinoid tumours of the vermiform appendix. *Cancer* 1968;21:270.
203. Parkes SE, Muir KR, al Sheyyab M, et al: Carcinoid tumours of the appendix in children 1957–1986: incidence, treatment and outcome. *Br J Surg* 1993;80:502.
204. Moertel CG, Weiland LH, Nagorney DM, Dockerty MB: Carcinoid tumor of the appendix: treatment and prognosis. *N Engl J Med* 1987;317:1699.
205. Masson P: Carcinoid tumors (argentaffin tumors) and nerve hyperplasia of the appendicular mucosa. *Am J Pathol* 1928;4:181.
206. Edmonds P, Merino MJ, Livolsi VA, et al: Adenocarcinoid (mucinous carcinoid) of the appendix. *Gastroenterology* 1984;86:302.
207. Dische FE: Argentaffin and non-argentaffin tumors of the appendix. *J Clin Pathol* 1968;21:60.
208. Burke AP, Sobin LH, Federspiel BH, et al: Appendiceal carcinoids: correlation of histology and immunohistochemistry. *Mod Pathol* 1989;2:630.
209. Wilander E, Scheibenpflug L: Cytokeratin expression in small intestinal and appendiceal carcinoids. *Acta Oncol* 1993;32:131.
210. Wilander E, Portela-Gomes G, Frimelius L, et al: Argentaffin and argyrophil reactions of human gastrointestinal carcinoids. *Gastroenterology* 1977;73:733.
211. Burke AP, Sobin LH, Federspiel BH, et al: Goblet cell carcinoids and related tumors of the vermiform appendix. *Am J Clin Pathol* 1990;94: 27.
212. Carr NJ, Sobin LH: Unusual tumors of the appendix and pseudomyxoma peritonei. *Semin Diagn Pathol* 1996;13:314.
213. Glasser CM, Bhagavan BS: Carcinoid tumors of the appendix. *Arch Pathol Lab Med* 1980;104:272.
214. MacGillivray DC, Heaton RB, Ruchin JM, Cruess DF: Distant metastasis from a carcinoid tumor of the appendix less than one centimeter in size. *Surgery* 1992;111:466.
215. Gledhill A, Hall PA, Cruse JP, Pollock DJ: Enteroendocrine cell hyperplasia, carcinoid tumours and adenocarcinoma in long-standing ulcerative colitis. *Histopathology* 1986;10:501.
216. Ballantyne GH, Savoca PE, Flannery JT, et al: Incidence and mortality of carcinoids of the colon. Data from the Connecticut Tumor Registry. *Cancer* 1992;69:2400.
217. Berardi RS: Carcinoid tumors of the colon (exclusive of the rectum). *Dis Colon Rectum* 1972;15:383.
218. Smith DM, Haggitt RC: A comparative study of generic stains for carcinoid secretory granules. *Am J Surg Pathol* 1983;7:61.
219. Al Kafaji B, Noffsinger AE, Stemmermann GN, et al: Immunohistologic analysis of carcinoid tumors. Diagnostic and prognostic significance. *Hum Pathol* 1998;29:992.
220. Modlin IM, Lye KD, Kidd M: A five-decade analysis of 13,715 carcinoid tumors. *Cancer* 2003;97:934.
221. Burke M, Shepherd N, Mann CV: Carcinoid tumors of the rectum and anus. *Br J Surg* 1987;74:358.
222. Orloff MJ: Carcinoid tumors of the rectum. *Cancer* 1971;28:175.
223. Soga J, Tazawa K: Pathologic analysis of carcinoids: histologic reevaluations of 62 cases. *Cancer* 1971;28:990.
224. O'Briain DS, Dayal Y, DeLellis RA, et al: Rectal carcinoids as tumors of the hindgut endocrine cells: a morphological and immunohistochemical analysis. *Am J Surg Pathol* 1982;6:131.
225. Fukayama M, Hayashi Y, Koike M: Human chorionic gonadotropin in the rectosigmoid colon. Immunohistochemical study on unbalanced distribution of subunits. *Am J Pathol* 1987;127:83.
226. Alumets J, Alm P, Falkmer S, et al: Immunohistochemical evidence of peptide hormones in endocrine tumors of the rectum. *Cancer* 1981;48:240915.
227. Fiocca R, Capella C, Buffa R, et al: Glucagon-, glicentin-, and pancreatic polypeptide-like immunoreactivities in rectal carcinoids and related colorectal cells. *Am J Pathol* 1980;100:81.
228. Wilander E, El-Salhy M, Lundqvist M, et al: Polypeptide YY (PYY) and pancreatic polypeptide (PP) in rectal carcinoids. An immunocytochemical study. *Virchows Arch* 1983;401:67.
229. Wilander E, Portela-Gomes G, Grimelius L, et al: Enteroglucagon and substance P-like immunoreactivity in argentaffin and argyrophil rectal carcinoids. *Virchows Arch B Cell Pathol* 1977;25:117.
230. Sobin LH, Hjermstad BM, Sesterhenn IA, Helwig EB: Prostatic acid phosphatase activity in carcinoid tumors. *Cancer* 1986;58:136.
231. Federspiel BH, Burke AP, Sobin LH, Shekitka KM: Rectal and colonic carcinoids. A clinicopathologic study of 84 cases. *Cancer* 1990;65: 135.
232. Pai SA, Kini D, Shetty K, et al: Psammomatous carcinoid of the rectum. *J Clin Pathol* 2003;56:978.
233. Caldarola VT, Jackman RJ, Moertel CG, Dockerty MB: Carcinoid tumors of the rectum. *Am J Surg* 1964;107:844.
234. Bouldin TW, Killebrew R, Bone SC, Gay RM: Metastases of rectal carcinoid to the posterior fossa. *Neurosurgery* 1979;5:496.
235. Kanter M, Lechago J: Multiple malignant rectal carcinoid tumors with immunocytochemical demonstration of multiple hormonal substances. *Cancer* 1987;60:1782.
236. Cheng JY, Lin JC, Yu DS, et al: Flow cytometric DNA analysis of colorectal carcinoid. *Am J Surg* 1994;168:29.
237. Cohn G, Erhardt K, Cedermark B, et al: DNA distribution pattern in intestinal carcinoid tumors. *World J Surg* 1986;10:548.
238. Okamoto Y, Fuji M, Tateiwa S, et al: Treatment of multiple rectal carcinoids by endoscopic mucosal resection using a device for esophageal variceal ligation. *Endoscopy* 2004;36:469.
239. Loftus JP, van Heerden JA: Surgical management of gastrointestinal carcinoids. *Adv Surg* 1995;28:317.
240. Soga J: Early-stage carcinoids of thc gastrointestinal tract: an analysis of 1914 reported cases. *Cancer* 2005;103:1587.
241. Warkel RL, Cooper PH, Helwig EB: Adenocarcinoid, a mucin-producing carcinoid tumor of the appendix. *Cancer* 1978;42:2781.
242. Goddard MJ, Lonsdale RN: The histogenesis of appendiceal carcinoid tumours. *Histopathology* 1992;20:345.

243. Shaw PA, Pringle JH: The demonstration of a subset of carcinoid tumours of the appendix by in situ hybridization using synthetic probes to proglucagon mRNA. *J Pathol* 1992;167:375.
244. Kepes JJ, Zacharias DDL: Gangliocytic paragangliomas of the duodenum. A report of two cases with light and electron microscopic examination. *Cancer* 1971;27:61.
245. Scheithauer BW, Nora FE, Lechago J, et al: Duodenal gangliocytic paraganglioma. Clinicopathologic and immunocytochemical study of 11 cases. *Am J Clin Pathol* 1986;86:559.
246. Aung W, Gallagher HJ, Joyce WP, et al: Gastrointestinal haemorrhage from a jejunal gangliocytic paraganglioma. *J Clin Pathol* 1995;48:84.
247. Perrone T: Duodenal gangliocytic paraganglioma and carcinoid. *Am J Surg Pathol* 1986;10:147.
248. Hashimoto S, Kawasaki S, Matsuzawa K, et al: Gangliocytic paraganglioma of the papilla of Vater with regional lymph node metastasis. *Am J Gastroenterol* 1992;87:1216.
249. Sundararajan V, Robinson-Smith TM, Lowy AM: Duodenal gangliocytic paraganglioma with lymph node metastasis: a case report and review of the literature. *Arch Pathol Lab Med* 2003;127:139.
250. Sweeney EC, McDonnell L: Atypical gastric carcinoids. *Histopathology* 1980;4:215.
251. Xiaogang Z, Xingtao J, Huasheng W, et al: Atypical carcinoid of the esophagus: report of a case. *Ann Thorac Cardiovasc Surg* 2002;8:302.
252. Lindberg GM, Molbert KH, Vuitch MF, et al: Atypical carcinoid of the esophagus: a case report and review of the literature. *Cancer* 1997;79:1476.
253. Swanson PE, Dykoski D, Wick MR, Snover DC: Primary duodenal small cell neuroendocrine carcinoma with production of vasoactive intestinal polypeptide. *Arch Pathol Lab Med* 1986;110:317.
254. Lee CS, Machet D, Rode J: Small cell carcinoma of the ampulla of Vater. *Cancer* 1992;70:1502.
255. Zamboni G, Franzin G, Bonetti F, et al: Small-cell neuroendocrine carcinoma of the ampullary region: a clinicopathologic, immunohistochemical, and ultrastructural study of three cases. *Am J Surg Pathol* 1990;14:703.
256. Brenner B, Tang LH, Klimstra DS, et al: Small-cell carcinomas of the gastrointestinal tract: a review. *J Clin Oncol* 2004;22:2730.
257. Shida T, Furuya M, Nikaido T, et al: Aberrant expression of human achaete-scute homologue gene 1 in the gastrointestinal neuroendocrine carcinomas. *Clin Cancer Res* 2005;11:450.
258. Takubo K, Nakamura K, Sawabe M, et al: Primary undifferentiated small cell carcinoma of the esophagus. *Hum Pathol* 1999;30:216.
259. Medgyesy CD, Wolff RA, Putnam JB Jr, et al: Small cell carcinoma of the esophagus: the University of Texas M. D. Anderson Cancer Center experience and literature review. *Cancer* 2000;88:262.
260. Wu Z, Ma J-Y, Yang J-J, et al: Primary small cell carcinoma of esophagus: report of 9 cases and review of literature. *World J Gastroenterol* 2004;10:3680.
261. Casas F, Ferrer F, Farrus B, et al: Primary small cell carcinoma of the esophagus. A review of the literature with emphasis on therapy and prognosis. *Cancer* 1997;80:1366.
262. Doherty MA, McIntyre M, Arnott SJ: Oat cell carcinoma of esophagus: a report of six British patients with a review of the literature. *Int J Radiat Oncol Biol Phys* 1984;10:147.
263. Saint Martin MC, Cheifec G: Barrett esophagus-associated small cell carcinoma. *Arch Pathol Lab Med* 1999;123:1123.
264. Nagashima R, Mabe K, Takahashi T: Esophageal small cell carcinoma with ectopic production of parathyroid hormone-related protein (PHTrp), secretin, and granulocyte colony-stimulating factor (G-CSF). *Dig Dis Sci* 1999;44:1312.
265. Watson KJ, Shulkes A, Smallwood RA, et al: Watery diarrhea-hypokalemia-achlorhydria syndrome and carcinoma of the esophagus. *Gastroenterology* 1985;88:798.
266. Gonzalez LM, Sanz-Esponera J, Saez C, et al: Case report: esophageal collision tumor (oat cell carcinoma and adenocarcinoma) in Barrett's esophagus: immunohistochemical, electron microscopy and LOH analysis. *Histol Histopathol* 2003;18:1.
267. Okudela K, Ito T, Kameda Y, et al: Immunohistochemical analysis for cell proliferation-related protein expression in small cell carcinoma of the esophagus; a comparative study with small cell carcinoma of the lung and squamous cell carcinoma of the esophagus. *Histol Histopathol* 1999;14:479.
268. Kimura H, Konishi K, Inoue T, et al: Primary small cell carcinoma of the esophagus: flow cytometric analysis and immunohistochemical staining for the p53 protein and proliferating cell nuclear antigen. *J Surg Oncol* 1998;68:246.
269. Tobari S, Ikeda Y, Kurihara H, et al: Effective treatment with chemotherapy and surgery for advanced small cell carcinoma of the esophagus. *Hepatogastroenterology* 2004;51:1027.
270. Han B, Mori I, Nakamura M, et al: Combined small-cell carcinoma of the stomach: p53 and K-ras gene mutational analysis supports a monoclonal origin of three histological components. *Int J Exp Pathol* 2005;86:213.
271. Yamaguchi T, Imamura Y, Nakayama K, et al: Paranuclear blue inclusions of small cell carcinoma of the stomach: report of a case with cytologic presentation in peritoneal washings. *Acta Cytol* 2005;49:207.
272. Kusayanagi S, Konishi K, Miyasaka N, et al: Primary small cell carcinoma of the stomach. *J Gastroenterol Hepatol* 2003;18:743.
273. Burke AB, Shekitka KM, Sobin LH: Small cell carcinomas of the large intestine. *Am J Clin Pathol* 1991;95:315.
274. Mills SE, Allen MS Jr, Cohen AR: Small cell undifferentiated carcinoma of the colon. A clinicopathological study of five cases and their association with colonic adenomas. *Am J Surg Pathol* 1983;7:643.
275. Rubin A, Pandya PP: Small cell neuroendocrine carcinoma of the rectum associated with chronic ulcerative colitis. *Histopathology* 1988;13:95.
276. Gaffey M, Mills S, Lack E: Neuroendocrine carcinoma of the colon and rectum. *Am J Surg Pathol* 1990;14:101023.
277. Bernick PE, Klimstra DS, Shia J, et al: Neuroendocrine carcinomas of the colon and rectum. *Dis Colon Rectum* 2004;47:163.
278. Nassar H, Albores-Saavedra J, Klimstra DS: High-grade neuroendocrine carcinoma of the ampulla of Vater: a clinicopathologic and immunohistochemical analysis of 14 cases. *Am J Surg Pathol* 2005;29:588.
279. Jones MA, Griffith LA, West AB: Adenocarcinoid tumor of the periampullary region: a novel duodenal neoplasm presenting as biliary tract obstruction. *Hum Pathol* 1989;20:198.
280. Levendoglu H, Cox CA, Nadimpalli V: Composite (adenocarcinoid) tumors of the gastrointestinal tract. *Dig Dis Sci* 1990;35:519.
281. Lewin K: Carcinoid tumors and the mixed (composite) glandular-endocrine cell carcinomas. *Am J Surg Pathol* 1987;11:71.
282. Auber F, Gambiez L, Desreumaux P, et al: Mixed adenocarcinoid tumor and Crohn's disease. *J Clin Gastroenterol* 1998;26:353.
283. Isaacson P: Crypt cell carcinoma of the appendix (so-called adenocarcinoid tumor). *Am J Surg Pathol* 1981;5:213.
284. Anderson NH, Somerville JE, Johnston CF, et al: Appendiceal goblet cell carcinoids: a clinicopathological and immunohistochemical study. *Histopathology* 1991;18:61.
285. Park K, Blessing K, Kerr K, et al: Goblet cell carcinoid of the appendix. *Gut* 1990;31:322.
286. Butler JA, Houshiar A, Lin F, Wilson SE: Goblet cell carcinoid of the appendix. *Am J Surg* 1994;168:685.
287. Horiuchi S, Endo T, Shimoji H, et al: Goblet cell carcinoid of the appendix endoscopically diagnosed and examined with P53 immunostaining. *J Gastroenterol* 1998;33:582.
288. Shah IA, Schlageter MO, Boehm N: Composite carcinoid-adenocarcinoma of ampulla of Vater. *Hum Pathol* 1990;21:1188.
289. Lyda MH, Fenoglio-Preiser CM: Composite adenoma-carcinoid tumors of the colon. *Arch Pathol* 1998;122:262.
290. Nilsson O, Wangberg B, McRae A, et al: Growth factors and carcinoid tumours. *Acta Oncol* 1993;32:115.
291. Nilsson O, Wangberg B, Kolby L, et al: Expression of transforming growth factor alpha and its receptors in human neuroendocrine tumors. *Int J Cancer* 1995;60:645.
292. Varghese NM, Zaitoun AM, Thomas SM, et al: Composite glandular-carcinoid tumour of the terminal ileum. *J Clin Pathol* 1994;47:427.
293. Yang GCH, Rotterdam H: Mixed (composite) glandular-endocrine cell carcinoma of the stomach. *Am J Surg Pathol* 1991;15:592.
294. Fujiyoshi Y, Kuhara H, Eimoto T: Composite glandular-endocrine cell carcinoma of the stomach. Report of two cases with goblet cell carcinoid component. *Pathol Res Pract* 2005;200:823.
295. Yamazaki K: A gastric carcinosarcoma with neuroendocrine cell differentiation and undifferentiated spindle-shaped sarcoma component possibly progressing from the conventional tubular adenocarcinoma; an immunohistochemical and ultrastructural study. *Virchows Arch* 2003;442:77.
296. Jain D, Eslami-Varzaneh F, Takano AM, et al: Composite glandular and endocrine tumors of the stomach with pancreatic acinar differentiation. *Am J Surg Pathol* 2005;29:1524.
297. Moncur JT, Lacy BE, Longnecker DS: Mixed acinar-endocrine carcinoma arising in the ampulla of Vater. *Hum Pathol* 2002;33:449.
298. Shia J, Tickoo SK, Guillem JG, et al: Increased endocrine cells in treated rectal adenocarcinomas. A possible reflection of endocrine differentiation in tumor cells induced by chemotherapy and radiotherapy. *Am J Surg Pathol* 2002;26:863.

18 胃肠道淋巴组织增生性疾病

黄 欣 刘翠苓 译　　石雪迎 校

本章有关胃肠道淋巴组织增生性病变的讨论重点为肿瘤性病变，而良性淋巴组织增生性病变仅在相关的淋巴瘤鉴别诊断中提到。胃肠道是结外淋巴瘤最常见的原发部位，占结外淋巴瘤的30%～50%[1,2]。原发性胃肠道淋巴瘤几乎均为非Hodgkin淋巴瘤，而胃肠道原发性Hodgkin淋巴瘤尽管曾有过报道，但近乎于零。在西方，胃肠道淋巴瘤占全部非Hodgkin淋巴瘤的4%～18%，但有证据显示其发病率在日益增高[3,4]。原发性胃肠道淋巴瘤发病率存在显著的地域差异，以中东地区的发病率最高。在中东地区，尽管难以获取确切的数据，但总的来说，淋巴瘤是仅次于皮肤肿瘤的最常见的恶性肿瘤，且其中25%原发于胃肠道[5]。在西方国家之间发病率也存在着明显的差异，例如，意大利东北部原发性胃淋巴瘤的发病率比英国要高出13倍[6]。

定义

结内淋巴瘤累及胃肠道常常是继发性，但这种现象几乎总被忽视。Fischbach等[7]对新诊断的结内淋巴瘤患者进行胃镜检查，发现无论淋巴瘤的组织学分级是高还是低，25%以上的病例均伴有胃的受累。因此为防止过高估计胃肠道淋巴瘤的发病率，诊断原发性胃肠道淋巴瘤必须有严格的标准。Dawson等[8]1961年提出的诊断标准至今仍然适用，即要求病变仅局限于胃肠道及邻近的淋巴结。但该标准未能包含现代的分期系统，后者认为如果在肝和骨髓内发现小病灶，并不能仅仅据此就排除原发性胃肠道淋巴瘤。原发性胃肠道淋巴瘤的一个可接受的概念为淋巴瘤病变的主体在胃肠道，因而使该部位成为治疗的首要部位。这个定义难免有些模糊，有些广泛播散的胃肠道淋巴瘤并未被包含在内，而少数选择性播散的结内原发性淋巴瘤则有可能被误判。

发生部位

在西方和远东地区，胃是原发性胃肠道淋巴瘤最常见的发病部位，其次是小肠[9,10]。但在中东地区却恰好相反[5]，小肠是最常见的发病部位，而胃次之。各地区的食管、结肠和直肠淋巴瘤均仅占全部病例相当小的一部分。胃肠道淋巴瘤的分布似乎自相矛盾，因为正常胃黏膜几乎无淋巴组织，而许多原发性肠淋巴瘤发生于末端回肠的近端，黏膜（胃肠道）相关淋巴组织［mucosa（gut）-associated lymphoid tissue，MALT］在此最为集中，表现为集合淋巴小结（Peyer patches）。

分期

胃肠道淋巴瘤的分期通常采用Musshoff改良的Ann Arbor结外淋巴瘤分期系统[11]。I$_E$期（此处的E是指结外部位）淋巴瘤是指病变仅限于胃壁或肠壁。II$_{1E}$期指同时伴有与原发部位相连的区域淋巴结受累，而II$_{2E}$期则指伴有不与原发部位相连的区域淋巴结受累。III期是指横膈两侧的淋巴结或脾（III$_S$期）受累，或两者均受累（III$_{E+S}$期）。IV期是指肿瘤播散累及骨髓或其他非淋巴脏器。

原发性胃肠道淋巴瘤的分类

除了少数几个"器官特异性"淋巴瘤以外，例如某些皮肤T细胞淋巴瘤、脾边缘带淋巴瘤以及某些其他罕见的疾病，世界卫生组织（WHO）淋巴瘤分类[12]中列出的大多数淋巴瘤均可发生于胃肠道。然

表 18.1　原发性胃肠道非 Hodgkin 淋巴瘤

B 细胞

黏膜相关淋巴组织（MALT）淋巴瘤
　　免疫增生性小肠病
弥漫性大 B 细胞淋巴瘤
　　伴有 MALT 淋巴瘤成分
　　不伴有 MALT 淋巴瘤成分
套细胞淋巴瘤
滤泡性淋巴瘤
Burkitt 淋巴瘤
免疫缺陷相关性淋巴瘤和淋巴组织增生
其他与结内原发性淋巴瘤相对应的类型

T 细胞和 NK 细胞

肠病相关性 T 细胞淋巴瘤
其他类型的非肠病相关性 T 细胞淋巴瘤
鼻型 NK 细胞淋巴瘤

罕见类型

包括可能酷似淋巴瘤的病变

而，就发生率而言，发生在淋巴结的淋巴瘤类型与发生在胃肠道者有很大差别，而且还有某些发生于胃肠道的淋巴瘤不会发生于外周淋巴结。原发性胃肠道淋巴瘤的分类见表 18.1。

B 细胞淋巴瘤

在 B 细胞淋巴瘤中，黏膜相关淋巴组织（MALT）淋巴瘤即便不是最常见，也是最引人关注的胃肠道淋巴瘤，其中胃的 MALT 淋巴瘤最具代表性，而且研究得最为深入。免疫增生性小肠病（immunoproliferative small intestinal disease，IPSID）是 MALT 淋巴瘤的一个特殊亚型，有着独特的流行病学特征，并与异常的 α 重链合成有关[13,14]。包括 IPSID 在内的 MALT 淋巴瘤可转化为弥漫性大 B 细胞淋巴瘤（diffuse large B-cell lymphoma，DLBCL），同时失去原有病变的特征性组织学标志，但至少有部分胃肠道 DLBCL 经仔细寻找仍可发现残存的 MALT 淋巴瘤病灶[15]。但作为胃肠道最常见的一型淋巴瘤，大部分 DLBCL 为原发，而非 MALT 淋巴瘤转化而来，且部分病例表达 CD10 抗原，提示其与 MALT 淋巴瘤无关。发生在胃肠道的其他 B 细胞淋巴瘤包括常常形成所谓的淋巴瘤性息肉病（lymphomatous polyposis）的套细胞淋巴瘤[16]、滤泡性淋巴瘤的变异型和 Burkitt 淋巴瘤，后者在中东地区尤为常见[17]。免疫缺陷相关性淋巴组织增生性病变和淋巴瘤也常原发于胃肠道。最后，除了以上所提到的类型之外，其他任何类型的 B 细胞淋巴瘤均可主要出现在胃肠道，但不一定是原发于胃肠道。

T 细胞和 NK 细胞淋巴瘤

原发于胃肠道的 T 细胞淋巴瘤较 B 细胞淋巴瘤要少见得多。肠病相关性 T 细胞淋巴瘤（enteropathy associated T-cell lymphoma，EATL）[18,19] 作为乳糜泻的并发症是唯一一种肠道特有的 T 细胞淋巴瘤，在某些方面它与 B 细胞 MALT 淋巴瘤相对应，因为其可能起源于胃肠道相关的 T 细胞。其他类型的 T 细胞淋巴瘤很少发生于胃肠道。

鼻型 NK 细胞淋巴瘤虽如其名所示最好发于上呼吸道，但原发于胃肠道者也不少见[20]。

很多其他造血系统肿瘤，例如组织细胞肿瘤[21]和粒细胞肉瘤[22]，也可原发于胃肠道。尽管严格地讲它们并不属于淋巴瘤，但却易被误认成淋巴瘤，而且 WHO 的淋巴瘤分类也将其收录在内。

MALT 淋巴瘤

在制订非 Hodgkin 淋巴瘤分类的过程中，关注点主要集中在各型淋巴瘤和以外周淋巴结为代表的正常淋巴组织在结构、细胞学和功能方面的相似性上。然而，关于结外淋巴瘤特别是胃肠道淋巴瘤的研究显示其临床病理学特征与淋巴结无相关性，而是与 MALT 的结构和功能相关[23,24]。

淋巴结的解剖分布特征和结构使其能够处理随输入淋巴管进入淋巴结内的抗原，引流的来源部位距离淋巴结远近不等。然而，诸如胃肠道等具有通透性的黏膜组织由于直接与外界环境接触，尤其易受病原体和抗原的刺激，从而形成特异性的黏膜相关淋巴组织（MALT）来保护自身。这种 MALT 包括胃肠道相关淋巴组织、鼻咽淋巴组织（扁桃体）以及其他一些特征不明显的与其他黏膜有关的淋巴组织聚集。胃肠道相关淋巴组织是 MALT 的典型代表。

MALT 的组织学和免疫学

胃肠道的 MALT 由 4 种淋巴成分组成，包括结构完整的集合淋巴组织；固有膜淋巴细胞、浆细胞和辅助细胞；上皮内淋巴细胞；以及肠系膜淋巴结。集合淋巴组织集中在末端回肠时则形成集合淋巴小结。MALT 淋巴瘤主要是重现了集合淋巴小结的特征。

集合淋巴小结

有结构的淋巴小结分布于整个小肠、阑尾和结直肠。末端回肠淋巴小结最为密集并聚集在一起，通常将这种形式的 MALT 称为集合淋巴小结（Peyer patches）。集合淋巴小结是聚集的无包膜的淋巴组织，在某种程度上相似于淋巴结（图 18.1）。每一个集合淋巴小结均由 B 细胞区、T 细胞区和相关的辅助细胞组成。B 细胞区由内含小 B 淋巴细胞的套区围绕生发中心组成，套区在滤泡朝向黏膜的一面最宽。套区外围有较宽的边缘带，由小到中等大小的 B 淋巴细胞组成，细胞胞浆中等、淡染，核形略不规则，与滤泡中心细胞相似。边缘带一直延伸至黏膜表面，且有些边缘带细胞进入圆顶状隆起的黏膜上皮内，形成淋巴上皮（lymphoepithelium），后者是 MALT 的一个特征

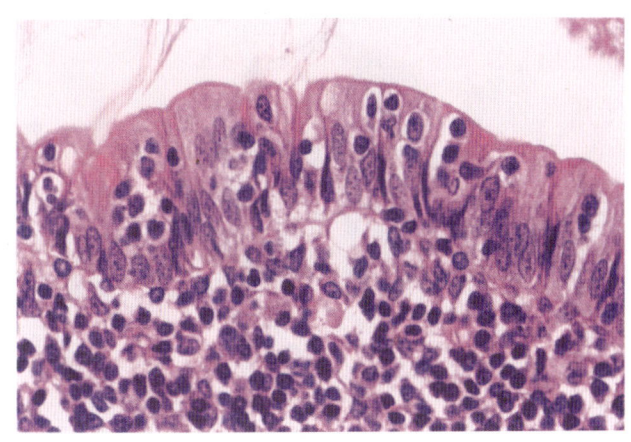

图 18.2　高倍镜下显示呈圆顶状隆起的上皮与其内的 B 淋巴细胞形成淋巴上皮，这是 MALT 的特征。

性改变（图 18.2）。对集合淋巴小结的免疫组化研究[25-27]显示其内的 B 细胞滤泡与淋巴结的滤泡相同。套区细胞 IgM 和 IgD 均阳性，而外周边缘带细胞为 IgM 阳性而 IgD 阴性。位于 B 细胞滤泡深部外侧的是 T 细胞区，其内有突出的高内皮小静脉，相当于淋巴结的副皮质 T 区。

MALT 淋巴瘤的定义

在 WHO 分类中[12]，MALT 淋巴瘤被列在"黏膜相关淋巴组织结外边缘带淋巴瘤"（MALT 淋巴瘤）项下，其定义为一种具有 MALT（集合淋巴小结）组织学特征的淋巴瘤；对应的正常细胞是边缘带 B 细胞。MALT 淋巴瘤发生在慢性炎症之后获得的 MALT 基础上（获得性 MALT，Acquired MALT），因此，其临床和病理学特征常与先前存在的慢性炎症性疾病混合存在。MALT 淋巴瘤由形态学上存在异质性的小 B 细胞组成，包括边缘带（中心细胞样）细胞、类似于单核样 B 细胞的细胞、小淋巴细胞以及散在的免疫母细胞和中心母细胞样细胞。部分病例可伴有浆细胞分化。肿瘤浸润似乎发生在反应性滤泡的边缘带，并逐渐向滤泡间区延伸，这些滤泡尽管是反应性的，但也是 MALT 淋巴瘤必不可少的组成部分。在上皮组织中，肿瘤细胞常浸润上皮，形成淋巴上皮病变（lymphoepithelial lesions）[12]。

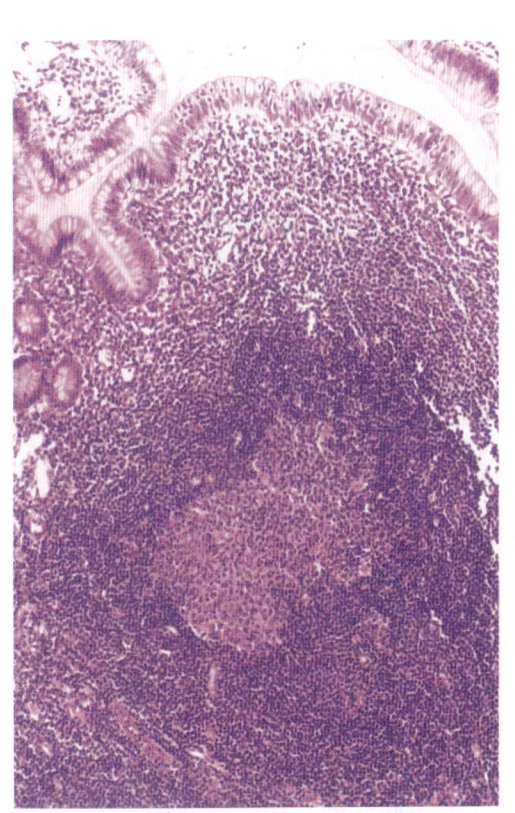

图 18.1　正常集合淋巴小结。B 细胞淋巴滤泡的边缘带位于上皮下，表面的被覆上皮呈圆顶状隆起。

流行病学

MALT 淋巴瘤占全部 B 细胞淋巴瘤的 7%～8%，至少占原发性胃淋巴瘤的 50%[28,29]。绝大多数病例发生于成年人，中位发病年龄为 61 岁，女性略为多见。

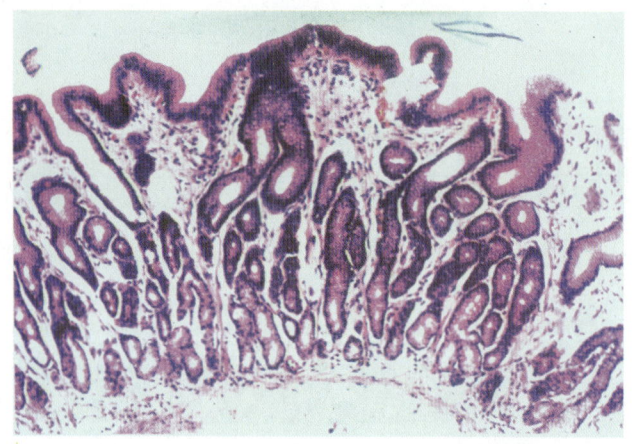

图 18.3 正常胃窦黏膜，没有淋巴组织结构。

在意大利东北部，胃 MALT 淋巴瘤的发生率较高，可能与该地区 Hp 相关性胃炎的发病率高有关[6]。食管和肠道也可发生同样组织学形态的淋巴瘤[30, 31]，但相对而言，非常罕见。免疫增生性小肠病（IPSID）是小肠 MALT 淋巴瘤的一种特殊亚型，发生于中东、印度次大陆部分地区和南非好望角地区[14]。

病因学

MALT 淋巴瘤很少发生在原本有 MALT 的部位；它们较常发生于那些包括胃在内的正常情况下没有 MALT，而是由于慢性炎症性疾病获得了 MALT 的部位（图 18.3）。胃 MALT 的形成几乎总是对于幽门螺杆菌（Hp）感染反应造成的，在多数情况下，幽门螺杆菌感染先于胃 MALT 淋巴瘤的发生（图 18.4）[32]。有人提出，小肠空肠弯曲菌感染和免疫增生性小肠病之间存在着类似的相关性[33]。获得性 MALT 的功能特征以及与正常 MALT 的相似程度目前还不清楚。同样，导致部分病例由反应性 MALT 转化为淋巴瘤并保留 MALT 的许多正常形态和功能特征的因素仍有待阐明。

幽门螺杆菌和胃 MALT 淋巴瘤

多个证据显示，MALT 淋巴瘤来源于 Hp 感染所导致的胃获得性 MALT。大部分胃 MALT 淋巴瘤病例的胃黏膜可检出 Hp（图 18.5）[34]。第一项对两者相关性的研究显示，幽门螺杆菌见于 90% 以上的病例。随后的研究显示感染率没有那么高[35]，而且还发现当从慢性胃炎发展成淋巴瘤时，Hp 的密度和检出率有所降低[36]。随后的病例对比研究表明，既

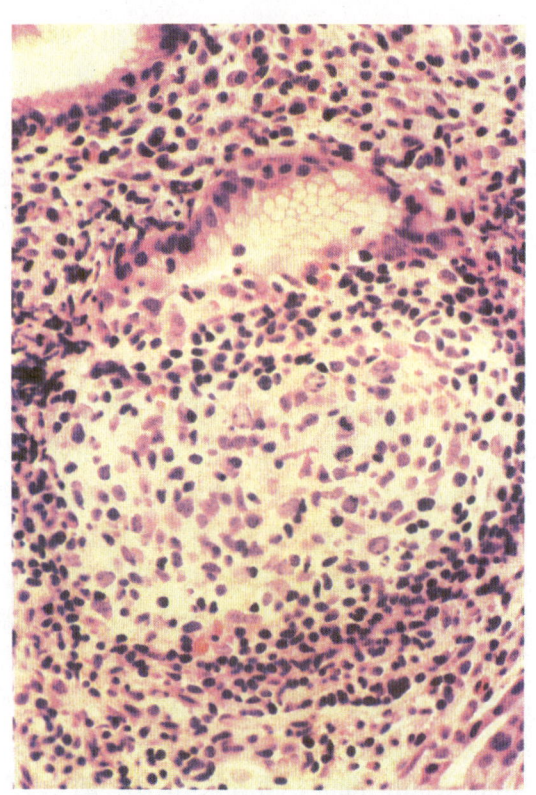

图 18.4 胃镜活检显示 Hp 相关性慢性胃炎，导致胃窦黏膜获得黏膜相关淋巴组织。

往有 Hp 感染与原发性胃淋巴瘤的发生相关[37]。无可争辩的事实表明，在胃淋巴瘤的发病中 Hp 具有作用，因为研究发现在淋巴瘤发生之前的慢性胃炎中即可检测到克隆性的淋巴瘤 B 细胞[36]，而且一系列的体外研究显示，当淋巴瘤粗培养物接触 Hp 时，Hp 菌株特异性 T 细胞能刺激淋巴瘤生长[38]。最后，继 Wotherspoon 等[39]最初的研究之后，几个研究小组也证实了应用抗生素根除 Hp 后，75% 的胃 MALT 淋巴瘤病例病变可以消退[40]（见后）。

空肠弯曲菌和免疫增生性小肠病

与胃 MALT 淋巴瘤不同的是，免疫增生性小肠病（IPSID）无论如何都很少对广谱抗生素治疗有效。另外，可疑与 IPSID 相关的病原体仍不清楚。在 2004 年，Lecuit 等根据一个个例报道提出，空肠弯曲菌在 IPSID 发生中可能具有如同 Hp 在胃 MALT 淋巴瘤发生中同样的作用[33]。Isaacson 等（未发表资料）应用 PCR 研究证实了空肠弯曲菌与 IPSID 的相关性，但在其他类型小肠淋巴瘤中也检测出这种病原体。到目前为止，尚无空肠弯曲菌对 IPSID 细胞作

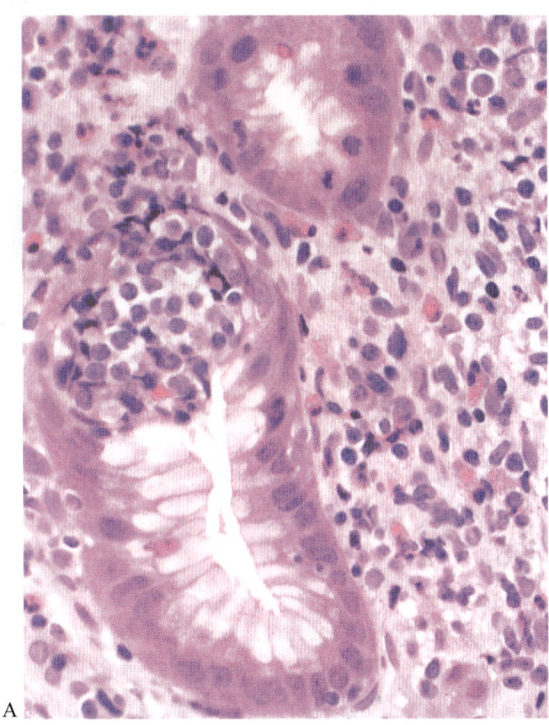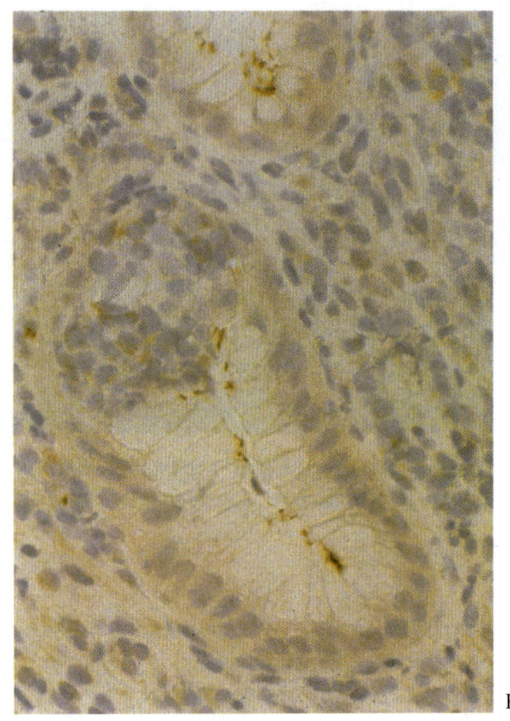

图 18.5　胃 MALT 淋巴瘤活检，显示特征性的含有 Hp（右）的淋巴上皮病变（左）。

用的实验研究报道，有关根除空肠弯曲菌的治疗作用也有待进一步研究。

获得性黏膜相关淋巴组织的组织学

发生 MALT 淋巴瘤的组织对于某种已知或未知因素的恒定反应似乎增强，伴有淋巴组织聚集，形成集合淋巴小结样结构（图 18.4）。

Hp 具有独特的耐受低 pH 值的能力，因此它是除某些其他的螺杆菌之外罕有的能在人胃黏膜内存活的微生物。Hp 胃炎（H. pylori gastritis）在不同人群中的发病率从 20% 到 100% 不等，这取决于地域和年龄（见第 4 章）。除了特殊情况之外，胃 MALT 淋巴瘤的患病率与 Hp 胃炎的患病率相关。感染 Hp 通常会导致伴有 B 细胞滤泡的慢性活动性胃炎，而且 B 细胞浸润滤泡附近腺体形成淋巴上皮病变[41]（图 18.4），这是获得性 MALT 的特征。滤泡之间的胃黏膜固有膜内可见 T 细胞、浆细胞、巨噬细胞浸润，偶有中性粒细胞聚集。淋巴细胞浸润可能非常显著，有时难以与 MALT 淋巴瘤区别，特别是当活检组织碎片中有膨胀的片状分布的套区细胞时。

免疫组化染色有助于勾画 B 细胞滤泡结构，并可用于鉴别 IgM 和 IgD 均阳性的套区细胞与 IgM 阳性而 IgD 阴性的 MALT 淋巴瘤细胞。在某些 MALT 淋巴瘤病例，免疫球蛋白轻链染色可能有助于检测单克隆性 B 细胞和浆细胞；然而，出现多克隆性浆细胞并不能除外 MALT 淋巴瘤的诊断。在胃炎时 PCR 分析可以检测出多克隆性 B 细胞群，但也有报道在 Hp 胃炎患者的胃活检标本中检测到假性单克隆性增生[42]。如果检测和结果判读方法正确，出现这种结果的情况极其罕见[43]，但是值得注意的是，在最终发展为 MALT 淋巴瘤的 Hp 胃炎患者中，在两种病变中均可检测到同样的单克隆性 B 细胞群[36]。

临床表现

胃淋巴瘤患者通常表现为非特异性的消化不良和严重的腹痛，腹部肿块罕见。内镜检查常常表现为非特异性胃炎和（或）消化性溃疡，形成肿块的也较为少见。多数胃 MALT 淋巴瘤患者就诊时处于 I_E 期。5%~10% 的病例出现胃淋巴结受累（II_{1E} 期），骨髓受累（IV_E 期）可以见于多达 10% 的病例[44]。

MALT 淋巴瘤的病理学

大体特征

尽管 MALT 淋巴瘤有时能形成明显的肿块，但

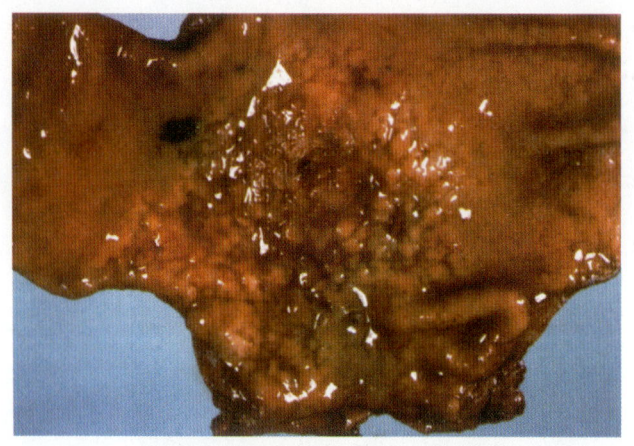

图 18.6　胃 MALT 淋巴瘤，大体上胃黏膜呈鹅卵石样外观。

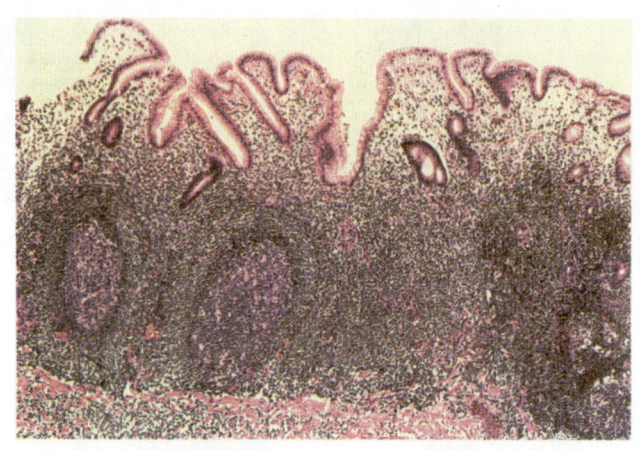

图 18.7　胃 MALT 淋巴瘤，肿瘤细胞主要浸润 B 细胞滤泡周围的边缘带。

通常大体上难以与炎症性病变区别。炎症是获得 MALT 的基础，在此基础上进一步发展为淋巴瘤。例如，胃 MALT 淋巴瘤可以形成单个明显的肿块，但通常仅仅导致充血的黏膜轻度隆起，伴有浅表糜烂，内镜检查时易与慢性胃炎混淆（图 18.6）。MALT 淋巴瘤一般为多灶性病变，小而均匀的显微镜下淋巴瘤病灶散在分布于整个受累脏器中。这些病灶中每一个都是同样的克隆[45]。

组织病理学

尽管发生部位不同、组织学表现有些差异，但 MALT 淋巴瘤的组织学基本上是一样的，如同获得性 MALT 一样，MALT 淋巴瘤常常保留集合淋巴小结的组织学特征，特别是处于早期的病变[46]。反应性滤泡周围和保留的套区外侧有肿瘤性 B 细胞浸润，浸润呈边缘带分布，并向外延伸形成较大片的融合区，最终超出部分或大部分滤泡（图 18.7）。与边缘带 B 细胞一样，肿瘤细胞胞浆淡染，核小或中等，核形略不规则，染色质分散、量中等，核仁不明显。这些细胞因类似于生发中心的中心细胞，故被称作中心细胞样（centrocyte-like）细胞。比较丰富的淡染胞浆的积聚可能导致淋巴细胞呈单核细胞样表现，而在某些病例肿瘤细胞非常类似于小淋巴细胞（图 18.8）。常可见到散在的类似于中心母细胞或免疫母细胞的大细胞，但数量较少，而且并不形成融合的细胞簇或片块（图 18.9）。多达 1/3 的病例伴有浆细胞分化（图 18.10），在胃淋巴瘤中，表面胃上皮下方病变往往最为明显。少数病例有显著的浆细胞分化，其特征为上皮下有呈带状分布的大而胞浆嗜酸的浆细胞，常常伴有免疫球蛋白分泌形成的湖（图 18.11）。也可见到小簇状的肿瘤性边缘带细胞，常常浸润单个的胃腺体，形成淋巴上皮病变（图 18.12）。在这些病变中，散在集聚的淋巴细胞浸润并破坏腺上皮（图 18.13）。淋巴上皮病变的定义是，在腺上皮内出现 3 个或 3 个以上的肿瘤性边缘带细胞聚集，并常伴有上皮破坏或坏死。在胃 MALT 淋巴瘤中，常伴有上皮细胞的嗜酸性变（图 18.13）。淋巴上皮病变虽然是 MALT 淋巴瘤的特征性改变，特别是胃淋巴瘤，但它并不是特异的病症。某些 MALT 淋巴瘤，例如小肠和大肠的 MALT 淋巴瘤，很难发现淋巴上皮病变。

MALT 淋巴瘤细胞有时特异性地植入反应性滤泡的生发中心[47]。这时常常会形成模糊的结节状或滤泡样结构（图 18.14）。某些病例肿瘤细胞专门以生发中心为靶点，并可在此发生母细胞转化（图 18.15）或浆细胞分化（图 18.16）。先前存在的生发中心出现局限性转化的母细胞，并不是转化为大 B 细胞淋巴瘤的证据。

如同其他低度恶性的 B 细胞淋巴瘤一样，MALT 淋巴瘤也能转化成弥漫性大 B 细胞淋巴瘤[15]。在 MALT 淋巴瘤中可见数量不等的转化性生发中心母细胞或免疫母细胞样细胞（图 18.9），而且有证据显示根据转化细胞的数量对 MALT 淋巴瘤进行分级，其临床相关性很小[48]。因此，只有当出现实性或片块样增生的转化细胞时，才能认为其已转化为弥漫性大 B 细胞淋巴瘤（图 18.17）。这种转化不一定会发生取代原有的 MALT 淋巴瘤。目前认为最好将这种病例定为弥漫性大 B 细胞淋巴瘤，并记录是否同时存在 MALT 淋巴瘤病变以及两种病变各自所占的比例[49]。

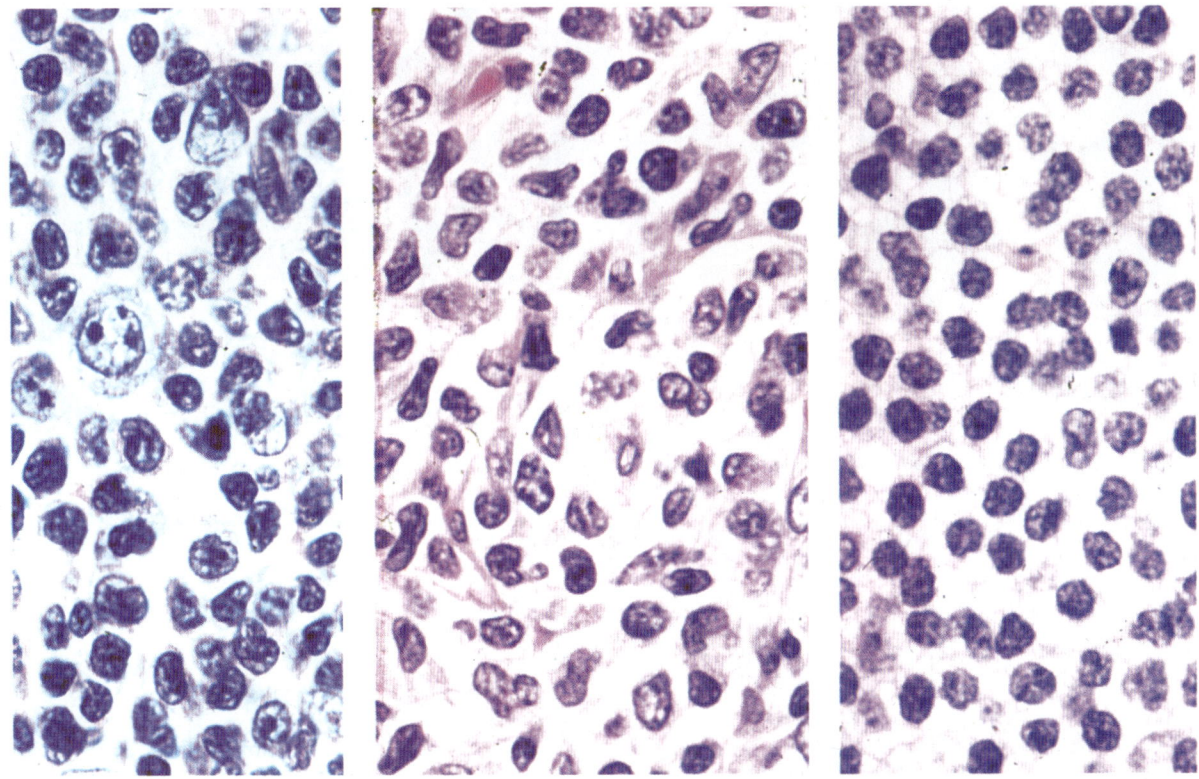

图 18.8 胃 MALT 淋巴瘤细胞学改变。左图中的细胞类似于小淋巴细胞，并包括散在的转化母细胞；中间的图显示典型的"中心细胞样"细胞；右图显示的细胞类似于单核细胞。

活检表现

小块内镜活检标本不如手术切除标本那样容易观察到 MALT 淋巴瘤的典型特征。反应性滤泡常难以确定，而且非常容易受到挤压假象的影响。同样，边缘带细胞的细胞学特征也常不够清楚。胃活检标本中出现弥漫致密的淋巴细胞浸润（图 18.18A）总是应该引起怀疑，特别是当淋巴细胞占据整个活检碎片时。仔细观察细胞的形态特征具有很好的提示作用（图 18.18B），而发现淋巴上皮病变（图 18.18B）非常有助于确立诊断。

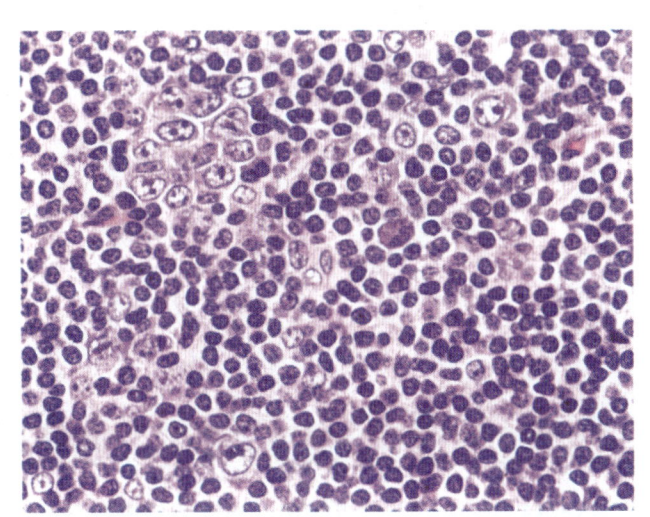

图 18.9 胃 MALT 淋巴瘤中明显的转化性母细胞。

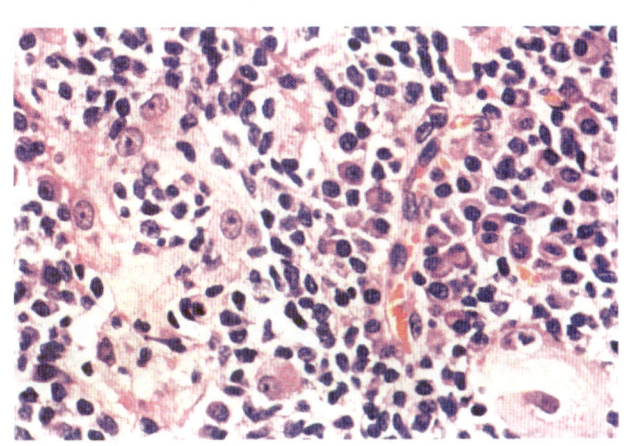

图 18.10 胃 MALT 淋巴瘤中的浆细胞分化。

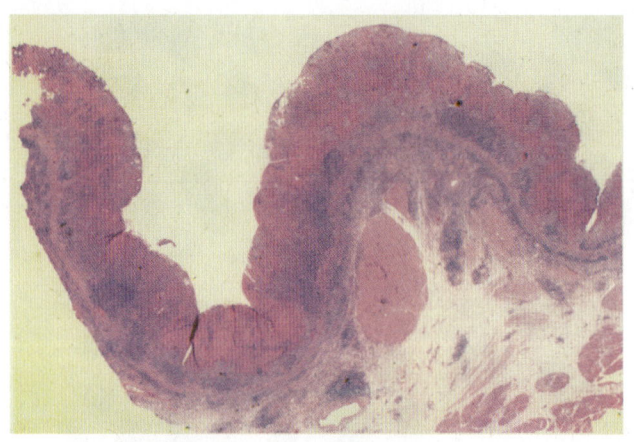

图 18.11 伴有显著浆细胞分化的胃 MALT 淋巴瘤，形成上皮下嗜酸性带。

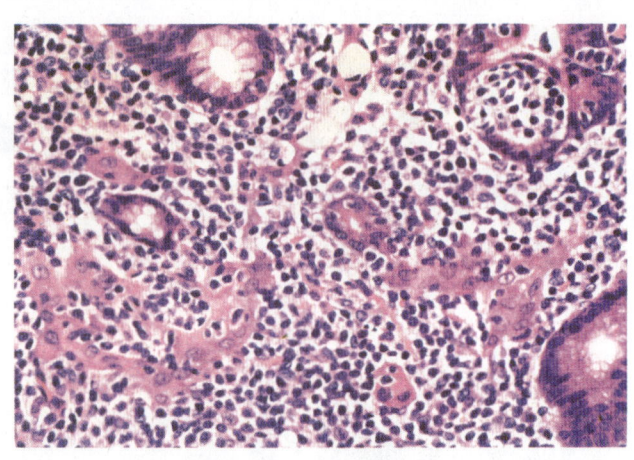

图 18.13 一例胃 MALT 淋巴瘤中的淋巴上皮病变，可见腺体变形伴有胃上皮嗜酸性变。

幽门螺杆菌根除后胃黏膜相关淋巴组织淋巴瘤的形态学

大约 75% 的胃 MALT 淋巴瘤对根除 Hp 的治疗有效，肿瘤在长达 18 个月的期间内消退（图 18.19）[39]。治疗是否有效需通过反复胃镜活检确定。内镜改变可在 Hp 根除后 6 个月内恢复正常，但也可能需长达 2 年的时间。活检的组织学改变数周内即可明显出现，并在随后的数月中肿瘤逐渐被清除。组织学最初表现为与淋巴瘤伴随出现的炎症消失，固有膜空旷嗜酸，可有淋巴细胞聚集灶（图 18.20）。这些淋巴细胞聚集含有小 B 淋巴细胞，无母细胞转化，并随时间延长而逐渐变小。免疫组化染色显示它们含有少量伴随的 T 细胞，增殖指数与原来的淋巴瘤相比明显下降。这些淋巴细胞集聚不会同时消失，并可在黏膜基底或黏膜下持续存在很长一段时间。多达 60% 的病例应用 PCR 检测显示 B 细胞单克隆性可能仍然存在[50]，提示根除细菌只能抑制淋巴瘤，但无法根除淋巴瘤克隆。这些小聚集灶的结局如何仍不甚清楚，但通常认为它们最终会消退。对于形态学上肿瘤已消失的病例，PCR 分析仍可能检测出其仍保留有肿瘤性克隆，但这种现象的临床意义尚不清楚。重要的是在缺乏明确的组织学证据时，不能单凭分子检测结果做出淋巴瘤持续存在的诊断。

胃黏膜相关淋巴组织淋巴瘤的多灶性

胃 MALT 淋巴瘤通常在胃内播散形成多灶性病变。这一特性的间接证据是，组织学证实切缘为阴性

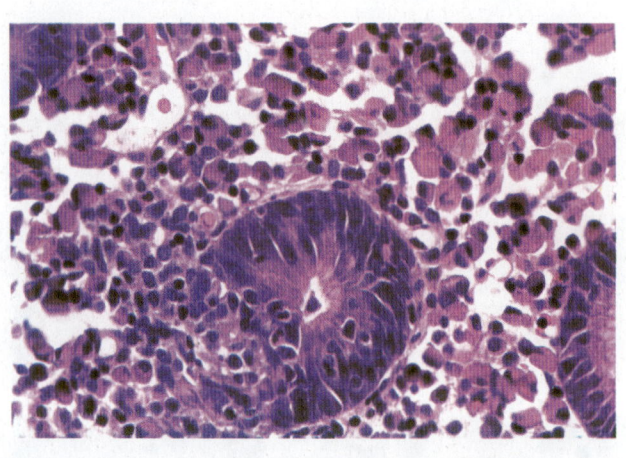

图 18.12 高倍放大显示明显的浆细胞分化。中央区域可见一个淋巴上皮病变。

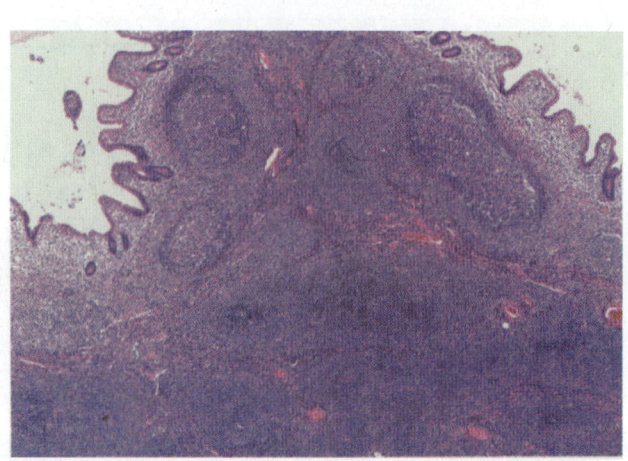

图 18.14 滤泡植入。边缘带的淋巴瘤细胞围绕滤泡（上）并取代滤泡（下），形成滤泡性生长方式。

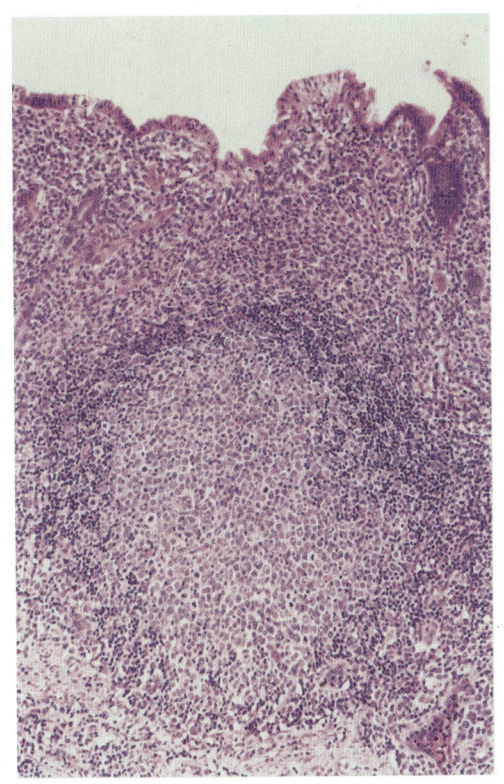

图 18.15 转化的 MALT 淋巴瘤细胞浸润 B 细胞滤泡生发中心。

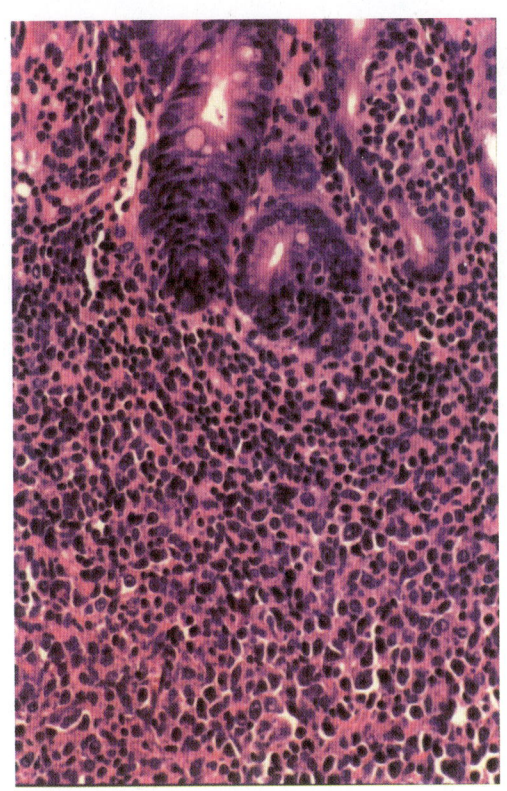

图 18.17 胃 MALT 淋巴瘤（上）发生高级别的转化（下）。

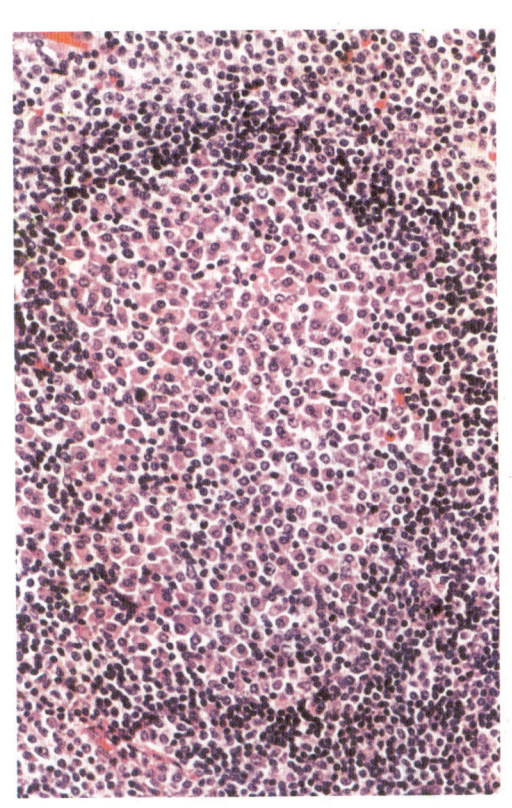

图 18.16 本例胃 MALT 淋巴瘤的生发中心可见浆细胞浸润。

的部分胃切除术患者，其残胃组织可以出现复发性淋巴瘤[51]。Wotherspoon 等[52]采用"瑞士蛋卷"（"Swiss roll"）技术系统检查了 5 例 MALT 淋巴瘤的胃切除标本。他们发现，许多具有与主体肿瘤相同免疫球蛋白轻链限制性的小的肿瘤灶分布在整个胃黏膜中，包括大体正常的部位（图 18.21、18.22）。随后免疫球蛋白重链基因重排序列分析证实这些多灶性肿瘤的克隆一致性[53]。通过显微切割和克隆特异性 PCR 进一步研究显示，肿瘤细胞常存在于反应性淋巴组织内，而没有淋巴瘤的组织学证据[54-56]。

播散

大部分胃 MALT 淋巴瘤被发现时处于临床 I 期，其中 4%～17% 的病例播散至局部淋巴结，约 10% 在诊断时已播散至骨髓[44,57]。胃 MALT 淋巴瘤易播散至其他易发生 MALT 淋巴瘤的部位，包括小肠、涎腺和肺。

当 MALT 淋巴瘤播散至诸如淋巴结和脾脏等淋巴组织时，常特征性地侵犯边缘带（图 18.23）。这容易造成良性或反应性病变的假象，尤其是肠系膜淋

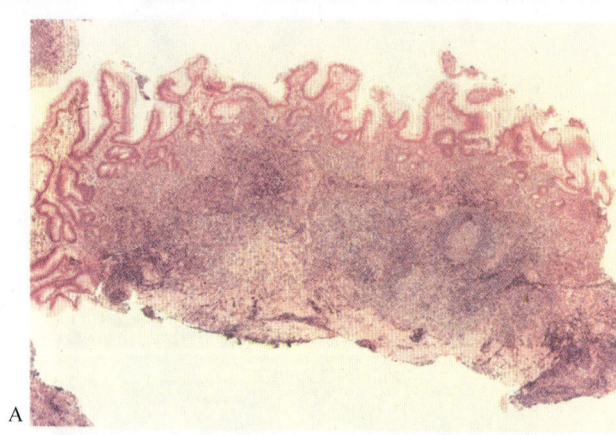
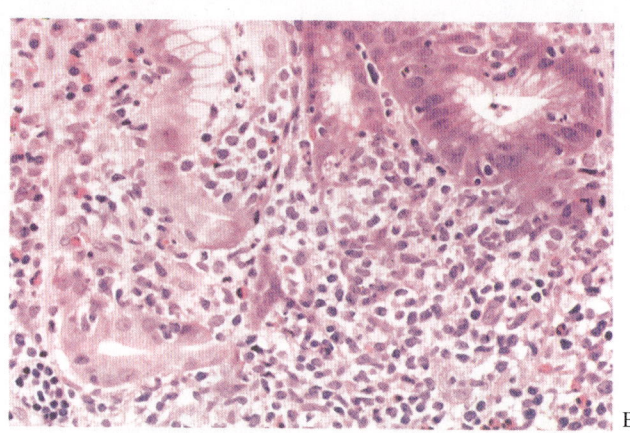

图 18.18　A：胃活检显示固有膜内弥漫性淋巴细胞浸润，并可见残留的 B 细胞滤泡。B：高倍放大显示浸润细胞为"中心细胞样"细胞，并浸润单个的腺体形成淋巴上皮病变。

巴结，后者在正常情况下就有明显的边缘带。免疫球蛋白轻链的免疫组化染色有助于区别正常的边缘带和 MALT 淋巴瘤累及边缘带（图 18.24）。病变进一步发展，肿瘤细胞自边缘带向外扩散在滤泡间呈明显的片状分布。偶尔，在受累淋巴结发生滤泡植入，可能形成类似于滤泡性淋巴瘤的表现（图 18.25）。

免疫组织化学

MALT 淋巴瘤的免疫表型保留有边缘带 B 细胞的特征（表 18.2），肿瘤细胞 CD20、CD79a、CD21 和 CD35 阳性，CD5、CD23 和 CD10 阴性。CD43 代表肿瘤性表型，其表达见于大约半数的病例。肿瘤细胞通常表达 IgM，少数表达 IgA 或 IgG，IgD 阴性，并有显示免疫球蛋白轻链限制性（图 18.26）。肿瘤

的一个特征是肿瘤内常有明显的 CD3 阳性 T 细胞，且主要是 CD4 阳性 T 细胞。CD21 和 CD23 染色能显示出扩大的滤泡树状突细胞网，相当于已被肿瘤细胞占据或发生特异性植入的滤泡。在这些区域内可见到数量不等的 CD10 和 BCL-6 阳性的生发中心细胞，但 MALT 淋巴瘤细胞这些抗原阴性。

黏膜相关淋巴组织淋巴瘤的分子遗传学特征

抗原受体基因

MALT 淋巴瘤中的 B 细胞免疫球蛋白重链和轻链基因重排，并显示其可变区（variable regions）有体细胞突变，符合来源于生发中心后记忆 B 细胞[53,58]。大部分病例都会发生突变[58]。由于难以鉴别获得性 MALT 和 MALT 淋巴瘤，尤其是小块活检

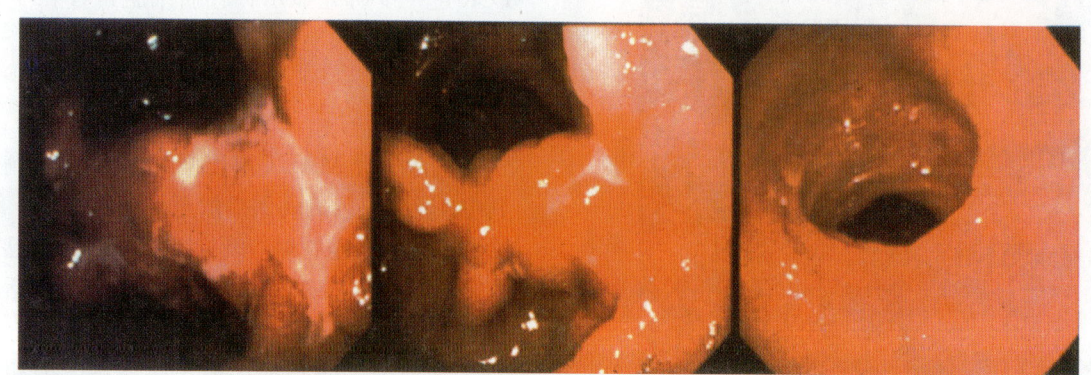

图 18.19　胃 MALT 淋巴瘤在诊断时的内镜表现（左），经根除 Hp 后 10 天的内镜表现（中），以及根除 Hp 后 10 个月的内镜表现（右）。

表 18.2　边缘带 B 细胞和 MALT 淋巴瘤细胞的免疫表型

抗原	脾脏 MZ	集合淋巴小结 MZ	MALT 淋巴瘤
CD20	+	+	+
IgM[a]	+	+	+
IgD	−/+	−/+	−
CD5	−	−	−
CD10	−	−	−
CD21[b]	+/−	+	+
CD35[b]	+	+	+

MALT，黏膜相关淋巴组织；MZ，边缘带。
[a] 个别病例表达 IgA 或 IgG；[b] 冰冻切片。

组织时（见下），目前倾向于依靠 PCR 技术检测出病变的单克隆性来诊断 MALT 淋巴瘤。但在明显的淋巴瘤病例中未能检测出单克隆性者高达 15%，因而造成假阴性结果[54]。也有报道显示在获得性 MALT 活检组织中检测到明显的假单克隆性增生，例如胃活检无任何诊断肿瘤的组织学依据，仅表现为慢性胃炎的病例[42,55,56]。不同实验室的假单克隆性结果的比例不同，说明可能与技术有关。这一现象再次强调了在无明确的组织学证据时，不应做出 MALT 淋巴瘤的诊断。在 MALT 淋巴瘤患者行 HP 根除治疗后，常会发现无明显临床意义的残留小淋巴细胞聚集灶仍为单克隆性，这进一步证实了上述观点[50]。

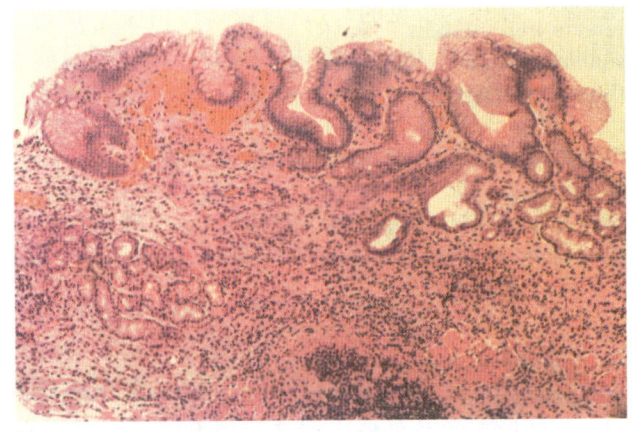

图 18.20　根除 HP 后 MALT 淋巴瘤的胃活检。固有膜内看上去较"空旷"，偶见淋巴小结。

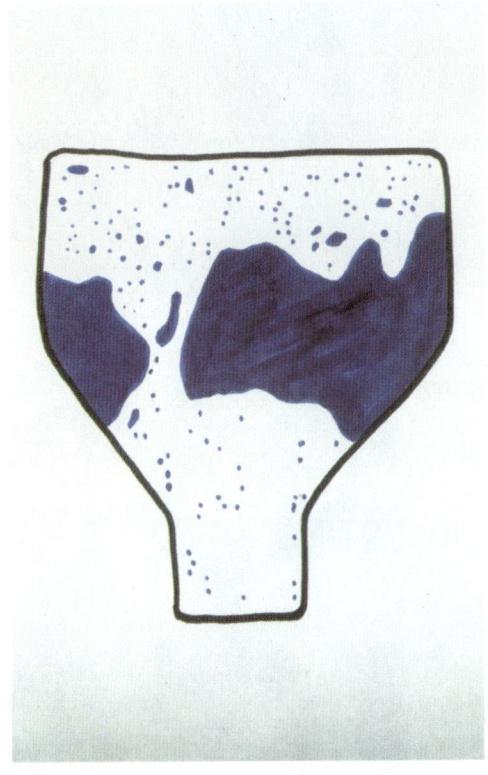

图 18.21　图示胃淋巴瘤肿瘤主体的位置及同时存在的其他多发性病灶。

分子遗传学异常

已经发现胃 MALT 淋巴瘤有多种分子异常，如 3、12、18 号染色体三体以及 t（11；18）（q21；q21）、t（11；14）（p22；q32）和 t（14；18）（q32；q21）等特殊的染色体易位。t（11；18）涉及 API2 和 MALT1 基因，形成功能性的 API2-MALT1 融合蛋白[59-61]。t（1；14）和 t（14；18）易位分别使 BCL-10 和 MALT1 基因与位于 14q32 的免疫球蛋白基因位点连接，而使相应的癌基因表达失控[62-65]。这 3 种染色体易位的致瘤作用与 BCL10 和 MALT1 激活抗原受体介导的核因子（NF）κB 的生理功能有关[66]。3 种染色体易位在不同部位的 MALT 淋巴瘤中的发生率不同，但总是独立发生[66]。t（11；18）是三种染色体易位中最常见的一种，见于 25%~30% 的胃 MALT 淋巴瘤[67]。

越来越多的证据显示携带有 t（11；18）染色体易位的 MALT 淋巴瘤与其他的 MALT 淋巴瘤不同，包括携带有 t（1；14）或 t（14；18）易位者。尽管 t（11；18）阳性的 MALT 淋巴瘤通常处于进展期，

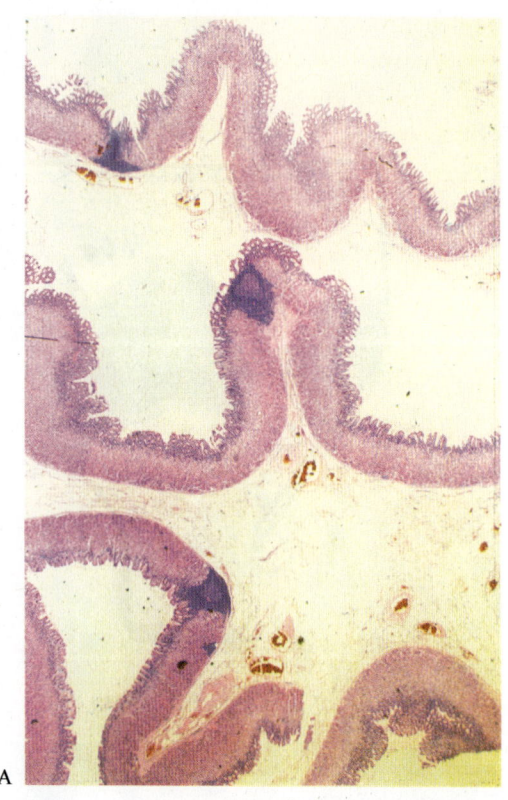 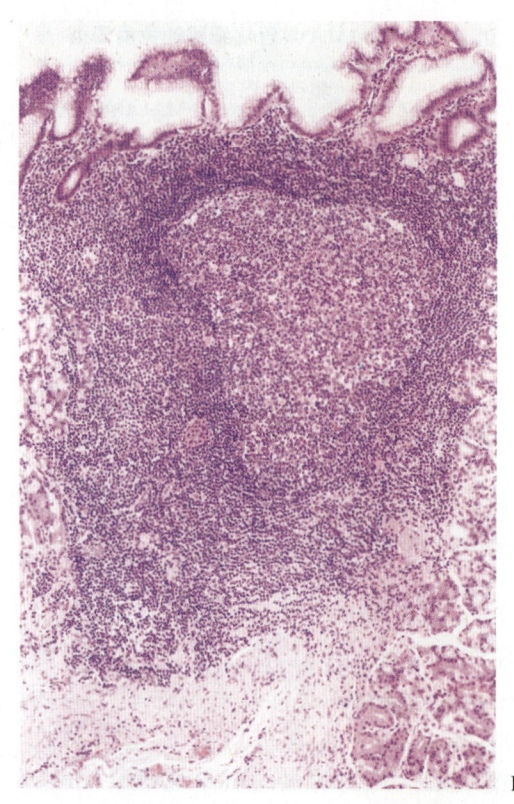

图 18.22　A："瑞士蛋卷"法制备的组织学切片显示显微镜下淋巴瘤病灶。B：高倍放大显示一个"微小淋巴瘤"。淋巴瘤占据了反应性 B 细胞滤泡周围的边缘带。

且通常对 HP 根除治疗无效[70,71]，但很少发生高级别转化[68,69]。细胞遗传学上，t（11；18）阳性的肿瘤通常无其他的染色体异常，如 t（11；18）阴性肿瘤常见的 3 号和 18 号染色体三体，包括那些携带有 t（1；14）或 t（14；18）易位的病例[72]。另外，

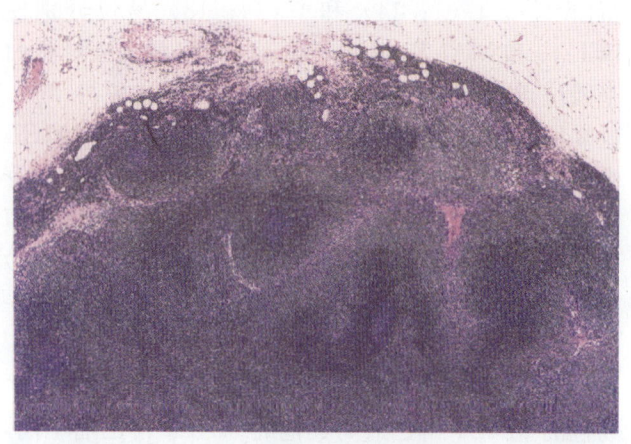

图 18.23　胃 MALT 淋巴瘤累及淋巴结。肿瘤分布在边缘带。

t（11；18）阳性的 MALT 淋巴瘤染色体数目增加或丢失的现象明显少于缺乏这种易位的肿瘤[71]。

可采用逆转录 PCR（RT-PCR）方法检测石蜡包埋组织中的 t（11；18）易位，而荧光原位杂交（FISH）可用于检测全部 3 种特异性的染色体易位。t（11；18）阳性病例以及 20% 的 t（11；18）阴性病例有 BCL10 核表达上调，但通常呈弱阳性（图 18.27）。在较为少见的 t（1；14）病例中，肿瘤细胞核和胞浆均有 BCL10 强表达（图 18.28）。到目前为止，这些表现的意义仍不清楚。

可能与 MALT 淋巴瘤相对应的正常细胞

MALT 淋巴瘤形态上清楚地显示出肿瘤细胞浸润 B 细胞滤泡周围的边缘带，特别是在早期病例（图 18.7 和图 18.29）。在非肿瘤性淋巴组织中，仅脾脏、集合淋巴小结和肠系膜淋巴结内可见到明显的边缘带。借此可比较正常边缘带细胞与 MALT 淋巴瘤肿瘤细胞的形态学及免疫表型之间的不同。细胞学上，MALT 淋巴瘤细胞与边缘带细胞十分相似，两者均略大于小淋巴细胞，核形略不规则，并有中等量的淡

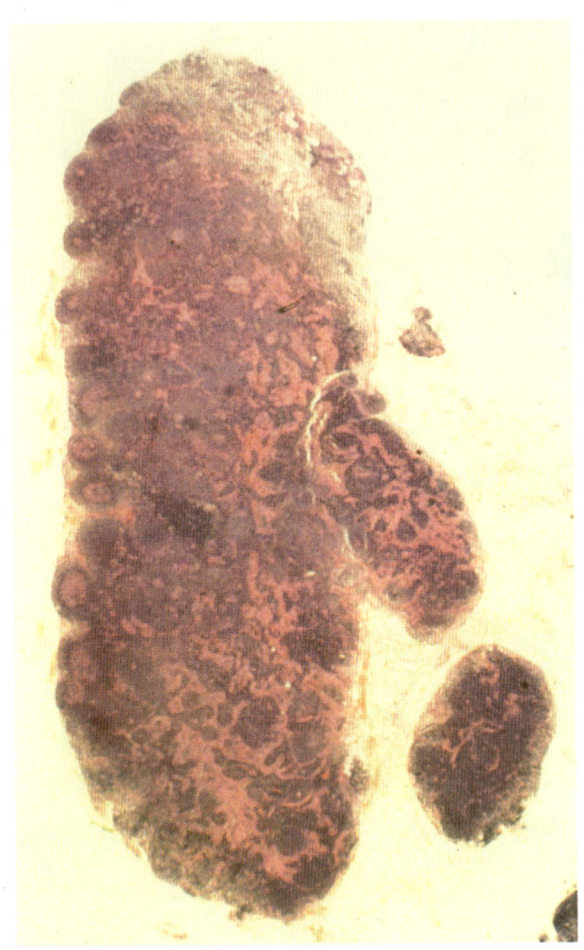 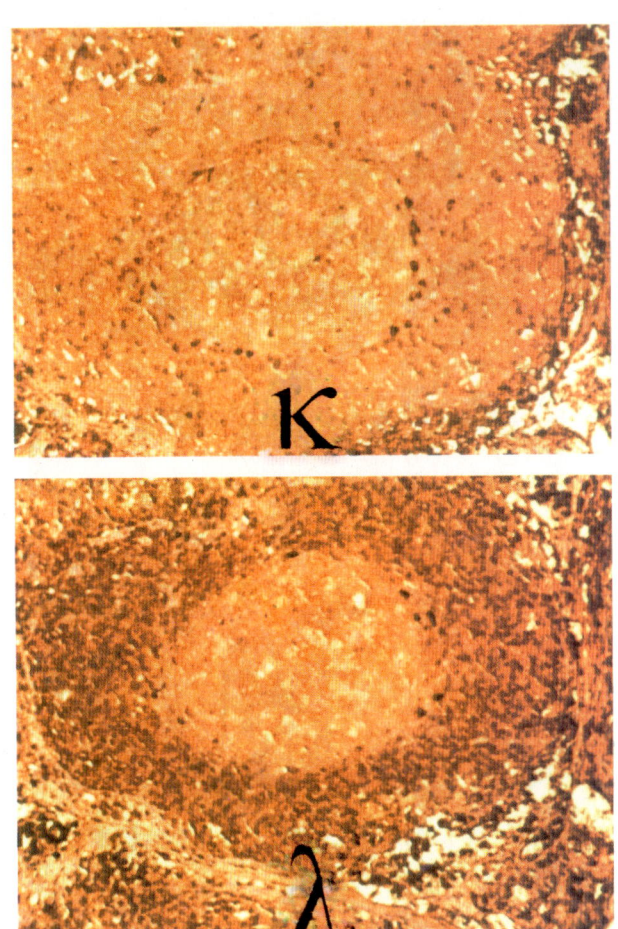

图 18.24　胃 MALT 淋巴瘤的胃淋巴结看似正常（左），但免疫组化染色（右）显示肿瘤浸润边缘带，后者呈 λ 轻链限制性表达。

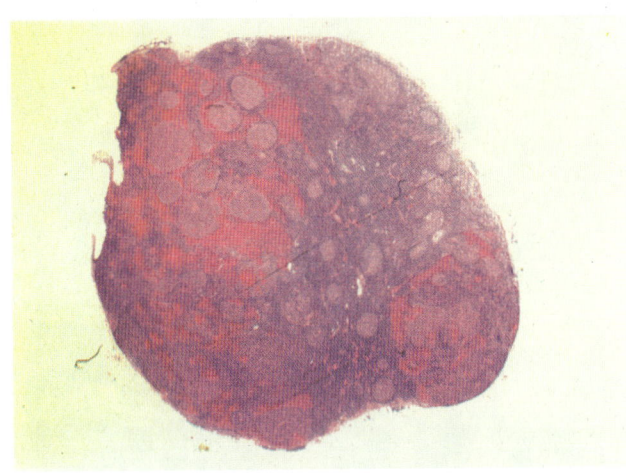

图 18.25　胃 MALT 淋巴瘤病例的胃淋巴结，显示肿瘤细胞植入滤泡，类似于滤泡性淋巴瘤。

染胞浆。有趣的是，在集合淋巴小结表面的隆起上皮内也可见聚集的边缘带 B 细胞。这些边缘带细胞的免疫表型与 MALT 淋巴瘤细胞实际上完全一样，均表达 CD20 及其他全 B 细胞抗原、CD21、CD35 和 IgM，但不表达 IgD。

预后

MALT 淋巴瘤是最常见的惰性淋巴瘤之一，无论临床分期如何，整体预后一般较好。尽管疾病无进展生存率可能略低一些，但总体上 5 年和 10 年总体生存率都超过 80%[73]。发生了弥漫性大 B 细胞淋巴瘤转化者 5 年生存率明显下降，约为 50%[48]。

自首次报道应用抗生素根除 Hp 后胃 MALT 淋巴瘤可以消退以来，MALT 淋巴瘤的治疗就变得非常引人关注。对行 Hp 根除治疗的 MALT 淋巴瘤患者的随访相当复杂，要求重复进行多次胃镜和活检

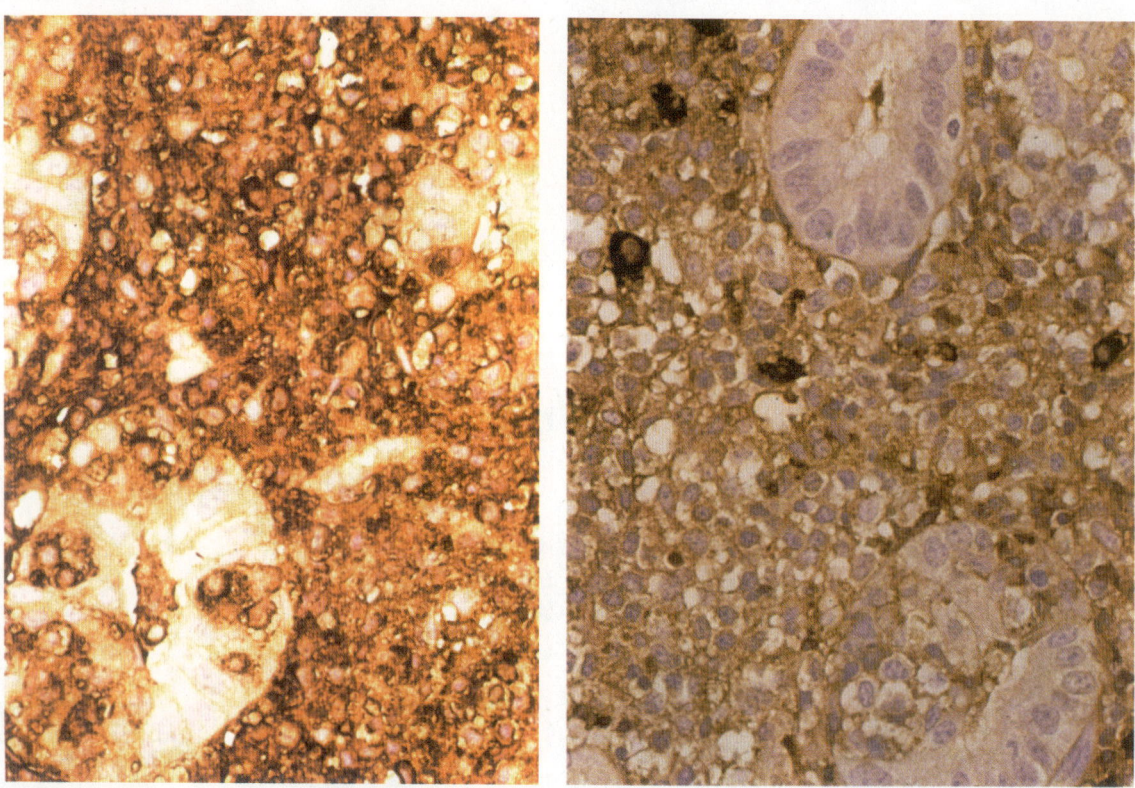

图 18.26 胃 MALT 淋巴瘤免疫组化染色检测 κ（左）和 λ（右）免疫球蛋白轻链表达。此例显示为 κ 轻链限制性表达。

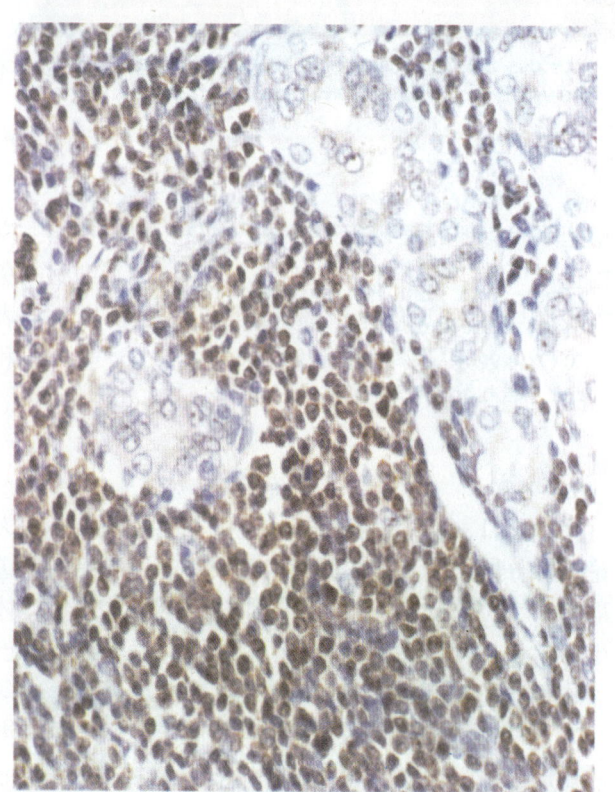

图 18.27 t（11；18）阳性胃 MALT 淋巴瘤的 BCL10 免疫组化染色。肿瘤细胞呈弱阳性。

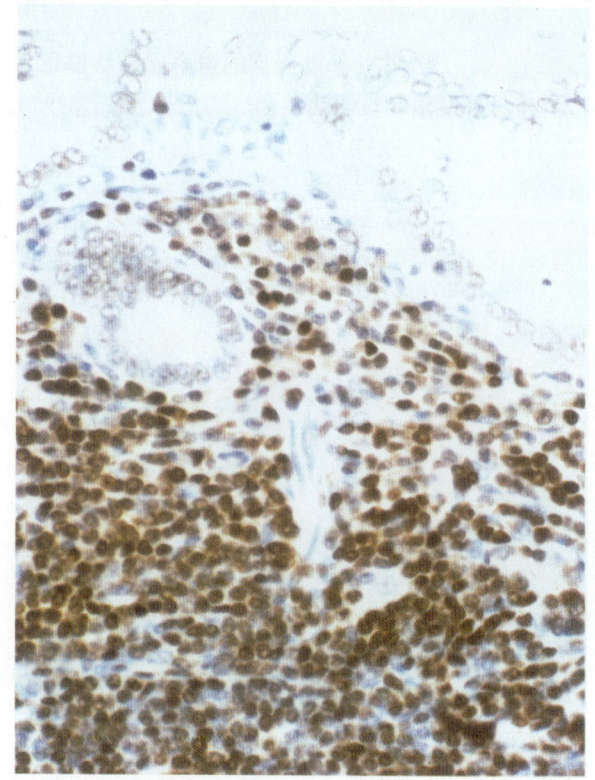

图 18.28 t（1；14）阳性胃 MALT 淋巴瘤的 BCL10 免疫组化染色。肿瘤细胞核强阳性。

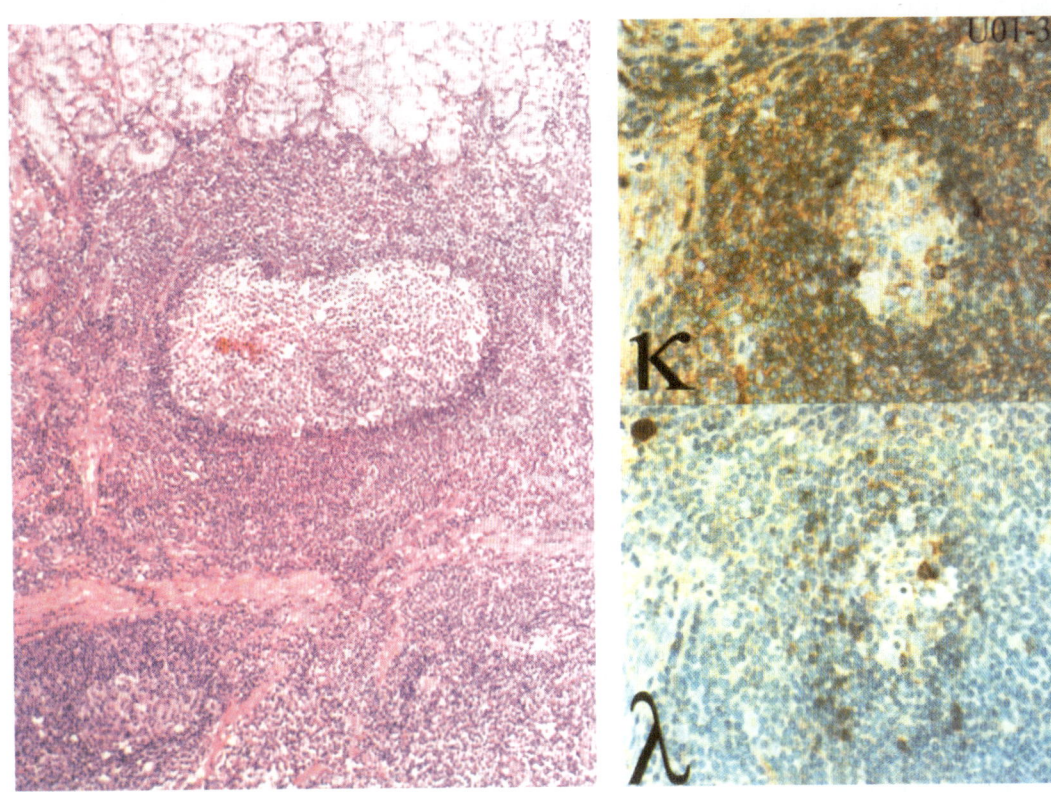

图18.29　胃MALT淋巴瘤的一个病灶，显示反应性滤泡边缘带为肿瘤细胞所取代（左），肿瘤细胞为κ免疫球蛋白轻链限制性表达（右）。

（见前），这非常有助于发现Hp清除治疗无效的病例，后者约占胃MALT淋巴瘤的25%。超声内镜研究提示，如果肿瘤浸润超过黏膜下层则根除Hp治疗的有效率较低[74,75]。同样，已发生了大B细胞淋巴瘤转化的病例一般对根除Hp治疗无效，但也有完全缓解的病例报道[76,77]。在t（1；14）或t（11；18）断裂点被克隆后，人们发现这些染色体易位影响着对根除Hp治疗的反应。大约25%的MALT淋巴瘤t（11；18）（q21；q21）易位病例与Hp根除治疗无效密切相关[78]。有趣的是，携带有t（1；14）和t（11；18）易位的病例均有BCL10核表达，但t（1；14）阳性病例的表达更强。此外，侵犯或播散至胃外的病例，t（11；18）（q21；q21）易位和BCL10核表达的阳性率分别为78%和93%，显著高于病变局限于胃内者（分别为10%和38%）[79]。这些发现部分解释了超声内镜研究的结果，并提示t（11；18）（q21；q21）易位和BCL10核表达与Hp根除治疗无效和MALT淋巴瘤进展有关。因此，在着手进行Hp根除治疗之前，应先做有关的基因型和（或）免疫组化检测。

鉴别诊断

反应性与肿瘤性黏膜相关淋巴组织的比较

获得性MALT、MALT淋巴瘤的前驱病变和早期MALT淋巴瘤的鉴别诊断通常十分困难。胃MALT作为对Hp感染的反应，由边缘带不明显的反应性淋巴滤泡构成（图18.30）。滤泡周围的固有膜内可见包括浆细胞、T淋巴细胞等在内的混合性炎症细胞浸润。滤泡附近可见淋巴上皮病变，与MALT淋巴瘤的特征性淋巴上皮病变相似（图18.30B）。上皮内B淋巴细胞紧邻滤泡出现，IgD和IgM阳性的套区细胞外缺乏弥漫性浸润的IgM阳性IgD阴性的B淋巴细胞，这些现象有助于将其与MALT淋巴瘤区别开来（表18.2）。

鉴别获得性MALT和MALT淋巴瘤时，必须应用免疫组化染色或流式细胞术检测免疫球蛋白的轻链限制性以判断细胞的单克隆性。B细胞同时表达CD43通常提示该B细胞群为肿瘤性。采用PCR方法检测免疫球蛋白重链基因重排来鉴别多克隆性的淋巴

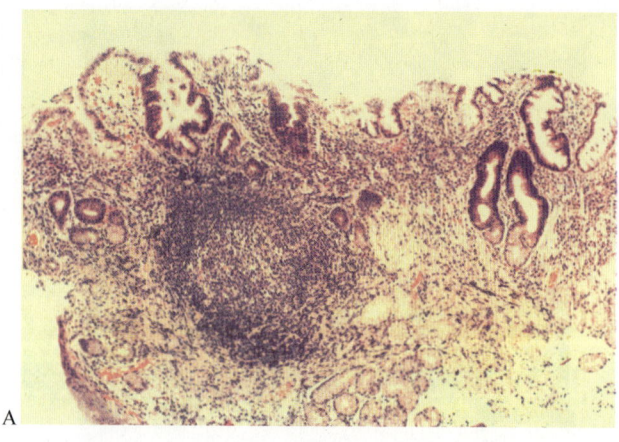 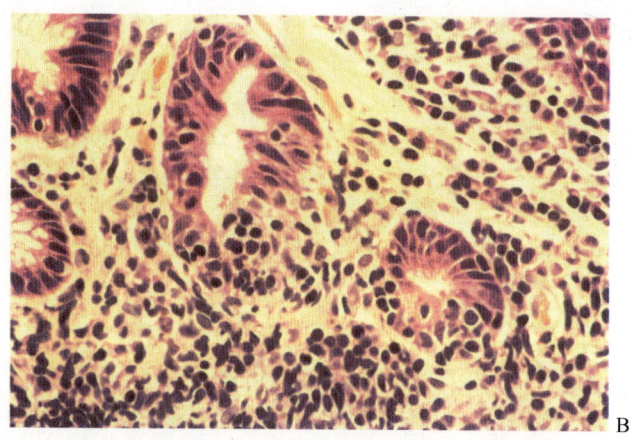

图 18.30　A：胃活检显示为 Hp 相关性慢性胃炎，有显著的淋巴滤泡形成。B：高倍放大显示邻近滤泡的胃腺体内有淋巴细胞浸润，与淋巴上皮病变类似。Wotherspoon 评分，3 分（见表 18.3）。

细胞浸润和单克隆性的 MALT 淋巴瘤仍存有争议，但毫无疑问的是，如果检测方法无误，则 PCR 阳性结果是支持淋巴瘤诊断的有力依据。Wotherspoon 等[39]提出了一个活检标本评分系统以协助鉴别 MALT 淋巴瘤和慢性胃炎（表 18.3）。

黏膜相关淋巴组织和其他小 B 细胞淋巴瘤

因为临床行为和治疗不同，鉴别 MALT 淋巴瘤和其他原发或累及结外部位的小 B 细胞淋巴瘤十分重要（表 18.1）。在肠道淋巴瘤后面的一节中有更为详细的讨论。小 B 细胞淋巴瘤包括套细胞淋巴瘤、小淋巴细胞性淋巴瘤（慢性淋巴细胞性白血病）和滤泡性淋巴瘤。套细胞淋巴瘤的细胞形态学与 MALT 淋巴瘤非常相似，有时也偶见淋巴上皮病变。然而，缺乏母细胞转化，加上存在 CD5 及 IgD 的表达，以及最重要的 t（11；14）染色体易位导致的 Cyclin D1 核表达，均支持套细胞淋巴瘤的诊断。小淋巴细胞性淋巴瘤（慢性淋巴细胞性白血病）的特征是小圆形淋巴细胞，通常伴有外周血淋巴细胞增多和假滤泡形成，但在结外部位假滤泡可能难以见到。肿瘤细胞表达 CD5、CD23 和 IgD，无 Cyclin D1 核表达，有助于进一步与 MALT 淋巴瘤鉴别。最后，滤泡性淋巴瘤亦可原发于结外，难以与 MALT 淋巴瘤的滤泡植入鉴别。滤泡内转化的 MALT 淋巴瘤细胞与中心母细胞相似，但通常 CD10 和 BCL6（核）阴性，而滤泡性淋巴瘤的滤泡内外细胞通常 CD10 和 BCL6 均为阳性。这些抗原标记物与滤泡树突状细胞标记如 CD21 或 CD23 联合应用，对诊断及鉴别诊断非常有帮助。细胞遗传学和分子遗传学检测 t（11；18）和 t（14；18）易位也有一定帮助。伴有浆细胞分化的 MALT 淋巴瘤难以与淋巴浆细胞性淋巴瘤鉴别。发生在诸如胃等结外部位（而不是淋巴结或脾脏）、特征性的集合淋巴小结样结构、出现细胞学上特征性的边缘带 B 细胞以及淋巴上皮病变，均支持 MALT 淋巴瘤的诊断。

MALT 淋巴瘤和腺癌

关于同时发生 MALT 淋巴瘤和腺癌的报道已有很

表 18.3　鉴别 MALT 淋巴瘤和慢性胃炎的评分系统

分值	诊断	组织学
0	正常	偶见浆细胞
1	慢性活动性胃炎	淋巴细胞聚集成簇，但无淋巴滤泡形成
2	滤泡性胃炎	显著的滤泡形成，无淋巴上皮病变
3	可疑，可能为反应性	有滤泡，附近偶见到淋巴上皮病变，无弥漫性浸润
4	可疑，可能为淋巴瘤	有滤泡，弥漫性边缘带细胞浸润，无淋巴上皮病变
5	MALT 淋巴瘤	有滤泡，弥漫性边缘带细胞浸润，可见淋巴上皮病变

MALT，黏膜相关淋巴组织。

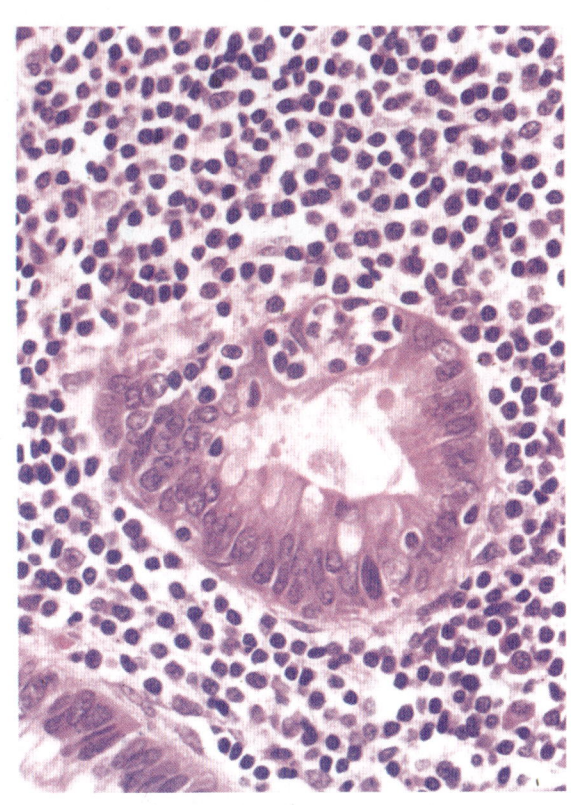 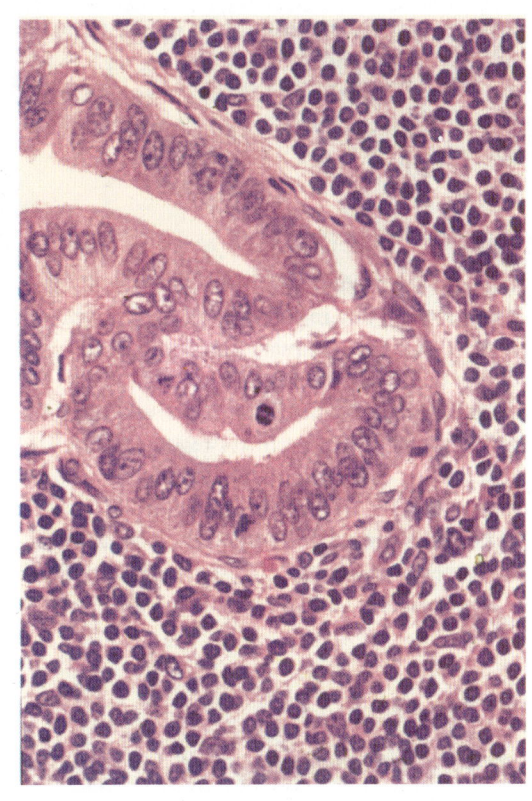

图 18.31 胃 MALT 淋巴瘤（左）与腺癌（右）同时存在。淋巴瘤细胞在胃肿瘤性腺体中不形成淋巴上皮病变。

多[80,81]，Nakamura 等[82]报道的 237 例胃 MALT 淋巴瘤中，10% 的病例同时存在腺癌。有趣的是，MALT 淋巴瘤在胃的肿瘤性上皮内不形成淋巴上皮病变（图 18.31）。Hp 在两者的发生机制中的作用可能有相关性[83]。

胃弥漫性大 B 细胞淋巴瘤

胃弥漫性大 B 细胞淋巴瘤（diffuse large b-cell lymphoma of the stomach，DLBCL）的发病率即便不超过 MALT 淋巴瘤，至少也是与之一样常见。MALT 淋巴瘤内可能出现灶状 DLBCL 区域，说明其与其他小 B 细胞类淋巴瘤一样，可发生 DLBCL 转化（图 18.17）。发生高级别转化的病变范围大小不一，既可表现为在 MALT 内有少量小片状聚集的大细胞，也可表现为大部分区域已为 DLBCL 所取代，仔细寻找方可发现残留的 MALT 淋巴瘤。部分胃 DLBCL 虽不见 MALT 淋巴瘤成分，但实际上是由 MALT 淋巴瘤转化而来，并完全被 DLBCL 所取代，其余病例为真正的原发 DLBCL。CD10 阳性的那些病例不大可能是由 MALT 淋巴瘤转化来的。不管怎样，转化性 MALT 淋巴瘤与原发性 DLBCL 的临床生物学行为并无差异[84]。

组织病理学

胃 DLBCL 的组织学特征与淋巴结内发生者无差别。肿瘤细胞可相似于生发中心母细胞或免疫母细胞，但与典型的生发中心母细胞相比胞浆更为丰富，具有浆母细胞样表现。奇异的、常常为多核的细胞并不少见，这些细胞有时类似于 Reed-Sternberg 细胞（图 18.32）。这种大细胞在腺体之间呈片状浸润，虽

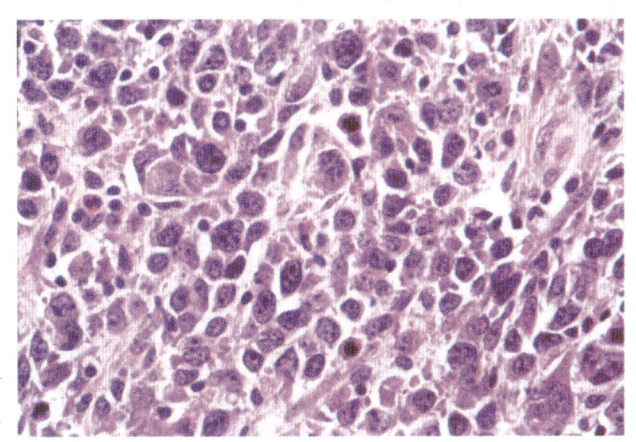

图 18.32 胃弥漫性大 B 细胞淋巴瘤。

然可以侵犯单个腺体形成淋巴上皮病变，但很少见。常伴有免疫组化染色为 T 细胞的小淋巴细胞增生。

免疫组化

转化性 MALT 淋巴瘤的特征是 BCL2 和 CD10 阴性[85]，但不同于 MALT 淋巴瘤，通常表达 BCL6[86]。另一方面，原发性胃 DLBCL 可表达 CD10，且部分病例表达 BCL2。CD21 免疫组化染色可以显示许多残留的滤泡树突状细胞（follicular dendritic cell，FDC）网，这是已被淋巴瘤取代或植入的反应性滤泡，这种现象可能提示 DLBCL 是由 MALT 淋巴瘤转化而来。然而，免疫表型特征不能可靠地区分转化性 MALT 淋巴瘤和胃原发性 DLBCL，后者 CD10 染色亦可阴性。

分子遗传学

有报道部分病例存在 BCL6 重排和（或）突变[87,88]，29% 的转化性 MALT 淋巴瘤存在 p53 杂合缺失突变[89]。携带有 t（11；18）易位的 MALT 淋巴瘤很少转化为 DLBCL[90]。某些报告提示，转化性 MALT 淋巴瘤与胃原发性 DLBCL 不同，前者中相当一部分病例存在 c-myc 重排[91]，但一般来说尚无可靠的遗传学特性能将转化性 MALT 淋巴瘤和原发性 DLBCL 区分开来。

预后

通常认为胃 DLBCL 较 MALT 淋巴瘤的生物学行为更差。Cogliatti 等[84]发现，胃 DLBCL 的 5 年生存率显著低于 MALT 淋巴瘤（75% 比 91%），而 DLBCL 与转化性 MALT 淋巴瘤之间却无差异。胃 DLBCL 选择化疗，但有趣的是，有几篇胃 DLBCL 病例报道显示 Hp 根除治疗有效[92,93]。

肠黏膜相关淋巴组织淋巴瘤

大多数肠 MALT 淋巴瘤发生于小肠，大肠非常罕见。但这两个部位发生的 MALT 淋巴瘤临床生物学行为上并无差异，故放在一起讨论。免疫增生性小肠病（immunoproliferative small intestinal disease，IPSID）是 MALT 淋巴瘤的一个独特的亚型，其与免疫球蛋白 α 重链合成增多有关，且发病具有明显的地域特征，主要发生于中东地区。免疫增生性小肠病作为一个独立的病种，放在无特殊流行病学或免疫学特征的普通肠 MALT 淋巴瘤之后讨论。到目前为止，只有少数几个关于肠道淋巴瘤的研究引入了 MALT 这个概念[22,94,95]。

临床表现

小肠淋巴瘤大部分发生于老年人，表现为肠梗阻，而结直肠淋巴瘤更多地表现为直肠出血。相当一部分结肠淋巴瘤发生在炎症性肠病的基础之上，但尚无证据证实其为小肠淋巴瘤的高危因素[96]。任何一段肠管都可能受累，尽管有病例报道小肠淋巴瘤可表现为多发性息肉病，但大部分病例为单发性病灶[97,98]。肠系膜淋巴结常常受累（临床 II_E 期），但就诊时即累及腹腔外部位如骨髓者却较为罕见。有些病例同时存在隐匿性的胃淋巴瘤，一般认为大部分继发于肠 MALT 淋巴瘤[99]。

组织病理学

肠 MALT 淋巴瘤的组织学特征与胃 MALT 淋巴瘤一样，可见到明显的反应性滤泡，围以肿瘤性边缘带细胞，并常伴有浆细胞分化（图 18.33）。淋巴上皮病变（图 18.34）虽不如胃 MALT 淋巴瘤那样常见，但几乎所有的病例均可找到。但一定注意不要过分强调淋巴上皮病变，特别是在末段回肠，因为这个部位的集合淋巴小结表面隆起的被覆上皮内正常情况下即可见到上皮内 B 细胞，并且会随着淋巴组织的增生而愈加明显。滤泡植入亦可见到。

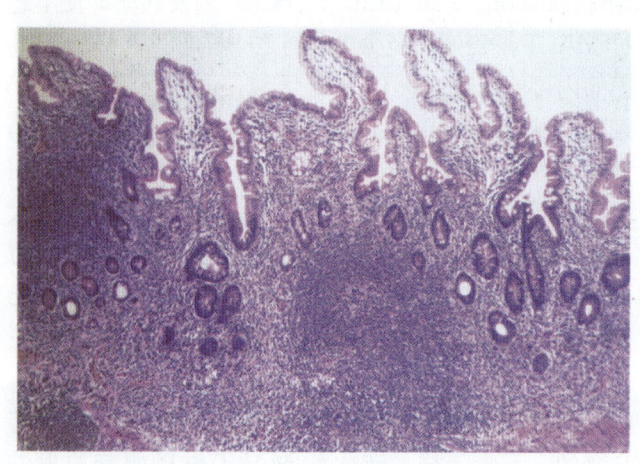

图 18.33　小肠 MALT 淋巴瘤。

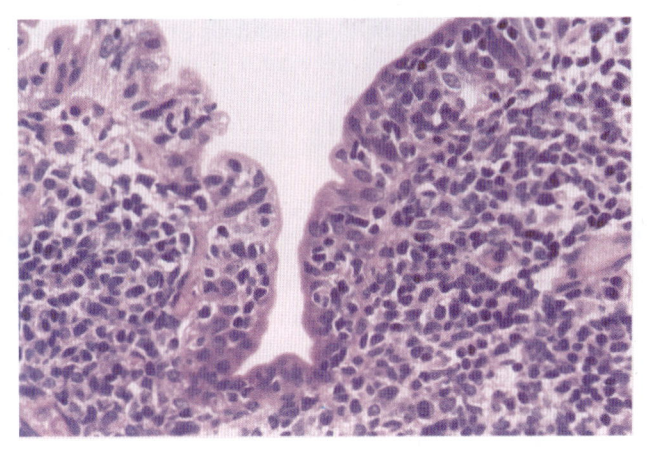

图 18.34　小肠 MALT 淋巴瘤中的淋巴上皮病变。

鉴别诊断

局灶性淋巴组织增生

局灶性淋巴组织增生发生于末段回肠，可以分为两种类型，一种常见类型发生在儿童和年轻人，另一种少见类型发生在老年人[100]。发生于年轻人者又被称作滤泡性肠炎、回肠鹅卵石症、非硬化性回肠炎、淋巴性假息肉病和淋巴细胞性末段回肠炎。本病男性较为常见，可引起回盲部肠套叠，表现为阑尾炎样症状或伴有出血。由于常根据临床表现而做出诊断，故相关的组织学描述很少，已刊载的报道描述可见到集合淋巴小结显著增生、境界清楚的淋巴滤泡形成并伴有黏膜下水肿。淋巴组织没有结构异常或肌层的浸润，与淋巴瘤几乎无相似之处。而成人型[101]临床上常存在数周到数年的腹痛，有时在右髂窝处会形成肿块。组织学改变包括黏膜内滤泡增生（图 18.35），常伴溃疡形成，弥漫性淋巴浆细胞浸润达肠壁深层，并常累及浆膜。有时可伴有明显的嗜酸性粒细胞浸润。集合淋巴小结内正常的边缘带细胞也有增生，使得这些细胞与上皮的关系更为密切。在斜切的切片中可见到类似于淋巴上皮病变的改变，这种形态与 MALT 淋巴瘤非常相似，但仍旧可以根据病变的多克隆本质将其与 MALT 淋巴瘤区别开。

肠弥漫性结节状淋巴组织增生

弥漫性结节状淋巴组织增生可发生于小肠、结肠，或两者同时受累。累及较长一段肠管的病例极为罕见。本病有两种类型，其中研究得最为清楚的是与先天性或获得性低丙种球蛋白血症相关的类

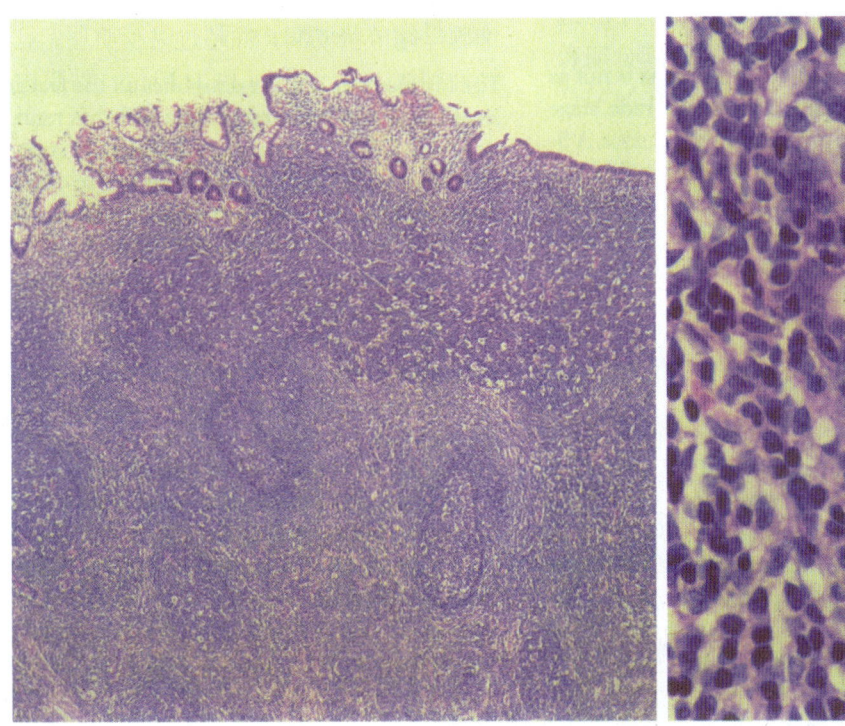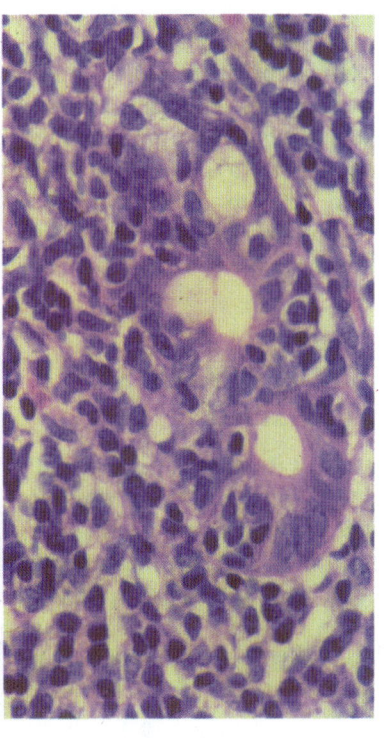

图 18.35　回肠末端局灶性淋巴组织增生，成人型。

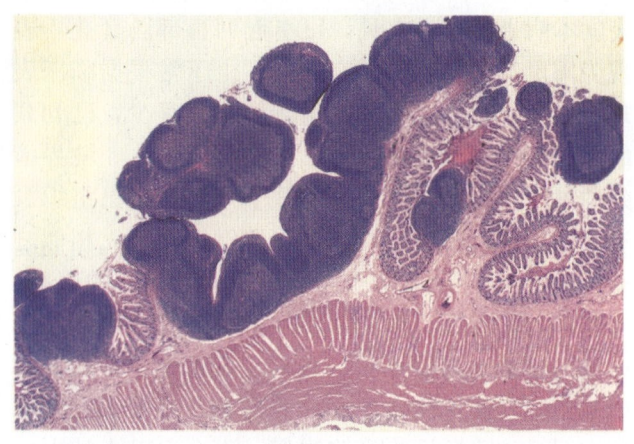

图 18.36　小肠淋巴组织弥漫性结节状增生。

型，此型与淋巴瘤几乎无关[102]。组织学上表现为生发中心增生扩大导致的黏膜淋巴滤泡增大（图 18.36）。这些增生的淋巴滤泡局限于黏膜内，周围是形态正常的套区。边缘带不明显，也无滤泡间浸润。第二种类型[103]不存在免疫球蛋白缺乏，且文献报道其与淋巴瘤关系密切。发生的淋巴瘤为 MALT 淋巴瘤，并与前面描述的增生淋巴滤泡相关。

预后

与胃的同类型的 B 细胞淋巴瘤相比，发生于肠道者的临床生物学行为较差。组织学分级、临床分期和能否手术切除对预后均有影响。文献报道肠 MALT 淋巴瘤的 5 年生存率为 44%~75%，而肠 DLBCL 的 5 年生存率为 25%~37%[94,95,104]。重要的是，MALT 淋巴瘤成分存在与否对肠 DLBCL 的生物学行为并无影响[95]。

免疫增生性小肠病

免疫增生性小肠病（IPSID）于 1965 年由 Ramot 首次提出[105]，是 MALT 淋巴瘤的一个变异型，以近段小肠弥漫性淋巴浆细胞（以浆细胞为主）浸润为特征。本病在中东最为多见，但是该地区的发病率似已显著下降。相当一部分病例报道来自于南非好望角地区[14]，还有一些来自其他地区的散发病例。IPSID 一个重要的鉴别特征是其中的浆细胞仅合成 α 重链，而无轻链。约 2/3 患者的血清或十二指肠液可检测出这种异常，因此也被命名为 α-链病（α-chain disease）。其余 1/3 病例也有 α 链蛋白合成，但不分泌[106]。

临床表现

IPSID 主要发生于年轻人，常常表现为严重的吸收障碍。有大量的报道提示，早期病例经广谱抗生素治疗后可以消退甚至治愈[107-109]。除去肠腔内特异性或非特异性免疫刺激原对部分早期 IPSID 病例非常有效，这一点很少有人质疑，但鉴于本病的自然病程特征，必须经过长期随访方能明确肯定治愈。综观 MALT 淋巴瘤的整体生物学行为，也许这一型 MALT 淋巴瘤在一定程度上只是一种抗原应答反应。

大体特征

IPSID 的大体表现与分期相关。大部分病例表现为空肠近段肠壁弥漫均匀增厚，伴有肠系膜淋巴结肿大。有时可形成界限清楚的淋巴瘤肿块，病变可以为多灶性，有时形成多发性小肠息肉。有时可累及胃，但很少累及其他腹腔脏器。

组织学特征

IPSID 组织学上表现为伴有明显浆细胞分化的 MALT 淋巴瘤。IPSID 病变分为三期[110]。A 期淋巴浆细胞浸润局限于黏膜层和肠系膜淋巴结。B 期细胞呈结节状浸润，并超过黏膜肌层；C 期形成淋巴瘤性肿块，并出现 DLBCL 转化。黏膜内浆细胞浸润可使绒毛增宽但不缩短（图 18.37、18.38）。浸润细胞不具侵袭性且无核分裂象。上皮隐窝周围肿瘤性边缘带 B 细胞聚集成簇，并形成淋巴上皮病变（图 18.39），该现象在 A 期即可出现，B 期更为明显。反应性滤泡的数量不等，B 期时边缘带 B 细胞植入滤泡，并形成淋巴结节（图 18.39），即所谓的滤泡性淋巴瘤变异型[14,111]。发生 DLBCL 转化的模式与胃淋巴瘤相同，且大细胞常有奇异的细胞形态（图 18.40）。

淋巴结受累

IPSID 早期即可有肠系膜淋巴结受累。最初表现为窦内充满成熟的浆细胞，随后出现特征性的肿瘤细胞浸润边缘带的形态（图 18.41）。淋巴结也发生滤泡植入，通常特征性地表现为生发中心内出现 α 重链阳性的浆细胞。

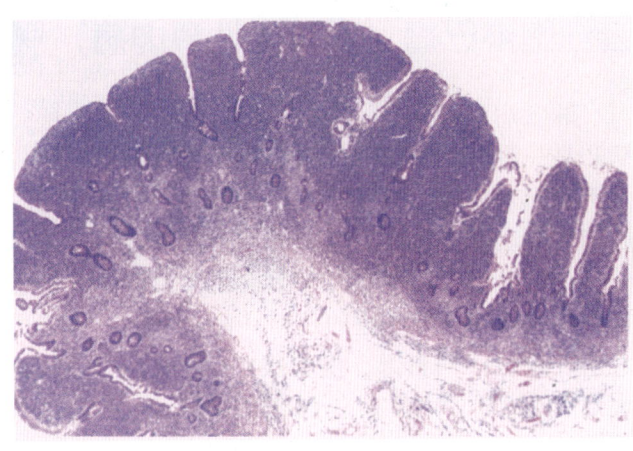

图 18.37 免疫增生性小肠病。黏膜有弥漫性浆细胞浸润，隐窝周边的浅染区相当于边缘带 B 细胞集聚。

免疫组化和分子遗传学

IPSID 的免疫组化研究证实，浆细胞、边缘带细胞和转化的母细胞合成 α 重链，而轻链缺如[13,14]（图 18.42）。IgA 恒定为 IgA1 亚型，但偶有病例报道 IgA1 和 IgA2 均有合成[13]。有小部分病例报道有轻链合成，且一旦发生均为轻链限制性[112]。肿瘤性边缘带细胞与其他部位的 MALT 淋巴瘤的免疫表型一致。有些病例浸润的细胞几乎全部为浆细胞，但 CD20 标记可显示出聚集在小肠隐窝周围的 B 细胞及其所形成的淋巴上皮病变。

对早期 IPSID（A 期和 B 期）病例的基因重排研究显示，重链和轻链基因发生了克隆性重排[113]。但

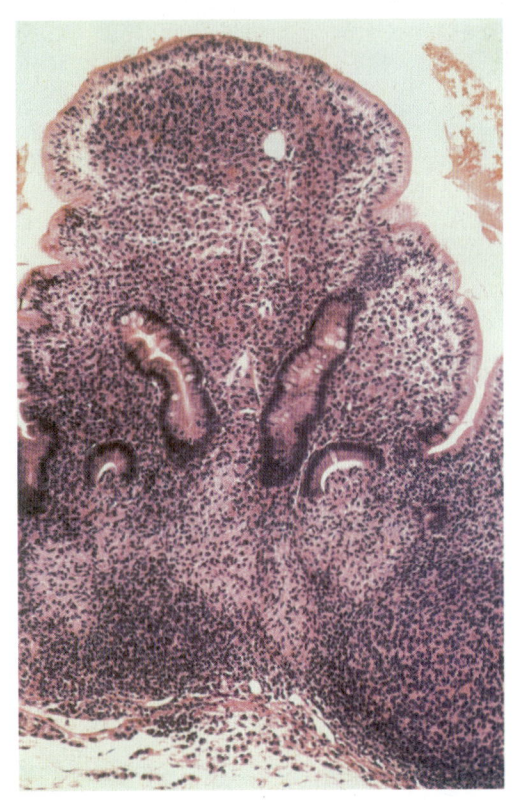

图 18.39 免疫增生性小肠病。显示 B 细胞淋巴滤泡和周边的边缘带细胞，肠隐窝处形成淋巴上皮病变。上方的固有膜内有明显的浆细胞浸润。

在 IPSID 中未检测到 t（11；18）易位[114]。

预后

IPSID 的病程较长，通常持续存在多年，只有

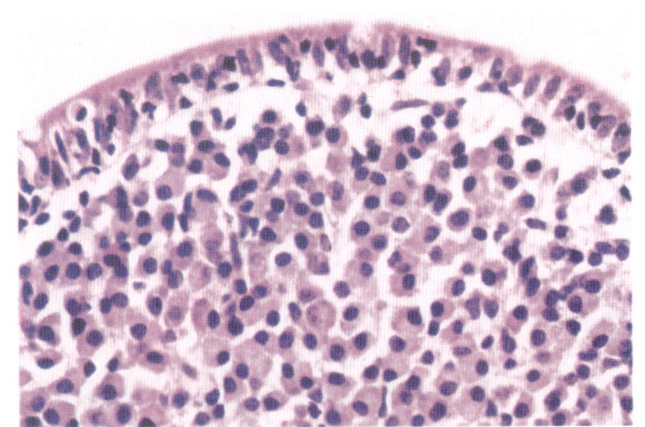

图 18.38 高倍放大显示免疫增生性小肠病黏膜固有膜内的浆细胞浸润。

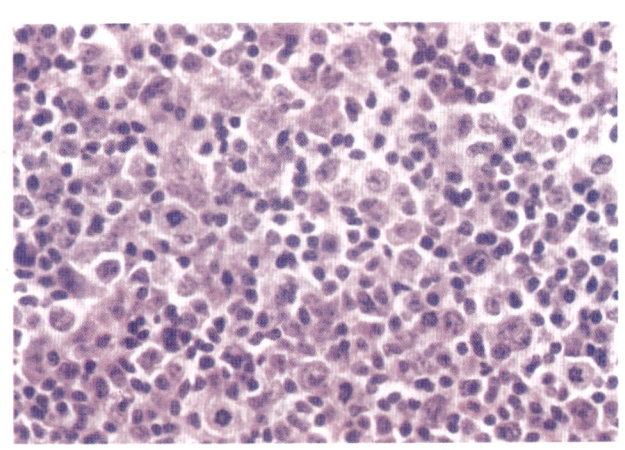

图 18.40 免疫增生性小肠病转化为弥漫性大 B 细胞淋巴瘤。

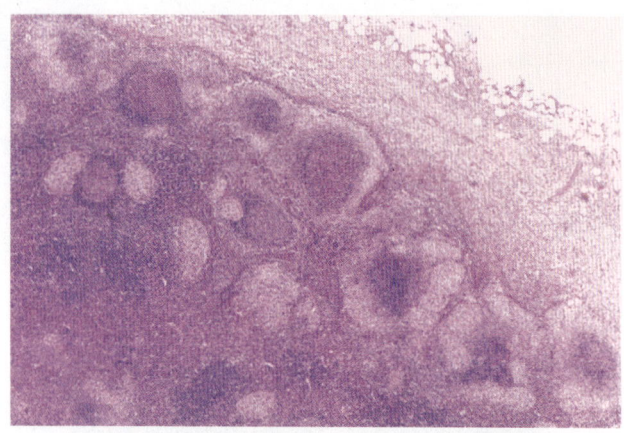

图 18.41 一例免疫增生性小肠病的肠系膜淋巴结，显示淡染的肿瘤 B 细胞浸润边缘带（与图 18.23 形成对比）。

晚期发生了高级别转化后才会扩散至腹腔外。有报道采用广谱抗生素治疗可使病变部分或完全缓解[107-109]。

病理生理学

免疫增生性小肠病在很多方面都有典型 MALT 淋巴瘤的表现，如自然病程长以及淋巴瘤一般局限在腹部，仅有很少数扩散至外周的病例报道。同样，组织学上，边缘带淋巴细胞的形态、淋巴上皮病变形成、浆细胞分化和滤泡植入等均毫无疑问地表明 IPSID 属于 MALT 淋巴瘤范畴。惰性的临床经过以及广谱抗生素治疗对部分 A 期 IPSID 有效，使人们普遍认为此阶段的 IPSID 是增生性、非肿瘤性的淋巴瘤前期状态。然而有研究发现，3 例伴有轻链合成[112]（IPSID 中少见的改变）的 A 期 IPSID 存在轻链限制性，另外 3 例的研究则显示同时存在有重链和轻链基因的克隆性重排[113]。因此，ISPID 在本质上极有可能就是肿瘤性病变。那么如何解释 A 期 IPSID 对广谱抗生素治疗有反应呢？IPSID 特征性的明显浆细胞分化，且这种改变在表面上皮下最明显均说明尽管是肿瘤性病变，但淋巴细胞并非完全自主性增生，并显示对某种特殊抗原或非特殊性免疫刺激原（如内毒素）存在一定程度的敏感性。抗生素通过去除肠腔内的免疫刺激原，能使黏膜内浸润的浆细胞消退，甚至抑制淋巴组织的生长。换句话讲，潜在的感染原和淋巴瘤之间的关系可能如同 Hp 与胃 MALT 淋巴瘤之间的关系。

套细胞淋巴瘤（淋巴瘤性息肉病）

淋巴瘤性息肉病（也称多发性淋巴瘤性息肉病）是一种较为罕见但有详细记载的病变[16, 115]。大部分患者年龄 50 岁以上，无明显的性别差异。临床主要表现为腹痛，有时可伴有黑便，钡餐或内镜检查可发现多发性息肉，活检证实为淋巴瘤性息肉。病变可累及胃肠道的任何一段，但多数病例最大的肿块位于回盲部。病变很少仅局限于胃肠道，大部分病例同时存在其他部位的套细胞淋巴瘤病变。

大体上，肠黏膜表面布满多发性白色息肉，直径 0.5～2 cm，有时也可表现为较大的肿物，特别是回盲部（图 18.43）。肠系膜淋巴结常明显受累。

组织病理学

最小的病灶仅由单个被淋巴瘤细胞弥漫取代的黏膜淋巴小结组成，有时残留有反应性生发中心。较大的息肉可表现为弥漫性或结节性淋巴组织增生，有时结节非常明显因而似滤泡性淋巴瘤（图 18.44）。特征性的改变是常可见到陷在肿瘤细胞中的"裸露的"反应性生发中心，肿瘤细胞似乎选择性地取代了这些生发中心的套区细胞。结节状结构可能是肿瘤细胞选择性取代原有的非肿瘤性滤泡后形成的[16]。肠腺体被取代消失，极少数情况下可见"淋巴上皮病变"（没有特征性的上皮改变）。典型病变中常可见散在的单个上皮样组织细胞和小的硬化血管。套细胞淋巴瘤细胞为一致性的小到中等大的淋巴细胞，有不规则的核，类似于生发中心细胞（图 18.45）。明显地缺乏转化的母细胞。免疫表型（见下）与来源于套区 B 细胞的亚群一致[116]。套细胞淋巴瘤有几种特殊的亚型，本书未予论述。

免疫组化和分子遗传学

肿瘤细胞特征性地表达全 B 细胞抗原以及 IgM、IgD、CD5、CD43，更为重要的是有 Cyclin D1 核表达[116]。这种类型淋巴瘤的其他特征还包括有 CD10、CD23 免疫组化染色阴性，以及出现相当稀疏的 CD21 阳性的滤泡树突状细胞（FDC）网[116]。

与结内的套细胞淋巴瘤一样，几乎 100% 的肠套细胞淋巴瘤均携带有特征性的 t（11；14）

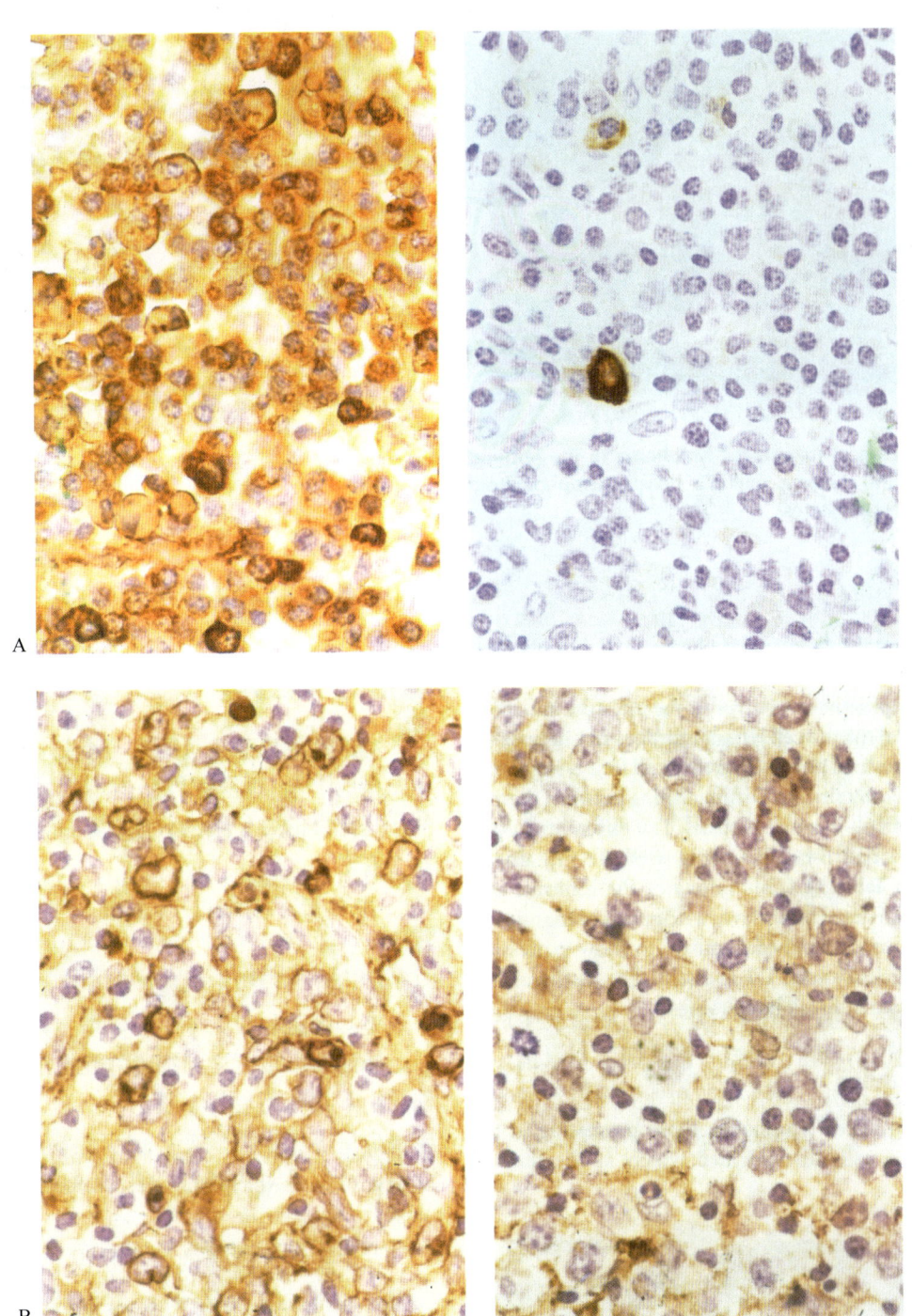

图 18.42　**A**：免疫增生性小肠病 α 链（左）以及 κ 和 λ 免疫球蛋白轻链（右）的免疫组化染色。**B**：转化性免疫增生性小肠病的 α 链（左）以及 κ 和 λ 免疫球蛋白轻链（右）的免疫组化染色。

（q13；q32）染色体易位，这种易位导致几乎 100% 病例 *bcl-1* 基因重排和 Cyclin D1 的核过表达[116]。

鉴别诊断

MALT 淋巴瘤、滤泡性淋巴瘤、小淋巴细胞性淋巴瘤（慢性淋巴细胞性白血病）均可表现为肠道的

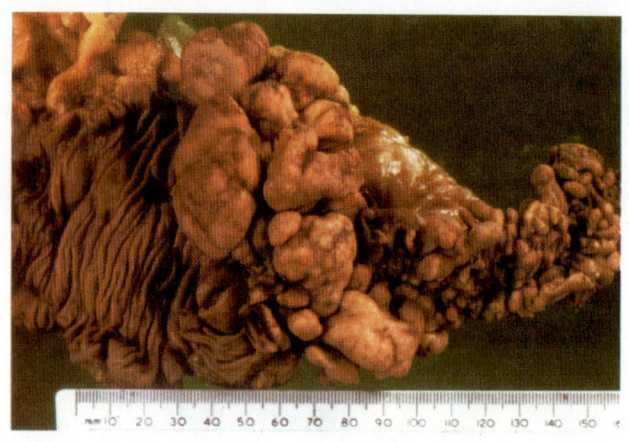

图 18.43　回肠末端和盲肠套细胞淋巴瘤，显示多发性息肉（淋巴瘤性息肉病）和盲肠肿块。

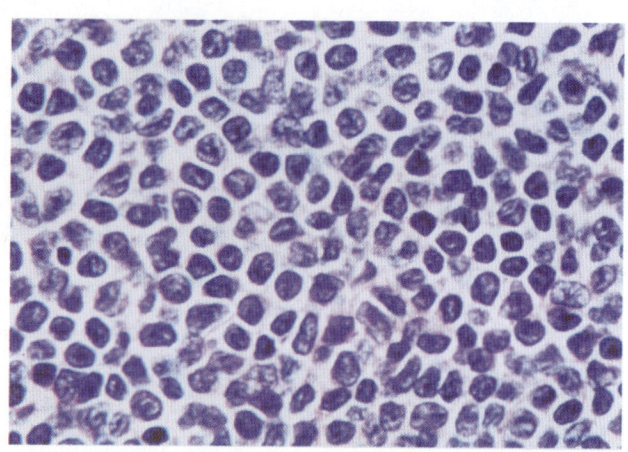

图 18.45　套细胞淋巴瘤的典型细胞学表现。

多发性淋巴瘤性息肉；相反，套细胞淋巴瘤也并不一定都表现为肠息肉。此外，所有这4种类型淋巴瘤的细胞形态可以非常相似。在小块活检组织中鉴别起来非常困难。这些肠道小B细胞淋巴瘤的鉴别诊断总结在表18.4中。单一性的细胞浸润以及缺乏转化性母细胞支持套细胞淋巴瘤的诊断，但免疫组化CD5表达和核CyclinD1阳性对于区分套细胞淋巴瘤与其他小B细胞淋巴瘤是必需的。

临床行为

与淋巴结发生的套细胞淋巴瘤一样，肠道发生的套细胞淋巴瘤在诊断时多已广泛扩散。通常在息肉病变诊断后很快就出现肝、脾、骨髓和外周淋巴结的受累。这种侵袭性的临床行为与MALT淋巴瘤的惰性行为迥异，因此两者的鉴别十分重要。

滤泡性淋巴瘤

滤泡性淋巴瘤也可原发于小肠，特别是回盲部和十二指肠[117]。仅检查胃肠道不足以判定肿瘤是原发的还是继发的，仔细的分期对于确定是原发还是继发非常有必要。

组织学特征

滤泡性淋巴瘤由典型的肿瘤性滤泡构成，其内主要是中心细胞和很少量中心母细胞，通常累及肠壁全层。滤泡间区常可见到细胞弥漫性浸润，浸润细胞体积较小，核略不规则（图18.46），浸润细胞可能形成很少量淋巴上皮病变，但仍然易与MALT淋巴瘤混淆，特别是对内镜活检组织或当滤泡植入非常显著时。

发生在十二指肠的滤泡性淋巴瘤是一个特别的类型，通常发生在Vater壶腹部[118-120]。当病变表现为黏膜下小结节时，常可在内镜检查时无意中发现，这种病灶仅由局限于黏膜内的一个或两个滤泡构成。仔细检查可以发现这些滤泡具有滤泡性淋巴瘤的特征，即主要由生发中心细胞构成、细胞排列无极向、无吞噬碎片的巨噬细胞。诊断这类微小病变通常依赖于免疫组化和（或）分子遗传学检测（见下文）。

免疫组化和分子遗传学

滤泡性淋巴瘤的滤泡通常表达CD10和BCL2，

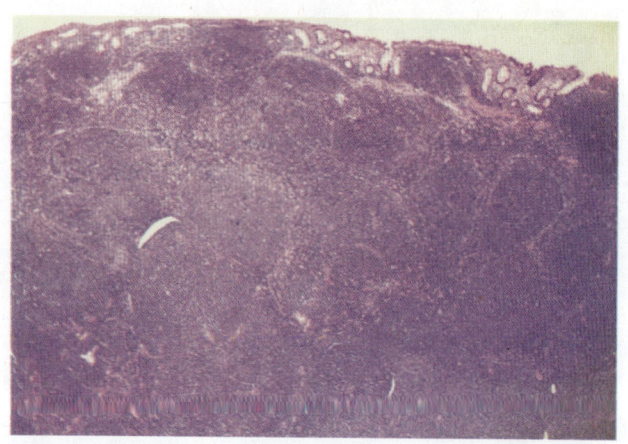

图 18.44　结肠的套细胞淋巴瘤。肿瘤具有滤泡状生长方式。

表 18.4　MALT 淋巴瘤的鉴别诊断

	MALT	套细胞	滤泡性	淋巴细胞性
滤泡结构	+	+	+	−（+）
淋巴上皮病变	+	−（+）	−（+）	−（+）
细胞学特征	CCL*	CCL	GCC**	L***
免疫球蛋白	M+，D−	M+，D+	M−/+，D−/+	M+，D+
CD20	+	+	+	+
CD5	−	+	−	+
CD10	−	−	+	−
Cyclin D1	−	+	−	−

CCL：生发中心细胞样细胞；GCC：生发中心细胞；L：淋巴细胞，有时为生发中心细胞样；MALT，黏膜相关淋巴组织。

且有轻链限制性（图 18.47）。然而，约 20% 的病例 CD10 阴性，且某些病例 BCL2 阴性。滤泡间区弥漫性增生的细胞 CD10 表达通常下降。有研究报道肠滤泡性淋巴瘤的细胞常常表达表面 IgA，后者是黏膜免疫系统的主要免疫球蛋白，而淋巴结的滤泡性淋巴瘤几乎不表达[121]。此外，这些细胞还表达 α4-β7 黏膜归巢受体（mucosal homing receptor）。

单克隆性免疫球蛋白基因重排的分子检测对于鉴别滤泡性淋巴瘤和反应性增生非常重要。上面引用的一篇文献中提到，肠滤泡性淋巴瘤的免疫球蛋白重链基因可发生广泛的抗原选择性突变。大部分的病例还可检测到 BCL2 基因重排[117]。

鉴别诊断

有助于鉴别滤泡性淋巴瘤的形态学和免疫表型特征列于表 18.4 中。滤泡间区细胞形成淋巴上皮病变的滤泡性淋巴瘤病例和 MALT 淋巴瘤的鉴别非常困难。生发中心外的细胞表达 CD10 对于滤泡性淋巴瘤具有诊断意义，同样具有诊断意义的是生发中心内的细胞共同表达 BCL2 和 CD10。

肠道弥漫性大 B 细胞淋巴瘤

弥漫性大 B 细胞淋巴瘤约占小肠淋巴瘤的 45%，其中半数病例可找到残留的 MALT 淋巴瘤病灶[95]。弥漫性大 B 细胞淋巴瘤的组织学特征与发生于胃者相似，免疫表型和分子遗传学特征也相同。

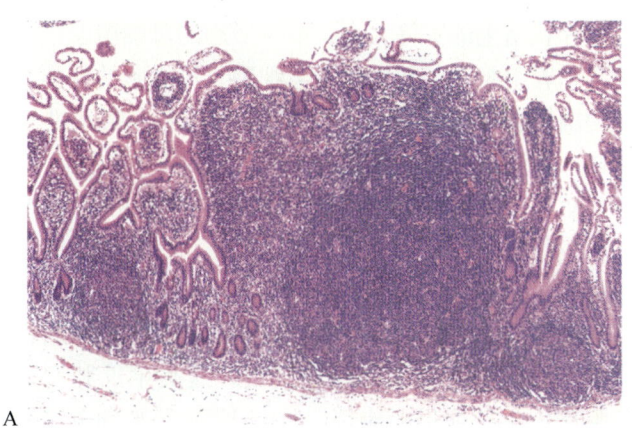
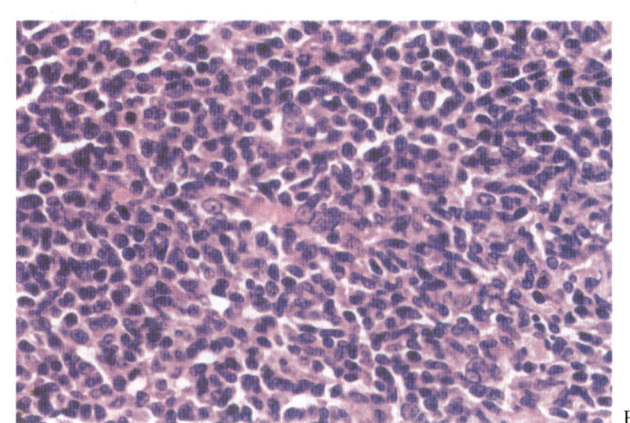

图 18.46　A：回肠的滤泡性淋巴瘤。B：高倍放大显示肿瘤细胞具有特征性的不规则的细胞核。

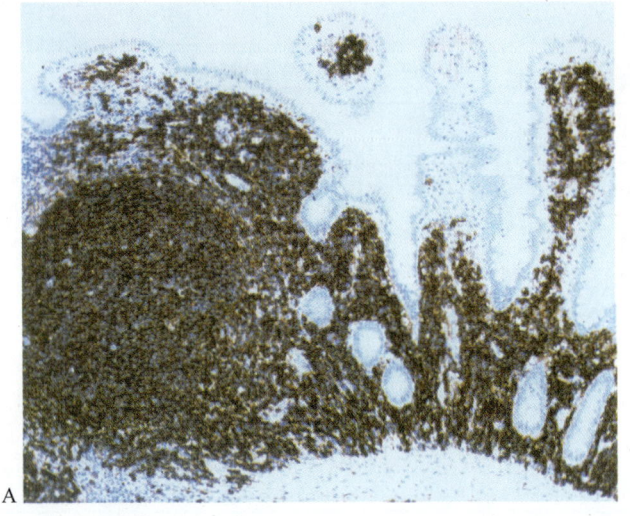
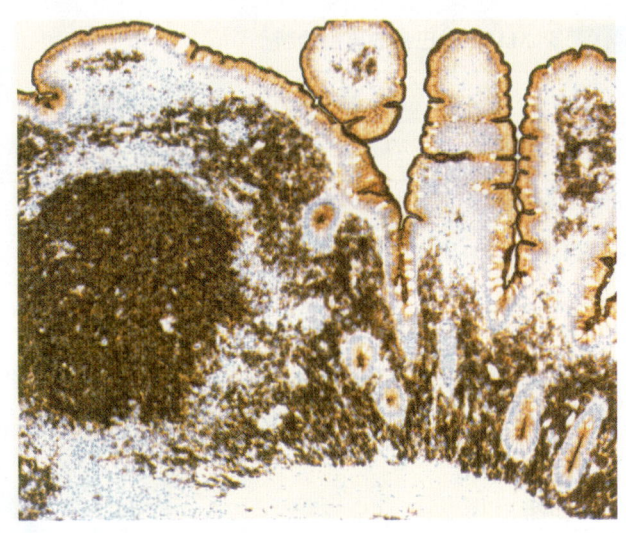
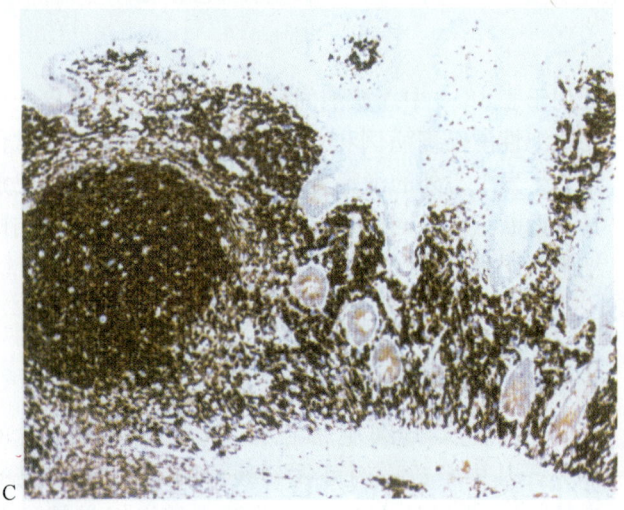

图 18.47 回肠滤泡性淋巴瘤。**A**：CD20。**B**：CD10。**C**：BCL2 CD10 阳性细胞见于 B 细胞滤泡外，而且生发中心 B 细胞表达 BCL2，具有诊断性。

Burkitt 淋巴瘤

在中东，原发性胃肠道 Burkitt 淋巴瘤是儿童较为常见的疾病[17, 122]。在阿尔及利亚进行的综合性研究显示，Burkitt 淋巴瘤占全部儿童非 Hodgkin 淋巴瘤的 46.5%，其中 60% 原发于肠道。本病男孩多见，发病高峰在 4～5 岁。回肠末端是最好发的部位，但小肠的任何部位均可被累及。临床常表现为肠套叠。此型 Burkitt 淋巴瘤的细胞遗传学改变与经典的非洲型相似，但在与 EB 病毒（Epstein-Barr virus，EBV）的相关性方面可能不完全一样。在西方国家，所谓散发性 Burkitt 淋巴瘤是儿童胃肠道淋巴瘤的最常见类型。Burkitt 淋巴瘤也可发生于年轻成人，与地方性 Burkitt 淋巴瘤（描述见前）非常相似。

大体上表现不一，可为局部阻塞性肿块，也可表现为累及很长一段肠管的巨大肿块。肠系膜淋巴结和腹膜后淋巴结常常受累。

组织病理学

组织学表现与经典的非洲型 Burkitt 淋巴瘤相似，由片状增生的中等大小、单一形态的母细胞取代正常肠黏膜组织，其间散在吞噬细胞。母细胞的特征表现为围绕胞核有少量窄小胞浆，核有多个嗜碱性小核仁，染色质呈粗块状（图 18.48）。

在西方国家，所谓的散发性 Burkitt 淋巴瘤最常发生于回盲部，且组织学改变与经典 Burkitt 淋巴瘤相似。然而，与经典 Burkitt 淋巴瘤不同的是肿瘤细胞间的差异略大，免疫组化检测显示肿瘤细胞合成胞浆内和细胞表面免疫球蛋白。这类罕见肿瘤的细胞遗传学特征仍不清楚，且与 EBV 感染的关系并不密切。

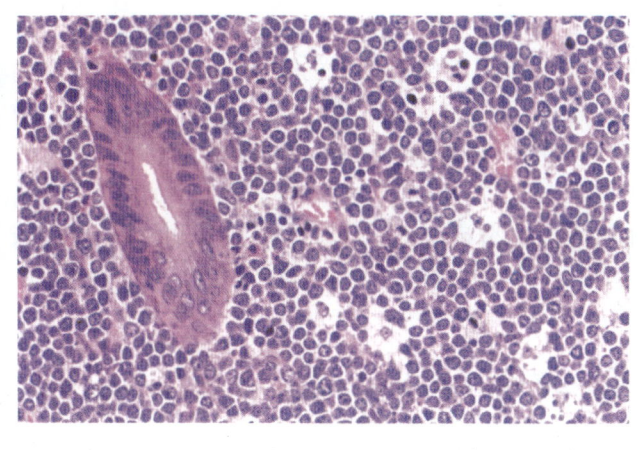

图 18.48　肠 Burkitt 淋巴瘤。

表 18.5　器官移植后医源性免疫抑制相关性淋巴组织增生性病变和淋巴瘤

早期病变
　　反应性浆细胞增生
　　传染性单核细胞增生症样改变
多形性移植后淋巴组织增生性疾病
单形性移植后淋巴组织增生性疾病
　　B 细胞淋巴瘤
　　　　弥漫性大 B 细胞淋巴瘤
　　　　Burkitt 淋巴瘤
　　　　浆细胞肿瘤
　　T 细胞淋巴瘤
　　　　外周 T 细胞淋巴瘤，非特殊型
Hodgkin 淋巴瘤

相当于外周淋巴结类似病变的其他类型原发性 B 细胞淋巴瘤

　　理论上讲黏膜相关淋巴组织可以发生任何一型淋巴瘤，但实际上，外周淋巴结常见的一些淋巴瘤类型很少发生于胃肠道，而且淋巴结相对罕见的类型如小淋巴细胞性淋巴瘤和淋巴浆细胞性淋巴瘤几乎从不原发于胃肠道。发生上述现象的原因尚不明确。

免疫缺陷相关性 B 淋巴细胞增生和淋巴瘤

　　胃肠道是免疫缺陷相关性淋巴组织增生性疾病（lymphoproliferative disorders，LPDs）和淋巴瘤常见的累及部位（表 18.5）。引起免疫缺陷的原因很多，包括：(1) 原发性免疫异常和免疫缺陷综合征；(2) HIV 感染；(3) 实体器官或骨髓同种异体移植所致的医源性免疫抑制；(4) 甲氨蝶呤治疗自身免疫性疾病所致的医源性免疫抑制。

　　所有这些免疫缺陷相关性淋巴瘤具有某些共同的组织学特征，包括以 B 细胞表型为主、高级别的组织学表现和 EBV 阳性。偶见报道的免疫抑制相关性 MALT 淋巴瘤是个例外，属于低度恶性，与 EBV 无关[123, 124]。不同原因所致的淋巴组织增生性疾病和淋巴瘤将在后面分别论述。

　　原发性免疫疾病和免疫缺陷综合征，包括 X 连锁淋巴组织增生性疾病、共济失调性毛细血管扩张症、Wiskott-Aldrich 综合征、普通变异性免疫缺陷病、严重联合免疫缺陷病、自身免疫性淋巴组织增生综合征、Nijmegan 断裂综合征和高 IgM 综合征等导致免疫监测无效的疾病。不同免疫缺陷疾病的本质千差万别，除了大部分病例都有 EBV 感染外，与之相关的淋巴组织增生和淋巴瘤也同样存在异质性。免疫缺陷相关性淋巴组织增生常累及肠道，与医源性免疫抑制所致者一样（见后），表现为多形性淋巴组织增生，或更多表现为弥漫性大 B 细胞淋巴瘤。也可发生 T 细胞淋巴瘤，特别是共济失调性毛细血管扩张症患者。Hodgkin 淋巴瘤也可发生，但除了 MALT 淋巴瘤之外的其他小淋巴细胞性淋巴瘤尚未见报道。

HIV 感染

　　胃肠道是 HIV 感染相关性淋巴瘤常见的部位，包括 Burkitt 淋巴瘤及其伴有浆细胞分化的变异型、弥漫性大 B 细胞淋巴瘤、非特殊性外周 T 细胞淋巴瘤和 Hodgkin 淋巴瘤。B 细胞淋巴瘤和 Hodgkin 淋巴瘤常可检测出 EBV。HIV 感染也可发生 MALT 淋巴瘤，但与 EBV 感染无关。

实体器官或骨髓异体移植所致的医源性免疫抑制

　　医源性免疫抑制继发的淋巴瘤统称为移植后淋巴

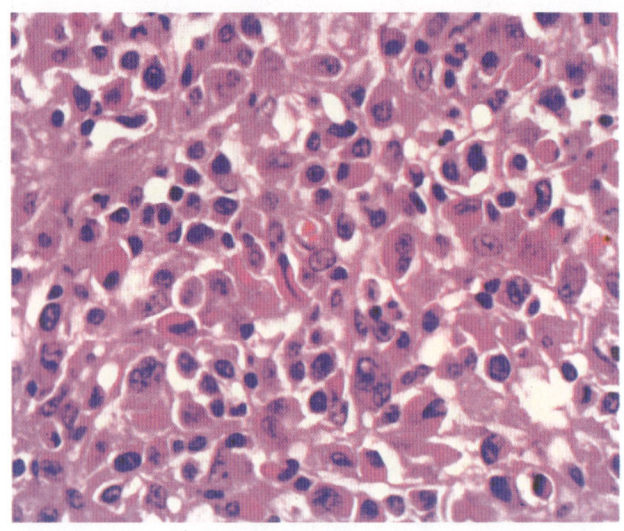

图 18.49 多形性移植后淋巴组织增生性疾病。此病例肿瘤细胞表达多种类型免疫球蛋白轻链，且 EBV 检测为阴性。

组织增生性病变（posttransplant lymphoproliferative disorders，PTLDs），它们与其他类型的免疫缺陷相关性淋巴瘤非常类似，这一点不足为奇。这类疾病越来越常见，与 HIV 相关性淋巴瘤共同组成了免疫缺陷相关性淋巴组织增生性疾病及淋巴瘤中最重要的一类。同样，胃肠道是最常见的受累部位。PTLDs 的整个疾病谱系见表 18.5。大部分的 PTLDs 可能是由 EBV 诱导的多克隆和单克隆 B 细胞增生所致[125]，原位杂交可检测到增生细胞中 EBV 编码的 RNA（EBER）。然而，约 20% 的病例 EBV 检测阴性，这部分病例引起淋巴细胞增生的具体病因仍不清楚。PTLDs 可发生在移植后的任一时段，这取决于异体移植的类型和所用的免疫抑制剂。

早期病变

反应性浆细胞增生表现为肠黏膜固有膜内大量成熟的浆细胞浸润，偶可见单个或多个转化的母细胞灶，但无组织结构破坏。免疫组化检测显示增生的浆细胞合成 κ 和 λ 免疫球蛋白轻链。在传染性单核细胞增多症样 PTLDs 中，病变由多形性增生的转化 T 细胞和 B 细胞组成，其内散在分布大的、有时为多核的细胞，类似于 Hodgkin 和 Reed-Sternberg 细胞。免疫球蛋白轻链检测显示为多克隆性。

多形性移植后淋巴组织增生性疾病

多形性移植后淋巴组织增生性疾病病变浸润破坏肠壁，可导致溃疡形成。病变由混合性细胞组成，从小淋巴细胞和浆细胞到大的转化的母细胞均可见到（图 18.49），可能有坏死区域和明显增生的证据。增生细胞可有 EBV 感染，也可以没有。此外，增生的 B 细胞能合成不同类型的轻链且 PCR 检测无单克隆性增生。部分病例可通过减轻免疫抑制程度使病变消退[126-128]，但其他病例则对治疗无反应，并进展为单形性 PTLD 或淋巴瘤。

单形性移植后淋巴组织增生性疾病

单形性移植后淋巴组织增生性疾病可表现为任一亚型的弥漫性大 B 细胞淋巴瘤、伴或不伴浆细胞分化的 Burkitt 淋巴瘤[129]（图 18.50）或浆细胞瘤[130]。大部分病例 EBV 阳性，且免疫组化检测显示为单一表型细胞增生和（或）分子生物学技术检测显示为单克隆性增生。停用免疫抑制剂病变很少消退。T 细胞型单形性 PTLD 也有报道，但极为罕见[131]。

Hodgkin 淋巴瘤

伴有 Hodgkin 淋巴瘤（HL）特征的 PTLD 必须严格按照 HL 的诊断标准与多形性 PTLD 鉴别。由于 PTLD 中的 HL 其 EBV 总是阳性，使两者的鉴别非常困难。

甲氨蝶呤相关性淋巴组织增生性疾病

据报道，这种少见类型的 LPDs 发生在使用甲氨蝶呤治疗各种自身免疫性疾病，特别是风湿性关节炎的患者中[132]。肠道是最常见的发生部位，且这种 LPDs 与 PTLD 的组织学谱系相同。有数例发生滤泡性淋巴瘤的报道。

肠病相关性 T 细胞淋巴瘤

早在 1937 年就有人首次报道了吸收不良与肠道淋巴瘤的关系[133]，当时认为是淋巴瘤通过某种途径造成了吸收不良。之后的研究发现恰好相反[134]，事实上，淋巴瘤是乳糜泻和谷胶敏感性肠病的合并症。1978 年 Isaacson 和 Wright 提出乳糜泻相关性淋巴瘤是一个独立的疾病，换句话说，它是恶性组织细胞增生症的一个变异型[135]。Isaacson 等后来证实此类病变的免疫表型和基因表型均为 T 细胞而非组织细胞[136]。这种淋巴瘤即为新的 WHO 分类中的"肠病

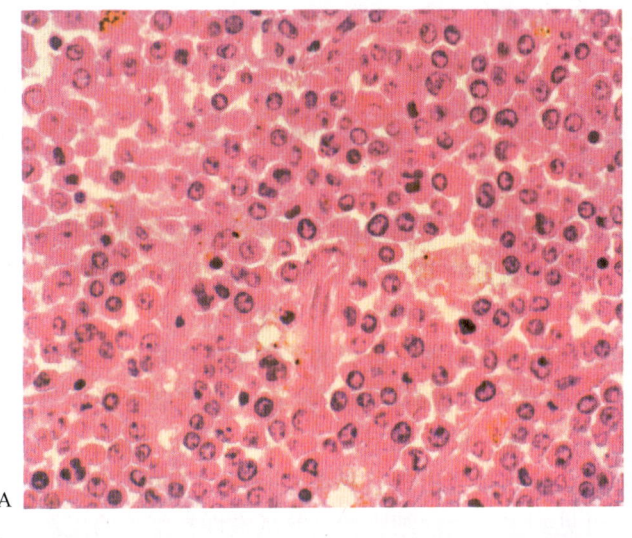
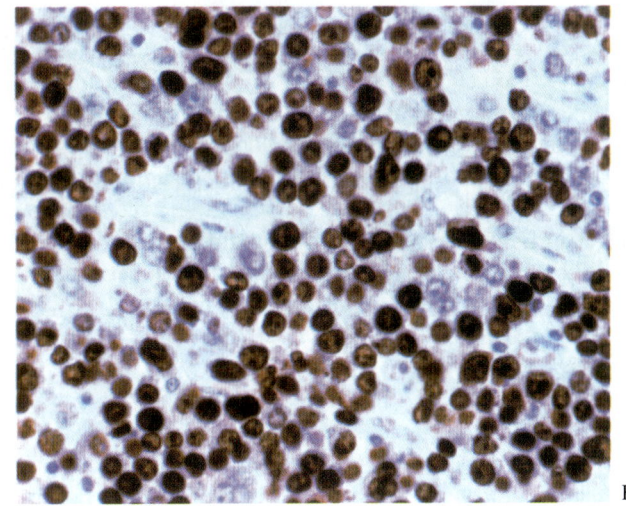
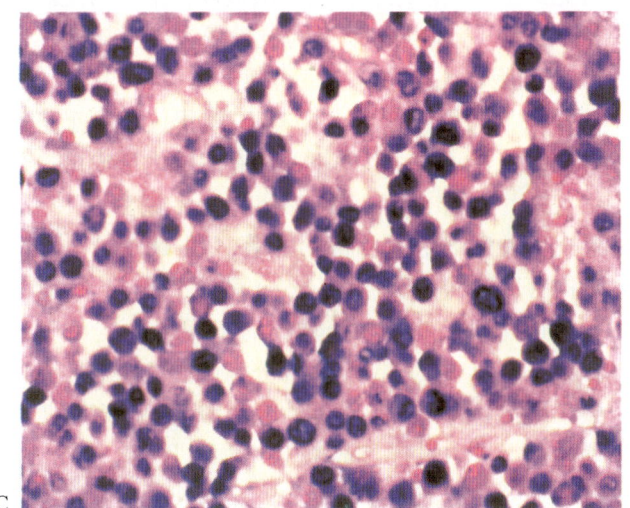

图 18.50　A：一例肾脏移植术后 8 年的患者发生的单形性移植后淋巴组织增生性疾病。肿瘤细胞呈浆细胞样细胞分化。B：免疫组化 Ki-67 染色显示增殖活性为 100%。C：原位杂交检测 EB 病毒编码的 RNA 为阳性。

相关性 T 细胞淋巴瘤"（enteropathy associated T-cell lymphoma，EATL）。

定义

肠病相关性 T 细胞淋巴瘤是上皮内淋巴细胞的肿瘤，伴有不同程度的转化，但通常表现为大淋巴细胞的肿瘤[5]。

流行病学

肠病相关性 T 细胞淋巴瘤好发于 50～70 岁的老年人，但也有发生于较年轻患者的零散报道。男女发病率相仿。即便不是全部也是大部分的 EATL 患者具有乳糜泻相关的人类白细胞抗原（HLA）DQA1 和 DQB1 基因型[137]。在诸如北欧等乳糜泻最为流行的地区，肠病相关性 T 细胞淋巴瘤最为常见，而在诸如远东等其他不发生乳糜泻的地区，EATL 极为罕见。

病因学

强有力的证据显示肠病相关性 T 细胞淋巴瘤是乳糜泻（谷胶敏感性肠病，在第 6 章中有详述）的合并症[138,139]。此型淋巴瘤可并发于有明确乳糜泻症状的患者，有些患者仅有乳糜泻相关病变如长期的疱疹样皮炎，但更多患者仅有短暂的成人期发作的乳糜泻和（或）疱疹样皮炎病史。目前推测这部分患者虽然无症状但实际上终生对谷胶过敏。支持这一观点的依据是部分病例尽管没有吸收不良的病史，但在因肿瘤切除的小肠标本中可发现空肠黏膜绒毛萎缩和隐窝增生。有些乳糜泻病例仅表现为上皮内 T 细胞增多，且少数病例的空肠看似正常或基本正常。研究显示，所谓隐匿型乳糜泻患者空肠黏膜的表现可能完全正常[140]，这就解释了之前被当作反对 EATL 与乳糜泻绝对相关证据的一些现象。

乳糜泻与 EATL 这种相关性的进一步的证据包括，乳糜泻患者和 EATL 患者的 HLA 表型一致[137]，EATL 患者表现出对谷胶过敏，以及乳糜泻患者改为无谷胶饮食后可防止淋巴瘤的发生[141]。乳糜泻患者发展为淋巴瘤的实际危险性仍存有争议。最近的研究[142]显示危险性增加 6 倍，但这个数字包括了全部淋巴瘤类型。如果专门计算发生 EATL 的危险性，那将会是这个数字的许多倍。

临床表现

最常见的临床表现是，成年期或儿童期有乳糜泻病史，从前对无谷胶饮食有反应的患者再次出现吸收不良而且伴有腹痛。有时还会伴有鱼鳞癣和杵状指。其他表现包括既往体健者突然出现严重的、通常是非谷胶敏感性腹泻，或因小肠穿孔或出血引起急腹症。大部分病例确诊时淋巴瘤病变已累及多段小肠并已扩散至其他部位。常见的扩散部位包括肠系膜淋巴结、肝、脾、骨髓、肺和皮肤。罕见的情况是以肠道外的病变为首发部位，之后才出现明显的肠道病变。

大体特征

EATL 可累及任何一段小肠，偶尔累及胃肠道的其他部分，包括结肠和胃，但大部分病例发生于空肠。肿瘤通常（但并非全部）表现为多发病灶，形成溃疡性结节、斑块、管腔缩窄或少数情况下形成大的肿块，后者有时可伴有外观似良性病变的溃疡及狭窄（图 18.51）。肠系膜内常有肿瘤细胞浸润，肠系膜淋巴结也常受累。有时肠道病变的大体改变远不如肠系膜淋巴结明显。

组织学特征

EATL 的不同病例之间甚至同一病例在组织学上都存在明显的差异（图 18.52）。最具特征性的表现是由大淋巴细胞构成的多形性肿瘤（图 18.52A）。其他病例可能由非常奇异的、常常为多核的巨细胞（图 18.52B），或伴有明显中位核仁的类似于免疫母细胞的比较单一的细胞组成（图 18.52C）。相当一部分病例，特别是当出现这种类型病变常见的广泛坏死时，可见到多量炎症细胞特别是嗜酸性粒细胞的浸润（图 18.52D），有时炎症细胞的数量极多甚至掩盖了肿瘤性 T 细胞。还有这样一组病例（见后），其中的肿瘤性 T 细胞特征性地表达 CD56，体积仅略大于正常小淋巴细胞，常常在黏膜下及固有肌层内形成单一形态细胞的片块样浸润（图 18.53）。无论哪一种亚型，上皮内肿瘤细胞通常都很显著（图 18.54）。可能出现肉芽肿结构，引起与 Crohn 病混淆。

远离病变处的小肠黏膜的组织学改变对于诊断 EATL 也有重要意义。大部分病例的改变与乳糜泻一致。因此，可见绒毛萎缩、隐窝增生、固有膜浆细胞增多和上皮内淋巴细胞数目增加（图 18.55）。与无合并症的乳糜泻改变一样，近端肠管的黏膜变化较为显著，远端病变较轻，因而空肠远端和回肠可表现正常。这一点对于发生在小肠远端的淋巴瘤尤需注意。部分乳糜泻病例的黏膜改变要轻很多。绒毛结构可以是正常的，诊断乳糜泻的唯一线索是上皮内淋巴细胞数目增多，后者在免疫染色切片上最易观察。上皮内淋巴细胞增多的程度可极为显著，甚至掩盖了上皮细胞。淋巴细胞体积小，无肿瘤细胞特征。在明显增多的病例，淋巴细胞可以进入固有膜，与固有膜内浸润的淋巴瘤细胞混杂在一起（图 18.56）。

远离淋巴瘤的肠黏膜常可出现多发性浅溃疡，延伸到黏膜下（图 18.57）。这些溃疡的基底含有多量以小淋巴细胞和浆细胞为主的炎症细胞浸润，表面覆以急性炎性渗出物。溃疡愈合形成瘢痕，继而导致肠腔狭窄。此外，黏膜肌层结构破坏以及出现由溃疡相关细胞被覆的腺体，即以前所说的假幽门腺化生，均加重了黏膜结构的变形[144]。

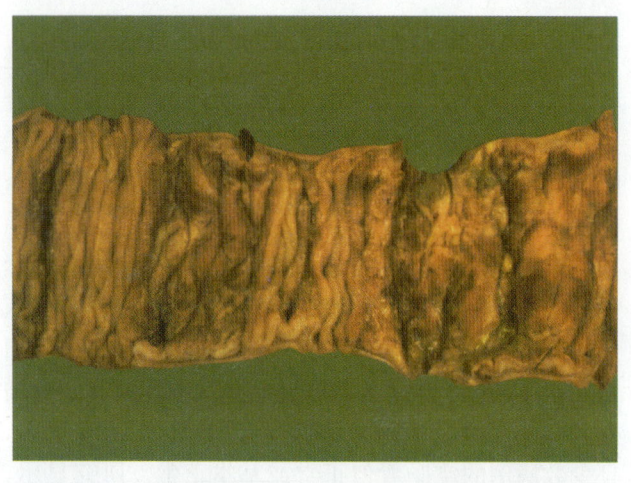

图 18.51 肠病相关性 T 细胞淋巴瘤的大体表现，显示小肠多发性溃疡性病变。

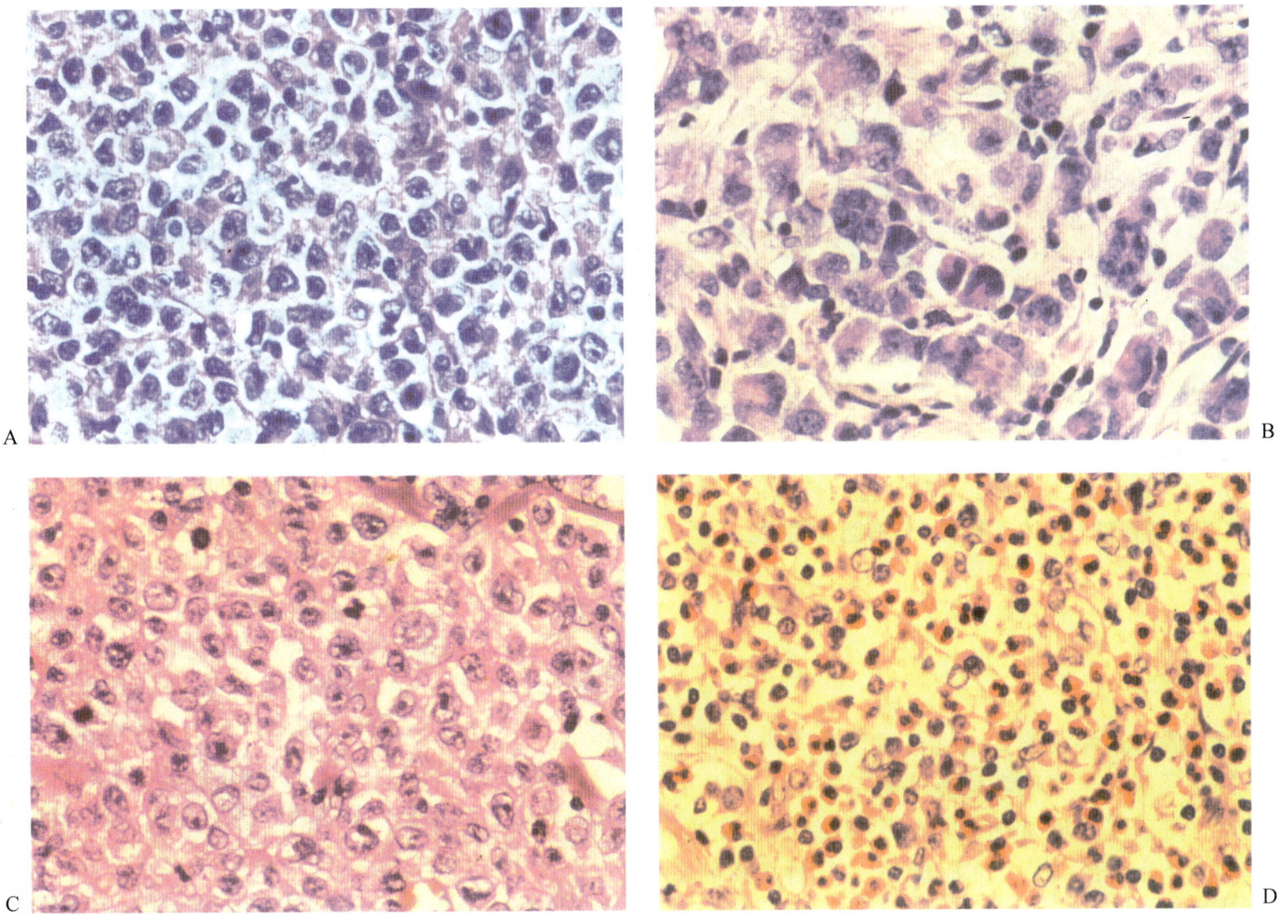

图 18.52 肠病相关性 T 细胞淋巴瘤的各种组织学变型。**A**：多形性大细胞变型。**B**：奇异形多核巨细胞变型。**C**：单形性免疫母细胞变型。**D**：炎症性变型。

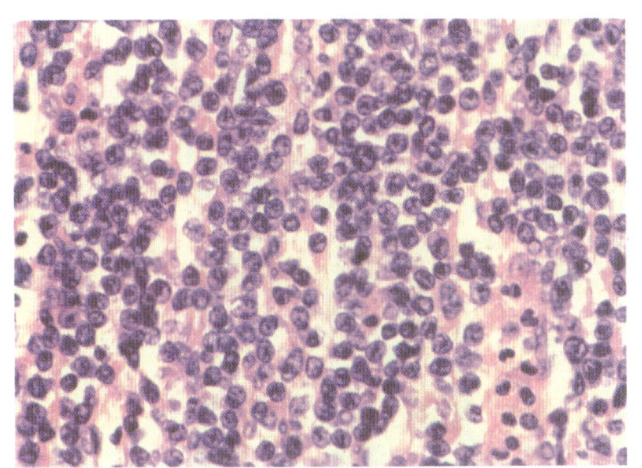

图 18.53 肠病相关性 T 细胞淋巴瘤的一个亚型，由形态单一的小细胞组成。

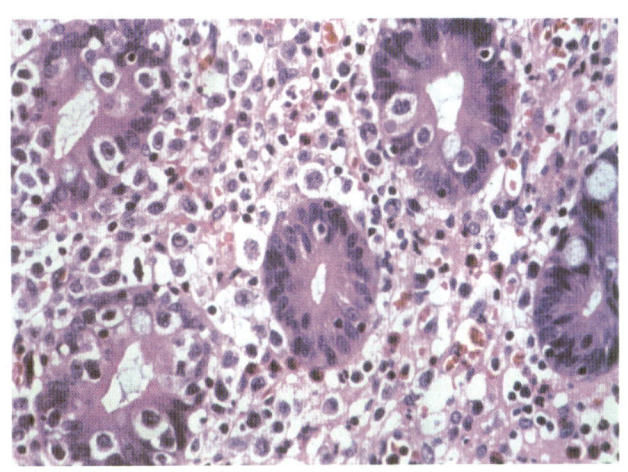

图 18.54 肠病相关性 T 细胞淋巴瘤的黏膜，显示上皮内肿瘤细胞浸润。

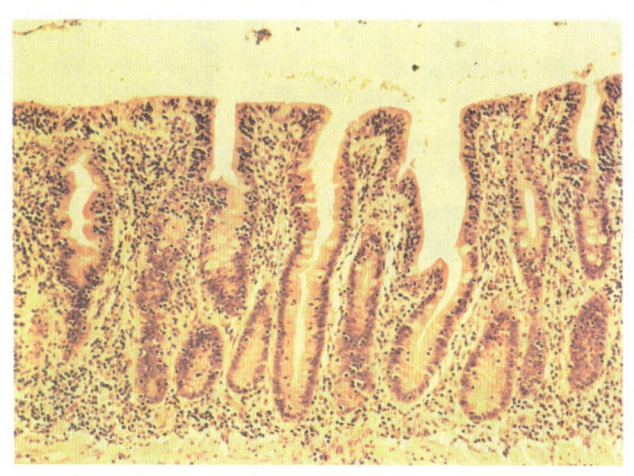

图 18.55 肠病相关性 T 细胞淋巴瘤（EATL），未被累及的肠黏膜显示绒毛萎缩，伴有隐窝增生。

淋巴结受累

肠系膜淋巴结受累的情况可表现为窦内浸润为主、副皮质区为主或两者均有（图 18.58）。部分病例特征性地表现为远离肿瘤主体的淋巴结发生坏死，并常累及整个淋巴结[145]（图 18.59）。这种坏死的原因仍不清楚。

免疫组化和分子遗传学

大部分 EATL 病例的肿瘤细胞表达 CD3、CD7、CD103 和粒酶 B（granzyme B）。CD4 和 CD8 通常阴性，表达 α/β 或 γ/δT 细胞受体。然而，这种免疫表型并非始终如一，有些病例肿瘤细胞不表达 CD3，或较常见的是表达 CD8。由大的间变细胞组成的 EATL 病例肿瘤细胞 CD30 通常阳性。由成片的单形性小淋巴细胞组成的 EATL 亚型，其免疫表型与其他的 EATL 不同，肿瘤细胞表达 CD3、CD8、CD56 和粒酶 B。未被累及的小肠黏膜上皮内 T 细胞，其免疫表型可以正常，但较常见的是，与所伴随的淋巴瘤一样，不表达 CD8（图 18.60）。

基因型研究显示 EATL 具有 T 细胞受体（TCR）β 或 γ 链基因的克隆性重排。TCRγ 链基因 PCR 扩增显示，相当一部分病例未受累的肠黏膜内也存在肿瘤细胞克隆扩增。一个系列 EATL 病例报道显示存在染色体 9q 增多，而进一步的研究则发现存在染色体 9p 的杂合性缺失[147, 148]。Baumgartner 等的研究发现，EATL 的染色体异常发生率高[149]，他们的后续研究表明，这种染色体异常涉及到 *NOTCH1* 和 *ABL1* 基因的扩增[150]。与某些其他类型的 T 细胞淋

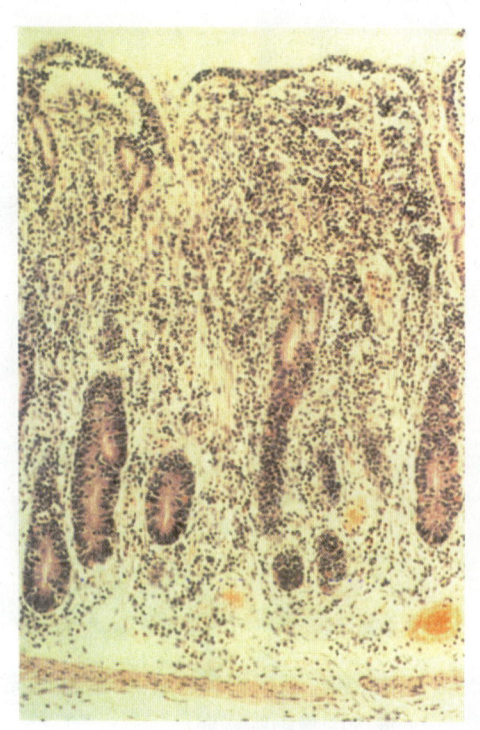 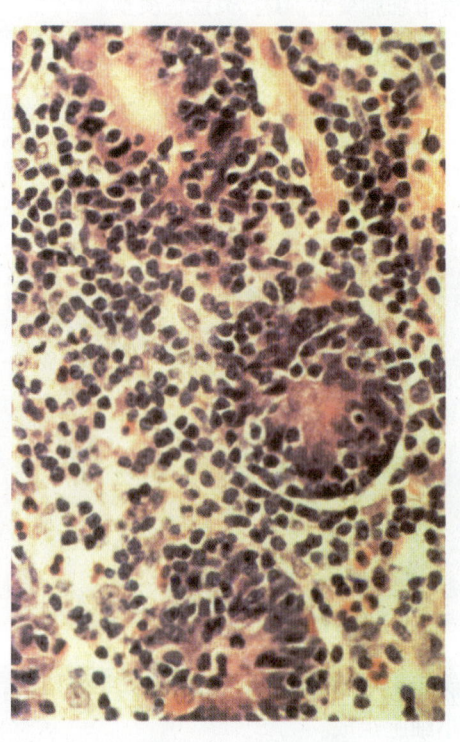

图 18.56 明显的上皮内淋巴细胞增多，并可见上皮内小淋巴细胞进入固有膜（右）。

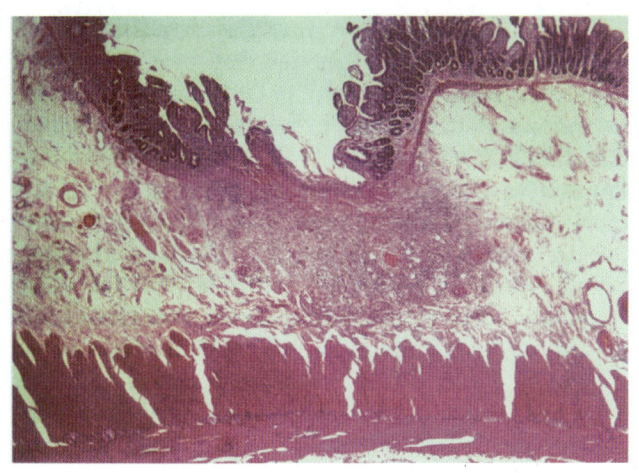

图 18.57 肠病相关性 T 细胞淋巴瘤未被肿瘤累及的黏膜形成炎症性溃疡。

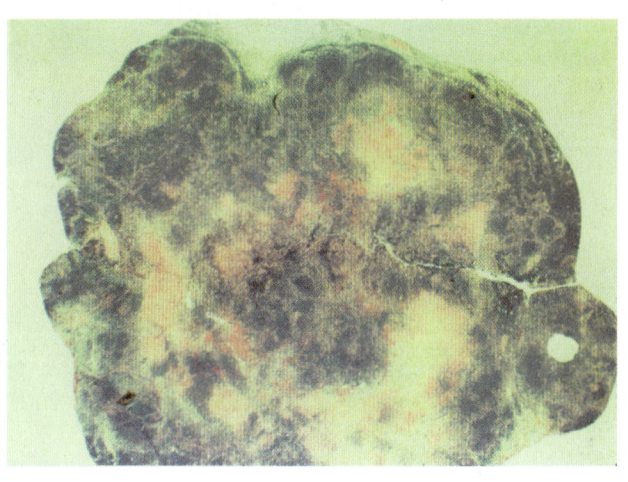

图 18.59 一例肠病相关性 T 细胞淋巴瘤的肠系膜淋巴结可见大面积坏死，但无淋巴瘤证据。

巴瘤一样，EATL 中也可检测到单克隆性 EBV-DNA 和潜在膜蛋白 1（latent membrane protein 1），尤以来自中美洲的报道为多见[151]。

可能的正常对应细胞

EATL 的免疫表型特征与上皮内 T 淋巴细胞（intraepithelial T lymphocytes，IELs）相似，后者被认为是此型淋巴瘤所对应的正常细胞[152]。然而，上皮内淋巴细胞的表型存在明显的异质性[153-155]。其中大部分为表达 CD3 和 CD8 的细胞毒性 T 细胞，并存在 TCRγ 链基因重排。有少部分 CD4 和 CD8 阴性的 IELs 表现为 TCRγ/δ 链重排，而非 α/β 链重排，这些 γ/δ 阳性的细胞占正常黏膜 IELs 的 10%～15%，而在乳糜泻患者的肠黏膜中比例可升至 30%。最后，还有很少量的第三种类型 IELs，即 CD56 阳性细胞，这部分细胞用石蜡切片进行免疫组化染色无法检出（未发表的结果）。

预后

EATL 的临床经过非常差，仅少部分病例经手术切除局部肿瘤后获得长期缓解。大部分病例肿瘤累及多段肠管而无法手术切除，或已播散至肠系膜淋巴结或腹腔外。化疗，有时联合骨髓移植可使患者获得暂时缓解。

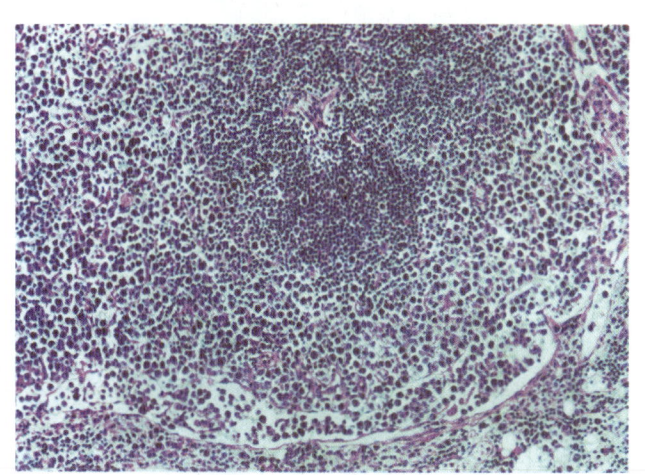

图 18.58 肠病相关性 T 细胞淋巴瘤累及肠系膜淋巴结。

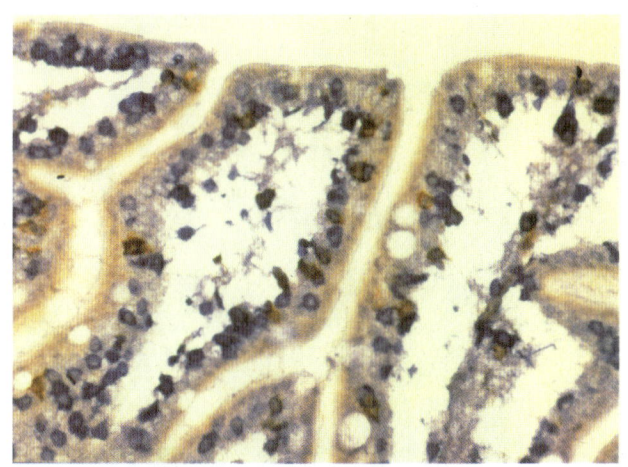

图 18.60 肠病相关性 T 细胞淋巴瘤未受累黏膜的 CD8（棕）和 CD3（蓝）双重染色，显示免疫表型异常的 CD8 阴性上皮内 T 细胞增多。肿瘤主体细胞也是 CD3 阳性、CD8 阴性。

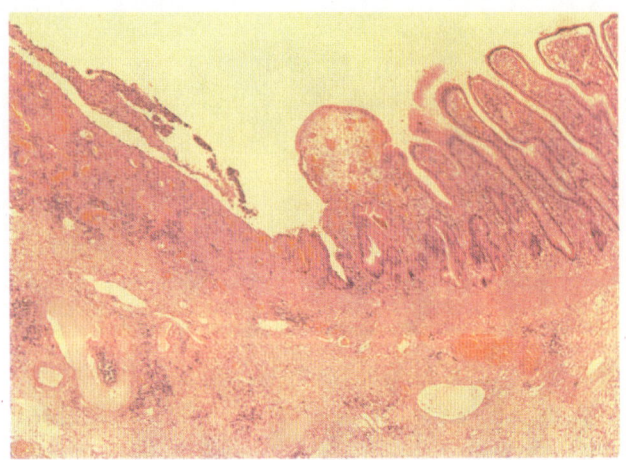

图 18.61 一例难治性乳糜泻患者的非特异性炎症性溃疡（溃疡性空肠炎）。

难治性乳糜泻

有些乳糜泻病例逐渐变得对无谷胶饮食疗法无反应，或者一开始就对无谷胶饮食疗法无反应。这些病例被称为难治性乳糜泻，或更常称难治性口炎性腹泻（refractory sprue）[156]。部分难治性乳糜泻患者在发作后不久可能就会发展为 EATL，而部分难治性乳糜泻可持续存在多年而不会进展为淋巴瘤。难治性乳糜泻患者小肠黏膜常表现出与 EATL 中一样的非特异性炎症性溃疡，这已被命名为溃疡性空肠炎（ulcerative jejunitis）（图 18.61）[157]。TCR 基因研究结果现已证实 EATL 和难治性乳糜泻明确相关。

Murray 等[146]运用 PCR 技术及测序分析 TCRγ链基因，结果显示在紧邻 EATL 的"未被肿瘤累及"的肠病性黏膜内存在与肿瘤细胞同样的 TCRγ链基因克隆性重排的 T 细胞群。Ashton-Key 等证实了这个发现并进一步发现 EATL 所伴发的非特异性溃疡，以及溃疡间的难治性口炎性腹泻黏膜均存在同样的 TCRγ链基因的单克隆性重排[158]。在最终发展为 EATL 的病例中，PCR 及测序分析显示恶性肿瘤细胞具有同样的单克隆性。Cellier 等[159]对难治性口炎性腹泻进行研究发现，此类病变的小肠黏膜内存在单克隆性的 T 细胞群，并显示这群 T 细胞由表型异常的 CD3（＋/－）、CD4（－）和 CD8（－）的上皮内淋巴细胞组成（图 18.62）。Cellier 等随后又收集了

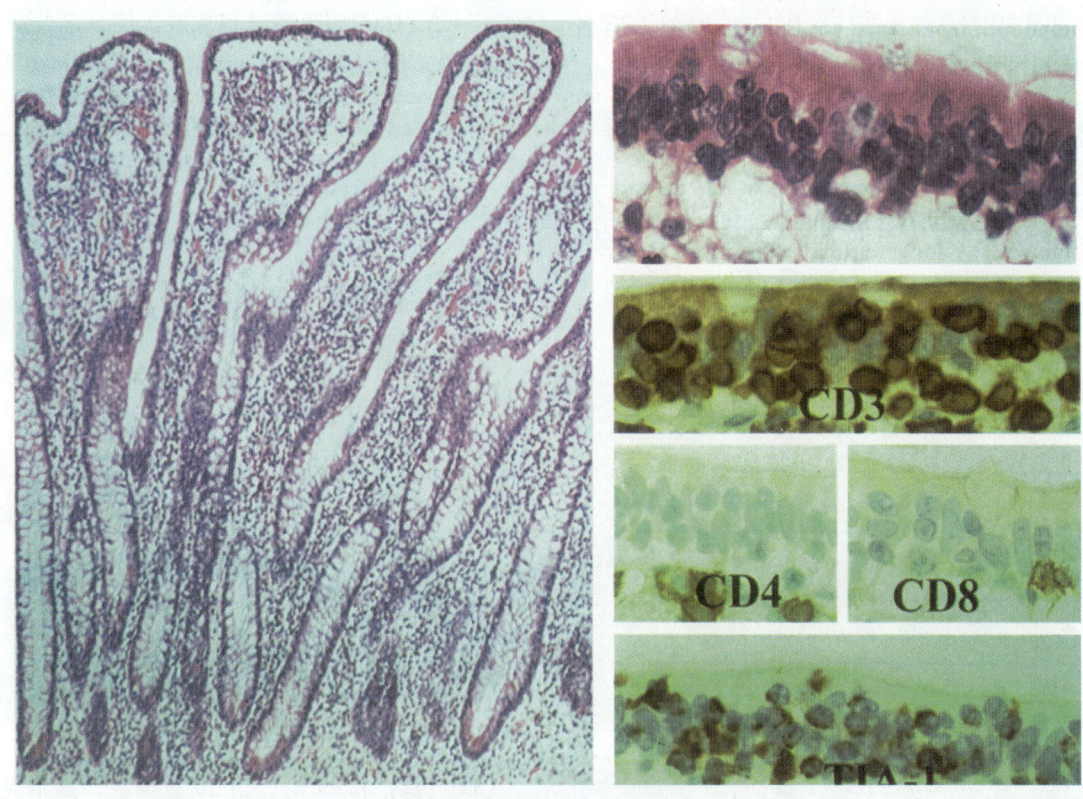

图 18.62 与图 18.61 所示同一病例邻近的完整黏膜。上皮内增多的 CD3 阳性的 T 细胞 CD4 阴性，但细胞毒性颗粒（TIA-1）阳性（右下）。

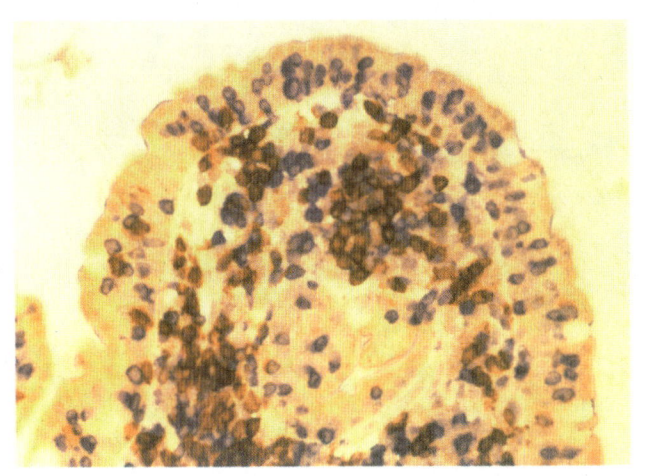

图 18.63　一例难治性乳糜泻患者黏膜的 CD8（棕）和 CD3（蓝）双重染色，可见上皮内增多的 CD3 阳性 T 细胞表型具有异常的 CD8 阴性表型。

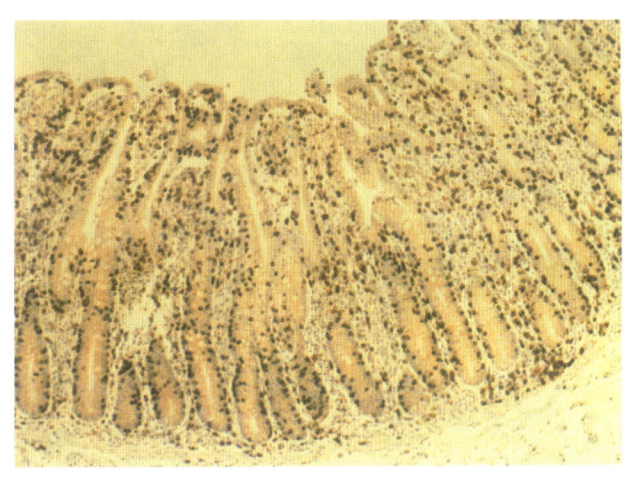

图 18.64　CD56 阳性的肠病相关性 T 细胞淋巴瘤未被肿瘤累及的肠黏膜，可见大量 CD56 阳性的上皮内 T 细胞。

难治性口炎性腹泻患者的临床和实验室检查资料[160]。重要的是，他们的发现明确了乳糜泻和难治性口炎性腹泻之间的关系，即大部分难治性口炎性腹泻病例存在乳糜泻特异性的抗肌内膜抗体或抗麦胶蛋白抗体，以及其他一些乳糜泻的特征，如既往曾对去除谷胶疗法有反应或具有特征性的 HLA DQA1*0501 和 DQB1*0201 表型[137]。此外，他们的结果还显示几乎所有真正的难治性病例，上皮内淋巴细胞或为单克隆性，或存在表型异常，或两者均有。

总结上述研究令人产生了几点疑问，即检测到小肠内单克隆性 T 细胞群的意义何在。首先，这些细胞究竟聚集在什么部位以及它们的表型如何？其次，如果存在相关性，那么以肠病黏膜内出现单克隆性 T 细胞增生为特征的各种肠病伴发症状之间的关系如何？第三，克隆性是否等同于肿瘤或恶性病变？最后，检测到此类改变对病人的治疗有何提示意义？

Bagdi 等[161]对伴有小肠黏膜单克隆性 T 细胞增生的难治性乳糜泻患者的小肠活检切片进行 CD8/CD3 双重染色，结果显示上皮内 CD8（＋）的 T 细胞数量显著下降（图 18.63）。此外，EATL 病灶间黏膜内那些细胞形态良性的上皮内淋巴细胞的免疫表型和基因型与肿瘤细胞一致。特别是当肿瘤由单形性 CD56（＋）细胞组成时，这些淋巴细胞也表达 CD56（图 18.64）。有趣的是，这些单克隆性、免疫表型异常的上皮内淋巴细胞常位于隐窝上皮内，与未并发淋巴瘤的乳糜泻患者不同，后者上皮内淋巴细胞局限于表面上皮内。另外，这些细胞广泛分布于从胃到肛门的整个胃肠道内。

因此，似乎可以比较稳妥地得出结论，即难治性口炎性腹泻患者出现的单克隆性上皮内淋巴细胞虽然既无细胞学异常又不形成肿块，但它们是肿瘤性的。这些表型异常、单克隆性的上皮内淋巴细胞的聚集似乎是 EATL 发生的第一步。因此难治性乳糜泻和（或）溃疡性空肠炎患者常发生肿瘤性 T 细胞病变，并可能累及胃肠道的大部分区域。这组患者通常表现出严重的持续性吸收不良，因此治疗非常困难。在这种情况下是使用淋巴瘤的化疗方案还是需要制订新的方案，目前尚不确定。此外，还需进行细胞和分子生物学研究，特别是明确肿瘤性上皮内淋巴细胞和纯粹的 EATL 细胞之间的确切关系。

与肠病无关的其他类型 T 细胞淋巴瘤

Carbonnel 等描述了一型独特的肠道 T 细胞淋巴瘤，肿瘤由 CD4（＋）的小淋巴细胞组成，广泛分布于肠黏膜固有膜内[162]。与 EATL 一样，这提示了其与原本的胃肠淋巴组织之间存在特殊的相关性，也就是说与固有膜内而非上皮内 T 淋巴细胞有关。这些病例的特征是进展缓慢、生存期长，这在 T 细胞淋巴瘤中罕见。

CD56 阳性的鼻型 T/NK 细胞淋巴瘤主要发生于上呼吸道，不仅常扩散至胃肠道，也可原发于胃肠道[20]。淋巴瘤累及多个部位，形成肿块。肿瘤通常沿肠黏膜浸润，并伴有绒毛萎缩，但与 EATL 不同的是，这仅见于淋巴瘤浸润的黏膜，而未受累肠黏膜

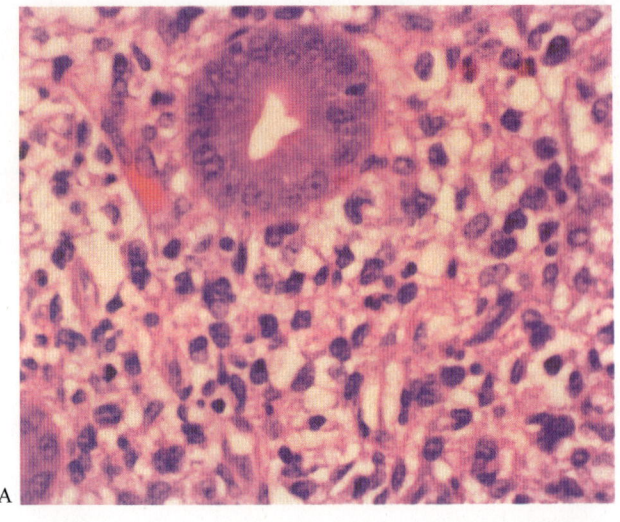
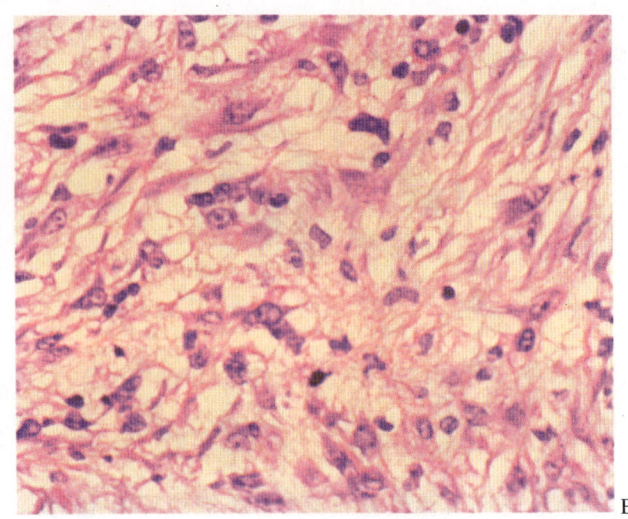
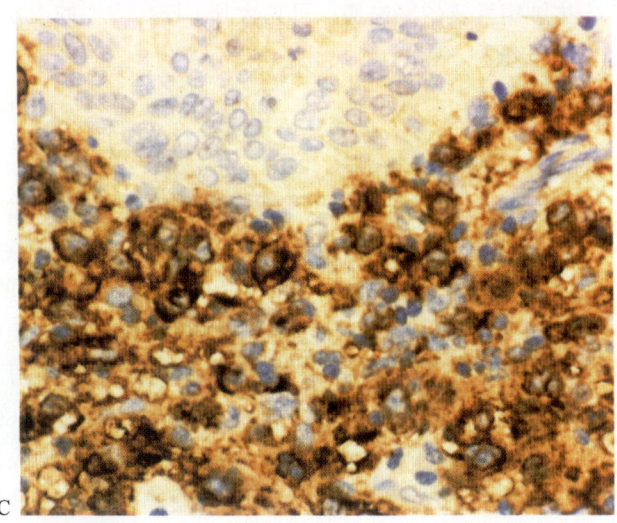

图 18.65 小肠组织细胞肉瘤。**A**：黏膜内的肿瘤细胞有丰富的泡沫状胞浆和深染的多形性核。**B**：浸润浆膜的肿瘤细胞呈梭形。**C**：肿瘤细胞表达组织细胞抗原，例如 CD163。

的绒毛结构正常。

关于胃肠道发生的各型 T 细胞淋巴瘤已有大量个例报道，但是尚无被认可的临床病理类型。

组织细胞肉瘤

肠道真性组织细胞肉瘤早已有文献报道[163-166]。此型肿瘤均发生于小肠，通常形成溃疡型肿块。肿瘤细胞通常胞浆丰富，有时呈泡沫样（图 18.65A）。肿瘤细胞形态可以奇异，常为多核，在部分病例中，肿瘤细胞局灶排列成梭形细胞肉瘤样结构（图 18.65B）。所有病例均伴有淋巴结受累。肿瘤细胞具有组织细胞（巨噬细胞）表型，如 CD11c、CD163（图 18.65C）、溶菌酶和 CD68 阳性。常可见具有树突细胞特征的细胞，例如细胞核明显扭曲以及 S-100 灶状阳性。此类肿瘤的死亡率很高。

Langerhans 细胞组织细胞增生症

Langerhans 细胞组织细胞增生症有时也可累及消化道，表现为孤立的组织细胞灶，细胞胞浆丰富嗜酸，核有核沟或呈咖啡豆样（图 18.66）。肿瘤细胞通常表达 CD1a 和 S-100（图 18.66 B、C）。

粒细胞肉瘤

在罕见的情况下，急性髓性白血病可表现为胃肠道的孤立性肿块，易与淋巴瘤混淆[167]。肿瘤细胞特征性的细颗粒状染色质、无核仁（图 18.67）以及可见嗜酸性晚幼粒细胞，均有助于诊断。通过恰当的免疫组化染色，包括 MPO、CD56、CD34（图 18.67）和溶菌酶可进一步确诊。诊断后通常很快就出现急性白血病的表现，但也有中间间隔 15 年的报道。

A

B

C

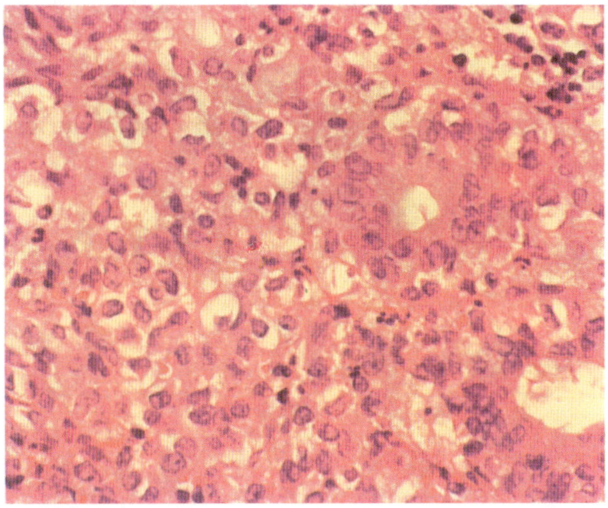

图 18.66 结肠 Langerhans 细胞组织细胞增生症。**A**：肿瘤细胞的特征为有丰富的嗜酸性胞浆以及“皱缩”的、有时有核沟的咖啡豆样核。**B**：肿瘤细胞表达 S-100 蛋白。**C**：肿瘤细胞 CD1a 阳性。

A B

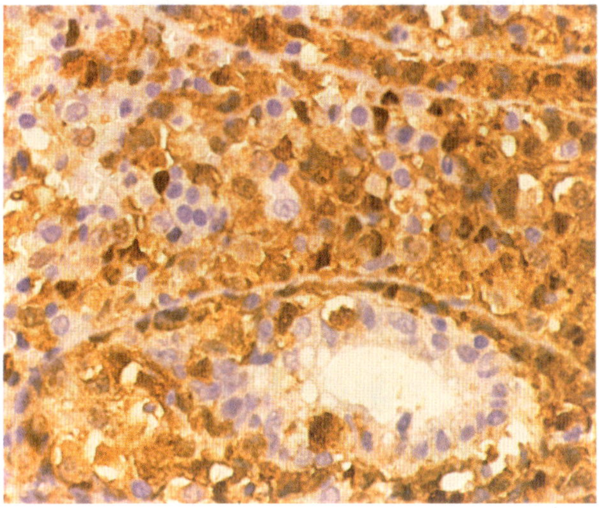

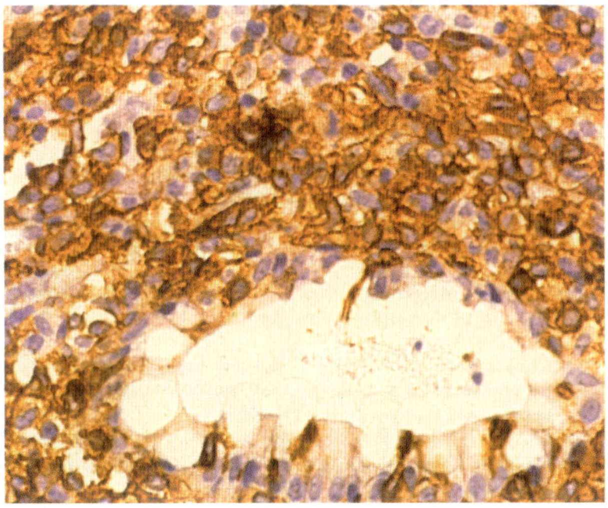

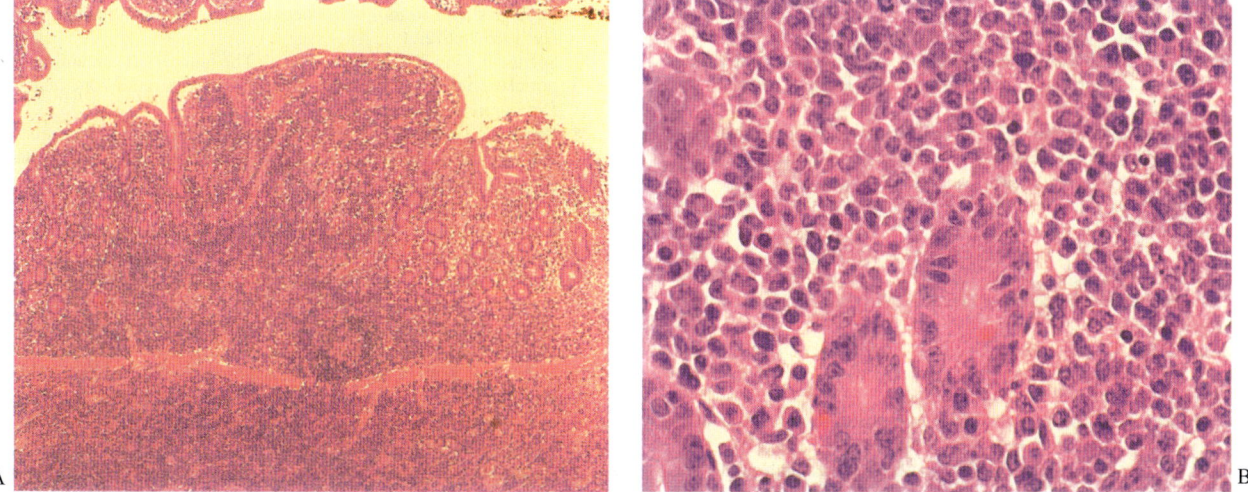

图 18.67 小肠的粒细胞肉瘤。**A**：黏膜层及黏膜下层均可见肿瘤细胞浸润。**B**：高倍放大显示肿瘤细胞大、染色质呈颗粒状，无核仁（待续）。

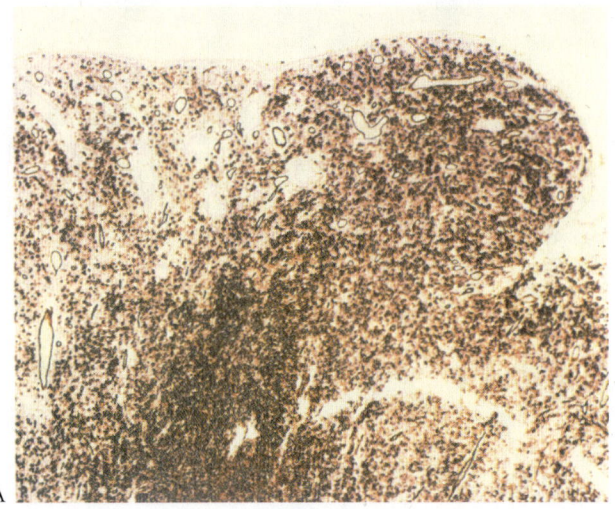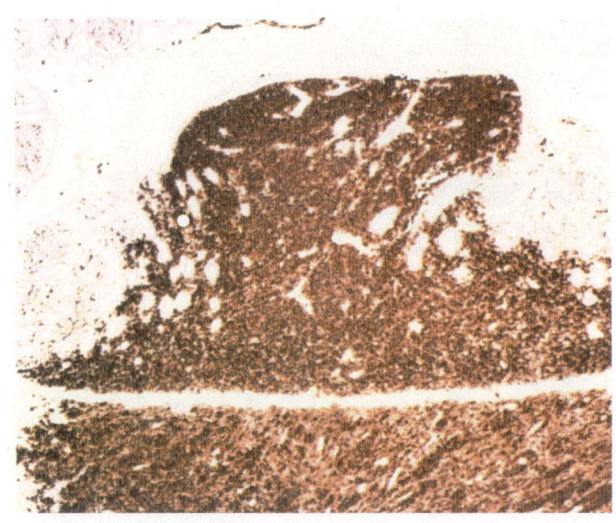

图 18.67　（续前）C：肿瘤细胞 CD56 阳性。D：肿瘤细胞表达 CD34。

参考文献

1. Freeman C, Berg JW, Cutler SJ: Occurrence and prognosis of extra-nodal lymphomas. *Cancer* 1972;29:252.
2. Otter R, Bieger R, Kluin PM, et al: Primary gastrointestinal non-Hodgkin's lymphoma in a population-based registry. *Br J Cancer* 1989;60:745.
3. Azab MB, Henry-Amar M, Rougier P, et al: Prognostic factors in primary gastrointestinal non-Hodgkin's lymphoma: a multivariate analysis, report of 106 cases, and review of the literature. *Cancer* 1989;64:1208.
4. Hayes J, Dunn E: Has the incidence of primary gastric lymphoma increased? *Cancer* 1989;63:2073.
5. Salem P, Anaissie E, Allam C, et al: Non-Hodgkin's lymphomas in the Middle East. A study of 417 patients with emphasis on special features. *Cancer* 1986;58:1162.
6. Doglioni C, Wotherspoon AC, Moschini A, et al: High incidence of primary gastric lymphoma in northeastern Italy. *Lancet* 1992;339:834.
7. Fischbach W, Kestel W, Kirchner T, et al: Malignant lymphomas of the upper gastrointestinal tract. Results of a prospective study in 103 patients. *Cancer* 1992;70:1075.
8. Dawson IMP, Cornes JS, Morson BC: Primary malignant lymphoid tumours of the intestinal tract. Report of 37 cases with a study of factors influencing prognosis. *Br J Surg* 1961;49:80.
9. Mihaljevic B, Nedeljkov-Jancic R, Vujicic V, et al: Primary extranodal lymphomas of gastrointestinal localizations: a single institution 5-yr experience. *Med Oncol* 2006;23:225.
10. Nakamura S, Matsumoto T, Iida M, et al: Primary gastrointestinal lymphoma in Japan: a clinicopathologic analysis of 455 patients with special reference to its time trends. *Cancer* 2003;97:2462.
11. Musshoff K: Klinische Stadieneinteilung der Nicht-Hodgkin-Lymphome. *Strahlentherapie* 1977;153:218.
12. Jaffe E, Harris NL, Stein H, Vardiman JW (eds): *World Health Organization Classification of Tumours. Pathology and Genetics of Tumours of Haematopoietic and Lymphoid Tissues*. Lyon, France: IARC Press, 2001.
13. Isaacson PG, Dogan A, Price SK, et al: Immunoproliferative small-intestinal disease: an immunohistochemical study. *Am J Surg Pathol* 1989;13:1023.
14. Price SK: Immunoproliferative small intestinal disease: a study of 13 cases with alpha heavy-chain disease. *Histopathology* 1990;17:7.
15. Chan JKC, Ng CS, Isaacson PG: Relationship between high-grade lymphoma and low-grade B-cell mucosa-associated lymphoid tissue lymphoma (MALToma) of the stomach. *Am J Pathol* 1990;136:1153.
16. Isaacson PG, MacLennan KA, Subbuswamy SG: Multiple lymphomatous polyposis of the gastrointestinal tract. *Histopathology* 1984;8:641.
17. Ladjadj Y, Philip T, Lenoir GM, et al: Abdominal Burkitt-type lymphomas in Algeria. *Br J Cancer* 1984;49:503.
18. Isaacson P, Wright DH: Malignant histiocytosis of the intestine. Its relationship to malabsorption and ulcerative jejunitis. *Hum Pathol* 1978;9:661.
19. Isaacson PG, O'Connor NTJ, Spencer J, et al: Malignant histiocytosis of the intestine: a T-cell lymphoma. *Lancet* 1985;ii:688.
20. Lu D, Lin CN, Chuang SS, et al: T-cell and NK/T-cell lymphomas in southern Taiwan: a study of 72 cases in a single institute. *Leuk Lymphoma* 2004;45:823.
21. Brugo EA, Marshall RB, Riberi AM, et al: Preleukemic granulocytic sarcomas of the gastrointestinal tract. Report of two cases. *Am J Clin Pathol* 1977;68:616.
22. Radaszkiewicz T, Dragosics B, Bauer P: Gastrointestinal malignant lymphomas of the mucosa-associated lymphoid tissue: factors relevant to prognosis. *Gastroenterology* 1992;02:1628.
23. Isaccson P, Wright DH: Malignant lymphoma of mucosa-associated lymphoid tissue. A distinctive type of B-cell lymphoma. *Cancer* 1983;52:1410.
24. Isaacson P, Wright DH: Extranodal malignant lymphoma arising from mucosa-associated lymphoid tissue. *Cancer* 1984;53:2515.
25. Spencer J, Finn T, Isaacson PG: Human Peyer's patches: an immunohistochemical study. *Gut* 1986;27:405.
26. Spencer J, Finn T, Isaacson PG: Gut associated lymphoid tissue: a morphological and immunocytochemical study of the human appendix. *Gut* 1985;26:672.
27. Spencer J, Finn T, Pulford KAF, et al: The human gut contains a novel population of B lymphocytes which resemble marginal zone cells. *Clin Exp Immunol* 1985;62:607.
28. Ranaldi R, Goteri G, Baccarini MG, et al: A clinicopathological study of 152 surgically treated primary gastric lymphomas with survival analysis of 109 high grade tumours. *J Clin Pathol* 2002;55:346.
29. Lymphoma Classification Project: A clinical evaluation of the International Lymphoma Study Group classification of non-Hodgkin's lymphoma. *Blood* 1997;89:3909.
30. Saito T, Tamaru J, Kishi H, et al: Extranodal marginal zone B-cell lymphoma of mucosa-associated lymphoid tissue (MALT lymphoma) arising in the small intestine with monoclonal cryoglobulinemia. *Pathol Int* 2004;54:712.
31. Miyazaki T, Kato H, Masuda N, et al: Mucosa-associated lymphoid tissue lymphoma of the esophagus: case report and review of the literature. *Hepatogastroenterology* 2004;51:750.
32. Wyatt JL, Rathbone BJ: Immune response of the gastric mucosa to Campylobacter pylori. *Scand J Gastroenterol* 1988;suppl 142:44.
33. Lecuit M, Aberchin E, Martin A, et al: Immunoproliferative small intestinal disease associated with Campylobacter jejuni. *N Engl J Med* 2004;350:239.
34. Wotherspoon AC, Ortiz-Hidalgo C, Falzon MR, et al: Helicobacter pylori-associated gastritis and primary B-cell gastric lymphoma. *Lancet* 1991;338:1175.

35. Nakamura S, Yao T, Aoyagi K, et al: Helicobacter pylori and primary gastric lymphoma. A histopathologic and immunohistochemical analysis of 237 patients. *Cancer* 1997;79:3.
36. Nakamura S, Aoyagi K, Fruruse M, et al: B-cell monoclonality precedes the development of gastric MALT lymphoma in *Helicobacter pylori*-associated chronic gastritis. *Am J Pathol* 1998;152:1271.
37. Parsonnet J, Hansen S, Rodriguez L, et al: *Helicobacter pylori* infection and gastric lymphoma. *N Engl J Med* 1994;330:1267.
38. Hussell T, Isaacson PG, Crabtree JE, et al: The response of cells from low-grade B-cell gastric lymphomas of mucosa-associated lymphoid tissue to *Helicobacter pylori*. *Lancet* 1993;342:571.
39. Wotherspoon AC, Doglioni D, Diss TC, et al: Regression of primary low-grade B-cell gastric lymphoma of mucosa-associated lymphoid tissue type after eradication of Helicobacter pylori. *Lancet* 1993;342:575.
40. Stolte M, Bayerdorffer E, Morgner A: Helicobacter and gastric MALT lymphoma. *Gut* 2002;50:III19.
41. Isaacson PG: Gastrointestinal lymphoma and lymphoid hyperplasias. In: Knowles DM (ed). *Neoplastic Hematopathology,* 2nd ed. Philadelphia: Lippincott Williams and Wilkins, 2001.
42. His ED, Greenson JK, Singleton TP, et al: Detection of immunoglobulin heavy chain gene rearrangement by polymerase chain reaction in chronic active gastritis associated with Helicobacter pylori. *Hum Pathol* 1996;27:290.
43. De Mascarel A, Dubus P, Belleanne G, et al: Low prevalence of monoclonal B-cells in Helicobacter pylori gastritis patients with duodenal ulcer. *Hum Pathol* 1998;29:784.
44. Raderer M, Wohrer S, Streubel B, et al: Assessment of disease dissemination in gastric compared with extragastric mucosa-associated lymphoid tissue lymphoma using extensive staging: a single-center experience. *J Clin Oncol* 2006;24:3136.
45. Du MQ, Diss TC, Dogan A, et al: Clone-specific PCR reveals wide dissemination of gastric MALT lymphoma to the gastric mucosa. *J Pathol* 2000;192:488.
46. Isaacson PG, Spencer J: Malignant lymphoma of mucosa-associated lymphoid tissue. *Histopathology* 1989;11:445.
47. Isaacson PG, Wotherspoon AC, Diss T, et al: Follicular colonization in B-cell lymphoma of mucosa-associated lymphoid tissue. *Am J Surg Pathol* 1991;15:819.
48. DeJong D, Boot H, Van Heerde P, et al: Histological grading in gastric lymphoma: pre-treatment criteria and clinical relevance. *Gastroenterology* 1997;112:1466.
49. Harris NL, Jaffe ES, Diebold J, et al: The World Health Organization classification of neoplasms of the hematopoietic and lymphoid tissues: report of the Clinical Advisory Committee meeting – Airlie House, Virginia, November, 1997. *Hematol J* 2000;1:53.
50. Thiede C, Wundisch T, Alpen B, et al: Long-term persistence of monoclonal B cells after cure of Helicobacter pylori infection and complete histologic remission in gastric mucosa-associated lymphoid tissue B-cell lymphoma. *J Clin Oncol* 2001;19:1600.
51. Thieblemont C, Berger F, Dumontet C, et al: Mucosa-associated lymphoid lymphoma is a disseminated disease in one third of 158 patients analyzed. *Blood* 2000;95:802.
52. Wotherspoon AC, Doglioni C, Isaacson PG: Low-grade gastric B-cell lymphoma of mucosa-associated lymphoid tissue (MALT): a multifocal disease. *Histopathology* 1992;20:29.
53. Du M, Diss TC, Xu C, et al: Ongoing mutation in MALT lymphoma immunoglobulin gene suggests that antigen stimulation plays a role in the clonal expansion. *Leukemia* 1996;10:1190.
54. Diss TC, Pan L: Polymerase chain reaction in the assessment of lymphomas. *Cancer Surv* 1997;30:21.
55. Sorrentino D, Ferraccili G, DeVita S, et al: B-cell clonality and infection with Helicobacter pylori: Implications for development of gastric lymphoma. *Gut* 1996;38:837.
56. Soni M, Shabbab I, Fitzgerald M, et al: Detection of clonality in B-cell proliferation in Helicobacter pylori induced chronic gastritis in pediatric patients. *Mod Pathol* 1997;10:65A.
57. Montalbaan C, Castrillo JM, Abraira V, et al: Gastric B-cell mucosa-associated lymphoid tissue (MALT) lymphoma. Clinicopathological study and evaluation of the prognostic factors in 143 patients. *Ann Oncol* 1995;6:355.
58. Qin Y, Greiner A, Trunk MJF, et al: Somatic hypermutation in low-grade mucosa-associated lymphoid tissue-type B-cell lymphoma. *Blood* 1995;86:3528.
59. Akagi T, Motegi M, Tamura A, et al: A novel gene, MALT1 at 18q21, is involved in t(11;18) (q21;q21) found in low-grade B-cell lymphoma of mucosa-associated lymphoid tissue. *Oncogene* 1999;18:5785.
60. Dierlamm J, Baens M, Wlodarska I, et al: The apoptosis inhibitor gene *API2* and a novel 18q gene, *MLT*, are recurrently rearranged in the t(11;18)(q21;q21) associated with mucosa-associated lymphoid tissue lymphomas. *Blood* 1999;93:3601.
61. Morgan JA, Borowsky AD, Kuo F, et al: Breakpoints of the t(11;18) (q21;q21) in mucosa-associated lymphoid tissue (MALT) lymphoma lie within or near the previously undescribed gene *MALT1* in chromosome 18. *Cancer Res* 1999;59:6205.
62. Willis TG: Bcl10 is involved in t(1;14)(p22;q32) of MALT B cell lymphoma and mutated in multiple tumor types. *Cell* 1999;96:35.
63. Zhang Q, Siebert R, Yan M, et al: Inactivating mutations and overexpression of *BCL10*, a caspase recruitment domain-containing gene, in MALT lymphoma with t(1;14)(p22;q32). *Nature Genet* 1999;22:63.
64. Sanchez-Izquierdo D, Buchonnet G, Siebert R, et al: *MALT1* is deregulated by both chromosomal translocation and amplification in B-cell non-Hodgkin lymphoma. *Blood* 2003;101:4539.
65. Streubel B, Lamprecht A, Dierlamm J, et al: T(14;18)(q32;q21) involving IGH and MALT1 is a frequent chromosomal aberration in MALT lymphoma. *Blood* 2003;101:2335.
66. Isaacson PG, Du MQ: MALT lymphoma: from morphology to molecules. *Nat Rev Cancer* 2004;4:644.
67. Streubel B, Simonitsch-Klupp I, Mullauer L, et al: Variable frequencies of MALT lymphoma-associated genetic aberrations in MALT lymphomas of different sites. *Leukemia* 2004;18:1722.
68. Remstein ED, Kurtin PJ, James CD, et al: Mucosa-associated lymphoid tissue lymphomas with t(11;18)(q21;q21) and mucosa-associated lymphoid tissue lymphomas with aneuploidy develop along different pathogenetic pathways. *Am J Pathol* 2002;161:63.
69. Chuang SS, Lee C, Hamoudi RA, et al: High frequency of t(11;18) in gastric mucosa-associated lymphoid tissue lymphomas in Taiwan, including one patient with high-grade transformation. *Br J Haematol* 2003;120:97.
70. Liu H, Ruskon-Formestraux A, Lavergne-Slove A, et al: Resistance of t(11;18) positive gastric mucosa-associated lymphoid tissue lymphoma to *Helicobacter pylori* eradication therapy. *Lancet* 2000;357:39.
71. Ott G, Katzenberger T, Greiner A, et al: The t(11;18)(q21;q21) chromosome translocation is a frequent and specific aberration in low-grade but not high-grade malignant non-Hodgkin's lymphomas of the mucosa-associated lymphoid tissue (MALT-) type. *Cancer Res* 1997;57:944.
72. Zhou Y, Ye H, Martin-Subero JI, et al: Distinct comparative genomic hybridisation profiles in gastric mucosa-associated lymphoid tissue lymphomas with and without t(11;18)(q21;q21). *Br J Haematol* 2006;133:35.
73. Cogliatti SB, Schmid U, Schumacher U, et al: Primary B-cell gastric lymphoma: a clinicopathological study of 145 patients. *Gastroenterology* 1991;101:1159.
74. Sackman M, Morgner A, Rudolph B, et al: Regression of gastric MALT lymphoma after eradication of Helicobacter pylori is predicted by endosonographic staging. MALT Lymphoma Study Group. *Gastroenterology* 1997;113:1087.
75. Nakamura S, Matsumoto T, Suekane H, et al: Predictive value of endoscopic ultrasonography for regression of gastric low grade and high grade MALT lymphomas after eradication of Helicobacter pylori. *Gut* 2001;48:454.
76. Chen LT, Lin JT, Shyu RY, et al: Prospective study of Helicobacter pylori eradication therapy in stage I(E) high-grade mucosa-associated lymphoid tissue lymphoma of the stomach. *J Clin Oncol* 2001;19:4245.
77. Alpen B, Robbecke J, Wundisch T, et al: Helicobacter pylori eradication therapy in gastric high grade non-Hodgkin's lymphoma (NHL). *Ann Haematol* 2001;80:B106.
78. Liu H, Ye H, Ruskone-Fourmestraux A, et al: T(11;18) is a marker for all stage gastric MALT lymphomas that will not respond to H. pylori eradication. *Gastroenterology* 2002;122:1286.
79. Liu H, Ye H, Dogan A, et al: T(11;18)(q21:q21) is associated with advanced MALT lymphoma that expresses nuclear BCL10. *Blood* 2001;98:1182.
80. Baron BW, Bitter MA, Baron JM, Bostwick DG: Gastric adenocarcinoma after gastric lymphoma. *Cancer* 1987;60:1876.
81. Shani A, Schutt AJ, Weiland LH: Primary gastric malignant lymphoma followed by gastric adenocarcinoma: report of 4 cases and review of the literature. *Cancer* 1978;42:2039.

82. Nakamura S, Yao T, Aoyagi K, et al: Helicobacter pylori and primary gastric lymphoma. A histopathologic and immunohistochemical analysis of 237 patients. *Cancer* 1997;79:3.
83. Parsonnet J, Friedman GD, Vandersteen DP, et al: Helicobacter pylori infection and the risk of gastric carcinoma. *N Engl J Med* 1991;325:1127.
84. Cogliatti SB, Schmid U, Schumacher U, et al: Primary B-cell gastric lymphoma: a clinicopathological study of 145 patients. *Gastroenterology* 1991;101:1159.
85. Villuendas R, Piris MA, Orradre JL, et al: Different bcl-2 protein expression in high-grade B-cell lymphomas derived from lymph node or mucosa-associated lymphoid tissue. *Am J Pathol* 1991;139:989.
86. Omonishi K, Yoshino T, Sakuma I, et al: Bcl-6 protein is identified in high-grade but not low-grade mucosa-associated lymphoid tissue lymphomas of the stomach. *Mod Pathol* 1998;11:181.
87. Liang R, Chan WP, Kwong, YL, et al: High incidence of BCL-6 gene rearrangement in diffuse large B-cell lymphoma of primary gastric origin. *Cancer Genet Ctyogenet* 1997;97:114.
88. Liang R, Chan WP, Kwong YL, et al: Bcl-6 gene hypermutations in diffuse large B-cell lymphoma of primary gastric origin. *Br J Haematol* 1997;99:668.
89. Du M, Peng H, Singh N, et al: The accumulation of p53 abnormalities is associated with progression of mucosa-associated lymphoid tissue lymphoma. *Blood* 1995;86:4587.
90. Ott G, Katzenberger T, Greiner A, et al: The t(11;18)(q21;q21) chromosome translocation is a frequent and specific aberration in low-grade but not high-grade malignant non-Hodgkin's lymphomas of the mucosa-associated lymphoid tissue (MALT) type. *Cancer Res* 1977;57:3944.
91. Raghoebier S, Kramer MHH, van Krieken JHJM, et al: Essential differences in oncogene involvement between primary nodal and extranodal large cell lymphoma. *Blood* 1991;78:2680.
92. Chen LT, Lin JT, Shyu, RY, et al: Prospective study of Helicobacter pylori eradication therapy in stage I(E) high-grade mucosa-associated lymphoid tissue lymphoma of the stomach. *J Clin Oncol* 2001;19:4245.
93. Alpen B, Robbecke J, Wundisch T, et al: Helicobacter pylori eradication therapy in gastric high grade non-Hodgkin's lymphoma (NHL). *Ann Haematol* 2001;80:B106.
94. Nakamura S, Matsumoto T, Takeshita M, et al: A clinicopathologic study of primary small intestine lymphoma: prognostic significance of mucosa-associated lymphoid tissue-derived lymphoma. *Cancer* 2000;88:286.
95. Domizio P, Owen RA, Shepherd NA, et al: Primary lymphoma of the small intestine: a clinicopathological study of 119 cases. *Am J Surg Pathol* 1993;17:429.
96. Greenstein AJ, Mullin GE, Strauchen JA, et al: Lymphoma in inflammatory bowel disease. *Cancer* 1992;69:1119.
97. Breslin NP, Urbanski SJ, Shaffer EA: Mucosa-associated lymphoid tissue (MALT) lymphoma manifesting as multiple lymphomatosis polyposis of the gastrointestinal tract. *Am J Gastroenterol* 1999;94:2540.
98. Yatabe Y, Nakamura S, Nakamura T, et al: Multiple polypoid lesions of primary mucosa-associated lymphoid-tissue lymphoma of colon. *Histopathology* 1998;32:116.
99. Spencer J, Diss TC, Isaacson PG: A study of the properties of a low-grade mucosal B-cell lymphoma using a monoclonal antibody specific for the tumour immunoglobulin. *J Pathol* 1990;160:231.
100. Fieber SS, Schaefer HJ: Lymphoid hyperplasia of the terminal ileum—a clinical entity? *Gastroenterology* 1966;50:83.
101. Rubin A, Isaacson PG: Florid reactive lymphoid hyperplasia of the terminal ileum in adults: a condition bearing a close resemblance to low-grade malignant lymphoma. *Histopathology* 1990;17:19.
102. Hermans PE, Huizenga KA, Hoffman HN, et al: Dysgammaglobulinemia associated with nodular lymphoid hyperplasia of the small intestine. *Am J Med* 1966;40:78.
103. Matuchansky C, Touchard G, Lemaire M, et al: Malignant lymphoma of the small bowel associated with diffuse nodular lymphoid hyperplasia. *N Engl J Med* 1985;313:166.
104. Shepherd NA, Hall PA, Coates PJ, et al: Primary malignant lymphoma of the colon and rectum. A histopathological and immunohistochemical analysis of 45 cases with clinicopathological correlations. *Histopathology* 1988;12:235.
105. Ramot B, Shahin N, Bubis JJ: Malabsorption syndrome in lymphoma of small intestine. A study of 13 cases. *Isr J Med Sci* 1965;1:221.
106. Rambaud JC, Modigliani R, Phuoc BK, et al: Non-secretory alpha-chain disease in intestinal lymphoma. *N Engl J Med* 1980;303:53.
107. Ben-Ayed F, Halphen M, Najjar T, et al: Treatment of alpha chain disease. Results of a prospective study in 21 Tunisian patients by the Tunisian-French Intestinal Lymphoma Study Group. *Cancer* 1989;63:1251.
108. Zamir A, Parasher G, Moukarzal AA, et al: Immunoproliferative small intestinal disease in a 16-year-old boy presenting as severe malabsorption with excellent response to tetracycline treatment. *J Clin Gastroenterol* 1998;27:85.
109. Matsumoto S, Kinoshita Y, Fakuda H, et al: "Mediterranean lymphoma" treated with antibiotics. *Intern Med* 1996;35:961.
110. Galian A, Lecestre MJ, Scotto J, et al: Pathological study of alpha-chain disease, with special emphasis on evolution. *Cancer* 1977;39:2081.
111. Nemes Z, Thomázy V, Szeifert G: Follicular centre cell lymphoma with alpha heavy chain disease. A histopathological and immunohistochemical study. *Virchows Arch A Pathol Anat* 1981;394:119.
112. Isaacson PG, Price SK: Light chains in Mediterranean lymphoma. *J Clin Pathol* 1985;38:601.
113. Smith W, Price SK, Isaacson PG: Immunoglobulin gene rearrangement in immunoproliferative small intestinal disease (IPSID). *J Clin Pathol* 1987;40:1291.
114. Ye H, Liv H, Attygalle A, et al: Variable frequencies of t(11;18) in MALT lymphomas of different sites: significant association with Cag A strains of H. Pylori in gastric MALT lymphoma *Blood* 2003;102:1012.
115. O'Briain DS, Kennedy MJ, Daly PA, et al: Multiple lymphomatous polyposis of the gastrointestinal tract. A clinicopathologically distinctive form of non-Hodgkin's lymphoma of B-cell centrocytic type. *Am J Surg Pathol* 1989;13:691.
116. Banks PM, Chan J, Cleary ML, et al: Mantle cell lymphoma. A proposal for unification of morphologic, immunologic, and molecular data. *Am J Surg Pathol* 1992;16:637.
117. LeBrun DP, Kamel OW, Cleary ML, et al: Follicular lymphomas of the gastrointestinal tract. Pathologic features in 31 cases and bcl-2 oncogenic protein expression. *Am J Pathol* 1992;140:1327.
118. Misdraji J, Fernandez del Castillo C, Ferry JA: Follicle center lymphoma of the ampulla of Vater presenting with jaundice: report of a case. *Am J Surg Pathol* 1997;21:484.
119. Yoshino T, Miyake K, Ichimura K, et al: Increased incidence of follicular lymphoma in the duodenum. *Am J Surg Pathol* 2000;24:688.
120. Nadal E, Martinez A, Jimenez M, et al: Primary follicular lymphoma arising in the ampulla of Vater. *Ann Hematol* 2002;81:228.
121. Bende RJ, Smit LA, Bossenbroek JG, et al: Primary follicular lymphoma of the small intestine. a4b7 expression and immunoglobulin configuration suggest and origin from local antigen-experienced B cells. *Am J Pathol* 2003;162:105.
122. Anaissie E, Geha S, Allam C, et al: Burkitt's lymphoma in the Middle East: a study of 34 cases. *Cancer* 1985;56:2539.
123. Wotherspoon AC, Diss TC, Pan L, et al: Low grade gastric B-cell lymphoma of mucosa-associated lymphoid tissue in immunocompromised patients. *Histopathology* 1996;28:129.
124. Desar IM, Keuter M, Raemaekers JM, et al: Extranodal marginal zone (MALT) lymphoma in common variable immunodeficiency. *Net J Med* 2006;64:136.
125. Purtilo DT, Strobach RS, Okarno M, et al: Epstein-Barr virus-associated lymphoproliferative disorders. *Lab Invest* 1992;67:5.
126. Nalesnik MA, Jaffe R, Starzl TE, et al: The pathology of posttransplant lymphoproliferative disorders occurring in the setting of cyclosporine A-prednisolone immunosuppression. *Am J Pathol* 1988;133:173.
127. Knowles DM, Cesarman E, Chadburn A, et al: Correlative morphologic and molecular genetic analysis demonstrates three distinct categories of posttransplantation lymphoproliferative disorders. *Blood* 1995;85:552.
128. Starzl TE, Nalesnik MA, Porter KA, et al: Reversibility of lymphomas and lymphoproliferative lesions developing under cyclosporin-steroid therapy. *Lancet* 1984;1:583.
129. Dalton WS, Grogan TM, Meltzer PS, et al: Drug-resistance in multiple myeloma and non-Hodgkin's lymphoma: detection of P-glycoprotein and potential circumvention by addition of verapamil to chemotherapy. *J Clin Oncol* 1989;7:415.
130. Cleary ML, Warnke R, Sklar J: Monoclonality of lymphoproliferative lesions in cardiac-transplant recipients. Clonal analysis based on immunoglobulin-gene rearrangements. *N Engl J Med* 1984;310:477.
131. Nelson BP, Nalesnik MA, Bahler DW, et al: Epstein-Barr virus-negative post-transplant lymphoproliferative disorders: a distinct entity? *Am J Surg Pathol* 2000;24:375.

132. Menke DM, Griesser H, Moder KG, et al: Lymphomas in patients with connective tissue disease. Comparison of p53 protein expression and latent EBV infection in patients immunosuppressed and not immunosuppressed with methotrexate. *Am J Clin Pathol* 2000; 113:212.
133. Fairlie NH, Mackie FP: The clinical and biochemical syndrome of lymphadenoma and allied disease involving the mesenteric lymph nodes. *BMJ* 1937;i:3792.
134. Gough KR, Read AE, Naish JM: Intestinal reticulosis as a complication of idiopathic steatorrhoea. *Gut* 1962;3:232.
135. Isaacson PG, Wright DH: Intestinal lymphoma associated with malabsorption. *Lancet* 1978;i:67.
136. Isaacson PG, O'Connor NTG, Spencer J, et al: Malignant histiocytosis of the intestine: a T-cell lymphoma. *Lancet* 1985;2:688.
137. Howell WM, Leung ST, Jones DB, et al: HLA-DRB, DQA, and –DQB polymorphism in celiac disease and enteropathy-associated T-cell lymphoma. Common features and additional risk factors for malignancy. *Hum Immunol* 1995;43:29.
138. O'Farrelly C, Feighery C, O'Briain DS, et al: Humoral response to wheat protein in patients with coeliac disease and enteropathy associated T-cell lymphoma. *BMJ* 1986;293:908.
139. Swinson CM, Slavin G, Coles EC, et al: Coeliac disease and malignancy. *Lancet* 1983;i:111.
140. O'Mahony S, Vestey JP, Ferguson A: Similarities in intestinal humoral immunity in dermatitis herpetiformis without enteropathy and in coeliac disease. *Lancet* 1990;335:1487.
141. Holmes GKT, Prior P, Lane MR, et al: Malignancy in coeliac disease—effect of a gluten free diet. *Gut* 1989;30:333.
142. Asking J, Linet M, Gridley G, et al: Cancer incidence in a population-based cohort of individuals hospitalised with celiac disease or dermatitis herpetiformis. *Gastroenterology* 2002;123:1438.
143. Chott A, Haedicke W, Mosberger I, et al: Most CD56+ intestinal lymphomas are CD8+ CD5- T-cell lymphomas of monomorphic small to medium size histology. *Am J Pathol* 1998;153:1483.
144. Wright NA, Pike C, Elia G: Induction of a novel epidermal growth factor-secreting cell lineage by mucosal ulceration in human gastrointestinal stem cells. *Nature* 1990;343:82.
145. Howat AJ, McPhie JL, Smith DA, et al: Cavitation of mesenteric lymph nodes: a rare complication of coeliac disease, associated with a poor outcome. *Histopathology* 1995;27:349.
146. Murray A, Cuevas D, Jones B, et al: Study of the immunohistochemistry and T-cell clonality of enteropathy associated T-cell lymphoma. *Am J Pathol* 1995;146:509.
147. Zettl A, Ott G, Makulik A, et al: Chromosomal gains at 9q characterize enteropathy-type T-cell lymphoma. *Am J Pathol* 2002;161:1635.
148. Obermann EC, Diss TC, Hamoudi RA, et al: Loss of heterozygosity on chromosome 9p21 is a frequent finding in enteropathy-type T-cell lymphoma. *J Pathol* 2004;202:252.
149. Baumgärtner AK, Zettl A, Chott A, et al: High frequency of genetic aberrations in enteropathy-type T-cell lymphoma. *Lab Invest* 2003; 83:1509.
150. Cejkove P, Zettl A, Baumgärtner AK, et al: Amplification of NOTCH1 and ABL1 gene loci is a frequent aberration in enteropathy-type T-cell lymphoma. *Virchows Arch* 2005;446:416.
151. Quintalla-Martinez L, Lome-Maldonado C, Ott G, et al: Primary intestinal non-Hodgkin's lymphoma and Epstein-Barr virus: high frequency of EBV-infection in T-cell lymphomas of Mexican origin. *Leuk Lymphoma* 1998;30:111.
152. Spencer J, Cerf-Bensussan N, Jarry A, et al: Enteropathy associated T-cell lymphoma (malignant histiocytosis of the intestine) is recognised by a monoclonal antibody (HML1) that defines a membrane molecular on human mucosal lymphocytes. *Am J Pathol* 1988;132:1.
153. Russell GJ, Winter HS, Fox VL, et al: Lymphocytes bearing the γδT-cell receptor in normal human intestine and celiac disease. *Hum Pathol* 1991;22:690.
154. Lundqvist C, Vladimir B, Hammarstrom S, et al: Intraepithelial lymphocytes. Evidence for regional specialization and extrathymic T-cell maturation in the human gut epithelium. *Int Immunol* 1995;7:1473.
155. Spencer J, Isaacson PG, Diss TC, et al: Expression of disulfide-linked and non-disulfide-linked forms of the T-cell receptor γ/δ heterodimer in human intestinal intraepithelial lymphocytes. *Eur J Immunol* 1989; 19:1335.
156. Trier JS: Celiac sprue. *N Engl J Med* 1991;325:1709.
157. Jewell DP: Ulcerative enteritis. *BMJ* 1983;287:1740.
158. Ashton-Key M, Diss TC, Pan LX, et al: Molecular analysis of T-cell clonality in ulcerative jejunitis and enteropathy associated T-cell lymphoma. *Am J Pathol* 1997;151:493.
159. Cellier C, Patey N, Mauvieux L, et al: Abnormal intestinal intraepithelial lymphocytes in refractory sprue. *Gastroenterology* 1998;114:471.
160. Cellier C, Delabesse E, Helmer C, et al: Refractory sprue (or cryptic enteropathy-associated T-cell lymphoma): the missing link between coeliac disease and enteropathy-associated T-cell lymphoma? Clinical, pathological, phenotypic and molecular evidence in a national cooperative study. *Lancet* 2000;356:203.
161. Bagdi E, Diss TC, Munson P, et al: Mucosal intraepithelial lymphocytes in enteropathy associated T-cell lymphoma, ulcerative jejunitis and refractory celiac disease constitute a neoplastic population. *Blood* 1999;94:260.
162. Carbonnel F, d'Almagne H, Lavergne A, et al: The clinicopathological features of extensive small intestinal CD4 T cell infiltration. *Gut* 1999;45:662.
163. Copie Bergman C, Wotherspoon AC, Norton AJ, et al: True histiocytic lymphoma: a morphologic, immunohistochemical and molecular genetic study of 13 cases. *Am J Surg Pathol* 1998;22:1386.
164. Miettinen M, Fletcher CD, Lasota J: True histiocytic lymphoma of small intestine. Analysis of tx S-100 protein-positive cases with features of interdigitating reticulum cell sarcoma. *Am J Clin Pathol* 1993;100:285.
165. Kamel OW, Gocke CD, Kell DL, et al: True histiocytic lymphoma: a study of 12 cases based on current definition. *Leuk Lymphoma* 1995;18:81.
166. Pileri SA, Grogan TM, Harris NL, et al: Tumours of histiocytes and accessory dendritic cells: an immunohistochemical approach to classification from the International Lymphoma Study Group based on 61 cases. *Histopathology* 2002;41:1.
167. Brugo EA, Marshall RP, Riberi AM, et al: Preleukemic granulocytic sarcomas of the gastrointestinal tract. Report of two cases. *Am J Clin Pathol* 1977;68:616.

19 间叶性肿瘤

贺慧颖 译　石雪迎 校

概述

几十年来有关胃肠道梭形细胞肿瘤的诊断较为混乱。过去，多数肿瘤被诊断为平滑肌或神经源性肿瘤。但是，随着多年来超微结构和免疫组化的研究以及近年来基因水平的探讨，现已确定绝大多数胃肠道间叶性肿瘤起源于 Cajal 间质细胞（interstitial cells of Cajal，ICCs），即胃肠道起搏细胞。因此，有人建议使用胃肠道起搏细胞肿瘤（gastrointestinal pacemaker cell tumor，GIPACT）这一术语[1]。然而，胃肠间质瘤（gastrointestinal stromal tumors，GISTs）这一较为普通的术语一直被广泛使用并沿袭至今。虽然 GISTs 是胃肠道最常见的间叶性肿瘤，但是胃肠道还可以发生一系列的其他类型的间叶性肿瘤。

胃肠间质瘤

人口统计学

据估计，每年约有 5000～6000 例新诊断的 GISTs，其中 10%～30% 为恶性[2]。多数肿瘤为散发病例，好发于 40～50 岁或 50～60 岁的成人。但 GISTs 也可见于非常年轻的患者[3]，偶有先天性病例的报道[4]。男性稍多于女性。但发生在 Carney 三联征（包括胃 GISTs、肺软骨瘤和肾上腺外副神经节瘤）中的 GISTs 通常累及 20 岁以下的女性[5]。发生在 Carney 三联征的 GISTs 常常为多灶性，完全为上皮样，且转移的危险性较低。伴有副神经节瘤，但没有肺软骨瘤的 GISTs 病例可能是 Carney 综合征的一种变异型[5]。

家族性 GISTs 发生在携带胚系 KIT 活化[6]或血小板衍生生长因子受体-α（platelet-derived growth factor receptor-α，PDGFRA）突变的患者（见下文）。在某些家系中，常见色素沉着过度、肥大细胞肿瘤和吞咽困难[6]。GISTs 还可以发生在年轻的Ⅰ型神经纤维瘤病（NF1）病人。这种肿瘤通常为多发性，且常见于小肠[7]。GISTs 亦可作为结节性硬化的并发症[8]或在放射治疗后出现。

细胞起源

绝大多数 GISTs 起源于存在于肠肌神经丛内及其周围的 CD117⁺ 的 Cajal 间质细胞。Cajal 间质细胞同时具有肌源性和神经源性分化[1]，这可以解释为何来源于这种细胞的肿瘤免疫组化标记具有异质性。某些 GISTs 起源于少数 CD34⁺ 的 Cajal 间质细胞[9]，或能够分化为 Cajal 间质细胞或平滑肌细胞的原始干细胞[10]。

分子遗传学特征

大约 85% 的 GISTs 病例有结构性激活的 KIT 突变。KIT 基因编码干细胞因子（stem cell factor，SCF）的跨膜酪氨酸激酶受体。干细胞因子受体结合引起受体二聚体形成和磷酸化，诱导细胞增殖和抑制凋亡（图 19.1）[11]。活化突变发生的频率依递减，次序分别为外显子 11（21%～71%）、外显子 9（3%～21%）、外显子 13 和 17（图 19.1）[11-14]。KIT 突变的类型一定程度上与肿瘤发生的部位和形态相关[12-17]。梭形细胞 GISTs 大多为 11 号外显子的突变，而 9 号外显子的突变最常见于小肠的 GISTs[17]。导致 8 号外显子缺失的新种系突变见于家族性 GISTs 和肥大细胞增生症[18]。KIT 突变涵盖了从单一碱基对替换到复杂的缺失/插入突变。亦可出现内部串联重复序列[19]。在一个肿瘤中通常仅有一种类型的 KIT 突变，但是极少数肿瘤含有两种不同的体细胞

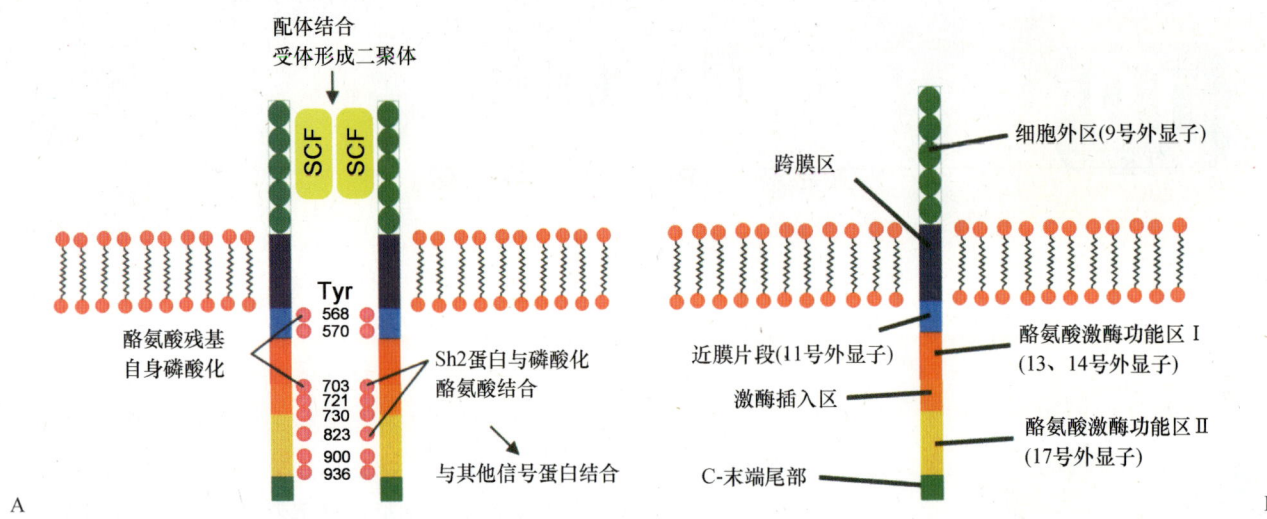

图 19.1 Kit 受体的示意图。A：干细胞因子与受体结合形成二聚体，引起酪氨酸残基的磷酸化，从而激活下游的信号。B：图示最常见的突变位点。

突变。复发的肿瘤可有与原发肿瘤不同的分子表型。例如，原发肿瘤可能为 11 号外显子的突变，而复发肿瘤可以既有 11 号外显子突变又有 13 号外显子的一个新的突变[20]。

大约 4%～18% 的 GISTs 携带 PDGFRA 的活化性突变[17,21]。PDGFRA 基因位于 KIT 位点附近，其结构和组成提示这两个基因来自一个共同的祖先基因。PDGFRA 基因突变发生在第 18、12 和 14 号外显子，以 18 号外显子的突变最常见[16]。约有 12% 的 GISTs 缺乏 KIT 或 PDGFRA 基因的突变[16]，提示还有其他少见的但尚未被发现的基因异常参与 GISTs 的发生。具有 KIT 和 PDGFRA 基因突变的 GISTs 的表达谱系独特，通过这项技术发现的基因可能是临床病理学表型不同的原因。这些基因产物也可作为具有 KIT 或 PDGFRA 突变的 GISTs 的高度选择性治疗靶点。

家族性 GISTs 与 KIT 基因第 8、11、13 和 17 号外显子突变[6,18]或 PDGFRA 基因突变相关。相反，发生于 NF1 的 GISTs 往往缺乏 KIT 或 PDGFRA 突变[22]。但是，在这类病例中又发现了一个新的 NF1 突变[23]。与副神经节瘤相关的非家族性 GISTs 缺乏 KIT 基因胚系突变或 SDHA、SDHB、SDHC 和 SDHD 基因突变，这些基因一般与家族性副神经节瘤有关[24]。

临床特征

GISTs 的不同临床表现取决于肿瘤发生的部位、大小和发生在肠壁的哪一层。许多良性肿瘤没有症状，只是偶然被发现。但亦可出现症状，尤其当肿瘤较大时。症状包括吞咽困难、腹痛、胃肠道出血或梗阻。胃肠道出血可以表现为慢性贫血，偶可为大出血。某些肿瘤可以通过体表触诊或直肠指诊发现。

大体特征

GISTs 最好发的部位是胃（60%～70%），其次是小肠（20%～30%）（尤其是十二指肠）[2]、结直肠（5%）和食管（<5%）。NF1 患者发生肠 GISTs，胃肿瘤少见。伴有 NF1、家族性 GISTs 以及 Carney 三联征的患者，GISTs 往往为多发性。

GISTs 通常以黏膜下层或固有肌层为中心。绝大多数病变境界清楚，周围有正常组织受压所形成的菲薄的假包膜包绕。GISTs 可以表现为单个结节、斑块或多结节性病变。亦可见到广基的突向腔内的息肉样病变。肿瘤以向心性（图 19.2）或离心性（图 19.3）方式生长。同时具有向心性和离心性生长方式的肿瘤，形成哑铃状的外观（图 19.4）。被覆的黏膜可以完整或有溃疡形成。GISTs 切面缺乏平滑肌肿瘤所特有的膨出的漩涡状外观。相反，GISTs 的切面呈粉红色颗粒状，伴有片块状出血、坏死或囊性变（图 19.5）。肿瘤大小从 0.5 cm 到 45 cm 不等，平均 6 cm。

Cajal 间质细胞增生

家族性 GISTs 或有 NF1 的患者通常有局灶性或

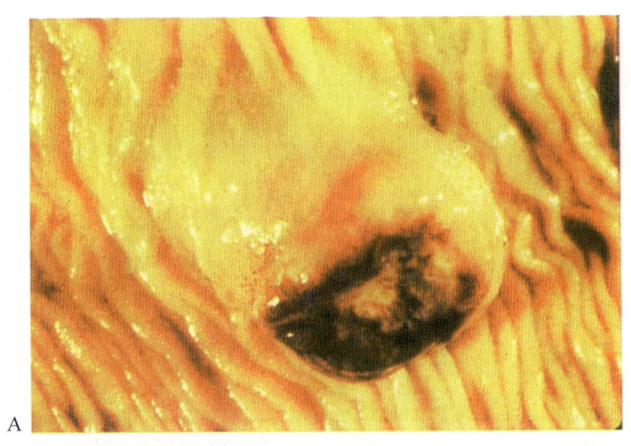

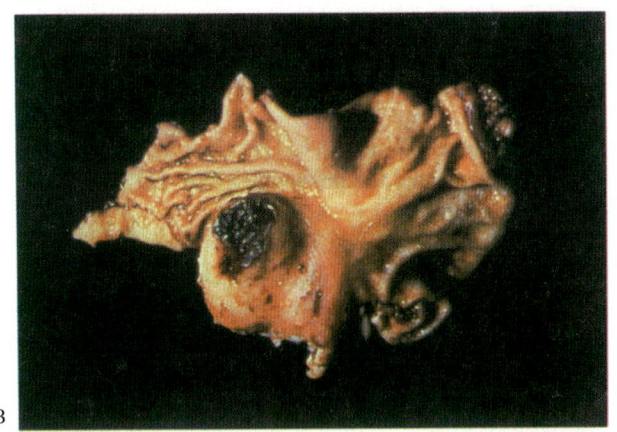

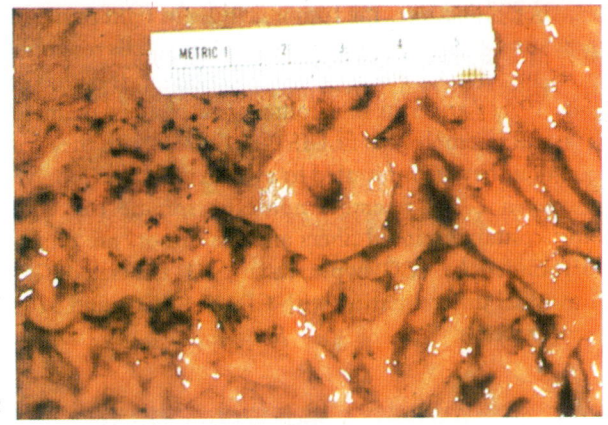

图 19.2 胃肠间质瘤（GISTs）的大体特征。A：小的 GIST 伴有浅表溃疡和坏死。中心溃疡被由肉芽组织构成的表面充血区域包绕。B：大的胃平滑肌瘤伴有不规则的浅表溃疡和紧密黏附在表面上的凝血块。C：小的胃 GIST 突向胃腔形成息肉样结构，大体类似于在一些异位胰腺中看到的乳头样突起。在胃被切除进行大体检查时，可见肿瘤内充满血液。

弥漫性 Cajal 间质细胞增生，尤其在肠肌神经丛区域更为明显（图 19.6）。这种改变可以累及胃肠道的多个部位。增生的 Cajal 间质细胞为多克隆性[25]，且 CD117[+]，有时 CD34[+]。

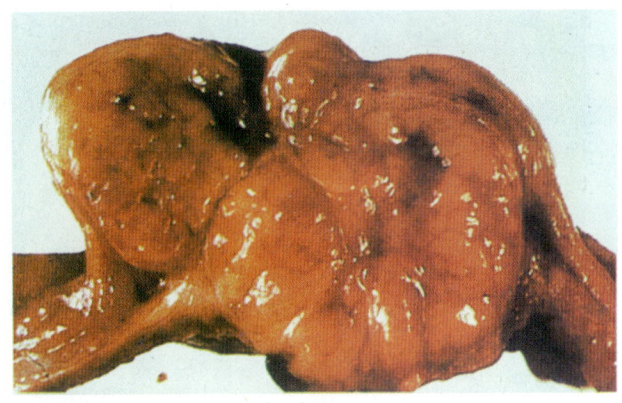

图 19.3 小肠 GIST 的切面显示多分叶状的不规则结构。

常见的组织学特征

许多 GISTs 是通过手术切除标本确诊的，此时诊断得以确立，并需确定肿瘤是良性抑或恶性。GISTs 也可根据活检（图 19.7）或细胞学标本诊断（图 19.8）。然而，试图通过活检或细胞学标本区分肿瘤的良恶性是不现实的，除非肿瘤明显为恶性，因为除了肿瘤的组织学特征之外，还有许多判断恶性的指标（见下文）。

GISTs 可以分为梭形细胞、上皮样、混合性和多形性病变。70％ 的肿瘤以梭形细胞为主[2]。梭形细胞成分可表现为席纹状、栅栏状或鱼骨样的排列方式。典型者，核的两端钝圆，呈子弹形或雪茄形，但也可长而尖。有些肿瘤细胞有丰富的胞浆，部分区域可以有玻璃样变和丝球状纤维（skenoid fibers）。上皮样

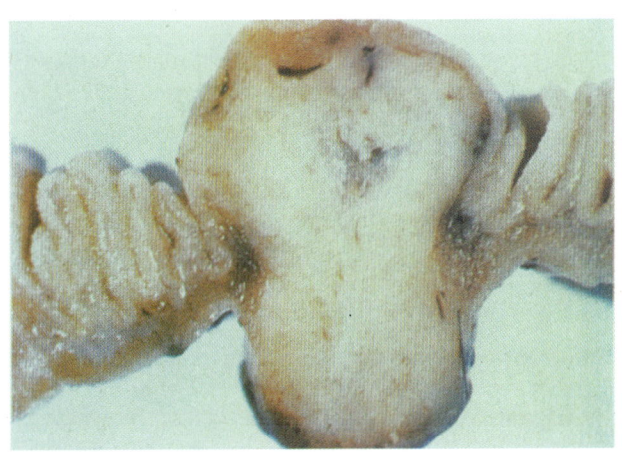

图 19.4 小肠 GIST 呈哑铃状（外生性和内生性）的生长方式。

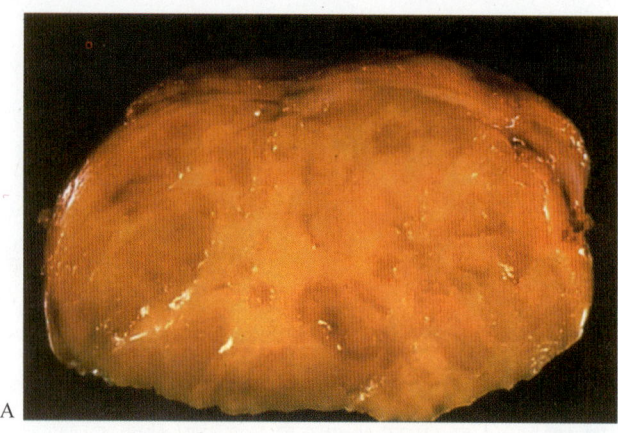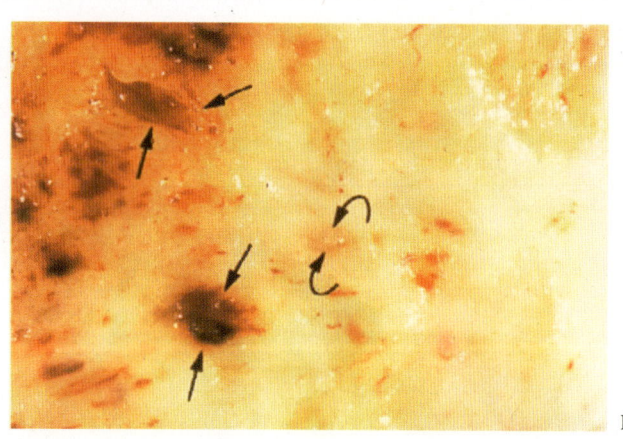

图 19.5　胃的 GIST。**A**：病变的切面。**B**：切面高倍放大显示出血性囊腔（箭头）、较浅的褐色区域（弯箭头）穿插在灰白色实性区域中。

肿瘤由紧密排列的多角形细胞组成。有些肿瘤还含有小细胞巢，伴有腺泡状结构。小部分 GISTs 含有灶状高度多形性的细胞。这些肿瘤通常具有高的核分裂活性，每 10 个高倍视野超过 10 个核分裂象。

GISTs 的临床和病理学谱系跨度很大，涵盖范围从惰性的小肿瘤直至快速进展的肉瘤。为了更好地预测它们的生物学行为，人们对这些肿瘤进行了广泛的研究，但结论常常相互矛盾。为此，一批软组织病理医师一起制定了评价 GISTs 生物学行为的推荐标准[26]（表 19.1）。这些标准总体上应用良好，但没有考虑肿瘤部位的因素，所以我们可以根据肿瘤部位对这些通用性标准加以修订，详见下文。

较常见类型的 GISTs 的组织学特征按照部位分别论述。也有少见的组织学亚型发生在胃肠道的各个部位。

目前已知胃肠道自主神经瘤（gastrointestinal autonomic nerve tumors，GANTs）属于 GISTs 的一种亚型。这种亚型在小肠和胃相对常见，而在结肠[27]和食管相对少见。肿瘤细胞小到中等大小，梭形或上皮样，呈实性生长。细胞有长的轴突，含有胆碱能和肾上腺素能纤维，并包绕邻近的细胞。核分裂象为 1～23/hpf[27,28]。

GISTs 另一个组织学亚型的细胞具有印戒细胞特征。这些肿瘤多见于妇女，表现为小（<2.5 cm）而境界清楚的胃、小肠或直肠浆膜面的结节。组织学上，病变的特征为增生的圆形至椭圆形的大细胞，具有丰富的透明胞浆，核向细胞周边移位（图 19.9）。这些印戒样细胞和典型的梭形细胞混合在一起。肿瘤细胞伴有显著的黏液样基质。免疫组化检查显示不同的染色模式，vimentin 强阳性，CD34、S100 和 actin

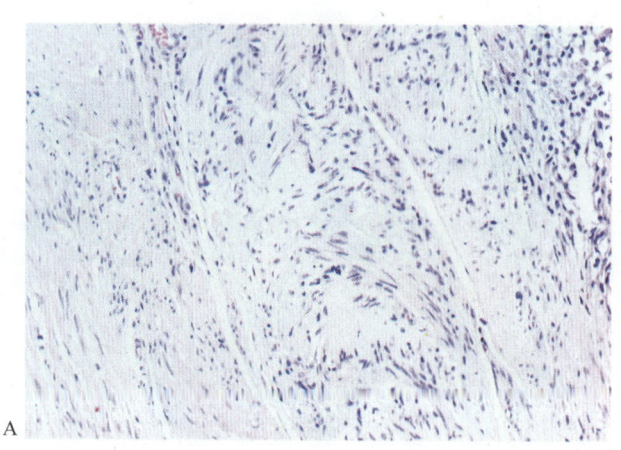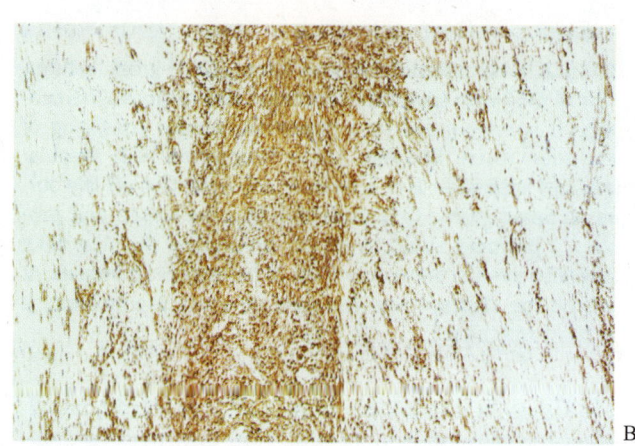

图 19.6　Cajal 间质细胞增生。**A**：组织学上，这种病变表现为肠肌神经丛区域的神经增生。**B**：c-kit 免疫组化染色揭示了这种病变的真正本质。

19 间叶性肿瘤　1207

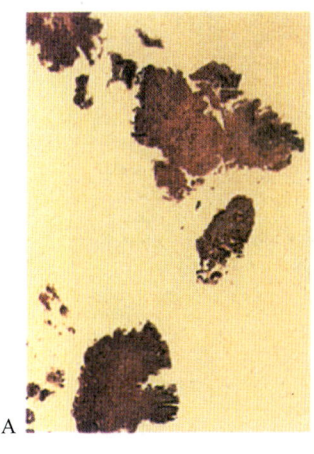
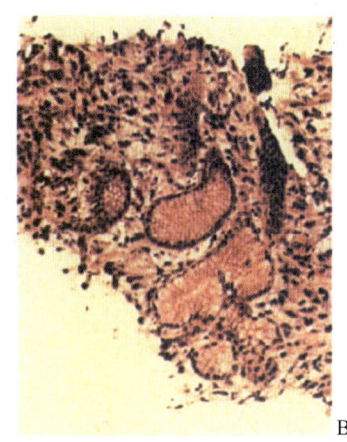
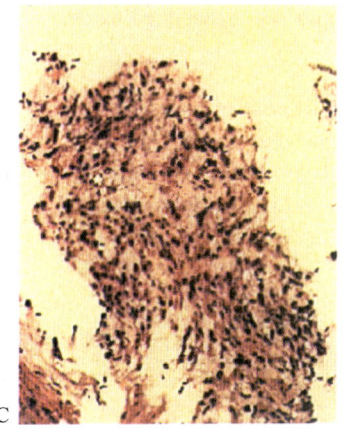
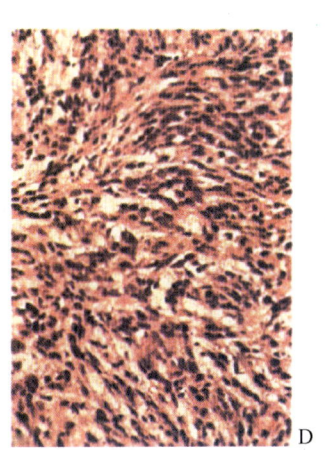

图 19.7　胃的 GIST。**A**：这个伴有明显慢性活动性胃炎的患者出现了一个肿块性的病变。图示最近一次活检的组织碎片。各个碎片的镜下表现不一。靠下和中间的活检组织显示有慢性活动性胃炎。靠上的活检组织中，胃的结构被浸润性生长的肿块所破坏。**B**：靠上的活检组织高倍放大显示，胃黏膜被浸润固有膜的具有高核浆比的细胞群占据。由于侵犯黏膜，这个病变可以诊断为恶性。**C**：活检组织的另一个区域显示肿瘤细胞丰富，伴有明显黏液样间质。**D**：这个区域完全由梭形细胞组成。

的染色程度不同。由于当时还没有认识到 CD117 是 GIST 的标记物，所以最先报道这些病变的研究没有进行 CD117 的染色[29]。

间皮瘤样 GISTs 亚型一般含有上皮样条索状区域，在黏液样间质中分布有假腺体结构（图 19.10）。具有横纹肌样表型的 GISTs（图 19.11）核旁含有 vementin 细丝漩涡[30]。嗜酸细胞亚型含有大量的线粒体。小细胞亚型 GIST 细胞含有成角的、密集排列在一起的细胞核。有时，小的肿瘤梭形细胞位于血管周围，形成漩涡或细胞球，类似于副神经节瘤。富于 T 淋巴细

表 19.1　评价胃肠间质瘤侵袭性生物学行为危险度的推荐标准

	大小	核分裂计数
极低危险性	<2 cm	<5/50 hpf
低度危险性	2~5 cm	<5/50 hpf
中度危险性	<5 cm	6~10/50 hpf
	5~10 cm	<5/50 hpf
高度危险性	>5 cm	>5/50 hpf
	>10 cm	任何核分裂计数
	任何大小	>10/50 hpf

hpf：高倍视野。Modified from Hirota S, Nishida T, Isozaki K, et al: Familial gastrointestinal stromal tumors associated with dysphagia and novel type germline mutation of *KIT* gene. *Gasteroenterology*, 2002; 122: 1493.

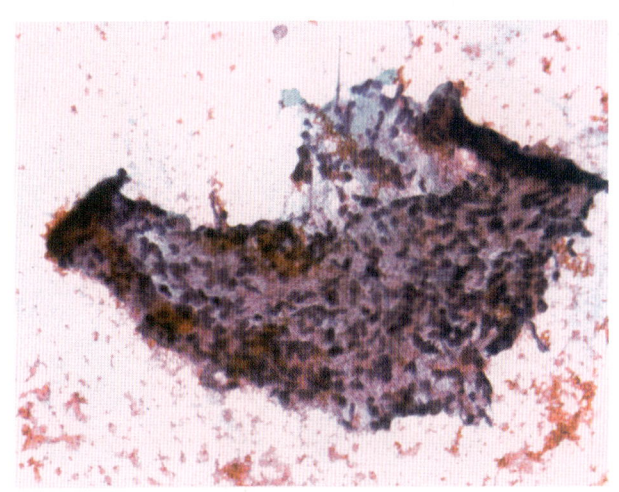

图 19.8　胃 GIST 的细针吸取活检。高度富于细胞的组织主要由梭形细胞组成。没有核分裂象。

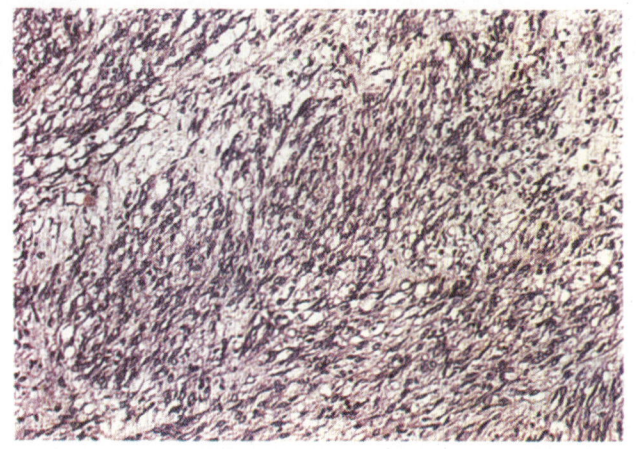

图 19.9　伴有印戒细胞特征的胃肠间质瘤。

维，而且肿瘤周围一般有增生的 Cajal 间质细胞围绕。NF1 相关性 GISTs 显示双向分化，既有 CD117 阳性的 Cajal 间质细胞又有 S100 阳性的 Schwann 细胞。

食管的胃肠间质瘤

　　食管 GISTs 少见且绝大多数为恶性。肿瘤多表现为壁内肿物或息肉[32]。肿瘤呈富于细胞的梭形细胞形态，或有上皮样分化的区域。组织学形态多样，细胞可以成片分布，亦可见核呈栅栏状排列以及黏液样变的区域。有些肿瘤有神经分化。食管 GISTs 的 CD34 和 c-kit 总是阳性，偶有 actin 的免疫表达[32]。

胃的胃肠间质瘤

　　胃是 GISTs 最常见的部位，GISTs 通常为良性，但其行为受表 19.1 内所列特征以及其在胃内位置的影响。与胃窦部 GISTs 相比，发生在胃底和食管-胃交界处的 GISTs 恶性比例高。胃 GISTs 有两种相对特殊的形态学表型。其一是富于细胞的梭形细胞间质

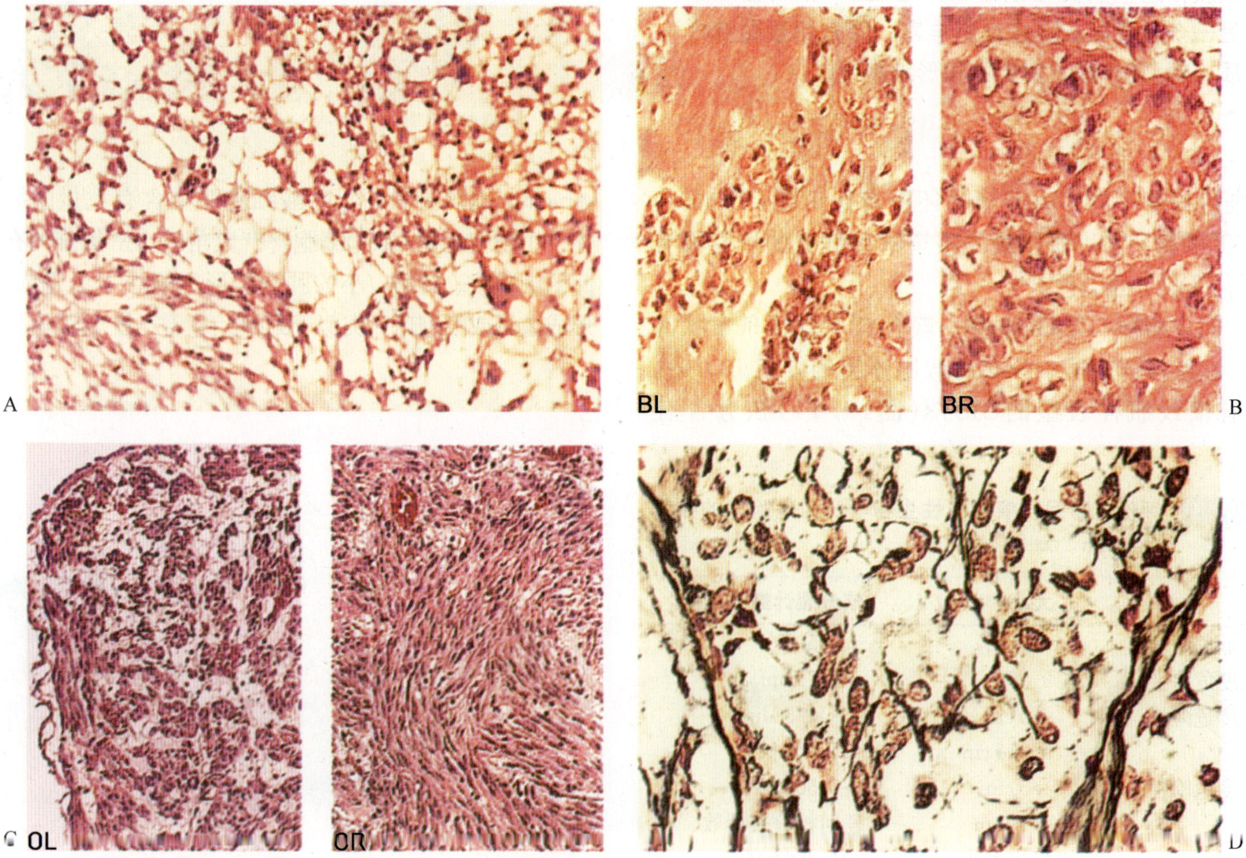

胞毒性的 GIST 细胞（图 19.12）发生在胃、食管或肠系膜，除了肿瘤中有细胞毒性 T 细胞浸润之外[31]，这种亚型相似于经典的 GISTs 或 GANTs。NF1 相关性 GISTs 类似于非 NF1 梭形细胞 GISTs，绝大多数含有丝球状纤

图 19.10　小肠 GIST，出现在腹股沟疝内，具有类似于间皮瘤的形态。图片来自回肠的原发病变。**A**：注意梭形细胞和上皮样细胞区域混合存在。**B**：回肠浆膜表面有上皮样细胞巢（左图）。高倍放大（右图）。**C**：原发性肿瘤的其他区域。左图可见上皮样细胞，右图为梭形细胞。**D**：网织染色显示缺乏网状纤维。

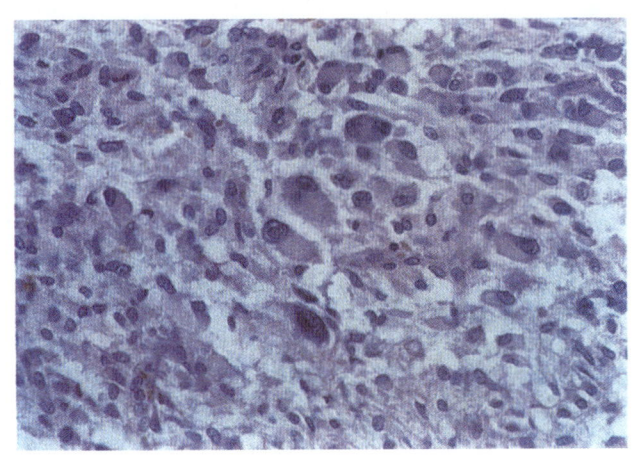

图 19.11　具有横纹肌样表型的胃 GIST。

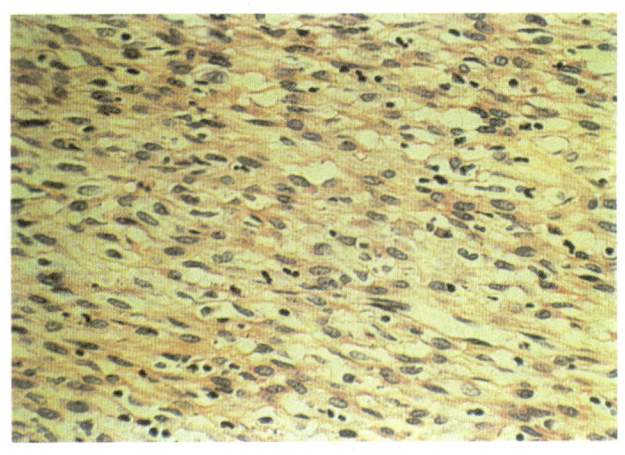

图 19.12　具有散在细胞毒性 T 细胞的 GIST。

瘤，其特征是束状排列的梭形细胞，常有显著的栅栏状、排列均匀一致的细胞核，以及将核挤压成锯齿状的核周空泡。偶见大核。常见玻璃样变和黏液变性。核分裂活性低。其余的多数为上皮样 GISTs。肿瘤含有圆形上皮样细胞，有突出的透明胞浆和核周空泡形成。肿瘤细胞呈片或成团分布，而不是束状排列，往往分布在血管周围。胃的绝大多数上皮样 GISTs 为良性，只要核分裂象不超过 5/50 hpf[33]。

目前对于胃 GISTs 的分类还没有达成共识。我们可以按照之前讨论的推荐标准分类，或者在报告胃 GISTs 时注明核分裂数的最高值和肿瘤最大径，并注明切缘是否充分、肿瘤的细胞构成以及有无黏膜侵犯。或者采用下面要谈到的两种分类中的一种。

Trupiano 等将胃 GISTs 分为良性和恶性梭形细胞 GISTs、良性和恶性上皮样 GISTs 以及良性和恶性混合细胞性病变[34]。占优势的细胞类型由 75% 以上的肿瘤细胞是梭形细胞还是上皮样细胞来决定，不符合这些标准的肿瘤被划分为混合性肿瘤。如果核大，伴有不规则的核膜和空泡状的染色质，则认为是高级别核。没有这些特征的肿瘤则为低级别核[34]。

依据这个分类，良性富于细胞的梭形细胞 GISTs 是细胞高度丰富的肿瘤，具有均匀一致的梭形细胞，胞浆丰富淡染至嗜酸性。密集的细胞可以呈无规则、束状、漩涡状、席纹状或栅栏状排列。均匀一致的淡染细胞核含有均匀分布的染色质、不明显的核仁和规则的边界（图 19.13）。核分裂象通常 ≤2/50 hpf，可有核周空泡。肿瘤细胞通常被玻璃样变或钙化的间质分割。也可以出现液化性坏死区域，伴有被血管周围肿瘤细胞岛分开的无细胞物质的区域[34]。

良性上皮样 GISTs 是最常见的胃 GISTs，主要或完全由上皮样细胞构成。细胞界限往往清楚，排列成巢或片状（图 19.14）。细胞胞浆丰富，可为嗜酸性、嗜双色性或为透明胞浆。细胞核的附近常常有一圈致密的嗜酸性胞浆，其周围胞浆透明，这仅在检查

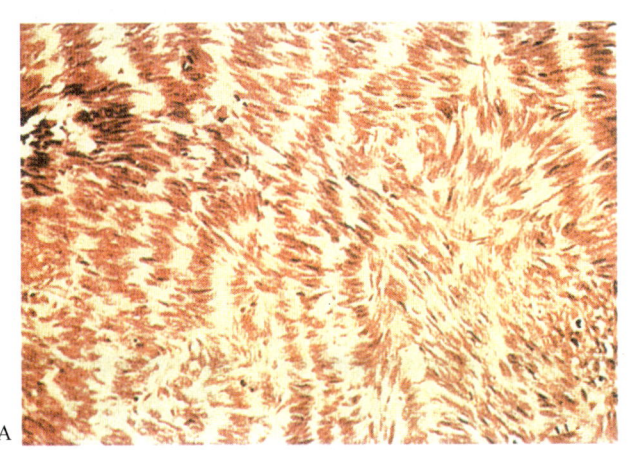
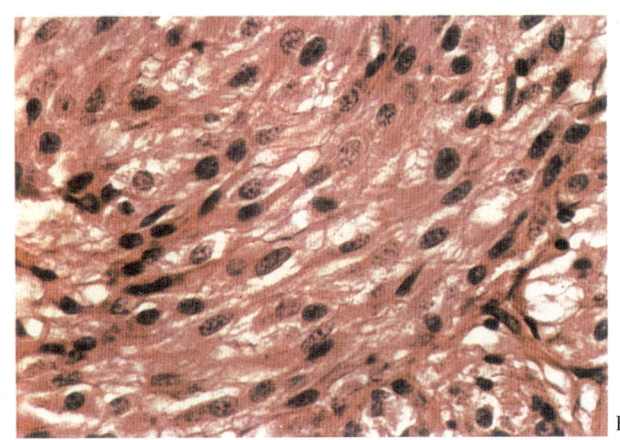

图 19.13　胃 GIST。A：局灶梭形细胞呈栅栏状排列。B：梭形细胞的高倍放大。

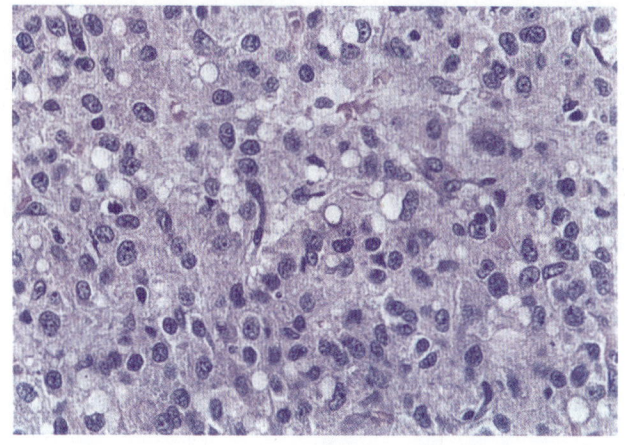

图 19.14　上皮样 GIST。肿瘤由大的多角形细胞组成。

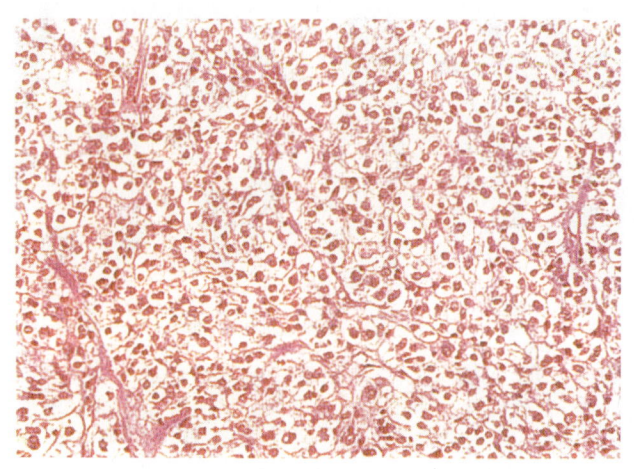

图 19.15　上皮样 GIST 伴有所谓的"煎蛋"样形态。

HE 染色切片时方可发现，因为这是固定所致的人工假象（图 19.15）。核通常为圆形，伴有小的核仁，但也可见散在的多核巨细胞或奇异核细胞。核分裂象罕见（通常≤2/50 hpf）。间质改变包括玻璃样变和钙化[34]。血供丰富者可以出现神经内分泌或血管球样形态。

与良性富于细胞性 GISTs 不同，恶性梭形细胞 GISTs 较大，是细胞较为丰富的肿瘤，核浆比高（图

19.16）。胞浆可以嗜酸、嗜碱或嗜双色性。核大小不等，常为空泡状。通常缺乏良性病变具有的典型的核周空泡，肿瘤坏死区域常见。肿瘤细胞可以呈席纹状或束状排列。有些肿瘤有明显的栅栏状排列的细胞核。核分裂象常＞10/50 hpf。可见黏膜侵犯，意指浸润的肿瘤细胞穿过黏膜肌层，到达黏膜基底部的腺体之间（图 19.17）。

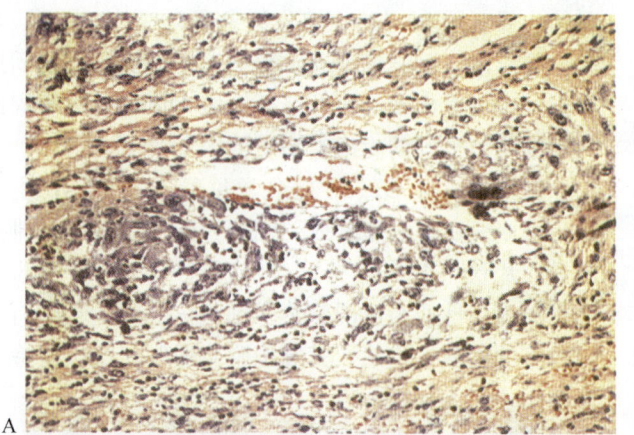

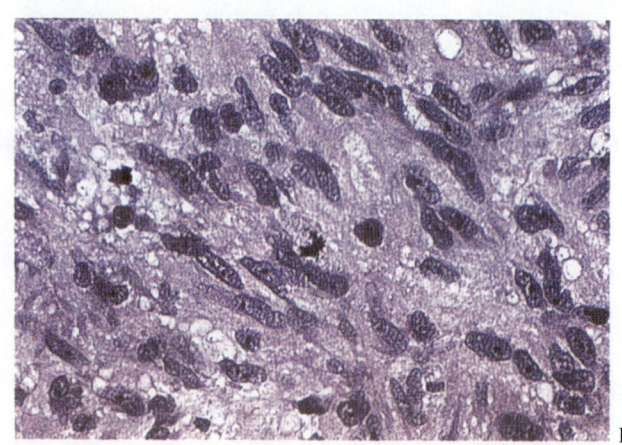

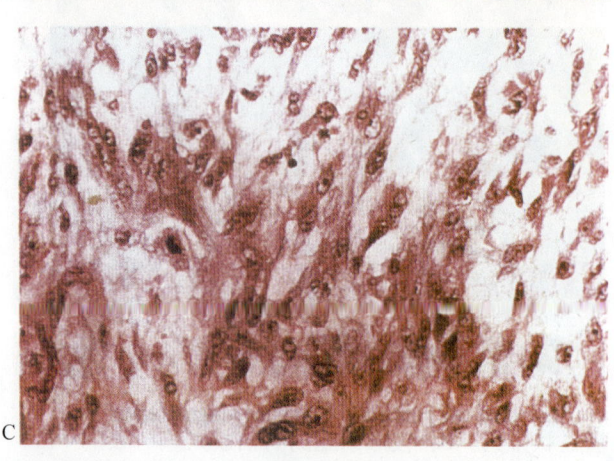

图 19.16　恶性梭形细胞 GIST。**A**：低倍视野显示非典型性细胞和灶状坏死。**B**：中倍视野显示中度的细胞非典型性和核分裂活性增加。**C**：在黏液性间质中可见不成熟的梭形和星形细胞，核分裂象增多。

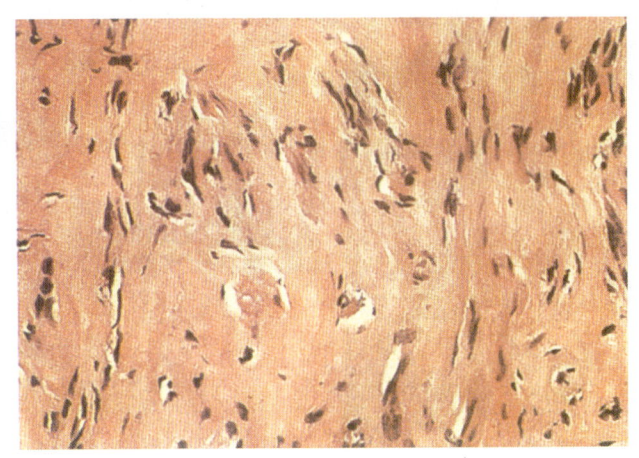

图 19.17　硬化性梭形细胞 GIST。

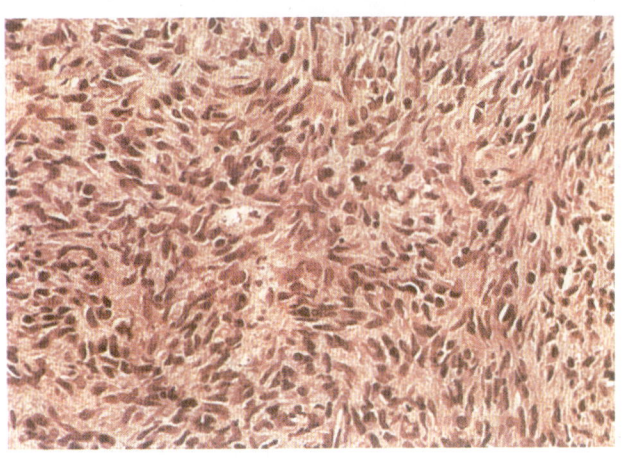

图 19.18　硬化性上皮样 GIST。图像显示致密的细胞丰富的病变，伴有密集的细胞核。未见核分裂象。这个区域周围有较为典型的梭形细胞。

恶性上皮样 GISTs 由紧密排列的细胞构成，胞浆少于梭形细胞亚型。细胞常常比良性上皮样 GISTs 丰富。细胞可以排列成小簇状腺泡样结构，或呈大片状分布。常见显著的黏液样间质。细胞核通常深染，形态单一。某些细胞呈多形性。然而，散在的奇异细胞较常见于良性上皮样 GISTs。由于核分裂活性与良性上皮样肿瘤有重叠（除非核分裂象很多），核分裂象不能用以区分良性和恶性病变。此外，由于恶性上皮样 GISTs 常常出现看似良性的区域，所以必须广泛取材以辨认恶性成分[34]。

最近对胃 GISTs 进行的一项大宗研究（765 例且有长期随访）描述胃 GISTs 有 8 种组织学亚型、一种混合性亚型和一组无法归类的肿瘤[8]。这 8 种亚型分别是：

1. **硬化性梭形细胞 GISTs** 是细胞稀疏的肿瘤，由有显著细胞外胶原的梭形细胞构成（图 19.17），没有核的非典型性，核分裂活性低，且常见钙化。肿瘤通常体积较小，但是 13% 的病例 >10 cm。

2. **栅栏状和空泡状的梭形细胞 GISTs**（图 19.13）由丰富的、肥胖的、均匀一致的梭形细胞组成，核排列成栅栏状，核周空泡形成，并有轻度非典型性。核分裂象很少超过 10/50 hpf。

3. **高度富于细胞的梭形细胞 GISTs** 含有均匀一致的紧密排列的细胞，形成弥漫性梭形细胞片块，非典型性轻微，核呈栅栏状排列，并有核周空泡形成。核分裂象很少超过 15/50 hpf。

4. **肉瘤样梭形细胞 GISTs**（图 19.16）含有梭形细胞或卵圆形细胞，伴有弥漫性非典型性，肿瘤细胞常呈束状排列，并被黏液样间质分开。核分裂象 >20/50 hpf。几乎所有的肿瘤直径均 >5 cm。

5. **硬化性上皮样 GISTs**（图 19.18）表现为合体细胞样生长方式，由黏附在一起的、均匀一致的多角形细胞组成。细胞界限不清，并有弥漫胶原性基质。多核细胞形成和核分裂活性低是其特征。

6. **结构松散的上皮样 GISTs**（图 19.19）由大的多角形细胞组成，胞浆丰富，细胞边界清楚，生长结构松散，基质稀少，多核细胞形成，可有局灶性非典型性，核分裂活性低。

表 19.2　基于肿瘤的大小和核分裂活性评价胃 GIST 恶性潜能的建议指南

良性（尚无与肿瘤相关的死亡报道）
第 1 组（≤2 cm，核分裂象≤5/50 hpf）
可能为良性（恶性潜能极低，<3% PD）
第 2 组（>2 但≤5 cm，核分裂象≤5/50 hpf）
第 3a 组（>5 但≤10 cm，核分裂象≤5/50 hpf）
恶性潜能未定或具有低度恶性潜能（无 PDs，但病例数太少不能可靠地确定预后）
第 4 组（≤2 cm，核分裂象>5/50 hpf）
低到中度恶性潜能（12%～15% 死于肿瘤）
第 3b 组（>10 cm，核分裂象≤5/50 hpf）
第 5 组（>2 但≤5 cm，核分裂象>5/50 hpf）
高度恶性潜能（49%～86% 死于肿瘤）
第 6a 组（>5 但≤10 cm，核分裂象>5/50 hpf）
第 6b 组（>10 cm，核分裂象>5/50 hpf）

hpf：高倍视野；PD：进展性疾病（progressive disease）。Modified from Miettinen M, Sobin LH, Lasota J: Gastrointestinal stromal tumors of the stomach: a clinicopathologic, immunohistochemical, and molecular genetic study of 1765 cases with long-term follow-up. Am J Surg Pathol 2005; 29: 52.

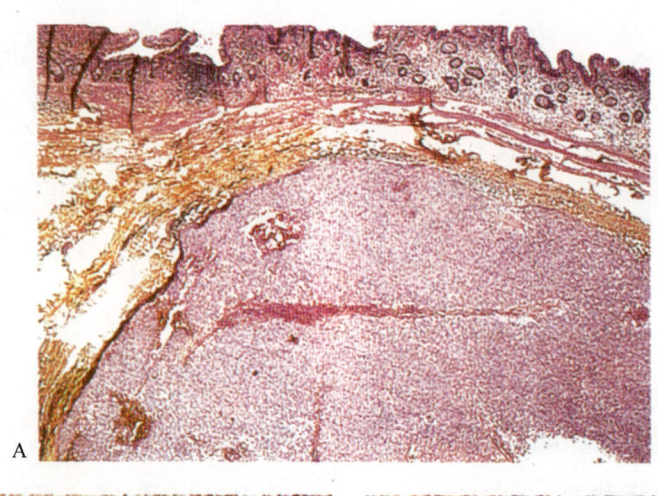
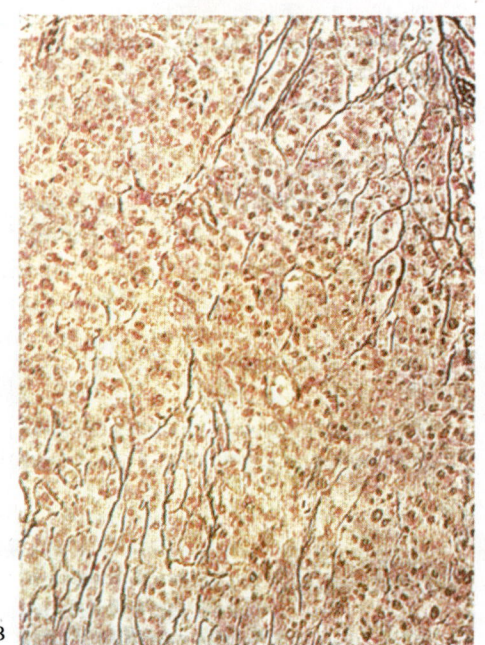
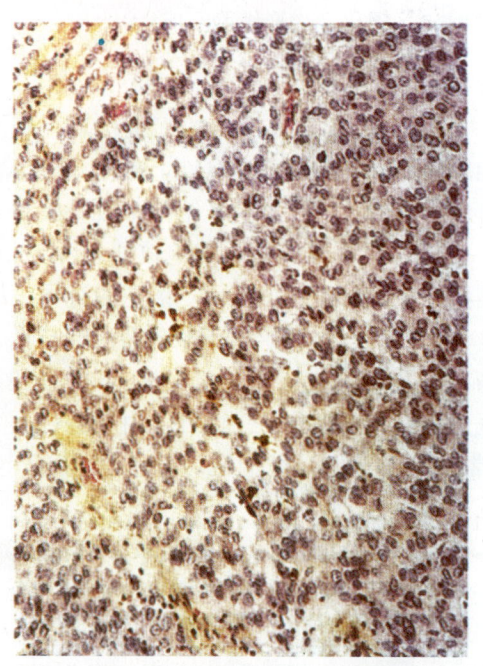

图 19.19 胃肠道间质瘤（GIST）伴有松散的细胞。A：GIST 发生在黏膜下层并向黏膜肌层延伸，形成推挤性边缘。B：由上皮样至椭圆形细胞构成的特征性图像（右）以及网织染色勾画出单个细胞和细胞团（左）。

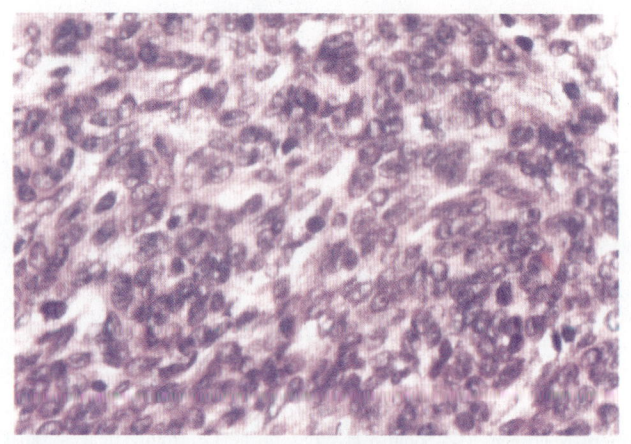

图 19.20 高度富于细胞的上皮样 GIST。这个富于细胞的病变核的边界相互重叠，核分裂象为 3 / 50 hpf。

7. **高度富于细胞的上皮样 GISTs**（图 19.20）由背靠背的上皮样细胞组成，细胞边界清楚，核有非典型性，而且核浆比例比结构松散的上皮样 GISTs 高。核分裂象很少＞10/50 hpf。

8. **肉瘤样型上皮样 GISTs** 由上皮样到圆形细胞组成，细胞边界清楚，核浆比高，核均匀一致，核仁突出，并有显著的核分裂活性（＞20/50 hpf）。

根据肿瘤最大径和核分裂活性也可将其分为 8 组（表 19.2）[8]。在梭形细胞 GISTs 中，从硬化性、栅栏状-空泡状、高度富于细胞性，到肉瘤样这一系列的改变反映了出现预后不良的频率在增加。肉瘤样 GISTs 的肿瘤相关生存率与其他类型明显不同。上皮样肉瘤

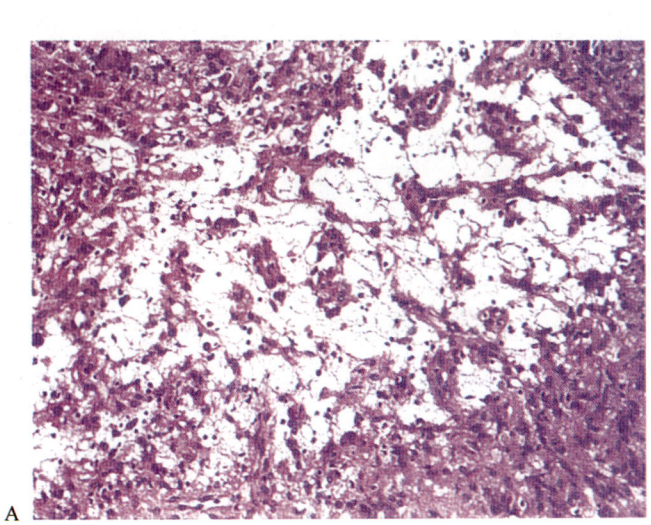 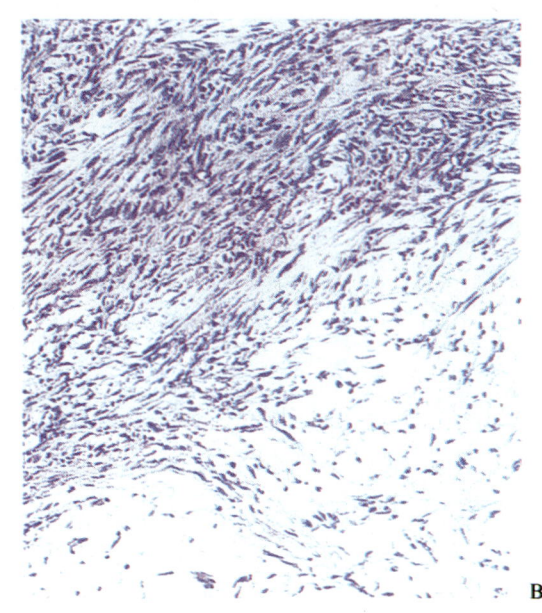

图 19.21　GISTs 中的黏液样变。**A**：局灶黏液变性区域显示丰富淡染的嗜双色性黏液样间质。**B**：另一个病变显示典型的 GIST 梭形细胞和邻近的黏液样区域。

样 GISTs 比梭形细胞肉瘤样肿瘤预后稍好。在梭形细胞和上皮样细胞病变中均可见到黏液样变（图 19.21）。

与胃 GISTs 侵袭性临床行为似乎有关的特征包括肿瘤的核分裂活性、肿瘤的最大径、高级别的核、细胞丰富、混合细胞类型、黏膜侵犯、肿瘤坏死以及间质的改变，例如广泛的黏液样改变和缺乏玻璃样变[34]。

小肠的胃肠间质瘤

与胃 GISTs 相比，小肠 GISTs 的恶性比例较高。

经典的良性小肠 GIST 病变体积小（＜5 cm），由均匀一致的细胞形态温和的梭形细胞组成，细胞具有丰富的嗜酸性胞浆，总体细胞密度较低。肿瘤细胞通常呈巢状分布，巢间为纤细的纤维血管间隔，形成一种类似于副神经节瘤的器官样生长方式。嗜酸性胶原小球（丝球状纤维）具有特征性，数量通常较多，尤其是在十二指肠病变中（图 19.22）。丝球状纤维最常见于较小的、核分裂不活跃的肿瘤。可见局灶钙化。提示神经性肿瘤的栅栏状排列的细胞核出现在许多

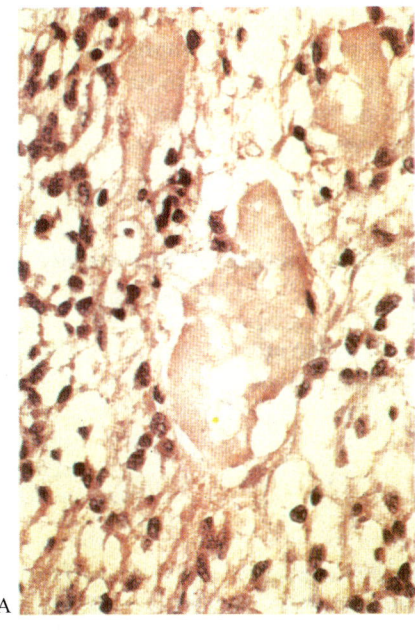 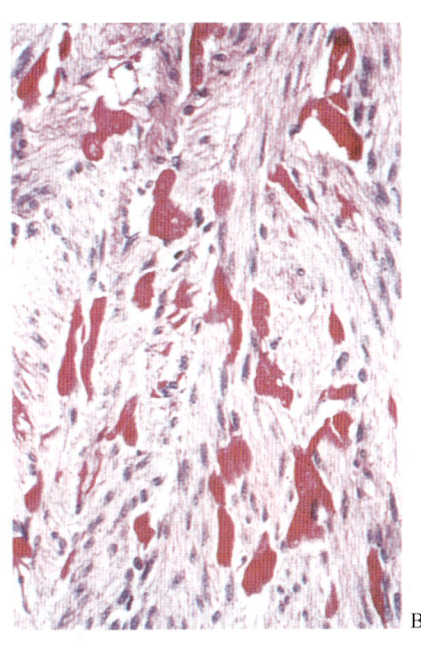

图 19.22　小肠 GIST 伴有丝球状纤维。**A**：HE 切片显示肿瘤内典型的无定形嗜酸性物质聚积，这是丝球状纤维的特征。肿瘤细胞本身为圆形和上皮样，或稍长。**B**：PAS 染色显示嗜酸性物质为 PAS 阳性。

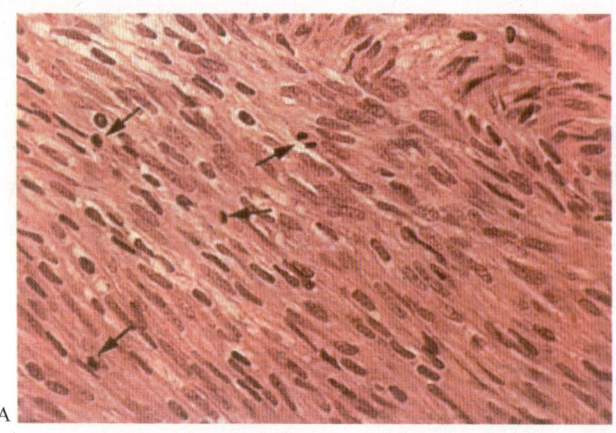 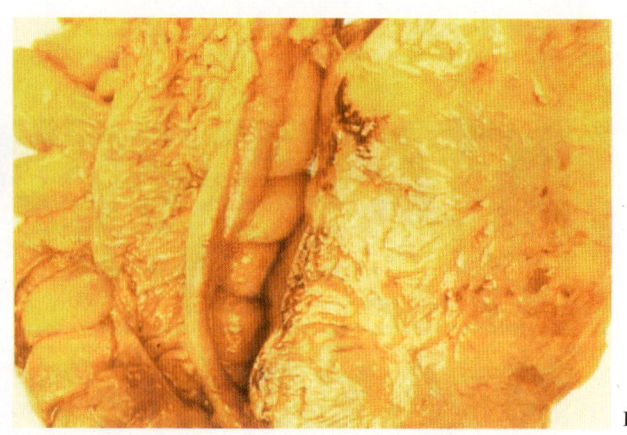

图 19.23 小肠恶性 GIST。**A**：低倍照片显示为细胞丰富的梭形细胞病变，伴有许多核分裂象（箭头所示）。**B**：为 A 图病变的大体特征，可见肿物包绕着肠管。

小肠 GISTs 中。肿瘤也可有独特的血管瘤样结构，有时在片状分布的肿瘤细胞之间可见肾小球样血管增生。血管周围的玻璃样变亦很常见[33]。核分裂象少见（<5/50 hpf）。良性肿瘤缺乏肿瘤细胞的坏死和黏膜侵犯[35]。

绝大多数小肠恶性 GISTs 由高度增生的梭形细胞组成（图 19.23），比良性肿瘤细胞非典型性明显。核较大、染色质粗糙成块，核分裂象易见（>5/50 hpf）。典型者细胞排列呈长束状，不同于良性肿瘤中的器官样结构。丝球状纤维数量少或缺乏，多数但并不是所有的恶性小肠 GISTs 都有肿瘤细胞的坏死和（或）黏膜浸润。上皮样成分显著且占肿瘤 25% 以上者，实际上都是恶性肿瘤[24, 36, 37]。由于许多恶性小肠 GISTs 同时含有良性和恶性区域，因此这些肿瘤必须要充分取材以发现恶性病变。

一项研究将小肠 GISTs 划分为 6 类，列在表 19.3 中。有意义的预后特征包括肿瘤大小（>5 cm）、核分裂象（>5/50 hpf）、出现凝固性坏死、上皮样组织学表现、缺乏玻璃样变的血管和丝球状纤维，以及出现黏膜侵犯[33, 38]。

阑尾和大肠的胃肠间质瘤

阑尾 GISTs 为梭形细胞肿瘤，可能含有丝球状纤维。肿瘤缺乏细胞非典型性和核分裂活性[39]。结直肠 GISTs 几乎均为梭形细胞肿瘤，其中 50% 为恶性，其临床过程常呈高度侵袭性。有浸润性的边界、核分裂象>5/50 hpf [40] 和黏膜侵犯（图 19.24）与肿瘤转移或患者死亡相关。肿瘤大小对于预后的影响在

表 19.3 小肠胃肠间质瘤的 Miettinen 分类

组别	大小	核分裂象	预后
1	≤2 cm	≤5/50 hpf	通常为良性行为
2	2～5 cm	≤5/50 hpf	6% 发生转移且死于本病
3	>5 cm	≤5/50 hpf	31% 发生转移；中位生存时间为 18 个月
4	≤2 cm	>5/50 hpf	本组无病例
5	2～5 cm	>5/50 hpf	腹腔内播散、转移或死亡的危险性为 50%
6	>5 cm	>5/50 hpf	86% 发生腹腔内播散或转移

hpf：高倍视野。Modified from Miettinen M, Makhlouf H, Sobin LH, Lasota J: Gastrointestinal stromal tumors of the jejunum and ileum. A clinicopathologic, immunohistochemical and molecular genetic study of 906 cases before imatinib with long-term follow-up. *Am J Surg Pathol* 2006; 30: 477.

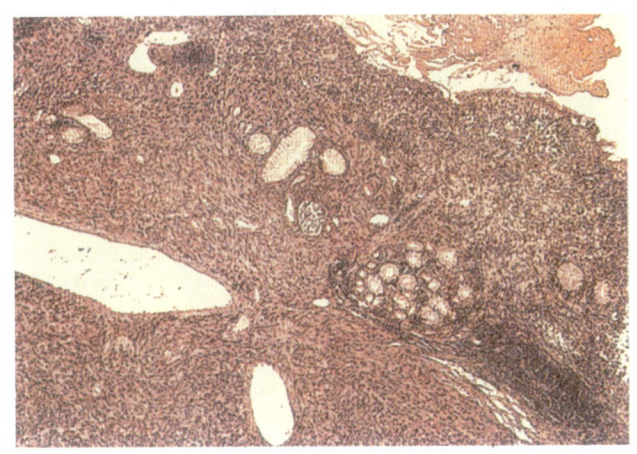

图 19.24 肠恶性 GIST。肿瘤弥漫浸润肠黏膜。可见陷在肿瘤中的残存的肠腺体。部分残存腺体周围可见慢性炎症带。

结肠要比其他部位存在更大的争议[40]。有丝球状纤维的结肠 GISTs 预后好于无丝球状纤维者。偶尔，恶性大肠 GISTs 含有破骨细胞样巨细胞[40]。

肛门直肠 GISTs 罕见，绝大多数发生于固有肌层[41]。这通常是一组均一的细胞丰富的肿瘤，主要由梭形细胞组成，没有丝球状纤维。无核分裂象或多形性的小的黏膜下病变生物学行为良性。恶性肿瘤经常呈浸润性生长方式，且核分裂象≥5/50 hpf。核的多形性、坏死、核分裂象计数和位于肌层内的意义现在还不清楚[42]。这些肿瘤需要长期的随访以判断它们的生物学行为。位于深肌层、细胞丰富的肿瘤，如果直径>5 cm、浸润固有肌层、核分裂象≥1/50 hpf，或有凝固性坏死或多形性应当被视为恶性[42]。

胃肠间质瘤治疗后的组织学特征

肿瘤经过治疗组织学可以发生变化。梭形细胞肿瘤可以出现上皮样或假乳头状上皮样生长方式，其特征是圆形细胞有嗜酸性胞浆和一致的圆形至椭圆形的细胞核。随着间质黏液玻璃样变、广泛出血、坏死和囊性变的出现，肿瘤细胞密度显著降低。细胞增殖活性通常也明显降低[43]。肿瘤可以失去 CD117 的阳性表达，仅有少数残存的阳性细胞[44]。一些肿瘤 CD34 可转变成阴性。一些肿瘤出现 desmin 阳性[45]。

胃肠间质瘤的免疫组化特征

GIST（包括良性和恶性）的决定性标记物是 c-kit 蛋白（CD117）阳性表达[26,46]。然而，c-kit 的免疫反应亦可见于其他肿瘤（表 19.4），且并非所有的 GISTs 都是 CD117 阳性。目前有几种可用的商业化抗体，而且采用的染色方法也各不不同，可能会导致假阳性和假阴性结果，使得对着色模式的判断变得非常复杂。同时，CD117 阳性的肿瘤在治疗后表达可以丢失。目前人们正在努力提高 c-kit 染色的有效性。此外，CD117 的免疫组化组织芯片也已问世，这有助于实验室之间染色结果的比较、实施质量保证计划和用于教学目的[47]。

CD117 主要的着色方式是弥漫性的胞浆阳性（图 19.25）。也可出现膜染色或点状阳性。极少数情况下，仅有部分细胞 CD117 阳性。PDGFRA 免疫组化染色有助于 c-kit 阴性 GISTs 和其他间叶性肿瘤的鉴别诊断。除了少数韧带样瘤以外，其他的间叶性肿瘤 PDGFRA 均为阴性[48]。

表 19.4 表达 c-kit 的肿瘤

涎腺腺样囊性癌	纤维肉瘤	神经母细胞瘤
血管平滑肌脂肪瘤	GIST	痣
血管肉瘤	Kaposi 肉瘤	骨肉瘤
慢性髓细胞白血病	脂肪瘤	横纹肌肉瘤
透明细胞肉瘤	恶性胶质瘤	精原细胞瘤
子宫内膜癌	肥大细胞肿瘤	肺小细胞癌
Ewing 肉瘤/PNET	黑色素性神经鞘瘤	滑膜肉瘤
骨外软骨肉瘤	黑色素瘤	甲状腺肿瘤
纤维瘤病	Merkel 细胞癌	Wilms 瘤

GIST：胃肠间质瘤；PNET：原始神经外胚层肿瘤。

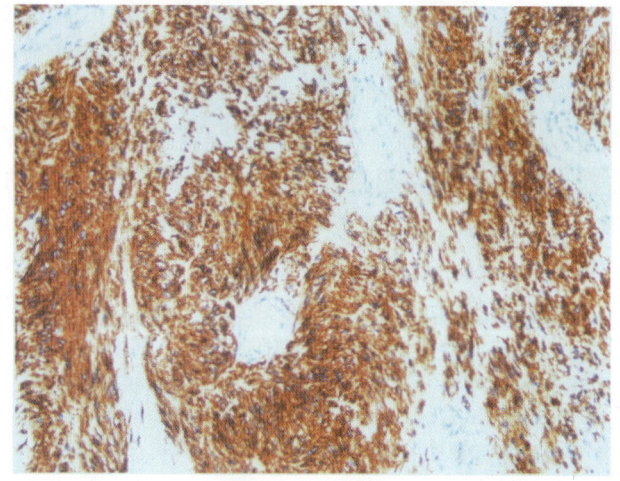

图 19.25　一例 GIST 的 c-kit 免疫染色。这个肿瘤 kit 蛋白强阳性。

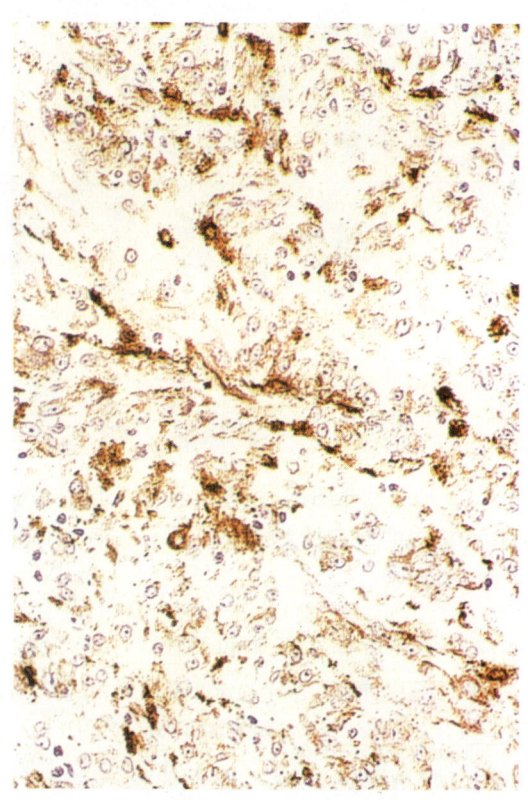

图 19.27　本例 GIST 各个肿瘤细胞 actin 的免疫反应程度不同。

大约 70% 的 GISTs 表达 CD34[48]（图 19.26）。CD34 的阳性率从小肠 GISTs 的 47% 到直肠和食管 GISTs 的 96%～100% 不等。良性 GISTs 缺乏 CD34 表达可能提示肿瘤起源于较成熟的 Cajal 间质细胞，而恶性 GISTs 可能含有去分化的 Cajal 间质细胞，这种细胞也表达 CD34[49]。

GISTs 可有不同程度的平滑肌和神经性标记的阳性反应（图 19.27）。平滑肌肌动蛋白（SMA）的表达在小肠 GISTs 中（47%）最为常见，而在直肠和食管 GISTs 中最为少见（10%～13%）。Actin 如有表达，通常为局灶性，说明平滑肌分化不完全。重型钙调素结合蛋白（heavy caldesmon）是 actin 结合细胞骨架相关蛋白，在一些 GISTs 中也有表达。Desmin 的表达较少见，一般局限于散在的肿瘤细胞，在上皮样肿瘤中染色比较明显。

S100 蛋白的表达可以见于 10%～15% 的 GISTs，通常见于小肠 GISTs，呈局灶染色。散在的肿瘤细胞细胞角蛋白染色可能阳性。80% 的 GISTs BCL2 为阳性。

GISTs 也表达中间丝 nestin，这种蛋白在其他间叶性肿瘤没有表达，除非肿瘤有神经分化[50]。几乎 100% 的 GISTs 有 *dog1*（在 GISTs 中发现的）基因强表达，这种细胞表面蛋白表达对于 GISTs 具有高度特异性[51]。多达 96% 的 GISTs PKCθ 阳性[52]。GISTs 的亚型 GANT 可能显示 NSE、S100、突触素、血管活性肠肽、P 物质、嗜铬素和神经纤维蛋白片块状阳性染色。肌细胞标记有不同程度的阳性。

鉴别诊断

由于 GISTs 形态表现多样，所以鉴别诊断范围也很宽广。其中包括平滑肌肿瘤、神经鞘瘤、恶性外周神经鞘瘤、孤立性纤维性肿瘤、炎症性纤维性肿瘤、滑膜肉瘤、间皮瘤、神经内分泌肿瘤、血管球瘤、肉瘤样癌、恶性黑色素瘤和血管肉瘤。区分上述鉴别诊断中提到的各种疾病需要通过免疫组化分析（表 19.5）。CD117 的表达能明确绝大多数 GISTs 的

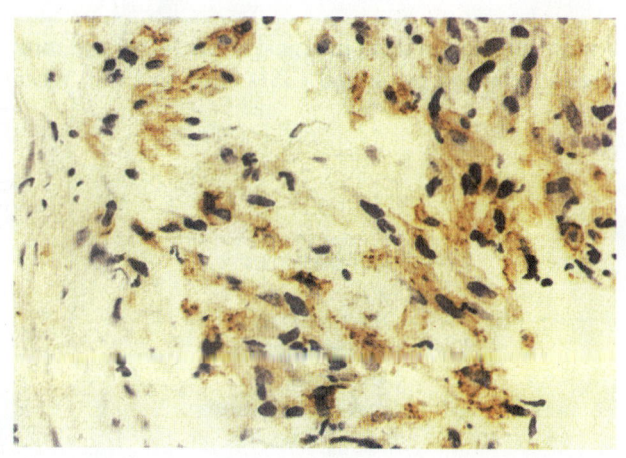

图 19.26　一例胃 GIST 的 CD34 染色。

表 19.5 胃肠间质瘤（GIST）的鉴别诊断

	CD117	CD138	CD34	CR	CK	S100	Melan A	HMB45	SYN	VIM	Desmin	SM actin	HHC35	CD99
上皮样 GISTs														
GIST	95%+	17%	>50%	类型+	罕见+	罕见	−	−	罕见	+	罕见	30%	50%	−
间皮瘤	−	+	+	+	罕见	+	−	−	−	+	−	+	−	50%
黑色素瘤	−	−	20%	−	−	+	+	+	−	+	−	−	−	罕见
癌	−	−	−	−	+	某些	−	−	SCC 和 NE	类型+	−	−	某些	类型+
副节瘤	<10%	?	−	−	+	AP+	−	−	+	+	−	−	−	−
类癌	−	−	某些	某些	某些	某些	−	−	某些	类型+	−	−	−	某些
淋巴瘤	50%	40%	+	罕见	−	−	−	−	−	−	−	−	罕见	30%
平滑肌瘤/肉瘤	罕见	60%	+	25%	−	罕见	−	罕见	−	+	+	50%	细胞	类型+
梭形细胞 GISTs														
GIST	79%+	+	+	−	罕见+	罕见	−	−	罕见	+	罕见	30%	细胞	罕见
神经鞘瘤	罕见	?	+	−	−	+	−	−	+	+	−	−	罕见	50%
平滑肌瘤/肉瘤	罕见	50%	+	25%	−	−	−	−	−	+	+	50%	50%	30%
纤维瘤病	50%	?	−	−	−	−	−	−	−	+	−	−	−	−
间皮瘤	罕见	罕见	−	+	罕见	−	−	−	罕见	+	−	−	−	50%
脂肪肉瘤	罕见	50%	罕见	−	−	某些	−	−	−	+	5%	−	−	−
MPNST	−	−	−	−	−	+	−	−	罕见	+	−	−	−	−
孤立性纤维性肿瘤	−	−	+	+	罕见	罕见	−	−	−	+	−	−	−	40%
神经纤维瘤	−	−	罕见	−	−	+	−	−	−	+	−	−	−	15%

AP：阑尾；CK：细胞角蛋白；CR：calretinin；MPNST：恶性外周神经鞘肿瘤；NE：神经内分泌病变；SCC：小细胞癌；SM：平滑肌；SYN：突触素；VIM：vimentin。

表 19.6 胃肠间质瘤的预后因素
肿瘤部位
肿瘤大小
出现转移
黏膜侵犯
患者年龄
核分裂指数（增殖指数）
坏死
细胞非典型性、细胞密度、核多形性
非典型核分裂象
细胞形态（上皮样细胞还是梭形细胞）
间质的性质
Kit 或血小板衍生生长因子-α（PDGFRA）突变的状态
1p36 杂和性丢失

诊断。极少数情况下，上皮样 GISTs 在缺乏 CD117 的情况下表达 CD34。因为一些上皮样 GISTs 细胞角蛋白免疫反应阳性，所以与 CD34 或 CD117 的共同表达就成为避免将这些病例误诊为癌的关键。炎症性 GISTs 需要与滤泡树状突细胞肿瘤、炎症性肌成纤维细胞肿瘤、炎症性平滑肌肉瘤、炎症性恶性纤维细胞肉瘤和炎症性纤维性息肉鉴别。

预后

预测 GISTs 的临床行为需要评估肿瘤的大体和显微镜下表现，可能还要评估肿瘤的免疫组化和分子生物学特征（表 19.6）。肿瘤大小、核分裂象、患者年龄和肿瘤部位是最常引用的预测任何部位肿瘤临床生物学行为的最佳指标[26]。但是，有人认为肿瘤的大小和核分裂指数不足以对长期预后提供准确预测[53]。表 19.1 列出了评价侵袭性行为危险度的推荐标准[26]，我们在前面也讨论了对特定解剖部位较为重要的因素。

肿瘤大小本身不能用于确切区分胃间质肿瘤的良恶性，由于在不同病例之间存在明显的重叠[34]。肿瘤≥7 cm 者明显比较小的肿瘤容易发生转移，但高达 35% 的预后不佳患者肿瘤＜7 cm。同样，33% 预后良好的患者肿瘤≥7 cm。＜6 cm 的肿瘤有 20% 发生转移，而≥6 cm 的肿瘤有 85% 发生转移[44]。在另一项研究中，转移可见于 15% 的＜2.5 cm 的 GISTs、29% 的 2.5～5 cm 的肿瘤、65% 的 5～10 cm 的肿瘤，而＞10 cm 的肿瘤事实上 100% 发生转移[54]。小肠瘤大小的界限值为 5 cm（见下文）。

较大的肿瘤预后往往特别差，部分原因是由于这些病变手术很难切净，并且较大的病变易于侵犯邻近的组织结构。肿瘤小且无核分裂象不能完全除外恶性生物学行为，但侵犯邻近器官和出现转移与侵袭性临床病程相关。

增殖指数的作用与肿瘤部位高度相关，其在小肠的预测作用是最不可靠的。应该注意，核分裂象在肿瘤内的分布常常明显不均。应该在肿瘤核分裂最活跃的区域计数核分裂象。在肿瘤细胞最丰富的区域，核分裂象通常最多。高级别病变（核分裂象＞10/10 hpf）的预后最差，10 年生存率为 0[55]。除计数核分裂象以外，衡量增殖活性还可以用其他方法，包括增殖性细胞核抗原（PCNA）和 Ki-67 的免疫组化染色以及银染核仁组成区（AGNORs）。所有应用这些方法的研究都表明细胞增殖和预后有关，但与标准的核分裂象计数法相比并无不同。

肿瘤部位也有助于判断预后。食管肿瘤患者预后最好，而小肠 GISTs 患者预后最差[53]。与胃 GISTs 明显不同，＞10 cm 但核分裂活性≤5/50 hpf 的肿瘤以及体积≤5 cm 但核分裂象＞5/50 hpf 的小肠 GISTs 都有高转移率[38]。胃的良性 GISTs 要比恶性者多见，而在小肠则以恶性 GISTs 更多见[38]。

肿瘤细胞坏死在恶性 GISTs 较良性者更多见，但良性肿瘤也可以有坏死的区域，尤其是当有蒂的病变发生扭转时。黏膜侵犯是一个高度特异的恶性标志。但这项指标不够敏感，因为许多 GISTs 并不浸润被覆的黏膜。此外，表面的溃疡也使得这个指标的评价变得困难。

即使在出现转移的情况下，年轻人的 GISTs 也较发生在年老者预后要好，尤其在有 Carney 三联征时。值得注意的是，影像学发现的肺部病变不应该被看做是肺转移的临床依据，尤其是在年轻女性，因为肺部的病变可能为 Carney 三联征患者的良性肺错构瘤。

KIT 突变的预后意义是有争议的。有人发现 *KIT* 突变好发于恶性 GISTs[56]，并因此认为突变有独立的预后价值[57]。也有人提出 *KIT* 突变是 GIST 形成的必需事件，因此与肿瘤演进无关[58]。突变的类型或位点更有可能决定患者的预后和治疗反应。第

11号外显子突变者预后不良[59]。第11号外显子的密码子557/558缺失与疾病复发和生存期短密切相关[57]。胃GISTs中，11号外显子缺失者较11号外显子点突变者表现为侵袭性的比例更高[11]。

PDGFRA突变者出现上皮样或混合细胞的形态、多核巨细胞、低增殖活性或位于胃、网膜或腹腔以及预后较好的比例较高，尽管这种差别没有统计学上的意义[8, 17, 60]。

治疗

治疗首选手术，目的是将肿瘤完整切除，必要时也需切除邻近的器官。但即便手术完整切除，许多恶性GISTs仍会复发。手术治疗失败的患者，一般表现为肿瘤原位复发，或者发生在腹腔、网膜腔或肝[61]。这些病变还可以转移到卵巢[62]。GISTs极少转移到腹腔之外。复发发生在2年之内，但低度恶性的肿瘤可以经过数十年也不复发。

直到最近也没有其他的疗法（化疗或放疗）能对GISTs奏效。但是应用旨在灭活c-kit和PDGFRA受体酪氨酸激酶活性的靶向治疗后，患者的预后得到了改善。伊马替尼（imatinib），一种选择性抑制c-kit酪氨酸激酶活性的三磷酸腺苷（ATP）竞争性抑制剂，能抑制细胞增殖并诱导凋亡[63]。对于治疗转移性或复发性GISTs非常有效[64]。60%以上的转移性GISTs的患者采用伊马替尼治疗的效果明显而持久，瘤块的体积可以缩小70%～90%[64]。

伊马替尼的治疗效果和疾病控制的持续时间可能与KIT突变的类型或位点有关。80%携带11号外显子突变的肿瘤对伊马替尼的治疗敏感[65]。肿瘤在14号外显子的kit ATP袋发生新点突变者则对伊马替尼产生耐受[66]。KIT-D816V突变影响激酶的催化结构域，干扰伊马替尼结合位点，使得药物无效[67]。携带9号外显子突变的肿瘤仅50%对该药有反应，而无突变的肿瘤仅20%有部分反应。发生在激酶结构域1的错义突变与伊马替尼耐药有关[68]。携带KIT-Del557-558/T670I或KIT-Ins502-503/V654A突变的肿瘤细胞对伊马替尼耐药。

PDGFRA基因突变的位点也影响对伊马替尼的敏感性。除D842Y外，绝大多数累及18号外显子D842密码子（D842V，RD841-842KI和D1842-8431M）的替代突变对药物具有抗性。其他发生在18号外显子的突变（D846Y，N848K，Y849K和HDSN845-848P）对伊马替尼敏感[16]。Corless等人最近提出了一个GISTs的分子分类[16]（表19.7）。

现在已经清楚有些GISTs病人在漫长的治疗过程中会对伊马替尼产生耐药。这种耐药可能有两种形式：原发性耐药或在起初药物有效之后发生获得性耐药。获得性耐药的病人46%发现有二次突变，其中绝大多数最初都有KIT基因11号外显子的突变[68]。绝大多数二次突变发生在17号外显子，其余发生在13和14号外显子[68, 69]。进展期肿瘤也可有获得性的PDGFRA-D842V突变。

下一个主要的挑战就是治疗转变为伊马替尼耐药的肿瘤。推测这种耐药肿瘤是由先前存在的抗药克隆即携带无反应性kit或PDGFRA受体突变的克隆选择性生长形成的。因此可以理解伊马替尼与其他药物或手术联合治疗可能会在一定程度上防止肿瘤耐药的形成。目前人们正研发针对多种酪氨酸激酶（包括c-kit）的ATP结合位点的新药，以解决部分肿瘤对伊马替尼不敏感的问题[70]。例如，一种新的激酶抑制剂SU11248有更广谱的活性，能抑制kit和PDGFRA以及血管内皮生长因子，因此它也是一种强有力的抗血管形成剂。目前该药已进入临床实验阶段[70]。

平滑肌肿瘤

平滑肌瘤

真正的胃肠道平滑肌肿瘤的确存在，但不常见。平滑肌瘤最常见于食管、肛门直肠和结肠。平滑肌瘤约占所有食管肿瘤的0.4%，是最常见的食管良性间叶性肿瘤，其次是颗粒细胞瘤。典型的食管平滑肌瘤发生在成人，男性较女性更多见。尸检在约8%的个体中发现非常小的平滑肌瘤（微小或萌芽平滑肌瘤，micro- or seedling leiomyomas）[71]。食管平滑肌瘤的发病年龄小于GISTs，中位年龄30～35岁。食管平滑肌瘤可发生于Alport综合征或Ⅰ型多发性内分泌肿瘤（MEN1）的病人[72]。我们也看到过许多术前化疗后切除远端食管腺癌的患者有局部平滑肌瘤。结肠的平滑肌瘤以男性为主，中位年龄62岁。

食管平滑肌瘤可以出现症状或被偶然发现。息肉状的食管平滑肌瘤突向腔内，产生胸骨后痛、上腹痛或非心源性胸痛、烧灼感和吞咽困难。食管的肿瘤也可以引起阻塞或出血。胃窦平滑肌瘤可引起胃出口阻塞。肠道的肿瘤可以导致肠套叠和扭转。阑尾的肿瘤

表 19.7　胃肠间质瘤（GISTs）的分子分类

GIST 类型	评价
散发性 GIST	
KIT 突变	
11 号外显子	对伊马替尼反应最好
9 号外显子	对伊马替尼反应中等
13 号外显子	体外实验对伊马替尼敏感，临床可见有反应
17 号外显子	体外实验对伊马替尼敏感，临床可见有反应
PDGFRA 突变	
12 号外显子	体外实验对伊马替尼敏感，临床可见有反应
18 号外显子	D842V 对伊马替尼反应差，其余突变敏感
野生型	对伊马替尼反应差
家族性 GIST	
KIT 11 号外显子 （V559A，delV559，W557R）	皮肤色素沉着、色素性荨麻疹、肥大细胞增生症
KIT 13 号外显子（K642E）	无皮肤色素沉着或肥大细胞增生症
KIT 17 号外显子（D820Y）	无皮肤色素沉着或肥大细胞增生症；食管蠕动异常
伴副神经节瘤的 GIST	显性遗传；内分泌症状常见
儿童 GIST	
散发性	KIT 突变较成人明显少见
Carney 三联征	胃 GIST 伴肺软骨瘤和（或）副神经节瘤；女∶男＝7∶1；未发现 KIT 突变
NF1 相关性 GIST	未发现 KIT 突变

NF1：神经纤维瘤病Ⅰ型；PDGFRA：血小板衍生生长因子-α。Modified from Corless CL, Fletcher JA, Heinrich MC: Biology of gastrointestinal stromal tumors. *J Clin Oncol* 2004；22：3813.

可无临床表现或引起急性阑尾炎。结肠的病变往往无症状，仅在寻找病人便潜血的原因或因其他缘故做结肠镜检查时偶然发现。小的结肠病变可以为息肉状，尤其是发生于黏膜肌层时（图 19.28）。肛门直肠平

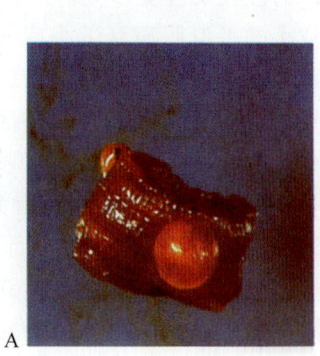
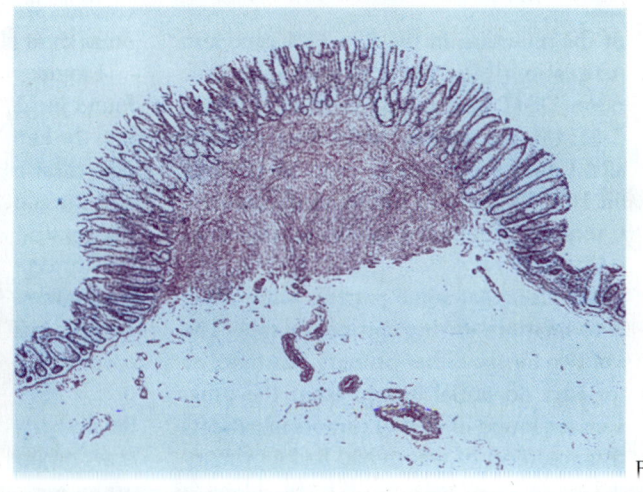

图 19.28　结肠平滑肌瘤。A：该结肠平滑肌瘤源自固有肌层。B：一例结肠平滑肌瘤的组织学特征表现为黏膜肌层向下增生，并将黏膜顶起。本病变表现为一个无蒂的息肉。

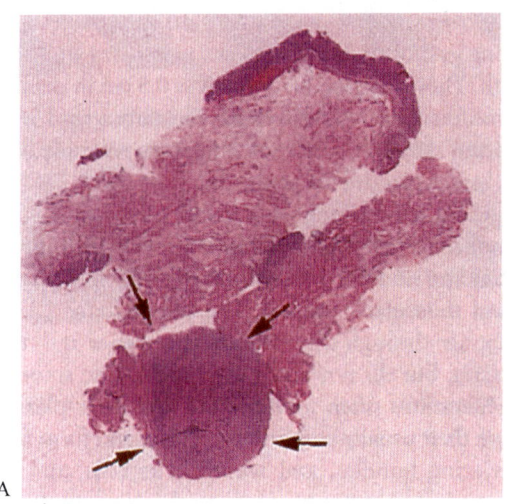 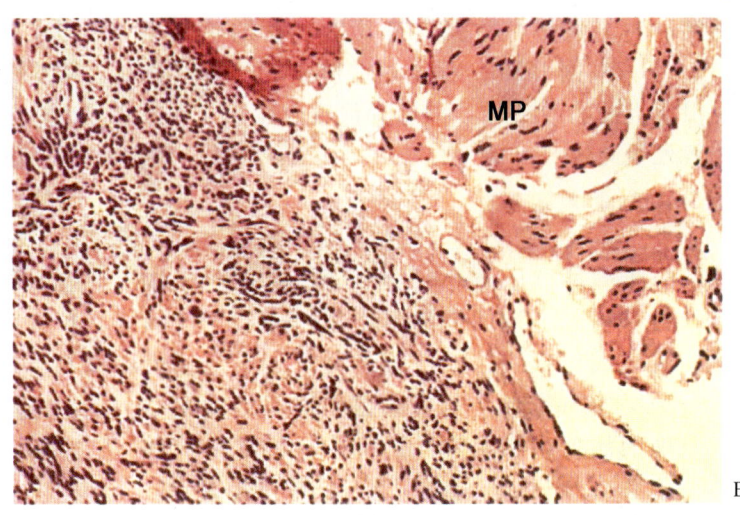

图 19.29　胃的微小平滑肌瘤。**A**：胃的全貌切片显示一个胃平滑肌瘤（箭头）。**B**：高倍视野显示平滑肌瘤（左下）与固有肌层（MP）的交界处。

滑肌瘤表现为直肠痛、里急后重或便秘。

平滑肌瘤起源于黏膜肌层或固有肌层，形成境界清楚的结节状肌肉膨胀或境界清楚的壁内肿物。也可以是突向腔内的小息肉样肿物，黏膜和浆膜被牵拉覆盖在表面。典型的平滑肌瘤色苍白、坚实或橡皮样，偶有分叶，通常为圆形或椭圆形粉白色、有漩涡状外观的病变，很像子宫的平滑肌瘤。少数肿瘤>10 cm。

食管和胃的平滑肌瘤通常是体积小、无蒂的黏膜下病变，偶尔可有蒂，很少形成溃疡。最多见于食管远端，越往近端发生率越低。食管和胃的微小平滑肌瘤为体积很小（<1 cm）的显微镜下偶然发现的病变。表现为微小的灰白色结节，典型者累及胃食管交界处，起源于内斜肌（图 19.29），但亦可见于食管或胃的任何部位。多数结肠的平滑肌瘤起源于黏膜肌层的平滑肌细胞（图 19.28）。尽管报道有大至 2.2 cm 的肿瘤[32]，但典型者直径仅几个毫米。

平滑肌瘤是细胞密度低-中等的肿瘤，包含纵横交错的温和的梭形平滑肌细胞束。肿瘤细胞较正常的肌层细胞排列更杂乱，周边的肿瘤细胞可逐渐消失在邻近的肌层中。肿瘤细胞肥大并包含丰富的嗜酸性原纤维性胞浆，常常表现为显著的核栅栏状排列。上皮样分化和玻璃样变都可以见到。核通常为长雪茄形，往往没有明显的多形性。核分裂象很少或没有，常可见核旁空泡。肿瘤的血管多少不一。十二指肠的平滑肌瘤可以有显著的核非典型性，但核分裂象通常少于 1/50 hpf。

结肠的肿瘤可含多个 α-SMA、MSA（muscle-specific actin）和 desmin 染色阳性的嗜酸性小球[73]。这些小球与 GISTs 中的丝球状纤维不同。肿瘤细胞 SMA 阳性，不同程度的 desmin 阳性，通常不表达 c-kit 和 CD34。缺乏 *KIT* 的突变。小的平滑肌瘤可以通过息肉摘除术或局部剜除术而安全地摘除。较大的肿瘤可能需要手术切除。

Epstein-Barr 病毒相关性平滑肌肿瘤

Epstein-Barr 病毒（EBV）相关性平滑肌肿瘤是发生在免疫抑制的个体，尤其是儿童 AIDS 患者和器官移植受者中的罕见病变。本病典型者发生在儿童和 50 岁以下的成人[74]。在接受移植的病人，肿瘤通常在移植手术后 3 年或更多年后发生。与经典的平滑肌瘤不同，本瘤常为多发，且在许多小病灶中肿瘤看似起源于血管壁。

绝大多数胃肠道的病变发生在小肠。肿瘤大小不一，多数直径只有几毫米。肿瘤分化相对良好，仅有轻微的核非典型性。核分裂象不等，可以从没有到高达 18/10 hpf，平均≤3/10 hpf[74]。少部分病例可以出现局灶黏液变性或坏死。肿瘤含有瘤内 T 淋巴细胞和灶状的原始圆形细胞，后者在分化好的平滑肌细胞背景中逐渐或突兀出现。这些原始细胞的存在对预后没有影响[74]。至于肿瘤的多发性，问题是究竟它们代表了多个独立的原发性肿瘤（也就是各自独立的感染事件）还是来源于单个原发性肿瘤的转移。绝大多数数据支持其为多发的感染事件[74]。尽管根据Billings标准这些肿瘤的组织学符合平滑肌肉瘤的诊断[75]，但患者预后极佳，几乎没有患者死于此病[74]。

平滑肌瘤病

平滑肌瘤病（leiomyomatosis）一词是用来描述多灶性、境界不清的平滑肌增生，类似于成簇的平滑肌瘤或形成线状的收缩性肿块。本病男性发病率是女性的2倍[76]。胃肠道平滑肌瘤病可以是孤立性的病变或发生在几种综合征的患者，包括Alport综合征（AS）、胃食管-外阴平滑肌瘤病（gastroesophageal-vulvar leiomyomatosis，GVL）、MEN1[77]、结节性硬化症[78]、支气管平滑肌瘤病和幽门狭窄[76]。GVL是一种罕见的、惰性的、多灶状平滑肌增生，主要累及胃、食管和外阴，也可累及其他部位[79]。许多病人还患有Alport综合征。在MEN1患者发生的多发性肿瘤尽管均为MEN1异常所致，但各自为独立的克隆。一些病人有遗传性基底膜缺陷[80]。

平滑肌瘤病的分子改变不一，这取决于肿瘤形成的背景。部分肿瘤中有位于X染色体的COL4A5/CLL4A6位点缺失[81]。患结节性硬化症的患者有肿瘤抑制基因TSC1（染色体9q34）或TSC2（染色体16p13）的突变[82]。

食管平滑肌瘤病可以引起反流、呕吐、发育停滞，以及由于支气管受压所致的咳嗽和哮鸣。疾病进展缓慢，在确诊之前，症状往往已持续多年。增生的平滑肌细胞浸润食管肌间神经丛可引起压力的改变，类似于失弛缓症。GVL的患者可以表现有食管症状或肠道的假性梗阻[83]，也可有阴蒂肥大和外阴及尿道口旁的平滑肌瘤。一位结节性硬化症患者表现为遍布结肠的多灶性平滑肌瘤病和长期便秘[84]。肠道近端扩张，远端扩张的程度降低。此病人还有智力低下。

食管平滑肌瘤病通常从食管中段延伸到胃近端。尽管大部分食管受累，仍可见到肿瘤主体仅累及食管的一段。肌肉的增生可源自任一肌层，但绝大多数起源于固有肌层。平滑肌瘤病也可发生在食管外，包括支气管树、女性生殖道、小肠或肠系膜。直肠肠壁和肛管可以显著增厚，且直肠可重度扩张。

肿瘤性增生表现为多个境界不清、色苍白、腊肠样或U形的大小不一的肿块。以半压缩性方式生长，累及长节段的胃肠道，最长可长达35cm。肿瘤也可小至直径仅0.5cm。肿瘤性增生可以延伸到浆膜，并可侵犯周围正常组织。一些结节突入结肠腔内形成无蒂的息肉[84]。

组织学上，平滑肌瘤病由起源于黏膜肌和固有肌层的多个融合或未融合的、分化良好的平滑肌增生灶和结节构成。病变扩展穿过黏膜肌层进入固有膜，但不到达腔缘。增生的平滑肌经常浸润肌间神经丛。细胞失去正常的平行排列，形成簇状、互相交错的束和漩涡。细胞具有椭圆形、轻度增大的深染核。核非典型性和核分裂象很难找到。可见数量不等的胶原。有时可见增生性神经病变伴随平滑肌的增生[77]。平滑肌细胞actin和vimentin阳性，desmin不同程度阳性。其他多种抗体阴性，包括CD34、CD117、NF、GFAP、CD34、S100、突触素、CK/AE1-3、嗜铬素、血管活性肠肽、CD31、雌激素受体和孕激素受体。

平滑肌瘤病与多发性平滑肌瘤不同，后者是多个境界清楚的肿瘤，具有明确的推挤性边缘而不是边界不清的平滑肌增生。平滑肌瘤病也有别于特发性肌肉肥大，后者是一种整个固有肌层一致性增厚而无结节形成的罕见病变。GVL生物学行为惰性，一般不会为恶性。伴有广泛性平滑肌瘤病的患者可能的有效治疗为手术切除和食管替代。

腹膜播散性平滑肌瘤病

腹膜播散性平滑肌瘤病（Disseminated Peritoneal Leiomyomatosis，DPL）主要发生在育龄妇女，多数是妊娠期、产后或口服避孕药者[85]。症状（盆腔痛和子宫异常出血）通常由同时存在的子宫平滑肌瘤而不是胃肠道的病变引起。无数小的（数毫米大小）平滑肌增生在浆膜、腹膜及网膜表面形成0.1～2cm大小的钉状突起（图19.30）。平滑肌瘤的瘤块也可较大。结节可以由单纯的编织状的平滑肌细胞束组成，也可同时有子宫内膜或宫颈内膜分化的区域[85,86]。增生的细胞彼此交错，并与增生的成纤维细胞和肌成纤维细胞相互交织在一起。病变细胞密度轻至中等，但没有凝固性坏死、多形性或细胞及核的非典型性。核分裂象罕见（<2/100 hpf）。没有非典型性核分裂象。DPL的组织发生仍存有争议，但绝大多数人认为这是一种激素驱动的体腔间皮下间充质（subcelomic mesenchyma）化生[85]。平滑肌细胞雌、

孕激素受体的水平可升高[85]。绝大多数 DPL 病例临床上呈良性经过，并且有些病例病变可以部分或完全消退[85]。但偶尔 DPL 也可以进展、复发或发生恶性转化[87]。

平滑肌错构瘤

平滑肌错构瘤（smooth muscle hamartomas）可以单独或在结节性硬化症或 Cowden 综合征中出现。表现为一个或多个无蒂的结节，罕见带蒂的肠道息肉。错构瘤由增生的成熟梭形平滑肌细胞组成，排列成相互交错的束状，取代固有膜并包绕上皮（图 19.31）。也可有纤维组织增生。

平滑肌错构瘤与 Peutz-Jeghers 相关的错构瘤不同，后者包含呈树枝状增生的平滑肌将上皮和周围看上去正常的固有膜分割成片段。相反，平滑肌错构瘤显示增生的平滑肌细胞占据隐窝之间的固有膜，而无明显的平滑肌分支。错构瘤也与平滑肌瘤不同，平滑肌瘤通常是孤立和境界清楚的。

平滑肌肉瘤

平滑肌肉瘤的确可发生于胃肠腔、网膜和肠系膜，但远不如 GISTs 那样常见。平滑肌肉瘤发

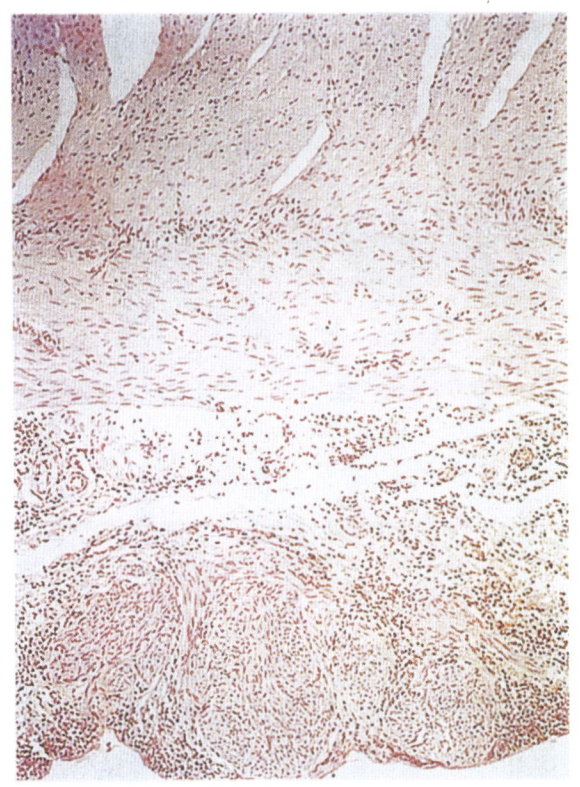

图 19.30　腹膜播散性平滑肌瘤病。梭形增生的平滑肌细胞位于固有肌层和浆膜之间。

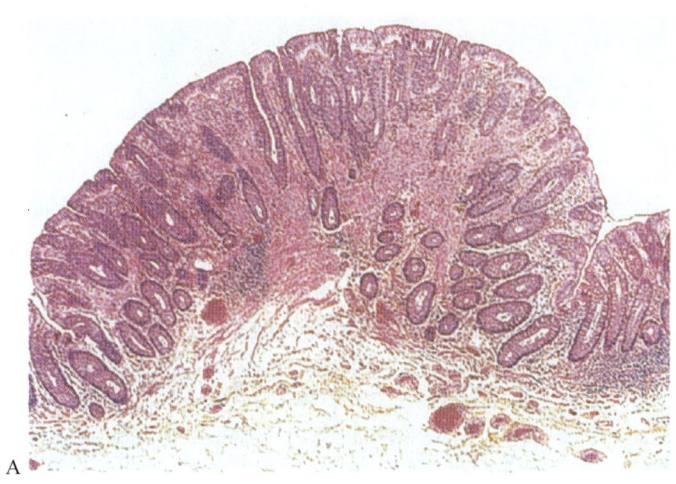

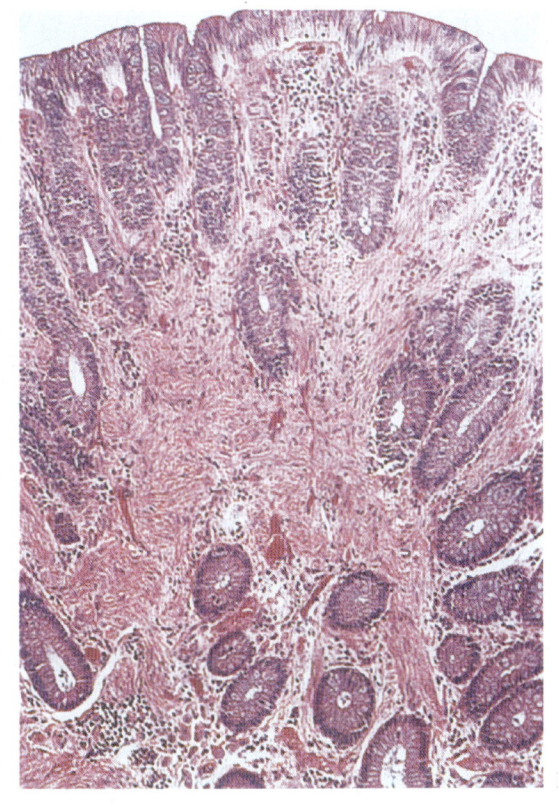

图 19.31　结肠平滑肌错构瘤。A：错构瘤性平滑肌增生累及结肠固有膜。B：高倍视野显示肌肉和纤维组织混合在一起，取代了结肠的腺体。注意细胞没有非典型性。

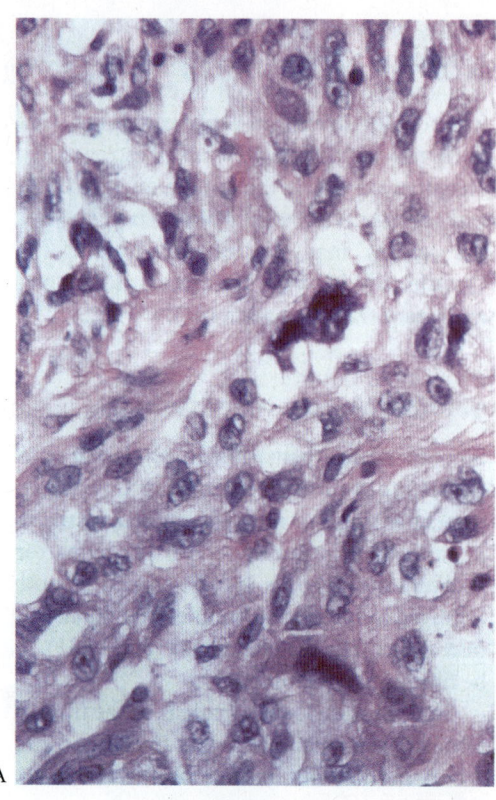 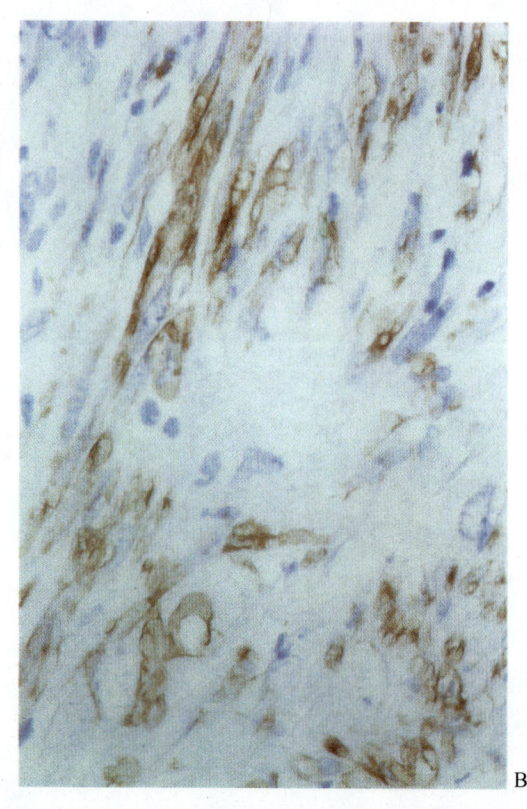

图 19.32 小肠平滑肌肉瘤。**A**：这种梭形细胞病变典型者常较恶性胃肠道间质瘤有更明显的多形性和更多的病理核分裂象。**B**：同一个病变的 actin 免疫组化染色。肿瘤 kit 为阴性。

生在老年人，尤其是血管性平滑肌肉瘤。平滑肌肉瘤的大体表现通常与恶性 GISTs 相同，常常向腔内生长，有时为形成溃疡的息肉样肿物[40]。大体上，病变为分叶状、灰褐色，有红褐色和绿色的坏死区[50]。肿瘤大小从 10～23 cm 不等，也可以为多发。

胃肠道、网膜和肠系膜的平滑肌肉瘤由分化好的平滑肌细胞组成，细胞具有长形或椭圆形的、常为两端钝圆的（雪茄形）非典型性核和嗜酸性胞浆。肿瘤类似于软组织的平滑肌肉瘤。所有的肿瘤都有核的多形性，而且多形性可以很广泛（图 19.32），这一点与 GISTs 不同。凝固性坏死常见，无丝球状纤维。核分裂数通常很高（有时可＞50/50 hpf）[88]。鉴别诊断包括的病变参见表 19.5。平滑肌肉瘤 α-SMA 弥漫阳性，desmin 阳性程度不等。可以有灶状的 CK18 阳性，而 CK19 阴性。CD34、CD117、S100、GFAP 和其他神经标记都为阴性。平滑肌肉瘤缺乏 KIT 突变。

平滑肌肉瘤的治疗方式为手术切除。病变完全切除可以治愈，但切缘阳性的肿瘤容易局部复发，也可以转移到肝导致病人死亡[88]。

神经性肿瘤

原发性胃肠道神经性肿瘤罕见。病变分为两大类：一类是外周神经鞘膜起源的肿瘤（神经鞘瘤、神经纤维瘤、节细胞神经瘤、神经瘤和神经束膜瘤）；一类是发生于交感或嗜铬细胞系统的肿瘤（神经母细胞瘤、节细胞神经瘤和副神经节瘤）。

神经鞘瘤

孤立的胃肠道神经鞘瘤仅占所有胃肠道间叶性肿瘤的 2%～6%，占所有胃肿瘤的 0.2%。患者年龄为 10～81 岁，中位年龄是 52.6 岁[89]。女性比男性稍多见。胃肠道神经鞘瘤在 NF1 患者中尤其常见[90]。一些病人有相关的病变或症状，包括结肠腺瘤或 Gorlin 综合征[80]。临床表现随病变的大小和部位不同而异。肿瘤的大体表现与 GISTs 相同。神经鞘瘤好累及胃[91]，其次是结肠和直肠[92]。少数情况下发生在小肠和食管。神经鞘瘤的一个亚型，黏膜良性上皮样神

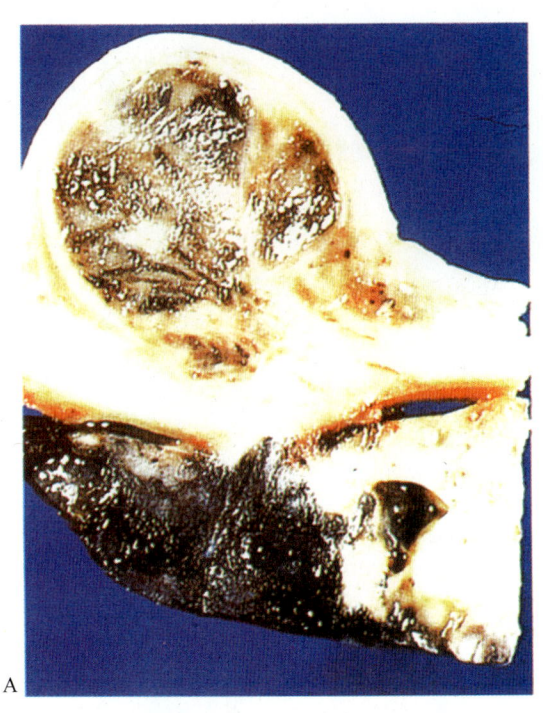
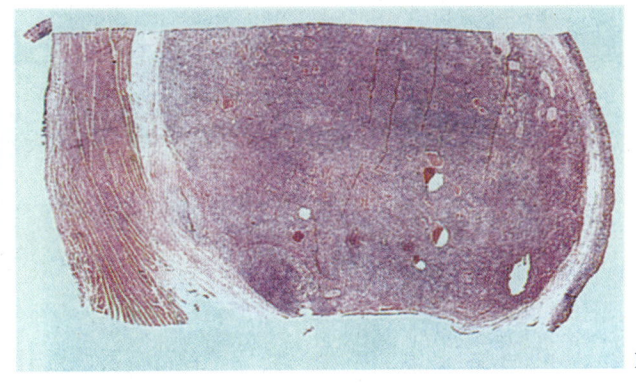

图 19.33 胃神经鞘瘤。**A**：一个色素性胃神经鞘瘤的切面。表面被覆黏膜无溃疡形成。**B**：图 A 病变的全貌切片。注意病变的推挤性边缘和缺乏坏死或出血。

经鞘肿瘤，好发于结肠[93]，但这可能缘于每年有大量的结肠活检标本。

神经鞘瘤大小为 0.5～14 cm，平均直径 6.4 cm。肉眼和内镜下表现与其他的间叶性肿瘤相似（图 19.33）。肿瘤起源于黏膜下层和固有肌层，表面通常被覆完整的黏膜。较大的肿瘤形成溃疡。这些球形的或椭圆形的肿瘤可以息肉样的方式突向肠腔，或者主要位于肠壁内，或者表现为一个位于肠系膜对侧向肠管表面突起的浆膜下肿块（图 19.34）。神经鞘瘤可以肉眼看似包膜完整，但组织学上肿瘤与周围间质相互穿插。神经鞘瘤通常为表面有光泽、质韧或硬、黄色或灰褐色的肿块，切面经常为斑点状，类似软组织神经鞘瘤。可见黏液样变区域。有报道一例特殊的神经鞘瘤弥漫性累及整个大肠[94]。

绝大多数神经鞘瘤源于肌间神经丛（图 19.35）。良性神经鞘瘤几乎完全由 Schwann 细胞组成而无轴突（图 19.36）。肿瘤由排列成致密的束状结构的纤细波浪状且 S100 阳性的梭形细胞编织成巢，细胞巢间为疏松的黏液样间质。肿瘤细胞也可以形成致密的簇，偶尔排列成行或模糊的栅栏状（Verocay 小体）。有些肿瘤有经典的 Antoni A 和 B 区[95]，但一般看不到。瘤细胞都有明显的嗜酸性胞

浆，深染的纺锤形细胞核的形状和大小不一。多形性通常不明显，但有些肿瘤局灶可有显著的核非典型性。即使在这些区域，核的染色质分布也是均匀的。核分裂象少见或缺乏，从不超过 5/50 hpf。肿瘤细胞束的横切面显示细胞呈圆形和上皮样。细胞常与胶原纤维密切混合，通过三色染色可以清楚地显示出来。神经鞘瘤中常有散在的淋巴细胞和肥大细胞。胃肠道神经鞘瘤独有的特征为周边的淋巴细胞套和少见的微小梁状结构[95]。周边的淋巴细胞灶有时可以形成生发中心。与发生在软组织者不同，胃肠道神经鞘瘤通常没有玻璃样变的血管、纤维性包膜或变性改变[95]。

黏膜良性上皮样神经鞘肿瘤是胃肠道神经鞘瘤中的一种，表现为浸润性的生长方式并由梭形至明显上皮样的细胞组成，排列成巢和漩涡状。病变位于固有膜，向黏膜表面和黏膜下浅层扩展。增生的细胞包含一致的圆形至椭圆形的核，常可见到核内假包涵体及嗜酸性的原纤维性胞浆。病变周围可见嗜酸细胞[93]。

绝大多数神经鞘瘤是良性的。诊断恶性的组织学依据为核分裂象的数量、细胞密度、核非典型性和肿瘤坏死。一例罕见的食管恶性神经鞘瘤直径为

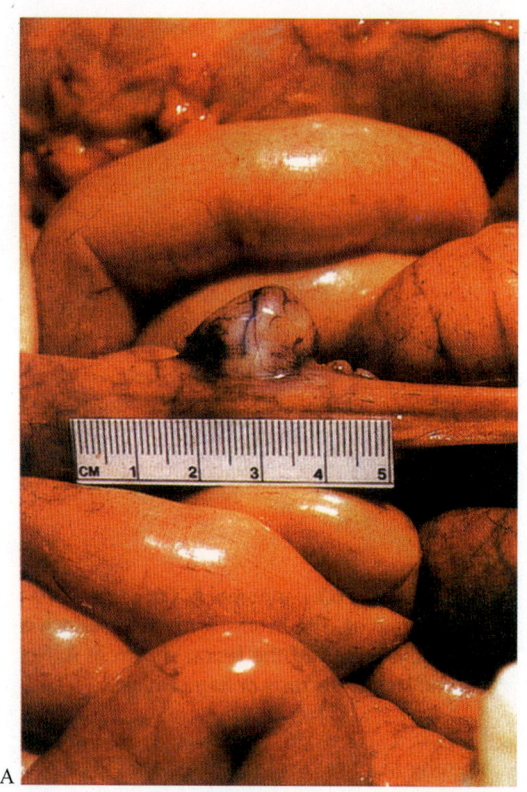 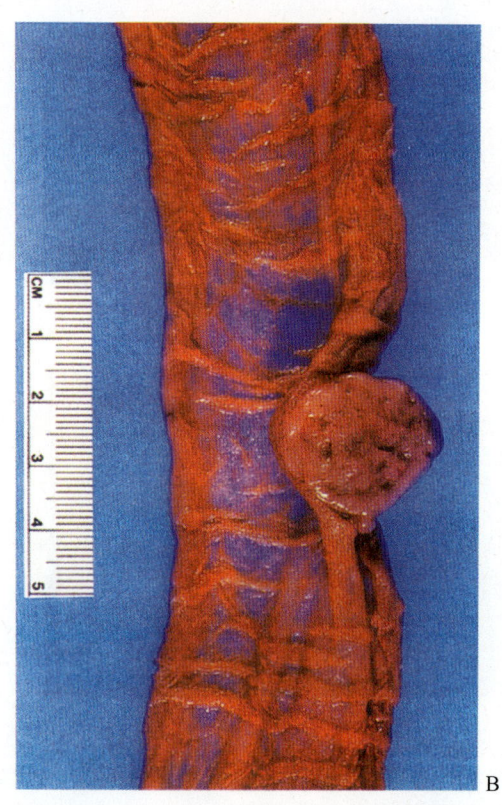

图 19.34　小肠的神经鞘瘤。A：小肠未切除前的大体照片。可见一肿物突出于空肠的浆膜面。B：打开的肠腔内可见一结节状肿物突向浆膜表面。

8.2cm，由增生的梭形细胞组成，细胞核大小不等、深染并呈栅栏状排列。核非典型性显著，细胞丰富，无坏死，核分裂象少见。但局部淋巴结出现了转移[96]。

神经鞘瘤也可出现黑色素细胞分化（图 19.37）和其他间叶性成分。含有骨骼肌细胞的肿瘤被称为蝾螈瘤（Triton tumors）（图 19.38）。神经鞘瘤 S100（核和胞浆）和 vimentin 弥漫阳性。神经鞘瘤 Leu7、laminin、GFAP 和 PGP 9.5 也有表达。绝大多数肿瘤 nestin 也为阳性，后者也是 GISTs 常表达的标记物[50]。上皮膜抗原（EMA）表达仅见于少数残存的神经束膜细胞。肿瘤也有多少不等的 CD34 阳性灶[95]。除非出现异源性成分，否则肿瘤 CD117、SMA 和 desmin 阴性（图 19.38）。

没有细胞非典型性或明显核分裂活性的肿瘤临床经过通常为良性。恶性者需要切除。

神经束膜瘤

神经束膜瘤（perineuromas）是罕见的良性外周神经鞘肿瘤。本瘤通常发生在软组织，发生于胃肠的仅有少数病例报道[77]。主要发生在女性。诊断时的年龄 35～72 岁，中位年龄为 51 岁。绝大多数病变表现为小而无蒂的息肉，常在结直肠癌的常规筛查中被发现。极少数肿瘤表现有腹痛或胃肠道出血。有一个少见的病例表现为间歇性腹痛、恶心和呕吐，最终发生了小肠梗阻，必须进行部分肠切除[97]。

偶然发现的结直肠肿瘤大小 0.2～0.6 cm。肿瘤发生于黏膜或黏膜下，大小一般为 3～5 cm。这些境界清楚的肿瘤切面为黏液样，无坏死。组织学上，神经束膜瘤由增生的、形态温和的梭形细胞组成，核卵圆形至两头渐细。嗜酸性细胞具有淡染的、不明显的长双极胞浆突起。病变可局灶呈漩涡状生长方式。黏膜内肿瘤与周围的固有膜相互交错，有时将增生的腺体包裹在其中。肿瘤也可以在固有肌层的平滑肌束之间浸润。细胞缺乏非典型性、核分裂象或多形性。肿瘤细胞间有纤细的胶原间质。

肿瘤上皮膜抗原（EMA）、vimentin 和神经细胞黏附分子（neural cell adhesion molecule，NCAM）阳性。EMA 的阳性程度不等，某些区域可以呈强阳

SMA、desmin、caldesmon、CD117 和角蛋白均为阴性。鉴别诊断包括节细胞神经瘤、神经纤维瘤和平滑肌瘤（表 19.8）。

神经纤维瘤和神经纤维瘤病

胃肠道神经纤维瘤可以是散发的孤立性病变也可以是见于 NF1 患者的一种弥漫的胃肠道受累。NF1 是一种常染色体显性遗传性疾病，每 3000 人中至少有一人发病，因而是最常见的人类遗传性疾病。约 25% 的 NF1 患者具有胃肠道表现，包括神经纤维瘤和其他类型的肿瘤（表 19.9）。

NF1 基因位于染色体 17q11.2。*NF1* 的改变包括易位、缺失、插入和点突变，所有这些改变均破坏编码序列。*NF1* 基因产物神经纤维瘤蛋白（neurofibromin）通过加速 ras 原癌基因的失活而阻止信号转导[98]。NF1 是一个肿瘤抑制基因，调控许多细胞过程，包括细胞外信号相关激酶（ERK）的丝裂原活化蛋白（MAP）级联反应、腺苷酸环化酶和细胞骨架组装。*NF1* 的突变常导致发生良性和恶性肿瘤的危险性升高，尤其是恶性外周神经鞘肿瘤（MPNSTs）。MPNSTs 的发生是一个多阶段的过程，除了 *NF1* 基

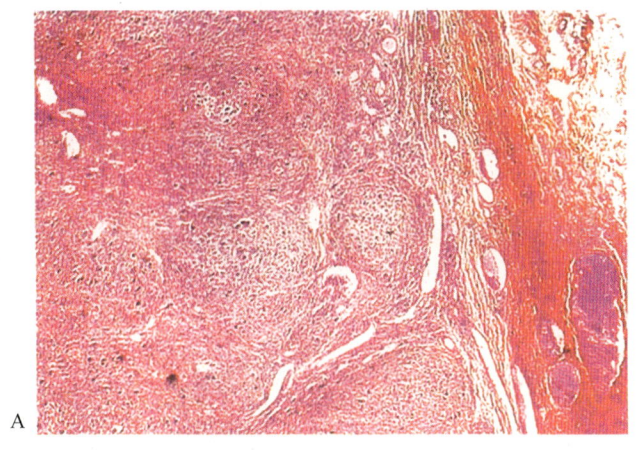
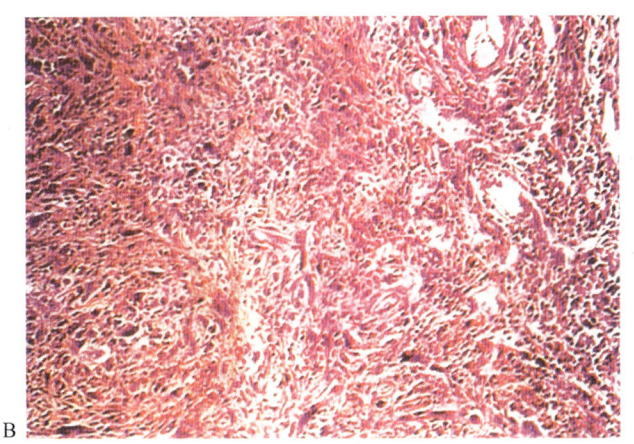

图 19.35 发生于空肠的恶性神经鞘瘤。**A**：小肠壁被肿瘤细胞广泛取代。**B**：伴有梭形细胞增生和巨细胞的区域。

性而其他区域仅为弱阳性。这是由于细胞胞浆突起非常纤细所致。50% 的病例有紧密连接相关蛋白 claudin-1 阳性表达[97]。所有的肿瘤 S100、GFAP、NF、

表 19.8 壁内神经束膜瘤：鉴别诊断

	细胞类型	IHC
GISTs	上皮样细胞	绝大多数 c-kit+
	梭形细胞	部分 PDGFRA+
	混合细胞型	50% Caldesmon+
		EMA−
神经鞘瘤	Schwann 细胞	S100±，GFAP+
		EMA−
神经束膜瘤	神经束膜细胞	EMA+
		S100−，NF−，GFAP−
		Caldesmon−
		Actin−
平滑肌瘤	平滑肌细胞	Actin+
		Caldesmon+
		EMA−

EMA：上皮膜抗原；GFAP：胶质原纤维酸性蛋白；GISTs：胃肠间质瘤；IHC：免疫组化；NF：神经丝蛋白；PDGFRA：血小板衍生生长因子受体-α。

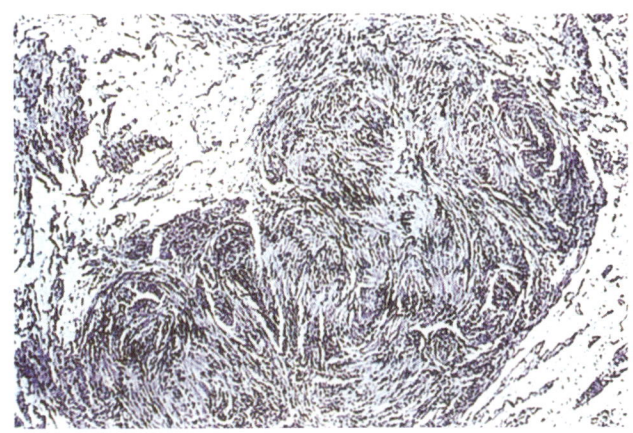

图 19.36 良性神经鞘瘤的显微镜下表现，Schwann 细胞形成束状漩涡。肿瘤含有 Antoni A 和 Antoni B 区。

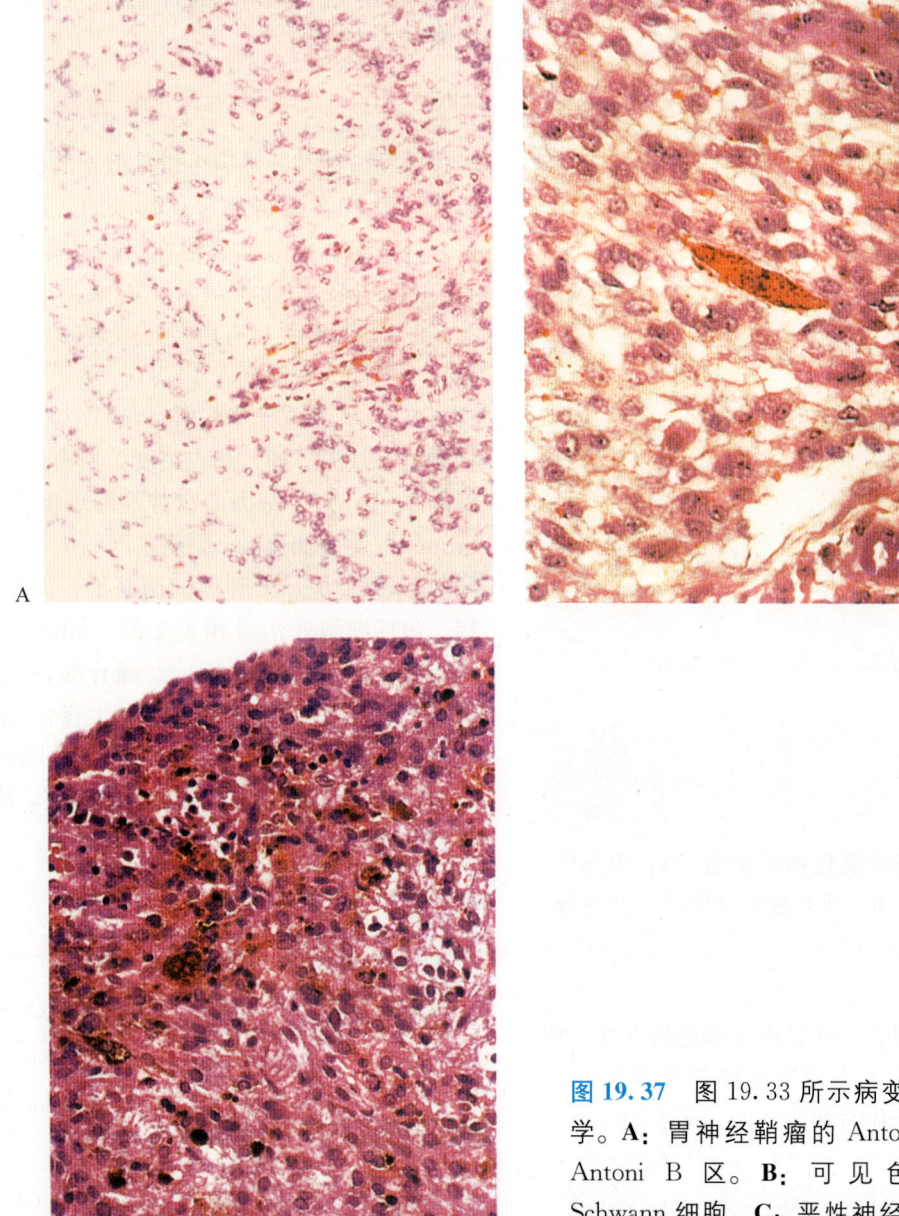

图 19.37　图 19.33 所示病变的组织学。A：胃神经鞘瘤的 Antoni A 和 Antoni B 区。B：可见色素性 Schwann 细胞。C：恶性神经鞘瘤伴有多量核分裂象和含有黑色素的 Schwann 细胞。

因的两个等位基因失活以外，还涉及许多细胞周期调节因子的改变。其他异常的基因包括 p53 和 p16[99,100]。神经纤维瘤还可以异常表达表皮生长因子受体。

最近有资料提示，在 NF1 和遗传性非息肉病性结肠直肠癌综合征之间可能存在某种联系。携带 MLH1 突变纯合子的儿童表现为 NF1 的临床特征和早期发现的结肠外癌症，例如血液系统和中枢神经系统的恶性肿瘤[101]。这些病人绝大多数并不发生胃肠道的肿瘤，但有一篇文献报道了两个具有纯合性 MLH1 突变的病人除了有 NF1 样的特征之外，还发生了结肠和小肠的肿瘤[102]。

NF1 患者具有 7 项重要的特征，必须出现 2 项才可以确诊[103]（表 19.10）。除了发育异常性病变和良恶性肿瘤之外，NF1 患者也往往较正常个体身材矮小，且有高达 60% 的患者有学习障碍。

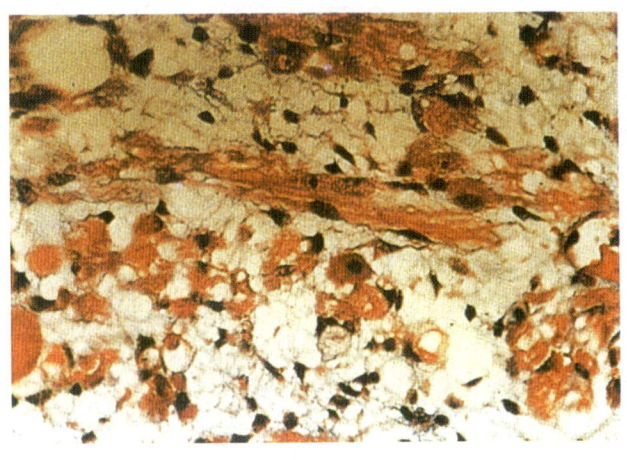

图 19.38　神经鞘瘤中出现的骨骼肌分化灶。这种肿瘤可称为蝾螈瘤。

表 19.9	在 I 型神经纤维瘤病患者中发病率增高的胃肠道病变
神经纤维瘤	
神经鞘瘤	
十二指肠类癌	
生长抑素瘤	
胃肠间质瘤	
副神经节瘤	
神经节细胞性副神经节瘤	
节细胞神经瘤	
食管增生性息肉	
神经节细胞异常	
肠道神经系统增生	
胃肠道腺癌	
腺瘤	
肠道恶性混合瘤	

在童年时期，神经纤维瘤出现的数量少，随着生长发育、青春期、妊娠期和年龄增长而变得数量众多。胃肠道神经纤维瘤能引起出血、黑便、梗阻、疼痛和其他问题。由于神经丛异常导致的巨结肠和假性梗阻见于约 10% 的患者（图 19.39）[103]。神经纤维瘤最多见于空肠，其次是胃、回肠、十二指肠、结肠[103]和肠系膜。发生在食管和阑尾者罕见[103]。肿瘤通常为孤立性，但 NF1 病人会形成多发性的浆膜和黏膜息肉样结节（图 19.40）[104]。绝大多数神经纤维瘤发生于肠肌神经丛并突出于肠系膜对侧的肠表面。极少数情况表现为息肉。神经纤维瘤为有或没有包膜的球形或圆柱形的肿瘤。

肿瘤由具有编织状深染核的梭形细胞、胶原纤维束和数量不等的黏液样基质混合构成。细胞成分包括 Schwann 细胞、神经束膜细胞、成纤维细胞、内皮细胞、肥大细胞，有时可见轴索以及散在的轴突，极少数情况下可见黑色素细胞（图 19.41）。出现在这些病变中的 5 种主要类型的细胞，每种细胞均有其明确的特征（表 19.11）。可以看到席纹状排列方式，但不常见。神经纤维瘤含有大量的肥大细胞。

在 NF1 患者，神经纤维的增生累及固有膜、黏膜下和（或）浆膜（图 19.41）。黏膜下的病变扩展穿过黏膜肌层可以使表面的隐窝相互分离，而导致病变类似于幼年性息肉或神经束膜瘤。神经丛常表现异常，嗜银的神经元数量显著减少而神经纤维显著增多，尤其是在降结肠和乙状结肠。由于神经异常，环行肌和纵行肌既有萎缩又有肥大。NF1 中的神经纤维瘤常常为丛状。

由于数目众多以及小的病灶缺乏症状，NF1 的神经纤维瘤通常不进行切除。有症状的较大的病变，或者是引起继发性改变的病变，例如肠扭转或肠套叠者应进行切除。目前正在 NF1 患者中进行临床试验以评价表皮生长因子受体（EGFR）抑制剂在肿瘤治疗中的效果。

表 19.10　神经纤维瘤病的特征

1. ≥6 个咖啡牛奶斑（斑疹），青春期前患者最大径＞3 mm，青春期后患者＞15 mm
2. ≥2 个任何类型的神经纤维瘤或 1 个丛状神经纤维瘤
3. 腋窝或腹股沟区的雀斑状色素沉着
4. 视神经胶质瘤
5. ≥2 个 Lisch 结节（虹膜错构瘤）
6. 称作蝶骨发育不良或假关节病的独特的骨病变
7. 一级亲属中有按照以上标准诊断的 I 型神经纤维瘤病

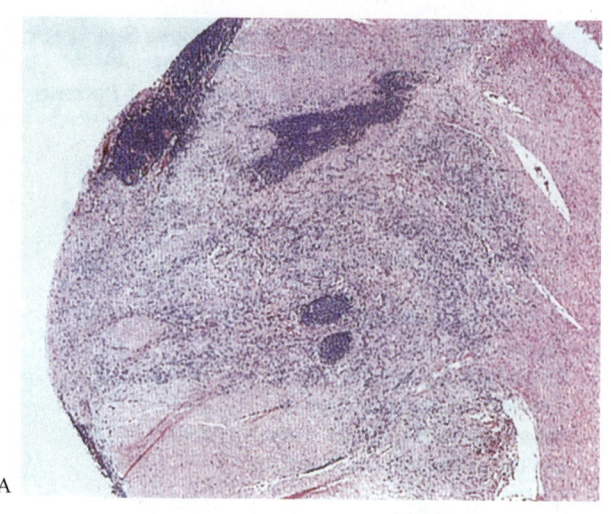 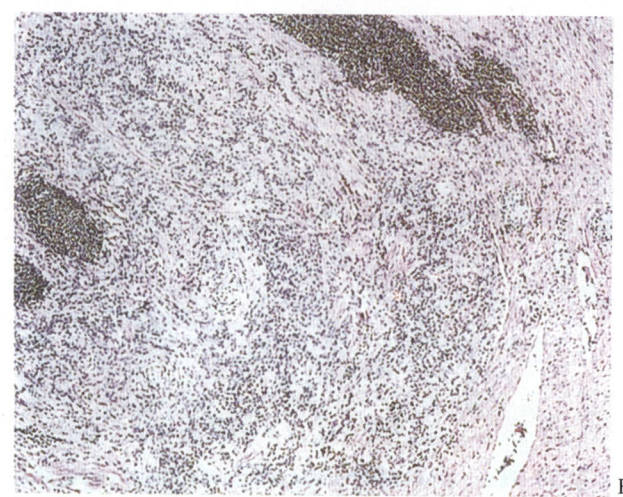

图 19.39　神经纤维瘤病及假性肠梗阻患者。**A**：发生于肠肌神经丛的神经纤维瘤。**B**：同一病变的高倍视野显示增生的神经细胞和 Schwann 细胞。

神经瘤

除了在先前有创伤的部位会发生创伤性神经瘤外，自发性神经瘤几乎无一例外地发生在阑尾。阑尾神经瘤的讨论见第 8 章。创伤性神经瘤由增生的神经内和神经周围结缔组织、Schwann 细胞和再生的神经元组成。当神经发生损伤时，在邻近损伤部位的正常轴突节段远端的中央残余部分开始出芽，并呈锯齿状生长。创伤性神经瘤发生在邻近吻合部位或其他肠管损伤后。

恶性外周神经鞘肿瘤

恶性外周神经鞘肿瘤（Malignant Peripheral Nerve Sheath Tumors，MPNSTs）经常累及 NF1 患者，且常表现出 Schwann 细胞分化。但由于并非所有这类肿瘤都是明确的 Schwann 细胞起源，因此绝大多数人倾向于将此类肿瘤诊断为 MPNST。这些肿瘤常与小神经或大神经相关，但即使未见神经存在也可发生同样的肿瘤。许多 MPNSTs 最初表现为高度富于细胞的纤维肉瘤样病变。提示 MPNSTs 诊断的特征包括细胞稀疏区和细胞丰富区交替出现；出现细

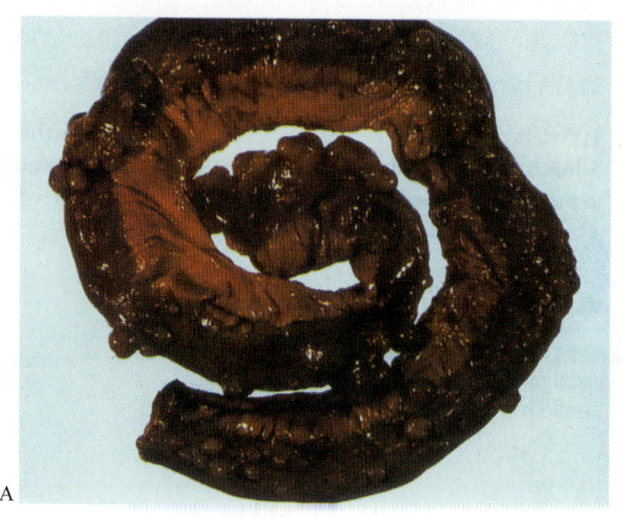 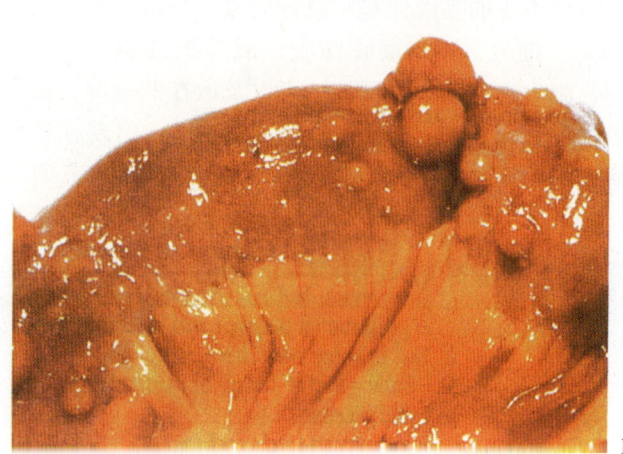

图 19.40　肠神经纤维瘤病。**A**：部分小肠切除标本显示无数小的带蒂浆膜和浆膜下息肉样病变。**B**：小肠神经纤维瘤病的高倍放大。（Courtesy of Dr. G. Atlkinson, Department of Pathology, Presbyterian Hospital, Albuquerque, NM.）

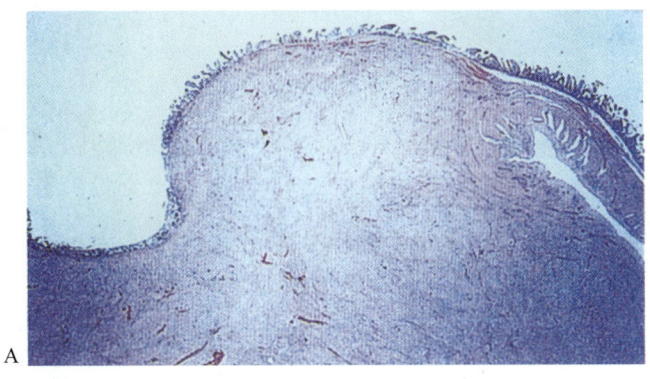
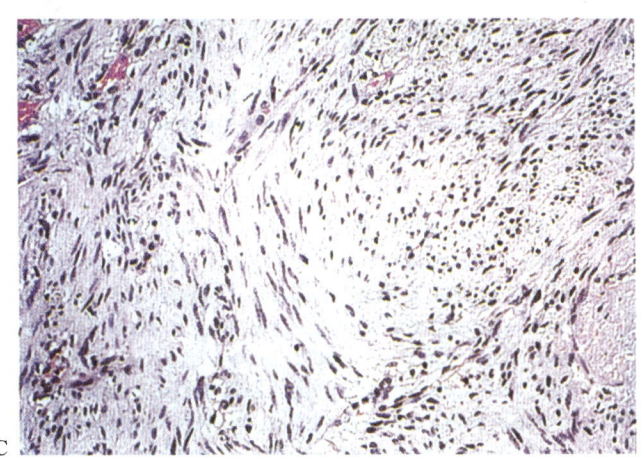
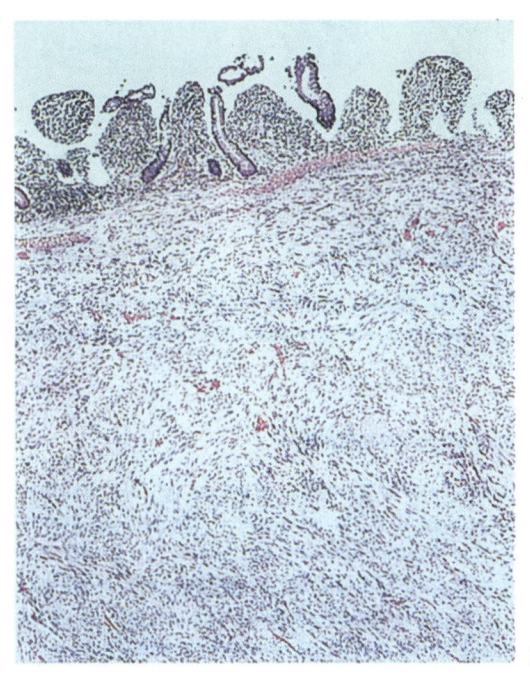

图 19.41　肠神经纤维瘤病。**A**：局灶神经纤维瘤性增生使被覆黏膜隆起而形成一个"息肉"。**B**：相互交错成束状排列的神经元、Schwann 细胞和成纤维细胞。**C**：起源于神经的神经元、Schwann 细胞和成纤维细胞增生。(Courtesy of Dr. G. Atlkinson, Department of Pathology, Presbysterian Hospital, Albuquerque, NM.)

表 19.11　神经纤维瘤中细胞的免疫反应

Schwann 细胞
　　PGP 9.5
　　S100
　　Ⅳ型胶原
神经束膜细胞
　　Ⅳ型胶原
成纤维细胞
　　Ⅰ型胶原
　　Ⅲ型胶原
　　纤连蛋白
内皮细胞
　　Ⅷ因子相关抗原
　　Ⅳ型胶原
肥大细胞
　　Ⅷ因子相关抗原
　　组胺
轴突
　　神经丝蛋白
　　PGP 9.5

长的、彗星形或子弹形的细胞核，尤其是在细胞稀疏的区域；神经样的漩涡；类似于触觉小体的类晶体样小体；细胞核呈栅栏状排列（这种特征也可见于其他梭形细胞肿瘤，例如平滑肌肉瘤）；出现明显的厚壁血管，以及异源性成分。MPNSTs 有几种组织学亚型。某些类似于纤维肉瘤（最常见的结构），伴有致密的梭形细胞群，成锐角交叉排列为束状结构，并形成鱼骨样结构。也可见细胞稀疏的区域。细胞丰富区和细胞稀疏区交替出现提示肿瘤为神经鞘起源，与良性神经鞘肿瘤类似。

还有一些肿瘤类似于神经纤维瘤，核分裂象对于辨别这些肿瘤的恶性本质非常重要。提示恶性的其他指征包括出现灶状的细胞致密区或坏死。少数病例显示明显的核的多形性，伴有恶性纤维组织细胞瘤（MFH）的表现。任何核分裂象大于 1/20 hpf 的肿瘤都应该被认为是具有潜在恶性生物学行为的证据。

特别难以诊断的病变可能是那些完全呈上皮样改变的病变。这些肿瘤典型的呈结节状生长，通常伴有

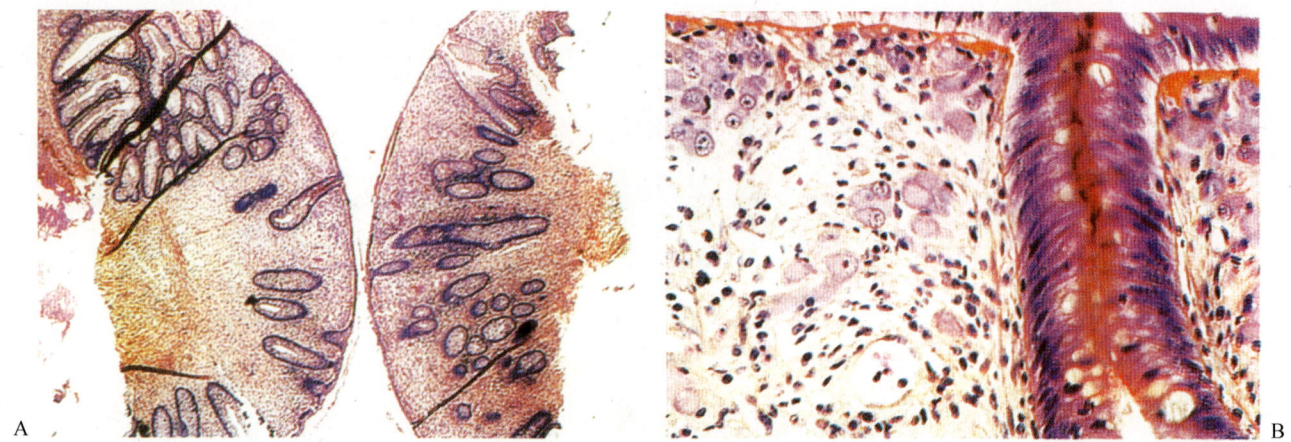

图19.42 孤立性节细胞神经瘤患者表现为结肠息肉。A：息肉切除标本的全貌。B：间质中节细胞特征性增生，造成腺体移位。

坏死。由于上皮样细胞排列紧密，呈片状生长，所以可能与黑色素瘤或癌混淆。上皮样细胞胞浆淡染，核通常为圆形，染色质均匀分布或有突出的核仁。所有MPNSTs中50%~75% S100 阳性。S100 染色从不弥漫阳性，其强度与富于细胞的神经鞘瘤相同。有些MPNSTs表现有神经束膜的分化，可通过明显的EMA阳性反应加以证实。

节细胞神经瘤

胃肠道节细胞神经瘤（ganglioneuromas，GNs）分为3类：孤立性息肉样节细胞神经瘤（最常见的类型）、节细胞神经瘤性息肉病和弥漫性节细胞神经瘤病[106]。所有这3类病变主要累及结肠和直肠，不同于神经纤维瘤的多发于小肠和胃。透壁型弥漫性节细胞神经瘤病最常见于MEN-2b患者。相反，NF1患者发生黏膜节细胞神经瘤。

孤立性节细胞神经瘤

孤立性 GNs 的发生与息肉性或弥漫性节细胞神经瘤相关的各种综合征无关。肿瘤在男女中的发病均等。孤立性息肉样 GNs 可见于任何年龄，但绝大多数患者为年轻人，通常小于20岁。绝大多数病变为偶然发现。有症状的病人出现直肠出血、疼痛、体重减轻和肠应激。累及回盲瓣的病变可以表现为急性阑尾炎。GNs 发生在阑尾、回肠末端、十二指肠、胃、小肠和肛门[107]，表现为小的、单个无蒂或有蒂的息肉，直径0.1~2 cm。

这些病变典型者发生在黏膜或黏膜下，由于有隐窝结构破坏、囊状腺体、扩张的固有膜和平滑的表面上皮（图19.42），低倍镜下的结构常常类似于幼年性息肉。仔细观察可见固有膜富于细胞并扩张，含有位于原纤维性基质中的 S100 阳性梭形细胞和散在于梭形细胞之间的孤立的节细胞（或不规则的节细胞团巢）。构成肿瘤的梭形细胞与周围的固有膜混合存在。当遇到不太肯定增生性病变中的大细胞是否是节细胞的病例，可以用突触素、NSE 或 RET 蛋白加以标记。

GNs 的另一种生长方式为结节状的黏膜增生混合有数量不等的簇状的节细胞，而不引起明显的黏膜结构改变。还有一种 GNs 的生长方式为黏膜和黏膜下的节细胞和梭形细胞结节状增生，像神经纤维瘤。这种类型的 GNs 在黏膜和黏膜下成分间相互连续，显微镜下可见神经成分呈丛状排列，有时累及黏膜下神经丛。NF1 患者可以出现节细胞神经瘤与丛状神经纤维瘤和类癌混合存在（图19.43）。

大部分节细胞神经瘤的纤维均为无髓神经纤维并伴有 Schwann 细胞。肿瘤可有一薄的胶原纤维结缔组织包膜包裹，将其与表面的黏膜肌或胃肠壁的其他成分分隔开。节细胞的数量在不同区域变化很大；大多为簇状分布。节细胞也可以分开黏膜肌层的肌束，节细胞偶尔可以出现在黏膜。绝大多数节细胞为多极性且没有色素。节细胞周围没有被膜或卫星细胞包绕。在对黏膜损伤发生反应时，可以在固有膜出现异位的节细胞，但这种与病变修复相关的异位节细胞存在于似正常固有膜，且没有 GNs 中特征性的 S100 阳性梭形细胞的增生。

孤立性节细胞神经瘤通过切除可以治愈。肿瘤为良性，不伴有系统性表现，亦不需要长期随访。

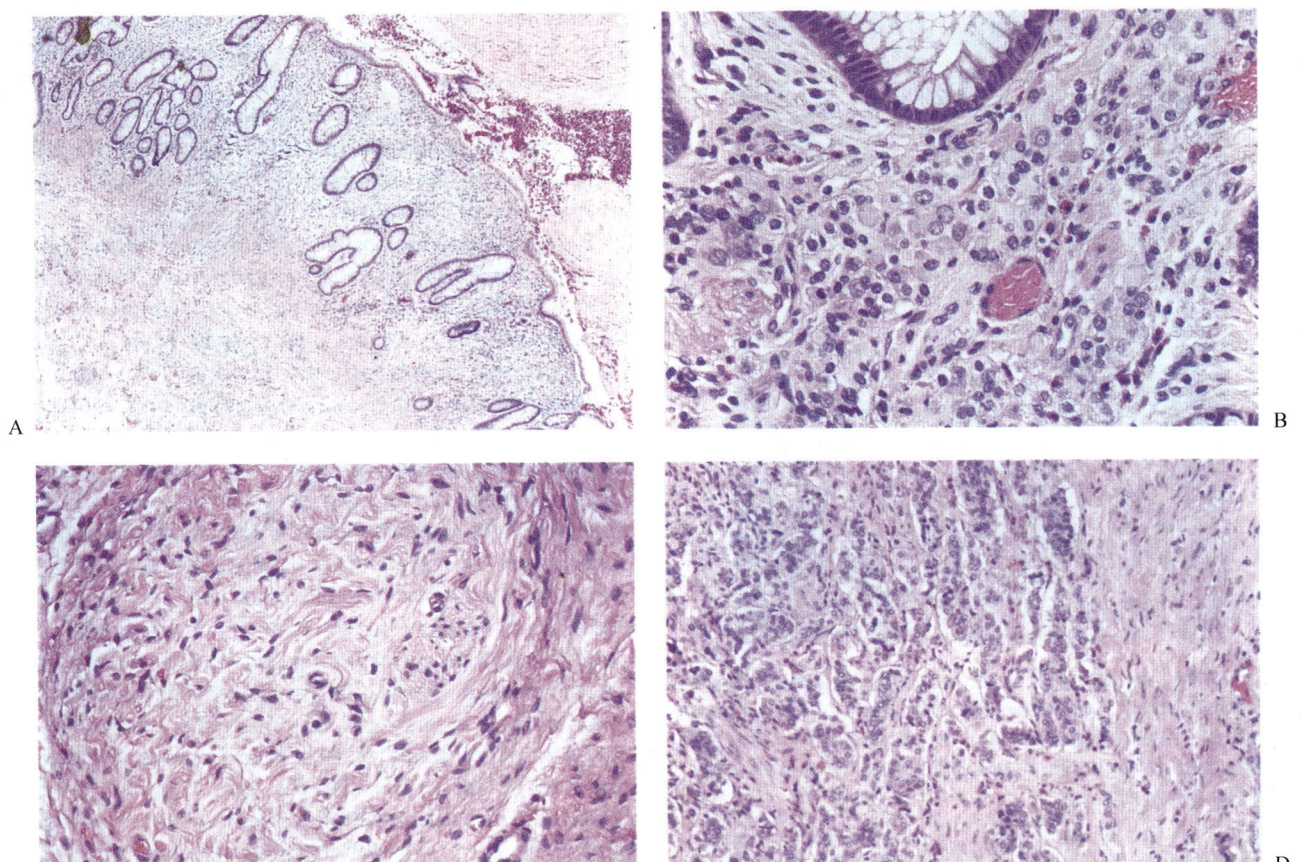

图 19.43 Ⅰ型神经纤维瘤病患者伴有节细胞神经瘤病。**A**：图片显示节细胞神经瘤的典型低倍表现。固有膜有梭形细胞增生浸润，分离但不破坏腺体。**B**：固有膜的高倍视野显示梭形细胞和节细胞。**C**：神经纤维瘤性增生区域。**D**：本例病变有类癌细胞混合存在。(Case courtesy of Dr. George Mutema, Good Samaritan Hospital, Cincinnati, OH.)

节细胞神经瘤性息肉病

节细胞神经瘤性息肉病累及家族性腺瘤性息肉病[108]、多发性皮肤脂肪瘤和皮赘[106]、Cowden 病[109]、结节性硬化症[110]、多发性内分泌肿瘤（MEN）-2b[111]、神经纤维瘤病[105]、结直肠癌[112]和幼年性息肉病（图 19.44）[113]的患者。伴有肠道 GNs 的 MEN-2 型患者常常携带 ret 原癌基因的种系突变[114]。男性患者稍多，年龄为 19～61 岁，平均 39 岁。弥漫性胃肠道节细胞神经瘤病、脂肪瘤病、双侧肾上腺肌脂肪瘤、胰腺毛细血管扩张和多结节性甲状腺肿可发生在有胰岛素依赖性糖尿病、高血压、消化性溃疡和远隔区脑梗死[115]等病史的患者。这可能是 MEN 综合征的一种罕见亚型，或是一种独立的尚未被认识的综合征。

节细胞神经瘤性息肉病的特征为出现 20～40 个无蒂或有蒂的黏膜和（或）黏膜下肿瘤，肿瘤大小 1 mm～2.2 cm。病变多集中在结肠和小肠末端，但也可以发生在其他部位，包括胃和阑尾[106]。息肉组织学上与息肉状 GNs 相似，但和后者相比，肿瘤神经支持成分和节细胞成分的比例差异更大。肿瘤表面可有溃疡。各种神经丛弥漫性过度增生，可能伴有假性梗阻。其他病变有少见的黏膜丝状突起，含有成簇的节细胞，几乎没有明显的神经成分。

弥漫性节细胞神经瘤病

弥漫性节细胞神经瘤病的发生与先天性缺陷、智力低下、NF1、MEN-2b[111]、幼年性息肉、腺瘤性息肉、Cowden 病[116]、癌[108]或 MPNSTs 有关。节细胞神经瘤在 MEN-2b 患者中的发生率达 100%。弥漫性节细胞神经瘤病患者多为男性，年龄为 6～59 岁，中位年龄是 35 岁。典型的 MEN-2b 和弥漫性节细胞神经瘤病患者在年轻时发病，表现为胃、食管和小肠的运动障碍[117]，很像巨结肠病。严重的便秘通常是首发和主要的胃肠道症状，也可有腹泻和憩室。患者可以有肠外的神经纤维瘤，81% 的患者有各种骨骼异常。

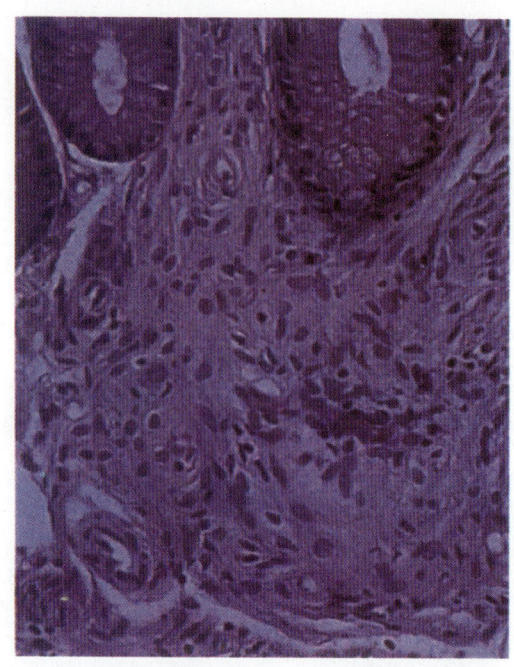

图 19.44 肠道幼年性息肉病和节细胞神经瘤病患者。黏膜的低倍视野显示黏膜肌层被增生的神经纤维瘤性成分和孤立的节细胞所取代。

弥漫性节细胞神经瘤病可以从口唇一直到直肠。病变大小可以从几毫米至 1～17 cm 不等,形成肠管节段性狭窄增厚或大的不规则结节状病变。当病变较大时,可以引起餐巾环样收缩,肉眼上与癌相似。黏膜面也可以看到不规则的结节状病变。通常没有分散独立的瘤块。病变可累及黏膜、黏膜下和浆膜下神经丛。当病变较大时,往往向壁内生长并形成溃疡。与息肉样亚型不同的是,弥漫性节细胞神经瘤病灶常常境界不太清楚。与孤立性节细胞神经瘤和节细胞神经瘤性息肉病的另一不同之处在于,弥漫性节细胞神经瘤病的中心位于固有肌层,从而引起上述的管壁增厚现象。

弥漫性节细胞神经瘤病由高度增生的且常为透壁生长的神经纤维、节细胞和肠道神经系统的支持细胞构成。生长方式可以是纺锤形的肠肌神经丛增生扩张,或是融合性的不规则的透壁性节细胞神经瘤样增生破坏肠肌丛并浸润周围的肠壁。S100、GFAP、vimentin、NSE 和突触素等免疫组化可以更突出地显示出形态学的改变。这些病变是肽能、胆碱能或许还包括肾上腺素能神经纤维的混合性增生,而不是其中任何一种的选择性过度增生[110]。透壁性节细胞神经瘤有血管活性肠肽、神经生长因子、阿片样肽、亮脑啡肽和 P 物质的免疫反应增强[118]。透壁性病变的患者可以伴有肠神经元发育不良[119]和肠肌神经丛的增生。

副神经节瘤

胃肠道副神经节瘤罕见,可以累及食管、胃和小肠,尤其是十二指肠(图 19.45)[120-122]。腹部副神经节瘤通常是散发性病变,虽然家族性病变也有过报道[123]。这些家族性病变与 *SDHD*、*SDHC* 和 *SDHB* 基因的种系突变有关[124-126]。有些患者有 NF1[122]、MEN-2[127]、von Hippel-Lindau 病[128]、Carney 三联征[5]或一种 GIST 副神经节瘤综合征的亚型[5, 24]。在后一种情况下,副神经节瘤通常为多中心性,而且位于肾上腺外(空肠)[24]。

副神经节瘤直径也可以大到 10 cm。与节细胞性副神经节瘤不同,它们主要不是累及黏膜下层,而是从外表面进入肠管。肿瘤灰白色,有多个囊腔和出血灶,组织学上与其他部位发生的副神经节瘤相似。肿瘤含有梭形细胞(Schwann 细胞)和圆形或多角形的上皮样细胞,排列成细胞球(zellballen)结构(图 19.45)。上皮样细胞具嗜银性,被毛细血管网包绕。肿瘤缺乏节细胞性副神经节瘤中可见的神经纤维瘤和类癌成分。恶性肿瘤有明显的多形性和大量核分裂象。与核分裂象和血管浸润相比,单纯的细胞多形性不是恶性的确切指征。绝大多数细胞 GFAP 和 NSE 弥漫胞浆阳性。嗜铬素 A 和突触素的表达差异较大。肿瘤细胞神经丝蛋白染色可以灶状阳性。肿瘤细胞有散在的细胞角蛋白强阳性反应。肿瘤也可以产生异位性激素,例如促肾上腺皮质激素(ACTH)和血管活性肠肽。S100 的免疫组化染色突出显示支持细胞。有一例少见的 Carney 三联征患者,其间质瘤和副神经节瘤中均出现 CD117 的表达[129]。

颗粒细胞瘤

曾经认为胃肠道颗粒细胞瘤罕见,现在由于上消化道内镜检查应用增多,故经常可以见到。肿瘤发生年龄 20～70 岁,男女发病均等,常见于黑人。有些肿瘤在放射治疗后出现[130]。颗粒细胞瘤可以与其他肿瘤共存,包括 GISTs、腺癌[131]、其他部位的颗粒细胞瘤、食管鳞状细胞癌[132]和食管平滑肌瘤病[133]。

颗粒细胞瘤通常在内镜检查、手术或尸检时偶然发现。较大的病变很可能有症状。症状与肿瘤的部位有关。食管的肿瘤表现为吞咽困难。肠道的病变表现为肠套叠、扭转、出血或肿块。肛门的病变可引起肛周不适和出血。

颗粒细胞瘤可以发生在胃肠道的任何部位,但最多见于食管(图 19.46 和图 19.47)和大肠[134]。在

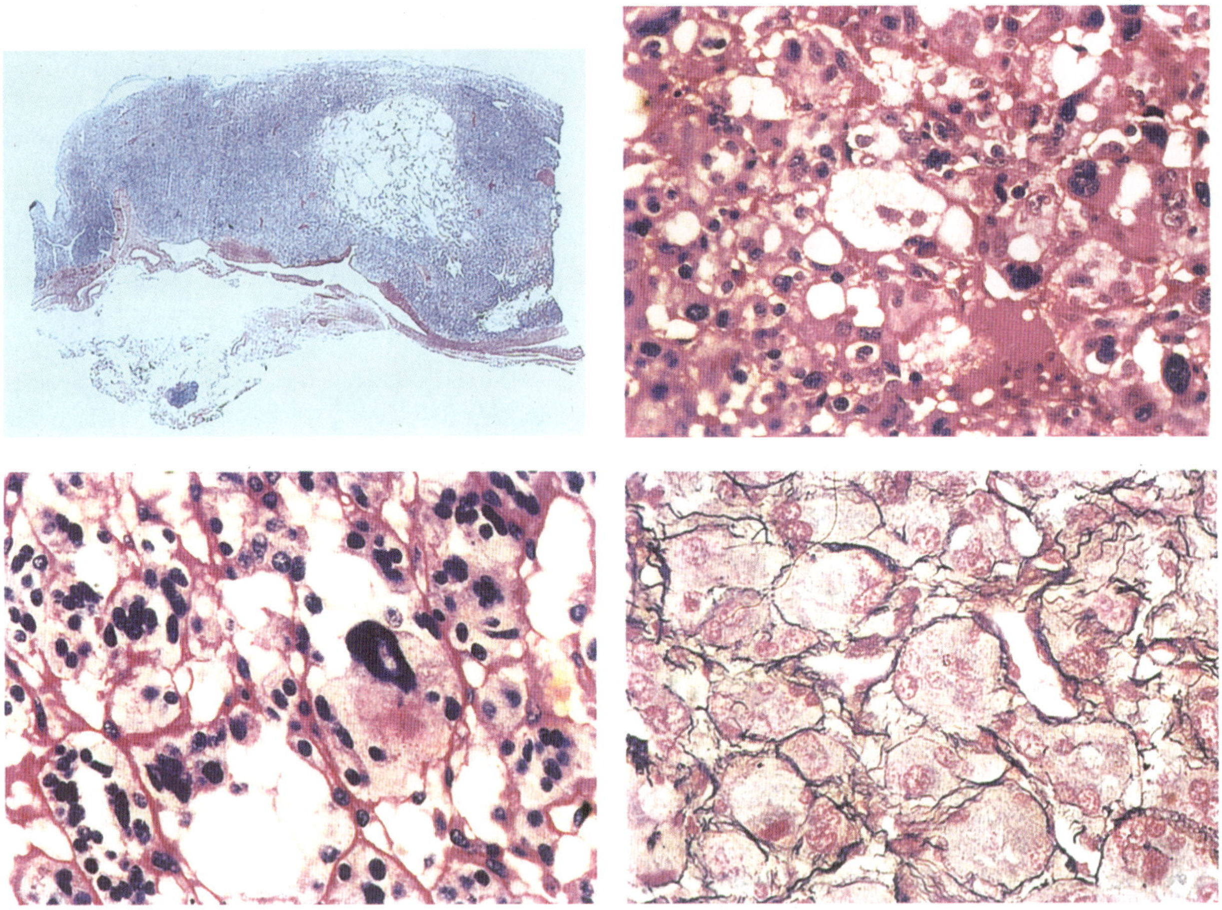

图 19.45 十二指肠副神经节瘤。**A**：标本全貌显示灶状囊性变。**B**：图示典型副神经节瘤的组织学特征。**C**：PAS染色勾画出"细胞球"周围有明显的基底膜。**D**：网状纤维染色分布方式和C图相似。

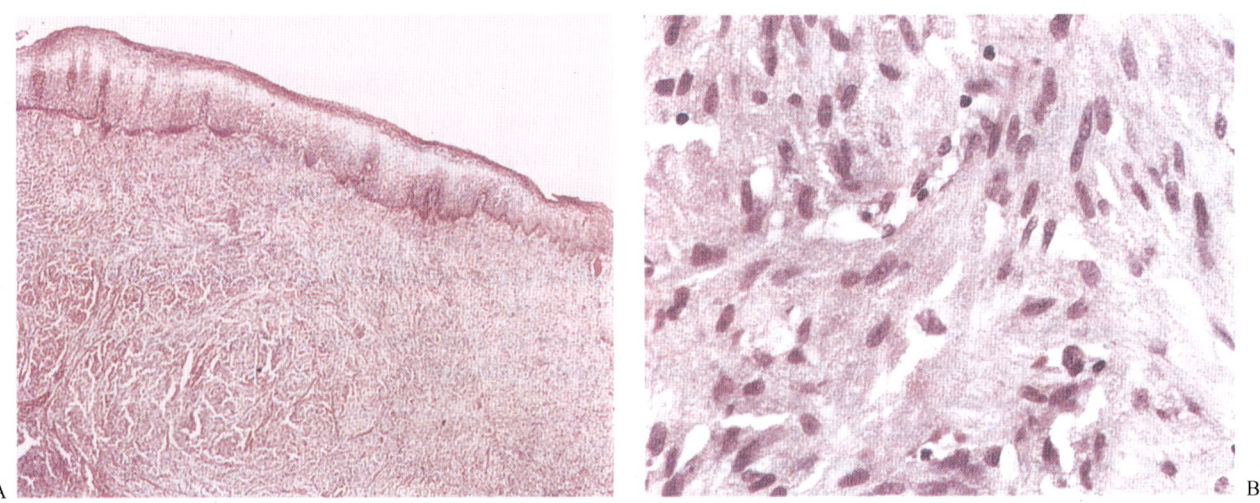

图 19.46 颗粒细胞瘤。**A**：起源于食管黏膜下层的颗粒细胞瘤已取代了正常的结构。**B**：肿瘤细胞高倍放大显示特征性的嗜酸性颗粒性胞浆。

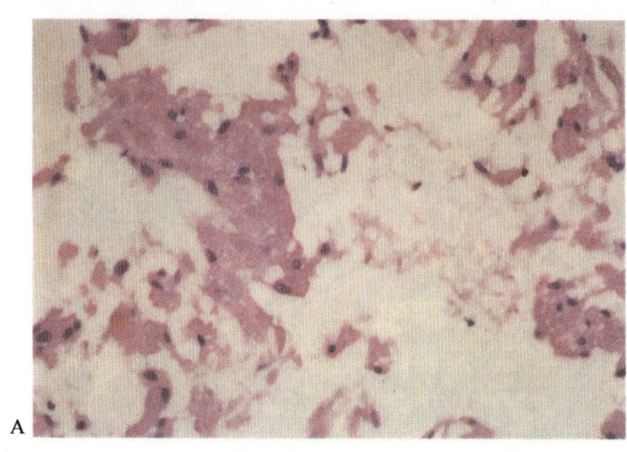 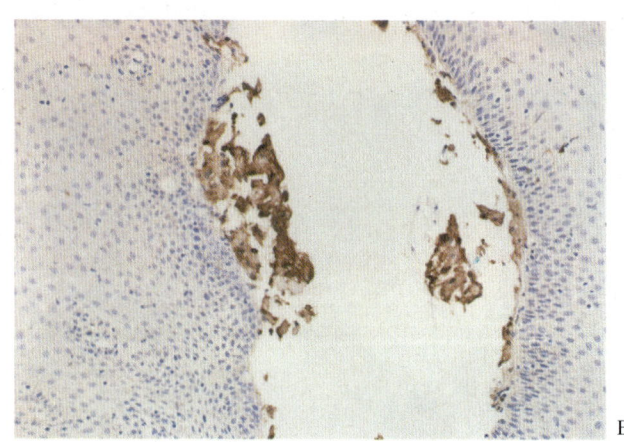

图 19.47 食管颗粒细胞瘤的活检。A：活检组织中有脱落的大的嗜酸性细胞碎片和条带状鳞状上皮（未显示）。B：可见鳞状上皮，与其基底部相连的是 S100 阳性的细胞。

同一器官内多达 20% 的病变为多发性。有时颗粒细胞瘤发生于胃肠道的几个部位[135]。多数食管颗粒细胞瘤发生在远端。胃的颗粒细胞瘤多累及胃窦。肿瘤通常表现为光滑无蒂的局限性灰黄或灰白色病变，直径 1～4 cm。肿瘤发生于黏膜下层或固有肌层，被覆完整的黏膜。较大的肿瘤通常是恶性的[136]。

胃肠道颗粒细胞瘤与发生在其他部位的颗粒细胞瘤相似。肿瘤由圆形、多角形，偶尔呈长形的细胞浸润形成巢索。细胞温和，有小而深染的核和丰富的嗜酸性颗粒性胞浆（图 19.46）。大小不等的粗糙红色颗粒经淀粉酶消化后仍呈 PAS 阳性。食管和肛门的鳞状上皮可以发生被覆上皮的假上皮瘤样增生，尤其多见于小的食管活检中（图 19.47）。有些肿瘤位于固有肌层甚至是外膜[134]；这些较深的病变在食管活检时可能被漏掉。偶尔在良性病变中可以见到广泛浸润性的生长方式[135]。

胃的颗粒细胞瘤随机分布在黏膜下层和固有肌层之间。黏膜下层病变可以浸润黏膜肌层或使黏膜肌层消失并扩展到黏膜底部及腺体之间。肿瘤细胞为神经起源且 S100 强阳性。

颗粒细胞瘤可以是良性或恶性。恶性病变罕见[136]。下列指标提示恶性：肿瘤较大（＞5 cm），细胞密度增加，肿瘤细胞坏死，肿瘤细胞变为梭形，核大，大核仁，核分裂象＞2/10 hpf 以及核的多形性[136]。但不幸的是，几项对已发生转移的颗粒细胞瘤的研究发现，除了出现转移或血管浸润，没有可靠的病理学指标可以将良恶性肿瘤区分开来。

颗粒细胞瘤可以类似于恶性黑色素瘤或转移癌，

但其温和的细胞学特点应能提示病变是良性的。免疫组化染色有助于阐明肿瘤的本质。颗粒细胞瘤 S100、vimentin、α_1-抗胰蛋白酶、α_1-抗糜蛋白酶、Leu7、髓磷脂碱性蛋白、CD68、GFAP、NSE[137] 和 nestin[138] 恒为阳性；细胞角蛋白不同程度阳性[139]。肿瘤也可呈 CD117 弱阳性。

上皮增生的区域和临床印象为一个肿块可能会使颗粒细胞瘤被误诊为鳞状细胞癌，特别是在仅有小块表浅黏膜的活检中，见到增生的不成熟鳞状细胞有很多核分裂象和鳞状细胞舌状假浸润时。假上皮瘤性增生的上皮细胞通常缺乏细胞非典型性，并且上皮与结缔组织的交界处在浸润性鳞状细胞癌中要远较假上皮瘤性增生中复杂。

绝大多数食管颗粒细胞瘤是小的良性肿瘤，可以不做处理，也可以通过息肉切除术或切开活检切除肿瘤。大的、有症状的或恶性病变应予切除。

脂肪瘤、脂肪肉瘤和相关的病变

胃肠道脂肪组织增生包括脂肪瘤、血管脂肪瘤、脂肪肉瘤、脂肪瘤性息肉病和回盲瓣的脂肪瘤性增生。这些病变中除了最后一个（详见第 14 章），其余均为肿瘤性病变。

脂肪瘤

脂肪瘤主要发生在大肠（51%～70%），其次依次为小肠、胃和食管。在胃主要累及胃窦，在结肠以右半结肠易于受累。大肠脂肪瘤的发生率占所有肠道

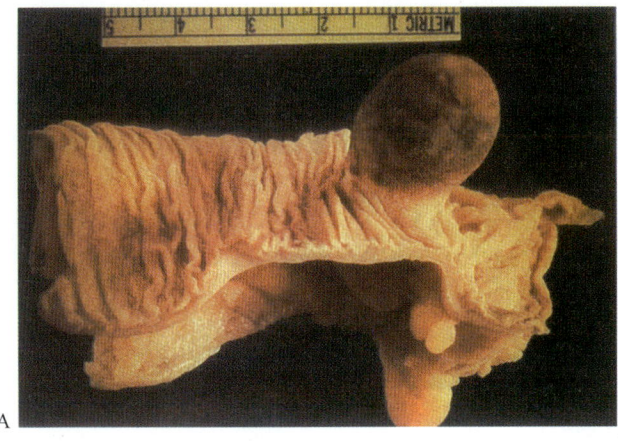
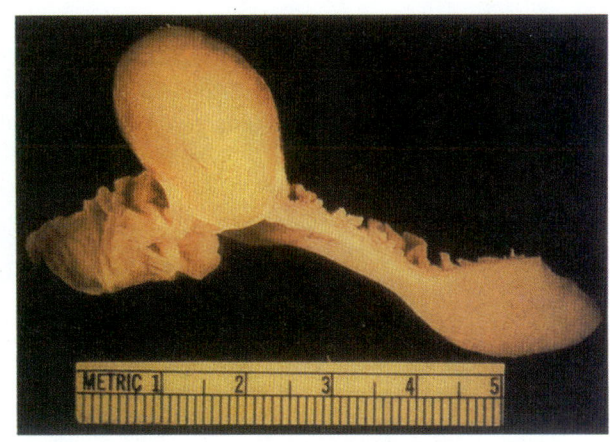
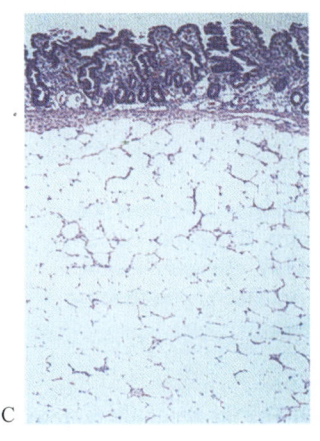

图 19.48 小肠脂肪瘤。**A**：带蒂的病变，表面可见红斑。**B**：切面显示这一包膜完整的病变中心部分是由油腻的黄色物质组成。**C**：组织学显示一个黏膜下脂肪瘤取代了正常的黏膜下层结构。病变境界清楚且由成熟的脂肪组成。

肿瘤的 0.035%～4.4%。男女发病无差别，黑人发病率低于白人。可见于成人和儿童。绝大多数有症状患者的年龄为 50～60 岁。胃肠道脂肪瘤通常为单发，但有些病人可以多发。小脂肪瘤常常无症状，较大的病变可引起腹痛、肠梗阻、肠套叠和出血及缺铁性贫血。胃脂肪瘤大于 3 cm 者易于形成溃疡，引起消化性溃疡样的症状。肛门直肠的脂肪瘤可表现为直肠脱垂[140]。

绝大多数脂肪瘤为可压缩的黏膜下病变，表面被覆完整的黏膜（图 19.48）。发生在浆膜的肿瘤罕见。小的脂肪瘤看似增厚的皱襞或小的息肉。有些可以大而分叶并有蒂。大的肿瘤可发生扭转和梗死或成为肠套叠的起点。除发生梗死者，脂肪瘤切面为亮黄色、圆形、油腻且有包膜（图 19.49）。

脂肪瘤是由成熟的脂肪组织构成的境界清楚的黏膜下肿块，表面有完整的或破坏的黏膜。肿瘤通常有一厚的纤维性包膜包绕。可以出现继发性改变如核肥大、染色过深、脂肪坏死、脂性囊腔和泡沫状巨噬细胞。如果继发性改变广泛，则可类似于脂肪肉瘤，但是没有脂肪母细胞。当脂肪坏死的区域溶解时，梭形细胞或非典型性的细胞区域可保留下来。这些病变有时被命名为非典型性脂肪瘤（图 19.50）[141]。非典型性的特点包括细胞性纤维化、非典型性深染的细胞核，以及核分裂象增多，偶见非典型性核分裂象。

黏膜假脂肪瘤病（黏膜内气体）表面上可以类似脂肪瘤。与真性脂肪瘤不同，黏膜假脂肪瘤病由形状不规则的气腔组成，且病变没有包膜。

血管脂肪瘤

血管脂肪瘤（angiolipomas）发生在胃、十二指肠和结肠，但是罕见[142-144]。肿瘤肉眼上与脂肪瘤相似。较大的病变可有出血。组织学上与发生在肠道外者相同，由混合性增生的脂肪组织和血管组成（图 19.51）。后者由复杂分支的毛细血管组成，常常同时伴有血管周细胞增生。

脂肪瘤病

结肠的弥漫性脂肪瘤性息肉病罕见，可以发生在儿童和成人，以男性为主[145]。病人表现为"息肉病"、体重下降、肠道出血、吸收障碍和肠梗阻。肉

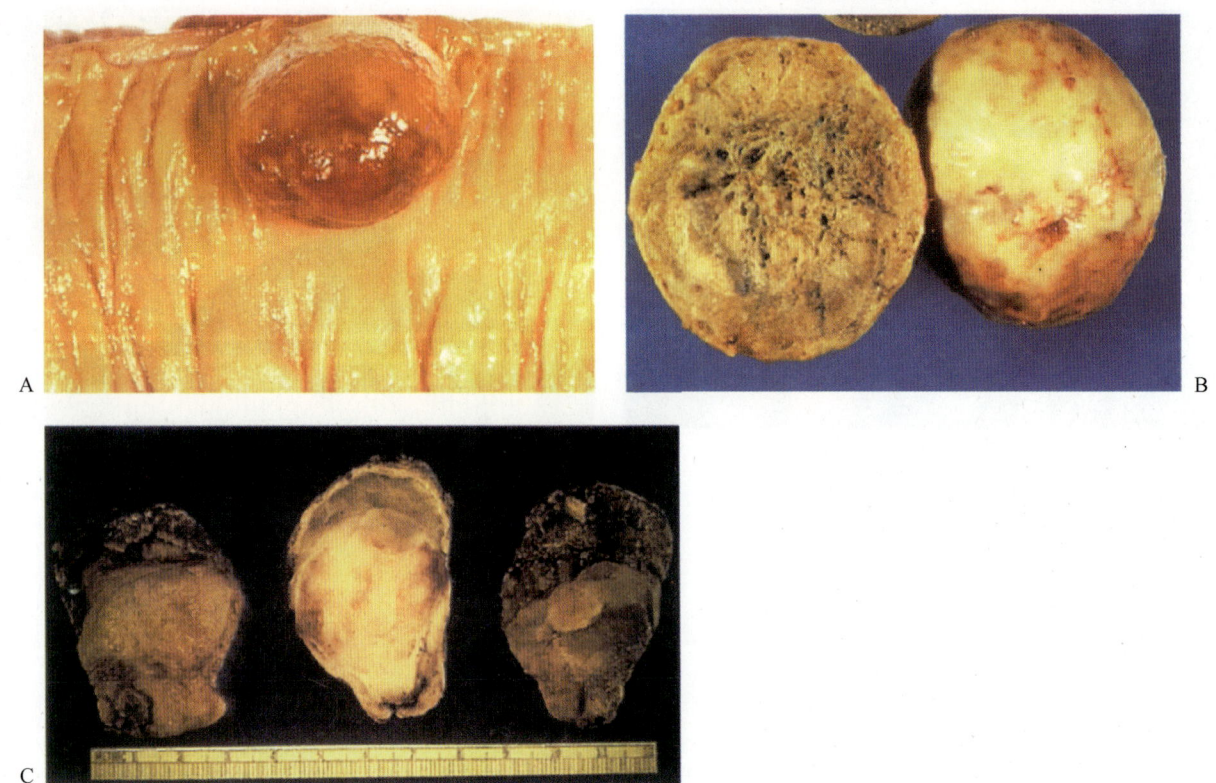

图 19.49　小肠脂肪瘤。**A**：肠脂肪瘤的大体照片。**B**：脂肪瘤显示广泛的继发性改变、坏死和囊肿。**C**：另外一个脂肪瘤显示广泛的继发性坏死。

眼可见数十个乃至数百个黏膜下无蒂的或偶可有蒂的脂肪瘤，并伴有显著但为片状分布的黏膜下脂肪增多。脂肪瘤大小为 0.2～5 cm。较大的病变可有出血和溃疡。病变可以分布于整个结肠，或在降结肠和乙状结肠有较高的密度[146]。曾报道一个少见的病人有 700～1000 个息肉。大多数息肉是脂肪瘤，但也可见到多个腺瘤和增生性息肉[146]。病变由成熟的脂肪构成，但与真正的脂肪瘤不同，它们没有完整的包膜。这些脂肪通常为黏膜下脂肪延伸进入黏膜，逐渐取代了固有膜，有时可取代腺体。

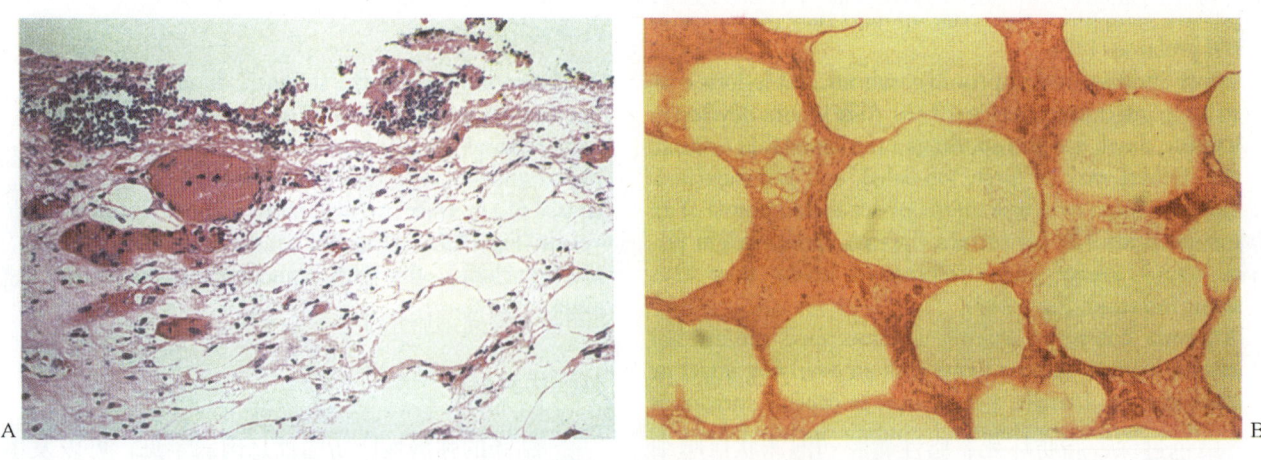

图 19.50　脂肪瘤的继发性组织学改变。**A**：脂肪瘤表面糜烂，伴有急性炎症并开始出现脂肪坏死。**B**：这个梗死的脂肪瘤发生了凝固性坏死，缺乏细胞核。

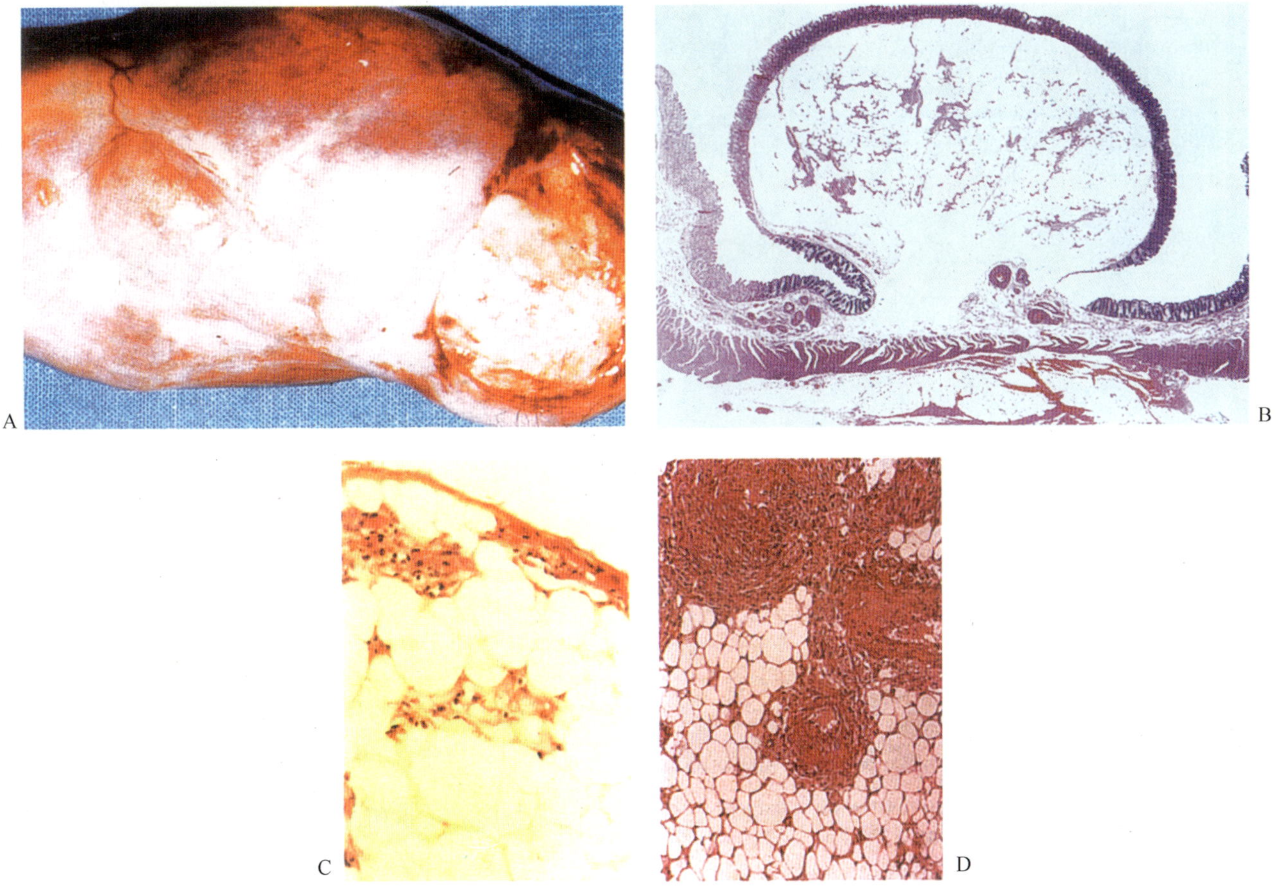

图 19.51　血管脂肪瘤。**A**：注意没有可资鉴别的肉眼特征。**B**：该带蒂病变组织学上由增生的黏膜下脂肪和血管组成，使整个黏膜向上隆起。**C**：高倍视野显示细胞较少区域有成熟的脂肪和小血管。**D**：有时血管增生要比图中所示更加广泛。

脂肪肉瘤

脂肪肉瘤可以原发于胃肠道，更多见的情况是腹膜后或肠系膜肿瘤向内生长，继发性累及胃肠道。原发性胃肠道脂肪肉瘤发生在成人。也报道过一例罕见的起源于乙状结肠系膜的脂肪肉瘤合并有直肠乙状结肠的脂肪瘤病[147]。黏液样和圆形细胞脂肪肉瘤与 *TLS-CHOP* 或 *EWS-CHOP* 融合基因有关[148]。

病人表现为腹部不适、呕吐或肠梗阻。肿瘤大体形态多样，可以是分叶状、黄色、油腻的肿块，部分堵塞肠腔（图 19.52），也可以为近乎胶样的质软黏液样病变，甚至是与周围看似成熟脂肪的组织分界清楚的实性灰白色质硬结节。常见出血和坏死。肿瘤被发现时通常体积较大（2.5～60 cm）[149]。肿瘤表面的被覆黏膜常有溃疡。原发性脂肪肉瘤从肠壁向外生长并播散到肠系膜。对于广泛累及腹腔的大肿瘤可能无法判断肿瘤究竟是起源于肠道还是从肠道外播散至肠道内。

胃肠道脂肪肉瘤的组织学特点与发生在软组织的

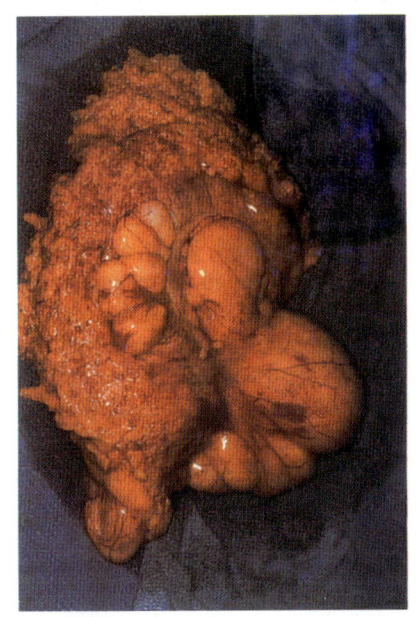

图 19.52　脂肪肉瘤。部分结肠壁可见一大的脂肪肉瘤并包绕肠管。大而不规则分叶的肿物不同于正常的结肠系膜。

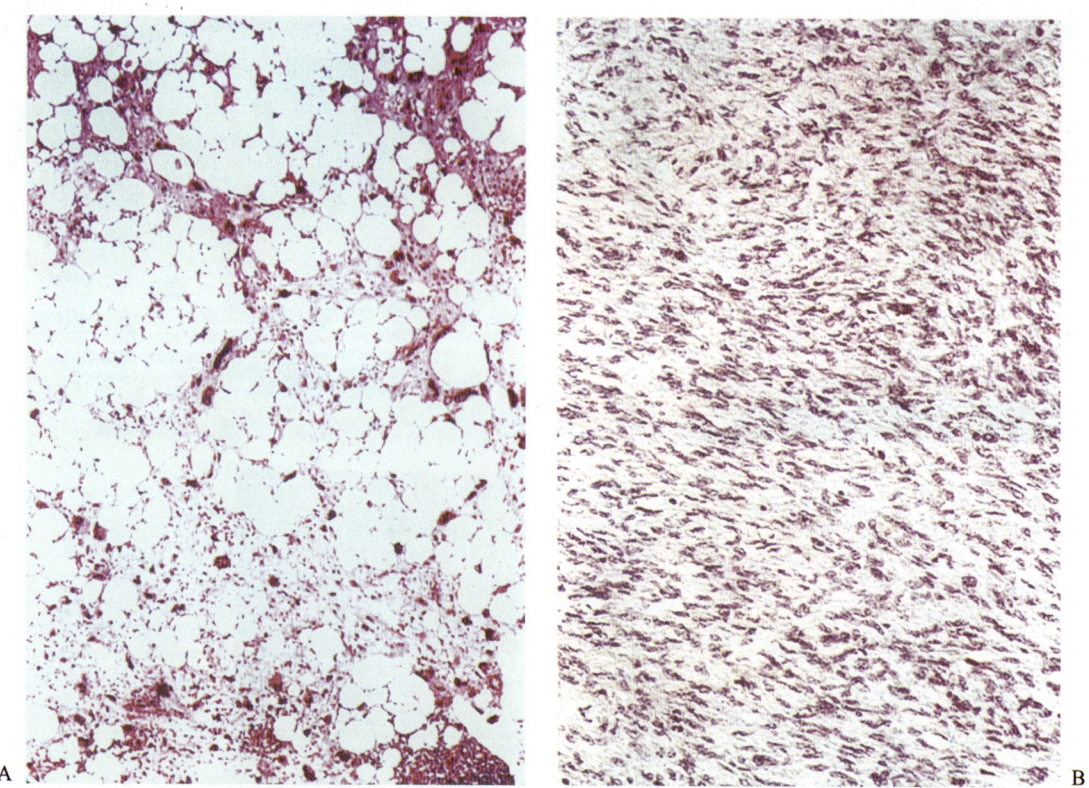

图 19.53 脂肪肉瘤的组织学特点。A：肿瘤显示非典型性细胞和脂肪母细胞。B：肿瘤去分化的区域含有较多的梭形细胞。

脂肪肉瘤相似。高分化的脂肪肉瘤可有大小不同的脂肪细胞和散在的、具有不规则形深染核的单泡及多泡脂肪母细胞，脂肪母细胞常位于分隔肿瘤的小叶间隔上或间隔内。也可有非典型性的间质细胞。肿瘤可有灶状坏死的区域。诊断有赖于找到伴有恶性细胞学指征的非典型性脂肪母细胞（图 19.53）。

多形性脂肪肉瘤可见无序的片状多形性恶性脂肪母细胞。细胞核染色质极度深染并有显著的多形性，有许多奇形怪状的细胞。有些肿瘤包含去分化的区域。组织学上，去分化的脂肪肉瘤由高分化的硬化性脂肪肉瘤区域或多形性脂肪肉瘤区域与形态学上高级别的非脂肪源性的肉瘤成分混合构成。

脂肪平滑肌肉瘤（lipoleiomyosarcomas）起源于腹膜后，继发性累及肠管。脂肪平滑肌肉瘤表现为典型的高分化脂肪肉瘤伴有多灶性的向平滑肌渐变的区域。平滑肌区域细胞密度低，核非典型性低-中度，核分裂象较少。这些区域看似起源于肿瘤内的血管平滑肌细胞或与其混合存在[149]。

侵袭性肠系膜纤维瘤病（韧带样瘤）

侵袭性肠系膜纤维瘤病（Aggressive Mesenteric Fibromatosis，AMF）是一种肿瘤性肌成纤维细胞单克隆增生，有局部侵袭复发的倾向，但不发生转移[150]。AMF 虽然少见，但是肠系膜最常见的肿瘤[151]。病变可以为原发性，或继发于创伤，或与家族性腺瘤性息肉病（FAP）、Gardner 综合征[152]或 Crohn 病[153]相关。病人年龄为 8～72 岁[154]，平均年龄 34～46.2 岁。FAP 患者的韧带样瘤发生于以前肠管切除的手术部位。肿瘤也可以起源于阑尾系膜。雌激素可能对某些病变的发生起作用[155]。深在的纤维瘤病有体细胞性的 β-catenin 或结肠腺瘤性息肉病（APC）基因的突变，导致核内 β-catenin 的聚积[156]。相反，浅表的纤维瘤病缺乏这些突变[157]。APC 基因的突变易发生在密码子 125 或之后（见第 13 章）。

AMF 累及肠道和胃，可以蔓延到肝、后腹膜和胰腺。肿瘤生长缓慢，可以引起梗阻、缺血、肠瘘或输尿管梗阻。肿瘤的生物学行为从良性到以反复复发为特点的深部浸润性肿瘤不等。许多人把这些局部侵袭性的肿瘤看作低度恶性的纤维肉瘤。病人常因体积庞大的肿物压迫肠袢或浸润肠壁而死于梗阻。病变表现为局部质硬不规则的、边界不清的肠系膜肿物（图 13.13）。病变可以相当大，直径可达 10 cm。切面呈灰褐色、漩涡状均匀的纤维性外观而没有出血、坏死

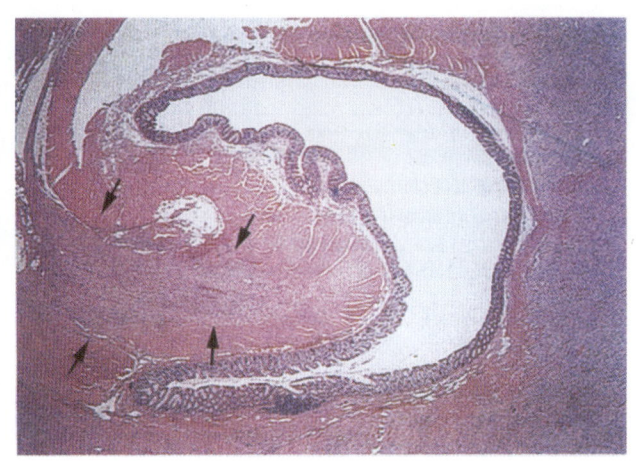

图 19.54　标本全貌切片显示结肠肠腔被周围肠系膜的纤维瘤病压迫。箭头标出的纤维瘤病的区域看上去要比原有的肌肉更蓝。图片左侧的指状突起（箭头）挤入肠腔，使肠腔变窄。

或囊性变，从而与 GISTs 相区分。偶尔可有灶状的黏液变性。

AMF 由细胞密度不等的（通常为低到中等的细胞密度）、均匀一致的、温和肥胖的梭形或星形细胞增生构成，细胞有稀薄的两端变细的嗜酸性胞浆和长形的、纤细的核，没有明显的核分裂象或坏死。偶尔细胞胞浆较丰富，有圆形或星形的肥胖核。细胞核染色质分布均匀，有位于中心的小核仁。核分裂象通常少于 3/50 hpf。在一小部分肿瘤中，较大且较肥胖细胞的核分裂象可以局灶增多（多达 11/50 hpf）。没有非典型性核分裂象和细胞非典型性。

细胞排列成长形连绵的束状，有时有灶状的席纹状结构。纤细的胶原纤维包绕在肿瘤细胞周围，有些病例中胶原纤维可以变得很致密甚至呈瘢痕样。胶原的量通常要比在 GISTs 中看到的多。病变呈指状突起延伸到肠系膜脂肪和肠壁内（图 19.54），细胞不规则地浸润固有肌层，但是很少浸润黏膜。扩张的薄壁的静脉常见，有时伴有红细胞外渗和含铁血黄素沉积，与 Kaposi 肉瘤相似。可见散在的炎细胞和黏液样形态[158]。

纤维瘤病的鉴别诊断包括炎症性病变、低度恶性的纤维肉瘤、炎症性肌成纤维细胞瘤、硬化性肠系膜炎、GIST 和神经纤维瘤。除溃疡区外，病变缺乏炎症性的成分，因而与炎症性病变不同。区分 AMF 和 GIST 之所以重要有两个原因。恶性 GISTs 的诊断原则并不适用于 AMF，因为后者尽管可以局灶核分裂活跃，但肿瘤属于没有转移潜能的良性肿瘤。再者，将两者区分开的重要意义在于治疗方式不同。AMF 的特点是均一分布的、编织状、缺乏非典型性的梭形细胞，丰富的、有时呈瘢痕疙瘩样的胶原纤维，伴有厚壁的动脉和薄壁的静脉以及浸润性的生长方式。AMF 没有囊性变、坏死、栅栏状排列的核或见于 GISTs 的丝球状纤维[158]。

CD117 的免疫组化染色使 GISTs 和 AMF 更容易混淆。CD117 阳性是诊断 GIST 的关键指标，但也可以出现在很多韧带样瘤中，这与使用的抗体有关[154, 158]。DAKO 生产的抗体 AMF 是阳性的，而 Santa Cruz 公司生产的抗体是阴性的[154]。AMF 有 β-catenin 的核阳性，而 GISTs 为阴性[156, 157]。CD34 的染色可有帮助，因为许多 GISTs 是 CD34 阳性，而 AMF 为阴性。有助于区分这两种病变的特征列在表 19.12 中。

AMF 为局部侵袭性病变，复发但不转移。手术切缘阴性即表明治疗充分。而反复的局部复发是切除不完整导致的，因为肿瘤常常超出明显的肉眼可见的边界。肿瘤有多处指状的延伸，如果不切除，则会成为以后复发的根源。FAP 患者的病变比非 FAP 患者的病变更具侵袭性，因为前者病变复发的危险性、病灶的多发性和病变的致死率要比后者高出很多[159]。

放射治疗对控制原发和复发的病变可能有效[160]。有时放疗可并发高热。近来人们关注的焦点是化疗的应用。有研究证明应用醋酸戈舍瑞林（goserelin acetate）、他莫昔芬、甲羟孕酮和干扰素-γ 的联合内分泌疗法治疗韧带样瘤可取得长期消退[161]。可以理解伊马替尼在治疗这些肿瘤上可能有效，而且已有文献报道表达 PDGFRA 或 c-kit 的韧带样瘤对该药物治疗有反应[162]。非甾体抗炎药物也可能有效。

炎症性肌成纤维细胞瘤（炎性假瘤）

炎症性肌成纤维细胞瘤（Inflammatory Myofibroblastic Tumors，IMTs；又称炎性假瘤和炎症性纤维肉瘤）是少见的间叶性病变，典型者为梭形细胞增生与淋巴细胞和浆细胞混杂。过去曾认为这些病变是反应性的，现在认为是肿瘤性的[163]。因此，这些病变的命名已经从炎症性肌纤维组织细胞增生或假肉瘤性肌成纤维细胞增生转变为炎症性肌成纤维细胞瘤。许多人认为这种肿瘤来源于肌成纤维细胞。但是，它可能是一种成纤维细胞性网状细胞的

表 19.12　胃肠间质瘤（GIST）和侵袭性肠系膜纤维瘤病（AMF）的对比

	GIST	AMF
部位	主要在肠壁	主要在肠系膜或腹膜后
组织学	梭形、上皮样细胞 坏死和出血常见	一致的梭形细胞 没有坏死和出血
核分裂象	不等	虽然高达 11/50 hpf，但通常<3/50 hpf
IHC	Vimentin+（100%），CD34+（63%），SMA+（75%），desmin+（8%），S100+（16%），CD117+	SMA 弱阳性，75% CD117+（见正文）
预后	与肿瘤大小、核分裂象有关	预后通常良好，可有复发
大体	膨胀性的分叶状病变，局灶有囊腔，液化性坏死	质硬的灰褐色肿物，浸润性边缘
间质	黏液样；玻璃样变；丝球状纤维明显	胶原性，伴有细的胶原纤维；没有丝球状纤维

hpf：高倍视野；IHC：免疫组织化学。

增生性病变[164]。

这种肿瘤发生在不同年龄和不同种族的病人。许多受累的病人是儿童，平均年龄约 10 岁[165]。有报道肿瘤发生于 HIV 感染[166]和慢性肉芽肿性疾病的患者[167]。这种病变的病因学尚不清楚；有人提出它可能与 EB 病毒感染有关；也有人在肿瘤细胞中发现了人疱疹病毒-8（HHV-8）的病毒序列[168]。

IMTs 常有染色体 2p23 的克隆性异常，该部位是人 ALK 基因的位点[169-171]。据报道这种肿瘤 33%～67% 有 ALK 基因重排和（或）ALK1 和 p80 的免疫组化反应[163]。基因重排导致组成性活化以及 ALK 激酶结构域的过表达[171]。在一小部分有 ALK 重排的 IMTs 中已发现有融合的原癌基因[170]。ALK 的重排可以通过荧光原位杂交（FISH）得到证实。

患者常表现有腹痛、腹部肿物，以及偶尔出现腹泻或肠梗阻[165]。一些患者有明显的全身症状，包括发热、盗汗、体重减轻和不适。实验室检查异常包括红细胞沉降率加快、血小板增多和高丙种球蛋白血症。当肿瘤去除后这些表现常消失。

已报道 IMTs 可发生在肠道、直肠、阑尾、胃食管交界处和肠系膜，表现为境界清楚的、分叶状、多结节的漩涡状实性肿块，呈灰红色或黄色肉样或黏液样外观。继发性改变包括出血、坏死、钙化和骨化。病变大小从 0.4～36 cm 不等。发生于肠系膜和腹腔的肿瘤往往体积较大。病变可以无蒂或呈息肉样；有些有蒂，有些体积大并有溃疡形成，与 GISTs 相似。

绝大多数 IMTs 是不明确的黏膜下肌成纤维细胞性病变，可以浸润固有肌层。这种病变的组织学特征和细胞密度表现非常多样。IMTs 由炎症细胞（淋巴细胞、浆细胞和嗜酸性粒细胞）和梭形的肌成纤维细胞混合增生构成。间质可以是水肿性、黏液样、纤维性或玻璃样变。可见淋巴滤泡。约半数病例中可出现少量嗜中性粒细胞。不同部位的梭形细胞和炎症细胞的比例不同。

肿瘤有 3 种主要的组织学结构：纤维黏液性/血管性结构、增生性结构和硬化性结构[165]。纤维黏液性结构代表了病变的早期阶段；而硬化性结构是病变的晚期。纤维黏液性/血管性结构与炎症性纤维性息肉相似，在大约 24% 的肿瘤中以这种结构为主。其特征是稀疏分散的星形或梭形细胞和黏液样水肿性或疏松纤细的纤维性间质，伴有或多或少的血管网和炎症细胞，有些类似于结节性筋膜炎。在增生性结构中，密集增生的梭形细胞以席纹状或束状的方式生长。核分裂象可见，极少数肿瘤细胞有轻度的非典型性。有时可以出现梭形或椭圆形的非典型性细胞，伴有空泡状核和突出的核仁，类似于节细胞或 Reed-Sternberg 细胞[228]。核分裂象通常较少（0～2/10 hpf），但也可以多达 15/10 hpf[228]。梭形细胞和大的节细胞样细胞都过表达 ALK 蛋白。

胃肠道 IMTs 的鉴别诊断包括 GISTs、平滑肌肿瘤、滤泡性树状突细胞肿瘤、纤维组织细胞肉瘤、韧带样瘤、硬化性肠系膜炎、炎症性纤维性息肉、霍奇金和非霍奇金淋巴瘤以及转移癌。这种病变对抗平滑肌肌动蛋白（SMA，86%）、肌特异性肌动蛋白（MSA，82%）、desmin（41%）、细胞角蛋白（26%）、vimentin、calponin、ⅩⅢA因子、ALK、CD68和CD117等抗体呈阳性反应[172]。这种病变EBV原位杂交和LMP1免疫组化检查可能阳性，但多聚酶链式反应（PCR）扩增未见有EBV的DNA序列。

有些病人预后不良，而有些病人预后良好，但目前没有十分明确的指标可以区分这两种不同的临床结局。腹腔内和腹膜后的肿瘤较其他部位发生的相似肿瘤更易具有侵袭性[172]。约1/4的IMTs局部复发，极少数病例发生恶性转化和转移。细胞密度高和核分裂象增多提示预后不良[173]。所有预后不良的IMTs都显示为增生性的组织学结构[165]。在绝大多数预后好的IMTs中，核分裂象在0～2/50 hpf；有4例达7/50 hpf。预后不良的肿瘤核分裂象在1～7/50 hpf。细胞非典型性见于60%预后好的IMTs和100%预后不好的肿瘤。许多预后良好的病人细胞密度高。在死于本病的患者中，可见细胞密度增高，并出现特征性的非典型性明显的奇异形细胞，混有圆形细胞而不是梭形细胞增生，有显著的核多形性和浸润性的边界[165,173]。可见坏死。

IMTs的治疗主要是手术切除，复发时再次切除。

恶性纤维组织细胞瘤

恶性纤维组织细胞瘤（Malignant Fibrous Histiocytomas，MFH）是最常见的软组织肉瘤，也可以发生在胃肠道。肠道各处均有发生（图19.55）[174-176]。MFHs也可以起源于胃肠道外，蔓延或转移至胃肠道。MFHs可以原发或是先前放疗的合并症。患者年龄为17～74岁，绝大多数患者是男性。表现为肠套叠、梗阻或其他的原发性胃肠道症状。

MFHs为单发或多发，无蒂或有蒂的肿块。组织学上，肿瘤表现为伴有核非典型性的多形性梭形细胞与圆形的组织细胞混合存在，排列成席纹状结构。圆形的组织细胞有偏位的核和丰富的嗜酸性空泡状胞浆。还有成纤维细胞、炎症细胞和组织细胞，可以伴有黄瘤细胞。有些肿瘤表现为明显的血管外皮细胞瘤样结构。可见奇异的多形性巨细胞。肿瘤细胞可有多个深染的细胞核和突出的核仁。常有很多核分裂象和非典型性核分裂象。多形性MFHs可有或无典型的席纹状结构。诊断时可有明显的肿瘤外血管浸润。这种肿瘤易于累及胃肠道壁的全层。炎症性MFHs也可以发生在胃肠道[176]。

良性血管肿瘤

肠道可发生孤立性或多发性的良性血管肿瘤。这些病变包括：（1）多发性静脉扩张，（2）海绵状血管瘤（弥漫性或息肉样），（3）毛细血管瘤，（4）血管瘤病。多发性血管瘤伴有包括肝和皮肤在内的其他器官相似的肿瘤[177]。胃肠道血管瘤根据受累血管的大小分为毛细血管瘤、海绵状血管瘤或混合性血管瘤。据报道胃肠道血管瘤发生在2个月大到79岁的病人，没有明确的性别倾向。通常发生在年轻人，多见于21～30岁的病人[178]。良性血管肿瘤在小肠较其他肠管更为常见[177]。食管和小肠的血管瘤与胃血管瘤相比，出现症状时的体积往往较小。伴或不伴贫血的肠道出血是最常见的症状。出血量可以很大甚至致死。较大的肠道病变可引起肠套叠。大的肠系膜海绵状血管瘤可以重达5 kg，并弥漫累及小肠[177]。如此大的病变无法判断肿瘤究竟起源于小肠还是肠系膜。

毛细血管瘤

毛细血管瘤通常单发，好发于小肠、阑尾和肛周皮肤[236]。肿瘤通常起源于黏膜下血管，常有薄的纤维性包膜。肿瘤增大易突向腔内，表现为蓝色的息肉样肿块，或者表现为局灶性生长的黏膜下不规则或境界不清的结节状肿块，表面光滑，呈蓝色、红色、酒红色或枣红色。切面可见多个暗红色增厚结节。直径从几 mm 到 11 cm 不等。

毛细血管瘤由紧密排列的增生性小毛细血管组成，相互之间没有吻合的血管腔（图19.56）。血管腔内衬分化良好的单层内皮细胞。静脉血管瘤（venous hemangiomas）含有厚壁血管和平滑肌细胞。血管内皮瘤（hemangioendotheliomas）是具有多层内皮细胞的毛细血管瘤，常常导致血管腔闭塞。毛细血管-海绵状血管瘤（capillary-cavernous hemangiomas）的切片可见增生的内皮细胞构成的实性区域和半闭塞的血管腔，与内衬单层内皮细胞的充满血液的大血窦交替出现。具有中等量肌肉和弹力组织的结缔组织间隔支撑血管腔[177]。

海绵状血管瘤

海绵状血管瘤通常发生在大肠或小肠（图19.57

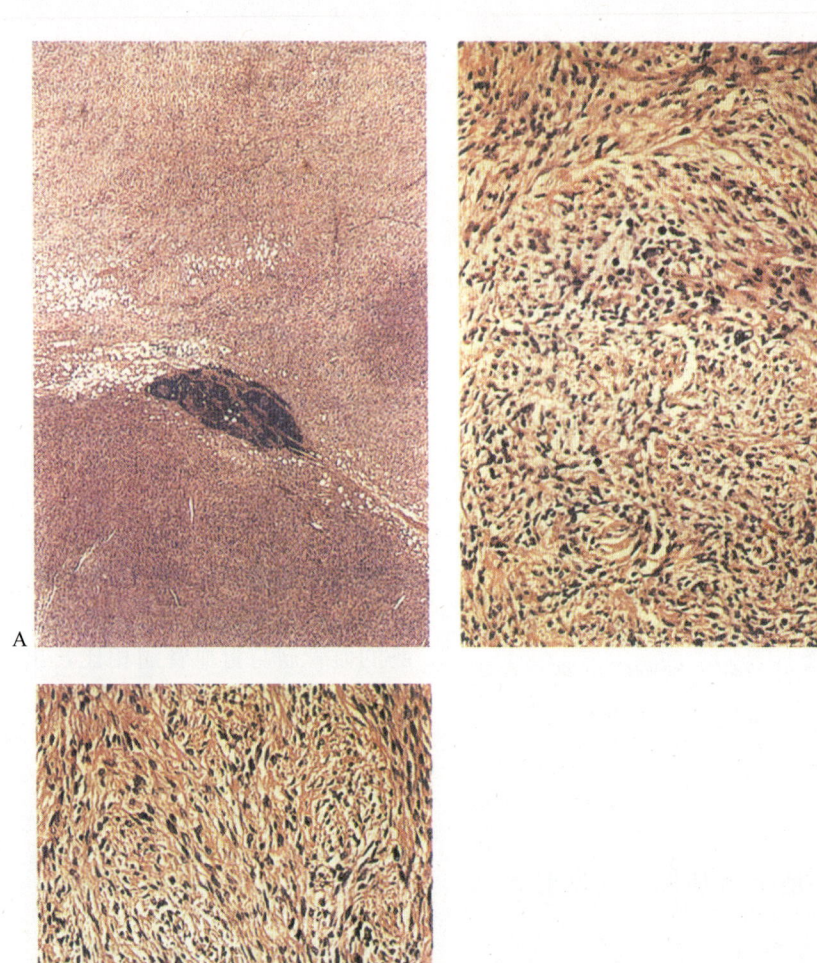

图19.55　直肠纤维组织细胞瘤。A：低倍视野显示位于黏膜下的肿瘤。增生的肿瘤已经完全破坏了其下方的组织，仅有少数残存的脂肪细胞。B：高倍视野显示由非典型性梭形细胞增生形成的明显的漩涡状结构。C：明显呈席纹状排列的长束状梭形细胞。

和19.58）。发生在食管者最少见[179]。海绵状血管瘤起源于较大的黏膜下动脉和静脉，病变蓝紫色、柔软、可以压缩。肿瘤可弥漫浸润大段肠壁、邻近的软组织或其他器官[177]。浆膜常可见不规则曲张的血管网[177]。

海绵状血管瘤有4种类型：（1）多发性静脉扩张型；（2）单发息肉型；（3）弥漫扩张型；（4）多发性弥漫扩张型。海绵状血管瘤常<5 mm。绝大多数病变局限于黏膜下，直径很少会超过1 cm。多发性静脉扩张型海绵状血管瘤是由多个小而不连续的病变组成，可见于胃肠道各处。在一段20 cm长的小肠中可有多达50个分散的肿瘤。这种病变在病理检查时容易被忽略，因为当血管内不再有血液充盈时管腔发生塌陷。单发息肉型海绵状血管瘤是与黏膜下血管丛相关的单个孤立性海绵状病变（图19.59）。当肿瘤增大时，可脱入到胃肠腔内引起溃疡、出血和肠梗阻。这种病变较静脉扩张型少见。弥漫扩张型海绵状血管瘤表现为血管大小和形状高度不一。许多肿瘤可连续累及长达20～30 cm的胃肠道。肉眼观，形成柔软可压缩的结节状暗紫色黏膜下隆起。肿瘤的周边常显示有大量扩张扭曲的血管和丰富的平滑肌以及纤维结缔组织间质，提示正常的血管可能与肿瘤掺杂在一

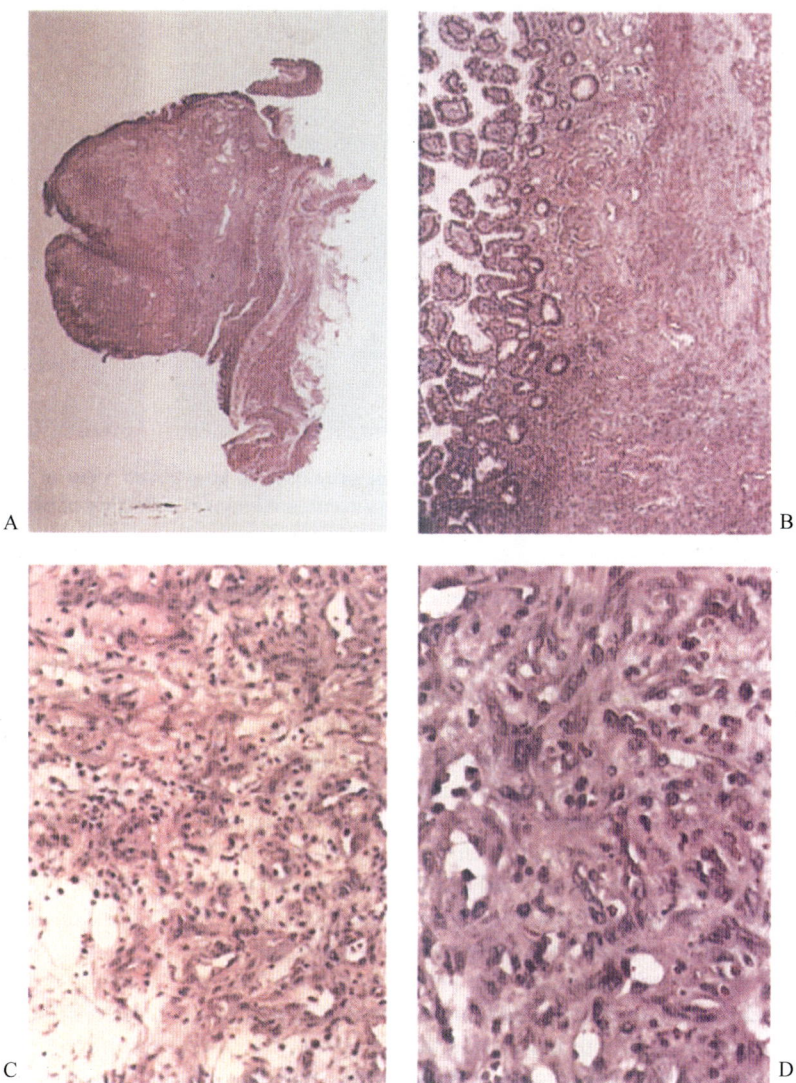

图 19.56 具有化脓性肉芽肿特征的毛细血管瘤。**A**：标本全貌切片显示一个大的息肉样肿物。**B**：高倍视野显示小肠肿物由增生的小毛细血管构成。**C**：高倍视野显示有毛细血管和炎症细胞。**D**：高倍视野显示大量增生的毛细血管型血管。

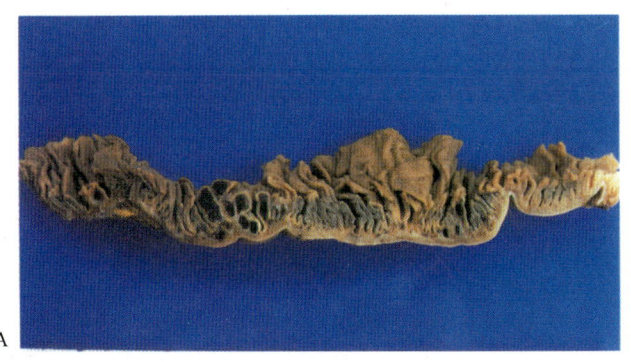
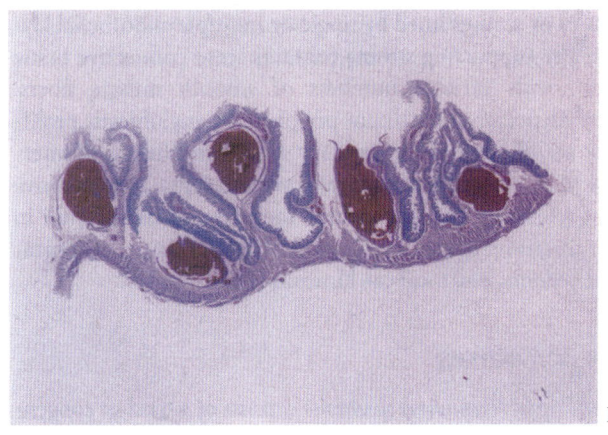

图 19.57 小肠海绵状血管瘤。**A**：大体形态显示肠皱襞增宽。**B**：低倍视野显示多个大的充满血液的腔隙。(Pictures courtesy of Dr. YZ. Hui, Peoples Hospital, Beijing Medical University, Beijing, China.)

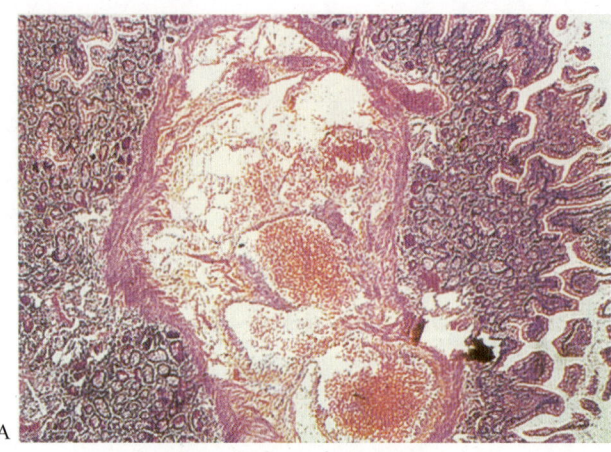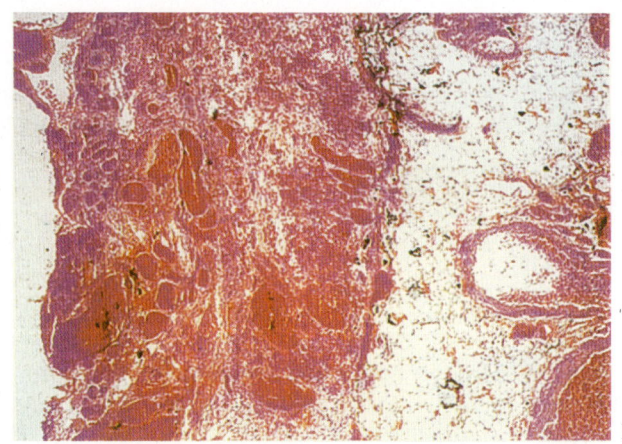

图 19.58　小肠的血管瘤病。A：低倍视野显示小肠血管瘤病广泛累及黏膜下。B：几乎融合的血管不规则聚集是血管瘤病的特征。

起。多发性弥漫扩张型海绵状血管瘤可以同时发生在整个身体的不同器官，包括皮肤。

海绵状血管瘤由大的充满血液的腔隙或血窦组成，内衬单层或多层内皮细胞。支持性间质含有稀疏的结缔组织间隔和数量不等的平滑肌纤维。肿瘤的生长在肿瘤周边进行，通过血管母细胞增生、毛细血管腔扩张和血管间结缔组织壁融合形成间隔而来。变性和硬化性改变包括在海绵状腔隙中出现血栓、纤维组织的过度生长、玻璃样变、水肿和局灶的钙化[177]。

血管瘤病

Klippel-Trenaunay 综合征是由先天性异常组成的三联征：(1) 葡萄酒色斑血管瘤 (port wine stain hemangiomas，同义词 naevus flammeus)；(2) 静脉曲张；(3) 软组织和骨肥大伴有同侧肢体的过度生长。内脏的并发症常见，这些并发症可能危及生命。患者可表现为反复性肠道出血。海绵状血管瘤合并静脉的纤维肌肉发育不良是比海绵状血管瘤更为突出和一致的血管病变，但并非本综合征所特有。发育不良的静脉也可有瓣膜畸形、闭锁不全或缺失[180]。

Osler-Weber-Rendu 病在不同种族人群中均有广泛分布，根据地域不同，发病率从 1/2000 至 1/40 000 不等。内皮细胞表面蛋白 endoglin 突变导致本病发生[181]。确诊的三个必要条件包括：(1) 反复出血的病史；(2) 黏膜、内脏（肝、泌尿生殖道、胃肠道）和皮肤的毛细血管扩张；(3) 家族性发病[182]。幼儿期或青年期的鼻出血往往是本病最早的表现。随着年龄的增长，血管肿瘤的数目和种类增加，导致后期出现皮肤、颜面和黏膜的血管瘤性病变。这些病变自发或在创伤后出血，可以引起严重的贫血。出现鼻出血的年龄（平均 11 岁）和出现消化道出血的年龄（平均 55.5 岁）有明显的差别[183]。

血管瘤可以发生在胃肠道各处，但发生在胃和十二指肠者最常见[184]。黏膜病变有两个主要类型：星形或梭形血管瘤和结节状或斑块状血管瘤。星形血管瘤 (stellate angiomata) 有平坦或隆起的点状中心区域，清晰可见的血管从中心处向外放射，肿瘤呈蓝紫色，压之可褪色。结节状血管瘤 (nodular angiomata) 有时被一苍白的晕包绕，大体呈蓝紫色、实性，缺乏星形血管瘤的"蜘蛛腿"结构。这种肿瘤直径 1~3 mm，受压不会消失。镜下，病变由多个薄壁扩张的小静脉和毛细血管构成，内衬单层良性内皮细胞。

蓝色橡皮奶头痣综合征 (blue rubber bleb nevus syndrome，BRBNS) 由皮肤和胃肠道的海绵状血管瘤组成。这个术语描述皮肤蓝色病变，看上去和感觉好似橡皮奶头。绝大多数病例为散发性，但在某些病例提示为常染色体显性遗传性疾病。消化道病变常累及小肠，也可发生在食管、胃、结肠、直肠肛门、肠系膜和腹膜[184]。这种病变出现于新生儿或幼儿早期。随着年龄的增长，病变的大小和数目都增加。并发症

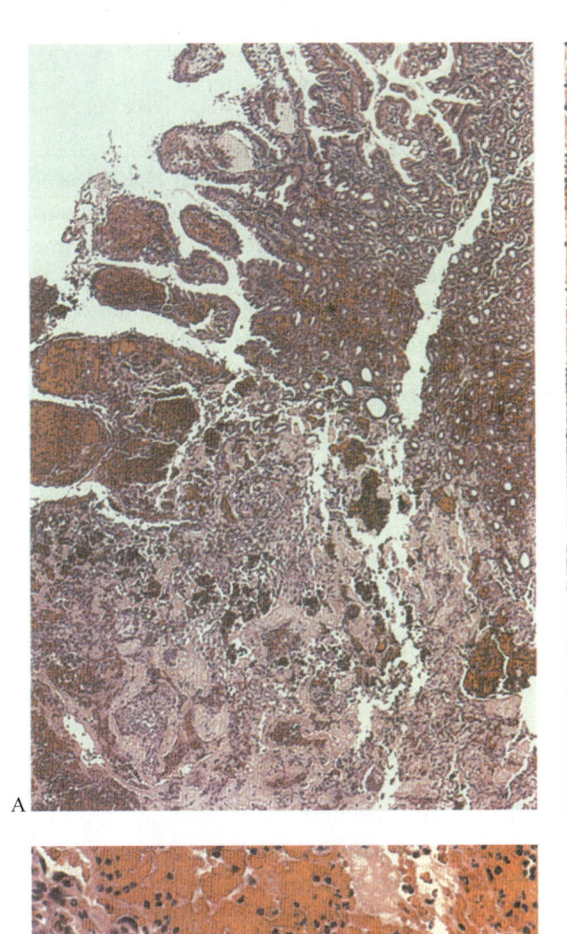
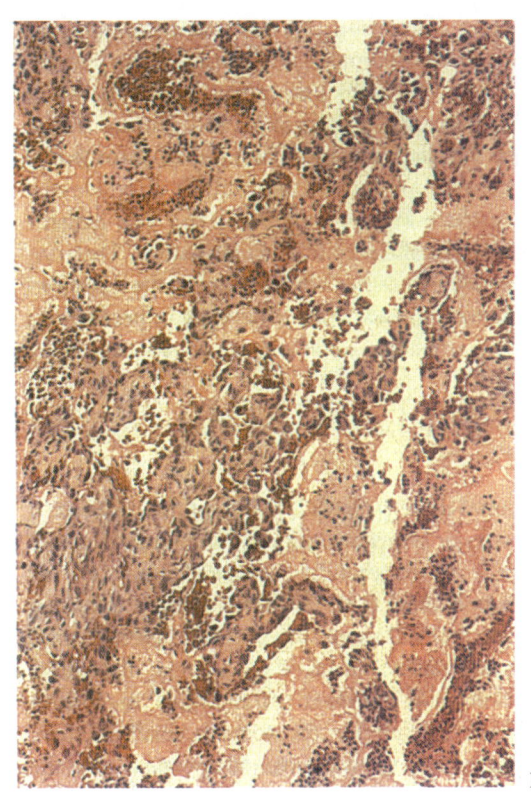
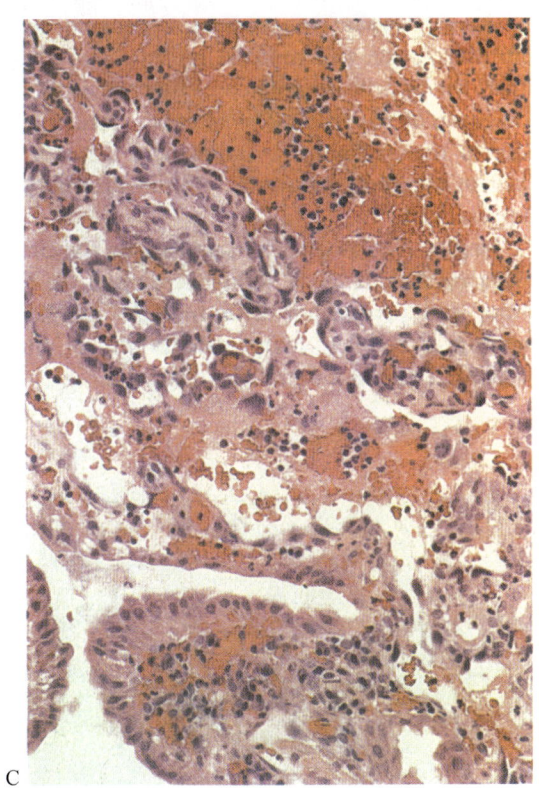

图 19.59　小肠的血管肉瘤。**A**：低倍视野显示血管肉瘤侵犯肠壁。**B**：高倍视野显示肿瘤为相互吻合的血管腔隙，并有大量增生的内皮细胞。**C**：高倍视野显示形态上有非典型性的增生的内皮细胞。非典型性内皮细胞衬覆着相互吻合的血管腔隙。

包括胃肠道出血、消耗性凝血病、慢性贫血、肠套叠和骨科并发症[183]。如果患者症状严重，可能需要手术切除。

Maffucci 综合征的特征是血管瘤伴有多发性内生软骨瘤[185]。大的弥漫性血管瘤由于肿瘤中血小板的螯合作用和消耗以及肿瘤性血管网中的凝血可导致凝血病。由血小板减少症、血管瘤和消耗性凝血病构成了 Kasabach-Merritt 综合征的三联征[186]。血管瘤由局部巨大的血管病变组成。消耗性凝血病引起凝血-溶血平衡的破坏，导致急性出血或病人易形成血栓。手术切除可以治愈有凝血病的病人。

血管肉瘤

胃肠道血管肉瘤相当罕见[177]。可以是原发性或继发性病变累及肠道[187]。血管肉瘤常并发于长期淋巴水肿、放射治疗或异物[189]。放射治疗之后的潜伏期从 37 个月到 50 年不等[190]。临床症状包括肠道出血、贫血、腹痛、穿孔、急腹症和肠梗阻[187]。原发性肿瘤发生于胃、小肠、直肠、食管、腹膜后和阑尾，其中小肠是最常见的部位[187]。肿瘤倾向于多中心起源，广泛浸润肠壁，表现为息肉状、斑点状或紫色的病变，边界不清，并有明显的黏膜下或浆膜的出血性结节。肿瘤可出现水肿和溃疡形成。

血管肉瘤由不规则、相互吻合的纤细血管网组成，内衬肥胖的异常内皮细胞，有大而深染的核（图 19.59 和 19.60）。血管腔内的肿瘤性内皮突起呈簇状或乳头状结构。某些腔隙含有红细胞，而另外一些腔隙则没有红细胞。这种生长方式可以被梭形、上皮样或未分化细胞的实性片块所掩盖，造成诊断上的困难，尤其当缺乏典型的相互吻合的血管腔时。上皮样血管肉瘤含有成片大而肥胖的多角形内皮细胞，几乎没有血管结构的分化。这种肿瘤可能被误诊为其他肉瘤、淋巴瘤、恶性黑色素瘤、间皮瘤或低分化癌（图 19.60）。

血管肉瘤典型的免疫组化标记谱包括 CD34、CD31、vimentin、Ⅷ因子和 UAE1，以及细胞角蛋白 AE1/AE3、CAM5.2、CK-7、CK-8 和 CK-19 阳性。CK-20 特征性地呈阴性。少数病例 EMA 可能局灶阳性。细胞角蛋白的染色变化很大，从局灶到广泛不等[187]，使得鉴别诊断具有挑战性。上皮样血管肉瘤细胞角蛋白染色可呈弥漫强阳性，而仅显示少许血管分化的迹象，诊断时可能造成与原发性或转移性癌混淆。因此，这种肿瘤总是应该应用几种血管标记物染色。但是，可能只有一种标记物染色阳性，例如 CD31，提示血管肉瘤具有不同程度的分化，而且不同的内皮细胞标记物的表达方式也各有不同[191]。半数以上的血管肉瘤表达 c-kit，但这些肿瘤缺乏 *KIT* 基因突变[192]。

继发于肠套叠和黏膜脱垂而发生的明显的血管增生（florid vascular proliferations）可以显示与血管肉瘤重叠的特征，也要与血管肉瘤进行鉴别诊断。这是一种由于反复的黏膜创伤和缺血造成的血管增生[193]。良性的组织学特征有助于这种病变与血管肉瘤的鉴别。

血管肉瘤在被发现时往往已经播散，导致肝脏、网膜和腹膜的弥漫性种植，形成多发性红色出血样结节。许多病人在诊断后 1～33 个月内死于本病。

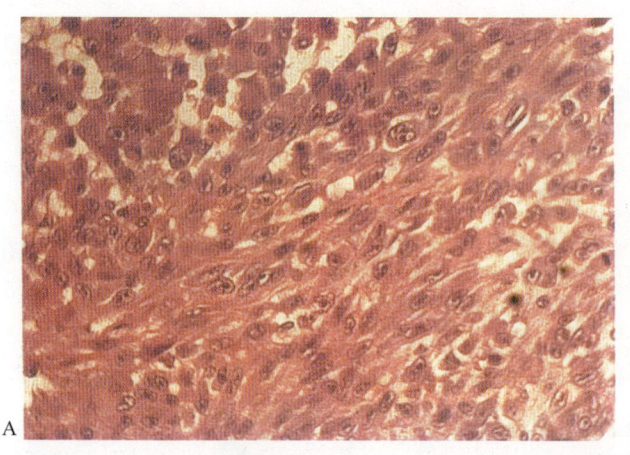 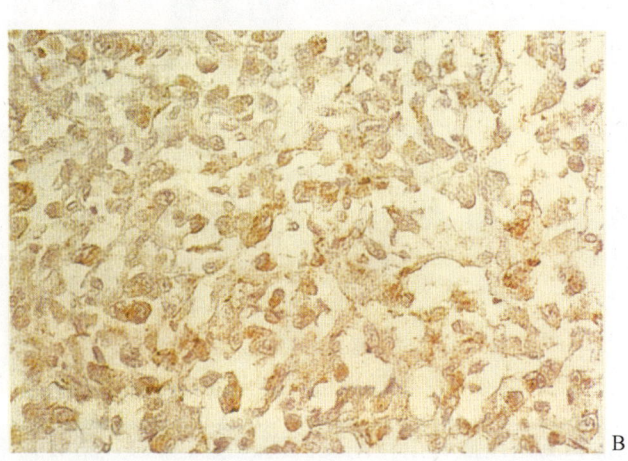

图 19.60 上皮样血管肉瘤。**A**：一个没有明显血管腔的血管肉瘤的组织学特征。**B**：大部分肿瘤细胞Ⅷ因子相关抗原呈阳性。

表 19.13　Kaposi 肉瘤的类型

类型	危险人群	胃肠道受累
经典型	东欧或地中海地区的老年男性	80%的患者
地方性	非洲的成人和儿童	罕见
免疫抑制相关性	器官移植的患者	50%的患者
AIDS 相关性	HIV-感染人群	常见

Kaposi 肉瘤

发生率/流行病学

目前认为 Kaposi 肉瘤（KS）有 4 种独特的临床和流行病学类型（表 19.13）。经典惰性型（classic indolent variant）主要累及东欧或地中海地区的老年男性，男女之比为 15∶1。非洲地方性 KS（endemic African KS）常见于位于赤道的非洲，累及 HIV 阴性的儿童和中年人。AIDS-相关性 KS（AIDS-associated KS）最具侵袭性，经常引起患者死亡。发生肿瘤的危险因素包括性伙伴的个数、使用亚硝酸盐吸入剂和接受肛交。与多个性伙伴发生口-肛交的男性最容易发生 KS。诊断时的平均年龄是 30～40 岁[194]。本病起初在 AIDS 流行区极为多见，但在 1994—2003 年间，高活性的抗逆转录病毒疗法（highly active antiretroviral therapy，HAART）应用后发病率显著降低[195]。器官移植的受者和因为其他疾患接受免疫抑制治疗的病人发生医源性 KS。从器官移植到诊断 KS 的平均间隔时间是 29～31 个月，和其他类型相同，此型男性较女性更多受累。

发病机制

KS 究竟是一种克隆性肿瘤性病变，还是多克隆的增生性或炎症性增生性疾病还有争议[196]。支持它是一种失调的炎症性反应的因素包括：（1）在 KS 早期，梭形细胞比周围的炎症细胞数量少；（2）培养的 KS 细胞需要外源性生长因子，当接种到裸鼠时诱导出一种炎症性血管生成反应，而并不像预期中的肿瘤细胞那样诱导出肿瘤[197]；（3）KS 可以自然消退或当免疫抑制解除后消退；（4）KS 病变为多灶性[198]；（5）细胞遗传学异常罕见，且不一致[196]。但是，在单个病变中存在 X 染色体的失活，而且对同一患者的多个病灶进行比较支持某些进展期病例为单克隆性起源[199]。近来研究已表明不同患者的病变呈不同的单克隆性、寡克隆性和多克隆性[200]。出现这些结果的一个可能是 KS 作为一种增生性多克隆病变启动，克隆性的细胞增生只在特定的环境下发生，即在克隆扩增和肉瘤形成之前有 HHV-8 的感染。因此，KS 的发病机制可能涉及了病毒感染、遗传因素和免疫抑制间的相互复杂作用。

由于 HIV 感染者的 KS 发病率在同性恋或双性恋男性之间的差别很大，因此目前认为除了 HIV 感染的背景之外，性传播作为协同因素也参与了 KS 的发生。现已知 HHV-8 在所有类型的 KS 发生中都发挥主要作用[201]。这种病毒经性传播，病毒的序列存在于内皮细胞和梭形细胞中[202]。在 KS 中，HHV-8 潜在感染内皮细胞和外周血的单核细胞和 B 淋巴细胞[203]。HHV-8 通过提高对细胞表面的主要组织相容复合体（MHC）Ⅰ类分子链的内吞作用，逃避了人类白细胞抗原（HLA）Ⅰ类分子对细胞毒性 T 淋巴细胞的限制性抗原呈递，从而造成潜在感染以及初次和慢性感染时的免疫逃避[198]。病毒癌基因和细胞因子诱导的生长和一些免疫妥协状态均参与了 KS 的发生。几种病毒编码基因（bcl2、白介素 6、cyclin D、G 蛋白偶联受体和干扰素调控因子）在血管增殖、抑制凋亡和生存中起关键作用。诸如肿瘤坏死因子-α、白介素 6、碱性成纤维细胞生长因子和血管内皮生长因子等各种促炎症因子和生长因子，进一步刺激促进了 KS 的生长。结果造成淋巴管内皮起源的多克隆性梭形细胞增生性病变。HHV-8 诱导血管生成因子和侵袭因子，如血管内皮生长因子和基质金属蛋白酶的表达，使得肿瘤不断进展和生长[204]。

出现抗 HHV-8 潜伏相关核抗原（latency-associated nuclear antigen，LANA）的抗体是 HHV-8 潜在感染的标志。85% 以上的 KS 患者 LANA 抗体的血

清学阳性[205]，而 HIV 感染者出现 LANA 抗体，与 KS 的发生密切相关[206]。

临床经过

KS 类型不同，临床经过也不一样。胃肠道黏膜的病变发生在出现皮肤病变之后，但也不总是如此。经典型 KS 和地方性 KS 的成人病例临床呈惰性经过。而地方性的儿童 KS 则相反，呈侵袭性经过。医源性 KS 可以呈惰性或侵袭性经过，部分取决于患者免疫抑制的程度。AIDS 患者胃肠道和内脏受累的发生率高。AIDS 相关性 KS 的临床经过从缓慢进展、持续多年到快速暴发、持续数周到数月不等。有三方面因素与生存期短相关：出现系统性的症状（发热、盗汗和体重减轻）、CD4 淋巴细胞 $<300/mm^3$ 和机会性感染的病史[207]。在没有这些因素的情况下，患者中位生存时间为 31 个月。同时存在机会性感染者中位生存期仅有 7 个月。胃肠道受累的患者死亡率明显升高，可能是由于内脏器官的受累程度与免疫抑制的严重程度相平行，从而表现出与之对应的对致命性感染的易感性。

非内脏 Kaposi 肉瘤发生的部位，不论在皮肤抑或淋巴结，都不能预测胃肠道 Kaposi 肉瘤发生的可能性，并且没有皮肤或淋巴结的 KS 也不能排除胃肠道受累的可能性。有广泛皮肤病变的患者易于发生胃肠道受累，但我们也见到过没有皮肤病变但胃肠道受累的病例。胃肠道 KS 通常无症状，因为在出现症状之前，结节性病变有足够的空间扩展进入肠腔。症状包括由于口咽部和食管病变造成的吞咽困难和吞咽疼痛。肠道的病变可继发腹痛、黑便、出血、梗阻、发热、腹泻、肠套叠、消瘦、呕血、穿孔、腹膜炎、肠系膜假性囊肿、蛋白丢失性肠病、吸收不良和伴中毒性巨结肠的溃疡性结肠炎样综合征。阑尾病变可引起急性阑尾炎。

病理学特征

KS 病变可发生于胃肠道的任何部位（图19.61～19.63）。病变的大小和数目随疾病分期而不同。病变起源于黏膜和黏膜下，最终形成变色的肠腔内结节状肿物。小的病变肉眼可能难以看到。病变表现为肠壁单发的灶状或片状突起，表面有许多不规则的结节，大小从很容易被忽略的几个毫米到隆起的 4 cm 大小红色病变不等。腔内 KS 病变有三种独特的生长方式：斑丘疹型（常有出血）病变、息肉状病变和带脐凹的结节状病变。病变可以呈红色、灰白色、紫罗兰色、棕色或蓝色，乳头状，这取决于血管和梭形细胞成分的相对含量和伴随的反应性纤维化程度。这种病

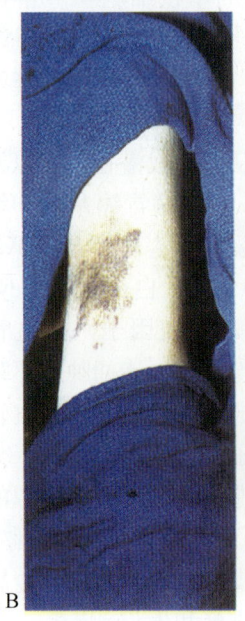
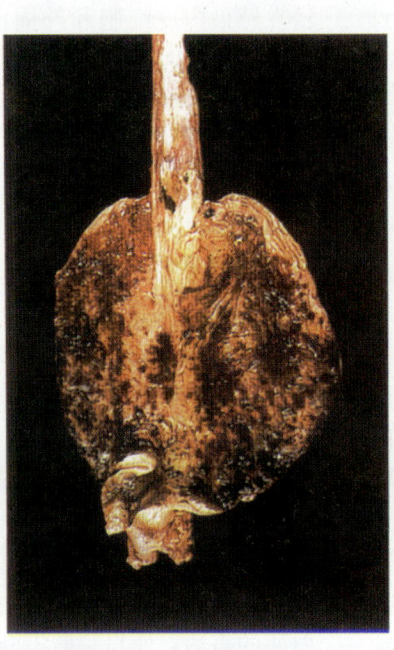
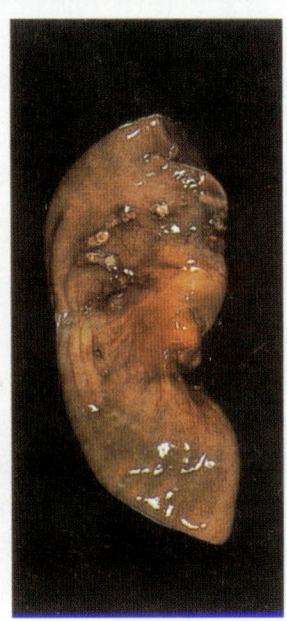
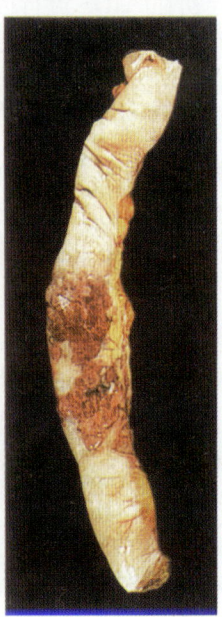

A, B   C, D

图 19.61　一个 AIDS 患者的播散性 Kaposi 肉瘤。**A**：Kaposi 肉瘤的皮肤病变，见于一例播散性疾病患者的上臂。**B**：胃黏膜显示黏膜内多个紫罗兰色的结节。所有这些结节组织学均是 Kaposi 肉瘤。**C、D**：部分小肠显示有 Kaposi 肉瘤的浆膜面种植。

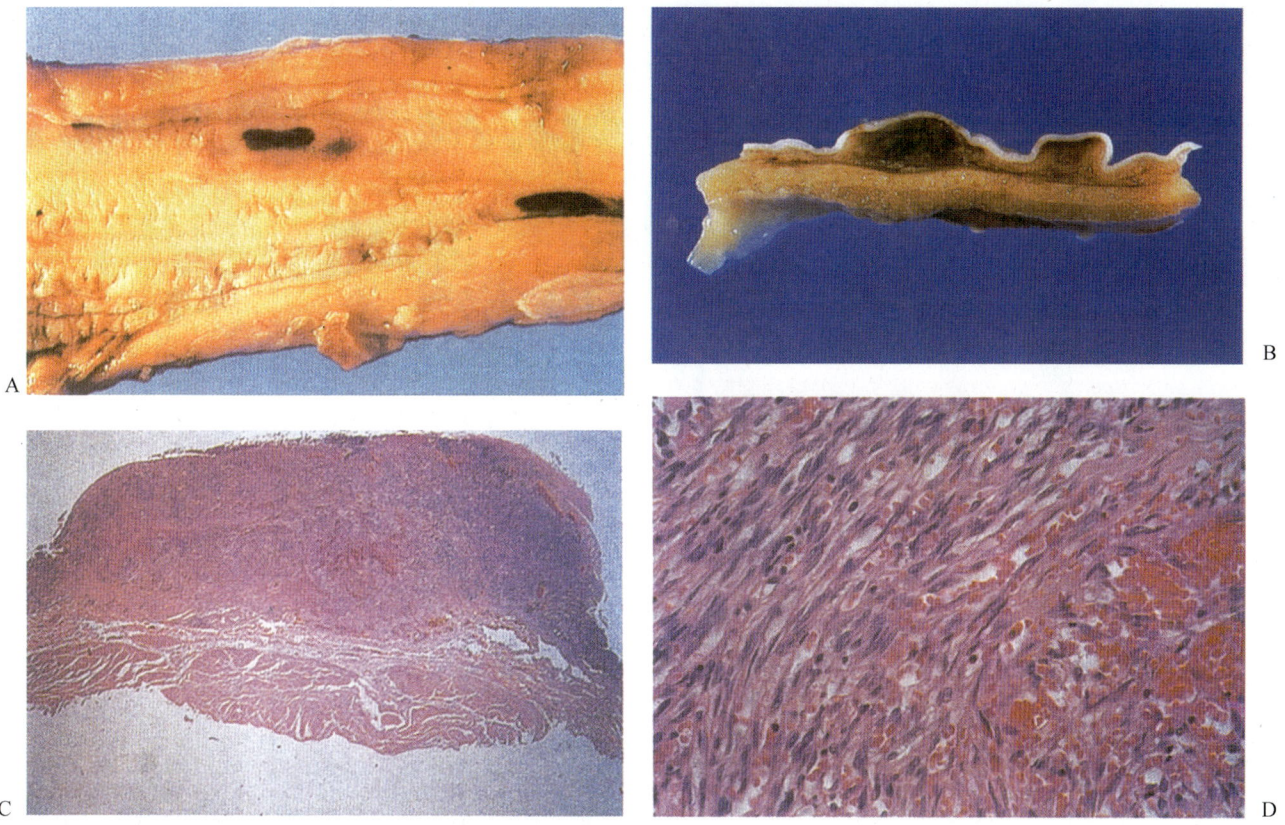

图 19.62　食管 Kaposi 肉瘤。**A**：食管 Kaposi 肉瘤显示有斑块样的病变。**B**：几个斑块样病变的大体切面，显示被覆白色食管上皮的黏膜下病变。Kaposi 肉瘤引起黏膜下层扩张。**C**：引起黏膜下层扩张的小肠斑块样病变的组织学形态。**D**：C 图所示病变的组织学特点是特征性的梭形细胞和梭形细胞之间外渗的红细胞。

变不发白且通常没有疼痛或触痛。

　　所有流行病学类型的 KS 组织学特征都是相似的。早期病变相似于肉芽组织，晚期病变可以类似于血管肉瘤或纤维肉瘤。在早期病变周围有数量不等的炎细胞浸润，包括淋巴细胞、浆细胞、巨噬细胞和组织细胞，提示有肉芽组织存在。在 AIDS 相关性 KS 中的炎症通常少于经典型 KS。有些病变看上去只是黏膜内没有多少非典型性的梭形细胞轻度增生，类似于黏膜肌层的增生或固有膜被纤维肌性组织取代。

　　当病变从早期进展到晚期，可以看到血管腔的丧失和梭形细胞的数量增多。结节状梭形细胞区域和更像血管瘤的区域混合在一起。相互交错的束状梭形细胞在组织内向各个方向延伸。尽管可见核的非典型性和核分裂象，但很不明显。发展成熟的病变由交错编织的增生的梭形细胞组成，常在网状纤维和胶原纤维组成的网络中形成血管腔隙。扩张的、相互吻合的薄壁血管腔常与梭形细胞混杂在一起。血管腔衬覆平坦至肥胖的内皮细胞，内皮细胞可以突向血管腔，但不具非典型性，因此可与血管肉瘤中所见到的内皮相区别。整个病变均可见红细胞外渗现象（图 19.63），周围组织中可见含铁血黄素沉积。诊断的线索，尤其对早期病变而言，包括了解适当的临床病史、掌握内镜下所见、认识梭形细胞拥挤和深染的核、识别出含红细胞的裂隙和管腔为血管腔，以及注意 KS 细胞蔓延或取代黏膜肌层的倾向。病变可以出奇的细微而容易被漏掉，即使是有经验的病理医师也在所难免。早期病变与肉芽组织的区别在于出现杂乱成角的血管腔。形成良好血管结构内衬的细胞通常血管标记物阳性。梭形细胞 CD34 恒定阳性，CD31 常阳性但 Ⅷ 因子为阴性。所有的病例，不论其流行病学类型如何，均为 HHV-8 阳性。

　　KS 与其他良性或恶性血管肿瘤以及其他非血管性梭形细胞肿瘤的鉴别具有挑战性。鉴别诊断包括血管肉瘤、梭形细胞血管瘤、平滑肌瘤、化脓性肉芽肿和梭形细胞黑色素瘤。LANA 表达是 KS 高度敏感和特异标记物，有助于疑难病例的确诊[208]。

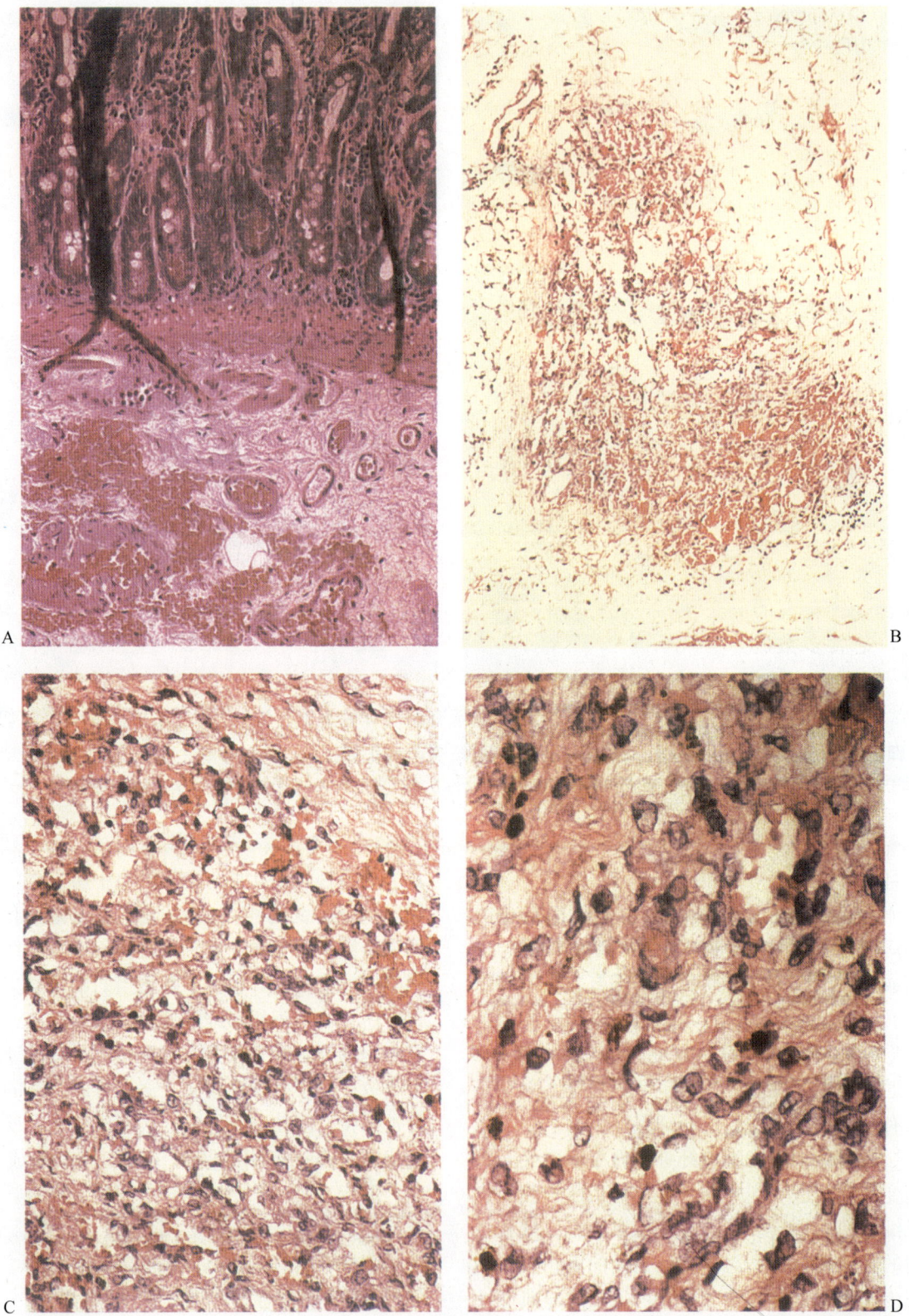

图19-63 Kaposi 肉瘤。A：位于黏膜下的血管瘤样病变显示明显扩张的血管腔，而没有增生的梭形细胞。B：另一个病变显示细胞增生更加致密，部分区域失去血管瘤样结构。C：高倍视野显示硬化性的肿瘤有缝隙样腔隙。D：高倍视野显示细胞学的非典型性和嗜酸性小球。

治疗

AIDS 患者发生胃肠道受累与预后不良有关。病变单发的经典型 KS 患者通过局部切除可以治愈。在有多发病灶的免疫抑制患者，可以适当观察。随着时间推移，一些病变可以消退或表现些许的进展。病变局限于一个区域的患者，可以进行放疗。对于病变广泛或复发的患者，可能适于手术、化疗和（或）放疗相结合。HIV 相关的 KS 患者 HAART 治疗可能有效。患者也可以接受放疗、化疗和生物制剂的联合治疗[209]。

淋巴管瘤

淋巴管瘤较血管瘤少见。病人的发病年龄 3.5~78 岁[210]。在欧洲和美国，女性和男性的比例是 2:1，而在日本比例刚好相反[211]。症状随肿瘤的部位和大小不同而异。大的息肉状病变引起梗阻或肠套叠。食管的淋巴管瘤可以引起吞咽困难。相反，绝大多数肠道的淋巴管瘤没有症状，只是偶然被发现。有些病人发生蛋白丢失性肠病[212]、低丙种球蛋白血症和低 T 淋巴细胞血症[213]或钾的丢失，病变切除即可治愈[214]。直肠的病变能引起疼痛或出血。这些病变的增大往往因持续的乳糜液充盈和局部继发性炎症造成，而并非肿瘤细胞的增殖[210]。

淋巴管瘤通常为单发，亦可有多发性病变。淋巴管瘤病（lymphangiomatosis）一词是指出现多发性淋巴管瘤。胃肠道淋巴管瘤的发生最多见于结肠，其次是十二指肠和胃。食管病变罕见。当病变广泛时，可以累及小肠、大肠、阑尾、肠系膜、胆囊和胆道系统[213]。淋巴管瘤的肉眼特点为苍白透明的囊状外观和受压时发生变形。肿瘤为粉色、褐色或黄色的椭圆形或球形病变，表面有光滑的黏膜，常常伴有较宽的基底（图 19.64）。小的淋巴管瘤可能肉眼不可见或表现为黏膜内、肠壁内、肠腔内的无蒂或有蒂的病变，大小 1.5~23 cm（平均大小 2.8 cm）。较大的病变可以累及一段肠管的环周。病变和毗邻的正常组织之间的转变截然。切开时，淋巴管瘤的切面呈多囊性，有透明的黄色或牛奶样液体流出。

淋巴管瘤的特征是局部增生扩张的淋巴管，内衬良性的内皮细胞。结构最简单者可见一境界不清的分叶状肿物，由扩张的、大小不同的衬覆内皮细胞的淋巴管和富于细胞的纤维结缔组织间质或疏松黏液样间质组成（图 19.65 和 19.66）。肿瘤淋巴管与邻近的淋巴系统相连。细胞性亚型含有突出的内皮和间质细胞，几乎使管腔消失。偶尔，在结缔组织中有杂乱的平滑肌纤维穿插。和血管瘤不同，淋巴管瘤的管腔内不含血液，也不表达Ⅷ因子相关抗原，如果在免疫组化染色之前使用蛋白水解酶消化，有一些病变可以呈Ⅷ因子阳性。D2-40 和 Lyve-1 染色淋巴管瘤阳性。

多灶性淋巴管内皮瘤病伴血小板减少症

多灶性淋巴管内皮瘤病伴血小板减少症是一种新近被认识的先天性临床病理疾病，本病有广泛的静脉和淋巴管畸形。有胃肠道受累的病人常呈多灶性累及，包括皮肤和胃肠道，偶尔有其他部位的受

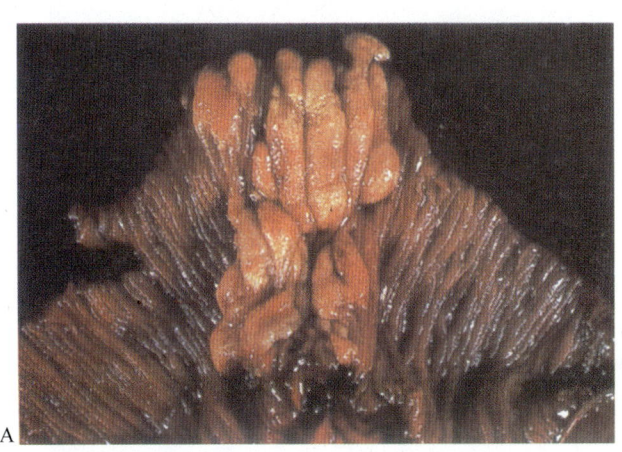
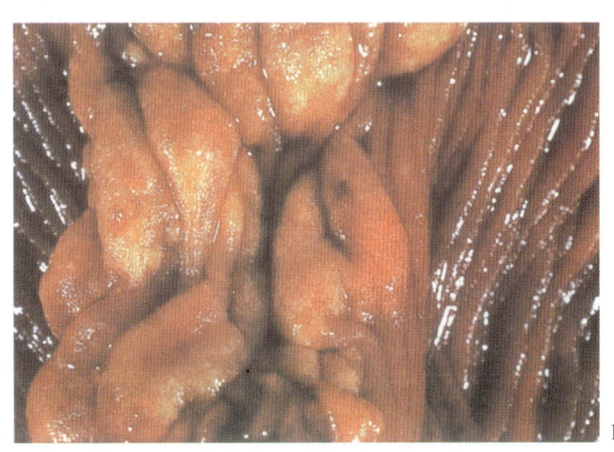

图 19.64　淋巴管瘤。A：一个分叶状淋巴管瘤的大体照片。B：局部放大。

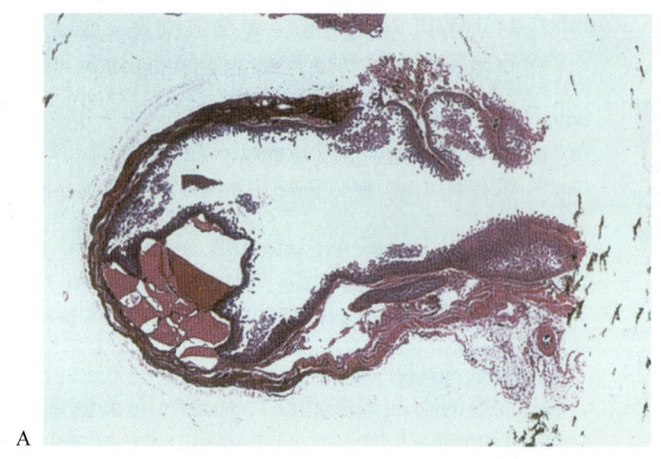
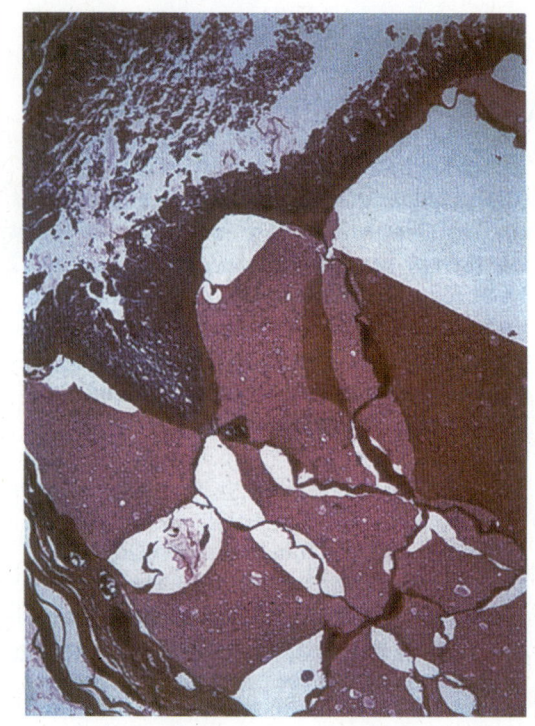

图 19.65 小肠淋巴管瘤。A：标本的全貌切片显示一个局限性的内含粉色物质的黏膜下囊性肿物。B：高倍视野显示有多个含有淋巴液的管腔。

累。这种病变类似于近来被归为良性淋巴管内皮瘤的获得性病变，由内衬单层内皮细胞的小淋巴管和边缘疏松排列的间质组成。淋巴管周围的间质可以呈黏液样，有散在的含铁血黄素沉积，患者有慢性波动性血小板减少症。肿瘤性淋巴管 Lyve-1 免疫反应阳性[215]。

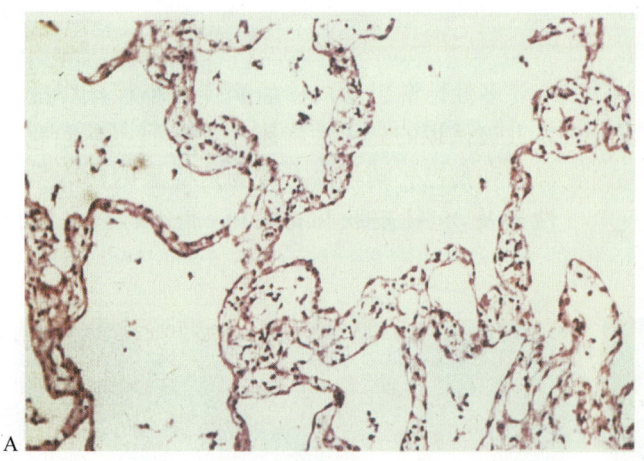
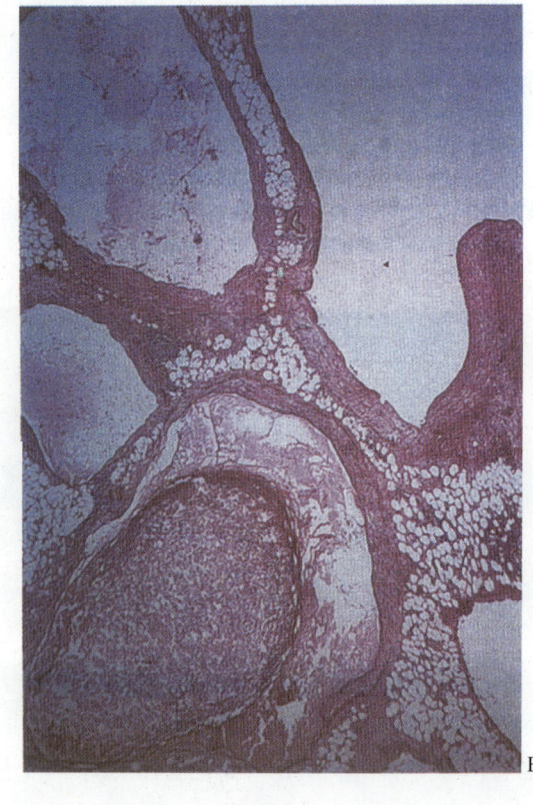

图 19.66 淋巴管瘤。A：这个病变由明显扩张的淋巴管腔组成。注意没有红细胞。淋巴液已经从标本中流失。B：另一个病变的切面显示有厚壁的淋巴管腔，腔内含有淋巴液。

血管淋巴管瘤

有些肿瘤同时具有淋巴管瘤和血管瘤的特征，有相互吻合的淋巴管和血管网。淋巴管含有与淋巴液一致的细腻的嗜酸性沉淀物，以及被规则的结节状平滑肌外套包绕的瓣膜样结构。肿瘤的其他区域类似于淋巴管肌瘤，有明显的肌性成分。可见充满钙化血栓的肌性动脉和静脉。这样的病变可以称为血管淋巴管瘤伴有局灶性平滑肌增生。

血管球瘤

患者年龄 19 岁至 90 岁不等，中位年龄 55 岁[217]，常发生在女性。肿瘤的临床表现与其他胃肠道肿物所产生的症状相似。血管球瘤发生在胃[218]、肠[217]和食管黏膜下。肿瘤表现为白色的、壁内局限性的息肉状肿物，有时有溃疡形成，直径 1.7～7.0 cm。一个少见的病例有多发的胃和胃周的血管球瘤[219]。还有报道一例充满腹腔的特殊的巨大胃血管球瘤，肿瘤已存在数十年[220]。

绝大多数肿瘤由多个被平滑肌细胞带分隔的富于细胞的结节组成。在小叶间和肿瘤周边常常可以出现没有血管球瘤特征的扩张的静脉。有些肿瘤呈实性而血管不显著；另一些呈明显的梁状排列，有玻璃样变的间质。肿瘤细胞有清楚的细胞膜和位于中央的圆形一致的核，核染色质纤细，核仁不明显（图 19.67）[217]。可见局灶性嗜酸性变、突出的透明细胞形态或轻度的核的非典型性。血栓形成可以导致静脉石形成。可见灶状的玻璃样变和黏液变，尤其是在肿瘤的中心[217]。血管浸润和灶状的非典型性相对常见，但核分裂象少见（1～4/50 hpf）且无非典型性核分裂象。可见灶状的印戒细胞形态。一些肿瘤呈多结节性位于增生的纤维结缔组织间质中，即所谓的浸润型血管球瘤。组织学上，这些病变有些类似于纤维组织增生性小圆细胞肿瘤甚至是类癌。骨化生也可见到。

血管球瘤可以通过内镜超声介导的细针穿刺活检而确诊。标本表现为黏附性的一致性小圆形到多角形细胞群，胞浆不甚清楚，有稀疏的嗜双色性胞浆。核圆形，核膜光滑，染色质细尘样，分布均匀。小而短的梭形细胞、形态正常的内皮细胞与上皮样细胞混杂在一起。

血管球瘤的鉴别诊断包括 GISTs、节细胞性副神经节瘤、血管外皮细胞瘤、类癌和淋巴瘤。血管球瘤 α-SMA、HHF-35、H-caldesmon 和 calponin 阳性，几乎所有的病例都有细胞旁网状的 laminin 和 Ⅳ 型胶原阳性反应[217]。Desmin、S100、CD34、CD117 和细胞角蛋白染色肿瘤呈阴性，也可有灶状突触素阳性，但嗜铬素阴性。肿瘤缺乏 GIST 特有的 KIT 基因突变。

总的来说，血管球瘤预后很好，但有一小部分恶性潜能不可预测，尽管核分裂象通常很少，特别是存在血管浸润时[217]。

血管外皮细胞瘤

血管外皮细胞瘤可累及各个年龄段，但以 40～60 岁者最常见，没有性别差异。这些肿瘤发生在肠道各处，小肠是最常见的发生部位[221]。肠梗阻、肠套叠和出血是比较常见的表现。这些罕见的肿瘤起源于围绕小血管的外皮细胞，累及肠壁的全层[221]和肠系膜。肿瘤弥漫浸润肠壁，大小从显微镜下可见的病变到重量超过 1kg 不等。肿瘤呈灰粉色、无蒂、息肉状或结节状，有粗大的纤维小梁穿插其中并延伸入固有肌层。血管外皮细胞瘤含有丰富的、均匀分布的分支状血管腔，内衬平坦的内皮。周细胞压迫血管使管腔呈裂隙样。椭圆形至圆形的外皮细胞围绕着血管，两者间有一网状纤维带分隔。网状纤维染色显示增生的细胞位于内皮层之外。53%～90%的肿瘤是恶性的[221, 222]，但尚没有一个单纯的组织学标准能确切地鉴别肿瘤的良恶性。目前认为重要的因素包括细胞密度增加、核深染、明显的核分裂象、坏死和出血。

血管外皮细胞瘤的鉴别诊断包括血管平滑肌肿

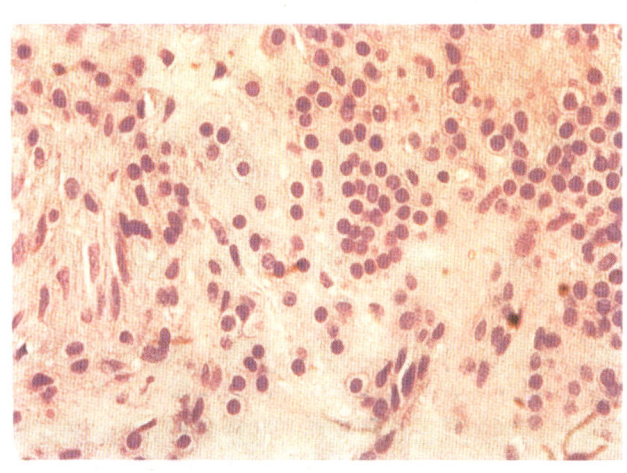

图 19.67 血管球瘤由一致的圆形细胞组成，有时位于血管一旁。

瘤、纤维组织细胞瘤和血管球瘤，免疫组化有助于区别这些病变。肿瘤还有特征性的网状纤维染色模式。有关血管外皮细胞瘤的一个复杂因素是，许多类型的肿瘤都可以出现血管外皮细胞瘤的组织学形态，因此，在诊断胃肠道原发性血管外皮细胞瘤之前，必须充分研究以排除其他类型的肿瘤。

血管周围的肿瘤

上皮样细胞肿瘤（"PEComa"）

PEComas是间叶性肿瘤，以血管周围上皮样细胞（perivascular epithelioid cell，PEC）分化和肌黑色素细胞标记物表达为特征。本病与血管平滑肌脂肪瘤和淋巴管平滑肌瘤病相关。肿瘤可以是良性，也可以是恶性。PEComas仅见于年轻妇女，有些病人有结节性硬化症[223]。肿瘤发生于小肠、盲肠和直肠周围区域[224]，并可从肠道外蔓延至肠道[225]。

良性PEComas由片状和束状的大多角形细胞组成，有富于糖原的透明或嗜酸性胞浆。局灶肿瘤呈乳头状结构，或有假腺样或梭形细胞区域。细胞经常有明显的核仁和轻到中度的核多形性。核分裂象罕见。一些肿瘤中可见多核巨细胞。肿瘤中穿插有纤细的脉管结构，很像透明细胞癌[223]。部分肿瘤细胞中含有丰富的棕色、Fontana-Masson染色阳性的色素。

除了有显著的凝固性坏死区域和淋巴血管的浸润外，恶性PEComas与良性者相似。核分裂象多少不等，可以很少或非常明显。肿瘤细胞表现出中等的核非典型性，局灶可有明显的大核仁[226]。肿瘤周围的淋巴-血管腔内常可见瘤栓。肿瘤可转移至区域淋巴结、肝、肺和骨。

PEComas不表达上皮标记物，但表达黑色素细胞标记物 HMB45 和 Melan-A。梭形细胞表达肌源性标记物，平滑肌肌动蛋白（SMA）强阳性，肌肉特异性肌动蛋白（MSA）中等阳性。肿瘤可以有CD10的细胞膜染色，中度灶状雌激素受体表达[225]以及小眼转录因子（microphthalmia transcription factor）和 calponin 的阳性表达。Desmin、细胞角蛋白、S100、CD34、孕激素受体、嗜铬素、EMA 和 CEA均为阴性[225]。有些细胞可以表达CD117，但没有KIT基因突变[225]。

PEComas 可以分为良性、交界性和恶性[227]。复发和（或）转移与肿瘤大小超过 8 cm、每 50 个高倍视野核分裂象大于1个以及坏死密切相关。没有任何值得忧虑的组织学特征的小的 PEComas 可能是良性的。仅仅伴有核的多形性的 PEComas，或没有值得忧虑的组织学特征的大的 PEComas 可被划分为交界性病变[227]。治疗主要是手术切除。

淋巴管平滑肌瘤病

淋巴管平滑肌瘤病（lymphangioleiomyomatosis）是一种罕见的几乎仅发生在绝经前妇女的疾病。本病通常散发，但经常累及有结节性硬化症[227]或Ⅰ型多发性内分泌肿瘤综合征（MEN-Ⅰ）的病人。本病的特征是多发性直径可超过 3 cm 的肿瘤结节，可有多个充满黄褐色乳糜液的大囊腔。淋巴管平滑肌瘤病不是胃肠道的原发性肿瘤，但它可以在有系统疾病的女性中继发性累及阑尾和肠道的浆膜面。淋巴管平滑肌瘤病的特征为短梭形平滑肌细胞增生排列成束状、小梁状和乳头状结构。梭形细胞区域可以伴有由肥胖的上皮样细胞组成的富于细胞的区域，排列在扩张的分支状、有内皮细胞衬覆的管腔周围。淋巴管壁也可见到具有不规则形状的、细胞核轻度增大的、杂乱增生的平滑肌，与静脉壁的平滑肌混合在一起。这种淋巴管瘤样成分并不是均匀一致地累及淋巴管的全周，在结肠周围的脂肪中较易发现（图 19.68）。免疫组化研究显示 α-SMA 和平滑肌肌球蛋白重链呈强阳性。Desmin 有弱-中等程度的阳性。HMB45、雌激素受体和孕激素受体也可以阳性，尤其是上皮样细胞[227]。

血管平滑肌脂肪瘤

血管平滑肌脂肪瘤是具有血管瘤样特征的克隆性肿瘤性病变，可以散发或作为结节性硬化综合征的一部分[228]。这类病变好发于女性。这种肿瘤可以原发于肠道[229]，通常在大肠，或从肾蔓延到肠道。结肠病变表现为小的黏膜息肉。血管平滑肌脂肪瘤被认为是起源于多潜能的血管周围上皮样细胞，并与其他类型的血管周围性病变一样有 HMB45 的表达。

这类境界清楚的肿瘤由数量不等的厚壁血管、平滑肌束和成熟的脂肪组织混合组成。梭形细胞常包绕血管，看上去好像从血管向外呈扇形散开。具有特征性形态的肿瘤易于诊断。但是肿瘤的形态学表现非常多样，被分别描述为多形性、上皮样[230]、非典型性和癌样[231]。一些结肠肿瘤具有非典型性的上皮样形态，以平滑肌和节细胞样细胞为主，有奇异形的细胞

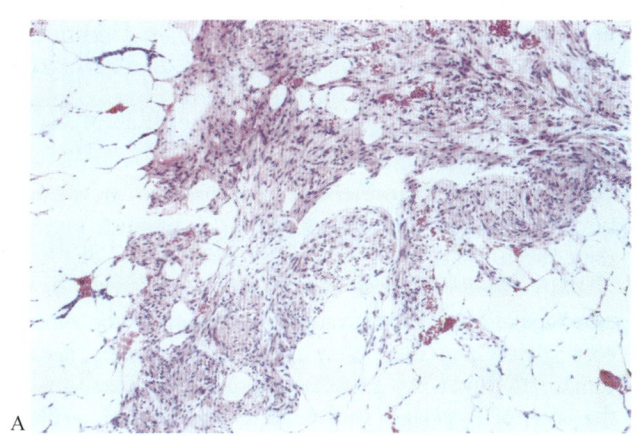 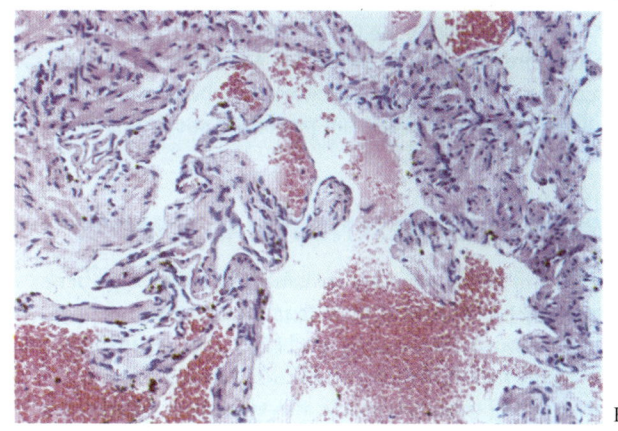

图19.68 淋巴管肌瘤。**A**：在结肠系膜中出现梭形细胞增生。**B**：高倍视野显示混杂在一起的平滑肌细胞、血管和淋巴管腔。

核和核内包涵体[228]。这些肿瘤可表现出相当显著的多形性，这一特点可以造成误诊，尤其是发生在肾外的病变。这种肿瘤最独特的成分是HMB45阳性的上皮样平滑肌细胞，与淋巴管肌瘤/淋巴管肌瘤病和PEComas中所见相同[228]。这种肿瘤也可以表达Melan-A和小眼转录因子[232,233]。

胃肠道血管平滑肌脂肪瘤的鉴别诊断包括平滑肌肿瘤的上皮样亚型、PEComas和转移性肿瘤。诊断线索之一是细胞的非典型性程度与肿瘤的其他特征（核分裂象、缺乏坏死和清楚边界）不相匹配[227]。有印戒细胞形态的血管平滑肌脂肪瘤可类似于有印戒细胞形态的GISTs，但血管平滑肌脂肪瘤CD117和CD34染色阴性，而HMB45阳性。鉴别诊断还包括转移性黑色素瘤。梭形细胞和上皮样细胞缺乏Melan-A和S100染色可以排除恶性黑色素瘤。但是出现色素并不能除外血管平滑肌脂肪瘤的诊断，因为这些肿瘤可以出现黑色素或黑色素样的色素。两种病变HMB45和vimentin染色常常均呈阳性。

腹腔内纤维组织增生性小圆细胞肿瘤

纤维组织增生性小圆细胞肿瘤（Desmoplastic Small Round Cell Tumors，DSRCTs）罕见，典型者发生在儿童和年轻人的腹膜，平均年龄10岁，且明显为男性好发（男：女为4：1）[234]。具有诊断性的染色体易位（11；22）(p13q12)造成11号染色体上的WT1（Wilms瘤）基因和22号染色体上的EWS（Ewing肉瘤基因）基因融合[235]。由易位而产生的嵌合蛋白可以通过针对WT1羧基端抗体的免疫组化检测出来。

患者表现为腹胀、腹痛、可触及的腹部肿块、体重减轻、腹水或肠梗阻或脐疝的征象[236]。在结肠镜检查时所见病变为类似于阿弗他样糜烂的弥漫性白色隆起。可有血清CA125水平的异常升高[237]。大小不等但通常较大的腹腔内肿物，伴有外观相似的小的腹膜种植。肿瘤直径可>40 cm。

肿瘤的特征为边界非常清楚的小圆形未分化细胞巢或细胞簇，周围有增生的纤维性间质包绕。细胞巢的大小和形状不一，可见腺样结构。也可以有周边呈栅栏状排列的基底样细胞、中心坏死和钙化。可以见到形态一致、有嗜酸性或透明胞浆的梭形细胞以及印戒细胞和有显著核多形性的细胞。典型者细胞形态均匀一致，有稀疏的胞浆和不清楚的细胞边界。细胞可有胞浆内包涵体和偏位核，似横纹肌样形态。肿瘤细胞PAS阳性。核分裂象和单个细胞的坏死常见[238]。

免疫组化方面，肿瘤呈低分子量细胞角蛋白、EMA、vimentin和CD57阳性。Desmin呈点状阳性，阳性程度不一[238]。绝大多数肿瘤Wilms瘤蛋白C末端呈核阳性反应[238]。Ewing肉瘤/原始神经外胚层肿瘤（PNETs）或神经母细胞瘤WT1免疫反应呈阴性，因而它是一个能够将DSRCTs同其他小圆蓝细胞肿瘤区分开来的有用的标记物[239]。DSRCTs也可有NSE、CD99、actin、PGP 9.5和S100蛋白局灶阳性染色[240]。极少数病例细胞角蛋白阴性，但通过应用分子技术证实诊断性易位的存在可以做出正确诊断[241]。

DSRCTs患者典型的治疗是肿瘤减灭术加术后的化疗和放疗。肿瘤具有高度侵袭性，超过90%的患者在初次诊断后3～46个月死于肿瘤[235]。在多药联合化疗过程中注意到有肿瘤消退的情况，但很少能延长生存期。

其他少见的间叶性肿瘤

PNETs和Ewing肉瘤通常被归在一起作为单一的疾病，因为它们具有特征性的诊断性细胞遗传学异常，通常是（11；22）易位，导致EWS-FLI-1基因融合，产生EWS/FLI融合蛋白[242]。这类肿瘤主要累及年轻患者（儿童和青少年）。有胃肠道病变的患者表现为梗阻或肠套叠[243,244]。

Ewing肉瘤和PNET都是缺乏明显组织学分化的小圆蓝细胞肿瘤。肿瘤以大片模糊分叶状方式生长，有发育完好的毛细血管结构和一致性的圆形细胞群，细胞大小约是内皮细胞的2倍。PNETs细胞呈轻度至中度的梭形，偶见形成不佳的菊形团。细胞有少量透明至轻度嗜酸性的胞浆、规则的核轮廓、细腻分布的染色质和不明显或小的核仁。地图状坏死和单个退变的细胞（所谓的暗细胞，dark cells）常见。经常可见到肠壁全层受累，并局部蔓延至邻近的器官。PAS染色显示偶有胞浆内PAS阳性颗粒的存在。核分裂象罕见。Ewing肉瘤/PNETs的肿瘤细胞有时出现形态学和免疫表型上的神经分化证据，目前普遍认为PNET是Ewing肉瘤谱系中更具分化的类型。

肿瘤CD99和FLI-1阳性[245]，FLI-1阳性出现在大约70%的病例。FLI-1阳性还常常见于淋巴母细胞性淋巴瘤和其他的非霍奇金淋巴瘤，并偶见于神经母细胞瘤、Merkel细胞癌和恶性黑色素瘤[245]。CD117的表达见于许多Ewing家族样的肿瘤[246]。肿瘤也显示弥漫性的vimentin胞浆阳性和细胞角蛋白的灶状核旁点状胞浆阳性免疫反应。多达25%的形态学上典型的Ewing家族肿瘤广谱细胞角蛋白鸡尾酒单抗AE1/AE3阳性[245]。由于PNET和Ewing肉瘤缺乏特异性的组织学特征，细胞遗传学和分子生物学证实t（11；22）（EWS-FLI-1）或其他易位已经被视为诊断Ewing家族肿瘤的金标准[245]。

原发性胃肠道滑膜肉瘤罕见，通常见于青少年。肿瘤发生于胃、食管或小肠系膜[246,247,248]。滑膜肉瘤也可以转移至胃肠道。典型的肿瘤呈双向分化，具有其他部位发生的滑膜肉瘤的经典形态。肿瘤细胞角蛋白和EMA阳性，通过检测染色体（X；18）易位可以确诊。肿瘤可有CD117的免疫阳性反应，因而造成滑膜肉瘤与GISTs相混淆。但特征性的滑膜肉瘤染色体易位可以区分这两种肿瘤。

软骨瘤和骨软骨瘤发生于食管[249]。推测肿瘤发生于黏膜下腺体，类似于肺的错构瘤而不是真性肿瘤[250]。这些肿瘤发生于颈部食管，含有骨组织和软骨组织以及纤维组织、脂肪组织和腺体[250]。

横纹肌瘤发生在食管[251]、结肠[252]和直肠肛门[253]。横纹肌肉瘤罕见，发生于食管、胃、十二指肠、回肠、Vater壶腹和肛门及肛周区域[254-257]。患者年龄范围为3～59岁。肛门和肛周肿瘤可以是胚胎性（葡萄状）或腺泡状横纹肌肉瘤。肿瘤大小从1～20 cm不等，中位直径是4 cm。肿瘤可表现为浸润性的病灶或形成有浸润性边缘的腔内息肉。肿瘤的特征是在黏液基质中出现有嗜酸性胞浆的带状细胞（strap cells）。

腺泡状软组织肉瘤（alveolar soft part sarcomas, ASPSs）可以原发或继发于肠道[258,259]。肿瘤累及青少年和年轻成人，好发于女性[260]。这种肿瘤有一种独特的转录产物ASTL-TFE3，它能产生一种新的融合蛋白[261]。大体上，胃肠道ASPSs表现为边界清楚的"亮黄色"结节（图19.69）。肿瘤显示特征性的腺泡状漩涡状排列。形态一致的肿瘤细胞呈多角形，有丰富的嗜酸性颗粒性胞浆和不清楚的细胞边界（图19.70）。细胞含有1～20个大的、圆形嗜酸性细胞核，排列成马蹄形。血管侵犯常见。核分裂象罕见。可见许多抗淀粉酶的PAS阳性颗粒和结晶体。

巨细胞瘤极少发生在胃肠道[262]。结肠的病变可形成长而不规则的、坚硬均质性灰白色狭窄，有黄色和棕色的变色区域。组织学上，肿瘤取代了黏膜和肌层。肿瘤含有多核巨细胞，与发生在其他部位的巨细胞瘤相同[262]。

发生于肠道和胃的原发性透明细胞肉瘤罕见[263-265]，病人年龄范围为13～57岁。肿瘤直径可达7 cm，与其他肿块性病变的表现一样。肿瘤中心位于肠壁内，同时向黏膜和浆膜蔓延。肿瘤细胞呈多角形，有透明或强嗜酸性胞浆，核圆形至椭圆形位于中央，核膜不规则。核染色正常或稍深染。核分裂象常多见。坏死少见且往往局限于邻近溃疡的区域。可见散在的破骨细胞样多核巨细胞。巨细胞有时聚集成灶，因此，肿瘤的有些区域可见许多巨细胞，而其他

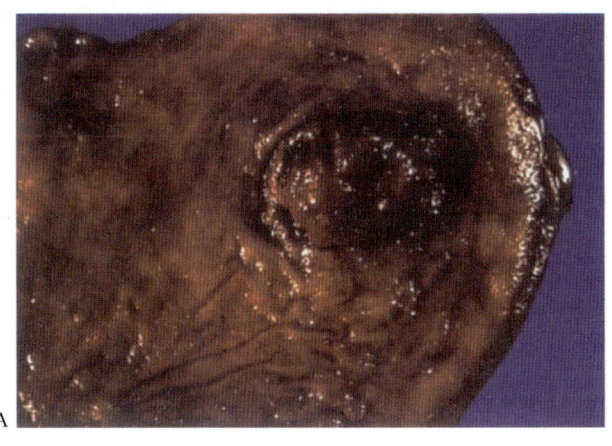 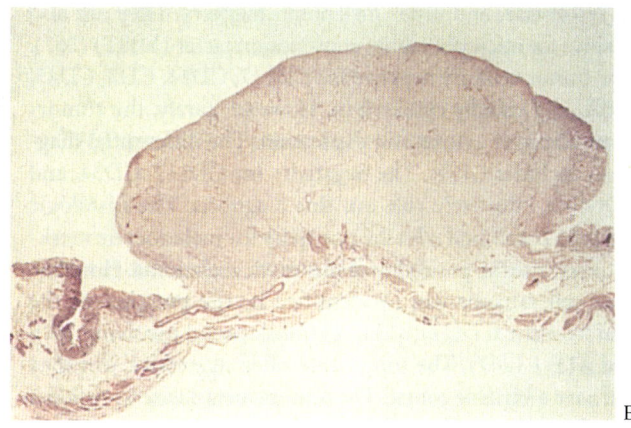

图 19.69　胃的原发性腺泡状软组织肉瘤。**A**：大体照片显示在胃壁内一息肉样结节。**B**：肿瘤起源于肠壁的肌层。(Case courtesy of Dr. Yagihashi, Department of Pathology, Hirosaki University School of Medicine, Hirosaki, Japan.)

区域则没有巨细胞[266]。肿瘤可显示一种实性的生长方式，有形成肿瘤巢的倾向。在其他区域，可见到血管旁假乳头和腺泡形成[266]。

这些肿瘤常含有黑色素。肿瘤 S100 弥漫阳性，且常有 HM45、MelanA、酪氨酸酶和其他的黑色素瘤标记物阳性反应。小眼转录因子（MITF）染色肿瘤也呈阳性[267]。肿瘤细胞 CD117、CD34、CD3、CD45、EMA 阴性，且一般情况下细胞角蛋白阴性。

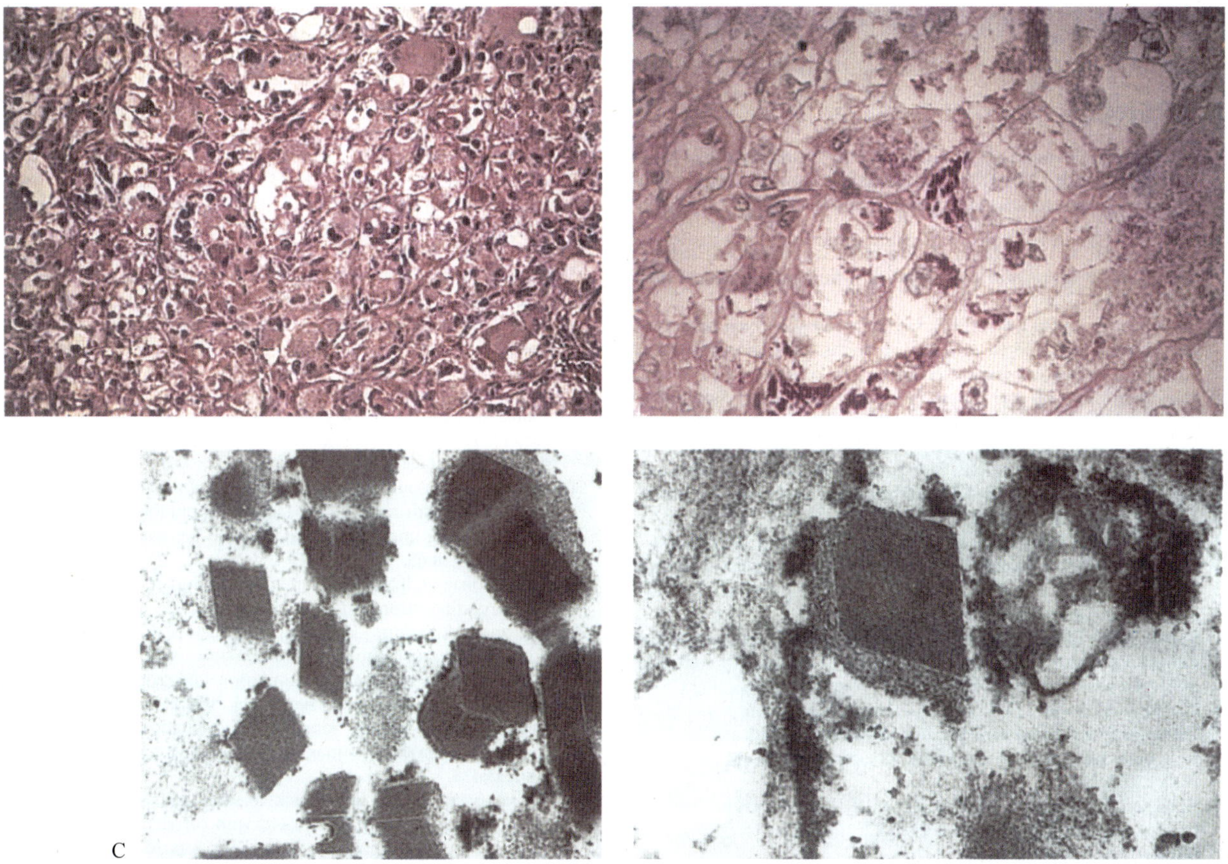

图 19.70　胃的腺泡状软组织肉瘤。**A**：HE 切片显示显著的腺泡状排列。常可见多核巨细胞形成。偶尔也可见到球形的包涵体。**B**：肿瘤细胞胞浆中可见晶状包涵体，PAS 阳性。**C**：电镜显示有结晶体的存在。**D**：高倍视野显示该肿瘤的结晶体。

但少数情况下，肿瘤显示异常的细胞角蛋白表达。鉴别诊断包括 GISTs。CD117、CD34 和 PDGFRA 为阴性可以有效地排除 GISTs 的诊断。组织学特征再加上对黑色素细胞标记物的阳性反应，也提示有转移性恶性黑色素瘤的可能性。但是透明细胞肉瘤可以根据出现特征性的涉及 EWS 和 ATF-1 的 t（12；22）（q13；q12）易位而确认[267]。肿瘤常是侵袭性的，但可有不同的经过。肿瘤可转移至区域淋巴结、肝脏和腹腔内。如果肿瘤小且表浅则预后较好。

弹力纤维瘤（elastofibromas）可发生在胃肠道内，曾报道发生于胃、结肠、直肠和大网膜[268,269]。患者年龄范围为 58～76 岁。病变切面表现为黏膜下层灰白色增厚，质地有弹性，橡皮样。与发生在结肠和直肠的弹力纤维瘤相比，胃的弹力纤维瘤多形成肿块。增厚的区域含有丰富的无细胞性胶原纤维，内含许多嗜弹性蛋白的厚的锯齿状纤维和小球。

参考文献

1. Kindblom LG, Remotti HE, Aldenborg F, et al: Gastro-intestinal pacemaker cell tumor (GIPACT): gastrointestinal stromal tumors show phenotypic characteristics of the interstitial cells of Cajal. Am J Pathol 1998;152:1259.
2. Miettinen M, Sarlomo-Rikala M, Lasota J: Gastrointestinal stromal tumors: recent advances in understanding of their biology. Hum Pathol 1999;30:1213.
3. Miettinen M, Lasota J, Sobin LH: Gastrointestinal stromal tumors of the stomach in children and young adults. A clinicopathologic, immunohistochemical and molecular genetic study of 44 cases with long-term follow-up and review of the literature. Am J Surg Pathol 2005;29:1373.
4. Bates AW, Feakins RM, Scheimberg I: Congenital gastrointestinal stromal tumour is morphologically indistinguishable from the adult form, but does not express CD117 and carries a favorable prognosis. Histopathology 2000;37:316.
5. Carney JA, Swee RG: Carney complex. Am J Surg Pathol 2002;26:393.
6. Hirota S, Nishida T, Isozaki K, et al: Familial gastrointestinal stromal tumors associated with dysphagia and novel type germline mutation of KIT gene. Gastroenterology 2002;122:1493.
7. Miettinen M, Fetsch JF, Sobin LH, Lasota J: Gastrointestinal stromal tumors in patients with neurofibromatosis 1. A clinicopathologic and molecular genetic study of 45 cases. Am J Surg Pathol 2006;30:90.
8. Miettinen M, Sobin LH, Lasota J: Gastrointestinal stromal tumors of the stomach: a clinicopathologic, immunohistochemical, and molecular genetic study of 1765 cases with long-term follow-up. Am J Surg Pathol 2005;29:52.
9. Robinson TL, Sircar K, Hewlett BR, et al: Gastrointestinal stromal tumors may originate from a subset of CD34-positive interstitial cells of Cajal. Am J Pathol 2000;156:1157.
10. Torihashi S, Nishi K, Tokutomi Y, et al: Blockade of kit signaling induces transdifferentiation of interstitial cells of Cajal to a smooth muscle phenotype. Gastroenterology 1999;117:140.
11. Heinrich MC, Rubin BP, Longley BJ, et al: Biology and genetic aspects of gastrointestinal stromal tumors: KIT activation and cytogenetic alterations. Hum Pathol 2002;33:484.
12. Corless CL, McGreevey L, Haley A, et al: KIT mutations are common in incidental gastrointestinal stromal tumors one centimeter or less in size. Am J Pathol 2002;160:1567.
13. Prakash S, Sarran L, Socci N, et al: Gastrointestinal stromal tumors in children and young adults: a clinicopathologic, molecular, and genomic study of 15 cases and review of the literature. J Pediatr Hematol Oncol 2005;27:179.
14. Lasota J, Wozniak A, Sarlomo-Rikala M, et al: Mutations in exons 9 and 13 of KIT gene are rare events in gastrointestinal stromal tumors. A study of 200 cases. Am J Pathol 2000;157:1091.
15. Andersson J, Sjogren H, Meis-Kindblom JM, et al: The complexity of KIT gene mutations and chromosome rearrangements and their clinical correlation in gastrointestinal stromal (pacemaker cell) tumors. Am J Pathol 2002;160:15.
16. Corless CL, Fletcher JA, Heinrich MC: Biology of gastrointestinal stromal tumors. J Clin Oncol 2004;22:3813.
17. Penzel R, Aulmann S, Mock M, et al: The location of KIT and PDGFRA gene mutations in gastrointestinal stromal tumors is site and phenotype associated. J Clin Pathol 2005;58:634.
18. Hartmann K, Wardelmann E, Yongsheng MA, et al: Novel germline mutation of KIT associated with familial gastrointestinal stromal tumors and mastocytosis. Gastroenterology 2005;129:1042.
19. Kato H, Nakamura M, Orito E, et al: A case of gastrointestinal stromal tumor with internal tandem duplication in the 3′-terminal of the KIT juxtamembrane domain. Dig Dis Sci 2005;50:70.
20. Vu HA, Xinh PT, Kikushima M, et al: A recurrent duodenal gastrointestinal stromal tumor with a frameshift mutation resulting in a stop codon in KIT exon 13. Genes Chromosomes Cancer 2005;42:179.
21. Heinrich MC, Corless CL, Duensing A, et al: PDGFRA activating mutations in gastrointestinal stromal tumors. Science 2003;299:708.
22. Yantiss RK, Rosenberg AE, Sarran L, et al: Multiple gastrointestinal stromal tumors in type I neurofibromatosis: a pathologic and molecular study. Mod Pathol 2005;18:475.
23. Nemoto H, Tate G, Schirinzi A, et al: Novel NF1 gene mutation in a Japanese patient with neurofibromatosis type 1 and a gastrointestinal stromal tumor. J Gastroenterol 2006;41:378.
24. Perry CG, Young WF, McWhinney SR, et al: Functioning paraganglioma and gastrointestinal stromal tumor of jejunum in three women. Am J Surg Pathol 2006;30:42.
25. Chen H, Hirota S, Isozaki K, et al: Polyclonal nature of diffuse proliferation of interstitial cells of Cajal in patients with familial and multiple gastrointestinal stromal tumors. Gut 2002;51:793.
26. Fletcher CD, Berman JJ, Corless C, et al: Diagnosis of gastrointestinal stromal tumors: a consensus approach. Hum Pathol 2002;33:459.
27. Lee JR, Joshi V, Griffin JW Jr, et al: Gastrointestinal autonomic nerve tumor: immunohistochemical and molecular identity with gastrointestinal stromal tumor. Am J Surg Pathol 2001;25:979.
28. Carney JA, Sheps SG, Go VLW, et al: The triad of gastric leiomyosarcoma, functioning extra-adrenal paraganglioma and pulmonary chondroma. N Engl J Med 1977;296:1517.
29. Suster S, Fletcher CD: Gastrointestinal stromal tumors with prominent signet-ring cell features. Mod Pathol 1996;9:609.
30. Richmond JA, Mount SL, Schwartz JE: Gastrointestinal stromal tumor of the stomach with rhabdoid phenotype: immunohistochemical, ultrastructural and immunoelectron microscopic evaluation. Ultrastruct Pathol 2004;28:65.
31. Suarez-Vilela D, Izquierdo-Garcia FM: Cytotoxic T-lymphocyte-rich, gastrointestinal stromal tumour. Histopathology 2003;43:398.
32. Miettinen M, Sarlomo-Rikala M, Sobin LH, et al: Esophageal stromal tumors: a clinicopathologic, immunohistochemical, and molecular genetic study of 17 cases and comparison with esophageal leiomyomas and leiomyosarcomas. Am J Surg Pathol 2000;24:211.
33. Miettinen M, El-Rifai W, Sobin L, et al: Evaluation of malignancy and prognosis of gastrointestinal stromal tumors: a review. Hum Pathol 2002;33:478.
34. Trupiano JK, Stewart RE, Misick C, et al: Gastric stromal tumors: a clinicopathologic study of 77 cases with correlation of features with nonaggressive and aggressive clinical behaviors. Am J Surg Pathol 2002;26:705.
35. Tworek JA, Appelman HD, Singleton TP, et al: Stromal tumors of the jejunum and ileum. Mod Pathol 1997;10:200.
36. Goldblum JR, Appelman HD: Stromal tumors of the duodenum: a histologic and immunohistochemical study of 20 cases. Am J Surg Pathol 1995;19:71.

37. Brainard JA, Goldblum JR: Stromal tumors of the jejunum and ileum: a clinicopathologic study of 39 cases. *Am J Surg Pathol* 1997;21:407.
38. Miettinen M, Makhlouf H, Sobin LH, Lasota J: Gastrointestinal stromal tumors of the jejunum and ileum. A clinicopathologic, immunohistochemical and molecular genetic study of 906 cases before Imatinib with long-term follow-up. *Am J Surg Pathol* 2006;30:477.
39. Miettinen M, Sobin LH: Gastrointestinal stromal tumors in the appendix: a clinicopathologic and immunohistochemical study of four cases. *Am J Surg Pathol* 2001;25:1433.
40. Miettinen M, Sarlomo-Rikala M, Sobin LH, et al: Gastrointestinal stromal tumors and leiomyosarcomas in the colon: a clinicopathologic, immunohistochemical, and molecular genetic study of 44 cases. *Am J Surg Pathol* 2000;24:1339.
41. Miettinen M, Furlong M, Sarlomo-Rikala M, et al: Gastrointestinal stromal tumors, intramural leiomyomas, and leiomyosarcomas in the rectum and anus: a clinicopathologic, immunohistochemical, and molecular genetic study of 144 cases. *Am J Surg Pathol* 2001;25:1121.
42. Tworek JA, Goldblum JR, Weiss SW, et al: Stromal tumors of the anorectum: a clinicopathologic study of 22 cases. *Am J Surg Pathol* 1999;23:946.
43. Loughery MB, Mitchell C, Mann GB, et al: Gastrointestinal stromal tumor treated with neoadjuvant Imatinib. *J Clin Pathol* 2005;58;779.
44. Abdulkader I, Cameselle-Teijeiro J, Forteza J: Pathological changes related to imatinib treatment in a patient with a metastatic gastrointestinal stromal tumour. *Histopathology* 2005;46:470.
45. Pauwels P, Debiec-Rychter M, Stul M, et al: Changing phenotype of gastrointestinal stromal tumours under imatinib mesylate treatment: a potential diagnostic pitfall. *Histopathology* 2005;47:41.
46. Miettinen M, Lasota J: Gastrointestinal stromal tumors—definition, clinical, histological, immunohistochemical, and molecular genetic features and differential diagnosis. *Virchows Arch* 2001;438:1.
47. Dorfman DM, Bui MM, Tubbs RR, et al: The CD117 immunohistochemistry tissue microarray survey for quality assurance and interlaboratory comparison: a College of American Pathologists Cell Markers Committee study. *Arch Pathol Lab Med* 2006;130:779.
48. Yamaguchi U, Hasegawa T, Masuda T, et al: Differential diagnosis of gastrointestinal stromal tumor and other spindle cell tumors in the gastrointestinal tract based on immunohistochemical analysis. *Virchows Arch* 2004;445:142.
49. Wang L, Vargas H, French SW: Cellular origin of gastrointestinal stromal tumors: a study of 27 cases. *Arch Pathol Lab Med* 2000;124:1471.
50. Sarlomo-Rikala M, Tsujimura T, Lendahl U, et al: Patterns of nestin and other intermediate filament expression distinguish between gastrointestinal stromal tumors, leiomyomas and schwannomas. *APMIS* 2002;110:499.
51. West RB, Corless CL, Chen X, et al: The novel marker, DOG1, is expressed ubiquitously in gastrointestinal stromal tumors irrespective of KIT or PDGFRA mutation status. *Am J Pathol* 2004;165:107.
52. Kim, K-M, Kang DW, Moon WS, et al: PKCθ expression in gastrointestinal stromal tumor. *Mod Pathol* 2006;19:1480.
53. Emory TS, Sobin LH, Lukes L, et al: Prognosis of gastrointestinal smooth-muscle (stromal) tumors: dependence on anatomic site. *Am J Surg Pathol* 1999;23:82.
54. Appelman HD, Lewin K: Mesenchymal tumors and tumor-like proliferations of the stomach. In: *Tumors of the Esophagus and Stomach*, AFIP Fascicle, Third Series. Washington, DC: AFIP, 1996.
55. Evans HL: Smooth muscle tumors of the gastrointestinal tract. A study of 56 cases followed for a minimum of 10 years. *Cancer* 1985;56:2242.
56. Lasota J, Sarlomo-Rikala M, Miettinen M: Mutations in exon 11 of c-Kit occur preferentially in malignant versus benign gastrointestinal stromal tumors and do not occur in leiomyomas or leiomyosarcomas. *Am J Pathol* 1999;154:53.
57. Taniguchi M, Nishida T, Hirota S, et al: Effect of c-kit mutation on prognosis of gastrointestinal stromal tumors. *Cancer Res* 1999;59:4297.
58. Rubin BP, Singer S, Tsao C, et al: KIT activation is a ubiquitous feature of gastrointestinal stromal tumors. *Cancer Res* 2001;61:8118.
59. Andersson J, Bumming P, Meis-Kindblom JM, et al: Gastrointestinal stromal tumors with KIT exon 11 deletions are associated with poor prognosis. *Gastroenterology* 2006;130:1573.
60. Lasota J, Dansonka-Mieszkowska A, Sobin LH, et al: A great majority of GISTs with PDGFRA mutations represent gastric tumors of low or no malignant potential. *Lab Invest* 2004;84:874.
61. DeMatteo RP, Lewis JJ, Leung D, et al: Two hundred gastrointestinal stromal tumors: recurrence patterns and prognostic factors for survival. *Ann Surg* 2000;231:51.
62. Irving JA, Lerwill MF, Young RH: Gastrointestinal stromal tumors metastatic to the ovary. A report of five cases. *Am J Surg Pathol* 2005;29:920.
63. Tuveson DA, Willis NA, Jacks T, et al: STI571 inactivation of the gastrointestinal stromal tumor c-KIT oncoprotein: biological and clinical implications. *Oncogene* 2001;20:5054.
64. Joensuu H, Fletcher C, Dimitrijevic S, et al: Management of malignant gastrointestinal stromal tumours. *Lancet Oncol* 2002;3:655.
65. Debiec-Rychter M, Cools J, Dumez H, et al: Mechanisms of resistance to imatinib mesylate in gastrointestinal stromal tumors and activity of the PKC412 inhibitor against imatinib-resistant mutants. *Gastroenterology* 2005;128:270.
66. Tamborini E, Bonadiman L, Greco A, et al: A new mutation in the KIT ATP pocket causes acquired resistance to imatinib in a gastrointestinal stromal tumor patient. *Gastroenterology* 2004;127:294.
67. Frost MJ, Ferrao PT, Hughes TP, et al: Juxtamembrane mutant V560GKit is more sensitive to imatinib (STI571) compared with wild-type c-kit whereas the kinase domain mutant D816VKit is resistant. *Mol Cancer Ther* 2002;1:1115.
68. Chen LL, Trent JC, Wu EF, et al: A missense mutation in KIT kinase domain 1 correlates with imatinib resistance in gastrointestinal stromal tumors. *Cancer Res* 2004;64:5913.
69. Antonescu CR, Sommer G, Sarran L, et al: Association of KIT exon 9 mutations with nongastric primary site and aggressive behavior: KIT mutation analysis and clinical correlates of 120 gastrointestinal stromal tumors. *Clin Cancer Res* 2003;9:3329.
70. Andrejauskas-Buchdunger E, Regenass U: Differential inhibition of the epidermal growth factor-, platelet-derived growth factor-, and protein kinase C-mediated signal transduction pathways by the staurosporine derivative CGP 41251. *Cancer Res* 1992;52:5353.
71. Takubo K, Nakagawa H, Tsuchiya S, et al: Seedling leiomyoma of the esophagus and esophagogastric junction zone. *Hum Pathol* 1981;12:1006.
72. Vortmeyer AO, Lubensky IA, Skarulis M, et al: Multiple endocrine neoplasia type 1: atypical presentation, clinical course and genetic analysis of multiple tumors. *Mod Pathol* 1999;12:919.
73. Matsukuma S, Takeo H, Ohara I, et al: Endoscopically resected colorectal leiomyomas often containing eosinophilic globules. *Histopathology* 2004;45:302.
74. Deyrup AT, Lee VK, Hill CE, et al: Epstein-Barr-Virus-associated smooth muscle tumors are distinctive mesenchymal tumors reflecting multiple infection events. *Am J Surg Pathol* 2006;30:75.
75. Billings SD, Folpe AL, Weiss SW: Do leiomyomas of deep soft tissue exist? An analysis of highly differentiated smooth muscle tumors of deep soft tissue supporting two subtypes. *Am J Surg Pathol* 2001;25:113.
76. Sloper JC: Idiopathic diffuse muscular hypertrophy of the lower oesophagus. *Thorax* 1954;9:136.
77. McKeeby JL, Li X, Zhuang Z, et al: Multiple leiomyomas of the esophagus, lung, and uterus in multiple endocrine neoplasia type 1. *Am J Pathol* 2001;159:1121.
78. Goh SG, Ho JM, Chuah KL, et al: Leiomyomatosis-like lymphangioleiomyomatosis of the colon in a female with tuberous sclerosis. *Mod Pathol* 2001;14:1141.
79. Siegler RW, Rothstein RI, Beecham JB, et al: Gastro-esophageal-vulvar leiomyomatosis presenting over the course of 20 years. *Arch Pathol Lab Med* 1996;120:1141.
80. Lonsdale RN, Roberts PF, Vaughan R, et al: Familial oesophageal leiomyomatosis and nephropathy. *Histopathology* 1992;20:127.
81. Zhou J, Mochizuki T, Smeets H, et al: Deletion of the paired a5(IV) and a6(IV) collagen genes in inherited smooth muscle tumors. *Science* 1993;261:1167.
82. Povey S, Burley MW, Attwood J, et al: Two loci for tuberous sclerosis: one on 9q34 and one on 16p13. *Ann Hum Genet* 1994;58:107.
83. Guillem P, Delcambre F, Cohen-Solal L, et al: Diffuse esophageal leiomyomatosis with perirectal involvement mimicking Hirschsprung disease. *Gastroenterology* 2001;120:216.
84. Freni SC, Keeman JN: Leiomyomatosis of the colon. *Cancer* 1977;39:263.
85. Tavassoli FA, Norris HJ: Peritoneal leiomyomatosis (leiomyomatosis peritonealis disseminata): a clinicopathologic study of 20 cases with ultrastructural observations. *Int J Gynecol Pathol* 1982;1:59.

86. Kaplan C, Benirschke K, Johnson KC: Leiomyomatosis peritonealis disseminata with endometrium. *Obstet Gynecol* 1980;55:119.
87. Akkersdijk GJ, Flu PK, Giard RW, et al: Malignant leiomyomatosis peritonealis disseminata. *Am J Obstet Gynecol* 1990;163:591.
88. Miettinen M, Kopczynski J, Makhlouf HR, et al: Gastrointestinal stromal tumors, intramural leiomyomas, and leiomyosarcomas in the duodenum: a clinicopathologic, immunohistochemical, and molecular genetic study of 167 cases. *Am J Surg Pathol* 2003;7:625.
89. Hou YY, Tan YS, Xu JF, et al: Schwannoma of the gastrointestinal tract: a clinicopathological, immunohistochemical and ultrastructural study of 33 cases. *Histopathology* 2006;48:536.
90. Mulvihill JJ, Parry DM, Sherman JL, et al: NIH conference: neurofibromatosis 1 (Recklinghausen disease) and neurofibromatosis 2 (bilateral acoustic neurofibromatosis). An update. *Ann Intern Med* 1990;113:39.
91. Kwon MS, Lee SS, Ahn GH: Schwannomas of the gastrointestinal tract: clinicopathological features of 12 cases including a case of esophageal tumor compared with those of gastrointestinal stromal tumors and leiomyomas of the gastrointestinal tract. *Pathol Res Pract* 2002;198:605.
92. Daimaru Y, Kido H, Hashimoto H, et al: Benign schwannoma of the gastrointestinal tract: a clinicopathologic and immunohistochemical study. *Hum Pathol* 1988;19:257.
93. Lewin MR, Dilworth HP, Abu AK, et al: Mucosal benign epithelioid nerve sheath tumors. *Am J Surg Pathol* 2005;29:1310.
94. Nabeya Y, Watanabe Y, Tohnosu N, et al: Diffuse schwannoma involving the entire large bowel with huge extramural development: report of a case. *Surg Today* 1999;29:637.
95. Miettinen M, Shekitka KM, Sobin LH: Schwannomas in the colon and rectum: a clinicopathological and immunohistochemical study of 20 cases. *Am J Surg Pathol* 2001;25:846.
96. Murase K, Hino A, Ozeki Y, et al: Malignant schwannoma of the esophagus with lymph node metastasis: literature review of schwannoma of the esophagus. *J Gastroenterol* 2001;36:772.
97. Hornick JL, Fletcher CD: Intestinal perineuromas: clinicopathologic definition of a new anatomic subset in a series of 10 cases. *Am J Surg Pathol* 2005;29:859.
98. Xu GF, O'Connell P, Viskochil D, et al: The neurofibromatosis type 1 gene encodes a protein related to GAP. *Cell* 1990;62:599.
99. Menon AG, Anderson KM, Riccardi VM, et al: Chromosome 17p deletions and p53 gene mutations associated with the formation of malignant neurofibrosarcomas in von Recklinghausen neurofibromatosis. *Proc Natl Acad Sci USA* 1990;87:5435.
100. Berner JM, Sorlie T, Mertens F, et al: Chromosome band 9p21 is frequently altered in malignant peripheral nerve sheath tumors: studies of CDKN2A and other genes of the pRB pathway. *Genes Chromosomes Cancer* 1999;26:151.
101. Wang Q, Lasset C, Desseigne F, et al: Neurofibromatosis and early onset of cancers in hMLH1-deficient children. *Cancer Res* 1999;59:294.
102. Gallinger S, Aronson M, Shayan K, et al: Gastrointestinal cancer and neurofibromatosis type 1 features in children with a germline homozygous MLH1 mutation. *Gastroenterology* 2004;126:576.
103. Riccardi VM: Von Recklinghausen's neurofibromatosis. *N Engl J Med* 1981;305:1617.
104. Westenend PJ, Smedts F, de Jong MCJW, et al: A 4-year-old boy with neurofibromatosis and severe renovascular hypertension due to renal arterial dysplasia. *Am J Surg Pathol* 1994;18:512.
105. Behranwala KA, Spalding D, Wotherspoon A, et al: Small bowel gastrointestinal stromal tumours and ampullary cancer in Type 1 neurofibromatosis. *World J Surg Oncol* 2004;2:1.
106. Shekitka KM, Sobin LH: Ganglioneuromas of the gastrointestinal tract. Relation to Von Recklinghausen disease and other multiple tumor syndromes. *Am J Surg Pathol* 1994;18:250.
107. Dahl EV, Waugh JM, Dahlin DC: Gastrointestinal ganglioneuromas. *Am J Pathol* 1957;33:953.
108. Weidner N, Flanders DJ, Mitros FA: Mucosal ganglioneuromatosis associated with multiple colonic polyps. *Am J Surg Pathol* 1984;8:779.
109. Haggitt RC, Reid BJ: Hereditary gastrointestinal polyposis syndromes. *Am J Surg Pathol* 1986;10:871.
110. Devroede G, Limieux B, Masse S, et al: Colonic hamartomas in tuberous sclerosis. *Gastroenterology* 1988;94:182.
111. Carney JA, Go VL, Sizemore GW, et al: Alimentary-tract ganglioneuromatosis: a major component of the syndrome of multiple endocrine neoplasia, type 2b. *N Engl J Med* 1976;295:1287.
112. D'Amore ES, Manivel JC, Pettinato G, et al: Intestinal ganglioneuromatosis: mucosal and transmural types: a clinicopathologic and immunohistochemical study of six cases. *Hum Pathol* 1991;22:276.
113. Mendelsohn G, Diamond MP: Familial ganglioneuromatous polyposis of the large bowel—report of a family with associated juvenile polyposis. *Am J Surg Pathol* 1984;8:515.
114. Santoro M, Carlomagno F, Romano A, et al: Activation of RET as a dominant transforming gene by germline mutations of MEN2A and MEN2B. *Science* 1995;267:381.
115. Hegstrom JL, Kircher T: Alimentary tract ganglioneuromatosis-lipomatosis, adrenal myolipomas, pancreatic telangiectasias, and multinodular thyroid goiter. *Am J Clin Pathol* 1985;83:744.
116. Lashner BA, Riddell RH, Winans CS: Ganglioneuromatosis of the colon and extensive glycogenic acanthosis in Cowden's disease. *Dig Dis Sci* 1986;31:213.
117. Demos TC, Blonder J, Schey WL, et al: Multiple endocrine neoplasia (MEN) syndrome type IIB: gastrointestinal manifestations. *Am J Roentgenol* 1983;140:73.
118. Rescorla RJ, Vane DW, Fitzgerald JF, et al: Vasoactive intestinal polypeptide-secreting ganglioneuromatosis affecting the entire colon and rectum. *J Pediatr Surg* 1988;23:635.
119. Feinstat T, Tesluk H, Schuffler MD, et al: Megacolon and neurofibromatosis: a neuronal intestinal dysplasia. *Gastroenterology* 1984;86:1573.
120. Harries K, Nunn T, Shah V, et al: First reported case of esophageal paraganglioma. A review of the literature of gastrointestinal tract paraganglioma including gangliocytic paraganglioma. *Dis Esophagus* 2004;17:191.
121. Westbrook KC, Bridger WM, Williams GD: Malignant non-chromaffin paraganglioma of the stomach. *Am J Surg* 1972;124:407.
122. Kheir SM, Halpern NB: Paraganglioma of the duodenum in association with congenital neurofibromatosis. *Cancer* 1984;53:2491.
123. Skoldberg F, Grimelius L, Woodward ER, et al: A family with hereditary extraadrenal paragangliomas without evidence for mutations in the von Hippel-Lindau disease or ret genes. *Clin Endocrinol* 1998;48:11.
124. Baysal BE, Ferrell RE, Willett-Brozik JE, et al: Mutations in SDHD, a mitochondrial complex II gene in hereditary paraganglioma. *Science* 2000;287:848.
125. Mariman ECM, van Beersum SEC, Cremers CWRJ, et al: Fine mapping of a putatively imprinted gene for familial non-chromaffin paragangliomas to chromosome 11q13.1 evidence for genetic heterogeneity. *Hum Genet* 1995;95:56.
126. Niemann S, Muller U: Mutations in SDHC cause autosomal dominant paraganglioma type 3. *Nat Genet* 2000;26:268.
127. Mulligan LM, Kwok JB, Healey CS, et al: Germline mutations of the RET protooncogene in multiple endocrine neoplasia type 2A. *Nature* 1993;363:458.
128. Latif F, Tory K, Gnarra J, et al: Identification of the von Hippel-Lindau tumor suppressor gene. *Science* 1993;260:1317.
129. Horenstein MG, Hitchcock TA, Tucker JA: Dual CD117 expression in gastrointestinal stromal tumor (GIST) and paraganglioma of Carney triad: a case report. *Int J Surg Pathol* 2005;13:87.
130. Pipeleers-Marichal M, Goossens A, De Waele B, et al: Granular cell tumour of the appendix in a patient irradiated for a rectal carcinoma. *Virchows Arch A Pathol Anat* 1990;417:177.
131. Sailors JL, French SW: The unique simultaneous occurrence of granular cell tumor, gastrointestinal stromal tumor, and gastric adenocarcinoma. *Arch Pathol Lab Med* 2005;129:121.
132. Vinco A, Vettoretto N, Cervi E, et al: Association of multiple granular cell tumors and squamous carcinoma of the esophagus: case report and review of the literature. *Dis Esophagus* 2001;14:262.
133. Marinho A, Moura A, Baptista M, et al: Granular cell tumour and leiomyomatosis of the esophagus—a non-coincidental association? *Pathol Res Pract* 1996;192:492.
134. Johnston J, Helwig EB: Granular cell tumors of the gastrointestinal tract and perianal region: a study of 74 cases. *Dig Dis Sci* 1981;26:807.
135. David O, Jakate S: Multifocal granular cell tumor of the esophagus and proximal stomach with infiltrative pattern: a case report and review of the literature. *Arch Pathol Lab Med* 1999;123:967.
136. O'Donovan DG, Kell P: Malignant granular cell tumour with intraperitoneal dissemination. *Histopathology* 1989;14:417.
137. Buley ID, Gatter KC, Kelly PMA, et al: Granular cell tumours revisited. An immunohistological and ultra-structural study. *Histopathology* 1988;12:263.

138. Parfitt JR, Mclean CA, Joseph MG, et al: Granular cell tumors of the gastrointestinal tract: expression of nestin and clinicopathologic evaluation of 11 patients. *Histopathology* 2006;48:424.
139. Mazur MT, Shultz JJ, Myers JL: Granular cell tumor. Immunohistochemical analysis of 21 benign tumors and one malignant tumor. *Arch Pathol Lab Med* 1990;114:692.
140. Tzilinis A, Fessenden JM, Ressler KM, et al: Transanal resection of a colonic lipoma, mimicking rectal prolapse. *Curr Surg* 2003;60:313.
141. Snover DC: Atypical lipomas of the colon: report of two cases with pseudomalignant features. *Dis Colon Rectum* 1984;27:485.
142. Kato K, Matsuda M, Onodera K, et al: Angiolipoma of the colon with right lower quadrant abdominal pain. *Dig Surg* 1999;16:441.
143. Mohl W, Fischinger J, Moser C, et al: Duodenal angiolipoma: endoscopic diagnosis and therapy. *Z Gastroenterol* 2004;42:1381.
144. McGregor DH, Kerley SW, McGregor MS: Gastric angiolipoma with chronic hemorrhage and severe anemia. *Am J Med Sci* 1993;305:229.
145. Ramirez JM, Ortego J, Deus J, et al: Lipomatous polyposis of the colon. *Br J Surg* 1993;80:349.
146. Santos-Briz A, Garcia JP, Gonzalez C, et al: Lipomatous polyposis of the colon. *Histopathology* 2001;38:81.
147. Amato G, Martella A, Ferraraccio F, et al: Well differentiated "lipoma-like" liposarcoma of the sigmoid mesocolon and multiple lipomatosis of the rectosigmoid colon. Report of a case. *Hepatogastroenterology* 1998;45:2151.
148. Panagopoulos I, Hoglund M, Mertens F, et al: Fusion of the EWS and CHOP genes in myxoid liposarcoma. *Oncogene* 1996;12:489.
149. Vartanian RK, O'Connell JX, Holden JK, et al: Primary jejunal well-differentiated liposarcoma (atypical lipomatous tumor) with leiomyosarcomatous dedifferentiation. *Int J Surg Pathol* 1996;4:29.
150. Middleton SB, Frayling IM, Phillips RK: Desmoids in familial adenomatous polyposis are monoclonal proliferations. *Br J Cancer* 2000;82:827.
151. Weiss S, Goldblum JR: *Enzinger and Weiss's Soft Tissue Tumors*. 4th ed. St. Louis: Mosby, 2001, pp 309–346.
152. Burke AP, Sobin LH, Shekitka KM, et al: Intraabdominal fibromatosis. A pathologic analysis of 130 tumors with comparison of clinical subgroups. *Am J Surg Pathol* 1990;14:335.
153. Slater G, Greenstein AJ: Mesenteric fibromatosis in Crohn's disease. *J Clin Gastroenterol* 1996;22:147.
154. Yantiss RK, Spiro IJ, Compton CC, et al: Gastrointestinal stromal tumor versus intra-abdominal fibromatosis of the bowel wall: a clinically important differential diagnosis. *Am J Surg Pathol* 2000;24:947.
155. Wilcken N, Tattersall MH: Endocrine therapy for desmoid tumors. *Cancer* 1991;68:1384.
156. Montgomery E, Torbenson MS, Kaushal M, et al: Beta-catenin immunohistochemistry separates mesenteric fibromatosis from gastrointestinal stromal tumor and sclerosing mesenteritis. *Am J Surg Pathol* 2002;26:1296.
157. Montgomery E, Lee JH, Abraham SC, et al: Superficial fibromatoses are genetically distinct from deep fibromatoses. *Mod Pathol* 2001;14:695.
158. Rodriguez JA, Guarda LA, Rosai J: Mesenteric fibromatosis with involvement of the gastrointestinal tract. A GIST simulator: a study of 25 cases. *Am J Clin Pathol* 2004;121:93.
159. Lynch HT, Fitzgibbons R Jr, Chong S, et al: Use of doxorubicin and dacarbazine for the management of unresectable intra-abdominal desmoid tumors in Gardner's syndrome. *Dis Colon Rectum* 1994;37:260.
160. Goy BW, Lee SP, Eilber F, et al: The role of adjuvant radiotherapy in the treatment of resectable desmoid tumors. *Int J Radiat Oncol Biol Phys* 1997;39:659.
161. Bauernhofer T, Stoger H, Schmid M, et al: Sequential treatment of recurrent mesenteric desmoid tumor. *Cancer* 1996;77:1061.
162. Mace J, Sybil Biermann J, Sondak V, et al: Response of extraabdominal desmoid tumors to therapy with imatinib mesylate. *Cancer* 2002;95:2373.
163. Cook JR, Dehner LP, Collins MH, et al: Anaplastic lymphoma kinase (ALK) expression in the inflammatory myofibroblastic tumor: a comparative immunohistochemical study. *Am J Surg Pathol* 2001;25:1364.
164. Nonaka D, Birbe R, Rosai J: So-called inflammatory myofibroblastic tumour: a proliferative lesion of fibroblastic reticulum cells? *Histopathology* 2005;46:604.
165. Coffin CM, Watterson J, Priest JR, et al: Extrapulmonary inflammatory myofibroblastic tumor (inflammatory pseudotumor). A clinicopathologic and immunohistochemical study of 84 cases. *Am J Surg Pathol* 1995;19:859.
166. Aboulafia DM: Inflammatory pseudotumor causing small bowel obstruction and mimicking lymphoma in a patient with AIDS: clinical improvement after initiation of thalidomide treatment. *Clin Infect Dis* 2000;30:826.
167. Purdy DJ, Levine EJ, Forsthoefel KJ, et al: Periampullary pseudotumor secondary to granulomatous disease. *Am J Gastroenterol* 1994;89:2087.
168. Gomez-Roman JJ, Sanchez-Velasco P, Ocejo-Vinyals G, et al: Human herpesvirus-8 genes are expressed in pulmonary inflammatory myofibroblastic tumor (inflammatory pseudotumor). *Am J Surg Pathol* 2001;25:624.
169. Coffin CM, Patel A, Perkins S, et al: ALK1 and p80 expression and chromosomal rearrangements involving 2p23 in inflammatory myofibroblastic tumor. *Mod Pathol* 2001;14:569.
170. Lawrence B, Perez-Atayde A, Hibbard MK, et al: TPM3-ALK and TPM4-ALK oncogenes in inflammatory myofibroblastic tumors. *Am J Pathol* 2000;157:377.
171. Debelenko LV, Arthur DC, Pack SD, et al: Identification of CARS-ALK fusion in primary and metastatic lesions of an inflammatory myofibroblastic tumor. *Lab Invest* 2003;83:1255.
172. Meis-Kindblom JM, Kjellstrom C, Kindblom LG: Inflammatory fibrosarcoma: update, reappraisal, and perspective on its place in the spectrum of inflammatory myofibroblastic tumors. *Semin Diagn Pathol* 1998;15:133.
173. Makhlouf HR, Sobin LH: Inflammatory myofibroblastic tumors (inflammatory pseudotumors) of the gastrointestinal tract: how closely are they related to inflammatory fibroid polyps? *Hum Pathol* 2002;33:307.
174. Aagaard MT, Kristensen IB, Lund O, et al: Primary malignant non-epithelial tumours of the thoracic oesophagus and cardia in a 25-year surgical material. *Scand J Gastroenterol* 1990;25:876.
175. Jiao YF, Nakamura S, Sugai T, et al: p53 gene mutation and MDM2 overexpression in a case of primary malignant fibrous histiocytoma of the jejunum. *APMIS* 2002;110:165.
176. Murata I, Makiyama K, Miyazaki K, et al: A case of inflammatory malignant fibrous histiocytoma of the colon. *Gastroenterol Jpn* 1993;28:554.
177. Gentry R, Dockerty MB, Clagett, OT: Vascular malformations and vascular tumors of the gastrointestinal tract. *Int Abstr Surg* 1949;88:281.
178. Garvin PJ, Herrmann V, Kaminski DL, et al: Benign and malignant tumors of the small intestine. *Curr Probl Cancer* 1979;3:1.
179. Ruiz AR Jr, Ginsberg AL: Giant mesenteric hemangioma with small intestinal involvement: an unusual cause of recurrent gastrointestinal bleed and review of gastrointestinal hemangiomas. *Dig Dis Sci* 1999;44:2545.
180. Lie JT: Pathology of angiodysplasia in Klippel-Trenaunay syndrome. *Pathol Res Pract* 1988;183:747.
181. Bourdeau A, Cymerman U, Paquet ME, et al: Endoglin expression is reduced in normal vessels but still detectable in arteriovenous malformations of patients with hereditary hemorrhagic telangiectasia type 1. *Am J Pathol* 2000;156:911.
182. Smith CR, Bartholomew LG, Cain JC: Hereditary hemorrhagic telangiectasia and gastrointestinal hemorrhage. *Gastroenterology* 1963;44:1.
183. Cynamon HA, Milov DE, Andres JM: Multiple telangiectasias of the colon in childhood. *J Pediatrics* 1988;112:928.
184. Vase P, Grove O: Gastrointestinal lesions in hereditary hemorrhagic telangiectasia. *Gastroenterology* 1986;91:1079.
185. Hall BD: Intestinal hemangiomas and Maffucci's syndrome. *Arch Dermatol* 1972;105:608.
186. Blix S, Aas K: Giant hemangioma, thrombocytopenia, fibrinogenemia and fibrinolytic activity. *Acta Med Scand* 1961;169:63.
187. Allison KH, Yoder BJ, Bronner MP, et al: Angiosarcoma involving the gastrointestinal tract: a series of primary and metastatic cases. *Am J Surg Pathol* 2004;28:298.
188. Wolov RB, Sato N, Azumi N, et al: Intra-abdominal "angiosarcomatosis" report of two cases after pelvic irradiation. *Cancer* 1991;67:2275.
189. Ben-Izhak O, Kerner H, Brenner B, et al: Angiosarcoma of the colon developing in a capsule of a foreign body. *Am J Clin Pathol* 1992;97:416.
190. Nanus DM, Kelsen D, Clark DGC: Radiation-induced angiosarcoma. *Cancer* 1987;60:777.
191. Mori S, Itoyama S, Mohri N, et al: Cellular characteristics of neoplastic angioendotheliosis. An immunohistological marker study of 6 cases. *Virch Arch A Pathol Anat Histopathol* 1985;407:167.
192. Miettinen M, Sarlomo-Rikala M, Lasota J: KIT expression in angiosarcomas and fetal endothelial cells: lack of mutations of exon 11 and exon 17 of c-kit. *Mod Pathol* 2000;13:536.

193. Bavikatty NR, Goldblum JR, Abdul-Karim FW, et al: Florid vascular proliferation of the colon related to intussusception and mucosal prolapse: potential diagnostic confusion with angiosarcoma. *Mod Pathol* 2001;14:1114.
194. Biggar RJ, Horn J, Lubin JH, et al: Cancer trends in a population at risk of acquired immunodeficiency syndrome. *J Natl Cancer Inst* 1985;74:793.
195. Mocroft A, Kirk O, Clumeck N, et al: The changing pattern of Kaposi sarcoma in patients with HIV, 1994-2003. *Cancer* 2004;100:2644.
196. Ensoli B, Barillari G, Buonaguro L, Gallo RC: Molecular mechanisms in the pathogenesis of AIDS-associated Kaposi's sarcoma. *Adv Exp Med Biol* 1991;303:27.
197. Salahuddin SZ, Nakamura S, Biberfeld P, et al: Angiogenic properties of Kaposi's sarcoma-derived cells after long-term culture in vitro. *Science* 1988;242:430.
198. Hengge UR, Ruzicka T, Tyring SK, et al: Update on Kaposi's sarcoma and other HHV8 associated diseases. Part 2: pathogenesis, Castleman's disease and pleural effusion lymphoma. *Lancet Infect Dis* 2002;2:344.
199. Rabkin CS, Janz S, Lash A, et al: Monoclonal origin of multicentric Kaposi's sarcoma lesion. *N Engl J Med* 1997;336:988.
200. Gill PS, Tsai YC, Rao AP, et al: Evidence for multicolonality in multicentric Kaposi's sarcoma. *Proc Natl Acad Sci USA* 1998;95:8257.
201. Ambroziak JA, Blackbourn DJ, Herndier BG, et al: Herpes-like sequences in HIV-infected and uninfected Kaposi's sarcoma patients. *Science* 1995;268:582.
202. Cohen J: Is a new virus the cause of KS? *Science* 1994;268:1803.
203. Boshoff C, Schultz TF, Kennedy MM, et al: Kaposi's sarcoma-associated herpesvirus infects endothelial and spindle cells. *Nat Med* 1995;1:1274.
204. Wang L, Wakisaka N, Tomlinson CC, et al: The Kaposi sarcoma-associated herpesvirus (KSH/HHV-8) K1 protein induces expression of angiogenic and invasion factors. *Cancer Res* 2004;64:2774.
205. Simpson GR, Schultz TF, Whitby D, et al: Prevalence of Kaposi's sarcoma associated herpesvirus infection measured by antibodies to recombinant capsid protein and latent immunofluorescent antigen. *Lancet* 1996;348:1133.
206. Martin JN, Ganem DE, Osmond DH, et al: Sexual transmission and the natural history of human herpesvirus 8 infection. *N Engl J Med* 1998;338:948.
207. Levine AM: AIDS-related malignancies: the emerging epidemic. *J Natl Cancer Inst* 1993;85:1382.
208. Patel RV, Goldblum JR, His ED: Immunohistochemical detection of human herpes virus-8 latent nuclear antigen-1 is useful in the diagnosis of Kaposi sarcoma. *Mod Pathol* 2004;17:456.
209. Antman K, Chang Y: Kaposi's sarcoma. *New Engl J Med* 2000;342:1027.
210. Mahle C, Schwartz M, Popek E, et al: Intra-abdominal lymphangiomas in children and adults. Assessment of proliferative activity. *Arch Pathol Lab Med* 1997;121:1055.
211. Kuroda Y, Katoh H, Ohsato K: Cystic lymphangioma of the colon: report of a case and review of the literature. *Dis Colon Rectum* 1984;27:679.
212. Zilko PJ, Laurence BH, Sheiner H, et al: Cystic lymphangioma of colon causing protein losing enteropathy. *Am J Dig Dis* 1975;20:1076.
213. Amadori G, Micciolo R, Poletti A: A case of intra-abdominal multiple lymphangiomas in an adult in whom the immunological evaluation supported the diagnosis. *Eur J Gastroenterol Hepatol* 1999;11:347.
214. Schaefer JW, Griffin WO, Dublier LD: Colonic lymphangiectasis associated with a potassium depletion syndrome. *Gastroenterology* 1968;55:515.
215. North PE, Kahn T, Cordisco MR, et al: Multifocal lymphangioendotheliomatosis with thrombocytopenia: a newly recognized clinicopathological entity. *Arch Dermatol* 2004;140:599.
216. Farley TJ, Klionsky N: Mixed hemangioma and cystic lymphangioma of the esophagus in a child. *J Pediatr Gastroenterol Nutr* 1992;15:178.
217. Miettinen M, Paal E, Lasota J, et al: Gastrointestinal glomus tumors: a clinicopathologic, immunohistochemical, and molecular genetic study of 32 cases. *Am J Surg Pathol* 2002;26:301.
218. Hamilton LW, Phil M, Shelbourne JD, et al: A glomus tumor of the jejunum masquerading as a carcinoid tumor. *Hum Pathol* 1982;113:859.
219. Haque S, Modlin IM, West AB: Multiple glomus tumors of the stomach with intravascular spread. *Am J Surg Pathol* 1992;16:291.
220. Warner KE, Haidak GL: Massive glomus tumor of the stomach: 20-year follow-up and autopsy findings. *Am J Gastroenterol* 1984;79:253.
221. Binder SC, Wolfe HJ, Deterling RA Jr: Intra-abdominal hemangiopericytoma: report of four cases and review of the literature. *Arch Surg* 1973;107:536.
222. McMaster MJ, Soule EH, Ivins JC: Hemangiopericytoma: a clinicopathologic study and long-term follow up of 60 patients. *Cancer* 1975;36:2232.
223. Bonetti F, Martignoni G, Colato C, et al: Abdominopelvic sarcoma of perivascular epithelioid cells. Report of four cases in young women, one with tuberous sclerosis. *Mod Pathol* 2001;14:563.
224. Birkhaeuser F, Ackermann C, Flueckiger T, et al: First description of a PEComa (perivascular epithelioid cell tumor) of the colon: report of a case and review of the literature. *Dis Colon Rectum* 2004;47:1734.
225. Evert M, Wardelmann E, Nestler G, et al: Abdominopelvic perivascular epithelioid cell sarcoma (malignant PEComa) mimicking gastrointestinal stromal tumour of the rectum. *Histopathology* 2005;46:115.
226. Hornick JL, Fletcher CDM: PEComa: what do we know so far? *Histopathology* 2006;48:75.
227. Folpe AL, Mentzel T, Lehr H-A, et al: Perivascular epithelioid cell neoplasms of soft tissue and gynecologic origin. *Am J Surg Pathol* 2005;29:1558.
228. Bonetti F, Pea M, Martignoni G, et al: The perivascular epithelioid cell and related lesions. *Adv Anat Pathol* 1997;4:343.
229. Maluf H, Dieckgraefe B: Angiomyolipoma of the large intestine: report of a case. *Mod Pathol* 1999;12:1132.
230. Martignoni G, Pea M, Bonetti F, et al: Carcinoma-like monotypic epithelioid angiomyolipoma in patients without evidence of tuberous sclerosis: a clinicopathologic and genetic study. *Am J Surg Pathol* 1998;22:663.
231. Tsui WM, Colombari R, Portmann BC, et al: Hepatic angiomyolipoma: a clinicopathologic study of 30 cases and delineation of unusual morphologic variants. *Am J Surg Pathol* 1999;23:34.
232. Jungbluth AA, Busam KJ, Gerald WL, et al: A103: an anti-melan a monoclonal antibody for the detection of malignant melanoma in paraffin-embedded tissues. *Am J Surg Pathol* 1998;22:595.
233. Zavala-pompa A, Folpe AL, Jimenez RE, et al: Immunohistochemical study of microphthalmia transcription factor and tyrosinase in angiomyolipoma of the kidney, renal cell carcinoma and renal and retroperitoneal sarcomas: comparative evaluation with traditional markers. *Am J Surg Pathol* 2001;25:65.
234. Dorsey BV, Benjamin LE, Rauscher F 3rd, et al: Intra-abdominal desmoplastic small round-cell tumor: expansion of the pathologic profile. *Mod Pathol* 1996;9:703.
235. Gerald WL, Ladanyi M, de Alava E, et al: Clinical, pathologic, and molecular spectrum of tumors associated with t(11;22)(p13;q12): desmoplastic small round-cell tumor and its variants. *J Clin Oncol* 1998;16:3028.
236. Lae ME, Roche PC, Jin L, et al: Desmoplastic small round cell tumor: a clinicopathologic, immunohistochemical, and molecular study of 32 tumors. *Am J Surg Pathol* 2002;26:823.
237. Ordonez NG, Sahin AA: CA 125 production in desmoplastic small round cell tumor: report of a case with elevated serum levels and prominent signet ring morphology. *Hum Pathol* 1998;29:294.
238. Ordonez NG: Desmoplastic small round cell tumor: II: an ultrastructural and immunohistochemical study with emphasis on new immunohistochemical markers. *Am J Surg Pathol* 1998;22:1314.
239. Barnoud R, Sabourin JC, Pasquier D, et al: Immunohistochemical expression of WT1 by desmoplastic small round cell tumor: a comparative study with other small round cell tumors. *Am J Surg Pathol* 2000;24:830.
240. Norton J, Monaghan P, Carter RL: Intra-abdominal desmoplastic small cell tumour with divergent differentiation. *Histopathology* 1991;19:560.
241. Trupiano JK, Machen SK, Barr FG, et al: Cytokeratin-negative desmoplastic small round cell tumor: a report of two cases emphasizing the utility of reverse transcriptase-polymerase chain reaction. *Mod Pathol* 1999;12:849.
242. Hu-Lieskovan S, Zhang J, Wu L, et al: EWS-FLI1 fusion protein up-regulates critical genes in neural crest development and is responsible for the observed phenotype of Ewing's family of tumors. *Cancer Res* 2005;65:4633.
243. Folpe AL, Goldblum JR, Rubin BP, et al: Morphologic and immunophenotypic diversity in Ewing family tumors: a study of 66 genetically confirmed cases. *Am J Surg Pathol* 2005;29:1025.
244. Shek TW, Chan GC, Khong PL, et al: Ewing sarcoma of the small intestine. *J Pediatr Hematol Oncol* 2001;23:530.

245. Folpe AL, Hill CE, Parham DM, et al: Immunohistochemical detection of FLI-1 protein expression: a study of 132 round cell tumors with emphasis on CD99-positive mimics of Ewing's sarcoma/primitive neuroectodermal tumor. *Am J Surg Pathol* 2000;24:1657.
246. Gonzalez I, Andreu EJ, Panizo A, et al: Imatinib inhibits proliferation of Ewing tumor cells mediated by the stem cell factor/KIT receptor pathway, and sensitizes cells to vincristine and doxorubicin-induced apoptosis. *Clin Cancer Res* 2004;10:751.
247. Anton-Pacheco J, Cano I, Cuadros J, et al: Synovial sarcoma of the esophagus. *J Pediatr Surg* 1996;31:1703.
248. Helliwell TR, Raraty M, Morris AI, et al: Biphasic synovial sarcoma in the small intestinal mesentery. *Cancer* 1995;75:2862.
249. Mahour GH, Harrison EG Jr: Osteochondroma (tracheobronchial choristoma) of the esophagus. Report of a case. *Cancer* 1967;20:1489.
250. Saitoh Y, Inomata Y, Tadaki N, et al: Pedunculated intraluminal osteochrondromatous hamartoma of the esophagus. *J Otolaryngol* 1990;19:339.
251. Pai GK, Pai PK, Kamath SM: Adult rhabdomyoma of the esophagus. *J Pediatr Surg* 1987;22:991.
252. Yang AH, Chen WY, Chiang H: Malignant rhabdoid tumour of colon. *Histopathology* 1994;24:89.
253. Lapner PC, Chou S, Jimenez C: Perianal fetal rhabdomyoma: case report. *Pediatr Surg Int* 1997;12:544.
254. Willen R, Lillo-Gil R, Willen H, et al: Embryonal rhabdomyosarcoma of the oesophagus. Case report. *Acta Chir Scand* 1989;155:59.
255. Fox KR, Moussa SM, Mitre RJ, et al: Clinical and pathologic features of primary gastric rhabdomyosarcoma. *Cancer* 1990;66:772.
256. Caty MG, Oldham KT, Prochownik EV: Embryonal rhabdomyosarcoma of the ampulla of Vater with long-term survival following pancreaticoduodenectomy. *J Pediatr Surg* 1990;25:1256.
257. Mihara S, Yano H, Matsumoto H, et al: Perianal alveolar rhabdomyosarcoma in a child: report of a long-term survival case. *Dis Colon Rectum* 1983;26:728.
258. Yagihashi S, Yagihashi N, Hase Y, et al: Primary alveolar soft-part sarcoma of stomach. *Am J Surg Pathol* 1991;15:399.
259. Zilber S, Brouland JP, Voisin MC, et al: Colonic metastases of alveolar soft-part sarcoma: a case report and review of the literature. *Ann Diagn Pathol* 2003;7:306.
260. Bu X, Bernstein L: A proposed explanation for female predominance in alveolar soft part sarcoma. Noninactivation of X; autosome translocation fusion gene? *Cancer* 2005;103:1245.
261. Ladanyi M, Lui MY, Antonescu CR, et al: The der(17)t(X;17) (p11;q25) of human alveolar soft part sarcoma fuses the TFE3 transcription factor gene to ASPL, a novel gene at 17q25. *Oncogene* 2001;20:48.
262. Eshun-Wilson K: Malignant giant-cell tumour of the colon. *Acta Pathol Microbiol Scand* 1973;81:137.
263. Achten R, Debiec-Rychter M, De Wever I, et al: An unusual case of clear cell sarcoma arising in the jejunum highlights the diagnostic value of molecular genetic techniques in establishing a correct diagnosis. *Histopathology* 2005;46:472.
264. Fukuda T, Kakihara T, Baba K, et al: Clear cell sarcoma arising in the transverse colon. *Pathol Int* 2000;50:412.
265. Pauwels P, Debiec-Rychter M, Sciot R, et al: Clear cell sarcoma of the stomach. *Histopathology* 2002;41:526.
266. Zambrano E, Reyes-Mugica M, Franchi A, et al: An osteoclast-rich tumor of the gastrointestinal tract with features resembling clear cell sarcoma of soft parts: reports of 6 cases of a GIST simulator. *Int J Surg Pathol* 2003;12:75.
267. Antonescu CR, Tschernyavsky SJ, Woodruff JM, et al: Molecular diagnosis of clear cell sarcoma. Detection of EWS-ATF1 and MITF-M transcripts and histopathological and ultrastructural analysis of 1 case. *J Mol Diagn* 2002;4:44.
268. Saint-Paul MC, Musso S, Cardot-Leccia N, et al: Elastofibroma of the stomach. *Pathol Res Pract* 2003;199:637.
269. Goldblum JR, Beals T, Weiss SW: Elastofibromatous change of the rectum. A lesion mimicking amyloidosis. *Am J Surg Pathol* 1992;16:793.

索 引

Note: Page numbers followed by f indicate figure; those followed by t indicate table.

A

Abdominal cocoon, 315
Aberrant crypt foci (ACF), 947, 950f
Abetalipoproteinemia, lipid malabsorption in, 429–430, 431f
Abnormal acellular infiltrates, in small intestine, 413, 413t, 414f
Abscess
  anorectal, 1048–1050, 1048t, 1049f
  in Crohn disease, 607, 608f
  crypt
    definition of, 769
    in ulcerative colitis, 638–640, 638f–641f
  perianal, 1048–1050, 1049f
  periappendiceal, 505
"Absent appendix," 502
Absorptive cells
  of colon, 741, 742f
  of small intestine, 288–289, 288f, 289f
Acanthosis, esophageal, 35, 37f
  glycogen, 79, 79f
Acanthosis nigricans, esophageal, 76
Acetylcholinesterase (ACE) enzymatic staining, for Hirschsprung disease, 555, 555f
Achalasia, 568–570, 568f–570f
  of cardia in Allgrove syndrome, 570
  vs. Chagas disease, 570
  clinical presentation of, 568–569, 568f
  complications of, 570
  epidemiology of, 568
  esophageal squamous cell carcinoma and, 89
  etiology of, 568
  gross features of, 568f, 569
  histologic features of, 569–570, 569f
  of internal anal sphincter, 567
  mucosal abnormalities in, 570
  pathophysiology of, 568
  secondary, 570–571
  therapy for, 570
Achlorhydria
  in autoimmune atrophic gastritis, 89
  in autoimmune gastritis, 187, 240, 240f
  in bacterial overgrowth syndromes, 360
  on cancer risk with *H. pylori* infection, 238
  in common variable immunodeficiency, 441
  in esophageal small cell carcinoma, 1145
  in esophageal squamous cell carcinoma, 89
  in fundic gastritis, 182t
  in gastric carcinoid tumors, 1113t
  in *Giardia* infections, 389
  in intestinal metaplasia, 191f
  in Menetrier disease, 208
  in neuroendocrine tumors, 1115
  parietal cell hyperplasia with, and neuroendocrine tumors, 1115
  in somatostatinoma syndrome, 1121
Acinar metaplasias, 193, 193f
Acquired immunodeficiency syndrome (AIDS) and human immunodeficiency virus (HIV) infection
  B-cell lymphoma and lymphoproliferative disorders in, 1187
  clinicopathologic features of, 856–857, 856t
  on colon, 854–859
    HIV enteropathy, 857–858, 857f, 858f

  definition of, 854t
  enteric infection with, 388, 388f
  epidemiology of, 854–855
  esophagitis in, 54–55, 55f
  etiology of, 855
  gastric changes in, 180–181
  intestinal lesions in, 856t
  pathophysiology of, 855–856
  treatment of, 858–859
  tuberculosis in, 370
Acrodermatitis enteropathica
  from inflammatory bowel disease, 659
  zinc deficiencies and, 438
Actinomadura madurae infections, anorectal, 1057
Actinomyces colitis, 817–818, 819f
Actinomyces israelii infection
  of appendix, 505, 507f
  of small intestine, 373–374
Active inflammation, 770
Acute, self-limited colitis (ASLC), 769, 802–804. See also Colitis, infectious
  granulomas in, 804, 804t
  histologic features of, 801f, 802–803, 802t
  vs. inflammatory bowel disease, 801f, 803–804, 803t
Acute colonic pseudo-obstruction, 543
Acute mesenteric infarction, 328–329, 331f–333f
Acute radiation effects, on small intestine, 357, 358f
Acute segmental obstructing enteritis, 342
Adenoacanthoma
  colorectal, 979–981
  gastric, 252f, 258
  vs. mucoepidermoid carcinomas, 124
  precursor lesions for, 923
  squamous cell carcinoma as, 103t
Adenocarcinoma
  anal, 1078–1081
    epidemiology of, 1078–1079
    of rectal type, 1078–1079, 1079f
  anorectal, melanoma-like, 987
  appendiceal, 522t, 532–535, 533t, 534f (See also Appendiceal tumors, adenocarcinomas)
  colorectal, 954–1016 (See also Colorectal adenocarcinoma)
    colonic neoplasms vs. metastases in, 1017, 1018f
    resection specimen evaluation in, 1017–1020
    schistosomiasis-associated carcinomas, 906f
    squamous cell–containing carcinomas, 926f
    treated, endocrine cell increase in, 1155
  esophageal, proximal adenocarcinoma of esophagus, 122
  gastric
    with features of germ cell tumors, 258, 261f, 262, 262f
    oncocytic, 257–258, 261f
  gastroesophageal junction, 109–122 (See also Gastroesophageal junction adenocarcinoma)
  goblet cell carcinoid–adenocarcinoma, mixed, 1149–1151
  with MALT lymphoma, 1176–1177, 1177f
  mucinous, 533–535, 534f
    appendiceal vs. ovarian, 538, 539t
    peritoneal, 537–539, 538f

  peritoneal vs. ovarian, 538, 539t
  small intestinal, 487
  small intestinal, 487
Adenoendocrine carcinoma, 1153–1154, 1154f
Adenoid cystic carcinoma
  esophageal vs. basaloid carcinoma, 108–109, 108t
  submucosal, 123–124, 124f
Adenoma
  appendiceal (See Appendiceal tumors, adenomas)
  in Barrett esophagus, 114, 115f
  colorectal (See Colorectal adenoma)
  gastric, in gastric cancer, 243–245, 245f, 246f
  small intestinal, 471–477 (See also Small intestinal adenomas)
  submucosal, 123
Adenoma–carcinoid tumors, composite, 1152–1153, 1153f
Adenoma–carcinoma sequence, colorectal, 933, 935t, 939f–942f
Adenoma malignum, 710
Adenomatoid hyperplasia, 1106
Adenomatous polyposis syndromes
  hereditary, 691–704
    Myh adenomatous polyposis, 703–704
    Turcot syndrome, 703, 703t
  nonhereditary, 704
Adenomatous polyps, with hyperplastic polyps of gastric origin, intestinal, 479
Adenomucinosis, 536
Adenosine triphosphate (ATP), on vascular muscle, 547
Adenosis tumors, anal, 1093
Adenosquamous carcinoma
  colorectal, 979–981, 981f
  esophageal, 124–125, 124f
  gastric, 258, 261f
  small intestinal, 486–487
Adenovirus infections
  appendicitis, 508
  colitis, 823
  enteric, 385t, 387
Adhesion
  in Crohn disease, 606–607, 606f, 608f
  small intestine, 319, 321f
Adhesion molecules, as colorectal cancer marker, 1009
Adnexal tumors, anal margin, 1089–1090, 1089f
Adventitia, 5, 6f
  esophageal, 19–20
Aeromonas hydrophila, 817, 818f
Aeromonas infection
  colitis, 817, 818f
  enteritis, 366, 367f
Aeromonas sorbia, 817, 818f
Aganglionosis
  total colonic, 553
  zonal, 554–555
Aggressive mesenteric fibromatosis (AMF), 1240–1241, 1241f, 1242t
Agranulocytic colitis, 838–841, 839f–842f. See also Neutropenic enterocolitis
AIDS gastropathy, 181
Alcohol
  adenocarcinoma of gastroesophageal junction and, 109
  Boerhaave syndrome and, 32

1267

Alcohol (continued)
  carcinoid syndrome and, 1124
  colorectal cancer and, 902, 903–904
  diffuse esophageal intramural pseudodiverticulosis and, 26
  duodenitis and
    erosive, 321, 323f
    peptic, 323
  esophageal squamous cell carcinoma and, 87–88, 87t, 89, 95
  esophagitis and, infectious, 42
  Fournier gangrene and, 1063
  gastritis and
    acute erosive, 155
    alkaline reflux, 181
    Candida, 177
    chronic, 182t
    emphysematous, 175
    ethanol-induced, 158–160, 159f
    ischemic, 167
  gastroesophageal junction cancer and, 109
  gastroesophageal reflux disease and, 33
  gastropathies and, 154
  hyperplastic polyps and, 869
  Mallory-Weiss syndrome and, 31
  mastocytosis and, systemic, 443
  peptic ulcer disease and, 201, 327f
  small bowel cancer and, 480
  on small intestine, 353
Alcohol-induced gastritis, 158–160, 159f
Algal infection, of colon, 827, 829f
Alkaline gastritis, 181–182, 181f, 182f
Allergic enteritis, 848, 848f
Allergic gastritis, 197, 198f
Allgrove syndrome, achalasia of cardia in, 570
Alopecia areata, from inflammatory bowel disease, 659
Aluminum
  in antacids, gastritis and gastropathy from, 165, 166f
  on small intestine, 355
Alveolar soft part sarcomas (ASPSs), 1258, 1259f
Amebiasis
  amebomas from, 833, 833f
  clinical presentation of, 829–831
  on colon, 827–833, 830f–833f
  complications of, 831, 831f
  vs. Crohn disease, 831, 832f
  cysts and life cycle of, 828–829, 830f
  diagnosis of, 830f, 831
  epidemiology of, 827–828
  gross presentation of, 831, 832f
  histology of, 831–832, 832f
  species and life forms of, 828, 830f
  surgical resection for, 832
  ulceration in, 832f, 833
Amebomas, 833, 833f
Amniotic band syndrome, 303, 303f
Ampulla of Vater, 279, 279f, 280f, 298, 299f
Ampulla of Vater stenosis, 319–320, 322f
Ampullary carcinoma, 482–484, 484f, 485f
Ampullary tumor, biopsy evaluation of, 478, 478f, 479f
Amyloid, from inflammatory bowel disease, 658
Amyloidosis
  on colon, 867, 868f
  on esophagus, 71
  on gastric motility, 586, 586t
  on small intestine, 413, 447–448, 447f, 447t, 448f
  on stomach, 222, 224f
Anal canal lesions, 1070–1081
  adenocarcinoma, 1078–1081
    in anal fistulae, 1080
    epidemiology of, 1078–1079
    of rectal type, 1078–1079, 1079f
  anal gland carcinoma, 1079–1080, 1079f–1082f
  intraepithelial neoplasia, 1070–1072, 1071f, 1072f

small cell carcinoma, 1081
squamous cell carcinoma, 1073–1078
  vs. basal cell carcinoma, 1075, 1076t
  clinical features of, 1073–1074
  epidemiology and demographics of, 1073
  etiology and predisposing factors in, 1073
  pathologic features of, 1074–1076, 1074f–1078f
  prognosis of, 1077
  spread of, 1076–1077, 1078t
  staging of, 1077, 1078t
  treatment of, 1078
  terminology for, 1072–1073
undifferentiated, 1081, 1083f
Anal cancer, 1067–1070. See also Anal canal lesions; Anal margin lesions; specific cancers
  in anogenital mammarylike glands, 1093
  classification of, 1068t
  condylomata, 1067–1070, 1068f–1070f
  in congenital anomalies, 1093
  general comments on, 1072–1073
  Merkel cell tumors, 1094
  other forms, 1094
  retrorectal tumors, 1094, 1094t
  specimen examination in, 1094
Anal columns of Morgagni, 1037
Anal duct, 1040, 1041f
Anal duct cysts, 1046
Anal fissures, 1047–1048, 1047f
Anal fistulae, anal adenocarcinoma in, 1080
Anal gland carcinoma, 1079–1080, 1079f–1082f
Anal glands, 1040, 1041f
Anal infections, 1053–1059. See also Proctitis
  chancroid, 1055–1056, 1056f
  Donovanosis, 1055
  enterobiasis, 1058–1059, 1059f
  fungal, 1057
  gonorrhea, 1054, 1054f
  lymphogranuloma venereum, 1056–1057, 1056f, 1057f
  non-lymphogranuloma venereum chlamydial infections, 1057
  syphilis, 1053, 1054f
  tuberculosis, 1054–1055
  viral, 1057–1058, 1058f
Anal margin lesions, 1081–1090
  adnexal tumors, 1089–1090, 1089f
  basal cell carcinoma, 1076t, 1084
  Bowen disease, 1083–1084, 1084f, 1085t
  Bowenoid papulosis, 1081–1083, 1083f, 1084f, 1085t
  Paget disease, 1087–1089, 1088f
  squamous cell carcinoma, 1084–1085, 1086f
  verrucous carcinoma, 1085–1087, 1087f
Anal melanomas, 1090–1093, 1090f–1093f
Anal papillae, 1037, 1051–1052, 1053f
Anal skin tags, 1051–1052, 1052f
Anal small cell carcinoma, 1147
Anal sphincter achalasia, internal, 567
Anal squamous intraepithelial lesions (ASILs), 1070–1072, 1071f, 1072f
Anastomoses, in colorectal cancer, 906
Anastomotic ulcer, 225
Ancylostoma caninum infection, of small intestine, 398, 400f, 401f
Angiodysplasia
  colonic, 862–864, 863f
  gastric, 219–220, 220f
Angiolipomas, 1237, 1239f
Angiomatoses, 1246–1248
Angiomyolipomas, 1256–1257
Angiosarcomas, 1247f, 1248, 1248f
Angiostrongylus costaricensis infection (angiostrongyloidiasis), 400
Anisakiasis
  colitis from, 836
  gastric, 179–180, 179f
Annular pancreas, 305–306, 307f
Anorectal abscess, 1048–1050, 1048f, 1049f

Anorectal cysts, 1045–1046, 1045f
Anorectal disease, in Crohn disease, 600
Anorectal fistula, 1048–1050, 1049f, 1049t, 1050t
Anorectal prolapse, 1047, 1047f
Anorectal varices, 1052
Anthrax colitis, 820
Antibiotic-associated diarrhea, Clostridium difficile in, 810
Antigoblet cell antibody enteropathy, 428, 429f
Antimicrobials, on colon, 794
Antineoplastic agents. See also specific agents
  on small intestine, 354
Antineutrophil cytoplasmic antibodies (ANCAs), in inflammatory bowel disease, 597, 597f
Antiproliferative agents. See also specific agents
  on small intestine, 354
Antral D-cell hyperplasia, 1108
Anus, nonneoplastic, 1037–1063
  anal duct cysts, 1046
  anal fissures, 1047–1048, 1047f
  anal papillae, 1037, 1051–1052, 1053f
  anal skin tags, 1051–1052, 1052f
  anorectal abscesses and fistulae, 1048–1050, 1049f, 1049t, 1050t
  anorectal prolapse (procidentia), 1047, 1047f
  anorectal varices, 1052
  congenital anomalies, 1042–1046
    anal atresia, 1042–1043, 1043t
    anorectal cysts, 1045–1046, 1045f
    caudal dysplasia, 1045
    coacal exstrophy and OEIS complex, 1044–1045
    ectopic tissues and heterotopias, 1046, 1046f
    etiology, 1043
    high (supralevator) abnormalities, 1044
    imperforate anus, 1043–1044, 1044f
    intermediate abnormalities, 1044
    low abnormalities, 1044
    VATER- and VACTERL-associated, 1042–1043, 1043t
  definitions for, 1037–1038, 1038f, 1039f
  Dieulafoy lesion, 220, 221f, 862, 1052
  embryology of, 1037, 1038f
  gastrointestinal neuroendocrine cells of, 1104–1105
  granulomatous foreign-material disorders, 1059–1060
  hemorrhoids, 1050–1051, 1050t, 1051f, 1052f
  histologic features of, 1038–1042
    anal glands and ducts in, 1040, 1041f
    colorectal zone in, 1038–1039, 1039f, 1040f
    dendritic pigmented cells in, 1040, 1042f
    distal zone, 1039, 1040f
    pigmented epithelium in, nonkeratizing, 1040, 1042f
    smooth zone, 1038–1039, 1040f
    submucosal connective tissue in, 1042
    transitional zone in, 1038–1040, 1040f
    zona cutanea and sweat glands in, 1040–1041, 1042f
  infections, 1053–1059 (See also Anal infections)
  inflammatory cloacogenic polyp, 1060, 1061f, 1062f
  lymph node drainage of, 1037, 1039f
  perianal abscess, 1048–1050, 1049f
  perianal skin disorders, 1060–1063, 1063f
  radiation-induced changes, 1060, 1062f
  vascular supply of, 1037, 1039f
  venous drainage of, 1037
Aortoenteric fistulae, 318
APC gene
  in colorectal cancer, 1010–1011
  mutations of, 392f, 692–693
α-fetoprotein-producing gastric cancer, 262
Aphthous ulcers
  in Crohn disease, 610–611, 615f, 616f
  disorders with, 809t
  in shigellosis, 809, 809f

Apocrine carcinoma, perianal, 1089–1090
Apocrine fibroadenomas, anal, 1093
Apoptosis, in inflammatory bowel disease, 597
Apoptotic bodies
　in colon, 743, 743f
　in gastric biopsies, 200, 200t
Appendectomy, on inflammatory bowel disease, 598–599
Appendiceal agenesis, 499, 499f
Appendiceal disease, in Crohn disease, 600, 600f
Appendiceal neuroendocrine tumors, 1130–1133
　classification of, 1132t
　　D-cell, 1133
　　EC cell, 1131–1132, 1132t, 1134f
　epidemiology of, 1130
　gross features of, 1130, 1133f, 1134f
　histologic features of, 1130–1131
　　L-cell, 1132–1133, 1133f
Appendiceal stump inversion, 522
Appendiceal tumors, 525–540
　adenocarcinomas, 522t, 532–535
　　biology of, 535
　　classification of, 532, 533t
　　clinical presentation of, 532
　　epidemiology of, 532
　　gross appearance of, 532–533, 533f
　　histology of, 533–535, 534f
　　non–mucin-producing appendiceal adenocarcinomas, 534f, 535
　　prognosis in, 535
　　signet ring cell carcinomas, 533, 534f, 535
　adenomas, 525–532
　　circumferential, 527f
　　classification of, 525, 526t
　　localized, 529–531, 531f
　　mixed hyperplastic-adenomatous polyps, 531
　　mucinous cystadenoma, 525–529, 526t, 527f–530f
　　mucinous cystadenoma coexisting with carcinoid tumor, 529
　　serrated, 531, 532f
　　sessile serrated polyps, 531–532
　extension of other tumors, 539–540
　metastases, 540, 540f
　neuromas, 539, 540f
　pseudomyxoma peritonei, 535–539
　　clinical presentation of, 536
　　definition and terminology of, 535
　　epidemiology of, 535
　　gross appearance of, 536
　　histology of, 526t, 536
　　low-grade peritoneal mucinous neoplasm, 536–537, 537f
　　peritoneal mucinosis (adenomucinosis), 536
　　peritoneal mucinous adenocarcinoma, 537–539, 538f, 539f
Appendices epiploica, 738, 738f
　torsion of, 884–885, 884f
Appendicitis, 503–505
　acute intraluminal, 504, 504f
　clinical features of, 503
　complications of, 505
　demographic features of, 503
　etiology and pathophysiology of, 503, 503t
　gangrenous, 504–505, 504f, 506f, 507f
　"idiopathic" granulomatous, 512
　infectious forms of, 505–512
　　Actinomyces israelii, 505, 507f
　　adenovirus, 508
　　Ascaris, 511, 512f
　　cytomegalovirus, 509
　　Enterobius vermicularis (pinworm), 509–511, 510f, 511f
　　fungal, 509, 509f
　　measles, 508, 509f
　　Mucor, 509, 509f
　　parasitic, 511–512, 512f

　　schistosomiasis, 511
　　tubercular, 505–507
　　variant Creutzfeldt-Jakob disease, 512
　　Yersinia, 507–508, 508f
　mucosal, 504
　pathologic features of, 503–505, 504f, 505f
　peri-, 513, 513t, 514f
　ulcerative, in ulcerative colitis, 647, 648f
Appendix, nonneoplastic, 497–522
　"absent appendix," 502
　appendiceal stump inversion, 522
　appendicitis, 503–505 (See also Appendicitis)
　autoamputation, 501
　benign nonneoplastic polyps, 516, 518f
　congenital abnormalities of, 497–499
　　appendiceal agenesis, 499, 499f
　　duplications, 499
　　heterotopias, 499
　　positional abnormalities, 499
　cystic fibrosis, 521, 521f
　diverticulosis, 500, 500f
　drug effects, 513, 513f
　embryonic development of, 497, 498f
　foreign bodies, 522
　gastrointestinal neuroendocrine cells of, 1104, 1104f
　gastrointestinal sarcoid, 522
　graft versus host disease, 516, 518f
　gross anatomy of, 497, 498f
　gynecologic abnormalities seen in, 516–518
　　decidual islands, 518–519, 520f
　　endometriosis, 516–518, 519f
　　endosalpingiosis, 518, 520f
　histology of, 497, 498f
　in immunocompromised, 512
　infiltrative diseases, 522
　inflammatory bowel disease, 512–513
　intussusception, 500–501, 500f, 500t, 501f
　inverted stump, 501
　lymphoid hyperplasia, 516, 518f
　melanosis, 521, 521f
　mesothelial cysts, 520, 521f
　myxoglobulosis ("caviar" appendix), 515–516, 517f
　neural hyperplasia, 514–515, 515f
　periappendicitis, 513, 513t, 514f
　progressive fibrous occlusion, 513, 514f
　retention mucocele, 515, 515f, 516f
　septated appendix, 502, 502f
　torsion, 501, 502f
　vascular diseases, 516, 519f
Arterial dysplasia, of colonic arteries, 864
Arterial occlusive disease, ischemic enteritis from, 329–332, 334f
Arteries, 5–6
Arteritis. See also Vasculitis
　segmental mediolytic, GI ischemia in, 346–347
　Takayasu, GI ischemia in, 351
Ascaris infection
　of appendix, 511, 512f
　of small intestine, 397–398, 397f–399f
　of stomach, 180
Ascending colon, 735–736
Aspergillus infection (aspergillosis)
　of colon, 826
　esophagitis from, 53, 53f
　of small intestine, 382, 383f, 384f
　vasculitis in, 349
Aspirin
　acute hemorrhagic, erosive gastritis from, 155
　for colorectal cancer prevention, 907–908
　on esophagus, 61
　gastritis and gastropathy from, 160
　microscopic colitis and, 843
　on small intestine, 355
Astrovirus gastroenteritis, 385t, 387
Atheromatous emboli, colonic polyps due to, 876
Atheromatous embolization, intestinal ischemia after, 342, 342f

Atherosclerosis, in colorectal cancer, 904
Atresia
　of anus/rectum (congenital), 148, 1042–1043, 1043t, 1044f, 1045
　of colon, 746, 746f
　of duodenum, 23, 300, 304
　of esophagus, 22–24, 22t, 23f–25f, 304
　　congenital, 442
　　in severe combined immunodeficiency disease, 442
　in megacystis–microcolon–associated GI conditions, 572t
　in obstructive colitis, 785
　of small intestines, 23, 303–304, 304f–307f, 305t
　　in cystic fibrosis, 448
　　in gastroschisis, 302
　　in Hirschsprung's disease, pediatric, 560
　　ileal, 304
　　ileal, in appendiceal agenesis, 499
　of stomach, 76, 148
Atrophic autoimmune pangastritis, 189
Atrophic gastritis, 184f–186f, 185–187, 186t
　autoimmune, esophageal squamous cell carcinoma and, 89
　chronic, gastric neuroendocrine tumors in, 1114–1115, 1114f
　multifocal (See Multifocal atrophic gastritis [MAG])
Atrophic papulosis, malignant, GI ischemia in, 351
Attenuated adenomatous polyposis coli (AAPC), 693, 694t
Atypical carcinoid tumors, 1138, 1140f
Auerbach plexus, 546, 546f
Autoantibodies, in inflammatory bowel disease, 596–597
Autoimmune colitis, 860–861, 861f
Autoimmune enteric myositis, 578
Autoimmune enteropathy (enterocolitis), 427–428, 428f
Autoimmune gastritis, 187–188, 187t, 188f, 189f, 1107f
　atrophic autoimmune pangastritis, 189
　esophageal squamous cell carcinoma and, 89
　in gastric cancer, 240
Autosomal dominant visceral neuropathies, 562, 563t
Autosomal recessive disease with mental retardation and basal ganglia calcification, 562, 563t
Azathioprine, on colon, 790
Azidothymidine (AZT), motility disorders from, 586, 587f

B

Bacillus anthracis colitis, 820
Bacillus cereus infection, 380
Backwash ileitis, 632
Bacterial adherence, 359–360
Bacterial food-borne diseases, 356
Bacterial infections. See specific organs and infections
Bacterial translocation, 360
Balantidiasis, of colon, 833–834, 834f
Bands, peritoneal (Ladd), 303, 303f
Bannayan-Riley-Reuvalcaba syndrome (BRRS), 723, 723f
Barium enemas, on colon, 795, 796f
Barium granulomas
　anorectal, 1059
　colonic, 795, 796f
　gastric, 195
Barrett esophagus, 62–68
　adenoma in, 114, 115f
　definitions of, 62
　distal squamous metaplasia in, 67, 67f
　gross and endoscopic features of, 63, 64f
　histology of, 64–66, 65f
　immunohistochemical and molecular features of, 66–67, 67t
　low-grade dysplasia in, 111, 111f, 112–113, 113f

Barrett esophagus (continued)
    pathogenesis of, 62–63
    prevalence and incidence of, 62
    short-segment, 66
    squamous cell carcinoma in, 104
    surveillance and management of, 116
    treated, pathology of, 67–68, 68f
    tumor development with, 68
Bartonella henselae infection, 380
Bartsocas-Papas syndrome, 23
Basal cell carcinoma
    anal, 1076t, 1084
    vs. anal squamous cell cancer carcinoma, basaloid variant, 1075, 1076t
Basal cell nevus syndrome, GI polyps in, 724
Basal crypt dysplasialike atypica (BCDA), 114
Basal ganglia calcification, in autosomal recessive disease with mental retardation, 562, 563t
Basal inflammation, 771, 772f
Basal layer, esophageal squamous mucosa, 15, 17f
Basal lymphoid hyperplasia, 771, 772f
Basaloid carcinoma
    colorectal, 982
    esophageal, 107–109, 108t
Basal plasmacytosis, 771, 772f
Basidiobolomycosis, of colon, 827
Batten disease, on colon, 865
B-cell lymphoma, 1162, 1162t
    diffuse large
        of intestine, 1185–1186
        of stomach, 1177–1178, 1177f
    immunodeficiency-associated, 1187–1188, 1187t
    other types and peripheral lymph node equivalents, 1187
Beef tapeworm infection, 403, 404f
Behçet disease/syndrome, 71
    on colon, 787
    GI ischemia in, 350, 350f
Benign vascular tumors, 1243–1255. See also Vascular tumors, benign
Bezoars, 224, 439t
Bile reflux
    esophagitis from, 34f
    gastritis from, 181–182, 181f, 182f
Bilharzial polyps, 837f, 875
Bilharziasis, colitis from, 835–836, 836f, 837f
Biliary carcinoma, from inflammatory bowel disease, 657, 657f
Biopsies. See also specific disorders; specific sites
    excisional, 7
    incisional, 7
    orientation of, 7
    small intestinal, 407–414 (See also Small intestinal biopsy)
    specimen fixation in, 8
Biopsy specimens, 7
Blastocystis hominus (blastocystis) colitis, 834
Blastomyces dermatitidis colitis, 823
Blastomycosis
    colitis, 823
    esophagitis, 53
    South American, colitis, 823–824, 825f
Blind loop syndromes, 360–361, 361f, 361t
Blood supply
    to colon, 738–739, 739f
    in ischemic enteritis, 327, 330f, 331f
    to small intestine, 6, 6f, 280–283, 281f–283f
    to stomach, 140–141
Blood vessels, 5–6, 6f. See also specific vessels and organs
Blue rubber bleb nevus syndrome (BRBNS), 1246–1247
Boerhaave syndrome, esophageal perforation in, 31, 31f, 32
Bone marrow allograft, immunosuppression for, in B-cell lymphoma/lymphoproliferative disorders, 1187–1188, 1188f, 1189f

Borrman classification, of gastric cancer, 248–249, 249f, 250f
Bowel infarctions. See also specific disorders
    in dialysis patients, 343
Bowen disease, 1083–1084, 1084f, 1085t
Bowenoid papulosis, 1081–1083, 1083f, 1084f, 1085t
Brainerd diarrhea, 847–848
Branched crypts, 770, 771f
BRCA1/2 gene mutations, in stomach cancer, 235
Breast cancer metastasis
    as achalasia, 126
    to colon, 978f, 987
    to stomach, 268–269, 268f
Bronchoesophageal fistulas, congenital, 24
Bronchogenic cysts, 25
Brown bowel syndrome (disease), 437–438, 437f, 438f, 438t
Brucellosis, 374–375
Brunner gland, 297–298, 298f
    heterotopic, 150
    hyperplastic, 471, 472f
Brunner gland adenoma, 471, 473f
Brunner gland hamartoma, 314–315
Brunner gland metaplasia, 324–325
Brunner gland proliferative lesions, 471, 472f, 473f
Brush border, mature, small intestine, 288, 289f
Buerger disease, 348–349, 348f
Burkitt lymphoma, 1186–1187, 1187f

C

CA-19, as colorectal cancer marker, 1009
Cadmium, on small intestine, 355
Calcinosis, gastric mucosal, 165, 166f
Calcium supplements, for colorectal cancer prevention, 908
Calcivirus gastroenteritis, 385t, 387
Caliber-persistent artery, 220, 221f
Campylobacter infections
    colitis, 806, 817t
    enteritis, 365
Cancer. See specific types
Cancer risk reduction, in inflammatory bowel disease, 667–678
    carcinomas, 678
    diagnosing dysplasia in
        agreement on, 676–677
        ancillary tools for, 677–678
    endoscopic surveillance in, 667–670
        colonoscopy in, 667–668
        flat low-grade dysplasia, 669
        high-grade dysplasia, 669
        indefinite for dysplasia, 668
        programs of, 667
        raised lesions (polyps) with dysplasia, 669–670
    pathologic identification of dysplasia in, 670–676
        classification of, 668f–671f, 670, 670t
        high-grade dysplasia, 675, 675f, 676f
        low-grade dysplasia, 673–675, 674f
        mucosa indefinite for dysplasia, 671–673, 671f–674f
        mucosa positive for dysplasia, 673
        polypoid areas of dysplasia/adenomas, 675–676, 676f
Candida infection (candidiasis)
    in AIDS, 854, 856t
    anorectal, 1057
    colitis, 823, 824f
    esophagitis, 43, 49–53, 52f, 53f
    gastritis, 177, 179f
    in inflammatory bowel disease, 665
    in neutropenic enterocolitis, 840
    in peptic ulcers, 203
    small intestinal, 380–381, 381f, 381t, 382f
    vasculitis in, 349

Capillaria philippinensis infection, of small intestine, 400, 402f, 403
Capillaries, 6, 6f
Capillary hemangiomas, 1243–1244, 1245f
Carcinoembryonic antigen (CEA), as colorectal cancer marker, 1008t, 1009, 1009f
Carcinoid heart disease, 1124
Carcinoid syndrome, 1123–1125, 1124f
Carcinoid tumors, 1110–1137
    atypical (malignant), 1138, 1140f
    colonic, 1133–1135, 1135t
    in colorectal adenoma, 942–943
    diagnosis and histology of, 1112, 1112t
    esophageal neuroendocrine tumors, 1112–1113
    gastric, 1113–1118, 1113t (See also Gastric neuroendocrine tumors)
    locations of, 1110–1111
    in Meckel diverticula, 1111, 1112f
    with mucinous cystadenoma, 529
    rectal, 1135–1137, 1135f, 1136f
    small intestinal, 1118–1133 (See also Small intestinal neuroendocrine tumors)
    tubular, 1137, 1137f
Carcinoma. See specific sites and types
Carcinomatous lymphangitis, 128
Carcinoma with germ cell elements, colorectal, 982
Carcinoma with mesenchymal stroma, esophageal, 104–107, 105f–108f
Carcinosarcoma
    colorectal, 982
    esophageal, 104–107, 105f–108f
    gastric, 262–263
Cardia
    achalasia of, in Allgrove syndrome, 570
    intestinal metaplasia of, 66
Cardiac mucosa, in esophagus, 16–18, 19f
Cardiac orifice, 139, 140f
Cardio-oxyntic mucosa, 16
Cardiospasm. See Achalasia
Carditis, 40–42, 43f
    in GERD, 42, 43f
Cathartic colon, 586–587
Cathartics, motility disorders from, 586–587
Cat-scratch disease, extranodal, 380
Caudal dysplasia, 1045
Caudal regression syndrome, 1045
Caustic esophagitis, 59–60, 60f, 61f, 61t
Cavernous hemangiomas, 1244–1246, 1245f, 1246f
"Caviar" appendix, 515–516, 517f
CCDH1 gene mutations, in gastric cancer, 235
CD56-positive T/NK-cell lymphoma of nasal type, 1195
Cecal agenesis, 745
Celiac axis compression syndrome, 342, 342t
Celiac disease (CD), 414–425
    collagenous sprue from, 424
    conditions mimicking, 420, 420t
    diagnosis of, 418
    endoscopic findings in, 419
    esophageal squamous cell carcinoma and, 89
    histologic features of, 419–423
        in early disease, 419, 421f
        flat mucosa in, 419, 420f, 420t, 421f
        on gluten-containing diet, 419–420, 419t, 420f–423f, 420t
        on gluten-free diet, 421–423
        intraepithelial lymphocytosis in, 420–421, 420t, 421f
        lamina propria inflammation in, 411f, 421
        vs. normal mucosa, 423f
    laboratory testing for, 418–419
    large intestinal changes in, 847
    prognosis in, 424
    refractory, 1193–1195, 1194f, 1195f
    refractory sprue from, 424
    treatment of, 423
    ulcerative jejunoileitis from, 424–425

索 引　1271

Celiac sprue. *See* Celiac disease (CD)
Cell proliferation, 2, 2f
Cellular and combined immunodeficiency diseases, Nezelof syndrome, 442
Central obliterative neuromas, 539, 540f
Cervical inlet patch, 20–21, 21f
Chagas disease, 580–581, 580f, 581f
　colitis from, 834
Chancroid, anorectal, 1055–1056, 1056f
Chemical gastropathies, 181–182
　alkaline reflux (bile reflux) gastritis, 181–182, 181f, 182f
　clues suggesting, 181, 181t
　etiology of, 181
　uremic, 181
Chemotherapeutic agents. *See also specific agents*
　on appendix, 513, 513f
　colitis from, 791–793, 793f
　gastritis and gastropathy from, 164, 164f, 164t
　on small intestine, 353
Chlamydia trachomatis infections
　colitis, 817
　lymphogranuloma venereum, 819–820, 820f
　non-lymphogranuloma venereum, 820
　non-lymphogranuloma venereum, anorectal, 1057
Cholecystectomy, in colorectal cancer, 905
Cholelithiasis, from inflammatory bowel disease, 658
Cholesterol, in colorectal cancer, 904
Cholesterol ester storage disease, on colon, 866–867
Chondromas, 1258
Choriocarcinoma
　with endodermal sinus tumors, colorectal, 983
　with gastric carcinoma, 262, 262f
　small intestinal, 487
Chromosomal instability
　in colorectal cancer, 1010, 1010f
　with inflammatory bowel disease, 680–682
Chronic granulomatous disease (CGD), 442–443
Chronic renal disease, ischemic colitis with, 785
Churg-Strauss syndrome, GI ischemia in, 351
Chylomicron, 283, 284f
Chylomicron retention disease, 430
Ciguatera, 356
Ciliated cell metaplasia, 192, 193f
Ciliated columnar cells
　in anorectal cysts, 1045
　in esophageal diverticula, 27
　in esophageal duplications, 24
　in esophagus, 22
Circular muscle, 545, 545f
　syncytial properties of, 5
Clear cell adenoma, colorectal, 932, 938f
Clear cell morphology, in colorectal adenocarcinoma, 986–987
Clear cell sarcoma, 1258–1260
Cloaca
　dysgenesis of, 749
　persistence of, 1044
　primitive, 1044
Cloacogenic carcinomas, colorectal, 982
Cloacogenic polyp, inflammatory, 1060, 1061f, 1062f
Clofazimine, crystal-storing histiocytosis from, 355
Clostridium difficile colitis, 810–815, 812f–814f
　from antibiotics, 810
　clinical presentation of, 811
　vs. Crohn disease and ischemic colitis, 814, 815t
　epidemiology of, 810, 810t
　histology of, 811–814, 814f, 817t
　laboratory diagnosis of, 810–811
　mucosal biopsies of, 814, 814f
　pseudomembranous colitis in, 811–814, 812f–814f
　risk factors for, 810, 810t
　signet ring cells in, 814–815
　toxigenic strains of, 810
　treatment of, 815
　on ulcerative colitis, 648, 648f, 650f

Clostridium infections
　colitis, 815, 817t
　enteritis, 366–367
Clostridium perfringens infection
　colitis, 815
　enteritis, 367
　type C enteritis, 366
Clostridium septicum colitis, 815
Clostridium welchii enteritis, 367
Coacal exstrophy, 1044–1045
Cocaine
　gastritis and gastropathy from, 165, 166f
　on small intestine, 354
Cocoon, abdominal, 315
Colchicine
　gastritis and gastropathy from, 166
　on small intestine, 353
Colitis
　acute, 769
　autoimmune, 860–861, 861f
　chronic, 769, 771f
　chronic active, 770
　differential diagnosis of, 767, 768t
　focal active, 771–772
　inactive, 770
　indeterminate, 650, 650t
　from methyldopa, 795
　mild *vs.* severe injury in, 769, 770f
　obstructive, 785
　from penicillamine, 795
　pseudomembranous, from *C. difficile*, 811–814, 812f–814 (*See also Clostridium difficile* colitis)
　quiescent, 770
　superficial *vs.* basal inflammation in, 771, 772f
　ulcerative (*See* Ulcerative colitis [UC])
Colitis, infectious, 800–838
　acute, self-limited, 769, 802–804
　　granulomas in, 804, 804t
　　histologic features of, 801f, 802–803, 802t
　　vs. inflammatory bowel disease, 737f, 803–804, 803t
　agranulocytic, 838–841, 839f–842f
　algal, 827, 829f
　bacterial, 801f, 804–820
　　Actinomyces, 817–818, 819f
　　Aeromonas, 817, 818f
　　anthrax, 820
　　Campylobacter, 806, 817t
　　Chlamydia, 817
　　Clostridium difficile, 810–815, 812f–814f (*See also Clostridium difficile* colitis)
　　Clostridium perfringens, 815
　　Clostridium septicum, 815
　　Escherichia coli 0157:H7, 804–806, 804f, 805f, 817t
　　gonorrhea, 815–816
　　lymphogranuloma venereum (*C. trachomatis*), 819–820, 820f
　　mycobacteria (tuberculosis), 815, 816t, 817t
　　non–lymphogranuloma venereum *C. trachomatis* infections, 820
　　Salmonella, 806–807, 807f, 808f, 817t
　　Shigella, 807–810, 809f, 809t, 817t
　　spirochetosis, 816–817, 818f
　　syphilis, 816, 817t
　　Yersinia enterocolitica, 815, 816t, 817t
　diagnosis of, 802, 802t
　etiology and risk of, 800
　from food and water contamination, 801, 801t
　fungal, 823–827
　　aspergillosis, 826
　　basidiobolomycosis, 827
　　blastomycosis, 823
　　Candida, 823, 824f
　　cryptococcal, 827
　　histoplasmosis, 825–826, 826f–828f

　　mucormycosis, 826–827
　　paracoccidioidomycosis, 823–824, 825f
　　Trichoderma longibrachium, 827
　gastrointestinal changes from, 801–802, 801f
　helminthic, 835–838
　　anisakiasis, 836
　　schistosomiasis, 835–836, 836f, 837f
　　strongyloidiasis, 836
　　trichuriasis, 838, 838f
　histologic features of, general, 802–804, 802t
　location of, 802, 802t
　protozoan, 827–835
　　amebiasis, 827–833, 830f–833f (*See also* Amebiasis)
　　balantidiasis, 833–834, 834f
　　blastocystis, 834
　　Chagas disease, 834
　　visceral leishmaniasis, 834, 835f
　viral, 820–823
　　adenovirus, 823
　　cytomegalovirus, 820–822, 820f–823f
　　herpes, 823
Colitis, ischemic, 774–787
　acute, 777f, 778–780, 780f–782f
　biopsy findings in, 782–784, 783f, 783t, 784f
　clinical features and types of, 775–776
　vs. Clostridium difficile colitis, 814, 815t
　enterocolitis, 784–785, 785t
　enterocolitis in Hirschsprung disease, 785
　etiology of, 774–775, 775t
　fibrosis and stricture formation in, 782
　gross features of, 776–778, 778f–781f
　hemolytic uremia syndrome, 786, 786f
　infarction in, 775, 775f
　large *vs.* small vessel occlusion in, 776
　obstructive, 785
　pathophysiology of, 776, 777f
　with renal disease, chronic, 785
　reparative phase in, 780–782, 780f, 782f
　sites of injury in, 776
　thromboembolism in, 775, 775f
　transitory ischemia in, 778
　tropical enterocolitis, 785
　vasculitis, 786–787
　　Behçet syndrome, 787
　　collagen vascular diseases, 787
　　idiopathic myointimal hyperplasia of mesenteric veins, 786–787
　　mesenteric inflammatory veno-occlusive disorder, 787
　　phlebosclerotic colitis, 786
Colitis cystica profunda, 763, 765f, 926–930, 929f–934f, 930f, 931t
Colitis cystica superficialis, 763, 766f
Collagenous colitis, 843–845, 844f, 845f, 846t. *See also* Microscopic colitis
Collagenous duodenitis, 413, 425, 426f
Collagenous enteritis, 425, 426f
Collagenous gastritis, 200
Collagenous sprue, 413, 414f, 424, 424f
Collagen vascular disease
　on colon, 787
　GI ischemia in, 345
Collision tumors, 126–127, 1155
Colloid adenocarcinomas, small intestinal, 487
Colloid carcinoma
　appendiceal, 533, 534f
　colorectal, 973–974, 974f–975f
Colon, nonneoplastic, 735–887
　acquired abnormalities of, 749–766 (*See also specific abnormalities*)
　colitis cystica superficialis, 763, 766f
　colitis cystic profunda, 763, 765f
　diverticular disease, 749–754
　intussusception, 757–759, 760f
　mucosal prolapse syndromes, 760–763 (*See also* Mucosal prolapse syndromes)

Colon, nonneoplastic (continued)
  redundant sigmoid, 757, 758f
  stercoral ulcers, 764–766, 766f, 767f
  torsion and volvulus, 754–757
amyloidosis, 867, 868f
anatomic relations of, 735, 735f
biopsy interpretation in, 766–774
  changes from bowel prep in, 773, 774f, 775f
  changes from instrumentation and biopsy in, 773–774, 775f
  clinical data in, 767, 769t
  for colitis etiology, 767, 768t
  examination and testing for, 766
  standardized examination in, 767–769, 769t
  terms and descriptions of changes in, 769–772, 770f–774f
  unappreciated mucosal features in, 767
blood supply to, 738–739, 739f
congenital abnormalities of, 745–749
  atresia and stenosis, 746, 746f
  cecal agenesis, 745
  cloacal dysgenesis, 749
  diverticula, 746–747
  duplications, 746–747, 747f
  embryonic rests, 749, 749f
  enterogenous cysts, 746–747, 748f
  heterotopias, 747–749
    gastric mucosa, 747, 748f
    pancreas, 747
    seromucinous, 749
  innervation abnormalities, 749
  malrotations, 745–746, 745f
connective tissue disorders, 864–867
  Ehlers-Danlos syndrome, 864
  lipid storage diseases, 866–867
  lysosomal storage diseases, 864–866, 865t
  Marfan syndrome, 864
  peroxisomal disorders, 867
cystic fibrosis, 867
drugs and toxins on, 787–795, 788t
  antimicrobials, 794
  chemotherapeutic agents, 791–793, 793f
  ergotamine tartrate, 795
  heavy metal–induced enterocolitis, 790–791, 792f
  immunosuppressive agents, 790, 791f
  isotretinoin, 795
  kayexalate-sorbitol enemas, 789
  laxatives, 787–789, 788f, 789f
  myenteric plexus damage from, 788t, 790
  nonsteroidal anti-inflammatory drugs, 790
  other agents, 794–795
  pancreatic enzyme supplements, 793–794, 794f
  stercoral ulceration from, 788t, 790
  vasculitis and ischemic injury from, 793, 793f
elastofibromatous change, 886–887, 886f
embryology of, 735, 736f
endometriosis, 878–881, 879f, 880f, 881t
endosalpingiosis, 881
endoscopy of, 766
eosinophils, increased, lesions with, 848–850
  allergic, 848, 848f
  cow's milk and soy intolerance, 847f, 848–849
  eosinophilic colitis, 850
  eosinophilic gastroenteritis, 849
  food allergies, 848
  overview, 848
  pericryptal eosinophilic enterocolitis, 849–850
function of, 735
granulomas and macrophage collections, 850–854
  with carcinoma, 850, 851f
  diseases associated with, 850–851
  etiology of, 850
  lamina propria muciphages, 851
  malakoplakia, 851–853, 852f, 852t, 853f
  sarcoidosis, 853–854, 854f
  Wegener granulomatosis, 854

  xanthogranulomas, 796f, 850
  xanthomas, 851, 852f
gross features of, 735–738
  appendices epiploicae, 738, 738f
  ascending colon, 735–736
  descending colon, 736
  ileocecal valve, 736
  lymphoid nodules, 736–738, 738f
  muscularis mucosa and submucosa, 736, 738f
  muscularis propria, 736, 737f
  normal colon histology, 735, 737f
  omentum, 736
  plicae semilunares, 736, 737f
  rectosigmoid, 735
  rectum, 736
  sigmoid colon, 736
  taeniae coli, 736, 737f
  transverse colon, 736
histologic features of, 740–745
  absorptive cells, 741, 742f
  cell renewal and differentiation, 743, 743f
  crypts, 741, 741f
  endocrine cells, 742
  epithelium, 741
  goblet cells, 741–742, 741f, 742f
  lamina propria, 744, 744f
  lymphoglandular complexes, 745
  mucin secretion, 741, 741f
  muscularis propria, 745
  Paneth cells, 742, 742f
  pericryptal myofibroblast sheath, 743–744, 743f
  serosa, 745
  submucosa, 745
  tuft cells, 742
immunologic injury changes, 854–861
  autoimmune colitis, 860–861, 861f
  graft-versus-host disease, 859–860, 859f, 860f
  HIV infections, 854–859 (See also Acquired immunodeficiency syndrome [AIDS])
  Omenn syndrome, 860
infectious colitis, 800–838 (See also Colitis, infectious)
inflammatory pseudotumors, 881
innervation of, 738
irritable bowel syndrome, 885
ischemic colitis, 774–787 (See also Colitis, ischemic)
  complicating chronic renal disease, 785
  enterocolitis in Hirschsprung disease, 785
  hemolytic uremia syndrome, 786, 786f
  ischemic enterocolitis, 784–785, 785f
  obstructive colitis, 785
  tropical enterocolitis, 785
  vasculitis, 786–787
    Behçet syndrome, 787
    collagen vascular diseases, 787
    idiopathic myointimal hyperplasia of mesenteric veins, 786–787
    mesenteric inflammatory veno-occlusive disorder, 787
    phlebosclerotic colitis, 786
lipid storage diseases, 866
lymphatic drainage of, 739–780
microscopic colitis, 843–848
  Brainerd diarrhea, 847–848
  collagenous colitis, 843–845, 844f, 845f, 846t
  drugs and, 843
  immune abnormalities in, 843
  large intestinal changes in celiac disease, 847
  lymphocytic colitis, 845–847, 847f
  lymphocytic colitis, atypical, 847
  terminology for, 843
myxoglobulosis, 887, 887f
neutropenic enterocolitis, 838–841, 839f–842f (See also Neutropenic enterocolitis)
phlegmonous colitis, 841
polyps, 867–878 (See also Polyps, colonic)

  pseudolipomatosis, 885–886, 885f, 886f
  radiation injury of, 795–800, 797f–799f
  radiographic substances on, 795
  submucosal colonic edema, 885, 885f
  surgery and procedures on, 881–884
    anastomoses, 884
    colostomies, 883
    diversion colitis, 882–883, 882f
    endoscopic tattooing, 883, 883f
    endoscopic thermal injury, 881
    previous biopsy sites, 884, 884f
    ureterosigmoidostomy, 883
  torsion of appendices epiloica, 884–885, 884f
  vascular lesions, 861–864
    angiodysplasia, 862–864, 863f
    arterial dysplasia of colonic arteries, 864
    Dieulafoy vascular malformation, 220, 221f, 862, 1052
    portal colopathy, 861
    varices, 861–862, 862f
    vascular changes in homocystinuria, 864
  venoms on, 795, 797f
Colonic aganglionosis, total, 553
Colonic atrophy, 770, 771f
Colonic carcinoid tumors, 1133–1135, 1135t
Colonic elastosis, 886–887, 886f
Colonic pseudo-obstruction, acute, 543
Colonic urticaria, 885, 885f
Colorectal adenocarcinoma, 954–1016. See also Colorectal cancer
  adenoacanthomas, 981
  adenosquamous carcinomas, 979–981, 981f
  basaloid (cloacogenic) carcinomas, 982
  biopsy interpretation of neoplasia in, 987–988
  carcinoma with germ cell elements, 982
  carcinosarcomas, 982
  cell types in, 967, 969f
  choriocarcinoma, 982–983, 982f
  clear cell morphology in, 986–987
  clinical features of, 958–960, 959f–961f
  colonic neoplasms vs. metastases in, 1017, 1018f
  in diverticula, 969, 970f
  endodermal sinus tumor, 983
  epigenetic pathway in, 1014–1016, 1015t
  extranodal metastases, 995–996, 995f, 995t, 996f
  extrauterine Müllerian tumors, 983, 984f, 985f
  flat carcinomas, 970, 971f, 972f
  gross features of, 958f, 961–964, 962f–965f
  high risk for, 954, 954t
  histologic features of, 964–967
    general comments on, 964–965, 966f, 967f
    grading in, 966–967, 968f, 969f
  incidence and death rates from, 954–956, 954t
  in inflammatory bowel disease, 960
  intestinal metastases, 996
  linitis plastica, 976–979, 979f, 980f
  location of, 957
  melanoma-like, 987
  microsatellite instability pathway in, 1013–1014, 1014f, 1015t
  mixed choriocarcinoma–endodermal sinus tumors, 983
  molecular alterations in, 1003
  molecular changes in, 1009–1013
    APC gene, 1010–1011
    chromosomal instability pathway, 1010, 1010f
    loss of heterozygosity on chromosome 18q in, 1012–1013
    overview, 1009–1010
    p53 gene in, 1011–1012, 1012f, 1013f
    ras genes in, 1011, 1011f
  multiple tumors in, 957–958, 958f
  osseous metaplasia in, 983–986, 985f
  patient variables in, 1003–1004
  pleomorphic (giant cell) carcinoma, 986
  in polyposis syndromes, 960

in pregnancy, 961
prognosis in, 998–1000
  Crohn-like lymphoid reaction in, 1003
  DNA content in, 1003, 1003f
  factors in, 998–999, 1000t
  gross growth pattern in, 1000
  histologic grade and type in, 1000
  invasive margin nature in, 1002
  lymphatic permeation in, 1002
  obstruction and perforation in, 1002
  perineural invasion in, 1002
  peritoneal and serosal involvement in, 1003
  peritumoral lymphocytic infiltration in, 1002
  radial margins in, 1002
  reactive lymph nodes in, 1003
  residual disease in, 1003
  tumor location in, 1000
  tumor margins in, 1000–1002
  tumor multiplicity in, 1000
  tumor stage in, 999–1000, 1001f
  venous invasion in, 1002
psammoma bodies in, 986
racial differences in, 957
recurrence of
  detection of, 998
  local, 1008
resection specimen evaluation in, 1017–1020
  extramural venous invasions in, 1019
  general comments on, 1017
  lymph node examination in, 1018–1019
  reporting resected large intestinal carcinomas in, 1019–1020, 1020t
  sections to be taken in, 1019
  tumor margins in, 1018
rhabdoid features in, 986
schistosomiasis-associated carcinomas, 906f, 971–972
secondary tumors in, 1016–1017, 1016f
sexual differences in, 956–957
small cell carcinomas in, 987
special histologic types of, 972–976
  colloid carcinomas, 973–974, 974f–975f
  mucinous carcinomas, 972–973, 972f, 973f
  signet ring cell carcinomas, 974–976, 976f–978f
sporadic, with microsatellite instability, 969–970
squamous carcinomas, 981–982
squamous cell–containing carcinomas, 926f, 979
staging of
  CT and MR imaging in, 998, 998f
  endoscopic ultrasound in, 998, 999f
  intraoperative, 998
  systems for, 996–997, 997t
stem cell carcinomas, 986
stromal components in, 967–968, 969f, 970f
teratomas, 983
treated, endocrine cell increase in, 1155
treatment for, 1004–1008
  adjuvant radiotherapy in, 1008
  chemotherapy in, 1007
  colonic resection in, 1004, 1005f
  hepatic metastases resection in, 1006–1007
  laparoscopic colectomy in, 1006
  preoperative chemoradiation in, 1007, 1007f, 1008f
  radiotherapy in, 1007
  rectal lesion resection in, 1004–1006, 1006t
tumor implantation in, 992–995, 995f
tumor markers of, 1008–1009, 1008t, 1009f
tumor spread in, 988–992, 988f
  direct extension of rectal carcinomas into prostate or bladder, 989–990
  extension to adjacent organs in, 989
  intramural growth in, 988–989, 989f
  lymphatic and lymph node, 990, 991f–993f
  peritoneal, 990

steps in, 988, 988f
superficial, 989
venous, 990–992, 994f
tumor vessels in, 968–969, 987f
in young patients, 960–961
Colorectal adenoma, 908–950
aberrant crypt foci, 947, 950f
adenoma–carcinoma sequence, 933, 935t, 939f–942f
age and sex in, 912
apoptosis in, 909–910, 910f
biologic alterations in, 908–910, 909f–911f
cancer in, 939–941
carcinoid tumors in, 942–943
cell types in, 922–923, 923f–926f
clear cell, 932, 938f
clinical features and diagnosis of, 914
clustering of, 912, 913f
crypts in, 909–910, 910f
diagnosis of, 933–939, 943f–945f
  high-grade dysplasia, 934, 937–939, 947f
  intramucosal carcinoma, 934, 941f
  low-grade dysplasia, 935–937, 945f, 946f
differentiation in, 910, 911f
endocrine differentiation in, 923, 925f
endoscopic features of, 914–915, 915f
flat, 930–931, 936f
gastrin in, 923, 926f
gross features of, 915–918, 915f
  carcinoma, 917
  flat (depressed), 917–918, 918f
  pedunculated and sessile, 915–917, 915f–917f
  villous, 916–917, 916f, 917f
growth of, 909f, 910, 911f, 912f
in hereditary colon cancer syndromes, 727, 728t, 914, 914t
histologic features of, 918–922
  categories of, 918–920, 919f–920f
  tubular, 909f, 919f–922f, 920–921
  tubulovillous, 919f–920f, 921–922, 923f
  villous, 919f–920f, 921–922, 922f
hypersecretory, 931–932, 932f
incidence of, 910–912
inherited susceptibility to, 730
lesion location in, 912, 913f
melanocytes in, 923, 926f
metastatic risk prognosticators in, 941–942, 943t, 944f, 948f
mucin production in, 921–922, 924f
multiple, 704
muscle fibers in, 923–924, 927f
Paneth cells in, 923, 925f
pathology report on, 946
picket fence pattern in, 909, 910f, 911f
polyps in
  early, 912f
  multiple, 912–913, 913f
  pathologic evaluation of, 943–946, 949f
proliferation and mitosis in, 908, 909f
pseudocarcinomatous entrapment in, 926–930, 929f–934f, 930t, 931f
pyloric gland differentiation in, 923, 926f
recurrent, 913–914
serrated, 948–949, 951f–953f
squamous differentiation in, 923, 926f
treatment of, 943t, 946–947, 950f
unicryptal, 910, 911f
vasculature in, 924–925, 928f
Colorectal cancer, 899–908. See also specific types
epidemiology of
  etiology in, 899–900
  incidence in, 899, 900f
  mortality in, 899
factors in, 900–906
  anastomoses, 906
  atherosclerosis, cholesterol, and lipoproteins, 904

bacterial flora, 901, 902t
dietary factors in, 901–904
  alcohol consumption, 903–904
  fat and animal protein, 902
  fibers, fruits, vegetables, 902, 903t
  micronutrients, 902–903, 903t
diverticulosis, 904–905, 904f
energy balance and, 900–901, 901f
gallstones and cholecystectomy, 905
gastric surgery, 906
genetic, 730, 900–901
growth hormone, 905
hormonal, 905
idiopathic inflammatory bowel disease, 904
ileal conduits, 906
nongenetic host, 901, 901f, 902t
occupational, 904
radiation, 905
schistosomiasis, 905, 906f
sex hormones, 905
smoking, 904
socioeconomic factors and urbanization, 905
ureterosigmoidostomy, 905–906
gastrin in, 905
prevention of, 906–908
  aspirin and NSAIDs in, 907–908
  calcium supplements in, 908
  chemoprevention in, 907
  screening in, 907, 907t, 908t
skin tags in, 906
Colorectal cancer, serrated polyps, 948–954
adenomas, 948–949, 951f–953f
molecular evidence for serrated pathway in, 951
natural history of, and clinical implications, 951–954
sessile, 949–951, 950t, 955f–957f
Common variable immunodeficiency (CVI), 440–442, 441f, 442t
Composite adenoma–carcinoid tumors, 1152–1153, 1153f
Composite tumors with pancreatic acinar differentiation, 1154–1155
Condyloma acuminatum, 1067, 1069f
Condyloma planum, 1067–1068, 1070f
Condylomata, 1067–1070, 1068f–1070f
Congenital abnormalities/anomalies
  of appendix, 497–499, 499f
  of colon, 745–749 (See also Colon, nonneoplastic, congenital abnormalities of)
  of esophagus, 22–29 (See also Esophagus, nonneoplastic, developmental congenital anomalies)
  of small intestine, 298–315 (See also Small intestine, nonneoplastic, congenital abnormalities)
Congenital diverticula, intestinal, 307f, 309–310, 310f
Congenital heterotopic gastric mucosa, 312–313, 313f–314f
Congestive gastropathy, 217, 217f, 218f, 219t
Connective tissue disorders, of colon
  Ehlers-Danlos syndrome, 864
  lipid storage diseases, 866–867
  lysosomal storage diseases, 864–866, 865t
  Marfan syndrome, 864
  peroxisomal disorders, 867
Constipation, slow transit chronic, 565, 565f, 566t
Corpus atrophy, 190
Corpus cavernosum recti, 1037
Corrosive esophagitis, 59–60, 60f, 61f, 61t
Corrosive gastritis, acute, 61t, 167, 167f
Corticosteroids, on small intestine, 355
Countercurrent mechanism, 329, 333f
Cowden disease, 719–723
  clinical features of, 720, 721f
  genetic features of, 719–720
  GI lesions in, 720–721, 721f, 722f
  treatment and prognosis in, 721–722

Cow's milk intolerance and sensitivity, 425
  allergic colitis from, 847f, 848–849
COX-2 expression
  in Barrett's esophagus, 121
  in colon cancer, 908, 1015t
  in extra-ampullary carcinomas, 485
  in fibroblastic polyps, 872
  in gastric cancer, 268
  in neurofibromatosis I, 1105
COX-1 inhibitors, in inflammatory bowel disease, 599
COX-2 inhibitors, in inflammatory bowel disease, 599
COX inhibitors, nonselective, on small intestine, 355
CpG island methylator (CIMP) phenotype, in gastric cancer, 237
Creutzfeldt-Jakob disease (CJD), variant, appendicitis from, 512
Crohn disease (CD), 599–631
  on appendix, 512–513
  clinical features of, 599–603
    abdominal pain, 600
    anorectal disease, 600
    appendiceal disease, 600, 600f
    association with other diseases, 602, 603t
    diseases mimicking, 602, 602t
    duodenal disease, 601, 601f
    in elderly, 601–602, 602f
    esophageal, 72–73, 73f, 600–601
    extraintestinal manifestations, 602–603
    gastric disease, 601
    ileocolonic disease, 600
    jejunal disease, 600
    site of involvement in, 599, 599t
  vs. Clostridium difficile colitis, 814, 815t
  complications of, 630–631, 630t
  vs. diverticular disease, 753–754
  forms of, 599
  GI ischemia in, 351
  granuloma in, 771, 773f
  granulomatous gastritis in, 194–195, 194f
  gross features of, 603–608
    abscess, 607, 608f
    external, 604–605, 604f–606f
    fistulae and adhesions, 606–607, 606f, 608f
    internal, 605–606, 606f, 607f
    lesion distribution, 603–604, 603t
    perforations, 607, 608f
    pseudopolyps, 608, 609f
    strictures, 607–608, 609f, 609t
  histologic features of, 609–630
    aphthous and other ulcers, 610–611, 615f, 616f
    displaced epithelium, 623–624, 628f
    epithelial and mucosal changes, 609–610, 611f–614f
    general comments, 609, 610f, 610t
    granulomas, 615–619, 615f, 619f–621f
    inflammatory infiltrate, 612–615, 617f, 618f
    lymphatic dilation (lymphangiectasia), 612, 617f
    mucosal metaplasia, 611–612, 616f
    neural changes, 621, 623f–625f
    orogenital system, 627, 630, 630f
    proximal GI lesions, 624–627, 629f
    pseudopolyps, 623, 626f, 627f
    resection features, 609, 610t
    resection margins, 630
    serosal and mesenteric, 624
    strictures, 621–623, 625f, 626f
    superficial Crohn disease, 624
    vs. ulcerative colitis, 639t
    vascular lesions, 620, 622f, 623f
  incidence of, 599
  vs. ischemic stricture, 339, 340t
  recurrence of, 603

on small intestine, 435
specimen handling in, 493
superficial, 624
surgical intervention for, 603
survival in, 603
vs. ulcerative colitis, in biopsies, 650–652, 651t–652t
Crohn-like lymphoid reaction in, 1003
Cronkhite-Canada syndrome (CCS), 723–724, 723f, 724f
Cryoglobulinemia, GI ischemia in, 351
Crypt
  branched, 770, 771f
  of colon, 741, 741f
  in colorectal adenoma, 909–910, 910f
  serrated, in hyperplastic polyps, 869–870, 871t
  of small intestine
    changes in, 412, 412f
    hyperplasia of, 410, 412f
  ulcers of, in ulcerative colitis, 638–640, 638f–641f
Crypt abscesses
  definition of, 769
  in ulcerative colitis, 638–640, 638f–641f
Crypt atrophy, 770, 771f
Crypt cells, undifferentiated, 292
Cryptic intestinal T-cell lymphoma, 424
Cryptitis, 769
  in ulcerative colitis, 638–640, 638f–641f
Cryptococcal infection, colitis, 827
Cryptogenic multifocal ulcerating and stenosing enteritis (CMUSE), 348
Cryptosporidial infections (cryptosporidiosis)
  of small intestine, 390–392, 392f
  of stomach, 180, 180f
Crypts of Lieberkühn, 285, 286f, 287f
Curling ulcers, 356, 356f
Currarino triad, 1043
Cutaneous Crohn disease, from inflammatory bowel disease, 659
Cutaneous vasculitis, from inflammatory bowel disease, 660
Cyclamates, on small intestine, 353
Cyclospora infection, of small intestine, 396–397
Cyclosporine
  on colon, 790
  on small intestine, 354
Cyst
  anal duct, 1046
  anorectal, 1045–1046, 1045f
  in appendix, mesothelial, 520, 521f
  bronchogenic, 25
  duplication, 306, 307f
    esophageal, 24–25, 26f, 27f
  epidermal inclusion, perianal, 1061
  epidermoid, perianal, 1061
  retention, 515, 515f, 516f
  in small intestine
    congenital enterogenous, 306, 307f, 308f
    lymphatic, 451, 451f, 452f
Cystadenomas, mucinous, appendiceal, 525–529, 526t, 527f–530f
Cystic fibrosis (CF)
  on appendix, 521, 521f
  on colon, 867
  on small intestine, 448–449, 449f, 449t
Cytokines, in inflammatory bowel disease, 595–596, 596t, 597f
Cytologic examination, 7–8
Cytomegalovirus (CMV) infections
  anorectal, 1058, 1058f
  appendicitis, 509
  enteritis, 387–388
  esophagitis, 47–48, 49f–51f, 49t
  gastritis, 176–177, 178f
  motility disorders from, 579–580, 580f
  on ulcerative colitis, 648, 649f
  vasculitis, 349, 349f

D
Darmbrand enteritis, 366–367
D cell, 1103, 1103f
D-cell hyperplasia, 1108
D-cell tumors, 1120–1121, 1122f, 1133
Decidual islands, appendiceal, 518–519, 520f
Dentate, 1037, 1038f
Dermatitis, perianal bacterial, 1061
Dermatologic conditions, esophageal, 73–76, 73t
  epidermolysis bullosa, 75–76
  pemphigoid, 75
  pemphigus, 73–75, 74f
Descending colon, 736
Desmogleins (DSGs), 73
Desmoid tumors, 700–703, 700f–702f
Desmoplastic small round cell tumors (DSRCTs), intra-abdominal, 1257–1258
Developmental defects of intestinal musculature, 572–573, 573f
Dextrogastria, 147
Diabetes mellitus
  on esophagus, 71
  gastrointestinal effects of, 584–585, 585f
  motility disorders from, 584–586
Diabetic gastroenteropathy, 584
Diabetic gastroparesis, 222, 584, 585f
Diabetic microangiography, GI ischemia in, 349, 349f
Diabetic neuropathies, 584–585, 585f
Dialysis patients, bowel infarctions in, 343
Diaphragms, gastric, 148
Diarrhea. See also specific disorders
  antibiotic-associated, Clostridium difficile in, 810
  Brainerd, 847–848
  infectious (See Small intestine, nonneoplastic, infectious diseases)
  malabsorptive, 429
  traveler's, 406, 406t
  in watery diarrhea–colitis syndrome, 843
Diet
  in colorectal cancer, 901–904, 903t
  in esophageal squamous cell carcinoma, 88
  in gastric cancer, 238
Dieulafoy lesion (vascular malformation), 220, 221f, 862, 1052
Diffuse antral gastritis (DAG), 173
Diffuse esophageal intramural pseudodiverticulosis (DEIP), 26–27, 28f
Diffuse gastric carcinoma, 236f, 252–253, 254f–256f. See also Gastric carcinoma
Diffuse hemorrhagic gastroenteropathy, GI ischemia in, 346
Diffuse large B-cell lymphoma (DLBCL)
  of intestine, 1185–1186
  of stomach, 1177–1178, 1177f
Diffuse lymphoid infiltration without neuronal damage, 576–577
Diffuse nodular lymphoid hyperplasia, of intestine, 1179–1180, 1180f
Diphyllobothrium latum infection (diphyllobothriasis)
  of small intestine, 403–404, 404f
  of stomach, 180
Disseminated intravascular coagulation, GI ischemia from, 351
Disseminated peritoneal leiomyomatosis (DPL), 1222–1223, 1223f
Diverticula
  colonic, congenital, 746–747
  congenital vs. acquired, 310, 310f
  duodenal, acquired, 315–316, 316f
  esophageal, 27–29, 28f–30f
    epiphrenic, 29, 30f
    esophageal squamous cell carcinoma and, 89
    midesophageal, 29, 29f, 30f
    Zenker, 27–29, 28f, 29f
  gastric, 148, 148f
  giant colonic, 751, 751f

intestinal, congenital, 307f, 309–310, 310f
Meckel, 310–311, 311f–313f
Diverticular disease, 749–754
clinical features of, 750–751, 750f
complications of, 750–751, 750f
epidemiology and etiology of, 749–750
pathologic features of, 751–754
bleeding, 751, 755f, 756f
congenital vs. acquired, 753
vs. Crohn disease, 753–754
in isolated sigmoiditis (crescenteric colitis, diverticular disease–associated colitis), 752–753, 757f
muscular hypertrophy, 751, 754f, 755f
outpouchings, 751, 752, 752f
prolapsing mucosal folds, 751, 756f
redundant mucosal folds, 752, 756f
secretions and fecal matter, 751, 753f
taeniae coli, 751, 753f, 754f
Diverticulosis
appendiceal, 500, 500f
in colorectal cancer, 904–905, 904f
ileal, 316, 316f
jejunal, 316, 316f
Dog hookworm infection, of small intestine, 398, 400f, 401f
Donovanosis, anorectal, 1055
Double pylorus, 150
Drug- and toxin-induced colitis, 787–795, 788t
antimicrobials, 794
chemotherapeutic agents, 791–793, 793f
ergotamine tartrate, 795
heavy metal–induced enterocolitis, 790–791, 792f
immunosuppressive agents, 790, 791f
isotretinoin, 795
kayexalate-sorbitol enemas, 789
laxatives, 787–789, 788f, 789f
myenteric plexus damage from, 788t, 790
nonsteroidal anti-inflammatory drugs, 790
other agents, 794–795
pancreatic enzyme supplements, 793–794, 794f
stercoral ulceration from, 788t, 790
vasculitis and ischemic injury from, 793, 793f
Drug-induced gastritis and gastropathy, 160–167
aluminum-containing antacids in, 165, 166f
aspirin in, 160
chemotherapy in, 164, 164f, 164t
cocaine abuse in, 165, 166f
colchicine in, 166
gastric mucosal calcinosis in, 165, 166f
interleukin-4 in, 167
iron pills in, 164–165, 165f
kayexalate resin crystals in, 165
methyldopa in, 167
NSAIDs in, 160–161, 161f, 161t, 162f
prostaglandin E in, 165
proton pump inhibitors in, 161, 163f
steroids in, 161, 164f
sucralfate in, 165, 166f
ticlopidine in, 167
tumor necrosis factor in, 167
Drug-induced small intestine disease, 353–355, 354f, 354t
Drug-related esophagitis, 60–62, 61t
Dual carcinoid epithelial neoplasia, 529
Duchenne muscular dystrophy, 579, 579f
Duodenal disease, in Crohn disease, 601, 601f
Duodenal diverticula, acquired, 315–316, 316f
Duodenal neuroendocrine tumors, 1118–1121
classification of, 1118, 1119t
D-cell (somatostatinomas), 1120–1121, 1122f
EC cell, serotonin-producing tumors, 1121
epidemiology of, 1118–1119
G-cell (gastrinomas), 1119–1120, 1120f
glucagonomas, 1121
GRFomas, 1121

insulinomas, 1121
nonfunctional, 1121
Duodenal peptic diseases, 323–325, 324t, 325f, 326f
Duodenal pseudolipomatosis, 456
Duodenal stenosis, 304
Duodenal ulcer, 325–326, 327f–330f
vs. gastric peptic ulcers, 325–326
Duodenitis
chronic with H. pylori infection, 321–323
collagenous, 425, 426f
erosive, 321, 323f, 324f
peptic, 323–325, 324t, 325f, 326f
Duodenum, arterial supply to, 280, 281f
Duplication, 306
of appendix, 499
of colon, 746–747, 747f
of esophagus, 24–25, 26f, 27f
of small intestine, 306–309, 307f–309f
of stomach, 147, 147t
Duplication cysts, 306, 307f
esophageal, 24–25, 26f, 27f
Dwarf tapeworm infections, 403–404, 404f
Dysplasia
in adenocarcinoma of gastroesophageal junction, 110–116 (See also Gastroesophageal junction adenocarcinoma, dysplasia in)
in colorectal cancer diagnosis, high-grade, 934, 937–939, 947f
definition of, 90
low-grade, 935–937, 945f, 946f
Dysplasia, esophageal, 89–93. See also Esophageal dysplasia
in Barrett esophagus, 111, 111f, 112–113, 113f
Dysplasia, gastric
in gastric cancer, 242–245
gastric adenomas, 243–245, 245f, 246f
nonpolypoid, 242–243, 243f, 243t, 244f
Padova classification of, 243, 243t
Dysplasia, with inflammatory bowel disease
carcinomas, 678
diagnosis of
agreement on, 676–677
ancillary tools for, 677–678
endoscopic surveillance for, 667–670
colonoscopy in, 667–668
flat low-grade dysplasia, 669
high-grade dysplasia, 669
indefinite for dysplasia, 668
programs of, 667
raised lesions (polyps) with dysplasia, 669–670
as marker, 667, 668f, 669f
pathologic identification of, 670–676
classification in, 668f–671f, 670, 670t
high-grade dysplasia, 675, 675f, 676f
low-grade dysplasia, 673–675, 674f
mucosa indefinite for dysplasia, 671–673, 671f–674f
mucosa positive for dysplasia, 673
polypoid areas of dysplasia/adenomas, 675–676, 677f
Dystrophic epidermolysis bullosa (DEB), esophageal, 75
Dystrophic goblet cells, colonic, 923, 924f

E
E-cadherin gene mutations
as colorectal cancer marker, 1009
in gastric cancer, 235
EC cell, serotonin-producing tumors, 1121
EC cell tumors, 1131–1132, 1132t, 1134f
Ectoderm, 1
Ectopic esophageal sebaceous glands, 22, 22f
Ectopic prostatic tissues, in anus, 1046
Edema, submucosal colonic, 885, 885f

Ehlers-Danlos syndrome
on colon, 864
GI ischemia in, 345–346
Eimeria infection, of small intestine, 396
Elastosis, colonic, 886–887, 886f
Embryogenesis, gut, 11, 12f
Embryology
of anus, 1037, 1038f
of appendix, 497, 498f
of colon, 735, 736f
of esophagus, 11, 12f
of GI tract, general, 1–2
of small intestine, 275–277, 276f, 277f
of stomach, 135, 136f
Embryonic rests, colonic, 749, 749f
Emphysematous gastritis, 175, 175f
Encapsulation, peritoneal, 315
Endocrine cell carcinoma, poorly differentiated, 1138–1147, 1140f–1144f. See also Small cell carcinoma
Endocrine cell micronests (ECMs), 1110, 1111f
Endocrine cells, 7
of anus, 1104–1105
of appendix, 1104, 1104f
of colon, 742
in colorectal adenocarcinoma, treated, 1155
D cells, 1103, 1103f
distribution of, 1099
enterochromaffin cells, 1103
of esophagus, 15, 18f, 1100
functions of, 1099, 1100f
in gastrointestinal neuroendocrine system, 1099–1100, 1100f, 1100t
G cells, 1102–1103, 1102f
ghrelin-producing cells, 1103
hyperplasia of, 1105–1110 (See also Neuroendocrine cell hyperplasia)
identification of, 1099–1100, 1100t, 1101f
of large intestine, 1104
open vs. closed, 1099, 1100f
of rectum, 1104–1105
of small intestine, 292, 1103–1104, 1103f, 1104f
stains for, 1101t
of stomach, 1101–1102, 1101f, 1102f
Endocrine–glandular neoplasms, mixed, 1147–1155. See also Mixed endocrine–glandular neoplasms
Endocrine hyperplasia
adenomatoid, 1106
linear, 1106
micronodular, 1106
neuroendocrine cell (See Neuroendocrine cell hyperplasia)
simple (diffuse), 1106
Endoderm, 1
Endodermal sinus tumor, colorectal, 983
Endometriosis, 878–881, 879f, 880f, 881t
in appendix, 516–518, 519f
Endosalpingiosis, 881
periappendiceal, 518, 520f
Endoscopic mucosal resection (EMR) specimen handling, 9
Enteric adenovirus, 385t, 387
Enteric myositis, autoimmune, 578
Enteric nervous system (ENS), 6, 545–547, 546f, 547f
absent, 560
development of, 547–548, 548t, 549f
Enteritis, ischemic, 326–352. See also Ischemic enteritis
Enteritis cystica profunda, 708f, 709
from radiation, 358
Enteritis necroticans, 366–367
Enteroadherent Escherichia coli, 361t, 362, 362f
Enteroaggregative Escherichia coli (EAEC), 362–363
Enterobius vermicularis infection (enterobiasis)
anorectal, 1058–1059, 1059f
appendicitis, 509–511, 510f, 511f

Enterochromaffin cells, 1103
Enterochromaffinlike cell hyperplasia, 1108, 1108f, 1109f
Enterocolic lymphocytic phlebitis, 787
Enterocolitis
　autoimmune, 427–428, 428f
　in Hirschsprung disease, 785
　ischemic (necrotizing, pseudomembranous), 784–785, 785t
　from levetiracetam, 355
　neutropenic, 838–841, 839f–842f
　tropical, 785
Enterocytes, 288–289, 288f, 289f
　fatty deposits, 429, 429t
　small intestine changes in, 354f, 411–412
Enterocytozoon bieneusi infection, of small intestine, 393–395, 394f, 395f
Enterocytozoon intestinalis infection, of small intestine, 395
Enteroenteric fistulae, 318
Enterogenous cysts, 306, 307f, 308f
　of colon, congenital, 746–747, 748f
Enterohemorrhagic *Escherichia coli* (EHEC) infection, 361t, 362, 804–806, 804f, 805f, 817t
Enteroinvasive *Escherichia coli* (EIEC), 361t, 362
Enteropathogenic *Escherichia coli* (EPEC), 361–362, 361t
Enteropathy-type T-cell lymphoma (ETL), 1188–1193
　clinical presentation of, 1190
　definition of, 1189
　epidemiology of, 1189
　etiology of, 1189–1190
　gross features of, 1190, 1190f
　histologic features of, 1190, 1191f–1193f
　history of, 1188
　immunochemistry of, 1193, 1193f
　lymph nodes in, 1193, 1193f
　molecular genetics of, 1193
　postulated normal cell counterpart of, 1193–1194
　prognosis in, 1194
Enterotoxigenic *Escherichia coli* (ETEC), 361t, 362
Eosinophil, mucosal, 5
Eosinophilia
　in colon
　　allergic, 848, 848f
　　cow's milk and soy intolerance, 847f, 848–849
　　eosinophilic colitis, 850
　　eosinophilic gastroenteritis, 849
　　food allergies, 848
　　overview, 848
　　pericryptal eosinophilic enterocolitis, 849–850
　in enterocolitis, pericryptal, 849–850
　in esophagitis, 55–57, 56f, 56t
　in esophagitis, reflux, 38–39, 39f, 39t
　in ganglionitis, 567
　in gastroenteritis
　　anorectal, 432–433, 433f, 434f
　　colonic, 849, 849f
　　gastric, 196–197, 197f, 197t
　in gastroesophageal reflux disease, 38–39, 39f, 39t
　in small intestine, 431–434
　　eosinophilic gastroenteritis, 432–433, 433f, 434f
　　food allergies, 431–432, 432f, 432t
　　hypertrophic eosinophilic gastroenteropathy, 434
　tumor-associated tissue, 263
Eosinophilia-myalgia syndrome, from L-tryptophan, 353
Eosinophilic gastroenteritis
　of colon, 849
　of small intestine, 432–433, 433f, 434f
　of stomach, 196–197, 197f, 197t
Epidermal growth factor receptor (EGFR), esophageal, 16
Epidermal inclusion cysts, perianal, 1061

Epidermoid cysts, perianal, 1061
Epidermolysis bullosa acquisita (EBA), esophageal, 76
Epidermolysis bullosa (EB), esophageal, 75–76
Epigenetic alterations, in gastric cancer, 237
Epiphrenic diverticula, 29, 30f
Epiploic appendagitis, 884–885, 884f
Epithelial growth factor (EGF), in gastric carcinoma, 267, 267f
Epithelial misplacement. *See also* Colitis cystica profunda; Enteritis cystica profunda
　in colorectal adenoma, 926–930, 929f–934f, 930t, 931t
　in Crohn disease, 623–624, 628f
Epithelioid cell tumor, 1256
Epithelioid granulomas, 771, 773f
Epstein-Barr virus (EBV) infections
　in antibody deficiency states, 439t
　in Behçet disease, 350
　in Burkitt lymphoma, 1186
　esophageal, 45, 48, 49t
　in esophageal motility disorders, 579
　in gastric cancer, 237, 259f
　in GI neural disorders, 544t
　in ileal intussusception into cecum in children, 759
　intestinal lesions from, in AIDS, 856t
　in lymphoma and lymphoproliferative disorders, 1187, 1189f
　smooth muscle tumors with, 1221–1222
　squamous cell carcinoma with, 103t, 104
Ergotamine tartrate, solitary rectal ulcers from, 795
Erosive duodenitis, 321, 323f, 324f
Erosive gastritis, acute, 155–159
　gross and microscopic appearance of, 155, 155f
　pathology of, 156–158, 156f–159f, 156t
　pathophysiology of, 155–156
Erythema multiforme, esophageal, 76
Erythema nodosum, from inflammatory bowel disease, 658, 658f
Erythromycin, on small intestine, 353
Escherichia coli 0157:H7, 804–806, 804f, 805f, 817t
Escherichia coli infection, 361–363, 361t, 362f
　enteroadherent, 361t, 362, 362f
　enteroaggregative, 362–363
　enterohemorrhagic, 361t, 362, 804–806, 804f, 805f, 817t
　enteroinvasive, 361t, 362
　enteropathogenic, 361–362, 361t
　enterotoxigenic, 361t, 362, 817t (*See also* Enterohemorrhagic *Escherichia coli* [EHEC] infection)
Esoinophilia-myalgia syndrome (EMS), from L-tryptophan, 353
Esophageal atresia, 22–24, 22t, 23f–25f
Esophageal burns, esophageal squamous cell carcinoma and, 89
Esophageal cancer, 85–129
　adenocarcinoma of gastroesophageal junction, 109–122 (*See also* Gastroesophageal junction adenocarcinoma)
　adenosquamous carcinoma, 124–125, 124f
　benign squamous papillomas, 85, 86f, 87f
　classification of, 85, 86t
　collision tumors, 126–127
　early, 93–94, 93f, 94f
　epidemiology of, 85
　malignant melanoma, 125–126, 127f, 128f
　other primary tumors, 126 (*See also* Mesenchymal tumors)
　Paget disease, 125, 126f
　papillomatosis, 85–86
　proximal adenocarcinoma of esophagus, 122
　resection specimen handling in, 128–129
　secondary malignant, 127–128
　squamous cell carcinoma and its precursors, 86–109 (*See also* Esophageal squamous cell carcinoma)

　submucosal gland tumors, 123–124, 124f, 125f
　　adenoid cystic carcinoma, 123–124, 124f
　　adenomas, 123
　　mucoepidermoid carcinoma, 124, 125f
　tumorlike conditions and, 128, 128t
Esophageal condylomas, 85, 86f, 87f
Esophageal Crohn disease, 72–73, 73f
Esophageal disease, in Crohn disease, 600–601
Esophageal duplications, 24–25, 26f, 27f
Esophageal dysplasia, 89–93
　classification of, 90–91, 90f, 92t
　definition of, 90
　diagnosis of, 92–93, 92t
　endoscopic appearances of, 91–92
　histology of, 90f, 92
　sequence of molecular abnormalities in, 91, 91f
　in squamous cell carcinoma development, 91
Esophageal fistula, 22–24, 22t, 25f
Esophageal laceration, 31–32, 31f
Esophageal necrosis, idiopathic acute, 71
Esophageal neuroendocrine tumors (NETs), 1112–1113
Esophageal papillomatosis, 85–86
Esophageal peptic ulcers, 32t, 39
Esophageal perforation, 31–32, 31t
Esophageal replacement abnormalities, 80
Esophageal rings, 25, 25t
Esophageal small cell carcinoma, 1144–1145
Esophageal squamous cell carcinoma, 86–109
　advanced, 94–103
　　clinical features of, 94–95
　　cytologic features of, 98, 100f, 101f
　　molecular alterations in, 99–100, 102f, 103f
　　pathologic features of, 95–98, 95f–99f
　　　after radiotherapy, 97–98, 98f, 99f
　　　biopsies, 96
　　　gross, 95–96, 95f
　　　histology and classification, 96–97, 96f–97f
　　prognostic factors in, 100–102
　　treatment of, 102–103
　　tumor spread in, 98
　dysplasia and, 89–93 (*See also* Esophageal dysplasia)
　early esophageal cancer, 93–94, 93f, 94f
　epidemiology of, 86–87
　etiology of, 87–89
　　alcohol and tobacco in, 87–88
　　dietary/personal factors in, 88
　　environmental-genetic interactions in, 88
　　infections in, 89
　　inherited risk factors in, 89
　　occupational factors in, 88–89
　　radiation exposure in, 89
　　predisposing diseases in, 89
　staging systems for, 93–94, 94t
　superficial spreading carcinoma, 94
　variants of, 103–109, 103t
　　basaloid carcinoma, 107–109, 108t
　　spindle cell (sarcomatoid) carcinoma, 104–107, 105f–108f
　　squamous cell carcinoma in Barrett esophagus, 104
　　squamous cell carcinoma with lymphoid stroma, 104, 105f
　　undifferentiated carcinomas, 103, 103f
　　verrucous carcinoma, 104, 104f
Esophageal squamous papillomas, 85, 86f, 87f
Esophageal stenosis, 22–24, 22t, 24f
Esophageal strictures
　from radiation, 57, 57f
　from surgery, 80
Esophageal ulceration, 31–32
Esophageal varices, 68–69, 70f, 71f
Esophageal vasculitis, 71
Esophageal webs, 25–26, 25t
　from radiation, 57, 57f

Esophagitis, 32–62
  achalasia with, 568, 568f
  acute, 32
  bile reflux, 34f
  carditis in, 40–42, 43f
  causes of, 32, 32f
  caustic, 59–60, 60f, 61f, 61t
  chronic, 32, 89
  drug-related, 60–62, 61t
  eosinophilic, 55–57, 56f, 56t
  infectious, 42–55
    in AIDS patients, 54–55, 55f
    bacterial, 43–45, 45f
    esophageal organisms and, 43, 44f, 45f
    fungal, 48–54
    fungal, *Aspergillus*, 53, 53f
    fungal, blastomycosis, 53
    fungal, *Candida*, 49–53, 52f, 53f
    fungal, *histoplasmosis*, 53–54
    fungal, overview, 48
    fungal, *Phycomycetes*, 54, 54f
    parasitic, 54
    risk factors for, 42
    viral, 45–48, 45f, 49t
    viral, CMV, 47–48, 49f–51f, 49t
    viral, Epstein-Barr virus, 48, 49t
    viral, HSV, 45–47, 46f, 47f, 49t
    viral, papilloma virus, 48, 49t
    viral, VZV (chickenpox), 47, 48f, 49t
  mixed, 32
  multinucleated epithelial giant cell changes in, 32
  in newborns, otherwise healthy, 62
  radiation, 57–59, 57f–59f
  reflux, 32–40 (*See also* Gastroesophageal reflux disease [GERD])
  thermal injury, 57
Esophagogastric Z line, 11, 14f
Esophagus
  compartments of, 95
  gastrointestinal neuroendocrine cells of, 1100
  neuroendocrine cell hyperplasia in, 1106
Esophagus, nonneoplastic, 11–80
  acanthosis nigricans, 76
  Barrett esophagus, 62–68 (*See also* Barrett esophagus)
  benign polyps, 78–79, 78f
  cytology of, 20, 20f
  dermatologic conditions, 73–76, 73t
    epidermolysis bullosa, 75–76
    epidermolysis bullosa acquisita, 76
    pemphigoid, 75
    pemphigus, 73–75, 74f
  developmental congenital anomalies, 22–29
    bronchoesophageal fistulas, 24
    bronchogenic cysts, 25
    diffuse esophageal intramural pseudodiverticulosis, 26–27, 28f
    diverticula, 27–29, 28f–30f
    duplications, 24–25, 26f, 27f
    esophageal atresia, fistula, stenosis, 22–24, 22f, 23f–25f
    esophageal rings and webs, 25–26, 25t
  development of, 11, 12f, 13f
  epithelial defenses in, 14
  erythema multiforme, 76
  esophageal replacement abnormalities, 80
  esophagitis, 32–62 (*See also* Esophagitis)
  fetal, 11, 13f
  glycogen acanthosis, 79, 79f
  graft *versus* host disease, 76, 77f
  gross anatomic features of, 11–14
    arterial groups, 11–12
    constrictions, 11, 15f
    course, 11, 15f
    innervation, 14
    lymph node groups, 12–13, 16f
    sphincters, 11
    venous drainage, 12
    Z line, 11, 14f
  heterotopias, 20–22
    cervical inlet patch, 20–21, 21f
    ciliated columnar cells, 22
    ectopic esophageal sebaceous glands, 22, 22f
    gastric mucosa away from inlet patch, 21
    heterotopic thyroid tissue, 22
    pancreas, 21–22, 21f, 22f
  histologic features of, 14–20
    adventitia, 19–20
    cardiac mucosa, 16–18, 19f
    gastroesophageal junction, 16–18, 19f
    lamina propria, 18
    melanocytes, 15, 19f
    muscularis mucosae, 17f, 18–19
    muscularis propria, 19
    squamous mucosa, 14–16, 17f, 18f
    submucosa, 19
  inflammatory bowel disease, 72–73, 73f
  lichen planus, 76
  melanosis, 76–77, 77f
  mucosal defenses in, 14, 16f
  mucosal lacerations, ulcerations, perforations, 31–32, 31f, 31t
  nevi, 78
  nutritional and metabolic disorders, 71–72
  organisms in, 43, 44f, 45f
  pancreatic metaplasia, 29–30
  sarcoidosis, 73
  submucosal defenses in, 14
  varices, 68–69, 70f, 71f
  vascular abnormalities, 69–71
    idiopathic acute esophageal necrosis, 71
    ischemia, 69–71, 72f, 73f
  vasculitis, 71
  Wegener granulomatosis, 78
  white sponge nevus, 77–78
  xanthelasma/xanthoma, 79–80
Estrogen
  in aggressive mesenteric fibromatosis, 1241
  colonic toxicity of, 788t
  in colorectal cancer, 905
  in desmoid tumors, 701, 1241
  in hemolytic uremia syndrome, 786
  intravascular thrombi and ischemic colitis from, 793
  in Peutz-Jeghers syndrome, 710
  in stromal tumors, 709
Estrogen receptor (ER)
  in colon cancer, 905
  in colorectal metastases, extranodal, 996
  in disseminated peritoneal leiomyomatosis, 1223
  in endometriosis, appendiceal, 517–518
  in endosalpingosis, periappendiceal, 518, 520f
  in epithelioid cell tumor, 1241
  in gastric cancer, 268
  in IBD-associated neoplasia, 683
  in leiomyomatosis, 1222
  in lymphangioleiomyomatosis, 1256
Ethanol-induced gastritis, 158–160, 159f
Ewing sarcomas, 1258
Excisional biopsies, 7
Extra-ampullary carcinomas, 484
Extrauterine malignant mixed Müllerian tumors, colorectal, 983, 984f, 985f
Eye lesions, from inflammatory bowel disease, 660, 660t

F

Fabry disease, on colon, 866
Familial adenomatous polyposis (FAP), 235, 691–702
  adenoma in, 914, 914t
  attenuated adenomatous polyposis coli, 693, 694t
  biologic abnormalities in, 699–700
  cancer development in, 695–696
  clinical features of, 693–694
  diagnosis of, 694–695
  disease expression in, 692
    APC mutations and, 392f, 692–693
  distribution of adenoma/carcinoma in, 696, 696f
  extraintestinal manifestations of, 700–703, 700f–702f
  genetic features of, 691–692, 692f, 693f
  vs. hereditary nonpolyposis colorectal cancer syndrome, 727, 728t, 914, 914t
  pathologic features of adenomas in, 697–698, 697f
  rectal remnant adenoma/carcinoma in, 699
  terminology for, 691
  treatment of, 696
  upper GI lesions in, 698–699
    duodenal, 687f, 698
    gastric, 699, 699f
    ileal and jejunal, 699
Familial aggregation, of GI tumors, 730
Familial gastric polyposis, 719
Familial visceral neuropathies, 562, 562f, 563t–564t
Fasciolopsis buski (fasciolopsiasis), 404–405, 404f, 405f
Fat necrosis, in inflammatory pseudotumors, 456, 456f
Fatty deposits, in enterocytes, 429, 429t
Fecal stream diversion complications, 662, 662f
Feingold syndrome, 23
Fibroblastic polyps, colonic, 872
Fibroepithelial polyps, anal, 1051–1052, 1052f
Fibromatosis, aggressive mesenteric, 1240–1241, 1241f, 1242t
Fibrosing colonopathy, from pancreatic enzyme supplements, 793–794, 794f
Fibrous obliteration, of appendix, 513, 514f
Filiform polyposis, 877–878
"Fish-egg" appendix, 515–516, 517f
Fistula
  anorectal, 1048–1050, 1049f
    adenocarcinoma arising in, 1080, 1082f
  adenocarcinoma in, 1080
  in anal adenocarcinomas, 1076
  in anal duct carcinoma, 1082f
  in anal gland carcinoma, 1079
  in anal squamous cell carcinomas, 1073, 1074, 1076
  in barium granulomas, 1059
  in candidal infections, 1057
  classification of, 1049t
  in CMV infections, 1058f
  congenital, 1043–1046, 1043t
  differentiation of, 1050t
  in donovanosis, 1055
  in epidermal inclusion cysts, 1061
  fistula in ano, 1048–1050, 1049f, 1049t, 1050t
  in foreign body granulomas, 1059
  in hidradenitis suppurativa, 1063
  in lymphogranuloma venereum, 1056–1057
  in tuberculosis, 1054–1055
  in verrucous carcinomas, 1085
  aortoenteric, 318
  appendiceal
    from appendicitis, 505
    appendicocutaneous, from cystic fibrosis, 521
    from mucinous cystadenomas, 526
    from pseudomyxoma peritonei, 536
  colonic, 881
    from *Actinomyces*, 817
    from amebiasis, 831
    from colloid carcinomas, 973
    from colorectal cancer, 960, 961f, 989
    in diverticulosis, 751–754
    from Ehlers-Danlos syndrome, 864
    from Fabry disease, 866
    in heterotopias, 747
    from inflammatory pseudotumors, 881
    from intestinal squamous cell carcinoma, 981
    from lymphogranuloma venereum, 819, 820

Fistula (continued)
 from malakoplakia, 851, 853
 from mycobacteria, 815
 from radiation, 796, 798
 from shigellosis, 808
 from squamous cell–containing carcinomas, 979
 from syphilis, 816
 in Crohn disease, 599–603, 606–607, 606f, 608f, 610, 630, 632, 633t, 665, 768t
 duodenal, with congenital diverticula, 309
 enteroenteric, 318
 esophageal, 22–24, 22t, 25f
  in bacterial esophagitis, 43
  bronchoesophageal, congenital, 24
  from candidal esophagitis, 49
  from chemotherapy, 59, 62
  from Crohn disease, 72
  in esophageal tuberculosis, 45
  esophagobronchial, from achalasia, 569
  esophagobronchial, from caustic esophagitis, 60
  esophagotracheal, 20
  from HSV-induced esophagitis, 46
  pleural, from squamous cell carcinoma, 98
  from radiation therapy, 59
  tracheoesophageal, 22–24, 22t, 23f–25f
   congenital, 1042
  tracheoesophageal, from squamous cell carcinoma, 95, 98, 101
  tracheoesophageal, with annual pancreas, 305
  transesophageal, in esophageal small cell carcinoma, 1144
  from varices, 70
 gastric, 221, 221f, 222f
  with duplications, 147
  gastrocolic, from CMV infection, 177
  with tuberculosis, 176
 in gastroesophageal reflux disease, 39, 40f–42f
 in inflammatory bowel disease, 661, 680
 intestinal, 311, 318
  from *Actinomycosis*, 374
  in aggressive mesenteric fibromatosis, 1240
  aortoenteric, 318
  in Behçet disease, 349
  cholecystoduodenal or choledochoduodenal, 318
  from chronic granulomatous disease, 443
  with duplications, 306
  enteroenteric, 318
  from eosinophilic gastroenteritis, 433f
  jejunal-colic, from bacterial overgrowth syndromes, 360
  from radiation injury, 358
  from tuberculosis, 370
 rectocloacal, 1044
 in ulcerative colitis, 638
 umbilical, 311
Fixation, 8–9
Flat adenomas, colorectal, 930–931, 936f
Flat carcinomas, colorectal, 970, 971f, 972f
Florid vascular proliferations, 1248
Fluke infections, 404–405, 404f, 405f
5-Fluorouracil (5-FU), colitis from, 791–793, 793f
Focal active colitis (FAC), 771–772
Focal lymphoid hyperplasia, 1179, 1179f
Focal pyloric hypertrophy, 148–149
Follicle-associated epithelium (FAE), 290–292, 290f, 291f
Follicular gastritis, 173, 173f
Follicular lymphoma, 1184–1185, 1185f, 1185t, 1186f
Food allergies
 allergic gastritis, 197
 colitis from, 848
 diseases associated with, 431, 432t
 in eosinophilic esophagitis, 55
 scombroid poisoning, 356
 seafood neurotoxins, 356
 in small intestine, eosinophilic, 431–432, 432f, 432t

Food antigens, in inflammatory bowel disease, 598
Food-associated illnesses, 355–356
Food granuloma, 195, 196f
Foreign bodies
 in appendix, 522
 in stomach, 224
Foreign body granuloma
 anorectal, 1059–1060
 gastric, 195, 196f
Fournier gangrene, perianal, 1062–1063
Foveolar cell metaplasia, 324
Foveolar epithelium, gastric, 142, 142f
Foveolar hyperplasia, 209, 209t
 localized, 211, 212f
Foveolitis, acute, 172
Fundic gland polyps (FGPs), 211–212, 212f
Fundus, gastric, 139, 140f
Fungal infection. See also specific organs and infections
 of anus, 1057
 of appendix, 509, 509f
 of colon, 823–827
 of esophagus, 48–54
 of small intestine, 380–383
 of stomach, 177–179, 177t

G
Gallstones, in colorectal cancer, 905
Gangliocytic paragangliomas, 1137–1138, 1139f
Ganglioneurofibromatosis, 724
Ganglioneuromas (GNs), 1231–1234
 diffuse, 1233–1234
 ganglioneuromatous polyposis, 1232–1233, 1234f
 groups of, 1231
 isolated, 1232, 1232f, 1233f
Ganglioneuromatosis, hyperganglionosis with, 558, 559f
Ganglioneuromatous polyposis, 1232–1233, 1234f
Ganglionitis, 566
 eosinophilic, 567
 idiopathic, 566–567
Gangliosidoses, on colon, 866
Gangrene
 perianal Fournier, 1062–1063
 vasculitic, from inflammatory bowel disease, 659
Gardner syndrome. See Familial adenomatous polyposis (FAP)
Gastric acid secretion, 137–138, 138f
Gastric adenocarcinomas with features of germ cell tumors, 258, 261f, 262, 262f
Gastric adenomas, in gastric cancer, 243–245, 245f, 246f
Gastric anisakiasis, 179–180, 179f
Gastric antral vascular ectasia (GAVE), 217–219, 218f, 219f, 219t
Gastric atrophy. See Atrophic gastritis
Gastric carcinoma, 233–269
 advanced, 248–263
  brush cytology of, 250–252, 251f, 252f
  classification and microscopic features of, 252–263 (See also Gastric carcinoma classification)
  clinical features in, 250
  endoscopy and biopsy of, 250
  fine needle aspiration of, 252
  gross features and Borrman classification of, 248–250, 249f, 250f
 early, 246–248, 246f–248f
 epidemiology of, 233–234, 234t
 granulomatous gastritis in, 195, 196f
 Helicobacter pylori infection in, 173
 histogenesis of, 236f, 245–246
 immunohistochemical markers for, 266–268
  phenotypic, 266–267
  prognostic and therapeutic, 267–268
  on treatment, 268

 induction pathways of, 240f
 intestinal vs. diffuse, 234, 235t
 metastases to small bowel, 492, 492f
 metastases to stomach, 268–269
 predisposing factors and conditions in, 234–239
  environmental, 237–239, 239f
  environment and inherited polymorphisms, 236–237
  genetic, 234–237, 235t, 236f, 237t
  H. pylori infection in, 234
  pepsinogen group I (PFI) levels, 240, 241t
 predisposing gastric lesions in, 239–245
  autoimmune gastritis, 240
  dysplasia, 242–245 (See also Dysplasia, in gastric cancer)
  gastric ulcer, 240–242, 241f, 242f
  hyperplastic polyps, 242, 242f
  intestinal metaplasia, 239–240, 239f, 240f
  multifocal atrophic gastritis, 239–240, 239f, 240f
 resection specimen handling in, 269
 spread of, 263–266
  distal sites, 264–265
  intramural, 263–264, 263f
  lymph node, 264, 264t
  micrometastases, 264, 264f
  ovarian (Kruckenberg tumor), 264, 265f
 staging and prognosis of, 265–266, 266t
 subsites of, 233
 treatment of, 265–266
Gastric carcinoma classification, 252–263
 adenosquamous and squamous cell carcinoma, 258, 261f
 carcinosarcoma and osseous stromal metaplasia, 262–263
 with choriocarcinoma, 262, 262f
 diffuse, 236f, 252–253, 254f–256f
 gastric adenocarcinomas with features of germ cell tumors, 258, 261f, 262, 262f
 gastric carcinoma with unusual host reactions, 263
 gastric parietal cell and parietal cell-like carcinoma, 257–258, 261f
 hepatoid carcinoma and _-fetoprotein–producing gastric cancer, 262
 intestinal, 252, 253f
 Lauren, 252–254, 253f, 254f
 medullary carcinoma, 255–257, 259f
 mucinous carcinoma, 255, 258f
 oncocytic adenocarcinomas, 257–258, 261f
 Paneth cell carcinoma, 257, 260f
 papillary carcinoma, 254, 257f
 pylorocardiac carcinoma, 257, 260f
 sarcoidlike granulomas and, 263
 signet ring carcinoma, 255
 tubular carcinoma, 254, 257f
 tumor-associated tissue eosinophilia and, 263
 WHO, 253, 256f
Gastric carcinoma with unusual host reactions, 263
Gastric cryptosporidiosis, 180, 180f
Gastric folds, enlarged, differential diagnosis of, 211t
Gastric fundus, 139, 140f
Gastric glands, 142–146, 143f–146f, 143t
 antral, 142, 143f, 143t, 144f, 146
 cardiac, 142, 143f, 143t
 chief cells in, 143–145, 145f
 endocrine cells in, 146
 heterotopic, 150
 mucous neck cells in, 143, 145f
 oxyntic mucosa, 142, 144f, 145f
 parietal cells in, 143, 145f, 146f
 pyloric, 142, 146
Gastric heterotopias. See Duplication; Heterotopias, gastric
Gastric intestinal metaplasia, 190–192, 191f, 192f
 in gastric cancer, 239–240, 239f, 240f, 241t
Gastric lymphoma. See Lymphoma

Gastric mucosa
  away from inlet patch, 21
  normal variants of, 207t, 208
Gastric mucosal calcinosis, 165, 166f
Gastric neuroendocrine tumors, 1113–1118, 1113t
  in achlorhydria and parietal cell hyperplasia, 1115
  in chronic atrophic gastritis (type I carcinoid), 1114–1115, 1114f
  classification of, 1113, 1113t
  epidemiology of, 1113
  etiology of, 1113–1114
  genetic features of, 1114
  hypergastrinemia in, 1113–1114
    vs. type III carcinoids, 1118, 1118t
  in multiple endocrine neoplasia type 1 (type II carcinoids), 1115
  non–enterochromaffinlike, 1118
  sporadic (type III carcinoids), 1115–1118, 1116f–1118f, 1118t
    vs. hypergastrinemia-associated carcinoids, 1118, 1118t
Gastric parietal cell and parietal cell-like carcinoma, 257–258, 261f
Gastric pits, 140f
Gastric remnant changes, 225, 226t
Gastric resection specimen handling, 269
Gastric sarcoidosis, 195, 195f
Gastric siderosis, 222, 223f
Gastric small cell carcinoma, 1145, 1145f
Gastric tip lesion, 192
Gastric torsion, 150–153, 153f
Gastric transitional zones, 146
Gastric ulcer, 201–202, 202f–205f
  in gastric cancer, 240–242, 241f, 242f
  vs. gastric cancer, 206, 206t
  Helicobacter pylori, 173
Gastric varices, 217
Gastric xanthelasma, 224, 225f
Gastric xanthoma, 224, 225f
Gastrin
  in colorectal adenomas, 923, 926f
  in colorectal cancer, 905
Gastrinomas, 1119–1120, 1120f
Gastritis
  alkaline reflux (bile reflux), 181–182, 181f, 182f
  allergic, 197, 198f
  autoimmune, in gastric cancer, 240
  collagenous, 200
  diffuse antral, 173
  drug-induced, 160–167 (See also Drug-induced gastritis and gastropathy)
  follicular, 173, 173f
  fundic vs. antral, 182, 182t
  giant fold, 173
  Helicobacter pylori, 171–173, 171f–173f, 183–185, 185f
  iron pill, 164–165, 165f
  ischemic, 167–168, 168f
  lymphocytic, 197–199, 198f, 199t
  multifocal, esophageal squamous cell carcinoma and, 89
  multifocal atrophic, 173, 182–183
    Helicobacter pylori–associated, 183–185, 185f
  quiescent superficial, 173
  radiation, 168
  varioliform, 197
Gastritis, acute, 155–160
  causes of, 155, 155t
  corrosive, 61t, 167, 167f
  ethanol-induced, 158–160, 159f
  Helicobacter pylori, 171
  hemorrhagic, erosive (stress), 155–158
    gross and microscopic appearance of, 155, 155f
    pathology of, 156–158, 156f–159f, 156t
    pathophysiology of, 155–156

Gastritis, chronic, 182–193
  active, 171–172, 171f, 172f, 183f
  atrophic, 184f–186f, 185–187, 186t
    autoimmune, esophageal squamous cell carcinoma and, 89
    gastric neuroendocrine tumors in, 1114–1115, 1114f
  atrophic autoimmune pangastritis, 189
  autoimmune, 187–188, 187t, 188f, 189f, 1107f
    esophageal squamous cell carcinoma and, 89
  barium granulomatous, 195
  classification of, 182–183, 182t, 183f
  corpus atrophy, 190
  etiologies of, 182, 182t
  granulomatous, 193–196
  Helicobacter pylori–associated, 183–185, 183f–185f
  juvenile pernicious anemia in, 188–189
  vs. MALT lymphoma, 1175–1176, 1176t
  metaplasias in, 190–193
    ciliated cell, 192, 193f
    intestinal, 190–192, 191f, 192f
    pancreatic (acinar), 193, 193f
    pyloric, 189f, 190
  superficial, 184f
  from surgery, 225–226, 226t
Gastritis, granulomatous, 173, 177, 177t, 193–196
  in carcinomas and lymphomas, 195, 196f
  Crohn disease, 194f, 195
  diagnosis and classification of, 193
  food, 195, 196f
  idiopathic, 193–194
  sarcoidosis, 195, 195f
Gastritis, infectious, 168–181
  in AIDS patients, 180–181
  Candida, 177, 179f
  cytomegalovirus, 176–177, 178f
  emphysematous, 175, 175f
  fungal, 177–179, 177t
  granulomatous, 177, 177t
  Helicobacter heilmanii, 174–175, 174f, 174t
  Helicobacter pylori, 168–174 (See also Helicobacter pylori infection)
  herpes simplex virus, 177, 179f
  parasitic, 179–180, 179f, 180f
  protection against, 168
  rickettsial, 180
  suppurative, 175
  syphilitic, 175–176, 176f
  tuberculous, 176, 176f
  viral, 176–177
Gastritis cystica profunda, 216, 216f
Gastroenteritis, eosinophilic
  anorectal, 432–433, 433f, 434f
  colonic, 849, 849f
  gastric, 196–197, 197f, 197t
Gastroesophageal junction (GEJ), 16–18, 19f
  intestinal metaplasia of cardia at, 66
Gastroesophageal junction adenocarcinoma, 109–122
  classification of, 109
  dysplasia in, 110–116
    Barrett esophagus surveillance and management in, 116
    crypt, with surface maturation, 113–114, 113t
    diagnosis of, 110–111, 110f, 111f
    evaluation of, ancillary techniques for, 113f, 115–116
    high-grade, 112f, 113, 114f
    high-grade, vs. invasive cancer, 116
    histology of, 110–111
    indefinite for, 112, 113t
    low-grade, 111f, 112–113, 113f
    natural history of, 114–115
    negative for, 111–112
    polypoid (adenomas), 114, 115f
    reactive vs., 112, 113t
    risk with, 110

  epidemiology of, 109
  etiology and origins of, 109
  genetic factors in, 110, 110t
  invasive, 116–122
    areas infiltrated by, 120, 122f
    chemoradiation on histology of, 119–120, 121f
    choriocarcinomas, 120
    cytologic preparations of, 120, 122f
    diagnosis of, 121
    histology of, 118–120, 118f–121f
    immunohistochemistry of, 110t, 121, 123f
    location and gross appearance of, 116–118, 117f
    prognosis of, 120–121
    recurrences of, 120, 122f
    treatment of, 121–122
  predisposing factors in, 109–110
Gastroesophageal reflux (GER), 32
Gastroesophageal reflux disease (GERD), 32–40
  carditis in, 40–42, 43f
  clinical features of, 34
  complications of, 39, 40f
  demography and epidemiology of, 33
  differential diagnosis of, 39–40
  vs. eosinophilic esophagitis, 56t
  erosions, ulcers, and fistulas in, 39, 40f–42f
  gross and endoscopic features of, 34, 35f, 41f
  Helicobacter pylori infection in, 33–34, 173
  histologic features of, 34–39, 35f
    balloon cells, 36–37, 37f
    biopsies for, 34
    epithelial hyperplasia, 35–36, 36f, 37f
    inflammation, 37–39, 38f, 39f, 39t
    inflammation, eosinophils, 38–39, 39f, 39t
    inflammation, lymphocytes, 37–38, 38f
    inflammation, neutrophils, 38
    repetitive injury in, 34–35
    vascular changes, 37, 38f
  pathophysiology of, 33, 33t, 34f
Gastrografin, on colon, 795
Gastrointestinal (GI) motility. See Motility; Motility disorders
Gastrointestinal (GI) tract
  enteric nervous system development in, 547–548, 548t, 549f
  major organs of, 1
  normal neuromuscular structure of, 544–547
    innervation of, 545–547, 546f, 547f
    interstitial cells of Cajal in, 547
    muscles in, 544–545
Gastrointestinal ischemia, in vasculitis, 343–351, 343t. See also Vasculitis
Gastrointestinal neuroendocrine cells. See Neuroendocrine cell(s)
Gastrointestinal neuroendocrine lesions and tumors. See Neuroendocrine tumors (NETs)
Gastrointestinal neuroendocrine system (GENS), 1099–1100, 1100f, 1100t
Gastrointestinal stromal tumors (GISTs), 1203–1219
  vs. aggressive mesenteric fibromatosis, 1242t
  anorectal, 1214–1215
  appendiceal, 1214
  cell of origin of, 1203
  clinical features of, 1204
  colorectal, 1214, 1215f
  demography of, 1203
  differential diagnosis of, 1216, 1217t, 1227t
  esophageal, 1207
  gastric, 1207–1211, 1207t
    benign cellular spindle cell, 1209, 1209f
    benign epithelioid, 1209, 1210f
    cellular spindle cell stromal tumor, 1208
    epithelioid, 1208
    histologic subtypes of, 1211–1212, 1211f–1213f, 1211t
    malignant epithelioid, 1210
    malignant spindle cell, 1207f, 1209–1210, 1210f

Gastrointestinal stromal tumors (GISTs) (continued)
    gross features of, 1204, 1205f, 1206f
    histologic features of, 1204–1206, 1207f–1209f, 1207t
        after treatment, 1215
    immunohistologic features of, 1215–1216, 1215t, 1216f
    interstitial cells of Cajal hyperplasia in, 5, 1204, 1206f
    molecular genetic features of, 1203–1204, 1204f
    prognosis in, 1218, 1218t
    risk of aggressive behavior in, 1205, 1207, 1207t
    small intestinal, 1213–1214, 1213f, 1214f, 1214t
    treatment of, 1219, 1220t
Gastrointestinal vasculitis, 343–351, 343t. See also Vasculitis
Gastroparesis, diabetic, 222
Gastropathy
    AIDS, 181
    chemical (reactive), 181–182
    hypertrophic hyperplastic, 206–211 (See also Hypertrophic hyperplastic gastropathies)
Gastroschisis, 147
G cell, 1102–1103, 1102f
    in parietal cell secretion, 138, 138f
G-cell hyperplasia, 1106–1107, 1107f, 1107t
G-cell tumors, 1119–1120, 1120f
Germ cell elements, colorectal carcinoma with, 982
Ghrelin-producing cells, 1103
    hyperplasia of, 1108
Giant cell arteritis, from inflammatory bowel disease, 661
Giant cell carcinoma, colorectal, 986
Giant cell neuroendocrine carcinoma, 1151, 1151t, 1152f
Giant cell tumors, 1258
Giant colonic diverticula, 751, 751f
Giant esophageal ulcers, 55, 55f
Giant fibrovascular polyps, esophageal, 79
Giant fold gastritis, 173
Giant gastric folds. See also Hypertrophic hyperplastic gastropathies
    morphologic clinical manifestation of, 206, 207t
Giant gastric ulcers, 202
Giant hyperplastic polyp, 949–951, 950t, 955f–957f
Giardia infection
    of small intestine, 389–390, 390f, 391f
    of stomach, 180
Glands, gastric. See Gastric glands
Glial cell line–derived neurotrophic factor (GDNF), 547
Glomus tumors, 1255, 1255f
Glucagonomas, 1121
Glutathione-S-transferase (GST-1), in gastric cancer, 236–237
Gluten-sensitive enteropathy. See Celiac disease (CD)
Glycogen acanthosis, esophageal, 79, 79f
Glycogen storage diseases, on colon, 866
Goblet cell carcinoma, 1148–1149, 1149f, 1150f
Goblet cell carcinoid–adenocarcinoma, mixed, 1149–1151
Goblet cell dystrophy, 111f, 113
Goblet cell mucus depletion, 771, 773f
Goblet cells, 290, 290f
    colonic, 741–742, 741f, 742f
    dystrophic colonic, 923, 924f
    in intestinal goblet cell autoantibody-associated enteropathy, 428, 429f
Gold (salts)
    enterocolitis from, 790–791, 792f
    on small intestine, 355
Gonorrhea, anorectal, 1054, 1054f
Gonorrhea proctitis, 815–816
Graft versus host disease (GVHD), 443–445
    acute, 444
    apoptotic bodies in, 444–445, 445f
    appendiceal, 516, 518f

chronic, 444
clinical grading of, 444t
clinical presentation of, 444
colonic, 859–860, 859t, 860f
esophageal, 76, 77f
gastric, 199–200, 199f, 200t
intestinal, 443–445, 444f, 445f, 445t
    lesions resembling, 445
pathophysiology of, 443–444
target organs for, 444
Granular cell tumors, 1234–1236, 1235f, 1236f
Granulocytic sarcoma, 1196, 1197f–1198f
Granuloma
    anorectal, foreign-body, 1059–1060
    barium
        anorectal, 1059
        colonic, 795, 796f
        gastric, 195
    in colitis, acute, self-limited, 804, 804t
    in Crohn disease, 615–619, 615t, 619f–621f, 771, 773f
    food, 195, 196f
    foreign body, in small intestine, 195, 196f, 435
    intestinal, 371–372, 372t
    sarcoidlike, in gastric carcinoma, 263
    tuberculosis, 371–372, 372t
Granuloma pyogenicum, 876–877, 877f
Granulomatous and histiocytic inflammatory conditions, small intestine, 434–435
    Crohn disease, 435
    granulomas, foreign-material, 435
    granulomatous, 372t, 434–435
    histiocytic, 349f, 372t, 434–435, 434f, 435f
    malakoplakia, 435
    sarcoid, 435
    xanthomas, 435, 435f, 436f
Granulomatous appendicitis, "idiopathic," 512
Granulomatous gastritis, 173, 177, 177t, 193–196
    barium, 195
    in carcinomas and lymphomas, 195, 196f
    Crohn disease, 194–195, 194f
    diagnosis and classification of, 193
    food, 195, 196f
    idiopathic, 193–194
    sarcoidosis, 195, 195f
Granulomatous intestinal inflammation, 372t, 434–435
Greater omentum, 139
GRFomas, 1121
Growth hormone, in colorectal cancer, 905
Gut, 1. See also Gastrointestinal (GI) tract

H
Hamartoma
    smooth muscle, 1223–1224, 1223f
    tracheobronchial chondroepithelial, 24
Hamartomatous polyposis syndromes, hereditary, 704–723. See also specific syndromes
    Bannayan-Riley-Reuvalcaba syndrome, 723, 723f
    Cowden disease, 719–723
    familial gastric polyposis, 719
    juvenile polyposis, 711–719, 1234f
    neurofibromatosis, 1, 723
    Peutz-Jeghers syndrome, 704–711
Hamartomatous polyposis syndromes, nonhereditary, 723–724
    basal cell nevus syndrome, 724
    Cronkhite-Canada syndrome, 723–724, 723f, 724f
    ganglioneurofibromatosis, 724
    multiple recurrent inflammatory fibroid polyps, 724
Heart disease, carcinoid, 1124
Heavy metals
    enterocolitis from, 790–791, 792f
    on small intestine, 355
    in stored foods, 355

Helicobacter heilmanii gastritis, 174–175, 174f, 174t
Helicobacter pylori infection, 168–174
    duodenitis with, 321–323
    in gastric cancer, 237–238, 238f
    gastric diseases and, 171–174, 171t
        cancer, 173
        gastritis, 171–173, 171f–173f, 183–185, 183f–185f
        gastroesophageal reflux disease, 33–34, 173
        ulcer, 173
    host responses to, 170
    hypertrophic gastropathy with, 211, 211t
    identification of, 169f, 170–171, 171f
    pathogenesis of, 169–170, 169f
    peptic duodenitis from, 323–325, 325f
    peptic ulcer from, 200, 201f (See also Peptic ulcers)
    transmission of, 168–169
    treatment of, 174
Helminthic pseudotumors, 405–406, 405f
Helminthoma, intestinal, 4f–5f, 405–406
Hemangiolymphangioma, 1254–1255
Hemangioma
    capillary, 1243–1244, 1245f
    cavernous, 1244–1246, 1245f, 1246f
Hemangiopericytoma, 1255–1256
Hematoma, gastric, 221, 221f
Hemochromatosis, 222, 223f
    on esophagus, 71
    on small intestine, 446, 446f
Hemodialysis-associated telangiectasias
    of small intestine, 449–450
    of stomach, 220–221
Hemolytic uremic syndrome (HUS)
    GI involvement in, 786, 786f
    GI ischemia in, 351
Hemorrhagic gastroenteropathy, diffuse, GI ischemia in, 346
Hemorrhoids, 1050–1051, 1050t, 1051f, 1052f
Hemosiderosis, on small intestine, 446, 446f
Henoch-Schönlein purpura
    from antimicrobials, 794
    GI ischemia in, 343–344, 344f, 345f
Hepatoid carcinoma, gastric, 262
Hereditary adenomatous polyposis syndromes, 691–704
    familial adenomatous polyposis and variants, 691–703, 914, 914t (See also Familial adenomatous polyposis [FAP])
    Myh adenomatous polyposis, 703–704
    Turcot syndrome, 703, 703t
Hereditary diffuse gastric cancer (HDGC), 235, 236f
Hereditary gastrointestinal cancer syndromes without polyposis, 724–730
    hereditary nonpolyposis colorectal cancer syndrome, 724–729, 914, 914t (See also Hereditary nonpolyposis...)
    Muir-Torre syndrome, 729–730
Hereditary hamartomatous polyposis syndromes, 704–723. See also specific syndromes
    Bannayan-Riley-Reuvalcaba syndrome, 723, 723f
    Cowden disease, 719–723
    familial gastric polyposis, 719
    juvenile polyposis, 711–719, 1234f
    neurofibromatosis, 1, 723
    Peutz-Jeghers syndrome, 704–711
Hereditary internal sphincter myopathy, 578
Hereditary mixed polyposis syndrome, 704
Hereditary nonpolyposis colorectal cancer syndrome (HNPCC), 724–729
    adenomas in, 727, 728t, 914, 914t
    colorectal cancers in, 727–729
    diagnostic criteria for, 725, 726t
    extracolonic cancers in, 727
    vs. familial adenomatous polyposis, 727, 728t, 914, 914t
    features of, 725t
    genetics of, 234–235, 725–727, 727f, 728f

索 引

neoplasms and lesions in, 725f
pathologic features of, 729, 729f, 730f
treatment and surveillance for, 729, 731f
Herpes simplex virus (HSV) infections
　in AIDS, 854t, 856t
　anorectal, 1057–1058
　colitis, 802t, 823
　enteritis, 383t
　esophagitis, 45–47, 46f, 47f, 49t
　gastritis, 177, 179f
　vs. inflammatory bowel disease, 652t
　proctitis, 815
Herpesvirus hominis type I (HHV-I) infection, colitis, 823
Heterotopias, gastric, 20–22, 747. See also Duplication
　in anus, 1046, 1046f
　in appendix, 499
　Brunner glands, 150
　in colon, 747–749, 748f
　　gastric mucosa, 747, 748f
　　pancreas, 747
　　seromucinous, 749
　congenital, 312–313, 313f–314f
　in esophagus, 20–22, 149–150, 149f–152f
　　cervical inlet patch, 20–21, 21f
　　ciliated columnar cells, 22
　　ectopic esophageal sebaceous glands, 22, 22f
　　gastric mucosa away from inlet patch, 21
　　heterotopic thyroid tissue, 22
　　pancreas, 21–22, 21f, 22f
　gastric glands, 150
　gastric mucosa, congenital, 312–313, 313f–314f
　pancreas, 149, 150f, 747
　　in esophagus, 21–22, 21f, 22f, 149–150, 149f–152f
　　in small intestine, 313–314, 315f
　in small intestine
　　gastric mucosa, 312–313, 313f–314f
　　pancreas, 313–314, 315f
　in stomach, 149–150, 149f–152f
Heterotopic thyroid tissue, in esophagus, 22
Hiatal hernia
　acquired, 147–148
　congenital, 147, 147f
Hidradenitis suppurativa, perianal, 1063
Hidradenoma papilliferum, perianal, 1089, 1089f
Highly active antiretroviral therapy (HAART), on appendix, 513
Hindgut cysts, 1045–1046, 1045f
Hirschsprung disease, 548–555
　ACE enzymatic staining for, 555, 555f
　clinical features of, 551, 551t
　with coexisting intestinal neuronal dysplasia, 553–554
　enterocolitis in, 785
　epidemiology of, 548–549
　etiology and pathophysiology, 549–551, 550t
　forms of, 548, 550f
　histologic variants of, 553–555
　mutations in, 549–551, 550t
　pathologic findings in, 550f, 551–553, 552f–554f
　skip segment, 554–555
　total colonic aganglionosis, 553
　treatment and prognosis in, 555
　zonal aganglionosis, 554–555
Histiocytic inflammatory conditions, of small intestine, 349f, 372f, 434–435, 434f, 435f
Histiocytic sarcoma, 1196, 1196f
Histiocytomas, malignant fibrous, 1243
Histoplasma capsulatum infection, 381–382, 382f, 383f
Histoplasma infections (histoplasmosis)
　anorectal, 1057
　colonic, 825–826, 826f–828f
　esophageal, 53–54
　intestinal, 381–382, 382f, 383f

HIV enteropathy, 857–858, 857f, 858f
Hodgkin lymphoma, posttransplant lymphoproliferative disorders in, 1188
Hollow visceral myopathies, 573–576
　familial, 573–574, 573t, 574t, 575f, 576f
　nonfamilial, 574–576, 577f
Homocystinuria
　GI ischemia in, 351
　vascular changes in, 864
Hookworm infections, of small intestine, 398, 400f, 401f
Hourglass stomach, 202, 202f
Human immunodeficiency virus (HIV) infection. See Acquired immunodeficiency syndrome (AIDS) and human immunodeficiency virus (HIV) infection
Human papilloma virus (HPV)
　in anal cancer, 1058, 1067
　in anal condylomata, 1058, 1068
　in anal koilocytosis, 1058
　in esophageal condylomas, 85
　in esophageal squamous papillomas, 85, 86f, 87f
　in esophagitis, 45, 45f, 49t
Hurler and Hunter syndromes, on colon, 865
Hydrochlorothiazide, on small intestine, 354
Hydrolysate infant formulas, necrotizing enterocolitis from, 355
Hymenolepis nana infection, 403–404, 404f
Hypercalcemia, stomach in, 223, 225f
Hypercoagulable states, GI ischemia from, 351
Hyperganglionosis, 556–558, 557f
　ganglioneuromatosis with, 558, 559f
Hypergastrinemia, gastric neuroendocrine tumors and, 1113–1114
　vs. type III carcinoids, 1118, 1118t
Hyperplastic-adenomatous polyps, mixed, in appendiceal adenomas, 531
Hyperplastic polyposis (HP), 704, 705f, 705t
Hyperplastic polyps
　with adenomatous polyps of gastric origin, in small intestine, 479
　appendiceal, 516, 518f
　colonic, 869–872
　　as biomarkers, 869, 869t
　　colorectal cancer and, 869, 869t
　　epidemiology of, 869
　　histology of, 869–870, 870f
　　inverted, 870–872, 871f
　　serrated crypts in, 869–870, 871t
　esophageal, 79
　gastric, 212f–215f, 213–215
　　in small intestine, 479
　in gastric carcinoma, 242, 242f
Hypersecretory adenomas, colorectal, 931–932, 932f
Hypersensitivity vasculitis, GI ischemia in, 344–345
Hypertrophic, hypersecretory gastrophy, 207t, 211
Hypertrophic, hypersecretory gastrophy with protein loss, 207t, 211
Hypertrophic eosinophilic gastroenteropathy, 434
Hypertrophic hyperplastic gastropathies, 206–211
　classification of, 206–207, 207t
　diagnosis of, 207–208
　gastric mucosa variants in, normal, 207t, 208
　giant gastric fold morphology in, 206, 207t
　Helicobacter pylori–associated hypertrophic gastropathy, 211, 211t
　hypertrophic, hypersecretory gastrophy in, 207t, 211
　hypertrophic, hypersecretory gastrophy with protein loss in, 207t, 211
　localized hypertrophic disorders, 211, 212f
　Menetrier disease in, 207t, 208–209, 209f, 209t
　pathophysiology of, 206, 207t
　Zollinger-Ellison syndrome in, 207t, 209–211, 210f
Hypertrophic pyloric stenosis, infantile, 148, 571–572, 571f

Hypoganglionosis, 555–556
　acquired, in adults, 567, 567t
Hypopharyngeal diverticulum, 27–29, 28f, 29f

I

IBD1, 594–595, 595t
IBD2, 595, 595t
IBD3, 595, 595t
IBD5, 595, 595t
Idiopathic acute esophageal necrosis, 71
Idiopathic ganglionitis, 566–567
Idiopathic granulomatous appendicitis, 512
Idiopathic granulomatous gastritis, 193–194
Idiopathic myointimal hyperplasia of mesenteric, of colon, 786–787
Ileal biopsy, interpretation of, 372t, 430–431
Ileal conduits, in colorectal cancer, 906
Ileal diverticulosis, 316, 316f
Ileal neuroendocrine tumors, 1121–1129. See also Small intestinal neuroendocrine tumors, jejunal and ileal
Ileitis, 632
　in ulcerative colitis, 645, 646f
Ileocecal syndrome, 838–841, 839f–842f. See also Neutropenic enterocolitis
Ileocecal tuberculosis, 370–372, 370f, 371f, 815, 816t
Ileocecal valve, 736
　lipomatous hypertrophy of, 878, 878f
Ileocolonic disease
　in Crohn disease, 600
　in ulcerative colitis, 635f, 637–638
Ileosigmoid knotting, 757
Ileostomy complications, 662–663, 663f
Imatinib, for gastrointestinal stromal tumors, 1219
Immunocompromised
　See also Acquired immunodeficiency syndrome (AIDS) and human immunodeficiency virus (HIV) infection, 1187
　appendiceal changes in, 512
　appendicitis in, cytomegalovirus, 509
　colitis in
　　Clostridium septicum, 815
　　cytomegalovirus, 820
　　histoplasmosis, 826
　　Trichoderma longibrachium, 827
　Epstein-Barr virus-associated smooth muscle tumors, 1221–1222
　esophagitis in
　　Aspergillus, 53
　　Candida, 49
　　cytomegalovirus, 47
　　fungal, 48
　　herpes, 45–46
　　Phycomycetes, 54
　　tuberculosis, 45
　　varicella zoster, 47
　　viral, 45
　GI immune defenses in, 278
　graft-versus-host disease in, 199
　small intestinal infections in
　　Aspergillus, 382
　　Campylobacter, 365
　　Candida, 380–381, 381t
　　Cryptosporidium, 391
　　Cyclospora, 396
　　Histoplasma, 382
　　Isospora belli, 395
　　microsporidial, 392
　　Penicillium marneffei, 383
　　Salmonella, 363
　　Stenotrophomonas maltophilia, 380
　　Strongyloides stercoralis, 399
　　Yersinia, 368
Immunodeficiency-associated B-cell lymphoproliferative disorders and lymphoma, 1187–1188, 1187t

Immunodeficiency diseases. See specific diseases
Immunodeficiency diseases, small intestine, 438–443
  antibody deficiency disorders, 439–442, 439t
    common variable immunodeficiency, 440–442, 441f, 442t
    selective IgA deficiency, 439–440, 439t, 440f, 441f
  cellular and combined
    Nezelof syndrome, 442
    severe combine immunodeficiency disease, 442
  chronic granulomatous disease, 442–443
  classification of, 439, 439t
Immunoproliferative small intestinal disease (IPSID), 1180–1182, 1181f–1183f
Immunosuppression for transplantation, B-cell lymphoma and lymphoproliferative disorders in, 1187–1188, 1188f, 1189f
Immunosuppressive agents
  on colon, 790, 791f
  on small intestine, 355
Imperforate anus, 1043–1044, 1044f
Inactive, 770
Incisional biopsies, 7
Indeterminate colitis, 650, 650t
Indomethacin
  on colon, 790
  on small intestine, 355
Infantile hypertrophic pyloric stenosis, 148, 571–572, 571f
Infectious colitis. See Colitis, infectious
Infectious diseases, of appendix, 505–512
  Actinomyces israelii, 505, 507f
  adenovirus, 508
  Ascaris, 511, 512f
  cytomegalovirus, 509
  Enterobius vermicularis (pinworm), 509–511, 510f, 511f
  fungal, 509, 509f
  measles, 508, 509f
  Mucor, 509, 509f
  parasitic, 511–512, 512f
  schistosomiasis, 511
  tubercular, 505–507
  variant Creutzfeldt-Jakob disease, 512
  Yersinia, 507–508, 508f
Infectious diseases, of colon, 800–838. See also Colitis, infectious
Infectious diseases, of esophagus, 42–55
  in AIDS patients, 54–55, 55f
  bacterial, 43–45, 45f
  esophageal organisms and, 43, 44f, 45f
  fungal, 48–54
    Aspergillus, 53, 53f
    blastomycosis, 53
    Candida, 49–53, 52f, 53f
    histoplasmosis, 53–54
    overview, 48
    Phycomycetes, 54, 54f
  parasitic, 54
  risk factors for, 42
  viral, 45–48, 45f, 49t
    cytomegalovirus (CMV), 47–48, 49f–51f, 49t
    Epstein-Barr virus, 48, 49t
    herpes simplex virus (HSV), 45–47, 46f, 47f, 49t
    papilloma virus, 48, 49t
    varicella zoster virus (VZV, chickenpox), 47, 48f, 49t
Infectious diseases, of small intestine, 359–406. See also specific diseases
  bacterial, 361–380
    Actinomycosis, 373–374
    Aeromonas, 366, 367f
    Bacillus cereus, 380
    bacterial overgrowth syndromes, 360–361, 361f, 361t
    Bartonella henselae, 380
    brucellosis, 374–375

Campylobacter, 365
Clostridium, 366–367
Escherichia coli, 361–363, 361t, 362f
listeriosis, 375
mechanisms of bacterial injury in, 359–360, 359f, 359t
Mycobacterium avium-intracellulare, 373, 374f
Salmonella, 363–365, 363f, 364f
Stenotrophomonas maltophilia, 380
tropical sprue, 377–380, 379f, 380f
tuberculosis, 369–373, 370f–372f, 372t (See also Tuberculosis [TB])
Vibrio, 365–366
Whipple disease, 375–377, 375f–379f, 377t, 378t
Yersinia, 367–369, 368f, 369f
duodenitis, chronic with H. pylori infection, 321–323
epidemiologic settings for, 360
fungal, 380–383
  Aspergillus, 382, 383f, 384f
  Candida, 380–381, 381f, 381t, 382f
  histoplasmosis, 381–382, 382f, 383f
  Mucor, 382–383
  Paracoccidioidomycosis, 383
  Penicillium marneffei, 383
parasitic
  cestodes, 389t, 397t
  helminths, 389t, 397–406
    angiostrongyloidiasis, 400
    Ascaris, 397–398, 397f–399f
    Capillaria philippinensis, 400, 402f, 403
    comparison of, 397, 397t
    dwarf tapeworm, 403–404, 404f
    fasciolopsiasis, 404–405, 404f, 405f
    helminthomas, 405–406, 405f
    hookworm, 398, 400f, 401f
    schistosomiasis, 405
    strongyloidiasis, 398–400, 401f, 402f
    tapeworm, 403–404, 403f, 404f
  overview, 389, 389t
  protozoal, 389–397, 389t, 390
    Cryptosporidia, 390–392, 392f
    Cyclospora, 396–397
    Eimeria, 396
    Enterocytozoon bieneusi, 393–395, 394f, 395f
    Enterocytozoon intestinalis, 395
    Giardia, 389–390, 390f, 391f
    Isospora belli, 395–396, 396f
    microsporidia, 392–393
  trematodes, 389t, 397t
patterns of infection in, 360
traveler's diarrhea, 406, 406t
viral, 383–388
  adenovirus, 385t, 387
  astrovirus, 385t, 387
  caliciviruses, 385t, 387
  cytomegalovirus, 387–388
  etiologies of, 383, 383t
  HIV, 388, 388f
  Norwalk and Norwalk-like viruses, 385t, 387
  rotavirus, 383–386, 385t, 386f
Infectious diseases, of stomach, 168–181
  in AIDS patients, 180–181
  Candida, 177, 179f
  cytomegalovirus, 176–177, 178f
  emphysematous, 175, 175f
  fungal, 177–179, 177t
  granulomatous, 177, 177t
  Helicobacter heilmanii, 174–175, 174f, 174t
  Helicobacter pylori, 168–174 (See also Helicobacter pylori infection)
  herpes simplex virus, 177, 179f
  parasitic, 179–180, 179f, 180f
  protection against, 168
  rickettsial, 180

suppurative, 175
syphilitic, 175–176, 176f
tuberculous, 176, 176f
viral, 176–177
Inflammatory bowel disease (IBD). See also Crohn disease (CD); Ulcerative colitis (UC)
  on appendix, 512–513
  cancer with, 665–683
    brush cytology in, 679
    in Crohn's disease, 665–666, 666f
    disease duration and age at diagnosis in, 665–666, 666f
    dysplasia as marker for, 667, 668f, 669f (See also Dysplasia, with inflammatory bowel disease)
    extraintestinal cancers, 680, 683f
    general comments, 665
    gross features of, 678, 678f, 679f
    histologic features of, 678–679, 680f–683f
    molecular changes with, 680–683
      chromosomal instability, 680–682
      methylation, 683
      microsatellite instability, 683
      p53 alterations, 682
    prognosis in, 679–680
    risk factors and pathophysiology of, 666–667
    risk reduction options in, 667–678 (See also Cancer risk reduction, in inflammatory bowel disease)
    in ulcerative colitis, 665
  clinical and epidemiological features of, 593–599
    apoptosis, 597
    appendectomy, 598–599
    autoantibodies, 596–597
    ethnicity, 593
    etiology, 593, 594f
    exogenous agents, 597–598
    food antigens, 598
    genetic factors, 593–595, 595t
    immunologic factors, 595–596, 596t, 597f
    incidence, 593
    infectious agents, 598
    intestinal permeability, 598
    NSAIDs and COX-2 inhibitors, 599
    occupation, 599
    tobacco use and exposure, 598
  colorectal cancer and, 904
  combined Crohn disease and ulcerative colitis in same patient, 650, 650t
  complications of, extraintestinal, 654–662
    amyloid, 658
    eye lesions, 660, 660t
    genitourinary, 661
    gynecologic features, 660, 660t
    hematologic, 662
    hepatobiliary, 655–658, 655t
      biliary carcinoma, 657, 657f
      cholelithiasis, 658
      pericholangitis, 655–656, 656f
      primary sclerosing cholangitis, 656–657, 657f
      steatosis, 655
    mucosal lesions, 659–660, 659f
    musculoskeletal, 654–655, 655f
    overview, 654, 654f
    pancreatic abnormalities, 658
    pericarditis, 662
    perineuritis, 662
    pulmonary, 662
    skin lesions, 658–660
      acrodermatitis enteropathica, 659
      alopecia areata, 659
      cutaneous Crohn disease, 659
      erythema nodosum, 658, 658f
      pyoderma gangrenosum, 658–659
      pyoderma vegetans, 659

索 引

vasculitic gangrene, 659
vesiculopustular eruptions, 659
stomach, 222
thromboembolic, 661, 661f
vasculitis, 660–661, 660t
cutaneous, 660
giant cell arteritis, 661
large vessel disease, 660
Takayasu arteritis, 661
complications of therapy for, 662–665
drug, 662
fecal stream diversion, 662, 662f
ileostomies, 662–663, 663f
restorative proctocolectomy (pouchitis), 663–665, 664f
endocrine cell hyperplasia in, 1110 (See also Neuroendocrine cell hyperplasia)
endoscopic biopsy diagnosis of, 650–654
features to evaluate in, 650, 650t
specific histologic features in, 619f, 643f, 652–654, 653f, 654f
systematic approach to, 650, 650t–652t
ulcerative colitis vs. Crohn disease in, 650, 651t
esophageal, 72–73, 73f
indeterminate colitis, 650, 650t
vs. infectious colitis, 803–804, 803t, 804t
vs. Salmonella infections, 806–807
specimen handling in, 493, 683–684
ulcerative colitis vs. Crohn disease in, differentiating, 650t
Inflammatory cap polyps, colonic, 874, 875f
Inflammatory cloacogenic polyp (ICP), 1060, 1061f, 1062f
Inflammatory fibroid polyps (IFPs), 215–216, 216f, 454–455, 455f
colonic, 872
esophageal, 78, 78f
Inflammatory infiltrate, in Crohn disease, 612–615, 617f, 618f
Inflammatory myofibroblastic tumors (IMTs), 1241–1243
Inflammatory myoglandular polyps (IMP), colonic, 875
Inflammatory polyps, esophageal, 78
Inflammatory polyps with bizarre stromal cells, colonic, 872–873, 874f
Inflammatory pseudopolyps, colonic, 872, 873f
Inflammatory pseudotumors, 1241–1243
of colon, 881
of small intestine, 455–456, 456f
Inflammatory reactions, in ulcerative colitis, 641–642, 641f, 642f
Inflammatory veno-occlusive disease, mesenteric, 347, 347f
Inlet patch, cervical, 20–21, 21f
Innervation, 6
of colon, 738, 749
of esophagus, 14
GI tract, 545–547, 546f, 547f
of small intestine, 285
Insulinomas, 1121
Interleukin-1 (IL-1), in H. pylori infection and gastric cancer, 236
Interleukin-4 (IL-4), gastritis and gastropathy from, 167
Interleukin-1 (IL-1) B gene, in gastric cancer, 236
Intermediate junction, 289
Internal anal sphincter achalasia, 567
Internal sphincter myopathy, hereditary, 578
Interstitial cells of Cajal (ICCs), 5, 547
congenital hyperplasia of, 558–560
hyperplasia of, 1204, 1206f
Intestinal atresia, 303–304, 304f–307f, 305t
Intestinal bands, 298, 301f
Intestinal duplications
large intestine, 746–747, 747f
small intestine, 306–309, 307f–309f

Intestinal epithelial polyps, nonneoplastic
large intestine, 867–878 (See also Polyps, colonic)
small intestine, 471
Intestinal gastric carcinoma, 252, 253f. See also Gastric carcinoma
Intestinal goblet cell autoantibody-associated enteropathy, 428, 429f
Intestinal granulomas, 371–372, 372t
Intestinal ischemia, after atheromatous embolization, 342, 342f
Intestinal lipodystrophy, 375–377, 375f–379f, 377t, 378t
Intestinal malpositions, 298–299, 300f, 300t, 301f
Intestinal MALT lymphoma, 1178–1180, 1178f–1180f
Intestinal metaplasia (IM), 190–192, 191f, 192f
in multifocal atrophic gastritis, 239–240, 239f, 240f
Intestinal mucosal deposits, 413, 413t, 414f
Intestinal musculature, developmental defects of, 572–573, 573f
Intestinal neuronal dysplasia (IND), 555–558
conditions associated with, 556t
forms of, 555
Hirschsprung disease with, 553–554
type A (hypoganglionosis), 555–556
type A (hypoganglionosis), acquired in adults, 567, 567t
type B (hyperganglionosis), 556–558, 557f
Intestinal permeability, in inflammatory bowel disease, 598
Intestinal polyps, lesions presenting as, 454–456, 455f, 455t, 456f
Intestinal small cell carcinoma, 1145–1147, 1146f
Intestinal spirochetosis, 816–817, 818f
Intestinal stenosis, 304–305, 305f
Intestinal transplantation, 456–458, 457t, 458f
Intestinal varices, 450, 450f
Intestines. See Colon; Small intestine
Intra-abdominal desmoplastic small round cell tumors, 1257–1258
Intraepithelial lymphocytes (IELs), 296, 296f, 420–421, 420t, 421f
in celiac disease, 420–421, 421f
disorders with, 420, 421t
in lymphocytic enteritis duodenitis, 420t, 425
Intraepithelial neoplasia, anal, 1070–1072, 1071f, 1072f
Intramucosal appendiceal neuromas, 539, 540f
Intramucosal carcinoma, colorectal, 934, 941f
Intussusception, 317–318, 317f–319f
appendiceal, 500–501, 500f, 500t, 501f
of colon, 757–759, 760f
Inverted appendiceal stump, 501
Iron (pills)
gastritis from, 164–165, 165f
on small intestine, 355
Iron overload disorders, 222, 223f
on esophagus, 71
on small intestine, 446, 446f
Irritable bowel syndrome, on colon, 885
Ischemia. See also specific types
esophageal, 69–71, 72f, 73f
in low flow states, 329, 331f, 333f
nonocclusive, 329, 333f
Ischemic colitis. See Colitis, ischemic
Ischemic colonic injury, from drugs, 793, 793f
Ischemic enteritis, 326–352
acute mesenteric infarction, 328–329, 331f–333f
acute segmental obstructing enteritis, 342
after atheromatous embolization, 342, 342f
arterial occlusive disease, 329–332, 334f
blood supply in, 327, 330f, 331f
bowel infarctions in dialysis patients, 343
celiac axis compression syndrome, 342, 342t
complications of, 339, 339f, 340t
disseminated intravascular coagulation, 351
etiology of, 327, 329t

free radicals in, 327, 331f
gross features of injury in, 334
hemolytic uremia syndrome, 351
histologic features of injury in, 334–339, 336f–338f
homocystinuria, 351
hypercoagulable states, 351
Köhlmeier-Degos disease, 351
in low flow states, 329, 331f, 333f
multiple myeloma, 351
necrotizing enterocolitis, 339–340, 340f, 341f
neutrophil–endothelial cell interactions in, 327–328
obstruction of venous return, mechanical, 334
pathophysiology of, 326–327, 330f
recovery from ischemic damage in, 339, 339f
reperfusion in, 327, 331f
resection specimens for, 351–352
thrombolytic events in, 351, 351f, 352f
thrombotic thrombocytopenic purpura, 351, 351f, 352f
vasculitis in, 343
venous thrombosis, mesenteric, 328, 332–334, 332f, 335f
Ischemic enterocolitis, 784–785, 785t
Ischemic gastritis, 167–168, 168f
Ischemic stricture, 339, 339f, 340t
Isolated colonic hamartomas, 875, 876f
Isolated hamartomatous polyps, 215
Isolated lymphoid follicles (ILFs), 293
Isospora belli infection, of small intestine, 395–396, 396f
Isotretinoin, inflammatory bowel disease from, 795
Ivalon tumor, 795, 796f

J

Jejunal disease, in Crohn disease, 600
Jejunal diverticulosis, 316, 316f
Jejunal neuroendocrine tumors, 1121–1129. See also Small intestinal neuroendocrine tumors, jejunal and ileal
Jejunitis, chronic ulcerative, 352–353, 353f, 353t
Jejunitis acta, 366–367
Jejunoileitis, ulcerative, 424–425
Junctional epidermolysis bullosa (JEB), esophageal, 75–76
Juvenile pernicious anemia, on stomach, 188–189
Juvenile polyposis, 711–719, 1234f
classification of, 711, 711t
clinical features of, 711–712, 712t
diagnostic criteria for, 711, 711t
dysplasia, carcinoma, and, 718–719, 718f–720f
ganglioneuromas in, 714, 717f, 718
genetic features of, 712
gross and endoscopic features of, 712–713, 713f
histologic features of, 713–714, 714f–717f
Juvenile polyps, colonic, 875

K

Kala azar, visceral, 834, 835f
Kaposi sarcoma, 1248–1253
clinical course of, 1248–1249
incidence and epidemiology of, 1248
pathogenesis of, 1248
pathologic features of, 1250–1251, 1250f–1252f
treatment of, 1252
variants of, 1249t
Kartagener syndrome, 300
Kasabach-Merritt syndrome, 1248
Kawasaki disease, GI ischemia in, 346
Kayexalate resin crystals, gastritis and gastropathy from, 165
Kayexalate-sorbitol enemas, on colon, 789
Kearns-Sayre syndrome (KSS), 578
Keratins, as colorectal cancer markers, 1008t, 1009, 1009f

Klippel-Trenaunay syndrome, 1246
Köhlmeier-Degos disease/syndrome, 351
　　GI ischemia in, 351
Kruckenberg tumor, 264, 265f
Kwashiorkor, on small intestine, 435–437, 436f

L

Ladd bands, 303, 303f
Lamina propria, 296–297, 297f
　　of colon, 744, 744f
　　of esophagus, 18
　　macrophage collections in, 377t
　　mucosal, 3–4, 3f, 4f
　　papillae of, 15, 18f
　　of small intestine, 372t, 412–413, 412t, 413f
　　of stomach, 146
Lamina propria muciphages, colonic, 800, 850f, 851, 882
Langerhans cell histiocytosis, 1196, 1197f
Large cell neuroendocrine carcinomas (LCNECs), 1147, 1147f
Large intestine. *See also* Colon
　　anatomy of, 735
　　gastrointestinal neuroendocrine cells of, 1104
Large intestine carcinoid tumors, 1133–1135, 1135t
Large vessel disease, from inflammatory bowel disease, 660
Lauren classification, of gastric cancer, 252, 253f, 254f
Laxatives
　　on colon, 787–789, 788f, 789f
　　motility disorders from, 586–587, 587f
L-cell tumors, 1132–1133, 1133t
Leiomyomas, 1219–1221, 1220f, 1221f, 1227t
Leiomyomatosis, 1222
Leiomyomatosis peritonealis disseminata, 1222–1223, 1223f
Leiomyosarcomas, 1224, 1224f
Leishmaniasis, visceral, colitis from, 834, 835f
Lesion distribution, in Crohn disease, 603–604, 603t
Levetiracetam, enterocolitis from, 355
Lhermitte-Duclos disease, 719–723. *See also* Cowden disease
Lichen planus, esophageal, 76
Li-Fraumeni syndrome
　　gastric cancer in, 235
　　p53 mutations in, 235
Linear hyperplasia, 1106
Linitis plastica, 976–979, 979f, 980f
Lipid islands, esophageal, 79–80
Lipid malabsorption, 429–430, 429t
　　abetalipoproteinemia, 429–430, 431f
　　chylomicron retention disease, 430
Lipid storage diseases, 866–867
　　cholesterol ester storage disease, 866–867
　　Fabry disease, 866
　　Tangier disease, 866
　　Wolman disease, 866
Lipofuscinosis, neuronal ceroid, 865
Lipomas, 1236–1237, 1237f, 1238f
Lipomatosis, 1237–1238
Lipomatous hypertrophy of ileocecal valve, 878, 878f
Lipoproteins, in colorectal cancer, 904
Liposarcomas, 1238–1240, 1239f, 1240f
Listeria monocytogenes, 375
Listeriosis, 375
Lobular carcinoma of breast, metastatic to stomach, 268, 268f
Longitudinal musculature, 545, 545f
　　innervation of, 546
Lower esophageal sphincter (LES), 112
Low-grade appendiceal mucinous neoplasms, 525–529, 526f, 527f–530f
Low-grade peritoneal mucinous neoplasm, 536–537, 537f
L-tryptophan, eosinophilia-myalgia syndrome from, 353

Lymphangiectasia
　　in Crohn disease, 612, 617f
　　in small intestine, 450–451, 450t, 451f, 452f, 453t
Lymphangioendotheliomatosis, multifocal, with thrombocytopenia, 1253–1254
Lymphangioleiomyomatosis (LAM), 1256, 1257f
Lymphangioma, 1253, 1253f, 1254f
Lymphangitis, carcinomatous, 128
Lymphatic dilation
　　in Crohn disease, 612, 617f
　　in small intestine, 451–452, 452f, 453t
Lymphatic drainage, of colon, 739–780
Lymphatics, 6
　　in colorectal adenoma, 924–925, 928f
　　gut, 6
　　of small intestine, 282f–285f, 283–285
　　of stomach, 141, 141f
Lymph node
　　anal, 1037, 1039f
　　in colorectal cancer resection specimens, 1018–1019
　　dissection of, 9–10
　　in enteropathy-type T-cell lymphoma, 1193, 1193f
　　esophageal, 12–13, 16f
　　gastric carcinoma in, 264, 264t
　　resection specimens of, 9–10
Lymphocyte-filled villi (LFV), 296
Lymphocytes, in gastroesophageal reflux disease, 37–38, 38f
Lymphocytic colitis, 845–847, 847f, 847t. *See also* Microscopic colitis
　　atypical, 847
Lymphocytic duodenitis, 420t, 425
Lymphocytic enteritis, 420t, 425
Lymphocytic gastritis, 197–199, 198f, 199t
Lymphocytic phlebitis, 347, 347f
Lymphoglandular complexes, of colon, 745
Lymphogranuloma venereum (LGV), 819–820, 820f
　　anorectal, 1056–1057, 1056f, 1057f
Lymphoid follicles (nodules)
　　of colon, 736–738, 738f, 744, 744f
　　isolated, 293
　　of small intestine, 282f–285f, 283–285, 292–296, 294f
Lymphoid hyperplasia
　　of appendix, 516, 518f
　　diffuse nodular, of intestine, 1179–1180, 1180f
　　focal, 1179, 1179f
Lymphoid infiltration without neuronal damage, diffuse, 576–577
Lymphoid polyps, colonic, 874–875
Lymphoid stroma, gastric squamous cell carcinoma with, 104, 105f
Lymphoid tissues, of small intestine, 292–296
　　intraepithelial lymphocytes, 296, 296f
　　lymphocyte-filled villi, 296
　　Peyer patches and lymphoid aggregates, 292–296, 293f–295f
Lymphoma
　　B-cell, 1162, 1162t
　　　diffuse large
　　　　of intestine, 1185–1186
　　　　of stomach, 1177–1178, 1177f
　　　immunodeficiency-associated, 1187–1188, 1187t
　　　other types and peripheral lymph node equivalents, 1187
　　Burkitt, 1186–1187, 1187f
　　classification of, 1161–1162, 1162t
　　follicular, 1184–1185, 1185f, 1185t, 1186f
　　granulomatous gastritis in, 195
　　MALT, 1162–1177 (*See also* MALT lymphoma)
　　　intestinal, 1178–1180, 1178f–1180f
　　mantle cell, 1182–1184, 1184f
　　NK-cell, 1162, 1162t
　　vs. small cell carcinoma, 1144, 1144f

T-cell, 1162, 1162t
　　CD56-positive T/NK-cell, of nasal type, 1195
　　composed of small CD-4 positive lymphocytes, 1195
　　cryptic intestinal, 424
　　enteropathy-type, 1188–1193 (*See also* Enteropathy-type T-cell lymphoma [ETL])
Lymphomatous polyposis, 1182–1184, 1184f, 1184t
Lymphonodular hyperplasia, colonic, 874–875
Lymphoproliferative disorders, 1161–1198
　　B-cell lymphoma (*See* B-cell lymphoma)
　　Burkitt lymphoma, 1186–1187, 1187f
　　classification of primary lymphomas in, 1161–1162, 1162t
　　definition of, 1161
　　enteropathy-type T-cell lymphoma, 1188–1193
　　follicular lymphoma, 1184–1185, 1185f, 1185t, 1186f
　　granulocytic sarcoma, 1196, 1197f–1198f
　　histiocytic sarcoma, 1196, 1196f
　　immunoproliferative small intestinal disease, 1180–1182, 1181f–1183f
　　Langerhans cell histiocytosis, 1196, 1197f
　　lymphomatous polyposis, 1182–1184, 1184f, 1184t
　　MALT lymphoma, 1162–1177 (*See also* MALT lymphoma)
　　MALT lymphoma, intestinal, 1178–1180, 1178f–1180f
　　mantle cell lymphoma, 1182–1184, 1184f
　　from methotrexate, 1188
　　NK-cell lymphomas, 1162, 1162t
　　refractory celiac disease, 1193–1195, 1194f, 1195f
　　sites of origin of, 1161
　　staging of, 1161
　　T-cell lymphoma (*See* T-cell lymphoma)
Lynch syndrome, 724–729. *See also* Hereditary nonpolyposis colorectal cancer syndrome (HNPCC)
Lysosomal storage disease, on colon, 864–865, 865t
　　Batten disease, 865
　　gangliosidoses, 866
　　glycogen storage diseases, 866
　　Hurler and Hunter syndromes, 865
　　Niemann-Pick disease, 866

M

Maffucci syndrome, 1248
Malabsorption syndromes, 406–425
　　biopsies for, 407–414
　　　evaluation of, 408–414 (*See also* Small intestinal biopsy)
　　　handling of, 408
　　　interpretation of, 407–408, 407t, 408t
　　　with normal-appearing proximal jejunal biopsy, 408t
　　　with normal villi but with diagnostic features, 408t
　　　obtaining, 407
　　celiac disease, 89, 414–425 (*See also* Celiac disease [CD])
　　clinical features of, 416–417, 416t
　　diseases with, 417–418, 417t
　　epidemiology of, 406–407, 414
　　etiology of, 406, 407t
　　pathogenesis of, 414–416
　　　cell-mediated and antibody-mediated immune responses in, 415–416
　　　gluten and other prolamines in, 414–415
　　　tissue transglutaminase and other autoantigens in, 415
Malabsorptive diarrhea, 429
Malakoplakia
　　on colon, 851–853, 852f, 852t, 853f
　　on small intestine, 435

Malgun cells, 172–173
Malignant atrophic papulosis, GI ischemia in, 351
Malignant carcinoid tumors, 1138, 1140f
Malignant fibrous histiocytomas, 1243–1255
Malignant melanoma
　anal, 1090–1093, 1090f–1093f
　esophageal, 125–126, 127f, 128f
Malignant peripheral nerve sheath tumors (MPNSTs), 1229–1231
Mallory-Weiss syndrome, 31–32, 31f
Mallory-Weiss tear, 31, 31f
Malpositions, intestinal, 298–299, 300f, 300t, 301f
Malrotations, of colon, 745–746, 745f
MALT lymphoma, 1162–1177
　with adenocarcinoma, 1176–1177, 1177f
　biopsy appearances in, 1167–1168, 1170f
　clinical presentation of, 1165–1166
　definition of, 1163
　differential diagnosis of, 1175–1176, 1176t
　epidemiology of, 1163–1164
　etiology of, 1164–1165, 1164f
　　Campylobacter jejuni and immunoproliferative small intestinal disease in, 1164–1165, 1165f
　　Helicobacter pylori in, 1164, 1165f
　gastric
　　dissemination of, 1170, 1172f, 1173f
　　immunohistochemistry of, 1170–1171, 1171t, 1174f
　　morphology of, after *H. pylori* eradication, 1168–1169, 1170f, 1171f
　　multifocality of, 1169–1170, 1171f, 1172f
　gross features of, 1165, 1166f
　histology of, 1163, 1163f
　　in acquired disease, 1164f, 1165
　histopathology of, 1165–1167, 1166f–1169f
　immunology of, 1163, 1163f
　intestinal, 1178–1180, 1178f–1180f
　vs. lymphocytic gastritis, 199, 199t
　molecular genetic features of, 1171–1172
　　abnormalities, 1171–1172, 1174f
　　antigen receptor genes, 1171
　overview of, 1162
　postulated normal cell counterpart of, 1166f, 1172–1173, 1175f
　prognosis in, 1173–1175
Mantle cell lymphoma, 1182–1184, 1184f
Marfan syndrome, on colon, 864
Marginal ulcer, 225
Mast cells, mucosal, 3–5, 3f, 4f
Mastocytosis
　gastric, 222–223
　systemic, 443, 443f
M cells, 291–292, 291f
Measles, appendicitis from, 508, 509f
Meckel diverticula, 310–311, 311f–313f
　carcinoid tumors in, 1111, 1112f
　neuroendocrine tumors in, 1129–1130
Medullary carcinoma, gastric, 255–257, 259f
Megacystis-microcolon and intestinal hypoperistalsis syndrome (MMIHS), 572, 573t
Megaduodenum, 543
Megaesophagus. *See* Achalasia
Megajejunum, 543
Megarectum, 543
Meissner plexus, 546
Melanocytes
　in colorectal adenomas, 923, 926f
　esophageal, 15, 19f
Melanoma
　metastatic to small intestine, 490–491, 491f
　metastatic to stomach, 268, 268f
Melanoma-like anorectal adenocarcinoma, 987
Melanosis
　appendiceal, 521, 521f
　esophageal, 76–77, 77f
Melanosis coli, 787–789, 788f, 789f
Membranous (M) cells, 291–292, 291f

Menetrier disease, 207t, 208–209, 209f, 209t
Mental retardation, autosomal recessive disease with, and basal ganglia calcification, 562, 563t
Merkel cell tumors, anal, 1094
Mesenchymal tumors, 1203–1260, 1258, 1259f
　aggressive mesenteric fibromatosis, 1240–1241, 1241f, 1242t
　alveolar soft part sarcomas, 1258, 1259f
　angiolipomas, 1237, 1239f
　angiomyolipomas, 1256–1257
　benign vascular tumors, 1243–1255 (*See also* Vascular tumors, benign)
　chondromas, 1258
　clear cell sarcomas, 1258–1260
　Ewing sarcomas, 1258
　gastrointestinal stromal tumors (GIST), 1203–1219 (*See also* Gastrointestinal stromal tumors (GISTs))
　general comments on, 1203
　giant cell tumors, 1258
　granular cell tumors, 1234–1236, 1235f, 1236f
　hemangiopericytoma, 1255–1256
　inflammatory myofibroblastic tumors, 1241–1243
　intra-abdominal desmoplastic small round cell tumors, 1257–1258
　lipomas, 1236–1237, 1237f, 1238f
　lipomatosis, 1237–1238
　liposarcomas, 1238–1240, 1239f, 1240f
　malignant fibrous histiocytomas, 1243
　neural, 1224–1234 (*See also* Neural tumors)
　osteochondromas, 1258
　paragangliomas, 1234, 1235f
　perivascular tumors, 1256
　primitive neuroectodermal tumors (PNETs), 1258
　rhabdomyomas, 1258
　smooth muscle, 1219–1224 (*See also* Smooth muscle tumors)
Mesenteric artery thrombosis, 329, 332f, 333f
Mesenteric fibromatosis, aggressive, 1240–1241, 1241f, 1242t
Mesenteric infarction, acute, 328–329, 331f–333f
Mesenteric inflammatory veno-occlusive disease, 347, 347f, 787
Mesenteric venous thrombosis, 328, 332–334, 332f, 335f
Mesenteric vessel compression, 342, 342t
Mesenteroaxial volvulus, 153
Mesoderm, 1
Mesosigmoid, 736
Mesothelial cysts, of appendix, 520, 521f
Metaplasias in gastritis, 190–193
　ciliated cell, 192, 193f
　intestinal, 190–192, 191f, 192f, 414
　　in gastric cancer, 239–240, 239f, 240f, 241t
　pancreatic (acinar), 193, 193f
　pyloric, 189f, 190
Metaplastic esophageal carcinoma, 104–107, 105f–108f
Methotrexate, lymphoproliferative disorders from, 1188
Methylation, with inflammatory bowel disease, 683
Methyldopa
　colitis from, 795
　gastritis and gastropathy from, 167
Metronidazole, for *Clostridium difficile* infections, 815
Micelles, 283, 284f
Microangiography, diabetic, GI ischemia in, 349, 349f
Microgastria, 153
Microgranuloma, 771–772, 773f
Microleiomyoma, in chronic achalasia, 569, 570f
Micronodular hyperplasia, 1106
Microsatellite instability (MSI), 726
　in colorectal cancer, 1010
　　hereditary nonpolyposis colorectal cancer, 725, 726–727, 726t, 728f

　　microsatellite instability pathway, 1013–1014, 1014f, 1015t
　　serrated pathway of, 951
　　sporadic, 969–970
　in esophageal dysplasia, 91
　in familial adenomatous polyposis, 700
　in gastric carcinogenesis, 235f
　in hyperplastic polyps, 869
　in inflammatory bowel disease, 680, 683
　in medullary carcinoma of stomach, 255
　in serrated adenomas, 531
　in sessile serrated polyps, 950
　in small intestinal carcinomas, 481
　smoking and, 904
Microscopic colitis, 843–848
　Brainerd diarrhea, 847–848
　collagenous, 843–845, 844f, 845f, 846f
　drugs and, 843
　immune abnormalities in, 843
　large intestinal changes in celiac disease, 847
　lymphocytic, 845–847, 847f, 847t
　lymphocytic, atypical, 847
　terminology for, 843
Microsporidial intestinal infections, 392–393
Microvilli, mature, small intestine, 288–289, 289f
Microvillous inclusion disease (MID), 425–427, 426f, 427f
Midesophageal diverticula, 29, 29f, 30f
Miliary tuberculosis, 371, 371f
Milk intolerance, allergic colitis from, 847f, 848–849
Mismatch repair (MMR) genes, in colorectal cancer, 725–726, 727f, 728f, 1013, 1014f
Mitochondrial neurogastroencephalomyopathy (MINGE), 578
Mitochondrial neurogastrointestinal encephalomyopathies, 577–578, 577t
Mixed choriocarcinoma–endodermal sinus tumors, colorectal, 983
Mixed endocrine–glandular neoplasms, 1147–1155
　adenoendocrine carcinoma, 1153–1154, 1154f
　classification of, 1147–1148, 1148t
　composite adenoma–carcinoid tumors, 1152–1153, 1153f
　composite tumors with pancreatic acinar differentiation, 1154–1155
　definitions of, 1147
　goblet cell carcinoid, 1148–1149, 1149f, 1150f
　mixed goblet cell carcinoid–adenocarcinoma, 1149–1151
　origins of, 1148
　pleomorphic (giant cell) neuroendocrine carcinoma, 1151, 1151t, 1152f
　spectrum of, 1147, 1147t
Mixed goblet cell carcinoid–adenocarcinoma, 1149–1151
Mixed hyperplastic and adenomatous polyps of gastric origin, 479
Mixed polyposis syndrome, hereditary, 704
Molluscum contagiosum, perianal, 1061–1062, 1063f
Monomorphic posttransplant lymphoproliferative disorder, 1188, 1189f
Morphine, motility disorders from, 587, 587f
Motility
　colonic, 738
　　and colorectal cancer prevention, 901
　gastric, 138–139
　　drugs on, 167
　　gastrin and pepsinogen in, 1102
　　as infection protection, 168
　GI hormones on, 1099
　intestinal
　　on bacterial population, 277
　　substance P on, 1124
　normal, 543
Motility disorders, 542–543. *See also specific disorders*
　absent enteric nervous system, 560
　achalasia, 568–570, 568f–570f (*See also* Achalasia)

Motility disorders (continued)
    of cardia in Allgrove syndrome, 570
    internal anal sphincter, 567
    secondary, 570–571
      amyloidosis, 586, 586t
    clinical and pathologic findings in, 543
    diagnosis of, 543
    drug-induced, 586–587, 587f
    ganglioneuromatosis, 558, 559f
    ganglionitis
      eosinophilic, 567
      idiopathic, 566–567
    Hirschsprung disease, 548–555
    histology of, 543–544
    hyperganglionosis, 558, 559f
    hypoganglionosis, acquired adult, 567, 567t
    infantile hypertrophic pyloric stenosis, 571–572, 571f
    infectious causes, 579–581
      Chagas disease, 580–581, 580f, 581f
      cytomegalovirus, 579–580, 580f
      overview of, 579–580
    interstitial cells of Cajal in, 542, 543t
      congenital hyperplasia of, 558–560
    intestinal neuronal dysplasia, 555–558
    markers for evaluation of, 542, 544t
    muscle disorders, 572–579
      autoimmune enteric myositis, 578
      developmental defects of intestinal musculature, 572–573, 573f
      diffuse lymphoid infiltration without neuronal damage, 576–577
      hereditary internal sphincter myopathy, 578
      hollow visceral myopathies, 573–576 (See also Hollow visceral myopathies)
      megacystis-microcolon and intestinal hypoperistalsis syndrome, 572, 573t
      mitochondrial neurogastrointestinal encephalomyopathies, 577–578, 577t
      muscular dystrophy, 579, 579f
    muscular, 542, 543t
    muscularis propria cells in, 5
    myenteric plexus abnormalities, 548
    neural, 542, 543t
    neuronal immaturity, 558, 560f
    nonsphincteric neurotransmitter disorders, 572
    paraneoplastic pseudo-obstruction, 566, 566t
    pediatric, not fitting specific diagnostic criteria, 560–562, 561f, 561t
    radiation effects, 587
    secondary neuromuscular, 542, 544t
    slow transit chronic constipation, 565, 565f, 566t
    specimen fixation in, 8
    systemic diseases in, 581–585
      diabetes mellitus, 584–585, 585f
      scleroderma, 581–584 (See also Scleroderma)
    treatment of, 544
    visceral neuropathies
      familial, 562, 562f, 563f–564f
      sporadic, 562–564, 564f, 564t
MUC gene expression
    in Barrett esophagus, 67, 67t
    in gastric cancer, 267
    in invasive adenocarcinoma at esophageal junction, 121
Mucin
    in colon, normal, 741, 741f
    in colorectal adenomas, 921–922, 924f
Mucin granuloma, 771
Mucinosis, peritoneal, 536
Mucinous adenocarcinoma, 533–535, 534f
    appendiceal, 535
    appendiceal vs. ovarian, 538, 539t
    colorectal, 972
    colorectal, metastatic to ovary, 1018f
    from low-grade peritoneal mucinous neoplasm, 536
    peritoneal, 537–539, 538f
    in Peutz-Jeghers syndrome, 710
    in pseudomyxoma peritonei, 526t, 536
    small intestinal, 487
Mucinous appendiceal lesions, 526t
Mucinous borderline tumor of the appendix, 528
Mucinous carcinoma
    appendiceal, 533, 534f
    colorectal, 972–973, 972f, 973f
    gastric, 255, 258f
Mucinous cystadenoma
    appendiceal, 525–529, 526t, 527f–530f
    coexisting with carcinoid tumor, 529
Mucinous peritoneal lesions, 526t
Mucinous tumor
    ovarian vs. appendiceal, 538, 539t
    of uncertain malignant potential, 535
Muciphages, lamina propria, 851
Mucocele, retention (simple), 515, 515f, 516f
Mucoepidermoid carcinoma
    anal, 1075–1076, 1077f
    esophageal, 124, 125f
Mucor infection (mucormycosis)
    of appendix, 509, 509f
    of colon, 826–827
    of small intestine, 382–383
Mucosa, 3–4, 3f, 4f
Mucosa-associated lymphoid tissue (MALT) lymphomas. See MALT lymphoma
Mucosal barrier, 135–137, 136f
    in small intestine, 277–279, 278f, 279f
    in stomach, 135–137, 136f, 137f
Mucosal benign epithelioid nerve sheath tumors, 1225
Mucosal diaphragm disease, 355
Mucosal folds, prominent, colonic, 878, 1210f
Mucosal lesions, from inflammatory bowel disease, 659–660, 659f
Mucosal metaplasia, in Crohn disease, 611–612, 616f
Mucosal prolapse syndromes, 760–763
    epidemiology of, 760
    proctitis cystica profunda, 762–763, 763t, 764f
    rectal prolapse, 761, 761f, 762f
    signs and symptoms of, 760–761
    solitary rectal ulcer syndrome, 761–762, 763f
    terminology for, 760
Mucosal pseudolipomatosis, colonic, 885–886, 885f, 886f
Mucosal renewal, 137, 137f
    small intestine, 287, 287f
Muir-Torre syndrome, 729–730
Müllerian duct remnants, anal, 1046
Müllerian lesions, 456
Müllerian tumors, colorectal, extrauterine malignant mixed, 983, 984f, 985f
Multifocal atrophic gastritis (MAG), 173, 182–183
    Helicobacter pylori–associated, 183–185, 185f
    intestinal metaplasia from, 239–240, 239f, 240f, 241f
Multifocal lymphangioendotheliomatosis with thrombocytopenia, 1253–1254
Multinucleated epithelial giant cell changes, in esophagitis, 32
Multiple colonic adenomas, 704
Multiple endocrine neoplasia type 1 (MEN-1), neuroendocrine tumors in, 1115
Multiple myeloma, GI ischemia from, 351
Multiple recurrent inflammatory fibroid polyps, of stomach and intestine, 724
Muscle, GI tract, 544–545, 545f
Muscle disorders, on motility, 572–579
    autoimmune enteric myositis, 578
    developmental defects of intestinal musculature, 572–573, 573f
    diffuse lymphoid infiltration without neuronal damage, 576–577
    hereditary internal sphincter myopathy, 578
    hollow visceral myopathies, 573–576 (See also Hollow visceral myopathies)
    megacystis-microcolon and intestinal hypoperistalsis syndrome, 572, 573t
    mitochondrial neurogastrointestinal encephalomyopathies, 577–578, 577t
    muscular dystrophy, 579, 579f
Muscle fibers, in colorectal adenomas, 923–924, 927f
Muscular dystrophy, on motility, 579, 579f
Muscularis mucosae, 3, 4f
    of anus, in inflammatory cloacogenic polyp, 1060, 1061f, 1062f
    of appendix, 497
      in mucinous adenocarcinoma, 526f
      in mucinous cystadenomas, 525
      in peritoneal mucinous adenocarcinoma, 539
    of colon, 736, 738f
      in adenoma, 924, 927f, 928f, 930t, 934
      in adenoma with cancer, 939
      in amyloidosis, 868f
      in colitis, 769, 770
      in colitis cystica profunda, 763, 765f
      colon cancer spread to lymphatics through, 990
      in colonic atrophy, 771
      in colonic diverticulosis, 752
      in colonic hamartoma, 876f
      cow's milk and soy formula intolerance on, 849
      in depressed adenoma, 918f
      in fibroblastic polyps, 872
      gold on, 792f
      in intussusception, 759
      in inverted hyperplastic polyp, 872
      in ischemic colitis, 778
      lamina propria in, 744
      laxatives on, 789
      in lipomatous hypertrophy of the ileocecal valve., 878f
      lymphatic drainage of, 739, 740f
      lymphoid follicle in, 738f, 744f
      in mucosal prolapse, 762f
      normal, 737f
      pancreatic enzyme supplements on, 794
      Peutz-Jeghers polyps from, 875
      in polyp evaluation, 943, 943f, 944f, 955f
      in previous biopsy sites, 884f
      in radiation colitis, 798, 800
      in reactive fibromuscular proliferations, 878, 879f
      in redundant nuclear folds, 752, 756f
      in redundant sigmoid colon, 757
      in schistosomiasis, 906f
      shigellosis on, 809
      in strictures, 782
    in Crohn disease, 609–611, 612f, 613f, 623, 639t
    in endocrine cell hyperplasia, 1110, 1111f
    in endoscopic biopsy of inflammatory bowel disease, 650
    enteric nervous system of, 546f
    in enteropathy-associated T-cell lymphoma, 1190
    of esophagus, 14, 15, 17f, 18–19, 19f
      in adenocarcinoma, 120
      in Barrett esophagus, 66
      in dysplasia, 116
      in eosinophilic esophagitis, 56
      in esophageal erosions, 39
      in esophageal rings, 25
      in radiation injury, 59
      in squamous cell carcinoma, 94f
      in varices, 68
    granular cell tumors in, 1236
    in Hirschsprung disease, 555, 555f
    in immunoproliferative small intestinal disease, 1180
    in intestinal neuronal dysplasia type A, 556, 557, 558
    in isolated ganglioneuromas, 1232
    juvenile polyposis coli, 1234f

Kaposi sarcoma on, 1251
leiomyomas from, 1220, 1220f, 1221
in leiomyomatosis, 1222
in nonfamilial myopathies, 576
in rectal carcinoid, 1136f
of small intestine
    in adenocarcinoma, 482
    in ampullary tumor, 478f
    in amyloidosis, 447, 447f, 448
    in atresia, 305
    in Brunner gland hamartomas, 315
    Brunner glands in, 297, 298f
    capillary bed of, 281
    in Crohn disease, 369
    in Ehlers-Danlos syndrome, 346
    in eosinophilic gastroenteritis, 433
    in intussusception, 317
    isolated lymphoid follicles in, 293
    in jejunal and ileal diverticulosis, 316
    lymphatics in, 285
    in mesenteric venous thrombosis, 333f
    in metastatic gastric carcinoma, 492f
    Mycobacterium avium-intracellulare, 374f
    NSAIDs on, 355
    Peyer patches in, 293
    in reactive fibromuscular proliferative lesions, 455
    submucosal lymphoid aggregations in, 293
    in systemic mastocytosis, 443
    in vitamin E deficiency and brown bowel syndrome, 437
    in xanthoma, 435
of stomach, 146
    in amyloidosis, 222, 224f
    in atrophic gastritis, 186, 187
    cancer of, 239f, 241f, 242f, 247
    embryology and development of, 135, 136f, 140
    in gastric antral vascular ectasia, 219
    in gastritis cystica profunda, 216
    in granulomatous gastritis, 166f
    lymphatics in, 141, 146
    in Menetrier disease, 209
    neuromuscular relationships in, 6
    peptic ulcers in, 202
    in pylorus mucosal prolapse, 150
    in quiescent superficial gastritis, 173
    in stress ulcers, 156
    in ulcerative colitis, 639t, 641f, 645, 645f, 646, 651t, 652, 653f, 654f, 676f
in visceral myopathies, 574
Muscularis propria, 544–545, 545f, 583
absence of, congenital, 572, 573f
in absent enteric nervous system, 560
in achalasia, 569
in amyloidosis, 585
of anus
    congenital anomaly, 1044
    normal, 1037
of appendix
    in appendicitis, 505
    in decidual islands, 518
    in diverticulosis, 500, 500f
    in endometriosis, 519f
    in fibrous occlusion/obliteration, 514f
    in hypoplastic appendix, 499f
    in intussusception, 500–501, 501f
    in periappendicitis, 513
in autoimmune enteric myositis, 578
in cathartic colon, 587
in Chagas disease, 580
in CMV infections, 580f
of colon, 736, 737f, 745, 757
    in amyloidosis, 867
    arteries in, 740f
    in basidiobolomycosis, 826
    in *C. difficile* infection, 814
    in colitis cystica profunda, 763
    in colloid carcinoma, 975f
    in colonic adenocarcinoma, 965f
    in colorectal cancer, 98, 964
    in colorectal cancer, Crohn-like lymphoid reactions, 1003
    in colorectal cancer, invasive, 1001f
    in colorectal cancer, resection specimens, 1018, 1020
    in colorectal cancer, staging, 996, 997t, 998
    in diverticular disease, 749–753, 754f, 756f
    in endometriosis, 880, 880f
    endoscopic tattooing on, 883, 883f
    endoscopic thermal injury to, 881
    in eosinophilic gastroenteritis, 849, 849f
    in fibrosing colonopathy from pancreatic enzyme supplements, 794
    in granuloma with colonic carcinoma, 851f
    in histoplasmosis, 826
    in infectious colitis, 802, 802t
    in intramural growth of colon carcinoma, 989f
    in intussusception, 760
    in ischemic colitis, 775, 780, 782
    in lipomatous hypertrophy of the ileocecal valve, 878, 878f
    lymphatics in, 739
    in neutropenic enterocolitis, 839, 841f
    in obstructive colitis, 785
    in papillary adenocarcinoma of colon, 966f
    in phlegmonous colitis, 841
    in radiation colitis, 798
    in reactive fibromuscular proliferations, 879f
    in redundant sigmoid, 757, 758f, 759, 759f
    in schistosomiasis, 836
    in secondary tumors, 1017
    in tuberculosis, 816t
    in vascular ectasias, 864
    veins in, 739
in congenital hyperplasia of interstitial cells of Cajal, 560
in Crohn disease, 612f, 614, 618f, 621, 623, 623f, 624, 625f, 627f
in enteropathy-associated T-cell lymphoma, 1190
of esophagus, 17f, 19
    in aphthous ulcers in AIDS patients, 55
    arteries in, 11
    in aspergillosis, 53, 53f
    in caustic esophagitis, 59
    in diverticula, 27, 28f, 29, 29f
    in duplication cyst, 27f
    in duplications, 24, 25
    in esophageal rings, 25
    in esophageal varices, 70
    in gastroesophageal reflex disease, 39
    lymphatics in, 13
    radiation therapy on, 59
    in squamous cell cancer, 94f, 96, 98
    in squamous cell cancer with lymphoid stroma, 104
    in submucosal glands, 19f
general characteristics of, 2, 5, 5f
in hollow visceral myopathies, 574, 575f, 576, 577, 577f
in infantile hypertrophic pyloric stenosis, 571
in inflammatory bowel disease, 606, 610f, 610t, 611
in intestinal neuronal dysplasia
    type A, 556
    type B, 558
lymph nodes near, 9
in mitochondrial disorders, 578
in motility disorders, 5
in muscular dystrophy, 579
in neuroendocrine tumors, 1113
    appendiceal goblet cell carcinoid, 1149f
    atypical carcinoids, 1138
    carcinoid, 1135
    chronic atrophic gastritis, 1114
    composite tumors with pancreatic acinar differentiation, 1154
    EC cell tumors, 1131
    ileal, 1125, 1125f, 1126, 1129f
    rectal, 1137
    somatostatinoma, 1121
    type III carcinoid invasion, 1118, 1119t
in nonsphincteric neurotransmitter disorders, 572
radiation on, 587
in scleroderma, 583, 584
in slow transit constipation, 565, 566t
of small intestine, 1219–1220, 1222
    in aggressive mesenteric fibromatosis, 1241
    in ampullary tumor, 478f, 483
    in amyloidosis, 447
    arteries in, 281
    in atresia, 305
    in diffuse ganglioneuromatosis, 1234
    in diffuse hemorrhagic gastroenteropathy, 346
    in diverticulum, acquired *vs.* congenital, 310f
    in duodenal diverticula, 315
    in duplication, 309f
    in eosinophilic gastroenteritis, 433, 434f
    in extra-ampullary carcinoma, 484
    in gastrointestinal stromal tumors, 1204
    in gastrointestinal stromal tumors, anorectal, 1214–1215
    in gastroschisis, 303
    in hemangiopericytomas, 1255
    in hypertrophic eosinophilic gastroenteropathy, 434
    in inflammatory myofibroblastic tumors, 1242
    in intestinal ischemia, 334, 337
    in intussusception, 317
    in jejunal and ileal diverticulosis, 316
    in leiomyomas, 1219–1220, 1220f, 1221f
    in leiomyomatosis, 1222, 1223f
    in Müllerian lesions, 456
    in perineuromas, 1226
    in radiation injury, 358
    in reactive fibromuscular proliferative lesions, 455
    in *Salmonella* enteritis, 364
    in schwannomas, 1225
    in signet ring cell carcinoma, 487f
    veins in, 283
    in vitamin E deficiency and brown bowel syndrome, 437, 437f
    in *Yersinia* infection, 368
of stomach, 135, 139–140, 242
    in amyloidosis, 222
    in caliber-persistent artery (Dieulafoy lesion), 220
    in eosinophilic gastroenteritis, 196, 197
    in food granuloma, 196f
    in gastric cancer, 249
    in gastric ulcers, 202f, 203, 206, 242, 249
    in gastritis, suppurative, 175
    in heterotopias, 149
    in inflammatory fibroid polyps, 215
    in intestinal-type adenocarcinoma, 253f
    lymphatics in, 141
    nerve fibers in, 146
    in syphilis, 176
in toxic megacolon, 636
in ulcerative colitis, 632–635, 636f, 640, 640f, 644, 645
Mycobacterial colitis, 815, 816t, 817t
Mycobacterium avium-intracellulare (MAI) infection, 373, 374f, 378t
Mycophenolate, on colon, 790, 791f
Myenteric plexus, 546, 546f
development of, 547–548, 548t, 549f
drug-related damage to, 788t, 790
neural hyperplasia in, 552, 553t (*See also* Hirschsprung disease)

Myh adenomatous polyposis, 703–704
Myochosis, 751
Myofibroblasts, pericryptal, 290f, 292
Myotonic dystrophic, 579, 579f
Myxoglobulosis, 515–516, 516f, 887, 887f

N

N-acetyl transferase gene (NAT-1), in gastric cancer, 237
Narcotics, motility disorders from, 587, 587f
Necrosis jejunitis, 366–367
Necrotizing enterocolitis (NEC), 339–340, 340f, 341f, 784–785, 785t
  neonatal, 340, 340f, 341f
  tropical, 340, 341f
Necrotizing fasciitis, perianal, 1062–1063
Neomycin, on small intestine, 353
Neural changes
  in Crohn disease, 621, 623f–625f
  in ulcerative colitis, 642
Neural hyperplasia
  of appendix, 514–515, 515f
  in Crohn disease, 621, 623f–625f
Neural tumors, 1224–1234
  ganglioneuromas, 1231–1234, 1232f–1234f
  groups of, 1224
  malignant peripheral nerve sheath tumors, 1229–1231
  neurofibromas, 1227–1229, 1231t
  neurofibromatosis, 1227–1229, 1229t, 1230f, 1231f, 1231t, 1233f
  neuromas, 1229
  perineuromas, 1226–1227, 1227t
  Schwann cell (schwannomas), 1224–1226, 1225f–1229f, 1227f
Neurilemmoma, of small bowel, 1225, 1226f
Neuroectodermal tumors, familial aggregation of, 730
Neuroendocrine carcinoma, 1138–1147
  high-grade, 1138–1147
  large cell, 1147, 1147f
  pleomorphic (giant cell), 1151, 1151t, 1152f
  small cell (poorly differentiated endocrine cell), 1138–1147, 1140f–1144f (See also Small cell carcinoma)
  well-differentiated (atypical carcinoid tumors), 1138, 1140f
Neuroendocrine cell(s)
  of anus, 1104–1105
  of appendix, 1104, 1104f
  D cells, 1103, 1103f
  distribution of, 1099
  enterochromaffin cells, 1103
  of esophagus, 1100
  functions of, 1099, 1100f
  G cells, 1102–1103, 1102f
  ghrelin-producing cells, 1103
  hyperplasia of, 1105–1110 (See also Neuroendocrine cell hyperplasia)
  identification of, 1099–1100, 1100f, 1101f
  of large intestine, 1104
  open vs. closed, 1099, 1100f
  of rectum, 1104–1105
  of small intestine, 1103–1104, 1103f, 1104f
  stains for, 1101t
  of stomach, 1100–1102, 1101f, 1102f
Neuroendocrine cell hyperplasia, 1105–1110
  in esophagus, 1106
  general comments on, 1105–1106, 1106t
  in intestines, 1109–1110, 1110f, 1111f
  in stomach, 1106–1108
    D-cell, 1108
    enterochromaffinlike cell, 1108, 1108f, 1109t
    G-cell, 1106–1107, 1107f, 1107t
    ghrelin-producing cells, 1108
Neuroendocrine tumors (NETs), 1105–1155. See also specific tumors
  classification of, 1110, 1110t
  collision tumors, 1155
  esophageal, 1112–1113
  gangliocytic paragangliomas, 1137–1138, 1139f
  gastric, 1113–1118, 1113t (See also Gastric neuroendocrine tumors)
  increased endocrine cells in treated adenocarcinomas, 1155
  molecular features of, 1105
  neuroendocrine carcinoma, 1138–1147 (See also Neuroendocrine carcinoma)
  neuroendocrine cell hyperplasia in, 1105–1110 (See also Neuroendocrine cell hyperplasia)
  terminology for, 1110
  well-differentiated (carcinoid) tumors, 1110–1137 (See also Carcinoid tumors)
Neurofibromas, 1227–1229, 1231t
Neurofibromatosis 1 (NF1), 723, 1227–1229, 1229t, 1230f, 1231f, 1231t, 1233f
Neurogastrointestinal encephalomyopathies, mitochondrial, 577–578, 577t
Neuromas, 1229
  appendiceal, 539, 540f
Neuronal ceroid lipofuscinosis, 865
Neuronal immaturity, 558, 560f
Neuronal intranuclear inclusion disease, 562, 563t
Neuronal maturational arrest syndrome, 558, 560f
Neurotransmitter disorders, nonsphincteric, 572
Neutropenic enterocolitis, 838–841, 839f–842f
  clinical presentation of, 839
  epidemiology and etiology of, 838–839
  gross features of, 839–840, 840f
  histologic features of, 840–841, 841f, 842f
  pathogenesis of, 839, 839f
Neutropenic enteropathy, 838–841, 839f–842f. See also Neutropenic enterocolitis
Neutrophil–endothelial cell interactions, in ischemic enteritis, 327–328
Nevi, esophageal, 78
Nezelof syndrome, 442
Niemann-Pick disease, on colon, 866
Nitric oxide (NO), in vascular relaxation, 6, 7f, 547, 547f
Nitric oxide synthase (NOS), in esophageal varices, 68
Nitroso compounds, dietary, in gastric cancer, 238
Nocardia brasiliensis infections, anorectal, 1057
Nodular lymphoid hyperplasia, 771, 773f
Non–enterochromaffinlike neuroendocrine tumors, 1118
Nonhereditary hamartomatous polyposis syndromes, 723–724
  basal cell nevus syndrome, 724
  Cronkhite-Canada syndrome, 723–724, 723f, 724f
  ganglioneurofibromatosis, 724
  multiple recurrent inflammatory fibroid polyps, 724
Non–mucin-producing appendiceal adenocarcinomas, 534f, 535
Nonocclusive ischemia, 329, 333f
Nonpolypoid dysplasia, in gastric cancer, 242–243, 243f, 243t, 244f
Nonsphincteric neurotransmitter disorders, 572
Nonsteroidal anti-inflammatory drugs (NSAIDs)
  on colon, 790, 791f
  for colorectal cancer prevention, 907–908
  gastritis and gastropathy from, 160–161, 161f, 161t, 162f
  in inflammatory bowel disease, 599
  peptic ulcer from, 201, 201f
  on small intestine, 354–355, 354t
Norwalk-like virus gastroenteritis, 385t, 387
Norwalk virus gastroenteritis, 385t, 387
Nutritional disorders, on small bowel, 435–438
  kwashiorkor, 435–437, 436f
  vitamin E deficiency and brown bowel syndrome, 437–438, 437f, 438f, 438t
  zinc deficiencies and acrodermatitis enteropathica, 438

O

Obstruction of venous return, mechanical, intestinal, 334
Obstructive colitis, 785
Oculodigitoesophagoduodenal syndrome, 23
Oculogastrointestinal muscular dystrophy (OGIMD), 578
OEIS (omphalocele, cloacal exstrophy, imperforate anus, spinal defects), 301, 1044–1045
Ogilvie syndrome, 543
Oleogranuloma, 1059, 1060f
Oleomas, 1059, 1060f
Omenn syndrome, 860
Omentum, 736
Oncocytic adenocarcinomas, gastric, 257–258, 261f
Organoaxial volvulus, 151–153, 153f
Orientation, section, 7, 9
Orogenital system, in Crohn disease, 627, 630, 630f
Osseous metaplasia, colorectal adenocarcinoma with, 983–986, 985f
Osseous stromal metaplasia, in gastric cancer, 262–263
Osteochondromas, 1258
Ovarian metastases to appendix, 540, 540f
Ovarian mucinous tumors, vs. appendiceal, 538, 539t
Oxyntocardiac mucosa, 16
Oxyuriasis, anorectal, 1058–1059, 1059f

P

Padova classification of gastric dysplasia, 243, 243t
Paget disease
  esophageal, 125, 126f
  perianal, 1087–1089, 1088f
Pagetoid spread, 125, 126f
Pancreas, annular, 305–306, 307f
Pancreatic abnormalities, from inflammatory bowel disease, 658
Pancreatic acinar differentiation, composite tumors with, 1154–1155
Pancreatic enzyme supplements, fibrosing colonopathy from, 793–794, 794f
Pancreatic heterotopias, 149–150, 149f–152f
  in colon, 747
  in esophagus, 21–22, 21f, 22f
  in small intestine, 313–314, 315f
Pancreatic metaplasia
  in esophagus, 29–30
  in stomach, 193, 193f
Pancreaticoduodenectomy, handling specimens from, 9, 492–493
Paneth cell
  in allergic proctocolitis, 849
  appendiceal, 497
  in bacterial colitis, 803
  in Barrett esophagus, 64
  in cecum, 742, 742f
  in colitis, 769, 769t, 770f
  in collagenous colitis, 845, 846
  of colon, 742, 742f
  in colorectal adenocarcinoma, 967
  in colorectal adenomas, 922, 923, 925f
  in Crohn disease, 610, 611, 613f, 624, 639f, 651t
  in duodenal adenoma, 698f
  in duodenal lesions, 698
  in endometriosis, appendiceal, 517, 518
  in gastric adenomas, 245
  in gastric cancers, 252
  in goblet cell carcinoid, 1148
  in inflammatory bowel disease, 650, 650t, 651t, 674
  in intestinal adenoma, 473–475, 476f
  in intestinal metaplasia, 190, 192f
  in intestinal small cell carcinoma, 1146
  in ischemic colitis, 782
  in juvenile polyposis, 713
  lack of, in intestinal glands, 239

in neuroendocrine cell hyperplasia in intestines, 1109, 1110
NOD2 expression in, 594, 595
in Peutz-Jeghers syndrome, 707, 709
in radiation colitis, 798
of small intestine, 276, 278, 286f, 287, 287f, 290f, 292, 292f
  in acrodermatitis enteropathica, 438
  in celiac disease, 421
  in collagenous sprue, 424
  in crypt changes, 412
  immunosuppressive agents on, 355
  in intestinal goblet cell autoantibody-associated enteropathy, 428
  in malabsorptive diarrhea, 428
  in microvillous inclusion disease, 427
  in neonatal necrotizing enterocolitis, 340
  radiation on, 355
  in villous atrophy, 410t
  in small intestine adenocarcinoma, 480, 483–485
  in ulcerative colitis, 639t, 640, 642, 644f, 645, 651t, 664
Paneth cell carcinoma, 257, 260f
Pangastritis, atrophic autoimmune, 189
Papillae
  anal, 1037, 1051–1052, 1053f
  esophageal squamous mucosa, 15, 18f
  lamina propria, 15, 18f
Papillary carcinoma, gastric, 254, 257f
Papillary stenosis, 319–320, 322f
Papilloma virus esophagitis, 48, 49t
Papulosis, malignant atrophic, GI ischemia in, 351
Paracoccidioidomycosis, colitis, 823–824, 825f
Paracoccidioidomycosis infection
  anorectal, 1057
  intestinal, 383
Paraffinomas, 1059
Paragangliomas, 1234, 1235f
  gangliocytic, 1137–1138, 1139f
Paralytic shellfish disease, 356
Paraneoplastic pemphigus (PNP), esophageal, 75
Paraneoplastic pseudo-obstruction, 566, 566t
Parasitic gastritis, 179–180, 179f, 180f
Parasitic infections, appendicitis from, 511–512, 512f
Parietal cell hyperplasia, gastric neuroendocrine tumors in, 1115
Patterson Kelly syndrome, esophageal webs in, 26
PEComas, 1256
Pectinate, 1037, 1038f
Pemphigoid, esophageal, 75
Pemphigus, esophageal, 73–75, 74f
Pemphigus foliaceous, esophageal, 75
Pemphigus vegetans, esophageal, 75
Pemphigus vulgaris, esophageal, 74, 74f
Penicillamine, colitis from, 795
Penicillium marneffei infection, of small intestine, 383
Pepsinogen, 138
Pepsinogen group I (PFI) levels
  in gastric cancer, 240, 241t
  and *H. pylori* antibody status, 241t
Pepsin secretion, gastric, 137–138, 138f
Peptic duodenitis, 323–325, 324f, 325f, 326f
Peptic ulcers, 200–206, 325–326, 327f–330f
  acute, 202, 203
  chronic, 202–203
    benign, 202–203, 202f–204f
    zones of, 202–203, 203f
  clinical features of, 201
  definition of, 200
  epidemiology and risk factors for, 200–201, 201f
  esophageal, 32t, 39
  etiology of, 200
  gastric, 201–202, 202f–205f
    vs. gastric cancer, 206, 206t
  gastritis surrounding, 205, 205f
  giant gastric, 202
  healing of, 203–205, 205f

prepyloric and duodenal, 201
serosa underlying, 205–206
stomach wall remote from, 205, 205f
Perforations
  in colorectal adenocarcinoma, 1002
  in Crohn disease, 607, 608f
  esophageal, 31–32, 31f, 31t
  gastric, 221, 221f
  intestinal, 318–319
Perianal abscess, 1048–1050, 1049f
Perianal bacterial dermatitis, 1061
Perianal disease, in ulcerative colitis, 631–632
Perianal skin disorders, 1060–1063, 1063f
Periappendiceal abscess, 505
Periappendicitis, 513, 513f, 514f
Periarteritis nodosa, 71
Pericarditis, from inflammatory bowel disease, 662
Pericholangitis, from inflammatory bowel disease, 655–656, 656f
Pericryptal eosinophilic enterocolitis, 849–850
Pericryptal myofibroblast, 290f, 292
Pericryptal myofibroblast sheath, 743–744, 743f
Perineuritis, from inflammatory bowel disease, 662
Perineuromas, 1226–1227, 1227f
Peripheral epithelioid cell (PEC) tumors, 1256
Peripheral nerve sheath tumors, malignant, 1229–1231
Peritoneal bands, 303, 303f
Peritoneal encapsulation, 315
Peritoneal micronosis, 536
Peritoneal mucinous adenocarcinoma, 537–539, 538f
  vs. ovarian mucinous tumors, 538, 539t
Peritoneal mucinous neoplasm, low-grade, 536–537, 537f
Peritoneum, mucinous lesions of, 526t
Peritonitis, sclerosing encapsulated, 315
Perivascular tumors, 1256
Pernicious anemia, juvenile, on stomach, 188–189
Peroxisomal disorders, 867
Peutz-Jeghers polyps, colonic, 875
Peutz-Jeghers syndrome, 704–711
  clinical features of, 704–705, 706f, 706t
  extraintestinal tumors in, 709–710, 709f
  gastrointestinal carcinomas in, 710–711, 710f
  genetic features of, 705–706
  GI cancer with, 235–236
  gross features of, 706, 707f
  histologic features of, 706–709, 707f–709f
  treatment of, 711
Peyer patches, 3, 1163, 1163f
  in appendix, 497, 508
    chemotherapy on, 513
    in fibrous occlusion/obliteration, 513
    in graft *versus* host disease, 516
    in histoplasmosis, 826
    in mucinous cystadenomas, 525
    Shiga toxin-producing *E. coli* infection on, 804
    in variant Creutzfeldt- Jakob disease, 512
    in viral appendicitis, 508
    in *Yersinia* appendicitis, 508f
  lymphocyte sensitization in, 278
  in lymphoproliferative disorders
    focal lymphoid hyperplasia, 1179
    marginal zone cells in, 1172–1173
    mucosa-associated lymphoid tissue (MALT), 1161, 1163, 1163f, 1165, 1166, 1171t
  in small intestines, 277, 363
    in Behçet disease, 350
    in *Campylobacter* infection, 365
    GI infection via, 360
    gut-associated lymphoid tissue in, 293
    in ileal biopsies, 431
    immunosuppressive agents on, 355
    in intestinal transplants, 457
    lymphatics of, 285
    in mucosa-associated lymphoid tissue (MALT), 1179

in *Mycobacterium avium-intracellulare,* 373
in Nezelof syndrome, 442
in pneumatosis intestinalis, 453
in rotavirus infections, 386
in *Salmonella* infection, 363, 363f, 364, 364f
in severe combined immunodeficiency disease, 442
in small intestine, 292–296, 293f–295f
in tuberculosis, 371, 371f
in *Yersinia* infection, 368
p53 gene and its mutations, 1011–1012, 1013f
  in achalasia, 570
  in adenocarcinoma of the gastroesophageal junction, 113, 113f, 116, 123f
  in anal carcinoma prognosis, 1077
  in anal squamous cell carcinoma, 1073, 1076
  in Barrett esophagus, 68, 110, 110t, 113f
  in Chagas achalasia, 581
  in colorectal cancer, 951, 1003, 1010, 1010f, 1011–1012, 1012f, 1013f, 1014
  in depressed adenoma, 918f
  in diffuse large B-cell lymphoma of the stomach, 1178
  in endocrine cells in treated adenocarcinomas, 1155
  in endocrine tumors, GI, 1105
  in esophageal small cell carcinomas, 1145
  in esophageal squamous cell carcinoma, 89, 91, 91f, 99
  in esophageal squamous cell carcinoma immunostaining, 92–93, 102f
  in familial adenomatous polyposis, 235, 700
  in gastric carcinoma, 237, 237t, 240f, 267
  in gastric dysplasia, 243, 244f
  in gastric small cell carcinomas, 1145
  in goblet cell carcinoid, 1149
  in hepatoid carcinoma and α-fetoprotein-producing gastric cancer, 243, 244f
  in hereditary nonpolyposis colon cancer, 481
  human papillomavirus on, 1073
  in hyperplastic polyps, 869
  in inflammatory bowel disease, 682
  in irritable bowel syndrome, 680
  in neuroendocrine carcinoma, high-grade, 1140, 1144f
  in neurofibromas and neurofibromatosis, 1227
  in Peutz-Jeghers syndrome, 706
  in signet ring cell carcinoma, 815
  in sporadic gastric neuroendocrine tumors (type III carcinoids), 1118
  in Turcot syndrome, 703
  in ulcerative colitis, 682
pH, gastric, 168
Pharyngoesophageal diverticulum, 27–29, 28f, 29f
Phlebitis
  enterocolic lymphocytic, 787
  lymphocytic, 347, 347f
Phlebosclerotic colitis, 786
Phlegmonous colitis, 841
Phlegmonous gastritis, infectious, 175
Photographing specimens, 9
Phycomycetes esophagitis, 54, 54f
Physiology, GI tract, 1
Phytobezoars, 224
Pig bel, 367
Pinworm
  anorectal, 1058–1059, 1059f
  appendicitis from, 509–511, 510f, 511f
Pleomorphic carcinoma, colorectal, 986
Pleomorphic neuroendocrine carcinoma, 1151, 1151t, 1152f
Plummer-Vinson syndrome
  esophageal squamous cell carcinoma and, 89, 95
  esophageal webs in, 26
p53 mutations, in stomach cancer, 235–236
Pneumatosis intestinalis (PI), 452–453, 453f, 454f
Polyarteritis nodosa, GI ischemia in, 343, 344f

Polymorphic posttransplant lymphoproliferative disorder, 1188, 1188f
Polypoid carcinoma with spindle cell features, esophageal, 104–107, 105f–108f
Polyposis and polyposis syndromes, 691
　adenomatous, hereditary, 691–704
　　Myh adenomatous polyposis, 703–704
　　Turcot syndrome, 703, 703t
　adenomatous, nonhereditary, 704
　attenuated adenomatous polyposis coli, 693, 694t
　classification of, 691, 691t
　colorectal adenocarcinoma in, 960
　familial adenomatous polyposis, 235, 691–702 (See also Familial adenomatous polyposis (FAP))
　familial gastric, 719
　filiform, 877–878
　hamartomatous, hereditary, 704–723 (See also Hamartomatous polyposis syndromes, hereditary)
　hamartomatous, nonhereditary, 723–724 (See also Hamartomatous polyposis syndromes, nonhereditary)
　hereditary mixed, 704
　hyperplastic, 704, 705f, 705t
　juvenile, 711–719, 1234f (See also Juvenile polyposis)
　lymphomatous, 1182–1184, 1184f, 1184t
Polyps, 691. See also Hereditary adenomatous polyposis syndromes; Polyposis and polyposis syndromes
　in basal cell nevus syndrome, 724
　definition of, 869
　hyperplastic, in gastric cancer, 242, 242f
　inflammatory cloacogenic, 1060, 1061f, 1062f
　multiple recurrent inflammatory fibroid, of stomach and intestine, 724
Polyps, appendix
　benign nonneoplastic polyps, 516, 518f
　hyperplastic, 516, 518f
　sessile serrated, 531–532
Polyps, colonic, 867–878
　adenomatous, 912, 913f
　from atheromatous emboli, 876
　bilharzial, 837f, 875
　fibroblastic, 872
　filiform polyposis, 877–878
　giant hyperplastic, 949–951, 950t, 955f–957f
　granuloma pyogenicum, 876–877, 877f
　hyperplastic, 869–872
　　as biomarkers, 869, 869t
　　colorectal cancer and, 869, 869t
　　epidemiology of, 869
　　histology of, 869–870, 870f
　　inverted, 870–872, 871f
　　serrated crypts in, 869–870, 871t
　inflammatory, with bizarre stromal cells, 872–873, 874f
　inflammatory cap, 874, 875f
　inflammatory fibroid, 872
　inflammatory myoglandular, 875
　inflammatory pseudopolyps, 872, 873f
　isolated colonic hamartomas, 875, 876f
　juvenile, 875
　lipomatous hypertrophy of ileocecal valve, 878, 878f
　lymphoid polyps and lymphonodular hyperplasia, 874–875
　multiple adenomatous, 912–913, 913f
　Peutz-Jeghers, 875
　prominent mucosal folds, 878, 1210f
　reactive fibromuscular proliferations, 878, 879f
　serrated, 948–954
Polyps, gastric, 211–216
　fundic gland, 211–212, 212f
　hyperplastic, 212f–215f, 213–215

　inflammatory fibroid, 215–216, 216f
　isolated hamartomatous, 215
Polyps, in colorectal adenoma
　early, 912f
　multiple, 912–913, 913f
Polyps, small intestine
　epithelial, nonneoplastic, 471
　hyperplastic plus adenomatous, of gastric origin, 479
　inflammatory fibroid, 454–455, 455f
　lesions presenting as, 454–456, 455f, 455t, 456f
　multiple recurrent inflammatory fibroid, 724
Polyps, stomach, multiple recurrent inflammatory fibroid, 724
Poorly differentiated endocrine cell carcinoma, 1138–1147, 1140f–1144f. See also Small cell carcinoma
Pork tapeworm infection, 403, 404f
Portal colopathy, 861
Portal hypertensive gastropathy (PHG), 217, 217f, 218f, 219t
Portal system, 283, 283f
Portal vein thrombosis, 332–333, 335f
　intestinal infarction from, 328, 332f
Posttransplant lymphoproliferative disorders (PTLDs), 1187–1188, 1188f, 1189f
Potassium salts, on small intestine, 354
Pouchitis, 663–665, 664f
Povidone iodine, sclerosing encapsulating peritonitis from, 355
Prediverticular state, 751
Prestomal ileitis, 537
Primary sclerosing cholangitis, from inflammatory bowel disease, 656–657, 657f
Primitive cloaca, 1044
Primitive gut, 1
Primitive neuroectodermal tumors (PNETs), 1258
Procidentia, 1047, 1047f
Proctitis. See also Anal infections
　gonorrhea, 815–816
　from sulfasalazine, 795
　syphilis, 816, 817t, 1053, 1054f
Proctitis cystica profunda, 762–763, 763t, 764f
Progressive fibrous occlusion, of appendix, 513, 514f
Proliferative Brunner gland lesions, 471, 472f, 473f
Proliferative zone, 2, 2f
　of colon
　　in hyperplastic polyps, 869
　　in inverted hyperplastic polyp, 870
　of esophagus, in Barrett's esophagus, 111, 112, 113t
　of gastric mucosa, 137f
　　colchicine on, 166
　of small intestine
　　in Crohn disease, 611
　　crypts of, 421
　　in inflammatory bowel disease, 678, 946f
　　in ulcerative colitis, 641f
　of stomach, in focal foveolar hyperplasia, 211
Prominent mucosal folds, colonic, 878, 1210f
Prostaglandin E, gastritis and gastropathy from, 165
Protein S deficiency, portal vein thrombosis in, 335f
Proton pump inhibitors (PPIs), gastritis and gastropathy from, 161, 163f
Prototechosis, of colon, 827, 829f
Proximal adenocarcinoma of esophagus, 122
Pruritus ani, 1060–1063, 1063f
Psammoma bodies, in colorectal carcinoma, 986
Psammomatous carcinoid, 1121, 1122f
Pseudoangiomatous stromal hyperplasia, anal, 1093
Pseudocarcinomatous entrapment, in colorectal adenoma, 926–930, 929f–934f, 930t, 931t
Pseudocarcinomatous invasion, in colorectal adenoma, 926–930, 929f–934f, 930t, 931t
Pseudoepitheliomatous hyperplasia, esophageal, 35
Pseudoinvasion, in colorectal adenoma, 926–930, 929f–934f, 930t, 931t

Pseudolipomatosis
　duodenal, 456
　mucosal (colonic), 885–886, 885f, 886f
Pseudomelanosis, of small intestine, 446–447
Pseudomembranous colitis, from *Clostridium difficile*, 811–814, 812f–814
Pseudomembranous enterocolitis, 784–785, 785t
Pseudomyxoma peritonei, 535–539
　clinical presentation of, 536
　definition and terminology of, 535
　epidemiology of, 535
　gross appearance of, 536
　histology of, 526t, 536
　low-grade peritoneal mucinous neoplasm, 536–537, 537f
　peritoneal mucinosis (adenomucinosis), 536
　peritoneal mucinous adenocarcinoma, 537–539, 538f, 539f
Pseudo-obstruction. See also Motility disorders
　colonic, acute, 543
　with intestinal neuronal dysplasia and ganglioneuromatosis, 558, 559f
　paraneoplastic, 566, 566t
　small intestinal, 543
Pseudopolyps
　in Crohn disease, 608, 609f, 623, 626f, 627f
　in ulcerative colitis, 635–637, 636f, 637f, 646, 647f
Pseudopyloric metaplasia, 189f, 190
Pseudosarcoma, esophageal, 104–107, 105f–108f
Pseudosarcomatous stroma, regenerative lesions with, 224
Pseudotumors
　gastric, 223–224, 225f
　helminthic, 405–406, 405f
　inflammatory, 1241–1243
　　of colon, 881
　　of small intestine, 455–456, 456f
PTEN hamartomatous tumor syndrome, 719–723. See also Cowden disease
Puffer-fish intoxication, 356
Pyloric antrum, 139
Pyloric canal, 139
Pyloric channel, 139
Pyloric hypertrophy, focal, 148–149
Pyloric metaplasia, 189f, 190, 414
Pyloric mucosal prolapse, 150, 153f
Pyloric orifice, 139, 140f
Pyloric stenosis, 148–149
　acquired, 148
　focal pyloric hypertrophy, 148–149
　infantile hypertrophic, 148, 571–572, 571f
Pylorocardiac carcinoma, gastric, 257, 260f
Pylorus, double, 150
Pyoderma gangrenosum, from inflammatory bowel disease, 658–659
Pyoderma vegetans, from inflammatory bowel disease, 659

R
Radiation
　colonic injury from, 795–800, 797f–799f
　in colorectal cancer, 905
　enteropathy from
　　acute, 357, 357f, 358f
　　chronic, 357–359, 358f
　　severe late, 356–357
　esophagitis from, 57–59, 57f–59f
　factors enhancing injury from, 356, 357t
　in gastric cancer, 238
　gastritis from, 168
　motility disorders from, 587
　small bowel stricture from, 357, 357f
　small intestinal injury from, 356–359, 357f, 357t, 358f
Rattlesnake venom, hemorrhagic colitis from, 795, 797f

Reactive fibromuscular proliferations
  of colon, 878, 879f
  of small intestine, 455
Reactive gastropathies, 181–182
  alkaline reflux (bile reflux) gastritis, 181–182, 181f, 182f
  clues suggesting, 181, 181t
  etiology of, 181
  uremic, 181
Rectal neuroendocrine tumors, 1135–1137, 1135f, 1136f
Rectal prolapse, 761, 761f, 762f
Rectocloacal fistula, 1044
Rectum. See Anorectal; Anus; Colorectal
Redundant sigmoid, 757, 758f
Reflux esophagitis, 32–40. See also Gastroesophageal reflux disease (GERD)
Refractory celiac disease, 1193–1195, 1194f, 1195f
Refractory sprue, 424, 1193–1195, 1194f, 1195f
Regenerative lesions, with pseudosarcomatous stroma, 224
Renal disease, ischemic colitis with, 785
Reperfusion, in ischemic enteritis, 327, 331f
Reperfusion damage, in ischemic enteritis, 327, 331f
Resection margins, in Crohn disease, 630
Resection specimens, 7, 8. See also specific disorders
  endoscopic mucosal, 9
  from esophageal cancer, 128–129
  fixation of, 8–9
  from gastric carcinoma, 269
  handling, 8–10
  initial examination of, 8
  from invasive carcinoma from Crohn disease, 9
  from ischemic enteritis, 351–352
  from lymph node, 9–10
  obtaining, 8
  orientation of, 7, 9
  photographing, 9
  staining of, 9
  from ulcerative colitis, 9
Restorative proctocolectomy, complications of, 663–665, 664f
Retention cysts, 515, 515f, 516f
Retention mucocele, 515, 515f, 516f
Retrorectal cystic hamartomas, 1094
Retrorectal tumors, 1094, 1094t
Rhabdoid features, in colorectal adenocarcinoma, 986
Rhabdomyomas, 1258
Rhabdomyosarcomas, 1258
Rheumatoid arthritis, GI ischemia in, 345, 346f
Rickettsial infections, gastric, 180
Rotavirus gastroenteritis, 383–386, 385t, 386f
Rugae, gastric, 139, 140f
Ruptures, gastric, 221, 221f

S
Salmonella infections
  colitis, 806–807, 807f, 808f, 817t
  enteritis/gastroenteritis, 363–365, 363f, 364f, 806
  vs. inflammatory bowel disease, 806–807
Salmonella paratyphi, 363
Salmonella typhi, 363, 807f
Salt intake, in gastric cancer, 238
Sarcoid
  appendiceal, 522
  gastrointestinal, 522
  gastrointestinal, in appendix, 522
  idiopathic granulomatous gastritis as, 194
  small intestine, 435
Sarcoidosis
  colonic, 853–854, 854f
  esophageal, 73
  gastric, 195, 195f
  in gastric carcinoma, 263

Sarcomatoid carcinoma, esophageal, 104–107, 105f–108f
Sarcomatoid small intestinal carcinomas, 487
Schatzki ring, 25
Schistosomiasis, 405
  appendicitis from, 511
  colitis from, 835–836, 836f, 837f
  in colorectal cancer, 905, 906f
Schistosomiasis-associated colorectal carcinoma, 906f, 971–972
Schwann cell tumors (schwannomas), 1224–1226, 1225f–1229f, 1227t
Scleroderma, 581–584
  clinical features of, 582–583
  differential diagnosis of, 584
  epidemiology and etiology of, 581
  esophageal squamous cell carcinoma and, 89
  GI ischemia in, 345
  pathogenesis of, 581–582
  pathologic findings in, 583–584, 583f, 584f
  treatment and prognosis in, 584
Sclerosing encapsulated peritonitis, 315
Sclerosing papillitis, 319–320, 322f
Sclerosing sweat duct carcinomas, perianal, 1090
Scombroid poisoning, 356
Scorpion venom, colitis from, 795, 797f
Seafood neurotoxins, 356
Segmental mediolytic arteritis (SMA), GI ischemia in, 346–347
Segmental obstructing enteritis, acute, 342
Selective IgA deficiency, 439–440, 439t, 440f, 441f
Septated appendix, 502, 502f
Septation, embryonic foregut, 11, 12f
Serosa, 5, 6f, 745
Serotonin
  in, 1138
  in appendix, 1104
  in Barrett's esophagus, 64, 118
  in carcinoid syndrome, 1124
  in EC cell tumors, 1121, 1131
  in enterochromaffin cells, 1101t, 1103f, 1104
  in gangliocytic paragangliomas, 1138
  in gastric carcinoid tumors, 1113t
  in jejunal and ileal neuroendocrine tumors, 1121, 1124–1126, 1124f, 1130f
  metabolism of, 1124, 1124f
  in neuroendocrine cells, 1099, 1100t
  in neuroendocrine producing tumors
    in G-cell tumors (gastrinomas), 1120
    in somatostatinomas, 1121
  in neuroendocrine tumors arising in the setting of chronic atrophic gastritis (type I tumors), 1115
  in neuroendocrine tumors of the stomach, 1113t
  in non–enterochromaffinlike neuroendocrine tumors, 1118
  in nonfunctional duodenal neuroendocrine tumors, 1121
  in pancreatic metaplasia, 193
  in peritoneal mucinous adenocarcinoma, 539
  in rectal neuroendocrine tumors, 1136
  in tubular carcinoid tumors, 1137, 1137f
Serpulina pilosicoli, 816–817
Serrated adenomas
  appendiceal, 531, 532f
  colorectal, 948–949, 951f–953f
  intestinal, 477, 477f
Serrated crypts, in hyperplastic polyps, 869–870, 871t
Serrated polyps, colorectal, 948–954
  adenomas, 948–949, 951f–953f
  molecular evidence for serrated pathway in, 951
  natural history of, and clinical implications, 951–954
  sessile, 949–951, 950t, 955f–957f
Sessile serrated adenoma, 949–951, 950t, 955f–957f
Sessile serrated polyps, of appendix, 531–532

Severe combine immunodeficiency disease (SCID), 442
Severe late radiation enteropathy, 356–359, 357f, 357t, 358f
Shigella infections (shigellosis), colitis, 807–810, 809f, 809t, 817t
Short-segment Barrett esophagus (SSBE), 66
Siderogenous desmoplasia, 926–930, 933f, 934f
Siderosis, gastric, 222, 223f
Sigmoid, redundant, 757, 758f
Sigmoid colon, 736
Sigmoid mesocolon, 736
Signet ring cell, in *Clostridium difficile* colitis, 814–815
Signet ring cell carcinoma, 484f, 487, 487f
  in adenomatous polyp, 973f
  appendiceal, 533, 534f, 535
  Clostridium difficile infection and, 815
  in colon cancer, 1000, 1019
  colorectal, 974–976, 976f–978f
  as colorectal mucinous carcinoma, 972
  gastric, 252, 253, 255f
  in intestinal metastases, 996
  in Krukenberg tumor, 265f
  in Peutz-Jeghers syndrome polyp, 709f
  p53 gene in, 815
  of small intestine, 487, 487f
  spread of, 980f, 990
  with ulcerative colitis, 680f
Simple mucocele, 515, 515f, 516f
Sinuses of Morgagni, 1037
Situs inversus, 299–300
Sjögren syndrome
  gastric, 223
  GI ischemia in, 345
Skin disorders, perianal, 1060–1063, 1063f
Skin lesions, from inflammatory bowel disease, 658–660
  acrodermatitis enteropathica, 659
  alopecia areata, 659
  cutaneous Crohn disease, 659
  erythema nodosum, 658, 658f
  pyoderma gangrenosum, 658–659
  pyoderma vegetans, 659
  vasculitic gangrene, 659
  vesiculopustular eruptions, 659
Skin tags
  anal, 1051–1052, 1052f
  in colorectal cancer, 906
Skip segment Hirschsprung disease, 554–555
Small cell carcinoma, 1138–1147, 1140f–1144f
  anal, 1081, 1147
  colorectal, 987
  esophageal, 1144–1145
  gastric, 1145, 1145f
  intestinal, 1145–1147, 1146f
  vs. lymphoma, 1144, 1144t
Small intestinal adenomas, 471–477
  cell types in, 473, 475, 476f
  clinical presentation of, 472–473
  conditions predisposing to, 471, 472t
  epidemiology and etiology of, 471–472
  gross appearance of, 473, 474f
  histology of, 473–475, 474f–479f
  "picket fence" pattern line in, 473, 474f–476f
  serrated, 477, 477f
  tubular, 473, 474f
  tubulovillous, 473, 475f
  villous, 475, 475f
Small intestinal biopsy, 407–414
  evaluation of, 408–414
    abnormal acellular infiltrates, 413, 413t, 414f
    crypt changes, 412, 412f
    enterocyte changes, 354f, 411–412
    histologic findings in, 408, 409t
    lamina propria changes, 372t, 412–413, 412t, 413f

Small intestinal biopsy (continued)
    metaplasias, 414
    standard format for, 408, 409f
    submucosal changes, 414
    villus assessment, 408–410, 410f
    villus atrophy and crypt hyperplasia, 410, 410t, 411, 411f, 412f
    villus hyperplasia, 411
  handling of, 408
  interpretation of, 407–408, 407t, 408t
  with normal-appearing proximal jejunal biopsy, 408t
  with normal villi but with diagnostic features, 408t
  obtaining, 407
Small intestinal carcinomas, 479–489
  clinical features of, 481–482, 482f
  epidemiology of, 479–480
  gross features of, 482, 483f
  histologic features of, 482–487
    adenosquamous, 486–487
    in ampullary and extra-ampullary tumors, 482–484, 484f–487f
    choriocarcinomas, 487
    extra-ampullary carcinomas, 484
    in genetically defined diseases, 485–486
    hepatoid differentiation, 487
    in heterotopic pancreas, 486
    immunohistochemical, 485
    in Meckel diverticulum, 486
    mucinous (colloid) adenocarcinoma, 487
    sarcomatoid small intestinal carcinomas, 487
    signet ring cell, 487, 487f
    squamous cell, 487
    unusual variants, 486–487, 488f
  molecular biology of, 480–481
  pathogenesis of, 480
  prognosis in, 488–489
  secondary tumors in, 489–492
    metastatic, 482f, 489–492, 491f
    vs. primary, 489, 490f
    spreading contiguously, 489–490, 490f, 492
    testicular, 491–492
  specimen handling in, 492–493
  staging of, 488, 488t, 489t
  treatment of, 489
Small intestinal epithelial tumors, 471–493
  adenomas, 471–477 (See also Small intestinal adenomas)
  adenomas, serrated, 477, 477f
  ampullary tumor, 478, 478f, 479f
  biopsy interpretation for, 477–479, 478f, 479f
  carcinomas, 479–489 (See also Small intestinal carcinomas)
  classification of, 471, 472t
  general features of, 471
  intestinal epithelial polyps, nonneoplastic, 471
  mixed hyperplastic and adenomatous polyps of gastric origin, 479
  proliferative Brunner gland lesions, 471, 472f, 473f
Small intestinal MALT lymphoma, 1178–1180, 1178f–1180f
Small intestinal neuroendocrine tumors, 1118–1133
  appendiceal, 1129–1130 (See also Appendiceal neuroendocrine tumors)
  duodenal, 1118–1121
    classification of, 1118, 1119t
    D-cell (somatostatinomas), 1120–1121, 1122f
    EC cell, serotonin-producing, 1121
    epidemiology of, 1118–1119
    G-cell (gastrinomas), 1119–1120, 1120f
    glucagonomas, 1121
    GRFomas, 1121
    insulinomas, 1121
    nonfunctional, 1121
  jejunal and ileal, 1121–1129
    argentaffin in, 1126, 1130f
    benign vs. malignant, 1127–1128

carcinoid syndrome in, 1123–1125, 1124f
clinical manifestations of, 1122–1123, 1123f
epidemiology of, 1121–1122
gross features and growth of, 1125–1126, 1125f
histology of, 1125–1126, 1125f–1131f
hormones and markers in, 1126, 1130f
location of, 1125, 1125f
metastases of, 1126, 1128t, 1131f, 1132f
multiple tumors in, 1125
primary vs. secondary ovarian, 1126, 1128t
serotonin in, 1124
signs and symptoms of, 1122
surgery for, 1128–1129
survival with, 1128
vascular sclerosis in, 1126, 1131f
Meckel diverticulum, 1129–1130
Small intestinal pseudo-obstruction, 543
Small intestinal ulcers, 352, 353t
Small intestine
  diffuse large B-cell lymphoma of, 1185–1186
  gastrointestinal neuroendocrine cells of, 1103–1104, 1103f, 1104f
  neuroendocrine cell hyperplasia of, 1109–1110, 1110f, 1111f
Small intestine, nonneoplastic, 275–458
  abnormal tissue deposits, 446–448
    amyloidosis, 447–448, 447f, 447t, 448f
    hemochromatosis, 446, 446f
    hemosiderosis, 446, 446f
    pseudomelanosis, 446–447
  acquired anatomic variations, 315–321
    adhesions, 319, 321f
    ampulla of Vater stenosis, 319–320, 322f
    duodenal diverticula, 315–316, 316f
    fistulae, 318
    intussusception, 317–318, 317f–319f
    jejunal and ileal diverticulosis, 316, 316f
    other stenoses, 321
    perforations, 318–319
    volvulus, 318, 320f
  autoimmune enteropathy, 427–428, 428f
  benign lesions presenting as masses, 454–456, 455t
    inflammatory fibroid polyps, 454–455, 455f
    inflammatory pseudotumors, 455–456, 456f
    reactive fibromuscular proliferative lesions, 455
  blood supply, 280–283, 281f–283f
  congenital abnormalities, 298–315
    annular pancreas, 305–306, 307f
    atresia and stenosis, 303–305, 304f–307f, 305t
    bands (peritoneal, Ladd), 303, 303f
    Brunner gland hamartomas, 314–315
    diverticula, 307f, 309–310
    duplications, 306–309, 307f–309f
    enterogenous cysts, 306, 307f, 308f
    gastroschisis, 302–303, 303f
    heterotopic gastric mucosa, 312–313, 313f–314f
    heterotopic pancreas, 313–314, 315f
    intestinal malpositions, 298–299, 300f, 300t, 301f
    Meckel diverticulum, 310–311, 311f–313f
    omphaloceles, 300–301, 301t, 302f
    peritoneal encapsulation, 315
    situs inversus, 299–300
    umbilical fistula, 311
  cow's milk intolerance and sensitivity, 425
  cystic fibrosis, 448–449, 449f, 449t
  drug effects, 353–355, 354f, 354t
  duodenal peptic diseases, 323–325, 324t, 325f, 326f
  duodenal pseudolipomatosis, 456
  duodenitis
    chronic with H. pylori infection, 321–323
    erosive, 321, 323f, 324f
  embryology and development, 275–277, 276f, 277f
  eosinophilic diseases, 431–434
    eosinophilic gastroenteritis, 432–433, 433f, 434f
    food allergies, 431–432, 432f, 432t
    hypertrophic eosinophilic gastroenteropathy, 434

food-associated illnesses, 355–356
graft versus host disease, 443–445, 444f, 444t, 445f, 445t (See also Graft versus host disease [GVHD])
  lesions resembling, 445
granulomatous and histiocytic inflammatory conditions, 434–435
  Crohn disease, 435
  granulomas, foreign-material, 435
  granulomatous, 372t, 434–435
  histiocytic, 349f, 372t, 434–435, 434f, 435f
  malakoplakia, 435
  sarcoid, 435
  xanthomas, 435, 435f, 436f
gross features, 279–280, 279f, 280f
histologic features, 285–298
  ampulla of Vater, 298, 299f
  Brunner glands, 297–298, 298f
  cell proliferation and differentiation in, 287–288, 287f, 288f
  endocrine cells in, 292
  enterocytes in, 288–289, 288f, 289f
  follicle-associated epithelium in, 290–292, 290f, 291f
  general structure in, 285–287, 286f, 287f
  goblet cells in, 290, 290f
  lamina propria, 296–297, 297f
  lymphoid tissues in, 292–296
    intraepithelial lymphocytes, 296, 296f
    lymphocyte-filled villi, 296
    Peyer patches and lymphoid aggregates, 292–296, 293f–295f
  neural structure, 298
  Paneth cells in, 292, 292f
  pericryptal myofibroblasts in, 290f, 292
  undifferentiated crypt cells in, 292
ileal biopsy interpretation, 372t, 430–431
immunodeficiency diseases, 438–443
  antibody deficiency disorders, 439–442, 439t
    common variable immunodeficiency, 440–442, 441f, 442f
    selective IgA deficiency, 439–440, 439t, 440f, 441f
  cellular and combined
    Nezelof syndrome, 442
    severe combine immunodeficiency disease, 442
  chronic granulomatous disease, 442–443
  classification of, 439, 439t
infectious diseases, 359–406
  epidemiologic settings for, 360
  patterns of infection in, 360
  traveler's diarrhea, 406, 406t
infectious diseases, bacterial, 361–380
  Actinomycosis, 373–374
  Aeromonas, 366, 367f
  Bacillus cereus, 380
  bacterial overgrowth syndromes, 360–361, 361f, 361t
  Bartonella henselae, 380
  brucellosis, 374–375
  Campylobacter, 365
  Clostridium, 366–367
  Escherichia coli, 361–363, 361t, 362f
  listeriosis, 375
  mechanisms of bacterial injury in, 359–360, 359f, 359t
  Mycobacterium avium-intracellulare, 373, 374f
  Salmonella, 363–365, 363f, 364f
  Staphylococcal, 365
  Stenotrophomonas maltophilia, 380
  tropical sprue, 377–380, 379f, 380t
  tuberculosis, 369–373, 370f–372f, 372t (See also Tuberculosis (TB))
  Vibrio, 365–366
  Whipple disease, 375–377, 375f–379f, 377t, 378f
  Yersinia, 367–369, 368f, 369f

infectious diseases, fungal, 380–383
  Aspergillus, 382, 383f, 384f
  Candida, 380–381, 381f, 381t, 382f
  histoplasmosis, 381–382, 382f, 383f
  Mucor, 382–383
  Paracoccidioidomycosis, 383
  Penicillium marneffei, 383
infectious diseases, parasitic
  cestodes, 389t, 397t
  helminths, 389t, 397–406
    angiostrongyloidiasis, 400
    Ascaris, 397–398, 397f–399f
    Capillaria philippinensis, 400, 402f, 403
    comparison of, 397, 397t
    dwarf tapeworm, 403–404, 404f
    fasciolopsiasis, 404–405, 404f, 405f
    helminthomas, 405–406, 405f
    hookworm, 398, 400f, 401f
    schistosomiasis, 405
    strongyloidiasis, 398–400, 401f, 402f
    tapeworm, 403–404, 403f, 404f
  overview, 389, 389t
  protozoal, 389–397, 389t, 390
    Cryptosporidia, 390–392, 392f
    Cyclospora, 396–397
    Eimeria, 396
    Enterocytozoon bieneusi, 393–395, 394f, 395f
    Enterocytozoon intestinalis, 395
    Giardia, 389–390, 390f, 391f
    Isospora belli, 395–396, 396f
    microsporidia, 392–393
  trematodes, 389t, 397t
infectious diseases, viral, 383–388
  adenovirus, 385t, 387
  astrovirus, 385t, 387
  calciviruses, 385t, 387
  cytomegalovirus, 387–388
  etiologies of, 383, 383t
  HIV, 388, 388f
  Norwalk and Norwalk-like viruses, 385t, 387
  rotavirus, 383–386, 385t, 386f
innervation, 285
intestinal goblet cell autoantibody-associated enteropathy, 428, 429f
intestinal transplant patients, 456–458, 457f, 458f
ischemic enteritis, 326–352 (See also Ischemic enteritis)
jejunitis, chronic ulcerative, 352–353, 353f, 353t
lipid malabsorption, 429–430
  abetalipoproteinemia, 429–430, 431f
  chylomicron retention disease, 430
lymphatic lesions, 450–452
  cysts, 451, 451f, 452f
  dilation, 451–452, 452f, 453t
  lymphangiectasia, 450–451, 450t, 451f, 452f, 453t
lymphatics and lymphoid follicles, 282f–285f, 283–285
lymphocytic and collagenous enteritis, 420t, 425, 426f
malabsorption syndromes, 406–425 (See also Malabsorption syndromes)
malabsorptive diarrhea, 429
mastocytosis, systemic, 443, 443f
microvillous inclusion disease, 425–427, 426f, 427f
mucosal barrier, 277–279, 278f, 279f
Müllerian lesions, 456
nutritional disorders, 435–438
  kwashiorkor, 435–437, 436f
  vitamin E deficiency and brown bowel syndrome, 437–438, 437f, 438f, 438t
  zinc deficiencies and acrodermatitis enteropathica, 438
peptic ulcer disease, 325–326, 328f–330f
pneumatosis intestinalis, 452–453, 453f, 454f
radiation injury, 356–359, 357f, 357t, 358f
thermal injury, 356, 356f
tufting enteropathy, 427
ulcers, 352, 353t
vascular lesions, 449–450
  hemodialysis-associated telangiectasias, 449–450
  varices, 450, 450f
  vascular ectasia, 450
Small intestine ischemia, 334f
Smoking
  adenocarcinoma of gastroesophageal junction and, 109
  anal canal intraepithelial neoplasia and, 1070
  anal squamous cell carcinoma and, 1073
  colorectal cancer and, 904
  Crohn disease and, 630
  esophageal small cell carcinoma and, 1144
  esophageal squamous cell carcinoma and, 87–88, 87t
  gastric cancer and, 237, 238, 240f, 241
  gastroesophageal junction cancer and, 109
  gastroesophageal reflux disease and, 33
  gastroschisis and, 302
  H. pylori–associated chronic gastritis and, 185
  hyperplastic polyps and, 869
  inflammatory bowel disease and, 598
  microscopic colitis and, 843
  peptic ulcers and, 200, 201
  pouchitis protection from, 663
  small intestine carcinoma and, 480
  thromboangiitis obliterans and, 348
  ulcerative colitis and, 631
Smooth muscle tumors, 1219–1224
  in colorectal adenomas, 923–924, 927f
  disseminated peritoneal leiomyomatosis, 1222–1223, 1223f
  Epstein-Barr virus–associated, 1221–1222
  hamartomas, 1223–1224, 1223f
  leiomyomas, 1219–1221, 1220f, 1221f, 1227f
  leiomyomatosis, 1222
  leiomyosarcomas, 1224, 1224f
Solitary rectal ulcers, from ergotamine tartrate, 795
Solitary rectal ulcer syndrome, 761–762, 763f
Somatostatinomas, 1120–1121, 1122f
Somatostatinoma syndrome, 1121
SONIC hedgehog signal and pathway, 1043
South American blastomycosis, colitis, 823–824, 825f
Soy formula intolerance, allergic colitis from, 847f, 848–849
Specimens, GI, 7–10. See also Biopsies; specific types
  fixation of, 8
  resection (See Resection specimens)
Spindle cell carcinoma, esophageal, 104–107, 105f–108f
Spirochetosis, intestinal, 816–817, 818f
Sporadic visceral neuropathies, 562–564, 564f, 564t
Sprue
  collagenous, 413, 414f, 424, 424f
  refractory, 424
  tropical, 377–380, 379t, 380f
Squamocolumnar junction (CSJ), 14–16, 17f
Squamous cell carcinoma
  anal, 1073–1078, 1084–1085, 1086f (See also Anal canal lesions, squamous cell carcinoma)
  in Barrett esophagus, 104
  colorectal, 981–982
  esophageal, 86–109 (See also Esophageal squamous cell carcinoma)
  with esophageal lymphoid stroma, 104, 105f
  gastric, 258, 261f
  small intestinal, 487
Squamous cell carcinoma with mucinous microcysts, anal, 1075–1076, 1077f
Squamous cell–containing carcinomas, colorectal, 926f, 979
Squamous mucosa, of esophagus, 14–16, 17f
  basal layer, 15, 17f
  endocrine cells, 15, 18f
epithelium of, 14–15, 17f
lamina propria, 15–16, 18f
papillae, 15, 18f
Staphylococcal infections
  colitis, 817t
  food poisoning, 365
  small intestine, 365
Steatosis, from inflammatory bowel disease, 655
Stem cell carcinomas, colorectal, 986
Stem cells, 2, 2f
Stenosis
  colonic, congenital, 746, 746f
  duodenal, 304
  esophageal, 22–24, 22t, 24f
  intestinal, 304–305, 305t
  papillary, 319–320, 322f
  pyloric (See Pyloric stenosis)
  of small intestine
    acquired, 321
    ampulla of Vater, 319–320, 322f
Stenotrophomonas maltophilia infections, 380
Stercoral ulcer, 764–766, 766f, 767f
  from drugs and toxins, 788t, 790
  with massive constipation, 565, 565f
Steroids
  on colon, 790
  gastritis and gastropathy from, 161, 164f
Stevens-Johnson syndrome, esophageal, 76
Stomach
  diffuse large B-cell lymphoma of, 1177–1178, 1177f
  neuroendocrine cell hyperplasia in, 1106–1108
    D-cell, 1108
    enterochromaffinlike cell, 1108, 1108f, 1109f
    G-cell, 1106–1107, 1107f, 1107t
    ghrelin-producing cells, 1108
  neuroendocrine cells of, 1100–1102, 1101f, 1102f
Stomach, neoplastic, 233–269. See also Gastric carcinoma
Stomach, nonneoplastic, 135–226
  anatomy of, 139–141, 139f–141f
  atrophy and hyperplasia in, 206, 207f
  bezoars, 224, 439t
  biopsy of, mucosal, 153–154, 154f
  blood supply of, 140–141
  chemical gastropathies, 181–182
    alkaline reflux (bile reflux) gastritis, 181–182, 181f, 182f
    clues suggesting, 181, 181t
    etiology of, 181
    uremic, 181
  drug-induced gastritis and gastropathy, 160–167 (See also Drug-induced gastritis and gastropathy)
  embryology of, 135, 136f
  eosinophilic gastroenteritis, 196–197, 197f, 197t
  foreign bodies, 224
  gastric siderosis, 222, 223f
  gastritis, acute, 155–160 (See also Gastritis, acute)
    corrosive, 61t, 167, 167f
    ethanol-induced, 158–160, 159f
    hemorrhagic, erosive (stress), 155–158
  gastritis, allergic, 197, 198f
  gastritis, chronic, 182–193 (See also Gastritis, chronic)
  gastritis, collagenous, 200
  gastritis, granulomatous, 173, 177, 177t, 193–196
    in carcinomas and lymphomas, 195, 196f
    Crohn disease, 194–195, 194f
    diagnosis and classification of, 193
    food, 195, 196f
    idiopathic, 193–194
    sarcoidosis, 195, 195f
  gastritis, infectious, 168–181 (See also Gastritis, infectious)
  gastritis, ischemic, 167–168, 168f
  gastritis, lymphocytic, 197–199, 198f, 199t

Stomach, nonneoplastic (continued)
  gastritis, radiation, 168
  gastritis, varioliform, 197
  gastritis cystica profunda, 216, 216f
  graft versus host disease in, 199–200, 199f, 200t
  Helicobacter pylori infection, 168–174 (See also Helicobacter pylori infection)
  histology of, 141–146
    epithelial cells and products in, 141, 141t
    gastric glands in, 142–146, 143f–146f, 143t (See also Gastric glands)
    gastric transitional zones in, 146
    glands and pits in, 140f, 141
    lamina propria and mononuclear cells in, 146
    neuromuscular relationships in, 146
    serosa in, 146
    surface (foveolar) epithelium in, 142, 142f
  hypertrophic hyperplastic gastropathies, 206–211 (See also Hypertrophic hyperplastic gastropathies)
  lymphatics in, 141, 141f
  peptic ulcer, 200–206 (See also Peptic ulcers)
  physiology of, 135–139
    acid and pepsin secretion in, 137–138, 138f
    motor functions in, 138–139
    mucosal barrier in, 135–137, 136f, 137f
    mucosal renewal in, 137, 137f
  polyps, 211–216
    fundic gland, 211–212, 212f
    hyperplastic, 212f–215f, 213–215
    inflammatory fibroid, 215–216, 216f
    isolated hamartomatous, 215
  ruptures and hematomas, 221, 221f
  structural abnormalities, 147–153
    atresia, webs, diaphragms, 148
    dextrogastria, 147
    diverticula, 148, 148f
    double pylorus, 150
    duplications, 147, 147t
    gastroschisis, 147
    heterotopias, 149–150, 149f–152f
    hiatal hernia, acquired, 147–148
    hiatal hernia, congenital, 147, 147f
    microgastria, 153
    pyloric mucosal prolapse, 150, 153f
    pyloric stenosis, 148–149
    volvulus, 150–153, 153f
  surgical consequences, 225–226, 226t
  systemic diseases in, 222–223
    amyloid, 222, 224f
    diabetes, 222
    hypercalcemia, 223, 225f
    inflammatory bowel disease, 222
    mastocytosis, 222–223
    Sjögren syndrome, 223
  tears, perforations, fistulae, 221, 221f, 222f
  tumorlike lesions, 223–224, 225f
  vascular abnormalities, 216–221, 217t
    angiodysplasia, 219–220, 220f
    caliber-persistent artery, 220, 221f
    gastric antral vascular ectasia, 217–219, 218f, 219f, 219t
    gastric varices, 217
    hemodialysis-associated telangiectasias, 220–221
    portal hypertensive gastropathy, 217, 217f, 218f, 219t
Stomach cancer. See Gastric carcinoma
Stomal ulcer, 225
Storage diseases, intestinal mucosal deposits from, 413, 413t
Stress ulcers, 155–159. See also Erosive gastritis, acute
Stricture
  in Crohn disease, 607–608, 609f, 609t, 621–623, 625f, 626f
  ischemic, 339, 339f, 340t
  in ulcerative colitis, 645–646

Stromal changes, in ulcerative colitis, 641–642, 641f, 642f
Strongyloides stercoralis infection (strongyloidiasis)
  colitis from, 836
  in small intestine, 398–400, 401f, 402f
  in stomach, 180, 180f
Structure, gut, 2–7
  adventitia (serosa), 5, 6f
  blood vessels, 5–6, 6f
  endocrine cells, 7
  innervation, 6
  lymphatics, 6
  mucosa, 3–5, 3f, 4f
  muscularis propria, 5, 5f
  submucosa, 3f, 4f, 5
Submucosa
  of colon, 736, 738f, 745
  of esophagus, 19
  of gut, 3f, 4f, 5
  of small intestine, 414
Submucosal adenomas, 123
Submucosal colonic edema, 885, 885f
Submucosal cysts, in colorectal adenoma, 926–930, 929f–934f, 930t, 931t
Submucosal glands, esophageal, 19
Submucosal gland tumors, 123–124, 124f
Submucosal lymphoid aggregations (SLAs), 293
Submucosal plexus, 546
Submucosal vascular plexus, 281, 282f
Sucralfate, gastritis and gastropathy from, 165, 166f
Sulfasalazine, proctitis from, 795
Superficial gastritis, 184f
Superficial spreading carcinoma, esophageal, 94
Superior mesenteric artery, 280–281, 281f
Superior mesenteric artery thrombosis, 328, 331f
Superoxide dismutase (SOD), on nitric oxide activity, 6, 7f
Suppurative gastritis, infectious, 175
Surface epithelium, gastric, 142, 142f
Surgery, consequences of, 225–226, 226t
Surgical ulcer, 225
Susceptibility genes, for inflammatory bowel disease, 594–595, 595t
Sweat gland tumors, anal, 1089
Syphilis proctitis, 1053, 1054f
Syphilitic gastritis, 175–176, 176f
Syphilitic proctitis, 816, 817t
Systemic lupus erythematosus, GI ischemia in, 345
Systemic mastocytosis, 443, 443f

T
Tacrolimus, on colon, 790
Taeniae coli, 736, 737f
Taenia saginata infection, 403, 404f
Taenia solium infection, 403, 404f
Tailgut cysts, 1045–1046, 1045f
Takayasu arteritis
  GI ischemia in, 351
  from inflammatory bowel disease, 661
Tangier disease, on colon, 866
Tapeworm infections, of small intestine, 403–404, 403f, 404f
Tay-Sachs disease, 866
T-cell lymphoma, 1162, 1162t
  CD56-positive T/NK-cell, of nasal type, 1195
  enteropathy-type, 1188–1193 (See also Enteropathy-type T-cell lymphoma [ETL])
  small CD-4 positive lymphocytes in, 1195
Tears, gastric, 221, 221f, 222f
Telangiectasias, hemodialysis-associated
  of small intestine, 449–450
  of stomach, 220–221
Teratomas, colorectal, 983
Terminal web, 289

Thermal injury
  to esophagus, 57
  to small intestine, 356, 356f
Thromboangiitis obliterans, 348–349, 348f
Thrombocytopenia, multifocal lymphangioendotheliomatosis with, 1253–1254
Thromboembolic problems, from inflammatory bowel disease, 661, 661f
Thrombolytic events, GI ischemia from, 351, 351f, 352f
Thrombosis
  mesenteric artery, 329, 332f, 333f
  mesenteric venous, 328, 332–334, 332f, 335f
  portal vein, 332–333, 335f
    intestinal infarction from, 328, 332f
  superior mesenteric artery, 328, 331f
Thrombotic thrombocytopenic purpura (TTP), GI ischemia in, 351, 351f, 352f
Thyroid heterotopic tissue, in esophagus, 22
Ticlopidine, gastritis and gastropathy from, 167
Torsion
  of appendices epiploica, 884–885, 884f
  of appendix, 501, 502f
  of colon, 754–757
  of stomach, 150–153, 153f
Torus hyperplasia, 148–149
Total colonic aganglionosis, 553
Townes-Brocks syndrome, 1043
Toxic megacolon, in ulcerative colitis, 631–632, 637, 638f, 646–647, 647f
Toxicogenic bacteria, GI ischemia from, 351
Toxin-induced colitis, 787–795, 788t. See also Drug- and toxin-induced colitis
Tracheobronchial chondroepithelial hamartomas, 24
Tracheoesophageal fistula, 22–24, 22t, 23f–25f
Transitional cell carcinoma, anal, 1075, 1077f
Transitional mucosa, 16
  in colorectal adenocarcinoma, 964
Transitional zone
  anal, 1038–1040, 1040f
  gastric, 146
Transplantation
  immunosuppression for, B-cell lymphoma/lymphoproliferative disorders and, 1187–1188, 1188f, 1189f
  intestinal, 456–458, 457t, 458f
Transverse colon, 736
Traveler's diarrhea, 406, 406t
Trichobezoars, 224
Trichoderma longibrachium infection of colon, 827
Trichoepitheliomas, perianal, 1090
Trichophytobezoars, 224
Trichuriasis, colitis from, 838, 838f
Tropheryma whippelii infection, 375–377, 375f–379f, 377f, 378t
Tropical enterocolitis, 785
Tropical sprue, 377–380, 379f, 380f
Trucot syndrome. See Familial adenomatous polyposis (FAP)
L-Tryptophan, eosinophilia-myalgia syndrome from, 353
Tuberculosis (TB)
  in AIDS patients, 370
  anorectal, 1054–1055
  appendicitis from, 505–507
  colitis in, 815, 816t, 817t
  enteritis from, 371, 372f
  epidemiology of, 369–370
  esophagitis in, 45, 45f
  granulomas from, 371–372, 372t
  ileocecal, 370–372, 370f, 371f
  in mesenteric lymph nodes, 372, 373f
  miliary, 371, 371f
  on small intestine, 369–373, 370f–372f, 372t
Tuberculous enteritis, 371, 372f
Tuberculous gastritis, 176, 176f

索 引

Tuberculous ileocolitis, 370–372, 370f, 371f
Tubular carcinoid tumors, 1137, 1137f
Tubular carcinoma, gastric, 254, 257f
Tubular duplications, esophageal, 25
Tuft cells, of colon, 742
Tufting enteropathy, 427
Tumor-associated tissue eosinophilia, in gastric carcinomas, 263
Tumorlike lesions
　of esophagus, 128, 128t
　of stomach, 223–224, 225f
Tumor necrosis factor, gastritis and gastropathy from, 167
Turcot syndrome, 703, 703t
Typhlitis, 838–841, 839f–842f. *See also* Neutropenic enterocolitis
Typhoid fever, *Salmonella*, 363

U

Ulcer
　amebic, 832f, 833
　anastomotic, 225
　aphthous
　　in Crohn disease, 610–611, 615f, 616f
　　disorders with, 809t
　　in shigellosis, 809, 809f
　in Crohn disease, 610–611, 615f, 616f
　Curling, 356, 356f
　duodenal, 325–326, 327f–330f
　　vs. gastric peptic, 325–326
　esophageal, 31–32
　gastric, 201–202, 202f–205f
　　vs. gastric cancer, 206, 206t
　　gastric cancer from, 240–242, 241f, 242f
　　giant, 202
　　Helicobacter pylori, 173
　in gastroesophageal reflux disease, 39, 40f–42f
　giant esophageal, 55, 55f
　marginal, 225
　peptic, 200–206 (*See also* Peptic ulcers)
　small intestinal, 352, 353t
　solitary rectal, 761–762, 763f
　　from ergotamine tartrate, 795
　stercoral, 764–766, 766f, 767f, 788f, 790
　　from drugs and toxins, 788t, 790
　　with massive constipation, 565, 565f
　stomal, 225
　stress, 155–159 (*See also* Erosive gastritis, acute)
　surgical, 225
　in ulcerative colitis, 633–634, 635f, 636f, 638–640, 638f–641f
Ulcer-associated cell lineage cells (UACLs), 190, 203, 414
Ulcerative colitis (UC), 631–649
　on appendix, 512–513
　clinical features of, 631–632, 631t
　complications of therapy for, 648–649
　vs. Crohn disease, 650, 650t
　　in biopsies, 650–652, 651t–652t
　gross features of, 632–638, 633t
　　chronic disease, 634–635, 636f
　　determination of extent, 633, 634f, 635f
　　disease location, 632
　　external, 632–633
　　ileal disease, 635f, 637–638
　　pseudopolyps, 635–637, 636f, 637f
　　toxic megacolon, 637, 638f
　　ulcers, 633–634, 635f, 636f
　histologic features of, 638–649, 640t
　　active disease
　　　vs. Crohn colitis, 639t
　　　cryptitis, crypt abscesses, ulcers, 638–640, 638f–641f
　　　inflammatory and stromal, 641–642, 641f, 642f
　　　neural, 642
　　fulminant disease, 643–644
　　ileitis, 645, 646f
　　inactive (quiescent) and chronic healed disease, 644–645, 645f, 646f
　　with infection superimposed, 648, 648f–650f
　　pseudopolyps, 646, 647f
　　resolving disease, 642–643, 643f–645f
　　strictures, 645–646
　　toxic megacolon, 646–647, 647f
　　ulcerative appendicitis, 647, 648f
　　upper GI involvement, 647
　incidence of, 631
　invasive carcinoma from, resection specimens from, 9
　surgery for, 632
　survival with, 632
Ulcerative jejunitis, chronic, 352–353, 353f, 353t
Ulcerative jejunoileitis, 424–425
Ulcer cancer, 240–242, 241f, 242f
Umbilical fistula, 311
Undifferentiated carcinomas, esophageal, 103, 103f
Undifferentiated crypt cells, 292
Upper gastrointestinal disorders, in ulcerative colitis, 647
Uremia, on esophagus, 71–72
Uremic gastropathy, 181
Ureterosigmoidostomy, in colorectal cancer, 905–906
Urticaria, colonic, 885, 885f

V

VACTERL anomaly, 23
VACTERL-associated anomalies, 1042–1043, 1043t
Variant Creutzfeldt-Jakob disease (vCJD), appendicitis from, 512
Varicella zoster virus (VZV) esophagitis, 47, 48f, 49t
Varices
　anorectal, 1052
　colonic, 861–862, 862f
　esophageal, 68–69, 70f, 71f
　gastric, 217
　intestinal, 450, 450f
Varioliform gastritis, 197
Vascular abnormalities
　of esophagus, 69–71
　　idiopathic acute esophageal necrosis, 71
　　ischemia, 69–71, 72f, 73f
　of small intestine, 449–450
　　hemodialysis-associated telangiectasias, 449–450
　　varices, 450, 450f
　　vascular ectasia, 450
　of stomach, 216–221, 217t
　　angiodysplasia, 219–220, 220f
　　caliber-persistent artery, 220, 221f
　　gastric antral vascular ectasia, 217–219, 218f, 219f, 219t
　　gastric varices, 217
　　hemodialysis-associated telangiectasias, 220–221
　　portal hypertensive gastropathy, 217, 217f, 218f, 219t
Vascular diseases, of appendix, 516, 519f
Vascular ectasia
　gastric antral, 217–219, 218f, 219f, 219t
　of small intestine, 450
Vascular lesions
　of colon, 861–864
　　angiodysplasia, 862–864, 863f
　　arterial dysplasia of colonic arteries, 864
　　Dieulafoy vascular malformation, 220, 221f, 862, 1052
　　portal colopathy, 861
　　varices, 861–862, 862f
　　vascular changes in homocystinuria, 864
　in Crohn disease, 620, 622f, 623f

Vascular tumors, benign, 1243–1255
　angiomatoses, 1246–1248
　angiosarcomas, 1247f, 1248, 1248f
　capillary hemangiomas, 1243–1244, 1245f
　cavernous hemangiomas, 1244–1246, 1245f, 1246f
　glomus tumors, 1255, 1255f
　hemangiolymphangioma, 1254–1255
　Kaposi sarcoma, 1248–1253 (*See also* Kaposi sarcoma)
　lymphangioma, 1253, 1253f, 1254f
　multifocal lymphangioendotheliomatosis with thrombocytopenia, 1253–1254
Vasculitic gangrene, from inflammatory bowel disease, 659
Vasculitis, 343–351, 343t
　of appendix, 516, 519f
　in Behçet disease, 350, 350f
　in Churg-Strauss syndrome, 351
　of colon, 786–787
　　Behçet syndrome, 787
　　collagen vascular diseases, 787
　　from drugs, 793, 793f
　　idiopathic myointimal hyperplasia of mesenteric veins, 786–787
　　mesenteric inflammatory veno-occlusive disorder, 787
　　phlebosclerotic colitis, 786
　in Crohn disease, 351, 620, 622f, 623f
　cryoglobulinemia, 351
　cryptogenic multifocal ulcerating and stenosing enteritis, 348
　cytomegalovirus, 349, 349f
　diabetic microangiography, 349, 349f
　diffuse hemorrhagic gastroenteropathy, 346
　drugs causing, 354
　Ehlers-Danlos syndrome, 345–346
　of esophagus, 71
　Henoch-Schönlein purpura, 343–344, 344f, 345f
　hypersensitivity, 344–345
　from infections, 349, 349f
　from inflammatory bowel disease, 660–661, 660t
　　cutaneous vasculitis, 660
　　giant cell arteritis, 661
　　large vessel disease, 660
　　Takayasu arteritis, 661
　Kawasaki disease, 346
　Köhlmeier-Degos syndrome, 351
　mesenteric inflammatory veno-occlusive disease, 347, 347f
　polyarteritis nodosa, 343, 344f
　rheumatoid arthritis, 345, 346f
　scleroderma, 345
　segmental mediolytic arteritis, 346–347
　Sjögren syndrome, 345
　systemic lupus erythematosus, 345
　Takayasu arteritis, 351
　thromboangiitis obliterans, 348–349, 348f
　Wegener granulomatosis, 345
Vasoactive intestinal peptide (VIP), on vascular muscle, 547
VATER association/syndrome, 23, 1042–1043, 1043
Veins, 6
Veno-occlusive disease, mesenteric inflammatory, 347, 347f
Venous drainage, of anus, 1037
Venous return, intestinal, mechanical obstruction of, 334
Venous thrombosis, mesenteric, 332–334, 335f
Verrucous carcinoma
　anal, 1085–1087, 1087f
　esophageal, 104, 104f
Vesiculopustular eruptions, from inflammatory bowel disease, 659
Vibrio enteritis, 365–366
Villi, small intestine, 285–287, 286f, 287f
　atrophy and crypt hyperplasia, 410, 410t, 411, 411f, 412f

Villi, small intestine (continued)
  hyperplasia, 411
  lymphocyte-filled, 296
Visceral leishmaniasis, colitis from, 834, 835f
Visceral neuropathies
  autosomal dominant, 562, 563t
  familial, 562, 562f, 563t–564t
  sporadic, 562–564, 564f, 564t
Vitamin E deficiency, brown bowel syndrome and, 437–438, 437f, 438f, 438t
Volvulus
  of colon, 754–757
  definition of, 754
  of small intestine, 318, 320f
  of stomach, 150–153, 153f
    mesenteroaxial, 153
    organoaxial, 151–153, 153f
von Recklinghausen disease, 723

W

Waldenstrom macroglobulinemia, on small intestine, 413
Warthin-Finkeldey cell, 508, 509f
Watermelon stomach, 217–219, 218f, 219f, 219t
Watery diarrhea–colitis syndrome (WDCS), 843
Webs
  esophageal, 25–26, 25t, 57, 57f
  gastric, 148
Wegener granulomatosis
  colonic, 854
  esophageal, 78
  GI ischemia in, 345
Well-differentiated neuroendocrine carcinoma, 1138, 1140f
Well-differentiated neuroendocrine tumors, 1110–1137. See also Carcinoid tumors
Whipple disease, 375–377, 375f–379f, 377t, 378t
  resection for, specimen handling in, 9, 492–493
Whipworms, colitis from, 838, 838f
White sponge nevus, esophageal, 77–78
Wnt signaling pathway, 691, 693f
Wolman disease, on colon, 866

X

Xanthelasma
  esophageal, 79–80
  gastric, 224, 225f
Xanthogranulomas, 796f, 850
Xanthoma, 851, 852f
  esophageal, 79–80
  gastric, 224, 225f
  intestinal, 435, 435f, 436f
XRCC1 gene polymorphisms, in gastric cancer, 237

Y

Yersinia enterocolitica (YE) infection
  appendicitis, 507–508, 508f
  colitis, 815, 816t, 817t
  enteritis, 367–368, 368f, 369f
Yersinia infection
  appendicitis, 507–508, 508f
  appendicitis, "idiopathic" granulomatous, 512
  enteritis, 364–365, 367–369, 368f, 369f
Yersinia pseudotuberculosis (YP) infection
  appendicitis, 507–508, 508f
  enteritis, 367–368, 368f, 369f

Z

Zenker diverticulum, 27–29, 28f, 29f
Zierdt-Garavelli disease, colitis in, 834
Zinc deficiencies, acrodermatitis enteropathica and, 438
Z line, esophagogastric, 11, 14f
Zollinger-Ellison syndrome, 207t, 209–211, 210f
  neuroendocrine tumors in, 1115
Zonal aganglionosis, 554–555
Zonula adherens (ZA), 289